VEILLON/NOBEL

MEDIZINISCHES WÖRTERBUCH
DICTIONNAIRE MÉDICAL
MEDICAL DICTIONARY

VEILLON/NOBEL

MEDIZINISCHES WÖRTERBUCH
DICTIONNAIRE MÉDICAL
MEDICAL DICTIONARY

SECHSTE VERBESSERTE AUFLAGE
VON DR. A. NOBEL

MEDIZINISCHER VERLAG HANS HUBER
BERN · STUTTGART · TORONTO

1. Auflage 1950 · 2. Auflage 1955 · 3. Auflage 1960 · 4. Auflage 1964
5. Auflage 1969 · Nachdruck 1971 · 6. Auflage 1977 · Nachdruck 1985, 1989
Spanisches Supplement 1972
Ergänzungsband 1974 · Italienisches Supplement 1976

Nachdruck 1989

Printed in Switzerland
ISBN 3-456-80501-2

REDESCHRIFT ODER SCHRIFTSPRACHE?

Bei der schriftlichen Abhandlung einer wissenschaftlichen Sache ergeben sich Fragen des Inhalts und der Form. Erstere können und sollen subjektiv, letztere sollen und müssen objektiv, d.h. so beantwortet werden, daß subjektive Einkleidungsvarianten das Verständnis des Eingekleideten nicht fraglich lassen.

Die Darbietung eines wissenschaftlichen Inhalts erfolgt in Sätzen, die aus Subjekt (Substantiv), Prädikat (Verbum), Objekt (Adjektiv) bestehen, so lang oder kurz sie auch sein mögen (ich bin krank). Kurz(atmig)e Sätze können langen, lang(atmig)e kurzen Atem haben. Je länger ein Satz, desto klarer muß er gegliedert sein, wofür es Komma und Semikolon, Gedankenstrich und Klammer gibt, deren rechte Benutzung die Satzbaukunst ausmacht.

Der Stil eines Autors ist Privatgut, das Gewand, in das er seine Sätze (griech. theseis) kleidet, die Begriffe, die er verwendet, sind Gemeingut, jedenfalls ihre äußere Machart, vor allem, wenn sie schriftlich vorgetragen werden.

Zwischen «Sage und Schreibe», Rede und Schrift, gesprochenem und geschriebenem, hör- und sichtbarem, vom Ohr oder Auge, mittelbar oder unmittelbar, direkt oder indirekt aufgenommenem Wort besteht ein Unterschied: jene fließt lebendig farbig, diese ruht erstarrt und schwarz auf weiß. An jenem Ende steht die dauernder Evolution unterworfene Mundart, an diesem das an solcher Entwicklung nur insoweit teilnehmende Schrifttum, als es Begriffsinhalte und -formen in seine Schatzkammer aufnimmt, die nicht Sandkörner geblieben, sondern Perlen geworden sind.

Das (wissenschaftliche) Erkenntnisse vermittelnde Schrifttum hat (nur) formaliter, die (nichtwissenschaftliche) Erlebnisse vermittelnde Mundart (nur) materialiter (allgemein)verständlich zu sein. Welchen Inhalts eine wissenschaftliche Abhandlung auch sei, ihre Form, die Begriffe, die den Inhalt vermitteln, mittels welcher der Inhalt begriffen werden soll, müssen die Entwicklungsjahre hinter sich haben, aus den Kinderschuhen heraus und erwachsen, für Aussagen über Objekte reif sein. Hinsichtlich ihrer Schreibweise sie der Umgangssprache, der Mundart, dem Dialekt angleichen, sie wie gesprochene Worte tönen lassen, kurzum, sie phonetisch schreiben zu wollen, wäre ein Fehler.

Zunächst geht es noch hauptsächlich um die Schreibweise des lateinischen C, das ein phonetischer Januskopf, vor hellen Vokalen und Doppellauten wie z, vor dunklen Vokalen und Konsonanten wie k gesprochen und also auch geschrieben wird. Konsequenterweise müßte qu durch kw (Kwarz), x durch ks (Ksantophyll) ersetzt und ch, wo es wie k tönt, auch mit k geschrieben werden (Kondroplasie, Kloräthyl). Mit z müßte man nicht nur Zona und Zitrone, sondern auch z.B. Zello (oder Tschello) schreiben. F, ph und v werden nicht mehr unterschieden, sondern wie gesprochen so geschrieben: Fortschritt, fonetisch, Fene. (Aus y wird ü: Ütterbium.) Ein weiterer Schritt, die Schriftsprache nach phonetischen Gesichtspunkten auszurichten, wäre die Streichung der sowieso nicht gesprochenen Konsonanten und Vokale: des h in th, rh, gh (Rytmik), aber auch des als Dehnungszeichen hinter Vokalen stehenden stummen h (Kanbein) sowie des ebenso stummen e (diser). (Schließlich sind auch Doppelvokale [Altierchen] und -konsonanten [Wane] zu entbehren, es sei denn, sie würden gesprochen.) Die letzte Stufe der reinen Redeschrift ist die Kleinschreibung, da Klein- und Großbuchstaben sich in der Aussprache nicht unterscheiden.

Diesem phonetischen Fortschritt steht der etymologische Rückschritt – wie Rücksicht und Besinnung zugleich – als allein passendes Schnittmuster für eine wissenschaftlich homogene Begriffsbekleidung gegenüber. Wenn es sich in der wissenschaftlichen Abhandlung um Erkenntnisvermittlung handelt, so erreicht sie ihren Zweck nicht, wenn der Leser nach der Lektüre eine (neue) Bekanntschaft gemacht hat, er muß vielmehr eine (alte) Erkenntnis gewonnen haben. Das größte Hindernis auf diesem Wege ist das fehlende Verständnis für die Begriffskleider und die etymologische (etymos = wahr) Bedeutung dessen, das sie bekleiden. Insbesondere der wissenschaftlich arbeitende Mediziner kann deshalb nicht auf das Studium der abendländischen Mutter/Vater-Sprachen Griechisch und Latein verzichten, ohne deren Inhalte und Formen die hauptsächlich mit Zahlen umgehende Technik vielleicht, Wissenschaft jedoch, deren vornehmstes Werkzeug das Wort ist, nicht sein und werden kann.

Man darf noch weitergehen und sagen, daß das von keiner anderen Sprachform in seiner Präzision übertroffene Latein die conditio sine qua non nicht nur für die exakte Formulierung von Gedanken, sondern für das Denken überhaupt, ein Zuchtmeister des Denkens, dessen ordnendes Prinzip ist, das im Handeln nach solchem Denken fort- und auf das Leben des so Denkenden und Handelnden sich auswirkt. Statt in Erwägung zu ziehen, dem akademischen Nachwuchs dieses Leben zu erleichtern und sein Fortkommen zu beschleunigen, erscheint es vielmehr geboten, die gründliche Erlernung der lateinischen Sprache nicht nur für die Adepten der vier klassischen Fakultäten, sondern auch für die Naturwissenschaftler aller Disziplinen zu fordern. Der von Bock, Tübingen (Dtsch. med. Wschr. 89 [1964], 817), beklagte «Hiatus scientificus als Berufsleiden des praktischen Arztes» würde ebenfalls auf diese Weise der Heilung nähergebracht.

Der Siegeszug der Technik, die Können vor Wissen setzt, hat auch die nichttechnischen Wissenschaften infiziert und von der Elektronik beeindruckten Tendenzen Einlaß gewährt, wie der eben hier zur Debatte stehenden Phonoschrift. Sie stellt nicht nur kein echtes wissenschaftliches Begriffskleid dar, sondern es liegt in ihrer Natur, Verwirrung zu stiften, weil sie den Wortsinn ignoriert und nur den Wortklang schreibt, ohne dafür allgemeingültige Regeln angeben zu können, wie sie sich für die etymologische Schriftsprache und deren Schreibweise wie folgt von selbst ergeben:

I. 1. Unveränderte lateinische bzw. latinisierte, d.h. mit lateinischen (bzw. lateinisch auffaßbaren) Endungen (der 3. Deklination) versehene griechische Termini werden lateinisch geschrieben, also mit c, und zwar vor dunklen Vokalen (a, o, u: Capsula, Colon, Curvatura) und Konsonanten (Claustrophobia, decrepitus, Acne), wenn k gesprochen wird; vor hellen Vokalen (e, i, y: Hydrocele, Cirrhosis, cygomaticus) und Diphthongen (Caecum, coeliacus), wenn c gesprochen wird; mit k, wenn vor hellen Vokalen k (Keratitis, Kinesis, Kyphosis), mit z, wenn vor dunklen Vokalen c (Zona) gesprochen wird.

2. Werden lateinische oder latinisierte griechische Termini germanisiert, d.h. erhalten sie eine deutsche Endung oder werden mit einem deutschen Wort zusammengesetzt, so tritt an die Stelle des wie k gesprochenen lateinischen c ein k und an die Stelle des wie c gesprochenen lateinischen c ein z: Kapsel, Kolonabschnitt, Kurvatur, Klaustrophobie, dekrepit, Pubertätsakne, Hydrozelen, Zirrhose, zygomatisch, Zäkotomie, Zöliakie.

3. Wie aus den letzten Beispielen ersichtlich, werden Diphthonge bei der Eindeutschung zu Umlauten und so auch alphabetisiert, also nicht unter ae bzw. oe eingereiht.

II. Das letzte gilt auch für die Chemie, die im übrigen aber keine Lautschrift kennt und für die, mehr noch als (Schrift)zeichen, Symbole Aussagevehikel sind. Nüchterner noch als die – das griechische Melos miterbende – Medizin hält sich die Chemie fast ausschließlich an die Sprache ihrer Gründerzeit und lehnt auch bei Eindeutschung (s.o.) ihrer Termini die das Symbolverständnis gefährdende Phonoschrift ab, weshalb Glucose und Acidität, Azotämie und Calciumspiegel, Citronensäurezyklus und Cortison, Aceton und Ketone nur so und nicht anders geschrieben werden und Bedeutungszweifel auch dann nicht aufkommen können, wenn in Chiffren geschrieben wird.

III. Bleibt das sogenannte Lehnwort. Seine Schreibweise ist mehr oder weniger Geschmacksache. Zentrum, Faktor u.ä., obwohl mit klarer lateinischer Endung, sind unbestritten

Lehnwörter und mit z bzw. k zu schreiben. Ob Antibiotika, Appendizitis, Ulkus u.a. dagegen unter Berufung auf die Sprachentwicklung (schon) als Lehnwörter aufgefaßt werden können, ist fraglich. Die (maßvolle) phonetische Schreibweise ist ein Kompromiß. Wollte man ihn umgehen, müßte man wie oben geschildert bis ans Ende gehen oder wie das angelsächsische und französische medizinische Schrifttum gar nicht erst anfangen. Wenn man Pancreas und Pankreasfibrose nicht nebeneinander haben will, kann man entweder Pancreas-Fibrose oder Bauchspeicheldrüse schreiben; allerdings gibt es prägnante deutsche Begriffe relativ selten. Die doppelte Schreibweisen mit sich bringende Kompromißlosigkeit der Chemie hat anderseits ihr Gutes: man erkennt auf den ersten Blick z.B., daß Nuklearwaffen mit Nucleinsäuren nichts zu tun haben.

LIBRI QUI AD REM PERTINENT

DORLAND: Medical Dictionary (Saunders, Philadelphia) E

MANUILA-MANUILA-NICOLE-LAMBERT: Dictionnaire de Médecine et de Biologie (Masson, Paris) F

GARNIER-DELAMARE: Dictionnaire des Termes Techniques de Médecine (Maloine, Paris) F

LOVASY-VEILLON: Dictionnaire des Termes d'Anatomie d'Embryologie et d'Histologie (Maloine, Paris) F

RIEGER-MICHAELIS-GREEN: A Glossary of Genetics and Cytogenetics (Springer, Berlin) E

BUNJES: Medical and Pharmaceutical Dictionary (Thieme, Stuttgart) E–G

LÉPINE: Dictionnaire des Termes Médicaux et Biologiques (Flammarion, Paris) F–A–F

LEIBIGER-LEIBIGER: Dictionary for Scientists (Leibiger, New York) G–E–G

WEBEL: Dictionary of Technical, Scientific & General Terms (Routledge & Kegan, London) G–E

DE VRIES: Science Dictionary (McGraw-Hill, New York) G–E

CLAIRVILLE: Dictionnaire Polyglotte des Termes Médicaux (SIPUCO, Paris) F–A–A–L

SLIOSBERG: Medical Dictionary (Elsevier, Amsterdam) E–F–I–S–G

BRACONI: Hematology (Elsevier, Amsterdam) E–F–S–I–G–R

LOUROS: Obstétrique et Gynécologie (Elsevier, Amsterdam) F–L–A–R–A–E–I–G

BIASS-DUCROUX: Glossary of Genetics (Elsevier, Amsterdam) E–F–S–I–G–R

FOSSATI: Dizionario Tecnico di Radiologia (Wassermann, Milano) I–F–D–E–E

HETMAN: Le Langage de la Prévision (futuribles, Paris) F–A–A

MAYER: Chemisches Fachwörterbuch (Spamer, Leipzig) D–E–F

ENGLISH-ENGLISH: A Comprehensive Dictionary of Psychological and Psychoanalytical Terms (Longmans, London) E

DORSCH: Psychologisches Wörterbuch (Huber, Bern) D–E–F

PETERS: Wörterbuch der Psychiatrie und Medizinischen Psychologie (Urban & Schwarzenberg, München) D–(F)–(E)

PSCHYREMBEL: Klinisches Wörterbuch (de Gruyter, Berlin) D

ZETKIN-SCHALDACH: Wörterbuch der Medizin (Thieme, Stuttgart) D

HUNNIUS: Pharmazeutisches Wörterbuch (de Gruyter, Berlin) D

KUSCHINSKY: Taschenbuch der Modernen Arzneibehandlung (Thieme, Stuttgart) D

NEGWER: Organisch-Chemische Arzneimittel (Akademie-Verlag, Berlin) D

LEIBER-OLBRICH: Die Klinischen Syndrome (Urban & Schwarzenberg, München) D

FENEIS: Anatomische Bildnomenklatur (Thieme, Stuttgart) L

HOFFMANN-AXTHELM: Zahnärztliches Lexikon (Barth, Leipzig) D

KRÜGER: Veterinärmedizinische Terminologie (Hirzel, Leipzig) D

RÖMPP: Chemielexikon (Franckh'sche Verlagshandlung, Stuttgart) D

WESTPHAL: Physikalisches Wörterbuch (Springer, Berlin) D

LÖBEL-MÜLLER-SCHMID: Lexikon der Datenverarbeitung (Verlag Moderne Industrie, München) D

WAHRIG: Das große deutsche Wörterbuch (Bertelsmann, Gütersloh) D

KLUGE: Etymologisches Wörterbuch der Deutschen Sprache (de Gruyter, Berlin) D

KNAUR: Rechtschreibung (Droemer-Knaur, München) D

LANGENSCHEIDT: Wörterbücher (Langenscheidt, Berlin) D–E–F–S–I–L–G

DUDEN: Wörterbücher 1, 2, 4, 5, 8 (Dudenverlag, Mannheim) D

115 **abscess, bilharziasis** / Bilharziaabszeß *m* (Schistosoma mansoni) / abcès bilharz(ias)ique *m*
116 **abscess, biliary** / Gallenblasenabszeß *m* / abcès biliaire *m*
117 **abscess of the brain, metastatic** / Hirnabszeß, metastatischer *m* (oft von Bronchen) / abcès métastatique du cerveau *m*
118 **abscess of the brain, osteomyelitic, traumatic** / Hirnabszeß, osteomyelitischer, traumatischer *m* / abcès ostéomyélitique, traumatique du cerveau *m*
119 **abscess of the brain, oto-, rhino-, tonsillogenic** / Hirnabszesse *m* (HNO-prozeßbedingte) / abcès otogène, rhinogène, tonsillogène du cerveau *m*
120 **abscess, burrowing (congestive, gravitation, hypostatic, migrating, wandering)** / Senkungsabszeß *m* (durch quellfernen Eiterzusammenfluß) / abcès par congestion *m*
121 **abscess, bursal** / (Sehnenscheiden)taschenabszeß *m* / abcès bursal *m*
122 **abscess, canalicular** / Brust-Milchgangabszeß, *m* / abcès canaliculaire *m*
123 **abscess, cerebral (cerebellar)** / (Klein)hirnabszeß *m* / abcès cérébral (cérébelleux) *m*
124 **abscess, cold (chronic)** / Abszeß, kalter (chronischer) *m* / abcès froid (chronique) *m*
125 **abscess, collar-button (shirt-stud)** / Kragenknopfabszeß *m* (zu einem tieferen gehöriger oberflächlicher) / abcès en bouton de chemise *m*
126 **abscess, dental pulp** / Zahnpulpaabszeß *m* / abcès de la pulpe dentaire *m*
127 **abscess, digital pulp** / Fingerkuppenabszeß *m* / abcès au bout du doigt *m*
128 **abscess, dry** / Abszeß, trockner *m* (ohne Reifung und Durchbruch) / abcès sec *m*
129 **abscess, embolic** / Embolusabszeß *m* / abcès embolique *m*
130 **abscess, encysted** / Abszeß, eingekapselter *m* / abcès enkysté *m*
131 **abscess, epiploic** / Netzabszeß *m* / abcès épiploïque *m*
132 **abscess, extra-, intradural** / Dura-mater-Abszesse *m* / abcès extra-, intradural *m*
133 **abscess, fixation** / Ableitungsabszeß *m* (z.B. mit i.c. inj. Terpentin künstlich gesetzter) / abcès de fixation *m*
134 **abscess, follicular** / Follikularabszeß *m* / abcès folliculaire *m*
135 **abscess, fungal (nocardial)** / Pilzabszeß *m* (z.B. durch Nocardia asteroides) / abcès fongueux *m*
136 **abscess, gingival** / Zahnfleischabszeß *m* / abcès gingival *m*
137 **abscess, helminthic (filarial, verminous, worm)** / Wurmabszeß *m* / abcès helminthique (vermineux) *m*
138 **abscess, hematic, hemorrhagic** / Abszeß, Blutextravasat-, bluthaltiger *m* / abcès hématique, hémorragique *m*
139 **abscess, hot (acute)** / Abszeß, heißer (akuter) *m* / abcès chaud (aigu) *m*
140 **abscess, hypophrenic** / Abszeß, hypophrenischer *m* (zwischen Zwerchfell und Leber) / abcès hypophrénique *m*
141 **abscess, iliac** / Darmbeinabszeß *m* / abcès iliaque *m*
142 **abscess, lacrimal** / Tränensackbindegewebsabszeß *m* / abcès lacrymal *m*
143 **abscess of the liver, idiopathic, cholangitic, pylephlebitic, pyemic** / Abscessus hepatis (bei Ruhr, Cholangitis, Pylephlebitis, Septikämie) / abcès idiopathique, cholangitique, pyléphlébitique, pyémique du foie *m*
144 **abscess, lumbar** / Lendenabszeß *m* / abcès lombaire *m*
145 **abscess, lymphatic** / Lymphknotenabszeß, kalter *m* / abcès lymphatique *m*
146 **abscess, mammary** / Brustdrüsenabszeß *m* / abcès mammaire *m*
147 **abscess, marginal** / (Anus)randabszeß *m* / abcès marginal *m*
148 **abscess, mediastinal** / Mittelfellabszeß *m* / abcès médiastinal *m*
149 **abscess, metaphysial** / Knochenabszeß *m* (bei Osteomyelitis) / abcès osseux *m*
150 **abscess, metastatic** / Abszeß, (embolisch) verschleppter *m* / abcès métastatique *m*
151 **abscess, miliary** / Miliarabszeß *m* (aus vielen «hirsekorngroßen» bestehender) / abcès miliaire *m*
152 **abscess, palatal** / (Oberkiefer-)Gaumenabszeß *m* / abcès palatal *m*
153 **abscess, palmar** / Handteller(gewebs)abszeß *m* / abcès palmaire *m*
154 **abscess, parametric** / Gebärmutterbreitbandabszeß *m* / abcès paramétrique *m*
155 **abscess, parapancreatic** / Pankreasbindegewebsabszeß *m* / abcès parapancréatique *m*
156 **abscess, parotid** / Ohrspeicheldrüsenabszeß *m* / abcès parotidien *m*
157 **abscess, pelvic** / Beckenabszeß *m* / abcès pelvien *m*
158 **abscesses, peri-, retro-, sub-, supra-** / Bindegewebsabszesse *m* (bei, hinter, unter, über Organen) / abcès, péri-, rétro-, sous-, sus- *m*
159 **abscess, perinephric** / Nierenbettabszeß *m* / abcès périrénal *m*
160 **abscess, (periodontal) apical** / Organspitzenabszeß *m* (z.B. an Zahnwurzelspitze) / abcès apical (périodontique) *m*
161 **abscess, periproctitic** / Abszeß, periproktitischer *m* (bei Paraproctitis) / abcès périproctitique *m*
162 **abscess, peritoneal** / Bauchfellabszeß *m* / abcès péritonéal *m*
163 **abscess, periurethral** / Abszeß, periurethraler *m* (nach Periurethritis) / abcès périurétral *m*
164 **abscess, pneumococcic, streptococcic** / Pneumokokkenabszeß, Streptokokkenabszeß *m* / abcès pneumococcique, streptococcique *m*
165 **abscess, posttyphoid** / Abszeß, posttyphoider *m* / abcès posttyphoïde *m*
166 **abscess, primary, secondary (satellite)** / Abszeß, primärer, sekundärer *m* (Mutter-, Tochterabszeß) / abcès primaire, secondaire *m*
167 **abscess, prostatic** / Prostataabszeß *m* / abcès prostatique *m*
168 **abscess, psoas** / Psoas(scheiden)abszeß *m* (Senkungsabszeß von tb. Wirbeln) / abcès du (muscle) psoas *m*

169 **abscess, pulmonary** / Lungenabszeß *m* / abcès pulmonaire *m*
170 **abscess, renal** / Nierenabszeß *m* (hämatogen a- od. deszendierend in Nierengewebe entstehender) / abcès rénal *m*
171 **abscess, retropharyngeal** / Retropharyngealabszeß *m* (zwischen Rachenwand und Wirbelsäule) / abcès rétropharyngien *m*
172 **abscess, retrotonsillar** / Retrotonsillarabszeß *m* / abcès périamygdalien *m*
173 **abscess, sacrococcygeal** / Kreuz-Steißbeinabszeß *m* / abcès sacrococcygien *m*
174 **abscess, spermatic** / Samenabszeß *m* (in Tubuli seminiferi) / abcès spermatique *m*
175 **abscess, spirillar** / Spirillenabszeß *m* (Spirillum) / abcès spirillaire *m*
176 **abscess, splenic** / Milzabszeß *m* / splénite purulente *f*
177 **abscess, stercoral (fecal)** / Kotabszeß *m* / abcès stercoral (fécal) *m*
178 **abscess, sterile** / Abszeß, steriler *m* (ohne Mikroorganismen) / abcès stérile *m*
179 **abscess, stitch** / Nahtabszeß *m* / abcès de suture *m*
180 **abscess, subphrenic** / Abszeß, subphrenischer *m* (nach Eingriffen in Oberbauch [symptomarm bes. bei Antibiotikabehandlung] als Rö-Spiegelbildung erkennbar, wenn durch Gasbildung [infolge Anaerobierbeteiligung] markiert) / abcès sousphrénique *m*
181 **abscess, sudoriparous** / Schweißdrüsenabszeß *m* / abcès sudoripare *m*
182 **abscess, sympathetic** / Abszeß, sympathisch beeinflußter *m* (distal der Reizursache) / abcès sympathique *m*
183 **abscess, syphilitic** / Knochenabszeß, syphilitischer *m* (im 3. Stadium) / abcès syphilitique *m*
184 **abscess, tongue** / Zungenabszeß *m* (durch eindringende Erreger) / abcès de la langue *m*
185 **abscess, traumatic** / Abszeß, traumabedingter *m* / abcès traumatique *m*
186 **abscess, tuberculous (caseous)** / Abszeß, tuberkulöser (käsiger) *m* / abcès tuberculeux (caséeux) *m*
187 **abscess, tympanic (gas, emphysematous)** / Abszeß, gashaltiger *m* / abcès tympanique *m*
188 **abscess, tympano-mastoid-cervical** / Trommelfell-Warzenfortsatz-Halsabszeß *m* / abcès tympano-mastoïdien-cervical *m*
189 **abscess, urethral** / Harnröhrenabszeß *m* / abcès urétral *m*
190 **abscess, urinary, urinous** / Abszeß, harnextravasat-, harnhaltiger *m* / abcès urinaire, urineux *m*
191 **absciss(a)** / Abszisse *f* / abscisse *f*
192 **abscission** / Absetzen (Abschneiden) *n* / abscis(s)ion *f*
193 **absence (of mind)** / Absence *f* (epileptiforme Absenz: kurzdauernde Bewußtseinstrübung) / absence (momentanée) *f*
194 **absent** / (geistes)abwesend / absent
195 **absinthism** / Absinthvergiftung *f* / absinthisme *m*
196 **absinthium** / Absinthii herba (Wermut *m*) / absinthe *m*
197 **absorb (absorbed, absorbing)** / absorbieren (absorbiert, absorbierend) / absorber (absorbé, absorbant)
198 **absorbency** / Absorptionsfähigkeit *f* / absorption, capacité d' *f*
199 **absorption** / Absorption *f* (Ab-, Auf-, Einsaugen: Aufnahme von Gasen durch Flüssigkeiten od. Körper) / absorption *f*
200 **abstain** / abstinere (sich enthalten) / abstenir, s'
201 **abstinence** / Enthaltung *f* / abstinence *f*
202 **abstinence, sugar** / Zuckerabstinenz *f* (Blutfettspiegelsenkung sicherer und physiologischer durch zuckerfreie als durch fettarme Kost) / abstinence de sucre *f*
203 **abstract (excerpt)** / Auszug *m* (exzerpieren) / extrait(s) *m* (, faire des)
204 **abstraction** / Abstraktion *f* (analytisch-aposteriorisches Herausziehen aus Zusammenhang) / abstraction *f*
205 **abundance** / Abundanz *f* (abundare = überfluten) / abondance *f*
206 **abundance of words** / Wortreichtum *m* / abondance de mots *f*
207 **abundant** / reichlich / abondant
208 **abuse** / Mißbrauch *m* / abus *m*
209 **abutement (abuttal)** / Stützpfeiler (Brückenstützzahn) *m* / about(iss)ement *m*
210 **acalcerosis, acalcicosis** / Kalkmangel, systemischer, diätetischer *m* / acalcérose, acalcicose *f*
211 **acalculia** / Akalkulie *f* (Rechenschwäche) / acalculie *f*
212 **acampsia** / Akampsie *f* (κάμπτειν = krümmen: Steifheit) / acampsie *f*
213 **acanthesthesia** / Nadelgefühl *n* / acanthesthésie *f*
214 **acanthia, lectular; (bedbug)** / Cimex lectularius (gemeine Bettwanze *f*) / acanthia lectulaire; (punaise [des lits]) *f*
215 **acanthocephaliasis** / Acanthocephalus-Befall *m* / acanthocéphaliose *f*
216 **acanthocephalon** / Acanthocephalus (Gattung Nematoden: Filariengruppe) / acanthocéphale *m*
217 **acanthocheilonemiasis** / Acanthocheilonema-perstans-Infektion *f* / acanthochilonémiose *f*
218 **acanthocytes (prickle cells)** / Stachelzellen *f* (stachelapfelförmige Erythrozyten) / acanthocytes *m*
219 **acanthocytosis** / Abetalipoprotein-Syndrom (Primärer Mangel an β-Lipoproteinen im Blutserum) / absence congénitale des bêtalipoprotéines
220 **acanthokeratodermia** / Hornhautbildung, stachlige *f* / acanthokératodermie *f*
221 **acantholysis** / Akantholyse *f* (Stachelzellenhautschichtatrophie bzw. -auflösung [bei Pemphigus]) / acantholyse *f*
222 **acanthoma** / Akanthom *n* (Stachelzellenhautschichtgeschwulst) / acanthome *m*
223 **acanthoma, callous** / Acanthoma callosum (Glans-penis-Epithelwucherung) / acanthome calleux *m*
224 **acanthopelvis** / Acanthopelvis *f* (Becken mit

spitzen Knochenvorsprüngen) / acanthopelvis *m*
225 **acanthosis** / Akanthose *f* (ἄκανθος = stachlig: Stachelzellenhautschichterkrankung) / acanthose *f*
226 **acanthosis, nigrescent** / Acanthosis nigricans (Schwarzwucherhaut *f*) / acanthose nigrescente *f*
227 **acanthosis, seborrhoic verrucous** / Acanthosis verrucosa seborrhoica (Talgwarzenhaut *f*) / acanthose verruqueuse séborrhéique *f*
228 **acapnia** / Akapnie *f* (καπνός = Dunst: Blut-CO_2-Verlust bei Acidose) / acapnie *f*
229 **acapsular** / kapsellos / acapsulaire
230 **acarbia** / Acarbie *f* (Blut-CO_3-Verlust bei Acidose) / acarbie *f*
231 **acardi(ac)us** / Akardier *m* (Mißgeburt ohne Herz) / acardiaque *m*
232 **acardiohemia** / Akardiohämie *f* (Herzanämie) / acardiohémie *f*
233 **acardionervia** / Akardioneurie *f* (Herzaneurie) / acardioneurie *f*
234 **acardiotrophia** / Akardiotrophie *f* (Herzatrophie) / acardiotrophie *f*
235 **acarian (acaroid)** / milbenartig (zeckenähnlich) / acarien (acaroïde)
236 **acaricide (acarotoxic)** / Akarizid *n* (Antimilbenmittel) / acaricide (acarotoxique) *m*
237 **Acarina (mites)** / Milben *f* (parasitäre Spinnentiere [Arachnoidea]) / acares *m* (mites *f*)
238 **acari(n)osis (acari[di]asis)** / Milbenbefall *m* / acariose *f*
239 **acarodermatitis** / Milbendermatitis *f* / acarodermatite *f*
240 **acarophobia** / Akarophobie *f* (Furcht vor Ungeziefer) / acarophobie *f*
241 **Acarus equi (canis)** / Räudemilbe(n) *f* / acare de gale *m*
242 **Acarus folliculorum** / Haarbalgmilbe *f* (Demodex folliculorum) / acare des follicles *m*
243 **Acarus scabiei (siro)** / Krätzemilbe *f* (Sarcoptes scabiei) / acare scabieux *m*
244 **acaryote** / kernlos(e Zelle *f*) / anucléé(*f*)
245 **acatalasemia** / TAKAHARA' Syndrom (Angeborenes Fehlen von Katalase im Blut) / maladie de TAKAHARA
246 **acatalepsy** / Akatalepsie *f* (καταλαμβάνω = festhalten an: Unsicherheit [auch der Diagnose]) / acatalepsie *f*
247 **acatamathesis** / Begriffsschwäche *f* (καταμανθάνω = begreifen) / acatamathèse (incapacité de comprendre) *f*
248 **acataphasia** / Ausdruckschwäche *f* (καταφαίνω = klarsagen) / acataphasie *f*
249 **acataposis (aglutition)** / Schluckunvermögen *n* (glutio = schlucken, πόσις = Trank) / aglutition (acatapose) *f*
250 **acatastasia** / Akatastasie *f* (κατάστασις = Stabilität) / acatastasie *f*
251 **acathapsis (synneuric function without exethoresis)** / Akathapse *f* (synneurische Funktion ohne Exethorese: «wachlose Verrichtungslage») / acathapsis *f* (fonction synneurique sans exéthorèse)
252 **acatharsia** / Abführen, erfolgloses *n* (κάθαρσις = Reinigung) / acatharsie *f*
253 **acathexie** / Akathexie *f* (κάθεξις = Zurückhaltung, hier der Körpersekretionen) / acathexie *f*
254 **acaudate** / entschwänzt / acaudé
255 **accelerate (accelerated, accelerating)** / beschleunigen (beschleunigt, beschleunigend) / accélérer (accéléré, accélérant)
256 **acceleration** / Akzeleration *f* (Beschleunigung von Puls, Wachstum etc.) / accélération *f*
257 **acceleration, whirling** / Wirbelbeschleunigung *f* (Umlaufbeschleunigung) / accélération à tourbillon *f*
258 **accelerator** / Beschleuniger *m* (z. B. N. sympathicus) / accélérateur *m*
259 **accelerator, inductive** / Induktionsbeschleuniger *m* / accélérateur à induction *m*
260 **accelerators** / Akzeleratoren *m* (an Umwandlung von Prothrombin in Thrombin [1. Phase der Blutgerinnung] beteiligte Faktoren IV–VII, X) / accélérateurs *m*
261 **accelerin** / Serum-Accelerans-Globulin *n* (Faktor VI der Vorphase der Blutgerinnung) / accélérine *f*
262 **accentuate(d)** / betonen (verstärkt) / accentuer (accentué)
263 **accentuation** / Betonung *f* / accentuation *f*
264 **accept, reject** / Annahme, Verwerfung *f* (eines Untersuchungsergebnisses) / accep(ta)tion *f*, rejet *m*
265 **acceptance (of life)** / (Lebens)bejahung *f* / accepter (sa position)
266 **acceptor** / Acceptor *m* (aufnehmende [chem.] Substanz) / accepteur *m*
267 **acceptor, hydrogen, oxygen** / Akzeptor, hydrogener, oxygener *m* (H-Ionen, O-Ionen aufnehmende Substanz) / accepteur d'hydrogène, d'oxygène *m*
268 **acceptors, H^+-** / Protonen-Akzeptoren *m* (Basen: H^+ aufnehmende Stoffe Bicarbonat [HCO_3], sek. Phosphat [HPO_4], Ammoniak [NH_3]) / accepteurs H^+ *m*
269 **access** / Zugang (Anfall) *m* / accès *m*
270 **accessible (accessibility)** / Ansprechbar(keit *f*) / accessible (accessibilité *f*)
271 **accessories** / Hilfsvorrichtungen *f* / accessoires *m*
272 **accessory** / akzessorisch (zusätzlich) / accessoire
273 **accident** / Unfall *m* («Zufall») / accident *m*
274 **accident annuity** / Unfallrente *f* / accident, rente- *f*
275 **accident benefit** / Unfallentschädigung *f* / accident, indemnité- *f*
276 **accident, industrial** / Betriebsunfall *m* / accident du travail *m*
277 **accident insurance** / Unfallversicherung *f* / accidents, assurance- *f*
278 **accident prevention** / Unfallverhütung *f* / accidents, prévention des *f*
279 **accident, professional** / Berufsunfall *m* / accident professionnel *m*
280 **accident rate** / Unfallquote *f* / accidents, chiffre des *m*

281 **accident, traffic** / Verkehrsunfall *m* / accident de la circulation *m*
282 **accident victim** / Unfallopfer *n* / accident, victime d'un *f*
283 **accidental** / akzidentell (nebensächlich, zufällig, unfällig) / accidentel
284 **acclima(ta)tion** / Akklimatisierung *f* / acclimatation *f*
285 **acclimat(iz)e** / anpassen (an eine Umwelt) / acclimater
286 **accommodate (accommodated, accommodating)** / akkommodieren (akkommodiert, akkommodierend) / accommoder (accommodé, accommodant)
287 **accommodation** / Akkommodation *f* (Anpassung [des Auges]) / accommodation *f*
288 **accommodation ability** / Akkommodationsfähigkeit *f* / accommodation, pouvoir d' *m*
289 **accommodation capacity** / Akkommodationsleistung *f* / accommodation, capacité d' *f*
290 **accommodation, center (nucleus) of** / Akkommodationszentrum *n* (-kern *m*) / accommodation, centre (noyau) d' *m*
291 **accommodation of the ear** / Schallreizanpassung *f* / accommodation de l'oreille *f*
292 **accommodation, error of** / Akkommodationsfehler *m* / accommodation, erreur d' *f*
293 **accommodation, histologic** / Akkommodation, histologische *f* (Zellfunktionsanpassung an Gewebeveränderungen) / accommodation histologique *f*
294 **accommodation of the kidney** / Akkommodation der Niere *f* (Harnkonzentrationsfähigkeit) / accommodation du rein *f*
295 **accommodation, loss of** / Akkommodationsverlust *m* / accommodation, perte d' *f*
296 **accommodation, mechanism of** / Akkommodationsmechanismus *m* / accommodation, mécanisme d' *m*
297 **accommodation, muscle of** / Akkommodationsmuskel *m* (M. ciliaris) / accommodation, muscle d' *m*
298 **accommodation, negative, positive** / Akkommodation, negative, positive *f* (Anpassung, z.B. des Auges durch Relaxation an große, durch Kontraktion an kleine Objektdistanzen) / accommodation négative, positive *f*
299 **accommodation, range of** / Akkommodationsbreite *f* (15–0 Dioptrien) / accommodation, amplitude d' *f*
300 **accommodation, reduction of** / Akkommodationseinschränkung *f* / accommodation, réduction d' *f*
301 **accommodation, region of** / Akkommodationsgebiet *n* (Entfernung zwischen Akkommodationsfern- und -nahpunkt) / accommodation, région d' *f*
302 **accommodation, synneuric** / Akkommodation, synneurische *f* (der Synneuren an das Nervensystem; synneurodematische und -somatische «An-mutung») / accommodation synneurique *f*
303 **accommodative (accommodable)** / akkommodativ (anpaßbar) / accommodatif (accommodable)
304 **accommodometer** / Akkommodationsmesser *m* / accommodomètre *m*
305 **accompaniment** / Begleiterscheinung *f* / accompagnement *m*
306 **accompanying** / konkomitierend (begleitend) / accompagnant
307 **accomplishment** / Verwirklichung *f* (Vollendung) / accomplissement *m*
308 **accord(ance) (correspondence)** / Übereinstimmung *f* / correspondance *f* (accord *m*)
309 **according to expectation** / erwartungstreu (sind im Mittel mit tatsächlichen Größen übereinstimmende statistische Werte) / d'accord avec supposition
310 **accouchement forcé** / Schnellentbindung *f* / accouchement forcé *m*
311 **accoucheur (accoucheuse)** / Geburtshelfer(in) *m* (*f*) / accoucheur *m* (accoucheuse *f*)
312 **account** / Rechenschaftsbericht *m* / compte rendu *m*
313 **accountability** / Zurechnungsfähigkeit *f* (Unterscheidungsvermögen *n*) / discernement *m*
314 **accountable** / verantwortlich / responsable
315 **accre(menti)tion (of the pericardium)** / (Gewebe)zusammenwuchs *m* (z.B. Herzbeutel-Mittelfell) / accroissement (du péricarde) *m*
316 **accumulation (accumulate, agglomerate)** / Akkumulation *f* (anhäufen, ansammeln) / accumulation *f* (accumuler, agglomérer)
317 **accumulation of cells** / Zellanhäufung *f* / accumulation de cellules *m*
318 **accumulation of fat** / Fettansammlung *f* / surcharge graisseuse *f*
319 **accumulation, fluid** / Flüssigkeitsansammlung *f* / entassement de fluide *m*
320 **accustoming (assuetude)** / Gewöhnung *f* (an störende Einflüsse) / accoutumance (assuétude) *f*
321 **acenesthesia** / Gemeinschaftsgefühlsverlust *m* (κοινή = Gemeinschaft) / acénesthésie *f*
322 **acentric** / nicht(gehirn)zentrisch / acentrique
323 **acephalocyst** / Azephalozyst *m* (kopfloser Bandwurm) / acéphalocyste *m*
324 **acephalopodius** / Azephalopode *m* (Mißgeburt ohne Kopf und Füße) / acéphalopode *m*
325 **acephalorachius** / Acephalorrhachius *m* (Mißgeburt ohne Kopf und Rückgrat) / acéphalorachien *m*
326 **acephalus** / Azephale *m* (Mißgeburt ohne Kopf) / acéphale *m*
327 **acerb (bitter-sour)** / herb (bittersauer) / acerbe
328 **acervuloma** / Azervulom *n* ([Hirn]sandgeschwulst) / acervulome *m*
329 **acervulus** / Acervulus *m* (= Häufchen: Hirnsand) / acervule *m*
330 **acescence** / Säuerlichkeit *f* / acescence *f*
331 **acestoma** / Granulationsgewebemasse *f* (ἀκεστός = heilbar) / acestome *m*
332 **acetabulum** / Acetabulum (= Essignäpfchen: Oberschenkelkopfgelenkpfanne) / acétabule

333 **acetabulum, travelling** / Pfannenwanderung *f* (röntg. z.B. bei Coxitis tuberculosa) / tête du fémur, déplacement de la *m*
334 **acetaldehyde (C_2H_4O)** / Acetaldehyd *m* / aldéhyde acétique *m*
335 **acetamide (CH_3CONH_2)** / Acetamid *n* / acétamide *m*
336 **acetanilid(e) (C_8H_9ON)** / Acetanilid *n* (Antifebrin) / acétanilide *m*
337 **acetate** / Acetat *n* (Essigsäuresalz) / acétate *m*
338 **acetated** / essiggesäuert / acété (acéteux)
339 **acetic** / essigsauer / acétique
340 **acetifying** / essigsäuernd / acétifiant
341 **acetimeter** / Acetimeter *n* (Essigsäuregehaltmesser) / acétimètre *m*
342 **Acetobacter** / Acetobacter (Baktgatt. der Pseudomonadaceae) / acétobactérie *f*
343 **acetobacter, Pasteur's** / Acetobacter pasteurianum (verwandelt Acetylalkohol bei Luftzutritt in Essig) / acétobactérie de Pasteur *f*
344 **acetone (C_3H_6O)** / Aceton *n* (α-Keton) / acétone *f*
345 **acetonemia, -uria** / Acetonämie, -urie *f* / acétonémie, -urie *f*
346 **acetract** / Essigsäureauszug *m* / acétrait *m*
347 **acetyl** / Acetyl *n* (CH_3CO-Gruppe) / acétyle *m*
348 **acetyl chloride (CH_3COCl)** / Acetylchlorid *n* (wichtigstes Säurechlorid) / acétyle, chlorure d' *m*
349 **acetylcholine** / Acetylcholin *n* (Überträgersubstanz im neurohormonalen System des Vagus) / acétylcholine *f*
350 **acetylcholinesterase** / Acetylcholinesterase *f* (entstandenes Acetylcholin sofort abbauendes Ferment) / acétylcholine, estérase d' *f*
351 **acetyl-CoA** / Acetyl-CoA *n* («aktivierte Essigsäure», Knotenpunkt des C-Stoffwechsels) / acétyl-CoA *m*
352 **acetylene (C_2H_2)** / Acetylen *n* (Inhalationsnarkotikum) / acétylène *m*
353 **acetyl(iz)ation** / Acetylierung *f* (Einführung der CH_3CO-Gruppe in OH- od. NH_2-Gruppen) / acétylisation *f*
354 **Achalasia** / Achalasie *f* (χαλαρός = schlaff: Dauerspasmus, z.B. Cardiospasmus) / achalasie *f*
355 **ache** / Dolor (Schmerz) *m* / douleur *f*
356 **acheilia** / Acheilie *f* (Lippenlosigkeit) / achilie *f*
357 **acheiria** / Acheirie *f* (Handlosigkeit) / achirie *f*
358 **acheiropodia** / Acheiropodie *f* (Hand- und Fußlosigkeit) / achiropodie *f*
359 **achillodynia** / Achillodynie *f* (ὀδύνη = Schmerz: Calcaneus-Nekrose) / achillodynie *f*
360 **achillorrhaphy** / Achillorrhaphie *f* (Tendo-calcaneus-Naht) / achillorraphie *f*
361 **achillo(teno)tomy** / Achillotomie *f* (sub- oder perkutane Durchschneidung des Tendo calcaneus [Achillis] bei Spitzfuß) / achilloténotomie *f*
362 **aching** / schmerzhaft / endolori
363 **achlorhydria** / Achlorhydrie *f* (Magensalzsäure[produktions]mangel) / achlorhydrie *f*
364 **achloroblepsia** / Achloropsie *f* (χλωρός = grün) / achloropsie *f*
365 **acholia** / Acholie *f* (Galle[produktions]-mangel) / acholie *f*
366 **acholuria** / Acholurie *f* / acholurie *f*
367 **achondroplasia** / Achondroplasie *f* (Knorpelwachstumsstörung) / achondroplasie *f*
368 **achondroplasia, fetal** / Parrot' Syndrom (Familiär-erbliche Störung der Knorpelbildung mit unproportioniertem Zwergwuchs) / achondroplasie de Parrot et (Pierre) Marie
369 **achordate** / achordal (ohne Chorda dorsalis) / achordal
370 **achoresis** / Achorese *f* (χωρέω = festhalten: Fassungsvermögensverlust eines [Hohl]organs) / achorèse *f*
371 **Achorion (gallinae)** / Achorion *m* (ἀχώρ = Schorf: auf Menschen übertragbarer Vogelhaut- und -haarpilzerreger, Gattung Gymnaskalen) / achorion *m*
372 **Achorion quinckeanum (violaceum)** / (Haus)-tierfavuserreger *m* / achorion de Quincke (1886) *m*
373 **Achorion schoenleini** / (Kinder)kopfgrinderreger *m* / achorion de Schoenlein (1839) *m*
374 **achrestic** / achrestisch (χρηστός = nützlich: nichtausnützend) / achrestique
375 **achroacytosis** / Achroozytose *f* (χρώς = Farbe: Lymphzellenwucherung [Mikulicz, 1888]) / achroacytose *f*
376 **achroiocythemia** / Achroiozythämie *f* (Hb-Mangel der Erythrozyten) / achroïocythémie *f*
377 **achroma** / Farblosigkeit *f* (χρῶμα = Farbe) / achrome *m*
378 **achromasia (achromatism)** / Achromasie *f* (Achromatismus: Lichtstrahlenbrechung ohne Zerlegung in Farben) / achromasie *f* (achromatisme *m*)
379 **achromat** / Achromat *m* (chromatische Aberration verringerndes Objektiv) / achromat *m*
380 **achromate** / Farbenblinder *m* / achromate *m*
381 **achromatic** / achromatisch (Lichtstrahlen ohne Zerlegung in Farben brechend) / achromatique
382 **achromatin** / Achromatin *n* (schwer anfärbbares Zellkernliniengerüst) / achromatine *f*
383 **achromatize** / achromatisieren (Lichtstrahlen achromatisch korrigieren) / achromatiser
384 **achromatocyte** / Achromo(retikulo)zyt *m* (schlecht anfärbbarer «Blutschatten») / achromatocyte *m*
385 **achromatolysis** / Achromatolyse *f* (Zellachromatinzersetzung) / achromatolyse *f*
386 **achrom(at)ophil(ous)** / achrom(at)ophil (schwer [an]färbbar) / achrom(at)ophile
387 **achromatopsia** / Farbenblindheit *f* (Zapfenblindheit) / achromatopsie *f*
388 **achromatosis** / Pigmentodermie *f* (Hautpigmentverlust) / achromatose *f*
389 **achromaturia** / Achromaturie *f* (Urinfarblosigkeit) / achromaturie *f*

390 **achromia** / Achromie *f* (Pigmentverlust) / achromie *f*
391 **achromic** / achrom (ohne Farbe) / achromique
392 **Achromobacter** / Achromobacter (Baktgatt. der Achromobacteriaceae) / achromobactérie *f*
393 **achromobacter, liquefacient** / Achromobacter liquefaciens (nichtpathogen) / achromobactérie liquéfiante *f*
394 **Achromobacteriaceae** / Achromobacteriaceae (2. Baktfam. der Eubacteriales) / achromobactériacées *f*
395 **achromoderm(i)a** / Achromodermie *f* (path. Weißhäutigkeit) / achromodermie *f*
396 **achromotrichia (, nutritional)** / Grauhaarigkeit *f* (bei PAS-Mangel) / achromotrichie (nutritive) *f*
397 **achylanemia** / Chylusmangelanämie *f* / anémie achylique *f*
398 **achylia (achylosis)** / Achylie *f* (χυλός = Saft: Darmlymphemangel) / achylie *f*
399 **achylia, gastric, pancreatic** / Magensaftmangel, Pankreassaftmangel *m* / achylie gastrique, pancréatique *f*
400 **achymia (achymosis)** / Achymie *f* (χυμός = Saft: Magenbreimangel) / achymie *f*
401 **acicular, aciform** / nadelspitz, nadelförmig / aciculaire, aciforme
402 **acids** / Säuren *f* (in wäßriger Lösung H-Ionen abdissoziierende anorg. oder org. Verbindungen) / acides *m*
403 **acid, abiet(in)ic, canad(in)(ol)ic** / Abietinsäure, Canadinsäure *f* (Abies canadensis) / acide abiétique, canadique *m*
404 **acid, abric** / Abrussäure *f* (Abrus precatorius) / acide abrique *m*
405 **acid, aceric** / Acerinsäure *f* (Acer campestre) / acide acérique *m*
406 **acid, acetic** / Acidum aceticum (Äthansäure = Essigsäure *f*) / acide acétique *m*
407 **acid, aceto-acetic** / Acet(yl)essigsäure *f* (β-Keto[butter]säure) / acide acétyle-acétique *m*
408 **acid, acetylaminobenzoic** / Acetylaminobenzoesäure *f* / acide acétyle-amino-benzoïque *m*
409 **acid, acetylsalicylic** / Acidum acetylosalicylicum (Acetylsalicylsäure *f*) / acide acétyle-salicylique *m*
410 **acid, acetyltannic** / Acetylgerbsäure *f* / acide acétyle-tannique *m*
411 **acid, aconitic** / Aconitsäure *f* (1,2,3-Propentricarbonsäure) / acide aconitique *m*
412 **acid, acrylic** / Acrylsäure *f* (Propensäure) / acide acrylique *m*
413 **acid, adipic** / Adipinsäure *f* (Butandicarbonsäure) / acide adipique *m*
414 **acid, agar(ic)ic** / Acidum agaricinum (Agaricinsäure *f*) / acide agaricique *m*
415 **acid, alantic (elecampane)** / Alantinsäure *f* (Inula helenium) / acide alantique *m*
416 **acid, aldepalmitic** / Aldepalmitinsäure *f* (in Kuhbutter) / acide aldépalmitique *m*
417 **acid, aldobionic** / Aldobionsäure *f* (Disaccharid) / acide aldobionique *m*
418 **acid, alginic** / Algensäure *f* (in Pasten, Pillen, Farben, Tinten) / acide alginique *m*
419 **acid, aliphatic** / Säure, azyklische *f* (ἄλειφαρ = Salböl: aliphatische) / acide aliphatique *m*
420 **acid, allan(tur)ic** / Allan(tur)säure *f* (Allantoin + Salpetersäure) / acide allan(tur)ique *m*
421 **acid, alloxanic** / Alloxansäure *f* (Allantoin + Oxalsäure) / acide alloxanique *m*
422 **acid, alluranic** / Alluransäure *f* (Alloxan + Harnsäure) / acide alluranique *m*
423 **acid, aloetic** / Aloetinsäure *f* (Trinitroantrachinon) / acide aloétique *m*
424 **acids, amino-** / Aminosäuren *f* (org. Säuren mit ersetztem H durch NH_2: Vorstufen andrer wichtiger Stoffe, z. B. Hämoglobin) / acides aminés *m*
425 **acid, α-amino-acetic ($CH_2(NH_2)COOH$)** / α-Aminoessigsäure *f* (Glykokoll) / acide α-amino-acétique *m*
426 **acid, aminobenzoic** / Acidum aminobenzoicum (o-Aminobenzoesäure *f*) / acide amino-benzoïque *m*
427 **acid, aminohippuric** / p-Aminohippursäure *f* (PAH) / acide aminohippurique *m*
428 **acid, α-aminoproprionic ($CH_3CH(NH_2)COOH$)** / α-Aminoproprionsäure *f* (Alanin) / acide α-aminoproprionique *m*
429 **acid, (an)organic** / Säure, (an)organische *f* / acide (an)organique *m*
430 **acid, antimonic** / Antimonsäure *f* / acide antimonique *m*
431 **acid, antimonious** / Antimonigsäure *f* / acide antimonieux *m*
432 **acid, arachidic** / Arachinsäure *f* (Arachis hypogaea) / acide arachidique *m*
433 **acid, arachidonic ($C_{20}H_{32}O_2$)** / Arachidonsäure *f* (5,8,11,14-Eicosantetraensäure: O/C-Quotient 1:10) / acide arachidonique *m*
434 **acid, aristolochic** / Aristolochiasäure *f* (AS I, II: aktiviert natürliche Infektabwehr) / acide aristolochique *m*
435 **acid, aromatic** / Säure, aromatische *f* (carbozyklische: Benzole u.a.) / acide aromatique *m*
436 **acid, arsanilic** / Arsanilsäure *f* (p-Aminophenylarsinsäure, Atoxylsäure) / acide arsanilique *m*
437 **acid, arsenic** / Acidum arsenicosum (Arsensäure *f*) / acide arsénique *m*
438 **acid, arsenious** / Arsenigsäure *f* / acide arsénieux *m*
439 **acid, ascorbic** / L-Ascorbinsäure *f* (Vitamin C: Coenzym der Oxydoreduktion) / acide ascorbique *m*
440 **acid, asparaginic (aspartic)** / Asparaginsäure (Monoaminodicarbonsäure; RNS-Triplets: UAA, CUA, CAA) / acide aspartique *m*
441 **acid, aspergillic** / Aspergillsäure *f* (Aspergillus flavus) / acide aspergillique *m*
442 **acid, atractylic** / Atractylsäure *f* (Atractylis gummifer) / acide atractylique *m*

443 **acid, atropic** / Atropasäure *f* (α-Phenylacrylsäure) / acide atropique *m*
444 **acid, axinic** / Axinsäure *f* (Laccus axinus) / acide axinique *m*
445 **acid, azelaic** / Azelainsäure *f* (Heptandicarbonsäure) / acide azélaïque *m*
446 **acid, barbituric** / Barbitursäure *f* (nach «Barbara», einer Jugendfreundin des ersten Darstellers A. v. BAEYER, 1863: Malonylharnstoff) / acide barbiturique *m*
447 **acid, behenic** / Behensäure *f* (ban = arab. Baumart) / acide béhénique *m*
448 **acid, benzoic** / Acidum benzoicum (Benzoesäure, Phenylameisensäure *f*) / acide benzoïque *m*
449 **acid, bile** / Gallensäure *f* / acide biliaire *m*
450 **acid, bilirubinic** / Bilirubinsäure *f* / acide bilirubique *m*
451 **acid, biliverdinic** / Biliverdinsäure *f* / acide biliverdique *m*
452 **acid, binary** / Säure, binäre *f* (mit 2 Elementen) / acide binaire *m*
453 **acid, bismuthic** / Wismutsäure *f* / acide bismuthique *m*
454 **acid, boric** / Acidum boricum (Borsäure *f*) / acide borique *m*
455 **acid, borophenolic** / Borphenolsäure *f* / acide borophénolique *m*
456 **acid, borosalicylic** / Borsalicylsäure *f* / acide borosalicylique *m*
457 **acid, brassidic** / Brassidinsäure *f* (Brassica campestris) / acide brassidique *m*
458 **acid, bromic** / Acidum bromicum (Bromsäure *f*) / acide bromique *m*
459 **acid, bromphenylmercapturic** / Bromphenylmercaptursäure *f* / acide phényle-mercapturique bromé *m*
460 **acid, butylethylbarbituric** / Butyläthylbarbitursäure *f* / acide butyle-éthyle-barbiturique *m*
461 **acid, butyric ($C_4H_8O_2$)** / Acidum butyricum (Buttersäure *f*: O/C-Quotient 1:2) / acide butyrique *m*
462 **acid, cacodylic** / Cacodylsäure *f* (Dimethylarsinsäure) / acide cacodylique *m*
463 **acid, caffeic** / Kaffeesäure *f* (Dihydroxyzimtsäure) / acide caféique *m*
464 **acid, caffetannic** / Kaffeegerbsäure *f* / acide cafétannique *m*
465 **acid, calumbic** / Calumbinsäure *f* / (Calumba = Iateorrhiza palmata) / acide calumbique *m*
466 **acid, camphoglucuronic** / Camphoglucuronsäure *f* / acide camphoglucuronique *m*
467 **acid, campholic** / Campholsäure *f* / acide campholique *m*
468 **acid, camphor(on)ic** / Camphersäure *f* / acide camphorique *m*
469 **acid, capric ($C_{10}H_{20}O_2$)** / Acidum caprinicum (Decylsäure *f*: O/C-Quotient 1:5) / acide caprique *m*
470 **acid, caproic ($C_6H_{12}O_2$)** / Acidum capronicum (n-Hexylsäure, Butylessigsäure *f*: O/C-Quotient 1:3) acide caproïque *m*
471 **acid, caprylic ($C_8H_{16}O_2$)** / Acidum caprylicum (Octylsäure, Octansäure *f*: O/C-Quotient 1:4) / acide caprylique *m*
472 **acid, carbamic** / Carbamidsäure *f* (Kohlensäuremonamid) / acide carbamique *m*
473 **acid, carbaminocarboxylic** / Carbaminocarboxylsäure *f* / acide carbaminocarboxylique *m*
474 **acid, carbolic** / Carbolsäure *f* (Phenol, Benzophenol) / acide carbolique *m*
475 **acid, carbonic** / Kohlensäure *f* (H_2CO_3) / acide carbonique *m*
476 **acid, carnaubic** / Carnaubasäure *f* (bras. carnauba = Copernica cerifera) / acide carnaubique *m*
477 **acid, CARO's** / Peroxydomonoschwefelsäure *f* / acide de CARO *m*
478 **acid, carolic** / Carolinsäure *f* (Penicillium charlesii) / acide carolique *m*
479 **acid, caronic** / Car(v)onsäure *f* (Carum carvi = Kümmel) / acide caronique *m*
480 **acid, carthamic** / Carthamussäure *f* (Carthamus tinctorius = Färberdistel, Saflor) / acide carthamique *m*
481 **acid, caseinic** / Caseinsäure *f* / acide caséique *m*
482 **acid, cathart(in)ic** / Cathartinsäure *f* (arab. senna = Cassia angustifolia) / acide cathartique *m*
483 **acid, cerebronic** / Cerebronsäure *f* (in Cerebron) / acide cérébronique *m*
484 **acid, cerotic** / Cerotinsäure *f* (Bienenwachs) / acide cérotique *m*
485 **acid, chaulmoogric (alepr[yl]ic)** / Chaulmoograsäure *f* (gegen Lepra) / acide chaulmoogrique *m*
486 **acid, chitonic** / Chitonsäure *f* (χιτών = Panzer sc. der Schalentiere) / acide chitonique *m*
487 **acid, chloracetic** / Acidum chloraceticum (Monochloressigsäure *f*) / acide chloracétique *m*
488 **acid, chloranilic** / Chloranilsäure *f* (span. anil = Indigo) / acide chloranilique *m*
489 **acid, chlorbenzoic** / Chlorbenzoesäure *f* / acide chlorbenzoïque *m*
490 **acid, chlorogenic** / Chlorogensäure *f* (Kaffeesäure-Chinasäuredepsid) / acide chlorogénique *m*
491 **acid, chlorous** / Chlorigsäure *f* / acide chloreux *m*
492 **acid, chol(al)ic** / Cholsäure *f* (Sterin; Vorkommen: Galle, Funktion: Fettresorption) / acide cholalique *m*
493 **acid, cholanic** / Cholansäure *f* (Desoxycholsäure, in Galle nicht vorkommende Gallesäurenstammsäure) / acide cholanique *m*
494 **acid, choleic** / Choleinsäure *f* (Cholansäure + Fettsäure) / acide choléique *m*
495 **acid, choleocamphoric** / Choleocamphersäure *f* / acide choléocamphorique *m*
496 **acid, cholesterinic** / Cholesterinsäure *f* / acide cholestérinique *m*
497 **acid, chromic** / Chromsäure *f* / acide chromique *m*
498 **acid, chromotropic** / Chromotropsäure *f* (Na-Salz der 1,8-Dioxynaphthalin-3,6-disulfonsäure) / acide chromotrope *m*
499 **acid, cinnamic** / Acidum cinnamylicum (Zimtsäure *f*) / acide cinnamique *m*

500 **acid, citraconic** / Citraconsäure *f* (Methylmaleinsäure) / acide citraconique *m*
501 **acid, citraz(in)ic** / Citrazinsäure *f* (2,6-Dihydroxyisonicotinsäure) / acide citraz(i-n)ique *m*
502 **acid, citric** / Acidum citricum (Citronensäure *f*: Stoffwechselkompetent und -konkurrent der Harnsäure) / acide citrique *m*
503 **acid, clupanodonic** / Clupanodonsäure *f* (Clupanodon = jap. Sardine) / acide clupanodonique *m*
504 **acid, cocatannic** / Cocagerbsäure *f* (Erythroxylon coca) / acide cocatannique *m*
505 **acid, copaibic** / Copaivasäure *f* (Copaifera officinalis) / acide copahuïque *m*
506 **acid, coumaric** / Cumarsäure *f* (trans-2-Oxyzimtsäure) / acide coumarique *m*
507 **acid, crotonic** / Crotonsäure *f* (Croton tiglium) / acide crotonique *m*
508 **acid, cubebic** / Cubebasäure *f* (Piper cubeba) / acide cubébique *m*
509 **acid, cyanic** / Cyansäure *f* (freie) / acide cyanique *m*
510 **acid, cyano-acetic** / Cyanessigsäure *f* / acide cyano-acétique *m*
511 **acid, cyanuric** / Cyanursäure *f* (Isocyanursäure) / acide cyanurique *m*
512 **acid, dehydrocholic** / Dehydrocholsäure *f* / acide déshydrocholique *m*
513 **acid, desoxycholic** / Desoxycholsäure *f* (3,12-Dihydroxycholansäure) / acide désoxycholique *m*
514 **acid, desoxyribonucleic** / Desoxyribonucleinsäure *f* (Träger der Erbsubstanz) / acide désoxyribonucléique *m*
515 **acids, desoxyribonucleic (desoxyribose nucleic) (DNA)** / Desoxyribonucleinsäuren *f* (DNS, Zellkernsubstanz: Polynucleotide mit Molgewichten von vielen Millionen) / acides désoxyribonucléiques *m* (ADN)
516 **acid, dextrogyral lactic** / Milchsäure, rechtsdrehende *f* (L(+): [Herz]muskelmilchsäure aus oxydativem Decarboxylierungsprozeß [Phosphorylierung der Brenztraubensäure], mit Vitaminen B_1, B_2 und Nicotinsäureamid zur Glykogenresynthese) / acide lactique dextrogyre *m*
517 **acid, dialuric** / Dialursäure *f* (Tartronylharnstoff) / acide dialurique *m*
518 **acids, diamino** / Diaminosäuren *f* (basische mit 2 NH_2-Gruppen: Arginin, Lysin) / acides diaminés *m*
519 **acids, dibasic** / Säuren, zweibasische *f* (Oxydationsendprodukte diprimärer Glykole mit 2 Carboxylgruppen: Oxal-[essig]-, Malon-, α-Ketoglutar-, Bernstein-, Fumar-, Apfelsäure) / acides bibasiques *m*
520 **acid, dichloracetic** / Acidum dichloraceticum (Dichloressigsäure *f*) / acide acétique bichloré *m*
521 **acid, dichlorbenzoic** / Dichlorbenzoesäure *f* (2,4 [= a] und 3,4 [= b]) / acide benzoïque bichloré *m*
522 **acid, diethylacetic** / Diäthylessigsäure *f* (Äthylbuttersäure) / acide biéthyle-acétique *m*
523 **acid, dihydroxystearic** / 9,10-Dihydroxystearinsäure *f* / acide dihydroxystéarique *m*
524 **acid, dinitrosalicylic** / 3,5-Dinitrosalicylsäure *f* / acide binitrosalicylique *m*
525 **acid, dioxy-acetone phosphoric** / Dioxyacetonphosphorsäure *f* (Intermediärprodukt des KH-Stoffwechsels) / acide phosphorique bioxy-acétoné *m*
526 **acid, diphenacetic** / Diphenylessigsäure *f* / acide biphényle-acétique *m*
527 **acid, dithionous** / Hypodischwefligsäure *f* / acide dithioneux *m*
528 **acid, doeglic** / Doeglinsäure *f* (norw. doegling = Balaena rostrata) / acide doeglique *m*
529 **acid, embelic** / Embeliasäure *f* (Embelia ribes) / acide embéliaïque *m*
530 **acid, endogenic uric** / Harnsäure, endogene *f* (unabhängig von Nahrungsaufnahme norm. 0,2–0,6 g/d Ausscheidung) / acide urique endogène *m*
531 **acid, erucic** / Erucasäure *f* (cis-Form der Brassidinsäure) / acide érucique *m*
532 **acid, essential fatty** / Fettsäure, essentielle *f* (mehrfach ungesättigte Fettsäure, z. B. Linolsäure) / acide gras essentiel *m*
533 **acids, ether sulfuric** / Esterschwefelsäuren *f* (bei Eiweißfäulnis im Darm entstehende Phenole veresternde) / acides éthersulfuriques *m*
534 **acids, ethyl sulfuric** / Ätherschwefelsäuren *f* (giftige Fäulnisprodukte in Leber unschädlich machende) / acides éthylsulfuriques *m*
535 **acid, exogenic uric** / Harnsäure, exogene *f* (bei gewöhnlicher Kost aus Nahrungskernsubstanzen 0,2–0,6 g/d Ausscheidung) / acide urique exogène *m*
536 **acid, fatty** / Fettsäure *f* (zu aktivierter Essigsäure oxydierte und vom Acetyl-CoA aus auch synthetisierbare Monocarbonsäure mit Glycerin als [dreiwertiger] Alkoholkomponente) / acide gras *m*
537 **acid, flavaspidic** / Flavaspidinsäure *f* (flavus = gilb, Aspidium = Schildfarn) / acide flavaspidique *m*
538 **acid, fluoracetic** / Fluoressigsäure *f* (Dichapetalum cymosum) / acide fluoracétique *m*
539 **acid, folic** / Folsäure *f* (Coenzym [Tetrahydrofolsäure] für Transmethylierungen) / acid folique *m*
540 **acid, formic** / Acidum formicicum (Ameisensäure *f*) / acide formique *m*
541 **acid, frangulic** / Frangulinsäure *f* (Cortex Frangulae = Faulbaumrinde) / acide frangulique *m*
542 **acid, fumaric** / Acidum fumaricum (Fumaria officinalis) / acide fumarique *m*
543 **acid, galacturonic** / d-Galakturonsäure *f* / acide galacturonique *m*
544 **acid, gallic** / Acidum gallicum (Gallussäure *f*) / acide gallique *m*
545 **acid, gigantic** / Gigantinsäure *f* (Aspergillus giganteus) / acide gigantique *m*
546 **acid, glacial acetic** / Acidum glaciale (Eisessig *m*) / acide acétique glacial *m*
547 **acid, gluconic** / d-Gluconsäure *f* / acide gluconique *m*

548 **acid, glucuronic** / Glucuronsäure *f* (Aldehydhexosäure) / acide glucuronique *m*
549 **acid, glutamic** / Glutaminsäure *f* (Monaminodicarbonsäure; RNS-Triplets: AGG, AAC) / acide glutamique *m*
550 **acid, glutaric** / Glutarsäure *f* (normale Brenzweinsäure) / acide glutarique *m*
551 **acid, glyceric** / Glycerinsäure *f* (2,3-Dihydroxypropansäure) / acide glycérique *m*
552 **acid, glyceroboric** / Glycerinborsäure *f* (Glycerinum boricum) / acide glycéroborique *m*
553 **acid, glycerophosphoric** / Acidum glycerinophosphoricum solutum (Glycerinphosphorsäure *f*) / acide glycérophosphorique *m*
554 **acid, glycocholic** / Acidum glycocholicum (Glykocholsäure *f*) / acide glycocholique *m*
555 **acid, glycolic** / Acidum glycolicum (Oxyessigsäure, Äthanolsäure *f*) / acide glycolique *m*
556 **acid, glycoluric** / Glykolursäure *f* (Hydantoin) / acide glycolurique *m*
557 **acid, glycosuric** / Glykosursäure *f* / acide glycosurique *m*
558 **acid, glyoxylic** / Glyoxylsäure *f* (Aldehydsäure) / acide glyoxylique *m*
559 **acid, guaiaconic** / Guaiaconsäure *f* (Guaiacum officinale) / acide guaïaconique *m*
560 **acid, guanidinosuccinic** / Guanidinbernsteinsäure *f* (GBS: Gerinnungshemmer bei Blutungsneigung von Urämikern) / acide guanidinosuccinique *m*
561 **acid, guanylic** / Guanylsäure *f* (Mononucleotid) / acide guanylique *m*
562 **acid, gymnemic** / Gymnemasäure *f* (Gymnema silvestre) / acide gymnémique *m*
563 **acid, gynocardic** / Gynocardiasäure *f* (Gynocardia odorata) / acide gynocardique *m*
564 **acids, halogenic fatty** / Halogenfettsäuren *f* (z.B. Monochloressigsäure) / acides gras halogènes *m*
565 **acid, helvellic** / Helvellinsäure *f* (Morchella helvella) / acide helvellique *m*
566 **acid, helvolic** / Helvolinsäure *f* (Aspergillus fumigatus mut. Helvola) / acide helvolique *m*
567 **acid, hematinic** / Hämatinsäure *f* (Pyrrolderivat) / acide hématinique *m*
568 **acids, hexone** / Hexonsäuren *f* (6wertige einbasische Säuren) / acides hexoniques *m*
569 **acid, hippuric** / Acidum hippuricum (Benzoylglykokoll *n*) / acide hippurique *m*
570 **acid, hirsutic** / Hirsutinsäure *f* (Stereum hirsutum) / acide hirsutique *m*
571 **acid, humic** / Huminsäure *f* (Humus) / acide humique *m*
572 **acid, hyaluronic** / Hyaluronsäure *f* (Mucopolysaccharid: Glucuronsäure + N-Acetylglucosamin) / acide hyaluronique *m*
573 **acid, hydnocarpic** / Hydnocarpussäure *f* (Hydnocarpus Kurzi) / acide hydnocarpique *m*
574 **acid, hydrobromic** / Acidum hydrobromicum (Bromwasserstoffsäure *f*) acide bromhydrique *m*
575 **acid, hydrochloric (muriatic)** / Acidum hydrochloricum (Salzsäure *f*) / acide chlorhydrique *m*
576 **acid, hydrocyanic** / Acidum hydrocyanicum (Blausäure *f*) / acide cyanhydrique *m*
577 **acid, hydrofluoric** / Acidum hydrofluoricum (Flußsäure *f*) / acide fluorhydrique *m*
578 **acid, hydroiodic** / Acidum hydroiodicum (Iodwasserstoffsäure *f*) / acide iodohydrique *m*
579 **acid, hydrosilicofluoric** / Kieselfluorwasserstoffsäure *f* / acide silicofluorhydrique *m*
580 **acid, hydroxynonadecanic** / Hydroxynonadecansäure *f* (höhere gesättigte Fettsäure) / acide hydroxynonadécanique *m*
581 **acid, hypobromous** / Unterbromigsäure *f* / acide hypobromeux *m*
582 **acid, hypochlorous** / Unterchlorigsäure *f* / acide hypochloreux *m*
583 **acid, hyponitrous** / Untersalpetrigsäure *f* / acide hyponitreux *m*
584 **acid, hypophosphorous** / Unterphosphorigsäure *f* / acide hypophosphoreux *m*
585 **acid, indolacetic** / Indolessigsäure *f* / acide indolacétique *m*
586 **acid, indopropionic** / Indopropionsäure *f* / acide indopropionique *m*
587 **acid, indoxylsulfonic** / Indoxylschwefelsäure *f* / acide indoxyle-sulfonique *m*
588 **acid intoxication** / Säurevergiftung *f* / acidisme *m*
589 **acid, iodic** / Acidum iodicum (Iodsäure *f*) / acide iodique *m*
590 **acid, iodo-acetic** / Iodessigsäure *f* (Monoiodessigsäure) / acide iodacétique *m*
591 **acid, iodosalicylic** / Iodsalicylsäure *f* / acide iodosalicylique **m**
592 **acid, iodoxybenzoic** / Iodoxybenzoesäure *f* / acide iodoxybenzoïque *m*
593 **acid, iridic** / Iridinsäure *f* (Radix Iridis) / acide iridique *m*
594 **acid, isobutylallylbarbituric** / Isobutylallylbarbitursäure *f* / acide isobutyle-allylebarbiturique *m*
595 **acid, isobutyric** / Isobuttersäure *f* (Dimethylessigsäure, Methylpropansäure) / acide isobutyrique *m*
596 **acid, isonicotinic** / Isonicotinsäure *f* (γ-Pyridincarbonsäure) / acide isonicotinique *m*
597 **acid, isophthalic** / Isophthalsäure *f* (m-Phthalsäure, Benzol-m-dicarbonsäure) / acide isophtalique *m*
598 **acid, isovaler(ian)ic** / Isovaleriansäure *f* (Isopropylessigsäure, 3-Methylbutansäure, Delphinsäure) / acide isovalér(ian)ique *m*
599 **acid, ketocholanic** / Ketocholansäure *f* / acide cétocholanique *m*
600 **acid, keto(nic)** / Keto(n)säure *f* / acide cétonique *m*
601 **acid, ketostearic** / Ketostearinsäure *f* / acide cétostéarique *m*
602 **acid, kynuric** / Kynurensäure *f* (κυνός = Hund) / acide cynurique *m*
603 **acid, lactic** / Milchsäure *f* (2 Milchsäure [2 $C_3H_6O_3$] = Glucose [$C_6H_{12}O_6$]: Zuckerstoffwechsel[plasma]säure) / acide lactique *m*
604 **acid, laricic (larixinic)** / Larixinsäure *f* (Larix europaea) / acide laricique *m*

605 **acid, lauric (laurostearic) ($C_{12}H_{24}O_2$)** / Laurinsäure *f* (Laurus nobilis: O/C-Quotient 1:6) / acide laurique *m*
606 **acid, levogyral lactic** / Milchsäure, linksdrehende *f* (D(–) aus anaerobem KH-Abbau, z. B. in Karzinomzelle) / acide lactique lévogyre *m*
607 **acid, levulinic** / Lävulinsäure *f* (β-Acetylpropionsäure) / acide lévulinique *m*
608 **acid, lignoceric** / Lignocerinsäure *f* (höhere gesättigte Fettsäure) / acide lignocérique *m*
609 **acid, linol(en)ic ($C_{18}H_{32(30)}O_2$)** / Linol(en)-säure *f* (ungesättigte Fettsäuren: O/C-Quotient 1:9) / acide linolé(n)ique *m*
610 **acid, liponic** / Liponsäure *f* (6,8-Dithioctylsäure) / acide liponique *m*
611 **acid, lithocholic** / Lithocholsäure *f* (Gallensäure 3-Monoxycholansäure) / acide lithocholique *m*
612 **acid, luteic** / Luteinsäure *f* (Penicillium luteum) / acide lutéique *m*
613 **acid, lysergic** / Lysergsäure *f* (Secale cornutum) / acide lysergique *m*
614 **acid, maleic** / Maleinsäure *f* (cis-Form; trans-Form: Paramaleinsäure = Fumarsäure) / acide maléique *m*
615 **acid, malic** / Acidum malicum (Apfelsäure *f*) / acide malique *m*
616 **acid, malonic** / Malonsäure *f* (malum = Apfel) / acide malonique *m*
617 **acid, mandelic** / Mandelsäure *f* (Amygdalus communis) / acide phényle-glycolique *m*
618 **acid, manganic** / Mangansäure *f* / acide manganique *m*
619 **acid, margaric** / Margarinsäure *f* (Stearinsäure / Palmitinsäure) / acide margarique *m*
620 **acid, meconic** / Meconsäure *f* (Opium-Säure) / acide méconique *m*
621 **acid, melissic** / Melissinsäure *f* (höhere gesättigte Fettsäure) / acide mélissique *m*
622 **acid, (meso)tartaric** / (Meso)weinsäure *f* (optisch inaktive Form) / acide tartrique (symétrique) *m*
623 **acid, mesoxalic** / Mesoxalsäure *f* (Glycerinoxydationsprodukt) / acide mésoxalique *m*
624 **acid, metanilic** / Metanilsäure *f* (3-Aminobenzolsulfonsäure-1) / acide métanilique *m*
625 **acid, metaphosphoric** / Acidum phosphoricum glaciale (m-Phosphorsäure *f*) / acide métaphosphorique *m*
626 **acid, metasaccharic** / Metazuckersäure *f* (Mannit = Mannazucker) / acide métasaccharique *m*
627 **acid, metatartaric** / Metaweinsäure *f* / acide métatartrique *m*
628 **acid, methacrylic** / Methacrylsäure *f* (Methylenacrylsäure) / acide méthacrylique *m*
629 **acid, molybd(en)ic** / Molybdänsäure *f* / acide molybdique *m*
630 **acids, mono-amino** / Mon(o)aminosäuren *f* (basische mit 1 NH_2-Gruppe: Isoleucin, Leucin, Methionin, Threonin, Valin) / acides mon(o-)aminés *m*
631 **acid, monobasic (monatomic)** / Säure, einbasische *f* / acide monobasique *m*
632 **acid, monochloracetic** / Monochloressigsäure *f* / acide monochloracétique *m*
633 **acid, morphinic** / Morphinsäure *f* / acide morphinique *m*
634 **acid, morrhu(al)ic** / Morrhualsäure *f* (im Lebertran) / acide morrhualique *m*
635 **acid, mucic** / Schleimsäure *f* (Milchzuckersäure) / acide mucique *m*
636 **acid, mucoitinsulfuric** / Mucoitinschwefelsäure *f* (prosthetische Gruppe einiger Mucine [ähnlich Chondroitinschwefelsäure] mit Chondrosamin [Chitosamin] statt Aminogalaktose) / acide mucoïtine-sulfurique *m*
637 **acid, muconic** / Muconsäure *f* (bibasisch) / acide muconique *m*
638 **acid, (muscle) adenylic** / Muskeladenylsäure *f* (Adenosin-5′-monophosphorsäure) / acide adénylique du muscle *m*
639 **acid, mycolic** / Mycolsäure *f* (Mycobacterium tuberculosis) / acide mycolique *m*
640 **acid, mycophenolic** / Mycophenolsäure *f* (Penicillium brevicompactum) / acide mycophénolique *m*
641 **acid, myristic ($C_{14}H_{28}O_2$)** / Myristinsäure *f* (höhere gesättigte Fettsäure: O/C-Quotient 1:7) / acide myristique *m*
642 **acid, myronic** / Myronsäure *f* (Sinapis alba) / acide myronique *m*
643 **acid, naphthenic** / Naphthensäure *f* (z. B. Cyclopentanmonocarbonsäure) / acide naphténique *m*
644 **acid, naphtholcarboxylic** / Naphtholcarboxylsäure *f* / acide naphtolcarboxylique *m*
645 **acid, naphthol(di)sulfonic** / Naphtol(di)-sulfonsäure *f* / acide naphtol(bi)sulfonique *m*
646 **acid, naphthylacetic** / α-Naphthylessigsäure *f* / acide naphtyle-acétique *m*
647 **acid, naphthylaminosulfonic** / Naphthionsäure *f* (1-Naphthylamin-4-sulfonsäure) / acide naphtionique *m*
648 **acid, naphthylmercapturic** / Naphthylmercaptursäure *f* / acide naphtyle-mercapturique *m*
649 **acid, nervo(n)ic** / Nervonsäure *f* (Diaminophosphatid) / acide nervoïque *m*
650 **acid, neurostearic** / Neurostearinsäure *f* (Sphingogalaktosid) / acide neurostéarique *m*
651 **acid, nicotinuric** / Nicotinursäure *f* / acide nicotinurique *m*
652 **acid, nitranilic** / Nitranilsäure *f* (2,5-Dihydroxy-3,6-dinitrochinon) / acide nitranilique *m*
653 **acid, nitric (nitrosonitric)** / Acidum nitricum (Salpetersäure *f*) / acide nitrique (azotique) *m*
654 **acid, nitrobarbituric** / 5-Nitrobarbitursäure *f* (Dilitursäure) / acide nitrobarbiturique *m*
655 **acid, nitrobenzoic** / Acidum nitrobenzoicum (Nitrobenzoesäure *f*) / acide nitrobenzoïque *m*
656 **acid, nitroferrocyanic (nitroprussic)** / Nitroferrocyansäure *f* (Nitroprussitwasserstoffsäure) / acide nitroferrocyanique (nitroprussique) *m*
657 **acid, nitrohydrochloric (nitromuriatic)** / Salpetersalzsäure *f* (Königswasser) / acide nitrohydrochlorique (nitromuriatique) *m*

658 **acid, nitrosacchar(in)ic** / Nitrosaccharinsäure *f* / acide nitrosacchar(in)ique *m*
659 **acid, nitrosulfuric** / Nitroschwefelsäure *f* / acide nitrosulfurique *m*
660 **acid, nitrotartaric** / Nitroweinsäure *f* / acide nitrotartrique *m*
661 **acid, nitrous** / Salpetrigsäure *f* / acide azoteux *m*
662 **acid, non-; (free from acidity)** / säurefrei / acide, non-; (exempt d'acide)
663 **acids, nucleic** / Nucleinsäuren *f* (mit Protein[kettenmolekülen] Schlüsselfiguren des Lebens) / acides nucléiques *m*
664 **acid, nucle(in)ic** / Nucleinsäure *f* (Polynucleotid: heterozyklische org. Base + Kohlenhydrat [Pentose] + Phosphorsäure) / acide nucléique *m*
665 **acid, oenanthylic** / Önanthsäure *f* (Oenanthe crocata = Rebendolde) / acide œnanthylique *m*
666 **acid, oleanolic** / Oleanolsäure *f* (Caryophyllin) / acide oléanique *m*
667 **acid, oleic (elaidic)** **($C_{18}H_{34}O_2$)** / Ölsäure *f* (ungesättigte Fettsäure: O/C-Quotient 1:9) / acide oléique (élaïdique) *m*
668 **acid, oleophosphoric** / Oleophosphorsäure *f* / acide oléophosphorique *m*
669 **acid, oleosulfuric** / Oleoschwefelsäure *f* / acide oléosulfurique *m*
670 **acid, opianic** / Opiansäure *f* (Opiumalkaloid Narcotin) / acide opianique *m*
671 **acid, orotic** / Orotsäure *f* (Uracil-4-carbonsäure) / acide orotique *m*
672 **acid, orthoaminosalicylic** / o-Aminosalicylsäure *f* / acide orthoaminosalicylique *m*
673 **acid, osmic** / Acidum osmicum (Osmiumtetroxyd *n*) / acide osmique *m*
674 **acid, oxalacetic** / Oxalacetat *n* (notwendiger Kondensationspartner des Acetyl-CoA) / acide oxalacétique *m*
675 **acid, oxalic** / Acidum oxalicum (Oxalsäure *f*) / acide oxalique *m*
676 **acid, oxaluric** / Oxalursäure *f* / acide oxalurique *m*
677 **acid, palmitic** **($C_{16}H_{32}O_2$)** / Palmitinsäure *f* (höhere gesättigte Fettsäure: O/C-Quotient 1:8) / acide palmitique *m*
678 **acid, palmitoleic** / Palmitölsäure *f* (Zoomarinsäure) / acide palmitoléique *m*
679 **acid, pangamic** / Pangamsäure *f* (Vitamin B_{15}: Zellatmung aktivierendes und Sauerstoffverwertung im Gehirn steigerndes sekundäres Bio-Amin der Glucuronsäure [in Aprikosenkernen und Reiskleie]) / acide pangamique *m*
680 **acid, pantothenic** / Pantothensäure *f* (Coenzym A zur Transferierung von Acetylgruppen) / acide pantothénique *m*
681 **acid, paraaminobenzoic** / Par(a)aminobenzoesäure *f* (PAB) / acide paraaminobenzoïque *m*
682 **acid, paraaminohippuric** / Par(a)aminohippursäure *f* (PAH) / acide paraaminohippurique *m*
683 **acid, paraaminosalicylic** / Par(a)aminosalicylsäure *f* (PAS) / acide paraaminosalicylique *m*
684 **acid, parabanic** / Parabansäure *f* (Oxalylharnstoff, Imidazoltrion) / acide parabanique *m*
685 **acid, paraffinic** / Paraffinsäure *f* / acide paraffinique *m*
686 **acid, parahydroxyphenylacetic** / p-Hydroxyphenylessigsäure *f* / acide parahydroxyphényle-acétique *m*
687 **acid, parahydroxyphenylglycolic** / p-Hydroxyphenylglykolsäure *f* / acide parahydroxyphényle-glycolique *m*
688 **acid, parahydroxyphenylpropionic** / p-Hydroxyphenylpropionsäure *f* / acide parahydroxyphényle-propionique *m*
689 **acid, paraiodophenylarsenic** / p-Iodophenylarsensäure *f* / acide paraiodophényle-arsénique *m*
690 **acid, pelargonic** / Pelargonsäure *f* (niedere gesättigte Fettsäure) / acide pélargonique *m*
691 **acid, penicillic** / Penicillinsäure *f* (Penicillium cyclopeum) / acide pénicillique *m*
692 **acid, peracetic** / Überessigsäure *f* (Peressigsäure) / acide peracétique *m*
693 **acid, perboric** / Überborsäure *f* (Perborsäure) / acide perborique *m*
694 **acid, percarbonic** / Übercarbonsäure *f* (Percarbonsäure) / acide percarbonique *m*
695 **acid, perchloric** / Überchlorsäure *f* (Perchlorsäure) / acide perchlorique *m*
696 **acid, periodic** / Überiodsäure *f* (Periodsäure) / acide périodique *m*
697 **acid, permanganic** / Übermangansäure *f* (Permangansäure) / acide permanganique *m*
698 **acid, petrosel(in)ic** / Petroselinsäure *f* (ungesättigte Fettsäure) / acide pétrosél(in)ique *m*
699 **acid, phenylacetic** / Phenylessigsäure *f* (α-Tol(u)ylsäure) / acide phényle-acétique *m*
700 **acid, phenylglucuronic** / Phenylglucuronsäure *f* / acide phényle-glucuronique *m*
701 **acid, phenylsalicylic** / Phenylsalicylsäure *f* / acide phényle-salicylique *m*
702 **acid, phosphoric** / Phosphorsäure *f* (wesentlicher Bestandteil der Cofermente) / acide phosphorique *m*
703 **acid, phosphorous** / Phosphorigsäure *f* / acide phosphoreux m
704 **acid, phosphotungstic** / Phosphorwolframsäure *f* / acide phosphotungstique *m*
705 **acid, phrenosinic** / Phrenosinsäure *f* (φρήν = Bewußtsein) / acide phrénosinique *m*
706 **acid, phthalic** / Acidum phthalicum (Benzol-o-dicarbonsäure *f*) / acide phtalique *m*
707 **acid, phthioic** / Phthionsäure *f* (Mycobacterium tuberculosis) / acide phtioïque *m*
708 **acid, physetoleic** / Physetölsäure *f* (in Seehundsfett) / acide physétoléique *m*
709 **acid, phytic** / Phytinsäure *f* (Inosithexaphosphorsäure) / acide phytinique *m*
710 **acid, pimar(in)ic** / Pimar(in)säure *f* (pinus = Kiefer) / acide pimarique *m*
711 **acid, pimelic** / Pimelinsäure *f* (πιμελή = Fett) / acide pimélique *m*
712 **acid, piper(id)ic** / Piperinsäure *f* (Dioxymethylenylacrylsäure) / acide pipérique *m*

713 **acid, pipitzahoic** / Pipitzahoinsäure *f* (Trixis pipitzahuac) / acide pipitzahoïque *m*
714 **acid, propiolic (propargylic)** / Propargylsäure *f* (ungesättigte Fettsäure) / acide propiolique (propargylique) *m*
715 **acid, propionic** / Acidum propionicum (Propansäure *f*) / acide propionique *m*
716 **acid, propionsalicylic** / Propionsalicylsäure *f* / acide propionsalicylique *m*
717 **acid, protocatechuic** / Protocatechusäure *f* (Acacia catechu = Gerberakazie) / acide protocatéchuique *m*
718 **acids, pseudo-** / Pseudosäuren *f* (auch in neutralen Formen auftretende org. Verbindungen) / acides, pseudo- *m*
719 **acid, pteroylglutaminic** / Pteroylglutaminsäure *f* (Folsäure) / acide ptéroyle-glutaminique *m*
720 **acid, puberulic** / Puberulsäure *f* (Penicillium puberulum) / acide pubérulique *m*
721 **acid, punicotannic** / Punicotanninsäure *f* (Punica granatum = Granatapfel) / acide punicotannique *m*
722 **acid, purpuric** / Purpursäure *f* (Alloxan-Kondensationsprodukt) / acide purpurique *m*
723 **acid, pyolipic** / Pyolipinsäure *f* (Pseudomonas aeruginosa) / acide pyolipique *m*
724 **acid, pyroarsenic** / Pyroarsensäure *f* / acide pyroarsénique *m*
725 **acid, pyroboric** / Pyroborsäure *f* / acide pyroborique *m*
726 **acid, pyrocholesteric** / Pyrocholesterinsäure *f* / acide pyrocholestérique *m*
727 **acid, pyroligneous** / Acidum pyrolignosum (Holzessig *m*) / acide pyroligneux *m*
728 **acid, pyromellitic** / Pyromellitsäure *f* (1,2,3,5-Benzoltetracarbonsäure) / acide pyromellitique *m*
729 **acid, pyrophosphoric** / Pyrophosphorsäure *f* / acide pyrophosphorique *m*
730 **acid, pyrosulfuric** / Pyroschwefelsäure *f* / acide pyrosulfurique *m*
731 **acid, pyrotartaric** / Pyrowein(stein)säure *f* / acide pyrotartrique *m*
732 **acid, pyrotartarous** / Brenzweinsteinsäure *f* / acide pyrotartareux *m*
733 **acid, pyruvic (pyroracemic)** / Brenztraubensäure *f* (α-Ketosäure) / acide pyruvique *m*
734 **acid, quillaic** / Quillaiasäure *f* (Quillaia saponaria) / acide quillaïque *m*
735 **acid, quinaldic** / Acidum chinaldinicum (Chinolincarbonsäure-2 *f*) / acide quinaldique *m*
736 **acid, quin(in)ic (cinchon[in]ic)** / Acidum chinicum cryst. (1,3,4,5-Tetraoxycyclohexancarbonsäure *f*) / acide quinique *m*
737 **acid, racemic** / Säure, razemische *f* (optisch inaktive d,l-Säure, Prototyp: Acidum racemosum) / acide racémique *m*
738 **acid, ratanhiatannic** / Ratanhiagerbsäure *f* (Radix Ratanhiae) / acide ratanhianique *m*
739 **acid residue** / Säurerest *m* (Säureanion nach Kation[en]abspaltung) / acide, reste (résidu) d' *m*
740 **acid, rheotannic (rheumic)** / Rhabarbergerbsäure *f* (Rheum officinale) / acide rhéotannique (rhéumique) *m*
741 **acid, ribonic** / Ribonsäure *f* (Ribose = Pentose = Monosaccharid) / acide ribonique *m*
742 **acid, ribonucleic** / Ribonucleinsäure *f* (Überträger der Erbsubstanz) / acide ribonucléique *m*
743 **acids, ribonucleic (ribose nucleic) (RNA)** / Ribonucleinsäuren *f* (RNS, Zellkernplasmasubstanz: Polynucleotide mit Molgewichten bis über eine Million) / acides ribonucléiques *m* (ARN)
744 **acid, ricinol(e)ic** / Ricinol(ein)säure *f* (Ricinus communis) / acide ricinol(é)ique *m*
745 **acid, rosolic** / Acidum rosolicum (Rosolsäure *f*) / acide rosolique *m*
746 **acid, ruberythric** / Ruberythrinsäure *f* (1,2-Dioxyanthrachinon = Alizarin; levant. Alizari = Rubia tinctorum) / acide rubérythrique *m*
747 **acid, rufigallic** / Rufigallussäure *f* (1-, 2-, 3-, 5-, 6-, 7-Hexahydroxyantrachinon) / acide rufigallique *m*
748 **acid, sacchar(on)ic** / Rohrzuckersäure *f* / acide saccharique *m*
749 **acid, salicylic** / Salicylsäure *f* (Orthohydroxybenzoesäure) / acide salicylique *m*
750 **acid, salicylo-acetic** / Salicylessigsäure *f* / acide salicyle-acétique *m*
751 **acid, salicyluric** / Salicylursäure *f* / acide salicylurique *m*
752 **acid, santon(in)ic** / Santoninsäure *f* (Artemisia maritima) / acide santonique *m*
753 **acid, saturated fatty** / Fettsäure, gesättigte *f* (übermäßig in Nahrung erhöht zusammen mit übermäßig Zucker den Cholesterinspiegel path.) / acide gras saturé *m*
754 **acid, sebacic** / Acidum sebacinicum (Sebacinsäure, Sebacylsäure *f*) / acide sébacique *m*
755 **acid, selenic** / Selensäure *f* / acide sélénique *m*
756 **acid, selenious** / Acidum seleniosum (Selendioxyd *n*, Selenigsäure *f*) / acide sélénieux *m*
757 **acid, silicic** / Acidum silicicum (Kieselsäure *f*) / acide silicique *m*
758 **acid, silicotungstic** / Acidum silicowolframicum (Kieselwolframsäure *f*) / acide silicotungstique *m*
759 **acid, sorbic** / Sorbinsäure *f* (Sorbus aucuparia = Vogelbeere) / acide sorbique *m*
760 **acid, stannic** / m-Zinnsäure *f* / acide stannique *m*
761 **acid, stearic ($C_{18}H_{36}O_2$)** / Acidum stearinicum (Stearinsäure : O/C-Quotient 1:9) / acide stéarique *m*
762 **acid, stearolic** / Stearolsäure *f* (ungesättigte Fettsäure) / acide stéarolique *m*
763 **acid, stibinic** / Stibinsäure *f* (Stibium = Antimon) / acide stibinique *m*
764 **acids, strong (weak)** / Säuren, starke (schwache) ([un]vollkommen dissoziierende) / acides forts (faibles) *m*
765 **acid, suberic** / Suberinsäure *f* (suber = Kork) / acide subérique *m*

766 **acid, succinic** / Bernsteinsäure *f* (succinum = Bernstein) / acide succinique *m*
767 **acid, sulfaminic** / Sulfaminsäure *f* (Amidosulfonsäure) / acide sulfamique *m*
768 **acid, sulfanilic** / Sulfanilsäure *f* (Aminobenzolsulfonsäure) / acide sulfanilique *m*
769 **acid, sulfinic** / Sulfinsäure *f* (z.B. Benzolsulfinsäure) / acide sulfinique *m*
770 **acid, sulfo(nic)** / Sulfo(n)säure *f* (z.B. Naphthalinsulfonsäure) / acide sulfo(nique) *m*
771 **acid, sulfosalicylic** / Sulfosalicylsäure *f* / acide sulfosalicylique *m*
772 **acid, sulfuric** / Schwefelsäure *f* (H_2SO_4) / acide sulfurique *m*
773 **acid, sulfurous** / Schwefligsäure *f* (H_2SO_3) / acide sulfureux *m*
774 **acid, tannic** / Gerbsäure *f* (Tannin, wird von Tierkohle absorbiert) / acide tannique *m*
775 **acid, tartronic** / Tartronsäure *f* (Oxymalonsäure, Propandiolsäure) / acide tartronique *m*
776 **acid, taurochol(ein)ic** / Taurochol(ein)säure *f* (Taurin + Chol[ein]säure) / acide taurochol(éin)ique *m*
777 **acid, telluric** / Acidum telluricum (Tellursäure *f*) / acide tellurique *m*
778 **acid, terephthalic** / Terephthalsäure *f* (Terebinthina + Pthalsäure = Benzol-p-dicarbonsäure) / acide téréphtalique *m*
779 **acid, terrestric** / Terrestrinsäure *f* (Penicillium terrestre) / acide terrestrique *m*
780 **acids, thio-** / Thiosäuren *f* (anorg. mit ersetztem O durch S) / thio-acides *m*
781 **acid, thiobarbituric** / Thiobarbitursäure *f* (ϑεῖον = Schwefel) / acide thiobarbiturique *m*
782 **acid, thiocarbonic** / Thiokohlensäure *f* (Trithiokohlensäure) / acide thiocarbonique *m*
783 **acid, thioctic** / Thioctansäure *f* (Coenzym für oxydative Decarboxylierung) / acide thioctique *m*
784 **acid, thiocyanic** / Thiocyansäure *f* (Rhodanwasserstoffsäure) / acide thiocyanique *m*
785 **acid, thioglycolic** / Thioglykolsäure *f* (Mercaptoessigsäure) / acide thioglycolique *m*
786 **acid, thiolactic** / Thiomilchsäure *f* / acide thiolactique *m*
787 **acid, thiomalic** / Thioapfelsäure *f* / acide thiomalique *m*
788 **acid, thiosalicylic** / Thiosalicylsäure *f* (Mercaptobenzoesäure) / acide thiosalicylique *m*
789 **acid, thymonucleic** / Thymonucleinsäure *f* (DNS) / acide thymonucléique *m*
790 **acid, toluene sulfonic** / p-Toluolsulfonsäure *f* (Balsamum tolutanum) / acide toluènesulfonique *m*
791 **acid, traumatinic** / Traumatinsäure *f* (aus Bohnenschoten isoliertes Hormon für Pflanzenwunden) / acide traumatinique *m*
792 **acid, tricarballylic** / Tricarballylsäure *f* (in Runkelrüben) / acide tricarballylique *m*
793 **acid, trichloracetic** / Acidum trichloraceticum (Trichloressigsäure *f*) / acide trichloracétique *m*
794 **acid, trifluoracetic** / Trifluoressigsäure *f* / acide trifluoracétique *m*
795 **acid, triiodobenzoic** / Triiodbenzoesäure *f* / acide triiodobenzoïque *m*
796 **acid, trimethylacetic** / Trimethylessigsäure *f* (Pivalinsäure) / acide triméthyle-acétique *m*
797 **acids, triose phosphoric** / Triosephosphorsäuren *f* (Glykolysezwischenprodukte) / acides triose-phosphoriques *m*
798 **acid, trithionic** / Trithionsäure *f* (Thiodischwefelsäure) / acide trithionique *m*
799 **acid, tropic** / d,l-Tropasäure *f* (Atropin) / acide tropique *m*
800 **acid, tungstic** / Acidum wolframicum (Wolframsäure *f*) / acide tungstique *m*
801 **acid, undecyl(en)ic** / Undecyl(en)säure *f* (aliphatischer KW-Stoff Undecan) / acide undécyl(én)ique *m*
802 **acid, uric** / Harnsäure *f* (oxydatives Endprodukt des Purinstoffwechsels [Adenin → Hypoxanthin → Xanthin → Harnsäure]: Eiweißstoffwechsel[kern]säure) / acide urique *m*
803 **acid, urocanic** / Urocansäure *f* (Imidazolacrylsäure) / acide urocanique *m*
804 **acids, uronic** / Uronsäuren *f* (statt an Aldehyd- an Carboxylgruppe oxydiert: Glucuronsäure, Galakturonsäure) / acides uroniques *m*
805 **acid, usnic** / Usninsäure *f* (Usnea barbata) / acide usnique *m*
806 **acid, uvic** / Traubensäure *f* (razemische = optisch inaktive d,l-Weinsäure) / acide uvique *m*
807 **acid, vanadic** / Vanadinsäure *f* (Vanadiumoxyde) / acide vanadique *m*
808 **acid, vanillic** / Vanillinsäure *f* (Vanilla planifolia u.a.) / acide vanillique *m*
809 **acid, veratric** / Veratrinsäure *f* (Sabadilla officinalis, Helleborus albus, Veratrum album) / acide vératrique *m*
810 **acid, viburnic** / Viburnumsäure *f* (Viburnum prunifolium) / acide viburnique *m*
811 **acid, vinyle acetic** / Vinylessigsäure *f* (Propen-2-carbonsäure-1) / acide vinyleacétique *m*
812 **acid, violuric** / Violursäure *f* (5-Isonitrosobarbitursäure) / acide violurique *m*
813 **acid, vulp(in)ic** / Vulpinsäure *f* (Cetraria vulpina) / acide vulp(in)ique *m*
814 **acid, xanthogenic** / Xanthogensäure *f* (ξανϑός = gelb) / acide xanthogénique *m*
815 **acidalbumin** / Acidalbumin *n* (Säure-Eiweißverbindung) / acidalbumine *f*
816 **acidaminuria** / Acidaminurie *f* (Aminosäuren im Urin) / acidaminurie *f*
817 **acidemia** / Blutübersäuerung *f* (nicht lange mit dem Leben vereinbares Blut-$p_H < 7{,}3$) / acidémie *f*
818 **acid-fast (-proof), -nonfast (-nonresistant)** / säurefest, nichtsäurefest / acido-résistant, -nonrésistant
819 **acid-fuchsin(e)** / Säurefuchsin *n* / fuchsine acide, *f*
820 **acidic** / säuernd / acidique
821 **acidiferous** / säurehaltig / acidifère
822 **acidifiable** / säuerbar / acidifiable
823 **acidific** / säurebildend / acidifiant
824 **acidification** / Säuerung *f* (An-, Ab-) / acidification *f*
825 **acidified** / eingesäuert (durchsäuert) / acidifié

826 **acidifiers** / Säurebildner *m* / acidifiants *m*
827 **acidimetry** / Säuremaßanalyse *f* / acidimétrie *f*
828 **acidity** / Acidität *f* (i. G. z. Basizität) / acidité *f*
829 **acidity, actual, available** / Acidität, wahre, stöchiometrische *f* (Wasserstoffionenkonzentration, Titration) / acidité réelle, potentielle *f*
829a **acidity, gastric** / Magensäuregrad *m* / acidité gastrique *f*
830 **acidity, total** / Gesamtacidität *f* (physiol. Salzsäure + path. Gärungssäuren des Magens) / acidité totale *f*
831 **acidocyte** / Acidozyt *m* (acidophile Blutzelle) / acidocyte *m*
832 **acidocytopenia** / Acidozytopenie *f* (Mangel an acidophilen Blutzellen) / acidocytopénie *f*
833 **acidocytosis** / Acidozytose *f* (Überfluß an acidophilen Blutzellen) / acidocytose *f*
834 **acidogenesis** / Acidogenese *f* (Nierenmechanismus zur Erhaltung des konstanten Blut-p_H 7,3) / acidogenèse *f*
835 **acidometer** / Acidometer *n* ([Blut]säuregehaltmesser) / acidimètre *m*
836 **acidophil(ic) (acidophilous)** / acidophil(us) (säureliebend) / acidophile
837 **acidosic** / acidotisch (übersäuert) / acidosique
838 **acidosis** / Acidose *f* ([Gewebs]übersäuerung) / acidose *f*
839 **acidosis, compensated** / Acidose, kompensierte *f* (Bindegewebe stärker acidotisch, p_H sauer, Alkalireserve normal) / acidose compensée *f*
840 **acidosis, diabetic** / Acidose, diabetische *f* (gekennzeichnet durch Hyperglykämie, Glucosurie, Ketonämie, -urie) / acidose diabétique *f*
841 **acidosis, excess lactate** / Exzeßlactatacidose *f* (Lactat stärker ansteigend als Pyruvat) / acidose de lactate excessif *f*
842 **acidosis, lactate, pyruvate** / Milchsäure-, Brenztraubensäureacidose *f* / acidose de lactate, de pyruvate *f*
843 **acidosis, latent** / Acidose, latente *f* (Sanders: Bindegewebe acidotisch, p_H und Alkalireserve normal) / acidose latente *f*
844 **acidosis, manifest** / Acidose, manifeste *f* (Koma infolge Unfähigkeit der Vorniere, saure Blutvalenzen aufzunehmen und via Nieren abzuführen) / acidose manifeste *f*
845 **acidosis, metabolic** / Acidose, metabolische *f* (Bicarbonatmangel) / acidose métabolique *f*
846 **acidosis, pharmacogenic** / Acidose, pharmakogene *f* (z. B. durch ammonium- oder kaliumchloridhaltige Medikamente) / acidose pharmacogène *f*
847 **acidosis, respiratory** / Acidose, respiratorische *f* (bei dekompensiertem Cor pulmonale) / acidose respiratoire *f*
848 **acidosis, uncompensated** / Acidose, dekompensierte *f* («Vorniere» stark acidotisch, p_H stark sauer, Alkalireserve abgesunken) / acidose décompensée *f*
849 **acidulation** / Versäuerung *f* / acidulation *f*
850 **acidulous** / säuerlich / acidulé
851 **aciduria** / Acidurie *f* (Säure im Harn) / acidurie *f*
852 **acieration** / Verstählung *f* / aciération *f*
853 **acini** / Acini *m* (acinus = [Wein]beere: traubenartige [Drüsen]endläppchen) / acini *m*
854 **aciniform** / trauben(beeren)förmig (sind Ausweitungen mit engem Lumen) / aciniforme
855 **acinitis** / Drüsenbeerenentzündung *f* / acinite *f*
856 **acinose** / azinär (Acinus betreffend) / acineux
857 **acladiosis** / Akladiose *f* (Hautpilzkrankheit durch Acladium castellani) / acladiose *f*
858 **acladium** / Acladium *n* (Ektosporenanordnung an Myzetenhyphen) / acladium *m*
859 **acleistocardia** / Akleistokardie *f* (κλειστός = geschlossen: Offenbleiben des Foramen ovale) / acl(é)istocardie (béance du trou de Botal) *f*
860 **aclusion** / Aklusion *f* (cludere = schließen: Bißanomalie) / aclusion *f*
861 **acme (climax)** / Akme *f* (ἀκμή = Spitze: Höhepunkt, z. B. einer Krankheit) / acmé *f*
862 **acne** / Akne *f* (ἀκνή [nach Littré Schreibfehler bei Aetius] statt ἀκμή = Spitze [Talg-(drüsen)pfröpfe]: Finne [mhd. vinne, ahd. pfinne] = knötchenförmiger Hautausschlag) / acné *f*
863 **acne, aggregated** / Acne aggregata (Wandnarben hinterlassende postpubertäre [männl.]) / acné colliquative *f*
864 **acne, artificial** / Acne artificialis («Gewerbeakne» *f*) / acné artificielle *f*
865 **acne, atrophic (necrotic, varioliform)** / Acne atrophica (necrotica, varioliformis) (pokkennarbig abheilend) / acné atrophique (nécrotique, varioliforme) *f*
866 **acne, bromic, iodic** / Acne bromica, iodica (nach längerer Brom- bzw. Jodeinnahme) / acné bromique, iodique *f*
867 **acne of cachectics, newborns, scrofulotics** / Acne cachecticorum, neonatorum, scrophulosorum / acné des cachectiques, des nouveau-nés, des scrofuleux *f*
868 **acne, chloric (halogen), tar** / Acne chlorica, picea(lis) (Chlorbenzol-, Teerarbeiterakne *f*) / acné chlorique, d'huile *f*
869 **acne, ciliary** / Acne ciliaris (an Augenlidrändern) / acné ciliaire *f*
870 **acne, common (simple)** / Acne vulgaris (Komedonenakne *f*) / acné juvénile (disséminée) *f*
871 **acne, dorsal, frontal** / Acne dorsalis, frontalis / acné dorsale, frontale *f*
872 **acne, drug** / Acne medicamentosa / acné médicamenteuse *f*
873 **acne, ephebic** / Acne ephebica (Pubertätsakne *f*) / acné éphébique *f*
874 **acne, excoriated** / Acne excoriata (Kratzakne *f*) / acné excoriée des jeunes filles *f* (Brocq)
875 **acne, hypertrophic** / Acne hypertrophica (Rosenakne mit Oberlippen- und Nasenschwellung *f*) / acné hypertrophique *f*

876 **acne, indurated** / Acne indurata (gemeine Akne mit Verhärtungen) / acné indurée *f*
877 **acne, keloid** / Keloidakne *f* (Folliculitis keloidalis) / acné chéloïde *f*
878 **acne, keratose** / Acne cornea («Pechhaut» mit Hornpfröpfen) / acné kératique *f*
879 **acne, papular (punctate), pustular** / Acne papulosa (punctata), pustulosa / acné papulaire (ponctuée), pustuleuse *f*
880 **acne, rosaceous (erythematous)** /Acne rosacea (erythematosa) /acné rosacée (érythémateuse) *f*
881 **acne(i)form** / akneartig / acnéiforme
882 **acnekeloid** / Nackenschwäre, schwielige *f* / acnékéloïde *m*
883 **acnemia** / Aknemie *f* (κνήμη = Unterschenkel: angeborenes Fehlen der Beine) / acnémie *f*
884 **ac(o)elomate (ac[o]el[i]ous)** / Azölomat *m* Mißgeburt ohne Leibeshöhle) / acœl(i)eux *m*
885 **acognosy** / Akognosie *f* (ἄκος = Heilmittel: Heilmittelkenntnis) / acognosie *f*
886 **acology** / Akologie *f* (Heilmittellehre) / acologie *f*
887 **acomia** / Haarlosigkeit *f* (κόμη = Haar) / acomie *f*
888 **aconative** / antriebslos / aconatif
889 **aconitase** / Aconitase *f* (Citronensäure in cis-Aconitsäure überführendes Ferment) / aconitase *f*
890 **aconitism** / Aconitinvergiftung *f* (4–6 mg letale Dosis) / aconitisme *m*
891 **Aconitum** / Sturmhut (Wirkstoff: Aconitin) / Aconitum napellus (Ranunculaceae)
892 **aconuresis** / Harninkontinenz *f* (ἄκων = unfreiwillig, ἴσχω = halten) / anischurie *f*
893 **acoprosis** / Akoprose *f* (κόπρος = Kot: fehlende Kotbildung) / acoprose *f*
894 **acorea** / Acorea *f* (κόρη = Pupille) / acorée *f*
895 **acoria** / Akorie *f* (κόρος = Sättigung: beständiger Hunger) / acorie *f*
896 **acormus** / Acormus *m* (κορμός = Rumpf: Mißgeburt ohne Rumpf) / acormus *m*
897 **acosmia** / Akosmie *f* (κόσμος = Ordnung: Störung der Gesundheit oder des Krankheitsverlaufs) / acosmie *f*
898 **acouesthesia** / Überempfindlichkeit, akustische *f* / sensibilité acoustique *f*
899 **acouometry** / Gehörschärfemessung *f* / acou(o)métrie *f*
900 **acouophone** / Gehörverstärker *m* / acou(o)phone *m*
901 **acouophonia** / Akuophonie *f* (Perkussion bei Auskultation) / percussion à l'auscultation *f*
902 **acousma** / Acoasma *n* (ἄκουσμα = das Gehörte: Hörhalluzination) / acousma *m*
903 **acousmatagnosis** / Akusmatagnosie *f* (Unvermögen, Gehörtes wiederzuerkennen) / surdité mentale *f*
904 **acousmatamnesia** / Akusmatamnesie *f* (Unvermögen, Gehörtes zu erinnern) / surdité par amnésie *f*
905 **acousticophobia** / Akustikophobie *f* (Geräuschangst) / acousticophobie *f*
906 **acoustic(s)** / akustisch (Schalllehre *f*) / acoustique (*f*)
907 **acquiesce(nce)** / einwilligen (Zustimmung *f*) / acquiescer (acquiescement *m*)
908 **acquiescent** / fügsam / acquiesçant
909 **acquired** / erworben / acquis
910 **acra** / Akren *f* (ἄκρον = das Extreme: die Extremitäten der Körperteile, bes. der Gliedmaßen) / âcres *m*
911 **acranial** / schädellos / acrânien
912 **acranius** / Akranier *m* (Mißgeburt ohne Schädeldecke) / acranius *m*
913 **acrasia** / Unbeherrschtheit *f* (ἀκρασία = Unmäßigkeit) / intempérance *f*
914 **acratia** / Kraftlosigkeit *f* (ἀκρατής = kraftlos) / forces, manque de *f*
915 **acraturesis** / Miktionsschwäche *f* / acraturèse (impossibilité d'uriner) *f*
916 **acre** / «Morgen» *m* (ac = 4046,8 m^2) / acre (arpent) *m*
917 **acrid** / scharf / âcre
918 **acrimony** / Bitterkeit *f* / acrimonie *f*
919 **acritical** / krisenlos / acritique
920 **acritochromacy** / Akritochromasie *f* (κρίνω = unterscheiden: Unvermögen, Farben zu unterscheiden) / acritochromasie *f*
921 **acro-agnosis** / Akr(o)agnosie *f* (Fehlen des Extremitätenlagesinns) / acr(o-)agnosie *f*
922 **acro-anesthesia** / Akr(o)anästhesie *f* (Extremitätentaubheit) / acr(o-)anesthésie *f*
923 **acro-arthritis** / Extremitätenarthritis *f* / acr(o-)arthrite *f*
924 **acro-asphyxia, hypertrophic chronic** / CASSIRER' Syndrom (Vasomotorisch-trophische Erkrankung des Vegetativums mit Akr(o)-asphyxie) / syndrome de CROCQ-CASSIRER
925 **acro-ataxia** / Finger-Zehenataxie *f* / acr(o-)ataxie *f*
927 **acroblast** / Akroblast *m* (βλαστός = Keim: Samenfadenkopf) / acroblaste *m*
928 **acrobystiolith** / Akrobystiolith *m* (ἀκροβυστία = Vorhaut) / calcul préputial *m*
929 **acrobystitis** / Vorhautentzündung *f* / acroposthite *f*
930 **acrocentric, mediocentric, submediocentric** / akrozentrisch, mediozentrisch, submediozentrisch (Chromosomenzentromer über, in, unter Chromosomenmitte) / acrocentrique, médiocentrique, sousmédiocentrique
931 **acrocephalosyndactilism** / APERT' Syndrom (I) (Akrozephalie + Syndaktylie) / acrocéphalosyndactylie
932 **acrocephalies** / Akrozephalien *f* (mit Spitzköpfigkeit verbundene Krankheiten) / acrocéphalies *f*
933 **acrocephalus (steeple [tower] head)** / Turmschädel *m* / acrocéphale *m* (tête en pain de sucre *f*)
934 **acroc(h)ordon** / Akrochordon *n* (χορδή = Saite: gestielte «Warze») / acroc(h)ordon *m*
935 **acrocontracture** / Hand-Fußkontraktur *f* / acrocontracture *f*
936 **acrocyanosis** / Akrozyanose *f* (Extremitätenblausucht durch Hyperämie) / acrocyanose *f*
937 **acrocyanosis, progressive chronic** / Acrocyanosis chronica anaesthetica (mit Sekretions-

störungen) / acrocyanose chronique anesthésique *f*
938 **acrodermatitis (-dermatosis)** / Finger-Zehenhautentzündung (-krankheit) *f* / acrodermatite (-dermatose) *f*
939 **acrodermatitis, enteropathic** / BRANDT' Syndrom (Chronische Dermatose des Kleinkindalters) / acrodermatite entéropathique
940 **(acro)dolichomelia** / Langgliedrigkeit (der Extremitäten) *f* / (acro)dolichomélie *f*
941 **acrodont** / Akrodont *m* (Mißbildung mit zahnfachlosem Kiefer) / acrodont *m*
942 **acrodystonia** / Akrodystonie *f* (traumatische [BING]: Nervenspannungsstörung in den Gliedmaßenenden) / acrodystonie *f*
942a **acr(o-)edema** / Hand-Fußödem *n* / acr(o-)œdème *m*
943 **acro-erythrose** / Akr(o)erythrose *f* (schmerzhafte Hand-, Fußröte) / acr(o-)érythrose *f*
944 **acro-esthesia** / Extremitätenfühligkeit *f* / acr(o-)esthésie *f*
945 **acrogeria** / Akrogerie *f* (auf Akren beschränkte Progerie) / acrogérie *f*
946 **acrognosis** / Extremitätenlagesinn *m* / acrognosie *f*
947 **acrohypothermy** / Akrohypothermie *f* (kalte Hände, Füße) / acrohypothermie *f*
948 **acrokeratosis, verruciform** / Acrokeratosis verruciformis (Hornpapeln an Händen und Füßen) / acrokératose verruciforme *f*
949 **acrokinesia** / Akrokinesie *f* (übermäßige Beweglichkeit der Extremitäten) / acrocinésie *f*
950 **acrolein** / Acrolein *n* (einfachster ungesättigter Aldehyd) / acroléine *f*
951 **acromania** / Akromanie *f* (Manie mit starkem Bewegungsdrang) / acromanie *f*
952 **acromastitis** / Brustwarzenentzündung *f* / thélite *f*
953 **acrometagenesis** / Acrometagenesis *f* (ungewöhnliches Größenwachstum der Extremitäten) / acrométagenèse *f*
954 **acromicria** / Akromikrie *f* (ungewöhnlich kleine Extremitäten) / acromicrie *f*
955 **acromion** / Acromion (ὦμος = Schulter: Schulterhöhe, Schultereck) / acromion
956 **acromphalus** / Nabelzentrum *n* / ombilic, centre de l' *m*
957 **acronecrosis** / Akrennekrose *f* / acronécrose *f*
958 **acroneuropathy** / Extremitätenneuritis *f* / acronévropathie *f*
959 **acronym** / Akronym *n* (mit Anfangsbuchstaben eines aus mehreren Wörtern bestehenden Begriffs gebildete Abkürzung, z.B. DNS) / acronyme *m*
960 **acronyx (ingrowing nail)** / Nagel, eingewachsener *m* / ongle incarné *m*
961 **acro-osteolysis, neurogenic** / Akr(o)osteolyse-Syndrom (Progressive Osteolyse der Extremitäten mit Sensibilitäts- und Reflexstörungen) / syndrome de GIACCAI
962 **acropachy** / Trommelschlägelfinger *m* / doigts à la baguette *m*
963 **acroparalysis** / Gliedmaßenextremitätenlähmung *f* / acroparalysie *f*
964 **acroparesthesia** / Akroparästhesie *f* (vasomotorische Extremitätenneurose) / acroparesthésie *f*
965 **acropath(olog)y** / Extremitätenleiden *n* (-pathologie *f*) / acropath(olog)ie *f*
966 **acrophobia** / Höhenangst *f* / acrophobie *f*
967 **acropigmentation** / Akropigmentation *f* (verstärkte kindliche Finger- und Zehenrückenpigmentierung) / acropigmentation *f*
968 **acroscleroderm** / Finger-Zehenverhärtung *f* / acrosclérose *f*
969 **acrosome** / Akrosom *n* / (Samenfadenkopfkappe) / acrosome *m*
970 **acrosphacelus** / Fingergangrän *f* (σφάκελος = Wundbrand) / doigts, gangrène des *f*
971 **acrostealgia** / Akr(o)ostealgie *f* (schmerzhafte Extremitätenknochenapophysitis [BORNEAU, 1911]) / acrostéalgie *f*
972 **acrosteolysis** / Akr(o)osteolyse *f* (hormonal bedingte Endphalangendefektbildung [HARNASCH, 1950]) / acrostéolyse *f*
973 **acroteriasis** / Acroteriasis *f* (ἀκρωτήρια = Endglieder) / acrotériasis *f*
974 **«acroteriasis, congenital»** / HANHART' Syndrom (II) (Familiäre dysostotische Mißbildungskombination von Peromelie und Mikrognathie) / dysostose mandibulaire et péromélie
975 **acrotic** / akrot(isch) (κροτέω = schlagen: pulslos) / acrotique
976 **acro(tropho)dynia** / Akro(tropho)dynie *f* (Schmerz in Hand- und Fußflächen [mit trophischen Störungen]) / acrodynie *f* (érythème épidémique *m* [CHARDON, 1828])
977 **acro(tropho)neurosis** / Akro(tropho)neurose *f* (Extremitätenneurose [mit trophischen Störungen]) / acro(tropho)névrose *f*
978 **act** / Tat *f* (aktualisiertes Wort) / acte *m*
979 **act, affective** / Affekthandlung *f* / acte affectif *m*
980 **act, compulsive** / Zwangshandlung *f* / acte d'obsession *m* (impulsion motrice *f*)
981 **act, impulsive (instinctive)** / Triebhandlung *f* / acte impulsif *m*
982 **act, sex(ual)** / Geschlechtsakt *m* / acte charnel *m*
983 **acts, symbolic** / Handlungen, symbolische *f* (z.B. Tanzen) / actes symboliques *m*
984 **actin** / Actin *n* (Muskelprotein [SZENT GYÖRGY]) / actine *f*
985 **acting** / aktiv (tätig, wirksam, psych. energisch) / actif
986 **actinic** / aktinisch (ἀκτίς = Strahl: mit chem. bes. wirksamer UV-Strahlung) / actinique
987 **actinicity** / Lichtstrahlenwirkung *f* (chemische) / actinisme *m*
988 **actiniform (actinoid)** / strahlenförmig (aktinomorph) / actiniforme (radié)
989 **actinium (Ac 89 227,05)** / Actinium (Actinium *n*) / actinium *m*
990 **Actinobacillus** / Actinobacillus (Baktgatt. der Brucellaceae) / actinobacille *m*
991 **actinocardiogram** / Aktinokardiogramm *n* (Kardiogramm via Röntgenschirmbild [HECKMANN, 1936]) / actinocardiogramme *m*

992 **actinochemistry** / UV-Strahlenchemie *f* / actinochimie *f*
993 **actinodermatitis** / (Röntgen)strahlendermatitis *f* / actinodermite *f*
994 **actinodermatitis, vernal** / Frühlingslichtdermatose *f* (BURCKHARDT) / actinodermite vernale *f*
995 **actinodermatoses** / Lichtdermatosen *f* / actinodermatoses *f*
996 **actinodermatosis, phototoxic, -allergic** / Lichtdermatose, phototoxische, -allergische *f* (z. B. durch Farbstoffe, durch Sulfonamide) / actinodermatose phototoxique, -allergique *f*
997 **actinogen** / Substanz, strahlende *f* / corps radio-actif *m*
998 **actinogenesis** / Strahlenerzeugung *f* / rayons actiniques, formation de *f*
999 **actinogenous** / strahlenursprünglich / actinogène
1000 **actinogram** / Radiogramm (Röntgenbild) *n* / skiagramme *m*
1001 **actinokymography** / Aktinokymographie *f* (Rö-Verfahren zur Darstellung von Organbewegungen) / actinokymographie *f*
1002 **actinology** / Aktinologie *f* (Lehre von der chem. Lichtstrahlenwirkung) / actinologie *f*
1003 **actinometry** / Lichtstrahlenmessung *f* / actinométrie *f*
1004 **Actinomyces** / Actinomyces (Baktgatt. der Actinomycetaceae) / actinomycète *m*
1005 **Actinomyces bovis, israeli** / Aktinomyzeten *m* (Strahlenpilze auf Mundschleimhaut) / actinomycètes *m*
1006 **Actinomycetaceae** / Actinomycetaceae (2. Baktfam. der Actinomycetales) / actinomycétacées *f*
1007 **Actinomycetales** / Actinomycetales (Bakterienordnung IV nach BERGEY, 1957) / actinomycétales *f*
1008 **actinomycetic** / aktinomyzetisch (strahlenpilzlich) / actinomycétique
1009 **actinomycetospores** / Aktinomyzetosporen *f* (durch Fädenzerfall od. -abschnürung entstehende Vermehrungs- und Dauerformen mancher Fadenbakterien) / actinomycétospores *f*
1010 **actinomycin C** / Actinomycin *n* (Antibioticum aus Streptomyces chrysomallus) / actinomycine *f*
1011 **actinomycoma** / Strahlenpilzgeschwulst *f* / actinomyc(ét)ome *m*
1012 **actinomycosis** / Aktinomykose *f* (Strahlenpilzkrankheit durch Actinomyces) / actinobacillose *f*
1013 **actinomycotic** / aktinomykotisch (strahlenpilzbefallen) / actinomycotique
1014 **actinon** / Actinon *n* (Actinium- [Ac-]Emanation) / actinon *m*
1015 **actinoneuritis** / (Röntgen)strahlenneuritis *f* / névrite actinique *f*
1016 **actino(stereo)scopy** / Durchleuchtung (mit Röntgenstrahlen) *f* / radioscopie *f*
1018 **actinotherapy** / Radiumtherapie *f* (Therapie mit Rö-Strahlen) / curiethérapie *f*
1019 **actinotoxemia** / Strahlenschädigung *f* / toxémie actinique *f*
1020 **action** / Aktion (Wirkung) *f* / action *f*
1021 **action, additive** / Wirkung, additive *f* (z. B. zweier Arzneimittel) / action additive *f*
1022 **action, bactericidal** / Wirkung, bakterizide *f* / action bactéricide *f*
1023 **action, buffer (tampon)** / Pufferwirkung *f* (p_H-Regulierung) / action tampon *f*
1024 **action, chemical** / Wirkung, chemische *f* / action chimique *f*
1025 **action current of the heart muscle** / Herzaktionsstrom *m* (Grundlage der Ekgraphie: bei Herz[muskel]tätigkeit auftretender elektr. Strom) / action cardiaque, courant d' *m*
1026 **action, defective** / Defekthandlung *f* (psych.) / action déficitaire *f*
1027 **action, diastatic** / Wirkung, diastatische *f* (Stärke-Zuckerstoffwechsel) / action diastasique *f*
1028 **action, disinfecting** / Desinfektionswirkung *f* / action désinfectante *f*
1029 **action, ferment** / Fermentwirkung *f* / action fermentative *f*
1030 **action of the heart (, disordered)** / Herztätigkeit (, gestörte) *f* / activité fonctionnelle (troublée) du cœur *f*
1031 **action of the heart, postpuberal, prepuberal** / Herztätigkeit, postpubertäre, präpubertäre *f* (volumenbetont, frequenzbetont) / action postpubère, prépubère du cœur *f*
1032 **action, mass** / Massenwirkung *f* / action de masse *f*
1033 **action, muscle** / Muskeltätigkeit (-funktion) *f* / fonction musculaire *f*
1034 **action, opsonic** / Wirkung, opsonische *f* (bakt.-hämat.) / action opsonique *f*
1035 **action, position of** / Wirkungsstelle *f* (der katalytischen Reaktion im Molekül einer prosthetischen Gruppe) / action, position d' *f*
1036 **action, reflex** / Reflexwirkung *f* / action réflexe *f*
1037 **action, secretory** / Drüsentätigkeit *f* / action sécrétoire *f*
1038 **action, specific** / Wirkung, (organ)spezifische *f* (pharm.) / action spécifique *f*
1039 **action, specific dynamic (calorigenic)** / Wirkung, spezifisch-dynamische *f* (biochem.) / action dynamique spécifique *f*
1040 **action, thermogenous** / Wirkung, thermogene *f* (biochem. oder pharm.) / action thermogène *f*
1041 **action, trigger** / Auslöse(r)tätigkeit (der Triggerzone) *f* / action décliquetante *f*
1042 **action, vital** / Steurung(svorgang *m*) *f* (physiol.) / action vitale *f*
1043 **action, vitaminoid** / Wirkung, vitaminähnliche *f* / action vitaminoïde *f*
1044 **activate** / aktivieren (anregen) / activer
1045 **activation, embryonic** / Aktivierung, embryonale *f* (Freisetzung von Aktivatoren durch inaktive Kombinationen) / activation embryonnaire *f*
1046 **activation, plasma** / Plasmaaktivierung *f* (unspezif. Zellstoffwechselanregung mit artfremdem Eiweiß oder kolloidalen Metallen per inj.) / activation du plasma *f*

1047 **activator** / Aktivator *m* (1. chem. Reaktionsbeschleuniger, 2. Kieferregulierer) / activateur *m*
1048 **activitimetry, intragastric** / Aktivitätsmessung, intragastrale *f* (mit ^{32}P) / activitimétrie intragastrique *f*
1049 **activity** / Aktivität *f* / activité *f*
1050 **activity, anticomplementary** / Aktivität, antikomplementäre *f* (infolge Zerstörung durch bestimmte Substanzen, z.B. Heparin) / activité anticomplémentaire *f*
1051 **activity, catalytic** / Aktivität, katalytische *f* (der Fermente bildet Ferment-Substrat-Zwischenverbindung) / activité catalytique *f*
1052 **activity, cellular (mitotic)** / Zell(teilungs)-aktivität *f* / activité (mitotique) cellulaire *f*
1053 **activity, chemical** / Aktivität, chemische *f* (Chemismus) / activité chimique *f*
1054 **activity, clarifying** / Kläraktivität *f* (des Plasmas) / activité clarifiante *f*
1055 **activity, gastric secretory** / Magenmechanismus *m* / mécanisme gastrique *m*
1056 **activity, hypertrophying** / Aktivitätshypertrophie *f* (z.B. eines Muskels) / activité hypertrophiante *f*
1057 **activity, insulinlike (ILA)** / (Plasma)aktivität, insulinähnliche *f* (Antiinsulinfaktor) / activité insulinoïde *f*
1058 **activity, nonsuppressible insulinlike (NSILA)** / Plasmaaktivität, nichtunterdrückbare insulinähnliche *f* (durch Antiserum nicht neutralisierbare biol. Aktivität des Plasmas, kristallines Insulin darzustellen [Ensinck]) / activité insulinoïde nonsuppressible *f*
1059 **activity, optic** / Aktivität, optische *f* (einer Substanz, die Schwingungsebene polarisierten Lichts li. oder re. zu drehen) / activité optique *f*
1060 **activity, specific** / Aktivität, spezifische *f* (Verhältnis Radioaktive Atome zu Gesamtatomen in Isotopengemisch) / activité spécifique *f*
1061 **activity, surface** / Oberflächenaktivität *f* (Oberflächenspannung verändernde Wirkung) / activité superficielle *f*
1062 **actomyosin** / Actomyosin *n* (Actin + Myosin) / actomyosine *f*
1063 **actual(ly)** / aktuell (actualiter) / actuel(lement)
1064 **actuate** / aktualisieren (in [den] Gang [der Zeit] bringen) / actualiser
1065 **acuity** / Schärfe *f* (acuere = schärfen) / acuité *f*
1066 **acuity, (lowered) auditory** / Hörschärfe (, herabgesetzte) *f* / acuité auditive (diminuée) *f*
1067 **acuity, relative visual** / Sehschärfe, relative *f* (Netzhautfähigkeit, 2 Punkte getrennt zu sehen) / acuité visuelle relative *f*
1068 **(acuity of) vision, central, peripheral** / Sehschärfe, zentrale, periphere *f* (im Gelben Fleck, in Netzhautperipherie) / vision centrale, périphérique *f*
1069 **acuminate** / scharf(sinnig), spitz(gipflig) / acuminé
1070 **acupression** / Akupression *f* (Blutstillung durch Nadeleinstiche in umgebendes Gewebe) / acupression *f*
1071 **acupuncture** / Akupunktur *f* (chin. Therapie mit Gold- und Silbernadeleinstichen in «Organmeridian»[schmerz]punkte) / acupuncture *f*
1072 **acusection** / Akusektion *f* (Gewebetrennung mit Akusektor [elektr. geheizte «Nadel»]) / acusection *f*
1073 **acute** / akut (plötzlich beginnend, schnell verlaufend) / aigu
1074 **acutorsion** / Akutorsion *f* (Blutstillung durch Akupression und Gefäßabdrehung) / acutorsion *f*
1075 **acyano(ble)psia** / Blau(gelb)blindheit *f* / acyano(ble)psie *f*
1076 **alicyclic** / alizyklisch (sind alle sich den aliphatischen nähernden zyklischen C-Verbindungen ohne Benzolcharakter [C_{3-34} außer C_6]) / alicyclique
1077 **acyesis** / Acyesis *f* (κυέω = schwanger sein) / acyésis *f*
1078 **acyl** / Acyl *n* (Säureradikal, z.B. Acetyl [CH_3CO–]) / acyle *m*
1079 **acylation** / Acylierung *f* (Ersatz von H in CH, OH, NH durch Rest einer org. oder anorg. Sauerstoffsäure) / acylation *f*
1080 **acystineuria (atonic bladder)** / Blasenatonie *f* (schwache Blase) / atonie vésicale *f*
1081 **acythemia** / Azythämie *f* (Verminderung aller Blutzellen) / acythémie *f*
1082 **adactylism** / Fingerlosigkeit *f* / adactylisme *m*
1083 **adamantine** / stahlhart (ἀδάμας = Stahl) / adamantin
1084 **adamantino(carcino)ma** / Adamantino(karzino)m *n* (Schmelzepithelgeschwulst) / adamantino(carcino)me *m*
1085 **adamantoblast** / Ganoblast *m* (γανάω = glänzen: Zahnschmelzbildner) / améloblaste *m*
1086 **Adams-Stokes attack** / Morgagni-Adams-Stokes' Syndrom (Herz- oder kreislaufbedingte Hirndurchblutungsstörung) / «pouls lent» (Charcot)
1087 **adaptate** / Adaptat *n* (Adolph: Funktionsanpassung als Antwort auf Stress) / adaptat *m*
1088 **adaptation ([adaptability], dark, light)** / Adaptation *f* (Anpassungsvermögen, z.B. des Auges an verschiedene Helligkeitsgrade) / adaptation (à l'obscurité, à la lumière) *f*
1089 **adaptation curve** / Adaptationskurve *f* / adaptation, courbe d' *f*
1090 **adaptation, functional** / Anpassung, funktionelle *f* (Lamarck: vererbte Organanpassung an veränderte Bedingungen) / adaptation fonctionnelle *f*
1091 **adaptation, negative, positive** / Adaptation, negative, positive *f* / adaptation négative, positive *f*
1092 **adaption** / Adaption *f* (aktive Anpassung) / adaption *f*
1093 **adaptometer** / (Dunkel)anpassungsmesser *m* / adaptomètre *m*
1094 **adaptor** / Adapter *m* (Anpassungsvorrichtung, Zwischenstück) / adaptateur *m*

1095 **adaxial** / adaxial (zur Achse hin) / adaxial
1096 **addict** / Süchtig(er *m*) / toxicomane (*m*)
1097 **addiction** / Sucht *f* (ahd. suht = Krankheit)/ addiction *f*
1098 **addiment** / Ergänzung (Zugabe) *f* / additament *m*
1099 **addition** / Addition *f* (addere = hinzufügen) / addition *f*
1100 **additions, plastic** / Kunststoffzusätze *m* (sind [für Verarbeiter oft gesundheitsschädliche] Weichmacher, Beschleuniger, Stabilisatoren, Lösungsmittel) / additions plastiques *f*
1101 **adduct, abduct** / heranführen, wegführen / approcher, exécuter
1102 **adelomorphous** / adelomorph (ἄδηλος = unbestimmt) / indéfiniforme
1103 **adenalgia** / Drüsenschmerz *m* / adénodynie *f*
1104 **adenase** / Adenase *f* (Adenindesamidase) / adénase *f*
1105 **adenasthenia** / Drüsenschwäche *f* / asthénie glandulaire
1106 **adenectomy** / Adenektomie *f* (ἀδήν = Drüse) / adénectomie *f*
1107 **adenectopia** / Drüsenverlagerung *f* / adénectopie *f*
1108 **adenia** / Adenie *f* (Hyperplasie des lymphatischen Apparats mit Leukämie) / adénie *f*
1109 **adenine** / Adenin *n* (RNS-Base 6-Aminopurin) / adénine *f*
1110 **adenization** / Gewebedegeneration, drüsige *f* / adénisation *f*
1111 **adenoblast** / Adenoblast *m* (embr. Drüsengewebezelle) / adénoblaste *m*
1112 **adenocancroid** / Adenokankroid *n* (Corpus-uteri-Adenokarzinom) / adénocancroïde *m*
1113 **adenocarcinoma** / Drüsenkrebs *m* / adénosarcome *m*
1114 **adeno(chondro)sarcoma** / Adeno(chondro)-sarkom *n* (maligne Drüsen[knorpel]bindegewebegeschwulst) / adéno(chondro)-sarcome *m*
1115 **adenocyst (-cele)** / Adenozyste (-zele) *f* (Drüsengeschwulstblase) / adénocyste *m* (-cèle *f*)
1116 **adenocyte** / Drüsenzelle *f* (reife) / adénocyte *m*
1117 **adenofibroma** / Fibr(o)adenom *n* (benigne Drüsenbindegewebegeschwulst) / fibr(o-)adénome *m*
1118 **adenofibrosis** / Adenofibrose *f* (Drüsenbindegewebsentartung) / adénofibrose *f*
1119 **adenogenous, adenotropic** / adenogen, adenotrop (von Drüsen kommend, zu Drüsen gehend) / adénogène, adénotrope
1120 **adenography** / Adenographie *f* (Rö-Darstellung von Drüsen) / adénographie *f*
1121 **adenohypersthenia** / Drüsensupersekretion *f* / hyperadénie *f*
1122 **adenohypophysis (pituitary gland)** / Hypophysenvorderlappen (HVL) *m* / adénohypophyse *f* (corps pituitaire *m*)
1123 **adenoid** / drüsenähnlich / adénoïde
1124 **adenoidectomy** / Adenoidektomie *f* (Entfernung von Wucherungen, z.B. der Rachenmandeln) / adénoïdectomie *f*
1125 **adenoidism** / Diathese, adenoide *f* / adénoïdisme *m*
1126 **adenoiditis** / Adenoiditis *f* (Entzündung drüsenähnlicher Wucherungen) / adénoïdite *f*
1127 **adenolipoma** / Adenolipom *n* (Drüsenfettgeschwulst) / adénolipome *m*
1128 **adenolipomatosis, symmetric** / Adenolipomatose, symmetrische *f* («Fetthals») / lipomatose cervicale *f*
1129 **adenology** / Drüsenkunde *f* / adénologie *f*
1130 **adenolymphoma** / Adenolymphom *n* (Speicheldrüsentumor aus Lymphgewebe) / adénolymphome *m*
1131 **adenoma** / Adenom *n* (Drüsenepithelgeschwulst) / adénome *m*
1132 **adenoma, acidophilic, basophilic, chromophobic** / Hypophysenadenome *n* (Hirnanhangdrüsengeschwülste) / adénome éosinophile, basophile, chromophobe *m*
1133 **adenoma, alveolar, tubular** / Adenom, bläschenförmiges, schlauchförmiges *n* / adénome alvéolaire, tubulaire *m*
1134 **adenoma, cortical** / Nierenrindenadenom *n* / adénome cortical *m*
1135 **adenoma, (cystic) sudoriparous** / Schweißdrüsenadenom (, zystisches) *n* / adénome sudoripare (kystique) *m*
1136 **adenoma, liver cell** / Leberzelladenom *n* (gutartig) / adénome de cellules hépatiques *m*
1137 **adenoma, (para)thyroid** / (Neben)schilddrüsenadenom *n* / adénome (para)thyroïdien *m*
1138 **adenoma, sebaceous** / Adenoma sebaceum (Talgdrüsengeschwulst *f*) / adénome sébacé *m*
1138a **adenomalacia** / Drüsenerweichung *f* / adénomalacie *f*
1139 **adenomatoid** / adenomähnlich/ adénomatoïde
1140 **adeno(ma)tome** / Adeno(ma)tom *n* (Ringmesser zur Adenoidentfernung) / adéno-(ma)tome *m*
1141 **adenomatosis** / Adenomatose *f* (Drüsenhyperplasie) / adénomatose *f*
1142 **aden(omat)ous** / aden(omat)ös (drüsig, [drüsengeschwülstig]) / adén(omat)eux
1143 **adenomyo-epithelioma** / Adenomy(o)epitheliom *n* (Speicheldrüsentumor aus Muskelepithel) / adénomy(o-)épithéliome *m*
1144 **adenomyoma (adenomy[x]osarcoma)** / Drüsen-Muskel(misch)geschwulst (, schleimig entartende) *f* / adénomyome (adénomy[x]osarcome) *m*
1145 **adeno(myo)matosis of the prostate** / Fibr(o)-adenomyomatosis prostatae / adénomatose de la prostate *f*
1146 **adenomyosarcoma, congenital embryonal** / Wilms' Tumor (Rasch wachsende maligne Nierentumoren) / tumeur mixte congénitale
1147 **adenomyosis of the uterus** / Adenomyosis tubae endometrioides (ektopische Gebärmutterschleimhautherde) / endométriose *f*
1148 **adenomyositis** / Adenomyosis *f* (Endometriose) / adénomyométrite *f*
1149 **adenoneure** / Adenoneuron *n* (Drüsentätig-

keit kontrollierendes Neuron) / adénoneurone *m*
1150 **adenopharyngitis** / Adenopharyngitis *f* (Mandel-Rachenentzündung) / adénopharyngite *f*
1151 **adenophlegmon** / Drüsenzellgewebsentzündung, eitrige *f* / adénophlegmon *m*
1152 **adenophthalmia** / Adenophthalmie *f* (Glandulae-tarsales-Entzündung) / adénophtalmie *f*
1153 **adenosclerosis** / Drüsenverhärtung *f* / sclér-adénite *f*
1154 **adenosine** / Adenosin *n* (Nucleosid mit Base Adenin) / adénosine *f*
1155 **adenosine diphosphate** / Adenosindiphosphat *n* (ADP: Adenin + Ribose + 2 Phosphorsäuren, beeinflußt Blutgerinnungsvorgänge) / adénosine, biphosphate d' *m*
1156 **adenosine monophosphate** / Adenosin-3',5'-monophosphat (AMP) *n* / adénosine, monophosphate d' *m*
1157 **adenosine triphosphate** / Adenosintriphosphat *n* (ATP: Sammelbecken für aktives Phosphat, «Wechselgeld» des Energieaustauschs aller lebenden Systeme [Karlson]) / adénosine, triphosphate d' *m*
1158 **adenosis (adenopathy)** / Drüsenerkrankung *f* (-leiden *n*) / adénose (adénopathie) *f*
1159 **aden(os)itis** / Adenositis *f* (Drüsenentzündung) / adénite *f*
1160 **adenotomy** / Drüsenschnitt *m* (-eröffnung *f*) / adénotomie *f*
1161 **adenotonsillectomy** / Adenotonsillektomie *f* (Mandel- und Adenoidentfernung) / adénotonsillectomie *f*
1162 **adequate** / adäquat (genau entsprechend) / adéquat
1163 **adermia** / Hautlosigkeit *f* / adermie *f*
1164 **adermin** / Adermin *n* (Vitamin B_6) / adermine *f*
1165 **adermogenesis** / Hautentwicklung, mangelhafte *f* / adermogenèse *f*
1166 **adherence** / Anhänglichkeit *f* (psych.) / adhérence *f*
1167 **adherence, amnionic** / Amnionverwachsung *f* (mit fet. Haut) / adhérence amniotique *f*
1168 **adherent** / verwachsen / adhérent
1169 **adhesion** / Adhäsion *f* (phys.) / adhésion *f*
1170 **adhesions, attic** / Adhaesiones atticae (atticus = Oberstübchen: Verwachsungen in Gallenblasen-Pylorusregion) / adhésions attiques *f*
1171 **adhesion, interthalamic** / Adhaesio interthalamica (sekundäre Adhäsion der medialen Sehhügelflächen durch graue Substanz) / adhésion interthalamique *f*
1172 **adhesion, pleuritic** / Pleuraverklebung *f* / adhésion pleurale *f*
1173 **adhesion, primary, secondary** / Wund(naht)-heilung, primäre, sekundäre *f* / adhésion primaire, secondaire *f*
1174 **adhesiotomy (adhesion-cutting)** / Adhäsiotomie *f* (Trennung von Verwachsungen oder Verklebungen) / adhésiotomie *f*
1175 **adhesive** / verklebt / adhésif
1176 **adiabatic** / adiabatisch (διαβαίνω = durchdringen: ohne Wärmezu- und -abströmung) / adiabatique
1177 **adiactinic (adiaphanous)** / strahlenundurchlässig (undurchsichtig) / adiactinique (opaque)
1178 **adiadochokinesia** / Adiadochokinese *f* (διάδοχος = aufeinanderfolgend: Unvermögen, antagonistische Bewegungen schnell hintereinander auszuführen) / adiadochocinésie *f*
1179 **adiaphoria** / Indifferenz *f* (z. B. gegenüber Reiz nach voraufgegangenem ähnlichem) / neutralité *f*
1180 **adiaphoresis** / Adiaphorese *f* (Schwitzunvermögen) / adiaphorèse *f*
1181 **adiaphoretic** / schweißhindernd (undurchlässig) / adiaphorétique
1182 **adiaphoric** / gleichgültig (διαφέρω = verschieden sein: zwischen schlecht und recht, ohne Belang) / adiaphorique
1183 **adiastole** / Adiastolie *f* (ohne Diastole) / adiastolie *f*
1184 **adiathermancy** / Wärmeundurchlässigkeit *f* / imperméabilité à la chaleur *f*
1185 **adiathetic** / adiathetisch (diatheseunabhängig, nicht konstitutionell) / adiathésique
1186 **adient** / adient (auf Reiz reagierend) / adient
1187 **adipectomy** / Fettentfernung *f* (chir.) / adipectomie *f*
1188 **adipocellular** / adipozellulär (aus Fettzellen bestehend) / adipocellulaire
1189 **adipogenesis** / Fettbildung *f* / adipogenèse *f*
1190 **adipoid** / fett(gewebe)ähnlich/ adipoïde
1191 **adipolysis** / Fettverdauung *f* / lipolyse *f*
1192 **adipoma** / Fettgewebegeschwulst *f* / adipome *m*
1193 **adiponecrosis of newborns, subcutaneous** / Adiponecrosis subcutanea neonatorum (Unterhautfettgewebe «verhärtung» *f*) / adiponécrose souscutanée des nouveau-nés *f*
1193a **adipopexia** / Fettspeicherung (Fettfixierung, -anheftung) *f* / lipopexie *f*
1194 **adiposalgia** / Adipositas dolorosa (schmerzhaftes Fettpolster) / adiposalgie *f*
1195 **adipose (adipic)** / adipös (fett[haltig]) / graisseux (gras)
1196 **adiposis, dolorogenic juxtaarticular** (Kling, 1937) / Gram' Syndrom (Symptomenkombination von Adipositas dolorosa, Arthritis deformans genuum, Keratodermia climacterica, Hypertensio) / pseudogonite (Reichardt)
1197 **adiposis, universal** / Adiposi(ta)s universalis (allgemeine Fettsucht *f*) / adiposité universelle *f*
1198 **adipositas** / Verfettung *f* / adiposité *f*
1199 **adipositis** / Adipositis *f* (Unterhautfettbindegewebsentzündung) / adiposite *f*
1200 **adiposity, cerebral (pituitary)** / Adipositas cerebralis (Hypophysenverfettung *f*) / adiposité cérébrale (pituitaire) *f*
1201 **adiposity, hypogenital** / Adipositas hypogenitalis (Dystrophia adiposogenitalis) / adiposité hypogénitale *f*
1202 **adiposogigantism** / Adiposogigantismus *m*

(hormonal bedingter pubertärer Riesenwuchs) / adiposogigantisme *m*
1203 **adiposuria** / Lipurie *f* (Fettharnen) / adiposurie *f*
1204 **adipsia** / Durstlosigkeit *f* / adipsie *f*
1205 **aditus (opening)** / Aditus (Zugang *m*) / entrée *f* (abord *m*)
1206 **adiuretin** / Adiuretin *n* (Diurese hemmendes HHL-Hormon) / adiurétine *f*
1207 **adjacency** / Nachbarschaft *f* (anat.) / adjacence *f*
1208 **adjection** / Adjektion *f* (Injektion von Auto- oder Heterovakzinen) / adjection *f*
1209 **adjectival(ly)** / adjektivisch (eigenschaftswörtlich) / adjectif (adjectivement)
1210 **adjective** / Adiectivum *n* (Eigenschaftswort, z.B. jung) / adjectif *m*
1211 **adjective, substantive** / adjektiv, substantiv (mit, ohne Vorbeize färbend) / adjectif, substantif
1212 **adjoining** / angrenzend (anat.) / adjacent
1213 **adjunction** / Arzneizubereitung *f* / adjonction *f*
1214 **adjust** / justieren (einstellen, einrichten, anpassen) / ajuster (mettre au point)
1215 **adjustable** / verstellbar / ajustable
1216 **adjusters** / Meßwerk(glieder) *n* ([z.B. thermosensible Ganglienzellen im Zwischenhirn] messen zu regelnde Größe [z.B. Bluttemperatur] eines Regelkreises) / mesurage, poste de *m*
1217 **adjustment (of a fracture)** / (Knochenbruch)-einrichtung *f* / ajustement (d'une fracture) *m*
1218 **adjustment to life** / Anpassung (an [die] Lebensbedingungen) *f* / ajustement à la vie *m*
1219 **adjuvant** / Adjuvans *n* (Hauptmittel unterstützendes Nebenmittel) / adjuvant *m*
1220 **admedial** / mittenah / admédial
1221 **adminiculum of the white line** / Adminiculum lineae albae (adminiculum = Verstärkung) / adminiculum de la ligne blanche
1222 **administration** / Administration *f* (Verwaltung, Handhabung, [Arznei]verabreichung) / administration *f*
1223 **administration, auricular, ocular** / Arzneiapplikation, aurikuläre, okuläre *f* / administration auriculaire, oculaire *f*
1224 **administration, cisternal** / Arzneiapplikation, zisternale *f* / administration cisternale *f*
1225 **administration, (par)enteral** / Arzneiapplikation, (par)enterale *f* / administration (par-)entérale *f*
1226 **administration, esophageal, tracheal** / Arzneiapplikation, ösophag(e)ale, tracheale *f* / administration œsophagienne, trachéale *f*
1227 **administration, gastric, transduodenal** / Arzneiapplikation, gastrale, transduodenale *f* / administration stomacale, transduodénale *f*
1228 **administration, immediate** / Arzneiapplikation, unmittelbare *f* (ins Gewebe: Nierenpole, Mandelpole, Gingiva, Bucca, Thyreoidea, Prostata u.a.) / administration immédiate *f*
1229 **administration, intercostal, intraperitoneal** / Arzneiapplikation, interkostale, intraperitonäale *f* / administration intercostale, intrapéritonéale *f*
1230 **administration, intestinal, rectal** / Arzneiapplikation, intestinale, rektale *f* / administration intestinale, rectale *f*
1231 **administration, intraarterial, intravenous** / Arzneiapplikation, intraarterielle, intravenöse *f* / administration intra-artérielle, endoveineuse *f*
1232 **administration, intracervical, intrauterine, intraurethral, intravesical, intraureteral** / Arzneiapplikation, intrazervikale, intrauterine, intraurethrale, intravesikale, intraureterale *f* / administration intracervicale, intra-utérine, intra-urétrale, intravésicale, intra-urétérale *f*
1233 **administration, intracutaneous, percutaneous, subcutaneous** / Arzneiapplikation, intrakutane, perkutane, subkutane *f* / administration intracutanée, percutanée, souscutanée *f*
1234 **administration, intragluteal, intramuscular** / Arzneiapplikation, intraglutäale, intramuskuläre *f* / administration intrafessière, intramusculaire *f*
1235 **administration, laryngeal, pharyngeal** / Arzneiapplikation, laryngeale, pharyngeale *f* / administration laryngienne, pharyngienne *f*
1236 **administration, mediate** / Arzneiapplikation, mittelbare *f* (des Säuglings über die Muttermilch) / administration médiate *f*
1237 **administration, nasal, oral (perlingual)** / Arzneiapplikation, nasale, orale (perlinguale) *f* / administration nasale, buccale (perlinguale) *f*
1238 **administration, parasternal, paravertebral (cervical, thoracal, lumbar), segmental** / Arzneiapplikation, parasternale, paravertebrale (zervikale, thorakale, lumbale), segmentale *f* / administration parasternale, paravertébrale (cervicale, thoracique, lombaire), segmentaire *f*
1239 **administration, periarticular, peridural, periganglionar** / Arzneiapplikation, periartikuläre, peridurale, periganglionäre *f* / administration périarticulaire, péridurale, périganglionnaire *f*
1240 **administration, perineal, transvaginal** / Arzneiapplikation, perineale, transvaginale *f* / administration périnéale, transvaginale *f*
1241 **administration, presacral, sacral, transsacral** / Arzneiapplikation, präsakrale (Plexus lumbosacralis), sakrale (Plexus sacralis), transsakrale (Foramen sacrale dorsale) *f* / administration présacrée, sacrée, transsacrée *f*
1242 **administration, supraclavicular** / Arzneiapplikation, supraklavikuläre (Plexus brachialis) *f* / administration supraclaviculaire *f*
1243 **admission** / Zulassung (Aufnahme) *f* / admission *f*
1244 **admixture** / Beimischung *f* / admixture *f*
1245 **admonition (, probability of)** / Admonition(sprobabilität) *f* («Anmahnung[swahrscheinlichkeit]») / admonition (, probabilité d') *f*

1246 **adnasal** / nasennah / adnasal
1247 **adnerval** / nervnah / adnerval
1248 **adnexa** / Adnexe *m* (spez. Gebärmutteranhängsel) / annexes *f*
1249 **adnexa, tuberculosis of the** / Adnextuberkulose *f* / annexes, tuberculose des *f*
1250 **adnexa, tumor of the** / Adnextumor *m* / annexes, tumeur des *f*
1251 **adnexectomy** / Adnexektomie *f* / annexectomie *f*
1252 **adnexitis** / Adnexitis *f* / annexite *f*
1253 **adnexogenesis** / Adnexogenese *f* (embr. Adnexentwicklung) / annexogenèse *f*
1254 **adnexopexy** / Adnexanheftung *f* (chir.) / annexopexie *f*
1254a **adnexorganogenous** / adnexursprünglich / annexorganogène
1255 **adodontia** / Adodontie *f* (zusätzliche Zähne) / adodontie *f*
1256 **adolescence, senescence** / Adoleszenz, Seneszenz *f* (Jungsein, Altwerden) / adolescence, sénescence *f*
1257 **Adonis** / Adonisröschen (Wirkstoff: Adonidin) / Adonis vernalis (Ranunculaceae)
1258 **adoral** / mundnah / adoral
1259 **adorbital** / augen(höhlen)nah / adorbital
1260 **adrenal (suprarenal)** / adrenal (nierennah, nebennierenbezüglich) / adrénal (surrénal)
1261 **adrenal medullary neuroblastoma syndrome** / HUTCHINSON' Syndrom (I) (Vom NNM od. Grenzstrang ausgehende «stumme» Tumoren bzw. Knochenmetastasen) / sympathicogoniome
1262 **adren(al)ectomy (epinephrectomy)** / NN-Entfernung *f* / adrén(al)ectomie (surrénalectomie) *f*
1263 **adren(al)inemia (suprarenalemia)** / Adren(al)inämie *f* / adrén(al)inémie (surrénalémie) *f*
1264 **adrenalinogenesis** / Adrenalinbildung *f* / adrénalinogenèse *f*
1265 **adren(alin)oxydase** / Adrenalinoxydase *f* (Adrenalin oxydierendes Ferment) / adrén(alin)oxydase *f*
1266 **adrenalinuria** / Adrenalinurie *f* / adrénalinurie *f*
1267 **adrenalism (suprarenalism)** / NN-Dysfunktion *f* / adrénalisme (surrénalisme) *m*
1268 **adren(al)itis** / NN-Entzündung *f* / surrénalite *f*
1269 **adrenalon** / Adrenalon *n* (Epinephrinderivat) / adrénalone *f*
1270 **adrenalopathy (suprarenalopathy)** / NN-Leiden *n* / adrénopathie (surrénalopathie) *f*
1271 **adren(al)otropic** / adren(al)otrop (NN[M] beeinflussend) / surrénalotrope
1272 **adrenarche** / Adrenarche *f* (erhöhte NNR-Funktion ab 8. Lebensjahr) / adrénarche *f*
1273 **adrenerg(et)ic** / adrenergisch (ist die Aktionssubstanz [«Accelerans-Stoff», LOEWI] adrenergischer Nerven [des sympathischen Systems]) / adrénergique
1274 **adrenochrome** / Adrenochrom *n* (Adrenalinoxydationsprodukt) / adrénochrome *m*
1275 **adrenocorticoids** / Adrenocorticoide *n* (Eiweißstoffwechselhormone der NNR-Zonareticularis) / adrénocorticoïdes *m*
1276 **adreno(cortico)trop(h)ic** / adreno(kortiko)trop (NN[R]-beeinflussend) / adréno(cortico)trophique
1277 **adrenogenital** / nebennieren-genitalienbezüglich) / adrénogénital
1278 **adrenogenous** / adrenogen (NN-ursprünglich) / adrénogène
1279 **adrenogram** / Adrenogramm *n* (NN-Röntgenogramm) / adrénogramme *m*
1280 **adrenokinetic** / adrenokinetisch (NN-anregend) / adrénocinétique
1281 **adrenolytic** / adrenolytisch (adrenergisches neurohormonales System dämpfend) / adrénolytique
1282 **adrenopause** / Adrenopause *f* (Aufhören der NN-Funktion) / adrénopause *f*
1283 **adrenoprival** / nebennierenlos(er Zustand *m*)/ adrénoprive (, état *m*)
1284 **adrenosterone ($C_{19}H_{24}O_3$)** / Adrenosteron *n* (NNR-Hormon) / adrénostérone *f*
1285 **adrenotoxic** / nebennierenschädlich / adrénotoxique
1286 **adrenotropism (suprarenotropism)** / Adrenotropismus *m* (Prädominanz der NN-Funktion) / adrénotropisme (surrénotropisme) *m*
1287 **adrenoxin** / Adrenoxin *n* (Adrenin + Sauerstoff) / adrénoxine *f*
1288 **adsorb (adsorbed, adsorbing)** / adsorbieren (adsorbiert, adsorbierend) / adsorber (adsorbé, adsorbant)
1289 **adsorb(efaci)ent** / Adsorptionsmittel *n* / adsorbant *m*
1290 **adsorbency** / Adsorptionsfähigkeit *f* / adsorption, capacité d' *f*
1291 **adsorption** / Adsorption *f* (Ansaugen: Anlagerung von Flüssigkeiten oder Gasen an Körperoberflächen) / adsorption *f*
1292 **adsorption, biochemical** / Adsorption, biochemische *f* (Fermentaktivierung durch oberflächenaktive Stoffe) / adsorption biochimique *f*
1293 **adsorption, physicochemical** / Adsorption, physikalisch-chemische *f* (Anreicherung flüssiger Stoffe an Oberfläche fester Körper) / adsorption physicochimique *f*
1294 **adsorption, serological** / Adsorption, serologische *f* (Antikörperabsättigung durch homologe korpuskuläre Antigene) / adsorption sérologique *f*
1295 **adsternal** / brustbeinnah / adsternal
1296 **adterminal** / endnah (bis in Endnähe z. B. eines Muskels sich fortsetzend) / adterminal
1297 **adult** / erwachsen (von adolesco) / adulte
1298 **adulterant** / verfälschend(es Mittel *n*) / adultérant (*m*)
1299 **adulterate** / verfälschen / adultérer
1300 **adulteration** / Verfälschung (ad + altero) *f* / adultération *f*
1301 **adulterator** / Pantscher *m* / adultérateur *m*
1302 **adulterous (adulterer, adultery)** ehebrecherisch (Ehebrecher, Ehebruch *m*) / adultère (*m*)
1303 **adumbration** / Adumbration *f* (umbra = Schatten: Schatten[um]riß z. B. des Herzens) / adombration *f*

1304 **advance (advanced, advancing)** / fortschreiten (fortgeschritten, fortschreitend) / avancer (avancé, avançant)
1305 **advancement** / Fortschritt *m* / avancement *m*
1306 **advancement (, capsular, tendon)** / Mobilisation *f* (Muskeln, Sehnen chir. beweglich machen, z. B. bei Strabismus) / avancement (capsulaire, d'un tendon) *m*
1307 **advantage** / Vorteil *m* / avantage *m*
1308 **advantageous** / aussichtsreich / avantageux
1309 **adverb** / Adverbium *n* (Umstandswort, z. B. lange) / adverbe *m*
1310 **adverbial(ly)** / adverbial (umstandswörtlich) / adverbial(ement)
1311 **advice (counsel), medical** / Rat, ärztlicher *m* / avis (conseil) médical *m*
1312 **adviser, medical** / Ratgeber, ärztlicher *m* (Hausarzt) / conseiller (avocat) médical *m*
1313 **adynamia** / Adynamie *f* (Schwäche) / adynamie *f*
1314 **adynamia, abdominal and pelvic muscular** / Hypodynamia muscularis abdomin(al)is et pelvis (Kraftlosigkeit der Bauch- und Bekkenmuskulatur) / adynamie musculaire abdominale et pelvienne *f*
1315 **Aedes** / Wald-Wiesenmücke *f* (ἀηδής = lästig: Gatt. Culicidae) / aède *m*
1316 **aerasthenia (aeroneurosis)** / Luftasthenie (-neurose) *f* (bei Fliegern) / aérasthénie (aéronévrose) *f*
1317 **aerated** / aeriert (mit CO_2 versetzt) / aéré
1318 **aeration** / Aeration *f* (Durchlüftung einer Flüssigkeit mit Gas) / aération *f*
1319 **aeremia** / Aerämie *f* (Gasblasen im Blut: Taucherkrankheit) / aérémie *f*
1320 **aerenterectasia** / Aerenterektasie *f* (Darmblähung) / aérentérectasie *f*
1321 **aerial** / luftbezüglich (gasbezüglich) / aérien
1322 **aeric** / luftig / aérique
1323 **aeriferous** / lufthaltig (gashaltig) / aérifère
1324 **aerification** / Aerifikation *f* (Umwandlung einer Flüssigkeit in Gas) / aérification *f*
1325 **aeriform** / luftförmig (gasförmig) / aériforme
1326 **aerium** / Luftkursanatorium *n* / aérium *m*
1327 **aeroanaero(micro)be (amphimicrobe)** / (An-)aerobier, fakultativer *m* (Amphimikrobie *f*) / aéro-anaéro(micro)be (amphimicrobe) *m*
1328 **Aerobacter** / Aerobacter (Baktgatt. der Enterobacteriaceae) / aérobactérie *f*
1329 **aerobacter, aerogenous, liquefacient** / Aerobacter aerogenes, liquefaciens (B. lactis aerogenes [in Milch und Darm], B. cloacae liquefaciens [in Abwasser und Dünndarm]) / aérobactérie aérogène, liquéfiante *f*
1330 **aerobe** / Aerobier *m* / aérob(i)e *m*
1331 **aero(bio)scope** / Aero(bio)skop *n* (Luftreinheits-, [Luftbakteriengehalt]messer) / aéro(bio)scope *m*
1332 **aerobiosis** / Aerobiose *f* (Leben in Gegenwart von [Luft]sauerstoff) / aérobiose *f*
1333 **aerocele** / Aerocele colli (lufthaltige Schleimhautausstülpung am Hals) / aérocèle *f*
1334 **aerocolpos** / Scheidenblähung *f* / distension du vagin par air ou gaz *f*
1335 **aerocoly** / Dickdarmblähung *f* / aérocolie *f*
1336 **aerodermectasia** / Unterhautbindegewebsemphysem *n* / aérodermectasie *f*
1337 **aerodontalgia** / Luftzahnschmerz *m* (durch Luftausdehnung im Sinus maxillaris [beim Fliegen] in dünner Atmosphäre) / aérodontalgie *f*
1338 **aero-embolism** / Luftembolie *f* / aér(o-)embolisme *m*
1339 **aerogastria** / Magenblähung *f* / aérogastrie *f*
1340 **aerogenesis** / Gasbildung *f* / aérogenèse *f*
1341 **aerogenous** / lufturspründlich / aérogène
1342 **aerogram** / Aerogramm *n* (Rö-Organaufnahme nach Luftfüllung) / aérogramme *m*
1343 **aerohematotympanon** / Aerohämatotympanon *n* (blande Fliegerotitis) / aérohématotympanon *m*
1344 **aeroionotherapy** / Aeroionotherapie *f* (Atmungsbehandlung mit Ionen) / aéroionothérapie *f*
1345 **aeromammography** / Aeromammographie *f* (Mammadarstellung nach CO_2-Inj.) / aéromammographie *f*
1346 **aeromania** / Flugwahn *m* / aéromanie *f*
1347 **aerometer** / Luftdichtemesser *m* / aéromètre *m*
1348 **Aeromonas** / Aeromonas (Baktgatt. der Enterobacteriaceae) / aéromonas *f*
1349 **aeroperitoneum** / Bauchfellblähung *f* / aéropéritoine *m*
1350 **aerophilous** / lufthungrig / aérophile
1351 **aerophobia** / Luftscheu *f* / aérophobie *f*
1352 **aeropiesotherapy** / Aeropiesotherapie *f* (πιέζω = pressen: Behandlung mit komprimierter oder verdünnter Luft) / aéropiésothérapie *f*
1353 **aeroplankton** / Aeroplankton *n* (in der Luft schwebende Kleintier- und -pflanzenlebewesen) / aéroplancton *m*
1354 **aeroplethysmograph** / Aeroplethysmograph *m* (zur Bestimmung der Atmungsluftmenge) / aéropléthysmographe *m*
1355 **aeroporotomy** / Atemwegeschnitt *m* (z. B. bei Intubation) / aéroporotomie *f*
1356 **aero(sialo)phagy** / Luft(speichel)schlucken *n* (psych. oder magenbedingt) / aéro(sialo)phagie *f*
1357 **aerosinusitis** / Fliegersinusitis *f* / aérosinusite *f*
1358 **aerosis** / Aerosis *f* (Luft- [Gas]bildung in Organgeweben) / aérose *f*
1359 **aerosol** / Aerosol *n* (Kolloidsystem mit Gas als Dispersionsmedium) / aérosol *m*
1360 **aerosporin** / Polymyxin *n* (Antibioticum aus Bacillus aerosporus) / bacillosporine *f*
1361 **aerotaxis** / Aerotaxis *f* (anziehender bzw. abstoßender O_2-Einfluß auf Aerobier bzw. Anaerobier) / aérotactisme *m*
1362 **aerotonometer** / (Blut)gastonusmesser *m* / aérotonomètre *m*
1363 **aerotropism** / Aerotropismus *m* (positive [CO_2] und negative [O_2] Pflanzen[teil]bewegung) / aérotropisme *m*
1364 **aerotympanal** / luft-trommelfell(leitung)-bezüglich / tympano-aérien

1365 **aero(-urethro)cystoscopy** / Aero(-urethro)-zystoskopie *f* (Besichtigung der luftgefüllten Blase [mit Urethroskop]) / aéro(-urétro)-cystoscopie *f*
1366 **Aesculapius** / Aesculapius (lat. Form von 'ΑΣΚΛΗΠΙΟΣ = Asklepios: Gott der Heilkunst) / Æsculapius
1367 **Aesculus** / Roßkastanie (Wirkstoff: Aescin) / Aesculus hippocastanum (Hippocastanaceae)
1368 **afebrile (apyretic)** / fieberlos (fieberfrei) / apyrétique (afébrile)
1369 **afermentosis** / Afermentie *f* (Fehlen von Fermenten, bes. in Verdauungssäften) / afermentose *f*
1370 **affectability** / Anfälligkeit *f* (Krankheitsbereitschaft) / affectabilité *f*
1371 **affect(ation)** / Affekt *m* (periphernervöse Bewegung + zentralnervöse Erregung) / affect(ation *f*) *m*
1372 **affected** / affiziert, affektiert (befallen, geziert) / affecté
1373 **affection** / Affektion *f* ([bes. dermat.] Erkrankung) / affection *f*
1374 **(affection, hydrocephaloid)** / (HALL' Syndrom) (Pseudohydrozephalie) / (syndrome de HALL)
1375 **affection, primary tuberculous** / Primäraffekt, tuberkulöser *m* (Organherd) / affection tuberculeuse primaire *f*
1376 **affective** / affektbezüglich (-betont) / affectif
1377 **affectivity** / Gemütserregbarkeit *f* (als Neurosen-, [Psychosen]grundlage) / affectivité *f*
1378 **afferent** / zuführend / afférent
1379 **afferent loop stasis** / Syndrom der zuführenden Schlinge (Nach Billroth II auftretende klinische Erscheinungen) / syndrome d'anse afférente
1380 **afferentopathy** / Afferenthopathie *f* (Erkrankung der zuführenden Darmschlinge nach Gastrektomie) / afférentopathie *f*
1381 **affiliation** / Vaterschaftzuschreibung *f* / affiliation *f*
1382 **affiliation order, negative** / Vaterschaftsausschluß *m* (durch Blutgruppengutachten nicht möglich, wenn Kind 0, A, B von AB-, A von A-, B von B-, AB von 0-Mutter) / recherche négative de paternité *f*
1383 **affiliation order, positive** / Vaterschaftsnachweis *m* (forensisch nur wahrscheinlich durch erbbiol. Gutachten) / recherche positive de paternité *f*
1384 **affinity (, chemical)** / Affinität *f* (geistige Verwandtschaft [Neigung zu chem. (Ver)-bindung]) / affinité (chimique) *f*
1385 **affirmation** / Bejahung *f* / affirmation *f*
1386 **affix (affixed, affixing)** / fixieren (angeheftet, befestigend) / fixer (fixé, fixant)
1387 **affliction** / Niedergeschlagenheit *f* / affliction *f*
1388 **affluence blocking** / Einflußstauung *f* (von Harn in Blase, Blut in Herz) / affluence, blocage d' *m*
1389 **afflux(ion)** / Zustrom *m* (Blut, Lymphe) / afflux *m*
1390 **affusion, cold** / Guß, kalter *m* / affusion froide *f*
1391 **afibrinogenemia** / Afibrinogenämie-Syndrome (Angeborener oder erworbener Fibrinogenmangel) / afibrinogénémie
1392 **aflatoxins** / Aflatoxine *n* (Aspergillus-flavus-Gifte) / aflatoxines *f*
1393 **after-birth** / Nachgeburt *f* (Fruchtkuchen *m*) / arrière-faix (délivre) *m*
1394 **after-care** / Nachbeobachtung *f* / surveillance (de convalescents) *f*
1395 **after-condensation** / Nachverdichtung *f* (zahnärztl. Füllmaterials) / condensation ultérieure *f*
1396 **after-cure** / Nachkur *f* / cure secondaire *f*
1397 **after-current** / Nachstrom *m* (Muskel- oder Nervstrom nach elektr. Behandlung) / courant tardif *m*
1398 **after-discharge** / Nachentladung *f* (Persistieren einer Nervenreizantwort) / décharge persistante *f*
1399 **after-effect** / Nachwirkung *f* (Folgeerscheinung) / effet ultérieur *m* (séquelle *f*)
1400 **after-hearing** / Nachhören *n* (einer Hörwahrnehmung) / audition persistante *f*
1401 **after-image (-vision)** / Nachbild *n* (einer Sehwahrnehmung: gleichfarbig = positives, gegenfarbig = negatives, bleibend = krankhaftes) / image persistante (accidentelle) *f*
1402 **after-movement** / Nachbewegung *f* (Spontanelevation eines gelähmten Arms durch idiomuskuläre Kontraktion beim Drücken gegen harten Gegenstand [KOHNSTAMM' Phänomen]) / mouvement consécutif *m*
1403 **afternoon, in the** / nachmittags / après-midi, dans l'
1404 **after-perception** / Nachwahrnehmung *f* (erst nach Reizende) / postperception *f*
1405 **after-potential** / Nachpotential *n* (EEG-Krampfwelle: [spike and] wave) / arrière-onde *f*
1406 **after-sensation (-impression)** / Nachempfindung *f* (über Reizende hinaus) / postsensation *f*
1407 **after-sleep** / Nachschlaf *m* / sommeil secondaire *m*
1408 **after-sound** / Nachklang *m* (Persistieren einer Klangempfindung) / bruit persistant *m*
1409 **after-stain** / Nachfärbung *f* (mit andrer Farblösung zwecks Detaildifferenzierung) / coloration secondaire *f*
1410 **after-taste** / Nachgeschmack *m* / arrière-goût *m*
1411 **after-treatment** / Nachbehandlung *f* / traitement consécutif *m*
1412 **after-trouble** / Nachkrankheit *f* (Zweitkrankheit) / trouble secondaire *m*
1413 **after-wave (final wave)** / Nachschwankung *f* (T-Welle im Ekg) / onde (phase) terminale *f*
1414 **afunction** / Funktionsverlust *m* / fonction, perte de *f*
1415 **agalactia (, contagious)** / Agalaktose *f* (primäre Stillunfähigkeit [Infektionskrankheit bei Schafen]) / agalactose *f*
1416 **Agalactosuria** / Agalaktosurie *f* (keine Galaktose im Urin) / agalactosurie *f*
1417 **agalorrhea** / Agalorrhoe *f* (kein Milchfluß) / agalorrhée *f*

1418 **agametes** / Agameten *m* (nicht zur Kopulation bestimmte Protozoenstadien) / agamètes *m*
1419 **agammaglobulinemia** / Agammaglobulinämie *f* (vollständiges Fehlen von γ-Globulinen) / agammaglobulinémie *f*
1420 **agammaglobulinemia, congenital** / Agammaglobulinämie, angeborene *f* (rezessiv erblicher Defekt männl. Neugeborener bei Ausfall der für die Lymphozytenreifung und -verteilung verantwortlichen Thymusdrüse) / agammaglobulinémie congénitale *f*
1421 **agamogenesis** / Fortpflanzung, ungeschlechtliche *f* / agamogenèse *f*
1422 **agar-agar** / Agar-Agar *n* (Gelatine aus Rotalgen) / gélose *f* (agar-agar) *m*
1423 **agar, asparagin** / Asparagin-Agar *n* / gélose à l'asparagine *f*
1424 **agar, bile** / Galle-Agar *n* / gélose à la bile *f*
1425 **agar, bismuth-sulfite** / Wismut-Sulfit-Agar *n* (Elektivnährboden) / gélose au sulfite de bismuth *f*
1426 **agar, blood (chocolate)** / Blut-Agar *n* (erhitzt als Influenzabakteriennährboden) / gélose au sang (cuit) *f*
1427 **agar, brillant green-eosin** / Brillantgrün-eosin-Agar *n* / gélose au vert brillant-éosine *f*
1428 **agar, calcium carbonate** / Calciumcarbonat-Agar *n* / gélose au carbonate de calcium *f*
1429 **agar, china-blue** / Chinablau-Agar *n* (zur Keimzahlbestimmung in Milch) / gélose au bleu de faïence *f*
1430 **agar, corn meal** / Maismehl-Agar *n* / gélose de la farine de maïs *f*
1431 **agar, dehydrated** / Agar in Puderform *n* / gélose en poudre *f*
1432 **agar, desoxycholate-citrate** / Desoxycholat-Citrat-Agar *n* (Elektivnährboden) / gélose au désoxycholate-citrate *f*
1433 **agar, dextrose** / Traubenzucker-Agar *n* / gélose glucosée *f*
1434 **agar, egg albumin (yolk)** / Eiweiß-Agar (Eigelb-) *n* / gélose au blanc (jaune) d'œuf *f*
1435 **agar, eosin-methylene blue** / Eosinmethylenblau-Agar *n* / gélose à l'éosine-bleu de méthylène
1436 **agar, esculin** / Äsculin-Agar *n* / gélose à l'esculine *f*
1437 **agar, fish gelatin** / Fischbouillon-Agar *n* / gélose au bouillon de poisson *f*
1438 **agar, (freshly passed) urine** / Frischurin-Agar *n* / gélose à l'urine fraîche *f*
1439 **agar, fuchsin** / Fuchsin-Agar *n* / gélose à la fuchsine *f*
1440 **agar, glycerin** / Glycerin-Agar *n* / gélose glycérinée *f*
1441 **agar, granular** / Agar, granuliertes *n* / gélose en paillettes *f*
1442 **agar, iron** / Eisen-Agar *n* / gélose au fer *f*
1443 **agar, iron-urea** / Eisen-Harnstoff-Agar *n* / gélose au fer-urée *f*
1444 **agar, lactose litmus** / Lackmusmilch-Agar *n* (Lactose-Indikator-Nährboden) / gélose lactosée *f*
1445 **agar, lead acetate** / Bleiacetat-Agar *n* / gélose à l'acétate plombique *f*
1446 **agar, malachite-green** / Malachitgrün-Agar *n* (Elektivnährboden) / gélose au vert-malachite *f*
1447 **agar, malt extract** / Malzextrakt-Agar *n* / gélose maltosée *f*
1448 **agar, meat extract** / Fleischextrakt-Agar *n* / gélose à l'extrait de viande *f*
1449 **agar, milk** / Milch-Agar *n* / gélose au lait *f*
1450 **agar, nitrogen** / Stickstoff-Agar *n* / gélose au nitrogène *f*
1451 **agar, nutritive** / Nähr-Agar *n* / gélose nutritive *f*
1452 **agar, oblique** / Schrägagar *n* (in Röhrchen schräg erstarrtes) / gélose oblique *f*
1453 **agar, phenol(phthalein)** / Phenol(phthalein)-Agar *n* / gélose phénolisée *f*
1454 **agar plate** / Agar in Platten *n* / gélose en plaques *f*
1455 **agar, potato** / Kartoffel-Agar *n* / gélose aux pommes de terre *f*
1456 **agar, serum** / Serum-Agar *n* / gélose au sérum *f*
1457 **agar, sugar** / Zucker-Agar *n* / gélose au sucre *f*
1458 **agar, sugar-peptone** / Zucker-Pepton-Agar *n* (Pilznährboden) / gélose à la peptone sucrée *f*
1459 **agar, tissue** / Bindegewebe-Agar *n* / gélose au tissu *f*
1460 **agar, water-blue dextrose** / Wasserblau-Dextrose-Agar *n* (zur quantitativen Bakteriophagendiagnostik) / gélose au bleu de mer et à la dextrose *f*
1461 **agar, yeast** / Hefe-Agar *n* / gélose à la levure *f*
1462 **Agaricus** / Fliegenpilz (Wirkstoff: Muscarin) / Amanita muscaria (Agaricaceae)
1462a **agastria** / Agastrie *f* (ohne Magen[-Darmkanal], z.B. Bandwurm) / agastrie *f*
1463 **agastric** / agastrisch (nach Magenresektion) / agastrique
1464 **age (aged, aging)** / altern (gealtert, alternd) / vieillir (vieilli, vieillissant)
1465 **age** / Alter *n* / âge *m*
1466 **age, advanced** / Alter, vorgerücktes *n* / âge avancé *m*
1467 **age, biological** / Alter, biologisches (Leistungsalter) *n* / âge biologique *m*
1468 **age, calendar** / Alter, kalendarisches *n* (Greisenalter) / âge calendaire *m*
1469 **age, dentition** / Dentitionsalter *n* (des Kindes, abhängig von Gebäralter der Mutter) / âge de dentition *m*
1470 **age, embryonal (coital, fertilization, menstrual, ovulational)** / Alter, embryonales *n* (seit Empfängnis, Eibefruchtung, [letzter] Menstruation, Ovulation) / âge embryonnaire (coïtal, de fertilisation, menstruel, ovulationnel) *m*
1471 **age, legal; (of age)** / Großjährigkeit *f* (großjährig) / majorité *f* (majeur)
1472 **age limit** / Altersgrenze *f* / âge, limite d' *f*
1473 **agenesia** / Agenesie *f* (Nichtbildung: Fehlen [eines Organs] mangels Anlage) / agénésie *f*
1474 **agenesia, cerebellar** / Kleinhirnagenesie *f*

(Fehlen manchmal ohne klin. Symptome) / agénésie cérébellaire *f*
1475 **agenesis, ovarian** / ULLRICH-TURNER' Syndrom (Intersexform mit Chromosomenaberration X0) / syndrome d'ULLRICH-TURNER
1476 **agenitalism** / Agenitalismus *m* (Fehlen des Geschlechtsapparats) / agénitalisme *m*
1477 **agenosomus** / Agenosomus *m* (Mißgeburt ohne Geschlechtsorgane) / agénosome *m*
1478 **agent** / Agens *n* (Wirkstoff) / agent *m*
1479 **agent, dispersion** / Dispersionsmittel *n* (Lösungsmittel der Dispersionsphase) / agent de dispersion *m*
1480 **agent of epidemics** / Seuchenerreger *m* / agent d'épidémies *m*
1481 **agent, external, internal oncogenic** / Agens, äußeres, inneres onkogenes *n* (Karzinogen, virusaler Nucleinfaktor) / agent oncogène externe, interne *m*
1482 **agent, immunosuppressive** / Agens, immunsuppressives *n* (immunologische Gedächtnisinformationen unterdrückendes) / agent immunosuppressif *m*
1483 **agents, immunosuppressive** / Agentien, immunsuppressive *n* (in hohen Dosen auch körpereigne Abwehr unterdrückende Chemotherapeutica [LETTRÉ]) / agents immunosuppressifs *m*
1484 **agent, oxidizing** / Oxydationsmittel *n* / agent oxydant *m*
1485 **agents, pathogenic provocative** / Erreger, pathogene *m* (Mikrobien mit infektiösen Eigenschaften) / agents provocateurs pathogènes *m*
1486 **agents, physical** / Naturkräfte *f* / agents physiques *m*
1487 **agents, pyogenic provocative** / Eitererreger *m* (Staphylo-, Strepto-, Gono-, Pneumo-, Meningokokken; Pseudomonas pyocyanea, Escherichia coli, Salmonella typhi) / agents provocateurs pyogènes *m*
1488 **agent, vegetable plant-protective** / Pflanzenschutzmittel, pflanzliches *n* (für Säugetiere ungiftiges Pyrethrum) / produit protecteur végétal pour plantes *m*
1489 **ageusia** / Ageusie *f* (Geschmackverlust) / agueusie *f*
1490 **age-worn** / altersschwach / caduc
1491 **agger of the nose** / Agger nasi (agger = Damm: Schleimhautwulst vor der mittleren Nasenmuschel) / agger du nez
1492 **aggloids** / Aggloide *n* (inkomplette Antikörper) / aggloïdes *m*
1493 **agglomeration** / Agglomeration *f* (Zusammenballung, z. B. von Zellen) / agglomération *f*
1494 **agglutinable** / agglutinierbar / agglutinable
1495 **agglutinate (agglutinated, agglutinating)** / agglutinieren (agglutiniert, agglutinierend) / agglutiner (agglutiné, agglutinant)
1496 **agglutinate (clump)** / Agglutinat *n* (Ergebnis einer [Bakterien]zusammenballung) / agglutinat *m*
1497 **agglutination** / Agglutination *f* (Zusammenballung von Agglutininen mit Agglutinogenen) / agglutination *f*
1498 **agglutination, acidic** / Säureagglutination *f* (unspezif. Agglutination bei Einwirkung von Natronlauge-Milchsäuregemisch auf Bakterienkulturen) / agglutination acidique *f*
1499 **agglutination, cold** / Kälteagglutination *f* (Agglutination normaler Blutkörperchen durch unspezif. Kälteagglutinine bei 0–5 °C) / agglutination froide *f*
1500 **agglutination electrophoresis** / Agglutinationselektrophorese *f* / agglutination, électrophorèse d' *f*
1501 **agglutination, group (cross)** / Gruppenagglutination *f* (Zusammenballung verschiedener Bakterienarten mit gleichen Teilantigenen) / agglutination de groupe *f*
1502 **agglutination, H-** / H-Agglutination *f* (flokkige von Bakterien mit H-Antigen unter Einfluß spezif. Antikörper) / agglutination H *f*
1503 **agglutination, heat** / Wärmeagglutination *f* (Agglutination normaler Blutkörperchen durch unspezif. Wärmeagglutinine bei Körpertemperatur) / agglutination chaude *f*
1504 **agglutination, (im)mediate** / Agglutination, (un)mittelbare *f* / agglutination (im-)médiate *f*
1505 **agglutination, inhibition of** / Agglutinationshemmung *f* (bei frischen Seren möglich) / agglutination, inhibition d' *f*
1506 **agglutination L-** / L-Agglutination *f* (L-Mikrobienzusammenballung) / agglutination L *f*
1507 **agglutination, listeria** / Listeria-Agglutination *f* (serol. Reaktion bei Listerioseverdacht) / agglutination listérienne *f*
1508 **agglutination, macroscopic, microscopic** / Agglutination, makroskopische, mikroskopische *f* / agglutination macroscopique, microscopique *f*
1509 **agglutination, O-** / O-Agglutination *f* (körnige von Bakterien mit O-Antigenen) / agglutination O *f*
1510 **agglutination, paradoxical** / Zonenagglutination *f* (mit negativen Reaktionszonen) / agglutination paradoxale *f*
1511 **agglutination, plasma** / Plasm(a)agglutination *f* (Schnelltest zur Unterscheidung pathogener und apathogener Mikrokokken) / agglutination de plasma *f*
1512 **agglutination titer** / Agglutinationstiter *m* (die Zusammenballung einer Agglutinogenmenge gerade noch bewirkende Immunserumverdünnung) / agglutination, titre d' *m*
1513 **agglutinator** / Agglutinator *m* (agglutinierender Stoff) / agglutinateur *m*
1514 **agglutinins** / Agglutinine *n* (mit Agglutinogenen unter Zusammenballung reagierende thermolabile Antikörper [GRUBER-DURHAM, 1896]) / agglutinines *f*
1515 **agglutinin, chief** / Hauptagglutinin *n* / agglutinine principale *f*
1516 **agglut(in)ogen(ic)s** / Agglutinogene *n* (suspensoiddisperse korpuskuläre Antigene: Bakterien und Blutzellen) / agglutinogènes *m*

1517 **agglutinogens, blood group** / Blutgruppenagglutinogene *n* (bereits im fet. Nabelschnurblut nachweisbare Faktoren) / agglutinogènes des groupes sanguins *m*
1518 **agglutinoids** / Agglutinoide *n* (Phagozytose fördernde, nur Bindung bewirkende [erhitzte] Agglutinine) / agglutinoïdes *m*
1519 **agglutinophilic** / agglutinophil / agglutinophile
1520 **agglutinophore** / Agglutininträger *m* / agglutinophore *m*
1521 **agglutinoscope** / Agglutinationsbeobachtungsgerät *n* / agglutinoscope *m*
1522 **agglutometer** / Agglutinationsmesser *m* (makroskopisch) / agglutomètre *m*
1523 **aggravate (aggravated, aggravating)** / erschweren (verschlimmert, gravierend) / aggraver (aggravé, aggravant)
1524 **aggravation** / Aggravatio(n) *f* (Übertreibung subjektiver Krankheitserscheinungen) / aggravation *f*
1525 **aggregate (aggregated, aggregating)** / massieren (massiert, massierend) / agréger (agrégé, agrégeant)
1526 **aggregate** / Haufwerk *n* / agrégat *m*
1527 **aggregation** / Massierung *f* (Vereinigung von Teilchen) / agrégation *f*
1528 **aggregation, states of** / Aggregatzustände *m* (gasförmig, flüssig, fest) / agrégation, états d' *m*
1529 **aggressinogen** / Aggressinogen *n* (Aggressinbildner) / agressinogène *m*
1530 **aggressins** / Aggressine *n* (bakt. Angriffstoffe auf Gewebe) / agressines *f*
1531 **aggressive** / aggressiv (angreiferisch) / agressif
1532 **aggressivity** / Angriffskraft *f* (-lust) / agressivité *f*
1533 **aggressor** / Angreifer *m* / agresseur *m*
1534 **agitate (agitated, agitating)** / erregen (erregt, erregend) / agiter (agité, agitant)
1535 **agitation** / Schütt(e)lung *f* (labor.) / agitation *f*
1536 **agitophasia (agitographia, agitolalia)** / Agitophasie *f* (psych. bedingte Schreib- und Sprechhast) / agitophasie (agitographie, agitolalie) *f*
1537 **aglandular** / drüsenarm / aglandulaire
1538 **aglaucopsia** / Aglaukopsie *f* (γλαυκός = licht[grün]) / aglaucopsie *f*
1539 **aglobulia** / Aglobulie *f* (zuwenig [rote] Blutkörper) / aglobulisme *m*
1540 **aglomerular** / glomerulilos / aglomérulaire
1541 **aglossia** / Aglossie *f* (Zungenlosigkeit) / aglossie *f*
1542 **aglycemia** / Aglykämie *f* / aglycémie *f*
1543 **aglycone (genin)** / Aglykon *n* (Genin: zukkerfreie Wirkungskomponente der Glykoside) / génine *f*
1544 **aglycosuria** / Aglucosurie *f* / aglycosurie *f*
1545 **agmatology** / Frakturenlehre *f* (ἀγμός = Bruch) / agmatologie *f*
1546 **agmen** / Haufe *m* (Gruppe) / amas *m*
1547 **agminated** / gehäuft (gruppenförmig geordnet) / agminé
1548 **agnail (hangnail)** / Neidnagel *m* («Niednagel») / envie de l'ongle *f*
1549 **agnate** / Agnat *m* (Nachgeborener) / agnat *m*
1550 **agnathia** / Kieferlosigkeit *f* / agnathie *f*
1551 **agnea** / Agnea *f* (ἄγνοια = Unkenntnis: Nicht[wieder][er]kennen [der Umgebung]) / agnea *f*
1552 **agnogenic** / agnogen (ätiologisch ungeklärt) / agnogène
1553 **agnosia, acoustic, optic (, olfactory, gustatory, tactile)** / Agnosie *f* (hirnpath. bedingte Unfähigkeit, richtige Sinneseindrücke richtig zu deuten, bes. «Seelen»taubheit, -blindheit) / agnosie acoustique, optique *f*
1554 **agnosia, digital** / Fingeragnosie *f* (Fingernamenamnesie bei Scheitellappenherden) / agnosie digitale *f*
1555 **agnosis** / Agnosis *f* (bewußter Verzicht auf eine [nichtmögliche] Diagnose [BÜRGER, 1935]) / agnosis *f*
1556 **agomphiasis** / (Backen)zahnlosigkeit *f* (γόμφος = Backenzahn) / agomphose *f*
1557 **agonad(al)** / geschlechtsdrüsenlos / agonad(iqu)e
1558 **agony (of mind)** / Todeskampf *m* (Seelenqual *f*) / agonie (mentale) *f*
1559 **agoraphobia** / Platzangst *f* / agoraphobie *f*
1560 **agrammatism** / Agrammatismus *m* (hirnpath. bedingte ungrammatische Sprechweise) / agrammatisme *m*
1561 **agranulo(cyto)sis** / Agranulozytose *f* (Schwund der neutrophilen Leukozyten im Blut) / agranulocytose *f*
1562 **agranulo(cyto)sis, aplastic** / Agranulozytose, aplastische *f* (ohne Neubildung [Granulophthisis]) / agranulocytose aplastique *f*
1563 **agranulocytosis, cyclic** / Agranulozytose, periodische *f* / agranulocytose cyclique *f*
1564 **agranulocytosis, infantile genetic** / KOSTMANN' Syndrom (Rezessiv erbliche Säuglingsagranulozytose) / agranulocytose génétique infantile
1565 **agranulo(cyto)sis, plastic** / Agranulozytose, plastische *f* (mit Neubildung, aber Blockierung im Knochenmark) / agranulocytose plastique *f*
1566 **agranuloplasia** / Granulozytenaplasie *f* (keine Bildung von granulierten weißen Blutkörperchen im Mark) / agranulocytoplasie *f*
1567 **agraphia, absolute** / Agraphie *f* (hirnpath. bedingte [absolute] Schreibunfähigkeit bei erhaltener Denkfähigkeit) / agraphie absolue *f*
1568 **agraphia (, acoustic, optic)** / Nachschreibunfähigkeit *f* (gehörter, gesehener Vorlagen) / agraphie (acoustique, optique) *f*
1569 **agraphia, amnemonic (, mental [cerebral], literal, verbal, musical)** / Schreibunfähigkeit, Ideen- (, Gedanken-, Satz-, Wort-, Symbol-) *f* / agraphie amnémonique (mentale [cérébrale], littérale, verbale, musicale) *f*
1570 **agraphia, atactic** / Schreibbewegungsunfähigkeit *f* (bei erhaltener Bewegungsfähigkeit) / agraphie atactique *f*

1571 **agree(ment)** / bewilligen (Einwilligung *f*) / agréer (agrément *m*)
1572 **agriothymia** / Agriothymie *f* (ἄγριος = wild: wilder Wahnsinn) / agriothymie *f*
1573 **Agrobacterium** / Agrobacterium (Baktgatt. der Rhizobiaceae) / agrobactérie *f*
1574 **agromania** / Einsamkeitssucht *f* (ἀγρός = Feld) / agromanie *f*
1575 **agrypnia (ahypnia)** / Schlaflosigkeit (, krankhafte) *f* / agrypnie (insomnie) *f*
1576 **agrypnotic** / schlafvertreibend(es Mittel *n*) / agrypnotique (*m*)
1577 **agyria** / Agyrie *f* / (ohne Windungen) / agyrie *f*
1578 **AHOP syndrome** / Adipositas-Hyperthermie-Oligomenorrhoe-Parotis-Syndrom (Dienzephale Regulationsstörung) /«parotidite diencéphalique» (RAUCH)
1579 **A-hypervitaminosis syndrome** / Hypervitaminose-A-Syndrom (Durch fortgesetzte Überdosierung von Vitamin A ausgelöste Krankheitserscheinungen) / syndrome d'hypervitaminose A
1580 **aid** / Hilfe *f* / aide *f*
1581 **aid, medical** / Hilfe, ärztliche *f* / assistance médicale *f*
1582 **aidoiomania** / Sexualmanie *f* (αἰδοῖα = Scham) / aidoïomanie *f*
1583 **ailing** / kränkelnd / malingre
1584 **ailurophobia** / Ailurophobie *f* (αἴλουρος = Katze) / ailourophobie *f*
1585 **aimless** / ziellos (psych.) / but, sans
1586 **ainhum** / Ainhum *m* (afr. absägen: Dactylolysis spontanea) / aïnhum *m*
1587 **air** / Luft *f* (Träger der Schallwellen) / air *m*
1588 **air, alkaline** / Luft, alkalische *f* (freies Ammoniak) / air alcalin *m*
1589 **air, (arterial, venous) alveolar** / Lungenbläschenluft (, arterielle, venöse) *f* (5,6% CO_2, 14,7% O_2, 79,7% N) / air alvéolaire (artériel, veineux) *m*
1590 **air bladder (bubble)** / Luftblase *f* (röntg. Magenblase) / air, vessie (bulle) d' *f*
1591 **air block** / Luftblock *m* (schwere Dyspnoe bei mediastinalem Emphysem) / air, bloc d' *m*
1592 **air circulation** / Luftzirkulation *f* / air, circulation d' *f*
1593 **air of collapse** / Kollapsluft *f* (bei Anlegen eines Pneumothorax entweichende Residualluft) / air de collapsus *m*
1594 **air, complemental; (inspiratory reserve)** / Komplementärluft *f* (über Inspiration hinaus inspirierbare: 1500 ccm) / air complémentaire *m*
1595 **air, dephlogisticated** / Luft, gereinigte *f* (Sauerstoff) / air oxygéné *m*
1596 **air draught** / Luftzug *m* / air, courant d' *m*
1597 **air, dry, humid** / Luft, trockne, feuchte *f* / air sec, humide *m*
1598 **air filter** / Luftfilter *m* / air, filtre d' *m*
1599 **air, fixed** / Luft, fixierte *f* (Kohlendioxyd) / air fixé *m*
1600 **air, fresh, foul** / Luft, frische, verdorbene *f* / air frais, vicié (corrompu) *m*
1601 **air, hot** / Heißluft *f* / air chaud *m*
1602 **air, inspired, expired** / Ein-Ausatmungsluft *f* / air inspiratoire, expiratoire *m*
1603 **air, liquid, solid** / Luft, flüssige, feste *f* / air liquide, solide *m*
1604 **air, minimal** / Minimalluft *f* (in Lungen verbleibende Residualluft nach Anlegen eines Pneumothorax) / air minimal *m*
1605 **air pillow (mattress, cushion)** / Luftkissen *n* / air, coussin à (matelas d') *m*
1606 **air pollution** / Luftverunreinigung *f* (durch chem.-atmosphärische Reaktionen von Schwebeteilchen, z.B. SO_2 [Schwefeldioxyd] → SO_3 [Schwefelsäureanhydrid durch Schwebeteilchen] → SO_4H_2 [Schwefelsäure durch Nebel]) / air, pollution d' *f*
1607 **air pressure (, atomospheric, barometric, pneumatic)** / Luftdruck *m* (atmosphärischer, barometrischer, pneumatischer) / air, pression de l' *f*
1608 **air requirement of man** / Luftbedarf des Menschen *m* (~125 000 l/d) / air, besoin de l'homme en *m*
1609 **air, reserve; (expiratory reserve)** / Reserveluft *f* (über Exspiration hinaus exspirierbare: 1500 ccm) / air supplémentaire *m*
1610 **air, residual** / Residualluft *f* (nach Exspiration der Reserveluft in Lungen verbleibende: 1200 ccm) / air résiduel *m*
1611 **air, respiratory; (tidal volume)** / Respirationsluft *f* (500 ccm Atem[zug]volumen) / air respiratoire (courant) *m*
1612 **air, stationary** / Luft, stationäre *f* (während normaler Atmung in Lungen verbleibende) / air stationnaire *m*
1613 **air temperature** / Lufttemperatur *f* / air, température de l' *f*
1614 **air want** / Luftmangel *m* / air, manque d' *m*
1615 **air-dressing** / Wundbehandlung, offne *f* / traitement des plaies à ciel ouvert *m*
1616 **air-drying** / Lufttrocknung *f* / air, séchage à l' *m*
1617 **airing** / Lüftung *f* / aérage *m*
1618 **airtight (hermetic)** / luftdicht / hermétique
1619 **airway, artificial** / Luftweg, künstlicher *m* (Intubations[narkosen]röhre) / voie aérienne artificielle *f*
1620 **akatanoesis** / Selbstverständnismangel *m* (κατανοέω = kennenlernen [HEVEROCH, 1914]) / acatanoèse *f* (impossibilité de comprendre soi-même)
1621 **akeratosis** / Akeratose *f* (Hornbildungsmangel) / akératose *f*
1622 **akidogalvanocauterization** / Elektronadelkauterisation *f* / acidogalvanocautérisation *f*
1623 **akidology** / Akidologie *f* (ἀκίς = scharf: Lehre und Kunst, mit scharfen [chirurgischen] Instrumenten umzugehen) / akidologie *f*
1624 **akidopeirastic** / Nadel(stich)methode *f* (πεἰρασις = Prüfung) / akidopéirastique *f*
1625 **akinesia (akinesis)** / Bewegungsarmut *f* (auch psych.) / acinésie (akinésie) *f*
1626 **akinesia, algesic** / Akinesia algera (vom Schmerz diktierte Muskelbewegungsarmut [MÖBIUS]) / acinésie algique *f*
1627 **akinesia, amnestic** / Unbeholfenheit *f* (beim

Umgang mit Nichtvertrautem) / acinésie amnestique *f*
1628 **akinesic** / bewegungsarm (psych.) / acinésique
1629 **akinesis, crossed** / Bewegungslähmung, kontralaterale *f* / akinésie croisée *f*
1630 **akinesis, reflex** / Reflexbewegungsschwäche *f* / akinésie réflexe *f*
1631 **akinesthesia** / Akinästhesie *f* (Verlust des Muskelbewegungssinns) / acinesthésie *f*
1632 **akinetic** / muskellähmend(es Mittel *m*) / acinétique (*m*)
1633 **aknephascopia** / Zwielichtblindheit *f* (κνέφας = Dämmerung) / acnéphascopie *f*
1634 **ala (wing)** / Ala (Flügel *m*) / aile *f*
1635 **ala of the central lob(ul)e** / Ala lob(ul)i centralis / aile du lob(ul)e central
1636 **ala of the crest of cock** / Ala cristae galli / aile de la crête de coq
1637 **alactoflavinosis** / Alactoflavinose *f* (Vitamin-B_2-Mangelerscheinungen) / alactoflavinose *f*
1638 **ALAJOUANINE's syndrome** / ALAJOUANINE' Syndrom (Angeborene Lähmung isolierter Nerven) / syndrome d'ALAJOUANINE («double pied bot et double paralysie faciale et de la sixième paire»)
1639 **alalia** / Sprechunfähigkeit *f* (periphere Artikulationsstörung) / alalie *f*
1640 **alalia, idiopathic** / Sprechunfähigkeit, idiopathische *f* (Hörstummheit) / alalie idiopathique *f*
1641 **alalia, relative** / Sprechunfähigkeit, relative *f* (erschrockenes Verstummen stotternder Kinder [MERKEL]) / alalie relative *f*
1642 **alalic** / sprachlos / alalique
1643 **alanine** / Alanin *n* (α-Aminopropionsäure; RNS-Triplets: CUG, CAG, CCG) / alanine *f*
1644 **alastrim** / Alastrim *m* (bras. brennender Zunder: Kaffernpocken) / alastrim *m*
1645 **albefaction (albation)** / Bleichen *n* (intrans.) / albifaction (albation) *f*
1646 **albescent, albicant** / blaß, weißlich / albescent, albicant
1647 **albinism** / Albinismus-Syndrom (Erbliche Pigmentstoffwechselstörung) / albinisme
1648 **albinism, partial, total** / Albinismus *m* (partieller oder totaler Hautpigmentmangel) / albinisme partiel, total *m*
1649 **albino** / Albino *m* (Weißhaut) / albinos *m*
1650 **albinoid** / albinoähnlich / albinoïde
1651 **albinuria** / Albinurie *f* (farblose Harnausscheidung) / albinurie *f*
1652 **albocinereous (substance)** / weiß-grau(e Substanz *f*) / blanche-grise (, substance *f*)
1653 **ALBRIGHT's disease** / ALBRIGHT' Syndrom (Polyostotische Fibroplasie mit Dyspigmentation und Pubertas praecox) / maladie d'ALBRIGHT-MCCUNE-STERNBERG
1654 **albugin** / Albumin-Globulin *n* / albugine *f*
1655 **albugineotomy** / Albugineotomie *f* (Tunica-albuginea-Schnitt) / albuginéotomie *f*
1656 **albugineous** / augenweißbezüglich / albugineux
1657 **albuginitis** / Albuginitis *f* (Tunica-albuginea-Entzündung) / albuginite *f*
1658 **albugo** / Leukom *n* (weiße Hornhautnarbe) / leucome *m* (taie *f*)
1659 **albumen** / Albumen (Eiweiß) *n* / albumen *m*
1660 **albumins** / Albumine *n* (wasserlösliche [Blut]eiweißkörper) / albumines *f*
1661 **albumin, acid, alkali(ne)** / Albumin, saures, alkalisches *n* / albumine acide, alcaline *f*
1662 **albumin, animal, vegetable** / Albumin, tierisches, pflanzliches *n* / albumine animale, végétale *f*
1663 **albumin, coagulated, caseiniform** / Albumin, koaguliertes, kaseinförmiges *n* (mit, ohne Hitze sich bildend) / albumine coagulée, caséiniforme *f*
1664 **albumin, native, normal human** / Albumin, natives, therapeutisches *n* / albumine native, thérapeutique *f*
1665 **albuminates** / Albuminate *n* (Alkali-Albuminverbindungen) / albuminates *m*
1666 **albuminaturia** / Albuminaturie *f* / albuminaturie *f*
1667 **albuminemia (albuminosis)** / Albuminämie *f* (erhöhter Albuminblutspiegel) / albuminémie (albuminose) *f*
1668 **albuminemia, double** / Doppelalbuminämie *f* (mit 2 elektrophoretisch verschiedenen Albuminfraktionen) / albuminémie double *f*
1669 **albumin(ifer)ous** / albuminartig (-haltig) / albumineux (albuminifère)
1670 **albuminimeter** / (Urin)albumingehaltmesser *m* / albuminimètre *m*
1671 **albuminocholia** / Albuminocholie *f* (Albumin in Galle) / albuminocholie *f*
1672 **albuminogenic (albuminiparous)** / albuminerzeugend (-hervorbringend) / albuminogénique (albuminipare)
1673 **albuminoid** / eiweiß(körper)ähnlich / albuminoïde
1674 **albuminoids** / Albuminoide *n* (Skleroproteine mit Schutzfunktion: Keratine, Elastine, Kollagene) / albuminoïdes *m*
1675 **albuminolysis** / Albuminzerfall *m* / albuminolyse *f*
1676 **albuminoptysis** / Albuminoptyse *f* (Albumin im Sputum) / albuminoptys(i)e *f*
1677 **albuminur(et)ic** / albuminausscheidend (Albuminausscheidung fördernd) / albuminur(ét)ique
1678 **albuminuria (albuminorrhea)** / Albuminausscheidung (, erhöhte) *f* / albuminurie (albuminorrhée) *f*
1679 **albuminuria, concomitant (cardiac, febrile, gouty, hematogenous, neurotic, pretuberculous)** / Albuminurie, begleitende *f* (bei Herzfehlern, Fieber, Gicht, hämatogene, nervöse, prätuberkulöse) / albuminurie concomitante *f* (cardiaque, fébrile, goutteuse, hématogène, névrotique, prétuberculeuse)
1680 **albuminuria, functional (accidental [adventitious, pseudo-], cyclic [of adolescence, recurrent], dietetic, essential [orthostatic], intermittent [transient], paroxysmal, regulatory [athletic])** / Albuminurie, physiologische *f* (nichtnierenbedingte: zufällige, zyklische, diätetische, essentielle, vorübergehende, anfallweise, regulatorische) / albuminurie

fonctionnelle *f* (accidentelle, cyclique, diététique, essentielle, intermittente, paroxysmique, régulatrice)
1681 **albuminuria, lordotic** / Albuminurie, lordotische *f* (Eiweißharnen bei Lordose) / albuminurie lordotique *f*
1682 **albuminuria, march** / Marschalbuminurie *f* / albuminurie de marche *f*
1683 **albuminuria, palpation** / Palpationsalbuminurie *f* (vorübergehende nach kräftiger Nierenpalpation) / albuminurie de palpation *f*
1684 **albuminuria, true (renal [residual], prerenal, postrenal)** / Albuminurie, echte *f* (nierenbedingte) / albuminurie vraie *f* (rénale [résiduelle], prérénale, postrénale)
1685 **albumoid** / Albumoid *n* (Gerüsteiweiß unbekannten Aufbaus) / albumoïde *m*
1686 **albumosemia** / Albumosämie *f* / albumosémie *f*
1687 **albumoses** / Albumosen *f* (primäre Abbauprodukte der Eiweißkörper: Propeptone) / albumoses *f*
1688 **albumosuria, enterogenic, hepatogenic, puerperal, pyogenic** / Albumosurien *f* (bei Darmschleimhautulzerationen, bei Leberaffektionen, im Wochenbett, bei Exsudationsresorptionen) / albumosurie entérogène, hépatogène, puerpérale, pyogène *f*
1689 **Alcaligenes** / Alcaligenes (Baktgatt. der Achromobacteriaceae) / alcaligène *m*
1690 **Alcaligenes, fecal** / Alcaligenes faecalis (physiol. Darmsaprophyt, außerhalb path.) / alcaligène fécal *m*
1691 **alcaptonuria syndrome** / Alkaptonurie-Syndrom (Erbliche Störung des Phenylalanin-Tyrosinstoffwechsels mit Alkaptonurie, Arthritis, Ochronose) / ochronose endogène
1692 **alcogel** / Gel, alkoholisches *n* / alcogel *m*
1693 **alcohol, absolute** / Alcohol absolutus (99 Vol%) / alcool absolu *m*
1694 **alcohol addict** / Alkoholiker *m* / alcool, adonné à l'; (ivrogne) *m*
1695 **alcohol, batylic** / Batylalkohol *m* (in Lebertran) / alcool batylique *m*
1696 **alcohol, benzylic** / Benzylalkohol *m* / alcool benzylique *m*
1697 **alcohol, butylic** / Butylalkohol *m* (Butanol) / alcool butylique *m*
1698 **alcohol, carnaubylic** / Carnaubylalkohol *m* / alcool carnaubylique *m*
1699 **alcohol, cerylic** / Cerylalkohol *m* (Cerotin) / alcool cérylique *m*
1700 **alcohol, cetylic** / Cetylalkohol *m* (aus Walrat[öl]) / alcool cétylique *m*
1701 **alcohol, coffee, tobacco** / Alkohol, Kaffee, Tabak *m* (an- und abregend, extravertierend, introvertierend) / alcool, café, tabac *m*
1702 **alcohol, commerce** / Alkohol, einfacher *m* / alcool commercial *m*
1703 **alcohol dehydr(ogen)ase** / Alkoholdehydr(ogen)ase *f* / alcool-déshydr(ogén)ase *f*
1704 **alcohol, denaturated (methylated)** / Alkohol, denaturierter (vergällter) *m* / alcool dénaturé (méthylé) *m*
1705 **alcohol, diluted (reduced)** / Alkohol, verdünnter *m* / alcool dilué *m*
1706 **alcohol dressing** / Alkoholverband *m* / alcool, compresses à l' *f*
1707 **alcohol, evaporating** / Alkohol, verdampfender *m* / alcool évaporant *m*
1708 **alcohol, monovalent, polyvalent** / Alkohol, einwertiger, mehrwertiger *m* (je nach O–H-Gruppen) / alcool monovalent, polyvalent *m*
1709 **alcohol, nicotinic** / Alcohol nicotinicus / alcool nicotinique *m*
1710 **alcohol percentage** / Alkoholgehalt *m* / alcool, pourcentage d' *m* (teneur en *f*)
1711 **alcohol percentage determination of blood** / Alkohol(gehalt)bestimmung *f* (aus dem Blut [Widmark]) / détermination de la teneur en alcool du sang *f*
1712 **alcohol, polyatomic** / Alkohol, mehratomiger *m* / alcool polyatomique *m*
1713 **alcohol (, primary, secondary, tertiary)** / Alkohol *m* (arab. das Feine: primärer $-CH_2(OH)$, sekundärer $=CH(OH)$, tertiärer $\equiv C(OH)$) / alcool (primaire, secondaire, tertiaire) *m*
1714 **alcohol, propylic** / Propylalkohol *m* (normaler) / alcool propylique *m*
1715 **alcohol, rectified** / Alkohol, gereinigter *m* / alcool rectifié *m*
1716 **alcohol residue** / Alkoholrest *m* (Alkohol ohne H-Ionen) / alcool, reste (résidu) d' *m*
1717 **alcohol, unsaturated** / Alkohol, ungesättigter *m* / alcool nonsaturé *m*
1718 **alcoholate** / Alkoholat *n* (entsteht, wenn Alkalimetalle unter H-Entwicklung auf Alkohol einwirken) / alcoolat(e) *m*
1719 **alcoholature** / Tinktur, alkoholische *f* (aus Pflanzen) / alcoolature (teinture alcoolique de plantes fraîches) *f*
1720 **alcoholemia, -uria** / Alkoholämie, -urie *f* / alcoolémie, -urie *f*
1721 **alcoholic** / alkoholisch / alcoolique
1722 **alcoholism** / Alkoholrausch *m* / alcoolisme *m*
1723 **alcoholism, prosperity** / Wohlstandsalkoholismus *m* / alcoolisme d'aisance *m*
1724 **alcoholization** / Alkoholisation *f* (Behandlung mit Alkohol, z. B. -Umschlägen) / alcoolisation *f*
1725 **alcoholize** / alkoholisieren (in Alkohol verwandeln) / alcooliser
1726 **alcoholomania** / Trunksucht *f* / alcoolomanie *f*
1727 **alcoholometer** / Alkoholmesser *m* / alcoolomètre *m*
1728 **alcoholophilia** / Alkoholbedürfnis (, krankhaftes) *n* / alcoolophilie *f*
1729 **alcohol(oxid)ase** / Alkohol(oxyd)ase *f* ([Milchsäure zu] Alkohol katalysierendes Ferment) / alcool(oxyd)ase *f*
1730 **alcoholysis** / Alkoholyse *f* (Spaltung einer –C–C-Bindung durch Alkoholeinwirkung) / alcoolyse *f*
1731 **alcosol** / Kolloidlösung, alkoholische *f* / alco(o)sol *m*
1732 **aldehyde** / Aldehyd *m* (Alcoholus dehydrogenatus [Liebig, 1835]) / aldéhyde *m*

1733 **aldehydes** / Aldehyde *m* (reduzierbare Oxydationsprodukte der primären Alkohole mit $\mathrm{C}\begin{smallmatrix}/\!/\mathrm{O}\\ \backslash\mathrm{H}\end{smallmatrix}$ -Gruppe) / aldéhydes *m*

1734 **aldehyde acids** / Aldehydsäuren *f* (Verbindungen mit Aldehyd- und Carboxylgruppen) / aldéhyde, acides d' *m*

1735 **aldehyde alcohols** / Aldehydalkohole *m* (Oxydationsprodukte diprimärer Alkohole) / aldéhyde, alcools d' *m*

1736 **aldehydomutase** / Aldehydmutase *f* (Dismutationen beschleunigendes Ferment) / aldéhydomutase *f*

1737 **aldehyd(oxid)ase** / Aldehyd(oxyd)ase *f* (Aldehyde zu entsprechenden Carbonsäuren oxydierendes Ferment) / aldéhyd(oxyd)ase *f*

1738 **aldohexose** / Aldohexose *f* (Aldehydzucker mit 6 C-Atomen [Glucose]) / aldohexose *f*

1739 **aldol** / Aldol *n* (Kondensation zweier Aldehydmoleküle) / aldol *m*

1740 **aldolase** / Aldolase *f* (Aldol katalysierendes Ferment) / aldolase *f*

1741 **aldopentose** / Aldopentose *f* (Aldehydzucker mit 5 C-Atomen [Ribose]) / aldopentose *m*

1742 **aldoses** / Aldosen *f* (aus KH [Polyalkoholen] durch Dehydrierung der Aldehydgruppe [Alkoholgruppe] zur Carboxylgruppe entstehende Zucker) / aldoses *m*

1743 **aldosterone** / Aldosteron *n* (mineralotropes NNR-Hormon 18-Oxycorticosteron) / aldostérone *f*

1744 **aldosteronism, primary** / CONN' Syndrom (Primärer Aldosteronismus durch NNR-Tumoren bzw. -Hyperplasie) / aldostéronisme primaire

1745 **aldosteronism, secondary** / Aldosteronismus, sekundärer *m* (vermehrte Aldosteronausscheidung) / aldostéronisme secondaire *m*

1746 **aldotetrose** / Aldotetrose *f* (Aldehydzucker mit 4 C-Atomen) / aldotétrose *m*

1747 **ALDRICH's syndrome** / WISCOTT-ALDRICH' Syndrom (X-chromosomal verankerte [Defekt]thrombozytopenie mit Infektanfälligkeit [und] oder Ekzembereitschaft) / syndrome de WISCOTT-ALDRICH

1748 **aleatoric** / aleatorisch (vom Zufall abhängig) / aléatoire

1749 **alecithal** / alecithal (ohne Dotter) / alécithe

1750 **alembic** / Destillierkolben *m* (arab. alimbiq) / alambic *m*

1751 **alemmal** / neurilemmlos / alemmique

1752 **alethia** / Nichtvergessenkönnen *n* (psych.) / aléthie *f*

1753 **aleukemia** / Aleukämie *f* (Leukämie ohne Vermehrung der Leukozyten) / aleucémie *f*

1754 **aleukemic** / aleukämisch / aleucémique

1755 **aleukemoid** / aleukämieähnlich / aleucémique, d'aspect

1756 **aleukia, hemorrhagic** / Aleukia haemorrhagica (ῥήγνυμι = zerreißen: hochgradiger Granulozyten- und Thrombozytenschwund) / aleucie hémorragique *f*

1757 **aleukocytosis** / Aleukozytose *f* (Leukopenie) / aleucocytose *f*

1758 **Aleuriospores** / Aleuri(ospor)en *f* (ungeschlechtlich an Pilzhyphen entstehende Ektosporen) / aleuriospores *f*

1759 **aleurones** / Aleurone *n* (ἄλευρον = Mehl: Getreideeiweißkörner) / aleurones *f*

1760 **alexia, linear** / Alexie, lineare *f* (Zeilenblindheit [MOSSE, 1954] bei kindlichen Neurosen, z.B. nach «comic-books»-Lektüre) / alexie linéaire *f*

1761 **alexia (, verbal)** / Alexie *f* (Wort-, Buchstaben-, Zeichenblindheit bei erhaltenem Sehvermögen [KUSSMAUL]) / alexie (cécité verbale) *f*

1762 **alex(in)ic** / alexi(n)ebezüglich / alex(in)ique

1763 **alex(in)ocyte** / Alexinozyt *m* (Abwehrstoffe produzierende [eosinophile] Zelle) / alex(in)ocyte *m*

1764 **alexins** / Alexine *n* (ἀλέξω = schützen: eiweißartige bakterienschädigende Abwehrstoffe [BUCHNER], Komplemente [EHRLICH]) / alexines *f*

1765 **alexipharmac** / Schutzmittel *n* (schützende Arznei) / alexipharmaque *m*

1766 **alexipyretic** / Fieberschutzmittel *n* / alexipyrétique *m*

1767 **alexofixagen** / Alexofixagen *n* (die Bildung komplementbindender Antikörper anregendes Antigen) / alexofixagène *m*

1768 **alexofixagin** / Alexofixagin *n* (durch Alexofixagenanregung gebildeter komplementbindender Antikörper) / alexofixagine *f*

1769 **alga** / Alge *f* (Seegras) / algue *f*

1770 **algedonic** / lust-schmerzbezüglich (ἄλγος = Schmerz, ἡδονή = Lust) / algédonique

1771 **algefacient (cooling)** / kältend (algor = Kälte) / rafraîchissant (réfrigérant)

1772 **algeoscopy** / Algeoskopie *f* (Druckschmerzprüfung bes. der Haut) / algéoscopie *f*

1773 **alg(es)ia** / Schmerz(haftigkeit *f*) *m* / alg(és)ie *f*

1774 **algesic** / schmerzend (schmerzhaft) / algique

1775 **algesi(chrono)meter** / Algesi(chrono)meter *n* (Schmerzempfindungs[zeit]messer) / algési(chrono)mètre *m*

1776 **algesthesia** / Schmerzempfindung *f* / algesthésie *f*

1777 **algicide** / Schmerzbetäubungsmittel *n* / algicide *m*

1778 **algid** / algidus (kalt) / algide

1779 **algidity (algidism)** / Kälte(zustand *m*) *f* / algidité *f* (algidisme *m*)

1780 **alginuresis** / Alginurie *f* (Schmerzen beim Wasserlassen) / alginurie *f*

1781 **algogenic** / schmerzverursachend / algésiogénique

1782 **algoglandular, -muscular, -vascular** / drüsenschmerz-, muskelschmerz-, gefäßschmerzbezüglich / algoglandulaire, -musculaire, -vasculaire

1783 **algolagnia, active, passive** / Algolagnie *f* (λαγνεία = Wollust: Sadismus, Masochismus) / algolagnie *f*

1784 **algomenorrhea** / Menstruation, schmerzhafte *f* / algoménorrhée *f*

1785 **algometer, pressure** / Druck(schmerz)empfindlichkeitsmesser *m* / algomètre à (la) pression *m*

1786 **algophilia, algophobia** / Schmerzlibido, Schmerzangst *f* / algophilie, algophobie *f*

1787 **algopsychalia** / Algopsychalie *f* (Psychose mit schmerzhaft ängstigenden Halluzinationen) / psychalgalie *f*
1788 **algosis** / Algenkrankheit *f* / algose *f*
1789 **algospasm** / Krampfschmerz *m* (schmerzhafter Spasmus) / algospasme *m*
1790 **Alice in Wonderland syndrome** / Alice-im-Wunderland-Syndrom (Psychischer Symptomenkomplex mit Illusionen und Pseudohalluzinationen sowie Störungen im optischen Bereich) / syndrome de dépersonnalisation
1791 **alienated** / geist(es)gestört / aliéné
1792 **alienation** / Entfremdung *f* / aliénation *f*
1793 **alienation, mental** / Geisteszerrüttung *f* / aliénation mentale *f*
1794 **alienia** / Alienie *f* (Fehlen der Milz) / aliénie *f*
1795 **alienism** / Alienismus *m* ([Beschäftigung mit] Geisteskrankheit[en]) / aliénisme *m*
1796 **alienist** / Irrenarzt *m* / aliéniste *m*
1797 **aliform (wing-shaped)** / flügelförmig / aliforme
1798 **alimentary** / lebensmittelbezüglich (-unterhaltbezüglich) / alimentaire
1799 **alimentology** / Lebensmittelkunde *f* / alimentologie *f*
1800 **aliments** / Lebensmittel *n* / vivres *m*
1801 **alimony** / Lebensunterhalt *m* / aliments *m*
1802 **alinasal** / nasenflügelbezüglich / alinasal
1803 **alinement** / Bißregulierung *f* (dent.) / alinement *m*
1804 **alinjection** / Alkoholinjektion *f* / alinjection *f*
1805 **aliphatic** / aliphatisch (sind alle [nichtzyklischen] C-Verbindungen mit offner Kette, sog. Fettverbindungen) / aliphatique
1806 **alipogenetic** / nichtfettbildend / nonlipogén(ét)ique
1807 **alipoidic** / fettfrei (fettarm) / alipoïdique
1808 **alipotropic** / alipotrop (ohne Einfluß auf Fettstoffwechsel) / alipotrop(hiqu)e
1809 **aliquorrhea, acute** / Liquorunterdruck-Syndrom (Durch Absinken des Liquordrucks entstehender Symptomenkomplex) / pseudoméningite aiguë
1810 **alizarin** / Alizarin *n* (levant. alizari = Krapp(p)flanze: 1,2-Dioxyanthrachinon) / alizarine *f*
1811 **alkalemia** / Alkaliämie *f* (echte Alkalose) / alcalémie *f*
1812 **alkalescent** / alkalisierend / alcalescent
1813 **alkali** / Alkali *n* (arab. alqaliy: Laugensalz) / alcali *m*
1814 **alkalis** / Alkalien *n* (Hydroxyde der Alkalimetalle: K, Na, Li, Rb, Cs) / alcalis *m*
1815 **alkali, caustic, fixed, free, volatile** / Alkali, ätzendes, gebundenes, freies, flüchtiges *n* / alcali caustique, fixé, libre, volatil *m*
1816 **alkali charge** / Alkalibelastung *f* (der Niere experim.) / charge alcaline *f*
1817 **alkalis, earthy** / Erdalkalien *n* (Erden, alkalische *f*) / corps alcalinoterreux *m*
1818 **alkali, percentage of** / Alkaligehalt *m* / alcali, teneur en *f*
1819 **alkali, poor in** / alkaliarm / alcali, pauvre en
1820 **alkali reserve** / Alkalireserve *f* (Säurebindungsvermögen: potentielle alkalische Wertigkeit des Bluts) / réserve alcaline *f*
1821 **alkali residue** / Alkalirückstand *m* / résidu alcalin *m*
1822 **alkali resistance** / Alkaliresistenz *f* / résistance alcaline *f*
1823 **alkaliferous** / alkalihaltig / alcalifère
1824 **alkalifying (alkaligenous)** / alkalibildend (alkalischen Ursprungs) / alcalifiant (alcaligène)
1825 **alkalimeter** / Alkalimesser *m* / alcalimètre *m*
1826 **alkalimetric(al)** / alkalimetriebezüglich / alcalimétrique
1827 **alkalimetry** / Alkalimetrie *f* (Laugen[gehalt]-maßanalyse einer Flüssigkeit) / alcalinimétrie *f*
1828 **alkaline** / alkal(in)isch / alcalin *m*
1829 **alkal(in)ity** / Alkal(in)ität *f* / alcal(in)ité *f*
1830 **alkalipenia** / Alkalimangel *m* (im Blut) / alcalipénie *f*
1830a **alkalisoluble** / alkalilöslich / alcalisoluble
1831 **alkalizable** / alkalisierbar / alcalisable
1832 **alkalization** / Alkalisierung *f* / alcalisation *f*
1833 **alkalize (alkalized, alkalizing)** / alkalisieren (alkalisiert, alkalisierend) / alcaliser (alcalisé, alcalisant)
1834 **alkaloid** / alkaliähnlich / alcaloïde
1835 **alkaloids** / Alkaloide *n* (org. Pflanzenbasen: stickstoffhaltige Wirkstoffe [in Pflanzen]) / alcaloïdes *m*
1836 **alkaloids, cadaveric** / Leichenalkaloide *n* (Ptomaine) / alcaloïdes cadavériques *m*
1837 **alkalosis** / Alkalose *f* (kompensierter Basenüberschuß bzw. Säuremangel im Blut) / alcalose *f*
1838 **alkalotic** / alkalosebezüglich / alcalosique
1839 **alkaluria** / Alkaliurie *f* / alcalinurie *f*
1840 **alkapton** / Alkapton *n* (Homogentisinsäure) / alcaptone *f*
1841 **alkaptonuria** / Alkaptonurie *f* / (Ausscheidung Alkali «erfassenden» Harns) / alcaptonurie *f*
1842 **alkylate** / alkylieren (Alkyle in chem. Verbindungen einführen) / alcoyler
1843 **alkylenes** / Alkylene *n* (zweiwertige KW-Radikale, z.B. Methylen) / alcoylènes *m*
1844 **alkyls** / Alkyle *n* (einwertige Radikale gesättigter KW-Stoffe bzw. Alkoholreste, z.B. Methan [CH_4] – Methyl [CH_3]) / alcoyles *m*
1845 **all** / omnia (alles) / tout
1846 **all or none** / Alles-oder-Nichts-Gesetz *n* (maximale Verkürzung des Herzmuskels schon bei Schwellenreizen) / relation de tout ou rien *f*
1847 **all(ach)esthesia** / All(ach)ästhesie *f* (ἀλλαχῇ = anderswo: Berührungsempfindung an berührungsferner Stelle) / all(ach)esthésie *f*
1848 **allachesthesia, optical** / Allachästhesie, optische *f* (Verlegung eines Netzhautreizes in diagonal entgegengesetzten Quadranten) / allachesthésie optique *f*
1849 **allaitement, mixed** / Zwiemilchernährung *f* (Mutter-Kuhmilch) / allaitement mixte *m*
1850 **allantiasis** / Wurstvergiftung *f* (ἀλλᾶς = Wurst) / allantiasis *f*
1851 **allantoin** / Allantoin *n* (Purinstoffwechselendprodukt von Säugetieren) / allantoïne *f*

1852 **allantois** / Allantois *f* (= Wursthaut: Urharnsack) / allantoïde *f*
1853 **allele** / Anlagepaarling *m* (ἀλλήλων = zueinandergehörig) / allèle *m*
1853a **allelia** / Allel(omorph)ismus *m* (Allelie = Genpartnerschaft: gegenseitige Vertretungsmöglichkeit zweier «ortsgleicher» Allele) / allélisme *m*
1854 **allelomorph(ic)** / allelomorph (allel[ogen] = [erbanlage]paarig) / allélomorph(iqu)e
1855 **allelopathy** / Allelopathie *f* (Wechselwirkung der Pflanzen aufeinander) / allélopathie *f*
1856 **allelotaxy** / Allelotaxis *f* (Entwicklung eines Organs aus verschiedenen Anlagen) / allélotaxie *f*
1857 **allergen** / Allergen *n* (Allergie verursachender Eiweißkörper) / allergène *m*
1858 **allergens, endo-, exogenic** / Allergene, endo-, exogene *n* / allergènes endo-, exogènes *m*
1859 **allergenetic** / allerg(en)isierend / allergénétique
1860 **allergenic** / allergenbezüglich / allergénique
1861 **allergenicity** / Allergencharakter *m* / allergénicité *f*
1862 **allergic** / allergisch (anders reagierend) / allergique
1863 **allergin** / Antikörper, allergener *m* / allergine *f*
1864 **allergization** / Allergisierung *f* (Sensibilisierung und Antikörperbildung gegen [allergenes] Antigen) / allergisation *f*
1865 **allergodermia** / Hautaffektion, allergische *f* / dermatose allergique *f*
1866 **allergologist** / Allergiespezialist *m* / allergologue *m*
1867 **allergology** / Allergieforschung *f* / allergologie *f*
1868 **allergometry** / Allergometrie *f* (Prüfung des Reaktionsstands des Organismus, z. B. mit Tuberculin) / allergométrie *f*
1869 **allergosis** / Allergose *f* (durch Allergenisierung bedingte Krankheit) / allergose *f*
1870 **allergy** / Allergie *f* (ἀλλεργάζομαι = anderswirken: durch AAR bedingte Reaktionslageveränderung nach Allergenberührung [Allergenisierung]) / allergie *f*
1871 **allergy, aliment, drug** / Nahrungsmittelallergie, Arzneimittelallergie *f* / allergie alimentaire, médicamenteuse *f*
1872 **allergy, bacterial, contact (pollen)** / Allergie, bakterielle, Kontakt- *f* / allergie bactérienne, de contact *f*
1873 **allergy, delayed, immediate** / Allergie, verzögerte, unmittelbare *f* / allergie retardée, immédiate *f*
1874 **allergy, endocrine, physical (cold, heat, light)** / Allergie, hormonale, physikalische *f* / allergie endocrine, physique *f*
1875 **allergy, latent, spontaneous** / Allergie, Test-, Spontan- *f* / allergie latente, spontanée *f*
1876 **allergy, pathological (hereditary)** / Allergie, pathologische (erblich bedingte) *f* / allergie pathologique (héréditaire) *f*
1877 **allergy, physiological (induced)** / Allergie, physiologische (ausgelöste) *f* / allergie physiologique (provoquée) *f*
1878 **allergies, skin** / Hautallergien *f* (z. B. durch orale Antidiabetica) / allergies de la peau *f*
1879 **alleviate (alleviated, alleviating)** / leichtmachen (gemildert, lindernd) / adoucir (adouci, adoucissant)
1880 **alleviation** / Linderung *f* / allégement *m*
1881 **alliaceous** / alliumbezüglich (knoblauchartig) / alliacé
1882 **alligation** / Alligation *f* (Mischungsrechnung: Berechnung der Einzelwerte einer Mischung) / alligation *f*
1883 **alliteration** / Alliteration *f* (Stabreimdichtung, Stab[reim]reden [psych.]) / allittération *f*
1884 **Allium** / Knoblauch (Wirkstoff: Alliin) / Allium sativum (Liliaceae)
1885 **allo** / allo (andersartig: Vorsilbe [für Cis-Trans-Isomere]) / allo
1885a **allobiosis** / Allobiose *f* (Leben in andrer Umwelt) / allobiose *f*
1886 **allocatalysis** / Allokatalyse *f* (mit fremdem Katalysator) / allocatalyse *f*
1887 **allocentric** / allozentrisch (nichtegozentrisch) / allocentrique
1888 **allocheiria** / Allocheirie *f* (Reizempfindung an entgegengesetzter Extremität [z. B. bei Tabes (Obersteiner)]) / allochirie *f*
1889 **allochezia** / Allochezie *f* (χέω = ausgießen: anomale Ausscheidung, z. B. Faeces oral, Nichtfäzes anal) / allochécie (élimination contraire) *f*
1890 **allocholesterol** / Cholesterinisomer *n* / allocholestérol *m*
1891 **allochroic (allochroisme)** / wechselfarbig (Farbänderung *f*) / allochroïque (allochroïsme *m*)
1892 **allochromasia** / Verfärbung *f* / allochromasie *f*
1893 **allodiploidy** / Allodiploidie *f* (Diploidie durch Vereinigung zweier verschiedener Chromosomensätze) / allodiploïdie *f*
1894 **allodromy (, cardiac)** / (Herz)stolpern *n* / allodromie (cardiaque) *f*
1895 **allo-erotism** / All(o)erotismus *m* / all(o-)érotisme *m*
1896 **allogamy** / Fremdbestäubung *f* / allogamie *f*
1897 **allogenic** / allogen ([ent]gegenwirkend) / allogène
1898 **allo-isomerism** / All(o)isomerismus *m* (an Summenformel nicht erkennbare, auf Reihenfolge der Atome beruhende chem. und phys. Eigenschafts- [Strukturformel]unterschiede von Isomeren) / all(o-)isomérisme *m*
1899 **allokinesia** / Allokinesie *f* (1. unwillkürliche Bewegung, 2. anderseitige Gegenbewegung) / allocinésie *f*
1900 **allolactosis** / Allolactose *f* (Lactos[e]isomer) / allolactose *m*
1901 **allolalia** / Allolalie *f* (Fehlreden psych.) / hétérolalie *f*
1902 **allomerism** / Allomerismus *m* (Umwandlung eines chem. Stoffs in die Kristallform) / allomérisme *m*
1903 **allometropia (antimetropia)** / Allometropie *f* (Antimetropie: in beiden Augen verschie-

dene [entgegengesetzte] Lichtbrechung) / hétérométropie (antimétropie) *f*
1904 **allomorphism** / Allomorphismus *m* (Umwandlung der Kristallform in einen chem. Stoff) / allomorphisme *m*
1905 **allopathy** / Allopathie *f* (Contraria contraribus curare, z.B. Hitze mit Kälte) / allopathie *f*
1906 **allophanamide** / Biuret *n* (Harnstoffderivat aus 2 Molekülen Harnstoff unter Abgabe von 1 Molekül Ammoniak) / allophanamide *m*
1907 **allophasis** / Sprechverwirrung *f* (deliriös) / hétérophasie *f*
1908 **allophthalmia** / Allophthalmie *f* (Achsen- oder Farbverschiedenheit beider Augen) / hétérophtalmie *f*
1909 **alloplasmatic** / alloplasmatisch (dem Protoplasma gegenüber differenziert) / alloplasmatique
1910 **alloplasty** / Allotransplantat *n* (artfremdes Ersatzgewebe, bes. auch anorg.) / allotransplantation *f*
1911 **allopolyploid** / allopolyploid (ist mehr als 2 verschiedene Chromosomensätze enthaltende Zelle) / allopolyploïde
1912 **alloproteinemia** / Alloproteinämie *f* (Dysproteinämie: Bluteiweißkörperveränderungen) / alloprotéinémie *f*
1913 **alloproteins** / Alloproteine *n* (path. veränderte Bluteiweißkörper) / alloprotéines *f*
1914 **allopsychic** / allopsychisch (seelisch anders als die andern) / allopsychique
1915 **allopsychoses** / Allopsychosen *f* (Geisteskrankheiten mit fehlender Außenweltorientierung [Wernicke]) / allopsychoses *f*
1916 **allorhythmia (allodromy)** / Allorrhythmie *f* ([Herz]rhythmusstörung) / allorythmie *f*
1917 **allose** / Allose *f* (Glucos[e]isomer) / allose *f*
1918 **allotopic** / allotop (ortsverschieden, am falschen Platz, ungewöhnlich gelagert) / allotopique
1919 **allotoxin** / Allotoxin *n* (körpereignes Gegengift) / allotoxine *f*
1920 **allotrio-** / allotrio- (ἀλλότριος = fremdartig, psych. auffällig) / allotrio-
1921 **allotriodontia (allotriolith, allotriuria)** / Zahnbildung, ungewöhnliche *f* (ungewöhnliche Stein-, Urinbildung) / allotriodontie *f* (allotriolithe *m*, allotriurie *f*)
1922 **allotriogeus(t)ia (allotriosmia, allotriophagia)** / Geschmacksrichtung, auffällige *f* (auffällige Geruchs-, Appetitrichtung) / allotriogeustie (allotriosmie, allotriophagie) *f*
1923 **allotriomorphous** / uncharakteristisch geformt(er Kristall *m*) / allotriomorphe (*m*)
1924 **allotropism** / Allotropismus *m* (Umwandlung eines chem. Stoffs in verschiedene Kristallformen) / allotropisme *m*
1925 **alloxan** / Alloxan *n* (Oxydationsprodukt der Harnsäure [Liebig]) / alloxane *f*
1926 **alloxantin** / Alloxantin *n* (reduziertes Alloxan) / alloxantine *f*
1927 **alloxazine** / (Iso)alloxazin *n* (Lactoflavinbaustein) / alloxazine *f*
1928 **alloxins** / Alloxine *n* (Purinstoffwechselprodukte: Adenin, Guanin, Hypoxanthin, Xanthin) / alloxines *f*
1929 **alloxur(em)ia** / Alloxur(äm)ie *f* / alloxur(ém)ie *f*
1930 **allspice** / Nelkenpfeffer *m* / piment *m*
1931 **allyl (C_3H_5)** / Allyl *n* (einwertiges Radikal von Allium) / allyle *m*
1932 **allylamine** / Allylamin *n* / allyle-amine *f*
1933 **allylisothiocyanate (mustard volatile oil)** / Allylisothiocyanat *n* / allyle, isothiocyanate d' *m*
1934 **allylthio-urea** / Allylthioharnstoff *m* (thyreostatische Substanz) / allyle-thi(o)urée *f*
1935 **alochia** / Alochie *f* (λοχεῖος = zur Geburt gehörig: Ausbleiben der Lochien) / lochies, absence des *f*
1936 **aloe** / Aloe (vera) / aloès *m*
1937 **alogia** / Alogie *f* (Sprechunvermögen bei Läsionen des Sprachzentrums) / alogie *f*
1938 **aloin** / Aloealkaloid *n* (Barbados- und Curaçao-Aloe) / aloïne *f* (beurre d'aloès *m*)
1939 **alopecia** / Alopezie *f* (ἀλωπεκία = Fuchsräude: Haarschwund) / alopécie *f*
1940 **alopecia areata** / Alopecia areata (Kreishaarschwund: Pelade) / alopécie en aires *f*
1941 **alopecia, atrophic** / Alopecia atrophicans (Pseudopelade mit atrophischen Herden) / pseudopelade *f*
1942 **alopecia, congenital, hereditary** / Alopecia adnata, hereditaria / alopécie congénitale, héréditaire *f*
1943 **alopecia, neurotic, traumatic** / Alopecia neurotica, traumatica / alopécie neurotique, traumatique *f*
1944 **alopecia, parvimaculate** / Alopecia parvimaculata (epidemisch bei Kindern) / alopécie parvimaculée *f*
1945 **alopecia, premature, senile** / Alopecia praematura, senilis / alopécie prématurée, sénile *f*
1946 **alopecia, seborrheic** / Alopecia pityrodes (Schinnenhaarschwund *m*) / alopécie séborrhéique *f*
1947 **alopecia, symptomatic, syphilitic** / Alopecia symptomatica, syphilitica / alopécie symptomatique, syphilitique *f*
1948 **alpha-particles** / Alphateilchen *n* (Heliumkerne) / alpha-particules *m*
1949 **alpha-prothromboplastin deficiency** / Hämophilie-Syndrom, klassisches (Rezessiv erbliche Blutungsbereitschaft infolge Thromboplastinmangels oder -bildungsstörung) / syndrome par manque de thromboplastine
1950 **alpha-rays** / Alphastrahlen *m* (Korpuskularstrahlen aus Heliumkernen) / rayons alpha *m*
1951 **«already heard», «- seen» («- lived»)** / «schon gehört», «- gesehen», («- erlebt») (Erinnerungsfälschung, psychopath. oder bei starker Ermüdung) / «déjà entendu», «- vu» («- vécu»)
1952 **alter(ate)** / alterieren ([sich] [krankhaft] [ver]ändern, verschlechtern, aufregen) / altérer
1953 **alteration** / (Ver)änderung *f* (Störung, Belästigung) / altération *f*
1954 **alterations in function, in structure** / Funk-

tions-, Strukturveränderungen *f* / altérations fonctionnelles, structurales *f*
1955 **alterations of the portion, epithelial** / Portioepithelveränderungen *f* (H I abnormes, H II unruhiges, H III atypisches Epithel) / stades de HINSELMANN *m*
1956 **alternans of the heart** / (Pulsus) alternans ([ar]rhythmischer Wechsel zwischen großer und kleiner Kontraktur) / pouls alternant *m*
1957 **alternans of the heart, electric** / Alternans, elektrischer *m* (verschieden hoher QRS-Komplex, bei Tachykardie ohne Bedeutung) / pouls alternant électrique *m*
1958 **Alternaria** / Alternaria *f* (antibiotischer Pflanzenschwärzepilz) / alternaria *f*
1959 **alternate (alternated, alternating)** / alternieren (im Wechsel, abwechselnd) / alterner (alterné, alternant)
1960 **alternation** / Wechsel *m* / alternation *f*
1961 **alternation of generation** / Generationswechsel *m* (Wechsel zwischen getrenntgeschlechtiger und hermaphroditischer Generation) / génération alternante *f*
1962 **alternative** / alternativ (nur eine von zwei Möglichkeiten lassend) / alternatif
1963 **althaea leaves, root** / Folia, Radix althaeae (officinalis) (Mucilaginosa Eibischblätter, -wurzel) / althaea, feuilles d', racine d' *f*
1964 **altitude** / Höhenlage *f* (steigert Immunität gegen Virusinfektionen) / altitude *f*
1965 **altruism** / Altruismus *m* (Uneigennützigkeit) / altruisme *m*
1966 **alum ($K_2Al_2(SO_4)_4 \cdot 24H_2O$)** / Alumen (Alaun *m*) / alun *m*
1967 **aluminate** / Aluminat *n* (tonsaures Salz) / aluminate *m*
1968 **alumin(ifer)ous** / alaunartig (tonerdehaltig) / alumineux (aluminifère)
1969 **aluminium (Al 13 26,97)** / Aluminium (Aluminium *n*) / aluminium *m*
1970 **aluminium acetate ($C_6H_9AlO_6$)** / Aluminii acetas (Aluminiumacetat *n*) / aluminium, acétate d' *m*
1971 **aluminium carbonate ($Al_2(CO_3)_3$)** / Aluminii carbonas (Aluminiumcarbonat *n*) / aluminium, carbonate d' *m*
1972 **aluminium chloride (chloralum) ($AlCl_3 \cdot 6H_2O$)** / Aluminii chloridum (Aluminiumchlorid *n*, Chloralaun *m*) / aluminium, chlorure d' *m*
1973 **aluminium hydroxide (, colloidal) ($Al(OH)_3$)** / Aluminii hydroxydum colloidale ([kolloidales] Aluminiumhydroxyd *n*) / aluminium, hydroxyde (colloïdal) d' *m*
1974 **aluminium sulfate ($Al_2(SO_4)_3 \cdot 18H_2O$)** / Aluminii sulfas (Aluminiumsulfat *n*) / aluminium, sulfate d' *m*
1975 **aluminiumammonium sulfate ($NH_4Al(SO_4)_2 \cdot 12H_2O$)** / Aluminii et Ammonii sulfas (Ammoniakalaun *m*) / aluminium et ammonium, sulfate double d' *m*
1975a **aluminiumpotassium sulfate ($(SO_4)_4Al_2K_2 \cdot 24H_2O$)** / Aluminii et Kalii sulfas (Kalialaun *m*) / aluminium et potassium, sulfate double d' *m*
1976 **aluminiumsodium sulfate ($Al_2(SO_4)_3Na_2SO_4 \cdot 24H_2O$)** / Aluminii et Natrii sulfas (Natronalaun *m*) / aluminium et sodium, sulfate double d' *m*
1977 **aluminize(d)** / alaunen (alaungebeizt) / aluner (aluné)
1978 **aluminosis** / Aluminose *f* (Aluminiumstaublunge) / aluminose *f*
1979 **alveobronchiolitis; (lobular pneumonia)** / Bronchopneumonie *f* (von Bronchus ausgehende Lungenentzündung) / bronch(iol)ite alvéolaire; (pneumonie catarrheuse) *f*
1980 **alveocondylean, -nasal, -palatal** / zahnfachfortsatz-, -nasen-, -gaumenbezüglich / alvéocondylien, -nasal, -palatal
1981 **alveolar** / alveolär (Alveolus betreffend) / alvéolaire
1982 **alveolate(d)** / kleinfächern (kleingefacht) / alvéoler (alvéolé)
1983 **alveolectomy** / Zahnfachresektion *f* / alvéolectomie *f*
1984 **alveoli** / Alveoli (alveolus Dim. v. alveus = Bienenkorb) / alvéoles *f*
1985 **alveoli, dental** / Alveoli dentales (Zahnfächer) / alvéoles dentaires
1986 **alveoli, pulmonary** / Alveoli pulmonis (Lungenbläschen, kleinste Einheit des Respirationstrakts) / alvéoles pulmonaires
1987 **alveoliform** / fachförmig (sind Ausweitungen mit weitem Lumen) / alvéoliforme
1988 **alveolitis** / Zahnfachentzündung *f* / alvéolite *f*
1989 **alveo(lo)dental, -labial, -lingual** / zahnfachzahn-, -lippen-, -zungenbezüglich / alvéo(lo)dentaire, -labial, -lingual
1990 **alveolotomy** / Zahnfacheröffnung *f* / alvéolotomie *f*
1991 **alveolysis (alveoloclasia)** / Alveolarpyorrhoe (Parodontopathie) *f* / pyorrhée alvéolaire; (périodontite) *f*
1992 **alvinolith** / Alvusstein *m* ([End]darmstein) / calcul alvin *m*
1993 **alymphia (alymphocytosis)** / Lymph(ozyten)mangel *m* / lymphe, absence de la; (alymphocytose) *f*
1994 **ALZHEIMER's sclerosis** / ALZHEIMER' Syndrom (Präsenile Involution des Gehirns mit Verblödung bei ungestörter Gefühlsphäre) / maladie d'ALZHEIMER
1995 **amalgamate** / amalgamieren (μάλγαμα = Weiches: Quecksilber mit Metall legieren; verquicken, verschmelzen) / amalgamer
1996 **amanita, muscarine** / Amanita muscaria (Fliegenschwamm *m*) / oronge fausse *f*
1997 **amanita, phalloid** / Amanita phalloides (Knollenblätterschwamm *m*) / amanite phalloïde *f*
1998 **amanitin** / Amanitin *n* (blutzuckerabbauendes Gift von Amanita phalloides) / amanitine *f*
1999 **amara (amaroids)** / Bitter(stoffe *m*) / amer(s *m*)
2000 **amarthritis** / (H)amarthritis (ἅμα = allesamt) arthrite généralisée *f*
2001 **amasesis** / Kauunfähigkeit *f* (μασάομαι = kauen) / mastiquer, impossibilité de *f*
2002 **amass** / speichern / amasser
2003 **amastia** / Amastie *f* (ohne Brüste) / amastie *f*

2004 **amateurism** / Dilettantismus *m* (Liebhaberei, Stümperei) / amateurisme *m*
2005 **amauroscope** / Amauroskop *n* (Lichteindrücke vermittelnde Okularmaske für Blinde) / amauroscope *m*
2006 **amaurosis** /Amaurose *f* (ἀμαυρόω = verdunkeln: Erblindung) / amaurose *f*
2007 **amaurosis, congenital, intoxication** / Amaurose, angeborene, Vergiftungs- *f* (Alkohol, Nikotin) / amaurose congénitale, toxique *f*
2008 **amaurosis, hysteric, eclamptic** / Amaurose, hysterische, eklamptische *f* (ZNS) / amaurose hystérique, éclamptique *f*
2009 **amaurosis, uremic, albuminuric** / Amaurose, urämische, albuminurische *f* (Niere) / amaurose urémique, albuminurique *f*
2010 **amaxophobia** / Amaxophobie *f* (ἄμαξα = [Last]wagen: Furcht vor Fahrzeugen) / amaxophobie (peur morbide de voitures) *f*
2011 **amber** / Bernstein(farbig) *m* / ambre *m*
2012 **ambergris** / Ambra (, graue) *f* / ambre gris *m*
2013 **ambidexters** / Beidhänder *m* (Kleinkinder stottern, wenn sie zu Rechtshändern umerzogen werden) / ambidextres *m*
2014 **ambidextrous** / ambidexter («zwei rechte Hände»: beidhändig, geschickt) / ambidextre
2015 **ambiguity** / Ambiguität *f* (ambiguus = zweideutig: Unsicherheit, z. B. einer Diagnose) / ambiguïté *f*
2016 **ambilateral (on both sides)** / beidseitig (beiderseits) / ambilatéral (de part et d'autre)
2017 **ambilevous (ambisinister)** / ambisinister («zwei linke Hände»: nicht beidhändig, ungeschickt) / ambisinistre (maladroit)
2018 **ambiopy** / Ambiopie *f* (Doppeltsehen eines Objekts) / ambiopie *f*
2019 **ambisexual** / doppelgeschlechtig / ambisexuel
2020 **ambitendency** / Ambitendenz *f* (gleichzeitiges Bestehen entgegengesetzter Willensantriebe bes. bei Schizophrenie) / ambitendance *f*
2021 **ambitious** / ambitiös (ehrgeizig) / ambitieux
2022 **ambivalence** / Ambivalenz *f* (gleichzeitiges Bestehen entgegengesetzter Gedanken od. Gefühle gegenüber demselben Objekt, bes. bei Schizophrenie) / ambivalence *f*
2023 **ambivalent** / ambivalent (doppelwertig) / ambivalent
2024 **ambiversion** / Ambiversion *f* (Nachinnen- und -außengekehrtheit psych.) / ambiversion *f*
2025 **amblyacousia** / Schwachhörigkeit *f* (ἀμβλύς = schwach) / amblyacousie (atténuation de l'ouïe) *f*
2026 **amblyaphia** / Tastsinnschwäche *f* (ἀφή = Berührung) / affaiblissement tactile *m*
2027 **amblychromatic** / schwachfärbend (-gefärbt) / amblychromatique
2028 **amblygeustia** / Geschmacksinnschwäche *f* (γεύω = schmecken) / affaiblissement du goût *m*
2029 **Amblyomma** / Amblyomma (Gatt. Ixodinae, Überträger von Pasteurella, Rickettsia) / amblyomme *f*
2030 **amblyopia** / Schwachsichtigkeit *f* / amblyopie *f*
2031 **amblyopia, astigmatic, traumatic** / Amblyopie, astigmatische, traumatische *f* / amblyopie astigmatique, traumatique *f*
2032 **amblyopia, hysteric, uremic** / Amblyopie, hysterische, urämische *f* / amblyopie hystérique, urémique *f*
2033 **amblyopia, nutritional** / Mangelamblyopie-Syndrom (Schwere zentrale Sehstörung nach hochgradiger Unterernährung) / syndrome de polycarence et néphrite rétrobulbaire
2034 **amblyopia, reflex** / Reflexschwachsichtigkeit *f*(infolge peripherer Irritation) / amblyopie réflexe *f*
2035 **amblyopia, tobacco** / Tabakamblyopie *f* (Beßrung durch Vitamin B_{12}, z. B. Hydroxocobalamin) / amblyopie des fumeurs *f*
2036 **amblyopia, toxic (alcoholic, arsenic, quinine)** / Amblyopie, toxische *f* (Alkohol, Arsen, Chinin) / amblyopie toxique *f*
2037 **amblyopiatrics** / Antischwachsichtigkeitsmittel *n* / amblyopiatriques *m*
2038 **amblyoscope** / Schwachsichtverstärker *m* / amblyoscope *m*
2039 **amblyphonic** / schwachtönend / amblyphonique
2040 **amboceptor (sensitizer)** / Ambozeptor *m* (in Gegenwart von Komplement zellige Antigene auflösender und unter Komplementverbrauch aufgelöste Antigene bindender thermostabiler Immunkörper [EHRLICH]) / ambocepteur *m*
2041 **ambulance box** / Sanitätskasten *m* / cantine médicale *f*
2042 **ambulance (car)** / Unfallwagen *m* / ambulance (, voiture-) *f*
2043 **ambulance convoy (company)** / Sanitätskolonne (-kompanie) *f* / colonne sanitaire *f*
2044 **ambulance (hospital) train** / Lazarettzug *m* / train d'ambulance (-hôpital, sanitaire) *m*
2045 **ambulance man (stretcher bearer)** / Krankenträger *m* / brancardier *m*
2046 **ambulance, motor** / Krankenauto *n* / ambulance automobile *f*
2047 **ambulance plane; (air ambulance)** / Sanitätsflugzeug *n* / avion sanitaire; (aérochir) *m*
2048 **ambulance station (accident [casualities] ward)** / Unfallstation *f* / station de secours *f*
2049 **ambulance (war) dog** / Sanitätshund *m* / chien sanitaire *m*
2050 **ambulatory** / ambulatorisch (ambulant) / ambulatoire
2051 **amebiasis** / Amöbenbefall *m* (Entamoeba) / amibiase *f*
2052 **amebocyt** / Amöbozyt *m* (amöbenartige Tier- od. Pflanzenzelle) / amibocyte *m*
2053 **amebocytogenous** / amöbozytogen (durch amöbenartige Zellen verursacht) / amibocytogène
2054 **ameboid** / amöbenähnlich (sich bewegend, z. B. Leukozyten) / amiboïde
2055 **ameboidism** / Amöbennatur *f* / amiboïdisme *m*
2056 **ameboma** / Amöbom *m* / amibome *m*

2057 **ameburia** / Amöburie *f* / amiburie *f*
2058 **amelification** / Zahnschmelz(zellen)entwicklung *f* / amélification *f*
2059 **ameliorate** / meliorieren (hyg.) / améliorer
2060 **amelogenesis (, imperfect)** / Zahnschmelzbildung (, unvollkommene) *f* / amélogenèse (imparfaite) *f*
2061 **amelus** / Amelus *m* (Mißgeburt ohne Glieder) / amélus *m*
2062 **amenomania** / Amönomanie *f* (amoenus = lustvoll: krankhafte Heiterkeit) / monomanie joyeuse *f*
2063 **amenorrhea** / Amenorrhoe *f* (Fehlen der Menses) / aménorrhée *f*
2064 **amenorrhea, absolute, relative** / Amenorrhoe, absolute, relative *f* / aménorrhée absolue, relative *f*
2065 **amenorrhea, hypothalamic, ovarian, pituitary** / Amenorrhoe, neurohormonale *f* (hypothalamisch, ovarial, hypophysär bedingte) / aménorrhée hypothalamique, ovarienne, pituitaire *f*
2066 **amenorrhea, physiological** / Amenorrhoe, physiologische *f* (vor Menarche, in Schwangerschaft, nach Menopause) / aménorrhée physiologique *f*
2067 **amenorrhea, primary, secondary** / Amenorrhoe, primäre, sekundäre *f* (organisch, funktionell bedingte) / aménorrhée primaire, secondaire *f*
2068 **amentia** / Amentia *f* (symptomatische Psychose infektiöser Ätiologie [MEYNERT]) / amence *f*
2069 **americium (Am 95 241)** / Americium (Americium *n*) / américium *m*
2070 **ameristic** / nichtunterteilt (μέρος = Teil) / améristique
2071 **amethopterin, aminopterin** / Amethopterin, Aminopterin *n* (Folsäureantagonisten: Antiwuchsstoffe) / améthoptérine, aminoptérine *f*
2072 **ametria** / Ametrie *f* (μήτρα = Gebärmutter) / amétrie *f*
2073 **ametropia, axial, curvature, index, position** / Fehlsichtigkeit *f* (bei anomaler Achsenlänge, bei anomaler Oberflächenkrümmung, bei anomaler Linsenstellung, bei anomalen Brechungsverhältnissen des Auges) / amétropie axiale, de courbure, réfractive, de position *f*
2075 **amianthosis** / Amianthose *f* (Asbestlunge) / amianthose *f*
2076 **amiant(h)us** / Amiant *m* (ἀμίαντος = Asbest) / amiante *m*
2077 **amicrobic** / nichtmikrobienbezüglich (nichtbakterienbedingt) / amicrobien
2078 **amicrobiosis, intestinal** / Amicrobiosis intestinalis (DE RUDDER: vollständiges Fehlen von Darmbakterien nach Antibiotikagaben) / amicrobiose intestinale *f*
2079 **amicrons** / Amikronen *n* (im Ultramikroskop nicht mehr sichtbare Teilchen unter 1 mμ = 10^{-8} mm) / amicrones *f*
2080 **amicroscopic** / amikroskopisch (auch im Elektronenmikroskop nicht mehr erkennbar) / amicroscopique
2081 **amidases** / Amidasen *f* (C–N spaltende Fermente: Urease, Arginase, Asparaginase, Hippurase, Purindesamidasen) / amidases *f*
2082 **amides** / Amide *n* (Ammoniak mit ersetztem H durch Metalle, z. B. Natriumamid [$NaNH_2$], od. durch Säureradikale [$R.CONH_2$]) / amides *m*
2083 **amides, acid** / Säureamide *n* («aktivierte» Säurederivate + Amin od. Ammoniak) / amides acides *m*
2084 **amido (group)** / Amido(gruppe) *f* (–$CONH_2$) / amido (, groupement) *m*
2085 **amimia** / Amimie *f* (Mienenspielverlust) / amimie *f*
2086 **aminate (aminated, aminating)** / aminieren (Aminogruppe [–NH_2] in chem. Verbindungen einführen) / aminer (aminé, aminant)
2087 **amines** / Amine *n* (Abkömmlinge des Ammoniaks [NH_3], z. B. Methylamin [CH_3NH_2]) / amines *f*
2088 **amines, analeptic** / Weckamine *n* (Phenylaminopropanverbindungen mit schwacher anhaltender Gefäßwirkung) / amines analeptiques *f*
2089 **amines, biogenous** / Amine, biogene *n* (durch Decarboxylierung aus Aminosäuren entstehende, z. B. Histamin) / amines biogènes *f*
2090 **amino acids, aliphatic** / Aminosäuren, aliphatische *f* (Mono- und Diaminosäuren) / amino-acides aliphatiques *m*
2091 **amino acids, aromatic** / Aminosäuren, aromatische *f* (Histidin, Phenylalanin, Tryptophan) / amino-acides aromatiques *m*
2092 **amino acids deficit** / Aminosäurenmangel *m* (führt zu N-Retention) / acides aminés, déficit en *m*
2093 **amino acid dehydrase** / Aminosäurenoxydase *f* (Desaminierung einleitendes Ferment) / acide aminé, oxydase d' *f*
2094 **amino acids, essential** / Aminosäuren, essentielle *f* (im Organismus nicht synthetisierbare unentbehrliche Bestandteile der Eiweißnahrung: Isoleucin, Leucin, Lysin, Methionin, Phenylalanin, Threonin, Tryptophan, Valin) / amino-acides essentiels *m*
2095 **amino acids, glucoplastic** / Aminosäuren, glucoplastische *f* (in Leber Glucose bildende, z. B. Alanin, Arginin, Glutaminsäure, Glykokoll) / amino-acides glucoplastiques *m*
2096 **amino acids, groups of** / Aminosäurengruppen *f* (Aminogruppe [–NH_2] und Carbonsäuregruppe [–COOH]) / amino-acides, groupements d' *m*
2097 **amino acids, ketoplastic** / Aminosäuren, ketoplastische *f* (in Leber Acetonkörper bildende, z. B. Leucin, Lysin, Phenylalanin, Tyrosin) / amino-acides cétoplastiques *m*
2098 **amino acids, nonessential** / Aminosäuren, nichtessentielle *f* (z. B. Glycin, werden bei eiweißarmer Ernährung besser verwertet) / amino-acides nonessentiels *m*
2099 **amino acids, primary structure (sequence) of** / Aminosäuren-Primärstruktur (Aminosäurensequenz) *f* / amino-acides, structure primaire (séquence) d' *f*
2100 **amino acids, secondary structure (chain) of** / Aminosäuren-Sekundärstruktur *f* (Amino-

säurenkette im Raum) / amino-acides, structure secondaire (chaîne) d' *f*
2101 **amino acids, tertiary structure (molecule) of** / Aminosäuren-Tertiärstruktur *f* (Aminosäurenketten zu einem Molekül geordnet) / amino-acides, structure tertiaire (molécule) d' *f*
2102 **amino (group)** / Amino(gruppe) *f* (–NH_2) / amino (, groupement) *m*
2103 **amino sugars** / Aminozucker *m* (Hydroxylgruppe durch Aminogruppe ersetzt: Glucosamin, Galaktosamin, Neuramin) / amino-sucres *m*
2104 **amino-acid metabolism, disturbances of** / Aminosäurenstoffwechselstörungen *f* (z.B. PKU) / métabolisme d'acides aminés, troubles de *m*
2105 **amino-acidemia, amino-aciduria** / Amin(o)-acidämie, Amin(o)acidurie *f* / amin(o-)acidémie, amin(o-)acidurie *f*
2106 **amino-acidopathies** / Nucleinstoffwechselkrankheiten *f* / amin(o-)acidopathies *f*
2107 **aminolysis** / Aminolyse *f* (H-Abspaltung und NH_2-Gruppeneinführung) / aminolyse *f*
2108 **aminopeptidases** / Aminopeptidasen *f* (am Aminoende einer Peptidkette angreifende proteolytische Fermente) / aminopeptidases *f*
2109 **aminopherases** / Aminotransferasen *f* (Aminogruppen übertragende Fermente) / transamidases *f*
2110 **aminoprotease** / Aminoprotease *f* (Protein hydrolisierendes und an Aminogruppe bindendes Ferment) / aminoprotéase *f*
2111 **aminosis** / Aminose *f* (path. Aminosäurenproduktion) / aminose *f*
2112 **amin(os)uria** / Amin(os)urie *f* / amin(os)urie *f*
2113 **amiosis** / Amiose *f* (Zellkernteilung ohne Diploid-Haploid-Reduktion der Chromosomen) / amiose *f*
2114 **amitosis** / Amitose *f* (direkte Zellkernteilung [ohne Chromosomenfadenentwicklung]) / amitose *f*
2115 **Ammi visnaga** / Ammi visnaga (Wirkstoff: Khellin) / Ammi visnaga
2116 **ammonia (NH_3)** / Ammoniak *n* / ammoniac *m*
2117 **ammoniacal** / ammoniakhaltig / ammoniacal (ammoniacé)
2118 **ammonium (NH_4)** / Ammonium (Ammon *n*) / ammonium *m*
2119 **ammonium acetate ($NH_4C_2H_3O_2$)** / Ammonii acetas (Ammoniumacetat *n*) / ammonium, acétate d' *m*
2120 **ammonium benzoate ($NH_4C_6H_5COO$)** / Ammonii benzoas (Ammoniumbenzoat *n*) / ammonium, benzoate d' *m*
2121 **ammonium bisulfite (NH_4HSO_3)** / Ammonii bisulfis (Ammoniumbisulfit *n*) / ammonium, bisulfite d' *m*
2122 **ammonium borate ($(NH_4)_2B_4O_7 \cdot 4H_2O$)** / Ammonii boras (Ammoniumborat *n*) / ammonium, borate d' *m*
2123 **ammonium bromide (NH_4Br)** / Ammonii bromidum (Ammoniumbromid *n*) / ammonium, bromure d' *m*
2124 **ammonium camphorate ($(NH_4)_2C_{10}H_{14}O_4$)** / Ammonii camphoras (Ammon[ium]camphorat *n*) / ammonium, camphorate d' *m*
2125 **ammonium carbamate (NH_2COONH_4)** / Ammonii carbamas (Ammoniumcarbamat *n*) / ammonium, carbamate d' *m*
2126 **ammonium carbonate ($(NH_4)_2CO_3$)** / Ammonii carbonas (Ammoniumcarbonat, Hirschhornsalz *n*) / ammonium, carbonate d' *m*
2127 **ammonium chlorate (NH_4ClO_3)** / Ammonii chloras (Ammoniumchlorat *n*) / ammonium, chlorate d' *m*
2128 **ammonium chloride (NH_4Cl)** / Ammonii chloridum (Ammoniumchlorid *n*, Salmiak *m*) / ammonium, chlorure d' *m*
2129 **ammonium chromate ($(NH_4)_2CrO_4$)** / Ammonii chromas (Ammoniumchromat *n*) / ammonium, chromate d' *m*
2130 **ammonium cyanate (NH_4CNO)** / Ammonii cyanas (Ammoniumcyanat *n*) / ammonium, cyanate d' *m*
2131 **ammonium hypophosphite ($NH_4H_2PO_2$)** / Ammonii hypophosphis (Ammoniumhypophosphit *n*) / ammonium, hypophosphite d' *m*
2132 **ammonium iodide (NH_4I)** / Ammonii iodidum (Ammoniumiodid *n*) / ammonium, iodure d' *m*
2133 **ammonium mandelate ($NH_4C_6H_5CH(OH)CO_2$)** / Ammonii mandelas (Ammoniummandelat *n*) / ammonium, mandelate d' *m*
2134 **ammonium nitrate (NH_4NO_3)** / Ammonii nitras (Ammoniumnitrat *n*) / ammonium, nitrate d' *m*
2135 **ammonium oxalate ($(NH_4)_2C_2O_4 \cdot H_2O$)** / Ammonii oxalas (Ammoniumoxalat *n*) / ammonium, oxalate d' *m*
2136 **ammonium persulfate ($(NH_4)_2S_2O_8$)** / Ammonii persulfas (Ammoniumpersulfat *n*) / ammonium, persulfate d' *m*
2137 **ammonium phosphate ($NH_4H_2PO_4$)** / Ammonii phosphas (Ammoniumphosphat *n*) / ammonium, phosphate d' *m*
2138 **ammonium rhodanilate ($NH_4[Cr(CNS)_4(C_6H_4NH_2)_2]$)** / Ammonii rhodanilas (Ammoniumrhodanilat *n*) / ammonium, rhodanilate d' *m*
2139 **ammonium salicylate ($NH_4C_7H_5O_3$)** / Ammonii salicylas (Ammoniumsalicylat *n*) / ammonium, salicylate d' *m*
2140 **ammonuria** / Ammonurie *f* / ammonurie *f*
2141 **amnesia** / Amnesie *f* (Erinnerungsverlust) / amnésie *f*
2142 **amnesia, anterograde, retrograde** / Amnesie, anterograde, retrograde *f* (fehlende Erinnerung an Zeit nach Wiederkehr, vor Verlust des Bewußtseins) / amnésie antérograde, rétrograde *f*
2143 **amnesia, auditory, visual** / Amnesie, akustische, visuelle *f* / amnésie acoustique, visuelle *f*
2144 **amnesia, lacunar** / Amnesie, lakunäre *f* (fehlende Erinnerung an Einzelerlebnisse) / amnésie lacunaire *f*
2145 **amnesic** / amnesiebezüglich / amnésique
2146 **amniocentesis** / Amniozentese *f* (zur intra-

uterinen Austauschtransfusion bei fet. Erythroblastose) / amniocentèse *f*
2147 **amniocentesis, diagnostic** / Amniozentese, diagnostische *f* (zur Fruchtwassergewinnung für spektralanalytische Untersuchung) / amniocentèse diagnostique *f*
2148 **amniochorionic** / amnion-chorionbezüglich (fet. Eihäute betreffend) / amniochorionique
2149 **amniogenous** / amnionursprünglich / amniogène
2150 **amniography** / Amniographie *f* (Rö-Darstellung der Eihäute zur exakten Plazentalagebestimmung) / amniographie *f*
2151 **amnion** / Amnion *n* (ἀμνός = Lamm: Schafshaut, innere [fet.] Eihaut) / amnios *m*
2152 **amnionic** / amnionbezüglich / amniotique
2153 **amniorrhea** / Fruchtwasserabfluß *m* / amniorrhée *f*
2154 **amniorrhexis** / Fruchtblasenbruch *m* / rupture amniotique *f*
2155 **amnioscopy** / Fruchtblaseninspektion *f* (mit Amnioskop) / amnioscopie *f*
2156 **amniote** / Amniot *m* (amnionfetaler Vertebrat, z. B. Vogel) / amniote (animal ayant un amnios) *m*
2157 **amniotitis** / Amnionentzündung *f* / amniotite *f*
2158 **amniotomy** / Fruchtblaseneröffnung *f* / amniotomie *f*
2159 **Amoebae** / Amöben *n* (ἀμοιβός = wechselnd: Protozoen ohne bestimmte Gestalt, Ordnung Rhizopoden) / amibes *f*
2160 **amok (, to run)** / Amok *m* (mal. = [von] Mordsucht [diktierter Straßenlauf]: «Amoklauf» psych.) / amok *m*
2161 **amoralia** / Amoralität *f* / imbécillité morale *f*
2162 **amorphinism** / Amorphinismus *m* (Ausfallerscheinungen bei Morphiumentzug) / amorphinisme *m*
2163 **amorphous** / gestaltlos (nichtkristallinisch, mißgestaltet) / amorphe
2164 **amotion** / Amotio *f* (Entfernung) / amotion *f*
2165 **amount** / Betrag *m* (Menge, Gehalt) / montant *m*
2166 **ampere** / Ampere *n* (A = Maßeinheit der elektr. Stromstärke) / ampère *m*
2167 **amperage** / Stromstärke *f* / ampérage *m*
2168 **am(pere)meter** / Amperemeter *n* / ampèremètre *m*
2169 **amphemerous** / alltägig (ἀμφί = allseitig) / amphémère
2170 **amphiarthrosis** / Amphiarthrosis *f* (Wackelgelenk mit geringer Beweglichkeit, z. B. Kreuzbein-Darmbeingelenk) / amphiarthrose *f*
2171 **amphibia** / Amphibien *n* / amphibiens *m*
2172 **amphibious** / amphibiös (überall lebensfähig) / amphibie
2173 **amphibolic** / wechselvoll (zweifelhaft, z. B. prognostisch) / amphibolique
2174 **amphicentric** / kreisläufig (z. B. Rete mirabile) / amphicentrique
2175 **amphichro(mat)ic** / amphichromatisch (blau- und rotempfindlich, z. B. Lackmuspapier) / amphichro(mat)ique
2176 **amphicrania** / Migräne, beidseitige *f* / amphicrânie *f*
2177 **amphicyte** / Amphizyt *m* (Zerebrospinalganglienzellenkapsel) / amphicyte *m*
2178 **amphigony** / Fortpflanzung, geschlechtliche *f* / amphigonie *f*
2179 **amphimixis** / Keimplasmamischung *f* (zweier Individuen bei Konjugation) / amphimixie *f*
2180 **amphodiplopia** / Amphodiplopie *f* (ἄμφω = beide: Doppelsichtigkeit beider Augen) / amphodiplopie *f*
2181 **ampholytes** / Ampholyte *m* (amphotere Elektrolyte) / ampholytes *m*
2182 **amphophil** / amphophil (mit Basen und Säuren färbbar, grampositiv und -negativ) / amphophile
2183 **amphoricity** / Amphorizität *f* (ἀμφορεύς = [zweihenkliger] Metallkrug: Krugschall bei Perkussion) / amphoricité *f*
2184 **amphoriloquy (-ophony)** / Klang, amphorischer *m* (Metallklang der Stimme [bei Auskultation]) / amphoriloquie (-ophonie) *f*
2185 **amphoteric** / amphoter (ἀμφότερος = zweiseitig [sind Elektrolyte von zugleich basischer und saurer Natur, z. B. Aminosäuren]) / amphotère
2186 **amphotony** / Amphotonie *f* (Sympathico-Parasympathicotonus) / amphotonie *f*
2187 **amphotrichous** / amphotrichös (θρίξ = Haar: vorn und hinten Geißeln) / amphotriche
2188 **amphotropic** / amphotrop (sind entgegengesetzt wirkende kleine und große Dosen der gleichen Arznei) / amphotrophique
2189 **ampicillin** / Ampicillin *n* (säure-, nicht penicillinasefestes Antibioticum) / ampicilline *f*
2190 **amplifier (valve)** / Verstärker(röhre *f*) *m* / amplificateur (, tube) *m*
2191 **amplitude** / Amplitude *f* (Schwingungsbreite) / amplitude *f*
2192 **amplitudic(al), high-, low-** / hoch-, niederamplitudisch / tension différentielle, avec haute, basse
2193 **ampul (ampulla)** / Ampulla (bauchiges Gefäß, kolbenartige Erweiterung, Ampulle *f*) / ampoule *f*
2194 **ampul, anterior, lateral, posterior membranaceous** / Ampulla membranacea anterior, lateralis, posterior (erweiterte Anfangsteile [Mündungsstücke] der drei häutigen Bogengänge) / ampoule membraneuse antérieure, latérale, postérieure
2195 **ampul, anterior, lateral, posterior osseous** / Ampulla ossea anterior, lateralis, posterior (erweiterte Mündungen der drei knöchernen Bogenkanäle) / ampoule osseuse antérieure, latérale, postérieure
2196 **ampul of the lacrimal canaliculus** / Ampulla canaliculi lacrimalis / ampoule du canalicule lacrymal
2197 **ampul of the rectum** / Ampulla recti / ampoule du rectum

2198 **ampul of the testicular duct** / Ampulla ductus deferentis / ampoule du conduit testiculaire
2199 **ampul of the uterine tube** / Ampulla tubae uterinae / ampoule de la trompe utérine
2200 **ampullar(y) (ampullate)** / ampullenartig (ampulliert) / ampullaire (ampoulé)
2201 **ampullitis** / Ampullitis *f* (Entzündung einer Ampulla) / ampoulite (inflammation d'une ampoule) *f*
2202 **amputate (amputated, amputating)** / amputieren (absetzen) / amputer (amputé, amputant)
2203 **amputation** / Amputation *f* (putare = bereinigen, beschneiden: Abnahme [eines Glieds]) / amputation *f*
2204 **amputation, amniotic, intrauterine (congenital)** / Amputationen, vorgeburtliche *f* (fet. Gliederabschnürungen) / amputation amniotique, intra-utérine (congénitale) *f*
2205 **amputation, aperiost(e)al** / Amputation, aperiostale *f* (nach Abschieben des Periosts nach unten [BUNGE]) / amputation apériost(é)ale *f*
2206 **amputation, cinematic (kineplastic)** / Amputation, prothesenfreundliche *f* (unter Belassung von Sehnenmaterial für [komplizierte, z.B. SAUERBRUCH'] Prothesen) / amputation cinématique (cinéplastique) *f*
2207 **amputation, circular, ovalar, racket, double** / Amputationsschnitte *m* (Zirkel-, Ovalär-, Rakett-, Lappen-) / amputation circulaire, ovalaire, en raquette, à lambeaux *f*
2208 **amputation in contiguity (through a joint)** / Amputation im Gelenk *f* / amputation dans la contiguité *f*
2209 **amputation in continuity (through a bone)** / Amputation im Knochen *f* / amputation dans la continuité *f*
2210 **amputation, flap** / Lappenschnitt *m* (Hauptschnittführung bei Amputation [LEONIDAS, 90]) / incision en lambeau *f*
2211 **amputation knife (saw)** / Amputationsmesser *n* (-säge *f*) / amputation, couteau (scie *f*) à *m*
2212 **amputation, spontaneous, traumatic** / Amputation, spontane, traumatische *f* / amputation spontanée, traumatique *f*
2213 **amputation stump (wound)** / Amputationsstumpf *m* (-wunde *f*) / amputation, moignon (blessure *f*) d' *m*
2214 **amputation through the thigh** / Oberschenkelamputation *f* / amputation jusqu'au fémur *f*
2215 **amputee, amputator** / Amputierter, Amputeur *m* / amputé, amputateur *m*
2216 **amusia, motor, sensory** / Amusie, motorische, sensorische *f* (Unfähigkeit Töne zu singen, zu empfinden) / amusie motrice, sensorielle *f*
2217 **amyelencephalus** / Amyelenzephale *m* (Mißgeburt ohne Rückenmark- und Hirnsubstanz) / amyélencéphale *m*
2218 **amyelia** / Amyelie *f* (ohne Rückenmark) / amyélie *f*
2219 **amyelineuria** / Rückenmarklähmung *f* / myéloparésie *f*
2220 **amyelotrophy** / Rückenmarkschwund *m* / amyélotrophie *f*
2221 **amyesthesia** / Muskelgefühlverlust *m* / amyesthésie *f*
2222 **amygdala (, lingual, palatine, pharyngeal)** / Mandel *f* (Zungen-, Gaumen-, Rachen-) / amygdale (linguale, palatine, pharyngienne) *f*
2223 **amygdaloid** / mandelförmig / amygdaloïde
2224 **amygdaloidectomy** / Amygdaloidektomie *f* (Entfernung des Corpus amygdaloideum im limbischen System führt zu Störungen des Selbsterhaltungstriebs) / amygdaloïdectomie *f*
2225 **amygdalothrypsis** / Mandel(aus)quetschung *f* / amygdalotripsie *f*
2226 **amygdalotome** / Mandelschlitzer *m* (Ringmesser) / tonsillotome *m*
2227 **amygdalo-uvular** / mandel-zäpfchenbezüglich / amygdal(o-)uvulaire
2228 **amyl (C_5H_{11})** / Amylum (Amyl *n*) / amyle *m*
2229 **amyl acetate ($CH_3COOC_5H_{11}$)** / Amylis acetas (Amylacetat *n*) / amyle, acétate d' *m*
2230 **amyl alcohol ($C_5H_{11}OH$)** / Amylalkohol(e) *m* / alcool amylique *m*
2231 **amyl chloride ($C_5H_{11}Cl$)** / Amylis chloridum (Amylchlorid *n*) / amyle, chlorure d' *m*
2232 **amyl hydride ($CH_3(CH_2)_3CH_3$)** / Amylis hydridum (Amylhydrid *n*) / amyle, hydrure d' *m*
2233 **amyl iodide ($C_5H_{11}I$)** / Amylis iodidum (Amyliodid *n*) / amyle, iodure d' *m*
2234 **amyl nitrite ($C_5H_{11}NO_2$)** / Amylis nitris (Amylnitrit *n*) / amyle, nitrite d' *m*
2235 **amyl salicylate ($C_5H_{11}O_2CC_6H_4OH$)** / Amylis salicylas (Amylsalicylat *n*) / amyle, salicylate d' *m*
2236 **amyl valer(ian)ate ($(CH_3)_2CHCH_2COO(CH_2)_2CH(CH_3)_2$)** / Amylis valerianas (Amylvalerianat *n*) / amyle, valér(ian)ate d' *m*
2237 **amylaceous** / stärkehaltig / amylacé
2238 **amylase, α-** / α-Amylase *f* (Stärke und Glykogen zu α-Maltose abbauende in Pancreas, Speichel, Leber, Muskel, Blut, Harn) / amylase α *f*
2239 **amylase, β-** / β-Amylase *f* (Stärke in β-Maltose aufspaltende pflanzliche, z.B. in Malz und Hefe) / amylase β *f*
2240 **amylases** / Amylasen *f* (Fermente der Hydrolyse: bes. in Speichel und Pancreas vorkommende, die Nahrungs-KH zu Hexosen hydrolysierende Verdauungsfermente) / amylases *f*
2241 **amylemia, -uria** / Amylämie, -urie *f* (Stärke in Blut, Urin) / amylémie, -urie *f*
2242 **amylenization** / Amylenanästhesie *f* / amylénisation (anesthésie par l'amylène) *f*
2243 **amyloclastic, -plastic** / stärkespaltend, -bildend / amyloclastique, -plastique
2244 **amylodyspepsia** / Stärkeunverträglichkeit *f* / amylodyspepsie *f*
2245 **amylogenesis** / Stärkeformierung *f* / amylogenèse *f*
2246 **amylo(hydro)lysis** / Amylolyse *f* (Überführung von Stärke in Glykose durch Amylasen [Diastasen]) / amylolyse *f*

2247 **amyloid** / Amyloid *n* (path. Antikörperglobulinbildung [Virchow]) / amyloïde *m*
2248 **amyloidemia** / Amyloidämie *f* (Amyloid [Chondroitinschwefelsäure?] im Blut) / amyloïdémie *f*
2249 **amyloidosis** / Amyloidose *f* (Gewebsentartung durch [Par]amyloideinlagerung) / amyloïdose *f*
2250 **amyloidosis, generalized** / Amyloidose, generalisierte *f* / amyloïdose généralisée *f*
2251 **amyloidosis, hereditary myocardio-, nephro-, neuropathic** / Amyloidoseformen, erbliche *f* / amyloïdose myocardique, rénale, neuropathique héréditaire *f*
2252 **amyloidosis, pericollagenous, -reticular** / Amyloidose, perikollagene, -retikuläre *f* / amyloïdose péricollagène, -réticulaire *f*
2253 **amylopectin (starch cellulose, α-amylose)** / Amylopectin *n* (unlösliche Stärkekornaußenschicht 80%) / amylopectine *f*
2254 **amylophagia** / Amylophagie *f* (Verlangen, Stärke zu essen) / amylophagie *f*
2255 **amylorrhea** / Amylorrhoe *f* (Stärkeabgang im Stuhl) / amylorrhée *f*
2256 **amylorrhexis** / Amylorrhexis *f* (chem. Zerkleinerung des Stärkeklebergerüsts durch Magensäure [Strauss]) / amylorrhexie *f*
2257 **amylose (amylocellulose, β-amylose)** / Amylose *f* (lösliche Stärkekorninnenschicht 20%) / amylose *m*
2258 **amylosuria** / Amyloseausscheidung *f* / amylosurie *f*
2259 **amylosynthesis** / Stärkesynthese *f* (aus Zucker) / amylosynthèse *f*
2260 **amylo(try)psin** / Pankreasdiastase *f* (Stärke zu Maltose abbauendes Pankreasferment) / amylo(try)psine *f*
2261 **(a)myocardia** / (A)myokardie *f* (Herzmuskelschwäche) / (a)myocardie *f*
2262 **amyoplasia** / Amyoplasie *f* (fehlende Muskelentwicklung) / myaplasie *f*
2263 **amyoplasia, congenital** / Myodysplasia fibrosa simplex (angeborene Gliederstarre) / amyoplasie congénitale *f*
2264 **amyostasia** / Muskelzittern *n* / myastasie *f*
2265 **amyotaxy** / Muskelataxie *f* / myataxie *f*
2266 **amyxia** / Amyxie *f* (μύξα = Speichel) / amyxie *f*
2267 **anabasis** / Anabase *f* (ἀνάβασις = Aufgang: Fortschreiten [einer Krankheit]) / accroissement (d'une maladie) *m*
2268 **anabiotic** / wiederbelebungsfähig / anabiotique
2269 **anabolic** / anabolisch (aufbauend) / anabolique
2270 **anabolism** / Aufbau(stoffwechsel) *m* / anabolisme *m*
2271 **anabolism, protein** / Proteinanabolismus *m* (bei Gravidität und Genitalkarzinom durch «Wachstumshormon» gefördert [Alvarez]) / anabolisme de protéine *m*
2272 **Anacardium** / Elefantenlausbaum (Wirkstoffe: Anacardol, Chuchuarin) / Semecarpus Anacardium (Anacardiaceae)
2273 **anacatadidymus** / Anacatadidymus *m* (Mißgeburt mit Unter- und Oberkörperverdopplung) / anacatadidymus *m*
2274 **anacatesthesia** / Anakatästhesie *f* (Gefühlsschwankungen) / anacatesthésie *f*
2275 **anachoresis** / Anachorese *f* (ἀναχωρέω = sich zurückziehen: Zurückziehung kreisender Erreger auf Herde, z. B. Zahngranulom) / anachorèse *f*
2276 **anacid (inacidity)** / Anacid(ität *f*) (ohne Säure im Magensaft) / inacide (anacidité *f*)
2277 **anaclasis** / Brechung *f* (κλάσις = Brechen) / anaclasie *f*
2278 **anaclitic** / anaklitisch (κλίνω = liegen, [an]lehnen): durch Anlehnung abhängig [ab imagine matris]) / anaclitique
2279 **anacmesis** / Anakmese *f* (ἀκμηνός = ausgewachsen: Reifestillstand im Zellenwachstum) / anacmésis *f* (arrêt de développement des leucocytes *m*)
2280 **anac(o)usia** / Taubheit *f* / anacousie *f*
2281 **anactinose** / Anaktinose *f* (Erkrankung durch (Licht)strahlenmangel, z. B. Rhachitis) / anactinose *f*
2282 **anadenia** / Anadenie *f* (mangelnde [Magen]-drüsentätigkeit) / anadénie *f*
2283 **ana(di)crotism** / Ana(di)krotismus *m* (Sphygmogramm: 2. Pulswelle im aufsteigenden Schenkel der 1.) / ana(di)crotisme *m*
2284 **anadidymus** / Anadidymus *m* (Mißgeburt mit aufsteigender Unterkörperverdopplung) / anadidymus *m*
2285 **anadipsia** / Anadipsie *f* (unstillbarer Durst) / anadipsie (soif intensive) *f*
2286 **anadrenia** / Anadrenie *f* (mangelnde NN-Funktion) / anadrénie *f*
2287 **anaerobe** / Anaerobier *m* / anaérob(i)e *m*
2288 **anaerobiosis** / Anaerobiose *f* (Leben ohne Luftsauerstoff) / anaérobiose *f*
2289 **(an)aerob(iot)ic** / (an)aerob(iot)isch ([ohne], mit Sauerstoff lebend) / (an)aérobie(n)
2290 **anaerobism** / Anaerobismus *m* (Lebensfähigkeit ohne Sauerstoff) / anaérobisme *m*
2291 **anaerogenic** / anaerogen (ist Sauerstoff unterdrückendes Bacterium) / anaérogénique
2292 **anaerophyte** / Anaerophyt *m* (anaerob wachsender Pflanzenmikroorganismus) / anaérophyte *m*
2293 **anaeroplasty** / Anaeroplastik *f* (Luftabschluß von Wunden durch Wasserbad) / anaéroplastie *f*
2294 **anaerosis** / Anaerose *f* (Unterbrechung der Atemfunktion spez. bei Neugeborenen) / anaérose *f*
2295 **anaerostat** / Anaerostat *m* (Behälter zum Züchten anaerober Bakterien) / anaérostat *m*
2296 **anagenesis, catagenesis** / Geweberegeneration, -degeneration *f* / anagenèse, catagenèse *f*
2297 **anagogy** / Anagogie *f* (ἀναγωγή = Hinaufführung sc. des psychophys. Lebens) / anagogie *f*
2298 **anal** / afterbezüglich / anal
2299 **analbuminemia** / Blutalbuminmangel *m* / analbuminémie *f*
2300 **analg(es)ia** / Analgie *f* (ἄλγος = Schmerz: Aufhebung der Schmerzempfindung bei Bewußtseinserhaltung) / analgésie *f*
2301 **analgesia, congenital general pure** / Analgie-

Syndrom, kongenitales (Angeborene universelle Schmerzindifferenz) / analgésie universelle congénitale

2301a **analgesia, obstetrical** / Geburtsanalgesie *f* (medikamentöse Geburtsschmerzerleichterung) / analgésie obstétricale *f*

2302 **analgesic** / analgetisch (Schmerzstillung betreffend) / analgésique

2303 **analkaloses** / Basenmangelkrankheiten *f* (durch Einfuhrüberschuß und Ausfuhrdefizit saurer Valenzen) / analcaloses *f*

2304 **anallergic** / anallergisch (keine Allergie erzeugend) / anallergique

2305 **analogic(al) (analogous)** / analog (entsprechend) / analogue

2306 **analogize** / analogisieren / analogiser

2307 **analogy** / Analogie *f* (Übereinstimmung) / analogie *f*

2308 **analphabetism, partial** / Analphabetismus, partieller *m* (Leseunfähigkeit bei relativ erhaltener Schreibfähigkeit nach Hirntraumen) / analphabétisme partiel *m*

2309 **analysand** / (Psycho)analysand *m* (Psychoanalysierter: seelisch zu untersuchender [das Ubw zur Sprache kommen lassender] Patient) / analysand *m*

2310 **analysis** / Analyse *f* (ἀνάλυσις = auflösen: Zergliederung, Zerlegen eines Ganzen in seine Teile) / analyse *f*

2311 **analysis, absorption** / Absorptionsspektralanalyse *f* (Bestimmung von [org.] Stoffbestandteilen aus ihrem Absorptionsspektrum) / analyse d'absorption *f*

2312 **analysis, activation** / Aktivierungsanalyse *f* (Analyse radioaktivierter Materialspuren kriminol.) / analyse de l'activation *f*

2313 **analysis, adsorption** / Adsorptionsanalyse *f* (Kapillaranalyse) / analyse par adsorption *f*

2314 **analysis of the amniotic fluid, spectrophotometric** / Fruchtwasseranalyse, spektrometrische *f* (auf Bilirubinoide zur Beurteilung der Rh-Unverträglichkeitsgrade I–III [Liley]) / analyse spectrophotométrique du liquide amniotique *f*

2315 **analysis, ashes, elementary (ultimate)** / Aschenanalyse, Elementaranalyse *f* / analyse des cendres, élémentaire (ultime) *f*

2316 **analysis, chemicopathological, -physiological** / Analyse, pathologische, physiologische *f* / analyse chimiopathologique, physiologique *f*

2317 **analysis, chromosomal** / Chromosomenanalyse *f* (Untersuchung von [Abortgewebe auf] Chromosomen[anomalien]) / analyse de chromosomes *f*

2318 **analysis, clinical** / Untersuchung, gründliche klinische *f* / analyse clinique *f*

2319 **analysis, colorimetric** / Farbtestanalyse *f* / analyse colorimétrique *f*

2320 **analysis, crystal** / Kristallstrukturuntersuchung *f* (röntg.) / analyse cristalline *f*

2321 **analysis, densimetric, gasometric** / Dichteanalyse, Gasanalyse *f* / analyse densimétrique, gazométrique *f*

2322 **analysis, dental** / Gebißanalyse *f* (systematische Untersuchung eines Gebisses) / analyse dentaire *f*

2323 **analysis by dry, by humid process** / Trockenanalyse, Naßanalyse *f* / analyse par la voie sèche, humide *f*

2324 **analysis of embryonal chromosomes** / Chromosomenanalyse, embryonale *f* (durch Entnahme und Kultur von Amnionzellen) / analyse de chromosomes embryonnaires *f*

2325 **analysis, emission** / Emissionsanalyse *f* (Bestimmung von Stoffinhalten aus ihrem Emissionsspektrum) / analyse d'émission *f*

2326 **analysis, existence** / Existenzanalyse *f* (Frankl: ontologisch-anthropologische Explikation personaler Existenz) / analyse de l'existence *f*

2327 **analysis, fluorescence (spectral)** / Fluoreszenz(spektral)analyse *f* (für org. Stoffe mit Fluoreszenzspektrum) / analyse (spectrale) de fluorescence *f*

2328 **analysis, gravimetric, volumetric** / Gewichtsanalyse, Maßanalyse *f* / analyse pondérale, volumétrique *f*

2329 **analysis, hair-AB0-** / Haar-AB0-Analyse *f* (Blutgruppenbestimmung aus Gruppenantigenen im menschlichen Kopfhaar) / analyse d'AB0 à (sur des) cheveux *f*

2330 **analysis, intrauterine blood gas** / Blutgasanalyse, intrauterine *f* (Analyse transamniotisch aspirierten Schädelbluts) / analyse intra-utérine du gaz sanguin *f*

2331 **analysis, Mendelian** / Erbanalyse *f* / analyse mendélienne *f*

2332 **analysis, pain** / Schmerzanalyse *f* (wichtigstes Diagnosticum [Janzen]) / analyse de la douleur *f*

2333 **analysis, qualitative, quantitative chemical** / Analyse, qualitative, quantitative chemische *f* / analyse chimique qualitative, quantitative *f*

2334 **analysis, sequential** / Sequenzanalyse *f* (statistische Untersuchungsmethode kleiner Kollektive [Wald-Armitage]) / analyse conséquente *f*

2335 **analysis, spectral** / Spektralanalyse *f* (spektrographische Stoffanalyse) / analyse spectrale *f*

2336 **analysis, urine** / Urinuntersuchung *f* / analyse de l'urine *f*

2337 **analysis of water supplies** / Trinkwasseruntersuchung *f* / analyse de ravitaillement en eau *f*

2338 **analysor** / Analysor *m* (Pawlow' Nervenapparat) / analyseur *m*

2339 **analyst** / Analytiker *m* (Analysenmacher [chem. etc.]) / analyste *m*

2340 **analytic a priori** / analytisch-apriorisch (ist Urteil über erkannte Einzelheit) / analytique a priori

2341 **analytic a posteriori** / analytisch-aposteriorisch (ist Urteil über bekannte Einzelheit) / analytique a posteriori

2342 **analyzable** / analysierbar / analysable

2343 **analyze** / (psycho)analysieren ([psych.], chem. etc. genau untersuchen) / analyser

2344 **analyzer, automatic** / Analysator, automatischer *m* (eingegebene Labortests schnell und sicher ausführender Computer) / analys(at)eur automatique *m*

2345 **anamnesis** / Anamnese *f* (ἀνάμνησις = Erinnerung: Vorgeschichte einer Krankengeschichte («Grundvoruntersuchung») / anamnèse *f*
2346 **anamnesis syndrome** / Syndrom, anamnestisches (z.B. der M.S.) / syndrome d'anamnèse
2347 **anamnestic** / anamnestisch / anamnestique
2348 **anamniotic** / amnionlos (zooembryophysiol., humanembryopath.) / anamnionique
2349 **anamorphosis** / Anamorphose *f* (Hinaufentwicklung zool., phytol.) / anamorphose *f*
2350 **ananaphylaxis** / An(ti)anaphylaxie *f* (vorübergehende Unempfindlichkeit gegen Fremdeiweißkörper) / ananaphylaxie *f*
2351 **anancast** / Anankast *m* (ἀνάγκη = Zwang: Denkzwangneurotiker [SCHNEIDER]) / anancaste *m*
2352 **anandria** / Unmännlichkeit *f* / anandrie *f*
2353 **anangioplasia** / Anangioplasie *f* (Gefäßbildungsdefekt) / angioplasie *f*
2354 **anaphase** / Anaphase *f* (3. Phase der Mitose: Tochterchromosomenhälftentrennung) / anaphase *f*
2355 **anaphase, chromosomal** / Anaphase, chromosomale *f* (Chromosomenverteilung auf die Zellpole) / anaphase chromosomique *f*
2356 **anaphoresis** / Anaphorese *f* (elektrophoretische Wandrung neg. geladener Substanzen zur Anode) / anaphorèse *f*
2358 **anaphoretic** / anaphoretisch (elektrophoretisch zum Pluspol wandernd) / anaphorétique
2358a **anaphoria** / Anaphorie *f* (Nachobenstreben der Augenachsen) / anaphorie *f*
2359 **anaphrodisiac** / geschlechtsunlustig (-lusthemmend) / anaphrodisiaque
2360 **anaphylactic** / anaphylaktisch / anaphylactique
2361 **anaphylactogenic (anaphylactogen)** / Anaphylactogen (*n*) (Anaphylaxie erzeugend[es Antigen]) / anaphylactogène (*m*)
2362 **anaphylactoid** / anaphylaxieähnlich / anaphylactoïde
2363 **anaphyla(cto)toxin** / Anaphyla(cto)toxin *n* (hypothet. Gift der Anaphylaxie [FRIEDBERGER]) / anaphyla(cto)toxine *f*
2364 **anaphylaxis** / Anaphylaxie *f* (φύλαξις = Schutz, ἀνά hier = ohne [RICHET, 1902]: Überempfindlichkeit, spez. gegen wiederholt parenteral zugeführte Eiweißkörper) / anaphylaxie *f*
2365 **anaphylaxis, passive** / Anaphylaxie, passive *f* (durch Zufuhr von Sensibilisiertenserum) / anaphylaxie passive *f*
2366 **anaphylaxis, psychic** / Anaphylaxie, psychische *f* (Überempfindlichkeit gegen wiederholtes psych. Trauma) / anaphylaxie psychique *f*
2367 **anaplasia** / Anaplasie *f* (HANSEMANN: Übergang höherdifferenzierter [normaler] Zellen in niederdifferenzierte [atypische] [Geschwulst]zellen) / anaplasie *f*
2368 **anaplasty** / Wiederherstellungsplastik *f* (chir.) / anaplastie *f*
2369 **anapnoic** / atemlos / anapnoïque
2370 **anapnotherapy** / Atemtherapie *f* (ἀναπνέω = aufatmen) / anapnothérapie *f*
2371 **anarithmia** / Anarithmie *f* (Unfähigkeit zu zählen) / anarithmie (impossibilité de compter) *f*
2372 **anasarca** / Anasarka *f* ([ὕδρωψ] ἀνὰ σάρκα = Wassersucht des Unterhautgewebes) / anasarque *f*
2373 **anaspadia** / Anaspadie *f* (σπάζω = spalten: Harnröhrenöffnung an Penisoberseite) / épispadie *f*
2374 **anastalsis (reversed peristalsis)** / Anti(peri)staltik *f* (ἀναστέλλω = zurück- [hinauf]-treiben: inverse [Darm]bewegung) / anastaltisme *m*
2375 **anastaltic** / anastaltisch (blutstillend) / anastaltique
2376 **anastasis** / Anastase *f* (Auf[er]stehen nach, Erholung von Krankheit) / anastasie *f*
2377 **anastigmat** / Anastigmat *m* (von Astigmatismus freies opt. System) / anastigmat *m*
2378 **anastigmatic** / anastigmatisch (durch Anastigmat mit Brennpunkt versehen) / anastigmatique
2379 **anastomosis** / Anastomose *f* (στόμα = Mündung: 1. netzartige Vereinigung von Blutgefäßen, Nerven etc., 2. chir. Vereinigung zweier Hohlorgane) / anastomose *f*
2380 **anastomosis, antiperistaltic, isoperistaltic** / Anastomose, antiperistaltische, isoperistaltische *f* (von Teilen verschiedener, gleicher Peristaltik) / anastomose antipéristaltique, isopéristaltique *f*
2381 **anastomosis, arteriovenous** / Anastomosis arteriovenosa (physiol. antekapilläre A.-V.-Verbindung) / anastomose artérioveineuse *f*
2382 **anastomosis, end-to-end, end-to-side, side-to-side** / Verbindung(smöglichkeit)en, anastomotische *f* (End-zu-End, End-zu-Seit, Seit-zu-Seit) / anastomose termino-terminale, termino-latérale, latéro-latérale *f*
2383 **anastomosis, heterocladic, homocladic** / Arterienanastomose *f* (κλάδος = Zweig: von Ästen verschiedener, derselben Arterie) / anastomose, hétérocladique, homocladique *f*
2384 **anastomosis, jejuno-ileal** / Anastomose, jejun(o)ileale *f* (chir. des proximalen Jejunums und distalen Ileums bei Fettsucht) / anastomose jéjun(o-)iléale *f*
2385 **anastomoses, lymphovenous** / Anastomosen, lymphovenöse *f* (bei chir. Aszitestherapie erfolgreich) / anastomoses lymphoveineuses *f*
2386 **anastomosis, transuretero-ureteral, uretero-tubal, uretero-ureteral** / Harnweganastomosen *f* / anastomose transurétéro-urétérale, urétéro-tubaire, urétéro-urétérale *f*
2387 **anastomotic** / anastomotisch / anastomotique
2388 **anatomy** / Anatomie *f* (ἀνατέμνω = zerlegen, sezieren) / anatomie *f*
2389 **anatomy, anomaly, developmental** / Entwicklungsanatomie, -anomalie *f* / anatomie, anomalie de développement *f*
2390 **anatomy, applied, comparative, descriptive** /

Anatomie, angewandte, vergleichende, beschreibende *f* / anatomie expérimentale, comparative, descriptive *f*

2391 **anatomy, general, special** / Anatomie, allgemeine, spezielle *f* (Wissenschaft von Form und Bau der Körperwelt) / anatomie générale, spéciale *f*

2391a **anatomy, macro- micro-** / Organ-, Zellanatomie *f* / macr(o-)anatomie, micr(o-)anatomie *f*

2392 **anatomy, microscopic** / Anatomie, mikroskopische *f* ([Lehre vom] Feinbau des Organismus [Organe, Systeme, Apparate]) / anatomie microscopique *f*

2393 **anatomy, organization** / Entwicklungsanatomie *f* (Anwendung des Erhaltungssatzes auf die [Bio]genetik durch Betrachtung der einzelnen Organe als lokale Modifikationen des individuellen Stoffwechsels einer befruchteten Eizelle [BLECHSCHMIDT]) / anatomie cinétique *f*

2394 **anatomy, pathological, physiological** / Anatomie, pathologische, physiologische *f* / anatomie pathologique, physiologique *f*

2395 **anatomy, physiology, histological** / Gewebsanatomie, Gewebephysiologie *f* / anatomie, physiologie histologique *f*

2395a **anatomy, three-dimensional** / Anatomie, dreidimensionale *f* (des Proteinmoleküls [PERUTZ]) / anatomie à trois dimensions *f*

2396 **anatomy, veterinary** / Veterinäranatomie *f* / anatomie vétérinaire *f*

2397 **anatoxin** / Anatoxin *n* (abgeschwächtes Gift) / anatoxine *f*

2398 **anatriptic** / Einreibemittel *m* / anatriptique *m*

2399 **anaxon(e)** / Anaxon *n* (Ganglienzelle ohne Achsenzylinderfortsatz) / anaxone *m*

2400 **anazoturia** / Anazoturie *f* (Harnausscheidung ohne Harnstoff) / anazoturie *f*

2401 **anceps** / anceps (doppelköpfig, zweifelhaft) / anceps

2402 **ancestor (ancestress)** / Vorfahr *m* (Ahne *f*) / ancêtres *m*

2403 **anchorage** / Verankerung *f* / ancrage *m*

2404 **ancipital** / zweiköpfig (-schneidig) / ancipital

2405 **anconal** / ellenbogenwärts (ἀγκών = Ellenbogen) / coude, vers le

2406 **anconitis** / Ellenbogenentzündung *f* / anconite *f*

2407 **ANDERSEN's triad; (mucoviscidosis)** / ANDERSEN' Syndrom (Angeborene Mißbildung von Bauchspeicheldrüse und Lungen) / dysporie de GLANZMANN

2408 **andreoblastoma** / Androblastom *n* (virilisierender Ovarialtumor) / andréoblastome *m*

2409 ANDREWS' **bactericid** / ANDREWS' Syndrom (Pustulöse rezidivierende Erkrankung der Handteller und Fußsohlen) / bactéridie pustuleuse d'ANDREWS

2410 **androgenic (androgen)** / androgen(er Stoff *m*: männl. Geschlechtshormon) / androgène (*m*)

2411 **androgenuria** / Androgenurie *f* (17-Ketosteroidausscheidung) / androgénurie *f*

2412 **androgyna, androgynus** / Androgyne (Jüngling-Jungfrau *f*, Jungfrau-Jüngling *m*) / androgyne *f*, gynandre *m*

2413 **androgynous** / androgyn (übergeschlechtlich) / androgyne

2414 **android** / mannähnlich (intersex[uell]er Frauentyp) / androïde

2415 **andrology** / Andrologie *f* (Männer[heil]kunde) / andrologie *f*

2416 **andromania** / Mannstollheit *f* / andromanie *f*

2417 **andromimetic** / andromimetisch (männl. Charakter nachahmend) / andromimétique

2418 **andromorphous** / andromorph (ist Konstitutionstyp mit schmalem Beckenausgang [SCHLEGEL]) / andromorphe

2419 **andropathy** / Männerleiden *n* / andropathie *f*

2420 **androphany** / Androphanie *f* (männl. Habitus der Frau) / androphanie *f*

2421 **androphobia** / Männerscheu *f* / androphobie *f*

2422 **androtropic** / androtrop (sind knabenwendige Konstitutionskrankheiten [PFAUNDLER]) / androtrop(hiqu)e

2423 **ane (chem. final syllable)** / an (chem. Endsilbe für gesättigte CH-Verbindungen, z.B. Äthan) / ane (syllabe finale chim.)

2424 **anelectrotonus** / Anelectrotonus *m* (herabgesetzte Empfindlichkeit eines konstant elektrisierten Nervs in Anodennähe) / anélectrotonus *m*

2425 **anem(at)ize** / anämisieren (blutarm machen) / anémier

2426 **anemia (anematosis)** / Anämie (allgemeine Blutarmut) *f* / anémie (généralisée) *f*

2427 **anemia, achrestic** / WILKINSON' Syndrom (Schwere leberrefraktäre perniziosiforme megaloblastische Anämie) / anémie achrestique

2428 **anemia, agastric** / Anämie, agastrische *f* (infolge Eisenmangels bzw. -resorptionsstörung) / anémie agastrique *f*

2429 **anemia, alimentary (avitaminous)** / Anämie, alimentäre *f* (durch einseitige [vitaminarme] Ernährung bedingte) / anémie alimentaire (avitaminique) *f*

2430 **anemia, aplastic (aregenerative)** / Anämie, aplastische *f* (ohne Blutzellenneubildung infolge Knochenmarkversagens) / anémie arégénérative *f*

2431 **anemias, auto-antibody** / Aut(o)antikörperanämien *f* (WORLLEDGE: Wärmeantikörperanämie 72,5%, Kälteagglutininkrankheit 22%, paroxysmale Kältehämoglobinurie 5,5%) / anémies par d'aut(o-)anticorps *f*

2432 **anemia, auto(-immuno)hemolytic** / Anämie, autohämolytische *f* (durch Auto-AAR ausgelöste) / anémie autohémolytique *f*

2433 **anemia, cow's milk** / Kuhmilchanämie *f* (FI 0,5–0,7 infolge Kupfermangels) / anémie par manque de cuivre *f*

2434 **anemia, elliptocyt(ot)ic, megalocytic, microcytic, sickle cell, spherocytic, (tropical) macrocytic** / Anämien mit Zellformveränderungen *f* (elliptozyt(ot)ische, megalozytäre, mikrozytäre, Sichelzellen-, sphärozytäre, makrozytäre) / anémie elliptocyt(ot)ique, mégalocytique, microcytique, à

hématies falciformes, sphérocytique, macrocytique *f*
2435 **anemia, endoglobular corpuscles** / Innenkörperanämie *f* (HEINZ' Körper in Erythrozyten) / anémie à corpuscules endoglobulaires *f*
2436 **anemia, erythroblastic** / Erythroblastenanämie *f* (Thalassämie) / anémie érythroblastique *f*
2437 **anemia, familial hemolytic** / DEBLER' Syndrom (Seltne familiäre hämolytische Anämie) / anémie hémolytique familiale
2438 **anemia, familial microcytic** / RIETTI-GREPPI-MICHELI' Syndrom (Erbliche hämolytische Anämie mit Mikrozytose) / désordre hématologique méditerranéen
2439 **anemia (FANCONI), refractory** / FANCONI' Syndrom (Konstitutionelle infantile Panmyelopathie mit multiplen Mißbildungen)/ myélose aplastique infantile familiale avce malformations et troubles endocriniens
2440 **anemia, hemolytic (acquired, hereditary, toxic)** / Anämie, hämolytische *f* (erworben, erblich, toxisch) / anémie hémolytique (acquise, héréditaire, toxique) *f*
2441 **anemia, hereditary nonspherocytic hemolytic** / CROSBY' Syndrom (Hereditäre hämolytische Anämie mit Porphyrinurie) / anémie hémolytique héréditaire avec porphyrinurie
2442 **anemia, hyperchrome, hypochrome** / Anämie, hyperchrome, hypochrome *f* (zuviel, zuwenig Hämoglobin) / anémie hyperchrome, hypochrome *f*
2443 **anemia of infants, pseudoleukemic** / Anaemia pseudoleucaemica infantum («rhachitische Megalosplenie») / anémie pseudoleucémique des enfants *f*
2444 **anemia, infection** / Infektionsanämie *f* / anémie d'infection *f*
2445 **anemia, light lack** / Lichtmangelanämie *f* / anémie par manque de lumière *f*
2446 **anemia, megaloblastic** / GERBASI' Syndrom (Pseudoperniziöse Anämie des Säuglingsalters) / anémie mégaloblastique
2447 **anemia, micro-angiopathic hemolytic** / Anämie, mikr(o)angiopathische hämolytische *f* / anémie hémolytique micr(o-)angiopathique *f*
2448 **anemia, myelopathic** / Anämie, myelopathische *f* (mit hohem Färbeindex) / anémie myélopathique *f*
2449 **anemia of newborns, of pregnancy** / Anämie, Neugeborenen-, Schwangerschafts- *f* / anémie des nouveau-nés, de grossesse *f*
2450 **anemia, osteosclerotic** / Anämie, osteosklerotische *f* (bei Knochensklerose mit Markschwund) / anémie ostéosclérotique *f*
2451 **anemia, primary, secondary (symptomatic)** / Anämie, primäre, sekundäre (symptomatische) *f* / anémie primaire, secondaire (symptomatique) *f*
2452 **anemia, (pseudo)pernicious** / Anämie, (pseudo)perniziöse *f* ([Intrinsic-factor-Störung], Vitamin-B_{12}-Mangel bzw. -Verwertungsstörung) / anémie, (pseudo)pernicieuse *f*
2453 **anemia, splenic** / BANTI' Syndrom (Sekundärsplenogener splenohepatomegaler Symptomenkomplex) / syndrome de BANTI
2454 **anemia, splenogenic** / Anämie, splenogene *f* (durch hypersplenisch gehemmtes Knochenmark) / anémie splénogène *f*
2455 **anemia, traumatic, (post)hemorrhagic** / Blutungsanämien *f* / anémie traumatique, (post)hémorragique *f*
2456 **anemia, tropical** / Tunnelanämie *f* (Ankylostomalarvenbefall) / chlorose égyptienne *f*
2457 **anemia of the ZUELZER-OGDEN type, megaloblastic** / ZUELZER-OGDEN' Syndrom (Spezielle megaloblastische Anämie des frühen Kindesalters) / anémie mégaloblastique du type ZUELZER-OGDEN
2458 **anemic** / anämisch (blutarm) / anémique
2459 **anemonism** / Anemonismus *m* (Vergiftung mit Anemonenarten) / anémonisme *m*
2460 **anemopathy, -phoby** / Anemopathie, -phobie *f* (ἄνεμος = Wind: Inhalationsbehandlung, Wind[zug]angst) / anémopathie, -phobie *f*
2461 **anemotrophy** / Blutunterernährung *f* / anémotrophie *f*
2462 **anencephalus** / Anenzephale *m* (Mißgeburt ohne Gehirn) / anencéphale *m*
2463 **anenterous (anenterus)** / eingeweidelos(e Mißgeburt *f*) / anentérique (*m*)
2464 **anenzymia, catalasic** / Anenzymia catalasea (Fehlen der Blutkatalase) / anenzymie catalasique *f*
2465 **aneosinophilia** / Eosinophilenmangel *m* / anéosinophilie *f*
2466 **anepia** / Wortlosigkeit *f* (ἔπος = Wort) / anépie (impossibilité de parler) *f*
2467 **anerg(as)ia** / Reaktionsmangel (Funktionsausfall) *m* / anerg(as)ie *f*
2468 **anergy, negative, positive** / Anergie, negative, positive *f* (Endpunkt abnehmender, zunehmender Resistenz) / anergie négative, positive *f*
2469 **aneroid** / aneroid (fast luftleer) / anéroïde
2470 **anerythrocyte** / Anerythrozyt *m* (hämolysierter Erythrozyt) / anérythrocyte *m*
2471 **anerythropoiesis (anerythroplasia)** / Erythrozyten(neu)bildung, mangelhafte *f* / anérythropoïèse (anérythroplasie) *f*
2472 **anerythropsia (-oblepsia)** / Anerythropsie *f* (Rotblindheit) / anérythropsie (-oblepsie) *f*
2473 **anerythroregeneration** / Erythrozytenneubildung, keine *f* / anérythrorégénération *f*
2474 **anesthekinesia** / Anästhekinesie *f* (sensible und motorische Lähmung) / anesthécinésie (paralysie sensorielle et motrice) *f*
2475 **anesthesia** / Anästhesie *f* (αἰσθησία = Empfindung: Betäubung) / anesthésie *f*
2476 **anesthesia, abdominal, lumbosacral, perirenal, stellate** / Anästhesie, zöliakale, lumbosakrale, perirenale, zervikothorakale *f* (des Sympathicus) / anesthésie cœliaque, lombosacrée, périrénale, cervicothoracique *f*
2477 **anesthesia, artery** / Arterienanästhesie *f* (GOYANOS, 1909: Betäubung eines mit Binden aus Zirkulation ausgeschalteten Gebiets durch i. a. Inj. eines Lokalanästhetikums) / anesthésie artérielle *f*

2478 **anesthesia, artificial sacral** / Sakralanästhesie, künstliche *f* (hohe, tiefe) / anesthésie sacrale artificielle *f*
2479 **anesthesia of the brachial plexus** / Plexusanästhesie *f* (KULENKAMPFF: C5–Th1) / anesthésie du plexus brachial *f*
2480 **anesthesia, conduction** / Leitungsanästhesie *f* (HALSTED, 1885) / anesthésie de conduction *f*
2481 **anesthesia, continuous spinal** / Spinalanästhesie, kontinuierliche *f* / anesthésie rachidienne continuelle *f*
2483 **anesthesia, direct infiltration** / Infiltrationsanästhesie, direkte *f* (RECLUS, 1889, SCHLEICH, 1892: Quellungsanästhesie [Quaddeln]) / anesthésie par infiltration directe *f*
2484 **anesthesia, dissociated** / Anästhesie, dissoziierte *f* (Schmerzbetäubung bei Berührungsempfindlichkeit) / anesthésie dissociée *f*
2485 **anesthesia, dolorous** / Anaesthesia dolorosa (Schmerzen bei Berührungsunempfindlichkeit *f*) / anesthésie douloureuse *f*
2486 **anesthesia, electro-encephalographic level of** / Narkosestadienmessung, elektrenzephalographische *f* (FAULCONER) / anesthésiométrie électrencéphalographique *f*
2487 **anesthesia, endoneural, perineural** / Anästhesie, endoneurale, perineurale *f* (Leitungsanästhesien) / anesthésie endoneurale, périneurale *f*
2488 **anesthesia, epidural** / Epiduralanästhesie *f* (Sakral- und Periduralanästhesie) / anesthésie spinale extradurale *f*
2489 **anesthesia by ether** / Ätheranästhesie *f* (RICHARDSON, mit Chloräthyl seit 1891) / anesthésie par l'éther *f*
2490 **anesthesia, ganglionic, nuclear** / Nerven(knoten)blockade, periphere, zentrale *f* / anesthésie ganglionnaire, nucléaire *f*
2491 **anesthesia, high pressure local** / Hochdrucklokalanästhesie *f* (KIRSCHNER) / anesthésie locale à haute pression *f*
2492 **anesthesia, high sacral** / Sakralanästhesie, hohe *f* (KRÖNIG, 1923: S2–L5) / anesthésie sacrée haute *f*
2493 **anesthesia, indirect infiltration** / Infiltrationsanästhesie, indirekte *f* (HACKENBRUCH' Umspritzungsanästhesie, z.B. des Operationsgebiets) / anesthésie par infiltration indirecte *f*
2494 **anesthesia, infraorbital** / Infraorbitalanästhesie *f* (dent. Inj. am Foramen infraorbitale) / anesthésie infraorbitaire *f*
2495 **anesthesia, intestinal** / Darmanästhesie *f* / anesthésie intestinale *f*
2496 **anesthesia, irritation field** / Störungsfeldanästhesie *f* / anesthésie du champ d'irritation *f*
2497 **anesthesia, local** / Lokalanästhesie *f* (Terminal- und Leitungsanästhesie) / anesthésie locale *f*
2498 **anesthesia, lumbar epidural** / Epiduralanesthesie, lumbale *f* (im Frühstadium des Geburtsvorgangs) / anesthésie épidurale lombaire *f*
2498a **anesthesia, (mandibular, maxillary) dent(in)al** / Dentinanästhesie *f* / anesthésie dentaire (mandibulaire, maxillaire) *f*
2499 **anesthesia, medullary** / Lumbalanästhesie *f* (BIER, 1900) / analgésie médullaire *f*
2500 **anesthesia, parametric** / Anästhesie, parametranc *f* (für intrauterine Eingriffe) / anesthésie paramétrique *f*
2501 **anesthesia, pararterial, paravenous** / Anästhesie, pararterielle, paravenöse *f* / anesthésie parartérielle, paraveineuse *f*
2502 **anesthesia, parasacral** / Parasakralanästhesie *f* (PENDL' Urogenitalanästhesie) / anesthésie présacrale *f*
2503 **anesthesia, paravertebral** / Paravertebralanästhesie *f* (SELLHEIM: zur Segmenttherapie bes. von Th7–L4 [Magen bis Ureter]) / anesthésie paravertébrale *f*
2504 **anesthesia, peridural** / Periduralanästhesie *f* (geburtshilfliche [LANZ] erfaßt Spinalnerven, Grenzstrang und Rami communicantes) / anesthésie péridurale *f*
2505 **anesthesia, prolonged** / Anästhesie, prolongierte *f* (durch Nachspritzen verlängerte Anästhesie [Narkose]) / anesthésie prolongée *f*
2506 **anesthesia, pulmonary** / Inhalationsanästhesie *f* / anesthésie de respiration *f*
2507 **anesthesia, refrigeration** / Kälteanästhesie *f* (mit Eiswasser [ESMARCH, LARREY]) / anesthésie par congélation *f*
2508 **anesthesia, regional (block[ing])** / Feldanästhesie, chirurgische *f* / anesthésie régionale (chirurgicale) *f*
2509 **anesthesia, sacral** / Sakralanästhesie *f* (Unempfindlichkeit im Sakralnervengebiet) / anesthésie sacrée *f*
2510 **anesthesia, saddle block** / Reithosenanästhesie *f* (S3–S5 bei Rückenmarkerkrankungen) / anesthésie sacrée basse *f*
2511 **anesthesia, spinal (plexus, segment)** / Anästhesie, spinale *f* (der Rückenmarkgeflechte, -anschlußsegmente) / anesthésie spinale (de plexus, de segments) *f*
2512 **anesthesia, splanchnic** / N.-splanchnicus-Anästhesie *f* / anesthésie des splanchniques *f*
2513 **anesthesia, spraying** / (Nasen)sprayanästhesie *f* (mit Novocain) / anesthésie par spray *f*
2514 **anesthesia, surface** / Oberflächenanästhesie *f* (KOLLER, 1884 mit Cocain) / anesthésie superficielle *f*
2515 **anesthesia, terminal** / Terminalanästhesie *f* (Oberflächen- und Infiltrationsanästhesie) / anesthésie terminale *f*
2516 **anesthesia, thalamic hyperesthetic** / Thalamus-Syndrom (Hypästhetisch-ataktische Krankheitsbilder bei Thalamusläsionen) / syndrome thalamique
2517 **anesthesia, thermal, total, traumatic** / Anästhesie, thermale, totale, traumatische *f* (Unempfindlichkeit gegen Wärme, totale, bei Verletzung) / anesthésie thermale, totale, traumatique *f*
2518 **anesthesia, trigeminal** / Trigeminusanästhesie *f* (Ganglion ciliare, semilunare, sphenopalatinum) / anesthésie du trijumeau *f*

2519 **anesthesia, urethral** / Harnröhrenanästhesie *f* (zur Katheterisierung) / anesthésie urétrale *f*
2520 **anesthesia, vein** / Venenanästhesie *f* (BIER, 1908: Betäubung eines mit Binden aus Zirkulation ausgeschalteten Gebiets durch i.v. Inj. eines Lokalanästhetikums) / anesthésie veineuse *f*
2521 **anesthesimeter** / Anästhesimeter *n* (Narkosetiefenmesser) / anesthésimètre *m*
2522 **anesthesin** / Anästhesin *n* (PAB-Äthylester)/ anesthésine *f*
2523 **anesthesiologist (anesthetist)** / Anästhesiologe (Anästhesist) *m* / anesthésiologue (anesthésiste) *m*
2524 **anesthesiology** / Anästhesiologie *f* (Schmerzbetäubungslehre) / anesthésiologie *f*
2525 **anesthesiophore** / Anästhesiophor *m* (Narkose(mittel)träger) / anesthésiophore *m*
2526 **anesthetic** / gefühllos / anesthésique
2527 **anesthetics, general, local** / Betäubungsmittel, allgemeine, örtliche *n* / anesthésiques généraux, locaux *m*
2528 **anesthetization** / Anästhesierung *f* / anesthésiation *f*
2529 **anesthetize (anesthetized, anesthetizing)** / anästhesieren (anästhesiert, anästhesierend) / anesthésier (anesthésié, anesthésiant)
2530 **anesthetometer** / Anästhetometer *n* (Narkosebeatmungsgerät) / anesthétomètre *m*
2531 **anesthetospasm** / Narkosekrampf (Anästhesiespasmus) *m* / anesthétospasme *m*
2532 **anetoderm(a)** / Schlaffhaut *f* (ἄνετος = schlaff) / anétoderme *m*
2533 **anethopathy** / Anethopathie *f* (Psychopathie ohne Sitte) / anéthopathie *f*
2534 **aneuploid** / aneuploid (nicht mit normalen Zellinien [der Chromosomensätze] ausgestattet) / aneuploïde
2535 **aneuria** / Nervenschwäche *f* / aneurie (faiblesse nerveuse) *f*
2536 **aneurin** / Aneurin *n* (Vitamin B_1) / aneurine *f*
2537 **aneurysm(a)** / Aneurysma *n* (ἀνευρύνω = erweitern: örtliche [geschwulstartige] [Schlag]adererweiterung) / anévrisme *m*
2538 **aneurysm, abdominal aortic** / Bauchaortenaneurysma *n* / anévrisme aortique abdominal *m*
2539 **aneurysm, arteriovenous** / Aneurysma arteriovenosum (durch Arterieneinbruch in Vene) / anévrisme artérioveineux *m*
2540 **aneurysm, capillary** / Kapillaraneurysma *n* / anévrisme capillaire *m*
2541 **aneurysm, cardiac (mural)** / Herz(wand)-aneurysma *n* / anévrisme (mural) cardiaque *m*
2542 **aneurysm, cirsoid (racemose)** / Aneurysma cirsoideum (Rankenaneurysma *n*) / anévrisme cirsoïde (racémeux) *m*
2543 **aneurysm, dissecting (intramural)** / Aneurysma dissecans (Gefäßwandaneurysma *n*)/ anévrisme (intramural) disséquant *m*
2544 **aneurysm, embolic** / Aneurysma, embolisches *n* / anévrisme embolique *m*
2545 **aneurysm, false** / Aneurysma spurium (traumat. bedingtes Hämatom) / anévrisme(,) faux *m*
2546 **aneurysm, fusiform, saccular** / Aneurysma, spindelförmiges, sackartiges *n* / anévrisme fusiforme, sacculaire *m*
2547 **aneurysm, intracranial** / Aneurysma, intrakraniales *n* (Op. in Hypothermie) / anévrisme intracrânien *m*
2548 **aneurysm of the renal artery, primary** / Nierenarterienaneurysma, primäres *n* (mögliche Hochdruckursache) / anévrisme primaire de l'artère rénale *m*
2549 **aneurysm, true** / Aneurysma, echtes *n* (mit Beteiligung aller Gefäßwandschichten) / anévrisme vrai *m*
2550 **aneurysmal (dilatation)** / aneurysmatisch(e Erweiterung *f*) / anévrismal(e) (, dilatation *f*)
2551 **aneurysmectomy** / Aneurysmenentfernung *f* / anévrismectomie *f*
2552 **aneurysmogram** / Aneurysmogramm *n* (Rö-Darstellung von Aneurysmen) / anévrismogramme *m*
2553 **aneurysmoplasty** / Aneurysmoplastik *f* / anévrismoplastie *f*
2554 **aneurysmorrhaphy** / Aneurysmanaht *n* / anévrismorraphie *f*
2555 **aneurysmotomy** / Aneurysmaschnitt *m* / anévrismotomie *f*
2556 **aneuthanasia** / Tod, schwerer *m* / aneuthanasie *f*
2557 **angialgia** / Gefäßschmerz *m* (ἀγγεῖον = Gefäß) / angiodynie *f*
2558 **angiasthenia** / Gefäßschwäche *f* / angiasthénie *f*
2559 **angiectasia** / Gefäßerweiterung *f* (z.B. Varizen) / angiectasie *f*
2560 **angiectopia** / Gefäßlage, anomale *f* / angiectopie *f*
2561 **angi(i)tis** / Gefäßentzündung *f* / angi(i)te *f*
2562 **angiitis, allergic-hyperergic** / Angiitis, allergisch-hyperergische *f* / angéite allergique-hyperergique *f*
2563 **angina** / Angina *f* (ἄγχω = verengern: Rachenverengerung durch entzündliche Schwellung) / angine *f*
2564 **angina, abdominal** / Angina abdominalis (Dyspragia intermittens angiosclerotica) / angine abdominale *f*
2565 **angina, agranulocytic** / SCHULTZ' Syndrom (Agranulozytose mit nekrotisierender Angina) / granulocytopénie maligne
2566 **angina, aphthous** / Angina aphthosa (Aphthenangina *f*) / angine aphteuse *f*
2567 **angina, catarrhal** / Angina catarrhalis (simplex: [fiebrige] Halsentzündung) / angine simple *f*
2568 **angina, diphtheric** / Angina diphtherica (Diphtherie) / angine diphtérique *f*
2569 **angina, follicular, lacunar** / Angina follicularis, lacunaris (pseudomembranacea: eitrige diphtherieähnliche Angina) / angine folliculaire, lacunaire *f*
2570 **angina, herpetiform** / Angina herpetiformis (Herpangina) / angine herpétiforme *f*
2571 **angina, lateral** / Seitenstrangangina *f* / angine latérale *f*

2572 **angina, lymphocytic** / Lymphozytenangina *f* (Angina mit Lymphozytose) / angine lymphocytique *f*
2573 **angina pectoris; (angina of the heart)** / Angina pectoris (Brustenge, Stenokardie, Herzbräune *f*) / angine de poitrine; (sténocardie) *f*
2574 **angina pectoris syndrome** / Angina-pectoris-Syndrom (Pektanginöses Krankheitsbild durch Störungen des Halssympathikus) / syndrome angineux noncoronarien
2575 **angina, (peritonsillar) phlegmonous** / Angina phlegmonosa (peritonsillaris, retropharyngealis: Tonsillarabszeß) / angine phlegmoneuse (rétropharyngienne) *f*
2576 **angina, retronasal, tonsillary** / Angina retronasalis, tonsillaris (Rachen-, Gaumenmandelangina *f*) / angine rétronasale, amygdalienne *f*
2577 **angina, septic, syphilitic** / Angina septica, syphilitica / angine maligne, syphilitique *f*
2578 **angina, vasomotor** / Pseud(o)angina *f* / angor nerveux *m*
2579 **anginiform (anginoid, anginous)** / anginaartig (anginaähnlich, anginös) / anginiforme (anginoïde, angineux)
2580 **anginophobia** / Anginophobie *f* (Furcht vor Angina-pectoris-Anfall) / anginophobie *f*
2581 **anginosis** / Beschwerden, anginöse *f* / anginose *f*
2582 **angio-architectonic** / Angi(o)architektonik *f* (Aufbau und Gliederung der Hirnrindengefäße [Pfeiffer, 1928]) / angi(o-)architectonique *f*
2583 **angioblast** / Angioblast *m* (embr. Blutgefäßzelle) / angioblaste *m*
2584 **angio(blasto)ma** / Angio(blasto)m *n* (Gefäß[gewebe]geschwulst) / angio(blasto)me *m*
2585 **angiocardiography** / Angiokardiographie *f* (Rö-Darstellung der Herzinnenräume) / angiocardiographie *f*
2586 **angiocardiopathy** / Herzgefäßleiden *n* / angiocardiopathie *f*
2587 **angiocardiopneumography** / Angiokardiopneumographie *f* (Rö-Darstellung von Herz- und Lungengefäßen) / angiocardiopneumographie *f*
2588 **angiocarditis** / Herzgefäßentzündung *f* / angiocardite *f*
2589 **angioclast** / Gefäßklemme *f* / angioclaste *m*
2591 **angioderm** / Angioderma *n* (mesenchymales Blutgefäß[zell]gewebe) / angioderme *m*
2591a **angiodermatitis** / Hautgefäßentzündung *f* / angiodermatite *f*
2592 **angio(dys)trophy** / Gefäßernährung (, mangelhafte) *f* / angio(dys)trophie *f*
2593 **angio-elephantiasis** / Rüssellippe *f* (bei angeborener Elephantiasis) / angiéléphantiasis *f*
2594 **angiofibroma** / Angiofibrom *n* / angiofibrome *m*
2595 **angiofluoroscopy** / Angiofluoroskopie *f* (Gefäßdarstellung mit Fluorescin-Na) / angiofluoroscopie *f*
2596 **angiogenesis (-poiesis)** / Gefäß(neu)bildung *f* / angiogenèse (-poïèse) *f*
2597 **angioglioma, -reticuloma** / Angiogliom, -retikulom *n* / angiogliome, réticulome *m*
2598 **angiography** / Angiographie *f* (Rö-Darstellung von Gefäßen) / vasographie *f*
2599 **angiography of the pulmonal trunk** / Pulmonalisarteriographie *f* / angiographie de l'artère pulmonaire *f*
2600 **angiography, renal** / Nierenangiographie *f* / angiographie du rein *f*
2601 **angiography, ultrasonic** / Ultraschallangiographie *f* (Ergänzung od. Ersatz der Aortographie) / angiographie par ultrason *f*
2602 **angiohypertonia, -hypotonia** / Gefäßhypertonie, -hypotonie *f* (Gefäßüber-, -unterspannung) / angiohypertonie, -hypotonie *f*
2603 **angioid** / gefäßähnlich / angioïde
2604 **angiokinesis** / Gefäßtätigkeit *f* / angiocinésie *f*
2605 **angiolipoma** / Angiolipom *n* / angiolipome *m*
2606 **angiolith** / Gefäßstein *m* / angiolithe *m*
2607 **angiology** / Angiologia (ἄγγος = Gefäß: Gefäßsystem[lehre]) / angiologie
2608 **angiolopathy** / Angiolopathie *f* (Endstrombahngefäßkrankheit [Ratschow]) / angiolopathie *f*
2609 **angiolupoid** / Angiolupoid *n* (Broca) / angiolupoïde *m*
2610 **angiolymphoma** / Lymphgefäßgeschwulst *f* (benigne) / lymphangiome *m*
2611 **angiolysis** / Gefäßzerfall *m* / angiolyse *f*
2612 **angioma** / Angiom *n* (Gefäßgewebegeschwulst) / angiome *m*
2613 **angioma, cavernous** / Kavernom *n* (Hämangiom venöser Hohlräume) / angiome caverneux *m*
2614 **angiomalacia** / Gefäßerweichung *f* / angiomalacie *f*
2615 **angiomatosis** / Angiomatose *f* (multiples Auftreten von Angiomen) / angiomatose *f*
2616 **angiomatosis, familial hermorrhagic** / Osler' Syndrom (I) (Erbliche multiple Teleangiektasie der Haut und Schleimhäute) / télangiectasie hémorragique héréditaire
2617 **angiomatosis of the retina** / v. Hippel-Lindau' Syndrom (Kongenitale polytope angioblastische Mißbildung) / angiomatose rétinienne
2618 **angiomegaly** / Gefäßvergrößrung *f* / angiomégalie *f*
2619 **angiomyoma** / Angiomyom *n* / angiomyome *m*
2620 **angiomyoneuroma** / Angiomyoneurom *n* (benigner Glomus-[arteriovenosum-]Tumor) / tumeur glomique *f*
2621 **angionecrosis** / Gefäßwandabsterben *n* / angionécrose *f*
2622 **angioneuralgia** / Gefäßnervenschmerz *m* / angionévralgie *f*
2623 **angi(oneur)ectomy** / Gefäß(nerven)entfernung *f* / angi(onévr)ectomie *f*
2624 **angioneuroma** / Angioneurom *n* / angionévrome *m*
2625 **angioneurotic** / gefäßnervenbezüglich / angionévrotique
2626 **angio-organopathy** / Angi(o)organopathie *f* (Organleiden infolge Blutgefäßstörung) / angi(o-)organopathie *f*

2627 **angiopathology** / Angiopathologie *f* (Lehre von den Gefäßkrankheiten) / angiopathologie *f*
2628 **angiopathy** / Gefäßleiden *n* / angiopathie *f*
2629 **angiopathy of the retina, traumatic** / Angiopathia retinae traumatica (PURTSCHER: Netzhautschädigung bei Thoraxkompression) / angiopathie traumatique de la rétine *f*
2630 **angiophacomatosis** / Angiophakomatose *f* (φακός = Linse) / angiophacomatose *f*
2631 **angioplasty** / Gefäßplastik *f* / angioplastie *f*
2632 **angiopressure (angiotripsy)** / Gefäß(ab)-quetschung *f* (zur Blutstillung mit geeigneter Zange) / pression d'un vaisseau; (angiotripsie) *f*
2633 **angiopsathyrosis** / Gefäßbrüchigkeit *f* / angiopsathyrose *f*
2634 **angio(re)ceptors** / Angiorezeptoren *m* (Presso- [und Chemo]rezeptoren in Blutgefäßen) / angio(ré)cepteurs *m*
2635 **angiorrhaphy** / Gefäßnaht *f* / angiorraphie *f*
2636 **angiorrhea** / Gefäßblutung *f* / angiorrhée *f*
2637 **angiorrhexis** / Gefäßzerreißung *f* / vaisseau, déchirure d'un *f*
2638 **angiorrhigosis** / Gefäßsteifigkeit *f* / angiorigidité *f*
2639 **angiosarcoma** / Angiosarkom *n* / angiosarcome *m*
2640 **angiosclerosis** / Gefäßverhärtung *f* / angiosclérose *f*
2641 **angioscopy** / Angioskopie *f* (größerer Gefäße [SCHÖN]) / angioscopie *f*
2642 **angioscotoma** / Angioskotom *n* ([netzhaut]-gefäßbedingtes Skotom) / angioscotome *m*
2643 **angiosis** / Gefäßerkrankung, degenerative *f* / angiose *f*
2644 **angiostenosis** / Gefäßverengung *f* / angiosténose *f*
2645 **angiosteosis** / Gefäßverkalkung *f* / angiostéose *f*
2646 **angio(s)tomy** / Gefäßschnitt *m* (-eröffnung und -kanülisierung *f*) / angio(s)tomie *f*
2647 **angiostrophy** / Gefäß(ab)drehung *f* (zur Blutstillung) / angiostrophie *f*
2648 **angiotensin** / Hypertensin *n* (durch Renin von Hypertensinogen abspaltbares blutdrucksteigerndes Polypeptid aus 10 Aminosäurenresten) / angiotonine *f*
2649 **angiotensin, in vivo concentration of** / Angiotensinkonzentration in vivo *f* (mit Plasmareninaktivität in vitro nicht parallel) / angiotensine in vivo, concentration d' *f*
2650 **angiotome** / Gefäßsegment *n* (embr.) / segment vasculaire embryonnaire *m*
2651 **angiotribe** / Gefäßabquetscher *m* / vasotribe *m*
2652 **angiotrophoneurosis** / Angiotrophoneurose *f* (neurozirkulatorische Dystrophie) / angiotrophonévrose *f*
2653 **angle** / Angulus (Winkel *m*) / angle *m*
2654 **angle, aberration** / Unschärfewinkel *m* / angle de déviation *m*
2655 **angle, acromial** / Angulus acromialis (Acromion-Übergang in Spina scapulae) / angle acromial
2656 **angle, aperture** / Öffnungswinkel *m* / angle d'ouverture *m*
2657 **angle, convergence, divergence** / Konvergenz-, Divergenzwinkel *m* (Abweichungs-, Annäherungswinkel) / angle de convergence, de divergence *m*
2658 **angle, declination, inclination** / Deklinations-, Inklinationswinkel *m* ([Ab-], [Zu]neigungswinkel) / angle de déclinaison, d'inclinaison *m*
2659 **angle, frontal** / Angulus frontalis (oberer vorderer Winkel des Os parietale) / angle frontal
2660 **angle, elevatory** / Elevationswinkel *m* (Lichteinfallwinkel am Arbeitsplatz, mindestens 27°) / angle d'élévation *m*
2661 **angle of emergency** / Ausfallwinkel *m* / angle d'émergence *m*
2662 **angle, incidence** / Einfallwinkel *m* / angle d'incidence *m*
2663 **angle, infectious** / Faulecken-Syndrom (Rhagaden in den Mundwinkeln) / perlèche
2664 **angle, infrasternal** / Angulus infrasternalis (von den Rippen gebildeter Winkel, in den der Schwertfortsatz hineinragt) / angle infrasternal
2665 **angle, iridocorneal** / Angulus iridocornealis (Hornhaut-Iriswinkel) / angle iridocornéen
2666 **angle, limiting** / Grenzwinkel *m* / angle limite *m*
2667 **angle of the mandible** / Angulus mandibulae / angle de la mandibule
2668 **angle, mastoid** / Angulus mastoideus (unterer hinterer Winkel des Os parietale) / angle mastoïdien
2669 **angle of the mouth** / Angulus oris / angle de la bouche
2670 **angle, occipital** / Angulus occipitalis (oberer hinterer Winkel des Os parietale) / angle occipital
2671 **angle, polarization** / Polarisationswinkel *m* (Einfallwinkel, bei dem Licht vollkommen polarisiert ist) / angle de polarisation *m*
2672 **angle, reflexion** / Reflexionswinkel *m* / angle de réflexion *m*
2673 **angle of the rib** / Angulus costae / angle de la côte
2674 **angle (of the scapula), inferior, lateral, superior** / Angulus inferior, lateralis, superior (scapulae) / angle (de l'omoplate) inférieur, latéral, supérieur
2675 **angle, sphenoid** / Angulus sphenoidalis (unterer vorderer Winkel des Os parietale) / angle sphénoïdal
2676 **angle, squint** / Schielwinkel *m* / déviation strabique *f*
2677 **angle, sternal** / Angulus sterni (Vorsprung zwischen Manubrium und Corpus sterni) / angle sternal
2678 **angle, subpubic** / Angulus subpubicus (Schambogen, spitzer männlicher) / angle souspubien
2679 **angle, visual** / Gesicht(s)winkel *m* / angle optique *m*
2680 **angophrasia** / Angstreden *n* (KUSSMAUL: «Gaxen») / angophrasie *f*
2681 **Angostura** / Angustura (Wirkstoffe: Ango-

sturin, Galipoidin, Galip[ol]in) / Galipea officinalis (Rutaceae)
2682 **ångström** / Ångström *n* (Å = 0,1 nanometer = 10^{-10} m) / ångström *m*
2683 **anguish (of mind)** / Angst *f* (ahd. enge: i. G. z. Furcht unbestimmt[e Seelenqual]) / angoisse *f*
2684 **angular** / winklig / angulaire
2685 **angulation** / Winkelbildung *f* / angulation (formation d'un angle) *f*
2686 **angustation** / Angustatio (Verengerung) *f* / angustation *f*
2687 **angusty** / Angustia (Enge) *f* / angustie *f*
2688 **anhedonia** / Freudlosigkeit *f* (ohne [Wol]-lustgefühle) / anhédonie *f*
2689 **anhelation** / Anhelatio (Atemnot) *f* / anhélation *f*
2690 **anhelous** / kurzatmig / anhéleux
2691 **anhematopoiesis** / Knochenmarkinsuffizienz *f* / anhématopoïèse *f*
2692 **anhepat(ogen)ic** / nichtleberursprünglich / anhépatogène
2693 **anhidrosis** / Schweißabsonderung, gestörte *f* / an(h)idrose *f*
2694 **anhidrotic** / schweißhemmend / an(h)idrotique
2695 **anhistic** / gerüstlos (ἱστός = Gewebe) / anhiste
2696 **(an)holonomous** / (an)holonom (sind in Koordinaten [nicht]ausgedrückte Bedingungsgleichungen) / (an)holonome
2697 **anhydramnia** / Fruchtwassermangel *m* / anhydramnie *f*
2698 **anhydremia** / Bluteindickung *f* / pycnémie *f*
2699 **anhydrides** / (Säure)anhydride *n* (entstehen aus Säuren beim Entzug von H_2O-Molekülen, z. B. $H_2SO_4 - H_2O = SO_3$) / anhydrides *m*
2700 **anhydrite** / Anhydrit *m* (natürl. Gips $CaSO_4$) / anhydrite *m*
2701 **anhydromyelia** / Liquormangel *m* / anhydromyélie *f*
2702 **anhydrous** / wasserfrei / anhydre
2703 **aniacinosis** / Niacinmangel *m* / aniacinose *f*
2704 **anicteric** / nichtikterisch / anictérique
2705 **anilid(e)s** / Anilide *n* (Anilinderivate, entstehen beim Ersetzen von H-Atomen der NH_2-Gruppe durch org. Säurereste) / anilides *m*
2706 **anilin(e)** / Anilin *n* (portug. Anil = Indigo: primäres Amin, Heilmittel- und Farbstoffausgangsmaterial [Unverdorben, 1826]) / aniline *f*
2707 **anil(in)ism (, acute, chronic)** / Anilinvergiftung *f* (mit, ohne Methämoglobinbildung) / anili(ni)sme (aigu, chronique) *m*
2708 **anilinophil** / anilinfarbenfreudig / anilinophile
2709 **anility** / Altersschwäche *f* (anus = Ahn) / état cacochyme *m*
2710 **animal** / animalisch (fleischlich, tierisch) / animal
2711 **animal, cold-blooded** / Kaltblüter *m* (wechselwarm) / animal à sang froid (poïkilotherme) *m*
2712 **animal, domestic** / Haustier *n* / animal domestique *m*
2713 **animals, experimental (control, immune, inoculated, normal)** / Versuchstiere *n* (Kontroll-, immunisierte, geimpfte, Normal-) / animaux expérimentaux (témoins, immunisés, inoculés, normaux) *m*
2714 **animals, laboratory** / Laboratoriumstiere *n* (Ratte, Hamster, Maus; Kaninchen, Meerschweinchen; Hund, Katze, Affe; Huhn, Taube; Frosch) / animaux de laboratoire *m*
2715 **animal, spinal, thalamic** / Spinaltier, Thalamustier *n* / animal médullaire, thalamique *m*
2716 **animal, vertebrate** / Wirbeltier *n* / (animal) vertébré *m*
2717 **animal, warm-blooded (homeothermal)** / Warmblüter *m* (gleichwarm) / animal à sang chaud *m*
2718 **animalcule** / Animalculum *n* (tier. Mikroorganismus) / animalcule *m*
2719 **animalism** / Animalismus *m* (Tierleben i. G. z. Pflanzen- und Menschen-) / animalisme *m*
2720 **animality** / Tiernatur *f* / animalité *f*
2721 **animalize (animalized, animalizing)** / vertieren (psych.) / animaliser (animalisé, animalisant)
2722 **animate (animated, animating)** / beseelen (angeregt, belebend) / animer (animé, animant)
2723 **animation (, suspended)** / Munterkeit *f* (Scheintod *m*) / animation (suspendue); (mort apparente) *f*
2724 **animism** / Animismus *m* (Stahl, 1707: Anima als Lebensprinzip; Krankheiten = Reaktionen der Seele auf Krankheitsursachen) / animisme *m*
2725 **animosity** / Animosität *f* (Widerwille) / animosité *f*
2726 **anincretinosis** / Aninkretinose *f* (gestörte Innere Sekretion) / anincrétinose *f*
2727 **anions** / Anionen *n* (zur Anode hinaufwandernde negative Ionen[komplexe]: Molekülreste) / anions *m*
2728 **aniridia** / Aniridie-Syndrome (Aplasie od. Hypoplasie der Irispigmentepithelschicht) / aniridie
2729 **anisaciasis** / Heringswurmkrankheit *f* (Heterocheilidenlarveninfektion durch Genuß nicht gekochter Fische) / hétérochilidiose *f*
2730 **anise** / Fructus anisi (Carminativum Anis) / anis vert *m*
2731 **aniseiconia** / Anis(e)ikonie *f* (εἰκών = Bild: ungleich große Netzhautbilder) / anisiconie (inégalité des images rétiniennes) *f*
2732 **anisergy** / Anisergie *f* (ungleiche Druckverhältnisse im Kreislauf) / anisergie (circulatoire) *f*
2733 **aniso-accommodation** / Akkommodationsungleichheit *f* / anis(o-)accommodation *f*
2734 **anisochrom(as)ia** / Anisochromie *f* (ungleicher Hb-Gehalt der Erythrozyten) / anisochrom(ém)ie *f*
2735 **anisochrom(at)ic** / ungleichgefärbt / anisochrome
2736 **anisocoria** / Anisokorie *f* (κόρη = Pupille: ungleiche Pupillenweiten) / anisocorie *f*

2737 **anisocytosis** / Anisozytose *f* (ungleich große Erythrozyten) / anisocytose *f*
2738 **anisodactyly** / Anisodaktylie *f* (ungleiche Längen gleicher Finger) / anisodactylie *f*
2739 **anisodontia (-gnathia)** / Zähneungleichheit (Kieferungleichheit) *f* / anisodontie (-gnathie) *f*
2740 **anisogamy** / Anisogamie *f* (Fortpflanzung durch morphol. ungleiche Gameten) / anisogamie *f*
2741 **anisohypercytosis** / Anisohyperzytose *f* (Vermehrung der Leukozyten bei zunehmender Rechtsverschiebung) / anisohypercytose *f*
2742 **anisohypocytosis** / Anisohypozytose *f* (Verminderung der Leukozyten bei zunehmender Linksverschiebung) / anisohypocytose *f*
2743 **anisoleukocytosis** / Anisoleukozytose *f* (Neutrophilenkernverschiebung) / anisoleucocytose *f*
2744 **anisomastia** / Anisomastie *f* (ungleich große Brüste) / anisomastie *f*
2745 **anisomelia** / Anisomelie *f* (ungleiches Gliederpaar) / anisomélie *f*
2746 **anisomeric(al) (anisomer)** / Anisomer (*n*) (quantitativ nicht gleich [wie eine andre] zusammengesetzt[e chem. Verbindung]) / anisomère (*f*)
2747 **anisometric** / anisometrisch (sind Kristalle, die nicht allseitig gleichmäßig ausgebaut sind) / anisométrique
2748 **anisometropia** / Anisometropie *f* (ungleich großes Brechungsvermögen eines Augenpaars) / anisométropie *f*
2749 **anisonormocytosis** / Anisonormozytose *f* (Neutrophilenkernverschiebung bei norm. Leukozytenzahl) / anisonormocytose *f*
2750 **anisophoria** / Anisophorie *f* (Ungleichheit der Sehachsenhorizontalebene) / anisophorie *f*
2751 **anisopia** / Anisopie *f* (ungleiche Sehkraft eines Augenpaars) / anisopie *f*
2752 **anisopiesis** / Anisopiesis *f* (πιέζω = drükken: Blutdruckungleichheit an verschiedenen Körperstellen) / anisopiésis *f*
2753 **anisorhythmia** / Herzschlagungleichheit *f* (Vorhof und Kammer) / anisorythmie *f*
2754 **anisosphygmia** / Pulswellenungleichheit *f* (rechts und links) / anisosphygmie *f*
2755 **anisosthenic** / anisosthenisch (sind ungleich kräftige Muskeln eines Paars) / anisosthénique
2756 **anisotonic** / anisoton (von ungleichem osmotischem Druck) / anisotonique
2757 **anisotropic** / anisotrop (ist eine Licht verschieden [doppelt] brechende Substanz) / anisotrope
2758 **anisuria** / Anisurie *f* (quantitative Ungleichheit des 24-Stunden-Urins) / anisurie *f*
2759 **anitrogenous** / stickstofffrei / anitrogène
2760 **ankle dislocation** / Knöchelverrenkung *f* / dislocation malléolaire *f*
2761 **ankyloblepharon** / Lid, verwachsenes **n** / ankyloblépharon *m*
2762 **ankylochilia** / Ankylocheilie *f* (χεῖλος = Lippe: zusammengewachsene Lippen) / ankyloch(é)ilie *f*
2763 **ankylocolpos** / Scheidenverwachsung *f* / atrésie du vagin *f*
2764 **ankylodactylia** / Ankylodaktylie *f* (Beugeversteifung an Fingern od. Zehen) / ankylodactylie *f*
2765 **ankylodontia** / Zahnverwachsung *f* / ankylodontie *f*
2766 **ankyloglossia** / Zungenverwachsung *f* (mit Mundhöhlenboden) / ankyloglosse *m*
2767 **ankyloglossia syndrome** / Ankyloglossumsuperius-Syndrom (Angeborener Komplex multipler Abartungen im Mundbereich) / ankyloglosse congénital
2768 **ankylomerism** / Ankylomerismus *m* (anomale Verbindung zweier Körperteile) / ankylomérisme *m*
2769 **ankylophobia** / Ankylophobie *f* (Angst vor Verwachsungen und Versteifungen) / ankylophobie *f*
2770 **ankyloproctia** / Afterverwachsung *f* / ankyloproctie (atrésie de l'anus) *f*
2771 **ankylorrhinia** / Nasenwandverwachsung *f* / ankylorrhinie *f*
2772 **ankylose (ankylosed, ankylosing)** / anwachsen (versteift, ankylosierend) / ankyloser (ankylosé, ankylosant)
2773 **ankylosis** / Ankylose *f* (ἀγκύλος = gekrümmt: [Gelenk]versteifung, -verwachsung) / ankylose *f*
2774 **ankylosis, artificial** / Versteifung, künstliche *f* (op. Gelenkfixierung) / ankylose artificielle *f*
2775 **ankylosis, bony (true), fibrous (false)** / Gelenksteifigkeit *f* (knöcherner, fibröser Partien) / ankylose vraie, fausse *f*
2776 **ankylosis of the hip** / Hüftankylose *f* (Versteifung infolge Verwachsung) / ankylose de la hanche *f*
2777 **Ankylostoma** / Ankylostoma (Gattung Nematoden: Hakenwurmgruppe) / ankylostome *m*
2778 **ankylostoma, duodenal** / Hakenwurm *m* (Necator americanus) / ankylostome duodénal *m*
2779 **ankylostomiasis** / Ankylostomabefall *m* (Hakenwurmkrankheit) / ankylostomiase *f*
2780 **ankylotia** / Gehörgangverwachsung *f* / ankylotie (atrésie du méat auditif externe; adhérence des parois du conduit auditif) *f*
2781 **ankylotic** / steif (-gemacht, -geworden) / ankylotique
2782 **ankylotomy** / Ankylotomie *f* (Zungenbandlösung) / ankylotomie *f*
2783 **ankylurethria** / Harnröhrenverwachsung *f* / ankylurétrie (atrésie urétrale) *f*
2784 **ankyroid** / ankerähnlich / ancyroïde
2785 **anlage (, embryonic)** / Anlage *f* (Primordium = das Ursprüngliche) / ébauche (embryonnaire) *f*
2786 **anneal (annealed, annealing)** / ausglühen (ausgebrannt, Anlassen *n*) / recuire (recuit [*m*])
2787 **annectant** / anbindend (anhängend) / annexant

2788 **An(n)elida** / Ringelwürmer *m* (III. Klasse Helminthes) / annelides *m*
2789 **annihilation** / Annihilierung *f* (Zerstörung [von Elementar- durch Antiteilchen] mit positivem Effekt) / annihilation *f*
2790 **annoy(ing)** / belästigen (störend) / ennuyer (ennuyant)
2791 **annual** / Jahresbericht *m* / rapport (compte rendu) annuel *m*
2792 **annuitant** / Rentner(in) *m* (*f*) / rentier *m* (rentière *f*)
2793 **annuity** / Rente *f* / annuité *f*
2794 **annuity, life** / Dauerrente *f* / rente permanente *f*
2795 **an(n)ular** / ringartig / annulaire
2796 **annulate (an[n]ulated)** / ringeln (anuliert) / anneler (annelé)
2797 **annul(ment)** / annullieren (Aufhebung *f*) / annuler (annulation *f*)
2798 **annulorrhaphy** / Ringnaht *f* (Bruchsacknaht, Bruchsackpfortenverschluß) / annulorraphie *f*
2799 **an(n)ulus (ring)** / Anulus (Dim. v. Anus) / anneau *m*
2800 **anochromasia** / Anochromasie *f* ([Erythrozyten]färbungsabweichung: peripher > zentral) / anochromasie *f*
2801 **ano(ci-asso)ciation (anocithesia)** / «Nilnocere-Anästhesie» (NNN) *f* / ano(cie-asso)ciation (association d'anesthésie locale et générale) *f*
2802 **anode** / Anode *f* (pos. Pol des elektr. Stromkreises) / anode *f*
2803 **anode, accelerator, auxiliary** / Beschleunigungsanode, Hilfsanode *f* / anode accélératrice, auxiliaire *f*
2804 **anode, rotating, stationary** / Drehanode, Festanode *f* / anode tournante, stationnaire *f*
2805 **anode-potential** / Anodenspannung *f* / anode, potentiel d', *m* (tension des anodes *f*)
2806 **anodinia** / Anodinie *f* (ὠδίς = Geburtsschmerz: ohne [starke] Wehen) / anodinie *f*
2807 **anodontia (anodontism)** / Zahn(anlage)-mangel *m* / anodontisme *m* (anodontie *f*)
2808 **anodyne** / schmerzstillend / calmant
2809 **anodynous** / analgisch (schmerzlos) / analgique
2810 **ano(es)ia** / Blödsinn *m* (νοέω = denken) / idiotisme *m*
2811 **an(o)estrous (period)** / paarungsungünstig(e, -stille Zeit der Tiere) / anœstral (, temps *m*)
2812 **anoetic** / idiotisch / anoétique
2813 **anoint** / einsalben / oindre
2814 **anomaloscope** / Anomaloskop *n* (Rot-Grünblindheitfeststeller) / anomaloscope *m*
2815 **anomalotrophy** / Anomalotrophie *f* (anomale Ernährung) / anomalotrophie *f*
2816 **anomalous** / anomal / anomal
2817 **anomalousness (anomaly)** / Anomalie *f* (Abweichung von der Regel) / anomalie *f*
2818 **anomalies of attitude** / Haltungsanomalien *f* (Kyphose, Lordose, Skoliose) / anomalies d'attitude *f*
2819 **anomaly, chromosomal** / Chromosomenanomalie *f* (möglicherweise auf Autoimmunreaktion gegen Ovum od. Sperma während Gametogenese zurückzuführen) / anomalie chromosomique *f*
2820 **anomalies, chromosomal** / Chromosomenanomalien *f* (bei 4 $^0/_{00}$ Neugeborenen) / anomalies chromosomiques *f*
2821 **anomaly, compression** / Kompressionsanomalie *f* (Kieferschmalstand) / anomalie de compression *f*
2822 **anomaly, heterosomal** / Geschlechtchromosomenanomalie *f* (Abweichung von XX bzw. XY) / anomalie hétérosomique *f*
2823 **anomaly, leukocytic chromosomal** / Chromosomenanomalie, leukozytäre *f* (festgestellt bei Kindern, deren Mütter während der Schwangerschaft Einzeldosen von mindestens 300 mg LSD eingenommen hatten [Egozcue]) / anomalie chromosomique leucocytaire *f*
2823a **anomaly by LSD, chromosomal** / LSD-Chromosomenanomalie *f* / anomalie chromosomique par LSD *f*
2824 **anomaly, nuclear** / (Blut)zellkernanomalie *f* / anomalie nucléaire *f*
2825 **anomia** / Namengedächtnisverlust *m* / anomie *f*
2826 **anonychia** / Anonychie *f* (angeborenes Fehlen von Finger- od. Zehennägeln) / anonychie *f*
2827 **anonymous, orthonymous, pseudonymous** / anonym, orthonym, pseudonym (ohne, mit richtigem, mit anderm Namen) / anonyme, orthonyme, pseudonyme
2828 **an(o-)op(s)ia (, quadrantic)** / Anop(s)ie *f* (Netzhautuntätigkeit [eines Quadranten], z.B. beim Schielen) / anopsie (d'un quadrant) *f*
2829 **anoperineal** / after-dammbezüglich / anopérinéal
2830 **Anopheles** / Gabelmücke *f* (ἀνωφελής = Schädling: wichtigste Fiebermücke, Gatt. Culicidae) / anophèle *m*
2831 **anophelicide (anophelifuge)** / Anophelizid *n* (Mücken tötendes [verscheuchendes] Mittel) /anophélicide (anophélifuge) *m*
2832 **anophelism** / Moskitoverseuchung *f* / anophélisme *m*
2833 **anophthalmos** / Anophthalmus *m* (augenlose Mißgeburt) / anophtalmie (absence congénitale des yeux) *f*
2834 **anoplasty** / Afterplastik *f* / anoplastie *f*
2835 **Anoplura** / Anoplura *n* (Ordnung Hexapoda) / anopl(o)ures *m*
2836 **anorch(id)ism** / Anorch(id)ie *f* (meist einseitige Hodenlosigkeit) / anorch(id)ie (absence de testicules) *f*
2837 **anorectal** / after-mastdarmbezüglich / anorectal
2838 **anorectic** / appetitlos (ὄρεξις = Verlangen: Nahrungsaufnahmetrieb herabgesetzt) / anorectique (sans appétit)
2839 **anorexia** / Anorexie *f* (Fehlen des Hungergefühls, bei Fastenkuren proportional zu Hyperketonämie bzw. -urie) / anorexie *f*
2840 **anorexia, mental** / Anorexie, psychogene *f* (Appetitlosigkeit bei vegetativ labilen Kindern) / anorexie mentale *f*

2841 **anorexia, nervous** / Anorexie, nervöse *f* (Nahrungsverweigerung bei jungen Mädchen) / anorexie nerveuse *f*
2842 **(an)organic** / (an)organisch ([un]belebt, [un]geordnet, [ohne] mit Kohlenstoff chem.) / (an)organique
2843 **anorganology** / Anorganologie *f* (Wissenschaft vom Leblosen) / anorganologie *f*
2844 **anorgasmy** / Anorgasmus *m* / orgasme, absence d' *f*
2845 **anorthography** / Anorthographie *f* (Rechtschreibstörung) / anorthographie *f*
2846 **anorthopia** / Anorthopie *f* (Schielen) / anorthopie *f*
2847 **anorthosis** / Anorthose *f* / érectilité, absence d' *f*
2848 **ano(sigmoido)scopy** / After(-Sigmoid)-besichtigung *f* / ano(sigmoïdo)scopie *f*
2849 **anosmia (, olfactory, respiratory)** / Geruchsinnmangel (-verlust, zentraler, peripherer) *m* / odorat, manque (perte *f*) de l' *m*
2850 **anosodiaphoria** / Anosodiaphorie *f* (Ignoranz der Krankheit gegenüber) / anosodiaphorie *f*
2851 **anosognosia** / Anosognosie *f* (Indolenz gegenüber eigner Krankheit [BABINSKY]) / anosognosie *f*
2852 **anosteoplasia** / Knochenbildung, mangelhafte *f* / anostéoplasie *f*
2853 **anostosis** / Knochenschwund *m* / anostose *f*
2854 **anotia** / Anotie *f* (Ohrlosigkeit) / anotie *f*
2855 **anovarian** / Eierstock, ohne / anovarien
2856 **anovesical** / after-blasenbezüglich / anovésical
2857 **anovulomenorrhea** / Menstruation, anovulatorische *f* / anovuloménorrhée *f*
2858 **anox(em)ia** / Anox(äm)ie *f* (O_2-Mangel [im Blut]) / anox(ém)ie *f*
2859 **anoxia, heart muscle** / Herzmuskelanoxie *f* (infolge ATP-Mangels durch Kalium, infolge ATP-Nichtverwertung durch Calcium bzw. Glykoside beeinflußbar) / anoxie du myocarde *f*
2860 **anoxybiosis** / Anoxybiose *f* (Zellgärung statt -atmung) / anoxybiose *f*
2861 **ansa (loop)** / Ansa (Schlinge *f*) / anse *f*
2862 **ansa with inferior, superior and thyrohyoid branch, cervical** / Ansa cervicalis: R. inferior, superior, thyreohyoideus (Zervikal-[nerven]schlinge mit Schildknorpel-Zungenbeinästen) / anse cervicale avec branche inférieure, supérieure et thyrohyoïde
2863 **ansa, subclavian** / Ansa subclavia (A. subclavia umgreifende Schlinge eines R. interganglionaris) / anse sousclavière
2864 **anserin** / Anserin *n* (biogenes Amin β-Alaninmethylhistidin) / ansérine *f*
2865 **anserine** / gänsefüßig / ansérin
2866 **ansiform** / schlingenförmig / ansiforme
2867 **answer, false** / Antwort, falsche *f* (durch falsches Befragen [des Computers] bedingt) / réponse fausse *f*
2868 **answer, right** / Antwort, richtige *f* (setzt richtige Frage voraus) / réponse droite *f*
2869 **antacid** / antacid (säurebindend) / ant(i)-acide
2870 **antagonism (, bacterial)** / Antagonismus *m* (Gegenwirkung z.B. physiol. und path. Darmbakterien) / antagonisme (microbien) *m*
2871 **antagonism, synalbumin** / Synalbuminantagonismus *m* (erhöht Insulinsynthese und Lipogenese) / antagonisme de synalbumine *m*
2872 **(ant)agonist** / (Ant)agonist *m* ([Gegen]beweger[muskel]) / (ant)agoniste *m*
2873 **antagonist (, metabolic)** / Antagonist *m* (Gegenspieler, z.B. Antimetabolit) / antagoniste (métabolique) *m*
2874 **antagonization** / Antagonisation *f* (dent. Artikulation) / antagonisation *f*
2875 **antagonize (antagonized, antagonizing)** / bekämpfen (entgegengesetzt, opponierend) / contr(e-)agir (contragi, contragissant)
2876 **antagonizer** / Artikulator *m* (mikr[o]organismischer Wachstumshemmung entgegenwirkende Substanz) / articulatrice (, substance) *f*
2877 **antalg(es)ic** / schmerzbekämpfend / antalgique
2878 **antalkaline** / alkalibindend / antalcalin
2879 **antasthenic, antatrophic** / kräftigend, ernährend / antasthénique, antatrophique
2880 **ante** / ante (vor) / anté
2881 **antebrachium (forearm)** / Antebrachium (Unterarm) / avant-bras
2882 **antecardium** / Epigastrium *n* (Oberbauch zwischen Schwertfortsatz und Nabel) / épigastre (, creux de l') *m*
2883 **antecedent** / vorausgehend / antécédent
2884 **antecubital** / antekubital (vor dem Ellenbogen gelegen) / antécubital
2885 **antecurvature** / Anteflexion, leichte *f* / antécourbure *f*
2886 **antefixation of the uterus** / Antefixatio uteri (op. Korrektur der Retroflexion) / antéfixation de l'utérus *f*
2887 **anteflexed** / vorgebeugt / antéfléchi
2888 **anteflexion, retroflexion of the uterus** / Anteflexio, Retroflexio uteri (Korpusabknikkung nach vorn, nach hinten) / antéflexion, rétroflexion de l'utérus *f*
2889 **antehypophysial** / HVL-bezüglich / antépituitaire
2890 **antelocation** / Vorlagerung *f* / antélocation *f*
2891 **antemenstrual, postmenstrual** / antemenstruell, postmenstruell (8 bis 10 Tage vor, nach Menstruationsbeginn) / antémenstruel, postmenstruel
2892 **ante-mortem, ante-partum** / prämortal, präpartal (vor dem Tod, vor der Niederkunft) / avant la mort, avant l'accouchement
2893 **antenatal** / vorgeburtlich / prénatal
2894 **antephase** / Vorbereitungsphase *f* (der Mitose zwischen Inter- und Prophase) / antéphase *f*
2895 **anteposition, retroposition of the uterus** / Antepositio, Retropositio uteri (Verlagerung) / antéposition, rétroposition de l'utérus *f*
2896 **anteprostatitis** / Anteprostatitis *f* (Gl.-bulb[o]urethralis-Entzündung) / antéprostatite *f*

2897 **antergia** / Widerstand *m* / antergie *f*
2898 **anterior chest wall syndrome** / Brustwand-Syndrom, vorderes (Schmerzhafter Symptomenkomplex im Bereich der vorderen Thoraxwand) / pseudosténocardie
2899 **anterior, posterior** / anticus, posticus / antérieur, postérieur
2900 **anterior spinal artery syndrome** / Spinalarterien-Syndrom, vorderes (Neurologisches Krankheitsbild bei Durchblutungsstörungen im A.-spinalis-anterior-Bereich) / syndrome de l'artère spinale antérieure
2901 **anterior tibial syndrome** / Tibialis-anterior-Syndrom (Ischämische Nekrose der Fuß- und Zehenstrecker) / syndrome du muscle tibial antérieur
2902 **antero-lateral, -posterior** / antero-lateral, -posterior (vorn → seitlich, vorn → hinten) / antéro-latéral, -postérieur
2903 **anteversion, retroversion of the uterus** / Anteversio, Retroversio uteri (Abbiegung) / antéversion, rétroversion de l'utérus *f*
2904 **anteversion-flexion** / Anteversio-flexio *f* (Anteflexio + Anteversio) / antéflexion-version *f*
2905 **anteverted** / vorgewendet / antéverti
2906 **anthelix** / Anthelix (ἕλιξ = Windung: Gegenleiste der Ohrleiste) / anthélix
2907 **anthelixplasty** / Anthelixplastik *f* (Ohranlageplastik) / anthélixplastie *f*
2908 **anthelotic** / horn(haut)bildungswidrig(es Mittel *n*) / anthélotique (*m*)
2909 **anthemorrhagic** / blutungswidrig / anthémorragique
2910 **anthocyan** / Anthocyan *n* (krebsfeindlicher Stoff in Rote Bete, Johannis-, Heidel-, Holunderbeeren) / anthocyane *f*
2911 **anthology** / Anthologie *f* (ἄνθος = Blüte: Sammlung von Schriften verschiedener Autoren zu einem Thema) / anthologie *f*
2912 **anthracemia** / Anthrazämie *f* (CO-Vergiftung) / anthracémie *f*
2913 **anthracene** / Kohlenstoff, fester *m* / anthracène *m*
2914 **anthracoid** / milzbrandähnlich / anthracoïde
2915 **anthraco(silico)sis** / Kohlen(staub)lunge *f* / anthraco(silico)se *f*
2916 **anthracotherapy** / Kohletherapie *f* / anthracothérapie *f*
2917 **anthrarobin** / Anthrarobinum (Anthracenum [aus Steinkohlenteer] + [Andira] araroba) / anthrarobine *f*
2918 **anthrax** / Anthrax *m* (Kohle, Karbunkel, Milzbrand) / charbon *m*
2919 **anthrax, cutaneous (malign)** / Carbunculus contagiosus (Pustula maligna) / charbon cutané *m* (pustule maligne *f*)
2920 **anthrax, intestinal** / Darmmilzbrand *m* / mycose intestinale *f*
2921 **anthrax, pulmonary** / Lungenmilzbrand *m* / charbon pulmonaire *m*
2922 **anthrax, symptomatic** / Rauschbrand *m* / charbon symptomatique *m*
2923 **anthropobiology** / Anthropobiologie *f* (Lehre vom Menschenleben) / anthropobiologie *f*
2924 **anthropogenesis** / Anthropogenese *f* (Menschheitsentwicklung) / anthropogenèse *f*
2925 **anthropography** / Anthropographie *f* (Menschen[rassen]beschreibung) / anthropographie *f*
2926 **anthropoid (anthropomorph)** / menschenähnlich / anthropomorphe (anthropoïde)
2927 **anthropology** / Anthropologie *f* (Menschennatur-Wissenschaft) / anthropologie *f*
2928 **anthropometry** / Anthropometrie *f* (Menschen[körper]messung) / anthropométrie *f*
2929 **anthropophobia** / Menschenscheu *f* / anthropophobie *f*
2930 **anthropotoxins** / Homotoxine *n* («Menschengifte»: Homotoxikosen verursachende physiopathologische Stoffe [RECKEWEG]) / anthropotoxines *f*
2931 **anthropo(zoo)philic** / menschen- (und tier-[blut])liebend / anthropo(zoo)phile
2932 **anti** / anti (Vorsilbe gegen) / anti
2933 **ant(i)agglutinins, -aggressins** / Ant(i)agglutinine, -aggressine *n* / ant(i)agglutinines, -agressines *f*
2934 **ant(i)amboceptor (antisensitizer)** / Ant(i)amboceptor *m* / ant(i)ambocepteur *m*
2935 **ant(i)anaphylaxis** / Anaphylaxieimmunität *f* / ant(i)anaphylaxie *f*
2936 **ant(i)androgens** / Ant(i)androgene *n* (am Paarungszentrum kompetitiv [nicht konkurrierend wie Östrogene und die Psyche verändernde Kastration, NEUMANN] wirkende Sexualtriebhemmer) / ant(i)androgènes *m*
2937 **ant(i)anopheline** / mückenwidrig / ant(i)anophélin
2938 **ant(i)apoplectic** / ant(i)apoplektisch / ant(i)apoplectique
2939 **ant(i)arthritic** / gelenkentzündungswidrig / ant(i)arthritique
2940 **antibacterial (-microbic), antibacteriolytic** / antibakteriell, antibakteriolytisch / antibactérien (-microbien), antibactériolytique
2941 **antibiogram** / Antibiogramm *n* (Erreger-[resistenz]prüfung als Vorbedingung für sinnvolle Chemotherapie) / antibiogramme *m*
2942 **antibiont** / Antibiont *m* (mutierter Symbiont) / antibiote *m*
2943 **antibiosis** / Antibiose *f* (schädliche Symbiose) / antibiose *f*
2944 **antibiotherapy** / Therapie, antibiotische *f* (Therapia necessaria, efficax et praecox mit [synthetischen] Antibiotica) / antibiothérapie *f*
2945 **antibiotics** / Antibiotica *n* (das Wachstum andrer [zer]störende Stoffwechselprodukte lebender Bakterien, Pilze, Pflanzen [VUILLEMIN, 1889]) / antibiotiques *m*
2946 **antibiotic (, bactericidal, bacteriostatic)** / Antibioticum (, bakterizides, bakteriostatisches) *n* / antibiotique (bactéricide, bactériostatique) *m*
2947 **antibiotic, broad spectrum** / Breitbandantibiotikum *n* (Penicillin, Chloramphenicol, Tetracyclin) / antibiotique de spectre large *m*

2948 **antiblastic (antineoplastic)** / wucherunghemmend / antinéoplastique (antiblastique)
2949 **antibodies** / Antikörper *m* (AK: im RES gebildete [globulinogene] Körperzellenreaktionsprodukte auf spezif. Antigenreize [TIZZONI-CATTANI, 1892]) / anticorps *m*
2950 **antibody deficiency syndrome** / Antikörpermangel-Syndrom (Unvermögen, auf Antigenzufuhr [humorale] Antikörper zu bilden) / syndrome par manque d'anticorps
2951 **antibody deficiency syndrome, absolute** / Antikörpermangelsyndrom, absolutes *n* (Agammaglobulinämie) / syndrome par manque d'anticorps absolu *m*
2952 **antibody deficiency syndrome, idiopathic** / Antikörpermangelsyndrom, erworbenes *n* (bis 10. Lebensjahr erwerbbarer, durch γ-Globulinsubstitution behebbarer genetisch präformierter Defekt des Immunglobulinsystems) / syndrome par manque d'anticorps idiopathique *m*
2953 **antibody deficiency syndrome, maternal** / Antikörpermangelsyndrom, mütterliches *n* (verlängert transitorisches bis 12. Mo.) / syndrome par manque d'anticorps maternel *m*
2954 **antibody deficiency syndrome, relative** / Antikörpermangelsyndrom, relatives *n* (Dysgammaglobulinämie) / syndrome par manque d'anticorps relatif *m*
2955 **antibody deficiency syndrome, subtotal** / Antikörpermangelsyndrom, subtotales *n* (plasmozytäre Dysgenesie) / syndrome par manque d'anticorps subtotal *m*
2956 **antibody deficiency syndrome, total** / Antikörpermangelsyndrom, totales *n* (lymphoplasmozytäre Dysgenesie) / syndrome par manque d'anticorps total *m*
2957 **antibody deficiency syndrome, transitory** / Antikörpermangelsyndrom, vorübergehendes *n* (der Säuglinge bis 4. Lebensmonat physiol.) / syndrome par manque d'anticorps transitoire *m*
2958 **antibodies, diagnostic** / Antikörper, diagnostische *m* (z.B. komplementbindende) / anticorps diagnostiques *m*
2959 **antibody formation** / Antikörperbildung *f* (von Aminosäurensequenz [Nucleotidanordnung in DNS] abhängig) / anticorps, formation d' *f*
2960 **antibody formation, genetic hypothesis of** / Antikörperbildungshypothese, genetische *f* (Antigen nicht Induktor, sondern Instruktor) / anticorps, hypothèse génétique de la formation d' *f*
2961 **antibody formation, potency of** / Antikörperbildungsfähigkeit *f* (durch Mutation und Selektion enststanden) / anticorps, puissance de formation d' *f*
2962 **antibodies, heterologous** / Antikörper, heterologe *m* (mit Antigenen nicht übereinstimmende) / anticorps hétérologues *m*
2963 **antibodies, homologous** / Antikörper, homologe *m* (mit Antigenen übereinstimmende) / anticorps homologues *m*
2964 **(anti)bodies, immune** / Immun(anti)körper *m* (z.B. Antitoxine) / (anti)corps immunisants *m*
2965 **antibodies, (in)complete** / Antikörper, bivalente (monovalente) *m* (mit der Eigenschaft, sich an homologe Antigene zu binden und [ohne] zu agglutinieren od. zu präzipitieren) / anticorps (in)complets *m*
2966 **antibodies, sessile, humoral** / Antikörper, zellständige, zirkulierende *m* / anticorps sessiles, humoraux *m*
2967 **antibodies, specifity of** / Antikörperspezifität *f* (nicht von Antigen geformt, sondern genetisch vorgeformt) / anticorps, spécifité d' *f*
2968 **antibody structures** / Antikörperstrukturen *f* (genetisch determinierte Eiweißstrukturen) / anticorps, structures d' *f*
2969 **antibodies, synthesis of** / Antikörpersynthese *f* (genetisch gesteuerte, durch reife Lymphozyten bewerkstelligte Proteinsyntheseform) / anticorps, synthèse d' *f*
2970 **antibubonic (-plague)** / pestwidrig / antibubonique
2971 **anticachectic** / antikachektisch / anticachectique
2972 **anticalculous (-lithic)** / steinbildunghemmend / anticalculeux (-lithique)
2973 **anticarious** / antikariös (Zahnkaries vorbeugend) / anticarié
2974 **anticatalizer (anticatalyst)** / Antikatalysator *m* (Paralysator) / anticatalyseur *m*
2975 **anticatarrhal** / katarrhwidrig / anticatarrheux
2976 **anticathode** / Antikathode *f* (Kathodenstrahlen aufnehmender, Rö-Strahlen aussendender Rö-Röhrenpol) / anticathode *f*
2977 **anticephalalgic, -odontalgic** / kopfschmerz-, zahnschmerzlindernd / anticéphalalgique, -odontalgique
2978 **anticholagogue** / gallenflußhemmend / anticholagogue
2979 **anticipation** / Vorwegnahme *f* / anticipation *f*
2980 **anticipatory** / antizipierend (vorgreifend) / anticipant
2981 **anticlockwise** / uhrzeigergegensinnig / sens inverse, en
2982 **anticoagulant** / Anticoagulans *n* (Gerinnung hemmende Substanz) / anticoagulant *m*
2983 **anticomplementary** / komplementfeindlich / anticomplémentaire
2984 **anticoncipient** / empfängnisverhütend / contraceptif
2985 **anticonvulsive** / krampflösend / anticonvulsif
2986 **anticritical** / krisenwidrig / anticritique
2987 **antidiphtheric** / antidiphtherisch / antidiphtérique
2988 **antidiuretic** / diuresehemmend / antidiurétique
2989 **antidote** / Antidot *n* (δόσις = Gabe: Gegenmittel) / antidote *m*
2990 **antidote, universal** / Antidotum universale ([2 T Tierkohle (Aktivkohle), 1 T Gerbsäure (Tannin), 1 T Magnesiumoxyd (Magnesia usta) zur Bindung von Giftstoffen im Ma-

gen-Darmkanal] nur bei Sublimatvergiftung der Tierkohle überlegen) / antidote universel *m*

2991 **anti-D-serum application** / Anti-D-Serum-applikation *f* (bei rh-Müttern gegen Rh-AK-Bildung und MHN) / immunoglobuline anti-D, application de l' *f*

2992 **antidynamic** / kräftezehrend / antidynamique

2993 **antidyscrasic** / blutverbessernd / antidyscrasique

2994 **ant(i-)electron** / Antielektron *n* (Positron) / antélectron *m*

2995 **ant(i)endotoxin** / Ant(i)endotoxin *n* / ant(i)endotoxine *f*

2996 **ant(i)epithelial** / epithel(zellen)schädigend / ant(i)épithélial

2997 **antifermentative** / gärungswidrig / antifermentatif

2998 **antifibrinolysin** / Antifibrinolysin *n* (Antiplasmin) / antifibrinolysine *f*

2999 **antiformin** / Antiformin *n* (löst alle org. Substanzen außer Wachs) / antiformine *f*

3000 **antifungoid** / pilzabweisend / antifongoïde

3001 **antigalactic** / milchflußhemmend / antigalactique

3002 **antigametocytic** / keimzellentötend / antigamétocytique

3003 **antigen** / Antigen *n* (nach parenteraler Einverleibung Antikörper provozierender Stoff [Deutsch, 1899]) / antigène *m*

3004 **antigens, carcinospecific** / Antigene, karzinospezifische *n* (durch Bindung an Gewebeprotein zu Vollantigenen komplettierte chem. Karzinogene mit Hapten- od. Teilantigencharakter) / antigènes carcinospécifiques *m*

3005 **antigen concurrence** / Antigenkonkurrenz *f* (kompetitive Hemmung bei gleichzeitiger Immunisierung mit verschiedenen Antigenen) / antigènes, concurrence d' *f*

3006 **antigen, conjugated** / Konjugatantigen *n* (Komplex aus Medikament- und Trägerprotein, stimuliert spezif. Immunreaktion [Hartl]) / antigène conjugué *m*

3007 **antigen determinant** / Antigendeterminant *m* (an Kombinationsort des AK passende [= spezifische] Struktur eines natürlichen [od. künstlichen] [Chemo]proteinantigens) / antigène, déterminant d' *m*

3008 **antigen, H-** / H-Antigen *n* (H = Hauch: Geißelantigen z.B. der Salmonellen) / antigène H *m*

3009 **antigens, heterophilic** / Antigene, heterogenetische *n* (mit Antigengemeinschaft in artverschiedenen Lebewesen, z.B. in Menschen- und Hammelblut) / antigènes hétéronomes *m*

3010 **antigens, leucocytic** / Leukozytenantigene *n* (Transplantationsantigene ähnlich wie Rh-Faktor) / antigènes leucocytaires *m*

3012 **antigen, M-** / M-Antigen *n* (bei schleimbildenden Bakterien, z.B. Salmonella paratyphi B) / antigène M *m*

3013 **antigen molecules** / Antigenmoleküle *n* (Immunität erzeugende aggregierte und Immuntoleranz erzeugende nichtaggregierte) / antigène, molécules d' *f*

3013a **antigen, O-** / O-Antigen *n* (O = ohne Hauch: Körperantigen, z.B. in Salmonellen) / antigène O *m*

3014 **antigen, partial** / Teilantigen *n* / antigène partiel *m*

3015 **antigen, R-** / R-Antigen *n* (R = rough: weniger als O-Antigen thermostabiles bei Bakterienrauhformen) / antigène R *m*

3016 **antigens, total** / Vollantigene *n* (unter Präzipitation od. Agglutination mit spezif. AK reagierende hochmolekuläre Eiweißstoffe) / antigènes totaux *m*

3017 **antigen, transplantation** / Transplantationsantigen *n* / antigène de transplantation *m*

3018 **antigen, Vi-** / Vi-Antigen *n* (Virulenzantigen) / antigène Vi *m*

3019 **antigen-antibody combination** / Antigen-Antikörper-Bindung *f* (erfolgt bei Atomabständen von 5 Å, setzt also genaue komplementäre A-A-Strukturübereinstimmung voraus) / antigène-anticorps, combinaison d' *f*

3020 **antigen-antibody complex** / Antigen-Antikörper-Komplex *m* (AAK: Ergebnis der AAR) / antigène-anticorps, complexe d' *m*

3021 **antigen-antibody reaction** / Antigen-Antikörper-Reaktion *f* (in vitro diagnostischen, in vivo therapeutischen Zwecken dienende reversible Antigen-Antikörperbindung [AAR]) / antigène-anticorps, réaction d' *f*

3022 **antigen-antibody reaction, anabolic, catabolic** / Antigen-Antikörper-Reaktion, unterschwellige, überschwellige *f* (fördernd, lähmend) / antigène-anticorps subliminaire, supraliminaire, réaction d' *f*

3023 **antigen-formula** / Antigen-Formel *f* (Antigenbezeichnung mit Buchstaben und Zahlen) / antigène, formule d' *f*

3024 **antigenic** / anti(somato)gen (körperfeindlich) / antisomatogène

3025 **antigenicity** / Antigenität *f* (Eigenschaft der Antigene, AK zu «bilden» und [allergisch] mit ihnen zu reagieren) / antigénéité *f*

3026 **antigenotherapy** / Antigentherapie *f* / antigénothérapie *f*

3027 **antigen-potency** / Antigen-Potenz *f* (Häufigkeit der X-AK-Bildung X-neg. Patienten gegen häufige X-pos. Bluttransfusionen) / antigène, puissance d' *f*

3028 **antigen-variation** / Antigen-Wechsel *m* (Variation der Bakterienantigenstruktur) / antigène, variation d' *f*

3029 **antigen-variation, H-** / (H-)Phasenwechsel *m* (innerhalb der H-Antigen-Phasen) / antigène H, variation d' *f*

3030 **antigen-variation, O-** / O-Formenwechsel *m* (innerhalb der O-Antigene) / antigène O, variation d' *f*

3031 **antigen-variation, O-H-** / O-H-Formenwechsel *m* (begeißelte Form [H-Antigen] in unbegeißelte Form [O-Antigen]) / antigène H à O, variation d' *f*

3032 **antigen-variation, S-M-** / S-M-Formenwechsel *m* (Glattform [O-Antigen] in

Schleimform [M-Antigen]) / antigène lisse à muqueux, variation d' *f*
3033 **antigen-variation, S(mooth)-R(ough)-** / S-R-Formenwechsel *m* (Glattform [spezif. O-Antigen] in Rauhform [unspezif. R-Antigen]) / antigène lisse à rugueux, variation d' *f*
3034 **antigen-variation, V-W-** / V-W-Formenwechsel *m* (V-Form [mit Vi-Antigen] in W-Form [ohne Vi-Antigen]) / antigène V à W, variation d' *f*
3035 **antigonadotrophic** / geschlechtshormonwidrig / antigonadotrophique
3036 **antihemolytic** / antihämolytisch / antihémolytique
3037 **antihemophilic (-hemorrhagic)** / antihämophil (-hämorrhagisch) (gegen [Neigung zu] Blutungen) / antihémophile (-hémorragique)
3038 **antihemorrhoidal** / antihämorrhoidal / antihémorroïdal
3039 **antihormone** / Gegenhormon *n* / antihormone *f*
3040 **antihyaluronidase** / Antihyaluronidase *,* (gegen hämolytische Streptokokkenhyaluronidase) / antihyaluronidase *f*
3041 **antihygienic** / hygienewidrig / antihygiénique
3042 **ant(i)icteric** / antikterisch / ant(i)ictérique
3043 **ant(i)immune** / immunitätsfeindlich / ant(i-)immun
3044 **Antikenotoxin** / Antikenotoxin *n* (gegen «Ermüdungsstoff») / antikénotoxine *f*
3045 **antikinase** / Antikinase *f* (gegen Phosphatüberträger) / antikinase *f*
3046 **antileptic** / derivativ / antileptique
3047 **antilewisite (BAL)** / Antilewisite *n* (Mittel gegen Kampfgase) / antiléwisite *m*
3048 **antilipotropic** / antilipotrop (entgegen den lipotropen Substanzen wirkend, z.B. Cholesterin) / antilipotrope
3049 **antilysin** / Lysinantikörper *m* / antilysine *f*
3050 **antimalarial (antipaludian)** / malariawidrig / antipaludéen
3051 **antimaniacal** / antizyklothym / antimaniaque
3052 **antimatter** / Antimaterie *f* (Materie mit Antielementarteilchen) / antimatière *f*
3053 **antimeres** / Antimeren *n* (symmetrische Teile bilateraler Organismen) / antimères *m*
3054 **antimetabolites** / Antimetaboliten *m* (Pseudo-Mitmetaboliten) / antimétabolites *m*
3055 **antimetabolites, niacinamide** / Nicotinsäureamid-Antimetaboliten *m* (3-Acetylpyridin, 6-Aminoniacid werden in Pyridinnucleotide des Gehirns eingebaut und schädigen ZNS) / antimétabolites d'amide nicotinique *m*
3056 **antimetropia** / Antimetropie *f* (ein Auge kurz-, ein Auge weitsichtig) / antimétropie *f*
3057 **antimitotic** / mitosehemmend / anticaryocinétique
3058 **antimony (Sb 51 121,76)** / Stibium (Antimon *n*) / antimoine *m*
3059 **antimony aniline tartrate ($SbOC_6H_5(NH_2)C_4H_4O_6$)** / Antimonanilintartrat *n* / antimoine anilique, tartrate d' *m*
3060 **antimony oxide (Sb_2O_3)** / Antimonii oxydum (Antimonoxyd *n*) / antimoine, oxyde d' *m*
3061 **antimony pentachloride ($SbCl_5$)** / Antimonii pentachloridum (Antimonsuperchlorid *n*) / antimoine, perchlorure d' *m*
3062 **antimony pentasulfide (Sb_2S_5)** / Antimonii pentasulfidum (Goldschwefel *m*) / antimoine, pentasulfure d' *m*
3063 **antimony potassium tartrate ($SbOH(OCHCOOK)_2 \cdot {}^1/_2 H_2O$)** / Antimonkaliumtartrat *n* (Brechweinstein) / antimoine et potassium, tartrate double d' *m*
3064 **antimony sodium tartrate ($Na(SbO)C_4H_4O_6 \cdot {}^1/_2 H_2O$)** / Antimonii et Natrii tartras (Antimonnatriumtartrat *n*) / antimoine et sodium, tartrate double d' *m*
3065 **antimony thioglycolamide ($Sb(S_4CH_2CONH_2)_3$)** / Antimonthioglykolamid *n* / antimoine, thioglycolamide d' *m*
3066 **antimony (tri)chloride (butter) ($SbCl_3$)** / Antimonium(tri)chlorid *n* (Spießglanzbutter) / antimoine, (tri)chlorure (beurre) d' *m*
3067 **antimyasthenic** / muskelstärkend / antimyasthénique
3068 **antinarcotic** / antinarkotisch (Narkose erschwerend) / antinarcotique
3069 **antinephritic** / antinephritisch / antinéphritique
3070 **ant(i)obesic** / entfettend / ant(i)obèse
3071 **ant(i)oncotic** / ant(i)onk(ot)isch (SCHADE: entzündlich geschwollene Schleimhaut beeinflussend) / ant(i)oncotique
3072 **ant(i)oxydants** / Ant(i)oxydantien *n* (Lebensmittel haltbarmachende [Oxydation verhindernde] Chemikalien) / ant(i)oxydants *m*
3073 **ant(i)oxygen** / oxydationsfeindlich / ant(i)oxygène
3074 **antiparalytic** / entlähmend / antiparalytique
3075 **antiparasitic** / antiparasitär / antiparasitaire
3076 **antipathy** / Widerwille *m* / antipathie *f*
3077 **antiperiodic** / antiperiodisch (gegen periodische Fieberanfälle) / antipériodique
3078 **antiperistalsis** / Antiperistaltik *f* (Peristaltikumkehrung z.B. bei Ileus) / antipéristaltisme *m*
3079 **antiphagocytic** / antiphagozyt(ot)isch (Phagozytose hemmend) / antiphagocytique
3080 **antiphone** / lärmwidrig (Wechselgesang *m*) / antiphone (*f*)
3081 **antiphthiriac** / läusevernichtend / antiphtiriaque
3082 **antiplasmodial** / plasmodienvernichtend / antiplasmodien
3083 **antiplastic** / verheilungswidrig / antiplastique
3084 **antipneumococcic** / pneumokokkentötend / antipneumococcique
3085 **antipodagric** / gichtwidrig / antipodagre
3086 **antipodes** / Antipoden *m* (enantiomorphe Formen: polarisiertes Licht um gleichgroße Beträge nach re. od. li. ablenkende Isomere) / antipodes *m*
3087 **antipodic (antithetic)** / entgegenstehend (entgegengesetzt) / antipode (antithétique)

3088 **antiprothrombokinase** / Antiprothrombokinase *f* (Hirudin) / antiprothrombokinase *f*
3089 **antiproton** / Antiproton *n* (negatives Proton) / antiproton *m*
3090 **antiprotozoal** / protozoenfeindlich / antiprotozoaire
3091 **(anti)psychologism** / (Anti)psychologismus *m* (Psychologie als Wissenschaftsgrundlage, führt zum Subjektivismus [Vernachlässigung der Sache], Gegenteil zum Objektivismus [Unterschätzung der Person]) / (anti)psychologisme *m*
3092 **antiputrificative** / fäulniswidrig / antiputrificatif
3093 **antipy(ogen)ic** / eitrunghemmend / antipyogène
3094 **antipyresis** / Fieberbekämpfung *f* / antipyrèse *f*
3095 **antipyretic** / fieberwidrig / fébrifuge
3096 **antipyrin(e)** / Antipyrin *n* (Phenyldimethylpyrazolonum) / antipyrine *f*
3097 **antipyrinid** / Antipyrinid *n* (Arzneiexanthem nach Antipyrin) / antipyrinide *m*
3098 **antipyrinomania** / Antipyrinsucht *f* / antipyrinomanie *f*
3099 **antipyrotic** / brandwundenheilend / antipyrotique
3100 **antiquated** / antiquiert / antique (passé)
3101 **antisensibilisin** / Antisensibilisin *n* (Sensibilisin[ogen]-Antikörper) / antisensibilisine *f*
3102 **antisepsis** / Antisepsis *f* (Lister, 1867: Wunddesinfektion mit Carbolsäure) / antisepsie *f*
3103 **antiseptics, urinary** / Harnantiseptika *n* / antiseptiques urinaires *m*
3104 **antiserum** / Antiserum *n* (Schutz-, Heilserum) / antisérum *m*
3105 **antiserum, antilymphoid** / Antilymphoid-Antiserum *n* (immunologische Gedächtnisinformationen aus Gewebetransplantaten «wegradierendes» [Göran-Möller]) / antisérum antilymphoïde *m*
3106 **antisialic** / speichelflußhemmend / antisialique
3107 **antispirochetal (-treponemal)** / spirochätenvernichtend / antispirochétique
3108 **antistaphylococcic, -streptococcic** / staphylokokkentötend, streptokokkentötend / antistaphylococcique, -streptococcique
3109 **antistreptolysin** / Antistreptolysin *n* (Antikörper des von Streptokokken produzierten [zu den γ-Globulinen gehörenden] Antigens Streptolysin O) / antistreptolysine *f*
3110 **antistrumous** / kropfwidrig / antistrumeux
3111 **antitabetic, antitetanic** / antitabetisch, antitetanisch / antitabétique, antitétanique
3112 **antithrombin, -thrombokinase** / Antithrombin *n*, -thrombokinase *f* (Gerinnung hemmende physiol. Blutplasmasubstanz der II., der I. Blutgerinnungsphase) / antithrombine, -thrombokinase *f*
3113 **antithyroidin** / Antithyroidin *n* (Serum schilddrüsenloser Hammel [Moebius]) / antithyroïdine *f*
3114 **antitonic** / tonusmindernd / antitonique
3115 **antitoxin** / Toxinantikörper *m* (v. Behring) / antitoxine *f*
3116 **antitoxin, standard** / Testantitoxin *n* (Maß für dargestellte Antitoxine) / antitoxine standard *f*
3117 **antitragus** / Antitragus (τράγος = Bock: Gegenecke der Ohrecke) / antitragus
3118 **antitrypanosomal** / trypanosomentötend / antitrypanosomique
3119 **antitrypsin** / Antit(h)rypsin *n* (θρύπτω = erweichen: Trypsinantiferment) / antitrypsine *f*
3120 **antituberculotic** / antituberkulös / antituberculeux
3121 **antitussive** / hustenreizlindernd / antitussif
3122 **antityphoid** / typhusvorbeugend / antityphoïde
3123 **antivaccination** / Impfgegnerschaft *f* / antivaccination *f*
3124 **antivenereal** / antivenerisch / antivénérien
3125 **antivenom** / (Schlangen)gegengift *n* / antivenin *m*
3126 **antivenomous** / (schlangen)giftwidrig / antivenimeux
3127 **antivirous, antivirotic** / antiviral, antivirotisch / antivireux, antivirotique
3128 **antivirus** / Antivirus *n* (Besredka, 1923: Alte Bouillonkulturfiltrate) / antivirus *m*
3129 **antivitamin(ic)** / Antivitamin *n* (vitaminzerstörend) / antivitamin(iqu)e *f*
3130 **antivivisectionist** / Vivisektionsgegner *m* / antivivisectioniste *m*
3131 **antizymotic** / gärungverhütend / antizymotique
3132 **antrectomy** / Antrektomie *f* (Antrum-pyloricum-Resektion) / antrectomie *f*
3133 **antritis** / Antritis *f* (Antrum-mastoideum-Entzündung bei Säuglingen) / antrite *f*
3134 **antrocele** / Antrozele *f* (Wasseransammlung im Sinus maxillaris) / antrocèle *f*
3135 **antronalgia, -odynia** / Antronalgie, Antr(on)odynie *f* (Schmerz in einem Antrum, im Oberkiefersinus) / antronalgie, -odynie *f*
3136 **antronasal** / oberkieferhöhlen-nasenbezüglich / antronasal
3137 **antrophore** / Antrophor *m* (Salbenträger in enge Körperöffnungen, z.B. Harnröhre) / antrophore *m*
3138 **antropyloric** / magensäureweckerbezüglich / antropylorique
3139 **antroscopy** / Antroskopie *f* (Besichtigung eines knöchernen Hohlraums, z.B. Sinus maxillaris) / antroscopie *f*
3140 **antrostomy** / Antrostomie *f* (Drainageöffnung eines Antrums, z.B. mastoidei) / antrostomie *f*
3141 **antrotomy** / Antrotomie *f* (Warzenfortsatzaufmeißlung) / antrotomie *f*
3142 **antrum** / Antrum (ἄντρον = [Hohl]raum *m*) / antre *m*
3143 **antrum, mastoid** / Antrum mastoideum (Warzenfortsatzzellenhohlraum des Schläfenbeins) / antre mastoïdien
3144 **antrum, obturator of the** / Antrumobturator *m* (Verschluß einer eröffneten Oberkieferhöhle) / antre, obturateur de l' *m*
3145 **antrum, pyloric** / Antrum pyloricum (Pförtner[vor]raum) / antre pylorique
3146 **anuclear** / kernlos / anucléaire

3147 **anulocyte** / Erythrozyt, ringförmiger *m* (bei Eisenmangelanämie) / anulocyte *m*
3148 **anuresis, calculous, angioneurotic** / Harnverhaltung, (nieren)stein-, vasomotorenbedingte *f* / anurèse calculeuse, angioneurotique *f*
3149 **anuresis, physiological, reflex** / Anurie, physiologische, reflektorische *f* (in ersten 2–3 postnatalen Tagen, bei Nierenerkrankungen) / anurèse physiologique, réflexe *f*
3150 **anuresis, renal, postrenal, prerenal** / Harnverhaltung, nieren-, harnleiter-, glomerulibedingte *f* / anurèse rénale, postrénale, prérénale *f*
3151 **anuric** / anuriebezüglich / anurique
3152 **anurous** / ungeschwänzt (οὐρά = Schwanz) / anoure
3153 **anus** / Anus (= Ring: After) / anus
3154 **anus, artificial (preternatural)** / After, künstlicher *m* (an ungewöhnlicher Stelle) / anus artificiel (contre nature) *m*
3155 **anus, iliac, perineal, sacral** / Ani praeter(naturales) / anus iliaque, périnéal, sacral *m*
3156 **anus, imperforate** / After, ausgangloser *m* (Mißbildung) / anus imperforé *m*
3157 **anus, vulvovaginal** / Anus praeternaturalis vestibularis (Mißbildung) / anus vestibulaire *m*
3158 **anusitis** / Afterentzündung *f* / anusite *f*
3159 **anxiety** / Bangen *n* / anxiété *f*
3160 **anxiety, castration** / Kastrationsangst *f* (bei Nichtbewältigung die Ich-Entwicklung des Mannes hemmende Seelenhaltung) / anxiété de castration *f*
3161 **anxiety of (the) legs** / Anxietas tibiarum ([nächtliche] Unruhe in Unterschenkeln und Füßen) / anxiété des jambes *f*
3162 **anxiety neurosis** / Angst-Syndrom (Anfallweise auftretende Angstzustände) / psychose d'angoisse
3163 **anxiety, precordial** / Herzbeklemmung *f* (Präkordialangst) / anxiété précordiale *f*
3164 **anxiety, presenile** / Angst, präsenile *f* (alt zu werden) / anxiété présénile *f*
3165 **anxious** / ängstlich / anxieux
3166 **aorta** / Aorta (ἀείρω = aufhenken) / aorte
3167 **aorta, abdominal, ascending and descending, thoracic** / Aorta abdominalis, ascendens et descendens, thoracia / aorte abdominale, ascendante et descendante, thoracique
3168 **aorta compression, compressor** / Aortakompression *f*, -kompressorium *n* (zur [Genital]-blutstillung) / compression *f*, compresseur de l'aorte *m*
3169 **aorta puncture** / Aortapunktion *f* (li. neben Th12–L4) / aorte, ponction de l' *f*
3170 **aortalgia** / Aortalgie *f* / aortalgie *f*
3171 **aortectasia** / Aortenerweiterung *f* / aortectasie *f*
3172 **aortic (aortal)** / aortabezüglich / aortique
3173 **aorticorenal** / aorta-nierenbezüglich / aorticorénal
3174 **aortitis (, suppurative)** / Aortenentzündung (, eitrige) *f* / aortite (suppurative) *f*
3175 **(aortitis, syphilitic)** / (Heller-Doehle' Krankheit) (Aortalues als Späterscheinung, mikrosk. Mesaortitis luica) / (aortite luétique)
3176 **aortoclasia (, spontaneous)** / Aortaruptur *f* (bei Aneurysma, Sklerose, [Medionecrosis aortae]) / aortoclasie (spontanée); (rupture de l'aorte) *f*
3177 **aortogram (-graphy)** / Aortogramm *n* (Aorta[kontrast]darstellung *f*) / aortogramme *m* (-graphie *f*)
3178 **aortolith** / Aortastein *m* / aorte, calcul dans l' *m*
3179 **aortomalacia** / Aortomalazie *f* (Aorten-[wand]erweichung) / aortomalacie *f* (ramollissement de l'aorte *m*)
3180 **aortopathy** / Aortaleiden *n* / aortopathie *f*
3181 **aortoptosis** / Bauchschlagadersenkung *f* / aortoptose *f*
3182 **aortorrhaphy** / Aortorrhaphie *f* (verschiedene Aortanahtmethoden) / aortorraphie *f*
3183 **aortosclerosis** / Aortaverhärtung *f* / aortosclérose *f*
3184 **aortostenosis, hypercalcemic supravalvular** / Aortastenose, hypercalcämische supravalvuläre *f* (durch Vitamin-D-Überdosierung bei enzymanomalen Säuglingen) / aortosténose supravalvulaire hypercalcémique *f*
3185 **aortostenosis, total abdominal** / Aortaverschluß, totaler abdominaler *m* (durch Thrombose unterhalb der Nierenarterien) / aortosténose abdominale totale *f*
3186 **aortotomy** / Aortaschnitt *m* / aortotomie *f*
3187 **aosmic** / geruchlos / aosmique
3188 **apallic** / apallisch (ohne Hirnmantel) / apallique
3189 **apancreatic** / apankreatisch (ohne Pankreas-[beteiligung]) / apancréatique
3190 **apandria, apanthropia** / Männerhaß, Menschenhaß *m* / apandrie, apanthropie *f*
3191 **aparalytic** / aparalytisch (ohne Lähmung) / aparalytique
3192 **aparathyroses** / Aparathyreosen *f* (krankhafte Erscheinungen bei Nebenschilddrüsenfunktionsausfall) / aparathyroses *f*
3193 **apastia** / Nahrungsverweigerung *f* (neurol.) / apastie *f*
3194 **apathetic** / unpathetisch (ohne Leidenschaft) / apathétique
3195 **apathic (listless)** / apathisch (ohne [Mit]-leiden) / apathique
3196 **apathism** / Reizbeantwortungsschwäche *f* / apathisme *m*
3197 **apathogen** / apathogen / apathogène
3198 **apathy (listlessness)** / Teilnahm(e)losigkeit *f* / apathie *f*
3199 **apeidosis** / Apeidosis *f* (εἶδος = Form: fortschreitendes Verschwinden histol. und klin. Symptome) / apéidose *f* (processus de convergence *m*)
3200 **apellous** / (vor)hautlos / apelle
3201 **apepsia, achlorhydric, nervous (hysteric)** / Verdauungsstörung, organische, nervöse *f* / apepsie achlorhydrique, nerveuse *f*
3202 **apepsinia** / Pepsinmangel *m* / pepsine, manque de *m*
3203 **aperient (aperitive)** / öffnend / apéritif
3204 **aperiodicity** / Unregelmäßigkeit *f* / apériodicité *f*
3205 **aperistaltic** / aperistaltisch / apéristaltique

3206 **aperture (inlet, outlet)** / Apertura (Öffnung *f*) / ouverture *f*
3207 **aperture of the canaliculus of the chorda, tympanic** / Apertura tympanica canaliculi chordae tympani (Öffnung des Paukensaitenkanals [im Schläfenbein]) / ouverture tympanique du canalicule de la chorde
3208 **aperture of the cochlear canaliculus, external** / Apertura externa canaliculi cochleae (äußere Öffnung des Schneckenkanals [im Schläfenbein]) / ouverture externe du canalicule du limaçon
3209 **aperture of the fourth ventricle, lateral and median** / Apertura lateralis et mediana ventriculi quarti (Rückenmark und Gehirn verbindende Öffnungen des Rautenhirns) / ouverture latérale et médiane du quatrième ventricule
3210 **aperture of the frontal sinus** / Apertura sinus frontalis (Einmündung der Stirnbeinbucht in die Nasenhöhle) / ouverture du sinus frontal
3211 **aperture, piriform** / Apertura piriformis (pirum = Birne: birnförmige Nasenöffnung des Schädels) / ouverture piriforme
3212 **aperture, relative** / Blendenöffnung *f* / ouverture relative *f*
3213 **aperture of the small pelvis, inferior and superior** / Apertura pelvis minoris inferior et superior (Aus- und Eingang des kleinen Beckens) / détroit inférieur et supérieur du petit bassin
3214 **aperture of the sphenoid sinus** / Apertura sinus sphenoidalis (Ausmündung der Keilbeinbucht in die Nasenhöhle) / ouverture du sinus sphénoïde
3215 **aperture of the vestibular aqueduct, external** / Apertura externa aquaeductus vestibuli (äußere Öffnung der Wasserleitung des Ohrvorhofs im Schläfenbein) / ouverture externe de l'aqueduc vestibulaire
3216 **apex (tip, top)** / Apex (Scheitel, Höhepunkt, Spitze *f*) / pointe *f* (sommet *m*)
3217 **apex area** / (Herz)spitzengegend *f* / région périapexienne *f*
3218 **(apex, auricular)** / (Apex auriculae) (zurückspringende Ausrollung der Helix an der Ohrspitze [atav. «Spitzohr»]) / (pointe auriculaire)
3219 **apex of the heart** / Apex cordis / pointe du cœur
3220 **apex of the lung** / Apex pulmonis / sommet du poumon
3221 **apex of the patella** / Apex patellae / pointe de la rotule
3222 **apex of the petromastoid part** / Apex (partis petrosae) / pointe de la partie pétreuse-mastoïdienne
3223 **apex of the posterior horn (of the gray matter)** / Apex cornus posterioris (substantiae griseae) / pointe de la corne postérieure (de la substance grise)
3224 **apex of the prostate** / Apex prostatae / pointe de la prostate
3225 **apex, root (of the tooth)** / Apex radicis dentis / apex de la racine dentaire
3226 **apex of the sacrum** / Apex ossis sacri / pointe du sacrum
3227 **apex of the (urinary) bladder** / Apex vesicae (gegen die Bauchwand gerichtete Harnblasenspitze) / pointe de la vessie (urinaire)
3228 **aphagia** / Eßunvermögen *n* / aphagie (impossibilité d'avaler) *f*
3229 **aphakial (aphacic)** / aphakisch (ohne Augenlinse) / aphaque
3230 **aphalangiasis** / Aphalangiasis *f* (Finger-, Zehenverlust bes. bei Lepra) / aphalangiasis *f*
3231 **aphanine** / Aphanin *n* (biol. Vitamin-A-Vorstufe) / aphanine *f*
3232 **aphasia (aphemia), commissural, conduction** / Aphasie (Aphemie) *f* (φημί = sprechen: Störung des Sprachzentrums bei intaktem Sprechwerkzeug und Intellekt) / aphasie (aphémie) de commissure, de conduction *f*
3233 **aphasia, cortical motor (ataxic)** / Sprech-Les(e)-Schreibaphasie *f* / aphasie motrice corticale *f*
3234 **aphasia, cortical sensory (receptive)** / Nachsprech-Nachles(e)-Nachschreibaphasie *f* / aphasie sensorielle corticale *f*
3235 **aphasia, cortical total (complete)** / Aphasie, totale *f* (kortikale motorische [Broca] und sensorische [Wernicke]) / aphasie totale corticale *f*
3236 **aphasia, emotional** / Schreckaphasie *f* / aphasie émotionnelle *f*
3237 **aphasia, motor, sensory transcortical** / Aphasie, transkortikale *f* (Bahnenblockierung zwischen Begriffs- und Sprachzentren) / aphasie transcorticale motrice, sensorielle *f*
3238 **aphasia, sensory** / Bianchi' Syndrom (Besondre Form einer sensorischen Aphasie) / syndrome de Bianchi
3239 **aphasia, subcortical motor (expressive)** / Sprechaphasie *f* / aphasie motrice souscorticale *f*
3240 **aphasia, subcortical sensory (auditory)** / Nachsprechaphasie *f* / Aphasie sensorielle souscorticale *f*
3241 **aphasia, transcortical amnes(t)ic** / Erinnerungsaphasie *f* / aphasie amnésique transcorticale *f*
3242 **aphasiology** / Aphasiologie *f* («Sprechheilbehandlung», zwischen Neurologie und Psychiatrie [Critchley]) / aphasiologie *f*
3243 **aphemic (aphasic)** / aphemisch (aphasisch: zentral sprachgestört) / aphémique (aphasique)
3244 **aphephobia** / Kontaktscheu *f* (ἁφή = Berührung) / aphéphobie *f*
3245 **aphilanthropist** / Menschenfeind *m* / aphilanthrop(ist)e *m*
3246 **aphonia** / Stimmlosigkeit *f* / aphonie *f*
3247 **aphonia, hysteric, paranoiac** / Aphonie, neurotische, psychotische *f* / aphonie hystérique, paranoïaque *f*
3248 **aphonia, paralytic, spastic** / Stimmbandlähmungs-, -krampfaphonie *f* / aphonie, paralytique, spastique *f*
3249 **aphonic (aphonous)** / klanglos (stimmlos) / aphone (sourd)

3250 **aphoresis** / Aphorese *f* (Abtragung, Nichtertragen) / aphorèse *f*
3251 **aphoria** / Aphorie *f* (Nichtträchtigwerden[können]) / aphorie *f*
3252 **aphorism** / Aphorismus *m* (Sinnspruch) / aphorisme *m*
3253 **aphosphorosis** / Nahrungsphosphormangel *m* / aphosphorose *f*
3254 **aphrasie** / Aphrasie *f* (φράσις = Satz) / aphrasie *f*
3255 **aphrodisi(omani)a** / Geschlechtserregbarkeit, (krankhaft) gesteigerte *f* / aphrodisi(omani)e *f*
3256 **aphronesia** / Aphron(es)ie *f* (φρονέω = denken: Unverstand) / aphrénie *f*
3257 **aphtha** / Aphthe *f* (HIPPOKRATES: Eiterbläschen mit rotem Hof) / aphte *m*
3258 **aphthae, epizootic** / Aphthae epizooticae (pecorinae) (Maul- und Klauenseuche *f*) / aphtes épizootiques *m*
3259 **aphtha, habitual** / Aphthe, habituelle *f* (MIKULICZ: erbliche weibl. Mundschleimhautaphthe) / aphte habituel *m*
3260 **aphtha, tropical** / Aphthe, tropische *f* (Sprue) / aphte tropical *m*
3261 **aphthoid** / aphthenähnlich (Aphthoid *n*: Reaktion auf Herpesvirus) / aphtoïde (*m*)
3262 **aphthongia** / Reflexaphasie *f* (φθόγγος = Laut) / aphthongie *f*
3263 **aphthophyton** / Aphthophyton *n* (Soorpilz) / aphtophyton *m*
3264 **aphthosis, generalized** / NEUMANN' Syndrom (I) (Seltne Infektionskrankheit mit generalisierter Aphthose) / aphtose, grande
3265 **apical** / apikal (spitzenbezüglich) / apical (apexien)
3266 **apicitis (, pulmonary)** / Lungenspitzenkatarrh *m* / apexite pulmonaire *f*
3267 **apico(-ec)tomy** / Zahnwurzelspitzenresektion *f* / racine dentaire, résection de l'apex de la *f*
3268 **apicolysis** / Apikolyse *f* (extrapleurale Lösung von Lungenspitzenverwachsungen) / apicolyse *f*
3269 **apinealism** / Apinealismus *m* (ohne Zirbeldrüse[nsekretion]) / apinéalisme *m*
3270 **apiotherapy** / Bienengifttherapie *f* / apithérapie *f*
3271 **apiphobia** / Apiphobie *f* (apis = Biene) / apiphobie *f*
3272 **apisination (poisoning by bee-sting)** / Bienenstichvergiftung *f* / apisination *f* (empoisonnement par piqûre d'abeille *m*)
3273 **apituitarism** / Hypophysenausfall *m* / apituitarisme *m*
3274 **aplacental** / plazentalos (sind Säugetiere, z.B. Marsupialia) / aplacentaire
3275 **aplanatic** / aplanatisch (ἀπλανής = nicht umherirrend sind Linsen mit geringer sphärischer Aberration) / aplanatique
3276 **aplasia** / Aplasie *f* (Fehlen eines Organs infolge Nichtausbildung) / aplasie *f*
3277 **aplasia, congenital renal** / Nierenaplasie, kongenitale einseitige *f* (meist mit Genitalmißbildungen einhergehend) / aplasie rénale unilatérale *f*
3278 **aplasia of the hairs, intermittent** / Aplasia pilorum intermittens (Spindelhaare) / aplasie intermittente de poils *f*
3279 **aplasia, nuclear** / Kernaplasie *f* (Mangel an motorischen Hirnnervenkernen [MÖBIUS]) / aplasie nucléaire *f*
3280 **aplasmic** / aplasmisch (ohne Protoplasma) / aplasmique
3281 **aplastic** / aplastisch (nichtausgebildet) / aplastique
3282 **apnea** / Atemstillstand *m* / apnée *f*
3283 **apneumatic** / luftleer / apneumatique
3284 **apneumatosis** / Apneumatose *f* (fet. Atelektase) / apneumatose *f*
3285 **apobiosis (lifelessness)** / Leblosigkeit *f* / apobiose (absence de vie) *f*
3286 **apochromat** / Apochromat *m* (chromatische Aberration beseitigendes Objektiv) / apochromat *m*
3287 **apochromatic** / aberrationsfrei / apochromatique
3288 **apocrine, eccrine** / apokrin, ekkrin (sind Drüsen, die bei Sekretion teilweise, ganz erhalten bleiben) / apocrine, eccrine
3289 **Apocynum** / Hundswürger (Wirkstoffe: Apocyn(e)in, Cymarin) / Apocynum cannabinum (Apocynaceae)
3290 **apodactylic** / apodaktyl (ohne Fingerberührung) / apodactylique
3291 **apodal (apodous)** / fußlos (zool.) / apode
3292 **apodemialgia** / Fernweh *n* (δῆμος = Volk[sgemeinschaft]) / apodémialgie *f*
3293 **apodia** / Apodie *f* (πούς = Fuß) / apodie *f*
3294 **apoenzyme** / Apoferment *n* (unverändert bleibender Proteinanteil [mit Substrat- und Wirkungsspezifität] eines Ferments) / apoenzyme *m*
3295 **apoerythein** / Apoerythein *n* (Intrinsic-Faktor-Schutzfermentoid) / apoérythéine *f*
3296 **apoferritin** / Apoferritin *n* (Eisenschutzkolloid in Darmwand) / apoferritine *f*
3297 **apogamia** / Apogamie *f* (Fortpflanzung ohne Begattung, aus Samenzellen bei Pflanzen) / apogamie *f*
3298 **apolar** / apolar (sind Ganglienzellen ohne Fortsätze) / apolaire
3299 **apolepsis** / Sekretionsunterdrückung *f* / apolepsie *f*
3300 **aponeurectomy (aponeurotomy, aponeurorrhaphy)** / Aponeurosenentfernung (-spaltung, -naht) *f* / aponévrectomie (aponévrotomie, aponévrorraphie) *f*
3301 **aponeurosis** / Aponeurosis (ἀπονεύρωσις = [fächerartige] Ausbreitung «fibrösen» Gewebes *f*) / aponévrose *f*
3302 **aponeurosis of the biceps muscle of the arm** / Aponeurosis m. bicipitis brachii / aponévrose du muscle biceps du bras
3303 **aponeurosis, palmar** / Aponeurosis palmaris (Sehnenfächer des Handtellers) / aponévrose palmaire
3304 **aponeurosis, plantar** / Aponeurosis plantaris (Sehnenfächer der Fußsohle) / aponévrose plantaire
3305 **aponeurosis of the tongue** / Aponeurosis linguae / aponévrose de la langue

3306 **aponeurositis** / Aponeurosenentzündung *f* / aponévrosite *f*
3307 **aponeurositis, plantar** / LEDDERHOSE' Syndrom (I) (DUPUYTREN' Syndrom mit Schrumpfung der Plantaraponeurose) / aponévrosite plantaire
3308 **apophysary** / apophysenbezüglich / apophysaire
3309 **apophyseolysis** / Apophysenknorpelablösung *f* / apophyséolyse *f*
3310 **apophys(e)oses** / Apophysosen *f* (unregelmäßige Apophysenverkalkungen im Pubertätsalter [FANCONI, 1954]) / apophys(é)oses *f*
3311 **apophys(e)osis of the calcaneus** / Apophysosis calcanei (Fersenschmerz) / apophysose calcanéenne *f*
3312 **apophysis** / Apophysis (ἀπόφυσις = Auswuchs: Knochenfortsatz) / apophyse
3313 **apophysitis** / Apophysenentzündung *f* / apophysite *f*
3314 **apophysitis of the calcaneus** / HAGLUND' Syndrom (I) (Aseptische Nekrose der Kalkaneusapophyse) / apophysite calcanéenne
3315 **apoplasmia** / Blutplasmaverminderung *f* / apoplasmie *f*
3316 **apoplectic, apoplectoid (apoplectiform)** / schlaganfallbezüglich, -ähnlich / apoplectique, apoplectoïde (apoplectiforme)
3317 **apoplexia** / Apoplexie *f* (ἀποπλήσσω = niederschlagen: Schlagfluß) / apoplexie *f*
3318 **apoplexia, abdominal (, pancreatic, pulmonary, splenic)** / Bauchapoplexie (Pankreas-, Lungen-, Milz-) *f* / apoplexie abdominale (pancréatique, pulmonaire, splénique) *f*
3319 **apoplexia, adrenal** / Nebennierenapoplexie *f* (akute NN-Insuffizienz durch Blutungen) / apoplexie surrénale *f*
3320 **apoplexia, capillary** / Kapillarapoplexie *f* / apoplexie capillaire *f*
3321 **apoplexia, cerebral (, cerebellar, meningeal, pontine)** / Gehirnschlag *m* (verschiedener Lokalisation) / apoplexie du cerveau (cérébellaire, méningée, protubérantielle) *f*
3322 **apoplexia, delayed (traumatic late)** / Spätapoplexie *f* / apoplexie tardive *f*
3323 **apoplexia, embolic, thrombotic** / Apoplexie, embolische, thrombotische *f* / apoplexie embolique, thrombotique *f*
3324 **apoplexia of the fingers** / ACHENBACH' Syndrom (Apoplektiforme Blutung im Handbereich) / hématome paroxystique de la main
3325 **apoplexia, functional, nervous** / Apoplexie, funktionelle, nervöse *f* / apoplexie fonctionnelle, nerveuse *f*
3326 **apoplexia, labyrinthine** / Labyrinthapoplexie *f* / apoplexie labyrinthique *f*
3327 **apoplexia, neonatal** / Apoplexia neonatorum / apoplexie des nouveau-nés *f*
3328 **apoplexia, ovarian** / Eierstockapoplexie *f* / apoplexie ovarienne *f*
3329 **apoplexia, retinal** / Netzhautapoplexie *f* / apoplexie rétinienne *f*
3330 **apoplexia, spinal** / Rückenmarkapoplexie *f* / hématomyélie *f*
3331 **apoplexia, uteroplacental** / Apoplexie, uteroplazentäre *f* (vorzeitige Plazentalösung infolge Gestose) / apoplexie utéroplacentaire *f*
3332 **apoplexia of the uterus** / Uterusapoplexie *f* (bei Uterussklerose) / apoplexie de l'utérus *f*
3333 **aporia** / Aporie *f* (ἄπορος = unwegsam: Schwierigkeit, ein Problem zu lösen, Ratlosigkeit) / aporie *f*
3334 **aporrhegma** / Aporrhegma *n* (ῥῆγμα = Bruch: Aminosäurenumwandlungsprodukt im Darm [KUTSCHER]) / aporrhègme *m*
3335 **apositic** / ekelerregend (σῖτος = Speise) / apositique
3336 **apostasis** / Apostasis *f* (Krankheitskrisenende) / apostase *f*
3337 **apostematous** / apostematös (ἀπόστημα = Absonderung) / apostémateux
3338 **apostrophe** / Apostroph *m* (' = Auslassungszeichen) / apostrophe *f*
3339 **apothecary** / Apotheker *m* / pharmacien *m*
3340 **apotheosis** / Apotheose *f* (Verherrlichung bes. eines Menschen) / apothéose *f*
3341 **apotoxin** / Apotoxin *n* (Anaphyla[cto]-toxin) / apotoxine *f*
3342 **apotropaic** / apotropäisch (ἀποτρόπαιος = Unheil abwendend) / apotropaïque
3343 **apotrophic** / randwüchsig / apotrophique
3344 **apoxemena** / Apoxemena *n* (ἀποξέω = abstreifen: Zahntascheninhalt) / apoxémena *m*
3345 **apoxesis** / Zahntaschenausräumung *f* / apoxésis *f*
3346 **apozem(a)** / Abkochung *f* / apozème *m*
3347 **apozymase** / Apozymase *f* (+ Cozymase = Holozymase) / apozymase *f*
3348 **apparatotherapy** / Apparatotherapie *f* (maschinelle Krankheitsbehandlung) / apparatothérapie *f*
3349 **apparatus** / Apparatus (Apparat *m*) / appareil *m*
3350 **apparatus, auditive** / Hörapparat *m* (Amplituden vergrößernder) / appareil auditif *m*
3351 **apparatus, auxiliary** / Hilfsgerät *n* / appareil auxiliaire *m*
3352 **apparatus, digestive** / Apparatus digestorius (Verdauungsapparat) / appareil digestif
3353 **apparatus, disinfection** / Desinfektionsapparat *m* / appareil pour la désinfection *m*
3354 **apparatus, erythropoietic** / Apparat, erythropoetischer *m* (Erythrozyten bildende Organe) / appareil érythropoïétique *m*
3355 **apparatus, extension** / Extensionsvorrichtung *f* / appareil extenseur *m*
3356 **apparatus, filling-; filler** / Abfüllmaschine *f* / remplisseuse *f*
3357 **apparatus, GOLGI's** / Endopegma *n* (KOPSCH: Binnengerüst des Archoplasmas) / appareil de GOLGI *m*
3358 **apparatus, half-wave** / Halbwellenapparat *m* (röntg.) / appareil à demi-onde *m*
3359 **apparatus, incubation** / Brutschrank *m* / couveuse *f*
3360 **apparatus, lacrimal** / Apparatus lacrimalis (Tränenapparat) / appareil lacrymal
3361 **apparatus, leukopoietic** / Apparat, leukopoetischer *m* (Knochenmark, Milz, Lymphdrüsen, Leber) / appareil leucopoïétique *m*

3362 **apparatus, measuring** / Meßapparat *m* / appareil de mesure *m*
3363 **apparatus, one-valve (two-, four-, six-)** / Einventilapparat (Zwei-, Vier-, Sechs-) *m* (röntg.) / appareil à une soupape (deux, quatre, six) *m*
3364 **apparatus, orthopedic** / Apparat, orthopädischer *m* / appareil orthopédique de redressement *m*
3365 **apparatus, projection** / Projektionsapparat *m* / appareil projecteur *m*
3366 **apparatus, respiratory** / Apparatus respiratorius (Atmungsapparat) / appareil respiratoire
3367 **apparatus for roentgenoscopy** / Röntgenschirmbildgerät *n* / appareil à radioscopie *m*
3368 **apparatus for skiagraphy** / Röntgenaufnahmegerät *n* / appareil à radiographie *m*
3369 **apparatus, spectral** / Spektralapparat *m* (Licht in Spektren zerlegendes Instrument) / appareil spectral *m*
3370 **apparatus, suction** / (Ab)saugapparat *m* / appareil à succion *m*
3371 **apparatus, supporting (sustaining)** / Stützapparat *m* / appareil de soutien (de maintien) *m*
3372 **apparatus, suspension** / Schwebe (Aufhängevorrichtung) *f* / appareil de suspension *m*
3373 **apparatus, traction** / Streckapparat *m* / appareil à extension continue *m*
3374 **apparatus, urogenital** / Apparatus urogenitalis (Harn-Geschlechtsapparat) / appareil urogénital
3375 **apparatus for x-ray therapy** / Röntgenbestrahlungsgerät *n* / appareil à radiothérapie *m*
3376 **apparent** / anscheinend (augenscheinlich) / apparent
3377 **apparition** / Erscheinen *n* (psych. Erscheinung) / apparition *f*
3378 **appear(ance)** / erscheinen (Erscheinung *f*) / apparaître (apparence *f*)
3379 **appearances, anaphylactic general** / Allgemeinerscheinungen, anaphylaktische *f* (Ausdruck pharmakodynamischer Wirkung freigesetzten und in Kreislauf ausgeschütteten Histamins bei Arzneimittelüberempfindlichkeit) / apparitions générales anaphylactiques *f*
3380 **appearances, certain post-mortem** / Leichenerscheinungen, sichere *f* (Hornhauttrübung, Starre, Autolyse, Fäulnis) / phénomènes cadavériques certains *m*
3381 **appearances, uncertain post-mortem** / Leichenerscheinungen, unsichere *f* (Kälte, Puls-, Atemlosigkeit, Areflexie) / phénomènes cadavériques incertains *m*
3382 **appease(ment)** / beruhigen (Beruhigung *f*) / apaiser (apaisement *m*)
3383 **appendages, epiploic** / Appendices epiploicae / (ἐπίπλοον = Darmnetz: zottige Anhänge der Taeniae coli) / appendices épiploïques
3384 **appendages, vesiculous** / Appendices vesiculosae (vesicula Dim. v. vesica: Hydatiden der Tuba uterina) / appendices vésiculeux
3385 **appendical** / wurmfortsatzbezüglich / appendiculaire
3386 **append(ic)algia** / Appendixbeschwerden *f* / append(ic)algie *f*
3387 **append(ic)ectomies** / Appendixoperation(smethod)en *f* / append(ic)ectomies *f*
3388 **appendicism (appendicopathy)** / Pseud(o)-appendicitis *f* (Blinddarmleiden *n*) / appendicisme *m* (appendicopathie *f*)
3389 **appendicitis, acute, chronic** / Wurmfortsatzentzündung, akute, chronische *f* / appendicite aiguë, chronique *f*
3390 **appendicitis, destructive (perforative)** / Appendicitis destructiva (Perforationsappendizitis *f*) / appendicite déstructive (perforante) *f*
3391 **appendicitis in gravidity** / Appendicitis in graviditate (bes. gefährlich) / appendicite en gravidisme *f*
3392 **appendicitis, hernial** / Hernienappendizitis *f* (Wurmfortsatzentzündung in einem Bruchsack) / appendicite herniaire *f*
3393 **appendicitis, neurogenous** / Appendicitis, neurogene *f* (Wucherung des «Helle- («Gelbe)zellen-Systems» [Feyrter]) / appendicite neurogène (Masson) *f*
3394 **appendicitis, phlegmonous, suppurative** / Appendicitis, abszedierende, eitrige *f* / appendicite phlegmoneuse, suppurative *f*
3395 **appendicitis, stercoral, verminous** / Appendicitis, kotbedingte, wurmbedingte *f* / appendicite stercorale, vermineuse *f*
3396 **appendicocele, -lithiasis** / Wurmfortsatzbruch *m*, -steinbildung *f* / appendicocèle, -lithiase *f*
3397 **appendico(-entero)stomy** / Appendikostomie *f* (Anlegen einer Wurmfortsatzfistel) / appendicostomie *f*
3398 **appendico(ly)sis** / Appendiko(ly)se *f* (nichtentzündliche Blinddarmerkrankung, [Lösung von Blinddarmverwachsungen]) / appendico(ly)se *f*
3399 **appendicoroentgenography** / Blinddarmkontrastdarstellung *f* / appendicoradiographie *f*
3400 **appendicostasis** / Appendikostase *f* ([Kot]-stauung im Wurmfortsatz) / appendicostase *f*
3401 **appendicotomy** / Wurmfortsatzeröffnung *f* / appendicotomie *f*
3402 **appendix (appendage)** / Appendix (Anhängsel *n*) / appendice *m*
3403 **appendixes, auricular** / Aurikularanhänge *m* (Ohrmuschelknorpelrudimente) / appendices auriculaires *m*
3404 **(appendix of the epididymis)** / (Appendix epididymidis) (gestielte Wasserblase der Epididymis) / (appendice de l'épididyme; [hydatide pédiculée])
3405 **(appendix of the liver, fibrous)** / (Appendix fibrosa hepatis) (oft atrophische laterale Spitze des li. Leberlappens) / (appendice fibreux du foie)
3406 **appendix with ostium, vermiform** / Appendix vermiformis; Ostium appendicis vermiformis (Wurmfortsatz mit Ostium) / appendice vermiforme avec orifice

3407 **appendix of the testis** / Appendix testis (ungestielte Wasserblase des Testis) / appendice testiculaire; (hydatide sessile)
3408 **apperception, active (passive)** / Apperzeption *f* (bewußte Wahrnehmung: Erfassen [Erfaßtwerden] von objektiven Inhalten) / perception consciente active (passive) *f*
3409 **appetite** / Appetenz *f* (Appetit *m*) / appétit *m*
3410 **appetite, perverted** / Pica-Syndrom (Durch lustneurotische [GLANZMANN] od. naturtriebhafte [«archaische»] Polyphagie [pica = Elster] verursachte Ernährungsstörungen) / picacisme
3411 **appetizing (appetizer)** / appetitanregend(es Mittel *n*) / appétissant (*m*)
3412 **applanation of the cornea** / Hornhautabflachung *f* / applanation de la cornée *f*
3413 **application** / Anwendung *f* / application *f*
3414 **applicator** / Verabreicher *m* (instr.) / applicateur *m*
3415 **applicator, ^{90}Sr-^{90}Y-** / ^{90}Sr-^{90}Y-Applikator *m* (z.B. bei kavernösem Hämangiom) / applicateur ^{90}Sr-^{90}Y *m*
3416 **applied** / angewandt / appliqué
3417 **apply (compress, dressing, ointment)** / anlegen (Umschlag, Verband, Pflaster) / appliquer (compresse, pansement, onguent)
3418 **apposition** / Anlagerung *f* / apposition *f*
3419 **apprehensible** / erfaßbar / appréhensible
3420 **apprehension** / Verständnis *n* / appréhension *f*
3421 **apprehensive** / besorgt / appréhensif
3422 **approach** / Approximatio (Annäherung) *f* / approche *f*
3423 **approbation** / Bewährung *f* / approbation *f*
3424 **appropriate** / sachgemäß / approprié
3425 **approved** / approbiert / approbé
3426 **approximated** / angenähert / approché
3427 **approximation** / Schätzung *f* (wiss. Vermutung) / approximation *f*
3428 **approximative** / annähernd / approximatif
3429 **apraxia** / Apraxie *f* (zentralbedingte Unfähigkeit, zweckmäßige Bewegungen auszuführen) / apraxie *f*
3430 **apraxia, amnestic** / Apraxie, amnestische *f* (momentane) / apraxie amnésique *f*
3431 **apraxia, constructive** / Apraxie, konstruktive *f* (des Bewegungsergebnisses bei okzipitalen Hirnschädigungen) / apraxie constructive *f*
3432 **apraxia, ideational** / Apraxie, ideatorische *f* (des Bewegungsentwurfs bei parietalen Hirnschädigungen) / apraxie idéationnelle *f*
3433 **apraxia, (ideo)motor** / Apraxie, (ideo)kinetische *f* (der einzelnen Bewegung bei [trans]-kortikalen [ideo]motorischen Störungen) / apraxie (idéo)motrice *f*
3434 **apraxia, sensory** / Apraxia algera (hyster. Zustand) / apraxie psychosensorielle *f*
3435 **apraxia, sympathetic** / Apraxie, sympathische *f* (bei Läsionen der li. Hemisphäre) / apraxie sympathique *f*
3436 **apriori** / erfahrungsvorgängig / apriori
3437 **aproctia** / Aproktie *f* (ohne Mastdarm[öffnung]) / aproctie *f*
3438 **apron, pudendal** / Hottentottenschürze *f* (der kleinen Schamlippen) / tablier *m*
3439 **aprosexia** / Aufmerksamkeitsstörung, neurotische *f* (προσέχω = aufmerken) / aprosexie *f*
3440 **aprosexia, nasal** / Aprosexie *f* (kindliche bei behinderter Nasenatmung) / aprosexie nasale *f*
3441 **aprosopus** / Aprosopus *m* (gesichtslose od. -defekte Mißgeburt) / aprosopus *m*
3442 **apsithyria** / Apsithyrie *f* (ψιθυρίζω = flüstern: hyster. Aphonie) / apsithyrie *f*
3443 **apsychia** / Ohnmacht *f* / apsychie *f*
3444 **apterous** / flügellos / aptère
3445 **aptyalism** / Aptyalismus *m* (keine Speichelsekretion) / aptyalisme *m*
3446 **apy(et)ous** / eiterlos / pus, sans
3447 **apyogenous** / nichteitererregend / apyogène
3448 **(a)pyrexia** / Fieberzustand *m* (Fieberlosigkeit *f*) / (a)pyrexie *f*
3449 **aquatic** / aquatisch (im Wasser lebend) / aquatique
3450 **aqueduct** / Aquaeductus (Wasserleitung *f*) / aqueduc *m*
3451 **aqueduct of the cerebrum** / Aquaeductus cerebri / aqueduc du cerveau
3452 **aqueduct of the vestibule** / Aquaeductus vestibuli (labyrinthi ossei) / aqueduc du vestibule
3453 **aqueous (watery)** / wäßrig / aqueux
3454 **aquiline** / adler(schnabel)artig / aquilin
3455 **arabinose** / Gummizucker *m* / arabinose *m*
3456 **arabinosuria** / Arabinosurie *f* (bei Arabinosis) / arabinosurie *f*
3457 **arachidic** / erdnußbezüglich / arachidique
3458 **arachis (hypogaea); (peanut)** / Erdnuß *f* / arachide *f*
3459 **arachnean** / spinnenartig / arachnéen
3460 **arachnephobia** / Arachn(e)ophobie *f* (Furcht vor Spinnen) / arachnophobie *f*
3461 **Arachnida** / Spinnentiere *n* (II. Klasse Arthropoden: Krankheiten übertragende 8-beinige Milben und Zecken) / arachnides *m*
3462 **arachnodactylia** / Spinnenfingrigkeit *f* (MARFAN) / arachnodactylie *f*
3463 **arachnoid (mater) of the brain** / Arachnoidea encephali / arachnoïde crânienne
3464 **arachnoid (mater) of the spinal cord** / Arachnoidea spinalis (ἀράχνη = Spinne: Spinngewebehaut des Rückenmarks) / arachnoïde rachidienne
3465 **arachnoid(al)** / spinngewebeähnlich / arachnoïd(ienn)e
3466 **arachn(o)idism** / Spinnenbißvergiftung *f* / arachn(o)idisme *m*
3467 **arachn(oid)itis** / Arachn(oid)itis *f* (Spinngewebehautentzündung) / arachn(oïd)ite *f*
3468 **arachnoiditis, opticochiasmatic** / Arachnoiditis opticochiasmatica (Arachnoidea-Entzündung in vorderer Schädelbasis) / arachnoïdite opticochiasmatique *f*
3469 **arachnolysin** / Arachnolysin *n* (Hämotoxin im Kreuzspinnengift) / arachnolysine *f*
3470 **aran** / Aran *n* (den O_2-Wert der Luft bestimmender atmosphärischer Ozon mit hohen Werten in Kalt-, niederen in Warmluft [CURRY: K-Typ = kaltfrontempfindlich, W-Typ = warmfrontempfindlich, G-Typ gemischt]) / aran *m*

3471 **arbor vitae** / Arbor vitae (Kleinhirnmedianschnittzeichnung) / arbor vitae
3472 **arbor(ac)eous** / baumförmig (wie ein Baum geformt) / arbor(ac)é
3473 **arboreal** / baumbezüglich (auf Bäumen lebend) / arboréen
3474 **arborescent (treelike)** / baumartig (wie ein Baum wachsend) / arborescent
3475 **arborization** / Verästlung *f* (z.B. von Bronchen, Nerven) / arborisation *f*
3476 **arborization, terminal** / Arborisation, terminale *f* (Axonverästlung zur Neuronensynapse) / arborisation terminale *f*
3477 **arborize (arborized, arborizing)** / verästeln (, sich) / arboriser (arborisé, arborisant)
3478 **arc de cercle** / Arc de cercle (hyster. Opisthotonus [CHARCOT]) / arc de cercle *m*
3479 **arcanum** / Arcanum *n* (= das Geheime: Geheimmittel) / arcane *m*
3480 **arc(h)** / Arcus (Bogen *m*) / arc *m*
3481 **arch, alveolar** / Arcus alveolaris (Zahntaschenbogen) / arc alvéolaire
3482 **arch of the anterior jugular vein** / Arcus venosus iuguli (Bogen der V. iugularis anterior) / arc de la veine jugulaire antérieure
3483 **arch of the aorta** / Arcus aortae / arc de l'aorte
3484 **arch (of the atlas), anterior and posterior** / Arcus anterior et posterior (atlantis) / arc antérieur et postérieur (de l'atlas)
3485 **arch of the back of the foot, venous** / Arcus venosus dorsalis pedis (Venenbogen des Fußrückens) / arc veineux du dos du pied
3486 **arches, branchial** / Kiemenbögen *m* (zwischen Kiemenspalten) / arcs branchiaux *m*
3487 **arch, costal** / Arcus costalis (Rippenbogen) / arc costal
3488 **arch of the cricoid cartilage** / Arcus (cartilaginis cricoideae) / arc du cartilage cricoïde
3489 **arch, cygomatic** / Arcus cygomaticus (Bogen des Os cygomaticum, Ursprung des M. masseter) / arc cygomatique
3490 **arch of the fascia of the pelvis, tendinous** / Arcus tendineus fasciae pelvis (Sehnenbogen der Fascia[e] pelvis) / arc tendineux du fascia du bassin
3491 **arch, iliopectinate** / Arcus iliopectineus (Darmbein-Schambeinkammbogen der Darmbeinmuskelbinde zwischen den Lakunen des Leistenkanals) / arc iliopectiné
3492 **arch, inferior and superior dental** / Arcus dentalis inferior et superior (Unter- und Oberkiefer-Zahnreihenbogen) / arc dental inférieur et supérieur
3493 **arch, inferior and superior palpebral** / Arcus palpebralis inferior et superior (Gefäßkranz der Augenlidspalte) / arc palpébral inférieur et supérieur
3494 **arch, lateral and medial lumbocostal** / Arcus lumbocostalis lateralis et medialis (Zwerchfellschenkelbögen) / arc lombocostal latéral et médial
3495 **(arch of the levator muscle of the anus, tendinous)** / (Arcus tendineus m. levatoris ani) (Sehnenbogen des M. levator ani) / (arc tendineux du muscle releveur de l'anus)
3496 **arch, palatoglossal** / Arcus palatoglossus (Gaumenzungenbogen vor den Gaumenmandelnischen) / arc palatoglossien
3497 **arch, palatopharyngeal** / Arcus palatopharyngeus (Gaumenkehlkopfbogen hinter den Gaumenmandelnischen) / arc palatopharyngien
3498 **arch, plantar** / Arcus plantaris (Fußsohlenbogen) / arc plantaire
3499 **arch, profound and superficial palmar** / Arcus palmaris profundus et superficialis (tiefer und oberflächlicher Arterienbogen des Handtellers) / arc palmaire profond et superficiel
3500 **arch, profound and superficial palmar venous** / Arcus venosus palmaris profundus et superficialis (tiefer und oberflächlicher Venenbogen des Handtellers) / arc veineux palmaire profond et superficiel
3501 **arch, pubic** / Arcus pubis (Schambogen, runder weiblicher) / arc pubien
3502 **arch of the soleus muscle, tendinous** / Arcus tendineus m. solei (Sehnenbogen des M. solei) / arc tendineux du muscle soléaire
3503 **arch, superciliary** / Arcus superciliaris (Augenbrauenbogen) / arc sourcilier
3504 **arch, tendinous** / Arcus tendineus (Sehnenbogen) / arc tendineux
3505 **arch, venous plantar** / Arcus venosus plantaris (Venenbogen der Fußsohle) / arc veineux plantaire
3506 **arch, vertebral** / Arcus vertebralis (Wirbelbogenschlußstück) / arc vertébral
3507 **archaeus** / Archaeus *m* (PARACELSUS: Urprinzip) / archaeus *m*
3508 **archaic** / uralt (altertümlich) / archaïque
3509 **archaism** / Archaismus *m* (urtümlicher Charakter psychischer Inhalte) / archaïsme *m*
3510 **archebiosis** / Archebiose *f* (Anbeginn des Bi[o]log[o]s) / archébiose *f*
3511 **archegonium** / Archegonium *n* ([weibl.] Fortpflanzungsorgan der Kryptogamen) / archégone *f*
3512 **archencephalon** / Archencephalon *n* (Urhirn) / archencéphale *m*
3513 **archenteron (archigaster)** / Urmund *m* (Protostoma mit ineinander übergehendem Ekto- und Entoderm) / blastopore (intestin primitif) *m*
3514 **archespermium** / Archespermium *n* (das Archegonium befruchtender Inhalt desselben) / archésperme *m*
3515 **archesporium** / Archesporium *n* (Sporenzellschicht der Kryptogamen) / archéspore *f*
3516 **archetype** / Archetypus *m* (Urbild, im [Kollektiv]unbewußten lebendiges [JUNG]) / archétype *m*
3517 **archiblast** / Archiblast *m* (Eiprotoplasma) / archiblaste *m*
3518 **archiblastoma** / Archiblastom *n* (Parenchymgewebegeschwulst) / archiblastome *m*
3519 **archicapillaries** / Archikapillaren *f* (Primitivkapillaren der Säuglinge) / archicapillaires *m*
3520 **archicerebellum** / Archicerebellum *n* (entwicklungsgeschichtlich ältester Teil des Kleinhirns) / archicérébellum *m*

3520a **archicortex** / Archicortex *f* (Urriechhirn) / archipallium *m*
3521 **archicyte** / Archizyt *m* (befruchtetes Ei vor der Furchung) / archicyte *m*
3522 **archikaryon (primitive cell-nucleus)** / Archikaryon *n* (Eizellkern) / archikaryon (noyau cellulaire primitif) *m*
3523 **archinephron** / Archinephron *n* (Vorniere embr.) / archinéphron *m*
3524 **archineuron** / Archineuron *n* (WALDEYER: zentrales motorisches Neuron) / archineurone *m*
3525 **architis** / Mastdarmentzündung (Rectitis)*f* / proctite *f*
3526 **architecture** / Architektur *f* (anat.) / architecture *f*
3527 **architecture, myelic** / Myel(o)architektonik *f* (Anordnung markhaltiger Nervenfasern in Großhirnrinde) / architecture myélique *f*
3529 **archoplasm** / Archoplasma *n* (Zentrosom und GOLGI' Apparat enthaltende Zell[kern]substanz mit Stoffwechselfunktion) / archoplasme *m*
3530 **archoptoma** / Mastdarmportion, prolabierte *f* / proctoptome *m*
3531 **archorrhagia, archorrhea** / Mastdarmblutung *f*, Mastdarmausfluß *m* / proctorragie, proctorrhée *f*
3532 **archostenosis** / Rektostenose (Mastdarmenge) *f* / proctosténose *f*
3533 **arcuate(d) (arcual)** / gebogen (bogig, bogenförmig) / archiforme
3534 **arcuation** / Biegung *f* (Bogenbildung) / arcuation *f*
3535 **ardent** / brennend (auch psych.) / passionné
3536 **Ardmore (amer. point of support) disease** / Ardmore-Syndrom (Anikterische Virushepatitis?) / maladie d'Ardmore
3537 **ardor, urine** / Harnbrennen *n* / micturition brûlante *f*
3538 **ardor, venereal** / Brunst *f* / désir sexuel *m*
3539 **ardor ventriculi; (heart burn)** / Sodbrennen *n* (ahd. sôt = Sieden) / pyrosis *f*
3540 **arduous** / schwierig / ardu
3541 **area** / Area (Hof, Fläche *f*) / aire *f*
3542 **area, acoustic** / Wahrnehmungsfeld, akustisches *n* / surface acoustique *f*
3542a **areas, acoustic** / Rindenfelder, akustische *n* (im hinteren oberen Schläfenlappen) / champs acoustiques *m*
3543 **area, acousticosensorial** / Erinnerungsfeld, akustisches *n* / surface acousticosensorielle *f*
3544 **area, anterior and posterior intercondylar** / Area intercondylaris anterior et posterior (zwischen den Gelenkflächen des Schienbeins) / aire intercondylienne antérieure et postérieure
3545 **area, apical** / Zahnwurzelspitzenfeld *n* / zone apicale *f*
3547 **area of the cochlea** / Area cochleae / aire de la cochlée
3548 **area, cortical** / (Hirn)rindenfeld *n* / champ cortical *m*
3549 **area, cribriform** / Area cribrosa (siebartige Nierenpapillenspitze) / aire cribriforme
3550 **area of critical definition** / Bildschärfenzone *f* / zone de netteté d'une image *f*
3551 **area of the facial nerve** / Area n. facialis / aire du nerf facial
3552 **areas, gastric** / Areae gastricae ([«mamilläre»] Höfe der Magenschleimhaut) / aires gastriques
3553 **area, genital** / Area genitalis (während der Menstruation anschwellende Nasenschleimhautstelle[n]) / aire génitale *f*
3554 **area, germinative** / Fruchthof *m* (weißlichtrüber Fleck an Wirbeltiereiern, an dem Embryoentwicklung beginnt) / écusson embryonnaire *m*
3555 **areas, gustatory (taste)** / Rindenfelder, gustatorische *n* (am Gyrus postcentralis) / champs gustatifs *m*
3556 **area, inferior and superior vestibular** / Area vestibularis inferior et superior (Siebflecke im Grund des inneren Gehörgangs) / aire vestibulaire inférieure (sacculaire) et supérieure (utricul[o-]ampullaire)
3557 **area monitor** / Raumüberwachungsgerät *n* / espace, dispositif de surveillance de l' *m*
3558 **area, motor** / Rindenfeld, motorisches *n* (im Gyrus praecentralis) / champ moteur *m*
3559 **areas, olfactory (smell)** / Rindenfelder, olfaktorische *n* (im Gyrus parahippocampalis) / champs olfactifs *m*
3560 **area, opaque** / Area opaca (dunkler [äußerer] Fruchthofsaum) / aire opaque *f*
3561 **areas, optic** / Rindenfelder, optische *n* (im Hinterhauptlappen) / champs optiques *m*
3562 **area, pellucide** / Area pellucida (heller [innerer] Fruchthof) / aire pellucide *f*
3563 **area, sensible** / Rindenfeld, sensibles *n* (im Gyrus postcentralis und oberen Scheitellappen) / champ sensible *m*
3564 **areas, softening** / Encephalomalacia *f* (Erweichungsherde bei O_2-Mangel im Pallidum) / foyers de ramollissement *m*
3565 **area, subcallous** / Area subcallosa (Hof unterhalb des Rostrum corporis callosi) / aire souscalleuse
3566 **area, vascular** / Gefäßhof *m* (embr.) / aire vasculeuse *f*
3567 **area, vestibular** / Area vestibularis (flacher Hügel in der Rautengrube) / aire vestibulaire
3568 **area, visual** / Wahrnehmungsfeld, optisches *n* / surface visuelle *f*
3569 **area, visuosensorial** / Erinnerungsfeld, optisches *n* / surface visuosensorielle *f*
3570 **area, vitelline** / Dotterhof *m* (embr.) / aire vitelline; (couche vitellogène) *f*
3571 **area of wave** / Wellenfläche *f* / surface de l'onde *f*
3572 **areca nut** / Semen arecae (Bandwurmmittel Arekanuß) / arec, noix d' *f*
3573 **arecoline** / Arecolin *n* (Alkaloid aus Betelnuß) / arécoline *f*
3574 **areflexia** / Reflexmangel *m* / aréflexie *f*
3575 **arenation** / Sandanwendung, therapeutische *f* / arénation *f*
3576 **arenoid** / sandähnlich / arénoïde
3577 **areola of the mamma** / Areola mammae (Areola Dim. v. Area) / aréole de la mamelle

3578 **areolitis** / Brustwarzenhofentzündung *f* / aréolite *f*
3579 **areometer** / Aräometer *n* (ἀραιός = dünn: Spezifischgewichtmesser) / aréomètre *m*
3580 **Argas** / Argas (Geflügelzecke, Gatt. Argasinae) / argas *m*
3581 **Argasinae** / Lederzecken *f* (2. Fam. Ixodidae) / argasines *f*
3582 **argentaffin (argyrophil)** / argentaffin (mit Silber färbbar) / argyrophile (argentaffin)
3583 **argentation** / Silberfärbung *f* (histol.) / argentation *f*
3584 **argentic (argentine, argent[ifer]ous)** / silber(halt)ig / argentique (argentin)
3585 **argil(laceous)** / Ton(artig) *m* / argile(ux) *f*
3586 **arginine** / Arginin *n* (α-Amino-δ-guanidinovaleriansäure; RNS-Triplets: GUC, GAA, GCC) / arginine *f*
3587 **argininosuccinuria** / Argininbernsteinsäure-Syndrom (Stoffwechselbedingte Schwachsinnform) / démence par manque de succino-arginase
3588 **argon (Ar 18 39,944)** / Argon (Argon *n*) / argon *m*
3589 **argumentation** / Beweisführung *f* / argumentation *f*
3590 **(Argyll) ROBERTSON's pupil** / (Argyll) ROBERTSON' Syndrom (Reflektorische Pupillenstarre bei ZNS-Erkrankungen) / signe de (Argyll) ROBERTSON
3591 **argyria(sis) (argyrism)** / Argyrose *f* (Silbersalzeinlagerung in die Haut [silberfahles Aussehen der Haut]) / argyrie (argyrose) *f*
3592 **argyric** / silberbezüglich (-bedingt) / argyrique
3593 **arhigosis** / Arrhigose *f* (ῥῖγος = Kälte: ohne Kältesinn) / arigose *f*
3594 **ariboflavinosis** / Ariboflavinose *f* (Alactoflavinose) / ariboflavinose *f*
3595 **arid** / aridus (dürr, trocken, unfruchtbar) / aride
3596 **aridity** / Geistesarmut *f* / aridité (de l'esprit) *f*
3597 **aristerocardia** / Aristerokardie *f* (Herzlinkserweiterung) / aristérocardie *f*
3598 **Aristolochia** / Osterluzei (Wirkstoff: Aristolochin) / Aristolochia clematitis (Aristolochiaceae)
3599 **arithmetics, combinatory** / Arithmetik, kombinatorische *f* (Rechnung mit Fakultäten) / arithmétique combinatoire *f*
3600 **arithmetic, fraction, potence, decimal** / Dezimalrechnung *f*, -bruch *m*, -potenz *f* / calcul *m*, fraction, puissance *f* décimal(e)
3601 **arithmomania** / Zählzwang *m* / arithmomanie *f*
3602 **arm, artificial** / Armprothese *f* / bras artificiel *m*
3603 **arm, bringing down of the** / Armlösung *f* (op. Schulter-Armentwicklung bei fet. Beckenendlagen) / bras, abaissement du *m*
3604 **arm, electronic artificial** / Armprothese, elektronische *f* (für Dysmelische, erlaubt gesteuerte Hand-, Gelenk-, Ellbogen-, Schulterbewegungen) / bras artificiel électronique *m*
3605 **arm(s), fire (small)** / Schußwaffe (Handfeuerwaffen) *f* / arme à feux (portative) *f*
3606 **arm, golf (lawn tennis)** / Golfarm (Tennisarm) *m* / bras de golf (de tennis) m
3607 **arm prosthesis, myo-electric** / Armprothese, my(o)elektrische *f* (durch Minicomputer gesteuerte) / prothèse my(o-)électrique du bras *f*
3608 **arm sling (, triangular)** / Armschlinge *f* (Mitella) / écharpe *f*
3609 **armamentarium** / Instrumentarium, ärztliches *n* / armamentarium *m*
3610 **armature** / Armatur *f* (Zurüstung) / armature *f*
3611 **armless** / armlos / bras, sans
3612 **armory, medical** / Rüstzeug, ärztliches *n* / arsénal thérapeutique *m*
3613 **army-doctor, -surgeon, -hospital** / Militärarzt, -wundarzt *m*, -(ho)spital *n* / médecin, chirurgien, hôpital militaire *m*
3614 **aromatic** / aromatisch (sind alle [zyklischen] C-Verbindungen mit Benzolcharakter) / aromatique
3615 **aromatize** / aromatisieren (Benzolcharakter verleihen) / aromatiser
3616 **arrangement** / Vorbereitung *f* / arrangement *m*
3617 **arrangements, conditions, facilities, sanitary** / Maßnahmen *f*, Verhältnisse *n*, Einrichtungen *f*, sanitäre / mesures, conditions *f*, arrangements *m* sanitaires
3618 **arrest** / kupieren / arrêter (couper)
3619 **arrest, (complete) cardiac** / Herzstillstand *m* (, totaler) / arrêt (total) du cœur *m*
3620 **arrest of hemorrhage** / Blutungsstillstand *m* / arrêt d'hémorragie *m*
3621 **arrested** / arretiert (ist im Becken zurückgehaltener, nicht eingeklemmter Kindskopf) / arrêté
3621a **arrestment** / Behindrung *f* (auch psych.) / arrêtage *m*
3622 **arrhenoblastoma** / Arrhenoblastom *n* (ἄρρην = männlich: Eierstockgeschwulst aus unreifem männl. Keimepithel) / arrhénoblastome *m*
3623 **arrhenomimetic** / arrhenomimetisch (mit männl. Zügen) / arrhénomimétique
3624 **arrhenotoky** / Arrhenotokie *f* (τόκος = Gebären: nur männl. Nachkommen) / arrhénotocie *f*
3625 **ar(r)hin(encephal)ia** / Arrhin(enzephal)ie *f* (Nasen- [Riechhirn]losigkeit) / ar(r)hin(encéphal)ie *f*
3626 **arrhythmia** / Arrhythmie *f* (bes. Herzschlagunregelmäßigkeit) / arythmie *f*
3627 **arrhythmia, extrasystolic** / Arrhythmie, nervöse *f* / arythmie extrasystolique *f*
3628 **arrhythmia, perpetual (continuous)** / Arrhythmia perpetua (absolute Arrhythmie: Vorhofflattern [>150/min], -flimmern [>300/min]) / arythmie totale *f*
3629 **arrhythmia, respiratory** / Arrhythmie, respiratorische *f* (Pulsbeschleunigung beim Einatmen) / arythmie respiratoire *f*
3630 **arrhythmia, sinus** / Sinusarrhythmie *f* (unregelmäßige Sinusknotenreizbildung) / arythmie sinusale *f*

3631 **(ar)rhythmic(al)** / (ar)rhythmisch / (a)rythmique
3632 **arrosion** / Arrosion *f* (Annagung von Gewebe, bes. Gefäßwänden, z.B. durch Aneurysmen) / arrosion *f*
3633 **arsanilic** / arsanilsauer / arsanilique
3634 **arseniate** / Arsensalz *n* / arséniate *m*
3635 **arsenic (As 33 74,91)** / Arsenicum (Arsen *n*) / arsenic *m*
3636 **arsenic chloride ($AsCl_3$)** / Arsenici chloridum (Arsentrichlorid *n*) / arsenic, chlorure d' *m*
3637 **arsenic disulfide (As_2S_2)** / Arsenici disulfidum (Arsen[di]sulfid *n*) / arsenic, bisulfure d' *m*
3638 **arsenic iodide (AsI_3)** / Arsenici iodidum (Arseniodid *n*) / arsenic, iodure d' *m*
3639 **arsenic trioxide (As_2O_3)** / Arsenici trioxydum (Arsentrioxyd *n*) / arsenic, trioxyde d'*m*
3640 **arsen(ical)ism** / Arsen(ik)vergiftung, akute *f* / arsenicisme *m*
3641 **arsen(ic)omelanosis** / Arsenvergiftung, gewerbliche *f* / arsén(ic)omélanose *f*
3642 **arsenious** / arsenig / arsénieux
3643 **arsenite** / Salz, arsenigsaures *n* / arsénite *m*
3644 **arsenization (arsenotherapy)** / Arsenbehandlung (Salvarsanbehandlung) *f* / arsénisation (arsénothérapie) *f*
3645 **arsenokeratosis** / Arsen(hyper)keratose *f* (Hautverhornung nach Arsenmedikation) / arsénokératose *f*
3646 **arsenophagy** / Arsenophagie *f* / arsénophagie *f*
3647 **arsenoresistant** / arsphenaminresistent (salvarsanresistent) / arsénorésistant
3648 **arsines** / Arsine *n* (entstehen aus AsH_3 bei H-Ersatz durch org. Radikale) / arsines *f*
3649 **arsonvalization** / Arsonvalisation *f* (Behandlung mit ARSONVAL' Hochfrequenzströmen) / arsonvalisation *f*
3650 **artefact** / Kunstprodukt *n* / artefact *m*
3651 **arterenol** / 1-Noradrenalin *n* / norépinéphrine *f*
3652 **arterial (arterious)** / arteriell (arterienreich) / artériel (artérieux)
3653 **arterial embolia syndromes** / Verschluß-Syndrome, arterielle (Durch akuten od. chronischen arteriellen Gefäßverschluß entstehende Krankheitsbilder) / syndrome d'embolie artérielle
3654 **arterialization** / Arterialisation *f* (Umwandlung des venösen in O_2-gesättigtes Blut [in den Lungenkapillaren]) / artérialisation *f*
3655 **arterialize (arterialized, arterializing)** / arterialisieren (Blut sauerstoffreich machen) / artérialiser (artérialisé, artérialisant)
3656 **arteriasis** / Arteriose *f* (Arterienwandentartung) / artériose *f*
3657 **arteriectasis, -ectomy, -ectopia** / Arterienerweiterung, -entfernung, -verlagerung *f* / artériectasie, -ectomie, -ectopie *f*
3658 **arterio-atony** / Arterienerschlaffung *f* / artéri(o-)atonie *f*
3659 **arteriocapillary** / arterienkapillarenbezüglich / artériocapillaire
3660 **arteriogenesis** / Arterienbildung *f* (embr.) / artériogenèse *f*
3661 **arteriography, carotid(-artery)** / Karotisarteriographie *f* (hirndiagnostische Rö-Darstellung der A. carotis) / artériographie de la carotide *f*
3662 **arteriolar** / arteriolenbezüglich / artériolaire
3663 **arteriole** / Arteriola (Dim. v. Arteria) / artériole *f*
3664 **arteriole (venule), inferior and superior macular** / Arteriola (Venula) macularis inferior et superior (Arteriolen [Venolen] der Macula [luteal]) / artériole (veinule) maculaire inférieure et supérieure
3665 **arteriole (venule) of the retina, medial, nasal, temporal** / Arteriola (Venula) medialis, nasalis (inferior et superior), temporalis (inferior et superior) retinae / artériole (veinule) médiale, nasale, temporale de la rétine
3666 **arterioles, straight** / Arteriolae rectae (Nierenmarksubstanz versorgende Arteriolen) / artérioles droites
3667 **arteriolith** / Arterienstein *m* / artériolithe *m*
3668 **arteriology** / Arteriologie *f* / artériologie *f*
3669 **arterio(lo)necrosis** / Arterio(lo)nekrose *f* (prozeßbedingter Arteri[ol]enuntergang) / artério(lo)nécrose *f*
3670 **arteriomalacia** / Arterienerweichung *f* / artériomalacie *f*
3671 **arteriopathy, pulmonary** / (End)arteriopathia pulmonalis (BREDT: Lungenarteriolenveränderungen) / artériopathie pulmonaire *f*
3672 **arterio(phlebo)graphy** / Arterio(phlebo)graphie *f* (Rö-Darstellung von Arterien [und anschließend Venen]) / artériophlébographie *f*
3673 **arterioplasty** / Arterienplastik *f* / artérioplastie *f*
3674 **arteriorenal** / nierenarterienbezüglich / artériorénal
3675 **arteriorrhage** / Arterienblutung *f* / artériorragie *f*
3675a **arteriorrhaphy, -rhexis** / Arteriennaht *f*, -riß *m* / artériorraphie, -rexie *f*
3676 **arteriosclerosis** / Arterien(wand)verhärtung *f* / artériosclérose *f*
3677 **arteriosclerotic** / arteriosklerotisch / artériosclérotique
3678 **arteriostenosis, (-spasm)** / Arterienverengerung *f*, (-spasmus *m*) / artériosténose *f*, (-spasme *m*)
3679 **arteriosteogenesis** / Arterienverkalkung *f* / artériostéogenèse *f*
3680 **arteriostosis** / Arterienverknöcherung *f* / artériostose *f*
3681 **arterio(s)trepsis** / Arteriotripsie *f* (Arterienabdrehung zur Blutstillung) artériotrepsie *f*
3682 **arteriosympathanesthesia** / Sympathikusanästhesie, periarterielle *f* / artériosympathanesthésie *f*
3683 **arteriosympathectomy** / Sympathektomie, periarterielle *f* / artériosympathectomie *f*
3684 **arteriotony** / Arterienspannung *f* (intraarterieller Druck) / artériotonie *f*
3685 **arteriovenous** / arteriovenös (av.) / artérioveineux
3686 **arterioversion** / Arterioversion *f* (Arterienabknickung zur Blutstillung) / artérioversion *f*

3687 **arteritis, acute** / Arteriitis *f* (akute Arterienentzündung) / artérite *f*
3688 **arteritis, necrosing** / KUSSMAUL-MEYER' Syndrom (Generalisierte Periarteriitis nodosa) / polyartérite noueuse
3689 **arteritis, temporal** / Arteriitis temporalis (generalisierte Mesarteriitis, nicht nur temporale) / artérite temporale *f*
3690 **artery (a.)** / Arteria (A.) (Arterie, Schlagader *f*) / artère (a.) *f*
3691 **a., angular** / A. angularis (Augenwinkelarterie) / a. angulaire
3692 **a., anterior communicating** / A. communicans anterior (verbindet re. und li. A. cerebri anterior) / a. communicante antérieure
3693 **a., anterior, inferior, posterior, superior tympanic** / A. tympanica anterior, inferior, posterior, superior (Paukenhöhlenarterien) / a. tympanique antérieure, inférieure, postérieure, supérieure
3694 **a., anterior, middle, posterior meningeal** / A. meningea anterior, media, posterior (Hirnhautarterien) / a. méningée antérieure, moyenne, postérieure
3695 **a. with anterior and posterior branches, recurrent ulnar** / A. recurrens ulnaris: R. anterior et posterior (rückläufige Ellenarterie mit Ästen) / a. récurrente cubitale avec branches antérieures et postérieures
3696 **aa., anterior and posterior conjunctival** / Aa. coniunctivales anteriores et posteriores (Bindehautarterien) / aa. conjonctivales antérieures et postérieures
3697 **a., anterior and posterior ethmoidal** / A. ethmoidalis anterior et posterior (Siebbeinarterien) / a. ethmoïdale antérieure et postérieure
3699 **a., anterior and posterior spinal** / A. spinalis anterior et posterior (Wirbelsäulenarterien in der Schädelhöhle) / a. spinale antérieure et postérieure
3700 **a., anterior and posterior tibial** / A. tibialis anterior et posterior (Schienbeinschlagadern) / a. tibiale antérieure et postérieure
3700a **a., anterior (and posterior) tibial recurrent** / A. recurrens tibialis anterior (et posterior) (rückläufige Schienbeinarterien) / a. récurrente tibiale antérieure (et postérieure)
3701 **aa., anterior and (short and long) posterior ciliary** / Aa. ciliares anteriores et posteriores (breves et longae) (Arterien der Chorioidea, des Corpus ciliare, der Iris) / aa. ciliaires antérieures et postérieures (courtes et longues)
3702 **aa., anterior superior alveolar** / Aa. alveolares superiores anteriores (vordere Oberkieferarterien) / aa. alvéolaires supérieures antérieures
3703 **a., arcuate** / A. arcuata (Bogenarterie des Fußrückens) / a. arquée
3704 **aa., arcuate** / Aa. arcuatae (renis) (Arkadenarterien der Nierenrinde) aa. arquées
3705 **a(a)., ascending, descending, greater, smaller palatine** / A(a). palatina(e) ascendens, descendens, maior, minores (Gaumenarterien) / a(a). palatine(s) ascendante, descendante, grande, petites
3706 **a., ascending pharyngeal** / A. pharyngea ascendens (aufsteigende Schlundarterie) / a. pharyngée ascendante
3707 **a., ascending and profound cervical** / A. cervicalis ascendens et profunda (aufsteigende Hals- und tiefe Nackenschlagader) / a. cervicale ascendante et profonde
3708 **a., axillary** / A. axillaris (Achselschlagader) / a. axillaire
3709 **a., basilar** / A. basilaris (Hirnbasisschlagader, Vereinigung der Aa. vertebrales) / a. basilaire
3710 **arteries, blocked** / Sperrarterien *f* (kleine selbsttätig schließende) / artéries bloquées *f*
3711 **a., brachial** / A. brachialis (superficialis) (Armschlagader [var.]) / a. brachiale
3712 **a. of the brachium, profound** / A. profunda brachii / a. profonde du bras
3713 **a. with branches, anterior cerebral** / A. cerebri (communicans) anterior: Rr. centrales, corticales, frontales, orbitales, parietales (vordere Hirnschlagader mit zentralen, kortikalen, frontalen, orbitalen und parietalen Ästen) / a. cérébrale antérieure avec des branches
3714 **a. with branches, middle cerebral** / A. cerebri media: Rr. centrales, corticales, frontales, orbitales, parietales, striati, temporales (mittlere Hirnschlagader mit zentralen, kortikalen, frontalen, orbitalen, parietalen, striären und temporalen Ästen) / a. cérébrale moyenne avec des branches
3715 **a. with branches, posterior cerebral** / A. cerebri posterior: Rr. centrales, corticales, occipitales, parieto-occipitales, temporales, R. chorioideus (hintere Hirnschlagader mit zentralen, kortikalen, okzipitalen, parieto-okzipitalen und temporalen Ästen sowie einem Gefäßhautast) / a. cérébrale postérieure avec des branches
3716 **a. with branches of the superior and inferior lobe, left pulmonary** / A. pulmonalis sinistra: R. apicalis, anterior descendens et lateralis, posterior, lingularis superior et inferior; R. (lobi inferioris) (sub)apicalis, basalis medialis, basalis anterior, basalis lateralis, basalis posterior (li. Lungenschlagader mit 6 oberen und 5 unteren Ästen) / a. pulmonaire gauche avec branches du lobe supérieur et inférieur
3717 **a. with branches of the superior, middle, inferior lobe, right pulmonary** / A. pulmonalis dextra: R. apicalis, anterior, posterior inferior et superior; R. (lobi medii) lateralis, medialis; R. (lobi inferioris) (sub)apicalis, basalis medialis, basalis anterior, basalis lateralis, basalis posterior (re. Lungenschlagader mit 4 oberen, 2 mittleren, 5 unteren Ästen) / a. pulmonaire droite avec branches du lobe supérieur, moyen, inférieur
3718 **a., buccal** / A. buccalis (Backenarterie) / a. buccale
3719 **a. of the bulb of the penis** / A. bulbi penis / a. du bulbe du pénis
3720 **a. of the bulb of the vestibule** / A. bulbi vestibuli (vaginae) / a. du bulbe du vestibule

3721 **arteries, central** / Zentralarterien *f* (Äste der Milzbälkchenarterien) / artères centrales *f*
3722 **a. of the cerebellum, (anterior and posterior) inferior and superior** / A. cerebelli inferior (anterior et posterior) et superior / a. inférieure (antérieure et postérieure) et supérieure du cervelet
3723 **a., choroid** / A. chorioidea (Hirngefäßhautarterie) / a. choroïdienne
3724 **a. of the clitoris, dorsal and profound** / A. dorsalis et profunda clitoridis / a. dorsale et profonde du clitoris
3725 **a., radial collateral** / A. collateralis radialis (Speichennebenschlagader) / a. collatérale radiale
3726 **a., common, anterior, posterior, recurrent interosseous** / A. interossea communis, anterior, posterior, recurrens (Zwischen[arm]knochenarterie[n]) / a. interosseuse primitive, antérieure, postérieure, récurrente
3727 **a., common, external, internal carotid** / A. carotis communis, externa, interna (κάρα = Kopf: Kopfschlagadern) / a. carotidienne primitive, externe, interne
3728 **a., common, external, internal iliac** / A. iliaca communis, externa, interna (Hüftschlagadern) / a. iliaque primitive, externe, interne
3729 **aa., common palmar digital and proper palmar digital** / Aa. digitales palmares communes, Aa. digitales palmares propriae (gemeinsame und eigne Fingerarterien des Handtellers) / aa. digitales palmaires communes et digitales palmaires propres
3730 **a., common and proper hepatic** / A. hepatica communis et propria (gemeinsame und eigne Leberschlagader) / a. hépatique commune et propre
3731 **aa., common and proper plantar digital** / Aa. digitales plantares communes et propriae (gemeinsame und eigne Zehenarterien der Fußsohle) / aa. digitales plantaires communes et propres
3732 **a., cremasteric** / A. cremasterica (Arterie des M. cremaster) / a. crémastérique
3733 **a., cygomatico-orbital** / A. cygomatico-orbitalis (Jochbein-Augenhöhlenarterie) / a. cygomatico-orbitaire
3734 **a., cystic** / A. cystica (Gallenblasenarterie) / a. cystique
3735 **aa., dorsal and palmar metacarpal** / Aa. metacarpeae dorsales et palmares (Arterien des Mittelhandrückens und -tellers) / aa. métacarpiennes dorsales et palmaires
3736 **aa., dorsal and plantar metatarsal** / Aa. metatarseae dorsales et plantares (Arterien des Mittelfußrückens und der Mittelfußsohle) / aa. métatarsiennes dorsales et plantaires
3737 **a. with dorsal and spinal branches, subcostal** / A. subcostalis: R. dorsalis et spinalis (unterste «Zwischenrippenarterie» mit Ästen zum Rücken und Rückenmark) / a. souscostale avec branches dorsales et spinales
3738 **a. with dorsal and spinal branches, supreme intercostal** / A. intercostalis suprema: Rr. dorsales et spinales (oberste Zwischenrippenarterie mit Ästen zum Rücken und Rückenmark) / a. intercostale suprême avec branches dorsales et spinales
3739 **aa., episcleral** / Aa. episclerales (Augenlederhautoberflächenarterien) / aa. épisclé-reuses
3740 **a(a)., external and internal pudendal** / A(a). pudenda(e) externae et interna (Schamarterien) / a(a). honteuse(s) externes et interne
3741 **a., facial** / A. facialis (Gesichtsarterie) / a. faciale
3742 **a., femoral** / A. femoralis (Oberschenkelschlagader) / a. fémorale
3743 **a. of the femur, lateral and medial circumflex** / A. circumflexa femoris lateralis et medialis (Oberschenkelkranzarterien) / a. circonflexe latérale et médiale du fémur
3744 **a. of the femur, profound** / A. profunda femoris / a. profonde du fémur
3745 **a., fifth lumbar** / A. lumbalis ima (5. Lendenarterie, wandständiger Ast der mittleren Kreuzbeinarterie [«Aorta caudalis»]) / a. lombaire, cinquième
3746 **a. of the foot, dorsal** / A. dorsalis pedis / a. dorsale du pied
3747 **a., gastroduodenal** / A. gastroduodenalis (Magen-Zwölffingerdarmschlagader) / a. gastroduodénale
3748 **aa. (of the hand and foot), dorsal digital** / Aa. digitales dorsales (manus et pedis) (Finger- bzw. Zehenarterien des Hand- bzw. Fußrückens) / aa. digitales dorsales (de la main et du pied)
3749 **a. of the heart, right and left coronary** / A. coronaria cordis dextra et sinistra (Kranzschlagadern des Herze[n]s) / a. coronaire droite et gauche du cœur
3750 **aa. helicine** / Aa. helicinae («Rankenarterien» [des kollabierten Penis]) / aa. hélicines
3751 **a. of the humerus, anterior and posterior circumflex** / A. circumflexa humeri anterior et posterior (Kranzarterien des Oberarms) / a. circonflexe antérieure et postérieure de l'humérus
3752 **aa. of the humerus, nutrient** / Aa. nutriciae humeri (Arterien des Foramen nutricium [der Schulter]) / aa. nourricières de l'humérus
3753 **arteries, husk** / Hülsenarterien *f* (mit Hülse umgebene in Milzsinus einmündende Penicilli) / artères en cosse *f*
3754 **(a., hyaloid)** / (A. hyaloidea) (fet. Fortsetzung der A. centralis retinae) / (a. hyaloïdienne)
3755 **a., ileocolic** / A. ileocolica (Krummdarm-Dickdarmarterie) / a. iléocolique
3756 **aa. of the ileum** / Aa. ilei (Krummdarmarterien) / aa. de l'iléon
3757 **a., iliolumbar** / A. iliolumbalis (Darmbein-Lendenschlagader) / a. iliolombaire
3758 **a. of the ilium, profound and superficial circumflex** / A. circumflexa ilium profunda (R. ascendens) et superficialis (tiefe [mit aufsteigendem Ast] und oberflächliche Kranzarterie der Hüfte) / a. circonflexe profonde et superficielle de l'ilion

3759 **a., ima (lowest), inferior, superior thyroid** / A. thyreoidea ima, inferior, superior (Schilddrüsenarterien) / a. thyroïdienne la plus basse, inférieure, supérieure
3760 **a. of the index, radial** / A. radialis indicis (Zeigefingerarterie) / a. radiale de l'index
3761 **a., inferior alveolar** / A. alveolaris inferior (Unterkieferarterie) / a. alvéolaire inférieure
3762 **a., inferior, middle, superior rectal** / A. rectalis inferior, media, superior (Mastdarmarterien) / a. hémorroïdale inférieure, moyenne, supérieure
3763 **a., inferior and middle suprarenal** / A. suprarenalis inferior et media (Nebennierenarterien) / a. surrénale inférieure et moyenne
3764 **a., inferior, superficial, superior epigastric** / A. epigastrica inferior, superficialis, superior (Bauchdeckenarterien) / a. épigastrique inférieure, superficielle, supérieure
3766 **a., inferior and superior gluteal** / A. glutaea inferior et superior (Gesäßschlagadern) / a. fessière inférieure et supérieure
3767 **a., inferior and superior labial** / A. labialis inferior et superior (Unter- und Oberlippenarterie) / a. labiale inférieure et supérieure
3768 **a., inferior and superior laryngeal** / A. laryngea inferior et superior (Kehlkopfarterien) / a. laryngée inférieure et supérieure
3769 **a., inferior and superior mesenteric** / A. mesenterica inferior et superior (Gekröseschlagadern) / a. mésentérique inférieure et supérieure
3770 **a., inferior and superior pancreaticoduodenal** / A. pancreaticoduodenalis inferior et superior (Bauchspeicheldrüse-Zwölffingerdarmarterien) / a. pancréaticoduodénale inférieure et supérieure
3771 **a(a)., (inferior and) superior phrenic** / A(a). phrenica(e) (inferior et) superiores (Zwerchfellarterien) / a(a). diaphragmatique(s) (inférieure et) supérieures
3771a **a., inferior and superior ulnar collateral** / A. collateralis ulnaris inferior et superior (Ellennebenschlagadern) / a. collatérale ulnaire inférieure et supérieure
3772 **a(a.), inferior and superior vesical** / A(a.) vesicales superiores et vesicalis inferior (Harnblasenarterien) / a(a.) vésicale(s) inférieure et supérieures
3773 **a., infraorbital** / A. infraorbitalis (Arterie unter der Augenhöhle) / a. sousorbitaire
3774 **a., internal, lateral, supreme thoracic** / A. thoracica interna, lateralis, suprema (Brustschlagadern) / a. thoracique interne, latérale, suprême
3775 **aa., jejunal** / Aa. ieiunales (Leerdarmarterien) / aa. jéjunales
3776 **aa. of the kidney, interlobar** / Aa. interlobares renis (Äste der Nierenschlagader) / aa. interlobaires du rein
3777 **aa. (of the kidney), interlobular** / Aa. interlobulares (renis) (Zweige der Nierenschlagader) / aa. interlobulaires (du rein)
3778 **a. of the knee, descending** / A. genus descendens / a. descendante du genou
3779 **a. of the knee, middle, (lateral and medial) inferior and superior** / A. genus media, inferior et superior (lateralis et medialis) (Gelenkarterien der Kniekehlenschlagader) / a. moyenne, inférieure et supérieure (latérale et médiale) du genou
3780 **a. of the labyrinth** / A. labyrinthi / a. du labyrinthe
3781 **a., lacrimal** / A. lacrimalis (Tränendrüsenarterie) / a. lacrymale
3782 **a., lateral and medial anterior malleolar** / A. malleolaris anterior lateralis et medialis (Fußknöchelarterien) / a. malléolaire antérieure latérale et médiale
3783 **aa., lateral and medial palpebral** / Aa. palpebrales laterales et mediales (Augenlidarterien) / aa. palpébrales latérales et médiales
3784 **a., lateral and medial plantar** / A. plantaris lateralis et medialis (Fußsohlenarterien) / a. plantaire latérale et médiale
3785 **a(a)., lateral and medial tarsal** / A(a). tarsea(e) lateralis et mediales (Fußwurzelarterien) / a(a). tarsienne(s) latérale et médiales
3786 **a(a)., lateral and middle sacral** / A(a). sacrales laterales et sacralis media (Kreuzbeinschlagadern) / a(a). sacrée(s) latérales et moyenne
3786a **aa., lateral and septal posterior nasal** / Aa. nasales posteriores laterales et septi (Arterien der Nasenhöhlenseiten- und -scheidewand) / aa. nasales postérieures latérales et septale
3787 **a., lingual** / A. lingualis (Zungenarterie) / a. linguale
3788 **aa. (of the liver), interlobular** / Aa. interlobulares (hepatis) (Zweige der Leberschlagader) / aa. interlobulaires (du foie)
3789 **aa., lumbar** / Aa. lumbales (Lendenarterien, parietale Äste der Bauchaorta) / aa. lombaires
3790 **a., masseteric** / A. masseterica (Kaumuskelarterie) / a. massétérique
3791 **a., maxillary** / A. maxillaris (Oberkieferarterie) / a. maxillaire
3792 **a., median** / A. mediana (den N. medianus begleitende Arterie aus der Zwischen[arm]knochenarterie) / a. médiane
3793 **a., middle collateral** / A. collateralis media (Oberarmnebenschlagader) / a. collatérale humérale
3794 **a(a)., middle, superficial, profound temporal** / A(a). temporalis media et superficialis et temporales profundae (Schläfen[bein]arterien) / a(a). temporale(s) moyenne, superficielle, profondes
3795 **a., musculophrenic** / A. musculophrenica (im VI. ICR mit oberer Bauchdeckenarterie von der inneren Brustschlagader [zum Zwerchfell] abzweigende Arterie) / a. musculophrénique
3796 **a. of the nose, dorsal** / A. dorsalis nasi / a. dorsale du nez
3797 **a., obturator** / A. obturatoria (Hüftbeinlochschlagader) / a. obturatrice
3798 **a., occipital** / A. occipitalis (Hinterhauptschlagader) / a. occipitale
3799 **a., ophthalmic** / A. ophthalmica (Augenhöhlenschlagader) / a. ophtalmique

3800 **a., ovarian** / A. ovarica (Eierstockschlagader) / a. ovarienne
3801 **a. of the penis, dorsal and profound** / A. dorsalis et profunda penis / a. dorsale et profonde du pénis
3802 **aa., perforating** / Aa. perforantes (die Mm. adductores [femoris] durchbohrende Arterien) / aa. perforantes
3803 **a., pericardiacophrenic** / A. pericardiacophrenica (Herzbeutel-Zwerchfellarterie) / a. péricardiacophrénique
3804 **a., perineal** / A. perinealis (Dammarterie) / a. périnéale
3805 **a., peroneal** / A. peronaea (s. fibularis) (Wadenbeinarterie) / a. péronière
3806 **a., popliteal** / A. poplitea (Kniekehlenschlagader) / a. poplitée
3806a **a., posterior communicating** / A. communicans posterior (verbindet A. carotis interna mit A. cerebri posterior) / a. communicante postérieure
3807 **aa., posterior intercostal** / Aa. intercostales posteriores (Zwischenrippenarterien) / aa. intercostales postérieures
3809 **a., posterior and profound auricular** / A. auricularis posterior et profunda (Ohrmuschelarterien) / a. auriculaire postérieure et profonde
3810 **a., posterior superior alveolar** / A. alveolaris superior posterior (hintere Oberkieferarterie) / a. alvéolaire supérieure postérieure
3811 **a., princeps pollicis; (chief artery of the thumb)** / A. princeps pollicis (Daumenarterie) / a. principale du pouce
3812 **a. of the pterygoid canal** / A. canalis pterygoidei / a. du canal ptérygoïde
3813 **a., radial** / A. radialis (Speichenschlagader) / a. radiale
3814 **a., radial recurrent** / A. recurrens radialis (rückläufige Speichenarterie) / a. récurrente radiale
3815 **a., renal** / A. renalis (Nierenschlagader) / a. rénale
3816 **a. of the retina, central** / A. centralis retinae (Netzhautarterie) / a. centrale de la rétine
3817 **a., right and left gastric** / A. gastrica dextra et sinistra (Magenschlagadern) / a. gastrique droite et gauche
3818 **a., right and left gastro-epiploic** / A. gastroepiploica dextra et sinistra (Magen-Darmnetzschlagader) / a. gastro-épiploïque droite et gauche
3819 **a., right, middle, left colic** / A. colica dextra, media, sinistra (Dickdarmarterien) / a. colique droite, moyenne, gauche
3820 **a. of the round ligament of the uterus** / A. lig. teretis uteri / a. du ligament rond de l'utérus
3821 **a. of the scapula, circumflex** / A. circumflexa scapulae (Kranzschlagader des Schulterblatts) / a. circonflexe de l'omoplate
3822 **a., the sciatic nerve accompanying** / A. comitans n. ischiadici / a. accompagnant le nerf sciatique *f*
3823 **aa., short gastric** / Aa. gastricae breves (Magenarterien) / aa. gastriques courtes
3824 **aa., sigmoid** / Aa. sigmoideae (Arterien des Colon sigmoideum) / aa. sigmoïdes
3825 **arteries, silver wire** / Silberdrahtarterien *f* (bei Retinitis angiospastica) / artères en fil d'argent *f*
3826 **a., sphenopalatine** / A. sphenopalatina (Keilbein[flügel]-Gaumenbeinarterie) / a. sphénopalatine
3827 **arteries, spiral** / Spiralarterien *f* (des Endometriums in Sekretionsphase) / artères spirales *f*
3828 **a., splenic** / A. lienalis (Milzschlagader) / a. splénique
3829 **a., stylomastoid** / A. stylomastoidea ([Schläfenbein]griffelfortsatz-Warzenfortsatzarterie) / a. stylomastoïdienne
3830 **a., subclavian** / A. subclavia (Schlüsselbeinschlagader) / a. sousclavière
3831 **a., sublingual** / A. sublingualis (Unterzungenarterie) / a. souslinguale
3832 **a., submental** / A. submentalis (Kinnschlagader) / a. sousmentonnière
3833 **a., subscapular** / A. subscapularis (Unterschulterblattschlagader) / a. sousscapulaire
3835 **a., supraorbital** / A. supraorbitalis (Arterie über der Augenhöhle) / a. susorbitaire
3836 **a., suprascapular** / A. suprascapularis (Überschulterblattschlagader) / a. susscapulaire
3837 **a., supratrochlear** / A. supratrochlearis (mittlere Stirnarterie) / a. sustrochléenne
3838 **aa., sural** / Aa. surales (sura = Wade: [Waden]muskelarterien der Kniekehlenschlagader) / aa. surales
3839 **a., testicular** / A. testicularis (Hodenschlagader) / a. testiculaire
3840 **a. of the testicular duct** / A. ductus deferentis / a. du conduit testiculaire
3841 **a., thoraco-acromial (acromiothoracic)** / A. thoraco-acromialis (Brust-Schulterschlagader) / a. acromiothoracique
3842 **a., thoracodorsal** / A. thoracodorsalis (Brust-Rückenschlagader) / a. dorsothoracique
3843 **a. of the tongue, profound** / A. profunda linguae / a. profonde de la langue
3844 **arteries, trabecular** / Balkenarterien *f* (in Milztrabekeln) / artères trabéculaires *f*
3845 **a., transverse cervical** / A. transversa colli (quere Halsschlagader) / a. cervicale transverse
3846 **a., transverse facial** / A. transversa faciei (quere Gesichtsarterie) / a. faciale transverse
3847 **a., ulnar** / A. ulnaris (Ellenschlagader) / a. cubitale
3848 **a., umbilical** / A. umbilicalis (Nabelschlagader) / a. ombilicale
3849 **a., urethral** / A. urethralis (Harnröhrenarterie) / a. urétrale
3850 **a., uterine** / A. uterina (Gebärmutterschlagader) / a. utérine
3851 **a., vaginal** / A. vaginalis (Scheidenarterie) / a. vaginale
3852 **a. of the vermiform appendix** / A. appendicis vermiformis / a. de l'appendice vermiforme
3853 **a., vertebral** / A. vertebralis (Wirbelsäulenschlagader) / a. vertébrale

3854 **arthr(alg)ic** / gelenk(schmerz)bezüglich / arthr(alg)ique
3855 **arthrectomy** / Gelenkresektion *f* / arthrectomie *f*
3856 **arthredema** / Gelenködem *n* / arthrœdème *m*
3857 **arthresthesia** / Gelenkempfindung *f* (-sinn *m*) / arthresthésie *f*
3858 **arthrisis** / Arthrisis *f* (STRACKER: degenerative Gelenkveränderung [statt Arthrosis = Gelenk]) / arthrisis *f*
3859 **arthritic** / gelenkleidend (Arthritiker *m*) / arthritique *m*
3860 **arthritis, alcaptonuric** / Arthritis alcaptonurica (infolge Homogentisinsäureablagerung) / arthrite alcaptonurique *f*
3861 **arthritis, blenorrheal, syphilitic, tuberculous** / Arthritiden, infektiöse *f* (rheumatoide) / arthrite gonorrhéique, luétique, tuberculeuse *f*
3862 **arthritis, exudative, dry** / Arthritis, exsudative, trockne *f* / arthrite exsudative, sèche *f*
3863 **arthritis, gonorrheal** / Tripperrheumatismus *m* / arthrite blennorragique *f*
3864 **arthritis, hemophilic** / Blutergelenk *n* / arthrorragie *f*
3865 **arthritis, mutilating** / MARIE-LÉRI' Syndrom (Polyarthritis mit Knochen- und Weichteilverstümmlungen) / doigts en lorgnette
3866 **arthritis, psoriatic** / Arthritis psoriatica (NNR-Hormonhaushaltstörung) / arthrite psoriasique *f*
3867 **arthritis, ser(ofibrin)ous, suppurative** / Arthritis, ser(ofibrin)öse, eitrige *f* / arthrite sér(ofibrin)euse, purulente *f*
3868 **arthritis, tardive luetic** / Arthrolues tardiva (Spätluesarthritis *f*) / arthrite luétique tardive *f*
3869 **arthritis, uric** / Arthritis urica (infolge Harnsäureeinlagerung z. B. durch Diuretica) / arthrite urique *f*
3870 **arthritism** / Arthritismus *m* (zu Arthritis führende «hereditäre habituelle Ernährungsstörung» [BOUCHARD]) / arthritisme *m*
3871 **arthrocatadysis** / Arthrokatadyse *f* (καταδύω = eindringen: Vorwölbung der Hüftgelenkpfanne ins Becken) / arthrocatadysis *f*
3872 **arthrocentesis** / Gelenkpunktion *f* / arthroponction *f*
3873 **arthrochondritis** / Gelenkknorpelentzündung *f* / chondr(o-)arthrite *f*
3874 **arthroclasia** / Gelenk(versteifungs)-brechung, künstliche *f* / arthroclasie *f*
3875 **arthroclisis** / Arthroclisis *f* (κλεῖσις = Schließung: Gelenkversteifung) / arthrocl(é)isis *f*
3876 **arthrodesis** / Arthrodese *f* (δέω = binden: Gelenksteifung durch Gelenkknorpelentferung [ALBERT, 1878]) / arthrodèse *f*
3877 **arthrodesis, vertebral** / Wirbelarthrodese *f* / arthrodèse vertébrale *f*
3878 **arthrodysplasia** / Gelenkverbildung *f* / arthrodysplasie *f*
3879 **arthr(o)empyesis** / Gelenkeitrung *f* / arthropyose *f*
3880 **arthrogenous** / gelenkursprünglich / arthrogène
3881 **arthrogryposis, congenital multiple** / Arthrogryposis congenita (γρυπός = krumm: angeborene Gelenksteifigkeit) / arthrogrypose congénitale *f*
3882 **arthrolith** / «Gelenkmaus» *f* (erbsen- bis eigroßes Corpus liberum im Gelenk) / arthrolithe *m*
3883 **arthrology** / Arthrologia (ἄρθρον = Gelenk: Gelenklehre) / arthrologie
3884 **arthrolysis** / Arthrolyse *f* (Mobilisierung einer Ankylose) / arthrolyse *f*
3885 **arthrometry** / Gelenk(igkeits)messung *f* / arthrométrie *f*
3886 **arthr(oneur)algia** / Gelenk(nerven)-schmerz *m* / arthr(onévr)algie *f*
3887 **arthropathy** / Arthrosis deformans (meist exogen bedingte Gelenkdeformation) / arthropathie *f*
3888 **arthropathy, diabetic** / Arthropathia diabetica (Spätkomplikation) / arthropathie diabétique *f*
3889 **arthropathy, menopausal, of pregnancy** / Arthropathia ovaripriva, gravidarum (hormonal bedingte Klimakteriums-, Schwangerschaftsarthrose) / arthropathie climatérique, de gestation *f*
3890 **arthopathy, neurogenic** / Gelenknervenleiden *n* / arthropathie névropathique *f*
3891 **arthropathy, osseous (secondary chondral)** / Gelenkknochenarthrose *f* / arthropathie osseuse (chondrale secondaire) *f*
3892 **arthropathy, primary chondral** / Gelenkknorpelarthrose *f* / arthropathie chondrale primaire *f*
3893 **arthrophyte** / Gelenkwucherung *f* / arthrophyte *m*
3894 **arthroplasty** / Gelenkbildung, künstliche *f* / arthroplastie *f*
3895 **arthro(pneumo)graphy** / Arthro(pneumo)-graphie *f* (Rö-Kontrastdarstellung des Gelenkinnern [durch Lufteinblasung]) / arthro(pneumo)graphie *f*
3896 **Arthropoda** / Gliederfüßer *m* (formenreichster Tierstamm mit den Klassen Arachnida, Crustacea, Tracheata) / arthropodes *m*
3897 **arthrosclerosis** / Gelenkverhärtung *f* / arthrosclérose *f*
3898 **arthroscopy** / Gelenkbesichtigung *f* / arthroscopie *f*
3899 **arthrospores** / Arthrosporen *f* (Zerfallsporen: durch Hyphenzerfall entstehende zylindrische ungeschlechtige Vermehrungszellen [Oidien] bei Hyphomyzeten) / arthrospores *f*
3900 **arthrosynovitis** / Gelenkhautentzündung *f* / arthrosynovite *f*
3901 **arthrotomy** / Gelenkeröffnung *f* / arthrotomie *f*
3902 **article** / Artikel *m* ([Namen der] Dinge in männliche, weibliche, sächliche gliedernd[es Wort]) / article *m*
3903 **articular** / gelenkig / articulaire
3904 **articulation (joint)** / Iunctura synovialis (Articulatio) (Gelenk[schmiere]verbindung, gelenkige Verbindung, Gelenk *n*) / articulation *f*
3905 **articulation, acromioclavicular** / Articulatio

acromioclavicularis (Schultereckgelenk) / articulation acromioclaviculaire
3906 **articulation, atlanto-occipital** / Articulatio atlanto-occipitalis (Atlas-Hinterhauptbeingelenk, 1. Kopfgelenk) / articulation atlanto-occipitale
3907 **articulations of the auditory ossicle** / Articulationes ossiculorum auditus / articulations des osselets de l'ouïe
3908 **articulation, balance** / Artikulationsgleichgewicht *n* (Gordon: nur bei lückenlosem Gebiß ausgeglichener Bewegungskomplex der beiden Zahnreihen miteinander) / balance d'articulation *f*
3909 **articulation, costotransverse** / Articulatio costotransversaria (Rippen-Querfortsatzgelenk) / articulation costotransverse
3910 **articulations, costovertebral** / Articulationes costovertebrales (Rippen-Wirbelkörpergelenke) / articulations costovertébrales
3910a **articulation, crico-arytenoid** / Articulatio crico-arytaenoidea (Ringknorpel-Gießbekkenknorpelgelenk) / articulation crico-aryténoïd(ienn)e
3911 **articulation, cricothyroid** / Articulatio cricothyreoidea (Ringknorpel-Schildknorpelgelenk) / articulation cricothyroïd(ienn)e
3912 **articulation, distal and proximal radio-ulnar** / Articulatio radio-ulnaris distalis et proximalis (Speichen-Ellengelenke) / articulation radiocubitale distale et proximale
3913 **articulation of the elbow** / Articulatio cubiti / articulation du coude
3914 **articulation of the head of the rib** / Articulatio capitis costae / articulation de la tête de la côte
3915 **articulation of the hip** / Articulatio coxae / articulation de la hanche
3916 **articulation, humeroradial** / Articulatio humeroradialis (Oberarm-Speichengelenk) / articulation huméroradiale
3917 **articulation, humero-ulnar** / Articulatio humero-ulnaris (Oberarm-Ellengelenk) / articulation humérocubitale
3918 **articulation of the humerus** / Articulatio humeri / articulation de l'humérus
3919 **articulation, incudomalleolar** / Articulatio incudomalleolaris (Amboß-Hammergelenk) / articulation incudomalléolaire
3920 **articulation, incudostapedial** / Articulatio incudostapedia (Amboß-Steigbügelgelenk) / articulation incudostapédienne
3921 **articulations, interchondral** / Articulationes interchondrales (Gelenkfortsätze des V. [VI.] bis IX. Rippenknorpels vereinigende Gelenkkapseln) / articulations interchondrales
3922 **articulation of the knee** / Articulatio genus / articulation du genou
3923 **articulation, lateral and median atlanto-axial** / Articulatio atlanto-axialis lateralis et mediana (Atlas-Axisgelenke, 2. Kopfgelenk) / articulation atlanto-axiale latérale et médiane
3924 **articulation, sacro-iliac** / Articulatio sacro-iliaca (Kreuzbein-Darmbeingelenk) / articulation sacro-iliaque
3925 **articulation, sledge** / Schlittenartikulation *f* (gleichmäßiger Kontakt aller Zähne in jeder Gleitphase) / articulation de traîneau *f*
3926 **articulation, sternoclavicular** / Articulatio sternoclavicularis (Brustbein-Schlüsselbeingelenk) / articulation sternoclaviculaire
3927 **articulations, sternocostal** / Articulationes sternocostales (Brustbein-Rippengelenke I–VII) / articulations sternocostales
3928 **articulation, temporomandibular** / Articulatio temporomandibularis (Schläfenbein-Unterkiefergelenk) / articulation temporomandibulaire
3929 **articulation, tibiofibular** / Articulatio tibiofibularis (Schienbein-Wadenbeingelenk) / articulation tibiopéronière
3930 **artificial** / artifiziell (künstlich entstanden) / artificiel
3931 **aryls** / Aryle *n* (einwertige Radikale aromatischer KW-Stoffe, z. B. Benzol [C_6H_6] – Phenyl [C_6H_5]) / aryles *m*
3932 **ary(teno)epiglottic** / gießbeckenknorpelkehldeckelbezüglich / ary(téno)épiglottique
3933 **arytenoidectomy, -opexy** / Gießbeckenknorpelentfernung, -anheftung *f* / aryténoïdectomie, -opexie *f*
3934 **arytenoiditis** / Gießbeckenknorpelentzündung *f* / aryténoïdite *f*
3935 **asbestos** / Asbest *m* / asbeste *m*
3936 **asbestos disc, fiber** / Asbestplatte, -faser *f* / amiante, plaque, laine d' *f*
3937 **asbestosis** / Asbeststaublunge *f* / asbestose *f*
3938 **ascariasis** / Spulwurmbefall *m* / ascaridiose *f*
3939 **ascaricide** / Askarizid *n* (Antispulwurmmittel) / ascaricide *m*
3940 **Ascaris** / Ascaris (Gattung Nematoden: Spulwurmgruppe) / ascaride *m*
3941 **ascaris, lumbricoid** / Ascaris lumbricoides (regenwurmähnlicher Eingeweidewurm) / ascaride lombricoïde *m*
3942 **ascendency** / Aszendenz *f* (Ahnenreihe) / ascendance *f*
3943 **ascendent** / Aszendent *m* (Vorfahr, Gestirn im Aufgang) / ascendant *m*
3944 **ascetism** / Askese *f* (ἄσκησις = [Leibes]-übung: Enthaltsamkeit: Verleugnung des Urtriebs) / ascétisme *m*
3945 **aschistodactylia** / Aschistodaktylie *f* (σχίζω = spalten: zusammengewachsene Finger od. Zehen) / aschistodactylie *f*
3946 **asci** / Asken *m* (ascus = Schlauch: schlauchartige Pilzhyphen) / asces *m*
3947 **ascites** / Ascites *m* (Bauchwassersucht) / ascite *f*
3948 **ascites, adipose, chylous, hemorrhagic** / Ascites, adipöser, chylöser, hämorrhagischer *m* (mit Krebszellenfett-, mit Chylus-, mit Blutbeimischung) / ascite adipeuse, chyleuse, hémorragique *f*
3949 **ascitic** / wassersüchtig / ascitique
3950 **ascitogenous** / aszitogen (Bauchwasser verursachend) / ascitogène
3951 **asclepiad** / Asklepiade *m* (Priester bzw. Jünger des Asklepios: Arzt) / æsculapien *m*
3952 **Asclepias** /Asclepias (Wirkstoff: Galitoxin) / Asclepias galiodes (Asclepiadaceae)

3953 **asclepieion** / Asklepieion *n* ([Schlangen]-tempel des Asklepios, z.B. in Epidauros) / asclépiéion *m*
3954 **asclepion** / Asklepion *n* (Schlangenstab: Zeichen der Heilkraft des [Schlangenspeichels bzw. -]giftes) / asclépion *m*
3955 **Asclepios** / Asklepios (bei HOMER thessalischer Arztfürst) / Asclépios
3956 **Ascomycetes** / Askomyzeten *n* (Schlauchpilze, 2. Unterklasse Eumyzeten) / ascomycètes *m*
3957 **ascospores** / Askosporen *f* (in Asken entstehende Sporen [der Askomyzeten]) / ascospores *f*
3958 **asecretory** / sekretionslos / asécrétoire
3959 **asemia** / Asemie *f* (σῆμα = Zeichen: Verlust [des Verständnisses: Asemia perceptiva] der Mienen- und Gebärdensprache: Asemia expressiva) / asémie *f*
3960 **asepsis** / Asepsis *f* (σήπω = faulen [machen]) / asepsie *f*
3961 **aseptic (germfree)** / keimfrei / aseptique (sans germes)
3962 **aseptic epiphyseonecrosis syndrome** / Epiphyseonekrose-Syndrom, aseptisches (Formen und Lokalisationsmöglichkeiten der spontanen aseptischen Epiphyseonekrose) / syndrome d'épiphyséonécrose aseptique
3963 **asepticism** / Aseptik *f* (keimfreie Wundbehandlung [SEMMELWEIS, 1847]) / asepticisme *m*
3964 **asepticize (asepticized, asepticizing)** / entkeimen (keimfrei gemacht, machend) / aseptiser (aseptisé, aseptisant)
3965 **asex(ual)** / ungeschlechtig (ungeschlechtlich) / asexué (asexuel)
3966 **asexuality** / Asexualität *f* ([kretinistischer] Infantilismus) / asexualité *f*
3967 **asexualization** / Kastrierung *f* / désexualisation *f*
3968 **asialia** / Asialie *f* (ohne Speichel) / asialie *f*
3969 **asiderosis** / Eisenmangelkrankheit *f* / asidérose *f*
3970 **asocial** / gemeinschaftsunfähig / asocial
3971 **asomnia** / Asomnie *f* (somnus = Schlaf) / asomnie *f*
3972 **asparaginase** / Asparaginase *f* (überführt Asparagin unter NH_3-Abspaltung in Asparaginsäure) / asparaginase *f*
3973 **asparagine** / Asparagin *n* (Aminosäure; RNS-Triplets: GUA, GCA, ACA) / asparagine *f*
3974 **Asparagus** / Spargel (Wirkstoff: Asparagin) / Asparagus officinalis (Liliaceae)
3975 **aspartate transcarbamylase** / Aspartattranscarbamylase *f* (Carbamylaspartatkatalysator) / aspartate-transcarbamylase *f*
3976 **aspastic** / krampflos (ohne Spasmus) / aspastique
3977 **aspect** / Ansicht *f* (Gesichtspunkt *m*) / aspect *m*
3978 **aspergillosis, pulmonary** / Schimmelpilzerkrankung *f* / aspergillose (pseudotuberculose aspergillaire) *f*
3979 **Aspergillus** / Kolbenschimmel(pilz) *m* ([A. flavus, fumigatus, glaucus, niger] Gattung Plektaskalen) / aspergillus *m*
3980 **aspergillus, yellow** / Aspergillus flavus (macht [bes. reife] Erdnüsse für Menschen giftig) / aspergillus jaune *m*
3981 **aspermatism** / Aspermatismus *m* (fehlender Samenerguß) / aspermatisme *m*
3982 **aspermatogenesis** / Spermatozoenreifung, fehlende *f* / aspermatogenèse *f*
3983 **aspermia** / Aspermie *f* (Samenerguß ohne Spermien) / aspermie *f*
3984 **aspersion** / Besprengung (Bestäubung) *f* / aspersion *f*
3985 **aspheric** / asphärisch (ist eine randwärts an Krümmung relativ zunehmende [Starbrillen]fläche) / asphérique
3986 **asphyctic** / asphyktisch (erstickungsnah) / asphyxique
3987 **asphyctics** / Asphyctica *n* (bes. giftige Gase) / asphyxiques *m*
3988 **asphygmia** / Pulslosigkeit, vorübergehende *f* / asphygmie *f*
3989 **asphyxia** / Asphyxie *f* (σφύξις = Puls: [drohende] Erstickung [GALENUS]) / asphyxie *f*
3990 **asphyxia, fetal, postpartum** / Asphyxia fetalis, post partum (z.B. durch plazentäre Hypoxämie, z.B. bei Unterentwicklung des Atemzentrums) / asphyxie intra-utérine, post-partum *f*
3991 **asphyxia, local, symmetric** / Asphyxie, örtliche, symmetrische *f* (venöse Stauungen, arterielle Gefäßkrämpfe an Extremitäten) / asphyxie locale, symétrique *f*
3992 **asphyxia of newborns** / Asphyxia neonatorum (livida, pallida) (Neugeborenenscheintod [mit, ohne erhaltenen Muskeltonus]) / asphyxie des nouveau-nés *f*
3993 **asphyxia, traumatic** / Asphyxie-Syndrom, traumatisches (Druckstauung [PERTHES] durch violente Kompression des Thorax) / asphyxie traumatique
3994 **Aspidium** / Wurmfarn (Wirkstoffe: Filixsäure, Aspidinol) / Dryoptheris filix-mas
3995 **aspirate** / ansaugen (spez. Gas- od. Flüssigkeitsansammlungen des Körpers absaugen) / aspirer
3996 **aspiration** / Aspiration *f* (Ansaugung, Miteinatmung) / aspiration *f*
3997 **aspirator** / Aspirator *m* (Steinschuttansaugpumpe) / aspirateur *m*
3998 **aspirin** / Aspirin *n* (Essigsäureester der Salicylsäure) / aspirine *f*
3999 **asplenic** / milzlos / asplénique
4000 **aspor(ogen)ous** / sporenlos (nichtsporenbildend) / asporulé (asporogène)
4001 **assanation (sanitary melioration)** / Assanierung *f* / (Schaffung gesunder Verhältnisse) / assainissement *m* (amélioration de l'état sanitaire *f*)
4002 **assay, inhibitor** / Hemmungsversuch *m* (bei Blutgruppenbestimmung) / essai inhibiteur *m*
4003 **assimilable** / anpaßbar / assimilable
4004 **assimilate** / angleichen (ähnlich machen) / assimiler
4005 **assimilation** / Assimilation *f* (Verähnlichung: 1. Photosynthetische Aufnahme und Verwertung von tierorganismisch abgeatmetem Kohlendioxyd durch die Pflanze,

2. Angleichung objektiver Bewußtseinsinhalte an das apperzipierende Subjekt) / assimilation *f*
4006 **assimilation, primary, secondary** / Assimilation, primäre, sekundäre *f* (Umbau von Nahrungsstoffen zu Chylus, Einbau von Chylus in Gewebesubstanz) / assimilation primaire, secondaire *f*
4007 **assist** / unterstützen / assister
4008 **assistance** / Beistand *m* / assistance *f*
4009 **assistance, professional** / Berufsfürsorge *f* / assistance professionnelle *f*
4010 **assistant** / Assistent *m* / assistant *m*
4011 **associable** / assoziierbar (sociare = gesellen) / associable
4012 **associate** / assoziieren (in Zusammenhang bringen [Mitglied, verbindend]) / associer (associé, associant)
4013 **association assay** / Assoziationsversuch *m* (psychol.) / association, essai d' *m*
4014 **association disturbances** / Assoziationsstörungen *f* / association, troubles d' *m*
4015 **association field** / Assoziationsfeld *n* / association, champ d' *m*
4016 **association of ideas** / Ideenassoziation *f* (Verbindung von Vorstellungen nach dem Ähnlichkeitsgesetz) / association d'idées *f*
4017 **association, satellite** / Satellitenassoziation *f* (Vereinigung von [Chromosomen]anhängseln) / association de satellites *f*
4018 **assonance** / Anklang *m* (Gleichklang, krankhafte Alliterierungstendenz) / assonance *f*
4019 **assuetude to noise** / Lärmgewöhnung *f* (psychologisch vielleicht, physiologisch nicht möglich) / assuétude à bruit *f*
4020 **assure** / versichern / assurer
4021 **astasia** / Astasie *f* (Unvermögen zu stehen bei erhaltener Muskelkraft) / astasie *f*
4022 **astatine (At 85 211)** / Astatinum (Astatin *n*) / astatine *m*
4023 **asteatosis** / Asteatose *f* (fehlende Talgdrüsenabsonderung) / astéatose *f*
4024 **aster** / Aster *m* (von Zentrosphäre ausgehende Strahlung) / aster *m*
4025 **astereo(co)gnosy** / Stereoagnosis *f* (στερεός = massiv: Unvermögen, tastend zu erkennen bei erhaltener Tiefensensibilität) / stéréo-agnosie *f*
4026 **asternal** / asternal (nicht mit Brustbein verbunden) / asternal
4027 **ast(e)roid** / sternähnlich (sind Neurogliazellen) / ast(é)roïde
4028 **asthenia** / Asthenie *f* (Schwachsein *n*) / asthénie *f*
4029 **asthenia, congenital universal** / Asthenia universalis congenita (STILLER: schwache Konstitution von Geburt) / asthénie universelle congénitale *f*
4030 **asthenia, neurocirculatory** / Asthenie, neurozirkulatorische *f* (path. Reaktionsweise ohne erkennbare Ursache) / asthénie neurocirculatoire *f*
4031 **asthenia, periodic** / Schwächeanfälligkeit *f* / asthénie périodique *f*
4032 **asthenic** / Astheniker *m* (KRETSCHMER: dem schizoiden [schizothymen] Erbkreis zuzurechnender Körperbautyp) / asthénique *m*
4033 **asthenobiosis** / Asthenobiose *f* (Vitalitätsreduzierung, z. B. beim [künstlichen] Winterschlaf / asthénobiose *f*
4034 **asthenocoria** / Pupillenreflex, verzögerter *m* / asthénocorie (paresse du réflexe pupillaire) *f*
4035 **asthenophobia** / Asthenophobie *f* (Furcht, schwach zu werden) / asthénophobie *f*
4036 **asthenopia** / Sehschwäche *f* (klin. Nahsehstörung) / asthénopie *f*
4037 **asthenopia, accommodative** / Asthenopie, optische *f* (Ziliarmuskelschwäche) / asthénopie accommodative *f*
4038 **asthenopia, muscular** / Asthenopie, muskuläre *f* (Augenmuskelschwäche) / asthénopie musculaire *f*
4039 **asthenopia, nervous** / Asthenopie, nervöse *f* (bei Erschöpfung) / asthénopie nerveuse *f*
4040 **asthenopia, symptomatic** / Asthenopie, symptomatische *f* (als Begleitsymptom) / asthénopie symptomatique *f*
4041 **asthenospermia** / Asthenospermie *f* (Nachlassen der Spermatozoenvitalität) / asthénospermie *f*
4042 **asthma** / Asthma *n* (ἀσθμαίνω = keuchen: anfallweise Atembehinderung) / asthme *m*
4043 **asthma, abdominal, cerebral, nasal** / Asthma, abdominales, zerebrales, nasales *n* (bei Zwerchfellhochstand, Zerebralsklerose, Nasenaffektionen) / asthme abdominal, cérébral, nasal *m*
4044 **asthma, arthritic, diabetic, thymic, uremic** / Asthma arthriticum, diabeticum, thymicum, uraemicum (bei Gicht, diabetischer Acidose, Thymushyperplasie, Urämie) / asthme arthritique, diabétique, thymique, urémique *m*
4045 **asthma, bronchial** / Bronchialasthma *n* (infolge Bronchiolenkrampfs durch Schleimhautschwellung mit Schleimabsonderung) / asthme bronchique *m*
4046 **asthma, cardiac** / Herzasthma *n* (infolge Linksinsuffizienz mit Lungenstauung) / cardiasthme *m*
4047 **asthma, goiter** / Kropfasthma *n* (Atemnot durch Kropfdruck) / asthme goitreux *m*
4048 **asthma, symptomatic** / Asthma, symptomatisches *n* (als Begleiterscheinung) / asthme symptomatique *m*
4049 **asthma, tropical eosinophilic** / WEINGARTEN' Syndrom (Tropische Eosinophilie) / poumon éosinophile
4050 **asthmatic** / asthmatisch / asthmatique
4051 **astigmatic** / stabsichtig (Astigmatiker *m*) / astigmatique (*m*)
4052 **astigmatism** / Brennpunktlosigkeit *f* (στίγμα = Punkt: Undeutlichsehen bei jeder Objektentfernung infolge abnormer Hornhautwölbung) / astigmatisme *m*
4053 **astigmatism, (ir)regular** / Astigmatismus, (ir)regulärer *m* ([un]regelmäßige Hornhautoberflächenwölbung) / astigmatisme (ir)régulier *m*
4054 **astigm(at)ometry** / Astigmatismusbestimmung *f* / astigm(at)ométrie *f*
4055 **astigm(at)oscope** / Astigm(at)oskop *n* (Instrument für die Astigmatismusbestimmung) / astigm(at)oscope *m*

4056 **astomus** / Astomus *m* (Mißgeburt ohne Mund) / astomie *f*
4057 **astragalar** / talar (sprungbeinbezüglich) / astragalien
4058 **astragalectomy** / Sprungbeinentfernung *f* / astragalectomie *f*
4059 **astragalocalcanean, -crural, -fibular, -scaphoid, -tibial** / sprungbein-fersenbein-, -unterschenkel-, -wadenbein-, -kahnbein-, -schienbeinbezüglich / astragalocalcanéen, -crural, -péronier, -scaphoïde, -tibial
4060 **astr(ap)ophobia** / Astr(ap)ophobie *f* (Furcht beim Anblick des gestirnten Himmels [vor grellem (Blitz)licht]) / astr(ap)ophobie *f*
4061 **astrictive** / stopfend / astrictif
4062 **astringency** / Adstringenz *f* (zusammenziehende Eigenschaft) / astringence *f*
4063 **astrocytes** / Astrozyten *m* («Spinnenzellen» der Neuroglia) / astrocytes *m*
4064 **astrocytoma (-blastoma)** / Astrozytom (-blastom) *n* ([malignes] Gliom aus Astrozyten) / astrocytome (-blastome) *m*
4065 **astrokinetic, -static** / astrokinetisch, -statisch (zentrosombezügliche Verhaltensweisen) / astrocinétique, -statique
4065a **astrophorous** / astrophor (mit sternähnlichen Fortsätzen) / astrophore
4066 **astrophysics** / Astrophysik *f* (Wissenschaft von den größten Einheiten der [anorg.] Materie) / astrophysique *f*
4067 **astrosphere** / Astrosphäre *f* (Zentrosphäre der Keimzelle) / astrosphère *f*
4068 **asuprarenalism** / NN-Funktion, fehlende *f* / asurrénalisme *m*
4069 **asyllabia** / Asyllabie *f* (Unfähigkeit, Silben zu bilden) / asyllabie *f*
4070 **asylum (, lunatic)** / Asyl *n* (Heil- und Pflegeanstalt *f*) / asile (d'aliénés) *m*
4071 **asymbolia (, pain)** / Asymbolie *f* (Unvermögen, Symbole zu verstehen [Schmerzzeichen zu deuten]) / asymbolie (de douleur) *f*
4072 **asymmetric(al)** / unsymmetrisch / asymétrique
4073 **asymmetry, chromatic, encephalic** / Asymmetrie, chromatische, enzephalische *f* (Irisfarbenverschiedenheit, Hemisphärengrößenunterschied) / asymétrie chromatique, encéphalique *f*
4074 **asymmetry, molecular** / Asymmetrie, molekuläre *f* (Verbindungsmöglichkeit der 4 C-Valenzen mit 4 verschiedenen Atom[gruppe]n) / asymétrie moléculaire *f*
4075 **asymptomatic** / asymptomatisch (symptomlos, nichtsymptomatisch) / asymptomatique
4076 **(a)synchronism** / Gleichzeitigkeit (, fehlende) *f* / (a)synchronisme *m*
4077 **asynclitism** / Asynklitismus *m* (κλιτύς = Abhang: an enges Becken angepaßte fet. Kopfschräglage) / asynclitisme *m*
4078 **asynclitism, anterior, posterior** / Asynklitismus, vorderer, hinterer *m* (NAEGELE' Vorderscheitelbeineinstellung [fet.], LITZMANN' Hinterscheitelbeineinstellung [fet.]) / asynclitisme antérieur, postérieur *m*
4079 **(a)synechia** / Zusammenhang (, fehlender) *m* / synéchie (absence de continuité [de structure]) *f*
4080 **asynergic** / asynergisch (nichtzusammenwirkend, unkoordiniert, nebenherlaufend) / asynergique
4081 **(a)synergy** / Zusammenarbeit (, mangelnde) *f* / (a)synergisme *m*
4082 **asynovia** / Gelenkschmieremangel *m* / liquide synovial, absence de *f*
4083 **asyntrophy** / Wachstum, unsymmetrisches *n* / asyntrophie *f*
4084 **asystematic** / unsystematisch (ohne [Beteiligung an einem] System) / asystématique
4085 **asystolia** / Asystolie *f* (συστολή = Zusammenziehung [des Herzmuskels]) / asystolie *f*
4086 **ataractic** / ataraktisch (ἀτάρακτος = vollkommen ruhig) / ataractique
4087 **ataraxia (perfect peace)** / Ataraxie *f* (Ruhiges Gewissen) / ataraxie (tranquillité morale) *f*
4088 **atavism** / Atavismus *m* (Auftreten phylogenetischer Primitivformen, z.B. starke Körperbehaarung) / atavisme *m*
4089 **ataxia** / Ataxie *f* (τάξις = Ordnung: ungeordnetes Zusammenwirken von Muskel[gruppe]n) / ataxie *f*
4090 **ataxia, cortical** / Rindenataxie *f* (hirnbedingte) / ataxie corticale *f*
4091 **ataxia, dynamic, static** / Ataxie, dynamische, statische *f* (in Bewegung, in Ruhe) / ataxie dynamique, statique *f*
4092 **ataxia, hereditary cerebellar** / (Pierre) MARIE' Syndrom (II) (Erbliche Kleinhirnataxie) / héréd(o-)ataxie cérébelleuse
4093 **ataxia, hereditary spinal** / FRIEDREICH' Syndrom (I) (Erbliche spinozerebelläre Ataxieform) / ataxie héréditaire
4094 **ataxia, intrapsychical** / Ataxie, intrapsychische *f* (STRANSKY: psych. Veränderungen bei Schizophrenie) / ataxie intrapsychique *f*
4095 **(ataxia, locomotor)** / (DUCHENNE' Syndrom I) (Tabes dorsalis ROMBERG) / (ataxie locomotrice progressive)
4096 **ataxophobia** / Ataxophobie *f* (Furcht vor Koordinationsstörungen) / ataxophobie *f*
4097 **atelectasis** / Atelektase *f* (ἀτελής = nicht bis zu Ende: unvollständige Aufblähung der Lungenbläschen infolge Luftmangels) / atélectasie *f*
4098 **atelectasis, acquired, congenital** / Atelektase, erworbene, angeborene *f* / atélectasie acquise, congénitale *f*
4099 **atelectasis, collapse** / Kollapsatelektase *f* (Lungenbläschenatelektase bei Bronchiolitis) / atélectasie de collapsus *f*
4100 **atelectasis, compression, contraction, obturation** / Atelektase, Kompressions-, Kontraktions-, Obturations- *f* / atélectasie par compression, par contraction, par obturation *f*
4101 **atelectasis, plate** / Plattenatelektase *f* (plattenförmige Verdichtung in den Lungen [FLEISCHNER]) / atélectasie en plaques *f*
4102 **atelia** / Unvollständigkeit *f* / atélie *f*
4103 **ateliosis** / Zwergwuchs, echter *m* (τελείωσις = Vollendung) / atéliose *f*
4104 **ateliosis, (a)sexual** / Ateliosis (a)sexualis (echter Zwergwuchs mit, [ohne] Geschlechtsentwicklung) / atéliose (a)sexuelle *f*

4105 **atelognathia** / Kieferunterentwicklung *f* / atélognathie *f*
4106 **(a)thanasia** / (Un)sterblichkeit *f* / (a)thanasie *f*
4107 **athelia** / Athelie *f* (θηλή = Brustwarze) / athélie *f*
4108 **athermal** / athermal (sind Mineralquellen unter 15 °C) / athermal
4109 **athermic** / athermisch (ohne Hitze) / athermique
4110 **atherogenic** / atherogenisch (Atherose begünstigend, ist z. B. Arachidon- mehr als Buttersäure) / athérogénique
4111 **atheroma(tosis)** / Intimageschwulst(krankheit) *f* / athérom(atos)e *m* (*f*)
4112 **atherosclerosis** / Atherosklerose *f* (Atherose mit Kalkanlagerungen) / athérosclérose *f*
4113 **atherosis** / Atherose *f* (ἀθήρη = Grützbeutel: bindegewebige Intimaverdickungen mit Fettanhäufungen) / athérose *f*
4114 **athetosis** / Athetose *f* (ἄθετος = ohne feste Stellung: Hyperkinese an Fingern und Zehen) / athétose *f*
4115 **athetosis, congenital double** / Athetose, angeborene bilaterale *f* / athétose double congénitale *f*
4116 **athletic** / Athletiker *m* (KRETSCHMER: dem epileptoiden [hysteroiden] Erbkreis zuzurechnender Körperbautyp) / athlétique *m*
4117 **athrepsia** / Athrepsie *f* (θρέψις = Ernährung: athreptische Immunität i. S. v. keine Tumorentwicklung ohne vorhandene Wachstumsbedingungen [EHRLICH]) / athrepsie *f*
4118 **athreptic** / athreptisch (unterernährt, bes. von Säuglingen) / athrepsique
4119 **athrombia** / Athrombie *f* (Blutgerinnungsstörungen) / athrombasie *f*
4120 **athrophagocytes** / Athrophagozyten *m* (ἀθρόος = dicht gedrängt: speichernde Freßzellen) / athrophagocytes *m*
4121 **athymia** / Athymie *f* (Thymus[hormon]-mangel, Schwermut) / athymie *f*
4122 **athyreosis** / Athyreose *f* (Schilddrüsen[hormon]mangel, Myxödem) / athyroïdie *f*
4123 **atlas** / Atlas (= [Himmel]träger: 1. Halswirbel [C1]) / atlas *m*
4124 **atmocausis** / Atmocausis *f* (ἀτμός = Dampf: Ausdämpfung der Gebärmutter bei Blutungen / atmocausis *f*
4125 **atmolysis** / Atmolyse *f* (Schädigung org. Gewebes durch [Ab]gase) / atmolyse *f*
4126 **atmos** / Atmos *n* (Luftdruckeinheit: physik. atm, techn. at) / atmos *m*
4127 **atmosphere** / Atmosphäre *f* (Gashülle eines Gestirns; auch psych.) / atmosphère *f*
4128 **atmosphere, physical, technical** / Atmosphäre, physikalische, technische *f* (atm = 1,03 kilopond cm^{-2}, at = 1 kp cm^{-2}) / atmosphère physique, technique *f*
4129 **atmospherics** / Faktoren, biotrope *m* (Lebewesen beeinflussende atmosphärische, z. B. Luftdruckschwankungen) / atmosphériques *m*
4130 **atmotherapy (atmiatry)** / Therapie, pneumatische *f* / thérapeutique à vapeur *f*
4131 **atocia** / Atokie *f* (τόκος = Geburt) / atocie *f*
4132 **atom** / Atom *n* (ἄτομος = unteilbar [Demokrit]: kleinste Einheit der [anorg.] Materie aus Protonen, Elektronen, Neutronen, Mesonen) / atome *m*
4133 **atoms, marked** / Atome, markierte *n* ($^{32}_{15}P$, $^{11}_{6}C$, $^{55}_{26}Fe$, $^{15}_{7}N$, $^{131}_{53}I$ u. a.) / atomes marqués *m*
4134 **atom-bomb lesions (heat, mechanic, radiation lesions)** / Atombombenschäden *m* (Hitze-, mechanische, Strahlenschäden) / lésions par bombe atomique (lésions par chaleur, mécaniques, par radiation) *f*
4135 **atomic** / atombezüglich / atomique
4136 **atomicity** / Atomwertigkeit *f* (von Valenzelektronen bestimmt, z. B. O^{III}) / atomicité *f*
4137 **atomization** / Atomisation *f* (Zerstäubung) / atomisation *f*
4138 **atomize** / atomisieren (zerstäuben) / atomiser
4139 **atomizer** / Atomiseur *m* (Zerstäuber von Flüssigkeiten) / atomiseur *m*
4140 **(a)tonal** / (nicht)stimmend / (a)tonal
4141 **atonia** / Atonie *f* (Tonusmangel) / atonie *f*
4142 **atonia, peristolic** / Atonie, peristolische *f* (mangelnde Magenkontraktionsfähigkeit) / atonie péristolique *f*
4143 **atonia of the ureter** / Ureteratonie *f* (nachlassende Peristaltik) / atonie de l'uretère *f*
4144 **atonia of the uterus** / Atonia uteri (atonische Blutung infolge mangelhafter Gebärmutterkontraktion) / atonie de l'utérus *f*
4145 **atonic** / atonisch (nicht tönend, wie nichtgespannte Saite) / atonique
4146 **atonicity** / Atonie, chronische *f* / atonicité *f*
4147 **atopic** / verlagert / atopique
4148 **atopy** / Atopie *f* (ἀτοπία = das Ungewöhnliche: angeborene Idiosynkrasie [COCA]) / atopie *f*
4149 **atransferrinemia, congenital** / Atransferrinämie-Syndrom (Eisenmangelanämie infolge erblichen Mangels an Eisentransportprotein) / syndrome par manque de transferrine
4150 **atresia** / Atresie *f* (τρῆσις = Loch: Verschluß natürlicher Körperöffnungen) / atrésie *f*
4151 **atresia of the anus, of the rectum** / Afteröffnung, Mastdarmöffnung, fehlende *f* / atrésie de l'anus, du rectum *f*
4152 **atresia of the anus, vaginal, vesical** / Scheidenafter, Blasenafter *m* / atrésie vaginale, vésicale de l'anus *f*
4153 **atresia, cervical, hymenal** / Gebärmutterhalsverschluß, Hymenverschluß *m* / atrésie cervicale, hyménale *f*
4154 **atresia, choanal** / Choanalatresie *f* (angeboren) / atrésie choanale *f*
4155 **atresia, esophageal** / Ösophagusatresie *f* (angeborener Verschluß der mittleren Enge) / atrésie œsophagienne *f*
4156 **atresia of the follicle** / Ovarfollikelverschluß *m* / atrésie du follicule *f*
4157 **atresia of the foramen of MAGENDI** / DANDY-WALKER' Syndrom (Angeborener Wasserkopf mit mangelhafter Kleinhirnwurmausbildung, Atresie der Apertura mediana ventriculi quarti, Rückenmarkanomalien) / atrésie du trou de MAGENDI

4158 **atresia, pulmonary** / Pulmonalatresie *f* (angeborener Verschluß der Pulmonalklappe) / atrésie pulmonaire *f*
4159 **atresia, tricuspidal** / Trikuspidalatresie *f* (fehlende Valvula atrioventricularis dextra) / atrésie de la valve tricuspide *f*
4160 **atrichia(sis)** / Atrichie *f* (ohne Haare) / atrichie *f*
4161 **atrichous** / atrich (ohne Geißeln, z.B. Ruhrbakterium) / atriche
4162 **atrioventricular** / herzvorhof-kammerbezüglich (AV-) / atrioventriculaire
4163 **atrium** / Atrium (Vorhof *m*) / atrium *m*
4164 **atrium of the middle meatus (of the nose)** / Atrium meatus (nasi) medii / atrium du méat moyen (du nez)
4165 **atrium, right and left** / Atrium dextrum et sinistrum (re. und li. Herzvorhof) / atrium droit et gauche
4166 **atrophic** / un(ter)ernährt / atrophique
4167 **atrophoderma, neurotic, pigmentous** / Glanzhaut, Schrumpfhaut *f* / atrophodermie névrotique, pigmenteuse *f*
4168 **atrophoderma, progressive idiopathic** / PASINI-PIERINI' Syndrom (Progressive idiopathische Hautatrophie) / atrophodermie idiopathique
4169 **atrophy** / Atrophie *f* (Organschwund infolge [peripherer] Durchblutungsstörung) / atrophie *f*
4170 **atrophy, active (primary, endogenic, cellular)** / Atrophie, aktive (primäre, endogene, zelluläre) *f* / atrophie active (primaire, endogène, cellulaire) *f*
4171 **atrophy, acute yellow** / (Leber)atrophie, akute gelbe *f* / atrophie jaune aiguë *f*
4172 **atrophy, correlated; (atrophy from disuse)** / Inaktivitätsatrophie *f* / atrophie par inactivité *f*
4173 **atrophy, degenerative, deformative** / Atrophie, degenerative, entdifferenzierende *f* (Gewebsuntergang, Gewebewucherung) / atrophie dégénérative, déformative *f*
4174 **atrophy, delayed cortical cerebellar** / DÉJERINE-THOMAS' Syndrom (Atrophie des Brückenfußes [Pars basalis pontis] mit zerebellären Koordinationsstörungen) / ataxie olivopontocérébelleuse
4175 **atrophy, fatty** / Fett(gewebe[aufsaugungs])-atrophie *f* / atrophie graisseuse *f*
4176 **atrophy, graduated** / Stufenatrophie *f* (ungleichmäßige der bukkalen und palatinalen Alveolenwand bei Paradentose) / atrophie graduée *f*
4177 **atrophy, granular** / Granularatrophie *f* (Zirrhose) / atrophie granulaire *f*
4178 **atrophy, horizontal, vertical** / Atrophie, horizontale, vertikale *f* (gleichmäßiger, ungleichmäßiger Zahnfachwandabbau) / atrophie horizontale, verticale *f*
4179 **atrophy, idiopathic pulmonary** / Lungendystrophie, progressive *f* (Lappenparenchymschwund) / dystrophie pulmonaire progressive *f*
4180 **atrophy of infants** / Säuglingsatrophie *f* (schwere Form der Ansatzstörung) / atrophie des nourrissons *f*
4181 **atrophy of infants, progessive spinal muscular** / WERDNIG-HOFFMANN' Syndrom (Infantile Form der progressiven spinalen Muskelatrophie) / atrophie spinale progressive infantile (WERDNIG-HOFFMANN)
4182 **atrophy, myelopathic muscular** / DUCHENNE-ARAN' Syndrom (Erwachsenenform der spinalen progressiven Muskelatrophie) / atrophie myélopathique
4183 **atrophy, nuclear** / Kernschwund *m* (nachlassende Chromatinfärbbarkeit) / atrophie nucléaire *f*
4184 **atrophy, numeric, simple** / Atrophie, numerische, einfache *f* (Organzahl-, Organgrößenabnahme) / atrophie numérique, simple *f*
4185 **atrophy of the optic nerve** / Sehnervatrophie *f* / atrophie du nerf optique *f*
4186 **atrophy of the optic nerve, glaucomatous** / Sehnervatrophie, glaukomatöse *f* / atrophie glaucomateuse du nerf optique *f*
4187 **atrophy, passive (secondary, exogenic, nutritive)** / Atrophie, passive (sekundäre, exogene, nutritive) *f* / atrophie passive (secondaire, exogène, nutritive) *f*
4188 **atrophy, pigmentary (brown)** / Pigmentatrophie *f* (Abnutzungspigmente in atrophischen Zellen bes. von Herz, Leber, Milz) / atrophie pigmentaire (brune) *f*
4189 **atrophy, renal, uterine** / Nierenatrophie, Uterusatrophie *f* / atrophie rénale, utérine *f*
4190 **atrophy, senile** / Altersatrophie *f* (physiol.) / atrophie sénile *f*
4191 **atrophy due to stasis** / Stauungsatrophie *f* (Parenchymschwund infolge chron. Blutstauung) / atrophie par stase *f*
4192 **atrophy, tardive** / THOMAS' Syndrom (Atrophie der Kleinhirnrinde im Alter) / «atrophie tardive»
4193 **atrophy of the tongue** / Atrophia laevis linguae (VIRCHOW: glatte Zungenwurzelatrophie) / atrophie de la langue *f*
4194 **atrophy, toxic** / Atrophie, toxische *f* (chron.) / atrophie toxique *f*
4195 **atropine** / Atropin *n* (l-d-Hyoscyamin mit nervenlähmender Wirkung in Nachtschattengewächsen) / atropine *f*
4196 **atropine methylbromide** / Atropini meth(yl)obromidum (Atropinmethylbromid *n*) / atropine, bromure méthylé d' *m*
4197 **atropine methylnitrate** / Atropini methyli nitras (Atropinmethylnitrat *n*) / atropine, nitrate méthylé d' *m*
4198 **atropine sulfate** / Atropini sulfas (wasserlösliches Salz des Alkaloids aus Atropa Belladonna) / atropine, sulfate d' *m*
4199 **atropinism** / Atropinsucht *f* / atropinisme *m*
4200 **atropinize** / atropinisieren (ophth.) / atropiniser
4201 **attachments** / Geschiebe *m* (Befestigung[sklemm]en für künstliche Gebißteile an natürlichen Zähnen) / attaches *f*
4202 **attack (attacked, attacking)** / angreifen (zerfressen, aufschließend) / attaquer (attaqué, attaquant)
4203 **attack** / Attacke *f* (Angriff, Anfall) / attaque *f*

4204 **attack, acute gastric** / Magenüberladung *f* (akute Verdauungsstörung) / embarras gastrique *m*
4205 **attacks, apoplectiform, epileptiform** / Anfälle, apoplektiforme, epileptiforme *m* / accès apoplectiformes, épileptiformes *m*
4206 **attack of gout** / Gichtanfall *m* / accès de goutte *m*
4207 **attack, hysteric** / Anfall, hysterischer *m* (III. Hysteriestadium, z. B. Arc de cercle) / attaque hystérique *f*
4208 **attack of malaria** / Malariaanfall *m* / accès paludéen *m*
4209 **attack, nervous** / Nervenanfall *m* / crise nerveuse *f*
4210 **attacks, paralytic** / Anfälle, paralytische *m* / accès paralytiques *m*
4211 **attacks, psychomotor** / Anfälle, psychomotorische *m* (epileptische Dämmerattacken) / accès psychomoteurs *m*
4212 **attack of rage** / Wutanfall *m* / accès de fureur *m*
4213 **attempt of work (of effort)** / Arbeitsversuch *m* (zur Durchblutungsmessung eines Glieds [Ratschow]) / épreuve d'effort *f*
4214 **attend (attended, attending)** / aufmerken (wachsam, aufhorchend) / attention, faire
4215 **attentive** / achtsam / attentif
4216 **attentiveness** / Merkfähigkeit *f* (Aufmerksamkeit) / attention *f*
4217 **attenuant** / Verdünnungsmittel *n* (pharm.) / atténuant *m*
4218 **attenuate (attenuated, attenuating)** / (ab-)schwächen ([ab]geschwächt, [ab]schwächend) / atténuer (atténué, atténuant)
4219 **attenuation** / Verdünnung (Abnahme) *f* / atténuation *f*
4220 **attenuator** / Abschwächer *m* (i. G. z. Verstärker, z. B. von Strahlen) / atténuateur *m*
4221 **attest(ation)** / attestieren (Zeugnis *n*) / attester (attestation *f*)
4222 **attic(antr)otomy** / Attik(antr)otomie *f* (Eröffnung des Recessus epitympanicus [Atticus] [und des Antrum mastoideum]) / attic(antr)otomie *f*
4223 **atticitis** / Atticitis *f* (atticus = Dachkammer: Entzündung des Recessus epitympanicus) / atticite *f*
4224 **attitude** / Attitüde *f* (Haltung, [fet.] Einstellung) / attitude *f*
4225 **attitude, Alexander's** / Alexander' Haltung *f* (Kinn und Bauch einwärts, Brust auswärts) / attitude d'Alexander *f*
4226 **attitude, crucifixion, illogical, passionate** / Gebärden, hysterische *f* (gekreuzigt, grotesk, theatralisch) / attitude de crucifixion, illogique, passionnelle *f*
4227 **attitude of (de)flexion** / (De)flexionshaltung *f* (der Frucht) / attitude (dé)fléchie *f*
4228 **attitude, doubled-up** / conduplicato corpore (Roederer: Art der Selbstentwicklung bei Querlage) / duplication corporelle *f*
4229 **attitude, forced** / Zwangshaltung *f* / attitude forcée *f*
4230 **attitude in principle** / Einstellung, grundsätzliche *f* / attitude de principe *f*
4231 **attitude, stereotyped, vicious** / Haltung, feststehende, fehlerhafte *f* / attitude stéréotypée, vicieuse *f*
4232 **attonity** / Attonität *f* (attonitus = niedergedonnert: starrbetäubter Zustand bei Psychosen) / attonité *f*
4233 **attraction** / Attraktion *f* (1. Anziehungskraft, 2. Bißanomalie, Schneidekanten näher an Frankfurter Horizontale heranbringende) / attraction *f*
4234 **attraction, atomic, molecular** / Anziehung, atomare, molekuläre *f* / attraction atomique, moléculaire *f*
4235 **attraction, capillary; (capillarity)** / Kapillarität *f* (Haarröhrchenanziehung) / attraction capillaire; (capillarité) *f*
4236 **attraction, repulsion, molecular** / Molekularanziehung, -abstoßung *f* / attraction, répulsion moléculaire *f*
4237 **attrition** / (Ab)reibung *f* (τρίβω = reiben) / attrition *f*
4238 **atypia, cellular** / Zellatypie *f* (bes. bei malignen Geschwülsten) / atypie cellulaire *f*
4239 **atypia, nuclear** / Zellkernatypie *f* (Abweichung im Verhältnis zum Plasma, in Nukleolianzahl, in Gestalt, Farbe, Größe) / atypie nucléaire *f*
4240 **atypical** / atypisch (abweichend vom Muster) / atypique
4241 **audacious** / wagemutig (gewagt) / audacieux
4242 **audibility of systolics** / Herzschallhörbarkeit *f* (lageabhängig [Venen] und atemabhängig [Arterien]) / audibilité de systoliques *f*
4243 **audimutitas** / Hörstummheit *f* / audimutité *f*
4244 **audio-, ophthalmoneurodiagnostics** / Audio-, Ophthalmoneurodiagnostik *f* (audioneurol. Untersuchung des VIII., ophthalmoneurol. des II. Hirnnervs) / audio-, ophtalmoneurodiagnose *f*
4245 **audio-analyzer** / Audi(o)analysator *m* (zeichnet Tondruckwerte auf) / audi(o-)analyseur *m*
4246 **audiofrequency** / Tonfrequenz *f* (menschlicher Bereich: 16–16 000 Hz) / fréquence acoustique *f*
4247 **audiogram** / Audiogramm *n* (Dämpfungsgrößendiagramm bei Schwerhörigkeit, z. B. für C = 64 Hz: 45 Dezibel [db] = 60% Hörverlust) / audiogramme *m*
4248 **audiology** / Audiologie *f* (Hörlehre) / audiologie *f*
4249 **audiometer** / Audiometer *n* (elektro-akustisches Gerät zur Messung von Schwingungsweiten) / audiomètre *m*
4250 **audiometry** / Audiometrie *f* (Hörschwellenmessung in Dezibel) / audiométrie *f*
4251 **audio-oscillator** / Audi(o)oszillator *m* (erzeugt Ton auf Trommelfell) / audi(o-)oscillateur *m*
4252 **audition (chromatic, gustatory)** / Hören *n* (mit Farb-, Geschmackempfindung) / audition (chromatique, gustative) *f*
4253 **auditorium (maximum)** / Hörsaal, (großer) *m* / auditoire *m*

4254 **auditory (auditive)** / gehörbezüglich (Hören betreffend) / auditif
4255 **augment (augmented, augmenting)** / zunehmen (zugenommen, zunehmend) / augmenter (augmenté, augmentant)
4256 **augmentation** / Hinaufsetzung *f* / augmentation *f*
4256a **aunt, uncle** / Tante *f*, Onkel *m* / tante *f*, oncle *m*
4257 **aura** / Aura *f* (αὔρα = Hauch: kurze Vorahnung unmittelbar vor epileptischem Anfall [Galenus]) / aura *f*
4258 **aura, uncinatus** / Uncinatus-Anfälle *m* (von Schnüffel- und Schmatzbewegungen begleitete Trugwahrnehmungen bei Schläfenhirnerkrankten) / syndrome de l'uncus *m*
4259 **aural** / ohrbezüglich / otique
4260 **aurantiasis** / Carotingelbsucht *f* / aurantiasis *f*
4261 **aureomycin** / Aureomycin *n* (Antibioticum aus Streptomyces aureofaciens) / auréomycine *f*
4262 **auric** / goldbezüglich / aurique
4263 **auricle** / Auricula (Dim. v. auris: Ohrmuschel) / auricule (pavillon de l'oreille)
4264 **auricle, right and left** / Auricula dextra et sinistra (re. und li. Herzohr) / oreillette droite et gauche
4265 **auricular** / ohrmuschelbezüglich / auriculaire
4266 **auriculare (au)** / Auriculare *n* (Ohrpunkt: kraniometrischer Punkt auf Jochbeinwurzel senkrecht über Porus-acusticus-externus-Mitte) / auriculare *m*
4267 **auri(culo)cranial, -nasal** / ohr(muschel)-schädelbezüglich, -nasenbezüglich / auri(culo)crânien, -nasal
4268 **auriferous** / goldhaltig / aurifère
4269 **auriform** / ohrförmig / auriforme
4270 **auripuncture** / Trommelfellpunktion *f* / paracentèse de la membrane du tympan *f*
4271 **auriscope** / Ohrenspiegel *m* / otoscope *m*
4272 **aurist** / Ohrenarzt *m* / otiatriste *m*
4273 **auristics** / Otologie (Ohrenheilkunde) *f* / otiatrie *f*
4274 **aurotherapy** / Goldtherapie *f* / chrysothérapie *f*
4275 **auscult (auscultate)** / auskultieren (abhorchen) / ausculter
4276 **auscultation** / Abhorchung *f* / auscultation *f*
4277 **auscultation of the skull** / Schädelauskultation *f* (auf Gefäßgeräusche) / auscultation du crâne *f*
4278 **auscultatory** / auskultatorisch / auscultatoire
4279 **autacoids** / Autakoide *n* (ἄκος = Heilmittel: physiol. Abwehrsäfte [Schäfer]) / autacoïdes *m*
4280 **autarcesis** / Autarkese *f* (αὐτάρκης = stark genug: natürliche Abwehrkraft) / autarcie *f*
4281 **autechoscopy** / Selbstauskultation *f* / autéchoscopie *f*
4282 **autec(olog)ical** / autök(olog)isch (οἶκος = Haus: einwirtparasitär) / autéc(olog)ique
4283 **autemesia** / Erbrechen, hysterisches *n* / vomissement sans cause manifeste *m*
4284 **authenticate (authenticated, authenticating)** / beglaubigen (verbürgt, maßgebend) / authentiquer (authentiqué, authentiquant)
4285 **authority (medical)** / (Medizinal)behörde *f* (Autorität auf medizinischem Gebiet) / autorité (médicale) *f*
4286 **authorize (authorized, authorizing)** / ermächtigen (bevollmächtigt, berechtigend) / autoriser (autorisé, autorisant)
4287 **author(ship)** / Autor *m* (Urheberschaft *f*) / auteur *m* (, qualité d' *f*)
4288 **autism** / Autismus *m* (Bleuler: Widersprüche mit der Wirklichkeit mißachtendes Denken Schizoider) / autisme *m*
4289 **autistic** / ichbezogen / autiste
4290 **auto-accusator** / Selbstankläger *m* (psychopath.) / aut(o-)accusateur *m*
4291 **auto-activation** / Eigentätigkeit *f* / aut(o-)activation *f*
4292 **auto-agglutination** / Aut(o)agglutination *f* (Spontanverklebung der Blutkörper ohne Fremdserum) / aut(o-)agglutination *f*
4293 **auto-agglutinins** / Aut(o)agglutinine *n* (Antikörper der Autoagglutination) / aut(o-)agglutinines *f*
4294 **auto-aggression** / Aut(o)aggression *f* (liegt vor, wenn körpereigne Abwehrstoffe angreifen) / aut(o-)agression *f*
4295 **auto-analyzer** / Autoanalyser *m* (Labortests selbständig durchführender Computer) / aut(o-)analyseur *m*
4296 **auto-anaphylaxis** / Aut(o)anaphylaxie *f* (Anaphylaxie ohne Fremdeiweißzufuhr) / aut(o-)anaphylaxie *f*
4297 **auto-antibodies** / Aut(o)antikörper *m* (gegen körpereigne Antigene, teils schützend [z. B. gegen Tumorzellen] teils angreifend [z. B. eigne Blutzellen]) / aut(o-)anticorps *m*
4298 **auto-anticomplements** / Antikomplemente, körpereigne *n* (gegen körpereigne Komplemente gerichtete) / aut(o-)anticompléments *m*
4299 **auto-antigens** / Antigene, körpereigne *n* / aut(o-)antigènes *m*
4300 **auto-antisepsis** / Fäulniswidrigkeit, natürliche *f* / aut(o-)antisepsie *f*
4301 **auto-antitoxin** / Gegengift, körpereignes *n* / aut(o-)antitoxine *f*
4302 **autobiography** / Eigenlebenbeschreibung *f* / autobiographie *f*
4303 **autocatalysis** / Autokatalyse *f* (Selbstbewirkung einer [bio]chem. Reaktion, z. B. der Vermehrung [des Lebens] bzw. Eigenerzeugung des Beschleunigers einer Reaktion, z. B. der bei Umwandlung von Malein- in Fumarsäure vermehrten und diese Umwandlung beschleunigenden H-Ionenkonzentration [Ostwald, 1891]) / autocatalyse *f*
4304 **autocatharsis** / Selbstreinigung *f* (Gewissensbereinigung, Läuterung des Unbewußten, Befreiung von Verdrängungen [«Altschichtbildverwerfungen»]) / autocatharsis *f*
4305 **autocatheterism** / Selbstkatheter(is)ierung *f* / autocathétérisme *m*
4306 **autoceptors (panceptors)** / Autorezeptoren (Panrezeptoren) *m* (hämat.) / autocepteurs (pancepteurs) *m*

4307 **autochthonous** / eigenständig (bodenständig) / autochtone
4308 **autoclasis** / Selbstzerfall *m* (z. B. von Tumorzellen) / autoclasie *f*
4309 **autoclave** / Autoklav *m* (verschließbarer Hochdruckkessel für Sterilisation) / autoclave *m*
4310 **autocoagulation** / Selbstausflockung *f* (chem.) / autocoagulation *f*
4311 **autodestruction** / Selbstzerstörung (-vernichtung) *f* / autodestruction *f*
4312 **autodeterminism** / Autodeterminismus *m* (aus innerer Gesetzmäßigkeit sich vollziehende Selbstbestimmung des Willens) / autodéterminisme *m*
4313 **autodiagnosis, -therapy** / Eigendiagnose, Selbstbehandlung *f* / autodiagnose, -thérapie *f*
4314 **autodidact** / Selbstgelernter *m* / autodidacte *m*
4315 **autodiploidy** / Autodiploidie *f* (Diploidie durch Verdopplung eines Chromosomensatzes) / autodiploïdie *f*
4316 **auto-echolalia** / Aut(o)echolalie *f* (stereotype Einzelwortwiederholung psych.) / aut(o-)écholalie *f*
4317 **auto-erotism** / Eigenerotik *f* / aut(o-)érotisme *m*
4318 **autogamy** / Selbstbefruchtung *f* / autogamie *f*
4319 **autogenesis** / Autogenese *f* (Spontanentstehung, Selbstwerdung) / autogenèse *f*
4320 **autognosis** / Selbsterkenntnis *f* (positives Ergebnis der Selbstanalyse) / autognosie *f*
4321 **autohemantibodies** / Autohämantikörper *m* (infolge genetischer Defekte od. durch immunologisch kompetente Lymphozyten, «die wegen Thymusdrüsenstörung zwischen Fremd- und Eigenantigenen nicht unterscheiden können», gebildete körpereigne Blutzellzerstörer [VORLAENDER]) / autohémanticorps *m*
4322 **autohemolysate, activated** / Autohämolysat, aktiviertes (AAH) *n* / autohémolysat activé *m*
4323 **auto(hemo)lysins** / Auto(hämo)lysine *n* (Auto[hämo]lyse bewerkstelligende körpereigne Stoffe) / auto(hémo)lysines *f*
4324 **autohemotherapy** / Eigenbluttherapie *f* / autohémothérapie *f*
4326 **auto-immunitarian** / aut(o)immunitär / aut(o-)immunitaire
4326a **auto-immunization** / Selbstimmunisierung *f* / aut(o-)immunisation *f*
4327 **auto-immunohyperlipidemia** / Aut(o)immunhyperlipidämie *f* aut(o-)immunohyperlipidémie *f*
4328 **auto-immunosuppression** / Aut(o)immunkörperunterdrückung *f* (direkt durch Antimetaboliten, indirekt z. B. durch Ausschaltung der Thymusdrüse) / suppression aut(o-)immune *f*
4329 **auto-infusion** / Autotransfusion *f* (Verkleinerung des großen Kreislaufs nach Blutverlusten, z. B. durch Einwickeln der Gliedmaßen) / autotransfusion *f*
4330 **auto-inhibition** / Eigenhemmung *f* (Hemmung der Komplementaktivierung infolge Komplementzerstörung durch Eigenserum, z. B. bei Kolisepthämie) / aut(o-)inhibition *f*
4331 **auto-inoculation** / Aut(o)inokulation *f* (Überimpfung von A nach B desselben Körpers) / aut(o-)inoculation *f*
4331a **auto-intoxication** / Eigenvergiftung *f* (durch Stoffwechselprodukte bes. nichtentgiftete Eiweißfäulnisstoffe bei Leber- od. Niereninsuffizienz) / aut(o-)intoxication *f*
4332 **autokinesis** / Eigenbewegung(skraft) *f* / autocinésie *f*
4333 **(auto)laryngoscopy** / Kehlkopfspieglung, (-besichtigung) *f* / laryngoscopie indirecte, (directe) *f*
4334 **autolavage** / Selbst(aus)spülung *f* (z. B. des Magens) / autolavage *m*
4335 **autolesion** / Selbstschädigung *f* / autolésion *f*
4336 **autologous** / autolog (ist z. B. die Eigenblutreinfusion) / autologue
4337 **autolysates** / Autolysate *n* (aus Autolyse resultierende Substanzen, auch aus Bakterienkulturen extrahierte Impfstoffe) / autolysates *m*
4338 **autolysis** / Selbstauflösung *f* (von Zellbestandteilen ohne Bakterienhilfe) / autolyse *f*
4339 **automatics** / Automatik *f* (Kopplung verschiedener Arbeits-, bzw. Schaltvorgänge [röntg. Zwei-, Einknopfbedienung]) / automatique *f*
4340 **automatism** / Automatie *f* (durch Übung gebahnte Ausübung) / automatisme *m*
4341 **automatism, cardiac** / Herzautomatismus *m* (Selbstregulierung der Herztätigkeit) / automatisme cardiaque *m*
4342 **automatization** / Automatisierung *f* (den Menschen pos. entlastende [und neg. belastende] Umstellung auf halbselbständig rechnende [und handelnde] Maschinen) / automatisation *f*
4343 **automaton** / Automaton *m* (Apparat zum Trockenhalten der unteren Zahnreihen) / automaton *m*
4344 **automixis** / Automixis *f* (obligatorische Fusion zweier gleichgeschlechtiger Zellkerne) / automixie *f*
4345 **autonephrectomy** / Autonephrektomie *f* (Ausschaltung der tuberkulösen Niere durch narbigen Harnleiterverschluß) / autonéphrectomie *f*
4346 **autonomous** / eigengesetzlich / autonome
4347 **autonymous** / selbstlautend / autonyme
4348 **autophages** / Autophagen *m* (pathogene ihresgleichen fressende nichtpathogene [Darm]bakterien) / autophages *m*
4349 **autophagy** / Selbstaufzehrung *f* (z. B. Gewebeschwund ohne Bakterienhilfe) / autophagie *f*
4350 **autophilia** / Eigenliebe, krankhafte *f* / autophilie *f*
4351 **autophobia** / Autophobie *f* (Angst bei/vor Alleinsein) / autophobie *f*

4352 **autophonia** / Autophonie *f* (Widerhall der eignen Stimme, z. B. bei Otitis media) / tympanophonie *f*
4353 **autoplastic** / autoplastisch (ist körpereignes Gewebe) / autoplastique
4354 **autoplasty** / Autoplastik *f* (Autotransplantat: körpereignes Ersatzgewebe) / autotransplantation *f*
4355 **autopolymerization** / Autopolymerisation *f* (Vereinigung von Molekülen zu Makromolekülen durch Licht od. Wärme ohne Katalysatoren) / autopolymérisation *f*
4356 **autoprotection** / Selbstschutz *m* / autoprotection *f*
4357 **autopsy** / Leichenschau *f* / autopsie *f*
4358 **autopsycho-analysis** / Autopsychoanalyse *f* (Zwiesprache mit dem Unbewußten) / autopsychanalyse *f*
4359 **autopsychotherapy** / Autopsychotherapie *f* (Selbstbehandlung seelischer Störungen) / autopsychothérapie *f*
4360 **autoradiography** / Autoradiographie *f* (Selbstdarstellung strahlender Substanzen, z. B. Radiophosphor im Knochen) / autoradiographie *f*
4361 **autoregeneration** / Selbsterneurung *f* (z. B. vom Zentrum abgetrennter Nervenfasern) / autorégénération *f*
4362 **autosepticemia** / Blutvergiftung, endogene *f* / autosepticémie *f*
4363 **autoserodiagnostics** / Eigenserumdiagnostik *f* (Diagnostik der Krankheitsstoffe aus den Abwehrstoffen im Blutserum) / autosérodiagnose *f*
4364 **autoserotherapy** / Eigenserumtherapie *f* / autosérothérapie *f*
4365 **autosite** / Autosit *m* ([eigen]lebensfähige[r Teil einer Zwillings]mißgeburt) / autosite *m*
4366 **autosomal (gonosomal)** / (geschlecht)chromosombezüglich / autosomique (gonosomique)
4367 **autosome** / Autosom *n* (nichtgeschlechtbestimmendes Chromosom) / autosome *m*
4368 **autosterilization** / Autosterilisation *f* («von selbst» Verschwinden bestimmter Viren, z. B. bei Poliomyelitis) / autostérilisation *f*
4369 **autosuggestion** / Autosuggestion *f* (Selbstbeeinflussung) / autosuggestion *f*
4370 **autosynthesis** / Selbstdarstellung *f* / autosynthèse *f*
4371 **autotomy** / Selbstverstümmlung *f* (Abwerfen von Körperteilen bei niederen Tieren) / autotomie *f*
4372 **autotrophia** / Autotrophie *f* («Selbsternährung» der organische Stoffe [z. B. Stärke] aus anorg. Stoffen [z. B. CO_2] synthetisierenden Pflanzen) / autotrophie *f*
4373 **auto-urotherapy** / Eigenharntherapie *f* / aut(o-)urothérapie *f*
4374 **autoxidation** / Autoxydation *f* (Oxydation von X durch entstehende O_2-reiche Verbindung von X) / autoxydation *f*
4375 **autumnal** / autumnalis (herbstlich) / automnal
4376 **auxanography** / Auxanographie *f* (αὐξάνω = vermehren: Bestimmung optimaler Bakterienkulturmedien) / auxanographie *f*
4377 **auxiliary** / hilfreich / auxiliaire
4378 **auxin** / Auxin *n* (Längenwuchsstoff in Pflanzen[wurzeln und -blättern]) / auxine *f*
4379 **auxocardia** / Herzdilatation, diastolische *f* / auxocardie *f*
4380 **auxochromes** / Auxochrome *n* (Farbstoffen Färbefähigkeit verleihende Atomgruppen, z. B. OH) / auxochromes *m*
4381 **auxocyte** / Auxozyt *m* (Ei-, Samen-, Sporenzelle im ersten Wachstumsstadium) / auxocyte *m*
4382 **auxons** / Auxone *n* (Breitenwuchsstoffe in Pflanzen[samen und -früchten]) / auxones *f*
4383 **auxotonic** / wachstumsspannungbezüglich / auxotonique
4384 **auxotrophic** / wachstumsernährungsbezüglich / auxotrophique
4385 **avalvular** / Klappen, ohne / avalvulaire
4386 **avascular** / gefäßlos / avasculaire
4387 **avascularize (avascularized, avascularizing)** / blutleermachen (z. B. durch Abbinden) / avasculariser (avascularisé, avascularisant)
4388 **AVELLIS's alternating hemiplegia** / AVELLIS' Syndrom (Alternierende Lähmungsform) / hémiplégie du type AVELLIS
4389 **Avena** / Hafer (Wirkstoff: Aven[ar]in) / Avena sativa (Gramineae)
4390 **average** / Durchschnitt *m* / avérage *m*
4391 **aversion** / Abneigung *f* (Ekel) / aversion *f*
4392 **avert (averted, averting)** / warnen (vorbeugen) / avertir (averti, avertissant)
4393 **avidity** / Avidität *f* (avidus = begierig: z. B. Säuren–Salze, Antigene–Antikörper) / avidité *f*
4394 **avirulent** / nichtvirulent / avirulent
4395 **avital** / leblos (ohne Leben[skraft]) / dévital
4396 **A-vitamin deficiency syndrome** / Vitamin-A-Mangel-Syndrom (durch A-Hypovitaminose entstehende Systemerkrankung des Epithels) / syndrome par manque de vitamine A
4397 **avitaminoses** / Avitaminosen *f* (Vitaminmangelkrankheiten) / avitaminoses *f*
4398 **avitaminous (avitamic)** / vitaminarm / vitamines, pauvre en
4399 **avivement** / (Wund)anfrischung *f* / avivement *m*
4400 **avoidable** / vermeidbar / évitable
4401 **avulsion** / Ausreißen *n* (z. B. Avulsio bulbi oculi) / avulsion *f*
4402 **awake** / wecken / réveiller
4403 **awakening** / Bewußtwerden *n* / connaissance, prise de *f*
4404 **«axe» of the axis** / Dens (epistrophi) (ἐπιστρέφω = umdrehen: «Achse» des C2, um die sich C1 mit Schädel dreht) / «axe» de l'axis
4405 **axial** / achsengerecht / axial
4406 **axifugal, -petal** / achsenflüchtig, -strebig / axifuge, -pète
4407 **axilemma** / Axilemm *n* (Neurilemm) / axilemme *m* (gaine de SCHWANN *f*)
4408 **axilla** / Achsel(höhle) *f* / aisselle
4409 **axillary** / achsel(höhlen)bezüglich / axillaire

4410 **axiobuccal, -buccocervical, -buccogingival, -buccolingual (plane)** / Zahnlängsachse-Zahnfachbackenwandverhältnisse / axiobuccal, -buccocervical, -buccogingival, -buccolingual (plan)
4411 **axiodistal, -distocervical, -distocclusal, -distogingival, -distincisal** / Zahnlängsachse-Zahnfachdistalwandverhältnisse / axiodistal, -distocervical, -distocclusif, -distogingival, -distincisif
4412 **axiolingual, -linguocervical, -linguocclusal, -linguogingival** / Zahnlängsachse-Zahnfachzungenwandverhältnisse / axiolingual, -linguocervical, -linguocclusif, linguogingival
4413 **axiomatic** / unumstößlich / axiomatique
4414 **axiomesial, -mesiocervical, -mesiodistal (plane), -mesiogingival, -mesincisal** / Zahnlängsachse-Zahnfachmesialwandverhältnisse / axiomédial, -médiocervical, -médiodistal (plan), -médiogingival, -méd(io-)incisif
4415 **axis** / Axis (= Achse [für C1: 2. Halswirbel (C2)]) / axis
4416 **axis of the bulb, external ar d internal** / Axis bulbi externus et internus (Augapfel-[pol]achsen von äußerer Cornea bis äußerer Sclera und von innerer Cornea bis innerer Retina) / axis externe et interne du bulbe
4417 **axis of the crystalline lens** / Axis lentis (Polachse der Augenlinse) / axis du cristallin
4418 **axis, fetal** / Frucht(längs)achse *f* / axe du fœtus (, grand) *m*
4419 **axis, frontal, horizontal, oblique, sagittal** / Rö-Aufnahmeachsen *f* (frontal [re. → li., li. → re.], horizontal [o. → u., u. → o.], schräg [bes. Wirbelsäule: u. re. → o. li., u. li. → o. re.], sagittal [a. → p., p. → a.]) / axe frontal, horizontal, oblique, sagittal *m*
4420 **axis, optic** / Axis opticus (optische Achse, fällt mit Augapfelachsen zusammen) / axis optique
4421 **axis of the pelvis** / Axis pelvis / axis du bassin
4422 **axite** / Axit *m* (Axonfaden) / axite *m*
4423 **axograph** / Achsenschreiber *m* (kymograph.) / axographe *m*
4424 **axon (axis-cylinder)** / Neuraxon *n* (Achsenzylinderfortsatz der Nervenzelle) / axon (cylindre-axe) *m*
4425 **axonal** / axonbezüglich / axonal
4426 **azides, acid** / Säureazide *n* (Säurehydrazid + Salpetersäure) / azides acides *m*
4427 **azin-group** / Azingruppe *f* (=N−N=) / groupe d'azines *m*
4428 **azo-compounds** / Azoverbindungen *f* / composés azoïques *m*
4429 **azo-dyes** / Azofarbstoffe *m* (z.B. Azorubin) / colorants azoïques *m*
4430 **azo-group** / Azogruppe *f* (−N=N−) / groupe azoïque *m*
4431 **azoospermia** / Azoospermie *f* (Samen ohne Spermatozoen) / azoospermie *f*
4432 **azotation** / Azotierung *f* (Landsteiner: Bindung chem. einfacher Substanzen an Eiweiß über −N=N− Brücken) / azotation *f*
4433 **azote** / Stickstoff *m* (N: vorwiegend in Proteinen enthalten) / azote *m*
4434 **azotemia, chloropenic** / Blum' Syndrom (Chloroprive Azotämie und extrarenale Urämie) / azotémie par manque de sel
4435 **azo(t)ic** / stickstoffbezüglich / azo(t)ique
4436 **azotize (azotized, azotizing)** / azoti(si)eren (mit Stickstoff verbinden) / azoter (azoté, azotant)
4437 **Azotobacter** / Azotobacter *n* (Bodenbakterium) / azotobactérie *f*
4438 **azotobacterium, chroococcic** / Azotobacterium chroococcum (verwandelt atmosphärischen Stickstoff in NH_3 unter Aufbau zu Aminosäuren) / azotobactérie chroococcique *f*
4439 **Azotomonas** / Azotomonas *f* (begeißelte symbiontische Stickstoffbakterien) / azotomonas *f*
4440 **azotorrhea** / Azotorrhoe *f* (vermehrte Ausscheidung stickstoffhaltiger Verbindungen im Stuhl) / azotorrhée *f*
4441 **azoturia** / Azoturie *f* (übermäßige N-Ausscheidung bes. als Harnstoff) / azoturie *f*
4442 **azurophilic** / azurophil (sind mit Azurblau rötlich färbbare Lymphozytengranula) / azurophile
4443 **azygospores** / Azygosporen *f* (aus einer Zelle entstehende ungeschlechtige Sporen der Zygomyzeten) / azygospores *f*
4444 **azygo(u)s** / unpaar / impair (azygos)
4445 **azymia** / Fermentmangel *m* / azymie *f*
4446 **azymic** / azymisch (keine Gärung verursachend) / azymique

B

4447 **Baader's dermatostomatitis** / Baader' Syndrom (Fieberhafte Allgemeinerkrankung mit Entzündung der Schleimhäute und Hautexanthemen) / aphtose généralisée (Touraine)
4448 **Babesia** / Babesia (Gattung Piroplasmiden) / babesia *m*
4449 **babesiasis** / Babesiose *f* (Tierpiroplasmose durch Babesia) / piroplasmose des bovidés *f*
4450 **Babinski's syndrome** / Babinski-Vaquez' Syndrom (Besondre klinische Verlaufsform der Spätsyphilis) / syndrome de Babinski-Vaquez
4451 **baby, blue** / Neugeburt, zyanotische *f* / bébé bleu *m*
4452 **Bacillaceae** / Bacillaceae (10. Baktfam. der Eubacteriales) / bacillacées *f*
4453 **bacillary** / bazillenbezüglich / bacillaire
4454 **bacillemia, -uria** / Bazillämie, -urie *f* / bacillémie, -urie *f*
4455 **bacilliculture** / Bazillenkultur *f* / bacillation *f*
4456 **bacilliferous** / bazillentragend / bacillifère

4457 **bacilliform, bacteriform** / bazillenförmig, bakterienförmig / bacilliforme, bactériforme
4458 **bacilliparous** / bazillenerzeugend / bacillipare
4459 **bacillogenous** / bazillenursprünglich / bacillogène
4460 **bacillophobia, bacteriophobia** / Bazillophobie, Bakteriophobie *f* (Angst vor Bazillen, Bakterien) / bacillophobie, bactériophobie *f*
4461 **bacillose** / Bazilleninfektion(skrankheit) *f* / bacillose *f* (état dû à une infection bacillaire *m*)
4462 **bacillospores** / Bazillosporen *f* (als Endosporen im Bakterienleib der Bazillazeen [z. B. Clostridium] entstehende Dauerformen) / bacillospores *f*
4463 **Bacillus** / Bacillus (Baktgatt. der Bacillaceae) / bacille *m*
4464 **bacilli** / Bazillen *m* (Dim. v. baculus = Stab: grampos. aerobe Schizomyzeten mit Endosporen) / bacilles *m*
4465 **bacillus, anthrax** / Bacillus anthracis (Milzbrandbazillus, erregt Haut-, Lungen-, Darmmilzbrand) / bacille de charbon *m*
4466 **bacillus, KOCH's** / Mycobacterium tuberculosis var. hominis, bovis (Tuberkel-, Rindertuberkelbakterium) / bacille de la tuberculose *m*
4467 **bacillus, mesenteric** / Bacillus mesentericus (pumilus) (Kartoffelbazillus) / bacille mésentérique *m*
4468 **bacillus, mycoid, subt(i)le** / Bacillus mycoides, subtilis (Wurzel-, Heubazillus) / bacille mycoïde, subtil *m*
4469 **bacillus, pseudo-anthrax, pseudotetanic** / Bacillus pseud(o)anthracis (cereus), pseudotetani (sphaericus) / bacille pseudocharbonneux, pseudotétanique *m*
4470 **bacillus of viscous bread, mesenteric** / Bacillus mesentericus panis viscosi (Brotbazillus) / bacille mésentérique du pain visqueux *m*
4471 **bacilli, X-** / X-Bazillen *m* (Proteusstämme im Urin Fleckfieberkranker) / bacilles X *m*
4472 **bacitracin** / Bacitracin *n* (Antibioticum aus Bacillus subtilis) / bacitracine *f*
4473 **back of the foot** / Dorsum pedis / dos du pied
4474 **back of the hand** / Dorsum manus / dos de la main
4475 **back of the nose** / Dorsum nasi / dos du nez
4476 **back of the penis** / Dorsum penis / dos du pénis
4477 **back of the tongue** / Dorsum linguae / dos de la langue
4478 **back-fire** / Rückzündung *f* / amorçage inverse *m*
4479 **bacteria** / Bakterien *n* (βακτήρια = Stäbchen: stäbchen- und nichtstäbchenförmige aerobe od. anaerobe Schizomyzeten ohne Endosporen) / bactéries *f*
4480 **bacteria, acid** / Säurebakterien *n* (vergären KH unter Säurebildung) / bactéries acides *f*
4481 **bacteria, acid-proof** / Bakterien, säurefeste *n* (mit nichtanfärbbarer Wachshülle, z. B. Tb.-Bakt.) / bactéries acido-résistantes *f*
4482 **bacteria, capsulated** / Kapselbakterien *f* (gramneg. unbewegliche Klebsiella) / bactéries capsulées *f*
4483 **bacteria, fermentative** / Gärungsbakterien *f* / bactéries de fermentation *f*
4484 **bacteria, hemolyzing** / Bakterien, hämolysierende *n* (bes. Streptokokken) / bactéries hémolysantes *f*
4485 **bacteria, hemothermal** / Hämothermobakterien *n* (optimal bei Körpertemperatur wachsende) / bactéries hémothermales *f*
4486 **bacteria, L-** / L-Bakterien *n* (L = Lepra) / bactéries L *f*
4487 **bacteria, (para-), pseudodiphtheric** / Pseudodiphtheriebakterien (, hyperacide) *n* (Korynebakterien) / bactéries (para-), pseudodiphtériques *f*
4488 **bacterium, poikilothermic tuberculosis** / Kaltblütertuberkulosebakterium *n* / bactérie poïkilothermique de tuberculose *f*
4489 **bacterium, propionic** / Propionibacterium (Baktgatt. der Lactobacillaceae, zerlegt KH unter Bildung von Propionsäure, in Schweizerkäse) / bactérie propionique *f*
4490 **bacteria, pseudodysenteric** / Pseudodysenteriebakterien *n* (Ruhrbakterien außer Shigella dysenteriae) / bactéries pseudodysentériques *f*
4491 **bacteria, putrefactive** / Fäulnisbakterien *n* / bactéries de putréfaction *f*
4492 **bacteria, test** / Testbakterien *n* (zur Prüfung antibakterieller Substanzen) / bactéries d'épreuve *f*
4493 **bacteria, tube** / Trompetenbakterien *n* (Mycobacterium phlei) / bactéries en trompe *f*
4494 **bacteria, tuberculosis** / Tuberkelbakterien *n* / bactéries tuberculeuses *f*
4495 **bacterium, vinegar** / Acetobacter aceti (Essigsäurebakterium, verwandelt bei Luftzutritt Äthylalkohol in Essigsäure) / bactérie acétique *f*
4496 **bacterial** / bakteriell / bactérien
4497 **bactericide, bacillicide** / Bakterizid, Bazillizid *n* / bactéricide, bacillicide *m*
4498 **bacteriemia** / Bakteriämie *f* / bactériémie *f*
4499 **bacterio-agglutination** / Bakterienverklumpung *f* / bactéri(o-)agglutination *f*
4500 **bacteriocins** / Bacteriocine *n* (von Bakterien gebildete hochmolekuläre antibiotische bakteriophagoide Stoffe) / bactériocines *f*
4501 **bacteriocyte** / Bakteriozyt *m* (stäbchenförmiger Erythrozyt) / bactériocyte *m*
4502 **bacteriodiagnosis, -therapy** / Bakteriendiagnose, -therapie *f* / bactériodiagnostic *m*, -thérapie *f*
4503 **bacteriogenic** / bakteriogen (von Bakterien kommend, zu Bakterien führend) / bactériogène
4504 **bacteriohemagglutinins, -hemolysins** / Hämagglutinine, Hämolysine, bakterielle *n* / bactériohémagglutinines, -hémolysines *f*
4505 **bacteriologic** / bakteriologisch / bactériologique
4506 **bacteriology** / Bakteriologie *f* (Bakterienkunde) / bactériologie *f*
4507 **bacteriolysins** / Bakteriolysine *n* (in Gegenwart von Komplement Bakterien auflösende Immunkörper) / bactériolysines *f*

4508 **bacteriolysis** / Bakteriolyse *f* (durch Bakteriolysine) / bactériolyse *f*
4509 **bacteriolytic** / bakteriolytisch / bactériolytique
4510 **bacteriophages** / Bakteriophagen *m* (mono- od. polyvalente Bakterienparasiten von 0,01–0,3 μ, z.B. in Kolibakterien [Twort-d'Herelle, 1915]) / bactériophages *m*
4511 **bacterioscopy, bacilloscopy** / Bakterioskopie, Bazilloskopie *f* (mikrosk. Bakterien-, Bazillensuche) / bactérioscopie, bacilloscopie *f*
4512 **bacteriostasis** / Bakteriostase *f* (reversible Keimwachstumshemmung) / bactériostase *f*
4512a **bacteriostat(ic)** / Bakteriostat(isch) *m* / bactériostat(ique) *m*
4513 **bacteriostatics** / Bacteriostatica *n* (Bakterienwachstum hemmende Chemotherapeutica) / bactériostatiques *m*
4513a **bacteriotoxin** / Bakteriengift *n* / bactériotoxine *f*
4514 **bacteriotropic** / bakteriotrop (opsonisch) / bactériotrope
4515 **bacteriotropins** / Bakteriotropine *n* (ohne Komplement Bakterien leukophagozytierbar machende thermostabile Immunkörper) / bactériotropines *f*
4515a **bacteriuria** / Bakteriurie *f* (häufig nach Katheterierung) / bactériurie *f*
4516 **bacteroid, fusiform, melanogenous** / Bakteroid *n* (gramneg. anaerobes Stäbchen der Schleimhäute [B. funduliformis], der Mundhöhle [B. melanogenicus]) / bactéroïde fusiforme, mélanogène *m*
4517 **Bacteroidaceae** / Bacteroidaceae (5. Bakt-fam. der Eubacteriales) / bactéroïdacées *f*
4518 **Bacteroides** / Bacteroides (Baktgatt. der Bacteroidaceae) / bactéroïdes *m*
4519 **bacter(o)i(d)osis** / Bakter(o)i(d)eninfektion(skrankheit) *f* / bactér(o)i(d)ose *f*
4523 **bad (worse)** / schlecht (schlimmer) / mauvais (, plus)
4524 **Baehr-Schiffrin disease** / Moschcowitz' Syndrom (Maligne thrombotisch-thrombozytopenische Purpura mit flüchtigen ZNS-Ausfallerscheinungen) / purpura thrombotique thrombocytopénique
4525 **bag, plastic** / Plastikbeutel *m* (aus Polyvinylchlorid mit Stabilisator für Blutkonserven problematisch) / réservoir en plastique *m*
4526 **bag of water(s)** / Fruchtblase *f* (Eihäute: Amnion, Chorion, Decidua) / poche des eaux *f*
4527 **bagassosis** / Bagassosis *f* (Zuckerrohrstaublunge) / bagassose *f*
4528 **bagatelle** / Bagatelle *f* (Kleinigkeit) / bagatelle *f*
4529 **bagging (of the uterus)** / Metreuryse *f* (εὐρύνω = erweitern: Gebärmutterdehnung mittels flüssigkeitsgefüllten Gummiballons) / métreuryse *f*
4530 **baggy (sacciform)** / saccularis (sackartig) / sacciforme (sacculaire)
4531 **balance (balanced, balancing)** / ausgleichen (ausgeglichen, ausgleichend) / balancer (balancé, balançant)
4532 **balance (equilibrium)** / Ausgleich *m* (Bilanz *f*) / balance *f* (bilan *m*)
4533 **balance, acid-base** / Säure-Basengleichgewicht *n* (z.B. Säuren-Basenmischung im Harn mit p_H-Wert 6–7) / balance acido-basique *f*
4534 **balance, disturbance of** / Bilanzstörung *f* (Mißverhältnis zwischen Ein- und Ausfuhr, z.B. im Wasserhaushalt) / bilan, trouble de *m*
4535 **balance, enzyme** / Bakterienkulturfermentkonzentration *f* / balance enzymatique *f*
4536 **balance formula** / Bilanzformel *f* (chem. Endformel ohne Aussagen über Zwischenreaktionen) / bilan, formule de *f*
4537 **balance, genic** / Heterosomenquotient *m* / balance génique *f*
4538 **balance, hemogenic-hemolytic** / Hämoglobinmenge-Erythrozytenzahlverhältnis *n* («Färbeindex») / balance hémogénique-hémolytique *f*
4539 **balance, humoral** / Fließgleichgewicht *n* (Bertalanffi, 1953: nach Gleichgewicht strebendes Nichtgleichgewicht = im [Arbeits]fluß befindliches Gleichgewicht) / balance humorale *f*
4540 **balance, water (fluid, electrolyte)** / Wasser-Elektrolythaushalt *m* / balance électrolytique *f*
4541 **balance, water input-output** / Wassereinfuhr-Ausfuhrbilanz *f* / balance d'amenage à emmenage de l'eau *f*
4542 **balanic** / eichelbezüglich / balanique
4543 **balanitis** / Balanitis *f* (βάλανος = Eichel: Glans-penis-Entzündung) / balanite *f*
4544 **balanitis, circinate erosive** / Balanitis erosiva circinata (durch Spirochäten) / balanite érosive circinée *f*
4545 **balanitis, dietetic (diabetic)** / Balanitis diaetetica (diabetica) (stoffwechselbedingt) / balanite diététique (diabétique) *f*
4546 **balanitis, gangrenous** / Balanitis gangraenosa / balanite gangreneuse *f*
4547 **balanitis, gonorrheal** / Eicheltripper *m* / balanoblennorrhée *f*
4548 **balanitis, mycotic** / Balanitis mycotica (durch Soorpilz) / balanite mycotique *f*
4549 **balanitis, simple** / Balanitis simplex (Smegma) / balanite simple *f*
4550 **balanitis, symptomatic** / Balanitis symptomatica (z.B. bei Syphilis) / balanite symptomatique *f*
4551 **balanocele** / Vorhautbruch *m* / balanocèle *f*
4552 **balanochlamyditis** / Glans-clitoris-Entzündung *f* / balanochlamydite *f*
4553 **balanoplasty** / Eichelplastik *f* / balanoplastie *f*
4554 **balanoposthitis** / Eichel-Vorhautentzündung *f* / balanoposthite *f*
4555 **(balano)preputial** / (eichel-)vorhautbezüglich / (balano)préputial
4556 **balanorrhagia** / Balanitis, eitrige *f* / balanorragie *f*
4557 **balantidiosis** / Balantidienruhr *f* / balantidiose *f*
4558 **Balantidium** / Paramaecium coli (Schweinedickdarmkommensal, Gattung Holotrichen) / balantidium *m*
4559 **balbuties** / Stammeln *n* / balbutiement *m*

4560 **bald** / kahl (nackt) / chauve
4561 **ball** / Pille *f* (vet.) / balle *f*
4562 **ballism** / Ballismus *m* (βαλλίζω = tanzen: extrapyramidal bedingte unwillkürliche Armschleuderbewegung) / ballisme *m*
4563 **ballism syndrome** / Ballismus-Syndrom (Dachbegriff für extrapyramidale [Seiten]-störungen) / syndrome de ballisme
4564 **ballistocardiograph** / Ballistokardiograph *m* (mißt Bewegung des auf leicht beweglicher Unterlage ruhenden Körpers bei jedem Herzschlag und ermittelt Schlagvolumen) / ballistocardiographe *m*
4565 **ballooning** / Ballonierung *f* (Aufblähung, -blasung) / ballonnement *m*
4566 **ballot(t)ement** / Ballot(t)ement *n* (balloter = hin- und herrollen, z.B. Kindskopf im Fruchtwasser, Kniescheibe auf Gelenkerguß bei kurzem Anstoß mit dem Finger) / ballot(t)ement *m*
4567 **(BALME's cough)** / (BALME' Syndrom) (Im Liegen auftretende Hustenanfälle bei chron. Tonsillenerkrankung mit nasopharyngealer Obstruktion) / («hypertrophie des amygdales»)
4568 **balm(-mint) leaves** / Folia melissae (Stomachicum Melissenblätter) / mélisse, feuilles de *f*
4569 **balneology** / Balneologie *f* (Bäder[heil]-kunde) / balnéologie *f*
4570 **balsam** / Balsamum *m* (Auflösung fester Harzbestandteile in Terpentinöl) / baume *m*
4571 **balsam, Canada** / Balsamum canadense (Kanadabalsam *m*) / baume de Canada *m*
4572 **balsam, copaiba** / Copaivabalsam *m* (Copaiva var.) / baume de copahu *m*
4573 **balsam, menthol** / Mentholbalsam *m* / baume de menthol *m*
4574 **balsam of Peru** / Balsamum peruvianum (Perubalsam *m*) / baume de Pérou *m*
4575 **balsam of Tolu** / Balsamum tolutanum (Tolubalsam *m*) / baume de Tolu *m*
4576 **balsamic (balmy)** / balsamisch (psych.) / balsamique
4577 **balsamiferous** / balsamhaltig / balsamifère
4578 **(BALSER's fatty necrosis)** / (BALSER' Syndrom) (Fettgewebenekrose bei akuter Autodigestion des Pancreas) / (nécrose de BALSER)
4579 **(v.BAMBERGER's hematogenic albuminuria)**/ (v.BAMBERGER' Albuminurie) (bei schweren Anämien) / (albuminurie hématogène)
4580 **banal** / alltäglich (unbedeutend) / banal
4581 **band (banded, banding)** / binden (gebunden, bindend) / bander (bandé, bandant)
4582 **band** / Band *n* / bande *f*
4583 **bands, absorption** / Absorptionsstreifen *m* (aus Sprektren [(farbige) Lösungen passierenden Lichts] «herausgeschnittene» [Farb]streifen) / raies d'absorption *f*
4584 **bands, amniotic** / Amnionbänder *n* (SIMONART: fet. Verwachsungen mit innerster Eihautschicht) / bandes amniotiques *f*
4585 **band, anchor, adjustable, all-closed, clamp, contoured** / Ankerband *n* (u.ä. kieferorthopädische Klammern) / bande d'ancre et des autres bandes dentaires *f*
4586 **band, anogenital** / Damm, fetaler *m* / bande anogénitale *f*
4587 **band, coagulation** / Koagulationsband *n* (WELTMANN: Serumeiweißkoagulationstest) / bande de coagulation *f*
4588 **band, frequencies** / Frequenzbereich *m* (Wellenband, Schwingungszahl) / gamme de fréquences *f*
4589 **band width** / Bandbreite *f* (Frequenzdifferenz $\nu_2-\nu_1$ in einem Frequenzbereich von ν_1–ν_2) / bande, largeur de *f*
4590 **bandage (dress)** / verbinden (ankleiden) / panser
4591 **bandage (bandaging)** / Binde *f* (Verband *m*) / bandage (pansement) *m*
4592 **bandage, abdominal (body)** / Bauchbinde (Leibbinde) *f* / bandage abdominal (de corps) *m*
4593 **bandage, adhesive** / Klebverband *m* / bandage adhésif *m*
4594 **bandage, axillary** / Achselverband *m* / bandage axillaire *m*
4595 **bandage, binocle, monocle** / Augenverbände *m* / bandage binoculaire, monoculaire *m*
4596 **bandage, cambric** / Cambric-Binde *f* / bande de Cambrai *f*
4597 **bandage, capeline; (Hippocrates's cap)** / Kopfkappenverband *m* (Mitra Hippocratis) / bonnet *m* (capeline d'Hippocrate *f*)
4598 **bandage, chin** / Kinnschleuder *f* (Funda mandibulae) / fronde mandibulaire; (mentonnière) *f*
4599 **bandage, circular** / Rundtourenverband *m* / bandage circulaire *m*
4600 **bandages, clavicle** / Schlüsselbein(bruch)-verbände *m* (DESAULT', SAYRE', VELPEAU') / bandages de la clavicule *m*
4601 **bandage, compression (pressure)** / Druckverband *m* / bandage compressif *m*
4602 **bandage, crape** / Kreppverband *m* / bandage en crêpe *m*
4603 **bandage, crucial** / Kreuzverband *m* / bandage cruciforme *m*
4604 **bandage, (demi)gauntlet** / Handschuhverbände *m* / bandage (demi-)gantant *m*
4605 **bandage, dolabriform** / Hobelspanbinde *f* (Dolabra) / bandage en doloire *f*
4606 **bandage, elastic** / Verband, elastischer *m* / bandage élastique *m*
4607 **bandage of the elbow, figure-of-eight** / Testudo cubiti (Ellenbogenverband *m*) / bandage du coude en tour de 8 *m*
4608 **bandage, extension** / Streckverband *m* / bandage à extension *m*
4609 **bandage, fenestrated** / Fenstergips *m* (mit Wundenaussparung) / pansement fenêtré *m*
4610 **bandage, figure-of-eight** / Schildkrötenverband *m* (Testudo) / bandage en tour de 8 *m*
4611 **bandage, finger** / Fingerverband *m* / bandage du doigt *m*
4612 **bandage, finger-stall** / Fingerlingverband *m* (tg) / bandage doigtier *m*
4613 **bandage, fixed** / Dauerverband *m* / bandage à demeure *m*
4614 **bandage, helmet** / Helmverband *m* (tg) / bandage en casque *m*

4615 **bandage, immobilizing** / Ruhigstellungsverband *m* / bandage immobilisant *m*
4616 **bandage, indiarubber** / Gummibinde *f* (zur Anämisierung nach ESMARCH) / bande caoutchoutée *f*
4617 **bandage, jaw** / Capistrum simplex, duplex (Halfter-, Kopfbindenverband *m*) / chevêtre *m*
4618 **bandage, knee** / Kniekappe *f* / genouillère *f*
4619 **bandage of the mamma, supporting** / Brustverband *m* (Brustbinde *f*) / bandage supportant le sein *m*
4620 **bandage, nose** / Nasenschleuder *f* (Funda nasi) / fronde du nez *f*
4621 **bandage, open-wove** / Mullbinde *f* / bande mousseline *f*
4622 **bandage, plaster (of Paris)** / Gipsbinde *f* / bandage plâtré *m*
4623 **bandage, prefab(ricated)** / Fertigverband *m* / bandage préfabriqué *m*
4624 **bandage, protective** / Schutzverband *m* / pansement protecteur *m*
4625 **bandage, recurrent** / Achter-Kreistourenverband *m* / bandage récurrent *m*
4626 **bandage, (reversed) spiral** / Schneckenverband (, reversierter) *m* / bandage spiral (reversé) *m*
4627 **bandage, roller** / Rollbinde(nverband *m*) *f* / bandage roulé *m*
4628 **bandage, rucksack** / Rucksackverband *m* / bandage en sac à dos *m*
4629 **bandage, speed** / Schnellverband *m* (z.B. für Fingerkuppen) / bandage rapide *m*
4630 **bandage, spica** / Kornährenverband *m* / spica *m*
4631 **bandage, starch** / Kleisterverband *m* (Stärkebinde *f*) / pansement (bande *f*) amidonné(e) *m*
4632 **bandage, stellate** / Sternverband *m* / bande croisée *f*
4633 **bandage, suspensory** / Suspensorium *n* (Hodensackbinde) / suspensoir *m*
4634 **bandage, T-** / T-Binde *f* / bandage en T *m*
4635 **bandage, traction** / Zugverband *m* / bandage à extension continue *m*
4636 **bandage, triangular** / Dreiecktuch *n* / bandage en triangle *m*
4637 **bandage, tubegauze (tg)** / Schlauchverband, nahtloser *m* / bandage de gaze (en forme de) tuyau *m*
4638 **bandage, umbilical** / Nabelbinde *f* / bande ombilicale *f*
4639 **bandage, varicose** / Krampfaderbinde *f* / bandage variqueux *m*
4640 **bandager** / Bandagist *m* / bandagiste *m*
4641 **banded** / streifig (mit Streifen versehen) / bandé
4642 **bank** / Bank *f* (Ein- und Auslagerungsstelle für Organkonserven) / banque *f*
4643 **bant(ing)(ism)** / Bantingkur *f* (fett- und kohlenhydratarme Diät) / bantingisme *m*
4644 **Baptisia** / Wildindigo (Wirkstoffe: Bapt(is)in, Cytisin) / Baptisia tinctoria (Leguminosae)
4645 **bar** / Riegel *m*, verriegeln, Bar *n* (Luftdruckmaßeinheit b = 10^6 dyn/cm^2) / barre *f*, barrer, bar *m*
4646 **bar, arch, lingual, palatal** / Zahnregulierungsklammern *f* / barre arquée, linguale, palatale *f*
4647 **Barbadoes legs** / Barbadosbein *n* / éléphantiasis filarieuse *f*
4648 **barbaric** / barbarisch / barbare
4649 **barbarism** (barbarity) / Unmenschlichkeit / barbarie *f* (barbarisme *m*)
4650 **BARBER's disease** / BARBER' Syndrom (Der Psoriasis pustulosa verwandte, auf Handteller und Fußsohlen begrenzte pustulöse Dermatose) / « psoriasis pustuleux des extrémités »
4651 **barber's itch** / Bartflechte *f* / barbe, sycosis de la *f*
4652 **barbital (diethylbarbituric acid)** / Veronal *n* (v. MERING, 1902 in Verona) / diéthylmalonylurée *f*
4653 **barbiturates** / Barbitursäurepräparate *n* (stören Zellwachstum) / barbiturates *m*
4654 **barbituric** / barbitursauer / barbiturique
4655 **barbitu(r)ism** / Barbitursäurevergiftung *f* / barbiturisme *m*
4656 **bare-footed, -handed, -headed, -legged, -necked** / bloßfüßig, -händig, -häuptig, -beinig, -halsig / nu-pieds, -mains, -tête, -jambes, -cou
4657 **barium (Ba 56 137,36)** / Barium (Barium *n*) / baryum *m*
4658 **barium acetate ($(CH_3COO)_2Ba \cdot H_2O$)** / Barii acetas (Bariumacetat *n*) / baryum, acétate de *m*
4659 **barium arsenate ($Ba_3(AsO_4)_2$)** / Barii arsenas (Bariumarsenat *n*) / baryum, arséniate de *m*
4660 **barium bromide ($BaBr_2 \cdot 2H_2O$)** / Barii bromidum (Bariumbromid *n*) / baryum, bromure de *m*
4661 **barium carbonate ($BaCO_3$)** / Barii carbonas (Bariumcarbonat *n*) / baryum, carbonate de *m*
4662 **barium chloride ($BaCl_2 \cdot 2H_2O$)** / Barii chloridum (Bariumchlorid *n*) / baryum, chlorure de *m*
4663 **barium dioxide (BaO_2)** / Barii dioxydum (Bariumdioxyd *n*) / baryum, bioxyde de *m*
4664 **barium hydroxide ($Ba(OH)_2$)** / Barii hydroxydum (Bariumhydroxyd *n*) / baryum, hydroxyde de *m*
4665 **barium (opaque) meal** / Barium(kontrast)-brei *m* / baryum, repas (opaque) de *m*
4666 **barium oxide (BaO)** / Barii oxydum (Bariumoxyd *n*, Baryt *m*) / baryum, oxyde de *m*
4667 **barium platinocyanide ($BaPt(CN)_4 \cdot 4H_2O$)** / Barii platinocyanidum (Bariumplatincyanür *n*) / baryum, platinocyanure de *m*
4668 **barium sulfate ($BaSO_4$)** / Barii sulfas (Bariumsulfat *n*, schwefelsaurer Baryt *m*) / baryum, sulfate de *m*
4669 **bariumize** / barium(is)ieren / baryumiser
4670 **bark** / Borke *f* / écorce *f*
4671 **barking** / bellend / aboyant
4672 **barky** / borkig / squarreux
4673 **baro(-electro)-esthesiometry** / Luftdruckempfindlichkeitsmessung *f* / baro(-électro)-esthésiométrie *f*
4674 **barognosis (baragnosis)** / Drucksinn(verlust) *m* / barognosie (baragnosie) *f*

4675 **baromacrometer** / Baromakrometer *n* (Neugeborenengewicht- und -größenmesser) / baromacromètre *m*
4676 **Baro(metro)graph** / Luftdruckmesser, schreibender *m* / baro(métro)graphe *m*
4677 **barotaxis (-tropism)** / Barotropismus *m* (Eigenschaft der lebenden Materie, auf Luftdruckschwankungen zu reagieren) / barotropisme *m*
4678 **barotrauma, otitic; (aerotitis)** / Fliegerotitis *f* («Fliegerohr») / barotrauma otitique *m* (aérotite *f*)
4679 **barrier, biologic(al)** / Schranke, biologische *f* (Fremdeiweißabwehrsystem) / barrière biologique *f*
4680 **barrier, blood-brain (-cerebrospinal)** / Blut-Hirnschranke *f* (dem Stoffaustausch Blut ↔ ZNS dienendes System mit regulierendem [Hirnkapillaren], sekretorischem [Liquor produzierender Plexus chorioideus], ultrafiltrierendem [Meningen] Mechanismus) / barrière hémat(o-)encéphalique *f*
4681 **barrier, medullary** / Knochenmarksperre *f* (Zurückhaltung reifer Zellen) / barrière myéloïde *f*
4682 **barrier, placental** / Plazentarschranke *f* (wird z. B. von Vitamin D passiert) / barrière placentaire *f*
4683 **bartholinitis** / Bartholinitis *f* (Gl.-vestibularis-maior-Entzündung) / bartholinite *f*
4684 **Bartonella** / Bartonella (Baktgatt. der Bartonellaceae) / bartonelle *f*
4685 **bartonella, bacilliform** / Bartonella bacilliformis (Erreger der CARRION' Krankheit) / bartonelle bacilliforme *f*
4686 **Bartonella fever** / CARRION' Krankheit (Infektionskrankheit mit schwerer hämolytischer Anämie) / maladie de CARRION
4687 **Bartonellaceae** / Bartonellaceae (2. Baktfam. der Rickettsiales) / bartonellacées *f*
4688 **bartonellosis** / Bartonellose *f* (Oryafieber durch Bartonella bacilliformis) / bartonellose *f*
4689 **BARTTER's syndrome** / BARTTER' Syndrom (Vasale Angiotensin-II-Resistenz, juxtaglomeruläre Zellhyperplasie, Hyperaldosteronismus) / syndrome de BARTTER
4690 **baruria** / Barurie *f* (Ausscheiden von Urin mit hohem spezif. Gewicht) / barurie *f*
4691 **barycenter** / Baryzentrum *n* (βαρύς = schwer) / barycentre *m*
4692 **baryta** / Baryterde *f* / baryte (terreuse) *f*
4693 **barytic** / barythaltig / barytique
4694 **barytosis** / Schwerspatstaublunge *f* / barytose *f*
4695 **basal** / basal (grundnah) / basal
4696 **basaloma** / Basaliom *n* (Basalzellenkrebs) / basaliome (carcinome basocellulaire) *m*
4697 **basaloma, plane cicatrizant, terebrant, vegetal** / Basalioma planum cicatricans, terebrans, vegetans (flachvernarbendes, bohrendes, erhabenes) / basaliome plan cicatrisant, térébrant, végétal *m*
4698 **basculation** / Baskulation *f* (Aufrichten des retrovertierten Uterus) / basculation *f*
4699 **base (based, basing)** / aufruhen (gestützt, basierend) / baser (basé, basant)
4700 **base (basis)** / Basis (βάσις = Grundlage, Ausgangspunkt, Grundfläche eines Körpers *f*) / base *f*
4701 **base, acidifiable** / Säuregrundlage *f* / base acidifiable *f*
4702 **base of the arytenoid cartilage** / Basis (cartilaginis arytaenoideae) / base du cartilage aryténoïdien
4703 **base of the brain** / Basis cerebri / base du cerveau
4704 **base of the cochlea** / Basis cochleae / base du limaçon
4705 **base of the heart** / Basis cordis / base du cœur
4706 **base of a hemocytometer, ruled** / Zählnetz *n* (einer Zählkammer) / (cellule) quadrillée d'un hémocytomètre *f*
4707 **base of the kneecap** / Basis patellae / base de la rotule
4708 **base of the lung** / Basis pulmonis / base du poumon
4709 **base of the mandible** / Basis mandibulae / base de la mandibule
4710 **base of the metacarpal and metatarsal bones** / Basis (ossium metacarpalium et metatarsalium) / base des os métacarpiens et métatarsiens
4711 **base of the modiolus of the cochlea** / Basis modioli / base de la columelle
4712 **base of the phalanx** / Basis phalangis / base de la phalange
4713 **base of the prostate** / Basis prostatae / base de la prostate
4714 **base of the renal pyramid** / Basis pyramidis (renalis) / base de la pyramide rénale
4715 **base of the sacrum** / Basis ossis sacri / base du sacrum
4716 **base script, DNA-** / DNS-Basenschrift *f* (Form der Speicherung von Erbinformationen [KAUDEWITZ]) / caractère basique d'acide désoxyribonucléique *m*
4717 **base of the skull, external and internal** / Basis cranii externa et interna / base externe et interne du crâne
4718 **base of the stapes** / Basis stapedis / base de l'étrier
4719 **bases** / Basen *f* (mit Säuren neutrale, saure od. basische Salze bildende, negativ geladene OH-Ionen in wäßriger Lösung abdissoziierende, Verbindungen) / bases *f*
4721 **bases, amide; (primary amines)** / Amidbasen *f* (primäre Amine: Ammoniakderivate mit 1 H-Atom ersetzt durch Alkyle) / amines primaires *f*
4721a **bases, ammonium** / Ammoniumbasen *f* (org. Verbindungen aus Ammonium mit ersetzten H-Atomen durch Alkyle) / bases d'ammonium *f*
4722 **bases, hexone** / Hexonbasen *f* (basisch reagierende Aminosäuren Arginin, Lysin, Histidin mit 6 C-Atomen) / bases hexoniques *f*
4723 **bases, imide; (secondary amines)** / Imidbasen *f* (sekundäre Amine: Ammoniakderivate mit 2 H-Atomen ersetzt durch Alkyle) / amines secondaires *f*

4724 **bases, nitrile; (tertiary amines)** / Nitrilbasen *f* (tertiäre Amine: Ammoniakderivate mit 3 H-Atomen ersetzt durch Alkyle) / amines tertiaires *f*
4725 **bases, purine (alloxur[ic])** / Purinbasen *f* (Purinring = Ringsystem der Harnsäure) / (bases) puriques *f*
4726 **bases, pyrimidine** / Pyrimidinbasen *f* (Pyrimidinring = Sechsring mit 2 N-Atomen) / (bases) pyrimidiques *f*
4727 **basial, basilar** / basial, basilär (basisbezüglich, grundgehörig) / basial, basilaire
4728 **basic** / basisch (sich wie eine Base verhaltend) / basique
4729 **basicity** / Basizität *f* (i. G. z. Acidität) / basicité *f*
4730 **basidia** / Basidien *n* (stielartige Pilzhyphen) / basides *m*
4731 **Basidiomycetes** / Basidiomyzeten *m* (Stielpilze, 1. Unterklasse Eumyzeten) / basidiomycètes *m*
4732 **basidiospores** / Basidiosporen *f* (in Basidien entstehende Sporen [der Basidiomyzeten]) / basidiospores *f*
4733 **basigenous** / basenerzeugend (basisch machend) / basigène
4734 **basiocardiac, -cranial** / herzbasis-, schädelbasisbezüglich / basiocardiaque, -crânien
4735 **basiofacial, -temporal** / gesichtsbasis-, schläfenbasisbezüglich / basiofacial, -temporal
4736 **basioglossal, -nasal** / zungenbasis-, nasenbasisbezüglich / basioglossien, -nasal
4737 **basion (ba)** / Basion *n* (kraniometrischer Punkt: vorderer Medianpunkt des Hinterhauptlochs) / basion *m*
4738 **basiotripsy (basilysis)** / Basiotripsie (Kephalotripsie) *f* (tokol.) / basiotripsie *f*
4739 **basocyte** / Leukozyt, basophiler *m* (0–1% im Differentialblutbild) / basocyte *m*
4740 **basocytoplasm** / Zellplasma, basophiles *n* / basocytoplasme *m*
4741 **basophilic, -phobic** / basenfreundlich, -feindlich / basophile, -phobe
4742 **basophilism** / Basophilie *f* (Überschwemmung mit basophilen Zellen) / basophilisme *m*
4743 **basophilism, pituitary** / CUSHING' Syndrom (I) (Primärer od. sekundärer Hyperadrenokortizismus) / hyperbasophilie antéhypophysaire
4744 **basophobia** / Basophobie *f* (Gehfurcht Tabischer) / basophobie *f*
4745 **bastard** / Bastard *m* (Individuum mit heterozygoten Erbanlagepaaren) / bâtard *m*
4746 **bastardize (mix, cross, hybridize)** / bastardi(si)eren (mischen, kreuzen) / bâtard(is)er (croiser)
4747 **bath** / Bad *n* / bain *m*
4748 **bath, acid, alcaline, neutral** / Bad, saures, alkalisches, neutrales *n* / bain acide, alcalin, neutre *m*
4749 **bath, air** / Luftbad *n* / bain d'air *m*
4749a **bath, alcohol (, gelatin, glycerin, paraffin)** / Bad, Alkohol- (, Gelatine-, Glycerin-, Paraffin-) *n* / bain d'alcool (de gélatine, glycérine, paraffine) *m*
4750 **bath, alternating (contrast)** / Wechselbad *n* / bain alternatif *m*
4751 **bath, arm, foot** / Armbad, Fußbad *n* / bain de bras, de pied *m*
4752 **bath, aromatic (herb)** / Kräuterbad *n* / bain aromatique *m*
4753 **bath attendant** / Bademeister *m* / maître baigneur *m*
4754 **bath, bog (peat), mud** / Moorbad, Schlammbad *n* / bain de boue *m*
4755 **bath, bran** / Kleiebad *n* / bain de son *m*
4756 **bath, brine** / Solbad *n* / bain d'eau saline *m*
4757 **bath, brush** / Bürstenbad *n* (Trockenbürsten der Haut mit trophischem und tonischem Effekt) / bain de brossage *m*
4758 **bath, carbon dioxide** / Kohlensäurebad *n* / bain carbogazeux *m*
4759 **bath, chalybeate** / Stahlbad *n* / bain ferrugineux *m*
4760 **bath, chemical** / Bad, chemisches *n* / bain chimique *m*
4761 **bath, cold, warm** / Bad, kaltes, warmes *n* (0–21 °C, 32–40 °C) / bain froid, chaud *m*
4762 **bath, complete, half, local** / Vollbad, Halbbad, Teilbad *n* / bain complet, demi-, local *m*
4763 **bath, continuous (prolonged)** / Dauerbad *n* / bain permanent (prolongé) *m*
4764 **bath, (electric-)light** / Licht(kasten)bad *n* / bain de lumière (électrique) *m*
4765 **bath, eye** / Augenbad *n* / bain oculaire *m*
4766 **bath, Finnish (box)** / (Heim)sauna *f* / bain russe *m*
4767 **bath, fixing-** / Fixierbad *n* (phot.) / bain fixateur *m*
4768 **bath, foam** / Schaumbad *n* / bain de mousse *m*
4769 **bath, four-, two-cell** / Vierzellen-, Zweizellenbad *n* / bain à quatre, à deux cellules *m*
4770 **bath, graduated** / Bad, ansteigendes *n* (SCHLENZ) / bain gradué *m*
4771 **bath, head** / Kopfbad *n* / bain de tête *m*
4772 **bath, hip** / Sitzbad *n* / bain de siège *m*
4773 **bath, hot-air** / Heißluftbad *n* / bain d'air chaud *m*
4774 **bath, hyperthermal** / Überwärmungsbad *n* (38–42 °C [LAMPERT]) / bain hyperthermal *m*
4775 **baths, iodic** / Jodbäder *n* / bains iodés *m*
4776 **bath, medicated** / Bad, medizinisches *n* / bain médicinal *m*
4777 **bath, mineral** / Mineralbad *n* / bain minéral *m*
4778 **bath, mustard** / Senfbad *n* / bain sinapisé *m*
4779 **bath, needle** / Strahldusche *f* / douche en jet *f*
4780 **bath, oxygen (perogen)** / Sauerstoffbad *n* / bain oxygéné *m*
4781 **bath, plunge** / Tauchbad *n* / bain d'immersion *m*
4782 **bath salt** / Badesalz *n* / bain, sel pour le *m*
4783 **bath, sand** / Sandbad *n* / bain de sable *m*
4784 **bath, sea(-water)** / Seebad (Meerwasserbad) *n* / bain de mer *m*
4785 **bath, sedative, stimulating** / Beruhigungsbad, Belebungsbad *n* / bain sédatif, stimulant *m*

4786 **bath, shower** / Brausebad *n* (Dusche *f*) / douche *f*
4787 **bath, sponge (pack)** / Ganzwaschung (-packung) *f* / bassinage (enveloppement) entier *m*
4788 **bath, steam (vapor)** / Dunstbad (Dampfbad) *n* / bain de vapeur *m*
4789 **bath, sulfur** / Schwefelbad *n* / bain sulfureux *m*
4790 **bath, sun** / Sonnenbad *n* / bain de soleil *m*
4791 **bath, sweating-** / Schwitzbad (Sudarium) *n* / bain d'étuve *m*
4792 **bath, water** / Wasserbad *n* (chem.) / bain-marie *m*
4793 **bathe** / baden, baigner
4794 **bathing** / badzugehörig / baignant
4795 **bathing place** / Badeplatz *n* / baignade *f*
4796 **bathing-pool** / Schwimmbad *n* (Planschbecken) / bain de natation *m*
4797 **bathmotropic** / bathmotrop (βαθμός = [Reiz]schwelle: nervöse Herzmuskeltätigkeit beeinflussend) / bathmotrope
4798 **bathophobia** / Bathophobie *f* (βάθος = Höhe/Tiefe: Furcht, in Abgründe zu sehen) / bathophobie *f*
4799 **bathy-anesthesia** / Tiefenanästhesie *f* (βαθύς = tief) / bathy-anesthésie *f*
4800 **bathycardia** / Herztiefstand *m* (anat.) / bathycardie *f*
4801 **bathyhyperesthesia, -hypesthesia** / Tiefensensibilität, gesteigerte, geminderte *f* / bathyhyperesthésie, -hypesthésie *f*
4802 **bathymorphia** / Bathymorphie *f* (vergrößerter Hornhaut-Netzhautabstand bei Kurzsichtigkeit) / bathymorphie *f*
4803 **bathypnea** / Atmung, vertiefte *f* / respiration profonde *f*
4804 **battarism** / Battarismus *m* (βατταρίζω = stammeln: polternde Sprechweise) / bégaiement *m*
4805 **Batten-Mayou syndrome** / Stock-Spielmeyer-Vogt' Syndrom (Juvenile Form der amaurotischen Idiotie) / syndrome de Stock-Spielmeyer-Vogt
4806 **battery** / Batterie *f* / pile (électrique) *f*
4807 **battle fatigue** / Kriegsmüdigkeit *f* / guerre, fatigue de *f*
4808 **bauhinospasm** / Ileozäkalklappenkrampf *m* / bauhinospasme *m*
4809 **baunscheidtism** / Baunscheidtismus *m* (Erzeugung eines [Rheuma] ableitenden Hautausschlags) / baunscheidtisme *m*
4810 **bauxite workers' disease** / Shaver' Syndrom (Staublunge bei Korundschmelzern) / syndrome de Shaver
4811 **bay(berry) (-leaf)** / Lorbeer(e *f*) *m* (-blatt *n*) / laurier *m*
4812 **bayonet fitting** / Bajonettverschluß *m* / fermeture à baïonnette *f*
4813 **bdellovibrio, bacteriovorous** / Bdellovibrio bacteriovorus (βδέλλα = Blutegel, vibrare = zittern: begeißeltes kommaförmiges ultramikroskopisches Raubbakterium [des Bodens] [Buchanan]) / bdellovibrio bactériovore *m*
4814 **beaded (moniliform)** / perlschnurartig / moniliforme
4815 **beads (rosary), rachitic** / Rosenkranz, rhachitischer *m* (Rippenknorpelauftreibungen) / chapelet rachitique *m*
4816 **beaked** / schnabelförmig / bec, en forme de
4817 **beam (of light)** / Balken *m* (Strahlenbündel *n*) / pinceau *m* (de rayons)
4818 **bean** / Bohne *f* / fève *f*
4819 **bean, Calabar** / Kalabarbohne *f* (Physostigmin enthaltender Samen von Physostigma venenosum) / fève de Calabar *f*
4820 **bean, soya** / Sojabohne *f* (50% Eiweißgehalt, Fleisch nur 20%) / fève de soya *f*
4821 **bear** / gebären / enfanter
4822 **bear-berry leaves** / Bärentraubenblätter *n* / busserole, feuilles de *f*
4823 **beard** / Barba (Bart[haare]) / barbe
4824 **bearded** / bärtig / barbu
4825 **beat** / Schlag *m* / battement *m*
4826 **beat (of the heart), apex** / (Herz)spitzenstoß *m* / choc de la pointe (du cœur) *m*
4827 **beater** / Stößel *m* / pilon *m*
4828 **beatniks** / Beatniks *m* (beat = Schlag: aktive Nonkonformisten) / beatniks *m*
4829 **beauty** / Schönheit *f* / beauté *f*
4830 **bechic (cough soothing)** / hustenstillend / béchique (calmant la toux)
4831 **bed** / Bett *n* / lit *m*
4832 **bed, extension** / Streckbett *n* / lit à extension *m*
4833 **bed of the kidney, of the prostate** / Nierenloge, Prostataloge *f* / lit du rein, de la prostate *m*
4834 **bed, labo(u)r** / Kreißbett *n* / lit de travail *m*
4835 **bed, plaster (of Paris)** / Gipsbett *n* / lit plâtré *m*
4836 **bed, reclination** / Reklinationsbett *n* (Lorenz' Gipsstreckverband) / lit de réclinaison *m*
4837 **bed of sickness** / Krankenlager *n* / lit de malade *m*
4838 **bed, surgical** / Operiertenbett *n* / lit chirurgical *m*
4839 **bed, water** / Wasserbett *n* / matelas d'eau *m*
4840 **bedbug, tropical** / Cimex rotundus seu hemipterus (tropische Bettwanze *f*) / punaise tropicale *f*
4841 **bedcradle** / Bettbügel *m* / cerceau *m*
4842 **bedfast** / bettlägerig / alité
4842a **bedlam** / «Tollhaus» *n* / asile d'aliénés *m*
4843 **Bednar's aphthae** / Bednar'Aphthen (Sauggeschwüre am harten Gaumen kachektischer Säuglinge) / aphtes du palais
4844 **bedpan** / Steckbecken *n* / lit, bassin de *m*
4845 **bed-sore, to get** / durchliegen / excorier, s'
4846 **bedwetter** / Bettnässer *m* / pissenlit *m*
4847 **beer** / Bier *n* (Diurese fördernd) / bière *f*
4849 **bee-sting, -venom (apitoxin)** / Bienenstich *m*, -gift *n* / piqûre *f*, venin *m* d'abeille; (apitoxine *f*)
4849a **beet, red** / Bete, rote *f* / betterave rouge *f*
4850 **beget** / begatten (zeugen) / procréer
4851 **behaviour, abstract** / Verhalten, abstraktes *n* (übergegenständliches) / comportement abstrait *m*
4852 **behaviour, (in)variable** / Verhalten, (angeborenes), erworbenes *n* / comportement (in)variable *m*

4853 **behaviour, mounting-** / «Be(rg)steigerbenehmen» *n* (weiblicher mit Testosteron behandelter Tiere) / comportement montant *m*
4854 **behaviour patterns** / Verhaltensweisen *f* (biol., psychol.) / comportement, patrons de *m*
4855 **behavio(u)rism** / Benehmen (Sichverhalten) *n* / béhavio(u)risme *m*
4856 **behaviourisms, conditioning of** / Verhaltensweisenkonditionierung *f* (Bahnung [der Auslösung] bedingter Reflexe [PAWLOW]) / béhaviourisme, conditionnement de *m*
4857 **BEHÇET's disease** / BEHÇET' Syndrom (Schubweise ablaufende septisch-allergische Erkrankung) / syndrome trisymptomatique de BEHÇET
4858 **being (presence)** / Dasein *n* (Anwesenheit *f*) / présence *f*
4859 **bel** / Bel *n* (b [D']: als dekadischer Logarithmus eines Intensitätsverhältnisses definierte Zählungseinheit für allgemeine dimensionslose Dämpfungsgrößen) / bél *m*
4860 **believe** / glauben (Kenntnisse andrer anerkennend übernehmen) / croire
4861 **(BELL's mania)** / (BELL' Krankheit) (Manieartig-deliröse Meningoencephalitis [?]) / (délire de BELL)
4862 **BELL's palsy** / BELL' Syndrom (Idiopathische einseitige periphere Gesichtsmuskellähmung) / paralysie faciale de BELL
4863 **BELL's sign** / BELL' Phänomen (M.-orbicularis-oculi-Lähmung) / signe de BELL
4864 **Belladonna** / Tollkirsche (Wirkstoffe: Atropin, Hyoscin) / Atropa Belladonna (Solanaceae)
4866 **bellied** / bauchig / ventru
4867 **bellows** / Blasebalg *m* / soufflet *m*
4867a **bell-shaped** / glockenförmig / cloche, en forme de
4868 **belly, big** / Dickbauch *m* / panse grosse *f*
4869 **belly, drum** / Trommelbauch *m* / panse ballonnée *f*
4870 **belly, frog** / Froschbauch *m* / panse de batracien *f*
4871 **belly, wooden-** / Hartbauch *m* (Holzbauch) / panse rigide (de bois) *f*
4872 **belt (girdle)** / Gürtel *m* / ceinture *f*
4873 **bend (bent, bending)** / beugen (geknickt, krümmend) / fléchir (fléchi, fléchissant)
4874 **bending of light (waves)** / Licht(wellen)beugung *f* (Abweichung der Lichtausbreitung vom geradlinigen Strahlengang) / flexion des ondes lumineuses *f*
4875 **BENEDIKT's syndrome** / BENEDIKT' Syndrom (Lähmungsform bei Nucleus-ruber-Läsion) / maladie de BENEDIKT (CHARCOT)
4876 **benefit** / Wohltat *f* (Krankengeld) / bienfait *m*
4877 **benefit society** / Wohltätigkeitsverein *m* (Krankenkasse) / bienfaisance, association de *f*
4878 **benevolent** / wohlwollend / bienveillant
4879 **benign(ity)** / Gutartig(keit *f*) / bénin (bénignité *f*)
4880 **BENJAMIN's anemia** / BENJAMIN' Syndrom (Frühkindliche hypochrome Anämie mit Konstitutionsanomalien und Oligophrenie) / anémie constitutionnelle de BENJAMIN
4881 **benumb** / benommen / engourdi (étourdi, obnubilé)
4882 **benzene** / benzolisch / benzénique (benzolique)
4883 **benzene derivatives** / Benzolabkömmlinge *m* / benzène, dérivés de *m*
4884 **benzidine** / Benzidin *n* (Paradiamidodiphenyl) / benzidine *f*
4885 **benzine** / Benzin *n* / benzine *f*
4886 **benzoates** / Benzoate *n* (Salze der Benzoesäure) / benzoates *m*
4887 **benzoic** / benzoesauer / benzoïque
4888 **benzoin** / Benzoin *n* (Bittermandelölkampfer) / benzoïne *f*
4889 **benzol (benzene) (C_6H_6)** / Benzol *n* (seit FARADAY [1825: erste Darstellung, LIEBIG 1834: Namengebung, LEIGH, 1842: Darstellung aus Teer, KEKULÉ 1865: Sechs(er)ring-Benzolformel] bis heute über 100 000 dargestellte Abkömmlinge) / benzène (benzol) *m*
4890 **benzolism (, acute, chronical)** / Benzolvergiftung *f* (akut: Zyanose, chronisch: Agranulozytose) / benzolisme (aigu, chronique) *m*
4891 **benzoyl group** / Benzoyl-Gruppe *f* (einwertige C_6H_5CO-Gruppe) / benzoyle, groupe de *m*
4892 **benzoylate** / benzoylieren / benzoyler
4893 **benzpyrene** / Benzpyren *n* (Krebsnoxe im Steinkohlenteer) / benzpyrène *m*
4894 **benzyl group** / Benzyl-Gruppe *f* (einwertige $CH_2C_6H_5$-Gruppe) / benzyle, groupe de *m*
4895 **Berberis** / Sauerdorn (Wirkstoffe: Berberin, Oxyacanthin, Berbamin, Berberrubin) / Berberis vulgaris (Berberidaceae)
4896 **beriberi** / Beriberi *f* (trockne [neuritische] od. feuchte [karditische] Vitamin-B_1-Mangelkrankheit durch vorwiegende Ernährung mit geschältem Reis) / béribéri *m*
4897 **beriberic** / beriberisch / béribérique
4898 **berkelium (Bk 97 243)** / Berkelium (Berkelium *n*) / berkélium *m*
4899 **BERNHEIM's syndrome** / BERNHEIM' Syndrom («Venöse Asystolie» bei Stenose des rechten Herzventrikels durch den hypertrophierten linken) / syndrome de BERNHEIM
4900 **berylliosis** / Berylliumvergiftung(skrankheit) *f* / bérylliose *f*
4901 **beryllium (Be 4 9,02)** / Beryllium (Beryllium *n*) / béryllium *m*
4902 **bestial (beastly)** / bestialisch / bestial
4903 **betain** / Betain *n* (lipotrope Substanz) / bétaïne *f*
4904 **betalysin** / Betalysin *n* (thermostabiles Lysin für grampos. Bakterien) / bétalysine *f*
4905 **beta-oxybutyria** / Beta-Oxybutyrie *f* (wahrscheinliche Ursache des Diabeteskomas) / bêta-oxybutyrie *f*
4906 **beta-oxydation** / Beta-Oxydation *f* (Fettsäurenoxydation am β-ständigen C-Atom) / bêta-oxydation *f*
4907 **beta-rays** / Betastrahlen *m* (Kathodenstrahlen) / rayons bêta *m*
4908 **betaserolysin** / Betaserolysin *n* (thermostabiles Lysin im Serum) / bêtasérolysine *f*

4909 **betatron** / Elektronenschleuder *f* / rhéotron *m*
4910 **Betula** / Birke (Wirkstoff: Betulin) / Betula verrucosa (Betulaceae)
4911 **bevatron** / Bevatron *n* (bev = billion electron volts: Beschleuniger für positive im Zyklotron bzw. Synchrotron vorbeschleunigte Teilchen, mit denen Energien von mehreren Milliarden Volt erreicht werden) / bévatron *m*
4912 **bevels (facets)** / Schrägkanten *f* (z.B. bei Injektionskanüle) / facettes *f*
4913 **bezoar** / Bezoar *m* (pers. Gegengift: Magenstein) / bézoard *m*
4914 **v. BEZOLD's mastoiditis** / v. BEZOLD' Krankheit (Mastoiditis mit Senkungsabszeß hinter dem M. sternocleidomastoideus und zwischen den seitlichen Halsmuskeln) / mastoïdite de BEZOLD
4915 **biangular, biarticular, biaxial** / zweiwinklig, zweigelenkig, zweiachsig / biangulaire, biarticulaire, biaxial
4918 **bibliography** / Bibliographie *f* (Schrifttum) / bibliographie (littérature) *f*
4919 **bibliomaniac, -phil** / Büchernarr, -freund *m* / bibliomaniaque, -phile *m*
4920 **bibliotherapy** / Bibliotherapie *f* (durch Lesenlassen von Büchern mit fallentsprechenden Themen unterstützte Psychotherapie) / bibliothérapie *f*
4921 **biborate** / Diborat *n* (doppeltborsaures Salz) / biborate *m*
4922 **bicapsular** / zweikapslig / bicapsulaire
4923 **bicarbonate, standard** / Standardbicarbonat *n* (StBC: Bicarbonatgehalt des volloxygenierten Blutplasmas bei 37 °C nach Äquilibrierung mit 40 mm Hg CO_2-Druck norm. 21–25 mval/l) / bicarbonate standard *m*
4924 **bicarbonic** / doppeltkohlensauer / bicarbonique
4925 **bicaudal** / doppelschwänzig / bicaudé
4926 **bicellular** / zweizellig / bicellulaire
4927 **bicephalus** / Doppelkopf *m* / bicéphale *m*
4928 **bichloride** / Doppelchlorid *n* / bichlorure *m*
4929 **bichromate** / Bichromat *n* (doppeltchromsaures Salz) / bichromate *m*
4930 **biciliate, bicipital, bicoloured** / zweiwimprig, zweihäuptig, zweifarbig / bicilié, bicipital, bicolore
4931 **biconcave (amphicelous)** / doppeltkonkav, (κοῖλος = hohl) / ambiconcave
4932 **biconvex** / bikonvex (beidseits gewölbt) / biconvexe
4933 **bicorn(u)ate, bicuspid(al)** / zweihörnig, zweispitzig / bicorne, bicuspide
4934 **bicorpus** / Doppelkörper *m* / bicorps *m*
4935 **bicyclic** / bizyklisch (Benzoldoppelring enthaltend) / bicyclique
4936 **bidental, bidigital** / doppelzackig, zweifingrig / bidentaire, bidigital
4937 **bidet** / Bidet *n* (Genitalwaschbecken) / bidet *m*
4938 **bidistilled** / redestilliert / bidestillé
4939 **BIEMOND-van BOGAERT syndrome** / BIEMOND' Syndrom (Var. [?] des LAURENCE-MOON-BIEDL-BARDET' Syndroms mit Aniridie od. Irishypoplasie) / syndrome hypothalamique de BIEMOND
4940 **biennial** / zweijährig (Biennale *f*) / biennal(e *f*)
4941 **bifid, bifilar, bifurcate** / zwiegespalten, doppelfädig, gegabelt / bifide, bifilaire, bifurqué
4942 **bifloral, bifoliate** / zweiblütig, -blättrig, / biflore, bifolié
4943 **bifocal** / bifokal (mit 2 Brennpunkten [-weiten]) / bifocal
4944 **bifurcation of the trachea; keel of the trachea** / Bifurcatio tracheae; Carina tracheae (furca = Gabel: Gablung der Luftröhre; carina = Kiel, so im Bronchoskop sichtbar) / bifurcation de la trachée; carène de la trachée
4945 **bigamy** / Doppelehe *f* / bigamie *f*
4946 **(bi)geminal** / zwillinghaft / (bi)géminé
4947 **bigeminy** /Pulsdoppelschlägigkeit *f* (mit nachfolgender Pause) / bigéminie *f*
4948 **bigerminal** / doppelkeimig / bigerminatif
4949 **bigon(i)al** / zweieckig / bigone
4950 **bilabial, bilaminar, bilateral** / zweilippig, zweischichtig, zweiseitig / bilabial, bilaminaire, bilatéral
4951 **bilateral hilar lymphoma syndrome** / LÖFGREN' Syndrom (Massive bilaterale Hilusdrüsenschwellung mit Hauterscheinungen) / adénopathies médiastinales cryptogénétiques bénignes
4952 **bilberries** / Fructus myrtilli (Adstringens getrocknete Heidelbeeren) / myrtille, baies de *f*
4953 **bile, calcium** / Kalkgalle *f* (Kalkansammlung im Gallenblaseninhalt) / bile calcaire *f*
4954 **bilharziosis** / Bilharziose *f* (BILHARZ: Wurmerkrankung durch Schistosoma-Arten) / bilharziose *f*
4955 **biliar(y)** / gallen(blase)bezüglich / biliaire
4956 **biliferous** / galleführend / bilifère
4957 **bili(fic)ation** / Gallensekretion (-produktion) *f* / sécrétion (production) biliaire *f*
4958 **bilifuscin** / Bilifuscin *n* (Gallenfarbstoff im Harn) / bilifuscine *f*
4959 **biligenic** / gallefördernd / biligénique
4960 **bilinguism** / Zweisprachigkeit *f* / bilinguisme *m*
4961 **bilious** / biliös (1. mit Gelbsucht einhergehend, 2. cholerisch) / bilieux
4962 **bilirubin, -verdin (dehydrobilirubin)** / Gallenfarbstoffe *m* / bilirubine, -verdine *f*
4963 **bilirubinemia, -uria** / Bilirubinämie, -urie *f* / bilirubinémie, -urie *f*
4964 **bilirubinemia, hereditary nonhemolytic** / GILBERT-LEREBOULLET' Syndrom (Hyperbilirubinämie bei enzymatischer Leberdysfunktion) / cholémie simple familiale
4965 **bilob(ul)ar** / zweilappig (mit zwei Läppchen) / bilobé (bilobulaire)
4966 **bilocular** / zweifächrig / biloculaire
4967 **bimanual** / beidhändig (zwei-, doppelhändig) / bimanuel
4968 **bimaxillary** / bimaxillär (beide Kiefer betreffend) / bimaxillaire
4969 **binary** / binär (aus zwei Einheiten bestehend) / binaire

4970 **binasal** / binasal (beiderseits nasenwärts) / binasal
4971 **binaural (binotic)** / binaural (mit beiden Ohren zugleich = räumlich gehört) / binaural (binotique)
4972 **bind (bound, binding)** / knoten (geknüpft, knüpfend) / nouer (noué, nouant)
4973 **binocular** / binokulär (mit beiden Augen zugleich = räumlich gesehen) / binoculaire
4974 **binomes** / Binome *n* (ganzzahlige Potenzen von [1+1]) / binômes *m*
4975 **binucle(ol)ar** / zweikernig (mit 2 Nucleoli) / binuclé(ol)aire
4976 **bio-assay** / Lebendversuch *m* (in vivo) / essai biologique *m*
4977 **bioblast** / Biogen *n* (VERWORN: kleinste Lebenseinheit des Protoplasmas) / biophore *m*
4978 **biocatalyzers** / Biokatalysatoren *m* (biochem. Reaktionen beschleunigende Wirkstoffe: Fermente, Hormone, Vitamine) / biocatalyseurs *m*
4979 **biocenosis** / Biozönose *f* (Pflanzen-Tierlebensgemeinschaft) / biocœnose *f*
4980 **biocentric** / biozentrisch (lebenssüchtig) / biocentrique
4981 **biochemist, -physicist** / Biochemiker, Biophysiker *m* / biochimiste, -physiciste *m*
4982 **biochemistry (, molecular)** / (Molekular)biochemie *f* (Wissenschaft von den [Zell]strukturelementen des Lebens und ihren Umwandlungen [Eiweiß-, Fett-, Zuckerstoffwechsel]) / biochimie (moléculaire) *f*
4983 **bioclimatics** / Bioklimatik *f* ([Lehre von der] Klimaeinwirkung auf Lebewesen) / bioclimatique *f*
4984 **biocolloid** / Biokolloid *n* (aus tierischem od. pflanzlichem Material) / biocolloïde *m*
4985 **biocybernetics** / Biokybernetik *f* (Betrachtung der Lebensvorgänge als kreiskausal geschlossene Regelkreise mit neg. Rückkopplung [DRISCHEL]) / biocybernétique *f*
4986 **biodynamics** / Biodynamik *f* ([Lehre von den] Triebkräfte[n] in Lebewesen) / biodynamique *f*
4987 **bio-electrics** / Bio-Elektrizität *f* ([Lehre von den] elektrische[n] Erscheinungen in Lebewesen) / bio-électrique *f*
4988 **biogenous** / biogen (ex vivo) / biogène
4989 **biogeny** / Biogenie *f* (Entwicklungsgeschichte der Lebewesen) / biogénie *f*
4990 **biography** / Lebensbeschreibung *f* / biographie *f*
4991 **biological-dynamical** / biologisch-dynamisch (ist Pflanzenbau ohne chem. Dünger [STEINER]) / biologique-dynamique
4992 **biologism** / Biologismus *m* (Biologie als [medizinische] Weltanschauung) / biologisme *m*
4993 **biology** / Biologie *f* (Wissenschaft von den makroskopischen Phänomenen des molekulären Lebensplans) / biologie *f*
4994 **biology, experimental molecular** / Molekularbiologie, experimentelle *f* (sich in der Kunst der experimentellen Selbstbeschränkung übende, mit wenigen Objekten [Brotschimmel, Tabakmosaikvirus, Taufliege, Colibacterium, Hämoglobin] experimentierende [BUTENANDT]) / biologie moléculaire expérimentale *f*
4995 **biology, functional** / Funktionsbiologie *f* (Wissenschaft von den Zellfunktionen) / biologie de fonction *f*
4996 **biology, molecular** / Molekularbiologie *f* (molekular-genetische Grundlagenforschung: Interpretation des die Enzymsynthese steuernden genetischen Systems als «Fundament der modernen Medizin» [BUTENANDT]) / biologie moléculaire *f*
4997 **biology, quantum** / Quantenbiologie *f* (Anwendung der Quantentheorie auf biol. Vorgänge) / biologie des quanta *f*
4998 **biology, structural** / Strukturbiologie *f* (Wissenschaft von den Zellstrukturen) / biologie de structure *f*
4999 **bioluminescence** / Biolumineszenz *f* (Selbstleuchten bei Pilzen, Insekten, Fischen) / bioluminescence *f*
5000 **biolytic** / lebenauflösend / biolytique
5001 **biomathematics** / Biomathematik *f* (mathematische Bearbeitung biologischer Messungen) / biomathématiques *f*
5002 **biomechanics** / Biomechanik *f* ([Lehre von den] mechanische[n] Bewegungen in Lebewesen) / biomécanique *f*
5003 **biometrics** / Biometrik *f* ([Lehre von den] Messungen an Lebewesen) / biométrique *f*
5004 **biometry** / Biometrie *f* (Entwicklung und Anwendung biologischer Messungen) / biométrie *f*
5005 **biomicroscopy** / Biomikroskopie *f* (mikrosk. Untersuchung lebenden Materials, z.B. Zellen) / biomicroscopie *f*
5006 **biomolecule** / Biomolekül *n* (kleinste Einheit der [lebenden] Substanz) / biomolécule *f*
5007 **biomorphosis** / Biomorphose *f* (BÜRGER: Organismuswandlungen im Lauf des Lebens) / biomorphose *f*
5008 **biomotor** / Biomotor *m* (Beatmungsapparat nach EISENMENGER) / biomoteur *m*
5009 **bionator** / Bionator *m* (BALTERS: kieferorthopäd. Grund-, Abschirm-, Umkehrgerät) / bionateur *m*
5010 **bionergy** / Lebensenergie *f* / bionergie *f*
5011 **bionomic** / lebensgesetzlich / bionom(iqu)e
5012 **bionoses** / Bionosen *f* (durch [Klein]lebewesen verursachte Krankheiten) / bionoses *f*
5013 **bionts** / Bionten *m* (niederste Lebewesen) / biotes *m*
5014 **bio-occlusion** / Normalbiß *m* (dent.)/ bioocclusion *f*
5015 **bio-ontology** / Bioontologie *f* (Trans-Biologie) / bio-ontologie *f*
5016 **biophilia** / Lebenserhaltungstrieb *m* / biophilie *f* (instinct de conservation *m*)
5017 **biophylaxis** / Biophylaxe *f* (Lebensschutz: Mechanismus der Abwehrsysteme lebender Organismen) / biophylaxie *f*
5018 **biophysics** / Biophysik *f* ([Wissenschaft von den] physikalische[n] Vorgänge[n] in und an Lebewesen) / biophysique *f*
5019 **biophysiology** / Biophysiologie *f* (Cis-Biologie) / biophysiologie *f*
5020 **bioplasm** / Bioplasma *n* (essentielles Protoplasma) / bioplasme *m*

5021 **bioplasmin(ogen)** / Zellfunktions(mutter)-substanz *f* (bei Vereinigung von Spermato- und Ovoplasmon entstehende) / bioplasmin(ogèn)e *f* (*m*)
5022 **biopoiesis** / Biopo(i)ese *f* (Urzeugung) / biopoïèse *f*
5023 **biopolitics** / Biopolitik *f* (menschennaturgemäße Gesellschaftsordnung) / biopolitiques *f*
5024 **biopsy** / Biopsie *f* (Untersuchung von Probeexzisionen) / biopsie *f*
5025 **biopsy, exploratory** / Probeabrasion *f* (leichte der Gebärmutter zur Diagnose) / biopsie exploratrice *f*
5026 **biopsy, suction** / Saugbiopsie *f* / biopsie par succion *f*
5027 **biopsy, superficial** / Oberflächenbiopsie *f* (AYRE' Portiooberflächenmaterialentnahme zur Zytodiagnostik) / biopsie de surface *f*
5028 **biorize** / biorisieren (plötzliches Erhitzen zerstäubter Milch auf 75 °C und schnelles Abkühlen [LOBECK]) / bioriser
5029 **bios** / Bios *n* (Hefewachstum bedingendes Produkt) / bios *m*
5030 **bios I** / Bios I (Mesoinosit: Wachstumsfaktor vieler Mikroorganismen) / bios I
5031 **bios II** / Bios II (a = Pantothensäure, b = Biotin) / bios II
5032 **bios V** / Bios V (Aneurin) / bios V
5033 **bioscopy** / Bioskopie *f* (Feststellung fet. Lebens) / bioscopie *f*
5034 **bioses** / Biosen *f* (Monosaccharide mit 2 C-Atomen) / bioses *m*
5035 **biosmosis** / Biosmose *f* (Osmose durch lebende Membranen) / biosmose *f*
5035a **biosophy** / Lebensweisheit *f* / Biosophie *f*
5036 **biosphere** / Biosphäre *f* (von Organismen belebte Atmosphäre) / biosphère *f*
5037 **biostatics** / Biostatik *f* ([Lehre von den] Umwelteinflüsse[n] auf Lebewesen) / biostatique *f*
5038 **biostatistics** / Biostatistik *f* ([Lehre von den] Zählungen an Lebewesen und mathematische Auswertung biologischer Zählungen) / biostatistique *f*
5039 **biosynthesis** / Biosynthese *f* (chem. Synthese in vivo) / biosynthèse *f*
5040 **biosynthesis, endogenic** / Biosynthese, endogene *f* (Selbstaufbau biotropher Substanzen durch den Organismus) / biosynthèse endogénique *f*
5041 **biosynthesis of nucleohistones (desoxyproteins)** / Nucleohistonbiosynthese *f* (wahrscheinlich im Nucleolus vor DNS-Verdopplung) / biosynthèse de nucléohistones *f*
5042 **biotechnics** / Biotechnik *f* ([Lehre von der] technische[n] Anwendung von Lebensvorgängen) / biotechnique *f*
5043 **biotechnological** / biotechnologisch (nach biotechnischen Gesichtspunkten) / biotechnologique
5044 **biotherapy** / Biotherapie *f* (Behandlung mit lebenden Substanzen, z.B. Seren) / biothérapie *f*
5045 **biotic** / lebensbezüglich / biotique
5046 **biotin** / Biotin *n* (Vitamin H) / biotine *f*
5047 **biotomy** / Biotomie *f* (Vivisektion tierischen od. pflanzlichen Gewebes) / biotomie *f*
5048 **biotonus** / Biotonus *m* (individuell getönter Bionomos) / biotonus *m*
5049 **biotope** / Biotop *n* (Lebensraum einer Art) / biotope *m*
5050 **biotype** / Biotypus *m* (kleinste einheitliche Unterart [JOHANNSEN]) / biotype *m*
5051 **biovular, -vitelline** / zweieiig, -dottrig / biovulaire, -vitellin
5052 **biparasite** / Parasitenschmarotzer *m* / biparasite *m*
5053 **biparous** / zwiegebärend (Zwillinge gebärend) / bipare
5054 **bipartition** / Zweiteilung *f* / bipartition *f*
5055 **bipartition, cellular** / Zell(zwei)teilung *f* (Amitose durch Zusammenschnürung bzw. Furchung) / bipartition cellulaire *f*
5056 **biped** / Zweifüßer *m* / bipède *m*
5057 **bipenniform** / doppeltgefiedert (z.B. Muskel mit Achsensehne) / bipenniforme
5058 **bipeptid** / Bipeptid *n* (H-Atom einer Aminosäure durch Rest einer andern ersetzt) / bipeptide *m*
5059 **biperforate, bipolar** / zwiegelocht, zweipolig / biperforé, bipolaire
5060 **biramous, birefractive** / doppelästig, doppeltbrechend / birameux, biréfringent
5061 **birth** / Geburt *f* / naissance *f*
5062 **birth control** / Geburtenkontrolle *f* / naissances, limitation des *f*; (malthusianisme *m*)
5063 **birth day, hour, place, year** / Geburtstag *m*, -stunde *f*, -ort *m* -jahr *n* / naissance, anniversaire *m* heure *f* lieu *m* année *f* de
5064 **birth, dead (still)** / Totgeburt *f* / né, mort- *m*
5065 **births, excess of** / Geburtenüberschuß *m* / naissances, excès des *m*
5066 **birth, natural; delivery by section** / Geburt, natürliche, operative *f* / accouchement naturel, par (opération) césarienne *m*
5067 **birth, postmature, premature (early, immature)** / Spätgeburt, Frühgeburt *f* / accouchement postmaturé, prématuré *m*
5068 **birth rate, falling, rising** / Geburtenrückgang, -anstieg *m* / natalité, diminution, augmentation de la *f*
5069 **birth weight** / Geburtsgewicht *n* (subnorm. unter 2500, norm. bis 4500, supernorm. über 4500 g) / nouveau-né, poids de *m*
5070 **birthweight, low** / Untergewichtigkeit, fetale *f* (<2500 g) / insuffisance pondérable du fœtus *f*
5071 **bisection** / Halbierung *f* / bisection *f*
5072 **bisexual** / zweigeschlechtig / bisexuel
5073 **bismuth (Bi 83 209)** / Bismutum (Wismut *n*) / bismuth *m*
5074 **bismuth benzoate ($Bi(C_6H_5CO_2)_3Bi(OH)_3$)** / Bismuthi benzoas (Wismutbenzoat *n*) / bismuth, benzoate de *m*
5075 **bismuth chloride ($BiCl_2$)** / Bismuthi chloridum (Wismutchlorid *n*) / bismuth, chlorure de *m*
5076 **bismuth chrysophanate ($(C_{15}H_9O_4)_3Bi_2O_3$)** / Bismuthi chrysophanas (Wismutchrysophanat *n*) / bismuth, chrysophanate de *m*
5077 **bismuth citrate ($BiC_6H_5O_7$)** / Bismuthi citras (Wismutcitrat *n*) / bismuth, citrate de *m*

5078 **bismuth naphtholate ($Bi_2O_2(OH)C_{10}H_7O$)** / Bismuthi naphtholas (Wismutnaphtholat *n*) / bismuth, naphtolate de *m*
5079 **bismuth nitrate ($Bi(NO_3)_3 \cdot 5H_2O$)** / Bismuthi nitras (Wismutnitrat *n*) / bismuth, nitrate de *m*
5080 **bismuth oxybromide (BiOBr)** / Bismuthi oxybromidum (Wismutoxybromid *n*) / bismuth, oxybromure de *m*
5081 **bismuth oxychloride (BiOCl)** / Bismuthi oxychloridum (Wismutoxychlorid *n*) / bismuth, oxychlorure de *m*
5082 **bismuth oxyiodide (BiOI)** / Bismuthi oxyiodidum (Wismutoxyiodid *n*) / bismuth, oxyiodure de *m*
5083 **bismuth permanganate ($Bi(MnO_4)_3$)** / Bismuthi permanganas (Wismutpermanganat *n*) / bismuth, permanganate de *m*
5084 **bismuth phenylate ($C_6H_5OBi(OH)_2$)** / Bismuthi phenylas (Wismutphenylat *n*) / bismuth, phénylate de *m*
5085 **bismuth phosphate ($BiPO_4$)** / Bismuthi phosphas (Wismutphosphat *n*) / bismuth, phosphate de *m*
5086 **bismuth and potassium tartrate ($C_4H_2O_9Bi_3K \cdot 4H_2O$)** / Bismuthi et Kalii tartras (Wismutkaliumtartrat *n*) / bismuth et potassium, tartrate de *m*
5087 **bismuth subcarbonate ($(BiO)_2CO_3 \cdot H_2O$)** / Bismuthi subcarbonas (Wismutsubcarbonat *n*) / bismuth, souscarbonate de *m*
5088 **bismuth subgallate ($Bi(OH)_2CO_2C_6H_2(OH)_2$)** / Bismuthi subgallas (Wismutsubgallat *n*) / bismuth, sousgallate de *m*
5089 **bismuth subnitrate ($BiONO_3 \cdot H_2O$)** / Bismuthi subnitras (Wismutsubnitrat *n*) / bismuth, sousnitrate de *m*
5090 **bismuth trioxide (Bi_2O_3)** / Bismuthi trioxydum (Wismuttrioxyd *n*) / bismuth, trioxyde de *m*
5091 **bite** / beißen (Bißwunde *f*) / mordre (morsure *f*)
5092 **bite, check** / Probebiß *m* (dent.) / occlusion d'épreuve *f*
5093 **bite, closed, open** / Biß, geschlossener, offner *m* (dent.) / occlusion, nonocclusion *f*
5094 **bite, edge-to-edge (end-to-end)** / Zangenbiß *m* (Labidodontie) / occlusion centrique; (rectocclusion) *f*
5095 **bites, insect** / Insektenstiche *m* / morsures d'insecte *f*
5096 **bite, mosquito** / Moskitostich *m* / moustique, piqûre de *f*
5097 **bite pattern** / Bißschablone *f* (für Bißnahme bei Prothesenherstellung) / occlusion, patron d' *m*
5098 **bite, tongue** / Zungenbiß *m* (z.B. bei Epilepsie) / morsure de la langue *f*
5099 **bitemporal** / bitemporal (beiderseits schläfenwärts) / bitemporal
5100 **bitter** / amarus / amer
5101 **bitters** / Bittermittel *n* / amers *m*
5102 **bitter-sweet** / bittersüß / aigre-doux
5103 **bivalence, trivalence** / Zweiwertigkeit, Dreiwertigkeit *f* / bivalence, trivalence *f*
5104 **bivalent, autosomal** / Autosomenbivalent *n* (2 spiegelbildliche Chromosomenhälften) / bivalent autosomique *m*
5105 **bivalent, heterosomal** / Heterosomenbivalent *n* (asymmetrisches und endständiges Geschlechtchromosom) / bivalent hétérosomique *m*
5106 **bivalent, monovalent** / zweiwertig, einwertig / bivalent, monovalent
5107 **bivalve (bivalvular)** / zweiklappig (mit 2 kleinen Klappen) / bivalve (bivalvulaire)
5108 **biventral** / zweibäuchig (z.B. Muskel) / biventral
5109 **bizygomatic** / doppeljochig / bizygomatique
5110 **black** / niger (schwarz) / noir
5111 **black-aldertee bark** / Cortex frangulae (Laxans Faulbaumrinde) / frangule, écorce de *f*
5112 **blackberry leaves** / Brombeerblätter *n* / mûre sauvage, feuilles de *f*
5113 **blackening** / Schwärzung *f* (log Opazität) / noircissement *m*
5114 **blackhead** / Mitesser *m* / comédon *m*
5115 **blackish** / schwärzlich / noirâtre
5116 **blackleg (blackquarter)** / Anthrax symptomaticus / charbon emphysémateux *m*
5117 **black-pepper** / Fructus piperi nigri (Rubefaciens Schwarzer Pfeffer) / poivre noir *m*
5118 **bladder, aparasympathetic** / Megaureter-Megacystis-Syndrom (Wahrscheinlich auf Anlagedefekt des Beckenvagus beruhende angeborene Harnwegemißbildung) / syndrome mégacystique
5119 **bladder, contracted** / Schrumpfblase *f* (anatomisch, funktionell) / vessie rétrécie *f*
5120 **bladder, control, training** / Blasenkontrolle *f*, Blasentraining *n* (päd.) / vessie, contrôle, training de la *m*
5121 **bladder diverticulum** / Nebenblase *f* (Ausstülpung bei Abflußbehindrung) / vessie, diverticule de la *m*
5122 **bladder, infected** / Blase, infizierte *f* (mit Eitererregern) / vessie infectée *f*
5123 **bladder instillation** / Blaseninstillation *f* (geringe medikamentöse) / vessie, instillation de la *f*
5124 **bladder, manometry of the** / Blasenmanometrie *f* (Miktionsdruckmessung) / vessie, manométrie de la *f*
5125 **bladder neck obstruction** / MARION' Syndrom (Kindliche Blasenhalsstenose) / maladie du cou vésical chez l'enfant
5126 **bladder, puncture of the** / Blasenpunktion *f* (bei Harnverhaltung) / vessie, ponction de la *f*
5127 **bladder tamponade** / Blasentamponade *f* (Harnabfluß verstopfendes Blutgerinnsel) / tamponnement vésical *m*
5128 **bladder, trabeculated (sacculated)** / Balkenblase *f* (Pseudodivertikel nach Abflußbeschwerden) / vessie à colonnes *f*
5130 **bladder, urinary** / Vesica urinaria (Harnblase) / vessie urinaire
5131 **bladder washout** / Blasenspülung *f* / lavage vésical *m*
5132 **bland** / mild / anodin
5133 **BLAND-WHITE-GARLAND syndrome** /

BLAND-WHITE-GARLAND' Syndrom (Angeborene Herz-Gefäßmißbildung: A. coronaria cordis sinistra aus Truncus pulmonalis) / syndrome de BLAND-WHITE-GARLAND
5134 **blaptophobia** / Blaptophobie *f* (βλάπτω = Schaden zufügen: Schädigungsangst) / blaptophobie *f*
5135 **blastema** / Blastem *n* (Keimgewebe) / blastème *m*
5136 **blastocoele** / Blastulahöhle *f* / blastocœle *m*
5137 **blastocyte** / Blastozyt *m* (undifferenzierte Embryonalzelle) / blastocyte *m*
5138 **blastocytoma** / Blastozytom *n* (Geschwulst aus undifferenziertem Gewebe) / blastocytome *m*
5139 **blastoderm** / Blastulahaut *f* / blastoderme *m*
5140 **blastogenesis** / Blastogenese *f* (Keimplasmaentstehung) / blastogenèse *f*
5141 **blastogenic** / keimanlageursprünglich (knospend) / blastogène
5142 **blastogeny** / Keimentwicklungsgeschichte *f* / blastogénie *f*
5143 **blastokinesis** / Blastokinese *f* (Keimplasmaentwicklung) / blastocinésie *f*
5144 **blastolysis** / Keimsubstanzauflösung *f* / blastolyse *f*
5145 **blastoma** / Blastom *n* (echte Geschwulst) / blastome *m*
5146 **blastoma, dysontogenetic** / Blastom, dysontogenetisches *n* (auf embr. Anlage beruhende Geschwulst) / blastome dysontogénétique *m*
5147 **blastomatosis** / Geschwulstkrankheit, echte *f* / blastomatose *f*
5148 **blastomatous** / geschwulst(art)ig / blastomateux
5149 **blastomeres** / Eifurchungsteile *n* / blastomères *m*
5150 **blastomycelium** / Blastomyzel *n* (Sproßmyzel = Schlauchpilzgeflecht) / blastomycélium *m*
5151 **Blastomyces** / Blastomyces *m* (Gattung Hemiaskomyzetalen) / blastomycète *m*
5152 **blastomycosis** / Blastomykose *f* (schwere [europäische, nord-, südamerikanische] Erkrankung durch Sproßpilze) / blastomycose *f*
5153 **blastophore** / Blastophor *m* (nicht Spermium werdender Teil der Samenzelle) / blastophore *m*
5154 **blastophthoria** / Keimschädigung *f* (φθείρω = verderben, z.B. durch Alkohol [FOREL, 1911]) / blastophtorie *f*
5155 **blastospores** / Blastosporen *f* (Knospensporen: durch Hyphenknospung entstehende runde ungeschlechtige Vermehrungszellen [Askosporen] bei Askomyzeten) / blastospores *f*
5156 **blastovariation** / Blastovariation *f* (Genmutation) / blastovariation *f*
5158 **blastula (blastosphere)** / Keimbläschen *n* / blastosphère (blastula) *f*
5159 **blastular** / blastulabezüglich / blastulaire
5160 **blastulation** / Blastulabildung *f* / blastulation *f*
5161 **bleaching** / Bleichung *f* / décoloration *f*
5162 **blear-eyed** / triefäugig / chassieux
5163 **bleed (to death)** / (ver)bluten / saigner (à blanc)
5164 **bleeder** / Bluter *m* / hémophile *m*
5165 **bleeding** / Aderlaß *m* (blutend) / saignée *f* (saignant)
5166 **bleeding, arterious, parenchymatous-capillary, venous** / Blutung, arterielle, parenchymatöse, venöse *f* / saignement artériel, parenchymateux-capillaire, veineux *m*
5167 **bleeding, climacteric, juvenile** / Blutung, klimakterische, juvenile *f* (unregelmäßige Menopause-, Menarcheblutungen) / saignement climatérique, juvénile *m*
5168 **bleeding, external, internal** / Blutung, äußere, innere *f* / saignement externe, interne *m*
5169 **bleeding, functional, occult, pathological** / Blutung, funktionelle, okkulte, pathologische *f* / (bei gestörter Ovarialfunktion, mikrosk. aus Magen-Darmkanal, z.B. Nasenbluten) / saignement fonctionnel, occulte, pathologique *m*
5170 **bleeding from the gums** / Ulorrhoe *f* (Zahnfleischblutung) / gingivorragie *f*
5171 **bleeding, intraabdominal** / Blutung, intraabdominale *f* / saignement intraabdominal *m*
5172 **bleeding, nonovulation** / Nichtovulationsblutung *f* (anovulatorischer Zyklus: Follikelabbruchblutung) / hémorragie utérine de privation *f*
5173 **bleeding, ovulation** / Zwischenblutung *f* (ovulatorischer Zyklus: Ovulationsblutung in der Mitte des Intermenstruums) / hémorragie intermenstruelle *f*
5174 **bleeding, vicarious** / Blutung, vikariierende *f* (z.B. Menstruatio vicaria) / saignement vicariant *m*
5175 **BLEGVAD-HAXTHAUSEN syndrome** / BLEGVAD-HAXTHAUSEN' Syndrom (Osteogenesis imperfecta mit Anetodermie) / syndrome de BLEGVAD-HAXTHAUSEN
5176 **blend (blent, blending)** / vermengen (vermischt, verschmelzend) / mélanger (mélangé, mélangeant)
5177 **blend** / Gemenge *n* / mélange *m*
5178 **blennadenitis** / Schleimdrüsenentzündung *f* (βλέννα = Schleim) / myxadénite *f*
5179 **blennemesis** / Schleimerbrechen *n* / mucus, vomissement de *m*
5180 **blennenteria** / Schleimdiarrhoe *f* / diarrhée muqueuse *f*
5181 **blennoid** / schleimähnlich / mucoïde
5182 **blennoptysis** / Schleimhusten *n* / expectoration muqueuse *f*
5183 **blennorrhagia** / Schleimausscheidung *f* / blennorragie *f*
5184 **blennorrhea** / Schleimfluß *m* / myxorrhée
5185 **blennorrhea, alveolar** / Blennorrhea alveolaris (Zahntascheneitrung *f*) / blennorrhée alvéolaire *f*
5186 **blennorrhea of newborns** / Blennorrhea neonatorum (Gonoblennorrhoe Neugeborener gonorrhoischer Mütter) / blennorrhée des nouveau-nés *f*
5187 **blennothorax** / Brust, verschleimte *f* / blennothorax *m*
5188 **blennuria** / Blennurie *f* / blennurie *f*

5189 **blepharadenitis** / Blepharadenitis *f* (Glandulae-tarsales-Entzündung) / blépharadénite *f*
5189a **blepharal** / augenlid(rand)bezüglich / palpébral (blépharique)
5190 **blepharedema** / Lidödem *n* (βλέφαρον = Augenlid) / blépharœdème *m*
5191 **blepharinfection, vaccine** / Vakzinelidinfektion *f* (mit Impfstoffen) / blépharinfection par vaccins *f*
5192 **blepharism** / Blepharismus *m* (unwillkürliches Blinzeln) / clignement rapide involontaire *m*
5193 **blepharitis** / Augenlid(rand)entzündung *f* / palpébrite (blépharite) *f*
5194 **blepharitis, angular, squamous, ulcerous** / Lidrandentzündung *f* (Lidwinkel entzündet, Lidkanten schuppig, Lidränder geschwürig) / blépharite angulaire, squameuse, ulcéreuse *f*
5195 **blepharocarcinoma, -sarcoma** / Lidkarzinom, -sarkom *n* / blépharocarcinome, -sarcome *m*
5196 **blepharochalasis** / Blepharochalasis *f* (χαλάω = erschlaffen) / blépharochalasis *f*
5197 **blepharochalasis with goiter and double lip** / ASCHER' Syndrom (Blepharochalasis mit Struma und Doppellippe) / blépharochalasis avec goitre et lèvre double
5198 **blepharoclonus** / Lidkrampf, klonischer *m* / blépharospasme clonique *m*
5199 **blepharoconjunctivitis** / Lid-Bindehautentzündung *f* / conjonctivite palpébrale *f*
5200 **blepharonyxis** / Blepharonyxis *f* (Unterlidnaht bei Entropium [GAILLARD]) / blépharonyxis *f*
5201 **blepharophimosis** / Blepharophimose *f* (Lidspaltenverengerung, horizontale) / blépharophimosis *f*
5202 **blepharoplast** / Blepharoplast *m* (vorkommender Protozoennebenkern) / blépharoplaste *m*
5203 **blepharoplasty** / Augenlidplastik *f* / blépharoplastie *f*
5204 **blepharoplegia** / Lidlähmung *f* / paupière, paralysie de la *f*
5205 **blepharoptosis** / Lidherabfall *m* (M.-levator-palpebrae-superioris-Lähmung) / blépharoptose *f*
5206 **blepharorrhaphy** / Lidraffung *f* (durch Oberlidnaht) / blépharorraphie *f*
5207 **blepharospasm** / Lidkrampf *m* (tonischer Krampf des M. orbicularis oculi) / blépharospasme *m*
5208 **blepharosphincterectomy** / Augenlidschließmuskelentfernung *f* / blépharosphinctérectomie *f*
5209 **blepharostat** / Lidklammer *f* / blépharostat *m*
5210 **blepharostenosis** / Lidspaltverengerung *f* / blépharosténose *f*
5211 **blepharosynechia** / Lidverwachsung *f* / blépharosynéchie *f*
5212 **blepharotomy** / Lidspaltverlängerung *f* (durch Lidschnitt) / blépharotomie *f*
5213 **BLEULER's psychosyndrome** / Psycho-Syndrom, organisches (Psychischer Symptomenkomplex bei chronischer diffuser Gehirnschädigung) / psychosyndrome amnésique
5214 **blind** / blind(machen) / aveugle(r)
5215 **blinding** / blendend / aveuglant
5216 **blindness (cecity)** / Caecitas *f* (= Blindheit: vermindert kortikotrope HVL-Aktivität infolge fehlenden Lichteinfalls [HOLLWICH]) / aveuglement *m* (cécité *f*)
5217 **blindness, binocular, monocular** / Blindheit, doppelseitige, einseitige *f* / cécité binoculaire, monoculaire *f*
5218 **blindness, cortical** / Sehrindenblindheit, beidseitige *f* (Sulcus-calcarinus-Zerstörung) / cécité corticale *f*
5219 **blindness, mind, psychic** / Blindheit, geistige, seelische *f* / cécité mentale, psychique *f*
5220 **blindness, snow; (niphablepsia)** / Ophthalmia nivalis (νιφάς [nives] = Schnee[massen]: Schneeblindheit *f*) / neiges, ophtalmie (cécité) des *f*
5221 **blindspot syndrome** / SWAN' Syndrom (Einbeziehung des blinden Flecks in das Zentralskotom bei Schielamblyopie) / syndrome de la tache aveugle de SWAN
5222 **blister, ambulant** / Wanderblase *f* / bulle ambulante *f*
5223 **blister, blood, burn** / Blutblase, Brandblase *f* / vésicule de sang, de brûlure *f*
5224 **blister, fly(ing)** / Cantharidenblase *f* / bulle cantharidienne *f*
5225 **blister (, water)** / Wasserblase *f* / bulle d'eau; (cloque) *f*
5226 **blistery (blistered)** / blasig / bulleux
5227 **bloated** / gedunsen / bouffi (boursouflé)
5228 **block (blocked, blocking)** / blockieren (verlegt, verstopfend) / bloquer (bloqué, bloquant)
5229 **block, arborization** / Arborisationsblock *m* (Herzblock in einzelnen Ästen des Reizleitungssystems) / bloc d'arborisation *m*
5230 **block, atrioventricular** / Herzblock, atrioventrikulärer *m* (AV-Block in Reizleitung zwischen Vorhof und Kammer) / blocage auriculoventriculaire *m*
5231 **block, bundle branch** / Schenkelblock *m* (Herzblock in einem Schenkel des HIS' Bündels) / bloc de branche *m*
5232 **block, complete, partial atrioventricular** / AV-Block, totaler, partieller *m* (totaler: völlige Leitungsunterbrechung, partieller: Leitungsverzögerung ohne od. mit Kammersystolenausfall od. Kammersystolenausfall ohne Leitungsverzögerung) / blocage auriculoventriculaire complet, incomplet *m*
5233 **block, extra-, intrahepatic** / Block extra-, intrahepatischer *m* (bei Pfortaderthrombose, bei Leberzirrhose) / blocage, extra-, intrahépatique *m*
5234 **block, intraauricular** / Herzblock, intraaurikulärer *m* (Hemisystolie) / blocage, intraauriculaire *m*
5235 **block, sino-auricular** / Herzblock, sin(u)aurikulärer *m* (Typ I mit, Typ II ohne Leitungsverzögerung) / blocage sinuso-auriculaire *m*
5236 **blockade, bronchial** / Bronchialblockade *f* (Abdichtung durch Blocker, z.B. bei Lobektomie) / blocage bronchial *m*
5237 **blockade of cellular oxidation** / Zellatmungs-

blockade *f* (der Carbonylgruppen [C=O-] durch Azomethin [C=N-Bindungen] [REINSTORFF]) / blocage d'oxydation cellulaire *m*

5238 **blockade, ganglion** / Ganglienblock(ade *f*) *m* (medikamentöse Blockade der Reizübertragung in den Synapsen des Vegetativums) / blocage ganglionnaire *m*

5239 **blockade of the ganglion stellate** / Halsgrenzstrangblockade *f* / blocage du ganglion cervicothoracique *m*

5240 **blockade, mental** / «Sperrung» *f* (BLEULER: Gedankenabreißen durch starke Affektwirkung) / blocage mental *m*

5241 **blockade, paracervical** / Blockade, parazervikale *f* (zur schmerzlosen Geburt problematisch für Foetus [SALLING]) / blocage paracervical *m*

5242 **blockade, paravertebral** (spinal, sympathetic) / Novocainblockade, paravertebrale *f* (der Spinalnerven, der Grenzstrangganglien) / blocage paravertébral (spinal, sympathique) *m*

5243 **blockade, pulmonary** / Pulmonalisblokkung *f* (Katheterisierung einer Pulmonalarterie [CALENS]) / blocage pulmonaire *m*

5244 **blood** / Sanguis (Blut) / sang

5245 **blood, arterial, venous** / Blut, arterielles, venöses *n* (O_2-reiches, -armes) / sang artériel, veineux *m*

5246 **blood bank** / Blutbank *f* / sang (conservé), banque du *f*

5248 **blood cell** / Blutzelle *f* (meist Erythrozyt) / cellule sanguine *f*

5249 **blood cells maturity** / Blutzellenreife *f* (normale Kernplasmarelation, typische Nukleusform, dichte Chromatinstruktur) / cellules sanguines, maturité de *f*

5250 **blood change** / Blutveränderung *f* / modification sanguine *f*

5251 **blood, circulating** / Blutmenge, zirkulierende *f* / sang circulant *m*

5252 **blood circulation** / Blutkreislauf *m* / sang, circulation du *f*

5253 **blood, citrated (oxalated)** / Citratblut (Oxalatblut) *n* / sang citraté (oxalaté) *m*

5254 **blood clot** / Blutklumpen *m* / caillot sanguin *m*

5255 **blood, collection of; (bloodletting)** / Blutentnahme *f* / sang, prise (prélèvement *m*) de *f*

5256 **blood, (conserved) fresh** / Frischblut(konserve *f*) *n* / sang frais (conservé) *m*

5257 **blood constituents** / Blutbestandteile *m* (Blutplasma, -körperchen) / sang, constituants du *f*

5258 **blood, cord** / Nabelschnurblut *n* / sang du cordon ombilical *m*

5259 **blood corpuscles** / Blutkörperchen *n* / sang, éléments figurés du *m*

5260 **blood, covered with** / blutüberströmt / sang, couvert de

5261 **blood decomposition** / Blutzersetzung *f* / sang, décomposition du *f*

5262 **blood, defibrinated** / Blut, defibriniertes *n* / sang défibriné *m*

5264 **blood depression, medicamentous** / Blutdrucksenkung, medikamentöse *f* (fragwürdig bei Dikrotieverlust) / dépression sanguine médicamenteuse *f*

5265 **blood, dry** / Trockenblut *n* / sang desséché *m*

5266 **blood, examination of** / Blutuntersuchung *f* / sang, examen du *m*

5267 **blood extravasation** / Blutaustritt *m* / sang, extravasion de *f*

5268 **blood, (general) donor of** / Blutspender *m* (Universalspender = 0-Spender) / sang, donneur (universel) de *m*

5269 **blood group** / Blutgruppe *f* / groupe sanguin *m*

5270 **blood group A** / Blutgruppe A *f* (enthält Anti-B-Serum, ca. 46% Europäer, verträgt nur A und 0) / groupe sanguin A *m*

5271 **blood group AB** / Blutgruppe AB *f* (enthält keine Agglutinine, ca. 4% Europäer [häufig bei ALZHEIMER' Syndrom], verträgt alle Gruppen) / groupe sanguin AB *m*

5272 **blood group B** / Blutgruppe B *f* (enthält Anti-A-Serum, ca. 7% Europäer, verträgt nur B und 0) / groupe sanguin B *m*

5273 **blood group 0** / Blutgruppe 0 *f* (enthält Anti-A- und -B-Serum, ca. 43% Europäer, verträgt nur 0) / groupe sanguin 0 *m*

5274 **blood islands** / Blut(zell)inseln *f* (des Embryos) / îlots sanguins *m*

5274a **blood, lack of** / Blutmangel *m* / sang, déficit en *m*

5275 **blood, laky** / Blut, lackfarbiges *n* / sang laqué *m*

5276 **blood level** / Blutspiegel *m* / taux sanguin *m*

5277 **blood, loss of** / Blutverlust *m* / sang, perte de *f*

5278 **blood, pendular** / Pendelblut *n* (Vorhof ↔ Kammer, z.B. bei Mitralinsuffizienz) / sang pendulaire *m*

5279 **blood, peripheral** / Blut, peripheres *n* / sang périphérique *m*

5280 **blood picture** / Blutbild *n* / formule hématologique *f*

5281 **blood picture, red, white** / Blutbild, rotes, weißes *n* / formule érythrocytaire, leucocytaire *f*

5282 **blood pigment** / Blutfarbstoff *m* (Hämoglobin) / sang, pigment du *m*

5283 **blood, placental** / Plazenta(r)blut *n* / sang placentaire *m*

5284 **blood plasma** / Blutplasma *n* («Blutlymphe»: Wasser mit Bluteiweißkörpern, Salzen, Nahrungstoffen, Fibrinogen) / plasma sanguin *m*

5285 **blood pressure** / Blutdruck *m* / pression sanguine *f*

5286 **blood pressure, fall, rise in** / Blutdruckabfall, -anstieg *m* / pression sanguine, chute, augmentation de *f*

5287 **blood pressure rise, psychogenic** / Blutdrucksteigerung, psychogene *f* (in Angstsituationen, z.B. Examen, ärztl. Untersuchung u.a.) / pression sanguine, augmentation psychogène de *f*

5288 **blood pressure of the talocalcanean joint** / Sprunggelenkblutdruck *m* (path. wenn > 20 mm/Hg unter brachialem) / pression sanguine de l'articulation astragalocalcanéenne *f*

5289 **blood regeneration** / Bluterneuerung *f* / sang, régénération du *f*
5290 **blood, residual** / Restblut *n* / sang résiduel *m*
5291 **blood, retroplacental** / Retroplazentarblut *n* (mütterliches nach Plazentalösung) / sang rétroplacentaire *m*
5292 **blood serum** / Blutserum *n* (Plasma ohne Fibrin[ogen]) / sérum (sanguin) *m*
5293 **blood smear (film)** / Blutausstrich *m* / sang, frottis de *m*
5294 **blood stagnation** / Blutstagnation *f* / stagnation sanguine *f*
5295 **blood stasis** / Blutstauung *f* / stase sanguine *f*
5296 **blood, stored** / Blutkonserve *f* / sang conservé *m*
5297 **blood stream** / Blutstrom *m* / courant sanguin *m*
5298 **blood subgroups A** / Bluntuntergruppen A *f* (A_1, A_2, A_3–A_5) / sousgroupements sanguins A *m*
5299 **blood subgroups AB** / Blutuntergruppen AB *f* (A_1B [mehr Anti-A-Agglutinin], A_2B [weniger Anti-A-Agglutinin bindend]) / sousgroupements sanguins AB *m*
5300 **blood sugar, depression, elevation of** / Blutzuckersenkung, -erhöhung *f* / sucre sanguin, dépression, élévation de *f*
5301 **blood sugar, fall, rise of** / Blutzuckerabfall, -anstieg *m* / sucre sanguin, chute, augmentation de *f*
5302 **blood sugar, high, low values of** / Blutzuckerwerte, hohe, niedere *m* (schützen in Streßsituationen, steigern Anfälligkeit) / sucre sanguin, valeurs hautes, basses de *f*
5303 **blood supply** / Durchblutung (Blutversorgung) *f* / sang, arrosage de *m*
5304 **blood test** / Blutprobe *f* / sang, épreuve du *f*
5305 **blood titer** / Bluttiter *m* / titre sanguin *m*
5306 **blood transfusion** / Blutübertragung *f* / transfusion sanguine *f*
5307 **blood type** / Blutgruppenzugehöriger *m* / type sanguin *m*
5308 **blood, (universal) recipient of** / Blutempfänger *m* (Universalempfänger = AB-Empfänger) / sang, receveur (universel) de *m*
5309 **blood vessel** / Blutgefäß *n* / vaisseau sanguin *m*
5310 **blood viscosity** / Blutviskosität *f* (von Erythrozyten abhängig) / sang, viscosité du *f*
5311 **blood volume, final-diastolic, -systolic** / Blutvolumen, enddiastolisches, -systolisches (EDV, ESV) *n* / sang, volume diastolique, systolique terminal du *m*
5312 **blood-drenched, -dripping** / blutgetränkt, -triefend / sang, inondé, dégouttant de
5313 **bloodful** / blutreich (-voll) / sangue
5314 **blood-grouping** / Blutgruppenbestimmung *f* (durch Agglutinationsreaktion unbekannter Blutkörperchen mit bekannten Seren und umgekehrt) / sang, typage de *m*
5315 **bloodless** / blutleer (-los) / exsangue
5316 **bloodless arteries syndrome** / Syndrom der blutleeren Arterien (Durch extravasale Gefäßstrangulation entstehende Durchblutungsstörung im Truncus-brachiocephalicus-Bereich) / syndrome des artères vides de sang
5317 **blood-sedimentation, modified** / BSR, modifizierte *f* (durch Wärmestabilisierung [37 °C] und verlängerte Inkubationszeit [4 h] lassen sich neoplastisch und entzündlich beschleunigte Senkungen unterscheiden: Erys der ersteren desaggregieren langsamer) / sédimentation des hématies modifiée *f*
5318 **blood-sedimentation (test, rate)** / Blut(körperchen)senkung(sreaktion) *f* (BSR) / sédimentation des hématies (, épreuve de) *f*
5319 **blood-sedimentation, speed** / Schnellsenkung *f* (ersetzt nicht WESTERGREEN' BSR) / sédimentation des hématies rapide *f*
5320 **blood-spitting, violent** / Blutsturz *m* / hémoptysie violente *f*
5321 **blood-stained** / blutbefleckt / saigneux
5322 **bloodthirsty** / blutdurstig / sanguinaire
5323 **bloody** / blutig / sanglant
5324 **blotch, palpebral** / Lidspalten(fett)fleck *m* (pinguis = fett) / pinguécula *f*
5325 **blue** / caeruleus (blau) / bleu
5326 **blue, alizarin** / Alizarinblau *n* / bleu d'alizarine *m*
5327 **blue, brillant cresyl** / Brillantkresylblau *n* / bleu crésyle brillant *m*
5328 **«blue sclerotics»** / «Syndrom» der blauen Skleren (Falkultatives Symptom bei verschiedenen Syndromen) / syndrome des sclérotiques bleues
5329 **blue (solution), aniline** / Anilinblau(lösung *f*) *n* / bleu d'aniline *m* (, solution de *f*)
5330 **blush (erubescence)** / Erythema pudoris (Schamröte *f*) / rougeur *f*
5331 **board** / Tafel *f* / table(au *m*) *f*
5332 **board of control** / Aufsichtsbehörde *f* / bureaux de contrôle *m*
5333 **boards, pseudo-isochromatic** / Tafeln, pseud(o)isochromatische *f* (zur Prüfung der Farbenblindheit) / tableaux pseud(o-)isochromatiques *m*
5334 **boarding-house** / Pension *f* / pension *f*
5335 **body** / Leib *m* (ahd. lib = Leben: die [als Körper] in Erscheinung tretende [menschliche] Seele) / corps *m*
5336 **body, (a)ketone** / (A)ketonkörper *m* / corps (a)cétonique *m*
5337 **bodies, alkapton** / Alkaptonkörper *m* (alkaliaffine Substanz bei Alkaptonurie) / substance alcaptonurique *f*
5338 **body, alloxur** / Purinkörper *m* / substance alloxurique *f*
5339 **bodies, amyloid** / Corpora amylacea (physiol. z.B. in Prostata, path. z.B. Ablagerungen unter zentraler Pia mater) / corpuscules amylacés *m*
5340 **body, (anaphylactic) reaction** / Anaphylactin *n* (sich bei [erster] Zufuhr von Anaphylactogen bildender Antikörper) / sensibiline *f*
5341 **body, (an)organic** / Körper, (an)organischer *m* / corps (an)organique *m*
5342 **bodies, (anti)immune** / (Anti)immunkörper *m* ([Anti]ambozeptoren) / corps (anti-) immuns *m*
5343 **body, antithrombocytic immune** / Immunkörper, antithrombozytärer *m* (Globulin-

körper allergischen Ursprungs) / corps immunisant antithrombocytaire *m*
5344 **bodies, arenaceous (sand)** / Corpora arenacea (Sandkörperchen bes. in Meningeomen) / corpuscules de psammome (de sable) *m*
5345 **body, atretic** / Corpus atreticum (Follikel, atretischer *m*) / corps atrésique *m*
5346 **body balance** / Körpergleichgewicht *n* / corps, balance du *f*
5347 **body, black** / Körper, schwarzer *m* (absorbiert Strahlen aller Wellenlängen) / corps noir *m*
5348 **bodies, CABOT's ring** / CABOT' Ringe *m* (Erythrozytenkernreste bes. bei Malaria) / corps annulaires de CABOT *m*
5349 **(body) carriage (posture)** / (Körper)haltung *f* / (corps,) tenue (du) *f*
5350 **body of the clitoris** / Corpus clitoridis / corps du clitoris
5351 **body of the clitoris, right and left cavernous** / Corpus cavernosum clitoridis (dextrum et sinistrum) (Klitorisschwellkörper) / corps caverneux droit et gauche du clitoris
5352 **body constituents, fluid** / Körperbestandteile, flüssige *m* (extrazelluläre, intrazelluläre, transzelluläre) / corps, constituants fluides du *m*
5353 **body constituents, fluid, solid** / Körperbestandteile, flüssige, feste *m* (~60%, ~40%) / corps, constituants fluides, solides du *m*
5354 **body constituents, solid** / Körperbestandteile, feste *m* (Fleisch- und Knochengewebe) / corps, constituants solides *m*
5355 **body, crescent, ringlike, segmenting, spherical** / Malariaparasitenformen *f* / corps en croissant, en châton, en rosace, sphérique *m*
5356 **bodies, distemper inclusion** / Staupekörnchen *n* (Ganglienzelleneinschlüsse bei Hundestaupe) / corpuscles cytoplasmatiques oxyphiles *m*
5357 **bodies, elementary** / Elementarkörperchen *n* (Einschlußkörperchenzerfallsprodukte) / corps élémentaires *m*
5358 **body, fatty** / Fettkörper *m* (chem.) / corps gras *m*
5359 **body of the femur** / Corpus femoris / corps du fémur
5360 **body of the fibula** / Corpus fibulae / corps du péroné
5361 **body of the finger nail** / Corpus unguis / corps de l'ongle
5362 **body, fluid, gaseous, solid** / Körper, flüssiger, gasförmiger, fester *m* / corps liquide, gazeux, solide
5363 **body, foreign** / Fremdkörper *m* / corps étranger *m*
5364 **body of the gall bladder** / Corpus vesicae felleae / corps de la vésicule biliaire
5365 **body, gray** / Körper, grauer *m* (mit Absorptionsvermögen für alle Wellenlängen <1) / corps gris *m*
5366 **body heat (temperature)** / Körperwärme (-temperatur) *f* / corps, chaleur (température) du *f*
5367 **bodies, HEINZ's** / HEINZ' Körper *m* (Hb-Funktion störende Körnchen in Erythrozyten) / corps de HEINZ *m*
5368 **bodies, HOWELL-JOLLY** / JOLLY' Körper *m* (Erythrozytenkernreste im Protoplasma) / corps de JOLLY *m*
5369 **body of the humerus** / Corpus humeri / corps de l'humérus
5370 **body of the ilium** / Corpus ossis ilii / corps de l'ilion
5371 **bodies, inclusion** / Einschlußkörperchen *n* (Virusanhäufungen + Zellreaktionsprodukt in Körperzellen) / corpuscules intracellulaires *m*
5372 **body of the incus** / Corpus incudis / corps de l'enclume
5373 **body, intermediary; (sensibilizer)** / Zwischenkörper *m* (Ambozeptor) / substance sensibilisatrice *f*
5374 **body of the ischium** / Corpus ossis ischii / corps de l'ischion
5375 **body length, middle** / Körperlänge *f* (von Geburt bis Pubertät ~50–150 cm) / longueur du corps *f*
5376 **body of the mamma** / Corpus mammae / corps du sein
5377 **body of the mandible** / Corpus mandibulae / corps de la mandibule
5378 **bodies, marginal** / Corpora marginalia (degenerative Plasmaveränderungen in Erythrozyten, bes. deutlich im Phasenkontrastmikroskop [RÖHL]) / corpuscules marginaux *m*
5379 **body of the maxillary bone** / Corpus maxillae / corps de l'os maxillaire
5380 **body, medical** / Ärztestand *m* / corps médical *m*
5381 **body of the metacarpal and metatarsal bone** / Corpus (ossium metacarpalium et metatarsalium) / corps des os métacarpiens et métatarsiens
5382 **body middle** / Körpermitte *f* (von Nabel bis Symphyse allmählich abwärtssteigend) / milieu du corps *m*
5383 **body, molluscum** / Molluskumkörperchen *n* (Einschlußkörperchen aus Molluscum-contagiosum-Virus) / corpuscules de molluscum *m*
5384 **body, muriform** / Blastomerenhaufen *m* / corps mûriforme *m*
5385 **bodies, natural** / Naturkörper *m* / corps physiques *m*
5386 **bodies, nigroid** / Nigroidkörper *m* (Irisrandauswüchse bei Pferden) / corpuscules nigroïdes *m*
5387 **body, nuclear** / Kernscheibe *f* (vorellipsoide Eiform) / corps nucléaire *m*
5388 **body odo(u)r** / Körpergeruch *m* / corps, odeur du *f*
5389 **body of the pancreas** / Corpus pancreatis / corps du pancréas
5390 **body of the penis** / Corpus penis / corps du pénis
5391 **body of the penis, cavernous** / Corpus cavernosum penis (Penisschwellkörper) / corps caverneux du pénis
5392 **body of the penis, spongy** / Corpus spongio-

sum penis (die [Pars spongiosa der] Harnröhre umschließender und vom Schwellkörper teilweise umschlossener Penisschwammkörper) / corps spongieux du pénis
5393 **body of the phalanx** / Corpus phalangis / corps de la phalange
5394 **bodies, polar** / Polkörperchen *n* (aus unreifer Zelle neben reifem Ei hervorgehende «Polzellen») / cellules polaires *f*
5395 **body of the pubis** / Corpus ossis pubis / corps du pubis
5396 **body of the radius** / Corpus radii / corps du radius
5397 **body of the rectum, cavernous** / Corpus cavernosum recti (als «innerer» Schließmuskel wirkender arterieller Füllkörper am Mastdarmende [Stelzner]) / corps caverneux du rectum *m*
5398 **body of the rib** / Corpus costae / corps de la côte
5399 **bodies, rice** / Reiskörperchen *n* (Corpora oryzoidea: Fibrinablagerungen in Gelenken) / grains riziformes *m*
5400 **bodies, semilunar** / Halbmonde *m* (seröser Endteil gemischter Drüsen) / corps semilunaires *m*
5401 **body of the sphenoid bone** / Corpus ossis sphenoidalis / corps de l'os sphénoïde
5402 **body of the sternum** / Corpus sterni («Schneide» des Sternums) / corps du sternum
5403 **body, sulfoconjugated** / Schwefelsäurepaarling *m* / corps sulfoconjugué *m*
5404 **body surface** / Körperoberfläche *f* / corps, surface du *f*
5405 **body of the talus** / Corpus tali / corps de l'astragale
5406 **body, thermostabile (-labile)** Körper, hitze(un)beständiger *m* / corps thermostab(i)le (-labile) *m*
5407 **body of the tibia** / Corpus tibiae / corps du tibia
5408 **body of the tongue** / Corpus linguae / corps de la langue
5409 **body of the ulna** / Corpus ulnae / corps du cubitus
5410 **bodies, ultimobranchial** / Kiemendarmderivate *n* (embr.) / corps télobranchiaux *m*
5411 **body of the (urinary) bladder** / Corpus vesicae (urinariae) / corps de la vessie
5412 **body of the uterus** / Corpus uteri / corps de l'utérus
5413 **body of the ventricle; canal of the ventricle** / Corpus ventriculi; Canalis ventriculi (Hauptteil des Magens zwischen Fundus und Pars pylorica) / corps du ventricule; canal du ventricule
5414 **body of the vertebra** / Corpus vertebrae / corps de la vertèbre
5415 **body, vitreous** / Corpus vitreum (Glaskörper des Auges) / corps vitré
5416 **(body) weight** / Körpergewicht *n* / corps, poids du *m*
5417 **bodiless (incorporeal)** / körperlos / incorporel (immatériel)
5418 **bodily (corporeal)** / körper(bezüg)lich / corporel (physique)
5419 **Boeck's itch** / Boeck' Skabies (Krätze mit mächtigen Borken und Pusteln) / gale norvégienne
5420 **van Bogaert-Divry syndrome** / van Bogaert-Divry' Syndrom (Angeborene Hautangiomatose mit ZNS-Defekten) / angiomatose diffuse corticoméningée
5421 **Bogdan-Buday disease** / Bogdan-Buday' Krankheit (Septisch-pyämisches Krankheitsbild) / maladie de Bogdan-Buday
5422 **boil (boiled, boiling)** / (auf)kochen (gesiedet, schäumend) / (é)bouillir (bouilli, bouillant)
5423 **boil** / Beule *f* / «clou» *m*
5424 **(boil, oriental)** / (Alibert' Krankheit II) (Leishmaniosis tropica) / (pustule d'Alep)
5425 **boiler** / Heißwasserbereiter *m* / chauffeeau *m*
5426 **Boldo** / Boldo (Wirkstoff: Boldoin) / Peumus Boldus (Lauraceae)
5427 **bolete** / Boletus (Röhrenschwamm *m*) / bolétus *m*
5428 **boloscope** / Boloskop *n* (βολίς = Geschoß: Fremdkörpersuchgerät) / boloscope *m*
5429 **bolting** / Bolzung *f* (Knochen-) / enchevillement *m*
5430 **bolus** / Bolus *m* (große Pille) / bol *m*
5431 **bolus, alimentary** / Nahrungsbolus *m* (Magenkavum ausfüllender, von Bariumbrei umgangener Bezoar- bzw. Tumorimitator) / bol alimentaire *m*
5432 **bolus, death by** / Bolustod *m* (Schocktod bei Verschlucken eines Bollens, z.B. Gebiß in Narkose) / bol, mort par *f*
5433 **bolus, red** / Argilla rubra (durch Eisenspuren roter Ton) / argile rouge *f*
5434 **bomb, atomic** / Atombombe *f* / bombe atomique *f*
5435 **bomb, radium** / Radiumbombe *f* / bombe de radium *f*
5436 **bombardment, anode** / Anodenbeschuß *m* (röntg.) / bombardement anodique *m*
5437 **bombardment, atomic** / Atombeschießung *f* / bombardement atomique *m*
5438 **bombardment, cathodic (electron)** / Elektronenaufprall *m* / bombardement cathodique (électronique) *m*
5439 **bomb-proof** / bombensicher / bombes, à l'épreuve des
5440 **bond, atomic** / Atombindung *f* / liaison atomique *f*
5441 **bond, emotional** / Bindung, seelische *f* (bes. Mutter-Kind) / liaison émotionnelle *f*
5442 **bondage** / Hörigkeit *f* / sujétion *f*
5443 **bones** / Knochen *m* ([Toten]gebeine *n*) / os(sements) *m*
5444 **bone, capitate** / Os capitatum (Kopfbein der Handwurzel) / os du carpe en forme de tête (, grand)
5445 **bones of the carpus** / Ossa carpi / os du carpe
5446 **bone, cartilage, visceral** / Viszeralknochen, -knorpel *m* (über angeborenen Halsfisteln) / os, cartilage viscéral *m*
5447 **bone cell** / Knochenzelle *f* / os, cellule de l' *f*
5448 **(bone, central)** / (Os centrale) (seltnes Knochenrudiment der Handwurzel) / (os central)

5449 **bone charcoal** / Knochenkohle *f* (Tierkohle) / os, charbon d' *m*
5450 **bone chisel** / Osteotom *n* (Knochenmeißel) / os, ciseau à *m*
5451 **bone clamp** / Knochenklammer *f* / os, clamp à *m*
5452 **bone, costal** / Os costale (Rippenbein) / os costal
5453 **bone, cuboid** / Os cuboideum (Würfelbein der Fußwurzel) / os cuboïde
5454 **bone curette** / Knochenlöffel *m* / os, curette à *f*
5455 **bone, cygomatic (malar)** / Os cygomaticum (Jochbein) / os cygomatique (malaire)
5456 **bone drill** / Knochenbohrer *m* / os, foret à *m*
5457 **bone earth** / Knochenasche *f* / os, cendres d' *f*
5458 **bone, ethmoid** / Os ethmoideum (ἠθμός = Sieb: Siebbein) / os éthmoïde
5459 **bone, exercise, rider's** / Exerzierknochen, Reitknochen *m* (Brustmuskel-, Schenkelmuskelverhärtungen) / ostéome musculaire des cavaliers *m*
5460 **bones of the facies** / Ossa faciei / os de la face
5461 **bone fat** / Knochenfett *n* / os, suif d' *m*
5462 **bone file** / Knochenfeile *f* / os, lime à *f*
5463 **bones of the fingers and toes** / Ossa digitorum manus et pedis / os des doigts et des orteils
5464 **bone, frontal** / Os frontale (Stirnbein) / os frontal
5465 **bone gelatine** / Knochengallerte *f* / os, gélatine d' *f*
5466 **bone growth** / Knochenwachstum *n* / squelette, croissance du *f*
5467 **bone, hamate** / Os hamatum (Hakenbein [der Handwurzel]) / os crochu
5468 **bone, hip (innominate)** / Os coxae (coxa = Hüfte: Hüftbein) / os coxal
5469 **bone hook** / Knochenhaken *m* / os, crochet à *m*
5470 **bone, hyoid** / Os hyoideum (ύ-ähnliches [Zungen]bein) / os hyoïde
5471 **bone, iliac** / Os ilium (ilia = Weichen: Darmbein) / os iliaque
5472 **bone, incisive** / Os incisivum (Zwischenkiefer) / os incisif
5473 **bones of the inferior and superior member** / Ossa membri inferioris et superioris / os du membre inférieur et supérieur
5474 **bone, intermediate, lateral, medial cuneiform** / Os cuneiforme intermedium, laterale, mediale (Keilbeine der Fußwurzel) / os cunéiforme intermédiaire, latéral, médial
5475 **bone, interparietal** / Os interparietale (an Inkaschädeln beschriebenes Zwischenscheitelbein) / os interpariétal
5476 **bone, ischiatic** / Os ischii (ἰσχίον = Gesäß: Sitzbein) / os ischiatique
5477 **bone knife** / Knochen(operations)messer *n* / os, bistouri à *m*
5478 **bone, lacrimal** / Os lacrimale (Tränenbein) / os lacrymal
5479 **bone, lunate** / Os lunatum (Mondbein der Handwurzel) / os lunaire
5480 **bone, maxillary** / Maxilla (Oberkiefer) / os maxillaire
5481 **bone meal (dust)** / Knochenmehl *n* / os pulvérisés *m* (poudre d'os *f*)
5481a **bone (medullary) plumbage** / Knochen(mark)plombierung *f* / os (médullaire), plombage d' *m*
5482 **bones, metacarpal** / Ossa metacarpalia (Mittelhandknochen) / os métacarpiens
5483 **bones, metatarsal** / Ossa metatarsalia (Mittelfußknochen) / os métatarsiens
5484 **bone, nasal** / Os nasale (Nasenbein) / os nasal
5485 **bone, navicular** / Os naviculare (Schiffchenbein der Fußwurzel) / os naviculaire
5486 **bone, occipital** / Os occipitale (Hinterhauptbein) / os occipital
5487 **bone oil** / Knochenöl *n* (gereinigtes Tieröl) / os, huile d' *f*
5488 **bone, palatine** / Os palatinum (Gaumenbein) / os palatin
5489 **bone, parietal** / Os parietale (Scheitelbein) / os pariétal
5490 **bone, pisiform** / Os pisiforme (pisum = Erbse: Erbsenbein [der Handwurzel]) / os pisiforme
5491 **bone, plane** / Os planum (Knochen, ebner) / os plan
5492 **bone, pneumatic** / Os pneumaticum (Knochen, luftiger = mit Hohlräumen, z.B. Siebbein) / os pneumatique
5493 **bone, pubic** / Os pubis (Schambein) / os pubien
5494 **bones, replacement** / Primordialknochen *m* (sich aus knorpligem Primordialskelet entwickelnde Schädelknochen) / os primordiaux *m*
5495 **(bone), sacrum** / Os sacrum (Kreuzbein) / (os) sacrum
5495a **bone, scaphoid** / Os scaphoideum (σκάφος = Kahn: Kahnbein der Handwurzel) / os scaphoïde
5496 **bone scissors** / Knochenschere *f* (große) / os, cisailles à *f*
5496a **bone screw** / Knochenschraube *f* / os, vis à *f*
5497 **bone, sesamoid** / Ossa sesamoidea (manus et pedis) (an Händen und Füßen vorkommende Sesam[samen] ähnliche Knochen) / os sésamoïde
5498 **bone, short and long** / Os breve et longum (Knochen, breiter und langer) / os court et long
5499 **bones of the skull** / Ossa cranii / os du crâne
5500 **bone, sphenoid** / Os sphenoideum (σφῆν = Keil: Keilbein) / os sphénoïde
5501 **bone splinter** / Knochensplitter *m* / esquille *f*
5502 **(bones, suprasternal)** / (Ossa suprasternalia) (seltnes Paar kleiner Knochen am oberen Manubrium-sterni-Rand) / (os sussternal)
5503 **(bones of the sutures)** / (Ossa suturarum) (Schädelnahtknochen) / (os des sutures)
5504 **bones of the tarsus** / Ossa tarsi / os du tarse
5505 **bone, temporal** / Os temporale (Schläfenbein) / os temporal
5506 **bone, trapeziform and trapezoid** / Os trapecium et trapezoideum (Trapezbeine der Handwurzel) / os trapèce et trapézoïde
5507 **(bone, trigonal)** / (Os trigonum) (Dreieckbein, selbständig gewordener hinterer Sprungbeinfortsatz) / (os trigone)

5508 **bone, triquetral** / Os triquetrum (Dreieckbein der Handwurzel) / os triquètre
5509 **boned, thick-, thin-** / grobknochig, feinknochig (mit starken, schwachen Knochen) / os, à gros, à fins
5510 **boneless** / knochenlos / désossé (sans os)
5511 **BONNET's syndrome** / BONNET' Syndrom (Durchblutungsanomalie der Netzhaut bei angeborener Aortenisthmusstenose) / syndrome de BONNET
5512 **BONNIER's syndrome** / BONNIER' Syndrom (Zentralnervöses Krankheitsbild durch Läsionen im Bereich des Nucleus lateralis partis vestibularis n. vagi) / syndrome du noyau de DEITERS
5513 **BÖÖK's syndrome** / BÖÖK' Syndrom (Charakteristisches Ektodermalsyndrom) / syndrome de BÖÖK
5514 **boopia** / Boopie *f* (hyster. «Kuhauge») / boopie *f*
5515 **borage** / Bor(r)etsch *m* (Borago officinalis = Gurkenkraut) / bourrache *f*
5516 **borates** / Borate *n* (borsaure Salze) / borates *m*
5517 **borax (, crude)** / Borax (, natürlicher, roher) *m* / borax (natif) *m*
5518 **BORBELY's prenarcotic syndrome** / Pränarkosekater-Syndrom (BORBELY) (Pränarkotische Erscheinungen bei initialer Lösungsmittelvergiftung) / syndrome prénarcotique de BORBELY
5519 **borborygmus** / Borborygmus *m* (borborygmus = Kollern: Darmkollern, oft bei Ca.) / borborygme *m*
5520 **border, falciform** / Margo falciformis (Rand der Fascia lata) / bord falciforme
5521 **border, free** / Margo liber (freier Rand) / bord libre
5522 **border, striated** / Kutikularsaum *m* (Bürstenbesatz: Protoplasmafortsätze) / plateau strié *m*
5523 **Bordetella** / Bordetella (Baktgatt. der Brucellaceae) / bordetelle *f*
5524 **boring** / bohrend (langweilig) / térébrant
5525 **boring-machine (bur)** / Bohrmaschine *f* (Bohrer *m*) / fraise *f*
5526 **BÖRJESON-FORSSMAN-LEHMANN syndrome** / BÖRJESON-FORSSMAN-LEHMANN' Syndrom (Erbliche Form des adipösen Schwachsinns) / syndrome de BÖRJESON-FORSSMAN-LEHMANN
5527 **born** / geboren / né
5528 **boroformic** / borameisensauer / boroformique
5529 **boroglycerine** / Boroglycerin *n* / boroglycérine *f*
5530 **boron (B 5 10,82)** / Boron (Bor *n*) / bore *m*
5531 **boron chloride** / Borchlorid *n* / bore, chlorure de *m*
5532 **boron nitride** / Borstickstoff *m* / bore, azoture de *m*
5533 **Borrelia** / Borrelia (Baktgatt. der Treponemataceae) / spirochète (de BORREL) *m*
5534 **Borrelia buccalis** / Mund(fäulnis)borrelia *f* (STEINBERG, 1862) / spirochète buccal *m*
5535 **Borrelia recurrentis** / Rückfallfieberborrelia *f* (Spirochaeta obermeieri: das europäische Rückfallfieber erregende gramneg. Spiralmikrobie) / spirochète (de fièvre) récurrent(e) *m*
5536 **Borrelia refringens** / Genitalborrelia, saprophytäre *f* (SCHAUDINN-HOFFMANN, 1905) / spirochète réfringent *m*
5537 **Borrelia vincenti** / VINCENT' Borrelia *f* (Erreger nekrotisierender [Schleim]hauterkrankungen) / spirochète de PLAUT-VINCENT *m*
5538 **Borreliata variolae (vaccinae)** / Variola-(Vakzine-)Virus *n* ([Kuh]pockenvirus) / strongyloplasme variolique (vaccin) *m*
5539 **borrelioses** / Borreliosen *f* (Erkrankungen durch Borrelia) / borrélioses *f*
5540 **bosomed, flat-, high-** / flachbrüstig, hochbrüstig / poitrine plate, opulente, à la
5541 **bossed** / höckrig / bossu
5542 **bosselated (bosselation)** / Bucklig(keit) *f*) / bosselé (bosselage *m*)
5544 **botallism** / Botallismus *m* (postnatales Sistieren des fet. Kreislaufs bei offnem Foramen ovale und bestehendem Ductus arteriosus [BOTALLO]) / botallisme *m*
5545 **botanist** / Botaniker *m* / botaniste *m*
5546 **botany (botanic)** / Botanik *f* (botanisch) (Pflanzenkunde [betreffend]) / botanique *f*
5547 **bothri(di)um** / Bothridium *n* (βοθρίον = Grube: Sauggrube des Bandwurms) / bothridium *m*
5548 **bothriocephaliasis** / Bothriocephaliasis *f* (Fischfinnenbandwurmbefall) / diphyllobothriose *f*
5549 **Bothrops** / Bothrops (Wirkstoff: Grubenotterngift) /Bothrops atrox (Crotalidae [Reptilia])
5550 **botryomycosis (-mycoma)** / Traubenpilzkrankheit (-geschwulst) *f* (Botryomyces ascoformans) / botryomycose *f* (-mycome *m*)
5551 **botryotherapy (grape cure)** / Botryotherapie *f* (βότρυς = Traube: Traubenkur) / botryothérapie (cure de raisins) *f*
5552 **bottle** / Flasche *f* / bouteille *f*
5553 **bottle, dropp(ing)** / Tropffläschchen (Pipettenfläschchen) *n* / flacon compte-gouttes (à pipette) *m*
5554 **bottle, sample** / Probeflasche *f* / flacon à échantillon *m*
5555 **bottled** / eingeflascht / embouteilli
5556 **botulin** / Botulin *n* (Botulismustoxin) / botuline *f*
5557 **botulism** / Botulismus *m* (bakt. Lebensmittelvergiftung durch Clostridium botulinum) / botulisme *m*
5558 **bougie, bellied** / Knopfsonde *f* (Explorateur *m*) / sonde boutonnée *f*
5559 **bougie, bulbous** / Kugelsonde *f* / bougie à boule (GINJOU) *f*
5560 **bougie (catheter), elbowed (bicoudate)** / Sonde, gekrümmte *f* (doppelt abgebogener Katheter [MERCIER]) / sonde (bi)coudé *f*
5561 **bougie, caustic (armed)** / Ätzsonde *f* / bougie caustique *f*
5562 **bougie, conductor; (metal[lic] sound)** / Führungssonde *f* / bougie conductrice *f*
5563 **bougie, conic (coneshaped)** / Kegelsonde *f* (mit eichelförmiger Spitze) / bougie conique *f*

5564 **bougie, cylindrical** / Sonde, zylinderförmige *f* / bougie cylindrique *f*
5565 **bougie, dilatable** / Schwellsonde *f* / bougie dilatable *f*
5566 **bougie (, dilator)** / Dehnsonde *f* / bougie (dilatrice) *f*
5567 **bougie, elastic (flexible)** / Sonde, elastische *f* / bougie élastique (molle) *f*
5568 **bougie, filiform** / Haarsonde *f* / sonde filiforme *f*
5569 **bougie, fusiform** / Sonde, spindelförmige *f* / bougie fusiforme *f*
5570 **bougie, Hefner's, international** / Kerze, Hefner-, Internationale *f* (HK = 0,903, IK = 1,019 candela) / bougie de Hefner, internationale *f*
5571 **bougie (sound), hollow** / Rinnensonde *f* (PAYR) / sonde cannelée *f*
5572 **bougie, laminaria** / Quellsonde *f* / bougie en laminaire *f*
5573 **bougie, medicated** / Medikamentensonde *f* / sonde médicamentée *f*
5574 **bougie, olive-tipped** / Olivenknopfsonde *f* / bougie à bout olivaire *f*
5575 **bougie, stiff** / Bougie, starre *f* / bougie rigide *f*
5576 **bougie (sound), urethral** / Harnröhrenbougie *f* / sonde urétrale *f*
5577 **bougi(e)nage** / Bougieren *n* (Dehnen) / bougirage *m*
5578 **bouillon, calcium carbonate** / Calcium-carbonicum-Bouillon *f* / bouillon de carbonate calcique *m*
5579 **bouillon, dextrose (malt extract)** / Dextrose-bouillon (Malzextraktbouillon) *f* / bouillon de dextrose (d'extrait de malt) *m*
5580 **bouillon, glycerine** / Glycerinbouillon *f* / bouillon de glycérine *m*
5581 **bouillon, iron (lead)** / Eisenbouillon (Bleibouillon) *f* / bouillon de fer (de plomb) *m*
5582 **bouillon, nutrient** / Nährbouillon *f* (500 g Rind- [od. Fisch]fleisch, 1000 g Wasser, 5 g NaCl, 10 g Pepton) / bouillon nutritif *m*
5583 **bouillon, optochinon** / Optochinonbouillon *f* (Nährmedium zur Unterscheidung von Pneumo- und vergrünenden Streptokokken) / bouillon d'optochinone *m*
5584 **bouillon, peptone** / Peptonbouillon *f* (1%ig) / bouillon de peptone *m*
5585 **bouillon, selenite F** / Selenit-F-Brühe *f* (Anreicherungsmedium) / bouillon de sélénite F *m*
5586 **bouillon, serum** / Serumbouillon *f* / bouillon de sérum *m*
5587 **bouillon (test)** / Bouillon(reiztrunk *m*) *f* / bouillon (d'épreuve) *m*
5588 **bouillon, tetrathionate(-brillant green)** / Tetrathionat-Brillantgrün-Nährlösung *f* (Anreicherungsnährboden) / bouillon de tétrathionate *m*
5589 **bouillon, trypsin** / Trypsinbouillon *f* (zum Nachweis von Indol) / bouillon de trypsine *m*
5590 **bouillon, urea** / Harnstoffbouillon *f* / bouillon d'urée *m*
5591 **bouton, diaphragmatic** / Diaphragmapunkt *m* (druckschmerzhafter Schnittpunkt der verlängerten 10. Rippe und des Brustbeinrands bei Pleuritis diaphragmatica) / bouton diaphragmatique *m* (MUSSY)
5592 **boutonnière** / Harnröhren(stein)schnitt, äußerer *m* / boutonnière *f*
5593 **Bovimyces pleuropneumoniae** / Pleuropneumonie-Virus *n* / astérocoque mycoïde *m*
5594 **bow, supporting** / Abstützbügel *m* (dent.) / barre de prothèse *f*
5595 **bowel movement; (stool)** / Stuhlgang *m* / selle *f*
5596 **bow-legged** / O-beinig / jambes arquées, aux
5597 **bowlegs in children, nonrachitic** / BLOUNT' Syndrom (Enchondrale Wachstumsstörung der medialen proximalen Tibiaepiphyse) / hémiatrophie congénitale de l'épiphyse tibiale supérieure
5598 **box, dredging** / Streudose *f* / poudreuse *f*
5599 **box, lead-lined** / Bleikassette *f* (röntg.) / caisse doublée de plomb *f*
5600 **box, metal** / Metallschachtel *f* / boîte métallique *f*
5601 **box, synthetic material** / Kunststoffhülle *f* / enveloppe synthétique *f*
5602 **BOYD-STEARNS syndrome** / BOYD-STEARNS' Syndrom (Tubuläre Niereninsuffizienz mit renaler hypochlorämischer Acidose und Spätrhachitis) / syndrome de BOYD-STEARNS
5602a **boys, girls** / Knaben *m*, Mädchen *n* / garçons *m*, jeunes filles *f*
5603 **bracelet** / Armband *n* (z.B. gegen Schreibkrampf) / bracelet *m*
5604 **bracherium** / Bruchband *n* / bandage herniaire *m*
5605 **brachial** / (ober)armbezüglich / brachial
5606 **brachialgia** / Brachi(neur)algie *f* / brachialgie (névralgie du plexus brachial) *f*
5607 **brachialgia, static paresthetic** / Brachialgia paraesthetica nocturna (Gefäßinnervationsstörung) / brachialgie paresthésique *f*
5608 **brachiform (armlike, -shaped)** / armförmig / brachiforme
5609 **brachiocephalic, -crural** / arm-kopfbezüglich, -schenkelbezüglich / brachiocéphalique, -crural
5611 **brachiocubital** / oberarm-unterarmbezüglich / brachiocubital
5612 **brachiotomy** / Armamputation *f* / brachiotomie *m*
5613 **brachium (arm, upper arm)** / Brachium (Arm, Oberarm) / bras
5614 **brachium of the colliculus, inferior and superior** / Brachium colliculi inferioris et superioris (Vierhügelarme des Mittelhirns) / bras inférieur et supérieur du colliculus
5615 **brachybasia** / Brachybasie *f* (gehirnarteriosklerotisch bedingter Trippelgang) / brachybasie (démarche à petits pas) *f*
5616 **brachycephaly** / Brachyzephalie *f* (kurzer Kopf) / brachycéphalie *f*
5617 **Brachycera** / Fliegen *f* (Ordnung Hexapoda) / brachycères *m*
5618 **brachycheilia** / Brachycheilie *f* (kurze [mittlere Ober]lippe) / brachychilie *f*
5619 **brachydactylia** / Brachydactylie-Syndrom (Erbliche Verkürzung von Fingern und Zehen) / brachydactylie

5620 **brachymetapody** / Brachymetapodie *f* (kurze Mittelhand- und/od. -fußknochen) / brachymétapodie *f*
5621 **brachymetropic (-prosopic)** / kurz(ge)sichtig / brachymétrope (-prosope)
5622 **brachymorphic** / untersetzt / brachymorphe
5623 **brachymorphy** / MARCHESANI' Syndrom (Erbliche Abartung mesodermaler Gewebselemente) / dystrophie mésodermique hypoplastique
5624 **brachyphalangia** / Brachyphalangie *f* (kurze Grund-, Mittel- od. Endphalangen) / brachyphalangie *f*
5625 **brackets, parentheses** / Klammern, eckige, runde *f* / crochets *m*, parenthèses *f*
5626 **bradyacusia (-ecoia)** / Bradyakusie *f* (verlangsamtes Hören) / bradyacousie (-écée) *f*
5627 **bradyarthria (-lalia)** / Bradyarthrie *f* (hirnbedingte Störung der Sprechmechanik) / bradyarthrie (-lalie) *f*
5628 **bradycardia (-rhythmia)** / Bradykardie *f* (verlangsamte Herztätigkeit) / bradycardie (-rythmie) *f*
5629 **bradycardia, relative** / Bradykardie, relative *f* (durch Druck geschwollener Lymphgefäße auf N. vagus) / bradycardie relative *f*
5630 **bradycardia and tachycardia, alternation of** / Bradykardie-Tachykardie-Syndrom, alternierendes (Alternieren von Sinusbradykardie und Vorhoftachykardie) / bradycardie et tachycardie, alternation de
5631 **brady(dia)stalsis** / Bradystalsis *f* (verlangsamte Peristaltik) / bradydiastalsis *f* (mouvement diastaltique lent *m*)
5632 **bradydiastolia (-sphygmia)** / Bradydiastolie *f* (verlangsamte Pulswelle) / bradydiastolie (-sphygmie) *f*
5633 **bradyesthesia** / Bradyästhesie *f* (verlangsamtes Empfinden) / bradyesthésie *f*
5634 **bradygenesis** / Bradygenese *f* (verlangsamte embr. Entwicklung) / bradygenèse *f*
5635 **bradyglossia (-lexia, -logia, -phemia)** / Bradyglossie *f* (verlangsamte Wortbildung) / bradyglossie (-lexie, -logie, -phémie) *f*
5636 **bradykinesia** / Bradykinesie *f* (verlangsamte Bewegung) / bradycinésie *f*
5637 **bradykinin** / Bradykinin *n* (durch Plasmakallikrein aus Kininogen liberiertes hypotensivierendes Nonapeptid [ROCHA E SILVA, 1939]) / bradykinine *f*
5638 **bradymenorrhea** / Bradymenorrhoe *f* (verlangsamte Menstruation) / bradymenorrhée *f*
5639 **bradypepsia** / Bradypepsie *f* (verlangsamte Verdauung) / bradypepsie *f*
5640 **bradyphagia** / Bradyphagie *f* (krankhaft verlangsamtes Essen) / bradyphagie *f*
5641 **bradyph(r)asia** / Bradyph(r)asie *f* (verlangsamte Satzbildung) / bradyph(r)asie *f*
5642 **bradyphrenia (-psychia)** / Bradyphrenie *f* (Gemütsverlangsamung nach Encephalitis) / bradyphrénie (-psychie) *f*
5643 **bradypnea** / Bradypnoe *f* (niedere Atemfrequenz) / oligopnée *f*
5644 **bradypragia** / Bradypragie *f* (verlangsamtes Handeln) / bradypragie *f*
5645 **bradyspermatism** / Bradyspermatismus *m* (verlangsamter Samenerguß) / éjaculation lente *f*
5646 **bradyteleokinesis** / Bradyteleokinese *f* (hirnbedingte Unterbrechung von Gliederbewegungen) / bradytéléocinèse *f*
5647 **bradytocia** / Bradytokie *f* (verlangsamte Geburt) / bradytocie (parturition lente) *f*
5648 **bradytrophia** / Bradytrophie *f* (verlangsamter Stoffwechsel) / bradytrophie *f*
5649 **bradyuria** / Bradyurie *f* (verlangsamte Harnausscheidung) / bradyurie *f*
5650 **braille** / BRAILLE' Schrift *f* (Blindenschrift) / braille, caractères; (alphabet des aveugles) *m*
5651 **brain, external** / «Gehirn, äußeres» *n* (KANT: die Hand) / cerveau externe *m*
5652 **bran** / Kleie *f* / son *m*
5653 **branch** / Ast (Zweig) *m* / branche *f*
5654 **branchia(l)** / Kiemen(bezüglich) *f* / branchies *f* (branchial)
5655 **branchial arch syndromes** / Kieferbogen-Syndrome (Mandibulofaziale Dysplasieformen durch Entwicklungsstörungen des 1. embr. Kieferbogensegments) / syndromes du premier arc branchial
5656 **branchiogenic** / branchiogen (von Kiemengängen ausgehend) / branchiogène
5657 **branchioma** / Branchiom *n* (Krebsgeschwulst aus Kiemenepithel) / branchiome *m*
5658 **Branchiostoma lanceolatum** / Lanzettfischchen *n* (Urwirbeltier Amphioxus lanceolatus) / branchiostome lancéolé *m*
5659 **branchless** / unverzweigt / nonbranchu
5660 **branchlet** / Ästchen (Zweiglein) *n* / branchette *f*
5661 **branchy (branching)** / verästelt (Verästlung *f*) / branchu (ramification *f*)
5662 **brandy, french** / Spiritus vini gallici (Franzbranntwein *m*) / eau-de-vie de France *f*
5663 **brandy, wine** / Spiritus vini vitis (Weinbrand, Branntwein *m*) / eau-de-vie de vin *f*
5664 **branlike (branny)** / kleieartig (-haltig) / son, contient du
5665 **brashy** / bröcklig / friable (qui s'émiette)
5666 **bread** / Brot *n* / pain *m*
5667 **bread, black, white** / Schwarzbrot, Weißbrot *n* / pain noir, blanc *m*
5668 **bread, brown** / Grahambrot *n* / pain de GRAHAM *m*
5669 **bread, crisped** / Knäckebrot *n* / pain croustillant *m*
5670 **bread, marmalade, diabetic** / Diabetikerbrot *n*, -marmelade *f* / pain *m*, marmelade diabétique *f*
5671 **bread, rye, wheaten** / Roggenbrot, Weizenbrot *n* / pain de seigle, de froment *m*
5672 **bread, whole-meal** / Vollkornbrot *n* (enthält KH, [EW, FS,] Vitamine, Mineralien) / pain complet *m*
5673 **breadth** / Breite *f* / largeur *f*
5674 **break (broken, breaking)** / brechen (umgeschlagen, unterbrechend) / briser (changé [mué], interrompant)
5675 **breakable** / zerbrechlich / brisable
5676 **break(age)** / Bruch(stelle *f*) *m* / brisure (cassure) *f*

5677 **break-down, nervous** / Nervenzusammenbruch *m* / effondrement nerveux *m*
5678 **breaker, electrolytic** / Unterbrecher, elektrolytischer *m* / interrupteur électrolytique *m*
5679 **breaking, forcible** / Brisement *n* (gewaltsame Stellungsverbeßrung von Gelenken in Narkose bei Ankylose) / brisement forcé *m*
5680 **breast** / Brust *f* / sein *m* (poitrine *f*)
5681 **breast, chicken (pigeon)** / Hühnerbrust *f* / thorax en carène *m*
5682 **breast, hysterical** / Brustschwellung, schmerzhafte *f* (hyster.) / gonflement mammaire hystérique *m*
5683 **breast, irritable** / COOPER' Syndrom (Neuralgische Form der «schmerzhaften Brust») / syndrome d'Astley COOPER
5684 **breast, pendulous (sagging)** / Hängebrust *f* / ptose mammaire *f*
5685 **breast pump** / Milchpumpe *f* / tire-lait à pompe *f*
5686 **breath** / Atemzug *m* / souffle *m*
5687 **breath, hold one's** / Atemanhalten *n* / haleine, retenir son *m*
5688 **breath, lead** / Halitus saturninus / haleine saturnine *f*
5689 **breathe (breathed, breathing)** / atmen (stimmlos, hauchend) / souffler (soufflé, soufflant)
5690 **breathing, bronchial** / Bronchialatmen *n* (physiol. [path.]) / souffle bronchique; (bruit respiratoire bronchique) *m*
5691 **breathing, mouth to mouth** / Mund-zu-Mundbeatmung *f* / respiration de bouche à bouche *f*
5692 **breathing, mouth, nasal** / Mundatmung, Nasenatmung *f* / respiration buccale, nasale *f*
5693 **breathing, puerile** / Atmen, pueriles *n* (LAENNEC: verschärftes Vesikuläratmen) / souffle puéril *m*
5694 **breathing-exercises** / Atemübungen *f* / exercices respiratoires *m*
5695 **breathing-space (-time)** / Atempause (Verschnaufzeit) *f* /pause *f* (temps d'arrêt *m*)
5696 **breathless(ness)** / Atemlos(igkeit *f*) / essoufflé (essoufflement *m*)
5697 **breed (breeder, breeding)** / brüten (Züchter *m*, Aufzucht *f*) / couver (éleveur, élevage *m*)
5698 **bregma** / Bregma *n* (βρέγμα = Vorderkopf: Pfeilnaht-Kranznahtschnittpunkt = Scheitelhöhe) / bregma *m*
5699 **bregmatic** / bregmaticus (zum Scheitel gehörig) / bregmatique
5700 **bregmaticosuboccipital** / bregmatikosubokzipital (Richtung Scheitel-Hinterhaupt) / bregmaticosousoccipital
5701 **BRENNEMAN's syndrome** / BRENNEMAN' Syndrom (Abdominaler Symptomenkomplex bei Entzündung der oberen Luftwege) / syndrome de BRENNEMAN
5702 **Briareus morbillorum (varicellae)** / Masernvirus (Windpockenvirus) *n* / virus de la rugeole (du zona) *m*
5703 **bridge** / Pons (Brücke, bildet mit Cerebellum das Metencephalon) / pont
5704 **bridge, cantilever (extension)** / Freiendbrükke *f* (dent. Brückenersatz mit einem nichtabgestützten Ende) / bridge d'extension *m*
5705 **bridges, chromatinic** / Chromatinbrücken *f* (atypische Zellkernstruktur) / ponts chromatiniques *m*
5706 **bridge, cytoplasmic** / Zytoplasmabrücke *f* (zwischen benachbarten Keimteilen) / pont cytoplasmique *m*
5707 **bridge, dental** / Zahnbrücke *f* / pont dentaire *m*
5708 **bridge, intercellular (cell)** / Plasmodesmen *n* (δεσμός = Band: feine Verbindungen zwischen den Zellen) / pont intercellulaire (d'union) *m*
5709 **bridge, sanitary** / Schwebebrücke *f* (läßt zwischen Zahnbrückenbasis und Alveolarkamm unterspülbaren Raum frei) / bridge suspendu *m*
5710 **bridge, span (saddle)** / Doppelendbrücke *f* (z.B. Sattel- und Tangentialbrücke [mit punktförmiger Zwischenglieder-Alveolarkammberührung]) / bridge d'arche (touchant) *m*
5711 **bridgework (, fixed [stationary], removable)** / Zahnersatz, partieller *m* (festsitzender, abnehmbarer) / prothèse dentaire (arrêtée [fixe], enlevable) *f*
5712 **bridle** / Zügel(n, beherrschen) *m* / bride(r) *f*
5713 **bright (brillant)** / brillant (glänzend) / brillant
5714 **BRILL's disease** / BRILL' Krankheit (Sporadisch auftretendes Fleckfieber in angeblich läusefreiem Milieu) / maladie de BRILL
5715 **BRISSAUD-SICARD syndrome** / BRISSAUD' Syndrom (Gliedmaßenlähmung mit Gesichtsmuskelspasmen infolge von Prozessen im Bereich der Brücke) / hémispasme facial alterne
5716 **bristle-shaped** / borstenartig / soie, en forme de
5717 **brittle** / spröde / cassant
5718 **broach (, barbed)** / Räumnadel *f* (ringsum gezahnter Zahnwurzelkanalreiniger) / équarrissoir *m*
5719 **BROADBENT's apoplexy** / BROADBENT' Syndrom (Besondre Form eines apoplektischen Insults) / apoplexie de BROADBENT
5720 **broadcast(ing)** / Rundfunk *m* / radio *f*
5721 **BROCQ-PAUTRIER median rhombic glossitis** / BROCQ-PAUTRIER' Syndrom (Entwicklungsanomalie der Zunge mit Ulzeration) / glossite losangique médiane
5722 **broken(-down)** / (zusammen)gebrochen / effondré
5723 **bromacetone** / Bromaceton *n* (Tränengas Acetylbrommethan) / acétone bromée *f*
5724 **bromalin** / Bromalin *n* (Antiepilepticum Bromethylmethanamin) / bromaline *f*
5725 **bromamide** / Bromamid *n* (Tribromanilinhydrobromid) / bromamide *m*
5726 **bromates** / Bromate *n* (Brom[säure]salze, setzen ZNS-Erregbarkeit herab; Anreicherung im Organismus nur bei gleichzeitiger Cl-Zufuhrbeschränkung) / bromates *m*
5727 **bromatics** / Bromatik *f* (βρῶμα = Nahrung: [Lehre von der] Herstellung und Zubereitung der Nahrungsmittel) / bromatique *f*

5728 **broma(to)logy** / Nahrungsmittelkunde *f* / broma(to)logie *f*
5729 **broma(to)toxins** / Nahrungsmittelgifte *n* / broma(to)toxines *f*
5730 **broma(to)toxism** / Nahrungsmittelvergiftung *f* / broma(to)toxisme *m*
5731 **bromelin** / Bromelin *n* (pflanzliche Protease aus Bromelia [Ananas] mit p_H 6,8) / broméline *f*
5732 **bromhydrate** / Bromhydrat *n* (bromwasserstoffsaures Salz) / bromhydrate *m*
5733 **bromic (brom[in]ated, bromurated)** / bromsauer (bromsäurehaltig) / bromique
5734 **bromide** / Bromid *n* (Metall od. org. Radikal + Brom, z.B. KBr, C_2H_5Br) / bromide *m*
5735 **bromidrosiphobia** / Bromidrosiphobie *f* ([unbegründete] Furcht, übel zu riechen) / bromidrosiphobie *f*
5736 **bromine (Br 35 79,916)** / Bromum (Brom *n*) / brome *m*
5737 **bromize (bromi[ni]zed, bromizing [bromization])** / bromieren (behandelt mit, Einführung von Brom in org. Verbindungen) / bromer (traité, traitement au brome *m*)
5738 **bromocachexy** / Bromkachexie *f* (nach langdauernder Bromeinnahme) / bromocachexie *f*
5739 **bromoderma** / Bromoderma tuberosum (höckriger Ausschlag bes. an Unterschenkeln nach Brom) / bromodermie *f*
5740 **bromoform** / Bromoform *n* (chloroformähnliches $CHBr_3$) / bromoforme *m*
5741 **bromo(hyper)hidrosis** / Schweiß, übelriechender *m* (GALENUS: βρῶμος = Gestank) / bromo(hyper)idrose *f*
5742 **brom(o-iod)ism** / Brom(-Jodpräparate)vergiftung *f* / brom(o-iod)isme *m*
5743 **bromomania** / Bromomanie *f* (psych. Störungen nach übermäßiger Bromeinnahme) / bromomanie *f*
5744 **bromomenorrhea** / Menstruationsfluß, übelriechender *m* / bromoménorrhée *f*
5745 **bromopn(o)ea** / Atemgeruch, übler *m* / bromopnée *f*
5746 **bronchadenitis (-adenoma)** / Bronchadenitis *f* (-adenom *n*) (Entzündung [Wucherung] der Nodi lymphatici bronchopulmonales) / bronchadénite *f* (-adénome *m*)
5747 **bronchedema** / Bronchialödem *n* (Schleimansammlung im Bronchialbaum) / bronchœdème *m*
5748 **bronchial** / bronchial (Luftröhre[näste] betreffend) / bronchique
5749 **bronch(i)allergosis** / Bronch(i)allergose *f* / (durch Allergene bedingte Bronchitis) / bronch(i)allergose *f*
5750 **bronch(iol)ectasis (, cylindric, sacculated)** / Bronch(iol)ektasie *f* (angeborene od. erworbene Bronch(iol)enerweiterung) / bronch(iol)ectasie *f*
5751 **bronchioles** / Bronchioli (Dim. v. Bronchi: Bronchiolen *m* = Zweige der Luftröhrenäste bis 1 mm ⌀) / bronchioles *f*
5752 **bronchioles, respiratory** / Bronchioli respiratorii (feinste Verzweigungen der Bronchi[oli]) / bronchioles respiratoires
5753 **bronchiolitis, obliterating** / Bronchiolitis obliterans (acuta) (Obliteration der Bronchiolen durch nichtausgeworfenes Exsudat) / bronchiolite oblitérante *f*
5754 **bronchitic** / bronchitisch / bronchitique
5755 **bronchitis** / Bronchitis *f* (Bronchialkatarrh: Bronchialschleimhautentzündung) / bronchite *f*
5756 **bronchitis, acute fibrinous** / Bronchitis fibrinosa acuta (Fibringerinnsel im Sputum) / bronchite fibrineuse aiguë *f*
5757 **bronchitis, capillary** / Kapillarbronchitis *f* (Katarrh der feinsten Luftröhrenzweige) / bronchite capillaire *f*
5758 **bronchitis, congestive** / Stauungsbronchitis *f* / bronchite de stase *f*
5759 **bronchitis croupous (mucinofibrinous)** / Bronchitis, krupöse *f* / bronchite pseudomembraneuse (plastique) *f*
5760 **bronchitis, deforming** / Bronchitis deformans (im Füllungsbild bes. hervortretende Luftröhrendeformation) / bronchite déformante *f*
5761 **bronchitis, eosinophilic** / Bronchitis, eosinophile *f* (dem Asthma bronchiale nahestehende Bronchallergose mit Eosinophilie) / bronchite éosinophile *f*
5762 **bronchitis, mucopurulent** / Bronchitis, schleimigeitrige *f* (häufigste [«Raucherbronchitis»]) / bronchite mucopurulente *f*
5763 **bronchitis, pituitous; (bronchorrhea)** / Bronchitis serosa («feuchtes Asthma» mit großen Mengen dünnflüssigen Auswurfs) / bronchorrhée (bronchite pituiteuse) *f*
5764 **bronchitis, putrid** / Bronchitis foetida (mit Bronchialwandzersetzungen) / bronchite putride *f*
5765 **bronchitis, staphylo-streptococcic** / Staphylo-Streptokokkenbronchitis *f* / bronchite staphylo-streptococcique *f*
5766 **bronchitis of sucklings, spastic** / Säuglingsbronchitis, spastische *f* (durch Überernährung) / bronchite spastique des nourrissons *f*
5767 **bronchitis, symptomatic (secondary)** / Bronchitis symptomatica (Begleitbronchitis, z.B. bei Grippe) / bronchite secondaire *f*
5768 **broncho-aspergillosis (-moniliasis, -mycosis, -nocardiosis, -oidiosis, -spirochetosis)** / Virusbronchitiden *f* (durch Aspergillus, Monilia, Candida, Nocardia, Oidium, Spirochaeta) / broncho-aspergillose (-moniliose, -mycose, -nocardiose, -oïdiose, -spirochétose) *f*
5769 **bronchoblennorrhea** / Bronchoblennorrhoe *f* (Bronchitis mit großen Mengen eitrigen Auswurfs) / bronchoblennorrhée *f*
5770 **bronchocele** / Bronchushernie *f* (lokalisiert) / bronchocèle *f*
5771 **bronchoconstriction (-stenosis)** / Bronchenverengerung *f* (meist tumorös) / bronchosténose *f*
5772 **bronchodilatation (-dilator)** / Bronchendilatation *f* (-dilatator *m*) / bronchodilatation *f* (-dilateur *m*)
5773 **broncho(-esophago)scope (-scopy)** / Broncho(-ösophago)skop *n* (Luftröhren[-Speiseröhren]besichtigung *f*) / broncho(-œsophago)scope *m* (-scopie *f*)

5774 **bronchogenic** / bronchogen (von Bronchen ausgehend) / bronchogène
5775 **broncholith** / Bronchusstein *m* / calcul bronchique *m*
5776 **bronchology** / Bronchologie *f* / bronchologie *f*
5777 **bronchopathy** / Bronchialleiden *n* / bronchopathie *f*
5778 **bronchophony** / «Bronchialstimme» *f* (Fortleitung der Stimme zum Stethoskop bei Verdichtung von Lungengewebe) / bronchophonie *f*
5779 **bronchoplasty** / Bronchus(stumpf)verschluß *m* (op. bei tuberkulösen Kavernen) / bronchoplastie *f*
5780 **bronchoplegia** / Bronchuslähmung *f* / bronchoplégie *f*
5781 **bronchopleural, -pulmonary** / bronchenbrustfell-, -lungen(fell)bezüglich / bronchopleural, -pulmonaire
5783 **broncho(radio)gram (-[radio]graphy)** / Bronchogramm *n* (-graphie *f*) (Rö-Darstellung des Bronchialsystems) / broncho(radio)gramme *m* (-[radio]graphie *f*)
5784 **bronchorrhagia, -rrhaphy** / Bronchusblutung, -naht *f* / bronchorragie, -rraphie *f*
5785 **bronchoresection, -tomy** / Bronchusresektion, -eröffnung *f* / bronchorésection, -tomie *f*
5786 **bronchosinusitis** / Bronchosinusitis *f* (Entzündung der Respirationswege) / bronchosinusite *f*
5787 **bronchospasm** / Bronchialmuskelkrampf *m* / bronchospasme *m*
5788 **bronchospirometry** / Bronchialspirometrie *f* (Prüfung von Atemvolumen, Vitalkapazität, O_2-Aufnahme jeder Lunge für sich) / bronchospirométrie *f*
5789 **bronchostaxis** / Bronchuswandblutung *f* / bronchostaxis *f*
5790 **bronchostomy** / Bronchostomie *f* (op. Brustwand-Bronchusverbindung) / bronchostomie *f*
5791 **bronchotetany** / Bronchialtetanie *f* (der Säuglinge) / bronchotétanie *f*
5792 **bronchotyphoid** / Bronchotyphoid *n* (Bronchitis mit typhus(fieber)ähnlichem Ausgangszustand) / bronchotyphoïde *m*
5793 **bronchus** / Bronchus (βρόγχος = Luftröhrenast *m*) / bronche *f*
5794 **bronchus with apical, posterior, anterior segmental bronchus, right superior lobar** / Bronchus lobaris superior dexter: Bronchus segmentalis apicalis, posterior, anterior (ob. re. Lappenbronchus mit 3 Segmentbronchen) / bronche lobaire supérieure droite avec bronche segmentaire, apicale, postérieure, antérieure
5795 **bronchus with apical, subapical, medial basal, anterior basal, lateral basal, posterior basal segmental bronchus, left inferior lobar** / Bronchus lobaris inferior sinister: Bronchus segmentalis apicalis, subapicalis, basalis medialis, basalis anterior, basalis lateralis, basalis posterior (unt. li. Lappenbronchus mit 6 Segmentbronchen) / bronche lobaire inférieure gauche avec bronche segmentaire apicale, sousapicale, basale médiale, basale antérieure, basale latérale, basale postérieure
5796 **bronchus with apicoposterior, anterior, superior lingular, inferior lingular segmental bronchus, left superior lobar** / Bronchus lobaris superior sinister: Bronchus segmentalis apicoposterior, anterior, lingularis superior, lingularis inferior (ob. li. Lappenbronchus mit 4 Segmentbronchen) / bronche lobaire supérieure gauche avec bronche segmentaire apicopostérieure, antérieure, lingulaire supérieure, lingulaire inférieure
5797 **bronchus with lateral and medial segmental bronchus, right middle lobar** / Bronchus lobaris medius dexter: Bronchus segmentalis lateralis, medialis (mittl. re. Lappenbronchus mit 2 Segmentbronchen) / bronche lobaire moyenne droite avec bronche segmentaire latérale et médiale
5798 **bronchi, lobar and segmental** / Bronchi lobares et segmentales (Luftröhrenäste der Lungenlappen und -segmente) / bronches lobaires et segmentaires
5799 **bronchus, (right and left) principal** / Bronchus principalis (dexter et sinister) (Hauptluftröhrenäste) / bronche principale (droite et gauche)
5800 **bronchus with (sub)apical, medial basal, anterior basal, lateral basal, posterior basal segmental bronchus, right inferior lobar** / Bronchus lobaris inferior dexter: Bronchus segmentalis (sub)apicalis, basalis medialis, basalis anterior, basalis lateralis, basalis posterior (unt. re. Lappenbronchus mit 5 Segmentbronchen) / bronche lobaire inférieure droite avec bronche segmentaire (sous)apicale, basale médiale, basale antérieure, basale latérale, basale postérieure
5801 **Brooke's disease** / Morrow-Brooke' Syndrom (Follikuläre Hyperkeratoseform) / kératose folliculaire contagieuse
5802 **Brooke's tumor** / Brooke' Syndrom (Epithelioma adenoides cysticum) / maladie de Brooke
5802a **brother, sister** / Bruder *m*, Schwester *f* / frère *m*, sœur *f*
5803 **brown** / fulvus (braun) / brun
5804 **Brucella** / Brucella (Baktgatt. der Brucellaceae) / brucelle *f*
5805 **Brucella abortus** / Bang' Bacterium *n* (Erreger des auf Menschen übertragbaren seuchenhaften Rinderaborts [Bang, 1897]) / brucelle bovine *f*
5806 **brucella, bronchiseptic** / Brucella bronchiseptica (Mischinfektionserreger bei Hundestaupe) / brucelle bronchiseptique *f*
5807 **Brucella melitensis** / Maltafieberbakterium *n* (Erreger des auf Menschen übertragbaren seuchenhaften Ziegen- und Schafaborts [Bruce, 1887]) / brucelle de Malte *f*
5808 **Brucella suis** / Bacterium abortus suis (Erreger des auf Menschen übertragbaren seuchenhaften Schweineaborts [Traum, 1914]) / brucelle porcine *f*
5809 **Brucellaceae** / Brucellaceae (4. Baktfam. der Eubacteriales) / brucellacées *f*

5810 **brucelloses** / Brucellosen *f* (Bakteriämien durch Brucella) / brucelloses *f*
5811 **bruit, false** / Pseudogeräusch *n* (Stethoskopgeräusch) / bruit faux *m*
5812 **BRÜNAUER's syndrome** / BRÜNAUER' Syndrom (Dominant erbliche Sonderform der Keratosis palmoplantaris) / syndrome de BRÜNAUER
5813 **bruxism** / Zähneknirschen *n* (βρύχω = [im Schlaf] mit den Zähnen knirschen) / bruxomanie *f*
5814 **Bryonia** / Zaunrübe (Wirkstoffe: Bryoamarid, Bryodulcosid, Bryoresin) / Bryonia alba, Bryonia dioica (Cucurbitaceae)
5815 **bubo** / Bubo *m* (βουβών = Leistengegend: entzündliche Lymphdrüsenschwellung in der Leistenbeuge) / bubon *m*
5816 **bubo, chancroidal, gonorrheal, syphilitic** / Bubo, venerischer *m* (bei Schanker, Gonorrhoe, Syphilis) / bubon vénérien *m*
5817 **bubo, climatic (tropical)** / Bubo, klimatischer *m* / bubon climatique
5818 **bubo, indolent (bullet)** / Bubo indolens (bei Syphilis I) / bubon indolent (satellite) *m*
5819 **bubo, pestilential** / Pestbeule *f* / bubon pestilentiel *m*
5820 **bubo, primary** / Primärbubo *m* / bubon vénérien primitif; (bubon d'emblée) *m*
5821 **bubo, strumous** / Bubo strumosus (Bindegewebeschwellung bes. bei Syphilis) / bubon strumeux *m*
5822 **bubonalgia** / Bubonalgie *f* / bubonalgie *f*
5822a **bubonic** / bubobezüglich / bubonique
5823 **bubonocele** / Leistenbruch, unvollkommener *m* / bubonocèle *m*
5824 **bubonulus** / Bubonulus *m* (Lymphdrüsenschwellung bes. am Penisrücken) / bubonulus *m*
5825 **buccal(ly)** / backenbezüglich / buccal
5826 **buccellation** / Bukzellation *f* (Blutstillung durch Tupferdruck) / buccellation (hémostase par tampon de charpie) *f*
5827 **buccocervical, -pharyngeal** / backen-halsbezüglich, -schlundbezüglich / buccocervical, -pharyngien
5828 **bucco(dis)placement** / Buccodeplacement *n* (horizontal anomale Zahnstellung) / buccodéplacement *m*
5829 **buccogingival, -lingual** / backen-zahnfleischbezüglich, -zungebezüglich / buccogingival, -lingual
5830 **buccolabial, -nasal** / backen-lippenbezüglich, -nasebezüglich / buccolabial, -nasal
5831 **buccoversion** / Buccoversio *f* (horizontal und vertikal anomale Zahnstellung) / buccoversion *f*
5832 **buck-bean leaves** / Folia trifolii fibrini (Amarum Bitterklee) / ményanthe, feuilles de *f*
5833 **buckthorn berries** / Fructus rhamni catharticae (Laxans [durch Anthrachinon] Kreuzdornbeeren) / nerprun, baies de *f*
5834 **buck-tooth** / Zahn, vorstehender *m* / dent saillante *f*
5835 **buckwheat** / Buchweizen *m* / buccaille *f*
5836 **bud** / treiben (Knospe *f*) / bourgeonner (bourgeon *m*)
5837 **bud, taste; gustatory pore** / Caliculus gustatorius; Porus gustatorius (Schmeckbecher; Endknospen der Geschmacksnerven in der Mundhöhlenschleimhaut) / bouton du goût; pore gustatif
5838 **(BUDD's cirrhosis)** / (BUDD' Zirrhose) (Enterogene Leberzirrhose) / (maladie de BUDD)
5839 **(BUDD's jaundice)** / (BUDD' Icterus) (Akute gelbe Leberdystrophie) / (ictère parenchymateux aigu)
5840 **budding** / Sprossung *f* / bourgeonnement *m*
5841 **buffer** / Puffer *m* (auf Zusatz von Säuren od. Basen entstehende, p_H-Änderungen mildernde Verbindung) / tampon *m*
5842 **buffer(ing)** / puffern (Pufferung *f*) / tamponner (tamponnage *m*)
5843 **Bufo** / Kröte (Wirkstoffe: Bufonin, Bufoten(ed)in, Bufothionin) / Bufo vulgaris (Amphibiae)
5844 **bugs** / Rhynchota *n* / punaises *f*
5845 **v. BUHL's disease** / BUHL' Krankheit (Neugeborenensepsis mit Icterus als Hauptsymptom) / maladie de BUHL
5846 **bulb** / Bulbus (Zwiebel, Anschwellung, Ausbuchtung *f*) / bulbe *m*
5847 **bulb of the aorta** / Bulbus aortae (ovale Ausbuchtung durch die Sinus aortae) / bulbe de l'aorte
5848 **bulb of the eye** / Bulbus oculi / bulbe de l'œil
5849 **bulb of the hair** / Bulbus pili / bulbe du poil
5850 **bulb of the jugular vein, inferior and superior** / Bulbus v. iugularis inferior et superior / bulbe inférieur et supérieur de la veine jugulaire
5851 **bulb, olfactory** / Bulbus olfactorius (vordere Anschwellung der Riechhirnstränge) / bulbe olfactif
5852 **bulb of the penis** / Bulbus penis (proximale Erweiterung des Corpus spongiosum penis) / bulbe du pénis
5853 **bulb, spinal** / Medulla oblongata (nach oben verlängertes Rückenmark) / bulbe rachidien
5854 **bulb of the vestibule** / Bulbus vestibuli (vaginae) (Schwellkörper des Scheidenvorhofs) / bulbe du vestibule
5855 **bulbar (bulbonuclear, -pontine)** / bulbär (Medulla oblongata betreffend) / bulbaire (bulbonucléaire, -protubérantiel)
5856 **bulbitis** / Bulbitis *f* (Bulbus-penis-Entzündung) / bulbite *f*
5857 **bulboid (bulbiform)** / zwiebelähnlich (-förmig) / bulboïde (bulbiforme)
5858 **bulbo-urethral** / bulb(o)urethral (Bulbus penis betreffend) / bulb(o-)urétral
5858a **bulbous** / knollig / bulbeux
5859 **bulbus retraction syndrome** / STILLING-TÜRK-DUANE' Syndrom (Angeborene einseitige Lähmung der geraden Augenmuskeln) / rétraction du globe oculaire
5860 **bulging** / Vorwölbung *f* / saillie *f*
5861 **bulimia, periodic** / Heißhunger, periodischer *m* / boulimie périodique *f*
5862 **bulimic** / heißhungrig (βοῦς = Ochs, λιμός = Hunger) / boulimique
5863 **bulkage** / Schlackenstoffe (Balast-) *m* / matières (aliments *m*) de lest *f*

5864 **bulla (blister)** / (Haut)blase *f* (primäre Effloreszenz durch einfache Hautschichtenspaltung) / cloque (bulle) *f*
5865 **bulla, acantholytic** / Bulla, akantholytische *f* (in Keimschicht) / bulle acantholytique *f*
5866 **bulla, actinic** / Bulla actinica (durch Sonnenstrahlen) / bulle actinique *f*
5867 **bulla, ethmoidal** / Bulla ethmoidalis (Siebbeinblase) / bulle ethmoïdale
5868 **bulla, inflammatory** / Bulla inflammatoria (entzündliche Hautblase) / bulle inflammatoire *f*
5869 **bulla, mechanic** / Bulla mechanica (durch Stoß bei Epidermolysis) / bulle mécanique *f*
5870 **bulla, spontaneous** / Bulla spontanea (Pemphigus) / bulle spontanée *f*
5871 **bulla, subcorneal** / Bulla, subkorneale *f* (unter Hornschicht) / bulle souscornée *f*
5872 **bulla, subepithelial** / Bulla, subepitheliale *f* (zwischen Epidermis und Cutis) / bulle sousépithéliale *f*
5873 **bullation** / Hautblasenbildung *f* / bullation *f*
5874 **(«bulldog scalp» syndrome)** / (AUDRY' Syndrom) (Cutis verticis gyrata) / (pachydermie verticillée)
5875 **bullet entry, exit** / Einschuß-, Ausschuß-(stelle *f*) *m* / balle, entrée, sortie de *f*
5876 **bullet wound, track of** / Schußkanal *m* / projectile, trajet du *m*
5877 **bulletin (, medical)** / Bulletin *n* (kurzer Krankenzustandsbericht) / bulletin (médical) *m*
5878 **bullet-proof** / schußsicher / projectiles, à l'épreuve des
5879 **bundle branch block, left** / Linksschenkelblock *m* (Erregungsleitungsausfall im li. Schenkel des Herzleitungssystems) / branche gauche, bloc de *m*
5880 **bundle, interauricular** / Interaurikularbündel *n* (BACHMANN: Herzmuskel[nerven]-bündel zwischen den Vorhöfen) / faisceau interauriculaire *m*
5881 **bunion** / Fußballen, entzündeter *m* / oignon *m*
5882 **bunionectomy** / Fußballenoperation *f* / oignonectomie *f*
5883 **bunodontia** / Bunodontie *f* (βουνός = Hügel: Molaren mit warzenförmigem Höcker bei Huftieren) / bunodontie *f*
5884 **buphthalmia** / Hydrophthalmus *m* (βοῦς = Ochs: angeborenes od. erworbenes Glaukom der Kinder) / bouphtalmie *f*
5885 **buret(te)** / Burette *f* (Glasröhre mit von oben nach unten fortschreitender Skala) / burette *f*
5886 **burn** / verbrennen (Verbrennung *f*) / brûler (brûlure *f*)
5887 **burns, chemical (acid, alkali)** / Verbrennungen, chemische (Säuren-, Laugen-) *f* / brûlures chimiques (par acide, par alcali) *f*
5888 **burn, electric (lightning), flash (powder)** / Verbrennung, Elektro-, Explosions- *f* / brûlure par électricité, par explosion *f*
5889 **burn, fire, thermal** / Verbrennung, Feuer-, Thermal- *f* / brûlure par feu, thermale *f*
5890 **burn, sun, radiation** / Strahlenverbrennungen *f* / brûlure par rayons *f*
5891 **burner, BUNSEN's** / Bunsenbrenner *m* (Gasbrenner mit sehr heißer nichtrußender Flamme) / bec de BUNSEN *m*
5892 **burnt** / gebrannt / brûlé
5893 **bursa** / Bursa (Tasche, Beutel *m*) / bourse *f*
5894 **bursa of the Achillis tendon** / Bursa tendinis calcanei (Achillis) / bourse du tendon d'Achille
5895 **(bursa, acromial subcutaneous)** / (Bursa subcutanea acromialis) (auf dem Schultereck) / (bourse souscutanée acromiale)
5896 **bursa, anserine** / Bursa anserina (zwischen «Gänsefuß» [Sartorius-Gracilis-Semitendineus-Muskelzusammenschluß] und Tibia) / bourse ansérine
5897 **bursa of the anterior tibial muscle, subtendinous** / Bursa subtendinea m. tibialis anterioris / bourse soustendineuse du muscle tibial antérieur
5898 **bursa of the biceps muscle of the femur, inferior subtendinous** / Bursa subtendinea m. bicipitis femoris inferior / bourse soustendineuse inférieure du muscle biceps du fémur
5899 **bursa, bicipitoradial** / Bursa bicipitoradialis (zwischen zweiköpfiger Armsehne und Speichenvorsprung) / bourse bicipitoradiale
5900 **bursa of the broadest dorsal muscle, subtendinous** / Bursa subtendinea m. latissimi dorsi / bourse soustendineuse du très large muscle dorsal
5901 **bursa, calcanean subcutaneous** / Bursa subcutanea calcanea (unter dem Fersenbein) / bourse souscutanée calcanéenne
5902 **(bursa of the coracobrachial muscle)** / Bursa m. coracobrachialis) / (bourse du muscle coracobrachial)
5903 **bursa of the gastrocnemial muscle, lateral and medial subtendinous** / Bursa subtendinea m. gastrocnemii lateralis et medialis / bourse soustendineuse latérale et médiale du muscle gastrocnémien
5904 **bursae of the gluteal muscles, intermuscular** / Bursae intermusculares mm. glutaeorum / bourses intermusculaires des muscles fessiers
5905 **bursa of the great round muscle, subtendinous** / Bursa subtendinea m. teretis maioris / bourse soustendineuse du grand muscle rond
5906 **bursa of the greatest gluteal muscle, ischiatic** / Bursa ischiadica m. glutaei maximi (zwischen Sitzbeinhöcker und Innenfläche des Gesäßmuskels, unbeständig) / bourse ischiatique du très grand muscle fessier
5907 **bursa of the greatest, middle, smallest gluteal muscle, trochanteric** / Bursa trochanterica m. glutaei maximi, medii, minimi (zwischen Rollhügel und Gesäßmuskeln) / bourse trochantérienne du très grand, moyen, très petit muscle fessier
5908 **bursa, iliac subtendinous** / Bursa subtendinea iliaca (zwischen dem kleinen Rollhügel und dem Darmbeinmuskel) / bourse soustendineuse iliaque
5909 **(bursa, iliopectineal)** / (Bursa iliopectinea) (zwischen Hüftlenden- und Kammuskel) / (bourse iliopectinée)

5910 **bursa, infrapatellar subcutaneous** / Bursa subcutanea infrapatellaris (unter der Kniescheibe) / bourse souscutanée infrapatellaire
5911 **bursa of the infraspinous muscle, subtendinous** / Bursa subtendinea m. infraspinati / bourse soustendineuse du muscle sousépineux
5912 **bursa of the internal obturator muscle, ischiatic** / Bursa ischiadica m. obturatoris interni (zwischen der überknorpelten Sitzbeineinkerbung und dem unteren Zwillingsmuskel des inneren Hüftlochmuskels) / bourse ischiatique du muscle obturateur interne
5913 **bursa of the internal obturator muscle, subtendinous** / Bursa subtendinea m. obturatoris interni / bourse soustendineuse du muscle obturateur interne
5914 **(bursa, interosseous cubital)** / (Bursa cubitalis interossea) (zwischen zweiköpfigem Armmuskel und Schrägsaite, unbeständig) / (bourse cubitale interosseuse)
5915 **bursa of the laryngeal prominence, subcutaneous** / Bursa subcutanea prominentiae laryngeae / bourse souscutanée de la proéminence laryngienne
5916 **bursa of the malleolus, lateral and medial subcutaneous** / Bursa subcutanea malleoli lateralis et medialis / bourse souscutanée latérale et médiale de la malléole
5917 **(bursa of the olecranon, intratendinous)** / (Bursa intratendinea olecrani) / (bourse intratendineuse de l'olécrâne)
5918 **bursa of the olecranon, subcutaneous** / Bursa subcutanea olecrani / bourse souscutanée de l'olécrâne
5919 **bursa, omental** / Bursa omentalis (Netzbeutel, kleiner Bauchfellsack, große Ausstülpung des Bauchfells zwischen Leber und Magen) / bourse omentale
5920 **bursa, pharyngeal** / Bursa pharyngea (abartige mediane Schlundtasche) / bourse pharyngienne
5921 **bursa of the piriform muscle** / Bursa m. piriformis / bourse du muscle piriforme
5922 **bursa, prepatellar subcutaneous** / Bursa subcutanea praepatellaris (vor der Kniescheibe) / bourse souscutanée prépatellaire
5923 **(bursa, prepatellar subfascial)** / (Bursa subfascialis praepatellaris) (vor der Kniescheibe) / (bourse sousfasciale prépatellaire)
5924 **(bursa, prepatellar subtendinous)** / (Bursa subtendinea praepatellaris) (vor der Kniescheibe) / (bourse soustendineuse prépatellaire)
5925 **bursa, profound infrapatellar** / Bursa infrapatellaris profunda (unter der Kniescheibe in der Tiefe) / bourse infrapatellaire profonde
5926 **bursa, retrohyoid; infrahyoid bursa** / Bursa retrohyoidea; Bursa infrahyoidea (hinter und unter dem Zungenbein) / bourse rétrohyoïde; bourse infrahyoïde
5927 **bursae of the sartorius muscle, subtendinous** / Bursae subendineae m. sartorii / bourses soustendineuses du muscle couturier
5928 **bursa of the semimembranous muscle** Bursa m. semimembranosi / bourse du muscle semimembraneux
5929 **bursae and sheaths, synovial** / Bursae et vaginae synoviales (kommunizierende Schleimbeutel) / bourses synoviales et vagins synoviaux
5930 **bursa of the short extensor muscle of the radial wrist** / Bursa m. extensoris carpi radialis brevis / bourse du muscle extenseur court du poignet radial
5931 **bursa, subacromial** / Bursa subacromialis (unter dem Schultereck) / bourse sousacromiale
5932 **bursa, subcutaneous synovial** / Bursa synovialis subcutanea (Schleimbeutel unter der Haut) / bourse synoviale souscutanée
5933 **bursa, subdeltoid** / Bursa subdeltoidea (zwischen Deltamuskel und großem Vorsprung des Oberarmknochens) / bourse sousdeltoïde
5934 **bursa, subfascial synovial** / Bursa synovialis subfascialis (Schleimbeutel unter der Faszie) / bourse synoviale sousfasciale
5935 **bursa, submuscular (intermuscular) synovial** / Bursa synovialis submuscularis (Schleimbeutel unter [zwischen] Muskeln) / bourse synoviale sousmusculaire (intermusculaire)
5936 **bursa of the subscapular muscle, subtendinous** / Bursa subtendinea m. subscapularis / bourse soustendineuse du muscle sousscapulaire
5937 **bursa, subtendinous (intratendinous) synovial** / Bursa synovialis subtendinea (intratendinea) (Schleimbeutel unter [innerhalb] Sehnen) / bourse synoviale soustendineuse (intratendineuse)
5938 **bursa, suprapatellar** / Bursa suprapatellaris (über der Kniescheibe) / bourse suspatellaire
5939 **bursa, synovial** / Bursa synovialis (Schleimbeutel) / bourse synoviale
5940 **bursa of the tensor muscle of the palatine velum** / Bursa (synovialis tendinis) m. tensoris veli palatini / bourse du muscle tenseur du voile palatin
5941 **bursa of the triceps muscle of the arm, subtendinous** / Bursa subtendinea m. tricipitis brachii / bourse soustendineuse du muscle triceps du bras
5942 **bursa, trochanteric subcutaneous** / Bursa subcutanea trochanterica (an der seitlichen Fläche des großen Rollhügels) / bourse souscutanée trochantérienne
5943 **bursa, trochlear synovial** / Bursa synovialis trochlearis (Schleimbeutel der Rolle des oberen schrägen Augenmuskels) / bourse synoviale trochléenne
5944 **bursa of the tuberositas of the tibia, subcutaneous** / Bursa subcutanea tuberositatis tibiae / bourse souscutanée de la tubérosité du tibia
5945 **bursal** / schleimbeutelbezüglich / b(o)ursal
5946 **bursectomy** / Schleimbeutelentfernung *f* / bursectomie *f*
5947 **bursitis** / Schleimbeutelentzündung *f* / bursite *f*
5948 **bursitis, calcareous** / Bursitis calcosa (Schleimbeutelentzündung mit Kalkeinlagerung) / bursite calcaire *f*
5949 **bursitis of the olecranon** / Bursitis olecrani

(Schleimbeutelentzündung am Ellenbogen) / bursite de l'olécrâne *f*
5950 **bursitis, prepatellar; (housemaid's knee)** / Bursitis praepatellaris («Dienstmädchenknie» *n*) / hygroma prépatellaire *m*
5951 **bursitis, subdeltoid** / Bursitis subdeltoidea (Schleimbeutelschwellung unter dem M. deltoideus) / bursite sousdeltoïde *f*
5952 **bursolith** / Schleimbeutelstein *m* / bursolithe *m*
5953 **bursopathy** / Schleimbeutelerkrankung *f* / bursopathie *f*
5954 **bursotomy** / Schleimbeutelschnitt *m* / bursotomie *f*
5955 **burst** / bersten / crever
5956 **bury** / begraben / inhumer
5957 **Buschke-Ollendorff syndrome** / Buschke-Ollendorff' Syndrom (Lentikuläre disseminierte Dermatofibrose mit Osteopoikilie) / syndrome de Buschke-Ollendorff
5958 **bushel** / Bushel *n* (8 gallons = 36 Liter) / boisseau *m*
5959 **butter** / Butter *f* / beurre *m*
5960 **butter, cacao** / Butyrum cacao (Kakaobutter *f*) / beurre de cacao *m*
5961 **butter, vegetable** / Pflanzenbutter *f* / beurre végétal *m*
5962 **butterine** / Margarine *f* / beurre artificiel *m*
5963 **buttocks** / Nates (Clunes) (Hinterbacken, Gesäß) / fesses
5964 **butylamine** / Butylamin *n* (Ptomain aus Lebertran) / butylamine *f*
5965 **butylene** / Butylen *n* (ungesättigter gasförmiger KW-Stoff) / butylène *m*
5966 **butyr(ace)ous (butyroid)** / butterartig (-ähnlich) / butyreux (butyroïde)
5967 **butyrate** / Butyrat *n* (buttersaures Salz) / butyrate (sel butyrique) *m*
5968 **Butyribacterium** / Butyribacterium (Bakt-gatt. der Lactobacillaceae, zerlegt Kohlenhydrate unter Bildung von Buttersäure, Acetessigsäure und CO_2) / butyribactérie *f*
5969 **butyric** / buttersauer / butyrique
5970 **butyrin** / Butterfett *n* (Butterstoff) / butyrine *f*
5971 **butyrometer** / Butyrometer *n* (Milchfettgehaltmesser) / butyromètre *m*
5972 **buzzing in the ear** / Ohrensausen *n* (Bombus) / bourdonnement de l'oreille *m*
5973 **(by)pass** / (Neben)weg *m* / (dé)tour *m*
5974 **bypath, left heart** / Links-Herz-Shunt *m* (bei Ringer' Lactat-Perfusion mit 10 mval/l Kalium via A. carotis überlebbar [Small]) / shunt du cœur gauche *m*
5975 **bypath, veno-arterial** / Kollateralkreislauf, extrakorporaler *m* (temporäre künstliche extrathorakale Herzpumpe: Herz-Lungenmaschine) / détour veineux-artériel *m*
5976 **byproduct** / Nebenprodukt *n* (chem.) / sousproduit *m*
5977 **byssinosis** / Byssinose *f* (Baumwoll[pflanzenhüllen]lunge: histaminbedingtes Montagsleiden bei Textilarbeitern [Schilling]) / byssinose *f*
5978 **byssocausis** / Moxibustion *f* (chin. Kauterisationsmethode mit Moxapulver) / moxibustion *f*
5979 **byssoid** / baumwollähnlich / byssoïde
5980 **byssus** / Baumwolle *f* / charpie *f*

C

5981 **$CH_2I_2O_3S$** / Diiodmethansulfonsäure / Dimethiodal-Natrium
5982 **CH_3IO_3S** / Monoiodmethansulfonsäure / Methiodal-Natrium
5983 **$C_2Cl_2F_4$** / 1.2-Dichlortetrafluoräthan / Cryofluorane
5984 **C_2Cl_4** / 1.1.2.2-Tetrachloräthylen / Tetrachloräthylen
5985 **$C_2HBrClF_3$** / 1.1.1-Trifluor-2-brom-2-chloräthan / Halothane
5986 **C_2HCl_3** / 1.1.2-Trichloräthen / Trichloräthylen
5987 **$C_2H_4Cl_2N_6$** / N.N'-Dichlorazodicarbamidin / Chlorazodin
5988 **$C_2H_6N_2O_3$** / β-Aminoäthanolsalpetersäureester / Aminoäthylnitrat, Itramintosylat
5989 **C_2H_7NS** / β-Mercaptoäthylamin / Mercaptamin
5990 **$C_3H_4Cl_2F_2O$** / 2.2-Dichlor-1.1-difluor-1-methoxyäthan / Methofluranum
5991 **$C_3H_4N_2S$** / 2-Aminothiazol / Aminothiazol
5992 **($C_3H_5N_3O_9$)** / (Glycerintrinitrat) / (Nitroglycerin)
5993 **C_3H_6** / Trimethylen / Cyclopropan(c)
5994 **$C_3H_6N_2O_2$** / D-4-Amino-3-isoxazolidinon / Cycloserin(e)
5995 **$C_3H_7NO_2$** / Carbaminsäureäthylester / Urethan
5996 **$C_3H_8N_2O_3$** / N.N'-Dihydroxymethylcarbamid / Oxyméthurée
5997 **$C_3H_8OS_2$** / 2.3-Dimercaptopropanol / Dimercaprol (BAL)
5998 **$C_3H_8O_3$** / Propan-1.2.3-triol / Glycerol
5999 **$C_4H_3IN_2OS$** / 4-Hydroxy-5-iod-2-mercaptopyrimidin / Iodothiouracil
6000 **$C_4H_3N_3O_3S$** / 2-Formamido-5-nitrothiazol / Forminitrazole
6001 **$C_4H_6N_2S$** / 1-Methyl-2-mercaptoimidazol / Thiamazole
6002 **$C_4H_6N_4O_3S_2$** / 2-Acetylamino-1.3.4-thiadiazol-5-sulfonamid / Acetazolamide
6003 **$C_4H_6O_4S$** / Thioäpfelsäure / Anthiolimine
6004 **$C_4H_7Cl_3O$** / 1.1.1-Trichlor-2-methylpropanol-(2) / Chlorobutanol
6005 **($C_4H_8N_2S$)** / (Allylthioharnstoff) / (Fibrolysin)
6006 **$C_4H_{10}O_2S$** / Bis-(2-hydroxyäthyl)-sulfid / Thiodiglycol
6007 **$C_4H_{11}NO$** / β-Dimethylaminoäthanol / Deanol
6008 **$C_5H_4N_2O_4$** / anti-5-Nitro-2-furaldoxim / Nifuroxime

6009 **$C_5H_4N_4S$** / 6-Mercaptopurin / Mercaptopurine
6010 **$C_5H_5N_3O$** / Pyrazincarbonsäureamid / Pyrazinamid
6011 **$C_5H_5N_3O_3S$** / 2-Acetylamino-5-nitrothiazol / Aminitrozole
6012 **$C_5H_6N_2OS$** / 4-Hydroxy-2-mercapto-6-methylpyrimidin / Methylthiouracil
6013 **$C_5H_8N_4O_3S_2$** / 2-Propionamido-1.3.4-thiadiazol-5-sulfonamid / Propazolamide
6014 **$C_5H_8N_4O_3S_2$** / 5-Acetylimino-4-methyl-Δ^2-1.3.4-thiadiazolin-2-sulfonamid / Methazolamide
6015 **$C_5H_8N_4O_{12}$** / Tetramethylolmethantetranitrat / Pentaerythrittetranitrat
6016 **$C_5H_9NO_4$** / D-2-Aminopentan-1.5-disäure / Glutaminsäure
6017 **$C_5H_9N_3$** / 3-(2′-Aminoäthyl)-pyrazol / Betazole Hydrochloride
6018 **$C_5H_{11}Cl_2N$** / Methyl-bis-(β-chloräthyl)-amin / Chlormethine (Dichloren)
6019 **$C_5H_{11}ClHgN_2O_2$** / 3-Chlormercuri-2-methoxypropylharnstoff / Chlormerodrine
6020 **$C_5H_{11}NO_2S$** / α-Amino-γ-methylmercaptobuttersäure / Methionin
6021 **$C_5H_{14}N_2O_4$** / Salpetersäurecholinester / Nitricholiniumperchlorat
6022 **$C_5H_{15}NO_2$** / 2-Hydroxyäthyltrimethylammoniumhydroxyd / Cholin
6023 **$C_6H_2Br_4O_2$** / Tetrabrombrenzcatechin / Bibrocathol
6024 **$C_6H_5NO_2$** / Pyridin-3-carbonsäure / Nicotinsäure
6025 **$C_6H_6AsCl_2NO$** / 3-Amino-4-hydroxy-1-dichlorarsinbenzol / Dichlorophenarsinhydrochlorid
6026 **$C_6H_6AsNO_2$** / 4-Hydroxy-3-amino-phenylarsinoxyd / Oxophenarsinhydrochlorid
6027 **$C_6H_6Cl_2N_2O_4S_2$** / 1.3-Disulfamyl-4.5-dichlorbenzol / Dichlorphenamid
6028 **($C_6H_6Cl_6$)** / (γ-1.2.3.4.5.6-Hexachlorcyclohexan) / (Gamma Benzene Hexachloride)
6029 **$C_6H_6N_2O$** / Pyridin-3-carbonsäureamid / Nicotinamid
6030 **$C_6H_6N_4O_4$** / 5-Nitro-2-furaldehydsemicarbazon / Nitrofural
6031 **(C_6H_6O)** / (Hydroxybenzol) / (Phenol[um])
6032 **($C_6H_6O_2$)** / (m-Dihydroxybenzol) / (Resorcin)
6033 **($C_6H_6O_3$)** / (1.2.3-Trihydroxybenzol) / (Pyrogallol)
6034 **$C_6H_6O_7S_2$** / Phenoldisulfonsäure / Hydrargyrophenyl sodique
6035 **$C_6H_7N_3O$** / Pyridin-4-carbonsäurehydrazid / Isoniazid
6036 **$C_6H_7N_3O$** / Isonicotinsäurehydrazid / Pasiniazide
6037 **$C_6H_8NO_3Sb$** / p-Aminophenylstibinsäure / Stibosamine
6038 **$C_6H_8N_2O_2S$** / p-Aminobenzolsulfonamid / Sulfanilamid

6040 **$C_6H_8N_6O_{18}$** / Mannithexanitrat / Mannitolhexanitrat
6041 **$C_6H_8O_6$** / 3-Hydroxy-L-gulofuranolacton, Enolform des / Acidum ascorbicum
6042 **$C_6H_8O_6$** / D-Glucofuranuronsäure-γ-lacton / Glucorolactone
6043 **$C_6H_9NO_3$** / 3.5.5-Trimethyloxazolidindion-(2.4) / Trimethadion
6044 **$C_6H_9N_3O_3$** / 1-(2′-Hydroxyäthyl)-2-methyl-5-nitroimidazol / Metronidazole
6045 **$C_6H_{10}N_4$** / Pentamethylentetrazol / Pentetrazol
6046 **$C_6H_{10}O$** / 3-Methylpentin-(1)-ol-(3) / Methylpentynol
6047 **$C_6H_{10}O_2S_4$** / Diäthyldixanthogen / Dixanthogen
6048 **$C_6H_{11}BrN_2O_2$** / α-Bromisovalerianylharnstoff / Bromisoval
6049 **$C_6H_{12}Cl_3N$** / Tris-(β-chloräthyl)-amin / Trichlormethinum
6050 **$C_6H_{12}N_3PS$** / N.N′.N″-Triäthylenthiophosphoramid / Thiotepa
6051 **$C_6H_{12}N_4$** / Hexamethylentetramin / Methenamin
6052 **$C_6H_{12}N_4O_9$** / Triäthanolamintrinitrat / Trolnitratum
6053 **($C_6H_{12}O_7$)** / (Gluconsäure) / (Relaxin[-Magnesium])
6054 **$C_6H_{13}NO_3S$** / N-Cyclohexylsulfaminsäure / Cyclamate sodium
6055 **$C_6H_{14}FO_3P$** / Fluorphosphorsäurediisopropylester / Fluostigmin
6056 **$C_6H_{14}O_6S_2$** / 1.4-Bis-(methylsulfonyloxy)-butan / Busulfan
6057 **$C_6H_{16}N_2O_3$** / Carbaminoylcholin / Carbachol(in)
6058 **$C_6H_{18}O_{24}P_6$** / Inosithexaphosphorsäure / Inositocalcium
6059 **$C_7H_4ClNO_2$** / 5-Chlorbenzoxazolinon-(2) / Chloroxazone
6060 **$C_7H_5ClN_2O$** / 2-Amino-5-chlorbenzoxazol / Zoxazolamine
6061 **($C_7H_5HgNO_3$)** / (Anhydro-3-hydroxymercuri-4-nitro-2-cresol) / (Nitromersol)
6062 **$C_7H_5Cl_2NO_4S$** / N.N-Dichlor-p-carboxybenzolsulfonamid / Halazon
6063 **$C_7H_5I_2NO_3$** / 3.5-Diiodpyridon-(4)-N-essigsäure / Diodon(e)
6064 **$C_7H_6ClN_3O_4S_2$** / 6-Chlor-7-sulfamyl-1.2.4-benzothiadiazin-1.1-dioxyd / Chlorothiazid
6065 **$C_7H_6O_4$** / 2.5-Dihydroxybenzoesäure / Acidum gentisicum, Natriumgentisat
6066 **C_7H_7ClO** / 6-Chlor-3-hydroxytoluol / Chlorocresol
6067 **$C_7H_7NO_2$** / o-Hydroxybenzoesäureamid / Salicylamid
6068 **$C_7H_7NO_4S$** / 4-Carboxybenzolsulfonamid / Carzenide
6069 **$C_7H_7N_3O_4$** / 5-Nitrofurfurolacetylhydrazon / Nihydrazonum
6070 **$C_7H_8ClNO_2S$** / p-Toluolsulfonchloramid / Tosylchloramide sodium
6071 **$C_7H_8ClN_3O_4S_2$** / 6-Chlor-7-sulfamyl-3.4-dihydro-1.2.4-benzothiadiazin-1.1-dioxyd / Hydrochlorothiazid
6072 **$C_7H_8N_4O_2$** / Theophyllin / Aminophyllin(e)
6073 **$C_7H_8N_4O_2$** / 3.7-Dimethylxanthin / Théobromine salisodique
6074 **$C_7H_8N_4S$** / Nicotinaldehydthiosemicarbazon / Nicothiazone
6075 **($C_7H_8O_2$)** / (o-Methoxyphenol) / (Guajacol)

6076 **$C_7H_8O_5S$** / Guaiacolsulfonsäure / Sulfogaiacol
6077 **$C_7H_9AsN_2O_4$** / 4-Carbamidophenylarsinsäure / Carbason(e)
6078 **$C_7H_9ClN_2O_4S_2$** / 5-Chlor-2.4-disulfamyltoluol / Disulfamidum
6079 **$C_7H_9NO_3$** / 3-Allyl-5-methyloxazolidindion-(2.4) / Allomethadion
6080 **$C_7H_9N_3O$** / Phenylsemicarbazid / Phenicarbazide
6081 **$C_7H_9N_3O_2S_2$** / p-Aminobenzolsulfonylthioharnstoff / Sulfathiourea
6082 **$C_7H_9N_3O_3S$** / p-Aminobenzolsulfonylharnstoff / Sulfacarbamid
6083 **$C_7H_{10}AsNO_6S$** / 3-Amino-4-hydroxyphenylarsonat-N-methanalsulfoxylsäure / Sulfoxylate
6084 **$C_7H_{10}N_2OS$** / 4-Hydroxy-2-mercapto-6-propylpyrimidin / Propylthiouracil
6085 **$C_7H_{10}N_2O_2$** / 2-Pyridinaldoximmethylhydroxyd / Pralidoximi methiodidum
6086 **$C_7H_{10}N_2O_2S$** / p-Aminomethylbenzolsulfonamid / Mafenide, Sulfatolamidum
6087 **$C_7H_{10}N_2O_2S$** / 2-Carbäthoxythio-1-methylimidazol / Carbimazole
6088 **$C_7H_{10}N_4O_2S$** / p-Aminobenzolsulfonylguanidin / Sulfaguanidin
6089 **$C_7H_{11}NO_2$** / α-Äthyl-α-methylsuccinimid / Ethosuximidum
6090 **$C_7H_{11}NO_3$** / 3.5-Dimethyl-5-äthyloxazolidin-2.4-dion / Paramethadion
6091 **$C_7H_{12}N_2O_2$** / 2-Äthylcrotonylharnstoff, höher schmelzendes Isomeres von / Ectylurea
6092 **$C_7H_{13}BrN_2O_2$** / α-Bromdiäthylacetylcarbamid / Carbromal
6093 **$C_7H_{14}BrNO$** / Äthylisopropyl-α-bromacetamid / Ibrotamid
6094 **$C_7H_{14}O_8$** / d-Glucoheptonsäure / Calcium glucoheptonate
6095 **$C_7H_{15}Cl_2N_2O_2P$** / N.N-Bis-(β-chloräthyl)-N′.O-propylenphosphorsäureesterdiamid / Cyclophosphamide
6096 **$C_7H_{15}NO_2$** / 1-Äthyl-1-methylpropylcarbamat / Emylcamatum
6097 **$C_7H_{16}O_4S_2$** / Diäthylsulfondimethylmethan / Sulfonalone
6098 **$C_7H_{17}N$** / 2-Amino-n-heptan / Tuaminoheptan
6099 **$C_7H_{17}NO_3$** / Trimethyl-2-acetoxyäthylammoniumhydroxyd / Acetylcholin
6100 **$C_7H_{17}NO_3$** / 2.3-Methylendioxypropan-1-trimethylammoniumhydroxyd / Oxapropaniumiodid
6101 **$C_8H_5I_2NO_5$** / N-Methyl-3.5-diiod-4-pyridon-2.6-dicarbonsäure / Iodoxyl
6102 **$C_8H_6F_3N_3O_4S_2$** / 7-Sulfamoyl-6-trifluormethylbenzo-1.2.4-thiadiazin-1.1-dioxyd / Flumethiazide
6103 **$C_8H_6N_4O_5$** / N-(5′-Nitro-2′-furfuryliden)-1-aminohydantoin / Nitrofurantoin
6104 **C_8H_8AuNOS** / Auromercaptoacetanilid / Aurothioglycanid
6105 **$C_8H_8Cl_2O$** / 2.4-Dichlor-3.5-m-xylenol / Dichloroxylenol
6106 **$C_8H_8Cl_3N_3O_4S_2$** / 3-Dichlormethyl-3.4-dihydro-6-chlor-7-sulfamoyl-2H-1.2.4-benzothiadizin-1.1-dioxyd / Trichlormethiazid
6107 **$C_8H_8F_3N_3O_4S_2$** / 6-Trifluormethyl-7-sulfamyl-3.4-dihydro-1.2.4-benzothiadiazin-1.1-dioxyd / Hydroflumethiazide
6108 **$C_8H_8N_4$** / 1-Hydrazinophthalazin / Hydralazin
6109 **$C_8H_8N_4O_3S$** / 1-(5′-Nitrofurfurylidenamino)-imidazolidin-2-thion / Thiofuradenum
6110 **$C_8H_9Cl_2N_3O_4S_2$** / 3-Chlormethyl-3.4-dihydro-6-chlor-7-sulfamoyl-2H-1.2.4-benzothiadiazin-1.1-dioxyd / Methyclothiazid
6111 **$C_8H_9NO_2$** / N-Acetyl-p-aminophenol / Paracetamol
6112 **$C_8H_9NO_3$** / m-Amino-p-hydroxybenzoesäuremethylester / Orthocaine
6113 **$C_8H_{10}AsNO_5$** / 4-Hydroxy-3-acetylaminophenylarsinsäure / Acetarsol
6114 **$C_8H_{10}AsNO_5$** / p-Glykolylaminophenylarsinsäure / Glycobiarsol
6115 **$C_8H_{10}N_2O_3S$** / p-Aminobenzolsulfonacetamid / Sulfacetamid
6116 **$C_8H_{10}N_2S$** / α-Äthylisonicotinsäurethioamid / Ethioniamide
6117 **$C_8H_{10}N_4O_5$** / 5-Nitro-2-furaldehyd-2′-(β-hydroxyäthyl)-semicarbazon / Nidroxyzone
6118 **$C_8H_{10}N_6$** / 1.4-Dihydrazinophthalazin / Dihydralazine
6119 **$C_8H_{11}AsN_2O_4$** / 4-Carbamidomethylaminophenylarsinsäure / Tryparsamid(e)
6120 **$C_8H_{11}Cl_3O_6$** / α-Monotrichloräthyliden-d-glucose / Chloralose
6121 **$C_8H_{11}NO_3$** / dl-1-(3′.4′-Dihydroxyphenyl)-2-aminoäthanol / Noradrenalin
6122 **$C_8H_{11}NO_3$** / l-1-(3′.4′-Dihydroxyphenyl)-2-aminoäthanol / Levarterenol
6123 **$C_8H_{11}NO_3$** / 2-Methyl-3-hydroxy-4.5-bis-(hydroxymethyl)-pyridin / Pyridoxin
6124 **$C_8H_{11}N_7S$** / Benzochinonguanylhydrazonthiosemicarbazon / Ambazone
6125 **$C_8H_{12}N_2$** / 1-Phenyl-2-hydrazinoäthan / Phenelzinehydrogensulfat
6126 **$C_8H_{12}N_2O_3$** / 5.5-Diäthylbarbitursäure / Barbital
6127 **$C_8H_{13}NO_2$** / 4-Methyl-4-äthyl-2.6-dioxopiperidin / Bemegride
6128 **$C_8H_{15}NO_2$** / 2-Äthyl-3-propyl-2.3-epoxypropionsäureamid / Oxanamide
6129 **$C_8H_{15}NO_2$** / Trimethylfurfurylammoniumhydroxyd / Furtrethoniumiodid
6130 **$C_8H_{17}NO$** / 2-Äthyl-3-methylvaleramid / Valnoctamidum
6131 **$C_8H_{19}NO$** / 2-Amino-6-methylheptanol-(6) / Heptaminol
6132 **$C_8H_{19}NO_3$** / Acetyl-β-methylcholin / Methacholin
6133 **$C_8H_{21}NO$** / Tetraäthylammoniumhydroxyd / Tetrylammonium
6134 **(C_9H_5ClINO)** / (5-Chlor-7-iod-8-hydroxychinolin) / (Chloroiodoquine)
6135 **$C_9H_5I_2NO$** / 5.7-Diiod-8-hydroxychinolin / Diiodohydroxyquinolin
6136 **$C_9H_6INO_4S$** / 7-Iod-8-hydroxychinolin-5-sulfonsäure / Chiniofon
6137 **$C_9H_6I_3NO_3$** / 3-Acetylamino-2.4.6-triiodbenzoesäure / Natrium acetrizoate, Sodium acetrizoate
6138 **C_9H_7NO** / o-Hydroxychinolin / Oxychinol

6139 $C_9H_7N_3O_4S_2$ / 2-(p-Nitrobenzolsulfonamido)-thiazol / Nitrosulfathiazol
6140 $C_9H_8ClN_5$ / N-p-Chlorphenyl-2.4-diamino-s-triazin / Chlorazanilhydrochlorid
6141 $C_9H_9Cl_2NO_2$ / Dichloracet-4-hydroxy-N-methylanilid / Diloxanide
6142 $C_9H_9NO_3$ / N-Acetylsalicylamid / Salacetamid
6143 $C_9H_9N_3O_2S_2$ / 2-(p-Aminobenzolsulfonamido)-thiazol / Sulfathiazol
6144 $C_9H_9N_3O_2S_2$ / p-Aminophenyl-2-aminothiazolyl-(5)-sulfon / Thiazosulfone
6145 $C_9H_9N_3O_5$ / 5-Methyl-3-(5′-nitrofurfurylidenamino)-2-oxazolidinon / Furmethoxadone
6146 $C_9H_9N_3S$ / 2.4-Diamino-5-phenylthiazol / Amiphenazole
6147 $C_9H_9N_5$ / 2-Anilino-4-amino-1.3.5-triazin / Amanozin
6148 $C_9H_{10}HgO_2S$ / Äthylmercurithiosalicylsäure / Thiomersal
6149 $C_9H_{10}N_2O_2$ / Phenylacetylharnstoff / Phenacemide
6150 $C_9H_{10}N_4O_2S_2$ / 2-Sulfanilamido-5-methyl-1.3.4-thiodiazol / Sulfamethizol
6151 $C_9H_{10}N_4O_4$ / Theophyllin-7-essigsäure / Etophylate
6152 $C_9H_{10}O_2$ / p-Hydroxypropiophenon / Paroxypropione
6153 $C_9H_{11}ClO_3$ / α.β-Dihydroxy-γ-(p-chlorphenoxy)-propan / Chlorphenesin
6154 $C_9H_{11}N$ / trans-(+)-1-Phenyl-2-aminocyclopropan / Tranylcyprominesulfat
6155 $C_9H_{11}NO_2$ / o-Äthoxybenzamid / Ethenzamidum
6156 $C_9H_{11}NO_2$ / p-Aminobenzoesäureäthylester / Ethoforme
6157 ($C_9H_{11}NO_2$) / (Phenyläthylurethan) / (Euphorin)
6158 $C_9H_{11}NO_3$ / 4-(Methylaminoaceto)-brenzcatechin / Adrenalon
6159 $C_9H_{11}NO_3$ / 2-Phenyl-2-hydroxyäthylcarbamat / Styramate
6160 $C_9H_{12}N_2O_3$ / 5-Äthyl-5-allylbarbitursäure / Ethallobarbital
6161 $C_9H_{12}N_2O_5S$ / 2-Hydroxyäthyl-p-sulfamylcarbanilat / Sulocarbilate
6162 $C_9H_{12}N_6$ / 2.4.6-Triäthylenimino-1.3.5-triazin / Tretamine
6163 $C_9H_{13}N$ / dl-β-Phenylisopropylamin / Amphetamin(e)
6163a $C_9H_{13}N$ / d-1-Phenyl-2-aminopropan / Dexamphetaminum
6164 $C_9H_{13}NO$ / 1-(4′-Hydroxyphenyl)-2-aminopropan / Hydroxyamphetamine
6165 $C_9H_{13}NO_2$ / 1-Äthinylcyclohexylcarbamat / Ethinamate
6166 $C_9H_{13}NO_2$ / 1-1-(3′-Hydroxyphenyl)-2-aminopropanol-(1) / Metaraminol
6167 $C_9H_{13}NO_2$ / 1-(3′-Hydroxyphenyl)-2-methylaminoäthanol-(1) / Phenylephrin(e)
6168 ($C_9H_{13}NO_2$) / (3.3-Diäthyl-2.4-dioxotetrahydropyridin) / (Pyrithyldione)
6169 $C_9H_{13}NO_2$ / 1-(4′-Hydroxyphenyl)-2-methylaminoäthanol-(1) / Synephrine
6170 $C_9H_{13}NO_3$ / 1-(3′.4′-Dihydroxyphenyl)-2-aminopropanol-(1) / Corbadrin
6171 ($C_9H_{13}NO_3$) / (DL- oder L-1-(3′.4′-Dihydroxyphenyl)-2-methylaminoäthanol-(1)) / (Adrenalin)
6172 $C_9H_{13}N_3O$ / Isonicotinsäureisopropylhydrazid / Iproniazid
6173 $C_9H_{13}N_3O_2$ / 1-Allyl-3-äthyl-6-amino-1.2.3.4-tetrahydropyrimidindion-(2.4) / Aminometradin(e)
6174 $C_9H_{13}N_3O_2$ / 1-Methallyl-3-methyl-6-amino-1.2.3.4-tetrahydropyrimidindion-(2.4) / Aminoisometradine
6175 $C_9H_{14}N_2$ / 1-Phenyl-2-hydrazinopropan / Pheniprazinehydrochlorid
6176 $C_9H_{14}N_2O_3$ / 5-Äthyl-5-isopropylbarbitursäure / Probarbital
6177 $C_9H_{14}N_2O_3$ / 5.5-Diäthyl-1-methylbarbitursäure / Metharbital
6178 $C_9H_{14}N_2O_3$ / 1-Methyl-3-hydroxypyridiniumhydroxyddimethylcarbaminsäureester / Pyridostigmin
6179 $C_9H_{14}O_6$ / Glycerintriacetat / Triacetin
6180 $C_9H_{15}NO_2$ / 3.3-Diäthyl-2.4-dioxopiperidin / Dihyprylon
6181 $C_9H_{16}HgN_2O_6$ / N-(3-Hydroxymercuri-2-methoxypropyl)-N′-succinylharnstoff / Merallurid
6182 $C_9H_{16}N_2O_2$ / Allylisopropylacetylcarbamid / Apronalide
6183 $C_9H_{16}O_3$ / β.β-Pentamethylen-γ-hydroxybuttersäure / Natrii hexacyclonas, Hexacyclonat-Natrium
6184 $C_9H_{18}N_2O_4$ / 2-Methyl-2-n-propyl-1.3-propandioldicarbamat / Meprobamate
6185 $C_9H_{19}N$ / 6-Methylamino-2-methyl-2-hepten / Isometheptene
6186 $C_9H_{19}N$ / 2-Methylaminopropylcyclopentan / Cyclopentamin(e)
6187 $C_9H_{19}NO_4$ / D(+)-α.γ-Dihydroxy-β.β-dimethylbuttersäure-(3′-hydroxypropyl)-amid / Dexpanthenol
6188 $C_9H_{24}NO_4PS$ / Diäthoxyphosphinylthiocholin / Echothiophate iodide
6189 $C_{10}H_7Cl_2NO$ / 5.7-Dichlor-8-hydroxychinaldin / Chlorquinaldol
6190 $C_{10}H_8O_2$ / 3-Methylchromon / Methylchromonum
6191 $C_{10}H_9ClN_4O_2S$ / 3-Sulfanilamido-6-chlorpyridazin / Sulfachlorpyridazin
6192 $C_{10}H_9I_3O_3$ / α-(2.4.6-Triiodphenoxy)-buttersäure / Phenobutiodil
6193 $C_{10}H_{10}ClNO_2$ / 2-(β-Chloräthyl)-2.3-dihydro-4-oxobenzo-1.3-oxazin / Chlorthenoxazin
6194 $C_{10}H_{10}N_2O_5S$ / p-Maleylaminophenylsulfamid / Sulfamidomaleyl
6195 $C_{10}H_{10}N_4O_2S$ / 2-(p-Aminobenzolsulfonamido)-pyrimidin / Sulfadiazin(e)
6196 $C_{10}H_{11}I_2NO_3$ / 3.5-Diiod-4-pyridon-N-essigsäure-n-propylester / Propyliodone
6197 $C_{10}H_{11}N_3O$ / 2-(2′-Butenyliden)-1-isonicotinoylhydrazid / Crotoniazidum
6198 $C_{10}H_{11}N_3O_2S_2$ / 5-(p-Aminobenzolsulfonamido)-3-methylisothiazol/Sulfasomizolum
6199 $C_{10}H_{12}ClNO$ / N-Benzyl-β-chlorpropionamid / Beclamide
6200 $C_{10}H_{12}ClN_3O_3S$ / 7-Chlor-2-äthyl-1.2.3.4-

tetrahydro-6-sulfamoylchinazolin-4-on / Quinethazonum
6201 **$C_{10}H_{12}N_2$** / 2-Benzyl-4.5-imidazolin / Tolazolin
6202 **$C_{10}H_{12}N_2O_2$** / 3-Morpholinocarbonylpyridin / Nicopholin
6203 **$C_{10}H_{12}N_2O_3$** / 5.5-Diallylbarbitursäure / Allobarbital
6204 **$C_{10}H_{12}N_2O_5S$** / p-Succinylaminobenzolsulfonamid / Sulfasuccinamid
6205 **$C_{10}H_{12}N_4OS$** / p-Acetamidobenzaldehydthiosemicarbazon / Thioacetazone («Thiosemicarbazon»)
6206 **$C_{10}H_{12}N_4O_2S_2$** / 2-(p-Aminobenzolsulfonamido)-5-äthylthiodiazol-(1.3.4) / Sulfaethidole
6207 **$C_{10}H_{12}N_4O_3$** / Adrenochrommonosemicarbazon / Carbazochrome (salicylate)
6208 **$C_{10}H_{12}N_4O_5S$** / 1-Methyl-5-semicarbazon-6-oxo-2.3.5.6-tetrahydroindol-3-sulfonsäure / Natrii carbazochromi sulfonas, Carbazochromnatriumsulfonat
6209 **$C_{10}H_{13}ClHgO$** / 4-tert.-Butyl-2-chlormercuriphenol / Mercurobutol
6210 **$C_{10}H_{13}ClN_2O_3S$** / N-Propyl-N′-(p-chlorbenzolsulfonyl)-harnstoff / Chlorpropamide
6210a $C_{10}H_{13}NO_2$ / p-Äthoxyacetanilid / Phenacetin (Phenolum + Acetum)
6211 $C_{10}H_{13}NO_2$ / γ-Phenylpropylcarbamat / Phenprobamatum
6212 $C_{10}H_{13}NO_2$ / N-Methyl-5-aminoäthyl-1.2-methylendioxybenzol / Homarylamine
6213 **$C_{10}H_{13}N_3$** / 2-Anilinomethyl-Δ^2-imidazolin / Phenamazoline
6214 **$C_{10}H_{13}N_3O_2S_2$** / p-Äthylsulfonylbenzaldehydthiosemicarbazon / Subathizon
6215 **$C_{10}H_{14}ClN$** / 1-(p-Chlorphenyl)-2-methyl-2-aminopropan / Chlorphenterminumhydrochlorid
6216 **$C_{10}H_{14}N_2O$** / Nicotinsäurediäthylamid / Nicethamid(e)
6217 **$C_{10}H_{14}N_2O_3$** / 5-Allyl-5-isopropylbarbitursäure / Aprobarbital
6218 **$C_{10}H_{14}N_4O_3$** / 7-(β-Hydroxypropyl)-theophyllin / Proxyphylline
6219 **$C_{10}H_{14}N_4O_4$** / 7-(β.γ-Dihydroxypropyl)-theophyllin / Diprophyllin
6220 **($C_{10}H_{14}N_5O_7P$)** / (Adenosin-5′-monophosphorsäure) / (Adenosinum monophosphorylatum)
6221 **$C_{10}H_{14}O_3$** / α.β-Dihydroxy-γ-(2-methylphenoxy)-propan / Mephenesin
6222 **$C_{10}H_{15}N$** / β-Phenyl-tert.-butylamin / Phenterminumresinat
6223 $C_{10}H_{15}N$ / 1-Phenyl-2-methylaminopropan / Methamphetaminhydrochlorid
6224 **$C_{10}H_{15}N$** / 1-Methylamino-2-phenylpropan / Phenpromethaminum
6225 **$C_{10}H_{15}NO$** / 1-Phenyl-2-methylaminopropanol-(1), stereoisomeres / Pseudoephedrinhydrochlorid
6226 **$C_{10}H_{15}NO$** / 1-(4′-Hydroxyphenyl)-2-methylaminopropan / Pholedrin
6227 **($C_{10}H_{15}NO$)** / (l-1-Phenyl-2-methylaminopropanol-(1)) / (Ephedrin)
6228 **$C_{10}H_{15}NO_2$** / 4.6-Dioxo-3-methyl-5.5-diäthyl-1.4.5.6-tetrahydropyridin / Ethypicone
6229 **$C_{10}H_{15}NO_2$** / 1-Propinylcyclohexylcarbamat / Hexapropymatum
6230 **$C_{10}H_{15}NO_3$** / l-1-(3′.4′-Dihydroxyphenyl)-2-methylaminopropanol-(1) / Dioxyphédrine
6231 **$C_{10}H_{15}N_5$** / β-Phenyläthylbiguanid / Phenformin
6232 **$C_{10}H_{15}N_5O_4$** / 5-Nitrofurfurol-(2′-dimethylaminoäthyl)-semicarbazon / Nifurethazonum
6233 **$C_{10}H_{16}N_2O_3$** / 5-Äthyl-5-n-butylbarbitursäure / Butobarbital
6234 **$C_{10}H_{16}N_2O_3S$** / cis-2-(4′-Carboxybutyl)-3.4-ureidotetrahydrothiophen / Biotin
6235 **$C_{10}H_{16}N_2O_8$** / Äthylendiamintetraessigsäure (EDTA) / Acidum edeticum, Sodium Calcium Edetate, Piperazin Calcium Edetate
6236 **$C_{10}H_{16}N_5O_{13}P_3$** / Adenosin-5′-triphosphorsäure / Triphosadenine
6237 $C_{10}H_{17}NO_2$ / Dimethyläthyl-(3-hydroxyphenyl)-ammoniumhydroxyd / Edrophoniumchlorid
6238 **$C_{10}H_{17}NO_2$** / 2.4-Dioxo-3.3-diäthyl-5-methylpiperidin / Methyprylon
6239 **$C_{10}H_{20}N_2S_3$** / Bis-(diäthylthiocarbamyl)-monosulfid / Sulfiramum
6240 **$C_{10}H_{20}N_2S_4$** / Bis-(diäthylthiocarbamyl)-disulfid / Disulfiram
6241 **$C_{10}H_{20}O_3$** / 2.2-Diisopropyl-4-hydroxymethyl-1.3-dioxolan / Promoxolan
6242 **$C_{10}H_{21}N$** / 1-Cyclohexyl-2-methylaminopropan / Propylhexedrine
6243 **$C_{10}H_{21}N$** / 1.2.2.6.6-Pentamethylpiperidin / Pempidine Tartrate
6244 **$C_{10}H_{21}N_3O$** / 1-Diäthylcarbamyl-4-methylpiperazin / Diethylcarbamazine
6245 **$C_{10}H_{22}Cl_2N_2O_4$** / 1.6-Di-(2′-chloräthylamino)-1.6-didesoxy-D-mannit / Mannomustinedihydrochlorid
6246 **$C_{10}H_{22}N_4$** / β-[1-Azacyclooctyl-(1)]-äthylguanidin / Guanethidine
6247 **$C_{11}H_8O_2$** / 2-Methyl-1.4-naphthochinon / Menadionnatriumbisulfit
6248 **$C_{11}H_9I_3N_2O_4$** / 3.5-Diacetylamino-2.4.6-triiodbenzoesäure / Sodium amidotrizoate, Natriumamidotrizoat
6249 **$C_{11}H_{10}I_3NO_2$** / α-Äthyl-β-(3-amino-2.4.6-triiodphenyl)-acrylsäure / Cinamiodil
6250 **$C_{11}H_{10}N_2O$** / 1-(m-Aminophenyl)-2-[1H]-pyridon / Amphenidone
6251 **$C_{11}H_{10}O_6$** / Diacetylbrenzcatechincarbonsäure / Dipyrocetyl
6252 **$C_{11}H_{10}O_8S_2$** / 2-Methyl-1.4-naphthohydrochinondisulfat / Menadiolnatriumsulfat
6253 **$C_{11}H_{11}Cl_2NO_3S$** / 2-(3′.4′-Dichlorphenyl)-3-methyl-1.3-thiazan-4-on-1.1-dioxyd / Dichlormezanone
6254 **$C_{11}H_{11}Cl_4NO_2$** / N-(2.4-Dichlorbenzyl)-N-(2-hydroxyäthyl)-dichloracetamid / Chlorbetamide
6255 **$C_{11}H_{11}CuN_2O_2S$** / N-Allyl-N′-(3-carboxyphenyl)-isocuprothioharnstoff / Allocupreide sodique

6256 **$C_{11}H_{11}I_3O_3$** / α-Äthyl-β-(2.4.6-triiod-3-hydroxyphenyl)-propionsäure / Acidum iophenoicum, Iophenoic acid
6257 **$C_{11}H_{11}NO_2$** / N-Methyl-α-phenylsuccinimid / Phensuximide
6258 **$C_{11}H_{11}N_3O_2S$** / 2-(p-Aminobenzolsulfonamido)-pyridin / Sulfapyridin
6259 **$C_{11}H_{11}N_5$** / 3-Phenylazo-2.6-diamonopyridin / Phenazopyridine
6260 **$C_{11}H_{12}AsNO_5S_2$** / p-[Bis-(carboxymethylmercapto)-arsino]-benzamid / Thiacetarsamid
6261 **$C_{11}H_{12}ClNO_3S$** / 2-(p-Chlorphenyl)-3-methyl-1.3-thiazan-4-on-1.1-dioxyd / Chlormezanone
6262 **$C_{11}H_{12}Cl_2N_2O_5$** / D-(–)-threo-1-(p-Nitrophenyl)-2-dichloracetamidopropandiol-(1.3) / Chloramphenicol
6263 **$C_{11}H_{12}Cl_3NO_3$** / 2.2.2-Trichlor-1-(2′-äthoxybenzamido)-äthanol-(1) / Chloralsalicylamid
6264 **$C_{11}H_{12}I_3NO_2$** / α-Äthyl-β-(3-amino-2.4.6-triiodphenyl)-propionsäure / Acidum Iopanoicum
6265 **$C_{11}H_{12}N_2O$** / 1-Phenyl-2.3-dimethylpyrazolon-(5) / Phenazon(e)
6266 **$C_{11}H_{12}N_2O_2$** / 3-Äthyl-5-phenylhydantoin / Ethotoin
6267 **$C_{11}H_{12}N_4O_2S$** / 2-(p-Aminobenzolsulfonamido)-4-methylpyrimidin / Sulfamerazin(e)
6268 **$C_{11}H_{12}N_4O_3S$** / N^1-(6-Methoxy-4-pyrimidinyl)-sulfanilamid / Sulfamonomethoxinum
6269 **$C_{11}H_{12}N_4O_3S$** / 3-Sulfanilamido-6-methoxypyridazin / Sulfamethoxypyridazin
6270 **$C_{11}H_{13}NO_3$** / Nicotinsäuretetrahydrofurfurylester / Nicotafuryl
6271 **$C_{11}H_{13}NO_4$** / 5-(o-Methoxyphenoxymethyl)-oxazolidon-(2) / Mephenoxalonum
6272 **$C_{11}H_{13}N_3O_3S$** / 3.4-Dimethyl-5-sulfanilamidoisoxazol / Sulfafurazol
6273 **$C_{11}H_{14}AsNO_3S_2$** / 2-(3′-Acetamido-4′-hydroxyphenyl)-1.3-dithia-2-arsacyclopentan-4-methanol / Arsthinol
6274 **$C_{11}H_{14}N_2O_2$** / Phenyläthylacetylharnstoff / Ethylphenacemide
6275 **$C_{11}H_{14}N_2O_3S$** / N′-(3.3-Dimethylacroyl)-sulfanilamid / Sulfadicramide
6276 **$C_{11}H_{14}N_4O_2S_2$** / 2-(p-Aminobenzolsulfonamido)-5-isopropyl-1.3.4-thiodiazol / Glyprothiazol
6277 **($C_{11}H_{15}BrN_2O_3$)** / (5-Isopropyl-5-(β-bromallyl)-1-methylbarbitursäure) / (Enibomal)
6278 **($C_{11}H_{15}BrN_2O_3$)** / (5-sek.-Butyl-5-β-bromallylbarbitursäure) / (Butallylonal)
6279 **$C_{11}H_{15}ClO_2$** / 2-(p-Chlorphenyl)-3-methyl-2.3-butandiol / Phenaglycodol
6280 **$C_{11}H_{15}Cl_2N_5$** / N^1-(3.4-Dichlorphenyl)-N^5-isopropylbiguanid / Chlorproguanilhydrochlorid
6281 **$C_{11}H_{15}NO$** / 2-Phenyl-3-methyltetrahydro-1.4-oxazin / Phenmetrazine
6282 **$C_{11}H_{15}NO_2$** / n-Butyl-p-aminobenzoat / Butoform
6283 **$C_{11}H_{15}NO_2$** / 1-p-Methoxyphenyl-2-methylaminopropanon-(1) / Methoxyphedrine
6284 **$C_{11}H_{15}NO_5$** / 3-(o-Methoxyphenoxy)-2-hydroxypropylcarbamat / Methocarbamol
6285 **$C_{11}H_{15}N_5OS$** / p-Äthylureidobenzalthiosemicarbazon / Thiethazone
6286 **($C_{11}H_{16}ClN_3O_4S_2$)** / (3-Isobutyl-6-chlor-7-sulfamyl-3.4-dihydro-1.2.4-benzothiadiazin-1.1-dioxyd) / (Thiabutazid)
6287 **$C_{11}H_{16}ClN_5$** / N^1-p-Chlorphenyl-N^5-isopropylbiguanid / Proguanil
6288 **$C_{11}H_{16}N_2O_2$** / 2-(α-Methylbenzyl)-1-hydrazinocarbonsäureäthylester / Carbenzidum
6289 **($C_{11}H_{16}N_2O_2$)** / (α-Äthyl-β-[1-methylimidazolyl-(5)-methyl]-γ-butyrolacton) / (Pilocarpin)
6290 **$C_{11}H_{16}N_2O_2S$** / 5-Allyl-5-(2′-methylpropyl)-thiobarbitursäure / Buthalital-Natrium
6291 **$C_{11}H_{16}N_2O_2$** / 5-Äthyl-5-(1′-methyl-Δ^1-butenyl)-barbitursäure / Vinbarbital
6292 **$C_{11}H_{16}N_2O_3$** / 5-Allyl-5-isobutylbarbitursäure / Butalbital
6293 **$C_{11}H_{17}N$** / N-Methyl-ω-phenyl-tert.-butylamin / Mephentermine
6294 **$C_{11}H_{17}NO$** / dl-1-(2′-Methoxyphenyl)-2-methylaminopropan / Methoxyphenaminhydrochlorid
6295 **$C_{11}H_{17}NO_3$** / dl-1-(3′.4′-Dihydroxyphenyl)-2-isopropylaminoäthanol / Isoprenalin
6296 **$C_{11}H_{17}NO_3$** / l-1-(3′.4′-Dihydroxyphenyl)-2-isopropylaminoäthanol-(1) / Levisoprenalin
6297 **$C_{11}H_{17}NO_3$** / 1-(3′.4′-Dihydroxyphenyl)-2-äthylaminopropanol-(1) / Dioxéthédrine
6298 **$C_{11}H_{17}NO_3$** / 1-(2′.5′-Dimethoxyphenyl)-2-aminopropanol-(1) / Methoxamin(e)
6299 **$C_{11}H_{17}N_3O_3S$** / N^1-Sulfanilyl-N^2-n-butylharnstoff / Carbutamide
6300 **$C_{11}H_{17}N_5O_2$** / 1.3-Dimethyl-7-(2′-dimethylaminoäthyl)-xanthin / Dimethazan
6301 **$C_{11}H_{18}BrNO$** / N-(o-Brombenzyl)-N-äthyl-N.N-dimethylammoniumhydroxyd / Bretylium tosylate
6302 **$C_{11}H_{18}N_2O_2$** / Pyridin-β-carbonsäurediäthylamid-N^1-methylhydroxyd / Camphotamide
6303 **$C_{11}H_{18}N_2O_2S$** / 5-Äthyl-5-(1′-methylbutyl)-2-thiobarbitursäure / Thiopental
6304 **$C_{11}H_{18}N_2O_3$** / 5-Äthyl-5-pentyl-(2′)-barbitursäure / Pentobarbital
6305 **$C_{11}H_{18}N_2O_3$** / 5-Äthyl-5-isoamylbarbitursäure / Amobarbital
6306 **$C_{11}H_{21}N$** / 3-Methylaminoisocamphan / Mecamylaminhydrochlorid
6307 **$C_{11}H_{30}N_2O_2$** / Pentan-1.5-bis-(trimethylammoniumhydroxyd) / Pentamethonium
6308 **$C_{12}H_6Cl_4O_2S$** / Bis-(2-hydroxy-3.5-dichlorphenyl)-sulfid / Bithionol
6309 **$C_{12}H_6N_2O_2$** / 4.7-Phenanthrolin-5.6-dion / Phanquinonum
6310 **$C_{12}H_9NO_6S_3$** / Phenothiazin-3.6-disulfonsäure / Sulphenothiazine calcique
6311 **$C_{12}H_9NS$** / Dibenzo-p-thiazin / Phenothiazin
6312 **$C_{12}H_9O_{16}S_4Sb$** / $Antimon^{III}$-bis-(brenzcatechin-2.4)-disulfonsäure, komplexe / Stibophen
6313 **$C_{12}H_{11}BrN_2O_3$** / 5-(3′-Bromphenyl)-5-äthylbarbitursäure / Brophébarbital
6314 **$C_{12}H_{12}As_2N_2O_2$** / 4.4′-Dihydroxy-3.3′-diaminoarsenobenzol / Arsphenamin

6315 **$C_{12}H_{12}N_2O_2S$** / 4.4′-Diaminodiphenylsulfon / Diaphenylsulfon (Dapsone)
6316 **$C_{12}H_{12}N_2O_3$** / 5-Phenyl-5-äthylbarbitursäure / Phenobarbital
6317 **$C_{12}H_{13}ClN_4$** / 2.4-Diamino-5-p-chlorphenyl-6-äthylpyrimidin / Pyrimethamin(e)
6318 **$C_{12}H_{13}I_3N_2O_2$** / β-(3-Dimethylaminomethylenamino-2.4.6-triiodphenyl)-propionsäure / Natrii iopodas, Sodium Iopodate
6319 **$C_{12}H_{13}NO_2$** / N-Methyl-α-phenyl-α-methylsuccinimid / Mesuximidum
6320 **$C_{12}H_{13}NO_2S$** / 2-Äthyl-2-phenylthiamorpholin-3.5-dion / Phenythilone
6321 **$C_{12}H_{13}N_3O_2$** / 1-Benzyl-2-(5′-methyl-3′-isoxazolylcarbonyl)-hydrazin / Isocarboxazid
6322 **$C_{12}H_{13}N_5O_2S$** / 4-Aminosulfonyl-2′.4′-diaminoazobenzol / Sulfachrysoidine
6323 **$C_{12}H_{14}ClN_3O_2S_2$** / N-(5-Butyl-1.3.4-thiadiazol-2-yl)-p-chlorbenzolsulfonamid / Butadiazamidum
6324 **$C_{12}H_{14}N_2O_2$** / 5-Phenyl-5-äthylhexahydropyrimidin-4.6-dion / Primidone
6325 **$C_{12}H_{14}N_2O_2$** / 3-Methyl-5-äthyl-5-phenylhydantoin / Mephenytoine
6326 **$C_{12}H_{14}N_2O_2$** / 3-Äthyl-3-phenylpiperazin-2.6-dion / Iminophenimidum
6327 **$C_{12}H_{14}N_4O_2S$** / 2-(4′-Aminobenzolsulfonamido)-4.6-dimethylpyrimidin / Sulfadimidin (Sulfamethazin[e])
6328 **$C_{12}H_{14}N_4O_2S$** / 6-(4′-Aminobenzolsulfonamido)-2.4-dimethylpyrimidin / Sulfisomidin
6329 **$C_{12}H_{14}N_4O_4S$** / 2.4-Dimethoxy-6-sulfanilamido-1.3-diazin / Sulfadimethoxine
6330 **$C_{12}H_{14}O_2S_2$** / Diäthyldithiolisophthalat / Ditophal
6331 **$C_{12}H_{15}AsN_6OS_2$** / 2-[4′-(4″.6″-Diamino-2″-s-triazinylamino)-phenyl]-4-hydroxymethyl-1.3.2-dithiaarsenolidine / Melarsoprol
6332 **$C_{12}H_{15}Cl_2NO_5S$** / D-threo-2-Dichloracetamido-1-(4′-methylsulfonylphenyl)-propan-1.3-diol / Thiamphenicol
6333 **$C_{12}H_{15}HgNO_6$** / o-Carboxyphenoxyessigsäure, Hydroxymercuripropanolamid der / Mercuderamid
6334 **$C_{12}H_{15}NO_3$** / 5-(3′.5′-Xylyloxymethyl)-oxazolidin-2-on / Metaxalonum
6335 **$C_{12}H_{15}N_3O_4S$** / 1-Phenyl-2.3-dimethyl-4-aminopyrazolon-(5)-N-methansulfonsäure / Melaminsulfon
6336 **$C_{12}H_{16}N_2O_3$** / 5-($\Delta^{1,2}$-Cyclohexenyl)-5-äthylbarbitursäure / Cyclobarbital
6337 **$C_{12}H_{16}N_2O_3$** / 5-($\Delta^{1,2}$-Cyclohexenyl)-5-methyl-N-methylbarbitursäure / Hexobarbital
6338 **$C_{12}H_{16}N_4O_2S_2$** / 2-(p-Aminobenzolsulfonamido)-5-tert.-butyl-1.3.4-thiodiazol / Glybuthiazol
6339 **$C_{12}H_{17}NO$** / 2-Phenyl-3.4-dimethyltetrahydro-1.4-oxazin / Phendimetrazinetartrat
6340 **$C_{12}H_{18}NO_8Sb$** / 4-Aminophenylantimonsäure, N-Glucosid der / Stibaminglucosid
6341 **$C_{12}H_{18}N_2O_3$** / 5-Allyl-5-(1′-methylbutyl)-barbitursäure / Secobarbital
6342 **$C_{12}H_{18}N_2O_3$** / 5-Allyl-5-neopentylbarbitursäure / Nealbarbital
6343 **$C_{12}H_{18}N_2O_3S$** / N-(4-Methylbenzolsulfonyl)-N′-butylharnstoff / Tolbutamide
6344 **$C_{12}H_{18}N_4O_2S$** / 3-[4′-Amino-2′-methylpyrimidyl-(5′)-methyl]-4-methyl-5-β-hydroxyäthylthiazoliniumhydroxyd / Thiamin
6345 **$C_{12}H_{19}NO_2$** / 1-(4′-Hydroxyphenyl)-2-n-butylaminoäthanol-(1) / Bamethansulfat
6346 **$C_{12}H_{19}N_4O_5PS$** / Vitamin-B_1-monophosphat / Monophosphothiaminchlorid
6347 **$C_{12}H_{20}N_2O_2S$** / 5-Äthyl-5-(1′-äthylbutyl)-2-thiobarbitursäure / Thiotetrabarbital
6348 **$C_{12}H_{20}N_2O_2S_2$** / 5-(β-Methylthioäthyl)-5-pentyl-(2′)-2-thiobarbitursäure / Methitural
6349 **$C_{12}H_{20}N_2O_3$** / 5-Äthyl-5-(1′-äthylbutyl)-barbitursäure / Tetrabarbital
6350 **$C_{12}H_{20}N_2O_3$** / m-Hydroxyphenyltrimethylammoniumhydroxyd, Dimethylcarbaminsäureester des / Neostigmin
6351 **$C_{12}H_{20}N_4O_8P_2S$** / Vitamin-B_1-pyrophosphat / Cocarboxylase
6352 **$C_{12}H_{20}O_{17}Sb_2$** / Antimon$^{(V)}$-gluconsäure / Stibogluconate-Natrium
6353 **$C_{12}H_{24}N_2O_4$** / N-Isopropyl-2-methyl-2-propyl-1.3-propandioldicarbamat / Carisoprodol
6354 **($C_{12}H_{26}N_4O_6$)** / (Neomycinum) / (Neomycin A)
6355 **$C_{12}H_{32}N_2O_2$** / Hexan-1.6-bis-(trimethylammoniumhydroxyd) / Hexamethonium
6356 **$C_{13}H_6Cl_6O_2$** / Di-(2-hydroxy-3.5.6-trichlorphenyl)-methan / Hexachlorophen
6357 **$C_{13}H_{10}Cl_2O_2$** / 2.2′-Dihydroxy-5.5′-dichlordiphenylmethan / Dichlorophen
6358 **$C_{13}H_{10}N_2$** / 9-Aminoacridin / Aminoacridinum
6359 **$C_{13}H_{10}N_2O_4$** / N-Phthalylglutaminsäureimid / Thalidomide
6360 **$C_{13}H_{11}N_3$** / 3.6-Diaminoacridin / Proflavin
6361 **$C_{13}H_{11}N_3O_2$** / o-Hydroxybenzaldehyd-N-isonicotinoylhydrazon / Salinazid
6362 **$C_{13}H_{11}N_3O_4S$** / m-Sulfobenzaldehyd-N-isonicotinoylhydrazon / Sulfoniazide
6363 **$C_{13}H_{11}N_3O_5S$** / p-Sulfamidophenylazosalicylsäure / Salazosulfamid
6364 **$C_{13}H_{11}N_3O_5S_2$** / Maleyl-p-aminophenylsulfamidothiazol / Maleylsulfathiazol
6365 **$C_{13}H_{12}I_2O_6$** / 3.5-Diiodacetylsalicylaldehyddiacetylacetal / Diodacetyl
6366 **$C_{13}H_{12}N_2O_3$** / 5-Phenyl-5-allylbarbitursäure / Edrabarbital
6367 **$C_{13}H_{12}O_2$** / Hydrochinonmonobenzyläther / Monobenzone
6368 **$C_{13}H_{13}I_3N_2O_4$** / 3.5-Dipropionamido-2.4.6-triiodbenzoesäure / Diprotrizoat-Natrium
6369 **$C_{13}H_{13}N_3O_5S_2$** / 2-(p-Succinylaminobenzolsulfonamido)-thiazol / Succinylsulfathiazol
6370 **$C_{13}H_{14}As_2N_2O_4S$** / m.m′-Diamino-p.p′-dihydroxyarsenobenzol-N-methylensulfoxylsäure / Neoarsphenamin(e)
6371 **$C_{13}H_{14}N_2$** / 5-Amino-1.2.3.4-tetrahydroacridin / Tacrine
6372 **$C_{13}H_{14}N_2O_2S$** / p-Benzylaminobenzolsulfonamid / Benzylsulfamide
6373 **$C_{13}H_{14}N_2O_3$** / 1-Methyl-5-phenyl-5-äthylbarbitursäure / Methylphenobarbital

6374 $C_{13}H_{15}NO_2$ / 3-Phenyl-3-äthyl-2.6-dioxopiperidin / Glutethimide
6375 $C_{13}H_{15}NO_2$ / 2.2-Dimethyl-5-stryryloxazolin-4-on / Methastyridonum
6376 $C_{13}H_{16}Cl_{12}O_8$ / Pentaerythritolchloral / Petrichloral
6377 $C_{13}H_{16}N_2$ / DL-2-[1'.2'.3'.4'-Tetrahydronaphthyl-(1')]-imidazolin / Tetryzoline
6378 $C_{13}H_{16}N_2O_2$ / 2-(p-Aminophenyl)-2-äthylglutarimid / Aminoglutethimidum
6379 $C_{13}H_{16}N_2O_2S$ / 5-Cyclohexen-(2')-yl-5-allyl-2-thiobarbitursäure / Thialbarbital
6380 $C_{13}H_{16}N_4O_6$ / 5-Morpholinomethyl-3-(5'-nitrofurfurylidenamino)-2-oxazolidinon / Furmethonol
6381 $C_{13}H_{17}HgNO_6$ / Salicyl-(3-hydroxymercuri-2-methoxypropyl)-amid-O-essigsäure / Mersalyl
6382 $C_{13}H_{17}NO$ / Crotonyl-N-äthyl-o-toluidin / Crotamiton
6383 $C_{13}H_{17}N_3O$ / 1-Phenyl-2.3-dimethyl-4-dimethylamino-5-pyrazolon / Amidopyrin
6384 $C_{13}H_{17}N_3O_4S$ / 1-Phenyl-2.3-dimethyl-4-methylaminopyrazolon-(5)-N-methansulfonsäure / Noramidopyrinmethansulfonat-Natrium
6385 $C_{13}H_{18}Cl_2N_2O_2$ / p-Di-(2-chloräthyl)-aminophenylalanin / Melphalan
6386 ($C_{13}H_{18}N_2O_3$) / (5-(1'-Cycloheptenyl)-5-äthylbarbitursäure) / (Heptabarbital)
6387 $C_{13}H_{19}ClN_2O_2$ / 2-Chlor-4-aminobenzoesäure-β-diäthylaminoäthylester / Chloroprocaine
6388 $C_{13}H_{19}NO_4S$ / p-Carboxybenzolsulfonyl-di-n-propylamid / Probenecid
6389 $C_{13}H_{20}N_2O_2$ / p-Aminobenzoesäure-β-diäthylaminoäthylester / Procain(e)
6390 $C_{13}H_{20}N_2O_3$ / p-Aminosalicylsäure-β-diäthylaminoäthylester / Hydroxyprocain
6391 $C_{13}H_{21}NO_2$ / Tiglinsäurepseudotropinester / Tropigline
6392 $C_{13}H_{21}N_3O$ / p-Aminobenzoesäure-β-diäthylaminoäthylamid / Procainamid
6393 $C_{13}H_{21}N_5O_2$ / 7-(β-Diäthylaminoäthyl)-theophyllin / Etamiphyllin
6394 $C_{13}H_{22}N_2O_{11}S_2$ / p-Aminobenzolsulfonhydroxymethylamid-N4-D-glucosidsulfonsäure / Glucosulfamid
6395 $C_{13}H_{29}N$ / 2-Methyl-6-isoamylaminoheptan / Octamylamin
6396 $[C_{13}H_{32}N_2O_2]_x$ / 1.5-Dimethyl-1.5-diazaundekamethylen-bis-methylhydroxyd, polymeres / Hexadimethrine bromide
6397 $C_{13}H_{35}N_3O_2$ / N.N.N'.N'.3-Pentamethyl-N.N'-diäthyl-3-azapentan-1.5-diammoniumhydroxyd / Azamethoniumbromid
6398 ($C_{14}H_8Br_2O_4$) / (5.5'-Dibrom-2.2'-dihydroxybenzil) / (Dibromsalicil)
6399 $C_{14}H_{10}O_3$ / 1.8-Dihydroxyanthranol-(9) / Dithranol
6400 ($C_{14}H_{11}ClN_2O_4S$) / (1-Oxo-3-(3'-sulfamyl-4'-chlorphenyl)-3-hydroxyisoindolin) / (Chlortalidone)
6401 $C_{14}H_{12}O_5$ / 5.8-Dimethoxy-2-methylfuro-[4'.5':6.7]-chromon / Khellin
6402 $C_{14}H_{12}S_2$ / 2.6-Dimethylthianthren / Mesulfen
6403 $C_{14}H_{13}NO_2$ / 4-Benzylphenylcarbamat / Diphenan
6404 $C_{14}H_{14}HgO_6$ / 8-(2'-Methoxy-3'-hydroxymercuripropyl)-cumarin-3-carbonsäure / Mercumatilin sodium
6405 $C_{14}H_{14}I_3NO_4$ / 3-Diacetylamino-2.4.6-triiodbenzoesäurepropylester / Propyl Docetrizoate
6406 $C_{14}H_{14}N_2$ / 2-(1'-Naphthylmethyl)-Δ^2-imidazolin / Naphazolin
6407 $C_{14}H_{14}N_2O_4S$ / 4-Carboxymethylamino-4'-aminodiphenylsulfon / Acediasulfone-Natrium
6408 $C_{14}H_{15}Cl_2N$ / N.N-Bis-(2'-chloräthyl)-naphthyl-(2)-amin / Chlornaphazin
6409 $C_{14}H_{15}N_3O$ / 3.6-Diamino-10-methylacridiniumhydroxyd / Acriflavin
6410 $C_{14}H_{15}N_3O_5S_2$ / 4.4'-Diaminodiphenylsulfon-2-acetylsulfonamid / Sulfadiasulfon-Natrium
6411 $C_{14}H_{16}As_2N_2O_8S_2$ / m.m'-Diamino-p.p'-dihydroxyarsenobenzol-N.N'-bis-methansulfonsäure / Sulfarsphenamin(e)
6412 $C_{14}H_{16}N_2O_3$ / 5.5-Diäthyl-1-phenylbarbitursäure / Phetharbital
6413 $C_{14}H_{16}N_2O_6S_3$ / 4.4'-Diaminodiphenylsulfon-N.N'-bis-formaldehydsulfoxylsäure / Aldesulfon Natrium, Aldesulphone sodium
6414 $C_{14}H_{17}NS_2$ / 3-Dimethylamino-1.1-di-(2'-thienyl)-buten-(1) / Dimethylthiambuten
6415 $C_{14}H_{18}As_2N_2O_6$ / 1.2-Bis-p-arsonoanilinoäthan / Diphétarsone
6416 $C_{14}H_{18}ClN_3S$ / N.N-Dimethyl-N'-pyridyl-(2)-N'-[5'-chlorthenyl-(2')]-äthylendiamin / Chloropyrilencitrat
6417 $C_{14}H_{18}N_2O$ / 1-Phenyl-2.3-dimethyl-4-isopropylpyrazolon-(5) / Propyphenazon
6418 $C_{14}H_{18}N_2O_3$ / α-(±)-5-Allyl-1-methyl-5-(1'-methyl-2'-pentinyl)-barbitursäure / Methohexital
6419 $C_{14}H_{18}N_4O_3$ / 2.4-Diamino-5-(3'.4'.5'-trimethoxybenzyl)-pyrimidin / Trimethoprimum
6420 $C_{14}H_{19}Cl_2NO_2$ / γ-[p-(Bis-β-chloräthylamino)-phenyl]-buttersäure / Chlorambucil
6421 $C_{14}H_{19}NO_2$ / 2-(1'-Piperidinomethyl)-1.4-benzodioxan / Piperoxan(e)-hydrochlorid
6422 $C_{14}H_{19}NO_2$ / α-Phenyl-α-piperidyl-(2)-essigsäuremethylester / Methylphenidatehydrochlorid
6423 $C_{14}H_{19}N_3S$ / N.N-Dimethyl-N'-[pyridyl-(2)]-N'-[thenyl-(2')]-äthylendiamin / Methapyrilen(e)
6424 $C_{14}H_{20}N_2O_2$ / o-Aminobenzoesäure-β-(2-piperidyl)-äthylester / Piridocain
6425 $C_{14}H_{21}NO_2$ / Benzoesäure-2-methyl-2-propylaminopropylester / Meprylcaine
6426 $C_{14}H_{21}N_3O_3S$ / N-(p-Methyl-m-aminobenzolsulfonyl)-N'-cyclohexylharnstoff / Metahexamid(e)
6427 $C_{14}H_{22}Cl_4N_2O_2$ / 4.5.6.7-Tetrachlor-2-methyl-2-(β-trimethylammoniumäthyl)-isoindoliniumdihydroxyd / Chlorisondamin
6428 $C_{14}H_{22}N_2O$ / ω-Diäthylamino-2.6-dimethylacetanilid / Lidocain(e)

6429 $C_{14}H_{25}HgNO_5$ / Camphersäure-α-(3-hydroxymercuri-2-methoxypropyl)-amid / Mercurophyllin
6430 $C_{14}H_{30}O_3S$ / 2-Methyl-7-äthylundecyl-4-sulfonsäure / Natriumtetradecylsulfat
6431 $C_{14}H_{32}N_2O_6$ / Bernsteinsäure-bis-cholinester / Suxamethonium
6432 $C_{15}H_{11}I_3O_4$ / 3-[4'-(4''-Hydroxy-3''-iodphenoxy)-3'.5'-diiodphenyl]-propionsäure / Acidum thyropropicum
6433 $C_{15}H_{11}I_4NO_4$ / l-β-[3.5-Diiod-4-(3'.5'-diiod-4'-hydroxyphenoxy)-phenyl]-α-aminopropionsäure / Levothyroxine (Thyroxin)
6434 $C_{15}H_{12}I_2O_3$ / α-Phenyl-β-(4-hydroxy-3.5-diiodphenyl)-propionsäure / Pheniodol Natrium
6435 $C_{15}H_{12}I_3NO_4$ / d-3.5-Diiod-4-(3'-iod-4'-hydroxyphenoxy)-phenylalanin / Detrothyroninum
6436 $C_{15}H_{12}I_3NO_4$ / l-β-[3.5-Diiod-4-(3'-iod-4'-hydroxyphenoxy)-phenyl]-α-aminopropionsäure / Liothyronine
6437 $C_{15}H_{12}N_2O_2$ / 5.5-Diphenylhydantoin / Phenytoin
6438 $C_{15}H_{13}ClN_2$ / 1-(p-Chlorbenzyl)-2-methylbenzimidazol / Chlormidazole
6439 $C_{15}H_{13}NO_4$ / Salicylsäure-p-acetylaminophenylester / Acetaminosalol
6440 $C_{15}H_{14}ClN_3O_4S_3$ / 3-Benzylthiomethyl-6-chlor-7-sulfonamido-1.2.4-benzothiadiazin-1.1-dioxyd / Benzthiazide
6441 $C_{15}H_{14}F_3N_3O_4S_2$ / 3-Benzyl-3.4-dihydro-7-sulfamoyl-6-trifluormethylbenzo-1.2.4-thiadiazin-1.1-dioxyd / Bendroflumethiazidum
6442 $C_{15}H_{14}N_4O_2S$ / 3-(p-Aminobenzolsulfonamido)-2-phenylpyrazol / Sulfaphenazol
6443 $C_{15}H_{15}N_3O$ / 2-Äthoxy-6.9-diaminoacridin / Aethacridin, Ethacridine
6444 $C_{15}H_{15}N_3O_3$ / 1-Isonicotinyl-2-veratrylidenhydrazin / Verazide
6445 $C_{15}H_{16}I_3NO_3$ / 3-(2'.4'.6'-Triiod-3'-butyrylaminophenyl)-2-äthylacrylsäure / Bunamiodyl
6446 $C_{15}H_{16}N_2O_2S$ / p-Sulfamidophenylcinnamylimin / Sulfacinnamine
6447 $C_{15}H_{17}N$ / Dibenzylmethylamin / Dibemethine
6448 $C_{15}H_{17}N_3OS$ / 3-Amino-7-dimethylamino-2-methylphenazathioniumhydroxyd / Toloniumchlorid
6449 $C_{15}H_{18}N_2O_3$ / 1-Benzyl-3-(dimethylcarbamyloxy)-pyridiniumhydroxyd / Benzpyriniumbromid
6450 $C_{15}H_{18}N_2O_8S_3$ / p-(γ-Phenylpropylamino)-phenylsulfonamid-α.γ-disulfonsäure / Noprylsulfamide
6451 ($C_{15}H_{18}O_3$) / (4.9-Dimethyl-3-keto-5-hydroxy-6-[α-carboxyäthyl]-$\Delta^{1\cdot2;4\cdot10}$-hexalin-γ-lacton) / (Santonin)
6452 $C_{15}H_{19}NS_2$ / (±)-1.1-Di-(2'-thienyl)-3-äthylmethylaminobuten-(1) / Ethylmethylthiambuten
6453 $C_{15}H_{20}N_2S$ / N.N-Dimethyl-N'-(2-thenyl)-N'-phenyläthylendiamin / Methaphenilenhydrochlorid
6454 $C_{15}H_{21}NO$ / 8-Hydroxy-2.6-methano-3.6.11-trimethyl-1.2.3.4.5.6-hexahydro-3-benzazocin / Metazocinum
6455 $C_{15}H_{21}NO_2$ / α-Δ^3-Piperidino-β-hydroxy-γ-o-toloxypropan / Tolproninhydrochlorid
6456 $C_{15}H_{21}NO_2$ / 1-Methyl-4-phenylpiperidin-4-carbonsäureäthylester / Pethidin(e)
6457 $C_{15}H_{21}NO_2$ / 1-Methyl-4-(3'-hydroxyphenyl)-piperidyl-(4)-äthylketon / Cetobemidon, Ketobemidon
6458 $C_{15}H_{21}NO_3$ / 1-Methyl-4-(3'-hydroxyphenyl)-piperidin-4-carbonsäureäthylester / Bemidon, Hydroxypethidin(e)
6459 $C_{15}H_{21}N_3O$ / 8-(4'-Amino-1'-methylbutylamino)-6-methoxychinolin / Primaquin(e)
6460 ($C_{15}H_{21}N_3O_2$) / (5-Methylaminoformyloxy-1.3.1'-trimethyl-2.3.4'.5'-tetrahydro-[pyrrolo-2'.3':2.3-indol]) / (Physostigmin)
6461 $C_{15}H_{22}N_2O$ / dl-N-Methylhexahydropicolinsäure-2.6-dimethylanilid / Mepivacainehydrochlorid
6462 $C_{15}H_{23}NO_3$ / p-Äthoxybenzoesäure-β-diäthylaminoäthylester / Parethoxycain
6463 $C_{15}H_{23}N_3OS$ / 2-Dimethylamino-6-(β-diäthylaminoäthoxy)-benzothiazol / Dimazole
6464 $C_{15}H_{24}N_2O$ / N-Diäthylaminoacetyl-2.4.6-trimethylanilid / Trimecainum
6465 $C_{15}H_{24}N_2O_2$ / p-Butylaminobenzoesäure-β-dimethylaminoäthylester / Tetracain(e) (Amethocaine)
6466 $C_{15}H_{24}N_2O_2$ / 1-(2'-Methoxyphenyl)-4-(-3''-methoxypropyl)-piperazin / Dimethizolinum
6467 $C_{15}H_{24}N_2O_3$ / p-Butylaminosalicylsäure-β-dimethylaminoäthylester / Hydroxytetracain
6468 $C_{15}H_{30}O_3$ / 2-Hydroxy-2.6.10-trimethylundecancarbonsäure-(1) / Acidum trethocanicum
6469 $C_{15}H_{34}N_2O_2$ / Pentamethylen-1.5-bis-(N-methylpyrrolidiniumhydroxyd) / Pentoloniumtartrat
6470 $C_{16}H_{11}NO_2$ / 2-Phenylchinolin-4-carbonsäure / Cinchophen
6471 $C_{16}H_{11}NO_3$ / 3-Hydroxy-2-phenylchinolin-4-carbonsäure / Oxycinchophen
6472 $C_{16}H_{12}N_4O_5S_2$ / p-Aminophenylsulfamidothiazolazosalicylsäure / Salazosulfathiazol
6473 $C_{16}H_{12}O_3$ / 2-(p-Methoxyphenyl)-indan-1.3-dion / Anisindione
6474 $C_{16}H_{14}ClN_3O$ / 7-Chlor-2-methylamino-5-phenyl-3H-1.4-benzodiazepin-4-oxyd / Chlordiazepoxide
6475 $C_{16}H_{14}N_2O$ / 2-Methyl-3-o-tolyl-4(3H)-chinazolinon / Methaqualonehydrochlorid
6476 $C_{16}H_{16}N_4$ / 4.4'-Stilbendicarboxamidin / Stilbamidin(e)
6477 $C_{16}H_{16}N_4O$ / 4.4'-Diamidino-2-hydroxystilben / Hydroxystilbamidine
6478 $C_{16}H_{16}O_8$ / 2.3.4.5.7.3'-Hexahydroxy-4'-methoxyflavan / Leucocyanidol
6479 $C_{16}H_{18}N_2O_2$ / Tropasäure-N-methyl-N-(β-picolyl)-amid / Pimetremidhydrobromid
6480 $C_{16}H_{18}N_2O_4S$ / N'-(4-Isopropoxybenzoyl)-sulfanilamid / Sulfaproxyline

6481 **$C_{16}H_{18}N_2O_4S$** / 4-Carboxy-5.5-dimethyl-2-[1′-(phenylacetamido)-1′-carboxymethyl]-thiazolidin-β-lactam / Benethamin Penicillin, Phényracilline, (Benzathin-Penicillin)
6482 **$C_{16}H_{18}N_2O_5S$** / 4-Carboxy-5.5-dimethyl-2-[1′-(phenoxyacetamido)-1′-carboxymethyl]-thiazolidin-β-lactam / Phenoxymethylpenicillin
6483 **$C_{16}H_{18}N_2S$** / N-2-Dimethylaminoäthyl-phenothiazin / Fenethazine
6484 **$C_{16}H_{18}N_4O_2$** / N[1]-[β-(Benzylcarbamoyl)-äthyl]-N[2]-isonicotinoylhydrazin / Nialamide
6485 **$C_{16}H_{19}BrN_2$** / d-1-(2′-Pyridyl)-1-(p-bromphenyl)-3-dimethylaminopropan / Dexbrompheniramine
6486 **$C_{16}H_{19}ClN_2$** / d-3-(p-Chlorphenyl)-3-(2′-pyridyl)-N.N-dimethylpropylamin / Chlorphenamine
6487 **$C_{16}H_{19}ClN_2O$** / 2-[p-Chlor-α-(dimethylaminoäthoxy)-benzyl]-pyridin / Carbinoxamine Maleate
6488 **$C_{16}H_{19}ClN_2O$** / 2-[p-Chlor-α-(dimethylaminoäthoxy)-benzyl]-pyridin, aktives Isomer von / Rotoxaminetartrat
6489 **$C_{16}H_{19}NO_3$** / iso-2-Amino-1.2-bis-(p-methoxyphenyl)-äthanol / Isoladolhydrochlorid
6490 **$C_{16}H_{19}N_3OS$** / Tetramethylenthioninhydroxyd / Methylthioniumchlorid
6491 **$C_{16}H_{19}N_3S$** / 10-(3′-Dimethylaminopropyl)-1-azaphenothiazin / Prothipendylhydrochlorid
6492 **$C_{16}H_{19}N_3S$** / N-Dimethylaminoisopropyl-thiophenylpyridylamin / Isothipendyl-hydrochlorid
6493 **$C_{16}H_{20}BrN_3$** / N-(2-Pyridyl)-N-(p-brombenzyl)-N′.N′-dimethyläthylendiamin / Bromopyramin
6494 **$C_{16}H_{20}ClN_3$** / N-(2-Pyridyl)-N-(p-chlorbenzyl)-N′.N′-dimethyläthylendiamin / Chloropyramine
6495 **$C_{16}H_{20}N_2$** / 3-Phenyl-3-[pyridyl-(2′)]-N.N-dimethylpropylamin / Pheniramine
6496 **$C_{16}H_{21}NO$** / (–)-3-Hydroxymorphinan / Norlevorphanolum
6497 **($C_{16}H_{21}NO_3$)** / (Mandelsäuretropinester) / (Homatropin)
6498 **$C_{16}H_{21}NS_2$** / (±)-3-Diäthylamino-1.1-bis-(2′-thienyl)-buten-(1) / Diethylthiambuten
6499 **$C_{16}H_{21}N_3$** / N.N-Dimethyl-N′-(2′-pyridyl)-N′-benzyläthylendiamin / Tripelennamin(e)-Hydrochlorid
6500 **$C_{16}H_{22}N_2O_4$** / 2.5-Bis-äthylenimino-3.6-di-n-propoxy-1.4-benzochinon / Inproquone
6501 **$C_{16}H_{22}N_4O$** / N-[Pyrimidyl-(2′)]-N-[p-methoxybenzyl]-N′.N′-dimethyläthylendiamin / Thonzylamin(e)-Hydrochlorid
6502 **$C_{16}H_{23}NO_2$** / Benzoesäure-β-cyclohexylaminoisopropylester / Hexylcain(e)
6503 **$C_{16}H_{23}NO_2$** / Benzoesäure-γ-(2-methylpiperidino)-propylester / Piperocain(e)
6504 **$C_{16}H_{23}NO_2$** / (±)-1.3α-Dimethyl-4-phenyl-4α-propionyloxypiperidin / Alfaprodin, Alphaprodine
6505 **$C_{16}H_{23}NO_2$** / (±)-1.3β-Dimethyl-4-phenyl-4α-propionyloxypiperidin / Betaprodin(e)
6506 **$C_{16}H_{23}NO_2$** / 1-Methyl-4-phenylpiperidin-4-carbonsäureisopropylester / Properidine
6507 **$C_{16}H_{23}NO_2$** / 1-Methyl-4-carbäthoxy-4-phenylhexamethylenimin / Ethoheptazine
6508 **$C_{16}H_{23}NO_2$** / 1.2-Dimethyl-4-carbomethoxy-4-phenylhexamethylenimin / Metheptazine
6509 **$C_{16}H_{24}N_2$** / α-(Isopropyl)-α-(β-dimethylaminopropyl)-phenylacetonitril / Isoaminilecitrat
6510 **$C_{16}H_{24}N_2$** / 2-(4′-tert.-Butyl-2′.6′-dimethylphenyl)-methylimidazolin / Xylometazoline
6511 **$C_{16}H_{26}N_2O_2$** / p-Aminobenzoesäure-(2.2-dimethyl-3-diäthylaminopropyl)-ester / Dimethocaine
6512 **$C_{16}H_{26}N_2O_3$** / 4-Amino-2-propoxybenzoesäure-β-diäthylaminoäthylester / Propoxycaine
6513 **$C_{16}H_{26}N_2O_3$** / 3-Amino-4-propoxybenzoesäure-β-diäthylaminoäthylester / Proxymetacaine
6514 **$C_{16}H_{27}HgNO_6S$** / N-(γ-Carboxymethylmercaptomercuri-β-methoxypropyl)-camphersäureamid / Mercaptomerin
6515 **$C_{16}H_{36}N_2O_6$** / Bernsteinsäure-bis-(β-dimethylaminoäthylester)-bis-äthylhydroxyd / Suxethonium
6516 **$C_{16}H_{40}N_2O_2$** / Dekamethylen-bis-(trimethylammoniumhydroxyd) / Decamethonium
6517 **$C_{16}H_{40}N_2O_3$** / 5.5′-Bis-(trimethylammoniumhydroxyd)-dipentyläther / Oxydipentoniumchlorid
6518 **$C_{17}H_{12}I_2O_3$** / 2-Äthyl-3-(3′.5′-diiod-4′-hydroxybenzoyl)-cumaron / Benziodaronum
6519 **$C_{17}H_{12}O_2$** / Benzoesäure-β-naphthylester / Benzonaphtol
6520 **$C_{17}H_{12}O_3$** / Salicylsäure-β-naphtholester / Betol
6521 **$C_{17}H_{13}N_3O_5S_2$** / 2-(N[4]-Phthalylsulfanilamido)-thiazol / Phthalylsulfathiazol
6522 **$C_{17}H_{14}N_4O_5S_2$** / 2-(N[4]-Phthalylsulfanilamido)-5-methyl-1.3.4-thiodiazol / Phthalylsulfamethizol
6523 **$C_{17}H_{17}ClO_6$** / 7-Chlor-4.6-dimethoxycumaranon-(3)-spiro-[2:1′]-2′-methoxy-6′-methylcyclohexen-(2′)-on-(4′) / Griseofulvin
6524 **($C_{17}H_{17}N$)** / (6-Allyl-6.7-dihydro-5H-dibenz-[c.e]-azepin) / (Azapetine, Azephine)
6525 **$C_{17}H_{17}NO_2$** / 3.4-Dihydroxyaporphin / Apomorphin
6526 **$C_{17}H_{18}Br_2N_4O_2$** / 1.3-Bis-(4′-amidino-2′-bromphenoxy)-propan / Dibrompropamidine
6527 **$C_{17}H_{18}N_2O_3$** / N[2]-Acetyl-N[1]-(β-hydroxy-β.β-diphenylpropionyl)-hydrazin / Diphoxaside
6528 **$C_{17}H_{19}ClN_2S$** / 10-(γ-Dimethylaminopropyl)-3-chlorphenothiazin / Chlorpromazin
6529 **$C_{17}H_{19}NO_3$** / 3-Hydroxy-N-methyl-6-oxo-4.5-epoxymorphinan / Hydromorphon-hydrochlorid
6530 **$C_{17}H_{19}NO_4$** / 3.14-Dihydroxy-N-methyl-6-oxo-4.5-epoxymorphinan / Oxymorphon
6531 **$C_{17}H_{19}N_3$** / 2-(N-Phenyl-N-benzylamino-methyl)-Δ^2-imidazolin / Antazolin(e)-Hydrochlorid
6532 **$C_{17}H_{19}N_3O$** / 2-[N-p-Tolyl-N-(m′-hydroxyphenyl)-aminomethyl]-imidazolin / Phentolamin

6533 **$C_{17}H_{20}BrNO$** / β-Dimethylaminoäthyl-p-brombenzhydryläther / Bromazine
6534 **$C_{17}H_{20}N_2O_2$** / N-Pyridyl-(4)-methyl-N-äthyl-β-hydroxy-α-phenylpropionylamid / Tropicamidum
6535 **$C_{17}H_{20}N_2O_5S$** / 4-Carboxy-5.5-dimethyl-2-[1′-(α-phenoxypropionylamido)-1′-carboxymethyl]-thiazolidin-β-lactam / Penethicillin-Kalium
6536 **$C_{17}H_{20}N_2S$** / N-(3-Dimethylaminopropyl)-phenothiazin / Promazinhydrochlorid
6537 **$C_{17}H_{20}N_2S$** / N-(2-Dimethylamino-n-propyl)-phenothiazin / Promethazin(e)-Hydrochlorid
6538 **$C_{17}H_{20}N_2S$** / N-(2-Dimethylamino-n-propyl)-phenothiazin / Promethazintheoclat
6539 **$C_{17}H_{20}N_4O_2$** / p.p′-Trimethylendioxydibenzamidin / Propamidin
6540 **$C_{17}H_{20}N_4O_6$** / 6.7-Dimethyl-9-(d-1′-ribityl)-isoalloxazin / Riboflavin
6541 **$C_{17}H_{20}O_3$** / α.α-Dimethyl-β-äthylallenolsäure / Allenoestrol
6542 **$C_{17}H_{21}N$** / (+)-N-Benzyl-N.α-dimethylphenäthylamin / Benzphetaminehydrochlorid
6543 **$C_{17}H_{21}NO$** / β-Dimethylaminoäthylbenzhydryläther / Diphenhydraminhydrochlorid, Bromanautin, Dimenhydrinate, Etanautine
6544 **$C_{17}H_{21}NO$** / 2-(β-Dimethylaminoäthoxy)-diphenylmethan / Phenyltoloxamine
6545 **$C_{17}H_{21}NO_2$** / 3-Hydroxy-N-methyl-4.5-epoxymorphinan / Desomorphine
6546 **$C_{17}H_{21}NO_4$** / d-ψ-Cocain / Dextrocaine
6547 **($C_{17}H_{21}NO_4$)** / (6.7-Epoxytropintropat) / (Scopolamin)
6548 **$C_{17}H_{21}NO_4$** / 3.6.14-Trihydroxy-N-methyl-4.5-epoxymorphinan / Hydromorphinol
6549 **$C_{17}H_{22}N_2O$** / 2-[α-(2′-Dimethylaminoäthoxy)-α-methylbenzyl]-pyridin / Doxylaminsuccinat
6550 **$C_{17}H_{22}N_2S$** / 1-Methyl-4-[N′-phenyl-N′-thenyl-(2′)-amino]-piperidin / Thenalidine
6551 **$C_{17}H_{23}NO$** / 1′-Methylpiperido-[2′.3′.4′:9.14.13]-3-hydroxy-5.6.7.8.9.10.13.14-oktahydrophenanthren / Racemorphan
6552 **$C_{17}H_{23}NO$** / (+)-3-Hydroxy-N-methylmorphinan / Dextrorphan
6553 **$C_{17}H_{23}NO$** / (–)-3-Hydroxy-N-methylmorphinan / Levorphanol
6554 **$C_{17}H_{23}NO_2$** / N-Benzyl-N.N-dimethyl-N-(β-phenoxyäthyl)-ammoniumhydroxyd / Bepheniumhydroxynaphthoat
6555 **$C_{17}H_{23}N_3O$** / N.N-Dimethyl-N′-(2-pyridyl)-N′-(p-methoxybenzyl)-äthylendiamin / Mepyraminmaleat
6556 **$C_{17}H_{23}N_3O$** / 1-[N-Methylpiperidyl-(4′)]-3-phenyl-4-äthylpyrazolon-(5) / Piperylon
6557 **$C_{17}H_{24}N_2O$** / 1-(β-Dimethylaminoäthoxy)-3-n-butylisochinolin / Quinisocaine
6558 **$C_{17}H_{24}N_2O_2$** / α-Phenyl-α-(β-diäthylaminoäthyl)-glutarsäureimid / Phenglutarimid
6559 **$C_{17}H_{24}N_2O_3$** / 1-(2′-Carbamoyläthyl)-4-phenylpiperidin-4-carbonsäureäthylester / Carperidinum
6560 **$C_{17}H_{24}O_3$** / Mandelsäure-3.5.5-trimethylcyclohexylester / Cyclandelate
6561 **$C_{17}H_{25}N$** / 1-(1′-Phenylcyclohexyl)-piperidin / Phencyclidinehydrochlorid
6562 **$C_{17}H_{25}NO_2$** / 1.2.5-Trimethyl-4-phenyl-4-propionyloxypiperidin / Trimeperidinehydrochlorid
6563 **$C_{17}H_{25}NO_2$** / 3α-Äthyl-1-methyl-4-phenyl-4α-propionyloxypiperidin / Alfameprodin, Alphameprodine
6564 **$C_{17}H_{25}NO_2$** / 3β-Äthyl-1-methyl-4-phenyl-4α-propionyloxypiperidin / Betameprodin
6565 **$C_{17}H_{25}NO_2$** / 1.3-Dimethyl-4-carbäthoxy-4-phenylhexamethylenimin / Metethoheptazine
6566 **$C_{17}H_{25}NO_2$** / 1.3-Dimethyl-4-phenyl-4-propionoxyhexamethylenimin / Proheptazine
6567 **$C_{17}H_{25}NO_3$** / 1.2.2.6-Tetramethyl-4-hydroxypiperidinphenylglykolat / Eucatropin
6568 **$C_{17}H_{25}NO_4$** / N-Methyl-O-dl-mandelyl-α-tropiniumhydroxyd / Homatropinmethylbromid
6569 **$C_{17}H_{26}N_2O$** / N-[1-Methyl-2-piperidyl-(1′)-äthyl]-propionanilid / Phenampromid
6570 **$C_{17}H_{26}N_2O_2$** / p-Butylaminobenzoesäure-[1-methylpiperidyl-(4)]-ester / Paridocaine
6571 **$C_{17}H_{27}NO_3$** / 4-n-Butoxyphenyl-γ-(4′-morpholinyl)-propyläther / Pramocaine
6572 **$C_{17}H_{27}N_3O_2$** / Butyldimethyl-(2.3-dimethyl-5-oxo-1-phenyl-3-pyrazolin-4-yl)-ammoniumhydroxyd / Butopyrammoniumiodid
6573 **$C_{17}H_{28}N_2O_2$** / α-p-Methoxyphenyl-α-di-n-butylaminoacetamid / Ambucetamide
6574 **$C_{17}H_{28}N_2O_3$** / 2-Butoxy-4-aminobenzoesäure-β-diäthylaminoäthylester / Ambucaine
6575 **$C_{17}H_{28}N_2O_3$** / 3-Butoxy-4-aminobenzoesäure-β-diäthylaminoäthylester / Oxybuprocaine
6576 **$C_{17}H_{29}Cl_2NO_2$** / 2.4-Dichlorphenoxymethyldimethyl-n-octylammoniumhydroxyd / Chlorphenoctium amsonate
6577 **$C_{17}H_{29}N_3O_2$** / N-β-Hydroxyäthyl-N.N′.N′-triäthyläthylendiamin, p-Aminobenzoat des / Amoxécainehydrochlorid
6578 **$C_{17}H_{33}NO_3$** / N-Methyl-O-(2-propylpentanoyl)-tropiniumhydroxyd / Octatropini methylbromidum
6579 **$C_{17}H_{38}N_2O_2$** / N-(γ-Trimethylammoniumpropyl)-N-methylcamphidiniumdihydroxyd / Trimethidiniummethosulfat
6580 **$C_{18}H_{14}N_4O_5S$** / 4-[Pyridyl-(2)-amidosulfonyl]-3′-carboxy-4′-hydroxyazobenzol / Salazosulfapyridine
6581 **$C_{18}H_{16}O_3$** / 3-(1′-Phenylpropyl)-4-hydroxycumarin / Phenprocoumarol, Phenprocoumon
6582 **$C_{18}H_{18}ClNS$** / trans-2-Chlor-9-(3′-dimethylaminopropyliden)-thiaxanthen / Chlorprothixenum
6583 **$C_{18}H_{18}O_2$** / 3.4-Bis-(p-hydroxyphenyl)-2.4-hexadien / Dienöstrol
6584 **$C_{18}H_{18}O_2$** / 2-(4′-Diphenylyl)-Δ^4-hexensäure / Acidum diphenesenicum
6585 **$C_{18}H_{19}NS$** / 9-(3′-Dimethylaminopropyliden)-thiaxanthen / Prothixenum
6586 **$C_{18}H_{20}ClNO$** / 3-(p-Chlordiphenylmethoxy)-1-methylpyrrolidin / Pyroxaminum

6587 **$C_{18}H_{20}N_2S$** / N-(β-Pyrrolidinoäthyl)-phenothiazin / Parathiazin
6588 **$C_{18}H_{20}N_2S$** / 10-(1′-Methyl-3′-pyrrolidinylmethyl)-phenothiazin / Methdilazinehydrochlorid
6589 **$C_{18}H_{20}O_2$** / trans-4.4′-Dihydroxy-α.β-diäthylstilben / Diäthylstilböstrol, Diethylstilboestrol
6590 **$C_{18}H_{21}ClN_2$** / (±)-1-(4′-Chlorbenzhydryl)-4-methylpiperazin / Chlorocyclizin(e)
6591 **$C_{18}H_{21}ClN_4$** / N-(5-Chlor-2-benzimidazolylmethyl)-N-phenyl-N′.N′-dimethyläthylendiamin / Midamaline
6592 **$C_{18}H_{21}NO$** / α-[Piperidyl-(2)]-benzhydrol / Pipradrol
6593 **$C_{18}H_{21}NO$** / α-[Piperidyl-(4)]-benzhydrol / Azacyclonol
6594 **$C_{18}H_{21}NO_2$** / 3-Hydroxy-6.N-dimethyl-4.5-epoxymorphinen-(7) / Methyldesorphine
6595 **$C_{18}H_{21}NO_3$** / 3-Methoxy-N-methyl-6-oxo-4.5-epoxymorphinan / Hydrocodon
6596 **$C_{18}H_{21}NO_3$** / 5.N-Dimethyl-3-hydroxy-6-oxo-4.5-epoxymorphinan / Metopon
6597 **$C_{18}H_{21}NO_4$** / 14-Hydroxy-3-methoxy-N-methyl-6-oxo-4.5-epoxymorphinan / Oxycodonhydrochlorid
6598 **$C_{18}H_{21}NO_5$** / N-[β-(3.4-Methylendioxyphenyl)-isopropyl]-β-[3′.4′-dihydroxyphenyl]-β-hydroxyäthylamin / Protokylolhydrochlorid
6599 **$C_{18}H_{21}N_3O$** / N-(2-Benzoxazolyl)-N-benzyl-N′.N′-dimethyläthylendiamin / Oxadimedine
6600 **$C_{18}H_{22}ClNO$** / β-Dimethylaminoäthyl-(p-chlor-α-methylbenzhydryl)-äther / Chlorphenoxaminhydrochlorid
6601 **$C_{18}H_{22}ClNO$** / N-(2′-Phenoxyisopropyl)-N-β-chloräthylbenzylamin / Hydrochloride
6602 **$C_{18}H_{22}N_2$** / 1-Benzhydryl-4-methylpiperazin / Cyclizinhydrochlorid
6603 **$C_{18}H_{22}N_2OS$** / 3-Methoxy-10-(γ-dimethylaminopropyl)-phenothiazin / Methopromazine
6604 **$C_{18}H_{22}N_2O_2$** / N.N′-Bis-(4-äthoxyphenyl)-acetamidin / Phenacain(e)
6605 **$C_{18}H_{22}N_2S$** / N-(3-Dimethylamino-2-methyl-n-propyl)-phenothiazin / Alimémazine (Trimeprazine)
6606 **$C_{18}H_{22}N_2S$** / N-(β-Diäthylaminoäthyl)-phenothiazin / Diethazin(e)
6607 **$C_{18}H_{22}O_2$** / p.p′-Dihydroxy-3.4-diphenylhexan / Hexoestrol
6608 **$C_{18}H_{22}O_2$** / $\Delta^{1.3.5(10)}$-Östratrien-3-ol-17-on / Östron
6609 **$C_{18}H_{22}O_3$** / α.α-Dimethyl-β-äthyl-β-[6-methoxynaphthyl-(2)]-propionsäure / Methallenestril
6610 **$C_{18}H_{23}NO$** / β-Dimethylaminoäthyl-2-methylbenzhydryläther / Orphenadrine
6611 **$C_{18}H_{23}NO_2$** / β-Dimethylaminoäthyl-4-methoxybenzhydryläther / Medrylamin
6612 **$C_{18}H_{23}NO_3$** / 1-(p-Hydroxyphenyl)-2-(1′-methyl-2′-phenoxyäthylamino)-propanol-(1) / Isoxsuprinehydrochlorid
6613 **$C_{18}H_{23}NO_3$** / 3.6-Dihydroxy-6.N-dimethyl-4.5-epoxymorphinan / Methyldihydromorphin
6614 **$C_{18}H_{23}NO_3$** / 6-Hydroxy-3-methoxy-N-methyl-4.5-epoxymorphinan / Dihydrocodein
6615 **($C_{18}H_{24}N_2OS$)** / (N-(2′-Trimethylammonium-2′-methyläthyl)-phenothiazinhydroxyd) / (Thiazinamium)
6616 **$C_{18}H_{24}O_2$** / $\Delta^{1.3.5(10)}$-Östratrien-3.17β-diol / Östradiol
6617 **($C_{18}H_{24}O_3$)** / ($\Delta^{1.3.5(10)}$-Östratrien-3.16.17-triol) / (Östriol)
6618 **$C_{18}H_{25}NO$** / (±)-3-Methoxy-N-methylmorphinan / Racemethorphan
6619 **$C_{18}H_{25}NO$** / (+)-3-Methoxy-N-methylmorphinan / Dextromethorphan
6620 **$C_{18}H_{25}NO$** / (−)-3-Methoxy-N-methylmorphinan / Levomethorphan
6621 **$C_{18}H_{25}NO_2$** / 3-Allyl-4-phenyl-1-methyl-4-propionyloxypiperidin / Allylprodinum
6622 **$C_{18}H_{26}ClN_3$** / 7-Chlor-4-(4′-diäthylamino-1′-methylbutylamino)-chinolin / Chloroquine, Cloquinate
6623 **$C_{18}H_{26}ClN_3O$** / 7-Chlor-4-[4′-(N-äthyl-N-β-hydroxyäthylamino)-1′-methylbutylamino]-chinolin / Hydroxychloroquine
6624 **$C_{18}H_{26}O_2$** / 17β-Hydroxy-19-nor-4-androsten-3-on / Nandrolone
6625 **$C_{18}H_{27}NO_2$** / 2-Phenyl-3-methylpentansäure-(1)-1′-methylpiperidyl-(4′)-ester / Pentapiperidumhydrogenfumarat
6626 **$C_{18}H_{27}NO_2$** / 1-Phenylcyclopentan-1-carbonsäure-β-diäthylaminoäthylester / Caramiphen
6627 **$C_{18}H_{27}NO_2$** / 4-n-Butoxy-β-[piperidyl-(1)]-propiophenon / Dycloninehydrochlorid
6628 **$C_{18}H_{27}NO_2S_2$** / trans-α.α-Di-(thien-2-yl)-(4′-dimethylaminocyclohexyl)-carbinolmethylhydroxyd / Thihexinolmethylbromid
6629 **$C_{18}H_{27}NO_4$** / 1-[2′-(2″-Hydroxyäthoxy)-äthyl]-4-phenylpiperidin-4-carbonsäureäthylester / Etoxeridine
6630 **$C_{18}H_{27}NO_4$** / (±)-8-Methyl-3-tropoyloxytropaniumhydroxyd / Atropinmethylnitrat
6631 **$C_{18}H_{27}N_3O$** / 6-Methoxy-8-(5′-isopropylamino-n-amylamino)-chinolin / Pentaquine
6632 **$C_{18}H_{30}N_2O_2$** / p-Aminobenzoesäure-γ-dibutylaminopropylester / Butacain(e)
6633 **$C_{18}H_{31}N_9O_8$** / Viomycin-pantothenat-sulfat / Viomycinsulfat
6634 **$C_{18}H_{34}O_2$** / cis-Octadecen-(9)-säure-(1) / Monoäthanolaminoleat
6635 **$C_{18}H_{36}N_4O_{11}$** / 4(6)-[3′-Deoxy-3′-amino-α-D-glucopyranosyl]-6(4)-[6″-deoxy-6″-amino-α-D-glucopyranosyl]-1.2.3-trideoxy-1.3-diaminoscyllitol / Kanamycinsulfat
6636 **$C_{18}H_{37}NO_2$** / N-(2-Hydroxyäthyl)-palmitamid / Palmidrolum
6637 **$C_{18}H_{42}N_4O_6$** / Hexamethylen-bis-carbamoylcholin / Hexcarbacholinbromid
6638 **$C_{19}H_{15}NO_6$** / 3-[α(-4′-Nitrophenyl)-β-acetyläthyl]-4-hydroxycumarin / Acenocoumarol
6639 **($C_{19}H_{16}O_4$)** / (3-(α-Acetonylbenzyl)-4-hydroxycumarin) / (Warfarin[-Natrium])
6640 **$C_{19}H_{17}NO_2$** / 6-Methyl-2-phenylchinolin-4-carbonsäureäthylester / Neocinchophen
6641 **$C_{19}H_{17}N_5O_5S$** / 4′-(4″.6″-Dimethylpyrimid-2″-ylamidosulfonyl)-4-hydroxyazobenzol-3-carbonsäure / Salazosulfadimidinum

6642 $C_{19}H_{19}N$ / 2-Methyl-9-phenyl-1.2.3.4-tetrahydropyridinden / Phenindamintartrat
6643 $C_{19}H_{19}N_7O_6$ / N'-{N-[(2-Amino-4-hydroxy-6-pteridyl)-methyl]-p-aminobenzoyl}-L(+)-glutaminsäure / Acidum folicum, Folsäure
6644 $C_{19}H_{20}ClN_3$ / 1-[p-Chlorbenzyl]-2-[pyrrolidyl-(1')-methyl]-benzimidazol / Clemizolehydrochlorid
6645 $C_{19}H_{20}N_2$ / 3-Methyl-9-benzyl-1.2.3.4-tetrahydro-γ-carbolin / Mebhydrolin
6646 $C_{19}H_{20}N_2O_2$ / 3.5-Dioxo-1.2-diphenyl-4-n-butylpyrazolidin / Phenylbutazon
6647 $C_{19}H_{20}N_2O_3$ / N-[5-(p-Aminophenoxy)-pentyl]-phthalimid / Amphotalidum
6648 $C_{19}H_{20}N_2O_3$ / 1-(p-Hydroxyphenyl)-2-phenyl-4-butyl-3.5-pyrazolidindion / Oxyphenbutazone
6649 $C_{19}H_{20}N_8O_5$ / N-{4-[(2'.4'-Diaminopyrimido-⟨4'.5':b⟩-pyrazyl-(6'')-methyl)-amino]-benzoyl}-glutaminsäure / Aminopterin
6650 $C_{19}H_{20}O_{10}$ / 2-Hydroxymethyl-5-methoxy-furanochromonglucosid / Khelloside
6651 $C_{19}H_{21}NO_2$ / 9-(3'-Dimethylaminopropyliden)-2-methoxyxanthen / Dimeprozanum
6652 $C_{19}H_{21}NO_3$ / N-Allyl-3.6-dihydroxy-4.5-epoxymorphinen-(7) / Nalorphin
6653 $C_{19}H_{22}ClNO_2$ / 4-[γ-(4'-Morpholino)-propoxy]-3-chlorbiphenyl / Chlordimorine
6654 $C_{19}H_{22}N_2$ / trans-1-(4'-Methylphenyl)-1-(2''-pyridyl)-3-pyrrolidinopropen-(1) / Triprolidinehydrochlorid
6655 $C_{19}H_{22}N_2OS$ / N-(γ-Dimethylaminopropyl-) 3-acetylphenothiazin / Acepromazine
6656 $C_{19}H_{22}N_2O_2$ / 5-Hydroxy-1-(p-methoxybenzyl)-2-methyltryptamin / Hydroxindasol
6657 $C_{19}H_{22}N_2O_3S$ / Phenothiazin-10-carbonsäure-β-dimethylaminoäthoxyäthylester / Dimethoxanate-Hydrochlorid
6658 $C_{19}H_{22}N_2S$ / N-[1-Methylpiperidyl-(3)-methyl]-phenothiazin / Pecazine
6659 $C_{19}H_{22}O_3$ / 1-Äthyl-2-carboxy-2-methyl-7-methoxy-1.2.3.4-tetrahydrophenanthren / Doisynoestrol
6660 $C_{19}H_{23}ClN_2$ / 1-(p-Chlordiphenylmethyl)-4-methyl-1.4-diazacycloheptan / Homochlorcyclizinum
6661 $C_{19}H_{23}NO$ / N-Methylpiperidyl-(4)-benzhydryläther / Diphenylpyralinehydrochlorid, Piprinhydrinate
6662 $C_{19}H_{23}NO_3$ / 3-Äthoxy-6-hydroxy-N-methyl-4.5-epoxymorphinen-(7) / Codéthyline (Äthylmorphinhydrochlorid)
6663 $C_{19}H_{23}N_3O_2$ / dl-Lysergsäure-β-hydroxyisopropylamid / Ergometrin
6664 $C_{19}H_{24}N_2$ / N-(β-N'-Phenyl-N'-benzylaminoäthyl)-pyrrolidin / Histapyrrodine
6665 $C_{19}H_{24}N_2$ / 5-(3'-Dimethylaminopropyl)-10.11-dihydro-5H-dibenz(b.f)azepin / Imipramine
6666 $C_{19}H_{24}N_2OS$ / 3-Methoxy-10-(2'-methyl-3'-dimethylaminopropyl)-phenothiazin / Levomepromazine
6667 $C_{19}H_{24}N_2S$ / N-[2-Diäthylaminopropyl-(1)]-phenothiazin / Profenamin(e)-Hydrochlorid
6668 $C_{19}H_{24}N_2S_2$ / (±)-10-(3'-Dimethylamino-2'-methylpropyl)-3-methylmercaptophenothiazin / Methiomeprazinum
6669 $C_{19}H_{24}N_4O_2$ / 4'.4''-Diamidino-1.5-diphenoxy-n-pentan / Pentamidin
6670 $C_{19}H_{25}NO$ / l-3-Hydroxy-N-allylmorphinan / Levallorphan
6671 $C_{19}H_{25}NO_2$ / 1-(p-Hydroxyphenyl)-2-(1'-methyl-3'-phenylpropylamino)-propanol-(1) / Bupheninehydrochlorid, Nylidrin
6672 $C_{19}H_{25}N_3OS$ / N-p-Butoxyphenyl-N'-p-dimethylaminophenylthioharnstoff / Thiambutosine
6673 $C_{19}H_{25}N_3S$ / 10-[2'.3'-Bis-(dimethylamino)-propyl]-phenothiazin / Aminopromazine-fumarat
6674 $C_{19}H_{26}O_4$ / p-Tolylmethylcarbinol, Mono-D-camphersäureester des / Tocamphyl
6675 $C_{19}H_{27}NO_3$ / 2-Oxo-3-isobutyl-9.10-dimethoxy-1.2.3.4.6.7-hexahydro-11bH-benzo(a)chinolizin / Tetrabenazine
6676 $C_{19}H_{28}O_2$ / Δ^4-Androsten-17β-ol-3-on / Testosteron
6677 $C_{19}H_{28}O_2$ / Δ^5-Androsten-3β-ol-17-on / Dehydroandrosteron
6678 ($C_{19}H_{28}O_2$) / (17α-Methyl-17β-hydroxy-3-keto-4-östren) / (Methyloestrenolon)
6679 $C_{19}H_{29}NO$ / 1-Phenyl-1-cyclopentyl-3-piperidinopropanol-(1) / Cycriminehydrochlorid
6680 $C_{19}H_{29}NO$ / 1-Phenyl-1-cyclohexyl-3-pyrrolidinopropanol-(1) / Procyclidinehydrochlorid
6681 $C_{19}H_{29}N_3O$ / 6-Methoxy-8-[5'-diäthylaminopentyl-(2')-amino]-chinolin / Pamaquine
6682 $C_{19}H_{30}N_2O_2$ / Phenylpiperidyl-(1)-essigsäure-β-diäthylaminoäthylester / Bietamiverine
6683 $C_{19}H_{30}O_2$ / Androstan-3α-ol-17-on / Androsteron
6684 $C_{19}H_{30}O_2$ / Androstan-17β-ol-3-on / Androstanolone
6685 $C_{19}H_{35}NO_2$ / 1-Cyclohexylcyclohexancarbonsäure-β-diäthylaminoäthylester / Dicycloverine
6686 $C_{19}H_{43}NO$ / Cetyltrimethylammoniumhydroxyd / Cetrimoniumbromid
6687 $C_{20}H_{10}Br_2HgO_6$ / 2.7-Dibrom-4-hydroxymercurifluorescein / Merbromin
6688 $C_{20}H_{10}Br_4O_{10}S_2$ / 4.5.6.7-Tetrabromphenolphthalein-3'.3''-disulfonsäure / Bromsulfalein
6689 $C_{20}H_{10}I_4O_4$ / 3'.5'.3''.5''-Tetraiodphenolphthalein / Iodophthalein Natrium (Tetraiodophthalein-Natrium)
6690 $C_{20}H_{14}I_6N_2O_6$ / Adipinsäure-bis-(3-carboxy-2.4.6-triiodanilid) / Adipiodone
6691 $C_{20}H_{14}O_3$ / γ-Fluoranthenyl-(8)-γ-oxobuttersäure / Florantyrone
6692 $C_{20}H_{14}O_4$ / 3-Oxo-1.1-bis-(4'-hydroxyphenyl)-phthalan / Phenolphthalein
6693 $C_{20}H_{15}NO_3$ / 3.3-Bis-p-phenolisatin / Oxyphenisatine
6694 $C_{20}H_{18}N_2O_3$ / 4-Tetrahydrofurfuryl-1.2-[benzo(c)cinnolino]-pyrazolidin-3.5-dion / Cinnofuradione

6695 $C_{20}H_{19}Cl_2NO_3$ / N-(2.3-Di-p-chlorphenyl-1-methylpropyl)-maleamsäure (α-Form) / Benzmalacene
6696 $C_{20}H_{20}ClN_3O$ / 4-(7'-Chlor-4'-chinolylamino)-α-1''-pyrrolidyl-o-kresol / Amopyrochinum, Amopyroquin
6697 $C_{20}H_{21}N$ / 5-(3'-Dimethylaminopropyliden)-dibenzo-(a–e)cycloheptatrien / Cyclobenzaprine
6698 $C_{20}H_{21}NO_3$ / 8-Dimethylaminomethyl-7-methoxy-3-methyl-2-phenylbenzo-γ-pyron / Dimeflinumhydrochlorid
6699 $C_{20}H_{22}ClN_3O$ / 4-[7'-Chlorchinolyl-(4')-amino]-α-diäthylamino-o-kresol / Amodiaquin(e)
6700 $C_{20}H_{22}N_4O_6S_2$ / N.N'-Bis-(4-amidosulfonylphenyl)-vanillylidendiamin / Vanyldisulfamid
6701 $C_{20}H_{22}N_8O_5$ / N-{4-[(2'.4'-Diaminopyrimido-⟨4'.5':b⟩-pyrazinyl-6'-methyl)-N-methylamino]-benzoyl}-glutaminsäure / Methotrexate
6702 $C_{20}H_{23}ClN_4O_2$ / 2-(p-Chlorbenzyl)-1-(β-diäthylaminoäthyl)-5-nitrobenzimidazol / Clonitazene
6703 $C_{20}H_{23}N$ / 5-(3'-Dimethylaminopropyliden) -dibenzo-[a.d]-1.4-cycloheptadien / Amitriptylinum
6704 $C_{20}H_{23}NO_2$ / 3-(β-Diäthylaminoäthyl)-3-phenylbenzofuranon-(2) / Amolanone
6705 $C_{20}H_{23}NO_3$ / 1-Methyl-3-pyrrolidinylmethylbenzilat / Triclazatum
6706 $C_{20}H_{23}NO_4$ / 3-Methoxy-6-acetoxy-N-methyl-4.5-epoxymorphinen-(6) / Thebacon
6707 $C_{20}H_{23}N_7O_7$ / N-(4-{[2'-Amino-4'-hydroxy-5'-formyl-5'.6'.7'.8'-tetrahydropyrimido-⟨4'.5':b⟩-pyrazinyl-(6')]-methyl}-amino-benzoyl)-glutaminsäure / Leucovorin
6708 $C_{20}H_{24}ClN_3S$ / 3-Chlor-10-[3'-(1''-methyl-4''-piperazinyl)-propyl]-phenothiazin / Prochlorperazine
6709 $C_{20}H_{24}I_2O_2$ / 3.3'-Diiod-2.2'-dimethyl-5.5'-diisopropyldiphenochinon-(4.4') / Diiodothymol
6710 $C_{20}H_{24}N_2OS$ / 1-(β-Diäthylaminoäthylamino)-4-methylthioxanthon / Lucanthon(e)
6711 $C_{20}H_{24}N_2OS$ / 3-Propionyl-10-(β-dimethylaminoisopropyl)-phenothiazin / Propiomazine
6712 $C_{20}H_{24}O_2$ / 4.4'-Dihydroxy-3.3'-dimethyl-α.β-diäthylstilben / Methestrol
6713 $C_{20}H_{24}O_2$ / 17-Äthinylöstradiol-(3.17) Aethinylöstradiol, Ethinyloestradiol
6714 $C_{20}H_{25}NO$ / 6-Dimethylamino-4.4-diphenylhexanon-(3) / Normethadone
6715 $C_{20}H_{25}NO$ / N.N-Dimethyl-4-(diphenylmethylen)-piperidiniumhydroxyd / Diphemanilmethylsulfat
6716 $C_{20}H_{25}NO_2$ / Diphenylessigsäure-β-diäthylaminoäthylester / Adiphenin
6717 $C_{20}H_{25}NO_2$ / Benzoesäure-3-diäthylamino-1-phenylpropylester / Propanocaine
6718 $C_{20}H_{25}NO_3$ / Benzilsäure-β-diäthylaminoäthylester / Benactyzine hydrochloride
6719 $C_{20}H_{25}NO_3$ / α.α-Diphenyl-α-äthoxyessigsäure-β-dimethylaminoäthylester / Dimenoxadol
6720 $C_{20}H_{25}NO_5$ / Propionylhyoscin / Poskinehydrobromid
6721 $C_{20}H_{25}N_3O$ / D-Lysergsäurediäthylamid / Lysergid
6722 $C_{20}H_{25}N_3O_2$ / D-Lysergsäure-(+)-butanolamid-(2) / Methylergometrin
6723 ($C_{20}H_{25}N_3S$) / (N-[3'-(1''-Methyl-4''-piperazinyl)-propyl]-phenothiazin) / (Perazin)
6724 $C_{20}H_{26}O_2$ / 2.4-Bis-(p-hydroxyphenyl)-3-äthylhexan / Benzöstrol
6725 $C_{20}H_{26}O_2$ / 17α-Äthinyl-19-nortestosteron / Norethisteron(e)
6726 $C_{20}H_{28}N_2O_3$ / 1-Methyl-1.4.5.6-tetrahydro-2-pyrimidylmethyl-α-cyclohexylphenylglykolat / Oxyphencycliminehydrochlorid
6727 $C_{20}H_{28}O_2$ / 17α-Methyl-17β-hydroxy-androsta-1.4-dien-3-on / Methandrostenolone
6728 $C_{20}H_{28}O_2$ / 17β-Hydroxy-17α-vinylöstr-4-en-3-on / Norvinisteronum
6729 $C_{20}H_{29}FO_3$ / 9α-Fluor-17α-methyl-Δ^4-androsten-11β.17β-diol-3-on / Fluoxymesterone
6730 $C_{20}H_{29}NO_3$ / 1-[β-Tetrahydrofurfuryl-(2')-äthyl]-4-phenylpiperidin-4-carbonsäureäthylester / Furethidine
6731 $C_{20}H_{29}NO_4S$ / Campher-(10)-sulfonsäure-N-methyl-N-(3'-hydroxy-3'-phenylpropyl)-amid / Camphamédrine
6732 $C_{20}H_{29}N_3O_2$ / 2-Butoxycinchoninsäure-β-diäthylaminoäthylamid / Cinchocain
6733 $C_{20}H_{30}N_2O_2$ / α-Phenyl-α-piperidinoessigsäure-β'-piperidinoäthylester / Dipiproverine
6734 $C_{20}H_{30}N_2O_3$ / 1-(2'-Morpholinoäthyl)-4-phenylpiperidin-4-carbonsäureäthylester / Morpheridine
6735 ($C_{20}H_{30}O$) / (1-Hydroxy-3.7-dimethyl-9-[2'.6'.6'-trimethylcyclohexen-(1')-yl]-nonatetraen-(2.4.6.8)) / (Axerophthol)
6736 $C_{20}H_{30}O_2$ / 17α-Methyl-Δ^4-androsten-17β-ol-3-on / Methyltestosteron
6737 $C_{20}H_{30}O_2$ / 17α-Äthyl-17β-hydroxy-19-nor-Δ^4-androsten-3-on / Norethandrolone
6738 $C_{20}H_{31}NO$ / 3-(1'-Piperidyl)-1-phenyl-1-cyclohexypropanol-(1) / Trihexyphenidylhydrochlorid
6739 $C_{20}H_{31}NO_2$ / 1-(3'.4'-Dimethylphenyl)-cyclopentan-1-carbonsäure-β-diäthylaminoäthylester / Metcaraphen
6740 $C_{20}H_{31}NO_3$ / 1-Phenylcyclopentan-1-carbonsäure-β-[β'-(diäthylamino)-äthoxy]-äthylester / Pentoxyverine
6741 $C_{20}H_{32}O_2$ / 17α-Methyl-Δ^5-androstendiol-(3β.17β) / Methandriol
6742 $C_{20}H_{32}O_2$ / 17α-Methyl-5α-androstan-17β-ol-3-on / Mestanolone
6743 $C_{20}H_{33}NO_2$ / dl-N-Methyl-3-cyclohexyl-3-hydroxy-3-phenylpropylpyrrolidiniumhydroxyd / Tricyclamol
6744 $C_{20}H_{33}NO_3$ / α.α-Diäthylphenylessigsäure-β'-[β''-(diäthylamino)-äthoxy]-äthylester / Oxeladin
6745 $C_{20}H_{34}N_2O_2$ / N-[(β-Cyclohexyl-β-hydroxy-β-phenyl)-äthyl]-N'-methylpiperazin-N'-methylhydroxyd / Methylsulfate

6746 $C_{20}H_{35}NO_2$ / 1-Cyclohexylcyclohexancarbonsäure-β-piperidinoäthylester / Dihexyverine
6747 $C_{20}H_{38}I_2O_2$ / Diiodstearinsäureäthylester / Iodetryl
6748 $C_{20}H_{38}O_7S$ / Sulfobernsteinsäure-bis-(2-äthylhexyl)-ester / Natriumdioctylsulfosuccinat, Sodiumdioctylsulfosuccinate
6749 $C_{21}H_{16}O_6S_2$ / Dinaphthylmethandisulfonsäure / Hydrargaphen
6750 $C_{21}H_{21}ClN_2O_8$ / 1-Dimethylamino-1.4.5.8.15.16.17.18-oktahydro-2.5.6.10.15-pentahydroxy-4.8-diketo-13-chlor-3-naphthacencarboxamid / Demethylchlortetracyclin
6751 $C_{21}H_{21}N$ / 4-(5-Dibenzo[a-e]-cycloheptatrienyliden)-1-methylpiperidin / Cyproheptadinum
6752 $C_{21}H_{23}ClFNO_2$ / 4-(p-Chlorphenyl)-1-(3′-p-fluorbenzoylpropyl)-piperidin-4-ol / Haloperidol
6753 $C_{21}H_{23}NO_5$ / 3.6-Diacetoxy-N-methyl-4.5-epoxymorphinen-(7) / Diamorphin(e) (Heroin)
6754 $C_{21}H_{24}ClN_3O_2S$ / 10-[3′-(4″-Carbamoylpiperidino)-propyl]-3-chlorphenothiazin / Pipamazine
6755 $C_{21}H_{24}F_3N_3S$ / 3-Trifluormethyl-10-[3′-(4″-methyl-1″-piperazinyl)-propyl]-phenothiazin / Trifluperazine
6756 $C_{21}H_{24}N_2O_3$ / 5-Acetoxy-3-(2′-aminoäthyl)-1-(p-methoxybenzyl)-2-methylindol / Hydroxindasatum
6757 $C_{21}H_{25}N$ / 1-(1′-Methyl-3′-pyrrolidinylmethyl)-3-phenylindan / Pyrophendanum
6758 $C_{21}H_{25}NO$ / Tropanbenzhydryläther / Benzatropinmethansulfonat
6759 $C_{21}H_{25}NO_2$ / Diphenylessigsäure-N-äthylpiperidyl-(3)-ester / Piperidolat-Hydrochlorid
6760 $C_{21}H_{25}NO_2$ / 2-Phenylzimtsäure-β-diäthylaminoäthylester / Cinnamaverinum
6761 $C_{21}H_{25}NO_3$ / Benzilsäure-1-piperidinoäthylester / Pipethanatehydrochlorid
6762 $C_{21}H_{25}NO_5$ / Desacetyl-N-methylcolchicin / Demecolcin(e)
6763 $C_{21}H_{26}ClN_3OS$ / 3-Chlor-10-[3′-(1″-β-hydroxyäthyl-4″-piperazinyl)-propyl]-phenothiazin / Perphenazine
6764 $C_{21}H_{26}Cl_2O_3$ / 9α.11β-Dichlor-17α-hydroxypregna-1.4-dien-3.20-dion / Dichlorisonum
6765 $C_{21}H_{26}N_2S_2$ / 3-Methylmercapto-10-{2′-[N-methylpiperidyl-(2″)]-äthyl-(1′)}-phenothiazin / Thioridazin
6766 $C_{21}H_{26}O_5$ / $\Delta^{1.4}$-Pregnadien-17α.21-diol-3.11.20-trion / Prednison(e)
6767 $C_{21}H_{27}ClN_2O_2$ / 1-p-Chlorbenzhydryl-4-[2′-(2″-hydroxyäthoxy)-äthyl]-diäthylendiamin / Hydroxyzine
6768 $C_{21}H_{27}FO_6$ / 9α-Fluor-16α-hydroxyprednisolon / Triamcinolone
6769 $C_{21}H_{27}NO$ / (±)-6-Dimethylamino-4.4-diphenylheptanon-(3) / Methadon, (Amidone)
6770 $C_{21}H_{27}NO$ / (±)-4.4-Diphenyl-5-methyl-6-dimethylaminohexanon-(3) / Isomethadon
6771 $C_{21}H_{27}NO_4$ / (1-Methyl-2-pyrrolidyl)-methylbenzilatmethylhydroxyd / Poldinemethylsulfat
6772 $C_{21}H_{27}NO_4$ / N-Methyl-3-piperidyldiphenylglykolatmethylhydroxyd / Mepenzolatebromid
6772a $C_{21}H_{27}NO_4$ / Xanthen-9-carbonsäure-β-diäthylaminoäthylestermethylhydroxyd / Methanthelin(e)-Bromid
6773 $C_{21}H_{27}N_3O_2$ / 1-Methyl-D-lysergsäure-(+)-butanolamid-(2) / Methysergid
6774 $C_{21}H_{28}BrFO_2$ / 17α-Brom-6α-fluorpregn-4-en-3.20-dion / Haloprogesteronum
6775 $C_{21}H_{28}N_2O$ / N-Propionyl-N-[2-(N′-methyl-N′-phenäthylamino)-propyl-(1)]-anilin / Diampromid
6776 $C_{21}H_{28}N_2O_2$ / [5-Äthylchinuclidyl-(2)]-[6′-äthoxychinolyl-(4′)]-carbinol / Äthylhydrocuprein
6777 $C_{21}H_{28}N_2O_5$ / 4-(2′-Dimethylaminoäthoxy)-N-(3″.4″.5″-trimethoxybenzoyl)-benzylamin / Trimethobenzamide
6778 $C_{21}H_{28}O_2$ / Pregnen-(4)-in-(20)-ol-(17)-on-(3) / Aethisteron, Ethisterone
6779 $C_{21}H_{28}O_5$ / Δ^4-Pregnen-17α.21-diol-3.11.20-trion / Cortison
6780 $C_{21}H_{28}O_5$ / $\Delta^{1.4}$-Pregnadien-3.20-dion-11β.17α.21-triol / Prednisolon(e)
6781 $C_{21}H_{28}O_5$ / 11β.21-Dihydroxy-3.20-diketo-4-pregnen-18-al / Aldosteron
6782 $C_{21}H_{29}N$ / N.N-Diisopropyl-3.3-diphenylpropylamin / Diisoprominumhydrochlorid
6783 $C_{21}H_{29}NO$ / 6-Dimethylamino-4.4-diphenylheptanol-(3) / Dimepheptanol
6784 $C_{21}H_{29}NO$ / α-6-Dimethylamino-4.4-diphenylheptanol-(3) / Alphamethadol
6785 $C_{21}H_{29}NO$ / β-6-Dimethylamino-4.4-diphenylheptanol-(3) / Betamethadol
6786 $C_{21}H_{29}NO$ / 1-[Bicyclo-(2′.2′.1′)-hepten-(2′)-yl-(5′)]-1-phenyl-3-piperidinopropanol-(1) / Biperiden
6787 $C_{21}H_{29}NS_2$ / p-Butylmercaptobenzhydryl-β-dimethylaminoäthylsulfid / Captodiamin
6788 $C_{21}H_{30}N_2O$ / 17β-Hydroxy-17α-methylandrost-4-en-[3.2-c]-pyrazol / Hydroxystenozol
6789 $C_{21}H_{30}O_2$ / Δ^4-Pregnen-3.20-dion / Progesteron
6790 $C_{21}H_{30}O_3$ / Δ^4-Pregnen-21-ol-3.20-dion / Desoxycortone
6791 $C_{21}H_{30}O_5$ / Δ^4-Pregnen-11β.17α.21-triol-3.20-dion / Hydrocortison
6792 $C_{21}H_{31}NO_5$ / o-Propionylatropinmethylhydroxyd / Prampinemethylnitrat
6793 $C_{21}H_{32}N_2O$ / 17β-Hydroxy-17α-methylandrostan-[3.2-c]-pyrazol / Androstanazol
6794 $C_{21}H_{32}O$ / 17α-Allylöstr-4-en-17β-ol / Allylestrenol
6795 $C_{21}H_{32}O_2$ / Δ^5-Pregnen-3β-ol-20-on / Pregnenolon
6796 $C_{21}H_{32}O_2$ / 6β-Hydroxy-3.5-cyclopregnan-20-on / Cyclopregnol
6797 $C_{21}H_{32}O_3$ / 3α-Hydroxypregnandion-(11.20) / Renanolone
6798 $C_{21}H_{32}O_3$ / 17β-Hydroxy-2-hydroxymethylen-17α-methylandrostan-3-on / Oxymetholone

6799 $C_{21}H_{35}NO_4$ / Diäthyl-(2-hydroxyäthyl)-methylammoniumhydroxyd-α-phenyl-a-cyclohexylglykolat / Oxyphenoniumbromid
6800 $C_{21}H_{37}NO_2$ / 3-Diäthylamino-1-cyclohexyl-1-phenylpropanol-(1)-äthylhydroxyd / Tridihexethyliodid
6801 $C_{21}H_{39}NO$ / Dimethylbenzyldodecylammoniumhydroxyd / Benzododecinium
6802 $C_{21}H_{39}NO$ / Cetylpyridiniumhydroxyd / Cetylpyridiniumchlorid
6803 $C_{21}H_{39}N_7O_{12}$ / (1.3-Diguanidino-2.4.5.6-tetrahydroxycyclohexan)-α-2′-(N-methyl-2-glucosaminosido)-streptosid-(4) / Streptomycin
6804 $C_{21}H_{41}N_7O_{12}$ / Dihydrostreptomycin / Dihydrostreptomycin
6805 $C_{21}H_{45}N_3$ / 1.3-Bis-(β-äthylhexyl)-5-methyl-5-aminohexahydropyrimidin / Hexetidine
6806 $C_{22}H_{16}O_8$ / Bis-[4-hydroxycumarinyl-(3)]-essigsäureäthylester / Ethyl biscoumacetate
6807 $C_{22}H_{19}Br$ / α-Brom-α.β-diphenyl-β-(p-äthylphenyl)-äthylen / Broparoestrol
6808 $C_{22}H_{19}NO_4$ / 4.4′-Diacetoxydiphenylpyridyl-(2)-methan / Bisacodyl
6809 $C_{22}H_{22}N_2O$ / 2-Phenylchinolin-4-carbonsäuremonocyclohexylamid / Cycinchophène
6810 $C_{22}H_{23}ClN_2O_8$ / 1-Dimethylamino-1.4.5.8.15.16.17.18-oktahydro-2.5.6.10.15-pentahydroxy-4.8-diketo-13-chlor-15-methyl-3-naphthacencarboxamid / Chlortetracyclin
6811 $C_{22}H_{23}NO_7$ / 2-Methyl-8-methoxy-6.7-methylendioxy-1-[6′.7′-dimethoxyphthalidyl-(3′)]-1.2.3.4-tetrahydroisochinolin / Noscapine
6812 $C_{22}H_{24}N_2O_8$ / 1-Dimethylamino-1.4.5.8.15.16.17.18-oktahydro-2.5.6.10.15-pentahydroxy-4.8-diketo-15-methyl-3-naphthacencarboxamid / Tetracyclin (Achromycin)
6813 $C_{22}H_{24}N_2O_9$ / 1-Dimethylamino-1.4.5.8.15. 16. 17. 18-oktahydro-2.5.6.10.15.17-hexahydroxy-4.8-diketo-15-methyl-3-naphthacencarboxamid / Oxytetracyclin
6814 $C_{22}H_{25}NO_4$ / 6.7-Dimethoxy-1-(4′-äthoxy-3′-methoxybenzyl)-3-methylisochinolin / Dimoxylinphosphat
6815 $C_{22}H_{26}F_3N_3OS$ / 1-[2′-Hydroxyäthyl]-4-[3″-(3‴-trifluormethyl-10‴-phenothiazinyl)-propyl]-piperazin / Fluphenazindihydrochlorid
6816 $C_{22}H_{26}N_2O_2S$ / d-3.4-(1′.3′-Dibenzyl-2′-ketoimidazolidino)-1.2-trimethylenthiophaniumhydroxyd / Trimetaphan-d-Camphersulfonat
6817 $C_{22}H_{27}NO$ / 1.2.3.4.5.6-Hexahydro-8-hydroxy-6.11-dimethyl-3-phenäthyl-2.6-methano-3-benzazocine / Phenazocine
6818 $C_{22}H_{27}NO_2$ / 1-Methyl-2-(β-phenyl-β-hydroxyäthyl)-6-phenacylpiperidin / Lobelin
6819 $C_{22}H_{27}NO_2$ / 1-(2′-Phenyläthyl)-4-carbäthoxy-4-phenylpiperidin / Pheneridine
6820 $C_{22}H_{27}NO_3$ / 1-(2′-Phenyl-2′-hydroxyäthyl)-4-carbäthoxy-4-phenylpiperidin / Oxpheneridine
6821 $C_{22}H_{27}NO_3$ / 4-Morpholino-2.2-diphenylbuttersäureäthylester / Dioxaphetylbutyrat
6822 $C_{22}H_{27}NO_4$ / 1-Methyl-3-benziloyloxychinuclidiniumhydroxyd / Clidiniumbromid
6823 $C_{22}H_{27}N_3O_4$ / 3-[Piperidyl-(1′)]-1.2-propandioldicarbanilat / Diperodonhydrochlorid
6824 $C_{22}H_{28}N_2O_2$ / 1-(4′-Aminophenäthyl)-4-phenylisonipecotinsäureäthylester / Anileridin(e)
6825 $C_{22}H_{28}N_4O_3$ / 2-(p-Äthoxybenzyl)-1-(2′-diäthylaminoäthyl)-5-nitrobenzimidazol / Etonitazene
6826 $C_{22}H_{29}FO_4$ / 9-Fluor-11β.17α-dihydroxy-6α-methyl-1.4-pregnadien-3.20-dion / Fluorometholone
6827 $C_{22}H_{29}FO_5$ / 16α-Methyl-9α-fluorprednisolon / Dexamethasone
6828 $C_{22}H_{29}FO_5$ / 16β-Methyl-9α-fluorprednisolon / Betamethasone
6829 $C_{22}H_{29}NO_2$ / D-4-Dimethylamino-3-methyl-2-propionyloxy-1.2-diphenylbutan / Dextro-Propoxyphene, Propoxyphene
6830 $C_{22}H_{29}NO_4$ / N-Äthylpiperidyl-(3)-benzilatmethylhydroxyd / Pipenzolat-Methylbromid
6831 $C_{22}H_{29}N_3S$ / 3-Äthylmercapto-10-[3′-(1″-methyl-4″-piperazinyl)-propyl]-phenothiazin / Thiethylperazinum
6833 $C_{22}H_{30}Cl_2N_{10}$ / 1.6-Bis-(p-chlorphenyldiguanido)-hexan / Chlorhexidine
6834 ($C_{22}H_{30}FO_8P$) / (16α-Methyl-9α-fluorprednisolon-21-phosphat) / (Dexamethasonephosphat)
6835 $C_{22}H_{30}N_4O_2S_2$ / 3-Dimethylsulfonamido-10-[3′-(4″-methyl-1″-piperazinyl)-propyl]-phenothiazin / Thioproperazinumbismethansulfonat
6836 $C_{22}H_{30}O_5$ / 6-Methyl-Δ^1-hydrocortison / Methylprednisolone
6837 $C_{22}H_{31}BrClNO_2$ / p-Brombenzyl-3-(4′-chlor-5′-methyl-2′-isopropylphenoxy)-propyldimethylammoniumhydroxyd / Halopeniumchlorid
6838 $C_{22}H_{31}N_3O_4S$ / Benzylpenicillin-β-diäthylaminoäthylester / Pénéthacilline
6839 $C_{22}H_{33}NO_3$ / p-Cyclohexyloxybenzoesäure-3-[2′-methylpiperidyl-(1′)]-propylester / Cyclomethycaine
6840 $C_{22}H_{40}O_7$ / α-n-Hexadecylcitronensäure / Acidum agaricinicum
6841 $C_{22}H_{41}NO_2$ / (β-Phenoxyäthyl)-dimethyldodecylammoniumhydroxyd / Phenododeciniumbromid
6842 $C_{23}H_{16}O_3$ / 2-Diphenylacetyl-1.3-indandion / Diphenadione
6843 $C_{23}H_{20}N_2O_3S$ / 1.2-Diphenyl-4-(2′-phenylsulfinyläthyl)-3.5-pyrazolidindion / Sulfinpyrazone
6844 $C_{23}H_{21}ClO_3$ / Chlor-tris-(p-methoxyphenyl)-äthylen / Chlorotrianisene
6845 $C_{23}H_{21}NO_4$ / N-[α-Äthoxy-p-phenylphenacyl]-p-aminobenzoesäure / Acidum xenazoicum
6846 $C_{23}H_{24}N_2OS_2$ / 3-Äthyl-2-[5′-(3″-äthyl-2″-benzothiazolinyliden)-1′.3′-pentadienyl]-benzothiazoliumhydroxyd / Dithiazanine Iodide
6847 $C_{23}H_{25}N_3O_3$ / $N.^1N^3$-Bis-(p-methoxyphenyl)-N^2-p-äthoxyphenylguanidin / Phenodianisyl

6848 $C_{23}H_{28}ClN_3O_2S$ / 1-[2'-Acetoxyäthyl]-4-[3''-(2'''-chlor-10'''-phenothiazinyl)-propyl]-piperazin / Thiopropazate
6849 $C_{23}H_{29}NO_2$ / dl-4.4-Diphenyl-6-morpholinoheptanon-(3) / Phenadoxon
6850 $C_{23}H_{29}NO_3$ / 1-(Benzyloxyäthyl)-4-phenylpiperidin-4-carbonsäureäthylester / Benzethidine
6851 $C_{23}H_{29}NO_3$ / 1-(3'-Hydroxy-3'-phenylpropyl)-4-phenylpiperidin-4-carbonsäureäthylester / Phenoperidine
6851a $C_{23}H_{29}N_3O_2S$ / 3-Acetyl-10-[3'-(4''-β-hydroxyäthylpiperazin-1''-yl)-propyl]-phenothiazin / Acetophenazinumdimaleat
6852 $C_{23}H_{30}ClN_3O$ / 6-Chlor-9-(4'-diäthylamino-1'-methylbutylamino)-2-methoxyacridin / Mepacrin(e)
6853 $C_{23}H_{30}N_2O_2$ / 1-(3'-Phenylaminopropyl)-4-phenylpiperidin-4-carbonsäureäthylester / Piminodine
6854 $C_{23}H_{30}N_2O_4$ / 6-Hydroxy-N-methyl-3-(2'-morpholinoäthoxy)-4.5-epoxymorphinen-(7) / Pholcodin
6855 $C_{23}H_{31}FO_6$ / 9α-Fluorhydrocortison-21-acetat / Fludrocortisoneacetat
6856 $C_{23}H_{31}NO_2$ / 6-Dimethylamino-4.4-diphenyl-3-acetoxyheptan / Acetylmethadol
6857 $C_{23}H_{31}NO_2$ / α-6-Dimethylamino-4.4-diphenyl-3-acetoxyheptan / Alphacetylmethadol
6858 $C_{23}H_{31}NO_2$ / β-6-Dimethylamino-4.4-diphenyl-3-acetoxyheptan / Betacetylmethadol
6859 $C_{23}H_{31}NO_4$ / Xanthen-9-carbonsäure-β-diisopropylaminoäthylestermethylhydroxyd / Propanthelinbromid
6860 $C_{23}H_{32}O_2$ / 6α.21-Dimethylpregnen-(4)-in-(20)-ol-(17)-on-(3) / Dimethisterone
6861 ($C_{23}H_{32}O_3$) / (Östradiol-17-n-valerianat) / (Östradiolvalerianat)
6862 $C_{23}H_{32}O_4$ / 17α-Hydroxyprogesteronacetat / Hydroxyprogesteronacetat
6863 $C_{23}H_{34}N_2O_2$ / 2.2-Diphenyl-4-diisopropylaminobutyramidmethylhydroxyd / Isopropamidum
6864 $C_{23}H_{42}N_2O_5$ / α-Phenyl-α-piperidinoessigsäure-2-(2'-diäthylaminoäthoxy)-äthylester-bis-methylhydroxyd / Piprocurarii iodidum
6865 ($C_{23}H_{45}N_5O_{14}$) / (Paromomycinum) / (Paromomycin)
6866 $C_{24}H_{19}NO_5$ / Diacetyl-bis-hydroxyphenylisatin / Diphésatine
6867 $C_{24}H_{25}NO_3$ / (−)-3-Hydroxy-N-phenacylmorphinan / Levophenacylmorphan
6868 $C_{24}H_{29}NO$ / 3-Hydroxy-N-phenäthylmorphinan / Phenomorphan(e)
6869 $C_{24}H_{29}NO_4$ / 6.7-Diäthoxy-1-(3'.4'-diäthoxybenzyl)-isochinolin / Ethaverine
6870 $C_{24}H_{29}NO_5$ / N-Phenacyl-O-dl-mandelyltropiniumhydroxyd / Phenactropiniumchlorid
6871 $C_{24}H_{30}F_2O_6$ / 6α.9α-Difluor-16α.17α-isopropylidendioxy-$\Delta^{1.4}$-pregnadien-11β.21-diol-3.20-dion / Fluocinoloneacetonid
6872 $C_{24}H_{30}N_2O_2S$ / 3-Acetyl-10-{3'-[4''-(β-hydroxyäthyl)-piperidino]-propyl}-phenothiazin / Piperacetazinum
6873 ($C_{24}H_{31}FO_6$) / (6α-Fluor-16α-methyl-$\Delta^{1.4}$-pregnadien-11β.17α.21-triol-3.20-dion-21-acetat) / (Paramethasone[-acetat])
6874 $C_{24}H_{31}NO$ / 2-Piperidino-4.4-diphenylheptanon-(5) / Dipipanone
6875 $C_{24}H_{31}NO_5$ / 6-Methoxytropinbenzilsäureestermethylhydroxyd / Tropenzolini bromidum
6876 ($C_{24}H_{31}N_3OS$) / (3-n-Butyryl-10-[3'-(4''-methyl-1''-piperazinyl)-propyl]-phenothiazin) / (Butyrylperazin)
6877 $C_{24}H_{32}O_4S$ / 3-[3'-Oxo-7'α-acetylthio-17'β-hydroxy-4'-androsten-17'α-yl]-propionsäure-γ-lacton / Spironolactone
6878 $C_{24}H_{34}O_4$ / 6α-Methyl-17α-acetoxy-Δ^4-pregnen-3.20-dion / Medroxyprogesteronacetat
6879 $C_{24}H_{34}O_5$ / 3.7.12-Triketocholansäure / Dehydrocholsäure, Natrii Dehydrocholas
6880 $C_{24}H_{36}N_2O_{18}S_3$ / p.p'-Diaminodiphenylsulfon-N.N'-diglucosesulfonsäure / Glucosulfone-Natrium
6881 $C_{24}H_{40}N_2$ / 3β-Dimethylamino-18.20-methylimino-5-pregnen / Conessinhydrobromid
6882 $C_{24}H_{42}N_2O_3S$ / Stearyl-p-aminophenylsulfamid / Stearylsulfamide
6883 ($C_{24}H_{44}I_2O_2$) / (9.10-Diiodbrassidinsäureäthylester) / (Iodobrassid)
6884 $C_{24}H_{51}NO_2$ / Cetyldimethyl-1-cyclohexanolammoniumhydroxyd / Céthéxonium
6885 $C_{25}H_{27}ClN_2$ / 1-p-Chlorbenzhydryl-4-m-methylbenzylpiperazin / Meclozine
6886 $C_{25}H_{28}O_3$ / Östradiol-3-monobenzoat / Östradiolbenzoat
6887 $C_{25}H_{31}N_3O$ / Hexamethyl-p-rosanilin-(hydroxyd) / Methylrosaniliniumchlorid
6888 $C_{25}H_{32}N_2O_2$ / (±)-α.α-Diphenyl-β-methyl-γ-morpholinobutyrylpyrrolidin / Racemoramide
6889 $C_{25}H_{32}N_2O_2$ / (+)-α.α-Diphenyl-β-methyl-γ-morpholinobutyrylpyrrolidin / Dextromoramide (D-Moramid)
6890 $C_{25}H_{36}O_6$ / 21-Succinyloxypregnandion-(3.20) / Hydroxydione(-Natriumsuccinat)
6891 $C_{26}H_{28}N_2$ / 1-trans-Cinnamyl-4-benzhydrylpiperazin / Cinnarizine
6892 $C_{26}H_{29}NO_3$ / 3-Dimethylamino-1.1.2-tris-(4'-methoxyphenyl)-1-propen / Aminoxytriphene
6893 $C_{26}H_{29}N_3O$ / 6-Dimethylamino-2-[2'-(2''.5''-dimethyl-1''-phenyl-3''-pyrryl)-vinyl]-1-methylchinoliniumhydroxyd / Pyrvinium chloride
6894 $C_{26}H_{32}O_4$ / 4.4'-Dipropionoxy-3.3'-dimethyl-α.β-diäthylstilben / Methestroldipropionat
6895 $C_{26}H_{34}O_7$ / Octatetraen-(1.3.5.7)-dicarbonsäure-(1.8)-monofumagillylester / Fumagillin
6896 $C_{26}H_{38}O_3$ / 17β-(3'-Cyclopentylpropionoxy)-3-oxoöstren-(4) / Nortestosteroni cypionas
6897 $C_{27}H_{30}O_{16}$ / Quercetin-3-rhamnoglucosid / Rutosid (Rutin)
6898 $C_{27}H_{31}ClN_2O$ / 1-[2'-(o-Chlorbenzhydryloxy)-äthyl]-4-[o-methylbenzyl]-diäthylendiamin / Chlorbenzoxamine

6899 $C_{27}H_{32}ClNO_2$ / 1-[p-(β-Diäthylaminoäthoxy)-phenyl]-1-[m-methylphenyl]-2-[p-chlorphenyl]-äthanol-(1) / Triparanol
6900 $C_{27}H_{33}NO_{10}S$ / 2.14-Bis-(desmethoxy)-2-glucosidoxy-14-methylthiocolchicin / Thiocolchicosid
6901 $C_{27}H_{33}N_3O_8$ / N-Pyrrolidinomethyltetracyclin / Rolitetracyclinum
6902 $C_{27}H_{40}O_4$ / 17α-Hydroxyprogesteron-17-capronat / Hydroxyprogesteroncaproat
6903 $C_{27}N_{41}NO_6$ / 17-Hydroxycorticosteron-21-diäthylaminoacetat / Hydrocortamate hydrochloride
6904 $C_{27}H_{41}N_3O_3$ / $N^1.N^1.N^2$-Trimethyl-N^1-(5-cyano-5.5-diphenylpentyl)-äthylen-1-ammonium-2-morpholiniumdihydroxyd / Pentacyniumchloride
6905 $C_{27}H_{43}NO_3$ / (p-Diisobutylphenoxyäthoxyäthyl)-dimethylbenzylammoniumhydroxyd / Benzethoniumchlorid
6906 ($C_{27}H_{44}O$) / (9.10-seco-$\Delta^{5(6).7.10(19)}$-Cholestatrien-3β-ol) / (Cholecalciferol)
6907 $C_{28}H_{24}O_6$ / trans-3.4-Bis-[4′-(2″-furfuroyloxy)-phenyl]-hexen-(3) / Furostilboestrol
6908 $C_{28}H_{33}ClN_2$ / 1-(p-Chlorbenzhydryl)-4-(p-tert.-butylbenzyl)-piperazin / Buclizinhydrochlorid
6909 $C_{28}H_{38}N_2O_4$ / 1.4-Bis-[2′-(phenyläthylacetoxy)-äthyl]-piperazin / Phebutazinumdihydrochlorid
6910 $C_{28}H_{40}N_2O_2$ / 6.6′-Diallyl-α.α′-bis-(diäthylamino)-4.4′-bis-(o-kresol) / Bialamicoldihydrochlorid
6911 $C_{28}H_{44}Cl_2N_4O_4$ / N.N′-Bis-(2-diäthylaminoäthyl)-oxamid-bis-(2′-chlorbenzylhydroxyd) / Ambenonium chloride
6912 $C_{28}H_{44}O$ / 9.10-seco-$\Delta^{5(6).7.10(19).22}$-Ergostatetraen-3β-ol / Calciferol
6913 $C_{28}H_{45}NO_3$ / N.N-Dimethyl-N-benzyl-β-[4-(1′.1′.3′.3′-tetramethylbutyl)-3-methylphenoxy]-äthoxyäthylammonniumhydroxyd / Methylbenzethoniumchlorid
6914 $C_{28}H_{46}O$ / 9.10-seco-$\Delta^{5(6).7.22}$-Ergostatrien-3β-ol / Dihydrotachysterol
6915 $C_{28}H_{60}N_2O_8$ / N.N.N′.N′-Tetramethyl-N.N′-bis-(carbopropoxymethyl)–3.14-dioxahexadecan-1.16-diammoniumhydroxyd/ Prodeconiumbromid
6916 $C_{29}H_{25}N_3O_5$ / Morphin-bis-(pyridin-3-carbonsäureester) / Nicomorphine
6917 ($C_{29}H_{40}N_2O_4$) / (4′.5′-Dimethoxy-6-äthyl-7-[6″.7″-dimethoxy-1″.2″.3″.4″-tetrahydroisochinolyl-(1″)-methyl]-benzo-[1′.2′:1.2]-3.4.5.6.7.8-hexahydrochinolizin) / (Emetin)
6918 $C_{29}H_{45}NO_3$ / (p-Lauroylphenyloxyäthyl)-benzyldimethylammoniumhydroxyd / Lauralkoniumchlorid
6919 $C_{29}H_{48}Br_2O_2$ / 5.6-Dibromdihydroacetylcholesterin / Acebrochol
6920 $C_{30}H_{32}N_2O_2$ / 1-(3′-Cyan-3′.3′-diphenylpropyl)-4-phenylpiperidin-4-carbonsäureäthylester / Diphenoxylatehydrochlorid
6921 $C_{30}H_{32}N_2O_{14}S_5$ / 4.4′-Bis-(γ-phenylpropylamino)-diphenylsulfon-α.γ.α′.γ′-tetrasulfonsäure / Solasulfone
6922 $C_{30}H_{42}N_4O_2$ / Dekamethylen-bis-(4-aminochinaldiniumhydroxyd) / Dequalinium chloride
6923 $C_{30}H_{53}NO_{11}$ / p-Butylaminobenzoesäure-ω-O-methylnonaäthylenglykolester / Benzonatate
6924 $C_{30}H_{63}N_3O_6$ / 1.2.3-Tris-(β-triäthylaminoäthoxy)-benzoltrihydroxyd / Gallamin(triäthyliodid)
6925 $C_{31}H_{36}N_2O_{11}$ / 7-[4-(Carbamoyloxy)-tetrahydro-3-hydroxy-5-methoxy-6.6-dimethylpyran-2-yloxy]-4-hydroxy-3-[4-hydroxy-3-(3-methyl-2-butenyl)-benzamido]-8-methylcumarin / Novobiocin
6926 $C_{31}H_{46}O_2$ / 2-Methyl-3-phytylnaphthochinon-(1.4) / Phytomenadion
6927 $C_{31}H_{50}O_8P_2$ / 2-Methyl-3-phythyl-1.4-naphthalin-bis-hydrogenphosphat / Phytonadioli natrii diphosphas
6928 $C_{32}H_{34}N_4O_4S$ / Diphenylsulfon-4.4′-bis-(azo-p-isopropyl-m-kresol) / Diathymosulfone
6929 $C_{32}H_{37}ClN_2O_8$ / 10-Chlor-11-demethoxyreserpin / Chloroserpidinum
6930 $C_{32}H_{38}N_2O_8$ / Methyl-11-desmethoxyreserpat, 3.4.5-Trimethoxybenzoesäureester des / Deserpidin
6931 $C_{32}H_{54}N_4O_6$ / Dekamethylen-1.10-bis-[N-methylcarbaminsäure-(m-trimethylammoniumphenylester)]-dihydroxyd / Demecarium bromide
6932 $C_{33}H_{35}N_5O_5$ / Ergotamin / Ergotamin
6933 $C_{33}H_{40}N_2O_9$ / Methylreserpat, 3.4.5-Trimethoxybenzoesäureester des / Reserpin
6934 $C_{33}H_{40}N_2O_9$ / 10-Methoxydeserpidin / Methoserpidine
6935 $C_{33}H_{41}NO_{17}$ / Monomorpholyläthylrutin / Aethoxazorutosid, Ethoxazorutoside
6936 $C_{34}H_{38}N_4O_6$ / Hämatoporphyrin / Haematoporphyrin
6937 $C_{34}H_{48}N_2O_2$ / Hexadekamethylen-1.16-bis-(2-isochinoliniumhydroxyd) / Hedaquinium chloride
6938 $C_{35}H_{42}N_2O_9$ / Methylreserpat, 3.4.5-Trimethoxyzimtsäureester des / Rescinnamin
6939 $C_{35}H_{42}N_2O_{11}$ / Methylcarbäthoxysyringoylreserpat / Syrosingopine
6940 $C_{35}H_{61}NO_{12}$ / Oleandomycin / Oleandomycin
6941 $C_{36}H_{76}N_2O_2$ / N.N′-Bis-[1-methyl-3-(2′.6′.6′-trimethylcyclohexyl)-propyl]-N.N′-dimethyl-1.6-hexandiamin-bis-methylhydroxyd / Triclobisoniumchlorid
6942 $C_{37}H_{67}NO_{13}$ / Erythromycin / Erythromycin
6943 $C_{38}H_{46}N_2O_8$ / d-Tubocurarin / d-Tubocurarinchlorid
6944 $C_{38}H_{51}NO_4$ / 3-Benzyloxy-6-myristoyloxy-N-methyl-4.5-epoxymorphinen-(7) / Myrophine
6945 $C_{40}H_{50}N_2O_8$ / d-O.O-Dimethyltubocurarin / Dimethyltubocurarin
6946 $C_{41}H_{64}O_{13}$ / $\Delta^{20(22)}$-3.14.21-Trihydroxynorcholensäurelacton-3-tridigitoxosid / Digitoxosid
6947 $C_{41}H_{64}O_{14}$ / $\Delta^{20(22)}$-3.12.14.21-Tetrahydroxynorcholensäurelacton-3-tridigitoxosid / Digoxin

6948 **$C_{41}H_{67}NO_{15}$** / Triacetyloleandomycin / Triacetyloleandomycin
6949 **$C_{42}H_{67}NO_{16}$** / Carbomycin / Carbomycin
6950 **$C_{43}H_{66}N_{12}O_{12}S_2$** / Ocytocin / Ocytocin
6951 **$C_{43}H_{66}O_{14}$** / Acetyldigitoxin-α / Acetyldigitoxin
6952 **$C_{46}H_{73}NO_{20}$** / Amphotericin / Amphotericin B
6953 **$C_{46}H_{83}NO_{18}$** / Nystatin / Nystatin
6954 **$C_{48}H_{76}N_2O_4S$** / 4.4′-Bis-(dihydrochaulmoogroylamino)-diphenylsulfon / Chaulmosulfone
6955 **$C_{49}H_{76}O_{19(20)}$** / Lanatosid / Lanatosid A (C)
6956 **$C_{51}H_{40}N_6O_{23}S_6$** / m-Aminobenzoyl-m-amino-p-methylbenzoyl-1-naphthylamino-4.6.8-trisulfonsäure, symmetrische Harnstoffverbindung der / Suramin-Natrium
6957 **$C_{52}H_{76}N_2O_{10}$** / Dekamethylen-α.ω-bis-N-[6.7-dimethoxy-1-(3′.4′-dimethoxybenzyl)-N-methyl-1.2.3.4-tetrahydroisochinoliniumhydroxyd] / Laudexiummethylsulfate
6958 **$C_{63}H_{90}CoN_{14}O_{14}P$** / Cyanocobalamin / Cyanocobalamin
6959 **$C_{146}H_{202}N_{30}O_{26}$** / Gramicidin / Gramicidin
6960 **($C_{254}H_{377}N_{65}O_{75}S_6$)** / (Insulinum) / (Insulin)
6961 **cabbage (, head of)** / Kohl(kopf) *m* / chou (, tête de *f*) *m*
6962 **cabbage-lettuce** / Kopfsalat *m* / laitue pommée *f*
6963 **cabbage, pickled** / Sauerkraut *n* / choucroute *f*
6964 **cabbage-turnip** / Kohlrabi *m* / chou-rave *m*
6965 **cabin(et)** / Kabine(tt *n*) *f* / cabine *f* (cabinet *m*)
6966 **cabinet, medicine chest** / SAUERBRUCH' Kammer *f* (für die Thorakoplastik) / cabinet de SAUERBRUCH *m*
6967 **cable** / Kabel *n* / câble *m*
6968 **cable arm** / Kabelarm *m* (an Zahnbohrmaschine) / câble, bras de *m*
6968a **cable, armoured, electric, insulated, covered** / Kabel, armiertes, elektrisches, isoliertes, umsponnenes *n* / câble armé, électrique, isolé, guipé *m*
6969 **cable, connecting** / Verbindungskabel *n* / câble de raccordement *m*
6970 **cable, high-tension** / Hochspannungskabel *n* / câble à haute tension *m*
6971 **cable, rubber-coated, lead-covered** / Gummi-, Bleikabel *n* / câble sous caoutchouc, sous plomb *m*
6972 **cacao (tree)** / Kakao(pflanze *f*) *m* / cacao(tier) *m*
6973 **cacerg(as)ia** / Kakerg(as)ie *f* (schlechte Funktion) / cacerg(as)ie *f*
6974 **cacesthesis** / Kakästhesie *f* (schlechtes Gefühl) / cacesthésie *f*
6975 **cachectic** / kachektisch / cachectique
6976 **cachet** / Oblate(nkapsel) *f* / cachet *m*
6977 **cachexia** / Kachexie *f* (eigentlich Kakhexie von κακός = schlecht, ἕξις = Befinden: Kräfteverfall) / cachexie *f*
6977a **cachexia, African** / Cachexia africana (Geophagie) / cachexie africaine *f*
6978 **cachexia, aphthous** / Cachexia aphthosa (Sprue) / cachexie aphteuse *f*
6979 **cachexia, cancerous, tuberculous** / Cachexia cancerosa, tuberculosa / cachexie cancéreuse, tuberculeuse *f*
6980 **cachexia, exophthalmic** / Cachexia exophthalmica (BASEDOW' Krankheit) / cachexie exophtalmique *f*
6981 **cachexia, lymphatic** / Cachexia lymphatica (Pseudoleukämie) / cachexie lymphatique *f*
6982 **cachexia, malarial** / Cachexia malarica / cachexie palustre *f*
6983 **cachexia, mercurial, saturnine** / Cachexia mercurialis, saturnina (chronische Quecksilber-, Bleivergiftung) / cachexie mercurielle, saturnine *f*
6984 **cachexia, miner's** / Cachexia aquosa (Ankylostomiasis) / cachexie des mineurs *f*
6985 **cachexia, ovariprival, thymoprival** / Cachexia ovaripriva, thymopriva (nach Eierstock-, Thymusentfernung) / cachexie ovariprive, thymoprive *f*
6986 **cachexia, pachydermic** / Cachexia pachydermica (Myxödem) / cachexie pachydermique *f*
6987 **cachexia, roentgen** / Röntgenkachexie *f* / cachexie rœntgenienne *f*
6988 **cachexia, strumiprival (thyroprival)** / Cachexia strumipriva (thyreopriva) (nach Kropf- und Epithelkörperchenentfernung) / cachexie strumiprive (thyroprive) *f*
6989 **cachexia, suprarenal** / Cachexia suprarenalis (bei NNR-Insuffizienz [ADDISON]) / cachexie surrénale *f*
6990 **cachinnation** / Kachinnation *f* (cachinnare = ausgelassen lachen: hyster. Lachen) / cachinnation *f* (rire hystérique *m*)
6991 **cacochymia** / Kakochymie *f* (schlechte Säfte) / cacochymie *f*
6992 **cacodyl** / Kakodyl *n* (Dimethylarsin) / cacodyle *m*
6993 **cacodylate** / Kakodylat *n* (Salz der Kakodylsäure) / cacodylate *m*
6994 **cacodylic** / kakodylsauer / cacodylique
6995 **cacogenesis** / Kakogenese *f* (Mißentwicklung) / cacogenèse *f*
6996 **cacogenics, -thenics** / Artminderungen *f* (durch schlechte Paarung, schlechte Umgebung) / cacogénique, -thénique *f*
6997 **cacogeusia** / Kakogeusie *f* (schlechter Geschmack) / cacogueusie *f*
6998 **cacology** / Kakologie *f* (schlechte [Denk- und] Redeweise) / cacologie *f*
6999 **cacomelia** / Kakomelie *f* (Mißgliederung) / cacomélie *f*
7000 **cacomorphosis** / Kakomorphose *f* (Mißgestaltung) / cacomorphose *f*
7001 **cacopathy** / Kakopathie *f* (Leiden mit schlechter Prognose, Malignität, «Krankheit zum Tode») / cacopathie *f*
7002 **cacophonia** / Kakophonie *f* (Mißklang der Stimme) / cacophonie *f*
7003 **cacoplastic, -trophic, -tonic** / kakoplastisch, -trophisch, -tonisch (schlecht gewebte, genährte, gespannte Organe) / cacoplastique, -trophique, -tonique
7004 **cacosmia (cac[h]idrosis, cacostomia)** / (Schweiß-, Mund)geruch, schlechter *m* / cacosmie (cac[h]idrose, cacostomie) *f*

7005 **cacothymia** / Kakothymie *f* (schlechte Gemütsverfassung) / cacothymie *f*
7006 **Cactus** / Königin der Nacht (Wirkstoff: Cactin) / Cereus grandiflorus (Cactaceae)
7007 **cadaverine** / Cadaverin *n* (Pentamethylendiamin aus Lysin bei Eiweißfäulnis) / cadavérine *f*
7008 **cadaverous** / leichenhaft / cadavérique
7009 **cadechol** / Cadechol *n* (Campherdesoxycholsäure) / cadéchol *m*
7010 **cadmiferous** / cadmiumhaltig / cadmifère
7011 **cadmium (Cd 48 112,41)** / Cadmium (Cadmium *n*) / cadmium *m*
7012 **cadmium bromide ($CdBr_2$)** / Cadmii bromidum (Cadmiumbromid *n*) / cadmium, bromure de *m*
7013 **cadmium cell** / Cadmiumzelle *f* (Strahlungsmeßgerät) / cadmium, cellule de *f*
7014 **cadmium chloride ($CdCl_2$)** / Cadmii chloridum (Cadmiumchlorid *n*) / cadmium, chlorure de *m*
7015 **cadmium iodide (CdI_2)** / Cadmii iodidum (Cadmiumiodid *n*) / cadmium, iodure de *m*
7016 **cadmium salicylate ($(C_6H_4(OH)CO_2)_2Cd \cdot H_2O$)** / Cadmii salicylas (Cadmiumsalicylat *n*) / cadmium, salicylate de *m*
7017 **cadmium sulfate ($CdSO_4$)** / Cadmii sulfas (Cadmiumsulfat *n*) / cadmium, sulfate de *m*
7018 **cadmium tungstate ($CdWO_4$)** / Cadmii wolframas (Cadmiumwolframat *n*) / cadmium, tungstate de *m*
7019 **caduceus** / Äskulapstab *m* / caducée *m*
7020 **c(a)ecal** / zäkal (blinddarmbezüglich) / cæcal
7021 **caffeine** / Coffeinum (Trimethylxanthin *n*) / caféine *f*
7022 **caffeine borocitrate** / Coffein, borsaures *n* / caféine, borocitrate de *m*
7023 **caffeine, citrate** / Coffein, citronensaures *n* / caféine, citrate de *m*
7024 **caffeine hydrobromide** / Coffeinhydrobromid *n* / caféine, hydrobromure de *m*
7025 **caffeine nitrate** / Coffein, salpetersaures *n* / caféine, nitrate de *m*
7026 **caffeine phthalate** / Coffein, phthaleinsaures *n* / caféine, phtalate de *m*
7027 **caffeine and sodium benzoate** / Coffeini et Natrii benzoas (Coffeinnatriumbenzoat *n*) / caféine et sodium, benzoate de *m*
7028 **caffeine and sodium salicylate** / Coffeini et Natrii salicylas (Coffeinnatriumsalicylat *n*) / caféine et sodium, salicylate de *m*
7029 **caffeine triiodide** / Coffeintriiodid *n* / caféine, triiodure de *m*
7030 **caffeine valer(ian)ate** / Coffein, baldriansaures *n* / caféine, valérate de *m*
7031 **caffeinism** / Coffeinvergiftung *f* / caféisme *m*
7032 **caino(to)phobia (neophobia)** / Neophobie *f* (καινότης = Neuheit) / néophobie (cainophobie) *f*
7033 **cairophobia** / Situationsangst *f* (καιρός = Augenblick) / cairophobie *f*
7034 **Calamus** / Kalmus (Wirkstoffe: Acorin, Asaron, Calamen) / Acorus calamus (Araceae)
7035 **calcanean** / fersenbeinbezüglich / calcanéen
7036 **calcaneitis** / Fersenbeinentzündung *f* / calcanéite *f*
7037 **calcaneo-astragaloid, -cuboid, -fibular, -navicular, -plantar, -tibial** / fersenbein-sprungbeinbezüglich, -würfelbein-, -wadenbein-, -kahnbein-, -fußsohlen-, -schienbeinbezüglich / calcanéo-astragaloïde, -cuboïde, -péronier, -naviculaire, -plantaire, -tibial
7038 **calcan(e)odynia** / Fersen(bein)schmerz, neuralgischer *m* / calcan(é)odynie (douleur dans le talon) *f*
7039 **calcaneum (heel bone)** / Calcaneus (calx = Ferse: Fersenbein) / calcanéum
7040 **calcar avis; (bird spur)** / Calcar avis («Vogelsporn» des Hinterhorns im seitlichen Hirnventrikel) / calcar avis; (ergot d'oiseau)
7041 **calcareous** / verkalkt / calcareux
7042 **calc(ari)uria** / Kalk(salze)ausscheidung *f* / calc(ari)urie *f*
7043 **calcaroid** / kalkähnlich(e zerebrale Ablagerung *f*) / calcaroïde *m*
7044 **calcemia** / Calcämie *f* / calcémie *f*
7045 **calcergy** / Calcergie *f* (Gefäßcalcifikation) / calcergie *f*
7046 **calcibilia** / Calcibilie *f* (Ca in der Galle) / calcibilie *f*
7047 **calcic** / kalkig / calcique
7048 **calcicosis** / Kalklunge *f* / calcicose *f*
7049 **calciferous (-gerous)** / kalk(salze)haltig / calcifère (calcaire)
7050 **calcific** / kalkbildend / calcifique
7051 **calcification** / Calcifikation *f* (Verkalkung) / calcification *f*
7052 **calcification of the media** / Mediaverkalkung *f* / calcification de la tunique moyenne *f*
7053 **calcify (calcified, calcifying)** / calcifizieren (verkalkt, verkalkend) / calcifier (calcifié, calcifiant)
7054 **calcimeter** / Calcimeter *n* (Blutkalkgehaltmesser) / calcimètre *m*
7055 **calcinable (calcination)** / calcinierbar (Calcinierung *f*) / calcinable (calcination *f*)
7056 **calcin(at)e** / calcinieren (ausglühen) / calciner
7057 **calcinosis** / Calcinose *f* (Kalkablagerung) / calcinose *f*
7058 **calcinosis, (circumscribed) cutaneous** / Calcinosis cutis ([umschriebene] knotige Kalkablagerungen in der Haut) / calcinose (sous)cutanée *f*
7059 **calcinosis, dystrophic metalipoidotic** / TEUTSCHLÄNDER' Syndrom (Muskulärhygromatöser od. subkutaner Typ der Lipoidthesaurismose) / lipogranulomatose intramusculaire progressive
7060 **calcinosis, extraosseous** / Calcinose, extraossäre *f* (Kalkablagerungen im Gewebe) / calcinose extraosseuse *f*
7061 **calcinosis, intervertebral** / Calcinosis intervertebralis (Verkalkung des Wirbelzwischenscheibenzentrums) / calcinose intervertébrale *f*
7062 **calcinosis, universal** / Calcinosis universalis (Ablagerungen von phosphor- und kohlensaurem Kalk in Bindegewebe) / calcinose universelle *f*
7063 **calciorrhachia** / Liquorkalkgehalt *m* / calciorrachie *f*

7064 **calcipenia (-privia)** / Kalkmangel (-verlust) *m* / calcipénie (-privie) *f*
7065 **calcipexy** / Kalkbindung *f* / calcipexie *f*
7066 **calciphylaxia** / Calciphylaxie *f* (SELYE: Gewebecalcifikation durch Kalkabwandrung aus den Knochen) / calciphylaxie *f*
7067 **calciphylaxia, reverse** / Calciphylaxie, umgekehrte *f* (Rückverwandlung verkalkter Gewebe durch biol. [diätetische od. medikamentöse] Ca-Substitution) / calciphylaxie inverse *f*
7068 **calcium (Ca 20, 40,08)** / Calcium (Calcium *n*) / calcium *m*
7069 **calcium acetate ($Ca(C_2H_3O_2)_2$)** / Calcii acetas (Calciumacetat *n*) / calcium, acétate de *m*
7070 **calcium aminosalicylate ($C_{14}H_{12}CaN_2O_6$)** / Calcii aminosalicylas (Calciumaminosalicylat *n*) / calcium, aminosalicylate de *m*
7071 **calcium benzoate ($Ca(C_6H_5CO_2)_2 \cdot 3H_2O$)** / Calcii benzoas (Calciumbenzoat *n*) / calcium, benzoate de *m*
7072 **calcium bisulfite ($Ca(HSO_3)_2$)** / Calcii bisulfis (Calciumbisulfit *n*) / calcium, bisulfite de *m*
7073 **calcium borate ($Ca_3(BO_3)_2$)** / Calcii boras (Calciumborat *n*) / calcium, borate de *m*
7074 **calcium bromide ($CaBr_2 \cdot H_2O$)** / Calcii bromidum (Calciumbromid *n*) / calcium, bromure de *m*
7075 **calcium carbonate ($CaCO_3$)** / Calcii carbonas (Calciumcarbonat *n*) / calcium, carbonate de *m*
7076 **calcium chlorate ($Ca(ClO_3)_2 \cdot 2H_2O$)** / Calcii chloras (Calciumchlorat *n*) / calcium, chlorate de *m*
7077 **calcium chloride ($CaCl_2 \cdot 6H_2O$)** / Calcii chloridum (Calciumchlorid *n*) / calcium, chlorure de *m*
7078 **calcium citrate ($Ca_3(C_6H_5O_7)_2 \cdot 4H_2O$)** / Calcii citras (Calciumcitrat *n*) / calcium, citrate de *m*
7079 **calcium cyanamide ($CaCN_2$)** / Calcii cyanamidum (Kalkstickstoff *m*) / calcium, cyanamide de *m*
7080 **calcium dithiocarbonate ($CaCOS_2$)** / Calcii dithiocarbonas (Calciumdithiocarbonat *n*) / calcium, dithiocarbonate de *m*
7081 **calcium fluoride (CaF_2)** / Calcii fluoridum (Calciumfluorid *n*) / calcium, fluorure de *m*
7082 **calcium gluconate ($C_{12}H_{22}CaO_{14}$)** / Calcii gluconas (Calciumgluconat *n*) / calcium, gluconate de *m*
7083 **calcium glycerophosphate ($C_3H_7CaO_6P$)** / Calcii glycerophosphas (Calciumglycerophosphat *n*) / calcium, glycérophosphate de *m*
7084 **calcium hydroxide ($Ca(OH)_2$)** / Calcii hydroxydum (Gelöschter Kalk *m*) / calcium, hydroxyde de *m*
7085 **calcium hypochlorite ($Ca(ClO)_2$)** / Calcii hypochloris (Calciumhypochlorit *n*) / calcium, hypochlorite de *m*
7086 **calcium hypophosphite ($Ca(PO_2H_2)_2$)** / Calcii hypophosphis (Calciumhypophosphit *n*) / calcium, hypophosphite de *m*
7087 **calcium iodate ($Ca(IO_3)_2 \cdot 6H_2O$)** / Calcii iodas (Calciumiodat *n*) / calcium, iodate de *m*
7088 **calcium iodide (CaI_2)** / Calcii iodidum (Calciumiodid *n*) / calcium, iodure de *m*
7089 **calcium iodobehenate ($(C_{21}H_{42}ICOO)_2Ca$)** / Calcii iodobehenas (Calciumiodobehenat *n*) / calcium, iodobéhénate de *m*
7090 **calcium lactate ($C_6H_{10}CaO_6 \cdot 5H_2O$)** / Calcii lactas (Calciumlactat *n*) / calcium, lactate de *m*
7091 **calcium levulinate ($C_{10}H_{14}CaO_6 \cdot 2H_2O$)** / Calcii laevulinas (Calciumlävulinat *n*) / calcium, lévulinate de *m*
7092 **calcium mandelate ($C_{16}H_{44}CaO_6$)** / Calcii mandelas (Calciummandelat *n*) / calcium, mandélate de *m*
7093 **calcium oxalate (CaC_2O_4)** / Calcii oxalas (Calciumoxalat *n*) / calcium, oxalate de *m*
7094 **calcium oxide (CaO)** / Calcii oxydum (Gebrannter Kalk *m*) / calcium, oxyde de *m*
7095 **calcium pantothenate ($(C_9H_{16}O_5N)_2Ca$)** / Calcii pantothenas (Calciumpantothenat *n*) / calcium, pantothénate de *m*
7096 **calcium permanganate ($Ca(MnO_4)_2 \cdot 5H_2O$)** / Calcii permanganas (Calciumpermanganat *n*) / calcium, permanganate de *m*
7097 **calcium phosphate ($(H_2PO_4)_2Ca$)** / Calcii phosphas (Calciumphosphat, primäres *n*) / calcium, phosphate de *m*
7098 **calcium phosphate, dibasic ($CaHPO_4 \cdot 2H_2O$)** / Calcii phosphas dibasicus (Calciumphosphat sek. *n*) / calcium, phosphate bibasique de *m*
7099 **calcium phosphate, tribasic ($Ca_3(PO_4)_2$)** / Calcii phosphas tribasicus (Calciumphosphat tert. *n*) / calcium, phosphate tribasique de *m*
7100 **calcium requirement** / Kalkbedarf *m* (~1 g/d) / calcium, besoin de *m*
7101 **calcium salicylate ($Ca(OHC_6H_4COO)_2 \cdot 2H_2O$)** / Calcii salicylas (Calciumsalicylat *n*) / calcium, salicylate de *m*
7102 **calcium sulfate ($2CaSO_4 \cdot H_2O$)** / Calcii sulfas (Gips *m*) / calcium, sulfate de *m*
7103 **calcium sulfhydrate ($Ca(SH)_2$)** / Calcii hydrosulfas (Calciumsulfhydrat *n*) / calcium, sulfhydrate de *m*
7104 **calcium sulfide (CaS)** / Calcii sulfidum (Calciumsulfid *n*) / calcium, sulfure de *m*
7105 **calcium sulfite ($CaSO_3$)** / Calcii sulfis (Schwefligsaures Calcium *n*) / calcium, sulfite de *m*
7106 **calcium tartrate ($CaC_4H_4O_6 \cdot 4H_2O$)** / Calcii tartras (Calciumtartrat *n*) / calcium, tartrate de *m*
7107 **calcium thiosulfate ($CaS_2O_3 \cdot 6H_2O$)** / Calcii thiosulfas (Calciumthiosulfat *n*) / calcium, thiosulfate de *m*
7108 **calcium tungstenate** / Calciumwolframat *n* (Wirksubstanz in Verstärkerfolien) / calcium, tungsténate de *m*
7109 **calcium-intoxication syndrome** / Hypercalcämie-Syndrom (Bei akuter od. chronischer Hypercalcämie auftretende Krankheitszeichen) / syndrome hypercalcémique
7110 **calcoid** / Calcoid *n* (Kalkwucherung im Zahnwurzelkanal) / calcoïde *m*
7111 **calculate (calculation)** / kalkulieren (Kalkulation *f*) / calculer (calculation *f*)

7112 **calculation, correlative** / Korrelationsrechnung *f* (Berechnung stochastischer Beziehungen [Streubreitenberechnung]) / calcul corrélatif *m*
7113 **calculation of pregnancy duration** / Tragzeitberechnung *f* (genau nur post ovulationem) / calcul de durée de la grossesse *m*
7114 **calculation, significative** / Signifikanzrechnung *f* (rechnerische Bearbeitung logisch ausgewählter statistischer Einheiten) / calcul significatif *m*
7115 **calculifragous** / steinlösend / calculifrage
7116 **calculous (calculary)** / steinbezüglich / calculeux
7117 **calculus** / Stein(chen *n*) *m* (Kalkül *n*) / calcul *m*
7118 **calculus, biliary** / Calculus felleus (Gallenstein *m* aus Cholesterin, Calciumcarbonat, Bilirubin od. Eiweiß) / calcul biliaire *m*
7119 **calculus, chalky** / Kalkstein *m* / calcul calcaire *m*
7120 **calculus, cutaneous** / Hautstein *m* / calcul souscutané *m*
7121 **calculus, diverticular** / Divertikelstein *m* / calcul diverticulaire *m*
7122 **calculus, dental** / Zahnstein *m* / calcul dentaire *m*
7123 **calculus, eventuality** / Möglichkeitsrechnung *f* (Kombinatorik) / calcul des éventualités *m*
7124 **calculus, hepatic** / Hepatolith *m* (Gallenstein in Leber) / hépatolithe *m*
7125 **calculus, intestinal** / Darmstein *m* (Kotkonkrement) / entérolithe *m*
7126 **calculus, mammary (lacteal)** / Milch(gang)-stein *m* / calcul mammaire *m*
7127 **calculus, measurement** / Maßrechnung *f* (in das «innere Gefüge» biologischer Ganzheiten nicht eindringende Berechnung technischer Einzelteilmessungen) / calcul de mesurage *m*
7128 **calculus, (mulberry) oxalate** / Oxalatstein *m* (mit maulbeerförmiger Oberfläche) / calcul oxalique (mûriforme) *m*
7129 **calculus, pancreatic** / Pankreasstein *m* / calcul du pancréas *m*
7130 **calculus, phosphatic** / Phosphatstein *m* / calcul phosphatique *m*
7131 **calculus, pigment (calcium)** / Pigment(kalk)-stein *m* (Gallensteine) / calcul pigmentaire (de calcium) *m*
7132 **calculus, pipe-** / Pfeifenstein *m* (in Harnröhre hineinreichender Blasenstein) / calcul à la pipe *m*
7133 **calculus, probability** / Wahrscheinlichkeitsrechnung *f* (angewandte Möglichkeitsrechnung) / calcul des probabilités *m*
7134 **calculi, prostatic** / Prostatasteine *m* (Corpora-amylacea-Inkrustationen mit Kalksalzen) / calculs de la prostate *m*
7135 **calculus, pulmonary (lung)** / Calculus pulmonum (verkalkter Käseherd bei Lungentuberkulose) / calcul pulmonaire *m*
7136 **calculus, renal** / Nierenstein *m* / calcul rénal *m*
7137 **calculus, salivary** / Speichelstein *m* / ptyalolithe *m*
7138 **calculus, urate** / Uratstein *m* / calcul uratique *m*
7139 **calculus, urinary (vesical, cystic)** / Harnstein *m* / calcul urinaire (vésical, cystique) *m*
7140 **calculus, xanthine** / Xanthinstein *m* / calcul de xanthine *m*
7141 **calculi, vaginal** / Vaginalsteine *m* (verkalkte Fremdkörper) / calculs vaginaux *m*
7142 **calefacient (calefactor)** / erwärmend(es Mittel *n*) / caléficient (caléfacteur *m*)
7143 **calendar** / Kalender *m* / calendrier *m*
7144 **Calendula** / Ringelblume (Wirkstoffe: Calenden, Carotinoide) / Calendula officinalis (Compositae)
7145 **calenture** / Tropenfieber *n* / calenture *f*
7146 **calf** / Sura (Wade) / mollet
7147 **calibration** / Aichung *f* / calibrage *m*
7148 **calib(e)red** / kalibrig (kalibriert) / calibré
7149 **calibrate (calibrator)** / kalibrieren (Kalibermesser *m*) / calibrer (calibrateur *m*)
7150 **calibre (caliber)** / Kaliber (Lumen) *n* / calibre *m*
7151 **calico** / Kattun *m* (feines dichtes Baumwollgewebe aus ind. Stadt Kalikut) / calicot *m*
7152 **cali-ectasis (-ectomy)** / Nierenkelchdilatation (-entfernung) *f* / cal(i-)ectasie (-ectomie) *f*
7153 **californium (Cf 98 244)** / Californium (Californium *n*) / californium *m*
7154 **caliginous** / kaliginös (caligo = Augenschwäche: neblig) / caligineux
7154a **calix** / Calyx (Kelch) *m* / calice *m*
7155 **callicrein** / Kallikrein *n* (durch Harnkallikrein aus Kallidinogen [Kininogen] liberiertes hypotensivierendes Decapeptid: Kallusbildung förderndes Pankreasenzym [Frey-Kraut, 1929]) / callicréine *f*
7156 **callidin** / Kallidin *n* (von Kallikrein aus α_2-Globulinfraktion abgespaltetes Polypeptid) / callidine *f*
7157 **callidinogen** / Kallidinogen *n* (Kallikreinsubstrat) / callidinogène *m*
7158 **Calliphora, Lucilia, Sarcophaga** / Schmeißfliegen *f* (Leichenfliegen, Gatt. Brachycera) / calliphora, lucilia, sarcophaga *f*
7159 **callisection** / Kallisektion *f* (callum = Unempfindlichkeit: schmerzlose Vivisektion) / callisection *f*
7160 **cal(l)isthenics** / Freiübungen *f* (καλός = schön, σθένος = Kraft: Gymnastik) / cal(l)isthénie *f*
7161 **cal(l)omania** / Schönheitswahn *m* / cal(l)omanie *f*
7162 **callosity** / Callositas *f* (callus = harte Haut: Hornzellenvermehrung ohne Beteiligung tieferer Schichten) / callosité *f*
7163 **callosity, cardiac** / Herzschwiele *f* (Narbenbildung nach Infarkt) / callosité cardiaque *f*
7164 **callosity, muscle** / Muskelschwiele *f* (nach Gewebsuntergang) / callosité musculaire *f*
7165 **callous** / kallös (schwielig, verhärtet [psych.]) / calleux
7166 **callus** / Callus *m* (Knochen[frakturnarben]-schwiele) / cal(lus) *m*
7167 **callus, external, intermediary, myelogenous** / Knorpel-, Periost-, Markzellenkallus *m* / cal externe, intermédiaire, myélogène *m*

7168 **callus, luxuriate** / Callus luxurians (Gelenke überwuchernde Kallusbildung) / cal luxuriant *m*
7169 **callus, provisional, definitive** / Callus, provisorischer, definitiver *m* / cal provisoire, définitif *m*
7170 **calmative (calming)** / beruhigend(es Mittel *n*) / calmatif (calmant *m*)
7171 **calor** / Calor *m* (Hitze, Wärme) / chaleur *f*
7172 **calor (of the body), natural** / Calor innatus (Körperwärme, natürliche *f*) / chaleur normale (du corps) *f*
7173 **calor, mordant** / Calor mordax (Fieberhitze *f*) / chaleur mord(ic)ante *f*
7174 **calorescence** / Kaloreszenz *f* (TYNDALL: Umwandlung von Wärme- in Lichtstrahlen) / calorescence *f*
7175 **caloric** / kalorisch (durch Wärme entstanden) / calorique
7176 **caloricity** / Körperwärmeproduktion, physiologische *f* / calorité *f*
7177 **calorie (kilo-, gram-)** / Kalorie *f* (Cal, cal: für die Erwärmung von 1 kg, 1 g H_2O um 1 °C von 14,5 auf 15,5 nötige Wärmemenge) / calorie (kilo-, gramme-) *f*
7178 **calorifacient** / erhitzend(es Nahrungsmittel *n*) / calorifiant (*m*)
7179 **calorification** / Wärmeerzeugung *f* / calorification *f*
7180 **calorifics** / Wärmelehre *f* / thermologie *f*
7181 **calorimeter** / Wärmemengenmesser *m* / calorimètre *m*
7182 **calorimetric(al)** / kalorimetrisch (Wärmemessung betreffend) / calorimétrique
7183 **calorimetry, direct, indirect** / Kalorimetrie *f* (direkte Wärmemessung mit Kalorimeter, indirekte durch Berechnung von O_2/CO_2-Verhältnis = Grundumsatz) / calorimétrie directe, indirecte *f*
7184 **caloritropic** / wärmesuchend / caloritrope
7185 **calorose** / Calorose *f* (Glucose-Fructose-gemisch zu gleichen Teilen) / calorose *m*
7186 **calvarium; (skull cap)** / Calvaria (Schädeldach) / voûte du crâne
7187 **calvity** / Calvities (Kahlköpfigkeit) *f* / calvitie *f*
7187a **calvity, hippocratic** / Calvities hippocratica (stark ausgebildete Glatze) / calvitie hippocratique *f*
7188 **calvus** / Kahlkopf *m* / calvus *m*
7189 **calyces, greater and smaller renal** / Calyces renales maiores et minores (Nierenkelche) / calices rénaux, grands et petits
7190 **Calymmatobacterium** / Calymmatobacterium (Baktgatt. der Brucellaceae) / calymmatobactérie *f*
7191 **cambium** / Cambium *n* (innerste Osteoblastenwachstumsschicht) / cambium *m*
7192 **camphor** / Camphora (Kampfer *m*) / camphre *m*
7193 **camphor, carbol(ated)** / Carbolcampher *m* / camphre phéniqué *m*
7194 **camphor, chloral** / Chlor(al)campher *m* (Chloralhydrat) / chloral camphré *m*
7195 **camphor, crude, refined, synthetic** / Kampfer, roher, raffinierter, künstlicher *m* / camphre cru, raffiné, imité *m*
7196 **camphor, dextro-** / d-Campher *m* / camphre, dextro-; (camphre de laurier) *m*
7197 **camphor dichloride** / Campherdichlorid *n* / camphre, bichlorure de *m*
7198 **camphor julep** / Kampferwasser *n* / eau camphrée *f*
7199 **camphor, levo-** / l-Campher *m* / camphre, lévo-; (camphre de matricaria) *m*
7200 **camphor, menthol(ated)** / Mentholcampher *m* / camphre d'huile de menthe *m*
7201 **camphor monobromide, dibromide** / Monobromcampher *m*, Campherdibromid *n* / camphre, monobromure, bibromure de *m*
7202 **camphor, naphthol** / Naphtholcampher *m* (β-Naphthol) / camphre de naphtol *m*
7203 **camphor, resorcin(ated)** / Resorcincampher *m* / camphre de résorcinol *m*
7204 **camphor salicylate** / Camphorae salicylas (Camphersalicylat *n*) / camphre, salicylate de *m*
7205 **camphor, thymol** / Thymolcampher *m* / camphre de thymol *m*
7206 **camphor(ace)ous** / kampferartig / camphreux
7207 **camphorate** / Camphersäuresalz *n* (camph[o]rieren) / camphorate *m* (camphrer)
7208 **camphorated** / gekampfert / camphré
7209 **camphoric** / kampferhaltig / camphorique
7210 **camphorism** / Kampfervergiftung *f* / camphorisme *m*
7211 **camphor-like** / kampferähnlich / camphre, du genre de
7212 **camphoromania** / Kampfersucht *f* / camphoromanie *f*
7213 **campimeter** / Gesicht(s)feldeinschränkungsmesser *m* (BJERRUM) / campimètre *m*
7214 **campimetry** / Kampimetrie *f* (Bestimmung der Größe des Blinden Flecks) / campimétrie *f*
7215 **camptocormia** / Kamptokormie *f* (κορμός = Rumpf: hyster. Vornübergebeugtheit des Rumpfs) / camptospasme *m*
7216 **camptodactylia** / Kamptodaktylie *f* (κάμπτω = beugen: beidseitige Kontraktur des kleinen Fingers [LANDOUZY]) / camptodactylie *f*
7217 **campylognathia** / Kampylognathie *f* (καμπύλος = gekrümmt: hasenbißähnliche Lippen- bzw. Kieferform) / campylognathie *f*
7218 **canal** / Canalis (Kanal *m*) / canal *m*
7219 **canal, adductor** / Canalis adductorius (Oberschenkelanziehermuskelkanal) / canal adducteur
7220 **canal, alimentary** / Canalis alimentarius (Ernährungskanal) / canal alimentaire
7221 **canals, alveolar** / Canales alveolares (Zahnfachkanälchen) / canaux alvéolaires
7222 **canal, anal** / Canalis analis (Mastdarmendstück) / canal anal
7223 **canal, anterior, lateral, posterior semicircular** / Canalis semicircularis anterior, lateralis, posterior (Bogenkanäle des knöchernen Ohrlabyrinths) / canal semicirculaire antérieur, latéral, postérieur
7224 **canal, carotid** / Canalis caroticus (Halsschlagaderkanal) / canal carotidien

7225 **canal of the carpus** / Canalis carpi / canal du carpe
7226 **canal, central** / Canalis centralis (Rückenmarkkanal) / canal central
7227 **canal of the cervix of the uterus** / Canalis cervicis uteri / canal du col de l'utérus
7228 **canal of the cochlea, spiral** / Canalis spiralis cochleae (Spiralkanal der Ohrschnecke) / canal spiral du limaçon
7229 **canal, condylar** / Canalis condylaris (Venenkanal im Hinterhauptbein über dem Condylus neben dem großen Hinterhauptloch) / canal condylien
7230 **canals, diploic** / Canales diploici (Venenkanäle in der schwammigen Knochensubstanz des Schädels) / canaux diploïques
7231 **canal, facial** / Canalis facialis (Gesichtsnervkanal) / canal facial
7232 **canal, femoral** / Canalis femoralis (Oberschenkelkanal) / canal fémoral
7233 **canal, gastric** / Magenstraße *f* (Waldeyer: Schleimhautlängsfältelung an kleiner Kurvatur) / transit gastrique *m*
7234 **canal, hyaloid** / Canalis hyaloideus (A.-hyaloidea-Kanal) / canal hyaloïdien
7235 **canal, hypoglossal** / Canalis hypoglossi (N.-hypoglossus-Kanal des Hinterhauptbeins) / canal hypoglosse
7236 **canal, incisive** / Canalis incisivus (Gaumenfortsatzkanal) / canal incisif
7237 **canal, infraorbital** / Canalis infraorbitalis (unter der Augenhöhle) / canal infraorbitaire
7238 **canal, inguinal** / Canalis inguinalis (Leistenkanal) / canal inguinal
7239 **canal of the mandible** / Canalis mandibulae / canal de la mandibule
7240 **canals of the modiolus, longitudinal and spiral** / Canales longitudinales et spiralis modioli (Längskanäle und Spiralkanal der Ohrspindel) / canaux longitudinaux et canal spiral de la columelle
7241 **canal, musculotubal** / Canalis musculotubarius (Trommelfellspannermuskel-Ohrtrompetenkanal) / canal musculotubaire
7242 **canal, nasolacrimal** / Canalis nasolacrimalis (Nasenbein-Tränenbeinkanal) / canal nasolacrymal
7243 **canal, nutritious** / Canalis nutricius (Kanal für knochenernährende Blutgefäße) / canal nourricier
7244 **canal, obturator** / Canalis obturatorius (Kanal in der Hüftbeinlochmembran) / canal obturateur
7245 **canal, optic** / Canalis opticus (des N. opticus) / canal optique
7246 **canals, palatine** / Canales palatini et palatinus maior (Gaumenbeinkanäle) / canaux palatins
7247 **canal, palatinovaginal and vomerovaginal** / Canalis palatinovaginalis et vomerovaginalis (mittlerer und seitlicher Pflugscharbeinkanal) / canal palatinovaginal et vomérovaginal
7248 **canal, pelvigenital** / Geburtskanal *m* / filière pelvigénitale *f*
7249 **canal, pterygoid** / Canalis pterygoideus (Keilbeinflügelkanal) / canal ptérygoïde
7250 **canal, sacral** / Canalis sacralis (Kreuzbeinwirbelkanal von S1–S5) / canal sacré
7251 **canal of the tooth root** / Canalis radicis dentis / canal de la racine dentaire
7252 **canal of the ventricle** / Canalis ventriculi / canal du ventricule
7253 **canal, vertebral** / Canalis vertebralis (Wirbelkanal) / canal vertébral
7254 **canalicular** / kanalartig / canaliculaire
7255 **canaliculus** / Canaliculus (Dim. v. Canalis) / canalicule *m*
7256 **canaliculi, caroticotympanic** / Canaliculi caroticotympanici (Kopfschlagader-Paukenhöhlenkanälchen) / canalicules caroticotympaniques
7257 **canaliculus of the cochlea** / Canaliculus cochleae / canalicule de la cochlée
7258 **canaliculi, dental** / Canaliculi dentales (Zahnbeinkanälchen) / canalicules dentaires
7259 **canaliculus, lacrimal** / Canaliculus lacrimalis (Tränenkanal) / canalicule lacrymal
7260 **canaliculus, mastoid** / Canaliculus mastoideus / (Warzenfortsatzbeinkanälchen) / canalicule mastoïdien
7261 **canaliculus, tympanic** / Canaliculus tympanicus / canalicule tympanique
7262 **canaliculus of the tympanic cord** / Canaliculus chordae tympani / canalicule de la corde tympanique
7263 **canalization** / Kanalbildung *f* / canalisation *f*
7364 **cancellated** / gegittert (ungültig gemacht) / cancellé
7265 **cancellation** / Gitterbildung (Durchstreichung) *f* / cancellation *f*
7266 **cancellous** / gitterartig / cancelleux
7267 **cancer** / Krebs *m* / cancer *m*
7268 **cancer, anilin** / Anilinkrebs *m* (Blasenkrebs der Anilinarbeiter) / cancer d'aniline *m*
7269 **cancer, aqueous** / Cancer aquaticus (Wasserkrebs *m* = Noma) / cancer aqueux *m*
7270 **cancer of the breast** / Mammakarzinom *n* (medullär, szirrhös, gallertig) / cancer du sein *m*
7271 **cancer cell necrosis** / Tumorzellnekrose(n) *f* / cellules cancéreuses, nécrose de *f*
7272 **cancer, chimney-sweeps' (soot)** / Rußkrebs *m* (Ca. asbolicum) / cancer des ramoneurs *m*
7273 **cancer, corset** / Lymphkrebs *m* (Brustkrebsendstadium) / cancer en cuirasse *m*
7274 **cancer, experimental tar** / Teerkrebs, experimenteller *m* (der Mäuse) / cancer de goudron expérimental *m*
7275 **(cancer, green)** / (Balfour' Krankheit) (Chloroleukämie) / (myélomatose leucémique et myélocytome combinés)
7276 **cancer, intestinal** / Darmkrebs *m* / cancer intestinal *m*
7277 **cancer juice** / Krebsmilch *f* (bei fettiger Parenchymdegeneration) / suc cancéreux *m*
7278 **cancer of the lung** / Lungengeschwülste *f* (meist Metastasen) / carcinomes pulmonaires *m*
7279 **cancer patient** / Krebspatient *m* / cancéreux *m*

7280 **cancer, pyretic** / Cancer pyreticus (Leberkrebs mit Fieber) / cancer pyrétique *m*
7281 **cancer of the rectum** / Mastdarmkrebs *m* / cancer du rectum *m*
7282 **cancer serum** / Krebsserum *n* / sérum anticancéreux *m*
7283 **cancer, spiroptera** / Spiropterakrebs *m* (erster [durch Spiroptera neoplastica] experimentell erzeugter Krebs [FIBIGER, 1912]) / cancer par spiroptère *m*
7284 **cancer, tar** / Teerkrebs *m* / cancer de goudron *m*
7285 **cancerate** / kanzerieren (krebsig entarten) / cancérer
7286 **canceration** / Krebsbildung (-organisation) *f* / cancérisation *f*
7287 **cancered** / verkrebst / cancéré
7288 **cancerigenesis (carcinogenesis)** / Krebsentstehung (-geschwulstentwicklung) *f* / cancérigenèse (carcinogenèse) *f*
7289 **cancerigenics (carcinogenics)** / Krebsnoxen *f* / carcinogènes (cancérigènes) *f*
7290 **cancerin** / Cancerin *n* (giftige Krebskrankenurinbase) / cancérine *f*
7291 **cancerism** / Krebsdisposition *f* / cancérisme *m*
7292 **cancerologist** / Krebsspezialist *m* / cancérologue *m*
7293 **cancerous (carcinous)** / kanzerös (krebsig) / cancéreux (carcineux)
7294 **cancriform** / krebsartig / cancriforme
7295 **cancroid** / Kankroid *n* (Spinaliom) / cancroïde *m*
7296 **cancroin** / Cancroin *n* (Krebszerfallkomplement) / cancroïne *f*
7297 **cancrology (carcinology)** / Krebsforschung *f* / cancérologie (carcinologie) *f*
7298 **cancrum (canker) of the mouth, of the nose, of the vulva** / Cancrum oris, nasi, pudendi (Kankroid) / cancrum de la bouche, du nez, de la vulve *m*
7299 **candescent** / weißglühend / incandescent
7300 **Candida** / Candida *f* (Gattung Thallosporalen) / candide *f*
7301 **candida, albicant, tropical** / Candida albicans, tropicalis (Soormykose auf Menschen- und Tierschleimhaut erregende Sproßpilzarten) / candide albicante, tropicale *f*
7302 **candidiasis** / Candidiasis *f* (Infektion mit Candida) / candidiase *f*
7303 **candidiasis, congenital cutaneous** / BECK-IBRAHIM' Krankheit (Soordermatitis des Säuglings mit perianaler und -genitaler Lokalisation) / érythème mycosique infantile
7304 **candle** / Kerze *f* (franz. bougie = Wachskerze nach alger. Hafenstadt Bugia) / bougie *f*
7305 **candle, foot-** / Lichtstärkeneinheit *f* (10,764 lux) / éclairement, unité d' *f*
7306 **candle power** / (Kerzen)lichtstärke *f* / puissance lumineuse; (intensité en bougies) *f*
7307 **candle, standard** / Normalkerze *f* / bougie décimale *f*
7308 **canine** / caninus (canis = Hund) / canin
7309 **caniniform** / eckzahnförmig / caniniforme
7310 **Cannabis** / Hanf (Wirkstoffe: Cannaben, Cannabin[ol]) / Cannabis sativa (Moraceae)
7311 **cannabism** / Haschischvergiftung *f* / cannabisme *m*
7312 **CANNON's reaction** / CANNON' Syndrom (Reflektorische Adrenalinausschüttung bei phys. od. psych. Belastung, Teilphänomen des Adaption-Syndroms) / réflexe de CANNON
7313 **cannula** / Kanüle *f* / (Hohlnadel) / canule *f*
7314 **cannula, tracheal** / Trachealkanüle *f* (nach Tracheotomie) / canule trachéale *f*
7315 **cannular** / kanülenartig / canulé
7316 **cannulate** / kanülieren (Kanüle einführen) / canuler
7317 **canthal** / augenwinkelbezüglich / canthal
7318 **cantharidal** / cantharidenbezüglich / cantharidien
7319 **cantharides** / Canthariden *f* (Spanische Fliegen in Pflaster, Pulver, Salben als starkes Hautreizmittel) / cantharides *f*
7320 **cantharidism** / Cantharidenvergiftung *f* / cantharidisme *m*
7321 **Cantharis** / Spanische Fliege (Wirkstoff: Cantharidin) / Lytta vesicatoria (Coleoptera)
7322 **canthitis** / Augenwinkelentzündung *f* / canthite *f*
7323 **cantholysis** / Kantholyse *f* (Ligg. palpebralia) / cantholyse *f*
7324 **canthoplasty** / Kanthoplastik *f* (Lidspaltenverlängerung) / canthoplastie *f*
7325 **canthotomy, -rrhaphy** / Lidspaltenschnitt *m*, -naht *f* (bei Augenoperationen) / canthotomie, -rrhaphie *f*
7326 **canthus** / Augenwinkel *m* (κανθός) / canthus *m*
7327 **canthus, temporal and nasal** / Angulus oculi lateralis et medialis / angle externe et interne de l'œil
7328 **capable (capability)** / Brauchbar(keit *f*) / capable (capacité *f*)
7329 **capacity** / Fassungsvermögen *n* / capacité *f*
7330 **capacity, aggression** / Aggressivitätsvermögen *n* (onkol.) / capacité agressive *f*
7331 **capacity, cranial** / Schädelvolumen *n* / capacité crânienne *f*
7332 **capacity, excretory** / Ausscheidungskapazität *f* / capacité excrétoire *f*
7333 **capacity (faculty, power), visual** / Sehleistung *f* (-vermögen *n*, -kraft *f*) / capacité (faculté, aptitude) visuelle *f*
7334 **capacity, functional** / Funktionsfähigkeit *f* / capacité fonctionnelle *f*
7335 **capacity, hearing** / Hörvermögen *n* / capacité auditive *f*
7336 **capacity, inspiratory-expiratory; (maximal breathing)** / Atemgrenzwert *m* (80–150 l/min) / capacité inspiratoire-expiratoire *f* (maximum respiratoire *m*)
7337 **capacity, judgment** / Urteilsvermögen *n* / capacité de jugement *f*
7338 **capacity, load-carrying** / Belastungsfähigkeit *f* / capacité de charge *f*
7339 **capacity of the lung, middle** / Lungenmittelkapazität *f* (Luftvolumen zwischen Ein- und Ausatmung) / capacité moyenne du poumon *f*

7340 **capacity, magnetic attractive** / Anziehungskraft, magnetische *f* / capacité d'attraction magnétique *f*
7341 **capacity, oxygen** / Sauerstoffkapazität *f* (des arteriellen Bluts max. ~ 20 Vol%) / capacité d'oxygène *f*
7342 **capacity, pulmonary vital** / Lungenkapazität, vitale *f* / capacité pulmonaire vitale *f* (volume maximal d'air inspiré ou expiré)
7343 **capacity, regeneration** / Regenerationsfähigkeit *f* / capacité régénérative *f*
7344 **capacity, venous** / Kapazität, venöse *f* (Venentonus und -motorik, abhängig von Quotient BV/HMV) / capacité veineuse *f*
7345 **capacity, vesical** / (Harn)blasenkapazität *f* (♂~750, ♀~650 ccm) / capacité vésicale *f*
7346 **capacity, vital** / Atmungsgröße *f* (Vitalkapazität: Respirations- + Komplementär- + Reserveluft = norm. 3500 ccm) / capacité vitale *f*
7347 **capillarectasia** / Kapillarerweiterung *f* / capillarectasie *f*
7348 **capillaritis** / Telangiitis *f* (Entzündung aller Kapillaren) / capillaires, inflammation des *f*
7349 **capillaropathy, acute universal** / Capillaropathia universalis acuta (Glomerulonephritis) / capillaropathie universelle aiguë *f*
7350 **capillaroscopy** / Kapillarbeobachtung *f* (der mit Zedernöl aufgehellten Hautkapillaren durch Lupe [Weiss]) / capillaroscopie *f*
7351 **capillarosis** / Telangiose *f* (Kapillaralteration) / capillaires, maladie des *f*
7352 **capillary** / kapillär / capillaire
7353 **capillitium** / Kopf, behaarter *m* / capillitium *m*
7354 **capistration** / «Kragen, Spanischer» *m* (Einklemmung der phimotischen Vorhaut) / paraphimosis *f*
7355 **capital** / Großbuchstabe *m* / capitale *f*
7356 **capitate** / kopfförmig / tête, en forme de
7357 **capitium** / Capitium *n* (= Mütze: Kopftuchverband) / capitium *m*
7358 **capitular** / gelenkkopfbezüglich / capitulaire
7359 **capitulum** / Capitulum (Dim. v. Caput) / tête, petite
7360 **capitulum of the humerus** / Capitulum humeri / tête de l'humérus, petite
7361 **capricious** / kapriziös (launisch) / capricieux
7362 **caproates** / Caproate *n* (Salze der Capronsäure) / caproates *m*
7363 **capro(n)ic** / capronsauer / caproïque
7364 **caprylates** / Caprylate *n* (Salze der Caprylsäure) / caprylates *m*
7365 **caprylic** / caprylsauer / caprylique
7366 **Capsicum** / Pfeffer (Wirkstoffe: Caps(a)icin, Capsanthin, Capsorubin) / Capsicum annuum (Solanaceae)
7367 **capsular** / kapselbezüglich / capsulaire
7368 **capsulation** / Verkapslung *f* (pharm.) / capsulation *f*
7369 **capsule** / Capsula (Kapsel, Hülle *f*) / capsule *f*
7370 **capsule, adipose** / Capsula adiposa (äußerste Nierenhülle aus lockerem Fettgewebe) / capsule adipeuse
7371 **capsule, articular** / Capsula articularis (jedes Gelenk umhüllende Kapsel) / capsule articulaire
7372 **capsule, crico-arytenoid articular** / Capsula articularis crico-arytaenoidea (Ringknorpel-Gießbeckenknorpelgelenkkapsel) / capsule articulaire crico-aryténoïd(ienn)e
7373 **capsule, cricothyroid articular** / Capsula articularis cricothyreoidea (Ringknorpel-Schildknorpelgelenkkapsel) / capsule articulaire cricothyroïd(ienn)e
7374 **capsule of the crystalline lens** / Capsula lentis / capsule du cristallin
7375 **capsule, external** / Capsula externa (graue Hirnsubstanz, äußere Kapsel des grauen Linsenkerns des Endhirns) / capsule externe
7376 **capsule, fibrous** / Capsula fibrosa (dünne Hülle der Schilddrüse) / capsule fibreuse
7377 **capsule, internal: knee, anterior and posterior crus, retro- and sublentiform part** / Capsula interna: Genu, Crus anterius et posterius, Pars retrolentiformis et sublentiformis (weiße Hirnsubstanz, innere Kapsel des grauen Linsenkerns des Endhirns mit Knie, Schenkeln und Teilen) / capsule interne: genou, cuisse antérieure et postérieure, partie rétro- et souslentiforme
7378 **capsule, perivascular fibrous** / Capsula fibrosa perivascularis (Leberarterie, -vene, -lymphgefäße, -nerven umhüllende fibröse Schicht) / capsule fibreuse périvasculaire
7379 **capsule of the (renal) glomerule** / Capsula glomeruli (Hülle des Nierenglomerulus) / capsule du glomérule (rénal)
7380 **capsulectomy (-otomy)** / Kapselentfernung (-eröffnung) *f* (Gelenk, Linse, Niere) / capsulectomie (-otomie) *f*
7381 **capsuloma** / Kapselgeschwulst *f* (Niere) / capsulome *m*
7382 **capsuloplasty** / Gelenkkapselplastik *f* / capsuloplastie *f*
7383 **capsulorrhaphy** / Gelenkkapselnaht *f* / capsulorraphie *f*
7384 **captivate (captivated, captivating)** / fesseln (gefesselt, fesselnd) / captiver (captivé, captivant)
7385 **capt(iv)ation** / Feßlung *f* (1. Stadium der Hypnose) / capt(iv)ation *f*
7386 **caput (head)** / Caput (Haupt *n*) / tête *f*
7387 **caput of the caudate nucleus** / Caput nuclei caudati / tête du noyau caudé
7388 **caput of the epididymis** / Caput epididymidis / tête de l'épididyme
7389 **caput (head), humeral, humero-ulnar, lateral, long, medial, oblique, radial, transverse, ulnar** / Caput humerale, humero-ulnare, laterale, longum, mediale, obliquum, radiale, transversum, ulnare (anat. Bezeichnungen für Muskelkopfarten und -lagen) / tête humérale, huméro-ulnaire, latérale, longue, médiale, oblique, radiale, transverse, ulnaire
7390 **caput (head) of the muscle, of the bone** / Caput musculi, ossis (Muskel-, Knochenkopf) / tête du muscle, de l'os
7391 **caput of the pancreas** / Caput pancreatis / tête du pancréas

7392 **caput succedaneum** / Geburtsgeschwulst *f* (nach Fruchtblasensprung entstehende Kopfgeschwulst) / bosse sérosanguine *f*
7393 **caramel** / Karamel *m* (gebrannter Zucker) / caramel *m*
7394 **carat** / Karat *n* (c = 0,2 g) / carat *m*
7395 **carate** / Pinta *f* (span. Fleck: tropenamer. Hautkrankheit durch Treponema carateum) / mal de pinto *m*
7396 **caraway** / Fructus carvi (Carminativum Kümmel) / cumin *m*
7397 **carbacidometer** / Carbacidometer *n* (bestimmt CO_2-Gehalt der Luft) / carbacidomètre *m*
7398 **carbamic** / carbaminsauer / carbamique
7399 **carbamide** / Carbamid *n* (Harnstoff) / carbamide *m*
7400 **carbam(in)ates** / Carbaminate *n* (Salze der Carbaminsäure) / carbam(in)ates *m*
7401 **carbamylaspartate** / Carbamylaspartat *n* (Ureidobernsteinsäure aus Aspartat) / carbamyle-aspartate *m*
7402 **carbides** / Carbide *n* (C-Verbindungen mit Metallen) / carbides *m*
7403 **carbo-anhydrase** / Carb(o)anhydrase *f* (Reaktion $CO_2 + H_2O \rightarrow H_2CO_3$ beschleunigendes Zn-haltiges Ferment) / carb(o-)anhydrase *f*
7403a **carbo-anhydrase inhibitors** / Carb(o)anhydrasehemmer *m* (hemmen Na-Rückresorption, z.B. Glucocorticoide) / carb(o-)anhydrase, inhibiteurs de *m*
7404 **carbocyclic** / carbozyklisch (isozyklisch, sind org. Verbindungen mit nur C-Atomen im Ring) / carbocyclique
7405 **carbohemoglobin** / Kohlendioxydhämoglobin *n* (enthält ~ 1/10 des Gesamtblut-CO_2) / carbohémoglobine *f*
7406 **carbohydrases** / Carbohydrasen *f* (KH spaltende Fermente) / carbohydrases *f*
7407 **carbohydrates** / Kohlen(stoff)hydrate *n* (Naturstoffe: größte Klasse org. Substanz pflanzlichen Ursprungs und Hauptbestandteil der Nahrung) / carbone, hydrates de *m*
7408 **carbohydrates, demineralized** / Kohlenhydrate, demineralisierte *n* (aus dem «elementaren» Zusammenhang gerissene) / carbone, hydrates déminéralisés de *m*
7409 **carbohydrates, isolated** / Kohlenhydrate, isolierte *n* (rein dargestellte Zucker) / carbone, hydrates isolés de *m*
7410 **carbohydrates, refined** / Kohlenhydrate, «raffinierte» *n* (der hauptsächlich aus Fett-Fleisch bestehenden Zivilisationskost angepaßte [Zucker]) / carbone, hydrates raffinés de *m*
7411 **carbohydraturia** / Zuckerausscheidung *f* / carbohydraturie *f*
7412 **carbohydrogenic** / kohlenhydratursprünglich / carbohydrogène
7413 **carbol gentian violet** / Carbolgentianaviolett *n* / gentiane phéniquée, violet de *m*
7414 **carbolate(d)** / phenolisieren (mit Phenol versetzt) / phényler (phénylé)
7415 **carbolates** / Carbolate *n* (Salze der Carbolsäure) / phén(yl)ates *m*
7416 **carbolemia, -uria** / Phenolämie, -urie *f* / phénolémie, -urie *f*
7417 **carbolfuchsin** / Carbolfuchsin *n* (Färbemittel aus Phenol, Alkohol, Fuchsin) / carbolfuchsine *f*
7418 **carbolic** / carbolsauer / phénylique
7419 **carbolism** / Phenolvergiftung *f* / phénolisme *m*
7420 **carbomycin** / Magnamycin *n* (Breitbandantibiotikum aus Streptomyces halstedii) / carbomycine *f*
7421 **carbon (C 6 12,011)** / Carboneum (Kohlenstoff *m*, in allen Nährstoffen enthalten) / carbone *m*
7422 **carbon dioxide** / Kohlendioxyd *n* (CO_2) / carbone, dioxyde de *m*
7423 **carbon disulfide (CS_2)** / Carbonei disulfidum (Kohlendisulfid *n*) / sulfocarbure *m*
7424 **carbon monoxide** / Kohlenmonoxyd *n* (CO) / carbone, monoxyde de *m*
7425 **carbon oxysulfide (COS)** / Carbonei oxysulfidum (Kohlenoxysulfid *n*) / carbone, oxysulfure de *m*
7426 **carbon, residual** / Restkohlenstoff *m* (in Blut nach Fällung der Eiweiße, steigt mit Reststickstoff) / carbone résiduel *m*
7427 **carbon tetrachloride (CCl_4)** / Carbonei tetrachloridum (Tetrachlorkohlenstoff *m*) / carbone, tétrachlorure de *m*
7428 **carbon trichloride (C_2Cl_6)** / Carbonei trichloridum (Trichlorkohlenstoff *m*) / carbone, trichlorure de *m*
7429 **carbonaceous** / kohle(nstoff)haltig / carbonifère
7430 **carbonated** / kohlensäurehaltig / carbonaté
7431 **carbonates** / Carbonate *n* (Salze der «Kohlensäure» ($CO(OH)_2$)) / carbonates *m*
7432 **carbon-atom, asymmetric** / Kohlenstoffatom, asymmetrisches *n* (Ursache der optischen Aktivität) / carbone-atome asymétrique *m*
7433 **carbonemia (-uria)** / Carbonämie (-urie) *f* ($CO_{(2)}$ im Blut [im Urin]) / carbonémie (-urie) *f*
7434 **carbonic** / kohlensauer / carbonique
7435 **carbonization** / Verkohlung *f* / carbonisation *f*
7436 **carbonize (carbonized, carbonizing)** / verkohlen (verkohlt, verkohlend) / carboniser (carbonisé, carbonisant)
7437 **carbo(no)metry** / CO_2-Bestimmung *f* / carbo(no)métrie *f*
7438 **carbonyl group** / Carbonylgruppe *f* (C=O: Aldehyde und Ketone, mit zweiwertiger Funktion) / carbonyle, groupe(ment) *m*
7439 **carbophilic** / CO_2-hungrig / carbophile
7440 **carboxyhemoglobin** / Kohlenmonoxydhämoglobin *n* (asphyxierend wirkendes O_2-armes Hb) / carboxyhémoglobine *f*
7441 **carboxyl group** / Carboxylgruppe *f* ($C\langle^{O}_{OH}$: Carbonsäuren, mit dreiwertiger Funktion) / carboxyle, groupe(ment) *m*
7442 **carboxylase** / Carboxylase *f* (spaltet Brenztraubensäure in Acetaldehyd und CO_2) / carboxylase *f*

7443 **carboxylation** / Carboxylierung *f* (Anlagerung von Kohlendioxyd [CO_2]) / carboxylation *f*
7444 **carboxypeptidases** / Carboxypeptidasen *f* (am Carboxylende einer Peptidkette angreifende proteolytische Fermente) / carboxypeptidases *f*
7445 **carbuncle** / Furunkelgruppe *f* / furoncles *m*
7446 **carbuncle, renal** / Nierenkarbunkel *m* / anthrax rénal *m*
7447 **carbunculosis** / Karbunkulose *f* / furonculose *f* (anthrax à foyers multiples *m*)
7448 **carcino-anamnesis** / Krebsanamnese *f* (auffallend häufig ohne [körpereigne Abwehr kennzeichnende] Exkretionsphasen [fieberhafte Infekte]) / cancér(o-)anamnèse *f*
7449 **carcinodiagnostics, polarographic** / Krebsdiagnostik, polarographische *f* (spezif. Methode, aus L(+)- und D(–)-Aminosäuren aufgebaute Krebszellen zu differenzieren [Waldschmidt-Leitz]) / carcinodiagnose polarographique *f*
7450 **carcinogenesis** / Krebsgenese *f* (Verlust der Fähigkeit der Krebszelle «in ihr Struktureiweiß ausschließlich 'natürliche' Aminosäuren einzubauen» [Kögl]) / carcinogenèse *f*
7451 **carcinogenesis, cellular** / Karzinogenese, zelluläre *f* (von der Geschwulstbildung zu unterscheidende bei intakten Abwehrreaktionen reversible Krebszellenbildung [Domagk]) / carcinogenèse cellulaire *f*
7452 **carcinogenesis, lipogenic** / Tumorbildung, lipogene *f* (durch Mangel an ungesättigten Fettsäuren begünstigt [Alvarez]) / carcinogenèse lipogène *f*
7453 **carcinoid** / Karzinoid *n* (meist benigne Geschwulst infolge Choristie, häufig am Wurmfortsatz) / carcinoïde *m*
7454 **carcinolysis (carcinolytic)** / Krebszerfall *m* (krebszerstörend) / carcinolyse *f* (carcinolytique)
7455 **carcinoma** / Karzinom *n* (Ca. = Krebsgeschwulst [Hippokrates für nichtheilendes Geschwür, Galenus für Brustdrüsenkrebs]: bösartige Epithelzellenwucherung) / carcinome *m*
7456 **carcinoma, adenomatous** / Carcinoma adenomatosum (in Drüsensträngen wachsend) / carcinome adénomateux *m*
7457 **carcinoma of the bladder** / Harnblasenkrebs *m* (papillomatös od. solide) / carcinome de la vessie *m*
7458 **carcinoma (of the body) of the uterus** / Carcinoma (corporis) uteri (Gebärmutterkrebs *m*) / carcinome (du corps) de l'utérus *m*
7459 **carcinoma, branchiogenous** / Kiemengangkarzinom *n* / carcinome branchiogène *m*
7460 **carcinoma, bronchial** / Bronchalkarzinom *n* («Lungenkrebs» mit 5 Stadien: ein, mehrere Segmente, ein, mehrere Lappen, Metastasen; Hauptnoxe Teer, auch im Tabak) / cancer bronchique *m*
7461 **carcinoma, cauliflower** / Blumenkohlgewächs *n* (Ca. cauliflore) / carcinome à chou-fleur *m*
7462 **carcinoma of the cervix** / Carcinoma cervicis (Zervixhöhlenkarzinom) / carcinome du cou de l'utérus *m*
7463 **carcinoma of the colon** / Kolonkarzinom *n* (Dickdarmkarzinom) / carcinome du côlon *m*
7464 **carcinoma, contact** / Abklatschkrebs *m* (an Berührungsstelle von einer auf die andre Schleimhaut übergehend) / carcinome calqué *m*
7465 **carcinoma, cylindrocellular** / Carcinoma cylindrocellulare (Zylinderzellenkarzinom, z.B. in Magen-Darm) / carcinome cylindrocellulaire *m*
7466 **carcinoma, cystic** / Carcinoma cysticum (nicht solid) / carcinome kystique *m*
7467 **carcinoma, cystic, solid ovarian** / Ovarialkarzinom, zystisches, solides *n* / carcinome ovarien kystique, solide *m*
7468 **carcinoma, dissolved** / Carcinoma dissolutum (in gelösten Zellverbänden) / carcinome dissous *m*
7469 **carcinoma, intraepithelial** / Karzinom, intraepitheliales (präinvasives) *n* / carcinome intraépithélial *m*
7470 **carcinoma of the liver, primary, secondary** / Leberkarzinom, primäres, sekundäres *n* (selten, häufig als Metastase) / carcinome primaire, secondaire du foie *m*
7471 **carcinoma, medullary** / Carcinoma medullare (überwiegend Parenchym) / carcinome médullaire *m*
7472 **carcinoma, mucinous** / Carcinoma mucinosum (schleimbildend) / carcinome mucipare *m*
7473 **carcinoma of the neck** / Kollumkarzinom *n* (80% aller Genitalkarzinome: I begrenzt, II auf Gebärmutter und Portio übergreifend, III Becken und Scheide infiltrierend, IV Blase und Rectum ergreifend) / carcinome du col *m*
7474 **carcinoma, oat cell** / Bronchialkarzinom, kleinzelliges *n* / carcinome bronchique microcellulaire *m*
7475 **carcinomas, osteoclastic** / Karzinome, knocheneinschmelzende *n* / carcinomes ostéoclastiques *m*
7476 **carcinomas, osteoplastic** / Karzinome, osteoplastische *f* (metastatische Knochenbildungen) / carcinomes ostéoplastiques *m*
7477 **carcinoma, papilliferous** / Carcinoma papilliferum (papillomatös wachsend) / carcinome papillifère *m*
7478 **carcinoma of the penis** / Peniskarzinom *n* / carcinome du pénis *m*
7479 **carcinoma, physaliferous** / Carcinoma physaliferum (φῦσα = Blase: mit blasigen Zellen) / carcinome physalifère *m*
7480 **carcinoma, planocellular (squamous cell)** / Carcinoma planocellulare (Plattenepithelzellenkarzinom, z.B. an [Schleim]haut) / carcinome planocellulaire *m*
7481 **carcinoma of the portion** / Carcinoma portionis (Portiokarzinom) / carcinome de la portion vaginale *m*
7482 **carcinoma, preinvasive** / Oberflächenkarzinom *n* / carcinome superficiel *m*

7484 **carcinoma, (primary, secondary) cutaneous** / Hautkrebs (, primärer, sekundärer) *m* (atypische Epithelwucherungen) / carcinome cutané (primaire, secondaire) *m*
7485 **carcinoma, prostatic** / Prostatakarzinom *n* (frühzeitig Knochenmetastasen) / carcinome prostatique *m*
7486 **carcinoma, psammous** / Carcinoma psammosum (mit Verkalkungen) / carcinome psammeux *m*
7487 **carcinoma, renal** / Nierenkarzinom *n* (papillär od. solide) / carcinome rénal *m*
7488 **carcinoma, roentgen** / Röntgenkarzinom *n* (Strahlenkrebs *m*) / cancer rœntgenien *m*
7489 **carcinoma (sarcoma), ovarian** / Eierstockkarzinom (-sarkom) *n* / carcinome (sarcome) ovarien *m*
7490 **carcinoma sarcomatous** / Carcinoma sarcomatodes (Fleischgeschwulst) / carcinome sarcomateux *m*
7491 **carcinoma, scirrhous (fibrous)** / Carcinoma scirrhosum (durum, fibrosum) (überwiegend Bindegewebe) / carcinome squirreux (dur) *m*
7492 **carcinoma, simple** / Carcinoma simplex (Parenchym und Bindegewebe zu gleichen Teilen) / carcinome simple *m*
7493 **carcinoma in situ** / Carcinoma in situ («ruhendes» Gebärmutterhalskarzinom) / carcinome in situ *m*
7494 **carcinoma, smokers'** / Raucherkrebs *m* / carcinome des fumeurs *m*
7495 **carcinoma, solid** / Carcinoma solidum (Epithel bzw. Stroma in soliden Strängen wachsend) / carcinome solide *m*
7496 **carcinoma, spinocellular** / Carcinoma spinocellulare (verhornende Stachelzellen) / spinaliome *m*
7497 **carcinoma, terebrant** / Carcinoma terebrans (terebrare = bohren: kraterförmig) / carcinome térébrant *m*
7498 **carcinoma, testicular** / Hodenkarzinom *m* / carcinome testiculaire *m*
7499 **carcinoma, transitional** / Transitionalkarzinom *n* (von Übergangsepithel ausgehendes Pflasterzell-Ca.) / carcinome transitionnel *m*
7500 **carcinoma, tuberous** / Carcinoma tuberosum (Hautkrebs mit Knoten) / carcinome tubéreux *m*
7501 **carcinoma, tubular** / Carcinoma tubulare (mit Drüsenschläuchen) / carcinome tubulaire *m*
7502 **carcinoma, villous** / Carcinoma villosum (villosus = zottig) / carcinome villeux *m*
7503 **carcino(mato)phobia (canc[e]rophobia)** / Krebsangst *f* (Furcht, einen Tumor zu haben od. zu bekommen) / carcino(mato)phobie *f*
7504 **carcino(mato)sis** / Krebs(metastasen)krankheit *f* / carcino(mato)se *f*
7505 **carcinomatous** / karzinomatös (Krebsgeschwulst betreffend) / carcinomateux
7506 **carcin(om)ectomy** / Krebsoperation (-geschwulstentfernung) *f* / carcin(om)ectomie *f*
7507 **carcin(om)elcosis** / Krebsgeschwür *n* (καρκίνος = Krebs, ἕλκωσις = Eitrung: ulzerierte Krebsgeschwulst) / ulcération cancéreuse *f*
7508 **carcinophilic** / krebsaffin / carcinophile
7509 **carcinoprophylaxis** / Krebsprophylaxe *f* (durch Stärkung der Abwehrfunktion der Milz [v.EULER]) / cancérophylaxie *f*
7510 **carcinosarcoma** / Karzinosarkom *n* (maligner Kompositionstumor aus Epithel- und Bindegewebe) / carcinosarcome *m*
7511 **carcinosis, bone marrow** / Knochenmarkkarzinose *f* (durch Metastasen) / carcinose de la moelle osseuse *f*
7512 **carcinostatics (cancericides)** / Antikrebsmittel *n* / carcinostatique (cancéricide) *m*
7513 **card, medical** / Krankenblatt *n* / fiche *f*
7514 **cardamom** / Fructus cardamomi (Corrigens Kardamom) / cardamome *m*
7515 **card-catalog(ue) (-index)** / Kartothek (Kartei) *f* / fichier *m*
7516 **cardiac** / herzbezüglich (Herzkranker *m*) / cardiaque (*m*)
7517 **cardiac glycogenosis syndrome** / POMPE' Syndrom (Seltne kardiomegale Glykogenspeicherkrankheit im Säuglingsalter) / syndrome de glycogénose cardiaque
7518 **cardial** / kardial (magen[mund]bezüglich) / cardial
7519 **cardialgia** / Kardialgie *f* (Schmerzen in Magen[mund]gegend) / cardialgie *f*
7520 **cardiamorphia** / Herzmißbildung *f* / cardiamorphie *f*
7521 **cardianastrophe** / Kardianastrophie *f* (ἀναστρέφω = umwenden) / cœur, inversion splanchnique du *f*
7522 **cardianesthesia** / Herzgefühl, fehlendes *n* / anesthésie cardiaque *f*
7523 **cardianeuria** / Herztonusmangel *m* / cardianeurie (déficience de tonus cardiaque) *f*
7524 **cardianeurysm** / Herzaneurysma *n* / cœur, anévrisme du *m*
7525 **cardiataxia** / Herzbewegungsinkoordination *f* / cardiataxie *f*
7526 **cardiectasis** / Herzerweiterung *f* / cardiectasie *f*
7527 **cardiectomy** / Magenmundresektion *f* / cardiectomie *f*
7528 **cardinal** / vorzüglich (hervorstechend, grundlegend) / cardinal
7529 **cardio-acceleration** / Pulsbeschleunigung, febrile *f* (1°∼8/min) / accélération cardiaque *f*
7530 **cardio-accelerator** / Pulsbeschleuniger *m* / cardi(o-)accélérateur *m*
7531 **cardio-active** / herzwirksam / cardi(o-)actif
7532 **cardio-aortic (-arterial)** / herz-aortabezüglich (-arterien-) / cardio-aortique (-artériel)
7533 **cardio(cairo)gram** / Herz(phasen)röntgenogramm *n* / cardio(cairo)gramme *m*
7534 **cardiocentesis** / Herzpunktion *f* / cardiocentèse (ponction cardiaque) *f*
7535 **cardiodynia** / Kardiodynie *f* (Schmerzen in Herzgegend) / cardiodynie *f*
7536 **cardiogenesis** / Herzentstehung *f* / cardiogenèse *f*
7537 **cardiogenic** / kardiogen (herzbedingt) / cardiogène
7538 **cardiogram, vector** / Vektorkardiogramm *n* (Vkg zur Feststellung der elektr. Herztätig-

keit und Schlußfolgerung auf Herzlage und -masse [SCHELLONG, 1956]) / cardiogramme vectoriel *m*

7539 **cardiography, ultrasonic** / Ultraschallkardiographie *f* / ultrasonocardiographie *f*

7540 **cardiohepatic** / herz-leberbezüglich / cardiohépatique

7541 **cardioid** / herzähnlich / cardioïde

7542 **cardio-inhibitory, -kinetic** / herz(tätigkeit)-hemmend, -anregend / cardio-inhibitoire, -cinétique

7543 **cardiolipin** / Cardiolipin *n* (PANGBORN: N-freies Phosphatid aus Rinderherzmuskel für Komplementbindungs- und Flockungsreaktion) / cardiolipine *f*

7544 **cardiologist** / Kardiologe *m* / cardiologue *m*

7545 **cardiology** / Kardiologie *f* (Herz-Kreislaufforschung) / cardiologie *f*

7546 **cardiolysis** / Kardiolyse *f* (Brustwandknochen- od. -knorpelentfernung zur Herzentlastung [BRAUER, 1902]) / cardiolyse *f*

7547 **cardiomalacia** / Myomalacia cordis (Herzmuskelerweichung) / myomalacie du cœur *f*

7548 **cardiomegaly, congenital** / Cardiomegalia congenita (Herzvergrößrung, angeborene *f*) / cardiomégalie congénitale *f*

7549 **cardiomegaly, glycogenic** / Cardiomegalia glycogenica (infolge Glykogeneinlagerung) / cardiomégalie glycogénique *f*

7550 **cardiomegaly, lipogenic** / Cardiomegalia lipogenica (infolge Fetteinlagerung) / cardiomégalie lipogénique *f*

7551 **cardiomime** / Herzerreger *m* (μιμέομαι = nachahmen: implantierter künstlicher Hilfsventrikel mit pneumatischem Antrieb) / cardiomime *m*

7552 **cardio(myo)tomy** / Herzoperation (op. Magenmundkrampfbeseitigung) *f* / cardio(myo)tomie *f*

7553 **cardioneural** / herz-nervenbezüglich / neurocardiaque

7554 **cardio(neur)asthenia** / Herzschwäche *f* / cardio(névr)asthénie *f*

7555 **cardioneuropath, cyclothymic** / Herzneurotiker Typ A *m* (hilft sedierende Psycho[pharmako]therapie, die Angst zu verlieren) / cardioneuropathe passif *m*

7556 **cardioneuropath, schizothymic** / Herzneurotiker Typ B *m* (hilft tonisierende Psycho-[pharmako]therapie, die Angst zu überwinden [RICHTER]) / cardioneuropathe actif *m*

7557 **cardioneurosis** / Cor nervosum (Herzbeschwerden ohne org. Veränderungen) / cœur irritable *m*

7558 **cardiopalmus** / Cardiopalmus *m* (Herzpalpitation) / cardiopalme *m*

7559 **cardiopaludism** / Kardiopaludismus *m* (Malariaherz *n*) / cardiopaludisme *m*

7560 **cardiopath(y)** / Herzkranker *m* (-leiden *n*) / cardiopath(i)e *m* (*f*)

7561 **cardiopathy, black** / AYERZA' Syndrom (Truncus-pulmonalis-Sklerose) / maladie d'AYERZA; (cardiaque noir)

7562 **cardiopericarditis** / Cardiopericarditis *f* (Herzwand- und Herzbeutelentzündung) / cardiopéricardite *f*

7563 **cardiopexy** / Kardiopexie *f* (Op. zur Myokardhyperämisierung mit Fremdkörpereinlagerung in Herzbeutel) / cardiopexie *f*

7564 **cardiophrenic** / herz-zwerchfellbezüglich / cardiophrénique

7565 **cardioplasty** / Kardioplastik *f* (Ösophagus-Kardiaplastik) / cardioplastie *f*

7566 **cardioplegia** / Herzschlag *m* / cardioplégie *f*

7567 **cardioptosis** / Wanderherz *n* / cardioptose *f*

7568 **cardiopulmonary, -renal** / herz-lungenbezüglich, -nierenbezüglich / cardiopulmonaire, -rénal

7569 **cardiopyloric** / magenmund-magenpförtnerbezüglich / cardiopylorique

7570 **cardiorespiratory** / herz-atmungbezüglich / cardiopneumatique

7571 **cardiorrhaphy** / Herz(muskel)naht *f* (REHN) / cardiorraphie *f*

7572 **cardiorrhexis (-clasia)** / Herz(muskel)riß *m* (-ruptur *f*) / cardiorrhexie (rupture du cœur) *f*

7573 **cardiosclerosis** / Koronargefäßverhärtung *f* (altersbedingte) / cardiosclérose *f*

7574 **cardiospasm** / Cardiospasmus *m* (STARCK: kardiatonische Speiseröhrenerweiterung) / cardiospasme *m*

7576 **cardiotherapy** / Herztherapie, medikamentöse *f* / cardiothérapie *f*

7577 **cardiotherapy, great, little** / Herz(muskel)-therapie, Große, Kleine *f* (mit Digitalis, Strophantin, Scilla; mit Crataegus, Convallaria, Ammi visnaga) / cardiothérapie, grande, petite *f*

7578 **cardiotherapy, preventive** / Herz(muskel)-schutztherapie *f* / cardiothérapie protective *f*

7579 **cardiothymia** / Herzneurose *f* (LILIENSTEIN) / cardiothymie *f*

7580 **cardiothyrotoxicosis** / Cardiothyreotoxicosis *f* (Herzleiden, thyreotoxisches *n*) / cardiothyrotoxicose *f*

7581 **cardiotonic** / Herzstärkungsmittel *n* / cardiotonique (cordial) *m*

7582 **cardiovalvulotomy** / Mitralstenosenoperation *f* / cardiovalvulotomie *f*

7583 **cardiovascular** / herz-gefäßebezüglich / cardiovasculaire

7584 **cardioversion** / Kardioversion *f* (Beseitigung von Herzrhythmusstörungen) / cardioversion *f*

7585 **cardiovolumetry** / Herzvolumenbestimmung *f* (zur Errechnung der Reservekräfte) / cardiovolumétrie *f*

7586 **carditis** / Herzwandentzündung *f* / cardite *f*

7587 **carditis, rheumatic** / Herzentzündung, rheumatische *f* (nach A-Streptokokkeninfektion) / cardite rhumatique *f*

7588 **care (aid, nursing)** / Sorge (Hilfe, Pflege) *f* / soin *m* (aide, assistance *f*)

7589 **care, babies** / Säuglingspflege *f* / assistance aux nourrissons *f*

7590 **care of the body** / Körperpflege *f* / soins corporels *m*

7591 **care, children (infants)** / Kinderpflege *f* / puériculture *f* (soins des enfants *m*)

7592 **care of the feet; (pedicure)** / Fußpflege *f* / soins des pieds *m*

7593 **care, follow-up** / Nachsorge *f* (Operierter) / soins post-hospitaliers *m*
7594 **care of the hair** / Haarpflege *f* /soins des cheveux *m*
7595 **care of the hands; (manicure)** / Handpflege *f* / manucure *f*
7596 **care, sick-; (nursing)** / Krankenpflege *f* / soins (donnés) aux malades *m*
7597 **care of the skin** / Hautpflege *f* / hygiène de la peau *f*
7598 **care of the teeth; (dental care)** / Zahnpflege *f* / soins dentaires *m*
7599 **careful, careless** / pfleglich, nachlässig / soigneux, négligent
7600 **carence** / Karenz *f* (carere = entbehren) / carence *f*
7601 **carence, salt** / Na-Einschränkung *f* (kann auch bei Hypertonie und Ödem zu Nierenfunktionsstörungen führen) / carence sodique *f*
7602 **carence time** / Karenzzeit (Wartezeit) *f* / carence, temps de *m*
7603 **carenchyma (nuclear sap)** / Kernsaft *m* / caryolymphe *f* (suc nucléaire *m*)
7604 **caries, cement** / Zementkaries *f* (Wurzelzementkaries an freiliegenden Zahnwurzelteilen) / carie du cément *f*
7605 **caries, dental** / Caries dentium (Schmelz-Dentinerweichung durch [bakt.] Zuckerabbau zu [Milch]säure) / carie dentaire *f*
7606 **caries, dry** / Caries sicca (Gelenktuberkuloseform) / carie sèche *f*
7607 **caries, fissured** / Fissurenkaries *f* (Karies der Zahnfurche) / carie fissuré *m*
7608 **carinamide** / Caronamid *n* (Penicillinausscheidungshemmer) / carinamide *m*
7609 **carinated** / kielförmig / caréné
7610 **cariogenic** / kariesverursachend (ist häufige isolierte Aufnahme klebriger Süßigkeiten ohne Flüssigkeit) / cariogénique
7611 **carious** / kariös / carié
7612 **carmine** / Carmin(rot) *n* / carmin *m*
7613 **carnal (fleshly)** / fleischlich (sinnlich) / charnel (sensuel, sexuel)
7614 **carnation (flesh-coloured)** / Fleischfarbe(n) *f* / carnation *f* (couleur [de] chair)
7615 **carneous (fleshy)** / fleischig / carné (charnu)
7616 **carnification** / Karnifikation *f* (Verfleischung: seltner Ausgang der lobären Pneumonie mit Bindegewebsentwicklung und Schrumpfung) / carnification *f*
7617 **carniform** / fleischartig / carniforme
7618 **carnitin** / Carnitin *n* (Betainderivat) / carnitine *f*
7619 **carnivorous** / fleisch(fr)essend / carnivore
7620 **carnoid** / fleischähnlich / sarcoïde
7621 **carnosine** / Carnosin *n* (Dipeptid aus Histidin und Alanin in Muskelgewebe) / carnosine *f*
7622 **carnosity** / Caro luxurians (Fleischwucherung *f* «wildes Fleisch» [Granulationsgewebe]) / chair, excroissance de *f*
7623 **carnutine** / Carnutin *n* (Muskelgewebeptomain) / carnutine *f*
7624 **carob** / Johannisbrot(baum *m*) *n* (Ceratonia siliqua) / car(o)ube *m*
7625 **carotenase** / Carotinase *f* (Carotin in Vitamin A umwandelndes Enzym) / caroténase *f*
7626 **carotene** / Carotin *n* (Provitamin A) / carotène *m*
7627 **carotenemia** / Carotinämie *f* / caroténémie *f*
7628 **carotenes** / Carotine *n* (in Darmwand zu Vitamin A umgeformte α-, β-, γ-Vorstufen) / carotènes *m*
7629 **carotenosis** / Carotenose *f* (Carotinpigmentation) / caroténose *f*
7630 **carotid sinus syndrome** / CHARCOT-WEISS-BAKER' Syndrom (Durch Sinus-caroticus-Druck auslösbarer Symptomenkomplex) / syndrome du sinus carotidien
7631 **carotinoids** / Carotinoide *n* (mit Nahrung aufgenommene pflanzliche Lipochrome) / carotinoïdes *m*
7632 **carotodynia** / Halsschlagaderdruckschmerz *m* / carotodynie *f*
7633 **carpal** / handwurzelbezüglich / carpien
7634 **carpal canal syndrome** / «Karpaltunnel»-Syndrom (M.-adductor-opponens-Atrophie der Hand) / syndrome du canal carpien
7635 **carpectomy** / Handwurzelknochenresektion *f* / carpectomie *f*
7636 **carphology (crocidism)** / «Flockenlesen» *n* (Floccilegium Schwerkranker, z.B. bei Typhus [κάρφος = Splitter, κροκύς = Flocke]) / crocidisme *m* (carphologie *f*)
7637 **carpitis** / Handwurzelgelenkentzündung *f* / carpite *f*
7638 **carpometacarpal** / handwurzel-mittelhandknochenbezüglich / carpométacarpien
7639 **carpus (wrist)** / Carpus (καρπός = Handwurzel) / carpe (poignet)
7640 **carrageen** / Irländisch Moos *n* (Chondrus crispus) / carrageen *m*
7641 **carrier, (active, passive) germ** / Bakterienträger (, aktiver, passiver) *m* / porteur (actif, passif) de germes *m*
7642 **carrier, chronic typhoid** / Typhusbakterienausscheider *m* / porteur chronique de germes typhoïdes *m*
7643 **carrier, constant** / Dauerausscheider *m* / porteur permanent de germes *m*
7644 **carrier, diphtheria-germ** / Diphtheriebakterienüberträger *m* / porteur de germes diphtériques *m*
7645 **carrier, intermediate** / Bakterienzwischenträger *m* / porteur indermédiaire de germes *m*
7646 **carrier, transitory germ** / Bakterienausscheider, zeitweiliger *m* / porteur temporaire de germes *m*
7647 **carrot** / Möhre *f* / carotte *f*
7648 **cartilage** / Cartilago (Knorpel *m*) / cartilage *m*
7649 **cartilage, articular** / Cartilago articularis (Gelenkknorpel) / cartilage articulaire
7650 **cartilage, arytenoid** / Cartilago arytaenoidea (ἀρύω = schöpfen: Gießbeckenknorpel des Kehlkopfs) / cartilage aryténoïde
7651 **cartilage, asbestiform** / Asbestknorpel *m* (hyaliner Knorpel) / cartilage asbestiforme *m*
7652 **cartilage of the auditory meatus** / Cartilago meatus acustici / cartilage du méat auditif

7653 **cartilage of the auditory tube** / Cartilago tubae auditivae / cartilage de la trompe auditive
7654 **cartilage of the auricle** / Cartilago auriculae / cartilage de l'oreillette
7655 **cartilage, cellular** / Zellknorpel *n* (Parenchymknorpel) / cartilage cellulaire *m*
7656 **cartilage, corniculate** / Cartilago corniculata (Hörnchenknorpel am Gießbeckenknorpel) / cartilage corniculé
7657 **cartilage, costal** / Cartilago costalis (Rippenknorpel) / cartilage costal
7658 **cartilage, cricoid** / Cartilago cricoidea (κρίκος od. κίρκος [circus] = Ring: Ringknorpel des Kehlkopfs) / cartilage cricoïde
7659 **cartilage, cuneiform** / Cartilago cuneiformis (keilförmiger Knorpel in der Plica aryepiglottica) / cartilage cunéiforme
7660 **cartilage, elastic** / Knorpel, elastischer *m* (Netzknorpel) / cartilage élastique *m*
7661 **cartilage, epiglottic** / Cartilago epiglottica (Kehldeckelknorpel) / cartilage épiglottique
7662 **cartilage, epiphysial** / Cartilago epiphysialis (Epiphysenknorpel) / cartilage épiphysaire
7663 **cartilage, fibrous** / Knorpel, hyaliner *m* (Faserknorpel) / cartilage hyalin *m*
7664 **cartilage(s), greater and smaller winged** / Cartilagines alaris maior et alares minores (großer und kleine Nasenflügelknorpel) / cartilage(s) ailé(s), grand et petits
7665 **cartilage of the larynx** / Cartilagines laryngis / cartilage du larynx
7666 **cartilage of the nasal septum** / Cartilago septi nasi (Nasenscheidewandknorpel) / cartilage de la cloison nasale
7667 **cartilages of the nose, accessory** / Cartilagines nasales accessoriae ([gewöhnlich drei] kleine Knorpel der hinteren Nasenflügel) / cartilages accessoires du nez
7668 **cartilage of the nose, lateral** / Cartilago nasi lateralis (Nasenrückenknorpel) / cartilage latéral du nez
7669 **(cartilage, sesamoid)** / (Cartilago sesamoidea) (erbsengroße [arab. Sesamschotensamen ähnliche] Knorpelanlagerung an Kehlkopfknorpel) / (cartilage sésamoïde)
7670 **cartilage, thyroid** / Cartilago thyreoidea (Schildknorpel) / cartilage thyroïde
7671 **cartilages, tracheal** / Cartilagines tracheales (Luftröhrenknorpel) / cartilages trachéaux
7672 **cartilage, triticeous** / Cartilago triticea (in das Lig. thyreohyoideum laterale eingeschlossenes [manchmal verkalkendes] «Weizenkorn»knorpelchen) / cartilage triticé
7673 **cartilage, vomeronasal** / Cartilago vomeronasalis (Knorpel des bei verschiedenen Säugetieren hochentwickelten Organum vomeronasale) / cartilage voméronasal
7674 **cartilaginification** / Verknorplung *f* / chondrification *f*
7675 **cartilaginoid** / knorpelähnlich / chondroïde
7676 **cartilaginous (chondric)** / knorplig / chondral (cartilagineux)
7677 **cartilagotropic** / knorpelwendig / cartilagotrope
7678 **caruncle** / Caruncula (Dim. v. caro = Fleisch: aus lockerem Bindegewebe bestehendes Wärzchen *n*) / caroncule *f*
7679 **caruncles, hymenal** / Carunculae hymenales (durch Vernarbung der Hymenreste an den Rändern des Scheideneingangs entstehende Höckerchen) / caroncules hyménales
7680 **caruncle, lacrimal** / Caruncula lacrimalis (Tränenwärzchen) / caroncule lacrymale
7681 **caruncle, sublingual** / Caruncula sublingualis (Unterzungenwärzchen, Mündungen der meisten Ausführungsgänge der Unterzungendrüse) / caroncule souslinguale
7682 **caruncular** / karunkulär (warzig) / caronculaire
7683 **case** / Fall *m* / cas *m* (d'une maladie)
7684 **case, borderline** / Grenzfall *m* / cas limite *m*
7685 **case, dubious** / Fall, zweifelhafter *m* / cas douteux *m*
7686 **case, emergency** / Notfall *m* / cas de besoin *m*
7687 **case, extreme** / Fall, ungewöhnlicher *m* / cas extrême *m*
7688 **case history** / Krankengeschichte *f* / antécédents commémoratifs *m*
7689 **case, hopeless** / Fall, hoffnungsloser *m* / cas désespéré *m*
7690 **case, leading** / Präzedenzfall *m* / (cas) précédent *m*
7691 **case, malignant, mild** / Fall, schwieriger, leichter *m* / cas malin, bénin *m*
7692 **case, obstinate** / Fall, hartnäckiger *m* / cas obstiné *m*
7693 **case, operation** / Fall, chirurgischer *m* / cas chirurgical *m*
7694 **case, plaster** / «Gipsfall» *m* / cas de plâtre *m*
7695 **case, poisoning** / Vergiftungsfall *m* / cas d'intoxication (empoisonnement) *m*
7696 **case report** / Krankenbefund *m* / observation, protocole d' *m*
7697 **case, severe** / Fall, ernster *m* / cas sévère *m*
7698 **case, shock** / Schockfall *m* / cas de choc *m*
7699 **case, suspicious** / Verdachtsfall *m* / cas suspect *m*
7700 **casease** / Casease *f* (Casein spaltendes Ferment) / caséase *f*
7701 **caseate** / verkäsen (trans.) / casé(ifi)er
7703 **case-book** / Patientenbuch *n* (des Arztes) / observations, recueil d' *m*
7703a **case(ific)ation** / Verkäsung *f* (trans.) / casé(ific)ation *f*
7704 **casein** / Casein *n* (lipotrope Substanz, wichtigster Milcheiweißkörper, Phosphoproteid) / caséine *f*
7705 **casei(ni)c** / käsesauer (caseinsauer) / caséi(ni)que
7706 **casei(ni)form** / käseförmig (caseinförmig) / caséi(ni)forme
7707 **casein(ogen)ate** / Casein(ogen)at *n* (Salz des Casein[ogen]s) / caséin(ogén)ate *m*
7708 **caseinogenous (caseinogen)** / caseinerzeugend(es Milchprotein *n*) / caséinogène (*m*)
7709 **caseous** / käsig / caséeux
7710 **case-taking** / Krankheitsbild *n* (Einzelbeobachtungsgesamt) / observations, ensemble de protocoles d' *m*

7711 **cassette** / Kassette *f* (Rö-Filmbehälter) / châssis (à films) *m*
7712 **casts, bacterial** / Zylinder, bakterielle *m* / cylindres (urinaires formés) de bactéries *m*
7713 **cast, bronchial** / Bronchialausguß *m* / moule bronchique *m*
7713a **casts, calcium sulfate** / Calciumsulfatkristalle *m* (in stark saurem Harn) / cylindres de sulfate calcique *m*
7714 **cast, coma** / Komazylinder *m* (keine eigentlichen Harnzylinder) / cylindre du coma *m*
7715 **cast, epithelial** / Epithelzylinder *m* / cylindre épithélial *m*
7716 **cast, erythrocytic, leucocytic** / Erythrozytenzylinder, Leukozytenzylinder *m* / cylindre érythrocytaire, leucocytaire *m*
7717 **cast, false; (pseudocast)** / Pseudozylinder *m* / cylindre faux *m*
7718 **cast, fatty** / Fettkörnchenzylinder *m* / cylindre graisseux *m*
7719 **cast, fibrinous** / Fibrinzylinder *m* / cylindre fibrineux *m*
7720 **casts, granular** / Zylinder, granulierte *f* (Eiweißausgüsse der Harnkanälchen der Niere) / cylindres granuleux *m*
7721 **cast, hemoglobin (blood)** / Hämoglobinzylinder *m* / cylindre d'hémoglobine *m*
7722 **casts, hyaline** / Zylinder, hyaline *m* / cylindres hyalins *m*
7723 **casts, icterus** / Ikteruszylinder *m* (im Harn) / cylindres ictériques *m*
7724 **cast, muc(o)us (spurious)** / Schleimzylinder *m* (Zylindroid) / cylindre muqueux *m*
7725 **cast, plaster** / Gipsabdruck *m* / moulage en plâtre *m*
7727 **cast, tube** / Eiweißzylinder *m* / cylindre rénal *m*
7728 **cast, urate** / Uratzylinder *m* / cylindre uratique *m*
7729 **cast (, urinary)** / (Harn)zylinder *m* / cylindre (urinaire) *m*
7730 **cast, waxy** / Wachszylinder *m* (alter Nephritiden) / cylindre cireux *m*
7731 **castrate** / kastrieren (Hoden od. Eierstöcke entfernen) / châtrer
7732 **castration** / Kastration *f* (castrare = verschneiden) / castration *f*
7733 **castration by x-rays** / Röntgenkastration *f* / castration par rayons X *f*
7734 **casual** / zufällig (gelegentlich) / fortuit (accidentel)
7735 **casualities(-list)** / Verlust(list)e *m* (*f*) (mil.) / accidentés (, liste des *f*) *m*
7736 **casuistics** / Kasuistik *f* (Beschreibung einer Krankheit an Hand von Fällen) / casuistique *f*
7737 **cat scratch syndrome** / Katzenkratz-Syndrom (Benigne Viruslymphadenitis bei Hautverletzungen bes. durch Katzenkrallen) / maladie des griffes du chat
7738 **cat's eye, amaurotic** / Katzenauge, amaurotisches *n* (kindliches Gliom) / œil-de-chat amaurotique *m*
7739 **cat's mange** / Katzenräude *f* (durch Acarus canis, auf Menschen übertragbar) / chats, gale des *f*
7740 **catabasis** / Katabase *f* (κατάβασις = Untergang: Abklingen [einer Krankheit]) / déclin (d'une maladie) *m*
7741 **catabiosis** / Katabiose *f* (Abbau lebender Substanz durch die Zelle) / catabiose *f*
7742 **catabolic** / katabolisch (abbauend) / catabolique
7743 **catabolism** / Abbau(stoffwechsel) *m* / catabolisme *m*
7744 **catabolite** / Katabolit *m* ([Stoffwechsel]-abbauprodukt) / catabolite *m*
7745 **catadicrotism** / Katadikrotismus *m* (Sphygmogramm: 2. Pulswelle im absteigenden Schenkel der 1.) / catadicrotisme *m*
7746 **catadidymus** / Catadidymus *m* (Mißgeburt mit absteigender Oberkörperverdopplung) / catadidymus *m*
7747 **catalase** / Katalase *f* (Wasserstoffsuperoxyd [H_2O_2] in Sauerstoff und Wasser zerlegendes, in allen lebenden Zellen enthaltenes Ferment) / catalase *f*
7748 **catalepsy** / Katalepsie *f* (καταλαμβάνω = festhalten: Starrsucht bei Schizophrenie, Epilepsie, Hysterie) / catalepsie *f*
7749 **catalysis** / Katalyse *f* (Beschleunigung einer [bio]chem. Reaktion) / catalyse *f*
7750 **catalytic, catalyze** / katalytisch, katalysieren / catalytique, catalyser
7751 **catalyzers** / Katalysatoren *m* (Einleiter od. Beschleuniger von Reaktionen) / catalyseurs *m*
7752 **catalyzer, (bio)chemical** / Katalysator, (bio)-chemischer *m* / catalyseur (bio)chimique *m*
7753 **catalyzers, intermediary** / Zwischenkatalysatoren *m* (reversible Redoxsysteme) / catalyseurs intermédiaires *m*
7754 **catamenia** / Katamenien *n* (Menses: monatliche Abstoßung der hormonabhängigen Functionalis-Schicht der Gebärmutterschleimhaut) / règles *f*
7755 **catamnesis** / Katamnese *f* (Nachgeschichte einer Krankengeschichte: «Grundnachuntersuchung») / catamnèse *f*
7756 **catanaphylaxis** / Katanaphylaxie *f* (Erschöpfungszustand des RES bei der Antikörperbildung) / catanaphylaxie *f*
7757 **cataphasia** / Kataphasie *f* (Sprachstörung: mech. Wiederholung von Sätzen) / cataphasie *f*
7758 **cataphoresis** / Kataphorese *f* (elektrophoretische Wandrung pos. geladener Substanzen zur Kathode) / cataphorèse *f*
7759 **cataphoretic** / kataphoretisch (elektrophoretisch zum Minuspol wandernd) / cataphorétique
7760 **cataphoria** / Kataphorie *f* (Nachuntenstreben der Augenachsen) / cataphorie *f*
7761 **cataphoric** / kataphorisch (lethargisch) / cataphorique
7762 **cataphylaxis** / Kataphylaxe *f* (WRIGHT: «Vor-Ort-gehen» der Antikörper, z.B. Leukozyten wandern zum Infektionsherd) / cataphylaxie *f*
7763 **cataplasia** / Kataplasie *f* (natürlicher [Zell]-gewebsabbau im Alter) / cataplasie *f*
7764 **cataplasm** / Breiumschlag *m* / cataplasme *n*

7765 **cataplexy** / Kataplexie *f* (καταπλήσσω = niederschlagen: Schreckstarre) / cataplexie *f*
7766 **cata(poly)crotic** / kata(poly)krot (ist Pulswelle mit [mehrfacher] Erhebung im absteigenden Schenkel) / cata(poly)crotique
7767 **cataract** / Katarakt *f* (ῥήγνυμι = herabfallen: «Wasserfall», [grauer] Star [mhd. Kammerwasser]«erstarrung») / cataracte *f*
7768 **cataract, after-** / Nachstar *m* (im Anschluß an Staroperation) / cataracte secondaire *f*
7769 **cataract, anterior, posterior polar** / Cataracta polaris anterior, posterior (angeborene vordere, hintere Linsenkapselpoltrübung) / cataracte polaire antérieure, postérieure *f*
7770 **cataract, black, gray, green** / Star, schwarzer, grauer, grüner *m* / cataracte noire, grise, verte *f*
7771 **cataract, calcareous** / Cataracta calcarea (Linsentrübung durch Verkalkung) / cataracte calcaire *f*
7772 **cataract, capsular (subcapsular)** / Kapselstar *m* (Linsenkapseltrübungen) / cataracte capsulaire (souscapsulaire) *f*
7773 **cataract, capsulolenticular** / Linsen-Kapseltrübung *f* / cataracte capsulolenticulaire *f*
7774 **cataract, central, peripheral, punctate** / Cataracta centralis, circularis, punctata (zentrale, periphere, punktförmig verstreute Linsentrübung) / cataracte centrale, périphérique, ponctuée *f*
7775 **cataract, complicated (choroidal)** / Cataracta complicata (im Anschluß an Chorioiditis) / cataracte compliquée *f*
7776 **cataract, congenital, juvenile, senile** / Star, angeborener, jugendlicher, Alters- *m* / cataracte congénitale, juvénile, sénile *f*
7777 **cataract, contusion (traumatic)** / (Augapfel)-prellungsstar *m* / cataracte de contusion *f*
7778 **cataract, coronary, trabecular** / Kranzstar, Balkenstar *m* / cataracte coronaire, trabéculaire *f*
7779 **cataract, cortical** / Linsenrindenstar *m* / cataracte corticale *f*
7780 **cataract, dermatogenous** / ANDOGSKY' Syndrom (Cataracta syndermatotica) / cataracte névrodermique
7781 **cataract, diabetic** / Zuckerstar *m* / cataracte diabétique *f*
7782 **cataract, electric, thermic** / Cataracta electrica, thermica (durch elektr. od. therm. Einflüsse, z.B. Glasbläserstar) / cataracte électrique, thermique *f*
7783 **cataract, embryonal** / Embryonal(naht)-katarakt *f* (Trübungen an Embryonalkernnähten der Linse) / cataracte embryonnaire *f*
7784 **cataract, hard, soft** / Cataracta dura, molle (Linsentrübung infolge Kernverhärtung [Sklerokatarakt], -erweichung [Phakomalazie]) / cataracte dure, molle *f*
7785 **cataract, hypermature ([milky] fluid)** / Cataracta hypermatura (leicht zu Glaukom führender Star) / cataracte trop mûre (laiteuse) *f*
7786 **cataract, incipient, (im)mature** / Star, beginnender, (un)reifer *m* / cataracte naissante, (non-)mûre *f*
7787 **cataract, irradiation, lightning** / Röntgenstar, Blitzstar *m* / cataracte rœntgenienne, par fulguration *f*
7788 **cataract, lenticular** / Linsenstar *m* / cataracte lenticulaire *m*
7789 **cataract, myotonic** / Star, muskelkrampfbedingter *m* / cataracte myotonique *f*
7790 **cataract, nuclear (axial)** / Linsenkernstar *m* / cataracte nucléaire (axiale) *f*
7791 **cataract, pisciform** / Fischflossenstar *m* (hereditäre juvenile Mißbildung) / cataracte pisciforme *f*
7792 **cataract, progressive, stationary** / Star, fortschreitender, stationärer *m* / cataracte progressive, stationnaire *f*
7793 **cataract, pyramidal** / Cataracta pyramidalis (angeborene pyramidenförmige Linsenkapseltrübung) / cataracte pyramidale *f*
7794 **cataract, rosette** / Rosettenstar *m* (traumat.) / cataracte en forme de rosette *f*
7795 **cataract, spindle (axillary)** / Spindelstar *m* (anteroposteriorer Kapselstar) / cataracte fusiforme *f*
7796 **cataract, spurious** / Cataracta spuria (undurchsichtige Linsenkapselauflagerungen von A.-hyaloidea-Resten) / cataracte fausse *f*
7797 **cataract, tetanic** / Tetaniestar *m* / cataracte tétanique *f*
7798 **cataract, tremulous** / Zitterstar *m* (beweglich gewordener Star) / cataracte trembl(ot)ante *f*
7799 **cataract, zonular (perinuclear)** / Linsenrindenteilschichtstar *m* (angeboren) / cataracte zonulaire (périnucléaire) *f*
7800 **catarrh** / Katarrh *m* (καταῤῥέω = herabfließen: Schleim[haut]fluß) / catarrhe *m*
7801 **catarrh, (acute, chronic) senile** / Alterskatarrh (, akuter, chronischer) *m* / catarrhe sénile (aigu, chronique) *m*
7802 **catarrh, (atrophic, hypertrophic) nasal** / Nasenschleimhautkatarrh *m* (ohne, mit Schleimhautschwellung) / catarrhe nasal (atrophique, hypertrophique) *m*
7803 **catarrh, autumn** / Sommerkatarrh *m* (Herbstheufieber) / catarrhe d'automne (des foins) *m*
7804 **catarrh, congestive** / Stauungskatarrh *m* / catarrhe congestif *m*
7805 **catarrh, desquamative** / Desquamativkatarrh *m* (physiol. Abstoßung des [intrauterinen] Scheidenepithels bei Neugeborenen) / catarrhe desquamatif *m*
7806 **catarrh, dry** / Katarrh, trockner *m* (Bronchitis sicca) / catarrhe sec *m* (LAENNEC)
7807 **catarrh, epidemic** / Katarrh, epidemischer *m* (Influenza, Grippe) / catarrhe épidémique *m*
7808 **catarrh, (recurrent) bronchial** / Bronchialkatarrh *m* / catarrhe bronchial (à répétition) *m*
7809 **catarrh, sinus** / Lymphknotensinusentzündung *f* / catarrhe des sinus lymphonodaux *m*
7810 **catarrh, tracheal** / Luftröhrenkatarrh *m* / catarrhe trachéal *m*
7811 **catarrhal** / katarrhalisch / catarrhal
7812 **catastalsis** / Katastaltik *f* (die Darmperistaltik unterstützende Magenkontraktionswelle) / catastaltisme *m*

7813 **catastrophic** / katastrophal (καταστροφή = Verderben) / catastrophique
7814 **catathymic** / katathymisch (wirkt verdrängter Komplex auf Psyche) / catathymique
7815 **catatonia** / Katatonie *f* (KAHLBAUM, 1874: Spannungsirresein, Verlaufsform der Schizophrenie) / catatonie *f*
7816 **catechin** / Catechol(amin) *n* (κατέχω = zurückhalten: hormonhemmende Substanz im Blut) / catéchine *f*
7817 **category** / Kategorie *f* ([Denk]ordnung) / catégorie *f*
7818 **catelectrotonus** / Catelectrotonus *m* (gesteigerte Empfindlichkeit eines konstant elektrisierten Nervs in Kathodennähe) / catélectrotonus *m*
7819 **catgut** / Katgut *n* (Kitgut: über Holzgefäß [kit] gespannter Darm [gut] = «Saitling» [aus Schafdünndarmwandstreifen zusammengedrehte Saite] als Wundnahtmaterial) / catgut *m*
7820 **cathapsis (synneuric function with exethoresis)** / Kathapse *f* (καθάπτω = herunterbinden [des Somato- zum Dematosynneuron]: synneurische Funktion mit Exethorese, «Wachverrichtungslage») / cathapsis *f* (fonction synneurique avec exéthorèse)
7821 **catharsis, psychical** / Catharsis *f* (κάθαρσις = Reinigung: psychoanalytische Abreaktion verdrängter Komplexe) / psychocatharsis *f*
7822 **cathepsin** / Kathepsin *n* (intrazelluläres proteolytisches Ferment) / cathepsine *f*
7822a **catheretic** / katheretisch (καθαίρεσις = Vernichtung: milde Kauterisation) / cathérétique
7823 **catheter** / Katheter *m* (Leitungssonde) / cathéter *m* (sonde *f*)
7824 **catheter, conic** / Flötenschnabelkatheter *m* (vorn konisch verjüngter Harnleiterkatheter) / cathéter en bec de clarinette *m*
7825 **catheter, female** / Frauenkatheter *m* / cathéter de femme *m*
7826 **catheter, fistula** / Fistelkatheter *m* / cathéter à fistule *m*
7827 **catheter, permanent (indwelling)** / Verweilkatheter *m* / sonde à demeure *f*
7828 **catheter, prostatic** / Prostatakatheter *m* / cathéter prostatique *m*
7829 **catheter purine** / Katheterpurin *n* (purus = rein: Gleitmittel) / cathéter, purine à *f*
7830 **catheter, sigmoid** / Katheter, S-förmiger *m* / cathéter sigmoïde *m*
7831 **catheter, soft rubber** / Gummikatheter, weicher *m* / sonde à caoutchouc rouge *f*
7832 **catheter, transnasal** / Nasenkatheter *m* (-sonde *f*) / sonde nasale *f*
7833 **catheter, tubal (eustachian)** / Ohrtrompetenkatheter *m* / cathéter tubaire *m*
7834 **catheter, two-way** / Zweiwegekatheter *m* (Spülkatheter) / sonde à deux chemins (directions) *f*
7835 **catheter, ureteral** / Harnleiterkatheter *m* / sonde urétérale *f*
7837 **catheterism (catheterization)** / Katheterisierung (Sondierung) *f* / sondage (cathétérisme) *m*
7838 **catheterism, cardiac** / Herzkatheterismus *m* (FORSSMANN, 1929) / cathétérisme cardiaque *m*
7839 **catheterism, retr(o)urethral** / Katheterisierung, retr(o)urethrale *f* / cathétérisme rétr(o)urétral *m*
7840 **catheterization, exit-** / Perforationskatheterisierung *f* (mit Ein- und Ausgangsöffnung) / cathétérisation perforatrice *f*
7841 **catheterization, tubal** / Pertubation *f* (Eileiterdurchblasung) / salpingocathétérisme *m*
7842 **catheterize** / katheter(is)ieren / cathétériser (sonder)
7843 **cathisophobia** / Sitzangst *f* (καθίζω = sitzen) / acathisie *f*
7844 **cathode** / Kathode *f* (negativer Pol des elektr. Stromkreises) / cathode *f*
7845 **cathode-ray oscilloscope** / Kathodenstrahlenoszilloskop *n* / rayons cathodiques, oscilloscope à *m*
7846 **cation saving mechanism** / Kationensparmechanismus *m* (des Organismus zur Erhaltung eines konstanten Blut-p_H) / cations, mécanisme d'épargne de *m*
7847 **cations** / Kationen *n* (zur Kathode hinabwandernde pos. Ionen[komplexe]: H- und Metallionen) / cations *m*
7848 **C-atom, substituted** / C-Atom, alphaständiges *n* / C-atome substitué *m*
7849 **catoptrics** / Katoptrik *f* (Lichtreflexion[slehre]) / catoptrique *f*
7850 **catoptrophobia** / Katoptrophobie *f* (κάτοπτρον = Spiegel: Spiegelangst) / catoptrophobie *f*
7851 **CAUCHOIS-EPPINGER-FRUGONI syndrome** / CAUCHOIS-EPPINGER-FRUGONI' Syndrom (Chronische rezidivierende Thrombophlebitis der Pfortader mit und ohne Milzvenenverschlußthromben) / syndrome de CAUCHOIS-EPPINGER-FRUGONI
7852 **caudal** / kaudal (schwanzwärts, -bezüglich) / caudal
7853 **cauliflower** / Blumenkohl *m* / chou-fleur *m*
7854 **Caulophyllum** / Hahnenfuß (Wirkstoffe: Methylcystisin, Caulo[phyllo]saponin, Caulophyllum-Resinoid) / Leontice thalictroides (Berberidaceae)
7855 **causal** / ursächlich / causal
7856 **causalgia** / Kausalgie *f* (καῦσις = Brennen: Brennschmerz infolge neuritischer Prozesse [MITCHELL]) / causalgie *f*
7857 **causality** / Kausalität *f* (Ursächlichkeit: Folge[zusammenhang] von Ursache und Wirkung) / causalité *f*
7858 **causative** / verursachend / causant
7859 **cause** / verursachen (Ursache *f*) / causer (cause *f*)
7860 **cause, finding, symptom, secondary** / Nebenursache *f*, -befund *m*, -symptom *n* / cause *f*, état, symptôme secondaire *m*
7861 **cause, potential, virtual** / Ursache, mögliche, wirkliche *f* / cause potentielle, virtuelle *f*
7862 **caustic** / kaustisch (brennend, ätzend) / caustique
7863 **cauterant** / ätzend(es Mittel *n*) / cautérisant (cautérétique *m*)

7864 **cauterization** / Kauterisation *f* (καυτήριον = Brenneisen: Gewebezerstörung durch Ätzmittel) / cautérisation *f*
7865 **cauterization (of the eye) by chalk** / Kalkverätzung (des Auges) *f* / cautérisation (de l'œil) par chaux *f*
7866 **cauterize** / verätzen / cautériser
7867 **cauter(y)** / Brenneisen *n* / cautère *m*
7868 **cavern** / Caverna (Hohlraum *m*) / caverne *f*
7869 **caverns of the cavernous bodies** / Cavernae corporum cavernosorum / cavernes des corps caverneux
7870 **cavern, precocious** / Frühkaverne *f* (eines Frühinfiltrats) / caverne précoce *f*
7871 **caverns, punchlike** / Lochkavernen *f* (auffallende tuberkulöse bei schlechter Reaktionslage) / cavernes estampées *f*
7872 **cavern, rest** / Restkaverne *f* (trotz Thorakoplastik) / caverne restante *f*
7873 **caverns of the spongy body** / Cavernae corporis spongiosi / cavernes du corps spongieux
7874 **cavern, tamponage of a** / Kavernentamponade *f* (nach Speleostomie mit Chemotherapeutica enthaltender Gaze [Maurer]) / caverne, tamponnement d'une *m*
7875 **cavern, tuberculous** / Hohlgeschwür, tuberkulöses *n* (durch tuberkulösen Gewebezerfall entstandener krankhafter Hohlraum in der Lunge) / caverne tuberculeuse *f*
7876 **cavernoscopy** / Kavernenbesichtigung *f* (σπήλαιον = Höhle) / spéléoscopie *f*
7877 **cavern(os)itis** / Körperhöhlenentzündung (Corpora-cavernosa-Entzündung) *f* / cavernite (inflammations des corps caverneux) *f*
7878 **cavernosity** / Hohlheit *f* (von hohler Beschaffenheit) / cavernosité *f*
7879 **cavernostomy** / Kavernen(saug)drainage *f* / spéléostomie *f*
7880 **cavernous** / kavernös / caverneux
7881 **cavitary** / höhlenbildend / cavitaire
7882 **cavitation (, progressive)** / Kavernenbildung (, fortschreitende) *f* / cavitation (progressive) *f*
7883 **cavitis** / Hohlvenenentzündung *f* / cœlophlébite (inflammation d'une veine cave) *f*
7884 **cavity** / Cavum, Cavitas (Höhle, Höhlung *f*) / cavité *f*
7885 **cavity, abdominal** / Cavum abdominis / cavité abdominale
7886 **cavity, anterior, middle, posterior, superior mediastinal** / Cavum mediastinale anterius, medium, posterius, superius (vom Mittelfell gebildete Brustorganräume) / cavité médiastinale antérieure, moyenne, postérieure, supérieure
7887 **cavity, articular** / Cavum articulare (Gelenkhöhle) / cavité articulaire
7888 **cavity of the concha** / Cavum conchae (untere Abteilung der Ohrmuschelhöhle) / cavité de la conque
7889 **cavity, empyemic residual** / Empyemresthöhle *f* (nach Eiterentfernung nicht ausheilende) / cavité résiduelle empyémateuse *f*
7890 **cavity, epidural** / Cavum epidurale (zwischen «gelben» Zwischenwirbelbogenbändern und Dura mater) / cavité épidurale
7891 **cavity, glenoid** / Cavitas glenoidalis (Gelenkhöhlung des Schulterblatts) / cavité glénoïde
7892 **cavity, infraglottic** / Cavum infraglotticum (Hohlraum unter den Stimmbändern) / cavité infraglottique
7893 **cavity of the larynx** / Cavum laryngis / cavité du larynx
7893a **(cavity, mediastinal [part, dorsal, ventral])** / (Cavum mediastinale [Pars dorsalis, ventralis]) / (cavité médiastinale [partie dorsale, ventrale])
7894 **cavity, medullar** / Cavum medullare (Markraum der Röhrenknochen) / cavité médullaire
7895 **cavity of the mouth** / Cavum oris (Mundhöhle nebst ihren Organen: Lippen, Backen, Zähne, Speicheldrüsen, Zunge, Gaumen) / cavité de la bouche
7896 **cavity of the mouth, proper** / Cavum oris proprium (eigentliche Mundhöhle) / cavité propre de la bouche
7897 **cavity of the nose** / Cavum nasi / cavité du nez
7898 **cavity of the pelvis** / Cavum pelvis / cavité du bassin
7899 **cavity of the pericardium** / Cavum pericardii / cavité du péricarde
7900 **cavity of the peritoneum** / Cavum peritonaei / cavité du péritoine
7901 **cavity of the pharynx** / Cavum pharyngis / cavité du pharynx
7902 **cavity of the pleura** / Cavum pleurae / cavité de la plèvre
7903 **cavity, pleuroperitoneal** / Pleuroperitonäalhöhle *f* (embr. Leibeshöhle) / cavité pleuropéritonéale *f*
7904 **cavity, subarachnoid** / Cavum subarachnoidale (zwischen Arachnoidea und Pia mater) / cavité sousarachnoïdienne
7905 **cavity, subdural** / Cavum subdurale (zwischen Dura mater und Arachnoidea) / cavité sousdurale
7907 **cavity of the thorax** / Cavum thoracis / cavité du thorax
7908 **cavity of the tooth** / Cavum dentis (Zahn[mark]höhle) / cavité de la dent
7909 **cavity of the translucent septum** / Cavum septi pellucidi (oft nicht vorhandener Hohlraum zwischen den beiden dünnen Blättern des Septum pellucidum) / cavité de la cloison translucide
7910 **cavity of the tympanum** / Cavum tympani / cavité du tympan
7911 **cavity of the uterus** / Cavum uteri / cavité de l'utérus
7912 **cebocephalus** / Cebocephalus *m* (κῆβος = Affenart: Mißgeburt) / cébocéphale *m*
7913 **cecectomy, cecotomy** / Blinddarmentfernung, -eröffnung *f* / cæcectomie, cæcotomie *f*
7914 **cecocele** / Blinddarmbruch *m* / cæcocèle *f*
7915 **cecocolostomy (-ileostomy, -sigmoidostomy)** / Zäkum-Kolonanastomose (-Ileum-, -Sigmoid-) *f* / cæcocolostomie (-iléostomie, -sigmoïdostomie) *f*
7916 **cecopexy** / Blinddarmanheftung *f* (bei anomaler Beweglichkeit) / cæcofixation *f*

7917 **cecoplication** / Blinddarmraffung *f* (bei anomaler Länge) / cæcoplicature *f*
7918 **cecoptosis** / Blinddarmsenkung *f* / ptose cæcale *f*
7919 **cecorrhaphy** / Blinddarmnaht *f* / cæcorraphie *f*
7920 **cecostomy** / Zäkostomie *f* (op. Blinddarmfistelung) / cæcostomie *f*
7922 **cecum** / Caecum (Blinddarm) / cæcum
7923 **cecum, cupular** / Caecum cupulare (Kuppelblindsack des Ohrschneckengangs) / cæcum cupulaire
7924 **cecum, painful mobile** / Caecum-mobile-Syndrom (Durch Dyskinesie eines abnorm beweglichen Blinddarms entstehendes Krankheitsbild) / cæcum mobile douloureux
7925 **cecum, vestibular** / Caecum vestibulare (Vorhofblindsack des Ohrschneckengangs) / cæcum vestibulaire
7926 **Cedron** / Cedron (Wirkstoffe: Cedren, Cedrin) / Simaruba Cedron (Simarubaceae)
7927 **cele** / Bruch *m* (κήλη) / cèle *f*
7928 **celectome** / Zölektom *n* (Biopsietrokar) / cœlectome *m*
7929 **celery** / Knollensellerie *m* / céleri *m*
7930 **celiac** / bauchhöhlenbezüglich / cœliaque
7931 **celiaca** / Zöliakie *f* (κοιλία = Bauchhöhle: schwere infantile Verdauungsinsuffizienz [HEUBNER]) / cœliakie *f*
7932 **celialgia** / Bauchhöhlen(nerven)schmerzen *m* / cœlialgie *f*
7933 **celioma** / Bauchhöhlengeschwulst *f* / cœliome *m*
7933a **celiomyalgia, -myositis** / Bauchmuskelschmerzen *m*, -entzündung *f* / cœliomyalgie, -myosite *f*
7934 **celiomyomectomy** / Zöliomyomektomie *f* (Uterusmyomentfernung durch vaginale Zöliotomie) / cœliomyomectomie *f*
7935 **celio(para)centesis** / Bauch(höhlen)punktion *f* / ponction cœliaque *f*
7936 **celiopyosis** / Bauchhöhlenentzündung, eitrige *f* / cavité abdominale, suppuration de la *f*
7937 **celiorrhaphy, celiotomy** / Bauchhöhlennaht *f*, -schnitt *m* / cœliorraphie, cœliotomie *f*
7938 **celioscopy** / Bauchhöhlenbesichtigung *f* / cœlioscopie *f*
7939 **celiosite** / Zölosit *m* (Bauchhöhlenparasit) / cœliosite *m*
7940 **celitis** / Coelitis *f* / cœlite (inflammation cœliaque) *f*
7941 **cells, acclamation of** / Zellhaufen *m* / cellules, amas de *m*
7942 **cell activity, immunological** / Zellaktivität, immunologische *f* (Antikörperbildung) / cellule, activité immunologique de la *f*
7943 **cells, adelomorphous (chief, peptic, principal, zymogenic)** / Zellen, adelomorphe *f* (Pepsinogen sezernierende, oft unter den Belegzellen liegende Hauptzellen des Magens) / cellules adélomorphes *f*
7944 **cell, adipose** / Depotfettzelle *f* (in Bindegewebe) / cellule adipeuse *f*
7945 **cells, adventitial** / Adventitia(l)zellen *f* (Kapillaren umspinnende Fibrozyten [Perizyten] mit langen Fortsätzen [Makrophagen]) / cellules adventices *f*
7946 **cell, akin, alien to the** / zelleigen, zellfremd / cellule, propre, étranger à la
7947 **cells, allogenous, syngenous lymphoid** / Lymphoidzellen, allogene, syngene *f* / cellules lymphoïdes allogènes, syngènes *f*
7948 **cells, alpha-, beta-** / A-Zellen, B-Zellen *f* (Insulin [80%], Glucagon [20%] liefernde Pankreaszellen) / cellules, alpha-, bêta- *f*
7949 **cells, amacrine** / Zellen, amakrine *f* (μακρός = lang: Spongioblasten) / cellules amacrines *f*
7950 **cells, apolar, bipolar, multipolar** / Nervenzellen, apolare, bipolare, multipolare *f* / cellules apolaires, bipolaires, multipolaires *f*
7951 **cells, argentaffine** / Zellen, argentaffine *f* (Magenschleimhaut-, Darmepithelzellen) / cellules argentaffines *f*
7952 **cells, auditory, visual** / Hörnervenzellen, Sehnervenzellen *f* / cellules auditives, visuelles *f*
7953 **cells, basal** / Basalzellen *f* (Muskelepithelzellen) / cellules basales *f*
7954 **cells, basal granulated** / Zellen, basalgekörnte *f* (enterochromaffine [gelbe] der Magenschleimhaut [HAMPERL]) / cellules entérochromaffines *f*
7955 **cells, basket** / Korbzellen *f* (PURKINJE' Zellen korbartig umfassende multipolare Ganglienzellen der Kleinhirnrinde) / cellules à panier (de BOLL) *f*
7956 **cells, basophil, eosinophil, neutrophil** / Zellen, basophile, eosinophile, neutrophile *f* (Granulozyten) / cellules basophiles, éosinophiles, neutrophiles *f*
7957 **cells, binuclear** / Zwillingszellen *f* (doppelkernige Riesenleukozyten) / cellules binucléaires *f*
7958 **cells, blood** / Blutzellen *f* (Formbestandteile des Bluts: ~45% Blutkörperchen) / cellules sanguines *f*
7959 **cell body** / Zellkörper *m* (den Kern einschließender Zellteil: Protoplasma) / corps cellulaire *m*
7960 **cell, bone marrow** / Knochenmarkzelle *f* / élément cellulaire de la moelle osseuse *m*
7961 **cells, border** / Marginalzellen *f* (Cellulae limitantes des Rückenmarks) / cellules marginales *f*
7962 **cells, caliciform (goblet)** / Becherzellen *f* (Epithelschleimzellen) / cellules muqueuses *f*
7963 **cell, cancer** / Krebszelle *f* (metazoische Trümmerzelle mit protozoischer Eigensteurung [TIMMERMANNS]) / cellule cancéreuse *f*
7963a **cells, carminophilic** / Zellen, carminophile *f* (acidophile HVL-Zellen, die per coitum zu vermehrter Hormonfreigabe stimuliert werden) / cellules carminophiles *f*
7964 **cell, castration** / Kastriertenzelle *f* (seltne HVL-Zelle) / cellule de castration *f*

7965 **cells, cement** / Zementkörperchen *n* (Zahnzementzellen wie Knochenzellen) / cellules du cément dentaire *f*
7966 **cells, centro-acinar** / Zellen, zentr(o)azinäre *f* (Epithelzellen im Zentrum der Pankreaskammern) / cellules centr(o-)acineuses *f*
7967 **cells, chromaffin** / Zellen, chromaffine *f* (z. B. im NNM) / cellules chromaffines *f*
7968 **cells, ciliated** / Flimmerzellen *f* / cellules à cils vibratiles *f*
7969 **cells, cleavage** / Zellen, mitotische *f* (bei Teilung der befruchteten Eizelle entstandene) / cellules de segmentation *f*
7970 **cells, commissural** / Kommissurenzellen *f* (hintere mediale Ganglienzellengruppe der Columna anterior) / cellules commissurales *f*
7971 **cell consumption** / Zellverfall (, physiologischer) *m* / cellules, consomption de *f*
7972 **cells, cylindrical (columnar)** / Zylinderzellen *f* / cellules cylindriques *f*
7973 **cell daughter, mother** / Tochterzelle, Mutterzelle *f* (der indirekten Zellteilung) / cellule fille, mère *f*
7974 **cells, decidual** / Dezidualzellen *f* / cellules caduques *f*
7975 **cells, delomorphous (accessory, acid, oxyntic, parietal)** / Zellen, delomorphe *f* (δῆλος = offenbar: Salzsäure sezernierende, oft auf den Hauptzellen liegende «Beleg»zellen des Magens) / cellules délomorphes *f*
7976 **cell, dry-** / Trockenelement *n* / pile sèche *f*
7977 **cells, dust** / Staubzellen *f* (Staub enthaltende Makrophagen der Lunge) / cellules à poussières *f*
7978 **cells, endothelial, epithelial** / Endothelzellen, Epithelzellen *f* / cellules endothéliales, épithéliales *f*
7979 **cells, epidermic** / Epidermiszellen *f* / cellules épidermiques *f*
7981 **cell, epitheloid** / Epitheloidzelle *f* (epithelzellenähnlicher Histiozyt, z. B. in Tuberkeln) / cellule épithéloïde *f*
7982 **cells, erythematous** / Erythematodeszellen *f* (Hargraves: vielkernige neutrophile Leukozyten mit Kernmaterialeinschluß in Plasma) / cellules érythémateuses *f*
7983 **cells, fat-granule** / Fettkörnchenzellen *f* (Histiozyten) / corps granuleux *m*
7984 **cells, ferment** / Zellen, fermentierende *f* (hochmolekuläre Eiweißkörper mit Katalysatoreigenschaften bildende) / cellules de fermentation *f*
7985 **cell fibre, fluid** / Zellfaser, Zellflüssigkeit *f* / fibre *f*, fluide *m* cellulaire
7986 **cells, flagellated** / Geißelzellen *f* / cellules à flagelles *f*
7987 **cells, foam** / Schaumzellen *f* (Histiozyten) / cellules spumeuses *f*
7988 **cells, follicle** / Follikelzellen *f* (die Eizelle im Follikel umgebende granulierte Epithelzellen) / cellules folliculaires *f*
7989 **cells, foot (sustentacular)** / Fußzellen *f* (Spermien ernährende Stützzellen des Samenepithels [Sertoli]) / cellules basales (de soutien) *f*
7990 **cell formations, diploid, haploid** / Zellformationen, diploide, haploide *f* (sterbliche, unsterbliche) / formations cellulaires diploïdes, haploïdes *f*
7991 **cell fusion** / Zellfusion *f* (Syncytium) / fusion cellulaire *f*
7992 **cells, genetic imcompetent** / Zellen, genetisch inkompetente *f* (können immunologisch kompetent sein) / cellules incompétentes génétiques *f*
7993 **cells, germinative** / Keimzellen *f* (haploide Samenzellen) / cellules germinatives *f*
7994 **cells, glial; (neurogliacytes)** / Neurogliazellen *f* / cellules névrogliques *f*
7995 **cells of the granulous membrane** / Granulosazellen *f* (Follikelzellen) / cellules de la membrane granuleuse *f*
7996 **cell growth** / Zellwachstum *n* / (ex)croissance cellulaire *f*
7997 **cell growth, (dis)orderly** / Zellwachstum, (un)geordnetes *n* (vom Organismus [nicht] regulierte, zum [Un]gleichgewicht der Gewebezellarten führende Zellvermehrung) / croissance cellulaire (dés)ordonnée *f*
7998 **cells, heart (failure)** / Herz(fehler)zellen *f* (pigmentierte Epithelzellen und Lungenalveolenleukozyten im Sputum bes. Mitralfehlerkranker) / cellules cardiaques *f*
7999 **cell hemins** / Zellhämine *n* (Zellfermente, z. B. Cytochrom c) / hémines cellulaires *f*
8000 **cell, host** / Wirtszelle *f* / cellule hôtesse *f*
8001 **cells, husk** / Hülsenzellen *f* (der Kapillarhülsen der Pinselarterien der Milz) / cellules en cosse *f*
8002 **cell inclusions** / Zelleinschlüsse *m* / inclusions cellulaires *f*
8003 **cells, interstitial** / Zwischenzellen *f* (Geschlechtmerkmale aufrechterhaltende Zellen mit inkretorischer Funktion im Bindegewebe zwischen Hodenkanälchen [Leydig]) / cellules interstitielles *f*
8004 **cell, juvenile** / Zelle, jugendliche *f* («Postmyelozyt») / cellule juvénile *f*
8005 **cells, juxtamedullary** / Neben(nieren)markzellen *f* / cellules juxtamédullaires *f*
8006 **cells, lattice** / Gitterzellen *f* (dem Endoneurium entstammende Bindegewebezellen mit gitterartigem Protoplasma) / cellules grillagées *f*
8007 **cell layer** / Zellschicht *f* / couche cellulaire *f*
8008 **cell, L.E.** / Lupus-erythematodes-Zelle *f* / cellule L.E. *f*
8009 **cell, lepra** / Leprazelle *f* (Virchow) / cellule lépreuse *f*
8010 **cell lines of man, chromosomal** / Zellinien *f* (des haploiden Chromosomensatzes: 1. Zeile: Nr. 1–5, 2. Zeile: X und 6–12, 3. Zeile: 13–20, 4. Zeile: Y und 21–22 der Größe nach abnehmend) / cellule humaine, lignes chromosomiques de la *f*
8011 **cells, liver** / Leberzellen *f* (polygonale Epithelzellen) / cellules hépatiques *f*
8012 **cells, lutein** / Corpus-luteum-Zellen *f* / cellules à lutéine (interstitielles de l'ovaire) *f*
8013 **cells, lymphoid** / Lymphgewebezellen *f* / cellules lymphoïdes *f*

8014 **cells, macromononuclear** / Mononukleäre, große *m* (Ehrlich: rundkernige Monozyten) / cellules macromononucléaires *f*
8015 **cell, malign tumor** / Geschwulstzelle *f* (Atmung durch Gärung ersetzende) / cellule de tumeur maligne *f*
8016 **cells, marrow (medullary)** / (Rücken)markzellen *f* / cellules médullaires *f*
8017 **cells, mast** / Mastzellen *f* (Ehrlich: polymorphkernige basophile Granulozyten) / mastocytes *m*
8018 **cells, mature** / Zellen, reife *f* / cellules mûres *f*
8019 **cells, mesenchyme** / Mesenchymzellen *f* / cellules mésothéliales *f*
8020 **cells, motor** / Bewegungs(organnerven)zellen *f* / cellules motrices *f*
8021 **cell, mulberry (vacuolated)** / Zelle, maulbeerförmige *f* (vakuolär degenerierte Plasmazelle) / cellule mûriforme *f*
8022 **cells, muscle, osseous** / Muskelzellen, Knochenzellen *f* / cellules du muscle, osseuses *f*
8023 **cells, myo-epithelial (basal, crescent, demilune)** / Zellen, myoepitheliale *f* (zwischen Drüsenzellen liegende Basalmembranzellen) / cellules my(o-)épithéliales *f*
8024 **cells, nerve** / Nervenzellen *f* / cellules nerveuses *f*
8025 **cells, nevoid** / Nävuszellen *f* (große runde neurogene mit hellem bläschenförmigem Kern) / cellules névoïdes *f*
8026 **cells, noble, somatic** / Körperzellen, differenzierte, undifferenzierte *f* / cellules nobles, somatiques *f*
8027 **cells, normal** / Normalzellen *f* (gesunde Zellen) / cellules normales *f*
8028 **cell nucleus** / Zellkern *m* / noyau cellulaire *m*
8029 **cell (nucleus) membrane** / Zell(kern)membran *f* / membrane cellulaire (nucléaire) *f*
8030 **cell nucleus pycnosis** / Zellkernpyknose(n) *f* / noyaux cellulaires, pycnose de *f*
8031 **cells, olfactory, taste** / Riechnervenzellen, Schmecknervenzellen *f* / cellules olfactives, gustatives *f*
8032 **cells, oxyphil** / Zellen, oxyphile *f* (Nebenschilddrüsenzellen) / cellules oxyphiles *f*
8033 **cells, parietal** / Parietalzellen *f* ([Magen]-wandzellen) / cellules pariétales *f*
8034 **cell, pathologic** / Zelle, kranke *f* / cellule pathologique *f*
8035 **cell, plasma (irritation)** / Plasmazelle *f* (retikuläre Zellform mit exzentrischem Kern und ultramarinblauem Plasma, z.B. bei Röteln) / plasmocyte *m* (plasmazelle de Türk *f*)
8036 **cell pole** / Zellpol *m* / pôle cellulaire *m*
8037 **cells, polyhedral** / Zellen, polyedrische *f* (Knorpelzellen) / cellules polyédriques *f*
8038 **cell, pregnancy** / Schwangerenzelle *f* (chromophobe HVL-Zelle) / cellule de grossesse *f*
8039 **cell, primordial (elementary, embryonal)** / Urzelle *f* / cellule primordiale *f*
8040 **cells, principal** / Hauptzellen *f* (chromophobe der Hypophyse) / cellules principales *f*
8041 **cell proliferation** / Zellwucherung *f* (bei Verlust der Kontakthemmung) / prolifération cellulaire *f*
8042 **cell protein pool** / Zelleiweißsammelbecken *n* (enthält bis zu 70% Enzyme) / protéine cellulaire, réservoir de la *m*
8043 **cells, pulpar** / Milzpulpazellen *f* (durch Lymphoidgewebefasern zusammengehaltene stäbchenförmige Endothelzellen) / cellules pulpeuses *f*
8044 **cells, pyramidal** / Pyramidenzellen *f* (multipolare Ganglienzellen in Großhirnrinde) / cellules pyramidales *f*
8045 **cells, resting-** / Restzellen *f* (der Mitose entgehende) / cellules restantes *f*
8046 **cells, reticular** / Retikulumzellen *f* (zu lockerem Netzwerk verbundene sternförmige Bindegewebezellen) / cellules du tissu réticulé *f*
8047 **cells, reticulo-endothelial** / Speicherzellen *f* («phagozytierende» des RES) / cellules réticul(o-)endothéliales *f*
8048 **cells, riparian** / Uferzellen *f* (Bluträume auskleidende RES-Zellen, z.B. Sternzellen der Leber, Sinuszellen der Milz) / cellules riveraines *f*
8049 **cells, round** / Rundzellen *f* (spez. Lymphozyten) / cellules rondes *f*
8050 **cell, segmented** / Segmentzelle *f* (Leukozyt mit segmentiertem Kern) / cellule segmentée *f*
8051 **cell, selenium** / Selen(photo)zelle *f* / cellule sélénifère *f*
8052 **cells, seminal** / Samenepithelzellen *f* / cellules séminales *f*
8053 **cells, senile** / Zellen, alternde *f* / cellules sénescentes *f*
8054 **cells, sensory** / Sinnes(organnerven)zellen *f* / cellules sensorielles *f*
8055 **cells, serous** / Zellen, seröse *f* (an Sekretion [z.B. der Ohrspeicheldrüse] beteiligte) / cellules séreuses *f*
8056 **cell, sickle** / Sichelzelle *f* (sichelförmiger Erythrozyt bei Drepanozytose) / cellule falciforme *f*
8057 **cell, signet-ring** / Siegelringzelle *f* (mit randständigem Kern bei Karzinose) / cellule en bague à sceau *f*
8058 **cells, sinual** / Sinuszellen *f* (des Milzsinus) / cellules du sinus *f*
8059 **cell, smooth, striated muscular** / Muskelzelle, glatte, gestreifte *f* / cellule musculaire lisse, striée *f*
8060 **cell, smudge** / Blutausstrichzelle *f* / cellule de frottis *f*
8061 **cells, spermatogenic** / Samenzellen *f* / cellules spermatogéniques *f*
8062 **cell, spindle** / Spindelzelle *f* (in Sarkomen) / cellule fusiforme *f*
8063 **cells, squamous** / Schuppenzellen *f* (flache Epithelzellen) / cellules squameuses *f*
8064 **cell, staff (stab)** / Stabzelle *f* (Leukozyt mit noch nicht segmentiertem Kern) / cellule à bâtonnet; (stabzelle) *f*
8065 **cells, stellate** / Sternzellen *f* (Kupffer: zum RES gehörende Abwehrzellen der Leber) / endocytes *m*

8066 **cells, stem** / Stammzellen *f* (basophile [Leukozyten]entwicklungszellen) / cellules souches *f*
8067 **cell, stipple** / Tüpfelzelle *f* (granulierter Erythrozyt) / cellule pointillée *f*
8068 **cells of the stroma** / Stromazellen *f* (Knochenmarkretikulumzellen) / cellules du stroma *f*
8069 **cell substance** / Zellsubstanz *f* / substance cellulaire *f*
8070 **cell system, enzymes synthesizing** / Zellsystem, enzymbildendes *n* (DNS-Proteinsyntheseinformation via RNS zur Steuerung der Enzymproduktion aus Aminosäuren verwertendes) / système cellulaire de synthèse diastasique *m*
8071 **cell, target** / Targetzelle *f* («Kokardenzelle» mit chromatischem Zentrum und Rand) / cellule cible *f* (target cell)
8072 **cells, tendon** / Sehnenzellen *f* / cellules tendineuses *f*
8073 **cells, theca** / Thekazellen *f* (hormonbildende GRAAF' Follikel-Bindegewebezellen) / cellules thécales *f*
8074 **cell tissue** / Zellgewebe *n* / tissu cellulaire *m*
8075 **cells, transitional** / Übergangszellen *f* (polymorphkernige Monozyten) / cellules intermédiaires *f*
8076 **cell, (univacuolar, pluri-) fatty** / Fettzelle (, uni-, plurivakuoläre) *f* (runde mit randständigem Kern in Fettgewebe) / cellule graisseuse (uni-, plurivacuolaire) *f*
8077 **cell wall** / Zellwand *f* / paroi cellulaire *f*
8078 **cells, wandering (migratory)** / Wanderzellen *f* (amöboid bewegliche Zellen, z. B. Leukozyten) / allélocytes *m* (cellules migratrices *f*)
8079 **cells, water-clear** / Zellen, wasserhelle *f* (in Nebenschilddrüsen[adenom bes. zahlreich]) / cellules wasserhelle *f*
8080 **cells, xanthoma** / Xanthomzellen *f* (lipoidhaltige Schaumzellen) / cellules de xanthome *f*
8081 **cell(at)ed (, one-)** / (ein)zellig / cellulé (à une cellule)
8082 **celliform** / zellförmig / celluliforme
8083 **cell-like** / zellähnlich / cell(ul)oïde (alvéolaire)
8084 **cellobiase** / Cellobiase *f* (Cellobiose zu Glucose abbauendes Ferment) / cellobiase *f*
8085 **cellobiose** / Cellobiose *f* (Disaccharid aus Cellulose) / cellobiose *m*
8086 **cellophane** / Zellophan *n* / cellophane *f*
8087 **cellotriose, cellotetrose** / Cellotriose, Cellotetrose *f* (Cellulosehydrolysate) / cellotriose, cellotétrose *m*
8088 **cellular** / zellulär (zellenbezüglich) / cellulaire
8089 **cellulase** / Cellulase *f* (Cellulose zu Cellobiose abbauendes Ferment) / cellulase *f*
8090 **cell(ule)** / Cellula (Dim. v. cella = Behältnis: klein[st]er «Hohlraum», Zelle *f*) / cellule *f*
8091 **cellules, anterior, middle, posterior (ethmoidal)** / Cellulae (ethmoidales) anteriores, mediae, posteriores (kleine Siebbeinhohlräume) / cellules (ethmoïdales) antérieures, moyennes, postérieures
8092 **cellules, mastoid** / Cellulae mastoideae (kleine Warzenfortsatzbeinhohlräume) / cellules mastoïd(ienn)es
8093 **cellules, (non)immune lymphoid** / Lymphoidzellen, (nicht)immune *f* / cellules lymphoïdes (non)immunes *f*
8094 **cellules, pneumatic** / Cellulae pneumaticae (kleine [luftige] Ohrtrompetenhohlräume) / cellules pneumatiques
8095 **cellules, tympanic** / Cellulae tympanicae (kleine [aufwärts offne] Paukenhöhlenhohlräume) / cellules tympaniques
8096 **cell(ul)icidal, cell(ul)otoxic** / zellvernichtend, zellschädigend / cell(ul)icide, cell(ul)otoxique
8097 **cell(ul)ifugal, cell(ul)ipetal** / zellflüchtig, zellstrebig / cell(ul)ifuge, cell(ul)ipète
8098 **cellulitis, phlegmonous (streptococcus)** / Zellgewebsentzündung, eitrige *f* (Phlegmone) / cellulite phlegmoneuse *f*
8099 **celluloid** / Zelluloid *n* / celluloïde *m*
8100 **cellulose** / Cellulose *f* (in größter Menge im Pflanzenreich als Gerüstsubstanz und Reservestoff vorkommendes Polysaccharid) / cellulose *f*
8101 **cellulosity** / Zellularität *f* (zellige Beschaffenheit) / cellularité *f*
8102 **cellulous** / zellulös (zellursprünglich) / celluleux
8103 **cement** / Cementum (knöcherne Zahnsubstanz, Zahnwurzelrinde) / cément
8104 **cementicle** / Zementikel *n* (verkalkte Epithelreste in der Wurzelhaut von [oberen] Molaren) / cémenticule *m*
8105 **cementitis** / Zahnwurzelzemententzündung *f* / cémentite *f*
8106 **cementoblasts** / Zementoblasten *m* (ausdifferenzierte Zellen des Zahnsäckchens) / cémentoblastes *m*
8107 **cementoclasia (-lysis)** / Zahnzementzerstörung *f* / cémentoclasie (-lyse) *f*
8108 **cementogenesis (cement[ific]ation)** / Zahnzementbildung *f* / cémentogenèse (formation du cément) *f*
8109 **cementoid** / Zementoid *n* (äußerste Zahnzementschicht) / cémentoïde *m*
8110 **cementoma** / Zementom *n* (Zahnzementgewebegeschwulst meist an Wurzelspitze) / cémentome *m*
8111 **cements** / Zemente *m* (caementa: aus Pulver und Flüssigkeit bestehende Präparate zur Füllung von Zahnbohrungen: provisorische, Phosphat-, Silicat-, Steinzemente) / céments *m*
8112 **cenencephalocele** / Kenenzephalozele *f* (κενός = leer: Hirnbruch ohne Flüssigkeitsansammlung) / cénencéphalocèle *f*
8113 **cenesthesia** / Gesundheitsgefühl *f* (κοινός = gemeinsam: Gemeingefühl) / cénesthésie *f*
8114 **cenesthesiopathy** / Gemeingefühl, gestörtes *n* / cénesthésiopathie *f*
8115 **cenesthopathy** / Krankheitsgefühl, allgemeines *n* / cénestopathie *f*
8116 **cenobium** / Coenobion *n* (lockerer Zellverband) / cœnobium *m*
8117 **cenophobia** / Gemeinangst *f* (krankhafte Öffentlichkeitsscheu) / cénophobie *f*

8118 **cenosite** / Koinosit *m* (freier Kommensalorganismus) / cénosite *m*
8119 **centaury** / Tausendgüldenkraut *n* (Erythraea Centaurium) / centaurée *f*
8120 **center** / Centrum (Kreismitte, Zentrum *n*) / centre *m*
8121 **center, abdominal** / Nervenzentrum, abdominales *n* (im grauen Rückenmark zwischen Th6 und Th11) / centre épigastrique *m*
8123 **center, amputation** / Amputiertenzentrum *n* (für Prothesenträgerversorgung und -umschulung) / centre des amputés *m*
8124 **center, anticancerous** / Krebszentrum *n* / centre anticancéreux *m*
8125 **center, antituberculous** / Tuberkulosezentrum *n* / centre antituberculeux *m*
8126 **center, association** / Assoziationszentrum *n* (kortikales Gedankenverknüpfungszentrum) / centre d'association *m*
8126a **center of attraction** / Anziehungspunkt *m* / centre d'attraction *m*
8127 **center, calorific (heat)** / Wärmezentrum *n* (im Nucleus caudatus) / centre thermique (calorifiant) *m*
8128 **center, cardio-accelerating, -inhibitory** / Pulsbeschleunigungs-, -verlangsamungszentrum *n* (in Medulla oblongata) / centre cardio-accélérateur, -inhibiteur *m*
8129 **center, chirokinesthetic** / Schreib(hand)bewegungszentrum *n* (im Gyrus frontalis) / centre chirocinesthésique *m*
8130 **center, ciliospinal** / Centrum ciliospinale (vegetatives Rückenmarkzentrum C8–Th2) / centre ciliospinal *m*
8131 **center, circulatory** / Kreislaufzentrum *n* (im Rautenhirn) / centre circulatoire *m*
8132 **center, color** / Farben(unterscheidungs)zentrum *n* (im Hinterhauptlappen) / centre de couleurs *m*
8133 **center, convulsion (spasm)** / Krampfzentrum *n* (in Medulla oblongata und 4. Hirnventrikel) / centre spasmogène (de convulsions) *m*
8134 **center, coordination** / (Bewegungs)koordinationszentrum *n* (z.B. für Tätigkeit des Auges und des Vestibularapparats) / centre de coordination *m*
8135 **center, correlation** / Begriffs(relations)zentrum *n* / centre de corrélation *m*
8136 **center, deglutition (swallowing)** / Schluckzentrum *n* (in Medulla oblongata) / centre de la déglutition *m*
8137 **center, depressors** / Depressorenzentrum *n* (in Medulla oblongata) / centre des dépresseurs *m*
8138 **center, diabetic (glycogenic)** / Zuckerstoffwechsel(steurungs)zentrum *n* (im 4. Hirnventrikel) / centre diabétique *m*
8139 **center, diagnostic** / Diagnosezentrum *n* (Zentralklinik ohne Therapie) / centre diagnostique *m*
8140 **center, genitospinal (ejaculation, parturition)** / Zentrum, genitospinales *n* (Erektions-Ejakulations-, Kontraktions-Expulsionszentrum im spinalen Sakral- und Lendengeflecht) / centre génitospinal (d'éjaculation, de parturition) *m*
8141 **centers, germinal** / Keimzentren *n* (für Lymphozyten in Milzlymphknötchen) / centres germinaux *m*
8142 **center, glossokinesthetic** / Sprachartikulationszentrum *n* (im Gyrus frontalis) / centre glossocinesthésique *m*
8143 **center of gravity** / Schwerpunkt *m* / centre de gravité *m*
8144 **center, health** / Gesundheitsorganisation *f* / centre d'hygiène *m*
8145 **center (of the heart), rhythmic** / Reizbildungszentrum *n* (prim. Nodus sinuatrialis, sek. Nodus atrioventricularis, tert. Fasciculus atrioventricularis) / centre rythmique (du cœur) *m*
8146 **center of hematopoesis regulation** / Hämatopoeseregulationszentrum *n* (wahrscheinlich in Tuber cinereum) / centre de régulation hématopoïétique *m*
8147 **center, ideomotor** / Denk(bewegungs)zentrum *n* / centre idéomoteur *m*
8148 **center, mating-** / Paarungszentrum *n* (durch Testosteron [Androgene] bzw. Östrogen [Gestagene] sensibilisiertes hypothalamisches) / appariement, centre d' *m*
8149 **center, motor, sensory speech** / Sprachzentrum, motorisches, sensorisches *n* / centre moteur, sensoriel du langage *m*
8150 **center, name** / Namenzentrum *n* / centre d'idées *m*
8151 **center, nervous sexual** / Sexualzentrum, nervöses *n* (im Zwischenhirn) / centre sexuel nerveux *m*
8152 **center, (neuro)surgical** / Zentrum, (neuro)chirurgisches *n* / centre (névro)chirurgical *m*
8153 **center, oculomotor** / Blickzentrum *n* / centre oculomoteur *m*
8154 **center, ossification** / Ossifikationszentrum *n* (Ausgangspunkt eines Verknöcherungsprozesses) / centre d'ossification *m*
8155 **center, primary optic** / Sehzentrum, primäres *n* (Corpus geniculatum laterale, Colliculus inferior, Pulvinar) / centre optique souscortical *m*
8156 **center, projection** / Körperfühlsphäre *f* / centre de projection *m*
8157 **center, psychomotor** / Gemüts(bewegungs)zentrum *n* / centre psychomoteur *m*
8158 **center, pupillary** / Pupillenreflexzentrum *n* (in Medulla oblongata) / centre pupillaire *m*
8159 **center, rectovesical (defecation, micturition)** / Darm-Blasenfunktionszentrum *n* (im spinalen Lendengeflecht) / centre rectovésical (de défécation, de mict[urit]ion) *m*
8160 **center, reflex** / Reflex(nerven)zentrum *n* / centre réflexe *m*
8161 **center, rehabilitation** / Rehabilitationszentrum *n* (rehabilitatio = Wiedereingliederung) / centre de réhabilitation *m*
8162 **center, respiratory** / Atmungszentrum *n* (in Medulla oblongata) / centre respiratoire *m*
8163 **center, rotation** / Augendrehpunkt *m* / centre de rotation *m*
8164 **center, salivary** / Speichelsekretionszentrum *n* (im 4. Hirnventrikel) / centre salivaire *m*

8165 **center, secondary optic** / Sehzentrum, sekundäres *n* (optisches Wahrnehmungs- und Erinnerungsfeld) / centre optique cortical *m*
8166 **center, semioval** / Centrum semiovale (breitestes Marklager [weißer Hirnsubstanz] des Endhirns) / centre semiovale
8167 **centers, sensory** / Sinneszentren *n* / centres sensoriels *m*
8168 **center, sleep** / Schlafzentrum *n* (im Zwischenhirn) / centre de sommeil *m*
8169 **center, sweat** / Schweißzentrum *n* (im Zwischenhirn) / centre de la sudation *m*
8170 **center, tactile** / Tastzentrum *n* (in Hippokampusregion) / centre tactile *m*
8171 **center, tendinous (phrenic)** / Centrum tendineum (Zentralsehne des Zwerchfells) / centre tendineux (phrénique)
8172 **center, vasomotor (vasoconstrictor, vasodila[ta]tor)** / Zentrum, vasomotorisches *n* (in Tuber cinereum und Medulla) / centre vasomoteur (vasoconstricteur, vasodilateur) *m*
8173 **center, vasotonic** / Zentrum, gefäßtonisierendes *n* (im Thalamusgebiet) / centre vasotonique *m*
8173a **centers, vigilant** / Wachzentren *n* (Vigilanz erhöhende Strukturen in Mes- und Dienzephalon [HERNÁNDEZ=PEÓN]) / centres vigilants *m*
8174 **center, visual speech** / Lesezentrum *n* (visuelles Sprachzentrum) / centre visuel du langage *m*
8175 **center, vomiting** / Brechzentrum *n* (in Medulla oblongata) / centre du vomissement *m*
8176 **center, yawning** / Gähnzentrum *n* (in Medulla oblongata) / centre du bâillement *m*
8177 **centering** / Zentrierung *f* / centrage *m*
8178 **centi** / Zenti (c = 10^{-2}) / centi
8179 **centigrade** / hundertgradig / centigrade
8180 **centigram, centilitre, centimeter** / Zentigramm *n*, Zentiliter, Zentimeter *m* / centigramme, centilitre, centimètre *m*
8181 **centinormal** / zentinormal (n/100 = 1/100 Grammäquivalent einer Substanz in 1 l Lösung) / centinormal
8182 **central** / zentral (inmitten) / central
8183 **centrale (c)** / Zentrale *f* (kieferorthopäd. Meßpunkt am dorsalen Nasenflügelende) / centrale *f*
8184 **centralization** / Zentralisation *f* (Vereinigung in einem [Mittel]punkt) / centralisation *f*
8185 **centralize** / zentralisieren (zusammenziehen) / centraliser
8186 **centre** / zentrieren (Rö-Zentralstrahl einstellen) / centrer
8187 **centrifugal, centripetal** / zentrifugal, zentripetal (mittenflüchtig, mittenstrebig) / centrifuge, centripète
8188 **centrifugalize (centrifug[aliz]ation)** / Zentrifugieren (*n*) / centrifuger (centrifugation *f*)
8189 **centrifugation, fractionated** / Zentrifugieren, fraktioniertes *n* (verschieden starkes und langes zur Trennung einer Substanzmischung) / centrifugation fractionnée *f*
8190 **centrifuge** / Zentrifuge *f* / centrifugeur *m* (centrifugeuse *f*)
8191 **centrifuge, ultra-** / Ultrazentrifuge *f* / ultracentrifugeur *m*
8192 **centrioles** / Zentriolen *f* (Zentralkörperchen eines Diplosoms) / centrioles *f*
8193 **centrodesmosis** / Centrodesmus *m* (Zentrosomteile verbindende, die Kernspindel bildende Strahlung) / centrodesmose *f*
8194 **centrolecithal** / zentrolecithal (mit mittelständigem Dotter) / centrolécithal
8195 **centromere** / Zentromer *n* (mittelständiger Chromosomenteil) / centromère *m*
8196 **centroplasm** / Zentroplasma *n* (heller Plasmahof des Zentrosoms) / centroplasme *m*
8197 **centrosome (central [paranuclear] body)** / Zentrosom *n* (Zentriol: für Mitose wichtiges Zentralkörperchen am Zellkern bes. von Ganglienzellen) / centrosome *m* (sphère attractive *f*)
8198 **centrosphere** / Zentrosphäre *f* (dunkler Plasmahof des Zentrosoms) / centrosphère *f*
8199 **cephalalgia** / Kephalalgie *f* (paroxysmaler Kopfschmerz) / céphalalgie *f*
8200 **cephal(al)gia, myalgic (nodular)** / Cephal(al)gia myalgica (nodularis) (Kopfschmerz mit Muskelschwielen- od. -knötchenbildung) / céphal(al)gie myalgique (nodulaire) *f*
8201 **cephalalgia, vasomotor** / Cephalalgia vasomotorica (bei mangelnder Kompensationsfähigkeit der Hirngefäße) / céphalalgie vasomotrice *f*
8202 **cephalalgic** / kopfschmerzhaft / céphalalgique
8203 **cephalea** / Cephalaea *f* (GALENUS: Kopfschmerz) / céphalée *f*
8204 **cephalea, hypertonic, hypotonic** / Kopfschmerz, hypertoner, hypotoner *m* (Aufstehen, Hinlegen bessert) / céphalée hypertonique, hypotonique *f*
8205 **cephalea, psychogenic** / Kopfschmerz, psychogener *m* / céphalée psychogène *f*
8206 **cephalea, syphilitic** / Cephalaea syphilitica (im 3. Stadium bes. nachts) / céphalée syphilitique *f*
8207 **cephaledema** / Kephalödem *n* (ödematöse Dehnung bes. der Schläfenarterien bei Migräne) / céphalœdème *m*
8208 **cephal(h)ematoma** / Kopfblutgeschwulst *f* (geburtstraumat. Bluterguß zwischen Periost und Knochen am Neugeborenenschädel) / céphalématome *m*
8209 **cephalin** / Cephalin *n* (Colaminphosphatid: mit Sphingomyelin im Nervensystem vorkommendes Lipoid) / céphaline *f*
8210 **cephalocaudal** / kopf-schwanzbezüglich / céphalocaudal
8210a **cephalocele** / Kephalozele *f* (Vorstülpung von Schädelinhalt durch Knochenlücke) / céphalocèle *f*
8211 **cephalodymus** / Cephalodymus *m* (Zwillingsmißgeburt mit einem Kopf) / céphalodyme *m*
8212 **cephalodynia** / Myalgia capitis (Kopfmuskelschmerzen) / céphalodynie *f*
8214 **cephalogenesis** / Kopfentwicklung *f* (embr.) / céphalogenèse *f*
8215 **cephalogram** / Kopfformaufzeichnung *f* / céphalogramme *m*

8216 **cephalohemometer** / Kopfblutdruckmesser *m* / céphalohémomètre *m*
8217 **cephaloma** / Kephalom *n* (Kopfgeschwulst) / céphalome *m*
8218 **cephalomenia** / Nasenbluten, vikariierendes *n* (für Menstruation) / menstruation substitutive (par épistaxis) *f*
8219 **cephalometry** / Kopfmessung *f* (anthropol.) / céphalométrie *f*
8220 **cephalon(y)** / Kephalon(ie) *m* (*f*) (Großkopf [Virchow: Großköpfigkeit infolge Gehirnvergrößrung]) / céphalon(ie) *m* (*f*)
8221 **cephalo-orbital** / kopf-augenhöhlenbezüglich / céphal(o-)orbitaire
8222 **cephalopathy** / Kopfleiden *n* / céphalopathie *f*
8223 **cephalopelvic** / kindskopf-mutterbeckenbezüglich / céphalopelvien
8224 **cephaloplegia** / Kephaloplegie *f* (Kopfmuskellähmung) / céphaloplégie *f*
8225 **Cephalopoda** / Zephalopoden *n* (Kopffüßer: höchste Molluskenklasse) / céphalopodes *m*
8226 **cephalosporin** / Cephalosporin *n* (bakterizides, penicillinasefestes Breitbandantibiotikum) / céphalosporine *f*
8227 **cephalothoracopagus** / Cephalothoracopagus *m* (πήγνυμι = befestigen: Zwillingsmißgeburt) / céphalothoracopage *m*
8228 **cephalotractor** / Kephalotraktor *m* (Geburtszange) / céphalotracteur *m*
8229 **cephalotripsy** / Kephalotripsie *f* (τρίβω = zerreiben: geburtshilfliche Zermalmung des [toten] Kindskopfs mit Kephalotrib) / céphalotripsie *f*
8230 **cephalotropic** / kopfwendig / céphalotrope
8231 **cer(ace)ous** / wächsern / cireux
8232 **cerasin** / Cerasin *n* (Cerebrosid) / cérasine *f*
8233 **Cerasus** / Traubenkirsche (Wirkstoff: Cerasin) / Prunus virginiana (Rosaceae)
8234 **Cercaria** / Zerkarien *n* (κέρκος = Schwanz: Schwanzlarven von Trematoden) / cercaires *m*
8235 **cercarian** / zerkarienbezüglich / cercarien
8236 **cercaricidal** / zerkarienvernichtend / cercaricide
8237 **cerclage** / Kreisnaht *f* (z.B. bei Kniescheibenbruchoperation) / cerclage *m*
8238 **Cercomonas intestinalis** / Chilomastix mesnii (birnförmiger Darmflagellat) / cercomonas intestinal *m*
8239 **cercomoniasis** / Cercomoniasis *f* (Cercomonas-Befall) / cercomoniase (infestation par cercomonas) *f*
8240 **cereals** / Zerealien *f* (Getreide[produkte]) / céréales *f*
8241 **cerebellum** / Cerebellum (Dim. v. Cerebrum: Kleinhirn) / cervelet
8242 **cerebral (cerebellar)** / (klein)hirnbezüglich / cérébral (cérébelleux)
8243 **cerebrasthenia** / Gehirnnervenschwäche *f* / cérébrasthénie *f*
8244 **cerebration** / Gehirntätigkeit *f* / cérébration *f*
8245 **cerebrifugal, -petal** / hirnflüchtig, hirnwendig / cérébrifuge, -pète
8246 **cerebrin(in)** / Cerebrin(in) *n* (Hirnnervengewebesubstanz) / cérébrin(in)e *f*
8247 **cerebritis** / Gehirnentzündung *f* / cérébrite *f*
8248 **cerebrocardiac** / hirn-herzbezüglich / cérébrocardiaque
8249 **cerebroid (cerebriform)** / hirnähnlich (gehirnförmig) / cérébroïde (cérébriforme)
8250 **cerebroma** / Gehirnmasse, abnorme *f* / cérébrome *m*
8251 **cerebromeningeal** / hirn-hirnhäutebezüglich / cérébroméningé
8252 **cerebrone** / Cerebron *n* (Phrenosin: Cerebrosid aus Gehirnmasse) / cérébrone *f*
8253 **cerebro(physio)logy** / Gehirnforschung (-physiologie) *f* / cérébro(physio)logie *f*
8254 **cerebroscopy** / Zerebroskopie *f* (1. Augenhintergrundspieglung, 2. Gehirnsektion) / cérébroscopie *f*
8255 **cerebrosides** / Sphingogalaktoside *n* (N-haltige Lipoide in [Gehirn]nervenzellen, ohne Phosphorsäure, manchmal mit Sulfatiden an Galaktose esterartig gebunden) / cérébrosides *m*
8256 **cerebrosidosis** / Cerebrosidose *f* (Cerasinlipoidose) / cérébrosidose *f*
8257 **cerebrosis (cerebropathy)** / Gehirnkrankheit *f* (-leiden *n*) / cérébrose (cérébropathie) *f*
8258 **cerebrospinal (encephalorachidian)** / gehirnrückenmarkbezüglich / cérébrospinal (encéphalorachidien)
8259 **cerebrospinal overpressure syndrome** / Liquorüberdruck-Syndrom (Folgen einer Liquordrucksteigerung) / syndrome de surpression intrarachidienne
8260 **cerebrostimulant** / Gehirnstimulans *n* (pharm.) / stimulant cérébral *m*
8261 **cerebrostimulin** / Cerebrostimulin *n* (Komponente der Zerebrospinalflüssigkeit) / cérebrostimuline *f*
8262 **cerebrostomy** / Zerebrostomie *f* (Anlegen eines Gehirnzugangs) / cérébrostomie *f*
8263 **cerebrosuria** / Cerebrosurie *f* («Zerebraldiabetes») / cérébrosurie *f*
8264 **cerebrotomy (encephalotomy)** / Gehirnanatomie *f* (-schnitt *m*) / cérébrotomie (encéphalotomie) *f*
8265 **cerebrovascular** / gehirngefäßebezüglich / cérébrovasculaire
8266 **cerebrum** / Cerebrum (Großhirn: Telencephalon + Diencephalon + Mesencephalon) / cerveau
8267 **cerium (Ce 58 140,13)** / Cerium (Cer *n*) / cérium *m*
8268 **cerium oxalate ($Ce_2(C_2O_4)_3 \cdot 10H_2O$)** / Cerii oxalas (Ceriumoxalat *n*) / cérium, oxalate de *m*
8269 **ceroma** / Deformation, wachsige *f* / cérome *m*
8270 **ceroplasty** / Wachsplastik *f* / céroplastie *f*
8271 **cerosis** / Degeneration, wachsige *f* / cérose *f*
8272 **certifiable** / anzeigepflichtig / déclaration, soumis à
8273 **certificate** / Attest *n* (Beglaubigung, Bescheinigung *f*) / certificat *m*
8274 **certificate, birth** / Geburtsurkunde *f* / naissance, certificat (acte) de *m*

8275 **certificate, death** / Sterbeurkunde *f* / décès, certificat (acte) de *m*
8276 **certificate of fitness** / Befähigungsnachweis *m* (Tauglichkeitszeugnis *n*) / certificat d'aptitude *m*
8277 **certificate of health** / Gesundheitsattest *n* / certificat (billet) de santé *m*
8278 **certificate, marriage** / Heiratsurkunde *f* / mariage, certificat (acte) de *m*
8279 **certificate, medical** / Krankenschein *m* / certificat de maladie *m*
8280 **certificate, ocular** / Augenzeugnis *n* / certificat ophtalmologique *m*
8281 **certificate of pregnancy duration** / Tragzeitgutachten *n* (Gesetzliche Empfängniszeit) / certificat de durée de la grossesse *m*
8282 **certificate of vaccination** / Impfschein *m* / certificat de vaccination *m*
8283 **certificated** / beglaubigt / certifié
8284 **certification** / Zertifikation *f* / certification *f*
8285 **certify(ing)** / bescheinigen (attestierend) / certifier (certifiant)
8286 **ceruloplasmin** / Cäruloplasmin *n* (caeruleus = blau: östrogenabhängiger kupferhaltiger Eiweißkörper, dessen Spiegel eine Östrogenstoffwechselfunktion ist) / cœruloplasmine *f*
8287 **ceruminal (ceruminous)** / zeruminös (Ohrenschmalz betreffend) / cérumineux
8288 **ceruminosis** / Ohrenschmalzbildung, übermäßige *f* / cérumen, hypersécrétion de *f*
8289 **cervical** / zervikal ([Gebärmutter]hals od. Nacken betreffend) / cervical
8290 **cervical rib syndrome** / NAFFZIGER' Syndrom (Neuralgisch-neurovaskulärer Symptomenkomplex durch Gefäßnerveneinengung bei Halsrippen) / syndrome des côtes cervicales
8291 **cervical sympathetic paralysis syndrome** / (Claude) BERNARD-HORNER' Syndrom (Okulopupillärer Symptomenkomplex bei Hals- od. Brustgrenzstrangläsion) / syndrome oculaire sympathique
8292 **cervicectomy** / Gebärmutterhalsamputation *f* / cervicectomie *f*
8293 **cervicitis** / Zervikalkanalkatarrh *m* / cervicite *f*
8294 **cervicobrachial, -scapular** / nacken-armbezüglich, -schulterblattbezüglich / cervicobrachial, -scapulaire
8295 **cervicodorsal, -occipital** / nacken-rückenbezüglich, -hinterkopfbezüglich / cervicodorsal, -occipital
8296 **cervicodynia** / Nackenschmerzen *m* / cervicodynie *f*
8297 **cervicoplasty** / Nackenplastik *f* / cervicoplastie *f*
8298 **cervicorrhexis** / Zervixriß *m* (Einreißen des Gebärmutterhalses unter der Geburt) / col de l'utérus, rupture du *f*
8299 **cervicovaginal, -vesical** / zervikovaginal, -vesikal / cervicovaginal, -vésical
8300 **cervix** / Cervix ([Flaschen]hals *m*) / cou *m*
8301 **cervix of the bladder** / Cervix vesicae (urinariae) / col de la vessie
8302 **cervix of the uterus** / Cervix uteri / col de l'utérus
8303 **cesium (Cs 55 132,91)** / Caesium (Cäsium *n*) / césium *m*
8304 **cesium bitartrate ($Cs_2C_4H_4O_6$)** / Caesii bitartras (Cäsiumbitartrat *n*) / césium, bitartrate de *m*
8305 **cesium bromide (CsBr)** / Caesii bromidum (Cäsiumbromid *n*) / césium, bromure de *m*
8306 **cesium carbonate (Cs_2CO_3)** / Caesii carbonas (Cäsiumcarbonat *n*) / césium, carbonate de *m*
8307 **cesium hydroxide (CsOH)** / Caesii hydroxydum (Cäsiumhydroxyd *n*) / césium, hydroxyde de *m*
8308 **cesium sulfate (Cs_2SO_4)** / Caesii sulfas (Cäsiumsulfat *n*) / césium, sulfate de *m*
8309 **cessation** / Stillstand *m* / cessation *f*
8310 **CESTAN-CHENAIS syndrome** / CESTAN-CHENAIS' Syndrom (AVELLIS' kombiniert mit [Claude] BERNARD-HORNER' Syndrom) / paralysie de CESTAN
8311 **Cestodes** / Bandwürmer *m* (2. Ordnung Plathelminthes) / cestodes *m*
8312 **cestodiasis** / Bandwurmbefall *m* / cestodiasis (infestation par cestodes) *f*
8313 **cestoid** / wurmähnlich / cestoïde
8314 **cesura, biological** / Schnitt, Biologischer *m* (RECKEWEG: trennt Humorale von Zellulären Krankheitsphasen) / césure biologique *f*
8315 **cetaceum** / Cetaceum *n* (Walrat: Potwalfett als Salbengrundlage) / cetaceum *m*
8316 **chaeromania** / Chäromanie *f* (χαίρω = freuen: Freusucht) / chæromanie *f*
8317 **chaerophobia** / Chärophobie *f* (Angst, heiter zu sein) / chærophobie *f*
8318 **chain, atomic** / Atomkette *f* ([offne od. geschlossene] Kohlenstoffatomkette) / chaîne atomique *f*
8318a **chain, causal** / Kausalkette *f* (Kausalnexus: ursächlicher Zusammenhang) / chaîne causale *f*
8319 **chain, complementary molecule** / Molekülkette, komplementäre *f* (aus Bakterien- und Bakteriophagen-DNS bestehende Doppelspirale) / chaîne de molécule complémentaire *f*
8320 **chains, heavy** / H-Ketten *f* (die Antigenspezifität menschlicher Immunglobuline bestimmende Fraktion) / chaînes H *f*
8321 **chain, lateral** / Seitenkette *f* / chaîne latérale *f*
8322 **chains, light** / L-Ketten *f* (die gemeinsamen Merkmale menschlicher Immunglobuline bestimmende Fraktion) / chaînes L *f*
8323 **chain, model infect** / Modell-Infekt-Kette *f* (z.B. Maus-Schnecke-Maus [KIKUTH]) / chaîne-modèle d'infection *f*
8324 **chain phosphorylation, respiratory** / Atmungskettenphosphorylierung *f* (oxydative Phosphorylierung: Bildung von ATP aus ADP und anorg. Phosphat im tierischen Organismus [Mitochondrien] durch Oxydation von Substraten [Cytochromoxydase]; ergiebigste Quelle freier chem. Energie) / chaîne respiratoire, phosphorylation de la *f*
8325 **chains of polypeptides, L-** / L-Polypeptidketten *f* (z.B. BENCE-JONES' Proteine) / chaînes L de polypeptides *f*
8326 **chain, respiratory** / Atmungskette *f* (Kette hintereinandergeschalteter Redoxsysteme:

Oxydation des reduzierten Coenzyms [NADH] durch die verschiedenen Fermente der biologischen Oxydation, am Ende durch den Sauerstoff der Atemluft) / chaîne respiratoire *f*

8327 **chain (ring), DNA-molecule** / DNS-Molekülkette *f* (-ring *m*) (Kernsäurensequenz [-ring]) / chaîne (anneau *m*) de molécule ADN *f*

8328 **chain of sensual neurofibril rings** / Neurofibrillenzirkelkette, sensuelle *f* («Sinnesreiz») / chaîne des anneaux neurofibrillaires sensuels *f*

8329 **chair, arm** / Krankenstuhl *m* / chaise de malade *f*

8330 **chair, gynecological** / Untersuchungsstuhl, gynäkologischer *m* / fauteuil à spéculum *m*

8331 **chair, hydraulic** / Behandlungsstuhl, zahnärztlicher *m* / fauteuil hydraulique *m*

8332 **chair, invalid** / Rollstuhl *m* / fauteuil roulant *m*

8333 **chair, reclining** / Liegestuhl *m* / chaise longue *f*

8334 **chalazion** / Chalazion *n* («Hagelkorn»: Augenliddrüsenentzündung) / chalazion *m*

8335 **chalcosis** / Chalkose *f* (Verkupferung [des Auges]) / chalcose *f*

8336 **chalicosis** / Verkreidung *f* (aufgelockerte Verkalkung) / chalicose *f*

8337 **chalk (calx)** / Kreide *f* (Metallkalk *m*) / chaux (métallique) *f*

8338 **chalky (cretaceous)** / kreidig / crayonneux (crétacé)

8339 **chalodermia** / Chalodermie *f* (χαλάω = erschlaffen: Faltenhaut) / dermatochalasie *f*

8340 **chalybeate (ferruginous)** / eisenhaltig (χάλυψ = Stahl) / ferrugineux

8341 **cham(a)ecephaly** / Chamäzephalie *f* (Flachköpfigkeit) / chamécéphalie *f*

8342 **cham(a)econchia** / Chamäkonchie *f* (enge niedrige Augenhöhle) / chaméconchie *f*

8343 **cham(a)eprosopy** / Chamäprosopie *f* (χαμαί = breit: Breitgesichtigkeit) / chaméprosopie *f*

8344 **chamber, air** / Luftkammer *f* / chambre à air *f*

8345 **chamber, air-wall** / Luftwändekammer *f* (röntg.) / chambre à paroi d'air *f*

8346 **chamber, clear, dark** / Camera lucida, obscura / chambre claire, noire *f*

8347 **chamber, climate** / Klimakammer *f* / chambre climatique *f*

8348 **chamber, cloud-condensation (expansion)** / Nebelkammer *f* (Wilson) / chambre à brouillard (à détente) *f*

8349 **chamber, contact-therapy** / Nahstrahlkammer *f* / chambre d'ionisation pour thérapie de contact *f*

8350 **chamber, drying-** / Trockenraum *m* / séchoir *m*

8351 **chamber of the eye, anterior and posterior** / Camera bulbi anterior et posterior (Augenkammern vor und hinter der Iris) / chambre antérieure et postérieure de l'œil

8352 **chamber, free-air, small** / Großkammer, Kleinkammer *f* / chambre air-libre; petite chambre *f*

8353 **chamber (of the hematocytometer), counting** / Zählkammer *f* / cellule compte-globules (de l'hématomètre) *f*

8354 **chamber, ionisation (condensor)** / Ionisationskammer (Kondensatorkammer) *f* (röntg.) / chambre d'ionisation (à condensateur) *f*

8355 **chamber, moist** / Kammer, Feuchte *f* (in Petrischale) / chambre humide *f*

8356 **chamber, negative pressure** / Unterdruckkammer *f* / chambre à pression négative *f*

8357 **chamber, phantom** / Phantomkammer *f* / chambre à fantôme *f*

8358 **chamber, pneumatic** / Kammer, pneumatische *f* / chambre pneumatique *f*

8359 **chamber, pocket** / Taschenkammer *f* (röntg.) / chambre de poche *f*

8360 **chamber, positron** / Positronenkamera *f* (Rö-Gerät, in dem das von Patienten-Isotop abgegebene Positron mit Elektron zusammentrifft, die sich annihilieren und dabei Gammastrahlen produzieren) / chambre positronique *f*

8361 **chamber, protection** / Schutzkammer *f* / chambre de protection *f*

8362 **chamber, spheric** / Kugelkammer *f* (Ionisationskammer zur Strahlenschutzmessung) / chambre sphérique *f*

8363 **chamber, testing- (checking-)** / Eichkammer *f* (röntg.) / chambre d'étalonnage *f*

8364 **c(h)amomile flowers** / Flores chamomillae (Antiphlogisticum Kamillenblüten) / camomille, fleurs de *f*

8365 **chance** / Zufall *m* (Ereignis ohne Kausalität) / hasard *m*

8366 **chancre** / Schanker *m* (cancer = Krebs: venerisches Geschwür) / chancre *m*

8367 **chancre, eating (soft); (chancroid)** / Schanker, weicher *m* (Ulcus molle) / chancre mou (simple) *m* (chancrelle *f*)

8368 **chancre, indurated (hard, true)** / Schanker, harter *m* (Hunter) / chancre induré (infectant, syphilitique) *m*

8369 **chancre, mixed** / Schanker, gemischter *m* (Infektion mit Treponema pallidum und Haemophilus ducreyi) / chancre mixte *m*

8370 **chancroidal (chancriform)** / schankerähnlich (-artig) / chancroïde (chancriforme)

8371 **chancrous** / schankrös / chancreux

8372 **change** / ändern (Wechsel *m*) / changer (changement *m*)

8373 **change of air** / Luftveränderung *f* / changement d'air *m*

8374 **change (breaking) of voice** / Stimmbruch *m* / mue (de la voix) *f*

8375 **change, dematosynneuric** / Dematosynneuronvariation *f* («Lebnis») / changement dématosynneurique *m*

8376 **change of form** / Formwechsel *m* / changement de forme *m*

8377 **change of function** / Funktionswechsel *m* / changement de fonction *f*

8378 **change of life** / Wechseljahre (Klimakterium) *n* / climatère (retour d'âge) *m*

8379 **change of note (, respiratory)** / Schallwechsel, respiratorischer *m* (Perkussionsschall über Lungenhöhlen höher bei Ein-, tiefer bei Ausatmung) / changement de son *m*

8380 **change, (somato)synneuric** / (Somato- und Demato)synneuronvariation *f* («Erlebnis»)/ changement (somato)synneurique *m*
8381 **change of surroundings** / Umgebungswechsel *m* / changement de milieu *m*
8382 **change of weather** / Wetterumschlag *m* / changement de temps *m*
8383 **changeable** / unbeständig / changeant
8384 **changeability (versatility)** / Wankelmut *m* (Gewandtheit *f*) / versatilité *f*
8385 **changeless** / beständig / invariable
8386 **channel, puncture** / Stichkanal *m* / canal de fil de suture *m*
8387 **chaotic** / chaotisch (verworren) / chaotique
8388 **chaped** / aufgesprungen / gercé
8389 **chap(py)** / spalten (rissig) / crevasser (crevassé)
8390 **character** / Charakter *m* (Persönlichkeitsmerkmal) / caractère *m*
8391 **character, hysteric** / Charakter, hysterischer *m* (sich in den Vordergrund spielender, weil in den Hintergrund gedrängt fühlender) / caractère hystérique *m*
8392 **characters, primary, secondary, tertiary sex** / Geschlechtmerkmale, primäre, sekundäre, tertiäre *n* (Genitalien, Behaarung, sonstige) / caractères sexuels primaires, secondaires, tertiaires *m*
8393 **characteristic** / charakteristisch (bezeichnend) / caractéristique
8394 **characteristic, sexual** / Geschlechtmerkmal *n* / caractère sexuel *m*
8395 **characterization (characterize)** / Charakterisierung *f* (treffend schildern) / caractérisation *f* (caractériser)
8396 **characterless** / charakterlos / caractère, sans
8397 **characterology** / Charakterologie *f* (Persönlichkeitsforschung, Charakterkunde) / caractérologie *f*
8398 **characteropathy** / Charakteropathie *f* (unter [s]einem Charakter leiden) / caractéropathie *f*
8399 **charcoal, activated** / Aktivkohle *f* / charbon actif *m*
8400 **charcoal, animal** / Carbo animalis (Tier-[Blut-, Fleisch-, Knochen]kohle *f*) / charbon animal (purifié) *m*
8401 **charcoal, antiseptic** / Carbo medicinalis (Medizinische Kohle *f*) / charbon antiseptique *m*
8402 **charcoal, vegetable (wood)** / Carbo vegetabilis (Pflanzenkohle *f*) / charbon végétale (de bois pulvérisé) *m*
8403 **Charcot's triad** / Charcot' Trias (Skandierende Sprache, Intentionstremor, Nystagmus; nach Pette: Spastik, zerebelläre Ataxie, partielle N.-opticus-Atrophie) / triade de Charcot
8404 **Charcot-Marie progressive muscular atrophy** / Charcot-Marie-Tooth-Hoffmann' Syndrom (Heredofamiliäre neurale Muskelatrophie) / atrophie musculaire progressive (type Charcot-Marie)
8405 **charge, acid-base** / Säure-Basenbelastung *f* (Nierenfunktionsprüfung) / charge acido-basique *f*
8406 **charge, emotional** / Belastung, seelische *f* (bei körperlicher Nichtbelastung begünstigt Koronarerkrankungen) / charge émotive *f*
8407 **charge, nuclear** / Atomladung *f* (z. B. $_8O$ = je 8 Protonen und Elektronen Sauerstoff) / charge nucléaire *f*
8408 **charge, sodium lactate** / Milchsäurebelastung *f* (Leberfunktionsprobe mit Natriumlactatlösung) / charge d'acide lactique *f*
8409 **charitable (charity)** / Wohltätig(keit *f*) / charitable (charité *f*)
8410 **charlatan** / Scharlatan *m* / charlatan *m*
8411 **charon, evagate, of valley** / Charon evagatus, vallis (Gelbfieber-, Rifttalfieber-Virus) / charon évagué, de vallée *m*
8412 **chart** / Karte *f* (Tabelle) / tableau *m*
8413 **charta (paper)** / Papier *n* / papier *m*
8414 **charta, salpeter** / Salpeterpapier (Nitrat-) *n* / papier nitré *m*
8415 **charta, sinapisate** / Senfpapier *n* / papier sinapisé *m*
8416 **charta, wax (cerate)** / Wachspapier *n* / papier ciré *m*
8417 **chartula** / Pulverbriefchen *n* / sachet *m*
8418 **chasma** / Chasmus *m* (Gähnkrampf, z. B. vor epileptischem Anfall) / chasme *m*
8419 **Chassaignac's palsy** / Chassaignac' Syndrom (Pseudoparese des Kinderarms nach Zerrungen) / pronation douloureuse
8420 **check (control)** / Kontrolle *f* (prüfen) / contrôle(r) *m*
8421 **checking** / Eichung *f* / étalonnage *m*
8422 **check-test** / Gegenprobe *f* / épreuve (essai *m*), contre-; (expérience de contrôle) *f*
8423 **check-valve** / Absperrventil (Rückschlagventil) *n* / soupape d'arrêt (de retenu) *f*
8424 **cheek** / Bucca (Mala) (Backe, Wange) / joue
8425 **cheese, cottage (curd[s])** / Quark (Weißkäse) *m* / caillebotte *f* (fromage blanc *m*)
8426 **cheese, cream** / Rahmkäse *m* / fromage à la crème *m*
8427 **cheese-like** / käseähnlich / tyroïde
8428 **ch(e)ilalgia** / Lippenneuralgie *f* / névralgie labiale *f*
8429 **cheilectropion** / Lippenektropion *n* / chéilectropion *m*
8430 **ch(e)ilitis** / Cheilitis *f* (χεῖλος = Lippe) / ch(é)ilite *f*
8431 **ch(e)ilitis, actinic exfoliative** / Cheilitis exfoliativa actinica (Sommercheilitis) / ch(é)ilite exfoliative actinique *f*
8432 **ch(e)ilitis, granulomatous** / Cheilitis granulomatosa (tuberkuloide Granulome der Unterlippe) / ch(é)ilite granulomateuse *f*
8433 **ch(e)ilitis, simple glandular** / Cheilitis glandularis simplex (entzündliche Lippenschwellung) / ch(é)ilite glandulaire simple *f*
8434 **ch(e)ilitis, suppurative glandular** / v. Baelz' Syndrom (Chronische Entzündung der Lippenschleimhaut) / myadénite labiale
8435 **ch(e)ilo-angioscopy** / Lippengefäßebetrachtung *f* / ch(é)il(o-)angioscopie *f*
8436 **ch(e)ilocarcinoma (ch[e]iloncus)** / Lippenkarzinom *n* (-tumor *m*) / carcinome (tumeur *f*) labial(e) *m*

8437 **ch(e)ilo(gnatho)(palato)schisis** / Lippen(-Kiefer)(-Gaumen)spalte *f* / ch(é)ilo(gnatho)(palato)schisis *f* (bec-de-lièvre total *m*)
8438 **ch(e)ilophagia** / Lippenbeißen *n* / ch(é)ilophagie *f*
8439 **ch(e)ilorrhagia** / Lippenbluten *n* / ch(é)ilorragie (hémorragie labiale) *f*
8440 **ch(e)ilorrhaphy, -tomy** / Lippennaht *f*, -schnitt *m* / ch(é)ilorraphie, -tomie *f*
8441 **ch(e)ilosis** / Lippen(schleimhaut)entzündung *f* / ch(é)ilose (ch[é]ilite hypovitaminique) *f*
8442 **ch(e)ilo(stomato)plasty** / Lippen(-Mund)plastik *f* / ch(é)ilo(stomato)plastie *f*
8443 **cheiropompholyx** / Cheiropompholyx *m* (χείρ = Hand, πομφόλυξ = Wasserblase: Wasserblasenbildung im Handteller) / chéiropompholyx *m*
8443a **cheirothesis** / Handauflegen *n* (Heilen durch: le Roi te teuche, Dieu te guerys) / chirothèse *f*
8444 **chelate (complex)** / Chelat(komplex *m*) *n* (Verbindung eines Metallions mit einem Chelon) / chélate (, complexe de) *m*
8445 **chelate formation** / Chelatbildung *f* (reversible Bildung eines Chelat[komplex]es) / chélate, formation de *f*
8446 **Chelidonium** / Schellkraut (Wirkstoff: Chelidonin) / Chelidonium maius (Papaveraceae)
8447 **chelon** / Chelon *n* (χηλή = Kralle: Metalle aus dem Organismus eliminierende («chelierende») Substanz, z. B. D-Penicillamin) / chélon *m*
8448 **chemical(s)** / chemisch (Chemikalien *n*) / (produits) chimique(s) (*m*)
8449 **chemicity** / Chemizität *f* (Chemiecharaktereigenschaft) / chimicité (propriété chimique) *f*
8450 **chemicocautery** / Kauterisation, chemische *f* (Ätzen mit Chemikalien) / chimicocautérisation *f*
8451 **cheminoses** / Cheminosen *f* (durch chem. Substanzen ausgelöste Krankheiten) / chiminoses *f*
8452 **chemism** / Chemismus *m* (Gesamtheit chem. Vorgänge bei [org.] Stoffumwandlungen) / chimisme *m*
8453 **chemism of blood** / Blutchemismus *m* (LEUPOLD) / chimisme sanguin *m*
8454 **chemism, gastric** / Magenchemismus *m* / chimisme gastrique *m*
8455 **chemist** / Chemiker *m* / chimiste *m*
8456 **chemistry** / Chemie *f* (Wissenschaft von den Eigenschaften und Umwandlungen der Stoffe und ihrer Verbindungen) / chimie *f*
8457 **chemistry, agricultural** / Agrikulturchemie *f* / chimie agricole *f*
8458 **chemistry, analytic** / Chemie, analytische *f* / chimie analytique *f*
8459 **chemistry, applied** / Chemie, angewandte (technische) *f* / chimie appliquée (manufacturière, industrielle) *f*
8461 **chemistry, food** / Nahrungsmittelchemie *f* / chimie alimentaire *f*
8462 **chemistry, forensic** / Chemie, forensische (gerichtliche) *f* / chimie légale *f*
8462a **chemistry, histopathological** / Chemie, histopathologische *f* / chimie histopathologique *f*
8463 **chemistry, inorganic** / Chemie, anorganische *f* (ca. 40 000 Verbindungen ohne C und einige einfache Kohlenstoffverbindungen) / chimie inorganique *f*
8464 **chemistry, medical** / Chemie, medizinische *f* / chimie médicale *f*
8465 **chemistry, natural substance, synthetic material** / Naturstoffchemie, Kunststoffchemie *f* / chimie de substance naturelle, de matière synthétique *f*
8466 **chemistry, nuclear** / Kernchemie *f* ([Wissenschaft von der] Atomkernumwandlung) / chimie nucléaire *f*
8467 **chemistry, organic** / Chemie, organische *f* (ca. 650 000 Verbindungen mit C) / chimie organique *f*
8468 **chemistry, physical** / Chemie, physikalische *f* (Objekt: physikal. Eigenschaften chem. Vorgänge) / chimie physique *f*
8469 **chemistry, physiological** / Chemie, physiologische *f* / chimie physiologique *f*
8470 **chemistry, synthetic** / Chemie, synthetische *f* / chimie synthétique *f*
8471 **chemistry, theoretic** / Chemie, theoretische *f* / chimie théorétique *f*
8472 **chemo(-auto)trophy** / Chemo(-auto)trophie *f* (Ernährung durch Chemosynthese) / chimio(-auto)trophie *f*
8473 **chemocoagulation** / Chemokoagulation *f* (Gewebekoagulation mit chem. Mitteln) / chimiocoagulation *f*
8474 **chemogenetics** / Chemogenetik *f* (Erforschung chemischer Mutagene [VOGEL]) / chimiogénétique *f*
8475 **chemo-immunity** / Chem(o)immunität *f* (Immunität durch Chemotherapeutica) / chimio-immunité *f*
8476 **chemokinesis** / Chemokinese *f* (Bewegungsänderung durch chem. Einfluß) / chimiocinésie *f*
8477 **chemolitholysis** / Chemolitholyse *f* (Harnsteinauflösung mit definierten Lösungsmitteln) / chimiolitholyse *f*
8478 **chemoluminescence** / Chemolumineszenz *f* (Selbstleuchten chem. Stoffe, z. B. Phosphor) / chimioluminescence *f*
8479 **chemolysis** / Chemolyse *f* (Molekülspaltung, -zerfall) / chimiolyse *f*
8480 **chemomorphosis** / Che(mo)morphose *f* (Formänderung durch chem. Einfluß) / chimiomorphose *f*
8481 **chemoprophylaxis** / Präventivchemotherapie *f* (z. B. gegen Malaria) / chimioprophylaxie (-prévention) *f*
8482 **chemoreceptors** / Chemo(re)zeptoren *m* (auf chem. Reize antwortende Ganglienzellen) / chimiorécepteurs *m*
8483 **chemoreflex** / Chemoreflex *m* (Antwort auf chem. Reiz) / chimioréflexe *m*
8484 **chemoresistance** / Chemoresistenz *f* (bakt. Resistenz gegen Antibiotica u. ä.) / chimiorésistance *f*
8485 **chemosensitive** / chemosensitiv (empfindlich für [veränderte] chem. Reize) / chimiosensible

8486 **chemoshock** / Chemoschock *m* / chémochoc *m*
8487 **chemosis** / Chemosis *f* (χήμη = Gienmuschel: Bindehautschwellung) / chémosis *f*
8488 **chemosorption** / Chemosorption *f* (Adsorption unter Bildung einer chem. Verbindung) / chimiosorption *f*
8489 **chemosynthesis** / Chemosynthese *f* (Oxydation anorg. Stoffe unter Energiegewinn bei wenigen Bakterienarten) / chimiosynthèse *f*
8490 **chemotaxis (, negative)** / Chemotaxis (, negative) *f* (Anziehung [Abstoßung], z. B. von Bakterien durch gelöste Stoffe in ihrer Umgebung) / chimiotaxie (négative) *f*
8491 **chemotherapeutics** / Chemotherapeutica ([antibakt. Behandlung mit] Sulfonamide[n] u. ä.) / chimiothérapeutique *f*
8492 **chemotherapy** / Chemotherapie *f* (EHRLICH, 1910: Bakterienhemmung od. -tötung mit chem. reinen synthetischen Substanzen, z. B. Sulfonamiden) / chimiothérapie *f*
8493 **chemotherapy, macro-, micro-organismic** / Chemotherapie, makro-, mikr(o)organismische *f* (Abwehrmechanismus stärkende, Erreger schwächende) / chimiothérapie macr(o-), micr(o-)organismique *f*
8494 **chemotropism** / Chemotropismus *m* (pos. od. neg. Zellwirksamkeit chem. Substanzen) / chimiotropisme *m*
8495 **chest** / Pectus (Brust) / poitrine
8496 **chest, barrel** / Thorax, faßförmiger *m* (bei Lungenemphysem) / thorax en tonneau *m*
8497 **chest expander** / Geradehalter *m* / corset de soutien (maintien) *m*
8498 **chest, funnel** / Trichterbrust *f* (angeboren od. beruflich erworben) / thorax en entonnoir *m*
8499 **chest, medicine** / Arzneischrank *m* / médicaments, armoire à *f*
8500 **chest, piriform** / Thorax piriformis (WENCKEBACH: bei Asthenikern) / thorax piriforme *m*
8501 **chest, scaphoid** / Kahnthorax *m* (Pectus carinatum: Kielbrust bei Syringomelie, nach Rhachitis) / thorax en bateau *m*
8502 **chest wall** / Brustwand *f* / paroi thoracique *f*
8503 **chestnut** / Kastanie *f* / châtaigne *f*
8504 **chew (chewed, chewing)** / kauen (gekaut, kauend) / mâcher (mâché, mâchant)
8505 **CHIARI's disease** / BUDD-CHIARI' Syndrom (Durch Lebervenenverschluß entstehendes Krankheitsbild) / thrombose primaire des veines hépatiques
8506 **CHIARI-FROMMEL disease** / CHIARI-FROMMEL' Syndrom (Uterusatrophie im Puerperium bei protrahierter Laktation) / syndrome d'ARGONZ-(del) CASTILLO
8507 **chiasma** / Chiasma (χ-förmige Kreuzung *f*) / chiasma *m*
8508 **chiasmas** / Chiasmata *n* (Crossing-over-Punkte der 4strähnigen Chromosomenstruktur) / chiasmes *m*
8509 **chiasma, optic** / Chiasma opticum (Kreuzung der Augenstiele im Zwischenhirn) / chiasma optique
8510 **chiasma of the tendons** / Chiasma tendinum (Kreuzung der oberflächlichen Fingerbeugermuskeln) / chiasma des tendons
8511 **chiasmatypy** / (Faktoren)austausch *m* (Chiasmatypie: Entstehung gemischter Chromosomen bei Reduktionsteilung) / chiasmatypie *f*
8511a **chicken pox (pseudovariola)** / Windpocken (Wasserblattern) *f* / varicelle (petite vérole volante) *f*
8512 **chilblain** / Frostbeule *f* / engelure *f*
8513 **child** / Kind *n* (Eltern verbindende und trennende Brücke) / enfant *m*
8514 **child welfare** / Kinderfürsorge *f* / enfance, assistance à l' *f*
8515 **childbed (lying-in)** / Puerperium *n* (Kindbett, bis 8 Wo. post partum) / couches *f* (état puerpéral *m*)
8516 **childbirth, natural** / Kinderkriegen, natürliches *n* (DICK-READ: «psychologische Geburtserleichterung» [LUKAS] durch «progressive Relaxation») / enfantement naturel *m*
8517 **childhood** / Kindheit *f* / enfance *f*
8518 **childish, childlike** / kindisch, kindlich / puéril, enfantin
8519 **childless** / kinderlos / enfants, sans
8520 **child-murder** / Kindsmord *m* / infanticide *m*
8521 **children, parents** / Kinder *n*, Eltern *m* / enfants, parents *m*
8522 **chilitis, granulomatous** / MIESCHER' Syndrom (I) (Essentielle granulomatöse Makrocheilie) / chilite granulomateuse
8523 **chill** / (Schüttel)frost *m* (kühlen) / frisson(ner) *m*
8524 **chill of death** / Algor mortis (Leichenkälte *f*) / froid de la mort *m*
8524a **chilli** / Chillies *m* (paprikaartiges Gewürz, erhöht Herzschlagvolumen [GLATZEL]) / poivre de Cayenne *m*
8525 **Chilomastix** / Chilomastix (Gattung Polymastiginen) / chilomastix *f*
8526 **chimera** / Chimäre *f* (Fremdgewebe) / chimère *f*
8527 **chimeras, blood** / Blutschimären *f* (weibl. Leukozyten in männl. Zwillingen) / chimères du sang *f*
8528 **chimerism** / Fremdgewebetoleranz *f* / chimérisme *m*
8529 **chin** / Mentum (Kinn) / menton
8530 **chin, double** / Buccula *f* (Dim. v. Bucca: Doppelkinn) / menton, double *m*
8531 **china** / Porzellan *n* / porcelaine *f*
8532 **chink** / Rima (Ritze *f*) / fente *f*
8533 **chink of the glottis** / Rima glottidis (Ritze der Stimmfalten [Plica vocalis]) / fente de la glotte
8534 **chink of the mouth** / Rima oris / fente de la bouche
8535 **chink of the palpebrae** / Rima palpebrarum / fente des paupières
8536 **chink of the pudendum** / Rima pudendi / fente de la vulve
8537 **chink of the vestibule** / Rima vestibuli (Ritze der Taschenfalten [Plica ventricularis]) / fente du vestibule
8538 **chinovin** / Chinovin *n* (Chinarindenglykosid) / quinovine *f*

8539 **chionophobia** / Schneeangst *f* (χιονίζω = beschneien) / neiges, phobie des *f*
8540 **chiragra** / Hände, gichtige *f* / chiragre *f*
8541 **chirism** / Handkrampf *m* / chirisme *m*
8542 **chirognomy (-mancy)** / Chirognomik (-mantie) *f* (Handliniendeutung) / chirognomie (-mancie) *f*
8543 **chirogymnastics** / Chirogymnastik *f* (LAABS' «Wirbelsäulengymnastik») / chirogymnastique *f*
8544 **chirology** / Chirologie *f* (Fingerzeichensprache der Taubstummen) / chirologie *f*
8545 **chiromania** / Chiromanie *f* (Geschlechtstriebbefriedigung mit der Hand) / chiromanie *f*
8546 **chiroplasty** / Handplastik *f* / chiroplastie *f*
8547 **chiropodist** / Fußbehandler *m* / pédicure *m*
8548 **chiropody** / Fußbehandlung *f* / chiropodie *f*
8549 **chiropractor** / Chiropraktor *m* (Wirbelsäulenbehandler) / chiropraticien *m*
8550 **chirospasm (, writer's)** / (Schreib)handspasmus *m* / chirospasme *m* (crampe de l'écrivain *f*)
8551 **chirotherapy** / Chirotherapie *f* (jede Therapie mit der Hand als Behandlungssubjekt, z.B. Segmentmassage) / chirothérapie *f*
8552 **chirurgery, abdominal, thoracal** / Bauch-, Brustchirurgie *f* / chirurgie abdominale, thoracique *f*
8553 **chitin** / Chitin *n* (Glykosid aus Aminozukkern und Essigsäure, dient Arthropoden als Stützsubstanz [χιτών = Gewand]) / chitine *f*
8554 **chive** / Schnittlauch *m* / cive *f*
8555 **Chlamydobacteriaceae** / Chlamydobacteriaceae (Baktfam. der Chlamydobacteriales) / chlamydobactériacées *f*
8556 **Chlamydobacteriales** / Chlamydobacteriales (Bakterienordnung II nach BERGEY, 1957) / chlamydobactériales *f*
8557 **chlamydospores** / Chlamydosporen *f* (χλαμύς = Mantel: durch Membranverdikkung bzw. Pilzfadenzerfall entstehende Myzetendauerformen) / chlamydospores *f*
8558 **Chlamydozoon** / (Para)trachom-Virus *n* / chlamydozoon *m*
8559 **chlamydozoon, oculogenital** / Paratrachom-Virus *n* (Erreger von Einschlußblennorrhoe der Neugeborenen, Schwimmbadkonjunktivitis, Genitalschleimhautkatarrh Erwachsener) / chlamydozoon oculogénital *m*
8560 **chlamydozoon, trachoma** / Trachom-Virus *n* (Erreger der ägypt. Augenkrankheit) / chlamydozoon de trachome *m*
8561 **chloasma** / Chloasma *n* (χλοάζω = sprossen: braune Hautflecken) / chloasma *m*
8562 **chloasma, cachectic** / Chloasma cachecticorum / chloasma des cachectiques *m*
8563 **chloasma, perioral** / Chloasma periorale virginum (Avitaminose) / chloasma périoral *m*
8564 **chloasma uterine** / Chloasma uterinum (im Gesicht Schwangerer [infolge NNR-Insuffizienz]; auch durch orale Contraceptiva möglich) / mélasme utérin *m*
8565 **chloracetaldehyde (CH_2ClCHO)** / Chloracetaldehyd *m* / aldéhyde acétique chloré *m*
8566 **chloracetamide ($CH_2ClCONH_2$)** / Chloracetamid *n* / acétamide chloré *m*
8567 **chloracetic** / chloressigsauer / chloracétique
8568 **chloracetone ($CH_3COC_6H_4Cl$)** / Chloraceton *n* / acétone chlorée *f*
8569 **chloracetophenone ($C_6H_5COCH_2Cl$)** / Chloracetophenon *n* / acétophénone chlorée *f*
8570 **chloral (Cl_3CCHO)** / Chloral *n* (Trichloraldehyd) / chloral *m*
8571 **chloral hydrate ($CCl_3CH(OH)_2$)** / Chloralis hydras (Chloralhydrat *n*) / chloral, hydrate de *m*
8572 **chloral(form)amide ($CCl_3CHOHNHCOH$)** / Chloral(form)amid *n* (Chloralammoniak) / chloral(form)amide *m*
8573 **chloralimide ($(CCl_3CHNH)_3$)** / Chloralimid *n* / chloralimide *m*
8574 **chloralization (chloralize)** / Chloralbetäubung *f* (chloralisieren) / chloralisation *f* (chloraliser)
8575 **chloramine (NH_2Cl)** / Chloramin *n* (anorg.)/ chloramine *f*
8576 **chloranemia, achylic** / Chloranämie, achylische *f* (essentielle hypochrome der Frauen) / chloranémie achylique *f*
8577 **chlorates** / Chlorate *n* (Salze der Chlorsäure [$HClO_3$]) / chlorates *m*
8578 **chlorephidrosis** / Chlorephidrose *f* («grüner Schweiß») / chloréphidrose *f*
8579 **chloreton ($(CH_3)_2C(OH)CCl_3$)** / Chloreton *n* (Acetonchloroform) / chlorétone *f*
8580 **chlorhematin** / (Chlor)hämin *n* (salzsaures Hämatin) / chlorhématine *f*
8581 **chlorhydria** / Chlorhydrie *f* (Magensalzsäureüberproduktion) / chlorhydrie *f*
8582 **chlorides** / Chloride *n* (Chlor-Metallverbindungen, Salze der Chlorwasserstoffsäure [HCl]) / chlorures *m*
8583 **chlorides, acid** / Säurechloride *n* (Derivate org. Säuren mit ersetztem OH durch Cl) / chlorures acides *m*
8584 **chlorides, alkaline** / Alkalichloride *n* / chlorures alcalins *m*
8585 **chloridometer** / Chloridometer *n* (zur Chloridbestimmung im Urin nach STRAUSS) / chloridomètre *m*
8586 **chloridometry** / Chloridometrie *f* (Chloridbestimmung im Blut nach VOLHARD) / chloridométrie *f*
8587 **chloriduria** / Chloridurie *f* / chloridurie *f*
8588 **chlorin** / Chlorin *n* (BRUGSCH: Chlorophyllstoffwechselendprodukt) / chlorine *f*
8589 **chlorinated (chlorination)** / chloriert (Chlordesinfizierung *f*) / chloré (chlor[in]ation *f*)
8590 **chlorine (Cl 17 35,457)** / Chlorum (Chlor *n*) / chlore *m*
8591 **chlorine dioxide (ClO_2)** / Chlor(in)i dioxydum (Chlordioxyd *n*) / chlore, bioxyde de *m*
8592 **chlorites** / Chlorite *n* (Salz der Chlorigsäure [$HClO_2$]) / chlorites *m*
8593 **chlorobenzaldehyde (ClC_6H_4CHO)** / o-, p-Chlorbenzaldehyd *n* / benzaldéhyde chloré *m*
8594 **chlor(o)benzene (C_6H_5Cl)** / Chlorbenzol *n* / benzène chloré *m*
8595 **chloroform ($CHCl_3$)** / Chloroform *n* / chloroforme *m*

8596 **chloroformism** / Chloroformvergiftung *f* / chloroformisme *m*
8597 **chloroformization** / Chloroformierung *f* / chloroformisation *f*
8598 **chloroma (chloro[lympho]sarco[myelo]ma)** / Chlorom *n* (χλωρός = grüngelb: auf dem Durchschnitt grünlich aussehende leukämische Krebsgeschwulst) / chlorome *m* (chloroleucémie *f*)
8599 **chloropenia** / Chloropenie *f* (Cl-Mangel im Organismus) / chloropénie *f*
8600 **chloropexia** / Chloropexie *f* (Cl-Fixierung im Gewebe) / chloropexie *f*
8601 **chlorophenol (C_6H_4ClOH)** / Chlorphenol *n* (Monochlorphenol) / phénol chloré *m*
8601a **chlorophyll** / Chlorophyll (Blattgrün) *n* / chlorophylle *f*
8602 **chloroplasts** / Chloroplasten *m* (photosynthetisierende Organellen der Pflanzenzelle, wahrscheinlich evolutionäre Vorläufer der Mitochondrienatmungskette) / chloroplastes *m*
8602a **chloropsia** / Chloropsie *f* (Grünsehen *n*) / chloropsie *f*
8603 **chlororubin** / Chlororubin *n* (von Chlorophyll abgeleiteter [Gallen]farbstoff [im Urin]) / chlororubine *f*
8604 **chlorosis** / Bleichsucht *f* / chlorose *f*
8605 **chlorotic** / blutarm / chlorotique
8606 **chlorous** / chlorig / chloreux
8607 **chlor(ur)emia** / Chlor(ur)ämie *f* ([Urin]chloride im Blut) / chlor(ur)émie *f*
8608 **choanae** / Choanae (χόανος = Trichter: hintere Nasenhöhlenöffnungen) / choanes
8609 **choanal** / choanal (hintere Nasenausgänge betreffend) / choanal
8610 **choice of physician, free** / Arztwahl, freie *f* / choix de médecin, libre *f*
8611 **choke (choked, choking)** / ersticken (erstickt, erstickend) / suffoquer (suffoqué, suffocant)
8612 **choky** / würgend / étouffant
8613 **cholagogia** / Gallenabgabe *f* (der Gallenblase) / cholagogie *f*
8614 **cholaligenic** / cholaligen ([mit Cholesterol] Chol[al]säure erzeugend) / cholaligénique
8615 **cholangia** / Cholangie *f* (NAUNYN: nichtentzündliche Gallengangerkrankung) / cholangie *f*
8616 **cholangiectasis** / Gallengangerweiterung *f* / cholangiectasie *f*
8617 **cholangiogastrostomy (-jejunostomy)** / Gallengang-Magenanastomose (-Dünndarm-) *f* / cholangiogastrostomie (-jéjunostomie) *f*
8618 **cholangiogram** / Cholangiogramm *n* (Rö-Kontrastdarstellung der Gallenwege) / cholangiogramme *m*
8619 **cholangiography, transhepatic** / Cholangiographie, transhepatische *f* (durch direkte Kontrastmittelinj. in Gallengang) / cholangiographie transhépatique *f*
8620 **cholangiolitis** / Cholangiolitis *f* (Entzündung der kleinen Gallengänge) / cholangiolite *f*
8621 **cholangioma** / Gallenganggeschwulst *f* / cholangiome *m*
8622 **cholangiopathy** / Cholangiopathie *f* (Erkrankung des intrahepatischen Gallensystems) / cholangiopathie *f*
8623 **cholangiostomy** / Cholangiostomie *f* (Anlegen einer Gallen[gang]fistel) / cholangiostomie *f*
8624 **cholangiotomy** / Leber[gallen]gangeröffnung *f* (zur Steinentfernung) / cholangiotomie *f*
8625 **cholangitis** / Gallengangentzündung *f* / cholangite *f*
8626 **cholanopoiesis** / Cholanopoese *f* / (Gallen[säure und -salze]produktion der Leber) / cholanopoïèse *f*
8627 **cholascos** / Cholaskos *m* (ἀσκός = Schlauch: Gallenerguß in Bauchhöhle) / cholascos *m*
8628 **cholecele** / Cholezele *f* (abgekapselter Gallenerguß in Bauchhöhle) / cholécèle *f*
8629 **cholechromopoiesis** / Gallenfarbstoffproduktion *f* (der Leber) / choléchromopoïèse *f*
8630 **chol(ecyst)agogic** / chol(ezyst)agog (Gallenfluß [Gallenblasenentleerung] fördernd) / chol(écyst)agogue
8631 **cholecystalgia** / Gallenblasenkolik *f* / cholécystalgie *f*
8632 **cholecystectasia** / Gallenblasenerweiterung *f* / cholécystectasie *f*
8633 **cholecystectomy (by electrocoagulation)** / Gallenblasenentfernung (-verödung) *f* / cholécystectomie (par électrocoagulation) *f*
8634 **cholecystitis** / Gallenblasenentzündung *f* / cholécystite *f*
8635 **cholecystitis, gangrenous** / Gangraena vesicae felleae / cholécystite gangreneuse *f*
8636 **cholecystitis, purulent** / Gallenblasenempyem *n* / empyème de la vésicule biliaire *m*
8637 **cholecystitis, serous** / Hydrops vesicae felleae / hydrops de la vésicule biliaire *m*
8638 **cholecysto-enterostomy (-gastrostomy)** / Cholezystentero(ana)stomose (Cholezystogastro-) *f* / cholécysto-entérostomie (-gastrostomie) *f*
8639 **cholecystography** / Cholezystographie *f* (Rö-Kontrastdarstellung der Gallenblase) / cholécystographie *f*
8640 **cholecystokinin** / Cholecystokinin *n* (Kontraktion der Gallenblase anregendes, Gallensekretausschüttung förderndes «Hormon» der Darmschleimhaut) / cholécystokinine *f*
8641 **cholecystopathy** / Cholezystopathie *f* (Erkrankung des extrahepatischen Gallensystems) / cholécystopathie *f*
8642 **cholecystopexy, -rrhaphy** / Gallenblasenanheftung, -naht *f* / cholécystopexie, -rraphie *f*
8643 **cholecystoptosis** / Gallenblasensenkung *f* / cholécystoptose *f*
8644 **cholecystostomy** / Cholezystostomie *f* (Notop.: Eröffnung der entzündeten Gallenblase und Ausräumung) / cholécystostomie *f*
8645 **cholecystotomy** / Cholezystotomie *f* (Eröffnung der Gallenblase und Steinentfernung) / cholécystotomie *f*

8646 **choledochectomy** / Choledochektomie *f* (Ductus-choledochus-Entfernung) / cholédochectomie *f*
8647 **choledochitis** / Choledochitis *f* (Ductus-choledochus-Entzündung) / cholédochite *f*
8648 **choledochoduodenostomy (-enterostomy, -gastrostomy)** / Hauptgallengang-Zwölffingerdarmverbindung (-Darm-, -Magen-) *f* / cholédochoduodénostomie (-entéro-, -gastro-) *f*
8649 **choledochoplasty** / Ductus-choledochus-Plastik *f* / cholédochoplastie *f*
8650 **choledochoscopy** / Choledochoskopie *f* WILDEGANS: intraop. Lebergallengangbesichtigung) / cholédochoscopie *f*
8651 **choledochotomy** / Choledochotomie *f* (Ductus-choledochus-Eröffnung) / cholédochotomie *f*
8652 **cholelithiasis** / Gallensteine *m* (in Blase od. Ductus choledochus, cysticus, hepaticus) / cholélithiase *f*
8653 **cholelithotripsy** / Gallensteinzertrümmerung *f* / cholélithotripsie *f*
8654 **cholemesis** / Gallenerbechen *n* / cholémèse *f*
8655 **cholemia, -uria** / Cholämie, -urie *f* / cholémie, -urie *f*
8656 **cholera** / Cholera *f* (hebr. chaul rah = böse Krankheit od. χολή[ρα] = Galle [Traufe]: Brechdurchfall) / choléra *m*
8657 **cholera, asiatic** / Cholera indica (echte) / choléra épidémique *m*
8658 **cholera, chicken** / Geflügelcholera *f* / choléra aviaire *m*
8659 **cholera, dry** / Cholera sicca (Darmlähmung ohne Durchfall) / choléra sec *m*
8660 **cholera of infants** / Cholera infantum (Brechdurchfall der Säuglinge) / choléra des enfants *m*
8661 **cholera nostras** / Cholera aestiva (unechte) / cholérine *f*
8662 **choleraic** / cholerabezüglich / choléraïque
8663 **choleratyphoid** / Choleratyphoid *n* (typhusähnlicher Choleraanfangszustand) / cholératyphoïde *m*
8664 **choleresis** / Gallenabsonderung *f* (der Leber) / cholérèse *f*
8665 **choleretic** / choleretisch (Gallenabsonderung der Leber anregend) / cholérétique
8666 **choleric** / cholerisch («gallig», jähzornig) / cholérique
8667 **choleroid (choleriform)** / choleraähnlich (-artig) / cholériforme (choléroïde)
8668 **cholerrhagia, -stasia** / Gallenfluß *m*, -stauung *f* / cholerragie, cholostase *f*
8669 **cholestane ($C_{27}H_{48}$)** / Cholestan *n* (Stammkohlenwasserstoff aller Sterine) / cholestane *f*
8670 **cholesteatoma** / Cholesteatom *n* (gutartige Plattenepithelgeschwulst zwischen Hirnhaut und -rinde) / cholestéatome *m*
8671 **cholesteatosis** / Stippchengallenblase *f* (Ablagerung von Cholesterinkristallen in Gallenblasenschleimhaut) / cholestéatose *f*
8672 **cholester(in)osis** / Cholesterinablagerung *f* / cholestérose *f*
8673 **cholesterinosis, cerebrotendinous** / van BOGAERT-SCHERER-EPSTEIN' Syndrom (Zerebrotendinöse Form der essentiellen familiären Hypercholesterinämie) / cholestérinose cérébrotendineuse
8674 **cholesterol (cholesterin) ($C_{27}H_{46}O$)** / Cholesterin (Cholesterol) *n* («Gallenfett»: in allen Zell[membran]en vorkommendes kompliziertes Zoosterin, kann als Schlakkenstoff abgelagert werden) / cholestérol *m* (cholestérine *f*)
8675 **cholesterolemia, -uria** / Cholesterinämie, -urie *f* / cholestérolémie, -urie *f*
8676 **cholesteroleresis** / Cholesterolerese *f* (erhöhter Gallencholesteringehalt) / cholestérolérèse *f*
8677 **cholesterolesterase** / Cholesterinesterase *f* (spaltet Cholesterinester) / cholestérolestérase *f*
8678 **cholesterolopoiesis** / Cholesterolsynthese *f* (der Leber) / cholestérolopoïèse *f*
8679 **cholinerg(et)ic** / cholinergisch (ist die Aktionssubstanz [«Vagus-Stoff», LOEWI] cholinergischer Nerven [des parasympathischen Systems]) / cholinergique
8680 **cholinesterase** / Cholinesterase *f* (spaltet Acetylcholin) / cholinestérase *f*
8682 **cholorrhea** / Cholorrhoe *f* (übermäßiger Gallenfluß) / cholorrhée *f*
8683 **cholostatic** / cholostatisch (durch Gallenstauung entstanden) / cholostatique
8684 **cholothorax** / Cholethorax *m* (Gallenerguß in Brustraum) / choléthorax *m*
8685 **chondralgia (-odynia)** / Knorpelschmerzen *m* / chondralgie (-odynie) *f*
8686 **chondrectomy** / Knorpelentfernung *f* / chondrectomie *f*
8687 **chondrin** / Knorpelleim *m* (durch Kochen von Knorpel) / chondrine *f*
8688 **chondrioconts, -mites, -somes** / Chondriokonten, -miten, -somen *n* (χόνδρος = Korn: stäbchen-, fadenförmige Körnchen im Zellplasma) / chondriocontes, -mites, -somes *m*
8689 **chondriocranium** / Knorpelschädel *m* (embr.) / chondriocrâne (crâne embryonnaire cartilagineux) *m*
8690 **chondriodieresis** / Chondriosomenteilung *f* / chondriodiérèse *f*
8691 **chondriosomes** / Chondriosomen *n* (Mitochondrien) / chondriosomes *m*
8692 **chondritis** / Knorpelentzündung *f* / chondrite *f*
8693 **chondritis, costal** / TIETZE' Syndrom (Anomalie der Knorpel-Knochengrenze der Brustbein-Rippenansätze) / tuméfaction douloureuse de la jonction chondrocostale
8694 **chondritis of the patella, traumatic** / BÜDINGER-LUDLOFF-LÄWEN' Syndrom (Chondromalacia patellae) / chondromalacie de la rotule
8695 **chondro-adenoma, -angioma** / Chondradenom, -angiom *n* (Drüsen-, Gefäßgeschwulst mit Knorpelelementen) / chondr(o-)adénome, -angiome *m*
8696 **chondro-angiopathy, calcareous** / Chondr(o)angiopathia calcaria (Vaskularisierungsstörung der Epiphysenknorpel) / chondr(o-)angiopathie calcaire *f*

8697 **chondroblast, -clast** / Knorpelbildungszelle, -freßzelle *f* / chondroblaste, -claste *m*
8698 **chondroblastoma** / Chondrom *n* (gutartige Knorpelgeschwulst) / chondroblastome *m*
8699 **chondrocarcinoma, -sarcoma** / Knorpelgewebekarzinom, -sarkom *n* / chondrocarcinome, -sarcome *m*
8700 **chondrocostal, -epiphysial, -sternal** / rippenknorpel-, epiphysenknorpel-, brustbeinknorpelbezüglich / chondrocostal, -épiphyséal, -sternal
8701 **chondrocyte** / Knorpelzelle *f* / chondrocyte *m*
8702 **chondrodermatitis, chronic** / Chondrodermatitis helicis (schmerzhafte Knötchen an oberer Ohrleistenpolkante) / chondrodermatite nodulaire *f*
8703 **chondrodystrophy, hyperplastic, hypoplastic** / Knorpelwachstumsstörungen *f* / chondrodystrophie congénitale *f*
8704 **chondro-epithelioma, -fibroma** / Chondroepitheliom, -fibrom *n* (Knorpel[gewebs]-elemente enthaltende Geschwülste) / chondro-épithéliome, -fibrome *m*
8705 **chondrogenesis** / Knorpelbildung *f* / chondrogenèse *f*
8706 **chondroitin sulfates** / Chondroitinschwefelsäure *f* (Mucopolysaccharid aus Glucuronsäure + N-Acetylgalaktosaminsulfat gegen Gehörschädigung durch Lärm) / chondroïtines sulfuriques *f*
8707 **chondroit(in)ic** / chondroitinsauer / chondroïtique
8708 **chondroituria** / Chondroiturie *f* (Chondroitinschwefelsäureausscheidung) / chondroïturie *f*
8709 **chondrolipoma, -steoma** / Chondrolipom, -steom *n* (Fett-, Knochengeschwulst mit Knorpelelementen) / chondrolipome, -stéome *m*
8710 **chondrolysis** / Entknorplung *f* / chondrolyse *f*
8711 **chondromalacia** / Knorpelerweichung *f* (spez. des Ohrknorpels bei Geisteskranken) / chondromalacie *f*
8712 **chondromatosis** / Chondromatose *f* (multiple Chondrombildung) / chondromatose *f*
8713 **chondromucoid** / Chondromukoid *n* (stark chondroitinschwefelsäurehaltige Grundsubstanz des hyalinen Knorpels) / chondromucoïde *m*
8714 **chondromy(x)oma** / Chondromy(x)om *n* (My[x]om mit Knorpelelementen) / chondromy(x)ome *m*
8715 **chondronecrosis** / Knorpelnekrose *f* / chondronécrose *f*
8716 **chondro(patho)(physio)logy** / Chondro-(patho)(physio)logie *f* / chondro(patho)-(physio)logie *f*
8717 **chondropathy, chondrosis** / Knorpelleiden *n*, -erkrankung *f* / chondropathie, chondrose *f*
8718 **chondrophyte** / Knorpelauswuchs *m* / chondrophyte *m*
8719 **chondroplasty** / (Rippen)knorpelplastik *f* / chondroplastie *f*
8720 **chondroporosis** / Knorpelporosierung *f* / chondroporose *f*
8721 **chondroproteid** / Chondroproteid *n* / (Mucopolysaccharid + Protein) / chondroprotéide *m*
8722 **chondrosamin** / Aminogalaktose *f* (Bestandteil von Mucopolysacchariden, z.B. Chondroitinschwefelsäure) / chondrosamine *f*
8723 **chondrosseous** / knorpel-knochenbezüglich / chondrosseux
8724 **chondrotomy** / (Rippen)knorpeldurchschneidung *f* / chondrotomie *f*
8725 **chordal** / chordal (Chorda dorsalis betreffend) / notochordal
8726 **Chordata** / Chordaten *m* (Tierstämme mit Chorda dorsalis: Akranier, Tunikaten, Vertebraten) / chordés *m*
8727 **chordectomy** / Stimmbandresektion *f* / chordectomie *f*
8728 **chorditis** / Stimmbandentzündung *f* / chordite (inflammation des cordes vocales) *f*
8729 **chorditis, nodous** / Noduli vocales («Sängerknoten» auf Stimmbändern) / chordite noueuse *f*
8730 **chordo(blasto)ma** / Chordo(blasto)m *n* (Geschwulst aus Chorda-dorsalis-Resten an Schädelbasis) / chordo(blasto)me *m*
8731 **chordopexy** / Chordopexie *f* (Stimmbandop. bei Larynxstenose) / chordopexie *f*
8732 **chordotomy** / Chordotomie *f* (Durchschneidung der Vorderseitenstrangbahn [MARTIN-SPILLER], Unterbrechung der Vasokonstriktorenbahn [FOERSTER]) / chordotomie *f*
8733 **chorea** / Chorea St. Viti (χορεία = Tanz: «Veitstanz» [Tanzwut XIV. Jh., zu deren Heilung man zur Ulmer Veitskapelle wallfahrtete]) / chorée *f*
8734 **chorea, chronic** / HUNTINGTON' Syndrom (Seltne erbliche Hirnatrophie mit hyperkinetisch-hypotonischer Bewegungsstörung) / chorée des vieillards
8735 **chorea, electric** / DUBINI' Syndrom (Myoklonische Form der [epidemischen] Encephalitis) / chorée électrique
8736 **chorea, epidemic** / Chorea maior (durch Nachahmung einer Chorea minor ganze Gruppen ansteckende Tanzwut) / chorée rythmique *f*
8737 **chorea, fibrillary** / MORVAN' Syndrom (I) (Besondre Myoklonieform) / chorée fibrillaire
8738 **chorea, malleatory** / Chorea hysterica (Chorea des hysterischen Anfalls) / chorée rotatoire *f*
8739 **chorea, myohypotonic** / Chorea mollis (scheinbare Lähmungen infolge Muskelhypotonie) / chorée paralytique *f*
8740 **chorea in pregnancy** / Chorea gravidarum (rezidivierende Chorea minor) / chorée des (femmes) enceintes *f*
8741 **chorea, tic** / Chorea variabilis (Tic[k]krankheit *f*) / chorée laryngée *f*
8742 **chore(at)ic** / chore(at)isch / choré(at)ique
8743 **choreoid** / choreaähnlich / choréiforme
8744 **choreopathy** / Choreopathie *f* (organische Pseudopsychopathie) / choréopathie *f*
8746 **chorio-adenoma** / Blasenmole, destruierende *f* (noch nicht maligner Übergang zu Chorionepitheliom) / môle invasive *f*

8747 **chorio-angio(fibro)ma** / Chorangio(fibro)m *n* (kapilläres Hämangiom des plazentären Zottenstromas) / chori(o-)angio-(fibro)me *m*
8748 **chorioblastosis** / Chorionzellenwucherung *f* / chorioblastose *f*
8749 **choriogenesis** / Choriogenesis *f* (Entwicklung der äußeren fet. Eihaut) / choriogenèse *f*
8750 **choriomeningitis** / Choriomeningitis *f* (Hirnhauterkrankung durch Chorion-Virus) / chorioméningite *f*
8751 **choriomeningitis, lymphocytic** / Choriomeningitis lymphocytaria (Chorionvirusbefall der Hirnhäute mit Lymphozytenvermehrung) / chorioméningite lymphocytaire *f*
8752 **choriomyxoma** / Traubenmole *f* / choriomyxome *m*
8753 **chorion** / Chorion *n* (χόριον = Zottenhaut: mittlere [äußere fet.] Eihaut) / chorion *m*
8754 **chorion, shaggy, smooth** / Chorion frondosum, laeve («dicht belaubtes» äußeres, «unbehaartes» inneres Chorion) / chorion touffu, lisse *m*
8756 **chorionic** / chorionbezüglich / chorionique
8757 **c(h)orionitis** / C(h)orionitis *f* (Corium-Entzündung) / c(h)orionite *f*
8758 **chorioplacental** / chorioplazentär (äußere fet. Eihaut und Mutterkuchen betreffend) / chorioplacentaire
8759 **chorioretinitis, central serous** / KITAHARA' Syndrom (Exsudative Makulaerkrankung infolge Kapillarerkrankung der Gefäßhaut) / choriorétinite séreuse centrale
8760 **chorist(i)a** / Choristie *f* (χωριστός = abgetrennt: Versprengung embr. Gewebes) / choristie *f*
8761 **choristo(blasto)ma** / Choristo(blasto)m *n* (Wucherung versprengten embr. Gewebes) / choristo(blasto)me *m*
8762 **choroid** / Chorioidea (dem Chorion ähnliche Gefäßhaut des Auges) / choroïde
8762a **choroid(al)** / chorioid(al) (dem Corium [der Chorioidea] ähnlich) / choroïdien
8763 **choroidectomy** / Chorioidektomie *f* (Entfernung des Plexus chorioideus lateralis) / choroïdectomie *f*
8764 **choroidepithelioma** / Chorioidepitheliom *n* (Papillom des Plexus chorioideus) / plexus, papillome du *m*
8765 **choroiditis, central, disseminated** / Chorioiditis centralis, disseminata (zentrale, verstreute Augenhintergrundentzündungsherde) / choroïdite centrale, disséminée *f*
8766 **choroiditis, tuberculous** / Aderhautentzündung, tuberkulöse *f* / choroïdite tuberculeuse *f*
8767 **choroidocyclitis (-iritis)** / Aderhaut-Ziliarkörperentzündung (-Irisentzündung) *f* / choroïdocyclite (-irite) *f*
8768 **choroidoretinal** / chorioidoretinal (Ader-Netzhaut des Auges betreffend) / choroïdorétinien
8769 **choroidoretinitis, specific** / Chorio(ido)retinitis specifica (FÖRSTER: primäre Erkrankung beider Augenhäute bei konnataler Lues) / choroïdorétinite spécifique *f*
8770 **choroidosclerosis, primary, secondary** / Chorioideasklerose, primäre, sekundäre *f* / choroïdosclérose primaire, secondaire *f*
8771 **chromaffin** / chromaffin (mit Chromsalzen gelb-braun färbbar) / chromaffin
8772 **chromate** / Chromat *n* (Salz der Chromsäure) / chromate *m*
8773 **chromatic** / chromatisch (farbig) / chromatique
8774 **chromatics** / Chromatik *f* ([Ton]färbung[slehre]) / chromatique (théorie de couleurs) *f*
8775 **chromatids** / Chromatide *n* (Chromosomenspalthälften der Mitose) / chromatides *m*
8776 **chromatin, sex** / Geschlechtchromatin *n* ([X-]chromosomaler Abkömmling positivheteropyknotischen Materials des Interphasenkerns [BARR]) / chromatine sexuelle *f*
8777 **chromatin-negative, -positive** / chromatinnegativ, -positiv (ohne, mit Kerngeschlechtchromatin) / chromatine-négatif, -positif
8778 **chromatism** / Farbenzerstreuung *f* / chromatisme *m*
8779 **chrom(atodys)opsy** / Farbensehen *n* (Farbensehstörung *f*) / chrom(atodys)opsie *f*
8780 **chromatography** / Chromatographie *f* (Methode zur Trennung sonst schwer trennbarer Stoffe) / chromatographie *f*
8781 **chromatography, adsorption (exchange, partition)** / Adsorptionschromatographie (Verteilungs-, Austausch-) *f* / chromatographie d'adsorption (d'échange, de partition) *f*
8782 **chromatography, (filter) paper** / Papierchromatographie *f* / chromatographie en papier *f*
8783 **chromatography, gas** / Gaschromatographie *f* (zum Nachweis von Giftspuren) / chromatographie gazeuse *f*
8784 **chromatography, gas-fluid** / Gas-Flüssigkeitschromatographie *f* (Urinuntersuchung auf Dopings) / chromatographie liquide *f*
8785 **chromatography, thin-layer** / Dünnschichtchromatographie *f* / chromatographie de couches minces *f*
8786 **chromatology** / Farbenlehre *f* / chromatologie *f*
8787 **chromatolysis (chromatotaxis)** / Chromatolyse *f* (Zellkernchromatinauflösung [ohne Zellkörperzerstörung]) / chromatolyse (-taxie) *f*
8788 **chromatometer** / Farbenmesser *m* / chromatomètre *m*
8789 **chromatophil** / chromatophil (leicht färbbar) / chromatophile
8790 **chromatophobia** / Farbenscheu *f* / chromatophobie *f*
8791 **chromatophores** / Chromatophoren *m* (Hautpigmentzellen) / chromatophores *m*
8792 **chromatoptometry** / Chromatoptometrie *f* (Farbensehvermögenmessung) / chromatoptométrie *f*
8793 **chromatosis** / Chromatosis *f* (abnorme Hautpigmentierung) / chromatose *f*
8794 **chromatotropism** / Farborientierung *f* / chromatotropisme *m*
8795 **chromaturia** / Chromaturie *f* (anomale Urinfärbung) / chromaturie *f*

8796 **chrome, chromat(iz)e** / chromieren, chromat(is)ieren (mit Chrom einlassen, mit Chrom[at] überziehen) / chromer, chromat(is)er
8797 **chromesthesia** / Chromesthesie *f* / (Farbensensationen beim Hören, Riechen, Schmekken) / chromesthésie *f*
8798 **chromic** / chromsauer / chromique
8799 **chromidia** / Chromidia *n* (Plasmachromatinkörnchen) / chromidia *m*
8800 **chromidiosis** / Chromidiosis *f* (Zellkernchromatinübertritt in Plasma) / chromidiosis *f*
8801 **chromidrosis** / Chromhidrosis *f* (farbiger Schweiß) / chromidrose *f*
8802 **chrom(ifer)ous** / chrom(halt)ig / chromé (chromifère)
8803 **chromium (Cr 24 52,01)** / Chromium (Chrom *n*) / chrome *m*
8804 **chromium sulfate ($Cr_2(SO_4)_3$)** / Chromii sulfas (Chromsulfat *n*) / chrome, sulfate de *m*
8805 **Chromobacterium** / Chromobacterium (Baktgatt. der Rhizobiaceae) / chromobactérie *f*
8806 **chromobacterium, violaceous** / Chromobacterium violaceum (apathogen im Oberflächenwasser) / chromobactérie violacée *f*
8807 **chromoblastomycosis** / Chromoblastomykose *f* (chron. Hautpilzerkrankung mit derben Knoten an unteren Gliedmaßen) / chromoblastomycose *f*
8808 **chromoblasts** / Chromoblasten *m* (embr. Pigmentzellen) / chromoblastes *m*
8809 **chromocenters** / Chromozentren *n* (Chromonemabausteine) / chromocentres *m*
8810 **chromocholoscopy, chromocystoscopy** / Chromocholoskopie, Chromozystoskopie *f* (Gallenblasen-, Harnblasenfunktionsprüfung mit Farblösungen) / chromocholoscopie, chromocystoscopie *f*
8811 **chromocyte** / Pigmentzelle *f* / cellule pigmentaire *f*
8812 **chromocytometry** / Blutfarbstoffmessung *f* / chromocytométrie *f*
8813 **chromodermatosis (chromatopathy)** / Chromodermatose *f* (Hautkrankheit mit Pigmentveränderung) / chromodermatose *f*
8814 **chromodiagnosis** / Chromodiagnose *f* (Diagnose auf Grund von Farbveränderungen, z.B. des Liquors) / chromodiagnostic *m*
8815 **chromogenic** / farbstoffbildend (Chromo[somen]gen betreffend) / chromogène
8816 **chromo-isomerism** / Isomerie, farbverschiedene *f* / chrom(o-)isomérisme *m*
8817 **chromomere** / Chromomer *n* (nucleinsäurehaltiges Chromatinkörnchen) / chromomère *m*
8818 **chromometer, x-ray** / Röntgenchromometer *n* (Rö-Röhrenhärtegradmesser) / chromomètre rœntgenien *m*
8819 **chromoneme** / Chromonema *n* (νῆμα = Faden: aus Chromozentren aufgebauter Chromosomenfaden) / chromonème *m*
8820 **chromophore** / Chromophor *n* (farbverstärkender Molekülteil) / chromophore *m*
8821 **chromophototherapy** / Chromophototherapie *f* (Bestrahlungstherapie mit farbigem Licht) / chromophotothérapie *f*
8822 **chromoplasts** / Chromoplasten *m* (gelbe od. rote Plasmakörperchen in Pflanzenzellen) / chromoplastes *m*
8823 **chromoproteids** / Chromoproteide *n* (Eiweiße mit Chromophoren) / chromoprotéides *m*
8824 **chromoradiometry** / Chromoradiometrie *f* (Rö-Dosismessung an Farbunterschieden) / chromoradiométrie *f*
8825 **chromoretinography** / Netzhautfarbphotographie *f* / chromorétinographie *f*
8826 **chromoscope** / Chromoskop *n* (Farbensehtüchtigkeitsmesser) / chromoscope *m*
8827 **chromoscopy, gastric** / Magenchromoskopie *f* (Magensaftprüfung an Mageninhaltfarbe) / chromoscopie gastrique *f*
8828 **chromoscopy, renal** / Nierenchromoskopie *f* (Funktionsprüfung an Urinfarbe nach Verabfolgung von Farblösungen) / chromoscopie rénale *f*
8829 **chromosomal** / chromosomal (Chromosomen betreffend) / chromosomique
8830 **chromosomes** / Chromosomen *n* (aus Chromonemen bestehende sichtbare Träger der Erbanlagen = Gene = DNS [Mensch: 23 «Paare» – je 1 Satz von Vater und Mutter – d.s. 44 Autosomen + 2 Heterosomen = Geschlechtschromosomen]) / chromosomes *m*
8831 **chromosomes, adhesive** / Chromosomen, verklebte *n* (wiedervereinigte) / chromosomes adhésifs *m*
8832 **chromosomes arrangement** / Chromosomensatz *m* (in jeder Zelle gleicher Genbestand) / chromosomes, arrangement de *m*
8833 **chromosomes clumping** / Chromosomenzusammenballung *f* / chromosomes, agglomération de *f*
8834 **chromosomes, constellation XYY of** / Chromosomenkonstellation XYY *f* (der weibl. X-Trisomie entsprechende männl.) / chromosomes, constellation XYY de *f*
8835 **chromosome, dicentric** / Chromosom, dizentrisches *n* (mit 2 Zentromeren) / chromosome dicentrique *m*
8836 **chromosome, homologous** / Chromosom, homologes *n* (paariges) / chromosome homologue *m*
8837 **chromosomes multiplying** / Chromosomenvermehrung *f* / chromosomes, multiplication de *f*
8838 **chromosomes pairing** / Chromosomenpaarung *f* / chromosomes, appariement de *m*
8839 **chromosome, ring** / Ringchromosom *n* (mutiertes Mitosechromosom) / chromosome annulaire *f*
8840 **chromosome, sex (heterotypical)** / Heterochromosom *n* (X-Y-Geschlechtchromosom) / gono(chromo)some (allosome) *m*
8841 **chromosome, X-, Y-** / X-, Y-Chromosom *n* (weibl., männl. Geschlechtchromosom) / chromosome X, Y *m*

8842 **chromosomology** / Chromosomenforschung *f* (mikrosk. Untersuchung der [menschlichen] Chromosomenverhältnisse in [Quetsch]präparaten nach der Internationalen Nomenklatur) / recherches chromosomiques *f*
8843 **chromotoxic** / chromotoxisch (Hb schädigend) / chromotoxique
8844 **chromo-urinography** / Chrom(o)urinographie *f* (Harndiagnose nach Farbstoffinj.) / chrom(o-)urinographie *f*
8845 **chronaxia** / Chronaxie *f* (ἀξία = Wert: zwischen Muskelreiz mit Strom von doppelter Rheobasenstärke und Muskelerregung vergehende Zeit) / chronaxie *f*
8846 **chronaximeter** / Chronaximeter *n* / chronaximètre *m*
8847 **chronic(ity)** / chronisch (Chronizität *f*) / chronique (chronicité *f*)
8847a **chronify** / chronifizieren (langwierig machen bzw. werden lassen) / chronifier
8848 **chronobiology** / Chronobiologie *f* (Erforschung der periodischen Veränderungen der Umweltbedingungen durch Tages-, Monats-, Jahreszyklen) / chronobiologie *f*
8849 **chronodiagnostics, -therapeutics** / Chronodiagnostik, -therapeutik *f* (Berücksichtigung der Zeit bei diagnostischen Maßnahmen, therapeutischen Eingriffen) / chronodiagnose, -thérapie *f*
8850 **chronogeneity** / Chronogeneität *f* (Monakow: Einbeziehung der Zeit als 4. Dimension des dreidimensionalen Raums in die wissenschaftliche Forschung) / chronogénéité *f*
8851 **chronometry** / Zeitmessung *f* / chronométrie *f*
8852 **chronophysio(patho)logy** / Chronophysio-(patho)logie *f* ([Lehre von der] Zeitabhängigkeit physiol. Abläufe [pathol. Vorgänge]) / chronophysio(patho)logie *f*
8853 **chronotropic** / chronotrop (Pulsfrequenz beeinflussend) / chronotrope
8854 **chrysarobin** / Chrysarobinum (χρυσός = Gold + [Andira] araroba) / chrysarobine *f*
8855 **chrysocyanosis** / Chrysozyanose *f* (Hautverfärbung unter Goldtherapie) / chrysocyanose *f*
8856 **chrysoidin** / Chrysoidin *n* (Azofarbstoff) / chrysoïdine *f*
8857 **Chrysops** / Blindbremse *f* (Mangrovefliege, Hirschfliege, Gatt. Brachycera) / chrysope *m*
8858 **chrysosis** / Chrysosis *f* (Goldablagerung beim Tragen von Goldschmuck) / chrysosis *f*
8859 **chyladenectasis, mesenteric** / Whipple' Syndrom (Seltne intestinale Lipoidose mit Resorptions- und Synthesestörungen der Neutralfette) / lipodystrophie intestinale
8860 **chylangioma** / Chylangiom *n* ([Darm]lymphgefäßgeschwulst) / chylangiome *m*
8861 **chyle** / Chylus *m* (χυλός = Milch[iger]-Saft: resorbierter Speisebrei in Darmlymphgefäßen und «Milchbrustgang») / chyle *m*
8862 **chylectasia** / Chylektasie *f* (Lymphgefäßerweiterung) / chylectasie *f*
8863 **chylemia, -uria** / Chylämie, Chylurie *f* / chylémie, -urie *f*
8864 **chylidrosis** / Chylidrose *f* (Chylusperspiration) / chylidrose *f*
8865 **chylification** / Chylusbildung *f* / chylification *f*
8866 **chylocele** / Chylozele *f* (Hydrozele mit chylösem Inhalt) / chylocèle *f*
8867 **chyloid** / chylusähnlich / chyloïde
8868 **chylomicron** / Chylomikron *n* (neutralfettreiches Tröpfchen bis 1 μ ∅) / chylomicron *m*
8869 **chylomicrons** / Chylomikronen *n* (aus Nahrungsfetten stammende bei Hyperlipidämien erhöht) / chylomicrons *m*
8870 **chylomicronemia** / Chylomikronämie *f* (Trübung des Serums durch Chylomikronen) / chylomicronémie *f*
8871 **chyloperitoneum** / Chyloperitonaeum *n* (Chyluserguß in Bauchhöhle) / chylopéritoine *m*
8872 **chylorrhea** / Chylorrhoe *f* (Lymphausfluß bei Milchbrustgangverletzung) / chylorrhée *f*
8873 **chylosis** / Chylierung *f* (Nahrung [Chymus] → Chylus → Gewebe) / chylose *f*
8874 **chylothorax** / Chylothorax *m* (Milchbrustgangausfluß in Brusthöhle) / chylothorax *m*
8875 **chylous** / chylös / chyleux
8876 **chyme** / Chymus *m* (χυμός = Saft: halbflüssiger Speisebrei in Magen und Dünndarm) / chyme *m*
8877 **chymification** / Magen(speise)breibildung *f* / chymification *f*
8878 **chymosin** / Labferment *n* / chymosine *f*
8879 **(chymo)trypsin** / (Chymo)trypsin *n* (Pankreasproteasen mit p_H 8) / (chymo)trypsine *f*
8880 **chymotrypsin** / Chymotrypsin *n* (dem Labferment funktionsähnliches Pankreasferment, baut von Pepsin und Trypsin aus Eiweiß gebildete saure Produkte zu Polypeptiden und Aminosäuren ab) / chymotrypsine *f*
8881 **chymotrypsinogen** / Chymotrypsinogen *n* (inaktives Chymotrypsin im frischen Pankreassaft) / chymotrypsinogène *m*
8882 **chymous** / chymös / chymeux
8883 **cibarious (nutritive)** / nahrhaft / nourissant
8884 **cibation (boarding)** / Verköstigung *f* / nourriture *f*
8885 **cicatricectomy** / Narbenausschneidung *f* / cicatricotomie *f*
8886 **cicatricial** / narbig / cicatriciel
8888 **cicatrix (cicatrices)** / Narbe(n) *f* / cicatrice(s) *f*
8889 **cicatrix, hypertrophic** / Narbe, bindegewebige *f* / cicatrice hypertrophique *f*
8890 **cicatrix, vibratory** / Narbe, pulsierende *f* / cicatrice vibratoire *f*
8891 **cicatrix, vicious** / Narbe, funktionstörende *f* / cicatrice vicieuse *f*
8892 **cicatrizant** / narben(bildung)fördernd / cicatrisant
8893 **cicatrizations, corneal** / Hornhautnarben *f* (Einlagerungen von Narbengewebe nach Abheilung eines Hornhautinfiltrats: Nubecula, Macula, Leucoma) / cicatrisations cornéennes *f*

8894 **cicatrization, perilimbal corneal** / Hornhautnarbe, perilimbische *f* (kreisförmig um Limbus corneae) / cicatrisation périlimbique *f*
8895 **cicatrize (cicatrized, cicatrizing)** / vernarben (vernarbt, vernarbend) / cicatriser (cicatrisé, cicatrisant)
8896 **Cicuta** / Wasserschierling (Wirkstoff: Cicut[ox]in) / Cicuta virosa (Umbelliferae)
8897 **cigarets, smoke of** / Zigarettenrauch *m* (bewirkt Linksverschiebung der O_2-Dissoziationskurve durch CO-Hb-Bildung) / cigarettes, fumée de *f*
8898 **cili(ar)ectomy (cyclectomy)** / Ziliarkörperexzision *f* / cyclectomie (cili[air]ectomie) *f*
8899 **ciliariscopy** / Ziliarkörperbesichtigung *f* / ciliariscopie *f*
8900 **ciliary** / wimprig (Ziliarkörper betreffend) / ciliaire
8901 **ciliate(d)** / bewimpern (mit Wimpern versehen) / cilier (cilié)
8902 **ciliation** / Begeißlung *f* / ciliation *f* (avoir des cils)
8903 **Ciliophora** / Ziliophoren *n* (Wimpertierchen, IV. Klasse Protozoen) / ciliophores *m*
8904 **cilioplegia** / Ziliarmuskellähmung *f* / muscle ciliaire, paralysie du *f*
8905 **cilioretinal, -scleral** / ziliarkörper-netzhaut-, -lederhautbezüglich / ciliorétinien, -scléreux
8906 **ciliotomy** / Ziliarnerventrennung *f* / cili(air)otomie *f*
8907 **cilium (cilia)** / Wimper(n) *f* (Geißel, Flimmerfortsatz) / cil *m*
8908 **cillosis** / Augenlidzucken, spastisches *m* / cillement *m*
8909 **Cimicidae** / Bettwanzen *f* (1. Fam. Rhynchota) / cimicides *f*
8910 **Cimicifuga** / Wanzenkraut (Wirkstoff: Cimicifugin) / Cimicifuga racemosa (Ranunculaceae)
8910a **Cina** / Zitwerblüten (Wirkstoffe: Santonin, Artemisin) / Artemisia Cina (Compositae)
8911 **cinchol** / Cinchol *n* (einwertiger Chinarindenalkohol) / cinchol *m*
8912 **cinchona** / Cinchona *f* (Rubiaceae: südamer. Chinarindenbaum) / quin(quin)a (cinchone) *m*
8913 **cinchonamine, cinchonicine, cinchotine** / Chinarindenalkaloide *n* / cinchonamine, cinchonicine, cinchotine *f*
8914 **cinchonate** / Cinchonat *n* (Salz der Cinchoninsäure) / cinchonate *m*
8915 **cincho(n)ic** / chinarindenbezüglich (cinchoninsauer) / cincho(n)ique
8916 **cinchonism** / Chininrausch *m* (-vergiftung *f*) / quininisme *m*
8917 **cinchonize** / cinchonisieren (unter Chinineinfluß bringen) / cinchoniser
8918 **cine-arteriography** / Kin(e)arteriographie *f* (z. B. zur Beurteilung von Gefäßimplantaten) / cin(é-)artériographie *f*
8919 **cinefibergastroscopy** / Kaltlichtendoskopie *f* (zur Unterscheidung von Nahrungsboli und Bezoaren bzw. Tumoren) / cinégastroscopie fibroptique *f*
8920 **cinefluorography** / Schirmbildkinematographie *f* / cinéradiophotographie *f*
8921 **cinematography** / Bewegungsaufnahme *f* / cinématographie *f*
8922 **cinerary** / aschig / cinéraire
8923 **cineri(ti)ous** / aschgrau (cinereus) / cendré (, gris)
8924 **cineroentgenography** / Bewegungsbestrahlung *f* / cinéradiographie *f*
8925 **cingulectomy** / Zingulektomie *f* (LE BEAU, 1948: ∼ präfrontaler Leukotomie) / cingulectomie *f*
8926 **cingulum** / Cingulum (Gürtel *m*) / cingulum *m*
8927 **cingulum (of the cerebrum)** / Cingulum (cerebri) (graue Substanz derselben Hemisphäre assoziierender Faserzug weißer Substanz) / cingulum (du cerveau)
8928 **cingulum of the member, inferior and superior** / Cingulum membri inferioris et superioris (Becken- und Schultergürtel) / cingulum du membre inférieur et supérieur
8929 **cinnabar** / Zinnober *m* (Hydrargyrum sulfuratum rubrum) / cinabre *m*
8930 **cinnamic** / zimtsauer / cinnamique
8931 **cinnamon bark** / Cortex cinnamomi (Corrigens Zimtrinde) / cannelle, écorce de *f*
8932 **cion** / Zäpfchen *n* (κίων = Säule) / luette *f*
8933 **cionotomy** / Staphylotomie *f* (Zäpfchenschnitt) / uvulotomie *f*
8934 **circadian** / zirkadian (um 24 Stunden herum) / circadien
8935 **circinate** / zirzinär (als kreisrunde Fläche angelegt) / circiné
8936 **circle** / Circulus (Dim. v. Circus: kleiner Kreis, Kreislauf *m*) / cercle *m*
8937 **circle of the cerebrum, arterious** / Circulus arteriosus cerebri (Verbindung zwischen Aa. vertebrales und Aa. carotides) / cercle artériel du cerveau
8938 **circle of hooklet** / Haken(wurm)kranz *m* / circle de crochet *m*
8939 **circle of the iris, greater and smaller arterious** / Circulus arteriosus iridis maior et minor (Irisarterien) / cercle artériel de l'iris, grand et petit
8940 **circle of the optic nerve, vascular** / Circulus vasculosus n. optici (Skleragefäßkranz) / cercle vasculaire du nerf optique
8941 **circle, regulating** / Regelkreis *m* (Atmung, Wasserhaushalt usw.) / cercle de régulation *m*
8942 **circle, vicious** / Circulus vitiosus (fehlerhafter Kreislauf: Unter- od. Überschreiten der Stabilitätsgrenze eines Regelsystems, z. B. Blut-p_H $<$ od. $>$ 7,3) / cercle vicieux *m*
8943 **circuit** / Stromkreis *m* / circuit *m*
8944 **circuit, anode** / Anodenkreis *m* / circuit anodique *m*
8945 **circuit detector** / Stromleitungsprüfer *m* / circuit essayeur *m*
8946 **circuit, exciting (resonance)** / Erregerstromkreis (Resonanzstromkreis) *m* / circuit d'excitation (de résonance) *m*
8947 **circuit, full-wave (half-wave)** / Vollweggleichrichterschaltung (Einweggleichrichterschaltung) *f* / circuit à onde totale (à demi-onde) *m*

8948 **circuit, high-tension (low-tension)** / Hochspannungskreis (Niederspannungskreis) *m* / circuit de haute tension (de basse tension) *m*
8949 **circuit, main (shunt)** / Hauptstromkreis (Nebenschlußstromkreis) *m* / circuit principal (dérivé) *m*
8950 **circuit, open** / Stromkreis, offner *m* / circuit ouvert *m*
8951 **circuit, oscillatory** / Schwingungskreis *m* / circuit oscillatoire *m*
8952 **circuit, primary, secondary** / Stromkreis, primärer, sekundärer *m* / circuit primaire, secondaire *m*
8953 **circuit, self-rectifying** / Halbwellenschaltung *f* / circuit autoredresseur *m*
8954 **circuit, short** / Kurzschluß *m* / circuit, court- *m*
8955 **circuit-breaker** / Rheotom *n* (Stromunterbrecher) / circuit, coupe- *m*
8956 **circuit-closer** / Stromschließer *m* (-einschalter) / (circuit) contacteur *m*
8957 **circular** / zirkulär / circulaire
8958 **circular-causal** / kreiskausal (arbeitet dynamisches Zweipunktregelwerk) / circulaire-causal
8959 **circulate (circulating)** / zirkulieren(d) / circuler (circulant)
8960 **circulation** / Kreislauf *m* / circulation *f*
8961 **circulation of blood, pulmonary (lesser)** / Lungenkreislauf *m* (KH-Stoffwechsel entgiftender) / circulation sanguine, petite *f*
8962 **circulation of blood, systemic (greater)** / Blutkreislauf (, großer) *m* (Körperkreislauf) / circulation sanguine, grande *f*
8963 **circulation, chorionic (fetal, placental, vitelline)** / Chorionkreislauf (fetaler, plazentärer, Dotter-) *m* / circulation chorionique (fœtale, placentaire, vitelline) *f*
8964 **circulation, collateral** / Kollateralkreislauf *m* / circulation collatérale *f*
8965 **circulation, concentration of acid** / Säurezirkulation, -konzentration *f* / circulation, concentration de l'acide *f*
8966 **circulation, coronary** / Koronarkreislauf *m* / circulation coronaire *f*
8967 **circulation, enterohepatic** / Kreislauf, enterohepatischer *m* (Bilirubin) / circulation entérohépatique *f*
8968 **circulation, extrarterial** / Kreislauf, extrarterieller *m* (GAUER: für Blutvolumenverteilung verantwortliches Niederdrucksystem) / circulation extrartérielle *f*
8969 **circulation, extracorporeal** / Zirkulation, extrakorporale *m* (chir.) / circulation extracorporéale *f*
8970 **circulation, fetal** / Kreislauf, fetaler *m* / circulation fœtale *f*
8971 **circulation, hyperdynamic, hypodynamic** / Zirkulation, hyperdynamische, hypodynamische *f* (parallel HMV-Vergrößrung, -Verkleinerung) / circulation hyperdynamique, hypodynamique *f*
8972 **circulation, lymph** / Lymphkreislauf *m* (lympha = klares Wasser: im Lymphsystem kreisendes, aus Blutkreislauf [Bakterien]gifte aufnehmendes, durch weiße Blutkörperchen auf seinem Weg von Extremitäten bis Milchbrustgang gereinigtes und hier wieder in Blutkreislauf eintretendes «weißes Blut») / circulation lymphatique *f*
8972a **circulation, placental** / Plazentakreislauf *m* / circulation placentaire *f*
8973 **circulation, portal** / Pfortaderkreislauf *m* (Eiweißstoffwechsel entgiftender Leberkreislauf) / circulation portale *f*
8974 **circulation, vitelline** / Dotterkeislauf *m* / circulation vitelline *f*
8975 **circulatory** / zirkulatorisch / circulatoire
8976 **circumanal, -oral** / zirkumanal, -oral / entourant l'anus, la bouche
8977 **circumarticular, -vascular** / zirkumartikulär, -vaskulär / entourant une articulation, un vaisseau
8978 **circumbulbar (-ocular, -orbital)** / zirkumokulär / entourant l'œil
8979 **circumcize(d)** / umschneiden (beschnitten) / circoncire (circoncis)
8980 **circumclusion** / Circumclusio *f* (Umschließung, z. B. eines Gefäßes mit Compressorium) / circonclusion *f*
8981 **circumcorneal, -lental** / zirkumkorneal, -lental / entourant la cornée, le cristallin
8982 **circumduction** / Circumductio *f* (Umführung, z. B. der Beine bei Helikopodie) / circumduction *f*
8983 **circumference** / Umfang *m* / circonférence *f*
8984 **circumference of the chest** / Brustumfang *m* / tour de poitrine *m*
8985 **circumference, occipitofrontal** / Zirkumferenz, okzipitofrontale *f* (Kopfgröße[nzunahme] in 3. Wasserkopfentwicklungsphase) / circonférence occipitofrontale *f*
8986 **circumference, pelvic** / Beckenumfang *m* / circonférence pelvienne *f*
8987 **circumference (of the radius and ulna), articular** / Circumferentia articularis (radii et ulnae) (seitliche Gelenkflächen der Unterarmknochen) / circonférence articulaire (du radius et du cubitus)
8988 **circumflex** / umgebogen / circonflexe
8989 **circumfluent** / umfließend / coulant autour de
8990 **circumintestinal, -renal** / zirkumintestinal, -renal / entourant l'intestin, le rein
8991 **circumjacent** / umliegend (benachbart) / circonvoisin
8992 **circumnuclear, -polar** / zirkumnukleär, -polar / circonnucléaire, -circompolaire
8993 **circumscribed** / umschrieben / circonscrit
8994 **circumvallation** / Umwallung *f* / circonvallation *f*
8995 **cirrhosis** / Zirrhose *f* (κιρρός = gelb: Entzündung → Bindegewebewucherung → narbige Schrumpfung eines Organs [LAENNEC]) / cirrhose
8997 **cirrhosis, cardiac** / Leberzirrhose, kardiale *f* (chron. Stauungsleber bei Herzvitien) / cirrhose cardiaque *f*
8998 **cirrhosis, cholangitic, cholestatic biliary** / Leberzirrhose, biliäre *f* (infolge Gallengangentzündung, infolge Gallenstauung) / cirrhose biliaire cholangitique, cholostatique *f*

8999 **cirrhosis, fatty** / Fettzirrhose *f* (Leberzirrhose mit Parenchymverfettung) / cirrhose graisseuse *f*
9000 **cirrhosis of the gall bladder** / Schrumpfgallenblase *f* (bei Cholelithiasis) / cirrhose de la vésicule biliaire *f*
9001 **cirrhosis of the liver, cardiotuberculous** / HUTINEL' Krankheit (Tuberkulöse Pericarditis des Kindes mit Leberstauung, -zirrhose, Ascites) / cirrhose cardiotuberculeuse
9002 **cirrhosis, pigmentary** / Pigmentzirrhose *f* (Leberzirrhose bei Bronzediabetes) / cirrhose pigmentaire *f*
9003 **cirrhosis, portal** / Leberzirrhose *f* (Hepatitis interstitialis chronica) / cirrhose hématogène diffuse *f*
9004 **cirrhosis, primary intrahepatic biliary** / HANOT' Zirrhose (Leberzirrhose mit starker -vergrößrung) / cirrhose hépatique avec ictère chronique
9005 **cirrhosis, primary, secondary renal** / Schrumpfniere, genuine, chronische *f* / cirrhose rénale artériosclérotique, granulaire *f*
9006 **cirrhosis due to renal infarct** / Infarktschrumpfniere *f* / cirrhose à la suite d'un infarctus rénal *f*
9007 **cirrhotic** / zirrhotisch / cirrhotique
9008 **cirsotomy** / Krampfaderoperation *f* (κιρσός = varix) / varicotomie (excision d'une varice) *f*
9009 **cismigration** / Unterwandrung *f* / cismigration *f*
9010 **cistern** / Cisterna (Zisterne, Liquorraum *m*) / citerne *f*
9011 **cistern, cerebellomedullary** / Cisterna cerebellomedullaris (größter Liquorraum zwischen Arachnoidea und Pia mater, Fortsetzung des hinteren Subarachnoidalraums des Rückenmarks) / citerne cérébellomédullaire
9012 **cistern of the chiasma** / Cisterna chiasmatis (hirnwärtige Fortsetzung des vorderen Subarachnoidalraums des Rückenmarks) / citerne du chiasma
9013 **cistern of the chyle** / Cisterna chyli (Erweiterung des Milchbrustgangs am Treffpunkt seiner 3 Wurzeln) / citerne du chyle
9014 **cistern, interpeduncular** / Cisterna interpeduncularis (hirnwärtige Fortsetzung des vorderen Subarachnoidalraums des Rükkenmarks) / citerne interpédonculaire
9015 **cistern of the lateral fossa of the brain** / Cisterna fossae lateralis cerebri (hirnwärtige Fortsetzung des vorderen Subarachnoidalraums des Rückenmarks) / citerne de la fosse latérale du cerveau
9016 **cisterns, subarachnoidal** / Cisternae subarachnoidales (zwischen Arachnoidea und Pia mater) / citernes sousarachnoïdiennes
9017 **cisternography** / Zisternendarstellung *f* (röntg.) / citernographie *f*
9018 **cisvestitism** / Cisvesti(ti)smus *m* (gleichgeschlechtige Verkleidung als sexuelles Reizobjekt) / cisvestisme *m*
9019 **citation** / Zitation *f* / citation *f*
9020 **citrate** / Citrat *n* (Salz der Citronensäure) / citrate *m*
9021 **citric** / citronensauer / citrique
9022 **citricodehydrase** / Citricodehydrase *f* (aus Citronensäure Glutaminsäure bildendes Ferment) / citricodéshydrase *f*
9023 **citrin** / Citrin *n* (Vitamin P: Permeabilitätsvitamin [SZENT GYÖRGYI, 1936]) / citrine *f*
9024 **citrulline** / Citrullin *n* (α-Amino-δ-carbamidovaleriansäure) / citrulline *f*
9025 **civilisation** / Zivilisation *f* (Technisierung der Natur auf Kosten der Kultur) / civilisation *f*
9026 **cladosporium, red-yellow** / Cladosporium fulvum (Bronchialasthma verursachender Tomatenpilz) / cladosporium rouge-jaune *m*
9027 **clairaudience, -voyance** / Hellhören, Hellsehen *n* / clairaudience, -voyance *f*
9028 **clamp, artery** / Gefäßklammer *f* / pince hémostatique *f*
9029 **clamp, bowel-crushing** / Darmklemme *f* / clamp intestinal *m*
9030 **clamp, parametric** / Parametrienklemme *f* (zur A.-uterina-Abklemmung bei postpartalen Blutungen) / pince paramétrique *f*
9031 **clamp, penis** / Penisklemme *f* / clamp au pénis *m*
9032 **clamp, pile** / Hämorrhoidenklemme *f* / écraseur pour hémorroïdes *m*
9033 **clamp, renal stalk** / Nierenstielklemme *f* / pince à tige rénale *f*
9034 **clamping** / Arretierung *f* / arrêt(age) *m*
9035 **clapotement** / Plätschern *n* (bei Auskultation) / clapotage *m*
9036 **clapping** / klappend (klatschend) / claquant
9037 **clarification** / Klarstellung (Ab-, Aufklärung) *f* / clarification *f*
9038 **clarify** / klären / clarifier
9039 **clarifier (, portable)** / Trinkwasserklärapparat *m* (für die Reise) / clarifier, appareil (portable) à *m*
9040 **clarity** / Klarheit *f* (Reinheit) / pureté *f*
9042 **clasmatocytosis** / Klasmatozytose *f* (Makrophagozytose) / clasmatocytose *f*
9042a **clasmatodendrosis** / Klasmatodendrose *f* (Phagozytose der Astrozytenstrahlen) / clasmatodendrose *f*
9043 **clasmatosis** / Zellzertrümmerung *f* / clasmatose *f*
9044 **clasps** / Klammern *f* / crampons *m*
9045 **class (subclass)** / Klasse (Unterklasse) *f* / classe (sousclasse) *f*
9046 **classic** / klassisch / classique
9047 **classification** / Klassifikation *f* / classification *f* (classement *m*)
9048 **classify** / klassifizieren (klassieren) / classifier (classer)
9049 **clastic** / klastisch (aufbrechend) / clastique
9050 **claudication** / Hinken *n* (claudicare) / claudication *f*
9051 **claudication, intermittent** / CHARCOT' Syndrom (I) (Intermittierende Gehstörung durch mangelnde Blutversorgung) / claudication intermittente (CHARCOT)
9052 **claudication, intermittent venous** / PAGET-v.SCHROETTER' Syndrom (Akute Kreislaufstörung der V. axillaris) / claudication veineuse intermittente (de LÖHR)
9053 **claudication, intestinal intermittent** / Claudicatio intermittens intestini (ORTNER: Angio-

sklerose der Darmarterien) / claudication intermittente de l'intestin *f*
9054 **claudication, spinal intermittent** / Claudicatio intermittens medullae spinalis (DÉJERINE: Arteriosklerose des Rückenmarks) / claudication intermittente épinière *f*
9055 **claudication, spontaneous** / Claudicatio spontanea (bei tuberkulöser Coxitis) / claudication spontanée *f*
9056 **claustrophilia, -phobia** / Klaustrophilie, -phobie *f* (Liebe zu[r], Angst vor [bei] Abgeschlossenheit) / claustrophilie, -phobie *f*
9057 **claustrum** / Claustrum (= Riegel, Wall, Vormauer: graue Hirnsubstanz in der äußeren Linsenkernkapsel) / claustrum
9058 **clavacin** / Clavacin *n* (antibiotisch wirkende Substanz aus Aspergillus clavatus) / clavacine *f*
9059 **clavate** / keulenförmig / claviforme
9060 **clavicle** / Clavicula (Dim. v. clavis = Schlüssel: Schlüsselbein) / clavicule
9061 **clavicotomy** / Schlüsselbeinoperation *f* / clavicule, ablation de la *f*
9062 **clavicular** / klavikulär (Schlüsselbein betreffend) / claviculaire
9063 **claviculate** / runzlig / claviculé
9064 **clavus (corn)** / Hühnerauge *n* / cor *m*
9065 **clavus, hysteric** / Clavus hystericus (Nagelkopfschmerz *m*) / clou hystérique *m*
9066 **clavus, syphilitic** / Clavus syphiliticus (hühneraugenähnliche Papeln an Hand- und Fußflächen) / cor syphilitique *m*
9067 **claw** / Klaue *f* (kratzen) / griffe *f* (égratigner)
9068 **clawing** / Klauenbildung *f* / griffe, formation d'une *f*
9069 **claw-shaped (clawed)** / klauenförmig (mit Klauen versehen) / griffe, en (à griffes)
9070 **clayshoveler's fracture** / Schipper-Syndrom (Seltner Dornfortsatzabrißbruch der unteren HWS od. oberen BWS) / fracture des terrassiers
9071 **cleaning (depuration)** / Reinigung *f* / épuration *f* (nettoyage *m*)
9072 **clean(li)ness (neatness)** / Sauberkeit *f* / propreté (netteté) *f*
9073 **cleanly** / säuberlich / propret
9074 **clean(s)er (purifier)** / Reiniger *m* / purificateur (épurateur) *m*
9075 **clear** / klar (durchsichtig) / clair
9075a **clearance (elimination)** / Clearance *f* (Entharnungsvermögen: Befreiung des Plasmas von Substanzen durch Nierentätigkeit $\left[\frac{U \cdot V}{P}\right]$) / clearance (épreuve d'élimination) *f*
9076 **clearance, aminohippuric acid** / Aminohippursäure-Clearance *f* (~ 600 ccm Plasma/Min.) / clearance d'acide aminohippurique *f*
9077 **clearance, (blood-)urea** / Urea-Clearance *f* (~ 70 ccm Plasma/Min.) / clearance d'urée *f*
9078 **clearance, creatinine** / Kreatinin-Clearance *f* (~ 130 ccm Plasma/Min.) / clearance de créatinine *f*
9080 **clearance, inulin** / Inulin-Clearance *f* (~ 125 ccm Plasma/Min.) / clearance d'inuline *f*
9081 **clearance, sugar** / Zuckerclearance *f* (Verschwinden der Speichelzuckerkonzentration nach KH-Zufuhr) / clearance de sucre *f*
9082 **clearer** / Klärmittel *n* / clairifiant *m*
9083 **clearing** / Lichtung *f* / éclaircissement *m*
9084 **clearness** / Deutlichkeit *f* / clarté *f*
9085 **cleavable** / zerspaltbar / scissile
9086 **cleavage (segmentation)** / Furchung *f* (Teilung des unbefruchteten Eis in Blastomeren) / segmentation ovulaire *f*
9087 **cleavage, complete, incomplete** / Furchung, holoblastische, meroblastische *f* (Eigelb und Eiweiß, nur Eiweiß gefurcht) / segmentation totale, partielle *f*
9088 **cleavage, discoidal, superficial** / Furchung, diskoidale, superfizielle *f* (ungefurchter [Reptilien], nur oberflächlich gefurchter [Insekten] Dotter) / segmentation discoïde, superficielle *f*
9089 **cleavage, equal, unequal** / Furchung, äquale, inäquale *f* (gleich geteilter [Plazentarier], ungleich geteilter [Amphibien] Dotter) / segmentation égale, inégale *f*
9090 **cleft, anal** / Crena ani (crena = Spalte) / scissure anale
9091 **clefts, branchial (visceral)** / Kiemenspalten *f* (embr. Schlundtaschen) / sillons ectodermiques *m* (poches entodermiques *f*)
9092 **cleft, palate** / Gaumenspalte *f* (Urano-[staphylo]schisis) / gueule de loup *f*
9093 **cleft, uvula** / Zäpfchenspaltung *f* / staphyloschisis *f*
9094 **cleidocostal, -mastoid** / schlüsselbein-rippenbezüglich, -warzenfortsatzbezüglich / cléidocostal, -mastoïde
9095 **cleidorrhexis** / Schlüsselbeinbruch *m* / cléidorrhexie *f*
9096 **cleidoscapular, -sternal** / schlüsselbein-schulterblattbezüglich, -brustbeinbezüglich / cléidoscapulaire, -sternal
9097 **cleidotomy** / Kleidotomie *f* (Schlüsselbeindurchschneidung bei Geburtsunmöglichkeit) / cléidotomie *f*
9098 **cleptomania, -phobia** / Stehlsucht, -angst *f* / cleptomanie, -phobie *f*
9099 **climacophobia** / Klimakophobie *f* (Angst vor Treppen[steigen]) / climacophobie *f*
9100 **climacteric** / klimakterisch / climatérique
9101 **climacteric, artificial** / Klimakterium, künstliches *n* (Cachexia ovaripriva) / climatère artificiel *m*
9102 **climacteric of man** / Climacterium virile (Leistungs- und Gesundheitsrückgang) / climatère de l'homme *m*
9103 **climate (climatic)** / Klima(tisch) *n* / climat(ique) *m*
9104 **climate, continental, maritime** / Klima, kontinentales, maritimes *n* (Sommer–Winter, Frühling–Herbst) / climat continental, maritime *m*
9105 **climate, macro-, meso-, micro-** / Großraumklima, Orts-, Umgebungs- *n* / climat, macro-, méso-, micro- *m*
9106 **climate, mountain, sea-coast** / Höhenklima, Seeklima *n* / climat d'altitude, marin *m*
9107 **climate, polar, tropical** / Klima, polares, tropisches *n* / climat polaire, tropical *m*

9108 **climate, salubrious** / Heilklima *n* / climat salutaire *m*
9109 **climatology** / Klimatologie *f* (Klima[heil]-kunde) / climatologie *f*
9110 **climatotherapy (geotherapy)** / Klima(wechsel)therapie *f* / climatothérapie *f*
9111 **clinic, ambulant, dry** / Klinik, ambulante, trockne *f* (Klinikum mit Ambulanz, Vorlesung ohne Vorstellung) / clinique ambulante, sèche *f*
9112 **clinic, dental** / Zahnklinik *f* / institut dentaire *m*
9113 **clinic, ear, eye** / Ohren-, Augenklinik *f* / clinique otologique, ophtalmologique *f*
9114 **clinic, gynecologic, pediatric** / Frauen-, Kinderklinik *f* / clinique gynécologique, pédiatrique *f*
9115 **clinic, neurological, orthopedic** / Klinik, Nerven-, Orthopädische *f* / clinique neurologique, orthopédique *f*
9116 **clinic, outpatient (policlinic)** / Poliklinik *f* (πόλις = Stadt) / dispensaire *m* (policlinique *f*)
9117 **clinic(al)** / Klinik *f* (klinisch) / clinique *f*
9118 **clinician** / Kliniker *m* (κλίνω = sich lagern [lassen]) / (médecin) clinicien *m*
9119 **clinocephaly** / Sattelköpfigkeit *f* / clinocéphalie *f*
9120 **clinodactyly** / Klinodaktylie *f* (Schiefstellung von Finger[glieder]n) / clinodactylie *f*
9121 **clinoid** / bettähnlich (κλίνη = Bett) / clinoïde
9122 **clinomania** / Bett(liege)sucht *f* / clinomanie *f*
9123 **clinoscope** / Klinoskop *n* (ophth. Winkelmesser) / clinomètre *m*
9124 **clip** / Klip *m* / clip *m*
9125 **clip, pinch** / Quetschhahn *m* / pince compresseuse *f*
9126 **cliseometer** / Beckenwinkelmesser *m* / cliséomètre *m*
9127 **clitoral (clitoridean)** / klitorisbezüglich / clitoridien
9128 **clitor(id)itis** / Klitorisentzündung *f* / clitorite *f*
9129 **clitoris** / Clitoris (weibl. Miniaturpenis ohne Harnröhre und Schwammkörper) / clitoris
9130 **clitorism** / Klitorismus *m* (Klitorishypertrophie mit schmerzhaften Erektionen) / clitorisme *m*
9131 **clitoritectomy** / Klitorisexzision («Beschneidung») *f* / clitorotomie *f*
9132 **clitoromania** / Brunst, lesbische *f* / clitoromanie *f*
9133 **clivus (of the occipital and sphenoid bone)** / Clivus (ossis occipitalis et sphenoidalis) (= Abhang: von Hinterhauptbein und Keilbein gebildete abschüssige Fläche) / clivus (pente) (de l'os occipital et sphénoïde)
9134 **cloaca (ecto-, entodermal)** / Kloake *f* (gemeinsamer embr. Darm-Urogenitalkanal) / cloaque *m*
9135 **cloaca, persistent** / Kloake, angeborene *f* (Kot-Urinschleuse der Vögel) / cloaque congénital *m*
9136 **clock-glass** / Uhrglas *n* / montre, verre de *m*
9137 **clockwise** / uhrzeigersinnig / sens converse, en
9138 **clockwork** / Uhrwerk *n* / montre, rouages de *m*
9139 **clog (clogged, clogging)** / verstopfen (versperrt, Verschleimung *f*) / obstruer (colmaté, empâtement *m*)
9140 **clone** / Klon *m* (κλών = Zweig: ungeschlechtlich aus pflanzlichem od. tierischem Individuum entstandener erbgleicher Stamm) / variété clonale *f*
9141 **clonic** / klonisch (κλονέω = schütteln) / clonique
9142 **clonicity** / Klonizität *f* (klonische Kondition) / clonicité *f*
9143 **clonicotonic** / klonisch-tonisch / clonicotonique
9144 **clonism** / Dauerklonus *m* / clonisme *m*
9145 **clonorchiasis** / Clonorchisbefall *f* / clonorchiase *f*
9146 **Clonorchis** / Clonorchis (Gattung Trematoden) / clonorchis *m*
9147 **clonorchis, endemic** / Clonorchis sinensis (Leberegel *m*, blutsaugender Gallen-Pankreasgangparasit) / clonorchis *m* (douve du foie *f*)
9148 **clonus** / Clonus *m* (rhythmische Gliedmaßenzuckungen) / clonus *m*
9149 **clonus, ankle (foot, toe)** / Fußklonus *m* / clonus de la cheville (du pied, du doigt) *m*
9150 **clonus, anodal closure (ACC)** / Anodenschließungsklonus *m* / clonus de fermeture anodique *m*
9151 **clonus, anodal opening (AOC)** / Anodenöffnungsklonus *m* / clonus d'ouverture anodique *m*
9152 **clonus, cathodal closure (CCC)** / Kathodenschließungsklonus *m* / clonus de fermeture cathodique *m*
9153 **clonus, cathodal opening (COC)** / Kathodenöffnungsklonus *m* / clonus d'ouverture cathodique *m*
9154 **clonus, jaw** / Unterkieferklonus *m* (Masseterklonus: pyramidal bedingte Steigerung des Unterkieferreflexes) / clonus mandibulaire *m*
9155 **clonus, patellar** / Patellarklonus *m* (beim Hinunterschieben der Kniescheibe [Bechterew]) / clonus de la rotule *m*
9156 **clonus, uterine** / Clonus uteri (Krampfwehen) / clonus de l'utérus *m*
9157 **clonus, wrist** / Handklonus *m* / clonus de la main *m*
9158 **close (closed, closing)** / schließen (geschlossen, schließend) / fermer (fermé, fermant)
9159 **Clostridium** / Clostridium (Baktgatt. der Bacillaceae) / clostridium *m*
9160 **clostridium, bifermenting** / Clostridium bifermentans (apathogenes anaerobes Eiweißfäulnis- und Kohlenhydratvergärungsbakterium) / clostridium bifermentant *m*
9161 **clostridium, botulinic** / Clostridium botulinum («Wurst»vergiftungserreger) / clostridium botulinique *m*
9162 **clostridium, butyric** / Clostridium butyricum (apathogenes anaerobes Kohlenhydratvergärungsbakterium; Möse: nur krebskrankes Gewebe verschiedener Tierarten teilweise fressendes Bacterium) / clostridium butyrique *m*

9163 **Clostridium feseri, gigas** / Bacillus sarcophysematis (chauvoei), haemolyticus (Rausch-, Gasbrandbazillus der Rinder und Schafe) / clostridium de FESER, hémolytique *m*
9164 **clostridium, histolytic** / Clostridium histolyticum (gefährlichster Gasbranderreger) / clostridium histolytique *m*
9165 **Clostridium novyi, septicum** / Bacillus oedematis maligni II, I (Pararauschbrandbazillen) / clostridium de NOVY, septique *m*
9167 **clostridium, putrescent** / Clostridium putrificum (apathogenes anaerobes Eiweißfäulnisbakterium) / clostridium putrescent *m*
9168 **clostridium, tetanic** / Clostridium tetani (Wundstarrkrampferreger) / clostridium tétanique *m*
9169 **clostridium, tetanomorphous** / Clostridium tetanomorphum (apathogener Pseudotetanusbazillus) / clostridium tétanomorphe *m*
9169a **Clostridium welchii** / Clostridium perfringens (häufigster Gasbranderreger) / clostridium perfringant *m*
9170 **closure** / Verschluß (Stromschluß) *m* / clottage *m* (fermeture *f*)
9171 **clot, distal, proximal** / Blutgefäßeligaturgerinnsel *n* / caillot distal, proximal *m*
9172 **clot, external, internal** / Blutgefäßgerinnsel, äußeres, inneres *n* / caillot externe, interne *m*
9173 **clot, postmortem (agony, antemortem)** / Leichengerinnsel *n* / caillots cadavériques *m*
9174 **clot, spider-web** / Spinngewebegerinnsel *n* (des abgestandenen tuberkulösen Liquors) / caillot en toile d'araignée *m*
9175 **clot, white** / Speckhautgerinnsel *n* (weißer Anteil des postmortalen Gerinnsels) / caillot blanc *m*
9176 **clot(ting)** / Klumpen(bildung *f*) *m* / caillot(ement) *m*
9177 **cloudiness** / Trübung *f* (Umnachtung) / trouble *m*
9178 **cloves flowers** / Flores caryophylli (Desinficiens Gewürznelken) / girofle, fleurs (clous *m*) de *f*
9179 **clownism** / Clownismus *m* (hyster.) / clownisme *m*
9180 **clubs, small** / Keulen, kleine *f* (durch 2 Fäden mit Leukozytenkern verbundene nichtgeschlechtspezif. Anhängsel) / lobes grêles *m*
9181 **club-shaped** / keulenartig / massue, en
9182 **CLUTTON's joints** / CLUTTON' Syndrom (Selten gewordene kindliche Hydrarthrose bei angeborener Lues) / hydrarthrose symétrique infantile
9183 **clyster** / Clysma (Klistier) *n* / clystère *m*
9184 **clysterize** / klisterisieren / clystériser
9185 **clyster-pump** / Klysopompspritze *f* (HIGGINSON) / clysopompe *f*
9186 **cnemial** / unterschenkelbezüglich (κνήμη = Schienbein) / crural
9187 **cnemoscoliosis** / Knemoskoliose *f* (seitliche Verkrümmung der [Schien]beine) / jambes, déviation latérale des *f*
9188 **cnidosis** / Urticaria *f* (κνίδη = Nessel: meist allergische Nesselsucht) / urticaire *f*
9189 **coacervation** / Koazervation *f* (coacervatio = Aufhäufung: Entmischungseffekt bei zwei lyophilen Kolloiden) / coacervation *f*
9190 **coaction** / Zusammenarbeit *f* (Zwang *m*) / coaction *f*
9191 **coactive** / zusammenwirkend (zwingend) / coactif
9192 **coadaptation** / Koadaptation *f* (gegenseitige Anpassung, z.B. zweier Organe) / coadaptation *f*
9193 **coadunation** / Koadunation *f* (Vereinigung zweier verschiedener Substanzen zu einer dritten) / coadunation *f*
9194 **coagglutination** / Koagglutination *f* (Mit-, Gruppen-) / coagglutination *f*
9195 **coagglutinin** / Mitagglutinin *n* / coagglutinine *f*
9196 **coagulable (coagulability)** / Gerinnbar(keit *f*) / coagulable (coagulabilité *f*)
9197 **coagulant (coagulator)** / Coagulans *n* (Gerinnungsfaktor) / coagulant (coagulateur) *m*
9198 **coagulase** / Coagulase *f* (Plasmagerinnung bewirkendes Bakterienferment) / coagulase *f*
9199 **coagulate** / Koagulat *n* (Koagulationsergebnis) / coagulat *m*
9200 **coagulate (coagulated, coagulating)** / gerinnen (geronnen, gerinnend) / coaguler (coagulé, coagulant)
9201 **coagulation** / Koagulation *f* (Übergang kolloidaler Stoffe aus Sol- [Lösungs]zustand in Gel- [Flockungs]zustand) / coagulation *f*
9202 **coagulation, accelerators, inhibitors of** / Gerinnungsfaktoren, beschleunigende, hemmende *m* / coagulation, accélérateurs, inhibiteurs de *m*
9203 **coagulation, blood** / Blutgerinnung *f* / coagulation sanguine *f*
9204 **coagulation time** / Gerinnungszeit *f* (zur extravasalen Koagulumbildung notwendige Zeit) / coagulation, temps de *m*
9205 **coagulopathy** / Koagulopathie *f* (Blutgerinnungsstörung durch Plasmafaktormangel [KOLLER]) / coagulopathie *f*
9206 **coagulotomy** / Koagulotomie *f* (diathermischer Schorfschnitt) / coagulotomie *f*
9207 **coagulum (coagula)** / Gerinnsel *n* / coagulum *m*
9208 **coalescence (coalescent)** / Verschmelzung *f* (verwachsend) / coalescence *f* (coalescent)
9209 **coaptation** / Aufeinanderpassen *n* (z.B. von Knochenbruchstellen) / coaptation *f*
9210 **coarctation** / Zusammenpressung *f* (arctare = dicht[mach]en) / coarctation *f*
9211 **coarctation of the aorta** / Coarctatio aortae (Aortenisthmusstenose) / coarctation de l'aorte *f*
9212 **coarctotomy** / Koarktotomie *f* (Strikturbeseitigung) / coarctotomie *f*
9213 **coarse-grained** / grobfasrig / fibres, à grosses
9214 **coarticulation** / Koartikulation *f* (Synarthrose) / coarticulation *f*
9215 **coated (coating)** / überzogen (Belag *m*) / enduit (*m*)
9216 **coating, fibrinous** / Schwarte, bindegewebige *f* / plaque fibrineuse *f*

9217 **COATS's disease** / COATS' Syndrom (Meist einseitige Blutungen in den tieferen Netzhautschichten) / rétinite exsudative
9218 **coaxial** / gleichachsig / coaxial
9219 **cobalamin** / Cobalamin *n* (Vitamin B_{12}: Coenzym für Transmethylierungen) / cobalamine *f*
9220 **cobalt (Co 27 58,94)** / Cobaltum (Cobalt *n*) / cobalt *m*
9221 **coca leaves** / Folia cocae (cocainhaltige Erythroxylon-coca-Blätter) / coca, feuilles de *f*
9222 **cocaine hydrochloride** / Cocaini hydrochloridum (Cocainhydrochlorid *n*) / cocaïne, hydrochlorure de *m*
9223 **cocainism** / Cocainsüchtigkeit *f* / cocaïnisme *m*
9224 **cocainize** / cocainisieren (mit Cocain behandeln) / cocaïniser
9225 **cocarcinogenesis** / Kokarzinogenese *f* (BAUER: Zusammenwirkung [innerer] Kausal- mit [äußeren] Konditionalfaktoren) / cocarcinogenèse *f*
9226 **coccal** / kokkenbezüglich / coccique
9227 **Coccidia** / Kokzidien *n* (1. Ordnung Sporozoen) / coccidies *f*
9228 **coccidial** / kokzidienbezüglich / coccidien
9229 **Coccidioides immitis** / Blastomyces immitis (Erreger der Coccidioidosis pulmonalis) / coccidioïdes immitis *m*
9230 **coccidioidomycosis** / Coccidioidomycosis pulmonalis (Pilzinfektion durch Coccidioides immitis) / granulome coccidioïdien *m*
9231 **coccidiosis** / Kokzidiose *f* (infektiöse Darmerkrankung durch Isospora) / coccidiose *f*
9232 **coccogenous, coccoid** / kokkenbedingt, -ähnlich / coccogène, coccoïde
9233 **Cocculus** / Kockelskörner (Wirkstoff: Cocculin) / Anamirta Cocculus (Menispermaceae)
9234 **coccus (cocci)** / Kokken *m* (kugelförmige Bakterien) / coccus *m*
9235 **Coccus (cacti)** / Cochenille (Wirkstoff: Coccerin) / Dactylopius coccus (Hemiptera)
9236 **coccygeal** / steißbeinbezüglich / coccygien
9237 **coccygodynia (coccygalgia)** / Kokzygodynie *f* (Neuralgie der Steißbeingegend) / coccy(go)dynie *f*
9238 **coccygotomy** / Steißbeinresektion *f* / coccygectomie *f*
9239 **coccyx** / Os coccygis (κόκκυξ = Kuckuck: «kuckuckschnabelähnliches» [Steiß]bein) / coccyx
9240 **cochlea** / Cochlea (= Schnecke: vorderer Teil des knöchernen Ohrlabyrinths) / cochlée (limaçon)
9241 **cochlear** / ohrschneckenbezüglich / cochléaire
9242 **cochleariform (cochleate)** / schneckenförmig (gewunden) / cochléariforme (cochlée)
9243 **cochleitis** / Chochleitis *f* / cochléite (inflammation du limaçon) *f*
9244 **cochleovestibular** / ohrschnecken-vorhofbezüglich / cochléovestibulaire
9245 **cock, two-way** / Zweiwegehahn *m* / robinet à deux eaux *m*
9246 **coco(nut)** / Kokospalme (-nuß) *f* / coco (, noix de *f*) *m*
9247 **coctail, lytic** / Coctail lytique *m* (Prämedikationsmischung: Analgeticum + Anthistaminicum + Neuroplegicum) / coctail lytique *m*
9248 **coction** / Kochung *f* / coction *f*
9249 **coctostabile (-labile)** / koch(un)fest / coctostab(i)le (-labile)
9250 **codehydr(ogen)ase I (II)** / Codehydr(ogen)ase I (II) *f* (H-übertragendes Koferment Diphosphopyridinnucleotid [Tri-]) / codéshydrogénase I (II) *f*
9251 **codeine phosphate, sulfate** / Codeini phosphas, Codeinsulfat *n* / codéine, phosphate, sulfate de *m*
9252 **codeinism** / Codeinsucht *f* / codéinisme *m*
9253 **codification, decodification** / Kodifizierung, Dekodifizierung *f* (Ver-, Entschlüßlung) / codification, décodification *f*
9254 **codification I** / Kodifikation I *f* (Transskription: Informationstransport der DNS zu Ribosomen durch Boten-RNS) / codification I *f*
9255 **codification II** / Kodifikation II *f* (Translation: Übersetzung der genetischen Information durch Überträger-RNS) / codification II *f*
9256 **codogen** / Gencode-erzeugend(er, die Matrize für die DNS-Verdopplung liefernder DNS-Strang) / codogène
9257 **codon** / Codewort *n* (aus [den Anfangsbuchstaben von] 3 Nucleotiden bestehende Matrize für die Produktion eines spez. Proteins in Ribosomen, z.B. AUG für Methionin) / cryptogramme *m*
9258 **codon, genetic** / Code, genetischer *m* (Nucleotidmolekül A[denin], C[ytosin], G[uanin], T[hymin] für Virus Φ X174 synthetisiert [KORNBERG]) / cryptogramme génétique *m*
9259 **coeducation** / Gemeinschaftserziehung *f* / coéducation *f*
9260 **coefficient** / Koeffizient *m* ([bekannte] Konstante einer [unbekannten] veränderlichen Größe) / coefficient *m*
9261 **coefficient, attenuation** / Schwächungskoeffizient *m* (Absorptions- + Streukoeffizient) / coefficient d'affaiblissement *m*
9262 **coefficient, binomial** / Binomialkoeffizient *m* (Ausdruck für die «Paarbildungszusammenwirkung») / coefficient binômial *m*
9263 **coefficient, colour** / Färbekoeffizient *m* (Hb-Gehalt eines Erythrozyten, z. B. $\frac{16 \cdot 10}{5} = 32\ \gamma\gamma$) / coefficient colorimétrique *m*
9264 **coefficient, diffusion** / Streukoeffizient *m* (röntg.) / coefficient de diffusion *m*
9265 **coefficient, dispersion** / Zerstreuungskoeffizient *m* (phys., chem.) / coefficient de dispersion *m*
9266 **coefficient, extinction** / Absorptionskoeffizient *m* (röntg.) / coefficient d'absorption *m*
9267 **coefficient, fecundity** / Konzeptionskoeffizient *m* / coefficient de fécondité *m*
9268 **coefficient, hydratation** / Hydratationskoeffizient *m* / coefficient d'hydratation *m*

9269 **coefficient, induction** / Induktionskoeffizient *m* (elektr.) / coefficient d'induction *m*
9270 **coefficient, narcosis action** / Narkosebreitekoeffizient *m* (Verhältnis letaler zu Einatmungsluftdosis) / coefficient de l'action de narcose *m*
9271 **coefficient, partition** / (Ver)teilungskoeffizient *m* / coefficient de distribution *m*
9272 **coefficient, permeability** / Durchlässigkeitskoeffizient *m* / coefficient de perméabilité *m*
9273 **coefficient, potential** / Potentialkoeffizient *m* (elektr.) / coefficient potentiel *m*
9274 **coefficient, power** / Leistungskoeffizient *m* / coefficient de puissance *m*
9275 **coefficient, protection** / Schutzkoeffizient *m* / coefficient de protection *m*
9276 **coefficient, solubility** / Lösungskoeffizient *m* / coefficient de solubilité *m*
9277 **coefficient, thermal expansion** / Wärme(ausdehnungs)koeffizient *m* / coefficient de dilatation thermique *m*
9278 **coefficient, variation** / Variationskoeffizient *m* (statist.) / coefficient de variation *m*
9279 **Coelenterata** / Zölenteraten *m* (Coelenteron = Darmleibeshöhle: Hohltiere) / cœlentérates *m*
9280 **coelenteron** / Gastrozöl *n* (Urdarm: bei Gastrulation sich bildende Leibeshöhle) / cœlentéron *m*
9281 **Coelhelminthes** / Leibeshöhlenwürmer *m* (Nemathelminthes und Anelida) / cœlhelminthes *m*
9282 **coelom(a)** / Zölom *n* (embr. Leibeshöhle mit innerem [Splanchnopleura] und äußerem Blatt [Somatopleura]) / cœlome *m*
9283 **Coenurus cerebralis** / Drehwurm *m* (Finne von Taenia coenurus) / cœnure *m*
9284 **coenzyme** / Coferment *n* (nicht unverändert bleibende niedermolekuläre Verbindung bzw. nichteiweißhaltige «prosthetische Gruppe» eines Ferments) / coenzyme *m*
9285 **coexistence** / Nebeneinanderbestehen *n* (von Krankheiten) / coexistence *f*
9286 **coffee** / Coffea arabica (Kaffee mit 2,5% Coffein) / café *m*
9287 **COGAN's syndrome** / COGAN' Syndrom (Nichtsyphilitische interstitielle Keratitis) / syndrome de COGAN
9288 **cogitate (cogitated, cogitating)** / sinnen (überlegt, nachdenklich) / méditer (réfléchi, pensif)
9289 **cogitation** / Cogitatio *f* (cogitare = denken) / cogitation *f*
9290 **cognate** / Verwandt(er, mütterlicher *m*) / cognat (*m*)
9291 **cognition** / Erkenntnisvermögen *n* (Kenntnisnahme *f*) / cognition *f*
9292 **cognizable** / kenntlich / connaissable
9293 **cognizance** / Kenntnis *f* (Bekanntschaft mit Einzelerfahrungen) / connaissance *f*
9294 **cognizances** / Kenntnisse *f* (zur Kenntnis genommene Erfahrungen) / connaissances *f*
9295 **cognize** / kennen / connaître
9296 **cohabitation** / Beiwohnung *f* / cohabitation *f*
9297 **coherent, cohesive** / zusammenhängend, bindend / cohérent, cohésif
9298 **cohesion** / Zusammenhalt *m* / cohésion *f*
9299 **cohobate** / kohobieren (redestillieren) / cohober
9300 **coil, induction** / Induktivitätsspule *f* (elektr.) / bobine d'induction *f*
9301 **coil(ed)** / Knäuel *n* (geknäuelt) / pelote *f* (pelotonné)
9302 **coiling of the cord** / Nabelschnurumschlingung *f* (der Frucht) / circulaires du cordon *m*
9303 **coin** / Gepräge *n* / coin *m*
9304 **coincidence** / Zusammentreffen *n* / coïncidence *f*
9305 **coincident(al)** / gleichzeitig / coïncident
9306 **coition, incomplete** / Coitus interruptus / coït réservé *m*
9307 **coitophobia** / Koitophobie *f* / coïtophobie *f*
9308 **cola, true** / Cola vera (accuminata) (Kolanuß *f*) / cola accuminée *f*
9309 **colamin** / Colamin *n* (Aminoäthanol) / colamine *f*
9310 **colander (strainer)** / Colatorium *n* (Sieb) / tamis *m*
9311 **colation** / (Durch)siebung *f* / colation *f*
9312 **colature** / Colatur *f* (colare = durchseihen: das Durchgeseihte) / colature *f*
9313 **colchicine** / Colchicinum *n* (Alkaloid aus Colchicum autumnale, hemmt [Pflanzen]-chromosomenmitose; Hauptmittel gegen Gicht) / colchicine *f*
9314 **cold** / kalt (Kälte *f*) / froid (*m*)
9315 **cold cream** / Kühlsalbe *f* / cold-cream *m*
9316 **cold (feet), take (get)** / erkälten, sich; (kalte Füße bekommen) / froid (aux pieds), rendre
9317 **coldness** / (Gefühls)kälte *f* / froideur *f*
9318 **cold-pressure-test (CPT)** / Kälte-Druck-test *m* (Druckmessung in Verbindung mit Kältereiz) / cold-pressure-test *m*
9319 **colectasia** / Dickdarmerweiterung *f* / colectasie *f*
9320 **colectomy** / Colectomia *f* (Resektion am Colon) / colectomie *f*
9321 **coleocele** / Scheidenbruch *m* (κολεός = Scheide) / coléocèle *f*
9322 **coleocystitis** / Scheiden-Blasenentzündung *f* / coléocystite *f*
9323 **coleoptosis** / Scheidenvorfall *m* / coléoptose *f*
9324 **coleotomy** / Scheidenoperation *f* / coléotomie *f*
9325 **coli(bacill)emia, -(py)uria** / Koliämie, -urie *f* / coli(bacill)émie, -(py)urie *f*
9325a **colibacillosis (GILBERT)** / GILBERT' Syndrom (I) (Chronische pyämische Infektion mit Kolibakterien) / colibacillose (GILBERT)
9326 **colic** / Kolik *f* (Colica: Hohlorgankrampfschmerz) / colique *f*
9327 **colic, biliary; (gallstone colic)** / Gallen(stein)kolik *f* / colique hépatique *f*
9328 **colic, gastric, intestinal** / Magen-, Darmkolik *f* / colique gastrique, intestinale *f*
9329 **colic, nephritic** / Nieren(stein)kolik *f* / colique néphrétique *f*
9330 **colic, saturnine** / Bleikolik *f* / colique de plomb *f*
9331 **colics, umbilical** / Nabelkoliken *f* (vegetativneurotischer Kinder) / coliques ombilicales *f*

9332 **colicines** / Colicine *n* (von Bacterium coli gebildete antibiotische Stoffe) / colicines *f*
9334 **colicyst(opyel)itis** / Blasen(-Nierenbecken)-entzündung *f* (durch Kolibakterien) / colicyst(opyél)ite *f*
9335 **colidyspepsia** / Kolidyspepsie *f* (epidemische Enteritis der Säuglinge durch resistente Kolistämme) / colidyspepsie *f*
9336 **coli-enteritis** / Colienteritis *f* (Dünndarmentzündung durch Kolibakterien) / coli-entérite *f*
9337 **colitis (, amebic)** / Dickdarmentzündung *f* (durch Entamoeba histolytica) / colite (amibienne) *f*
9338 **colitis, hemorrhagic** / Colitis haemorrhagica (mit Blutentleerungen) colite hémorragique *f*
9339 **colitis, postoperative alimentary idiopathic** / Colitis idiopathica alimentaria postoperativa (auch ohne antibiotische Therapie infolge O_2-Defizits im Darmgewebe) / colite idiopathique alimentaire postopératoire *f*
9340 **colitis, ulcerous** / Colitis gravis / colite membraneuse *f*
9341 **colla** / Leim *m* (κόλλα) / colle *f*
9342 **collabescence** / Kollabeszieren *n* (allmähliches Verfallen) / collabescence *f*
9343 **collaborator** / Mitarbeiter *m* / collaborateur *m*
9344 **collagenase, anthrax** / Gasbrandkollagenase *f* (nekrolytisches Enzym aus Clostridien gegen Ulcus cruris [Zierz]) / collagénase de bactéridie charbonneuse *f*
9345 **collagenolytic, collagenous** / kollagenzerstörend, -bildend / collagénolytique, collagène
9346 **collagenoses** / Kollagenosen *f* (mit Veränderung des kollagenen Gewebes verbundene Krankheiten, z.B. Lupus erythematodes [Klemperer, 1942]) / collagénoses *f*
9347 **collagens** / Kollagene *n* (Leimbildner: aus Monoaminosäuren bestehende nicht fermentierbare Gerüsteiweiße, z.B. Ossein) / collagènes *m*
9348 **collapse (collapsed, collapsing)** / kollabieren (kollabiert, kollabierend) / collaber (collabé, collabant)
9349 **collapse** / Kollaps *m* (plötzlicher [Gefäß]zusammenbruch: 2. Schockphase) / collapsus *m*
9350 **collapse, circulatory** / Kreislaufkollaps *m* / collapsus circulatoire *m*
9351 **collapse, gravitational** / Schwerkraftkollaps *m* (Zusammenbruch der [gequantelten] Materie infolge [plötzlichen] Schwerkraftübergewichts) / collapsus de gravitation *m*
9352 **collapsopneumonia** / Lungenkollapspneumonie *f* (chron. Entzündung atelektatischer Bezirke) / collapsopneumonie *f*
9353 **collar, venereal** / Collier de Vénus *n* (Leucoderma colli syphilitica) / collier de Vénus *m*
9354 **collateral** / nebenherlaufend (gleichseitig) / collatéral
9355 **collaterals** / Kollateralen *f* (Neuritenseitenäste) / collatérales *f*
9356 **collation** / Vergleichung *f* / collation *f*
9357 **colleague** / Kollege *m* / collègue *m*
9358 **collect (collected, collecting)** / sammeln (gesammelt, sammelnd) / collecter (collecté, collectant)
9359 **collection** / Ansammlung *f* / collection *f*
9360 **collective** / kollektiv (sind einem Kollektiv eigentümliche Bewußtseinsinhalte) / collectif
9361 **collectives** / Kollektive *n* ([Menschen]gruppen, bes. Produktionsgenossenschaften) / collectifs *m*
9362 **collectivism** / Kollektivismus *m* ([Lehre vom] Vorrang der Gesellschaft vor dem Individuum) / collectivisme *m*
9363 **collector** / Sammler *m* / collecteur *m*
9364 **college** / Kollegium *n* / collège *m*
9365 **college, dental** / Zahnakademie *f* (amer.) / collège dentaire *m*
9366 **collemia** / Kollämie *f* (erhöhte Blutviskosität) / collémie *f*
9367 **colliculitis (, seminal)** / Colliculitis *f* / colliculite *f*
9368 **colliculus** / Colliculus (Dim. v. collis = Hügel) / colliculus *m*
9369 **colliculus of the arytenoid cartilage** / Colliculus (cartilaginis arytaenoideae) / colliculus du cartilage aryténoïdien
9370 **colliculus, facial** / Colliculus facialis (durch das innere Gesichtsnervknie bedingter Vorsprung der Eminentia medialis) / colliculus facial
9371 **colliculus, inferior and superior** / Colliculus inferior et superior (je 2 Hügel der Vierhügelplatte im Mittelhirn) / colliculus inférieur et supérieur
9372 **colliculus, seminal** / Colliculus seminalis (Samenhügel in der Pars prostatica [urethrae]) / colliculus séminal
9373 **collide** / kollidieren (collidere = zusammenstoßen) / collisionner
9374 **colligation** / Zusammenbinden *n* / colligation *f*
9375 **collimation** / Zusammenzielen *n* / collimation *f*
9376 **colliquation** / Kolliquation *f* (colliquare = verflüssigen: [Gewebs]einschmelzung) / colliquation *f*
9377 **colliquative** / einschmelzend / colliquatif
9378 **collocation** / Anordnung *f* («Stellung») / collocation *f*
9379 **collodion** / Collodium (nitrierte Baumwolle in Weingeist + Äther) / collodion *m*
9380 **collodion, elastic** / Collodium elasticum (Collodium + Ricinusöl) / collodion élastique *m*
9381 **collodion salicylate** / Collodii salicylas (Collodiumsalicylat *n*) / collodion, salicylate de *m*
9382 **colloid** / kolloid («leimähnlich») / colloïde
9383 **colloids** / Kolloide *n* (kolloiddisperse Materieteilchen) / colloïdes *m*
9384 **colloid, emulsion** / Emulsionskolloid *n* (flüssige Teilchen, flüssiger Verteiler) / colloïde d'émulsion *m*
9385 **colloid, (ir)reversible** / Kolloid, (ir)reversibles *n* / colloïde (ir)réversible *m*
9386 **colloid, lyophilic (hydrophilic)** / Kolloid, lyophiles (Emulsoid) *n* / colloïde lyophile; (émulsoïde) *m*

9387 **colloid, lyophobic (hydrophobic)** / Kolloid, lyophobes (Suspensoid) *n* / colloïde lyophobe; (suspensoïde) *m*
9388 **colloid, protective** / Schutzkolloid *n* / colloïde protecteur *m*
9389 **colloid, suspension** / Suspensionskolloid *n* (feste Teilchen, flüssiger Verteiler) / colloïde de suspension *m*
9390 **colloidal** / kolloidal (kolloidlöslich) / colloïdal
9391 **colloidochemistry** / Kolloidchemie *f* (Wissenschaft vom kolloiden Zerteilungsgrad der Materie) / chimie colloïde *f*
9392 **colloidoclasis** / Kolloidoklasie *f* (Plasmakolloidlabilität) / colloïdoclasie *f*
9393 **colloidopexy** / Kolloidfixation *f* (durch Leber) colloïdopexie *f*
9394 **colloidophagy** / Kolloidresorption *f* (durch Makrophagen) / colloïdophagie *f*
9395 **colloidotherapy** / Kolloidtherapie *f* (mit kolloid[al]en Lösungen [Stoffen]) / colloïdothérapie *f*
9396 **colloma** / Carcinoma gelatinosum (Gallertkrebs, z.B. Mamma) / cancer colloïde *m*
9397 **collonema** / Kollonema *n* (Gallertgeschwulst) / collonème *m*
9398 **collopexia** / Gebärmutterhalsanheftung *f* / collopexie *f*
9399 **colloquy** / Kolloquium *n* ([wissenschaftliches] Gespräch) / colloque *m*
9400 **collum** / Collum ([Hals-]Kragen *m*) / col *m*
9401 **collum, femoral** / Collum femoris / col fémoral
9402 **collum of the gall bladder** / Collum vesicae felleae / col de la vésicule biliaire
9403 **collum of the glans (penis)** / Collum glandis / col du glans (du pénis)
9404 **collum (of the humerus), anatomical** / Collum anatomicum (humeri) (oberhalb der Tubercula) / col anatomique (de l'humérus)
9405 **collum (of the humerus), surgical** / Collum chirurgicum (humeri) (unterhalb der Tubercula) / col chirurgical (de l'humérus)
9406 **collum of the malleus** / Collum mallei / col du marteau
9407 **collum of the mandible** / Collum mandibulae/ col de la mandibule
9408 **collum of the radius** / Collum radii / col du radius
9409 **collum of the rib** / Collum costae / col de la côte
9410 **collum of the scapula** / Collum scapulae / col de l'omoplate
9411 **collum of the talus** / Collum tali / col de l'astragale
9412 **collum of the tooth** / Collum dentis / collet
9413 **collyrion** / Collyrium *n* (κολλύριον = Augensalbe) / collyre *m*
9414 **coloboma** / Kolobom *n* (κολοβόω = verstümmeln: Spaltdefekt der Iris) / colobome *m*
9415 **coloboma, uveal** / Uveakolobom-Syndrom (Alle durch Verschluß der fet. Augenspalte entstehenden Augenspaltmißbildungen) / colobome uvéal
9416 **colocentesis** / Dickdarmpunktur *f* / côlon, paracentèse du *f*
9417 **colocleisis** / Dickdarmverschluß *m* / côlon, occlusion du *f*
9418 **cololysis** / Kololyse *f* (Befreiung des Darms von Verwachsungen) / cololyse *f*
9419 **colombo root** / Radix colombo (Amarum und Mucilaginosum Jathorrhiza-palmata-Wurzel) / colombo, racine de *f*
9420 **colon** / Colon (κῶλον = Dickdarm) / côlon
9421 **colon, ascending and descending** / Colon ascendens et descendens (bis zur Flexura coli dextra = hepatis auf- und von der Flexura coli sinistra = lienalis absteigender Dickdarm) / côlon ascendant et descendant
9422 **colon, sigmoid** / Colon sigmoideum (S-ähnlicher Dickdarmabschnitt zwischen Colon descendens und Rectum) / côlon sigmoïde
9423 **colon, transverse** / Colon transversum (Dickdarmabschnitt zwischen Colon ascendens und descendens) / côlon transverse
9424 **colonic** / dickdarmbezüglich / colonique
9425 **colonitis (colo[no]pathy)** / Darmerkrankung *f* (-leiden *n*) / colonite (colopathie) *f*
9426 **colonoscopy** / Darmbesichtigung *f* / colonoscopie *f*
9427 **colony (, bacterial)** / Kolonie (, Bakterien-) *f* / colonie (microbienne) *f*
9428 **colony, daughter** / Tochterkolonie *f* (bakt.) / colonie fille *f*
9429 **colonies (, R[ough], S[mooth])** / Bakterienkulturen *f* (Gravis-, Mitisform) / colonies (, formes rugueuses, formes lisses de) *f*
9430 **colopexy** / Kolopexie *f* (Colon-sigmoideum-Befestigung an Bauchfell) / colopexie *f*
9431 **coloplication** / Darmraffung *f* (bei Darmerweiterung) / coloplication *f*
9432 **coloproctitis** / Coloproctitis *f* (Kolon-Rektumentzündung) / colorectite *f*
9433 **coloptosis** / Kolonsenkung *f* / coloptose *f*
9434 **colors, complementary** / Komplementärfarben *f* (rot + grün, blau + gelb = weiß) / couleurs complémentaires *f*
9435 **colors, primary** / Grundfarben *f* (rot, grün, blau) / couleurs fondamentales *f*
9436 **colorimetry** / Farbtonmessung *f* (einer Lösung zur Bestimmung ihrer Konzentration) / colorimétrie *f*
9437 **colorimetry, absolute, comparative** / Kolorimetrie, absolute, vergleichende *f* (Bestimmung des Extinktionskoeffizienten, der Farbkraft einer Farblösungskonzentration) / colorimétrie absolue, comparative *f* /
9438 **colosigmoidostomy** / Kolon-Sigmoidanastomose *f* / colosigmoïdostomie *f*
9439 **colostomy** / Kolostomie *f* (Anlegen einer äußeren Dickdarmfistel) / colostomie *f*
9440 **colostration, colostrorrhea** / Kolostration, Kolostrorrhoe *f* (path. Vormilcherscheinungen bei Säugling, bei Mutter) / colostration, colostrorrhée *f*
9441 **colostrum bodies** / Kolostrumkörperchen *n* (Fettkörnchenkugeln der Vormilch) / colostrum, corpuscules du *m*
9442 **colostrum (gravidarum, puerperarum)** / Vormilch *f* (caseinarmes Brustdrüsensekret ab 6. Schwangerschaftswoche, bis 3. Woche nach Niederkunft) / colostrum *m*

9443 **colotomy** / Dickdarmeröffnung *f* / colotomie *f*
9444 **colotyphoid** / Unterleibstyphus *m* / colotyphoïde *m*
9445 **colo(u)r** / Farbe *f* (färben) / couleur *f* (colorer)
9446 **coloured** / gefärbt (koloriert) / coloré
9447 **colouring** / Gesichtsfarbe *f* (Kolorit *n*) / teint (coloris) *m*
9448 **colourless** / farblos (auch bildl.) / incolore
9449 **colpalgia** / Scheidenneuralgie *f* (κόλπος = Scheide) / colpalgie *f*
9450 **colp(ap)orrhexis** / Kolporrhexie *f* (traumat. Scheidenabriß von Uterus) / colporrhexis (rupture du vagin) *f*
9451 **colpatresia, colporrhagia** / Scheidenverschluß *m*, Scheidenblutung *f* / colpatrésie, colporragie *f*
9452 **colpectasia, colpostenosis** / Scheidenerweiterung, -verengerung *f* / colpectasie, colposténose *f*
9453 **colpeurysis** / Kolpeuryse *f* (εὐρύνω = erweitern: Scheidenerweiterung mit Kolpeurynter) / colpeurynter, dilatation vaginale avec un *f*
9454 **colpitis (vaginitis)** / Scheidenentzündung *f* / vaginite (colpite) *f*
9455 **colpitis, acute, chronic** / Colpitis acuta, chronica / vaginite aiguë, chronique *f*
9456 **colpitis, adhesive, cystic** / Colpitis adhaesiva, cystica (mit Wandverklebungen, mit Blasenbildung) / vaginite adhésive, kystique *f*
9457 **colpitis, diphtheric, gonorrhoic** / Colpitis diphtherica, gonorrhoica / vaginite diphtérique, gonorrhéique *f*
9458 **colpitis, granular, papillomatous** / Colpitis granularis, papillomatosa (mit Papillenhypertrophie, mit Kondylombildung) / vaginite granulaire, papillomateuse *f*
9459 **colpitis, senile** / Colpitis senilis (infolge Follikelhormonmangels) vaginite sénile *f*
9460 **colpoceliotomy** / Kolpozöliotomie *f* (transvaginale Bauchhöhleneröffnung) / colpocœliotomie *f*
9461 **colpocleisis** / Colpocleisis *f* (Gebärmuttervorfallop.) / colpocléisis *f*
9462 **colpocleisis, partial** / Teilkolpokleisis *f* (bei Querriegelinterposition) / colpocléisis partielle *f*
9463 **colpocystotomy** / Kolpozystotomie *f* (transvaginaler Blasenschnitt) / colpocystotomie *f*
9464 **colpocytogram** / Kolpozytogramm *n* (Scheidenschleimhautzellenbild) / colpocytogramme *m*
9465 **colpokeratosis** / Kolpokeratose *f* (Vaginalhautverhornung bei Vitamin-A-Mangel) / colpokératose *f*
9466 **colpomicroscopy** / Kolpomikroskopie *f* (der Portio auf krebsverdächtige Stellen) / colpomicroscopie *f*
9467 **colpomyiasis** / Scheidenmadenkrankheit *f* / colpomyiase *f*
9468 **colpo(perineo)plasty, -rrhaphy** / Scheiden-(Damm)plastik, -naht *f* (bei Scheidensenkung bzw. Gebärmuttervorfall) / épisio-(périnéo)plastie, -rraphie *f*
9469 **colpophotography** / Kolpophotographie *f* (von Kolposkopievergleichsbildern) / photocolposcopie *f*
9470 **colporrhaphy, anterior, posterior** / Colporrhaphia anterior, posterior (Scheidenvorfallop.) / colporraphie antérieure, postérieure *f*
9471 **colporrhaphy, transverse** / Querkolporrhaphie *f* (bei Querriegelinterposition) / colporraphie transversale *f*
9472 **colposcope** / Kolposkop *n* / colposcope *m*
9473 **colposcopy** / Kolposkopie *f* (Lupenuntersuchung der Scheide auf Deckepithelveränderungen [Hinselmann, 1924]) / colposcopie *f*
9474 **colpostat** / Kolpostat *m* (Scheidenmedikamenthalter) / colpostat *m*
9475 **colpoxerosis** / Kolpoxerose *f* (path. Scheidentrockenheit) / colpoxérose (sécheresse morbide du vagin) *f*
9476 **colt's foot flowers, leaves** / Flores, Folia farfarae (Mucilaginosa Huflattichblüten, -blätter) / tussilage, fleurs, feuilles de *f*
9477 **columella** / Columnella *f* (Dim. v. Columna) / colonnette *f*
9478 **column** / Columna (Säule *f*) / colonne *f*
9479 **columns, anal** / Columnae anales (Längsfalten der unteren Mastdarmschleimhaut) / colonnes anales
9480 **column, anterior, lateral, posterior** / Columna anterior, lateralis, posterior (weiße und graue Vorder[horn]-, Seiten[horn]-, Hinter-[horn]-Säulen des Rückenmarks) / colonne antérieure, latérale, postérieure
9481 **column, bacterial DNA-** / Bakterien-DNS-Strang *m* ($=10^7$ [Mono]nucleotide beherbergende genetische Gesamtinformation einer Bakterienzelle [Kaudewitz]) / colonne d'acide désoxyribonucléique bactérienne *f*
9482 **column, double** DNA-/DNS-Doppelstrang *m* (durch Wasserstoffbrücken verbundene Folgen der sich gegenüberliegenden Purinbasen [Cytosin-Guanin] und Pyrimidinbasen [Adenin-Thymin]) / colonne double d'acide désoxyribonucléique *f*
9483 **column of the fornix** / Columna fornicis (cerebri) / colonne du fornix
9484 **column, fractionating** / Destillationsaufsatz *m* / colonne à distiller *f*
9485 **columns, renal** / Columnae renales (Streifen von Nierenrindensubstanz zwischen Pyramiden der Nierenmarksubstanz) / colonnes rénales
9486 **column of the (vaginal) wrinkles** / Columna rugarum anterior et posterior (an Scheidenhinterwand bei äußerer Harnröhrenmündung beginnende, hinter Scheidenmund sichtbar endende «Runzelfaltensäulen») / colonne des rides (du vagin)
9487 **column, vertebral** / Columna vertebralis (Wirbelsäule) / colonne vertébrale
9488 **columnar** / säulenartig (zylindrig) / colonne, en forme de
9489 **columnization** / Kolumnisation *f* (Tamponade der Rugae vaginales gegen Uterusprolaps) / columnisation du vagin *f*

9490 **coma** / Coma *n* (κῶμα = fester Schlaf: tiefe Bewußtlosigkeit [durch acidotische Stoffwechselentgleisung]) / coma *m*
9491 **coma, apoplectic** / Coma apoplecticum (nach Apoplexie) / coma apoplectique *m*
9492 **coma, basedowic** / Coma basedowicum (thyreotoxische Krise) / coma basedowique *m*
9493 **coma, diabetic** / Coma diabeticum / coma diabétique *m*
9494 **coma, eclamptic** / Coma eclampticum (ab 2. Schwangerschaftshälfte) / coma éclamptique *m*
9495 **coma, hepatic (cholemic)** / Coma hepaticum (cholaemicum) (bei Leberinsuffizienz [Cholämie]) / coma hépatique (cholémique) *m*
9496 **coma, hyperosmolar (nonacidotic) diabetic** / Coma diabeticum, hyperosmolares nichtacidotisches (durch Hypernaträmie und -glykämie Serumosmolarität > 400–500 mosmol/l) / coma diabétique hyperosmolaire *m*
9497 **coma, hypochloremic** / Coma hypochloraemicum (infolge NaCl-Verlusts bei Brechdurchfall) / coma hypochlorémique *m*
9497a **coma, hypoglycemic** / Coma hypoglycaemicum (infolge Blutzuckermangels) / coma hypoglycémique *m*
9498 **coma, parathyroprivic** / Coma parathyreoprivum (nach Nebenschilddrüsenentfernung) / coma parathyréoprive *m*
9499 **coma, pyloric** / Coma pyloricum (bei Pylorusstenose) / coma pylorique *m*
9500 **coma, uremic** / Coma uraemicum (bei Urämie) / coma urémique *m*
9501 **comatose** / komatös / comateux
9502 **combination** / Kombination *f* (combinare = verzweien: idioplasmatische Erbbildvariation) / mixovariation *f*
9502a **combination, chemical** / Verbindung, chemische *f* / combinaison chimique *f*
9503 **combinations, nicotine** / Nicotinverbindungen *f* (KW-Stoffe mit Nitrogruppe $—N{<}^{O}_{O}$ an Stelle von H-Atom[en]) / combinaisons de nicotine *f*
9504 **combinatorics** / Kombinatorik *f* (combinare = je zwei zusammenfügen: zählendes Ordnen [Permutation] i. G. z. messendem Rechnen [Maßrechnung]) / combinatorique *f*
9505 **combine (combined, combining)** / kombinieren (gemischt, vereinigend) / combiner (combiné, combinant)
9506 **combining** / Kombinierung *f* (analytisch-apriorische [Ein]fügung von Teilen [in ein Gesamt] zu einem Ganzen) / combinaison *f*
9508 **combustible (combustibility)** / (Ver)brennbar(keit *f*) / combustible (combustibilité *f*)
9509 **combustion** / Combustio (Verbrennung *f* [4 Grade: 1. Hyperämie, 2. Blasenbildung, 3. Nekrose, 4. Verkohlung]) / combustion *f*
9510 **combustion, biochemical** / Verbrennung, biochemische *f* ($H_2CO_3 \rightarrow CO_2 + H_2O$) / combustion, biochimique *f*
9511 **combustion, chemical** / Verbrennung, chemische *f* ($C \rightarrow CO_2$) / combustion chimique *f*
9512 **combustion heat** / Verbrennungswärme, physiologische *f* (Kohlenhydrat 4,1, Protein 4,1, Fett 9,3 kcal/g) / combustion, chaleur de *f*
9513 **combustion, spontaneous** / Selbstentzündung *f* / combustion spontanée *f*
9514 **comedocarcinoma, -mastitis** / Komedokarzinom *n*, Comedomastitis *f* (Ductus-lactiferi-Karzinom, -Entzündung) / comédocarcinome *m*, -mastite *f*
9515 **comestibles** / Eßwaren *f* / comestibles *m*
9516 **comma** / Komma *n* / virgule *f*
9517 **commence(ment)** / beginnen (Ausbruch *m*) / commencer (commencement *m*)
9518 **commensal** / mitessend / commensal
9519 **commensalism** / Kommensalismus *m* (mensa = Tisch: Zusammenleben ohne gegenseitigen Nutzen) / commensalisme *m*
9520 **commensurability** / Vergleichbarkeit *f* (Meßbarkeit mit gleichem Maß) / commensurabilité *f*
9521 **commensurable (comparable)** / vergleichbar (formaliter [materialiter]) / commensurable (comparable)
9522 **commentary (commentator)** / Kommenta(to)r *m* / commentaire (commentateur) *m*
9523 **comminution** / Zersplitterung *f* / comminution *f*
9524 **commission** / Kommission *f* (Ausschuß *m*) / commission *f*
9525 **commissure** / Commissura (committere = zusammenschicken: Verbindung *f*, anat. Kommissurensystem *n*) / commisure *f*
9526 **commissure with anterior and posterior part, anterior** / Commissura anterior: Pars anterior et posterior (großes Kommissurensystem des Endhirns [Balkenschnabel], verbindet Schläfen-, Hinterhaupt- und Riechlappen der beiden Hemisphären) / commissure antérieure avec partie antérieure et postérieure
9527 **commissure of the fornix** / Commissura fornicis (Kommissurensystem) / commissure du fornix
9528 **commissure interhabenular** / Commissura habenularum (Kommissurensystem) / commissure interhabénulaire
9529 **commissure of the lips** / Commissura labiorum oris / commissure des lèvres
9530 **commissure of the palpebrae, lateral and medial** / Commissura palpebrarum lateralis et medialis / commissure latérale et médiale des paupières
9531 **commissure, posterior** / Commissura posterior (zwischen Vierhügelplatte-Thalamus-Zirbeldrüse «gegenüber» der Commissura anterior) / commissure postérieure
9532 **commissure of the (pudendal) lips, anterior and posterior** / Commissura labiorum (pudendi) anterior et posterior / commissure antérieure et postérieure des lèvres (de la vulve)
9533 **commissures, supraoptic** / Commissurae supraopticae (Gesamtheit der GUDDEN', MEYNERT', GAMSER' Kommissuren oberhalb des Tractus opticus) / commissures susoptiques

9534 **commissurotomy** / Herzklappensprengung *f* / commissurotomie *f*
9535 **commotion of the brain** / Commotio cerebri (Gehirnerschütterung, mit abnehmenden Symptomen) / commotion du cerveau *f*
9536 **commotion of the heart** / Commotio cordis (nach Kontusion der Thoraxwand) / commotion du cœur *f*
9537 **commotion, peristaltic** / Unruhe, peristaltische *f* (gesteigerte Peristaltik [KUSSMAUL]) / commotion péristaltique *f*
9538 **commotion of the retina** / Commotio retinae / commotion de la rétine *f*
9539 **commotion, spinal; (railway-spine)** / Commotio spinalis (Rückenmarkerschütterung) / commotion rachidienne *f*
9540 **commotion of the thorax** / Commotio thoracis (Brusterschütterung ohne Organverletzung) / commotion du thorax *f*
9541 **communicable, the** / Mitteilbare, das / communicable, le
9542 **communicable, communicative** / mitteilbar, mitteilsam / communicable, communicatif
9543 **commutative** / auswechselbar (wechselseitig) / commutatif
9544 **commutator** / (Strom)wechselschalter *m* / commutateur *m*
9545 **commutator, two-direction** / Zweiwegumschalter *m* / commutateur à deux directions *m*
9545a **compact(ness)** / Kompakt(heit *f*) (compactus = dicht gedrängt) / compact (compacité *f*)
9546 **comparative(ly)** / Komparativ *m* (vergleichsweise) / comparatif *m* (comparativement)
9546a **comparison (compare)** / Gleichnis *n* (vergleichen, z.B. von Handschriften) / comparaison *f* (comparer)
9547 **compart(i)ment** / Kompartiment *n* (= Abteil[ung], Teilgebiet eines Organismus, organismisches System) / compartiment *m*
9548 **compatible** / vereinbar / compatible
9549 **compatibility** / Verträglichkeit *f* (zweier Stoffe miteinander) / compatibilité *f*
9550 **compensable** / ausgleichbar / compensable
9551 **compensate (compensated, compensating)** / kompensieren (ausgeglichen, entschädigend) / compenser (compensé, compensant)
9552 **compensation** / Ausgleich *m* (1. verminderte [Herz]leistung durch gesteigerte Tätigkeit, 2. von Minderwertigkeitsgefühlen durch psychol. Mehrwertigkeitssystem [ADLER], der einseitigen Bewußtseinsfunktion durch das Unbewußte [JUNG]) / compensation *f*
9553 **compensation, failure** / Ausgleichsschwäche *f* / compensation, manque de *m*
9554 **compensatory** / kompensatorisch (ausgleichend) / compensatoire
9555 **competency (, embryonic)** / Zuständigkeit *f* (eines Organs für seine Funktion, z.B. des embr. Bindegewebes) / compétence *f*
9556 **competitor** / Mitbewerber *m* / compétiteur *m*
9557 **compilation** / Zusammentragen *n* (Sammlung *f*) / compilation *f*
9558 **compilatory** / kompilatorisch (aus Schriften zusammengetragen) / compilatoire
9559 **complacency** / (Selbst)gefälligkeit *f* / complaisance *f*
9560 **complaint** / (Weh)klage *f* / complainte *f*
9561 **complement** / Komplement *n* (EHRLICH: an 4 Komponenten [thermolabiles Globulin (C1) und Albumin (C2), thermostabiles Phospholipoid (C3) und Kohlenhydrat (C4)] gebundene Funktion normaler Seren, die Funktion der Ambozeptoren zu ergänzen) / complément *m*
9562 **complement activation** / Komplementaktivierung *f* (hämolytische Aktivität) / complément, activité du *f*
9563 **complements, anorganic** / Komplemente, anorganische *n* (zum Funktionieren vieler Enzyme notwendige Mineralien [«Spurenelemente»]) / compléments anorganiques *m*
9564 **complement atrophy** / Komplementschwund *m* (im menschlichen Serum bei bestimmten Krankheiten) / complément, atrophie du *f*
9565 **complement fixation** / Komplementbindung *f* (KB: Bindung von Komplement) / complément, fixation du *f*
9566 **complement formation** / Komplementbildung *f* (in Leber) / complément, formation du *f*
9567 **complement inactivation** / Komplementinaktivierung *f* (durch unspezif. Zerstörung beim Erhitzen) / complément, inactivation du *f*
9568 **complement, inhibition of** / Komplementhemmung *f* (in NaCl-Lösung) / complément, inhibition du *f*
9569 **complementary** / ergänzend (erfüllend) / complémentaire
9570 **complementoid** / Komplement, inaktiviertes *n* / complémentoïde *m*
9571 **complementophil** / komplementfreundlich / complémentophile
9572 **complete** / vervollständigen (fertig) / compléter (complet)
9573 **completion** / Komplettierung *f* / complètement *m*
9574 **complex** / Komplex *m* (complere = ausfüllen: Vervollständigung, Zusammenfügung) / complexe *m*
9575 **complex, acromegalothyroid** / TROELL-JUNET' Syndrom (Schädeldachhyperostose mit akromegalem Hyperthyreoidismus) / complexe acromégalothyroïdien
9576 **complex, anomalous** / Ekg-Komplex, anomaler *m* / complexe anomal *m*
9577 **complex, auricular** / Vorhofkomplex *m* (Ekg: P-Zacke + PQ-Strecke) / complexe auriculaire *m*
9578 **complex, Electra (father)** / Elektrakomplex *m* (FREUD) / complexe d'Electre *m*
9579 **complex, inferiority (superiority)** / Minderwertigkeitskomplex *m* (ADLER) / complexe d'infériorité *m*
9580 **complex, neologism** / Neologismenkomplex *m* («Wortsalat» bei Schizophrenie) / complexe de néologismes *m*
9581 **complex, Oedipus (mother)** / Ödipus-Komplex *m* (FREUD) / complexe d'Œdipe *m*

9582 **complex, primary tuberculous** / Primärkomplex, tuberkulöser *m* (Drüsenaffektion) / complexe tuberculeux primaire *m*
9583 **complex, psychic** / Komplex, psychischer *m* (JUNG: affektgebundene verdrängte Vorstellungsgruppe) / complexe psychique *m*
9584 **complex, repression** / Verdrängungskomplex *m* / complexe de refoulement *m*
9585 **complex, symptom** / Symptomenkomplex *m* / complexe de symptômes *m*
9586 **complex, ventricular** / Kammerkomplex *m* (Ekg: QRS-Gruppe + ST-Strecke + T-Welle) / complexe ventriculaire *m*
9587 **complexion** / Aussehen *n* / mine *f*
9588 **complexity** / Komplexität (Verflochtenheit) *f* / complexité *f*
9589 **complicate (complicated, complicating)** / komplizieren (verwickelt, erschwerend) / compliquer (compliqué, compliquant)
9590 **complication** / Komplikation *f* (Schwierigkeit) / complication *f*
9591 **complications, thrombembolic** / Komplikationen, thrombembolische *f* (bei Behandlung mit Neuroleptica durch vorsichtige Dosierung und Gymnastik vermeidbar) / complications thrombemboliques *f*
9592 **component** / Bestandteil, mitbestimmender *m* / composant *m*
9593 **compose (composed, composing)** / zusammensetzen (gelassen, beruhigend) / composer (composé, composant)
9594 **composition** / Komposition *f* (componere = zusammenstellen) / composition *f*
9595 **compound, aliphatic (fatty)** / Verbindung, aliphatische *f* / combinaison aliphatique (acyclique) *f*
9596 **compound, carbocyclic (benzene)** / Verbindung, carbozyklische *f* / combinaison carbocyclique (aromatique) *f*
9597 **compound (, chemical)** / Verbindung *f* (chem.) / composé *m* (combinaison *f*)
9599 **compound, gaseous, liquid, solid** / Verbindung, gasförmige, flüssige, feste *f* / composé gazeux, liquide, solide *f*
9600 **compound, impression** / Abdruckmasse *f* (dent.) / pâte-empreinte *f*
9601 **compound, (in)organic** / Verbindung, (an)organische *f* / combinaison (in)organique *f*
9602 **compound, investment** / Einbettungsmasse *f* / masse d'inclusion *f*
9603 **compound, isomeric, metameric** / Verbindung, isomere, metamere *f* / composé isomère, métamère *m*
9604 **compound, metallic** / Metallverbindung *f* / métail *m*
9605 **compound, nitro-, oxide** / Nitroverbindung, Oxyverbindung *f* / combinaison azoïque, d'oxyde *f*
9606 **compound, saturated, volatile** / Verbindung, gesättigte, flüchtige *f* / combinaison saturée *f*, composé volatil *m*
9607 **comprehensible** / begreifbar / compréhensible
9608 **comprehension** / Begriffsvermögen *n* / compréhension *f*
9609 **compress (compressed, compressing)** / komprimieren (zusammengepreßt, verdichtend) / comprimer (comprimé, comprimant)
9610 **compress (, cold, hot)** / Kompresse *f* (kalter, heißer Umschlag *m*) / compresse (froide, chaude) *f*
9611 **compress, damp** / Packung, feuchtwarme *f* / compresse de PRIESNITZ *f*
9612 **compressible** / zusammendrückbar / compressible
9613 **compressibility** / Verdichtbarkeit *f* / compressibilité *f*
9614 **compression (, digital, instrumental)** / Kompression *f* (eines Gefäßes durch Fingerdruck, durch Instrument) / compression (digitale, instrumentale) *f*
9615 **compression of the brain** / Compressio cerebri (Hirndruck, mit zunehmenden Symptomen; op. Therapie) / compression du cerveau *f*
9616 **compressor** / Compressorium *n* ([Gefäß]-kompressionsinstrument, z.B. für Aorta) / tourniquet *m*
9617 **compressor (crusher), tonsil** / Tonsillen(aus)-quetscher *m* / compresseur (écraseur) amygdalien *m*
9618 **compulsion** / Zwang *m* / compulsion *f*
9619 **compulsion, somatosynneuric** / Somatosynneuron, Efferenztendenz des *f* («Zwang») / contrainte somatosynneurique *f*
9620 **computer** / Rechenmaschine, elektronische *f* (zur Datenspeicherung und -verarbeitung) / computeur électronique *m*
9621 **computer, diagnostic, therapeutic** / Computer, diagnostischer, therapeutischer *m* (zur Speicherung und Verarbeitung diagnostischer, therapeutischer Daten) / computeur diagnostique, thérapeutique *m*
9622 **conamen (tentamen)** / Conatus suicidii (Selbstmordversuch *m*) / tentative de suicide *f*
9623 **conation** / Wollen *n* / volition *f*
9624 **concassation** / Zerstoßung *f* (z.B. getrockneter Pflanzenteile) / concassation *f*
9625 **concatenate** / zusammenketten (aneinanderreihen) / conchaîner
9626 **(CONCATO's disease)** / (CONCATO' Krankheit) (Tuberkulose der serösen Häute) / (maladie de CONCATO)
9627 **concave, convex** / hohl, gewölbt (geschliffen) / concave, convexe
9628 **concavity, convexity** / Konkavität, Konvexität *f* / concavité, convexité *f*
9629 **concavoconvex, convexoconcave** / konkavkonvex, konvexkonkav / concave-convexe, convexe-concave
9630 **concentrate (concentrated, concentrating)** / anreichern (gerichtet auf, sich konzentrierend) / concentrer (concentré, concentrant)
9631 **concentration** / Sättigung *f* (einer Lösung: Menge/Volumen, z. B. g/ccm, nicht g %) / concentration *f*
9632 **concentration, adrenochrome** / Adrenochromkonzentration *f* / (Adrenalinstoffwechselstörung bei Schizophrenie) / concentration d'adrénochrome *f*
9633 **concentration, electrolytic** / Elektrolytkonzentration *f* (bes. in Blut und Harn) / concentration électrolytique *f*

9634 **concentration, hollow ways** / Hohlwegekonzentration *f* (von [Uro]pharmaca in Harnwegen) / concentration dans chemins creux *f*
9635 **concentration, hydrogen-ion** / Wasserstoffionenkonzentration *f* ([H^+] des reinen Wassers bei neutraler Reaktion = 10^{-7}) / concentration des ions d'hydrogène *f*
9636 **concentration, hydroxyl-ion** / Hydroxylionenkonzentration *f* ([OH^-] des reinen Wassers bei neutraler Reaktion = 10^{-7}) / concentration des ions d'hydroxyle *f*
9637 **concentration, minimal inhibitor (MIC)** / Hemmkonzentration, minimale *f* (für erregerhemmende Wirkung eines Antibiotikums erforderliche) / concentration inhibitoire minimale *f*
9638 **concentration power, failure** / Konzentrationskraft, -schwäche *f* / concentration, pouvoir de *m*, faiblesse de *f*
9639 **concentration, urea** / Harnstoffkonzentration *f* / concentration d'urée *f*
9640 **concentric** / konzentrisch / concentrique
9641 **concept(ion)** / Konzept(ion *f*) *n* (Entwurf: 1. leib[see]li[s]che, 2. geistige Empfängnis) / concept(ion *f*) *m*
9642 **conception day** / Konzeptionstermin *m* (norm. 14., verzögert 21. Zyklustag) / conception, terme de *m*
9643 **conception day, retarded** / Konzeptionstermin, verzögerter *m* (häufiger bei ektopischer Schwangerschaft) / conception, terme retardé de *m*
9644 **conception, optimum of** / Konzeptionsoptimum *n* (~ 10.–14. Zyklustag) / conception, optimum de *m*
9645 **conception time, legal** / Empfängniszeit, gesetzliche *f* (181.–302. d.a.p.) / temps de conception légal *m*
9646 **conceptive** / aufnahmebereit / conceptif
9647 **concept(ual)** / Begriff(lich) *m* / concept(uel) *m*
9648 **concern(ed)** / betreffen(d) / concerner (concernant)
9649 **concha** / Concha (κόγχη = Muschel *f*) / conque *f*
9650 **concha of the auricle** / Concha auriculae (muschelförmige Grube der inneren [vorderen] Ohrmuschel) / conque du pavillon de l'oreille
9651 **concha, inferior, middle, superior, (supreme) nasal** / Concha nasalis inferior, media, superior, (suprema) (Nasenmuscheln) / conque nasale inférieure, moyenne, supérieure, (suprême)
9652 **concha, sphenoid** / Concha sphenoidalis (Muschel des Keilbeinkörpers) / conque sphénoïde
9653 **conchiform** / muschelförmig / conquiforme
9654 **conchitis** / Nasenmuschelentzündung *f* / cornets, inflammation des *f*
9655 **conchoscope** / Nasen(muschel)spiegel *m* / conchoscope *m*
9656 **conchotome** / Konchotom *n* / conchotome *m*
9657 **concise** / concisus (zusammengeschnitten, kurz, gedrängt) / concis
9658 **concomitant, concordant** / begleitend, (zusammen)stimmend / concomitant, concordant
9659 **concordance** / Konkordanz *f* (Übereinstimmung von [Zwillings]merkmalen) / concordance *f*
9660 **concrement (concretion)** / Konkrement(bildung *f*) *n* ([Abscheidung] feste[r] Masse in Körperflüssigkeiten [infolge veränderter Löslichkeitsverhältnisse]) / concrétion(s) *f*
9661 **concrements of urine** / Harnkonkremente *n* / concrétions d'urine *f*
9662 **concrescence** / Zusammenwachsen *n* / concrescence *f*
9663 **concrete** / konkret (gegenständlich) / concret
9664 **concretion** / Concretio *f* (Verhärtung, Verwachsung, Konkrementierung) / concrétion *f*
9665 **concretions, prostatic** / Concretiones prostaticae (Amyloidmassen) / concrétions prostatiques *f*
9666 **concretion, subcutaneous** / Concretio subcutanea (Unterhautverhärtung *f*) / concrétion souscutanée *f*
9667 **concretism** / Konkretisierung *f* (synthetisch-aposteriorisches Hineinstellen in Zusammenhang) / concrétisme *m*
9668 **concubinus (concubina)** / Beilieger(in) *m* (*f*) / concubin(e) *m* (*f*)
9669 **concubitus** / Beischlaf *m* / concubitus *m*
9670 **concupiscence** / Concupiscentia *f* (concupiscere = begehren) / concupiscence *f*
9671 **concupiscent** / lüstern / concupiscent
9672 **concurrence** / Gegenbewerbung *f* / concurrence *f*
9673 **concussion** / Erschütterung *f* / concussion *f*
9674 **concussion, labyrinthine** / Labyrintherschütterung *f* / commotion labyrinthique *f*
9675 **condensation** / Kondensation *f* (Zusammentritt zweier Moleküle unter Wasseraustritt) / condensation *f*
9676 **condense** / kondensieren (verdichten, bes. Gas verflüssigen durch Temperaturerniedrigung bzw. Druckerhöhung) / condenser
9677 **condensed** / eingedickt / condensé
9678 **condenser** / Kondens(at)or *m* (physik. [chem.]) / condens(at)eur *m*
9679 **condenser, aplanatic, pancratic** / Kondensor, aplanatischer, pankratischer *m* (für besondre Schärfe, für Mikrophotographie) / condenseur aplanatique, pancratique *f*
9680 **condenser, cardioid, paraboloid** / Dunkelfeldkondensoren *m* / condenseur cardioïde, paraboloïde *m*
9681 **condenser, direct light** / Auflichtkondensor *m* / condenseur de lumière directe *m*
9682 **condenser, quartz** / Quarzkondensor *m* (für Lumineszenzmikroskopie) / condenseur de quartz *m*
9683 **condenser-objective-lens, single field** / Kondensor-Objektiv-Einfeldlinse *f* («Optimales Elektronenobjektiv» [Glaser] macht atomare Größen an lebender Materie sichtbar) / lentille condensatrice-objective par champ unique *f*
9684 **condiment** / Gewürz *n* / condiment *m*
9685 **condition** / Kondition *f* ([Vor]bedingung: bestimmte Verfassung bzw. Konstellation für die Auslösung einer Ursache bzw. Erzielung einer Wirkung) / condition *f*

9686 **condition, A-** / A-Zustand *m* (Nochschmelz- und -lösbarkeit härtbarer Kunststoffe) / condition A *f*
9687 **conditions, atmospheric** / Wetterlage *f* / conditions atmosphériques *f*
9688 **condition, cardinal** / Grundbedingung *f* / condition cardinale *f*
9689 **condition, colloid** / Zustand, kolloider *m* (Zerteilungsform der Materie) / condition colloïde *f*
9690 **condition, fasting** / Nüchternzustand *m* (als Vorbedingung) / condition à jeun *f*
9691 **condition, general** / Allgemeinbefinden *n* / condition générale *f*
9692 **condition, mental, physical** / Verfassung, geistige, körperliche *f* / condition mentale, physique *f*
9693 **conditions, rheonomous** / Bedingungen, rheonome *f* (mit Orts- und Zeitkoordinate) / conditions rhéonomes *f*
9694 **conditions, sanitary, social** / Verhältnisse, sanitäre, soziale *n* / conditions sanitaires, sociales *f*
9695 **conditions, scleronomous** / Bedingungen, skleronome *f* (mit Orts- ohne Zeitkoordinate) / conditions scléronomes *f*
9696 **conditions, working, of life** / Arbeitsbedingungen, Lebensbedingungen *f* / conditions de travail, de vie *f*
9697 **condom** / Kondom *n* (CONDON' Präservativ gegen Penisinfektion) / condome *m*
9698 **conduct (conducted, conducting)** / führen (geführt, führend) / conduire (conduit, conduisant)
9699 **conductibility (conductivity)** / Leitfähigkeit *f* (Leitungsvermögen *n*) / conductibilité (conductivité) *f*
9700 **conduction** / Leitung *f* / conduction *f*
9701 **conduction, air (aerotympanal)** / Luftleitung *f* (indirekte Schallwellenübertragung auf Schädelknochen) / conduction aérienne *f*
9702 **conduction, bone (osteotympanic)** / Knochenleitung *f* (direkte Schallwellenübertragung auf Schädelknochen) / conduction osseuse *f*
9703 **conduction, sensible** / Leitung, sensible *f* (Nervenleitungsbahn) / conduction sensible *f*
9704 **conduction, sound** / Schalleitung *f* / conduction de son *f*
9705 **conductor (, good, bad, non-)** / Leiter, elektrischer *m* (guter, schlechter, Nicht-) / conducteur (bon, mauvais, non-) *m*
9706 **conductor, heating** / Heizleiter *m* (röntg.) / conducteur chauffant *m*
9707 **condurango bark** / Cortex condurango (Stomachicum Condurangorinde) / condurango, écorce de *f*
9708 **condylar** / kondylär (Gelenkknorren betreffend) / condylien
9709 **condyle** / Condylus (κόνδυλος = geballte Hand, rundliche Erhebung an Enden von [langen] Knochen *f*) / condyle *m*
9710 **condyle of the humerus** / Condylus humeri / condyle de l'humérus
9711 **condyle, lateral and medial** / Condylus lateralis et medialis (femoris et tibiae) / condyle latéral et médial
9712 **condyle, occipital** / Condylus occipitalis (Erhebung [mit Gelenkfläche] beiderseits des Hinterhaupt[bein]lochs) / condyle occipital
9713 **condylectomy** / Kondylusresektion *f* / condylotomie *f*
9714 **condyloma** / Kondylom *n* (Warzengeschwulst) / condylome *m*
9715 **condyloma, flat** / Condyloma latum (Feuchtwarzen, z.B. bei Syphilis) / condylome muqueux *m*
9716 **condyloma, pointed** / Condyloma acuminatum (Feigwarzen, z.B. bei Gonorrhoe) / condylome acuminé *m*
9717 **condyl(omat)oid** / kondylusähnlich (kondylomähnlich) / condyl(omat)oïde
9718 **condylomatosis (condylomatous)** / Kondylomatose *f* (betreffend) / condylomatose *f* (condylomateux)
9719 **cone** / Conus (κῶνος = Kegel *m*) / cône *m*
9720 **cone, arterious** / Conus arteriosus (infundibulum) (trichterförmiger Übergang der rechten Herzkammer in den Truncus pulmonaris) / cône artériel
9721 **cone, attraction** / Empfängnishügel *m* (am Makro- für Mikrogameten) / cône d'attraction *m*
9722 **cone, compression** / Kompressionsblende *f* (röntg.) / cône compresseur *m*
9723 **cone, director** / Aufnahmetubus *m* (röntg.) / cône de centrage *m*
9724 **cone, dispersing-** / Streuungskegel *m* / cône dispersif *m*
9725 **cone, elastic** / Conus elasticus (Kehlkopfabschnitt mit elastischen Wänden unterhalb der Stimmfalte) / cône élastique
9726 **cone, graduated** / Skalenkonus (Meßkegel) *m* / cône gradué *m*
9727 **cone of light** / Lichtkegel *m* / cône lumineux *m*
9728 **cone, localisator** / Kegelblende *f* (röntg.) / cône localisateur *m*
9729 **cone, medullar** / Conus medullaris (konischer Rückenmarkendteil von S3 an abwärts) / cône médullaire
9730 **cone, retinal** / Netzhautzapfen *m* (das Farbensehen vermittelnde Fortsätze der Ganglienzellen bes. in Macula lutea) / cône rétinien *m*
9731 **conebiopsy** / Konusbiopsie *f* (AYRE: Portio-Ausschneidung zur Herstellung von Serienschnitten bei Verdacht auf intraepitheliales Ca.) / cône de la portion vaginale, biopsie d'un *f*
9732 **cone-shaped** / kegelförmig / coniforme
9733 **conestenosis** / Konusstenose *f* (angeborene Conus-arteriosus-Verengerung) / cône artériel, sténose du *f*
9734 **confabulation** / (Kon)fabulation *f* (Erinnerungsfälschung) / confabulation *f*
9735 **confident(ial)** / zuversichtlich (vertraulich) / confiant (confidentiel)
9736 **configuration** / (Um)formung *f* / configuration *f*

9737 **configuration, anatomi(cophysiologi)cal** / Konfiguration, anatomisch-physiologische *f* (Gestaltung eines Körpers) / configuration anatomi(cophysiologi)que *f*
9738 **configuration, chemical** / Konfiguration, chemische *f* (Zugehörigkeit zur D- od. L-Reihe) / configuration chimique *f*
9739 **configuration of the cranium** / Schädelkonfiguration *f* (äußere od. innere unter der Geburt) / configuration du crâne *f*
9740 **configuration, electron** / Elektronenanordnung *f* (in einem Atom bzw. Molekül) / configuration électronique *f*
9741 **configuration, molecular** / Molekularstruktur *f* (Anordnung der Atome eines Moleküls im Raum) / configuration moléculaire *f*
9742 **configuration, psychi(cophysiologi)cal** / Konfiguration, psychisch-physiologische *f* (Ganzheit als Potenz ihrer Teile) / configuration psychi(cophysiologi)que *f*
9743 **confine(ment)** / niederkommen (Niederkunft *f*) / accoucher (accouchement *m*)
9744 **confinement to bed** / Bettlägerigkeit *f* / alitement *m*
9745 **confirm (confirmed, confirming)** / bestärken (befestigt, bestätigend) / confirmer (confirmé, confirmant)
9746 **conflagration** / Konflagration *f* (Aufflammen einer Epidemie) / conflagration *f*
9747 **conflict** / Konflikt *m* (confligere = zusammenstoßen) / conflit *m*
9748 **confluence of the sinuses** / Confluens sinuum (Zusammenfluß der 3 Dura-mater-Sinus [sagittalis, rectus, transversus (occipitalis)] an der Protuberanz des Hinterhauptbeins) / confluent des sinus
9749 **confluent** / zusammenfließend / confluent
9750 **confocal** / fokusgleich / confocal
9751 **conform** / übereinstimmen (einig sein) / conformer
9752 **confrontation** / Gegenüberstellung *f* / confrontation *f*
9753 **confuse** / verwirren (verwechseln) / confondre
9754 **confusion, mental** / Geistesverwirrung *f* / confusion mentale *f*
9755 **congeal (congealed, congealing)** / gefrieren (geronnen, erstarrend) / congeler (congelé, congelant)
9756 **congelation** / Congelatio *f* (lokale Erfrierung: 1. Grad Erythem, 2. Grad Congelatio bullosa, 3. Grad Kältegangrän) / congélation *f*
9757 **congenerous** / artverwandt (gleichartig) / congénère
9758 **congenial(ity)** / Geistesverwandt(schaft *f*) / congénial(ité *f*)
9759 **congenital (connatal)** / angeboren (von Geburt an) / congénital (connatal)
9760 **congenital facial diplegia syndrome** / MOEBIUS' Syndrom (Kongenitale Lähmung isolierter [Hirn]nerven) / agénésie nucléaire
9761 **congenital muscular hypertrophy and cerebral syndrome** / (Cornelia) de LANGE' Syndrom (II) (Kongenitale Muskelhypertrophie und Hirnatrophie) / maladie de BRUCK-de LANGE
9762 **congested** / angeschoppt / congestionné
9763 **congestion, active, passive vascular** / Gefäßstauung, arterielle, venöse *f* / congestion vasculaire (du sang) *f*
9764 **congestion (of the brain)** / Blutandrang (zum Kopf) *m* / congestion (cérébrale) *f*
9765 **congestion in the kidney** / Stauungsniere *f* (durch venöse Hyperämie) / congestion dans le rein *f*
9766 **congestion in the liver, acute, chronic** / Stauungsleber, akute, chronische *f* (durch venöse Hyperämie) / congestion aiguë, chronique dans le foie *f*
9767 **congestion, pulmonary** / Stauungslunge *f* (durch venöse Hyperämie) / congestion pulmonaire *f*
9768 **congestion in the spleen** / Milzstauung *f* (durch venöse Hyperämie) / congestion dans la rate *f*
9769 **congestive** / kongestiv (Blutandrang hervorrufend) / congestif
9770 **conglobate (conglobated, conglobating)** / anhäufen (angehäuft, anhäufend) / conglober (conglobé, conglobant)
9771 **conglobation (conglomeration)** / Anhäufung *f* / conglomération (conglobation) *f*
9772 **conglomerate** / Konglomerat *n* (Ergebnis einer Anhäufung) / conglomérat *m*
9773 **conglutinate (conglutinated, conglutinating)** / verkleben (verklebt, verklebend) / conglutiner (conglutiné, conglutinant)
9774 **conglutination** / Verklebung *f* (glutinare = leimen) / conglutination *f*
9775 **conglutination of the external cervical orifice** / Conglutinatio orificii externi cervicis (Weichteilschwierigkeit unter der Geburt) / conglutination de l'orifice cervical externe *f*
9776 **conglutinins** / Konglutinine *n* (inkomplette in komplette AK umwandelnde Stoffe) / conglutinines *f*
9777 **Congo paper** / Kongopapier *n* / Congo, papier *m*
9778 **Congo red** / Kongorot *n* / Congo, rouge *m*
9779 **congressus** / Zusammenkunft *f* (auch geschlechtliche) / congrès *m*
9780 **congruent** / kongruent (sich genau deckend) / congruent
9781 **congruous** / passend (richtig) / congru
9782 **conic(al)** / konisch (conus = Kegel) / conique
9783 **Conidiosporales** / Konidiosporalen *f* (Hautpilze, 1. Ordnung Hyphomyzeten) / conidiosporales *f*
9784 **conidiospores (acrospores)** / Konidiosporen *f* (Ektosporen der Konidiosporalen) / conidiospores *f*
9785 **coniometer** / Koniometer *n* (κόνις = Staub: Luftstaubdichtemesser) / coniomètre *m*
9786 **coniosis** / Koniose *f* (Staubkrankheit) / coniose *f*
9787 **coniotomy** / Koniotomie *f* (Tracheotomie durch Conus elasticus) / coniotomie *f*
9788 **Conium** / Schierling (Wirkstoffe: Coni[ce]in, Conhydrin) / Conium maculatum (Umbelliferae)
9789 **conization** / Konisation *f* (Gebärmutterhalsop.) / conisation *f*

9790 **conjectural** / mutmaßlich / conjectural
9791 **conjoin** / zusammenfügen / conjoindre
9792 **conjugal (connubial)** / konjugal (ehelich [verbunden]) / conjugal
9793 **conjugate (conjugated, conjugating)** / zusammenjochen (konjugiert, paarend) / conjuguer (conjugué, conjuguant)
9794 **conjugate** / Verbindungslinie *f* / conjuguée *f*
9795 **conjugate, anatomical, diagonal, external** / Coniugata anatomica, diagonalis, externa (Promontorium-Symphyse-Verbindungslinien) / conjuguée anatomique, diagonale, externe *f*
9796 **conjugate (, true)** / Coniugata (gerader Durchmesser des Beckeneingangs [11 cm], des Beckenausgangs [9,5–11,5 cm]) / diamètre médian
9797 **conjugates** / Konjugate *n* (Ergebnisse chem.-pharm. Konjugation) / conjugués *m*
9798 **conjugates, phosphoric acid** / Phosphorsäurekonjugate *n* (Blasenkrebskarzinogene) / conjugués d'acide phosphorique *m*
9799 **conjugation, biological** / Konjugation, biologische *f* (1. Zusammentreten homologer [Geschlechts]chromosomen, 2. Kernmaterialaustausch zweier Wimpertierchen, auch parasexuelle Übertragung von [Mehrfach]-resistenzen durch resistente auf nichtresistente Bakterien) / conjugaison biologique *f*
9800 **conjugation, chemical** / Konjugation, chemische *f* (Verbindung zweier [toxischer] Verbindungen zu einer dritten [entgifteten]) / conjugaison chimique *f*
9801 **conjugation, declination** / Konjugation, Deklination *f* (Abwandlung des Tätigkeits-, des Eigenschaftsworts) / conjugaison, déclinaison *f*
9802 **conjunction** / Bindung *f* / conjonction *f*
9803 **conjunctions** / Konjunktionen *f* (Bindewörter, z. B. aber, dennoch) / conjonctions *f*
9804 **conjunctival** / bindehautbezüglich / conjonctival
9805 **conjunctiviplasty** / Bindehautplastik *f* / conjonctivoplastie *f*
9806 **conjunctivitis** / Bindehautentzündung *f* / conjonctivite *f*
9807 **conjunctivitis, acute, chronic** / Coniunctivitis acuta, chronica / conjonctivite aiguë, chronique *f*
9808 **conjunctivitis, allergic** / Coniunctivitis, allergische *f* / conjonctivite allergique *f*
9809 **conjunctivitis, (bulbar, palpebral) spring** / «Frühjahrskatarrh» *m* (der Augen, der Augenlider) / conjonctivite estivale *f*
9810 **conjunctivitis, erythematous** / Coniunctivitis erythematosa (bei Erythema exsudativum multiforme) / conjonctivite érythémateuse *f*
9811 **conjunctivitis, follicular** / Coniunctivitis follicularis (Lymphfollikelschwellung) / conjonctivite folliculaire *f*
9812 **conjunctivitis, hemorrhagic** / Coniunctivitis, hämorrhagische *f* (durch Newcastle-disease-Virus) / conjonctivite hémorragique *f*
9813 **conjunctivitis, nodulous** / Coniunctivitis nodosa / conjonctivite pseudotuberculeuse *f*
9814 **conjunctivitis, pneumococcal** / Pneumokokkenkonjunktivitis *f* / conjonctivite diplococcique *f*
9815 **conjunctivitis, pseudomembranous (diphtheric)** / Coniunctivitis pseudomembranosa (diphtherica) / conjonctivite pseudomembraneuse (diphtérique) *f*
9816 **conjunctivitis, swimming-pool** / Schwimmbadkonjunktivitis *f* (leichte Bindehauterkrankung) / conjonctivite des piscines *f*
9817 **conjunctivitis, trachomatous** / Coniunctivitis granulosa / conjonctivite trachomateuse *f*
9818 **conjunctivoma** / Bindehautgeschwulst *f* / conjonctivome *n*
9819 **connect (connected, connecting)** / zusammenbinden (verbunden, bindend) / connecter (connecté, connectant)
9820 **connection** / Zusammenhang *m* (Konnex, Verbindung) / connexion *f*
9821 **connection, functional** / Funktionszusammenhang *m* / corrélation fonctionnelle *f*
9822 **connectors** / Konnektoren *m* (zwischen Rezeptoren und Effektoren) / connecteurs *m*
9823 **connexus, intertendinous** / Connexus intertendineus (quere Sehnenverbindung der Fingersehnen des Handrückens) / connexus intertendineux
9824 **conoid** / kegelähnlich / conoïde
9825 **consanguine (blood relationship)** / Blutsverwandt(schaft *f*) / consanguin(ité *f*)
9826 **conscience(less)** / Gewissen(los) *n* / conscience *f* (, sans)
9827 **conscientious(ness)** / Gewissenhaft(igkeit *f*) / consciencieux (conscience *f*)
9828 **consciousness** / Bewußtsein *n* (Bezogenheit psychischer Inhalte auf das Ich) / conscience *f*
9829 **consciousness, alternating; (split personality)** / Bewußtsein, alternierendes *n* (JANET: «Persönlichkeitsverdopplung» durch Persönlichkeitsspaltung in Ich- und Es-Person) / conscience alternante; (dédoublement de la personnalité) *m*
9830 **consciousness, blackout of; (amaurosis fugax)** / Bewußtseinslücke *f* (Fliegeramaurose) / connaissance, déficit (lacune *f*) circonscrit(e) de la *m*
9831 **consciousness, clouding of** / Bewußtseinstrübung *f* / connaissance, trouble de la; (engourdissement [obnubilation *f*] mental[e]) *m*
9832 **consciousness of life** / Lebensbewußtsein *n* / conscience de vie *f*
9833 **consciousness, loss of; (unconsciousness)** / Bewußtlosigkeit *f* / connaissance, perte de la *f* (évanouissement *m*)
9834 **consciousness, narrowed** / Bewußtsein, eingeengtes *n* / conscience, rétrécissement du champ de la *m*
9835 **consciousness of self** / Selbstbewußtsein *n* / conscience de soi-même *f*
9836 **consciousness, state of** / Befindlichkeit *f* (HEIDEGGER: Bewußtseinslage, Stimmung) / âme, état d' *m*
9837 **consecutive** / konsekutiv (nachfolgend, abgeleitet, zweitrangig) / consécutif
9838 **consensual** / gleichsinnig / consensuel
9839 **consensus** / Konsens *m* / consentement *m*

9840 **consent** / zustimmen (einwilligen) / consentir
9841 **consequence (consequent)** / Folgerichtigkeit *f* (konsequent) / conséquence *f* (conséquent)
9842 **conservation** / Konservierung *f* (Haltbarmachung durch Hitze, Kälte, Trocknung, Salz u. a. Mittel) / conservation *f*
9843 **conservation, milk** / Milchkonservierung *f* (durch Pasteurisieren, Biorisieren, Evaporieren, Kondensieren) / conservation de lait *f*
9844 **conservation, tissue** / Gewebekonservierung *f* (zur [homöoplastischen] Transplantation) / conservation de tissu *f*
9845 **conserve (conserved, conserving)** / bewahren (konserviert, erhaltend) / conserver (conservé, conservant)
9846 **consider (considered, considering)** / betrachten (überlegt, bedenkend) / considérer (considéré, considérant)
9847 **consist (insist)** / bestehen aus (auf) / consister (insister)
9848 **consistent (consistency)** / Fest(igkeit *f*) / consistant (consistance *f*)
9849 **consolidated** / gefestigt (z. B. konsolidierte Fraktur) / consolidé
9850 **consonant** / konsonierend (z. B. Rasselgeräusch) / consonant
9851 **conspicuous** / augenfällig / yeux, qui saute aux (crève les)
9852 **constancy of chromosomes, numeric** / Chromosomenzahlenkonstanz *f* (für jede Spezies grundsätzlich gleiche Chromosomenzahl) / constance numérique des chromosomes *f*
9853 **constant** / gleichbleibend / constant
9854 **constant c** / Konstante c *f* (EINSTEIN: Vakuumlichtgeschwindigkeit unabhängig von Bewegung der Systeme konstant ~ 300 000 km/s) / constante c *f*
9855 **constant, cryoscopic** / Konstante, kryoskopische *f* (Molare Depression) / constante cryoscopique *f*
9856 **constant, dielectric** / Dielektrizitätskonstante *f* / constante diélectrique *f*
9857 **constant of gravitation** / Gravitationskonstante *f* (Proportionalitätsfaktor im NEWTON' Gravitationsgesetz) / constante de gravitation *f*
9858 **constant h** / Konstante h *f* (PLANCK' Wirkungsquantum: $6{,}62 \cdot 10^{-27}$ erg/sec) / constante h *f*
9859 **constant of sedimentation** / Sedimentationskonstante *f* (Elektrophorese) / constante de sédimentation *f*
9860 **constellation** / Gruppierung *f* (Gestirnstellung) / constellation *f*
9861 **constellation, pathogenic** / Konstellation, pathogene *f* (Zusammenwirken sensibilisierender, provozierender, konditionierender Faktoren) / constellation pathogène *f*
9862 **consternation (dismayed)** / Bestürzung *f* (konsterniert) / consternation *f* (consterné)
9863 **constipate (constipated, constipating)** / stopfen (konstipiert, verstopfend) / constiper (constipé, constipant)
9864 **constipation, gastrojejunal, proctogenous** / Constipatio gastroieiunalis, proctogenes / constipation gastrojéjunale, proctogène *f*
9865 **constituent** / Bestandteil, bestimmender *m* / constituant *m*
9866 **constitution** / Konstitution *f* (Summe der Dispositionen eines Organismus) / constitution *f*
9866a **constitution asthenic, lymphatic** / Konstitution, asthenische, lymphatische *f* / constitution asthénique, lymphatique *f*
9867 **constitution, chemical** / Konstitution, chemische *f* (Anordnung der Atome in einem Molekül) / constitution chimique *f*
9868 **constitution, chromosomal** / Chromosomenbestand *m* / constitution chromosomique *f*
9869 **constitution, gout** / Gichtveranlagung *f* / prédisposition à goutte *f*
9871 **constitution, prediabetic** / Konstitution, prädiabetische *f* (schwangerer Mütter begünstigt Thalidomidwirkung) / constitution prédiabétique *f*
9872 **constitution, pycnic-thymopathic** / Konstitution, pyknisch-thymopathische *f* (BUMKE: manisch-depressive Erbanlage) / constitution pycnique thymopathique *f*
9873 **constitution types, physiological** / Konstitutionstypen, physiologische *m* (SIGAUD: Typus muscularis, cerebralis, respiratorius, digestivus) / types physiologiques de constitution *m*
9874 **constitution types, psychological** / Konstitutionstypen, psychologische *m* (KRETSCHMER: leptosomer, athletischer, pyknischer Typ) / types psychologiques de constitution *m*
9875 **constitutional** / veranlagungsgemäß / constitutionnel
9876 **constitutional thrombopathy syndrome** / v. WILLEBRAND-JÜRGENS' Syndrom (Dominant erbliche Thrombopathie mit hämorrhagischer Diathese) / pseudohémophilie héréditaire
9877 **constitutive** / konstitutiv (unerläßlich) / constitutif
9878 **constrained** / gezwungen / contraint
9879 **constriction** / Einengung *f* / constriction *f*
9880 **constringent** / zusammenziehend / constringent
9981 **constructive** / aufbauend (synthetisch) / constructif
9882 **consult** / konsultieren (um Rat fragen) / consulter
9883 **consultant** / Arzt, beratender *m* (Consiliarius) / médecin consultant *m*
9884 **consultation** / Beratung *f* / délibération *f*
9885 **consume** / konsumieren (verschleißen) / consommer
9886 **consumer** / Bedarfsträger *m* / consommateur *m*
9887 **consumer goods** / Bedarfsgüter *n* / consommation, biens de *m*
9888 **consumption** / Verbrauch *m* (Aufzehrung *f*)/ consommation (consomption) *f*
9889 **consumption control** / Bedarfslenkung *f* (A und O der Wirtschaftspolitik) / besoins, orientation des *f*
9890 **consumption, energy, oxygen** / Energieverbrauch, Sauerstoffverbrauch *m* / consommation d'énergie, d'oxygène *f*

9891 **consumption, galloping** / Auszehrung *f* (bei Fiebernden) / consomption galopante *f*
9892 **consumption, luxus** / Luxuskonsumption *f* (Überernährung) / consommation, excès de *m*
9893 **consumptionism** / Konsumptionismus *m* (Verbrauch [Verschleiß, Verzehr] als Weltanschauung) / consomptionisme *m*
9894 **consumptive** / konsumtiv (Verzehr [Auszehrung] betreffend) / consomptif
9895 **contact** / Berührung *f* / contact *m*
9896 **contact, direct (immediate), indirect (mediate)** / Kontagion, direkte, indirekte *f* / contact immédiat, médiat *m*
9897 **contactor (tele[inter]ruptor)** / Schütz (Fernschalter) *m* / (télé)rupteur *m*
9898 **contagion** / Kontagion *n* (contingere = berühren: Übertragung einer Infektion durch direkte od. indirekte Berührung) / contagion *f*
9899 **contagiosity** / Kontagionsfähigkeit *f* / contagiosité *f*
9900 **contagious** / kontagiös (ansteckend im engeren Sinn) / contagieux
9901 **contagium** / Contagium *n* (Kontagionsstoff) / contage *m*
9902 **contain** / beinhalten (zusammenhalten) / contenir
9903 **container** / (Groß)behälter *m* / conteneur *m*
9904 **contamination** / Kontamination *f* (contaminare = entstellen: 1. Verunreinigung, 2. Wortverdrehung) / contamination *f*
9905 **contemplative** / beschaulich / contemplatif
9906 **contemptuous, contemptible** / verachtungsvoll, verachtenswert / contemptueux, contemptible
9907 **content** / Gehalt *m* (zufrieden) / teneur *f* (content)
9908 **content, acid, oxygen** / Säuregehalt, Sauerstoffgehalt *m* / teneur en acide, en oxygène *f*
9909 **content, calcium, iodine** / Kalkgehalt, Jodgehalt *m* / teneur en calcium, en iode *f*
9910 **content, fat, protein** / Fettgehalt, Eiweißgehalt *m* / teneur en graisse, en protéine *f*
9911 **content, germ** / Keimgehalt *m* / teneur en germes *f*
9912 **contents, hernial** / Bruchsackinhalt *m* / contenu herniaire *m*
9913 **contents, intestinal** / Darminhalt *m* / contenu intestinal *m*
9914 **content, latent, manifest** / (Traum)inhalt, latenter, manifester *m* (verdrängter, erinnerter) / teneur cachée, claire *f*
9915 **content, maximum, minimum** / Höchstgehalt, Mindestgehalt *m* / teneur maximum, minimum *f*
9916 **content, microbial** / Keimzahl *f* (Anzahl der Bakterienkeime in einer Maßeinheit) / nombre de germes *m*
9917 **contents, mitochondria** / Mitochondriengehalt *m* (im Zentrum größerer Plattenepithelkarzinomnester geringer als in stromanahen Krebszellen) / teneur en mitochondries *f*
9918 **content, nutrient, vitamin** / Nährgehalt, Vitamingehalt *m* / teneur nutritive, en vitamines *f*
9919 **contentious** / strittig (streitsüchtig) / contentieux
9920 **contiguity** / Kontiguität *f* (Berührung; per contiguitatem = Fortsetzung, z. B. von Sehne zu Sehne) / contiguité *f*
9921 **contiguous, continuous** / benachbart, fortlaufend / contigu, continu
9922 **continence** / Enthaltsamkeit *f* / continence *f*
9923 **continuity** / Kontinuität *f* (Zusammenhang; per continuitatem = Fortsetzung z. B. von Sehnenteil auf Sehnenganzes) / continuité *f*
9924 **continuity, osteohematopoietic** / Einheit, osteohämatopoetische *f* (der Knochen- und Blutbildung aus dem Knochenmark) / continuité ostéohématopoïétique *f*
9925 **continuity solution** / Kontinuitätstrennung *f* (z. B. durch Verletzung) / continuité, solution de *f*
9926 **contortion** / Kontorsion *f* (Verdrehung eines Glieds, auch hyster.) / contorsion *f*
9927 **contourography** / Konturographie *f* (elektr. Zusammenfassung von EKG-Schreibungen durch Magnetband auf Kathodenstrahlenoszilloskop zur schnellen Serienbegutachtung) / contourographie *f*
9928 **contraception** / Empfängnisverhütung *f* / contraception *f*
9929 **contract** / schrumpfen (sich zusammenziehen) / contracter, se
9930 **contracted, obliquely, transversely** / schrägverengt, querverengt / rétréci dans le diamètre oblique, transverse
9931 **contractile (contracti[bi]lity)** / Zusammenziehbar(keit *f*) / contractile (contracti[bi]lité *f*)
9932 **contractility, augmentation, diminution of** / Kontraktionskraftvermehrung, -verminderung *f* (parallel Vergrößrung, Verkleinerung des Schlagvolumens) / contractilité, augmentation, diminution de *f*
9933 **contractin** / Contractin *n* (hypothet. Eiweiß des ermüdeten Muskels) / contractine *f*
9934 **contraction (contractive)** / Zusammenziehung *f* (zusammenziehend) / astriction *f* (contractif)
9935 **contraction, anodal closure, opening** / Anodenschließungs-, -öffnungszuckung *f* (ASZ, AÖZ) / secousse de fermeture, d'ouverture anodique *f*
9936 **contraction, automatic ventricular** / Kammerautomatismus *m* (selbständige Kontraktion der Herzkammern bei totalem Block) / contraction ventriculaire automatique *f*
9937 **contraction, cathodal closure, opening** / Kathodenschließungs-, -öffnungszuckung *f* (KSZ, KÖZ) / secousse de fermeture, d'ouverture cathodique *f*
9938 **contraction, cicatricial** / Narbenkontraktur *f* / contraction cicatricielle *f*
9939 **contraction, (idio)muscular** / Kontraktion, (idio)muskuläre *f* (Muskelzusammenziehung [örtliche Wulstbildung eines mech. gereizten Muskels, z. B. bei Kachexie]) / contraction (idio)musculaire *f*
9940 **contraction, isometric** / Kontraktion, isometrische *f* (Muskelspannungsänderung bei

gleichbleibender Lage) / contraction isométrique *f*
9941 **contraction, mass** / Massenkontraktion *f* / contraction d'ensemble *f*
9942 **contraction, paradoxical** / Muskelkontraktion, paradoxe *f* (WESTPHAL: bei passiver Annäherung der Ansatzpunkte, z. B. bei Paralysis agitans) / contraction paradoxale *f*
9943 **contraction, paradoxical diaphragmatic** / Zwerchfellbewegung, paradoxe *f* (Hochsteigen bei Einatmung) / contraction paradoxale du diaphragme *f*
9944 **contraction, pelvic** / Beckenverengerung *f* / rétrécissement du bassin *m*
9945 **contraction, pseudomotor** / Kontraktion, pseudomotorische *f* (fibrilläre Zuckungen in degenerierten Muskeln) / contraction pseudomotrice *f*
9946 **contraction, rheumatic, tetanic** / Kontraktion, rheumatische, tetanische *f* (Muskeldauerkontraktionen) / contraction rhumatique, tétanique *f*
9947 **contraction, volontary** / Willkürspannung *f* / contraction volontaire *f*
9948 **contracture** / Kontraktur *f* (Weichteildauerverkürzung) / contracture *f*
9949 **contracture in adduction** / Adduktionskontraktur *f* / contracture en adduction *f*
9950 **contracture, articular** / Gelenkkontraktur *f* / contracture articulaire *f*
9951 **contracture of the articulation, arthrogenic, neurogenic** / Gelenkkontraktur, arthrogene, neurogene *f* / contracture arthrogène, neurogène de l'articulation *f*
9952 **contracture of the articulation, dermatogenic, desmogenic** / Gelenkkontraktur, dermatogene, desmogene *f* / contracture dermatogène, desmogène de l'articulation *f*
9953 **contracture of the articulation, myogenic, tendogenic** / Gelenkkontraktur, myogene, tendogene *f* / contracture myogène, tendogène de l'articulation *f*
9954 **contracture, coxal** / Hüftgelenkkontraktur *f* (fehlerhafte Gelenkstellung) / contracture coxale *f*
9955 **contracture, facial** / Fazialiskontraktur *f* (Dauerspannung der vom N. facialis versorgten Muskulatur) / contracture faciale *f*
9956 **contracture, knee** / Knieankylose *f* (Versteifung bzw. fehlerhafte Gelenkstellung) / ankylose du genou *f*
9957 **contracture of the muscle, ischemic** / Muskelkontraktur, ischämische *f* / contracture ischémique du muscle *f*
9958 **contracture, muscular** / Muskelkontraktur *f* / contracture musculaire *f*
9959 **contracture, myopathic, neuropathic** / Kontraktur, myopathische, neuropathische *f* (durch Muskel-, Nervenerkrankung bedingte) / contracture myopathique, neuropathique *f*
9960 **contracture, paralytic** / Kontraktur, paralytische *f* / contracture paralytique *f*
9961 **contradictious (contradictory)** / widerspruchsvoll (widersprechend) / contradictions, plein de; (contradictoire)
9963 **contraindication** / Kontraindikation *f* (Gegenanzeige) / contr(e-)indication *f*
9965 **contralateral** / gegenüberliegend / contralatéral
9966 **contrarious** / widerwärtig / contrariant
9967 **contrary** / gegensätzlich / contraire
9968 **contraselection** / Gegenauslese *f* (z. B. durch Krieg) / contresélection *f*
9969 **(contra)selective** / (kontra)selektiv (Auslese fördernd [verhindernd]) / (contre)sélectif
9970 **contrast** / Gegensatz *m* / contraste *m*
9970a **contrast medium** / Kontrastmittel *n* / contraste, substance de *f*
9971 **contrast, simultaneous** / Grenzkontrast *m* (bes. in S[chwärzungsbereich] = 3) / contraste simultané *m*
9972 **contrast, successive** / Sukzessivkontrast *m* (neg. Nachbilder) / contraste successif *m*
9972a **contrast to, in** / Gegensatz zu, im (i. G. z.) / contraste avec, en
9973 **control (controlled, controlling)** / kontrollieren (beherrscht, prüfend) / contrôler (contrôlé, contrôlant)
9974 **control of epidemics (of venereal diseases)** / Seuchenbekämpfung (Geschlechtskrankheiten-) *f* / lutte contre les épidémies; (prévention des maladies vénériennes) *f*
9975 **control group** / Kontrollgruppe *f* / contrôle, groupe de *m*
9976 **control, hand (foot, remote)** / Handsteuerung (Fuß-, Fern-) *f* / commande à main (à pied, à distance) *f*
9977 **control, scientific** / Nachprüfung, wissenschaftliche *f* / contrôle scientifique *m*
9978 **control table** / Schaltpult *n* (röntg.) / réglage, pupitre de *m*
9979 **controllable** / beherrschbar / contrôlable
9980 **controller** / Steuergerät *n* / contrôle, appareil de *m*
9981 **contrusion** / Kontrusion *f* (Zusammenpressung sc. der Zähne) / contrusion *f*
9982 **contumacy** / Widerspenstigkeit *f* / contumace *f*
9983 **contuse (contusive)** / quetschen(d) / contusionner (contusionnant)
9984 **contusion (crushing)** / (Zer)quetschung *f* / contusion (meurtrissure) *f*
9985 **contusion of the brain** / Contusio cerebri (Gehirnquetschung, mit Herdsymptomen; konservative Therapie) / contusion du cerveau *f*
9986 **contusion of the phrenic nerve** / Phrenikusquetschung *f* (vorübergehende künstliche Lähmung) / contusion du nerf phrénique *f*
9987 **convalescence** / Rekonvaleszenz *f* ([Wieder-]gesundung) / convalescence *f*
9988 **convalescent** / Genesender *m* / convalescent *m*
9989 **Convallaria** / Maiblume (Wirkstoffe: Convall[am]ar[et]in, Convallatoxin, Convallosid) / Convallaria maialis (Liliaceae)
9990 **convection** / Konvektion *f* (Wärme- bzw. Energieübertragung) / convection *f*
9991 **conventional** / konventionell (herkömmlich; konventional = vereinbarungsgemäß) / conventionnel

9992 **convergence** / Konvergenz (Annäherung) *f* / convergence *f*
9993 **convergent** / konvergent (zusammenlaufend) / convergent
9994 **conversion** / Konversion *f* (FREUD: Umwandlung verdrängter Affekte in körperliche Symptome) / conversion *f*
9995 **conversion from testosterone to estrone** / Testosteron-in-Östronumwandlung *f* (Aromatisierung von Testosteron durch Leber, fetal via Placenta, substitutiv durch i.v. Inj. [TAMM]) / conversion de testostérone à œstrone *f*
9996 **convert(ible)** / umwandeln (überführbar) / convertir (convertible)
9997 **convoluted** / verschlungen / convoluté (contourné)
9998 **convulsible** / konvulsibel (zu Krämpfen neigend) / convulsible
9999 **convulsion** / Konvulsion *f* (über den ganzen Körper verbreiteter klonischer Krampf) / convulsion *f*
10000 **convulsion, affect** / Affektkrampf *m* / convulsion émotive *f*
10001 **convulsion, central** / Konvulsion, essentielle *f* / convulsion spontanée *f*
10002 **convulsion, epileptic, tetanic** / Konvulsion, epileptische, tetanische *f* / convulsion épileptique, tétanique *f*
10003 **convulsion infantile, puerperal** / Konvulsion, infantile, puerperale *f* / convulsion infantile, puerpérale *f*
10004 **convuls(iv)ant** / krampfmachend(es Agens *n*) / convulsif (, agent *m*)
10005 **convulsive** / krampfhaft / convulsif
10006 **cook (cooked, cooking)** / kochen (gekocht, kochend) / cuire (cuit, cuisant)
10007 **cooler** / Kühler *m* / refroidisseur *m*
10008 **COOLEY's trait** / SILVESTRONI-BIANCO' Syndrom (Erbliche Erythrozytenanomalie ohne klinische Krankheitsmanifestationen) / stigmate thalassémique (GATTO)
10009 **cooling, (circulating) air, oil, water** / Luft(umlauf)kühlung, Öl-, Wasser- *f* / refroidissement par air, par huile, par eau (circulant[e]) *m*
10010 **cooling (common cold)** / (Ver)kühlung (Erkältung) *f* / refroidissement *m*
10011 **cooling, radiant** / Strahlungskühlung *f* / refroidissement par rayonnement *m*
10012 **cooling-coil, -plant, -room** / Kühlschlange, -anlage *f*, -raum *m* / serpentin réfrigérant *m*, installation frigorifique, chambre froide *f*
10013 **(co)ordinate** / (Ko)ordinate *f* / (co)ordonnée *f*
10014 **coordinate (coordinated, coordinating)** / koordinieren (koordiniert, koordinierend) / coordonner (coordonné, coordonnant)
10014a **coordinates, axis, system of** / Koordinatenachse *f*, -system *n* / coordonnées, axe des, système de *m*
10015 **coordination** / Koordination *f* (geordnete Bewegung) / coordination *f*
10016 **coordination, closure, opening** / Schließungs-, Öffnungskoordination *f* / coordination de fermeture, d'ouverture *f*
10017 **coordination disturbances** / Koordinationsstörungen *f* (durch Nervensystemschädigungen) / coordination, troubles de *m*
10018 **coordination, index of** / Koordinatenzahl *f* / coordination, index de *m*
10019 **coordination, muscle** / Muskelzusammenspiel *n* / coordination de muscles *f*
10020 **copiopia** / Kopiopie *f* (κοπιάω = müde werden: Sehkrafterlahmung) / copiopie *f*
10021 **cophosis** / Schwerhörigkeit *f* (κωφός = taub) / cophose *f*
10022 **copious** / massenhaft / copieux
10023 **copolymers, random** / Copolymere, «zufällige» *n* (aus mehreren Aminosäuren, können AK erzeugen) / copolymères *f*
10024 **copper (Cu 29 63,57)** / Cuprum (Kupfer *n*) / cuivre *m*
10025 **copper citrate ($Cu_3(C_6H_5O_7)_2$)** / Cupri citras (Kupfercitrat *n*) / cuivre, citrate de *m*
10026 **copper iodide (Cu_2I_2)** / Cupri iodidum (Kupferiodid *n*) / cuivre, iodure de *m*
10027 **copper phenolsulfonate (($OHC_6H_4SO_2O)_2Cu \cdot 6H_2O$)** / Cupri phenolsulfonas (Kupferphenolsulfonat *n*) / cuivre, sulfophénate de *m*
10028 **copper sulfate ($CuSO_4$)** / Cupri sulfas (Kupfersulfat *n*) / cuivre, sulfate de *m*
10029 **copremia** / Koprämie *f* (κόπρος = Kot: Autintoxikation durch Resorption kotpflichtiger Stoffe) / stercorémie *f*
10030 **coproculture** / Koprokultur *f* (zum Nachweis von Wurmeiern) / coproculture *f*
10031 **coprogenic** / kotursprünglich / coprogène
10032 **coprolagnia** / Koprolagnie *f* (λαγνεία = Wollust: sex. Erregung in Zusammenhang mit Kot) / coprolagnie (excitation sexuelle produite par des fèces) *f*
10033 **coprolal(oman)ia** / Koprolal(oman)ie *f* ([zwanghaftes] unflätiges Reden) / coprolal(oman)ie *f*
10034 **coprolith** / Kotstein *m* / stercolithe *m*
10035 **coprophil** / koprophil (sind physiol. und path. Mikroorganismen im Darm) / coprophile
10036 **coprophilia, -phobia** / Koprophilie, -phobie *f* (psychopath. Vorliebe für, Abneigung gegen Fäkalien) / coprophilie, -phobie *f*
10037 **coproporphyrin** / Coproporphyrin *n* (Intermediärprodukt beim Hb-Auf- und -Abbau) / stercoporphyrine *f*
10038 **copropraxy** / Kopropraxie *f* (obszönes Gebaren Geisteskranker) / copropraxie *f*
10039 **coprostasis** / Kotstauung *f* / coprostase *f*
10040 **coprosterol** / Coprosterin *n* (im Darm reduziertes Cholesterin) / stercorine *f*
10041 **coprotic** / kotig / stercoraire
10042 **copula** / Copula *f* (Bindeglied) / copule *f*
10043 **copulate (copulated, copulating)** / zusammenkoppeln (kopuliert, verbindend) / accoupler (accouplé, accouplant)
10044 **copulation** / Paarung *f* (geschlechtliche Vereinigung zweier beweglicher od. unbeweglicher Zellen) / accouplement *m*
10045 **copy** / Kopie *f* / copie *f*
10046 **coracidium** / Coracidium *n* (κόραξ = Enterhaken: Fischbandwurmflimmerlarve) / coracidium *m*

10047 **coraco-acromial, -brachial, -clavicular, -humeral, -radial, -ulnar** / korako-akromial, -brachial, -klavikulär, -humeral, -radial, -ulnar / coraco-acromial, -brachial, -claviculaire, -huméral, -radial, -ulnaire
10048 **coracoid** / korakoid (Processus coracoideus betreffend) / coracoïdien
10049 **coracoid (process) and pectoral (muscle) syndrome** / Subcoracoideus-pectoralis-Syndrom (Durchblutungs- und Innervationsstörungen durch Einengung der Gefäßnerven im Processus-coracoideus- und M.-pectoralis-minor-Bereich) / syndrome de l'apophyse coracoïde et du petit muscle pectoral
10050 **cord (chorda)** / Chorda (χορδή = Saite, Strang *m*) / corde *f*
10051 **cord, cut the** / abnabeln / cordon, couper le
10052 **cord, oblique** / Corda obliqua (Schrägsaite, Teil der Knochenhaut zwischen Elle und Speiche, beschränkt die Supination) / corde oblique
10053 **cord, spinal** / Medulla spinalis (Rückenmark) / moelle épinière
10054 **cords, tendinous** / Chordae tendineae (Sehnenfäden zwischen Herzkammerwand und Atrioventrikularklappe) / cordes tendineuses
10055 **cord, tympanic** / Chorda tympani (Paukensaite) / corde tympanique
10056 **cordate** / herzförmig / cordiforme
10057 **cordial(ity)** / herzstärkend (Herzlichkeit *f*) / cordial(ité *f*)
10059 **corectasis (corediastasis)** / Pupillenerweiterung *f* / dilatation pupillaire *f*
10060 **corectomy (iridectomy)** / Iridektomie *f* (totale od. periphere Irisausschneidung) / iridectomie *f*
10060a **corectopia** / Korektopie *f* (κόρη = Pupille: innen und oben [Linse außen und unten]) / corectopie *f*
10061 **core(dia)lysis** / Kore(dia)lyse *f* (op. Trennung Pupillenrand-Linse [Irisrand-Ziliarkörper]) / coré(dia)lyse *f*
10062 **corenclisis** / Iridencleisis *f* (ἐγκλείω = einschließen: Irisop. für Kammerwasserabfluß) / séclusion pupillaire *m*
10063 **coreometry** / Pupillenmessung *f* / coréométrie *f*
10064 **coreoplasty (coremorphosis)** / Irisplastik (Pupillenplastik) *f* / coréoplastie *f*
10065 **corestenoma, congenital** / Corestenoma congenitum (angeborener Pupillenverschluß) / coresténome congénital *m*
10066 **coretomy (iridotomy)** / Iridotomie *f* (Iriseinschneidung, z.B. zur künstlichen Pupillenbildung) / iridotomie *f*
10067 **corium (derm[a])** / Corium («Lederhaut» des Körpers zwischen Oberhaut und Unterhautgewebe) / derme
10068 **cork** / Kork(en) *m* / liège (, bouchon de) *m*
10069 **corked** / verkorkt / bouché
10070 **corklike** / korkartig / subéreux
10071 **cornea** / Cornea (corneus = hörnern: Hornhaut des Auges) / cornée
10072 **corneal** / korneal (Augenhornhaut betreffend) / cornée, se rapportant à la
10073 **corneal opacity and cranioskeletal dysostosis syndrome** / HELMHOLZ-HARRINGTON' Syndrom (v.PFAUNDLER-HURLER' Syndrom mit Hornhauttrübung) / syndrome de HELMHOLZ-HARRINGTON
10074 **corneous (cornual)** / hornig (verhornt) / corné (cornu)
10075 **cornification** / Hornbildung *f* / corne, formation d'une *f*
10076 **corona (crown)** / Corona (Kranz *m* [Zahn]-krone *f*) / couronne *f*
10077 **corona, ciliary** / Corona ciliaris (von 70–80 Ziliarkörperfortsätzen gebildeter Strahlenkranz des Auges) / couronne ciliaire
10078 **corona of the glans (penis)** / Corona glandis / couronne du gland (du pénis)
10079 **corona, radiate** / Corona radiata (1. Radkranz der reifen Eizelle, 2. Stabkranz, Hirnschenkelstrahlung, Tractus nervosus proiectionis) / couronne radiée
10080 **corona of the tooth** / Corona dentis / couronne de la dent
10081 **corona, venerian** / Corona Veneris (papulöses Syphilid auf der Stirn) / couronne vénérienne *f*
10082 **coronal (coronoid)** / kranzartig (-ähnlich) / coronal (coronoïde)
10083 **coronarism, coronaritis** / Koronarismus *m* Coronaritis *f* / coronarisme *m*, coronarite *f*
10084 **coronarography** / Koronarographie *f* (Rö-Darstellung der Herzkranzgefäße) / coronarographie *f*
10085 **coronaropathies** / Koronarerkrankungen *f* (mit 4 Risikofaktoren gekoppelt: Zigarettenrauchen, erhöhter Serumcholesterinspiegel, Blutdruckerhöhung, Übergewicht) / coronaropathies *f*
10086 **coronary** / koronar (Herzkranzarterien betreffend) / coronaire
10087 **coroner** / Leichenbeschauer (Untersuchungsrichter) *m* / médecin légiste (juge d'instruction) *m*
10088 **corpse (dead body)** / Leiche *f* / corps (d'un mort) *m*
10089 **corpulent (corpulence)** / Beleibt(heit, Körperfülle *f*) / corpulent (corpulence *f*)
10090 **corpus (body)** / Corpus (Körper *m*) / corpus (corps) *m*
10091 **corpus, albicans** / Corpus albicans (durch Schrumpfung des Gelbkörpers entstehende weiße fibröse Narbe) / corpus albicans
10092 **corpus, amygdaloid** / Corpus amygdaloideum (grauer «Mandelkern» des Endhirns) / corps amygdalien
10093 **corpus, callous** / Corpus callosum («Balken»: größtes Kommissurensystem des Endhirns) / corps calleux
10094 **corpus of the cheek, adipose** / Corpus adiposum buccae (mit Fettballen ausgefüllte Tasche zwischen Kau- und Backenmuskel) / corps adipeux de la joue
10095 **corpus, ciliary** / Corpus ciliare (ciliaris = wimperartig: Ziliarkörper der Chorioidea, Orbiculus + Corona ciliaris, von Ora serrata bis Margo ciliaris) / corps ciliaire

10096 **corpus of the epididymis** / Corpus epididymidis / corps de l'épididyme
10097 **corpus of the fornix** / Corpus fornicis / corps du fornix
10098 **corpus, infrapatellar adipose** / Corpus adiposum infrapatellare (Fettwulst zwischen Kniescheibe und Schienbein) / corps adipeux infrapatellaire
10099 **corpus, lateral and medial geniculate** / Corpus geniculatum laterale et mediale (Kniehöcker des Thalamus) / corps genouillé latéral et médial
10100 **corpus luteum** / Corpus luteum (aus dem geplatzten Follikel [Corpus rubrum] entstehender Gelbkörper) / corps jaune
10101 **corpus, mamillary** / Corpus mamillare (Mamillarkörper des Hypothalamus) / corps mamillaire
10102 **corpus, medullary** / Corpus medullare (Marklager des Kleinhirns) / corps médullaire
10103 **corpus, menstrual (true) yellow** / Corpus luteum menstruationis (graviditatis [11. Woche]) / corps jaune menstruel (vrai) *m*
10104 **corpus, papillary and reticular** / Corpus papillare et reticulare (corii) (an die Oberhaut und an das Unterhautgewebe grenzende [eigentliche] Lederhaut) / corps papillaire et réticulaire
10105 **corpora, par(a)aortic** / Corpora par(a)aortica (embr. Kiemenbogen[arterien]) / corps par(a)aortiques
10106 **corpus, pineal** / Corpus pineale (pinienzapfenförmige Zirbel[drüse] des Zwischenhirns zwischen den oberen Hügeln der Vierhügelplatte, Antagonist der Hypophyse [«Epiphyse»]) / corps (glande) pinéal(e)
10107 **corpus, striate** / Corpus striatum (durch Streifen grauer Substanz verbundene Linsenkernschale und Schweifkern des Endhirns) / corps strié
10108 **corpus of the sudoriferous gland** / Corpus gl. sudoriferae (Drüsenkörper der Schweißdrüsen) / corps de la glande sudorifère
10109 **corpus, trapezoid** / Corpus trapezoideum (Faserplatte zwischen den vorderen Schneckenendkernen des VIII. Hirnnervs [Hörnerv]) / corps trapézoïde
10110 **corpuscle (corpusculum)** / Corpusculum (Dim. v. Corpus) / corpuscule *m*
10111 **corpuscles, articular nervous** / Corpuscula nervosa articularia (Gelenknervenkörperchen) / corpuscules nerveux articulaires
10112 **corpuscles, asbestiform** / Asbestkörperchen *n* (im Sputum) / corpuscules asbestiformes *m*
10113 **corpuscle, basal; (parabasal body)** / Basalkörper *m* (Blepharoblast: [protozoischer] Geißelursprung) / corpuscule basal *m*
10114 **corpuscles, chromatine** / Chromatinkörper *m* (Barr: extrachromosomales Geschlechtchromatin in [weibl.] Zellkernen) / corpuscules de chromatine *m*
10115 **corpuscles (bodies), chromatophilous (tigroid)** / Nissl' Körperchen *n* (bei Schädigung verschwindende, bei Erholung wieder erscheinende chromatophile [basophile] Schollen [Tigroidschuppen] mit hohem RNS-Gehalt in Nervenzellen) / corpuscules chromatophiles *m*
10116 **corpuscles, genital** / Genitalkörperchen *n* (Druckrezeptoren in Glans penis) / corpuscules génitaux *m*
10117 **corpuscles, genital bulboid and nervous** / Corpuscula bulboidea et nervosa genitalia (Endkolben und Genitalnervenendkolben bes. in Glans penis et clitoris) / corpuscules bulboïdes et nerveux génitaux
10118 **corpuscles of the kidney** / Corpuscula renis (Malpighi) (Anfangsteil der Tubuli renales) / corpuscules du rein
10119 **corpuscles, lamellar** / Corpuscula lamellosa (korpuskuläre Nervenendigungen im Unterhautgewebe) / corpuscules lamellaires
10120 **corpuscles, mucous** / Schleimkörperchen *n* (glasige in katarrhalischem Sekret) / corpuscules muqueux *m*
10121 **corpuscles, oryzoid** / Corpora oryzoidea ([tuberkulöse] in Sehnenscheidenhygromen) / corpuscules oryzoïdes *m*
10122 **corpuscles, rice** / Corpuscula oryzoidea (tuberkelbakterienreiche «Linsen» im Sputum) / corpuscules riziformes *m*
10123 **corpuscles, salivary** / Speichelkörperchen *n* (im Speichel veränderte Leuko- und Lymphozyten) / corpuscules salivaires *m*
10124 **corpuscles, terminal nervous** / Corpuscula nervosa terminalia (korpuskuläre Nervenendigungen in der Oberhaut) / corpuscules nerveux terminaux
10125 **corpuscles of the touch** / Corpuscula tactus (korpuskuläre Nervenendigungen in der Lederhaut) / corpuscules du toucher
10126 **corpuscular** / korpuskulär (körperhaft) / corpusculaire
10127 **correct** / korrigieren (chir. redressieren, chem. neutralisieren) / corriger
10128 **correction** / Melioration *f* (melior = besser) / émendation *f*
10129 **corrective (corrigible)** / korrigierend (korrigierbar) / corrigeant (corrigible)
10130 **correlate** / korrelieren (in Zusammenhang [Wechselbeziehung] bringen) / corrélationner
10131 **correlation** / Wechselbeziehung *f* / interrelation *f*
10132 **correlation coefficient (index)** / Korrelationskoeffizient (-index) *m* (zahlenmäßiger Ausdruck für Wechselbeziehungen) / corrélation, coefficient (indice) de *m*
10133 **Corrigan's disease** / Corrigan' Syndrom (Rheumatische Aorteninsuffizienz) / maladie de Corrigan
10134 **corrigents** / Korrigentien *n* (geschmackverbessernde Arzneizusätze) / correctifs *m*
10135 **corroboration** / Stärkung (Bestätigung) *f* / corroboration *f*
10136 **corroborative (corroborant)** / verstärkend / corroborant (corroboratif)
10137 **corrode (corroded, corroding)** / korrodieren (angefressen, angreifend) / corroder (corrodé, corrodant)

10138 **corrosion** / Korrosion *f* ([Oberflächen]zerstörung durch Entzündung od. Ätzmittel) / corrosion *f*
10139 **corrosive** / korrosiv (zerstörend) / corrosif
10140 **corrugate (corrugated, corrugating)** / runzeln (gerunzelt, runzelnd) / rider (ridé, ridant)
10141 **corruption** / Verderbtheit *f* / corruption *f*
10142 **corset** / Korsett *n* / corset *m*
10143 **corset, reclination** / Reklinationskorsett *n* / corset à réclinaison *m*
10144 **cortex (bark)** / Cortex (Rinde *f*) / cortex *m* (écorce *f*)
10145 **cortex of the cerebellum** / Cortex cerebelli / cortex du cervelet
10146 **cortex of the cerebrum** / Cortex cerebri / cortex du cerveau
10147 **cortex of the crystalline lens** / Cortex lentis / cortex du cristallin
10148 **cortex of the kidney** / Cortex renis / cortex du rein
10149 **cortical** / kortikal ([hirn]rindenbezüglich) / cortical
10150 **cortical word deafness** / WERNICKE' Aphasie (Unfähigkeit, trotz erhaltenen Hörvermögens Gesprochenes zu verstehen, bei Läsion des sensorischen Sprachzentrums) / aphasie temporopariétale
10151 **corticate(d)** / berindet / écorce, couvert d'une
10152 **corticifugal, -petal** / hirnrindenflüchtig, -strebig / corticifuge, -pète
10153 **cortico-adrenal, -cerebral** / kortiko-adrenal, -zerebral (Nebennierenrinde, Hirnrinde betreffend) / cortico-adrénal, -cérébral
10154 **cortico-afferent, -efferent** / kortiko-afferent -efferent / cortico-afférent, -efférent
10155 **corticoids** / Corticoide *n* (NNR-Hormone) / corticoïdes *m*
10156 **corticoids, S(ugar)** / Glucocorticoide *n* (KH-Stoffwechselhormone der NNR-Zona-fasciculata) / glucostéroïdes *m*
10157 **corticomeningeal, -spinal** / kortikomeningeal, -spinal (Hirnrinde-Hirnhaut, -Rükkenmark betreffend) / corticoméningé, -rachidien
10158 **corticosteroids** / Corticosteroide *n* (Steroide mit NNR-Hormonwirkung) / corticostéroïdes *m*
10159 **corticosterone** / Corticosteron *n* (NNR-Hormon mit geringer gluco-, starker mineralotroper Wirkung) / corticostérone *f*
10160 **corticotrophin** / Corticotropin *n* (ACTH: HVL-Hormon, NNR stimulierendes Peptidhormon) / corticotrophine *f*
10161 **cortins** / Cortine *n* (wirksame NNR-Substanzen) / cortines *f*
10162 **cortisone-estrogen combination** / Cortison-Östrogen-Kombination *f* (bei Hautkrankheiten, verringert Dosis und Nebenwirkungen [SPANGLER]) / cortisone-œstrogène, combinaison de *f*
10163 **corundum (Al_2O_3)** / Korund *m* (Chromionen enthaltend, jedes mit 8 Sauerstoffatomen verbunden) / corindon *m*
10164 **coruscation** / Lichtfleckensehen *n* (coruscare = schimmern) / coruscation *f*
10165 **corymbose** / korymbisch (doldenförmig) / corymbé
10166 **Corynebacteriaceae** / Corynebacteriaceae (9. Baktfam. der Eubacteriales) / corynebactériacées *f*
10167 **Corynebacterium** / Corynebacterium (Baktgatt. der Corynebacteriaceae) / corynebactérie *f*
10168 **Corynebacterium acnes** / Actinomyces acnes / actinomycète d'acné *m*
10169 **Corynebacterium bifidum** / Lactobacterium bifidum / thermobactérie bifide *f*
10170 **corynebacterium, diphtheric** / Corynebacterium diphtheriae (κορύνη = Keule: Typus gravis, intermedius, mitis des keulenförmigen Diphtheriebakteriums) / corynebactérie (bacille *m*) diphtérique *f*
10171 **corynebacterium, paradiphtheric, pseudodiphtheric (xerose)** / Corynebacterium paradiphthericum, pseudodiphthericum (xerosis) / corynebactérie paradiphtérique, pseudodiphtérique (de xérose) *f*
10172 **corynebacterium, pseudotuberculous, pyogenous** / Corynebacterium pseudotuberculosis, pyogenes (bei Tieren) / corynebactérie pseudotuberculeuse, pyogène *f*
10173 **coryza (syphilitic)** / Coryza *f* (κόρυζα = Schnupfen: Rhinitis [syphilitica]) / coryza (luétique) *m*
10174 **cosm(et)ic** / kosmisch (kosmetisch) / cosm(ét)ique
10175 **cosmology** / Kosmologie *f* (Physik des Weltalls) / cosmologie *f*
10176 **cosmotron** / Kosmotron *n* (Bevatron mit noch höherer Leistung) / cosmotron *m*
10177 **COSSIO's syndrome** / COSSIO' Syndrom (Herzmißbildung mit Links-Rechts-Shunt: Syndrom der großen Vorhoflücke) / syndrome de COSSIO
10178 **costal(gia)** / kostal (Rippenschmerzen *m*) / costal(gie *f*)
10179 **costate (ribbed)** / gerippt (geädert) / côtelé (nervuré)
10180 **costicervical** / rippen-halsbezüglich / costicervical
10181 **costiform** / rippenförmig / costiforme
10182 **costochondral, -pleural** / rippenknorpelbezüglich, -fellbezüglich / costochondral, -pleural
10183 **costoclavicular, -sternal** / rippen-schlüsselbeinbezüglich, -brustbeinbezüglich / costoclaviculaire, -sternal
10184 **costogenic** / kostogen (rippen[mark]ursprünglich) / costogène
10185 **costo-inferior, -superior** / costo-inferior, -superior (untere, obere Rippen betreffend) / costo-inférieur, -supérieur
10186 **costophrenic, -scapular** / rippen-zwerchfellbezüglich, -schulterblattbezüglich / costophrénique, -scapulaire
10187 **costotomy (costectomy)** / Rippen(re)sektion *f* / costotomie (costectomie) *f*
10188 **costotransversectomy** / Kostotransversektomie *f* (Wirbelquerfortsatz-Rippenköpfchenresektion) / costotransversectomie *f*

10189 **costovertebral (costispinal)** / rippen-wirbel(säulen)bezüglich / costovertébral (-rachidien)
10190 **costs, medical** / Arztkosten *f* / frais de médecin *m*
10191 **(COTARD's syndrome)** / (COTARD' Syndrom) (Besondre Form der Paranoia) / (syndrome de COTARD)
10192 **cothromboplastin** / Cothromboplastin *n* (Blutgerinnungsfaktor VII) / cothromboplastine *f*
10193 **cotton, absorbent (purified)** / Verbandwatte *f* / coton hydrophile (médicinal) *m*
10194 **cotton, carbolated, salicylated** / Carbolwatte, Salicylwatte *f* / coton phéniqué, salicylé *m*
10194a **cotton, styptic** / Watte, blutstillende *f* / coton styptique *m*
10195 **cotton-candy-lung** / Lungendystrophie-Syndrom, progressives (Krankheitsbild der progressiven Lungendystrophie) / dystrophie pulmonaire idiopathique
10196 **cotton(-wool)** / Watte *f* (chir.) / coton *m* (ouate *f*)
10197 **cotton-wool exudate** / Cotton-wool-Exsudat *n* (flockige Herdchen der Netzhaut bei Retinitis angiospastica) / ouate, exsudat en forme d' *m*
10198 **cotyledon** / Cotyledo *f* (κοτυληδών = Saugwarze: Plazentalappen, Keimblatt botan.) / cotylédon *m*
10199 **cotyloid** / pfannenähnlich (Gelenkpfanne betreffend) / cotyloïde
10200 **couéism (COUÉ's treatment)** / Couéismus *m* (COUÉ' Heilweise) / couéisme (traitement au COUÉ) *m*
10201 **cough** / Husten (*n*) / tousser (toux *f*)
10202 **cough, barking** / Bellhusten *m* / toux aboyante *f*
10203 **cough drops (mixture)** / Hustentropfen (-saft) *m* / pastilles pectorales (potion béchique) *f*
10204 **cough, dry, loose** / Husten, trockner, loser *m* / toux sèche, grasse *f*
10205 **cough, ear, laryngeal, stomach** / Ohrhusten, Kehlkopf-, Magen- *m* / toux auriculaire, laryngée, stomachique *f*
10206 **cough, emetic** / Brechhusten *m* / toux émétisante *f*
10207 **cough, hepatic** / Tussis hepatica (bei CHILAIDITI' Syndrom) / toux hépatique *f*
10208 **cough, hysteric (nervous)** / Tussis hysterica (nervosa) / toux nerveuse (hystérique) *f*
10209 **cough, productive (wet)** / Auswurfhusten *m* / toux productive *f*
10210 **cough (,) reflex** / Hustenreflex (Reflexhusten) *m* / réflexe tussigène *m* (toux réflexe *f*)
10211 **cough, slight (cough slightly)** / Tussiculatio *f* (hüsteln) / toussotement *m* (toussoter)
10212 **cough soothing** / hustenstillend / toux, calmant la
10213 **cough, spasmodic** / Krampfhusten *m* (nervöser Husten bei gesunden Atmungsorganen) / toux spasmodique *f*
10214 **cough-guard** / Hustenplatte *f* (zur Keuchhustendiagnose) / garde à coqueluche *f*
10215 **coughing, fit of** / Hustenanfall *m* / toux, quinte de *f*
10216 **coulomb** / Coulomb *n* (Elektrizitätsmengenmaßeinheit: 1 C = 1 Amperesekunde) / coulomb *m*
10217 **count, bacteria** / Keimzählung *f* (quantitative Bestimmung einer Bakteriensuspension) / comptage de germes *m*
10218 **count, differential blood** / Differential-(blutkörperchen)zählung *f* / numération différentielle *f*
10219 **count, (in)direct platelet** / Thrombozytenzählung, (in)direkte *f* (in der Zählkammer [im Ausstrich nach FONIO]) / formule thrombocytaire (in)directe *f*
10220 **count, red, white cell** / Erythrozytenzählung, Leukozytenzählung *f* / numération érythrocytaire, leucocytaire *f*
10221 **counter** / Zähler *m* / compteur *m*
10222 **counter, crystal** / Kristallzähler *m* (röntg.) / compteur à cristal *m*
10223 **counter, GEIGER's** / GEIGER' Zähler *m* / compteur de GEIGER *m*
10224 **counter, proportional** / Proportionalzähler *m* (zur Messung radioaktiver Substanzen) / compteur proportionnel *m*
10225 **counteraction** / Gegenaktion *f* / contr(e-)action *f*
10226 **counteract(ive)** / entgegenwirken(d) / contr(e-)actionner (contr[e-]actif)
10227 **counteragent (-irritant)** / Gegenmittel *n* / contr(e-)agent (-irritant) *m*
10228 **counterbalance (-poise)** / Gegengewicht *n* / contrebalance *f*
10229 **counterextension (-traction)** / Gegenextension *f* (-zug *m*) / contr(e-)extension *f*
10230 **counterincision (-opening, -puncture)** / Gegeninzision (-öffnung, -punktion) *f* / contre-incision (-ouverture, -ponction) *f*
10231 **counterirritation** / Gegenreizung *f* / contr(e-)irritation *f*
10232 **counteroccupation** / Gegenbesetzung *f* (gegen Triebspannung [Es] gerichtete Bewußtseinskraft [Ich]) / contr(e-)occupation *f*
10233 **counterpoison** / Gegengift *n* / immunotoxine *f*
10234 **counterpulsation** / Gegenpulsation *f* (Technik zur Eröffnung von Kollateralen am ischämischen Herz) / contrepulsation *f*
10235 **counterpulsator, arterial** / Hilfsdruckwechsler, intrakorporaler *m* (implantierte künstliche intrathorakale Herzpumpe) / contrepulsateur artériel *m*
10236 **counterrotation** / Gegenrollung *f* (der Augen) / contrerotation *f*
10237 **countersensitization** / Gegensensibilisierung *f* (Form der Desensibilisierung mit abgeschwächten Autantikörpern in hämolysiertem Eigenblut [THEURER-WINDSTOSSER]) / contresensibilisation *f*
10238 **counterstain** / Gegenfärbung *f* / contrecolorant *m*
10239 **counterstroke (-coup)** / Gegenstoß *m* / contrecoup *m*
10240 **countersuggestion** / Gegensuggestion *f* (hypnot.) / contresuggestion *f*

10241 **(counter)transference, psycho-analytical** / (Gegen)übertragung, psychoanalytische *f* (von Analytiker [Analysanden] im Analysanden [Analytiker] geweckte Gefühle) / (contre)transférence psychanalytique *f*
10242 **count(ing)** / Zählung *f* / comptage *m* (numération *f*)
10243 **coupled** / gepaart / couplé
10244 **coupling, genetic** / (Gen)kopplung *f* (2 Genpaarlinge auf demselben Chromosom) / accouplement génétique *m*
10245 **course** / Kurs(us) *m* / cours *m*
10246 **Courvoisier-Terrier syndrome** / Bard-Pic' Syndrom (Karzinom des Pankreaskopfs mit Gallenblasensymptomen) / syndrome pancréaticobiliaire (Chauffard)
10247 **cousin(e)** / Vetter *m*, (Base *f*) / cousin(e *f*) *m*
10248 **covalence** / Kovalenz *f* (Elektronenpaarbindung) / covalence *f*
10249 **cover(ed)** / bedecken (bedeckt) / couvrir (couvert)
10250 **cover-glass (-slip)** / Deckglas *n* / couvre-objet *m*
10251 **covering** / Hülle *f* / enveloppe (gaine) *f*
10252 **coxa valga** / Coxa valga (X-Hüfte: seltne Schenkelhalsverbiegung i.S.v. Adduktion) / coxa valga *f*
10253 **coxa vara** / Coxa vara (O-Hüfte: angeborene Schenkelhalsverbiegung i.S.v. Abduktion) / coxa vara *f*
10254 **coxa vara of adolescents** / Coxa vara adolescentium (idiopathica, traumatica, statica) / coxa vara des adolescents *f*
10255 **coxalgia** / Coxalgia *f* (Hüft[gelenk]-schmerz) / coxalgie *f*
10256 **coxalgia, hysteric** / Coxalgia hysterica (Hüftgelenkneurose) / coxalgie hystérique *f*
10257 **coxalgia, senile** / Coxalgia senilis (Hüftgelenkarthrose) / coxalgie sénile *f*
10258 **cox(arthr)itis** / Hüftgelenkentzündung *f* / coxite *f*
10259 **cox(arthr)opathy** / Hüft(gelenk)leiden *n* / cox(arthr)opathie *f*
10260 **coxarthrosis** / Hüftgelenkerkrankung *f* / coxarthrose *f*
10261 **Coxiella** / Coxiella (Baktgatt. der Rickettsiaceae) / coxielle *f*
10262 **Coxiella burneti** / Rickettsia burneti (Q-Fieber-Erreger) / coxielle de Burnet *f*
10263 **coxofemoral** / hüfte-oberschenkelbezüglich / coxofémoral
10264 **coxotomy** / Hüftgelenkoperation *f* / coxotomie *f*
10265 **coxotuberculosis** / Hüftgelenktuberkulose *f* (häufig bei Kindern) / coxotuberculose *f*
10266 **cozymase** / Cozymase *f* (Diphosphopyridinnucleotid [DPN]: Gärungskoenzym der prosthetischen Atomgruppe in Hefe und allen Körperzellen) / codéshydrase *f*
10267 **crack** / aufspringen (Schrunde *f*) / fêler (fêlure *f*)
10268 **cracked** / rissig / fêlé (crevassée)
10269 **crackling** / Knistern *n* / craquement *m*
10269a **crackling, eggshell** / «Eierschalenknittern» *n* (Herzklappengeräusch) / crépitation parcheminée *f*
10270 **crackling, parchment** / Pergamentknittern *n* (Herzklappengeräusch) / bruit de parchemin *m*
10271 **cracks of the nipples** / Brust(warzen)schrunden *f* / crevasses des seins *f*
10272 **cradle** / (Hohl)schiene *f* / gouttière *f*
10273 **cramps** / Krämpfe *m* (unwillkürliche Muskelkontraktionen) / crampes *f*
10274 **cramp, clonic** / Krampf, klonischer *m* (Zuckungen antagonistischer Muskeln) / crampe clonique *f*
10275 **cramp, clonic facial** / Fazialiskrampf, klonischer *m* (der Mund- od. Augenmuskulatur) / crampe faciale clonique *f*
10276 **cramp, clonic-tonic** / Krampf, klonisch-tonischer *m* (z.B. bei Epilepsie) / crampe clonique-tonique *f*
10277 **cramp, dancers'** / Tänzerinnenkrampf *m* (Beschäftigungskrampf) / crampe des danseuses *f*
10278 **cramp, deglutition** / Schluckkrampf *m* / crampe de déglutition *f*
10279 **cramp, localized** / Krampf, örtlicher *m* (einer Muskelgruppe, z.B. Trismus) / crampe localisée *f*
10280 **cramp, milker's** / Melkerkrampf *m* (Armmuskelkrampf) / crampe des trayeurs *f*
10281 **cramp neurosis** / Krampfneurose *f* (Wernicke: zentralnervös od. neurovegetativ bedingte Muskelkrampfschmerzen) / névrose convulsivante *f*
10282 **cramp, occupational** / Beschäftigungskrampf *m* (bei einseitiger [beruflicher] Überbeanspruchung einzelner Muskelpartien, z.B. Schreibkrampf) / crampe professionnelle *f*
10283 **cramps, pseudo-epileptic** / Krämpfe, pseud(o)epileptische *m* / crampes pseud(o-)épileptiques *f*
10284 **cramps, psychasthenic** / Krämpfe, psychasthenische *m* / crampes psychasthéniques *f*
10285 **cramps, stoker's** / Heizerkrämpfe *m* (durch Wasserverlust) / crampes des chauffeurs *f*
10286 **cramp, tailor's** / Schneiderkrampf *m* / crampe des tailleurs *f*
10287 **cramp, tonic** / Krampf, tonischer *m* (intensive Muskelkontraktionen von langer Dauer) / crampe tonique *f*
10288 **cramp, tonic facial** / Fazialiskrampf, tonischer *m* (Risus sardonicus) / crampe faciale tonique *f*
10289 **cramp, watch maker's** / Uhrmacherkrampf *m* (des M. orbicularis oculi) / crampe de l'horloger *f*
10290 **cramp, writer's (pianist's, waiter's)** / Schreiberkrampf (Klavierspieler-, Kellner-) *m* / crampe des écrivains (pianistes, sommeliers) *f*
10291 **crampus** / Crampus *m* (auf einen Muskel beschränkter tonischer, z.B. Wadenkrampf) / crampus *m*
10292 **crampus neurosis** / Crampus-Syndrom (Schmerzhafte Muskelkrämpfe in den unteren Gliedmaßen) / crampes musculaires

10293 **cranial** / kranial (schädelbezüglich, -wärts) / crânien
10294 **craniectomy** / Kraniektomie *f* (Entfernung von Schädelstücken bei Mikrozephalie) / crâniectomie *f*
10295 **craniencephalometer** / Kranienzephalometer *n* (zur Bestimmung der Gehirnarterienlage u.a. vor chir. Eingriffen) / crâniencéphalomètre *m*
10296 **craniocerebral, -cervical, -facial, -pharyngeal** / schädel-hirn-, -nacken-, -gesichts-, -halsbezüglich / crâniocérébral, -cervical, -facial, -pharyngien
10297 **craniology** / Schädellehre *f* / crâniologie *f*
10298 **craniomalacia** / Craniotabes *f* (Scheitelbeinerweichung bei Säuglingsrhachitis) / crâniotabes *m*
10298a **craniomandibulofacial dysmorphia syndrome** / Dysmorphie-Syndrom, kraniomandibulofaziales (Schädel-, Gesichts-, Kiefer-, [Extremitäten]dysmorphie) / syndrome de dysmorphie crâniomandibulofaciale
10299 **craniopagus** / Craniopagus *m* (πήγνυμι = befestigen: Zwillingsmißgeburt) / crâniopage *m*
10300 **craniopathy** / Schädelweh *n* / crâniopathie *f*
10301 **craniopathy, metabolic** / MORGAGNI' Syndrom (Zentrogene endokrine Regulationsstörung mit Schädelhyperostose bei älteren Frauen) / hyperostose frontale interne
10302 **craniopharyngioma** / Kraniopharyngeom *n* (Hypophysengangtumor) / crâniopharyngiome *m*
10303 **cranioplasty** / Schädelplastik *f* / crânioplastie *f*
10304 **cranio(rachi)schisis** / Cranio(rrhachi)-schisis *f* (Schädelspaltbildung [kombiniert mit Wirbelsäulenspaltbildung]) / crânio(rachi)schisis *f*
10305 **craniosclerosis** / Kraniosklerose *f* (Leontiasis cranii [VIRCHOW]: sklerotische Diploeverdichtung) / crâniosclérose *f*
10306 **cranioscopy** / Schädelbesichtigung *f* / crânioscopie *f*
10307 **craniostenosis** / Kraniostenose *f* (vermindertes Schädelwachstum) / crâniosténose *f*
10308 **craniostosis** / Kraniostose *f* (vorzeitige Schädelnahtverknöcherung) / crâniostose *f*
10309 **craniotopography** / Schädeltopographie *f* (neurochir. Lagebestimmung von Rindenzentren unter Schädeldecke) / crâniotopographie *f*
10310 **cranium, primordial** / Primordialschädel *m* (knorplige Schädelanlage) / crâne primordial *m*
10311 **crash, scapular** / Skapularkrachen *n* (bei Druck auf Schulterblatt) / craquement scapulaire *m*
10312 **crasis** / Körpersäftemischung *f* / crase *f*
10313 **Crataegus** / Weißdorn (Wirkstoff: Crataegussäure-Gemisch) / Crataegus oxyacantha (Rosaceae)
10314 **crater(iform)** / Krater(förmig) *m* / cratère *m* (cratériforme)
10315 **craterization** / Kraterisation *f* (kraterförmige Knochenexzision) / cratérisation *f*
10316 **craurosis of the penis, of the vulva** / Craurosis penis, vulvae (Schrumpfung der Eichel, Atrophie der Vulva [BREISKY]) / craurosis du pénis, de la vulve *f*
10317 **creatine** / Kreatin *n* (Methylguanidinessigsäure des intermediären Stoffwechsels, im Blut norm. 3–7 mg%) / créatine *f*
10318 **creatinine** / Kreatinin *n* (Kreatinanhydrid und Ausscheidungsform des Kreatins) / créatinine *f*
10319 **creatinphosphokinase (CPK)** / Kreatinphosphokinase *f* / créatine, phosphokinase de *f*
10320 **creative** / schöpferisch / créatif
10321 **creator** / Bedarfswecker *m* (Mittler zwischen Bedarfsdecker und -träger) / créateur *m*
10322 **creatorrhea** / Kreatorrhoe *f* (Fleischfasern im Stuhl bei Pankreaserkrankungen) / créatorrhée *f*
10323 **credulity** / Leichtgläubigkeit *f* (dumme Einwilligung in Verführung) / crédulité *f*
10324 **creeping, methodic** / Kriechverfahren *n* (KLAPP, z.B. bei Skoliose) / gymnastique raptatoire *f*
10325 **cremasteric** / kremasterisch (M. cremaster betreffend) / crémastérien
10326 **cremation** / Leichenverbrennung *f* / crémation *f*
10327 **cremnophobia** / Kremnophobie *f* (κρημνός = Abgrund) / cremnophobie *f*
10328 **crenate (crenellated)** / gekerbt (schartig) / échancré (crénelé)
10329 **crenation** / Eingekerbtsein *n* (crena = Spalte) / crénelure *f*
10330 **crenocyte** / Krenozyt *m* (eingekerbter Erythrozyt) / crénocyte *m*
10331 **crenocytosis** / Krenozytose *f* / crénocytose *f*
10332 **crenotherapy** / Krenotherapie *f* (κρήνη = Quelle: Quellentherapie) / crénothérapie *f*
10333 **creosol, creosote** / Kreosol, Kreosot *n* (aus Buchenholzteer) / créosol, créosote *m*
10334 **crepitate (crepitant)** / knarren (knirschend) / crépiter (crépitant)
10335 **crepitation, indux, redux** / Crepitatio indux, redux (bei Bildung und Lösung von Entzündungen der Lunge) / crépitation (râle *m*) en avant, de retour *f*
10336 **crepitus** / Crepitatio *f* (crepitare = knistern: Zeichen für Knochenbruch) / crépitation *f*
10337 **crepuscular** / dämmerig (Dämmerung bevorzugend, z.B. Mücken) / crépusculaire
10338 **crescendo** / Crescendo *n* (Geräusch bei Mitralstenose) / crescendo *m*
10339 **crescent** / wachsend (halbmondförmig) / croissant (, en)
10340 **cresol** / Cresolum crudum (Rohkresol *n*, aus Steinkohlenteer) / crésol *m*
10341 **cress** / Kresse *f* / cresson *m*
10342 **crest (ridge)** / Crista (Kamm, Leiste *f*) / crête *f* (arête)
10343 **crest, ampullar** / Crista ampullaris: Neuroepithelium, Cupula (Neuroepithel tragende Leiste der häutigen Bogengänge mit kuppelförmigem, die Hörhaare einschließendem Wulst) / crête ampullaire

10344 **crest, anterior and posterior lacrimal** / Crista lacrimalis anterior et posterior (Tränenbeinleisten) / crête lacrymale antérieure et postérieure
10345 **crest, arcuate** / Crista arcuata (vordere Fläche der Gießbeckenknorpelpyramide in drei übereinanderliegende Felder einteilende Leiste) / crête arquée
10346 **crest of cock** / Crista galli (hahnenkammartige Fortsetzung der «Pendelplatte» des Siebbeins in die Schädelhöhle) / crête de coq
10347 **crest of the collum of the rib** / Crista colli costae / crête du col de la côte
10348 **(crest, external [and internal] occipital)** / (Crista occipitalis externa [et interna]) (Hinterhauptbeinleisten) / (crête occipitale externe [et interne])
10349 **crest of the fenestra of the cochlea** / Crista fenestrae cochleae / crête de la fenêtre de la cochlée
10350 **crest (of the fibula), medial** / Crista medialis (fibulae) / crête médiale (du péroné)
10351 **crest, frontal** / Crista frontalis (Stirnbeinleiste) / crête frontale
10352 **crest of the greater and smaller tubercle** / Crista tuberculi maioris et minoris (von den Oberarmknochenhöckern abwärts verlaufende stärkere Knochenleisten) / crête du grand et petit tubercule
10353 **crest of the head of the rib** / Crista capitis costae / crête de la tête de la côte
10354 **crest, iliac** / Crista iliaca (Darmbeinkamm) / crête iliaque
10355 **crest, infratemporal** / Crista infratemporalis (temporale Flächen der großen Keilbeinflügel in eine größere obere und kleinere untere Abteilung scheidende Leiste) / crête infratemporale
10356 **crest, intermediate, lateral, median sacral** / Crista sacralis intermedia, lateralis, mediana (Kreuzbeinleisten) / crête sacrée intermédiaire, latérale, médiane
10357 **crest, intertrochanteric** / Crista intertrochanterica (großen und kleinen Rollhügel des Oberschenkelknochens verbindende starke Knochenleiste) / crête intertrochantérienne
10358 **crest (of the lamina), basilar** / Crista (laminae) basilaris / crête (de la lame) basilaire
10359 **crests of the matrix of the finger nail** / Cristae matricis unguis / crête de la matrice de l'ongle
10360 **crest (of the maxilla and palatine bone), conchal and ethmoidal** / Crista conchalis et ethmoidalis (maxillae et ossis palatini) (Oberkiefer- und Gaumenbeinleiste zur Anlagerung von Nasenmuschel und Siebbein) / crête turbinale inférieure et supérieure (de l'os maxillaire et palatin)
10361 **crest (of the maxilla and palatine bone), nasal** / Crista nasalis (maxillae et ossis palatini) (Oberkiefer- und Gaumenbeinleiste zum Ansatz von Pflugscharbein und Nasenscheidewandknorpel) / crête nasale (de l'os maxillaire et palatin)
10362 **crest, obturator** / Crista obturatoria (vom Schambeinhöcker in das Hüftbeinloch verlaufende starke Knochenleiste) / crête obturatrice
10363 **crest, palatine** / Crista palatina (Kante an der hinteren Grenze der horizontalen Gaumenbeinplatte) / crête palatine
10364 **crests of the skin** / Cristae cutis / crêtes de la peau
10365 **crest, sphenoid** / Crista sphenoidalis (überragender Kamm der Keilbeinhöhlenscheidewand) / crête sphénoïdale
10366 **crest of the supinator muscle** / Crista m. supinatoris / crête du muscle supinateur
10367 **crest, supraventricular** / Crista supraventricularis (Muskelleiste am Übergang der re. Herzkammer in den Conus arteriosus) / crête susventriculaire
10368 **crest, terminal** / Crista terminalis (Hohlvenensack und eigentlichen Vorhof [re. Herzohr] der re. Herzkammer trennende Muskelleiste) / crête terminale
10369 **crest, transverse** / Crista transversa (quere Leiste des Felsenbeins im Grund des inneren Gehörgangs) / crête transverse
10370 **crest, urethral** / Crista urethralis (vom Blasenzäpfchen sich verschieden weit in die Harnröhre hinein erstreckende Schleimhautleiste) / crête urétrale
10371 **crest of the vestibule (of the mouth)** / Crista vestibuli (oris) / crête du vestibule (de la bouche)
10372 **cretin** / Kretin *m* (roman. cretino = Dummkopf) / crétin *m*
10373 **cretinism** / Kretinismus *m* (durch Hypothyreoidismus) / crétinisme *m*
10374 **cretinism, endemic, sporadic** / Kretinismus, endemischer, sporadischer *m* / crétinisme endémique, sporadique *m*
10375 **cretinism, hypoparathyreotic** / Pseudohypoparathyreoidismus, kretinoider *m* / crétinisme hypoparathyréotique *m*
10376 **cretinoid (cretinous)** / kretinoid (kretinisch) / crétinoïde (crétineux)
10377 **crevice (, gingival)** / (Längs)spalt *m* (Zahnfleischtasche *f*) / crevasse (gingivale) *f*
10378 **crevicular** / krevikulär (Zahnfleischtasche betreffend) creviculaire
10379 **cri de la pyémie** / Cri de la pyémie *m* (LAURENZ: Hinterhauptschuppendruckempfindlichkeit bei Sinus-transversus-Thrombose) / cri de la pyémie *m*
10380 **crib, clinical** / Kinderklinikbett *n* / crèche clinique *f*
10381 **criblures** / Kriblüren *f* (Aussiebsel: kleine Gewebelücken im Gehirn bei Arteriosklerose) / criblures *f*
10382 **cribrate (cribriform)** / durchlöchert (siebförmig) / cribleux (criblé)
10383 **cribration** / Durchlöcherung *f* (Durchsieben *n*) / cribration *f* (tamisage *m*)
10384 **crico-arytenoid, -thyroid** / ringknorpelgießbeckenknorpel-, -schildknorpelbezüglich / crico-aryténoïdien, -thyroïdien
10385 **cricoid** / ringförmig / cricoïde
10386 **cricoidectomy** / Ringknorpelentfernung *f* / cricoïdectomie *f*

10387 **cricoidynia** / Ringknorpelschmerz *m* / cricoïdynie *f*
10388 **cricopharyngeal** / ringknorpel-schlundbezüglich / cricopharyngien
10389 **cricotracheotomy** / Ringknorpelluftröhrenschnitt *m* / trachéotomie par le cartilage cricoïde *f*
10390 **cricothyreotomy** / Ringknorpel-Schildknorpelinzision *f* / cricothyroïdotomie *f*
10391 **cricothyreotracheotomy** / Ringknorpel-Schildknorpeltracheotomie *f* / cricothyréotrachéotomie *f*
10392 **cricotomy** / Krikotomie *f* (Ringknorpelschnitt) / cricotomie *f*
10392a **criminal** / Kriminell(er *m*) / criminel (*m*)
10393 **criminalistics** / Kriminalistik *f* ([Lehre von der] Praxis des Verbrechers) / criminalistique *f*
10393a **criminality** / Kriminalität *f* (Straffälligkeit) / criminalité *f*
10394 **crimin(al)oid** / verbrecherähnlich / crimin(al)oïde
10395 **criminology** / Kriminologie *f* (Theorie des Verbrechens) / criminologie *f*
10396 **criminosis** / Kriminalneurose *f* / criminose *f*
10397 **crinogenic** / sekretionanregend / crinogénique
10398 **cripple(d)** / Krüppel *m* (verkrüppelt) / estropié *m*
10399 **crises, blood** / Blutkrisen *f* (v. NOORDEN: Normoblastenschübe bei sekundären Anämien) / crises sanguines *f*
10400 **crisis, bronchial, cardiac** / Bronchialkrise, Herzkrise *f* (Husten-, Angina-pectoris-Anfälle bei Tabes) / crise bronchique, cardiaque *f*
10401 **crises, (cerebral) vascular** / Gefäßkrisen *f* (Hypertonieanfälle bei Tabes [funktionelle Gefäßkrämpfe]) / crises vasculaires (cérébrales) *f*
10402 **crises, clitoris** / Klitoriskrisen *f* (CHARCOT: Wollustanfälle bei Tabetikerinnen) / crises clitoridiennes *f*
10403 **crisis, esophageal, pharyngeal** / Ösophaguskrise, Pharynxkrise *f* (Speiseröhren-, Schluckkrämpfe bei Tabes) / crise œsophagienne, pharyngienne *f*
10404 **crisis, febrile** / Fieberkrise *f* (schneller Abfall bei Beßrung von Infektionskrankheiten) / crise fébrile *f*
10405 **crisis, gastric, intestinal** / Magenkrise, Darmkrise *f* (Koliken bei Tabes) / crise gastrique, intestinale *f*
10406 **crisis, hemoclastic** / Krise, hämoklastische *f* (Leukozytenabfall und Lymphozytenanstieg nach nüchtern getrunkener Milch: neurovegetative Gefäßreaktion; WIDAL: Leberschädigung?) / crise hémoclasique *f*
10407 **crises, laryngeal** / Larynxkrisen *f* / crises laryngées *f*
10408 **crisis, myelocytic** / Blastenkrise, terminale *f* (akuter Myeloblastenschub bei chron. myeloischer Leukämie) / crise myéloblastique *f*
10409 **crises, ocular** / Augenkrisen *f* (bei Tabes dorsalis) / crises oculaires *f*
10410 **crisis (POSNER-SCHLOSSMAN), glaucomatocyclitic** / POSNER-SCHLOSSMAN' Syndrom (Paroxysmale benigne Hypertension des Auges) / hypertension oculaire bénigne paroxystique (TERRIEN-VIEL)
10411 **crises, puberal** / Pubertätskrisen *f* (Ecnoia) / crises pubères *f*
10412 **crisis, renal, vesical** / Nierenkrise, Blasenkrise *f* (bei Tabes dorsalis) / crise rénale, vésicale *f*
10413 **crisis, reticulocytic** / Retikulozytenkrise *f* (Anstieg bei Beßrung der perniziösen Anämie) / crise réticulocytique *f*
10414 **crisis, sympathicus, vagus** / Sympathikus-Vaguskrise *f* (Anfälle von Herz- und Atemdysrhythmie bei Tabes dorsalis) / crise du sympathique, du pneumogastrique *f*
10415 **crisis, tabetic** / Tabeskrisen *f* (eigentümliche Anfälle bei Tabeskranken) / crises tabétiques *f*
10416 **crisis, vestibular** / Vestibulariskrise *f* (Labyrinthschwindel bei Sehstörungen) / crise vestibulaire *f*
10417 **crisp(ation)** / zusammenziehen (Kräuselung *f*) / crisper (crispation *f*)
10418 **cristate** / kammförmig / crêté
10419 **Cristispira** / Cristispira (Baktgatt. der Spirochaetaceae) / cristispire *f*
10420 **criterion** / Kriterium *n* (Unterscheidungsmerkmal) / critérium *m*
10421 **critical (critique)** / kritisch (Kritik *f*) / critique (*f*)
10422 **crocodile tears syndrome** / Krokodilstränen-Syndrom (BOGORAD) (Störung der Tränensekretion durch N.-facialis-Läsion oberhalb des Ganglion geniculi) / syndrome des larmes de crocodile
10423 **Crocus** / Safran (Wirkstoff: Crocin) / Crocus sativus (Iridaceae)
10424 **cross (crossed, crossing)** / kreuzen (gekreuzt, kreuzend) / croiser (croisé, croisant)
10425 **cross, funeral** / Totenkreuz *n* (steigender Puls bei sinkender Temperatur) / croix funéraire *f*
10426 **cross-bar** / Querriegel *m* / entretoise *f*
10427 **crossbar forceps, method** / Knebelzange *f*, -verfahren *n* (tokol.) / garrot, pince à, méthode en *f*
10428 **cross-breeding (hybridization)** / Bastard(is)ierung *f* / hybridisme (croisement de races) *m*
10429 **crosses of the hairs** / Cruces pilorum Haarkreuze: Zusammentreffen konvergierender und divergierender Haarströme) / croix des poils
10430 **crossfinger-broad** / querfingerbreit / travers de doigt
10431 **crossing, leukocytic** / Leukozytenkreuzung *f* (der graphisch dargestellten Granulozyten und Lymphozyten) / croisement leucocytaire *m*
10432 **crossing-over** / Kreuzung, genetische *f* (Faktorenaustausch zwischen Chromosomenpaarlingen) / croisement génétique *m*
10432a **crossings (of the retinal vessels)** / Kreu-

zungszeichen *n* (an Netzhautgefäßen bei Hypertonie) / croisements *m* (des vaisseaux rétiniens)
10433 **cross-legged** / kreuzbeinig / croisé les jambes
10434 **cross-section, fascial** / Faszienquerschnitt *m* (PFANNENSTIEL' Schnitt) / section transversale aponévrotique *f*
10435 **cross-way (, sensory)** / (Nerven)kreuzung *f* / croisement (sensoriel) *m*
10436 **Crotalus** / Klapperschlange (Wirkstoffe: Crotalin, Cro[talo]toxin) / Crotalus durissus (Crotalina [Reptilia])
10437 **Croton** / Purgierkörner (Wirkstoffe: Crotin, Crotonosid, Crotonglobulin, Crotonalbumin) / Croton tiglium (Euphorbiaceae)
10438 **crotonism** / Krotonölvergiftung *f* / crotonisme *m*
10439 **croup** / Croup *m* (schott. [?] Lautmalerei: Heiserkeit infolge Bildung einer ohne Schaden sich ablösenden Pseudomembran auf der Kehlkopfschleimhaut [VIRCHOW]) / croup *m*
10440 **croup syndrome** / Croup-Syndrom (Erkrankung der Atemwege im Kleinkindalter mit Stenose) / syndrome de croup
10441 **croupous** / krup(p)ös / croupeux
10442 **crown, anatomical** / Krone, anatomische *f* (mit Schmelz bedeckter Zahnteil) / couronne anatomique *f*
10443 **crown, cap (shell)** / Kappen(stift)krone *f* / couronne à calotte *f*
10444 **crown, clinical** / Krone, klinische *f* (vom Zahnfleisch nicht bedeckter Zahnteil) / couronne clinique *f*
10445 **crown, collar** / RICHMOND' Krone *f* (dent.) / couronne à collier *f*
10446 **crown, half-cap (openface)** / Halbkrone (Dreiviertelkrone) *f* / couronne fenêtrée *f*
10447 **crown, jacket** / Mantelkrone *f* / couronne jaquette *f*
10448 **crown, LOGAN's** / Vollporzellankrone *f* (mit eingebranntem Wurzelstift) / couronne de porcelaine *f*
10449 **crown, pivot (post, split-dowel)** / Stiftkrone (Dübelkrone) *f* / couronne à pivot *f*
10450 **crown, telescope** / Teleskopkrone *f* (dent.) / couronne à télescope *f*
10451 **crown, trepan** / Trepankrone *f* (Bohrkopf) / couronne du trépan *f*
10452 **crown, veneer** / Verblendkrone *f* (BREKHUS' Furnierkrone) / couronne de revêtement *f*
10453 **crowned** / überkront (dent.) / couronné
10454 **crowning** / Einsch(n)eiden *n* (des Kindskopfs in die Vulva) / apparition de la tête fœtale *f*
10455 **crucial** / entscheidend / décisif
10456 **crucible** / (Schmelz)tiegel *m* / creuset *m*
10457 **cruciform** / kreuzförmig / cruciforme
10458 **(c)rudeness** / Rohheit (Grobheit) *f* / crudité *f*
10459 **crumbly** / krümlig / grumeleux
10459a **crus (leg)** / Crus (Schenkel, Unterschenkel *m*) / cuisse *f* (jambe)
10460 **crura, ampullar, common, simple membranous** / Crura membranacea ampullare, commune, simplex (ampulläre, gemeinsame und einfache Schenkel der Bogengänge des Ohrlabyrinths) / cuisses membraneuses ampullaires, communes, simples
10461 **crura of the anthelix** / Crura anthelicis / cuisses de l'anthélix
10462 **crus (of the anvil), short and long** / Crus breve et longum (incudis) / cuisse courte et longue (de l'enclume)
10463 **crus of the clitoris** / Crus clitoridis (re. und li. Schwellkörperschenkel) / cuisse du clitoris
10464 **crura, common and simple ampullar** / Crura ampullaria commune et simplex (gemeinsame und einfache Schenkel des Ohrlabyrinths) / cuisses ampullaires communes et simples
10465 **crus of the fornix** / Crus fornicis / cuisse du fornix
10466 **crus of the greater winged cartilage, lateral and medial** / Crus laterale et mediale (cartilaginis alaris maioris) / cuisse latérale et médiale du grand cartilage ailé
10467 **crus of the helix** / Crus helicis / cuisse de l'hélix
10468 **crus of the penis** / Crus penis (re. und li. Schwellkörperschenkel) / cuisse du pénis
10469 **crus, right and left** / Crus (dextrum et sinistrum) (Schenkel des HIS' Bündels der re. und li. Herzkammer) / cuisse droite et gauche
10470 **crus (of the stirrup), anterior and posterior** / Crus anterius et posterius (stapedis) / cuisse antérieure et postérieure (de l'étrier)
10471 **crus (of the superficial inguinal ring), lateral and medial** / Crus laterale et mediale (anuli inguinalis superficialis) / cuisse latérale et médiale (de l'anneau inguinal superficiel)
10472 **crush (crushed, crushing)** / zerquetschen (zerdrückt, vernichtend) / écraser (écrasé, écrasant)
10473 **crush injury** / Crush-Syndrom (Durch Quetschung quergestreifter Muskelmassen entstehendes Krankheitsbild) / syndrome de broiement des membres
10474 **crusher** / Zerkleinerer *m* (Metallkette mit kleinen Gliedern) / écraseur *m*
10475 **crust** / Kruste *f* / croûte *f*
10476 **crust, buffy** / Crusta inflammatoria (Speckhaut des geronnenen Bluts) / croûte phlogistique *f*
10477 **crust, milk** / Crusta lactea (Milchschorf *m*) / croûte de lait *f*
10478 **Crustacea** / Schalentiere *n* (I. Klasse Arthropoden: Krankheiten übertragende Krebse, Krabben, Hüpferlinge) / crustacés *m*
10479 **crustal (crusted)** / krustenbezüglich (verkrustet) / croûte, à l'égard de (croûteux)
10480 **crutch** / Krücke *f* / béquille *f*
10481 **CRUVEILHIER's symptom** / CRUVEILHIER' Anomalie (Synechie zwischen 3. und 4. Rippe) / symptôme de CRUVEILHIER
10482 **CRUVEILHIER-v.BAUMGARTEN disease** / CRUVEILHIER-v.BAUMGARTEN' Krankheit (Angeborene Nabelvenenanomalie mit Pfortadersystemhypoplasie) / maladie de CRUVEILHIER-v.BAUMGARTEN

10483 **CRUVEILHIER-v.BAUMGARTEN syndrome** / CRUVEILHIER-v.BAUMGARTEN' Syndrom (Verbindung zwischen Nabelvenen- und Pfortaderbereich infolge Pfortaderhochdruck bei Leberzirrhose) / syndrome de CRUVEILHIER-v.BAUMGARTEN
10484 **cruzin** / Cruzin *n* (Antigen aus Trypanosoma-cruzi-Kultur) / cruzine *f*
10485 **cry** / Schrei(en) *m* / cri(er) *m*
10486 **cry, hydrocephalic** / Wasserkopfschrei *m* (COINDET) / cri hydrocéphalique *m*
10487 **cry(an)esthesia** / Kälteüberempfindlichkeit (-unempfindlichkeit) *f* / cry(an)esthésie *f*
10488 **crying** / Weinen *n* (entgiftet) / pleurs *m*
10489 **crying, compulsive (forced)** / Zwangsweinen *n* / pleurs forcés (compulsifs) *m*
10490 **crying, hysterical** / Weinkrampf *m* / pleurs convulsifs *m*
10491 **cry(m)o(-aero)therapy (frigotherapy)** / Kälte(luft)behandlung *f* (κρύος = Kälte) / cry(m)o(-aéro)thérapie (psychrothérapie) *f*
10492 **crymodynia (cryalgesia)** / Kälte(applikations)schmerz, rheumatischer *m* / crymodynie (cryalgésie) *f*
10493 **cryo-albuminuria,- hemoglobinuria** / Kry(o)-albuminurie, Kryohämoglobinurie *f* (Auftreten von Albumin, Hämoglobin nach Abkühlung) / cry(o-)albuminurie, cryohémoglobinurie *f*
10494 **cryo-application** / Kry(o)applikation *f* (Behandlung der Netzhautablösung mit metallenem Gefrierstab) / cry(o-)application *f*
10495 **cryocautery** / Kälteverätzung *f* (z.B. von Hämangiomen mit CO_2-Schnee) / cryocautérisation *f*
10496 **cryo-extraction** / Kry(o)extraktion *f* (intrakapsuläre Linsenentbindung mit metallenem Gefrierstab) / cry(o-)extraction *f*
10497 **cryogenic** / kälteerzeugend / cryogénique
10498 **cryoglobulinemia** / Kryoglobulinämie *f* (WRIGHT: Kryoglobulinvermehrung) / cryoglobulinémie *f*
10499 **cryoglobulins** / Kryoglobuline *n* (WATSON: in Kälte auftretende Globuline) / cryoglobulines *f*
10500 **cryohemagglutination** / Kryohämagglutination *f* (durch blutgruppenspezif. Kälteagglutinine) / cryohémagglutination *f*
10501 **cryohemagglutinins** / Kryohämagglutinine *n* («irreguläre», blutgruppenspezif. Kälteagglutinine) / cryohémagglutinines *f*
10502 **cryohemolysins** / Kryohämolysine *n* (im Serum bei paroxysmaler Hämoglobinurie) / cryohémolysines *f*
10502a **cryo(-in)tolerant** / kälte(nicht)vertragend / cryo(-in)tolérant
10503 **cryolysis, antigen** / Kryolyse, Antigen- *f* (Antigenauflösung durch wiederholtes Einfrieren und Auftauen) / cryolyse d'antigènes *f*
10503a **cryomassage** / Eismassage *f* (mit Eiswürfel bei örtlichen Muskelschmerzen hilfreich) / massage à cube de glace *m*
10504 **cryometry** / Kryometrie *f* (Messung sehr tiefer Temperaturen) / cryométrie *f*
10505 **cryo-ophthalmology** / Augenkältechirurgie *f* / cry(o-)ophtalmologie *f*
10506 **cryopanagglutinins** / Kryopanagglutinine *n* (unspezif. Kälteagglutinine) / cryopanagglutinines *f*
10507 **cryopathic** / kryopathisch (unter Kälte leidend) / cryopathique
10508 **cryophilic, -phobic** / kälteliebend, -scheuend / cryophile, -phobe
10509 **cryophylactic** / kältegefeit (bakt.) / cryophylactique
10510 **cryoscopy** / Kryoskopie *f* (Bestimmung der Gefrierpunkterniedrigung in Flüssigkeiten, z.B. im Serum) / cryoscopie *f*
10511 **cryosurgery** / Kryochirurgie *f* (statt Auto- od. Heterotransplantation bei Knochentumoren) / cryochirurgie *f*
10513 **cryotonsillectomy** / Kryotonsillektomie *f* (ohne wesentliche Nachblutung) / cryotonsillectomie *f*
10514 **cryptempyema** / Kryptempyem *n* (nicht-entdecktes Empyem) / cryptempyème *m*
10515 **cryptesthesia, cryptomnesia** / Kryptästhesie, Kryptomnesie *f* (un[ter]bewußte Wahrnehmung, Erinnerung) / perception, mémoire subconsciente *f*
10516 **cryptic** / verborgen / cryptique
10517 **cryptitis** / Cryptitis *f* (Entzündung einer verborgenen Höhle) / cryptite *f*
10518 **cryptobiotic** / verborgenlebend / cryptobiotique (ayant une vie assoupie)
10519 **cryptocephalus** / Cryptocephalus *m* (Mißgeburt mit unsichtbarem Kopf) / cryptocéphale *m*
10520 **Cryptococcus** / Cryptococcus *m* (menschenpathogener hefeähnlicher Pilz) / cryptocoque *m*
10521 **cryptococcus, neoform** / Cryptococcus neoformans (Erreger der europ. Blastomykose) / cryptocoque néoforme *m*
10522 **cryptodidymus** / Cryptodidymus *m* (Zwilling-in-Zwilling-Mißgeburt) / cryptodidyme *m*
10523 **crypto-endomitosis** / Krypt(o)endomitose *f* (mit submikroskopischer Chromosomenvermehrung) / crypt(o-)endomitose *f*
10524 **cryptogam(ous)** / kryptogam (sich durch Sporen fortpflanzend) / cryptogame
10525 **cryptogen(et)ic** / kryptogen (unbekannten Ursprungs) / cryptogène (cryptogén[ét]ique)
10526 **cryptolith** / Kryptolith *m* / crypte, calcul dans une *m*
10527 **cryptomenorrhea** / Kryptomenorrhoe *f* (bei Hymenverschluß) / cryptoménorrhée *f*
10528 **cryptoneurous** / kryptoneurisch (ohne distinktives Nervensystem) / cryptonerveux
10529 **cryptophthalmia** / Kryptophthalmie *f* (angeborene Lidverwachsung) / cryptophtalmie *f*
10530 **cryptopsychic** / kryptopsychisch (mit vagen psych. Kennzeichen) / cryptopsychique
10531 **cryptoptic** / kryptoptisch (dem Auge verborgen) / cryptoptique
10532 **cryptorachischisis** / Spina bifida occulta (Wirbelspalte, verborgene *f*) / fente vertébrale occulte *f*

10533 **cryptorchidectomy** / Kryptorchidektomie *f* / cryptorchidectomie *f*
10534 **cryptorch(id)ism** / Kryptorchismus *m* (angeborenes Zurückbleiben der Hoden in Bauchhöhle od. Leistenkanal) / cryptorchisme *m*
10535 **cryptorrhea** / Kryptorrhoe *f* (okkulte Sekretion) / cryptorrhée *f*
10536 **cryptoscope** / Kryptoskop *n* (röntg.) / cryptoscope *m*
10537 **cryptotoxic** / kryptotoxisch (Giftigkeit einer an sich ungiftigen Lösung) / cryptotoxique
10538 **cryptoxanthin** / Kryptoxanthin *n* (biol. Vitamin-A-Vorstufe) / cryptoxanthine *f*
10539 **crypts** / Krypten *f* (κρυπτός = verborgen: verborgene Höhlen, z.B. in Tonsillenoberfläche) / cryptes *f*
10540 **crystal** / Kristall *m* / cristal *m*
10541 **crystals, asthma** / Asthmakristalle *m* (oktaedrische im Auswurf [CHARCOT-LEYDEN]) / cristaux asthmatiques *m*
10542 **crystals, blood** / Hämat(oid)inkristalle *m* (im Blut) / cristaux du sang *m*
10543 **crystals, coffin lid** / Ammoniummagnesiumphosphatkristalle *m* (im Urin) / cristaux en couvercle de cercueil *m*
10544 **crystal, dumbbell, envelope** / Calciumoxalatkristalle *m* (im Urin) / cristal en forme de biscuit, d'enveloppe *m*
10545 **crystals, hedgehog** / Harnsäurekristalle *m* / cristaux d'acide urique *m*
10546 **crystals, hemin** / Häminkristalle *m* (zum mikrosk. Nachweis von Blut [TEICHMANN]) / cristaux d'hémine *m*
10547 **crystals, sperm** / Spermakristalle *m* (aus Phosphorsäure und Spermin [chem. Piperazin]) / cristaux du sperme *m*
10548 **crystals, thornapple** / Ammoniumuratkristalle *m* (im Urin) / cristaux d'urate d'ammonium *m*
10549 **crystal violet** / Kristallviolett *n* (in Gentianaviolett) / violet cristallin *m*
10550 **crystals, whetstone** / Xanthinkristalle *m* (im Urin) / cristaux en pierres à aiguiser *m*
10551 **crystalbumin** / Kristalbumin *n* (unlösliches Albuminoid in Kristallin) / cristalbumine *f*
10552 **crystal-clear** / kristallklar / limpide
10553 **crystallin** / Kristallin *n* (Eiweiß der Augenlinse) / cristalline *f*
10554 **crystalline** / kristall(in)isch / cristallin(e)
10555 **crystallinity** / Kristallinität *f* (kristallin[isch]er Zustand) / cristallinité *f*
10556 **crystallizable** / kristallisierbar / cristallisable
10557 **crystallization** / Kristallbildung *f* / cristallisation *f*
10558 **crystallize (out)** / auskristallisieren (gelöste Stoffe an der Luft austrocknen lassen) / cristalliser (, se)
10559 **crystallized** / kristallisiert / cristallisé
10560 **crystallizing** / Verbindung, kristallisierende *f* / composé cristallisant *m*
10561 **crystalloconus** / Lenticonus *m* (Augenlinsenformanomalie) / cristallocône *m*
10562 **crystallography (-metry, -nomy)** / Kristallographie (-metrie, -nomie) *f* / cristallographie (-métrie, -nomie) *f*
10563 **crystalloid** / Kristalloid *n* (kristallisierbare Substanz) / cristalloïde *m*
10564 **crystallology** / Kristallologie *f* (Kristalllehre) / cristallologie *f*
10565 **crystallophobia** / Glassplitterphobie *f* / cristallophobie (hyalophobie) *f*
10566 **crystalluria, -uridrosis** / Kristallurie, Kristalluridrosis *f* (Kristalle im Urin, Urinkristalle im Schweiß) / cristallurie, -uridrose *f*
10567 **Ctenocephalides canis** / Hundefloh *m* (Gattung Siphonaptera) / cténocéphalide de chien *m*
10568 **cube minute** / Würfelminute *f* (dosimetrische Einheit für radioaktive Präparate: 1 mg Ra/min = 0,043 r) / cube, minute de *f*
10569 **cubitocarpal, -radial** / elle-handwurzelbezüglich, -speichenbezüglich / cubitocarpien, -radial
10570 **cuboid(al)** / würfelförmig / cuboïde
10571 **cucumber** / Gurke *f* / concombre *m*
10572 **cucurbit seed** / Semen cucurbitae (Bandwurmmittel Kürbissamen) / cucurbite, graines de *m*
10573 **cuirass, tabetic** / Küraß *m* (Fehlen des Tastgefühls am Thorax bei Tabikern) / cuirasse tabétique *f*
10574 **culdoscopy** / Kuldoskopie *f* (cul de sac = Sackgasse: DOUGLAS' Raum-Besichtigung) / culdoscopie *f*
10575 **Culex** / Hausmücke *f* (Gatt. Culicidae) / culex *m*
10576 **Culicidae** / Stechmücken *f* (1. Fam. Nematocera) / culicides *m*
10577 **culicide, culicifuge** / Antimückenmittel *n* / culicide, culicifuge *m*
10578 **Culicoides** / Bartmücke *f* (Gatt. Gnitzen) / culicoïde *m*
10579 **culmen** / Culmen (Gipfel des oberen Vermis cerebelli) / culmen
10580 **cultivate** / (auf)züchten / cultiver
10581 **cultivation** / Kultivierung *f* (Veredlung) / élevage *m*
10582 **cultural** / kulturell (Zuchtveredlung betreffend) / culturel
10583 **culture** / (Bakterien)kultur *f* (Ergebnis einer Kultivierung) / culture *f*
10584 **culture, agar-agar** / Agar-Agarkultur *f* / culture en gélatine *f*
10585 **culture, beauty** / Schönheitspflege *f* / soins de beauté *m*
10586 **culture, blood** / Blutkultur *f* / hémoculture *f*
10587 **culture, bouillon (broth)** / Bouillonkultur *f* / culture en bouillon *f*
10588 **culture in egg** / Eikultur *f* (Züchtung von Viren in Brutei) / culture en œuf *f*
10589 **culture, geography, history of** / Kulturgeographie, -geschichte *f* / culture, géographie, histoire de la *f*
10590 **culture, insitu** / Insitu-Kultur *f* (zur Pilzzüchtung) / culture in situ *f*
10591 **culture medium** / Kulturmedium *n* / milieu de culture *m*
10592 **culture medium, agar** / (Bakterien)kulturmedium Gelatine *n* / milieu de culture à la gélose *m*

10593 **culture medium, basal** / Basalmedium *n* (Syphilistreponemanährmedium) / milieu de culture basal *m*
10594 **culture media, concentrating** / Anreicherungsnährmedien *n* (fördern Typhus-Paratyphus-Enteritis-Ruhrgruppe, unterdrükken Saprophyten [Koli, Enterokokken u.a.]) / milieux de culture concentrants *m*
10595 **culture medium, differential** / Differentialnährboden *m* / milieu de culture différentiel *m*
10596 **culture media, dry** / Trockennährböden *m* / milieux de culture secs *m*
10597 **culture medium with eggs** / Eiernährboden *m* / milieu de culture aux œufs *m*
10598 **culture medium, elective** / Elektivnährboden *m* (Wachstum bestimmter Bakterien hemmend) / milieu de culture électif *m*
10599 **culture medium, milk-nutrient** / Lactose-(Indikator)-Nährboden *m* / milieu de culture laiteux *m*
10600 **culture medium, polytropic** / Nährboden, polytroper *m* (zum Nachweis mehrerer Biochemismen) / milieu de culture polytrophique *m*
10601 **culture media, sugar** / Zuckernährböden *m* (zum Nachweis der KH-Vergärung durch Bakterien) / milieux de culture sucrés *m*
10602 **culture medium, thioglycolate** / Thioglykolat-Nährmedium *n* (zur anaeroben Züchtung von Aktinomyzeten) / milieu de culture de thioglycolate *m*
10603 **culture of molds** / Pilzkultur *f* / culture des moisissures *f*
10604 **culture, morphology of** / Kulturmorphologie *f* (Völkerkulturentwicklung) / culture, morphologie de la *f*
10605 **culture, philosophy, psychology of** / Kulturphilosophie, -psychologie *f* / culture, philosophie, psychologie de la *f*
10606 **culture, physical** / Körperkultur *f* / culture physique *f*
10607 **culture, plate** / Plattenkultur *f* / culture sur plaques *f*
10608 **culture, politics of** / Kulturpolitik *f* (Volksbildungslenkung) / culture, politique de la *f*
10609 **culture, pure** / Reinkultur *f* (nur eine Bakterienart) / culture pure *f*
10610 **culture, slide** / Objektträgerkultur *f* / culture sur lame *f*
10611 **culture, smear** / Ausstrichkultur *f* / culture par frottis *f*
10612 **culture, stab, (needle, thrust)** / Stichkultur *f* / culture en piqûre *f*
10613 **culture, stock** / Mutterkultur *f* / culture, stock- *f*
10614 **culture, stool, urine** / Stuhlkultur, Urinkultur *f* / culture de fèces, d'urine *f*
10615 **culture, streak (stroke)** / Strichkultur *f* / culture en stries *f*
10616 **culture, submersion** / Submerskultur *f* (submergere = untertauchen) / culture de submersion *f*
10617 **culture, surface** / Oberflächenkultur *f* (i.G. z. Submerskultur) / culture en surface *f*
10618 **culture, symbiotic** / Symbiosekultur *f* (Haemophilus influenzae z.B. mit Staphylococcus) / culture symbiotique *f*
10619 **culture, tissue** / Gewebekultur *f* / culture de tissus *f*
10620 **culture, tube** / Reagenzglaskultur *f* / culture en tube (cacheté) *f*
10621 **culture, unicellular** / Einzellkultur *f* (Züchtung aus einer [durch Verdünnung, Tusche od. Mikromanipulator gewonnenen] Bakterienzelle) / culture unicellulaire *f*
10622 **culture of urine, quantitative** / Urinkultur, quantitative *f* (zur Diagnose und Therapiekontrolle [in-vitro-Resistenzprüfung] von Harnweginfektionen) / culture d'urine quantitative *f*
10623 **cumulation** / Kumulierung *f* (cumulus = Haufen) / cumulation *f*
10624 **cumulative** / kumulativ ([an]häufend) / cumulatif
10625 **cumulus, ovarian** / Cumulus oophorus (Ei tragender Epithelzellenhaufen im Follikel) / disque proligère
10626 **cuneate** / zwickelförmig / cunéiforme
10627 **cuneus** / Cuneus («Zwickel», Windung des Hinterhauptlappens des Hirnmantels) / cunéus (coin)
10628 **cup** / Schale *f* (schröpfen) / coupe *f* (ventouser)
10629 **cups, favus** / Scutulae *f* (gelbe Scheibchen bei Favus) / godets faviques *m*
10630 **cup, glaucomatous, physiologic** / Papilleneindellung, glaukomatöse, physiologische *f* / excavation glaucomateuse; concavité normale de la papille optique *f*
10631 **cup, impression** / Abdrucklöffel *m* (dent.) / coupe d'impression *f*
10632 **cup, optic** / Caliculus ophthalmicus (embr. Augenbecher) / cupule optique
10633 **cup-feeding** / Schnabeltasse *f* / tasse à bec *f*
10634 **cup-shaped** / becherförmig / cupulaire (cupuliforme)
10635 **cupola (dome)** / Cupula (Kuppel *f*) / coupole *f* (dôme)
10636 **cupola of the cochlea** / Cupula (cochleae) / coupole du limaçon
10637 **cupola of the pleura** / Cupula pleurae / coupole de la plèvre
10638 **cupped** / eingedellt (ausgehöhlt) / (ex)cavé
10639 **cup(p)er-plating, tin-plating** / Verkupferung, Verzinnung *f* / cuivrage, étamage *m*
10640 **cupping** / Schröpfung *f* / ventouses, application de *f*
10641 **cupping-glass** / Schröpfkopf *m* (Sauglocke *f*) / ventouse *f*
10642 **cupr(e)ous** / kupf(e)r(farb)ig / cuivreux
10643 **cupric** / kupfersauer / cuivrique
10644 **cuprism** / Kupfervergiftung *f* / cuprisme *m*
10645 **curability** / Heilbarkeit *f* / curabilité *f*
10646 **curable** / kurierbar / guérissable
10647 **Curare** / Pfeilgift (Wirkstoff: Curarin) / Strychnos (Loganiaceae)
10648 **curarization** / Curarisierung *f* (Narkotisierung mit Curarin) / curarisation *f*
10649 **curative** / heilsam / guérissant
10650 **curcuma** / Curcuma *f* (choleretisch aktiver Hauptbestandteil von Curry) / curcuma *m*
10651 **cure** / Kur(ieren) *f* / cure *f* (guérir)

10652 **cure, alimentation (fattening)** / Mastkur *f* / cure d'engraissement *f*
10653 **cure, antifat (slimming)** / Entfettungskur *f* / cure d'amaigrissement *f*
10654 **cure, Bulgarian** / Kur, bulgarische *f* (mit Belladonnaalkaloiden nach Encephalitis) / cure bulgare *f*
10655 **cure, consolidation** / Konsolidierungskur *f* / cure de consolidation *f*
10656 **cure, detoxication** / Entziehungskur *f* / cure de désintoxication *f*
10657 **cure, dew; (kneippism)** / Taukur *f* / cure selon KNEIPP *f*
10658 **cure, diet** / Diätkur *f* / cure diététique *f*
10659 **cure, fever** / Fieberkur *f* / cure de fièvre *f*
10660 **cure, forest; (dasetherapy)** / Waldluftkur *f* / cure forestière *f*
10661 **cure, fresh air; (climatotherapy)** / (Höhen)-frischluftkur *f* / cure d'air *f*
10662 **cure, fruit (juice)** / Obst(saft)kur *f* / cure (de jus) de fruits *f*
10663 **cure, hunger; (limotherapy)** / Fastenkur *f* / cure de jeûne *f*
10664 **cure by injections** / Spritzkur *f* / cure d'injections *f*
10665 **cure, inunction (rubbing)** / Schmierkur *f* / cure de friction *f*
10666 **cure by means of herbs** / Kräuter(tee)kur *f* / cure par les simples *f*
10667 **cure, milk, whey** / Milchkur, Buttermilchkur *f* / cure de lait, de lait de beurre *f*
10668 **cure, mineral waters** / Brunnen(trink)kur *f* / cure de boisson *f*
10669 **cure, movement (terrain)** / Bewegungskur (Terrainkur) *f* / cure de mouvement active (de terrain) *f*
10670 **cure, oatmeal** / Haferkur *f* / cure d'avoine *f*
10671 **cure, oil** / Ölkur *f* (zur Gallensteinabtreibung) / cure d'huile *f*
10672 **cure, radical** / Radikalkur *f* / cure fondamentale *f*
10673 **cure, rest** / Ruhekur *f* / cure de repos *f*
10674 **cure, rest in bed** / Bettruhekur *f* / cure de repos au lit *f*
10675 **cure, rest on a couch** / Liegekur *f* / cure de chaise longue *f*
10676 **cure, rest in the open air** / Freiluftliegekur *f* / cure de repos en plein air *f*
10677 **cure, soft soap** / Schmierseifenkur *f* (bei Tb.) / cure de savon noir *f*
10678 **cure, solar (at the seaside)** / Sonnenlichtkur (am Meer) *f* / cure solaire (hélio-marin) *f*
10679 **cure, sudation** / Schwitzkur *f* / cure de sudation *f*
10680 **cure, thirst (dry food)** / Durstkur (Trockenkur) *f* / cure par soif; (dipsothérapie) *f*
10681 **cure, (vocal) silence** / Schweigekur *f* / cure de silence (vocal) *f*
10682 **cure-all (panacea)** / Allheilmittel *n* / panacée *f*
10683 **cur(ett)age (curettement, curetting)** / Curettage (Auskratzung) *f* / cur(et)(t)age *m*
10684 **curettage of the cervix, of the corpus** / Zervixauskratzung, Korpusauskratzung *f* / curetage du cou, du corps *m*
10685 **curettage, diagnostic, therapeutic** / Curettage, diagnostische, therapeutische (Abort-) *f* / curetage diagnostique, thérapeutique *m*
10686 **curettage, digital** / Ausräumung, digitale *f* (bei Abort in höheren Monaten) / curetage digital *m*
10687 **curet(te)** / Kürette *f* (Scharfer Löffel *m*) / curette *f*
10688 **curet(te), blunt, sharp** / Kürette, stumpfe, scharfe *f* / curette mousse, tranchante *f*
10689 **curette, cage** / Korbkürette *f* / curette à panier *f*
10690 **curette, fenestrated (ring)** / Fenstermesser (Ringmesser) *f* / curette fenêtrée *f*
10691 **curie** / Curie *n* (Ci: Aktivitätsmaß für künstliche radioaktive Isotope = Menge eines radioaktiven Nuklids mit $3{,}700 \cdot 10^{10}$ Zerfallsakten/Sek.) / curie *m*
10692 **curium (Cm 96 242)** / Curium (Curium *n*) / curium *m*
10693 **current** / Strom *m* (elektr.) / courant *m*
10694 **current, action** / Aktionsstrom *m* (eines Muskels od. Nervs) / courant d'action *m*
10695 **current, alternating, direct (continuous)** / Wechselstrom, Gleichstrom *m* / courant alternatif, continu (direct) *m*
10696 **current, anodic, cathodic** / Anodenstrom, Kathodenstrom *m* / courant anodique, cathodique *m*
10697 **current, closure, opening** / Schließungsstrom, Öffnungsstrom *m* / courant de fermeture, d'induction *m*
10698 **current, electronic** / Elektronenstrom *m* / courant électronique *m*
10699 **current, galvanic, faradic** / Strom, galvanischer, faradischer *m* / courant galvanique, faradique *m*
10700 **current, heating** / Heizstrom *m* (röntg.) / chauffage, courant de *m*
10701 **current, high frequency, high potential** / Hochfrequenzstrom, -spannungsstrom *m* / courant à haute fréquence, à haute tension *m*
10702 **current, high tension, low frequency** / Starkstrom, Schwachstrom *m* / courant fort, faible *m*
10703 **current mark** / Strommarke *f* (bei Starkstromverletzungen) / courant, marque de *f*
10704 **current, polarization** / Polarisationsstrom *m* (entgegen Hauptstromrichtung verlaufender) / courant polarisant *m*
10705 **current, rest** / Ruhestrom *m* (elektr. Längsquerschnittstrom bei Muskelverletzungen) / courant de repos *m*
10706 **current, surface** / Oberflächenstrom *m* / courant de surface *m*
10707 **current, three-phase** / Dreiphasenstrom *m* (Drehstrom) / courant triphasé *m*
10708 **curry** / Curry *m* (Mischung edelster Gewürze) / curry *m*
10709 **cursory** / kursorisch / cursif
10710 **CURTIUS's syndrome (I)** / CURTIUS' Syndrom (I) (Kongenitaler partieller Riesenwuchs mit Ektodermaldysplasie und endokrinen Störungen) / syndrome de CURTIUS (I)

10711 **CURTIUS's syndrome (II)** / CURTIUS' Syndrom (II) (Erblich-konstitutionelle Vasolabilität mit Ovarialinsuffizienz) / syndrome de CURTIUS (II)
10711a **CURTIUS's syndrome (III)** / CURTIUS' Syndrom (III) (Seltne Kombination multipler Abartigkeiten) / syndrome de CURTIUS (III)
10712 **curvature** / Kurvatur (Krümmung *f*) / courbure (incurvation) *f*
10713 **curvature, bone** / Knochenverkrümmung *f* / incurvation osseuse *f*
10714 **curvature, field** / Feldkrümmung *f* (röntg.) / courbure de champ *f*
10715 **curvature, pelvic** / Beckenkrümmung *f* (der Wirbelsäule) / courbure pelvienne du rachis *f*
10716 **curvature, radius of** / Krümmungshalbmesser *m* / courbure, rayon de *m*
10717 **curvature of the ventricle, greater and smaller** / Curvatura ventriculi maior et minor (konvexe und konkave Magenkurvatur) / courbure du ventricule, grande et petite
10718 **curve (curved, curving)** / biegen (gekurvt, geschwungen) / courber (courbé, courbant)
10719 **curve** / Kurve *f* (Biegung) / courbe *f*
10720 **curve, absorption** / Absorptionskurve *f* / courbe d'absorption *f*
10721 **curve, climbing** / Kletterkurve *f* (Säureanstieg bei Magenausheberung) / courbe grimpante *f*
10722 **curve, difference** / Differenzkurve *f* (des Spezif. Gewichts aller Urinproben in 24 Std.: $<$ 10 path. [WALTHER]) / courbe de différence *f*
10723 **curve, load** / Belastungskurve *f* / courbe de charge *f*
10724 **curve, power** / Leistungskurve *f* / courbe de puissance *f*
10725 **curve, weight** / Gewichtskurve *f* / courbe de poids *f*
10726 **CUSHING's syndrome, transitory** / CUSHING' Syndrom, transitorisches (Nicht durch NNR-Tumor bzw. -Hyperplasie bedingtes CUSHING' Syndrom [I]) / syndrome transitoire de CUSHING
10727 **CUSHING'S tumor** / CUSHING' Tumor (Tumor des kleinen Keilbeinflügels mit neurol. Symptomen) / méningiome clinoïdal
10728 **cusp** / Cuspis (Gipfel *m*) / cuspide *f*
10729 **cusp, anterior and posterior** / Cuspis anterior et posterior (valvulae biscuspidalis) (2 Zipfel der Klappe zwischen Vorhof und Kammer im li. Herz) / cuspide antérieure et postérieure
10730 **cusp, dorsal, septal, ventral** / Cuspis dorsalis, septalis, ventralis (valvulae tricuspidalis) (3 Zipfel der Klappe zwischen Vorhof und Kammer im re. Herz) / cuspide dorsale, septale, ventrale
10731 **cuspidate** / stachelspitzig / cuspidé
10732 **cut** / (ab)schneiden (Schnitt *m*) / couper (incision *f*)
10733 **cutaneomucosal** / haut-schleimhautbezüglich / cutanéomuqueux
10734 **cuticle of the dens** / Cuticula dentis (Zahnschmelzoberhäutchen) / cuticule de la dent
10735 **cuticular(ization)** / kutikulär (Häutchenbildung *f*) / cuticulaire (cuticularisation *f*)
10737 **cutification** / Hautbildung *f* / cutification *f*
10738 **cuti(ni)zation** / Kuti(ni)sation *f* (Übergehen von Schleimhaut in Haut [chir. Überdekkung mit Haut]) / cuti(ni)sation *f*
10739 **cutireaction** / Kutanreaktion *f* (nach Kutanimpfung) / réaction cutanée *f*
10740 **cutis (skin)** / Cutis (äußere Haut: Oberhaut + Lederhaut) / cutis (peau)
10741 **cutisector** / Hauttransplantationsmesser *n* / cutisecteur *m*
10742 **cyanamide (CH_2N_2)** / Cyanamid *n* / cyanamide *m*
10743 **cyanate** / Cyanat *n* (cyansaures Salz) / cyanate *m*
10744 **cyanhidrosis** / Blauschweiß *m* / cyanidrose *f*
10745 **cyanide** / Cyanür *n* (Salz der Blausäure) / cyanure *m*
10746 **cyanide, potassium** / Cyankali(um) / cyanure de potassium *m*
10747 **cyani(di)ne** / Cyani(di)n *n* / cyani(di)ne *f*
10748 **cyanogen (Cy)** / Cyan(ogen) *n* (CN) / cyan(ogèn)e *m*
10749 **cyanogenesis** / Cyan(ogen)bildung *f* / cyanogenèse *f*
10750 **cyanomycosis** / Zyanomykose *f* (Micrococcus-pyocyaneus-Infektion) / cyanomycose *f*
10751 **cyanophil(ous)** / zyanophil (sich leicht blau färbend) / cyanophile
10752 **cyanopsy** / Blausehen *n* (oft nach Starop.) / cyanopsie *f*
10753 **cyanosis (cyanoderma, cyanemia)** / Zyanose *f* (Rotblaufärbung infolge mangelnder O_2-Sättigung des Bluts) / cyanose (cyanodermie, cyanémie) *f*
10754 **cyanoses, hemiglobinogenous** / Hämiglobinzyanosen *f* (Hb_{III}-Zyanosen durch MetHb, SulfHb, VerdoHb) / cyanoses hémiglobinogènes *f*
10755 **cyanosis, hemoglobinogenous** / Hämoglobinzyanose *f* ([echte] Hb_{II}-Zyanose durch hohen Gehalt des Bluts an reduziertem Hb) / cyanose hémoglobinogène *f*
10756 **cyanosis, mixing** / Mischungszyanose *f* (bei angeborenen Herzfehlern) / cyanose de mélange *f*
10757 **cyanosis, yellow, black** / Blausucht, gelbe, schwarze *f* (bei Leberstauung, bei Pulmonalstenose) / cyanose jaune, noire *f*
10758 **cyanotic (cyanosed)** / blausüchtig / cyanosé (cyanotique)
10759 **cyanotoxicosis** / Blausäurevergiftungserscheinungen *f* / cyanotoxicose *f*
10760 **cyanuria** / Zyanurie *f* (Urinblaufärbung) / cyanurie *f*
10761 **cybernetics** / Kybernetik *f* (κυβέρνησις = Steuerung: Wissenschaft von der Datenverarbeitung [WIENER] = Verarbeitung von Daten über mögliche Verhaltensweisen in möglichen [d.h. in zeitabhängige Prozesse eingebetteten] Strukturen [KLAUS]) / cybernétique *f*
10762 **Cyclamen** / Alpenveilchen (Wirkstoff: Cyclamin) / Cyclamen europaeum (Primulaceae)

10763 **cycle** / Zyklus *m* (geschlossener Folgenzusammenhang) / cycle *m*
10764 **(cycle,) anovulatory** / eisprunglos(er Zyklus *m*) / (cycle *m*) anovulatoire
10765 **cycle, basic restactivity** / Schlaf-Wachzyklus, primitiver *m* (periodischer Wechsel zwischen primitivem Wachsein und primitivem Schlaf [KLEITMAN]) / cycle de l'activité restante primitive *m*
10766 **cycle, cardiac (returning)** / Herzzyklus *m* (von [Extra]systole zu [Extra]systole) / cycle cardiaque (retournant) *m*
10767 **cycle, citric acid** / Citronensäurezyklus *m* («Drehscheibe des Stoffwechsels»: Hauptproduktionsstätte des Kohlendioxyds [CO_2] mit Hilfe der Essigsäure in Form von Acetyl-CoA) / cycle citrique *m*
10768 **cycle, cytoplasmic, intranuclear** / Zyklus, plasmatischer, nukleärer *m* (Parasitenaufenthalt im Plasma, im Kern der Wirtszelle) / cycle cytoplasmique, intranucléaire *m*
10769 **cycle, dead-end** / Blindendzyklus *m* (z. B. im Menschen als ungünstigem Wirt endender Entwicklungszyklus von [Hunde]parasiten) / cycle aveugle *m*
10770 **cycle, endogenous, exogenous** / Zyklus, endogener, exogener *m* (Protozoenleben in Wirbeltier-, in Nichtwirbeltierwirt) / cycle endogène, exogène *m*
10771 **cycles, estrual** / Zyklen, östrische *m* (Brunstperioden) / cycles œstraux *m*
10772 **cycle, estrus** / Oestrus-Zyklus *m* (4 Stadien: Dioestrus, Prooestrus, Oestrus, Metoestrus) / cycle d'œstrus *m*
10773 **cycle, evolution** / Evolutionszyklus *m* / cycle d'évolution *m*
10774 **cycle, gastric** / Verdauungszyklus *m* / cycle gastrique *m*
10775 **cycle, glucose-lactate (CORI)** / KH-Stoffwechselzyklus *m* (Muskelglykogen → Milchsäure → Leberglykogen → Blutglucose → Muskelglykogen) / cycle de glucose-lactate *m*
10776 **cycle, gonotrophic** / Zyklus, gonotropher *m* (Insektenlebzeit zwischen Fütterung und Eiablage) / cycle gonotrophique *m*
10777 **cycle, initial ignition of citric acid** / Citronensäurezyklus-«Initialzündung» *f* (Carboxylierung der Brenztraubensäure zu Oxalacetat durch Biotin-Coenzym) / cycle citrique, allumage initial de *m*
10778 **cycle, iodine** / Iodzyklus *m* (Stoffwechselweg einer Radioiodiddosis) / cycle d'iode radio-actif *m*
10779 **cycle, life** / Entwicklungszyklus *m* (mikrobiol.) / cycle vital *m*
10780 **cycle, menstrual (monthly)** / Menstruationszyklus *m* (zwischen 2 Menstruationsanfängen) / cycle menstruel *m*
10781 **cycle, ovarian** / Ovarialzyklus *m* (Follikelentwicklung → Follikelsprung → Gelbkörperbildung → Regression) / cycle ovigène *m*
10782 **cycle, pentosephosphate** / Pentosephosphatzyklus *m* (Glucose-6-phosphat zu Fructose-6-phosphat abbauender Leberstoffwechselnebenzyklus) / cycle de pentose-phosphate *m*
10783 **cycle, reproductive (genesial)** / Schwangerschaftszyklus *m* (von Empfängnis zu Geburt) / cycle reproductif *m*
10784 **cycle, schizogenic (human), sporogenic** / Zyklus, asexualer, sexualer *m* (Protozoenwachstum und -teilung [im menschlichen Organismus], Protozoenfortpflanzung z. B. in Insekten) / cycle schizogénique (humain), sporogénique *m*
10785 **cycle, tricarbonic acid** / Tricarbonsäurezyklus *m* (Citronensäurezyklus) / cycle d'acide tricarbonique *m*
10786 **cyclic** / zyklisch (chem. [benzol]ringförmig, psych. zirkulär [manisch-depressiv]) / cyclique
10787 **cyclicotomy** / Ziliarmuskelschnitt *m* / cyclicotomie *f*
10788 **cyclitis (cyclochoroiditis, -keratitis)** / Ziliarkörperentzündung *f* (mit Aderhaut-, mit Hornhautentzündung) / cyclite (cyclochoroïdite, -kératite) *f*
10789 **cyclitis, heterochromic, plastic, purulent** / Ziliarkörperentzündung, heterochrome, plastische, eitrige *f* (mit verschiedenfarbigen Iriden, Fibrinexsudation in vordere Augenkammer, Suppuration) / cyclite hétérochromique, pastique, suppurative *f*
10790 **cyclo-anemization** / Zyklanämisierung *f* (Ziliararterienabbindung bei Glaukom-op.) / cycl(o-)anémisation *f*
10791 **cyclodialysis** / Ziliarkörperlösung *f* (von Sclera bei Glaukom) / cyclodialyse *f*
10792 **cyclodiathermy** / Zyklodiathermie *f* (Ziliarkörperausschaltung bei Glaukom) / cyclodiathermie *f*
10793 **cyclogeny** / Zyklogenie *f* (mikr[o]organismischer Entwicklungszyklus) / cyclogénie *f*
10794 **cyclogram, cycloscope** / Zyklogramm *n*, Sehfeldmesser *m* / cyclogramme, cycloscope *m*
10795 **cycloid** / zykloid (zwischen zyklothym und zyklisch) / cycloïde
10796 **cyclonopathy** / Zyklonopathie *f* (Tiefdruckbeschwerden) / cyclonopathie *f*
10797 **cyclopentano(hydro)phenanthrene** / Cyclopentano(hydro)phenanthren *n* (zyklisches Kohlenstoffgerüst aller Sterine) / cyclopentano(hydro)phénanthrène *m*
10798 **cyclophoria** / Zyklophorie *f* (Neigung zum Augenverdrehen um Sagittalachse) / cyclophorie *f*
10799 **cyclophoric** / zyklophorisch (rotierend schielend) / cyclophorique
10800 **cyclopia (cyclocephalus)** / Zyklopie *f* (Zyklozephalie: einäugige Mißgeburt) / cyclopie *f* (cyclope *m*)
10801 **cycloplegics** / Cycloplegica *n* (Ziliarkörper lähmende [pupillenerweiternde] Mittel) / cycloplégiques *m*
10802 **Cyclops** / Cyclops (Gatt. Hüpferlinge, Ordn. Crustaceae: Fischbandwurmvorfinnenzwischenwirt) / cyclope *m*
10803 **cyclosis** / Cyclosis *f* (Protoplasmabewegung in der Zelle) / cyclosis *f*

10804 **cyclothymic** / zyklothym (periodisch verstimmt) / cyclothyme
10805 **cyclotome** / Zyklotom *n* (Augenoperationsmesser *n*) / cyclotome *m*
10806 **cyclotomy** / Ziliarmuskeltrennung *f* / cyclotomie *f*
10807 **cyclotron** / Zyklotron *n* (Mehrfachbeschleuniger zur Erzeugung von Ionenstrahlen sehr großer Voltgeschwindigkeiten) / cyclotron *m*
10808 **cyesiology** / Kyesiologie *f* (κύησις = Schwangerschaft) / cyésiologie *f*
10809 **cylinder, measuring (graduated)** / Maßzylinder *m* / éprouvette graduée *f*
10810 **cylindrical, cylindriform, cylindroid** / zylindrisch, zylinderförmig, -ähnlich / cylindrique, cylindriforme, cylindroïde
10811 **cylindrocellular** / zylinderzellig / cylindrocellulaire
10812 **cylindroids** / Zylindroide *n* (harnzylinderähnliche Ausscheidungen) / cylindroïdes *m*
10813 **cylindroma (-adenoma, -sarcoma)** / Zylindrom (-adenom, -sarkom) *n* (Tumoren mit Schleimmassen in zylindrischen Hohlräumen) /cylindrome (-adénome, -sarcome) *m*
10814 **cylindruria** / Zylindrurie *f* (Eiweißausgüsse der renalen Harnkanälchen) / cylindrurie *f*
10815 **cyllosis** / Cyllosis *f* (κυλλός = verstümmelt: Fußdeformation) / cyllosis (déformation du pied) *f*
10816 **cymba of the concha** / Cymba conchae (κύμβη = Kahn: obere Abteilung der Ohrmuschelhöhle) / cymba de la conque
10817 **cymbocephalic** / kahnschädelig / cymbocéphalique
10818 **cynanthropy** / Kynanthropie *f* (Fixe Idee, in einen Hund verwandelt zu sein) / cynanthropie *f*
10819 **cyniatria** / Kyniatrie *f* (Hundeheilkunde) / cyniatrie *f*
10820 **cynic** / zynisch (κύνεος = hündisch) / cynique
10821 **cyniclocardia** / Kyniklokardie *f* (κύνικλος = Kaninchen: scheinbares Verschwinden des 2. Herztons) / cyniclocardie *f*
10822 **cynocephalic** / hundeköpfig / cynocéphalique
10823 **(cyno)lyssa** / (Hunde)tollwut *f* («Wasserscheu»: qualvoller Durst, ohne schlucken zu können) / hydrophobie *f*
10824 **cynophobia** / Kynophobie *f* (Angst vor [tollwütigen] Hunden) / cynophobie *f*
10825 **cynorexia** / Wolfshunger *m* / lycorexie *f*
10826 **cynospasm** / Kynospasmus *m* (M.-levator-anguli-oris-Spasmus) / cynospasme *m*
10827 **cyst** / Zyste *f* (κύστις = Blase: sackartige umkapselte Geschwulst mit flüssigem Inhalt) / kyste *m*
10828 **cysts after softening** / Erweichungszysten *f* (z.B. nach Gehirnerweichung) / ramollissements kystiques *m*
10829 **cyst, alveodental** / Zahnfachzyste *f* (Knochenzyste) / kyste alvéodentaire *m*
10830 **cyst, atheromatous** / Haarbalgzyste *f* (Hautzyste) / kyste athéromateux *m*
10832 **cyst, daughter, mother** / Tochter-, Mutterzyste *f* (eingeschlossene, einschließende) / vésicule-fille, -mère *f*
10833 **cysts, debris** / Geröllzysten *f* (gelenknahe Trümmerzonen bei Arthrosis deformans) / kystes de débris *m*
10834 **cyst, echinococcus** / Hülsenwurmzyste *f* / kyste hydatique *m*
10835 **cyst, ependymal** / Ependymzysten *f* (abgeschnürte, proliferierende, kolloidale mit Ependymwandauskleidung) / kystes épendymaires *m*
10836 **cysts, epithelial** / Epithelzysten *f* (schmerzlose Knollen in Hohlhand nach traumat. Epidermisversenkung) / kystes épithéliaux *m*
10837 **cysts, exudation (extravasation)** / Exsudationszysten *f* (Extravasationszysten infolge Austritts von Flüssigkeit aus Hohlräumen) / kystes d'exsudation (d'extravasation) *m*
10838 **cyst, false renal** / Nierenzyste, falsche *f* (durch Gewebezerfall entstandene) / kyste rénal faux *m*
10839 **cysts, follicular** / (Haar)follikelzysten *f* / kystes folliculaires *m*
10840 **cyst, hidrotic** / Schweißzyste *f* (Hautzyste) / kyste sudorifique *m*
10841 **cyst of the iris** / Iriszyste *f* (angeboren) / kyste de l'iris *m*
10842 **cysts, (lateral) branchial, (median) thyroglossal cervical** / Halszysten *f* (laterale, mediane embryonale Restgeschwülste) / kystes cervicaux branchiaux, thyroglossiens *m*
10843 **cystes, lutein** / Luteinzysten *f* (Blasenmole) / kystes lutéiniques *m*
10844 **cysts of the maxilla, follicular, paradental** / Kieferzysten, degenerative, infektiöse *f* / kystes folliculaires, paradentaires du maxillaire *m*
10845 **cyst, maxillary** / Kieferzyste *f* (Knochenzyste) / kyste maxillaire *m*
10846 **cyst, mucous** / Schleimzyste *f* (Retentionszyste) / kyste muqueux *m*
10847 **cysts, oil** / Ölzysten *f* (in Lipomen bei Fettzellenerweichung) / kystes d'huile *m*
10848 **cysts, ovarian** / Ovarialzysten *f* (keine echten Geschwülste) / kystes ovariens *m*
10849 **cysts, pancreatic** / Pankreaszysten *f* (Retentions- und Erweichungszysten) / kystes pancréatiques *m*
10850 **cysts, parasitic** / Zysten, parasitäre *f* (Amöben, Echinokokken, Zystizerken) / kystes parasitaires *m*
10851 **cysts, parovarian** / Parovarialzysten *f* (vom Parovarium ausgehende zystische Geschwülste) / kystes parovariens *m*
10852 **cyst, pericardiac** / Herzbeutelzyste *f* (anat. od. path. Rö-Schatten) / kyste péricardique *m*
10853 **cysts, periosteal** / Knochenzysten *f* / kystes périostaux *m*
10854 **cyst, placental** / Plazentarzyste *f* / kyste placentaire *m*
10855 **cyst, radicular** / Zahnwurzelzyste *f* (Knochenzyste) / kyste radiculaire *m*

10856 **cysts, renal** / Nierenzysten *f* (solitäre Hohlräume) / kystes rénaux *m*
10857 **cysts, retention** / Retentionszysten *f* (infolge Abflußbehindrung von Flüssigkeit aus Hohlräumen) / kystes de rétention *m*
10858 **cyst, sebaceous** / Talgzyste *f* (Hautzyste) / kyste sébacé *m*
10859 **cyst, seminal** / Samenzyste *f* (Retentionszyste) / kyste séminal *m*
10860 **cyst, tar** / Schokoladenzyste *f* (Ovarialzyste mit Blutabbauprodukten) / kyste goudronneux *m*
10861 **cyst, true renal** / Nierenzyste, echte *f* (mit Epithel ausgekleidete) / kyste rénal vrai *m*
10862 **cysts, utricular** / Utrikuluszysten *f* (der Prostata) / kystes utriculaires *m*
10863 **cyst(aden)oma** / Zyst(aden)om *n* ([Adeno]-zystom: proliferierendes [drüsiges] Gewächs) / (adéno)kystome *m*
10864 **cystadenoma, glandular, papillary** / Zystadenom, glanduläres, papilläres *n* (benignes mit glatter, bedenkliches mit rauher Oberfläche) / cystadénome glandulaire, papillaire *m*
10865 **cystadenoma, glandular pseudomucinous, papillary serous** / Cystadenoma pseudomucinosum glandulare, serosum papillare (Eierstockzystadenome *n*) / cystadénome pseudomucineux glandulaire, séreux papillaire *m*
10866 **cystadenoma, unilocular, multilocular** / Zystadenom, einkammeriges, mehrkammeriges *n* / cystadénome uniloculaire, multiloculaire *m*
10867 **cystathionuria syndrome** / Cystathionurie-Syndrom (Seltne Stoffwechselanomalie mit hochgradigem Schwachsinn) / syndrome de cystathionurie
10868 **cystatrophia** / Blasenschwäche *f* / vessie, atrophie de la *f*
10869 **cystectasia** / Blasenerweiterung (Blasenhalsdehnung) *f* / cystectasie *f*
10870 **cystectomy** / Zystenentfernung *f* (auch Entfernung der Harnblase bei Krebs) / cystectomie *f*
10871 **cysteine** / Cystein *n* (α-Amino-β-mercaptopropionsäure; RNS-Triplets: GUU, UGG) / cystéine *f*
10872 **cystelcosis** / Blasenzerfall, geschwüriger *m* / vessie, ulcération de la *f*
10873 **cystencephalus** / Zystenzephale *m* (Mißgeburt mit Zyste statt Gehirn) / cystencéphale *m*
10874 **cystendesis** / Zystendese *f* (ἐνδέω = knüpfen: [Gallen]blasenwundnaht) / vessie (vésicule), suture de la *f*
10875 **cysterethism** / Harnblasenneurose *f* (Reizblase ohne Entzündungszeichen) / vessie irritable *f*
10876 **cystic (cystose, cystous)** / zystisch / kystique
10877 **cysticercoid** / Zystizerkoid *n* (rudimentäre Schwanzblase ohne Flüssigkeit) / cysticercoïde *m*
10878 **cysticercosis** / Blasenwurmkrankheit *f* (durch Larve des Schweinebandwurms: Cysticercus cellulosae von Taenia solium) / cysticercose *f*
10879 **Cysticercus** / Cysticercus (einköpfige Schwanzblase: Jugendstadium von Bandwürmern) / cysticerque *m*
10880 **cysticetes, cytotropic** / Zystizeten, zytotrope *m* (Große Viren) / cysticètes cytotropes *m*
10881 **cysticetes, serophilic** / Zystizeten, serophile *m* (Pleuropneumonie erregende L(ike)-Mikrobien zwischen Bakterien und Großen Viren) / cysticètes sérophiles *m*
10882 **cyst(ic)ogastrostomy** / Zyst(ik)ogastrostomie *f* (künstliche Gallenblase(ngang)-Magenverbindung) / cyst(ic)ogastrostomie *f*
10883 **cysticolith** / Zystikusstein *m* (im Ductus cysticus) / cysticolithe *m*
10884 **cysticolithectomy** / Zystikussteinentfernung *f* / cysticolithectomie *f*
10885 **cyst(ic)orrhaphy** / Harnblasennaht (Gallenblasengangnaht) *f* / cyst(ic)orraphie *f*
10886 **cysticotomy** / Gallenblasengangschnitt *m* / cysticotomie *f*
10887 **cystiferous** / bläschenhaltig / cystifère
10888 **cystiform** / blasenförmig / cystiforme
10889 **cystine** / Cystin *n* (Disulfid des Cysteins) / cystine *f*
10890 **cystine diathesis** / Cystindiathese *f* (Cystinstoffwechselstörung mit möglicher Cystinsteinbildung) / cystine, diathèse de *f*
10891 **cystine disease** / ABDERHALDEN-FANCONI' Syndrom (Maligne Störung des Aminosäurenstoffwechsels mit oder ohne Cystinspeicherung) / syndrome de FANCONI
10892 **cystin-lysin-arginin-ornithinuria** / Cystinurie-Syndrom (Renale Hyperamin[o]acidurie) / cystinurie idiopathique
10893 **cystinolitholyse** / Cystinsteinauflösung *f* (durch Sulfhydryl-Disulfid-Austausch) / cystinolitholyse *f*
10894 **cystinoliths** / Cystinsteine *m* (bei Cystinurie) / cystinolithes *m*
10895 **cystinuria** / Cystinurie *f* (Aminoacidopathie [infolge Vitamin-B_6-Mangels?]) / cystinurie *f*
10896 **cystinurics** / Cystinuriker *m* (3 verschiedene Genotypen [eines mutierten Gens] des gleichen Phänotyps [ROSENBERG]) / cystinuriques *m*
10897 **cystitis (, acute, chronic)** / Blasenentzündung (, akute, chronische) *f* / cystite (aiguë, chronique) *f*
10898 **cystitis, bullous, cystic** / Cystitis bullosa, cystica (mit Schleimhautblasenbildung) / cystite bulleuse, kystique *f*
10899 **cystitis of the cervix, of the trigone** / Cystitis colli, trigoni (nur Blasenhals, nur Blasenboden) / cystite du cou, du trigone *f*
10900 **cystitis, desquamative** / Cystitis desquamativa (mit Schleimhautabstoßung) / cystite desquamative *f*
10902 **cystitis, fibrinous, granular** / Cystitis fibrinosa, granularis (mit Fibrinfetzen, mit Granulationsgewebe) / cystite fibrineuse, granuleuse *f*
10903 **cystitis, gangrenescent, necrotizing** / Cystitis gangraenescens, necroticans (Blasenwandzerstörung durch Gangrän, durch Nekrose) / cystite gangrenescente, nécrosante *f*

10904 **cystitis of pregnancy** / Cystitis gravidarum (durch Schwangerschaftsblasenatonie) / cystite de grossesse *f*
10905 **cystitomy** / Zystitomie *f* (Linsenkapselspaltung) / cystitomie *f*
10906 **cysto(-adeno)carcinoma** / Zysto(-adeno)-karzinom *n* (zystisch entartete Krebsgeschwulst) / cysto(-adéno)carcinome *m*
10907 **cysto(-adeno)lymphoma** / Zysto(-adeno)-lymphom *n* (zystisch entartete Lymphgeschwulst) / cysto(-adéno)lymphome *m*
10908 **cysto(-adeno)sarcoma** / Zysto(-adeno)sarkom *n* (zystisch entartete Fleischgeschwulst) / cysto(-adéno)sarcome *m*
10909 **cystocele, vaginal** / Zystozele, vaginale *f* ([in Vagina sichtbarer] Blasenvorfall in die Harnröhre) / cystocèle vaginale *f*
10910 **cysto(colo)stomy (-rectostomy)** / Zysto-(kolo)stomie *f* (Anlegen einer Blasen-[-(Mast)darm]fistel) / cysto(colo)stomie (-rectostomie) *f*
10911 **cysto(-elytro)plasty** / Blasen(-Scheiden)-plastik *f* / cysto(-élytro)plastie *f*
10912 **cysto-enterocele, -epiplocele** / Zystenterozele, -epiplozele *f* (Blasenbruch in Darm, in Netz) / cyst(o-)entérocèle, -épiplocèle *f*
10913 **cysto-epithelioma** / Deckgewebezyste *f* (echte mit Epithel ausgekleidete Exsudations- und Retentionszysten) / cyst(o-)épithéliome *m*
10914 **cystofibroma** / Bindegewebezyste *f* (nur von Bindegewebe umgebene Pseudozyste: Erweichungs- und Parasitärzysten) / cystofibrome *m*
10915 **cystogenia (blistering)** / Blasenbildung *f* / kystes, formation de; (vésication) *f*
10916 **cystogram** / Zystogramm *n* (Kontrastmittel- od. Luft-Rö-Darstellung der Blase) / cystogramme *m*
10917 **cystoid** / blasenähnlich (Pseudozyste *f*) / cystoïde (*m*)
10918 **cystolith** / Blasenstein *m* / cystolithe *m*
10919 **cystolithectomy** / Blasensteinentfernung *f* / cystolithectomie *f*
10920 **cystolithiasis** / Blasensteinleiden *n* / cystolithiase *f*
10921 **cystoma, ovarian** / Ovarialkystom *n* (echte Geschwulst) / cystome ovarien *m*
10922 **cystomatitis** / Cystomatitis *f* (Zystomzystenentzündung) / cystomatite *f*
10923 **cystomatous** / zystombezüglich / cystomateux
10924 **cystometry** / Blasendruckmessung *f* / cystométrie *f*
10925 **cystomorphous** / zystomorph (von blasiger Gestalt) / cystomorphe
10926 **cystomyiasis** / Blasenmadenkrankheit *f* / cystomyiase *f*
10927 **cystomy(x)oma** / Zystomy(x)om *n* (zystisch entartete Muskel-, [Schleim]gewebegeschwulst) / cystomy(x)ome *m*
10929 **cystonephrosis** / Zystonephrose *f* (Sackniere: blasenartige Nierendilatation) / cystonéphrose *f*
10929a **cyst(oneur)algia** / «Blasenschmerz» *m* (Blasenneuralgie mit norm. Harnbefund) / cystalgie *f*
10930 **cystoparalysis** / Blasenlähmung *f* (bei Rückenmarkläsionen) / vessie, paralysie de la *f*
10931 **cystophthisis** / Cystitis tuberculosa (Blasentuberkulose *f*) / vessie, phtisie de la *f*
10932 **cystoplegia** / Blasenschlag *m* / cystoplégie *f*
10933 **cystoptosis** / Blasensenkung *f* / cystoptose *f*
10934 **cystopyelitis** / Blasen-Nierenbeckenentzündung *f* (GREITHER: Mozarts Krankheit zum Tode) / cystopyélite *f*
10935 **cyst(opyel)itis, defloration** / Deflorationszyst(opyel)itis *f* (Blasen[-Nierenbecken]-entzündung durch Kolibakterien post deflorationem) / cyst(opyél)ite de défloration *f*
10936 **cystopyelography** / Zystopyelographie *f* (Blasen-Nierenbeckenaufnahme [röntg.]) / cystopyélographie *f*
10937 **cystorrhagia (cystostaxis)** / Blasen(schleimhaut)blutung *f* / cystorragie (cystostaxis) *f*
10938 **cystorrhea** / Blasenkatarrh *m* / catarrhe vésical *m*
10939 **cystorrhexis** / Blasenriß *m* / vessie, rupture de la *f*
10940 **cystoschisis (schistocystis)** / Blasenspalt *m* (angeboren) / vessie, fissure congénitale de la *f*
10941 **cystosclerosis (cystoscirrhus)** / Blasenverhärtung *f* (Blasenszirrhus *m*) / cystosclérose *f* (squirrhe de la vessie *m*)
10942 **cystoscope, evacuation** / Evakuationszystoskop *n* (Operationszystoskop mit Absaugkanal) / cystoscope à évacuation *m*
10943 **cystoscopy** / Blasenbesichtigung *f* / cystoscopie *f*
10944 **cystoscopy, operative** / Operation, zystoskopische *f* (transurethrale, endovesikale, z. B. Blasensteinzertrümmerung mittels Zystoskop) / cystoscopie opérative *f*
10945 **cystotomy (, suprapubic)** / Blasen(stein)-schnitt (, hoher) *m* / cystotomie (suprapubienne) *f*
10946 **cystotrachelotomy** / Blasenhalsinzision *f* / vessie, incision du cou de la *f*
10947 **cysto-ureteritis** / Harnblasen-Harnleiterentzündung *f* / vessie et de l'uretère, inflammation de la *f*
10948 **cysto(-uretero)pyel(onephr)itis** / Blasen-(Harnleiter-)Nierenbecken-(Nieren)-infektion, aszendierende *f* / cysto(-urétéro)-pyél(onéphr)ite *f*
10949 **cysto-urethritis** / Harnblasen-Harnröhrenentzündung *f* / vessie et de l'urètre, inflammation de la *f*
10950 **cytase** / Cytase *f* (METSCHNIKOFF' Komplement) / cytase *f*
10951 **cyte** / Zyt *m* (κύτος = Zelle) / cyte *m*
10952 **cytidine** / Cytidin *n* (Nucleosid mit Base Cytosin) / cytidine *f*
10953 **cytidine triphosphate** / Cytidintriphosphat *n* (CTP: über Carbamylaspartat aus Asparaginsäure synthetisierter RNS-Baustein) / cytidine-triphosphate *m*
10954 **cytisism** / Zytisismus *m* (Vergiftung [Atemlähmung] durch Cytisus [Goldregen]) / cytisisme *m*

10955 **cyto-architecture** / Zyt(o)architektonik *f* (Zellaufbau bes. der Gehirnrinde) / cyt(o-)architecture *f*

10956 **cyto(bio)logy** / Zyto(bio)logie *f* (Zelllehre [Zellbiologie]) / cyto(bio)logie *f*

10957 **cytoblast(ema)** / Zytoblast(em *n*) *m* (Zell-[körnchen]faden in [Zellnähr(mutter)-flüssigkeit]) / cytoblaste (cytoblastème) *m*

10958 **cytochemism** / Zellchemismus *m* / cytochimisme *m*

10959 **cytochrome oxidase** / Cytochromoxydase *f* («rotes [Zell]atmungsferment» [Warburg]) / cytochrome-oxydase *f*

10960 **cytoclasis** / Zellzerstörung *f* / nécrose cellulaire *f*

10961 **cytoclesis** / Cytoclesis *f* (κλῆσις = Zuruf: Einflußnahme von Körperzellen auf andre solche) / cytobiotaxie *f*

10962 **cytodiagnosis (cytoscopy)** / Zytodiagnostik *f* (Papanicolaou: Untersuchung von Körperflüssigkeits- od. Gewebezellen) / cytodiagnostic *m*

10963 **cytodiagnosis of desquamations** / Desquamationszytodiagnose *f* (Abschilferungszelldiagnose) / cytodiagnostic de desquamations *m*

10964 **cytodieresis** / Zytodihärese *f* (διαιρέω = teilen: indirekte Zellteilung) / cytodiérèse *f*

10965 **cytodistal, -proximal** / zellfern, zellnah(er Axonteil) / cytodistal, -proximal

10966 **cytogenesis** / Zellentwicklung *f* / cytogenèse *f*

10967 **cytogenetics** / Zytogenetik *f* (sich mit den [menschlichen] Chromosomen- [Gen]verhältnissen beschäftigende eigentliche [Molekular]genetik) / cytogénétique *f*

10968 **cytogenous (cytogenic)** / zytogen (Zellentwicklung betreffend) / cytogène (cytogénique)

10969 **cytogony** / Zellentstehung *f* / cytogonie *f*

10970 **cyto(hemo)lysis** / Zellauflösung *f* (in vorbehandeltem Blut) / cyto(hémo)lyse *f*

10971 **cytohistogenesis** / Zellgewebsentwicklung *f* / cytohistogenèse *f*

10972 **cytohistology** / Zytohistologie *f* (Gladstone: Untersuchung von Schnitten aus zentrifugiertem und formalinisiertem Zellsediment) / cytohistologie *f*

10973 **cytohormone** / Zellhormon *n* / cytohormone *f*

10974 **cytohyaloplasm (cytolymph, cytochylema)** / Cytohyaloplasma *n* (ὑάλινος = glasig: Zellgrundsubstanz) / cytohyaloplasme *m* (cytolymphe [matrice] *f*, cytochylème [jus] *m*)

10975 **cytoid (cytophil)** / zytoid (zellaffin) / cytoïde (cytophile)

10976 **cytokalipenia, -glycopenia** / Zellkalimangel, -glucosemangel *m* / cytokalipénie, -glucopénie *f*

10977 **cyto-karyokinesis** / Zell-Kernteilung *f* (bei Amitose nicht gekoppelt) / cyto-caryocinèse *f*

10978 **cytokinesis** / Zellbewegung, innere *f* (Zellwachstums- und -teilungsvorgänge) / cytocinèse *f*

10979 **cytolergy** / Zellaktivität *f* / cytolergie *f*

10980 **cytolysate, blood** / Hämolysat *n* (Hämolyseresultat) / cytolysat du sang *m*

10981 **cytolysins** / Zytolysine (-toxine) *n* (Zellen auflösende Antikörper) / cytotoxines *f*

10982 **cytomegalic inclusion disease** / Zytomegalie-Syndrom (Virusinfektion des frühen Kindesalters mit Einschlüssen in großen hellen Epithelzellen) / maladie des «inclusions cytomégaliques»

10983 **cytometry** / Zytometrie *f* (mikrosk. Zellmessung) / cytométrie *f*

10983a **cytomorphosis (-metaplasia)** / Zytomorphose (-metaplasie) *f* (Zellgestalt- od. -funktionswandel) / cytomorphose (-métaplasie) *f*

10984 **cyto(patho)physiology** / Zell(patho)physiologie *f* / cyto(patho)physiologie *f*

10985 **cytopenia** / (Blut)zellenmangel *m* / cytopénie *f*

10986 **cytophagous (cytotoxic)** / zellenfressend (zellschädigend) / cytophage (cytotoxique)

10987 **cytophotometry** / Zytophotometrie *f* (interferenzmikroskopische Zellgewichtmessung) / cytophotométrie *f*

10988 **cytophylaxis, -therapy, -thesis** / Zellschützung, -behandlung, -wiederherstellung *f* / cytophylaxie, -thérapie, -thèse *f*

10989 **cytophysics** / Zellphysik *f* / cytophysique *f*

10990 **cytoplasm** / Cytoplasma *n* (das Nucleoplasma umgebende, die Fermente der Glykolyse enthaltende Masse mit eingelagerten Plasmosomen) / cytoplasme *m*

10991 **cytopoiesis** / Zytopoese *f* (ποιέω = dichten: Zellproduktion) / cytopoïèse *f*

10992 **cytosine** / Cytosin *n* (RNS-Base 2-Oxy-6-aminopyrimidin) / cytosine *f*

10993 **cytospongioplasm** / Cytospongioplasma *n* / (Zellnetzwerk: «Gittergerüst» im Cytohyaloplasma) / réticulum cellulaire *m*

10994 **cytostasis** / Zytostase *f* (Leukozytenstau in Kapillaren bei Infektionskrankheiten) / cytostase *f*

10995 **cytostatics, alkylating** / Carcinostatica, alkylierende *n* (hemmen Glykolyse [in Zellplasma] ohne Beeinträchtigung der Atmung [in Mitochondrien] [Holzer]) / cytostatiques alcoylants *m*

10996 **cytostome, cytopyge** / Zytostom *n*, Zytopyge *f* (Protozoenmund [ad alimentationem], Protozoenafter [ad excretionem]) / cytostome *m* cytopyge *f*

10997 **cytotaxis** / Cytotaxis *f* (τάσσω = ordnen: Sicheinstellen der Zelle auf Reiz[beantwort]ung) / cytotaxie *f*

10998 **cytotoxicosis** / Zellvergiftung *f* / cytotoxicose *f*

10999 **cytotrochin** / Cytotrochin *n* (τροχιά = Weg: einer mit ihr verbundenen andren den Weg [zur Zelle] zeigende Substanz, z.B. Eosin dem Selen [v. Wassermann]) / cytotrochine *f*

11000 **(cyto)trophoblast** / (Zyto)trophoblast *m* ([innere] äußere Zellschicht des Eis nach Einbettung) / (cyto)trophoblaste *m*

11001 **cytotrophy** / Zellernährung *f* / cytotrophie *f*

11002 **cytotropism** / Zytotropismus *m* (Abhängigkeit von lebenden Zellen) / cytotropisme *m*

11003 **cytozoic** / zytozoisch (in Wirtszellen lebend) / cytozoïque

D

11004 **D- (small capital)** / D- (bedeutet gleiche Konfiguration wie D-Glycerinaldehyd od. D-Glucose bzw. D-Threonin) / D- (préfixe chimique)
11005 **dacnomania** / Daknomanie *f* (δάκνω = beißen) / dacnomanie *f*
11006 **dacryadenalgia** / Tränendrüsenschmerz *m* / dacryadénalgie *f*
11007 **dacryadenectomy, dacryocystectomy** / Tränendrüsenentfernung, Tränensackentfernung *f* / dacryadénectomie, dacryocystectomie *f*
11008 **dacryadenitis, acute, chronic** / Tränendrüsenentzündung, akute, chronische *f* / dacryadénite aiguë, chronique *f*
11009 **dacryagogue (dacryogenic)** / tränenfördernd (-erzeugend) / dacryagogue (dacryogénique)
11010 **dacryocanaliculitis** / Dacryocanaliculitis *f* (Canaliculus-lacrimalis-Entzündung) / dacryocanaliculite *f*
11011 **dacryocystalgia** / Tränensackschmerz *m* / dacryocystalgie *f*
11011a **dacryocystectasia** / Tränensackerweiterung *f* / dacryocystectasie *f*
11012 **dacryocystitis (, congenital)** / Tränensackentzündung (, angeborene) *f* / dacryocystite *f*
11013 **dacryocystitis, phlegmonous, tuberculous** / Dacryocystitis phlegmonosa, tuberculosa / dacryocystite phlegmoneuse, tuberculeuse *f*
11014 **dacryocystoblennorrhea** / Dacryocystitis catarrhalis sive purulenta (chronica) / dacryocystoblennorrhée *f*
11015 **dacryocystocele** / Tränensackbruch *m* / dacryocystocèle *f*
11016 **dacryocystoptosis** / Tränensackvorfall *m* / dacryocystoptose *f*
11017 **dacryo(cysto)rhinostenosis** / Dakryo(zysto)-rhinostenose *f* (Ductus-nasolacrimalis-Verengung) / dacryo(cysto)rhinosténose *f*
11018 **dacryo(cysto)rhinostomy** / Dakryo(zysto)-rhinostomie *f* (op. Beseitigung einer Tränengangstenose) / dacryo(cysto)rhinostomie *f*
11019 **dacryocystostomy** / Dakryozystostomie *f* (Tränensackeröffnung mit Drainage) / dacryocystostomie *f*
11020 **dacryohelcosis** / Dacryohelcosis *f* (Tränensack- od. Tränenganggeschwür) / dacryohelcosis *f*
11021 **dacryohemorrhea** / Dakryohämorrhoe *f* (blutige Tränen weinen) / dacryohémorrhée (pleurer à larmes de sang) *f*
11022 **dacryoid** / tränenähnlich / dacryoïde
11023 **dacryolith(iasis)** / Tränenstein(bildung *f*) *m* / dacryolithe *m* (, présence de *f*)
11024 **dacryoma** / Tränen(gang)geschwulst *f* / dacryome *m*
11025 **dacryon** / Dacryon *n* (δάκρυον = Träne: anthropol. Meßpunkt an vorderer oberer Tränenbeinspitze) / dacryon *m*
11026 **dacryops** / Dacryops *f* (Retentionszyste der Tränendrüse) / dacryops *m*
11027 **dacryo(pyo)rrhea** / Dakryo(pyo)rrhoe *f* ([eitriger] Tränenfluß) / dacryo(pyo)rrhée *f*
11028 **dacryorrhea, paralytic** / Tränenfluß, paralytischer *m* (bei Lähmung des N. lacrimalis) / dacryorrhée paralytique *f*
11029 **dacryosyrinx** / Tränenfistel *f* / fistule (seringue) lacrymale *f*
11030 **dacryuria** / Dakryurie *f* (hyster. Harnen beim Weinen) / dacryurie *f*
11031 **dactylate** / gefingert / dactylé
11032 **dactylic** / finger-zehenbezüglich / dactylique
11033 **dactyliferous** / daktylifer (mit Fingern od. Zehen versehen) / dactylifère
11034 **dactylion (dactylosymphysis)** / Syndactylie *f* (zusammengewachsene Finger od. Zehen) / syndactyli(sm)e *f* (*m*)
11035 **dactylitis, syphilitic, tuberculous** / Finger-Zehenentzündung, syphilitische, tuberkulöse *f* / dactylite syphilitique, tuberculeuse *f*
11036 **dactylogram, (-graphy, -scopy)** / Fingerabdruck(verfahren *n*) *m* / dactylogramme *m* (-graphie, -scopie *f*)
11037 **dactylogryposis** / Dactylogryposis *f* (γρυπός = krumm) / dactylogrypose *f*
11038 **dactylolysis, spontaneous** / Ainhum-Syndrom (Mutilation im Fußbereich mit Spontanamputation der Kleinzehen hauptsächlich bei Negern) / dactylite amputante
11039 **dactylophasia (-logy) (finger-alphabet)** / Fingersprache *f* / dactylologie (-phasie) *f* (langage des doigts *m*)
11040 **dactylospasm** / Finger(-Zehen)spasmus *m* / dactylospasme *m*
11042 **daltonian** / farbenblind / daltonien
11043 **daltonism** / Daltonismus *m* (Dalton, 1798: Rotblindheit) / daltonisme *m*
11044 **damage** / Beschädigung *f* / dommage *m*
11045 **damp (damped, damping)** / dämpfen (gedämpft, dämpfend) / humecter (humecté, humectant)
11046 **damper** / Dämpfer *m* (z.B. Stoß-) / amortisseur *m*
11047 **damping** / Dämpfung *f* (z.B. von Schwingungen) / amortissement *m*
11048 **dampness** / Dämpfen *n* / vaporisage *m*
11049 **dance of the arteries** / Karotidenhüpfen *n* (z.B. bei Aorteninsuffizienz) / dance des artères périphériques *f*
11050 **dance, hilus** / Hilustanz *m* (röntg. Pulsationen in Lungenhilusgefäßen bei pulmonaler Hypertonie) / dance du hile du poumon *f*
11051 **dandelion** / Taraxacum *n* / dent-de-lion *f* (pissenlit *m*)
11052 **dandruff** / Schinnen *f* / furfur(e)s *m* (*f*)

11053 **DANDY's symptom** / DANDY' Symptom (Scheinbewegungen feststehender Gegenstände bei Kopfbewegungen und Gleichgewichtsfunktionsausfall nach Streptomycinschädigung) / symptôme de DANDY
11054 **danger-light** / Warn(ungs)licht *n* / lampe d'avertissement *f* (signal de danger *m*)
11055 **dangerous** / gefährlich / dangereux
11056 **dappled** / gesprenkelt / moucheté
11057 **darjeeling** / Darjeeling *m* (Asiatischer Tee) / darjeeling *m*
11058 **dark (obscure)** / dunkel (machen) / obscur(cir)
11059 **darn** / Stopfnaht *f* (ausbessern) / reprise(r) *f*
11060 **dartoid** / hodensackhautähnlich / dartoïde
11061 **darwin(ian)ism** / Darwinismus *m* (Selektionstheorie *f*) / darwinisme *m*
11062 **dash** / Gedankenstrich *m* (—) / tiret *m*
11063 **date (data)** / Datum *n* (Daten) / date *f* (dates)
11064 **date of birth, of death** / Geburtsdatum *n*, Sterbetag *m* / date de naissance, de mort *f* (jour de la mort *m*)
11065 **date, up to** / Höhe, auf der / page, à la
11066 **daturism (daturine poisoning)** / Daturismus *m* (Stechapfelvergiftung) / daturisme *m* (intoxication par la stramoine *f*)
11067 **daughter, son** / Tochter *f*, Sohn *m* / fille *f*, fils *m*
11068 **daughter star** / Diaster *m* (zweisternförmige Chromosomenanordnung der 3. Mitosephase) / sphère-fille *f*
11069 **day** / Tag (Dies) *m* / jour *m*
11070 **day, green-, hunger** / Gemüsetag, Fasttag *m* (bei Diabetes) / jour de légumes, de jeûne *m*
11071 **day-book (journalize)** / Tagebuch *n* (führen) / journal *m* (, tenir un)
11072 **day-dreamer** / «Träumer» *m* (Phantast) / songe-creux *m*
11073 **day-dribbling** / Tagharnträufeln *n* / incontinence d'urine pendant la journée *f*
11074 **dazzle (dazzled, dazzling)** / blenden (geblendet, Blendung *f*) / éblouir (ébloui, éblouissement *m*)
11075 **deacidification** / Entsäuerung *f* / désacidification *f*
11076 **deacidify (deacidified, deacidifying)** / entsäuern (entsäuert, entsäuernd) / désacidifier (désacidifié, désacidifiant)
11077 **deactivation** / Aktivitätsverlust *m* (Inaktivierung *f*) / désactivation *f*
11078 **dead (death)** / tot (Tod *m*) / mort (*f*)
11080 **dead-born (still-)** / totgeboren / mort-né
11081 **dead-house (mortuary)** / Leichenhaus *n* / morgue *f*
11082 **deadliness** / Tödlichkeit *f* / nature mortelle *f*
11083 **deadlock** / Totpunkt *m* / impasse *f*
11084 **deadly** / tödlich / mortellement
11085 **deadness** / Einschlafen *n* (der Glieder) / engourdissement *m*
11086 **dead-space, respiratory** / Totraum, respiratorischer *m* (von Nasenlöchern bis Bronchiolen) / espace mort respiratoire *m*
11087 **deaf(en)** / taub (betäuben) / (as)sourd(ir)
11088 **deafferentation** / Deafferentierung *f* (FOERSTER: Ausschaltung sensibler Reize durch Resektion afferenter Nerven) / désafférentation *f*
11089 **deaf-mute** / taubstumm / sourd-muet
11090 **deafness, absolute, partial** / Taubheit, absolute, partielle *f* / surdité absolue, partielle *f*
11091 **deafness, aviator's, boilermaker's** / Fliegertaubheit, Kesselschmiedetaubheit *f* / surdité des aviateurs, des chaudronniers *f*
11092 **deafness, bass, high tone** / Baßtaubheit, Diskanttaubheit *f* / surdité pour les sons bas, élevés *f*
11093 **deafness, concussion** / Erschütterungstaubheit *f* / surdité commotionnelle *f*
11094 **deafness, cortical (central, cerebral)** / Rindentaubheit *f* / surdité corticale *f*
11095 **deafness, functional, organic** / Taubheit, funktionelle, organische *f* / surdité fonctionnelle, organique *f*
11096 **deafness, labyrinthine (inner ear)** / Innenohrtaubheit *f* / surdité interne (labyrinthique) *f*
11098 **deafness, middle ear (transmission, mechanical)** / Mittelohrtaubheit *f* / surdité moyenne (de transmission, mécanique) *f*
11099 **deafness, nervous, vascular** / Taubheit, nervöse, gefäßbedingte *f* / surdité nerveuse, vasculaire *f*
11100 **deafness, noise** / Taubheit, lärmbedingte *f* / (~ 80 Phon) / surdité (due) au bruit *f*
11101 **deafness, occupational** / Taubheit, berufsbedingte *f* / surdité professionnelle *f*
11102 **deafness, temporary** / Taubheit, zeitweilige *f* / surdité temporaire *f*
11103 **deafness, toxic** / Taubheit, toxisch bedingte *f* / surdité toxique *f*
11104 **deafness, word, tone** / Wortstummheit, Tonstummheit *f* / surdité verbale, sensorielle *f*
11105 **dealcoholization** / Entalkoholisierung *f* (von Präparaten) / désalcoolisation *f*
11106 **deallergization** / Entallergisierung *f* (durch Desensibilisierung) / désallergisation *f*
11107 **deaminase (deamidase), aden(os)ine, cytidine, guan(os)ine, adenylic acid, guanylic acid** / Desaminasen *f* (Desamidasen: Hydrolyse von CN-Verbindungen bewirkende Fermente: Arginase, Histaminase, Histidase, Purindesaminase, Urease u.a.) / désaminase (désamidase) de l'adén(os)ine, cytidine, guan(os)ine, d'acide adénylique, guanylique *f*
11108 **deaminate** / desaminieren (NH_2 abspalten) / désaminer
11109 **deamination, reductive, oxidative** / Desaminierung, reduktive, oxydative *f* (Desamidierung: Abspaltung der Aminogruppe NH_2 bei Abbau der Aminosäuren durch Desamidase) / désamination réductive, oxydative *f*
11110 **deanesthesiant** / entnarkotisierend(es Mittel *n*) / désanesthésiant (*m*)
11111 **deanimate** / entseelen / désanimer
11112 **deanimation, reanimation** / Entseelung, Wiederbelebung *f* / désanimation, ranimation *f*

11113 **deantigenization** / Desantigenisation *f* (Antigenwirksamkeit von Eiweißen durch Denaturierung abschwächen od. beseitigen) / désantigénisation *f*
11114 **deaquation** / Wasserentzug *m* / désaquation *f*
11115 **dearterialization** / Entarterialisierung *f* (Umwandlung von arteriellem in venöses Blut) / désartérialisation *f*
11116 **death, accidental** / Unfalltod *m* / mort accidentelle *f*
11117 **death, apparent** / Scheintod *m* / mort apparente *f*
11118 **death bed** / Totenbett *n* / mort, lit de *m*
11119 **death from drowning** / Ertrinkungstod *m* / mort par submersion *f*
11120 **death, early, intermediate, late fetal** / Fruchttod *m* (bis 20., bis 28., ab 28. Schwangerschaftswoche) / mort fœtale précoce, intermédiaire, tardive *f*
11121 **death, goiter** / Kropftod *m* (infolge Abknickung der Luftröhre) / mort goitreuse *f*
11122 **death's head** / Totenkopf *m* / mort, tête de *f*
11123 **death of infants, sudden** / Mors subita infantum (durch psych. und phys. Umweltfaktoren bedingte «Erstjahrssterblichkeit») / mort subite des enfants *f*
11124 **death, intrauterine** / Fruchttod, intrauteriner *m* / mort intra-utérine *f*
11125 **death mask** / Totenmaske *f* / masque mortuaire *m*
11126 **death, molecular (cell)** / Zelltod *m* / mort cellulaire *f*
11127 **death rate, crude, itemized** / Todesrate *f* (Sterblichkeitsziffer, allgemeine, spezifizierte) / mortalité crue, spécifiée *f*
11128 **death rattle** / Todesröcheln *n* / mort, râle(ment) de la *m*
11129 **death rigor** / Totenstarre *f* (Rigor mortis) / rigidité cadavérique *f*
11130 **death roll (register)** / Totenliste *f* (Sterberegister *n*) / morts, liste des *f* (registre mortuaire *m*)
11131 **death spots; (post-mortem hypostasis)** / Totenflecke *m* (Livores infolge Senkung des Bluts) / taches cadavériques *f*
11132 **death, sudden** / Tod, plötzlicher *m* / mort subite *f*
11133 **death from suffocation** / Erstickungstod *m* / mort par étouffement *f*
11134 **death, thymic** / Mors thymica (plötzlicher bei Thymushyperplasie) / mort thymique *f*
11135 **death, tissue** / Gewebetod *m* / mort de tissu *f*
11136 **death wound** / Verwundung, tödliche (Todeswunde) *f* / blessure mortelle *f*
11137 **deathlike** / totenähnlich / mort, semblable à la (ressemblant à un)
11138 **debilitate (debilitated, debilitating)** / schwächen (geschwächt, schwächend) / débiliter (débilité, débilitant)
11139 **debility, cardiac, mental, sexual** / Debilitas cordis, mentalis, sexualis / débilité cardiaque, mentale, sexuelle *f*
11140 **debility, endogenic, exogenic** / Debilität *f* (erblicher, früh erworbener geringster Grad von Geistesschwäche) / débilité congénitale, traumatique *f*
11141 **debouchement** / Nachaußenöffnung *f* / débouchement *m*
11142 **Debré-(Julien) Marie syndrome** / Debré-(Julien) Marie' Syndrom (Var. des hypophysär-hypothalamischen Zwergwuchses mit Wasserhaushaltsstörung) / syndrome de Debré et (Julien) Marie
11143 **debridement** / Debridement *n* (débrider = einschneiden: in Gewebeteile zwecks Druckbeseitigung) / débridement *m*
11144 **debris** / Trümmer *m* (Speisereste, Zahnbelag) / débris *m*
11145 **debris in the tonsil crypts, caseous** / Mandelpfropf *m* (bei chron. Katarrhen) / concrétion cryptique amygdalienne *f*
11146 **debt** / Debet *n* ([Passiv]schuld, Rückstand, Soll) / débit *m*
11147 **deca** / Deka (D = 10) / déca
11148 **decagram, -liter, -meter** / Zehngramm *n*, -liter, -meter *m* / décagramme, -litre, -mètre *m*
11149 **decalcification (decalcify)** / Decalcifizierung *f* (entkalken) / décalcification *f* (décalcifier)
11150 **decalvant** / decalvans (kahlköpfig machend) / décalvant
11151 **decannulation** / Decanulement *n* ([Tracheotomie]kanülenentfernung *f*) / décanulement *m*
11152 **decanormal** / dekanormal (10/n = 10 Grammäquivalent) / décanormal
11153 **decant** / abgießen (chem.) / décanter
11154 **decapitation (decollation)** / Enthauptung (Enthalsung) *f* / décapitation (décollation) *f*
11155 **decapsulation (, renal)** / (Nieren)kapselabtragung *f* (bei Anurie) / décapsulation (rénale) *f*
11156 **decarbonated** / kohlensäurefrei / décarboné
11157 **decarbonize** / decarbonisieren (Kohle[nsäure] entziehen) / décarboniser
11158 **decarboxylase** / Decarboxylase *f* (CO_2-Gruppe aus org. Säuren abspaltendes Ferment) / décarboxylase *f*
11159 **decarboxylation** / Decarboxylierung *f* (Abspaltung von Kohlendioxyd [CO_2]) / décarboxylation *f*
11160 **decay** / Dekadenz *f* (Abfall, Abstieg) / décadence *f*
11161 **decay, mental** / Verfall, geistiger *m* / déchéance mentale *f*
11162 **decayed** / dekadent (verfallen) / décadent
11163 **decay-time** / Abklingdauer *f* / résonance, durée de *f*
11164 **decease(d) (defunct)** / Ableben *n* (verstorben) / décès *m* (décédé)
11165 **deceleration** / Verlangsamung *f* / décélération *f*
11166 **decentrated (decentralized)** / dezentr(ali-s)iert / décentré (décentralisé)
11167 **deceration** / Entparaffinierung *f* (histol.) / décération *f*
11168 **decerebration** / Enthirnung *f* / décérébration *f*
11169 **dechloridation** / Dechloridierung *f* (Salzentzug *m*) / déchloridation *f*

11170 **dechloruration** / Dechloruration *f* (Verminderung der Chloratausscheidung) / déchloruration *f*

11171 **decholesterolization** / Blutcholesterinextrahierung *f* / décholestérolisation *f*

11172 **deci** / Dezi (d = 10^{-1}) / déci

11173 **decibel** / Dezibel *n* (Zählungseinheit für akustische dimensionslose Dämpfungsgrößen: 1 Dezibel [db od. D] = 10 Bel [b od. D']) / décibel *m*

11174 **decidua, basal, capsular, parietal** / Decidua basalis (serotina), capsularis (reflexa), parietalis (vera) («hinfällige» [mit der Nachgeburt ausgestoßene] Häute: Gebärmutterumhüllungen der Keimblase) / caduque basale, capsulaire, pariétale

11175 **deciduitis** / Deziduaentzündung *f* / déciduite (inflammation des caduques) *f*

11176 **deciduomas** / Deciduomata *n* (Neoplasmen aus postabortal retiniertem Deziduazellgewebe) / déciduomes *m*

11177 **deciduoma, malign** / Deziduosarkom *n* (Malignom der endometrialen Funktionalisschicht) / syncytiome malin *m*

11178 **deciduoma(tosis)** / Deziduom(atose *f*) *n* / déciduom(atos)e *m* (*f*)

11179 **deciduous (decidual)** / hinfällig (Decidua betreffend) / caduque (, se rapportant à la)

11180 **decigram, -liter, -meter** / Zehntelgramm *n*, -liter, -meter *m* / décigramme, -litre, -mètre *m*

11181 **decimate (decimated, decimating)** / dezimieren (fast völlig vernichtet, aufreibend) / décimer (décimé, décimant)

11182 **decimation** / Dezimierung *f* / décimation *f*

11183 **decinormal** / dezinormal (n/10 = 1/10 Grammäquivalent einer Substanz in 1 l Lösung) / décinormal

11184 **decision** / Entscheidung *f* / décision *f*

11185 **decision on principle** / Entscheidung, grundsätzliche *f* / décision de principe *f*

11186 **declaration fidelity** / Deklarationstreue *f* (pharmakol.) / déclaration, fidélité à *f*

11187 **declaration, statistic** / Aussage, statistische *f* (Ergebnis der Signifikanzrechnung) / déclaration statistique *f*

11188 **declension** / Niedergang *m* / déclin *m*

11189 **declination** / Deklination (Beugung) *f* / déclinaison *f*

11190 **declinator** / Deklinator *m* ([neuro]chir. Instrument) / déclinateur *m*

11191 **decline** / absinken (deklinieren gram.) / décliner

11192 **declive** / Declive (Abhang des oberen Vermis cerebelli) / déclive

11193 **decoction** / Decoctum *n* (Pflanzenauszug durch Abkochung) / décoction *f*

11194 **decollement** / Decollement *n* (κόλλα = Leim: Ablösung z.B. der Netzhaut) / décollement *m*

11195 **decollement of the choroid, precocious, retarded** / Frühablösung, Spätablösung *f* (der Aderhaut nach intraokulärer Op.) / décollement précoce, retardé de la choroïde *m*

11196 **decolor(iz)ation** / Farbverlust *m* / décolor(is)ation *f*

11197 **decompensation (broken compensation)** / Unausgeglichenheit (Kompensationsstörung) *f* / décompensation *f*

11198 **decompensation, dry, moist** / Dekompensation, trockne, feuchte *f* (ohne, mit Ödemen) / décompensation sèche, moite *f*

11199 **decompensation, minus** / Minusdekompensation *f* ([Wollheim] primäre [arterielle] Herzmuskelstoffwechselstörung bei kleiner Blutmenge und relativ großem Herz: Kreislauftherapie mit Enzymen, Coenzymen [Vitaminen], anorg. Komplementen [Mineralien]) / décompensation négative *f*

11200 **decompensation of movement** / Bewegungsdekompensation *f* / décompensation de mouvement *f*

11201 **decompensation, plus** / Plusdekompensation *f* ([Wollheim] sekundäre [pulmonale] Herzmuskelinsuffizienz bei großer Blutmenge und relativ kleinem Herz: Herztherapie mit Glykosiden, K/Mg, Depressoren) / décompensation positive *f*

11202 **decompensation, renal** / Nierendekompensation *f* (Niereninsuffizienz) / décompensation rénale *f*

11203 **decompose (decomposed, decomposing)** / faulen (in Fäulnis übergegangen, [sich] zersetzend) / décomposer (décomposé, décomposant)

11204 **decomposition** / Dekomposition *f* (Zerfall [einer Zusammensetzung]: Endstadium der Säuglingsatrophie) / décomposition *f*

11205 **decomposition, ammoniacal** / Fäulnis *f* / décomposition ammoniacale *f*

11206 **decompress(ion)** / entlasten (Druckherabsetzung *f*) / décompresser (décompression *f*)

11207 **decompressive** / entlastend / décompressif

11208 **decongestive** / dekongestiv ([Blut]andrang verhindernd) / décongestif

11209 **decontamination** / Dekontamination *f* (Entgiftung, Entgasung, Entseuchung, Entstrahlung) / décontamination *f*

11210 **decontrol** / freigeben / décontrôler

11211 **decorticate (decortication)** / entrinden (Entrindung *f*) / décortiquer (décortication *f*)

11212 **decrease (decreased, decreasing)** / abschwellen (vermindert, abklingend) / désenfler (désenflé, désenflant)

11212a **decrease of blood pressure** / Blutdrucksenkung *f* / diminution de pression sanguine *f*

11213 **decrease of lymphocytes, sudden** / Lymphozytensturz *m* (Signum mali ominis) / chute des lymphocytes *f*

11215 **decrement** / Decrementum *n* (crescere = wachsen: Stadium decrementi, z.B. des Fiebers) / décroissement *m*

11216 **decrepit** / heruntergekommen / décrépit

11217 **decrepitude** / Hinfälligkeit *f* (Gebrechlichkeit) / décrépitude *f*

11218 **decrustation** / Entkrustung *f* / décrustation *f*

11219 **decubitus (bedsore)** / Decubitus *m* (Durchliegen, Druckgeschwür) / décubitus *m* (écorchure *f*)

11220 **decussation** / Decussatio (decussis = ×: Kreuzung *f*, bes. peripherer Nerven) / décussation *f*
11221 **decussation of the lemnisci** / Decussatio lemniscorum (Schleifenkreuzung in Medulla oblongata und Pons) / décussation des lemnisci
11222 **decussation of the pyramids** / Decussatio pyramidum (medullae oblongatae) (Pyramidenbahnkreuzung im verlängerten Rükkenmark) / décussation des pyramides
11223 **decussation of the superior cerebellar peduncles** / Decussatio peduncularum cerebellarium superiorum (große Haubenkreuzung in der Brücke) / décussation des pédoncules cérébelleux supérieurs
11224 **decussations of the tegument** / Decussationes tegmenti (Kreuzungen der Tractus rubroreticularis, rubrospinalis, tectospinalis) / décussations du tégument
11225 **decussation of the trochlear nerves** / Decussatio nn. trochlearium (IV. Hirnnervkreuzung in IV. Hirnkammer) / décussation des nerfs trochléens
11226 **dedentition** / Zahnverlust *m* / dédentition *f*
11227 **dedication** / Widmung *f* / dédication *f*
11228 **dedifferentiation** / Entdifferenzierung *f* (Anaplasie) / dédifférenciation *f*
11229 **deduction** / Deduktion *f* (Schluß vom Allgemeinen auf Einzelnes) / déduction *f*
11230 **deep (profound)** / tief(gehend) / profond
11231 **deepen (deepened, deepening)** / vertiefen (dunkler gemacht, verstärkend) / approfondir (approfondi, approfondissant)
11232 **deep-felt, -rooted** / tiefempfunden, -eingewurzelt / profondement senti, enraciné
11233 **deep-freeze (-freezed, -freezing)** / tiefkühlen (-gekühlt, -kühlend) / frigorifier (frigorifié, frigorifiant)
11234 **deep-seated, -set** / tiefsitzend, -liegend / bas, creux
11235 **defacement** / Verunstaltung *f* / enlaidissement *m*
11236 **defatigation, mental** / Erschöpfung, geistige *f* / épuisement cérébral *m*
11237 **defatted** / entfettet / amaigri
11238 **defeasible (defeasibility)** / Anfechtbar(keit *f*) / contestable (contestabilité *f*)
11239 **defecate** / defäzieren / aller à la selle
11240 **defecation** / Darmentleerung *f* / défécation (évacuation alvine) *f*
11241 **defect** / Defekt *m* (Fehler, Gebrechen) / défaut (défect) *m*
11242 **defect, acquired, congenital** / Defekt, erworbener, angeborener *m* / défaut acquis, congénital *m*
11243 **defect, auditory, visual** / Hörfehler, Sehfehler *m* / défaut auditif, visuel *m*
11244 **defect, development, positional** / Entwicklungs-, Lageanomalie *f* (tokol.) / vice de développement, de position *m*
11245 **defect (disease) of the heart (, valvular)** / Vitium cordis (Herz[klappen]fehler *m*) / défaut (affection *f*) (de la valve) du cœur *m*
11246 **defect dysproteinemia** / Defektproteinämie-Syndrom(e) (Mit Fehlen od. Mangel bestimmter Plasmaeiweißkomponenten einhergehende Blutveränderungen) / dysprotéinémie par manque d'un facteur du sang
11247 **defect, filling** / Füllungsdefekt *m* (röntg.) / image lacunaire *f*
11248 **defect of the interventricular septum** / Ventrikelseptumdefekt *m* (angeborener Herzfehler) / vice du cloison interventriculaire *m*
11249 **defect in material** / Materialfehler *m* / défaut (défect) matériel *m*
11249a **defect, mental, physical** / Defekt, geistiger, körperlicher *m* / défaut mental, physique *m*
11250 **defect in pronunciation** / (Aus)sprechfehler *m* / défaut de prononciation *m*
11251 **defect pseudarthrosis** / Defektpseudarthrose *f* (Pseudarthrose mit Substanzdefekt der Bruchenden) / pseudarthrose défectueuse *f*
11252 **defect, septal** / Septumdefekt *m* (Vorhof- od. Kammerscheidewanddefekt) / défaut septal *m*
11253 **defective** / mangelhaft / défectueux (défectif)
11254 **defectiveness** / Mangelhaftigkeit *f* / défectibilité (défectivité, défectuosité) *f*
11255 **defemin(iz)ation** / Defeminatio *f* (Verlust des weibl. Geschlecht(s)gefühls) / défémin(is)ation *f*
11256 **defence (defense)** / Abwehr *f* / défense *f*
11257 **defence, autochthonous** / Abwehr, körpereigne *f* (immunologische Zellaktivität) / défense autochtone *f*
11258 **defence, muscular** / Abwehrspannung *f* / défense musculaire *f*
11260 **defence reaction** / Abwehrmaßnahme *f* / défense, réaction de *f*
11261 **defenceless(ness)** / Schutzlos(igkeit *f*) / appui, sans; (manque de moyens de défense *m*)
11262 **defend (defensive)** / verteidigen(d) / défendre (défensif)
11263 **defense process, psychic** / Abwehrprozeß, psychischer *m* (der Konfliktverdrängung) / défense, processus psychique de *m*
11264 **defense, successful** / Abwehr, erfolgreiche *f* (Triebkonfliktverdrängung durch Gegenbesetzung [und Ersatzbefriedigung]) / défense avec succès *f*
11265 **defense, unsuccessful** / Abwehr, erfolglose *f* (Verlegung der Abwehr von innen nach außen, Auftauchen regressiver Abwehrformen [MOSER]) / défense sans succès *f*
11266 **deferent** / deferens (ableitend) / déférent
11267 **deferentectomy** / Samenleiterresektion *f* / vasorésection *f*
11268 **deferential** / deferential (Ductus deferens betreffend) / déférentiel
11269 **deferentiovesical** / deferentiovesikal (Ductus deferens und Vesicula seminalis betreffend) / déférentiovésical
11270 **defervescence** / Deferveszenz *f* (fervere = glühen: chem. Nichtaufwallen) / défervescence *f*

11271 **defervescence, critical, lytic** / Deferveszenz, kritische, lytische *f* (plötzliche, allmähliche Entfieberung) / défervescence critique, lytique *f*
11272 **defervescent** / entfiebernd / défervescent
11273 **defibrillation** / Entflimmerung *f* / défibrillation *f*
11274 **defibrillation, chemical** / Defibrillation, chemische *f* (Kardioversion mit antifibrillären Pharmaca, z.B. Chinidin) / défibrillation chimique *f*
11275 **defibrillation, electric** / Defibrillation, elektrische *f* (Kardioversion mit Gleichstromimpulsen bei symptomatischem Vorhofflimmern) / défibrillation électrique *f*
11276 **defibrillator (apparatus), direct current** / Gleichstromdefibrillationsgerät *n* / défibrillateur par courant continu (, appareil) *m*
11277 **defibrinate** / defibrinieren (entnommenes Blut mech. von Fibrin befreien) / défibriner
11278 **defibrination** / Entfaserung *f* / défibrination *f*
11280 **deficiency** / Defizienz *f* (Fehlen [eines Chromosomenendstücks]) / déficience *f*
11281 **deficiency, alimentary** / Nahrungsmangel *m* / carence alimentaire *f*
11282 **deficiency, alkali** / Alkalidefizit *n* (durch Basenmangel in der Nahrung) / déficit en alcali *m*
11283 **deficiency, antibody** / Antikörpermangel *m* / manque d'anticorps *m*
11284 **deficiency, arterial oxygen** / Sauerstoffdefizit, arterielles *n* (Mehraufnahme bei O_2-Atmung an Stelle von Luftatmung) / déficit en oxygène artériel *m*
11285 **deficiency, chromosomal** / Chromosomenstückverlust *m* / déficience chromosomique *f*
11286 **deficiency, fluorine** / Fluormangel *m* (wichtiger ätiologischer Osteoporosefaktor) / déficit en fluorine *m*
11287 **deficiency, folic acid** / Folsäuremangel *m* (der Mutter kann zu Mißbildungen führen) / manque d'acide folique *m*
11288 **deficiency, iron** / Eisenmangel *m* / carence en fer *f*
11289 **deficiency, lipocaic** / Lipocaicmangel *m* (verursacht Leberverfettung und Absinken des Serumlipoidspiegels) / déficience de lipocaïque *f*
11290 **deficiency, mental** / Erinnerungsausfall *m* / defaillance de mémoire *f*
11291 **deficiency, peristaltic** / Peristaltik, mangelnde *f* / déficience péristaltique *f*
11292 **deficiency, pigment** / Pigmentmangel *m* / carence pigmentaire *f*
11293 **deficiency, vitamin** / Vitaminmangel *m* / déficience vitaminique *f*
11294 **deficiency, vitamin B_{12}** / Vitamin-B_{12}-Mangel *m* (verursacht Rückenmarknervenschädigung) / manque de vitamine B_{12} *m*
11294a **deficient** / unvollständig / déficient
11295 **deficit** / Defizit *n* (Fehlbetrag) / déficit *m*
11296 **deficit, cellular respiration** / Zellatmungsdefizit *n* (zieht Energiebezug aus anaerober Zuckerspaltung [Krebs] bzw. Ausfall lebenswichtiger Substanzen [Gärung] nach sich [Jung]) / déficit en respiration cellulaire *m*
11297 **deficit, dehydrase** / Dehydrasemangel *m* («Entwäßrungs»- bzw. «Belüftungs»fermentmangel infolge DNS-Veränderung [Bauer] bzw. RNS-Schädigung [Dyckerhoff]) / déficit en déshydrase *m*
11298 **deficit, oxygen** / Sauerstoffdefizit *n* / déficit en oxygène *m*
11299 **deficit, pulse** / Pulsdefizit *n* (Differenz zwischen Herz- und Pulsschlägen) / déficit en pouls *m*
11300 **defiguration** / Defiguratio *f* (figura = äußere Gestalt) / défiguration *f*
11301 **define (defined, defining)** / definieren (abgegrenzt, erklärend) / définir (défini, définissant)
11302 **definition** / Definition *f* (Begriffsbestimmung) / définition *f*
11303 **definit(iv)e** / bestimmt (festgelegt) / défini(tif)
11304 **deflagration** / Verpuffung *f* / déflagration *f*
11305 **deflation** / Abblasen *n* (Luft ablassen) / déflation *f*
11306 **deflection** / Ablenkung *f* (1. des fet. Kinns von der Brust, 2. des Unbewußten durch das Bewußtsein, 3. Ekg-Ableitung) / déflexion *f*
11307 **(de)flexion of the fetal head** / (De)flexion des Fötuskopfs *f* / (dé)flexion de la tête du fœtus *f*
11308 **defloration** / Defloration *f* («Entjungferung») / défloration *f*
11309 **deflorescence** / Defloreszenz *f* (Verblassen eines Exanthems) / déflorescence *f*
11310 **deflower** / deflorieren (entfloren, entschleiern) / déflorer
11311 **defluvium (loss of hair)** / Defluvium capillorum (Haarausfall *m*) / défluvium *m*
11312 **defluxion** / Defluxio *f* (rapider Verlust) / défluxion (pertes abondantes) *f*
11313 **defoliation** / Entblättrung *f* / défoliation *f*
11314 **deform (deformed, deforming)** / entstellen (entstellt, entstellend) / déformer (déformé, déformant)
11315 **deformation** / Deformation *f* (Entstellung) / déformation *f*
11316 **deformation, pupil** / Pupillenentrundung *f* (Abweichung von Kreisform) / déformation pupillaire *f*
11317 **deformity** / Difformität *f* (Mißgestalt) / difformité *f*
11318 **deformity syndrome** / Mißbildungs-Syndrom (Genetisch [Phänotypie] od. peristatisch [Phänokopie] bedingte Kombination mehrerer Einzelmißbildungen) / syndrome de difformité
11319 **defrontalization** / Defrontalisation *f* (psychochir. Frontallappendurchschneidung) / défrontalisation *f*
11320 **defrosting (deferrization)** / Enteis(en)ung *f* / dégivrage *m* (déferrisation *f*)
11321 **defunctionalization** / Entfunktionalisieren *n* (seiner Funktion entheben, außer Tätigkeit setzen) / défonctionnement *m*

11322 **defundation** / Defundation *f* (Gebärmutterfundus- mit Tubenexzision) / défondation *f*
11323 **defurfuration** / Desquamatio furfur(ac)ea (Abschuppung in Schüppchen, z. B. bei Masern) / défurfuration *f*
11324 **degeneracy, inferior, superior** / Verderbtheit, Verruchtheit *f* / dégénération inférieure, supérieure *f*
11325 **degenerate (degenerated, degenerating)** / entarten (entartet, entartend) / dégénérer (dégénéré, dégénérant)
11326 **degeneration** / Degeneration *f* (Entartung: Ersetzung vollwertiger durch minderwertige Substanz) / dégénérescence (dégénération) *f*
11327 **degeneration, albuminous** / Eiweißentartung *f* (von Zellen) / dégénérescence albumineuse *f*
11328 **degeneration, calcareous, caseous** / Entartung, kalkige, käsige *f* / dégénérescence calcaire, caséeuse *f*
11329 **degeneration of the callous corpus, primary** / MARCHIAFAVA-BIGNAMI' Syndrom (Degeneration des Corpus callosum und kortikale Sklerose bei chron. Alkoholismus) / dégénérescence centrale du corps calleux
11330 **degeneration, colloid** / Kolloidentartung *f* (von Zellen, bes. der Schilddrüse) / dégénérescence colloïde *f*
11331 **degeneration, connective tissue** / Bindegewebsentartung *f* (durch Epithelentartung) / dégénération du tissu connectif *f*
11332 **degeneration, cystic** / Degeneratio cystica (postmortale Blasenbildung im Gehirn durch Bact. aerogenes capsulatum) / dégénérescence kystique *f*
11333 **degeneration, epithelial** / Epitheldegeneration *f* / dégénérescence épithéliale *f*
11334 **degeneration, fatty (adipose)** / Degeneration, Fettige *f* (des Zelleiweißes bei Intoxikationen) / dégénérescence graisseuse (lipoïde) *f*
11335 **degeneration, fibrous, parenchymatous** / Bindegewebedegeneration, Parenchymdegeneration *f* / dégénérescence fibreuse, parenchymateuse *f*
11336 **degeneration, hepatolenticular** / WILSON' Syndrom (Stoffwechselstörung mit Linsenkerndegeneration und Leberzirrhose) / pseudosclérose de WESTPHAL-v.STRÜMPELL *f*
11337 **degeneration, hyaline** / Hyalinbildung *f* (hyaline Umwandlung von Gewebe) / hyalinose *f*
11338 **degeneration, hydropic** / Wasserentartung *f* (von Zellen) / dégénérescence hydropique *f*
11339 **degeneration, individual** / Degeneration, individuelle *f* (geistige und/od. körperliche Abweichung vom normalen Typ) / dégénérescence individuelle *f*
11340 **degeneration of the lenticular nucleus** / Linsenkernentartung *f* / dégénération du noyau lenticulaire *f*
11341 **degeneration, maculocerebral** / Degeneratio maculocerebralis (Poliodystrophie mit Retinabeteiligung) / dégénérescence maculocérébrale *f*
11342 **degeneration, malign epithelium** / Epithelentartung, maligne *f* (durch karzinogene Substanzen) / dégénération maligne de l'épithélium *f*
11343 **degeneration, microcystic ovary** / Ovardegeneration, kleinzystische *f* (Erweiterung durch atretische Follikel) / dégénération ovarienne microcystique *f*
11344 **degeneration, muc(in)ous** / Schleimentartung *f* (von Zellen) / dégénérescence myxomateuse *f*
11345 **degeneration, myocardial** / Herzmuskeldegeneration *f* (durch K-Verlust) / dégénération du myocarde *f*
11346 **degeneration of nerve fibers, retrograde (primary)** / Nervenfaserdegeneration, retrograde *f* (Läsionsstelle → Nervenzelle) / dégénérescence rétrograde des fibres nerveuses *f*
11347 **degeneration of nerve fibers, secondary (axonal)** / Nervenfaserdegeneration, sekundäre *f* (WALLER: Abbauvorgänge an Markscheide und Achsenzylinder) / dégénérescence secondaire des fibres nerveuses *f*
11348 **degeneration of nerve fibers, transneural** / Nervenfaserdegeneration, transneurale *f* (auf Nachbarneuron übergreifende [sekundäre] Degeneration) / dégénérescence transneurale des fibres nerveuses *f*
11349 **degeneration of the spinal cord, subacute combined** / DANA' Syndrom (Funikuläre Myelose bei Blutkrankheiten) / sclérose combinée (CROUZON)
11350 **degeneration, tapetoretinal** / Netzhautpigmentschichtentartung *f* (Retinitis pigmentosa) / dégénération tapétorétinienne *f*
11351 **degeneration, vacuolar** / Entartung, vakuoläre *f* / dégénérescence vacuolaire *f*
11352 **degeneration, vitreous** / Entartung, glasige *f* / dégénérescence hyaline *f*
11353 **degeneration, waxy (lardaceous)** / Entartung, speckige *f* / dégénérescence amyloïde *f*
11354 **degenerative** / degenerativ (mit Degeneration zusammenhängend) / dégénérescent (dégénératif)
11355 **degenitalize** / degenitalisieren (Genitalaspekte bei psych. Affekten ausschließen) / dégénitaliser
11356 **degermed** / entkeimt / dégermé
11357 **deglutition** / Deglutitio *f* (glutire = schlukken) / déglutition *f*
11358 **degradation** / Degradation *f* (Herabsetzung: «Umwandlung» durch Abspalten der Nucleinsäuren vom DNS-Molekül) / dégradation *f*
11359 **degrade** / herabwürdigen / dégrader
11360 **degranulation** / Entkörnung *f* / dégranulation *f*
11361 **degrease** / entfetten / dégraisser
11362 **degree** / Grad *m* / degré *m*
11363 **degree of accuracy** / Genauigkeitsgrad *m* / degré de précision *m*
11364 **degree of burn** / Verbrennungsgrad *m* / degré de brûlure *m*
11365 **degrees, centigrade** / Celsiusgrade *m* (°C) / degrés centésimaux *m*

11366 **degree of dispersion; (dispersity)** / Dispersionsgrad *m* (Dispersität *f*) / dispersion, degré de *m* (dispersité *f*)
11367 **degree, doctor's** / Doktorwürde *f* / grade de docteur *m*
11368 **degree, first, second, third** / Grad, erster, zweiter, dritter *m* / degré, premier, second, troisième *m*
11369 **degree of freedom** / Freiheitsgrad *m* / degré de liberté *m*
11370 **degree of hardness, of heat** / Härtegrad, Wärmegrad *m* / degré de dureté, de chaleur *m*
11371 **degree, in high, low** / hochgradig, geringgradig / degré, d'un haut, d'un bas
11372 **degree of infectivity** / Ansteckungsgrad *m* / degré de contagiosité *m*
11373 **degree of instruction, of occupation** / Bildungsgrad, Beschäftigungsgrad *m* / degré d'instruction, d'occupation *m*
11374 **degrees of purity** / Reinheitsgrade *m* (der Scheidenflora: I Epithelien, II Kokken, Leukozyten, III Kokken, Leukozyten, Milchsäurestäbchen, IV Kokken, Leukozyten, Protozoen) / degrés de pureté *m*
11375 **degree of sensibility** / Empfindlichkeitsgrad *m* / degré de sensibilité *m*
11376 **degrowth** / Wachstumsabnahme *f* / décroissance *f*
11377 **degustation** / Abschmecken (Kosten) *n* / dégustation *f*
11378 **dehematization (dehemoglobinization)** / Blutentzug (Hämoglobin-) *m* / déshématisation (déshémoglobinisation) *f*
11379 **dehiscence** / Dehiszenz *f* (hiscere = klaffen [von Wunden]) / déhiscence *f*
11380 **dehiscent** / platzend (von Nähten) / déhiscent
11381 **dehumanization** / Entmenschlichung *f* (psych.) / déshumanisation *f*
11382 **(de)hydrate** / (de)hydratisieren / (dés)hydrater
11383 **dehydration** / Dehydratation *f* (Wasserentzug, z.B. des Gewebes, auch von Lebensmitteln durch Trocknen) / déshydra(ta)tion *f*
11384 **dehydro-** / Dehydro- (chem. Vorsilbe für fehlendes H-Atom in CO-Verbindungen) / déshydro-
11385 **dehydro-androsterone, -iso-androsterone** / Dehydroandrosteron, -isoandrosteron *n* (zu 17-Ketosteroiden abgebaut werdende Adrenocorticoide) / déshydr(o-)androstérone, -is(o-)androstérone *f*
11386 **dehydrobilirubin, -cholesterol** / Dehydrobilirubin, -cholesterol *n* / déshydrobilirubine *f*, -cholestérol *m*
11387 **11-dehydrocorticosterone** / 11-Dehydrocorticosteron *n* (glucotropes NNR-Hormon, Compound A [Kendall]) / 11-déshydrocorticostérone *f*
11388 **dehydr(ogen)ases** / Dehydr(ogen)asen *f* ([«Wasserstoff übertragende»] Fermente der Dehydrierung) / déshydr(ogén)ases *f*
11389 **dehydrogenase, (an)aerobic** / Dehydrogenase, (an)aerobe *f* / déshydrogénase (an-)aérobie *f*
11390 **dehydrogenase, betahydroxybutyric** / Betahydroxybuttersäuredehydrogenase *f* (zu Acetessigsäure oxydierende) / déshydrogénase bêtahydroxybutyrique *f*
11391 **dehydrogenase, fatty acid, glutamic acid** / Fettsäure-, Glutaminsäuredehydrogenase *f* / déshydrogénase d'acide gras, d'acide glutamique *f*
11392 **dehydrogenase, formic, malic, pyruvic, succinic acid** / Ameisen-, Apfel-, Brenztrauben-, Bernsteinsäuredehydrogenase *f* / déshydrogénase d'acide formique, malique, pyruvique, succinique *f*
11393 **dehydrogenase, glucose, hexose** / Glucose-, Hexosedehydrogenase *f* / déshydrogénase de glucose, d'hexose *f*
11394 **dehydrogenase, glycerophosphate** / Glycerophosphatdehydrogenase (GDH) *f* (zu Glycerinphosphorsäure oxydierende) / déshydrogénase de glycérophosphate *f*
11395 **dehydrogenase, lactate** / Lactatdehydrogenase *f* (LDH aus Nierengewebe im Urin erhöht bei Nierenschädigung) / déshydrogénase de lactate *f*
11396 **dehydrogenase, lactic acid** / Milchsäuredehydrogenase (MDH) *f* / déshydrogénase d'acide lactique *f*
11397 **dehydrogenase, xanthine** / Xanthindehydrogenase *f* (zu Harnsäure oxydierende) / déshydrogénase de xanthine *f*
11398 **(de)hydrogenate** / (de)hydrieren / (dés)hydrogéner
11399 **dehydrogenization** / Dehydrierung *f* (H-Abspaltung) / déshydrogénisation *f*
11400 **dehydromorphine** / Pseudomorphin *n* / oxy(bi)morphine *f*
11401 **dehydropeptidase** / Dehydropeptidase *f* (dehydrierte Peptide in Glycin, Ketosäure, NH_3 spaltendes Nierenferment) / déshydropeptidase *f*
11402 **dehypnotize** / enthypnotisieren / déshypnotiser
11403 **deinebriating** / ernüchternd / dégrisant
11404 **deinsectization** / Desinsektion *f* (Ungezieferbekämpfung) / désinsectisation *f*
11405 **deionization** / Deionisation *f* (Ionenentfernung aus Lösungen z.B. durch -austauscher) / désionisation *f*
11406 **dejected(ness)** / Niedergeschlagen(heit *f*) / abattu (abattement *m*)
11407 **dejection** / Ausleerung *f* / déjection *f*
11408 **Déjerine-Roussy syndrome** / Déjerine-Roussy' Syndrom (Halbseitige Seh- und Sensibilitätsstörungen infolge Sehhügelläsion) / syndrome de Déjerine-Roussy
11409 **delacerate (lacerated, lacerating)** / zerreißen (zerrissen, zerreißend) / dilacérer (lacéré, lacérant)
11410 **delactation** / Delaktation *f* (Aufhören der Milchsekretion) / allaitement, arrêt de l' *m*
11411 **delayed** / aufgeschoben / différé
11412 **delegation** / Abordnung *f* / délégation *f*
11413 **deleterious** / deletär (schädlich) / délétère
11414 **deletion** / Deletion *f* (Tilgung [eines Chromosomenzwischenstücks]) / délétion *f*

11415 **deliberate (deliberated, deliberating)** / beratschlagen (überlegt, bedächtig) / délibérer (délibéré, délibérant)
11416 **deliberateness** / Bedächtigkeit *f* / circonspection *f*
11417 **delicate** / delikat (empfindlich) / délicat
11418 **delimit(ation)** / abgrenzen (Abgrenzung *f*) / délimiter (délimitation *f*)
11419 **delineate(d)** / skizzieren (gezeichnet) / délinéer (délinéé)
11420 **delinquency** / Vergehen *n* / délinquance *f*
11421 **delinquent** / pflichtvergessen (Rechtsbrecher *m*) / délinquant (*m*)
11422 **deliquescence (deliquescent)** / Schmelzen *n* (zerfließend) / déliquescence *f* (déliquescent)
11423 **delirious** / deliriös / délirant
11424 **delirium** / Delirium *n* (lira = Furche: Bewußtseinsstörung mit ängstlicher Erregung) / délire *m*
11425 **delirium, acute** / Delirium acutum (bei akuten Psychosen) / délire aigu *m*
11426 **delirium, (a)febrile** / Fieberdelirium (Delirium ohne Fieber) *n* / délire (a)fébrile *m*
11427 **delirium, bland, mussitant** / Delirium blandum, mussitans (Vorsichhinmurmeln deliriöser Fieberkranker) / délire bland, mussitant *m*
11428 **delirium, (chronic) alcoholic** / Alkoholdelir (, chronisches) *n* (Bonhoeffer) / délire alcoolique (chronique) *m*
11429 **delirium, collapse** / Kollapsdelirium *n* (bei Abfall infektiösen Fiebers) / délire de collapsus *m*
11430 **delirium, convergent** / Delirium convergens (Beziehungswahn *m*) / délire convergent *m*
11431 **delirium, divergent** / Delirium divergens (Schädigungswahn *m*) / délire divergent *m*
11432 **delirium due to drug withdrawal** / Entziehungsdelirium *n* / délire de désintoxication *m*
11433 **delirium, epileptic** / Delirium epilepticum (bei Fallsucht) / délire épileptique *m*
11434 **delirium, exhaustion** / Delirium ex inanitione (Hungerdelirium *n*) / délire d'inanition *m*
11435 **delirium, furibund** / Delirium furibundum (bei schwerer Manie) / délire furibond *m*
11436 **delirium of the heart** / Delirium cordis (Arrhythmia perpetua) / délire du cœur *m*
11437 **delirium, hysteric** / Delirium hystericum (hyster. Tobsucht) / délire hystérique *m*
11438 **delirium, initial (infection)** / Initialdelirium *n* (bei Infektionen) / délire initial *m*
11439 **delirium of interpretation, sensitive** / Beziehungswahn, sensitiver *m* (Kretschmer: wahnhafte Reaktion überempfindlicher Psychopathen auf Erlebnisse beschämender Insuffizienz, z. B. Masturbantenwahn) / délire sensitif d'interprétation *m*
11440 **delirium, metabolic** / Delirium metabolicum (Mendel' Vertauschungswahn) / délire métabolique *m*
11441 **delirium, residual** / Residualwahn *m* (verbleibender Wahnideerest) / délire résiduel *m*
11442 **delirium, senile** / Delirium senile / délire sénile *m*
11443 **delirium tremens** / Delirium tremens ([rausch]giftbedingtes Delirium) / delirium tremens *m*
11444 **delirium without delirium** / Delirium sine delirio (Delirium tremens ohne psych. Symptome) / délire sans délire *m*
11445 **deliver** / entbinden / délivrer
11446 **deliverance** / Befreiung *f* (auch tokol.) / libération *f*
11447 **delivery (labour)** / Entbindung *f* / accouchement *m* (délivrance *f*)
11448 **delivery, assisted; directed labour** / Geburt, künstliche, geleitete *f* / accouchement artificiel, dirigé *m*
11449 **delivery, delayed; (delay in labour)** / Geburt, langdauernde, (verzögerte) *f* / accouchement prolongé, (retardé) *m*
11450 **delivery, easy (uncomplicated); difficult labour** / Geburt, normale, erschwerte *f* / accouchement eutocique, dystocique *m*
11451 **delivery, forceps** / Zangengeburt *f* (Extraktion des Foetus mit Geburtszange) / accouchement au forceps *m*
11452 **delivery, induced** / Geburt, eingeleitete *f* / accouchement provoqué *m*
11453 **delivery mechanism** / Geburtsmechanismus *m* / accouchement, mécanisme de l' *m*
11454 **delivery of multiple fetuses** / Mehrlingsgeburt *f* / accouchement à fœtus multiples *m*
11455 **delivery of the placenta** / Nachgeburtausstoßung *f* / délivrance *f*
11456 **delivery, post-mortem** / Leichengeburt (Sarggeburt) *f* / accouchement après la mort (de la parturiente) *m*
11457 **delivery, precipitated, spontaneous** / Sturzgeburt, Spontangeburt *f* / accouchement précipité, spontané *m*
11458 **delivery (labour) room** / Kreißsaal (Arbeitsraum) *m* / travail, salle de *f* (ouvroir *m*)
11459 **delivery at term** / Geburt, termingerechte *f* / accouchement à terme *m*
11460 **delomorphous** / delomorph (δῆλος = offenbar: eindeutig geformt und klar begrenzt) / délomorphe
11461 **delouse (deloused, delousing)** / entlausen (entlaust, entlausend) / épouiller (épouillé, épouillant)
11462 **delousing** / Entlausung *f* / épouillage *m*
11463 **delude** / täuschen / tromper
11464 **deluge** / Sintflut *f* / déluge *m*
11465 **delusion** / Delusion *f* (durch Vernunft od. Überzeugung nicht korrigierbare falsche Ansicht) / délusion *f*
11466 **delusion of culpability** / Versündigungswahn *m* / délusion de culpabilité *f*
11467 **delusion, detrimental** / Zerstörungswahn *m* / délusion destructive *f*
11468 **delusion of foreign influence** / Öffentlichkeitswahn *m* / délusion d'action extérieure *f*
11469 **delusion of grandeur** / Größenwahn *m* / délusion de grandeur *f*
11471 **delusion (mania), persecution** / Verfolgungswahn *m* (Persekutionsdelirium *n*) / délusion (délire *m*) de persécution *f*
11472 **delusion of metamorphosis** / Verwandlungswahn *m* / délusion de transformation *f*

11473 **delusion of negation** / Verneinungswahn *m* / délusion de négation *f*
11474 **delusion, nihilistic** / Vernichtungswahn *m* / délusion nihiliste *f*
11475 **delusion, poverty** / Verarmungswahn *m* / délusion d'indigence *f*
11476 **delusion, reference** / Beachtungswahn *m* / délusion de relation *f*
11477 **delusion, remembrance** / Erinnerungswahn *m* / délusion mnésique *f*
11478 **delusion, somatic** / Krankheitswahn *m* / délusion somatique *f*
11479 **delusion, (un)systematized** / Wahn, (un)systematischer *m* (mit [ohne] System) / délusion (in)systématisé *f*
11480 **demagnetize, dematerialize** / entmagnetisieren, entmaterialisieren / démagnétiser, dématérialiser
11481 **demarcation** / Demarkation *f* (entzündliche Trennung des krankhaften vom gesunden Gewebe) / démarcation *f*
11482 **demas** / Demas *n* (δέμας = [lebend(ig)er] Leib) / démas *m*
11483 **demasculinization** / Entmännlichung *f* / démasculinisation *f*
11484 **dematosynneuron** / Dematosynneuron *n* («Leibinbild», «Leibleitwerk») / dématosynneuron *m*
11485 **dematosynneuron, sensual** / Dematosynneuron, sensuelles *n* («leibliches Sinnesreizinbild») / dématosynneuron sensuel *m*
11486 **demedication** / Demedikation *f* (bei Ion[t]ophorese) / démédication *f*
11487 **demembration** / Gliedabnahme *f* / démembration *f*
11488 **dement(ed)** / Wahnsinniger *m* (wahnsinnig) / dément *m* (fou)
11489 **dementia** / Demenz *f* (durch erworbenen Hirnschaden bedingter Intelligenzdefekt) / démence *f*
11490 **dementia, abiotrophic** / Jakob-Creutzfeldt' Syndrom (Degenerative Erkrankung von Groß- und Kleinhirn, Stammganglien und Rückenmark) / démence abiotrophique
11491 **dementia, acute, chronic** / Dementia acuta, chronica / démence aiguë, chronique *f*
11492 **dementia, alcoholic (toxic), traumatic** / Dementia alcoholica, traumatica / démence alcoolique, traumatique *f*
11493 **dementia, apoplectic, arteriosclerotic** / Dementia apoplectica, arteriosclerotica / démence apoplectique, artériosclérotique *f*
11494 **dementia (Binswanger's type), presenile** / Binswanger' Syndrom (Enzephalopathie als Folge arteriosklerotischer Ernährungsstörungen des Gehirns) / démence présénile (type Binswanger)
11495 **dementia, choreatic, epileptic, myoclonic** / Dementia choreatica, epileptica, myoclonica / démence choréique, épileptique, myoclonique *f*
11496 **dementia, hydrocephalic** / Demenz, hydrozephale *f* (nach Hydrozephaluskompensation) / démence hydrocéphalique *f*
11497 **dementia, infantile** / Dementia praecocissima (De Sanctis: etwa im 3. Lebensjahr [nach Encephalitis?] mit katatonen Erscheinungen) / démence infantile *f*
11498 **(dementia, paralytic)** / (Bayle' Krankheit) (Durch Syphilis verursachte diffuse Hirnrindendegeneration) / (paralysie générale progressive)
11499 **dementia, paranoid** / Dementia paranoides (phantastica) (parynoide Schizophrenie) / démence fantastique *f*
11500 **dementia, precocious** / Dementia praecox (Kraepelin: Jugendirresein) / démence juvénile *f*
11501 **dementia, pugilists'** / Boxerschwachsinn *m* / démence des boxeurs *f*
11502 **dementia, secondary (terminal)** / Dementia secundaria (Ausgang ungeheilter Psychosen) / démence secondaire *f*
11503 **dementia, senile** / Dementia senilis (Altersirresein *n*) / démence sénile *f*
11504 **dementia, simple** / Dementia simplex (heb[ephren]oide Schizophrenie) / démence simple *f*
11505 **demethylize** / demethylieren (Methylgruppe metabolisieren) / déméthyl(is)er
11506 **demineralization** / Demineralisation *f* (Verarmung des Organismus an Mineralien [Haupt- und Spurenelementen]) / déminéralisation *f*
11507 **demodicosis** / Demodicosis *f* (Haarbalgmilbenbefall durch Demodex folliculorum) / démodécie *f*
11508 **demonism, demonophobia** / Dämonenglaube *m*, -furcht *f* / démonisme *m* démonophobie *f*
11509 **demonopathy (-mania)** / Besessenheit(swahn *m*) *f* / démonopathie (-manie) *f*
11510 **demonstrable (demonstrability)** / Beweisbar(keit *f*) / démonstrable (démonstrabilité) *f*
11511 **demonstrable, the** / Beweisbare, das / démontrable, le
11512 **demonstration, demonstrator** / Darstellung *f*, Erklärer *m* / démonstration *f*, démonstrateur *m*
11513 **demonstrat(iv)e** / beweisen (anschaulich) / démontrer (démonstratif)
11514 **demoralization (demoralize)** / Entsittlichung *f* (entmutigen) / démoralisation *f* (démoraliser)
11515 **demorphinization** / Morphiumentwöhnung *f* / démorphinisation *f*
11516 **demoscopy, -graphy, -cracy** / Demoskopie, -graphie, -kratie *f* (δῆμος = Volk: Volks-[meinungs]befragung, -beschreibung, -beherrschung) / démoscopie, -graphie, -cratie *f*
11517 **demulcent** / lindernd / lénifiant
11518 **demustardization** / Entlostung *f* (von Senfgas befreien) / démustardisation *f*
11519 **demutization** / Entstummung *f* (Stumme sich verständigen lehren) / démutisation *f*
11520 **demyelinization** / Nervenscheidenmarkzerstörung *f* (Entmarkung des ZNS) / démyélinisation *f*
11521 **denarcotize** / entnarkotisieren / dénarcotiser

11522 **denatality** / Geburtenzifferrückgang *m* / dénatalité *f*
11523 **denaturalize** / ausbürgern / dénaturaliser
11524 **denaturant** / denaturierend(es Mittel *n*) / dénaturant (*m*)
11525 **denaturate** / denaturieren (der Natur entfremden, die Natur einer Sache verändern, vergällen) / dénaturer
11526 **denaturation** / Denaturierung *f* (meist irreversible Strukturänderung [z.B. nativer Eiweißmoleküle], wobei die biol. Eigenschaften verlorengehen) / dénaturation *f*
11526a **dendriform, dendr(it)ic, dendroid** / verzweigt, verästelt, baumähnlich / dendriforme, dendrique, arboroïde
11527 **dendron ([axo]dendrite, dendraxon, axoplasm)** / Dendrit *m* (Protoplasmafortsatz der Nervenzelle) / dendrone (axodendrite *f*, dendraxe, axoplasme) *m*
11528 **denervation** / Denervierung *f* (Nerventfernung) / dénervation *f*
11529 **denervation, selective uterotubal** / Denervierung, selektive uterotubale *f* (Op. bei Sterilität) / dénervation utérotubaire sélective *f*
11530 **dengue** / Denguefieber *n* (span. = Ziererei: tropische Infektionskrankheit) / dengue *f*
11531 **denial-visual hallucination syndrome** / Anton-Babinski' Syndrom (Verlust der Sinnesempfindungen einer Körperhälfte) / hémiasomatognosie
11532 **denicotinization** / Nikotinentzug *m* / dénicotinisation *f*
11533 **denidation** / Denidation *f* (Ausstoßung der degenerierten Gebärmutterschleimhaut) / dénidation *f*
11534 **denigrate** / (an)schwärzen / dénigrer
11535 **denitrate** / denitrieren (Nitrogruppe aus einer Verbindung lösen) / dénitrer
11536 **denitrification** / Denitrifikation *f* (Freimachen von Stickstoff aus Salpetersäuresalzen) / dénitrification *f*
11537 **denitrogenation** / Stickstoffentzug *m* / dénitrogénation *f*
11538 **Denny=Brown's syndrome** / Arteria-carotis-interna-Syndrom (Neurologisches Krankheitsbild bei Verschluß od. Verengerung der A. carotis interna) / syndrome neurologique par occlusion ou rétrécissement de l'artère carotide interne
11539 **dense (density)** / Dicht(e *f*) / dense (densité *f*)
11540 **densification** / Verdichtung *f* / densification *f*
11541 **densi(to)meter** / Densi(to)meter *n* (Stoffdichtigkeitsmesser) / densi(to)mètre *m*
11542 **densography** / Densographie *f* (Rö-Kontrastschattenbestimmung) / densographie *f*
11543 **dentagra** / Zahnpein *f* / dent, mal de *m*
11544 **dental (dentary)** / zahnbezüglich / dentaire (odontique)
11545 **dent(el)ation** / Zähnung *f* / dentelure *f*
11546 **dentiaskiascope** / Dentiaskiaskop *n* (Zahnröntgenapparat) / dentiaskiascope *m*
11547 **dentibuccal** / zähne-backenbezüglich / buccodentaire
11549 **dent(icul)ate(d)** / gezahnt (gezähnt) / dent(icul)é (dentelé)
11550 **denticulation** / Zähnelung *f* / denticulation *f*
11551 **dentifacial, -labial, -lingual** / zähnegesichts-, -lippen-, zungebezüglich / dentifacial, -labial, -lingual
11552 **dentiform, dentoid** / zahnförmig, zahnähnlich / dentiforme, dentoïde
11552a **dentifrice** / zahnreinigend / dentifrice
11553 **dentimeter** / Zahnumfangmesser *m* / dentimètre *m*
11554 **dentin** / Dentinum (elfenbeinerne Zahnsubstanz: Zahnbein) / dentine
11555 **dentin, opalescent** / Dentinogenesis imperfecta (an bräunlicher Verfärbung kenntliche erbliche unvollkommene Dentinbildung infolge Kalkdefizits) / dentine opalescente *f*
11556 **dentin, primary, secondary** / Dentin, erstes, zweites *n* (vor, nach Zahnabnutzung) / dentine, primaire, secondaire *f*
11557 **dentinal** / dentinbezüglich / dentinaire
11558 **dent(in)algia (odontodynia)** / Dentalneuralgie *f* / odontalgie *f*
11559 **denti(ni)fication** / Zahnbildung (Dentin-) *f* / denti(ni)fication *f*
11560 **dentinitis** / Dentinitis *f* (Entzündung der Dentinkanälchen) / dentinite *f*
11561 **dentinoid** / Denticulus *m* (Prädentin: den Odontoblasten anliegende noch unverkalkte Dentinschicht) / odontinoïde *m*
11562 **dentinoma** / Dentingeschwulst *f* (mesodermale Kiefergeschwulst) / odontoblastome *m*
11563 **dentiparous** / dentipar (Zahndurchbruch betreffend) / dentipare
11564 **dentist (dental practitioner)** / Zahnarzt *m* / dentiste *m*
11565 **dentist, mechanician; (dental prosthetist)** / Zahntechniker *m* / dentiste mécanicien *m*
11566 **dentist, surgeon** / Zahnchirurg *m* / dentiste, chirurgien- *m*
11567 **dentistry** / Odontologie (Zahnheilkunde) *f* / odontiatrie (dentisterie *f*, art dentaire *m*)
11568 **dentistry, cosmetic, operative** / Kieferorthopädie, kosmetische, operative *f* / dentisterie esthétique, opérative *f*
11569 **dentistry, preventive, prosthetic** / Zahnorthopädie, erhaltende, ersetzende *f* / dentisterie préventive, prosthétique *f*
11570 **dentition (dentia)** / Zahnung *f* (natürliches Gebiß) / dentition *f*
11571 **dentition, cysts of** / Dentitionszysten *f* (über noch nicht durchgebrochenen Zähnen) / dentition, kystes de *m*
11572 **dentition, delayed, precocious** / Dentitio tarda, praecox (verzögerte, vorzeitige Zahnung) / dentition retardée, précoce *f*
11573 **dentition, difficult** / Dentitio difficilis (Beschwerden beim Durchbruch des Weisheitszahns) / dentition difficile *f*
11574 **dentition, (neo)natal** / Dentitio (neo)natalis (bei Geburt [bis 1 Mo. nach Geburt] durchgebrochener unterer mittlerer Schneidezahn) / dentition (néo)natale *f*

11575 **dentition, primary, secondary** / Dentitio, prima, secunda (Durchbruch der Milchzähne, der bleibenden Zähne) / dentition décidue, permanente *f*
11576 **dentition, senile** / Dentitio senilis (Zahnung im höheren Alter) / dentition sénile *f*
11577 **dentition, third** / Dentitio tertia (Durchbruch retinierter Zähne nach 2. Zahnung) / dentition, troisième *f*
11578 **dento-alveolar** / zahnfachbezüglich / dent(o-)alvéolaire
11579 **dentobronchitis** / Syndrom, dentobronchiales (Chronische Bronchitis und Zahneitrungen) / dentobronchite (VEENEKLASS)
11580 **dentogenic** / zahnursprünglich / odontogène
11581 **dentography** / Zahnbeschreibung *f* / dentographie *f*
11582 **dentomaxillary** / zahn-kieferbezüglich / dentomaxillaire
11583 **dentosurgical** / zahnchirurgisch / dentichirurgical
11584 **dentural** / gebißbezüglich / denture, se rapportant à la
11585 **denture (dental plate)** / Gebiß, künstliches *n* / denture (prothèse dentaire) *f*
11586 **denture, full, partial** / Zahnersatz, vollständiger, teilweiser *m* / denture totale, partielle *f*
11587 **denucleated** / entkernt / dénoyauté
11588 **denudation** / Entblößung *f* / dénudation *f*
11589 **denudation, dental** / Denudatio radicis (Zahnhalsentblößung, -wurzelfreilegung) / déchaussement dentaire *m*
11590 **denude (denuded, denuding)** / entblößen (entkleidet, bloßliegend) / dénuder (dénudé, dénudant)
11591 **denutrition** / Denutrition *f* (Nahrungsstoffassimilationsstörung) / dénutrition *f*
11592 **deobstruant (desobstructive)** / entblockend (Verstopfung beseitigend) / désobstruant (désobstructif)
11593 **deodorant (deodorizer)** / geruchtilgend(es Mittel *n*) / désodorant (*m*)
11594 **deossification** / Entknöcherung *f* / désossification *f*
11594a **deoxidation (deoxygenization)** / Sauerstoffentzug *m* / désoxydation *f*
11595 **department** / Departement *n* (Abteilung) / département *m*
11596 **depart(mental)** / abscheiden (bezirklich) / départir (départemental)
11597 **dependence** / Dependenz *f* (das Erscheinen von Abstinenzsymptomen verhindernde Abhängigkeit von einer Droge) / dépendance *f*
11598 **dependence, object** / Objektabhängigkeit *f* (bei erfolgloser Abwehr) / dépendance objective *f*
11599 **dependence, physical drug** / Suchtmittelabhängigkeit, physische *f* (verstärkt die psychische Abhängigkeit) / dépendance physique *f*
11600 **dependence, psychical drug** / Suchtmittelabhängigkeit, psychische *f* (Hauptintoxikationsursache) / dépendance psychique *f*
11601 **depepsinization** / Pepsinverlust *m* / dépepsinisation *f*
11602 **depersonalization** / Persönlichkeitsentfremdung *f* (Abwehr gegen Wirklichkeitsentfremdung) / dépersonalisation *f*
11603 **dephosphorylation** / Dephosphorylierung *f* (Abtrennung von Phosphorsäuren aus ihrer Verbindung) / déphosphorylation *f*
11604 **depigmentation** / Entfärbung *f* (der Haut) / dépigmentation *f*
11605 **depilation (depilatory)** / Enthaarung *f* (enthaarend) / dépilation *f* ([d]épilatoire)
11606 **depilous (hairless)** / haarlos / épilé
11607 **depletion (depletive)** / Flüssigkeitsentzug *m* (entleerend) / déplétion *f* (déplétif)
11608 **depolarization** / Depolarisation *f* (1. Vermeidung von Polarisation in galvanischen Elementen, 2. Rückumwandlung polarisierten Lichts in natürliches, 3. Depolarisierung der (motorischen) Endplattenmembran durch Acetylcholin) / dépolarisation *f*
11609 **depolymerization** / Depolymerisation *f* (Zerlegung polymerer Stoffe) / dépolymérisation *f*
11610 **depolymerization, metabolic** / Depolymerisation, metabolische *f* («Ausbrennen» [Dehydrieren bzw. Oxydieren] von Stoffwechselgiften) / dépolymérisation métabolique *f*
11611 **depopulation** / Entvölkerung *f* / dépopulation *f*
11612 **deposit** / ablagern (Niederschlag *m*) / déposer (dépôt *m*)
11613 **deposition** / Ablegung *f* (Absetzen, z. B. eines Mittels) / déposition *f*
11614 **depository (repository)** / Depositorium (Repositorium) *n* (Niederlagestelle, Rücklage-) / dépositoire (repositoire) *m*
11615 **depot** / Niederlage (Ablagerung) *f* / dépôt *m*
11616 **depot, acid** / Säuredepot *n* (kollagenes Bindegewebe) / dépôt d'acides *m*
11617 **depot, base** / Basendepot *n* (alkalophile Drüsen) / dépôt de bases *m*
11618 **depot fat** / Depotfett *n* / dépôt, graisse de *f*
11619 **depot insulin, penicillin** / Depotinsulin, -penicillin *n* / insuline-, pénicilline-retard *f*
11620 **depot protein** / Depoteiweiß *n* / dépôt, protéine de *f*
11621 **depravation (depravity)** / Verdorbenheit *f* (depravare = verunstalten: Verkommenheit) / dépravation *f*
11622 **depravity, ethical** / Verfall, moralischer *m* / dépravation éthique *f*
11623 **depreciate (depreciated, depreciating)** / entwerten (nachgelassen, schmälernd) / déprécier (déprécié, dépréciant)
11624 **depreciation** / Wertminderung (Abschreibung) *f* / dépréciation *f*
11625 **depress (depressed, depressing)** / niederdrücken (herabgesetzt, schwächend) / déprimer (déprimé, déprimant)
11626 **depressant** / beschwichtigend(es Mittel *n*) / déprimant (*m*)
11627 **depressed** / niedergeschlagen / découragé
11628 **depression** / Depression *f* (klin. Verstimmung, anat. [Knochen]eindruck) / dépression *f*

11629 **depression, auricular, ventricular** / Depression, aurikuläre, ventrikuläre *f* (sphygmographische Senkungen) / dépression auriculaire, ventriculaire *f*
11630 **depression, background** / Hintergrunddepression *f* (auf dem Hintergrund einer somatischen Teilstörung, z. B. Hyperthyreose) / dépression de fond *f*
11631 **depression (on a child's skull)** / Druckmarke *f* (tokol.) / pression (sur la tête fœtale), marque de *f*
11632 **depression, constitutional** / Depression, konstitutionelle *f* (konstitutionell psychopath.) / dépression constitutionnelle *f*
11633 **depression, endogenic (circular)** / Depression, endogene (zirkuläre) *f* (hereditär psychopath.) / dépression endogène (circulaire) *f*
11634 **depression, exogenic** / Depression, exogene *f* (hirntraumatisch bedingt) / dépression exogène *f*
11635 **depression of the freezing point (, reduced)** / Gefrierpunkterniedrigung (, reduzierte) *f* / abaissement (réduit) du point de congélation *m*
11636 **depression, molar** / Depression, molare *f* (durch 1 Molgramm Substanz in 1000 g Lösungsmittel hervorgerufene, dem osmotischen Druck proportionale Gefrierpunkterniedrigung, bei Wasser 1,85) / dépression molaire *f*
11637 **depression, psychogenic** / Depression, psychogene *f* (nicht path.) / dépression psychogène *f*
11638 **depression, reactive** / Depression, reaktive *f* (abnorme Erlebnisreaktion konstitutionell Depressiver) / dépression réactive *f*
11639 **depression of the soul** / Depressio animae (Seelenkummer *m*) / dépression de l'âme *f*
11640 **depression, subsoil** / Untergrunddepression *f* (auf dem Untergrund einer somatischen Gesamtstörung [Schneider]) / dépression de sous-sol *f*
11641 **depression, vegetative** / Depression, vegetative *f* (bei vegetativer Dystonie [Lemke]) / dépression végétative *f*
11642 **depressive** / depressiv (mit Verstimmung verbunden) / dépressif
11643 **depress(omot)or** / Blutdruckzügler *m* (bewegunghemmend) / dépress(omot)eur *m*
11644 **depressor (nerves)** / Depressoren *m* (Gefäßzentrenerregbarkeit herabsetzende depressorische Nerven) / dépresseurs (, nerfs) *m*
11645 **depressor, tongue** / Zungenspatel *m* / abaisse-langue *f*
11646 **(de)privation** / Beraubung *f* / privation *f*
11647 **depsids** / Depside *n* (aus aromatischen Oxysäuren ähnlich wie Polypeptide aufgebaute Flechtensäuren: Polyhydroxypolycarbonsäuren) / depsides *m*
11648 **depth (deepness)** / Tiefe *f* (Tiefsinn *m*) / profondeur (d'esprit) *f*
11649 **depth diaphragm (localizer)** / Tiefenblende *f* (röntg.) / profondeur, diaphragme de (localisateur en) *m*
11650 **depth dosis** / Tiefendosis *f* (röntg.) / dose profonde *f*
11651 **depth, field** / Tiefenbereich *m* (röntg.) / profondeur de champ *f*
11652 **depth, focus** / Tiefenschärfe *f* (röntg.) / profondeur de foyer *f*
11653 **depurate (clean)** / reinigen / épurer (assainir)
11654 **depurative (blood-purifying)** / blutreinigend / dépuratif
11655 **deputy** / Abgeordneter *m* / député *m*
11656 **derange (deranged, deranging)** / derangieren (aus der Ordnung gebracht, verwirrend) / déranger (dérangé, dérangeant)
11657 **derangement, internal** / Derangement interne (Binnenverletzung des Kniegelenks) / dérangement interne *m*
11658 **derangement, mental** / Unordnung, geistige *f* / dérangement d'esprit *m*
11659 **derealization** / Wirklichkeitsentfremdung *f* / déréalisation *f*
11660 **dereflexion** / Dereflexion *f* (ungezwungene Nichtbeachtung eines psych. Symptoms [Frankl]) / déréflexion *f*
11661 **derivation** / Ableitung *f* / dérivation *f*
11662 **derivative, meta-** / Metaverbindung *f* (z. B. 1,3-Dioxybenzol [Resorcin]) / dérivé, méta- *m*
11663 **derivative, ortho-** / Orthoverbindung *f* (z. B. 1,2-Dioxybenzol [Brenzcatechin]) / dérivé, ortho- *m*
11664 **derivative, para-** / Paraverbindung *f* (z. B. 1,4-Dioxybenzol [Hydrochinon]) / dérivé, para- *m*
11665 **derivatives** / Derivate *n* (abgeleitete chem. Verbindungen) / dérivés *m*
11666 **derive (derived, deriving)** / ableiten (abgeleitet, ableitend) / dériver (dérivé, dérivant)
11667 **dermacentor** / Dermacentor (Gatt. Ixodinae, Überträger von Pasteurella, Rickettsia, Babesia, Theileria, Encephalitis-Virus) / dermacenteur *m*
11668 **dermad** / hautwärts (von innen nach außen) / derme, (orienté) vers le
11669 **dermadrome** / Hautsyndrom *n* / dermadrome *m*
11669a **dermametropathism** / Hauteindruckdiagnostik *f* / dermamétropathisme *m*
11670 **dermanaplasty** / Hautplastik *f* / greffe cutanée *f*
11671 **Dermanyssus gallinae** / Hühnermilbe *f* / dermanysse gallin *m*
11672 **dermatagra** / Hautschmerz *m* / derme, mal de *m*
11673 **derm(at)algia** / Hautnervenschmerzen *m* / dermalgie *f*
11674 **derm(at)ic (dermal)** / hautbezüglich / dermique (cutané)
11675 **derm(at)itis** / Hautentzündung *f* / derm(at)ite *f*
11676 **dermatitis, allergic, traumatic** / Dermatitis allergica, traumatica / dermite allergique, traumatique *f*
11677 **dermatitis, artificial, provoked, simulated** / Dermatitis, artifizielle, provozierte, simulierte *f* / dermite artificielle, provoquée, simulée *f*
11678 **dermatitis, blastomycetic** / Gilchrist' Krankheit (Nordamerikanische Blastomykose) / blastomycose de Gilchrist

11679 **dermatitis of the capillitium, papillary** / Dermatitis papillaris capillitii (Folliculitis sclerotisans nuchae) / dermatite papillaire du capillitium *f*
11680 **dermatitis, chronic lichenoid** / Dermatitis lichenoides chronica pruriens (NEISSER) / dermatite lichénoïde prurigineuse *f*
11681 **dermatitis, chronic, macular atrophying** / Dermatitis atrophicans chronica, maculosa (Gliedmaßenhautschwundkrankheiten) / dermatite atrophiante chronique, maculaire *f*
11682 **dermatitis, cold, heat** / Dermatitis hiemalis, aestivalis / dermite de congélation, calorique *f*
11683 **dermatitis, contact** / Kontaktdermatitis *f* (Dermatitis venenata) / derm(at)ite de contact *f*
11684 **dermatitis, contusiform** / Erythema-nodosum-Syndrom (Polyätiologisches Erythema nodosum) / érythème contusiforme
11685 **dermatitis, cosmetic, medicamentous** / Dermatitis cosmetica, medicamentosa / dermite cosmétique, médicamenteuse *f*
11686 **dermatitis of the extremities, eruptive papulous** / GIANOTTI-CROSTI' Syndrom (Eruptive Gliedmaßendermatitis bei Kindern) / acrodermatite érythématopapuleuse infantile de GIANOTTI-CROSTI
11687 **dermatitis of the face, fibrinous** / Dermatitis fibrinosa faciei (MORO: im Gesicht mit Fibrinausschwitzung) / dermatite fibrineuse de la face *f*
11688 **dermatitis, herpetiform** / DUHRING' Syndrom (Chronisch intermittierend verlaufende, vorwiegend Blasen bildende Hautkrankheit) / hydrodermie multiforme
11689 **dermatitis of meadows, bullous** / Dermatitis bullosa pratensis (durch Liegen im Gras mit feuchter Haut) / dermatite bulleuse des prés *f*
11690 **dermatitis, mediothoracic** / Dermatitis mediothoracica (seborrhoides) (seborrhoisches Ekzematoid) / dermatite séborrhoïde *f*
11691 **dermatitis, neuropathic, symmetrical dysmenorrheic** / Dermatitis dysmenorrhoica neuropathica, symmetrica (KOHLER: der Frauen durch Menotoxin [?]; Schorfsucht der Mädchen) / dermatite dysménorrhéique neuropathique, symétrique *f*
11692 **dermatitis, pigmented purpuric lichenoid** / GOUGEROT-BLUM' Syndrom (Kapillartoxische [?] Dermatose mit Purpura) / dermatite lichénoïde purpurique pigmentée
11693 **dermatitis of SAVILL, epidemic exfoliative** / SAVILL' Syndrom (Epidemisch auftretende exfoliative Dermatitis) / syndrome de SAVILL
11694 **dermatitis, solar** / Lichtdermatitis *f* / dermite solaire *f*
11695 **dermatitis, verrucous** / Dermatitis verrucosa (bei barfußgehender Landbevölkerung durch Hormodendron und Phialophora) / dermatite verruqueuse *f*
11696 **(dermatitis [WILSON-BROCQ], exfoliative)** / (WILSON' Krankheit II) (Dermatitis exfoliativa) / (dermatite exfoliatrice généralisée)
11697 **derm(at)o-autoplasty, -heteroplasty** / Hautersatz, plastischer *m* (mit eignem, fremdem Material) / autogreffe, hétérogreffe cutanée *f*
11698 **Dermatobia** / Dasselfliege *f* (Gattung Brachycera) / dermatobie *f*
11699 **dermatobiasis** / Dermatobiabefall *m* / dermatobiase *f*
11700 **derm(at)ocele** / Haut(falten)ablösung *f*/ dermatolysie *f*
11701 **dermatocellulitis** / Unterhaut(zell)gewebsentzündung *f* / dermatocellulite *f*
11702 **dermatoconiosis** / Dermatokoniose *f* (Staubdermatose) / dermatoconiose *f*
11703 **dermatoconjunctivitis** / Augen(binde)hautentzündung *f* / dermatoconjonctivite *f*
11704 **dermatocyst(oma)** / Hautzyste *f* (Dermatozystom *n*) / dermatocyst(om)e *m*
11705 **dermatofibro(sarco)ma, protuberant** / Dermatofibro(sarco)ma protuberans (knollentreibende Bindegewebegeschwulst) / dermatofibro(sarco)me protubérant *m*
11707 **derm(at)ogenic** / haut(krankheiten)-bildend / derm(at)ogénique
11708 **derm(at)ogenous** / haut(krankheiten)ursprünglich / derm(at)ogène
11709 **dermatogram** / Hautabdruck *m* (analog Fingerabdruck) / dermatogramme *m*
11710 **dermatoid (dermatological)** / hautähnlich (hautkundlich) / dermatoïde (dermatologique)
11711 **dermatologist** / Dermatologe *m* / dermatologiste *m*
11712 **derm(at)ology** / Derm(at)ologie *f* (Lehre von [den Krankheiten] der Haut) / derm(at)ologie *f*
11713 **dermatoma** / Hautgeschwulst *f* / néoplasme cutané *m*
11714 **dermatome** / Dermatom *n* (1. Innervationsbezirk einer Spinalnervenwurzel, 2. Haut[transplantations]messer) / dermatome *m*
11715 **dermatomere** / Hautsegment, embryonales *n* / intégument embryonnaire, segment de l' *m*
11716 **derm(at)omycosis (-phytosis)** / Hautpilzkrankheit *f* / derm(at)omycose (-phytose) *f*
11717 **dermatomyoma** / Dermatomyom *n* (gutartige Hautgeschwulst) / dermatomyome *m*
11718 **dermatomyositis syndrome** / WAGNER-UNVERRICHT' Syndrom (Generalisierte genuine Dermatomyositis) / pseudotrichinose (HEPP)
11719 **derm(at)oneurology** / Derm(at)oneurologie *f* (Hautnerven[krankheiten]kunde) / derm(at)oneurologie *f*
11720 **derm(at)opathic** / derm(at)opathisch (Hautkrankheiten betreffend) / derm(at)opathique
11721 **derm(at)opathy** / Hautleiden *n* / derm(at)opathie *f*
11722 **dermatopathy, cyanotic** / Dermatopathia cyanotica (Unterschenkelstauungskatarrh, oft Grundlage für Ulcus cruris) / dermatopathie cyanotique *f*

11723 **Dermatophagoides pteronyssinus** / Hausmilbe *f* (ubiquitärer Hausstaubasthmaerreger) / dermatophagoïde ptéronyssin *m*
11724 **dermatophobia** / Dermatophobie *f* (Furcht vor Hautkrankheiten bzw. -verletzungen) / dermatophobie *f*
11725 **derm(at)ophysio(patho)logy** / Hautphysio(patho)logie *f* / derm(at)ophysio(patho)logie *f*
11726 **dermatophytes** / Hautpilzparasiten *m* / dermatophytes *m*
11727 **dermatopolyneuritis (erythredema)** / Polyneuropathie *f* (Akrodynie) / trophoneurodermatose *f* (érythème épidémique)
11728 **dermatorrhagia** / Hautblutung *f* / dermatorragie *f*
11729 **dermatorrhexis** / Hautriß *m* / dermatorrhexis (déchirure de la peau) *f*
11730 **dermatoscopy** / Hautbesichtigung *f* (mikrosk.) / dermatoscopie *f*
11731 **dermatoses (, angioneurotic, occupational, uratic)** / Hautkrankheiten (, gefäßnerven-, berufs-, harnsäurebedingte) *f* / dermatoses (angionévrotiques, professionnelles, uratiques) *f*
11732 **dermatosis, distinctive exudative discoid lichenoid chronic** / SULZBERGER-GARBE' Syndrom (Besondre exsudative diskoide lichenoide chronische Dermatose) / syndrome de prurigo polymorphe
11733 **dermatoses of gestation** / Schwangerschaftsdermatosen *f* (Herpes, Impetigo, Pruritus; akne-, erythem-, ekzem-, urtikariaartige) / dermatoses de gestation *f*
11734 **dermatosis, nutritional** / STRYKER-HALBEISEN' Syndrom (Vitamin-B-Komplex-Mangelerythem) / syndrome de STRYKER-HALBEISEN
11735 **dermatosis, pigmentary** / Incontinentia pigmenti (bald nach Geburt) / dermatose pigmentaire *f*
11736 **dermatosis, precancerous** / BOWEN' Syndrom (Ätiologisch ungeklärte präkanzeröse Dermatose) / maladie de BOWEN
11737 **dermatosis, reticulated pigmentary** / NAEGELI' Syndrom (I) (Dominant erbliche Incontinentia-pigmenti-Form) / dermatose pigmentaire réticulée
11738 **dermatosis, subcorneal pustular** / SNEDDON-WILKINSON' Syndrom (Dermatose mit amikrobieller subkornealer Pustelbildung) / dermatose pustuleuse souscornée
11739 **dermatosyndrome, endocrinous** / Dermatosyndrom, endokrines (Auf Therapie mit Organextrakten günstig reagierende, mit endokrinen Funktionsstörungen [Zwischenhirn-Hypophysensystem] einhergehende Dermatosen) / dermatosyndrome endocrine
11739a **derm(at)otropic** / dermotrop (auf die Haut gerichtet, z.B. Viren) / derm(at)otrope
11740 **dermatovisceral** / haut-eingeweidebezüglich (meist reflektorisch) / dermatoviscéral
11741 **dermatozoon** / Hautschmarotzer *m* / dermatozoaire *m*
11742 **dermatozoonoses** / Dermatozoonosen *f* (Hautschmarotzerkrankheiten) / dermatozoonoses *f*
11743 **dermatozoophobia, presenile** / Halluzinose-Syndrom, chronisch-taktiles (Chronische Halluzinose mit Störungen der Körperfühlsphäre) / acarophobie de THIBIÈRGE
11744 **dermatrophia** / Hautunterernährung *f* / adermotrophie *f*
11745 **dermograph(ical)** / Hautmarkierstift *m* (dermographisch) / dermograph(iqu)e *m*
11746 **dermographism** / Dermographie *f* (Hautreaktion nach mech. Reizung) / dermographisme *m*
11747 **dermography, white, red (erythematous), elevated** / Dermographismus albus, ruber (erythematosus), elevatus / dermographie blanche, rouge (érythémateuse), élevée *f*
11748 **dermoidectomy** / Dermoidausschälung *f* / dermoïdectomie *f*
11749 **dermoids** / Dermoide *n* (fet. ektodermale Einstülpungen: an Stelle von Schleimhautteilen eingekapselte Hautgebilde) / dermoïdes *m*
11750 **dermonosology** / Hautkrankheitenlehre *f* / dermonosologie *f*
11751 **dermophlebitis** / Hautvenenentzündung *f* / dermophlébite *f*
11752 **dermophil, -phobe** / hautfreundlich, -feindlich / dermophile, -phobe
11753 **dermophylaxis** / Dermophylaxe *f* (Haut[infektions]schutz) / dermophylaxie *f*
11754 **dermoskeleton (ectoskeleton)** / Hautskelet *n* (humanes: Haare, Nägel, Zähne) / exosquelette *m*
11755 **dermosynovitis, ulcerous plantar** / Dermosynovitis plantaris ulcerosa (Schleimbeutelentzündung unter Fußsohlenschwielen) / dermosynovite plantaire ulcéreuse *f*
11756 **dermosyphilopathy** / Hautleiden, luetisches *n* / dermosyphilopathie *f*
11757 **dermotactile** / dermotaktil (Hautberührung[sempfindung] betreffend) / dermotactile
11758 **dermo(tuberculin)reaction** / Haut(tuberkulin)reaktion *f* / cutiréaction (à la tuberculine) *f*
11759 **dermovaccine (dermovirus)** / Hautimpfstoff *m* (Hautvirus *n*) / dermovaccin (dermovirus) *m*
11760 **dermovascular** / dermovaskulär (Hautgefäße betreffend) / dermovasculaire
11761 **derogatory** / abträglich / dérogatoire
11762 **desalination** / Entsalzung *f* / désalination *f*
11763 **desaminase, adenylic acid** / Adenylsäuredesaminase *f* (Purindesaminase, überführt Muskeladenylsäure in Inosinsäure) / désamidase d'acide adénylique *f*
11764 **desaminases, purine** / Purindesaminasen *f* (Aminoderivate der Purinkörper [Adenin, Guanin] desaminierende Fermente) / désamidases de purine *f*
11765 **desaturation** / Desaturierung *f* (saturare = sättigen) / désaturation *f*
11766 **(d)escalation** / Hinaufschrauben (Herunter-) *n* / (d)escalation *f*

11767 **descemetitis** / Descemetitis *f* (Entzündung der DESCEMET' Membran der Hornhaut) / descemétite *f*
11768 **descemetocele** / Descemetozele *f* (vorgewölbte DESCEMET' Membran in Hornhautgeschwür) / descemétocèle *f*
11769 **descend (descended, descending)** / (her)absteigen (abgesunken, abstammend) / descendre (descendu, descendant)
11770 **descendant** / Deszendent (Abkömmling, Nachkomme) *m* / descendant *m*
11771 **descensus (descent)** / Descensus (Abstieg) *m* / descente *f*
11772 **descensus of the ovaries** / Descensus ovariorum (z.B. bei Perimetritis) / descente des ovaires *f*
11773 **descensus of the testicle** / Descensus testis (fet. Abstieg in den Hodensack im 3.–9. Mo.) / descente du testicule
11774 **descensus of the uterus, of the vagina** / Descensus uteri, vaginae / descente de l'utérus, du vagin *f*
11775 **descent (descendants)** / Herkunft (Nachkommenschaft) *f* / descendance *f*
11776 **descent of the fetal head** / Tiefertreten des Fötuskopfs *n* / descente de la tête du fœtus *f*
11777 **descriptive** / deskriptiv (beschreibend) / descriptif
11778 **desensitization** / Desensibilisierung *f* (1. physiol. Emfpindlichkeitsverringerung, 2. psych. Komplexbeseitigung) / désensibilisation *f*
11779 **desensitization, roentgen** / Röntgendesensibilisierung *f* / désensibilisation pour des rayons X *f*
11780 **desensitize** / desensibilisieren (gegen Allergene bzw. Anaphylaktogene durch Applikation steigender kleiner Dosen derselben) / désensibiliser
11781 **desexualize** / desexualisieren (des Sexualcharakters entkleiden) / désexualiser
11782 **desiccation (exsiccation)** / Austrocknung *f* / dessiccation *f* (dessèchement *m*)
11783 **desiccator (exsiccator)** / Trockenapparat *m* / dessiccateur *m*
11784 **desirable (desirous)** / wünschbar (begierig) / désirable (désireux)
11785 **desire** / wünschen (Wunsch *m*) / désirer (désir *m*)
11787 **desmectasia** / Bandverlängerung *f* / desmectasie *f*
11788 **desmitis** / Desmitis *f* (Entzündung von Bändern) / desmite *f*
11789 **desmocranium** / Desmocranium *n* (embr. kraniales Chorda-dorsalis-Ende) / desmocrâne *m*
11790 **desmodynia** / Bandschmerz *m* / desmodynie *f*
11791 **desmo-enzymes** / Desmofermente *n* (fest in Zelle verankerte) / desm(o-)enzymes *f*
11792 **desmogenous** / bandursprünglich / desmogène
11793 **desmoid** / Desmoid *n* (Fibroma durum) / desmoïde *m*
11794 **desmolases** / Desmolasen *f* (C-Gerüstkatalysatoren) / desmolases *f*
11795 **desmo(patho)logy** / Desmo(patho)logie *f* (Bänder[krankheiten]lehre) / desmo(patho)logie *f*
11796 **desmopathy, -rrhexis, -tomy** / Bandleiden *n*, Bandriß *m*, Banddurchtrennung *f* / desmopathie, -rrhexie, -tomie *f*
11797 **desmopexia** / (Mutter)bänderraffung *f* / desmopexie *f*
11798 **desmosis** / Banderkrankung *f* / desmose *f*
11799 **desmosomes** / Desmosomen *n* (Zellbrükken) / desmosomes *m*
11801 **desolate** / desolat (trostlos) / désolant
11802 **(desoxy)ribonucleases** / (Desoxy)ribonucleasen *f* (Nucleinsäuren angreifende Fermente) / (désoxy)ribonucléases *f*
11803 **desperate** / desperat (verzweifelt) / désespéré
11804 **despondency (despondent)** / Verzagtheit *f* (mutlos) / découragement *m* (découragé)
11805 **despumate** / abschäumen (spuma = Schaum) / despumer
11806 **desquamate (desquamated, desquamating)** / abschilfern (gehäutet, schuppend) / desquamer (desquamé, desquamant)
11807 **desquamation** / Abschilferung (Häutung, Schälung) *f* / desquamation *f*
11808 **desquamation, membranaceous** / Desquamatio membranacea sive lamellosa (Abschuppung in Fetzen, z.B. bei Scharlach) / desquamation lamellaire *f*
11809 **desquamative (desquamatory)** / abschilfernd (squama = Schuppe) / desquamant
11810 **destruction, destructor** / Ausrottung *f*, Vernichter *m* / destruction *f*, destructeur *m*
11811 **destructive** / abbauend (analytisch) / destructif
11812 **desuetude** / Ungebräuchlichkeit *f* / désuétude *f*
11813 **detachable** / abnehmbar / détachable
11814 **detach(ed)** / ablösen (losgelöst) / détacher (détaché)
11815 **detachment** / Ablösung *f* / détachement *m*
11816 **detachment of the vitreous body** / Glaskörperablösung *f* (chir. od. traumat.) / décollement du corps vitré *m*
11817 **detailed** / detailliert (eingehend) / détaillé
11818 **details** / Einzelheiten *f* / détails *m*
11819 **detect (detected, detecting)** / aufdecken (ermittelt, enthüllend) / détecter (détecté, détectant)
11820 **detectable (detection)** / aufdeckbar (Entdeckung *f*) / détectable (détection *f*)
11820a **detection of a hydatid mole** / Blasenmolenaufdeckung *f* (durch Ultraschall) / détection d'une môle hydatiforme *f*
11821 **detector-crayon, -paper** / (Gas)spürkreide *f*, -papier *n* / crayon, papier détecteur *m*
11822 **detergent** / reinigend(es Mittel *n*) / détergent (*m*)
11823 **deteriorate (deteriorated, deteriorating)** / verschlimmern, (verschlimmert, verschlimmernd) / détériorer (détérioré, détériorant)
11824 **determinants, major, minor haptenic** / Haptenoberdeterminanten, -unterdeterminanten *m* / déterminantes hapténiques majeures, mineures *f*

11825 **determination** / (Vorher)bestimmung *f* / détermination *f*
11826 **determination, embryonic** / (Organ)vorherbestimmung, embryonale *f* (durch Determinanten) / détermination embryonnaire *f*
11827 **determinations, molecular weight** / Molgewichtbestimmungen *f* / détermination de poids moléculaires *f*
11828 **determination, sex** / Geschlecht(vorher)-bestimmung *f* (♂ wenn Y-Chromosom, ♀ wenn X-Chromosom in Eizelle befruchtender Samenzelle) / détermination du sexe *f*
11829 **determine** / determinieren ([vorher]bestimmen) / déterminer
11830 **determinism** / Determinismus *m* (naturgesetzliche Kausalität, absolute Willensunfreiheit, Bekenntniswahrheit) / déterminisme *m*
11831 **dethyroidism** / Dethyreoidismus *m* (Zustand nach Schilddrüsenentfernung) / déthyroïdisme *m*
11832 **detonate** / knallen / détoner
11833 **(de)torsion** / (Ver)drehung *f* / (dé)torsion *f*
11834 **detoxicant** / entgiftend(es Mittel *n*) / détoxicant (*m*)
11835 **detoxicate (detoxify)** / entgiften / désintoxiquer
11836 **detoxication** / Entgiftung *f* (Umwandlung lipoidlöslicher Fremdstoffe [z.B. Pharmaca] in stärker polare [besser wasserlösliche = nierenausscheidungspflichtige] Verbindungen durch die Leber) / détoxication *f*
11837 **detriment(al)** / Nachteil(ig) *m* / détriment *m*
11838 **detrition** / Abnutzung *f* (z.B. der Zähne) / détrition *f*
11839 **detritus** / Detritus *m* (Abrieb, z.B. Zellgewebetrümmer) / détritus *m*
11840 **detruncation** / Verstümmlung *f* / détroncation *f*
11841 **detrusor of the bladder** / Detrusor urinae (trudere = treiben: Harnaustreibungsmuskulatur) / détruseur *m*
11842 **detubation** / Extubation *f* (Entfernung des Intubationstubus) / détubation *f*
11843 **detumescence** / Detumeszenz *f* (Abschwellung: Abnahme einer Geschwulst) / détumescence *f*
11844 **deuteranomal(op)ia** / Grünschwäche *f* / deutéranomal(op)ie *f*
11845 **deuteranopia** / Grünblindheit *f* (δεύτερος = zweite) / deutéranopie *f*
11846 **deuterium, tritium** / Deuterium, Tritium *n* (H_2, H_3) / deutérium, tritium *m*
11847 **deuteropathy** / Zweitkrankheit *f* / deutéropathie *f*
11848 **deut(er)oplasm (paraplasm)** / Deut(er)oplasma *n* (Paraplasma: nichterbliches Plasma, Nährmaterial [Dotter] im Aufbaumaterial [Eiweiß etc.] des Protoplasmas) / deut(ér)oplasme (paraplasme) *m*
11849 **deuteroporphyrin** / Deuteroporphyrin *n* (unter Einfluß von Fäulnisbakterien als Hb-Abbauprodukt auftretendes Porphyrin) / deutéroporphyrine *f*
11850 **deuterotoky** / Deuterotokie *f* (asexuale [female] Reproduktion mit Abkömmlingen beiderlei Geschlechts) / deutérotocie *f*
11851 **devaluation** / Entwertung (Abwertung) *f* / dévaluation *f*
11852 **devasation** / Devasation *f* (natürlicher Organgewebegefäßabbau) / dévasation *f*
11853 **devascularization** / Devaskularisierung *f* (artifizielle Gefäßdestruktion, z.B. bei chir. Eingriffen) / dévascularisation *f*
11854 **devastation** / Verheerung *f* / dévastation *f*
11855 **develop(er)** / entwickeln (Entwickler *m*) / développer (révélateur *m*)
11856 **developing, automatic** / Entwicklungsautomatik *f* (röntg.) / développement automatique *m*
11857 **development** / Entwicklung (Bildung) *f* / développement *m*
11858 **development, arrest of** / Hemmungsbildung *f* (Mißbildung infolge Entwicklungsstillstands) / développement, arrêt de *m*
11859 **development, prenatal, postnatal** / Entwicklung, pränatale, postnale *f* / développement prénatal, postnatal *m*
11860 **development, psychosexual** / Geschlechtsreifwerden *n* / développement psychosexuel *m*
11861 **(Devergie's disease)** / (Devergie' Syndrom) (Pityriasis rubra pilaris) / (maladie de Devergie)
11862 **deviability** / Deviabilität *f* (Komplementbindekraft) / déviabilité *f*
11863 **deviate (deviation)** / abweichen (Ablenkung *f*) / dévier (déviation *f*)
11864 **deviation, axis** / QRS-Abweichung *f* (Ekg) / déviation axiale *f*
11865 **deviation of the complement** / Komplementablenkung *f* / déviation du complément *f*
11866 **deviation, conjugate** / Deviatio coniugata (hirnbedingte Zwangsaugenstellung) / déviation conjuguée *f*
11867 **deviation, gait** / Gangabweichung *f* / déviation de la marche *f*
11868 **deviation, index** / Vorbeizeigen *n* / déviation de l'index *f*
11869 **deviation, latent, manifest** / Ablenkung, unterdrückte, offenbare *f* / déviation cachée, manifeste *f*
11870 **deviation of the penis** / Deviatio penis (Abknickung bei Erektion) / déviation du pénis *f*
11871 **deviation, septal** / Septumdeviation *f* (laterale Nasenscheidewandabweichung) / déviation septale *f*
11872 **deviation, standard** / Abweichung, mittlere *f* (einzelner Werte [Kollektiv] von Mittelwert [Durchschnitt] = σ) / écart-type *m*
11873 **deviation, ulnar** / Ulnarstellung *f* (bei Fraktur) / déviation cubitale *f*
11874 **deviator** / Ablenker *m* (elektr.) / déviateur *m*
11875 **device** / Vorrichtung *f* / dispositif *m*
11876 **device, additional, suspension** / Zusatzvorrichtung, Aufhängevorrichtung *f* / dispositif additionnel, de suspension *m*

11877 **device, control, safety** / Kontrollvorrichtung, Sicherheitsvorrichtung *f* / dispositif de contrôle, de sécurité *m*
11878 **device, developing, sterilizing** / Entwicklungsvorrichtung, Sterilisiervorrichtung *f* / dispositif à développement, à stérilisation *m*
11879 **device (, intracervical), intrauterine contraceptive [IUCD]** / Pessar (, intrazervikales), intrauterines (IUP) *n* (zur Schwangerschafts[toxikose]verhütung) / pessaire (intracervical), intra-utérin *m*
11880 **device, warning** / Detektor *m* / avertisseur *m*
11881 **deviometer** / Deviometer *n* (Schielwinkelmesser) / déviomètre *m*
11882 **devious** / gewunden / dévié
11883 **devitalization** / Devitalisierung *f* / dévitalisation *f*
11884 **devitalize (devitalized, devitalizing)** / abtöten (abgetötet, abtötend) / dévitaliser (dévitalisé, dévitalisant)
11885 **devoration** / Devoratio *f* (vorare = verschlucken) / dévoration *f*
11885a **dext(e)rous** / geschickt / dextrement
11886 **dextrad** / rechtsorientiert / droite, orienté vers la
11887 **dextral** / rechtsgelegen / droite, situé à
11888 **dextrality** / Rechtsorientiertheit *f* / dextralité *f*
11889 **dextraural, sinistraural** / rechtshörig, linkshörig / dextrauriculaire, sinistrauriculaire
11891 **dextrines, limiting** / Grenzdextrine *n* (durch Amylasekomplexferment nicht mehr aufspaltbar) / dextrines limites *f*
11892 **dextrocardia, levocardia** / Herzrechtslage, Herzlinkslage *f* / dextrocardie, sinistrocardie *f*
11893 **dextro(cardio)gram** / Dextrokardiogramm *n* (Ekg des re. Ventrikels) / dextrogramme *m*
11894 **dextrocerebral** / dextrozerebral (re. Hemisphäre betreffend) / dextrocérébral
11895 **dextroclination** / Rechtsneigung *f* / dextroclinaison *f*
11896 **dextrocular, sinistrocular** / rechtssichtig, linkssichtig / dextroculaire, sinistroculaire
11897 **dextrocurves, sinistro-** / Rechtskurven, Links- *f* (der Mastixreaktion) / dextrocourbes, sinistro- *f*
11898 **dextrodelay** / Rechtsverspätung *f* (Ekg : T neg. durch verspätete Erregung) dextroretard *m*
11899 **dextrodeviation, -duction** / Rechtsabweichung, -führung *f* / dextrodéviation, -duction *f*
11900 **dextrogyral** / dextrogyr (d = rechtsdrehend) / dextrogyre
11901 **dextrohypertrophy** / Rechtshypertrophie *f* (durch erschwerten Lungenkreislauf) dextrohypertrophie *f*
11902 **dextrolactic, levolactic** / dextrolactisch, lävolactisch (rechtsdrehende, linksdrehende Milchsäure betreffend) / dextrolactique, lévolactique
11903 **dextromanuality, -pedality** / Rechtshändigkeit, -füßigkeit *f* / droiterie, dextropodie *f*
11904 **dextrophilic, -tropic** / rechtsliebend, -wendig / dextrophile, -trope
11905 **dextrophobia, sinistro-** / Rechtsfurcht, Links- *f* / dextrophobie, sinistro- *f*
11906 **dextrophoria, sinistro-** / Sehachsenrechtsverlagerung, -links- *f* / dextrophoric, sinistro- *f*
11907 **dextroposition** / Rechts(ver)lage(rung) *f* / dextroposition *f*
11908 **dextrorotation, -version** / Rechtsdrehung, -wendung *f* / dextrorotation, -version *f*
11909 **dextrose ($C_6H_{12}O_6$)** / D-Glucose *f* (Aldohexose, «Traubenzucker» : Dextrose) / glucose *f* (*m*)
11910 **dextrosinistral** / dextrosinister (von rechts bis links) / droite à gauche, s'étendant de
11911 **dextrosuria (dextrinuria)** / Dextrosurie *f* (Dextrin im Urin) / dextrosurie (dextrinurie) *f*
11912 **dextrotorsion, sinistrotorsion** / Dextrotorsion, Sinistrotorsion *f* (kompensatorische Augapfeldrehungen) / dextrotorsion, lévotorsion *f*
11913 **dextroversion, sinistroversion of the uterus** / Dextroversio, Sinistroversio uteri / dextroversion, sinistroversion de l'utérus *f*
11914 **dextroverted** / rechtsgerichtet / dextroverti
11915 **diabetes** / Diabetes *m* (διαβαίνω = durchgehen: Harnruhr) / diabète *m*
11916 **diabetes, adrenal** / Nebennierendiabetes *m* (Glykosurie durch Hypercortizismus) / diabète surrénal *m*
11917 **diabetes, adrenalin** / Adrenalindiabetes *m* (Glykosurie nach Adrenalininj.) / diabète par adrénaline *m*
11918 **diabetes, alimentary** / Diabetes mel(l)itus (Zuckerharnruhr *f*: Hyperglykämie durch neur[o]endokrinopath. bedingte mangelhafte KH-Verwertung) / diabète sucré *m*
11919 **diabetes, alloxan, phlorhizin** / Alloxan-, Phlorrhizin-Diabetes *m* (Zuckerausscheidung bei Alloxan-, bzw. Phlorrhizininj.) / diabète alloxanique, phloridzique *m*
11920 **diabetes, artificial** / Punkturdiabetes *m* / diabète expérimental *m*
11921 **diabetes, aut(o)immune** / Aut(o)immundiabetes *m* (durch [körpereignes Insulin inaktivierende AK provozierendes] exogenes Insulin) / diabète aut(o-)immun *m*
11922 **diabetes, brittle** / Diabetes, labiler *m* (mit schwieriger stabiler Einstellung zwischen Hyper- und Hypoglykämie) / diabète labile *m*
11923 **diabetes, calcium** / Kalkdiabetes *m* (SCHÜPBACH: gegenregulatorische Reaktion bei Hypercalcämie) / diabète calcaire *m*
11924 **diabetes, central** / Diabetes, Zentraler *m* (bei Überwiegen der kontr[a]insulären Wirkungsgruppe der Hypophyse) / diabète préhypophysaire *m*
11925 **diabetes, conjugal** / Diabetes, ehelicher *m* / diabète conjugal *m*
11926 **diabetes, decipient** / Diabetes renalis (Glykosuria innocens sive renalis: norm. Blutzuckergehalt) / diabète innocent *m*
11927 **diabetes, enzymic** / Diabetes, enzymatischer *m* (Phosphoglucomutaseausfall) / diabète diastasique *m*

11928 **diabetes, gouty** / Arthritisdiabetes *m* / diabète arthritique *m*
11929 **diabetes, gravidic** / Schwangerschaftsdiabetes *m* / diabète gravidique *m*
11930 **diabetes, hormonal** / Diabetes, hormonaler *m* (Glucagonüberproduktion) / diabète hormonal *m*
11931 **diabetes, hunger** / Hungerdiabetes *m* (Vaganten-, Strohfeuerdiabetes) / diabète de famine (par carence) *m*
11932 **diabetes, insipid** / Diabetes insipidus (Polydipsie und Polyurie ohne Zucker und Eiweiß) / diabète insipide *m*
11933 **diabetes, insulin resistant** / Diabetes, insulinresistenter *m* (mit Insulinbedarf von >200 I.E.) / diabète résistant à insuline *m*
11934 **diabetes, insulinogenic (true)** / Insulin(mangel)diabetes *m* (mangelhafte Insulinproduktion bei absoluter Insuffizienz des Inselapparats) / diabète insulinogène (vrai) *m*
11935 **diabetes, intermittent** / Diabetes, zeitweiliger *m* / diabète temporaire *m*
11936 **diabetes, latent, manifest, potential** / Diabetes latenter, manifester, potentieller *m* (latent, wenn trotz physiol. Nüchternblutzuckerwerten Glucosetoleranztest path.) / diabète latent, clair, potentiel *m*
11937 **diabetes, lip(o)atrophic** / Lawrence' Syndrom (Stoffwechselstörung mit Lipatrophie, Leberzirrhose, Wachstumsbeschleunigung) / diabète lip(o)atrophique
11938 **diabetes, neurogenous** / Diabetes, neurovegetativer *m* (bei stressogener Adrenalinausschüttung via Sympathicus) / diabète sympathique *m*
11939 **diabetes, ovariogenous, thyrogenous** / Diabetes, ovariogener, thyreogener *m* / diabète ovariogène, thyrogène *m*
11940 **diabetes, pancreatic** / (Pankreas)diabetes, extrainsulärer *m* (od. Gegenregulationsdiabetes: mangelhafte Insulinabgabe bei relativer Inselapparatinsuffizienz infolge Pankreatopathie od. Endokrinopathie) / diabète pancréatique *m*
11941 **diabetes, phosphatic** / Albright-Butler-Bloomberg' Syndrom (Renale Spätrhachitis mit Phosphatdiabetes) / rachitisme tardif (D-vitaminorésistant)
11942 **diabetes, plethoric** / Diabetes, plethorischer *m* (rein diätetisch beeinflußbarer «Wohlstandsdiabetes») / diabète pléthorique *m*
11943 **diabetes, precocious** / Frühdiabetes *m* (Symptome: Hypoglykämie, Adipositas, Gastr[o]intestinalbeschwerden, Ödemneigung) / diabète précoce *m*
11944 **diabetes, renal saline** / Diabetes salinus renalis (path. NaCl-Durchlässigkeit der Niere) / diabète salin rénal *m*
11945 **diabetes, skin** / «Hautdiabetes» *m* (Hautmanifestationen bei Diabetikern) / diabétide *m*
11946 **diabetes, uremic renal saline** / Salzmangelurämie *f* (infolge Diabetes salinus renalis) / diabète salin rénal urémique *m*
11947 **diabetes-hemochromatosis syndrome** / Troisier-Hanot-Chauffard' Syndrom (Diabetes melitus infolge Pankreaszirrhose mit Pigmentablagerungen) / cirrhose pigmentaire diabétique
11948 **diabetic** / diabetisch / diabétique
11949 **diabetics, adult** / Diabetiker, erwachsene *m* (25–64 Jahre) / diabétiques adultes *m*
11950 **diabetics, childhood** / Diabetiker, kindliche *m* (0–14 Jahre) / diabétiques infantiles *m*
11951 **diabetics, elderly** / Diabetiker, ältere *m* (über 65 Jahre) / diabétiques séniles *m*
11952 **diabetic, essential** / Diabetiker, essentieller *m* (mit insulinantagonistischem Synalbuminfaktor [Vallance-Owen]) / diabétique essentiel *m*
11953 **diabetics, young** / Diabeter, jugendliche *m* (15–24 Jahre) / diabétiques juvéniles *m*
11954 **diabetogenic** / diabetogen (Diabetes erzeugend) / diabétogénique
11955 **diabetogenous** / diabetesursprünglich / diabétogène
11956 **diabetograph, -meter** / Diabetesmeßinstrumente *n* / diabétographe, -mètre *m*
11957 **diabetology** / Diabetesforschung *f* / diabétologie *f*
11958 **diabetotherapy** / Diabetestherapie *f* / diabétothérapie *f*
11959 **diabol** / Diabol *n* (διαβάλλω = durcheinanderwerfen: immanente Dysfunktion) / diabole *m*
11960 **diabrosis** / Diabrosis *f* (διάβρωσις = Durchnagen) / diabrose *f*
11961 **diacetate** / Diacetat *n* (Salz der Acetylessigsäure) / biacétate *m*
11962 **diacetemia diacet(on)uria** / Diacetonämie, -urie *f* / diacétémie, -urie *f*
11963 **diacetic** / acetylessigsauer (acetomonocarbonsauer) / biacétique
11964 **diachronic** / ungleichzeitig / diachronique
11965 **diachylon** / Diachylon *n* (Zubereitung mit Pflanzensäften) / diachylon *m*
11966 **diacid** / diacid (mit 2 ersetzbaren H-Atomen) / biacide
11967 **diaclasis** / Diaclasis *f* (chir. Fraktur) / diaclas(t)ie *f*
11968 **diacrisis** / Diakrise *f* (genaue Unterscheidung) / diacrise *f*
11969 **diacritical** / diakritisch (überkritisch) / diacritique
11970 **diactinic** / diaktin (für Rö-Strahlen durchlässig) / diactinique
11971 **diaderm** / Diaderma *n* (aus Ento- und Ectoderma bestehendes Blastoderma) / diaderme *m*
11972 **diadermic** / diadermisch (durch die Haut) / diadermique
11973 **diadochokinesia** / Diadochokinese *f* (διάδοχος = abwechselnd: Fähigkeit, antagonistische Bewegungen in schneller Folge auszuführen) / diadochocinésie *f*
11974 **diagnosis** / Diagnose *f* (Anwendung einer diagnostischen Methode zur Erkennung von Krankheiten) / diagnostic *m*
11975 **diagnosis, antenatal** / Diagnose, vorgeburtliche *f* (durch fet. Pulsabnehmer [Treskow-Krahe]) / diagnostic anténatal *m*

11976 **diagnosis, biological** / Diagnose, biologische *f* (auf Grund von Tierversuchen) / diagnostic biologique *m*
11977 **diagnosis, chorion** / Eihautdiagnose *f* (Unterscheidung der Ein- od. Zweieiigkeit von Zwillingen an Chorienzahl) / diagnostic chorionique *m*
11978 **diagnosis, clinical** / Diagnose, klinische *f* (am Krankenbett nach klin. Symptomen) / diagnostic clinique *m*
11979 **diagnosis, computer** / Computer-Diagnose *f* (mittels elektr. Datenverarbeitungsmaschinen) / diagnostic par computeur *m*
11980 **diagnosis of coronary insufficiency, early** / Koronarinsuffizienzfrühdiagnose *f* (SPECKMANN: durch Ruhe-Ekg, Sauerstoffmangelatmungstest, 3 Belastungs-EKG [Ergometer, Kniebeugen, Rauchen]) / diagnostic précoce d'insuffisance coronaire *m*
11981 **diagnosis, differential** / Differentialdiagnose *f* (DD: Unterscheidung ähnlicher Krankheiten) / diagnostic différentiel *m*
11982 **diagnosis, early, late** / Frühdiagnose, Spätdiagnose *f* / diagnostic précoce, tardif *m*
11983 **diagnosis by exclusion** / Diagnosis per exclusionem / diagnostic par exclusion *m*
11984 **diagnosis, false** / Fehldiagnose *f* / diagnostic, erreur de *f*
11985 **diagnosis, intrauterine** / Diagnose, intrauterine *f* (z.B. einer Asphyxie durch Blutgasanalyse) / diagnostic intra-utérin *m*
11986 **diagnosis ex juvantibus** / Diagnosis ex iuvantibus *f* (nach wirksamer Therapie) / diagnostic ex juvantibus *m*
11987 **diagnosis, laboratory** / Diagnose, laboratorische *f* (auf Grund von Laboratoriumsuntersuchungen) / diagnostic laboratoire *m*
11988 **diagnosis, malaria** / Malariadiagnose *f* (klin., bakteriol., serol. [Melanin-, Ferroflockungsreaktion]) / diagnostic paludéen *m*
11989 **diagnosis, mental, physical** / Diagnosis mentalis, physicalis (Begutachtung der geistigen, körperlichen Verfassung) / diagnostic mental, physique *m*
11990 **diagnosis, niveau (segment)** / Segmentdiagnose *f* (genaue Höhenfeststellung eines Rückenmarkschadens) / diagnostic longitudinal (segmentaire) *m*
11991 **diagnosis, provocative** / Provokationsdiagnose *f* (Herbeiführung einer path. Situation zwecks Diagnosestellung) / diagnostic provocateur *m*
11992 **diagnosis, puerperal transmission** / Übertragungsdiagnose *f* (durch Tragzeitberechnung) / diagnostic de transmission puerpérale *m*
11993 **diagnosis, regional (topographical)** / Herddiagnose (Herdsuche) *f* / diagnostic topographique *m* (localisation focale *f*)
11994 **diagnosis, roentgen** / Röntgendiagnose *f* / radiodiagnostic *m*
11995 **diagnosis, tentative** / Wahrscheinlichkeitsdiagnose *f* / diagnostic de probabilité *m*
11996 **diagnosis, transverse** / Querschnittdiagnose *f* (zur Erkennung von Rückenmarkprozessen) / diagnostic transverse *m*
11997 **diagnosis of tuberculosis** / Tuberkulosediagnose *f* (bes. durch Tuberculinreaktion) / diagnostic de tuberculose *f*
11998 **diagnostic** / diagnostisch / diagnostique
11999 **diagnos(ticat)e (diagnos[ticat]ed, diagnos[ticat]ing)** / diagnostizieren (diagnostiziert, diagnostizierend) / diagnostiquer (diagnostiqué, diagnostiquant)
12000 **diagnostician** / Diagnostiker *m* / diagnosticien *m*
12001 **diagnostics** / Diagnostik *f* (Kunst und Lehre zu erkennen) / diagnose (science du diagnostic) *f*
12002 **diagnostics, clinical function** / Funktionsdiagnostik, klinische *f* (KÜCHMEISTER) / diagnose fonctionnelle clinique *f*
12003 **diagnostics, computer** / Computer-Diagnostik *f* (diagnostische Datenverarbeitung und -abrufung) / diagnose par computeur *f*
12004 **diagnostics, functional** / Diagnostik, funktionelle *f* / diagnose fonctionnelle *f*
12005 **diagnostics, hematologic** / Hämodiagnostik *f* (diagnostische Blutuntersuchungsmethoden) / diagnose hématologique *f*
12006 **diagnostics, liquor** / Liquordiagnostik *f* (Aussehen, Zellzählung, Globulinreaktion, Eiweißbestimmung, Globulin/Albuminquotient, Kolloidreaktion, Komplementbindungsreaktion) / diagnose du liquor
12007 **diagnostics, nuclear sex** / Kerngeschlechtdiagnostik *f* (Untersuchung von spez. gefärbten Gewebezellabstrichen auf Kerngeschlechtchromatinkörper [doppelte Stäbchen von ~1 μ in Zellplasma]) / diagnose du sexe nucléaire *f*
12008 **diagnostics, pneumoperitoneal roentgen** / Röntgendiagnostik, pneumoperitonäale *f* / radiodiagnose pneumopéritonéale *f*
12009 **diagnostics of renal tumors** / Nierentumordiagnostik *f* (Ausscheidungsurographie → retrograde Pyelographie → Nierenszintigraphie → Nierenangiographie) / diagnose de tumeurs rénales *f*
12010 **diagnostics, ultrasonic** / Ultraschalldiagnostik *f* (ophth.) / ultrasonodiagnose *f*
12011 **diagnostics, urologic** / Urodiagnostik *f* (Harnuntersuchungsmethoden) / diagnose urologique *f*
12012 **diagnostics, vestibular** / Vestibularisdiagnostik *f* (rotatorische od. thermische Gleichgewichtuntersuchungsmethode) / diagnose vestibulaire *f*
12013 **diagram** / Diagramm *n* ([Zahlen]wertedarstellung in einem Koordinatensystem) / diagramme *m*
12014 **diagram of connections** / Schaltbild *n* (Montageschaltung) / montage, schème de *m*
12014a **diakinesis, chromosomal** / Diakinese, chromosomale *f* (Chromosomenanordnung in Äquatorialebene) / diacinèse chromosomique *f*
12015 **dialbuminosis** / Doppelalbuminose *f* (vermehrtes Auftreten von zwei elektrophoretisch verschiedenen Albuminfraktionen) / bialbuminose *f*

12016 **dialdehydes** / Dialdehyde *m* (Oxydationsprodukte diprimärer Alkohole) / dialdéhydes *m*
12018 **Dialister** / Dialister (Baktgatt. der Bacteroidaceae) / dialistre *m*
12019 **dialister, pneumosint** / Dialister pneumosintes (Bronchialschleimhautsaprophyt) / bactérie pneumosinte *f*
12020 **diallele** / diallel (sich im Circulus [vitiosus] bewegend) / diallèle
12021 **dialysate, uremic** / Urämikerdialysat *n* (hemmt Eiweißsynthese) / dialysat urémique *m*
12022 **dialysates** / Dialyseprodukte *n* / dialysats *m*
12023 **dialysis** / Dialyse *f* (Trennung hoch- und niedermolekulärer Körper mit Hilfe von Membranen) / dialyse *f*
12024 **dialysis, diffusive** / Diffusionsdialyse *f* (Osmose) / dialyse diffusive *f*
12025 **dialysis, extracorporeal** / Extrakorporaldialyse *f* (Blutreinigung über Künstliche Niere) / dialyse extracorporelle *f*
12026 **dialysis, intestinal, peritoneal** / Intestinaldialyse, Peritonäaldialyse *f* (extrarenale Entschlackungsmethoden) / dialyse intestinale, péritonéale *f*
12027 **dialysis, recirculatory** / Rezirkulationsdialyse *f* (Kombination von peritonäaler und extrakorporaler Dialyse) / dialyse récirculatoire *f*
12028 **dialytic(al), dialyzable** / dialytisch, dialysierbar / dialytique, dialysable
12029 **dialyze (dialyzed, dialyzing)** / dialysieren (dialysiert, dialysierend) / dialyser (dialysé, dialysant)
12030 **dialyzer** / Dialysator *m* / dialyseur *m*
12031 **diameter** / Durchmesser *m* (Abstand, Verbindungslinie) / diamètre *m*
12032 **diameter, anteroposterior** / Diametros anteroposterior (gerader Schädeldurchmesser) / diamètre front(o-)occipital *m*
12033 **diameter, anterotransverse** / Diametros anterotransversa (vorderer querer [temporaler] Schädeldurchmesser) / diamètre temporal *m*
12034 **diameter, biparietal, bitemporal** / Scheitelbeine-, Schläfenbeinedistanz *f* / diamètre bipariétal, bitemporal *m*
12035 **diameter, biischial, bispinous** / Sitzbeinhökker-, Sitzbeinstacheldistanz *f* / diamètre biischiatique, biépineux *m*
12036 **diameter, buccolingual** / Backen-Zungenränderdistanz *f* (Kieferdurchmesser) / diamètre buccolingual *m*
12037 **diameter, coccygeopubic, sacropubic** / Steißbein-, Kreuzbein-Schambeindistanz *f* / diamètre coccygéopubien, sacropubien *m*
12038 **diameters, cranial (craniometric)** / Schädeldurchmesser *m* (Schädelbeinedistanzen) / diamètres crâniaux (crâniométriques) *m*
12039 **diameter, diagonal, frontal, sagittal** / Diameter, diagonaler, frontaler, sagittaler *m* (oben re. hinten-unten li. vorn bzw. oben li. hinten-unten re. vorn, re.-li., vorn-hinten) / diamètre diagonal, frontal, sagittal *m*
12040 **diameter, external, internal, median** / Durchmesser, äußerer, innerer, mittlerer *m* / diamètre externe, interne, médian *m*
12041 **diameter of the fetal head** / Durchmesser des Fötuskopfs *m* / diamètre de la tête du fœtus *m*
12042 **diameter, frontomental, occipitomental, parietomental** / Vorderhaupt-, Hinterhaupt-, Mittelhaupt-Kinndistanz *f* / diamètre mentofrontal, -occipital, -pariétal *m*
12043 **diameter, horizontal, oblique, vertical** / Diameter, horizontaler, schräger, vertikaler *m* (re.-li., oben li.-unten re. bzw. oben re.-unten-li., oben-unten) / diamètre horizontal, oblique, vertical *m*
12044 **diameter, intercristal, intertuberous** / Darmbeinkämme-Darmbeinhöckerdistanz *f* / diamètre intercrêté, intertubéreux *m*
12045 **diameter, minimum** / Beckeneingangsdurchmesser, kleinster *m* / diamètre obstétrique *m*
12046 **diameter, oblique** / Diameter obliqua (schräger Durchmesser des Beckeneingangs [12,5 cm]) / diamètre oblique
12047 **diameters, pelvic** / Beckendurchmesser *m* (Hüftbeinedistanzen) / diamètres pelvimétriques *m*
12048 **diameter, posterotransverse** / Diametros posterotransversa (hinterer bzw. mittlerer querer [parietaler] Schädeldurchmesser) / diamètre pariétal *m*
12049 **diameter, pubosacral, pubotuberous** / Symphyse-Promontorium-, Schambein-Sitzbein(höcker)distanz *f* / diamètre pubiosacré, pubiotubéreux *m*
12050 **diameter, pupillary** / Pupillenweite *m* / diamètre pupillaire *m*
12051 **diameter, transverse** / Diameter transversa (querer Durchmesser des Beckeneingangs [13,5 cm], des Beckenausgangs [11 cm]) / diamètre transverse
12052 **diametric(al)** / diametrisch (Durchmesser betreffend) / diamétrique
12053 **diamines** / Diamine *n* (Kohlenwasserstoffe mit 2 Aminogruppen) / diamines *f*
12054 **diaminuria** / Diaminurie *f* / diaminurie *f*
12055 **diapason** / Stimmgabel *f* (otol.) / diapason *m*
12056 **diapedesis** / Diapedese *f* (διαπηδάω = hindurchdringen: Austritt von Blutkörperchen durch Kapillarwand) / diapédèse *f*
12057 **diaphaneity** / Durchscheinung *f* / diaphanéité *f*
12058 **diaphanoscope** / Diaphanoskop *n* (Durchleuchte) / diaphanoscope *m*
12059 **diaphanoscopy** / Diaphanoskopie *f* (HERTZEL: Durchleuchtung mit hintergehaltener Lichtquelle) / diaphanoscopie *f*
12060 **diaphanous** / durchscheinend (z.B. Zellmembran) / transparent
12061 **diaphorases** / Diaphorasen *f* (von hydrierten Dehydrasen H_2 auf Cytochrome übertragende Fermente) / diaphorases *f*
12062 **diaphoresis** / Diaphorese *f* (Schwitzen *n*) / diaphorèse *f*
12063 **diaphoretic** / schweißtreibend / diaphorétique

12064 **diaphragm** / Diaphragma *n* (διαφράσσω = abtrennen: Scheidewand, spez. 1. Zwerchfell *n*, 2. Blende *f*) / diaphragme *m*
12065 **diaphragm with distance regulator** / Ferneinstellungsblende *f* / diaphragme à réglage à distance *m*
12066 **diaphragm, double-slit** / Doppelschlitzblende *f* / diaphragme à doubles volets *m*
12067 **diaphragm, iris, suspended** / Irisblende, Hängeblende *f* (photogr.) / diaphragme iris, à suspension *m*
12068 **diaphragm of the pelvis** / Diaphragma pelvis (kleines Becken nach unten abschließende Dammuskeln) / diaphragme du bassin
12069 **diaphragm, primary, secondary** / Vorderblende, Hinterblende *f* (zwischen Objekt und Film, zwischen Fokus und Objekt) / diaphragme primaire, secondaire *m*
12070 **diaphragm of the sella turcica** / Diaphragma sellae (Hypophysendach, transversaler innerer Fortsatz der Dura mater) / diaphragme de la selle turcique
12071 **diaphragm, urogenital** / Diaphragma urogenitale (dreieckige Muskelplatte zwischen Symphyse und Sitzhöcker) / diaphragme urogénital
12072 **diaphragmatic** / zwerchfellbezüglich / diaphragmatique
12073 **diaphragmatocele** / Zwerchfellhernie *f* / diaphragmatocèle *f*
12074 **diaphragmitis, acute primary** / HEDBLOM' Syndrom (Akute primäre Zwerchfellentzündung) / diaphragmatite primaire aiguë
12075 **diaphysectomia** / Diaphysenresektion *f* / diaphysectomie *f*
12076 **diaphysial** / diaphysenbezüglich / diaphysaire
12077 **diaphysis** / Diaphysis (Mittelstück der langen Röhrenknochen) / diaphyse
12078 **diaphysitis** / Diaphysenentzündung *f* / diaphysite *f*
12079 **diaplacental** / diaplazentär (plazentadurchgängig) / diaplacentaire
12080 **diaplastic** / diaplastisch (Einrenkung betreffend) / diaplastique
12081 **diapnea (dyspnea)** / (Durch)atmung, leichte (, schwere) *f* / diapnée (dyspnée) *f*
12082 **diapophysis** / Diapophyse *f* (Wirbelquerfortsatzoberteil) / diapophyse *f*
12083 **diapositive** / Diapositiv *n* (lichtdurchlässiges Positiv) / diapositif *m*
12084 **Diaptomus** / Diaptomus (Gatt. Hüpferlinge, Ordn. Crustaceae: Medinawurmlarvenzwischenwirt) / diaptome *m*
12085 **diapyetic** / eiterfördernd / diapyétique
12086 **diarrhea** / Diarrhoea (Diarrhoe *f* Durchfall *m*) / diarrhée *f*
12087 **diarrhea of ablactation** / Diarrhoea ablactatorum (Entwöhnungsdiarrhoe) / diarrhée d'ablactation *f*
12088 **diarrhea, cachectic, colliquative, critical** / Durchfall, kachektischer, erschöpfender, kritischer *m* / diarrhée cachectique, colliquative, critique *f*
12089 **diarrhea, chronic** / Diarrhoe, chronische *f* (z.B. bei Achylia gastrica) / diarrhée chronique *f*
12090 **diarrhea, chylous, putrefactive** / Diarrhoea chylosa, putrefactiva (mit Schleim, mit Eiter) / diarrhée chyleuse, putréfactive *f*
12091 **diarrhea, crapulous, gastr(ogen)ic, irritative** / Diarrhoea crapulosa, gastrica, irritativa (bei Völlerei, Magenverstimmung, Darmirritation durch Drastica u.ä.) / diarrhée crapuleuse, gastrogène, irritative *f*
12092 **diarrhea, dysenteric** / Diarrhoea dysenterica (mit Blut) / diarrhée dysentérique *f*
12093 **diarrhea, morning, nocturnal** / Diarrhoea matutina, nocturna (Morgendurchfall, nächtlicher Durchfall bei Darmtuberkulose) / diarrhée matinale, nocturne *f*
12094 **diarrhea of newborns, epidemic** / Diarrhoea epidemica neonatorum (Hospitaldiarrhoe der Säuglinge) / diarrhée épidémique des nouveau-nés *f*
12095 **diarrhea, parenteral** / Begleitdiarrhoe *f* (bei nichtgastr[o]intestinalen Infektionskrankheiten) / diarrhée parentérale *f*
12096 **diarrhea, (premonitory) choleraic** / (Vor)-choleradurchfall *m* / diarrhée cholér(a)ique (prémonitoire) *f*
12097 **diarrhea, stercorous (paradoxical)** / Diarrhoea stercoralis (paradoxa: Verstopfungsdurchfall) / diarrhée stercoraire (paradoxale) *f*
12098 **diarrhea, sudoral** / Diarrhoea sudoralis (TROUSSEAU: bei Schweißausbruch) / diarrhée sudorale *f*
12099 **diarrhea, summer** / Sommerdiarrhoe (, kindliche) *f* / diarrhée infantile *f*
12100 **diarrhea, white, tropical** / Diarrhoea alba, tropica / diarrhée blanche, tropicale *f*
12101 **diarrheal** / diarrhöisch / diarrhéique
12102 **diarthrodial** / gelenkbezüglich / diarthrodial
12103 **diarthrosis** / Diarthrose (ἄρθρον = Glied: durch Gelenk bewegliche Knochenverbindung) / diarthrose
12104 **diaschisis** / Diaschisis *f* (v. MONAKOW: schockartiger Ausfall von Neuronkomplexteilen) / diaschisis *f*
12105 **diascope** / Diaskop *n* (Diapositivprojektor) / diascope *m*
12106 **diascopy** / Diaskopie *f* (Hautstrukturuntersuchungsmethode) / diascopie *f*
12107 **diastalsis** / Verdauungtraktperistaltik *f* / diastaltisme *m*
12108 **diastase** / Diastase *f* (Amylase) / diastase *f*
12109 **diastase diminution** / Diastaseschwund *m* (im Liquor cerebrospinalis bei Lues) / diastase, diminution de *f*
12110 **diastasemia** / Diastasämie *f* (> 32 W[OHLGEMUTH]-Einheiten) / diastasémie *f*
12111 **diastasimetry** / Diastasimetrie *f* (Fermentgehaltmessung) / diastasimétrie *f*
12112 **diastasis** / Diastasis *f* (Auseinanderweichen, z.B. von Knochen) / diastasis *f* (*m*)
12113 **diastasis, cardiac** / Diastasis cordis (zwischen Diastole und Systole) / diastasis cardiaque *f* (*m*)

12114 **diastasis of the iris** / Iridodiastasis *f* (angeborener Irisbasisdefekt) / diastasis de l'iris *f* (*m*)
12115 **diastasis of the straight muscle of the abdomen** / Diastasis recti abdominis (bei Schwangerschaft, nach Bauchop.) / diastasis du muscle droit de l'abdomen *f* (*m*)
12116 **diastasuria** / Diastasurie *f* (> 64 W.E.) / diastasurie *f*
12117 **diastema** / Zwischenraum *m* (bes. dent.) / diastème *m*
12118 **diastematocrania** / Schädellängsspalte *f* / diastématocrânie *f*
12119 **diastematomyelia** / Wirbelsäulenlängsspalte *f* / diastématomyélie *f*
12120 **diastematopyelia** / Beckenlängsspalte *f* / diastématopyélie *f*
12121 **diaster, tetraster** / Diaster, Tetraster *m* (2, 4 Zentrosomenstrahlungen) / diaster, tétraster *m*
12122 **diastole** / Diastole *f* (Herz[kammer]dilatation: Herzerholung) / diastole *f*
12123 **diastolic** / diastolisch (Herzmuskelentspannung betreffend) / diastolique
12124 **diathermanous (diatherma[n]cy)** / Wärmedurchlässig(keit *f*) / diathermane (diathermansie *f*)
12125 **diathermic (diathermize)** / diathermisch (mit Heilwärme behandeln) / diathermique (diathermiser)
12126 **diathermocoagulation** / Diathermokoagulation *f* (Koagulation mit Hochfrequenzstrom) / diathermocoagulation *f*
12127 **diathermy** / Diathermie *f* (Erzeugung von JOULE' Wärme in Körperabschnitten durch Hochfrequenzstrom) / diathermie *f*
12128 **diathermy, microwaves** / Mikrowellendiathermie *f* (schont Fettgewebe) / diathermie par des micr(o-)ondes *f*
12129 **diathermy, short-wave (long-)** / Kurzwellendiathermie (Langwellen-) *f* / diathermie par des ondes courtes (longues) *f*
12130 **diathesis** / Diathese *f* (Krankheitsbereitschaft) / diathèse *f*
12131 **diathesis, allergic** / Diathese, allergische *f* / diathèse allergique *f*
12132 **diathesis, aneurysmal** / Diathese, aneurysmale *f* / diathèse anévrismale *f*
12133 **diathesis, angiospastic** / Diathese, angiospastische *f* (vegetativ Stigmatisierter) / diathèse angiospastique *f*
12134 **diathesis, exudative** / Diathese, exsudative *f* (Veranlagung zu Haut- und Schleimhauterkrankungen) / diathèse exsudative *f*
12135 **diathesis, fibrous** / Diathese, fibröse *f* (Neigung zu [Herzklappen-]Bindegewebeschrumpfung) / diathèse fibreuse *f*
12136 **diathesis, hemorrhagic** / Diathese, hämorrhagische *f* (Blutungsneigung) / diathèse hémorragique *f*
12137 **diathesis, neuropathic** / Diathese, neuropathische *f* (angeborene Reizbarkeit sensibler Kinder) / diathèse neuropathique *f*
12138 **diathesis, rheumatic** / Diathese, rheumatische *f* / diathèse rhumatique *f*
12139 **diathesis, uric acid** / Diathese, harnsaure *f* (gichtige) / diathèse uratique *f*
12140 **diathesis, varicose** / Diathese, variköse *f* / diathèse variqueuse *f*
12142 **diathetic** / diathetisch (διάθεσις = Verfassung: [Krankheits]disposition betreffend) / diathésique
12143 **diatomic(al)** / zweiatomig / diatomique
12144 **diaxon** / Diaxon *n* (Nervenzelle mit 2 Achsenzylinderfortsätzen) / diaxone *m*
12145 **dibasic** / zweibasig (mit 2 durch Basen ersetzbaren H-Atomen) / bibasique
12146 **dibrachia** / Doppelarmigkeit *f* / dibrachie *f*
12147 **dicaryon** / Dikaryon *m* (Pilzwachstumsphase mit 2 haploiden Kernen in jeder Zelle) / bicaryon *m*
12148 **dicentric** / dizentrisch (mit 2 Zentren) / dicentrique
12149 **dicephalus (, di-, tri-, tetrabrachial, -pedal)** / Dicephalus *m* (di-, tri-, tetrabrachialis, -pedalis: Mißgeburt mit 2 Köpfen und 2, 3, 4 Armen bzw. Füßen) / dicéphale (di-, tri-, tétrabrachial, -pédal) *m*
12150 **dicheilia, -cheiria** / Doppellippigkeit, -händigkeit *f* / dichilie, -chirie *f*
12151 **dichlordiphenyltrichlorethane** / Dichlordiphenyl-trichloräthan *n* (DDT: Kontaktinsektizid «Füßchengift») / dichlordiphénylтrichloréthane *m*
12152 **dichlorphenol-indophenol indicator** / Dichlorphenol-Indophenol-Indikatorlösung *f* (zum Nachweis von Vitamin C) / bichlorphénole-indophénole indicateur *m*
12153 **dichorial** / dichoriat (mit 2 Chorien ausgestattet sind zweieiige Zwillinge) / bichorionique
12154 **dichotomization (dichotomize)** / Gablung *f* (gabeln) / dichotomisation *f* (dichotomiser)
12155 **dichotomous (dichotomy)** / zweigeteilt (Zweiteiligkeit *f*) / dichotomique (dichotomie *f*)
12156 **dichroism** / Dichroismus *m* (Andersfarbigkeit im auf- als im durchfallenden Licht) / dichroïsme *m*
12157 **dichro(it)ic** / dichroitisch (doppelfarbig, z.B. Filmschleier) / dichroïtique
12158 **dichromate** / Dichromat *m* (Zweigrundfarbentüchtiger = Einfarbenblinder) / dichromate *m*
12159 **dichromatopsy** / Dichromatopsie *f* (Blindheit für eine der 3 Grundfarben) / dichromatopsie *f*
12160 **dichromophil** / dichromophil (basisch und sauer anfärbbar) / bichromophile
12161 **dicoumarol** / Cumarin *n* (Anticoagulans Tonkabohnenkampfer in vielen Gras- und Kleearten) / coumarine, anhydride de *m*
12162 **Dicrocoelium** / Dicrocoelium (Gattung Trematoden) / dicrocœlium *m*
12163 **dicroc(o)elium, lanceolate** / Dicrocoelium dendriticum seu lanceolatum (blutsaugender Gallen-Pankreasgangparasit bei Pflanzenfressern) / dicrocœlium dendritique *m*
12164 **dicrotism** / Dikrotismus *m* (δίκροτος = Doppelschlag: im Sphygmogramm 2. Pulswelle regelrecht nach Ablauf der 1.) / dicrotisme *m*
12165 **dictionary, medical** / Wörterbuch, medizinisches *n* / dictionnaire médical *m*

12166 **dictyokinesis** / Diktyosomenteilung *f* / dictyocinèse *f*
12167 **dictyoma** / Diktyom *n* (δίκτυον = Netz: embr. angelegte Netzhautgeschwulst) / dictyome *m*
12168 **dictyosoma** / Diktyosom *n* (GOLGI' Apparat: feiner Netzapparat am Zellkern im Archoplasma) / dictyosome *m*
12168a **dicytosis** / Dizytose *f* (Verhältnis Vielkernige [Granulozyten] zu Einkernigen [Lymphozyten, Monozyten] = 66:33) / dicytose *f*
12169 **didactic** / didaktisch (belehrend, lehrhaft) / didactique
12169a **didactylism** / Zweifingerigkeit *f* / didactylisme *m*
12170 **didermoma** / Bidermom *n* (Zweikeimblättergeschwulst) / bidermome *m*
12171 **didymium (Di)** / Didymium *n* (Neodymium + Praseodymium) / didymium *m*
12172 **didymodynia** / Hodenschmerzen *m* / didymalgie *f*
12173 **diechoscope** / Diechoskop *n* (Doppelstethoskop) / diéchoscope *m*
12174 **diecious** / diözisch (diök = zweihäusig sind Pflanzen mit männl. und weibl. Individuen) / diécique
12175 **dielectric** / dielektrisch (elektr. nichtleitend, isolierend) / diélectrique
12176 **diembryony** / Zwillingschaft, eineiige *f* / biembryonie *f*
12177 **diencephalon (interbrain)** / Diencephalon (Zwischenhirn oder Sehhügelhirn) / diencéphale (cerveau intermédiaire)
12178 **diencephalosis** / Dienzephalose *f* (Zwischenhirnfunktionsstörung) / diencéphalose *f*
12179 **diene (chem. final syllable)** / dien (chem. Endsilbe für ungesättigte CH-Verbindungen mit 2 Doppelbindungen im Molekül, z.B. Butadien) / diène (syllabe finale chim.)
12180 **Dientamoeba** / Dientamoeba (Gattung Amöben) / dientamibe *f*
12181 **dientam(o)eba, fragile** / Dientamoeba fragilis (apathogener Menschendarmparasit) / dientamibe fragile *f*
12182 **dieresis** / Dihärese *f* (αἵρεσις = Einnahme: Zweinahme) / diérèse *f*
12183 **diesterases** / Diesterasen *f* (Phosphatasen) / diestérases *f*
12184 **diestrus** / Dioestrus *m* (kurze Brunstperiode zwischen Metoestrus und Prooestrus) / diœstrus *m*
12185 **diestrus, gestational, lactational** / Gestationsdiöstrus, Lactationsdiöstrus *m* / diœstrus de gestation, de lactation *m*
12186 **diet (regimen)** / Diät *f* (δίαιτα = Lebens-[mittel]art, Ernährungsweise, Kost, verordnete, empfohlene, selbstgewählte) / régime *m* (diète *f*)
12187 **diet, absolute, rigorous** / Fasten, absolutes, strenges *n* / diète absolue, rigoureuse *f*
12188 **diet, acid (sour)** / Kost, saure *f* (natürliche und künstliche freie Säuren [$p_H < 5$] enthaltend) / régime acide (aigre) *m*
12189 **diet, acid-free** / Kost, säurefreie *f* (KOCH) / régime sans acides *m*
12190 **diet, adequate** / Diät, vernünftige *f* (bes. an [gesättigten] Fettsäuren arme) / régime prudent *m*
12191 **diet adjustment** / Diätanpassung *f* / régimc, ajustement de *m*
12192 **diet, alkaligenous** / Kost, (Harn) alkalisierende *f* / régime alcalinisant *m*
12193 **diet, alternating** / Schaukeldiät *f* (alkalisierende und säuernde Kost in 3tägigem Wechsel) / régime alternant *m*
12194 **diet, antiretentional** / Epileptikerkost *f* (flüssigkeitsarm) / régime antirétentif *m*
12195 **diet, apple** / Apfeldiät *f* (bei Diarrhoe, Fett-, Wassersucht) / diète aux pommes *f*
12196 **diet, balanced** / Kost, ausgeglichene *f* / régime équilibré *m*
12197 **diet, basal** / Basiskost *f* (die zur Gewährleistung des Grundumsatzes erforderlichen Kalorien enthaltend) / régime basal *m*
12198 **diet, basic (acid neutralizing)** / Kost, basische *f* (basenüberschüssig [$p_H > 5$], Säuren neutralisierend) / régime basique *m*
12199 **diet, beriber(igen)ic** / Kost, Beriberi verursachende *f* (Vitamin-B_I-Mangelkost) / régime béribérique *m*
12200 **diet, cardiac** / Herzdiät *f* / diète cardiaque *f*
12201 **diet, cereal** / Getreidekost *f* (lysinarme wird durch [lysinreiche] Gemüsekost vollwertig) / régime de céréales *m*
12202 **diet, change of** / Diätwechsel *m* / diète, changer la
12203 **diet, changed protein** / Eiweißwechseldiät *f* (je 1 Woche Milch-, Fleisch-, Fischeiweiß bei Hepatitiden) / régime en protéines changées *m*
12204 **diet, convalescent** / Aufbaudiät *f* / diète reconstituante *f*
12205 **diet, diabetic** / Diabetikerkost *f* (KH-arm) / régime diabétique *m*
12206 **diet, digestible** / Kost, leichtverdauliche *f* / régime digestible *m*
12207 **diet, dissociated** / Trennkost *f* (Eiweiß und Kohlenhydrate nicht zusammenbringend) / régime dissocié *m*
12208 **diet, dry** / Kost, trockne *f* / régime sec *m*
12209 **diet, elimination** / Allergikerkost *f* (ohne Allergene) / régime d'élimination *m*
12210 **diet, energy** / Kost, kräftige *f* / régime énergétique *m*
12211 **diet, eucaloric** / Kost, eukalorische *f* / régime eucalorique *m*
12212 **diet, every-day** / Kost, tagtägliche *f* / régime quotidien *m*
12213 **diet, fluid** / Wasserfasten *n* / diète hydrique *f*
12214 **diet for gout** / Kost, stickstoffarme *f* (bei Gicht) / régime pauvre en azote *m*
12215 **diet, green-leaf-** / Grüne-Blatt-Kost *f* (kein Getreide, keine Milch [PRZYGODDA]) / régime à feuilles vertes *m*
12216 **diet, high caloric** / Kost, kalorienreiche *f* / régime riche en calories *m*
12217 **diet, high fat** / Kost, fettreiche *f* / régime cétogène *m*
12218 **diet, high protein (acid-forming)** / Kost eiweißreiche *f* (harnsäuernde) / régime riche en protéines (acidifiant des urines) *m*

12219 **diet, inadequate** / Zivilisationskost *f* (neg. denaturierte KH [zuckersüße Mehlspeisen], pos. denaturiertes Eiweiß [mastfettes Fleisch]) / régime inadéquat *m*
12220 **diet, lactic acid** / Kost, milchsaure *f* (KUHL) / régime d'acide lactique *m*
12221 **diet, lactovegetarian** / Kost, laktovegetabile *f* / régime lactovégétarien *m*
12222 **diet, lactovovegetable** / Kost, ovolaktovegetabile *f* (durch Milchprodukte und Hühnerei ergänzte Getreide-Pflanzenkost) / régime lactovovégétal *m*
12223 **diet, light (soft)** / Kost, l(e)ichte (milde) / régime léger *m*
12224 **diet, liquid (slop)** / Nahrung, flüssige *f* / alimentation liquide *f*
12225 **diet, low amino acids** / Aminosäurenmangeldiät *f* (phenylalaninarme Kost bei Tumortherapie [LORINCZ]) / régime, pauvre en acides aminés *m*
12226 **diet, low caloric** / Kost, kalorienarme *f* / régime pauvre en calories *m*
12227 **diet, low cystine, histidine** / Cystin-, Histidinmangelernährung *f* (verursacht kindliche Alopezien, Ekzeme [HOLT]) / régime pauvre en cystine, histidine *m*
12228 **diet, low fat** / Kost, fettarme *f* / régime maigre *m*
12229 **diet, low ionic (KEITH)** / Kost, natriumarme *f* / régime pauvre en sodium *m*
12230 **diet, low isoleucine** / Isoleucinmangelernährung *f* (verursacht Rastlosigkeit bei Kindern und Erwachsenen [HOLT]) / régime pauvre en isoleucine *m*
12231 **diet, low leucine** / Leucinmangelernährung *f* (hat Isoleucin-, Valin-, Glycinanstieg zur Folge [HOLT]) / régime pauvre en leucine *m*
12232 **diet, low oxalate** / Kost, oxalsäurearme *f* / régime pauvre en oxalate *m*
12233 **diet, low protein (alkali-ash)** / Kost, eiweißarme *f* (nichtharnsäuernde) / régime pauvre en protéines (alcalisant des urines) *m*
12234 **diet, low residue** / Kost, schlackenarme *f* / régime pauvre en résidu *m*
12235 **diet, low salt** / Kost, kochsalzarme *f* / régime pauvre en sel *m*
12236 **diet, maintenance** / Kost, Körpergewicht gleichhaltende *f* / régime d'entretien *m*
12237 **diet, meat** / Fleischkost *f* / régime carné *m*
12238 **diet, milk** / Milchdiät *f* / diète lactée *f*
12239 **diet, mixed** / Kost, gemischte *f* / régime mêlé *m*
12240 **diet, observe a** / Diäthalten *n* / régime, être au (suivre un) *m*
12241 **diet, optimal** / Kost, optimal verwertbare *f* / régime optimal *m*
12242 **diet, ordinary** / Jedermannskost *f* / régime ordinaire *m*
12243 **diet, plain** / Kost, einfache *f* / régime frugal *m*
12244 **diet, plant oil-milk protein** / Öl-Eiweiß-Kost *f* (BUDWIG) / régime à huile végétale et protéine lactique *m*
12245 **diet poor in proteine and sodium** / Kost, eiweiß-natriumarme *f* (rein vegetarische [proteinarme-kaliumreiche] z.B. bei Nierenerkrankungen) / régime pauvre en protéine et riche en potassium *m*
12246 **diet poor in purine** / Kost, purinarme *f* (Pflanzen[roh]kost, z.B. bei Gicht und Rheumatismus) / régime pauvre en purine *m*
12247 **diet, pregnancy** / Schwangerenkost *f* / régime de grossesse *m*
12248 **diet, protective** / Schutzkost *f* / régime de protection *m*
12249 **diet, pulpy** / Nahrung, breiige *f* / alimentation pulpeuse *f*
12250 **diet, put on** / Diät(kost)verordnung *f* / régime, mettre au *m*
12251 **diet, rachit(ogen)ic** / Kost, Rhachitis verursachende (Vitamin-D-Mangelkost) / régime rachitique *m*
12252 **diet, raw food** / Rohkost *f* (BIRCHER-BENNER) / régime de crudités *m*
12253 **diet, rheumatic** / Kost, nichtsäuernde *f* (bei Rheuma) / régime rhumatique *m*
12254 **diet rich in bulky food** / Kost, ballaststoffreiche *f* (Peristaltik anregend, Defäkation fördernd) / régime riche en lest *m*
12255 **diet, salt-free (GERSON)** / Kost, salzfreie *f* (eiweiß-, fettarm, kohlenhydrat-, vitamin-, mineralreich) / régime sans sel *m*
12256 **diet, scorbut(ogen)ic** / Kost, Skorbut verursachende *f* (Vitamin-C-Mangelkost) / régime scorbutique *m*
12257 **diet sheets** / Diät(kost)zettel *m* / régime, feuilles de *f*
12258 **diet, sick** / Krankenkost *f* / régime spécial pour malades *m*
12259 **diet, smooth** / Kost, zellulosearme *f* / régime pauvre en cellulose *m*
12260 **diet, solid** / Nahrung, feste *f* / alimentation solide *f*
12261 **diet, spare** / Schonkost *f* / régime de ménagement *m*
12262 **diet, specific** / Diät, spezifische *f* / diète spécifique *f*
12263 **diet, subsistence** / Nahrung, lebensnotwendige *f* / alimentation de subsistance *f*
12264 **diet, substantial** / Kost, gehaltvolle *f* / régime substantiel *m*
12265 **diet, sugar-free** / Kost, zuckerfreie *f* (BRUKER) / régime sans sucre *m*
12266 **diet, sutoxin-free** / Kost, sutoxinfreie *f* (RECKEWEG) / régime sans sutoxines *m*
12267 **diet, test** / Probekost *f* / régime d'épreuve *m*
12268 **diet, trial** / Versuchskost *f* / régime d'essai *m*
12269 **diet, undigestible** / Kost, schwerverdauliche *f* / régime indigeste *m*
12270 **diet, vegetarian** / Pflanzenkost *f* (methioninarme wird durch [methioninreiche] Getreidekost vollwertig) / régime végétarien *m*
12271 **diet, Yin-Yang-** / Yin-Yang-Kost *f* (vor allem Getreide bes. [Voll]reis [OSHAWA]) / régime Yin-Yang *m*
12272 **dietarian** / Diätarier *m* / diétarien *m* (personne au régime *f*)
12273 **dietary** / Kostplan *m* (Diätvorschrift) / règles diététiques *f*

12274 **dietetic** / diätetisch (Ernährung betreffend) / diététique
12275 **diet(et)ician (dietist)** / Diätetiker *m* / diététicien *m*
12276 **dietetics** / Diätetik *f* (Ernährungslehre) / diététique (, science) *f*
12277 **diethylamide, lyserg(acid)ic** / Lysergsäure-Diäthylamid (LSD) *n* (temporäre Schizophrenie erzeugende Droge) / diéthylamide lyserg(acid)ique *m*
12278 **diethylbarbituric** / diäthylbarbitursauer / diéthyle-barbiturique
12279 **(DIETL's crisis)** / (DIETL' Krankheit) (Symptomenkomplex bei «Wandernieren-Einklemmung») / (maladie de DIETL)
12280 **dietotoxic** / diätfeindlich / diétotoxique
12281 **DIETRICH's syndrome** / DIETRICH' Syndrom (Aseptische Epiphyseonekrose der distalen Metakarpalköpfchen II und III) / nécrose aseptique épiphysaire des métacarpiens
12282 **difference (differential)** / Unterschied *m* (verschieden) / différence *f* (différentiel)
12283 **difference, phase** / Phasenunterschied *m* / différence de phases *f*
12284 **differentiate (differentiated, differentiating)** / differenzieren (verschieden, unterschiedlich) / différencier (différencié, différenciant)
12285 **differentiation** / Differenzierung *f* (analytisch-aposteriorische [Aus]sonderung von Teilen aus einem Ganzen) / différenciation *f*
12286 **differentiation, brain** / «Gehirndifferenzierung» *f* (des primär weibl. Paarungszentrums zum Hirn-Hoden-Parallelismus durch physiol. [od. künstliche] Einwirkung von Androgenen [mounting-behaviour] [MONEY]) / différenciation hypothalamique *f*
12287 **differentiation, cellular** / Zelldifferenzierung *f* / différenciation cellulaire *f*
12288 **differentiation, embryonal** / Differenzierung, embryonale *f* (Zell-Gewebedifferenzierung) / différenciation embryonnaire *f*
12289 **differentiation, histological** / Gewebedifferenzierung *f* / différenciation histologique *f*
12290 **difficult(y) (difficulties)** / Schwierig(keit *f*) (Beschwerden, z.B. Schluck-) / difficile (difficulté[s] *f*)
12291 **diffidence** / Selbstvertrauen, mangelndes *n* / diffidence *f*
12292 **diffident** / schüchtern / diffident
12293 **diffluent (diffluence)** / zerfließend (Flüssigwerden *n*) / diffluent (diffluence *f*)
12294 **diffraction** / Beugung *f* (Wellenbrechung) / diffraction *f*
12295 **diffuse** / diffus (diffundere = ausbreiten: ohne bestimmte Grenze) / diffus
12296 **diffusible** / diffusionsfähig / diffusible
12297 **diffusion, classic, COMPTON's** / Streuung, klassische, COMPTON' *f* (ohne, mit Energieverlust) / diffusion classique, de COMPTON *f*
12298 **diffusion (, free, impeded)** / Diffusion *f* (freier, durch vollpermeable Membran behinderter Austausch von Flüssigkeiten od. Gasen) / diffusion (libre, empêchée) *f*
12299 **digametic** / digametisch (verschiedengametisch: eine Keimzelle mit, eine ohne X-Chromosom) / digamétique
12300 **digenesis** / Digenesis *f* (abwechselnd geschlechtliche und ungeschlechtliche Fortpflanzung) / digenèse *f*
12301 **digenic** / digen (durch Verschmelzung zweier Zellen gezeugt) / digénique
12302 **digest** / verdauen / digérer
12303 **digestant (digestive)** / verdauend(es Mittel *n*) / digestif (*m*)
12304 **digestible (digestibility)** / verdaulich (Bekömmlichkeit *f*) / digestible (digestibilité *f*)
12305 **digestion** / Digestion *f* (1. Verdauung, 2. Drogenauszug bei 40 °C) / digestion *f*
12306 **digestion, artificial** / Verdauung, künstliche *f* / digestion artificielle *f*
12307 **digestion, biliary, pancreatic** / Gallensaft-, Pankreassaftverdauung *f* / digestion biliaire, pancréatique *f*
12308 **digestion, gastric, (gastro-intestinal), intestinal** / Magen-(,)Darmverdauung *f* / digestion gastrique, (gastro-intestinale), intestinale *f*
12309 **digestion, intercellular, intracellular** / Verdauung, interzelluläre, intrazelluläre *f* / digestion, intercellulaire, intracellulaire *f*
12310 **digestion, parenteral** / Verdauung, parenterale *f* (über Blutbahn, Haut) / digestion parentérale *f*
12311 **digestion, peptic, salivary** / Pepsin-, Speichelverdauung *f* (Eiweiß-, Kohlenhydratspaltung) / digestion peptique, salivaire *f*
12312 **digestion, primary, secondary** / Verdauung, erste, zweite *f* (Chymus-Chylus) / digestion primaire, secondaire *f*
12313 **digital** / digital (Finger od. Zehen betreffend) / digital
12314 **digitaliform** / fingerhutförmig / digitaliforme
12315 **digitalis effect** / Digitaliswirkung *f* (pos. inotrop und bathmotrop, neg. chronotrop und dromotrop) / digitale, effet de la *m*
12316 **digitalis effect, negative chronotropic** / Digitaliseffekt, negativ-chronotroper *m* (beßre diastolische Füllung) / effet digitalique chronotrope négatif *m*
12317 **digitalis effect, negative dromotropic** / Digitaliseffekt, negativ-dromotroper *m* (langsame Überleitung) / effet digitalique dromotrope négatif *m*
12318 **digitalis effect, positive bathmotropic** / Digitaliseffekt, positiv-bathmotroper *m* (beßre Reizbildung) / effet digitalique bathmotrope positif *m*
12319 **digitalis effect, positive inotropic** / Digitaliseffekt, positiv-inotroper *m* (kräftige Systole) / effet digitalique inotrope positif *m*
12320 **digitalis intoxication** / Digitalisintoxikation *f* (durch Vitamin E behebbar) / digitale, intoxication par la *f*
12321 **digitalis leaves** / Folia digitalis (purpurae) (Herztonikum [rote] Fingerhutblätter) / digitale, feuilles de la *f*
12322 **digitalis unit** / Digitaliseinheit *f* / digitale, unité de la *f*

12323 **digitalis, white, red** / Digitalis lanata, purpurea (weißer, roter Fingerhut) / digitale blanche, rouge *f*

12324 **digitalism** / Digitalismus *m* / digitalisme *m*

12325 **digitalization** / Digitalisierung *f* (Digitalisapplikation) / digitalisation *f*

12326 **digitalize (digitalized, digitalizing)** / digitalisieren (digitalisiert, digitalisierend) / digitaliser (digitalisé, digitalisant)

12327 **digitaloids** / Digitaloide *n* (Strophantus, Crataegus, Scilla, Convallaria, Oleander) / digitaloïdes *m*

12328 **digitation** / Digitation *f* (fingerförmige Ausbreitung) / digitation *f*

12329 **digitoplantar** / zehen-fußsohlenbezüglich / digitoplantaire

12330 **diglossia** / Doppelzungigkeit *f* / diglossie *f*

12331 **digressive (digression)** / abschweifend (Abweichung *f*) / digressif (digression *f*)

12331a **dihybrid** / dihybrid (von Eltern mit 2 verschiedenen Merkmalen) / bihybride

12332 **dihydrate** / Dihydrat *n* (mit 2 H_2O-Molekülen) / bihydrate *m*

12332a **dihydric** / dihydrisch (mit 2 H-Atomen) / bihydrique

12333 **dihydrocholesterol** / Dihydrocholesterin *n* (Cholesterinisomer in Galle und Serum) / dihydrocholestérol *m*

12334 **diiodic** / diiodisch (mit 2 I-Atomen) / biiodique

12335 **diiodotyrosin** / Diiod(o)tyrosin *n* (Schilddrüsenfunktion hemmender Thyroxingegenspieler) / diiodotyrosine *f*

12336 **diketones** / Diketone *n* (Oxydationsprodukte disekundärer Alkohole) / bicétones *f*

12337 **dilaceration** / Dilaceratio *f* (Op. bei Nachstar) / dilacération *f*

12338 **dilapidate** / verfallen (lapis = Stein: Ruine werden [lassen]) / dilapider

12339 **dilatants, coronary** / Koronardilatantien *n* / dilatants coronaires *m*

12340 **dilat(at)ion** / Erweiterung *f* (aktiv, [passiv]) / dilat(at)ion *f*

12341 **dilatation, acute** / Dilatation, akute *f* (ohne Linksinsuffizienz: Überdehnung der Herzmuskelfasern und gesteigerter O_2-Verbrauch) / dilatation aiguë *f*

12342 **dila(ta)tion, anal sphincter** / Sphinkterdehnung *f* (manuell bei Sphincter-ani-externus-Krampf) / dila(ta)tion du sphincter anal *f*

12343 **dilatation, atonic** / Dilatation, atonische *f* (geringe Systole) / dilatation atonique *f*

12344 **dilatation of the esophagus, idiopathic** / Speiseröhrenerweiterung, idiopathische *f* (meist mit Cardiospasmus) / dilatation idiopathique de l'œsophage *f*

12345 **dilatation of the heart, myogenic, tonogenic** / Herz(höhlen)dilatation, myogene, tonogene *f* (bei dauernder Muskelfaserunter-, bei vorübergehender Muskelfaserüberspannung) / dilatation myogène, tonogène du cœur *f*

12346 **dilatation, poststenosal** / Dilatation, poststenotische *f* (Gefäßerweiterung hinter Stenose) / dilatation poststénosé

12347 **dilatation, regulative** / Regulationsdilatation *f* ([organische] der Herzkammern z.B. bei Klappenfehler [REINDELL]) / dilatation régulatrice *f*

12348 **dilatation by resistance** / Widerstandsdilatation *f* ([funktionelle] der Herzmuskulatur z.B. bei arteriellem Hochdruck [ZDANSKY]) / dilatation par résistance *f*

12349 **dilatation, structural** / Gefügedilatation *f* (bei Linksinsuffizienz: durch Verringerung der Herzmuskelschichten Last größer, Hub kleiner [LINZBACH]) / dilatation chronique *f*

12350 **dilate (dilated, dilating)** / erweitern (weitergemacht, [aus]dehnend) / dilater (dilaté, dilatant)

12351 **dilation, digital** / Dilation, digitale *f* / dilation digitale *f*

12352 **dilator, laryngeal, rectal** / Erweiterer, Kehlkopf-, Mastdarm- *m* / dilateur laryngien, rectal *m*

12353 **dilatory** / dilatorisch (hinhaltend) / dilatoire

12354 **dilute (diluted, diluting)** / verdünnen (verdünnt, verdünnend) / diluer (dilué, diluant)

12355 **dilution** / Dilution *f* ([homöop.] Verdünnung) / dilution *f*

12355a **diluvium** / Pleistozän *n* (ältere Quartärstufe) / période glaciaire *f*

12356 **dimelia** / Doppelgliedrigkeit *f* / dimélie *f*

12357 **dimension** / Dimension *f* (Ausmaß *n*) / dimension *f*

12358 **dimerous** / doppelanlagig (ist ein von 2 Genpaaren abhängiges Merkmal) / dimère

12359 **dimetallic** / dimetallisch (mit 2 Metallatomen) / bimétallique

12360 **dimethylaminoazobenzene** / Dimethylamin(o)azobenzol *n* (HCl-Indikator Dimethylgelb) / biméthyle-amino-azobenzène *m*

12361 **dimethyloxyphenylethylamine** / Dimethyloxyphenyläthylamin *n* (DMPE im Urin Schizophrener, weil nicht demethyliert) / diméthyle-oxyphényle-éthylamine *f*

12362 **dimethylsulfoxide** / Dimethylsulfoxyd *n* (DMSO JACOB-HERSCHLER-ROSENBAUM: Nebenprodukt aus Lignin [SAYTZEFF, 1867], potentielles perkutanes Medikament[envehikel – Cytostatica tiefer transportierend als Aceton], bewahrt präparierte Fremdtransplantate vor Unterkühlung) / diméthyle-sulfoxyde *m*

12363 **dimethyltryptamin** / Dimethyltryptamin *n* (DMT: Rauschgift wie LSD) / diméthyletryptamine *f*

12364 **diminish (diminished, diminishing)** / (ver)mindern (abgeschwächt, nachlassend) / diminuer (diminué, diminuant)

12365 **diminishing** / (Ab)schwächung *f* / affaiblissement *m*

12366 **diminution** / Herabsetzung *f* / diminution *f*

12367 **dimorphism, heterochromatin** / Geschlechtchromatindimorphismus *m* ([Geschlecht]-chromatinverschiedenheit männl. und weibl. Zellkerne) / dimorphisme d'hétérochromatine *m*

12368 **dimorphism, nuclear sex** / Kerngeschlechtdimorphismus *m* (Vorkommen von Geschlechtchromatin in weibl. Nerven- u. a. Zellkernen bei Primaten, Karnivoren, Säugetieren) / dimorphisme du sexe nucléaire *m*
12369 **dimorphism, sexual** / Geschlechtdimorphismus *m* (embr. Zweigeschlechteranlage) / dimorphisme sexuel *m*
12370 **dimorphobiotic** / dimorphobiotisch (parasitäres und nichtparasitäres Stadium in einem Leben alternierend) / dimorphobiotique
12371 **dimorphous (dimorphism)** / dimorph (Doppelgestaltigkeit *f*) / dimorph(ism)e (*m*)
12372 **dimple** / Grübchen *n* / fossette *f*
12373 **dineuric** / dineurisch (mit 2 Neuronen) / bineurique
12374 **dinitrate** / dinitrisch (mit 2 N-Atomen) / binitré
12375 **diopter** / Diopter *m* (Zielgerät, photogr. Sucher) / dioptre *m*
12376 **d(ioptre)** / Dioptrie *f* (Brechkrafteinheit dptr = 1 m^{-1}) / dioptrie (δ) *f*
12377 **dioptric(s)** / lichtbrechend ([Licht]strahlenbrechungslehre *f*) / dioptrique (*f*)
12378 **diopt(r)ometer** / Dioptrometer *n* (Dioptrienmeßgerät) / dioptomètre *m*
12379 **diopt(r)ometry** / Refraktionsmessung *f* / dioptométrie *f*
12380 **diovulatory** / diovulatorisch (Zweierovulation betreffend) / biovulatoire
12381 **dioxide** / Dioxyd *n* (mit 2 Atomen Sauerstoff, z.B. Bleidioxyd [PbO_2], nicht «Bleisuperoxyd») / bioxyde *m*
12382 **dioxyphenylalanine** / Dioxyphenylalanin *n* (Dopa: aus Tyrosin gebildete Pigmentmuttersubstanz) / dioxyphényle-alanine *f*
12383 **dipeptidase** / Dipeptidase *f* (Dipeptide abbauendes Ferment) / dipeptidase *f*
12384 **dipeptide** / dipeptid (mit 2 Aminosäuren) / dipeptide
12385 **dipeptides (tri-, octa-)** / Dipeptide (Tri-, Octa-) *n* (2, 3, 8 Aminosäuren) / bipeptides (tri-, octa-) *m*
12386 **dipetalonema, persistent** / Acanthocheilonema perstans (apathogene Dauerlarvenfilarie, ähnlich Filaria [Wuchereria] bancrofti, im Bauchhöhlenbindegewebe) / filaire persistante *f*
12387 **diphallus** / Doppelpenis *m* / diphallus *m*
12388 **diphasic** / zweiphasig / biphasé
12389 **diphosphopyridine nucleotide** / Diphosphopyridinnucleotid *n* (DPN: an Zellplasmaglykolyse und Mitochondrienatmung wesentlich beteiligt) / diphosphopyridine-nucléotide *m*
12390 **diphtheria** / Diphtherie *f* (διφθέρα = Haut: durch Corynebacterium diphtheriae hervorgerufene Lokalinfektion mit Fernwirkungen auf Kreislauf und Nervensystem) / diphtérie *f*
12391 **diphtheria, eccematoid** / Hautdiphtherie *f* (der Säuglinge) / diphtérie ulcéreuse *f*
12392 **diphtheria, laryngeal** / Kehlkopfdiphtherie *f* (Croup) / diphtérie laryngienne *f*
12393 **diphtheria, malignant** / Diphtherie, maligne *f* (Mischinfektion mit Streptokokken) / diphtérie maligne *f*
12394 **diphtheria, nasal** / Nasendiphtherie *f* / diphtérie nasale *f*
12395 **diphtheria, pharyngeal** / Rachendiphtherie *f* (häufigste benigne od. maligne Lokalisation) / diphtérie pharyngienne *f*
12396 **diphtheria, scarlatinal** / Scharlachdiphtherie *f* (Diphtheroid ohne Diphtheriebakterien) / diphtérie scarlatinoïde *f*
12397 **diphtheria, septic** / Diphtherie, septische *f* (gravissima) / diphtérie septique *f*
12398 **diphtheria, umbilical** / Nabeldiphtherie *f* (der Neugeborenen) / diphtérie ombilicale *f*
12399 **diphtheria, wound** / Wunddiphtherie *f* / diphtérie chirurgicale *f*
12400 **diphtherial** / diphther(it)isch / diphtérique
12401 **diphtheroid** / Diphtheroid *n* (BEHRING: diphtherieunähnlich mit Diphtheriebakterien, z.B. Rhinitis pseudomembranacea; HEUBNER: diphtherieähnlich ohne Diphtheriebakterien, z.B. Scharlachdiphtherie) / diphtéroïde *m*
12402 **diphtherotoxin** / Diphtheriegift *n* / diphtérotoxine *f*
12403 **Diphyllobothrium** / Diphyllobothrium (Gattung Zestoden) / diphyllobothrium *m*
12404 **diphyllobothrium, broad** / Diphyllobothrium latum ([Fischfinnen]bandwurm *m*) / bothriocéphale tænioïde *m*
12405 **diphyodont** / diphyodont(isch) (mit Zahnwechsel) / diphyodontique
12406 **diplacusis** / Doppelthören *n* / diplacousie *f*
12407 **diplacusis, disharmonic** / Paracusis duplicata (bes. bei Mittelohrerkrankungen) / diplacousie disharmonique *f*
12408 **diplacusis, monaural, binaural** / Diplacusis monauralis, binauralis / diplacousie monauriculaire, binauriculaire *f*
12409 **diplegia** / Diplegie *f* (beidseitige Lähmung) / diplégie *f*
12410 **diplegia, inferior, superior** / Diplegia inferior, superior (Lähmung beider Beine, Arme) / diplégie inférieure, supérieure *f*
12411 **diplegia, masticatory** / Diplegia masticatoria (trigeminale Kaumuskellähmung) / diplégie masticatoire *f*
12412 **diplegia, progressive spinal** / Diplegia spinalis progressiva (spastische Spinalparalyse) / paralysie rachidienne *f*
12413 **diplobacillary** / diplobazillär (von Diplokokken verursacht) / diplobacillaire
12414 **diplobacillus, -bacterium** / Diplobacterium *n* (Moraxella) / diplobacille *m*
12415 **diploblastic** / diploblastisch (mit 2 Keimschichten) / diploblastique
12416 **diplocephaly** / Doppelköpfigkeit *f* / diplocéphalie *f*
12417 **diplococcal, diplococcoid** / diplokokkenbezüglich, diplokokkenähnlich / diplococcique, diplococcoïde
12418 **diplococcemia** / Diplokokkämie *f* / diplococcémie *f*
12419 **Diplococcus** / Diplococcus (Baktgatt. der Lactobacillaceae) / diplocoque *m*

12420 **diplococcus of gonorrhea** / Diplococcus gonorrhoeae (Neisseria) / diplocoque de gonorrhée *m*

12421 **diplococcus of meningitis** / Diplococcus intracellularis meningitidis (Neisseria) / diplocoque intracellulaire *m*

12422 **diplococcus of the pharynx** / Diplococcus pharyngeus flavus (Neisseria) / diplocoque jaune *m*

12423 **diplococcus of pneumonia** / Diplococcus lanceolatus (grampos. Pneumococcus) / diplocoque de pneumonie *m*

12424 **diplococcus of scarlatina** / Diplococcus scarlatinae (Streptococcus pyogenes) / diplocoque de scarlatine *m*

12424a **diploe** / Diploe (διπλοῦς = doppelt: schwammige Substanz zwischen äußeren und inneren Knochenplatten) / diploé

12425 **diplogenesis** / Doppelentwicklung *f* / diplogenèse *f*

12426 **diplogram** / Doppelaufnahme *f* (röntg.) / diplogramme *m*

12427 **diploic** / diploebezüglich / diploïque

12428 **diploidy** / Diploidie *f* (Auto- od. Allodiploidie) / diploïdie *f*

12429 **diplokaryon** / Diplokaryon *m* (Zellkern mit 2 Chromosomensätzen) / diplocaryon *m*

12430 **diploma(te)** / Urkunde(ninhaber *m*) *f* / diplôme (diplômé) *m*

12431 **diploneural** / doppelnervig (2fach innerviert) / diploneural

12431a **diplo-Philadelphia-chromosome** / Diplo-Philadelphia-Chromosom *n* (Diplo-Ph^{1}: doppeltes Extrachromosom im Terminalstadium chron. myeloischer Leukämie) / diplo-Philadelphia-chromosome *m*

12432 **di(plo)phonia** / Doppelstimme *f* (bei Stimmbandrandgeschwulst) / diphtonguie *f*

12433 **diplopia** / Doppeltsehen *n* / diplopie *f*

12434 **diplopia, binocular, monocular** / Diplopie, binokuläre, monokuläre *f* / diplopie binoculaire, monoculaire *f*

12435 **diplopia, crossed, direct** / Diplopie, gekreuzte, gleichseitige *f* / diplopie hétéronome, homonome *f*

12436 **diploscope** / Diploskop *n* (zur Prüfung des binokulären Sehens) / diploscope *m*

12437 **diplosome** / Doppelzentrosom *n* / diplosome *m*

12438 **diprosopus** / Diprosopus (Doppelgesicht *n*) / diprosope *m*

12439 **dipsesis** / Durst, krankhafter *m* / dipsose (soif morbide) *f*

12440 **dipsomania** / Dipsomanie *f* (Quartalstrunksucht) / dipsomanie *f*

12441 **Diptera** / Zweiflügler *m* (Mücken und Fliegen) / diptères *m*

12442 **dipterous** / zweiflügelig / diptère

12443 **dipygus** / Dipygus (Doppelsteiß) *m* / dipyge *m*

12444 **dipylidiasis** / Hundebandwurmbefall *m* / dipylidiose *f*

12445 **Dipylidium** / Dipylidium (Gattung Zestoden) / dipylidium *m*

12446 **dipylidium, canine** / Dipylidium caninum (Hundebandwurm *m*) / dipylidium canin *m*

12447 **direct** / direkt (geradeaus) / direct

12448 **direction** / Richtung *f* / direction *f*

12449 **direction, maternal metabolic** / Stoffwechselführung, mütterliche *f* (garantiert störungsfreie intrauterine Kindsentwicklung [DIETEL]) / direction métabolique maternelle *f*

12450 **direction of use** / Gebrauchsanweisung *f* / mode d'emploi *m*

12451 **director** / Geraderichter *m* / directeur *m*

12452 **dirty (dirtiness)** / Schmutzig(keit *f*) / malpropre(té *f*) (sale[té *f*])

12453 **disability** / Untauglichkeit *f* / inaptitude (incapacité) *f*

12454 **disable (disabled, disabling)** / versehren (untauglich gemacht, schwächend) / infirmer (infirmé, infirmant)

12455 **disabled, physically** / Körperbehindert(er *m*) / diminué physique (*m*)

12456 **disablement** / Arbeitsunfähigkeit *f* / invalidité *f*

12457 **disaccharide (tri-, tetra-)** / Disaccharid (Tri-, Tetra-) *n* (2, 3, 4 Zuckereinheiten) / bisaccharure (tri-, tétra-) *m*

12458 **disaccharides** / Disaccharide *n* (Doppelzucker: Glucose + Glucose = Maltose, Glucose + Galaktose = Lactose, Glucose + Fructose = Saccharose) / disaccharures *m*

12459 **disaccustoming** / Entwöhnung *f* / désaccoutumance *f*

12460 **disadaptation** / Anpassungsunfähigkeit *f* / désadaptation *f*

12461 **disagree** / auseinanderfallen/ désagréger

12462 **dis(ag)gregation** / Desaggregation *f* (grex = Herde: Vereinzelung i.G.z. Massierung bzw. Vermassung) / désagrégation *f*

12463 **disappear** / verschwinden / disparaître

12464 **disappearing bone disease** / GORHAM' Syndrom (Kryptogenetische progressive Osteolyse) / ostéolyse progressive cryptogénétique

12465 **disarticulation** / Gelenkamputation *f* / désarticulation *f*

12466 **disassimilation** / Nichtassimilation *f* (Abbau, Ausscheidung) / désassimilation *f*

12467 **disc** / Discus (δίσκος = Scheibe *f*) / disque *m*

12468 **discs, articular** / Disci articulares (fibröse Pufferscheiben in Gelenken) / disques articulaires

12469 **disc, choked; (papillary stasis)** / Stauungspapille *f* (v. GRAEFE) / papille de stase *f* (papillœdème pur *m*)

12470 **disc, embryonal, proligerous** / Keimscheibe *f*, -hügel *m* / disque germinal, proligère *m*

12471 **disc, interpubic** / Discus interpubicus (Faserknorpelplatte der Schamfuge) / disque interpubien *m*

12472 **discs, intervertebral** / Disci intervertebrales (Zwischenwirbelscheiben [Bandscheiben]) / disques intervertébraux

12473 **disc, tactile** / (Tast)nervenendplatte *f* / disque tactile *m*

12474 **discernible** / unterscheidbar / discernable

12475 **discharge (discharged, discharging)** / entladen (entlassen, eiternd) / décharger (renvoyé, suppurant)
12476 **discharge** / Ausladung *f* / décharge *f*
12477 **discharge, convective, disruptive** / Entladungen, elektrische *f* / décharge convective, disruptive *f*
12478 **discharge, nervous** / Reizausbreitung *f* (nach zentraler Stimulation) / décharge nerveuse *f*
12479 **discharge, purulent** / Pyorrhoe(a) *f* (Eiterfluß *m*) / écoulement purulent *m*
12480 **discharge, systolic** / Ausstoß, systolischer *m* (Schlagvolumen) / décharge (volume *m*) systolique *f*
12481 **discharger** / Entlader *m* (elektr.) / éclateur *m*
12482 **disciple(ship)** / Schüler(schaft *f*) *m* / disciple (élèves) *m*
12483 **disciplinary** / disziplinär (disziplinarisch, disziplinell) / disciplinaire
12484 **discipline, psychomotor** / «Zucht, psychomotorische» *f* (Unterdrückung unwillkürlicher Bewegungen) / discipline psychomotrice
12485 **discission** / Dis(s)zision *f* (scindere = spalten: «Starstechen» *n*) / discission *f*
12486 **discis(s)ion of the cervix, of the pleura** / Discisio cervicis uteri, pleurae (bei Stenose, bei Empyem) / discis(s)ion du col, de la plèvre *f*
12487 **discitis** / Bandscheibenentzündung *f* / disque, inflammation d'un *f*
12488 **discocele** / Diskushernie *f* / discocèle *f*
12489 **discogen(et)ic** / diskogen (durch Bandscheibe[nschaden] verursacht) / discogénique
12490 **discography** / Diskographie *f* (Rö-Kontrastdarstellung einer Bandscheibe) / discographie *f*
12491 **discoid** / scheibenähnlich / discoïde
12492 **discolour** / entfärben / décolorer
12493 **discomfortable** / unbehaglich / inconfortable
12494 **disconnect** / abtrennen (aus dem Zusammenhang reißen) / contexte, séparer du
12496 **discontinuity (discontinuation)** / Unterbrechung *f* / discontinuité (discontinuation) *f*
12497 **discontinuity zones of the crystalline lens** / Diskontinuitätszonen *f* (Trennungsflächen der einzelnen Linsenzonen) / discontinuité du cristallin, zones de *f*
12497a **discontinuous** / diskontinuierlich / discontinu
12498 **discopathy** / Bandscheibenleiden *n* / discopathie *f*
12499 **discoplacenta** / Placenta, diskoide *f* / discoplacenta *m*
12500 **discoplasm** / Erythrozytenstroma *n* / discoplasma *m*
12501 **discordance** / Diskordanz *f* / (Nichtübereinstimmung in mehreren Merkmalen, schließt Eineiigkeit aus) / discordance *f*
12501a **discordant** / gegensinnig (z.B. Ekg-T zu -R) / discordant
12502 **discourse, discussion** / Gespräch *n*, Debatte *f* / discours *m*, discussion *f*
12503 **discoverable** / auffindbar / découvrable
12504 **discrepancy** / Diskrepanz *f* (z.B. zwischen tierexperimenteller und menschlicher Krankheit bzw. Heilung) / divergence *f*
12505 **discrepancy, air-bone conduction** / Diskrepanz Luft-Knochenleitung *f* (möglich bei Koronarsklerose) / divergence de conduction aérienne-osseuse *f*
12506 **discrete (discreet)** / getrennt (verschwiegen) / discret
12507 **discretion, professional** / Schweigepflicht *f* / discrétion professionnelle *f*
12508 **disease(d)** / Krankheit *f* (erkrankt) / mal(ade, tombé) *m*
12509 **diseases, active iatrogenic** / Krankheiten, aktiv-iatrogene *f* (durch Verordnung nichtindizierter Antibiotica, Bestrahlungen, Blutübertragungen [SPAIN]) / maladies iatrogéniques actives *f*
12510 **diseases, acute, chronic, subacute** / Krankheiten, akute, chronische, subakute *f* / maladies aiguës, chroniques, subaiguës *f*
12511 **diseases, adaptation** / Anpassungskrankheiten *f* (bei Entgleisung des Abwehrsystems) / maladies d'adaptation *f*
12512 **diseases, allergic** / Krankheiten, allergische *f* (durch körperfremde [von außen in den Oganismus gelangende und zur Bildung heterologer Antikörper führende] Antigene ausgelöste) / maladies allergiques *f*
12513 **diseases, atmospheric pressure** / Luftdruckkrankheiten *f* / maladies de pression atmosphérique *f*
12514 **diseases, auto-aggression** / Aut(o)aggressionskrankheiten *f* (durch homologe [sich gegen körpereigne Zellen richtende und zur Bildung von Aut[o]antikörpern führende] Antigene ausgelöste) / maladies d'aut(o-)agression *f*
12515 **disease, caisson** / Caissonkrankheit *f* (Druckluftkrankheit) / maladie des caissons; (aérémie) *f*
12516 **disease, calculous** / Lithiasis (Steinkrankheit) *f* / maladie calculeuse *f*
12517 **diseases, cerebellar** / Kleinhirnerkrankungen *f* (fast stets mit Stauungspapille) / maladies cérébellaires *f*
12518 **diseases, children's** / Kinderkrankheiten *f* / maladies d'enfance *f*
12519 **diseases, circumscribed** / Herdkrankheiten *f* (umschriebene, z. B. im Gehirn) / maladies localisées *f*
12520 **diseases, climatic** / Klimakrankheiten *f* / maladies climatiques *f*
12521 **diseases, collagen(ous)** / Kollagenkrankheiten *f* (z.B. durch Einlagerung von Autoantikörpern in die Gelenke verursachte Polyarthritis rheumatica) / maladies collagènes *f*
12522 **disease, combined spinal systemic** / Rückenmarksystemerkrankung, kombinierte *f* (z.B. der Vorder- und Hinterhörner) / maladie systémique spinale combinée *f*
12523 **diseases, communicable** / Krankheiten, übertragbare *f* / maladies communicables *f*

12524 **diseases, constitutional** / Konstitutionskrankheiten *f* / maladies de la constitution *f*

12525 **diseases, consumptive** / Aufbrauchkrankheiten *f* (z.B. Tb.) / maladies de consomption *f*

12526 **diseases, contagious** / Ansteckungskrankheiten *f* / maladies contagieuses *f*

12527 **disease, creeping** / Hautmaulwurf *m* (Hautmadenfraßkrankheit durch wandernde Fliegenlarven) / dermatomyiasis *f*

12528 **diseases, deficiency** / Mangelkrankheiten *f* / maladies carencielles *f*

12529 **diseases, demyelinization** / Entmarkungskrankheiten *f* (mit herdförmiger ZNS-Markzerstörung) / maladies de démyélinisation *f*

12530 **diseases, dental** / Zahnkrankheiten *f* / maladies des dents *f*

12531 **diseases, endemic, epidemic, pandemic** / Krankheiten, endemische, epidemische, pandemische *f* / maladies endémiques, épidémiques, pandémiques *f*

12532 **(disease, fifth)** / (STICKER' Syndrom) ([Epidemisches] Erythema infectiosum) / (maladie éruptive, cinquième)

12534 **disease of focal symptoms** / Erkrankung, herdverdächtige *f* / maladie à symptômes en foyer *f*

12534a **disease, fourth** / DUKES' Syndrom (Kontagiöse exanthematische Krankheit) / rubéole scarlatiniforme

12535 **diseases, functional, organic** / Krankheiten, funktionelle, organische *f* (ohne, mit anat. Organveränderungen) / maladies fonctionnelles, organiques *f*

12536 **diseases, gastro-intestinal** / Gastr(o)intestinalerkrankungen *f* (außer durch Umwelt [psych.] genetisch [enzymatisch: alkalische Phosphatase] bedingt [McCONNEL]) / maladies gastr(o-)intestinales *f*

12537 **disease, Haff** / Haffkrankheit *f* (durch Genuß von sauerstoffarmen Fischen) / épidémie des pêcheurs du Frisches Haff *f*

12538 **diseases, hepatolienal** / Krankheiten, hepatolienale *f* (mit Hepatosplenomegalie) / maladies hépatospléniques *f*

12539 **diseases, hereditary** / Erbkrankheiten *f* / maladies héréditaires *f*

12540 **diseases, heredodegenerative** / Familienkrankheiten *f* / maladies hérédodégénérescentes *f*

12541 **diseases, iatrogenic** / Krankheiten, iatrogene *f* (durch Begleiterscheinungen therapeutischer Maßnahmen) / maladies iatrogéniques *f*

12542 **diseases, idiopathic** / Krankheiten, idiopathische *f* / maladies essentielles *f*

12543 **diseases, imitation** / Imitationskrankheiten *f* (Nichtvorhandenes vortäuschende Nervenkrankheiten) / maladies imitatives *f*

12544 **diseases, induced** / Induktionskrankheiten *f* (auf psych. Wege übertragene [epidemische]) / maladies d'induction *f*

12545 **diseases, infectious** / Infektionskrankheiten *f* / maladies infectieuses *f*

12546 **diseases, invasion** / Invasionskrankheiten *f* (sind solche, bei denen die Nachkommen der Erreger [i.G.z. Infektionskrankheiten] den Wirt verlassen) / maladies d'invasion *f*

12547 **disease, lardaceous** / ABERCROMBIE' Syndrom (Gewebsentartung durch Einlagerung von Amyloid) / maladie amyloïde

12547a **diseases, (local, general) parasitic** / Krankheiten, parasitäre (, lokale, allgemeine) *f* / maladies parasitaires (locales, générales) *f*

12548 **disease, Mediterranean** / COOLEY' Syndrom (Erbliche hämolytische Anämie mit Mikrozytose) / anémie méditerranéenne

12549 **diseases, mental** / Geisteskrankheiten *f* / maladies mentales *f*

12550 **diseases, metabolic** / Stoffwechselkrankheiten *f* / maladies du métabolisme *f*

12551 **disease, Newcastle** / Geflügelpest, atypische *f* / maladie de Newcastle *f*

12552 **disease, occupational** / Berufskrankheit *f* / maladie professionnelle *f*

12553 **disease, osteoblastic** / BERGSTRAND' Syndrom (Destruierende Skeleterkrankung) / ostéome ostéoïde

12554 **diseases, passive iatrogenic** / Krankheiten, passiv-iatrogene *f* (durch Nichtverordnung indizierter Lebens-, Tages-, Ernährungsordnung) / maladies iatrogéniques passives *f*

12555 **diseases, pearl** / Perlsucht *f* (Rindertb. durch Mycobacterium tuberculosis var. bovis) / pommelière *f*

12556 **diseases, pharmacogenic** / Krankheiten, arzneibedingte *f* (bes. der Leber, z.B. Icterus) / maladies pharmacogéniques *f*

12557 **disease, pink** / FEER' Syndrom (Kleinkindliche Stammhirnenzephalopathie) / acrodynie infantile

12558 **diseases, pluricausal** / Krankheiten, pluricausale *f* (mit mehr als einer Ursache) / maladies pluricausales *f*

12559 **disease, pseudo-MENIÈRE's** / Pseudo-MENIÈRE' Krankheit *f* (nur symptomatisch) / maladie de para-MENIÈRE *f*

12560 **disease, pulseless** / TAKAYASU' Syndrom (Obliterierende brachiozephale Arteriitis mit Hypotension der oberen und Hypertension der unteren Körperhälfte) / aortite oblitérante (HUCHARD, 1883)

12561 **disease, rheumatic** / Krankheit, rheumatische *f* / maladie rhumatique *f*

12562 **diseases, seasonal** / Saisonkrankheiten *f* (mit Frühjahrs- od. Herbstgipfel) / maladies de saison *f*

12563 **diseases, secondary** / Folgekrankheiten *f* / maladies secondaires *f*

12564 **disease, serum** / Serumkrankheit *f* (durch Überempfindlichkeit gegen Serumprophylaxe bzw. -therapie) / maladie du sérum *f*

12565 **disease, sixth** / Exanthema subitum (kindliches Dreitagefieberexanthem) / roséole des enfants *f*

12566 **diseases, spinal systemic** / Rückenmarksystemerkrankungen *f* (z.B. der Seitenstränge) / maladies systémiques spinales *f*

12567 **disease, swineherd's** / Meningitis porcinarii (Schweinehüterkrankheit durch Leptospira mitis) / maladie des jeunes porchers *f*
12568 **diseases, system** / Systemkrankheiten *f* / maladies systém(at)isées *f*
12569 **disease, temulent** / Taumelkrankheit *f* (durch Lolium temulentum) / maladie témulente *f*
12570 **disease, thiaminase** / Thiaminasekrankheit *f* (MATSUKAWA' B_1-Hypovitaminose durch Bacterium thiaminolyticum) / maladie thiaminolytique *f*
12571 **diseases, tropical** / Tropenkrankheiten *f* / maladies tropicales *f*
12572 **disease, tsutsugamushi** / Tsutsugamushikrankheit *f* (Kedanikrankheit: jap. Fleckfieber durch Rickettsia nipponica) / maladie tsutsugamushi *f*
12573 **diseases, tumor(ous)** / Geschwulstkrankheiten *f* / maladies tumoreuses *f*
12574 **diseases, venereal** / Geschlechtskrankheiten *f* (KNOCHE: möglicherweise von den Entdeckern der Neuen Welt importierte mehr soziopsycho[patho]logische als medizinische Probleme aufwerfende schleichende Seuchen) / maladies vénériennes *f*
12575 **disease, white spot** / Weißfleckenkrankheit *f* (kleinste Sklerodermabart) / lichen blanc (scléreux) *m*
12576 **disease, woolsorter's** / Hadernkrankheit *f* (Milzbrandinfektion) / maladie des chiffonniers *f*
12577 **disemulsify** / entemulsionieren / désémulsionner
12578 **disengage (disengaged, disengaging)** / freimachen (abkömmlich, entbindend) / dégager (dégagé, dégageant)
12579 **disengagement**/Loslösung *f* / dégagement *m*
12580 **disengagement of man, sexual** / Disengagement, sexuelles *n* (weniger sozio- als biopsychologisch bedingt) / dégagement sexuel de l'homme *m*
12581 **disfigure** / verunstalten / défigurer
12582 **disgerminoma** / Disgerminom *n* (Keimzellentumor) / disgerminome *m*
12583 **disgorge** / ausspucken / dégorger
12584 **disgust(ing)** / Ekel(haft) *m* / dégoût(ant) *m*
12585 **dish, kidney-shaped** / Schale, nierenförmige *f* / plat réniforme *m*
12586 **dish, Petri** / Petrischale *f* / plaque (boîte) de PETRI *f*
12587 **disharmonious** / disharmonisch / harmonie, sans; (peu harmonieux)
12588 **disillusion** / Ernüchterung *f* / désillusion *f*
12589 **disillusionize (disillusionized, disillusionizing)** / enttäuschen (enttäuscht, enttäuschend) / désillusionner (désillusionné, désillusionnant)
12590 **disimmunity** / Verletzbarkeit *f* / désimmunité *f*
12591 **disimmun(iz)e** / verletzbar (machen) / désimmun(iser)
12592 **disimpaction** / Auskeilung *f* (z.B. eines Frakturendes) / disimpaction *f*
12593 **disinclination** / Abgeneigtheit *f* / désinclination *f*
12594 **disinfect (disinfected, disinfecting)** / desinfizieren (entseucht, [luft]reinigend) / désinfecter (désinfecté, désinfectant)
12595 **disinfectant(s)** / desinfizicrend(e Mittel: Phenol, Kresol, Sublimat, Kalkmilch, Formalin) / désinfectant(s) *m*
12596 **disinfection** / Desinfektion *f* (Entseuchung) / désinfection *f*
12597 **disinfection center; (disinfecting station)** / Desinfektionsanstalt *f* / désinfection, établissement (centre) de *m*
12598 **disinfection, formalin gas** / Formalin-Raumgasdesinfektion *f* (Schlußdesinfektion bei Diphtherie, Scharlach) / désinfection à formaline *f*
12599 **disinfection, hands** / Händedesinfektion *f* / désinfection des mains *f*
12600 **disinfection, mechanical, physical, chemical** / Desinfektion, mechanische, physikalische, chemische *f* (durch Wäsche, Hitze, Desinfektionsmittel: eiweißfällende [z.B. Alkohol], ätzende und auflösende [Säuren, Laugen], oxydierende [z.B. Wasserstoffsuperoxyd]) / désinfection mécanique, physique, chimique *f*
12601 **disinfection, scouring** / Scheuerdesinfektion *f* (einfachste [Schluß]desinfektion ohne [mit] Desinfektionsmittel[n]) / désinfection à (r)écurer *f*
12602 **disinfection, steam** / Dampfdesinfektion *f* (Schlußdesinfektion bei Cholera, Typhus, Pocken) / désinfection à vapeur *f*
12603 **disinfection, terminal** / Schlußdesinfektion *f* (nach Seuchenende) / désinfection finale *f*
12604 **disinfector** / Desinfektionsgerät *n* / désinfecteur *m*
12605 **disinfestation** / Entwesung *f* / désinfestation *f*
12606 **disinhibition** / Enthemmung *f* / désinhibition *f*
12607 **disinsertion** / Abheftung *f* / désinsertion *f*
12608 **disintegrate (disintegrated, disintegrating)** / desintegrieren (desintegriert, desintegrierend) / désintégrer (désintégré, désintégrant)
12609 **disintegration** / Verunvollständigung *f* / désintégration *f*
12610 **disintegration, atomic** / Atomzerfall *m* (charakterisiert durch Halbwertzeit) / désintégration atomique *f*
12611 **disintegration of the mitochondria basis structure** / Desintegration der Mitochondriengrundstruktur *f* (Sprengung der Phosphatid-Nucleoproteidbindung [= Eiweißdenaturierung] durch «onkogenes Agens» [NIEPER]) / désintégration de la structure fondamentale des mitochondries *f*
12612 **disinterment (exhumation)** / Exhumierung *f* / exhumation *f*
12613 **disintoxication (drug withdrawal)** / Entgiftung (Entziehung) *f* / désintoxication *f*
12614 **disinvagination** / Ausstülpung *f* / désinvagination *f*
12615 **disjoint (disjointed, disjointing)** / ausrenken (ausgerenkt, ausrenkend) / désarticuler (désarticulé, désarticulant)
12616 **disjugate** / disjugiert (gegeneinander geordnet) / disjugué

12617 **disjunction** / (Ab)sonderung *f* / disjonction *f*
12618 **disk, polishing (c[arb]orundum, cloth, cutting, diamond, sandpaper)** / (Polier)scheiben *f* (dent.) / disques dentaux *m*
12619 **disk, rotation** / Farbkreisel *m* / disque rotant *m*
12620 **dislocate (dislocated, dislocating)** / dislozieren (verrenkt, verschiebend) / disloquer (luxé, luxant)
12621 **dislocation (luxation)** / Dislokation *f* (Verschiebung von Knochenbruchenden) / disloquement *m* (luxation *f*)
12622 **dislocation of the articular cartilage of the knee** / Meniskusdislokation *f* / dislocation du cartilage articulaire du genou *f*
12623 **dislocation, axial** / Dislocatio ad axim (winklige) / disloquement axial *m*
12624 **dislocation, closed, open** / Luxation, einfache, komplizierte *f* (z.B. durch Wunde) / luxation simple, compliquée *f*
12625 **dislocation, congenital, traumatic** / Luxation, angeborene, akquirierte *f* / luxation congénitale, traumatique *f*
12626 **dislocation, consecutive, primitive** / Luxation, veränderte, bleibende *f* / luxation consécutive, primitive *f*
12627 **dislocation, divergent** / Luxation, divergente *f* (z.B. Radius mit Ulna) / luxation divergente *f*
12628 **dislocation, dorsal** / Dislocatio dorsalis (dorsale Wirbelverschiebung) / disloquement dorsal *m*
12629 **dislocation, germinal** / Keimdislokation *f* (Choristie) / dislocation germinative *f*
12630 **dislocation, iliac, ischiatic** / Darmbein-, Sitzbeinverrenkung *f* / luxation iliaque, ischiatique *f*
12631 **dislocation, intrauterine** / Luxation, intrauterine *f* (fet.) / luxation intra-utérine *f*
12632 **dislocation, lateral** / Dislocatio ad latus (seitliche) / disloquement latéral *m*
12633 **dislocation, longitudinal** / Dislocatio ad longitudinem (Längsverschiebung) / disloquement longitudinal *m*
12634 **dislocation, mandibular** / Kieferluxation *f* (einzige ohne Bandzerreißung) / luxation mandibulaire *f*
12635 **dislocation, nerve** / Nervenluxation *f* (Verlagerung eines Nervs aus seiner Bahn) / luxation d'un nerf *f*
12636 **dislocation, obsolete** / Verrenkung, obsolete *f* (unblutig nicht mehr korrigierbare) / luxation obsolète *f*
12637 **dislocation, parallactic** / Verschiebung, parallaktische *f* (παραλλάξ = schräg hintereinander: Objektverschiebung bei abwechselnder Betrachtung mit re. und li. Auge) / dislocation parallactique *f*
12638 **dislocation, paralytic** / Luxation, paralytische *f* (Luxation infolge Lähmung) / luxation paralytique *f*
12639 **dislocation, pathologic** / Luxation, spontane *f* (durch Entzündung bes. des Hüftgelenks, z.B. bei Scharlach) / luxation spontanée *f*
12640 **dislocation, pelvic** / Beckenverrenkung *f* / diastasis pubien (sacro-iliaque) *m*
12641 **dislocation of the penis** / Penisluxation *f* / dislocation du pénis *f*
12642 **dislocation, peripheral** / Dislocatio ad peripheriam (Drehung der Fragmente) / disloquement périphérique *m*
12643 **dislocation, recent** / Luxation, rezente *f* (ohne Entzündung) / luxation récente *f*
12644 **dislocation, recurrent** / Luxation, habituelle *f* (häufig wiederkehrende bes. des Schultergelenks) / luxation récidivante *f*
12645 **dislocation, total (partial)** / Luxation, (un)vollständige (Subluxation) *f* / luxation (in)complète *f*
12646 **dislodgement** / Austreibung *f* (z.B. eines eingekapselten Fremdkörpers) / dislogement *m*
12647 **dismantle** / auseinandernehmen / démonter
12648 **dismember** / zergliedern / démembrer
12649 **dismutation** / Dismutation *f* (Prozeß der Oxydoreduktion) / dismutation *f*
12650 **disobliteration** / Desobliteration *f* (op. Rekanalisation) / désoblitération *f*
12652 **disodic** / disodisch (mit 2 Na-Atomen) / bisodique
12653 **disome** / Disom *n* (Chromosomensatz mit Chromosomenpaaren) / disome *m*
12654 **disomus** / Disomus *m* (Doppelkörpermißbildung) / disomus *m*
12655 **disorder** / verunordnen / dérégler
12656 **disorder of breathing** / Atemstörung *f* / trouble de la respiration *m*
12657 **disorder, functional** / Functio laesa (gestörte Tätigkeit als Kardinalsymptom eines Knochenbruchs) / trouble fonctionnel *m*
12658 **disorder, innervation** / Innervationsstörung *f* / trouble de l'innervation *m*
12659 **disorder, manipulated** / Entordnung *f* / désordre manipulé *m*
12660 **disorder, perception** / Perzeptionsstörung *f* / trouble de la perception *m*
12661 **disorder, speech** / (Aus)sprachstörung *f* / trouble de la parole *m*
12662 **disorder, thought (thinking)** / Denkstörung *f* / trouble du raisonnement (de l'idéation) *m*
12663 **disorder, vegetative (nutritional)** / Ernährungsstörung *f* / trouble végétatif (alimentaire) *m*
12664 **disorder, visual** / Sehstörung *f* / trouble de la vision *m*
12665 **disorderly (disorderliness)** / Unordentlich(keit *f*) / désordre (*m*), en
12666 **disorganization** / Desorganisation *f* (Durcheinander *n*) / désorganisation *f*
12666a **disorientation** / Desorientiertheit (Verwirrtheit) *f* / désorientation *f*
12667 **disoxidation** / Sauerstoffabgabe *f* / disoxydation *f*
12668 **dispar** / ungleich / impair
12669 **disparate** / disparat (verschiedenartig) / disparate
12670 **disparation** / Disparation *f* (Reizung disparater Punkte beider Retinae, erzeugt Doppelbilder bzw. physiol. Wahrnehmung der 3. Dimension) / disparation *f*

12671 **disparity** / Disparität *f* (Ungleichheit z.B. des Blutdrucks) / disparité *f*
12672 **dispassionate** / leidenschaftslos (psych.) / dépassionné
12673 **dispensatory** / Arzneibuch *n* / codex *m*
12674 **dispense** / dispensieren ([Arznei bereiten und] herausgeben) / dispenser
12675 **dispenser** / (Arznei)verteiler *m* / dispensateur *m*
12676 **dispensing** / Rezeptur *f* / ordonnance médicale *f*
12677 **dispermy** / Doppelbefruchtung *f* (eines Eis) / dispermie *f*
12678 **disperse(d)** / zerstreuen (dispers) / disperser (dispersé)
12679 **dispersion** / Dispersion (Verteilung) *f* / dispersion *f*
12680 **dispersion, atomic, molecular** / Atomdispersion, Molekulardispersion *f* / (Differenz der Atom- bzw. Molekularrefraktion eines Stoffs für 2 ausgewählte Wellenlängen) / dispersion atomique, moléculaire *f*
12681 **dispersion, chromatic** / Dispersion, chromatische *f* / (Lichtwellenstreuung) / dispersion chromatique *f*
12682 **dispersion, coarse** / Verteilung, suspensoiddisperse *f* (Suspension) / dispersion, grosse *f*
12683 **dispersion, colloid** / Verteilung, kolloiddisperse *f* (kolloide Lösung) / dispersion colloïde *f*
12684 **dispersion, iondisperse** / Verteilung, iondisperse *f* (homogene Lösung) / dispersion iondisperse *f*
12685 **dispersionableness** / Dispersionsvermögen *n* / dispersion, pouvoir de *m*
12686 **dispersive** / dispersiv (die Dispersion betreffend) / dispersif
12687 **dispersoid** / Dispersoid *n* (Kolloid) / dispersoïde *m*
12688 **dispersoid, ion, mol** / Ion-, Moldispersoid *n* / dispersoïde ionique, molaire *m*
12689 **dispert** / Dispert *n* (im Zerstäubungstrocknungsverfahren [Krause] hergestellte Arznei) / dispert *m*
12690 **dispireme** / Dispirem *n* (σπεῖρα = Windung: «Doppelknäuel», Prodiaster der mitotischen Anaphase) / dispirème *m*
12691 **dispirit (dispirited, dispiriting)** / deprimieren (deprimiert, deprimierend) / opprimer (opprimé, opprimant)
12692 **displace (displaced, displacing)** / vertreiben (verlagert, verdrängend) / déplacer (déplacé, déplaçant)
12693 **displacement** / Verlagerung *f* / déplacement *m*
12694 **displacement, backward, forward** / Retrocessio, Antecessio *f* (Rück-, Vorverlagerung) / déplacement en arrière, en avant *m*
12695 **displacement of the colon, subphrenic** / Chilaiditi' Syndrom (Lageanomalie des Dickdarms [und Dünndarms]) / interposition hépatodiaphragmatique
12696 **displacement, fetal** / (Zell)verlagerung, embryonale *f* / déplacement fœtal *m*
12697 **displacement, ion(ic)** / Ionenverschiebung *f* / déplacement ionique *m*
12698 **displacement, phase** / Phasenverschiebung *f* / décalage de phases; (déphasage) *m*
12699 **displacement, uterine** / Gebärmutterverlagerung *f* / déplacement utérin *m*
12700 **display** / aus(einander)breiten / déployer
12701 **disporous** / zweisporig / bispore
12702 **disposable (available)** / verfügbar / disponible
12703 **dispose (disposed, disposing)** / disponieren (aufgelegt, vorbereitend) / disposer (disposé, disposant)
12704 **disposition** / Ansatz *m* (Grundvoraussetzung richtiger Datenverarbeitung) / disposition *f*
12705 **disposition, defensive** / Disposition, defensive *f* (natürliche Widerstandskraft) / disposition naturelle à la défence *f*
12706 **disposition, general, special** / Disposition, allgemeine, spezielle *f* (angeborene Empfänglichkeit [für Krankheiten]) / disposition générale, spéciale *f*
12707 **disposition, heredocycloid** / Disposition, heredozykloide *f* (depressive Erbanlage) / disposition hérédocycloïde *f*
12708 **disposition of mind** / Gemütsverfassung *f* / disposition d'âme; (humeur) *f*
12709 **dispossession** / Enteignung *f* / dépossession *f*
12710 **disproportion(ate)** / Mißverhältnis *n* (unverhältnismäßig) / disproportion(né) *f*
12711 **disproteinization** / Enteiweißung *f* / déprotéinisation *f*
12712 **disputation** / Disputation *f* (wissenschaftliches Gespräch) / disputation *f*
12713 **disqualification (disqualify)** Disqualifizierung *f* (ausschließen) / disqualification *f* (disqualifier)
12714 **disrupted** / abgerissen / abrupt
12715 **dissect** / sezieren / disséquer
12716 **dissecting-instruments (forceps, knife, needle, scalpel)** / Sezierinstrumente *n* (Pinzette, Messer, Nadel, Skalpell) / dissection, instruments à *m* (pince, couteau, aiguille, bistouri)
12717 **dissection, dissector** / Durchschneidung *f*, Sezierer *m* / dissection *f* dissecteur *m*
12718 **disseminate (disseminator)**/ausstreuen (Verbreiter *m*) / disséminer (disséminateur *m*)
12719 **dissemination** / Dissemination *f* (Verbreitung von Krankheitserregern im Einzelorganismus und darüber hinaus) / dissémination *f*
12720 **dissemination, epithelial** / Epithelaussaat *f* (v. Mangoldt: Ausfüllung von Granulationshöhlen mit Epidermisgeschabsel) / dissémination épithéliale *f*
12721 **dissemination, superfial** / Oberflächenaussaat *f* (bakt.) / dissémination superficielle *f*
12722 **dissensivity, olfactory** / Geruchmißempfindung *f* (somat. od. psych. Störung des Geruchserlebens) / malsensation olfactive *f*
12723 **dissertation, disquisition** / Dissertation, Disquisition *f* (gelehrte Abhandlung, schriftliche, mündliche) / dissertation, disquisition *f*
12724 **dissimilarity (dissimilitude)** / Ungleichartigkeit *f* / dissimilarité (dissimilitude) *f*

12725 **dissimilate (dissimilar)** / entähnlichen (ungleichartig) / dissimiler (dissimilaire)
12726 **dissimilation** / Dissimilation *f* (Entähnlichung: 1. Abbau der durch Assimilation zu körpereignen Stoffen in das Gewebe eingebauten Stoffwechselsubstanzen zu CO_2, H_2O, Harnstoff, Ammoniak usw., 2. Angleichung des apperzipierenden Subjekts an objektive Bewußtseinsinhalte) / dissimilation *f*
12727 **dissimilatory** / dissimilatorisch (schlecht zu assimilieren) / dissimilatoire
12728 **dissimulate (dissimulator)** / verheimlichen (Dissimulant *m*) / dissimuler (dissimulateur *m*)
12729 **dissimulation** / Dissimulation *f* (quae sunt, ea dissimulantur) / dissimulation *f*
12730 **dissipation, dissipator** / Verschwendung *f*, Verschwender *m* / dissipation *f*, dissipateur *m*
12731 **dissipat(iv)e** / verschwenden (verschwenderisch) / dissiper (dissipatif)
12732 **dissociable** / trennbar / dissociable
12733 **dissociate (dissociated, dissociating)** / dissoziieren (verschieden, trennend) / dissocier (dissocié, dissociant)
12734 **dissociation** / Dissoziation *f* (Störung der Sozietät) / dissociation *f*
12735 **dissociation, albumino-colloidal** / Kolloidkurvenveränderung-Eiweißgehaltnichtveränderung *f* (im Liquor) / dissociation albumino-colloïdale *f*
12736 **dissociation, albuminocytologic (cytoalbuminic)** / Dissoziation, Eiweiß-Zell- (, Zell-Eiweiß-) *f* (geringe [starke] Zellvermehrung bei starker [geringer] Eiweißvermehrung) / dissociation albuminocytologique (cyto-albuminique) *f*
12737 **dissociation, atrioventricular** / Dissoziation, atrioventrikuläre *f* (Störung der Reizleitungsassoziation) / dissociation atrioventriculaire *f*
12738 **dissociation, bacterial (microbic)** / Dissoziation, bakterielle *f* (Bakterienvariante) / dissociation microbienne *f*
12739 **dissociation constant** / Dissoziationskonstante *f* / dissociation, constante de *f*
12740 **dissociation, electrolytic, hydrolytic, thermic** / Dissoziation, elektrolytische, hydrolytische, thermische *f* (Trennung durch Elektrizität, Lösungsmittel, Wärme) / dissociation électrolytique, hydrolytique, thermique *f*
12741 **dissociation, interference** / Interferenzdissoziation *f* (Herzimpulsstörung) / dissociation d'interférence *f*
12742 **dissociation, oculomuscular** / Dissoziation, okulomuskuläre *f* (Störung der Augenmuskelassoziation) / dissociation oculomusculaire *f*
12743 **dissociation, sensory (peripheral)** / Empfindungsdissoziation *f* (partielle Anästhesie, z.B. bei Rückenmarktumoren) / dissociation sensitive *f*
12744 **dissoluble (dissolubility)** / Auflösbar(keit *f*) / dissoluble (dissolubilité *f*)
12745 **dissolution** / Auflösung *f* / dissolution *f*
12746 **dissolve (dissolved, dissolving)** / auflösen (geschmolzen, lösend) / dissoudre (dissous, dissolvant)
12747 **dissonance** / Dissonanz *f* (Mißklang *m*) / dissonance *f*
12748 **dissuade, dissuasion, dissuasive** / warnen, Warnung *f*, warnend / dissuader, dissuasion *f*, dissuasif
12749 **distal** / distal (zur [Zahnbogen]seite hin) / extrémité, situé (orienté) vers l'
12750 **distance** / Distantia *f* (Abstand *m*) / distance *f*
12751 **distance control** / Fernbedienung *f* / distance, commande à *f*
12752 **distance of the crests, spinae, trochanters** / Distantia cristarum, spinarum, trochanterica (Darmbeinkämme-, Darmbeinstachel-, Trochanterenabstand) / distance des crêtes, épines, trochanters *f*
12753 **distance, focal** / Fokaldistanz (Brennweite) *f* / distance focale *f*
12754 **distance(s), focus (focus-film, -object, -screen)** / Fokusabstände *m* (Fokus-Film, -Objekt, -Schirm) / distance(s) foyer *f* (foyer-plaque, -objet, -écran)
12755 **distance, focus-skin** / Fokus-Hautabstand (FHA) *m* / distance foyer-peau *f*
12756 **distance, hearing-** / Hörweite *f* / portée d'ouïe *f*
12757 **distance, lengthened, shortened ST-** / ST-Strecke, verlängerte, verkürzte *f* (bei Hypo-, Hypercalcämie) / distance ST prolongée, écourtée *f*
12758 **distance, murmur heard at** / Distanzton *m* (auf Distanz hörbarer Herzton) / distance, bruit perceptible à *m*
12759 **distances of the pelvis, external, internal** / Beckenmaße, äußere, innere *n* / distances externes, internes du bassin *f*
12760 **distance, PQ-** / PQ-Strecke *f* (Ekg-Vorhofüberleitung zu Kammerkomplex) / distance PQ *f*
12761 **distance, pupillary** / Pupillenabstand *m* / distance interpupillaire *f*
12762 **distance, sighting-; (visibility)** / Sichtweite *f* / visibilité *f*
12763 **distance, sparking-** / Schlagweite *f* (Funkenabstand) / distance explosive *f*
12764 **distance, ST-** / ST-Strecke *f* (Ekg-Kammerkomplexzwischenstrecke) / distance ST *f*
12765 **distance, working-** / Arbeitsabstand *m* / distance objet-objectif *f*
12766 **distant** / entfernt / distant
12767 **distemper (, canine)** / (Hunde)staupe *f* / chiens, maladie des *f*
12768 **distend (distended, distending)** / ausdehnen (ausgedehnt, ausdehnend) / distendre (distendu, distendant)
12769 **distensible (distensibility)** / Ausdehnbar(keit *f*) / distensible (distensibilité *f*)
12770 **distention** / Ausdehnung *f* / distension *f*
12771 **distichiasis** / Distichiasis *f* (στίχος = Reihe: ano(r)male Härchenreihe hinter Wimpernreihe) / distichiase *f*
12772 **distillable (distillability)** / Destillierfähig(keit *f*) / distillable (distillabilité *f*)

12773 **distil(late)** / destillieren (Destillat *n*) / distiller (distillat *m*)
12774 **distillation** / Destillation *f* (destillare = herabtropfen) / distillation *f*
12775 **distillation by ascent, by descent** / Destillation, aufsteigende, absteigende *f* / distillation en montant, en descendant *f*
12776 **distillation, continuous, electric** / Destillation, stetige, elektrische *f* / distillation continue, électrique *f*
12777 **distillation, dry, fractional** / Destillation, trockne, fraktionierte *f* (Erhitzen unter Luftabschluß, getrenntes Auffangen der verschiedenen Destillate) / distillation sèche, fractionnée *f*
12778 **distillation, process, product of** / Destillationsverfahren, -ergebnis *n* / distillation, procédé par, produit de *m*
12779 **distinct(ion)** / Distinkt(ion *f*) (distinguere = unterscheiden) / distinct (distinction *f*)
12780 **disto(c)clusal** / distalbißbezüglich / distocclusif
12781 **distomatosis (distomiasis)** / Saugwurmbefall *m* / distomatose (distomiase) *f*
12782 **distortion** / Distorsion *f* (Verstauchung bes. von Fuß- und Handgelenken) / distorsion *f*
12783 **distracted** / zerstreut (psych.) / distrait
12784 **distraction** / Distraktion *f* (1. Streckverband, 2. Eröffnung des unteren Uterinsegments intra partum) / distraction *f*
12785 **distribution, binomial** / Binomialverteilung *f* («zufällige» [wahrscheinliche, mögliche] Ur-Teilkombination [Elementepaarung]) / distribution binômiale *f*
12786 **distribution, normal** / Normalverteilung *f* / distribution normale *f*
12787 **distribution, superficial** / Oberflächenverteilung *f* / distribution superficielle *f*
12788 **distribution(al)** / Verteilung *f* (betreffend) / distribution(nel) *f*
12789 **distribut(iv)e** / verteilen(d) / distribuer (distributif)
12790 **distributor** / Verteiler *m* (z.B. Strom-) / distributeur *m*
12791 **district** / Bezirk *m* / district *m*
12792 **disturb (disturbed, disturbing)** / stören (gestört, störend) / troubler (troublé, troublant)
12793 **disturbance (disorder)** / Störung (Unordnung) *f* / désordre (trouble) *m*
12794 **disturbance of attentiveness** / Merk(fähigkeits)störung *f* / trouble de l'attention *m*
12795 **disturbance of auricular, atrioventricular, ventricular conduction** / Leitungsstörung, aurikuläre, atrioventrikuläre, ventrikuläre *f* / trouble de conduction auriculaire, atrioventriculaire, ventriculaire *m*
12796 **disturbance of cellular respiration** / Zellatmungsstörung *f* (Folge einer Mitochondriengrundstrukturdesintegration)/trouble de la respiration cellulaire *m*
12797 **disturbances, cerebral focal** / Herdstörungen, zerebrale *f* (Griesinger: Ausfallerscheinungen durch umschriebene Veränderungen im Gehirn) / troubles en foyer cérébral *m*
12798 **disturbances, chronic venous outflow** / Abflußstörungen, chronische venöse *f* (der unteren Körperhälfte durch Varizenbildung) / troubles veineux chroniques d'écoulement *m*
12799 **disturbances, circadian** / Zirkadianstörungen *f* (Ost-Weststörungen bei Berufsdüsenjetflieger[inne]n: [Polymenorrhoe], Dyshämoglobinie, Hypotonie, Sauerstoffmangel) / troubles circadiens *m*
12800 **disturbance, circulatory** / Kreislaufstörung *f* / trouble circulatoire *m*
12801 **disturbances, climatic change** / Klimawechselstörungen *f* (bei Düsenjetfliegern durch raschen Nord-Süd-Klimawechsel) / troubles par changement climatique *m*
12802 **disturbance, conduction** / Schalleitungsstörung *f* / trouble de conduction *m*
12803 **disturbances, congenital metabolic** / Stoffwechselstörungen, angeborene *f* (genetische Defekte) / troubles congénitaux du métabolisme *m*
12804 **disturbances, electrodynamic** / Störungen, elektrodynamische *f* (elektromagnetische Wellen) / troubles électrodynamiques *m*
12805 **disturbances, emotional (affective)** / Affektstörungen *f* / troubles affectifs (émotifs) *m*
12806 **disturbances in gait** / Gangstörungen *f* (z.B. Watschelgang) / troubles de la démarche *m*
12807 **disturbance, gastro-intestinal** / Magen-Darmstörung *f* / trouble gastro-intestinal *m*
12808 **disturbance, genital** / Genitalstörung *f* / trouble génital *m*
12809 **disturbance of growth** / Wachstumsstörung *f* / trouble de croissance *m*
12810 **disturbance, hearing-** / Hörstörung *f* / trouble auditif *m*
12811 **disturbances, horizontal, vertical** / Horizontal-, Vertikalstörungen *f* (durch dem ruhenden Körperschwergewicht entgegengesetzte schnelle und leichte Körperbewegung beim Fliegen) / troubles horizontaux, verticaux *m*
12812 **disturbance, hypnotic** / Durchschlafstörung *f* / trouble de dormissement *m*
12813 **disturbance, instinct** / Triebstörung *f* / trouble de l'instinct *m*
12814 **disturbance, intellectual** / Intelligenzstörung *f* / trouble intellectuel *m*
12815 **disturbance of lipid metabolism** / Fettstoffwechselstörung *f* (durch Antioxydantien) / trouble du métabolisme des lipides *m*
12816 **disturbance of mind** / Geistesstörung *f* / trouble mental *m*
12817 **disturbances of molecular function** / Molekularfunktionsstörungen *f* (durch fehlgesteuerte Enzyme) / troubles de la fonction moléculaire *m*
12818 **disturbances of molecular structure** / Molekularstrukturstörungen *f* (durch fehlgebildete Enzyme) / troubles de la structure moléculaire *m*
12819 **disturbances of molecular synthesis** / Mole-

kularsynthesestörungen *f* (durch fehlende Proteine) / troubles de la synthèse moléculaire *m*

12820 **disturbance, orientation** / Orientierungsstörung *f* (des zeitlich-räumlichen Körpergefühls) / trouble d'orientation *m*

12821 **disturbance of ossification** / Ossifikationsstörung *f* / trouble de l'ossification *m*

12822 **disturbance, peripheral, central auditory** / Hörstörung, periphere, zentrale *f* (bemerkte in Außen- od. Innenohr, unbemerkte in Hörnervenbahnen od. -kernen) / trouble auditif périphérique, central *m*

12823 **disturbance, (primary, secondary) hypnagogic** / Einschlafstörungen *f* / trouble d'endormissement (central, périphérique) *m*

12824 **disturbances, regulative** / Regulationsstörungen *f* (Steurungsdefekte) / troubles de régulation *m*

12825 **disturbances of sensibility** / Sensibilitätsstörungen *f* (An-, Hyp[er]-, Parästhesien etc.) / troubles de la sensibilité *m*

12826 **disturbance of steady state** / Fließgleichgewichtstörung *f* (Störung der Invasions-Eliminationsbilanz eines Fließsystems z. B. durch Applikation einer Medikamentendosis) / trouble de l'état constant *m*

12827 **disturbance, synneuric** / Alteration, synneurische *f* («Inbildstörung») / perturbation synneurique *f*

12828 **disturbance, systemic** / Allgemeinstörung *f* / perturbation générale *f*

12829 **disturbances, transition** / Überleitungsstörungen *f* (der Erregungsleitung zwischen Vorhof und Kammer) / troubles de transition *m*

12830 **disturbance, tryptophan metabolism** / Tryptophanstoffwechselstörung *f* (bes. bei ungeklärten Leiden durch Urintest nachweisbar und durch Vitamin-B_6-Substitution zu beseitigen [KNAPP]) / trouble du métabolisme du tryptophane *m*

12831 **disturbance, voice** / Stimmstörung *f* / trouble de la voix *m*

12832 **disulfides** / Disulfide *n* (Hydrodisulfide [H_2S_2] mit H-Ersatz durch aromatische Radikale wie Methyl- [CH_3], Äthyl- [C_2H_5], Allyl- [C_3H_5), Phenyl- [C_6H_5]) / disulfures *m*

12833 **disunion** / Uneinigkeit *f* / désunion *f*

12834 **disvolution** / Mißentwicklung *f* / disvolution *f*

12835 **disymptomatic** / disymptomatisch (mit 2 Leitsymptomen) / bisymptomatique

12836 **diuresis** / Diurese *f* (HIPPOKRATES: Harnausscheidung) / diurèse *f*

12837 **diuretic** / diuretisch (Harnen betreffend) / diurétique

12838 **diuretic (, cardiac, hydragogue, stimulant)** / Diureticum *n* (herzanregendes, nierenreizendes, gewebewirksames) / diurétique (cardiaque, hydragogue, stimulant) *m*

12839 **diuretic, direct, indirect** / Diureticum, direktes, indirektes *n* / diurétique direct, indirect *m*

12840 **diuretic, mercurial** / Hg-Diureticum *n* / diurétique mercuriel *m*

12841 **diurnal** / diurnus (tags, täglich) / diurne

12842 **divagation (, verbal)** / Abschweifung *f* (sprachliche: Faselei) / divagation (verbale) *f*

12843 **divergence, negative, positive vertical** / Vertikaldivergenz, negative, positive *f* (ophth.) / divergence verticale négative, positive *f*

12844 **divergent** / divergent (auseinanderstrebend) / divergent

12845 **diverse** / mannigfaltig (abwechslungsreich) / diversiforme

12846 **diversification** / Gestaltwandel *m* / diversification *f*

12847 **diversion** / Zerstreuung *f* / diversion *f*

12848 **diversity** / Abwechslung (Buntheit) *f* / diversité *f*

12849 **divert (diverted, diverting)** / ablenken (abgelenkt, ablenkend) / divertir (diverti, divertissant)

12850 **diverticular** / divertikelbezüglich / diverticulaire

12851 **diverticulectomy** / Divertikelentfernung *f* / diverticulectomie *f*

12852 **diverticulitis, acute, chronic** / Diverticulitis, akute, chronische *f* / diverticule, inflammation d'un *f*

12853 **diverticulosis** / Divertikulose *f* (vermehrtes Auftreten von Divertikeln) / diverticulose *f*

12854 **diverticulum** / Divertikel *n* (divertere = wegwenden) / diverticule *m*

12855 **diverticulum, acquired, congenital** / Divertikel, erworbenes, angeborenes *n* / diverticule acquis, congénital *m*

12856 **diverticula of the ampul (of the testicular duct)** / Diverticula ampullae (ductus deferentis) (Ausbuchtungen der Samenleiterampulle) / diverticules de l'ampoule (du conduit testiculaire)

12857 **diverticulum of the bladder, multiple, solitary** / Divertikelblase *f*, Harnblasendivertikel *n* / diverticule vésical multiple, solitaire *m*

12858 **diverticulum, embryonal (allantoic, cervical, pancreatic, thyroid)** / Divertikel, embryonale *n* (Organanlageausstülpungen) / diverticule embryonnaire (allantoïque, cervical, pancréatique, thyroïde) *m*

12859 **diverticulum, esophageal (pressure, traction, supradiaphragmatic)** / Speiseröhrendivertikel *n* (Pulsionsdivertikel durch Druck von innen an (1.) Ringknorpelenge, Traktionsdivertikel durch Zug von außen an (2.) Bifurkationsenge, an (3.) Zwerchfellenge) / diverticule œsophagien (par pulsion, de tirage, susdiaphragmatique) *m*

12860 **diverticulum, false, true** / Divertikel, indirektes, direktes *n* (Schleimhaut- [durch Muscularis], Wandausstülpung) / diverticule indirect, direct *m*

12861 **diverticulum, ileum, intestinal** / Darmdivertikel *n* (angeborenes [MECKEL'], erworbenes) / diverticule de l'iléon, intestinal *m*

12862 **diverticulum, laryngeal, pharyngeal** / Kehlkopf-Rachendivertikel *n* / diverticule laryngien, pharyngien *m*

12863 **diverticulum, synovial** / Gelenkhautdivertikel *n* / diverticule synovial *m*

12864 **diverticulum, ureteral** / Ureterdurchgangdivertikel *n* (der Blasenwand) / diverticule urétéral *m*

12865 **diverticulum, urethral** / Harnröhrendivertikel *n* / diverticule urétral *m*

12866 **divisible** / teilbar / divisible

12867 **division** / Division *f* (dividere = teilen) / division *f*

12868 **division, (direct, indirect) cell** / Zellteilung *f* (direkte [Amitose], indirekte [Mitose]) / division cellulaire (directe, indirecte) *f*

12869 **division (, nuclear)** / (Kern)teilung *f* / division (nucléaire) *f*

12870 **divulsion** / Divulsio *f* (divellere = gewaltsam trennen) / divulsion *f*

12871 **dizzy (vertiginous)** / schwindel(errege)nd / vertigineux

12872 **docility** / Folgsamkeit *f* / docilité *f*

12873 **docimasia, auricular** / Ohrenprobe *f* (δοκιμάζω = prüfen) / docimasie auriculaire *f*

12874 **docimasia, gastro-intestinal** / Darmschwimmprobe *f* (bei Neugeborenen pos., wenn Speiseröhre durchgängig war) / docimasie du tube digestif *f*

12875 **docimasia, hepatic** / Leberprobe *f* / docimasie hépatique *f*

12876 **docimasia, pulmonary** / Lungenschwimmprobe *f* (bei Neugeborenen pos., wenn Lunge geatmet hat) / docimasie pulmonaire *f*

12877 **doctor, country** / Landarzt *m* / médecin de campagne *m*

12878 **doctor, family** / Hausarzt *m* / médecin de (la) famille *m*

12879 **doctor for forensic medicine** / Gerichtsarzt *m* / médecin légiste *m*

12880 **doctor (of medicine) (M.D.)** / Medizin, Doktor der *m* (Dr. med.) / médecine, docteur en *m*

12881 **doctor, official** / Amtsarzt *m* / médecin administratif *m*

12882 **doctor, panel** / Kassenarzt *m* / médecin de caisse *m*

12883 **doctor, school** / Schularzt *m* / médecin scolaire *m*

12884 **doctor, work** / Werkarzt *m* / médecin ouvrier *m*

12885 **doctress (lady doctor)** / Ärztin *f* / femme médecin *f*

12886 **doctrine** / Doktrin (Lehre) *f* / doctrine *f*

12887 **document(ary)** / Dokument *n* (urkundlich) / document(aire) *m*

12888 **documentation** / Dokumentation *f* (wiss. Quellennachweis) / documentation *f*

12889 **documentation, medical** / Medizindokumentation *f* / documentation médicale *f*

12890 **dog** / Hund *m* (psychol. und hämatol. menschenähnlichstes Laboratoriumstier [LAWKOWICZ]) / chien *m*

12891 **dolichocoly** / Dolichokolie *f* (Langdärmigkeit) / dolichocolie *f*

12892 **dolichogastric** / langmägig / dolichogastrique

12893 **dolichopelvic** / langbeckig / dolichopelvien

12894 **dolichoprosopic (-rhinal)** / langgesichtig (-nasig) / dolichofacial (-nasal)

12895 **DOLLINGER-BIELSCHOWSKY syndrome** / DOLLINGER-BIELSCHOWSKY' Syndrom (Spätinfantile Form der amaurotischen Idiotie) / syndrome de DOLLINGER-BIELSCHOWSKI

12896 **dolorogenic** / schmerzlich / dolorogène

12897 **domain** / Domäne *f* (Fachgebiet *n*) / domaine *m*

12898 **domesticate** / zähmen (heimisch machen) / domestiquer

12899 **domestication** / Domestikation *f* (Zähmung) / domestication *f*

12900 **domesticity** / Häuslichkeit *f* / domesticité *f*

12901 **domicil(at)e** / Domizil(ieren) *n* (domicilium = [Wohn]sitz) / domicile *m* (domicilier)

12901a **dominance, mixed** / Dominanz, instabile *f* (Fehlen eines Führungsauges beim Lesen) / dominance instable *f*

12902 **dominant** / dominant (das schwächere Allel überdeckend) / dominant

12903 **domination** / Dominanz *f* ([Ober]herrschaft) / domination *f*

12904 **dominator, photopic, scotopic** / Dominator, photopischer, skotopischer *m* (Helligkeitsempfindung am Tag, in der Dämmerung vermittelndes Stäbchenaggregat der Netzhaut [GRANIT]) / dominateur photopique, scotopique *m*

12905 **donation** / Spende *f* / donation *f*

12906 **donator** / Donator *m* (abgebende [chem.] Substanz) / donateur *m*

12907 **donators, H^+-** / Protonen-Donatoren *m* (Säuren: H^+ abgebende Stoffe: Salzsäure [HCl], Kohlensäure [H_2CO_3], prim. Phosphat [H_2PO_4], Ammonium [NH_4]) / donateurs H^+ *m*

12908 **donor (, blood)** / (Blut)spender *m* / donneur (de sang) *m*

12909 **donor, dangerous** / (Blut)spender, gefährlicher *m* (Vertreter einer mit der Empfängerblutgruppe sich nicht vertragenden Gruppe) / donneur dangereux *m*

12910 **donor, skin** / Hautspender *m* / donneur de peau *m*

12911 **DONOVAN's bodies** / Donovania granulomatis (venerisches Granulom erregendes Calymmatobacterium) / calymmatobactérie de granulome *f*

12912 **Donovania** / Donovania (Gatt. Parvobacteriaceae) / donovanie *f*

12913 **door** / Tür *f* / porte *f* (portail *m*)

12914 **dope** / dopen (betäuben) / doper

12915 **dormant** / schlummernd (inaktiv, im Ubw vorhanden) / dormant

12916 **dormitive** / einschläfernd(es Mittel *n*) / dormitif (*m*)

12917 **doromania** / Doro(n)manie *f* (δῶρον = Geschenk: Schenktrieb) / doromanie *f*

12918 **dorsad** / rückenwärts / dos, orienté vers le

12919 **dorsal** / dorsal (rücklings) / dorsal

12920 **dorsalgia** / Rückenschmerz(en) *m* / dorsalgie *f*

12921 **dorsiflexion** / Dorsalflexion *f* (Fuß- bzw. Handbiegung nach Fuß- bzw. Handrücken) / flexion dorsale *f*

12922 **dorso-anterior, -posterior** / dorso-anterior, -posterior (Kindsrücken nach vorn, nach hinten gerichtet) / dorso-antérieur, -postérieur
12923 **dorsolateral spinal bulb syndrome** / BABINSKI-NAGEOTTE' Syndrom (Durch Läsion dorsolateraler Anteile des verlängerten Marks entstehendes zentralnervöses Krankheitsbild) / syndrome de BABINSKI-NAGEOTTE
12924 **dorsospinal, -ventral** / rücken-wirbelsäulebezüglich, -bauchbezüglich / dorsospinal, -ventral
12925 **dorsovolar, -plantar** / handrücken-handteller-, fußrücken-fußsohlenbezüglich / dorsopalmaire, -plantaire
12926 **dorsum (back)** / Dorsum (Rücken) / dos
12927 **dorsum of the sella (turcica)** / Dorsum sellae (turcicae) / dos de la selle turcique
12928 **dosage** / Dosierung *f* / dosage *m*
12929 **dosage, adults, children** / Erwachsenendosis, Kinderdosis *f* / dosage des adultes, des enfants *m*
12930 **dosage height, rhythm** / Dosierungshöhe *f*, -rhythmus *m* (von [gastrintestinaler] Resorptions-, Leberentgiftungs-, Nierenausscheidungsfähigkeit abhängig) / dosage, hauteur *f*, rythme de *m*
12931 **dosage rate (output)** / Dosisleistung *f* / doses, taux des; (rendement de dose) *m*
12932 **dose** / Dosis *f* (1. Gewichtsmenge eines Medikaments, 2. Maßeinheit ionisierender Strahlen) / dose *f*
12933 **dose, additional** / Zusatzdosis *f* / dose additionnelle *f*
12934 **dose, air** / Luftdosis *f* / dose dans l'air *f*
12935 **dose, amitogenic** / Dosis, zellteilunghemmende *f* / dose amitogène *f*
12936 **dose, attack, stimulation** / Stoßdosis, Reizdosis *f* / dose d'attaque, d'excitation *f*
12937 **dose, average** / Durchschnittsdosis *f* / dose moyenne *f*
12938 **dose calculation** / Dosisberechnung *f* / dose, calcul de la *m*
12939 **dose, curative** / Heildosis *f* / dose curative *f*
12940 **dose, daily** / Tagesdosis *f* / dose journalière *f*
12941 **dose, desensitizing** / Dosis, desensibilisierende *f* (bei Überempfindlichkeit gegen artfremde Seren [MACKENZIE nach BESREDKA]) / dose désensibilisante *f*
12942 **dose, distribution of** / Dosisverteilung *f* / dose, distribution (répartition) de *f*
12943 **dose effect curve** / Dosiseffektkurve *f* / dose, courbe de l'effet de *f*
12944 **dose, effective** / Dosis, wirksame *f* / dose efficace *f*
12945 **dose, emergency** / Notfalldosis *f* / dose d'urgence *f*
12946 **dose, epilation** / Epilationsdosis *f* (~ 420 r Oberflächendosis) / dose d'épilation *f*
12947 **dose, erythema** / Erythemdosis *f* (Hauterythemdosis [HED]: 550 r bei 30 r/min Dosisleistung, 6·8,1 mm Cu HWS, 23 cm FHA) / dose érythème *f*
12948 **dose, excessive; (overdosis)** / Überdosierung *f* / dose excessive *f* (surdosage *m*)
12949 **dose, focal** / Herddosis *f* (Strahlendosis am Krankheitsherd) / dose focale *f*
12950 **dose, frog** / Froschdosis *f* (F.D. Digitalis) / unité grenouille *f*
12951 **dose, genetic significant gonadal** / Gonadendosis, genetisch signifikante *f* (Durchschnittanteil der einzelnen Keimzelle an Strahlenbelastung des Keimzellengesamts einer Bevölkerung) / dose gonadale génétique signifiante *f*
12952 **dose, genetic tolerance** / Toleranzdosis, genetische *f* (höchstzulässige Gonadendosis aus künstlichen Strahlungsquellen zur natürlichen Strahlenbelastung in 30 Jahren 5–10 R) / dose de tolérance génétique *f*
12953 **dose, genetical maximum** / Erbschädigungsdosis *f* (~ 35 r) / dose maxima génétique *f*
12954 **dose, homeopathic** / Dosis, homöopathische *f* / dose infinitésimale (homéopathique) *f*
12955 **dose, incident, exit** / Eintrittsdosis, Austrittsdosis *f* / dose incidente, de sortie *f*
12956 **dose, individual** / Dosis, individuelle *f* (von Dosierungshöhe und -rhythmus abhängig) / dose individuelle *f*
12957 **dose, initial** / Anfangsdosis *f* / dose initiale *f*
12958 **dose, intoxicating** / Dosis, allergisierende *f* / dose allergisante *f*
12959 **dose, lethal (fatal)** / Dosis, tödliche *f* / dose mortelle (lét[h]ale, délétère) *f*
12960 **dose, maintenance (booster)** / Erhaltungsdosis *f* / dose d'entretien *f*
12961 **dose, maximum** / Grenzdosis (stärkste Dosis) *f* / dose maximale *f*
12962 **dose measurement; (dosimetry)** / Dosimetrie (Dosismessung) *f* / dose, mesure de la; (dosimétrie) *f*
12963 **dose, minimal (minimum)** / Dosis, schwache (kleinste) *f* / dose minima(le) *f*
12964 **dose, momentary** / Momentandosis *f* / dose instantanée *f*
12965 **dose, optimum** / Dosis, optimale *f* / dose optima *f*
12966 **dose, (organ) tolerance** / Dosis, unschädliche *f* (bei beruflicher Exposition vertretbare: 0,1 r/d) / dose tolérée *f*
12967 **dose, partial (fractional, divided), total** / Teildosis, Gesamtdosis *f* / dose partielle (fractionnée), totale *f*
12968 **dose, (percental, relative) depth (tissue)** / (Röntgen)tiefendosis (, prozentuale, relative) *f* / dose (pourcentuelle, relative) en profondeur *f*
12969 **dose, protective** / Schutzdosis *f* / dose préventive *f*
12970 **doses, puerperal** / Kinderdosen *f* (Berechnung: Jahresalter durch Jahresalter +12 = x oder 4mal Lebensjahre +20 = x% [der Erwachsenendosis]) / doses puerpérales *f*
12971 **dose for rat, protective** / Rattenschutzdosis *f* / dose protective du rat *f*
12972 **dose, (relative) focal volume** / Herdraumdosis (, relative) *f* (Raumdosis im Herd [Verhältnis HRD:RD]) / dose volume focale (relative) *f*

12973 **doses, repeated small** / Dosen, häufige kleine *f* / doses filées *f*
12974 **dose, scattered, additional** / Streuzusatzdosis *f* (+ Einfalldosis = Oberflächendosis) / dose additionnelle diffusée *f*
12975 **dose, sensitizing** / Dosis, sensibilisierende *f* (durch Inj. von Antikörper erzeugenden Antigenen Immunität verleihende) / dose sensibilisante *f*
12976 **dose, significant genetical** / Dosis, signifikante genetische *f* (durch optimale Aufnahmetechnik auf ~ $^1/_3$ reduzierbare 54 mrad) / dose génétique signifiante *f*
12977 **dose, single** / Einzeldosis *f* / dose unique *f*
12978 **dose, skin** / Hautdosis *f* / dose à la peau (cutanée) *f*
12979 **dose, superficial** / Oberflächendosis *f* (Einfalldosis + Streustrahlenzusatz) / dose en surface *f*
12980 **dose, toxic** / Dosis, giftige *f* / dose toxique *f*
12981 **dose, tumor** / Tumordosis *f* / dose tumorale *f*
12982 **dose units** / Dosiereinheiten *f* / doses, unités de *f*
12983 **dose, volume** / Raumdosis *f* (Summe der wirksamen Strahlendosen) / dose intégrale *f*
12984 **dose, x-ray** / Röntgendosis *f* / dose de rayons X *f*
12985 **dosed** / dosiert / dosé
12986 **dosimeter** / Dosimeter *n* / dosimètre *m*
12987 **dosimeter, ionometric** / Momentandosismesser *m* (mit Dosisleistungsanzeiger) / dosimètre ionométrique *m*
12988 **dotage** / Altersgeistesschwäche *f* / gâtisme *m*
12989 **dotard** / kindlich geworden(er Greis *m*) / gâteux (*m*)
12990 **double** / doppelt (verdoppeln) / double (doubler)
12991 **doubling** / Dopplung *f* / dédoublement *m*
12992 **douche, air** / Luftdusche *f* (durch Ohrtrompete in Mittelohr) / douche d'air *f*
12993 **douche, alternation** / Wechseldusche *f* / douche alternative *f*
12994 **douche, nasal** / Nasendusche *f* / douche nasale *f*
12995 **douche, vaginal** / Scheidendusche *f* / douche vaginale *f*
12996 **dourine** / Durine *f* (Beschälseuche durch Trypanosoma equiperdum) / mal du coït *m*
12997 **dowel** / Stiftzahnstift *m* / embase *f*
12998 **downward (directed)** / deorsum (vergens) (abwärts [gerichtet]) / bas, (dirigé) vers le
12999 **DNA, metabolic** / DNS, stoffwechselaktive *f* (in Pflanzen und Mäusedarm nachgewiesene, in menschlichen Herzmuskelzellen vermutete DNS-«Duplikate» [Pelc]) / ADN métabolique *m*
13000 **DNA, viral** / DNS, virale *f* (quantitativ geringer, qualitativ wirksamer [in der Informationsübertragung an die virale m-RNS] als Zell-DNS) / ADN viral *m*
13001 **DNA-bases** / DNS-Basen *f* (Adenin, Cytosin, Guanin, Thymin) / ADN, bases d' *f*
13002 **DNA-bases sequence** / DNS-Basensequenz *f* (determiniert Aminosäurensequenz) / ADN, séquence de bases d' *f*
13003 **DNA-biosynthesis** / DNS-Biosynthese *f* (zuerst an Escherichia coli nachgewiesene DNS-Neusynthese [Kornberg]) / ADN, biosynthèse d' *f*
13003a **DNA-euchromatin (-heterochromatin)** / DNS-Euchromatin (-Heterochromatin) *n* (für RNS-Biosynthese als Matrize [nicht] verwendbar) / ADN, euchromatine (hétérochromatine) d' *f*
13004 **DNA-inactivation, reversible** / DNS-Inaktivierung, reversible *f* (zeit- und teilweise Blockierung der Proteinsyntheseinformation durch Histone) / ADN, inactivation d' *f*
13005 **dracunculiasis** / Dracontiasis *f* ([trop. Haut]erkrankung durch Dracunculus medinensis) / dracunculose *f*
13006 **Dracunculus** / Dracunculus (Gattung Nematoden: Filariengruppe) / dracunculus *m*
13007 **dragées** / Dragées *n* (bequemste Arzneiapplikationsform) / dragées *f*
13008 **drain (drained, draining)** / drainieren (entwässert, aufsaugend) / drainer (drainé, drainant)
13009 **drain (, capillary)** / (Abzug)rohr (, haarfeines) *n* / drain (capillaire) *m*
13010 **drain, cigaret (cigar)** / Zigarettendrain *m* / drain-cigarette *m*
13011 **drain, indwelling** / Verweildrain *m* / drain à demeure *m*
13012 **drain, quarantine** / Postlaparotomiedrain *m* / drain de quarantaine *m*
13013 **drain, T-** / T-Drain *n* (nach Gallenop.) / drain en forme de T *m*
13014 **drainage** / Entwäßrung *f* / drainage *m*
13015 **drainage, closed, open** / Drainage, geschlossene, offne *f* / drainage fermé, ouvert *m*
13016 **drainage, (continuous) suction** / Saugdrainage (Dauerdrainage) *f* / drainage par aspiration (continu) *m*
13017 **drainage, funnel** / Trichterdrainage *f* (bei Hautwassersucht) / drainage à entonnoir *m*
13018 **drainage, internal** / Drainage, innere *f* (Aszitesableitung in Unterhautfettgewebe) / drainage interne *m*
13018a **drainage, lymph** / «Lymphdrainage» *f* (Unterstützung [i.S.v. Entstauung] des Lymphkreislaufs durch spiralförmige pumpartige Massagebewegungen entlang den Lymphbahnen im Lenden-Leisten- und Kopf-Halsgebiet) / lymphe, drainage de la *m*
13019 **drainage, siphon** / Heberdrainage *f* / drainage à siphon *m*
13020 **drainage of tuberculous cavities, suction** / Kavernensaugdrainage *f* (Monaldi) / drainage endocavitaire *m*
13021 **drainage, ventricular** / Ventrikeldrainage *f* (Liquorableitung bei Hirnprozessen) / drainage ventriculaire *m*
13022 **dramatize** / dramatisieren (die Darstellung einer Situation übertreiben) / dramatiser
13023 **draught(s, by)** / (Arznei)trank *m* (schluckweise) / breuvage *m* (par gorgées)
13024 **drawing (design)** / Zeichnung *f* / dessin *m*

13025 **dream** / träumen (denken in Bildern) / rêver
13026 **dreams** / Träume *m* (Erfüllung verdrängter Wünsche durch Traumarbeit) / rêves *m*
13027 **dream condensation** / Traumverdichtung *f* / (Verdichtung der Traumgedanken) / rêve, condensation de *f*
13028 **dream contents** / Trauminhalte *m* (erfüllte Wünsche) / rêves, contenus des *m*
13029 **dream, day-** / Wachtraum *m* / rêve éveillé *m*
13030 **dream displacement** / Traumverschiebung *f* (Verschiebung der Trauminhalte) / rêve, déplacement de *m*
13031 **dream etiology** / Traumätiologie *f* ([Lehre von den] Traumquellen [FREUD]) / rêve, étiologie de *f*
13032 **dream (, night-)** / (Schlaf)traum *m* (ohne Traum [Erlebnis des Unbewußtseins] kein Schlaf [Lebnis des Bewußtseins] und umgekehrt) / rêve (nocturne) *m*
13033 **dream sources** / Traumquellen *f* (1. objektive Sinneserregung [z.B. Donner], 2. subjektive Sinneserregung [z.B. Netzhauterregung], 3. somatischer Reiz [z.B. Magenschmerzen], 4. psychischer Reiz [unterdrückter Gedanke]) / rêve, sources du *f*
13034 **dream thoughts** / Traumgedanken *m* (verdrängte Wünsche) / rêve, idées de *f*
13035 **dream work** / Traumarbeit *f* (Traumbildung durch -verschiebung und -verdichtung [FREUD]) / rêve, travail du *m*
13036 **dreamer** / Träumer(in) *m* (*f*) / rêveur *m* (rêveuse *f*)
13037 **dreaming** / verträumt (träumend) / rêvant
13038 **drepanocytes (drepanocytosis)** / Sichelzellen(anämie) *f* / drépanocytes *m* (anémie drépanocytique *f*)
13038a **dresser** / Lazarettgehilfe *m* / infirmier militaire *m*
13039 **dressing** / Verband *m* / pansement *m*
13040 **dressing, antiseptic** / Wundverband *m* (antiseptischer) / pansement antiseptique *m*
13041 **dressing box** / Verbandkasten *m* / pansement, boîte de *f*
13042 **dressing, burn** / Brandbindenverband *m* / pansement pour brûlures *m*
13043 **dressing, celluloid** / Zelluloidverband *m* (mit Celluloid-Acetonbrei) / pansement en celluloïde *m*
13044 **dressing, cord** / Nabelbindenverband *m* / pansement ombilical *m*
13045 **dressing, cotton-wool** / Watteverband *m* / pansement ouaté *m*
13046 **dressing, dry, moist** / Verband, trockner, feuchter *m* / pansement sec, humide *m*
13047 **dressing, emergency** / Notverband *m* / pansement provisoire *m*
13048 **dressing, hour-glass** / Uhrglasverband *m* / pansement en verre de montre *m*
13049 **dressing material, station** / Verbandzeug *m*, -station *f* / pansement, matériel de *m*, station de *f*
13050 **dressing, occlusive** / Okklusivverband *m* (Deckverband ohne Druck, z.B. am Auge) / pansement occlusif *m*
13051 **dressing, oily** / Ölverband *m* / pansement d'huile *m*
13052 **dressing, paraffin** / Paraffinverband *m* / pansement à paraffine *m*
13053 **dressing, plaster of Paris** / Gipsverband *m* / pansement plâtré *m*
13054 **dressing sterilizer** / Verbandstoffsterilisator *m* / pansement, stérilisateur de *m*
13056 **DREYFUS's syndrome** / DREYFUS' Syndrom (Generalisierte Platyspondylie mit Verwandtschaft zum MORQUIO' Syndrom) / syndrome de DREYFUS
13057 **drill, dental** / Zahnbohrer *m* / fraise dentaire *f*
13058 **drill, plough** / Pflugfräse *f* (Schädelbohrer) / fraise labourante *f*
13059 **drilling, bone** / Knochenbohrung *f* / forage osseux *m*
13060 **drink** / Trunk *m* (trinken) / boisson *f* (boire)
13061 **drinks, alcoholic** / Alkoholika *n* / boissons alcoolisées *f*
13062 **drinkable** / potabilis (trinkbar) / buvable
13063 **drip injection, ecbolic** / Wehentropf *m* (i.v. Oxytocin-Dauertropfinfusion zur Geburtseinleitung) / injection goutte-à-goutte ecbolique *f*
13064 **drive(s), creative (derivative)** / Urtrieb (Teiltriebe) *m* ([von] Schöpferdrang [abgeleitete] MENNINGER) / impulsion(s) créative (dérivatives) *f*
13065 **drives, health** / Gesundheitsinstinkt *m* / instinct de santé *m*
13066 **drives motivation** / Triebmotivierung *f* / motivation instinctive *f*
13067 **dromomania** / Dromomanie *f* (Aura cursativa der Epileptiker) / dromomanie *f*
13068 **dromotropic** / dromotrop (δρόμος = Lauf: Herzmuskelüberleitungsfähigkeit beeinflussend) / dromotrope
13069 **drool** / Geifer *m* / bave *f*
13070 **drop** / tröpfeln / goutter
13071 **drop, ankle** / Fußlähmung *f* / fléchissement du cou-de-pied *m*
13072 **drops, ear** / Ohrentropfen *m* / gouttes pour l'oreille *f*
13073 **drops, eye; (eye lotion)** / Augentropfen *m* (Augenwasser *n*) / collyre liquide *m*
13074 **drops, granules, myelinic** / Myelintropfen *m*, -körner *n* (z.B. im Sputum) / gouttes, granules myéliniques *m*
13075 **drop, hanging** / Tropfen, Hängender *m* (zur Mikroorganismenprüfung im Lebendpräparat) / goutte pendante *f*
13076 **drops, nose** / Nasentropfen *n* / gouttes nasales *f*
13077 **drop, thick** / Tropfen, Dicker *m* (zur Blutuntersuchung neben Ausstrich) / goutte épaisse *f*
13078 **drop, wrist** / Handlähmung *f* / fléchissement du poignet *m*
13079 **drop(let)** / Tropfen *m* (Tröpfchen *n*) / goutte (gouttelette) *f*
13080 **dropper (, medicine)** / Tropfenzähler *m* / compte-gouttes *m*
13081 **dropsy (hydrops)** / Höhlenwassersucht *f* / hydrops *m* (hydropisie *f*)
13082 **dropsy of the appendix** / Hydrops appendicis / hydrops de l'appendice *m*

13083 **(dropsy, congenital generalized)**/(SCHRIDDE' Syndrom) (Hydrops universalis congenitus bei Blutgruppeninkompatibilität) / (anasarque fœtoplacentaire)
13084 **dropsy, epidemic** / Wassersucht, indische *f* / hydrops épidémique *m*
13085 **dropsy, (intermittent) articular** / Gelenkwassersucht (, allergisch bedingte) *f* / hydropisie articulaire (intermittente) *f*
13086 **dropsy, labyrinthine** / Hydrops labyrinthi / hydrops labyrinthique *m*
13087 **dropsy of pregnants** / Hydrops gravidarum (Steigerung der physiol. Wasserretention) / hydrops des femmes enceintes *m*
13088 **Drosera** / Sonnentau (Wirkstoff: Plumbagin) / Drosera rotundifolia (Droseraceae)
13089 **Drosophila melanogaster** / Taufliege *f* (von MORGAN eingeführtes klassisches Versuchstier für Erbforschungen) / drosophila mélanogaster *f*
13090 **drug (remedy)** / Remedium (Heilmittel *n*, Arznei *f*) / médicament (remède) *m*
13091 **drugs, abortive, ecbolic** / Remedia abortiva, ecbolica (Frucht ab- bzw. austreibende) / médicaments abortifs, ecboliques *m*
13092 **drug abuse** / Arzneimittelmißbrauch *m* / abus médicamenteux *m*
13093 **drug addiction** / Arzneimittelsucht *f* / drogue, asservissement à l'usage d'une *m*
13094 **drugs, adjuvant** / Remedia adiuvantia (unterstützende, z.B. Aluminiumhydroxyd bei der Bildung von Antikörpern) / médicaments adjuvants *m*
13095 **drugs, alterative** / Remedia alterantia (umstimmende) / médicaments altératifs *m*
13096 **drugs, analeptic** / Remedia analeptica (belebende [Kreislaufmittel]) / médicaments analeptiques *m*
13097 **drugs, analgetic** / Remedia analgetica (schmerzstillende) / médicaments analgésiques *m*
13098 **drugs, anesthetic** / Remedia anaesthetica (betäubende) / médicaments anesthésiques *m*
13099 **drugs, ant(i)abortive** / Remedia antabortiva (gegen Abort, können Austragen mißgebildeter Foeten begünstigen) / médicaments ant(i)abortifs *m*
13100 **drugs, ant(i)allergic** / Remedia ant(i)allergica (gegen Allergien) / médicaments ant(i)allergiques *m*
13101 **drugs, ant(i)arteriosclerotic** / Remedia ant(i)arteriosclerotica (gegen Arterienverhärtung) / médicaments ant(i)artériosclérotiques *m*
13102 **drugs, ant(i)asthmatic** / Remedia ant(i)asthmatica (gegen Asthma) / médicaments ant(i)asthmatiques *m*
13103 **drugs, antibiotic** / Remedia antibiotica (gegen Antibionten) / médicaments antibiotiques *m*
13104 **drugs, antiblennorrheic** / Remedia antigonorrhoica (gegen Tripper) / médicaments antigonorrhéiques *m*
13105 **drugs, antichlorotic** / Remedia antichlorotica (gegen Bleichsucht) / médicaments antichlorotiques *m*
13106 **drugs, antidiabetic** / Remedia antidiabetica (gegen Zuckerkrankheit) / médicaments antidiabétiques *m*
13107 **drugs, antidiarrheic** / Remedia antidiarrhoica (gegen Durchfall) / médicaments antidiarrhéiques *m*
13108 **drugs, antidysenteric** / Remedia antidysenterica (gegen Ruhr) / médicaments antidysentériques *m*
13109 **drugs, antidysmenorrheic** / Remedia antidysmenorrhoica (gegen Menstruationsstörungen) / médicaments antidysménorrhéiques *m*
13110 **drugs, ant(i)edemic (-hydropic)** / Remedia ant(i)oedemica (-hydropica) (gegen Ödeme [Wassersucht]) / médicaments ant(i)œdémateux (-hydropiques) *m*
13111 **drugs, ant(i)emetic** / Remedia ant(i)emetica (gegen Erbrechen) / médicaments ant(i)émétiques *m*
13112 **drugs, ant(i)epileptic** / Remedia ant(i)epileptica (gegen Epilepsie) / médicaments ant(i)épileptiques *m*
13113 **drugs, ant(i)helminthic** / Remedia ant(i)helminthica (gegen Würmer) / médicaments ant(i)helminthiques *m*
13114 **drugs, ant(i)hidrotic** / Remedia ant(i)hidrotica (gegen Schwitzen) / médicaments ant(i)hidrotiques *m*
13115 **drugs, ant(i)histaminic** / Remedia ant(i)histaminica (gegen Histaminbildung [und Hyaluronidaseausschüttung] bei Allergien) / médicaments ant(i)histaminiques *m*
13116 **drugs, ant(i)hydrophobic (antilyssic)** / Remedia ant(i)hydrophobica (gegen Tollwut) / médicaments ant(i)hydrophobiques (antirabiques) *m*
13117 **drugs, ant(i)hypertonic** / Remedia ant(i)hypertonica (gegen Bluthochdruck) / médicaments ant(i)hypertoniques *m*
13118 **drugs, ant(i)hysteric** / Remedia ant(i)hysterica (gegen Hysterie) / médicaments ant(i)hystériques *m*
13119 **drugs, ant(i)infective** / Remedia ant(i)infectiosa (gegen Ansteckungen) / médicaments ant(i-)infectieux *m*
13120 **drugs, antilethargic** / Remedia antilethargica (gegen Schlafsucht) / médicaments antiléthargiques *m*
13121 **drugs, antiluetic** / Remedia antiluetica (gegen Syphilis) / médicaments antisyphilitiques *m*
13122 **drugs, antimitotic** / Remedia antimitotica (gegen Zellteilung) / médicaments antimitotiques *m*
13123 **drugs, antimycotic** / Remedia antimycotica (gegen Pilzerkrankungen) / médicaments antimycotiques *m*
13124 **drugs, antineuralgic** / Remedia antineuralgica (gegen Nervenschmerzen) / médicaments antinévralgiques *m*
13125 **drugs, ant(i)ophidic** / Remedia ant(i)ophidica (ὄφις = Schlange: gegen Schlangengift) / médicaments ant(i)ophidiques *m*
13126 **drugs, ant(i)osteolytic** / Remedia ant(i)-

osteolytica (gegen gesteigerten Knochenabbau) / médicaments ant(i)ostéolytiques *m*

13127 **drugs, antiparasitic** / Remedia antiparasitaria (gegen Schmarotzer) / médicaments antiparasitaires *m*

13128 **drugs, antiphlogistic** / Remedia antiphlogistica (gegen Entzündungen) / médicaments antiphlogistiques *m*

13129 **drugs, antiphthisic** / Remedia antiphthisica (gegen Schwindsucht) / médicaments antiphtisiques *m*

13130 **drugs, antiplasmodic** / Remedia antiplasmodica (gegen Malaria) / médicaments antiplasmodiques *m*

13131 **drugs, antipruriginous** / Remedia antipruriginosa (gegen Juckreiz) / médicaments antiprurigineux *m*

13132 **drugs, antipsoric** / Remedia antipsorica (gegen Psora) / médicaments antipsoriques *m*

13133 **drugs, antipyretic (antithermic, febrifuge)** / Remedia antipyretica (antithermica, antifebrilia) (gegen Fieber) / médicaments antipyrétiques (antithermiques, fébrifuges) *m*

13134 **drugs, antirheumatic** / Remedia antirheumatica (gegen Rheuma) / médicaments antirhumatiques *m*

13135 **drugs, antiscabious** / Remedia antiscabiosa (gegen Krätze[milben]) / médicaments antiscabieux *m*

13136 **drugs, antiscarlatinous** / Remedia antiscarlatinosa (gegen Scharlach) / médicaments antiscarlatineux *m*

13137 **drugs, antiseptic** / Remedia antiseptica (gegen Sepsis) / médicaments antiseptiques *m*

13138 **drugs, antispasmodic** / Remedia antispasmodica (gegen Krämpfe) / médicaments antispasmodiques *m*

13139 **drugs, antistenocardiac** / Remedia antistenocardiaca (gegen Stenokardie) / médicaments antisténocardiaques *m*

13140 **drugs, antivaricose** / Remedia antivaricosa (gegen Krampfadern) / médicaments antivariqueux *m*

13141 **drugs, aperitive** / Remedia aperitiva (Appetit anregende) / médicaments apéritifs *m*

13141a **drugs, aphrodisiac, an(t)aphrodisiac** / Remedia aphrodisiaca, an(t)aphrodisiaca (Geschlechtstrieb steigernde, abschwächende) / médicaments aphrodisiaques, an(t)aphrodisiaques *m*

13142 **drugs, aromatic** / Remedia aromatica (aromatische) / médicaments aromatiques *m*

13143 **drugs, astringent (styptic)** / Remedia adstringentia (styptica) (zusammenziehende, stopfende) / médicaments astringents (styptiques) *m*

13144 **drugs, ataractic** / Remedia ataractica («vollkommen beruhigende») / médicaments ataractiques *m*

13145 **drugs, biological** / Remedia biologica (nichtchemische) / médicaments biologiques *m*

13146 **drugs, cardiologic (cardiac)** / Remedia cardiologica (Herzkrankheiten bessernde) / médicaments cardiologiques *m*

13147 **drugs, carminative** / Remedia carminativa (entblähende) / médicaments carminatifs *m*

13148 **drugs, cathartic** / Remedia laxantia (mild abführende) / médicaments eccoprotiques *m*

13149 **drugs, caustic** / Remedia caustica (ätzende) / médicaments caustiques *m*

13150 **drug, chalybeate** / Eisenpräparat *n* / remède ferrugineux *m*

13151 **drugs, cholagogue** / Remedia cholagoga (choleretica, cholokinetica: Gallenabsonderung [der Leber] anregende, Gallenabgabe [der Gallenblase] fördernde) / médicaments cholagogues *m*

13152 **drugs, copragogue** / Remedia copragoga (kottreibende) / médicaments copragogues *m*

13153 **drugs, cytostatic** / Remedia cytostatica (Zellwachstum hemmende) / médicaments cytostatiques *m*

13154 **drugs, dangerous** / Suchtmittel (Rauschgifte) *n* / narcotiques *m*

13155 **drugs, demulcent** / Remedia demulcentia (Reiz abschwächende) / médicaments adoucissants (lénitifs) *m*

13156 **drugs, deodorant** / Remedia desodorantia (Geruch tilgende) / médicaments désodorisants *m*

13157 **drugs, depurative** / Remedia depurantia (blutreinigende) / médicaments dépuratifs *m*

13158 **drugs, derivative (revulsive)** / Remedia derivativa ([Haut]eiter ableitende) / médicaments dérivatifs (révulsifs) *m*

13159 **drugs, dermic** / Remedia dermat(olog)ica (dermatologische) / médicaments dermiques *m*

13160 **drugs, detergent (detersive)** / Remedia detergentia (reinigende) / médicaments détersifs (détergents) *m*

13161 **drugs, diagnostic** / Remedia diagnostica (Diagnosehilfsmittel) / médicaments diagnostiques *m*

13162 **drugs, dietetic (nutritive)** / Remedia diaetetica (nutrientia) (ernährende) / médicaments diététiques (nutritifs) *m*

13163 **drugs, digestant** / Remedia digestiva (Verdauung begünstigende) / médicaments eupeptiques *m*

13164 **drugs, disinfectant** / Remedia desinficientia (entseuchende) / médicaments désinfectants *m*

13165 **drugs, diuretic** / Remedia diuretica (harntreibende) / médicaments diurétiques *m*

13166 **drugs, drastic** / Remedia purgantia (drastica) (stark abführende) / médicaments drastiques *m*

13167 **drug effect** / Arzneiwirkung *f* (bei Psychopharmaca durch Alkoholgenuß gesteigert) / effet médicamenteux *m*

13168 **drugs, emetic** / Remedia emetica (Brechmittel) / médicaments émétiques *m*

13169 **drugs, emmenagogue** / Remedia emmenagoga (Menstruation in Gang bringende) / médicaments emménagogues *m*

13170 **drugs, emollient** / Remedia emollientia (weichmachende) / médicaments émollients *m*
13171 **drugs, epispastic** / Remedia epispastica («heranziehende» [Hautreizmittel]) / médicaments épispastiques *m*
13172 **drugs, escharotic** / Remedia escharotica (verschorfende) / médicaments escharotiques *m*
13172a **drug examination, pharmacoradiographic** / Arzneimittelprüfung, pharmakoradiographische *f* (durch Ganztierautoradiographie, empfindlicher als pharmakochemische) / médicaments, examination pharmacoradiographique des *f*
13173 **drug examination, scientific** / Arzneimittelprüfung, wissenschaftliche *f* (tierexperimentelle Untersuchung ausreichend definierter und standardisierter Substanzen) / médicaments, examen scientifique de *m*
13174 **drugs, excitant** / Remedia excitantia (erregende) / médicaments excitants *m*
13175 **drugs, expectorant** / Remedia expectorantia (Auswerfen erleichternde) / médicaments expectorants *m*
13176 **drugs, exsiccant** / Remedia exsiccantia (austrocknende) / médicaments siccatifs *m*
13177 **drug fastness** / Arzneifestigkeit *f* / médicaments, résistance aux *f*
13178 **drugs, fibrinolytic** / Remedia fibrinolytica (Blutgerinnung erschwerende) / médicaments fibrinolytiques *m*
13179 **drugs, (ga)lactagogue** / Remedia (ga)lactagoga (Milchabsonderung vermehrende) / médicaments (ga)lactagogues *m*
13180 **drugs, galenic** / Remedia galenica (galenische [Galenus, 129–201]: Zubereitungen i. G. z. Rohdrogen) / médicaments galéniques *m*
13181 **drugs, ganglioplegic** / Remedia ganglioplegica (Ganglienblocker *m*) / médicaments ganglioplégiques *m*
13182 **drugs, geriatric** / Remedia geriatrica (Altersbeschwerden lindernde) / médicaments gériatriques *m*
13183 **drugs, gyniatric (gynecological)** / Remedia gynaecologica (Frauenheilmittel) / médicaments gynécologiques *m*
13184 **drugs, habit-forming** / Drogen, süchtigmachende *f* / médicaments formant l'accoutumance *m*
13185 **drugs, hemagogic** / Remedia haemagoga (Blutung fördernde, z. B. Hirudin) / médicaments hémagogues *m*
13186 **drugs, hemostatic** / Remedia haemostyptica (Blutungen zum Stehen bringende) / médicaments hémostatiques *m*
13187 **drugs, heroic** / Remedia heroica (stark wirkende) / médicaments héroïques *m*
13188 **drugs, hydragogue** / Remedia hydragoga (wassertreibende) / médicaments hydragogues *m*
13189 **drugs, hydrosoluble** / Arzneien, wasserlösliche *f* (extrazellulär wirksam und nierenausscheidungspflichtig) / médicaments hydrosolubles *m*
13190 **drugs, hypnotic** / Remedia hypnotica (einschläfernde) / médicaments hypnotiques *m*
13191 **drugs, irritant** / Remedia irritantia (hautreizende) / médicaments irritants *m*
13192 **drugs, lactifuge** / Remedia lactifuga (Milchabsonderung verringernde) / médicaments antilaiteux *m*
13193 **drug legislation** / Arzneimittelgesetzgebung *f* / législation médicale *f*
13194 **drugs, liposoluble** / Arzneien, fettlösliche *f* (leberentgiftungspflichtig und intrazellulär wirksam) / médicaments liposolubles *m*
13195 **drugs, lithagogue** / Remedia lithagoga (lithica) (Steinabgang einleitende) / médicaments lithagogues *m*
13196 **drugs, lymphagogue** / Remedia lymphagoga (Lymphbildung fördernde) / médicaments lymphagogues *m*
13197 **drugs, miotic, mydriatic** / Remedia miotica, mydriatica (Pupillen verengernde, erweiternde) / médicaments miotiques, mydriatiques *m*
13198 **drugs, mitigate** / Remedia mitigata (abgeschwächte) / médicaments mitigés *m*
13199 **drugs, mucilaginous** / Remedia mucilaginosa (schleimhaltige) / médicaments mucilagineux *m*
13200 **drugs, muscle relaxant** / Remedia (myo)-relaxantia (zur Erschlaffung der quergestreiften Skeletmuskulatur) / médicaments relâchant la musculature transversalement striée *m*
13201 **drugs, nauseous** / Remedia nauseosa (Übelkeit erregende, z. B. Kupfersulfat) / médicaments nauséeux *m*
13202 **drugs, nervine** / Remedia nervina (Nerven heilende) / médicaments nervins *m*
13203 **drugs, neurologic** / Remedia neurologica (neurologische) / médicaments neurologiques *m*
13204 **drugs, odontic** / Remedia odontologica (zahnärztliche) / médicaments odontiques *m*
13205 **drugs, oleic** / Remedia oleosa (ölige) / médicaments oléiques *m*
13206 **drugs, ophthalmic** / Remedia ophthalmologica (augenärztliche) / médicaments opht(h)almiques *m*
13207 **drugs, otic** / Remedia otologica (ohrenärztliche) / médicaments otiques *m*
13208 **drugs, parasympath(ic)olytic (cholinergic blockers)** / Remedia parasympathicolytica (anticholinergische) / médicaments parasympath(ic)olytiques *m*
13209 **drugs, parasympath(ic)omimetic; (cholinergic agents)** / Remedia parasympathicomimetica (cholinergische) / médicaments parasympath(ic)omimétiques *m*
13210 **drugs, pediatric** / Remedia paediatrica (kinderheilkundliche) / médicaments pédiatriques *f*
13211 **drug polymorphism** / Drogenpolymorphismus *m* (Vielgestaltigkeit einer Arzneiwirkung infolge genetisch polymorpher Enzymausstattung des Organismus) / polymorphisme médicamenteux *m*
13212 **drug potentialization** / Mittelpotenzierung *f* (über die summative Wirkung einer Mit-

telkombination hinausgehende multiplikative) / potentiation médicamenteuse *f*
13213 **drugs prophylactic** / Remedia prophylactica (vorbeugende) / médicaments prophylactiques *m*
13214 **drugs, psychiatric** / Remedia psychiatrica (psychiatrische) / médicaments psychiatriques *m*
13215 **drugs, ptarmic** / Remedia ptarmica (Niesmittel) / médicaments ptarmiques *m*
13216 **drugs, (re)solvent** / Remedia solventia ([auf]lösende, zerteilende) / médicaments (dis)solvants *m*
13217 **drugs, resorbent** / Remedia resorbentia (Resorption anregende) / médicaments résorbants *m*
13218 **drugs, rhinal** / Remedia rhinologica (nasenärztliche) / médicaments rhinaux *m*
13219 **drugs, roborant** / Remedia roborantia (stärkende) / médicaments roborants *m*
13220 **drugs, rubefacient** / Remedia rubefacientia (hautrötende) / médicaments rubéfiants *m*
13221 **drugs, sedative** / Remedia sedativa (beruhigende) / médicaments sédatifs (calmants) *m*
13222 **drugs, sedative hypno(t)ic** / Pharmaca, sedativ-hypnoische *n* (sedieren «psychische Grundaktivität»: Typ Opium, z.B. Luminal) / médicaments sédatif-hypnoïques *m*
13223 **drugs, sialagogue** / Remedia sialagoga (Speichel lockende) / médicaments ptyalagogues *m*
13224 **drugs, simple** / Remedia simplicia (Rohdrogen *f*) / médicaments simples *m*
13225 **drugs, spagyric (hermetic)** / Remedia spagyrica (hermetica [PARACELSUS, 1493–1541]) / médicaments spagyriques (hermétiques) *m*
13226 **drugs, spasmolytic** / Remedia spasmolytica (krampflösende) / médicaments spasmolytiques *m*
13227 **drugs, specific** / Remedia specifica (spezifische) / médicaments spécifiques *m*
13228 **drugs, sterilisant** / Remedia sterilisantia (keimtötende) / médicaments stérilisants *m*
13229 **drugs, sternutative** / Remedia sternutatoria (Niespulver *n*) / médicaments sternutatifs *m*
13230 **drugs, stimulant** / Remedia stimulantia (anregende) / médicaments stimulants *m*
13231 **drugs, stimulative hypno(t)ic** / Pharmaca, stimulativ-hypnoische *n* (stimulieren «zerebrale Gesamtfunktion» [Vigilanz]: Typ Mescalin, z.B. Pervitin) / médicaments stimulatif-hypnoïques *m*
13232 **drugs, stomachic** / Remedia stomachica (magenstärkende) / médicaments stomachiques *m*
13233 **drugs, stomatic** / Remedia stomatologica (bei Krankheiten der Mundhöhle) / médicaments stomatiques *m*
13234 **drugs, suppurant** / Remedia suppurantia (eitererregende) / médicaments suppurants *m*
13235 **drugs, sympath(ic)olytic (adrenergic blockers)** / Remedia sympathicolytica (antiadrenergische) / médicaments sympath(ic)olytiques *m*
13236 **drugs, sympath(ic)omimetic; (adrenergic agents)** / Remedia sympathicomimetica (adrenergische) / médicaments sympath(ic)omimétiques *m*
13237 **drugs, teniafuges** / Remedia taenifuga (Bandwurm vertreibende) / médicaments ténifuges *m*
13238 **drugs, thyrostatic** / Remedia thyreostatica (Schilddrüsenfunktion dämpfende) / médicaments thyrostatiques *m*
13239 **drugs, tonic** / Remedia tonica (kräftigende) / médicaments toniques *m*
13240 **drugs, topical** / Remedia topica (örtlich anzuwendende) / médicaments topiques *m*
13241 **drugs, urologic** / Remedia urologica (urologische) / médicaments urologiques *m*
13242 **drugs, vesicant** / Remedia vesicantia (Hautblasen ziehende) / médicaments vésicants *m*
13243 **drug-fast** / arzneiresistent / drogues, résistant aux
13244 **drugstore** / Drogerie *f* / droguerie *f*
13245 **drumstick fingers and double kidney** / ALLEMANN' Syndrom (Erbliche Mißbildungskombination von Doppelniere und Trommelschlegelfingern) / double rein et doigts hippocratiques
13246 **drumsticks, neutrophilic** / Trommelschlegelanhängsel *n* (geschlechtsspezif. an polymorphen Leukozytenkernen) / baguette, satellites en *m*
13247 **drumstick types** / Drumstick-Typen *m* (A: ~1,5 μ langes birnförmiges dichtes Chromatin mit fadendünnem Verbindungsstück zum Kernsegment, B: sessile Knötchen ♀, C: uncharakteristische Anhängsel ♂ [KOSENOW]) / drumstick, types de *m*
13248 **drunkard** / Trinker *m* / buveur *m*
13249 **drunkenness (, pathological, agitated, complicated)** / Rausch (, pathologischer, agitierter, komplizierter) *m* (akute Alkoholvergiftung bei Psychopathen, mit Aggression, durch Krankheit) / ivresse (pathologique, agitée, compliquée) *f*
13250 **druse (druses)** / Druse(n) *f* (1. min. Kristallkonglomerat, 2. vet. Coryza contagiosa durch Streptococcus equi, 3. Pilzfädenkörner im Sputum bei Aktinomykose, 4. Plaques in Rinde bei seniler Hirnatrophie) / druse(s) *f*
13251 **dry** / trock(n)en / sec (sécher)
13252 **drying (siccant)** / Trocknung *f* ([aus]trocknend) / séchage *m* (siccatif)
13253 **dryness** / Trockenheit *f* / sécheresse *f*
13254 **dryness, mouth** / Mundtrockenheit *f* (z.B. durch Psychopharmaca) / sécheresse buccale *f*
13255 **dualism** / Dualismus *m* (Zweiheitslehre [z.B. Leib-Seele-Zweiheit]) / dualisme *m*
13256 **DUBIN-JOHNSON icterus** / DUBIN-JOHNSON' Syndrom (Sonderform der konstitutionellen Hyperbilirubinämie) / ictère de DUBIN-JOHNSON

13257 **dubious(ness)** / dubiös (Unsicherheit *f*, z. B. einer Diagnose) / douteux (incertitude *f*)
13258 **(DUBOIS's abscess)** / (DUBOIS' Krankheit) (Glattwandige, mit eiterähnlichem Detritus gefüllte Thymuszysten) / (abcès de DUBOIS)
13259 **DUCHENNNE-v.LEYDEN syndrome** / DUCHENNE-v.LEYDEN' Syndrom (Infantile Form der progressiven Muskelatrophie) / syndrome de DUCHENNE-v.LEYDEN
13260 **duct** / Ductus ([Ausführungs]gang *m*) / conduit *m*
13261 **duct, (accessory) pancreatic** / Ductus pancreaticus (accessorius) (Ausführungsgang der Bauchspeicheldrüse [akzessorische Abart]) / conduit pancréatique (accessoire)
13262 **duct, anterior, lateral, posterior semicircular** / Ductus semicircularis anterior, lateralis, posterior (Bogengänge des häutigen Ohrlabyrinths) / conduit semicirculaire antérieur, latéral, postérieur
13263 **duct, arterial** / Ductus arteriosus (fet. Verbindung von Aorta und Truncus pulmonalis) / conduit artériel
13264 **duct of the bulbo-urethral gland** / Ductus gl. bulbo-urethralis / conduit de la glande bulbo-urétrale
13265 **duct, cochlear** / Ductus cochlearis (Ohrschneckengang) / conduit cochléaire
13266 **duct, common (right and left) hepatic** / Ductus hepaticus communis: Ductus hepaticus dexter et sinister (Lebergang, Vereinigung von re. und li. Gallengang) / conduit hépatique commun (droit et gauche)
13267 **duct, craniopharyngeal** / Ductus craniopharyngeus (fet. Hypophysengang zwischen Hypophyse und Schlund) / conduit crâniopharyngien *m*
13268 **duct, cystic** / Ductus cysticus (Gallenblasengang) / conduit kystique
13269 **duct, ejaculatory** / Ductus eiaculatorius (Endstück des Samenleiters) / conduit éjaculatoire
13270 **duct, endolymph(at)ic** / Ductus endolymphaticus (Endolymphgang des häutigen Ohrlabyrinths) / conduit endolymph(at)ique
13271 **duct of the epididymis** / Ductus epididymidis / conduit de l'épididyme
13272 **duct of the epoophoron, longitudinal** / Ductus epoophori longitudinalis / conduit longitudinal de l'époophore
13273 **duct, excretory** / Ductus excretorius (Ausführungsgang der an der Harnblase sitzenden Drüse) / conduit excrétoire
13274 **duct(s), greater and smaller sublingual** / Ductus sublinguales maior et minores (Ausführungsgänge der Unterzungendrüse) / conduit(s) souslingual (souslinguaux), grand et petits
13275 **duct with hepatopancreatic ampul and sphincter of the ampul, choledoc(hous)** / Ductus choledochus: Ampulla hepatopancreatica, Sphincter ampullae hepatopancreaticae (Gallenblasengang + Lebergang mit Ampulle und Sphinkter) / conduit cholédoque avec ampoule hépatopancréatique et sphincter de l'ampoule
13276 **duct, incisive** / Ductus incisivus (Rest der embr. Nasenmundhöhle) / conduit incisif
13277 **ducts, interlobular** / Ductus interlobulares (Leberlappengänge) / conduits interlobulaires
13278 **ducts, lactiferous** / Ductus lactiferi (Milchausführungsgänge der Brust) / conduits lactifères
13279 **duct, mesonephric** / Ductus mesonephricus (Urnierengang) / conduit mésonéphrique
13280 **duct, nasolacrimal** / Ductus nasolacrimalis (Tränen-Nasengang) / conduit nasolacrymal
13281 **duct, paramesonephric** / Ductus paramesonephricus (embr. «Beiurnierengang»: Geschlechtsgang) / conduit paramésonéphrique
13282 **ducts, par(a)urethral** / Ductus paraurethrales (weibl. Harnröhrennebenausgang) / conduits par(a-)urétraux
13283 **duct, parotid** / Ductus parotideus (Ohrspeicheldrüsenausführungsgang) / conduit parotide
13284 **ducts, perilymphatic** / Ductus perilymphatici (Perilymphgänge des Ohrlabyrinths) / conduits périlymphatiques
13285 **duct, persistant arterious** / Ductus arteriosus apertus (angeborener Herzfehler mit LR-Shunt) / conduit artériel persistant *m*
13286 **duct, reunient** / Ductus reuniens (Ohrschnecke mit Säckchen verbindender Gang) / conduit réunient
13287 **duct, right lymphatic (thoracic)** / Ductus lymphaticus dexter (Ductus thoracicus dexter) (re. Lymph- [«Milchbrust»]gang) / conduit lymphatique (thoracique) droit
13288 **duct, submandibular** / Ductus submandibularis (Ausführungsgang der Unterkieferdrüse) / conduit sousmandibulaire
13289 **duct, sudoriferous** / Ductus sudoriferus (Schweißdrüsenausführungsgang) / conduit sudorifère
13290 **duct, testicular** / Ductus deferens (Ausführungsgang des Hodens: Samenleiter) / conduit testiculaire
13291 **duct, thoracic** / Ductus thoracicus («Milchbrustgang», Lymphe der unteren und li. oberen Körperhälfte sammelnder Hauptstamm des Lymphgefäßsystems) / conduit thoracique
13292 **duct, thyroglossal** / Ductus thyreoglossus (fet. Schilddrüsen-Zungengang) / conduit thyroglossien
13293 **duct, utriculosaccular** / Ductus utriculosaccularis (Utriculus und Sacculus verbindender Gang) / conduit utriculosacculaire
13294 **duct, venous** / Ductus venosus (fet. Verbindung zwischen Nabel- und unterer Hohlvene) / conduit veineux
13295 **ductal** / duktal (einen Ductus betreffend) / ductal (se rapportant à un conduit)
13296 **ductibility (ducti(b)le)** / Fügsamkeit *f* (geschmeidig) / ductibilité *f* (ducti(b)le)
13297 **ductule** / Ductulus (Dim. v. Ductus) / conduit, petit (canalicule) *m*

13298 **ductules, biliferous** / Ductuli biliferi (verbinden Leberlappengänge mit re. und li. Gallengang) / canalicules (petits conduits) bilifères
13299 **ductules, excretory** / Ductuli excretorii (Ausführungsgänge der Tränendrüse) / canalicules (petits conduits) excrétoires
13300 **ductules, prostatic** /Ductuli prostatici (Ausführungsgänge der Prostatadrüsen) / canalicules (petits conduits) prostatiques
13301 **ductules with sacculi, alveolar** / Ductuli alveolares (pulmonis); Sacculi alveolares (kleine Gänge mit Erweiterungen zwischen Bronchiolen und Alveolen der Lunge) / canalicules (petits conduits) alvéolaires avec saccules
13302 **ductules and superior aberrant ductule, aberrant** / Ductuli aberrantes et aberrans superior (Nebengänge des Samenleiters, bes. am Nebenhodenkopf) / canalicules (petits conduits) aberrants et canalicule (petit conduit) aberrant supérieur
13303 **ductules of the testicle, efferent** / Ductuli efferentes testis (den Nebenhoden bilden helfende 12–15 kleine Ausführungsgänge des Hodens) / canalicules (petits conduits) efférents du testicule
13304 **ductules, transverse** / Ductuli transversi (Quergänge des Nebeneierstocks) / canalicules (petits conduits) transverses
13305 **Dulcamara** / Bittersüß(er Nachtschatten) (Wirkstoffe: Dulcamarin, Solanidin) / Solanum Dulcamara (Solanaceae)
13306 **dulcin** / Dulcin *n* (p-Äthoxyphenylharnstoff, 200mal stärker als Rohrzucker) / dulcine *f*
13307 **dulcite, sorbite** / Dulcit, Sorbit *n* (Hexite, entstehen durch Reduktion von Traubenzucker) / dulcite, sorbite *m*
13308 **dull(ness)** / Dumpf(heit *f*) / mat(ité *f*)
13309 **dul(l)ness, absolute, relative cardiac** / Herzdämpfung *f* (dumpfer Schall bei leiser Perkussion, wo Herz an Brustwand liegt, halbdumpfer bei starker, wo Herz von Lunge überlagert ist) / matité cardiaque absolue, relative *f*
13310 **dulness, hepatic, splenic** / Leberdämpfung, Milzdämpfung *f* / matité du foie, liénique *f*
13312 **dumping stomach syndrome** / Dumping-Syndrom (Gastr[o]intestinale Beschwerden mit Kreislaufstörungen bei Magenresezierten) / dumping syndrome
13313 **dumpy** / vierschrötig (plump) / trapu
13314 **duodenal** / duodenal (Duodenum betreffend) / duodénal
13315 **duodenal spasm syndrome** / Duodenalspasmus-Syndrom (Abdominales Krankheitsbild bei Duodenalspasmus) / syndrome de spasme duodénal
13316 **duodenectomy** / Zwölffingerdarmresektion *f* / duodénectomie *f*
13317 **duodenitis** / Zwölffingerdarmentzündung *f* / duodénite *f*
13318 **duodeno(chole)cystostomy** / Zwölffingerdarm-Gallenblasenanastomose *f* / duodéno(cholé)cystostomie *f*
13319 **duodenogram** / Duodenogramm *n* (röntg.) / duodénogramme *m*
13320 **duodenohepatic** / zwölffingerdarm-leberbezüglich / duodénohépatique
13320a **duodeno-ileostomy, -jejunostomy** / Duodenum-Ileumanastomose, -Jejunumanastomose *f* / duodéno-iléostomie, -jéjunostomie *f*
13321 **duodenolysis** / Duodenolyse *f* (aus Adhäsionen od. Verwachsungen) / duodénolyse *f*
13322 **duodenoplasty** / Zwölffingerdarmplastik *f* / duodénoplastie *f*
13323 **duodenorrhaphy** / Zwölffingerdarmnaht *f* / duodénorraphie (suture du duodénum) *f*
13324 **duodenoscopy** / Zwölffingerdarmbesichtigung *f* / duodénoscopie *f*
13325 **duodenostomy** / Duodenostomie *f* (Anlegen einer Zwölffingerdarmfistel) / duodénostomie *f*
13326 **duodenotomy** / Zwölffingerdarmeröffnung *f* / duodénotomie *f*
13327 **duodenum** / Duodenum (Zwölffinger-[breit]darm) / duodénum
13328 **(DUPLAY's disease)** / (DUPLAY' Krankheit) (Brustdrüsenfibrom)/(maladie de DUPLAY)
13329 **duplex** / zwiefältig / duplex
13330 **duplicate** / Doppel *n* (Zweitschrift *f*) / duplicata *m*
13331 **duplication** / Duplikation *f* (Verdopplung [eines Chromosomenabschnitts]) / duplication *f*
13332 **duplications of the alimentary tract** / Adhäsions-Syndrom, neur(o)enterochordales (Mißbildungskombination in Verdauungstrakt, Wirbelsäule, ZNS) / diverticules géants
13333 **duplicator** / Vervielfältiger *m* / duplicateur *m*
13334 **duplicature** / Duplikatur *f* ([Umschlag]-falte) / duplicature *f*
13335 **duplicity** / Duplizität *f* (Zwiefältigkeit) / duplicité *f*
13336 **(DUPRÉ's syndrome)** / (DUPRÉ' Syndrom) (Pseudomeningitis) / (syndrome de E. DUPRÉ)
13337 **(DUPUYTREN's abscess)** / (DUPUYTREN' Abszeß) (Abszeß im kleinen Becken bei eitriger Appendicitis) / (abcès de DUPUYTREN)
13338 **DUPUYTREN's contracture** / DUPUYTREN' Syndrom (Beugekontraktur der Finger infolge Schrumpfung der Aponeurosis palmaris) / contracture de l'aponévrose palmaire
13339 **(DUPUYTREN's fracture)** / (DUPUYTREN' Fraktur) (Besondre Form der Fibulafraktur) / (fracture de DUPUYTREN)
13340 **(DUPUYTREN's phlegmon)** / (DUPUYTREN' Phlegmone) (Krankheitsbild der sog. breiten Halsphlegmone) / (phlegmon de DUPUYTREN)
13341 **(DUPUYTREN-NÉLATON disease)**/(DUPUYTREN-NÉLATON' Krankheit) («Solitäre gutartige Expansionszysten des Knochens») / (maladie de DUPUYTREN-NÉLATON)

13342 **dura mater of the brain** / Dura mater encephali / dure-mère crânienne
13343 **dura mater of the spinal cord** / Dura mater spinalis («harte Haut» des Rückenmarks) / dure-mère rachidienne
13344 **durable (durability)** / dauerhaft (Haltbarkeit *f*) / durable (durabilité *f*)
13345 **dural** / dural (Dura mater betreffend) / dural
13346 **DURAND-ZYNIN syndrome** / DURAND-ZYNIN' Syndrom (Seltne dysrhaphische Mißbildungskombination: Agenesie des Septum pellucidum, Spina bifida, Lückenschädel) / syndrome de DURAND-ZYNIN
13347 **duraplasty** / Dura(-mater)-Plastik *f* / duraplastie *f*
13348 **durative** / andauernd / durant
13349 **dur(o-arachn)itis** / Duritis *f* (Pachymeningitis) / dure-mère (et de l'arachnoïde), congestion de la *f*
13350 **(DUROZIEZ's syndrome)** / (DUROZIEZ' Syndrom) (Mitralstenose bei Frauen mittleren Alters mit Chlorose, Enteroptose, Hämorrhoiden) / (maladie de DUROZIEZ)
13351 **dust** / bestäuben (Staub *m*) / poudrer (poussière *f*)
13352 **dust, atomic; (fall-out)** / Atommüll *m* / déchets atomiques *m*
13353 **dust exposition, inhalation, resorption** / Staubexposition, -inhalation, -resorption *f*/ poussière, exposition à, inhalation, résorption de *f*
13354 **duty (, medical)** / Pflicht (, ärztliche) *f* / devoir (médical) *m*
13355 **dwarfism** / Zwergwuchs-Syndrome (Oberbegriff für Zwergwuchsformen) / nanisme
13356 **dwarfism, brachymetacarpal** / Zwergwuchs-Syndrom, brachymetakarpales (MARTIN-ALBRIGHT' Syndrom ohne parathormonresistente Hypocalcämie) / pseudopseudohypoparathyroïdisme
13357 **dwarfism with infantilism, hypophyseal** / LORAIN' Syndrom (Hypophysärer Infantilismus im Kindesalter bei degenerativen Hypophysenprozessen) / syndrome de LORAIN
13358 **dwarfism, renal** / Zwergwuchs-Syndrom, renales (Wachstumshemmungen bei verschiedenartigen Nephropathien) / nanisme rénal
13359 **dye(d)** / Farbstoff *m* (gefärbt) / colorant *m* (coloré)
13360 **dyes, urinary** / Harnfarbstoffe *m* / colorants urinaires *m*
13360a **DYKE-YOUNG syndrome** / DYKE-YOUNG' Syndrom (Makrozytäre perniziosiforme Anämie mit osmotischer Resistenzverminderung der Erythrozyten) / anémie de DYKE-YOUNG
13361 **dynamics** / Dynamik *f* (Lehre von den Kräften) / dynamique *f*
13362 **dynamization** / Dynamisation *f* (homöopathische Arzneipotenzierung) / dynamisation *f*
13363 **dynamogenesis** / Energieentwicklung (Kraftentfaltung) *f* / dynamogenèse *f*
13364 **dynamometry** / Dynamometrie *f* (Blutdruckmessung am Auge mit BAILLART' Dynamometer) / dynamométrie *f*
13365 **dyne** / Dyn *n* (Krafteinheit dyn = 10^{-5} Newton) / dyne (unité de force) *f*
13366 **dysacousia** / Dysacusis *f* (Gehörabnahme) / dysacousie *f*
13367 **dysadaptation** / Anpassungsstörung *f* / dysadapt(at)ion *f*
13368 **dysarteriotony** / Blutdruckstörung *f* / dysartériotonie *f*
13369 **dysarthria** / Dysarthrie *f* (hirnbedingte Sprachartikulationsschwierigkeiten) / anarthrie *f*
13370 **dysarthrosis** / Gelenk, fehlerhaftes *n* / dysarthrosis *f*
13371 **dysautonomia, familial** / RILEY-DAY' Syndrom (Komplexe Dysfunktion des autonomen Nervensystems) / dysautonomie familiale
13372 **dysbacteria** / Dysbakterie *f* (NISSLE: Darmfloraentartung durch minderwertige Coli) / dysbactérie *f*
13373 **dysbasia** / Gehstörung *f* / dysbasie *f*
13374 **dysbasia, angiosclerotic, -spastic** / Dysbasia angiosclerotica, -spastica / dysbasie angiosclérotique, -spastique *f*
13375 **dysbasia, intermittent neurasthenic** / Dysbasia neurasthenica intermittens / dysbasie neurasthénique intermittente *f*
13376 **dysbasia, progressive lordotic** / Dysbasia lordotica progressiva (OPPENHEIM: bizarre Körperbewegungen infolge Corpusstriatum-Veränderungen) / dysbasie lordotique progressive *f*
13377 **dysbasic** / gehgestört / dysbasique
13378 **dysbiosis** / Dysbiose *f* (HAENEL: nur durch Nährbodensanierung konvertierbare Fehlbesiedlung des Darms) / dysbiose *f*
13379 **dysbolism** / Stoffwechsel, gestörter *m* / dysbolisme *m*
13380 **dysbulic** / willensschwach / dysboulique
13381 **dyscephalia syndrome** / Dyszephalie-Syndrom(e) (Vom normalen Durchschnitt abweichende Hirnschädelform) / allocéphalie (CATEL)
13382 **dyscerebral** / dyszerebral (auf anat. od. physiol. Gehirnstörung beruhend) / dyscérébral
13382a **dyschezia** / Stuhldrang, schmerzhafter *m* (χέζω = defäzieren: proktogene Obstipation) / dyschésie *f*
13383 **dyscholia** / Dyscholie *f* (Störung der Gallenzusammensetzung) / dyscholie *f*
13384 **dyschondrosteosis** / LÉRI-WEILL' Syndrom (Dominant erbliche enchondrale Dysostose) / dyschondrostéose
13385 **dyschondroplasia with hemangiomata** / MAFUCCI' Syndrom (Seltne komplexe mesodermale Entwicklungsstörung der Gewebe mit Dyschondromatose und Angiomatose) / dyschondrodysplasie avec hémangiomatose
13386 **dyschroma(top)sia** / Farbenblindheit, partielle *f* / dyschroma(top)sie *f*
13387 **dyschromia** / (Haut)pigmentstörung *f* / dyschromie *f*

13388 **dyschronous** / dyschron (nicht synchron) / dyschrone
13389 **dyscolloidity** / Dyskolloidität *f* (Störung der Eukolloidität des Bindegewebsorgans bes. durch p_H-Linksverschiebung) / dyscolloïdité *f*
13390 **dyscoria** / Pupillenreaktionsstörung *f* / dyscorie *f*
13391 **dyscorty** / Dyskortie *f* (NNR-HVL-Systemstörung) / dyscortie *f*
13392 **dyscrania** / Dyskranie *f* (path. Schädelkonfiguration) / dyscrânie *f*
13393 **dyscrasia** / Dyskrasie *f* (fehlerhafte Blutzusammensetzung) / dyscrasie *f*
13394 **dyscrasic** / dyskrasisch (κρᾶσις = Mischung: fehlerhaft zusammengesetzt) / dyscrasique
13395 **dysencephalia** / Dysenzephalie *f* (morphol. und/od. funktionelle Gehirnanomalie) / dysencéphalie *f*
13396 **dysendocrinism** / Sekretionsstörung, innere *f* / dysendocrinisme *m*
13397 **dysenteric (dysenteriform)** / dysenterisch (ruhrartig) / dysentérique (dysentériforme)
13398 **dysentery** / Dysenterie *f* (δυσεντερία [HIPPOKRATES] mhd. ruor = Ruhr: entzündlicher Dickdarmschleimhautprozeß) / dysentérie *f*
13399 **dysentery, amebic** / Amöbenruhr *f* (Tropendysenterie) / dysentérie amibienne *f*
13400 **dysentery, bacillary** / Bakterienruhr *f* / dysentérie bacillaire *f*
13401 **dyserg(as)ia** / Koordinationsstörung *f* / dysergie *f*
13402 **dysesthesia** / (Ge)fühlstörung *f* / dysesthésie *f*
13403 **dysfermentosis** / Fermentrelation, fehlerhafte *f* / dysfermentose *f*
13404 **dysfunction** / Funktionsstörung *f* / dysfonction *f*
13405 **dysfunction of the cerebral vessels, constitutional** / Gefäß-Syndrom, zerebrales (Konstitutionelle Dysfunktion der zerebralen Gefäße [«Zerebrale Gefäßschwäche»]) / dysfonction constitutionnelle des vaisseaux cérébraux
13406 **dysgalactia** / Milchsekretionsstörung *f* / dysgalactie *f*
13407 **dysgammaglobulinemia** / Dysgammaglobulinämie *f* (teilweise Verminderung von γ-Globulinen) / hypogammaglobulinémie *f*
13408 **dysgenesia** / Dysgenesie *f* (Fortpflanzungsstörung) / dysgénésie *f*
13409 **dysgenesis** / Dysgenese *f* (Entwicklungsstörung) / dysgenèse *f*
13410 **dysgenesis, iridodental** / Syndrom, iridodentales (WEYERS) (Erbliche Irisanomalien und Oligodontie mit Vermännlichung bei weibl. Merkmalträgern) / dysgénérescence iridodentaire
13411 **dysgenesis, lymphoplasmocytic** / Dysgenesie, lymphoplasmozytäre *f* (der γA-, γG- und γM-Globuline) / dysgenèse lymphoplasmocytaire *f*
13412 **dysgenesis, plasmocytic** / Dysgenesie, plasmozytäre *f* (der γA- und γG-Globuline) / dysgenèse plasmocytaire *f*
13413 **dysgenic, dysgonic** / rasseschädigend, schlechtwachsend (bakt.) / dysgénique, dysgonique
13414 **dysgeusia** / Geschmackstörung *f* (γεύω = schmecken) / dysgeustie *f*
13415 **dysglandular** / dysglandulär (Drüsenstörung betreffend) / dysglandulaire
13416 **dysglycemia** / Zuckerstoffwechselstörung *f* / dysglycémie *f*
13417 **dysgnosia** / Intelligenzdefekt *m* / dysgnosie *f*
13418 **dysgonesis** / Geschlechtsfunktionsstörung *f* / dysgénitalisme *m*
13419 **dyshematopoiesis** / Blutbildungsstörung *f* / dyshématopoïèse *f*
13420 **dyshidrosis** / Dys(h)idrosis *f* (Hand-Fußschweißdrüsenfrieselbildung) / dyshidrose *f*
13421 **dyshidrosis, dry lamellar** / Dyshidrosis lamellosa sicca (Schuppensäume nach Eintrocknen der Miliaria) / dyshidrose lamellaire sèche *f*
13422 **dyshormonal** / dyshormonal (auf hormonaler Störung beruhend) / dyshormonal
13423 **dyshormonosis** / Hormonrelation, fehlerhafte *f* / dyshormonose *f*
13424 **dyshory** / Dyshorie *f* (ὅρος = Grenze: Übertritt path. Eiweißkörper bei Dysproteinämie) / dyshorie *f*
13425 **dysimmunity** / Immunitätsstörung *f* / dysimmunité *f*
13426 **dysinsulinism (-pancreatism)** / Insulinhaushalt, gestörter *m* (Pankreasstörung *f*) / dysinsulinosis *f* (-pancréatisme *m*)
13427 **dysiony** / Dysionie *f* (Ionenverschiebung) / dysionie *f*
13428 **dyskeratosis, congenital** / ZINSSER-ENGMAN-COLE' Syndrom (Seltne angeborene dyskeratotische Haut-Schleimhautdystrophie) / dyskératose congénitale du type ENGMAN-COLE-ZINSSER
13429 **dyskinesia** / Fehlfunktion, motorische *f* / dyscinésie *f*
13430 **dyskinesia, biliary** / Gallenblasendyskinesie *f* (neuromuskuläre «Betriebsstörung») / dyscinésie biliaire *f*
13431 **dyskinesia, intermittent angiosclerotic** / DETERMANN' Syndrom (Intermittierendes Versagen der Muskulatur verschiedener Körperteile) / dyscinésie angiosclérotique intermittente
13431a **dyslalia, -lexia, -graphia** / Sprech-Lese-Schreibstörung *f* / dyslalie, -lexie, -graphie *f*
13432 **dyslectics** / Dyslektiker *m* (Kinder mit gestörtem Buchstabenkoordinierungsvermögen) / dyslectiques *m*
13432a **dyslexia, congenital** / Dyslexie, angeborene *f* (kein Intelligenzdefekt) / dyslexie congénitale *f*
13433 **dyslexia, primary** / Dyslexie, primäre *f* (Lesestörung: nicht Seh-, sondern [zentrale] Verständnisstörung) / dyslexie primaire *f*
13434 **dyslexia, secondary** / Dyslexie, sekundäre *f* (Lernstörung: nicht Seh-, sondern [vegetative] Gemütsstörung) / dyslexie secondaire *f*

13435 **dyslochia** / Wochenflußstörung *f* / dyslochie *f*
13436 **dyslogia, -gnosia, -mnesia** / Denk-, Erkenntnis-, Gedächtnisstörung *f* / dyslogie, -gnosie, -mnésie *f*
13437 **dysmasesia** / Störung, mastikatorische *f* / dysmasésie *f*
13438 **dysmaturity** / Dysmaturität *f* (z.B. Unterhautfettgewebeschwund ohne Untergewichtigkeit) / insuffisance placentaire chronique *f*
13439 **dysmegalopsia** / Dysmegalopsie *f* (Objekte werden unverhältnismäßig groß gesehen) / dysmégalopsie *f*
13440 **dysmelia** / Dysmelie *f* (Störung in der Gliedmaßenbildung) / dysmélie *f*
13441 **dysmenorrhea** / Dysmenorrhoe *f* (Menstruationskolik) / dysménorrhée *f*
13442 **dysmenorrhea, functional (spasmodic, uterine)** / Menstruationsstörung, funktionelle *f* (bei Uterus- bzw. Eierstockalterationen) / dysménorrhée fonctionnelle (congestive, ovarienne) *f*
13443 **dysmenorrhea, idiopathic, acquired** / Menstruationsstörung, essentielle, sekundäre *f* (ohne erkennbare Ursache, als Begleiterscheinung) / dysménorrhée primaire, secondaire *f*
13444 **dysmenorrhea, intermenstrual** / Mittelschmerz *m* (infolge Bauchfellreizung durch Platzen des Follikels) / dysménorrhée intermenstruelle *f*
13444a **dysmenorrhea, membranaceous** / Dysmenorrhoea membranacea (Fibrinorrhoea plastica) / dysménorrhée membraneuse *f*
13445 **dysmenorrhea, organic (inflammatory, mechanical)** / Menstruationsstörung, organische *f* (infolge Entzündung, Zervixstenose) / dysménorrhée organique (inflammatoire, obstructive) *f*
13446 **dysmenorrhea, psychogenous** / Menstruationsstörung, psychogene *f* / dysménorrhée psychogène *f*
13448 **dysmenorrheic** / dysmenorrhoisch / dysménorrhéique
13449 **dysmetria** / Dysmetrie *f* (unangemessene Zielbewegungen bei Klein- und Stirnhirnerkrankungen) / dysmétrie *f*
13450 **dysmorphia, mandibulo-oculo-facial** / HALLERMANN' Syndrom (Mandibuläre Hypogenesie mit Katarakt) / dysmorphie mandibulo-oculo-faciale
13452 **dysmorph(ops)ia** / Verzerrung *f* (Verzerrtsehen *n*) / dysmorph(ops)ie *f*
13453 **dys(myo)tonia** / (Muskel)dystonie *f* / dys(myo)tonie *f*
13454 **dysneuria** / Nerven(funktions)störung *f* / dysneurie *f*
13455 **dysodontiasis** / Zahnungsstörung *f* / dysodontose *f*
13456 **dys(onto)genesis (accident in development)** / Entwicklungsstörung *f* / développement, accident du *m* (dysgénérescence *f*)
13457 **dysontogenia** / Dysontogenie *f* (Lehre von den Entwicklungs- bzw. Wachstumsstörungen) / dysontogénie *f*
13458 **dysorexia** / Appetitstörung *f* / dysorexie *f*
13459 **dysosmia** / Geruchstörung *f* (ὄσφρησις = Geruch) / dysosphrésie *f*
13460 **dysostosis, acrofacial** / WEYERS' Syndrom («Korrelierte Mißbildung der Kiefer- und Extremitätenakren») / dysmorphie acrofaciale
13461 **dysostosis, cleidocranial** / SCHEUTHAUER-MARIE-SAINTON' Syndrom (Schlüsselbeinaplasie, Oberkieferhypoplasie) / dysostose cléidocrâniodentaire
13462 **dysostosis, craniofacial** / CROUZON' Syndrom (Angeborene Synostosierungsstörung des Schädels) / maladie de CROUZON
13463 **dysostosis, metaepiphysial enchondral (BARTENWERFER)** / BARTENWERFER' Syndrom (Variante der Dysostosis enchondralis met(a)epiphysaria MORQUIO) / dysostose enchondrale du type BARTENWERFER
13464 **dysostosis, mandibular** / NAGER-de REYNIER' Syndrom (Dysostosis mandibularis) / dysostose mandibulaire
13465 **dysostosis, mandibulofacial** / FRANCESCHETTI' Syndrom (I) (Mandibulofaziale Mißbildungskombination) / dysostose mandibulofaciale
13466 **dysostosis, metaphysial** / (Murk) JANSEN' Syndrom (Seltne Metaphysendysostose) / dysostose métaphysaire
13467 **dysostotic** / dysostotisch / dysostotique
13468 **dysovarism** / Eierstockfunktionsstörung *f* / dysovarie *f*
13469 **dysoxidation** / Oxydationsstörung *f* / dysoxydation *f*
13470 **dysoxid(iz)able** / schlecht oxydierbar / dysoxydable
13471 **dys(para)thyroidism** / (Neben)schilddrüsenfunktionsstörung *f* / dys(para)thyroïdisme *m*
13472 **dyspareunia** / Dyspareunie *f* (παρευνία = Beischlaf) / dyspareunie *f*
13473 **dyspepsia** / Dyspepsie *f* (Verdauungsstörung) / dyspepsie *f*
13474 **dyspepsia, (an)acidic** / Dyspepsia (an)acida (bei Hyper-, [Hyp]acidität) / dyspepsie (an)acidique *f*
13475 **dyspepsia, atonic, reflex** / Dyspepsie, tonus-, reflexbedingte *f* / dyspepsie atonique, réflexe *f*
13476 **dyspepsia, bilious, salivary** / Dyspepsie, gallen-, speichelbedingte *f* / dyspepsie biliaire, salivaire *f*
13477 **dyspepsia, catarrhal, colon** / Magen-, Darmdyspepsie *f* / dyspepsie gastrique, intestinale *f*
13478 **dyspepsia, fermentative, putrefactive** / Gärungsdyspepsie, Fäulnisdyspepsie *f* / dyspepsie fermentative, putréfactive *f*
13479 **dyspepsia, milk** / Milchnährschaden *m* (durch ausschließliche Kuhmilchernährung) / dyspepsie du lait de vache *f*
13480 **dyspepsia, nervous** / Dyspepsia nervosa / dyspepsie fonctionnelle *f*
13481 **dyspepsia, starch** / Mehlnährschaden *m* (durch Mangel an [Milch]eiweiß) / dyspepsie alimentaire par les farineux *f*

13482 **dyspepsia of sucklings** / Säuglingsdyspepsie *f* (ex alimentatione) / dyspepsie (alimentaire) des nourrissons *f*
13483 **dyspepsia, urinary** / Dyspepsia urinaria (präurämische Darmstörung) / dyspepsie urinaire *f*
13484 **dyspeptic** / dyspeptisch / dyspepsique
13485 **dysperistalsis** / Darmtätigkeit, gestörte *f* / dyspéristaltisme *m*
13486 **dysphagia** / Dysphagia *f* (schmerzhafte Störung des Schlingvermögens) / dysphagie *f*
13487 **dysphagia, amyotaxic** / Dysphagia amyotactica (ROSSOLIMO: durch Schluckmuskelataxie) / dysphagie amyotaxique *f*
13488 **dysphagia, atonic-hypertonic** / Dysphagie, atonisch-hypertonische *f* (CATEL: durch vegetativ-funktionelle Störungen bei Säuglingen) / dysphagie atonique-hypertonique *f*
13489 **dysphagia, inflammatory** / Dysphagia inflammatoria (bei Entzündungen) / dysphagie inflammatoire *f*
13490 **dysphagia lusoria** / Dysphagia lusoria (wenn Lusus naturae A. subclavia dextra hinter sinistra aus Aorta entspringen läßt und diese Oesophagus zusammendrückt) / dysphagia lusoria *f*
13491 **dysphagia, nervous** / Dysphagia nervosa / dysphagie spastique *f*
13492 **dysphagia, paradoxical** / Dysphagia paradoxa (Cardiospasmus) / dysphagie paradoxale *f*
13493 **dysphagia, paralytic** / Dysphagia paralytica (bei Lähmungen) / dysphagie paralytique *f*
13494 **dysphagia, sideropenic** / PLUMMER-VINSON' Syndrom (Dysphagie bei Mund-, Rachen-, Ösophagusschleimhautatrophie) / dysphagie sidéropénique
13496 **dysphagia, vallecular, valsalvian** / Dysphagia vallecularis, valsalviana (durch Speisereste in der Vallecula epiglottica, durch Zungenbeinsubluxation) / dysphagie valléculaire, valsalvienne *f*
13497 **dysphasia** / Dysphasie *f* (zentral erschwertes Sprechen) / dysphasie *f*
13498 **dysphemia** / Dysphemie *f* (seelisch bedingtes Stammeln) / dysphémie *f*
13499 **dysphonia** / Dysphonie *f* (heisere Stimme) / dysphonie *f*
13500 **dysphoria** / Dysphorie *f* (hirnpath. bedingte Mißstimmung) / dysphorie *f*
13501 **dysphrasia** / Dysphrasie *f* (hirnbedingte Lautierungsstörung) / dysphrasie *f*
13502 **dysphrenia** / Dysphrenie *f* (KAHLBAUM: sekundäre Psychose) / dysphrénie *f*
13503 **dyspinealism, -pituitarism** / Zirbeldrüsenstörung, Anhangdrüsenstörung *f* / dysépiphysisme, -hypophysisme *m*
13504 **dysplasia** / Mißgestalt(ung) *f* / dysplasie *f*
13505 **dysplasia, chondro-ectodermal** / ELLIS-van CREVELD' Syndrom (Multiple Abartungen mit Dysplasie von Ekto- und Mesodermabkömmlingen) / chondrodysplasie ectodermique
13506 **dysplasia, congenital ectodermal** / Syndrom, ektodermales (Ektodermale Dysplasien mit Anhidrose, Hypotrichose, Anodontie u.a. Mißbildungen) / anhidrose avec hypotrichose et anodontie
13507 **dysplasia, dentofacial** / Syndrom, dentofaziales (Ektodermaldysplasie des Kiefer- und Gesichtsbereichs) / dysplasie dentofaciale (WEYERS-FÜLLING)
13508 **dysplasia, encephalo-ophthalmic** / Dysplasia encephal(o)ophthalmica (angeborene totale Netzhautablösung) / dysplasie encéphal(o-)ophtalmique *f*
13509 **dysplasia, epithelial** / Epitheldysplasie *f* (Vorstadium des Portiokarzinoms) / dysplasie épithéliale *f*
13510 **dysplasia, exostotic** / Dysplasie, exostotische *f* (KIENBÖCK: multiple kartilaginäre Exostose) / ostéodysplasie exostotique *f*
13511 **dysplasia, familial (cranio)metaphysial** / PYLE' Syndrom (Seltne familiäre systematisierte Metaphysendysplasie) / dysplasie métaphysaire familiale
13512 **dysplasia, hereditary anhidrotic ectodermal** / CHRIST-SIEMENS-TOURAINE' Syndrom (Multiple Abartung des äußeren Keimblatts) / syndrome d'anhidrose-hypotrichose-anodontie
13513 **dysplasia of the maxillary bone, familial fibrous** / Cherubinismus' Syndrom (An cherubinische Engeldarstellungen erinnerndes Pausbackengesicht infolge Kieferwucherungen) / chérubinisme de JONES
13514 **dysplasia, oculo-auricular** / GOLDENHAR' Syndrom (Mißbildungen im Augen-Ohrbereich durch Kiefer- und Kiemendifferenzierungsstörungen) / dysplasie ocul(o-)auriculaire
13515 **dysplasia, oculodentodigital** / Syndrom, okulodentodigitales (Seltne dysplastische Entwicklungsstörung der Augen, Zähne, Haare, Gliedmaßenakren) / syndrome oculodentodigital
13516 **dysplasia oculovertebral** / Syndrom, okulovertebrales (WEYERS-THIER) (Frühembryonale Entwicklungsstörung mit Augen- und Wirbelsäulenmißbildungen) / dysostose mandibulofaciale unilatérale (FRANCESCHETTI)
13517 **dysplasia, polyostotic fibrous** / JAFFÉ-LICHTENSTEIN' Syndrom (Polyostotische fibröse Dysplasie) / fibrome nonostéogénique de l'os
13518 **dysplasia, progressive diaphysial** / CAMURATI-ENGELMANN' Syndrom (Systematisierte sklerotische Hyperostose des Kindesalters) / ostéite symétrique héréditaire (CAMURATI)
13519 **dysplastic** / dysplastisch (nicht wohlgeformt) / dysplastique
13520 **dyspnea** / Dyspnoe *f* (jede Form von Atemstörung) / dyspnée *f*
13521 **dyspnea, abdominal** / Dyspnoe, abdominale *f* (erschwerte Zwerchfellatmung) / dyspnée abdominale *f*
13522 **dyspnea, acidotic** / Dyspnoe, acidotische *f* (diabetische: KUSSMAUL' Atmung) / dyspnée diabétique *f*

13523 **dyspnea, arteriosclerotic** / Dyspnoe, arteriosklerotische *f* (bei Hypertonie) / dyspnée artériosclérotique *f*
13524 **dyspnea, cardiac, pulmonary** / Dyspnoe, kardiale, pulmonale *f* (bei Herz-, Lungenkrankheiten) / dyspnée cardiaque, pulmonaire *f*
13525 **dyspnea, expiratory, inspiratory** / Dyspnoe, exspiratorische, inspiratorische *f* (bei Erkrankungen der Luftröhrenäste, der Luftröhre) / dyspnée expiratoire, inspiratoire *f*
13526 **dyspnea, uremic** / Dyspnoe, urämische *f* (zerebrale infolge acidotischer Reizung des Atemzentrums) / dyspnée cérébrale *f*
13527 **dyspneic, diapneic** / dyspnoisch, diapnoisch (kurzatmig, langatmig) / dyspnoïque, diapnoïque
13528 **dysporia, familial enterobroncho-pancreatic** / Dysporia enterobronchopancreatica congenita familiaris (πορεία = Reise: erschwerte Passage im Verdauungs- und Respirationstrakt) / dysporie entérobronchopancréatique congénitale *f*
13529 **dyspragia, intestinal angiosclerotic intermittent** / Dyspragia intermittens angiosclerotica abdominalis (intermittierende ischämische Dysperistaltik) / dyspragie intermittente angiosclérotique abdominale *f*
13530 **dyspraxia** / Dyspraxie *f* (Tätigkeitsstörung trotz vorhandener Beweglichkeit) / dyspraxie *f*
13531 **dysprosium (Dy 66 162,46)** / Dysprosium (Dysprosium *n*) / dysprosium *m*
13532 **dysproteinemia** / Dysproteinämie *f* (Abweichung von der Euproteinämie: anomale Relation der Bluteiweißfraktionen) / dysprotéinémie *f*
13533 **dysregulation** / Fehlsteuerung *f* / dysrégulation *f*
13534 **dysregulations, circulatory** / Kreislaufunregelmäßigkeiten *f* / dysrégulations circulatoires *f*
13535 **dysrhaphia** / Dysrhaphie-Syndrom (Störungen bei Schließung der primären Neuralplatte: Status dysrhaphicus BREMER) / dysraphie
13536 **dysrhaphia (of the cerebellum)** / ARNOLD-CHIARI' Syndrom (Hemmungsmißbildung mit Störungen der Liquordynamik und Hydrozephalie) / syndrome d'ARNOLD-CHIARI
13537 **dysrhythmia, (encephalographic) cerebral** / Dysrhythmie, zerebrale *f* (EEG) / dysrythmie encéphalographique *f*
13538 **dysrhythmic** / rhythmusgestört / dysrythmique
13539 **dyssecretosis, mucoserous** / SJÖGREN' Syndrom (Insuffizienz aller Drüsen mit äußerer Sekretion) / syndrome des muqueuses sèches
13540 **dyssomnia** / Schlafstörung *f* / somnopathie *f*
13541 **dysstasia** / Stehstörung *f* / dys(s)tasie *f*
13542 **dyssymmetry (, biochemical)** / Symmetriestörung, biochemische *f* / dyssymétrie *f*
13543 **dyssynergia, biliary** / Gallensystemstörung *f* / dyssynergie biliaire *f*
13544 **dyssynergy, progressive myoclonic cerebellar** / HUNT' Syndrom (III) (Seltne Myoklonieform bei Degeneration des Nucleus dentatus [cerebelli]) / dyssynergie cérébelleuse myoclonique progressive
13545 **dystelectasis** / Dystelektase *f* (mangelhafte Lungenbläschendurchlüftung) / dystélectasie *f*
13546 **dysthesia, left** / Linksdysthesie *f* (Insuffizienz des li. Herzmuskels infolge Stoffwechselstörung) / dysthésie gauche *f*
13547 **dysthymia** / Dysthymie *f* (1. kindliche Thymusfunktionsstörung, 2. psychopath. Gemütseigenart) / dysthymie *f*
13548 **dysthyroid, euthyroid** / dysthyreot, euthyreot (schilddrüsenkrank, -gesund) / dysthyroïdien, euthyroïdien
13549 **dystocia (, fetal, maternal)** / Geburtsstörung *f* (von seiten des Kindes, der Mutter) / dystocie (fœtale, maternelle) *f*
13550 **dystonia** / Dystonie *f* (Spannungsstörung) / dystonie *f*
13551 **dystonia, neurocirculatory, pulmonary** / Dystonie, neurozirkulatorische, pulmonale *f* (gefäßtonusbedingte Störung des großen, des kleinen Blutkreislaufs) / dystonie neurocirculatoire, pulmonaire *f*
13552 **dystonia, premenstrual** / Dystonie, prämenstruelle *f* (Gesamttonusveränderung vor den Menses) / dystonie prémenstruelle *f*
13553 **dystonia, vegetative** / Dystonie, vegetative *f* (Störung des Sympathicus-Parasympathicus-Zusammenspiels) / dystonie végétative *f*
13555 **dystonic** / dystonisch (spannungsgestört) / dystonique
13556 **dystopia** / Dystopie *f* (Verlagerung) / dystopie *f*
13557 **dystopia of the kidney** / Ren mobilis (Wander-, od. Senkniere, oft nach Entbindung, mehr re.) / néphroptose *f*
13558 **dystopic** / dystop (nicht an seinem Platz) / dystopique
13559 **dystrophia (dystrophy)** / Dystrophie *f* (Ansatzstörung [Ernährungsstörung]) / dystrophie *f*
13560 **dystrophia, alipogenetic** / Dystrophia alipogenetica (Fettmangelschaden bei Säuglingen) / dystrophie alipogénétique *f*
13561 **dystrophia, chronic dyspeptic** / Dystrophie, chronisch-dyspeptische *f* (bei einseitiger Mehl- od. Milchernährung der Kinder) / dystrophie dyspeptique chronique *f*
13562 **dystrophia of the cornea, superficial, parenchymatous** / Hornhautdystrophie, oberflächliche, parenchymatöse *f* / dystrophie superficielle, parenchymateuse de la cornée *f*
13563 **dystrophia, myotonic** / Dystrophia myotonica (Myotonia atrophica) / dystrophie myotonique *f*
13564 **dystrophia, papillary and pigmentous** / Dystrophia papillaris et pigmentosa (Akanthose) / dystrophie papillaire et pigmentaire *f*

13565 **dystrophia, plus-, minus-** / Plus-Minus-dystrophie *f* (bei längerem Eiweißmangel erst später Gewichtssturz) / dystrophie positive, négative *f*
13566 **dystrophia of sucklings, constitutional, infectious** / Säuglingsdystrophie, konstitutionelle, infektiöse *f* (akute Durchfallstörungen) / dystrophie constitutionnelle, infectieuse des nourrissons *f*
13567 **dystrophic** / dystrophisch (ernährungsgestört) / dystrophique
13568 **dystrophy, agastric** / Syndrom, agastrisches (Dystrophiekomplex nach Gastrektomie) / syndrome carentiel complexe œdémateux des gastrectomisés
13569 **dystrophy, congenital cutaneous** / THOMSON' Syndrom (Heredofamiliäre atrophische Dermatose) / poïkilodermie congénitale de THOMSON
13570 **dystrophy, craniocarpotarsal** / FREEMAN-SHELDON' Syndrom (Seltne Kombination von Mißbildungen des Gesichts, der Hände und Füße) / dystrophie crânio-carpotarsienne
13571 **dystrophy, epithelial** / FUCHS' Syndrom (II) (Hornhautepitheldystrophie) / dystrophie épithéliale
13572 **dystrophy, familial dermochondrocorneal** / FRANÇOIS' Syndrom (I) (Lipoidose mit Manifestationen an Haut, Skelet, Cornea) / dystrophie dermochondrocornéenne familiale
13573 **dystrophy, menopausal muscular** / Myopathie-Syndrom, klimakterisches (Nach der Menopause manifest werdende Muskeldystrophie) / myopathie climatérique
13574 **dystrophy, osteogenital** / BRUGSCH' Syndrom (Sonderform der HVL-Insuffizienz) / dystrophie ostéogénitale
13575 **dystrophy, posthemiplegic reflex sympathetic** / SUDECK' Syndrom (Neurogene posttraumat. Knochenatrophie [des Hand- od. Fußskelets]) / atrophie osseuse post-traumatique
13576 **dysuria (, psychic, spastic)** / Dysurie *f* (Harnbeschwerden) / dysurie (psychique, spastique) *f*
13577 **dysvitaminosis** / Vitaminrelation, fehlerhafte *f* / dysvitaminose *f*
13578 **dyszoo-amylia** / Dyszooamylie *f* (NAUNYN: Glykogenarmut der Organe bei Diabetes) / dyszoo-amylie *f*
13579 **dys(zoo)sperm(as)ia** / Dys(zoo)spermie *f* (fehlerhafte Samenabgabe, [-produktion]) / dys(zoo)spermie *f*
13580 **DZIERZYNSKY's syndrome** / DZIERZYNSKY' Syndrom (Familiärer Mißbildungskomplex mit Dyszephalie und Dysostose) / dystrophie périostale hyperplastique familiale

E

13581 **ear** / Auris (Ohr) / oreille
13582 **ear, ape (cercopithecus, macacus)** / Affenohr (Meerkatzen-, Makako-) *n* / oreille simiesque (de cercopithèque, de macaque) *f*
13583 **ear, Aztec** / Aztekenohr *n* / oreille d'Aztèque *f*
13584 **ear, cat's** / Katzenohr *n* / oreille de chat *f*
13585 **ear, cauliflower-** / Blumenkohlohr *n* / oreille en chou-fleur *f*
13586 **ear, external, internal, middle** / Auris externa, interna, media (Außen-, Innen-, Mittelohr) / oreille externe, interne, moyenne
13587 **ear memory** / Gedächtnis, akustisches *n* / mémoire acoustique *f*
13588 **ear, outstanding (prominent)** / Ohr, abstehendes *n* / oreille en anse *f*
13589 **ear, satyr-** / Faunohr *n* / oreille de satyre *f*
13590 **ear, scroll-** / Klappohr *n* / oreille rabattue *f*
13591 **ear-deafening (-piercing, -shattering)** / ohrenbetäubend / assourdissant
13592 **early (, too)** / früh (, zu) / tôt (, trop)
13593 **earnest (seriously ill)** / ernsthaft (krank) / sérieusement (gravement malade)
13594 **ear-pick** / Ohrlöffel *n* / oreille, cure- *m*
13595 **ear-trumpet** / Hörrohr *n* / cornet acoustique *m*
13596 **earth** / Erde *f* (elektr. erden) / terre *f* (, mettre à la)
13597 **earths, alkaline** / Erden, alkalische *f* (Oxyde von Be, Mg, Ca, Sr, Ba, Ra) / terres alcalines *f*
13598 **earths, rare** / Erden, Seltne *f* (Se, Y; La, Ce, Pr, Nd, Pm, Sm, Eu, Gd, Tb, Dy, Ho, Er, Tm, Yb, Lu; Ac) / terres rares *f*
13599 **earth, silicious** / Kieselerde (Infusorienerde) *f* / terre d'infusoires *f*
13600 **earthen** / irden / terre, de (en)
13601 **earth(l)y** / erdig (irdisch) / terreux (terrestre)
13602 **easy** / leicht / aisé
13603 **eatable (cibarian)** / eßbar / mangeable
13604 **eat(ing)** / Essen (*n*) / manger (*m*)
13605 **ebonation** / Ebonation *f* (Knochensplitterentfernung) / ébonation *f*
13606 **ebonite** / Hartgummi *n* / ébonite *f*
13607 **ebriety (drunkenness)** / Trunkenheit *f* / ébriété *f*
13608 **(EBSTEIN's disease)** / (EBSTEIN' Krankheit) (Hyaline Degeneration und Nekrose der Tubulusepithelien der Niere bei Diabetes mellitus) / (maladie d'EBSTEIN)
13609 **EBSTEIN's syndrome** / EBSTEIN' Syndrom (Seltne angeborene Mißbildung des re. Herzens [mit Zyanose]) / syndrome d'EBSTEIN
13610 **ebullient (ebullition)** / kochend (Aufwallung *f*) / ébouillant (ébullition *f*)
13611 **eburnation** / Eburneatio *f* (elfenbeinartige Knochenbildung vom Markraum her) / éburnification *f*

13612 **eburneous** / eburneus (elfenbeinern) / éburné(en)
13613 **ecameter** / Ekameter *n* (Ekg-Auswerter) / écamètre *m*
13614 **eccentric(ity)** / exzentrisch (Überspanntheit *f*) / excentrique (excentricité *f*)
13615 **ecchondroma** / Knorpelgeschwulst *f* / ecchondrome *m*
13616 **ecchondrosis** / Ekchondrose *f* (Knorpelwucherung) / ecchondrose *f*
13617 **ecchymosis** / Ekchymose *f* (subkutane Blutung, blauer Fleck) / ecchymose *f*
13618 **ecchymotic** / blutunterlaufen / ecchymosé
13619 **eccrisis (emptying)** / Entleerung (Exkretion) *f* / vidage (dégorgement) *m*
13620 **eccyesis** / Ekzyese *f* (κυέω = trächtig sein: extrauterine Schwangerschaft) / eccyésis (grossesse extra-utérine) *f*
13621 **ecdemic** / ekdemisch (nicht endemisch) / ecdémique
13622 **ecdermal, endermal** / ekdermal, endermal (aus der, in die Haut) / ecdermique, endermique
13623 **ecdysis** / Häutung *f* (ἔκδυσις = Herauskriechen) / ecdysis *f*
13624 **Echinacea** / Kegelblume (Wirkstoff: Echinacosid) / Echinacea angustifolia (Compositae)
13625 **echinococcosis, alveolar, cystic** / Echinokokkose, alveoläre, zystische *f* (Erkrankung durch wabige, blasige Hülsenwurmfinnen)/échinococcose alvéolaire, kystique *f*
13626 **echinococcosis, hepatic** / Leberechinokokkose *f* / échinococcose hépatique *f*
13627 **echinococcosis, primary, secondary** / Echinokokkose, primäre, sekundäre *f* / échinococcose primaire, secondaire *f*
13628 **echinococcotomy** / Hülsenwurmzystenentfernung *f* / échinococcotomie *f*
13629 **Echinococcus** / Echinococcus (Gattung Zestoden) / échinocoque *m*
13630 **echinococcus, granulous** / Echinococcus granulosus (Hülsenwurm) / échinocoque granuleux *m*
13631 **echinococcus, multilocular, unilocular** / Echinococcus alveolaris, cysticus (wabige, blasige Hülsenwurmfinne) / échinocoque alvéolaire, hydatique *m*
13633 **echinocyte** / Echinozyt *m* (stachliger Erythrozyt) / échinocyte *m*
13634 **Echinodermata** / Stachelhäuter *m* (ἐχῖνος = Igel) / échinodermes *m*
13635 **echinosis** / Echinose *f* (Echinozyten im Blut) / échinose *f*
13636 **Echinostoma** / Echinostomum (ilocanum) (Gattung Trematoden [Darmegel]) / échinostome *m*
13637 **echo** / Widerhall *m* / écho *m*
13638 **echo-acousia**/Echohören *n* /éch(o-)acousie *f*
13639 **echo-encephalogram** / Ech(o)enzephalogramm *n* (mit Initial-, Mittel-, Endecho zur Feststellung intrakranieller Erkrankungen) / éch(o-)encéphalogramme *m*
13640 **echo-encephalography** / Ech(o)enzephalographie *f* (Enzephalographie mit Ultraschall zur neurol. Diagnose) / éch(o-)encéphalographie *f*
13641 **echo-encephalography, bilateral immersion** / Immersionsechoenzephalographie, bilaterale *f* (symmetrische unter Wasser, verbessert Tumordiagnostik [Makow]) / écho-encéphalographie d'immersion bilatérale *f*
13642 **echograph** / Echograph *m* (arbeitet ein- od. zweidimensional nach dem Radarprinzip [Dussik, 1947]) / échographe *m*
13643 **echography** / Echographie *f* (Körpergewebedichteprüfung mit Echograph) / échographie *f*
13644 **echokinesis (-praxia)** / Echopraxie (-kinesie) *f* (krankhafte Nachahmung von Bewegungen) / échopraxie (-cinésie) *f*
13645 **echolalia (-phrasia)** / Echolalie (-phrasie) *f* (krankhaftes Nachsprechen) / échophrasie (-lalie) *f*
13646 **echomimia** / Echomimie *f* (krankhaftes Nachahmen von Gebärden) / échomimie *f*
13647 **echopathy** / Nachahmungstrieb, krankhafter *m* / échopathie *f*
13648 **Ecklin's syndrome** / Ecklin' Syndrom (Benigne normoblastisch-myeloblastisch-hyperregeneratorische Neugeborenenanämie ohne Hämolyse) / anémie splénique congénitale
13649 **eclabium** / Eclabium *n* (Schamlippeneversion) / lèvres, éversion des *f*
13650 **eclampsia** / Eklampsie *f* (ἔκλαμψις = Aufblitzen [Galenus]: blitzartig auftretende Schwangerschaftskrämpfe) / éclampsie *f*
13651 **eclampsia, cerebral** / Gehirneklampsie (nur Krämpfe) / éclampsie cérébrale *f*
13652 **eclampsia, clonic, tonic stage of** / Eklampsiephase, klonische, tonische *f* / éclampsie, phase clonique, tonique de l' *f*
13653 **eclampsia, hepatogenic («silent»)** / Lebereklampsie *f* («Eclampsia sine Eclampsia»: Leberkoma ohne Krämpfe) / éclampsie hépatogène («silencieuse») *f*
13654 **eclampsia, metabolic** / Eklampsie, metabolische *f* (plazentäre Stoffwechselstörung [Mengert]) / éclampsie métabolique *f*
13655 **eclampsia, nephrogenic** / Niereneklampsie *f* (häufigster Typ) / éclampsie néphrogène *f*
13656 **eclampsia, onset, coma phase of** / Eklampsieanfangsphase, -endphase *f* / éclampsie, phase d'invasion, du coma de l' *f*
13657 **eclampsia, puerperal** / Wochenbetteklampsie *f* / éclampsie puerpérale *f*
13658 **eclamptism** / Eklamptismus *m* (kindliche Eklampsie: «Fraisen») / éclamptisme *m*
13659 **eclampt(ogen)ic** / eklamptisch (Eklampsie verursachend) / éclampt(ogén)ique
13660 **eclecticism** / Eklektizismus *m* (Auswahl vorwiegend einheimischer Pflanzenarzneimittel nach Symptomen statt nach Krankheitsursachen) / éclectisme *m*
13661 **ecmnesia** / Ekmnesie *f* (fehlende Erinnerung an rezente Ereignisse) / ecmnésie *f*
13662 **ecnoia** / Ecnoia *f* (νοῦς = Vernunft: meist vorübergehende abnorme psych. Reaktionen) / ecnoia *f*
13663 **ecology** / Ökologie *f* (Lehre von den Beziehungen der Lebewesen zu ihrer Umwelt) / œcologie *f*

13664 **ecology, human** / Ökologie, humane *f* (biol. Trias von Umgebung, Funktion, Organismus [BEWS]) / œcologie humaine *f*
13665 **economic** / ökonomisch (wirtschaftlich) / économique
13665a **ecotrophologist** / Ökotrophologe *m* (Ernährungsspezialist) / œcotrophologiste *m*
13666 **ecotropic** / ökotrop (umweltfreundlich) / œcotrope
13667 **ecphoria** / Ekphorie *f* (akute Erinnerung) / ecphorie *f*
13668 **ecphyma** / Ekphym *n* (Auswuchs) / ecphyme *m*
13669 **ecrasement** / Ecrasement *n* (unblutige Gewebedurchtrennung mit Ecraseur) / écrasement *m*
13670 **ecstasize (ecstasized, ecstasizing)** / entzücken (entzückt, entzückend) / extasier (extasié, extasiant)
13671 **ecstasy (ecstatic)** / Ekstase *f* (verzückt) / extase *f* (extatique)
13672 **ecstrophy of the bladder** / Blasenekstrophie *f* (angeborene Blasenumstülpung) / ex(s)trophie de la vessie *f*
13673 **ectasia** / (Hohlorgan)erweiterung *f* ectasie *f*
13674 **ectatic** / erweitert / ectatique
13675 **ecthyma** / Ecthyma *n* (ἐκθύω = hervorbrechen: knotige Pusteln verschiedener Genese) / ecthyma *m*
13676 **ecthyma, gangrenous** / Ecthyma terebrans (Lochschwären) / ecthyma des cachectiques *m*
13677 **ecthyma, vulgar** / Ecthyma vulgare (Grindgeschwüre) / ecthyma vulgaire *m*
13678 **ecto** / ekto (Vorsilbe für Organaußenwand[schicht]bezeichnungen) / ecto
13679 **ectocardia** / Ectopia cordis (bei Thoracoschisis) / ectocardie *f*
13680 **ectoblast** / Ektoderm *n* (äußeres Keimblatt: Hautschicht) / ectoderme *m*
13681 **ectodermal** / ektodermal (zum äußeren Keimblatt gehörig) / ectodermique
13682 **ectoderm(at)oses** / Ektodermosen *f* (Erkrankungen von äußerem Keimblatt abstammender Gebilde, z.B. des destinaten Nervensystems) / ectodermoses *f*
13683 **ectodermosis, pluriorificial erosive** / FIESSINGER-RENDU' Syndrom (Katarrhalische od. pseudomembranöse Entzündung der Schleimhäute der Körperöffnungen mit multiformen Hautexanthemen) / ectodermose érosive pluriorificielle
13684 **ectoenzyme** / Ektoenzym *n* (von Zellen sezerniertes Ferment) / ectoenzyme *m*
13685 **ectolecithal** / ektolecithal (mit peripher gelegenem Dotter) / ectolécithal
13686 **ectomeres, entomeres** / Ektomeren, Entomeren *n* (Plastomeren des Ekto-, des Entoderms) / ectomères, entomères *m*
13687 **ectomize** / herausschneiden / ectomiser
13688 **ectomorphous, endomorphous, mesomorphous** / ektomorph, endomorph, mesomorph (Körperfülleindex > 13,2, < 11,6, ∼ 12,5) / ectomorphe, endomorphe, mésomorphe
13689 **ec(t)o(para)sites** / Ekto(para)siten *m* (Ektozoen auf Oberfläche des Organismus) / ectozoaires *m*
13690 **ectopia** / Ektopie *f* (Hinausverlegung eines Organs) / ectopie *f*
13691 **ectopia of the bladder** / Ectopia vesicae (angeborene totale Blasenspalte) / ectopie de la vessie *f*
13692 **ectopia of the crystalline lens, congenital** / Ectopia lentis congenita / ectopie congénitale du cristallin *f*
13693 **ectopia of the kidney** / Ectopia renis (angeborener linksseitiger Tiefstand) / ectopie du rein *f*
13694 **ectopia of the portion (of the cervix)** / Ectopia portionis (E = Ektropion) / ectopie de la portion vaginale *f*
13695 **ectopia of the pupil** / Ectopia pupillae (Korektopie) / ectopie de la pupille *f*
13696 **ectopia of the testicle** / Hodenhochstand *m* (nicht Kryptorchismus) / déplacement du testicule *m*
13697 **ectoplasm** / Ectoplasma *n* (Zellmembran [Protoplasmarandschicht]) / ectoplasme *m*
13698 **ectoscopy** / Ektoskopie *f* (Körperuntersuchung mit bloßem Auge) / ectoscopie *f*
13699 **ectospores (exospores)** / Ektosporen *f* (durch Hyphenabschnürung entstehende [Akro]sporen) / ectospores *f*
13700 **ectothrix** / Ectothrix *f* (θρίξ = Haar: Parasitenbefall des Haaräußeren) / ectothrix *f*
13701 **ectothrix group** / Ektothrixgruppe *f* (animale Stämme von Trichophyton: gypseum seu equinum, verrucosum seu faviforme) / ectothrix, groupe d' *m*
13702 **ectotoxins, detoxicated bacterial** / Bakterienektotoxine, entgiftete *n* (zur aktiven Immunisierung) / ectotoxines bactériennes désintoxiquées *f*
13703 **ectrogeny** / Ektrogenie *f* (angeborene Verstümmlung) / ectrogénie *f*
13704 **ectromelia, (-dactylia)** / Ektromelie, (-daktylie) *f* (angeborenes Fehlen von Gliedmaßen[extremitäten]) / ectromélie, (-dactylie) *f*
13705 **ectropion** / Ectropium *n* (ἐκτρέπω = auswärtskehren: 1. Vorkommen von Zervixschleimhaut an Portio, 2. Lidumstülpung nach außen) / ectropion *m*
13706 **ectropion, cicatricial** / Ectropium cicatriceum (Lidumstülpung infolge Narbenzugs) / ectropion cicatriciel *m*
13707 **ectropion, lacerated** / Lazerationsektropium *n* (Vorquellen bei Einrissen nach Geburten) / ectropion lacéré *m*
13708 **ectropion, paralytic** / Ectropium paralyticum (Lidumstülpung infolge N.-facialis-Lähmung) / ectropion paralytique *m*
13709 **ectropion, sarcomatous** / Ectropium sarcomatosum (Lidumstülpung bei Coniunctivitis) / ectropion sarcomateux *m*
13710 **ectropion, senile** / Ectropium senile (Lidumstülpung infolge Altersschlaffheit) / ectropion sénile *m*

13711 **ectropion, spastic** / Ectropium spasticum (Lidumstülpung infolge M.-orbicularis-Krampf) / ectropion spastique *m*
13712 **ectropionize** / ektropionieren (diagnostisches od. therapeutisches Umstülpen der Augenlider) / ectropionner
13713 **ectypia** / Ektypie *f* (Normabweichung) / ectypie *f*
13714 **eczema** / Ekzem *n* (Juckflechte) / eczéma *m*
13715 **eczema, acute, chronic** / Eccema acutum, chronicum / eczéma aigu, chronique
13716 **eczema, allergic** / Ekzem, allergisches *n* / eczéma allergique *m*
13717 **eczema, anal** / Analekzem *n* / eczéma de l'anus *m*
13718 **eczema, atopic** / BESNIER' Prurigo (Bronchialasthma mit Hautpruritus) / prurigo diathésique
13719 **eczema, auricle, nostrils** / Ohrmuschel-, Naseneingangsekzem *n* / eczéma de l'oreille, de la narine *m*
13720 **eczema, bacteriotoxic, intertriginous** / Ekzem, bakteriotoxisches, intertriginöses *n* / eczéma bactériotoxique, intertrigineux *m*
13721 **eczema, callous** / Eccema tyloticum (mit Schwielen) / eczéma calleux *m*
13722 **eczema, congestive** / Stauungsekzem *n* / eczéma congestif *m*
13723 **eczema, crust(ac)ous** / Eccema crustosum (mit Krusten) / eczéma croûteux *m*
13724 **eczema, endogenic, exogenic, parasitic** / Ekzem, endogenes, exogenes, parasitäres *n* (allergische Ekzeme) / eczéma endogène, exogène, parasitique *m*
13725 **eczema, erythematous** / Eccema rubrum (mit Rötung) / eczéma rouge *m*
13726 **eczema, follicular** / Eccema folliculare (mit Follikelknötchen) / eczéma folliculaire *m*
13727 **eczema, impetiginous** / Eccema impetiginosum (mit Eitererregern infiziert) / eczéma impétigineux *m*
13728 **eczema, iodic** / Jodekzem *n* (bei äußerer Anwendung) / eczéma iodique *m*
13729 **eczema, lichenificated** / Eccema lichenificatum (mit Hautreliefvergröberung) / eczéma lichénifié *m*
13730 **eczema, marginated** / Eccema marginatum (Epidermophytia inguinalis) / eczéma marginé *m*
13731 **eczema of the mouth, orbicular** / Eccema orbiculare oris (in Mundumgebung) / eczéma orbiculaire de la bouche *m*
13732 **eczema of the nails** / Eccema unguium (Nagelekzem) / eczéma des ongles *m*
13733 **eczema, nummular** / Eccema nummulare (mit münzenartigen Herden bes. an Gliedmaßen) / eczéma nummulaire *m*
13734 **eczema, palpebral** / Lidekzem *n* / eczéma palpébral *m*
13735 **eczema, papular** / Eccema papulosum (mit Knötchen) / eczéma papuleux *m*
13736 **eczema, paratraumatic** / Eccema paratraumaticum (in Wundenumgebung) / eczéma paratraumatique *m*
13737 **eczema, rhagadiform** / Eccema fissum (mit Schrunden) / eczéma crevassé *m*
13738 **eczema, seborrheic** / Ekzem, seborrhoisches *n* (Gneiß: Krusten bei Dermatitis seborrhoica) / eczéma séborrhéique *m* (teigne *f*)
13739 **eczema, solar** / Eccema solare (durch Sonnenstrahlen) / eczéma solaire *m*
13740 **eczema, squamous** / Eccema squamosum (mit Schuppen) / eczéma squameux *m*
13741 **eczema, toxic** / Ekzem, toxisches *n* (durch stark wirkende Chemikalien) / eczéma dégénérescent *m*
13742 **eczema, tropical marginate** / Tinea circinata (Tropenringwurm durch Trichophyton rubrum) / teigne crurale *f*
13743 **eczema, vaccinated** / Eccema vaccinatum (Übertragung von Impfpusteln auf ekzematöse Stellen) / eczéma vacciné *m*
13744 **eczema, varicelliform** / Eccema herpeticatum sive varicelliforme Caposi (mit Herpes-simplex-Virus infiziert) / eczéma herpétique *m*
13745 **eczema, vesiculous** / Eccema vesiculosum (mit Bläschenbildung) / eczéma vésiculeux *m*
13746 **eczema, weeping** / Eccema madidans (nässendes Ekzem) / eczéma suintant *m*
13747 **eczematid** / Ekzematoid *n* (ekzemähnliche Hauterkrankung) / eczématide *f*
13748 **eczematid, exudative** / Ekzematoid, exsudatives *n* (Früh- und Spätform) / eczématide exsudative *f*
13749 **eczematid, seborrheic** / Ekzematoid, seborrhoisches *n* / eczématide séborrhéique *f*
13750 **eczematization** / Ekzematisierung *f* (bleibende Hautaffektionen nach Verletzungen) / eczématisation *f*
13751 **eczematogenic, eczematous** / ekzematogen, ekzemisch / eczématogène, eczémateux
13752 **eczematosis** / Ekzematose *f* (ekzematöse Erkrankung) / eczématose *f*
13753 **EDDOWES' syndrome** / EDDOWES' Syndrom (Multiple Abartungen des mittleren Keimblatts mit Knochenbrüchigkeit und blauen Skleren) / syndrome d'EDDOWES
13754 **(EDELMANN's anemia)** / (EDELMANN' Syndrom I) (Parainfektiöse Anämieform) / (anémie infectieuse chronique)
13755 **edema** / Ödem *n* (Wassersucht) / œdème *m*
13756 **edema, acute angioneurotic** / QUINCKE' Syndrom (Allergisch-angioneurotisches Ödem) / angioneurose cutanée
13757 **edema, ankle** / Knöchelödem *n* / œdème malléolaire *m*
13758 **edema, bacterial, peripheral vascular** / Ödem, bakterielles, peripher-vaskuläres *n* / œdème bactérien, vasculaire périphérique *m*
13759 **(edema, blue)** / (CHARCOT' Ödem) (Psychoneurotisches Krankheitsbild mit lokalem Ödem, Gliedmaßenblaufärbung, intensiver Schmerzhaftigkeit) / (œdème bleu)
13760 **edema, (cardiac, obstructive) congestive** / Stauungsödem (, kardiales, örtliches) *n* / œdème de stase (circulatoire, mécanique) *m*
13761 **edema, cerebral; (encephaledema)** / Hirnödem *n* (vermehrter Flüssigkeitsgehalt in Gehirnspalten bei Encephalitis u.a.) / œdème cérébral; (encéphalœdème) *m*

13762 **edema, deferred** / Spätödem *n* / œdème tardif *m*
13763 **edema, eczematous** / Hautödem *n* / œdème dermatitique *m*
13764 **edema, hepatic** / Ödem, hepatogenes *n* (bei Leberzirrhose) / œdème hépatique *m*
13765 **edema, inflammatory** / Ödem, entzündliches *n* (Ausschwitzen eiweißreicher Blutflüssigkeiten) / œdème inflammatoire *m*
13766 **edema, insulin** / Insulinödem *n* / œdème d'insuline *m*
13767 **edema, latent** / Ödem, latentes *n* (Wasserretention) / œdème latent *m*
13768 **edema of the larynx** / Glottisödem *n* (Oedema laryngis) / œdème de la glotte *m*
13769 **edema of the lungs; (pneumonedema)** / Lungenödem *n* (Kapillarflüssigkeit in Alveolenlumina) / pneumonœdème (œdème pulmonaire) *m*
13770 **edema of the lungs, cardiac** / Lungenödem, kardiales *n* / œdème pulmonaire cardiaque *m*
13771 **edema of the lungs, cerebral** / Lungenödem, zerebrales *n* (z.B. bei Zerebralsklerose) / œdème pulmonaire cérébral *m*
13772 **edema of the lungs, pulmonary** / Lungenödem, pulmonales *n* / pneumonœdème pulmonaire *m*
13773 **edema, malignant** / Ödem, malignes *n* (Gasödemerkrankung durch Clostridium) / œdème malin *m*
13774 **edema, nutritional (hunger, prison, war)** / Hungerödem *n* (kachektisches, marantisches, Eiweißmangelödem) / œdème alimentaire (de famine, de carence, d'inanition) *m*
13775 **edema, placental** / Plazentarödem *n* / œdème placentaire *m*
13776 **edema, renal** / Ödem, renales *n* (hydrämisches bei Nierenleiden) / œdème rénal *m*
13777 **edema of the retina, traumatic** / BERLIN' Krankheit (Commotio retinae) / œdème rétinien traumatique
13778 **edema, salt** / Salzödem *n* (kindliches bei schlechter Ernährung) / œdème salin *m*
13779 **edema, thermal** / Verbrennungsödem *n* / œdème thermique *m*
13780 **edema, toxic** / Ödem, chemisch-toxisches *n* (durch Einatmen von Gasen) / œdème toxique *m*
13781 **edema, traumatic** / Ödem, traumatisches, hartes *n* (meist am Handrücken) / œdème induratif *m*
13782 **edemat(igen)ous** / ödematös (ödemerzeugend) / œdémateux (œdématigène)
13783 **edematization** / Ödematisierung *f* / œdématisation *f*
13784 **edition, editor** / (Her)ausgabe *f*, Herausgeber *m* / édition *f*, éditeur *m*
13785 **editorship** / Schriftleitung *f* / rédaction *f*
13786 **educable** / erziehbar / éducable
13787 **educate (educated, educating)** / erziehen (unterrichtet, geistig bildend) / éduquer (éduqué, éduquant)
13788 **education** / Bildung *f* (geistige) / éducation *f*
13789 **education, forensic** / Gefängniserziehung *f* / pédagogique légale *f*
13791 **educational** / erzieherisch / pédagogique
13792 **edulcorant** / süßend(es Mittel *n*) / édulcorant (*m*)
13793 **edulcorate (edulcoration)** / Süßen (*n*) / édulcorer (édulcoration *f*)
13794 **effaceable** / tilgbar / effaçable
13795 **efface (effaced, effacing)** / ausstreichen (getilgt, auslöschend) / effacer (effacé, effaçant)
13796 **effacement** / Tilgung *f* / effaçage *m*
13797 **effect** / Effekt *m* (Wirkungserfolg) / effet *m*
13798 **effect, accompanying (subsequent)** / Begleiteffekt *m* / effet accessoire (ultérieur) *m*
13798a **effect, acoustic, optic DOPPLER's** / DOPPLER' Effekt, akustischer, optischer *m* (Beeinflussung von Schall- und Lichtfrequenz durch Relativbewegung von Quelle und Beobachter) / effet de DOPPLER acoustique, optique *m*
13799 **effect, addition** / Additionseffekt *m* (neg. od. pos. Wirkung der Kombination mehrerer Arzneien) / effet d'addition *m*
13800 **effect, caustic** / Ätzwirkung *f* / effet caustique *m*
13801 **effect, citrate** / Citrat(blut)wirkungsmechanismus *m* (HEJDAHL: als Transfusionsgefahrenprophylaxe Ca [+ Novocain]) / effet de citrate *m*
13802 **effect, concertina** / Zieharmonikaeffekt *m* (Ekg) / effet d'accordéon *m*
13803 **effect, contrary** / Wirkung, entgegengesetzte *f* / effet contraire *m*
13804 **effect, cumulation** / Kumulationseffekt *m* (neg. Wirkung nicht ausgeschiedener Mengen einer Arznei) / effet de cumulation *m*
13805 **effect, curative** / Heilwirkung *f* / effet curatif *m*
13806 **effect, deuteropathic** / Effekt, deuteropathischer *m* (auf das Somatosynneuron: «Anmutungszweitwirkung») / effet deutéropathique *m*
13807 **effect, deuterothymic** / Effekt, deuterothymischer *m* (auf das Somatosynneuron: «Zweitwirkung») / effet deutérothymique *m*
13808 **effect, deuterotonic** / Effekt, deuterotonischer *m* (auf das Somatosynneuron: «Spannungszweitwirkung») / effet deutérotonique *m*
13809 **effect, diabetogenic** / Effekt, diabetogener *m* (KH-Utilisation vermindernder, Fett mobilisierender) / effet diabétogène *m*
13811 **effect, insulin** / Insulineffekt *m* (Insulintransportfunktion für Speicherung und Abbau von Medikamenten) / effet d'insuline *m*
13812 **effect, isomorphous irritation** / Reizeffekt, isomorpher *m* (KÖBNER: Entstehung neuer Krankheitsherde an gereizten Hautstellen bes. bei Psoriasis) / effet d'irritation isomorphe *m*
13813 **effect, lasting (permanent)** / Dauerwirkung *f* / effet prolongé *m*
13814 **effect, local** / Wirkung, örtliche *f* / effet local *m*

13815 **effect, luminous** / Lichtwirkung *f* / effet lumineux *m*
13816 **effect, photo-electric** / Effekt, lichtelektrischer *m* / effet, phot(o-)électrique *m*
13817 **effect, piezo-electric** / Effekt, piez(o)-elektrischer *m* (πιέζω = drücken: Umwandlung mech. Beanspruchung in elektr. Impulse) / effet piéz(o-)électrique *m*
13818 **effect, pivot** / Stifteffekt *m* (der verkleinerten Innenelektrode bei Ionisationskleinkammern) / effet du pivot *m*
13819 **effect, placebo** / Placeboeffekt *m* (subjektive Heilwirkung einer Scheinarznei spricht für die Suggestion als relevantes Ingredienz medikamentöser Therapie) / effet de placébo *m*
13820 **effect, point (needle)** / Spitzenwirkung *f* (röntg.) / effet des pointes *m*
13821 **effect, position** / Lageeffekt *m* (genet. Veränderungen durch alterierte Genpositionen in Chromosomen) / effet de position *m*
13822 **effect, pressure** / Druckeffekt *m* (Summe der Gewebeveränderungen durch Druck) / effet de pression *m*
13823 **effect, principal** / Hauptwirkung *f* / effet principal *m*
13824 **effect, protective** / Schutzwirkung *f* / effet protectif *m*
13825 **effect of protein-fat, nutritional** / Eiweiß-Fettnährwirkung *f* (dynamisch-ökonomisch [Orzechowski]) / effet nutritif de protéine-graisse *m*
13826 **effect, protopathic** / Effekt, protopathischer *m* (auf das Dematosynneuron: «Anmutungserstwirkung») / effet protopathique *m*
13827 **effect, protothymic** / Effekt, protothymischer *m* (auf das Dematosynneuron: «Erstwirkung») / effet protothymique *m*
13828 **effect, prototonic** / Effekt, prototonischer *m* (auf das Dematosynneuron: «Spannungserstwirkung») / effet prototonique *m*
13829 **effect, rebound** / Rückstoßeffekt *m* (bei Druckaufhebung; reaktive HVL-Überfunktion nach Sexualhormonzufuhr) / effet de coup en arrière *m*
13830 **effect, saturation** / Sättigungseffekt *m* / effet de saturation *m*
13831 **effect, screening (guarding)** / Abschirmeffekt *m* (röntg.) / effet d'écran *m*
13832 **effect, shadow** / Schatteneffekt *m* (der vergrößerten Innenelektrode bei Ionisationskleinkammern) / effet de l'ombre *m*
13833 **effect, short-circuit** / Kurzschlußwirkung *f* / effet de court-circuit *m*
13834 **effect, side** / Nebenwirkung *f* / effet secondaire *m*
13835 **effect, spreading** / Spreading-Effekt *m* (beschleunigte Verteilung kutan inj. Farbstoffe durch Spreading-Faktor) / effet de diffusion *m*
13836 **effect, stroboscopic** / Effekt, stroboskopischer *m* / effet stroboscopique *m*
13837 **effect, subsequent** / Zweitwirkung *f* / effet subséquent *m*
13838 **effect, subtraction** / Subtraktionseffekt *m* (röntg.) / effet de subtraction *m*
13839 **effect, summation** / Summationseffekt *m* (1. neg. [od. pos.] Wirkung ansteigender Dosen einer Arznei, 2. Überlagerung schattengebender Details im Rö-Bild) / effet de sommation *m*
13840 **effect, superposition** / Superpositionseffekt *m* (röntg.) / effet de superposition *m*
13841 **effect, tangential** / Tangentialeffekt *m* (röntg.) / effet tangential *m*
13842 **effect, teratogenetic** / Effekt, teratogenetischer *m* (stoffwechselhemmender der Teratogenese) / effet tératogénétique *m*
13843 **effect, thermal** / Wärmewirkung *f* / effet thermique *m*
13844 **effect, thermo-electric** / Effekt, wärmeelektrischer *m* / effet therm(o-)électrique *m*
13845 **effect, toxic** / Giftwirkung *f* / effet toxique *m*
13846 **effect, useful (output)** / Nutzeffekt *m* / effet utile *m*
13847 **effect, whitewashing** / Weißwascheffekt *m* (Serumbilirubinabfall durch Prednisolon bei Virushepatitis) / effet de blanchissage *m*
13848 **effectiveness** / Effektivität *f* (Wirksamkeit: wirkliches Vorhandensein, tatsächliche Leistung) / effectivité *f*
13849 **effectless** / unwirksam / effet, sans
13850 **effector** / Effektor *m* ([in]aktiviert Repressor) / effecteur *m*
13851 **effect(uate) (effect[uat]ed, effect[uat]ing)** / bewirken (bewerkstelligt, ausführend) / effectuer (effectué, effectuant)
13852 **effeminate** / verweichlichen / efféminer
13853 **effemination** / Effeminatio *f* (höchster Grad konträrer Sexualempfindung des Mannes) / effémination *f*
13854 **efferency, dematosynneuric** / Dematosynneuron-Efferenz *f* (in das Soma: «Inbildentfaltung») / efférence dématosynneurique *f*
13855 **efferency, somatosynneuric** / Somatosynneuron-Efferenz *f* (in das Demas: «Inbildabfuhr») / efférence somatosynneurique *f*
13856 **efferent(ial)** / efferens (herausführend) / efférent
13857 **effervescence (effervescent)** / Aufregung *f* ([auf]brausend) / effervescence *f* (effervescent)
13858 **efficacious (efficacy)** / Wirksam-(keit *f*) / efficace (efficacité *f*)
13859 **efficiency** / Leistungsfähigkeit *f* / efficience *f*
13860 **efficiency, bend in** / Leistungsknick *m* (physiol. mit 50 Jahren) / puissance, coude de *m*
13861 **efficiency, muscular** / Muskelleistung *f* / efficience musculaire *f*
13862 **efficiency, physical** / Leistungsfähigkeit, körperliche *f* / efficience physique *f*
13863 **efficient** / effizient (sind statistische Werte von minimaler Varianz) / efficient
13864 **efflation** / Efflation *f* (Gasentweichen aus Magen) / efflation *f*
13865 **effleurage** / Streichmassage *f* / effleurage *m*
13866 **efflorescence** / Effloreszenz *f* (Hautblüten) / efflorescence *f*

13867 **efflorescence, primary, secondary** / Effloreszenz, primäre, sekundäre *f* (durch Krankheit hervorgerufene, sich anschließende Hauterscheinungen, z.B. Bläschen, Geschwür) / efflorescence primaire, secondaire *f*
13868 **effluence (effluent)** / Ausströmen(d) *n* / effluence *f* (effluent)
13869 **effluvium** / Effluvium *n* (Ergießung, Ausdünstung) / effluvium *m*
13870 **effluvium of the hairs** / Effluvium capillorum (Haarausfall *m*) / effluvium des cheveux *m*
13871 **effluvium of the semen** / Effluvium seminis (Samenerguß *m*) / effluvium du sperme *m*
13872 **efflux** / Abstrom *m* / efflux *m*
13873 **effort** / Anstrengung *f* / effort *m*
13874 **effraction** / Aufbruch (Einbruch) *m* / effraction *f*
13875 **effusion** / Effusion *f* (Erguß *m*) / épanchement *m*
13876 **effusion, hemorrhagic** / Bluterguß *m* / épanchement sanguin *m*
13877 **effusion, pericardial** / Hydroperikard *n* (nichtentzündliche Herzbeutelwassersucht *f*) / hydropéricardite *f*
13878 **effusion, pleural** / Pleuraerguß *m* (Pleurorrhoe) / épanchement pleural *m*
13879 **effusion, purulent, serous** / Erguß, eitriger, seröser *m* / épanchement purulent, séreux *m*
13880 **egesta (ejecta)** / Egesta *n* (Entleertes, Ausgeschiedenes) / egesta (ejecta) *m*
13881 **egg** / Ovum (Ei) / œuf
13882 **egg, holoblastic, meroblastic** / Ovum, holoblastisches, meroblastisches *n* / œuf holoblastique, méroblastique *m*
13883 **egg white** / Eiweiße *n* / œuf, blanc d' *m*
13884 **egg yolk** / Vitellus *m* (Eidotter, -gelb) / œuf, jaune d' *m*
13885 **eggshell** / Putamen ovi (Ei[er]schale *f*) / coquille d'œuf *f*
13886 **eglandular** / drüsenlos / églandulaire
13887 **ego, duplicated** / Persönlichkeitsverdopplung *f* / personnalité, dédoublement de la *m*
13888 **egocentrical** / egozentrisch (ichsüchtig) / égocentrique
13889 **ego(centr)ism** / Selbstsucht *f* / égo(centr)isme *m*
13890 **egoist(ical)** / Egoist(isch) *m* / égoïste *m*
13891 **egomania** / Selbstüberschätzung *f* / égomanie *f*
13892 **egophony** / Ägophonie *f* (αἴξ = Ziege: Meckerstimme) / égophonie *f*
13893 **EHRET's syndrome** / EHRET' Syndrom (Psychogenes Fortbestehen einer Lähmung ohne Ursache) / syndrome d'EHRET
13894 **eidetic** / Eidetik *f* (Fähigkeit, Wahrgenommenes zur Anschauung zu bringen) / eidétique *f*
13895 **eidetics** / Eidetica *n* (der Wirklichkeit entfremdende Pharmaca) / eidétiques *m*
13896 **einsteinium (Es 99 254)** / Einsteinium (Einsteinium *n*) / einsteinium (athénium) *m*
13897 **(EISENLOHR's syndrome)** / (EISENLOHR' Syndrom) (Besondre Verlaufsform des Thyphus abdominalis) / (syndrome d'EISENLOHR)
13898 **EISENMENGER's complex** / EISENMENGER' Syndrom (Kombinierte Herz- und Gefäßmißbildung) / complexe d'EISENMENGER
13899 **ejaculation** / Eiaculatio *f* ([Samen]ausstoß) / éjaculation *f*
13900 **ejaculation, precocious, retarded** / Eiaculatio praecox, retarda(ta) / éjaculation précoce, retardée *f*
13901 **ejection** / Ausstoß (Auswurf) *m* / éjection *f*
13902 **elaborate** / ausarbeiten / élaborer
13903 **elaboration** / Elaboration *f* (Entwicklung, z.B. einer Methode) / élaboration *f*
13904 **Elaps** / Elaps (Wirkstoff: Korallenotterngift) / Elaps corallinus (Ophidia [Reptilia])
13905 **elastase** / Elastase *f* (Elastinferment in Pancreas und Dünndarm) / élastase *f*
13906 **elasteidosis of the skin, cystic and comedonic** / FAVRE-RACOUCHOT' Syndrom (Degenerative Bindegewebeveränderungen der Epidermis des älteren Mannes) / élastéidose cutanée à comédons
13907 **elastic(ity)** / federnd (Spannkraft *f*) / élastique (élasticité *f*)
13908 **elastin** / Elastin *n* (Bindegewebseiweiß) / élastine *f*
13909 **elastometry** / Elastizitätsmessung *f* / élastométrie *f*
13910 **elastorrhexis, generalized** / GROENBLAD-STRANDBERG' Syndrom (Erbliche Systemerkrankung des elastischen Gewebes mit Haut-, Augen-, Herzgefäßsymptomen) / pseudoxanthome élastique avec stries angioïdes de la rétine
13911 **elastosis** / Elastose *f* (Degeneration elastischen Bindegewebes) / élastose *f*
13912 **elation** / Stimmung, gehobene *f* / élation *f*
13913 **elbow** / Cubitus (Ellenbogen) / coude
13914 **elbow, bend of** / Ellenbeuge *f* / coude, pli du *m*
13915 **elder flowers** / Flores sambuci (Diaphoreticum Holunderblüten) / sureau, fleurs de *f*
13916 **elective** / auswählend (nur bestimmte Teile hervorhebend, z.B. durch Färbung) / électif
13917 **«electric foot»** / Burning-feet-Syndrom (Schmerzhaftes Brennen der Füße) / syndrome des pieds brûlants
13918 **electric(al)** / elektrisch (Elektrizität betreffend) / électrique
13919 **electricity, animal** / Elektrizität, tierische *f* / électricité animale *f*
13920 **electricity, bio-** / Gleichfeld-(Bio)elektrizität *f* / iso-électricité *f*
13921 **electricity (, frictional, resinous)** / Elektrizität *f* (ἤλεκτρον = Bernstein: Reibungselektrizität) / électricité (par frottement, résineuse) *f*
13922 **electricity, negative, positive** / Elektrizität, negative, positive *f* / électricité négative, positive *f*
13923 **electrification, electrization** / Elektrifizierung, Elektrisierung *f* / électrification, électrisation *f*
13924 **electro-acupuncture** / Elektr(o)akupunktur *f* / électr(o-)acupuncture *f*
13925 **electro-aerosols** / Elektr(o)aerosole *n* (elektr. aufgeladene) / électr(o-)aérosols *m*

13926 **electro-affine** / elektr(o)affin (elektrisch empfindlich) / électr(o-)affin
13927 **electro-analysis** / Elektr(o)analyse *f* (chem. Untersuchung mit Hilfe der Elektrolyse) / électr(o-)analyse *f*
13928 **electro-anesthesia** / Elektr(o)anästhesie *f* (PATERSON: milde Elektrokrampfform) / électr(o-)anesthésie *f*
13929 **electro(bio)chemistry, -physiology** / Elektro(bio)chemie, -physiologie *f* (Anwendung elektr. Ströme in (Bio)chemie, Physiologie) / électro(bio)chimie, -physiologie *f*
13930 **electrobiology** / Elektrobiologie *f* (Studium elektr. Phänomene in lebenden Körpern) / électrobiologie *f*
13931 **electrobronchogram** / Elektrobronchogramm *n* (Registrierung der Bronchialmuskelaktion) / électrobronchogramme *m*
13932 **electrocaloric** / elektrokalorisch (elektr. Wärmeerzeugung betreffend) / électrocalorique
13933 **electrocardiogram** / Elektrokardiogramm (Ekg) *n* (WALLER †1922: Aufzeichnung der Herzaktionsströme) / électrocardiogramme *m*
13934 **electrocardiogram, hold one's breath** / Atemanhalte-Ekg *n* (nach 30 Sek. Atemanhalten) / électrocardiogramme après retention du souffle *m*
13935 **electrocardiogram, knees bending** / Kniebeugen-Ekg *n* (nach n Kniebeugen) / électrocardiogramme après inflexion des genoux *m*
13937 **electrocardiogram, load** / Belastungs-Ekg *n* (von differentialdiagnostischem Wert) / électrocardiogramme de charge *m*
13938 **electrocardiogram, orthostatic** / Stehelektrokardiogramm *n* (nach 10 Min. Stehen) / électrocardiogramme orthostatique *m*
13939 **electrocardiogram, scalar** / Ekg, skalares *n* / électrocardiogramme scalaire *m*
13940 **electrocardiograph** / Herz(muskel)-spannungskurvenschreiber *m* / électrocardiographe *m*
13941 **electrocardiography** / Elektrokardiographie *f* (Elektrokardiogrammschreibung) / électrocardiographie *f*
13942 **electrocardiography, fetal (prenatal, abdominal)** / Elektrokardiographie, vorgeburtliche *f* (Abgriff von Bauchdecken Schwangerer zum Nachweis kindlichen Lebens etc. [CREMER, 1906]) / électrocardiographie prénatale *f*
13943 **electrocardiophonograph** / Elektrokardiograph, tönender *m* (1. Ton: Vorhof-, 2.–4. Ton: Kammererregung) / électrocardiophonographe *m*
13944 **electrocatalysis** / Elektrokatalyse *f* (elektr. bewirkte Arzneimittelaufnahme durch die Haut) / électrocatalyse *f*
13945 **electrocauterization, electrocauterizer** / Elektrokaustik *f*, Glühkauter *m* / électrocaustique *f*, électrocautère *m*
13946 **electrocoagulation** / Elektrokoagulation (Kaltkaustik) *f* / électrocoagulation *f*
13947 **electrocoagulation, urological** / Elektrokoagulation, urologische *f* (endovesikale bei Harnblasentumoren u.ä.) / électrocoagulation urologique *f*
13948 **electrocorticography** / Elektrokortikographie (ECG) *f* (Registrierung von Rindenaktionsströmen) / électrocorticographie *f*
13949 **electrocortin** / Electrocortin *n* (Aldosteron) / électrocortine *f*
13950 **electrode** / Elektrode *f* (Stromüberträger *m*) / électrode *f*
13951 **electrode, brush, forked** / Bürstenelektrode, Gabelelektrode *f* / électrode à la brosse, fourchue *f*
13952 **electrode, condensor** / Kondensatorelektrode *f* / électrode condensatrice *f*
13953 **electrode, exciting** / Reizelektrode *f* / électrode active *f*
13954 **electrode, glass-covered, soft-rubber** / Glaselektrode, Gummielektrode *f* / électrode sous-verre, sous-caoutchouc *f*
13955 **electrode, guard** / Schutzelektrode *f* / électrode de garde *f*
13956 **electrode, inert** / Elektrode, indifferente *f* / électrode indifférente *f*
13957 **electrode, ionizable** / Elektrode, ionisierbare *f* / électrode ionisable *f*
13958 **electrode, point** / Spitzenelektrode *f* / électrode à pointe *f*
13959 **electrode, probe** / Sondenelektrode *f* / électrode exploratrice *f*
13960 **electrode, scalpel** / Messerelektrode *f* / électrode à couteau *f*
13961 **electrode supporting-arm** / Elektrodentragarm *m* / électrode, bras de porte- *m*
13962 **electrodermatogram** / Elektrodermatogramm *n* (Registrierung der Hautaktionsströme) / électrodermogramme *m*
13963 **electrodesiccation** / Austrocknung, elektrische *f* / électrodessiccation *f*
13964 **electrodiagnosis** / Elektrodiagnose *f* (Diagnose mit Hilfe elektr. Stroms) / électrodiagnostic *m*
13965 **electrodialysis** / Elektrodialyse *f* (Wasserentsalzungsverfahren) / électrodialyse *f*
13966 **electrodynamic, -static** / elektrodynamisch, -statisch / électrodynamique, -statique
13967 **electrodynamics** / Elektrodynamik *f* (Verknüpfung veränderlicher elektr. und magnet. Felder) / électrodynamique *f*
13968 **electro-encephalography** / Elektr(o)enzephalographie (EEG) *f* (BERGER, 1929: Registrierung der Gehirnaktionsstromtätigkeit) / électr(o-)encéphalographie *f*
13969 **electrogastrogram** / Elektrogastrogramm *n* (Registrierung der Magenaktionsströme) / électrogastrogramme *m*
13970 **electrogenous** / elektrizitäterzeugend / électrogène
13971 **electrogymnastics** / Elektrogymnastik *f* (elektr. Erzeugung rhythmischer Kontraktionen bei Lähmungen quergestreifter Muskulatur) / électrogymnastique *f*
13972 **electrohemostasis** / Blutstillung, elektrische *f* / courant électrique, hémostase par *f*

13973 **electrokinetic (-mechanic)** / elektrokinetisch (-mechanisch) (elektr[omechan]ische Energie betreffend) / électrocinétique (-mécanique)
13974 **electrokymography** / Elektrokymographie *f* (Registrierung von Organpulsationen) / électrokymographie *f*
13975 **electrolithotrity** / Steinzertrümmerung, elektr(ochirurg)ische *f* / électricité, lithotritie par *f*
13976 **electrology** / Elektrizitätswissenschaft *f* / électrologie *f*
13977 **electrolysis** / Elektrolyse *f* (elektr. Ionentrennung in neg. geladene zum +Pol [Anode] wandernde Anionen und pos. geladene zum —Pol [Kathode] wandernde Kationen) / électrolyse *f*
13978 **electrolyte deficiency syndrome** / Elektrolytmangel-Syndrom (Durch Mangel an lebensnotwendigen Elektrolyten entstehende Krankheitsbilder) / syndrome par manque d'électrolytes
13979 **electrolytes** / Elektrolyte *n* (in wäßriger Lösung in Ionen zerfallende Substanzen) / électrolytes *m*
13980 **electrolytic** / elektrolytisch (Elektrolyse bzw. Elektrolyte betreffend) / électrolytique
13981 **electrolyze** / elektrolysieren (chem. Verbindung durch elektr. Strom aufspalten) / électrolyser
13982 **electromagnet(ism)** / Elektromagnet(ismus) *m* / électro-aimant (électromagnétisme) *m*
13983 **electromassage** / Elektromassage *f* / électromassage *m*
13984 **electrometer (, string, wire, foil, quadrant)** / Elektrizitätsmesser *m* (Saiten-, Faden-, Blatt-, Quadrantelektrometer) / électromètre (à corde, à fil, à feuille, à quadrant) *m*
13985 **electromyogram** / Elektromyogramm *n* (EMG: Registrierung von Muskelaktionsströmen) / électromyogramme *m*
13986 **electromyography, diagnostic** / Elektromyographie, diagnostische *f* (z.B. zum Auffinden einer Sphinkteranlage bei Analatresie) / électromyographie diagnostique *f*
13987 **electron** / Elektron *n* (Elementarladung) / électron *m*
13988 **electron acceptor, donator** / Elektronenakzeptor, -donator *m* (elektronenaufnahme-, -abgabefähiges Atom) / accepteur, donateur électronique *m*
13989 **electron, inner, outer** / Innenelektron, Außenelektron *n* / électron des couches internes, de valence *m*
13990 **electron, negative, positive** / Elektron, negatives, positives *n* / électron négatif, positif *m*
13991 **electrons, primary, secondary** / Primär-, Sekundärelektronen *n* (durch Radiation, Ionisation aus Atomverband herausgerissene) / électrons primaires, secondaires *m*
13992 **electron, recoil, spinning** / Rückstoßelektron, Kreiselektron *n* / électron de recul, tournant *m*
13993 **electronegative, -positive** / elektronegativ, -positiv / électronégatif, -positif
13994 **electronics** / Elektronik *f* (Lehre von und Umgang mit Elektronenröhrengeräten) / électronique *f*
13995 **electron-(im)permeable** / elektronendurchlässig (-dicht) / électron, (im)perméable à
13996 **electronystagmography** / Elektronystagmographie *f* (zur Feststellung path. Augenbewegungen) / électronystagmographie *f*
13997 **electro-oculogram** / Elektr(o)okulogramm *n* (testet Pigmentepithel und Sinneszellenstäbchen) / électr(o-)oculogramme *m*
13998 **electro-osmose** / Elektrosmose *f* (Wandrung von Flüssigkeiten gegenüber festgehaltenen Teilchen) / électr(o-)osmose *f*
13999 **electroparacentesis** / Elektroparazentese *f* (Augenop.) / électroparacentèse *f*
14000 **electropathology** / Elektropathologie *f* (Studium pathogener elektr. Einflüsse auf lebende Körper) / électropathologie *f*
14001 **electrophilic, (-phobic)** / elektrophil, (-phob) ([Ab]neigung [gegen] zur Anlagerung elektr. Ladungen) / électrophile, (-phobe)
14002 **electrophoresis** / Elektrophorese *f* (Trennung kolloidal gelöster Substanzen in elektr. Gleichstromfeld (120 V) auf Grund ihrer verschiedenen Wandrungsgeschwindigkeit) / électrophorèse *f*
14003 **electrophoresis, capillary serum** / Kapillarserumelektrophorese *f* (mit 0,01 ccm Kapillarblutserum [FREISLEDERER-VOHL, 1956]) / électrophorèse de sérum capillaire *f*
14004 **electrophoresis, classic** / Elektrophorese, klassische *f* (TISELIUS, 1937: Auftrennung der Plasmaeiweiße zur Erkennung von Dysproteinämien) / électrophorèse classique *f*
14005 **electrophoresis, organo-** / Organelektrophorese *f* (zur Trennung von Organeiweiß) / électrophorèse, organo- *f*
14006 **electrophoresis, paper** / Papierelektrophorese *f* / électrophorèse sur papier *f*
14007 **electrophoresis, serum protein** / Serum-protein-Elektrophorese *f* (zur Aufdeckung proteinämischer Veränderungen bes. monokloner Gammopathien) / électrophorèse de plasmaprotéine *f*
14008 **electrophoresis, starch gel** / Stärkegelelektrophorese *f* (zum Haptoglobinnachweis) / électrophorèse en gel d'amidon *f*
14009 **electrophoresis, zonal** / Zonenelektrophorese *f* (zur Serumfraktionierung in Zonen) / électrophorèse zonale *f*
14010 **electrophoretogram** / Elektrophoresediagramm *n* / électrophorétogramme *m*
14011 **electrophoret(ograph)ic** / elektrophoret(ograph)isch / électrophorét(ograph)ique
14012 **electro(photo)therapy** / Elektrotherapie *f* (Faradisation, Galvanisation) / électrothérapie *f*
14013 **electropoiesis, artificial** / Elektropoese, künstliche *f* (durch hormonale und zelluläre Stimulierung) / électropoïèse artificielle *f*

14014 **electropuncture** / Elektropunktur *f* (mit Spitzenelektrode zur Gewebezerstörung) / électropuncture *f*
14015 **electropyrexia** / Fiebererzeugung, elektrische *f* / électropyrexie *f*
14016 **electroresection** / Elektroresektion *f* (z. B. von Prostatawucherungen) / électrorésection *f*
14017 **electroretinogram** / Elektroretinogramm *n* (ermittelt elektr. Potentiale innerer Netzhautschichten) / électrorétinogramme *m*
14018 **electroretinography** / Elektroretinographie (ERG) *f* (MONNIER, 1948: Netzhautbelichtung zusammen mit EEG, gibt Einblick in Sehzentrumsfunktion) / électrorétinographie *f*
14019 **electroscope, air** / Luftelektrizitätsanzeiger *m* / électroscope atmosphérique *m*
14020 **electroscope, needle, leaf** / Nadelelektroskop, Blattelektroskop *n* / électroscope à aiguille, à feuille *m*
14021 **electroshock** / Elektroschock *m* (BINI-CERLETTI, 1937: Psychosenbehandlungsmethode) / électrochoc *m*
14022 **electrostatics** / Elektrostatik *f* ([Lehre von den] Wirkungen ruhender Elektrizität) / électrostatique *f*
14023 **electrostriction** / Elektrostriktion *f* (Änderung eines Körpervolumens durch elektr. Spannung) / électrostriction *f*
14024 **electrosurgery** / Elektrochirurgie *f* / électrochirurgie *f*
14025 **electrosynthesis** / Elektrosynthese *f* (chem.) / électrosynthèse *f*
14026 **electrotechnics** / Elektrotechnik *f* / électrotechnique *f*
14027 **electrothermic** / elektrothermisch (elektr. Erwärmung betreffend) / électrothermique
14028 **electrotomy** / Elektrotomie *f* (mit elektr. schneidender Schlinge) / électrotomie *f*
14029 **electrotonus** / Elektrotonus *m* (PFLÜGER: Zustand elektr. durchflossener Nerven) / électrotonus *m*
14030 **electrotropism, negative, positive** / Elektrotropismus, negativer, positiver *m* (Tendenz des Organismus, auf elektr. Reiz definit zu antworten) / électrotropisme négatif, positif *m*
14031 **electuary (of senna)** / Electuaria (sennae) ([Senna]latwerge *f*) / électuaire (du séné) *m*
14032 **eleidin** / Eleidin *n* (Keratohyalin) / éléidine *f*
14034 **element** / Element *n* (Ur-Teil) / élément *m*
14035 **elements, biophil** / Elemente, biophile *n* (C, H, O, N, P, S, Cl, I) / éléments biophiles *m*
14036 **element, chemical** / Grundstoff, chemischer *m* / élément chimique *m*
14037 **elements, essential** / Mineralstoffe, essentielle *m* (mit der Nahrung aufzunehmende Anionen: Phosphat, Chlorid, Iodid, Fluorid; Kationen: Na, K, Ca, Mg, Fe, Zn, Cu, Mn, Co) / éléments essentiels *m*
14038 **elements of fission** / Spaltelemente *n* (aus Kernspaltung hervorgegangene Isotopen) / isotopes de fission *m*
14039 **elements, hypothetic** / Elemente, hypothetische *n* (mit Ordnungszahlen 114 und 126 und einigen Minuten Lebensdauer) / éléments hypothétiques *m*
14040 **element, image** / Bildelement *n* / élément d'image *m*
14041 **elements, indispensable «bulk»** / Haupt(mengen)elemente *n* (lebensnotwendige, in den Körperflüssigkeiten in größerer Menge vorhandene Elemente: Na [im Blut 325 mg%], K [im Blut 20 mg%], Ca [im Blut 10 mg%], Mg [im Blut 2,5 mg%]) / éléments indispensables *m*
14042 **elements, indispensable «trace»** / Spurenelemente *n* (lebensnotwendige, in den Körperflüssigkeiten in Spuren vorhandene und als Enzymaktivatoren wirkende Elemente: Fe, Co, Cu, Mn, Zn, Al, B, Mo [V]) / olig(o-)éléments indispensables *m*
14043 **element, morphological** / Formelement *n* / élément formatif *m*
14044 **element, support** / Stützelement *n* / élément de support *m*
14045 **elements, transuranic** / Transurane *n* (Np 93, Pu 94, Am 95, Cm 96, Bk 97, Cf 98, Es 99, Fm 100, Mv 101, No 102) / éléments transuraniques *m*
14046 **elemental** / elementar / élémentaire
14047 **eleosaccharum (oil sugar)** / Ölzucker *m* / huile, sucre d'; (oléosaccharum) *m*
14048 **elephantiasic, elephantoid** / elephantiasisch, elephantoid / éléphantiasique, éléphantoïde
14049 **elephantiasis** / Dickhäutigkeit *f* / pachydermie *f*
14050 **elephantiasis, gingival** / Elephantiasis gingivalis (Fibromatosis gingivalis) / éléphantiasis gingivale *f*
14051 **elephantiasis, glabrous** / Elephantiasis glabra (mit glatter Haut) / éléphantiasis glabre *f*
14052 **elephantiasis, lymphangiectatic** / Elephantiasis lymphangiectatica (Lymphangioma cavernosum mit Wulstbildung) / éléphantiasis lymphangiectasique *f*
14053 **elephantiasis, primary (secondary)** / Elephantiasis-Syndrom (Oberbegriff für verschiedene Elephantiasisformen) / éléphantiasis congénitale
14054 **elephantiasis, simple** / Elephantiasis nostras (Pachydermie: sehr starke Verdickung eines Körperteils durch ausgebreitete Gewebehypertrophie nach wiederholten Entzündungen) / éléphantiasis inflammatoire *f*
14055 **elephantiasis, teleangiectatic** / Elephantiasis teleangiectodes (mit Blutgefäßerweiterungen) / éléphantiasis téléangiectasique *f*
14056 **elephantiasis, true** / Elephantiasis Arabum (durch Filarien) / éléphantiasis des Arabes *f*
14057 **elephantiasis, verrucous** / Elephantiasis verrucosa (mit schwieligen Wucherungen) / éléphantiasis papillomateuse *f*
14058 **elevate (elevated, elevating)** / erheben (aufgehoben, erhöhend) / élever (élevé, élevant)
14059 **elevation** / Erhebung (Erhabenheit) *f* / élévation *f*
14060 **elevation of the uterus (of the vagina)** / Elevatio uteri (vaginae) (i.G.z. Descensus) / élévation de l'utérus (du vagin) *f*

14061 **elevator (, bone)** / Elevatorium *n* (Knochenheber, z. B. Zahnwurzel-) / élévateur à os *m*
14062 **eliminate (eliminated, eliminating)** / eliminieren (ausgesondert, ausscheidend) / éliminer (éliminé, éliminant)
14063 **elimination** / Eliminierung *f* (limen = Grenze) / élimination *f*
14064 **elinguation** / Elinguatio *f* (z. B. bei Zungenkrebs) / élinguation *f*
14065 **elitary** / elitär (zur Elite gehörig) / élitaire
14066 **elixir** / Elixir(ium) (Elixier *n* = weingeistige Tinktur mit Zusätzen) / élixir *m*
14067 **elixir, amo-, pheno-, pentobarbital** / Elixier, amo-, pheno-, pentobarbitursaures *n* / élixir amo-, phéno-, pentobarbiturique *m*
14068 **elixir, bitter orange (curaçao)** / Aurantii amari elixirium (Pomeranzenelixier *n*) / élixir d'oranges amères *m*
14069 **elixir, compound benzaldehyde** / Bittermandelelixier *n* / élixir d'huile d'amandes amères *m*
14070 **elixir, (compound) glycerophosphates** / Elixirium glycerophosphatum (glycerinphosphorsaures) / élixir de glycérophosphate *m*
14071 **elixir, diphenhydramine hydrochloride** / Diphenhydraminhydrochlorid-Elixier *n* / élixir d'hydrochlorure de diphénhydramine *m*
14072 **elixir, glycine (glycocoll)** / Acidi aminoacetici elixirium (aminoessigsaures) / élixir amino-acétique *m*
14073 **elixir, iron and quinine and strychnine (phosphates)** / Elixirium ferri et quininae et strychninae (phosphatum) ([phosphorsaures] Eisen-China-Strychnin-Elixier *n*) / élixir (de phosphate) de fer et quinine et strychnine *m*
14074 **elixir, three (five) bromides** / Bromidorum trium (quinque) elixirium (Drei- od. Fünfbromide-Elixier *n*) / élixir de trois (cinq) bromures *m*
14075 **ellipsoid (of spleen)** / Ellipsoidkörper *m* (Lymphozytenanhäufung an Milzkapillaren) / ellipsoïde *m*
14076 **elliptocyte** / Elliptozyt *m* (ovaler Erythrozyt) / ovalocyte *m*
14077 **elliptocytosis** / DRESBACH' Syndrom (Einfach-dominant erbliche Erythrozytenformanomalie) / ovalocytose
14078 **elongation of the portio** / Elongatio portionis (Portio-vaginalis-Verlängerung) / élongation de la portion *f*
14079 **eloquent** / beredt / éloquent
14080 **ELSCHNIG's syndrome** / ELSCHNIG' Syndrom (Seltne Augenlidermißbildung) / syndrome d'ELSCHNIG
14081 **elucidation** / Aufhellung *f* / élucidation *f*
14082 **elution** / Eluierung *f* (Trennung adsorbierter Substanz von Adsorptionsmittel) / élution *f*
14083 **elutriation** / Ausschlämmung *f* (pharm.) / élutriation *f*
14084 **elytritis** / Elytritis *f* (ἔλυτρον = Scheide: Colpitis) / élytrite *f*
14085 **emaciation** / Abmagerung *f* (macer = mager) / amaigrissement *m*
14086 **emaciation, hormonal** / Magersucht, hormonelle *f* (und konstitutionelle: HVL-Funktionsstörungen) / maigreur constitutionnelle *f*
14087 **emaciation, neurogenic** / Magersucht, neurogene *f* (und muskuläre: Fettgewebe- und Muskelschwund bei Nervenkrankheiten) / maigreur musculaire *f*
14088 **emaciation, puberal** / Pubertätsmagersucht *f* / émaciation pubère *f*
14089 **emaculation** / Entfleckung *f* / émaculation *f*
14090 **emanate (emanative)** / ausstrahlen(d) / émaner (émanant)
14091 **emanation** / Ausströmung *f* (Ausstrahlung) / émanation *f*
14092 **emanation, radium** / Radiumemanation *f* (RaEm [Radon]: radioaktives Edelgas [Element 86, Atomgewicht 222, HWZ 3,825 d]) / émanation de radium *f*
14093 **emanation, thorium** / Thoriumemanation *f* (ThEm: radioaktives Edelgas [Element 86, Atomgewicht 220, HWZ 54 s]) / émanation de thorium *f*
14094 **emanatorium** / Emanationstherapiezentrum *n* / émanatorium *m*
14095 **emancipation** / Emanzipation *f* (Nivellierung der essentiellen leibseelischen Geschlechtsunterschiede durch Gleichberechtigung) / émancipation féminine *f*
14096 **emanotherapy** / Emanationstherapie *f* / émanothérapie *f*
14097 **emasculate (emasculated, emasculating)** / entmannen (kastriert, verweichlichend) / émasculer (émasculé, émasculant)
14098 **emasculation (emasculative)** / Verweichlichung *f* (schwächend) / émasculation *f* (émasculatif)
14099 **embalm(ing)** / einbalsamieren (Einbalsamierung *n*) / embaumer (embaumement *m*)
14100 **embarrass (embarrassed, embarrassing)** / hindern (gestört, verwirrend) / embarrasser (embarrassé, embarrassant)
14101 **embarassment** / Hemmnis *n* / embarras *m*
14102 **embolectomy** / Embolusentfernung *f* / embolectomie *f*
14103 **embolemia** / Embolämie *f* (Emboliepredisposition) / embolémie *f*
14104 **embolic(al)** / embolisch (Embolus betreffend) / embolique
14105 **emboliform** / pfropfförmig / emboliforme
14106 **embolism** / Embolie *f* (ἐμβάλλω = hineinwerfen: Verschleppung eines Embolus mit Blutstrom und Einkeilung in Blutgefäß) / embolie *f*
14107 **embolism, arterious, venous** / Arterienembolie, Venenembolie *f* / embolie artérielle, veineuse *f*
14108 **embolism, bland, infective** / Embolie, aseptische, septische *f* (durch blande, infizierte Thromben) / embolie anodine, infectieuse *f*
14109 **embolism, capillary** / Kapillarembolie *f* (durch Bakterien) / embolie capillaire *f*
14110 **embolism, cerebral** / Gehirnembolie *f* / embolie cérébrale *f*
14111 **embolism, coronary, pulmonary** / «Herzschlag», «Lungenschlag» *m* / embolie coronaire, pulmonaire *f*

14112 **embolism, gaseous** / Gasembolie *f* (z.B. Luftembolie) / embolie gazeuse *f*
14113 **embolism, hematogenous, lymphogenous** / Embolie, hämatogene, lymphogene *f* / embolie hématogène, lymphogène *f*
14114 **embolism, mesenteric** / Gekrösegefäß-embolie *f* / embolie mésentérique *f*
14115 **embolism, miliary** / Embolie, miliäre *f* (gleichzeitig in vielen kleinen Blutgefäßen) / embolie miliaire *f*
14116 **embolism, multiple** / Embolie, multiple *f* (viele kleine Emboli) / embolie multiple *f*
14117 **embolism, oil (fat)** / Fettembolie *f* / embolie graisseuse *f*
14118 **embolism, paradoxical** / Embolie, paradoxe *f* (Emboli aus Venensystem in arterielles) / embolie paradoxale *f*
14119 **embolism, parasitic** / Parasitenembolie *f* / (Gefäßverstopfung durch Verschleppung im Blutstrom) / embolie parasitaire *f*
14120 **embolism, parenchymatous** / Parenchym-(zellen)embolie *f* (körpereigne Zellen in Blutgefäßen) / embolie parenchymateuse *f*
14121 **embolism, pigment** / Pigmentembolie *f* (bei Malaria in Blutbildungsorganen infolge Erythrozytenzerstörung durch Plasmodien) / embolie pigmentaire *f*
14122 **embolism, retinal** / Netzhautembolie *f* / embolie rétinienne *f*
14123 **embolism, retrograde** / Embolie, retrograde *f* (z.B. bei starken Hustenstößen) / embolie rétrograde *f*
14124 **embolism, thrombotic** / Embolie, thrombotische *f* (eigentliche [Blutpfropf]embolie) / embolie thrombogène *f*
14125 **embolism, tumorous** / Geschwulstzellen-embolie *f* (Geschwulstgewebe im Blutstrom) / embolie tumorale *f*
14126 **embololalia (embolophrasia)** / Embololalie *f* (Einstreuen sinnloser Wörter in Sätze) / embolophasie (embololalie) *f*
14127 **emboloprophylaxis** / Embolieprophylaxe *f* (nach Op., z.B. baldiges Aufstehen) / emboloprophylaxie *f*
14128 **embolus (emboli)** / Embolus *m* (ἔμβολος = Pfropf: auf dem Blutweg verschlepptes Treibteilchen) / embolus *m*
14129 **embolus, air** / Luftembolus *m* / embolus gazeux *m*
14130 **embolus, cancer** / Geschwulstzellen-embolus *m* / embolus cancéreux *m*
14131 **embolus, cellular** / Gewebezellen-embolus *m* / embolus cellulaire *m*
14132 **embolus, fat** / Fettembolus *m* / embolus graisseux *m*
14133 **embolus, obturating** / Verschlußembolus *m* / embolus obturateur *m*
14134 **embolus, pigment** / Pigmentembolus *m* / embolus pigmentaire *m*
14135 **embolus, riding** / Embolus, reitender *m* (an Gefäßgablung steckengebliebener) / embolus à califourchon *m*
14136 **embrace(ment)** / küssen (Umarmung f) / embrasser (embrassement *m*)
14137 **embrocation** / Einreibung *f* / embrocation *f*
14138 **embryectomy** / Embryektomie *f* (bei extrauteriner Schwangerschaft) / embryectomie *f*
14139 **embryo** / Embryo *m* (ἐμβρύω = einsprossen: ungeborene Leibesfrucht bis 3. Monat) / embryon *m*
14140 **embryoblast** / Embryonalknoten *m* (aus dem sich 3 Keimblätter entwickeln) / embryoblaste *m*
14141 **embryocardia** / Embryokardie *f* (Status embryocardius: fet. Herzrhythmus) / embryocardie *f*
14142 **embryogenesis (embryogenetic)** / Embryonalentwicklung *f* (betreffend) / embryogénie *f* (embryogénétique)
14143 **embryoid, embryoniform, embryomorphous** / embryoähnlich, -förmig, -artig / embryoïde, embryoniforme, embryomorphe
14144 **embryologist** / Embryologe *m* / embryologiste *m*
14145 **embryology** / Embryologie *f* (Wissenschaft von der Entwicklung der ungeborenen Leibesfrucht) / embryologie *f*
14146 **embryology, experimental, descriptive** / Embryologie, experimentelle, theoretische *f* / embryologie expérimentale, descriptive *f*
14147 **embryoma** / Embryonalgeschwulst *f* / embryome *m*
14148 **embryonic (embryological)** / Embryo(logie) betreffend / embryonnaire (embryologique)
14149 **embryonic fixation syndrome** / KLEIN-WAARDENBURG' Syndrom (Mit andern Anomalien kombinierte angeborene Taubheit) / blépharophimosis avec élongation des canalicules inférieurs
14150 **embryonization** / Embryonisierung *f* (Rückwärtsentwicklung eines Zellgewebes) / embryonisation *f*
14151 **embryopathology, (-cytology)** / Embryopathologie, (-zytologie) *f* / embryopathologie, (-cytologie) *f*
14152 **embryopathy** / Embryopathie *f* (schwangerenbedingte embr. Fehlentwicklung) / embryopathie *f*
14153 **embryopathy, diabetic** / Embryopathia diabetica (vor allem in Form von unteren Skeletmißbildungen) / fœtopathie diabétique *f*
14154 **embryophysiology, (-anatomy)** / Embryophysiologie, (-anatomie) *f* / embryophysiologie, (-anatomie) *f*
14155 **embryoplastic** / embryoplastisch (an embr. Entwicklung beteiligt) / embryoplastique
14156 **embryotocia** / Embryotokie *f* (Ausstoßung unreifer Leibesfrucht) / embryotocie *f*
14157 **embryotomy** / Embryotomie *f* (Dissectio foetus bei Totgeburt) / embryotomie *f*
14158 **embryotoxon** / Embryotoxon *n* (Arcus lipoides iuvenilis: Kornearandtrübung durch Fettablagerung) / embryotoxon *m*
14159 **embryotrophy** / Embryonalernährung *f* / embryotrophie (nutrition du fœtus) *f*
14160 **emergence** / Emergenz *f* (Hervortreten [tokol.], Hervorgehen [philos.]) / émergence *f*
14161 **emergency (urgency)** / Not(fall *m*) *f* / urgence *f*

14162 **emerge(nt)** / auftauchen(d) / émerger (émergent)
14163 **emesis of pregnancy; (morning sickness)** / Emesis gravidarum (ἔμεσις = Erbrechen: physiol. Schwangerenerbrechen, bes. morgens im I. Trimenium) / émèse de la grossesse *f*
14164 **emetism** / Emetismus *m* (Ipecacuanhavergiftung) / émétisme *m*
14165 **emetophoby** / Emetophobie *f* (Furcht vor Erbrechen) / émétophobie *f*
14166 **emigrate, immigrate** / auswandern, einwandern / émigrer, immigrer
14167 **emigration** / Emigration *f* (Auswandrung: Diapedese) / émigration *f*
14168 **eminence** / Eminentia (Erhabenheit *f*) / éminence *f*
14169 **eminence, arcuate** / Eminentia arcuata (höchste Erhebung des [oberen knöchernen Bogengangs des] Ohrlabyrinths an der oberen Felsenbeinfläche) / éminence arquée
14170 **eminence, collateral** / Eminentia collateralis (Längswulst des Unterhorns des Seitenventrikels) / éminence collatérale
14171 **eminence of the concha (of the auricle)** / Eminentia conchae (auriculae) (muschelförmige Erhabenheit der äußeren [hinteren] Ohrmuschel) / éminence de la conque (du pavillon de l'oreille)
14172 **eminence, cruciform** / Eminentia cruciformis (kreuzförmige Erhabenheit des Hinterhauptbeins) / éminence cruciforme
14173 **eminence, iliopectineal** / Eminentia iliopectinea (pecten [ossis pubis] = [Schambein]kamm: Erhabenheit der Verbindungsstelle von Darm- und Schambein) / éminence iliopectinée
14174 **eminence, intercondylar** / Eminentia intercondylaris (Erhabenheit zwischen der mittleren und seitlichen Erhebung des Schienbeins) / éminence intercondylienne
14176 **eminence pyramidal** / Eminentia pyramidalis (pyramidenförmige Erhabenheit der Paukenhöhle) / éminence pyramidale
14177 **eminence (of the rhomboid fossa), medial** / Eminentia medialis (fossae rhomboideae) (flacher Wulst in der ganzen Länge der Rautengrube) / éminence médiale (de la fosse rhomboïdale)
14178 **eminence, scaphoid** / Eminentia scaphae (kahnförmige Erhabenheit der äußeren [hinteren] Ohrmuschel) / éminence scaphoïde
14179 **eminence, triangular** / Eminentia (fossae) triangularis (dreiwinklige Erhabenheit der äußeren [hinteren] Ohrmuschel) / éminence triangulaire
14180 **eminent** / eminent (herausragend) / éminent
14181 **emissarium** / Emissarium *n* (Abzugrohr) / émissarium *m*
14182 **emission** / Emissio *f* (Aussendung) / émission *f*
14183 **emmenagogic** / emmenagog (Menstruation fördernd) / emménagogue
14184 **emmetropia** / Emmetropie *f* (Normalsichtigkeit) / emmétropie *f*
14185 **emollient** / erweichend / émollient
14186 **emotion** / Emotion *f* (periphernervöse Bewegung) / émotion *f*
14187 **emotion, repress** / Emotion, verdrängte *f* (im EEG sichtbar) / émotion refoulée *f*
14188 **emotional** / emotional (mit Gemüt[sbewegung]) / émotionnel
14189 **emotionality (emotionalism)** / Emotionalität *f* (Emotionalismus *m*) ([krankhafte] Gemütsbewegung) / émotionnalité *f* (émotionnalisme *m*)
14190 **emotive** / emotionell (mit Gemütserregung) / émotif
14191 **emotivity** / Gemütserregung *f* / émotivité *f*
14192 **empathy** / Einfühlungsvermögen *n* (Fähigkeit, sich ohne Introjektion in den [psych.] Kranken einzufühlen) / empathie *f*
14193 **emphasis** / Emphase *f* (Betonung) / emphase *f*
14194 **emphatic(al)** / emphatisch (mit Nachdruck) / emphatique
14195 **emphysema** / Emphysem *n* (φυσάω = blasen: Aufblähung) / emphysème *m*
14196 **emphysema, acute** / Emphysem, akutes funktionelles *n* (übermäßige Alveolenerweiterung) / emphysème fonctionnel *m*
14197 **emphysema, bullous** / Emphysema bullosum / emphysème bulleux *m*
14198 **emphysema, chronic** / Emphysem, chronisches substantielles *n* (Scheidewändeschwund) / emphysème substantiel *m*
14199 **emphysema, mediastinal** / Emphysema mediastinale (Luftdurchbruch ins Mediastinum) / emphysème médiastinal *m*
14200 **emphysema, pulmonary** / Emphysema pulmonum (Alveolarektasie: Lungen[bläschen]blähung) / emphysème pulmonaire *m*
14201 **emphysema, senile** / Altersemphysem *n* / emphysème sénile *m*
14202 **emphysema, vicarious** / Emphysem, vikariierendes *n* (partielles) / emphysème vicariant *m*
14203 **emphysematous (empyematous)** / emphysematös (Empyem betreffend) / emphysémateux (empyémateux)
14204 **empiric(al)** / empirisch (erfahrungsgemäß) / empirique
14205 **empiricism** / Empirismus *m* (ἐμπειρία = Erfahrung: Kenntnis) / empirisme *m*
14206 **empiricism, therapeutical** / Erfahrungsheilkunde *f* / empirisme thérapeutique *m*
14207 **empiricist** / Empiriker *m* (nach Empirien Handelnder) / empiriste *m*
14208 **emplastrum (plaster)** / Emplastrum (Pflaster *n*) / emplâtre *m*
14209 **emplastrum, belladonna** / Belladonnae emplastrum (Belladonnapflaster *n*) / emplâtre de belladone *m*
14210 **emplastrum, cantharides; (blister plaster)** / Cantharidis emplastrum (Spanischfliegenpflaster, Blasenpflaster *n*) / emplâtre de cantharides; (vésicatoire) *m*
14211 **emplastrum, capsicum** / Capsici emplastrum (Spanischpfefferpflaster *n*) / emplâtre de capsique *m*

14212 **emplastrum, diachylon** / Emplastrum plumbi compositum (gelbes Zugpflaster *n*) / emplâtre diachylon gommé *m*
14213 **emplastrum, hyoscyamus** / Hyoscyami emplastrum (Bilsenkrautpflaster *n*) / emplâtre de jusquiame *m*
14214 **emplastrum, lead** / Plumbi oleatis (Lithargyri) emplastrum (Blei[oxyd]pflaster *n*) / emplâtre simple *m*
14215 **emplastrum, mercurial** / Hydrargyri emplastrum (Quecksilberpflaster *n* [graues]) / emplâtre mercuriel *m*
14216 **emplastrum, mustard** / Sinapis emplastrum (Senfpflaster *n*) / sinapisme *m*
14217 **emplastrum, opium** / Opii emplastrum (Opiumpflaster *n*) / emplâtre d'opium *m*
14218 **emplastrum, red lead** / Minii (rubrum) emplastrum ([rotes] Mennigepflaster *n*) / emplâtre de minium (camphré) *m*
14219 **emplastrum, rubber** / Emplastrum elasticum (Kautschukpflaster *n*) / emplâtre caoutchouté *m*
14220 **emplastrum, saffron** / Croci emplastrum (Safranpflaster *n*) / oxycroceum *m*
14221 **emplastrum, soap** / Saponis emplastrum (Seifenpflaster *n*) / emplâtre savonneux *m*
14222 **emplastrum, (sterile) adhesive** / Emplastrum adhaesivum (sterile) (Heftpflaster [steriles] *n*) / emplâtre adhésif (stérile) *m*
14223 **emplastrum, zinc rubber** / Zinci collemplastrum (Zinkkautschukpflaster *n*) / emplâtre de zinc caoutchouté *m*
14224 **emplastrum, wax; (cerate)** / Emplastrum ceratum (Wachspflaster *n*) / cérat (emplâtre de cire) *m*
14225 **employable** / (arbeits)verwendungsfähig / employable
14226 **employ(ed)** / beschäftigen (tätig) / employer (employé)
14227 **empyema** / Empyem *n* (Hippokrates: Eiteransammlung in vorgebildeten Körperhöhlen) / empyème *m*
14228 **empyema, benign, latent** / Empyem, benignes, latentes *n* (ohne Fieber, ohne Symptome) / empyème bénin, latent *m*
14229 **empyema, maxillary** / Kieferhöhlenempyem *n* / empyème maxillaire *m*
14230 **empyema, pneumococcal, (streptococcal, tuberculous)** / Pneumokokkenempyem (Streptokokken-, Tuberkel-) *n* / empyème pneumococcique (streptococcique, tuberculeux) *m*
14231 **empyema, pulsating** / Empyema necessitatis (die Brustwand meist unter der Brustwarze durchbrechendes) / empyème perforant *m*
14232 **emulgent** / reinigend (emulgere = ausmelken) / émulgent
14233 **emulsification (emulsive)** / Emulgierung *f* (emulgierbar) / émulsionnement *m* (émulsif)
14234 **emulsify(er)** / emulgieren (Emulgator *m*) / émulsionner (émulsionneur *m*)
14235 **emulsion, castor oil** / Ricinusöl-Emulsion *f* / émulsion d'huile de rizin *f*
14236 **emulsion, convertible** / Umschlagemulsion *f* (durch Grundlage und Anwendungsweise in eine Öl-in-Wasser-Emulsion umwandelbare Wasser-in-Öl-Emulsion, z. B. für Akne) / émulsion convertible *f*
14237 **emulsion, oil in water** / Öl-in-Wasser-Emulsion *f* (mit Wasser verdünnbar [Typ Milch]) / émulsion d'huile dans l'eau *f*
14238 **emulsion, resin of guajacum** / Guajakharz-Emulsion *f* / émulsion de résine de gaïac(ine) *f*
14239 **emulsion, water in oil** / Wasser-in-Öl-Emulsion *f* (mit Öl verdünnbar [Typ Butter]) / émulsion d'eau dans l'huile *f*
14240 **emunctory** / Ausscheidungsapparat *m* / émonctoire *m*
14241 **emundation** / Emundatio *f* (chem. Reinigung) / émondation *f*
14242 **enamel** / Enamelum (emailene Zahnsubstanz, Zahnkronenschmelz) / émail
14243 **enanthema, exanthema, scarlatinous** / Scharlachenanthem, -exanthem *n* / énanthème, exanthème de scarlatine *m*
14244 **enanthema(tous)** / Enanthem *n* (Schleimhautausschlag betreffend) / énanthème *m* (énanthémateux)
14245 **enanthesis** / Enanthesis *f* (ἀνθέω = blühen: Hauterscheinung einer inneren Krankheit) / énanthésis *f*
14246 **enantiobiosis** / Enantiobiose *f* (Antagonistensymbiose) / énantiobiose *f*
14247 **enantiodromy** / Enantiodromie *f* (Heraklit: Entgegenlauf, Vereinigung von Gegensätzen, z. B. Bws und Ubw) / énantiodromie *f*
14248 **enantiomerism** / Enantiomerie *f* (ἐναντίος = gegenüberstehend: spiegelbildliche [durch asymmetrische C-Atome gegensätzlich wirkende] Isomerie [Woodward]) / énantiomérisme *m*
14249 **enantiomorphic** / enantiomorph (spiegelbildlich symmetrisch) / énantiomorphe
14250 **enantiopathy** / Enantiopathie *f* (Verschwinden einer Krankheitserscheinung bei Auftreten einer andern) / énantiopathie *f*
14251 **enantiotropic** / enantiotrop (gegenseitig auswechselbar) / énantiotrope
14252 **enantiotropy** / Enantiotropie *f* (Überführung allotroper Modifikationen unmittelbar ineinander) / énantiotropie *f*
14253 **enarthritis** / Enarthrosenentzündung *f* / énarthrite *f*
14254 **enarthrodial** / nußgelenkbezüglich / énarthrodial
14255 **enarthron** / Enarthron *n* (Fremdkörperchen im Gelenk) / énarthron *m*
14256 **enarthrosis** / Enarthrose *f* (Nußgelenk: Gelenkkopf von -pfanne überhalb umfaßt) / énarthrose *f*
14257 **encapsulation** / Einkapslung *f* / encapsulement *m*
14258 **encapsule (encapsuled, encapsuling)** / einkapseln (verkapselt, abkapselnd) / encapsuler (encapsulé, encapsulant)
14259 **encase (encased, encasing)** / einschließen (verpackt, umgebend) / encaisser (encaissé, encaissant)
14260 **encasement** / Gehäuse *n* / encaissement *m*

14261 **encephalalgia** / Gehirnschmerz *m* / encéphalalgie *f*
14262 **encephalasthenia** / Gehirnschwäche *f* / encéphalasthénie *f*
14263 **encephalatrophy** / Gehirnunterernährung *f* / encéphalatrophie *f*
14264 **encephalemia** / Enzephalämie *f* (Blutüberfüllung des Gehirns) / encéphalémie *f*
14265 **encephalism** / Enzephalismus *m* (Enzephalitissymptome bei bakt. Allgemeinerkrankungen) / encéphalisme *m*
14266 **encephal(it)ic** / enzephal(it)isch (Gehirn-[entzündung] betreffend) / encéphal(it)ique
14267 **encephalitis** / Encephalitis *f* (infektiös-toxische Gehirnentzündung) / encéphalite *f*
14268 **encephalitis, Japanese** / Encephalitis japonica (durch Encephalitis-B-Virus) / encéphalite japonaise *f*
14269 **encephalitis, lethargical** / v.ECONOMO' Krankheit (Epidemische [lethargische] Encephalitis) / névraxite épidémique
14270 **encephalitis, metastatic** / Encephalitis metastatica (auf embolischen Prozessen beruhende Entzündungsherde) / encéphalite métastatique *f*
14271 **encephalitis, postinfection** / Encephalomyelitis disseminata (par[a]infektiöse Encephalitis: auf infektiösen Prozessen beruhende Entzündungsherde) / encéphalite disséminée *f*
14272 **encephalitis, postvaccinal** / Encephalitis, postvakzinale *f* (nach Pockenschutzimpfung) / encéphalite postvaccinale *f*
14273 **encephalitis, St. Louis** / St.Louis-Encephalitis *f* (endemische Viruserkrankung) / encéphalite des Saint-Louis *f*
14274 **encephalitis, subacute sclerosing** / van BOGAERT' Encephalitis (Subakute subkortikale Enzephalitisform) / sclérose diffuse inflammatoire de la substance blanche des hémisphères
14275 **encephalitis, suppurative; (encephalopyesis)** / Encephalitis purulenta (multipler Hirnabszeß) / encéphalite pyogène *f*
14276 **encephalitis, X-** / X-Encephalitis *f* (australische durch Erro incognitus) / encéphalite X *f*
14277 **encephalitogenic** / enzephalitogen (Encephalitis verursachend) / encéphalitogène
14278 **encephalization** / Enzephalisierung *f* (entwicklungsgeschichtliche Übernahme der Spinalfunktionen durch das Gehirn) / encéphalisation *f*
14281 **encephalo-arteriography** / Enzephal(o)-arteriographie *f* (kombinierte Pneumenzephalographie und Arteriographie) / encéphal(o-)artériographie *f*
14282 **encephalocele** / Hirnbruch *m* (angeboren) / encéphalocèle *f*
14283 **encephalocele, traumatic** / Schädelbruch *m* (erworben) / encéphalocèle traumatique *f*
14284 **encephalocystocele** / Enzephalozystozele *f* (Hirnbruch mit Zystenbildung) / encéphalocystocèle *f*
14285 **encephalogram** / Enzephalogramm *n* (Pneumenzephalogramm) / encéphalogramme *m*
14286 **encephalogram, isoelectric** / Enzephalogramm, isoelektrisches *n* (Bioelektrische Stille: Ausdruck des endgültigen zerebralen Funktionsausfalls) / encéphalogramme isoélectrique *m*
14287 **encephaloid** / hirn(gewebe)ähnlich / encéphaloïde
14288 **encephalology** / Gehirnkunde *f* / encéphalologie *f*
14289 **encephaloma** / Hirngeschwulst *f* / encéphalome *m*
14289a **encephalomalacia, white, red** / Gehirnerweichung, weiße, rote *f* (mit Kapillarblutung) / encéphalomalacie blanche, rouge *f*
14290 **encephalomeningitis** / Hirnhautentzündung *f* / encéphaloméningite *f*
14291 **encephalometry** / Gehirnregionenlokalisation *f* / encéphalométrie *f*
14292 **encephalomyelitis (KELLY)** / BROWN-SYMMERS' Krankheit (Perakute seröse Encephalitis) / encéphalomyélite séreuse aiguë des enfants
14292a **encephalomyeloradiculoneuritis** / GUILLAIN-BARRÉ' Syndrom (Relativ benigne Polyneuritis) / polyradiculonévrite
14293 **encephalomyocarditis** / Encephalomyocarditis-Syndrom (Encephalitis + Carditis) / encéphalomyocardite
14294 **encephalon (brain)** / Encephalon (κεφαλή = Kopf: Gehirn) / encéphale
14295 **encephalopathic** / gehirnleidend / encéphalopathique
14296 **encephalopathy, alcoholic** / WERNICKE' Syndrom (II) (Bei schwerem Alkoholismus vorkommende Hirnstammenzephalose) / polioencéphalite supérieure hémorragique
14297 **encephalopathy, hypertensive** / Hypertensions-Syndrom, enzephalopathisches (Maligne Var. der essentiellen kindlichen Hypertension) / syndrome d'hypertension encéphalopathique
14298 **encephalopathy, posttraumatic** / Commotio-Syndrom (Enzephalopathie nach Schädeltraumen) / encéphalopathie posttraumatique
14299 **encephalopathy, saturnine** / Encephalopathia saturnina (bei chron. Bleivergiftung) / encéphalopathie saturnine *f*
14300 **encephalopsychosis** / Enzephalopsychose *f* (hirntraumat. bedingte Psychose [SOUTHARD]) / encéphalopsychose *f*
14301 **encephalopuncture (cephalocentesis)** / Gehirnpunktion *f* / encéphale, ponction d' *f*
14301a **encephalopyosis** / Gehirneitrung *f* / encéphalopyose *f*
14302 **encephalorrhagy** / Hirnblutung *f* / encéphalorragie *f*
14303 **encephaloscope** / Hirnhöhlenspekulum / encéphaloscope *m*
14304 **encephaloscopy** / Enzephaloskopie *f* (Hirn-[abszeßhöhlen]inspektion) / encéphaloscopie *f*
14305 **encephalosis** / Hirnerkrankung *f* / encéphalose *f*
14306 **encheiresis** / Encheirese *f* (ἐγχειρέω = Hand anlegen: Handgriff) / manœuvre *f*

14307 **enchondral dysostosis syndrome** / Dysostose-Syndrom, enchondrales (Konstitutionelle enchondrale Dysostosen verschiedener Art) / syndrome de dysostose enchondral
14308 **enchondroma(tosis)** / Knorpelgeschwulst(krankheit) *f* / enchondrom(atos)e *m* (*f*)
14309 **(en)chondromatous** / knorpelgeschwulstig / (en)chondromateux
14310 **encirclement** / Einkreisung *f* / encerclement *m*
14311 **enclave** / umschließen / enclaver
14312 **enclitic** / enklitisch (nicht synklitisch) / enclitique (se présentant obliquement)
14313 **enclosed** / eingeschlossen / enclos
14314 **encopresis** / Encopresis *f* (psychogenes Einkoten jenseits des Säuglingsalters) / incontinence fécale psychogène *f*
14315 **encouragement** / Ermunterung *f* / encouragement *m*
14316 **encranius, engastrius** / Encranius, Engastrius *m* (Doppelmißgeburten: Zwillingsfrucht in Schädel-, in Bauchhöhle der andern) / encrânius, engastrius *m*
14317 **encrust** / inkrustieren / encroûter
14318 **encygotic** / enzygotisch (aus demselben Ei stammend) / encygotique
14319 **encysted (encystment)** / enzystiert (Einsackung *f*) / enkysté (enkystement *m*)
14320 **end products, metabolic** / Stoffwechsel-Endprodukte *n* (Kohlendioxyd [CO_2] durch Decarboxylierungen im Citratzyklus und Wasser [H_2O] bei biol. Oxydation in der Atmungskette) / produits terminaux du métabolisme *m*
14321 **endaortitis** / Aortenintimaentzündung *f* / endaortite *f*
14322 **endarterectomy** / Arterieninnenhautentfernung *f* / endartérectomie *f*
14323 **endarterectomy, percutaneous** / Endarterektomie, perkutane *f* / endartérectomie percutanée *f*
14324 **endarterial** / arterieninnenwandig / endartériel
14325 **endarteries** / Endarterien *f* (nicht [genügend] anastomosierende Endzweige größerer Arterien [z.B. Herzkranzgefäße]) / endartères *f*
14326 **endemiology** / Endemiologie *f* (δῆμος = Population: Gebietsseuchenkunde) / endémiologie *f*
14327 **endemy** / Gebietsseuche *f* / endémie *f*
14328 **endo** / endo (Vorsilbe für Organinnenwand[schicht]bezeichnungen) / endo
14329 **endoallergy, exoallergy** / Endoallergie, Exoallergie *f* (Allergie durch innere, äußere Allergene) / endoallergie, exoallergie *f*
14330 **end(o)aneurysmorrhaphy** / Endaneurysmorrhaphie *f* / end(o-)anévrismorraphie *f*
14331 **end(o)angiitis, obliterating** / Endangiitis obliterans (jugendliche Thrombendangiitis obliterans) / endangéite oblitérante *f*
14332 **end(o)arteritis** / Endarteriitis *f* (Arterieninnenhautentzündung) / endartérite *f*
14333 **end(o)arteritis, generalized** / Endarteriitis generalisata (vorzüglich untere Gliedmaßen) / endartérite généralisée *f*
14334 **end(o)arteritis, luetic** / Endarteriitis luica / endartérite syphilitique *f*
14335 **end(o)arteritis, obliterating** / Endarteriitis obliterans (jugendliche Thrombendarteriitis obliterans) / endartérite oblitérante *f*
14336 **endobacillary** / innerbakteriell / intrabacillaire
14337 **endoblast (entoblast)** / Entoderm *n* (inneres Keimblatt: Eingeweideschicht) / endoderme *m*
14338 **endobuccal** / backeninseits / endobuccal
14339 **endocardiac** / endokardial (Endokard betreffend) / endocardiaque
14340 **endocarditis** / Herzinnenhautentzündung *f* / endocardite *f*
14341 **endocarditis, acute simple** / Endocarditis simplex acuta / endocardite simple aiguë *f*
14342 **endocarditis, chordal** / Endocarditis chordalis (an Sehnenfäden) / endocardite chordale *f*
14343 **endocarditis enterococcic** / Enterokokken-endokarditis *f* (i. G. z. Endocarditis lenta penicillinresistent) / endocardite entérococcique *f*
14344 **endocarditis with eosinophilia, fibroplastic** / LÖFFLER' Syndrom (II) (Allergische [?] fibroplastische Endokardfibrose) / endocardite pariétale fibroplastique avec éosinophilie sanguine
14345 **endocarditis, eosinophilic, neutrophilic** / Endocarditis eosinophilica, neutrophilica (primäre akute zelluläre Wandendokarditiden) / endocardite éosinophile, neutrophile *f*
14346 **endocarditis, malignant ulcerative** / Endocarditis ulcerosa maligna (Klappen zerstörende bakt.) / endocardite ulcéreuse maligne
14347 **endocarditis, parietal** / Endocarditis parietalis (an Innenwand) / endocardite pariétale *f*
14348 **endocarditis, relapsing chronic** / Endocarditis, rezidivierende chronische *f* / endocardite chronique récidivante *f*
14350 **endocarditis, septic** / Endocarditis septica (oft in vivo nicht entdeckte Begleiterscheinung allgemeiner Sepsis) / endocardite septique *f*
14351 **endocarditis, (sub)acute bacterial** / Endocarditis lenta (durch Streptococcus viridans) / endocardite lente *f*
14352 **endocarditis, valvular** / Endocarditis valvularis (an Klappen) / endocardite valvulaire *f*
14353 **endocarditis, vegetative (benign)** / (Thromb)endocarditis superficialis simplex (mit Klappennekrosenbildung) / endocardite verruqueuse (rhumatique) *f*
14354 **endocardium** / Endocardium (Herzinnenschicht) / endocarde
14355 **endocardosis** / Herzinnenwanddegeneration *f* / endocardose *f*
14356 **endocervicitis** / Gebärmutterhalsschleimhautentzündung *f* / endocervicite *f*
14357 **endocervicoscope** / Endozervikoskop *n* (MENKEN) / endocervicoscope *m*
14358 **en(do)chondral** / enchondral (im Knorpel liegend) / enchondral

14359 **endocolitis, exocolitis** / Darmentzündung, innere, äußere *f* / endocolite, exocolite *f*
14360 **endocolpitis** / Scheidenschleimhautentzündung *f* / endocolpite *f*
14361 **endoconidium, temulent** / Endoconidium temulentum (Weizen befallender Taumellolchparasit) / endoconidium témulent *m*
14362 **endocranitis** / Endocranitis *f* (Pachymeningitis cerebralis externa) / endocrânite *f*
14363 **endocranium** / Endocranium *n* (Dura mater encephali) / endocrâne *m*
14364 **endocrinasthenic** / endokrinasthenisch (innersekretorisch erschöpft) / endocrinasthénique
14365 **endocrine, exocrine** / endokrin, exokrin (nach innen, nach außen sezernierend) / endocrine, exocrine
14366 **endocrinism** / Endokrinopathie *f* (Störung der inneren Sekretion) / endocrinose *f*
14367 **endocrinium** / System, endokrines *n* / endocrinium *m*
14368 **endocrinologist** / Endokrinologe *m* / endocrinologiste *m*
14369 **endocrinology** / Endokrinologie *f* (Lehre von den Hormonen) / endocrinologie *f*
14370 **endocrinotherapy** / Endokrinotherapie *f* (Therapie mit Hormonen der inneren Sekretion) / endocrinothérapie *f*
14371 **endocrinous** / in(nerse)kretorisch / sécrétion interne, à
14372 **endocyclic, exocyclic** / endozyklisch, exozyklisch (chem. kerngebunden, seitenkettengebunden) / endocyclique, exocyclique
14373 **endocystitis** / Blaseninnenwandentzündung *f* / endocystite *f*
14374 **endocytoplasm** / Zellplasmaeinschluß *m* / endocytoplasme *m*
14375 **endodermal (entodermal)** / endodermal (zum inneren Keimblatt gehörig) / endodermique
14376 **endodermoreaction** / Intrakutanreaktion *f* (bei i.c. Inj. von Seren) / endodermoréaction *f*
14377 **endodiascopy** / Endodiaskopie *f* (Rö-Untersuchung von Körperhöhlen) / endodiascopie *f*
14378 **endodontitis** / Zahnmarkentzündung *f* / endodontite *f*
14379 **endoenzyme** / Endoenzym *n* (in Zellen wirkendes Ferment) / endoenzyme *m*
14380 **endogamy** / Endogamie *f* (Vereinigung artgleicher Geschlechtszellen [Inzucht]) / endogamie *f*
14381 **endogastric, exogastric** / mageninnerhalb, magenaußerhalb / endogastrique, exogastrique
14382 **endogenous, exogen(et)ic** / endogen, exogen (von innen, von außen entstanden) / endogène, exogène
14383 **endogony, ectogony** / Endogonie, Ektogonie *f* (embr. Einfluß auf Mutter, matern. Einfluß auf Foetus) / endogonie, ectogonie *f*
14384 **endolaryngeal** / kehlkopfinnerhalb / endolaryngien
14385 **Endolimax** / Endolimax *f* (Gattung Amöben) / endolimax *f*
14386 **endolimax, nanous** / Endolimax nana (apathogene Darmamöbe) / endolimax naine *f*
14387 **endolumbar** / endolumbal (in LWS) / endolombaire
14388 **endolymph** / Endolympha (Lymphe im häutigen Ohrlabyrinth) / endolymphe
14389 **endolysines** / Endolysine *n* (Bakterien zerstörende Stoffe in Leukozyten) / endolysines *f*
14390 **endolysis** / Endolyse *f* (Auflösung eines Inhalts) / endolyse *f*
14391 **endometrectomy** / Gebärmutterschleimhautentfernung *f* / endométrectomie *f*
14392 **endometrial** / endometrial (Gebärmutterschleimhaut betreffend) / endomètre, se rapportant à l'
14393 **endometriosis of the lung** / Lungenendometriose *f* (nach op. Eingriffen am Genitale durch abgelöste Uterusschleimhaut[hormone]) / endométriose du poumon *f*
14394 **endometriosis, primary, secondary** / Endometriosis interna, externa (in, ohne Zusammenhang mit Endometrium corporis) / endométriose localisée, disséminée *f*
14395 **endometritis** / Gebärmutterschleimhautentzündung *f* / endométrite *f*
14396 **endometritis, gonorrheic** / Endometritis gonorrhoica / endométrite gonorrhéique *f*
14397 **endometritis, postabortive** / Endometritis post abortum / endométrite après l'avortement *f*
14398 **endometritis, puerperal** / Endometritis puerperalis (im Wochenbett) / endométrite puerpérale *f*
14399 **endometritis, tuberculous** / Endometritis tuberculosa (mit Tuberkeln in Functionalis) / endométrite tuberculeuse *f*
14400 **endometrium** / Endometrium (Gebärmutterschleimhaut) / endomètre
14401 **endometry** / Endometrie *f* (Höhleninhaltmessung) / endométrie *f*
14402 **endomitosis** / Endomitose *f* (innere indirekte Teilung ohne Kernmembranauflösung mit Endopolyploidie) / endomitose *f*
14403 **Endomyces** / Endomyces *m* (Gattung Hemiaskomyzetalen) / endomycète *m*
14404 **endomyces of dermatitis** / Endomyces dermatitidis (Blastomyces dermatitidis: Erreger der nordamer. Blastomykose) / cryptocoque de GILCHRIST
14405 **endomyocarditis** / Endomyocarditis *f* (Endocarditis + Myocarditis) / endomyocardite *f*
14406 **endomyocardose** / Endomyokardose *f* (Endokardose + Myokardose) / endomyocardose *f*
14407 **endomysium** / Endomysium *n* (Bindegewebe zwischen Fibrillen quergestreifter Muskelbündel) / endomysium *m*
14408 **endonasal** / naseninnerhalb / endonasal
14409 **endoneural** / endoneural (im Endoneurium) / endoneural
14410 **endoneuritis** / Endoneuritis *f* (Entzündung des Endoneuriums) / endonévrite *f*

14411 **endoneurium** / Endoneurium *n* (Bindegewebe zwischen peripheren Nerven) / endonèvre *m*
14412 **endoneurolysis (harrowing)** / Endoneurolyse *f* (chir.) / endoneurolyse *f* (hersage *m*)
14413 **endonuclear, ectonuclear** / endonukleär, ektonukleär (zellkerninnerhalb, -außerhalb gelegen) / endonucléaire, ectonucléaire
14414 **endoparasites (entoparasites)** / Endoparasiten *m* (Schmarotzer im Innern des Wirtsorganismus) / entozoaires (endoparasites) *m*
14415 **endopathy, exopathy** / Endopathie, Exopathie *f* (Leiden aus innerer, äußerer Ursache) / endopathie, exopathie *f*
14416 **endopauseffect** / Endopauseffekt *m* (relativer Blutstillstand in Milz als Einleitung der Erythrozytenzerstörung) / endopauseffet *m*
14417 **endopeptidases** / Endopeptidasen *f* (in der Mitte einer Peptidkette angreifende proteolytische Fermente) / endopeptidases *f*
14418 **endopericarditis** / Endopericarditis *f* (Endocarditis + Pericarditis) / endopéricardite *f*
14419 **endophlebitis** / Veneninnenhautentzündung *f* / endophlébite *f*
14420 **endophlebitis, portal** / Pfortaderentzündung *f* / pyléphlébite *f*
14421 **endophthalmitis, septic** / Endophthalmitis septica (Augapfelvereitrung nach Perforierung) / endophtalmite septique *f*
14422 **endophytic, exophytic** / hineinwachsend, herauswachsend / endophytique, exophytique
14423 **endoplasm (entoplasm)** / Endoplasma *n* (Zellplasma [protoplasmatischer Inhalt]) / endoplasme *m*
14424 **endoplastic, ectoplastic** / endoplastisch, ektoplastisch (Innen-, Außenfläche bildend) / endoplastique, ectoplastique
14425 **endopolyploidy** / Endopolyploidie *f* (Chromosomenverdopplung bei Endomitose) / endopolyploïdie *f*
14425a **endoprothesis, total** / Endoprothese, totale *f* (Polyäthylenpfanne kombiniert mit Metallendoprothese) / endoprothèse totale *f*
14426 **endoradiography** / Endoradiographie *f* (Rö-Kontrastdarstellung) / endoradiographie *f*
14427 **endorgan** / (Nerven)endorgan *n* / endorgane *m*
14428 **endosalpingitis** / Tubenschleimhautkatarrh *m* / endosalpingite *f*
14429 **endoscope, fiberoptic** / Endoskop, fiberoptisches *n* (flexibles Endoskop aus lichtfortleitenden Glasfasern) / endoscope fibre-optique *m*
14430 **endoscopes** / Endoskope *n* (Instrumente zur Körperinnenbesichtigung mit elektr. Lichtquelle und Linsensystem) / endoscopes *m*
14431 **endoscopic(al)** / endoskopisch (Endoskop[ie] betreffend) / endoscopique
14432 **endoscopy** / Endoskopie *f* (Körperuntersuchung mit Endoskopen) / endoscopie *f*
14433 **endosepsis** / Endosepsis *f* (Blutvergiftung aus innerer Ursache) / endosepticémie *f*
14434 **endoskeleton** / Endoskelet *n* (Knochen-Knorpelskelet der höheren Tiere) / endosquelette *m*
14435 **endosmosis, exosmosis** / Endosmose, Exosmose *f* (Osmose von außen nach innen, von innen nach außen) / endosmose, exosmose *f*
14436 **endospores** / Endosporen *f* (im Sporangium entstehende Sporen) / endospores *f*
14437 **endosporium** / Endosporium *n* (innere Sporenumhüllung) / endosporium *m*
14438 **endost(e)al, exost(e)al** / endosteal, exosteal (im Knocheninneren, Knochenäußeren) / endosseux, exosseux
14439 **endosteitis** / Endostentzündung *f* / endostéite *f*
14440 **endosteoma** / Endostgeschwulst *f* / endostéome *m*
14442 **endostethoscope** / Endostethoskop *n* (zur Auskultation von Speiseröhre aus) / endostéthoscope *m*
14443 **endosteum** / Endost *n* (Knochenbinnenräume auskleidendes Gewebe) / endoste *m*
14444 **endosymbiont** / Endosymbiont *m* (in Partners Zelle lebender) / endosymbiote *m*
14445 **endothel(ang)iitis** / Endothel(gefäße)entzündung *f* / endothél(ang)iite *f*
14446 **endothelial** / endothelbezüglich / endothélial
14447 **endothelio(blasto)ma(tosis)** / Endothelgeschwulst *f* (Endoblasttumor[en] *m*) / endothélio(blasto)m(atos)e *m* (*f*)
14448 **endotheliocytosis** / Endotheliozytenvermehrung *f* / endothéliocytose *f*
14449 **endotheliomy(x)oma** / Endothelmuskelgeschwulst (-schleimgeschwulst) *f* / endothéliomy(x)ome *m*
14450 **endotheliosis** / Purpura nonthrombopenica (Endothelzellenproliferation) / endothéliose *f*
14451 **endothelium** / Endothelium (zellige Auskleidung der Körperinnenfläche) / endothélium
14452 **endothelium of the anterior chamber** / Endothelium camerae anterioris (Endothel der Hornhaut des Auges) / endothélium de la chambre antérieure
14453 **endothermic** / endotherm (ist Wärme aufnehmende Reaktion mit negativer Tönung) / endothermique
14454 **endotoxins** / Endotoxine *n* (nach Bakteriolyse freiwerdende thermostabile glucolipoide Gifte) / endotoxines *f*
14455 **endovascular** / gefäßinnerhalb / endovasculaire
14456 **endplate, motor** / Endplatte, motorische *f* (eines motorischen Nervs in quergestreiftem Muskel) / plaque motrice (terminale) *f*
14458 **endurance (enduring)** / Ausdauer *f* (haltbar) / endurance *f* (endurant)
14458a **ene** / en (chem. Endsilbe für ungesättigte CH-Verbindungen) / ène
14459 **enechetic** / enechetisch (ἐνέχω = in sich haben: festsitzend) / enéchétique
14460 **enema (enemata)** / Klistier(e) *n* (ἐνίημι = hineinwerfen: Einlauf) / énéma(s) *m*
14461 **enema, blind** / Darm(entlüftungs)röhrchen *n* / lavement aveugle *m*

14462 **enema, continuous drop** / Dauertropfeinlauf *m* / lavement goutte-à-goutte *m*
14463 **enema, contrast (barium)** / Kontrasteinlauf (Barium-) *m* / lavement opaque *m*
14464 **enema, high** / Einlauf, hoher *m* / lavement, grand *m*
14465 **enema, nutrient** / Nährklistier *n* / lavement alimentaire *m*
14466 **enema, oil** / Gleitmitteleinlauf *m* / lavement glycériné *m*
14467 **enema, retention** / Bleibeklistier *n* / lavement à garder *m*
14468 **enemator** / Klistierapparat *m* / énémateur *m*
14469 **energ(et)ic** / energisch (kraftspendend) / énerg(ét)ique
14470 **energizers** / Motivationsstimuli *m* / énergie, donateurs d' *m*
14471 **energy** / Energie *f* ($E = mc^2$ [m = Masse, c = Lichtgeschwindigkeit]) / énergie *f*
14472 **energy, absorbed, expended** / Energieverbrauch, -aufwand *m* / énergie absorbée, dépensée *f*
14473 **energy gradient, endothermic** / Energiegefälle, entothermes *n* (durch H-Übergewicht) / énergie, gradient endothermique d' *m*
14474 **energy gradient, exothermic** / Energiegefälle, exothermes *n* (durch O-Übergewicht)/énergie, gradient exothermique d' *m*
14475 **energy, hydro-electric** / Wasserkraft *f* / énergie hydr(o)électrique *f*
14476 **energy, kinetic, potential** / Bewegungsenergie, Lageenergie *f* / énergie cinétique, potentielle *f*
14477 **energy, latent** / Beharrungsvermögen *n* / énergie latente *f*
14478 **energy, nuclear** / Atomenergie *f* / énergie nucléaire *f*
14479 **energy, quantum** / Quantenenergie *f* ($E = h\nu$ [h = PLANCK' Wirkungsquantum, ν = Frequenz]) / énergie des quanta *f*
14480 **energy, radiant** / Strahlungsenergie *f* / énergie rayonnante *f*
14481 **energy regulation, medical** / Energiesteurung, medizinische *f* (natürliche Stellgrößen und -werte eines Regelkreises bzw. einer Regelstrecke nachahmende, z. B. passiv regulierende Substitution) / énergie, régulation médicale d' *f*
14482 **energy requirement** / Energiebedarf *m* / besoin énergétique *m*
14483 **energy-signal regulation, medical** / Energie-Signalsteurung, medizinische *f* (Störwertaufschaltung an Regelstrecke, z. B. mit Homotherapeutica nach der biol. Reizregel [BAYR]) / énergie-signal, régulation médicale d' *f*
14484 **enervate (enervated, enervating)** / entnerven (entkräftet, schwächend) / énerver (énervé, énervant)
14485 **enervation** / Enervierung *f* (Nervenschwächung) / énervation *f*
14486 **enforce** / durchsetzen / valoir, faire
14487 **engage (engaged, engaging)** / engagieren (verpflichtet, bindend) / engager (engagé, engageant)
14488 **engagement** / Verbindlichkeit *f* / engagement *m*
14489 **engagement, haploid** / Engagement, haploides *n* (verliert Impetus durch Ausschaltung des Empfängnisrisikos) / engagement haploïde *m*
14490 **engagement of the head** / Immissio capitis (Eintreten des fet. Kopfs in kleines Bekken) / engagement de la tête *m*
14491 **engagement of the presenting part** / Immissio praesentationis (Eintreten des vorangehenden Fruchtteils) / engagement de la présentation *m*
14492 **engineer** / Ingenieur *m* / ingénieur *m*
14493 **engorgement** / Anschoppung *f* / engorgement *m*
14494 **engram** / Engramm *n* (latente Erinnerung) / engramme *m*
14496 **enhancement** / Steigerung *f* (Beschleunigung und Verstärkung path. Prozesse) / renforcement *m*
14497 **enigmatic(al)** / rätselhaft / énigmatique
14498 **enlarge(ment)** / verbreitern (Verbreiterung *f*) / élargir (élargissement *m*)
14499 **enlargement, splenic** / Milzschwellung *f* / gonflement de la rate *m*
14500 **enlighten(ment)** / hellmachen (Aufklärung *f*) / élaircir (élucidation *f*)
14501 **enliven** / beleben / aviver
14502 **enolase** / Enolase *f* (katalysiert im anaeroben Glucoseabbau Phosphoglycerin- zu -brenztraubensäure) / énolase *f*
14503 **enomania** / Önomanie *f* (οἶνος = Wein: periodische Trunksucht der «Quartalssäufer») / œnomanie *f*
14504 **enophthalmos** / Enophthalmus *m* (Zurücksinken des Augapfels) / énophtalmie *f*
14505 **enormous** / unermeßlich / énorme
14506 **enostosis** / Enostose *f* (von Knocheninseln in Spongiosa ausgehende Hyperostose) / énostose *f*
14507 **enraged** / tollwütig / enragé
14508 **enrich(ment)** / Anreichern (n) / enrichir (enrichissement *m*)
14509 **enrichment, biological, chemical, mechanical** / Anreicherung, biologische, chemische, mechanische *f* (zum Nachweis schwierig erkennbarer Mikrobien) / enrichissement biologique, chimique, mécanique *m*
14510 **enrol(ment)** / einschreiben (Einschreibung *f*) / enrôler (enrôlement *m*)
14511 **ensilage** / Einlagerung *f* / ensil(ot)age *m*
14512 **ENSLIN's syndrome** / ENSLIN' Syndrom (Symptomentrias: Turmschädel, Exophthalmus, adenoide Wucherungen) / triade d'ENSLIN
14513 **entameba of the colon** / Entamoeba coli (apathogene Darmamöbe) / entamibe du côlon *f*
14514 **entameba, dysentery** / Entamoeba histolytica seu dysenteriae (Ruhramöbe: apathogene Minutaform [E. dispar, tenuis], pathogene Magnaform) / entamibe histolytique *f*
14515 **entameba, gingival** / Entamoeba gingivalis (Mundamöbe) / entamibe gingivale *f*

14516 **entamebiasis** / Entamöbabefall *m* / entamibiase *f*
14517 **Entamoeba** / Entamoeba (Gattung Amöben) / entamibes *f*
14518 **entangle(ment)** / Verwirren (*n*) / embrouiller (embrouillement *m*)
14519 **entelechy** / Entelechie *f* (seine Formvollendung als «Ziel erstrebende Kraft» eines Stoffs) / entéléchie *f*
14520 **enteradenitis** / Darmdrüsenentzündung *f* / entéradénite *f*
14521 **enteral** / darmbezüglich / entérique
14522 **enteralgia** / Darmneuralgie *f* / entéralgie *f*
14523 **enterallergosis** / Darmaffektion, allergische *f* (Colitis mucosa) / entérallergose *f*
14524 **enteramine** / Enteramin *n* (5-Hydroxytryptamin = Serotonin) / entéramine *f*
14525 **enterectasis** / Darmerweiterung *f* / entérectasie *f*
14526 **enterectomy** / Darmresektion *f* / entérectomie *f*
14527 **enteritis** / Dünndarmentzündung *f* / entérite *f*
14528 **enteritis, choleriform** / Janbon' Syndrom (Antibiotoxische Enteritis) / syndrome cholériforme
14529 **enteritis, eosinophilic, ulcerous regional** / Enteritis, eosinophile, ulzeröse regionäre *f* / entérite régionale éosinophile, sténosante *f*
14530 **enteritis, necrotizing** / Enteritis necroticans (bes. im Ieiunum) / entérite nécrotisante *f*
14531 **enterobacteria** / Enterobakterien *n* (Salmonellen, Shigellen) / entérobactéries *f*
14532 **Enterobacteriaceae** / Enterobacteriaceae (3. Baktfam. der Eubacteriales) / entérobactériacées *f*
14533 **enterobacteriotherapy** / Darmvakzinetherapie *f* (orale) / entérobactériothérapie *f*
14534 **enterobiliary, -renal** / dünndarm-gallenblasebezüglich, -nierenbezüglich / entérobiliaire, -rénal
14535 **Enterobius** / Oxyuris (Gattung Nematoden: Spulwurmgruppe) / oxyure *m*
14536 **enterobius, vermicular** / Oxyuris vermicularis (Madenwurm) / entérob(i)e vermiculaire *m*
14537 **enterocarence** / Enterokarenz *f* (enterale [Vitamin]resorptionsstörung bes. Vitamin B_I [Thiamin] bei Alkoholismus [Berndt]) / entérocarence *f*
14538 **enterocele** / Darmwandbruch *m* / entérocèle *f*
14539 **enterocentesis** / Darmpunktion *f* / ponction intestinale *f*
14540 **enterochirurgia** / Darmchirurgie *f* / entérochirurgie *f*
14541 **enterocholecystostomy** / Gallenblase-Dünndarmanastomose *f* / entérocholécystostomie *f*
14542 **enterocines** / Enterocine *n* (von Streptokokken gebildete antibiotische Stoffe) / entérocines *f*
14543 **enterocleaner** / Darmbad, subaquales *n* / entéroclysme sous l'eau *m*
14544 **enterocleisis, omental** / Darm(perforations)verschluß *m* (mit Netz) / occlusion intestinale par épiploon *f*
14545 **enteroclysis** / Darminfusion (, medikamentöse) *f* / entéroclyse *f*
14546 **enterococcus** / Enterococcus *m* (Streptococcus faecalis) / entérocoque *m*
14547 **enterocolectomy** / Enterokolektomie *f* (einschl. Colon ascendens) / entérocolectomie *f*
14548 **enterocolitis** / Dünndarm-Dickdarmentzündung *f* / entérocolite *f*
14549 **enterocolostomy** / Dünndarm-Dickdarmverbindung *f* / entérocolostomie *f*
14550 **enterocystoma** / Enterokystom *n* (durch Abschnürung aus Dottergang entstehend) / entérokystome *m*
14551 **enterocysts** / Enterozysten *f* (von Ductus omphalentericus ausgehend) / entérokystes *m*
14552 **enterodynia** / Leibschmerzen *m* / entérodynie *f*
14553 **enter(o)enterostomy** / Dünndarmschlingenverbindung *f* / entér(o-)anastomose *f*
14554 **entero-epiplocele** / Enterepiplozele *f* (Bruch mit Darm und Netz als Inhalt) / entér(o-)épiplocèle *f*
14555 **enterogastritis** / Enterogastritis *f* (enterogene Gastritis) / entérogastrite *f*
14556 **enterogastrone** / Enterogastron *n* (Gastrin-Antagonist des Dünndarms) / entérogastrone *f*
14557 **enterogenous** / (dünn)darmursprünglich / entérogène
14558 **enteroidea** / Darmfieber *n* / fièvres intestinales *f*
14559 **enterokinase** / Enterokinase *f* (Pankreasprofermente in Trypsin und Chymotrypsin umwandelndes Ferment) / entérokinase *f*
14560 **enterokinesia** / Dünndarmperistaltik *f* / entérocinésie *f*
14561 **enterology** / Darmkunde *f* / entérologie *f*
14562 **enteromalacia** / Darmwanderweichung *f* / parois intestinales, ramollissement des *m*
14563 **enteromere** / Darmsegment *n* (embr.) / entéromère *m*
14564 **enteromesenteric** / dünndarmnetzbezüglich / entéromésentérique
14565 **enterometer** / (Dünn)darmlumenmesser *m* / entéromètre *m*
14566 **enteromycosis (, bacillogenous)** / Enteromykose *f* (unspezif. bakt. Darmerkrankung) / entéromycose (bacillogène) *f*
14567 **enteromyiasis** / Darmmadenkrankheit *f* / entéromyiase *f*
14568 **enteroneuritis** / Darmnervenentzündung *f* / entéronévrite *f*
14569 **enteroneurosis** / Enteroneurose *f* (psychogene Darmstörungen) / entéronévrose *f*
14570 **enteroparalysis (-paresis)** / Darmlähmung (, unvollständige) *f* / entéroparalysie (-parésie) *f*
14571 **enteropathy** / (Dünn)darmleiden *n* / entéropathie *f*
14572 **enteropexy** / Enteropexie *f* (Dünndarmfixierung an Bauchwand) / entéropexie *f*
14573 **enteroplasty** / Darmplastik *f* / coloplastie *f*
14574 **enteroptosis** / Viszeroptose *f* (nach Abmagerung, Entbindung, Ascites) / splanchnoptose *f*

14575 **enterorrhagy** / Darmblutung *f* / colonorragie *f*
14576 **enterorrhaphy** / Darmnaht *f* / colorraphie *f*
14577 **enterorrhexis** / Darmriß *m* / intestin, rupture de l' *f*
14578 **enteroscope** / Darmspiegel *m* / entéroscope *m*
14579 **enterosepsis** / Sepsis, enterogene *f* / septicémie intestinale *f*
14580 **enterosites** / Darmschmarotzer *m* / entérozoaires *m*
14581 **enterospasm** / Darmspasmus *m* / entérospasme *m*
14582 **enterostasis** / Darmstillstand *m* / stase intestinale *f*
14583 **enterostenosis** / Darmverengerung *f* / entérosténose *f*
14584 **enterostomy** / Enterostomie *f* (Anlegung einer äußeren Darmfistel) / entérostomie *f*
14585 **enterotomy** / Darmeröffnung *f* / entérotomie *f*
14586 **enterotoxemia** / Blutvergiftung, enterogene *f* / entérotoxémie *f*
14587 **enterotoxin** / Darmgift *n* / entérotoxine *f*
14588 **enterotoxism** / Autointoxikation, enterogene *f* / entérotoxication *f*
14589 **enter(prise)** / eintreten (Unternehmung *f*) / entrer (entreprise *f*)
14590 **enthesis** / Ansetzen *n* (bes. von totem an lebendes Material) / enthèse *f*
14591 **enthetic** / angesetzt (äußerlich angeklebt) / enthétique
14592 **entity** / Entität *f* (Sein[sheit]) / entité *f*
14593 **entity, nosologic** / Entität, nosologische *f* (einheitliches Krankheitsbild) / entité nosologique *f*
14594 **entomogenous** / insektenursprünglich / entomogène
14595 **entomologic(al)** / entomologisch (Insekten[kunde] betreffend) / entomologique
14596 **entomophobia** / Entomophobie *f* (krankhafte Insektenfurcht) / entomophobie *f*
14597 **entophthalmia** / Entophthalmia *f* (Entzündung des inneren Auges) / entophtalmie *f*
14598 **entoptic** / entoptisch (im Augeninnern) / entoptique
14599 **entoptoscope** / Entoptoskop *n* (zur Besichtigung des Augeninnern, bes. der Transparenz) / entoptoscope *m*
14600 **entost(e)osis** / Endosterkrankung *f* / entostose *f*
14601 **entotic** / entotisch (im Ohrinnern) / entotique
14602 **entrails** / Enteralia *n* (Eingeweide) / entrailles *f*
14603 **entrance**/Introitus *m* (Eingang, auch bildl.) / entrée *f* (accès *m*)
14604 **entrancement** / Trancezustand *m* / entraînement (état de transe) *m*
14605 **entropion** / Entropium *n* (Lideinstülpung) / entropion *m*
14606 **entropion, cicatricial** / Entropium cicatriceum (durch Narbenzug) / entropion cicatriciel *m*
14607 **entropion, congenital** / Entropium congenitum (durch hypertrophische Schließmuskelrandzone) / entropion congénital *m*
14608 **entropion, senile** / Entropium senile (bei schlaffer Lidhaut) / entropion sénile *m*
14609 **entropion, spastic** / Entropium spasticum (durch Lidmuskelspasmus) / entropion spastique *m*
14610 **enucleate** / ausschälen (Kern entfernen) / énucléer
14611 **enucleation** / Enukleation *f* (1. Ausschälung [Augapfel, Uterusmyom etc.], 2. Entkernung bei der Erythropoese) / énucléation *f*
14612 **enunciation** / Aussprache, deutliche *f* / énonciation *f*
14613 **enuresis, diurnal** / Enuresis diurna (Unfähigkeit, den Harn am Tag die notwendige Zeit zu halten) / énurésie diurne *f*
14614 **enuresis (, nocturnal)** / Enuresis (nocturna) (Einnässen *n*: bewußtseinsunabhängige, meist durch Libidoentzug bedingte [traumbewußte] kindliche Blasenentleerung) / énurésie (nocturne) *f*
14615 **enuresis, spurious** / Enuresis spuria (Frühsymptom, z.B. bei Diabetes) / énurésie falsifiée *f*
14616 **envelop(e)** / einhüllen (Hülle *f*) / envelopper (enveloppe *f*)
14617 **envenom** / vergiften (verbittern) / envenimer
14618 **(en)venomization** / Schlangengiftbehandlung (-bißvergiftung) *f* / (en)venomisation *f*
14619 **environment** / Umgebung *f* / environnement *m*
14620 **environmental** / milieubedingt (umweltbezüglich) / milieu, conditionné par le
14621 **envisage** / (be)trachten (ins Auge fassen) / envisager
14622 **envy** / Neid *m* / envie *f*
14623 **enzootic(al)** / enzo(ot)isch (bei Tieren endemisch vorkommend) / enzootique
14624 **enzym(at)ic(al)** / enzym(at)isch (Ferment[ation] betreffend) / diastasique (enzymatique)
14625 **enzyme** / Enzym *n* (KÜHNE: ἐν = in, ζύμη = Hefe: chem. Gleichgewichtsreaktion zwischen 2 Substanzen beschleunigender cell-protein-pool-Anteil) / enzyme *m*
14626 **enzymes** / Fermente *n* (Enzyme: p_H- und temperaturabhängige hochmolekuläre Eiweißkörper [Proteine od. Proteide] mit spezif. Katalysatoreigenschaften) / diastases *f* (enzymes, ferments *m*)
14627 **enzyme activators** / Enzymaktivatoren *m* (Spurenelemente) / diastase, activateurs de *m*
14628 **enzymes, adaptive, constitutive** / Enzyme, adaptive, konstitutive *n* (regulierte, autonome) / enzymes adaptifs, constitutifs *m*
14629 **enzymes, coagulating** / Enzyme, koagulierende *n* (z.B. Fibrin-, Labferment) / enzymes coagulants *m*
14630 **enzymes, deamidizing** / Enzyme, desamidierende *n* (Aminosäuren in Ammoniakverbindungen überführende) / enzymes désamidants *m*
14631 **enzymes, decarbolizing** / Enzyme, decarbolisierende *n* (CO_2 von org. Säuren abspaltende) / enzymes décarbolisants *m*

14632 **enzymes, extra-, intracellular** / Enzyme, extra-, intrazelluläre *n* / enzymes extra-, intracellulaires *m*
14633 **enzymes, glycolytic, lipolytic, proteolytic** / Enzyme, zucker-, fett-, eiweißspaltende *n* / enzymes glycolytiques, lipolytiques, protéolytiques *m*
14634 **enzymes, hydrolytic, oxidation, reducing** / Enzyme, hydrolytische, oxydative, reduktive *n* / enzymes hydrolytiques, oxydatifs, réducteurs *m*
14635 **enzyme, inhibitory** / Antienzym *n* (spezif. Fermentantikörper, z.B. im Sojabohneneiweiß) / antidiastase *f*
14636 **enzymes, leukocytic** / Leukozytenfermente *n* (Granulozyten: Oxydase u.a., Lymphozyten: Lipase u.a., Monozyten: Protease u.a.) / enzymes leucocytaires *m*
14637 **enzymes (of oxidation), yellow** / Oxydationsfermente, gelbe *n* (H_2 zu O_2 transportierende, selbst von andern Fermenten oxydierte) / flavoprotéides *m*
14638 **enzyme, polynucleotide-joining** / Joining-Enzym (synthetischen ΦX174-DNS-Fadenring schließendes [KORNBERG-GOULIAN]) / enzyme joignant le polynucléotide *m*
14639 **enzyme, redox** / Oxydoreduktionsenzym *n* / enzyme oxydoréductif *m*
14640 **enzyme, respiratory (flavin)** / Atmungsferment (, gelbes) *n* (WARBURG) / enzyme respiratoire (jaune) *m*
14641 **enzyme, uricolytic** / Enzym, uricolytisches *n* (Harnsäure zu Allantoin abbauende Uricase) / enzyme uricolytique *m*
14642 **enzyme-blocking** / ferment(synthese)-blockierend (können hochdosierte Medikamente wirken) / enzyme-bloquant
14643 **enzyme-stimulating** / ferment(synthese)-stimulierend (können niederdosierte Medikamente sein) / enzyme-stimulant
14644 **enzyme-substrate combination, intermediate** / Ferment-Substrat-Zwischenverbindung *f* (durch katalytische Aktivität beschleunigt) / enzyme-substrat, combinaison intermédiaire d' *f*
14645 **enzymology** / Enzymologie *f* (Enzymforschung) / enzymologie *f*
14646 **enzymopathic** / stoffwechselstörend (kann sich z.B. die Arzneimittelbindung an Plasmaalbumine auswirken) / enzymopathique
14647 **enzymopathy, erythrocytic** / Erythrozytenenzymopathie *f* (hämolytische Anämie durch erblichen Enzymdefekt) / enzymopathie érythrocytaire *f*
14648 **enzymosis** / Enzymwirkung *f* / enzymolyse *f*
14649 **enzymotherapy** / Enzymtherapie *f* (Therapie mit Fermenten) / enzymothérapie *f*
14650 **enzymotopochemical** / enzymtopochemisch (den Stoffwechselchemismus in einem Gewebebezirk betreffend) / enzymotopochimique
14651 **enzymuria** / Enzymurie *f* (vermehrtes Austreten von Enzymen [LDH, AP, LAP] aus Nephron in Urin [MATTENHEIMER]) / enzymurie *f*
14652 **eons** / Äonen *n* (αἰών = Weltzeit) / éons *m*
14653 **eosin** / Eosin *n* (4-Bromfluorescein-Na zur mikrosk. Kontrastfärbung) / éosine *f*
14654 **eosinocyte** / Leukozyt, eosinophiler *m* (weißes Blutkörperchen der Heil- bzw. Erschöpfungsphase, 2–4% im Differentialblutbild, O-Transporteur) / éosinocyte *m*
14655 **eosinopenia, -philia** / Eosinophilenverminderung, -vermehrung *f* / éosinopénie, -philie *f*
14656 **eosinophilia, infectious** / Eosinophilia-infectiosa-Syndrom (Infektiös [?] bedingte Eosinophilie) / éosinophilie infectieuse
14657 **eosinophilia, infiltrative** / LÖFFLER' Syndrom (I) (Flüchtiges Lungeninfiltrat mit Bluteosinophilie) / infiltrations pulmonaires fugaces avec éosinophilie du sang
14658 **eosinophilia with splenomegaly (BASS, 1925)** / Eosinophilie-Hepatomegalie-Syndrom (Parasitärer Nematodenbefall der Leber) / éosinophilie massive (AUBERTIN-GIROUX, 1921)
14659 **eosinophilic** / eosinophil (ἠώς = Morgenröte: roten Teerfarbstoff liebend) / éosinophile
14660 **eosinotaxis** / Eosinotaxis *f* (Eosinophilendiapedese bei Allergien) / éosinotaxie *f*
14661 **ependyma** / Ependyma (ἔνδυμα = Kleidung: ektodermzellige Auskleidung des Rückenmarkkanals und der Hirnhöhlen) / épendyme
14662 **ependymal** / ependymbezüglich / épendymaire
14663 **ependymitis (, chronic)** / Ependymentzündung (Ependymsklerose) *f* / épendymite (chronique) *f*
14664 **ependymo(blasto)ma** / Ependymo(blasto)m *n* ([unreifer] Hirntumor aus Ependymzellen) / épendymo(blasto)me *m*
14665 **ependymocyte, (-blast)** / Ependymzelle (, embryonale) *f* / épendymocyte, (-blaste) *m*
14666 **ephebic** / ephebisch (jünglinghaft) / éphébique
14667 **ephebogenesis** / Mannbarwerdung *f* / éphébogenèse *f*
14668 **epheb(olog)y** / Epheb(olog)ie *f* (Jünglingsalter[sforschung]) / éphéb(olog)ie *f*
14670 **Ephedra** / Ephedrae herba (Wirkstoff: Ephedrin) / Ephedra sinica
14671 **ephemer(id)al** / kurzlebig (eintägig) / éphémère (éphéméridal)
14672 **epiblepharon** / Epiblepharon *n* (angeborene Unterlidrandhautfalte) / épiblépharon *m*
14673 **epibulbar** / epibulbär (auf Augapfel) / épibulbaire
14674 **epicanthus** / Epicanthus *m* (bei Lidschluß bestehenbleibende angeborene Oberlid-Augenwinkelfalte: «Mongolenfalte») / épicanthus *m*
14675 **epicardia** / Epicardia *f* (unterster Speiseröhrenteil) / épicardia *m*
14676 **epicardium** / Epicardium *n* (dem Herz aufliegendes Perikardblatt) / épicardium *m*
14677 **epicardy** / Epikardie *f* (Herzverlagerung nach oben) / épicardie *f*
14678 **epichordal** / epichordal (auf Chorda dorsalis) / épichordal

14679 **epichorion** / Epichorion *n* (Chorion umschließender Gebärmutterschleimhautteil) / épichorion *m*
14680 **epicolic** / epikolisch (auf Därmen) / épicolique
14681 **epicondyle (of the femur and of the humerus), lateral and medial** / Epicondylus lateralis et medialis (femoris et humeri) (Nebenerhebungen) / épicondyle latéral et médial (du fémur et de l'humérus)
14682 **epicondylian** / epikondylär (Epikondylen betreffend) / épicondylien
14683 **epicondylitis** / Epicondylitis *f* (Schmerz am Epicondylus lateralis od. medialis infolge Überanstrengung) / épicondylite *f*
14684 **epicoracoid** / epikorakoid (auf Processus coracoideus) / épicoracoïde
14685 **epicostal, subcostal** / epikostal, subkostal / épicostal, souscostal
14686 **epicranium** / Epicranium *n* (Schädeldecke umschließende Weichteile) / épicrâne *m*
14687 **epicrisis** / Epikrise *f* (Endurteil über eine Krankheit) / épicrise *f*
14688 **epicritic** / epikritisch (nach der Krise) / épicritique
14689 **epicystitis** / Epicystitis *f* (Entzündung der oberen Harnwege) / épicystite *f*
14690 **epicystotomy** / Epizystotomie *f* (hoher Blasen[stein]schnitt) / épicystotomie *f*
14691 **epidemia** / Massenseuche *f* / épidémie *f*
14692 **epidemic, endemic** / epidemisch, endemisch (seuchenbezüglich) / épidémique, endémique
14693 **epidemicity** / Epidemizität *f* (Epidemieartigkeit) / épidémicité *f*
14694 **epidemics, explosive, tardive** / Explosivepidemien, Tardivepidemien *f* (z. B. Wasserepidemie, Kontaktepidemie) / épidémies explosives, tardives *f*
14695 **epidemics, milk** / Milchepidemien *f* (Explosivepidemien durch verseuchte Milch) / épidémies par le lait *f*
14696 **epidemiology** / Loimologie *f* (λοιμός = Seuche) / épidémiologie *f*
14697 **epiderm** / Epidermis (δέρμα = Haut: Oberhaut) / épiderme
14698 **epidermal (epiderm[at]ic)** / epidermal (Epidermis betreffend) / épidermique
14699 **epidermi(dali)zation** / Epidermi(dali)sierung *f* (Epidermis[zell]bildung) / épidermi(dali)sation *f*
14700 **epidermitis** / Oberhautentzündung *f* / épidermite *f*
14701 **epidermodysplasia, verruciform** / LEWANDOWSKY-LUTZ' Syndrom (Verruksönävoide Hauterkrankung) / épidermodysplasie verruciforme
14702 **epidermoid** / Epidermoid *n* (angeborene Zysten mit Epidermisepithel) / épidermoïde *m*
14703 **epidermolysis, bullous** / Epidermolysis bullosa (Stoßblasensucht: Pemphigus traumaticus) / épidermolyse bulleuse *f*
14704 **epidermolysis, bullous papulo-alboid** / PASINI' Syndrom (Var. des Epidermolysis-bullosa-Syndroms) / dystrophie cutanée bulleuse atrophiante et albopapuloïde
14705 **epidermolysis, dystrophic, simple** / Epidermolysis dystrophica, simplex (rezessiv erbliche subepitheliale, dominant erbliche subkorneale Blasenbildung nach leichten Traumen) / épidermolyse dystrophique, simple *f*
14706 **epidermolysis, lethal hereditary bullous** / HERLITZ' Syndrom (Schwere angeborene meist letale bullöse Dermatose: Pemphigus connatalis) / épidermolyse bulleuse héréditaire lét(h)ale
14707 **epidermoma** / Epidermisgeschwulst *f* / épidermome *m*
14708 **epidermomycoses** / Oberhautpilzkrankheiten *f* / épidermomycoses *f*
14709 **epidermophyton** / Epidermophyton *n* (Gattung Gymnaskalen) / épidermophyton *m*
14710 **epidermophyton, inguinal** / Epidermophyton inguinale (Erreger der Epidermophytia inguinalis) / épidermophyton inguinal *m*
14711 **epidermophyton, interdigital** / Epidermophyton interdigitale (Erreger der Epidermophytia manuum et pedum) / épidermophyton interdigital *m*
14712 **epidermophytosis** / Epidermophytia *f* (häufigste Hautpilzkrankheit) / épidermophytie *f*
14713 **epidermophytosis, dyshidrotic** / Epidermophytia dyshidrotica (Bläschen in Extremitätenhornschicht) / épidermophytie dyshidrotique *f*
14714 **epidermophytosis of the hands and feet** / Epidermophytia manuum et pedum / épidermophytie des mains et pieds *f*
14715 **epidermophytosis, inguinal** / Epidermophytia inguinalis / épidermophytie inguinale *f*
14716 **epidermophytosis, intertriginous** / Epidermophytia intertriginosa (nässende Flächen vor allem zwischen 4. und 5. Zehe) / épidermophytie intertrigineuse *f*
14717 **epidermophytosis of the nails** / Epidermophytia unguium / épidermophytie des ongles *f*
14718 **epidermophytosis, squamous hyperkeratosic** / Epidermophytia hyperkeratosa squamosa (trockne Form der Epidermophytia manuum et pedum) / épidermophytie hyperkératosique squameuse *f*
14719 **epidermoplasty** / Epidermistransplantation *f* / épidermoplastie *f*
14720 **epidermosis** / Epidermiswucherung *f* / épidermose *f*
14721 **epidermotropic** / hautgünstig / épidermotrope
14722 **epidermozoophobia** / Dermatozoenwahn *f* (EKBOM) / parasitophobie *f*
14723 **epididymis** / Epididymis (ἐπιδίδωμι = hinzufügen: Nebenhoden) / épididyme
14724 **epididymitis** / Nebenhodenentzündung *f* / épididymite *f*
14725 **epididymo(deferentec)tomy** / Nebenhodenschnitt *m* (Nebenhoden-Samenstrangentfernung *f*) / épididymo(déférentec)tomie *f*
14726 **epididym(odeferenti)al** / epididym(odeferenti)al (Epididymis [und Ductus deferens] betreffend) / épididym(odéférent)ique

14727 **epidural** / epidural (zwischen Knochen und Dura mater) / épidural
14728 **epifascial, subfascial** / epifaszial, subfaszial / ép(i)aponévrotique, sousaponévrotique
14729 **epigastralgia** / Oberbauchschmerzen *m* / épigastralgie *f*
14730 **epiglottic** / kehldeckelbezüglich / épiglottique
14731 **epiglott(id)ectomy** / Kehldeckelresektion *f* / épiglott(id)ectomie *f*
14732 **epiglottis** / Epiglottis (Kehldeckel) / épiglotte
14733 **epiglottitis** / Kehldeckelentzündung *f* / épiglottite *f*
14734 **epiglottitis, phlegmonous** / Epiglottitis phlegmonosa oedematiens acutissima (ödematöse Epiglottisdurchtränkung beim Kleinkind) / épiglottite œdémateuse *f*
14735 **epignathus** / Epignathus *m* (Doppelmißgeburt: eine Frucht am Gaumen der andern) / épignathe *m*
14736 **epilamellar** / epilamellär (auf Basalmembran) / épilamellaire
14737 **epilation** / Epilation *f* (Enthaarung durch Elektrolyse od. Röntgenbestrahlung) / épilation *f*
14738 **epilepsy** / Epilepsie *f* (HIPPOKRATES: ἐπιλαμβάνω = anfallen) / épilepsie *f*
14739 **epilepsy, affect** / Affektepilepsie *f* (psychopath.) / épilepsie émotive *f*
14740 **(epilepsy, alcoholic)** / (Alkoholepilepsie *f*) / (épilepsie alcoolique *f*)
14741 **epilepsy, acquired, activated** / Epilepsie, postkonzeptionelle, stimulierte *f* / épilepsie acquise, activée *f*
14742 **epilepsy, cardiac** / Herzepilepsie *f* (bei Herzleiden) / épilepsie cardiaque *f*
14743 **epilepsy, cortical** / JACKSON' Epilepsie (Krämpfe bei lokalisiertem Hirnrindenherd) / épilepsie corticale partielle
14744 **epilepsy, diffuse, serial** / Epilepsie, diffuse, serielle *f* / épilepsie diffuse, en série *f*
14745 **epilepsy, focal, local** / Epilepsie, fokale, lokale *f* / épilepsie focale, locale *f*
14746 **epilepsy, hysterical, menstrual** / Hyster(o)-epilepsie, Menstrualepilepsie *f* / épilepsie hystérique, menstruelle *f*
14747 **epilepsy, idiopathic (cryptogenic)**/Fallsucht, genuine *f* (idiopathische, erbliche) / épilepsie idiopathique (essentielle) *f*
14748 **epilepsy, impulsive, propulsive minor** / Impulsiv-, Propulsiv-Petit-mal *n* (Pubertäts-, Säuglings-Petit-mal) / petit-mal impulsif, propulsif *m*
14749 **epilepsy, major** / Epilepsia maior convulsiva / haut-mal *m*
14750 **epilepsy, marmottant** / Schwatzepilepsie *f* (OPPENHEIM) / épilepsie marmottante *f*
14751 **epilepsy, masked** / Epilepsie, larvierte *f* (nur im EEG erkennbar) / épilepsie cachée *f*
14752 **epilepsy, matutinal, nocturnal** / (Auf)wach-epilepsie, (Ein)schlafepilepsie *f* / épilepsie diurne, nocturne *f*
14753 **epilepsy, mild continuous** / KOSHEWNIKOFF' Syndrom (Sonderform der JACKSON' Epilepsie) / épilepsie continue partielle
14754 **epilepsy, minor** / Epilepsia minor nonconvulsiva / petit-mal *m*
14755 **epilepsy, physiological, psychic** / Epilepsie, funktionelle, psychogene *f* / épilepsie nonstructurale, psychique *f*
14756 **epilepsy, posthemiplegic** / Epilepsia posthemiplegica / épilepsie posthémiplégique *f*
14757 **epilepsy, posttraumatic** / Unfallepilepsie *f* / épilepsie traumatique *f*
14758 **epilepsy, (pro-retro)cursive** / Laufepilepsie *f* / épilepsie (pro-rétro)pulsive *f*
14759 **epilepsy, psychomotor** / Temporallappenepilepsie *f* épilepsie psychomotrice *f*
14760 **epilepsy, reactive** / Epilepsie, reaktive *f* (BONHOEFFER' Affektepilepsie) / épilepsie réactive *f*
14761 **epilepsy, reflex (photogenous)** / Reflexepilepsie *f* (z.B. durch Lichtreiz [des Auges]) / épilepsie réflexe *f*
14762 **epilepsy, residual** / Residualepilepsie *f* (nach fet. od. frühkindlichen Traumen) / épilepsie résiduelle *f*
14763 **epilepsy, sensory** / Epilepsie, sensorische *f* (durch Gesicht-, Geruch-, Geschmackempfindung ausgelöste) / épilepsie sensorielle *f*
14764 **epilepsy, symptomatic (delayed)** / Epilepsia tarda (symptomatische, erworbene) / épilepsie symptomatique (tardive) *f*
14765 **epilepsy syndrome** / Epilepsie-Syndrom (Epilepsie im weiteren Sinn) / syndrome d'épilepsie
14766 **epilepsy (vertigo), laryngeal** / Kehlkopfschwindel *m* (Bewußtseinsstörungen bei Kehlkopfleiden) / vertige (catalepsie *f*) laryngé(e) *m*
14767 **epileptic** / epileptisch (Epileptiker *m*) / épileptique (*m*)
14768 **epileptogenic** / epileptogen (Epilepsie verursachend) / épileptogène
14769 **epileptoid (epileptiform)** / epilepsieähnlich / épileptoïde (épileptiforme)
14770 **epimerization** / Epimerisierung *f* (Glucose ⇄ Galaktose) / épimérisation *f*
14771 **epimery** / Epimerie *f* (sich nur in Stellung des 2. α-ständigen C-Atoms unterscheidende Stereoisomerie) / épimérie *f*
14772 **epinephrine (suprarenin)** / Adrenalin *n* (NNM-Hormon: Aminosäurenhormon mit Wirkung auf Glykogenabbau, Überträgersubstanz im neurohormonalen Steuerungssystem des N. sympathicus) / adrén(al)ine (épinéphrine) *f*
14773 **epinephritis** / Epinephritis *f* (Nierenfettkapselentzündung innerhalb der Fascia renalis) / épinéphrite *f*
14774 **epinephron (suprarenoma)** / Nebenniere(ntumor *m*) *f* / épinéphron (surrénalome) *m*
14775 **epineural, subneural** / epineural, subneural / épinévral, sousnévral
14776 **epineurium** / Epineurium *n* (bindegewebige Hülle der Nervenstämme) / épinèvre *m*
14777 **ep(i)orchium** / Ep(i)orchium (Hoden und Nebenhoden einkleidende Fortsetzung des Bauchfells) / ép(i)orchium
14778 **epipharynx** / Epipharynx *f* (Nasenteil des Schlunds) / nasopharynx *m*

14779 **epiphenomenon** / Epiphänomen *n* (Nebenerscheinung) / épiphénomène *m*
14780 **epiphora** / Epiphora *f* (ἐπιφορά = Hervorbrechen: Tränenträufeln) / épiphora *f* (larmoiement *m*)
14781 **epiphrenic** / epiphrenisch (auf Zwerchfell) / épidiaphragmatique
14782 **epiphyseal** / epiphysenbezüglich / épiphysaire
14783 **epiphysiolysis** / Secessio epiphysium (Röhrenknochenablösung) / épiphyséolyse *f*
14784 **epiphysiolysis of the head of the femur** / Epiphysolysis capitis femoris (Coxa vara idiopathica) / épiphyséolyse de la tête du fémur *f*
14785 **epiphys(i)olysis (, syphilitic, traumatic)** / Epiphysenlösung *f* (erblich, traumatisch bedingte Ablösung in Wachstumszone) / épiphyséolyse (syphilitique, traumatique) *f*
14786 **epiphysis** / Epiphysis (Endstück[e] der langen Röhrenknochen) / épiphyse
14787 **epiphysoses** / Epiphysosen *f* (FANCONI: unregelmäßige Verkalkung im Pubertätsalter) / épiphysoses *f*
14788 **epiphytes, epizoa** / Epiphyten *m* Epizoen *n* (pflanzliche, tierische Oberflächenschmarotzer) / épiphytes, épizoaires *m*
14789 **epiphytic (epizo[ot]ic)** / oberflächenschmarotzend / épiphytique (épizo[ot]ique)
14790 **epipial** / epipial (auf Pia mater) / épipial
14791 **epipleural** / epipleural (auf Brustfell) / épipleural
14792 **epiploectomy, epiplorrhaphy** / Netzresektion, Netznaht *f* / omentectomie, omentorraphie *f*
14793 **epiplo(-entero-, -omphalo)cele** / Netzbruch (Netz-Darm-, -Nabelbruch) *m* / épiplo(-entéro-, -omphalo)cèle *f*
14794 **epiploon** / Epiploon *n* (ἐπιπλέω = darauf schwimmen: Därme bedeckendes Netz) / épiploon *m*
14795 **epiplopexy** / Netzanheftung *f* / épiplopexie *f*
14796 **epipygos** / Epipygus *m* (Doppelmißbildung: eine Frucht am Steiß der andern) / épipyge *m*
14797 **episclera** / Episclera *f* (lockere Bindegewebeschicht auf Augenlederhaut) / épisclérotique *f*
14798 **episcleral** / episkleral (auf Augenlederhaut) / épiscléreux
14799 **episcleritis** / Episklerainfiltration *f* / épisclérite *f*
14800 **episcleritis, furunculoid** / Episcleritis furunculiformis (perforierende) / épisclérite furonculoïde *f*
14801 **episcopy** / Episkopie *f* (Mikroskopie im auffallenden Licht) / épiscopie *f*
14802 **episiotomy, deep** / Scheiden-Damm-Beckenbodenschnitt, tiefer *m* (SCHUCHART) / épisiotomie profonde *f*
14803 **episiotomy (, lateral, median)** / Episiotomie *f* (ἐπίσειον = Scham: Scheiden-Dammschnitt tokol.) / épisiotomie (latérale, médiane) *f*
14804 **episomes** / Episomen *n* (bakt. Genträger [neben Chromosomen] als Überträger von Resistenzinformationen = «Verdauungsrezepten» [v. WASILIEWSKI]) / épisomes *m*
14805 **epispinal, episternal** / epispinal, episternal (auf Wirbelsäule, auf Brustbein) / épirachidien, épisternal
14806 **epistasis** / Epistasis *f* (1. Stillung von Blut o.ä. Flüssigkeiten, 2. Oberflächenschicht auf Harn u.a. Flüssigkeiten) / épistase *f*
14807 **epistasy** / Epistase *f* (ἐφίστημι = darüberstehen: Überdeckung einer Erbanlage durch eine andre) / épistasie *f*
14808 **epistaxis** / Epistaxis *f* (ἐπιστάζω = heftig träufeln: Nasenbluten) / épistaxis *f*
14809 **episthotonos** / Emprosthotonus *m* (Starrkrampf in vorgebeugter Stellung) / emprosthotonos *m*
14810 **epithalamic, subthalamic** / epithalamisch, subthalamisch / épithalamique, sousthalamique
14811 **epithalamus** / Epithalamus (Gehirnabschnitt über dem Thalamus: Stria medullaris, Habenula, Corpus pineale) / éphithalamus
14812 **epithelial** / epithelial (ἐπιθηλέω = darüberwachsen) / épithélial
14813 **epithelio(blasto)ma** / Epithelio(blasto)m *n* (gut- od. bösartige Epithelgeschwulst) / épithélio(blasto)me *m*
14814 **epithelioglandular, -muscular** / epitheldrüsenbezüglich, -muskelbezüglich / épithélioglandulaire, -musculaire
14815 **epithelioid** / epithelähnlich / épithélioïde
14816 **epitheliolysis** / Epithelzerfall *m* / épithéliolyse *f*
14818 **epithelioma, chorionic** / Chorionepitheliom *n* (nicht -karzinom, jedoch maligne) / chori(o-)épithéliome *m*
14819 **epithelioma, contagious** / Epithelioma contagiosum (Geflügelpocken) / épithéliome contagieux *m*
14820 **epithelioma, glandular** / Drüsenepithelgeschwulst *f* / épithéliome glandulaire *m*
14821 **epithelioma, diffuse** / Epitheliom, diffuses *n* (maligne) / épithéliome diffus *m*
14822 **epithelioma, psammous myxomatous** / Epithelioma myxomatodes psammosum (im Gehirn) / épithéliome myxomateux psammeux *m*
14823 **epitheliomatosis (epitheliomatous)** / Epitheliomatose *f* (betreffend) / épithéliomatose *f* (épithéliomateux)
14823a **epitheliosis (of the conjunctiva, desquamative)** / Epithelerkrankung (Bindehautepithelproliferation) *f* / épithéliose (desquamative de la conjonctive) *f*
14824 **epithelium** / Epithelium (Deckzellenschicht: äußere Einkleidung der Gefäße und andrer freier Oberflächen) / épithélium
14825 **epithelium, atypical** / Epithel, atypisches *n* (nicht mehr glattes [«originäres»] Scheidenepithel) / épithélium atypique *m*
14826 **epithelium, ciliated** / Flimmerepithel *n* (z.B. Uterus) / épithélium vibratile *m*
14827 **epithelium, columnar (tallprismatic)** / Zylinderepithel *n* (hochprismatisches Epithel, z.B. Gallenblase) / épithélium cylindrique *m*

14828 **epithelium of the cornea, anterior** / Epithelium anterior corneae (Epithel der Hornhaut des Auges) / épithélium antérieur de la cornée
14829 **epithelium of the crystalline lens** / Epithelium lentis (Epithel der Augenlinse, Zylinderepithel) / épithélium du cristallin
14830 **epithelium, cuboidal** / Epithel, kubisches *n* (z.B. Retinapigmentschicht) / épithélium cubique *m*
14831 **epithelium, desmoid** / Epithel, desmales *n* (Endothel) / épithélium fibreux *m*
14832 **epithelium, ectodermal** / Epithel, ektodermales *n* (Epidermis) / épithélium ectodermique *m*
14833 **epithelium, entodermal** / Epithel, entodermales *n* (z.B. Darmepithel) / épithélium entodermique *m*
14834 **epithelium (external, internal) enamel** / Schmelzepithel *n* / épithélium de l'émail (externe, interne) *m*
14835 **epithelium, follicular** / Eizellenepithel *n* (im Follikel) / épithélium folliculaire *m*
14836 **epithelium, germinal** / Keimepithel *n* (ovarii et testis) / épithélium germinal *m*
14837 **epithelium, glandular** / Drüsenepithel *n* / épithélium glandulaire *m*
14838 **epithelium, mesenchymal** / Epithel, mesenchymales *n* (z.B. Innenohr, -auge) / épithélium mésenchymal *m*
14839 **epithelium, mesodermal** / Epithel, mesodermales *n* (z.B. Sinnesepithel) / épithélium mésodermique *m*
14840 **epithelium, olfactory** / Riechepithel *n* / épithélium olfactif *m*
14841 **epithelium, pigmented** / Pigmentepithel *n* / épithélium pigmenté *m*
14842 **epithelium, protective** / Schutzepithel *n* (Oberhaut) / épithélium tégumentaire *m*
14843 **epithelium, respiratory** / Alveolarepithel *n* / épithélium alvéolaire *m*
14844 **epithelium of the semicircular duct** / Epithelium ductus semicircularis / épithélium du conduit semicirculaire
14845 **epithelium, squamous** / Schuppenepithel *n* / épithélium squameux *m*
14846 **epithelium, stratified** / Schichtepithel *n* / épithélium stratifié *m*
14847 **epithelium, tesselated (bathyprismatic)** / Plattenepithel *n* (niederprismatisches [Pflaster]epithel, z.B. Vagina) / épithélium pavimenteux *m*
14848 **epithelium, transitional** / Übergangsepithel *n* (Plattenepithel mit kubischen Zellen) / épithélium de passage *m*
14849 **epithelium of the uterine cervix** / Gebärmutterhalsepithel *n* (durch Ovulationshemmer nicht [prä]kanzerös verändert [Soost-Baier]) / épithélium du col de l'utérus *m*
14850 **epithelium/connective tissue equilibrium, disturbance of** / Epithel-Bindegewebegleichgewichtsstörung *f* (durch Störung der Leucinaminopeptidase-Verteilung [Smith]) / épithélium/tissu connectif, trouble de l'équilibration d' *m*
14851 **epithelization (epithelize)** / Epithelorganisation *f* (mit Epithel bedecken) / épithélisation *f* (épithéliser)
14852 **epithema** / Epithem *n* (Marchand: alle zelligen Deckschichten) / épithème *m*
14853 **epituberculosis** / Epituberkulose *f* (Infiltrate in Umgebung tuberkulöser Herde) / épituberculose *f*
14854 **epitympanic** / epitympanisch (über Paukenhöhle liegend) / épitympanique
14855 **epityphlitis** / Wurmfortsatzentzündung *f* / épityphlite *f*
14856 **epizoicide** / Insektenpulver *n* / épizoïcide *m*
14857 **epizoonoses (epiphytoses)** / Epizoonosen (Epiphytosen) *f* (Oberflächenschmarotzerbefall) / épizootie (épiphytie) *f*
14858 **eponychium** / Eponychium (ὄνυξ = Nagel: Nagelepithel) / éponychium
14859 **epoophoron** / Epoophoron (ᾠόν = Ei, φέρω = tragen: Nebeneierstock) / époophore
14860 **Eppinger-(Cesa) Bianchi syndrome** / Eppinger-(Cesa) Bianchi' Syndrom (Hypertrophische Leberzirrhose mit Ascites und hämolytischem Icterus) / syndrome d'Eppinger-(Cesa) Bianchi
14861 **Epstein's syndrome** / Epstein' Syndrom («Septische» Mundschleimhauterkrankung der Neugeborenen) / pseudodiphtérie d'Epstein
14862 **epulis** / Epulis *f* (οὖλις = Zahnfleisch: Zahnfleischgeschwulst) / épuli(d)e *f*
14863 **epulis, fibromatous, granulomatous** / Epulis fibromatosa, granulomatosa / épulie fibromateuse, granulomateuse *f*
14864 **epulis, gigantocellular** / Epulis gigantocellularis / épulie gigantocellulaire *f*
14865 **equal(ity of) rights for woman** / Gleichberechtigung *f* (Umkehr der Geschlechtsverhältnisse durch [sexuelle] Aktivität der Frau, Passivität des Mannes) / égalité des droits *f*
14866 **equation, chemical** / Gleichung, chemische *f* / équation chimique *f*
14867 **equator (of the eye), of the crystalline lens** / Aequator (bulbi oculi), lentis (Augapfel bzw. Linse in vordere und hintere Hälften teilend gedachte Linie) / équateur (du globe oculaire), du cristallin
14868 **equiangular** / gleichwinklig / équiangulaire
14869 **equiaxial, -distant** / äquiaxial, äquidistant (mit gleicher Achse, gleichem Abstand) / équiaxe, -distant
14870 **equicaloric** / äquikalorisch (von gleichem kalorischem Wert) / équicalorique
14871 **equil(en)in** / Equil(en)in *n* (Stutenharnfollikelhormon mit einer [zwei] Doppelbindung[en] mehr als Östron) / équil(én)ine *f*
14872 **equilibrated, -molecular** / ausgeglichen, äquimolekulär / équilibré, -moléculaire
14873 **equilibrium** / Gleichgewicht *n* (Ruhezustand eines Körpers unter Einwirkung gegebener Kräfte) / équilibre *m*
14874 **equilibrium, base-acid** / Basensäurehaushalt *m* (Einfuhr [über Nahrung(sstoff-wechsel)] und Ausfuhr [über (Vor)niere] saurer bzw. basischer Valenzen) / équilibre basacidique *m*

14875 **equilibrium, calcium** / Calciumbilanz *f* / équilibre calcique *m*
14876 **equilibrium, chemical** / Gleichgewicht, chemisches *n* (Zustand eines Systems von Stoffen, in dem nur reversible Änderungen möglich sind) / équilibre chimique *m*
14877 **equilibrium of metabolism (nutritive)** / Stoffwechselbilanz *f* / équilibre de métabolisme (physiologique) *m*
14878 **equilibrium, nitrogen (protein)** / Stickstoffbilanz *f* / balance azotée *f*
14879 **equilibrium of phases (, divariant, nonvariant, univariant)** / Phasengleichgewicht (, unvollständiges, ungleiches, vollständiges) *n* / équilibre des phases (bivariant, invariant, monovariant) *m*
14880 **equilibrium of potassium-sodium** / Kalium-Natriumausgleich *m* / équilibre de potassium-sodium *m*
14881 **equilibrium, radioactive** / Gleichgewicht, radioaktives *n* (zwischen Gliedern einer Reihe mit zeitlich konstanten Atomzahlen[verhältnissen]) / balance radioactive *f*
14882 **equilibrium, stationary** / Gleichgewicht, stationäres *n* (makroskopisch zeitunabhängiger Zustand eines physikalischen Systems, z.B. stromdurchflossener Leiter mit konstanter Temperatur) / équilibre stationnaire *m*
14883 **equilibrium, thermodynamic** / Gleichgewicht, thermodynamisches *n* (mit konstanter Temperatur und konstantem Volumen bzw. Druck) / équilibre thermodynamique *m*
14884 **equina** / Pferdepocken *f* (durch Vakzinevirus) / équine *f*
14885 **equinia (glanders)** / Maliasmus *m* (μᾶλις = Rotz: auf Menschen übertragbare Infektionskrankheit der Einhufer durch Malleomyces mallei) / morve *f* (maliasme *m*)
14886 **equipment** / Rüstzeug *n* (Ausrüstung *f*) / équipement *m*
14887 **equipotential** / äquipotential (gleichmöglich, gleichfähig, gleichgefällig) / équipotentiel
14888 **Equisetum** / Zinnkraut (Wirkstoff: Equisetonin) / Equisetum arvense (Equisetaceae)
14889 **equivalence** / Gleichwertigkeit *f* / équivalence *f*
14890 **equivalent** / Äquivalent *n* (z.B. Wärme – Arbeit) / équivalent *m*
14891 **equivalents, acid** / Säureäquivalente *n* (bei intermediärem Stoffwechsel entstehende überschüssige und gegen Basen ausgetauschte) / équivalents acides *m*
14892 **equivalent, aluminium, copper, lead** / Aluminium-, Kupfer-, Bleigleichwert *m* (AlGW, CuGW, PlGW: röntg. Schichtfilterwirkung) / équivalence d'aluminium, de cuivre, de plomb *f*
14893 **equivalents, basic** / Basenäquivalente *n* (als $-HCO_3$ ausgeschiedene überschüssige) / équivalents basiques *m*
14894 **equivalent, caloric** / Äquivalent, kalorisches *n* (Wärmewert eines Liters Sauerstoff) / équivalent calorique *m*
14895 **equivalents, gastro-intestinal** / Äquivalente, gastr(o)intestinale *n* (z.B. bei Gicht) / équivalents gastr(o-)intestinaux *m*
14896 **equivalent, glucose** / Glucoseäquivalent *n* (mit 1 Insulineinheit oxydierbare Zuckermenge) / équivalent de glucose *m*
14897 **equivalent, epileptic** Äquivalent, epileptisches *n* (Bewußtseinsstörung als Anfallersatz) / équivalent épileptique *m*
14898 **equivalent, hemicranial** / Äquivalent, hemikranisches *n* (MOEBIUS: Magenkrämpfe statt Migräne) / équivalent hémicrânien *m*
14899 **equivalent, isodynamic** / Äquivalent, isodynamisches *n* (Fett-Kohlenhydratäquivalent 1:2,3) / équivalent isodynamique *m*
14900 **equivalent, phobic** / Angstersatz *m* / équivalent phobique *m*
14901 **equivalent, toxic** / Äquivalent, toxisches *n* (1 kg Tierkörper tötende Giftmenge) / équivalent toxique *m*
14902 **equivocation** / Doppelsinnigkeit (Zweideutigkeit) *f* / équivocation *f*
14903 **era** / Ära *f* (Zeitabschnitt) / ère *f*
14904 **eradi(c)ation** / Ausstrahlung (Ausrottung) *f* / éradi(c)ation *f*
14905 **erasion** / Ausradierung *f* / érasion *f*
14906 **ERB's juvenile type of muscular dystrophy** / ERB' Syndrom (Juvenile Form der Dystrophia musculorum progressiva)/atrophie musculaire (de la) forme juvénile d'ERB
14907 **erbium (Er 68 167,2)** / Erbium (Erbium *n*) / erbium *m*
14908 **erect (stand up)** / aufrichten (, sich) / ériger (se mettre debout)
14909 **erect(ed)** / erigiert (aufrecht) / érigé (debout)
14910 **erectile** / schwellfähig (erigibel) / érectile
14911 **erection** / Aufrichtung *f* (Festwerden von Schwellkörpern) / érection *f*
14912 **erepsin** / Erepsin *n* (Fermentgemisch in Darmsaft und Pankreassekret) / éreptase *f*
14913 **erethic** / erethisch (ἐρεθίζω = reizen) / éréthique
14914 **erethism** / Reizbarkeit, gesteigerte *f* / éréthisme *m*
14915 **erethism, mercurial** / Erethismus mercurialis (gesteigerte Erregbarkeit bei Quecksilbervergiftung) / éréthisme mercuriel *m*
14916 **erethism, postencephalitic** / Erethismus postencephaliticus (Bösartigkeit nach epidemischer Encephalitis) / éréthisme postencéphalitique *m*
14917 **erg** / Erg *n* (Maßeinheit der Arbeit im cm-g-sec-System: 1 erg = 1 cm/dyn) / erg *m*
14918 **ergasiodermatoses** / Dermatosen, gewerbliche *f* / ergasiodermatoses *f*
14919 **ergasiomania** / Arbeitswut *f* (ἐργάζομαι = arbeiten) / ergasiomanie *f*
14920 **ergastoplasm** / Ergastoplasma *n* (elektronenmikrosk. auflösbares mit Ribosomen besetztes dreidimensionales Membranensystem des Zytoplasmas [BUCHER]) / ergastoplasme *m*
14921 **ergography** / Ergographie *f* (Aufzeichnung der Muskelarbeitsleistung mit Ergostat) / ergographie *f*

14922 **ergometer** / Ergometer *n* (Kraftmessungsapparatur, z.B. Fahrrad-) / ergomètre *m*
14923 **ergones (ergozymes)** / Ergone (Ergine) *n* (Wirkstoffe: Hormone + Vitamine [+ Fermente]) / ergines *f*
14924 **ergophobic** / arbeitsscheu / ergophobe
14925 **ergophore** / ergophor (ist Wirkkraft- od. -stoffträger) / ergophore
14926 **ergosoma** / Ergosom *n* (Polysom: durch mRNS zusammengehaltener Ribosomenkomplex) / polysome *m*
14927 **ergosterine** / Ergosterin *n* (Phytosterin mit Provitamin-D-Funktion) / ergostérine *f*
14928 **ergotism** / Ergotoxinvergiftung *f* (Mutterkornvergiftung mit Gangrän od. Konvulsionen od. Lähmungen [Ergotintabes]) / ergotisme *m*
14929 **ergotrophotropic** / ergotrophotrop (auf aggressive Nahrungsauslese gerichtet) / ergotrophotrope
14930 **ergotrophotropism** / Ergotrophotropismus *m* (sich primär im Kampf um Lebensvehikel äußernder Selbsterhaltungstrieb) / ergotrophotropisme *m*
14931 **ergotropic** / ergotrop (auf Durchsetzung gegenüber [feindlicher] Umwelt gerichtet) / ergotrope
14932 **erode** / erodieren (abschleifen) / éroder
14933 **erosion** / Erosion *f* («Zerstörungsarbeit von Wasser und Wind»: bis in Keimschicht reichende sekundäre Effloreszenz) / érosion *f*
14934 **erosion, labyrinthine** / Labyrinthusur *f* / arrosion labyrinthique *f*
14935 **erosion of the portio** / Portioerosion *f* (Plattenepithelzerstörung) / érosion de la portion *f*
14936 **erosion of the teeth** / Zahnerosion *f* (Fehlen des Zahnschmelzes) / érosion dentaire *f*
14936a **erotic** / erotisch (ἐρωτικός = verliebt) / érotique
14937 **eroti(ci)sm** / Erotismus *m* (krank[haft]er Sexualinstinkt) / érotisme *m*
14938 **eroticism, anal, oral** / Erotismus, analer, oraler *m* (Libidosatisfaktion in Verbindung mit Defäkation, mit Essen o.ä. Mundbetätigung, z.B. Rauchen) / érotisme anal, oral *m*
14939 **erot(ic)omania** / Erotomanie *f* (libidinöser Wahn) / hyperérosie *f*
14941 **erotics** / Erotik *f* (ἔρως = Liebe) / érotiques *f*
14942 **erotize** / erotisieren (Libido wecken) / érotiser
14943 **ero(to)genic** / ero(to)gen (Libido weckend) / éro(to)gène
14944 **erotopathy** / Erotopathie *f* (Libidostörung) / érotopathie *f*
14945 **erotophobia** / Erotophobie *f* (Libidoangst) / érotophobie *f*
14946 **errata** / Druckfehler(verzeichnis *n*) *m* / errata *m*
14947 **erratic** / (umher)irrend (wandernd, z.B. Schmerzen) / erratique
14948 **Erro bornensis** / Borna-Virus *n* (für Menschen apathogenes Pferdeenzephalitis-Virus) / erro de Borna *m*
14949 **erro, scotic** / Erro scoticus (Springseuche-Virus 0,015–0,02 μ ∅) / erro scotique *m*
14950 **erroneous** / irrtümlich / erroné
14951 **error** / Irrtum (Fehler) *m* / erreur *f*
14952 **error, dietetic** / Ernährungsfehler *m* / erreur diététique *f*
14953 **error in estimating, in measurement** / Schätzungsfehler, Meßfehler *m* / erreur d'évaluation, de mesure *f*
14954 **error, inborn** / Geburtsfehler *m* / erreur innée *f*
14955 **error, mean, probable** / Fehler, mittlerer, wahrscheinlicher *m* (röntg.) / erreur moyenne, probable *f*
14956 **error of polarity** / Polungsfehler *m* / erreur de polarité *f*
14957 **error, standard** / Standardabweichung, mittlere quadratische *f* (bei binomialer Verteilung ist die Summe der Abweichungsquadrate ($\sigma = \pm \sqrt{\frac{u}{4}}$) die kleinstmögliche [Gauss, 1819]) / erreur standard *f*
14958 **erubescent** / errötend / érubescent
14959 **eruption, bullous recurrent** / Weber-Cockayne' Syndrom (Rezidivierende Epidermolysis bullosa [an Händen und Füßen]) / épidermolyse héréditaire tardive
14960 **eruption (, cutaneous)** / Ausbruch (Hautausschlag) *m* / éruption *f*
14961 **eruptions of the hands and feet, recalcifiant pustular** / Hallopeau' Syndrom (Schubweise verlaufende Dermatose mit Pustelbildung) / acrodermatite suppurative continue de Hallopeau
14962 **eruptive** / ausbrechend / éruptif
14963 **Erwinia** / Erwinia (Baktgatt. der Enterobacteriaceae) / erwinia *f*
14964 **erysipelas** / Erysipel *n* (πέλλα = Haut: [Wund]rose durch Streptokokken) / érysipèle *m*
14965 **erysipelas, ambulant (wandering)** / Erysipelas migrans / érysipèle erratique *m*
14966 **erysipelas, bullous** / Erysipelas vesiculosum / érysipèle pustuleux *m*
14967 **erysipelas, coast** / Guatemala-Erysipel *n* (durch Onchocerca caecutiens) / érysipèle de la costa *m*
14968 **erysipelas, facial** / Gesichtsrose *f* / érysipèle facial *m*
14969 **erysipelas, gangrenous** / Erysipelas gangraenosum (genitalium) / érysipèle gangreneux *m*
14970 **erysipelas, malignant** / Erysipelas grave internum (bei Wochenbettfieber) / érysipèle malin *m*
14971 **erysipelas of newborns** / Erysipelas neonatorum (vom Nabel ausgehend) / érysipèle de nouveau-nés *m*
14972 **erysipelas, relapsing** / Rückfallerysipel *n* / érysipèle récurrent *m*
14973 **erysipelas, surgical** / Erysipelas traumaticum (von Op.- od. Impfwunden ausgehend) / érysipèle vaccinal *m*

14974 **erysipelas, zoonotic (swine)** / Erysipeloid *n* (Pseud[o]erysipelas: Rotlauf) / érysipèle phlegmoneux *m*
14975 **erysipelatous, erysipeloid** / erysipelatös, erysipelähnlich / érysipélateux, érysipéloïde
14976 **Erysipelothrix** / Erysipelothrix *f* (Baktgatt. der Corynebacteriaceae) / érysipélothrix *f*
14977 **erysipelothrix of rhusiopathy** / Erysipelothrix rhusiopathiae (E. insidiosa s. muriseptica [KOCH]: Schweinerotlauferreger) / érysipélothrix rhusiopathique *f*
14978 **erythema** / Erythema *n* (Hautröte durch Hyperämie) / érythème *m*
14979 **erythema, active, passive** / Erythem, aktives, passives *n* (durch arterielle, venöse Hyperämie) / érythème artériel, veineux *m*
14980 **erythema, arthritic** / Erythema arthriticum (Bakterien-Rattenbißkrankheit durch Haemophilus moniliformis) / érythème arthritique *m*
14981 **erythema, autumnal** / Erythema autumnale (Trombidiose) / érythème automnal *m*
14982 **erythema, caloric** / Erythema caloricum (Wärmeerythem *n*) / érythème calorique *m*
14983 **erythema, centrifugal an[n]ular** / DARIER' Syndrom (II) (Erythema anulare centrifugum) / érythème an(n)ulaire centrifuge
14984 **erythema, early** / Früherythem *n* (nach Rö-Bestrahlung mit 60% HED) / érythème précoce *m*
14985 **erythema, elevated** / Erythema elevatum et diutinum (bes. an Händen) / érythème persistant *m*
14986 **erythema, emotional; (flush of anger)** / Erythema iracundiae (Zornröte) / érythème émotif *m*
14987 **erythema of the face, permanent** / Erythema perstans faciei (Zehrrosenschwellung) / érythème permanent de la face *m*
14988 **erythema, iodic** / Joderythem *n* (bei innerer Anwendung) / érythème iodique *m*
14989 **erythema, multiform exudative** / Erythema exsudativum multiforme (E. iris: Scheibenrose) / érythème exsudatif multiforme *m*
14990 **erythema, paravaccinal** / Hautausschlag, paravakzinaler *m* (nach Pockenschutzimpfung) / érythème paravaccinal *m*
14991 **erythema, posterosive papulous** / Erythema papulosum posterosivum (Windelpocken) / érythème papuleux fessier *m*
14992 **erythema, principal** / Haupterythem *n* (nach Rö-Bestrahlung mit 100% HED) / érythème principal *m*
14993 **erythema, prodromal** / Prodromalerythem *n* (vor Variola) / érythème prodromique *m*
14994 **erythema, relapsing scarlatiniform** / Erythema scarlatiniforme recidivans (Falscher Scharlach) / érythème scarlatiniforme récurrent *m*
14995 **erythema, rheumatic an[n]ular** / Erythema anulare rheumaticum (peripher wachsende Ringelflecken bes. bei Kindern mit Gelenkrheumatismus) / érythème an(n)ulaire rhumatique *m*
14996 **erythema, solar** / Erythema solare (Sonnenbrand) / érythème solaire *m*
14997 **erythema, (STICKER's) infectious** / Exanthema variegatum (Großfleckenkrankheit) / maladie de FILATOW *f*
14998 **erythema, toxic** / Erythema toxicum (nach Arzneimitteleinnahme) / érythème toxique *m*
14999 **erythema, traumatic** / Erythema traumaticum (durch mech. od. chem. Reize) / érythème traumatique *m*
15000 **erythema, wandering chronic** / Erythema chronicum migrans (Wanderröte durch Zeckenbiß) / érythème chronique erratique *m*
15001 **erythematous, erythematoid** / erythematös, erythemähnlich / érythémateux, érythémoïde
15002 **erythemogenic** / rötend / érythémogène
15003 **erythralgia** / Erythralgie *f* (schmerzhafte Strombahnerweiterungsreaktion) / érythralgie *f*
15004 **erythrasma** / Erythrasma *n* (Zwergflechte durch Microsporon minutissimum) / érythrasme *m*
15005 **erythremia** / Erythroblastose, essentielle *f* / myélose érythroleucémique *f*
15007 **erythristic (erythrism)** / Rothaarig(keit *f*) / erythristique (érythrisme *m*)
15008 **eryth(rit)ol** / Erythrit *n* (4wertiger Alkohol in Algen und Moosen) / érythrityle *m*
15009 **erythroblast** / Erythroblast *m* (jugendlicher Erythrozyt des Knochenmarks) / érythroblaste *m*
15010 **erythroblast, basophilic, polychromatophilic, definitive** / Erythroblastenentwicklungsstadien *n* (ohne Hb, mit wenig Hb, Proerythrozyt) / érythroblaste basophile, polychromatophile, définitif *m*
15011 **erythroblastemia** / Erythroblastämie *f* (Erythroblastenüberfluß im Blut) / érythroblastémie *f*
15012 **erythroblastoma (erythroblastic)** / Erythroblastengeschwulst *f* (betreffend) / érythroblastome *m* (érythroblastique)
15013 **erythroblastopenia, acute** / Erythroblastopenie-Syndrom, akutes (Akute benigne aplastische Erythroblastenkrisen durch toxisch-allergische Noxen) / érythroblastopénie bénigne aiguë
15014 **erythroblastopenia, chronic** / DIAMOND-BLACKFAN' Syndrom (Aplastische Anämie mit Erythroblastopenie) / anémie aplastique du type JOSEPHS-DIAMOND-BLACKFAN
15015 **erythroblastopenia syndrome (of the bone marrow)** / Erythroblastopenie-Syndrom(e) (Primäre isolierte Erythroblastopenie des Knochenmarks) / syndrome d'érythroblastopénie (de la moelle osseuse)
15016 **erythroblastosis** / Morbus haemolyticus neonatorum (3 Grundformen: Anämie, Icterus, Hydrops; 2 Nebenformen: Leberzirrhose, Pankreasfibrose) / érythroblastose *f*
15017 **erythroblastosis, AB0-, Rh-** / AB0-, Rh-Erythroblastose *f* (hämolytische Fetosen) / érythroblastose AB0, Rh *f*

15018 **erythroblastosis (, reactive)** / (Erwachsenen)erythrämie (, reaktive) *f* (neoplastische Erkrankung des roten Blutbildungssystems [bei Leukämie]) / érythroblastose (réactive) *f*
15019 **erythroblastosis syndrome** / Erythroblastose-Syndrom (Erythroblastämie der Neugeborenen) / syndrome d'érythroblastémie
15020 **erythro(cata)lysis (-rrhexis)** / Erythrozytenzerfall *m* / érythro(cyto)lyse (-clasie) *f*
15021 **erythrochlorop(s)ia** / Erythrochloropsie *f* (Blaugelbblindheit) / érythrochloropie *f*
15022 **erythrochromia** / Rotfärbung *f* / érythrochromie *f*
15023 **erythroconte, -mite** / Erythrokont, Erythromit *m* (SCHILLING: stäbchenförmiges Körperchen, lichtbrechender Faden in Erythrozyten bes. bei Anämien) / érythroconte, -mite *m*
15024 **erythrocyanosis** / Erythrocyanosis crurum puellarum (Perniosis an Mädchenunterschenkeln) / érythrocyanose susmalléolaire symétrique *f*
15025 **erythrocyanosis of the mamma, progressive symmetrical** / Erythrocyanosis symmetrica progressiva mammae (Perniosis der weibl. Brüste) / érythrocyanose symétrique progressive du sein *f*
15026 **erythrocyte** / Erythrozyt *m* (Rotes Blutkörperchen, 4–5 Mio/cmm, O_2-Im-, CO_2-Exporteur) / érythrocyte *m*
15027 **erythrocyte, basophilic, orthochromatic, polychromatic** / Erythrozyt, basophiler, eosinophiler, neutrophiler *m* / érythrocyte basophile, orthochromatique, polychromatique *m*
15028 **erythrocytogenesis, -lysis** / Erythrozytenneubildung *f*, -untergang *m* ($\sim 2 \cdot 10^{11}$) / érythrocytogenèse, -lyse *f*
15029 **erythrocytometer** / Erythrozytometer *n* (Erythrozytendurchmesseranzeiger) / érythrocytomètre *m*
15030 **erythr(ocyt)uria** / Erythr(ozyt)urie *f* (Urinrotfärbung [Erythrozyten im Urin]) / érythr(ocyt)urie *f*
15031 **erythroderm(i)a** / Erythrodermie *f* (entzündliche Hautrötung und -schuppung) / érythrodermie *f*
15032 **erythrodermia [BROCQ], congenital ichthyosiform** / Erythrodermie, angeborene *f* (DARIER: maligne und benigne Form) / érythrodermie ichthyosiforme congénitale avec hyperépidermotropie *f*
15033 **erythrodermia in infants, desquamative** / LEINER' Syndrom (Erythematöse Säuglingsdermatose) / érythrodermie desquamative des nourrissons
15034 **erythrodermia syndrome** / Erythrodermie-Syndrom(e) (Unspezifische Hautentzündungen [als Zweitkrankheit]) / syndrome d'érythrodermie
15035 **erythrogenic** / erythrogen (rot[e Blutkörperchen] machend) / érythrogène
15036 **erythrogonium** / Erythrogonium *n* (Erythrozytenstammzelle im Knochenmark) / érythrogonium (hématoblaste) *m*
15037 **erythroleukoblastosis** / Erythroleukämie *f* (Leukämie + Erythrämie) / érythroleucémie *f*
15038 **erythromelalgia** / (Weir) MITCHELL' Syndrom (Neurose [?] des vegetativen Nervensystems jüngerer Menschen) / paralysie vasomotrice des extrémités
15039 **erythromelia** / HERXHEIMER' Syndrom (Zirkumskripte idiopathische Hautatrophie) / acrodermatite chronique atrophiante
15040 **erythroneocytosis** / Erythrozytenerneurung *f* / érythronéocytose *f*
15041 **erythropathies, hereditary** / Erythropathien, erbliche hämolytische *f* (konstitutionelle Erythrozytenminderwertigkeit mit verstärkter Hämolyse) / érythropathies hémolytiques *f*
15042 **erythrophages** / Erythrophagen *m* (Erythrozytenabbau einleitende Makrophagen) / érythrophages *m*
15043 **erythrophilia, -phobia** / Erythrophilie, -phobie *f* (Vorliebe für, Abneigung gegen Rot) / érythrophilie, -phobie *f*
15044 **erythrophyll** / Erythrophyll *n* (Blatt-[herbst]rot) / érythrophylle *f*
15045 **erythroplasia** / Erythroplasie *f* (umschriebene Infiltration durch intraepidermale Wucherung, z.B. an Schamlippe) / érythroplasie *f*
15046 **erythroplastid** / Erythroplastid *m* (kernloser Erythrozyt bei Säugetieren) / érythroplastide *m*
15047 **erythropoiesis** / Erythropoese *f* (Erythrozytenbildung) / érythropoïèse *f*
15048 **erythropoietin** / Erythropoetin *n* (durch Polyglobulie vermindertes, durch Aderlaß vermehrtes, zu 90% in Niere gebildetes, Erythropoese förderndes Glykoproteid mit Molgewicht zwischen 10000 und 40000) / érythropoïétine *f*
15049 **erythroprosopalgia** / Erythroprosopalgie *f* (vasodilatatorische Gesichtsneurose) / érythroprosopalgie *f*
15050 **erythrop(s)ia** / Erythropsie *f* (Rotsehen Staroperierter) / érythropsie *f*
15051 **erythrose** / Erythrose *f* (Tetrose aus Erythrit durch Oxydation) / érythrose *f*
15052 **erythrosis, pigmentary peribuccal** / Erythrose, BROCQ' *f* (rötlich-bräunliche Pigmentation der Mundregion) / érythrose péribuccale pigmentaire *f*
15053 **escharosis** / Verschorfung *f* (ἐσχάρα = Brandschorf) / escarification *f*
15054 **eschar(otic)** / Schorf(ig) *m* / escarre *f* (escarotique)
15055 **Escherichia** / Escherichia (Baktgatt. der Enterobacteriaceae) / eschérichie *f*
15056 **Escherichia coli** / Bacterium coli (innerhalb Vitamin B produzierendes, außerhalb Eiter erregendes Kolonbakterium [Varianten: mit Hämolyse, mit schleimigem Wachstum]) / colibacille *m*
15057 **Escherichia communior, freundi, acidi lactici** / Bacterium coli communior, citrovorum, acidi lactici (Escherichia-coli-Varietäten) / colibacille, variétés du *f*
15058 **esculent** / genießbar / esculent

15059 **esodic, exodic** / einwärts, auswärts (ὁδός = Weg) / ésodique, exodique
15060 **esophag(astr)ectomy (, partial)** / Ösophag(astr)ektomie (, partielle) *f* / œsophag(astr)ectomie (partielle) *f*
15061 **esophageal** / oesophagicus (ösophag[e]al) / œsophagien
15062 **esophagectasia** / Speiseröhrenerweiterung *f* / œsophagectasie *f*
15063 **esophagism** / Speiseröhrenspasmus *m* / œsophagospasme *m*
15064 **esophagitis** / Speiseröhrenentzündung *f* / œsophagite *f*
15065 **esophagitis, exfoliative** / Oesophagitis exfoliativa (mit Membranausstoßung) / œsophagite exfoliative *f*
15066 **esophagitis, peptic** / Oesophagitis peptica (in Verbindung mit Gastritis) / œsophagite pepsique *f*
15067 **esophagitis, reflux** / Refluxösophagitis *f* (durch Kardiainkontinenz) / œsophagite de reflux *f*
15068 **esophagocele** / Speiseröhrenbruch *m* / œsophagocèle *f*
15069 **esophagoduodenostomy, -jejunostomy, -enterostomy** / Ösophagoduodenostomie, -jejunostomie, -enterostomie *f* / œsophagoduodénostomie, -jéjunostomie, -entérostomie *f*
15070 **esophagodynia** / Speiseröhrenschmerzen *m* / œsophagalgie *f*
15071 **esophagogastrostomy** / Ösophagus-Magen-anastomose *f* (ohne Insuffizienzerscheinungen) / œsophagogastrostomie *f*
15072 **esophagomalacia, acidic** / Oesophagomalacia acida (postmortale Andauung der Speiseröhre durch Magensäure) / œsophagomalacie acidique *f*
15073 **esophagoplasty** / Speiseröhrenplastik *f* / œsophagoplastie *f*
15074 **esophagoplication** / Ösophagoplikation *f* (Einnähen einer Ausbuchtung in Speiseröhrenwand) / œsophagoplication *f*
15075 **esophagoptosis** / Speiseröhrenprolaps *m* / œsophagoptose *f*
15076 **esophagorrhagia** / Speiseröhrenblutung *f* / œsophagorragie *f*
15077 **esophagosalivation** / Ösophagosalivation *f* (Speichelfluß bei Speiseröhrenkrebs) / œsophagosalivation *f*
15078 **esophagoscopy** / Speiseröhrenbetrachtung *f* (mit Ösophagoskop) / œsophagoscopie *f*
15079 **esophagostenosis (-stricture)** / Speiseröhrenverengerung (, hochgradige) *f* / sténose (stricture) œsophagienne *f*
15080 **esophagotomy** / Speiseröhrenschnitt *m* (vom Magen her) / œsophagotomie *f*
15081 **esophagotomy, cervical external** / Oesophagotomia externa cervicalis (vom Hals her) / œsophagotomie antéthoracique *f*
15082 **esophagotomy, internal** / Oesophagotomia interna (Entfernung von Narben mit eingeführtem Ösophagotom) / œsophagotomie interne *f*
15083 **esophagram** / Ösophagogramm *n* (Rö-Darstellung) / œsopha(go)gramme *m*
15084 **esophagus** / Oesophagus (οἰσοφάγος = Essenträger: Speiseröhre) / œsophage
15085 **esophagus, terminal** / Speiseröhre, terminale *f* (auf ähnlichen Elementen wie das aborale Kontinenzorgan aufgebautes angiomuskuläres Verschlußsystem [STELZNER]) / œsophage terminal *m*
15086 **esophoria, exophoria** / Esophorie, Exophorie *f* (Neigung zum konvergenten, divergenten Schielen) / ésophorie, exophorie *f*
15087 **esophoric, exophoric** / esophorisch, exophorisch (nach innen, außen schielend) / ésophorique, exophorique
15088 **esophylaxis** / Esophylaxie *f* (HOFFMANN: Schutzfunktion der Haut nach innen) / ésophylaxie *f*
15089 **esoteric, exoteric** / innerlich, äußerlich (verborgen, offenbar) / ésotérique, exotérique
15090 **esotoxin** / Esotoxin *n* (inneres Gift [Auto-, Homotoxin]) / ésotoxine *f*
15091 **esprit** / Geist (Witz) *m* / esprit (bon mot) *m*
15092 **essay** / probieren (Versuch *m*) / essayer (essai *m*)
15093 **essence** / Essentia *f* (Essenz: 1. das Wesentliche, Soseinswesenheit, 2. alkoholische Lösung ätherischer Öle) / essence *f*
15095 **essential** / essentiell (wesentlich, [lebens]-wichtig) / essentiel
15096 **establishment** / Einrichtung (Gründung, Niederlassung) *f* / établissement *m*
15097 **esters** / Ester *m* (aus org. Säuren und Alkohol unter Wasseraustritt gebildet) / éther-sels *m*
15098 **ester abatement** / Estersturz *m* (BÜRGER-THANNHAUSER: Verminderung des veresterten Cholesterins bei Leberparenchymschaden) / éther-sel, chute d' *f*
15099 **esterases** / Esterasen *f* (Esterbindungen hydrolysierende Fermente, z.B. Cholinesterase, Cholesterinesterase) / estérases *f*
15100 **esterifiable** / veresterbar / éthérifiable
15101 **esterification** / Veresterung *f* / éther-sel, transformation en *f*
15102 **esterize (esterify)** / verestern / éther-sel, transformer en
15103 **esterolysis** / Ester(hydr)olyse *f* (Esterspaltung unter Wasseraufnahme) / éthérolyse *f*
15104 **esthesia** / Ästhesie *f* (Empfind[ungsvermög]en) / esthésie *f*
15105 **esthesiodermia** / Ästhesiodermie *f* (Hautempfindungsstörungen) / esthésiodermie *f*
15106 **esthesiometrie, -scopy** / Ästhesiometrie, -skopie *f* (Gefühlsintensitätenmessung, Hautsegmentempfindlichkeitsbestimmung) / esthésiométrie, -scopie *f*
15107 **esthesioneurosis, -mania** / Ästhesioneurose, -manie *f* (Gefühlsphärenstörungen) / esthésioneurose, -manie *f*
15108 **esthetic** / ästhetisch (gesundem Empfind[ungsvermög]en entsprechend) / esthétique
15109 **esthiomene** / Esthiomenos *m* (ἐσθίω = fressen: Flechte der weibl. Genitalgegend) / esthiomène *m*
15110 **estimate** / bestimmen / estimer
15111 **estimation** / (Ab)schätzung (Bestimmung labor.) *f* / estimation *f*

15112 **estimation of blood calcium** / Blutcalciumbestimmung *f* / estimation de calcium du sang *f*
15113 **estimation of lactic acid** / Milchsäurebestimmung *f* (im Blut) / estimation de l'acide lactique *f*
15114 **estimation, nonprotein nitrogen** / Reststickstoffbestimmung *f* / estimation d'azote restant *f*
15115 **estimation of potassium** / Kaliumbestimmung *f* (in Serum und Harn, flammenphoto- od. kolorimetrisch, norm. 20 mg%) / estimation de potassium *f*
15116 **estimation, quantitative protein** / Eiweißbestimmung, quantitative *f* (Albumin, Euglobulin, Fibrinogen, Gesamteiweiß, Totalglobulin) / estimation quantitative de protéine *f*
15117 **estimation, resistance** / Resistenzbestimmung *f* (von Bakterien gegen Antibiotica zwecks gezielter Chemotherapie) / estimation de résistance *f*
15118 **estimation, salt** / Kochsalzbestimmung *f* (Cl-Ionen in Körperflüssigkeiten [VOLHARD]) / estimation de chlorure sodique *f*
15119 **estimation, t-aminophenol** / N-Acetypl-p-aminophenolbestimmung *f* (im Urin als Routinemethode zur Phenacetinabususerfassung [WELCH-CONNEY-DUBACH]) / estimation d'aminophénol *f*
15120 **estimation, total nitrogen** / Gesamt-N-Bestimmung *f* / estimation d'azote total *f*
15121 **estival** / sommerlich / estival
15122 **estivation** / Ästivation *f* (Anpassung an sommerliche Verhältnisse) / estivation *f*
15123 **estrane ($C_{18}H_{20}$)** / Östran *n* (Stammkohlenwasserstoff der Östrogene) / œstrane *f*
15124 **ESTREN-DAMASHEK syndrome** / ESTREN-DAMASHEK' Syndrom (Familiäre hypoplastische Anämie des Kindesalters) / syndrome d'ESTREN-DAMASHEK
15125 **estrine** / Östrongruppe *f* (Östron, Östriol, Östradiol) / œstrine *f*
15126 **estrioluria** / Östriolausscheidung *f* (Kriterium mangelnder Plazentafunktion) / (o)estriolurie *f*
15127 **estrogen** / Östrogen *n* (wirkt trophotrop-endophylaktisch: Energiebereitstellung) / œstrogène *m*
15128 **estrogens, conjugated** / Östrogene, konjugierte *n* («weiche», aus Harn trächtiger Stuten, mit allen natürlichen, wasserlöslichen, oral wirksamen Östrogenen, bei ausgeprägten klimakterischen Ausfallerscheinungen) / œstrogènes conjugués *m*
15129 **estrogenotherapy** / Östrogentherapie *f* (zyklisch intermittierende Dauerbehandlung bei menopausaler Osteoporose [und Arteriosklerose] mit konjugierten Östrogenen in kleinen Dosen) / œstrogénothérapie *f*
15130 **estrus** / Oestrus *m* (Brunststadium zwischen Prooestrus und Metoestrus) / œstrus *m*
15131 **ethane (C_2H_6)** / Äthan *n* (einfacher KW-Stoff) / éthane *m*
15132 **ether** / Aether *m* (αἰθήρ = obere Luft: durch EINSTEIN' Konstante c [auch im atomaren Bereich?] entbehrlich gewordener «Träger elektromagnetischer Wellen» [NEWTON]) / éther *m*
15133 **ethers** / Äther *m* (Produkte der Wasserabspaltung zwischen 2 Molekülen Alkohol) / éthers *m*
15134 **ethereal, etheric** / ätherig, ätherisch / éthéré, éthérique
15135 **etherification** / Ätherifizierung *f* (Ätherbildung aus Alkohol) / éthérification *f*
15137 **etherify, etherize** / ätherifizieren, ätherisieren (Alkohol in Äther umwandeln, Äther einatmen lassen) / éthérifier, éthériser
15138 **etherism** / Äthersucht *f* / éthéromanie *f*
15138a **etherization** / Ätherisierung *f* (Ätherbeatmung) / éthérisation *f*
15139 **etherometer** / Äthermesser *m* (bei Narkose) / éthéromètre *m*
15140 **ethico(theo)logy** / Ethiko(theo)logie *f* (Lehre von der Sitte [als Religion]) / éthico-(théo)logie *f*
15140a **ethic(s)** / ethisch (Ethik *f*) / éthique (*f*)
15141 **ethics, medical** / Ethik, medizinische *f* (biologisch [ZENKER: auch menschenunwürdiges Leben erhalten] od. anthropologisch [RÖTTGEN: nur menschenwürdiges Leben erhalten] orientiert?) / éthique médicale *f*
15142 **ethmoidal** / siebbeinbezüglich / ethmoïdal
15143 **ethmoidectomy** / Siebbeinresektion *f* / ethmoïdectomie *f*
15144 **ethmoiditis** / Siebbeinhöhlenentzündung *f* / ethmoïdite *f*
15145 **ethmoidolacrimal, -maxillary, -nasal, -palatal, -sphenoid** / siebbein-tränenbeinbezüglich, -oberkiefer-, -nasenbein-, gaumenbein-, -keilbeinbezüglich / ethmoïdolacrymal, -maxillaire, -nasal, -palatal, -sphénoïdal
15146 **ethnical** / völkisch / ethnique
15147 **ethnology (-graphy)** / Rassenkunde (-beschreibung) *f* / ethnologie (-graphie) *f*
15148 **ethyl (C_2H_5–)** / Äthyl *n* (einwertiges KW-Radikal) / éthyle *m*
15149 **ethyl acetate ($CH_3COOCH_2CH_3$)** / Aethylis acetas (Äthylacetat *n*) / éthyle, acétate d' *m*
15150 **ethyl alcohol (C_2H_5OH)** / (Äthyl)alkohol *m* (Äthanol = Äthan + Alkohol) / éthanol *m*
15151 **ethyl aminobenzoate ($NH_2C_6H_4CO$ OC_2H_5)** / Aethylis aminobenzoas (Äthylaminobenzoat *n*) / éthyle, aminobenzoate d' *m*
15152 **ethyl bromide (C_2H_5Br)** / Aethylis bromidum (Äthylbromid *n*) / éthyle, bromure d' *m*
15153 **ethyl butyrate ($C_3H_7COOC_2H_5$)** / Aethylis butyras (Buttersäureäthylester *m*) / éthyle, butyrate d' *m*
15154 **ethyl chloride (CH_3CH_2Cl)** / Aethylis chloridum (Äthylchlorid *n*) / éthyle, chlorure d' *m*
15155 **ethyl cyanide (C_2H_5CN)** / Aethylis cyanidum (Äthylcyanid *n*) / éthyle, cyanure d' *m*
15156 **ethyl ether ($(C_2H_5)_2O$)** / (Äthyl)äther *m* (Aether sulfuricus = Aether per narcosi) / éther éthylique *m*

15157 **ethyl formate ($HCOOC_2H_5$)** / Aethylis formas (Äthylformiat *n*) / éthyle, formiate d' *m*
15158 **ethyl iodide (CH_3CH_2I)** / Aethylis iodidum (Äthyliodid *n*) / éthyle, iodure d' *m*
15159 **ethyl nitrate ($CH_3CH_2NO_3$)** / Aethylis nitras (Äthylnitrat) *n* / éthyle, nitrate d' *m*
15160 **ethyl nitrite ($C_2H_5NO_2$)** / Aethylis nitris (Äthylnitrit *n*) / éthyle, nitrite d' *m*
15161 **ethyl salicylate ($CH_3CH_2OCOC_6H_4OH$)** / Aethylis salicylas (Äthylsalicylat *n*) / éthyle, salicylate d' *m*
15162 **ethyl alcohol, oral administration of** / Äthylalkoholapplikation, orale *f* (bei Anacidität und Appetitlosigkeit als Kalorienquelle indiziert) / alcool éthylique, administration orale d' *f*
15163 **ethyl alcohol, parenteral administration of** / Äthylalkoholapplikation, parenterale *f* (in 3–5%igen Lösungen kombiniert mit Aminosäuren und KH als Energiequelle indiziert) / alcool éthylique, administration parentérale d' *f*
15164 **ethylamine ($C_2H_5NH_2$)** / Äthylamin *n* (Monoäthylamin) / éthylamine *f*
15165 **ethylation** / Äthylierung *f* (Einführen der Äthylgruppe [C_2H_5–] in eine chem. Verbindung) / éthylation *f*
15166 **ethylene (CH_2CH_2)** / Äthylen *n* (schweres Kohlenwasserstoffgas) / éthylène *m*
15167 **ethylene bromide (CH_2BrCH_2Br)** / Aethyleni bromidum (Äthylenbromid *n*) / éthylène, bromure d' *m*
15168 **ethylene diamine ($NH_2CH_2CH_2NH_2$)** / Äthylendiamin *n* / éthylène, diamine d' *f*
15169 **ethylene (di)chloride ($C_2H_4Cl_2$)** / Aethyleni (di)chloridum (Äthylen[di]chlorid *n*) / éthylène, (bi)chlorure d' *m*
15170 **ethylic** / äthylisch / éthylique
15171 **ethylism** / Äthylvergiftung *f* / éthylisme *m*
15172 **etiolate** / bleichen / étioler
15173 **etiolation** / Bleich(werd)en *n* (bei Lichtmangel) / étiolation *f*
15174 **etiology** / Ätiologie *f* (αἴτιος = schuldig: Lehre von den Krankheitsursachen) / étiologie *f*
15175 **etiotropic** / ätiotrop (auf [Krankheits]ursache gerichtet) / étiotrope
15176 **Eubacteriales** / Eubacteriales (Bakterienordnung III nach Bergey, 1957) / eubactériales *f*
15177 **eubiotics** / Eubiotik (Lehre vom gesunden Leben) / eubiotique *f*
15178 **eucalyptus leaves** / Folia eucalypti (globuli) (Eucalyptusblätter zu Mundwasser etc.) / eucalyptus, feuilles d' *f*
15179 **euchlorhydria, -cholia** / Euchlorhydrie, -cholie *f* (normale Magensäure-, Gallenverhältnisse) / euchlorhydrie, -cholie *f*
15180 **euchromatin** / Euchromatin *n* (aufgelokkerte Chromatinanteile) / euchromatine *f*
15181 **euchromatopsy** / Euchromatopsie *f* (Farbensehtüchtigkeit) / euchromatopsie *f*
15182 **euchylia, -chymia** / Euchylie, -chymie *f* (normale Chylus-, Chymusbildung) / euchylie, -chymie *f*
15183 **(eu)colloidity** / (Eu)kolloidität *f* ([optimaler] kolloider Verteilungsgrad einer Lösung) / (eu)colloïdité *f*
15184 **eucrasia** / Eukrasie *f* (richtige Körpersäftemischung) / eucrasie *f*
15185 **eucyesia** / Schwangerschaft, normale *f* / eugrossesse *f*
15186 **eudiaphoresis** / Schwitzen, normales *n* / eudiaphorèse *f*
15187 **eudiometer** / Eudiometer *n* (εὐδία = Windstille: Luftgütemesser) / eudiomètre *m*
15188 **eudiometry** / Eudiometrie *f* (Messung des Luft-O_2-Gehalts) / eudiométrie *f*
15189 **euergasia** / Euergasie *f* (gute psychophysische Funktion) / euergasie *f*
15190 **euergy** / Euergie *f* (ungeschwächte Widerstandskraft) / euergie *f*
15191 **euesthesia** / Euästhesie *f* (normales Empfinden) / euesthésie *f*
15192 **eugenetics** / Rassenhygiene *f* / eugénétique *f*
15193 **eugenics** / Eugenik *f* ([Wissenschaft von der] Gesamtgeburtenwohlreglung) / eugénique *f*
15194 **euglobulins** / Euglobuline *n* (echte [wasserunlösliche] Globuline) / euglobulines *f*
15195 **euglycemia** / Euglykämie *f* (normaler Blutzuckerspiegel) / euglycémie *f*
15197 **eugnathia** / Eugnathie *f* (γνάθος = Kinnbacken) / eugnathie *f*
15198 **eugnosia** / Eugnosie *f* (normales Reizaufnahmevermögen) / eugnosie *f*
15199 **eugonic** / wuchernd (γονή = Nachkommenschaft, z. B. in Bakterienkultur) / eugonique
15200 **euhypnic** / Euhypnicum *n* (physiol. Schlafinduktor) / euhypnique *m*
15201 **eukinesia** / Eukinesie *f* (normales Bewegungsvermögen) / eucinésie *f*
15202 **eulogy** / Laudatio *f* (Lobrede bes. auf einen Menschen) / panégyrique *m*
15203 **eumenorrhea** / Eumenorrhoe *f* (physiol. Menstruationsvorgänge) / euménorrhée *f*
15204 **eu(meta)bolism** / Stoffwechsel, normaler *m* / eubolisme *m*
15205 **Eumycetes** / Eumyzeten *m* (echte Pilze, II. Klasse Myzeten: mehrzelliges höheres Myzel) / eumycètes *m*
15206 **eunuch** / Kastrat *m* / eunuque *m*
15207 **eunuchism (, pituitary)** / Eunuchoidismus (, hypophysenbedingter) *m* (unvollkommene männl. Geschlechtsentwicklung) / eunuchisme (pituitaire) *m*
15208 **eupareunia** / Eupareunie *f* (παρευνία: Beischlaf ohne jede Abweichung vom physiol. Ablauf) / eupareunie *f*
15209 **Eupatorium** / Wasserhanf (Wirkstoff: Eupatorin) / Eupatorium perfoliatum (Compositae)
15210 **eupepsia** / Eupepsie *f* (gute Verdauung) / eupepsie *f*
15211 **euperistalsis** / Peristaltik, normale *f* / eupéristaltisme *m*
15212 **euphemistic** / beschönigend (εὔφημος = still, andächtig, wohllautend, löblich, günstig) / euphémique

15213 **euphenics** / Euphänik *f* (Theorie und Praxis, natürliche [nichtfunktionierende] Organe durch künstliche [funktionierende] zu ersetzen) / euphénique *f*
15214 **euphonia** / Euphonie *f* (Wohlklang der Stimme) / euphonie *f*
15215 **Euphorbia** / Wolfsmilch (Wirkstoff: Euphorbium) / Euphorbia procera (Euphorbiaceae)
15216 **euphoria** / Wohlbefinden, subjektives *n* / euphorie *f*
15217 **euphorics** / Euphorica *n* (die Stimmung hebende Pharmaca) / euphoriques *m*
15218 **Euphrasia** / Augentrost (Wirkstoff: Rhinanthin) / Euphrasia officinalis (Scrophulariaceae)
15219 **euplasia** / Euplasie *f* (proportioniertes Teilungswachstum) / euplasie *f*
15220 **euploid** / euploid (mit ausgeglichenen Chromosomen[sätzen]) / euploïde
15221 **eupnea** / Eupnoe *f* (ruhiges Atmen) / eupnée *f*
15222 **eupraxic** / bewegungskoordiniert (εὐπραξία = Gut[es]tun) / eupraxique
15223 **euproteinemia** / Euproteinämie *f* (norm. Relation der Bluteiweißfraktionen) / euprotéinémie *f*
15224 **eupyrexia** / Eupyrexie *f* (leichtes Infektionsfieber) / eupyrexie *f*
15225 **eurhythm, eusystole** / Eurhythmus, Eusystole *f* (εὔρυθμος = ebenmäßig: gesunder [Herz]rhythmus, normale Systole) / eurythme *m*, eusystole *f*
15226 **eurhythmia** / Eurhythmie *f* (STEINER' Rhythmustechnik: Gymnastik für das «Rhythmische System») / eurythmie *f*
15228 **eurhythmics** / Eurhythmica *n* (STEINER' Rhythmusmittel: Arzneien für das «Rhythmische System») / eurythmiques *m*
15229 **europium (Eu 63 152)** / Europium (Europium *n*) / europium *m*
15230 **eurycephalic, -cranial, -prosopic** / breitköpfig, -schädlig, -gesichtig (εὐρύς = breit) / eurycéphalique, -crânien, -prosopique
15231 **eurychoric, eur(y)ecic** / eurytop, eurök (sind von Standort-, von Umweltfaktoren unabhängige Lebewesen) / eurytopique, eurœcique
15232 **eu(ry)gnathic** / eu(ry)gnathisch (mit wohlgeformtem [mit breitem] Gebiß)/eu(ry)gnathe
15233 **euryhalinic, eur(y)oxybiontic** / euryhalin, euroxybiont (sind von Salz-, von Sauerstoffgehalten unabhängige Lebewesen) / euryhalinique, euroxybiontique
15234 **eur(y)opic** / europisch (mit breitem [offnem] Visus) / euryop(iqu)e
15235 **eu(ry)phagic** / eu(ry)phag (gesittet [nicht wählerisch] essend) / eu(ry)phag(iqu)e
15236 **euryphotic, eurythermic** / euryphot, eurytherm (sind gegen Licht-, gegen Wärmeschwankungen unempfindliche Lebewesen) / euryphotique, eurythermique
15237 **eurysomatic** / eurysom (breitwüchsig) / eurysomatique
15238 **euthanasia, eutocia** / Euthanasie, Eutokie *f* (leichter Tod, leichte Geburt) / euthanasie, eutocie *f*
15239 **euthetization of the myocardium** / Herzmuskeleuthetisierung *f* (Herzinfarktprophylaxe mit Strophantin nach v.KREHL) / euthétisation du myocarde *f*
15240 **euthyroidism** / Euthyreose *f* (normale Schilddrüsenfunktion) / euthyroïdisme *m*
15241 **eutocic** / eutokisch (wohlgeburtlich) / eutocique
15242 **eutopic** / eutopisch (normal gelegen) / eutopique
15243 **eutrophic** / eutrophisch (gut ernährt) / eutrophique
15244 **evacuate (evacuated, evacuating)** / ausräumen (entleert, abführend) / évacuer (évacué, évacuant)
15245 **evacuation, evacuator** / Ausräumung *f*, Ausräumer *m* / évacuation *f*, évacuateur *m*
15246 **evagination** / Evagination *f* (Ausstülpung: 1. Beseitigung einer Invagination, 2. Darmresektionsmethode) / évagination *f*
15247 **evaluate (evaluation)** / auswerten (Auswertung *f*) / évaluer (évaluation *f*)
15248 **EVANS's syndrome** / EVANS' Syndrom (Erworbene hämolytische Anämie mit nachweisbarer Autoantikörperbildung) / syndrome d'EVANS
15249 **evanescent** / (dahin)schwindend / évanescent
15250 **evaporate (evaporated, evaporating)** / evaporieren (verdampft, verdunstend) / évaporer (évaporé, évaporant)
15251 **evaporation, evaporator** / Verdunstung *f*, Verdunster *m* / évaporation *f*, évaporateur *m*
15252 **evasion** / Ausweichen *n* / évasion *f*
15253 **evening** / Abend *m* / soir *m*
15254 **event** / «Ereignis» *n* ([Erlebnis: Beobachtung einer] sichtbare[n] subatomare[n] Wechselwirkung in Blasenkammer) / év(énem)ent *m*
15255 **eventration** / Eventratio(n) *f* (Bauchorganherausnahme, -vorfall [in Bruch- od. Hängebauchform]) / éventration *f*
15256 **eventration, diaphragmatic** / Relaxatio diaphragmatica (Zwerchfellerschlaffung) *f* / éventration diaphragmatique *f*
15257 **eventual(ity)** / eventuell (Eventualität *f* = Möglichkeit eines Ereigniseintritts) / éventuel (éventualité *f*)
15258 **eversion** / Eversio *f* (Auswärtskehren *n*) / éversion *f*
15259 **eversion of the uterus** / Uteruseversion *f* / éversion de l'utérus *f*
15260 **evidence** / Evidenz *f* (evidentia = Einsicht: Erkenntnis) / évidence *f*
15261 **evident** / evident (offenbar) / évident
15262 **eviration** / Eviratio *f* (vir = Mann: paranoische Verweiblichung des männl. Charakters [KRAFFT-EBING]) / éviration *f*
15263 **eviscerate** / ausweiden / éviscérer
15264 **evisceration** / Evisceratio *f* (Ausweidung des Embryos, des Augapfels) / éviscération *f*
15265 **evocation, invocation** / Evocatio, Invocatio *f* (Beschwörung, Anrufung) / évocation, invocation *f*

15266 **evoke, invoke** / wachrufen, anrufen / évoquer, invoquer
15267 **evolution, clonal** / Evolution, klonale *f* (Entwicklung eines Klons genet.) / évolution clonale *f*
15268 **evolution, convergent, emergent** / Entwicklung, konvergente, emergente *f* (bei verschiedener Phylogenese ontogenetisch ähnlich, bei gleicher Phylogenese ontogenetisch verschieden) / évolution convergente, émergente *f*
15269 **evolution, history of (biogeny [ontogeny, phylogeny], anthropogeny)** / Entwicklungsgeschichte *f* (Biogenese [Ontogenese, Phylogenese], Anthropogenese) / évolution, histoire de l' *f* (biogenèse [ontogenèse, phylogenèse], anthropogenèse)
15270 **evolution, involution** / Evolution, Involution *f* (Entwicklung, Rückbildung) / évolution, involution *f*
15271 **evolution, organic, saltatory** / Entwicklung, organische, sprunghafte *f* ([innere] Artung, [äußere] Entartung [Mutation]) / évolution organique, saltatoire *f*
15272 **evolution, orthogenic (bathmic, determinate)** / Entwicklung, geradlinige *f* (wie erwartet, wie vor[her]gesehen) / évolution déterminée *f*
15273 **evolution, spontaneous** / Selbstentwicklung *f* (Spontangeburt einer Querlage bei günstigen Verhältnissen) / évolution spontanée *f*
15274 **evolutive (evolutivity)** / Entwicklungsfähig(keit *f*) / évolutif (évolutivité *f*)
15275 **evolve (evolute), involve (involute)** / entfalten, schrumpfen / évoluer, involuer
15276 **evulsion** / Evulsio *f* (Herausreißen *n*) / évulsion *f*
15277 **exacerbation** / Exazerbation *f* (Verschlimmerung) / exacerbation *f*
15278 **exact(itude)** / Genau(igkeit *f*) / exact(itude *f*)
15279 **exaggerate (exaggerated, exaggerating)** / übertreiben (überschätzt, steigernd) / exagérer (exagéré, exagérant)
15280 **exaggeration** / Exaggeratio *f* (Steigerung) / exagération *f*
15281 **exaltation (exalted)** / Überspanntheit *f* (exaltiert) / exaltation *f* (exalté)
15282 **exaltation, maniacal** / Wahnanfall *m* / exaltation maniaque *f*
15283 **examination** / Untersuchung *f* / examen *m*
15284 **examination, check-up** / Kontrolluntersuchung *f* / examen de contrôle *m*
15285 **examination, chemical** / Untersuchung, chemische *f* / réaction chimique *f*
15286 **examination, complete medical** / Untersuchung, gründliche ärztliche *f* / visite médicale scrupuleuse *f*
15287 **examination, cytogenetic** / Untersuchung, zytogenetische *f* (Karyotypierung an Hand von Metaphaseplatten) / examen cytogénétique *m*
15288 **examination, dark-field** / Dunkelfelduntersuchung *f* (mikrosk.) / examen sur fond noir *m*
15289 **examination, dental** / Gebißkontrolle *f* / examen des dents *m*
15290 **examination of feces** / Stuhluntersuchung *f* / examen coprologique *m*
15291 **examination of gait** / Gehprüfung *f* / examen de la marche (aveugle) *m*
15292 **examination, general** / Allgemeinuntersuchung *f* / examen général *m*
15293 **examination (inspection), physical** / Untersuchung, körperliche *f* (milit.) / examen (inspection *f*) physique *m*
15294 **examination, manual** / Untersuchung, digitale *f* / exploration digitale *f*
15295 **examination, medical** / Untersuchung, ärztliche *f* / examen médical *m*
15296 **examination, microscopic** / Untersuchung, mikroskopische *f* / examen microscopique *m*
15297 **examination, periodic health** / Untersuchung, regelmäßige ärztliche *f* / examen périodique de santé *m*
15298 **examination, post-mortem** / Untersuchung, postmortale *f* (Obduktion) / examen postmortel *m*
15299 **examination, preliminary** / Voruntersuchung *f* (Vorexamen *n*, Vorprüfung *f*) / examen préliminaire *m*
15300 **examination of pupil reaction** / Pupillenreaktionsprüfung *f* (Untersuchung der Pupillenreflexe) / examen des réactions pupillaires *m*
15301 **examination, recto-(vagino-)abdominal** / Untersuchung, Kombinierte *f* (bimanuelle) / toucher recto-(vagino-)abdominal *m*
15302 **examination of serum, residual nitrogen** / KJELDAHL' Reststickstoffbestimmung *f* (aus dem Serum: Enteiweißung, Veraschung, Destillation, Titration, Berechnung, norm. 20–40 mg%) / analyse de KJELDAHL *f*
15303 **examination, vaginal** / Scheidenuntersuchung / (manuell) / toucher vaginal *m*
15304 **examination, vital histological** / Untersuchung, vitalhistologische *f* (mit Vitalmikroskop) / examen histologique vital *m*
15305 **examination, written** / Prüfung, schriftliche *f* / (épreuves *f*) écrit(es) *m*
15306 **examination, x-ray** / Röntgenuntersuchung *f* / exploration radiologique *f*
15307 **examine (examined, examining)** / examinieren (untersucht, prüfend) / examiner (examiné, examinant)
15308 **examinee (examiner)** / Prüfling (Prüfer) *m* / candidat (examinateur) *m*
15309 **example** / Beispiel *n* / exemple *m*
15310 **exanimated** / entseelt (leblos) / exanimé
15311 **exanthema** / Exanthem *n* (ἐξανθέω = hervorblühen: hämato-, lympho- od. neurogene Hautveränderungen) / exanthème *m*
15312 **exanthema, acute** / Exanthem, akutes *n* (z.B. Erythema infectiosum) / exanthème aigu *m*
15313 **exanthema, gonorrheal** / Exanthem, gonorrhoisches *n* / exanthème gonorrhéique *m*
15314 **exanthema, morbilliform** / Exanthem, masernähnliches *n* (z.B. nach Codein) / exanthème morbilliforme *m*

15315 **exanthema of newborns, allergic** / Exanthema allergicum neonatorum / exanthème allergique des nouveau-nés *m*
15316 **exanthema (rash), drug** / Arzneiexanthem *n* (-ausschlag *m*) / exanthème médicamenteux *m* (éruption médicamenteuse *f*)
15317 **exanthematous** / exanthemisch (Hautausschlag betreffend) / exanthémateux
15318 **exanthropic** / exanthrop (außerhalb des Mensch[lich]en [Körpers]) / exanthrope
15319 **exarticulation** / Exartikulation *f* (Absetzen eines Glieds im Gelenk) / exarticulation *f*
15320 **exarticulation digital** / Fingerexartikulation *f* / exarticulation digitale *f*
15321 **exarticulation, interilio-abdominal** / «Beckenamputation» *f* / exarticulation interilio-abdominale *f*
15322 **exarticulation, pedal** / Fußexartikulation *f* / exarticulation du pied *f*
15323 **exasperation** / (V)erbitterung *f* (Ärger, Verschlimmerung) / exaspération *f*
15324 **excavate (excavated, excavating)** / aushöhlen (ausgehöhlt, aushöhlend) / excaver (excavé, excavant)
15325 **excavation** / Excavatio ([Aus]höhlung *f*) / excavation *f*
15326 **excavation of the papilla (of the optic nerve)** / Excavatio papillae (n. optici) / excavation de la papille (du nerf optique)
15327 **excavation of the papilla, pathological** / Sehnervpapillenaushöhlung, pathologische *f* (atrophische, glaukomatöse, senile) / excavation de la papille pathologique *f*
15328 **excavation, recto-uterine** / Excavatio rectouterina (zwischen Mastdarm und Gebärmutter [DOUGLAS' Raum]) / excavation recto-utérine
15329 **excavation, rectovesical** / Excavatio rectovesicalis (zwischen Mastdarm und Blase, auch beim Mann) / excavation recto-vésicale
15330 **excavation, vesico-uterine** / Excavatio vesico-uterina (zwischen Blase und Gebärmutter) / excavation vésico-utérine
15331 **excavator** / Exkavator *m* (dent.) / excavateur *m*
15332 **exceptional** / außergewöhnlich / exceptionnel
15333 **excerebration** / Excerebratio *f* (Embryotomieform) / excérébration *f*
15334 **excess (, sexual)** / Ausschweifung (, geschlechtliche) *f* / excès (sexuel) *m*
15335 **excessive(ness)** / Übermäßig(keit *f*) / excessif (excès *m*)
15337 **exchange** / Austausch *m* (austauschen) / échange *m* (échanger)
15338 **exchange, amino acids** / Aminosäurenaustausch *m* (nur möglich zwischen Triplets mit nur einem Buchstaben Unterschied, z.B. Glutaminsäure [GAA bzw. GAG] und Glycin [GGA bzw. GGG]) / échange d'acides aminés *m*
15339 **exchange, energy** / Energiewechsel *m* / énergie, échange d' *m*
15340 **exchange, gaseous** / Gasaustausch *m* / échange gazeux *m*
15341 **excision (excize)** / Exzision *f* (ausschneiden) / excision *f* (exciser)
15342 **excision, exploratory** / Probeexzision *f* / excision exploratrice *f*
15343 **excision, nail** / Nagelkeilexzision *f* (bei eingewachsenem Nagel) / excision d'un coin de l'ongle *f*
15344 **excision, wedge-shaped** / Keilexzision *f* / excision en coin *f*
15345 **excision, wound** / Wundausschneidung *f* / excision d'une plaie *f*
15346 **excitable(ness)** / Erregbar(keit *f*) / excitable (excitabilité *f*)
15347 **excitation** / Anregung *f* (Überführung eines Atoms aus seinem Grundzustand in einen [«angeregten»] Zustand höherer Energie durch Zufuhr solcher) / excitation *f*
15348 **excitation, muscle** / Muskelanregung *f* / excitation musculaire *f*
15349 **excitation, retarded, retrograde** / Erregung, verspätete, rückläufige *f* / excitation retardée, rétrograde *f*
15350 **excitation syndrome** / Exzitationssyndrom (REILLY' Erregungsphase: «Entgiftung» durch gegengiftspezif. Stimulierung der neuro-humoralen Abwehr mit kleinen Dosen) / syndrome d'excitation
15351 **excite (excited, exciting)** / anregen (angeregt, anregend) / exciter (excité, excitant)
15352 **exciter** / Erreger *m* / excitateur *m*
15353 **excito-anabolic, -catabolic** / anabolistisch, katabolistisch / excito-anabolique, -catabolique
15354 **excitometabolic** / metabolistisch (Stoffwechsel stimulierend) / excitométabolique
15355 **excitomuscular, -vascular**/muskelanregend, gefäßanregend / excitomusculaire, -vasculaire
15356 **excitosecretory** / sekretionfördernd / excitosécrétoire
15357 **exclusion** / Ausschaltung *f* / exclusion *f*
15358 **exclusive, inclusive** / ausschließlich, einschließlich / exclusif, inclusif
15359 **excochleation** / Excochleatio *f* (cochlear = Löffel: Auskratzung mit scharfem Löffel) / évidement *m*
15360 **excoriate** / wundreiben / excorier
15361 **excoriation** / Excoratio *f* (Hautabschürfung, Freilegung des Corium) / excoriation *f*
15362 **excrement** / Exkrement *n* (Ausscheidung von Kot, Harn) / excrément *m*
15363 **excrescence** / Exkreszenz *f* (Auswuchs) / excroissance *f*
15364 **excreta** / Exkrete *n* (Ausscheidungen) / excréta *m*
15365 **excrete** / entleeren / excréter
15366 **excretion** / Exkretion *f* (äußere Sekretion) / excrétion *f*
15367 **excretion valves** / Exkretionsventile *n* (renale Entwäßrung, intestinale Entschlackung, pulmonale Entgasung, dermale Entlüftung) / excrétions, valves d' *f*
15368 **excretory** / excretorius (ausscheidend) / excrétoire
15369 **excursion** / Ausflug *m* (auch bildl.) / excursion *f*

15370 **excurvature** / Auskurvung *f* / excourbure *f*
15371 **execute** / verrichten (vollstrecken) / exécuter
15372 **execution** / Ausführung *f* / exécution *f*
15373 **exempli gratia (e.g.)** / Beispiel, zum (z.B.) / exemple, par (p.ex.)
15374 **exencephalon** / Exencephalus *m* (Mißgeburt mit Gehirn außerhalb des Schädels) / exencéphale *m*
15375 **exenteration** / Exenteratio(n) *f* (op. zeitweise Eingeweidevorverlagerung) / exentération *f*
15376 **exenteration of the eyeball, of the orbit** / Exenteratio bulbi, orbitae (Augapfelinhalt-, Augenhöhleninhaltentfernung) / exentération du bulbe oculaire, de l'orbite *f*
15377 **exenteration, pelvic** / Beckeninhaltausräumung *f* / exentération pelvienne *f*
15378 **exenteration of the skull** / Exenteratio cranii (u.U. durch Nahschuß) / exentération du crâne *f*
15379 **exercise(s)** / üben (Übungen *f*) / exercer (exercices *m*)
15380 **exercise, active, passive, resistant** (Bewegungs)übung, aktive, passive, resistente *f* / exercice actif, passif, résistant *m*
15381 **exercises, bodily** / Leibesübungen *f* / exercices physiques (corporels) *m*
15382 **exercise, corrective** / Korrektionsübung *f* / exercice correctif *m*
15383 **exercise, crawling, walking** / Kriechübung, Gehübung *f* / exercice de reptation, de marche *m*
15384 **exercises, free (outdoor)** / Frei(luft)-übungen *f* / exercices libres (en plein air) *m*
15385 **exercises, pendular** / Pendelübungen *f* (ohne Gelenkbelastung) / exercices pendulaires *m*
15386 **exercises, postural** / Haltungsübungen *f* / exercices d'attitude *m*
15387 **exercises, spiritual** / Übungen, geistige *f* / exercices spirituels (psychiques) *m*
15388 **exercises, (static) muscular** / Muskelübungen (, statische) *f* / exercices musculaires (statiques) *m*
15389 **exercises, underwater** / Unterwasserbewegungen *f* / exercices sous l'eau *m*
15390 **exeresis** / Ex(h)airese *f* (ἐξαίρεσις = Herausnahme: [Nerven]extraktion) / exérèse *f*
15391 **exergonic** / exergonisch (Energie nach außen abgebend) / exergonique
15392 **exethoresis (synneuric existence)** / Exethorese *f* (ἐκθρῴσκω = hervorspringen [des Somato- aus dem Dematosynneuron]: «Reizexistenz») / exéthorèse *f* (existence synneurique)
15393 **exfoliation** / Exfoliatio(n) *f* (allmähliche Abstoßung abgestorbener Teile) / exfoliation *f*
15394 **exfoliat(iv)e** / abblättern (abschilfernd) / exfolier (exfoliant)
15395 **exhalation** / Exhalatio *f* (Ausdünstung) / exhalation *f*
15396 **exhaust (exhausted, exhausting)** / ausströmen (ausgepumpt, erschöpfend) / épuiser (épuisé, épuisant)
15397 **exhauster** / Entlüfter *m* / exhausteur *m*
15398 **exhaustion** / Exhaustio *f* (haurire = schöpfen: Erschöpfung) / exhaustion *f*
15399 **exhaustion, nervous** / BEARD' Syndrom (Durch Erschöpfung erworbene allgemeine «Nervenschwäche») / épuisement nerveux
15400 **exhibit(ion)** / ausstellen (Ausstellung *f*) / exhiber (exhibition *f*)
15401 **exhibitioner** / Stipendiat *m* / boursier *m*
15402 **exhibitionism** / Exhibitionismus *m* (geschlechtliche Befriedigung durch öffentliches Zeigen der Geschlechtsteile) / exhibitionnisme *m*
15403 **exhilarating** / erheiternd / exhilarant
15404 **exhortation** / Aufmunterung *f* / exhortation *f*
15405 **exhume** / ausgraben (von Leichen) / exhumer
15406 **exigency (exigent)** / Notstand *m* (anspruchsvoll) / exigence *f* (exigeant)
15407 **exiguous (exiguity)** / Geringfügig(keit *f*) / exigu(ïté *f*)
15408 **exist (existed, existing)** / existieren (vorhanden, bestehend) / exister (existé, existant)
15409 **existence** / Existentia *f* (Existenz: das Wirkliche, Daseinswirklichkeit) / existence *f*
15410 **existence, duplicated** / Doppelexistenz *f* / vie dédoublée *f*
15411 **existence (subsistence) minimum** / Existenzminimum *n* / existence, minimum nécessaire à l' *m*
15412 **existent(ial)** / existent (die Existenz betreffend) / existant (existentiel)
15413 **existentials, human** / Existentiale, menschliche *n* (Liebe [BINSWANGER], Sorge [HEIDEGGER], Humor [FRANKL]) / existentiels humains *m*
15414 **exitus** / Exitus *m* (klin. Tod) / sortie *f*
15415 **exitus, lethal** / Exitus letalis (tödlicher Ausgang [einer Krankheit]) / sortie lét(h)ale *f*
15416 **exitus of the pelvis** / Exitus pelvis (Beckenausgang *m*) / détroit inférieur *m*
15417 **exit-wound** / Ausschuß *m* (Geschoßaustritt) / sortie, point de *m*
15418 **exocardiac** / exokardial (außerhalb des Herze[n]s) / exocardiaque
15419 **exocoelom(a)** / Magmaraum *m* (embr.) / exocœlome *m*
15420 **exogamy** / Exogamie *f* (Vereinigung artfremder Geschlechtszellen [Auszucht]) / exogamie *f*
15421 **exohysteropexy** / Exohysteropexie *f* (extraperitonäale Verlegung und Anheftung der Gebärmutter an Bauchwand) / exohystéropexie *f*
15422 **exomphalos** / Exomphalus *m* (Nabelvorstülpung bei Hernie) / exomphale *m*
15423 **exopeptidases** / Exopeptidasen *f* (endständige Aminosäuren einer Peptidkette angreifende proteolytische Fermente) / exopeptidases *f*
15424 **exophthalmometer** / Exophthalmusgradmesser *m* (HERTEL) / exophtalmomètre *m*

15425 **exophthalmos** / Exophthalmus *m* (Augapfelvordrängung mit -bewegungsbehinderung) / exophtalmie *f*
15426 **exophthalmos, intermittent** / Exophthalmus, intermittierender *m* (durch orbitale Venektasien) / exophtalmie intermittente *f*
15427 **exophthalmos, malignant** / Exophthalmus, maligner *m* (bei Morbus Basedowi) / exophtalmie maligne *f*
15428 **exophthalmos, paralytic** / Exophthalmus paralyticus (durch M.-rectus-Lähmung) / exophtalmie paralytique *f*
15429 **exophthalmos, pulsating** / Exophthalmus, pulsierender *m* (z.B. bei Aneurysma der A. ophthalmica) / exophtalmie pulsative *f*
15430 **exophthalmos, relapsing** / Exophthalmus, rezidivierender *m* (z.B. bei Schädelmißbildung) / exophtalmie récidivante *f*
15431 **exophthalmos, traumatic** / Exophthalmus, traumatischer *m* (nach Verletzung der A. carotis interna) / exophtalmie traumatique *f*
15432 **exorbitant** / maßlos / exorbitant
15433 **exorcism** / Geisterbeschwörung *f* / exorcisme *m*
15434 **exosmotic, endosmotic** / exosmotisch, endosmotisch (von höherer zu geringerer, von geringerer zu höherer Konzentration) / exosmotique, endosmotique
15435 **exosphere** / Exosphäre *f* (oberste Atmosphärenschicht) / exosphère *f*
15436 **exosporium** / Exosporium *n* (äußere Sporenschicht) / exosporium *m*
15437 **exostoses, multiple cartilaginous** / Dyschondroplasie *f* / enchondromes multiples *m*
15438 **exostosis** / Exostose *f* (von Knochenoberfläche ausgehender Auswuchs) / exostose *f*
15439 **exostotic** / exostotisch (Exostose betreffend) / exostotique
15440 **exothermic** / exotherm (ist Wärme abgebende Reaktion mit positiver Tönung) / exothermique
15441 **exotic** / fremdländisch / exotique
15442 **exotoxins** / Exotoxine *n* (von Bakterien abgesonderte thermolabile eiweißartige Gifte) / exotoxines *f*
15443 **expansible (expansive)** / expansibel (ausbreitend) / expansible (expansif)
15444 **expansion, expansivity** / Expansion, Ausbreitungsfähigkeit *f* / expansion, expansivité *f*
15445 **expart** / Expartus *m* (über Termin hinaus getragener Foetus) / expartus *m*
15446 **expect (expected, expecting)** / erwarten (erwartet, erwartend) / espérer (espéré, espérant)
15447 **expectancy (, life)** / Aussicht (Lebenserwartung) *f* / expectance (espérance de vie) *f*
15448 **expectorate (expectoration)** / aushusten (Auswurf *m*) / expectorer (expectoration *f*)
15449 **expedient (expedition)** / zweckmäßig (Beförderung *f*) / expedient (expédition *f*)
15450 **expeditious** / rasch (speditiv) / expéditif
15451 **expellation** Expellatio *f* (Entlassung [eines Kranken]) / expellation *f*
15452 **experiment to hold one's breath** / Atemanhalteversuch *m* (norm. mindestens 30 Sek. ohne Dyspnoe) / expérience de retenir sa respiration *f*
15453 **experiment, nicotylamide** / Nicotinsäureamidversuch *m* (zur DD zwischen org. bedingter Kreislaufstörung und konstitutioneller -dystonie) / expérience de niacinamide *f*
15454 **experiment, orthostatic** / Stehversuch *m* (SCHELLONG' Kreislauffunktionsprüfung) / expérience orthostatique *f*
15455 **experiments, result of** / Versuchsergebnis *n* / expériences, résultat des *m*
15456 **experimental** / experimentell / expérimental
15457 **experimentalize** / experimentieren (vermutete Sachverhaltzusammenhänge als bestehende dar[zu]stellen [versuchen]) / expérimenter
15458 **experimentation (experiment)** / Versuch(sanordnung *f*) *m* / expérimentation (expérience) *f*
15459 **experimentation on animals** / Tierversuch *m* / expérimentation (faite) sur des animaux *f*
15460 **experimentation, check (crucial)** / Kontrollversuch *m* (Experimentum crucis) / expérimentation de contrôle (cruciale) *f*
15461 **experimentation, laboratory** / Laboratoriumsversuch (in vitro) *m* / expérimentation laboratoire *f*
15462 **experimentation, preliminary** / Vorversuch *m* / expérimentation préliminaire *f*
15463 **expert(ise)** / fachkundig(es Urteil *n*) / expert(ise *f*)
15464 **expertize** / begutachten / expertiser
15465 **expiration** / Ausatmung (Ausdruck der Entspannung) / expiration *f*
15466 **expiration pressure** / Exspirationsdruck *m* (in mm Quecksilbersäule zur Bestimmung des KPI) / expiration, pression d' *f*
15467 **expiratory (expire)** / exspiratorisch (aushauchen) / expiratoire (expirer)
15468 **expirium** / Exspirium *n* (Ausatmungsphase) / expirium *m*
15469 **expirium, prolongated** / Exspirium prolongatum (bei Bronchialkatarrh) / expirium prolongé *m*
15470 **explanation** / Auslegung *f* / explanation *f*
15471 **explantation** / Explantation *f* (ROUX' Gewebekultur) / explantation *f*
15472 **explicable, explicative** / erklärbar, erklärend / explicable, explicatif
15473 **explicate** / explizieren (plica = Falte) / expliquer
15474 **explication** / Erläuterung *f* / explication *f*
15475 **exploitation** / Ausnutzung *f* / exploitation *f*
15476 **exploration** / Erforschung (Befragung) *f* / exploration *f*
15477 **exploration, psychosocial** / Exploration, psychosoziale *f* (z.B. bei Alkoholentziehungskur) / exploration psychosociale *f*
15478 **explore (explored, exploring)** / erforschen (geforscht, forschend) / explorer (exploré, explorant)

15479 **explorer** / Erforscher *m* / explorateur *m*
15480 **exploring needle (paper, probe)** / Untersuchungsnadel *f* (-papier *n*, -sonde *f*) / aiguille exploratrice *f* (papier explorateur *m*, sonde exploratrice *f*)
15481 **explosion** / Sprengung *f* / explosion *f*
15482 **exponent** / Exponent *m* (1. Vertreter einer Idee od. Sache, 2. math. Hochzahl) / exposant *m*
15483 **exponent, hydrogen** / Wasserstoffexponent *m* (p_H : neg. dekadischer Logarithmus der Wasserstoffionenkonzentration ($[H^+] = 10^{-7}$; $\log [H^+] = -7$; $-\log [H^+] = 7$)) / exposant hydrogène *m*
15484 **expose (exposed, exposing)** / exponieren (bloßgelegt, enthüllend) / exposer (exposé, exposant)
15485 **exposition** / Exposition *f* (i. G. z. [endogener] Disposition das Gesamt der exogenen [Krankheits]bedingungen) / exposition *f*
15486 **exposition, professional benzol** / Benzolexposition, berufliche *f* (kann zu Chromosomenaberrationen als Indikatoren einer Myeloblastenleukämie führen) / inhalation professionnelle de benzol *f*
15487 **express** / (her)ausdrücken / exprimer
15488 **expressible, the** / Ausdrückbare, das / exprimable, l'
15489 **expression** / Auspressung *f* (Ausdruck *m*) / expression *f*
15490 **expressive, expressionless** / ausdrucksvoll, ausdrucklos / expressif, sans expression
15491 **expressivity** / Expressivität *f* (Ausdrucksfülle, genet. Ausprägungsgrad) / expressivité *f*
15492 **expulsion** / Expulsion *f* (Austreibung tokol.) / expulsion *f*
15493 **expulsion (retention) of the placenta** / Plazentaausstoßung (, verzögerte) *f* / expulsion (rétention) du placenta *f*
15494 **expulsive** / vertreibend / expulsif
15495 **exquis** / ausgezeichnet / exquisite
15497 **exsanguinate** / ausbluten / saigner, cesser de
15498 **exsanguineous (exsanguination)** / ausgeblutet (Ausblutung *f*) / exsanguin(ation *f*)
15499 **exsanguinotransfusion (blood exchange)** / (Blut)austauschtransfusion *f* (weitgehender Ersatz des Empfängerbluts durch Spenderblut) / exsanguinotransfusion (transfusion substitutive) *f*
15500 **exsiccate (exsiccated, exsiccating)** / austrocknen (ausgetrocknet, austrocknend) / dessécher (desséché, desséchant)
15501 **exsiccosis** / Exsikkose *f* (Austrocknung bei Hyperemesis gravidarum) / exsiccose *f*
15502 **exsuction** / Exsucatio *f* (Aussaugung) / exsuccation *f*
15503 **exsufflation** / Exsufflation *f* (Körperhöhlenentlüftung mittels Exsufflator) / exsufflation *f*
15504 **exsufflator** / Entlüftungsapparat *m* / exsufflateur *m*
15505 **extend** / ausstrecken / étendre
15506 **extensible (extensibility)** / (Aus)streckbar(keit *f*) / extensible (extensibilité *f*)
15507 **extension** / Extension *f* (Ausstreckung: Zug bei Frakturen u. ä.) / extension *f*
15508 **extensions** / Streckungen *f* (Wachstumsperioden: erste 5.–7., zweite 11.–15. Lebensjahr) / extensions *f*
15509 **extension, nail** / Nagelextension *f* (zur Beseitigung stärkerer Frakturenverkürzungen) / extension à la broche *f*
15510 **extension, wire** / Drahtextension *f* (Klapp-Kirschner) / extension par fil métallique *f*
15511 **extensive** / ausgestreckt (umfassend) / extensif
15512 **extenuate** / entkräften / exténuer
15513 **exteriorize** / exteriorisieren (vergegenständlichen, psych. «veräußerlichen» i. S. v. objektivieren) / extérioriser
15514 **extermination** / Vertilgung *f* / extermination *f*
15515 **extern, intern** / Externer, Interner *m* (Assistent) / externe, interne *m*
15516 **exteroceptive** / exterozeptiv (Reizempfangs- und -erfolgsorgan nicht identisch: Fremdreflex, z. B. Pupillenreflex) / extéroceptif
15517 **extero(re)ceptors** / Extero(re)zeptoren *m* (Rezeptoren mit zentripetaler Reizleitung bei exterozeptiven Reflexen) / extéro(ré)cepteurs *m*
15518 **extinction** / Extinktion *f* (extinguere = auslöschen) / extinction *f*
15519 **extinctive** / vernichtend / extinctif
15520 **extirpate** / exstirpieren (stirps = Stamm) / extirper
15521 **extirpation** / Exstirpatio(n) *f* (völlige Entfernung) / extirpation *f*
15522 **extirpation of the inguinal glands** / Leistendrüsenausräumung *f* / extirpation des glandes inguinales *f*
15523 **extraagglutinins** / Extr(a)agglutinine *n* / agglutinines irrégulières *f*
15524 **extraapical** / extr(a)apikal (neben Zahnwurzelspitze) / extraapical
15525 **extraarticular, intraarticular** / extr(a)artikulär, intr(a)artikulär (außerhalb, innerhalb eines Gelenks) / extraarticulaire, intraarticulaire
15526 **extraauricular, -ventricular** / extraaurikulär, -ventrikulär / extraauriculaire, -ventriculaire
15527 **extrabronchial, intrabronchial** / extrabronchial, intrabronchial / extrabronchique, intrabronchique
15528 **extrabulbar** / extrabulbär (außerhalb Medulla oblongata resp. Augapfel) / extrabulbaire
15529 **extracapsular, -cavitary, -cystic, -fistular, -follicular** / extrakapsulär, -kavitär, -zystisch, -fistulär, -follikulär (außerhalb Kapsel, Höhle, Zyste, Fistel, Follikel) / extracapsulaire, -cavitaire, -kystique, -fistulaire, -folliculaire
15530 **extracellular, intracellular** / extrazellulär, intrazellulär / extracellulaire, intracellulaire
15531 **extracerebral, intracerebellar** / extrazerebral, intrazerebellär / extracérébral, intracérébelleux
15532 **extrachromosome** / Extrachromosom *n* (unpaares bzw. überzähliges) / extrachromosome *m*

15533 **extrachromosomes** / Extrachromosomen *n* (über 46 hinausgehende) / extrachromosomes *m*
15534 **extrachromosome Y** / Extrachromosom Y *n* (bei Kriminellen über 180 cm signifikant häufiger festgestellt) / extrachromosome Y *m*
15535 **extracorporeal (-corpuscular)** / (blut)körper(chen)außerhalb / extracorporel (-corpusculaire)
15536 **extracranial, intracephalic** / extrakranial, intrazephal / extracrânien, intracéphalique
15537 **extract** / Extractum *n* (durch Eindampfen konzentrierter, d.h. von [unwirksamen] Ballaststoffen befreiter, in Äther, Alkohol od. Wasser gelöster Pflanzenstoff) / extrait *m*
15538 **extract, adrenocortical** / NNR-Extrakt *m* / extrait adrénocortical *m*
15539 **extract, aloe** / Aloes extractum (Aloeextrakt *m*) / extrait d'aloès *m*
15540 **extract of apples, ferrated** / Apfeleisenextrakt *m* / extrait de fer pommé *m*
15541 **extract, belladonna (leaves)** / Belladonnae (foliarum) extractum (Tollkirschen[blätter]extrakt *m*) / extrait (de feuilles) de belladone *m*
15542 **extract, colocynthis** / Colocynthidis extractum (Citrullus Colocynthis) / extrait de coloquinte *m*
15543 **extract, condurango liquid** / Condurango (corticis) extractum fluidum (Marsdenia Condurango) / extrait fluide de condurango *m*
15544 **extract, dry** / Extractum siccum (trockner) / extrait sec *m*
15545 **extract, ethereal** / Aetheris extractum (Ätherauszug *m*) / extrait éthéré *m*
15546 **extract, fluid** / Extractum liquidum (flüssiger) / extrait liquide (fluide) *m*
15547 **extract, ipecacuanha** / Ipecacuanhae extractum (Ipecacuanhaextrakt *m*) / extrait d'ipécacuanha *m*
15548 **extract, licorice root** / Glycyrrhizae extractum (Süßholzrindenextrakt *m* [Lakritzen]) / extrait de réglisse *m*
15549 **extract, liver** / Leberextrakt *m* / extrait de foie *m*
15550 **extract, male fern** / Filicis extractum (Farnkrautwurzelextrakt *m*) / extrait de fougère *m*
15551 **extract, malt** / Malzextrakt *m* / extrait de malt *m*
15552 **extract, meat** / Fleischextrakt *m* / extrait de viande *m*
15553 **extract, nux vomica** / Nucis vomicae extractum (Brechnußextrakt *m*) / extrait de noix vomique *m*
15554 **extract, oleoresin** / Resinae essentiae extractum (Harzextrakt, ätherischer *m*) / extrait éthéré d'une résine *m*
15555 **extract, opium** / Opii extractum (Opiumextrakt *m*) / extrait d'opium *m*
15556 **extract, oxgall** / Ochsengallextrakt *m* / extrait de bile de bœuf *m*
15557 **extract, pine needles** / Pini silvestris extractum (Fichtennadelextrakt *m*) / extrait d'aiguilles de pin *m*
15558 **extract, pollen** / Blütenstaubextrakt *m* / extrait de pollen *m*
15559 **extract, rhamnus frangula** / Frangulae (corticis) extractum (Faulbaum[rinden]-extrakt *m*) / extrait fluide de bourgène *m*
15560 **extract, rhubarb** / Rhei extractum (Rhabarberextrakt *m*) / extrait de rhubarbe *m*
15561 **extract, saffron** / Safranextrakt *m* / extrait de safran *m*
15562 **extract, senega** / Senegae extractum (Senegaextrakt *m*) / extrait de sénéga *m*
15563 **extract, soft** / Extractum ordinarium (dünner) / extrait mou *m*
15564 **extract, solid** / Extractum spissum (dicker) / extrait ferme *m*
15565 **extract, squill** / Meerzwiebelextrakt *m* / extrait de scille *m*
15566 **extract, thyme** / Thymi extractum (Thymusextrakt *m*) / extrait de thym *m*
15567 **extract, yeast** / Faecis extractum (abgetötete Hefezellen) / extrait de levure *m*
15568 **extractable, extractive** / ausziehbar, ausziehend / extractible, extractif
15569 **extract(ion)** / Ausziehen (*n*) (chir., chem.) / extraire (extraction *f*)
15570 **extraction with conjunctival flap** / Lappenextraktion *f* (Linsenentfernung mit Bindehautlappenbildung) / extraction avec lambeau conjonctival *f*
15571 **extraction with conjunctival flap, extra-, intracapsular** / Lappenextraktion, extra-, intrakapsuläre *f* (ohne, mit Kapsel) / extraction extra-, intracapuslaire avec lambeau conjonctival *f*
15572 **extraction of the crystalline lens** / Linsenextraktion *f* (Starop.) / extraction du cristallin *f*
15574 **extraction, half** / Extraktion, halbe *f* (Manualhilfe tokol.) / extraction demie *f*
15575 **extraction, iron** / Enteisenung *f* / déferrage *m*
15576 **extraction, linear** / Linearextraktion *f* (Starop. bei jugendlichem Auge [GRAEFE]) / extraction linéaire *f*
15577 **extraction, nail** / Nagelextraktion *f* / extraction d'un ongle *f*
15578 **extraction, whole** / Extraktion, ganze *f* (manuelle tokol.) / extraction entière *f*
15579 **(ex)tractor** / (Aus)zieher *m* / (ex)tracteur *m*
15580 **extraesophageal, intraesophageal** / extraösophageal, intraösophageal / extraœsophagien, intraœsophagien
15581 **extraglandular, intraglandular** / extraglandulär, intraglandulär / extraglandulaire, intraglandulaire
15582 **extrahepatic, intrahepatic** / extrahepatisch, intrahepatisch / extrahépatique, intrahépatique
15583 **extramedullary, -pyramidal** / extramedullär, -pyramidal (außerhalb Medulla, Pyramidenbahnen) / extramédullaire, -pyramidal
15584 **extrameningeal, intrameningeal** / extrameningeal, intrameningeal / extraméningé, intraméningé
15585 **extramural** / extramural (außerhalb Hohlraumwand) / extramural

15586 **extrapelvic, intrapelvic** / beckenaußerhalb, -innerhalb / extrapelvien, intrapelvien
15587 **extra(peri)cardiac, intra(peri)cardiac** / extra(peri)kardial, intra(peri)kardial (außerhalb, innerhalb Herz[beutel]) / extra-, intracardiaque (extra-, intrapéricardique)
15588 **extraperi(to)neal** / extraperineal (extraperitonäal) / extrapéri(to)néal
15589 **extraplacental, intraplacental** / extraplazentär, intraplazentär / extraplacentaire, intraplacentaire
15590 **extrapolate** / extrapolieren (z.B. Tierversuchsergebnisse auf menschliche Bereiche übertragen) / extrapoler
15591 **extrapolation** / Extrapolatio *f* (= Auslagerung: Funktionsendwertausdehnung) / extrapolation *f*
15592 **extraprostatic, intraprostatic** / extraprostatisch, intraprostatisch (außerhalb, innerhalb Prostata) / extraprostatique, intraprostatique
15593 **extrasystoles (, auricular, auriculoventricular, ventricular)** / Extrasystolen (, aurikuläre, aurikuloventrikuläre, ventrikuläre) *f* (verfrühte [nervöse] Herzkontraktionen) / extrasystoles (auriculaires, auriculoventriculaires, ventriculaires) *f*
15594 **extrasystole, fibrillating** / Extrasystole, fibrillierende *f* (in die «vulnerable Phase» [aufsteigender T-Schenkel der vorausgegangenen Aktion] einfallende Kammerextrasystole [BÜCHNER-EFFERT]) / extrasystole fibrillante *f*
15595 **extrasystoles, interpolate** / Extrasystolen, interpolierte *f* (zwischen normalen Systolen ohne folgende kompensatorische Pausen) / extrasystoles interpolées *f*
15596 **extrasystoles, supraventricular** / Extrasystolen, supraventrikuläre *f* (mit sinaurikulären Blockierungen kombiniert von verstärktem fibrillierendem Effekt) / extrasystoles supraventriculaires *f*
15597 **extrasystoles, ventricular** / Extrasystolen, ventrikuläre *f* (mit Vorzeitigkeitsindex unter 1 und normaler [verlängerter] QT-Dauer Hauptindikation für Antiarrhythmica bes. β-Rezeptorenblocker [für Sympathicomimetica] [BÜCHNER-EFFERT])/ extrasystoles ventriculaires *f*
15598 **extratracheal, intratracheal (endo-)** / extratracheal, intratracheal (endo-) / extratrachéal, intratrachéal (endo-)
15599 **extratubal, intratubal** / extratubal, intratubar (außerhalb, innerhalb Eileiter) / extratubaire, intratubaire
15600 **extratympanic, intratympanic** / extratympanisch, intratympanisch (außerhalb, innerhalb Paukenhöhle) / extratympanique, intratympanique
15601 **extrauterine, intrauterine** / extrauterin, intrauterin / extra-utérin, intra-utérin
15602 **extravagance** / Extravaganz *f* (Verstiegenheit) / extravagance *f*
15603 **extravaginal, intravaginal** / extravaginal, intravaginal / extravaginal, intravaginal
15604 **extravasate** / Extravasat *n* (aus Gefäß in Gewebe ausgetretene Flüssigkeit) / extravasat *m*
15605 **extravasation** / Extravasatio(n) *f* (Austritt eines Extravasats) / extravasation *f*
15606 **extravascular, intravascular** / extravaskulär, intravaskulär ([blut]gefäßaußerhalb, -innerhalb) / extravasculaire, intravasculaire
15607 **extraversion** / Extraversion *f* (JUNG: positive Objektbeziehung des Subjekts durch Auswärtswendung der Libido) / extraversion *f*
15608 **extravert, introvert** / extravertiert, introvertiert (nach außen gekehrt, nach innen gerichtet) / extraverti, introverti
15609 **extravisual** / extravisuell (nicht im Gesichtfeld) / extravisuel
15610 **extreme** / äußerst (Extrem *n*) / extrême (*m*)
15611 **extremist** / Maßloser *m* (Über- od. Untertreiber) / extrémiste *m*
15612 **extremity** / Extremitas (Äußerstheit, Ende *n*) / extrémité *f*
15613 **extremity, acromial and sternal** / Extremitas acromialis et sternalis (Schulterblatt- und Brustbeinende des Schlüsselbeins) / extrémité acromiale et sternale
15614 **extremity (of the kidney), inferior and superior** / Extremitas inferior et superior (renis) / extrémité inférieure et supérieure (du rein)
15615 **extremity osteochondrodystrophy syndrome**/ SILFVERSKIÖLD' Syndrom (Atypische Chondrodysplasie) / dystrophie spongieuse épiphysaire systématisée (GHIMUS)
15616 **extremity (of the spleen), anterior and posterior** / Extremitas anterior et posterior (lienis) / extrémité antérieure et postérieure (de la rate)
15617 **extremity (of the testicle), inferior and superior** / Extremitas inferior et superior (testis) / extrémité inférieure et supérieure (du testicule)
15618 **extremity, tubal and uterine** / Extremitas tubaria et uterina (Tuben- und Gebärmutterende des Eierstocks) / extrémité tubaire et utérine
15619 **extrinsic, intrinsic** / außerhalb, innerhalb (von außen, von innen wirkend) / extrinsèque, intrinsèque (ex-, intrinsécoïde)
15620 **extrospection** / Extrospectio *f* (krankhafte Selbstbeobachtung) / extrospection *f*
15621 **exuberancy** / Exuberanz *f* (Überschwenglichkeit) / exubérance *f*
15622 **exuberant** / exuberans (stark wuchernd) / exubérant
15623 **exudate** / Exsudat *n* (entzündliche Ausschwitzung von Flüssigkeit mit Blut- und Lymphzellmaterial) / exsudat *m*
15624 **exudate, serous** / Exsudat, seröses *n* (wäßriger Erguß z.B. in Pleurahöhle) / exsudat séreux *m*
15625 **exudation** / Exsudatio(n) *f* (Ausschwitzen eines Exsudats) / exsudation *f*
15626 **exude** / exsudieren / exsuder
15627 **exulceration** / Exulceratio *f* (Verschwärung) / exulcération *f*

15628 **exutory** / ziehend(es Mittel *n*) / exutoire (*m*)
15629 **exuviable** / abwerfbar (z.B. Haut, Schuppen) / exuviable
15630 **eye** / Oculus (Auge) / œil
15631 **eye, artificial** / Glasauge *n* / œil artificiel *m*
15632 **eye, black-ringed (blood-shot)** / Auge, umrändertes (blutunterlaufenes) *n* / œil cerné (injecté de sang) *m*
15633 **eye, blear** / Triefauge *n* (Rhyas) / œil chassieux *m*
15634 **eye color** / Augenfarbe *f* / yeux, couleur des *f*
15635 **eye, compound; (ocellus)** / Ozelle *f* (Insektenauge *n*) / œil composé; (ocelle) *m*
15636 **eye, epiphysial** / Stirnauge *n* / œil pinéal *m*
15637 **eye, evil** / Blick, Böser *m* / regard méchant *m*
15638 **eye, glossy** / Glanzauge *n* (bei Morbus Basedowi) / œil luisant *m*
15639 **eye, luminosity of; (phosphorescent eye)** / Augenleuchten *n* (Pupillenaufleuchten infolge Lichtreflexion vom Augenhintergrund) / œil phosphorescent *m*
15640 **eye magnet** / Augenmagnet *m* / aimant oculaire *m*
15641 **eye memory** / Gedächtnis, optisches *n* / mémoire visuelle *f*
15642 **eye powder, ointment** / Augenpulver *n*, -salbe *f* / collyre sec, gras *m*
15643 **eye, spinner's** / Spinnerauge *n* (bei H_2S-Vergiftung) / œil de fileurs *m*
15644 **eyeball, protruded** / «Puppenauge» *n* (leichte Vortreibung des Augapfels nach Diphtherie) / œil de poupée *m*
15645 **eyebrow** / Supercilium (Augenbraue) / sourcil
15646 **eyebrows** / Supercilia (Augenbrauenhaare)/ sourcils
15647 **eye-cell** / Augenschutzglas *n* / verre protecteur *m*
15648 **eyed, blue-, dark-** / blauäugig, dunkeläugig / yeux bleus, noirs, aux
15649 **eyeglass** / Augen(ein)glas *n* / monocle *m*
15650 **eyeground (fundus of the eye)** / Augenhintergrund *m* / œil, fond de l' *m*
15651 **eyelashes** / Cilia (Augenwimpern) / cils
15652 **eyeless** / augenlos / yeux, sans
15653 **eyelet** / Öse *f* / œillet *m*
15654 **eyelid closure** / Lidschluß *m* / paupières, fermeture des *f*
15655 **eyelid, inferior and superior** / Palpebra inferior et superior (Augenlider) / paupière inférieure et supérieure
15656 **eyelid tic** / Lidflattern *n* / paupières, tremblement des *m*
15657 **eyelid winking** / Lidschlag *m* (des oberen Lids zur Feuchthaltung der Hornhaut) / paupières, battement des *m*
15658 **eye-shade** / Augenschirm *m* / vue, garde- *m*
15659 **eye-shield** / Augenklappe *f* / œillère *f*
15660 **eyesight** / Augenlicht *n* / vue *f*
15661 **eyestrain** / Augenüberanstrengung *f* / yeux, surmenage des *m*
15662 **eyewitness** / Augenzeuge *m* / témoin oculaire *m*

F

15663 **fabella** / Fabella *f* (Dim. v. Faba: Sesambein am M. gastrocnemicus) / fabella *f*
15664 **FABER's anemia** / FABER' Syndrom (Essentielle Eisenmangelanämie mit Achlorhydrie) / anémie hypochromique achlorhydrique
15665 **fabism** / Fabismus *m* (faba = Bohne) / fabisme *m*
15666 **fabism, alimentary, inspiratory** / Digestionsfabismus, Inspirationsfabismus *m* (Bohnenesser-, -pflückerkrankheit) / fabisme alimentaire, inspiratoire *m*
15667 **fabrication** / Fabrikation *f* (fabricare = schmieden, fertigen, herstellen) / fabrication *f*
15668 **FABRY's syndrome** / FABRY' Syndrom (Seltne Phosphatidthesaurismose) / syndrome de FABRY
15669 **face** / Gesicht(sausdruck *m*) *n* / face *f*
15670 **face, abdominal** / Facies hippocratica (ängstlicher Gesichtsausdruck bei Bauchfellentzündung) / face hippocratique *f*
15671 **face, adenoid** / Facies adenoidea (bei Habitus adenoideus) / face adénoïde *f*
15672 **face, antonin** / Facies antonina (leidender Gesichtsausdruck bei Gesichtsmuskelatrophie) / face antonine *f*
15673 **face, arhinencephaloid** / Facies arhinencephaloides (Maxillonasales Syndrom [BINDER]) / face arhinencéphaloïde *f*
15674 **face, bird** / Vogelgesicht *n* / profil d'oiseau *m*
15675 **face, bovine (cow)** / Facies bovina / face bovine *f*
15676 **face, choleraic, choreatic** / Gesicht, Cholera-, choreatisches / face choléraïque, choréatique *f*
15677 **face, dish(ed)** / Flachgesicht *n* / face scaphoïde *f*
15678 **face, doll-like** / Puppengesicht *n* (bei Dystrophia adiposogenitalis) / figure de poupée *f*
15679 **face, Eskimo** / Eskimogesicht *n* (bei Myxödem) / face d'Esquimau *f*
15680 **face, frog** / Froschgesicht *n* / profil de grenouille *m*
15681 **face, gastric** / Facies gastrica (tiefe Nasolabialfalte bei Magenleiden) / face gastrique *f*
15682 **face lifting** / Gesichtsfaltenanhebung *f* (chir.) / face, levage de la *m*
15683 **face, lion's** / Facies leontina (Knotengesicht Leprakranker) / face de lion *f*
15684 **face, masklike** / Facies myopathica (Sphinxgesicht) / face myopathique *f*

15685 **face, mongoloid** / Mongolengesicht *n* / face mongoloïde *f*
15686 **face, moonshaped** / Mondgesicht *n* / (face) lun(air)e *f*
15687 **face, oily** / Salbengesicht *n* (bei Encephalitis epidemica) / face huileuse *f*
15688 **face, ovarian** / Facies ovariana (Gesichtsverzerrrung bei Eierstockerkrankung) / face ovarienne *f*
15689 **face, paralytic** / Facies paralytica (schlaffer Gesichtsausdruck der Paralytiker) / face paralytique *f*
15690 **face, scrofulodermic** / Facies scrophulosa / face scrofulodermique *f*
15691 **face, senile** / Greisengesicht *n* (kleiner Kinder mit schweren Darmstörungen) / face sénile *f*
15692 **face, tetanic** / Facies tetanica (Gesichtsstarre bei Gesichtsmuskelkrampf) / face tétanique *f*
15693 **face, wrinkled** / Faltengesicht *n* (krankhafte Faltenbildung bei Jugendlichen) / face rugueuse *f*
15694 **facet** / Facette *f* (= eckig geschliffene Fläche: der Cornea nach Abheilung von Geschwüren) / facette *f*
15695 **facetted** / facettiert (mit Schrägkante versehen) / facetté
15696 **facies (face)** / Facies (Außenfläche, Stirnseite, Körperansicht *f*) / face (facies) *f*
15697 **facies, acromial and sternal articular** / Facies articularis acromialis et sternalis (Schulterblatt- und Brustbeingelenkfläche des Schlüsselbeins) / face articulaire acromiale et sternale
15698 **facies of the acromion, articular** / Facies articularis acromii (Schlüsselbeingelenkfläche der Schulter[blatt]höhe) / face articulaire de l'acromion
15699 **facies, anterior, inferior, posterior, superior** / Facies anterior, inferior, posterior, superior (Knochen- u.ä. Ansichten) / face antérieure, inférieure, postérieure, supérieure
15700 **facies, anterior, inferior, posterior, superior articular** / Facies articularis anterior, inferior, posterior, superior (Gelenkflächen) / face articulaire antérieure, inférieure, postérieure, supérieure
15701 **facies, anterior, middle, posterior astragalar articular** / Facies articularis talaris anterior, media, posterior (Sprungbeingelenkflächen des Fersenbeins) / face articulaire astragalienne antérieure, moyenne, postérieure
15702 **facies, anterior, middle, posterior calcanean articular** / Facies articularis calcanea anterior, media, posterior (Fersenbeingelenkflächen des Sprungbeins) / face articulaire calcanéenne antérieure, moyenne, postérieure
15703 **facies, arytenoid articular** / Facies articularis arytaenoidea (Gießbeckengelenkfläche des Ringknorpels) / face articulaire aryténoïde
15704 **facies (of the arytenoid cartilage), anterolateral, medial, posterior** / Facies anterolateralis, medialis, posterior (cartilaginis arytaenoideae) / face antérolatérale, médiale, postérieure (du cartilage aryténoïde)
15705 **facies (of the canine and incisive teeth), lateral and medial contact** / Facies contactus lateralis et medialis (dentium caninorum et incisivorum) / face de contact latérale et médiale (des dents canines et incisives)
15706 **facies, carpal articular** / Facies articularis carpea (Handwurzelgelenkfläche der Speiche) / face articulaire carpienne
15707 **facies, cerebral** / Facies cerebralis (zerebrale Fläche des Keilbeins und Schläfenbeins) / face cérébrale
15708 **facies of the cerebrum, convex and medial** / Facies convexa et medialis cerebri (Endhirnhemisphärenflächen) / face convexe et médiale du cerveau
15709 **facies (of the crystalline lens), anterior and posterior** / Facies anterior et posterior lentis / face antérieure et postérieure (du cristallin)
15710 **facies, cuboid articular** / Facies articularis cuboidea (Würfelbeingelenkfläche des Fersenbeins) / face articulaire cuboïde
15711 **facies (of the cygomatic bone), malar** / Facies malaris (ossis cygomatici) (Wangenfläche) / face malaire (de l'os cygomatique)
15712 **facies, dorsal** / Facies dorsalis (Rückseite von Körperteilen) / face dorsale
15713 **facies (of the eyelids), anterior and posterior** / Facies anterior et posterior (palpebrarum) / face antérieure et postérieure (des paupières)
15714 **facies, fibular articular** / Facies articularis fibularis (Wadenbeingelenkfläche des Schienbeins) / face articulaire péronière
15715 **facies (of the fibular crus), lateral** / Facies lateralis (fibularis [cruris]) / face latérale (de la cuisse péronière)
15716 **facies (of the frontal and parietal bone), internal and external** / Facies interna et externa (ossis frontalis et parietalis) / face interne et externe (de l'os frontal et pariétal)
15717 **facies of the head of the fibula, articular** / Facies articularis capitis fibulae / face articulaire de la tête du péroné
15718 **facies of the head of the rib, articular** / Facies articularis capitis costae / face articulaire de la tête de la côte
15719 **facies (of the heart, liver, spleen, lung), diaphragmatic** / Facies diaphragmatica (cordis, hepatis, lienis, pulmonis) (Zwerchfellseiten) / face diaphragmatique (du cœur, du foie, de la rate, du poumon)
15720 **facies (of the heart), pulmonary and sternocostal** / Facies pulmonalis et sternocostalis (cordis) (Lungen- und Brustkorbseite) / face pulmonaire et sternocostale (du cœur)
15721 **facies (of the humerus), anterior, lateral, medial** / Facies anterior lateralis et medialis (humeri) / face antérieure, latérale, médiale (de l'humérus)

15722 **facies (of the ilium) with auricular facies and iliac tuberositas, gluteal and sacropelvic** / Facies glutaea et sacropelvina (ossis ilii): Facies auricularis et tuberositas iliaca (Außen- und Innenfläche des Darmbeins mit ohrförmiger Gelenkfläche für das Kreuzbein und rauhem Höcker für Bandmassenanheftung) / face fessière et sacropelvienne (de l'ilion) avec face auriculaire et tubérosité iliaque

15723 **facies, infratemporal** / Facies infratemporalis (kleinere untere Hälfte der Schläfenbeinfläche des Keilbeins) / face infratemporale

15724 **facies (of the kneecap), anterior** / Facies anterior (patellae) / face antérieure (de la rotule)

15725 **facies, lateral and medial** / Facies lateralis et medialis (Organflächen) / face latérale et médiale

15726 **facies, lateral and medial malleolar** / Facies malleolaris lateralis et medialis (Fußknöchelgelenkflächen) / face malléolaire latérale et médiale

15727 **facies (of the liver and of the spleen), visceral (colic, gastric, renal)** / Facies visceralis (hepatis et lienis): Facies colica, gastrica, renalis (Darm-, Magen-, Nierenseiten) / face viscérale: colique, gastrique, rénale (du foie et de la rate)

15728 **facies, lunate** / Facies lunata (glatte Zone an der Innenfläche der Hüftgelenkpfanne) / face lunaire

15729 **facies (of the lung), costal** / Facies costalis (pulmonis) (konvexe Rippenseite) / face costale (du poumon)

15730 **facies (of the lung), interlobar** / Facies interlobares (pulmonis) (Außenflächen der Lungenlappen innerhalb der Spalten) / faces interlobaires (du poumon)

15731 **facies (of the lung) with mediastinal and vertebral part, medial** / Facies medialis (pulmonis): Pars mediastinalis et vertebralis (konkave Mittelseite mit Mittelfell- und Wirbelsäulenanteil) / face médiale avec partie médiastinale et vertébrale (du poumon)

15732 **facies, malleolar articular** / Facies articularis malleolaris (Fußknöchelgelenkfläche des Waden- und Schienbeins) / face articulaire malléolaire

15733 **facies, maxillary** / Facies maxillaris (Oberkieferfläche des Gaumenbeins) / face maxillaire

15734 **facies (of the molar and premolar teeth), anterior and posterior contact** / Facies contactus anterior et posterior (dentium molarium et praemolarium) / face de contact antérieure et postérieure des dents molaires et prémolaires

15735 **facies, nasal** / Facies nasalis (Nasenbeinfläche des Gaumenbeins und Oberkiefers) / face nasale

15736 **facies, navicular articular** / Facies articularis navicularis (Kahnbeingelenkfläche des Sprungbeins) / face articulaire naviculaire

15737 **facies, orbital** / Facies orbitalis (Augenhöhlenfläche des Jochbeins, Keilbeins, Stirnbeins, Oberkiefers) / face orbitaire

15738 **facies, palatine** / Facies palatina ([rauhe] Mundhöhlenfläche des Gaumenbeins) / face palatine

15739 **facies, palmar and plantar** / Facies palmares et plantares (Handteller- und Fußsohlenflächen) / faces palmaires et plantaires

15740 **facies, patellar** / Facies patellaris (Kniescheibengleitbahn zwischen den Femurkondylen) / face patellaire

15741 **facies (of the penis), urethral** / Facies urethralis (penis) (Harnröhrenseite) / face urétrale (du pénis)

15742 **facies (of the petromastoid part), anterior, inferior, posterior** / Facies anterior, inferior, posterior (partis petrosae) / face antérieure, inférieure, postérieure (de la partie pétreuse-mastoïdienne)

15743 **facies, popliteal** / Facies poplitea (über den Unterschenkelgelenkflächen des Oberschenkelbeins) / face poplitée

15744 **facies (of the prostate), inferolateral** / Facies inferolateralis (prostatae) / face infralatérale (de la prostate)

15745 **facies (of the sacrum) with auricular facies, pelvic** / Facies pelvina (ossis sacri); Facies auricularis (Beckenfläche des Kreuzbeins mit ohrförmiger Gelenkfläche für das Hüftbein) / face pelvienne (du sacrum) avec face auriculaire

15746 **facies, sphenomaxillary** / Facies sphenomaxillaris (Keilbein-Oberkieferfläche) / face sphénomaxillaire

15747 **facies, symphyseal** / Facies symphysialis (Schambeinfugenfläche) / face symphysaire

15748 **facies, temporal** / Facies temporalis (Schläfenbeinfläche des Jochbeins, Keilbeins, Stirnbeins) / face temporale

15749 **facies, thyroid articular** / Facies articularis thyreoidea (Schildknorpelgelenkfläche des Ringknorpels) / face articulaire thyroïde

15750 **facies (of the tibial crus), medial** / Facies medialis (tibialis [cruris]) / face médiale (de la cuisse tibiale)

15751 **facies (of the tongue), inferior** / Facies inferior (linguae) / face inférieure (de la langue)

15752 **facies (of the tooth), labial, buccal** / Facies labialis, buccalis (dentis) (Lippen-Backenfläche) / face labiale, buccale (de la dent)

15754 **facies (of the tooth), lingual** / Facies lingualis (dentis) (Zungenfläche) / face linguale (de la dent)

15755 **facies (of the tooth), masticatory** / Facies masticatoria (dentis) (Schneidekante bzw. Kaufläche) / face masticatoire (de la dent)

15756 **facies of the tubercle of the rib, articular** / Facies articularis tuberculi costae / face articulaire du tubercule de la côte

15757 **facies (of the uterus), intestinal** / Facies intestinalis (uteri) (Darmseite) / face intestinale (de l'utérus)

15758 **facies (of the uterus), vesical** / Facies vesicalis (uteri) (Blasenseite) / face vésicale (de l'utérus)
15759 **facilitate (facilitated, facilitating)** / erleichtern (erleichtert, erleichternd) / faciliter (facilité, facilitant)
15760 **facility** / Erleichterung *f* / facilité *f*
15761 **faciobrachial, -cervical, -lingual** / gesichtsarm-, -hals-, -zungebezüglich / faciobrachial, -cervical, -lingual
15762 **faciocephalalgia** / Gesichtsneuralgie, vegetative *f* / céphalalgie faciale *f*
15763 **facioplasty** / Gesichtsplastik *f* / facioplastie *f*
15764 **facioplegia (facial diplegia)** / Gesichtslähmung (, beidseitige) *f* (zerebral, bulbär od. spinal bedingt) / prosopo(di)plégie *f*
15765 **fact** / Tatbestand *m* / factum *m*
15766 **facticity** / Faktizität *f* (Gegebenheit) / facticité *f*
15767 **factitious** / factitius (künstlich) / factice
15768 **factor** / Faktor *m* / facteur *m*
15769 **factor, animal protein (APF)** / Tiereiweißfaktor *m* (in Pflanzennahrung nicht enthaltenes Vitamin-B_{12}) / facteur de protéine animale *m*
15770 **factor, antiacrodynia** / Ant(i)akrodynie-Faktor *m* (Adermin [Vitamin-B-Komplex]) / facteur antiérythrœdémique *m*
15771 **factor, antialopecia** / Ant(i)alopezie-Faktor *m* (Inositol [Vitamin-B-Komplex]) / facteur antialopécique *m*
15772 **factor, antigrey-hair** / Antigrauhaar-Faktor *m* (Pantothensäure [Vitamin-B-Komplex]) / facteur antigrisonnant *m*
15773 **factor, antiinsulin** / Ant(i)insulin-Faktor *m* (Synalbumin: an Albumin gebundenes B-Ketteninsulin) / facteur antiinsuline *m*
15774 **factor, antineuritic** / Faktor, antineuritischer *m* (Thiamin [Vitamin-B-Komplex]) / facteur antinévritique *m*
15775 **factor, antipellagra** / Antipellagra-Faktor *m* (Nicotinsäure[amid] [Vitamin-B-Komplex]) / facteur antipellagreux *m*
15776 **factor, antipernicious** / Antiperniciosa-Faktor *m* (Extrinsic- + Intrinsic-Faktor) / facteur antipernicieux *m*
15777 **factor, bifid** / Bifidus-Faktor *m* (Bifidus-Flora im Säuglingsdarm bedingende Muttermilchsubstanz) / facteur bifide *m*
15778 **factor, Ca** / Calcium-Faktor *m* (Faktor IV der Vorphase der Blutgerinnung) / facteur calcique *m*
15779 **factors, carcinogenic causal** / Kausalfaktoren, karzinogene *m* (Bauer: «Krebsviren» = bei Aktivierung ihrer Fremdinformation zur Zellentartung beitragende persistente Viren) / facteurs causaux carcinogènes *m*
15780 **factors, carcinogenic conditional** / Konditionalfaktoren, karzinogene *m* (Bauer: «Krebsnoxen», z.B. Teer) / facteurs conditionnels carcinogènes *m*
15781 **factor, cervical** / Zervixfaktor *m* (Spermienverlegung durch veränderten Zervixschleim schon in 1. Zyklushälfte) / facteur cervical *m*
15782 **factor, chromotrichial** / Haarfarben-Faktor *m* (Par[a]aminobenzoesäure [PAB] [Vitamin H]) / facteur chromotrichien *m*
15783 **factor, citrovorous** / Factor citrovorum (Leuconostoc-citrovorum-Wachstumsstoff) / facteur citrovore *m*
15784 **factors, contracipient** / Empfängnisverhütungsfaktoren *m* (Cervix- und Endometrium-Faktor [Fikentscher]) / facteurs contraceptifs *m*
15785 **factors, conditioning** / Faktoren, konditionierende *m* (die provozierenden bedingende Faktoren) / facteurs conditionnants *m*
15786 **factor, defect (lethal)** / Defektfaktor (Letalfaktor) *m* (Erbanlage [Gen] einer [mit dem Leben unvereinbaren] Mißbildung) / facteur défectueux (lét[h]al) *m*
15787 **factor, diffusion** / Streuungsfaktor *m* / facteur de diffusion *m*
15788 **factors, dominant lethal** / Letalfaktoren, dominante *m* (sich in prä- und postimplantativen Eiverlusten äußernde Chromosomenanomalien [Vogel]) / facteurs létaux dominants *m*
15789 **factors, emryonic lethal** / Letalfaktoren, embryonale *m* (in 25 v.H. Spontanaborten Chromosomenaberrationen) / facteurs létaux embryonnaires *m*
15790 **factor, endometrial** / Endometriumfaktor *m* (Proliferationshemmung schon in 1. Zyklushälfte) / facteur endométrique *m*
15791 **factor, exophthalmus producing (EPF)** / Exophthalmus-Faktor *m* (im Hypophysenextrakt, elektrophoretisch $\sim$ α-Globulinfraktion, chromatographisch von LATS zu trennen) / facteur exophtalmique *m*
15792 **factor, extrinsic** / Extrinsic-Faktor *m* (Cobalamin = Vitamin-B_{12}) / facteur extrinsèque *m*
15793 **factor of fraction** / Fraktionsfaktor *m* (unterschiedliche Wirkung gleicher Dosen bei verschiedener Unterteilung) / facteur de fraction *m*
15794 **factors, growth** / Wuchsstoffe *m* (physiol. od. path. der Zelle) / facteurs de croissance *m*
15795 **factor, Hageman's** / Hageman' Faktor *m* (Faktor XII der Vorphase der Blutgerinnung) / facteur de Hageman *m*
15796 **factor, heparin clarifying** / Heparinklärfaktor *m* (post inj. gewonnenes klärt in vitro lipämisches Plasma) / facteur clarifiant l'héparine *m*
15797 **factors, heriditary** / Erbmasse *f* / facteurs héréditaires *m*
15798 **factor, idiokinetic** / Faktor, idiokinetischer *m* (Faktor der zur Mutation führenden Idiokinese) / facteur idiocinétique *m*
15799 **factors, intensity** / Intensitätsfaktoren *m* (genet.) / facteurs d'intensité *m*
15800 **factor, intrinsic** / Intrinsic-Faktor *m* (in Magenschleimhaut gebildetes Mucoprotein, ohne das Extrinsic-Faktor nicht verwertet wird) / facteur intrinsèque *m*
15801 **factor, kappa** / ϰ-Faktor *m* (VII. der Blutgerinnung) / facteur kappa *m*

15802 **factor, labile** / Acceleransglobulin *n* (QUICK' Blutungsfaktor V) / facteur labile *m*
15803 **factor, lipotropic** / Faktor, lipotroper *m* (der Leberverfettung entgegenwirkender Faktor in lipotropen Substanzen) / facteur lipotrope *m*
15804 **factor, LLD-** / LLD-Faktor *m* (Lactobacillus lactis Dorner: Vitamin B_{12}) / facteur LLD *m*
15805 **factor, Lu-** / Lutheran-System *n* (Blutfaktorensystem: $Lu^a +$ = 8%, $Lu^a -$ = 92%; Lu[a+] homozygot od. heterozygot, Lu[a −] homozygot; Lu^a dominant über Lu^b) / facteur Lu *m*
15806 **factors, (non)hormonal humoral** / Humoralfaktoren, (nicht)hormonelle *m* (Abwehrfaktoren der Körpersäfte [der Zellsäfte]) / facteurs humoraux (non)hormonaux *m*
15807 **factor, normality** / Normalitätsfaktor *m* (gibt an, wieviel stärker od. schwächer als theoretisch errechnet eine Normallösung ist, z.B. 10 ccm mit F 1,1 = 11 ccm) / facteur de normalité *m*
15808 **factor, nutritive** / Ernährungsfaktor *m* / facteur nutritif *m*
15809 **factor, power** / Leistungsfaktor *m* / facteur de puissance *m*
15810 **factors, provoking** / Faktoren, provozierende *m* (die sensibilisierenden reizende Faktoren) / facteurs provoquants *m*
15811 **factor, Q/q-** / Q/q-System *n* (Blutfaktorensystem: 75% Q-pos., 25% q-neg. Menschen) / facteur Q/q *m*
15812 **factor, R-** / R-Faktor *m* (Resistenzfaktor: durch Bakterizide sich vermehrendes, interbakteriell transferierbares DNS-Material in Bakterienzytoplasma) / facteur R *m*
15813 **factor, reducing** / Antiskorbut-Faktor *m* (Ascorbinsäure)/facteur antiscorbutique *m*
15814 **factor, releasing (RH)** / Hormonfreimacher *m* / facteur déchaînant *m*
15815 **factor, Rhesus (Rh)** / Rhesus-Faktor *m* (besitzen 85% weißer Menschen) / facteur Rhésus (Rh) *m*
15816 **factor, rheumatic (RF)** / Rheuma-Faktor *m* (19S-γ-Makroglobulin) / facteur rhumatique *m*
15817 **factor, safety** / Sicherheitsfaktor *m* / facteur (coefficient) de sûreté *m*
15818 **factors, sensibilizing** / Faktoren, sensibilisierende *m* (für eine Krankheit empfänglich machende «Nährbodenfaktoren» [SELYE]) / facteurs sensibilisants *m*
15818a **factor of smoking, psychogenic** / Rauchgewohnheitsfaktor, psychogener *m* (unbewußter Saugersatz) / facteur psychogène de l'habitude de fumer *m*
15819 **factor, speed** / Verstärkungsfaktor *m* / facteur de renforcement *m*
15820 **factor, spreading** / Permeabilitätsfaktor *m* (Hyaluronidase) / facteur de propagation *m*
15821 **factor, STUART-PROWER** / STUART' Faktor *m* (Faktor X der Vorphase der Blutgerinnung) / facteur de STUART *m*
15822 **factor of time, teratologic** / Zeitfaktor, teratologischer *m* (für Biologie der Mißbildungen entscheidend [KLEISS]) / facteur du temps tératologique *m*
15823 **factor, X-** / X-Faktor *m* (Testoteronwirkung steigernde Hodensubstanz) / facteur X *m*
15824 **factor, yeast eluate** / Faktor I *m* (Pyridoxin [Vitamin-B-Komplex]) / facteur complémentaire *m*
15825 **factor, yeast filtrate** / Faktor II *m* (Pantothensäure [Vitamin-B-Komplex]) / facteur anticanitique *m*
15826 **facultative** / fakultativ (wahlweise) / facultatif
15827 **faculty** / Facultas *f* (Fähigkeit, Fakultät) / faculté *f*
15829 **faculty, arithmetic** / Fakultät, arithmetische *f* (facultas = Möglichkeit: u! = 1, 2, 6, 24, 120; dagegen u^2 = 1, 4, 9, 16, 25 und u = 1, 2, 3, 4, 5) / faculté arithmétique *f*
15830 **fagopyrism** / Buchweizenvergiftung *f* / fagopyrisme *m*
15831 **FAHR's disease** / FAHR' Syndrom (Progrediente Demenz infolge idiopathischer nichtarteriosklerotischer Hirngefäßverkalkungen) / calcinose cérébrale nonartérioscléreuse
15832 **fail (failed, failing)** / mangeln (gefehlt, versagend) / faillir (failli, faillissant)
15833 **failure** / Fehlen *n* / défaillance *f*
15834 **failure (of purposive) action** / Fehlleistung *f* / acte manqué *m*
15835 **faint** / Ohnmachtsanfall *m* / évanouissement *m*
15836 **falcate (falcular)** / sichelförmig (Falx cerebri betreffend) / falciforme (falculaire)
15837 **fall, acute auditory** / Hörsturz, akuter *m* (komplexes Stoffwechselgeschehen in CORTI' Organ [STANGE]) / chute auditive aiguë *f*
15838 **fall(en)** / (ge)fallen / chuter (tombé)
15839 **falling** / Sturz ([Aus]fall) *m* / chute *f*
15840 **FALLOT's tetralogy** / FALLOT' Syndrom (Angeborene kombinierte Herzmißbildung mit starker Zyanose) / maladie bleue
15841 **false** / falsch / faux
15842 **false-negative, -positive** / falsch-negativ, -positiv (können Testergebnisse sein) / faux-négatif, -positif
15843 **falsetto** / Fistelstimme *f* / fausset (, voix de *f*) *m*
15844 **falsification** / Fälschung *f* / falsification *f*
15845 **falsify (falsified, falsifying)** / fälschen (verfälscht, irreführend) / falsifier (falsifié, falsifiant)
15846 **falx** / Falx (Sichel *f*) / faux *f*
15847 **falx of the cerebellum** / Falx cerebelli (Kleinhirnsichel, sagittaler innerer Fortsatz der Dura mater) / faux du cervelet
15848 **falx of the cerebrum** / Falx cerebri (Großhirnsichel, sagittaler innerer Fortsatz der Dura mater) / faux du cerveau
15849 **falx, inguinal** / Falx inguinalis (Tendo coniunctivus) (sichelförmiges Fasernbündel am inneren Leistenring) / faux inguinale

15850 **familial (family)** / familiär (Familie *f*) / familial (famille *f*)
15851 **familiarity (familiarize)** / Vertraulichkeit *f* (vertraut machen) / familiarité *f* (familiariser)
15852 **family, tribe, people** / Familie *f*, Stamm *m*, Volk *n* / famille *f*, tribu, peuple *m*
15853 **famine** / Hunger(snot *f*) *m* / famine *f*
15854 **fanatic** / fanatisch (fanum = Heiligtum) / fanatique
15855 **FANCONI-PATRASSI syndrome** / FANCONI-PATRASSI' Syndrom (Erbliche hämolytische Anämie mit Makrozytose und Hyperchromie) / syndrome de FANCONI-PATRASSI
15856 **FANCONI-SCHLESINGER syndrome** / FANCONI-SCHLESINGER' Syndrom (Idiopathische Hypercalcämie mit Osteosklerose) / syndrome de FANCONI-SCHLESINGER
15857 **fangotherapy** / Fangotherapie *f* (ital. fango = Schlamm) / fangothérapie *f*
15858 **Fannia, Musca** / Stubenfliege, Hausfliege *f* (Gattung Brachycera) / fannia, musca *f*
15859 **fantasy (imagination)** / Phantasie *f* (Traumbild *n*) / fantaisie (imagination) *f*
15860 **farad(ic)** / Farad(isch) *n* (F = Amperesekunde/Volt [As/V]) / farad(ique) *m*
15861 **faradization** / Faradisierung *f* (Anwendung eines schwachen Wechsel- bzw. unterbrochenen Gleichstroms [Induktionsstroms]) / faradisme *m*
15862 **farcy** / Rotzkrankheit *f* (der oberflächlichen Lymphgefäße) / farcin *m*
15863 **farina** / (Mais)mehl *n* / farine *f*
15864 **farmer's lung** / Drescher-Syndrom (Hochfieberhaftes respiratorisches Krankheitsbild bei Getreidedreschern: Lungeninfiltrate durch Aspergillusarten auf verschimmeltem Getreide) / maladie des batteurs
15865 **fascia** / Fascia (fascis = Bündel: [Muskel]-binde *f*) / fascia *m*
15866 **fascia of the arm** / Fascia brachii / fascia du bras
15867 **fascia, axillary** / Fascia axillaris (Achselmuskelbinde) / fascia axillaire
15868 **fascia, broad** / Fascia lata (Muskelbinde der unteren Extremität) / fascia large
15869 **fascia, buccopharyngeal** / Fascia buccopharyngea (Backen-Schlundmuskelbinde) / fascia buccopharyngien
15870 **fascia, clavipectoral** / Fascia clavipectoralis (Schulterblatt-Schlüsselbein-Brustbeinmuskelbinde) / fascia clavipectoral
15871 **fascia of the clitoris** / Fascia clitoridis / fascia du clitoris
15872 **fascia, cremasteric** / Fascia cremasterica (Samenstrangmuskelbinde) / fascia crémastérien
15873 **fascia, cribriform** / Fascia cribrosa (Siebbeinmuskelbinde zu beiden Seiten des Hahnenkamms unter den Riechkolben des Gehirns) / fascia cribriforme
15874 **fascia of the diaphragm of the pelvis, inferior and superior** / Fascia diaphragmatis pelvis inferior et superior / fascia inférieur et supérieur du diaphragme du bassin
15875 **fascia, external and internal spermatic** / Fascia spermatica externa et interna (Samenstrangmuskelbinden) / fascia spermatique externe et interne
15876 **fascia of the forearm** / Fascia antebrachii / fascia de l'avant-bras
15877 **fascia of the hand and of the foot, dorsal** / Fascia dorsalis manus et pedis / fascia dorsal de la main et du pied
15878 **fascia, iliac** / Fascia iliaca (Darmbeinmuskelbinde) / fascia iliaque
15879 **fascia of the leg** / Fascia cruris / fascia de la jambe
15880 **fascia, masseteric** / Fascia masseterica (Warzenfortsatz-Kaumuskelbinde) / fascia massétérique
15881 **fasciae, muscular** / Fasciae musculares (Augenmuskelbinden) / fascias musculaires
15882 **fascia of the neck** / Fascia nuchae (Nackenmuskelbinde) / fascia de la nuque
15883 **fascia, obturator** / Fascia obturatoria (Faszie des M. obturatorius int., Teil der Fascia pelvis) / fascia obturateur
15884 **fascia, pectoral** / Fascia pectoralis (Schlüsselbein-Brustbeinmuskelbinde) / fascia pectoral
15885 **fascia of the pelvis: (obturator fascia), fascia of the parietal and visceral pelvis, (fascia of the prostate: rectovaginal and rectovesical septum)** / Fascia pelvis: Fascia (obturatoria), pelvis parietalis, pelvis visceralis, (prostatae: Septum rectovaginale et rectovesicale) / fascia du bassin: (fascia obturateur), fascia du bassin pariétal et viscéral, (fascia de la prostate: septum rectovaginal et rectovésical)
15886 **fascia of the penis, profound and superficial** / Fascia penis profunda et superficialis / fascia profond et superficiel du pénis
15887 **fascia of the perineum, superficial** / Fascia superficialis perinei / fascia superficiel du périnée
15888 **fascia, pharyngobasilar** / Fascia pharyngobasilaris (Schlund-Schädelbasismuskelbinde) / fascia pharyngobasilaire
15889 **fascia with phrenicopleural fascia and suprapleural membrane, endothoracic** / Fascia endothoracica: Fascia phrenicopleuralis et Membrana suprapleuralis (Rippeninnenflächen-Muskelbinde mit Zwerchfell-Lungenfellfaszie und Pleuraspitzenmembran) / fascia endothoracique avec fascia phrénicopleural et membrane suspleurale
15890 **fascia with pretracheal and prevertebral lamina, cervical** / Fascia cervicalis: Lamina praetrachealis et praevertebralis (Halsmuskelbinde, schwache oberflächliche mit starken Muskelplatten vor Luftröhre und Wirbelsäule) / fascia cervical avec lame prétrachéale et prévertébrale
15891 **fascia, subperitoneal** / Fascia subperitonaealis (unter dem Bauchfell) / fascia souspéritonéal
15892 **fascia, temporal** / Fascia temporalis (Schläfenbeinmuskelbinde) / fascia temporal

15893 **fascia, thoracolumbar** / Fascia thoracolumbalis (Rücken-Lendenmuskelbinde) / fascia thoracolombaire
15894 **fascia, transversal** / Fascia transversalis (über dem Bauchfell) / fascia transversal
15895 **fascia of the urogenital diaphragm, inferior (membrane of the perineum) and superior** / Fascia diaphragmatis urogenitalis inferior (Membrana perinei) et superior / fascia inférieur (membrane du périnée) et supérieur du diaphragme urogénital
15896 **fascial, fascicular** / faszien-, faszikelbezüglich / fascial, fasciculaire
15897 **fascicle** / Fasciculus (Fasciola, Dim. v. Fascia: Muskel-, Nervenbündel *n*) / fascicule *m*
15898 **fascicle, atrioventricular** / Fasciculus atrioventricularis (schmaler Muskelstrang in Sinus coronarius und re. [und li.?] Vorhofwandung, sog. His' Bündel des Herzreizleitungssystems) / fascicule atrioventriculaire
15899 **fascicle (of the brachial plexus), lateral, medial, posterior** / Fasciculus lateralis, medialis, posterior (plexus brachialis) / fascicule latéral, médial, postérieur (du plexus brachial)
15900 **fascicles (of the cerebrum), proper** / Fasciculi proprii (cerebri) / fascicules propres (du cerveau)
15901 **fascicle, corticothalamic** / Fasciculus corticothalamicus (Hirnrinden-Thalamusbündel) / fascicule corticothalamique
15902 **fascicle (funicle), cuneate** / Fasciculus (Funiculus) cuneatus (keilförmiger seitlicher Strang des unteren Kleinhirnstiels) / fascicule (funicule) cunéiforme
15903 **fascicle (funicle), gracile** / Fasciculus (Funiculus) gracilis (feiner mittlerer Strang des unteren Kleinhirnstiels) / fascicule (funicule) gracile
15904 **fascicle, inferior longitudinal** / Fasciculus longitudinalis inferior (zwischen Schläfen- und Hinterhauptlappen) / fascicule longitudinal inférieur
15905 **fascicle, mamilloteg(u)mental** / Fasciculus mamillotegmentalis (Bündel markhaltiger Fasern zwischen Mamillarkörper und Haube) / fascicule mamillotégumentaire
15906 **fascicle, mamillothalamic** / Fasciculus mamillothalamicus (Bündel markhaltiger Fasern zwischen Mamillarkörper und Thalamus) / fascicule mamillothalamique
15907 **fascicle, medial longitudinal** / Fasciculus longitudinalis medialis (zwischen F. l. inferior und superior mit Beziehungen zu Hirnnerven III, IV, VI, XI) / fascicule longitudinal médial
15909 **fascicle of the medulla oblongata, dorsolateral** / Fasciculus dorsolateralis (Medullae oblongatae) / fascicule dorsolatéral du bulbe rachidien
15910 **fascicles, nerve** / Nervenbündel *n* / faisceaux nerveux *m*
15911 **fascicle (of the pons), dorsal longitudinal** / Fasciculus longitudinalis dorsalis (pontis) / fascicule longitudinal dorsal (du pont)
15912 **fascicle, retroflexuous** / Fasciculus retroflexus (Bündel markhaltiger Fasern zwischen Habenula und Nucleus interpeduncularis) / fascicule rétroflexueux
15913 **fascicles, rubroreticular** / Fasciculi rubroreticulares(Haubenkern-Brückenretikularsubstanzbündel) / fascicules rubroréticulaires
15914 **fascicle, semilunar (interfascicular)** / Fasciculus semilunaris (Fasciculus interfascicularis) ([im Schnitt halbmondförmiges] Bündel absteigender Wurzelfasern des Rückenmarks) / fascicule semilunaire (interfasciculaire)
15915 **fascicle, septomarginal** / Fasciculus septomarginalis (Faserbündel des Funiculus posterior) / fascicule septomarginal
15916 **fascicles of the spinal cord, proper; (intersegmental fascicles)** / Fasciculi proprii medullae spinalis; (Fasciculi intersegmentales) / fascicules propres de la moelle épinière; (fascicules intersegmentaires)
15917 **fascicle, subcallous** / Fasciculus subcallosus (Assoziationsfaserzug zwischen Balken und Stirn-, Scheitel-, Hinterhauptlappen) / fascicule souscalleux
15918 **fascicle, superior longitudinal** / Fasciculus longitudinalis superior (zwischen Stirn- und Hinterhauptlappen) / fascicule longitudinal supérieur
15919 **fascicles, thalamocortical** / Fasciculi thalamocorticales (Thalamus-Hirnrindenbündel) / fascicules thalamocorticaux
15920 **fascicles, transverse** / Fasciculi transversi (Querfaserzüge des Handtellers und der Fußsohle) / fascicules transverses
15921 **fascicle, uncinate** / Fasciculus uncinatus (uncus = Haken: Hakenbündel des Großhirns zwischen Stirn- und Schläfenlappen) / fascicule uncinulé
15922 **fasciculated (fasciculation)** / gebündelt (Bündelbildung *f*) / fasciculé (fasciculation *f*)
15923 **fasciectomy** / Faszienentfernung *f* / fasciectomie *f*
15924 **fasci(i)tis** / Faszienentzündung *f* / fascite *f*
15925 **fascinate** / faszinieren (in Bann schlagen, bezaubern) / fasciner
15926 **fasci(n)ation** / Verwachsensein *n* (Faszination *f*) / fasci(n)ation *f*
15927 **fasciodesis** / Faszienanheftung *f* (an Skelet) / fasciodèse *f*
15929 **fasciolar** / fasziolär (Gyrus fasciolaris betreffend) / fasciolaire
15930 **fascioliasis, fasciolopsiasis** / Fasciolosis, Fasciolopsosis *f* (Egelkrankheiten) / fascioliose, fasciolopsose *f*
15931 **fasciotomy, -plasty, -rrhaphy** / Faszienschnitt *m*, -plastik, -naht *f* / fasciotomie, -plastie, -rraphie *f*
15932 **fast** / (widerstands)fest / jeun
15933 **fast breaking (breakfast)** / Fastenbrechen (Frühstück) *n* / déjeûner (petit déjeuner) *m*
15934 **fastidium, fastigium** / Ekel, Gipfel *m* / fastidium, fastigium *m*
15935 **fasting** / Fasten *n* (ahd. fasten: gebotene Enthaltsamkeit) / jeûne *m*

15936 **fastness** / Widerstandskraft, passive *f* (durch Enthaltsamkeit) / jeûnesse *f*

15937 **fats** / Fette *n* (Reservestoffe: über den Bedarf hinaus aufgenommene, in Fett verwandelte, abgelagerte und bei Nahrungsmangel abbaubare Nährstoffe, bes. KH) / graisses *f*

15938 **fats, alimentary** / Nahrungsfette *n* (beeinflussen endogene Cholesterinbiosynthese) / graisses alimentaires *f*

15939 **fat, animal** / Fett, tierisches *n* / graisse animale *f*

15940 **fat, bound (masked)** / Fett, gebundenes *n* / graisse combinée *f*

15941 **fat, depot (storage)** / Fett, abgelagertes *n* / graisse, dépôt de *m*

15942 **fat, milk** / Milchfett *n* (61% ges., 36% einfach, 3% mehrfach unges. Fetts.) / crème (de lait) *f*

15943 **fat, neutral** / Fett, neutrales *n* / corps gras neutre *m*

15944 **fat, saponifiable, saponified** / Fett, verseifbares, verseiftes *n* / graisse saponifiable, saponifiée *f*

15945 **fat, vegetable** / Fett, pflanzliches *n* / graisse végétale *f*

15946 **fat, wool** / Adeps lanae (Wollfett *n*) / graisse de laine *f*

15947 **fatal(istic)** / schicksalhaft (schicksalsgläubig) / fatal(iste)

15948 **fatality** / Schicksal(sfügung *f*) *n* / fatalité *f*

15949 **father(hood)** / Vater(schaft *f*) *m* / père *m* (paternité *f*)

15950 **fatigue (fatiguing)** / Fatigatio *f* (ermüdend) / fatigue *f* (fatigant)

15951 **fatness** / Fettheit (Fettigkeit, Dickleibigkeit) *f* / graisse *f* (embonpoint *m*)

15952 **fat-soluble** / fettlöslich / liposoluble

15953 **fat-splitting; (lipoclastic)** / fettspaltend / lipolytique (adipolytique)

15954 **fatten** / mästen (zunehmen) / engraisser (, s')

15955 **fat(ty)** / fett(ig) / gros (graisseux)

15956 **fatuity** / Albernheit *f* (fatuus = albern) / fatuité *f*

15957 **fauces** / Fauces (dreieckige Rachenwandfläche unter den Gaumenmandeln) / fauces (gosier *m*)

15958 **fauc(i)al** / fauzial (Fauces betreffend) / gosier, se rapportant au

15959 **faucitis** / Faucitis *f* (Entzündung der Fauces) / faucite (laryngite) *f*

15960 **fault(y)** / Fehler(haft) *m* / faute *f* (fautif)

15961 **fauna** / Tierreich *n* / faune *f*

15962 **faveola radialis** / «Schnupftabakdose» *f* (Raum zwischen Speichengriffelfortsatz und Metacarpale I) / tabatière anatomique *f*

15963 **faveolate (faviform)** / wab(enförm)ig / favéolé (faviforme)

15964 **faveolus** / Faveolus (Wabenfach *n*) / favéole *m*

15965 **favorable** / günstig / favorable

15966 **favus** / Favus *m* (= Honigwabe: [Kopf]-grind) / favus *m*

15967 **favus, mouse** / Favus herpetiformis murium (Tiergrind durch Achorion gallinae) / favus herpétiforme *m*

15968 **favus, squamous** / Favus squamosus (Schuppengrind durch Achorion schönleini) / favus squameux *m*

15969 **fear** / fürchten (Furcht *f*) / craindre (crainte, peur *f*)

15970 **fearful, -less** / furchtsam, -los / craintif (peureux), sans crainte (sans peur)

15971 **feature** / Gesichtszug *m* / trait (du visage) *m*

15972 **febricide (febricity)** / fiebersenkend (Fiebrigkeit *f*) / fébricide (fébrilité *f*)

15973 **febricula** / Fieber, leichtes *n* / fébricule *f*

15974 **febrile (aguish)** / fiebrig / fébricitant (fébrile)

15975 **fecal(oid)** / fäkal(oid) (kotbezüglich, -ähnlich) / fécal(oïde)

15976 **feces** / Faeces (Fäkalien *f*) / fèces *f*

15977 **fecule(nt)** / Bodensatz *m* (trüb) / fécule(nt) *f*

15978 **fecundate (fecundated, fecundating)** / befruchten (befruchtet, befruchtend) / féconder (fécondé, fécondant)

15979 **fecundation** / Befruchtung *f* (Entwicklungsanregung) / fécondation *f*

15980 **fecund(ity)** / Fruchtbar(keit *f*) / fécond(ité *f*)

15981 **fecundity, intermenstrual** / Fruchtbarkeit, intermenstruelle *f* (~8.–18. Zyklustag) / fécondité intermenstruelle *f*

15982 **fee, doctor's** / Arztgebühren *f* / honoraires médicaux *m*

15983 **feeble** / schwächlich / faible

15984 **feed** / (er)nähren / alimenter

15985 **feed-back** / Rückkopplung *f* / récupération *f*

15986 **feedback inhibition** / Rückkopplungshemmung *f* (Pardee: Aminosäurenbiosynthesehemmung wenn und solange kein Bedarf) / récupération, inhibition de *f*

15987 **feeding (alimentation)** / Ernährung *f* / alimentation *f*

15988 **feeding, artificial** / Ernährung, künstliche *f* / alimentation artificielle *f*

15989 **feeding, breast** / Brustmahlzeit *f* / tétée *f*

15990 **feeding, defective; (malnutrition)** / Ernährung, fehlerhafte *f* (mangelhafte Verwertung der Nahrung) / alimentation (assimilation) défectueuse *f*

15991 **feeding, extrabuccal** / Ernährung, extrabukkale *f* (z.B. durch Magenfistel) / alimentation extrabuccale *f*

15992 **feeding, forced** / Zwangsernährung *f* / alimentation par contrainte *f*

15993 **feeding, nasal** / Ernährung, nasale *f* (durch Sonde) / alimentation nasale *f*

15994 **feeding, parenteral** / Ernährung, parenterale *f* / alimentation parentérale *f*

15995 **feeding, rectal** / Ernährung, rektale *f* / alimentation rectale *f*

15996 **feeding, sham-** / Scheinfütterung *f* / alimentation fictive *f* (repas fictif *m*)

15997 **feeding by tube; (gavage)** / Sondenernährung *f* / alimentation par sonde *f*

15998 **feel** / (be)fühlen (sich befinden) / toucher (se trouver)

15999 **feeling (sentiment)** / Fühlen *n* (Lust-Unlust) / sentiment *m*

16000 **feeling of comfort** / Wohlgefühl *n* / sentiment de bien-être *m*
16001 **feeling of emptiness, of fulness** / Leeregefühl, Völlegefühl *n* / sentiment de vide, de réplétion *m*
16002 **feeling of insufficiency** / Minderwertigkeitsgefühl *n* / sentiment d'infériorité *m*
16003 **feeling, sexual** / Geschlechtsgefühl *n* / sensation sexuelle *f*
16004 **FEGELER's syndrome** / FEGELER' Syndrom (Posttraumatischer Naevus flammeus im Trigeminusbereich) / syndrome de FEGELER
16005 **FEHR's syndrome** / FEHR' Syndrom (Besondre Form einer erblichen parenchymatösen knötchenförmigen Hornhauttrübung) / syndrome de FEHR
16006 **fel** / Galle *f* / bile *f*
16007 **fellation** / Irrumatio *f* (ruma = Kehle) / coït buccal *m*
16008 **fellow (student)** (Studien)freund *m* / camarade (d'études) *m*
16009 **felon** / Panaritium *n* (Paronychie) / panaris *m*
16010 **felt(like)** / Filz(ig) *m* / feutre *m* (feutré)
16011 **FELTY's syndrome** / FELTY' Syndrom (Erwachsenenform des STILL' Syndroms) / syndrome de FELTY
16012 **female** / weiblich(es Wesen *n*) / femelle (*f*)
16013 **femin(e)ity (feminization)** / Weiblichkeit (Verweichlichung) *f* / féminité (féminisation) *f*
16014 **femin(il)ism** / Feminismus *m* (Frauenbewegung, Weiberart) / féminisme *m*
16015 **feminine** / weibisch / féminin
16016 **feminizer** / feminieren (kastriertem Männchen Eierstöcke einpflanzen) / féminiser
16017 **femoral** / oberschenkelbezüglich / fémoral
16018 **femor(o-)iliacal, femorotibial** / oberschenkel-darmbeinbezüglich, -schienbeinbezüglich / fémoriliacal, fémorotibial
16019 **femur (thigh [bone])** / Femur (Oberschenkel[knochen]) / fémur
16020 **fenestra of the cochlea** / Fenestra cochleae (rundes) / fenêtre ronde
16021 **fenestra of the vestibule** / Fenestra vestibuli (ovales) / fenêtre ovale
16022 **fenestral** / fenstrig / fenestré
16023 **fenestrate(d)** / fenstern (gefenstert) / fenêtrer (fenêtré)
16024 **fenestration** / Fenestration *f* (Fensterungsop. otol.) / fenestration *f*
16025 **fenestration of the cardiac valves** / Herzklappenfensterung *f* (Löcher zwischen freiem Klappenrand und Schließungsrand) / fenestration des valves cardiaques *f*
16026 **fennel** / Fructus foeniculi (Carminativum Fenchel) / fénouil *m*
16027 **ferment (fermented, fermenting)** / fermentieren (fermentiert, fermentierend) / fermenter (fermenté, fermentant)
16028 **ferment, digestive** / Verdauungsferment *n* / ferment digestif *m*
16029 **ferment, heteroform** / Bakterienferment, autolytisches *n* / ferment autolytique *m*
16030 **ferment, living** / Ferment, organisches *n* (pflanzlicher od. tierischer Organismus) / ferment bactérien *m*
16031 **ferment, protective** / Schutzferment *n* / ferment protectif *m*
16032 **ferment, unorganized (chemical)** / Ferment, anorganisches *n* (fermentativ wirkender Stoff) / ferment soluble (colloïdal) *m*
16033 **fermentable (fermentability)** / fermentierbar (Gärfähigkeit *f*) / fermentescible (fermentescibilité *f*)
16034 **fermental (fermentative)** / fermentbezüglich (durch Fermente hervorgerufen) / fermentaire (fermentatif)
16035 **fermentation** / Gärung *f* (anaerober Abbau org. Substanzen, hauptsächlich KH, bei Pflanzen und Tieren) / fermentation *f*
16036 **fermentation, acetic** / Essigfermentation *f* (Essig[säure] aus Alkohol; da oxydativer Vorgang, keine eigentliche Gärung) / fermentation acétique *f*
16037 **fermentation, alcoholic** / Alkoholgärung *f* (Äthylalkohol- und Kohlensäurebildung bei Zersetzungen durch Mikrobien, spez. von Zuckern durch Hefen) / fermentation alcoolique *f*
16038 **fermentation, ammoniacal** / Ammoniakfermentation *f* (NH_3 und CO_2 aus Harnstoff) / fermentation ammoniacale *f*
16039 **fermentation, amylic** / Amylfermentation *f* (Amylalkohol aus Zucker) / fermentation amylique *f*
16040 **fermentation, amylolytic** / Stärkefermentation *f* / (Stärke in Zucker bzw. Glucose) / fermentation diastasique *f*
16041 **fermentation, butylic alcohol** / Butylalkoholgärung *f* / fermentation d'alcool butylique *f*
16042 **fermentation, butyric** / Buttersäurefermentation *f* (Buttersäure aus KW-Stoffen) / fermentation butyrique *f*
16043 **fermentation, cellular** / Zellfermentation *f* («atemloses» Zellwachstum fördernde [Milchsäure]gärung) / fermentation cellulaire *f*
16044 **fermentation, formic acid** / Ameisensäuregärung *f* (z.B. durch Escherichia coli) / fermentation d'acide formique *f*
16045 **fermentation, lactic** / Milchsäuregärung *f* (durch Milchsäurebakterien) / fermentation lactique *f*
16046 **fermentation, pathologic carbohydrate** / Kohlenhydratgärung, pathologische *f* (durch übermäßige KH-Zufuhr od. beschleunigte Dünndarmpassage) / fermentation pathologique de carbohydrates *f*
16047 **fermentation, protein** / Eiweißfermentation *f* (bakt. Abbau von Eiweiß: anaerob = Fäulnis, aerob = Verwesung) / fermentation de protéine *f*
16048 **fermentation, pyruvic acid** / Brenztraubensäuregärung *f* / fermentation d'acide pyruvique *f*
16049 **fermentation, sugar** / Zuckervergärung *f* / fermentation sucrée *f*
16050 **fermentation, urea** / Harnstoffspaltung *f* (zur Unterscheidung von ureasepos. und -neg. Bakterien [WOHLFEIL]) / fermentation uréique *f*

16051 **fermentation, urine** / Harngärung *f* (bakt. Harnalkalisierung) / fermentation d'urine *f*
16052 **fermentogenous, fermentoid** / fermentursprünglich, fermentähnlich / fermentogène, fermentoïde
16053 **fermium (Fm 100 254)** / Fermium (Fermium *n*) / fermium (centurium) *m*
16054 **fermoserum** / Fermoserum *n* (mit hohem Reinheitsgrad durch enzymatischen Abbau der Ballaststoffe) / fermosérum *m*
16055 **fern** / Farn(kraut *n*) *m* / fougère *f*
16056 **ferocious(ness)** / Wild(heit *f*) / féroce (férocité *f*)
16057 **ferredoxin** / Ferredoxin *n* (Elektronen übertragendes Eiweißgerüst [Molgewicht 6000–13 000] mit je 2 Mol Fe und S der Photosynthese) / ferrédoxine *f*
16058 **ferri-, ferro-** / Eisen, dreiwertiges, zweiwertiges *n* (Fe^{III}, Fe^{++}) / ferri-, ferro-
16059 **ferr(icyan)ic** / eisensauer (ferricyansauer) / ferr(icyan)ique
16060 **ferritin** / Ferritin *n* (durch Apoferritin entstehende Eisenverbindung in Darmwand) / ferritine *f*
16061 **ferrodextran** / Eisendextran *n* (zur i.v. Eisentherapie) / ferrodextrane *f*
16062 **ferropectic** / eisenbindend / ferropectique
16063 **ferroprotein** / Eisenproteid *n* / ferroprotéide *m*
16064 **ferrotherapy** / Eisentherapie *f* / ferrothérapie *f*
16065 **fertil(ity)** / Fertil(ität *f*) / fertile (fertilité *f*)
16066 **fertilization** / Fruchtbarmachung *f* / fertilisation *f*
16067 **fertilize (fertilized, fertilizing)** / fertilisieren (fertilisiert, fertilisierend) / fertiliser (fertilisé, fertilisant)
16068 **fervent (fervescence)** / glühend (Fieberanstieg *m*) / fervent (poussée fébrile *f*)
16069 **fervour (ardo[u]r)** / Inbrunst *f* / ardeur (ferveur) *f*
16070 **festering (ulcerous)** / geschwürig / ulcéreux
16071 **festination** / Festination *f* (festinare = eilen: Trippelgang, z.B. bei Paralysis agitans) / festination *f*
16072 **fetal** / fötal (fet.) / fœtal
16073 **fetalism** / Fetalismus *m* (postnatales Bestehen pränataler Eigenschaften) / fœtalisme *m*
16074 **fetation** / Fötwerdung *f* / fœtation *f*
16075 **feticulture** / Fötpflege *f* (Schwangerschaftshygiene) / fœticulture *f*
16076 **fetid** / foetidus (stinkend) / fétide
16077 **fetish(ism)** / Fetisch(verehrung *f*) *m* ([primitivreligiöse od. perversgeschlechtliche Bindung an] Teil od. Gegenstand einer göttlichen od. menschlichen Person) / fétich(ism)e *m*
16078 **fetography (fet[al]ometry)** / Fetographie *f* (Rö-Kontrastdarstellung der Fötenoberfläche, bes. des Kopfs) / fœtographie *f*
16079 **fetopath(olog)y** / Fötopath(olog)ie *f* ([Wissenschaft von den] Krankheiten der Föten)/ fœtopath(olog)ie *f*
16080 **fetoplacental** / fötoplazentär (Fruchtkuchen betreffend) / fœtoplacentaire
16081 **fetor (foul breath)** / Foetor (ex ore) *m* (Gestank [übler Mund(atem)geruch]) / fétidité (de l'haleine) *f*
16082 **fetor, alcoholic** / Foetor alcoholicus («Fahne» bei Alkoholrausch [Somnolenz → Sopor → Coma] nicht mit Hirnschädigung [Coma → Sopor → Somnolenz] zu verwechseln) / fétidité alcoolique *f*
16083 **fetor, hepatic** / Foetor hepaticus (bei gelber Leberatrophie) / fétidité hépatique *f*
16084 **fetoses, hemolytic** / Fetosen, hämolytische *f* (durch mutterseits gegen unverträgliches kindliches Blut gebildete und in fetalen Kreislauf übertretende AK) / fœtoses hémolytiques *f*
16085 **fetus** / F(o)etus *m* (fetus = Zeugen, Gebären: ungeborene Leibesfrucht ab 3.Monat) / fœtus *m*
16086 **fetus, macerate** / Frucht, mazerierte *f* (Epidermis durch fermentative Autolyse abgeschilfert, bzw. blasig abgehoben) / fœtus macéré *m*
16087 **fetus, papyraceous** / Foetus papyraceus (vertrocknete [Zwillings]frucht) / fœtus papyracé *m*
16088 **fetus, sanguinolent** / Foetus sanguinolentus (totfaule Frucht) / fœtus sanguinolent *m*
16089 **fever** / Fieber *n* (39–40 °C) / fièvre *f*
16090 **fever, acclimation** / Akklimatisationsfieber *n* / fièvre d'acclimatation *f*
16091 **fever, (a)dynamic** / Fieber, (a)dynamisches ([a]sthenisches) *n* / fièvre (a)sthénique *f*
16092 **fever, African recurrent** / Rückfallfieber, afrikanisches *n* (durch Borrelia kochi, berbera, duttoni) / fièvre récurrente africaine *f*
16093 **fever, alimentary (food)** / Fieber, alimentäres *n* (Dyspepsie) / fièvre alimentaire *f*
16094 **fever, American recurrent** / Rückfallfieber, amerikanisches *n* (durch Borrelia novyi, hermsi, parkeri, turicatae, venezuelensis) / fièvre récurrente américaine *f*
16095 **fever, aphthous** / Maul-und-Klauenseuche-Fieber *m* / fièvre aphteuse *f*
16096 **fever, aseptic** / Fieber, aseptisches *n* (Resorptionsfieber) / fièvre aseptique *f*
16098 **fever, attack of** / Fieberanfall *m* / fièvre, accès de *m*
16099 **fever, autumnal** / Herbstfieber *n* (jap. Siebentagefieber durch Leptospira akiyami) / fièvre automnale *f*
16100 **fever, black water; (malarial hematinuria)** / Febris perniciosa (Gallenfieber *n*) / fièvre bilieuse mélanurique (hémoglobinurique) *f*
16101 **fever, Brasilian macular** / Fleckfieber, brasilianisches *n* (durch Rickettsia brasiliensis = Dermacentroxenus rickettsi) / fièvre maculeuse brésilienne *f*
16102 **fever, catheter** / Febris urethralis / fièvre urineuse *f*
16103 **fever, childbed** / Wochenbettfieber *n* (SEMMELWEIS, 1861) / fièvre puerpérale *f*
16104 **fever, continued** / Fieber, gleichbleibendes *n* (Continua) / fièvre continue *f*
16105 **fever, dehydratation or inanition** / Durstfieber *n* / fièvre de soif *f*
16106 **fever, dengue** / Coloradofieber *n* (7 Tage) / fièvre rouge *f*

16107 **fever of dentition** / Zahnungsfieber *n* / fièvre de dentition *f*
16108 **fever, drug** / Arzneimittelfieber *n* (auf gewebepathogene Wirkung löslicher AAR-Komplexe zurückführbar) / fièvre médicamenteuse *f*
16109 **fever, dumdum** / Fieber, schwarzes *n* (Kala-Azar) / fièvre épidémique d'Assam *f*
16110 **fever, ephemeral (irritative)** / Febris herpetica (Ephemera *f*) (Eintagsfieber) / fièvre diaire (éphémère) *f*
16111 **fever, essential** / Fieber, essentielles *n* / fièvre essentielle *f*
16112 **fever, estivo-autumnal** / Sommer-Herbstfieber *n* / fièvre estivo-automnale *f*
16113 **fever, gastric** / Febris gastrica (mucosa) (Fieber, gastrisches *n*) / fièvre muqueuse *f* (embarras gastrique *m*)
16114 **fever, glandular** / Drüsenfieber-Syndrom (Systemerkrankung des lymphatischen Gewebes) / mononucléose infectieuse; (angine monocytaire)
16115 **fever, gradual abatement of** / Fieberabfall, langsamer *m* / défervescence lente *f*
16116 **fever, growing** / Wachstumsfieber *n* / fièvre de croissance *f*
16117 **fever, hay-** / Heufieber *n* / fièvre des foins *f*
16118 **fever heat** / Fieberhitze *f* / chaleur fébrile *f*
16119 **fever, hectic** / Fieber, hektisches *n* / fièvre hectique *f*
16120 **fever, hepatic** / Leberfieber *n* / fièvre bilioseptique *f*
16121 **fever, high** / Fieber, hohes *n* (40–41 °C) / fièvre haute *f*
16122 **fever, Indian recurrent** / Rückfallfieber, indisches *n* (durch Borrelia carteri) / fièvre récurrente indienne *f*
16123 **fever, intermenstrual** / Fieber, intermenstruelles *n* / fièvre intermenstruelle *f*
16124 **fever, intermittent** / Fieber, intermittierendes *n* (in seiner Höhe stark wechselndes) / fièvre intermittente *f*
16125 **(fever, intermittent hepatogenic)**/(CHARCOT' Fieber) (Intermittierende Fieberzustände bei Verschluß der ableitenden Gallenwege)/ fièvre hépatique intermittente de CHARCOT
16126 **fever, Japanese river** / Feldfieber B *n* (durch Leptospira ballum) / fièvre fluviale japonaise *f*
16127 **fever, Mediterranean exanthematous** / Maltafieber *n* (BRUCE' Septikämie 1887) / fièvre boutonneuse arthromyalgique *f*
16128 **fever, metal fume; (brassfounders' ague)** / Gelbgießerfieber *n* / fièvre zincique (des fondeurs) *f*
16129 **fever, milk** / Milchfieber *n* (vom Milchtrinken od. -spenden) / fièvre de lait *f*
16130 **fever, mud** / Feldfieber A *n* (durch Leptospira grippotyphosa) / fièvre des eaux (marais, boues, champs, moissons) *f*
16131 **fever, nervous** / Nervenfieber *n* / fièvre nerveuse *f*
16132 **fever, pappataci (sandfly)** / Hundsfieber *n* (3 Tage) / fièvre estivale *f*
16133 **fever, quadrilateral** / Queenslandfieber *n* (durch Coxiella [Rickettsia] burneti) / fièvre de MOSSMANN *f*
16134 **fever (ague), quartan** / Febris quartana (Malaria: 2 fieberfreie Tage) / fièvre quartaine *f*
16135 **fever (ague), quotidian** / Febris quotidiana (Malaria: kein fieberfreier Tag) / fièvre quotidienne *f*
16136 **fever, rat bite** / Rattenbißkrankheit *f* / sodoku *m*
16137 **fever, remittent** / Fieber, remittierendes *n* (mit Höhenunterschieden von $\pm$ 1,5°) / fièvre rémittente *f*
16138 **fever, resorption** / Resorptionsfieber *n* (durch Resorption zerstörter Gewebselemente) / fièvre de résorption *f*
16139 **fever, rheumatic** / Fieber, rheumatisches *n* / fièvre rhumatique *f*
16140 **fever, Rift valley** / Rifttalfieber *n* (grippeähnlich durch Charon-Virus in Ostafrika) / fièvre de la vallée du Rift *f*
16141 **fever, salt** / (Koch)salzfieber *n* (der Säuglinge) / fièvre de sel *f*
16142 **fever, scarlet** / Scharlachfieber *n* / fièvre scarlatine *f*
16143 **fever, septic (intoxication)** / Allgemeinvergiftung, putride («Blutvergiftung») *f* / fièvre putride (purulente) *f*
16144 **fever, sextan, octan, nonan, duodecan** / Sechs-, Acht-, Neun-, Zwölftagefieber *n* / fièvre sextane, octane, nonane, duodécane *f*
16145 **fever of Tanger** / Tangerfieber *n* (epidemisches mit Pharyngitis ulcerosa, Neuralgien, Magen-Darmstörungen) / fièvre de Tanger *f*
16146 **fever (ague), tertian** / Febris tertiana benigna (Malaria: 1 fieberfreier Tag) / fièvre tierce bénigne *f*
16147 **fever, therapeutic** / Heilfieber *n* / fièvre curative *f*
16148 **fever, tick (Rocky Mountain, spotted)** / Zeckenfieber *n* (durch Rickettsia rickettsi) / fièvre pourprée pétéchiale *f*
16149 **fever, traumatic** / Febris traumatica (Wundfieber *n*) / fièvre septique *f*
16150 **(fever, trench)** / (WERNER-HIS' Krankheit) («Wolhynisches Fieber» durch Rickettsia quintana) / (fièvre des tranchées)
16151 **fever, tropical** / Febris comitata (tertiana maligna) (perniziöse Malaria) / fièvre pernicieuse *f*
16152 **fever, typhomalarial** / Malariatyphoid *n* / fièvre typhopaludéenne *f*
16153 **(fever, typhous)** / (EBERTH' Krankheit) (Durch Eberthella typhosa hervorgerufener Abdominaltyphus) / (fièvre éberthienne)
16154 **fever, undulant; (melitococcosis)** / Febris undulans (Brucellose) / fièvre ondulante *f* (maladie de BANG)
16155 **fever, uveoparotid** / HEERFORDT' Syndrom (Fieberhafte Uveoparotitis) / neuro-uvéoparotidite
16156 **fever, vaccinal** / Impffieber *n* / fièvre vaccinale *f*
16157 **fever, yellow** / Ochropyra (Gelbfieber *n*) / fièvre jaune *f*
16158 **fevered** / fieberhaft / enfiévré

16159 **feverish(ness)** / Fieber(zusta)nd (*m*) / fièvreux (fébrilité *f*)
16160 **fiber** / Fibra (Nerven-, Muskelfaser *f*) / fibre *f*
16161 **fibers, A-** / A-Fasern *f* (schnell leitende markhaltige Nervenfasern, teilen Zentralorgan Oberflächenschmerzen mit) / fibres A *f*
16162 **fiber, adrenergic, cholinergic** / Faser, adrenergische, cholinergische *f* / fibre adrénergique, cholinergique *f*
16163 **fibers, argentophilic** / Gitterfasern *f* / fibres réticulaires *f*
16164 **fibers, C-** / C-Fasern *f* (langsam leitende markarme Nervenfasern, unterrichten Rückenmark über Tiefenschmerzen) / fibres C *f*
16165 **fibers of the cerebrum, arcuate** / Fibrae arcuatae cerebri (Bogenfasern von einer Gehirnwindung zur nächsten andern) / fibres arquées du cerveau
16166 **fibers, circular and meridional** / Fibrae circulares et meridionales (meridionale und zirkuläre Fasern des Ziliar[körper]-muskels) / fibres circulaires et méridionales
16167 **fibers, collagenous** / Fasern, kollagene *f* (unverzweigte Fibrillen in Bindegewebe, Faszien, Knochen) / fibres collagènes *f*
16168 **fibers, corticonuclear** / Fibrae corticonucleares (Hirnrinden-Kernfasern) / fibres corticonucléaires
16169 **fibers, corticopontine** / Fibrae corticopontines (Hirnrinden-Brückenfasern) / fibres corticopontines
16170 **fibers, corticospinal** / Fibrae corticospinales (Hirnrinden-Rückenmarkfasern) / fibres corticospinales
16172 **fibers of the crystalline lens** / Fibrae lentis / fibres du cristallin
16173 **fibers (of the crystalline lens), zonular** / Fibrae zonulares (lentis) (Fasern des «Strahlenbändchens», Aufhängeapparats der Augenlinse) / fibres zonulaires (du cristallin)
16174 **fibers, dentinogenic, osteogenic** / Fasern, dentinogene, osteogene *f* / fibres dentinogènes, ostéogènes *f*
16175 **fibers, (dorsal and ventral) external and internal arcuate** / Fibrae arcuatae externae (dorsales et ventrales) et internae (Gürtelfasern des verlängerten Marks) / fibres arquées externes (dorsales et ventrales) et internes
16176 **fibers of elastin** / Elastinfasern *f* (im Sputum bei Lungengewebezerfall) / fibres d'élastine *f*
16177 **fiber, endogenous, exogenous** / Faser, endogene, exogene *f* / fibre endogène, exogène *f*
16177a **fibers, intercrural** / Fibrae intercrurales (zwischen den Schenkeln des äußeren Leistenrings) / fibres intercrurales
16178 **fibers, nerve** / Nervenfasern *f* / fibres nerveuses *f*
16179 **fibers, oblique** / Fibrae obliquae (dritte, innere, aus schräg verlaufenden Fasern bestehende Schicht der Magenmuskelhaut) / fibres obliques
16180 **fibers, periventricular** / Fibrae periventriculares (zwischen Hypothalamus und Medulla oblongata) / fibres périventriculaires
16181 **fibers of the pons, transverse** / Fibrae pontis transversae (quere Fasern der Brücke) / fibres transverses du pont
16183 **fibers, precollagenous** / Präkollagenfasern *f* (Vorstufe der kollagenen Fibrillen) / fibres précollagènes *f*
16184 **fibers, reticulin** / Reticulinfasern *f* (von Retikulumzellen gebildete, Netze bildende Präkollagenfasern) / fibres de réticuline *f*
16185 **fiber, vasoconstrictor, -dilatator** / Faser, gefäßverengende, -erweiternde *f* / fibre vasoconstrictrice, -dilatatrice *f*
16186 **fibers, yellow** / Fasern, elastische *f* / fibres élastiques *f*
16187 **fibergastroscope** / Fiber(gastro)skop *n* (glasfaseroptisches Gastroskop) / fibrescope *m*
16188 **fibred (fibreless)** / faserig (faserlos) / fibriforme (sans fibre)
16189 **fibril** / Fibrilla (Dim. v. Fibra: Nerven-, Muskel-, Binde-, Knochengewebefäserchen *n*) / fibrille *f*
16190 **fibrils, collagenous** / Fibrillen, kollagene *f* (des Knochen[gewebe]s) / fibrilles collagènes *f*
16191 **fibrillar(y)** / fibrillär (aus Fibrillen bestehend) / fibrillaire
16192 **fibrillate** / zerfasern / effilocher
16193 **fibrillation (, auricular, ventricular)** / (Herzmuskel)flimmern *n* (Vorhof-, Kammer-) / fibrillation (auriculaire, ventriculaire) *f*
16194 **fibrillation, muscle** / Muskelfibrillieren *n* (z.B. der Wadenmuskeln bei toxischem od. vegetativem Einfluß) / fibrillation musculaire *f*
16195 **fibrillogenesis** / Faserbildung *f* / fibrillogenèse *f*
16196 **fibrin** / Fibrin *n* (unlösliches Gerüst aus Proteinfasern) / fibrine *f*
16197 **fibrinogen** / Fibrinogen *n* (Faktor I der 2. Phase der Blutgerinnung) / fibrinogène *m*
16198 **fibrinogenemia, -openia** / Fibrinogenämie, -openie *f* (zuviel, zuwenig Fibrinogen im Blut) / fibrinogénémie, -opénie *f*
16199 **fibrinogenous, fibrinoid** / fibrinursprünglich, fibrinähnlich / fibrinogénique, fibrinoïde
16200 **fibrinolysines** / Fibrinolysine *n* (Gerinnung hemmende Substanzen) / fibrinolysines *f*
16201 **fibrinolysis** / Fibrinolyse *f* (Fibringerinnselauflösung durch Fermente) / fibrinolyse *f*
16202 **fibrinorrhea, plastic** / Fibrinorrhea plastica (schmerzhaftes Ausstoßen der Functionalis statt normaler Menstruationsblutung) / fibrinorrhée plastique *f*
16203 **fibrinous** / fibrinös (durch Fibrinbeimischung gerinnend) / fibrineux
16204 **fibrinuria** / Fibrinurie *f* (akzidentelle Albuminurie) / fibrinurie *f*
16205 **fibro-adenia** / Fibradenie *f* (Bindegewebegitterfasernvermehrung) / fibr(o-)adénie *f*

16206 **fibro-adenoma, intercanalicular, peri-** / Fibradenoma intercanaliculare, pericanaliculare (polypöse Drüsenbindegewebegeschwülste) / fibr(o-)adénome intercanaliculaire, péri- *m*
16207 **(fibro-)adenoma, prostatic** / Prostataadenom *n* / adénome prostatique *m*
16208 **fibro-adenomatosis, cystic** / RECLUS' Syndrom (Polyzystische Degeneration des Brustdrüsengewebes) / maladie kystique de la mamelle
16209 **fibroblast** / Fibroblast *m* (Fibrozytenvorstufe) / fibroblaste *m*
16210 **fibroblastic, -plastic** / fibroblastisch -plastisch / fibroblastique, -plastique
16211 **fibroblastoma, meningeal** / Endothelzellengeschwulst, subdurale *f* / endothéliome sousdure-mérien *m*
16212 **fibrocartilage** / Fibrocartilago *f* (Faserknorpel *m*) / fibrocartilage *m*
16213 **fibrocartilage, intervertebral** / Fibrocartilago intervertebralis (Wirbelzwischenknorpel *m*) / fibrocartilage intervertébral *m*
16214 **fibrocaseous, -lipomatous** / fibrokaseös, -lipomatös / fibrocaséeux, -lipomateux
16215 **fibrocytes (connective tissue cells)** / Bindegewebezellen *f* (spindelförmig mit langen Fortsätzen) / fibrocytes *m* (cellules conjonctives *f*)
16216 **fibr(o)elastosis, endocardiac** / Fibrelastosis endocardiaca (Endokarddurchwachsung mit fibroblastischem Gewebe) / fibr(o-)élastose endocardique *f*
16217 **fibro-epithelioma** / Fibr(o)epitheliom *n* (benigne Epithelgeschwulst) / fibr(o-)épithéliome *m*
16218 **fibroid, basal** / Basalfibroid *n* (Nasen-Rachenfibrom) / fibrome basal *m*
16219 **fibroid, uterine** / Uterusfibroid *n* ([Fibro]-myoma uteri) / fibroïde utérin *m*
16220 **fibrolipoma** / Adipofibrom *n* (Fettbindegewebegeschwulst) / lipofibrome *m*
16221 **fibrolysis** / Fibrolyse *f* (op. Beseitigung von Verwachsungen) / fibrolyse *f*
16222 **fibroma** / Fibrom *n* (Fibroid: gutartige Bindegewebegeschwulst) / fibrome *m*
16223 **fibroma, cystic** / Fibroma cysticum (mit Höhlenbildung) / fibrome kystique *m*
16224 **fibroma, hard, soft** / Fibroma durum, molle (Bindegewebegeschwulst aus überwiegend Fasern [Desmoid], Zellen) / fibrome scléreux, mou *m*
16225 **fibroma, multiple molluscous** / Fibroma molluscum multiplex (Neurofibro[sarco]-matosis) / fibrome mollusqueux multiple *m*
16226 **fibroma, myxomatous** / Fibroma myxomatodes (mit Grundsubstanzverflüssigung) / fibrome myxomateux *m*
16227 **fibroma, pendulous** / Fibroma pendulum (gestielt) / fibrome pendulaire *m*
16228 **fibroma, sublingual** / RIGA-FEDE' Syndrom (Sublinguale Granulationsgeschwulst des Säuglings) / subglossite diphtéroide
16229 **fibroma, teleangiectatic** / Fibroma cavernosum (gefäßreiche Bindegewebegeschwulst) / fibrome lymphangiectasique *m*
16230 **fibroma, testicular** / Hodenfibrom *n* / fibrome testiculaire *m*
16231 **fibromatosis** / Fibromatosis *f* (Bindegewebewucherung mit Parenchymschwund) / fibromatose *f*
16232 **fibromatosis, gingival** / Fibromatosis gingivalis (Gingivitis neoplastica) / fibromatose gingivale *f*
16233 **fibromatosis, stomach** / Fibromatosis ventriculi (Linitis plastica) / fibromatose de l'estomac *f*
16234 **fibromembranous, -serous** / fibromembranös, -serös / fibromembraneux, -séreux
16235 **fibromyoma** / Fibromyom *n* (bindegewebereiche Muskelgeschwulst) / myofibrome *m*
16236 **fibro-osteoclasia** / Fibr(o)osteoclasis *f* / fibr(o-)ostéoclasie *f*
16237 **fibroplasia, retrolenticular** / Fibroplasie, retrolentale *f* (kon- od. postnatale Bindegewebebildung im Glaskörper) / fibroplasie rétrolenticulaire *f*
16238 **fibrosarcoma** / Fibrosarkom *n* (bindegewebereiches Sarkom) / fibrosarcome *m*
16239 **fibrosis, arteriocapillary** / Arterienkapillarengewebsentzündung *f* / fibrose artériocapillaire *f*
16240 **fibrosis, endocardiac** / Endokard-Fibroelastose-Syndrom (Angeborene diffuse Endo- mit Myokardose) / élastomyofibrose endocardique
16241 **fibrosis of the intima** / Intimafibrose *f* (bei Arteriosklerose) / fibrose de l'intima *f*
16242 **fibrosis of the lung, interstitial** / HAMMAN-RICH' Syndrom (Diffuse progressive interstitielle Lungenfibrose) / fibrose interstitielle du poumon
16243 **fibrosis of the pancreas (, cystic)** / Pankreasfibrose (, zystische) *f* ([erbliche] bindegewebige Umwandlung) / fibrose (kystique) du pancréas *f*
16244 **fibrositis syndrome** / Fibrositis-Syndrom (Entzündliche und degenerative Prozesse des Binde-, Fett-, Muskel-, Nervengewebes: «Springzeichen» bei Muskeldruck, «kordelartige» Muskelkonsistenz, verzögerte Schmerzlinderung trotz Kälteanwendung) / syndrome de fibrosite
16245 **fibrous** / fibrosus (aus derbem Bindegewebe bestehend) / fibreux
16246 **fibula** / Fibula (Wadenbein) / péroné
16247 **fibulocalcanean** / wadenbein-fersenbeinbezüglich / péronéocalcanéen
16248 **fickle(ness)** / Wankelmütig(keit *f*) / vacillant (vacillation *f*)
16249 **fiction** / Fiktion *f* («Erfindung») / fiction *f*
16250 **fictive** / fiktiv (angenommen) / fictif
16251 **fidget(y)** / Zapplig(keit *f*) / frétillant (frétillement *m*)
16252 **field, apical** / Lungenspitzenfeld *n* (röntg.) / champ apexien *m*
16253 **field, application** / Anwendungsgebiet *n* / champ d'application *m*
16254 **field, auditory** / Hörbereich *m* (norm. menschl.[20–]200–2000[–20000] Hertz, 60–100 phon [0,2–20 dyn/cm²]) / champ auditif *m*

16255 **field, behaviour** / Verhaltensfeld *n* (dem Individuum zur Verfügung stehender, außer durch seine Grenzen nicht determinierter Verhaltensspielraum) / champ de comportement *m*
16256 **field, condensor** / Kondensatorfeld *n* / champ condensateur *m*
16257 **field of consciousness** / Bewußtseinsfeld *n* (Kenntnishorizont: fallweise präsentes Erfahrungswissen) / champ de conscience *m*
16258 **field, dark, light** / Dunkelfeld, Hellfeld *n* (mikrosk.) / fond obscur, clair *m*
16259 **field, deaf** / Taubfeld *n* (Punkt in Ohrnähe, an dem schwingende Stimmgabel nicht gehört wird) / point sourd *m*
16260 **field, electric, magnetic** / Feld, elektrisches, magnetisches *n* / champ électrique, magnétique *m*
16261 **field, electrodynamic** / Feld, elektrodynamisches *n* (Umgebung elektr. magnetisierter Körper) / champ électrodynamique *m*
16262 **field, electromagnetic (-dynamic, -static)** / Feld, elektromagnetisches *n* (elektrodynamischer bzw. -statischer Raum in Umgebung eines elektr. geladenen [magnetisierten] Körpers) / champ électromagnétique (-dynamique, -statique) *m*
16263 **field, electrostatic** / Feld, elektrostatisches *n* (Umgebung elektr. geladener Körper) / champ électrostatique *m*
16264 **field, fixation** / Sehfeld, zentrales *n* / champ de fixation *m*
16265 **field of force** / Kraftfeld *n* / champ de force *m*
16266 **field, image** / Bildfeld *n* / champ de l'image *m*
16267 **field of incidence** / Einfallfeld *n* / champ d'incidence *m*
16268 **field, individuation, morphogenetic** / Feld, Individuations-, morphogenetisches *n* (embr. Organbildung, -gestaltung) / champ d'individuation, morphogénétique *m*
16269 **field, induced** / Feld, induziertes *n* / champ induit *m*
16270 **field, irradiation** / Bestrahlungsfeld *n* / champ d'irradiation *m*
16271 **field, irregular, uniform** / Feld, ungleichförmiges, gleichförmiges *n* / champ irrégulier, uniforme *m*
16272 **field, microscope** / Gesichtsfeld, mikroskopisches *n* / champ microscopique *m*
16273 **field, monocular, binocular, common visual** / Gesichtsfeld, monokuläres, binokuläres, kommunes *n* / champ visuel monoculaire, binoculaire, commun *m*
16274 **field, operative** / Operationsfeld *n* / champ opératoire *m*
16275 **field (point) of view** / Gesicht(s)feld *n* (-punkt *m*) / champ (point) de vue *m*
16276 **field (point), visual** / Blickfeld *n* (-punkt *m*) / champ (point) visuel *m*
16277 **fields, pulmonary sound** / Schallfelder *n* (bei spezif. Spitzenherden eingeengte Lungenschallfelder [Krönig]) / champs de bruit pulmonaires *m*
16278 **field, rotating** / Drehfeld *n* / champ tournant *m*
16279 **field, sinusoidal** / Sinusfeld *n* / champ sinusoïdal *m*
16280 **field, tactile** / Fühlfeld *n* (einheitlicher Körperreizempfindungsbezirk) / cercle sensoriel *m*
16281 **field, terrestrial magnetic** / Feld, erdmagnetisches *n* / champ magnétique terrestre *m*
16282 **figur(ativ)e** / Figur *f* (figürlich) / figure *f* (figuratif)
16283 **figure, butterfly** / Schmetterlingsfigur *f* (der Flechte, z.B. bei Lupus erythematodes) / figure de papillon *f*
16284 **figure, lacrimal** / Tränenfigur *f* (röntg.) / figure lacrymale *f*
16285 **figures, reunion, translocation** / Reunions-, Translokationsfiguren *f* (durch chem. Einwirkung ausgelöste Chromosomenveränderungen) / figures de réunion, de translocation *f*
16286 **filaceous** / fädig (fadenziehend) / fila(me)nt(eux)
16287 **filament (thread)** / Filum (Faden *m*) / fil(ament) *m*
16288 **filament, axial, spermatic** / Spermatozoenfäden *m* / filament axial, spermatique *m*
16289 **filaments, basal** / Basalfilamente *n* (Zytoplasmastreifung [Mitochondrien] in Drüsenzellen) / filaments basaux *m*
16290 **filament, carbon** / Kohlenfaden *m* / filament en charbon *m*
16291 **filaments, radicular** / Fila radicularia (Wurzelfasern der Spinalnerven) / filaments radiculaires
16292 **filament of the spinal dura mater** / Filum durae matris spinalis (das letzte Drittel [8 cm] des Filum terminale umschließende Duramater-Fortsetzung) / filament de la dure-mère rachidienne
16293 **filament, terminal** / Filum terminale (Endfaden des Rückenmarks) / filament terminal
16294 **filament, thoriated** / Thoriumfaden *m* (thorierter Glühfaden) / filament thorié *m*
16295 **filamentation** / Fadenbildung *f* / filamentation *f*
16296 **Filariae** / Filarien *f* (Fadenwurmgruppe mit Wucheria, Loa, Dracunculus, Dipetalonema) / filaires *f*
16297 **filariases** / Filariosen *f* (Erkrankungen durch Filaria) / filarioses *f*
16298 **filariasis, zoonotic; (heart worm disease)** / Filariose, zoonotische *f* (z.B. von Zecken über Hunde auf Menschen übertragbare Filariose durch Dirofilaria immitis) / filariose zoonotique *f*
16299 **filaricide (filariform)** / Filarienmittel *n* (filarienförmig) / filaricide *m* (filariforme)
16300 **filiation** / Filiation *f* (Abstammung) / filiation *f*
16301 **filiform (threadlike)** / fadenförmig / filiforme (filamenteux)
16302 **fill(ing)** / füllen (Füllung *f*) / remplir (obturation [dentaire] *f*)
16303 **filling, cement, gold** / Zement-, Goldfüllung *f* / plombage en ciment, en or *m*
16304 **filling, fistula** / Fistelfüllung *f* (mit Kontrastmittel) / plombage fistulaire *m*

16305 **filling, permanent, provisional** / Zahnfüllung, endgültige, provisorische *f* / plombage (obturation *f*) permanent(e), temporaire *m*
16306 **film** / Film *m* (engl. Häutchen, spez. Celluloidband mit lichtempfindlicher Bromsilber-Gelatineschicht) / film *m*
16307 **film, cut, roll** / Flachfilm, Rollfilm *m* / film plein, en bobine *m*
16308 **film, dental** / Zahnfilm *m* / film dentaire *m*
16309 **film, large, miniature** / Großfilm, Kleinfilm *m* / film large, en miniature *m*
16310 **film, ocular** / Augenfilm *m* (Rö-Film für skeletfreie Bulbusaufnahmen) / film oculaire *m*
16311 **film (on the teeth)** / Zahnbelag *m* / tartre *m*
16313 **filmer (, serial)** / (Serien)aufnahmegerät *n* / caméra *f* (sélecteur *m*)
16314 **filter (filtered, filtering)** / filtrieren (gefiltert, filternd) / filtrer (filtré, filtrant)
16315 **filter** / Filter *m* (Filtrum *n*: Filtrierapparat, -papier) / filtre *m*
16316 **filter, additional** / Vorsatzfilter *m* / filtre supplémentaire *m*
16317 **filter, bacteria proof** / Filter, bakteriendichter *m* / filtre imperméable aux germes *m*
16318 **filter, clay, cotton-wool** / Ton-, Wattefilter *m* / filtre en terre réfractaire, à bourre *m*
16319 **filter, coloured (safelight)** / Farbfilter *m* (Schutzfilter) / filtre coloré *m*
16320 **filter, hard, soft** / Hartfilter, Weichfilter *m* (z. B. Kieselgur-, Asbest-) / filtre dur, mou *m*
16321 **filter, heat** / Wärmefilter *m* / filtre de chaleur *m*
16322 **filter, membranous** / Membranfilter *m* (z. B. Nitrocellulose-) / filtre membraneux *m*
16323 **filter, polarization** / Polarisationsfilter *m* (zur Reflexverminderung) / filtre de polarisation *m*
16324 **filter, porcelain, sand** / Porzellan-, Sandfilter *m* / filtre en porcelaine, à sable *m*
16325 **filter, x-ray** / Röntgenfilter *m* (zwischen Röhre und Haut) / filtre rœntgenien *m*
16326 **filtrate** / Filtrat *n* (Durchfiltriertes) / filtrat *m*
16327 **filtration (screenage)** / Filterung *f* / filtration *f* (filtrage *m*)
16328 **filtration, inherent** / Primärfilterung *f* (Eigen-) / filtration primaire *f*
16329 **filtration, sterile** / Filtration, keimfreie *f* (schonende Entkeimung hitzeempfindlicher Flüssigkeiten) / filtration stérile *f*
16330 **filtration, total** / Gesamtfilterung *f* (Eigen- + Zusatzfilter) / filtration totale *f*
16331 **filtration, ultra-** / Ultrafiltration *f* (mit Ultrafilter) / ultrafiltration *f*
16332 **fimbria (fringe)** / Fimbria (Franse *f*) / frange *f*
16333 **fimbria of the hippocamp** / Fimbria hippocampi / frange de l'hippocampe
16334 **fimbria, ovarian** / Fimbria ovarica (Eierstockfranse) / frange ovarienne
16335 **fimbriae (of the uterine tube)** / Fimbriae (tubae uterinae) / franges (de la trompe utérine)
16336 **fimbri(c)ate(d)** / fimbriatus (mit Fransen versehen) / fimbrié
16337 **fin** / Finne *f* (geschlechtlose Jugendform von Bandwürmern: Cysticercus, Echinococcus, Procercoid, Plerocercoid) / finne *f*
16338 **final** / final (endgültig) / final
16339 **finder** / Sucher (Finder) *m* / chercheur *m*
16340 **finding(s)** / Befund *m* / constatation *f*
16341 **findings, dental** / Zahnbefund *m* / résultat dentaire *m*
16342 **findings, hemological, serological** / Blut-, Serumbefund *m* / résultat hémologique, sérologique *m*
16343 **findings, hospital, pathological** / Befund, klinischer, pathologischer *m* / résultat clinique, pathologique *m*
16344 **findings, laboratory, microscopical** / Befund, Laboratoriums-, mikroskopischer *m* / résultat laboratoire, microscopique *m*
16345 **findings, radiological** / Röntgen(film)-befund *m* / résultat radiographique *m*
16346 **fine** / fein / fin
16347 **finger cup (pad, tip)** / Fingerkuppe *f* / doigt, bout du *m*
16348 **fingers, dead** / Digiti mortui (Leichenfinger *m*) / doigts morts *m*
16349 **fingers, hippocratic** / Digiti hippocratici (Hippokrates: Trommelschlegelfinger *m*) / doigts hippocratiques *m*
16350 **finger, jerk (snap[ping], spring, tigger)** / Finger, schnellender *m* / doigt à ressort *m*
16351 **finger, middle** / Digitus medius (Mittelfinger) / (doigt) médius (majeur)
16352 **fingers, moniliform** / Perlschnurfinger *m* (Diaphysenverdickung bei Rhachitis) / doigts moniliformes *m*
16353 **finger, ring** / Digitus anularis (Ringfinger) / (doigt) annulaire
16354 **finger (toe), hammer** / Digitus malleus (Hammerfinger *m* [-zehe *f*]) / doigt (orteil) en marteau *m*
16355 **finger (toe), little (fifth)** / Digitus minimus (manus et pedis) (Kleinfinger und -zehe) / doigt (orteil), petit; auriculaire
16356 **finger, valgus, varus** / Digitus valgus, varus (ulnar, radial deviierter Finger) / doigt valgus, varus *m*
16357 **fingerbreadth (-long, -thick)** / fingerbreit (-lang, -dick) / doigt, de la largeur, de la longueur, de l'épaisseur d'un
16358 **finger-cot** / Fingerling *m* / doigtier *m*
16359 **fingerless** / fingerlos / doigts, sans
16360 **finger-print pattern** / Papillarleistenmuster *n* / dessin d'empreinte digitale *m*
16361 **finger-print pattern, dimension of** / Fingerbeerenmustergröße *f* (bestimmt durch Papillarleistenzahl) / dessin d'empreinte digitale, dimension de *f*
16362 **finger-print pattern, formula of values of** / Papillarleistenwerteformel *f* (E = 187 − 30 X − 12 Y) / dessin d'empreinte digitale, formule de valeurs de *f*
16363 **finger-print pattern, nucleus of** / Fingerbeerenmusterkern *m* (zentrales Papillarleistenmuster) / dessin d'empreinte digitale, noyau de *m*

16364 **finger-print pattern, number of** / Papillarleistenzahl *f* (Anzahl der Papillarleisten zwischen Musterkern und Triradius) / dessin d'empreinte digitale, nombre de *m*
16365 **finger-print pattern, pathological values of** / Papillarleistenwerte, pathologische *m* (XYY = 133, XXY = 115, XXYY = 106–103, XXXY = 93–85, XXXYY = 73, XXXXY = 55–50) / dessin d'empreinte digitale, valeurs pathologiques de *f*,
16366 **finger-print pattern, total value of** / Gesamtpapillarleistenwert *m* (10 Finger: ♂ = 145, ♀ = 127,2) / dessin d'empreinte digitale, valeur totale de *f*
16367 **finger-print pattern, triradius of** / Triradius *m* (peripheres Papillarleistenmuster) / dessin d'empreinte digitale, trirayon de *m*
16368 **finger-print pattern, value of** / Papillarleistenwert *m* (PENROSE, 1967: autosomales Erbmerkmal) / dessin d'empreinte digitale, valeur de *f*
16369 **finger-print pattern, values of** / Papillarleistenwerte *m* (Bogen = 0, Schleife = 12–13, Wirbel = 19) / dessin d'empreinte digitale, valeurs de *f*
16370 **finger-shaped** / fingerförmig / doigts, en forme de
16371 **finish (finished, finishing)** / vollenden (erledigt, beendigend) / finir (fini, finissant)
16372 **fire-proof** / feuerfest / feu, résistant au
16373 **first (1st)** / primus (erster, 1.) / premier (1er)
16374 **first-aid kit** / Erste-Hilfe-Kasten *m* / boîte de secours *f*
16375 **first-aid packet** / Verbandpäckchen *n* / paquet de pansement *m*
16376 **first-aid post** / Erstehilfestation *f* / poste de secours *m*
16377 **first-aid treatment** / Erste Hilfe *f* / traitement d'urgence *m*
16378 **first-aider** / Erstehilfeleister *m* / aide, premier *m*
16379 **FISCHER's syndrome** / FISCHER' Syndrom (Regelmäßig dominant erbliche Sonderform der Keratosis palmoplantaris) / syndrome de FISCHER
16380 **fissi(b)le (fissi[onabi]lity)** / Spaltbar(keit *f*) / fissi(b)le (fissilité *f*)
16381 **fission (scission)** / Spaltung *f* / scission (fission) *f*
16382 **fission, nuclear** / Kernspaltung *f* / fission nucléaire *f*
16383 **fissiparity (scissiparity)** / Teilungsvermehrung *f* / scissiparité (fissiparité) *f*
16384 **fissiparous (scissipare)** / spaltzeugend (durch Teilung gebärend) / scissipare (fissipare)
16385 **fissural** / spalt(ungs)bezüglich / fissural (se rapportant à une fissure)
16386 **fissuration** / Spaltbildung *f* / fissuration *f*
16387 **fissure (fissured, fissuring)** / spalten (gespalten, spaltend) / fissurer (fissuré, fissurant)
16388 **fissure** / Fissura (Spalt *m*) / fissure *f*
16389 **fissure, anal** / Fissura ani (Afterschrunde *f*) / fissure à l'anus *f*
16390 **fissure, antitragohelicine** / Fissura antitragohelicina (zwischen Antitragus und Helix des Ohrmuschelknorpels) / fissure antitragohélicine
16391 **fissure of the articular cartilage of the knee** / Meniskusriß *m* / fissure du cartilage articulaire du genou *f*
16392 **fissures of the cerebellum** / Fissurae cerebelli / fissures du cervelet
16393 **fissure (of the cerebellum), first** / Fissura prima (cerebelli) / fissure (du cervelet), première
16394 **fissure of the cerebellum, horizontal** / Fissura horizontalis cerebelli / fissure horizontale du cervelet
16395 **fissure (of the cerebellum), posterolateral** / Fissura posterolateralis (cerebelli) / fissure postérolatérale (du cervelet)
16396 **fissure of the cerebrum, longitudinal** / Fissura longitudinalis cerebri / fissure longitudinale du cerveau
16397 **fissure of the cerebrum, transverse** / Fissura transversa cerebri / fissure transverse du cerveau
16398 **fissure, cutaneous** / Kutisfissur *f* (Hautmißbildung) / fissure cutanée *f*
16399 **fissure, inferior and superior orbital** / Fissura orbitalis inferior et superior (Augenhöhlenspalten) / fissure orbitaire inférieure et supérieure
16400 **fissure (of the lung), oblique** / Fissura obliqua (pulmonis) (schräger Spalt zwischen Lungenober- und -unterlappen) / fissure oblique (du poumon)
16401 **fissure, petro-occipital** / Fissura petrooccipitalis (Spalt der gleichnamigen Synchondrose) / fissure pétro-occipitale
16402 **fissure, petrosquamous, petrotympanic, tympanosquamous** / Fissura petrosquamosa, petrotympanica, tympanosquamosa (Schläfenbeinspalten) / fissure pétrosquameuse, pétrotympanique, tympanosquameuse
16403 **fissure, pterygopalatine** / Fissura pterygopalatina (Keilbeinflügel-Gaumenbeinspalt) / fissure ptérygopalatine
16404 **fissure (of the right lung), horizontal** / Fissura horizontalis (pulmonis dextri) (waagrechter Spalt zwischen re. Lungenober- und -mittellappen) / fissure horizontale (du poumon droit)
16405 **fissure of the round ligament; (sulcus of the umbilical vein)** / Fissura lig. teretis (Sulcus v. umbilicalis) (obliterierte fet. Nabelvene) / fissure du ligament rond; (sillon de la veine ombilicale)
16406 **fissure, sphenopetrous** / Fissura sphenopetrosa (Spalt der gleichnamigen Synchondrose) / fissure sphénopétreuse
16407 **fissure (of the spinal cord and spinal bulb), anterior median** / Fissura mediana anterior (medullae spinalis et oblongatae) / fissure médiane antérieure (de la moelle épinière et du bulbe rachidien)
16408 **fissure, tympanomastoid** / Fissura tympanomastoidea (Paukenhöhlen-Warzenfortsatzspalt) / fissure tympanomastoïde
16409 **fissure of the venous ligament (duct)** / Fissura lig. venosi (fet. Fossa ductus venosi) / fissure du ligament (conduit) veineux

16410 **fistula, anal** / Fistula ani (Mastdarmfistel *f*) / fistule de l'anus *f*
16411 **fistula, arteriovenous pulmonary** / Lungenfistel, arteriovenöse *f* (Gefäßanomalie des Lungenkreislaufs) / fistule pulmonaire artérioveineuse *f*
16412 **fistula, biliary (, gastric, renal)** / Gallenblasenfistel (Magen-, Nieren-) *f* / fistule biliaire (gastrique, rénale) *f*
16413 **fistula, bronchial** / Bronchialfistel *f* (spontane od. op. Verbindung zwischen Bronchus und Lunge[nkaverne etc.]) / fistule bronchique *f*
16414 **fistula, cecal, colonic, intestinal** / Darmfisteln *f*/fistule cæcale, du côlon, intestinale *f*
16415 **fistula, cervicolaqueatic** / Fistula cervicovaginalis laquaeatica (Zervix-Scheidenfistel als Abortfolge) / fistule cervicovaginale *f*
16416 **fistula of the chin** / Kinnfistel *f* (nach unteren Schneidezahnherden) / fistule mentonnière *f*
16417 **fistula, coccygeal** / Steißbeinfistel *f* / fistule coccygienne *f*
16418 **fistula of the collum, congenital** / Fistula colli congenita (Larynx- od. Pharynx-Halsfistel infolge unvollkommener embr. Verwachsung) / fistule cervicale latérale ou médiane *f*
16419 **fistula (, complete)** / Fistel *f* (angeborener od. erworbener Gang zwischen Körperhöhle und innerer od. äußerer -oberfläche) / fistule (complète) *f*
16420 **fistula, (congenital) branchial** / Kiemengang(rest)fistel *f* / fistule branchiogène *f*
16421 **fistula, external, internal salivary** / Speichelfistel, äußere, innere *f* / fistule salivaire externe, interne *f*
16422 **fistula, fecal, urinary** / Kot-, Harnapparatfistel *f* / fistule fécale, urinaire *f*
16423 **fistula, gastrocolonic** / Gastrokolonfistel *f* (Durchbruch zwischen Magen und Querdarm) / fistule gastrocolonique *f*
16424 **fistula in the gums** / Zahnfistel *f* / fistule dentaire *f*
16425 **fistula, horseshoe** / Hufeisenfistel *f* / fistule en fer de cheval *f*
16426 **fistula, internal, external blind** / Fistula incompleta (einseitig offne) / fistule incomplète *f*
16427 **fistula, labial, tubular** / Lippenfistel, Röhrenfistel *f* (mit Granulationen, mit Epithel ausgekleidet) / fistule labiale, tubulaire *f*
16428 **fistula, labyrinthine, lacrimal** / Bogengang-, Tränengangfistel *f* / fistule labyrinthique, lacrymale *f*
16429 **fistula, lacteal, lymphatic vessel** / Milchgang-, Lymphgefäßfistel *f* / fistule d'un vaisseau lacté, lymphatique *f*
16430 **fistula, omphalo-enteric** / Fistula omphal(o)enterica (nicht obliterierter Ductus omphalentericus) / fistule omphal(o-)entérique *f*
16431 **fistula, recto-, uretero-, vesicovaginal** / Rektum-, Ureter-, Blasen-Scheidenfistel *f* (nach schwerer Geburt) / fistule recto-, urétéro-, vésicovaginale *f*
16432 **fistula, scrotal, spermatic** / Hodensack-, Samengangfistel *f* / fistule scrotale, spermatique *f*
16433 **fistula, spinal fluid** / Liquorfistel *f* (traumat. Komplikation) / fistule du liquide céphalorachidien *f*
16434 **fistula (due to) suture (material)** / Fadenfistel *f* / fistule (par fil) de suture *f*
16435 **fistula, tracheo-esophageal** / Ösophagotrachealfistel *f* (path. Speiseröhren-Luftröhrenverbindung) / fistule œsophagotrachéale *f*
16436 **fistula, uterorectal, -vesical** / Uterorektalfistel, Uterovesikal- *f* (bei Uterus-Ca.) / fistule utérorectale, -vésicale *f*
16437 **fistula, vesical (urinary)** / Blasenfistel *f* (1. path. Bildung zwischen Blase und Umgebung, 2. künstliche Anlage vor Prostatektomie) / fistule vésicale (urinaire) *f*
16438 **fistulas, vesicorectal** / Vesikorektalfisteln *f* (krebsige Entartung) / fistules vésicorectales *f*
16439 **fistula, vesico-umbilical** / Urachusfistel *f* / fistule vésic(o-)ombilicale *f*
16440 **fistulas, vestibulorectal** / Vestibulorektalfisteln *f* (persistierende Verbindung zwischen Sinus urogenitalis und Rectum) / fistules vestibulorectales *f*
16441 **fistular, fistulous** / fistelbezüglich, fistelnd / fistulaire, fistuleux
16442 **fistul(iz)ation** / Fistelbildung *f* / fistulation *f*
16443 **fistulography, -tomy** / Fisteldarstellung, -spaltung *f* / fistulographie, -tomie *f*
16445 **fit(ness)** / Geeignet(heit *f*) / approprié(té *f*)
16446 **fitness, hereditary** / Erbtüchtigkeit *f* / capacité héréditaire *f*
16446a **fittings** / Ausrüstungsgegenstände *m* / équipement, effets d' *m*
16447 **fixable (fixative)** / fixierbar (Fixiermittel *n*) / fixable (fixatif *m*)
16448 **fixation** / Fixation *f* (Befestigung, Fixierung) / fixation *f*
16449 **flabby** / schlapp / flasque
16450 **flabelliform (flabellate)** / fächerförmig / flabellé (flabelliforme)
16451 **flaccidity** / Schlaffheit *f* / flaccidité *f*
16452 **flagellant (flagellar)** / geißel(betreffe)nd / flagellant (flagellaire)
16453 **Flagellata** / Flagellaten *n* (Mastigophora) / protozoaires flagellés *m*
16454 **flagellation** / Geißlung *f* / flagellation *f*
16455 **flagelliform** / geißelförmig / flagelliforme
16456 **flagellosis** / Geißeltierchenbefall *m* / flagellose *f*
16457 **flagellum** / Geißel *f* (Fortbewegungsorganellen der Flagellaten) / flagelle *f*
16458 **flair** / Flair *n* (Spürsinn *m*) / flair *m*
16459 **flake(like)** / Flocke(nartig) *f* / flocon(neux) *m*
16460 **flame(like), flaming** / Flamme *f* (flammig), flammend / flamme *f* (moiré), enflammé
16461 **flank** / Flanke *f* (flankieren) / flanc *m* (flanquer)
16462 **flap, amputation** / Stumpflappen *m* / manchette *f*
16463 **flap, circular** / Rundlappen *m* / lambeau circulaire *m*

16464 **flap (, cutaneous)** / (Haut)lappen *m* / lambeau (cutané) *m*
16465 **flap, (double) pedicle** / (Doppel)stiellappen (Brückenlappen) *m* / lambeau (bi)pédiculé *m*
16466 **flaps, genital** / Genitallappen *m* (wie Geschlechtsteile von Spinalnervenwurzeln [S3–S4] versorgte Hautsegmente an Damm, Gesäß und Oberschenkel) / lambeaux génitaux *m*
16467 **flap of muscle** / Muskellappen *m* / lambeau du muscle *m*
16468 **flask, culture** / Kulturgefäß *n* / bouteille à culture *f*
16469 **flask, extraction** / Extraktionskolben *m* / ballon à extraction *m*
16470 **flask, flat, round bottom** / Steh-, Rundkolben *m* / ballon à fond plat, rond *m*
16471 **flask, fractional (distillation)** / Fraktionskolben (Destillierkolben) *m* / ballon à fractionner (pour distillation) *m*
16472 **flask, graduated** / Meßkolben *m* / ballon gradué *m*
16473 **flask, volumetric** / Maßkolben *m* / bouteille volumétrique *f*
16474 **flask(-shaped)** / Flasche(nförmig) *f* / flacon *m* (, en forme de)
16475 **flat-footed, -nosed** / plattfüßig, -nasig / pied plat, nez plat, qui a le
16476 **flat-headed** / flachköpfig / tête plate, qui a la
16477 **flat(ness)** / Flach(heit *f*) / aplati(ssement *m*)
16478 **flatulence** / Flatulenz *f* (flatus = Blähung) / flatulence *f*
16479 **flatulent** / blähend / flatueux
16480 **flavescens** / gelblich / jaunâtre
16481 **flavines** / Flavine *n* (natürliche wasserlösliche gelbe Farbstoffe, Vorstufe der prosthetischen Gruppen der Gelben Atmungsfermente) / flavines *f*
16482 **Flavobacterium** / Flavobacterium *n* (Bakt-gatt. der Achromobacteriaceae) / flavobactérie *f*
16483 **flavoproteins** / Flavo(protei)ne *n* (meistens Flavinadenindinucleotid [FAD] enthaltende «gelbe» Oxydationsfermente der Atmungskette) / flavoprotéines *f*
16484 **flavo(u)r** / Wohlgeschmack *m* (durch Trypsin- und Pepsinsekretion steigernde, damit KH- und Eiweißverwertung erhöhende Gewürze) / saveur *f*
16485 **flavoured (flavourless)** / gewürzt (fade) (sind Nahrungsstoffe [un]bekömmlich) / savoureux (sans saveur)
16486 **fleas** / Siphonaptera *n* (σίφων = Saugröhre, ἄπτερος = flügellos: Flöhe) / puces *f*
16487 **flea, common** / Pulex irritans (Menschenfloh *m*) / puce de l'homme *f*
16488 **flea, sand (chigo[e])** / Sarcopsylla penetrans (Tunga penetrans, Dermatophilus: Sandfloh *m*) / puce pénétrante (chique) *f*
16489 **flesh** / Caro *f* (Fleisch[gewebe] *n*) / chair *f*
16490 **fletcherize** / fletschern (kauend einspeicheln) / fletcheriser (mastiquer d'après FLETSCHER)
16491 **flex(ed)** / krümmen (gekrümmt) / couder (coudé)
16492 **flexibility, ceraceous** / Flexibilitas cerea (WERNICKE: wachsartige Gliederbiegsamkeit nach Encephalitis epidemica) / flexibilité cireuse *f*
16493 **flexible (flexibility)** / Biegbar(keit *f*) (psych. Lenkbar[keit]) / flexible (flexibilité *f*)
16494 **flexion, palmar, plantar** / Palmar-, Plantarflexion *f* / flexion palmaire, plantaire *f*
16495 **flexuous (flexuosity)** / Gebogen(heit *f*) / flexueux (flexuosité *f*)
16497 **flexure (flexion)** / Flexura (Biegung *f*) / flexion *f*
16498 **flexure of the colon, right and left** / Flexura coli dextra et sinistra ([rechtwinklige] Biegungen des Dickdarms in Leber- und Milzgegend) / flexion droite et gauche du côlon
16499 **flexure, duodenojejunal** / Flexura duodenoieiunalis (Zwölffingerdarm-Dünndarmbiegung) / flexion duodénojéjunale
16500 **flexure of the duodenum, inferior and superior** / Flexura duodeni inferior et superior / flexion inférieure et supérieure du duodénum
16501 **flexure, perineal** / Flexura perinealis (sagittale Mastdarmbiegung zum Damm hin) / flexion périnéale
16502 **flexura, sacral** / Flexura sacralis (sagittale Mastdarmbiegung zum Kreuzbein hin) / flexion sacrée
16503 **flies** / Brachycera *n* (=Kurzfühler: Fliegen) / mouches *f*
16504 **float** / flot(t)ieren (schwemmen [schwimmen]) / flot(t)er
16505 **flocculate (flocculated, flocculating)** / flokken (geflockt, flockend) / floconner (floconné, floconnant)
16506 **flocculation** / Flockung *f* / floculation *f*
16507 **flocculent** / flockig / floculant
16508 **flocculus** / Flocculus (Kleine Flocke: vorderer Teil des Lobulus biventer der Kleinhirnhemisphäre) / flocculus
16509 **floor of the mouth** / Mundboden *m* / plancher de la bouche *m*
16510 **floor of the orbit** / Augenhöhlenboden *m* / plancher de l'orbite *m*
16511 **floor, pelvic** / Beckenboden *m* / plancher pelvien *m*
16512 **floor of the vagina** / Scheidengrund *m* / plancher du vagin *m*
16513 **floor(ing)** / Erdboden (Fuß-) *m* / plancher *m*
16514 **flora** / Pflanzenwelt *f* (auch von Bakterien) / flore *f*
16515 **flora, fasting intestinal** / Hungerflora *f* (keine Verminderung, sondern Vermehrung der norm. bakt. Darmbesiedlung) / flore intestinale d'abstinence *f*
16516 **flora, gastro-ulcerous intestinal** / Darmflora, gastr(o)ulzeröse *f* (hämolysierende Coli) / flore intestinale gastr(o-)ulcéreuse *f*
16517 **flora, hypacid intestinal** / Darmflora, hypacide *f* (Coli vermehrt, Bifidus vermindert) / flore intestinale hypacide *f*
16518 **flora, hyperacid intestinal** / Darmflora, hyperacide *f* (Coli vermindert, Bifidus vermehrt) / flore intestinale hyperacide *f*

16519 **flora, ileitic intestinal** / Darmflora, ileitische *f* (Bacteroides und Clostridia vermehrt) / flore intestinale iléitique *f*
16520 **flora, intestinal** / Flora intestinalis (physiol. Darmflora) / flore intestinale *f*
16521 **flora, normal intestinal** / Darmflora, normale *f* (Coli, Enterococci, Clostridia = 1%, Bifidus, Lactobacillus = 40%, Bacteroides = 60%) / flore intestinale normale *f*
16522 **flora, pruritic intestinal** / Darmflora, pruritische *f* (Enterococci vermehrt) / flore intestinale prurigineuse *f*
16523 **flora, senile intestinal** / Darmflora, senile *f* (Coli und Clostridia vermehrt, Bifidus und Enterococci vermindert) / flore intestinale sénile *f*
16524 **flora, stomatic** / Mundflora *f* (physiol. Bakterienflora) / flore stomatique *f*
16525 **florescent** / blühend / florissant
16526 **florid** / florid (in voller Blüte) / floride (en pleine évolution)
16527 **flower** / Floris (Blüte) *f* / fleur *f*
16528 **fluctuate (fluctuating)** / fluktuieren(d) / fluctuer (fluctuant)
16529 **fluctuation** / Fluktuation *f* (fluctuare = schwanken) / fluctuation *f*
16530 **fluent (fluid)** / fließend (Fluidum *n*) / fluent (fluide *m*)
16531 **fluid, alimentary** / Nährflüssigkeit *f* / liquide alimentaire *m*
16532 **fluid, amnionic** / Liquor amnii (Fruchtwasser *n*) / liquide amniotique *m*
16533 **fluid, cerebrospinal** / Liquor cerebrospinalis (Zerebrospinalflüssigkeit *f*) / liquide cérébrospinal *m*
16534 **fluid, culture, fixing** / Kulturflüssigkeit, Fixierflüssigkeit *f* / liquide à culture, fixant *m*
16535 **fluid, disinfecting** / Desinfektionsflüssigkeit *f* / liquide désinfectant *m*
16537 **fluid, injection** / Injektionsflüssigkeit *f* / liquide d'injection *m*
16538 **fluid, parenchymatous, synovial** / Gewebeflüssigkeit, Gelenkflüssigkeit *f* / liquide parenchymateux, synovial *m*
16539 **fluid, pericardiac, pleural** / Perikardflüssigkeit, Pleuraflüssigkeit *f* / liquide péricardique, pleural *m*
16540 **fluid, prostatic, puncture** / Prostatasaft *m* Punktionsflüssigkeit *f* / liquide prostatique, de ponction *m*
16541 **fluid, saline, staining** / Kochsalzlösung, Farblösung *f* / liquide salin, colorant *m*
16542 **fluidity** / Flüssigkeit(szustand *m*) *f* / fluidité *f*
16543 **fluke, intestinal** / Fasciolopsis buski (Großer Darmegel *m*) / douve intestinale *f*
16544 **fluke, liver** / Fasciola hepatica (Großer Leberegel *m*) / distome *m* (douve du foie *f*)
16545 **flumina pilorum; (hair stream)** / Flumina pilorum (Haarstrom, Gesamtheit gleichgerichteter Haarreihen) / flumina pilorum; (courant poilu)
16546 **fluorescence** / Fluoreszenz *f* (langwellige Lichtemission durch kurzwellige Strahlen) / fluorescence *f*
16547 **fluorescence absorption** / Fluoreszenzabsorption *f* / fluorescence, absorption de *f*
16548 **fluorescent** / fluoreszierend (unter Strahleneinwirkung aufleuchtend) / fluorescent
16549 **fluorescytes** / Fluoreszyten *m* (jugendliche Erythrozyten bei gesteigerter Blutregeneration im Dunkelfeld) / fluorescytes *m*
16550 **fluorides** / Fluoride *n* (Salze der Flußsäure [HF]) / fluorures *m*
16551 **fluorine (F 9 19)** / Fluorum (Fluor *n*) / fluor *m*
16552 **fluororoentgenography** / Schirmbildaufnahmeverfahren *n* / photofluoroscopie *f*
16553 **fluorosis (, endemic)** / Fluorvergiftung (, endemische) *f* (infolge übermäßiger Fluoraufnahme mit dem Trinkwasser) / fluorose (endémique) *f*
16554 **flushsweat, unilateral** / FREY' Syndrom (Von psychosomatischen Reizen ausgelöste Hautrötung mit Hyperästhesie und -hidrose im N.-auriculotemporalis-Bereich einer Gesichtshälfte) / syndrome du nerf auriculotemporal
16555 **flutter, (auricular)** / (Herzmuskel)flattern, (Vorhof-) *n* / flutter (auriculaire) *m*
16556 **flutter, mediastinal** / Mediastinalflattern *n* (bei Pneumothorax und nach Plastik [GARRÉ]) / flutter médiastinal *m*
16557 **fluxion** / Fluxio(n) *f* (Wallung) / fluxion *f*
16558 **foam(y)** / Schaum(ig) *m* / écume(ux) *f*
16559 **focal** / brennpunktbezüglich (herdbedingt) / focal
16560 **foci** / Foci *m* (Krankheitsherde) / foyers *m*
16561 **foci, cortical contusion** / Rindenprellungsherde *m* (nach Contusio cerebri) / foyers corticaux de contusion *m*
16562 **foci, papulonecrotic** / Herde, papulonekrotische *m* (Hautknötchen mit zentralem Einschmelzungsherd) / foyers papulonécrosiques *m*
16563 **foci, primary** / Streuherde *m* (Zahn-, Mandel-, Nebenhöhleneitrungen) / foyers primaires *m*
16564 **foci, secondary** / Zweitherde *m* (Mikrobienmetastasen, z.B. in Endokard) / foyers secondaires *m*
16565 **focus (focuses)** / Fokus *m* (Brennpunkt, z.B. einer Rö-Röhre) / foyer *m*
16566 **focus, broad, fine** / Großfokus, Feinfokus *m* / foyer, gros, petit *m*
16567 **focus, circular, oval** / Fokus, runder, ovaler *m* / foyer circulaire, ovale *m*
16568 **focus, line, point** / Strichfokus, Punktfokus *m* / foyer linéaire, ponctuel *m*
16569 **focus(s)ing** / Fokussierung *f* (Scharfeinstellung) / focalisation *f*
16570 **foddering, antibiotics** / Antibiotikafütterung *f* (an Schlachtvieh kann zur Übertragung resistenter [Entero]bakterien auf Menschen führen) / affouragement d'antibiotiques *m*
16571 **FOERSTER's diplegia** / FOERSTER' Syndrom (Angeborene od. geburtstraumat. erworbene zerebrale Kinderlähmungsform) / diplégie de FOERSTER

16572 **foil, collagen** / Kollagenfolie *f* (Dreischichtfolie aus Kälberhaut als künstliche Haut mit geringer Antigenwirkung bei Verbrennungen [THIELE]) / feuille collagène *f*
16573 **foil, silver** / Silberfolie *f* / feuille d'argent *f*
16574 **fold** / Plica (Falte *f*) / pli (repli) *m*
16575 **folds, alar** / Plicae alares (Flügelfalten des Corpus adiposum infrapatellare) / plis alaires
16576 **fold, anterior and posterior axillary** / Plica axillaris anterior et posterior (Achsel[muskel]falten) / pli axillaire antérieur et postérieur
16577 **fold, anterior and posterior mallear** / Plica mallearis anterior et posterior (durch den Hammer bedingte Schleimhautfalten) / pli malléaire antérieur et postérieur
16578 **fold of the anvil** / Plica incudis (durch den Amboß bedingte Schleimhautfalte) / pli de l'enclume
16579 **fold, ary-epiglottic** / Plica aryepiglottica (Gießbecken-Kehldeckelfalte) / repli aryténo-épiglottique
16580 **folds, cecal (vascular)** / Plicae caecales (vasculares) (Blinddarm[gefäß]falten) / plis cæcaux (vasculaires)
16581 **folds, ciliary** / Plicae ciliares (Orbiculus-ciliaris-Falten) / plis ciliaires
16582 **folds, circular** / Plicae circulares (Teilumfang[schleimhaut]falten des Zwölffingerdarms [KERKRING]) / plis circulaires
16583 **folds of the colon, semilunar** / Plicae semilunares coli (halbmondförmige Dickdarminnenwandfalten zwischen den Haustren) / plis semilunaires du côlon
16584 **fold of the conjunctiva, semilunar** / Plica semilunaris coniunctivae (im nasalen Bindehautsack) / pli semilunaire de la conjonctive
16585 **fold, cygomatic** / Falte, zygomatische *f* (Degenerationszeichen von Jochbein über Mundwinkel zu Kinnfurchen) / pli cygomatique *m*
16586 **fold, duodenojejunal** / Plica duodenoieiunalis (Zwölffingerdarm Dünndarmumschlagfalte des Bauchfells) / repli duodénojéjunal
16587 **fold, duodenomesocolic** / Plica duodenomesocolica (Zwölffingerdarm-Dickdarm[gekröse]umschlagfalte des Bauchfells) / repli duodénomésocolique
16588 **fold of the duodenum, longitudinal** / Plica longitudinalis duodeni (Zwölffingerdarm[schleimhaut]längsfalte) / pli longitudinal du duodénum
16589 **fold, fimbriate** / Plica fimbriata (gefranste Unterzungen[schleimhaut]falte) / pli fimbrié
16590 **folds of the gall bladder, mucous** / Plicae tunicae mucosae vesicae felleae / plis muqueux de la vésicule biliaire
16591 **folds, gastric** / Plicae gastricae (Magen[schleimhaut]falten) / plis gastriques
16592 **folds, gastropancreatic** / Plicae gastropancreaticae (Magen-Pankreasumschlagfalten des Bauchfells) / replis gastropancréatiques
16593 **fold, ileocecal** / Plica ileocaecalis (Dünndarm-Blinddarmumschlagfalte des Bauchfells) / repli iléocæcal
16594 **fold, interureteric** / Plica interureterica ([Schleimhaut]falte am Harnleitereingang in die Blase) / pli interurétérique
16595 **folds of the iris** / Plicae iridis (im großen Irisring bei weiter Pupille) / plis de l'iris
16596 **fold, lacrimal** / Plica lacrimalis (Tränenkanal[schleimhaut]falte) / pli lacrymal
16597 **fold of the laryngeal nerve** / Plica n. laryngei / pli du nerf laryngien
16598 **fold, lateral and median glosso-epiglottic** / Plica glosso-epiglottica lateralis et mediana (Zungen-Kehlkopfdeckel[schleimhaut]falten) / pli glosso-épiglottique latéral et médian
16599 **fold, lateral, middle, median umbilical** / Plica umbilicalis lateralis, media, mediana (Nabelumschlagfalten des Bauchfells) / repli ombilical latéral, moyen, médian
16600 **fold of the left caval vein** / Plica v. cavae sinistrae / pli de la veine cave gauche
16601 **folds, palmate** / Plicae palmatae (palmblätterartig ausgebreitete Gebärmutter[schleimhaut]falten) / plis palmées
16602 **(fold, palpebronasal)** / (Plica palpebronasalis) (Augenoberlid-Nasenfalte, Mongolenfalte) / (pli palpébronasal)
16603 **folds (of the peritoneum), inferior and superior duodenal** / Plica duodenalis inferior et superior (peritonaei) (Zwölffingerdarmumschlagfalten des Bauchfells) / repli duodénal inférieur et supérieur (du péritoine)
16604 **(fold [of the peritoneum], paraduodenal)** / (Plica paraduodenalis [peritonaei]) (Zwölffingerdarmnebenumschlagfalte des Bauchfells) / (repli paraduodénal [du péritoine])
16605 **fold, recto-uterine** / Plica recto-uterina (Mastdarm-Gebärmutter[schleimhaut]-falte) / pli recto-utérin
16606 **folds of the rectum, transversal** / Plicae transversales recti (3 quere Mastdarm[schleimhaut]falten) / plis transversaux du rectum
16607 **fold, salpingopalatine** / Plica salpingopalatina (oft vorkommende Ohrtrompeten-Gaumen[schleimhaut]falte) / pli salpingopalatin
16608 **fold, salpingopharyngeal** / Plica salpingopharyngea (Ohrtrompeten-Schlund[schleimhaut]falte) / pli salpingopharyngien
16609 **fold, spiral** / Plica spiralis (Spiralfalte im Gallenblasenhals) / pli spiral
16610 **fold of the stirrup** / Plica stapedis (durch den Steigbügel bedingte Schleimhautfalte) / pli de l'étrier
16611 **fold, sublingual** / Plica sublingualis (Unterzungenbasis[schleimhaut]falte) / pli souslingual
16612 **fold, synovial (infrapatellar)** / Plica synovialis (infrapatellaris) (Gelenkschmierenfalte [-band] [im Kniegelenk]) / pli synovial (infrapatellaire)

16613 **folds, transverse palatine** / Plicae palatinae transversae (quere Gaumen[schleimhaut]-falten) / plis palatins transverses
16614 **fold, transverse vesical** / Plica vesicalis transversa (quere Blasen[schleimhaut]-falte) / pli vésical transverse
16615 **fold, triangular** / Plica triangularis (dreiwinklige Zungen-Gaumenbogen[schleimhaut]falte an den Zungenseitenrändern) / pli triangulaire
16616 **folds, tubal** / Plicae tubariae (Eileiter-[schleimhaut]falten) / plis tubaires
16617 **fold of the tympanic cord** / Plica chordae tympani (durch Paukensaite bedingte Schleimhautfalte) / pli de la corde tympanique
16618 **folds (of the ventricle), villous** / Plicae villosae (ventriculi) (villosus = zottig) / plis villeux (du ventricule)
16619 **fold, ventricular** / Plica ventricularis (Schildknorpel-Gießbeckenknorpel-[schleimhaut]falte, Taschenfalte, falsches Stimmband) / pli ventriculaire
16620 **fold, vocal** / Plica vocalis (Schildknorpel-Gießbeckenknorpel[schleimhaut]falte, Stimmfalte, Stimmband) / pli vocal
16621 **foliaceous** / blättrig / feuillu
16622 **folic** / folsauer / folique
16623 **folic acid deficiency syndrome** / Folsäuremangel-Syndrom (Krankheitsbild des Folsäuremangels) / syndrome par manque d'acide folique
16624 **follicle** / Folliculus (Dim. v. follis = Schlauch, Hülse, Balg *m*) / follicule *m*
16625 **follicle, burst of the** / Follikelsprung *m* (ovulatorischer Zyklus: Platzen des GRAAF' Follikels) / follicule, rupture du *f*
16626 **follicles, gastric lymphatic** / Folliculi lymphatici gastrici (Magenlymphbälgchen) / follicules lymphatiques gastriques
16627 **follicles (of the large and small intestine), solitary lymphatic** / Folliculi lymphatici solitarii (intestini crassi et tenuis) (einzelständige Lymphbälgchen) / follicules lymphatiques solitaires (de l'intestin gros et grêle)
16628 **follicles, laryngeal lymphatic** / Folliculi lymphatici laryngei (Kehlkopflymphbälgchen) / follicules lymphatiques laryngiens
16629 **follicles, lienal lymphatic** / Folliculi lymphatici lienales (Milzlymphbälgchen) / follicules lymphatiques liénaux
16630 **follicles, lingual** / Folliculi linguales (Zungenbälge, Balgdrüsen der Zunge) / follicules linguaux
16631 **follicle, lymphatic** / Folliculus lymphaticus (Lymphbälgchen) / follicule lymphatique
16632 **follicle of the pile** / Folliculus pili (Haarbalg) / follicule du poil
16633 **follicles, primary ovarian** / Folliculi ovarici primarii (Primärfollikel des Eierstocks) / follicules ovariens primaires
16634 **follicles, primordial** / Primordialfollikel *n* (Ureier im Keimepithel des Eierstocks) / follicules primordiaux *m*
16635 **follicles (of the rectum), lymphatic** / Folliculi lymphatici (intestini recti) / follicules lymphatiques (du rectum)
16636 **follicles, secondary** / Sekundärfollikel *m* (Eizellen mit hochprismatischem Follikelephitel zwischen Primärfollikel und GRAAF' Follikel) / follicules secondaires *m*
16637 **follicles (of the small intestine), aggregate lymphatic** / Folliculi lymphatici aggregati (intestini tenuis) / follicules lymphatiques ag(g)régés (de l'intestin grêle)
16638 **follicle, solitary** / Lymphonodulus solitarius (einzelnes Lymphknötchen in Schleimhäuten) / follicule solitaire *m*
16639 **follicles of the thyroid gland** / Folliculi gl. thyreoideae/follicules de la glande thyroïde
16640 **follicles of the vermiform appendix, aggregate lymphatic** / Folliculi lymphatici aggregati appendicis vermiformis (grex = Herde: Lymphbälgchenherde) / follicules lymphatiques ag(g)régés de l'appendice vermiforme
16641 **follicles, vesiculous ovarian** / Folliculi ovarici vesiculosi (Bläschenfollikel [GRAAF]) / follicules ovariens vésiculeux
16642 **folliclis** / Folliclis *f* (Acnitis: Tuberculosis papulonecrotica) / acnite *f*
16643 **folliculitis (follicular)** / Haarbalgentzündung *f* (Follikel betreffend) / folliculite *f* (folliculaire)
16644 **folliculitis, decalvant** / Folliculitis decalvans («kahlmachende» Haarbalgentzündung) / folliculite décalvante *f*
16645 **folliculitis of the neck, sclerosing** / Folliculitis sclerotisans nuchae (schwielig vernarbende Nackenhaarbalgentzündung) / folliculite sclérosante de la nuque *f*
16646 **folliculitis, superficial, profound staphylogenous** / Folliculitis staphylogenes superficialis, profunda (oberflächliche, tiefe [Bart]haarbalgentzündung) / folliculite staphylogène superficielle, profonde *f*
16647 **folliculoma** / Eierstockfollikelgeschwulst *f* / folliculome *m*
16648 **folliculosis** / Lymphfollikelschwellung *f* / folliculose *f*
16649 **fontanel(le)** / Fonticulus (Dim. v. fons = Quelle: Fontanelle *f*) / fontanelle *f*
16650 **fontanel, anterior and posterior** / Fonticulus anterior et posterior (Stirn- und Hinterhauptbeinfontanelle) / fontanelle antérieure et postérieure
16651 **fontanel, anterolateral and posterolateral** / Fonticulus anterolateralis et posterolateralis (Warzenfortsatz- und Keilbeinfontanelle) / fontanelle antérolatérale et postérolatérale
16652 **fontanels of the skull** / Fonticuli cranii (fet. Fontanellen, bindegewebig geschlossene Schädellücken) / fontanelles du crâne
16653 **food** / Nahrungsmittel *n* / aliment *m*
16654 **food, additions to** / Genußmittel *n* / aliments stimulants *m*
16655 **food adulteration** / Nahrungsmittelverfälschung *f* / fraude alimentaire *f*
16656 **food diseases** / Nahrungsmittelkrankheiten *f* / maladies alimentaires *f*

16657 **food hygiene** / Nahrungs(mittel)hygiene *f* / hygiène alimentaire *f*
16658 **food inspection** / Nahrungs(mittel)kontrolle *f* / inspection alimentaire *f*
16659 **food pest control, active** / Lebensmittelschädlingsbekämpfung, aktive *f* (durch biochemisch[-karzinogen]e Mutationen bewirkende Bestrahlung: Zerstörung der Carbonylgruppen [Bildung aromatischer KW-Stoffe]) / vivres, destruction active des parasites des *f*
16660 **food pest control, direct** / Lebensmittelschädlingsbekämpfung, direkte *f* (künstliche: durch pflanzliche Insektizide [ohne gesundheitsschädliche Rückstände], durch chemische [bakterielle Resistenz provozierende] Insektizide) / vivres, destruction artificielle des parasites des *f*
16661 **food pest control, indirect** / Lebensmittelschädlingsbekämpfung, indirekte *f* (natürliche: Pflanzenabwehrkrafterhaltung bzw. -stärkung durch Boden-, Luft-, Wassergesunderhaltung) / vivres, destruction naturelle des parasites des *f*
16662 **food pest control, passive** / Lebensmittelschädlingsbekämpfung, passive *f* (durch Antibionten der Schädlinge, z. B. Raubwanze contra Kartoffelkäfer) / vivres, destruction passive des parasites des *f*
16663 **food preparation** / Nähr(mittel)präparat *n* / préparation alimentaire *f*
16664 **food rationing** / Nahrungs(mittel)rationierung *f* / aliments, rationnement des *m*
16665 **food requirement** / Nahrungs(mittel)-bedarf *m* / besoin alimentaire *m*
16666 **food research** / Nahrungs(mittel)untersuchung *f* / recherche alimentaire *f*
16667 **food, staple** / Hauptnahrungsmittel *n* / aliment principal *m*
16668 **food table** / Nahrungsmitteltabelle *f* / table alimentaire *f*
16669 **foodstuff** / Nährstoff *m* / nutriment *m*
16670 **foodstuffs, hydrolyzable** / Nährstoffe, spaltbare *m* (Eiweiß, Kohlenhydrate, Fette) / nutriments hydrolysables *m*
16671 **foodstuff hydrolyzers (catalyzers)** / Nährstoffspalter *m* (Fermente, Vitamine u.a. Cofermente, z.B. Acetyl-CoA) / nutriments, catalyseurs (hydrolyseurs) de *m*
16672 **foolproof** / narrensicher / erreur, garanti contre toute possibilité d'
16673 **foot** / Pes (Fuß *m*) / pied *m*
16674 **foot, calcaneovalgus** / Knick-Hackenfuß *m* / pied calcanéovalgus *m*
16675 **foot, club**/Klumpfuß *m* (Talipes)/pied bot *m*
16676 **foot, equine, varus, equine-varus** / Pes equinus, varus, equinovarus (Spitzfuß, Klumpfuß, Spitz-Klumpfuß) / pied équin, varus, équinovarus *m*
16677 **foot, forced** / «Fußgeschwulst» *f* (Syndesmitis tarsea: Fraktion nach Marschanstrengung) / fracture métatarsienne *f*
16678 **foot, hollow** / Hohlfuß *m* (Pes arcuatus, cavus, excavatus) / pied creux *m*
16679 **foot, malleovalgus** / Pes malleus valgus (Hammerzehenplattfuß *m*) / pied malléovalgus *m*
16680 **foot, square, cubic** / Fuß, Quadrat-, Kubik- *n* (ft = 30,48 cm, ft^2 = 929 cm^2, ft^3 = 28,3 dm^3) / pied, pied carré, pied cube *m*
16681 **foot, valgus (everted, inverted)** / Pes valgus (abductus, adductus) (Knickfuß *m*) / pied valgus (emmené, approché) *m*
16682 **foot, weak (flat)** / Senkfuß *m* (Pes [transverso-]planus [Spreizfuß]) / pied plat *m*
16683 **footed, light-** / leichtfüßig / étourdi
16684 **footed, two- (, four-, six-, eight-)** / zweibeinig (vier-, sechs-, acht-) / pieds, à deux (, à quatre, à six, à huit)
16685 **footnote** / Fußnote *f* / note (au bas de page) *f*
16686 **forage** / Bohrung *f* (auch Prostataop.) / forage *m*
16687 **foramen** / Foramen (Loch *n*) / trou *m*
16688 **foramina, alveolar** / Foramina alveolaria (Oberkieferlöcher für Nerven und Gefäße)/ trous alvéolaires
16689 **foramen, anterior and posterior ethmoidal** / Foramen ethmoidale anterius et posterius (Siebbeinlöcher des Stirnbeins) / trou ethmoïdal antérieur et postérieur
16690 **foramen of the caval vein** / Foramen v. cavae / trou de la veine cave
16692 **foramen, costotransverse** / Foramen costotransversarium (dem Halswirbelquerfortsatzloch entsprechendes Rippen-Brustwirbelquerfortsatzverbindungsloch) / trou costotransverse
16693 **foramen, cygomaticofacial** / Foramen cygomaticofaciale (Wangen-Jochbeinkanalloch) / trou cygomaticofacial
16694 **foramen, cygomatico-orbital** / Foramen cygomatico-orbitale (Augenhöhlen-Jochbeinkanalloch) / trou cygomatico-orbitaire
16695 **foramen, cygomaticotemporal** / Foramen cygomaticotemporale (Schläfen-Jochbeinkanalloch) / trou cygomaticotemporal
16696 **foramina, dorsal and pelvic sacral** / Foramina sacralia dorsalia et pelvina (vordere und hintere Kreuzbeinlöcher) / trous sacrés dorsaux et pelviens
16697 **foramen, epiploic** / Foramen epiploicum (ἐπίπλοος = Netzhaut: Eingangspforte in die Bursa omentalis) / trou épiploïque
16698 **foramina, ethmoidal** / Foramina ethmoidalia (Siebbeinlöcher) / trous ethmoïdaux
16699 **foramen (of the frontal bone), blind** / Foramen caecum (ossis frontalis) (Duramater-Fortsatz aufnehmendes blind endendes Loch) / trou aveugle (de l'os frontal)
16700 **foramen, great** / Foramen magnum (großes Hinterhauptloch) / trou, grand
16701 **foramen, greater palatine** / Foramen palatinum maius (große Flügel-Gaumenbeinkanalmündung) / trou palatin, grand
16702 **foramen, greater and smaller ischiadic** / Foramen ischiadicum maius et minus (Sitzbeinlöcher) / trou ischiatique, grand et petit
16703 **foramen, incisive** / Foramen incisivum (orale Mündung des Canalis incisivus in horizontaler Gaumenplatte oberhalb der Schneidezähne) / trou incisif

16704 **foramen or incisure, supraorbital** / Foramen supraorbitale sive Incisura supraorbitalis (Loch- bzw. Einschnitt am oberen seitlichen Augenhöhlenrand im Stirnbein) / trou ou incisure susorbitaire

16705 **foramen, infraorbital** / Foramen infraorbitale (Oberkieferloch) / trou infraorbitaire

16706 **foramen (of the interatrial septum), oval** / Foramen ovale (septi interatrialis) (fet.) / trou ovale (de la cloison interatriale)

16707 **foramen, interventricular** / Foramen interventriculare (Fortsetzung der III. Hirnkammer zwischen Columna fornicis und Thalamus) / trou interventriculaire

16708 **foramina, intervertebral** / Foramina intervertebralia (Zwischenwirbellöcher) / trous intervertébraux

16709 **foramen, jugular** / Foramen iugulare (Hinterhauptbein-Schläfenbeinloch für Drosselader) / trou jugulaire

16710 **foramen, lacerated** / Foramen lacerum («zerrissenes» Loch im Felsenbein für Kopfschlagader) / trou lacéré

16711 **foramen of the mandible** / Foramen mandibulae (für den 3. Trigeminusast) / trou de la mandibule

16712 **foramen, mastoid** / Foramen mastoideum (Schläfenbein-Hinterhauptbeinloch) / trou mastoïdien

16713 **foramen, mental** / Foramen mentale (meist in der Einzahl vorhandenes Kinnloch für austretende Nerven und Gefäße) / trou mentonnier

16714 **foramina, nervous** / Foramina nervosa (Nervenlöcher des Labium limbi tympanicum) / trous nerveux

16715 **foramen, nutrient** / Foramen nutricium (Loch für den Eintritt der ernährenden Arterie in einen Knochen) / trou nourricier

16716 **foramen, obturator** / Foramen obturatum (Hüftbeinloch zwischen Sitz- und Schambein) / trou obturateur

16717 **foramina, papillary** / Foramina papillaria (freie Mündungen der Harnkanälchen auf den Nierenpapillenkuppen) / trous papillaires

16718 **foramen, parietal** / Foramen parietale (Scheitelbeinloch für V. emissaria parietalis) / trou pariétal

16719 **foramen, round** / Foramen rotundum (im großen Keilbeinflügel) / trou rond

16720 **foramen, singular** / Foramen singulare (im inneren Gehörgang) / trou singulier

16721 **foramina, smaller palatine** / Foramina palatina minora (kleine Flügel-Gaumenbeinkanalmündungen) / trous palatins, petits

16722 **foramina of the smaller veins** / Foramina vv. minimarum (Mündungen kleinerer Herzwandvenen) / trous des petites veines

16723 **foramen (of the sphenoid bone), oval** / Foramen ovale (ossis sphenoidalis) (im großen Keilbeinflügel) / trou ovale (de l'os sphénoïde)

16724 **foramen, sphenopalatine** / Foramen sphenopalatinum (in die Nasenhöhle führendes Keilbein-Gaumenbeinloch) / trou sphénopalatin

16725 **foramen, spinous** / Foramen spinosum (unter dem Foramen ovale) / trou épineux

16726 **foramen, stylomastoid** / Foramen stylomastoideum (äußere Mündung des N.-facialis-Kanals im Felsenbein) / trou stylomastoïdien

16727 **(foramen, thyroid)** / (Foramen thyreoideum) (mögliches Loch im Schildknorpel für die A. laryngica) / (trou thyroïdien)

16728 **foramen of the tip of the tooth** / Foramen apicis dentis / trou de la pointe de la dent

16729 **foramen of the tongue, blind** / Foramen caecum linguae («blindes» Loch in der Mittellinie zwischen Vorder- und Hinterzunge) / trou aveugle de la langue

16730 **foramen, transversal** / Foramen transversarium (Halswirbelquerfortsatzloch für A. und V. vertebralis) / trou transversal

16731 **foramen, vertebral** / Foramen vertebrale (von Wirbelkörper und -bogen gebildetes «Wirbelloch») / trou vertébral

16732 **foraminate(d)** / durchlöchern (foraminosus = durchlöchert) / trouer (troué)

16733 **foraminotomy** / Foraminotomie *f* (Zwischenwirbellochop.) / foraminotomie *f*

16734 **forbid (forbidden, forbidding)** / verbieten (untersagt, abschreckend) / interdire (interdit, intimidant)

16735 **force of attraction** / Anziehungskraft *f* / force attractive *f*

16736 **force, centrifugal, -petal** / Zentrifugal-, Zentripetalkraft *f* / force centrifuge, -pète *f*

16737 **force, driving** / Triebkraft *f* / force motrice *f*

16738 **force, elastic** / Spannkraft *f* / force élastique *f*

16739 **force of habit** / Macht der Gewohnheit *f* / force d'habitude *f*

16740 **(force,) inertia** / Inertia (Trägheit) *f* / (force d') inertie *f*

16741 **force, major** / Gewalt, Höhere *f* / force majeure *f*

16742 **force, muscle, nerve** / Muskel-, Nervenkraft *f* / force musculaire, nerveuse *f*

16743 **force, reserve** / Reservekraft *f* (z. B. des Herzes zur allfälligen Muskelvergrößrung)/ force en réserve *f*

16744 **force, rest** / Ruhekraft *f* / force au repos *f*

16745 **force (strength) of mind** / Seelenstärke *f* / force d'âme *f*

16746 **force(d)** / forcieren (erzwungen) / forcer (forcé)

16747 **forceful(l), -less; (full, without strength)** / kraftvoll, -los / force, plein de, sans

16748 **forceps** / Pinzette (Zange) *f* / pince *f* (forceps, davier *m*)

16749 **forceps, alveolar** / Zahnfachzange *f* / pince alvéolaire *f*

16750 **forceps, ball (bullet)** / Kugel(faß)zange *f* / pince tire-balles (à griffes) *f*

16751 **forceps, beak** / Schnabelzange *f* / forceps à bec *m*

16752 **forceps, bladder, gallstone** / Blasen-, Gallensteinzange *f* / pince vésicale, à calculs biliaires *f*

16754 **forceps, bone-cutting, -holding** / Knochenkneifzange, -haltezange *f* / pince coupante, à séquestre *f*
16755 **forceps, clamp; (torsion clip)** / Schieberpinzette *f* / pince à verrou *f*
16756 **forceps, crushing** / Quetschzange *f* / pince écraseuse *f*
16757 **forceps, dental (stump)** / Zahn(wurzel)-zange *f* / davier *m* (pince à racines *f*)
16758 **forceps, dressing** / Kornzange *f* / pince à pansements *f*
16759 **forceps, ear** / Ohrpinzette *f* (knieförmig abgebogen) / pince à l'oreille *f*
16760 **forceps, epilation, extraction** / Fremdkörperpinzette, -zange *f* / pince à épilation, à extraction *f*
16761 **forceps, esophageal, tracheal** / Fremdkörperzangen *f* (Speiseröhren-, Luftröhren-) / pince œsophagienne, trachéale *f*
16762 **forceps (of the eye), fixation** / (Augen)-fixationspinzette *f* / pince à fixation (oculaire) *f*
16763 **forceps, flexible** / Zange, flexible *f* / pince flexible *m*
16763a **forceps, gouge-; (rongeur)** / Hohl(meißel)-zange *f* / (pince-)gouge *f*
16764 **forceps, high, outlet** / Beckeneingangs-, -ausgangszange *f* / pince au détroit supérieure, inférieure *f*
16765 **forceps, hooked** / Hakenzange *f* / pince à crochets *f*
16766 **forceps for inducing, for removing clips** / Klammersetzer, -entferner *m* / pinces à agrafes *f*
16767 **forceps, intestinal** / Darmzange *f* / pince intestinale *f*
16768 **forceps, iris, eyelid** / Iris-, Lidpinzette *f* / pince-ciseaux, pince pour les paupières *f*
16769 **forceps, obstetrical** / Geburtshelferzange *f* / forceps *m*
16770 **forceps, ovarian** / Ovarienfaßzange *f* / pince ovarienne *f*
16771 **forceps, ovum** / Abortzange *f* / pince à faux germes *f*
16772 **forceps, plugging** / Tamponzange *f* / pince à tampon *f*
16773 **forceps, punch** / Lochzange *f* / pince emporte-pièce *f*
16774 **forceps, roller** / Rollpinzette *f* (zum Ausquetschen der Trachomkörner) / pince à trachome *f*
16776 **forceps, scalp** / Kopfschwartenzange *f* (tokol.) / pince à cuir chevelu *f*
16777 **forceps, sponge** / Tupferzange *f* / pince porte-tampon *f*
16778 **forceps, surgical (toothed)** / Zange, chirurgische *f* / pince chirurgicale *f*
16779 **forceps, tongue** / Zungenhalter *m* / pince tire-langue *f*
16780 **forceps, towel** / Tuchklemme *f* / pince à drap *f*
16781 **forceps, wound clip** / Wundklammerpinzette *f* / pince à serre-fine *f*
16782 **forcipate** / zangenförmig / pince, en forme de
16783 **forcipressure** / Klemmendruck *m* / forcipression *f*
16784 **forehead** / Frons (Stirn) / front
16785 **forehead, olympian** / Stirn, olympische *f* (bei konnataler Syphilis) / front olympien *m*
16786 **forehead, square** / Frons quadrata (meist verbunden mit Caput quadratum bei Rhachitis) / front carré *m*
16787 **foreign** / fremd / étranger
16788 **forensic** / forensisch (das Forum [Gericht] betreffend) / légal
16789 **forgetful(ness)** / Vergeßlich(keit *f*) / oublieux (oubli *m*)
16790 **fork(ed)** / Gabel(förmig) *f* / fourche *f* (fourchu)
16791 **forms** / Formen *f* (aktualisierte Substanzen) / formes *f*
16792 **form, abortive** / Abortivform *f* (leichte Verlaufsform) / forme abortive *f*
16793 **form, anti-, syn-** / trans-Stellung, cis-Stellung *f* (OH-Gruppe auf verschiedener, gleicher Seite bei Isomeren) / antiposition, symposition *f*
16794 **form, drumstick** / Trommelschlägelform *f* (bei Bakterien durch endständige Sporenbildung) / forme en baguette *f*
16795 **form, enol-, keto-** / Enolform, Ketoform *f* (tautomere Formen) / forme énol, céto *f*
16796 **forms, flutter** / Flatterformen *f* (Bakterien mit zerfransten Rändern infolge Phagozytose) / formes effilochées *f*
16797 **forme fruste** / Forme fruste (Abortivform) / forme fruste *f*
16798 **forms of the heart** / Herzformen *f* (röntg. Silhouetten) / formes du cœur *f*
16799 **form, intermedial** / Übergangsform *f* / forme intermédiaire *f*
16800 **forms, irritative** / Reizformen *f* (lymphozytenähnliche Zellen, z. B. bei Mononukleose) / formes irritatives *f*
16801 **form of karyoplasmatic division** / Teilungsform, karyoplasmatische *f* («Transportform» des Zellkerns mit herabgesetztem Sauerstoffverbrauch) / forme de division caryoplasmatique *f*
16802 **form of karyoplasmatic reproduction** / Arbeitsform, karyoplasmatische *f* («Stoffwechselform» des Zellkerns) / forme de reproduction caryoplasmatique *f*
16803 **forms, L-** / L-Formen *f* (L = like: bakterienähnliche Wachstumsformen auf ungünstigen Nährböden) / formes L *f*
16804 **forms, mucous, rough, smooth** / Schleim-, Rauh-, Glattformen *f* (bakt.) / formes muqueuses, rugueuses, lisses *f*
16805 **form, perfect in; (formless)** / formvollendet (formlos) / forme parfaite, de; (sans forme)
16806 **forms, raquette** / Raquette-Formen *f* (der Hyphenenden bei Haut- und Haarpilzen) / formes en raquette *f*
16807 **forms, signet ring** / Siegelringformen *f* (der Plasmodien bei Malaria) / formes en chevalière *f*
16808 **forms, thorn-apple** / Stechapfelformen *f* (1. Erythrozyten bei Wasserverlust, 2. Harnsäureammoniakkristalle) / formes de pomme épineuse *f*

16809 **formaldehyde (CH_2O)** / Formaldehyd *m* (Methylaldehyd) / formaldéhyde *m*

16810 **formal(ly)** / formal(iter) (formgebend [der Form nach]) / formel(lement)

16811 **formation** / Formation *f* (Formierung, Aufstellung, Anordnung) / formation *f*

16812 **formation of environment** / Milieugestaltung *f* / formation de milieu *f*

16813 **formation, inflammatory** / Entzündungsformation *f* (durch Entzündung gebildete [schlecht vaskularisierte] Gewebsalteration) / formation inflammatoire *f*

16814 **formation, reticular** / Formatio reticularis (in den Seitenstrang des Rückenmarks vorspringende, gerüstartig angeordnete Balken grauer Substanz) / formation réticulaire

16815 **formication** / Ameisenlaufen *n* / formication *f*

16816 **formula (prescription)** / Formel *f* (Rezept *n*) / formule (ordonnance) *f*

16817 **formula, blood** / Blut(konserven)formel *f* / formule sanguine *f*

16818 **formula of the body surface** / Körperoberflächenformel *f* ($\sqrt{\text{Gewicht} \cdot \text{Länge}} \cdot 167{,}2$) / formule de Dubois *f*

16819 **formula, (canned evaporated, cow's, dried, standard, thick) milk** / Säuglingsmilchgemische *n* (mit Büchsenmilch, Kuhmilch, Trockenmilch, Standardmilch, Haferschleim) / formules de mélanges de lait *f*

16820 **formula, constitutional (rational, structural)** / Strukturformel *f* (gibt Anordnung und Wertigkeitsverhältnisse der Atome in einer chem. Verbindung an) / formule systématisée (développée, graphique) *f*

16821 **formula, cytologic** / Formel, zytologische *f* (Widal: charakteristischer Zellbefund in Körperflüssigkeiten) / formule cytologique *f*

16822 **formula, dental** / Zahnformel *f* (-index *m*) / indice dentaire *m*

16823 **formula, electronic** / Elektronenformel *f* (Valenzformel) / formule électronique *f*

16824 **formula, emergency** / Notformel *f* (vorläufige [Milch]formel) / formule d'urgence *f*

16825 **formula, empirical** / Bruttoformel *f* (Summenformel: gibt Art und Zahl der Atome eines Moleküls an) / formule brute *f*

16826 **formula, energy** / Energieformel *f* / formule d'énergie *f*

16827 **formula, hereditary** / Erbformel *f* / formule héréditaire *f*

16828 **formula, magistral** / Musterrezept *n* / formule magistrale *f*

16829 **formula, officinal** / Offizinalformel *f* / formule officinale *f*

16830 **formula, substantial** / Substanzformel *f* (gibt stöchiometrische Zusammensetzung einer Verbindung an, z. B. CHNO für Vanillinsäurediäthylamid) / formule substantielle *f*

16831 **formulary** / Formular (Rezeptbuch) *n* / formulaire *m*

16832 **formulate (formulation)** / formulieren (Abfassung *f*) / formuler (formulation *f*)

16834 **fornical** / gewölbebezüglich (Scheidengewölbe betreffend) / fornical

16835 **fornication** / Fornicatio *f* (Wölbung; Unzucht) / fornication *f*

16836 **fornix** / Fornix (Gewölbe *n*) / fornix *m*

16837 **fornix (of the brain)** / Fornix (cerebri) (paariges Projektionssystem weißer Substanz im Endhirn) / fornix (du cerveau)

16838 **fornix of the conjunctiva, inferior and superior** / Fornix coniunctivae inferior et superior / fornix inférieur et supérieur de la conjonctive

16839 **fornix of the lacrimal sac** / Fornix sacci lacrimalis / fornix du sac lacrymal

16840 **fornix of the pharynx** / Fornix pharyngis / fornix du pharynx

16841 **fornix of the vagina** / Fornix vaginae / fornix du vagin

16842 **fortune** / Glück(sfall *m*) *n* / fortune *f*

16843 **fossa** / Fossa (Grube *f*) / fosse *f*

16844 **fossa of the acetabulum** / Fossa acetabuli / fosse de l'acétabule

16845 **fossa with adipose body and pudendal canal, ischiorectal** / Fossa ischiorectalis: Corpus adiposum fossae ischiorectalis, Canalis pudendalis (zwischen Fascia diaphragmatis inferior und obturatoria mit Fettkörper und Kanal für innere Schamarterie) / fosse ischiorectale avec corps adipeux et canal honteux

16846 **fossa of the anthelix** / Fossa anthelicis / fosse de l'anthélix

16847 **fossa of the anvil** / Fossa incudis / fosse de l'enclume

16848 **fossa (of the auricle), triangular** / Fossa triangularis (auriculae) (dreiwinklige Grube der inneren [vorderen] Ohrmuschel) / fosse triangulaire (de l'oreillette)

16849 **fossa, axillary** / Fossa axillaris (Achselgrube) / fosse axillaire

16850 **fossa, canine** / Fossa canina (unter dem Foramen infraorbitale) / fosse canine

16851 **fossa of the cerebrum, lateral** / Fossa lateralis cerebri / fosse latérale du cerveau

16852 **fossa, condylar** / Fossa condylaris (oberhalb der Hinterhauptgelenkflächen, unbeständige Mündung des Canalis condylaris) / fosse condylienne

16853 **fossa, coronoid** / Fossa coronoidea (tiefe Ellengrube des Humerus) / fosse coronoïde

16854 **fossa, cubital** / Fossa cubitalis (Ellenbogengrube) / fosse cubitale

16855 **fossa, digastric** / Fossa digastrica (Ursprung des «zweibäuchigen» Unterkiefermuskels) / fosse digastrique

16856 **fossa of the elbow** / Fossa olecrani (Ellenbogenkopfgrube) / fosse du coude

16857 **fossa, epigastric** / Fossa epigastrica (Herzgrube) / fosse épigastrique

16858 **fossa of the gall bladder; (sulcus of the caval vein)** / Fossa vesicae felleae (Sulcus v. cavae) / fosse de la vésicule biliaire; (sillon de la veine cave)

16859 **fossa, hyaloid** / Fossa hyaloidea (ὕαλος = Glas: Grube in Glaskörpervorderfläche für Augenlinse) / fosse hyaloïd(ienn)e

16860 **fossa of the hypophysis** / Fossa hypophysis / fosse de l'hypophyse

16861 **fossa, iliac** / Fossa iliaca (Darmbeinschaufelgrube) / fosse iliaque
16862 **fossa, incisive** / Fossa incisiva (zwischen Mm. pectineus und iliopsoas im Trigonum femorale) / fosse incisive
16863 **fossa, infra- and supraspinous** / Fossa infraspinata et supraspinata (Ober- und Untergrätengrube des Schulterblatts) / fosse infra- et susépineuse
16864 **fossa (of the interatrial septum), oval** / Fossa ovalis (septi interatrialis) (fet. Rest in der Herzvorhofscheidewand) / fosse ovale (de la cloison interauriculaire)
16865 **fossa, intercondylar** / Fossa intercondylaris (zwischen den Gelenkflächen des Oberschenkelbeins) / fosse intercondylienne
16866 **fossa, interpeduncular** / Fossa interpeduncularis (zwischen den Großhirnschenkeln) / fosse interpédonculaire
16867 **fossa, jugular** / Fossa iugularis (im Schläfenbein für innere Drosselvene) / fosse jugulaire
16868 **fossa of the lacrimal gland(ula)** / Fossa gl. lacrimalis / fosse de la gland(ul)e lacrymale
16869 **fossa of the lacrimal sac** / Fossa sacci lacrimalis / fosse du sac lacrymal
16870 **fossa of the lateral malleolus** / Fossa malleoli lateralis / fosse de la malléole latérale
16871 **fossa, lateral and medial inguinal** / Fossa inguinalis lateralis et medialis (Einsenkungen zwischen den Bauchfellfalten) / fosse inguinale latérale et médiale
16872 **fossa, mandibular** / Fossa mandibularis (Gelenkgrube für den Unterkiefer im Schläfenbein) / fosse mandibulaire
16873 **fossa, popliteal** / Fossa poplitea (Kniekehlengrube) / fosse poplitée
16874 **fossa, pterygoid** / Fossa pterygoidea (im Flügelfortsatz des Keilbeins) / fosse ptérygoïde
16875 **fossa, pterygopalatine** / Fossa pterygopalatina (Flügel-Gaumenbeingrube) / fosse ptérygopalatine
16876 **fossa, radial** / Fossa radialis (flache Speichengrube des Humerus) / fosse radiale
16877 **fossa, rhomboid** / Fossa rhomboidea (Rautengrube: Boden des Ventriculus quartus) / fosse rhomboïd(al)e
16878 **fossa, scaphoid** / Fossa scaphoidea («kahnförmige» Grube im Flügelfortsatz des Keilbeins) / fosse scaphoïde
16879 **fossa of the skull, anterior, middle, posterior** / Fossa cranii anterior, media, posterior / fosse antérieure, moyenne, postérieure du crâne
16880 **fossa, smaller supraclavicular** / Fossa supraclavicularis minor (Grube über dem proximalen Schlüsselbein) / fosse susclaviculaire, petite
16881 **fossa, subarcuate** / Fossa subarcuata (Grube im Felsenbein bei Neugeborenen) / fosse sousarquée
16882 **fossa, subscapular** / Fossa subscapularis (vordere Konkavität des Schulterblatts) / fosse sousscapulaire
16883 **fossa, supratonsillar** / Fossa supratonsillaris (oberhalb der Gaumenmandeln) / fosse amygdalienne
16884 **fossa, supravesical** / Fossa supravesicalis (Einsenkung zwischen den Bauchfellfalten) / fosse susvésicale
16885 **fossa, temporal and infratemporal** / Fossa temporalis et infratemporalis (Schläfenbeingrube und Fortsetzung nach unten) / fosse temporale et infratemporale
16886 **fossa, trochanteric** / Fossa trochanterica (im großen Rollhügel) / fosse trochantérienne
16887 **fossa of the urethra, navicular** / Fossa navicularis urethrae («schifförmige» Ausweitung der männl. Harnröhre vor der äußeren Mündung) / fosse naviculaire de l'urètre
16888 **fossa of the vaginal vestibule** / Fossa vestibuli vaginae / fosse du vestibule vaginal
16889 **fossula** / Fossula (Dim. v. Fossa) / fosse, petite *f*
16890 **fossula of the cochlear fenestra** / Fossula fenestrae cochleae / fossette de la fenêtre ronde
16891 **fossula, petrous** / Fossula petrosa (flache Grube im Felsenbein, Ausgang für Paukenhöhlenervenkanal) / fossette pétreuse
16892 **fossulae, tonsillar; tonsillar crypts** / Fossulae tonsillares; Cryptae tonsillares (Gaumen- und Rachenmandelbetten mit blinden Enden) / fossettes amygdaliennes; cryptes amygdaliennes
16893 **fossula of the vestibular fenestra** / Fossula fenestrae vestibuli / fossette de la fenêtre ovale
16894 **(Foster) KENNEDY's syndrome** / KENNEDY' Syndrom (Ophthalmoneurologischer Symptomenkomplex bei raumfordernden Prozessen im Bereich der vorderen Schädelgrube) / syndrome de (Foster) KENNEDY
16895 **(FOTHERGILL's malign angina)** / (FOTHERGILL' Krankheit) (Scharlachangina) / (mal de gorge de FOTHERGILL)
16896 **foudroyant** / foudroyant (blitzartig) / foudroyant
16897 **foundation(er)** / Gründung *f* (Stipendiat *m*) / fondation *f* (boursier *m*)
16898 **founder (foundress)** / Stifter(in *f*) *m* / fondateur *m* (fondatrice *f*)
16899 **foundling** / Findelkind *n* / enfant trouvé *m*
16900 **fourth (4th)** / quartus (vierter, 4.) / quatrième (4e)
16901 **fovea** / Fovea (Vertiefung *f*) / fovéa *f*
16902 **fovea (of the atlas), inferior and superior articular** / Fovea articularis inferior et superior (atlantis) (Gelenkvertiefungen am 1. Halswirbel) / fovéa articulaire inférieure et supérieure (de l'atlas)
16903 **fovea, central** / Fovea centralis (Vertiefung in der Netzhaut, Sitz des «gelben Flecks») / fovéa centrale
16904 **fovea of the femoral head** / Fovea capitis femoris / fovéa de la tête fémorale
16905 **fovea, inferior, superior, transverse costal** / Fovea costalis inferior, superior, transversalis (Wirbelkörpervertiefungen für

Rippenköpfchenanlagerung) / fovéa costale inférieure, supérieure, transverse
16906 **fovea, oblong** / Fovea oblonga (untere längliche Vertiefung des Gießbeckenknorpels) / fovéa oblongue
16907 **fovea, pterygoid** / Fovea pterygoidea (Vertiefung unter dem Unterkiefergelenkköpfchen, Ansatz für den seitlichen [Gaumen]-flügelfortsatzmuskel) / fovéa ptérygoïde
16908 **fovea of the rhomboid fossa, inferior and superior** / Fovea inferior et superior (fossae rhomboideae) / fovéa inférieure et supérieure de la fosse rhomboïde
16909 **fovea, sublingual** / Fovea sublingualis (im Unterkiefer für die Unterzungendrüse) / fovéa souslinguale
16910 **fovea, submandibular** / Fovea submandibularis (im Unterkiefer für die Unterkieferdrüse) / fovéa sousmandibulaire
16911 **fovea of the tooth** / Fovea dentis / fovéa de la dent
16912 **fovea, triangular** / Fovea triangularis (obere dreiwinklige Vertiefung des Gießbeckenknorpels) / fovéa triangulaire
16913 **fovea, trochlear** / Fovea trochlearis (Vertiefung am medialen vorderen Augenhöhlenrand des Stirnbeins, Befestigung der Trochlea des M. obliquus superior) / fovéa trochléenne
16914 **foveation** / Grubenbildung *f* / fovéation *f*
16915 **foveola** / Foveola (Dim. v. Fovea) / fovéole *f*
16916 **(foveola, coccygeal)** / (Foveola coccygea) (Grübchen od. Grube in der Steißbeinhautdecke) / (fovéole coccygienne)
16917 **foveolae, gastric** / Foveolae gastricae (Magengrübchen: Mündungen der Magendrüsen innerhalb der Areae gastricae) / fovéoles gastriques
16918 **foveolae, granular** / Foveolae granulares (von den Zotten der Arachnoidea encephali eingenommene Grübchen des Scheitelbeins) / fovéoles granulaires
16919 **fove(ol)ate** / narbenbedeckt / fovéolé
16920 **Fox's disease** / Epidermolysis-bullosa-Syndrom (Erbliche Dermatosen mit Hautblasenbildung nach geringen Traumen) / épidermolyse bulleuse héréditaire
16921 **Fox-Fordyce disease** / Fox-Fordyce' Syndrom (Erkrankung der apokrinen Schweißdrüsen) / maladie de Fox et de Fordyce
16922 **fraction** / Fraktion *f* (aus Fluidum compositum herausdestillierte Komponente) / fraction *f*
16923 **fraction, B_2-** / Fraktion B_2 *f* (mit Cäruloplasmin partielle Antigengemeinschaft zeigender substratspezifischer heterogener Bluteiweißkörper im menschlichen Spermaplasma ohne Oxydaseaktivität) / fraction B_2 *f*
16924 **fractions, chromatine** / Chromatinfraktionen *f* (Eu-, Heterochromatin) / fractions de chromatine *f*
16925 **fractions, lipoid** / Lipoidfraktionen *f* (Serumcholesterin-Triglyceride-β-α-Lipoprotein; erhöhte Blutspiegel = infauster pathogenetischer Herzfaktor) / fractions lipoïdes *f*
16926 **fractions, plasma** / Plasmafraktionen *f* (elektrophoretische Normalwerte: Albumine 60%, Globulin α_1 5%, α_2 8%, β_1 6%, β_2 5%, γ 16%) / fractions de plasma *f*
16927 **fractional (fractionation)** / bruchstückweise (Zerlegung *f*) / fractionnel (fractionnement *m*)
16928 **fractionate (fractionated, fractionating)** / fraktionieren (aufgeteilt, brechend) / fractionner (fractionné, fractionnant)
16929 **fracture** / Fraktur *f* (Knochenbruch *m*) / fracture *f*
16930 **fracture in abduction, adduction** / Abduktionsfraktur, Adduktionsfraktur *f* (des Knöchels) / fracture en abduction, en adduction *f*
16931 **fracture, alveolar process** / Alveolarfortsatzbruch *m* (bei Extraktion) / fracture du rebord alvéolaire *f*
16932 **fracture, ankle** / Knöchelbruch *m* / fracture malléolaire *f*
16933 **fracture, avulsion (strain)** / Abrißfraktur *f* (durch Zug von Bändern und Sehnen) / fracture par déchirement *f*
16934 **fracture of the base of the femur** / Schenkelbasisbruch *m* / fracture de la base du fémur *f*
16935 **fracture, basial** / Schädelbasisfraktur *f* / fracture basiale *f*
16936 **fracture, bending** / Biegungsbruch *m* / fracture par hyperflexion *f*
16937 **fractures, brachial** / Oberarmbrüche *m* (Hals, Tuberculum, Schaft) / fractures brachiales *f*
16938 **fracture, bursting** / Berstungsbruch *m* (an Schädelbasis) / fracture par éclatement *f*
16939 **fracture, butterfly** / Schmetterlingsfraktur *f* / fracture à esquilles *f*
16940 **fracture, calvarium** / Konvexitätsfraktur *f* (Schädeldachbruch *m*) / fracture de la voûte crânienne *f*
16941 **fracture, comminuted** / Splitterbruch *m* / fracture comminutive *f*
16942 **fracture, complete** / Fraktur, vollständige *f* (z.B. Flötenschnabelbruch) / fracture complète *f*
16943 **fracture, complicated (composition)** / Bruch, Komplizierter *m* (mit Weichteilverletzungen) / fracture compliquée *f*
16944 **fracture, compression** / Kompressionsfraktur *f* (durch Quetschung od. Stauchung) / fracture par compression *f*
16945 **fracture, conical** / Flötenschnabelbruch *m* (beider Unterschenkel) / fracture en bec de flûte *f*
16946 **fracture, cough** / Hustenfraktur *f* (der 1. Rippe bei chron. Husten) / fracture par toux *f*
16947 **fracture, crush** / Quetschfraktur *f* / fracture par écrasement *f*
16948 **fracture, cygomatic process** / Jochbogenfortsatzbruch *m* / fracture de l'apophyse cygomatique *f*

16949 **fracture, dislocation** / Luxationsfraktur *f* (Bruchdislokation) / fracture et dislocation *f*
16950 **fracture, double** / Doppelfraktur *f* (langer Röhrenknochen) / fracture double *f*
16951 **fracture, eversion, inversion** / Eversions-, Inversionsbruch *m* (durch Fußauswärts-, -einwärtsdrehung) / fracture d'éversion, d'inversion *f*
16952 **fracture of the femur** / Oberschenkelfraktur *f* / fracture du fémur *f*
16953 **fracture, fissure(d)** / Fissura ossium (Knochenspaltbruch *m*) / fissure (fêlure) de l'os *f*
16954 **fracture, green-stick** / «Grünholzfraktur» *f* (ohne Periostverletzung) / fracture en bois vert *f*
16955 **fracture, gunshot** / Schußbruch *m* / fracture par coup de feu *f*
16956 **fracture, impression** / Impressionsfraktur *f* (am Schädeldach) / fracture d'impression *f*
16957 **fracture, incomplete** / Infraktion *f* (Knickbruch ohne Kontinuitätstrennung) / fracture incomplète *f*
16958 **fracture, (intra)articular** / Gelenkbruch *m* / fracture intraarticulaire *f*
16959 **fracture, intrauterine** / Fraktur, kongenitale *f* / fracture congénitale *f*
16960 **fracture, longitudinal, oblique, transverse** / Längsbruch, Schrägbruch, Querbruch *m* / fracture longitudinale, oblique, transversale *f*
16961 **fracture of the mandible, of the maxilla** / Fractura mandibulae, maxillae (Unter-, Oberkieferbruch: selten, oft mit Fortsätzen) / fracture de la mandibule, du maxillaire *f*
16962 **fracture of the neck of the femur** / Oberschenkelhalsfraktur *f* / fracture du col du fémur *f*
16963 **fracture of the neck of the femur, intermediary, subcapital** / Schenkelhalsfraktur, intermediäre, subkapitale *f* / fracture intermédiaire, souscapitale du col du fémur *f*
16964 **fracture of the neck of the femur, lateral, medial** / Schenkelhalsfraktur, laterale, mediale *f* / fracture latérale, médiale du col du fémur *f*
16965 **fracture of the neck of the femur, pertrochanteric** / Schenkelhalsfraktur, pertrochantäre *f* / fracture pertrochantérienne du col du fémur *f*
16966 **fracture, palatine process** / Gaumenfortsatzbruch *m* / fracture de l'apophyse palatine *f*
16967 **fracture, parry** / Parierfraktur *f* (der Ulnadiaphyse bei Abwehr eines Kopfhiebs mit dem Arm) / fracture à parer *f*
16968 **fracture, pelvic** / Beckenbruch *m* / fracture du bassin *f*
16969 **fracture of the pelvic brim** / Beckenrandbruch *m* / fracture de la crête iliaque *f*
16970 **fracture of the pelvic ring** / Beckenringbruch *m* / fracture de l'anneau pelvien *f*
16971 **fracture of the penis** / Penisbruch *m* (Corpus-cavernosum-Ruptur) / fracture du pénis *f*
16972 **fracture, pot-lid** / Deckelfraktur *f* / fracture complète de la voûte du crâne *f*
16973 **fracture, pressure** / Druckfraktur *f* / fracture par pression *f*
16974 **fracture of the radius** / Radiusfraktur *f* / fracture du radius *f*
16975 **fracture of the radius, typical** / Speichenbruch, typischer *m* (unmittelbar über Handgelenk) / fracture typique du radius *f*
16976 **fracture, rib** / Rippenbruch *m* / fracture des côtes *f*
16977 **fracture, senile** / Altersfraktur *f* / fracture sénile *f*
16978 **fracture, shearing** / Abscherfraktur *f* (z. B. Kondylusabscherung) / fracture par cisaillement *f*
16979 **fracture, shoveller's** / Schipperkrankheit *f* (Wirbelfrakturen) / fracture des pelleteurs *f*
16980 **fracture, simple, multiple** / Fraktur, einfache, mehrfache *f* / fracture simple, multiple *f*
16981 **fracture of the skull, irradiating** / Schädelbruch, ausstrahlender *m* (von Basis auf Konvexität od. umgekehrt) / fracture irradiante du crâne *f*
16982 **fracture of the spine** / Wirbelsäulenbruch *m* / fracture du rachis *f*
16983 **fracture, spontaneous** / Spontanfraktur *f* / fracture spontanée *f*
16984 **fractures, sport** / Sportfrakturen *f* / fractures de sport *f*
16985 **fracture, torsion** / Torsionsfraktur *f* (Rotationsbruch durch Drehung des Glieds bei feststehendem Körper od. umgekehrt) / fracture spirale *f*
16986 **fracture of the wing of the ilium** / Beckenschaufelfraktur *f* (DUVERNAY' Querfraktur) / fracture de l'aile iliaque *f*
16987 **fragile bones syndrome combined with blue sclerae and otosclerosis** / van der HOEVE' Syndrom (Erbliche Kombination von LOBSTEIN' Syndrom, blauen Skleren, Schwerhörigkeit) / «hommes de verre»
16988 **fragil(ity)** / Fragil(ität *f*) (Ge-, Zerbrechlich[keit]) / fragile (fragilité *f*)
16989 **fragility, capillary** / Kapillarbrüchigkeit *f* / fragilité capillaire *f*
16990 **fragility, chromosomal** / Chromosomenbrüchigkeit *f* (spontan erhöhte bei Anämien auf Grund genetischer Enzymdefekte) / fragilité chromosomique *f*
16991 **fragment, bone** / Knochen(bruch)stück *n* / fragment osseux *m*
16992 **fragments, chromatid, chromosome** / Chromatiden-, Chromosomenbrüche *m* / fragments de chromatides, de chromosomes *m*
16993 **fragment(ary)** / Bruchstück(haft) *n* / fragment(aire) *m*
16994 **fragmentation** / Fragmentation *f* (Zerfall in Bruchstücke, z. B. postmortaler der Herzmuskelfasern) / fragmentation *f*
16995 **frame** / Körpergestalt *f* (psychosomat.) / complexion *f*
16996 **frame, asthenic** / Körpergestalt, asthenische *f* (KRETSCHMER: leptosome, schizothyme) / complexion asthénique *f*

16997 **frame, athletic** / Körpergestalt, athletische *f* (Kretschmer) / complexion athlétique *f*

16998 **frame, pycnic** / Körpergestalt, pyknische *f* (Kretschmer: zyklothyme, manisch-depressive) / complexion pycnique *f*

16999 **framework** / Balkenwerk *n* (histol.) / charpente *f*

17000 **Franceschetti's syndrome (II)** / Franceschetti' Syndrom (II) (Dominant erbliche rezidivierende Korneaerosion) / syndrome de Franceschetti

17001 **francium (Fr 87 223)** / Francium (Francium *n*) / francium *m*

17002 **François's dyscephalic syndrome** / François' Syndrom (II) (Dem Ullrich-Fremerey=Dohna' Syndrom entsprechendes Krankheitsbild) / syndrome dyscéphalique avec tête d'oiseau

17003 **franglais** / Franglais *n* (durch Anglismen wissenschaftstechnisch angepaßtes Französisch) / franglais *m*

17004 **Franke's triad** / Franke' Syndrom (Gaumenverbildung, Nasenseptumdeviation, Adenoide) / triade de Franke

17005 **freckles (ephelides)** / Sommersprossen *f* (nävoide Fehlbildung) / éphélides *f*

17006 **free** / (be)frei(en) / libre (libérer)

17007 **freeze (freezing)** / frieren(d) / geler (gelant)

17008 **Freiberg-Köhler epiphysionecrosis** / Freiberg-Köhler' Syndrom (Aseptische spontane Epiphyseonekrose des 2., [3. od. 4.] Metatarsalköpfchens) / scaphoïdite tarsienne

17009 **fremitus** / Fremitus *m* (fremere = rasseln: Brustwandschwirren) / frémissement *m*

17010 **fremitus, abdominal (vocal)** / Stimmfremitus, abdominaler *m* (pektoraler Stimmfremitus bei Pneumoperitonaeum über Abdomen prüfbar) / frémissement (vocal) abdominal *m*

17011 **fremitus, bronchial** / Bronchialfremitus *m* (Erschütterung der Brustwand durch Rasselgeräusche) / frémissement bronchique *m*

17012 **fremitus, pectoral (vocal)** / Stimmfremitus, pektoraler *m* (Erzittern der Brustwand des sprechenden Kranken über verdichteten Lungenteilen) / frémissement (vocal) pectoral *m*

17013 **fremitus, purring** / «Katzenschnurren» *n* (an Brustwand fühlbares Schwirren bei Mitralstenose) / frémissement cataire *m*

17014 **fremitus, thyroid** / Fremitus thyreoidalis (Schilddrüsenschwirren) / frémissement thyroïdien *m*

17015 **fremitus, vocal** / Stimmfremitus *m* (hyperämisierende Atemübungen bei Tb.) / frémissement vocal *m*

17016 **frenulorrhexis** / Frenulorrhexis *f* (Vorhautbändchenriß) / frein, rupture du *f*

17017 **fren(ul)otomy** / Frenulotomie *f* (Zungenbändchendurchtrennung) / frén(ul)otomie *f*

17018 **frenulum** / Frenulum (Dim. v. Frenum: Bändchen *n*) / frein *m*

17019 **frenulum of the anterior medullar velum** / Frenulum veli medullaris anterioris / frein du voile médullaire antérieur

17020 **frenulum of the clitoris** / Frenulum clitoridis / frein du clitoris

17021 **frenulum of the ileocecal valve** / Frenulum valvae ileocaecalis / frein de la valve iléocæcale

17022 **frenulum of the inferior and superior lip** / Frenulum labii inferioris et superioris / frein de la lèvre inférieure et supérieure

17023 **frenulum of the prepuce** / Frenulum praeputii / frein du prépuce

17024 **frenulum of the pudendal lips** / Frenulum labiorum pudendi / frein des lèvres vulvaires

17025 **frenulum of the tongue** / Frenulum linguae / frein de la langue

17026 **frequencies, audio-** / Tonfrequenzen *f* (CC = 32, C = 64, c = 128, c′ = 256, c″ = 512, c‴ = 1024, c^{IV} = 2048, c^{V} = 4096, c^{VI} = 9192, c^{VII} = 18384 Hertz) / fréquences acoustiques *f*

17027 **frequency of the heart (pulse)** / Herz(schlag)frequenz *f* (Pulsfrequenz norm. 68–76/min) / fréquence du cœur (pouls) *f*

17028 **frequency, high, low** / Hochfrequenz, Niederfrequenz *f* / fréquence, haute, basse *f*

17029 **frequency recorder** / Frequenzaufzeichner *m* / fréquence, enregistrateur de *m*

17030 **frequency of respiration** / Atem(zug)frequenz *f* (norm. 17–19/min) / fréquence respiratoire *f*

17031 **frequencies, voice** / Vokalfrequenzen *f* (u = 2^{8} = 256, o = 2^{9} = 512, a = 2^{10} = 1024, e = 2^{11} = 2048, i = 2^{12} = 4096 Hertz) / fréquences vocales *f*

17032 **frequent (frequence)** / Häufig(keit *f*) / fréquent (fréquence *f*)

17033 **freshen** / anfrischen (chir.) / rafraîchir

17034 **freudian** / freudianisch (Freud' Psychoanalyse betreffend) / freudien

17035 **Freund's syndrome** / Freund' Syndrom (Pigmentdermatose nach Anwendung kosmetischer Präparate)/syndrome de Freund

17036 **friction** / Frictio *f* ([Ein]reibung; Friktion: Massagegriff) / friction *f*

17037 **Friday** / Freitag *m* / vendredi *m*

17038 **(Friedländer's disease)** / (Friedländer' Krankheit) (Arteriitis obliterans) / (maladie de Friedländer)

17039 **(Friedländer's osteomyelitis)** / (Friedländer' Osteomyelitis) (Sonderform der osteogenen Osteomyelitis der langen Röhrenknochen) / (ostéomyélite de Friedländer)

17040 **Friedländer's pneumonia** / Friedländer' Pneumonie (Pneumobakterienpneumonie) / pneumonie de Friedländer

17041 **Friedländer's sepsis** / Friedländer' Sepsis (Septische Allgemeininfektion durch Friedländer' Pneumobacterium) / septicémie de Friedländer

17042 **(Friedmann's disease)** / (Friedmann' Krankheit) (Spastische Spinalparalyse des Kindes) / (maladie de Friedmann)

17043 **Friedmann's syndrome (I)** / Friedmann' Syndrom (I) (Fortschreitende subakute traumat. Encephalitis) / encéphalopathie posttraumatique (Schaltenbrand)

17044 **FRIEDRICH's syndrome** / FRIEDRICH' Syndrom (Seltne aseptische Epiphyseonekrose des Schlüsselbeins) / syndrome de FRIEDRICH
17045 **frigidity** / Frigidität *f* (weibl. Gefühlskälte, spez. Anorgasmus) / frigidité *f*
17046 **frigidity, masculine** / Frigidität, maskuline *f* (infolge Geschlechterfeindseligkeit durch Frauenemanzipation) / frigidité masculine *f*
17047 **frigolabile, -stabile** / kälteempfindlich, -unempfindlich (bes. chem., biol.) / frigolabile, -stabile
17048 **frigorific** / kaltmachend (Kälte erzeugend) / frigorifique
17049 **frigorigraph** / Frigorigraph *m* (Abkühlungstemperaturmesser) / frigorigraphe *m*
17050 **frigorism** / Frigorismus *m* (Zustand nach exzessiver Kälteeinwirkung) / frigorisme *m*
17051 **friz(z)** / kräuseln / friser
17052 **frizz(l)y** / kraus (gekräuselt) / crêp(el)é
17053 **frolement** / «Klopfmassage» *f* (Perikardgeräusch *n*) / frôlement *m*
17054 **frondose** / frondosus (zottenreich) / frondeux
17055 **frontal** / frontal (von Seite zu Seite) / frontal
17056 **frontomaxillary, -nasal, -occipital, -parietal, -temporal** / stirn-oberkiefer-, -nase-, -hinterhaupt-, -scheitelbein-, -schläfenbeinbezüglich / frontomaxillaire, -nasal, -occipital, -pariétal, -temporal
17057 **frost(bite)** / Frost *m* (Erfrierung *f*) / gelée (gelure) *f*
17058 **frosty, frozen** / frostig, eingefroren / glacé, gelé
17059 **frottage** / Frottieren *n* ([Ab]reiben) / frottage *m*
17060 **frozen shoulder** / DUPLAY' Syndrom (Schmerzhafte Schultersteife) / périarthrite scapulohumérale
17061 **fructify (fructification)** / fruchten (Fruchtbildung *f*) / fructifier (fructification *f*)
17062 **fructolysis** / Fruchtzuckerspaltung *f* / fructolyse *f*
17063 **fructose diphosphate** / Fructosediphosphat *n* (Phosphorsäureester der Fructose) / fructose-diphosphate *m*
17064 **fructose intolerance syndrome** / Fructoseintoleranz-Syndrom (Erbliche Fructosestoffwechselstörung) / syndrome d'intolérance au fructose
17065 **fructosidase** / Fructosidase *f* (Invertin) / fructosidase *f*
17066 **fructuous** / fruchtbar (erfolgreich) / fructueux
17067 **frugal(ity)** / Frugal(ität *f*) (Genügsam[keit]) / frugal(ité *f*)
17068 **frugivore** / Früchteesser *m* / frugivore *m*
17069 **fruit** / Fructus *m* (Frucht *f*) / fruit *f*
17070 **frustrated** / enttäuscht (gehemmt) / frustré
17071 **frustrating** / frustran (frustra = vergeblich z.B. Herzkontraktion ohne fühlbaren Puls) / frustrant
17072 **frustration** / Vereitlung *f* (verhinderte Bedürfnisbefriedigung) / frustration *f*
17073 **FUCHS's atrophy** / FUCHS' Atrophie (Senile Sehnervatrophie bei Perineuritis nervi optici) / atrophie de FUCHS
17074 **fuchsin** / Fuchsin *n* (Anilinfarbstoff) / fuchsine *f*
17075 **fuchsinophilic** / fuchsinophil (mit Fuchsin färbbar) / fuchsinophile
17076 **fucose** / Fucose *f* (Desoxygalaktose) / fucose *f*
17077 **Fucus** / Blasentang (Wirkstoff: Fucosterol) / Fucus vesiculosus (Phaeophyceae)
17078 **fugacious (fugacity)** / Flüchtig(keit *f*) / fugace (fugacité *f*)
17079 **fugue** / Porimanie *f* (πορεία = Reise: krankhaftes Umherirren [DONATH]) / fugue *f*
17080 **fulgurant (fulminant)** / (auf)blitzend / fulgurant (fulminant)
17081 **fulguration** / Fulguration *f* (franz. Elektrokoagulationsmanier) / fulguration *f*
17082 **fuliginous** / rußig / fuligineux
17083 **fuligo** / Fuligo *f* (= Ruß: brauner Mundhöhlenbelag bei schwer Fiebernden) / fuligo *f*
17084 **full(ness)** / voll (Fülle *f*) / plein (plénitude *f*)
17085 **fulminate** / explodieren (lassen) / fulminer
17086 **fume** / Rauch *m* / fumée *f*
17087 **fumigatin** / Fumigatin *n* (Antibioticum aus Aspergillus fumigatus) / fumigatine *f*
17088 **fumigation** / (Aus)räucherung *f* (Desinfektion mit Rauch) / fumigation *f*
17089 **fumigator** / Räucherapparat *m* / fumigateur *m*
17090 **function** / Verrichtung *f* / fonction *f*
17091 **function, adrenocortical** / NNR-Funktion *f* / fonction adrénocorticale *f*
17092 **functions, animal** / Funktionen, animalische *f* (Bewegung, Empfindung, Vorstellung) / fonctions animales *f*
17093 **function, bodily** / Körperfunktion *f* / fonction physique *f*
17094 **functions, cerebellar** / Kleinhirnfunktionen *f* (vor allem Bewegungskoordination) / fonctions cérébellaires *f*
17095 **function, cerebral** / Gehirnfunktion *f* / fonction cérébrale *f*
17096 **function, elementary** / Grundfunktion *f* / fonction élémentaire *f*
17097 **function, inadequate** / Fehlfunktion *f* / fonction défective *f*
17098 **function, injured** / Funktionsausfall *m* (bei Entzündung) / fonction lésée *f*
17099 **function, placental** / Funktion, plazentäre *f* (fetomaterner Stoffaustausch) / fonction placentaire *f*
17100 **function of the spleen** / Milzfunktion *f* (Lymphozytopoese, Erythrozytolyse und Eisenspeicherung) / fonction de la rate *f*
17101 **function, transcendent** / Funktion, transzendente *f* (JUNG: psychische Introspektion) / fonction transcendante *f*
17102 **function, vital** / Lebensfunktion *f* / fonction vitale *f*
17103 **functional** / funktionell (Funktion betreffend) / fonctionnel
17104 **functional prepuberal castration syndrome** / Kastrations-Syndrom, funktionelles präpubertäres (Sonderform des hypergonadotropen männl. Hypogonadismus) / hypogonadisme fonctionnel prépubère

17105 **functionalism** / Funktionalismus *m* (Funktionsgerechtigkeit) / fonctionnalisme *m*
17106 **functionary (functionarism)** / Bürokrat(ismus) *m* / fonctionnaire (fonctionnarisme) *m*
17107 **fund(ament)al** / grundlegend / fondamental
17108 **fundiform** / schleuderförmig / fondiforme
17109 **fundus** / Fundus (Grund, Boden *m*) / fond *m*
17110 **fundus of the gall bladder** / Fundus vesicae felleae / fond de la vésicule biliaire
17111 **fundus, hypertonic** / Fundus hypertonicus (Augenhintergrundbefund bei essentiellem Hypertonus) / fond hypertonique *m*
17112 **fundus of the internal auditory meatus** / Fundus meatus acustici interni / fond du méat auditif interne
17113 **fundus, pepper and salt** / Pfeffer-und-Salz-fundus *m* (bei Chorioretinitis) / fond de l'œil à poivre et sel *m*
17114 **fundus of the (urinary) bladder** / Fundus vesicae (urinariae) / fond de la vessie
17115 **fundus of the uterus** / Fundus uteri / fond de l'utérus
17116 **fundus of the ventricle** / Fundus ventriculi / fond du ventricule
17117 **funduscopy** / Fundoskopie *f* (Augenfundusbesichtigung) / fondoscopie *f*
17118 **fund(us)ectomy** / Fund(us)ektomie *f* (z.B. des Uterus [Magenop.]) / fondectomie (excision du fond de l'estomac) *f*
17119 **funer(e)al** / Begräbnis *n* (betreffend) / funérailles *f* (funéraire)
17120 **fungicide, fungoid** / pilztötend, pilzartig / fongicide, fongoïde
17121 **fungicides** / Fungizide *n* (Captan [mutagen und teratogen], Folpet, Difolatan [teratogen]) / fongicides *m*
17122 **fungistasis** / Pilzwachstumshemmung *f* / fongistasie *f*
17123 **fungosity** / Entzündung, fungöse *f* (schwammiger Auswuchs) / fongosité *f*
17124 **fungous (fungiform)** / pilz(förm)ig / fongueux (fongiforme)
17125 **fungus** / Fungus *m* (Pilz, Schwamm: breit aufsitzende flache Geschwulst) / fongus *m*
17126 **fungus of the dura mater** / Fungus durae matris (schwammiges Hirnhautsarkom) / fongus de la dure-mère *m*
17127 **fungus of the (elbow, knee, hand, foot) joint** / Fungus articuli (cubiti, genus, manus, pedis) (schwammige Gelenktb.) / fongus de l'articulation (du coude, du genou, de la main, du pied) *m*
17128 **fungus, medullary** / Fungus medullaris (Markschwamm *m*) / fongus médullaire *m*
17129 **fungus of the testis, benign, malign** / Fungus testis benignus, malignus (schwammiges Hodengranulom, -karzinom) / fongus bénin, malin du testicule *m*
17130 **fungus, umbilical** / Fungus umbilicalis (schwammiges Nabelgranulom) / fongus ombilical *m*
17131 **funicle** / Funiculus (Dim. v. funis = Strang *m*) / funicule *m*
17132 **funicle, anterior, lateral, posterior** / Funiculus anterior, lateralis, posterior (Stränge weißer Substanz des Rückenmarks) / funicule antérieur, latéral, postérieur
17133 **funicle, spermatic** / Funiculus spermaticus (Samenstrang) / funicule spermatique
17134 **funicle, umbilical** / Funiculus umbilicalis (fet. Nabelstrang) / funicule ombilical
17135 **funicular** / nabelschnurbezüglich / funiculaire
17136 **funiculitis** / Funiculitis *f* (Samenstrangentzündung) / funiculite *f*
17137 **funiculolysis** / Samenstrangauslösung *f* (Kryptorchismusop.) / funiculolyse *f*
17138 **funnel(led)** / Trichter(förmig) *m* / entonnoir *m* (, en forme d')
17139 **furcate** / gabeln (, sich) / fourcher
17140 **furfuraceous** / kleiig / furfuracé
17141 **furibund** / rasend (wütend) / furibond
17142 **furious** / furios(us) (wild-leidenschaftlich) / furieux
17143 **furuncle** / Furunculus *m* (Dim. v. fur = Dieb: umschriebene akut-eitrige Haarbalgdrüsenentzündung) / furoncle *m*
17144 **furuncle, upper-lip** / Oberlippenfurunkel *m* (maligner Gesichtsfurunkel) / furoncle de la lèvre supérieure *m*
17145 **furuncular, furunculoid** / furunkulös, furunkelähnlich / furonculeux, furonculoïde
17146 **furunculosis (, diabetic laryngeal)** / Furunkulose *f* (des Kehlkopfs bei Diabetes melitus) / furonculose (laryngienne diabétique) *f*
17147 **Fusarium** / Fusarium *n* (antibiotischer Pflanzenwelkepilz) / fusarium *m*
17148 **fusarium, bulbigenic** / Fusarium bulbigenum var. niveum (Hautkrankheiten verursachender Wassermelonenpilz) / fusarium bulbigène *m*
17149 **fusarium of solanum** / Fusarium solani (Hautkrankheiten verursachender Kartoffelpilz) / fusarium de solanum *m*
17150 **fusarium, sporotrichial** / Fusarium sporotrichiella (chron. Arthritis verursachender Getreidepilz) / fusarium sporotrichien *m*
17151 **fuscin** / Fuscin *n* ([gelb]brauner Farbstoff [der Retina], in Galle, Harn, Stuhl) / fuscine *f*
17152 **fusiform** / spindelförmig / fusiforme
17153 **fusion** / Fusion *f* (Verschmelzen *n*) / fusion *f*
17154 **fusion, chromosomal** / Chromosomenvereinigung *f* / fusion chromosomique *f*
17155 **fusion, nuclear** / Kernfusion *f* / fusion nucléaire *f*
17156 **Fusobacterium** / Fusobacterium (Baktgatt. der Bacterioidaceae) / fusobactérie *f*
17157 **Fusobacterium plauti-vincenti** / PLAUT-VINCENT' Fusobacterium *n* (Erreger der Fusospirochätose) / fusobactérie de PLAUT-VINCENT *f*
17158 **fusospirochetosis** / Fusospirochätose *f* (PLAUT-VINCENT' Angina) / fusospirochétose *f*

G

17160 **gabbler** / Schwätzer *m* / bavard *m*
17161 **gadolinium (Gd 64 156,9)** / Gadolinium (Gadolinium *n*) / gadolinium *m*
17162 **Gaffkya** / Gaffkya (Baktgatt. der Micrococcaceae) / microcoque de GAFFKY *m*
17163 **gaffkya, tetragenous** / Gaffkya tetragena (Mischinfektionserreger bei Tb. und Influenza) / microcoque tétragène *m*
17164 **gait, dancers'** / Tänzerinnengang *m* (bei Beinmuskulaturhämatomen) / démarche de danseuse *f*
17165 **gait, hemiplegic; (side-ways gait)** / Flankengang *m* (hemiplegisches Seitwärtsgehen) / démarche hémiplégique; (marche de flanc) *f*
17166 **gait, paralytic, tabetic** / Gang, paralytischer, tabetischer *m* / démarche paralytique, tabétique *f*
17167 **gait, paraparetic** / Gang, paraparetischer *m* (schleppender bei Paraparesis) / marche paraparétique *f*
17168 **gait, shuffling, staggering, stamping, waddling** / Gang, schleppender, schwankender, stampfender, watschelnder *m* / démarche traînante, chancelante, frappante, oscillante *f*
17169 **gait, simple paretic, partial paretic, spastic-paretic** / Gang, einfachparetischer, teilparetischer, spastisch-paretischer *m* (Einknickgang, Steppergang, Spitzfußgang) / démarche parétique simple, parétique partielle, spastique-parétique *f*
17170 **galactemia** / Galaktämie *f* (Milch im Blut) / galactémie *f*
17171 **galactidrosis** / «Milchschwitzen» *n* / galactidrose *f*
17172 **galactin** / Prolactin *n* (Milchproduktion auslösendes HVL-Hormon) / galactine *f*
17173 **galactischia** / Galaktoschesis *f* (σχέσις = Verhaltung: Unterdrückung der Milchsekretion) / sécrétion lactée, suppression de la *f*
17174 **galactogenous, galactophorous** / milcherzeugend, milchführend / galactogène, lactifère
17175 **(ga)lactoid** / milchähnlich / (ga)lactoïde
17176 **galactoma** / Galaktozele *f* (Retentionszyste bei Milchstauung) / galactocèle *f*
17177 **galactopexy** / Galaktopexie *f* (Galaktose im [Leber]gewebe) / galactopexie *f*
17178 **galactophoritis** / Milchgangentzündung *f* / galactophorite *f*
17179 **galactophthisis** / Milchauszehrung *f* / galactophtisie *f*
17180 **galactorrhea** / Milchfluß *m* (unphysiol. Laktation) / galactorrhée *f*
17181 **galactosamine** / Galaktosamin *n* (Aminozucker) / galactosamine *f*
17182 **galactose ($C_6H_{12}O_6$)** / Galaktose *f* (Aldohexose) / galactose *m* (*f*)
17183 **galactosemia** / Galaktosämie-Syndrom (Enzymmangel mit schwerer Allgemeinerkrankung im frühen Säuglingsalter) / galactosémie
17184 **galactosides** / Galaktoside *n* (Derivate der Galaktose) / galactosides *m*
17185 **galactosidopermease** / Galaktosidpermease *f* (Milchzuckertransport beschleunigendes Enzym) / galactoside-perméase *f*
17186 **galactosis** / Milchsekretion *f* / lait, sécrétion de *f*
17187 **galactostasis** / Milchstauung *f* (in Milchgang) / rétention lactée *f*
17188 **galactosuria** / Galaktosurie *f* (Galaktose im Säuglingsharn) / galactosurie *f*
17189 **galactotoxism** / Milchvergiftung *f* / lait, empoisonnement par le *m*
17190 **galaxy (galactic)** / Milchstraße(nbezüglich) *f* / galaxie *f* (galactique)
17191 **galea, aponeurotic** / Galea aponeurotica (galea = Helm: Sehnenhaut zwischen Kopf- und Schädelknochenhaut) / calotte aponévrique
17192 **galenical** / galenisch (aus Drogen zubereitet) / galénique
17193 **gall bladder** / Vesica fellea (Gallenblase) / vésicule biliaire
17194 **gall bladder, congested** / Stauungsgallenblase *f* (durch Gallengangsystemstörung) / vésicule biliaire congestionnée *f*
17195 **gall bladder, porcellaneous** / Porzellangallenblase *f* (durch Ca-Einlagerung) / vésicule biliaire en porcelaine *f*
17196 **gallium (Ga 31 69,72)** / Gallium (Gallium *n*) / gallium *m*
17197 **gallnuts** / Gallae *f* (Galläpfel zu Gurgelwässern) / galle (, noix de) *f*
17198 **gallon** / Gallone *f* (gal = 3,8 [4,5] l) / gallon *m*
17199 **galvanic** / elektrochemisch / électrochimique
17200 **galvanism** / Galvanismus *m* (durch Froschschenkelversuch [GALVANI, 1798] eröffnetes elektrochem. Forschungsgebiet) / galvanisme *m*
17201 **galvanization** / Galvanisation *f* (Gleichstromanwendung in Diagnose und Therapie) / galvanisation *f*
17202 **galvanization, spinogastric** / Galvanisation, spinogastrische *f* (Gleichstrombehandlung der Magennerven) / galvanisation spinogastrique *f*
17203 **galvanization, subaural** / Galvanisation, subaurale *f* (Sympathikusgalvanisation am Hals) / galvanisation sousauriculaire *f*
17204 **galvanize** / galvanisieren (mit elektr. Gleichstrom behandeln) / galvaniser
17205 **galvanocaustic** / elektrokaustisch (mit elektr. Schneidbrenner) / galvanocaustique
17206 **galvanocauter** / Galvanokauter *m* (elektr. erhitzter Platindraht) / galvanocautère *m*
17207 **galvanocautery** / Galvanokauterisierung *f* (Op. mit Galvanokauter) / galvanocautérisation *f*

17208 **galvanocontractility** / Galvanokontraktilität *f* (Galvanotonus: [Muskel]spannung als Antwort auf Galvanisation) / galvanocontractilité *f*
17209 **galvanometer, aperiodic** / Galvanometer, aperiodischer *m* (auch bei Stromstärkenänderung in Gleichgewichtslage bleibender) / galvanomètre apériodique *m*
17210 **galvanometer, string** / Saitengalvanometer *m* (zum Nachweis galvanischer Ströme)/ galvanomètre d'EINTHOVEN *m*
17211 **galvanopuncture** / Galvanopunktur *f* (mit elektr. Nadelbrenner) / galvanopuncture *f*
17212 **galvanoscope** / Galvanoskop *n* (Strommeßgerät) / galvanoscope *m*
17213 **galvanotaxis** / Galvanotaxis *f* (durch galvanischen Strom ausgelöste Bewegung bei Tieren) / galvanotaxis *f*
17214 **galvanotropism** / Galvanotropismus *m* (durch elektr. Strom beeinflußte Wachstumsbewegung bei Pflanzen) / galvanotropisme *m*
17215 **gamasoidosis** / Gamasidiosis *f* (Vogelmilbenkrätze) / gamasidose *f*
17216 **gamboge** / Gummigutt (Cambogiaharz) *n* / gomme-gutte *f*
17217 **gamete (, macro-, micro-)** / Gamet *m* (fertiges Plasmodium [Makrogamet, Mikrogamet], aus dessen Paarung die Sporozoiten entstehen) / gamète (, macro-, micro-) *m*
17218 **gametes** / Gameten *m* (γαμέτης = Gatte: aus Reifungsteilungen hervorgegangene Ei- und Samenzellen, enthalten je ½ elterlichen Chromosomensatz) / gamètes *m*
17219 **gametes, iso-, aniso-** / Gameten, gleiche, ungleiche *m* / gamètes, iso-, aniso- *m*
17220 **gametes, macro-, micro-** / Gameten, weibliche, männliche *m* / gamètes, macro-, micro- *m*
17221 **gametes, plano-, aplano-** / Gameten, bewegliche, unbewegliche *m* / gamètes, plano-, aplano- *m*
17222 **gametic** / gametisch (Geschlechtzellen betreffend) / gamétique
17223 **gametoblast** / Sporozoit *m* (durch Mückenstich in Menschenleber gelangendes Leberplasmodium) / sporozoïte *m*
17224 **gametocyte, (macro-, micro-)** / Gametozyt *m* (durch Blutsaugen in Mückenmagen gelangender geschlechtig differenzierter [weibl., männl.] Gamont) / gamétocyte (macro-, micro-) *m*
17225 **gam(et)ogenesis** / Keimzellenentwicklung (Geschlechtsreproduktion) *f* / gam(ét)ogenèse *f*
17226 **gametogenic** / gametogen (Keimzellenproduktion begünstigend) / gamétogène
17227 **gametogony** / Gametogonie *f* (Plasmodienentwicklung vom Gametozyten zum [Gameten und] Sporozoiten in Mücke[nmagen]) / gamétogonie *f*
17228 **gametoid** / keimzellenähnlich / gamétoïde
17230 **gametokinetic** / gametokinetisch (Keimzellentätigkeit stimulierend) / gamétocinétique
17231 **gametotropic** / keimzellenfreundlich / gamétotrope
17232 **gammacism** / Gammazismus *m* (Dohlen: Kehllaute [g, k] werden wie d, f ausgesprochen) / gammacisme *m*
17233 **gamma-encephalography** / Gammaenzephalographie *f* (GEG mit R[adioaktivem] I[odiertem] S[erum]-A[lbumin] zur Hirntumordiagnostik) / gamma-encéphalographie *f*
17234 **gammaglobulin, anti-Rh-** / Immunglobulin, Anti-D- *n* (zur Prophylaxe der fet. Erythroblastose bei Rh-Unverträglichkeit) / gammaglobuline anti-Rh *f*
17235 **gamm(aglobulin)opathies (, monoclonal)** / Gammopathien (, monoklone) *f* / gammaglobulinopathies (monoclonales) *f*
17236 **gamma-rays** / Gammastrahlen *m* (meist mit β-Strahlen assoziierte kurzwellige Rö-Strahlen) / rayons gamma *m*
17237 **gamones** / Gamone *n* (Befruchtungsstoffe) / gamones *f*
17238 **gamont** / Gamont *m* (geschlechtig undifferenzierter Schizont) / gamonte *m*
17239 **gampsodactylia** / Gampsodaktylie *f* (γαμψός = gekrümmt: Unfähigkeit, Kleinfinger zu strecken) / gampsodactylie *f*
17240 **gangliocyte (, [pseudo-]unipolar, bipolar, multipolar)** / Ganglienzelle (, [pseudo]unipolare, bipolare, multipolare) *f* / gangliocyte ([pseudo-]unipolaire, bipolaire, multipolaire) *m*
17241 **gangli(o)form, ganglioid** / ganglienförmig, -ähnlich / gangliforme, ganglioïde
17242 **ganglion** / Ganglion (γάγγλιον = knotenförmige Anschwellung, Überbein, Nervenknoten *m*: periphere Anhäufung von Nervenzellen) / ganglion *m*
17243 **ganglion, aorticorenal** / Ganglion aorticorenale (häufiger Nervenknoten des sympathischen Eingeweidegeflechts) / ganglion aorticorénal
17244 **ganglia of the autonomic plexuses** / Ganglia plexuum autonomicorum (Nervenknoten der sympathischen Nervengeflechte) / ganglions des plexus autonomes
17245 **ganglions of the brain-stem** / Stammganglien, basale *n* (des «Extrapyramidalen Systems»: Nucleus caudatus, ruber, subthalamicus, Substantia grisea, Putamen, Globus pallidus) / ganglions du tronc cérébral *f*
17246 **ganglia, cardiac** / Ganglia cardiaca (Nervenknoten des sympathischen Herzgeflechts [Hals-Grenzstrang]) / ganglions cardiaques
17247 **ganglion, celiac (var. impar)** / Ganglion coeliacum (var. impar) (Hauptnervenknoten des sympathischen Eingeweidegeflechts [Bauch-Grenzstrang Th6–L3]) / ganglion cœliaque (var. impair)
17248 **ganglion, cervicothoracic (stellate)** / Ganglion cervicothoracicum (stellatum) ([sternförmiger] Nervenknoten des Hals-Grenzstrangs [C8 und Th1–Th2]) / ganglion cervicothoracique (étoilé)
17249 **ganglion, ciliary** / Ganglion ciliare (im hinteren Abschnitt der Augenhöhle) / ganglion ciliaire

17250 **ganglion of the cochlea, spiral** / Ganglion spirale cochleae (Knoten des N. [stato]-acusticus VIII) / ganglion spiral de la cochlée

17251 **ganglion of the geniculum (of the facial nerve)** / Ganglion geniculi (am Geniculum des N. facialis) / ganglion géniculé (du nerf facial)

17252 **ganglion (of the glossopharyngeal nerve), inferior and superior** / Ganglion inferius et superius (n. glossopharyngei IX) (innerhalb und außerhalb des Foramen iugulare) / ganglion inférieur et supérieur du nerf glossopharyngien

17253 **ganglion, inferior and superior mesenteric** / Ganglion mesentericum inferius et superius (Gekrösenervenknoten des sympathischen Eingeweidegeflechts [Th12–L5 und Th11–12]) / ganglion mésentérique inférieur et supérieur

17254 **ganglion with inferior and superior part, vestibular** / Ganglion vestibulare: Pars inferior et superior (Knoten des N. stat[o-acust]icus VIII) / ganglion vestibulaire avec partie inférieure et supérieure

17255 **ganglia, lumbar** / Ganglia lumbalia (Nervenknoten des Bauch-Grenzstrangs [L1–L5]) / ganglions lombaires

17256 **ganglion, middle and superior cervical** / Ganglion cervicale medium et superius (Nervenknoten des Hals-Grenzstrangs [C5–C7, C1–C4]) / ganglion cervical moyen et supérieur

17257 **ganglion, otic** / Ganglion oticum (Ohrknoten, Ganglion des 3. Trigeminusasts) / ganglion otique

17258 **ganglia, pelvic (sacral)** / Ganglia pelvina (sacralia) (Nervenknoten des Becken-Grenzstrangs [S1–S5]) / ganglions pelviens (sacraux)

17259 **ganglia, phrenic** / Ganglia phrenica (Zwerchfellganglien) / ganglions phréniques

17260 **ganglion, pterygopalatine** / Ganglion pterygopalatinum (Ganglion des 2. Trigeminusasts) / ganglion ptérygopalatin

17261 **ganglia, renal** / Ganglia renalia (Nierenganglien) / ganglions rénaux

17262 **ganglion, semilunar** / Ganglion semilunare (Ganglion des N. trigeminus V) / ganglion semilunaire

17263 **ganglion, spinal** / Ganglion spinale (Ursprungskern der hinteren [sensiblen] Wurzel der Rückenmarknerven) / ganglion épineux

17264 **ganglion, splanchnic** / Ganglion splanchnicum (Knoten des N. splanchnicus maior vor Durchtritt durch das Zwerchfell) / ganglion splanchnique

17265 **ganglion, submandibular** / Ganglion submandibulare (Unterkiefer- [Unterzungen-] Ganglion) / ganglion sousmandibulaire

17266 **ganglia (of the sympathic trunk), intermediate** / Ganglia intermedia (trunci sympathici) (Zwischenganglien des Grenzstrangs) / ganglions intermédiaires (du tronc sympathique)

17267 **ganglion (of the sympathic trunk), vertebral** / Ganglion vertebrale (trunci sympathici) (Nervenknoten des Grenzstrangs) / ganglion vertébral (du tronc sympathique)

17268 **ganglion, terminal** / Ganglion terminale (Endhirnganglion) / ganglion terminal

17269 **ganglia, thoracic** / Ganglia thoracica (Nervenknoten des Brust-Grenzstrangs [Th1–Th10]) / ganglions thoraciques

17270 **ganglion, tympanic** / Ganglion tympanicum (Knoten des Paukenhöhlennervs) / ganglion tympanique

17271 **ganglion (of the vagus nerve), inferior and superior** / Ganglion inferius et superius (n. vagi X) (am Ende und Anfang des Foramen iugulare) / ganglion inférieur et supérieur (du nerf vague)

17272 **gangli(on)al** / ganglionär (Ganglion betreffend) / ganglionnaire

17273 **ganglioneuroma** / Ganglioneurom *n* (Gangliozytom: echtes Großhirnneurom) / gangliocytome *m*

17274 **ganglionitis** / Ganglionitis *f* (Nervenzellhaufenentzündung) / ganglionite *f*

17275 **ganglionostomy** / Überbeinspaltung *f* / ganglionostomie *f*

17276 **gangliosides** / Ganglioside *n* (Lipoide in Ganglienzellen: Sphingosin + Fettsäuren + KH) / gangliosides *m*

17277 **gangli(osympath)ectomy** / Gangli(osympath)ektomie *f* / gangli(osympath)ectomie *f*

17278 **gangosa** / Gangosa *f* (Rhinopharyngitis mutilans) / gangose *f*

17279 **gangrene** / Gangraena *f* (γραίνω = fressen: Brand durch äußere Einwirkung auf nekrotisches Gewebe) / gangrène *f*

17280 **gangrene, diabetic** / Zuckerbrand *m* (der Zehen) / gangrène diabétique *f*

17281 **gangrene, dry, moist** / Brand, trockner, feuchter *m* («Mumificatio», «Sphacelus») / gangrène sèche, humide *f*

17282 **gangrene, emphysematous** / Gangraena emphysematosa (Rauschbrand *m*) / gangrène emphysémateuse *f*

17283 **gangrene of the extremities, symmetrical** / RAYNAUD' Syndrom (Symmetrische paroxysmale arterielle Durchblutungsstörungen der Hände und Füße) / gangrène symétrique des extrémités

17284 **gangrene, frost** / Gangraena congelationis (Congelatio III) / gangrène par le froid *f*

17285 **gangrene, fulminating** / Gangraena acuta genitalium / gangrène foudroyante *f*

17286 **gangrene, gas(eous)** / Gasgangrän *f* (bei Einwirkung anaerober Bakterien) / gangrène gazeuse *f*

17287 **gangrene, hospital** / Gangraena nosocomialis (Hospitalbrand *m*) / gangrène nosocomiale *f*

17288 **gangrene, lung** / Gangraena pulmonum / gangrène pulmonaire *f*

17289 **gangrene, senile** / Gangraena arteriosclerotica (Altersbrand *m*) / gangrène (pré)-sénile *f*

17290 **gangrenoid, gangrenous** / gangränoid, brandig / gangrenoïde, gangreneux

17291 **gaps (, chromatin)** / Zonen, achromatische *f* (Chromosomenmutation) / zones achromatiques *f*
17292 **gaps, psychic** / Bewußtseinslücken *f* / lacunes psychiques *f*
17293 **gap in the teeth** / Zahnlücke *f* / brèche entre les dents *f*
17294 **gap, tone** / Hörlücke *f* / lacune auditive *f*
17295 **gaping** / klaffend / béant
17296 **garden** / Garten *m* / jardin *m*
17297 **gargarisms** / Gargarisma *n* (Gurgelmittel) / gargarismes *m*
17298 **gargle** / gurgeln / gargariser
17299 **gargoylism** / v. PFAUNDLER-HURLER' Syndrom (Erbliche Thesaurismose komplexer Substanzen in Mesenchymabkömmlingen [gargoyl = Wasserspeier]) / nanisme à type de gargouille
17300 **garrulity** / Geschwätzigkeit *f* (garrire = schwätzen) / loquacité *f*
17301 **garrulity of the vulva** / Garrulitas vulvae (Flatus vaginalis) / flatuosité vaginale *f*
17302 **gas (gasify)** / Gas *n* (vergasen, auch mit Gas desinfizieren) / gaz *m* (gazéifier)
17303 **gas burner** / Gasflamme *f* / gaz, bec à *m*
17304 **gas, marsh (mine)** / Sumpfgas (Grubengas) *n* / gaz des marais; (méthane) *m*
17305 **gas, ordinary, noble** / Leuchtgas, Edelgas *n* / gaz d'éclairage, rare *m*
17306 **gas, oxyhydrogen** / Knallgas *n* / gaz oxhydrique *m*
17307 **gas, war (mustard, tear)** / Kampfgas (Senf-, Tränen-) *n* / gaz de combat (moutarde, lacrymogène) *m*
17308 **gasification** / Vergasung *f* (fester Brennstoffe) / gazéification *f*
17309 **gasiform** / gasförmig / gaziforme
17310 **gas-meter** / Gasometer *m* / gazomètre *m*
17311 **gasogenic** / gaserzeugend / gazogène
17312 **GASPERINI's syndrome** / GASPERINI' Syndrom (Alternierende Lähmungsform bei Brückenhaubenläsionen) / syndrome de GASPERINI
17313 **gasp(ing)** / schnaufen(d) / haleter (haletant)
17314 **gas-proof** / gassicher / gaz, à l'abri des
17315 **GASSER-KARRER syndrome** / GASSER-KARRER' Syndrom (Hämolytische Anämie mit spontaner Innenkörperbildung bei Frühgeburten) / syndrome de GASSER-KARRER
17316 **gastr(aden)ocarcinoma** / Magengeschwülste *n* (mit ~25% häufigste [Männer]-krebse) / gastr(adén)ocarcinome *m*
17317 **gastralgia** / Magenschmerz (-krampf) *m* / gastrodynie *f*
17318 **gastralgokenosis** / Gastralgokenose *f* (κενός = leer: schmerzhafte Magenleere bei Magenneurose) / gastralgokénose *f*
17319 **gastrasthenia** / Magenschwäche *f* / gastrasthénie *f*
17320 **gastratonia** / Magenlähmung *f* (Muskulaturerschlaffung nach Magenresektion) / gastratonie *f*
17321 **gastrectasia** / Magenerweiterung *f* / dilatation gastrique *f*
17322 **gastrectomy (-otomy)** / Magenresektion *f* (-schnitt *m*) / gastrectomie (-otomie) *f*
17323 **gastrin** / Gastrin *n* (histaminfreies, in Magenantrummukosa gebildetes, Magen-Pankreas-Duodenumsekretion dirigierendes Hormon) / gastrine *f*
17324 **gastr(it)ic** / gastr(it)isch (Magen[schleimhautentzündung] betreffend) / gastr(it)ique
17325 **gastritis** / Magenkatarrh *m* (Magenschleimhautentzündung) / gastrite *f*
17326 **gastritis, acute, chronic** / Gastritis, akute, chronische *f* / gastrite aiguë, chronique *f*
17327 **gastritis, atrophic** / Gastritis atrophicans (Anadenia gastrica) / atrophie gastrique *f*
17328 **gastritis, cirrhotic** / Linitis plastica (λίνον = Netz: entzündlicher Schrumpfmagen) / gastrite sténosante *f*
17329 **gastritis, endogenous, exogenous** / Gastritis, endogene, exogene *f* / gastrite endogène, exogène *f*
17330 **(gastritis [NAUWERCK], ulcerous)** / (EINHORN' Krankheit) (Gastritis und Ulcus ventriculi mit Schleimhauterosionen) / (gastrite [an]achlorhydrique [SANSONI])
17331 **gastritis, phlegmonous** / Gastritis phlegmonosa (eitrige Infiltration tieferer Schleimhautschichten) / gastrite phlegmoneuse *f*
17332 **gastritis, polypous** / Gastritis polyposa (Schleimhautwucherungen im gastritischen Magen) / gastrite polypeuse *f*
17333 **gastritis, rugose** / Gastritis rugosa (hyperplastische) / gastrite rugueuse *f*
17334 **gastro-anastomosis** / Gastr(o)anastomose *f* (Gastrogastrostomie, z.B. bei Sanduhrmagen) / gastrogastrostomie *f*
17335 **gastrocardiac** / magen-herzbezüglich / gastrocardiaque
17336 **gastrocele** / Magenbruch *m* / gastrocèle *f*
17337 **gastrodiaphanoscopy** / Magendurchleuchtung *f* / gastrodiaphanoscopie *f*
17338 **gastroduodenitis** / Gastroduodenitis *f* / gastroduodénite *f*
17339 **gastroduodenostomy** / Gastroduodenostomie *f* / gastroduodénostomie *f*
17340 **gastro-enteritis** / Magen-Darmkatarrh *m* / gastr(o-)entérite *f*
17341 **gastro-enterocolitis** / Gastr(o)enterocolitis *f* (Entzündung des Verdauungskanals) / gastr(o-)entérocolite *f*
17342 **gastro-enterology** / Gastr(o)enterologie *f* (Magen-Darmheilkunde) / gastr(o-)entérologie *f*
17343 **gastro-enteropathy, protein losing** / MÉNÉTRIER' Syndrom (Eiweißverlierende Gastroenteropathie) / syndrome de MÉNÉTRIER
17344 **gastro-enterostomy, anterior, posterior** / Gastrenterostomie *f* (Magen-Darmanastomose) / gastr(o-)entérostomie (antécolique, rétrocolique) *f*
17344a **gastro-esophageal, -intestinal** / magenspeiseröhrenbezüglich, -darmbezüglich / gastrœsophagien, -intestinal
17345 **gastrofaradization, -galvanization** / Gastrofaradisation, -galvanisation *f* (Magenbehandlung mit faradischen, galvanischen Strömen) / gastrofaradisation, -galvanisation *f*
17346 **gastrogenic** / gastrogen (vom Magen ausgehend) / gastrogène

17347 **gastrohepatic, -lienal** / magen-leberbezüglich, -milzbezüglich / gastrohépatique, -splénique
17348 **gastro(hydro)rrhea** / Gastrorrhoe *f* (Regurgitation wäßriger Flüssigkeit) / gastrorrhée *f*
17349 **gastrohypertonia** / Magenhypertonie *f* / gastrohypertonie *f*
17351 **gastrolith** / Magenstein *m* / calcul gastrique *m*
17352 **gastrolues** / Gastrolues *f* (Tertiärstadium) / syphilis gastrique *f*
17353 **gastrolysis** / Gastrolysis *f* (op. Lösung von Verwachsungen) / gastrolyse *f*
17354 **gastromalacia** / Gastromalazie *f* (Magenerweichung, meist postmortale Selbstverdauung) / gastromalacie *f*
17355 **gastromucous** / magenschleimhautbezüglich / gastromuqueux
17356 **gastropancreatitis** / Gastropancreatitis *f* / gastropancréatite *f*
17357 **gastroparesis, chronic** / Gastroparese, chronische *f* (motorische Insuffizienz des Magens) / gastroparésie chronique *f*
17358 **gastropathy, gastrosis** / Magenleiden *n*, Magenkrankheit *f* / gastropathie, gastrose *f*
17359 **gastropathy, giant hypertrophying** / Gastropathia hypertrophicans gigantea (Riesenfalten sowohl bei normaler wie bei neoplastischer Magenschleimhaut) / gastropathie hypertrophiante géante *f*
17360 **gastroperitonitis** / Magen-Bauchfellentzündung *f* / gastropéritonite *f*
17361 **gastropexy** / Gastropexie *f* (Anheften der kleinen Kurvatur bei Magensenkung) / gastropexie *f*
17362 **Gastrophilus** / Magenbremse *f* (Gattung Brachycera) / gastrophile *m*
17363 **gastrophotor** / Gastrokamera *f* (für Kardia- und Fornixuntersuchung) / gastrocaméra *f*
17364 **gastrophrenic** / magen-zwerchfellbezüglich / gastrophrénique
17365 **gastroplasty** / Magenplastik *f* / gastroplastie *f*
17366 **gastroplication** / Gastroplikation *f* (op. Magenverkleinerung) / gastroplication *f*
17367 **gastroptosis** / Magensenkung *f* / gastroptose *f*
17368 **gastroradiculitis** / Magen(anschluß)nervenwurzelentzündung *f* / gastroradiculite *f*
17369 **gastrorrhagy, -rhaphy** / Magenblutung, -naht *f* / gastrorragie, -raphie *f*
17370 **gastrorrhexis** / Magenruptur *f* (traumat. Magenwandriß) / estomac, rupture de l' *f*
17371 **gastroschisis** / Gastroschisis *f* (σχίζω = spalten: angeborene Bauchspalte) / gastroschisis *f*
17372 **gastroscopy** / Gastroskopie *f* (Inspektion mit Gastroskop) / gastroscopie *f*
17373 **gastrospasm** / Magensteifung *f* (Boas: brettharte Zusammenziehung der Magenwandmuskeln, z. B. bei Übersäuerung) / gastrospasme *m*
17374 **gastrostenosis** / Magenverengerung *f* (durch Narben od. Spasmen) / gastrosténose *f*
17375 **gastrostomy** / Gastrostomie *f* (Anlegen einer Magenfistel) / gastrostomie *f*
17376 **gastrosuc(c)orrhea** / Reichmann' Syndrom (Sekundäre od. primäre Magensekretionsneurose) / gastrosuc(c)orrhée
17377 **gastrotherapies** / Magenheilweisen *f* / gastrothérapies *f*
17378 **gastrotonometry, -volumetry** / Magentonus-, -volumenmessung *f* / gastrotonométrie, -volumétrie *f*
17379 **gastrulation** / Gastrulation *f* (Keimblätterbildung durch Blastulaeinstülpung) / gastrulation *f*
17380 **gatophilia, -phobia** / Katzenfreundschaft, -feindschaft *f* / gatophilie, -phobie *f*
17381 **Gaucher's disease** / Gaucher' Krankheit (Pseudotuberculosis aspergillaris) / maladie de Gaucher
17382 **Gaucher's syndrome** / Gaucher' Syndrom (Lipoidthesaurismose) / réticulose accumulative lipoïdique par cérasine
17383 **ga(u)ge** / Lehre *f* (Maßstab *m*) / jauge *f*
17384 **gauze** / Gaze *f* / gaze *f*
17385 **gauzoid** / gazeähnlich / gaze, en forme de
17386 **gel** / Gel *n* (kugel- od. fadenförmiges Stoffteilchen eines dispersen Systems) / gel *m*
17387 **gel filtration** / Gelfiltration *f* (zur Serumfraktionierung) / gel, filtration de *f*
17388 **gelase** / Gelase *f* (Geloseferment in Meerbakterien) / gélase *f*
17389 **gelati(ge)nous** / gelatinös (gallerterzeugend) / gélatineux (gélatinifiant)
17390 **gelatin** / Gelatine *f* (weißer Leim) / gélatine (blanche) *f*
17391 **gelatin sponge** / Gelatineschwamm *m* / gélatine, éponge de *f*
17392 **gelatin, vegetable** / Pflanzengelatine *f* / gélatine végétale *f*
17393 **gelatin, zinc** / Gelatina zinci (Zinkgelatine *f*) / gélatine de zinc *f*
17394 **gelatiniform (gelatinoid)** / gallertförmig (-ähnlich) / gélatiniforme (gélatinoïde)
17395 **gelatin(iz)ation** / Gelatin(is)ierung *f* / gélatin(is)ation *f*
17396 **gelatinize (gelatinized, gelatinizing)** / gelatinieren (gelatiniert, gelatinierend) / gélatiniser (gélatinisé, gélatinisant)
17397 **Gélineau's syndrome** / Gélineau' Syndrom (Intermittierende Schlafanfälle) / syndrome de Gélineau
17398 **gelolepsy** / Geloplegie *f* (Lachschlag) / géloplexie *f*
17399 **geloses** / Gelosen *f* (gelu = Erstarren: Knoten im Gewebe) / géloses *f*
17400 **gelototherapy** / Lachtherapie *f* (γέλως = Lachen) / traitement par provocation de rire *m*
17401 **gelotripsy** / Gelosenmassage *f* / gélotripsie *f*
17402 **Gelsemium** / Jasmin (Wirkstoffe: Gelsemicin, Gelsem[in]in, Sempervirin) / Gelsemium sempervirens (Loganiaceae)
17403 **gemellipara** / Zwillingsgebärerin *f* / gémellipare *f*
17404 **geminate, geminous** / doppeln, gedoppelt / géminer, géminé
17405 **gemination** / Zwillingsbildung *f* / gémination *f*
17406 **gemmation** / Knospung *f* / gemmation *f*
17407 **gen(e)** / Gen *n* (DNS-Sequenz) / gène *m*

17408 **gen(e)s** / Gene *n* (Erbfaktoren mit Fähigkeit zur Merkmalauslösung, identischen Reproduktion [Reduplikation] und Mutation) / gènes *m*
17409 **gen activity regulation** / Genaktivitätsregulation *f* (Proteinsynthesebedarfssteuerung) / gènes, régulation de l'activité de *f*
17410 **gens, character (information) releasing of** / Merkmalauslösung *f* (Fähigkeit der Gene [DNS], genetische Informationen weiterzugeben) / gènes, déclenchement caractéristique (informatif) des *m*
17411 **gens, constituent of** / Genbestand *m* (in jeder Somazelle des Organismus gleiche und konstante DNS-Menge) / gènes, constituant de *m*
17412 **gen manipulation** / Genmanipulation *f* (korrigierender molekularbiologischer Eingriff) / gènes, manipulation de *f*
17413 **gen manipulation, negative** / Genmanipulation, negative *f* (Chromosomenklitterung am maschinenähnlichen Menschen [LEDERBERG]) / gènes, manipulation négative de *f*
17414 **gen manipulation, positive** / Genmanipulation, positive *f* (Chromosomenanomaliekorrektur durch gottähnlichen Manipulator [LEDERBERG]) / gènes, manipulation positive de *f*
17415 **gen, operator** / Operatorgen *n* (steht am Anfang eines Operons und erteilt Befehl zur Proteinsynthese) / gène opérateur *m*
17416 **gens, regulation of** / Genregulation *f* ([un]-veränderte Erbrezeptweitergabe durch RNS-Informationstätigkeit) / gènes, régulation des *f*
17417 **gen, regulator** / Regulatorgen *n* (bildet Suppressoren und Repressoren der Proteinsynthese) / gène régulateur *m*
17418 **gen, structure** / Strukturgen *n* (bildet Operatoren der Proteinsynthese) / gène structural *m*
17419 **genal** / genal (gena = Wange) / génal
17421 **genealogy** / Genealogie *f* (Geschlechterkunde) / généalogie *f*
17422 **general adaption syndrome** / Anpassungs-Syndrom, allgemeines (SELYE) (Auf jede Reizwirkung reagiert der Organismus mit NN-Hypertrophie, thymolymphatischer Involution, [gastro-intestinalem] Gewebsabbau) / syndrome général d'adaptation
17423 **general(ize) (generalization)** / (Ver)allgemein(ern) (*n*) / général(iser) (généralisation *f*)
17424 **generate** / (er)zeugen / engendrer (produire)
17425 **generation** / Generatio(n) (Zeugung) *f* / génération *f*
17426 **generation, asexual** / Vermehrung, ungeschlechtliche *f* / génération asexuelle *f*
17427 **generation, spontaneous** / Generatio aequivoca (Urzeugung *f*) / génération spontanée *f*
17428 **generative** / generativ (Zeugung betreffend) / génératif
17429 **generator** / Generator *m* ([Strom][er]zeuger) / générateur *m*
17430 **generator, MHD-** / MHD-Generator *m* (mit Plasma als Supraleiter) / générateur MHD *m*
17431 **gen(er)ic** / genbedingt (geschlechtbezüglich) / gén(ér)ique
17432 **generous** / generosus (edel, z.B. vinum generosum) / généreux
17433 **genesiology** / Genesiologie *f* (Fortpflanzungslehre) / génésiologie *f*
17434 **genesis** / Entstehung *f* / genèse *f*
17435 **genetic(al)** / genetisch (entwicklungsgeschichtlich) / génétique
17436 **geneticist** / Genetiker *m* / généticien *m*
17437 **genetics** / Genetik *f* (Vererbungs- und Konstitutionslehre) / génétiques *f*
17438 **genetics, bacterial** / Bakteriengenetik *f* (Mikroorganismen[zellen] z.B. Escherichia coli erbwissenschaftlich untersuchende) / bactériogénétique *f*
17439 **genetics, botanical, zoological** / Genetik, botanische, zoologische *f* / génétique botanique, zoologique *f*
17440 **genetics, human** / Humangenetik *f* / génétique humaine *f*
17441 **genetics, molecular, population** / Molekulargenetik, Populationsgenetik *f* / génétique moléculaire, de population *f*
17442 **genetics, viral** / Virengenetik *f* (Bakteriophagen in Bakterienzellen transformatorisch untersuchende) / virogénétique *f*
17443 **geniality** / Freundlichkeit *f* (auch des Wetters) / gaieté *f*
17444 **genian (genial)** / kinnbezüglich / génien (mentonnier)
17445 **genicular** / knie(gelenk)bezüglich / géniculaire
17446 **geniculate ganglion syndrome** / HUNT' Syndrom (I) (Zoster oticus mit unilateraler Ganglion-geniculi-Beteiligung) / syndrome du ganglion géniculé (du nerf facial)
17447 **geniculate(d)** / geniculatus (geknickt) / géniculé
17448 **geniculum of the facial nerve** / Geniculum n. facialis (Dim. v. Genu) / géniculum du nerf facial
17449 **genioglossal (-hyoid)** / genioglossus (-hyoideus) (γένειον = Kinn: kinn-zungen-[bein]wärts) / génioglossien (-hyoïde)
17450 **genioplasty** / Kinnplastik *f* / génioplastie *f*
17451 **geniospasm** / Kinnmuskelkrampf *m* / géniospasme *m*
17452 **genitality** / (Re)produktionsfähigkeit, geschlechtliche *f* / génitalité *f*
17453 **genitals, internal, external** / Geschlechtsorgane, innere, äußere *n* / organes génitaux internes, externes *m*
17454 **genito-anorectal syndrome of JERSILD** / HUGUIER-JERSILD' Syndrom (Seltne Form der DURAND-NICOLAS-FAVRE' Krankheit) / éléphantiasis génito-anorectal (Ega)
17455 **genitofemoral** / geschlechtsteile-schenkelbezüglich / génitocrural
17456 **genitoplasty** / Geschlechtsorganplastik *f* / génitoplastie *f*
17457 **genito-urinary** / geschlechts-harnapparatbezüglich / génito-urinaire

17458 **genius of a disease** / Genius morbi (Charakter einer Krankheit) / caractère particulier d'une maladie *m*
17459 **genius, epidemic** / Genius epidemicus (Charakter einer Epidemie) / génie épidémique *m*
17460 **genius (of a tissue)** / Genius (loci) *m* / qualité dominante *f*
17461 **genoblast** / Geschlechtszelle, reife *f* / génoblaste (noyau de l'œuf fécondé) *m*
17462 **genodermatoses** / Hautkrankheiten, erbbedingte *f* / génodermatoses *f*
17463 **genology** / Genologie *f* (Genforschung) / génologie *f*
17464 **genome** / Genom *n* (Gengesamt, menschliches ∼6–7 Mio Gene) / génome *m*
17465 **genotype** / Genotypus *m* (Idiotypus: durch Genom geprägtes [Erb]bild) / idiotype *m*
17466 **genotypic(al)** / erbbildlich / génotypique
17467 **gentian root** / Radix gentianae (Amarum Enzianwurzel) / gentiane, racine de *f*
17468 **gentian violet** / Gentianaviolett *n* / gentiane, violet de *m*
17469 **gentianophilic, -phobous** / gentianophil, -phob / gentianophile, -phobe
17470 **genu (knee)** / Genu (Knie *n*) / genou *m*
17471 **genual** / knieförmig / genou, en forme de
17472 **genucubital, -pectoral** / knie-ellenbogenbezüglich, -brustbezüglich / génucubital, -pectoral
17473 **genuine** / genuin (ursprünglich, echt) / véritable
17474 **genus** / Gattung *f* / genre *m*
17475 **geobiology** / Geobiologie *f* ([Lehre von den] Relationen zwischen geographischen und biologischen Faktoren) / géobiologie *f*
17476 **geode** / Geode *f* (Blasenraum in einem Erguß[stein mit Kristallen]) / géode *f*
17477 **geomedicine** / Geomedizin *f* ([Lehre von den] Relationen zwischen geographischen und medizinischen Faktoren) / géomédecine *f*
17478 **geometry, noneuclidic** / Geometrie, nichteuklidische *f* (euklidische ohne Parallelenaxiom) / géométrie noneuclidique *f*
17479 **geopath(olog)y** / Geopath(olog)ie *f* ([Lehre von den] Relationen zwischen geographischen und ätiologischen [pathologischen] Faktoren) / géopath(olog)ie *f*
17480 **geophagia** / Geophagie *f* (krankhaftes Verzehren von Erde bei Anämie und Hysterie) / géophagisme *m*
17481 **geopsychology** / Geopsychologie *f* ([Lehre von den] Relationen zwischen geographischen und psych[olog]ischen Faktoren) / géopsychologie *f*
17482 **geotrichosis** / Geotrichose *f* (chron. Mundschleimhautentzündung durch Geotrichum candidum) / géotrichose *f*
17483 **Geotrichum** / Geotrichum *n* (Gattung Thallosporalen) / géotrichum *m*
17484 **geotropic** / erdwendig (der Schwerkraft folgend) / géotrope
17485 **gephyrophobia** / Gephyrophobie *f* (γέφυρα = Brücke: Brückenangst) / géphyrophobie *f*
17486 **(Gerhard's syndrome)** / (Gerhard' Syndrom) (Stimmbandlähmung verschiedener Genese) / (syndrome de Gerhard)
17487 **geriatric** / geriatrisch / gériatrique
17488 **geriatrics** / Altenheilkunde *f* / gériatrie *f*
17489 **geriopsychosis** / Altersblödsinn *m* / gériopsychose *f*
17490 **germ** / Keim *m* / germe *m*
17491 **germ cell determinant** / Oosom *n* (die Ausbildung eines Organs bestimmendes Keimplasmateilchen) / déterminant *m*
17492 **germs, killed** / Erreger, abgetötete *m* / agents tués *m*
17493 **germs, mitigated** / Erreger, abgeschwächte *m* / agents mitigés *m*
17494 **germ plasm** / «Keimplasma» (Idioplasma) / plasme germinatif *m*
17495 **germ, vital** / Lebenskeim *m* / germe vital *m*
17496 **germanium (Ge 32 72,6)** / Germanium (Germanium *n*) / germanium *m*
17497 **germanium dioxide (GeO_2)** / Germanii dioxydum (Germaniumdioxyd *n*) / germanium, bioxyde de *m*
17498 **germicidal, germ(in)al** / keimtötend, keimbezüglich / germicide, germinal
17499 **germinate (germinated, germinating)** / keimen (gekeimt, keimend) / germer (germé, germant)
17500 **germination (germinative)** / Keimung *f* (keimfähig) / germination *f* (germinatif)
17501 **geroderma** / Greisenhaut *f* / géroderme *m*
17502 **gerogenitodystrophia** / Geroderma, frühes *n* (bei unterentwickelten Genitalien) / gérogénitodystrophie *f*
17503 **gerometaphylaxis** / Gerometaphylaxe *f* (Behandlung von Alterskrankheiten) / gérométaphylaxie *f*
17504 **gerontal** / altersbezüglich (γέρων = Greis) / gérontique
17505 **gerontology** / Gerontologie *f* (Lehre von den Alterskrankheiten) / gérontologie *f*
17506 **gerontoxon** / Arcus lipoides senilis («Greisenbogen»: Cholesterinablagerung am Hornhautrand) / gérontoxon *m*
17507 **geroprophylaxis** / Geroprophylaxe *f* («Entfernung des kalendarischen vom biologischen Alter» [Schubert] durch Erhaltung der Altersgesundheit) / géroprophylaxie *f*
17508 **Gerstmann's syndrome** / Gerstmann' Syndrom (Organische Großhirnerkrankung durch Gyrus-angularis-Läsion: Agnosie, Agraphie, Akalkulie) / syndrome de Gerstmann
17509 **gestagenes** / Gestagene *n* (Substanzen mit Gelbkörperhormonwirkung) / gestagènes *f*
17510 **gestation** / Gestation *f* (gestare = tragen: Trächtigkeit) / gestation *f*
17511 **gestation, duration of** / Schwangerschaftsdauer *f* (Frühgeburt unter 37, norm. bis 42, Übertragung über 42 Wo.) / gestation, durée de *f*
17512 **gesticulate** / gestikulieren (gesticulatio = Gebärde) / gesticuler
17513 **gestosis** / Gestose *f* («Gestationstoxikose»: aus mangelnder Anpassung an Schwangerschaft resultierende Störung [Freund]) / gestose *f*

17514 **gesture, autistic** / Muskelautomatismus *m* / geste autiste *m*
17515 **GeV-synchrotron** / GeV-Synchrotron *n* (GeV = Milliardenelektronenvolt: Protonenteilchen erzeugender und aufklärender Protonenbeschleuniger) / GeV-synchrotron *m*
17516 **giant cell pneumonia** / HECHT' Pneumonie (An Masern und Keuchhusten anschließende frühkindliche Pneumonieform) / maladie de HECHT
17517 **gibbosity** / Gibbositas *f* (Buckligkeit) / gibbosité *f*
17518 **gibbus (bump)** / Buckel *m* (Beule *f*) / bosse *f*
17519 **giddy (giddiness)** / Schwindlig(keit *f*) / étourdi(ssement *m*)
17520 **giga** / Giga (G = 10^9) / giga
17521 **gigantism** / Riesenwuchs, hypophysärer *m* / gigantisme *m*
17522 **gigantocellular** / riesenzellenbezüglich / gigantocellulaire
17523 **gigantocyte** / Riesenzelle *f* (mit mehreren Kernen infolge Zellteilungsstörung) / cellule géante *f*
17524 **gigantocytoma** / Riesenzellengeschwulst *n* / mégalocytome *m*
17525 **gigantophthalmus** / Gigantophthalmus *m* (allseitige Augapfelvergrößrung) / gigantophtalmie *f*
17526 **(GILBERT's disease)** / (GILBERT' Krankheit) (Pityriasis rosea) / (maladie de GILBERT)
17527 **gilding, silvering** / Vergoldung, Versilberung *f* / dorage, argentage *m*
17528 **ginger root** / Rhizoma cingiberi (Ingwer) / gingembre, racine de *f*
17529 **gingivalgia** / Zahnfleischneuralgie *f* / ulalgie *f*
17530 **gingivectomy** / Ulektomie *f* (οὖλον = Zahnfleisch: Entfernung granulomatösen Zahnfleischs) / gingivectomie *f*
17531 **gingivitis** / Zahnfleischentzündung *f* / gingivite *f*
17532 **gingivitis, hypertrophic** / Gingivitis hypertrophicans chronica (z.B. bei Schwangerschaft) / gingivite hypertrophique *f*
17533 **gingivitis, neoplastic** / Gingivitis neoplastica (Wucherung der Zahnfleischpapillen) / gingivite néoplastique *f*
17534 **gingivitis, simple, ulcerous** / Gingivitis catarrhalis, ulcerosa / gingivite marginale, ulcéreuse *f*
17535 **gingiv(olabi)al** / zahnfleisch(-lippen)bezüglich / gingiv(olabi)al
17536 **gingivostomatitis** / Gingivostomatitis *f* / gingivostomatite *f*
17537 **ginglymus** / Ginglymus (γίγγλυμος = Türangel: Scharniergelenk, z.B. Finger- und Zehengelenke) / ginglyme
17538 **gipseous** / gipsern / gypseux
17539 **girdle, pelvic** / Beckengürtel *m* / ceinture pelvienne *f*
17540 **girdle, shoulder** / Schultergürtel *m* / ceinture thoracique *f*
17541 **glabella** / Glabella (Stirnglatze zwischen den Augenbrauenbogen) / glabelle
17542 **glabrous** / kahlköpfig / glabre
17543 **glacial (gelid, icy)** / eisig / glacial (glacé, glaçant)
17544 **gland (glandula) (gl.)** / Glandula (Gl.) (Drüse *f*) / glande *f* (glandule) (gl.)
17545 **gland, accessory** / Drüse, akzessorische *f* (zusätzliche) / glande accessoire *f*
17546 **gll., accessory lacrimal** / Gll. lacrimales accessoriae (Tränendrüsen der Augenbindehaut) / gll. lacrymales accessoires
17547 **gl., accessory parotid** / Gl. parotis accessoria (häufige zusätzliche Ohrspeicheldrüse am vorderen Ausführungsgang) / gl. parotide accessoire
17548 **gll., accessory suprarenal** / Gll. suprarenales accessoriae (häufige zusätzliche Nebennieren aus Rindensubstanz) / gll. surrénales accessoires
17549 **gll., accessory thyroid** / Gll. thyreoideae accessoriae (nicht seltne zusätzliche Schilddrüsen) / gll. thyroïd(ienn)es accessoires
17550 **gland, acinous** / Beerendrüse *f* (z.B. Parotis) / glande acineuse *f*
17551 **glands, alkalophilic** / Drüsen, alkalophile *f* (Leber [~10 g/d], Pancreas [~15 g/d], Darm (~15 g/d]) / glandes alcalophiles *f*
17552 **gland, alveolar** / Bläschendrüse *f* (z.B. Lunge) / glande alvéolaire *f*
17553 **gl., anterior lingual** / Gl. lingualis anterior (Zungenspitzendrüse) / gl. linguale antérieure
17554 **gland, apocrine** / Drüse, apokrine *f* (bleibt teilweise erhalten) / glande apocrine *f*
17555 **gll., areolar** / Gll. areolares (Schweißdrüsen der Brustwarze) / gll. aréolaires
17556 **gll., bilious mucous** / Gll. mucosae biliosae (Gallengangdrüsen mit Schleimzellen) / gll. muqueuses bilieuses
17557 **gll., bronchial** / Gll. bronchiales (in der Lungenunterschleimhaut) / gll. bronchiques
17558 **gll., buccal** / Gll. buccales (Backendrüsen) / gll. buccales
17559 **gl., bulbo-urethral** / Gl. bulbo-urethralis (am Bulbus penis) / gl. bulbo-urétrale
17560 **gll., ceruminous** / Gll. ceruminosae (Ohrschmalzdrüsen) / gll. cérumineuses
17561 **gll., ciliary** / Gll. ciliares (Lidranddrüsen) / gll. ciliaires
17562 **gll., circumanal** / Gll. circumanales (Afterdrüsen) / gll. circonanales
17563 **gll. (of the conjunctiva), sebaceous** / Gll. sebaceae (tunicae coniunctivae) (Talgdrüsen der Augenbindehaut) / gll. sébacées (de la conjonctive)
17564 **gll., conjunctival** / Gll. coniunctivales (Schleimdrüsen der Augenbindehaut) / gll. conjonctivales
17565 **gll., duodenal** / Gll. duodenales (hauptsächlich im oberen Teil des Zwölffingerdarms) / gll. duodénales
17566 **gland, eccrine** / Drüse, ekkrine *f* (bleibt ganz erhalten) / glande eccrine *f*
17567 **gland, endocrine** / Inkretionsdrüse *f* (mit innerer Sekretion, ohne Ausführungsgang) / glande incrétoire *f*

17568 **gll., esophageal** / Gll. oesophageae (Schleimdrüsen der Speiseröhre) / gll. œsophagiennes

17569 **gland, exocrine** / Exkretionsdrüse *f* (mit äußerer Sekretion bzw. Ausführungsgang) / glande excrétoire *f*

17570 **glands, germinative** / Keimdrüsen *f* (weibl.: Eierstöcke mit innerer und äußerer Sekretion) / glandes germinatives *f*

17571 **gll., glomerulose** / Gll. glomiformes (Schweißdrüsen der Haut mit knäueligem Endstück) / gll. glomérulées

17572 **gl., greater vestibular** / Gl. vestibularis maior (große Schleimdrüse an den stumpfen Enden der Scheidenvorhofschwellkörper [BARTHOLIN]) / gl. vestibulaire grande

17573 **gland, holocrine** / Drüse, holokrine *f* (Zelle wird ganz sekretiert) / glande holocrine *f*

17574 **gl., inferior and superior parathyroid** / Gl. parathyreoidea inferior et superior (Nebenschilddrüsen) / gl. parathyroïde inférieure et supérieure

17575 **gll., intestinal** / Gll. intestinales (in Dick- und Dünndarmschleimhaut) / gll. intestinales

17576 **gll., labial** / Gll. labiales (Lippendrüsen) / gll. labiales

17577 **gll., laryngeal** / Gll. laryngeae (Kehlkopfschleimdrüsen) / gll. laryngiennes

17578 **gll., lingual** / Gll. linguales (Zungendrüsen) / gll. linguales

17579 **gl., mammary** / Gl. mammaria (Brustdrüse) / gl. mammaire

17580 **gland, merocrine** / Drüse, merokrine *f* (Zelle wird teilweise sekretiert) / glande mérocrine *f*

17581 **gll., molar** / Gll. molares (Mahlzahndrüsen, hintere Backendrüsen) / gll. molaires

17582 **gll. of the mouth** / Gll. oris (Mundspeicheldrüsen) / gll. de la bouche

17583 **gl., mucous** / Gl. mucosa (Schleimdrüse) / gl. muqueuse

17584 **gll., nasal** / Gll. nasales (Nasen[schleim]drüsen) / gll. nasales

17585 **gll., olfactory** / Gll. olfactoriae (Eiweißdrüsen der Regio olfactoria) / gll. olfactives

17586 **gl. with orbital and palpebral part, lacrimal** / Gl. lacrimalis: Pars orbitalis et palpebralis (Tränendrüse der Augenhöhle und -lider) / gl. lacrymale avec partie orbitaire et palpébrale

17587 **gll., palatine** / Gll. palatinae (Gaumenschleimdrüsen) / gll. palatines

17588 **glands, paraprostatic** / Drüsen, periurethrale *f* (Ausgangspunkte der Prostatahypertrophie) / glandes paraprostatiques *f*

17589 **gl. of the pelvis of the kidney** / Gl. pelvis renalis / gl. du bassinet

17590 **gll., pharyngeal** / Gll. pharyngeae (epitheliale Schlundschleimdrüsen) / gll. pharyngiennes

17591 **gll., preputial** / Gll. praeputiales (Vorhauttalgdrüsen) / gll. préputiales

17592 **gl. with profound and superficial part, parotid** / Gl. parotis: Pars profunda et superficialis (Ohrspeicheldrüse) / gl. parotide avec partie profonde et superficielle

17593 **gll., (proper) gastric** / Gll. gastricae (propriae) (Magenfundusdrüsen) / gll. gastriques (propres)

17594 **glands, puberal** / Pubertätsdrüsen *f* (♂ LEYDIG' Zwischenzellen, ♀ Follikelzellen) / glandes pubères *f*

17595 **gll., pyloric** / Gll. pyloricae (epitheliale Pylorusschleimdrüsen) / gll. pyloriques

17596 **(glands, salivary)** / (Speicheldrüsen *f*) / (glandes salivaires *f*)

17597 **gll., sebaceous** / Gll. sebaceae (Haarbalgdrüsen) / gll. sébacées

17598 **gl., seromucous** / Gl. seromucosa (Lymph-Schleimdrüse) / gl. séromuqueuse

17599 **gl., serous** / Gl. serosa (Lymphdrüse) / gl. séreuse

17600 **gll. of the skin** / Gll. cutis (Knäueldrüsen [Schweißdrüsen] und Talgdrüsen [Haarbalgdrüsen]) / gll. de la peau

17601 **gll., smaller vestibular** / Gll. vestibulares minores (Schleimdrüsen des Scheidenvorhofs) / gll. vestibulaires, petites

17602 **gland, subepithelial** / Drüse, subepitheliale *f* (die meisten Drüsen) / glande sousépithéliale *f*

17603 **gl., sublingual** / Gl. sublingualis (Unterzungendrüse) / gl. souslinguale

17604 **gl., submandibular** / Gl. submandibularis (Unterkieferdrüse) / gl. sousmandibulaire

17605 **gll., sudoriferous** / Gll. sudoriferae (Schweißdrüsen) / gll. sudorifères

17606 **gl., suprarenal** / Gl. suprarenalis (Nebenniere) / gl. surrénale

17607 **gll., tarsal** / Gll. tarsales (Talgdrüsen der Augenlider) / gll. tarsiennes

17608 **gl., thyroid** / Gl. thyreoidea (Schilddrüse) / gl. thyroïd(ienn)e

17609 **gll., tracheal** / Gll. tracheales (in der Unterschleimhaut der Luftröhre) / gll. trachéales

17610 **gll., tubal** / Gll. tubariae (Schleimdrüsen der Ohrtrompete) / gll. tubaires

17611 **gland, tubular** / Drüse, schlauchförmige *f* (Schleimdrüsen) / glande tubulaire *f*

17612 **gland, (unicellular, pluricellular) intraepithelial** / Drüse, intraepitheliale *f* (ein-, mehrzellige) / glande intraépithéliale (mono-, multicellulaire) *f*

17613 **gll., urethral** / Gll. urethrales (tubuläre Schleimdrüsen der Harnröhre) / gll. urétrales

17615 **gll., uterine** / Gll. uterinae (tubuläre Drüsen der Gebärmutterschleimhaut) / gll. utérines

17616 **gll. (of the uterus), cervical** / Gll. cervicales (uteri) (Schleimdrüsen des Gebärmutterhalses) / gll. cervicales (de l'utérus)

17617 **gll. without ducts** / Gll. sine ductibus (Drüsen ohne Ausführungsgang) / gll. sans conduits

17618 **glanderous** / rotzkrank / morveux

17619 **glanders, farciminous, humid** / Malleus farciminosus, humidus (Haut-, Nasenrotz *m*) / morve farcimineuse, humide *f*

17620 **glandiform, glandotropic** / drüsenförmig, drüsenwendig / glandiforme, glandotrope

17621 **glandular, glandulous** / drüsenbezüglich, drüsig / glandulaire, glanduleux

17622 **glandulography** / Glandulographie *f* (z. B. Sialographie) / glandulographie *f*
17623 **glans of the clitoris and of the penis** / Glans clitoridis et penis (glans = Eichel) / gland du clitoris et du pénis
17624 **glass** / (Trink)glas *n* / verre *m*
17625 **glasses** / Augengläser *n* (Brille *f*) / lunettes *f*
17626 **glass beads** / Glasperlen *f* / verre, perles de *f*
17627 **glasses, bifocal** / Bifokal(brillen)gläser *n* (Zweistärkengläser) / verres à double foyer *m*
17628 **glasses, concave, convexe** / Minus-, Plusgläser *n* / verres concaves, convexes *m*
17629 **glass cylinder** / Glaszylinder *m* / verre, cylindre de *m*
17630 **glass dish** / Glasschale *f* / verre, cuvette de *f*
17631 **glass, drop** / Tropfglas *n* / verre compte-gouttes *m*
17632 **glass, frosted (ground)** / Milchglas (Mattglas) *n* / verre opale (dépoli) *m*
17633 **glass, lead** / Bleiglas *n* / verre au plomb *m*
17634 **glass, magnifying-** / Vergrößrungsglas *n* / loupe *f*
17635 **glass, measuring-** / Meßglas *n* / verre gradué *m*
17636 **glasses, periscopical** / Gläser, periskopische *n* (halbmondförmige mit großem Gesichtfeld) / verres périscopiques *m*
17637 **glass, plane** / Planglas *n* / verre plan *m*
17638 **glass, plate** / Spiegelglas *n* / (verre à) glace *f* (*m*)
17639 **glasses, prismatic** / Prismengläser *n* / verres prismatiques *m*
17640 **glass, soluble** / Wasserglas *n* / silicate de potasse *m*
17641 **glasses, spectacle** / Brillengläser *n* / verres de lunettes *m*
17642 **glass, test** / Probierglas *n* / éprouvette *f*
17643 **glass tube** / Glasröhre *f* / verre, tube de *m*
17644 **glass, uviol** / Uviolglas *n* (auch UV-Licht durchlassendes Bariumphosphatchromglas) / verre uviol *m*
17645 **glass vessel** / Glasgefäß *n* / verre, récipient de *m*
17646 **glass wool** / Glaswolle *f* / verre, laine de *f*
17647 **glassy** / gläsern / verre, de
17648 **glaucoma** / Glaukom *n* (krankhafte Augeninnendrucksteigerung) / glaucome *m*
17649 **glaucoma, absolute** / Glaukom, absolutes *n* (Endstadium) / glaucome absolu *m*
17650 **glaucoma, acute, chronic** / Glaukom, akutes, chronisches *n* (mit, ohne Stauungshyperämie) / glaucome aigu, chronique *m*
17651 **glaucoma, connate** / Glaukom, angeborenes *n* / glaucome congénital *m*
17652 **glaucoma, congestive** / Glaucoma congestivum (chron. Engwinkelglaukom mit Anfällen) / glaucome congestif *m*
17653 **glaucoma, primary, secondary** / Glaukom, primäres, sekundäres *n* (ohne, mit Krankheit als Ursache für Innendrucksteigerung) / glaucome primaire, secondaire *m*
17654 **glaucoma, simple** / Glaucoma simplex (chron. Weitwinkelglaukom ohne Anfälle) / glaucome simple *m*
17655 **glaucomatous** / glaukombezüglich / glaucomateux
17656 **(Glénard's syndrome)** / (Glénard' Syndrom) (Herabsinken der Eingeweide bei Bindegewebeschwäche) / (syndrome de Glénard)
17657 **glenoid** / glenoides (einer flachen Gelenkgrube ähnlich) / glénoïde
17658 **gliadin** / Gliadin *n* (Prolamin in Getreidekörnern) / gliadine *f*
17659 **glio(blasto)ma** / Glio(blasto)m *n* (Neurogliageschwulst [, maligne]) / glio(sarco)me *m*
17660 **gli(omat)osis, spinal** / Gliosis spinalis (umschriebene Gliawucherungen) / gliomatose spinale *f*
17661 **gliosis, marginal** / Randgliose *f* (Vermehrung der Neurogliafasern) / gliose marginale *f*
17662 **global** / global ([Erd]kugel[oberfläche] betreffend) / global
17663 **globe, pallid** / Globus pallidus (= blaßgraue Kugel: innerer Doppelteil des Nucleus lentiformis) / globe pâle
17664 **globin** / Globin *n* (farbloser Hb-Eiweißanteil) / globine *f*
17665 **globular** / globulär ([Blut]kügelchen betreffend) / globulaire
17666 **globule, drop** / Tropfkugel *f* (zur Dauertropfregulierung) / globule compte-gouttes *m*
17667 **globulins** / Globuline *n* (salzwasserlösliche [Blut]eiweißkörper) / globulines *f*
17668 **globulins, γ-** / γ-Globuline *n* (aus leichten und schweren Polypeptidketten aufgebaute Immunglobuline) / globulines γ *f*
17669 **globulins, γA-, γG-** / γA-, γG-Globuline *n* (in Plasmazellen synthetisiert) / globulines γA, γG *f*
17670 **globulins, γM-** / γM-Globuline *n* (in lymphoiden Retikulumzellen synthetisiert) / globulines γM *f*
17671 **γ-globulins, fraction of** / γ-Globulinfraktion *f* (13–20% aller Serumproteine) / γ-globulines, fraction des *f*
17672 **globulin, β-1-metal-binding** / Siderophilin *n* (Transportform des Ferritins im Blut) / transferrine *f*
17673 **globulins, muscle** / Muskelglobuline *n* / globulines musculaires *f*
17674 **γ-globulins, subfractions of** / γ-Globulinsubfraktionen *f* (γA, γG, γM) / γ-globulines, sousfractions des *f*
17675 **globulinemia, -uria** / Globulinämie, -urie *f* / globulinémie, -urie *f*
17676 **globu(lo)lysis** / Globu(lo)lyse *f* (Auflösung von [roten] [Blut]körper[che]n) / globu(lo)lyse *f*
17677 **glob(ul)ose** / glob(ul)osus (kugelförmig) / glob(ul)é
17678 **glob(ul)us** / Glob(ul)us *m* (Kugel [, kleine]) / glob(ul)e *m*
17679 **globuli, nuclear** / Kernkugeln *f* (von Zellen ausgestoßene Kernteile) / globules nucléaires *m*
17680 **globus syndrome** / Globus-Syndrom (Engegefühl im Schlundbereich; psychopath., aber nicht pathognostisch für Hysterie) / syndrome de globe

17681 **glomeriform** / knäuelförmig / glomériforme
17682 **glomerule** / Glomerulus (Dim. v. Glomus) / glomérule *m*
17683 **glomerules of the cochlea, arterious** / Glomeruli arteriosi cochleae (Kapillarknäuel der Ohrschnecke) / glomérules artériels de la cochlée
17684 **glomerules (, renal)** / Glomeruli (Gefäßknäuel in den Corpuscula renis) / glomérules (rénaux)
17685 **glomerulonephritis, irreparable chronic diffuse** / Glomerulonephritis, irreparable diffuse *f* / glomérulonéphrite diffuse chronique *f*
17686 **glomerulosclerosis, diabetic** / KIMMELSTIEL-WILSON' Syndrom (Glomerulosklerose nach länger bestehendem männl. Diabetes) / glomérulosclérose diabétique
17687 **glomerulose (glomerular, glomerulate)** / glomerulosus (reich an [Gefäß]knäueln) / glomérulé
17688 **glomerulotubular** / glomerulotubulär (Nierenglomeruli und -tubuli betreffend) / glomérulotubulaire
17689 **glomus** / Glomus (Knäuel *n*) / glomus *m*
17690 **glomus, carotid** / Glomus caroticum (im Teilungswinkel der A. carotis communis) / glomus carotidien
17691 **glomus, choroidal** / Glomus chorioideum (am Trigonum collaterale der Gefäßhaut des IV. Hirnventrikels) / glomus choroïdien
17692 **glomus, coccygeal** / Glomus coccygeum (Knäuel anastomosierender Gefäße an der Steißbeinspitze) / glomus coccygien
17693 **glossal (glossoid)** / lingual (zungenähnlich) / glossien (glossoïde)
17694 **glossalgia** / Glossodynie *f* (stechende Zungenschmerzen) / glossodynie *f*
17695 **glossectomy** / Zungenresektion *f* / glossectomie *f*
17696 **Glossina** / Zungenfliege *f* (Tsetsefliege, Gatt. Brachycera) / glossine *f*
17697 **glossitis** / Zungenentzündung *f* / glossite *f*
17698 **glossitis, acute parenchymatous** / Glossanthrax *m* (infolge Milzbrandinfektion) / langue, furoncle de la *m*
17699 **glossitis, atrophic** / Glossitis atrophicans (Zunge glatt und hochrot) / glossite atrophique *f*
17700 **glossitis, dissecting** / Glossitis dissecans (Lingua plicata: chron. Zerklüftung) / langue pliée *f*
17701 **glossitis, gummatous** / Glossitis gummosa (mit tiefen Ulzerationen) / glossite gommeuse *f*
17702 **glossitis, marginate exfoliative** / Landkartenzunge *f* (Circulus [Anulus] migrans: «Zungenfratt») / langue, psoriasis aréolée de la *f*
17703 **glossitis, median rhomboid** / Glossitis rhomboides mediana (Rötung und Papillenatrophie) / glossite rhomboïde médiane *f*
17704 **glossitis, parasitic; (melanoglossia)** / Nigrities linguae (Lingua nigra: «Haarzunge» bei Penicillinzufuhr und Vitaminmangel) / mélanotrichie linguale; (glossophytie) *f*
17705 **glossitis, phlegmonous** / Glossitis phlegmonosa (nach infizierter Verletzung u.a.) / glossite phlegmoneuse *f*
17706 **glossocele** / Glossozele *f* (Vorragen der Zunge bei Makroglossie) / glossocèle *f*
17707 **glosso(epi)glottic** / zunge-stimmritzenbezüglich (-kehldeckelbezüglich) / glosso(épi)glottique
17708 **glossohy(oid)al, -pharyngeal** / zungezungenbeinbezüglich, -schlundbezüglich / glossohyoïde, -pharyngien
17709 **glossolabial, -palatine** / zunge-lippenbezüglich, -gaumenbezüglich / glossolabial, -palatal
17710 **glossolalia** / Glossolalie *f* (in unbekannten Sprachen reden) / glossolalie *f*
17711 **glossology, -mantia** / Zungendiagnostik, -diagnose *f* / glossologie, -mantie *f*
17712 **glossopathy** / Zungenerkrankung *f* / glossopathie *f*
17713 **glossophytia (-trichia)** / Zungenbefall, parasitärer *m* (z.B. «Haarzunge») / glossophytie (-trichie) *f*
17714 **glossoplasty** / Zungenplastik *f* / glossoplastie *f*
17715 **glossoplegia** / Zungenlähmung *f* (durch N.-hypoglossus-Ausfall) / glossoparalysie *f*
17716 **glossoptosis** / Glossoptose *f* (Zungenrückfall bei Bewußtlosigkeit) / glossoptose *f*
17717 **glossopyrosis** / Zungenbrand *m* / glossopyrosis *f*
17718 **glossorrhagia, -rrhaphy** / Zungenbluten *n*, -naht *f* / glossorragie, -rraphie *f*
17719 **glossoscopy** / Zungenbetrachtung *f* / glossoscopie *f*
17720 **glossoschisis (cleft [split] tongue)** / Spaltzunge *f* / schistoglossie *f* (langue bifide [double]) *f*
17721 **glossospasm** / Zungenspasmus *m* (tonisch und klonisch) / glossospasme *m*
17722 **glossotomy** / Zungenschnitt *m* / glossotomie *f*
17723 **glossy** / glatt (glänzend) / luisant
17724 **glottic** / stimmritzenbezüglich / glottique
17725 **glottis** / Glottis (stimmbildender Teil des Kehlkopfs) / glotte
17726 **glucagon (hyperglycemic-glycogenolytic factor)** / Glucagon *n* (Pankreashormon: Blutzucker steigerndes, Glykogen mobilisierendes Peptidhormon [HG-Prinzip]) / glucagon *m* (glycogénopexie-glycogénolyse *f*)
17727 **gluconeogenesis** / Gluconeogenese *f* (Resynthese von Glucose aus Milchsäure in der [sauerstoffreichen] Leber: Umkehrung der Glykolyse) / gluconéogenèse *f*
17728 **glucophot** / Glucophot *m* (für kolorimetrische Harnzuckerbestimmungen) / glucophote *m*
17729 **glucoproteides** / Glucoproteide *n* (Eiweißkörper mit KH-Anteil über 5%) / glucoprotéides *m*
17730 **glucosamine** / Hexosamin *n* (Aminoderivat von Zucker) / dextrosamine *f*
17731 **glucose intolerance** / Glucoseintoleranz *f* (erhöht Herzinfarktrisiko) / glucose, intolérance au *f*

17732 **glucose tolerance** / Glucosetoleranz *f* (durch orale Contraceptiva bei Diabetikern gebessert, bei Nichtdiabetikern verschlechtert) / glucose, tolérance au *f*
17733 **glucose-1-phosphate** / Glucose-1-phosphat *n* (im Gleichgewicht mit der Speicherform Glykogen durch Isomerisierung in Glucose-6-phosphat übergehend) / glucose-1-phosphate *m*
17734 **glucose-6-phosphate** / Glucose-6-phosphat *n* (Glucose + ATP: stoffwechselaktive Form der Glucose) / glucose-6-phosphate *m*
17735 **glucosidases** / Glucosidasen *f* (Glucosidbindungen spaltende Carbohydrasen) / glucosidases *f*
17736 **glucosides** / Glucoside *n* (Derivate der Glucose) / glucosides *m*
17737 **glucosuria** / Glucosurie *f* (bei Diabetes melitus) / glucosurie *f*
17738 **glucuronuria** / Glucuronurie *f* (Glucuronsäure im Harn) / glucuronurie *f*
17739 **glutamine** / Glutamin *n* (Aminosäure; RNS-Triplets: AUG, AAG, ACA) / glutamine *f*
17740 **glutathione** / Glutathion *n* (HOPKINS, 1922: zum Redoxsystem gehörendes wichtiges Tripeptid γ-Glutamylcysteylglycin) / glutathion *m*
17741 **gluteal** / glutäal (Gesäßmuskel betreffend) / fessier
17742 **gluten** / Gluten *n* (Klebereiweiß im Weizen- und Roggenkeimling: Gliadine + Glutenin) / gluten *m*
17743 **glutenin** / Glutenin *n* (pflanzlicher EW-Körper) / gluténine *f*
17744 **gluteofemoral, -inguinal** / gesäßmuskel-oberschenkelbezüglich, -leistenbezüglich / glutéofémoral, -inguinal
17745 **glutinines** / Glutinine *n* (inkomplette Antikörper) / glutinines *f*
17746 **glutinous** / glutinosus (klebrig) / glutineux
17747 **glutoid** / Glutoid *n* (in Formol gehärtete Gelatine für Darmarzneikapseln) / glutoïde *m*
17748 **glutton(y)** / Vielfraß *m* (Völlerei *f*) / glouton(nerie *f*) *m*
17749 **glycemia** / Glykämie *f* (Blutzuckergehalt) / glycémie *f*
17750 **glycerides** / Glyceride *n* (Ester aus Glycerin und Fettsäuren) / glycérides *m*
17751 **glycerin** / Glycerin *n* (Alkoholkomponente der [Neutral]fette mit 3 Hydroxylgruppen) / glycérine *f*
17752 **glycerosis** / Glycerose *f* (Glycerinaldehyd + Dioxyaceton, entsteht bei der Glykolyse) / glycérose *m*
17753 **glycine** / Glykokoll *n* (Glycin = α-Aminoessigsäure: RNS-Triplets: GUG, GAG, GCG) / glycine *f*
17754 **glycocholia** / Glykocholie *f* (Zucker in Galle bei Diabetes melitus) / glycocholie *f*
17755 **glycogen** / Glykogen *n* («tierische Stärke»: intrazelluläre Speicherform der Glucose) / glycogène *m*
17756 **glycogen biosynthesis** / Glykogensynthese *f* (Umkehrung der Phosphorolyse, nur in vitro beobachtet) / glycogène, biosynthèse de *f*
17757 **glycogenesis** / Glykogenie *f* (Glykogenaufbau: KH → Glucose → Glykogen) / glycogenèse *f*
17758 **glycogenolysis** / Glykogenolyse *f* (fermentativer Leber-Glykogenabbau, wobei Glucose-1-phosphat entsteht) / glycogénolyse *f*
17759 **glycogenosis, hepatorenal** / v.GIERKE' Syndrom (Hepatorenale Glykogenspeicherkrankheit) / hépatomégalie glycogénique
17760 **glycogeusia** / Glykogeusie *f* (süßer Geschmack bei N.-Facialis-Lähmung) / glycogueusie *f*
17761 **glycolaldehyde** / Glykolaldehyd *m* (Aldehyd des Glykols, einfachste Aldose, starkes Reduktionsmittel) / glycolaldéhyde *m*
17762 **glycolysis** / Glykolyse *f* (Glucoseabbau, anaerob zu Brenztraubensäure [Milchsäuregärung], aerob zu Kohlendioxyd und Wasser [Citronensäuregärung]) / glycolyse *f*
17763 **glycolysis myopathy syndrome** / MCARDLE' Syndrom (Seltne erbliche myopathische Stoffwechselstörung) / maladie de MCARDLE-SCHMID-PEARSON
17764 **glycometabolism (regulation)** / Zuckerstoffwechsel(kontrolle *f*) *m* / glycométabolisme *m* (, régulation de *f*)
17765 **glyconeogeny** / Glykoneogenie *f* (Zuckerneubildung aus Nichtzuckerstoffen, hauptsächlich Eiweiß und Fetten [glucoplastische Aminosäuren]) / glyconéogén(és)ie *f*
17766 **α_I-glycoprotein, increase of** / α_I-Glykoproteinerhöhung *f* (bei Herzinsuffizienz, Bronchialkarzinom, Magenulkus, Polyarthritis, CO-Vergiftung) / α_I-glycoprotéine, augmentation de *f*
17767 **glycorrhea** / Glucosurie, exzessive *f* / glycorrhée *f*
17768 **glycosides** / Glykoside *n* (hydrolisierbare Verbindungen von Zucker mit beliebigen Alkoholen) / glycosides *m*
17769 **glycosides, primary** / Herzglykoside, primäre *n* (Digitalis, Strophantus, Scilla, Oleander) / glycosides primaires *m*
17770 **glycosides, secondary** / Herzglykoside, sekundäre *n* (Crataegus, Convallaria, Cactus, Adonis) / glycosides secondaires *m*
17771 **glycosuria** / Glyk(os)urie *f* (innocens bei Diabetes renalis) / glycosurie *f*
17772 **glycosuria, alimentary** / Glucosurie, alimentäre *f* (bei reichlichem Zuckergenuß) / glycosurie alimentaire *f*
17773 **glycosuria, emotional** / Glucosurie, emotionale *f* (psych. bedingte) / glycosurie émotionnelle *f*
17774 **glycosuria, hyperglycemic, normoglycemic** / Glucosurie, hyperglykämische, normoglykämische *f* / glycosurie hyperglycémique, normoglycémique *f*
17775 **glycosuria, nervous** / Glucosurie, nervöse *f* (bei ZNS-Störungen) / glycosurie nerveuse *f*
17776 **glycosuria, pituitary** / Glucosurie, hypophysäre *f* / glycosurie pituitaire *f*
17777 **glycosuria of pregnancy** / Schwangerschaftsglucosurie *f* / glycosurie gravidique *f*

17778 **glycyrrhizin** / Glycyrrhizin *n* (in lakritzehaltigen Süßwaren, bewirkt arterielle Hypertonie durch Na-Retention und K-Diurese infolge Reninaktivitätshemmung und Aldosteronsekretionsunterdrückung) / glycyrrhyzine *f*

17779 **gnashing of the teeth** / Fremitus dentium (Zähneknirschen benommener Kranker) / grincement des dents *m*

17780 **gnathic, gnathogenous** / kieferbezüglich, -ursprünglich / gnathique, gnathogène

17781 **gnathion (gn)** / Gnathion *n* (anthropol. Meßpunkt am tiefsten medianen Unterkieferrand) / gnathion *m*

17782 **gnatho(palato)schisis** / Kiefer(-Gaumen)-spalte *f* / gnatho(palato)schisis *f*

17783 **gnathophysiognometry** / Gnathophysiognometrie *f* (kieferorthopäd. Diagnostikmethode an Hand der von Gnathion, Nasion und Zentrale gebildeten Winkel [ANDRESEN]) / gnathophysiognométrie *f*

17784 **gnathophysiognomies, (dis)harmonic** / Gnathophysiognomien, (dis)harmonische *f* (Neutro-, Pro-, Retro-Zentraleugnathie [-dysgnathie], wenn gn, n, c [nicht] in einer Geraden liegen) / gnathophysiognomies (dis)harmoniques *f*

17785 **gnathoplasty** / Kieferplastik *f* / gnathoplastie *f*

17786 **gnathostat** / Gnathostat *m* (Gebißlage zu anthropol. Punkten in Beziehung setzendes Gerät) / gnathostat *m*

17787 **gnathotome** / Kieferspalter *m* / gnathotome *m*

17788 **gnats** / Kleinmücken *f* (Gnitzen: 2. Fam. Nematocera) / moucherons *m*

17789 **gnostic, psychic** / Gnostiker, Psychiker *m* (Wissender, Gläubiger) / gnostique, psychique *m*

17790 **GODFRIED-PRICK-CAROL-PRAKKEN syndrome** / GODFRIED-PRICK-CAROL-PRAKKEN' Syndrom (v.RECKLINGHAUSEN' Syndrom mit Atrophodermia vermiculata und kongenitaler Herzmißbildung) / syndrome de GODFRIED-PRICK-CAROL-PRAKKEN

17791 **goiter (struma)** / Struma *f* (struere = schichten, mhd. Kropf = Vogelvormagen: vergrößerte Schilddrüse) / goitre *m* (struma *f*)

17792 **goiter, aberrant** / Nebenkropf *m* / goitre aberrant *m*

17793 **goiter, basedowified** / Struma basedowificata / goitre toxique *m*

17794 **goiter, cabbage** / Kohlkropf *m* (bei vorwiegender Kohlernährung) / goitre de chou *m*

17795 **goiter, (calcified, hemorrhagic) nodous** / Struma nodosa (calcificata, haemorrhagica) / goitre noueux (calcifié, hémorragique) *m*

17796 **goiter, carcinomatous** / Struma maligna / goitre sarcomateux *m*

17797 **goiter, cystic** / Zystenkropf *m* (Struma mit Zysten) / goitre kystique *m*

17798 **goiter, endemic, epidemic** / Kropf, endemischer, epidemischer *m* / goitre endémique, épidémique *m*

17799 **goiter, exophthalmic** / v.BASEDOW' Syndrom (Schilddrüsenüberfunktion mit Struma, Exophthalmus u.a. Augensymptomen, Tachykardie) / syndrome d'excitation sympathique

17800 **goiter, fibrous** / Struma mollis / goitre fibreux *m*

17801 **goiter, intratracheal** / Struma intratrachealis (durch Keimverlagerung) / goitre intratrachéal *m*

17802 **goiter by iodine lack** / Jodmangelkropf *m* (Struma infolge Jodmangels in der Nahrung) / hyperthyroïdie par manque d'iode *f*

17803 **goiter, ironhard** / Struma, «eisenharte» *f* / goitre ligneux *m*

17804 **goiter, juvenile** / Struma adolescentium (diffus-parenchymatös) / goitre juvénile *m*

17805 **goiter, lingual** / Zungenstruma *f* (dystopisches Schilddrüsengewebe an Zungenbasis) / goitre lingual *m*

17806 **goiter, lymphomatous** / Struma lymphomatosa (mit lymphozytärer Infiltration) / goitre lymphomateux *m*

17807 **goiter, (macro-, microfollicular) colloid** / Struma colloides (mit Kolloidvermehrung in großen, kleinen Follikeln) / goitre colloïde (macro-, microfolliculaire) *m*

17808 **goiter, parenchymatous diffuse** / Struma diffusa parenchymatosa (diffuse und gleichmäßige Drüsenwucherung) / goitre diffus parenchymateux *m*

17809 **goiter, pendulous** / Hängekropf *m* / goitre pendulaire *m*

17810 **goiter, postbranchial** / Struma postbranchialis (Adenom) / goitre postbranchial *m*

17811 **goiter, retrosternal (substernal)** / Struma retrosternalis (substernalis) / goitre rétrosternal (soussternal) *m*

17812 **goiter, vascular** / «Blähhals» *m* (bei Laryngozelendurchbruch) / goitre vasculaire *m*

17813 **goiter, wandering** / Tauchkropf *m* / goitre plongeant *m*

17814 **goitrogenic(ity)** / kropferzeugend (Kropfveranlagung *f*) / goitrogène (goitrogénicité *f*)

17815 **gold (Au 79 197,2)** / Aurum (Gold *n*) / or *m*

17816 **gold monobromide (AuBr), tribromide ($AuBr_3$)** / Auri monobromidum, tribromidum (Goldmonobromid, -tribromid *n*) / or, monobromure, tribromure d' *m*

17817 **gold, radioactive** / Gold, radioaktives *n* (^{198}Au, HWZ 2,69 d) / or radioactif *m*

17818 **gold sodium thiosulfate ($Na_3Au(S_2O_3)_2 \cdot 2H_2O$)** / Auri et Natrii thiosulfas (Goldnatriumthiosulfat *n*) / or et sodium, thiosulfate d' *m*

17819 **GOLDBLATT's hypertension** / GOLDBLATT' Syndrom (Maligne Hypertension bei vasogener Nierenischämie) / hypertension artérielle du type GOLDBLATT chez l'homme

17820 **GOLDSTEIN's syndrome** / GOLDSTEIN' Syndrom (Entzündliche od. traumatische Kleinhirnschädigung) / syndrome de GOLDSTEIN

17821 **gomphosis** / Gomphosis (γόμφος = Nagel: Einzapfung z.B. der Zähne in Fächer) / gomphose
17822 **gonadal dysgenesia syndrome** / Gonadendysgenesie-Syndrom (Genetische od. peristatische Gonadenentwicklungsstörungen) / syndrome de dysgénésie des gonades
17823 **gonadectomy** / Keimdrüsenentfernung *f* / gonadectomie *f*
17824 **gonad(i)al** / gonadal (Geschlechtdrüsen betreffend) / gonadique
17825 **gonadopathy** / Geschlechtdrüsenleiden *n* / gonadopathie *f*
17826 **gonadopause** / Gonadopause *f* (Nachlassen der Keimdrüsentätigkeit) / gonadopause *f*
17828 **gonadotherapy** / Keimdrüsenbehandlung *f* / gonadothérapie *f*
17829 **gonadotropic** / gonadenanregend / gonadotrophique
17830 **gonadotropins** / Gonadotropine *n* (Keimdrüsen stimulierende Hormone) / gonadotrophines *f*
17831 **gonadotropin, chorionic** / Choriongonadotropin *n* (HCG: Plazentahormon, Sexualhormonproduktion stimulierendes Peptidhormon) / gonadotrophine placentaire *f*
17832 **gonads** / Geschlechtsdrüsen *f* (männl.: Hoden mit innerer und äußerer Sekretion) / gonades *f*
17833 **gonarthritis, chronic deforming** / Gon(arthr)itis, chronische deformierende *f* / gonarthrite déformante chronique *f*
17834 **gonarthrocace** / Gonarthrokaze *f* (κακός = schlecht: chron. tuberkulöse Kniegelenkentzündung) / gonarthrocace *f*
17835 **gonarthrotomy** / Kniegelenkeröffnung *f* / gonarthrotomie *f*
17836 **gon(at)agra (gonalgia)** / Kniegicht *f* (-schmerzen *m*) / genou, goutte du; (gonalgie) *f*
17837 **gon(at)ocele** / Samenbruch *m* (Kniegeschwulst *f*) / gonocèle (gonyocèle) *f*
17838 **goniometer**/Winkelmesser *m*/goniomètre *m*
17839 **gonion (go)** / Gonion *n* (kephalometrischer Kieferwinkelpunkt) / gonion *m*
17840 **gonioscopy** / Augenkammerwinkelspiegelung *f* / gonioscopie *f*
17841 **gonitis** / Kniegelenkentzündung *f* / gonarthrite *f*
17842 **gonitis, gonorrheal, syphilitic** / Gonitis, gonorrhoische, syphilitische *f* / gonite gonorrhéique, syphilitique *f*
17843 **gonitis, hemophilic** / Gonitis, hämophile *f* / gonite hémophilique *f*
17844 **gonitis, neuropathic** / Gonitis, neuropathische *f* (CHARCOT' Gelenk) / gonite névropathique *f*
17845 **gonitis, purulent** / Gonitis, eitrige *f* (nach Verletzungen) / gonite purulente *f*
17846 **gonitis, rheumatic, tuberculous** / Gonitis, rheumatische, tuberkulöse *f* / gonite rhumatique, tuberculeuse *f*
17847 **gonitis, serous** / Gonitis, seröse *f* (Hydrops genus) / gonite séreuse *f*
17848 **gonoblennorhea** / Coniunctivitis gonorrhoica (Augentripper bes. bei Neugeborenen) / ophtalmoblennorrhée *f*
17849 **gonococcemia (gonococcic sepsis)** / Gonoseptikämie (Gonokokkensepsis) *f* / gonococcémie (septicémie gonococcique) *f*
17850 **gonococci** / Gonokokken *n* (Neisseriana gonorrhoeae) / gonocoques *m*
17851 **gonococcic, -(coc)cide** / gonokokkenbezüglich, -tötend / gonococcique, -(coc)cide
17852 **gonorchism** / Gonorchismus *m* (Eingeschlechtigkeit i.G.z. Zwiegeschlechtigkeit) / gonorchisme *m*
17853 **gonorchists** / Gonorchisten *m* (getrenntgeschlechtige Tiere) / gonorchistes *m*
17854 **gonoreaction** / Gonoreaktion *f* (KBR auf Gonorrhoe) / gonoréaction *f*
17855 **gonorrhea** / Gonorrhoe *f* (Go. mhd. dripper = Tropfer: Tripper; γονή = Samen: Samenfluß) / gonorrhée (blennorragie) *f*
17856 **gonorrhea, rectal** / Mastdarmtripper *m* (durch Verschleppen) / blennorragie rectale *f*
17857 **gonotoxin** / Trippergift *n* / gonotoxine *f*
17858 **gonyocampsis** / Gonyocampsis *f* (Knieverrenkung in Beugestellung) / gonyocampsis *f*
17859 **gooseberry** / Stachelbeere *f* / groseille à maquereau *f*
17860 **GORDAN-OVERSTREET syndrome** / GORDAN-OVERSTREET' Syndrom (Gonadendysgenesie mit partieller Virilisierung) / syndrome de GORDAN-OVERSTREET
17861 **gossypol** / Gossypol *n* (in Baumwollsameneiweiß enthaltener Schadstoff) / gossypol *m*
17862 **gossypium, depurated** / Gossypium depuratum (Verbandwatte aus gereinigter Baumwolle) / gossypium dépuré *m*
17863 **GOTTRON's acrogeria** / GOTTRON' Syndrom (Familiäre Akrogerie) / acrogérie de GOTTRON
17864 **GOUGEROT's triple symptom complex** / GOUGEROT' Syndrom (Fieberhafte Dermatose mit Hauttrias) / maladie trisymptomatique
17865 **gourmand (gourmet)** / Schlemmer (Feinschmecker) *m* / gourmand (gourmet) *m*
17866 **gout** / Gicht *f* (harnsaure Salze bes. in Gelenken ablagernde Purinstoffwechselstörung) / goutte *f*
17867 **gout, acute** / Gicht, akute *f* (Chiragra, Gonagra, Podagra) / goutte aiguë *f*
17868 **gout, calcium** / Chondrocalcinosis articularis (seltne familiäre Calciumpyrophosphatablagerungen im hyalinen und fibrösen Gelenkknorpel [WERWATH]) / pseudogoutte *f*
17869 **gout, chronic** / Gicht, chronische *f* (mit Gelenktophi) / goutte irrégulière *f*
17870 **gout, extraarticular** / Gicht, extraartikuläre *f* («irreguläre» innerer Organe, oft ohne Gelenkbeteiligung) / goutte viscérale *f*
17871 **gout, saturnine** / «Bleigicht» *f* / goutte saturnine *f*
17872 **gouty** / gichtisch / goutteux
17873 **(GOWER's disease)** / (GOWER' Syndrom) (Tonische Krämpfe bei Hemiplegia spastica infantilis) / (spasme saltatoire)
17874 **gracile (gracility)** / Feingliedrig(keit *f*) / gracile (gracilité *f*)

17875 **grade** / Rang(stufe *f*) *m* / grade *m*
17876 **GRADENIGO's syndrome** / GRADENIGO' Syndrom (Mastoiditiskomplikation) / syndrome de GRADENIGO
17877 **gradient** / Gradient *m* (skalare Funktion: Stufenmaß) / gradient *m*
17878 **gradient, concentration** / Konzentrationsgradient *m* / gradient de concentration *m*
17879 **grading** / Grading *n* (Einstufung, bes. für Malignome) / graduation *f*
17880 **gradual** / stufenweise / graduel
17881 **graduate** / graduieren (mit Graden versehen) / graduer
17882 **grad(u)ation** / Gradation *f* (Abstufung, z.B. einer photogr. Schwärzung) / gradation *f*
17883 **v.GRAEFE's syndrome** / v.GRAEFE' Syndrom (Bilaterale Augenmuskelparese bei degenerativen Prozessen der motorischen Nervenzellen) / syndrome de v.GRAEFE
17884 **v.GRAEFE-SJÖGREN syndrome** / v.GRAEFE-SJÖGREN' Syndrom (Erbliche Kombination von Retinitis pigmentosa, Taubheit, Oligophrenie, spinozerebellärer Ataxie) / syndrome de v.GRAEFE-SJÖGREN
17885 **graft (grafted, grafting)** / verpflanzen (verpflanzt, verpflanzend) / greffer (greffé, greffant)
17886 **graft, cross-limb, end-to-side** / Glied-zu-Glied, End-zu-Seit-Transplantat *n* / greffe de membre en membre, termino-latérale *f*
17887 **graft, delayed** / Stufentransplantat *n* / greffe retardée *f*
17888 **graft, fat** / Fetttransplantat *n* / greffe de graisse *f*
17889 **graft, free** / Transplantat, freies *n* / greffe libre *f*
17890 **grafts, homeoplastic valvular** / Herzklappentransplantate, homöoplastische *n* (werden i.G.z. anorg. dank «Spüleffekt» durch autoplastische ersetzt) / greffes valvulaires homœoplastiques *f*
17891 **graft, hyperplastic** / Transplantat, hyperplastisches *n* / greffe activée *f*
17892 **graft, osseous** / Knochentransplantat *n* / greffe osseuse *f*
17893 **graft, pedicle (rope-, tube-, tunnel-)** / Brückentransplantat (Stiel-, Muff-) *n* / greffe pédiculée (en manchon) *f*
17894 **graft(ing)** / Transplantat *n* (Pfropfung *f*) / greffon *m* (greffe *f*)
17895 **grafting, epithelial** / Epithelpfropfung *f* (BRAUN: Epidermisstückchen in Granulationsgewebe einpflanzen) / greffe épithéliale *f*
17896 **(Graham) LITTLE's syndrome** / (Graham) LITTLE' Syndrom (Polymorphe Dermatose mit follikulär atrophisierender Keratose) / syndrome de LASSUEUR-(Graham) LITTLE
17897 **grain** / Gran *n* (gr = 64,8 mg) / grain *m*
17898 **grain, fine** / Feinkorn *n* (röntg. Folie) / grain fin *m*
17899 **grain, whole** / Vollkorn *n* (Getreidekorn mit Keim, Mehlkörper, Randschichten) / grain complet *m*
17900 **gram** / Gramm *n* (g = 10^{-3} kg = 15,432 Gran = 0,035 Unzen) / gramme *m*
17901 **gram-atom** / Grammatom *n* (Gramme des Atomgewichts eines chem. Elements) / gramme, atome- *m*
17902 **grammar** / Grammatik *f* (γράμμα=Schriftzeichen: [Kunst und Lehre] Buchstaben zu Wort[form]en zusammen[zu]setzen als Basis der menschlichen Sprache) / grammaire *f*
17903 **gram(me)-equivalent** / Grammäquivalent *n* (Atommasse [-gewicht] / Atomladung [-wertigkeit], z.B. O = 16/II = 8) / gramme, équivalent- *m*
17904 **gram-molecule** / Grammolekül *n* (Gramme des Molekülgewichts einer chem. Verbindung) / gramme, molécule- *m*
17905 **gramnegative** / gramnegativ (mit GRAM' Färbung rot: Spirochaetales; Achromobacteriaceae, Enterobacteriaceae, Neisseriaceae, Pseudomonadaceae, Rhizobiaceae) / gramnégatif
17906 **grampositive** / grampositiv (mit GRAM' Färbung blau: Actinomycetales; Bacillaceae, Corynebacteriaceae, Lactobacillaceae, Micrococcaceae) / grampositif
17907 **(grand)father, -mother** / (Groß)vater *m*, -mutter *f* / (grand-)père *m*, -mère *f*
17908 **grandiose** / grandiosus (erhaben) / grandiose
17909 **granular(ity)** / Körnig(keit *f*) / granuleux (granularité *f*)
17910 **granulate (granulated, granulating)** / granulieren (granuliert, granulierend) / granuler (granulé, granulant)
17911 **granulation** / Körnelung *f* / granulation *f*
17912 **granulations, arachnoidal** / Granulationes arachnoideales (Wucherungen der Arachnoidea encephali in die Dura mater hinein [PACCHIONI]) / granulations arachnoïdiennes *f*
17913 **granulation, basophilic** / Granulation, basophile *f* (feinste Körnchen in Erythrozyten bei stärkeren Anämien) / granulation basophile *f*
17914 **granulations, fungous** / Granulationen, fungöse *f* (schwammige Narbenwucherungen) / granulations fongueuses *f*
17915 **granulations, toxic** / Granulationen, toxische *f* (unregelmäßige in polymorphkernigen Leukozyten bei toxischen Infekten) / granulations toxiques *f*
17916 **granules** / Granula *n* (1. Arzneikörnchen, 2. Trachomkörner, 3. Zellgranula) / granules *m*
17917 **granules, amphophil, chromophil, neutrophil** / Granula, amphophile, chromophile, neutrophile *n* / granules amphophiles, chromophiles, neutrophiles *m*
17918 **granules, argyrophil, iodophil** / Granula, argyrophile, iodophile *n* / granules, argyrophiles, iodophiles *m*
17919 **granules, azurophil, fuchsinophil** / Granula, azurophile, fuchsinophile *n* / granules azurophiles, fuchsinophiles *m*
17920 **granules, basophil, eosinophil** / Granula, basophile, eosinophile *n* / granules basophiles, éosinophiles *m*

17921 **granules, glossy** / Glanzkörner *n* (in Erythroblastenendoplasma) / granules luisants *m*
17922 **granules in the leucocytes, abnormal** / ALDER' Granulationsanomalie (Konstitutionell-erbliche Anomalie der Leukozytengranulationen) / anomalie d'ALDER-REILLY
17923 **granules, metachromatic** / Volutin *n* (mit essigsaurem Methylenblau färbbare Stoffwechselprodukte von Spirillum volutans u.a. Bakterien) / granulations métachromatiques *f*
17924 **granules, polar** / Polkörnchen *n* (Nucleoproteide der Bakterienleiber) / granules polaires *m*
17925 **granules, zymogenic** / Zymogenkörnchen *n* (Sekretvorstufe in exkretorischen Bauchspeicheldrüsenzellen) / granules zymogènes *m*
17926 **granuliform** / körnchenförmig / granuliforme
17927 **granuloblast** / Granuloblast *m* (nichtgranulierte Granulozytenvorstufe) / granuloblaste *m*
17928 **granulocytes** / Leukozyten, polymorphkernige *m* (Jugendliche, Stabkernige, Segmentkernige) / granulocytes *m*
17929 **granulocytemia (, dysplastic)** / Granulozytämie (, dysplastische) *f* (Exzeß [Dysfunktion] neutrophiler Leukozyten) / granulocytémie (dysplastique) *f*
17930 **granulocytopenia** / Agranulozytose-Syndrom (Polyätiologisches Krankheitsbild der Agranulozytose) / granulocytopénie
17931 **granulo(cyto)penia, symptomatic** / Granulozytopenie *f* (Mangel an granulierten weißen Blutkörperchen bei schweren Infektionskrankheiten) / granulo(cyto)pénie symptomatique *f*
17932 **granulocytosis** / Granulozytose *f* (Granulozytämie) / granulocytose *f*
17933 **granuloma** / Granulationsgeschwulst *f* / granulome *m*
17934 **granuloma, annular** / Granuloma anulare (Infektionsallergie) / granulome annulaire *m*
17936 **granuloma, apical** / (Zahn)wurzelgranulom *n* / granulome dentaire *m*
17937 **granuloma, Brazilian, cryptococcic, fistulous gluteal** / Granuloma brasiliense, cryptococcicum, glutaeale fistulosum (Blastomykosen) / granulome brésilien, cryptococcique, fessier fistuleux *m*
17938 **granuloma, eosinophilic** / Granulom, eosinophiles *n* (Hautgranulom mit starker Eosinophilenbeteiligung) / granulome facial *m*
17939 **granuloma, eosinophilic bone** / Knochengranulom, eosinophiles *n* (Retikulumzellwucherung des Knochenmarks) / granulome osseux éosinophile *m*
17940 **(granuloma, fungoid)** / (ALIBERT-BAZIN' Syndrom) (Ätiologisch ungeklärtes Krankheitsbild der Mycosis fungoides) / (mycose fongoïde)
17941 **granuloma, inguinal** / Granuloma venereum (durch Donovania granulomatis) / granulome tropical *m*
17942 **granuloma, lipophagic** / Granulom, lipophages *n* (Knoten aus Zellfett mit Nekrosen und Fisteln im Unterhautgewebe nach Trauma) / granulome lipophagique *m*
17943 **granuloma, milker's** / Melkergranulom *n* (nach Panaritium) / granulome des trayeurs *m*
17944 **granuloma, pyogenous** / Granuloma pediculatum (aus gereizten Wunden entstehend) / granulome télangiectasique *m*
17945 **granuloma, urethral** / Harnröhrenkarunkel *m* (benigne) / granulome urétral *m*
17946 **granulomatosis** / Granulomatose *f* (multiple Granulome) / granulomatose *f*
17947 **granulomatosis, infantiseptic** / Granulomatosis infantiseptica (Neugeborenenform der Listeriose) / granulomatose infantiseptique *f*
17948 **granulomatous** / granulomatös (Granulom[atose] betreffend) / granulomateux
17949 **granulo(poie)sis** / Granulo(poe)se *f* (Körnchenbildung [Granulozytenformierung]) / granulo(poïè)se *f*
17950 **granulosis of the nose, red** / Granulosis rubra nasi (JADASSOHN: rote Schweißnase bei Kindern) / granulose rouge du nez *f*
17951 **granulosity** / Granulationsmasse *f* / granulosité *f*
17952 **grape** / Weintraube *f* / (grappe de) raisin (*f*) *m*
17953 **graph** / Kurvenschema *n* (graphische Darstellung) / graphique *m*
17954 **graph, sequential** / Sequenzkurve *f* (graphisches Schema der Sequenzanalyse [FISHER-DOERING]) / graphique consécutif *m*
17955 **graphite** / Graphit *m* (stabilste Form des reinen Kohlenstoffs) / graphite *m*
17956 **graph(olog)ic(al)** / graph(olog)isch (Schreibkunst [Schriftkunde] betreffend) / graph(olog)ique
17957 **graphologist** / Graphologe *m* / graphologue *m*
17958 **graphology** / Graphologie *f* (Schriftkunde) / graphologie *f*
17959 **graphopathology** / Schriftbeurteilung, diagnostische *f* / graphopathologie *f*
17960 **graphorrhea** / Schreibsucht *f* (Schreiberitis) / graphomanie *f*
17961 **graphospasm** / Schreibkrampf *m* / graphospasme *m*
17962 **«grasping and groping»** / Nachgreifen *n* (hirnpath. bedingter Greifreflex) / automatisme de préhension *m*
17963 **grate (grated, grating)** / kratzen (geschabt, sch[n]arrend) / gratter (gratté, grattant)
17964 **grating** / (Schutz)gitter *n* / grill(ag)e *f* (*m*)
17965 **grating, crystal** / Kristallgitter *n* / réseau cristallin *m*
17966 **grating, protective** / Schutzblende *f* / grille de protection *f*
17967 **Gratiola** / Gottesgnadenkraut (Wirkstoff: Gratiolin) / Gratiola officinalis (Scrophulariaceae)
17968 **GRAUHAN's syndrome** / GRAUHAN' Syndrom (Seltne erbliche Mißbildungskombination: Dysphalangia + Cheilopalatoschisis) / syndrome de GRAUHAN

17969 **grave** / ernst (Grab[en *m*] *n*) / grave (tombe [fosse] *f*)
17970 **gravel** / Harngrieß *m* (kleinste Konkremente) / lithiase urinaire *f*
17971 **gravid (pregnant)** / schwanger (trächtig) / enceinte (pleine)
17972 **gravida** / Gravida (Schwangere) *f* / femme gravide *f*
17973 **gravidism** / Schwangerschaftserscheinungen *f* / gravidisme *m*
17974 **gravidity (gravidic)** / Schwangerschaft(lich) *f* / gravidité *f* (gravidique)
17975 **gravimetry** / Gravimetrie *f* (chem. Gewichtsanalyse) / gravimétrie *f*
17976 **gravitation** / Gravitation *f* (allgemeine Massenanziehung) / gravitation *f*
17977 **gravitation, energy of** / Gravitationsenergie *f* (durch Schwerkraft aufbringbare Energie) / gravitation, énergie de *f*
17978 **gravitational** / schwerkraftbedingt / gravitationnel
17979 **gravity (, force of)** / Schwerkraft *f* / gravité (, force de) *f*
17980 **gravity, specific** / Gewicht, Spezifisches *n* (auf Volumeneinheit bezogenes einer Substanz, z.B. Wasser = 1001) / poids spécifique *m*
17981 **GRAWITZ's tumor** / GRAWITZ' Tumor (Maligne Nierengeschwülste aus [versprengtem Neben]nierengewebe) / hypernéphrome
17982 **gray** / griseus (grau) / gris
17983 **Gray syndrome** / Gray-Syndrom (Chloramphenicolvergiftung des Neugeborenen) / syndrome de l'habitus gris
17984 **gray-haired** / grauhaarig / gris, à cheveux
17985 **grayness, circumscript, diffuse** / Poliosis circumscripta, diffusa / canitie circonscrite, diffuse *f*
17986 **grease** / Fett *n* / graisse *f*
17987 **grease, goose** / Adeps anserinus (Gänseschmalz *n*) / graisse d'oie *f*
17988 **great (greater, greatest)** / groß (größer, größt) / grand (plus grand, le plus grand)
17989 **(great-)grandchildren** / (Ur)enkelkinder *n* / (arrière-)petits-enfants *m*
17990 **(great-)grandparents** / (Ur)großeltern *m* / (arrière-)grands-parents *m*
17991 **green(ish)** / viridis (grünlich) / vert (verdâtre)
17992 **greffology** / Greffologie *f* (franz. greffe = Pfropfreis: Lehre von und Umgang mit Transplantaten) / greffologie *f*
17993 **GREITHER's syndrome** / GREITHER' Syndrom (Progrediente dyskeratotische Dermatose) / syndrome de GREITHER
17994 **grid** / Blende *f* (Strahlenbündeleinengungsvorrichtung) / grille *f*
17995 **grid, criss-cross, fine, lead** / Kreuzraster, Feinraster, Bleiraster *m* / grille croisée, fine, en plomb *f*
17996 **grid effect** / Blendeneffekt *m* / grille, effet de *m*
17997 **grid factor** / Blendenfaktor *m* / grille, facteur de *m*
17998 **grid, flat, rotating** / Flachblende, Drehblende *f* / grille plane, rotative *f*
17999 **grid, moving, stationary** / Laufblende, Festblende *f* / grille mobile, fixe *f*
18000 **grid, oscillating, vertical** / Blende, schwingende, stehende *f* / grille vibrante, verticale *f*
18001 **grid of primary radiation** / Primärstrahlungsblende *f* (zwischen Rö-Röhre und Objekt) / grille de radiation primaire *f*
18002 **grid ratio** / Blendenverhältnis *n* / grille, rapport de *m*
18003 **grid, scanning** / Gitterblende *f* / grille antidiffusante *f*
18004 **GRIGNOLO's** syndrome / GRIGNOLO' Syndrom (Rezidivierende Hypopyoniritis mit Erythema exsudativum und ankylopoetischer Spondylarthritis) / syndrome de GRIGNOLO
18005 **grimace** / Grimasse *f* / grimace *f*
18006 **grinding** / Zermalmung *f* / broyage *m*
18007 **grip (influenza)** / Grippe (Influenza) *f* (russ. Chripu = Heiserkeit: pan- und epidemisch auftretende Infektion durch Influenza-Virus) / grippe (influenza) *f*
18008 **grip, abdominal, nervous** / Darmgrippe, Kopfgrippe *f* / grippe gastr(o-)entérique, nerveuse *f*
18009 **griping** / Bauchgrimmen *n* / saisissement *m*
18010 **grippal** / grippös / grippal
18011 **grippe, asiatic** / Grippe, asiatische *f* (pandemische) / grippe asiatique *f*
18013 **grippe, endemic, epidemic** / Grippe, endemische, epidemische *f* / grippe endémique, épidémique *f*
18014 **GRISEL's disease** / GRISEL' Syndrom (Schmerzhafte Kopfschiefhaltung infolge lymphogener eitriger Arthritis im Atlas-Axisgelenk nach Tonsillektomie) / torticolis nasopharyngien
18015 **gritting** / zähneknirschend / grinçant les dents, en
18016 **GROB's syndrome** / GROB' Syndrom (Dysplasia linguofacialis) / syndrome de GROB
18017 **GROENOUW's syndrome** / GROENOUW' Syndrom (Erbliche parenchymatöse Hornhautdegeneration) / syndrome de GROENOUW
18018 **groin** / Inguen (Leisten) / aine
18019 **groove, medullary** / Medullarrinne *f* (2. Stadium der embr. Rückenmarkanlage etwa 10.–20. Tg.) / gouttière neurale *f*
18020 **ground(ing)** / Grund *m* (Erdung *f*) / fondement *m* (prise de terre *f*)
18021 **group** / Gruppe *f* (biol., chem.) / groupe *m*
18022 **group, anaerobic** / Anaerobengruppe *f* (der Streptokokken, γ-Hämolyse) / groupement anaérobien *m*
18023 **group, enterococcic** / Enterokokkengruppe *f* (D der Streptokokken, α- od. γ-Hämolyse) / groupement entérococcique *m*
18024 **(group,) haptene** / Gruppe, haptene *f* (der Antigene: «Schlüssel» zur haptophoren Gruppe der Antikörper [FISCHER]) / (groupement des) haptènes *m*
18025 **(group,) haptophore** / Gruppe, haptophore *f* (der Antikörper: «Schloß» zur haptenen Gruppe der Antigene [FISCHER]) / groupement haptophore *m*

18026 **group, lactic** / Lactisgruppe *f* (L der Streptokokken, α- od. γ-Hämolyse) / groupement lactique *m*
18027 **group, medical working** / Gruppenpraxis *f* (im Dienst am Kranken erstrebenswert) / groupe de travail médical *m*
18028 **group, paracoli** / Parakoligruppe *f* (4 «Blaukeime» zwischen Koli- und Salmonella-Shigella-Gruppe: Bethesda-, Arizona-, Ballerup-, Alkalescens-Disparbacterium) / paracolibacilles *m*
18029 **group, paratyphoid** / Paratyphusgruppe *f* (Salmonella paratyphi A, B, C) / bacilles paratyphoïdes *m*
18030 **group, pyogenic** / Pyogenesgruppe *f* (A–C, E–H der Streptokokken, meist β-Hämolyse) / groupement pyogène *m*
18031 **group-, QRS-** / QRS-Gruppe *f* (Ekg-Kammerkomplexanfangsgruppe, norm. 0,09 Sek.) / groupe QRS *m*
18032 **groups, test** / Untersuchungskollektive *n* (gleichartige nach verschiedenen Methoden behandelte Patientengruppen) / collectifs d'essai *m*
18033 **(group,) toxophore** / Gruppe, ergophore *f* (auf das gebundene Antigen zusammenballend bzw. ausfällend wirkende AK-Gruppe) / groupement agglutinophore, précipitinophore *m*
18034 **group, verdant** / Viridansgruppe *f* (der Streptokokken, meist α-Hämolyse) / groupement verdissant *m*
18035 **group, zymophorous** / Gruppe, zymophore *f* / diastase, portion active d'une *f*
18036 **grouping** / Gruppieren *n* (Gruppierung *f*) / groupement *m*
18037 **grouping in series** / Gruppenanordnung *f* / groupement en série *m*
18038 **grow (grown, growing)** / wachsen (gewachsen, wachsend) / croître (crû, croissant)
18039 **growth** / Wachstum *n* / croissance *f*
18040 **growth, absolute, relative** / Wachstum, absolutes, relatives *n* / croissance absolue, relative *f*
18041 **growth, accretional** / Wachstum, anorganisches *n* / croissance accroissante *f*
18042 **growth, appositional, interstitial** / Wachstum, appositionelles, interstitielles *n* (äußeres, inneres organisches) / croissance appositionnelle, interstitielle *f*
18043 **growth, arrest of** / Wachstumsstillstand *m* / croissance, arrêt de *m*
18044 **growth in breadth, in length** / Breitenwachstum, Längenwachstum *n* / croissance en largeur, en longueur *f*
18045 **growth, expansive** / Wachstum, expansives *n* (i. G. z. infiltrierendem) / croissance expansive *f*
18046 **growth, heterogenous, homogenous** / Wachstum, heterogenes, homogenes *n* / croissance hétérogène, homogène *f*
18047 **growth, infiltrative** / Wachstum, infiltrierendes *n* (malignes) / croissance infiltrative *f*
18048 **growth inhibitor, stimulant** / Wachstumshemmer, -förderer *m* / croissance, inhibiteur, stimulant de *m*
18049 **growth, neoplastic** / Wachstum, neoplastisches *n* (wachstumshormonal mit trophoblastischem vergleichbar) / croissance néoplastique *f*
18050 **growth, postnatal, prenatal** / Wachstum, postnatales, pränatales *n* / croissance postnatale, prénatale *f*
18051 **growth, (pre)invasive** / Wachstum, (prä)-invasives *n* (Krebswachstum ohne [mit] Vorwucherung ins Bindegewebe) / croissance (pré)invasive *f*
18052 **growth of satellites** / Satellitenwachstum *n* (bakt.) / croissance de satellites *f*
18053 **growth, trophoblastic** / Wachstum, trophoblastisches *n* (wachstumshormonal mit neoplastischem vergleichbar) / croissance trophoblastique *f*
18054 **growth-inhibiting, -promoting** / wachstumhemmend, -fördernd / croissance, défavorable, favorable à
18055 **GRUBER's syndrome** / GRUBER' Syndrom (Dysencephalia splanchnocystica) / syndrome de GRUBER
18056 **grumble** / quengeln (Gelenkversteifungen durch redressierende Verbände allmählich lösen) / geindre
18057 **grumous (grume)** / klumpig (Klümpchen *n*) / grumeleux (grumeau *m*)
18058 **GSELL-ERDHEIM syndrome** / GSELL-ERDHEIM' Syndrom (Idiopathische nichtsyphilitische Aortenmedianekrose mit -ruptur) / syndrome de GSELL-ERDHEIM
18059 **guanase** / Guanase *f* (Purindesamidase) / guanase *f*
18060 **guanidine** / Guanidin *n* (Guaninoxydationsprodukt Imidoharnstoff in Zuckerrübensaft) / guanidine *f*
18061 **guanine** / Guanin *n* (RNS-Base 2-Amino-6-oxypurin) / guanine *f*
18062 **guanosine** / Guanosin *n* (Nucleosid mit Base Guanin) / guanosine *f*
18063 **guaranty (guarantee)** / Garantie(ren) (Bürgschaft [leisten]) *f* / garantie *f* (garantir)
18064 **guard (guarded, guarding)** / behüten (geschützt, abwehrend) / garder (gardé, gardant)
18065 **guard(ian)** / Wache *f* (Wächter *m*) / garde *f* (gardien *m*)
18066 **guardianship** / Pflegschaft *f* / curatelle *f*
18067 **gubernaculum of the testicle** / Gubernaculum testis («Steuerruder», Leitband des Hodens, Leistenband der Urniere) / gubernaculum du testicule
18068 **di GUGLIELMO's disease** / di GUGLIELMO' Syndrom (Akute maligne Erwachsenenerythroblastose) / maladie de di GUGLIELMO
18069 **guid(anc)e** / Leiter *m* (Anleitung *f*) / guide (guidâne) *m*
18070 **guiltiness (guilty conscience)** / Schuld-(bewußtsein *n*) (-gefühl *n*) *f* / culpabilité (, conscience [sentiment *m*] de) *f*
18071 **Guinea-pig** / Meerschweinchen *n* / cobaye *m*
18072 **Guinea worm** / Dracunculus medinensis (Erreger der Dracontiasis) / filaire de Médine *f*

18073 **gum** / Gummi *n* (altägypt. cummi: Pflanzensubstanzen) / gomme *f*
18074 **gum, elastic** / Gummi elasticum (Kautschuk aus Morazeen, Euphorbiazeen, Apocynazeen) / gomme élastique *f*
18075 **gum lac; (rubber varnish)** / Gummilack *m* (Einschlußlack) / gomme-laque *f*
18076 **gum, tragacanth** (τράγος = **goat,** ἄκανθα = **thorn)** / Tragant(schleim) *m* (Astragalus gummifer) / gomme adragante *f*
18077 **gum water** / Gummiwasser *n* / eau gommée *f*
18078 **gum wax** / Gummiwachs *n* / cire gommeuse *f*
18079 **gumma** / Granulationsgeschwulst, syphilitische *f* (3 Zonen: Zentrum, Spindelzellen, Rundzellen) / gumma *m*
18080 **gumm(at)ous (gummy)** / gummös (gummiartig) / gommeux (caoutchouteux)
18081 **gums** / Gingivae (Zahnfleisch) / gencives
18082 **gums, atrophic, raspberry-red, spongy** / Zahnfleisch, atrophisches, gerötetes, schwammiges *n* / gencives atrophiques, rougies, spongieuses *f*
18083 **gums massage** / Zahnfleischmassage *f* / ulotripsie *f*
18084 **gums swelling** / Uloncus *m* (Zahnfleischschwellung) / enflure gingivale *f*
18085 **GUNN's jaw winking syndrome** / (Marcus) GUNN' Syndrom (Abnorme Bewegungsassoziation von Augenlid und Kiefer) / syndrome de (Marcus) GUNN
18086 **(gun)shot-wound (, grazing)** / Schußwunde *f* (Streifschuß *m*) / coup de feu (tangentiel) *m*
18087 **gustation (gustatory)** / Geschmack(lich) *m* / gustation *f* (gustatif)
18088 **guttadiaphot** / Guttadiaphot *n* (SCHILLING' Apparatur zur Blutdiagnostik mittels Fließpapieren) / guttaphote *m*
18089 **guttapercha** / Guttapercha *n* (malay. getah = Gummi, Pertja = Sumatra: kautschukähnliches Material aus Pflanzenmilchsaft) / guttapercha *f*
18090 **guttapercha, lamellar** / Guttapercha lamellata (Guttaperchapapier) / guttapercha lamellaire *f*
18091 **guttate** / tropfenförmig / guttiforme
18092 **guttatim** / tropfenweise / goutte-à-goutte
18093 **guttur(olabi)al** / kehl(-lippen)lautlich / guttur(olabi)al
18094 **Gymnascales** / Gymnaskalen *f* («Nacktpilze» [Haut- und Haarpilze], 3. Ordnung Askomyzeten) / gymnascales *f*
18095 **gymnastic** / gymnastisch (γυμναστικός = turnerisch) / gymnastique
18096 **gymnastics, active, duplicated, passive** / Gymnastik, aktive, duplizierte, passive *f* / gymnastique active, doublée, passive *f*
18097 **gymnastics, obstetrical** / Geburtshilfegymnastik *f* (READ' Entspannungstraining) / gymnastique obstétricale *f*
18098 **gymnastics, ocular** / Augengymnastik *f* / gymnastique oculaire *f*
18099 **gymnastics, physiological respiratory** / Atemgymnastik, physiologische *f* (passive Spannung durch passive In-, aktive Exspiration [Hatha-Yoga]) / gymnastique respiratoire physiologique *f*
18100 **gymnastics, remedial** / Heilgymnastik *f* / gymnastique thérapeutique *f*
18101 **gymnastics, vocal** / Stimm(band)gymnastik *f* / gymnastique vocale *f*
18102 **gymnophobia, -sophy** / Gymnophobie, -sophie *f* (Angst vor, Freude an Nacktheit) / gymnophobie, -sophie *f*
18103 **gynagogia** / Gynagogie *f* (psychotherap. Behandlung psychogener Frauenleiden) / gynagogie *f*
18104 **gynandria, androgynia** / Gynandrie, Androgynie *f* (Sichalsfraufühlen des Mannes, Sichalsmannfühlen der Frau) / gynandrie, androgynie *f*
18105 **gynatresia** / Gynatresie *f* (Fehlen od. Verschluß der weibl. Genitalien) / gynatrésie *f*
18106 **gynecogenic** / gynäkogen (fraulich machend) / gynécogène
18107 **gynecoid** / gynäkoid (frau[enähn]lich) / gynécoïde
18108 **gynec(olog)ic** / gynäk(olog)isch (Frauen-[heilkunde] betreffend) / gynéc(olog)ique
18109 **gynecologist** / Frauenarzt *m* / gynécologue *m*
18110 **gynecology** / Gynäkologie *f* (Frauenheilkunde) / gynécologie *f*
18111 **gynecology, aeronautic** / Luftfahrtgynäkologie *f* / gynécologie aéronautique *f*
18112 **gynecomania** / Gynäkomanie *f* (Satyriasis) / gynécomanie *f*
18113 **gynecomastia, choriogenic** / GILBERT' Syndrom (II) (Endokrinopathie infolge maligner Testestumoren) / gynécomastie choriogénique
18114 **gynecomastia, false, true** / Gynäkomastie, falsche, echte *f* (Brüstebildung bei Männern [Fettgewebe, Drüsengewebe]) / gynécomastie fausse, vraie *f*
18115 **gynecomorph** / gynäkomorph (ist Konstitutionstyp mit weitem Beckenausgang [SCHLEGEL]) / gynécomorphe
18116 **gyn(ec)opathy (women's ailment)** / Frauenleiden *n* / gyn(éc)opathie *f* (mal des femmes *m*)
18117 **gynecophobia** / Gynäkophobie *f* (Angst vor Frauen) / gynécophobie *f*
18118 **gyniatry** / Gyniatrie *f* (frauenärztl. Behandlungsweisen) / gyniatrie *f*
18119 **gynogamones, androgamones** / Gynogamone, Androgamone *n* (von reifen Keimzellen abgesonderte Befruchtungsstoffe) / gynogamones, androgamones *f*
18120 **gynoplastics** / Gynoplastik *f* (weibl. Genitalienplastik) / gynoplastie *f*
18121 **gyral** / gyral ([Hirn]windung betreffend) / gyral
18122 **gyrectomy** / Gyrektomie *f* (PANFIELD, 1947: ~ präfrontaler Leukotomie) / gyrectomie *f*
18123 **gyrencephalia** / Gyrenzephalie *f* (Gehirn mit vielen Windungen) / gyrencéphalie *f*
18124 **gyrus** / Gyrus (Kreis, [Hirn]windung *f*) / circonvolution *f*
18125 **gyrus, angular** / Gyrus angularis (Windung des unteren Scheitelläppchens) / circonvolution angulaire

18126 **gyri of the cerebrum** / Gyri cerebri / circonvolutions du cerveau
18127 **gyrus of the cingulum** / Gyrus cinguli (Windung des Scheitellappens) / circonvolution du cingulum
18128 **gyrus, dentate** / Gyrus dentatus (rudimentäre Windung des Schläfenlappens des Hirnmantels) / circonvolution dentée
18129 **gyrus, fascicular** / Gyrus fasciolaris (zwischen Gyrus dentatus und Indusium griseum) / circonvolution fasciculaire
18130 **gyrus, inferior, middle, superior frontal** / Gyrus frontalis inferior, medius, superior (Windungen des Stirnlappens) / circonvolution frontale inférieure, moyenne, supérieure
18131 **gyrus, inferior, middle, superior temporal** / Gyrus temporalis inferior, medius, superior (Windungen des Schläfenlappens) / circonvolution temporale inférieure, moyenne, supérieure
18132 **gyrus of the island, long** / Gyrus longus insulae (hintere Windung der Insel) / circonvolution longue de l'îlot
18133 **gyri of the island, short** / Gyri breves insulae (vordere Windungen der Insel) / circonvolutions courtes de l'îlot
18134 **gyrus, lateral and medial occipitotemporal** / Gyrus occipitotemporalis lateralis et medialis (Windungen des Hinterhaupt-Schläfenlappens) / circonvolution occipitotemporale latérale et médiale
18135 **gyrus with opercular, orbital, triangular part, inferior frontal** / Gyrus frontalis inferior: Pars opercularis, orbitalis, triangularis (Inseldeckel-, Augenhöhlen-, Dreiwinkelteil der unteren Stirnlappenwindung des Hirnmantels) / circonvolution frontale inférieure avec partie operculaire, orbitaire, triangulaire
18136 **gyri, orbital** / Gyri orbitales (Windungen des Stirnlappens) / circonvolutions orbitaires
18137 **gyrus, parahippocampal** / Gyrus parahippocampalis (Windung des Schläfenlappens) / circonvolution parahippocampale
18138 **gyrus, paraterminal** / Gyrus paraterminalis (Windung des Stirnlappens) / circonvolution paraterminale
18139 **gyrus, postcentral** / Gyrus postcentralis (hintere Zentralwindung des Scheitellappens) / circonvolution postcentrale
18140 **gyrus, precentral** / Gyrus praecentralis (vordere Zentralwindung des Stirnlappens) / circonvolution précentrale
18141 **gyrus, straight** / Gyrus rectus (Windung des Stirnlappens) / circonvolution droite
18142 **gyrus, supramarginal** / Gyrus supramarginalis (Windung des unteren Scheiteläppchens) / circonvolution susmarginale
18143 **gyri, transverse temporal** / Gyri temporales transversi (Querwindungen der oberen Schläfenlappenwindung) / circonvolutions temporales transverses

H

18144 **HAAB-DIMMER syndrome** / HAAB-DIMMER' Syndrom (Erbliche parenchymatöse Hornhautdystrophie) / syndrome de HAAB-DIMMER
18145 **habenula** / Habenula(e) (Dim. v. habena = Zügel: Zirbelstiel[e], Verbindung zwischen Zirbel und Thalamus) / habenula
18146 **habitual** / habituell (gewohnheitsmäßig) / habituel
18147 **habitualization** / Habitualisierung *f* (Eingewöhnung) / habitualisation *f*
18148 **habituate (habit[ude])** / gewöhnen (Gewohnheit *f*) / habituer (habitude *f*)
18149 **habitus** / Habitus *m* (Aussehen, Gehaben, besondre Erscheinungsbildmerkmale) / habitus *m*
18150 **habitus, adenoid** / Habitus adenoideus (bei Behindrung der Nasenatmung durch adenoide Wucherungen) / habitus adénoïde *m*
18151 **habitus, apoplectic** / Habitus apoplecticus (gedrungene Gestalt, gerötetes Gesicht) / habitus apoplectique *m*
18152 **habitus, enteroptotic** / Habitus enteroptoticus (langes schmales Abdomen) / habitus entéroptosique *m*
18153 **habitus, mitral** / Aussehen, mitrales *n* (reduzierter Zustand) / habitus mitral *m*
18154 **habitus, phthisic** / Habitus phthisicus (schlanker Bau mit flacher Brust) / habitus phtisique *m*
18155 **habitus, pseudomongoloid** / Habitus, pseudomongoloider *m* (bei angeborener Erythropoeseinsuffizienz) / habitus pseudomongoloïde *m*
18156 **habitus, scrofulous** / Habitus scrophulosus (geschwollene Halsdrüsen) / habitus scrofuleux *m*
18157 **Haemophysalis** / Haemophysalis (Gatt. Ixodinae, Überträger von Rickettsia, Babesia, Encephalitis-Virus) / hémophysalis *m*
18158 **hafnium (Hf 72 178,6)** / Hafnium (Hafnium *n*) / hafnium *m*
18159 **HAGEMAN-factor deficiency** / HAGEMAN' Syndrom (Familiäre Anomalie des Blutgerinnungsvorgangs) / syndrome de HAGEMAN
18160 **HAGLUND's disease** / HAGLUND' Syndrom (II) (Var. des Calcaneus mit reaktiver Veränderung der Weichteilumgebung) / maladie de HAGLUND
18161 **hair(s)** / Pili (Haare) / poils
18162 **hairs, annulated** / Pili anulati (Ringelhaare, infolge wechselnden Luftgehalts teils hell, teils dunkel) / cheveux crépus *m*
18163 **hairs, flattened** / Pili planati (durch einseitige Abplattung teils hell, teils dunkel) / cheveux aplatis *m*

18164 **hair(s) of the head** / Capilli (Kopfhaare) / cheveux de la tête

18165 **hairs, moniliform** / Pili moniliformes (Spindelhaare mit Einschnürungen) / cheveux moniliformes *m*

18166 **hairs, recurvated** / Pili recurvati (Barthaare) / poils récourbés *m*

18167 **hair sensibility** / Trichalgie *f* (Berührungsempfindlichkeit bei Bestreichen der Haare)/ trichesthésie *f*

18168 **hair shaft** / Scapus pili (Haarschaft) / tige du poil

18169 **haired (hairy)** / behaart (haarig) / (che)velu (poilu)

18170 **hairiness** / Behaartheit *f* / pubescence (épaisseur ou longueur du poil) *f*

18171 **hairless(ness)** / Haarlos(igkeit *f*) / chauve (absence de cheveux *f*)

18172 **(Halbrecht's syndrome)** / (Halbrecht' Syndrom) (AB0-Erythroblastose des Neugeborenen) / (syndrome de Halbrecht)

18173 **half a day (semidiurnal)** / halbtägig (halbtäglich) / demi-journée, d'une (toute la demi-journée)

18174 **half a month (semimonthly)** / halbmonatig (halbmonatlich) / jours, de quinze (tous les quinze jours)

18175 **half, whole** / halb, ganz / demi, tout (entier)

18176 **half-cooked** / semicoctus (halbgekocht[es Aussehen Neugeborener durch Pemphigus syphiliticus]) / demi-cuit

18177 **half-educated** / halbgebildet / demi-cultivé

18178 **half-hour (, every)** / halbstündig (halbstündlich) / demi-heure, d'une (toutes les demi-heures)

18179 **half-life of elimination** / Eliminationshalbwertzeit *f* (Zeit, in welcher der Blutspiegel eines Medikaments um die Hälfte seines Invasionswerts absinkt) / période de demi-valeur d'élimination *f*

18180 **half-moons** / «Halbmonde» *m* (z.B. Plasmodien) / demi-lunes *f*

18181 **half-value layer, aluminium, copper** / Aluminium-, Kupferhalbwertschicht *f* (für weiche, harte Strahlen) / couche de demi-absorption d'aluminium, de cuivre *f*

18182 **half-year(ly)** / halbjährig (halbjährlich) / mois, de six (tous les six mois)

18183 **halisteresis** / Halisterese *f* (Knochensalzverlust) / halistérèse *f*

18184 **halitosis**/Atem, übelriechender *m* / halenée *f*

18185 **halitous** / schweißdampfend / haliteux

18186 **halitus** / Halitus (Hauch) *m* / haleine *f*

18187 **Haller's fretum** / Fretum Halleri (fretum = [Meer]enge für spätere Semilunarklappe zwischen embr. Herzkammer und Bulbus aortae) / détroit de Haller *m*

18188 **hallucinate (hallucinatory)** / halluzinieren (halluzinatorisch) / halluciner (hallucinatoire)

18189 **hallucination** / Halluzination *f* (alucinatio = Träumerei: Trugwahrnehmung) / hallucination *f*

18190 **hallucinations, apperception** / Apperzeptionshalluzinationen *f* (Sinnestäuschungen) / hallucinations d'ap(p)erception *f*

18191 **hallucination, auditory, gustatory** / Halluzination, Gehör-, Geschmack- *f* / hallucination auditive, gustative *f*

18192 **hallucinations, hypnagogic** / Halluzinationen, hypnagogische *f* (vor dem Einschlafen) / hallucinations hypnagogiques *f*

18193 **hallucination, olfactory** / Geruchhalluzination *f* (thalamogene Geruchparästhesie bes. bei Schizophrenen) / hallucination olfactive *f*

18194 **hallucination, reflex** / Sekundärhalluzination *f* / hallucination transposée *f*

18195 **hallucinogenic** / halluzinogen (Halluzinationen verursachend) / hallucinogène

18197 **hallucinosis, (acute) alcoholic** / Alkoholhalluzinose (, akute) *f* (Bleuler) / hallucinose alcoolique (aiguë) *f*

18198 **hallux** / Hallux (große Zehe) / hallus

18199 **hallux, rigid** / Hallux rigidus (Großzehengrundgelenkversteifung) / hallus raide *m*

18200 **hallux valgus, varus** / X-Großzehe, O-Großzehe *f* / hallus valgus, varus *m*

18201 **halo** / Halo *m* (ἅλως = Hof, z.B. Warzenhof) / halo *m*

18202 **halo, glaucomatous** / Halo glaucomatosus (um N.-opticus-Eintritt bei Glaukom) / halo glaucomateux *m*

18203 **halo, senile** / Halo senilis (um Sehnervpapille) / halo sénile *m*

18204 **halogenate (halogenation)** / Halogenieren (*n*) / halogéner (halogénation *f*)

18205 **hal(ogen)ides** / Halogenide *n* (CH-Verbindungen mit H-Atomersatz durch Halogen) / halogenures *m*

18206 **halogens** / Halogene *n* («Salzbildner»: F, Cl, Br, I) / halogènes *m*

18207 **haloid** / haloid (ἅλς, ἁλός = Salz: salzähnlich) / haloïde

18208 **halve** / halbieren / partager

18209 **hamamelis** / Hamamelis virginiana (Hexenhaselstaude *f*) / hamamélis *m*

18210 **hamartia** / Hamartie *f* (ἁμαρτάνω = verfehlen: atypische Keimgewebedifferenzierung) / hamartie *f*

18211 **hamart(oblast)oma** / Hamart(oblast)om *n* ([maligne] Geschwulst aus fehlgebildetem Keimgewebe) / hamart(oblast)ome *m*

18212 **hammer-toe** / Hammerzeh *m* / orteil en marteau *m*

18213 **hamulus** / Hamulus (Dim. v. hamus = Haken) / crochet *m*

18214 **hamulus of the hamate bone** / Hamulus ossis hamati / crochet de l'os crochu

18215 **hamulus, lacrimal** / Hamulus lacrimalis (hakenförmiger Auslauf der Crista lacrimalis posterior nach vorn) / crochet lacrymal

18216 **hamulus of the lamina, spiral** / Hamulus laminae spiralis (frei in den Hohlraum der Ohrschnecke hineinragender hakenförmiger Teil der Lamina spiralis ossea) / crochet de la lame spirale

18217 **hamulus, pterygoid** / Hamulus pterygoideus (hakenförmiger Auslauf der mittleren Platte des Keilbeinflügelgaumenfortsatzes) / crochet ptérygoïde

18218 **hand (handed, handing)** / behändigen (eingehändigt, aushändigend) / remettre (remis, remettant)

18219 **hand** / Manus (Hand) / main
18220 **hands** / Hände *f* (haben nur denkende und sprechende Wesen [HEIDEGGER]) / mains *f*
18220a **hand, be (at); manage** / (vor)hand(en)-sein; handhaben (schließen sich aus [ZUTT]) / main, être (à); manipuler
18221 **hand, cleft (split)** / Spalthand *f* / main fourche (en pince de homard) *f*
18222 **hand, club** / Klumphand *f* (Talipomanus: kongenitale od. postnatale Manus vara) / main bote *f*
18223 **hand, clubbed** / Schlägelhand *f* (bei Akromegalie) / main en battoir *f*
18224 **hand, dead** / Totenhand *f* (in Kälte weiß, in Wärme dunkelblau) / main morte *f*
18225 **hand, fakir** / Fakirhand *f* (palmares Einbohren der Fingernägel bei Paralysis agitans) / main de fakir *f*
18226 **hands, feet, trench** / «Schützengraben»-hände *f*, -füße *m* (naßkalte) / mains *f*, pieds de tranchées *m*
18227 **hand, flag** / Flaggenhand *f* (bei spinaler Kinderlähmung) / main en girouette (en fanion) *f*
18228 **hand, flat** / Platthand *f* (Manus plana bei Neuritis) / main plate *f*
18229 **hand, foot, claw** / Klauenhand *f*, -fuß *m* / main *f*, pied en griffe *m*
18230 **hand, foot, drop** / Hängehand *f*, -fuß *m* / main *f*, pied ballant(e) *m*
18231 **hand, griping, comprehending** / Hand, ergreifende, begreifende *f* / main empoignante, comprenante *f*
18232 **hand, human** / Hand, menschliche *f* (nicht Zeugding, sondern Bezugszentrum [SARTRE]) / main humaine *f*
18233 **hand, hypogenital** / Hand, hypogenitale *f* (bei Eierstockinsuffizienz junger Mädchen) / main hypogénitale *f*
18234 **hand, malarial** / Malariahand *f* (hochrote Innenfläche) / main paludéenne *f*
18235 **hand, monkey (ape)** / Affenhand *f* (bei spinaler Muskelatrophie) / main de singe *f*
18236 **hand, naked** / Hand, ungeschützte *f* / main sans abri *f*
18237 **hand, obstetrician's (writing)** / Geburtshelferhand (Schreiberhand) *f* (Pfötchenstellung bei Tetanie) / main d'accoucheur (de scribe) *f*
18238 **hand, phantom** / Phantomhand *f* / main fantôme *f*
18239 **hand, phocomelous** / Flossenhand *f* (bei Syringomyelie) / main phocomélique *f*
18240 **hand, preacher's (benediction)** / Predigerhand *f* (bei Nn.-ulnaris- und -medianus-Lähmung) / main de prédicateur (de bénisseur) *f*
18241 **hand, skeleton** / Knochenhand *f* (durch Muskeldegeneration) / main de squelette *f*
18242 **hand, succulent** / Tatzenhand *f* / chiromégalie *f*
18243 **hand, thalamic** / Thalamushand *f* (im Grundgelenk gebeugt, sonst gestreckt bei Thalamusschädigung) / main thalamique *f*
18244 **hand, trident** / Dreizackenhand *f* (bei Chondrodystrophie) / main en trident *f*
18245 **handbook, -write** / Handbuch *n*, -schrift *f* / manuel *m*, écriture *f*
18246 **handedness, left-, right-** / Linkshändigkeit, Rechtshändigkeit *f* / gaucher, droitier *m*
18247 **handicap** / Handikap *n* (Erschwerung *f*) / empêchement (handicape) *m*
18248 **handicraft (handwork)** / Handarbeit *f* (-werk *m*) / travail (ouvrage) manuel *m*
18249 **handiness** / Handlichkeit *f* / maniabilité *f*
18250 **handle (handled, handling)** / handhaben (handgehabt, handhabend) / manier (manié, maniant)
18251 **handle (handgrip, handpiece)** / (Hand)-griff *m* / manche *m* (manette, poignée *f*)
18252 **handle, octagonal** / Achtkantgriff *m* / manche octogone *m*
18253 **handle, operating** / Bedienungshebel *m* / levier de commande *m*
18254 **hang-over** / Katzenjammer *m* / cafard (mal aux cheveux) *m*
18255 **HANHART's nanisme** / HANHART' Syndrom (I) (Dysgenitaler Minderwuchs in Inzuchtgebieten) / nanisme de HANHART
18256 **HANHART's syndrome (III)** / HANHART' Syndrom (III) (Seltne erbliche Mißbildungskombination von Gaumenspalte und Nierendefekt) / syndrome de HANHART (III)
18257 **HANHART's syndrome (IV)**/HANHART' Syndrom (IV) (Dominant erbliche Sonderform der Keratosis palmoplantaris) / syndrome de HANHART (IV)
18258 **hapalonychia** / Hapalonychie *f* (ἁπαλός = weich) / hapalonychie *f*
18259 **haphalgesia** / Haphalgesie *f* (ἁφή = Berührung: psychopath. Überempfindlichkeit der Haut) / haphalgésie *f*
18260 **haphephobia** / Haphephobie *f* (Angst vor Berührungen) / haphéphobie *f*
18261 **haplodont** / Haplodont *m* (kegelförmiger Urzahn) / haplodonte *m*
18262 **(ha)ploid, diploid, polyploid** / (ha)ploid, diploid, polyploid (1, 2, n Chromosomensätze enthaltend[e Zelle]) / (ha)ploïde, diploïde, polyploïde
18263 **haploscope** / Haploskop *n* (Stereoskopform) / haploscope *m*
18264 **happening** / Happening *n* (Ereignis, zufälliges Treffen, zwangloses Beisammensein) / happening *m*
18265 **haptenes (half-antigens)** / Halbantigene *n* (nach Bindung an Eiweiß unter Präzipitatbildung mit spezif. AK reagierende hochmolekuläre Lipoide und Polysaccharide) / haptènes (semi-antigènes) *m*
18266 **haptic** / haptisch (Berührung betreffend) / haptique
18267 **haptids (half-haptenes)** / Halbhaptene *n* (nach Bindung an Eiweiß ohne Präzipitatbildung mit spezif. AK reagierende niedermolekuläre Stoffe) / haptides (semi-haptènes) *m*
18268 **haptoglobin** / Haptoglobin *n* (bei Entzündungen [bes. Tb.] vermehrtes Plasmaprotein der Albuminfraktion) / haptoglobine *f*

18269 **haptoglobin, increase of** / Haptoglobinerhöhung *f* (bei Herzinsuffizienz, Bronchialkarzinom, Magenulkus, Polyarthritis, CO-Vergiftung) / haptoglobine, augmentation de *f*
18270 **HARADA's syndrome** / HARADA' Syndrom (Uveoencephalitis) / syndrome d'uvéoméningite
18271 **HARBITZ-MÜLLER disease** / HARBITZ-MÜLLER' Syndrom (Familiäre idiopathische Hypercholesterinämie mit Xanthombildung und Neigung zu Angina pectoris) / hypercholestérolémie idiopathique
18272 **hard of hearing** / harthörig / dur d'oreille
18273 **hard(en)** / hart(machen, [ab]härten) / (en)dur(cir)
18274 **hardening** / (Ver)härtung *f* / (en)durcissement *m*
18275 **hard(i)ness** / Härte (Ausdauer) *f* / dureté *f*
18276 **hardness, scala of** / Härteskala *f* (röntg.) / dureté, échelle de *f*
18277 **hardness of water, degree of** / Wasserhärtegrad *m* (10 mg CaO od. 7,14 mg MgO/l Wasser = 1° d [1 Grad Härte]: < 8° d = weiches, > 18° d = hartes Wasser) / dureté de l'eau, degré de *m*
18279 **hardness of water, temporary, permanent** / Wasserhärte, vorübergehende, bleibende *f* (durch Kochen zu beseitigen, nicht zu beseitigen) / dureté temporaire, permanente de l'eau *f*
18280 **harelip** / Hasenscharte *f* (Labium leporium) / bec-de-lièvre *m*
18281 **hare-lip, false, true median** / Oberlippenspalte, falsche, echte mediane *f* (mit, ohne Beziehung zur Spaltbildung) / bec-de-lièvre médian faux, vrai *m*
18282 **harmfulness** / Schädlichkeit *f* / caractère nuisible *m*
18283 **harm(less)** / Harm(los) *m* / chagrin *m* (innocent)
18284 **harmonia** / Harmonia *f* (ἁρμονία = Verbindung: nahtlose Knochenfuge) / harmonia *f*
18285 **harmonize** / harmonieren ([überein]stimmen) / harmoniser
18286 **harpoon** / Harpune *f* (zur Gewebsentnahme) / harpon *m*
18287 **harsh** / harsch / rude
18288 **HARTNUP's syndrome** / HARTNUP' Syndrom (Angeborene familiäre Aminosäurenstoffwechselstörung mit «metabolisch-genetischem Schwachsinn», Photodermatose, renaler Aminacidurie) / syndrome de HARTNUP
18289 **hashishism** / Haschischsucht *f* / hachischisme *m*
18290 **HAUDEK's niche** / En-face-Nische *f* (Rö-Bild bei Ulcus duodeni) / niche en face *f*
18291 **haustral** / haustral (Haustren betreffend) / haustral
18292 **haustration** / Haustrenbildung *f* / haustration *f*
18293 **Haverhill (Massachusetts) fever** / Haverhill-Fieber (Seltne septikämische Infektionskrankheit durch Streptobacterium moniliformis) / érythème arthritique épidémique
18294 **hawthorn, fruit of** / Hagebutte *f* (Vitamin-C-Träger) / églantier, fruit d' *m*
18295 **hay flowers** / Flores graminum (Heublumen für heiße Kataplasmen) / graminées, fleurs de *f*
18296 **hazardous** / gewagt / hasardeux
18297 **head, aftercoming fetal** / Fötuskopf, nachfolgender *m* / tête du fœtus, dernière *f*
18298 **head of the femur** / Caput femoris / tête du fémur
18299 **head, fetal** / Caput fetus (Fötuskopf *m*) / tête du fœtus *f*
18300 **head of the fibula** / Caput fibulae / tête du péroné
18301 **head of the humerus** / Caput humeri / tête de l'humérus
18302 **head of the malleus** / Caput mallei / tête du marteau
18303 **head of the mandible** / Caput mandibulae / tête de la mandibule
18304 **head of the metacarpal and metatarsal bone** / Caput (ossium metacarpalium et metatarsalium) / tête des os métacarpiens et métatarsiens
18305 **head of the phalanx** / Caput phalangis / tête de la phalange
18306 **head of the radius** / Caput radii / tête du radius
18307 **head of the rib** / Caput costae / tête de la côte
18308 **head of the stapes** / Caput stapedis / tête de l'étrier
18309 **head of the talus** / Caput tali / tête de l'astragale
18310 **head of the ulna** / Caput ulnae / tête du cubitus
18311 **headache, cyclic** / Menstruationskopfschmerz *m* / céphalée cyclique *f*
18312 **headache, organic, symptomatic** / Kopfschmerz, organischer, symptomatischer *m* / céphalée organique, symptomatique *f*
18313 **headache, rhinogenous** / Nasen(nebenhöhlen)kopfschmerz *m* / céphalée rhinogène *f*
18314 **headache, vascular** / HORTON' Syndrom (Besondre Migräneform) / vasodilatation hémicéphalique
18315 **HEAD-HOLMES syndrome** / HEAD-HOLMES' Syndrom (Halbseitige affektive Dysästhesie) / syndrome de HEAD-HOLMES
18316 **head-rest** / Kopfstütze *f* / support-tête *m*
18317 **heal (healed, healing)** / heilen (geheilt, heilend) / guérir (guéri, guérissant)
18318 **healer, healing** / Heiler *m*, Heilung *f* / guérisseur *m*, guérison *f*
18319 **healing earth** / Heilerde *f* («innerlich» wegen Sandkornpersorption [⌀ 150 μ] therapeutisch problematisch) / terre curative *f*
18320 **healing factor** / Heilfaktor *m* / facteur curatif *m*
18321 **healing by first (second) intention** / Heilung per primam (secundam) intentionem / cicatrisation (réunion) par première (deuxième) intention *f*
18322 **healing power** / Heilkraft *f* / vertu curative *f*

18323 **healing, primary, secondary** / Primär-, Sekundärheilung *f* (p[er] p[rimam], p[er] s[ecundam] [intentionem]: ohne, mit Eitrung) / guérison primaire, secondaire *m*
18324 **healing, wound** / Wundheilung *f* (durch Ultraschall beschleunigt)/guérison de plaies *m*
18325 **health of nation** / Volksgesundheit *f* / santé du peuple *f*
18326 **health providence** / Gesundheitsvorsorge *f* (durch [richtige] Ernährung, Bewegung, Maßhaltung) / santé, prévoyance pour la *f*
18327 **health resort (, climatic)** / (Luft)kurort *m* / station climatique *f*
18328 **health resort in high altitude** / Höhenkurort *m* / station d'altitude *f*
18329 **health service** / Gesundheitsamt *n* / hygiène, service d' *m*
18330 **healthy (wholesome)** / bekömmlich (zuträglich) / profitable
18331 **heap** / Haufen *m* / pile *f*
18332 **hear (heard, hearing)** / hören (gehört, hörend) / entendre (entendu, entendant)
18333 **hearer** / (Zu)hörer *m* / auditeur *m*
18334 **hearing** / Gehör *n* (Anhörung *f*) / ouïe *f*
18335 **hearing, dichotic** / Hören, dichotisches *n* (διχάζω = trennen: mit li. und re. Hörbahn verschiedene Informationen bewältigen) / audition dichotique *f*
18336 **hearing, loss of** / Gehörverlust *m* / ouïe, perte de l' *f*
18337 **hearing, monaural, binaural** / Hören, monaurales, binaurales *n* / audition monauriculaire, binauriculaire *f*
18338 **hearing, visual; (lip reading)** / Hören, visuelles *n* (Ablesen von den Lippen) / audition visuelle; (labio-lecture) *f*
18339 **hearsay** / Hörensagen *n* / ouï-dire *m*
18340 **heart** / Cor (Herz) / cœur
18341 **heart, acute pulmonary** / Cor pulmonale acutum (bei Lungenembolie) / cœur pulmonaire aigu *m*
18342 **heart, armored** / Panzerherz *n* / péricardite calcifiante *f*
18343 **heart, athletic** / Sportherz *n* / cœur des sportifs *m*
18344 **heart, beer, tobacco** / Bierherz, Raucherherz *n* / cœur des buveurs, des fumeurs *m*
18345 **heart block** / Herzblock *m* (Unterbrechung des Reizleitungssystems im Herz [GASKELL]) / cœur, blocage du *m*
18346 **heart, chronic pulmonary** / Cor-pulmonale-Syndrom (Zu Rechtsinsuffizienz führende respiratorisch und zirkulatorisch bedingte Störungen im Lungenkreislauf) / cœur pulmonaire chronique
18347 **heart diseases, noncyanotic valvular** / Herzvitien, nichtzyanotische *n* (oft zu spät diagnostiziert) / cœur, affections valvulaires noncyanotiques du *f*
18349 **heart, drop (hanging)** / Cor pendulum (Tropfenherz bei Zwerchfelltiefstand) / cœur en goutte *m*
18350 **heart, fatty** / Adipositas cordis (Fettherz *n*)/ adiposité du cœur *f*
18351 **heart, fibroid** / Herz, fibrosiertes *n* (Degeneration bei chron. Myocarditis) / cœur fibroïde *m*
18352 **heart, flask-shaped** / Flaschenherz *n* (röntg. bei Pericarditis) / cœur en bouteille *m*
18353 **heart, frosted** / Zuckerübergußherz *n* (röntg. Perikarderscheinung) / cœur glacé *m*
18354 **heart, goiter** / Kropfherz *n* / cœur goitreux *m*
18355 **heart, hairy** / Cor hirsutum s. villosum (Zottenherz *n*) / cœur villeux *m*
18356 **heart, hyper-, hypoplastic** / Herz, hyper-, hypoplastisches *n* / cœur hyper-, hypoplastique *m*
18357 **heart, hyper-, hypotonic** / Herz, hyper-, hypotonisches *n* / cœur hyper-, hypotonique *m*
18358 **heart, hyper-, hypotrophic** / Herz, hyper-, hypotrophisches *n* / cœur hyper-, hypotrophique *m*
18359 **heart, irritable** / (Da) COSTA' Syndrom (Neurovegetative Regulationsstörung der Atmung und Herzfunktion) / syndrome d'effort
18360 **heart, juvenile** / Cor iuvenum (Funktionsstörung bei pubertären Asthenikern) / cœur juvénile *m*
18361 **heart, left, right** / Cor arteriosum (sinistrum), venosum (dextrum) / cœur artériel, veineux *m*
18362 **heart, lymph** / Lymphatikerherz *n* / cœur lymphatique *m*
18363 **heart, mitral; (mitral configuration)** / Mitralherz *n* (röntg. Mitralkonfiguration bei Mitralfehlern) / configuration mitrale *f* (cœur mitral *m*)
18364 **heart, myoma** / Myomherz *n* (Herzveränderungen im Zusammenhang mit Gebärmuttermyomen) / cœur myomateux *m*
18365 **heart, occidental beriberi** / Beriberi-Herz, okzidentales *n* (WENCKEBACH: durch Vitamin-B_I-Verlust infolge Alkoholabusus) / cœur béribéri occidental *m*
18366 **heart, oriental beriberi** / Beriberi-Herz, orientales *n* (WENCKEBACH: durch Vitamin-B_I-Mangel infolge einseitiger Ernährung mit geschältem Reis) / cœur béribéri oriental *m*
18367 **heart, ox, wandering** / Cor bovinum, mobile (stark vergrößert, abnorm verschiebbar) / cœur bovin, mobile *m*
18368 **heart, pear-shaped** / Birnenherz *n* (röntg. bei Mitralfehler) / cœur en poire *m*
18369 **heart, round** / Kugelherz *n* (röntg. bei Mitralstenose) / cœur rond *m*
18370 **heart, sabot; (aortic configuration)** / Aortenherz *n* (röntg. Aortenkonfiguration bei Aortaklappeninsuffizienz) / configuration aortique *f*; (cœur en sabot *m*)
18371 **heart, sentimental** / Seele, empfindsame *f* / cœur sentimental *m*
18372 **heart, strained** / Herz, überanstrengtes *n* / cœur forcé *m*
18373 **heart, tabby cat** / Tigerherz *n* (gestreifte Herzinnenwand bei fettiger Degeneration) / cœur tigré *m*
18374 **heart, thyroid** / Basedowherz *n* / cœur basedowien *m*

18375 **heart, trilocular** / Cor triloculare binauriculare, biventriculare (2 Vorhöfe, 1 Ventrikel od. umgekehrt) / cœur binauriculaire, biventriculaire *m*
18376 **heat (heated, heating)** / heizen (heißgeworden, erhitzend) / échauffer (échauffé, échauffant)
18377 **heat absorption, emission** / Wärmeaufnahme, -abgabe *f* / chaleur, absorption de, dégagement de *m*
18378 **heat accumulator** / Wärmespeicher *m* / récupérateur *m*
18379 **heat, animal** / Wärme, tierische *f* (physiol. [Eigen]wärme) / chaleur animale *f*
18380 **heat, atomic** / Atomwärme *f* (Atomgewicht mal spezif. Wärme eines Elements) / chaleur atomique *f*
18381 **heat balance, expansion** / Wärmeausgleich *m*, -ausdehnung *f* / chaleur, bilan de *m*, expansion de *f*
18382 **heat capacity, quantity** / Wärmekapazität, -quantität *f* / chaleur, capacité de, quantité de *f*
18383 **heat conduction** / Wärmeleitung *f* (röntg.) / chaleur, conduction de *f*
18384 **heat, conductive, sensible** / Wärme, konduktive, sensible *f* (von außen zugeführte, die Temperatur des absorbierenden Körpers erhöhende) / chaleur conductive, sensible *f*
18385 **heat, convective, conversive** / Bestrahlungs-, Durchströmungswärme *f* / chaleur convective, conversive *f*
18386 **heat, dry, moist** / Wärme, trockne, feuchte *f* / chaleur sèche, humide *f*
18387 **heat, evaporation, fusion** / Verdampfungs-, Schmelzwärme *f* / chaleur d'évaporation, de fusion *f*
18388 **heat exchange, requirement** / Wärmeaustausch, -bedarf *m* / chaleur, échange de *m*, consommation de *f*
18389 **heat, initial, recovery** / Muskelkonzentrationswärme *f* (bei, nach Kontraktionsbeginn) / chaleur initiale, de rétablissement *f*
18390 **heat insulation** / Wärmeisolierung *f* / calorifugeage *m*
18391 **heat, molecular** / Molekülwärme *f* (Molgewicht mal spezif. Wärme eines Elements) / chaleur moléculaire *f*
18392 **heat radiation, utilization** / Wärmeausstrahlung, -ausnutzung *f* / chaleur, radiation de, utilisation de *f*
18393 **heat, specific** / Wärme, spezifische *f* (zur Erwärmung von 1 g eines Stoffs um 1° nötige Kalorienmenge) / chaleur spécifique *f*
18394 **heat, (un)combined** / Wärme, gebundene (, freie) *f* / chaleur (non)combinée *f*
18395 **heater** / Heiz(körp)er *m* (röntg.) / radiateur *m*
18396 **heating, induced** / Erwärmung, induktive *f* (Wärmeerzeugung durch Wirbelströme) / caléfaction induite *f*
18397 **heat-labile, -resistant** / wärmeunbeständig, -beständig / thermolabile, -stab(i)le
18398 **heautoscopy** / Heautoskopie *f* (ἑαυτός = sich selbst: Doppelgängerwahn) / héautoscopie *f*
18399 **heavy** / schwer / pondéreux
18400 **hebdomadary** / wöchentlich / hebdomadaire
18401 **hebephrenia** / Hebephrenie *f* (jugendliche Schizophrenie) / hébéphrénie *f*
18402 **hebephrenia, grafted** / Pfropfschizophrenie *f* (Schwachsinnigenschizophrenie) / hébéphrénie surajoutée *f*
18403 **HEBERDEN's nodes** / HEBERDEN' Syndrom (Symmetrische Auftreibungen an der Streckseite der Endphalangen) / nodosités arthritiques de HEBERDEN
18404 **hebetomy** / Pubeotomie *f* (Durchsägung der Schambeinknochen) / hébostéotomie *f*
18405 **hebetudo** / Hebetudo *f* (Pseudostupor: Stumpfheit der Sinne) / hébétude *f*
18406 **hebetudo of the ear, of the eye** / Hebetudo auris, visus / hébétude de l'ouïe, de la vision *f*
18407 **heboid(ophrenia)** / Heboidophrenie *f* (mildere Verlaufsform der Hebephrenie) / héboïdophrénie *f*
18408 **v.HEBRA's prurigo** / v.HEBRA' Syndrom (Seltne stark juckende Dermatose) / prurigo de v.HEBRA
18409 **hectic** / hektisch / hectique
18410 **hecto** / Hekto (h = 10^2) / hecto
18411 **hedonism** / Hedonismus *m* (ἡδονή = Freude [als Lebenssinn]) / hédonisme *m*
18412 **hedroceles** / Hernia perinealis (ἕδρα = Sitz: [ischiorectalis, sacralis, vaginalis] Beckenbodenbrüche) / hédrocèles *f*
18413 **heel** / Calx (Ferse) / talon
18414 **HEGGLIN's anomaly** / HEGGLIN' Syndrom (I) (Familiäre Panmyelopathie mit Leukozytenreifungsstörungen und Thrombopathie) / syndrome de HEGGLIN
18415 **height, seating** / Sitzhöhe *f* (von Scheitel bis Sitzfläche) / hauteur assise *f*
18416 **HEILMEYER-SCHÖNER syndrome** / HEILMEYER-SCHÖNER' Syndrom (Maligne Erwachsenenerythroblastose) / syndrome de HEILMEYER-SCHÖNER
18417 **helcogenous** / helkogen / helcogène
18418 **helcology** / Helkologie *f* (Lehre von den Geschwüren) / helcologie *f*
18419 **helcoma** / Helcoma *n* (ἕλκος = Geschwür) / helcome *m*
18420 **helcosis, venereal** / Helkose, venerische *f* (Schanker) / helcose vénérienne *f*
18421 **helenin** / Helenin *n* (Alantkampfer aus Inula helenium) / hélénine *f*
18422 **helicine (heliciform)** / helicinus (helikoid) (spiralig [gewunden]) / spiralé (hélicoïde)
18423 **helicopodia** / Helikopodie *f* (postapoplektische Schleppfüßigkeit) / hélicopodie *f*
18424 **helicopter** / Helikopter *m* (ἑλίσσω = winden, πτερόω = beflügeln) / hélicoptère *m*
18425 **helicotrema** / Helicotrema (Ohrschneckenloch, offne Verbindung zwischen Vorhof- und Paukentreppe) / hélicotrème
18426 **heliophilia, -phobia** / Lichtscheu, -sucht *f* / photophilie, -phobie *f*
18427 **heliosensible** / lichtempfindlich / photosensible

18428 **heliotrop(h)ic** / lichtwendig (ἥλιος = Sonne: lichternährt, z. B. die Licht stoffwechselnde Pflanze) / phototrope (-trophique)
18429 **helium (He 2 4,003)** / Helium (Helium *n*) / hélium *m*
18430 **helium-neon-gas-laser** / Helium-Neon-Gaslaser *m* / hélium-néon-gaz-laser *m*
18431 **helix** / Helix (Ohrleiste) / hélix
18433 **α-helix** / α-Helix *f* (ἕλιξ = Schraube: Aminosäurensekundärstruktur mit spiralig angeordneten Peptidketten, so daß CO und NH sich gegenüberstehen [PAULING]) / α-hélix *m*
18434 **helix, DNA-** / DNS-Spirale *f* (einfacher DNS-Strang) / spirale d'ADN *f*
18435 **Helleborus** / Christwurz (Wirkstoff: Helleb[o]r[e]in) / Helleborus niger (Ranunculaceae)
18436 **HELLER's syndrome** / HELLER' Syndrom (Frühkindliche progrediente Demenz) / syndrome de HELLER
18437 **helminthemesis** / Spulwurmerbrechen *n* / helminthémèse *f*
18438 **Helminthes** / Würmer *m* (Mensch- und Tierparasiten) / vermes *m*
18439 **helminthic, helminthoid** / spulwurmbezüglich, spulwurmähnlich / helminthique, helminthoïde
18440 **helminthism** / Helminthiasis *f* (Spulwurmbefall) / helminthiase *f*
18441 **helminthology** / Helminthologie *f* ([Eingeweide]würmerkunde) / helminthologie *f*
18442 **helminthoma** / Helminthoma *n* (Wurmknoten durch Onchocerca)/helminthome *m*
18443 **helminths** / Enthelminthen *m* (Eingeweidewürmer) / (ent)helminthes *m*
18444 **helodes** / Sumpffieber *n* (ἕλος = Sumpf) / hélopyre *f*
18445 **helotomy** / Helotomie *f* (ἧλος = Nagel: Entfernung von Hornbildungen) / hélotomie *f*
18446 **hemagglutination** / Blutkörperagglutination *f* / hémagglutination *f*
18447 **hemagglutination, immuno-** / Hämagglutination, direkte *f* (Erythrozytenzusammenballung bei Übertragung unverträglicher Blutgruppen) / hémagglutination, iso- *f*
18448 **hemagglutination, passive** / Hämagglutination, indirekte *f* (bei Erythrozytenbeladung mit Antigenen in vitro zu diagnostischen Zwecken) / hémagglutination passive *f*
18449 **hemagglutinins, incomplete** / Hämagglutinine, inkomplette *n* (inkomplette Aut(o)-antikörper: Hämagglutinoide, Kryptagglutinoide, Aggloide) / hémagglutinines incomplètes *f*
18450 **hemallergosis** / Hämallergose *f* (allergische Blutveränderungen) / hémallergose *f*
18451 **hemanalysis** / Blutanalyse *f* / sang, analyse du *f*
18452 **hemangio-, lymphangio-endothelioma** / Blutgefäße-, Lymphgefäßeendotheliom *n* / hémangi(o-), lymphangi(o-)endothéliome *m*
18453 **hemangio-epithelioma** / Hämangi(o)epitheliom *n* (oft maligne) / hémangi(o-)épithéliome *m*
18454 **hemangioma** / Hämangiom *n* (benigne Blutgefäßgeschwulst) / hémangiome *m*
18455 **hemangioma, cavernous** / Haemangioma cavernosum (kommunizierende venöse Hohlräume) / hémangiome caverneux *m*
18456 **hemangioma, racemose arterial** / Haemangioma arteriale racemosum s. cirsoideum (bes. am Kopf) / hémangiome artériel cirsoïde *m*
18457 **hemangioma of the spinal cord** / FOIX-ALAJOUANINE' Syndrom (Rückenmarkerkrankung mit neurologischen Ausfallerscheinungen durch intra- und extramedulläre Gefäßangiomatose) / myélite centrale angiohypertrophique
18458 **hemangiomatosis** / Hämangiomatose *f* (multiple Hämangiome) / hémangiomatose *f*
18459 **hemangiosarcoma** / Hämangiosarkom *n* (maligne) / hémangiosarcome *m*
18460 **hemarthrosis** / Hämarthrose *f* (Bluterguß ins Gelenk) / hémarthrose *f*
18461 **hema(ta)l** / blutbezüglich / héma(ta)l
18462 **hematemesis** / Blutbrechen *n* (sauer reagierendes kaffeesatzartiges Blut) / hématémèse *f*
18463 **hemathermal** / warmblütig / hémathermal
18464 **hem(ath)idrosis** / Blutschwitzen *n* / hématidrose *f*
18465 **hematic** / blutfarbig / hématique
18466 **hematimetry** / Blutkörperzählung *f* / hémocytométrie *f*
18467 **hematin** / Oxyhämin *n* (Hämin in alkalischer Lösung) / hématine *f*
18468 **hematinogenic** / blutfarbstoffbildend / hématinogénique
18469 **hematinometer** / Hämo(globino)meter *n* / hémochromomètre *m*
18470 **hematocele** / Hämatozele *f* (Blutung in Hydrozele) / hématocèle *f*
18471 **hematocele, ante-, retrouterine** / Haematocele ante-, retrouterina / hématocèle anté-, rétro-utérine *f*
18472 **hematocele, peritubal** / Hämatozele, peritubäre *f* (bei Extrauteringravidität) / hématocèle péritubaire *f*
18473 **hematochyluria** / Hämatochylurie *f* (bei Filariasis) / hématochylurie *f*
18474 **hematocolpos** / Hämatokolpos *m* (Ansammlung von Menstruationsblut in der Scheide) / hématocolpos *m*
18475 **hematocrit** / Hämatokrit *m* (Zentrifugenglas zur Sedimentvolumenbestimmung) / hématocrite *m*
18476 **hematocyst, hydrocyst, lymphocyst** / Blutzyste, Wasserzyste, Lymphzyste *f* (Extravasationszysten) / hématocyste, hydrocyste, lymphocyste *m*
18477 **hemato(cyto)lysis** / Hämatozytolyse *f* (Blutzellenauflösung) / hématocytolyse *f*
18478 **hematogen** / hämatogen (blutursprünglich) / hématogène
18479 **hematogenesis (-gonia)** / Hämatogenese (-gonie) *f* / (Blutkörper[vorstufen]bildung) / hématogenèse (-gonie) *f*
18480 **hematoid, hematologic** / blutähnlich, hämatologisch / hématoïde, hématologique

18481 **hematoidin** / Hämatoidin *n* (chem. mit Bilirubin identischer eisenfreier Blutfarbstoff) / hématoïdine *f*
18482 **hematolith** / Blutstein *m* / hématolithe *m*
18483 **hematologist** / Hämatologe *m* / hématologue *m*
18484 **hematology** / Hämatologie *f* (Lehre vom Blut) / hématologie *f*
18485 **hematolymphangioma** / Hämatolymphangiom *n* (Lymphangioma cavernosum mit Hämangiom) / hématolymphangiome *m*
18486 **hem(at)olytic** / häm(at)olytisch (blutzersetzend) / hém(at)olytique
18487 **hematoma** / Blutbeule *f* / hématome *m*
18488 **hematoma, butterfly** / Schmetterlingshämatom *n* (am Damm) / hématome en papillon *m*
18489 **hematoma of the ear** / Haematoma auris (perichondral) / hématome de l'oreille *m*
18490 **hematoma, epidural (extradural), subarachnoidal, subdural** / Hämatom, epidurales, subarachnoidales, subdurales *n* / hématome épidural, sousarachnoïdien, sousdural *m*
18491 **hematoma of one, of two orbits** / Monokelhämatom, Brillenhämatom *n* (bei Schädelbasisbrüchen) / hématome en monocle, en lunettes *m*
18492 **hematoma, pararenal** / Hämatom, pararenales *n* (Blutung ins Nierenlager) / hématome pararénal *m*
18493 **hematoma, pelvic, retrouterine** / Haematoma pelvis, retrouterinum (im Zellgewebe, im Bindegewebe) / hématome pelvique, rétro-utérin *m*
18494 **hematoma, perianal** / Hämatom, perianales *n* (von Hämorrhoidalknoten zu unterscheidende Afterblutgeschwulst) / hématome périanal *m*
18495 **hematoma, psoas** / Psoashämatom *n* (Blutansammlung in Psoasgegend) / hématome de la région psoasique *m*
18496 **hematoma, retroplacental** / Hämatom, retroplazentäres *n* (bei Plazentalösung) / hématome rétroplacentaire *m*
18497 **hematoma, sternocleidomastoid** / Kopfnickergeschwulst *f* (Geburtsverletzung) / hématome sternocléidomastoïdien *m*
18498 **hematoma, tuberous subchorial** / Hämatom, tuberöses subchoriales (BREUS' Hämatommole) / hématome souschorial tubéreux *m*
18499 **hematometra, pyometra** / Haematometra, Pyometra *f* (Ansammlung von Menstruationsblut, von Eiter in Gebärmutter) / hématométra, pyométra *f*
18500 **hematomicroscopy, -spectroscopy** / Blutmikroskopie, -spektroskopie *f* / hématomicroscopie, -spectroscopie *f*
18501 **hematomphalocele** / Hämatomphalozele *f* / hernie ombilicale avec épanchement sanguin *f*
18502 **hematomphalos** / Haematomphalus *m* (bräunliche Bauchhautverfärbung bei Bauchhöhlenblutung) / hématomphale *m*
18503 **hematomyelia** / Rückenmarkblutung *f* / myélorragie *f*
18504 **hematomyelia, central** / MINOR-OPPENHEIM' Syndrom (Traumatisch erworbene OPPENHEIM' Krankheit) / hématomyélie centrale
18505 **hematonephrosis** / Hämatonephrose *f* (blutige Hydronephrose) / hématonéphrose *f*
18506 **hematopathies (blood diseases)** / Hämatonosen *f* (Blut[körper]krankheiten) / hémopathies (maladies du sang) *f*
18507 **hematopenia** / Hämatopenie *f* (Blutmangel) / hématopénie *f*
18508 **hematoperitoneum** / Haematoperitonaeum *n* (Bluterguß in Bauchraum) / hématopéritoine *m*
18509 **hematophagia** / Hämatophagie *f* (Blut[zellen]vernichtung durch Phagen) / hématophagie *f*
18510 **hematophobia** / Hämatophobie *f* (Angst vor Blut) / hématophobie *f*
18511 **hematophyte** / Hämatophyt *m* (pflanzlicher Blutparasit) / hématophyte *m*
18512 **hem(at)opneumothorax, pyo-, sero-** / Haem(at)opneumothorax, Pyo-, Sero- *m* / hém(at)opneumothorax, pyo-, séro- *m*
18513 **hematopoiesis** / Haematosis *f* (Blutbildung, spez. Erythropoese) / hématopoïèse *f*
18514 **hematopoietic** / häm(at)opoetisch (blut[zellen]bildend) / hématopoïétique
18515 **hematoporphyrin** / Haematoporphyrinum *n* (Hb-Abbauprodukt nach Globin- und Eisenabspaltung) / hématoporphyrine *f*
18516 **hematorrhachis** / Haematorrhachis *f* (spinale Meningealapoplexie: Blutung der Rückenmarkhäute) / hématorrachis *f*
18517 **hematorrhea** / Blutfluß *m* / hématorrhée *f*
18518 **hematosalpinx** / Haematosalpinx *f* (Anfüllung des Eileiters mit Blut) / hématosalpinx *f*
18519 **hema(to)spermia** / Häma(to)spermie *f* (blutige Samenentleerung) / héma(to)-spermie *f*
18520 **hem(at)otoxic** / blutvergiftend / hém(at)otoxique
18521 **hem(at)otoxicosis** / Häm(at)otoxikose *f* (Knochenmarkschädigung durch Vergiftung) / hém(at)otoxicose *f*
18522 **hematotoxins** / Blut(zell)gifte *n* / hématotoxines *f*
18523 **hem(at)otropic** / blut(körper)wendig / hém(at)otrope
18524 **hematoxylin** / Hämatoxylin *n* (ξύλον = Holz: Holzfarbstoff) / hématoxyline *f*
18525 **hematuria** / Blutharnen *n* / hématurie *f*
18526 **hematuria, acute, chronical** / Hämaturie, akute, chronische *f* / hématurie aiguë, chronique *f*
18527 **hematuria, allergic** / Hämaturie, allergische *f* (z.B. nach frischer Ananas) / hématurie allergique *f*
18528 **hematuria, essential, false** / Hämaturie, essentielle, falsche *f* (ohne erkennbare Ursache, durch färbende Alimente od. Medikamente) / hématurie essentielle, fausse *f*
18529 **hematuria, initial, terminal, total** / Hämaturie, initiale, terminale, totale *f* / hématurie initiale, terminale, totale *f*

18530 **hematuria, macroscopic, microscopic** / Hämaturie, makroskopische, mikroskopische *f* (ungelöste Ery im Harn, im Sediment) / hématurie macroscopique, microscopique *f*
18531 **hematuria, renal, urethral, vesical** / Hämaturie, renale, urethrale, vesikale *f* / hématurie rénale, urétrale, vésicale *f*
18533 **hemeralopia** / Nachtblindheit *f* (Tagsichtigkeit) / héméralopie *f*
18534 **hemeralopia, vernal** / Frühjahrsnachtblindheit *f* (bei Mangelernährung) / héméralopie vernale *f*
18535 **hemes** / Häme *n* (Fe^{++} enthaltende prosthetische Gruppe) / hèmes *m*
18536 **hemi-, holoacardius; –, – acephalus** / Hemi-, Holoacardius; –, – acephalus *m* / hémi-, holoacardius; –, – acéphalus *m*
18537 **hemi(a)chromatopsia** / Halbseitenfarbenblindheit *f* / hémi(a)chromatopsie *f*
18538 **hemialgia** / Kopfschmerz, halbseitiger *m* / hémialgie *f*
18539 **hemiamputation of the uterus** / Hemiamputatio uteri (Nebenhornabtragung) / hémiamputation de l'utérus *f*
18540 **hemianesthesia, -hypesthesia, -hyperesthesia (, alternating)** / Hemianästhesie, -hypästhesie, -hyperästhesie (, alternierende) *f* / hémianesthésie, -hypesthésie, -hyperesthésie (altern[ant]e) *f*
18541 **hemianopsia** / Halbseitenblindheit *f* / hémianopsie *f*
18542 **hemianopsia, bilateral, bitemporal** / Hemianopsie, bilaterale, bitemporale *f* (bei Tractus-opticus-, bei Chiasma-opticum-Herd) / hémianopsie bilatérale, bitemporale *f*
18543 **hemianopsia, heteronymous, homonymous** / Halbseitenblindheit, verschiedenseitige, gleichseitige *f* / hémianopsie hétéronyme, homonyme *f*
18544 **Hemiascomycetales** / Hemiaskomyzetalen *f* (Hefen, 1. Ordnung Askomyzeten) / hémiascomycétales *f*
18545 **hemiasynergy, -ataxia** / Hemiasynergie, -ataxie *f* / hémiasynergie, -ataxie *f*
18546 **hemiathetosis, -ballism, -chorea** / Hemiathetosis *f*, -ballismus *m*, -chorea *f* / hémiathétose *f*, -ballisme *m*, -chorée *f*
18547 **hemiatrophia** / Hemiatrophie *f* (einseitige Atrophie) / hémiatrophie *f*
18548 **hemiatrophia, crossed** / Hemiatrophia cruciata (auf andre Seite übergreifend) / hémiatrophie croisée *f*
18549 **hemiatrophy, facial** / v. ROMBERG' Syndrom (Progressive halbseitige Gesichtsatrophie) / hémiatrophie faciale progressive
18550 **hemiatrophia of the tongue** / Hemiatrophia linguae / hémiatrophie de la langue *f*
18551 **hemicephalia** / Hemikephalie *f* (Hemmungs[miß]bildung) / hémiencéphalie *f*
18552 **hemicrania** / Hemikranie *f* (anfallweise auftretender Halbseitenkopfschmerz mit Brech[zentrum]reiz, Lichtempfindlichkeit, Schmerzschwellensenkung) / hémicrânie *f*
18553 **hemicrania, cerebellar** / BÁRÁNY' Syndrom (Zerebelläre Hemikranie) / migraine otique (ESCAT)
18554 **hemicrania, hemiplegic** / Hemicrania hemiplegica (mit flüchtigen kontralateralen Paresen) / hémicrânie hémiplégique *f*
18555 **hemicrania, ophthalmic (ophthalmoplegic)** / Hemicrania ophthalmica (ophthalmoplegica [CHARCOT]) / migraine ophtalmique (ophtalmoplégique) *f*
18556 **hemicrania, sympathicotonic, -lytic** / Migräne, sympathikotonische, -lytische *f* (vasokonstriktorisch, -dilatatorisch bedingte) / migraine sympathicomimétique, -lytique *f*
18557 **hemidrosis, crossed, paradoxical** / Hemidrosis cruciata, paradoxa (Gesichts- und Körperhälfte verschieden, auf Kältereiz) / hémidrose croisée, paradoxale *f*
18558 **hemidystrophy** / Hemidystrophie *f* (Zurückbleiben einer Körperhälfte) / hémidystrophie *f*
18559 **hemiepilepsy, -glossoplegia, -spasm** / Hemiepilepsie, -glossoplegie *f*, -spasmus *m* / hémiépilepsie, -glossoplégie *f*, -spasme *m*
18560 **hemiglobin** / Methämoglobin *n* ([oxydiertes] Hb mit an Fe gebundenem O_2) / hémiglobine *f*
18561 **hemiglossitis** / Hemiglossitis *f* (einseitige Zungenentzündung) / hémiglossite *f*
18562 **hemi(hyperhi)drosis (, facial)** / Hemi(hyperhi)drosis (facialis) / hémi(hyperhi)drose (faciale) *f*
18563 **hemihypertrophia, -craniosis** / Hemihypertrophie, -kraniose *f* (zunehmende Hypertrophie einer Körper-, einer Schädelhälfte) / hémihypertrophie, -crânie *f*
18564 **hemilesion, spinal** / Halbseitenläsion, spinale *f* / hémilésion spinale *f*
18565 **hemimelia (, complete, radial)** / Hemimelie (, vollständige, radiale) *f* / hémimélie (complète, radiale) *f*
18566 **hemimelia, fibular, tibial** / Hemimelie, Wadenbein-, Schienbein- *f* / hémimélie péronière, tibiale *f*
18567 **hemimelia, ulnar** / Oligodaktylie-Syndrom (HERTWIG-WEYERS) (Erbliche meso-ektodermale Entwicklungsstörung mit Hemmungsmißbildungen von Elle, Zwischenkiefer, Brustbein, Nieren) / hémimélie cubitale
18568 **hemins** / Hämine *n* (Fe^{+++} enthaltende prosthetische Gruppe) / hémines *f*
18569 **hemiparesis** / Hemiparese *f* (unvollständige Halbseitenlähmung) / hémiparésie *f*
18570 **hemiparesis of the uterus** / Uterushemiparese *f* / hémiparésie de l'utérus *f*
18571 **hemiplegia** / Hemiplegie *f* (Lähmung einer Körperhälfte) / hémiplégie *f*
18572 **hemiplegia, abducentofacial alternating** / FOVILLE' Syndrom (Hemiplegia alternans inferior) / paralysie alterne du type FOVILLE
18573 **hemiplegia, alternating** / Hemiplegie, alternierende *f* (bei Schädigung der gekreuzten und ungekreuzten Pyramidenbahnen) / hémiplégie alternante *f*
18574 **hemiplegia, capsular** / Lähmung, kapsuläre *f* (bei Erkrankung der Capsula interna) / hémiparésie capsulaire *f*

18575 **hemiplegia, contralateral** / Hemiplegie, kontralaterale *f* (anfangs schlaff, später spastisch) / hémiplégie controlatérale *f*
18576 **hemiplegia, crossed** / Hemiplegia cruciata (verschiedenseitige Arm- und Beinlähmung) / hémiplégie croisée *f*
18577 **hemiplegia, homolateral** / Hemiplegia homolateralis (herdbedingt) / hémiplégie homolatérale *f*
18578 **hemiplegia, hysterical** / Halbseitenlähmung, hysterische *f* / hémiplégie hystérique *f*
18579 **hemiplegia, inferior alternating** / MILLARD-GUBLER' Syndrom (Hemiplegia alternans inferior) / paralysie alterne inférieure
18580 **hemiplegia, lacunar** / Hemiplegie, lakunäre *f* (durch arteriosklerotische Lakunenbildung) / hémiplégie lacunaire *f*
18581 **hemiplegia, pallatopharyngolaryngeal** / TAPIA' Syndrom ([Mit SCHMIDT' Syndrom identische?] alternierende Lähmungsform) / syndrome de TAPIA
18582 **hemiplegic** / halbseitengelähmt / hémiplégique
18583 **hemirachischisis** / Wirbelspaltbildung, unvollständige *f* / hémirachischisis *f*
18584 **hemispasticity (para-, tetra-)** / Hemispastik (Para-, Tetra-) *f* (Ein-, Zwei-, Vierglied-maßenspastizität) / hémispasticité (para-, tétra-) *f*
18585 **hemisphere** / Hemisphaerium (σφαῖρα = Kugel: Endhirnhalbkugel) / hémisphère
18586 **hemisphere of the cerebellum** / Hemisphaerium cerebelli / hémisphère du cervelet
18587 **hemisphere, left** / Hemisphäre, linke *f* (Denk- und Sprechzentrum: empfängt Eindrücke der re. Gesichtshälfte, steuert Muskeln der re. Körperhälfte) / hémisphère gauche *m*
18588 **hemisphere, right** / Hemisphäre, rechte *f* (Fühl- und Handelzentrum: empfängt Eindrücke der li. Gesichtshälfte, steuert Muskeln der li. Körperhälfte) / hémisphère droit *m*
18589 **hemisystole** / Hemisystolie *f* («Halbseitenkontraktion») / systole alternante *f*
18590 **hemitonia** / Hemitonie *f* (Spasmus mobilis) / hémitonie *f*
18591 **hemoblastoses** / Hämoblastosen *f* (neoplastisch-sarkomatöse Blutstammzellenentartungskrankheiten) / hémoblastoses *f*
18592 **hemochromatosis** / Hämochromatose *f* (Eisenspeicherkrankheit) / hémochromatose *f*
18593 **hemochromatosis, idiopathic** / Hämochromatose, idiopathische *f* (angeborene) / hémochromatose idiopathique *f*
18594 **hemochromogens** / Hämochromogene *n* (Häme + Basen) / hémochromogènes *m*
18595 **hemoconiae** / Hämokonien *n* (im Dunkelfeld sichtbare «Blutstäubchen») / hémoconies *f*
18596 **hemocyte** / Hämozyt *m* (Blutformbestandteil) / hémocyte *m*
18597 **hemocytoblast** / Hämozytoblast *m* (Hämozytenvorstufe) / hémocytoblaste *m*
18598 **hemodialysis, extracorporeal** / Extrakorporalhämodialyse *f* (Blutreinigung bei chron. Nephritis u. a., z. B. Vergiftungen) / hémodialyse extracorporelle *f*
18599 **hemodialysis, intermittent** / Hämodialyse, intermittierende *f* (durch Seit-zu-Seit-[End-zu-End-]Anastomose zwischen A. radialis und V. cephalica) / hémodialyse intermittente *f*
18600 **hemodialyzer** / Hämodialysator *m* (Künstliche Niere, z. B. Travenol mit Dialysierspulen Twin Coil [TC] od. Chron-A-Coil [CAC]) / hémodialyseur *m*
18601 **hemodynamic** / hämodynamisch (Blutdruck betreffend) / hémodynamique
18602 **hemodynamometer** / Sphygmomanometer *n* (RIVA-ROCCI' Blutdruckmesser) / hématomètre *m*
18603 **hemofuscin** / Hämofuscin *n* (eisenfreies Blutfarbstoffpigment bei Kachexie) / hémofuscine *f*
18604 **hemogen** / Hämogen *n* (extrinsic factor) / hémogène *m*
18605 **hemoglobin** / Hämoglobin *n* (Hb: Farbstoff der Erythrozyten, Proteid aus Globin und Häm) / hémoglobine *f*
18606 **hemoglobins, anomalous** / Hämoglobine, anomale *n* (~40 analysierte normale Hb mit einer ausgetauschten Aminosäure in einer Polypeptidkette [Punktmutation], z. B. Sichelzellenhämoglobin) / hémoglobines anormales *f*
18607 **hemoglobin chains, amino acid sequence of** / Hämoglobinketten-Aminosäurensequenz *f* (bei allen Menschen exakt gleich) / hémoglobine, séquence d'amino-acides de chaînes d' *f*
18608 **hemoglobin chain, gen of** / Hämoglobinkettengen *n* (auf DNS-Molekül in Genabschnitt [438-Nucleotiden-Sequenz] eines Chromosoms vorhandene Matrize für die Synthese einer Hb-[β]-Kette [DELLWEG]) / hémoglobine, gène de chaîne d' *m*
18609 **hemoglobin α-chain of polypeptides** / Hb-α-Polypeptidkette *f* (enthält 141 Aminosäuren) / hémoglobine, α-chaîne des polypeptides d' *f*
18610 **hemoglobin β-chain of polypeptides** / Hb-β-Polypeptidkette *f* (enthält 61 identische, 85 verschiedene Aminosäurensequenzen) / hémoglobine, β-chaîne des polypeptides d' *f*
18611 **hemoglobin γ-chain of polypeptides** / Hb-γ-Polypeptidkette *f* (enthält 106 identische, 42 verschiedene Aminosäurensequenzen) / hémoglobine, γ-chaîne des polypeptides d' *f*
18612 **hemoglobin δ-chain of polypeptides** / Hb-δ-Polypeptidkette *f* (enthält 136 identische, 8 verschiedene Aminosäurensequenzen) / hémoglobine, δ-chaîne des polypeptides d' *f*
18613 **hemoglobin components** / Hämoglobinkomponenten *f* (Hb-A α_2, β_2 = 90%; Hb-A_2 α_2, δ_2 = 2,5%; Hb-A_3 = 4–12% [nicht genetisch fixiertes Derivat von Hb-A]) / hémoglobine, composantes d' *f*
18614 **hemoglobin, degree of** / Hämoglobingehalt *m* / hémoglobine, teneur en *f*

18615 **hemoglobin, fetal** / Fetalhämoglobin *n* (aus [α- und] γ-Ketten bestehendes, β-Ketten reprimierendes, später von β-Ketten reprimiertes Hb-F) / hémoglobine fœtale *f*
18616 **hemoglobin, molecular weight of** / Hämoglobinmolekulargewicht *n* (66000) / hémoglobine, poids moléculaire d' *m*
18617 **hemoglobin molecule** / Hämoglobinmolekül *n* (besteht aus 4 identischen Hämen [mit lat. Großbuchstaben bezeichnet] und 2 verschiedenen Polypeptidkettenpaaren [mit griech. Kleinbuchstaben bezeichnet], z.B. Hb F$\alpha_2\gamma_2$) / hémoglobine, molécule d' *m*
18618 **hemoglobin, sickle cell** / Sichelzellenhämoglobin *n* (durch Austausch von G[lutaminsäure] gegen V[alin] entstehendes Hb-S [INGRAM]) / hémoglobine des cellules falciformes *f*
18619 **hemoglobin Zürich syndrome** / Hämoglobin-Zürich-Syndrom (Erbliche Hämoglobinopathie mit schwerer Innenkörperhämolyse nach Sulfonamiden) / syndrome de l'hémoglobine Zürich
18620 **hemoglobinemia** / Hämoglobinämie *f* (bei akuter Hämolyse) / hémoglobinémie *f*
18620a **hemoglobiniferous, hemoglobinophilic** / hämoglobinhaltig, hämoglobinophil / hémoglobinifère, hémoglobinophile
18621 **hemoglobinocyanosis, central** / Hämoglobinzyanose, zentrale *f* (durch hohen Gehalt an reduziertem Hb im li. Ventrikel bei Lungenerkrankungen od. Herzfehlern) / hémoglobinocyanose centrale *f*
18622 **hemoglobinocyanosis, peripheric** / Hämoglobinzyanose, periphere *f* (durch hohen Gehalt an reduziertem Hb im Kreislauf, z.B. Akrozyanose) / hémoglobinocyanose périphérique *f*
18623 **hemoglobin(ogen)ous** / hämoglobinbezüglich (blutfarbstoffursprünglich) / hémoglobinique (hémoglobinogénique)
18624 **hemoglobinopathy** / Hämoglobinopathie *f* (hämolytische Anämie durch Erythrozyten mit path. Hb) / hémoglobinopathie *f*
18625 **hemo(globino)pepsia** / Hämopepsie *f* (bakt. Hämodigestion [BROWN]) / hémodigestion *f*
18626 **hemoglobinoses** / Hämoglobinosen *f* (Blutfarbstoffkrankheiten) / hémoglobinoses *f*
18627 **hemoglobinuria, intermittent** / DRESSLER' Syndrom (Paroxysmale Kältehämoglobinurie) / hémoglobinurie paroxystique essentielle
18628 **hemoglobinuria, marsh** / Marschhämoglobinurie *f* (Myoglobinurie) / hémoglobinurie de marche *f*
18629 **hemoglobinuria of newborns, epidemic** / v.WINCKEL' Krankheit (Verlaufsform einer Neugeborenensepsis) / maladie bronzée hématurique des nouveau-nés
18630 **hemoglobinuria, paroxysmal nocturnal** / MARCHIAFAVA' Syndrom (Durch nächtliche Hämoglobinurie, konstante Hämosiderinurie und Hämoglobinämie gekennzeichnete hämolytische Anämie) / syndrome de MARCHIAFAVA-MICHELI
18631 **hemoglobinuria syndrome** / Hämoglobinurie-Syndrom(e) (Sich z.T. mit hämolytischen Syndromen überschneidende Zustände mit Hämoglobinuric als Leitsymptom) / syndrome de l'hémoglobinurie
18632 **hemoglobinuria (, transitory)** / Hämoglobinurie (, paroxysmale) *f* / hémoglobinurie (temporaire) *f*
18633 **hemoglucophot** / Hämoglucophot *n* (für kolorimetrische Blutzuckerbestimmungen) / hémoglucophote *m*
18634 **hemogram, differential** / Differentialblutbild *n* / hémogramme différentiel *m*
18635 **hemo-ionogram** / Häm(o)ionogramm *n* (Bestimmung der Elektrolytkonzentration im Blut) / hém(o-)ionogramme *m*
18636 **hemolipocrit** / Hämolipokrit *m* (Blutfettgehaltbestimmungsgerät) / hémolipocrite *m*
18637 **hemolysins** / Hämolysine *n* (Erythrozyten in Komplementgegenwart auflösende AK, z.B. Iso-, Kälte-, Wärmeantikörper) / hémolysines *f*
18638 **hemolysins, immune, normal** / Immunhämolysine, Normalhämolysine *n* (in immunisiertem, nichtimmunisiertem Serum) / hémolysines immunes, normales *f*
18639 **hemolysin, serpentine** / Schlangenhämolysin *n* (Schlangengiftstoff) / hémolysine serpentine *f*
18640 **hemolysis** / Hämolyse *f* (Hb-Trennung von Erythrozyten) / hémolyse *f*
18641 **hemolysis, acute, chronic** / Frühhämolyse, Späthämolyse *f* (bei AB0-Unverträglichkeit nach Minuten, nach Stunden) / hémolyse aiguë, chronique *f*
18642 **hemolysis, bacteriogenic, chemogenic, physicogenic** / Hämolyse, infektiös, chemisch, physikalisch bedingte (z.B. durch Streptococcus pyogenes, i.v. Inj. von Aqua dest., Verbrennung) / hémolyse bactériogène, chimiogène, physicogène *f*
18643 **hemolysis, enzymopenic, immunologic, mechanical** / Hämolyse, enzymopenische, immunologische, mechanische *f* (letztere bei erworbenem Herzklappenfehler) / hémolyse enzymopénique, immunologique, mécanique *f*
18644 **hemolysis, familial peracute** / BERNARD'Syndrom (Familiäre perakute hämolytische Anämie) / hémolyse aiguë familiale
18645 **hemolyze (hemolytic)** / hämolysieren (Hämolyse betreffend) / hémolyser (hémolytique)
18646 **hemomyelogram** / Markblutbild *n* (Markaspiratausstrichauszählung) / hémomyélogramme *m*
18647 **hemopericardium** / Hämoperikard *n* (Bluterguß in Herzbeutel) / hémopéricarde *m*
18648 **hemopexin, increase of** / Hämopexinerhöhung *f* (bei Herzinfarkt, Magenulkus, CO-Vergiftung)/hémopexine, augmentation d' *f*
18649 **hemophilia** / Hämophilie *f* (rezessiv geschlechtgebundene erbliche Bluterkrankheit) / hémophilie *f*
18650 **hemophilia, A-, B-, C-** / Hämophilie A, B, C *f* (je nach Fehlen der Blutgerinnungsfaktoren) / hémophilie A, B, C *f*

18651 **hemophilia, inhibitor** / Hemmkörperhämophilie *f* (DEUTSCH: durch AK [Inhibitor der 1. Gerinnungsphase] verursachte hämophiloide hämorrhagische Diathese) / hémophilie par anticorps *f*

18652 **hemophilia, sporadic** / BERNUTH' Syndrom (Sporadische Form der Hämophilie A?) / hémophilie sporadique

18653 **hemophilus** / Haemophilus (Baktgatt. der Brucellaceae) / hémophilus *m*

18654 **hemophilus of conjunctivitis, hemolytic, of swine influenza** / Influenzabakterien *n* (Haemophilus coniunctivitidis, haemolyticus, suis) / hémophilus de conjonctivite, hémolytique, d'influenza porcine *m*

18655 **hemophilus, DUCREY's** / Streptobacterium ulceris mollis / bactérie d'ulcère chancreux *f*

18656 **hemophilus of influenza** / Haemophilus influencae / hémophilus d'influenza *m*

18657 **hemophilus, moniliform** / Streptothrix muris-ratti (Actinomyces muris-ratti: Erreger der Rattenbißkrankheit des Menschen) / streptobacille moniliforme *m*

18659 **hemophilus of pertussis** / Haemophilus pertussis (Keuchhustenerreger) / hémophilus de coqueluche *m*

18660 **hemophthalmos** / Haemalops *m* (ὤψ = Auge: Bluterguß ins Auge) / hémophtalmie *f*

18661 **hemoptysis** / Bluthusten *n* (alkalisch reagierendes hellrotes Blut) / sang, crachements de *m*

18662 **hemoptysis, vicarious** / Hämoptyse, menstruationsabhängige *f* / hémoptysie substitutive *f*

18663 **hemorrhage (bleeding)** / Blutung *f* / hémorragie *f* (saignement *m*)

18664 **hemorrhage ante, (intra), post partum** / Vor–Nachgeburtsblutungen *f* / hémorragie ante, (intra), post partum *f*

18665 **hemorrhage, arthropathic** / Syndrom, arthrohämorrhagisches (Arthropathien bei manchen hämorrhagischen Krankheiten) / hémorragie arthropathique

18666 **hemorrhage, capillary** / Kapillarblutung *f* / hémorragie capillaire *f*

18667 **hemorrhage, consecutive (delayed)** / Spätblutung *f* / hémorragie consécutive (en retard) *f*

18668 **hemorrhage by diabrosis, by rhexis** / Haemorrhagia per diabrosin, per rhexin / hémorragie par diabrose, par rupture *f*

18669 **hemorrhage, expulsive** / Blutung, expulsive *f* (hinter Netzhaut nach Starop.) / hémorragie expulsive *f*

18670 **hemorrhage, intraocular** / Blutung, intraokuläre *f* / hémorragie intraoculaire *f*

18671 **hemorrhage, neuropathic** / Komplementärblutung *f* (vikariierende bei Nervösen, z. B. spontan aus Nase) / hémorragie vicariante *f*

18672 **hemorrhage, parenchymatous** / Blutung, parenchymatöse *f* (aus kleinen Gefäßen einer Wunde) / hémorragie parenchymateuse *f*

18673 **hemorrhage, preclimacteric** / Blutung, präklimakterische *f* (hormonal bedingte unregelmäßige langdauernde) / hémorragie préclimatérique *f*

18674 **hemorrhage, traumatic, secondary** / Spontanblutung, Nachblutung *f* / hémorragie primaire, secondaire *f*

18675 **hemorrhage, unavoidable** / Blutung, unvermeidliche *f* (z. B. bei Placenta praevia od. Plazentaruptur) / hémorragie inévitable *f*

18676 **hemorrhag(en)ic** / hämorrhagisch (hämorrhagen) (Blutungen betreffend [verursachend]) / hémorragique (hémorragénique)

18677 **hemorrhagin, serpentine** / Schlangenhämorrhagin *n* (Otterngiftstoff) / hémorragine serpentine *f*

18678 **hemorrheological** / blutstrombezüglich / hémorrhéologique

18679 **hemorrhoids, external** / Hämorrhoiden, äußere *f* (Haematoma perianale) / hémorroïdes externes *f*

18680 **hemorrhoids, internal** / Hämorrhoiden, «innere» *f* (Corpus-cavernosum-recti-Hyperplasie) / hémorroïdes internes *f*

18681 **hemorrhoids, vesical** / Blasenhämorrhoiden *f* (Varizen der Harnblasenschleimhaut) / hémorroïdes de la vessie *f*

18682 **hemorrhoidal** / hämorrhoidal (αἱμορροέω = am Blutfluß leiden) / hémorroïdal

18683 **hemorrhoidectomy (-olysis)** / Hämorrhoidenentfernung (-verödung) *f* / hemorroïdectomie (-olyse) *f*

18684 **hemosensitins** / Hämosensitine *n* (Fremdantigene zum AK-Nachweis durch Hämagglutinationstests, z. B. COOMBS' Antiglobulintest) / hémosensitines *f*

18685 **hemosiderin** / Hämosiderin *n* (kolloidales Eisenoxyd) / hémosidérine *f*

18686 **hemosiderosis, essential pulmonary** / CEELEN-GELLERSTEDT' Syndrom (Idiopathische Lungenhämosiderose mit Lungenblutung und Anämie) / hémosidérose pulmonaire idiopathique

18687 **hemosites** / Hämositen *m* (Blutparasiten) / hématozoaires *m*

18688 **hemospasia** / Schröpfung, trockne *f* / hémospasie *f*

18689 **hemosporidia** / Hämosporidien *n* (2. Ordnung Sporozoen) / hémosporides *m*

18690 **hemostasis** / Hämostase *f* (Blutstockung) / hémostasie *f*

18691 **hemostatic (-styptic)** / blutstillend / hémostatique (-styptique)

18692 **hemotherapy** / Bluttherapie *f* / hémothérapie *f*

18693 **hemotoxins** / Hämotoxine *n* (der Bakterien bes. Streptokokken) / hémotoxines *f*

18694 **hemotoxylin** / Hämotoxylin *n* (wie alkalische [und neutrale] Anilinfarben zellkernaffin i. G. z. sauren zellplasmaffinen) / hémotoxyline *f*

18695 **HENDERSON-JONES syndrome** / REICHEL' Syndrom (Polytope Gelenkchondromatose) / ostéochondromatose articulaire

18696 **HENNEBERT's syndrome (I)** / HENNEBERT' Syndrom (I) (Fazialer Mißbildungskomplex) / syndrome de HENNEBERT

18697 **HENOCH's purpura** / HENOCH' Syndrom (Seltne maligne Purpuraform infolge Accelerinmangels) / purpura de HENOCH
18698 **heparin** / Heparin *n* (Anticoagulans aus N-Acetylglucosamin und Glucuronsäure) / héparine *f*
18699 **heparinoids** / Heparinoide *n* (Polymerisate) / héparinoïdes *m*
18700 **hepatalgia** / Hepatalgie *f* (nervöse Leberkolik) / hépatalgie *f*
18701 **hepatargy** / Hepatargie *f* (toxische Leberinsuffizienz) / hépatotoxémie *f*
18702 **hepatic duct stenosis** / MIRIZZI' Syndrom (Isolierte Ductus-hepaticus-Stenose) / dystonie du conduit hépatique
18703 **hepaticoduodenostomy** / Hepatikoduodenostomie *f* (Ductus-Duodenumanastomose) / hépaticoduodénostomie *f*
18704 **hepaticopancreatic, hepatocystic** / leberpankreasbezüglich, -gallenblasenbezüglich / hépaticopancréatique, -hépaticocystique
18705 **hepatico(s)tomy** / Hepatiko(s)tomie *f* (Eröffnung des Ductus hepaticus [künstliche Fistelbildung des Gallengangs]) / hépatico(s)tomie *f*
18706 **hepat(it)ic** / leberbezüglich (leberentzündlich) / hépat(it)ique
18707 **hepatitis, active juvenile** / Hepatitis, aktive juvenile *f* / hépatite juvénile active *f*
18708 **hepatitis, acute parenchymatous** / Hepatodystrophie *f* (akute gelbe Leberatrophie) / hépatite parenchymateuse aiguë *f*
18709 **hepatitis, chronic interstitial** / Hepatitis interstitialis chronica (Bindegewebewucherung und Parenchymuntergang) / hépatite interstitielle chronique *f*
18710 **hepatitis, gummatous** / Hepatitis gummosa (Leberknotenentwicklung) / hépatite gommeuse *f*
18711 **hepatitis, infectious** / BOTKIN' Syndrom (Auf Leberschädigung aufgepfropfte Virushepatitis) / hépatite épidémique à virus
18712 **hepatitis, inoculation** / Transfusionshepatitis (, [an]ikterische) *f* (nach Blutkonserven) / hépatite hématogène *f*
18713 **hepatitis, lipoid** / Hepatitis, lipoide *f* / hépatite lipoïde *f*
18714 **hepatitis, plasma cell** / Plasmazellhepatitis *f* / hépatite plasmacellulaire *f*
18715 **hepatitis, progressive hypergammaglobulinemic** / Hepatitis, progressive hypergammaglobulinämische *f* / hépatite hypergammaglobulinémiquc progressive *f*
18716 **hepatitis sine ictero** / Hepatitis, anikterische *f* / hépatite sans ictère *f*
18717 **hepatitis, suppurative** / Leberabszeß *m* (solitär od. multipel) / hépatite purulente *f*
18718 **hepatitis, syphilitic interstitial** / Leberzirrhose, syphilitische *f* / hépatite interstitielle luétique *f*
18719 **hepatization, gray, red, yellow** / Hepatisation, graue, rote, gelbe *f* (bei leukozytärem, hämorrhagischem, purulentem intraalveolärem Exsudat) / hépatisation grise, rouge, jaune *f*
18720 **hepatization of the lung** / Lungenverleberung *f* (bei entzündlicher Ausfüllung der Alveolen) / hépatisation du poumon *f*
18721 **hepatobiopsy, hepatectomy** / Leberbiopsie, -resektion *f* / hépatobiopsie, hépatectomie *f*
18722 **hepatocele, -rrhexis** / Leberbruch, -riß *m* / hépatocèle, -rrhexie *f*
18723 **hepatocellular** / hepatozellulär (Leberzellen betreffend) / hépatocellulaire
18724 **hepatocolic, -gastric, -renal** / leber-darm-, -magen-, -nierenbezüglich / hépatocolique, -gastrique, -rénal
18725 **hepatogenous** / leberursprünglich / hépatogène
18726 **hepatogram, smear** / Ausstrichhepatogramm *m* (zur mikrosk. Beurteilung bioptischen Materials) / hépatogramme en frottis *m*
18727 **hepato(lieno)graphy** / Hepato(lieno)graphie *f* (Rö-Darstellung von Leber [und Milz] durch i.v. Kontrastmittelinj.) / hépato(spléno)graphie *f*
18728 **hepatology** / Hepatologie *f* (Leberheilkunde) / hépatologie *f*
18729 **hepatomegaly** / Lebervergrößrung *f* / hépatomégalie *f*
18730 **hepatomegaly, polycoric** / DEBRÉ' Syndrom (Fett- und Glykogenspeicherung in der Leber und Muskelhypotonie) / hépatomégalie polycorique
18731 **hepaton** / Hepaton *n* (RÖSSLE: funktionelle Gewebseinheit der Leber) / hépaton *m*
18732 **hepatopathy** / Leberleiden *n* / hépatopathie *f*
18733 **hepatopexy** / Hepatopexie *f* (Befestigung der Wanderleber) / hépatorraphie *f*
18734 **hepatophyma** / Leber, geschwollene *f* / hépatophyme *m*
18735 **hepatosis** / Hepatose *f* (Leberparenchymdegeneration) / hépatose *f*
18736 **hepatosplenomegaly** / Hepatosplenomegalie *f* (bei hepatolienalen Krankheiten) / hépatosplénomégalie *f*
18737 **hepatotoxic** / leberschädigend (wirken 150 g/d Alkohol = $\sim ^1/_2$ l Spirituosen od. 2 l Wein od. 5 l Bier) / hépatotoxique
18738 **heptaploid, hexaploid** / heptaploid, hexaploid (mit 7, 6 Chromosomensätzen) / heptaploïde, hexaploïde
18739 **herb (weed)** / (Un)kraut *n* / herbe (, mauvaise) *f*
18740 **herbalistics** / Herbalistik *f* ([Lehre von und] Umgang mit Kräutern) / herbalistique *f*
18741 **here(di)tability** / Vererbbarkeit *f* / héré(di)tabilité *f*
18742 **hereditary** / erblich / héréditaire
18743 **hereditary episodic adynamia syndrome** / GAMSTORP' Syndrom (Anfallweise schlaffe Lähmungen bei Hyperkaliämie) / adynamie épisodique héréditaire de (Ingrid) GAMSTORP
18744 **hereditary extremity malformations syndrome** / NIEVERGELT' Syndrom (Seltne erbliche Mißbildungen des Gliedmaßenskelets) / syndrome de NIEVERGELT
18745 **heredity** / Vererbung *f* / hérédité *f*

18746 **heredity, cryptomerous, polymerous** / Vererbung, kryptomere, polymere *f* (Merkmalabhängigkeit von unbekanntem Genpaar, von mehreren Genpaaren) / hérédité cryptomère, polymère *f*

18747 **heredity, of (dis)similar** / erb(un)gleich / hérédité (non)identique, d'

18748 **heredity, plasmatic** / Vererbung, plasmatische *f* (durch Plastiden) / hérédité plasm(at)ique *f*

18749 **heredity, potentiated** / Vererbung, potenzierte *f* (durch Blutsverwandtenehen) / hérédité potentialisée (activée) *f*

18750 **heredity, result of** / Erbfolge *f* / hérédité, conséquence de l' *f*

18751 **heredobiology** / Erbbiologie *f* / hérédobiologie *f*

18752 **heredodegeneration** / Entartung, erbliche *f* / hérédodégénérescence *f*

18753 **heredofamilial** / familienerblich / hérédofamilial

18754 **heredo-immunity** / Erbimmunität *f* / immunité héréditaire *f*

18755 **heredopathy** / Erbleiden *n* / hérédopathie *f*

18756 **heredopathy, polyneuritiform atactic** / REFSUM' Syndrom (Seltne familiär erbliche Ataxie) / hérédo-ataxie héméralopique polynévritiforme

18757 **hermaphroditic (androgynoid)** / zwiegeschlechtig (scheinbar androgyn) / hermaphrodit(iqu)e (androgynoïde)

18758 **hermaphroditism** / Hermaphroditismus *m* (Versehensein mit mehr od. weniger ausgebildeten Merkmalen beider Geschlechter) / hermaphroditisme *m*

18759 **hermaphroditism, true** / Hermaphroditismus verus (Vorhandensein männl. und weibl. Keimdrüsen) / hermaphroditisme vrai *m*

18760 **hernia** / Hernie *f* (Eingeweidebruch) / hernie *f*

18761 **hernia, acquired, congenital inguinal** / Leistenbruch, erworbener, angeborener *m* / hernie inguinale acquise, congénitale *f*

18762 **hernia of the cerebrum, occipital, sagittal** / Hernia cerebri occipitalis, sagittalis (Enzephalozele) / hernie occipitale, sagittale du cerveau *f*

18763 **hernia, cicatricial** / Narbenhernie *f* / hernie cicatricielle *f*

18764 **hernia, crural** / Merozele *f* (μηρός = Schenkel) / hernie fémorale *f*

18765 **hernia, epigastric, hypogastric, supravesical** / Herniae lineae albae / hernie épigastrique, hypogastrique, susvésicale *f*

18766 **hernia, external (lateral) inguinal** / Leistenbruch, äußerer *m* / hernie inguinale indirecte (oblique) *f*

18767 **hernia, false** / Hernia spuria (Eingeweideheraustritt ohne Bauchfell) / hernie fausse *f*

18768 **hernia of the heart** / Hernia cordis (Ektokardie) / hernie du cœur *f*

18769 **hernia, hiatus** / Hiatushernie *f* (Durchtritt von Magenteilen aus Bauch- in Brusthöhle) / hernie de l'hiatus *f*

18770 **hernia incarceration** / Brucheinklemmung *f* / étranglement herniaire *m*

18771 **hernia, internal inguinal** / Hernia inguinalis medialis (innerer Leistenbruch) / hernie inguinale directe *f*

18772 **hernia, interstitial** / Hernie, interstitielle *f* (im Leistenkanal) / hernie interstitielle *f*

18773 **hernia, ischiadic** / Hüftausschnittbruch *m* / hernie ischiatique *f*

18774 **hernia, labial** / Hernia labialis (Schamlippe) / hernie labiale *f*

18775 **hernia, (lateral) ventral** / Bauchbruch (, seitlicher) *m* / hernie abdominale (latérale) *f*

18776 **hernia, lumbar** / Lendenbruch *m* / hernie lombaire *f*

18777 **hernia, mediastinal, (retro)peritoneal** / Mittelfell-, Bauchfellbruch *m* / hernie médiastinale, (rétro)périnéale *f*

18778 **hernia, muscle** / Muskelbruch, echter *m* (Faszienruptur) / myocèle *f*

18779 **hernia, obturator** / Hernia obturatoria (obturare = verstopfen: seltner Gefäßlückenbruch) / hernie obturatrice *f*

18780 **hernia, par(a)umbilical** / Hernie par(a)umbilicalis / hernie par(a)ombilicale *f*

18781 **hernia, postoperative, traumatic** / Hernia postoperativa, traumatica / hernie postopératoire, traumatique *f*

18782 **hernia, sliding** / Gleitbruch *m* (sich vergrößernder und weitere Eingeweide einbeziehender Bruch) / hernie glissante *f*

18783 **hernia of the umbilical funicle** / Nabelschnurbruch *m* / hernie du funicule ombilical *m*

18784 **hernia, (un)retractable** / Bruch, (ir)reponibler *m* / hernie (ir)réductible *f*

18785 **hernial (herniation)** / bruchbezüglich (Bruchbildung *f*) / herniaire (herniation *f*)

18787 **hernio-enterotomy** / Herni(o)enterotomie *f* (Bruchschnitt + Darmschnitt) / hernientérotomie *f*

18788 **hernioplasty** / Bruchversorgung, operative *f* / hernioplastie *f*

18789 **herniopuncture** / Bruchpunktion *f* / hernie, ponction d'une *f*

18790 **herniorrhapy** / Bruchnaht *f* / hernie, suture de *f*

18791 **herniotomy (, external, internal)** / Bruchoperation *f* (Bruchschnitt ohne, mit Bauchfelleröffnung) / cœliotomie (externe, interne) *f*

18792 **heroinism** / Heroinsucht *f* / héroïnomanie *f*

18793 **herpangina** / Herpangina *f* (Infektionskrankheit durch Coxsackie-Virus) / herpangine *f*

18794 **herpes, anal, labial, (pro)genital** / Herpes analis, labialis, (pro)genitalis / herpès anal, labial, (pro)génital *m*

18795 **herpes, buccal, corneal, facial, nasal** / Herpes buccalis, corneae, facialis, nasalis / herpès buccal, cornéen, facial, nasal *m*

18796 **herpes, desquamative** / Tinea imbricata (Schuppenringwurm durch Trichophyton concentricum) / tokélau *m*

18797 **herpes, febrile** / Herpes febrilis (z.B. bei Meningitis epidemica) / herpès fébrile *m*

18798 **herpes, gangrenous** / Hautgangrän, neurotische *f* / urticaire gangreneuse *f*

18799 **herpes, gestational** / Herpes gestationis (Schwangerschaftsbläschen) / herpès de gestation *m*
18800 **herpes, (menstrual) relapsing** / Herpes recidivans (menstrualis) / herpès récidivant (menstruel) *m*
18801 **herpes, simple** / Herpes simplex (Reizbläschengruppen durch Herpes-Virus) / herpès simple *m*
18802 **herpes, traumatic** / Herpes traumaticus / herpès traumatique *m*
18803 **herpes zoster; (shingles)** / (Herpes) zoster (Gürtelrose: Bläschengruppen in Nervenversorgungsgebiet) / zona *m*
18804 **herpes zoster, gangrenous, generalized** / Zoster gangraenosus, generalisatus / zona gangreneux, généralisé *m*
18805 **herpes zoster, hemorrhagic, intercostal** / Zoster haemorrhagicus, intercostalis / zona hémorragique, intercostal *m*
18806 **herpes zoster, ophthalmic, otic** / Zoster ophthalmicus, oticus / zona ophtalmique, otique *m*
18807 **herpetiform** / herpesartig / herpétiforme
18808 **Hertoghe's sign** / Hertoghe' Symptom (Augenbrauendystrophie) / signe de sourcil
18809 **hesitancy** / Unschlüssigkeit *f* / hésitation *f*
18810 **hesitate** / häsitieren (stocken[d sprechen]) / hésiter
18811 **hetero (allo)** / hetero (allo) ([ganz] anders) / hétéro (allo)
18812 **hetero-agglutinins** / Heter(o)agglutinine *n* (Fremdantikörperart) / hétér(o-)agglutinines *f*
18813 **hetero-antibodies** / Heter(o)antikörper *m* (gegen artfremde Antigene) / hétér(o-)anticorps *m*
18814 **heteroblastic, -cellular** / fremdzellig / hétéroblastique, -cellulaire
18815 **heterochromatin** / Heterochromatin *n* (~1μ großes Gebilde wahrscheinlich X-chromosomalen Ursprungs in weibl. Zellkernen) / hétérochromatine *f*
18816 **heterochromatization, increased** / Heterochromatisierung, gesteigerte *f* (kann zur Kanzerogenese führen) / hétérochromatisation augmentée *f*
18817 **heterochromic cyclitis syndrome** / Fuchs' Syndrom (III) (Verschiedenfarbigkeit der Iriden bei chron. Cyclitis) / syndrome de cyclite hétérochromique
18818 **(hetero)chromocenter** / (Hetero)chromozentrum *n* ([Hetero]chromatinmasse) / (hétéro)chromocentre *m*
18819 **heterochromous** / verschiedenfarbig / hétérochrome
18820 **heterochronous** / heterochron (zur Unzeit auftretend) / hétérochrone
18821 **heterochrony** / Heterochronie *f* (zeitliche Heterogenese) / hétérochronie *f*
18822 **heterochylia** / Heterochylie *f* (wechselndes Magensaft-p_H) / hétérochylie *f*
18824 **heterocyclic** / heterozyklisch (sind chem. Verbindungen, deren Moleküle Sechsringe bilden, die nicht nur aus C-Atomen bestehen) / hétérocyclique
18825 **heterodontia, homodontia** / Heterodontie, Homodontie *f* (Gestaltverschiedenheit, -gleichheit der Zähne) / hétérodontie, homodontie *f*
18826 **heterodystrophia** / Heterodystrophie *f* (der Säuglinge bei Übergang zu artfremder Ernährung) / hétérodystrophie *f*
18827 **heterogametic** / heterogametisch (geschlechtschromosomenungleich) / hétérogamétique
18828 **heterogenesis** / Heterogenese *f* (Virchow: heterogene [Gewebs]entwicklung) / hétérogenèse *f*
18829 **heterogen(et)ic** / heterogen (verschieden [entwickelt]) / hétérogène (hétérogénétique)
18830 **heterogony** / Heterogonie *f* (Entwicklung über verschiedene Arten von [geschlechtlicher] Fortpflanzung) / hétérogonie *f*
18831 **heterokinesis, pre-, post-** / Geschlechtchromosomenbewegung, meiotische *f* / hétérocinésie, pré-, post- *f*
18832 **heterolateral** / anderseits / hétérolatéral
18833 **heterologous, homologous** / abweichend, übereinstimmend / hétérologue, homologue
18834 **heterolysis** / Heterolyse *f* (durch Heterolysin: andres Gewebe auflösendes Gewebeferment) / hétérolyse *f*
18835 **heteromer** / heteromer (teilverschieden zusammengesetzt) / hétéromère
18836 **heterometry** / Heterometrie *f* (mengenmäßige Heterogenese) / hétérométrie *f*
18837 **heteromorphopsia** / Heteromorphopsie *f* (Wahrnehmungsstörung mit verzerrtem Sehen) / hétéromorphopsie *f*
18838 **heteromorphosis** / Heteromorphose *f* (Ersetzung verlorenen Gewebes durch andersartiges) / hétéromorphose *f*
18839 **heteronomous, homonomous** / ungleichwertig, gleichwertig / hétéronome, homonome
18840 **heteronymous, homonymous** / anderslautend, gleichlautend / hétéronyme, homonyme
18841 **heteropagus** / Heteropagus *m* (πήγνυμι = befestigen: Zwillingsmißbildung) / hétéro(di)dyme *m*
18842 **heteropathic** / heteropathisch (mit anomaler Reizbeantwortung) / hétéropathique
18843 **heterophany** / Heterophanie *f* (Manifestationsverschiedenheit) / hétérophanie *f*
18844 **heterophemia (, literal, verbal)** / Paraphasie *f* (kortikal bedingte Buchstaben- bzw. Wörterverwechslung) / allophasie (verbale, littérale) *f*
18845 **heterophony** / Stimmänderung *f* / hétérophonie *f*
18846 **heterophoria (, accommodative, essential)** / Heterophorie *f* (latentes Schielen zwecks Akkommodation, infolge Augenmuskelgleichgewichtsstörung) / hétérophorie (accommodative, essentielle) *f*
18847 **heterophoric** / heterophorisch (latent schielend) / hétérophorique
18848 **heteroplasia** / Heteroplasie *f* (Entwicklung einer Gewebsart auf dem Boden einer andern) / alloplasie *f*
18849 **heteroplastic** / heteroplastisch (ist artfremdes Gewebe) / hétéroplastique

18850 **heteroplasty** / Heteroplastik *f* (Heterotransplantat: artfremdes Ersatzgewebe) / hétéroplastie *f*
18851 **heteropolar, homo-** / anderspolig, gleich- / hétéropolaire, homo-
18852 **heterosexual, -erotic** / heterosexuell, -erotisch (leiblich, seelisch dem andren Geschlecht zugeneigt) / hétérosexuel, -érotique
18853 **heterosuggestion** / Heterosuggestion *f* (Fremdbeeinflussung) / hétérosuggestion *f*
18854 **heterotaxia** / Heterotaxis *f* (Organlageumkehrung, z. B. Dextrokardie) / hétérotaxie *f*
18855 **heterotonia** / Heterotonie *f* (Blutdruckschwankungen bei nichtfixiertem Hypertonus) / hétérotonie *f*
18856 **heterotonic, homotonic** / heterotonisch, homotonisch (von verschiedenem, gleichem Tonus) / hétérotonique, homotonique
18857 **heterotopic, homotopic** / heterotop, homotop (an anderm, an seinem Ort auftretend) / hétérotopique, homotopique
18858 **heterotopy** / Heterotopie *f* (örtliche Heterogenese) / hétérotopie *f*
18859 **heterotoxin** / Heterotoxin *n* (körperfremdes Gift) / hétérotoxine *f*
18860 **heterotrophia** / Heterotrophie *f* («Fremdernährung» der Tiere mit org. Stoffen) / hétérotrophie *f*
18861 **heterotrophic, homotrophic** / heterotrophisch, homotrophisch (anders, gleich ernährt) / hétérotrophique, homotrophique
18862 **heteroxenous, monoxenous** / heteroxen, monoxen (ξένος = Freund: mehrere Wirte, einen Wirt brauchend[e Parasiten]) / hétéroxène, monoxène
18863 **heterozyg(ot)ous** / heterozygot (verschiedenanlagig, mischerbig: mit verschiedenen Allelen eines Genpaars) / hétérozygote
18864 **heterozygoty, homozygoty** / Heterozygotie, Homozygotie *f* (Ergebnis der Vereinigung zweier Keimzellen mit ungleichen, gleichen Erbfaktoren) / hétérozygotie, homozygotie *f*
18865 **Hexapoda** / Hexapoden *n* (Insekten: Tracheentiere mit 6 Beinen am Thorax) / hexapodes *m*
18866 **hexatomic** / sechsatomig (mit 6 einwertigen Atomen) / hexatomique
18867 **hexavalent** / sechswertig (mit Äquivalentgewicht von 6 einwertigen Atomen) / hexavalent
18868 **hexites** / Hexite *n* (6wertige Alkohole) / hexites *m*
18869 **hexoses** / Hexosen *f* (Zucker mit 6 C-Atomen: D-Glucose, Galaktose, Mannose) / hexoses *m*
18870 **hexosidases** / Hexosidasen *f* (Lactase, Maltase, Saccharase) / hexosidases *f*
18871 **hiant (hiation)** / Gähnen *n* (hiascere = sich spalten) / bâillement (le fait de bâiller) *m*
18872 **hiatus** / Hiatus (hiare = klaffen: Lücke *f*) / hiatus *m*
18873 **hiatus, aortic** / Hiatus aorticus (im Zwerchfell für absteigende Aorta) / hiatus aortique
18874 **hiatus, esophageal** / Hiatus oesophageus (im Zwerchfell für Durchtritt der Speiseröhre) / hiatus œsophagien
18875 **hiatus of the facial canal** / Hiatus canalis facialis / hiatus du canal facial
18876 **hiatus hernia syndrome** / v.BERGMANN' Syndrom (Kardi[o-]ösophag[e]aler Symptomenkomplex bei Hiatushernien des Zwerchfells) / syndrome épiphrénique
18877 **hiatus, leukemic** / Hiatus leucaemicus (fehlende Übergänge von jugendlichen zu reifen Formen) / hiatus leucémique *m*
18878 **hiatus, maxillary** / Hiatus maxillaris (in der innern Fläche des Oberkieferbeins, Mündung der Oberkieferhöhle) / hiatus maxillaire
18879 **hiatus, sacral** / Hiatus sacralis (Zugang zum Kreuzbeinwirbelkanal zwischen unterstem Dornfortsatz und Kreuzbeinhörnern) / hiatus sacré
18880 **hiatus, saphenous** / Hiatus saphenus (Lücke des Oberschenkelrings mit V. saphena) / hiatus saphène
18881 **hiatus, scientific** / Hiatus scientificus (BOCK: lückenhaftes med. Wissen) / hiatus scientifique *m*
18882 **hiatus, semilunar (ethmoidal)** / Hiatus semilunaris (ethmoidalis) (zwischen Bulla ethmoidalis und Processus uncinatus des Siebbeins) / hiatus semilunaire (ethmoïdal)
18883 **hiatus, tendinous (adductor)** / Hiatus tendineus (adductorius) (im M. adductor magnus für die Oberschenkelgefäße) / hiatus tendineux (adducteur)
18884 **hibernal** / hiemalis (winters, winterlich) / hiémal
18885 **hibernate** / überwintern / hiberner
18886 **hibernation** / Hibernation *f* (z.B. durch Winterschlaf) / hibernation *f*
18887 **hibernation, artificial** / Winterschlaf, künstlicher *m* (Narkose durch Ganglienblocker und Eispackungen zur Stoffwechseldämpfung) / hibernation artificielle *f*
18888 **hiccup** / Singultus *m* (singultare = schluchzen: unwillkürliches schnelles Zusammenziehen des Zwerchfells) / hoquet *m*
18889 **hidradenoma** / Schweißdrüsengeschwulst *f* / spiradénome *m*
18890 **hidroa, estival, vacciniform** / Hidroa aestivalis, vacciniformis (Schwitzbläschen, Lichtpocken) / sudamina estival, vacciniforme *m*
18891 **hidrocysts** / Hidrozysten *f* (zystisch erweiterte Schweißdrüsen) / hidrocystes *m*
18892 **hidropoiesis** / Schweißproduktion *f* / hidropoïèse *f*
18893 **hidr(os)adenitis (, profound)** / Hidro(s)adenitis (profunda) (Schweißdrüsenentzündung [-furunkel]) / hidradénite (profonde) *f*
18894 **hidrosecretion** / Schweißsekretion *f* (vegetative Sympathikusfunktion) / hidrosécrétion *f*
18895 **hieromania** / Hieromanie *f* (ἱερός = heilig: religiöser Wahn[sinn]) / hiéromanie *f*
18896 **hierophobia** / Hierophobie *f* (religiöse [Ehr]furcht) / hiérophobie *f*
18897 **high** / hoch / haut
18898 **high molecular** / hochpolymer / haut moléculaire
18899 **hilar** / hilusbezüglich / hilaire

18900 **hilitis** / Hilitis *f* (Hilusdrüsenentzündung) / hilite *f*
18901 **hilus** / Hilus (hilum = [Bohnen]delle *f*) / hile *m*
18902 **hilus of the dentate nucleus** / Hilus nuclei dentati / hile du noyau denté
18903 **hilus, frozen** / Frozen hilus (engl. frozen = eingefroren: mit Tumormassen durchsetzter [Lungen]hilus) / hile gélé *m*
18904 **hilus (of the lymphatic node)** / Hilus (nodi lymphatici) / hile du nœud lymphatique
18905 **hilus of the lung** / Hilus pulmonis / hile du poumon
18906 **hilus of the olivary nucleus** / Hilus nuclei olivaris / hile du noyau olivaire
18907 **hilus of the ovary** / Hilus ovarii / hile de l'ovaire
18908 **hilus, renal (and suprarenal)** / Hilus renalis (et suprarenalis) (Nieren- und Nebennierendelle) / hile rénal (et surrénal)
18909 **hilus of the spleen** / Hilus lienis / hile de la rate
18910 **hind (hint)** / hinten (Hinweis *m*) / arrière, en; (renvoi *m*)
18911 **hip** / Coxa (Hüfte) / hanche
18912 **hip, snapping** / Hüfte, schnellende *f* (bei echter Subluxation) / hanche à ressort *f*
18913 **hipped, broad-, narrow-** / breit-, schmalhüftig / hanche, large, étroit de
18914 **hippies** / Hippies *m* (hip = gewitzt: passive Antikonformisten) / hippies *m*
18915 **hippocamp; foot of the hippocamp** / Hippocampus; Pes hippocampi (griech. Fabeltier: Wulst im Seitenventrikelunterhorn des Endhirns) / hippocampe; pied de l'hippocampe
18916 **Hippocrates** / Hippokrates (griech. Arzt 460–377, Begründer der abendländischen Medizin) / Hippocrate
18917 **hippuria** / Hippurie *f* (Hippursäureausscheidung) / hippurie *f*
18918 **hippuricase** / Hippurase *f* (spaltet Hippursäure in Glykokoll und Benzolsäure) / histozyme *m*
18919 **hippus, pupillary** / Pupillenunruhe *f* (norm. Schwanken zwischen Weite und Enge) / athétose pupillaire *f*
18920 **hippus, respiratory** / Iriszittern, respiratorisches *n* (weite Pupillen bei Ein-, enge bei Ausatmen) / athétose respiratoire *f*
18921 **hirci** / Hirci (hircus = Ziegenbock: Haare der Achselgrube) / poils axillaires
18922 **hircism** / Achselschweißgeruch *m* / hircisme *m*
18923 **hirsuties** / Hirsuties *f* (angeborene starke Behaarung) / hirsutie *f*
18924 **hirsutism** / Hirsutismus *m* (übermäßige [Gesichts]behaarung bei NNR-Überfunktion) / hirsutisme *m*
18925 **hirudin** / Hirudin *n* (des Blutegelspeichels verhindert Blutgerinnung) / hirudine *f*
18926 **Hirudinea** / Hirudinea (Ordnung Anelida) / hirudinées *m*
18927 **Hirudo** / Hirudo (Gattung Hirudineen) / hirudo *m*
18928 **hirudo, medicinal** / Hirudo medicinalis (Heilblutegel *m*) / sangsue médicinale *f*
18929 **histaminase** / Diamin(o)oxydase *f* (bewirkt NH_3-Abspaltung aus Diaminen) / diamino-oxydase *f*
18930 **histamine** / Histamin *n* (lokale Durchblutung regulierendes «Hormon» der Säugetiergewebe) / histamine *f*
18931 **histidase** / Histidase *f* (aus Histidin Ammoniak abspaltendes Ferment) / histidase *f*
18932 **histidine** / Histidin *n* (α-Amino-β-imidazolylpropionsäure; RNS-Triplets: AUC, ACC) / histidine *f*
18933 **histiocytes** / Histiozyten *m* (aus RES stammende Bindegewebezellen, z.B. Monozyten) / histiocytes *m*
18934 **histiocytomatosis** / Histiozytomatose *f* (RES-Zellwucherung) / histiocytomatose *f*
18935 **hist(i)ocytosis, lipoid** / NIEMANN-PICK' Syndrom (Frühkindliche generalisierte Phosphatidspeicherkrankheit) / hist(i)ocytose lipoïdique essentielle
18936 **histioid** / Histioid (*n*) (gewebeähnlich[e Geschwulst aus Bindegewebe]) / histioïde (*m*)
18937 **histion** / Histion *n* (weiches [aktives] Bindegewebe als zellulär-humoral-autonomes Regelsystem für spezif. Organzelle, primär im embr. Mesenchym, in das sekundär Blut-, Lymph-, Nerven«kapillaren» einwachsen [LETTERER/PISCHINGER]) / histion *m*
18938 **histochemistry** / Histochemie *f* (Wissenschaft von den Strukturelementen der Gewebe und ihren Umwandlungen) / histochimie *f*
18939 **histocompatible, histogenic** / gewebeverträglich, gewebeursprünglich / histocompatible, histogène
18940 **histogenesis** / Gewebsentstehung *f* / histogenèse *f*
18941 **histohemins** / Cytochrome *n* (a, b, c: Katalysatoren der Zellatmung) / histochromes *m*
18942 **histological** / histologisch (Gewebe[kunde] betreffend) / histologique
18943 **histology, vital** / Vitalhistologie *f* (Lebendgewebeforschung) / histologie vitale *f*
18944 **histolysis** / Histolyse *f* (Auflösung von Gewebe) / histolyse *f*
18945 **histomorphology** / Gewebemorphologie *f* / morphologie histologique *f*
18946 **histones** / Histone *n* (mit Nucleinsäuren verknüpfte, die Genaktivität [Zelldifferenzierung] modifizierende Proteine in Zellkernen) / histones *f*
18947 **histone-RNA** / Histon-RNS *f* (Histonmoleküle steuernde RNS) / histone-ARN *m*
18948 **histo(patho)logy** / Histo(patho)logie *f* (Lehre von den [krankhaft veränderten] Geweben) / histo(patho)logie *f*
18949 **histophotometry** / Histophotometrie *f* (im monochromatischen Licht) / histophotométrie *f*
18950 **histophysiology** / Gewebephysiologie *f* / histophysiologie *f*
18951 **histoplasma, capsulate** / Histoplasma capsulatum (Erreger der Histoplasmose) / histoplasme capsulé *m*

18952 **histoplasmosis** / Histoplasmose *f* (generalisierte Retikuloendotheliose durch Histoplasma capsulatum) / histoplasmose *f*
18953 **histo(radio)graphy** / Histo(radio)graphie *f* (Gewebebeschreibung [Rö-Aufnahme von Gewebeschnitten]) / histo(radio)graphie *f*
18953a **historiography** / Geschichtsschreibung *f* (Beschreibung der [technischen] Naturbewältigung durch den [Massen]geist) / historiographie *f*
18954 **history** / (Vor)geschichte *f* / histoire *f*
18954a **history of civilization** / Kulturgeschichte *f* (Geschichte von den Bewältigungen [Vergewaltigungen] der menschenfeindlichen [-freundlichen] Natur, z.B. Wasserkraftnutzung [Grundwasserverschmutzung]) / histoire de la civilisation *f*
18955 **history of development, of evolution, of genesis** / «Entwicklungsgeschichte» *f* (z.B. eines Tumors, einer Art, eines Embryos) / histoire du développement, de l'évolution, de la genèse *f*
18956 **history, family medical** / Familienanamnese *f* / histoire médicale familiale *f*
18956a **history (of man), natural** / (Menschen)-naturgeschichte *f* (Geschichte der [Menschen]natur, ihrer Entwicklung [ihres Werdens] und ihres Verhaltens [ihres Seins]) / histoire naturelle (de l'homme) *f*
18957 **history, natural** / Naturgeschichte *f* (botan., geol., zool.) / histoire naturelle *f*
18957a **history, political** / Politikgeschichte *f* (Machtgeschichte: Geschichte von dem, was Menschen einander angetan haben [SCHEIDT]) / histoire politique *f*
18958 **histosite** / Gewebeparasit *m* / histosite *m*
18959 **histospectrophotometry** / Histospektrophotometrie *f* (im ultravioletten und infraroten Licht) / histospectrophotométrie *f*
18960 **histotome** / Histotom *n* (Gewebeschnittmesser) / histotome *m*
18961 **histotrop(h)ic** / gewebewendig (histotroph[isch] = Gewebe ernährend) / histotrop(hiqu)e
18962 **hoard** / horten / stocker
18963 **hoarsness** / Raucedo *f* (Heiserkeit) / enrouement *m*
18964 **HOFFA-KASTERT syndrome** / HOFFA-KASTERT' Syndrom (Lipomatöse Entartung des Corpus adiposum infrapatellare) / syndrome de HOFFA-KASTERT
18966 **HOFFMANN-ZURHELLE syndrome** / HOFFMANN-ZURHELLE' Syndrom (Hautentwicklungsstörung mit Anhäufung gruppierter Naevi) / syndrome de HOFFMANN-ZURHELLE
18967 **hold(er)** / fassen (Halter *m*) / tenir (porte *m*, pince *f*)
18968 **holder, caustic** / Ätzstifthalter *m* / porte-caustique *m*
18969 **holder, tampon** / Watteträger *m* / porte-coton *m*
18970 **holiday** / Feiertag *m* / jour férié *m*
18971 **holism** / Holismus *m* (Ganzheitslehre: physik. Gesetze sind nur Spezialfälle umfassenderer [psycho]biologischer [SMUTS]) / holisme *m*
18972 **holistic**/holistisch (ganzheitlich)/holistique
18973 **hollow** / hohl / creux
18974 **hollow-cheeked** / hohlwangig / creuses, qui a les joues
18975 **hollow-chested** / hohlbrüstig / creuse, qui a la poitrine
18976 **hollow-eyed** / hohläugig / creux, qui a les yeux
18977 **holmium (Ho 67 164,94)** / Holmium (Holmium *n*) / holmium *m*
18978 **holo-, meso-, protosystolic** / holo-, meso-, protosystolisch (am Ende, in der Mitte, am Anfang der Systole) / holo-, méso-, protosystolique
18979 **holoblastic** / holoblastisch (total gefurcht) / holoblastique
18980 **holoblasto(mato)sis** / Holoblastose *f* (z.B. zirrhotische Leber durchsetzendes Blastom) / holoblastose *f*
18981 **holocrine, merocrine** / holokrin, merokrin (heißen Drüsen, deren Zellen ganz, teilweise sezerniert werden) / holocrine, mérocrine
18982 **holodiastolic** / holodiastolisch (die ganze Diastole betreffend) / holodiastolique
18983 **holoenzyme** / Holoferment *n* (Apoferment + Coferment) / holoenzyme *m*
18984 **hologram** / Hologramm *n* (dreidimensionale Photographie mit Hilfe von Laser-Strahlen) / hologramme *m*
18985 **holomorphosis** / Holomorphose *f* (Ganzgestaltung aus Teilen, z.B. bei Pflanzen aus Wurzel-, bei Tieren aus Schwanzteilen)/ holomorphose *f*
18986 **holorachischisis** / Spina bifida totalis (Wirbelspalte mit Markvorliegen) / fente vertébrale totale *f*
18987 **holosystolic** / holosystolisch (liegen strukturell-funktionelle Systolica) / holosystolique
18988 **holotopic** / holotopisch (ist Lage eines Organs zum ganzen Körper) / holotopique
18989 **Holotricha** / Holotrichen *n* (Ordnung Ziliophoren) / holotriches *m*
18990 **home** / Heim *n* / home *m*
18991 **homeomorphous** / größenähnlich (stereo-röntg.) / homéomorphe
18992 **homeonymous** / ähnlichlautend / homéonyme
18993 **homeopathy** / Homöopathie *f* (Similia similibus curare, z.B. Hitze mit Wärme) / homœopathie *f*
18994 **homeoplasia** / Homöoplasie *f* (normale Gewebe[neu]bildung) / homéoplasie *f*
18995 **hom(e)oplastic** / hom(ö)oplastisch (ist artgleiches Gewebe) / hom(é)oplastique
18996 **homeoplasty** / Homöoplastik *f* (Homöotransplantat: artgleiches Ersatzgewebe) / homéoplastie *f*
18997 **homeostasis** / Homöostasis *f* (CANNON: Gleichgewicht der Körper[säfte]funktion, wird von NNR gesteuert) / homœostasie *f*
18998 **homeotherapeutics** / Homoeotherapeutica *n* ([Behandlung mit] Verdünnungen [Potenzen, Dynamisationen] pflanzlicher, tierischer und mineralischer Arzneistoffe) / homéothérapeutique *f*

18999 **homeothermal** / gleichwarm (badewarm) / homœothermal
19000 **hom(e)otransplantation** / Hom(oi)otransplantation *f* (arteigne) / hom(œ)otransplantation *f*
19001 **homicidal** / mörderisch / homicide
19002 **hominal** / menschlich (biol.) / hominal
19003 **homo (iso)** / homo (iso) ([ganz] gleich) / homo (iso)
19004 **homocentric, -cyclic** / homozentrisch, -zyklisch (mit gleichem Zentrum, gleichem Zyklus) / homocentrique, -cyclique
19005 **homochronous** / homochron (im gleichen Alter auftretend) / homochrone
19006 **homocystein** / Homocystein *n* (α-Amino-γ-thiobuttersäure) / homocystéine *f*
19007 **homocysteinemia** / Homocysteinämie *f* (bei Cystathioninsynthetasereduzierung in Leber) / homocystéinémie *f*
19008 **homocysteinuria** / Homocysteinurie *f* (infolge ausbleibender Cysteinoxydation; mit Augenanomalien kombiniert [Presley]) / homocystéinurie *f*
19009 **homogametic** / homogametisch (geschlechtchromosomengleich) / homogamétique
19010 **homogenesis** / Homogenese *f* (homogene [Gewebs]entwicklung) / homogénésie *f*
19011 **homogenization** / Homogenisierung *f* (innige Vermischung) / homogénéisation *f*
19012 **homogenize(r)** / homogenisieren (Homogenisator *m*) / homogéniser (homogénisateur *m*)
19014 **homogenous, -morphous** / gleichartig, -gestaltig / homogène, -morphe
19015 **homolateral** / gleichseitig / homolatéral
19016 **homopolymers** / Homopolymere *n* (aus einer Aminosäure, bewirken immunologische Toleranz) / homopolymères *m*
19017 **homosexual, -erotic** / homosexuell, -erotisch (leiblich, seelisch mit dem gleichen Geschlecht empfindend) / homosexuel, -érotique
19018 **homosexuality** / Homosexualität *f* (Geschlechtsverkehr mit gleichgeschlechtigen Individuen, kann situationsgerecht sein und ohne Arzt nicht vom Richter allein beurteilt werden [Giese]) / homosexualité *f*
19019 **homotoxicoses** / Homotoxikosen *f* (Krankheiten durch Homotoxine) / homotoxicoses *f*
19020 **homotropic (heterotropic)** / homotrop (heterotrop) ([nicht] in gleicher Richtung) / homotrope (hétérotrope)
19021 **homozyg(ot)ous** / homozygot (gleichanlagig, reinerbig: mit gleichen Allelen eines Genpaars) / homozygote
19022 **honey** / Honig *m* (zusammen mit Weißbrot bes. kariogenes Gemisch aus Mono-, Di-, Trisacchariden) / miel *m*
19023 **honorary** / ehrenamtlich / honoraire
19024 **hook** / Haken *m* / crampon *m*
19025 **hook, birth** / Schenkelhaken *m* (Küstner) / crampon à coccyx *m*
19026 **hook, saddle** / Sattelhaken *m* (Wundhaken)/ crochet en selle *m*
19027 **hooked** / hakenförmig / crochet, en forme de
19028 **hope(less)(ness)** / Hoffnung(slos)(igkeit) *f* / (dés)espérance *f* (désespéré)
19029 **hordeolum (sty)** / Gerstenkorn *n* / orgelet (hordéole) *m*
19030 **hordeolum, external, internal** / Hordeolum externum, internum / hordéole externe, interne *m*
19031 **horizon(tal)(ity)** / Horizont(al)(lage *f*) *m* / horizon(tal)(ité *f*) *m*
19032 **Hormodendron** / Hormodendron *n* (Gattung Konidiosporalen) / hormodendron *m*
19033 **hormones** / Hormone *n* (körpereigne Regulationsstoffe mit chem. Primärwirkung: Beeinflussung des Stoffwechsels) / hormones *f*
19034 **hormones, adapt(at)ive** / Anpassungshormone *n* («Stresshormone» ACTH [stimuliert NNR zu vermehrter Abgabe von antiphlogistischen Gluco-, prophlogistischen Mineralocorticoiden] und STH) / hormones adaptatives *f*
19035 **hormones, adenohypophysial** / Hypophysenvorderlappenhormone *n* (thermolabile hochmolekuläre Polypeptide) / hormones adénohypophysaires *f*
19036 **hormone, adrenocorticotropic** / Hormon, adrenokortikotropes *n* (ACTH: Glucocorticoidausschüttung der NN steuerndes HVL-Hormon) / hormone adrénocorticotrope *f*
19037 **hormone, capillary** / Kapillarhormon *n* (Vasopressin) / hormone capillaire *f*
19038 **hormone, cardiac** / Herzhormon *n* (bei sympathischer Reizung adrenalinähnlicher, bei parasympathischer acetylcholinähnlicher Sinus-venosus-Extrakt) / hormone cardiaque *f*
19039 **hormones concerned in carbohydrate metabolism** / Kohlenhydratstoffwechselhormone *n* / hormones du métabolisme glucidique *f*
19040 **hormones concerned in fat metabolism** / Fettstoffwechselhormone *n* / hormones du métabolisme lipidique *f*
19041 **hormone, contrainsular** / Hormon, kontrainsuläres *n* (auf NNM wirkendes HVL-Hormon) / hormone contra-insuline *f*
19042 **hormones, estrogenic** / Östrogene *n* (oestrus = Brunst: Brunsthormone der weibl. Keimdrüse, im Graaf' Follikel 8–10 ME) / hormones œstrogènes *f*
19043 **hormone, follicle stimulating** / Hormon, follikelstimulierendes *n* (FSH: HVL-Hormon, Östradiolproduktion stimulierendes Peptidhormon) / hormone folliculostimulante; (gonadotropine A) *f*
19044 **hormones, gonadotropic** / Hormone, gonadotrope *n* (FSH, ICSH, LTH) / hormones gonadotropes *f*
19045 **hormone, growth** / Wachstumshormon *n* (STH[GH]: Mineralocorticoidausschüttungen der NN steuerndes) / hormone somatotrope *f*

19046 **hormone, lactogenic (luteotropic)** / Hormon, luteomammotropes *n* (LMTH [LTH]: HVL-Hormon, Brustdrüse und Gelbkörper stimulierendes Peptidhormon) / hormone lactogène; (prolactine) *f*

19047 **hormone, lipid mobilizing** / Hormon, lipidmobilisierendes *n* (LMH: bes. Triglyceride freisetzendes der HVL-α-Zellen [ALVAREZ]) / hormone lipoïdomobilisante *f*

19048 **hormone, luteinizing (interstitial cell stimulating)** / Hormon, zwischenzellstimulierendes *n* (ICSH [LH]: HVL-Hormon, Sexualhormonproduktion stimulierendes Peptidhormon) / hormone lutéinisante; (gonadotropine B) *f*

19049 **hormone, melanocytic** / Melanozytenhormon *n* (HHL-Wirkstoff) / hormone mélanocytique *f*

19050 **hormone, melanophoric** / Melanophorenhormon *n* (des HVL und HML) / mélanophorine *f*

19051 **hormones, neurohypophysial** / Hypophysenhinterlappenhormone *n* (thermostabile niedermolekuläre Polypeptide) / hormones neurohypophysaires *f*

19052 **hormone, pancreotropic** / Hormon, pankreotropes *n* (auf Pankreasinseln wirkendes HVL-Hormon) / hormone pancréotrope *f*

19053 **hormone, parathyroid** / Parathormon *n* (Nebenschilddrüsenhormon, Ca mobilisierendes Peptidhormon) / parathormone *f*

19054 **hormones, peptides (as)** / Peptidhormone *n* (Ocytocin, Vasopressin, Corticotropin, Insulin, Parathormon) / hormones peptidiques *f*

19055 **hormones, sex** / Geschlechtshormone *n* (Follikel-, Gelbkörperhormon, Testosteron) / hormones sexuelles *f*

19056 **hormones, steroid** / Keimdrüsenhormone *n* (als orale Contraceptiva ohne Risiko für nachfolgende Schwangerschaften) / hormones stéroïdes *f*

19057 **hormones, tissue** / Gewebehormone *n* (Sekretin, Pankreozymin, Cholecystokinin, Gastrin, Enterogastron, Urogastron, Angiotensin, Renin, Histamin, Serotonin, Tyramin, Hydroxytyramin, Acetylcholin) / hormones du tissu *f*

19058 **hormone, thyrotropic** / Hormon, thyreotropes *n* (TTH: Schilddrüse steuerndes HVL-Hormon) / hormone thyréotrope *f*

19059 **hormonogenic** / hormonbildend / hormonogène

19060 **hormonology** / Hormonologie *f* (Hormonforschung) / hormonologie *f*

19061 **hormonopoiesis** / Hormonproduktion *f* / hormonopoïèse *f*

19062 **hormonotherapy (, paradoxical)** / Hormontherapie (, gegengeschlechtliche) *f* (z. B. bei Prostataca.) / hormonothérapie (paradoxale) *f*

19063 **horn (cornu)** / Cornu (Horn *n*) / corne *f*

19064 **horn, anterior, inferior, posterior, (superior)** / Cornu anterius, inferius, posterius, (superius) (Hörner [Wände] des Seitenventrikels der ventrikulären Großhirnhemisphärenoberfläche) / corne antérieure, inférieure, postérieure, (supérieure)

19065 **horn, coccygeal** / Cornu coccygeum (oberes Horn des Steißbeins) / corne coccygienne

19066 **horn (of the falciform border), inferior and superior** / Cornu inferius et superius (fossae ovalis) (Hörner der Margo falciformis) / corne inférieure et supérieure (du bord falciforme)

19067 **horn (of the gray matter), anterior, lateral, posterior** / Cornu anterius, laterale, posterius (substantiae griseae) (Vorder-, Seiten-, Hinterhorn der grauen Rückenmarksubstanz) / corne antérieure, latérale, postérieure (de la substance grise)

19068 **horn (of the hyoid bone), greater** / Cornu maius (größeres Horn des Zungenbeins) / corne (de l'os hyoïde), grande

19069 **horn (of the hyoid bone), smaller** / Cornu minus (kleineres Horn des Zungenbeins) / corne (de l'os hyoïde), petite

19070 **horns, iliac** / Iliakalhörner *n* (FONG' Darmbeinhinterwandauswüchse) / cornes iliaques *f*

19071 **horn, sacral** / Cornu sacrale (unteres Horn des Kreuzbeins) / corne sacrée

19072 **horn (of the thyroid cartilage), inferior and superior** / Cornu inferius et superius (Fortsätze des Schildknorpels) / corne inférieure et supérieure (du cartilage thyroïde)

19073 **horned (horny)** / gehörnt (hörnern) / cornéen (corné)

19074 **hornification** / Verhornung *f* / cornification *f*

19075 **horn-shaped** / (stier)hornförmig / corne de bœuf, en

19076 **horopter** / Horopter *m* (= Sehgrenze: Inbegriff der Raumpunkte, die sich auf identischen Netzhautpunkten abbilden) / horoptère *m*

19077 **horripilation** / (Haut)haarerektion *f* (Cutis anserina) / horripilation *f*

19078 **horror, autotoxic** / Horror autotoxicus (EHRLICH: im Organismus können nur homologe Isoantikörper vorhanden sein) / horreur autotoxique *f*

19079 **horse** / Pferd *n* / cheval *m*

19080 **horse-power (HP)** / Pferdekraft (PS) *f* / cheval-vapeur (CV) *m*

19081 **horse-radish** / Merrettich *m* (mhd.) / raifort *m*

19082 **hospital (infirmary)** / Hospital *n* (Spital, Krankenhaus) / infirmerie *f* (hôpital *m*)

19083 **hospital for accidents** / Unfallkrankenhaus *n* / hôpital des accidents *m*

19084 **hospital administration** / Krankenhausverwaltung *f* / administration hospitalière *f*

19085 **hospital for children, nervous diseases, women** / Kinderklinik, Nerven(kranken)-, Frauen- *f* / hôpital pour enfants, névropathiques, femmes *m*

19086 **hospital, depot-** / Reservelazarett *n* / hôpital-arrière *m*

19087 **hospital diet** / Krankenhauskost *f* / diète hospitalière *f*

19087a **hospital, field (base)** / Kriegslazarett *n* / hôpital de campagne *m*
19088 **hospital, isolation** / Isolierspital *n* / hôpital de contagieux *m*
19089 **hospital, maternity (lying-in)** / Entbindungsanstalt *f* / maison d'accouchement *f*
19091 **hospital orderly** / Krankenhauspfleger *m* / hôpital, infirmier d' *m*
19092 **hospital for the poor** / Armenspital *n* (Herberge *f*) / hospice *m*
19093 **hospital, private** / Privatklinik *f* / clinique privée *f*
19094 **hospital ship; (ambulance transport)** / Lazarettschiff *n* (-transporter *m*) / vaisseau-hôpital *m*
19095 **hospital, veterinary** / Tierspital *n* / hôpital vétérinaire *m*
19096 **hospitalism** / Hospitalismus *m* (pädag., psych., bakteriol. Veränderungen im Zusammenhang mit Krankenhausaufenthalt) / hospitalisme *m*
19097 **hospitality** / Gastfreundschaft *f* / hospitalité *f*
19098 **hospitalization** / Krankenhausaufenthalt *m* (-behandlung, -unterbringung *f*) / hospitalisation *f*
19099 **host, active, passive intermediary** / Transportwirt, aktiver, passiver *m* (Parasiten auf Hauptwirt übertragender [«Krankheitsüberträger»], Hauptwirt infizierender Nebenwirt) / hôte intermédiaire actif, passif *m*
19100 **host alternation** / Wirtwechsel *m* (der Parasiten zwischen Nebenwirt[en] und Hauptwirt) / hôte, alternance d' *f*
19101 **host, definitive** / Hauptwirt *m* (geschlechtsreife Parasiten beherbergender Endwirt) / hôte primaire *m*
19102 **host, intermediate (alternate)** / Zwischenwirt *m* (parasitäre Jugendformen beherbergender Transportwirt) / hôte intermédiaire *m*
19103 **host reservoir** / Parasitenreservoir *n* / hôte facultatif *m*
19104 **Hostis pecoris** / Maul-und-Klauenseuche-Virus *n* / virus épizootique *m*
19105 **hot-blooded** / heißblütig / ardent
19106 **hot-brained** / hitzköpfig / tête chaude, être une
19107 **hour, a (every) quarter of an** / viertelstündig (viertelstündlich) / heure, (d'un) quart d'
19108 **hour(ly)** / Stunde *f* (stündlich) / heure *f* (, par)
19109 **house** / Haus *n* (unterbringen) / maison *f* (loger)
19110 **HOWSHIP-v.ROMBERG syndrome** / HOWSHIP-v.ROMBERG' Syndrom (Neuralgie des N. obturatorius) / syndrome de HOWSHIP-v.ROMBERG
19111 **HOZAY's syndrome** / van BOGAERT-HOZAY' Syndrom (Komplexe erbliche Meso-Ektodermaldysplasie) / syndrome de HOZAY
19112 **human** / human (menschlich) / humain
19113 **humanism** / Humanismus *m* (Menschenbildung) / humanisme *m*
19114 **humanity** / Humanität *f* (Mensch[enebenbild]lichkeit) / humanité *f*
19115 **humanize** / humanisieren (mensch[enbild]lich machen) / humaniser
19116 **humeroradial, -scapular, -ulnar** / humerusspeichen-, -schulterblatt-, -ellenbezüglich / huméroradial, -scapulaire, -cubital
19117 **humerus** / Humerus (Oberarmbein) / humérus
19118 **humidity, absolute, relative atmospheric** / Luftfeuchtigkeit, absolute, relative *f* (Wasser g/cbm Luft, Relation: wirkliche/mögliche Luftfeuchtigkeit) / humidité atmosphérique absolue, relative *f*
19119 **humidity, atmospheric** / Luftfeuchtigkeit *f* / humidité atmosphérique *f*
19120 **humidity, physiological atmospheric** / Luftfeuchtigkeit, physiologische *f* (normaler Lungentemperatur entsprechende) / humidité atmosphérique physiologique *f*
19121 **humidity, specific atmospheric** / Luftfeuchtigkeit, spezifische *f* (Wasserdampf g/kg feuchte Luft) / humidité atmosphérique spécifique *f*
19122 **humor, aqueous** / Humor aqueus (Augenkammerflüssigkeit) / humeur aqueuse
19123 **humors, bound** / Körperflüssigkeiten, kanalisierte *f* (Blut 5,5 l, Lymphe 2 l, Harn 1,5 l) / humeurs combinées *f*
19124 **humors, free** / Körperflüssigkeiten, freie *f* (intra- und extrazelluläre in Zellen und Geweben ~28 l) / humeurs circulantes *f*
19125 **humors, transcellular** / Körperflüssigkeiten, transzelluläre *f* (Verdauungstrakt ~10 l: Darmsaft 3 l, Magensaft 2,5 l, Speichel 1,5 l, Galle 1,5 l, Pankreassaft 0,7 l) / humeurs transcellulaires *f*
19126 **humor, vitreous** / Humor vitreus (Glaskörperflüssigkeit) / humeur vitrée
19127 **humoral** / humoral (Körpersäfte betreffend) / humoral
19128 **humo(u)r** / Humor *m* (humor = Feuchtigkeit) / humeur *f* (humour *m*)
19129 **hump(-back) (humpy)** / Höcker(ig) *m* / saillie *f* (gibbeux)
19130 **hundred, fife-hundred, thousand, million** / hundert, fünfhundert, tausend, million (C, D, M, Mio) / cent, cinq cents, mille, million
19131 **hungry** / hungrig / faim, qui a
19132 **HUNT's paralysis** / HUNT' Syndrom (II) (Erbliche juvenile Degeneration des Globus pallidus mit hypokinetisch-hypertonischen Symptomen) / paralysie agitante primitive juvénile
19133 **HUNTER-ADDISON anemia** / BIERMER' Syndrom (Perniziöse Anämie) / anémie d'ADDISON-BIERMER
19134 **husk** / Hülse *f* / cosse *f*
19135 **HUTCHINSON's pupils** / HUTCHINSON' Pupillen (Pupillendifferenzen bei intrakraniellen Drucksteigerungen) / pupilles de HUTCHINSON
19136 **HUTCHINSON's triad** / HUTCHINSON' Syndrom (II) (Symptomenkombination bei Lues connata tarda) / triade de HUTCHINSON
19138 **hyalin** / Hyalin *n* (transparente eiweißähnliche Substanz) / hyaline *f*

19139 **hyalin, hematogenous** / Hämatohyaloid *n* (der Thrombagglutination) / hématohyaloïde *m*
19140 **hyalinization** / Hyalinisation *f* (glasige Veränderung) / hyalinisation *f*
19141 **hyalitis** / Hyalitis *f* (Glaskörperentzündung) / hyalite *f*
19142 **hyaloid** / glasartig / hyaloïde
19143 **hyalomere** / Hyalomer *n* (Thrombozytenrandpartie) / hyalomère *m*
19144 **hyaloplasm (, nuclear)** / Hyaloplasma (Kern-) *n* (nichtgranuliertes Zell[kern]-plasma) / cytolymphe (caryolymphe) *f*
19145 **hyaloserositis** / Hyaloserositis *f* (Leber- od. Milzkapselentzündung) / hyalosérosite *f*
19146 **hyaluronidase** / Hyaluronidase *f* (Hyaluronsäure depolymerisierendes Ferment) / hyaluronidase *f*
19147 **hybrid** / hybrid (gemischt) / hybride
19148 **hybrid, DNA/RNA-** / DNS/RNS-Hybride *f* (Beweis für Anwesenheit virusspezif. m-RNS in Zelle) / hybride ADN/ARN *m*
19149 **hybrids, DNA/RNA-** / DNS/RNS-Hybriden *f* (bilden sich, wenn RNS-Moleküle der Nucleotidsequenz der viralen DNS entsprechen) / hybrides ADN/ARN *m*
19150 **hybridation** / Hybridation *f* (Kreuzung) / hybridation *f*
19151 **hybridity** / Mischbildung *f* / hybridité *f*
19152 **hybridization** / Hybridisation *f* (Verfahren zur Untersuchung von Viren-DNS [Green]) / hybridisation *f*
19153 **hydantoin** / Hydantoin *n* (Allantoinderivat mit heterozyklischem Fünfringsystem) / hydantoïne *f*
19154 **hydatid** / Hydatide *f* (Wasserblase) / hydatide *f*
19155 **hydati(di)form** / wasserblasenförmig / hydatoïde
19156 **Hyde's disease** / Hyde' Syndrom (Neurodermitis [?] mit abnormer Lichenifikation der Effloreszenzen) / lichénification circonscrite nodulaire chronique (Brocq et Pautrier)
19157 **hydralazine syndrome** / Hydralazine-Syndrom (Dem disseminierten Lupus erythematodes gleichende Erkrankung nach Hydralazine-Medikation) / lupus érythémateux hydralazinique
19158 **hydrargyria** / Quecksilberausschläge *m* / hydrargyrie *f*
19159 **hyd(r)arthrosis** / Hydrops articularis (Flüssigkeitsansammlung in Gelenkhöhle nach Bluterguß) / hydrarthrose *f*
19160 **Hydrastis** / Gelbwurz (Wirkstoffe: Hydrastin, Berberin, l-Canadin, Phytosterin) / Hydrastis canadensis (Ranunculaceae)
19161 **hydratases** / Hydratasen *f* (Fermente der Hydratation) / hydratases *f*
19162 **hydration** / Hydratisierung *f* (Bindung von Wasser an chem. Substanzen, bes. hydrophile Kolloide) / hydratation *f*
19163 **hydraulic** / hydraulisch (mit Flüssigkeitsdruck arbeitend) / hydraulique
19164 **hydrazides, acid** / Säurehydrazide *n* (Verbindungen org. Säuren mit Hydrazin unter Wasserabspaltung) / hydrazides acides *m*
19165 **hydremia** / Hydrämie *f* (Wassergehalt des Bluts > 90%) / hydrémie *f*
19166 **hydriatrist** / Hydrotherapeut *m* / hydriatriste *m*
19167 **hydro** / hydro (Vorsilbe für Wasser[stoff]) / hydro
19168 **hydrocarbons** / K(ohlen)W(asser)stoffe *m* (Grundkörper aller org. Verbindungen) / hydrocarbones *m*
19169 **hydrocele** / Wasserbruch *m* (Ansammlung serös entzündlicher Flüssigkeit z.B. in Hodenscheidenhaut) / hydrocèle *f*
19170 **hydrocele, communicant vaginal** / Hydrocele vaginalis communicans (bei Ausdehnung auf abdominalen Samenstrang)/hydrocèle vaginale communicante *f*
19171 **hydrocele, female** / Hydrocele feminae (Flüssigkeit im verklebten Processus vaginalis) / hydrocèle féminine *f*
19172 **hydrocele, multilocular** / Hydrocele multilocularis / hydrocèle multiloculaire *f*
19173 **hydrocele of the spermatic funicle** / Hydrocele funiculi spermatici / hydrocèle du funicule spermatique *f*
19174 **hydrocele, spinal** / Hydromyelozele *f* (Spina bifida) / hydromyélocèle *f*
19175 **hydrocele of the testicle** / Hydrocele testis / hydrocèle du testicule *f*
19176 **hydrocelectomy** / Wasserbruchoperation *f* / hydrocélectomie *f*
19177 **hydrocephalocele** / Kephalohydrozele *f* (Ansammlung von Zerebrospinalflüssigkeit unter Kopfhaut) / hydrocéphalocèle *f*
19178 **(hydro)cephaloid** / (wasser)kopfähnlich / (hydro)céphaloïde
19179 **hydrocephalus, acute** / Hydrocephalus acutus (bei seröser Meningitis) / hydrocéphale aigu *m*
19180 **hydrocephalus, aresorptive** / Hydrocephalus aresorptivus (durch Liquorresorptionsstörung) / hydrocéphale arésorptif *m*
19181 **hydrocephalus, concomitant** / Hydrocephalus concomitans (bei hirnatrophischen Prozessen) / hydrocéphale concomitant *m*
19182 **hydrocephalus, congenital** / Hydrocephalus congenitus (gefährlichste aller fet. Mißbildungen für Gebärende) / hydrocéphale congénital *m*
19183 **hydrocephalus developing, phases of** / Wasserkopfentwicklungsphasen *f* (1. Vergrößrung der Schädel- und Kopfhautvenen, 2. der Subarachnoidalräume und schwache Fontanellenpulsation, 3. der okzipitofrontalen Zirkumferenz, keine Fontanellenpulsation, geistige Beeinträchtigung) / hydrocéphale, phases de développement d' *f*
19184 **hydrocephalus, hypersecretory** / Spannungshydrozephalus *m* (Ventrikelsystemerweiterung durch Liquorüberdruck) / hydrocéphale sous tension *m*
19185 **hydrocephalus, internal, external** / Hydrocephalus internus, externus (vermehrte zerebrospinale Flüssigkeit in Gehirnkammern, an Gehirnoberfläche) / hydrocéphale interne, externe *m*

19186 **hydrocephalus, occlusive** / Hydrocephalus occlusus (durch Verschluß der Liquorforamina) / hydrocéphale occlusif *m*
19187 **hydrocephaly** / Hydrozephalie *f* (Schädelvergrößrung durch Gehirnwasservermehrung) / hydrocéphalie *f*
19188 **hydrochloric** / salzsauer / hydrochlorique
19189 **hydrocyanism** / Blausäurevergiftung *f* / hydrocyanisme *m*
19190 **hydrocyst** / Wasserretentionszyste *f* / hydrocyste (kyste renfermant de la sérosité aqueuse) *m*
19191 **hydrodynamics** / Hydrodynamik *f* ([Lehre von der] Bewegung der Flüssigkeiten) / hydrodynamique *f*
19192 **hydro-encephalocele** / Meningozele *f* (Hirnhautbruch) / hydroméningocèle *f*
19193 **hydrogen (H 1 1,008)** / Hydrogenium (Wasserstoff *m*: in allen Nährstoffen enthaltene «Base der Basen») / hydrogène *m*
19194 **hydrogen, arseniated** / Arsenwasserstoff *m* (Erythrozytengift) / hydrogène arsénié *m*
19195 **hydrogen disulfide (H_2S_2)** / Hydrogenii disulfidum (Hydrogendisulfid *n*) / hydrogène, bisulfure d' *m*
19196 **hydrogen exponents** / Wasserstoffexponenten *m* ($p_H = 10^{-7}$ [Wasserstoffionenkonzentration] mit neutraler, $p_H > 10^{-7}$ mit alkalischer, $p_H < 10^{-7}$ mit saurer Reaktion) / hydrogène, exposants d' *m*
19197 **hydrogen, heavy** / Wasserstoff, schwerer *m* (Deuterium) / hydrogène lourd *m*
19198 **hydrogen ion concentration, actual** / Wasserstoffionenkonzentration, aktuelle *f* (Menge der H-Ionen in einem Flüssigkeitsvolumen) / concentration actuelle des ions d'hydrogène *f*
19199 **hydrogen ion concentration of body fluids** / Körperflüssigkeiten-p_H *n* (Magensaft ~1,8, Harn ~5–9, Speichel ~7, Blut ~7,3, Galle ~7,5, Duodenalsaft ~8) / concentration des ions d'hydrogène de liquides du corps *f*
19200 **hydrogen ion concentration, potential** / Wasserstoffionenkonzentration, potentielle *f* (Menge der u. U. möglichen H-Ionen in einem Flüssigkeitsvolumen) / concentration potentielle des ions d'hydrogène *f*
19201 **hydrogen, nascent** / Wasserstoff, naszierender *m* (bes. reaktionsfähiger, weil in statu nascendi atomar vorliegender) / hydrogène nascent *m*
19202 **hydrogen peroxide (H_2O_2)** / Hydrogenii peroxydum (Wasserstoff[su]peroxyd *n* schädigt u. U. die zur ATP-Bildung notwendige Cytochromoxydase) / hydrogène, peroxyde d' *m*
19203 **hydrogen selenide (H_2Se)** / Hydrogenii selenidum (Hydrogenselenid *n*) / hydrogène, sélénure d' *m*
19204 **hydrogen sulfide (H_2S)** / Schwefelwasserstoff *m* / hydrogène sulfuré *m*
19205 **hydrogenation** / Hydrierung *f* (Einführung von H in chem. Verbindungen) / hydrogénation *f*
19206 **hydrogymnastics** / Hydrogymnastik *f* (Unterwasserübungen) / hydrogymnastique *f*
19207 **hydrolases** / Hydrolasen *f* (Fermente der Hydrolyse) / hydrolases *f*
19208 **hydrolysis** / Hydrolyse *f* (Spaltung komplexer org. Verbindungen in einfachere unter Wasseraufnahme) / hydrolyse *f*
19209 **hydrolytic** / wasserlöslich / hydrosoluble
19210 **hydromania** / Hydromanie *f* (Ertränkungswahn) / hydromanie *f*
19211 **hydromechanics** / Hydromechanik *f* (Hydrostatik + Hydrodynamik) / hydromécanique *f*
19212 **hydro(metro)colpos** / Hydro(metro)kolpos *m* (Flüssigkeitsansammlung in Scheide [und Gebärmutter]) / hydro(métro)-colpos *m*
19213 **hydrometry** / Hydrometrie *f* (Spezifischgewichtmessung) / hydrométrie *f*
19214 **hydromicrocephalia** / Hydromikrozephalie *f* (Mikrozephalie + Hydrocephalus) / hydromicrocéphalie *f*
19215 **hydromyelus** / Hydrorrhachis interna (angeborene Rückenmarkkanalerweiterung mit Flüssigkeitsansammlung) / hydromyélie *f*
19216 **hydronephrosis** / Harnstauungsniere *f* / hydronéphrose *f*
19217 **hydropenia, -pexia** / Wasserarmut, -speicherung *f* / hydropénie, -pexie *f*
19218 **hydrophilic, hydrophob** / hydrophil, wasserscheu / hydrophile, hydrophobe
19219 **hydrophobia, hysteric** / Hydrophobia hysterica (hysterische Schluckkrämpfe) / hydrophobie hystérique *f*
19220 **hydrophobophobia** / Lyssophobie *f* (Angst vor Tollwut) / lyssophobie *f*
19221 **hydropics (, mercurial)** / (Quecksilber)-diuretika *n* / hydropiques (mercuriels) *m*
19222 **hydropigenous** / hydropigen (Wassersucht erzeugend) / hydropigène
19223 **hydrorachis, external** / Hydrorrhachis externa (Flüssigkeitsansammlung im Arachnoidalraum) / hydrorachis externe *f*
19224 **hydrorrhea** / Wasserfluß *m* / hydrorrhée *f*
19225 **hydrorrhea, amnionic, decidual** / Hydrorrhea gravidarum (meist zu Abort führende Entleerungen) / hydrorrhée amniotique, déciduale *f*
19226 **hydrorrhea, nasal** / Hydrorrhea nasalis (Liquorentleerung bei Hydrocephalus) / hydrorrhée nasale *f*
19227 **hydrosalpinx** / Sactosalpinx serosa (nichteitriges Sekret in Eileiter) / hydrops tubaire *m*
19228 **hydrostatics** / Hydrostatik *f* ([Lehre von den] Gleichgewichtszustände[n] bei Flüssigkeiten) / hydrostatique *f*
19229 **hydrothionemia, -uria** / Hydrothionämie, -urie *f* (Schwefelwasserstoffvergiftung, Geruch des Harns nach Schwefel) / hydrothionémie, -urie *f*
19230 **hydrothorax** / Brustwassersucht *f* / hydrops pleural *m*
19231 **hydrotropism** / Hydrotropie *f* (Fähigkeit, durch Bindung an wasserunlösliche Stoffe diese löslich zu machen) / hydrotropie *f*
19232 **hydrotympanum** / Hydrotympanum *n* (Erguß in Mittelohr) / hydrotympan *m*

19233 **hydro-ureter** / Hydrureter *m* (nichtinfizierter Megaureter) / hydrurétère *m*
19234 **hydrous** / wasserhaltig / hydraté
19235 **hydroxides** / Hydroxyde *n* (OH-Ionen abspaltende Verbindungen) / hydroxydes *m*
19236 **hydroxide, alkaline** / Alkalihydroxyd *n* / hydroxyde alcalin *m*
19237 **hydroxo-** / hydroxo- (Benennung der O-H-Liganden in Komplexsalzen) / hydroxo-
19238 **hydroxyl (group)** / Hydroxyl(gruppe) *f* (O—H: prim., sek., tert. Alkohole, mit einwertiger Funktion) / (groupement des) hydroxyles *m*
19239 **hydroxytyramine** / Hydroxytyramin *n* (Dopamin: Muttersubstanz des Adrenalins, vielleicht Überträgersubstanz im neurohormonalen System des N. sympathicus) / hydroxytyramine *f*
19240 **hydruria** / Hydrurie *f* (Entleerung wäßrigen Harns) / hydrurie *f*
19241 **hygiene** / Hygiene *f* (Gesundheitspflege) / hygiène *f*
19242 **hygiene of the body** / Körperhygiene *f* / hygiène du corps *f*
19243 **hygiene, industrial** / Arbeitshygiene *f* (Gewerbehygiene) / hygiène du travail *f*
19244 **hygiene, mental** / Mentalhygiene *f* (Kausalprophylaxe) / hygiène mentale *f*
19245 **hygiene, organ** / Organhygiene *f* (Konditionalprophylaxe) / hygiène des organes *f*
19246 **hygiene, public** / Gesundheitsfürsorge, öffentliche *f* / hygiène publique (, office de l' *m*) *f*
19247 **hygiene, sexual** / Geschlechtshygiene *f* / hygiène sexuelle *f*
19248 **hygienic** / hygienisch (hygienebezüglich, gesundheitsdienlich) / hygiénique
19249 **hygienics** / Hygienik *f* (Gesundheitsprinzipien, -methoden, -techniken) / hygiéniques *f*
19250 **hygienism** / Gesundheitsfanatismus *m* / hygiénisme *m*
19251 **hygienist** / Hygieniker *m* (Gesundheitslehrer, -vorsorger) / hygiéniste *m*
19252 **hygienization** / Hygienisierung *f* (Schaffung hygienischer Zustände) / hygiénisation *f*
19253 **hygi(e)ology** / Hygienologie *f* (Gesundheitslehre) / hygié(n)ologie *f*
19254 **hygiogenesis** / Hygiogenese *f* (Heilungsgeschehen: künstliches ebenso wie natürliches ein Reglungsvorgang [Bayr]) / hygiogenèse *f*
19255 **hygroma** / Wassergeschwulst *f* / hygroma *m*
19256 **hygroma of the collum** / Hygroma colli (Schleimbeutelzyste am Zungenbein) / hygroma du col *m*
19257 **hygroma of the duramater** / Hygroma durae matris / hygroma de la dure-mère *m*
19258 **hygroscope** / Luftfeuchtigkeitsmesser *m* / hygromètre *m*
19259 **hygroscopical** / hygroskopisch (Wasser aus der Luft anziehend) / hygroscopique
19260 **hygroscopicity** / Hygroskopizität *f* (Wasseranziehungsfähigkeit) / hygroscopicité *f*
19261 **hylic, pneumatic** / Hyliker, Pneumatiker *m* (ὕλη = Materie, πνεῦμα = Geist) / hylique, pneumatique *m*
19262 **hymen** / Hymen (ὑμήν = Hochzeitsgott: Schleimhautfalte am Scheideneingang) / hymen
19263 **hymen, annular, falciform, semilunar** / Hymen anularis, falciformis, semilunaris (ring-, sichel-, halbmondförmiger) / hymen annulaire, falciforme, semilunaire *m*
19264 **hymen, cribriform, denticular** / Hymen cribriformis, dentatus (gelochter, gezähnter) / hymen fenêtré, denticulé *m*
19265 **hymen, fimbriate, lobate** / Hymen fimbriatus, lobatus (gefranster, gelappter) / hymen fimbrié, lobé *m*
19266 **hymen, (im)perforate, bifenestrated** / Hymen (im)perforatus, septus ([un]durchbohrter, mit Scheidewand und 2 Öffnungen) / hymen (im)perforé, cloisonné *m*
19267 **hymenal** / hymenal (zum Hymen gehörig) / hyménal
19268 **hymenectomy (-otomy)** / Hymenektomie (-otomie) *f* / hyménectomie (-otomie) *f*
19269 **Hymenolepis** / Hymenolepis (Gattung Zestoden) / hyménolépis *f*
19270 **hymenolepis, diminutive, nanous** / Hymenolepis diminuta, nana (Mäusebandwurm, Zwergbandwurm) / hyménolépis diminuée, naine *f*
19271 **hyoglossal, -pharyngeal** / hyoglossus, -pharyngeus (vom Zungenbein zur Zunge, zum Schlund) / hyoglossien, -pharyngien
19272 **hyoid** / hyoid (ὗ[ς] = [schweine]rüsselähnlich: wie das Zungenbein) / hyoïde
19273 **Hyoscyamus** / Bilsenkraut (Wirkstoffe: l-Hyoscyamin, Cholin) / Hyoscyamus niger (Solanaceae)
19274 **hypacid, hyperacid** / hypacid, hyperacid (zuwenig, zuviel [Magen]säure) / hypacide, hyperacide
19275 **hypadenia** / Drüsenunterfunktion *f* / adénohyposthénie *f*
19276 **hypalgator** / Hypalgator *m* (tokol. Narkosegerät) / hypalgateur *m*
19277 **hypaphrodisia** / Hypaphrodisie *f* (herabgesetzte Sexualität) / hypaphrodisie *f*
19278 **hypazoturia** / Hypazoturie *f* (zuwenig N im Urin) / hypazoturie *f*
19279 **hypelectrolytemia** / Blutelektrolytdefizit *n* / manque d'électrolytes dans le sang *m*
19280 **hyper, hyp(o) (over, under)** / hyper, hyp(o) (Vorsilben für zuviel, zuwenig) / hyper, hyp(o)
19281 **hyper-, hypo-, normotensive** / hyper-, hypo-, normotensiv (mit hohem, niederm, normalem Blutdruck) / hyper-, hypo-, normotensif
19282 **hyper-, hypodiploid** / hyper-, hypodiploid (sind Zellinien mit > 46, mit < 46 Chromosomen) / hyper-, hypodiploïde
19283 **hyper-, hypofunction** / Über-, Unterfunktion *f* / hyper-, hypofonction *f*
19284 **hyperacidic** / säureüberschüssig / hyperacidique
19285 **hyp(er)acousia** / Gehörun-, -(über)schärfe *f* (nervöse Schwerhörigkeit, neuralgische bzw. neurotische Feinhörigkeit) / hyp(er)acousie *f*

19286 **hyperactivity (hyperpraxia)** / Hyperaktivität *f* (übersteigerte Tätigkeit) / hyperactivité (hyperénergie) *f*

19287 **hyp(er)adrenia** / NN-Unter-, (-Über)-funktion *f* / hyp(er)adrénalisme *m*

19288 **hyperadrenocorticism** / Syndrom, adrenogenitales (Angeborene od. erworbene Überproduktion von NN-Hormonen) / pseudohermaphrodisme surrénal

19289 **hyper(adreno)corticism, paraneoplastic** / Hyper(adreno)cortizismus, paraneoplastischer *m* (bei normaler Aldosteron- vermehrte Cortisol- und Corticosteronausscheidung) / hyper(adréno)corticisme paranéoplastique *m*

19290 **hyperaeration** / Atmung, forcierte *f* / hyperventilation *f*

19291 **hyperaeria** / Hyperaerie *f* (Lungenausdehnung Ertrunkener) / hyperaérie *f*

19292 **hyp(er)affectivity** / Reizunterempfindlichkeit (-über-) *f* / hyp(er)affectivité *f*

19293 **hyp(er)albuminemia** / Hyp(er)albuminämie *f* (Serumalbuminfraktion vermindert [erhöht]) / hyp(er)albuminémie *f*

19294 **hyp(er)albuminosis** / Hyp(er)albuminosis *f* (Bluteiweißgehalt vermindert [erhöht]) / hyp(er)albuminose *f*

19295 **hyperaldosteronism, primary, secondary** / Hyperaldosteronismus, primärer, sekundärer *m* (seltne, vorübergehende od. bleibende, vermehrte Aldosteronausscheidung) / hyperaldostéronisme primaire, secondaire *m*

19296 **hyp(er)algesia** / Hyp(er)algesie *f* (Schmerzempfindung, verringerte [erhöhte]) / hyp(er)algésie *f*

19297 **hyperalgetic** / schmerzüberempfindlich / hyperalgésique

19298 **hyperalimentation syndrome** / Hyperalimentations-Syndrom (Krankheitserscheinungen bei chron. Überernährung: voller Leerdarm, Dickdarmgärung, Gasbauch) / syndrome d'hyperalimentation

19299 **hyp(er)alkalinity** / Hyp(er)alkalität *f* (des Bluts) / hyp(er)alcalescence *f*

19300 **hyperamino-aciduria** / Hyperamin(o)acidurie *f* (bes. Glycin, Lysin, Arginin, Methionin bei Myopathien) / hyperamin(o-)acidurie *f*

19301 **hyperauxesis** / Hyperauxesis *f* (αὔξησις = Vermehrung: übermäßiges Wachstum eines Körperteils) / hyperauxésis *f*

19302 **hyperazotemia** / Hyperazotämie *f* (zuviel N im Blut) / hyperazotémie *f*

19303 **hyperbacteria of the colon** / Kolonhyperbakterie *f* (durch Gärung infolge Säureüberschuß) / hyperbactérie du côlon *f*

19304 **hyperbasic** / basenüberschüssig / hyperbasique

19305 **hyperbilirubinemia (, intermittent)** / Hyperbilirubinämie *f* (intermittierende bis 4 mg%) / hyperbilirubinémie (intermittente) *f*

19306 **hyperbulia** / Hyperbulie *f* (schizophrene Willenssteigerung) / hyperboulie *f*

19307 **hypercalcemia** / Hypercalcämie *f* (> 11 mg%) / hypercalcémie *f*

19308 **hypercalcemia, fetal** / Hypercalcämie, fetale *f* (durch Plazentarschranke überschreitendes Ca der hyperparathyreoten Mutter möglich) / hypercalcémie fœtale *f*

19309 **hypercalcemia, paraneoplastic** / Hypercalcämie, paraneoplastische *f* (Serumcalcium erhöht, Serumphosphat normal) / hypercalcémie paranéoplastique *f*

19310 **hypercalcemia, true** / Hypercalcämie, echte *f* (Ca-Stoffwechselstörung durch Erhöhung der ionisierten Ca-Fraktion) / hypercalcémie vraie *f*

19311 **hypercalcuria, idiopathic** / Hypercalcurie, idiopathische *f* (fehlende Ca-Rückresorption) / hypercalcurie idiopathique *f*

19312 **hypercapny** / Hyperkapnie *f* (καπνός = Gas: vermehrter Blut-CO_2-Gehalt bei Alkalose [$p_H > 7{,}3$]) / hypercapnie *f*

19313 **hypercementosis** / Zahnwurzelzementverdickung *f* / hypercémentose *f*

19314 **hyperchloremia** / Hyperchlorämie *f* (> 600 mg%) / hyperchlorémie *f*

19315 **hyperchlorhydria** / Hyperchlorhydrie *f* (vermehrte Salzsäureabsonderung des Magens) / hyperchlorhydrie *f*

19316 **hypercholesterolemia** / Hypercholesterinämie *f* (> 250 mg/dl) / hypercholestérolémie *f*

19317 **hypercholia** / Hypercholie *f* (übermäßige Gallensaftbildung) / hypercholie *f*

19318 **hyperchromasia** / Hyperchromasie *f* (vermehrter Kernchromatingehalt) / hyperchromasie *f*

19319 **hyperchromic, hypochromic** / hyperchrom, hypochrom (Färbeindex > 1, < 1) / hyperchrome, hypochrome

19320 **hypercorticism** / NNR-Überfunktion *f* / hypersurrénalisme *m*

19321 **hypercorticism, nitrogen** / N-Hypercortizismus *m* (NNR-Überproduktion an Adrenocorticoiden) / hyperadrénocorticisme *m*

19322 **hypercorticism, sugar** / S-Hypercortizismus *m* (NNR-Überproduktion an Glucocorticoiden) / hyperglucocorticisme *m*

19323 **hypercreatinemia** / Hyperkreatinämie *f* (> 7 mg%) / hypercréatinémie *f*

19324 **(hyper)creatinuria** / (Hyper)kreatinurie *f* ([vermehrtes] Auftreten von Kreatin) / (hyper)créatinurie *f*

19325 **hypercrinism** / Hyperkrinie *f* (übermäßige Absonderung) / hypercrinie *f*

19326 **hyperemesis (of pregnants)** / Hyperemesis (gravidarum) / hyperémèse (des femmes grosses) *f*

19327 **hyperemia** / Blutreichtum *m* / hyperémie *f*

19328 **hyperemia, arterial** / Hyperämie, arterielle *f* (durch Bewegung) / hyperémie artérielle *f*

19329 **hyperemia, passive** / Stauungshyperämie *f* (BIER' Verfahren) / hyperémie passive *f*

19330 **hyperemia, reactive** / Hyperämie, reaktive *f* (Gefäßerweiterung nach künstlicher Blutleere, durch Bewegung nach Stauung) / hyperémie réactive *f*

19331 **hyperemia, venous** / Hyperämie, venöse *f* (durch Abflußstauung) / hyperémie veineuse *f*

19332 **hyperemic (hyperemization)** / blutüberfüllt (Hyperämisierung *f*) / hyperémique (hyperémisation *f*)
19333 **hyp(er)endocrinism** / Hypohormonismus *m* (Hormonüberproduktion *f*) / hyp(er)endocrinisme *m*
19334 **hypereosinophilia syndrome** / Hypereosinophilie-Syndrom (Mit hoher Eosinophilie einhergehende Krankheitsbilder) / syndrome d'hyperéosinophilie
19335 **hyp(er)ergy** / Hyp(er)ergie *f* (schwache [starke] allergische Reaktion) / hyp(er)ergie *f*
19336 **hypererythrocytosis** / Erythrozytenvermehrung *f* / (hyper)érythrocytose *f*
19337 **hyperesophoria, -exophoria** / Hyperesophorie, Hyperexophorie *f* (Sehachsenneigung nach innen, nach außen) / hyperésophorie, -exophorie *f*
19338 **hyperesthesia, epigastric, mesogastric, periclavicular** / Hyperaesthesia epigastrica, mesogastrica, periclavicularis (lymphatisch bedingt) / hyperesthésie épigastrique, mésogastrique, périclaviculaire *f*
19339 **hyperesthesia, psychic** / Gemütserregbarkeit, gesteigerte *f* / hyperesthésie psychique *f*
19340 **hyperexcitability, neuronic** / Übererregbarkeits-Syndrom, zentralnervöses (Frequenzlabiles EEG mit Dysrhythmie der Alpha- und Betawellen) / syndrome d'hyperexcitabilité neuronique
19341 **hyperextension** / Hyperextension *f* (Überdehnung) / hyperextension *f*
19342 **hyperfertility** / Hyperfertilität *f* (exzessive Fruchtbarkeit) / hyperfertilité *f*
19343 **hyperfibrinogenemia** / Hyperinose *f* (ἰνός = Faser: ~1,0%) / hyperfibrinogénémie *f*
19344 **hyperfolliculinia** / Hyperfollikulinie *f* (Follikelhormonmehrproduktion) / hyperfolliculinie *f*
19345 **hypergalactia** / Hypergalaktie *f* (übermäßige Milchsekretion) / hypergalactie *f*
19347 **hypergenitalism** / Hypergenitalismus *m* (übermäßige Geschlechtsmerkmalentwicklung) / hypergénitalisme *m*
19348 **hypergeusia** / Hypergeusie *f* (krankhaft gesteigerter Geschmack) / hypergueusie (exagération de la sensibilité gustative) *f*
19349 **hyperglobulia** / Hyperglobulie *f* (Erythrozytenvermehrung über 5–6 Mio) / hyperglobulie *f*
19350 **hyperglobulinemia, hypoglobulinemia** / Hyperglobulinämie, Hypoglobulinämie *f* (vermehrte, verminderte Serumglobulinfraktion) / hyperglobulinémie, hypoglobulinémie *f*
19351 **hyperglobulinemic purpura syndrome** / WALDENSTRÖM' Syndrom (I) (Durch «end[o]allergische Schädigung» der Blutgefäße bei Dys- und Paraproteinämie entstehende Purpuraform) / purpura hyperglobulinémique de WALDENSTRÖM
19352 **hyperglycemia** / Hyperglykämie *f* (> 120 mg%) / hyperglycémie *f*
19353 **hyperglyceridemia** / Hyperglyceridämie *f* (erhöhte Serumtriglyceridwerte >200 mg/dl) / hyperglycéridémie *f*
19354 **hypergonadism** / Hypergonadismus *m* (übermäßige Keimdrüsentätigkeit) / hypergonadisme *m*
19355 **hyperheparinemia** / Hyperheparinämie *f* (Vermehrung gerinnunghemmender Stoffe) / hyperhéparinémie *f*
19356 **hyper(h)idrosis** / Hyperhidrosis *f* (HIPPOKRATES' Ephidrosis: vermehrte Schweißsekretion) / hyperidrose *f*
19357 **hyper(h)idrosis of the feet, of the hands** / Hyperhidrosis pedum, palmae manus (Fuß-, Handtellerschweiß) / hyperidrose des pieds, des mains *f*
19358 **hyper(h)idrosis, local, unilateral, universal** / Hyperhidrosis localis, unilateralis, universalis / hyperidrose locale, unilatérale, universelle *f*
19359 **hyper(h)idrosis, perineal, oily** / Hyperhidrosis perinealis, oleosum (Dammschweiß der Fettsüchtigen, mit Vermehrung der Talgsekretion) / hyperidrose périnéale, huileuse *f*
19360 **hyperhistaminemia, -lecithinemia** / Hyperhistaminämie, -lecithinämie *f* / hyperhistaminémie, -lécithinémie *f*
19361 **Hypericum** / Johanniskraut (Wirkstoff: Hypericin) / Hypericum perforatum (Hypericaceae)
19362 **hyperinsulinism** / Hyperinsulinismus *m* (z.B. bei Insulom) / hyperinsulinisme *m*
19363 **hyperinsulinism, organic** / HARRIS' Syndrom (Pankreatogener Hyperinsulinismus mit Spontanhypoglykämie) / hyperinsulinisme organique
19364 **hyperiodemia** / Hyperiodämie *f* (> 13γ%) / hyperiodémie *f*
19365 **hyperkaliemia, extrarenal** / Hyperkaliämie, extrarenale *f* (Serumkaliumkonzentrationserhöhung durch parenterale Zufuhr) / hyperkaliémie extrarénale *f*
19366 **hyperkaliemia, renal** / Hyperkaliämie, renale *f* (Serumkaliumkonzentrationserhöhung durch K-Austritt ins Gewebe bei gestörter Ausscheidungsfunktion) / hyperkaliémie rénale *f*
19367 **hyperkeratosis** / Hyperkeratose *f* (Verdikkung der Hauthornschicht) / hyperkératose *f*
19368 **hyperkeratosis, climacteric palmoplantar** / HAXTHAUSEN' Syndrom (Klimakterische Dermatose mit Keratose) / kératodermie climatérique
19369 **hyperkeratosis, lacunar** / Hyperkeratosis lacunaris (weißgraue Pröpfe im hinteren Mundraum) / hyperkératose lacunaire *f*
19370 **hyperkeratosis, neviform** / Hyperkeratosis areolaris (et mamillaris) naeviformis (keratotische Naevi auf Brustwarzen[hof]) / hyperkératose næviforme *f*
19371 **hyperkeratosis, occupational** / Arbeitshyperkeratose *f* / hyperkératose professionnelle *f*
19372 **hyperkeratosis with periodontosis, palmoplantar** / PAPILLON-LEFÈVRE' Syndrom (Palmoplantarkeratose mit Parodontose) / syndrome de PAPILLON-LEFÈVRE

19373 **hyperkeratosis, proliferation** / Proliferationshyperkeratose *f* (durch vermehrte Hornzellenbildung) / hyperkératose prolifère *f*
19374 **hyperkeratosis, retention** / Retentionshyperkeratose *f* (durch verminderte Abstoßung) / hyperkératose retenue *f*
19375 **hyperkinesia, hypokinesia** / Hyperkinesie, Hypokinesie *f* (zuviel, zuwenig Beweglichkeit psych.-somat.) / hypercinésie, hypocinésie *f*
19376 **hyperkinesis, cardiac** / Hyperkinesis cordis (Herzklopfen) / hypercinésie cardiaque *f*
19377 **hyperlactatacidemia** / Hyperlactatacidämie *f* (nach Alkoholgenuß, hemmt renale Harnsäureausscheidung) / hyperlactatacidémie *f*
19378 **hyperleukocytosis** / Hyperleukozytose *f* (VIRCHOW: 30 000–70 000) / hyperleucocytose *f*
19379 **hyperlipemia** / Hyperlipämie *f* (Vermehrung der Neutralfette des Serums) / hyperlipémie *f*
19380 **hyperlipemia, essential** / Hyperlipämie, essentielle *f* (mit familiärer Disposition) / hyperlipémie essentielle *f*
19381 **hyperlipemia, symptomatic** / Hyperlipämie, symptomatische *f* (exogene bei Mastfettsucht, endogene bei Stoffwechselkrankheiten) / hyperlipémie symptomatique *f*
19382 **hyperlipemic hepatosplenomegaly xanthoma syndrome** / BÜRGER-GRÜTZ' Syndrom (Idiopathische Lipoidose) / hyperlipémie familiale idiopathique
19383 **hyperlipidemias** / Hyperlipidämien *f* (in 90% Hyperglyceridämien, in 10% Hypercholesterinämien) / hyperlipidémies *f*
19384 **hyperlipochromemia** / Hyperlipochromämie *f* (alimentäre Xanthophyll- und Carotinvermehrung im Blut) / hyperlipochromémie *f*
19385 **hyperlipoidemia** / Hyperlipoidämie *f* (Vermehrung der Serumfette) / hyperlipoïdémie *f*
19386 **hypermenorrhea (, organic, functional)** / Hypermenorrhoe *f* (organisch od. funktionell bedingte zu starke Menstruation) / hyperménorrhée (organique, fonctionnelle) *f*
19387 **hypermetabolism** / Hypermetabolismus *m* (gesteigerter Stoffwechsel) / hypermétabolisme *m*
19388 **hypermetria** / Hypermetrie *f* (Bewegungsübermaß bei Kleinhirnerkrankungen) / hypermétrie *f*
19389 **hypermetric, hypometric** / über-, untermäßig / hypermétrique, hypométrique
19390 **hyper(metr)opia (, latent, manifest, total)** / Hyper(metr)opie *f* (Weitsichtigkeit, latente + manifeste = totale) / hyper(métr)opie (latente, manifeste, totale) *f*
19391 **hypermimia, hypomimia** / Hypermimie, Hypomimie *f* (gesteigertes, herabgesetztes Mienenspiel) / hypermimie, hypomimie *f*
19392 **hypermnesis** / Hypermnesie *f* (Gedächtnisstärke in Hypnose) / hypermnésie *f*
19393 **hypermotility** / Hyperkinese *f* (übermäßige unwillkürliche Muskeltätigkeit) / hypermotilité *f*
19394 **hypermotility, choreatic, athetotic** / Hyperkinese, choreatische, athetotische *f* (mit schnellen, mit langsamen Bewegungen) / hypercinésie choréatique, athétosique *f*
19395 **hypernephritis** / Hypernephritis *f* (NN-Entzündung) / hypernéphrite *f*
19396 **hyp(er)odontia** / Hyp(er)odontie *f* (Unterzahl, Überzahl von Zähnen) / hyp(er)odontie *f*
19397 **hyperonychia** / Hyperonychie *f* (übermäßige Nagelbildung) / hyperonychie *f*
19398 **hyperopia, aphacic** / Aphakenhyperopie *f* (Übersichtigkeit Linsenloser; Korrektur 10–12 D) / hyperopie aphacique *f*
19399 **hyperopic** / weitsichtig / hyperopique
19400 **hyperorexia** / Hyperorexie *f* (ὄρεξις = Verlangen: nervöser Heißhunger) / hyperorexie *f*
19401 **hyperosmia** / Hyperosmie *f* (krankhaft gesteigerter Geruch) / hyperosmie *f*
19402 **hyperostosis** / Hyperostose *f* (Knochensubstanzwucherung) / hyperostose *f*
19403 **hyperostosis, diffuse** / Hyperostosis calvariae diffusa (hereditäre multiple des Schädeldachs) / hyperostose diffuse *f*
19404 **hyperostosis, flowing** / LÉRI' Syndrom (I) (Sich wie an einer Kerze herunterfließende Wachstropfen ausbreitende Osteosklerose) / mélorhéostose (LERI)
19405 **hyperostosis, infantile cortical** / CAFFEY-SILVERMAN' Syndrom (Infantile kortikale Hyperostose) / hyperostose corticale infantile de CAFFEY-SILVERMAN
19406 **hyperovari(ani)sm** / Eierstocküberfunktion *f* / hyperovarisme *m*
19407 **hyperoxidation, hyperoxygenation** / Hyperoxydation, Hyperoxygenation *f* (Blut-O_2-Überfluß bei physiol., path. Hyperventilation) / hyperoxydation, hyperoxygénation *f*
19408 **hyperoxide** / (Hy)peroxyd *n* (mit zweiwertigem Sauerstoff, z.B. Wasserstoff[su]peroxyd [H_2O_2]) / hyperoxyde *m*
19409 **hyperparaproteinemia** / Hyperparaproteinämie *f* (vermehrte path. Eiweißkörper) / hyperparaprotéinémie *f*
19410 **hyperparathyroidism, hypoparathyroidism** / Nebenschilddrüsenüberfunktion, -unterfunktion *f* / hyperparathyroïdisme, hypoparathyroïdisme *m*
19411 **hyperparathyroidism, primary** / Hyperparathyreoidismus, primärer *m* (ausgezeichnet durch Hypercalcämie und Hypophosphatämie, Hypercalcurie und Hyperphosphaturie) / hyperparathyroïdisme primaire *m*
19412 **hyperparathyroidism, secondary** / Hyperparathyreoidismus, sekundärer *m* (Hypocalcämie und Hyperplasie durch renale Phosphatretention) / hyperparathyroïdisme secondaire *m*
19413 **hyperparathyroidism, tertiary** / Hyperparathyreoidismus, tertiärer *m* (Normocalcämie und Adenombildung in sekundär hyperplastischen Epithelkörperchen [St. GOAR]) / hyperparathyroïdisme tertiaire *m*

19414 **hyperpathy** / Hyperpathie *f* (Sensibilitätsstörung mit Reizschwellenerhöhung) / hyperpathie *f*
19415 **hyperphonography** / Hyperphonographie *f* (Schädeldiagnostik mit Ultraschall und photogr. Registrierung) / hyperphonographie *f*
19416 **hyperphoria** / Hyperphorie *f* (Neigung zum vertikaldivergenten Schielen nach oben) / hyperphorie *f*
19418 **hyperphosphatemia** / Hyperphosphatämie *f* (anorg. Phosphat) / hyperphosphatémie *f*
19419 **hyperpigmentation** / Hyperpigmentierung *f* (übermäßige Pigmentbildung) / hyperpigmentation *f*
19420 **hyperpinealism** / Hyperpinealismus *m* (pinia = Tannenzapfen: gesteigerte Zirbeldrüsentätigkeit) / hyperpinéalisme *m*
19421 **hyperpituitarism** / Hyperpituitarismus *m* (pituita = Schleim: gesteigerte Hypophysentätigkeit) / hyperpituitarisme *m*
19422 **hyperpituitarism of hypothalamic origin, congenital** / BERARDINELLI' Syndrom (Konstitutionell-hormonell-metabolisches Krankheitsbild mit Hypophysenüberfunktion) / syndrome endocrinométabolique
19423 **hyperplasia** / Hyperplasie *f* (Gewebe[zell]-vermehrung) / hyperplasie *f*
19424 **hyperplasia combined with defective electrolyte regulation, congenital adrenal** / DEBRÉ-FIBIGER' Syndrom (Säuglingsdyscortizismus bei angeborener NN-Hyperplasie mit Pseudopylorospasmus) / syndrome d'hyperplasie cérébriforme des surrénales de la période néonatale
19425 **hyperplasia, glandular cystic** / Hyperplasie, glandulär-zystische *f* (Follikelreifungsstörung) / hyperplasie glandulaire kystique *f*
19426 **hyperplasia of the lymphatic nodes and of the spleen, generalized follicle** / BRILL-SYMMERS' Syndrom (Systematisierte Lymphknotenerkrankung) / lymphome gigantofolliculaire malin
19427 **hyperprosexia** / Hyperprosexie *f* (geschärfte Aufmerksamkeit bei Manie) / hyperprosexie *f*
19428 **hyperproteinemia** / Hyperproteinämie *f* (> 8 g%) / hyperprotéinémie *f*
19429 **hyper(pro)thrombinemia, hyperthrombocythemia** / Hyper(pro)thrombinämie, Hyperthrombozythämie *f* (Plasma[pro]-thrombin-, Thrombozytenvermehrung) / hyper(pro)thrombinémie, hyperthrombocythémie *f*
19430 **hyperpyrexia** / Hyperpyrexie *f* (übermäßig hohes Fieber, bis 45 °C beobachtet) / hyperpyrexie *f*
19431 **hyperpyrexia in the postkernicterus syndrome (PATTERSON and FORRESTER)** / Hyperpyrexie-Syndrom des Säuglings (Hyperpyretisches Krankheitsbild nach Hirnschädigungen) / syndrome d'hyperpyrexie des nourrissons
19432 **hyperreflexia** / Hyperreflexie *f* (Reflexsteigerung) / hyperréflexie *f*
19433 **hyperreflexion** / Hyperreflexion *f* (zwanghafte Beobachtung eines psych. Symptoms [FRANKL]) / hyperréflexion *f*
19434 **hypersalemia** / Hypersalämie *f* (vermehrter Blut-NaCl-Gehalt) / hypersalémie *f*
19435 **hypersegmentation** / Hypersegmentierung *f* (> 5 Segmente bei neutrophilen Leukozyten) / hypersegmentation *f*
19436 **hypersensitiveness** / Überempfindlichkeit *f* / hypersensitivité *f*
19437 **hypersiderinemia** / Hypersiderinämie *f* (Serumeisengehalt über 90–120 γ%) / hypersidérinémie *f*
19438 **hypersomia** / Hypersomie *f* (Riesenwuchs) / hypersomie *f*
19439 **hypersomnia** / Hypersomnie *f* (bei überwiegender rechter Schlafseite: Vagus, Wärme-Dunkelheit-Stille, «Leben») / hypersomnie *f*
19440 **hypersonant** / hypersonor (ist Perkussionsschall z.B. bei Lungenemphysem) / hypersonnant
19441 **hyperspermia** / Hyperspermie *f* (vermehrte Samenbildung) / hyperspermie *f*
19442 **hypersplenia** / Hypersplenie *f* (Übermaß der blutbildenden und -zerstörenden Milzfunktion [HEILMEYER]) / hypersplénie *f*
19443 **hypersplenism** / Hypersplenie-Syndrom, thrombopenisches (Hypersplenie mit Markhemmung bes. des Thrombozytensystems) / syndrome thrombopénique d'hypersplénie
19444 **hypersteatosis** / Hypersteatosis *f* (στέαρ = Talg: Fettleibigkeit) / hyperstéatose *f*
19445 **hypersthenuria** / Hypersthenurie *f* (spezif. Gewicht > 1010) / hypersthénurie *f*
19446 **hypertelorism** / Hypertelorismus *m* (τέλος = Entfernung: weit auseinanderstehende Augen) / hypertélorisme *m*
19447 **hypertelorism, hereditary ocular** / GREIG' Syndrom (Degenerative Konstitutionsanomalie mit Hypertelorismus als Leitsymptom) / hypertélorisme oculaire héréditaire
19448 **hypertensinase** / Hypertensinase *f* (Hypertensin zerstörendes Ferment) / hypertensinase *f*
19449 **hypertensinogen** / Hypertensinogen *n* (leberursprüngliches α_2-Globulin) / hypertensinogène *m*
19450 **hypertension** / Hypertonie *f* (Blutdrucksteigerung über 140/90, beschleunigt primären arteriosklerotischen Prozeß) / hypertension *f*
19451 **hypertension, anatomical** / Hypertonie, anatomische *f* (vitiumabhängige) / hypertension anatomique *f*
19452 **hypertension, arterial** / Hochdruck, arterieller *m* (Hypertonus) / hypertension artérielle *f*
19453 **hypertension, arteriosclerotic** / Hochdruck, arteriosklerotischer *m* (große Amplitude) / hypertension artériosclérotique *f*
19454 **hypertension by depressor paresis** / Entzüglungshochdruck *m* (durch [Vaso]-depressorenlähmung) / hypertension par parésie des dépresseurs *f*

19455 **hypertension, elasticity** / Elastizitätshochdruck *m* (durch Abnahme der Arterienwandelastizität) / hypertension d'élasticité *f*
19456 **hypertension, emotive** / Hochdruck, emotioneller *m* (vorübergehend) / hypertension émotive *f*
19457 **hypertension, genuine** / Hochdruck, roter *m* (oft familiär) / hypertension essentielle *f*
19458 **hypertension, hormonal** / Hypertonie, hormonale *f* (hypophysäre) / hypertension hormonale *f*
19459 **hypertension, humoral** / Hypertonie, humorale *f* (renale) / hypertension humorale *f*
19460 **hypertension, intracranial** / Hirndrucksteigerung *f* (Schädelinnendruck norm. 12–15 cm H_2O) / hypertension intracrânienne *f*
19461 **hypertension, juvenile, climacteric** / Hochdruck, juveniler, klimakterischer *m* (hormonale Störungen) / hypertension juvénile, climatérique *f*
19462 **hypertension, labile, fixed** / Hypertonie, labile, fixierte *f* (Blutdruck zeitweise, ständig erhöht) / hypertension labile, fixée *f*
19463 **hypertension, muscular** / Muskeltonus, erhöhter *m* / hypertension musculaire *f*
19464 **hypertension, neurogenous** / Hypertonie, neurogene *f* (ZNS-bedingte) / hypertension neurogène *f*
19465 **hypertension, portal, pulmonal** / Hochdruck, portaler, pulmonaler *m* (bei Rechts-, Linksinsuffizienz: Pfortaderhypertonie, Lungenkreislaufhochdruck) / hypertension portale, pulmonaire *f*
19466 **hypertension, renal** / Hochdruck, blasser *m* (Widerstandshochdruck) / hypertension rénale *f*
19467 **hypertension by strangulation of the renal artery** / Droßlungshochdruck *m* (bei Nierenarteriendroßlung infolge Reninabsonderung) / hypertension par étranglement de l'artère rénale *f*
19468 **hypertensive** / blutdrucksteigernd (Blutdrucksteigerung betreffend) / hypertensif
19469 **hyperthecosis of the ovary** / STEIN-LEVENTHAL' Syndrom (Polyzystische Eierstockveränderungen mit Dysendokrinose und Amenorrhoe) / ovaire polycystique avec lutéinisation
19470 **hyperthermia** / Hyperthermie *f* (Wärmeregulationsinsuffizienz) / hyperthermie *f*
19471 **hyperthermobacteria** / Hyperthermobakterien *n* (Hitzebakterien, wachsen noch bei > 45 °C, z.B. Bodenbakterien) / hyperthermobactéries *f*
19472 **hyperthesis** / Hyperthese *f* (ὑπέρθεσις = theoriae tectum = Beweis: [begreifliche] Verifizierung einer These) / hyperthèse *f*
19473 **hyperthymia** / Hyperthymie *f* (θυμός = Gemüt: Betriebsamkeit auf Grund pyknisch-thymopathischer Konstitution) / hyperthymie *f*
19474 **hyperthyreosis, fetal** / Hyperthyreose, fetale *f* (durch Plazentarschranke überschreitende thyreotrope Substanzen der hyperthyreoten Mutter möglich) / hyperthyréose fœtale *f*
19475 **hyperthyroidism** / Hyperthyreose *f* (gesteigerte Schilddrüsensekretionstätigkeit als Störung des Reglerkreises Zwischenhirn-Hypophyse-Schilddrüse durch LATS fraglich geworden) / hyperthyroïdisme *m*
19476 **hypertonia, hypotonia** / Über-, Unterspannung *f* (zuviel, zuwenig Tonus) / hypertonie, hypotonie *f*
19477 **hypertonia, vesical sphincter** / Sphinkterhypertonie *f* (neurodegenerativ bedingte des inneren Blasenschließmuskels) / hypertonie du sphincter vésical *f*
19478 **hypertonic** / hypertonisch (Hypertonie betreffend) / hypertonique
19479 **hypertrichosis** / Trichauxis *f* (übermäßige Behaarung) / hypertrichose *f*
19480 **hypertriglyceridemia, carbohydrate, fat** / Hyperlipämie, kohlenhydratinduzierte, fettinduzierte *f* (häufig durch Ernährungsfehler, selten durch Stoffwechselentgleisung) / hypertriglycéridémie par hydrates de carbone, par graisse *f*
19481 **hypertrophy** / Hypertrophie *f* (Gewebe-[zell]vergrößrung) / hypertrophie *f*
19482 **hypertrophy, compensatory** / Hypertrophie, kompensatorische *f* (Organ[teil]störung ausgleichende) / hypertrophie compensatoire *f*
19483 **hypertrophy, crossed** / Hypertrophie, gekreuzte *f* (einer Gesichts-, der andern Körperhälfte) / hypertrophie croisée *f*
19484 **hypertrophy of the heart, concentric, excentric** / Herz(muskel)hypertrophie, konzentrische, exzentrische *f* (mit verkleinertem, vergrößertem Kammervolumen) / hypertrophie cardiaque concentrique, excentrique *f*
19485 **hypertrophy of the heart, congenital idiopathic** / KUGEL-STOLOFF' Syndrom (Kongenitale Herzvergrößrung bei Fettspeicherkrankheit [?]) / hypertrophie idiopathique congénitale du cœur
19486 **hypertrophy, hemiangiectatic** / KLIPPEL-TRENAUNAY' Syndrom (Umschriebener Riesenwuchs mit Gefäßhyper- und -dysplasien) / hémiangiectasie hypertrophique
19487 **hypertrophy, intra-, subvesical prostatic** / Prostatahypertrophie, intra-, subvesikale *f* / hypertrophie prostatique intra-, sous-vésicale *f*
19488 **hypertrophy, pathological** / Hypertrophie, pathologische *f* (z.B. Prostatahypertrophie) / hypertrophie pathologique *f*
19489 **hypertrophy of the pharyngeal tonsils** / Rachenmandelhypertrophie *f* (adenoide Vegetationen) / hypertrophie des amygdales pharyngiennes *f*
19490 **hypertrophy, physiological** / Hypertrophie, physiologische *f* / hypertrophie physiologique *f*
19491 **hypertrophy, pseudomuscular** / Hypertrophia pseudomuscularis (Muskeldystrophie) / hypertrophie pseudomusculaire *f*

19492 **hypertrophy, simulated** / Hypertrophie, scheinbare *f* (bei fehlender normaler Abnutzung, z.B. der Zähne) / hypertrophie simulée *f*
19494 **hypertrophy through overstrain** / Arbeitshypertrophie *f* (eines Organs) / hypertrophie par effort *f*
19495 **hypertrophy of the tonsils** / Mandelhypertrophie *f* (infolge Bakterienansiedlung) / hypertrophie tonsillaire *f*
19496 **hypertrophy, vicarious** / Hypertrophie, vikariierende *f* (z.B. eines Muskels bei Ausfall eines andren) / hypertrophie vicariante *f*
19497 **hyperuricuria** / Hyperurikurie *f* (Vermehrung path. Harnsäure) / hyperuricurie *f*
19498 **hypervascular, hypervegetative** / hypervaskulär, hypervegetativ (zu stark vaskularisiert, besonders gut funktionierend) / hypervasculaire, hypervégétatif
19499 **hyperventilation, chronic** / Atmungs-Syndrom, nervöses (Psychosomatischer Symptomenkomplex mit Dysventilation u.a. vegetativen Störungen) / respiration tétanique (Rossier)
19500 **hypervitaminoses** / Hypervitaminosen *f* (bes. bei Vit. A- und D-Überdosierung) / hypervitaminoses *f*
19501 **hypervitaminosis (A) hydrocephalus** / Marie-Sée' Syndrom (Benigner Säuglingswasserkopf durch Vitamin-A-Intoxikation) / hydrocéphalie aiguë bénigne
19502 **hypervol(um)emic, hypovol(um)emic** / hypervolumämisch, hypovolumämisch (zu große, zu kleine zirkulierende Plasmamenge [normal 1/12 KG]) / hypervolémique, hypovolémique
19503 **hypesthesia** / Hypästhesie *f* (Unterempfindlichkeit) / hypesthésie *f*
19504 **hypha** / Hyphe *f* (fadenförmige Pilzzelle) / hyphe *f*
19505 **hyphema** / Hyphaema *n* (Blut in vorderer Augenkammer) / hyphéma *m*
19506 **hyphen** / Bindestrich *m* (-) / trait d'union *m*
19507 **Hyphomycetes** / Hyphomyzeten *m* (Fadenpilze ohne Hauptfruchtform [Fungi imperfecti], 3. Unterklasse Eumyzeten) / hyphomycètes *m*
19508 **hypnagogic** / schlaffördernd / hypnagogique
19509 **hypnalgia** / Hypnalgie *f* (im Schlaf[traum] auftretende Schmerzen) / hypnalgie *f*
19510 **hyp(n)odontia** / Hyp(n)odontie *f* (Fehlen einzelner Zähne [psychol. gesteuerte Zahnbehandlung]) / hyp(n)odontie *f*
19511 **hypnogenous** / einschläfernd (schlafbringend) / somnifère
19512 **hypnoid** / Hypnoid (*n*) (schlafähnlich, hypnoseähnlich[er Zustand]) / hypnoïde (*m*)
19513 **hypnomania** / Hypnosesucht *f* / hypnomanie *f*
19514 **hypno(narco)analysis** / Hypno(narko)-analyse *f* (mit Hypnose [und Sedativa] kombinierte Psychoanalyse) / hypno-(narco)analyse *f*
19515 **hypnonarcosis** / Hypnonarkose *f* (durch Hypnose unterstützte Narkose, kann Narkose gefährden) / hypnonarcose *f*
19516 **hypnophobia** / Hypnosefurcht *f* / hypnophobie *f*
19517 **hypnosis (, active, passive)** / Hypnose (, aktive, passive) *f* / hypnose (active, passive) *f*
19518 **hypnosis, graduated active** / Aktivhypnose, gestufte *f* (Kretschmer: Aufteilung der Hypnose in aktive Einzelübungen) / hypnose active graduée *f*
19519 **hypnosis, sensory** / Hypnose, sensorielle *f* / hypnose sensorielle *f*
19520 **hypnosis, somnambulant** / Somnambulhypnose *f* / hypnose somnambule *f*
19521 **hypnosis, spontaneous** / Spontanhypnose *f* / hypnose spontanée *f*
19522 **hypnosis, verbal suggestion** / Verbalsuggestionshypnose *f* / hypnose par suggestion verbale *f*
19523 **hypnotherapist** / Hypnotherapeut *m* / hypnothérapeute *m*
19524 **hypnotherapy** / Hypno(se)therapie *f* (durch «freie Assoziation» und «Übertragung» gesteuerte) / hypnothérapie *f*
19525 **hypn(ot)ic** / schlafbezüglich (Hypnose betreffend) / hypn(ot)ique
19526 **hypnotist** / Hypnotisierer *m* / hypnotiseur *m*
19527 **hypnotizability** / Hypnotisierbarkeit *f* / hypnotisabilité *f*
19528 **hypnotize** / hypnotisieren / hypnotiser
19529 **hypobulia** / Hypobulie *f* (depressive Willensminderung) / hypoboulie *f*
19530 **hypocalcemia** / Hypocalcämie *f* ($<$ 9mg%) / hypocalcémie *f*
19531 **hypocapny** / Hypokapnie *f* (verminderter Blut-CO_2-Gehalt bei Acidose [$p_H < 7,3$]) / hypocapnie *f*
19532 **hypochloremia** / Hypochlorämie *f* (verminderter Chlorgehalt des Bluts) / hypochlorémie *f*
19533 **hypochlorhydria** / Hypochlorhydrie *f* (verminderte Salzsäureabsonderung des Magens) / hypochlorhydrie *f*
19534 **hypocholestrolemia** / Hypocholesterinämie *f* ($<$ 100 mg%) / hypocholestérolémie *f*
19535 **hypochondria** / Hypochondrie *f* (Überbewertung geringfügiger Störungen) / hypocondrie *f*
19536 **hypochondriac(al)** / Hypochonder *m* (hypochondrisch) ([«eingebildet]er» Kranker) hypocondr(iaqu)e *m*
19537 **hypochondrium** / Hypochondrium *n* (seitliche Oberbauchgegend) / hypocondre *m*
19538 **hypocrinia** / Hypokrinie *f* (ungenügende Absonderung) / hypocrinie *f*
19539 **hypodactylia** / Hypodaktylie *f* (angeborenes Fehlen von Fingern od. Zehen) / hypodactylie *f*
19540 **hypoderma** / Rinderdasselfliege *f* (Gattung Brachycera) / hypoderme *m*
19541 **hyp(o-)epinephria** / NNR-Insuffizienz *f* / hypocorticisme *m*

19542 **hyp(o-)epinephria, paradoxical** / NNR-Insuffizienz, paradoxe *f* (Mangel an Mineralo-, Überfluß an Adrenocorticoiden) / hypocorticisme paradoxal *m*
19543 **hyp(o-)epinephria, primary** / NNR-Insuffizienz, primäre *f* (zerstörte NNR) / hypocorticisme primaire *m*
19545 **hyp(o-)epinephria, secondary** / NNR-Insuffizienz, sekundäre *f* (intakte NNR, HVL-Insuffizienz) / hypocorticisme secondaire *m*
19546 **hyp(o-)epinephria, temporary** / NNR-Insuffizienz, vorübergehende *f* (physiol. bei Neugeborenen) / hypocorticisme temporaire *m*
19547 **hyp(o-)epinephria, tertiary** / NNR-Insuffizienz, tertiäre *f* (Hormonbildung intakt, -wirkung gestört) / hypocorticisme tertiaire *m*
19548 **hypofibrinogenemia** / Hypinose *f* ($<$ 0,1 %, norm. 0,2%) / hypofibrinogénémie *f*
19549 **hypofertility** / Hypofertilität *f* (reduzierte Fruchtbarkeit) / hypofertilité *f*
19550 **hypofolliculinia** / Hypofollikulinie *f* (schwache Follikelhormonwirkung) / hypofolliculinie *f*
19551 **hypogalactia** / Hypogalaktie *f* (versiegende Milchsekretion) / hypogalactie *f*
19552 **hypogastrium** / Hypogastrium *n* (Unterbauchgegend) / hypogastre *m*
19553 **hypogenitalism** / Hypogenitalismus *m* (Geschlechtsmerkmalunterentwicklung) / hypogénitalisme *m*
19554 **hypogeusia** / Hypogeusie *f* (herabgesetzte Geschmackempfindung) / hypogueusie *f*
19555 **hypoglobulia** / Hypoglobulie *f* (Erythrozytenverminderung unter 3–4 Mio) / hypoglobulie *f*
19556 **hypoglycemia** / Hypoglykämie *f* (starker Blutzuckerabfall) / hypoglycémie *f*
19557 **hypoglycemia, infantile** / Hypoglykämie, infantile *f* (mögliches Vorzeichen für Diabetes melitus) / hypoglycémie infantile *f*
19558 **hypoglycemic** / hypoglykämisch (unterzuckrig) / hypoglycémique
19559 **hypoglycorrhachia** / Hypoglykorrhachie *f* (verminderter Zuckergehalt im Liquor) / hypoglycorrachie *f*
19560 **hypognathism** / Hypognathie *f* (Unterentwicklung des Oberkiefers) / hypognathisme *m*
19561 **hypogonadism, male** / Hypogonadismus-Syndrom des Mannes (Alle Formen der Gonadenunterfunktion [od. -unterentwicklung]) / hypogonadisme mâle
19562 **hypohidrosis** / Hyphidrosis *f* (verminderte Schweißsekretion) / hypidrosis *f*
19563 **hypo-insulinism** / Hypinsulinismus *m* (Unterfunktion der Pankreasinseln) / hyp(o-)insulinisme *m*
19564 **hypoiodemia** / Hypoiodämie *f* ($< 7\gamma\%$) / hypo-iodémie *f*
19565 **hypokaliemia** / Hypokaliämie *f* (K-Gehaltverminderung im Serum, z.B. bei Behandlung mit Saluretica, durch Ernährung mit K-haltiger Pflanzenkost vermeidbar) / hypokaliémie *f*
19566 **hypoliquorrhea** / Liquorunterdruck *m* ($<$ 100 mm H_2O nach Hirnop.) / hypoliquorrhée *f*
19567 **hypomagnesemia** / Hypomagnesämie *f* (führt zu Hypocalcämie) / hypomagnésémie *f*
19568 **hypomania** / Hypomanie *f* (leichte Manie) / hypomanie *f*
19569 **hypomastia** / Hypomastie *f* (abnorme Brustdrüsenkleinheit) / hypomastie *f*
19570 **hypomenorrhea** / Hypomenorrhoe *f* (zu schwache Menstruation) / hypoménorrhée *f*
19571 **hypometabolism** / Hypometabolismus *m* (herabgesetzter Stoffwechsel) / hypométabolisme *m*
19572 **hypometria** / Hypometrie *f* (Bewegungsuntermaß bei Stirnhirnerkrankungen) / hypométrie *f*
19573 **hypomnesis** / Hypomnesie *f* (mangelhafte Erinnerung) / hypomnésie *f*
19574 **hypomochlion** / Hypomochlion *n* (μοχλός = Hebel: «Stemmpunkt» des Kindskörpers) / hypomochlion *m*
19575 **hypomotility** / Hypokinese *f* (Mangel an Willkürbewegungen) / hypocinésie *f*
19576 **hyponcotic** / hyponkotisch (ist kolloidosmotischer Druck unter 22 mm Hg) / hyponcotique
19577 **hyponoderma** / Hyponoderma *n* («Hautmaulwurf») / hyponoderme *m*
19578 **hyponychium (nail matrix)** / Hyponychium (Hautkeimschicht unter dem Nagel) / matrice unguéale; (lit de l'ongle)
19579 **hypo-ovariose** / Hypovariose *f* (menopausale Eierstockunterfunktion als [Östrogen-(substitutions)therapie fordernde] Krankheit [Wilson, 1963]) / hyp(o-)ovariose *f*
19580 **hypoparathyroidism, fetal** / Hypoparathyreoidismus, fetaler *m* (durch erhöhten Ca-Spiegel bei Hyperparathyreoidismus der Mutter möglich) / hypoparathyroïdisme fœtal *m*
19581 **hypoparathyroidism, idiopathic, pseudo-** / Nebenschilddrüseninsuffizienz, idiopathische, Pseudo- *f* / hypoparathyroïdisme idiopathique, pseudo- *m*
19582 **hypoparathyroidism, persistent, transitory** / Nebenschilddrüseninsuffizienz, persistierende, transitorische *f* / hypoparathyroïdisme persistant, transitoire *m*
19583 **hypoparathyroidism, postoperative, relative** / Nebenschilddrüseninsuffizienz, postoperative, relative *f* / hypoparathyroïdisme postopératoire, relatif *m*
19584 **hypopathy** / Hypopathie *f* (Sensibilitätsstörung mit Reizschwellenerniedrigung) / hypopathie *f*
19585 **hypopharyngoscopy** / Hypopharyngoskopie *f* (direkte Hypopharynxbetrachtung [v. Eicken]) / hypopharyngoscopie *f*
19586 **hypophon(es)ia** / Hypophonie *f* (verminderter Lungenspitzenschall) / hypophonésie *f*
19587 **hypophoria** / Hypophorie *f* (Neigung zum vertikaldivergenten Schielen nach unten) / hypophorie *f*

19588 **hypophosphatasia** / RATHBUN' Syndrom (Symptomatologisch der Rhachitis entsprechende Phosphataseaktivitätsstörung) / hypophosphatasie

19589 **hypophosphatemia** / Hypophosphatämie *f* (< 3 mg%) / hypophosphatémie *f*

19590 **hypophrenic** / geistesschwach / hypophrénique

19591 **hypophyseal** / hypophysär (Hypophyse betreffend) / hypophysaire

19592 **hypophysectomy (hypophysectomize)** / Hypophysektomie *f* (hypophysektomieren) / hypophysectomie *f* (hypophysectomiser)

19593 **hypophysin** / Hypophysin *n* (HHL-Substanz) / hypophysine *f*

19594 **hypophysis** / Hypophysis (Hirnanhang[drüse], hormonales Steurungszentrum) / hypophyse

19595 **hypophysis stalk** / «Hypophysenstiel» *m* (trichterförmige Verbindung von Hypothalamus und Hypophyse zum neurohormonalen Verbindungssystem) / tige pituitaire *f*

19596 **hypopinealism** / Hypopinealismus *m* (herabgesetzte Zirbeldrüsentätigkeit) / hypopinéalisme *m*

19597 **hypopituitarism** / Hypopituitarismus *m* (herabgesetzte Hypophysentätigkeit) / hypopituitarisme *m*

19598 **hypoplasia** / Hypoplasie *f* (Gewebe[zell]verminderung) / hypoplasie *f*

19599 **hypoplasia, congenital generalized muscular** / KRABBE' Syndrom (II) (Generalisierte Muskelhypoplasie) / hypoplasie musculaire généralisée congénitale

19600 **hypoproteinemia** / Hypoproteinämie *f* (< 6 g%) / hypoprotéinémie *f*

19601 **hypo(pro)thrombinemia, hypothrombocythemia** / Hypo(pro)thrombinämie, Hypothrombozythämie *f* / hypo(pro)thrombinémie, hypothrombocythémie *f*

19602 **hypoptyalism** / Speichelmangel *m* / sialoporie *f*

19603 **hypopyon(iritis)** / Ulcus corneae serpens (in Augenvorderkammer) / empyèse *f*

19604 **hyporeflexia** / Hyporeflexie *f* (Reflexschwäche) / hyporéflexie *f*

19605 **hyposensitive** / unterempfindlich / hyposensitif

19606 **hyposexuality** / Geschlechtsunlust *f* / hyposexualité *f*

19607 **hyposiderinemia** / Hyposiderinämie *f* (niederer Serumeisenspiegel) / hyposidérinémie *f*

19608 **hyposmia** / Hyposmie *f* (herabgesetztes Geruchsvermögen) / hyposmie *f*

19609 **hyposomia** / Hyposomie *f* (Kleinwuchs) / hyposomie *f*

19610 **hyposomnia** / Hyposomnie *f* (bei überwiegender linker Wachseite: Sympathicus, Emotion-Intellekt-Sinne, «Erleben») / hyposomnie *f*

19611 **hyposomnia, initial, intermittent, final** / Hyposomnie, initiale, intermittierende, finale *f* (des Morgen-, Mittag-, Abendschläfers) / hyposomnie initiale, intermittente, finale *f*

19612 **hypospadia** / Hypospadie *f* (Harnröhrenöffnung an Penisunterseite: H. glandis, penis, scrotalis, perinealis) / hypospadie *f*

19613 **hyposphagma** / Hyposphagma *n* (Bluterguß unter Augenbindehaut bei Anstrengung) / hyposphagme *m*

19614 **hyposplenism** / Hyposplenie *f* (Milzunterfunktion) / hyposplénisme *m*

19615 **hypostasis** / Hypostasis *f* (Senkungsblutfülle bes. der Lungen bettlägeriger Herzkranker) / hypostase *f*

19616 **hypostasy** / Hypostase *f* (Überdeckbarkeit einer Erbanlage durch eine andre) / hypostasie *f*

19617 **hyposthenia** / Hyposthenie *f* (Nachlassen der Kräfte) / hyposthénie *f*

19618 **hyposthenuria** / Hyposthenurie *f* (spezif. Gewicht < 1010) / hyposthénurie *f*

19619 **hypotaxia** / Hypotaxis *f* (mittlerer Hypnosegrad) / hypotaxie *f*

19620 **hypotension** / Hypotonie *f* (1. zentralbedingte Muskeltonusherabsetzung, 2. [Blut]drucksenkung) / hypotension *f*

19621 **hypotension, controlled** / Blutdrucksenkung, kontrollierte *f* / hypotension contrôlée *f*

19622 **hypotensive** / blutdrucksenkend (-senkung betreffend) / hypotensif

19623 **hypothalamus** / Hypothalamus (neurovegetatives Regulationszentrum unter dem Thalamus) / hypothalamus

19624 **hypothenar** / Hypothenar (Kleinfingerballen) / hypothénar

19625 **hypothermia** / Hypothermie *f* ([künstliche] Körpertemperatursenkung [auf 30 °C bei Herzop.], z. B. bei Kollaps) / hypothermie *f*

19626 **hypothermia, local** / Hypothermie, lokale *f* (bringt Erleichterung bei M. S. [NEGRIN]) / hypothermie locale *f*

19627 **hypothesis** / Hypothese *f* (ὑπόθεσις = theoriae fundamentum = Voraussetzung: Annahme eines Sachverhaltzusammenhangs zwischen [Natur]erscheinungen auf Grund einer Intuition an Hand von Beobachtungen) / hypothèse *f*

19628 **hypothesis, copy-choice** / Kopiewahlhypothese *f* (LEDERBERG: ein Regulator[gen] steuert mehrere Enzymreaktionen) / hypothèse de la choix de copie *f*

19629 **hypothesis, fixed charge induction** / Assoziations-Induktionshypothese *f* (Nervenzellmembranpotential = Oberflächenpotential mit selektive Assoziationen für Ionen aufweisenden Proteinen als Trägern fixer Ladungen [LING]) / hypothèse d'association-induction *f*

19630 **hypothesis, working** / Arbeitshypothese *f* / hypothèse à travail *f*

19631 **hypothetical** / hypothetisch (ein-fällig) / hypothétique

19632 **hypothymia** / Hypothymie *f* (Niedergeschlagenheit) / hypothymie *f*

19633 **hypothyreosis, fetal** / Hypothyreose, fetale *f* (durch Plazentarschranke überschreitende Thyreostatica bei mütterlicher Hyperthyreose möglich) / hypothyréose fœtale *f*

19634 **(hypothyroidism of HERTOGHE, benign)** / (HERTOGHE' Syndrom) (Hypothyreoidismus) / (hypothyroïdie bénigne de HERTOGHE)
19635 **hypotonia, bradycardic** / Hypotonie, bradykardische *f* (hypotonisch bedingte Bradykardie) / hypotonie bradycardique *f*
19636 **hypotonia, constitutional, orthostatic, symptomatic** / Gefäßhypotonie, konstitutionelle, orthostatische, symptomatische *f* / hypotonie constitutionnelle, orthostatique, symptomatique *f*
19637 **hypotonia, pulmonary** / Lungenschwäche *f* (der Frühgeborenen) / hypotonie pulmonaire *f*
19638 **hypotonic** / hypotonisch (Hypotonie betreffend) / hypotonique
19639 **hypotrichosis** / Hypotrichosis *f* (endokrin bedingte spärliche Behaarung) / hypotrichose *f*
19640 **hypotrophia** / Hypotrophie *f* (Gewebe[zell]-verkleinerung) / hypotrophie *f*
19641 **hypotypical** / hypotypisch (symptomarm verlaufend) / hypotypique
19642 **hypovari(ani)sm** / Eierstockunterfunktion *f* / hypovari(ani)sme *m*
19643 **hypoventilation, (primary) alveolar** / Hypoventilation, (primäre) alveoläre *f* (CO_2-Partialdruck > 45 mm Hg [ohne erkennbare (extra)pulmonale Ursache]) / hypoventilation alvéolaire (primaire) *f*
19644 **hypovitaminoses** / Hypovitaminosen *f* (bei vitaminarmer Ernährung) / hypovitaminoses *f*
19645 **hypovolemia** / Hypovolämie *f* (Blutvolumenunzulänglichkeit) / hypovolémie *f*
19646 **(hypo)xanthinuria** / (Hypo)xanthinurie *f* (bei mangelhafter Harnsäureproduktion) / (hypo)xanthinurie *f*
19647 **hypoxemia (, anemic, circulatory, histotoxic, hypoxic)** / Hypoxämie *f* (O_2-Mangel im Blut bei Anämie, Herzversagen, Vergiftung, Luftsauerstoffmangel) / hypoxémie (anémique, circulatoire, histotoxique, hypoxique) *f*
19648 **hypoxia** / Hypoxie *f* (O_2-Defizit im Gewebe, weil im Blut) / hypoxie *f*
19649 **hypoxia, cerebral** / Hypoxie, zerebrale *f* (von geistiger [In]aktivität abhängiger als von allgemeinen Blutdruckschwankungen [INGVAR]) / hypoxie cérébrale *f*
19650 **hypoxin-lienin** / Hypoxin-Lienin *n* (von Milz an Leber abgegebener Stoff bei Sauerstoffmangel [REIN]) / hypoxine-liénine *f*
19651 **hypoxygenia** / Sauerstoffmangel *m* (Mangel an Nährstoffspaltern führt zur Begrenzung der Zellatmung) / hypoxygénie *f*
19652 **hypsicephalia** / Turmschädeligkeit *f* (ὕψος = Höhe, πύργος = Turm) / pyrgocéphalie *f*
19653 **hypsiconchia** / Hypsikonchie *f* (weite hohe Augenhöhle) / hypsiconchie *f*
19654 **hypsiphobia** / Hypsiphobie *f* (Höhenschwindel) / hypsiphobie *f*
19656 **hypurgia** / Hypurgie *f* (ὑπουργέω = Hilfe leisten: Krankenpflege[wissenschaft]) / hypurgie *f*
19657 **hystera** / Hystera *f* (ὑστερέω = Mangel leiden: die [gegenüber andern Fruchtbehältern nur selten keinen] Mangel leidende) / hystère *f*
19658 **hysterectomy (, abdominal, [supra]vaginal)** / Hysterektomie (, abdominale, [supra]-zervikale) *f* / hystérectomie (abdominale, [sus]vaginale) *f*
19659 **hysteresis** / Hysteresis *f* (sekundäre Verfestigung von Kolloiden: Alterungsprozeß infolge Abnahme von Elektroladung und Wasserbindung) / hystérésis *f*
19660 **hysteria** / Hysterie *f* (ὑστερέω = zu spät kommen) / hystérie *f*
19661 **hysteric(al) (person)** / hysterisch (Hysteriker *m*) / hystérique (*m*)
19662 **hysteriform, hysteroid** / hysterieartig, -ähnlich / hystériforme, hystéroïde
19663 **hysterometry** / Hysterometrie *f* (Uterusdimensionsmessung) / hystérométrie *f*
19664 **hysterophore** / Hysterophor *m* (Stützapparat bei Gebärmuttersenkung) / hystérophore *m*
19665 **hystriciasis** / Ichthyosis hystrix (ὕσϑριξ = Stachelschwein) / hystricisme *m*

I

19665a **I Ging** / I Ging («Buch der Wandlungen»: mit 2 Antworten — = Ja und -- = Nein [DNS und RNS vergleichbar], 4 Basen ⚌ ⚍ ⚎ ⚏ [RNS-Basen vergleichbar], 8 Zeichen [Triplets der 4 Basen vergleichbar], als Molekularbiosophie erkennbar) / I Ging
19666 **iatric(s)** / iatrisch (Iatrie *f*) (ἰατρ[ικ]ός = Arzt [ärztlich], ἰατρία = Heilkunst]) / iatrique (*f*)
19667 **iatrochemical, -physical** / iatrochemisch, -physikalisch (die chemische, physikalische Heilkunst betreffend) / iatrochimique, -physique
19668 **iatrogenic** / iatrogen (durch ärztliche Einwirkung entstanden) / iatrogène
19669 **iatrology** / Iatrologie *f* (Lehre von der ärztlichen Kunst) / iatrologie *f*
19670 **iatropsychical, -technical** / iatropsychisch, -technisch (die geistige, technische Heilkunst betreffend) / iatropsychique, -technique
19671 **ice (, dry)** / Eis *n* (CO_2-Schnee *m*) / glace (neige carbonique) *f*
19672 **ichnogram** / Ichnogramm *n* (ἴχνος = Gang: Gangspur) / ichnogramme *m*
19673 **ichorous** / jauchig / ichoreux

19674 **ichor(rhea)** / Jauche(fluß *m*) *f* (ἰχώρ = Götterblut, Lymphe) / ichor(rhée *f*) *m*
19675 **ichthyoid** / fischähnlich / ichthyoïde
19676 **ichthyology** / Fischkunde *f* / ichthyologie *f*
19677 **ichthyophage** / Fischesser *m* / ichthyophage *m*
19678 **ichthyophobia** / Ichthyophobie *f* (Abneigung gegen Fische) / ichthyophobie *f*
19679 **ichthyosis** / Ichthyosis *f* (ἰχθύς = Fisch: Fischschuppenhaut infolge verminderter Talg- und Schweißdrüsenabsonderung) / ichthyose *f*
19680 **ichthyosis of the mouth** / Leucokeratosis linguae / plaques lisses (des fumeurs) *f*
19681 **ichthyosis, senile** / Ichthyosis senile s. tabescentium (Pityriasis cachecticorum) / ichthyose des tabétiques *f*
19682 **ichthyosis, serpentine** / Ichthyosis serpentina (wie Schlangenhaut) / ichthyose serpentine *f*
19683 **ichthyosis, simple, nigrescent, nacreous** / Ichthyosis simplex, nigricans, nitida (feine, dunkle, große glänzende Schuppen) / ichthyose simple, nigrescente, nacrée *f*
19684 **ichthyosis, universal congenital** / Hornpanzer, angeborener *m* / hyperkératose diffuse congénitale *f*
19684a **ichthyosis, vulgar** / Ichthyosis vulgaris (autosomal-dominant od. -regressiv vererbt) / ichthyose vulgaire *f*
19685 **ichthyotic** / schuppenhäutig / ichthyosique
19685a **ichthy(otox)ism** / Fischvergiftung *f* / poisson, empoisonnement par le *m*
19686 **icon** / Ikone *f* (εἰκών = Bild) / icône *f*
19687 **iconoclasm, -mania** / Bilderstürmerei, -narrheit *f* / iconoclasme *m*, -manie *f*
19688 **iconography** / Darstellung, bildliche *f* / iconographie *f*
19689 **ictaffin** / iktaffin (ἴκτερος = Pirol: gelbsüchtig) / ictaffine
19690 **icterus (jaundice)** / Gelbsucht *f* (symptomatische Hautgelbfärbung durch Bilirubinübertritt ins Blut) / ictère *m* (jaunisse *f*)
19691 **icterus, green, red, yellow** / Verdin-, Rubin-, Flavinikterus *m* (durch Gallenfarbstoffe [Brugsch]) / ictère vert, rouge, jaune *m*
19692 **ictus, apoplectic** / Ictus apoplecticus (Gehirnschlag *m*) / ictus apoplectique *m*
19693 **ictus of the heart** / Ictus cordis (Brustwand erschütternder Herzstoß, z.B. bei Aortenvitium) / ictus du cœur *m*
19694 **ictus, laryngeal** / Ictus laryngis (Charcot: Kehlkopfepilepsie) / ictus laryngé *m*
19695 **ictus of sun** / Ictus solis (Sonnenstich *m*) / ictus de soleil *m*
19696 **ide (chem. final syllable)** / id (chem. Endsilbe für Verbindungen mit zweifacher Bindung) / ide (syllabe finale chim.)
19697 **idea, compulsive** / Zwangsdenken *n* / idée d'obsession *f*
19698 **ideas, expansive** / Ideen, expansive *f* (Größenideen) / idées expansives *f*
19699 **idea, fixed** / Idee, fixe *f* (egozentrische) / idée fixe *f*
19700 **ideas, flight of** / Ideenflucht *f* / idées, fuite des *f*
19701 **idea, hyperquantivalent** / Idee, beherrschende *f* / idée (pré)dominante *f*
19702 **idealism** / Idealismus *m* (Lehre von der Idee [Form, Geist] als A und O des Lebens) / idéalisme *m*
19703 **ideation** / Ideation *f* (Bewegungsentwurf) / idéation *f*
19704 **identical** / identisch / identique
19705 **identifiable** / identifizierbar / identifiable
19706 **identification** / Identifikation *f* (Entfremdung eines Subjekts von sich selbst durch Identifizierung mit einem Objekt) / identification *f*
19707 **identification, primary, secondary** / Identifikation, primäre, sekundäre *f* (Wernicke: Wiedererkennung eines Wortklangs, eines Begriffsinhalts) / identification primaire, secondaire *f*
19708 **identification, psycho-analytical** / Identifizierung, psychoanalytische *f* (Fähigkeit, sich ohne Projektion in den [psych.] Kranken hineinzudenken) / identification psychanalytique *f*
19709 **identify (identified, identifying)** / identifizieren (identifiziert, identifizierend) / identifier (identifié, identifiant)
19710 **identity** / Identität *f* (Wesensgleichheit) / identité *f*
19711 **ideokinesis** / Ideokinese *f* (durch Vorstellung ausgelöste Bewegung) / idéocinésie *f*
19712 **ideology** / Ideologie *f* (Lehre von den Ideen: das Leben beherrschende Pseudotheorie) / idéologie *f*
19713 **ideomotor** / ideomotorisch (durch Ideen bewegt: durch Vorstellungen ausgelöst) / idéomoteur
19714 **idiocy** / Idiotie *f* (angeborener od. erworbener hochgradiger Schwachsinn) / idiotie *f*
19715 **idiocy, amaurotic** / Idiotie, amaurotische *f* (infantile, juvenile, senile) / idiotie amaurotique *f*
19716 **idiocy, dysplasmatic** / Idiotie-Syndrom, keimdysplasmatisches (Durch exogene Entwicklungsstörung der Eizelle entstehende nichterbliche Idiotieformen) / idiotie dysplasmatique
19717 **idiocy, erethistic** / Idiotie, versatile *f* (mit psychomotorischer Unruhe) / idiotie éréthistique *f*
19718 **idiocy, familial amaurotic** / Idiotie-Syndrom, amaurotisches (Heredodegenerative ZNS-Systemerkrankung mit Amaurose) / idiotie amaurotique familiale
19719 **idiocy, mongolian** / Mongolismus *m* (kalmückische Idiotie) / dégéneration mongoloïde *f*
19720 **idiocy, relative** / Verhältnisblödsinn *m* (Bleuler: angeborene Ungleichheit zwischen starkem Affekt und schwachem Verstand) / idiotie relative *f*
19721 **idiocy, torpid** / Idiotie, torpide *f* (mit psychosensibler Trägheit) / idiotie torpide *f*
19722 **idiogenous** / idiogen (wie von selbst) / idiogène
19723 **idioglossia** / Idioglossia *f* (Unfähigkeit, Kehllaute zu bilden) / idioglossie *f*

19724 **idiokinesis** / Idiokinese *f* (Erbänderung) / idiocinésie *f*
19725 **idiom** / Idiom *n* (Spracheigentümlichkeit) / idiome *m*
19726 **idiopathic** / idiopathisch (ist selbständige Krankheit) / protopathique
19727 **idiophoria** / Idiophorie *f* (Vererbung: Fähigkeit aller Lebewesen, ihre Art weiterzugeben) / idiophorie *f*
19728 **idioplasm** / Idioplasma *n* (Erbplasma) / idioplasme *m*
19729 **idiosome** / Idiosom *n* (Chromosom) / idiosome *m*
19730 **idiosyncrasis** / Idiosyncrasis *f* («eigentümliche Säftemischung» [HIPPOKRATES]: Überempfindlichkeit gegenüber Exoallergenen) / idiosyncrasie *f*
19731 **idiotopy** / Idiotopie *f* (Lage eines Teils zum Ganzen) / idiotopie *f*
19732 **idiotrophic** / idiotrophisch (sich selbst ernährend) / idiotrophique
19733 **idiotropic** / idiotrop (auf sich gerichtet) / idiotrope
19734 **idiotypic** / idiotypisch (sind erbliche Merkmale) / idiotypique
19735 **idiovariation** / Idiovariation *f* (Mutation) idiovariation *f*
19736 **Ignatia** / Ignatiusbohne (Wirkstoffe: Strychnin, Brucin) / Strychnos Ignatii (Loganiaceae)
19737 **ignorance (ignorant)** / Ignoranz *f* (unwissend) / ignorance *f* (ignorant)
19738 **ignore** / übersehen (ignorare = nicht wissen [wollen]) / ignorer
19739 **ileac** / ileusbezüglich / iléaque
19740 **ileal** / krummdarmbezüglich / iléal
19741 **ileitis** / Krummdarmentzündung *f* / iléite *f*
19742 **ileitis, terminal** / CROHN' Syndrom (Segmentale Darmwandentzündung im untersten Ileum) / entérite régionale
19743 **ileocecal** / ileozäkal (Dünndarm-Blinddarmgegend betreffend) / iléocæcal
19744 **ileocolic** / krummdarm-dickdarmbezüglich / iléocolique
19745 **ileo-ileostomy** / Ileoileostomie *f* (Verbindung zweier Ileumschlingen) / ilé(o-)iléostomie *f*
19747 **ileo(s)tomy** / Ileo(s)tomie *f* (Krummdarmschnitt [Anlegen einer Krummdarmfistel])/ iléo(s)tomie *f*
19748 **ileothoracopagos** / Ileothoracopagus *m* (Doppelmißgeburt) / iléothoracopage *m*
19749 **ileotyphus** / Ileotyphus *m* (Typhus abdominalis) / iléotyphus *m*
19750 **ileum** / Ileum (Krummdarm) / iléon
19751 **ileus** / Ileus *m* (εἰλεός = Darmverschluß) / iléus *m*
19752 **ileus, dynamic, mechanic** / Ileus, dynamischer, mechanischer *m* / iléus dynamique, mécanique *m*
19753 **ileus, functional** / Ileus, funktioneller *m* (BODIAN: ganglionär bedingter der Neugeborenen) / iléus fonctionnel *m*
19754 **ileus, obturation** / Obturationsileus *m* (Okklusionsileus durch Darmverstopfung) / iléus par occlusion *m*
19755 **ileus, operation** / Operationsileus *m* (nach Bauchop.) / iléus postopératif *m*
19756 **ileus, paralytic** / Ileus, paralytischer *m* (durch Darmlähmung) / iléus paralytique *m*
19757 **ileus, spastic** / Ileus, spastischer *m* (durch Darmspasmen) / iléus spastique *m*
19758 **ileus, strangulation** / Bridenileus *m* (durch Darmabschnürung) / iléus d'adhésion *m*
19759 **iliac** / ili(a)cus (zum Darmbein gehörig) / iliaque
19760 **iliococcygeal, -sacral** / darmbein-steißbeinbezüglich, -kreuzbeinbezüglich / iliococcygien, -sacré
19761 **iliofemoral, -inguinal** / darmbein-oberschenkelbezüglich, -leistenbezüglich / iliofémoral, -inguinal
19762 **iliopelvic, -pubic** / darmbein-beckenbezüglich, -schambeinbezüglich / iliopelvien, -pubien
19763 **ill** / krank / malade
19764 **illegal(ity)** / Ungesetzlich(keit *f*) / illégal(ité *f*)
19765 **illegitimate (illegitimacy)** / Unerlaubt(heit *f*) / illégitime (illégitimité *f*)
19766 **illness (healing)** / Krankheit (Heilung) *f* ([Ent]störung eines Regelsystems) / maladie (guérison) *f*
19767 **(il)logical** / (un)logisch / (il)logique
19768 **illumination** / Illumination *f* (Beleuchtung, Aufklärung) / illumination *f*
19769 **illumination, axial, lateral, oblique** / Achsen-, Seiten-, Schrägbeleuchtung *f* / illumination axiale, latérale, oblique *f*
19770 **illumination, bright-, ground-field** / Hell-, Dunkelfeldbeleuchtung *f* (mikrosk.) / illumination du fond clair, obscur *f*
19771 **illumination, (in)direct** / Beleuchtung, (in)direkte *f* / illumination (in)directe *f*
19772 **illusion** / Illusion *f* (falsch interpretierte Wahrnehmung) / illusion *f*
19773 **illusion, MACH's (optical)** / MACH' Täuschung *f* (optische bei Betrachtung verschiedener Rö-Bildschwärzungen) / illusion (d'optique) de MACH *f*
19774 **illusional** / täuschend / trompeur
19775 **illusory (elusory)** / trügerisch / illusoire
19776 **illustration** / Illustration *f* (Erläuterung, Erklärung) / illustration *f*
19777 **illustrative** / veranschaulichend / illustratif
19778 **image** / Imago *f* ([essentielles] Menschenbild unabhängig von seiner Existenz) / image *f*
19779 **image of constitution** / Konstitutionsabbild *n* (z.B. die Hand) / image de constitution *f*
19780 **image, double** / Doppelbild *n* / image double *f*
19781 **image, false, real** / Bild, falsches, echtes *n* / image fausse, réelle *f*
19782 **image, inverted, specular** / Umkehrbild, Spiegelbild *n* / image inverse, reflétée
19783 **image, pseudomorphous** / Abbildung, pseudomorphe *f* (durch Bildvertauschung)/ image pseudomorphe *f*
19784 **imaginary** / imaginär (eingebildet) / imaginaire

19785 **imagination** / Einbildung *f* (pos. od. neg. Selbstbild- bzw. Weltbildumwandlung durch Autosuggestion) / imagination *f*
19786 **imaginative** / imaginativ (phantasievoll) / imaginatif
19787 **imbalance (disequilibrium)** / Ungleichgewicht *n* / déséquilibre *m* (nonbalance *f*)
19788 **imbalance, genetic** / Ungleichgewicht, genetisches *n* (traumat. od. biochem., radial od. viral bedingter erhöhter E-16-Chromosomengehalt in Krebszellen [GOFMAN]) / imbalance génétique *f*
19789 **imbeciles, mongolian** / (Langdon) DOWN' Syndrom (Häufige Schwachsinnform mit Mongolismus) / imbécillité mongoloïde
19790 **imbecility** / Imbezillität *f* (angeborener od. erworbener mittelgradiger Schwachsinn) / imbécillité *f*
19791 **imbibition (, bloody)** / Imbibition (, blutige) *f* (Durchtränkung [der Intima mit Hb post mortem]) / imbibition (sanguine) *f*
19792 **IMERSLUND-GRÄSBECK syndrome** / IMERSLUND-GRÄSBECK' Syndrom (Familiäre jugendliche Vitamin-B_{12}-Malabsorption mit megaloblastischer Anämie und Proteinurie) / syndrome d'IMERSLUND-GRÄSBECK
19793 **imido (group)** / Imido(gruppe) *f* (= HN) / (groupement) imido *m*
19794 **imino (group)** / Imino(gruppe) *f* (=NH) / (groupement) imino *m*
19795 **imitate (imitation)** / imitieren (Nachahmung *f*) / imiter (imitation *f*)
19796 **immanent** / innewohnend / immanent
19797 **(im)material** / (un)stofflich / (im)matériel
19798 **immature (immaturity)** / Unreif(e *f*) / immature (immaturité *f*)
19799 **(im)measurable** / (nicht)meßbar / (im)mensurable
19800 **(im)mediate** / (un)mittelbar / (im)médiat
19801 **immense (immensity)** / Unermeßlich(keit *f*) / immense (immensité *f*)
19802 **immerse(d)** / eintauchen (versunken) / immerser (absorbé)
19803 **immersion (foot)** / Immersion *f* («Dauerbad» [WHITE: Fußarterienerkrankung Schiffbrüchiger]) / immersion (, pieds d' *m*) *f*
19804 **immersion, oil** / Ölimmersion *f* (mikrosk.) / immersion d'huile *f*
19805 **(im)miscible** / (nicht)mischbar / (im)miscible
19806 **(im)mitigable** / (un)stillbar / (im)mitigable
19807 **immobile (immobilize)** / immobil(isieren) / immobile (immobiliser)
19808 **immobilisins** / Immobilisine *n* (Treponemenantikörper im Serum) / immobilisines *f*
19809 **immobility** / Immobilität *f* (Unbeweglichkeit) / immobilité *f*
19810 **immobilization** / Immobilisierung *f* (Ruhigstellung) / immobilisation *f*
19811 **immoderate (immodesty)** / Unbescheiden(heit *f*) / immodéré (immodestie *f*)
19812 **immoral** / unmoralisch / immoral
19813 **(im)muable** / (un)veränderlich / (im)mu(t)able
19814 **immune** / giftfest (gefeit) / immun
19815 **immunifacient** / immunisierend (unempfänglich [für Krankheiten] machend) / immunifiant
19816 **immunity** / Immunität *f* ([biol.] Unverletzbarkeit: erworbene spezif. Unempfindlichkeit [klin. Reaktionslosigkeit] gegen Antigene [EHRLICH, 1854–1915]) / immunité *f*
19817 **immunity, absolute, relative** / Immunität, absolute, relative *f* (abhängig von Virulenz und Abwehrkraft) / immunité absolue, relative *f*
19818 **immunity, active, passive** / Immunität, aktive, passive *f* / immunité active, passive *f*
19819 **immunity, anticancerous** / Krebsfestigkeit *f* / immunité anticancéreuse *f*
19820 **immunity, artificial, natural** / Immunität, artifizielle, natürliche *f* (Schutzimpfung, Resistenz) / immunité artificielle, naturelle *f*
19821 **immunity, community, racial** / Gruppenimmunität, Rassenimmunität *f* / immunité d'une population, d'une race *f*
19822 **immunity, congenital, acquired** / Immunität, angeborene, erworbene *f* / immunité congénitale, acquise *f*
19823 **immunity, familial, individual** / Immunität, familiäre, individuelle *f* / immunité familiale, individuelle *f*
19824 **immunity, general, local** / Immunität, allgemeine, örtliche *f* / immunité générale, locale *f*
19825 **immunity, infection, toxin-** / Immunität, antiinfektiöse, antitoxische *f* (Seuchenfestigkeit, Giftfestigkeit) / immunité ant(i)infectieuse, antitoxique *f*
19826 **immunity, intrauterine, maturation** / Immunität, pränatale, postnatale *f* / immunité placentaire, postnatale *f*
19827 **immunity, (non)specific** / Immunität, (un)spezifische *f* / immunité (non)spécifique *f*
19828 **immunity, partial, total** / Teilimmunität, Gesamtimmunität *f* / immunité partielle, totale *f*
19829 **immunity, temporary, residual** / Immunität, vorübergehende, bleibende *f* / immunité temporaire, résiduelle *f*
19830 **immunity, urease** / Ureaseimmunität *f* (aktive od. passive Immunisierung mit Urease als physiol. Prophylaxe gegen Strahlenschäden, z.B. mit krist. Brechbohnenurease [VISEK]) / immunité par uréase *f*
19831 **immunization, active, passive** / Immunisierung, aktive, passive *f* (Schutzimpfung mit Vakzinen als AG, Impfschutz mit Tierseren als AK) / immunisation active, passive *f*
19832 **immunization, adoptive** / Immunisierung, adoptive *f* (Verabfolgung von immun(o)-kompetenten Zellen) / immunisation adoptive *f*
19833 **immunizator** / Immunkörper *m* (Antikörper gegen zellschädigendes Antigen) / immunisateur *m*

19834 **immunize (immunized, immunizing)** / immunisieren (unempfänglich gemacht, schützend) / immuniser (immunisé, immunisant)
19835 **immuno(bio)logy** / Immun(bi)ologie *f* (Lehre von der Immunität und den [biologischen] Antigen-Antikörper-Reaktionen) / immuno(bio)logie *f*
19836 **immunochemistry** / Immun(o)chemie *f* / immunochimie *f*
19837 **immunocompetent** / immunkompetent (gegen jeweiligen [Krebs]virustyp sensibilisiert) / immunocompétent
19838 **immunocytes** / Immunozyten *m* (nach Kontakt mit «antigenem» [homo- und hetero-, nicht autologem] Transplantat umgewandelte und dessen Abstoßung bewirkende Lymphozyten) / immunocytes *m*
19839 **immunodeviation** / Immundeviation *f* (durch anfänglich unterschwellige nicht zur AK-Bildung führende, dann steigende AG-Dosen bedingte Unterdrückung der Spätreaktion [Asherson]) / immunodéviation *f*
19840 **immuno-electrophoresis** / Immun(o)elektrophorese *f* (Diffundierung elektrophoretisch getrennter Proteine gegen ein Antiserum) / immunélectrophorèse *f*
19841 **immunogenicity** / Immunogenität *f* (Eigenschaft der Immunogene, Immunkörper zu bilden, ohne mit ihnen zu reagieren) / immunogénéité *f*
19842 **immunoglobulins** / Immunglobuline *n* (Träger natürlicher [Infekt-]Abwehrstoffe) / immunoglobulines *f*
19843 **immunohistology** / Immungewebelehre *f* / immunohistologie *f*
19844 **immuno-insufficiency** / Immuninsuffizienz *f* (genetische Lücken im Immunitätssystem) / immun(o-)insuffisance *f*
19845 **immunological (immunologist)** / immunologisch (Immunologe *m*) / immunologique (immunologiste *m*)
19846 **immunology, cancer** / Krebsimmunologie *f* (Erforschung immunbiol. Maßnahmen des Organismus gegen Karzinogene [Krebsviren]) / immunologie de cancer *f*
19847 **immunology, transplantation** / Transplantationsimmunologie *f* (Untersuchung immunbiologischer Transplantat↔Wirt-Reaktionen) / immunologie de transplantation *f*
19848 **immunomechanism (, specific)** / Immunmechanismus (, spezifischer) *m* (Abwehrmechanismus des Wirtsorganismus gegen ein von ihm als fremd erkanntes [spezif.] Antigen) / immunomécanisme (spécifique) *m*
19849 **immunomechanism, cell, serum** / Zellimmunmechanismus, Serum- *m* (der Zelle gegen Viren, des Serums gegen Bakterien) / immunomécanisme cellulaire, séreux *m*
19850 **immun(opath)ology** / Immun(path)ologie *f* (Lehre von den [pathologischen] Antigen-Antikörper-Reaktionen [Allergien]) / immun(opath)ologie *f*
19851 **immunopotency** / Immunpotenz *f* (genetisch angelegte Antikörperbildungsfähigkeit) / immunopuissance *f*
19852 **immunoreaction** / Immunreaktion *f* (im Alter abnehmende, durch Antigene veranlaßte, nicht verursachte, spezif. Eiweißsynthese [AK-Bildung]) / immunoréaction *f*
19853 **immunosuppression** / Immunkörperunterdrückung *f* (AAR-Verhinderung) / immunosuppression *f*
19854 **immunotherapy** / Immun(o)therapie *f* (parenterale Antigenzufuhr zur «Erzeugung» von Antikörpern) / immunothérapie *f*
19855 **immunothrombopenia** / Immun(o)thrombopenie *f* (Thrombozytenverminderung durch Antikörper) / immunothrombopénie *f*
19856 **immunothyroiditis** / Immunthyreoiditis *f* (mit zirkulierenden AK gegen Schilddrüsensubstanzen im Serum) / immunothyroïdite *f*
19857 **immunotolerance** / Immuntoleranz *f* (Unterdrückung einer Immunpotenz) / immunotolérance *f*
19858 **immunotolerance, production of** / Immuntoleranzerzeugung *f* (durch Immundeviation) / immunotolérance, production d' *f*
19859 **immunotolerant** / immuntolerant (gegen AG unempfindlich) / immunotolérant
19860 **(im)mutability** / (Un)wandelbarkeit *f* / (im)mutabilité *f*
19861 **impact, electronic** / Elektronenstoß *m* (auf Atome) / impact électronique *m*
19862 **impact(ed)** / Stoß *m* (eingekeilt) / impact *m* (encastré)
19863 **impaction of the presenting part** / Einklemmung *f* (des führenden Teils) / présentation, enclavement de la *m*
19864 **impair(ment)** / beeinträchtigen (Beeinträchtigung *f*) / empêcher (empêchement *m*)
19865 **impalement** / Pfählung *f* / empalement *m*
19866 **impalement, injuries by** / Pfählungsverletzungen *f* / empalement, blessures par *f*
19867 **impalpable** / nichtpalpierbar / impalpable
19869 **impatient** / ungeduldig / impatient
19870 **impeccable** / unfehlbar / infaillible
19871 **impedance** / Impedanz *f* (elektr. Scheinwiderstand) / impédance *f*
19872 **impedance, acoustic** / Impedanz, akustische *f* (Relation Schalldruck/Volumenschnelle) / impédance auditive *f*
19873 **impedance oscillations** / Impedanzschwankungen *f* (durch Mittelohrmuskeln hervorgerufen) / impédance, oscillations d' *f*
19874 **impending** / imminens (unmittelbar bevorstehend) / imminent
19875 **imperative** / zwingend / impératif
19876 **(im)perceptible, (im)percipient** / (nicht)-wahrnehmbar, (un)merklich / (im)perceptible
19877 **(im)perfect** / (im)perfectus ([un]vollkommen) / (im)parfait
19878 **imperforated** / nichtdurchlöchert / nonperforé
19879 **imperforation** / Imperforatio *f* (Nichtperforation) / imperforation *f*

19880 **(im)permeable** / (un)durchgängig / (im)perméable
19881 **imperturbable** / unerschütterlich / imperturbable
19882 **impervious** / undurchdringlich / impénétrable
19883 **impetiginous** / impetiginös / impétigineux
19884 **impetiginization** / Hautaffektion, impetigoide *f* / impétiginisation *f*
19885 **impetigo** / Impetigo *m* (impetere = angreifen: Grindflechte) / impétigo *m*
19886 **impetigo, contagious** / Impetigo vulgaris (durch Strepto- od. Staphylokokken) / impétigo contagieux *m*
19887 **impetigo, follicular** / Impetigo follicularis (Grindpöckchen) / impétigo folliculaire *m*
19888 **impetigo of the hands, bullous** / Impetigo bullosa manuum (Bulla rodens: Kriechblase) / impétigo bulleux des mains *m*
19889 **impetigo, herpetiform** / Impetigo herpetiformis (Herpes vegetans [gestationis]) / impétigo herpétiforme *m*
19890 **impetigo, simplex** / Fox' Impetigo (Impetigo contagiosa streptogenes) / impétigo streptococcique de (Tilbury) Fox
19891 **impetuous** / ungestüm / impétueux
19892 **impetus** / Angriff (Auftrieb) *m* / vitesse acquise (force ascensionnelle) *f*
19893 **implant** / Implantat *n* (eingepflanztes Präparat) / implant *m*
19894 **implantation** / Einpflanzung *f* (eines Implantats) / implantation *f*
19895 **implantation, intratendinous tendon** / Sehnenverpflanzung, intratendinöse *f* (Einheilung einer starken in eine schwache Sehne) / transplantation intratendineuse d'un tendon *f*
19896 **implantation, tissue** / Gewebseinpflanzung *f* / implantation de tissu *f*
19897 **implicate (implicated, implicating)** / implizieren (stillschweigend einbezogen, verwickelnd) / impliquer (impliqué, impliquant)
19898 **implication** / Beteiligung *f* / (implicare = einwickeln) / implication *f*
19899 **implicit** / implizit (Roux: als Anlage vorhanden) / implicite
19900 **imponderable (imponderability)** / Unwägbar(keit *f*) (Unwichtig[keit *f*]) / impondérable (impondérabilité *f*)
19901 **import (imported, importing)** / importieren (eingeschleppt, einführend) / importer (importé, important)
19902 **importunate (importunity)** / Aufdringlich(keit *f*) / importun(ité *f*)
19903 **imposing** / imponierend (imponere = hineinlegen, -setzen, -stellen) / imposant
19904 **impossible (impossibility)** / Unmöglich(keit *f*) / impossible (impossibilité *f*)
19905 **impotency** / Impotenz *f* (Unvermögen) / impotence (impuissance) *f*
19906 **impotent** / impotent (ohnmächtig) / impotent
19907 **impracticable (impracticability)** / Unausführbar(keit *f*) / impraticable (impraticabilité *f*)
19908 **impregnate (impregnated, impregnating)** / imprägnieren (geschwängert, befruchtend)/ imprégner (imprégné, imprégnant)
19909 **impregnation** / Imprägnation *f* (Behandlung i.S.v. Haltbar-, bzw. Sichtbarmachung, z.B. Ei durch Samen befruchten, Gewebe mit Silbersalzen einlassen) / imprégnation *f*
19910 **impressible (impressibility)** / Beeindruckbar(keit *f*) / impressible (impressibilité *f*)
19911 **impressio(n)** / Impressio ([Ein]druck, Aufdruck *m*) / empreinte *f*
19912 **impression(e)s, cardiac(ae)** / Impressiones cardiacae (von Herz verursachte Eindrücke der Zwerchfellkuppel und der Leberoberfläche) / empreintes cardiaques
19913 **impressio(n), colic** / Impressio colica (Darmeindruck der Leber) / empreinte colique
19914 **impressio(n) of the costoclavicular ligament** / Impressio lig. costoclavicularis / empreinte du ligament costoclaviculaire
19915 **impression(e)s, digitat(a)e** / Impressiones digitatae (fingerförmige Eindrücke in der zerebralen Fläche der Keilbeinflügel) / empreintes digitées
19916 **impressio(n), duodenal** / Impressio duodenalis (Zwölffingerdarmeindruck der Leber) / empreinte duodénale
19917 **impressio(n), esophageal** / Impressio oesophagea (Speiseröhreneindruck der Leber) / empreinte œsophagienne
19918 **impressio(n), gastric** / Impressio gastrica (Mageneindruck der Leber) / empreinte gastrique
19919 **impressio(n) (of the lung), cardiac** / Impressio cardiaca (pulmonis) (die mittlere Lungenfläche in Pars vertebralis und mediastinalis unterteilender Herzeindruck) / empreinte cardiaque (du poumon)
19920 **impressio(n), renal and suprarenal** / Impressio renalis et suprarenalis (Nieren- und Nebenniereneindruck der Leber) / empreinte rénale et surrénale
19921 **impression, sensory** / Sinneseindruck *m* / impression sensorielle *f*
19922 **impressio(n) of the trigeminal nerve** / Impressio trigemini (Eindruck der Wurzeln des N. trigeminus an der Spitze des Felsenbeins) / empreinte du nerf trijumeau
19923 **improbable (improbability)** / Unwahrscheinlich(keit *f*) / improbable (improbabilité *f*)
19924 **improved** / ungeprüft / nonéprouvé
19925 **(im)provident, (im)providence** / (un)klug, (Un)vorsichtigkeit *f* / (im)prudent, (im)prudence *f*
19926 **improvise (improvised, improvising)** / improvisieren (improvisiert, improvisierend) / improviser (improvisé, improvisant)
19927 **imprudence** / Unklugheit *f* / imprudence *f*
19928 **(im)puberal** / (nicht)geschlechtsreif / (im)pubère
19929 **(im)puberism** / Geschlechtsreife (, fehlende) *f* / (im)puberté *f*

19930 **impudent (impudence)** / Unverschämt(heit *f*) / impudent (impudence *f*)
19931 **impulse (impulsion)** / Impuls(ion *f*) *m* (Antrieb, Anstoß [Triebdrang]) / impulsion *f*
19932 **impulse, cardiac** / Herzstoß *m* / choc du cœur *m*
19933 **impulse, domelike (cardiac)** / Spitzenstoß, Hebender *m* (bei Linkshypertrophie) / choc en dôme (de la pointe du cœur) *m*
19934 **impulse, imitative** / Nachahmungstrieb *m* / instinct d'imitation *m*
19935 **impulse, nervous, sensory, voluntary** / Nerven-, Sinnes-, Willensimpuls *m* / impulsion nerveuse, sensuelle, volontaire *f*
19936 **impulse, sexual** / Geschlechtstrieb *m* / impulsion sexuelle *f*
19937 **impulsive(ness)** / Impulsiv(ität *f*) (impellere = antreiben) / impulsif (impulsivité *f*)
19938 **impure (impurity)** / Unrein(heit *f*) / impur(eté *f*)
19939 **imputable (imputability)** / Unzurechnungsfähig(keit *f*) / imputable (imputabilité *f*)
19940 **in extenso** / in extenso (ausführlich, vollständig) / in extenso
19941 **in extremis** / in extremis (in den letzten Zügen, am Ende) / in extremis
19942 **in flagranti** / in flagranti (bei frischer Tat) / in flagranti
19943 **in situ** / in situ (in natürlicher Lage) / in situ
19944 **in vacuo** / in vacuo (im luftleeren Raum) / in vacuo
19945 **in vitro, in vivo** / in vitro, in vivo (im Reagenzglas, im Leben) / in vitro, in vivo
19946 **inable (inability)** / Unfähig(keit *f*) / impuissant (impuissance *f*)
19947 **inability to cohabitate** / Impotentia coeundi (Beischlafunfähigkeit *f*) / impuissance génitale *f*
19948 **inability to conceive** / Impotentia concipiendi (Empfängnisunfähigkeit *f*) / impuissance conceptionnelle *f*
19949 **inability, flying** / Fluguntauglichkeit *f* / inaptitude au vol *f*
19950 **inability to procreate** / Impotentia generandi (Zeugungsunfähigkeit *f*) / impuissance (pro)génératrice *f*
19951 **inaccessible** / inakzessibel (unzugänglich, unerreichbar) / inaccessible
19952 **(in)accurate** / (un)genau / (in)exact
19953 **inactivate** / inaktivieren (z.B. Serum durch Erhitzen) / inactiver
19955 **inactive (inactivity)** / Untätig(keit *f*) / inactif (inactivité *f*)
19956 **(in)adaptable, ([in]adaptation)** / (Un)anpaßbar(keit *f*) / (in)adaptable, ([in]adaptabilité *f*)
19957 **inadequacy, acute renal** / Nierenversagen, akutes *n* (meist durch vermindertes Herzminutenvolumen bedingt) / défaillance rénale aiguë *f*
19958 **inadequacy, respiratory** / Atmungsunausgeglichenheit *f* / imperfection respiratoire *f*
19959 **(in)adequate(ness)** / (Un)angemessen(heit *f*) / (in)adéquat(ion *f*)
19960 **inadmissible (uncertain)** / unzu(ver)lässig / inadmissible (inexact)
19961 **inagglutinable** / nichtagglutinierbar / inagglutinable
19962 **inanimate** / unbeseelt (leblos) / inanimé
19963 **inanition (, incomplete)** / Inanitio (incomplcta) (inanis = leer: Hungerzustand [, unvollständiger] *m*) / inanition (incomplète) *f*
19964 **inappearing** / inapparent (klinisch nicht in Erscheinung tretend, z.B. «stummer» Myokardinfarkt) / inapparaissant
19965 **inapperceptive** / inapperzept (nicht bewußt wahrgenommen) / inapperceptif
19966 **inappetence** / Inappetenz *f* (appetere = verlangen, z.B. nach Nahrung) / inappétence *f*
19967 **inapplicable (inapplicability)** / Nichtanwendbar(keit *f*) / inapplicable (inapplicabilité *f*)
19968 **inapprehensible (incomprehensibility)** / Unfaßbar(keit *f*) / incompréhensible (inappréhensibilité *f*)
19969 **inarticulate** / unartikuliert (articulus = Glied) / inarticulé
19970 **inauguration** / Inauguration *f* (inaugurare = einweihen) / inauguration *f*
19971 **«inborn errors of metabolism» (Garrod)** / Enzymopathie-Syndrom(e) (Durch angeborene Enzymmängel od. -blockierungen hervorgerufene Krankheitsbilder) / enzymopathies congénitales
19971a **inborn, innate** / eingeboren, angeboren / natif, inné
19972 **incapable** / inkapabel (unfähig, untauglich) / incapable
19974 **incarceration** / Inkarzeration *f* (Einklemmung) / incarcération *f*
19975 **incarceration, elastic** / Incarceratio elastica (plötzliche Eingeweideeinklemmung in Bruchsack) / incarcération élastique *f*
19976 **incarceration, paradoxical** / Incarceratio paradoxa (eingeklemmtes Eingeweide nicht atrophisch, atrophisches Eingeweide in freier Bauchhöhle) / incarcération rétrograde *f*
19977 **incarceration of the placenta** / Incarceratio placentae / enchatonnement du placenta *m*
19978 **incarceration, stercoral** / Incarceratio stercoralis (Kotansammlung in eingeklemmter Darmschlinge) / incarcération stercorale *f*
19979 **incarnant** / incarnatus (caro = Fleisch) / incarnatif
19980 **incarnation (of the nail)** / Fleischwerdung *f* (Einwachsen eines Nagels) / incarnation (de l'ongle) *f*
19981 **(in)certain(ty)** / (Un)sicher(heit *f*) ([Un]gewiß[heit], [Un]bestimmt[heit]) / (in)certain (incertitude *f*)
19982 **incest** / Inzest *m* («Blutschande *f*») / inceste *m*
19983 **inch, square, cubic** / Zoll, Quadrat-, Kubik- *n* (von Daumenbreite abgeleitet: in = 2,54 cm, in^2 = 6,451 cm^2, in^3 = 16,387 cm^3 [ml]) / pouce, pouce carré, pouce cube *m*
19984 **incidence** / Eintreffen *n* / incidence *f*

19985 **incidence of population** / Populationsinzidenz *f* (incidere = einfallen: Eintritt eines Ereignisses, [Vorfall, Vorkommen] in einer Population) / incidence à une population *f*
19985a **incident(al)** / einfallend (zufällig) / incident(al)
19986 **incinerate (incineration)** / einäschern (Veraschung *f*) / incinérer (incinération *f*)
19987 **incinerator** / Verbrennungsofen *m* (z. B. für Verbände) / incinérateur *m*
19988 **incipient** / incipiens (beginnend) / commençant (qui commence)
19989 **incision** / Einschneiden *n* / incision *f*
19990 **incision, arciform** / Bogenschnitt *m* (zur Kniegelenkeröffnung [KOCHER]) / incision arciforme *f*
19991 **incision, capsular** / Kapselinzision *f* / incision capsulaire *f*
19992 **incision, confirmatory** / Probeinzision *f* / incision exploratrice *f*
19993 **incision, crucial** / Kreuzschnitt *m* / incision cruciale *f*
19994 **incision, fish-mouth** / Fischmaulschnitt *m* («Steigbügelschnitt» bei Panaritium) / incision en étrier *f*
19995 **incision, funnel-shaped, oval** / Trichterschnitt, Ovalärschnitt *m* / incision en entonnoir, ovalaire *f*
19996 **incision, lateral rectus** / Falltürschnitt *m* (am äußeren Rektusmuskelrand) / incision en forme de coulisse *f*
19997 **incision, (para)median, (para)rectal** / (Para)median-, (Para)rektalschnitt *m* / incision (para)médiane, (para)rectale *f*
19998 **incision, rackett, relief** / Racketschnitt, Entspannungsschnitt *m* / incision en raquette, de décharge *f*
19999 **incision (on the thyroid gland), convex** / Kragenschnitt *m* (KOCHER' Hautschnitt bei Strumektomie) / incision en cravate *f*
20000 **incision of the uterine orifice** / Muttermundinzision *f* (intrapartale Op.) / incision de l'orifice de l'utérus *f*
20001 **incision, Y-** / Y-Schnitt *m* (Muttermundinzision) / incision en forme d' Y *f*
20002 **incision, zigzag** / Zickzackschnitt *m* (Wechselschnitt) / incision en zigzag *f*
20003 **incisor, central, lateral, lower, upper** / Schneidezahn, mittlerer, seitlicher, unterer, oberer *m* / inciseur central, latéral, inférieur, supérieur *m*
20004 **incisor, deciduous** / Milchschneidezahn *m* / inciseur décidu *m*
20005 **incisure** / Incisura (Einschnitt *m*) / incisure *f*
20006 **incisure of the acetabulum** / Incisura acetabuli / incisure de l'acétabule
20007 **incisure angular** / Incisura angularis (ringförmiger Einschnitt am Pyloruskanal) / incisure angulaire
20008 **incisure of the apex of the heart** / Incisura apicis cordis / incisure de la pointe du cœur
20009 **incisure of the cartilage of the auditory meatus** / Incisura cartilaginis meatus acustici / incisure du cartilage du méat auditif
20010 **incisure, clavicular** / Incisura clavicularis (Schlüsselbeineinschnitt des Brustbeins) / incisure claviculaire
20011 **incisures costal** / Incisurae costales (Rippeneinschnitte des Brustbeins) / incisures costales
20012 **incisure (of the ear), anterior** / Incisura anterior (auris) (zwischen Helix und Tragus) / incisure antérieure (de l'oreille)
20013 **incisure (of the ear), intertragic** / Incisura intertragica (auris) (zwischen Tragus und Antitragus) / incisure intertragienne (de l'oreille)
20014 **incisure of the ear, terminal** / Incisura terminalis auris (zwischen Helix und hinterer Gehörgangknorpelwand) / incisure terminale de l'oreille
20015 **incisure, ethmoidal** / Incisura ethmoidalis (Siebbeineinschnitt für die Siebplatte) / incisure ethmoïdale
20016 **incisure, fibular** / Incisura fibularis (Schienbeineinschnitt für das Wadenbein) / incisure péronière
20017 **incisure or foramen, frontal (medial)** / Incisura sive Foramen frontale (mediale) (Einschnitt oder Loch am mittleren Augenhöhlenrand im Stirnbein) / incisure ou trou frontal(e) (médial[e])
20018 **incisure, greater and smaller ischiatic** / Incisura inschiadica maior et minor (über und unter dem Sitzbeindorn) / incisure ischiatique, grande et petite
20019 **incisure, inferior and superior thyroid** / Incisura thyreoidea inferior et superior (in der Mitte des oberen und unteren Schildknorpelrands) / incisure thyroïd(ienn)e inférieure et supérieure
20020 **incisure, inferior and superior vertebral** / Incisura vertebralis inferior et superior (zwischen Wirbelkörper und -fortsätzen beiderseits des Wirbellochs) / incisure vertébrale inférieure et supérieure
20021 **incisure, interarytenoid** / Incisura interarytaenoidea (in der Schleimhautfalte zwischen den Gießknorpeln) / incisure interaryténoïd(ienn)e
20022 **incisure, jugular** / Incisura iugularis (an Hinterhaupt-, Schläfen- und Brustbein für Drosselader) / incisure jugulaire
20023 **incisure, lacrimal** / Incisura lacrimalis (am mittleren Rand der Augenhöhlenfläche des Oberkieferbeins) / incisure lacrymale
20024 **incisure of the left lung, cardiac** / Incisura cardiaca pulmonis sinistri (dem Herzeindruck entsprechender Einschnitt) / incisure cardiaque du poumon gauche
20025 **incisure, mastoid** / Incisura mastoidea (im Warzenfortsatzbein für Kiefer-Zungenmuskelansatz) / incisure mastoïd(ienn)e
20026 **incisure, nasal** / Incisura nasalis (in der vorderen Fläche des Oberkieferbeins) / incisure nasale
20027 **incisure of the pancreas** / Incisura pancreatis (im Pankreaskopf) / incisure du pancréas
20028 **incisure, parietal** / Incisura parietalis (zwischen Warzenfortsatz- und Schuppenteil des Schläfenbeins) / incisure pariétale

20029 **incisure, preoccipital** / Incisura praeoccipitalis (am hinteren Ende des unteren seitlichen Hemisphärenrands) / incisure préoccipitale
20030 **incisure, radial** / Incisura radialis (in der Elle für die Anlage des Speichenkopfs) / incisure radiale
20031 **incisure of the round ligament** / Incisura lig. teretis / incisure du ligament rond
20032 **incisure of the scapula** / Incisura scapulae / incisure de l'omoplate
20033 **incisure, sphenopalatine** / Incisura sphenopalatina (Keilbein-Gaumenbeineinschnitt) / incisure sphénopalatine
20034 **incisure of the tentorium (cerebelli)** / Incisura tentorii / incisure de la tente (du cervelet)
20035 **incisure, trochlear** / Incisura trochlearis (in der Elle für die Verbindung mit dem Oberarmknochen) / incisure trochléenne
20037 **incisure, ulnar** / Incisura ulnaris (in der Speiche für den Ellenkopf / incisure cubitale
20038 **incisure (of the ventricle), cardiac** / Incisura cardiaca (ventriculi) (Herz-Mageneinschnitt) / incisure cardiaque (du ventricule)
20039 **inclination** / Inklination (Zuneigung) *f* / inclination *f*
20040 **inclination of the fetal head** / Neigung des Fötuskopfs *f* / inclinaison de la tête du fœtus *f*
20041 **inclinatio(n) of the pelvis** / Inclinatio pelvis (Neigungswinkel des Beckens gegen die Körperachse) / inclination (inclinaison) du bassin
20042 **inclusion** / Inclusio *f* (Einschließung) / inclusion *f*
20043 **inclusions with constitutional stigmata, anomalous leukocytic** / CHÉDIAK-STEINBRINCK-HIGASHI' Syndrom (Familiäre Stoffwechselkrankheit mit Leukozytenanomalien und Hautpigmentstörungen) / maladie de CHÉDIAK-STEINBRINCK-HIGASHI
20044 **incoherent (incoherence)** / Zusammenhanglos(igkeit *f*) / incohérent (incohérence *f*)
20045 **incommensurable** / nichtvergleichbar / incomparable
20046 **incompatibility** / Inkompatibilität *f* (Unverträglichkeit zweier Sachen miteinander) / incompatibilité *f*
20047 **incompatibility, AB0-** / AB0-Unverträglichkeit *f* (kann mit Unfruchtbarkeit einhergehen) / incompatibilité AB0 *f*
20048 **incompatibility, albuminous** / Eiweißunvereinbarkeit *f* / incompatibilité albumineuse *f*
20049 **incompensation** / Inkompensation *f* (beginnende Herzdekompensation) / incompensation *f*
20050 **incompetent (incompetence)** / Nichtzuständig(keit *f*) / incompétent (incompétence *f*)
20051 **incomplete** / unausgeprägt (unvollständig) / fruste
20052 **incompressible (incompressibility)** / Unpreßbar(keit *f*) / incompressible (incompressibilité *f*)
20053 **incongruous (incongruity)** / inkongruent (Inkongruenz *f*) (nicht deckungsgleich [Nichtübereinstimmung]) / incongru(ité *f*)
20054 **(in)conscious** / bewußt(los) / connaissance, en (sans)
20055 **inconsequent (inconsequence)** / Folgewidrig(keit *f*) / inconséquent (inconséquence *f*)
20056 **inconstant (inconstancy)** / Unbeständig(keit *f*) / inconstant (inconstance *f*)
20057 **incontinence** / Incontinentia *f* (continere = zusammenhalten) / incontinence *f*
20058 **incontinence, affective** / Gefühlszügellosigkeit *f* / incontinence affective *f*
20059 **incontinence of the cardia** / Kardiainkontinenz *f* (Magensaftreflux in Speiseröhre) / incontinence du cardia *f*
20060 **incontinence of feces, paradoxical** / Incontinentia alvi paradoxa (Einkoten bei Retention großer Kotmassen) / incontinence de fèces paradoxale *f*
20061 **incontinence, intermittent, permanent** / Inkontinenz, aktive, passive *f* (Harnabgang nur bei angefüllter, auch bei nichtangefüllter Blase) / incontinence intermittente, permanente *f*
20062 **incontinence, relative** / Inkontinenz, relative *f* (Harnabgang bei Husten, Niesen etc.) / incontinence relative *f*
20063 **incontinence of urine** / Harnträufeln *n* (dauernder tropfenweiser Abgang) / incontinence d'urine *f*
20064 **incontinence of urine and feces** / Incontinentia urinae et alvi (unfreiwilliger Harn- und Kotabgang) / incontinence d'urine et de fèces *f*
20065 **inconvenient** / unangenehm / inconvénient
20066 **inconvertible** / nichtkonvertierbar / inconvertible
20067 **incoordination** / Inkoordination *f* (Nichtzusammenordnung z.B. von Gliedmaßenbewegungen) / incoordination *f*
20068 **incorporated** / eingekörpert (eingebracht z.B. in einen Arzneikörper) / incorporé
20069 **incorporation** / Inkorporation *f* (Einverleibung z.B. von Radium) / incorporation *f*
20070 **incorrect** / unkorrekt (corrigere = geraderichten) / incorrect
20071 **incorruptible (incorruptibility)** / Unverderblich(keit *f*) / incorruptible (incorruptibilité *f*)
20072 **increase** / anschwellen (Wachstum *n*) / accroître (croissance *f*)
20073 **increase of blood pressure** / Blutdrucksteigerung *f* / augmentation de pression sanguine *f*
20074 **increase in efficiency** / Ertragssteigerung *f* / augmentation de rendement *f*
20075 **increase of intraocular pressure** / Augeninnendrucksteigerung *f* (durch Cycloplegica auch bei offnem Kammerwinkel glaukomverdächtig) / accroissance de la pression intraoculaire *f*
20076 **increase in weight** / Gewichtzunahme *f* / augmentation de poids *f*
20077 **increment** / Inkrement *n* (Wachstumsrate) / incrément *m*

20078 **increta** / Increta *n* (Inkretionsstoffe = Hormone) / increta *m*
20079 **incretion** / Inkretion *f* (innere Sekretion) / incrétion *f*
20080 **incretory** / inkretorisch (der inneren Sekretion dienend) / incrétoire
20081 **incrust (incrusted, incrusting)** / verkrusten (verschorft, Krusten bildend) / incruster (incrusté, incrustant)
20082 **incrustation** / Verkrustung *f* (Kalksalzablagerung) / incrustation *f*
20083 **incubation** / Inkubation *f* (Bebrütung) / incubation *f*
20084 **incubator** / Inkubator *m* (Wärmebett für Frühgeburten) / incubateur *m* (couveuse *f*)
20085 **incubus (nightmare)** / Incubus *m* (incubare = daraufliegen) / incubus (cauchemar) *m*
20086 **incurable (incurability)** / inkurabel (Unheilbarkeit *f*) / incurable (incurabilité *f*)
20087 **incus** / Incus (Gehörknöchelchen «Amboß») / enclume
20088 **indecent (indecency)** / Unanständig(keit *f*) / indécent (indécence *f*)
20089 **indecisive(ness)** / Unschlüssig(keit *f*) / indécis (indécision *f*)
20090 **indefatigable (indefatigability)** / Unermüdlich(keit *f*) / indéfatigable (indéfatigabilité *f*)
20091 **indefinable, indeterminable** / undefinierbar, undeterminierbar (nicht zu begreifen, nicht zu sagen) / indéfinissable, indéterminable
20092 **indefinite (infinitive)** / unbestimmt (nicht festgelegt sc. auf Anzahl und Geschlecht) / indéfini (infinitif)
20093 **indelicate (indelicacy)** / Taktlos(igkeit *f*) / indélicat (indélicatesse *f*)
20094 **indemnification** / Abfindung *f* / indemnisation *f*
20095 **indemnity, monetary, in kind** / Geldleistung, Sachleistung *f* / indemnité en espèces, en nature *f*
20096 **independent** / Unabhängig(er *m*) / indépendant (*m*)
20097 **indeterminable** / nicht(vorher)bestimmbar / indéterminable
20098 **indeterminism** / Indeterminismus *m* (quantenphysikalische Statistik, relative Willensfreiheit, Erkenntniswahrscheinlichkeit) / indéterminisme *m*
20099 **index (forefinger)** / Index (Zeigefinger) / index
20100 **index (, subject)** / Sachregister *n* / table des matières *f*
20100a **indices** / Indices *m* (Kennzahlen [-wörter] zur Unterscheidung gleichartiger Größen) / indices *m*
20101 **index, acid(osis)** / Säure(gehalt)index *m* / indice d'acid(os)e *m*
20102 **index, auricular, facial, nasal** / Ohr-, Gesichts-, Nasenindex *m* (Längen-Breitenverhältnisse) / indice auriculaire, facial, nasal *m*
20103 **index, biochemical racial** / Blutgruppenindex *m* / indice biochimique des races *m*
20104 **index, cardiac** / Herzindex *m* (GROLLMANN: Minutenvolumen ~ 3,75 l / Körperoberfläche ~ 3,71 m²) / indice cardiaque *m*
20105 **index, cardiopulmonal** / Index, kardiopulmonaler *m* ($\frac{VK + MZL + MED + A}{SD + DD + PF} = 1 =$ 100%: VK = Vitalkapazität in 100 ml, MZL = maximale Luftanhaltezeit in Sek., MED = maximaler Exspirationsdruck in mm Hg, A = Alter in Jahren, SD = systolischer Blutdruck, DD = diastolischer Blutdruck, PF = Pulsfrequenz/Min.) / index cardiopulmonaire *m*
20106 **index, cardiothoracic** / Herz-Brustkorbindex *m* (Durchmesserverhältnis) / indice cardiothoracique *m*
20107 **index, caries (D[ecayed] M[issing] F[illed] teeth)** / Kariesindex *m* (DMF: kariöse, fehlende, gefüllte Zähne pro Gebiß) / indice de la carie *m*
20108 **index, chemotherapeutical** / Index, chemotherapeutischer *m* (Verhältnis der Wirksamkeit zur Verträglichkeit einer Mittelkonzentration) / indice chimiothérapeutique *m*
20109 **index, colo(u)r** / Färbeindex *m* (Hb-Menge/Ery-Zahl: $\frac{100}{2 \cdot 50} = 1$) / indice colorimétrique *m*
20110 **index, contagion** / Kontagionsindex *m* (Verhältnis Kontagionserkrankte zu Kontagionsgefährdeten) / indice de contagion *m*
20111 **index, cranial** / Schädelindex *m* (Längen-Breitenverhältnis) / indice céphalique *m*
20112 **index, femorohumeral, radiohumeral** / Oberschenkel-Oberarm-, Unterarm-Oberarmindex *m* (Längenverhältnisse) / indice fémorohuméral, radiohuméral *m*
20113 **index, forearm-hand** / Unterarm-Handindex *m* (Längenverhältnis) / indice de l'avant-bras à la main *m*
20114 **index, generation** / Generationsindex *m* (Wachstumsrate von Generation zu Generation) / indice de génération *m*
20115 **index, gnathic** / Bißindex *m* / indice gnathique *m*
20116 **index, habitus** / Haltungsindex *m* (Verhältnis Brust- und Bauchumfang zu Statur) / indice de l'habitus *m*
20117 **index of icterus** / Ikterusindex *m* (MEULENGRACHT) / indice ictérique *m*
20118 **index, leukocyte** / Leukozytenindex *m* (Verhältnis Neutrophile zu Lymphozyten [KREBS]) / indice leucocytaire *m*
20119 **index, leukopenic** / Index, leukopenischer *m* (schon bei geringem Absinken der Leukozytenzahl positiver Nahrungsmittelallergietest) / indice leucopénique *m*
20120 **index, lymphocyte-monocyte** / Lymphozyten-Monozytenindex *m* / indice lymphocytaire-monocytaire *m*
20121 **index, malarial** / Malariaindex *m* (Parasiten- + Milzindex) / indice paludique *m*
20122 **index of maturity** / Reifeindex *m* (im zytodiagnostischen Scheidenabstrich zu bestimmende Superfizial-Intermediär-Parabasalzellenrelation, norm. 80/20/0 [frühe], 70/30/0 [späte Menopause]) / indice de maturité *m*

20123 **index, monocyte-leukocyte** / Monozyten-Leukozytenindex *m* / indice monocytaire-leucocytaire *m*

20124 **index, nuclear shift** / Kernverschiebungsindex *m* / indice nucléaire *m*

20125 **index number** / Indexziffer *f* (Veränderung von Zahlenwerten ausdrückende) / index-nombre *m*

20126 **index, OEDER's** / ÖDER' Index *m* (doppelter Scheitel-Symphysenabstand minus 100 = Sollgewicht) / indice d'OEDER *m*

20127 **index, opsonic** / Index, opsonischer *m* (phagozytische Zahl: von Kranken-Leukozyten im Verhältnis zu Gesunden-L. phagozytierte Keimanzahl) / indice opsonique *m*

20128 **index, orbital, palatal, sacral** / Augenhöhlen-, Gaumen-, Kreuzbeinindex *m* (Längen-Breitenverhältnisse) / indice orbitaire, palatal, sacré *m*

20129 **index, oscillometric** / Index, oszillometrischer *m* (maximaler Ausschlag eines Oszillographs) / indice oscillométrique *m*

20130 **index, pelvic, thoracic** / Brustkorb-, Beckenindex *m* (Verhältnisse Sagittal-Frontaldiameter) / indice pelvien, thoracique *m*

20131 **index, ponderal** / Körperfülleindex *m* (Größe in cm: $\sqrt[3]{\text{Gewicht}}$) / indice pondéral *m*

20132 **index, prematurity** / Vorzeitigkeitsindex *m* (Quotient Kupplungsintervall [$QRS_{norm} - QRS_{es}$ bzw. $P_{norm} - P_{es}$]/QT- bzw. PT-Intervall als Maß für Extrasystoleneinfallzeit: 1 = Ende T, > 1 später, < 1 früher [BÜCHNER-EFFERT]) / indice de prématurité *m*

20133 **index, prostatic** / Prostataindex *m* (STAEHLER: Altersjahrzehnt + Rest-N-Zehner + doppelte Gesamtblauzeit + Wasserversuchbewertungszahl > 30 keine Op., = 25 Resektion, < 25 Ektomie) / indice de la prostate *m*

20134 **index, refraction** / Brechungsindex *m* / indice de réfraction *m*

20135 **index, resistance** / Resistenzindex *m* (Verhältnis Neutrophile [Infektion] : Leukozyten [Abwehrkraft]) / indice de résistance *m*

20136 **index, sedimentation** / Sedimentationsindex *m* (BSR) / indice de sédimentation *m*

20137 **index, shock** / Schockindex *m* (ALLGÖWER: Blutverlusterrechnung mit Quotient Pulsfrequenz/Systolischer Druck: P/RR = 0,5 [norm. 0%], = 1 [drohender Schock ~ 25%], = 1,5 [Schock ~ 50%]) / indice de choc *m*

20138 **index, thickness** / Dickenindex *m* / indice d'épaisseur *m*

20139 **index, tibiofemoral, tibioradial** / Unterschenkel-Oberschenkel-, Unterschenkel-Unterarmindex *m* (Längenverhältnisse) / indice tibiofémoral, tibioradial *m*

20140 **index, vital** / Vitalindex *m* (Verhältnis Geburts- : Todesfälle) / indice vital *m*

20141 **indican** / Indican *n* (Pflanzenindoxylglykosid) / indican *m*

20143 **indicanemia, -uria** / Indicanämie, -urie *f* (durch unvollständigen Tryptophanabbau) / indicanémie, -urie *f*

20144 **indicated** / angezeigt / indiqué

20145 **indication** / Indikation *f* (Heilanzeige) / indication *f*

20146 **indication, causal** / Kausalindikation *f* (ursächlich gebotenes Handeln) / indication causale *f*

20147 **indication of morbid process** / Indicatio morbi (durch Krankheitsart gebotenes Handeln) / indication de maladie *f*

20148 **indication, symptomatic** / Indicatio symptomatica (auf Grund der Symptome gebotenes Handeln) / indication symptomatique *f*

20149 **indication, vital** / Indicatio vitalis (wegen bestehender Lebensgefahr gebotenes Handeln) / indication vitale *f*

20150 **indicator** / Indikator *m* (auffallend reagierende chem. Substanz, z.B. Lackmuspapier) / indicateur *m*

20151 **indicators of reduction-oxidation** / Redoxindikatoren *m* (für kolorimetrische Messung von Redoxpotentialen, z.B. Neutralrot) / indicateurs d'oxydo-réduction *m*

20152 **indifferent** / indifferent (keinen Unterschied machend) / indifférent

20153 **indigestible (indigestibility)** / Unverdaulich(keit *f*) / indigeste (indigestibilité *f*)

20154 **indigestion** / Indigestion *f* (Verdauungsstörung) / indigestion *f*

20155 **indigo blue (brown, red, white, yellow)** / Indigoblau (-braun, -rot, -weiß, -gelb *n*) / indigo, bleu (, brun, rouge, blanc, jaune) *m*

20156 **indirect** / indirekt (mittelbar) / indirect

20157 **indispensable(ness)** / Unerläßlich(keit *f*) / indispensable (indispensabilité *f*)

20158 **indisposed (indisposition)** / Unpäßlich(keit *f*) / indisposé (indisposition *f*)

20159 **indissoluble (indissolubility)** / Un(auf)löslich(keit *f*) / indissoluble (indissolubilité *f*)

20160 **in(dis)solved, insolvable, insoluble** / ungelöst, unlösbar, unlöslich / nonrésolu, indissoluble, insoluble

20161 **indistinct(ive)(ness)** / Undeutlich(keit *f*) / indistinct (indistinctité *f*, manque de netteté *m*)

20162 **indium (In 49 114,76)** / Indium (Indium *n*) / indium *m*

20163 **individual** / individuell (sind einem Individuum eigentümliche Bewußtseinsinhalte) / individuel

20164 **individualism** / Individualismus *m* (Pseudoindividualität) / individualisme *m*

20165 **individuality** / Individualität *f* (Besonderheit [«Persönlichkeit»] eines Einzelwesens [einer Person]) / individualité *f*

20166 **individu(aliz)ation** / Individu(alis)ation *f* (zur [Des]integration führende Entfaltung [Entwicklung] der Psyche) / individu(alis)ation *f*

20167 **individuation** / Individuation *f* ([Ab]sonderung eines Einzelnen vom Allgemeinen) / individuation *f*

20168 **indivisible (indivisibility)** / Unteilbar(keit *f*)/ indivisible (indivisibilité *f*)

20169 **indocile (indocility)** / unbelehrbar (Starrköpfigkeit *f*) / indocile (indocilité *f*)
20170 **indole (C_8H_7N)** / Indol *n* (Indigostammsubstanz: Benzol + Pyrrol) / indole *m*
20171 **indolence (painlessness)** / Schmerzlosigkeit (Gleichgültigkeit) *f* / douleur, absence de; (indolence) *f*
20172 **indologenesis** / Indolbildung *f* (durch bakt. Tryptophanabbau) / indole, formation d' *f*
20173 **indominable** / un(be)zähmbar / indomptable
20174 **indoxyl** / Indoxyl *n* (Indolderivat, im Harn mit H_2SO_4 gepaart = Indican) / indoxyle *m*
20175 **induce (induced, inducing)** / induzieren (Enzymsynthese pos. beeinflussen) / induire (induit, induisant)
20176 **inducoagulation** / Indukoagulation *f* (chir. Ausschaltung biol. Gewebes mittels induktiver Erwärmung bei stereotaktischen Op.) / inducoagulation *f*
20177 **induction** / Induktion *f* (1. Schluß vom Einzelnen aufs Allgemeine, 2. Stromerregung, 3. Einwirkung auf Entwicklung) / induction *f*
20178 **induction, autonomous, complementary** / Induktion, autonome, komplementäre *f* (Entwicklung eines Keimteils ohne, mit Beeinflussung durch einen andern) / induction autonome, complémentaire *f*
20179 **induction of enzyme synthesis** / Enzymsyntheseinduktion *f* (Ingangsetzung der Proteinsynthese wenn und soweit Bedarf) / induction de synthèse diastasique *f*
20180 **induction, medicamentous enzyme** / Enzyminduktion, medikamentöse *f* (durch A hervorgerufene Steigerung des Stoffwechsels von B) / induction diastasique médicamenteuse *f*
20181 **induction, molecular** / Induktion, molekuläre *f* (Enzymsynthese aktivierender Gensteuerungsmechanismus) / induction moléculaire *f*
20182 **induction, somatic** / Induktion, somatische *f* (Einwirkung Phänotypus → Genotypus) / induction somatique *f*
20183 **induction, spinal** / Induktion, nervale *f* (Beeinflussung Erregung ↔ Hemmung) / induction neurale *f*
20184 **inductive** / induktiv (Induktion betreffend) / inductif
20185 **inductor** / Induktor *m* (den Repressor an seiner Bremstätigkeit hindernder Stoff) / inducteur *m*
20186 **indulgent (indulgence)** / nachsichtig (Duldsamkeit *f*) / indulgent (indulgence *f*)
20187 **indurated** / verhärtet / induré
20188 **induration** / Induratio *f* (Gewebe verhärtende Durchwachsung) / induration *f*
20189 **induration, black, brown, gray, red** / Induration, schwarze, braune, graue, rote *f* (des Lungengewebes bei Pneumonie) / induration noire, brune, grise, rouge *f*
20190 **induration, collapse** / Kollapsinduration *f* (eines atelektatischen Lungensegments) / induration de collapsus *f*
20191 **induration, congelative** / Induratio congelativa (Perniosis an Innenseite von Frauenknien) / induration congélative *f*
20192 **induration, cyanotic** / Induration, zyanotische *f* (der Niere) / induration cyanotique *f*
20193 **induration, fibroid, granular** / Induration, fibroide, granuläre *f* (der Leber) / induration fibroïde, granuleuse *f*
20194 **induration, parchment** / Induratio syphilitica / induration laminée *f*
20195 **induration, penial** / Induratio penis (Sclerosis penis) / induration du pénis *f*
20196 **induration, pigment** / Pigmentinduration *f* (der Lunge bes. bei Mitralklappenfehlern) / induration pigmentaire *f*
20197 **indurative** / verhärtend / indurant
20198 **indusium, gray** / Indusium griseum (dünne Schicht grauer Substanz auf dem Balken) / indusium gris
20199 **industrial** / industriell (betriebsam) / industriel
20200 **ine (chem. final syllable)** / in (chem. Endsilbe für Verbindungen mit dreifacher Bindung, z.B. Äthin [= Acetylen]: HC≡CH) / ine (syllabe finale chim.)
20201 **inebriate** / berauschen / inébrier
20202 **ineffective(ness)** / Unwirksam(keit *f*) / ineffectif (ineffectivité *f*)
20203 **inefficacious (inefficacy)** / Fruchtlos(igkeit *f*) / inefficace (inefficacité *f*)
20204 **inelastic** / unelastisch / nonélastique
20205 **inept(itude)**/Albern(heit *f*)/inepte (ineptie *f*)
20206 **(in)equal** / (un)gleich / (in)égal
20207 **inert** / inert (inertia = Trägheit: reaktionsträge, auch indifferent) / inerte
20208 **inertia, (hyper-, hypotonic) uterine** / Wehenschwäche (hyper-, hypotonische) *f* / inertie utérine (par hyper-, hypotonie) *f*
20209 **inessential** / unwesentlich / inessentiel
20210 **inevitable (inevitability)** / Unabwendbar(keit *f*) / inévitable (inévitabilité *f*)
20211 **inexact(itude)** / Ungenau(igkeit *f*) / inexact(itude *f*)
20212 **inexcitable (inexcitability)** / Unerregbar(keit *f*) / inexcitable (inexcitabilité *f*)
20213 **inexistent (inexistence)** / nichtexistent (Nichtvorhandensein *n*) / inexistant (inexistence *f*)
20214 **inexpedient** / unzweckmäßig / inexpédient
20215 **inexperience(d)** / Unerfahrenheit *f* (unerfahren) / inexpérience *f* (inexpérimenté)
20216 **inexplicable (inexplicability)** / Unerklärlich(keit *f*) / inexplicable (inexplicabilité *f*)
20217 **inexpressive** / ausdrucklos (nichtssagend) / inexpressif
20218 **infant (infancy)** / Kind(heit *f*) *n* / enfant *m* (enfance *f*)
20219 **infantilism** / Infantilismus *m* (innersekretorisch bedingte Entwicklungshemmung) / infantilisme *m*
20220 **infantilism, intestinal** / HEUBNER-HERTER' Syndrom (Schwere kindliche Verdauungsinsuffizienz mit intestinalem Infantilismus) / infantilisme intestinal
20221 **infantilism, lienal** / Infantilismus, lienaler *m* (durch Milzkrankheit im Wachstumsalter) / infantilisme liénal *m*

20222 **infantile (infantility)** / Kindlich(keit *f*) / puéril(ité *f*)
20223 **infarct** / Infarkt *m* (infarcire = hineinstopfen: durch Arterienverschluß [z.B. Embolie] nekrotisiertes Gewebe) / infarctus *m*
20224 **infarct, anemic** / Infarkt, anämischer *m* (z.B. Herz) / infarctus blanc *m*
20225 **infarct, apical** / Herzspitzeninfarkt *m* / infarctus apical *m*
20226 **infarct, calcareous** / Kalkinfarkt *m* (Ablagerung in infarziertem Gewebe) / infarctus calcaire *m*
20227 **infarct of the head of the femur** / Femurkopfinfarkt *m* (nach Glucocorticoidbehandlung) / infarctus de la tête du fémur *m*
20228 **infarct, hemorrhagic** / Infarkt, hämorrhagischer *m* (z.B. Lunge) / infarctus rouge *m*
20229 **infarct, lateral** / Lateralinfarkt *m* (Vorder- + Hinterwandinfarzierung) / infarctus latéral *m*
20230 **infarct of the liver, anemic, hemorrhagic** / Leberinfarkt, anämischer, hämorrhagischer *m* (bei Leberarterien-, bei Pfortaderastverschluß) / infarctus anémique, hémorragique du foie *m*
20231 **infarct of the liver, fat** / Leberfettinfarkt *m* (bei Agonie) / infarctus gras du foie *m*
20232 **infarct, placental** / Plazentainfarkt *m* / infarctus placentaire *m*
20233 **infarct, posterior wall** / Hinterwandinfarkt *m* / infarctus de la paroi postérieure *m*
20234 **infarct, septic, (bland)** / Infarkt, (nicht)-infizierter *m* / infarctus septique, (anodin) *m*
20235 **infarct of the spleen** / Milzinfarkt *m* / infarctus de la rate *m*
20236 **infarct, uric acid** / Harnsäureinfarkt *m* (Ablagerung in infarziertem Gewebe) / infarctus urique *m*
20237 **infarction, anemic, hemorrhagic pulmonal** / Lungeninfarkt, anämischer, hämorrhagischer *m* / infarctus pulmonaire anémique, hémorragique *m*
20238 **infarction, cicatrized (recent) myocardial** / Myokardinfarkt, vernarbter (frischer) *m* (oft [nicht] Todesursache) / infarctus cicatrisé (récent) du myocarde *m*
20239 **infarction, hemorrhagic** / Infarzierung, hämorrhagische *f* (höchste Stauungshyperämie durch Venenverlegung, z.B. Mesenterialvenenthrombose) / infarcissement hémorragique *m*
20240 **infarct(ion), (myo)cardial** / Herz(muskel)-infarkt *m* (Koronartheorie: Untergang von Herzmuskelgewebe durch Ischämie infolge Koronararterienveränderung, bes. sklerotischer bei Hypercholesterinämie) / infarctus du myocarde *m*
20241 **infarction (PRINZMETAL), mild myocardial** / Syndrom, intermediäres koronares (GRAYBIEL) (Zwischen Herzmuskelinfarkt und Angina-pectoris-Anfall einzuordnende ischämische Herzschmerzanfälle) / syndrome coronaire intermédiaire
20242 **infarction, pulmonary** / Lungeninfarkt *m* / infarcissement pulmonaire *m*
20243 **infect (infected, infecting)** / infizieren (infiziert, infizierend) / infecter (infecté, infectant)
20244 **infection** / Infektion *f* (inficere = hineintun: Eindringen von Krankheitserregern) / infection *f*
20245 **infection, aerial (respiratory)** / (Atem)luftinfektion *f* / infection aérienne (respiratoire) *f*
20246 **infection agent (carrier, conveyer)** / Infektionsträger *m* / agent infectif *m*
20247 **infection, banal cold** / Erkältungsinfekt, banaler *n* (nicht durch vasokonstriktorische Substanzen, sondern durch Hyperämisierung [Unterarmbad 40–50 °C] therapierbare Vasokonstriktion der Nasenschleimhaut [URBAN]) / infection banale de froid *f*
20248 **infection chain, heterogenic** / Infektkette, heterogene *f* (Erregerübertragung durch Insekten auf eine od. mehrere Warmblüterspezies) / infection, chaîne hétérogène d' *f*
20249 **infection chain, homogenic** / Infektkette, homogene *f* (Erregerübertragung von Warmblüter auf Warmblüter) / infection, chaîne homogène d' *f*
20250 **infection, concurrent** / Mischinfektion *f* / infection mixte *f*
20251 **infection, contact** / Kontaktinfektion *f* (Infektion durch Kontagion) / infection de contact *f*
20252 **infection, cryptogenic** / Infektion, kryptogene *f* (durch unentdeckten Erreger) / infection cryptogène *f*
20253 **infection, dental** / Infektion, dentale *f* (von Zähnen ausgehende Infektion) / infection dentaire *f*
20254 **infection, dental root** / Zahnwurzel(haut)-infektion *f* / infection de la racine d'une dent *f*
20255 **infection, droplet, dust** / Tröpfchen-, Stäubcheninfektion *f* / infection par gouttelettes, par poussières *f*
20256 **infection, dual virus** / Doppelvirusinfektion *f* (z.B. mit Entero- und Encephalitis-Virus bei Enterovirusmeningitis) / infection virogène double *f*
20257 **infection, endogenous, exogenous** / Infektion, endogene, exogene *f* / infection endogène, exogène *f*
20258 **infection, focal** / Herdinfektion *f* (PASSLER, 1909: durch dauernd od. schubartig von «Streuherd» [bes. im HNO-Bereich, vor allem an Zähnen und Tonsillen] in Kreislauf abgegebene Mikrobien-Toxine verursachte vegetative Fehlsteuerungen) / infection focale *f*
20259 **infection focus** / Infektionsherd *m* / infection, foyer d' *m*
20260 **infection, hospital** / Hospitalinfektion *f* / infection d'hôpital *f*
20261 **infection, inapparent** / Infektion, latente *f* / infection latente *f*
20262 **infection, (in)direct** / Infektion, (in)direkte *f* / infection (in)directe *f*

20263 **infection, intestinal** / Darminfektion *f* / infection intestinale *f*
20264 **infection, petty** / Bagatellinfekt *m* / infection en bagatelle *f*
20265 **infection, phytogenic, zoogenetic** / Infektion, phytogene, zoogenetische *f* (durch pflanzlichen, tierischen Erreger) / infection phytogène, zoogénétique *f*
20266 **infection, psychical** / Epidemie, psychische *f* (durch Affektwirkungen übertragen) / infection psychique *f*
20267 **infection, secondary** / Sekundärinfektion *f* / infection secondaire *f*
20268 **infection, staphylo-, streptococcic** / Staphylo-, Streptokokkeninfektion *f* / infection staphylo-, streptococcique *f*
20269 **infection, terminal** / Infektion, terminale *f* (z.B. Lungenentzündung als Todesursache) / infection terminale *f*
20270 **infection, viral** / Virusinfektion *f* / infection virale *f*
20271 **infectiosity** / Infizierbarkeit *f* / infectiosité *f*
20272 **infectious** / infektiös (ansteckend im weiteren Sinn) / infectieux
20273 **infecundity, intermenstrual** / Unfruchtbarkeit, intermenstruelle *f* (~ 18.–8. Zyklustag) / infécondité intermenstruelle *f*
20274 **inferior, superior** / inferior, superior (weiter unten, weiter oben) / inférieur, supérieur
20275 **infertil(ity)** / Unfruchtbar(keit *f*) / infertil(ité *f*)
20276 **infestation** / Befall *m* / infestation *f*
20277 **infest(ment)** / plagen (Plage *f*) / infester (tourment *m*)
20278 **infibulation** / Infibulation *f* (fibula = Spange: Genitalienverschluß bei Primitiven) / infibulation *f*
20279 **infiltrate** / Infiltrat *n* (infiltrare = einsikkern) / infiltrat *m* (infiltrer)
20280 **infiltrate, corneal** / Hornhautinfiltrat *n* (Hornhautentzündungsvorgang) / infiltrat cornéen *m*
20281 **infiltrate, eosinophilic** / Infiltrat, eosinophiles *n* (Lungeninfiltrat) / infiltrat éosinophile *m*
20282 **infiltrate, (infraclavicular) precocious** / Frühinfiltrat *n* (bei jugendlicher Tuberkulose) / infiltrat précoce (infraclaviculaire) *m*
20283 **infiltration** / Infiltration *f* (Einsickerung fremder Zellen in normales Gewebe z.B. der Lunge bzw. Durchtränkung eines Gewebes mit normalerweise in ihm nicht vorkommenden Stoffen) / infiltration *f*
20284 **infiltration, albuminous, sanguineous, serous** / Eiweiß-, Blut-, Lymphinfiltration *f* / infiltration albumineuse, sanguine, séreuse *f*
20285 **infiltration, calcareous, saline** / Kalk-, Salzinfiltration *f* / infiltration calcaire, saline *f*
20286 **infiltration, fatty** / Fettinfiltration *f* / infiltration graisseuse *f*
20287 **infiltration, intrathyroid round-cell** / Rundzelleninfiltration, intrathyreoidale *f* (bei Aut[o]aggressionsprozessen in der Schilddrüse) / infiltration de cellules rondes intrathyroïdienne *f*
20288 **infiltration, microcellular** / Infiltration, kleinzellige *f* (Lymphozyten in entzündlich verändertem Gewebe) / infiltration microcellulaire *f*
20289 **infiltration, pigmentary, purulent** / Pigment-, Eiterinfiltration *f* / infiltration pigmentaire, purulente *f*
20290 **infiltration, preaortic** / Infiltratio praeaortica (Arnulf, 1940: Procain in Plexus vor Aortabogen bei Angina pectoris) / infiltration préaortique *f*
20291 **infiltration, urinary** / Harninfiltration *f* (des Gewebes) / infiltration urinaire *f*
20292 **infinitesimal** / infinitesimal (unendlich klein) / infinitésimal
20293 **infirm(ity)** / Hinfällig(keit *f*) (Charakterschwäche) / infirme (infirmité *f*)
20294 **inflammable (inflammability)** / Entzündbar(keit *f*) / inflammable (inflammabilité *f*)
20295 **inflammation** / Inflammatio *f* (Entzündung) / inflammation *f*
20296 **inflammation, acute, chronic** / Entzündung, akute, chronische *f* / inflammation aiguë, chronique *f*
20297 **inflammation, atrophic (sclerosing)** / Entzündung, atrophische *f* / inflammation cirrhotique (fibroïde) *f*
20298 **inflammation, catarrhal, exudative** / Entzündung, katarrhalische, exsudative *f* / inflammation catarrheuse, exsudative *f*
20299 **inflammation of the cartilage, diffuse** / v.Meyenburg-Altherr-Uehlinger' Syndrom (Seltne systematisierte Chondrolyse bei Panchondritis) / inflammation diffuse du cartilage
20300 **inflammation of cheek** / Melitis *f* (μῆλον = Apfel: Wangenentzündung) / inflammation génale *f*
20301 **inflammation, croupous, diphtheroid** / Pseudomembran(öse Entzündung) *f* (oberflächliche, tiefe Form) / infection croupeuse, pseudomembraneuse *f*
20302 **inflammation, desquamative, incrusting** / Entzündung, abschilfernde, verschorfende *f* / inflammation désquamative, incrustante *f*
20303 **inflammation, fibrinous, granulomatous** / Entzündung, fibrinöse, granulomatöse *f* / inflammation fibrineuse, granulomateuse *f*
20304 **inflammation, hemorrhagic** / Entzündung, hämorrhagische *f* (mit blutigen Absonderungen) / inflammation hémorragique *f*
20305 **inflammation, hernial** / Inflammatio herniae (traumat. Bruchentzündung) / inflammation herniaire *f*
20306 **inflammation, interstitial, parenchymatous** / Entzündung, bindegewebige, parenchymatöse *f* / inflammation interstitielle, parenchymateuse *f*
20307 **inflammation, metastatic, necrotic** / Entzündung, metastatische, nekrotische *f* / inflammation métastatique, nécrotique *f*
20308 **inflammation, neuroparalytic** / Entzündung, neuroparalytische *f* (bei Keratitis neuroparalytica) / inflammation neuroparalytique *f*

20310 **inflammation, proliferous** / Entzündung, plastische *f* / inflammation hypertrophique *f*
20311 **inflammation, purulent** / Entzündung, eitrige *f* (mit eitrigen Absonderungen) / inflammation suppurative *f*
20312 **inflammation, reactive, simple** / Entzündung, reaktive, einfache *f* / inflammation réactive, simple *f*
20313 **inflammation, reparative** / Entzündung, heilsame *f* / inflammation réparatrice *f*
20314 **inflammation, serous** / Entzündung, seröse *f* (mit wäßrigen Absonderungen) / inflammation séreuse *f*
20315 **inflammations, specific** / Entzündungen, spezifische *f* (mit Bildung spezif. Granulationsgewebes) / inflammations spécifiques *f*
20316 **inflammation, specific, traumatic** / Entzündung, bakterielle, traumatische *f* / inflammation toxique, traumatique *f*
20317 **inflate (inflated, inflating)** / aufblähen (aufgebläht, aufblähend) / gonfler (gonflé, gonflant)
20318 **inflator** / Durchblaser *m* / inflateur *m*
20319 **inflexible (inflexibility)** / unbiegsam (Unbeugsamkeit *f*) / inflexible (inflexibilité *f*)
20320 **influence (influential)** / Einfluß(reich) *m* / influence *f* (influent)
20321 **influence, curative** / Einfluß, heilsamer *m* / influence curative *f*
20322 **influence, hormonal** / Hormoneinfluß *m* (auf DNS-Moleküle besteht in Aktivierung ihrer Informationstätigkeit durch Verringerung der H-Bindung der beiden Molekülfäden) / influence hormonale *f*
20323 **influenza, clinical** / Influenza, klinische *f* (ohne Virusnachweis) / grippe clinique *f*
20324 **influenza hemophilus syndrome** / Influenzabakterien-Syndrom (Infektion mit Haemophilus influencae) / syndrome par hémophilus d'influenza
20325 **influenza, laryngeal, swine** / Pferde-, Schweineinfluenza *f* / influenza des chevaux, des porcs *f*
20326 **influenza, virus** / Virusgrippe *f* (franz. gripper = greifen: schwere Infektion des Respirations- und/od. Verdauungstrakts [Gagliardi, 1733]) / influenza virogène *f*
20327 **influx** / Einstrom *m* / influx *m*
20328 **information** / Nachrichtenübermittlung *f* / information *f*
20329 **informations** / Informationen *f* (Signale + Bedeutung für Empfänger) / informations *f*
20330 **information, genetic** / Information, genetische *f* (Genmusterübermittlung: Abbildung eines als Matrize für spezif. Proteinsynthese dienenden [genetisch vorgebildeten] Musters auf RNS durch DNS) / information génétique *f*
20331 **information, persistant foreign** / Fremdinformation, persistierende *f* (passiv bleibende od. aktiv werdende DNS persistenter Viren) / information étrangère persistante *f*
20332 **informational** / informationell (Information betreffend) / informationnel
20333 **inform(ative)** / informieren (ins Bild setzend) / informer (informant)
20334 **informatory** / informell (informierend, ohne Formalitäten) / informatif
20335 **infra (sub)** / infra (meist durch sub ersetzte Vorsilbe für unter-wo = unter[halb]) / infra (sous)
20336 **infraaudible** / infr(a)audibel (unter Hörschwelle) / sousauditif
20337 **infracardiac, -costal** / infrakardial, -kostal / infracardiaque, -costal
20338 **infraclusion** / Infraokklusion *f* (Okklusionsunstimmigkeit dent.) / infraclusion *f*
20339 **infracotyloid** / infrakotyloid (unter Hüftgelenkpfanne, unterhalb Acetabulum) / infracotyloïde
20340 **infradiaphragmatic** / zwerchfellunterhalb / infradiaphragmatique
20341 **infraduction, -version** / Infraduktion, -version *f* (Blick nach unten) / infraduction, -version *f*
20342 **infraglenoid** / infraglenoid (unterhalb Gelenkgrube) / infraglénoïde
20343 **inframicrobe** / Inframikrobie *f* (filtrierbares Virus) / inframicrobe *m*
20344 **infrangible** / unzerbrechlich / infrangible
20345 **infranuclear** / infranukleär (kernnah) / subnucléaire
20346 **infraorbital** / infraorbital (unterhalb Augenhöhle) / infraorbitaire
20347 **infraposition** / Infraposition *f* (Zahnverkürzungen) / infraposition *f*
20348 **infrapsychic** / infrapsychisch (unter Bewußtseinsschwelle) / infrapsychique
20349 **infrared** / infrarot (ist an Rot anschließender Lichtwellenbereich) / infrarouge
20350 **infratemporal, -tonsillar** / infratemporal, -tonsillär (Fossa infratemporalis betreffend, unterhalb Rachenmandel) / infratemporal, -amygdalien
20351 **infratracheal, -trochlear** / infratracheal, -trochleär / infratrachéal, -trochléen
20352 **infratubal, -turbinal** / infratubal, -turbinal (unterhalb Tube, Muschel) / infratubaire, -turbiné
20353 **infundibular, infundibuliform** / trichterartig, trichterförmig / infundibulaire, infundibuliforme
20354 **infundibulum** / Infundibulum (infundere = hineingießen: Trichter *m*) / infundibulum *m*
20355 **infundibulum, ethmoidal** / Infundibulum ethmoidale (zwischen Processus uncinatus und Bulla ethmoidalis) / infundibulum ethmoïdal
20356 **infundibulum (of the hypothalamus)** / Infundibulum (hypothalami) («Hypophysenstiel») / infundibulum (de l'hypothalamus)
20357 **infundibulum of the uterine tube** / Infundibulum tubae uterinae / infundibulum de la trompe utérine
20358 **infuse** / infundieren / infuser
20359 **infusion** / Infusion *f* (Einfließenlassen größerer Flüssigkeitsmengen, z. B. in Vene) / infusion *f*
20360 **infusion, dextrose, saline** / Traubenzucker-, Kochsalzinfusion *f* / infusion de glucose, d'une solution saline *f*

20361 **infusion, opacifying** / Kontrastmittelinfusion *f* / infusion opacifiante *f*
20362 **infusions, rectal** / Rektalinfusionen *f* / infusions rectales *f*
20363 **infusoria** / Infusorien *n* (Ciliata) / infusoires *m*
20364 **infusum** / Infus *n* (Aufguß) / infus(um) *m*
20365 **ingeneering (engineering), genetic** / Eingriff, genetischer *m* (direkt in embr. Genmechanismus durch diätetische Maßnahmen, z. B. Phenylalaninbeschränkung bei Phenylketonurie, Enzymsubstitution bei Mukoviszidose der Schwangeren) / ingéniation génétique *f*
20366 **ingenious (ingenuity)** / Genial(ität *f*) (ingeniös [Ingeniosität *f*]) / génial(ité *f*)
20367 **ingesta** / Ingesta *n* (zugeführtes Essen und Trinken) / ingesta *m*
20368 **ingestion** / Ingestion *f* (Nahrungsaufnahme) / ingestion *f*
20369 **ingestive** / nahrungsaufnahmebezüglich / ingestif
20370 **ingredient** / Ingrediens *n* (Arzneibestandteil) / ingrédient *m*
20371 **ingredients, alimentary** / Nahrungsbestandteile, essentielle *m* (essentielle Aminosäuren, essentielle Fettsäuren [Vit. F], essentielle Vitamine, essentielle Mineralstoffe) / ingrédients alimentaires *m*
20372 **inguinal** / leistenbezüglich / inguinal
20373 **inguino-abdominal, -crural, -scrotal** / leisten-bauch-, -schenkel-, -hodensackbezüglich / inguino-abdominal, -fémoral, -scrotal
20374 **inhalant** / Inhalationsmittel *n* / inhala(n)t *m*
20375 **inhalation** / Inhalation *f* (Aspiration eines Medikaments) / inhalation *f*
20376 **inhalation, aerosol, gas, spray** / Inhalation, Aerosol-, Gas-, Spray- *f* (Flüssigkeitsteilchen 5–1 μ, $< 0{,}01\ \mu$, $> 5\ \mu$) / inhalation d'aérosol, de gaz, de spray *f*
20377 **inhalatorium** / Inhalierraum *m* / inhalatoire *m*
20378 **inhale, exhale** / inhalieren, exhalieren / inhaler, exhaler
20379 **inhaler** / Inhalator *m* / inhalateur *m*
20380 **inherency (inherent)** / Anhaften(d) *n* / inhérence *f* (inhérent)
20381 **inhibins** / Inhibine *n* (Dold: antibakt. thermolabile Speichelsubstanzen) / inhibines *f*
20382 **inhibition** / Hemmung *f* / inhibition *f*
20383 **inhibition in abduction** / Abduktionshemmung *f* (z.B. im Hüftgelenk bei Luxation) / inhibition en abduction *f*
20384 **inhibition, competitive** / Hemmung, kompetitive *f* (den Inhibitor selbst hemmende Hemmung) / inhibition compétitive *f*
20385 **inhibition, contact** / Kontakthemmung *f* (synneurisch gesteuerte Eigenschaft der Zelle, bei ~1/1000 mm Abstand von Nachbarzelle, Wachstum einzuschränken) / inhibition de contact *f*
20386 **inhibition, enzyme** / Fermenthemmung *f* (Hemmung der Enzymaktivität, z.B. der alkoholischen Gärung bei 15%iger Konzentration) / inhibition fermentative *f*
20387 **inhibition, glycolysis** / Glykolysehemmung *f* (durch DPN-Gehaltsenkung in Tumorzellenplasma) / inhibition de glycolyse *f*
20388 **inhibition, immunologic** / Hemmung, immunologische *f* (Bakterienhemmung durch Immunsierung) / inhibition immunologique *f*
20389 **inhibition, physiologic, psychic** / Hemmung, physiologische, psychische *f* / inhibition physiologique, psychique *f*
20390 **inhibition of uric acid synthesis** / Harnsäuresynthesehemmung *f* (durch Oxydation von Hypoxanthin und Xanthin zu Harnsäure hemmende Orotsäure bei Gicht) / inhibition de la synthèse d'acide urique *f*
20391 **inhibit(ive)** / hemmen (inhibitorisch) / inhiber (inhibitoire)
20392 **inhibitors** / Inhibitoren *m* (Hemmer: Nerven, Substanzen) / inhibiteurs *m*
20393 **inhibitors, MAO-** / Monaminoxydasehemmer *m* (in Verbindung mit Tyramin [z.B. in reifem Käse] sympathikomimetisch wirkende, die Wirkung von Barbituraten und Cainen potenzierende, mit andern nicht kombinierbare Thymoleptica) / inhibiteurs de mono-amino-oxydase *m*
20394 **inhibitors, nidation** / Nidationshemmer *m* (weder thrombo- noch karzinogene Contracipientia [Fikentscher]) / inhibiteurs de la nidation *m*
20395 **inhibitors, ovulation** / Ovulationshemmer *m* (Frauenpsyche unbewußt [Unfruchtbarkeitskomplex] und bewußt [Fortpflanzungsmitbestimmung] verändernde Kontrazipientien [Fikentscher]) / inhibiteurs de l'ovulation *m*
20396 **inhibitor, renin** / Renininhibitor *m* (hemmt indirekt Hypertensinbildung) / inhibiteur de rénine *m*
20397 **(in)homogeneity** / (In)homogeneität *f* ([Un]gleichartigkeit) / (in)homogénéité *f*
20398 **inhomogeneity, partial, total** / Inhomogeneität, partielle, totale *f* (der szintigraphischen Nuklidanreicherung) / inhomogénéité partielle, totale *f*
20399 **inhomogen(e)ous, -morphous** / verschiedenartig, -gestaltig / hétérogène, -morphe
20400 **inhuman(ity)** / Nichtmensch(enebenbild)-lich(keit *f*) / inhumain (inhumanité *f*)
20401 **inhumation** / Beerdigung *f* / enterrement *m*
20402 **inion (of the occipital bone)** / Inion (ossis occipitalis) (ἰνίον = Genick) / inion (de l'os occipital)
20403 **initial** / anfänglich / initial
20404 **initiation** / Initiierung *f* (Einführung, Aufnahme in Gemeinschaft [Geheimbund]) / initiation *f*
20405 **initiative** / Initiative *f* (ergreifen = in Angriff nehmen) / initiative *f*
20406 **inject(able)** / injizieren (einspritzbar) / injecter (injectable)
20407 **injection** / Injektion *f* (Einspritzung) / injection *f*

20408 **injection, conjunctival, ciliary** / Gefäßinjektion, konjunktivale, ziliäre *f* (erkennbare, nichterkennbare Bulbusgefäßhyperämie) / injection conjonctivale, ciliaire *f*
20409 **injection, continuous drip** / Dauertropfinfusion *f* / injection goutte-à-goutte continue *f*
20410 **injection, epidural, intrathecal** / Epidural-, Lumbalinjektion *f* / injection épidurale, intralombaire *f*
20411 **injection, gaseous** / Lufteinblasung *f* / injection gazeuse *f*
20412 **injection, intracardiac, parenchymatous** / Injektion, intrakardiale, parenchymatöse (z.B. Leber-) *f* / injection intracardique, parenchymateuse *f*
20413 **injection, intracutaneous, subcutaneous** / Injektion, intra-, subkutane *f* / injection intracutanée, souscutanée *f*
20414 **injection, intragluteal, intramuscular** / Injektion, intraglutäale, -muskuläre *f* / injection intrafessière, intramusculaire *f*
20415 **injection, intrauterine** / Intrauterininjektion *f* / injection intra-utérine *f*
20416 **injection, intravascular, intravenous** / Injektion, intravasale, -venöse *f* / injection intravasculaire, intraveineuse *f*
20417 **injection, lege artis intragluteal** / Injektion, kunstgerechte intraglutäale *f* (freier Handteller auf Trochanter maior, Zeigefinger auf Spina iliaca anterior superior, Mittelfinger auf Crista iliaca, dazwischen streng sagittal und tief inj. [HOCHSTETTER]) / injection intrafessière selon les règles de l'art *f*
20419 **injection, mixed** / Mischspritze *f* / injection combinée *f*
20420 **injection, nutrient** / Nährinjektion *f* / injection nutritive *f*
20421 **injection, preparatory, releasing** / Injektion, vorbereitende, auslösende *f* / injection préparante, déchaînante *f*
20422 **injection, preservative** / Injektion, anatomische *f* (zur Leichenkonservierung) / injection conservante *f*
20423 **injection, protective** / Schutzimpfung *f* / injection protectrice *f*
20424 **injection, sclerosing** / Injektion, gefäßverödende *f* / injection coagulante *f*
20425 **injection, sensitizing** / Injektion, sensibilisierende *f* (erste Inj. eines Antigens) / injection sensibilisante *f*
20426 **injure(d)** / (be)schädigen (verletzt) / injurier (lésé, injurié)
20427 **injurious** / beleidigend / injurieux
20428 **injury, bodily** / Körperverletzung *f* / coups et blessures *m*
20429 **injury, cold** / Kälteschaden *m* / lésion par le froid *f*
20430 **injury, explosion** / Explosionsverletzung *f* / lésion par une explosion *f*
20431 **injury, head** / Kopfverletzung *f* / blessure à la tête *f*
20432 **injury of the kidney, of the liver** / Nieren-, Leberschädigung *f* / lésion des reins, du foie *f*
20433 **injury, occupational (industrial)** / Berufsschaden *m* / lésion industrielle (professionnelle) *f*
20434 **injuries, overcharge** / Überlastungsschäden *m* (z.B. an Muskeln) / lésions de surcharge *f*
20435 **injury, permanent** / Dauerschaden *m* / lésion permanente *f*
20436 **injury, spinal cord** / Rückenmarkverletzung *f* / lésion de la moelle épinière *f*
20437 **injury by x-ray** / Strahlenschaden *m* (bes. der Haut) / radiolésion *f*
20438 **inlay** / Gußfüllung *f* (in Kavität festzementierte, nach Abdruck gegossene Gold- od. gebrannte Porzellanfüllung) / inlay, obturation en *f*
20439 **inlay, epithelial** / Inlayplastik *f* / greffe encastrée *f*
20440 **inlet and outlet of the thorax** / Apertura thoracis inferior et superior (Thoraxöffnungen, obere bei Th1, untere bei Th12) / ouverture inférieure et supérieure du thorax
20441 **innervation** / Innervation *f* (Nervenversorgung) / innervation *f*
20442 **innervation, segmental** / Innervation, segmentale *f* (der einzelnen Körper[haut]zonen [und -organe] von Rückenmarksegmenten) / innervation segmentaire *f*
20443 **innocent (innocence)** / Unschuldig(keit *f*) / innocent (innocence *f*)
20444 **innominate** / unbenannt / innominé
20445 **inoccupation** / Unbeschäftigtsein *n* / inoccupation *f*
20446 **inoculation** / Inokulation *f* (Vorläufer der Vakzination: Einpflanzen von Erregern [bes. Pockenviren] durch Einreiben zwecks aktiver Immunisierung) / inoculation *f*
20447 **inoculation, curative, protective** / Inokulation, kurative, protektive *f* / inoculation curative, préventive *f*
20448 **inoculation lymph** / Inokulationslymphe *f* / lymphe d'inoculation *f*
20449 **inofficial** / inoffiziell (nichtamtlich) / inofficiel
20450 **inoperable(ness)** / Nichtoperierbar(keit *f*) / inopérable (inopérabilité *f*)
20451 **inopexy** / Inopexie *f* (ἰ[νό]ς = Faserstoff: Gerinnungsfähigkeit des Bluts) / inopexie *f*
20452 **inopportune (inopportunity)** / Unangebracht(heit *f*) / inopportun (inopportunité *f*)
20453 **inoscopy** / Inoskopie *f* (mikrosk. Untersuchung von Bakterien in [angedautem] Gewebe) / inoscopie *f*
20454 **inosine** / Inosin *n* (Nucleosid mit Base Hypoxanthin) / inosine *f*
20455 **inosite** / Inosit *n* (Hexit, aber kein Zucker)/ inosite *m*
20456 **inosituria** / In(os)iturie *f* (Inosit im Harn) / inosurie *f*
20457 **inotropic** / inotrop (Herzmuskelkontraktion beeinflussend) / inotrope
20458 **inructation** / (Luft)schlucken, lärmendes *n* / inructation *f*
20459 **insalivate** / einspeicheln / insaliver
20460 **insanity** / Irresein *n* / folie *f*

20461 **insanity, adolescent** / Jugendirresein *n* / folie adolescente *f*
20462 **insanity, anticipatory, homochronous** / Irresein, antizipiertes, homochrones *n* (früher als, im gleichen Alter wie bei Eltern) / folie anticipée, homochrone *f*
20463 **insanity, compound** / Irresein, kombiniertes *n* (mehrförmiges) / folie combinée *f*
20464 **insanity, compulsive, impulsive** / Irresein, kompulsives, impulsives *n* / folie compulsive, impulsive *f*
20465 **insanity, diathetic** / Irresein, erbliches *n* / folie héréditaire *f*
20466 **insanity, homicidal, perceptional** / Irresein, homizidales, perzeptionelles *n* (mit Mordgedanken, mit Halluzinationen) / folie homicide, perceptionnelle *f*
20467 **insanity, idiophrenic** / Irresein, hirnbedingtes *n* / folie idiophrénique *f*
20468 **insanity, induced** / Irresein, induziertes *n* (durch Geisteskranke auf Umgebung übertragenes) / folie à deux *f*
20469 **insanity, maniacal depressive** / Irresein, manisch-depressives *n* (KRAEPELIN: Manie + Melancholie) / folie dépressive maniaque *f*
20470 **insanity, moral** / Insania *f* (PRICHARD, 1825: moralischer Schwachsinn [krimineller Wahnsinn]) / dépravation mentale *f*
20471 **insanity, periodic, recurrent** / Irresein, periodisches, intermittierendes *n* / folie périodique, intermittente *f*
20472 **insanity, primary, consecutive** / Irresein, primäres, sekundäres *n* / folie primaire, secondaire *f*
20473 **insanity, solar** / Irresein, solares *n* (durch Sonnenstich) / folie solaire *f*
20474 **insatiable (insatiability)** / Unersättlich(keit *f*) / insatiable (insatiabilité *f*)
20475 **inscrutable(ness)** / Unerforschlich(keit *f*) / inscrutable (inscrutabilité *f*)
20476 **insect(icide)** / Insekt (Schädlingsbekämpfungsmittel) *n* / insect(icid)e *m*
20477 **insectivorous** / Insektenfresser *m* / insectivore *m*
20478 **(in)security** / (In)securitas *f* (securus = sicher) / (in)sécurité *f*
20479 **insemination** / Insemination *f* ([künstliche] Befruchtung) / insémination *f*
20480 **insensible (insensibility)** / Unempfindlich(keit *f*) / insensible (insensibilité *f*)
20481 **insensitive** / unempfindlich / insensitif
20482 **insert** / inserieren / insérer
20483 **insertion** / Insertio *f* (Ansatz z. B. eines Muskels) / insertion *f*
20484 **insertion, central, lateral, marginal, velamentous** / Nabelschnuransätze *m* (in Mitte, an Seite, am Rand der Placenta, an Eihäuten) / insertion centrale, latérale, marginale, vélamenteuse *f*
20485 **insertion, muscle** / Muskelansatz *m* / insertion du muscle *f*
20486 **insidious** / insidiös (schleichend) / insidieux
20487 **insignificant (insignificancy)** / Belanglos(igkeit *f*) / insignifiant (insignifiance *f*)
20488 **insipid** / insipidus (geschmacklos) / insipide
20489 **insipid diabetes syndrome** / Diabetes-insipidus-Syndrom (Krankheitsbilder mit dienzephal-hypophysärer Wasserhaushaltstörung) / syndrome de diabète insipide
20490 **insobriety** / Insobrietas *f* (sobrius = nüchtern) / insobriété *f*
20491 **insolation** / Insolation *f* (Sonnenbestrahlung) / insolation *f*
20492 **insolation, artificial** / Bestrahlung, künstliche *f* / insolation, artificielle *f*
20493 **inspect(ion)** / inspizieren (Überprüfung *f*) / inspecter (inspection *f*)
20494 **inspection, meat** / Fleischbeschau *f* / inspection des viandes *f*
20495 **inspiration** / Einatmung *f* (Ausdruck der Anspannung) / inspiration *f*
20496 **inspiratory (inspire)** / inspiratorisch (einatmen) / inspiratoire (inspirer)
20497 **inspirium** / Inspirium *n* (Einatmungsphase) / inspirium *m*
20498 **inspirometer** / Einatmungsluftmesser *m* / inspiromètre *m*
20499 **inspissate (inspissated, inspissating)** / eindicken (verdickt, verdichtend) / épaissir (épaissi, épaississant)
20500 **inspissator** / Eindickapparat *m* / épaississeur *m*
20501 **instability, choreiform, of the eyes** / Instabilitas choreiformis, oculorum (Muskelunruhe, Augenzittern) / instabilité choréiforme, des yeux *f*
20502 **instable** / unstabil / instable
20503 **installation** / Installierung *f* / installation *f*
20504 **instant** / augenblicklich / instant, à l'
20505 **instillation (, rectal)** / Instillation (, rektale) *f* (stilla = Tropfen: Einträuflung) / instillation (rectale) *f*
20507 **instinct** / Instinkt *m* (tiefere Eingebung, «kaudaler Einfall») / instinct *m*
20508 **instinct, death** / Todestrieb *m* (psych.) / instinct de mort *m*
20509 **instinct, ego** / Selbst(erhaltungs)instinkt *m* (i. G. z. Geschlechts- bzw. Arterhaltungsinstinkt) / instinct d'égo *m*
20510 **instinct, herd** / Herdentrieb *m* (Claninstinkt → Familienzugehörigkeitsgefühl → Gemeinschaftsbewußtsein)/instinct grégaire *m*
20511 **instinct, linguistic** / Sprachgefühl *n* (Grundlage der Allgemein[in]bildung) / sens linguistique *m*
20512 **instinct, mother** / Mutterinstinkt *m* (auf Frucht übertragener Arterhaltungsinstinkt) / instinct maternel *m*
20513 **instinct reduction** / Instinktminderung *f* / instinct, réduction d' *f*
20514 **instinct, sexual** / Geschlechtsinstinkt *m* / instinct sexuel *m*
20515 **instinctive** / instinktiv (triebmäßig, ohne überlegen zu müssen) / instinctif
20516 **institute (institution)** / Institut(ion *f*) *n* / institut *m* (institution *f*)
20517 **institutionalize** / institutionalisieren (dauerhaft einrichten) / institutionnaliser
20518 **instruct(ion)** / instruieren (Unterrichtung *f*) / instruire (instruction *f*)
20519 **instructor** / Lehrer, technischer *m* / instructeur *m*

20520 **instrument(al)** / Werkzeug(lich) *n* / instrument(al) *m*
20521 **instrument, measuring; (measurer)** / Meßinstrument *n* / instrument de mesure; (mesureur) *m*
20522 **instruments, scientific** / Instrumente, wissenschaftliche *n* / instruments de précision *m*
20523 **insubordination** / Unterordnung, mangelnde *f* / insubordination *f*
20524 **insubstantial** / nichtsubstantiell / insubstantiel
20525 **insufficiency** / Insuffizienz *f* (ungenügende Leistung) / insuffisance *f*
20526 **insufficiency, acute toxic renal** / Nephrose, akute toxische *f* / insuffisance rénale tubulaire *f*
20527 **insufficiency, aortic** / Aorta(klappen)-insuffizienz *f* / insuffisance aortique *f*
20528 **insufficiency of the basilar artery, intermittent** / Arteria-basilaris-Thrombose-Syndrom (Zentralnervöses Krankheitsbild infolge thrombotischer Vorgänge in der A. basilaris) / syndrome de MILLIKAN-SIEKERT
20529 **insufficiency, cardiac** / Herz(muskel)-insuffizienz *f* / insuffisance cardiaque *f*
20530 **insufficiency of the cardiac valves** / Herzklappeninsuffizienz *f* / insuffisance des valves cardiaques *f*
20531 **insufficiency, cerebral** / Gehirnausfall *m* / insuffisance cérébrale *f*
20532 **insufficiency, energetodynamic cardiac** / HEGGLIN' Syndrom (II) (Mit Elektrolytveränderungen verbundene Herzmuskelkontraktionsstörung) / insuffisance cardiaque énergétodynamique
20533 **insufficiency, extragenital, genital vegetative** / Ovarialinsuffizienz, extragenitale, genitale *f* (physiol., anat. bedingte) / insuffisance végétative extragénitale, génitale *f*
20534 **insufficiency, fetal adrenal** / NNR-Insuffizienz, fetale *f* (durch Plazentarschranke überschreitende Corticoide [Corticosteroide] bei mütterlicher Hyperplasie [Hypoplasie]) / insuffisance surrénale fœtale *f*
20535 **insufficiency, foot** / Insufficientia pedis (Plattfußbeschwerden) / insuffisance des pieds *f*
20536 **insufficiency, generative, vegetative ovarian** / Ovarialinsuffizienz, generative, vegetative *f* (bei Amenorrhoe, bei Infantilismus) / insuffisance ovarienne générative, végétative *f*
20537 **insufficiency of the heart, energetic** / Herzinsuffizienz, energetische *f* (myokardiale Dysfunktion bei Stoffwechselstörungen) / insuffisance énergétique du cœur *f*
20538 **insufficiency of the heart, hemodynamic** / Herzinsuffizienz, hämodynamische *f* (path. Strömungsverhältnisse bei Herzfehlern) / insuffisance hémodynamique du cœur *f*
20539 **insufficiency of the left heart** / Linksinsuffizienz *f* (führt zu Stauungen im kleinen Kreislauf, z.B. Stauungslunge) / insuffisance du cœur gauche *f*
20540 **insufficiency, motor** / Insuffizienz, motorische *f* (Austreibungsschwäche muskulöser Hohlorgane) / insuffisance motrice *f*
20541 **insufficiency, muscular, valvular mitral** / Mitralinsuffizienz, muskuläre, valvuläre *f* (infolge Herzerweiterung, nach Endocarditis) / insuffisance mitrale musculaire, valvulaire *f*
20542 **insufficiency, ovarian** / Ovarialinsuffizienz *f* (leistungsschwache Eierstöcke) / insuffisance ovarienne *f*
20543 **insufficiency of the pancreas, incretory, secretory** / Pankreasinsuffizienz, inkretorische, sekretorische *f* (führt zu KH-Stoffwechsel-, zu Verdauungsstörungen) / insuffisance incrétoire, sécrétoire du pancréas *f*
20544 **insufficiency, primary, secondary generative** / Ovarialinsuffizienz, primäre, sekundäre *f* (konstitutionelle, funktionelle) / insuffisance générative primaire, secondaire *f*
20545 **insufficiency, pulmonary (valvular)** / Pulmonal(klappen)insuffizienz *f* (Schlußunfähigkeit) / insuffisance (valvulaire) pulmonaire *f*
20546 **insufficiency, (relative) coronary** / Koronarinsuffizienz (bei Belastung) *f* / insuffisance coronaire (relative) *f*
20547 **insufficiency, renal** / Niereninsuffizienz *f* (infolge Zerstörung der spezif. Elemente) / insuffisance rénale *f*
20548 **insufficiency, respiratory** / Atmungsinsuffizienz *f* / insuffisance respiratoire *f*
20549 **insufficiency of the right heart** / Rechtsinsuffizienz *f* (führt zu Stauungen im großen Kreislauf, z.B. Stauungsleber) / insuffisance du cœur droit *f*
20550 **insufficiency, tricuspidal** / Trikuspidal(klappen)insuffizienz *f* (mangelhafter Schluß) / insuffisance de la valve tricuspide *f*
20551 **insufficiency, vascular** / Gefäßinsuffizienz *f* / insuffisance vasculaire *f*
20552 **insufficiency, vertebral** / Insufficientia columnae vertebralis (Wirbelsäulenschwäche) / insuffisance vertébrale *f*
20553 **insufficient** / unzureichend / insuffisant
20554 **insufflate** / einblasen (z.B. Puder) / insuffler
20555 **insufflation** / Luft(nach)füllung *f* (z.B. des künstlichen Pneumothorax) / insufflation *f*
20556 **insufflation, uterotubal** / Insufflation, uterotubale *f* (Röntgentest mit CO_2) / insufflation utérotubaire *f*
20557 **insufflator** / (Luft)einblaser *m* / insufflateur *m*
20558 **insula (island)** / Insula (Insel, bildet mit «Riechhirn» den Stammteil der äußeren Großhirnhemisphärenoberfläche) / insula (île)
20559 **insulator** / Isolator *m* (Nichtleiter) / isolateur (, corps) *m*
20560 **insulin** / Insulin *n* (Pankreashormon, Blutzucker senkendes Peptidhormon, lebenswichtige intrazelluläre chem. Reaktionen möglich machende metabolische Kupplung) / insuline *f*
20561 **insulin administration, resistance, sensitivity** / Insulinmedikation, -resistenz, -empfindlichkeit *f* / insuline, administration, résistance, sensitivité d' *f*

20562 **insulin, compound, free plasma** / Plasmainsulin, gebundenes, freies *n* / insuline de plasma composée, séparée *f*
20563 **insulin counterregulation syndrome** / Insulingegenregulations-Syndrom (Bei Insulinbehandlung auftretende gegenregulative Störungen) / syndrome de contrerégulation par l'insuline
20564 **insulin inhibitors, (non)hormonal** / Insulinhemmer, (nicht)hormonale *m* / insuline, inhibiteurs (non)hormonaux *m*
20565 **insulines, monospecies** / Monospeziesinsuline *n* (Schweine- [mit Spontan-], Rinderinsulin [mit Depotwirkung]) / insulines de monespèce *f*
20566 **insulinization** / Insulinisierung *f* / insulinisation *f*
20567 **insulinogenous** / insulinogen (durch Pankreasinselapparat bedingt) / insulinogène
20568 **insuloma** / Insulom *n* (Pankreasinselgewebevermehrung) / insulome *m*
20569 **insult(us)** / Insult *m* (insilire = anfallen)/ insulte *f* (insultus *m*)
20570 **insult, apoplectic** / Insultus apoplecticus (Schlag[fluß]anfall) / insulte apoplectique *f*
20571 **insult, eclamptic** / Schwangerschaftskrampfanfall *m* / insulte éclamptique *f*
20572 **insult, epileptic** / Fallsuchtanfall *m* / insulte épileptique *f*
20573 **insult, maniacal** / Tobsuchtanfall *m* / insulte maniaque *f*
20574 **insult, primary sanguineous, nonsanguineous** / Insult, primär blutiger, unblutiger *m* (5–15%, 85–95%) / insulte primaire sanguine, nonsanguine *f*
20575 **insurance** / (Lebens)versicherung *f* / assurance *f*
20576 **intact** / intactus (tangere = berühren) / intact
20577 **intake (, caloric, fluid)** / Zufuhr (Kalorien-, Flüssigkeit-) *f* / apport (calorique, liquide) *m*
20578 **intangible (intangibility)** / Unantastbar(keit *f*) / intangible (intangibilité *f*)
20579 **integrity** / Integrität (Unversehrtheit) *f* / intégrité *f*
20580 **integument, common** / Integumentum commune (das Bedeckende, Haut allgemein) / intégument commun
20581 **intellect** / Intellekt *m* (Verstand) / intellect *m*
20582 **intellectual(istic)** / intellektuell ([übertrieben] verstandesmäßig) / intellectuel (intellectualistique)
20583 **intelligence** / Intelligenz (Urteilsfähigkeit) *f* / intelligence *f*
20584 **intelligence, artificial** / Computer-Intelligenz *f* (ohne neue Erkenntnisse bzw. ohne synthetische Urteile a priori) / intelligence artificielle *f*
20585 **intelligent** / intelligent (einsichtig) / intelligent
20586 **intemperant** / unmäßig (im Trinken) / intempérant
20587 **intensification** / Intensivierung *f* (Verstärkung) / intensification *f*
20588 **intensifyer** / Verstärker *m* / renforçateur *m*
20589 **intensimeter** / Intensimeter *n* ([Rö-Strahlen]stärkemesser) / intensimètre *m*
20590 **intensive (intensity)** / Eindringlich(keit *f*) / intensif (intensité *f*)
20591 **intention** / Intention *f* (Ausrichtung) / intention *f*
20592 **(intention,) by first, by second** / per primam, per secundam (intentionem) (Wundheilung ohne, mit Eitrung) / par cicatrition, par granulation
20593 **intention, paradoxical** / Intention, paradoxe *f* (mutiges Begrüßen, nicht ängstliches Erwarten einer Konfliktsituation [Frankl]) / intention paradoxale *f*
20594 **inter** / inter (zwischen) / inter
20595 **interaction, strong, weak** / Wechselwirkung, starke, schwache *f* (Elementarteilchenzusammenhalt, -zerfall bewirkende Kraft) / interaction forte, faible *f*
20596 **interactive** / wechselwirkend / interactif
20597 **interalveolar, interdental** / interalveolär, interdental (zwischen Zahnfächern, zwischen Zähnen) / interalvéolaire, interdentaire
20598 **interarcuate, interarytenoid** / interarcualis, interarytaenoideus (zwischen Wirbelbögen, zwischen Gießbeckenknorpel) / interarqué, interaryténoïde
20599 **interarticular, interauricular** / interartikulär, interaurikulär (zwischen Gelenk[fläch]en, zwischen Vorhöfen) / interarticulaire, interauriculaire
20600 **intercalar(y)** / zwischenständig / intercalaire
20601 **intercalate** / zwischenschalten / intercaler
20602 **intercalation** / Einschiebung *f* / intercalation *f*
20603 **intercarpal, intercavernous** / interkarpal, interkavernös (zwischen Handwurzelknochen, zwischen Hohlräumen) / intercarpien, intercaverneux
20604 **intercellular** / zwischenzellig / intercellulaire
20605 **interception** / Interzeption *f* (ca. 4fache Nutzwasserverminderung durch Nadelstatt Laubholzanbau) / interception *f*
20606 **intercept(ive)** / unterbrechen(d) / intercepter (interceptant)
20607 **interchangeable (interchangeability)** / Austauschbar(keit *f*) / interchangeable (interchangeabilité *f*)
20608 **interchondral, intercolumnal** / interchondral, interkolumnal (zwischen Knorpeln, zwischen Kolumnen) / interchondral, intercolonnaire
20609 **intercondylar, intercostal** / interkondylär, interkostal (zwischen Gelenkfortsätzen, zwischen Rippen) / intercondylien, intercostal
20610 **intercourse, heterosexual** / Geschlechtsverkehr, heterosexueller *m* (ausschließlich der Fortpflanzung dienender nur bei [niederen] Tieren) / rapports hétérosexuels *m*
20611 **intercourse, homosexual** / Geschlechtsverkehr, homosexueller *m* (genetisch bedingt, inweltlich [unbewußt, psychologisch, familiär] begünstigt, umweltlich [bewußt, soziologisch, gesellschaftlich] ausgelöst) / rapports homosexuels *m*

20612 **intercourse, sexual** / Geschlechtsverkehr *m* («Gonadentraining»: bei Gleichberechtigung nicht mehr Ausdruck innerer Bindung, sondern biologische Notwendigkeit [Greenson]) / rapports sexuels *m*
20613 **intercricothyreotomy** / Interkrikothyreotomie *f* (quere Lig.-cricothyreoideum-Durchschneidung bei Erstickungsgefahr) / intercricothyréotomie *f*
20614 **intercurrent, intermittent** / interkurrent, intermittierend (dazukommend, aussetzend) / intercurrent, intermittent
20615 **interdependent (interdependence)** / Abhängig(keit, gegenseitige *f*) / interdépendant (interdépendance *f*)
20615a **interest(ing)** / Interesse *n* (interessant) / intérêt *m* (intéressant)
20616 **interfere** / interferieren (sich überlagern) / interférer
20617 **interference** / Interferenz *f* (interferre = dazwischentragen: [Erscheinung bei] Überlagerung von [Licht- od. Schall]-wellen) / interférence *f*
20618 **interference, chromosomal** *f* / Interferenz, chromosomale *f* (Erschwerung des Chromosomenaustauschs in Chromosomenbruchnähe) / interférence chromosomique *f*
20619 **interference filter** / Interferenzfilter *m* (zur Spektrophotometrie) / interférence, filtre à, *m*
20620 **interference, intrinsic** / Intrinsic-Interferenz *f* (durch genetische Eigenschaften eines Virus induzierte Immunität der Zellen gegen Superinfektion durch ein andres Virus) / interférence intrinsèque *f*
20621 **interference, light** / Lichtinterferenz *f* (unter gewissen Voraussetzungen Dunkelheit ergebende Addition von Lichtstrahlen) / interférence de lumière *f*
20622 **interferent** / interferent (= dazwischenfallend ist z.B. bei Heterozygotie anders als bei Homozygotie sich verhaltende Erbeinheit) / interférent
20623 **interferometer** / Interferenzmesser *m* (zur Unterscheidung geringer Flüssigkeitsdichten) / interféromètre *m*
20624 **interferon** / Interferon *n* (auf Virusreize von Gewebezellen [in Stress-Situationen geringer] produzierter Eiweißschutzstoff, aus Leukozyten gewonnen auch exogen applizierbar) / interféron *m*
20625 **interferons** / Interferone *n* (durch doppelspiralige RNS stimulierte, für Virussynthese notwendige ATP-Produktion hemmende Substanzen [Isaac]) / interférons *m*
20626 **interferon inhibitors** / Interferonhemmer *m* (chem. Substanzen, Virusteilchen, Proteine der virusinfizierten Zellen) / inhibiteurs d'interféron *m*
20627 **interfollicular, interfoveolar** / interfollikulär, interfoveolär (zwischen Säckchen, zwischen Grübchen) / interfolliculaire, interfovéolaire
20628 **interfusion** / Vermischung *f* / interfusion *f*
20629 **interglobular, internatal** / interglobulär, interglutäal (zwischen Globuli, zwischen Gesäßbacken) / interglobulaire, interfessier
20631 **interior, exterior** / innerer, äußerer / intérieur, extérieur
20632 **interiorize** / interiorisieren (verunsachlichen, psych. «verinnerlichen» i.S.v. subjektivieren) / intérioriser
20633 **interkinesis, chromosomal** / Interkinese, chromosomale *f* (kurzdauerndes Interphasestadium) / intercinèse chromosomique *f*
20634 **interlabial, interlaminar (-lamellar)** / interlabial, interlaminär (-lamellär) (zwischen [Scham]lippen, zwischen [dünnen] Platten) / interlabial, interlaminaire (-lamellaire)
20635 **interligamentous, interlob(ul)ar** / interligamentär, interlob(ul)är (zwischen Bändern, zwischen Lappen [Läppchen]) / interligamenteux, interlob(ul)aire
20636 **intermalleolar, intermammary** / intermalleolär, intermammär (zwischen Knöcheln, zwischen Brüsten) / intermalléolaire, intermammaire
20637 **intermediary (intermedius)** / intermediär (intermedius) ([in der Mitte] dazwischenliegend) / intermédiaire (intermédius)
20638 **intermediator** / Vermittler *m* / intermédiateur *m*
20639 **intermedin** / Intermedin *n* (Melanophorenhormon des HML) / intermédine *f*
20640 **intermembranous, intermeningeal** / intermembranös, intermeningeal (zwischen Membranen, zwischen Hirnhäuten) / intermembraneux, interméningé
20641 **intermenstrual** / intermenstruell (das Intermenstruum betreffend) / intermenstruel
20642 **intermission** / Intermissio *f* (Aussetzen von Krankheitserscheinungen) / intermission *f*
20643 **intermuscular, interosseous** / intermuskulär, interossär (zwischen Muskeln, zwischen Knochen) / intermusculaire, interosseux
20644 **internal, external** / innen, außen / interne, externe
20645 **interniste** / Internist *m* (Facharzt für innere Krankheiten) / interniste *m*
20646 **internuncial (neuron)** / «Botschafter» *m* (zwischen Nervenzellen und -zentren) / internoncial (, neurone) *m*
20647 **interobservation** / Interbeobachtung *f* (einmalige Beurteilung eines Krankheitsfalls durch mehrere Diagnostiker) / interobservation *f*
20648 **interparietal, interscapular** / interparietal, interskapulär (zwischen Scheitelbeinen, zwischen Schulterblättern) / interpariétal, interscapulaire
20649 **interphase** / Interphase *f* (der Mitose zwischen Rekonstruktions- und Antephase) / interphase *f*
20650 **interphasic** / interphasisch (zwischen den Phasen) / interphasique
20651 **interplantation** / Interplantation *f* (Gewebezwischenpflanzung / interplantation *f*
20652 **interpolation** / Interpolatio *f* (= Einschiebung: Funktionzwischenwertberechnung) / interpolation *f*
20653 **interposition** / Interpositio *f* (Einlagerung, chir. von Weichteilen [zwischen Knochenfragmenten]) / interposition *f*

20654 **interposition, cross-bar** / Querriegelinterposition *f* (gegen Rezidiv nach Interpositio vesicovaginalis)/interposition d'entretoise *f*
20655 **interposition, vesicovaginal** / Interpositio uteri vesicovaginalis (bei Uterustotalprolaps) / interposition vésicovaginale *f*
20656 **interpretation** / Interpretation *f* (z.B. eines Rö-Films) / interprétation *f*
20657 **interpretement** / Interpretamentum *n* (Auslegungsergebnis) / interprètement *m*
20658 **interpubic, interpupillary** / interpubisch, interpupillär (zwischen Schambeinen, zwischen Pupillen)/interpubien, interpupillaire
20659 **interrenalism** / NNR-Hyperplasie *f* / interrénalisme *m*
20660 **interruption (of gravidity)** / Interruptio (graviditatis) ([künstliche Schwangerschafts]unterbrechung) / interruption (de gravidisme) *f*
20661 **interruptor, automatic** / Schutzschütz *m* / interrupteur automatique *m*
20662 **intersecting, golden** / Schnitt, Goldener *m* (Sectio aurea: Teilung einer Strecke so, daß ganze sich zum größeren wie dieser zum kleineren Teil verhält [13:8 ≅ 8:5]), natürliches Beispiel: Pflanzenblattstände) / (inter)section d'or *f*
20663 **intersections, tendinous** / Intersectiones tendineae (das Fleisch zusammengesetzter Muskeln in mehrere Bäuche unterteilende Zwischensehnen) / intersections tendineuses
20664 **intersegment(al)** / Zwischensegment *n* (intersegmentär) / intersegment *m* (intersegmentaire)
20665 **intersexuality** / Intersexualität *f* (Diskrepanz zwischen Geschlechtsmerkmalen und -chromosomen) / intersexualité *f*
20666 **interspinal, intertransversal** / interspinal, intertransversal (zwischen Wirbeldorn-, Wirbelquerfortsätzen) / interspinal, intertransversal
20667 **interstice** / Interstitium *n* (Zwischenraum *m*) / interstice *m*
20668 **interstitial** / zwischenräumlich / interstitiel
20669 **intertarsal, intertragal** / intertarsicus, intertragicus (zwischen Fußwurzelknochen, zwischen Tragus und Antitragus) / intertarsien, intertragien
20670 **intertrigo** / Intertrigo *f* (terere = reiben: Wundsein) / intertrigo *m*
20671 **intertrigo, anal, perineal** / Intertrigo ani, perinealis (After-, Dammdermatitis durch Schwitzen) / intertrigo anal, périnéal *m*
20672 **intertrochanteric, intertubercular** / intertrochantär, intertuberkulär (zwischen den Rollhügeln, zwischen den Oberarmhökkern)/intertrochantérien, intertuberculaire
20673 **interval** / Intervall *n* (zwischen Anfällen u.ä.) / intervalle *m*
20674 **interval, compensatory** / Pause, Kompensatorische *f* (zwischen Extra- und Regulärsystole) / intervalle compensatoire *m*
20675 **intervalvular, intervascular** / intervalvulär, intervaskulär (zwischen Klappen, zwischen Gefäßen) / intervalvulaire, intervasculaire
20676 **interventricular, intervertebral** / interventrikulär, intervertebral (zwischen Herzkammern, zwischen Wirbeln) / interventriculaire, intervertébral
20677 **(inter)villous** / zottig (zwischen Zotten) / (inter)villeux
20678 **intestinal** / viszeral (eingeweidebezüglich) / splanchnique
20679 **intestinal carcinoid syndrome** / Karzinoid-Syndrom (Metastasierendes Dünndarmkarzinoid mit Verletzungen der re. Herzklappen und Hauterscheinungen) / carcinoïde de l'intestin grêle
20680 **intestinal polyposis and cutaneous pigmentation syndrome** / PEUTZ-JEGHERS' Syndrom (Intestinale Polyposis mit Lippen- und Gesichtspigmentation) / lentigo et polypose digestive
20681 **intestine, large** / Intestinum crassum (Dickdarm) / intestin, gros
20682 **intestine, small** / Intestinum tenue (Dünndarm) / intestin grêle
20683 **intestine, stomach, filled** / Darm, Magen, gefüllter *m* (p_H 6, p_H 3) / intestin, estomac rempli *m*
20684 **intimation** / Andeutung *f* (erstes Anzeichen z.B. einer Krankheit) / intimation *f*
20685 **intimidation** / Einschüchterung *f* / intimidation *f*
20686 **intolerable(ness)** / Unerträglich(keit *f*) / intolérable (intolérabilité *f*)
20687 **intolerance** / Intoleranz *f* (Unverträglichkeit einer Sache) / intolérance *f*
20688 **intolerance of egg-white** / Eiweißintoleranz *f* / intolérance au blanc d'œuf *f*
20689 **intolerant** / intolerant (unverträglich, unduldsam) / intolérant
20690 **intonation** / Einstimmung *f* / intonation *f*
20691 **intoxication** / Intoxikation *f* (Vergiftung [durch Toxine]) / intoxication *f*
20692 **intoxication (poisoning), carbon dioxide** / Kohlendioxydvergiftung *f* (Gewebsacidose durch O_2-Mangel) / intoxication (empoisonnement *m*) par dioxyde de carbone *f*
20693 **intoxication (poisoning), methemoglobin** / Methämoglobinvergiftung *f* (z.B. durch Anilinderivate) / intoxication (empoisonnement *m*) par méthémoglobine *f*
20694 **intoxication (poisoning), nitrobenzene** / Nitrobenzolvergiftung *f* (Polyglobulie und Innenkörperanämie) / intoxication (empoisonnement *m*) par nitrobenzène *f*
20695 **intoxication (poisoning), phenacetin** / Phenacetinvergiftung *f* (Sulfhämoglobinbildung mit mangelhafter Sauerstoffversorgung der Gewebe) / intoxication (empoisonnement *m*) par phénacétine *f*
20696 **intoxication, renal** / Nierenvergiftung *f* (Vergiftungsnieren mit weitgehenden Nekrosen, z.B. Sublimatniere) / intoxication rénale *f*
20697 **intoxication of sucklings** / Säuglingsintoxikation *f* (ex alimentatione) / intoxication (alimentaire) des nourrissons *f*
20698 **intraabdominal, -rectal** / intraabdominal, -rektal / intraabdominal, -rectal
20699 **intraalveolar** / intraalveolär (in Alveolen) / intraalvéolaire

20700 **intraarterial, -venous** / intraarteriell, -venös / intraartériel, -veineux
20701 **intraauricular, -ventricular** / intraaurikulär, -ventrikulär / intraauriculaire, -ventriculaire
20702 **intracapsular, -cavitary, -fistular, -follicular** / intrakapsulär, -kavitär, -fistulär, -follikulär (innerhalb Kapsel, Höhle, Fistel, Follikel) / intracapsulaire, -cavitaire, -fistulaire, -folliculaire
20703 **intracervical, -ovarian** / intrazervikal, -ovarial (in Gebärmutterhals, Eierstock) / intracervical, -ovarien
20704 **intracorporeal, -corpuscular** / intrakorporal, -korpuskulär (in einem Körper, [Blut]-körperchen) / intracorporel, -corpusculaire
20705 **intractable** / halsstarrig (unzugänglich, unbehandelbar) / intraitable
20706 **intracutaneous (-dermal)** / intrakutan (-dermal) / intracutané (-dermique)
20707 **intraepithelial** / intraepithelial (in Epithel) / intraépithélial
20708 **intrafunicular** / intrafunikulär (in Rückenmarksträngen) / intrafuniculaire
20709 **intragluteal, -muscular** / intraglutäal, -muskulär / intrafessier, -musculaire
20710 **intrajugular** / intrajugulär (in Foramen iugulare) / intrajugulaire
20711 **intralob(ul)ar** / intralobar (intralobulär) / intralob(ul)aire
20712 **intralumbar** / intralumbal (in Lenden) / intralombaire
20713 **intramedullary (-spinal)** / intramedullär (-spinal) (in Rückenmark[kanal]) / intramédullaire (-spinal)
20714 **intramural, intermural** / intramural, intermural (in einer Wand, zwischen Wänden) / intramural, intermural
20715 **(in)transferable** / (nicht)übertragbar / (in)transmissible
20716 **(in)transitive** / (in)transitiv (Übergang [nicht] vermittelnd) / (in)transitif
20717 **(in)transparency** / (Un)durchsichtigkeit *f* / (in)transparence *f*
20718 **intraobservation** / Intrabeobachtung *f* (mehrmalige Beurteilung eines Krankheitsfalls durch einen Diagnostiker) / intraobservation *f*
20719 **intraoccipital, intraovular** / intraokzipital, intraovulär (in Hinterhauptbein, Fruchtblase) / intraoccipital, intraovulaire
20720 **intraocular, -orbital** / intraokulär, -orbital (in Augapfel, Augenhöhle) / intraoculaire, -orbitaire
20721 **intraosseous, extraosseous** / intraossär, extraossär / intraosseux, extraosseux
20722 **intraparenchymatous, -parietal** / intraparenchymatös, -parietal (in Organgewebe, -wand) / intraparenchymateux, -pariétal
20723 **intrapartum, -vitam** / intrapartum, -vitam (unter der Geburt, während des Lebens) / intrapartum, -vitam
20724 **intraperi(to)neal** / intraperineal (intraperitonäal) / intrapéri(to)néal
20725 **intrapleural, -pulmonary** / intrapleural, -pulmonal / intrapleural, -pulmonaire
20726 **intrascrotal, -testicular** / intraskrotal, -testikulär (in Hodensack, Hoden) / intrascrotal, -testiculaire
20727 **intrasinuous, intrasternal** / intrasinuös, intrasternal (in Sinus, in Brustbein) / intrasinueux, intrasternal
20728 **intratendinous** / intratendinös (in Sehne) / intratendineux
20729 **intrathecal** / intrathekal (in [Liquor]raum)/ intrathécal
20730 **intrathoracal (endo-)** / intrathorakal (endothorazisch) / endothoracique (intra-)
20731 **intraureteral, -urethral** / intraureteral, endurethral (in Harnleiter, -röhre) / end(o-) urétéral, -urétral
20732 **intravesical, -cystic** / intravesikal, -zystisch (innerhalb Blase, Zyste) / intravésical, -kystique
20733 **intravital** / intravital (im Leben, am Lebenden) / intravital
20734 **intrigue** / intrig(u)ieren (fesseln, befremden) / intriguer
20735 **introduction, -mission** / Einleitung, -führung *f* / introduction, -mission *f*
20736 **introflexion, introversion** / Introflexio, Introversio *f* (Ein[wärts]knickung, -biegung) / introflexion, introversion *f*
20737 **introjection** / Introjektion *f* (Hineinverlegen eines objektiven Inhalts in ein Subjekt) / introjection *f*
20738 **introjection, psychological** / Introjektion, psychologische *f* (verstärkt Einfühlungsvermögen bis zum Verlust des Selbstgefühls) / introjection psychologique *f*
20739 **introspection** / Introspectio *f* (Selbstprüfung) / introspection *f*
20741 **introspection, psychical** / Introspektion, psychische *f* (JUNG: sensorische Exklusion zwecks extrasensorischer Perzeption) / introspection psychique *f*
20741a **introspection, psycho-analytical** / Introspektion, psychoanalytische *f* (einmalige Lehr- und fortgesetzte Selbstanalyse) / introspection psychanalytique *f*
20742 **introversion** / Introversion *f* (JUNG: negative Objektbeziehung des Subjekts durch Einwärtswendung der Libido) / introversion *f*
20743 **intubation (laryngeal catheterism)** / Intubation *f* (O'DWYER: Kehlkopferweiterung durch Intubationstubus statt Tracheotomie) / intubation *f* (cathétérisme laryngien *m*)
20744 **intuition** / Intuition *f* (höhere Eingebung, «kranialer Einfall») / intuition *f*
20745 **intuition(al)ism** / Intuitionismus *m* (Einfall als höhere bzw. tiefere Erkenntnismöglichkeit) / intuition(al)isme *m*
20746 **intumescence** / Intumescentia (Anschwellung *f*) / intumescence *f*
20748 **intumescence, cervical** / Intumescentia cervicalis (Rückenmarkanschwellung im Ursprunggebiet der oberen Extremitätennerven) / intumescence cervicale
20749 **intumescence, lumbar** / Intumescentia lumbalis (Rückenmarkanschwellung im Ursprunggebiet der unteren Extremitätennerven) / intumescence lombaire

20750 **inturgescent** / inturgeszent ([ödematös] angeschwollen) / inturgescent
20751 **intussusception** / Einscheidung *f* (eines Intussuszeptums in ein Intussuscipiens) / intussusception *f*
20752 **intussusceptum** / Invaginatum *n* (eingestülptes Darmstück) / intussusceptum *m*
20753 **intussuscipiens** / Invaginans *n* (einstülpendes Darmstück) / intussuscipient *m*
20754 **inulin** / Inulin *n* (Polysaccharid aus Fructose) / inuline *f*
20755 **inunction** / Einsalbung *f* / inunction *f*
20756 **inundation** / Überschwemmung *f* / inondation *f*
20757 **inure(ment)** / abhärten (Abhärtung *f*) / endurcir (endurcissement *m*)
20758 **invagination** / Invagination *f* (Einstülpung: Intussuszeption) / invagination *f*
20759 **invagination, stomach** / Mageninvagination *f* (in Narkose nach Bauchop.) / invagination gastrique *f*
20760 **invalid(ate)** / invalid(isieren) (ungültig [machen]) / invalide(r)
20761 **invalidation** / Ungültigmachung *f* / invalidation *f*
20762 **invalidity, degrees of** / Invaliditätsgrade *m* / degrés d'invalidité *m*
20763 **invaluable** / unschätzbar / invaluable
20764 **invariance** / Invarianz *f* (Unveränderlichkeit) / invariance *f*
20765 **invariance, conjugation** / C-Invarianz *f* (Invarianz-Prinzip der Ladungskonjugation: Ersetzung reagierender Teilchen durch solche gleicher Masse, aber entgegengesetzter Ladung [«rückwärtslaufende» Antiteilchen] ist physikalisch möglich) / invariance de conjugaison *f*
20766 **invariance, locality** / L-Invarianz *f* (Invarianz-Prinzip des Ortswechsels: Naturgesetze gelten an allen Orten) / invariance de localité *f*
20767 **invariance, parity** / P-Invarianz *f* (Invarianz-Prinzip der Parität: möglicher physikalischer Vorgang ist spiegelbildlich ebenfalls möglich) / invariance de parité *f*
20768 **invariance, PC-** / PC-Invarianz *f* (Spiegelbild des Co-Zerfalls entspricht der P-Invarianzregel nur, wenn Teilchen durch Antiteilchen ersetzt werden) / invariance PC *f*
20769 **invariance, PCT-** / PCT-Invarianz *f* (Zerfall des subatomaren Teilchens Kaon entspricht der PC-Invarianz nur bei rückwärtslaufender Zeit) / invariance PCT *f*
20770 **invariance principle** / Invarianz-Prinzip *n* (Naturgesetze gelten auch unter experimentell veränderten Bedingungen) / invariance, principe d' *m*
20771 **invariance, temporality** / T-Invarianz *f* (Invarianz-Prinzip der Zeitumkehr: Richtungsumkehr eines Ereignisablaufs ist naturgesetzlich möglich) / invariance de temporalité *f*
20772 **invasion** / Invasion *f* (von Krankheitserregern) / invasion *f*
20773 **invasive(ness)** / Eindringfähig(keit *f*) / invasible (invasibilité *f*)
20774 **invent(ion)** / ersinnen (Erfindung *f*) / inventer (invention *f*)
20775 **inventive(ness)** / erfinderisch (Erfindungsgabe *f*) / inventif (inventivité *f*)
20776 **invermination** / Wurmbefall *m* / invermination *f*
20777 **inverse, inversible** / umgekehrt, umkehrbar / inverse, inversible
20778 **inversion** / Inversion *f* (Umkehrung [eines Chromosomenabschnitts]) / inversion *f*
20779 **inversion, chemical** / Inversion, chemische *f* (Umkehrung des optischen Drehungsvermögens) / inversion chimique *f*
20780 **inversion, sexual** / Inversio sexualis (konträre Sexualempfindung) / inversion sexuelle *f*
20781 **inversion of the testicle** / Inversio testis (Hodendrehung um die Längsachse) / inversion du testicule *f*
20782 **inversion of the uterus** / Inversio uteri (des Uterus mit Schleimhautschicht nach außen in Scheide) / inversion de l'utérus *f*
20783 **inversion, visceral** / Situs inversus viscerum / transposition viscérale *f*
20784 **invertase** / Saccharase *f* (Rohrzucker spaltendes Ferment der Hefe) / invertine *f*
20785 **invest (invested, investing)** / investieren (belehnt, umhüllend) / investir (investi, investissant)
20786 **investigation(al)** / Forschung *f* (betreffend) / investigation *f* (, à l'égard de l')
20787 **invisible (invisibility)** / Unsichtbar(keit *f*) / invisible (invisibilité *f*)
20788 **involucre of the hand, foot, fingers** / Involucrum manus, pedis, digitorum (Tuch-, Bindenverband) / involucre de la main, du pied, des doigts *m*
20789 **(in)voluntary** / (un)freiwillig / (in)volontaire
20790 **involution (revolution)** / Rückbildung, natürliche *f* (Abbau [Umsturz]) / involution (révolution) *f*
20791 **involution of the cardiac valves** / Herzklappenaltrung *f* (trotz beßrer Ernährung wie bei jedem Bindegewebe durch Zunahme der Interzellularsubstanz und Abnahme der Zellzahl [Schmitt]) / involution des valves cardiaques *f*
20792 **involution process** / Involutionsprozeß *m* (Zunahme der Trockensubstanz [Kollagengehalt], Abnahme des Wassergehalts [Mucopolysaccharide]) / involution, processus d' *f*
20793 **involution, senile** / Altersrückbildung *f* (physiol.) / involution sénile *f*
20794 **involution of the uterus** / Uterusrückbildung *f* (nach Gravidität) / involution de l'utérus *f*
20795 **involutional** / involutionär (Rückbildung betreffend) / involutionnaire
20796 **involvement of the cranial nerves, unilateral global** / Garcin' Syndrom (Einseitige Lähmung aller Hirnnerven bei Erkrankung einer Schädelbasishälfte) / paralysie unilatérale globale des nerfs crâniens
20797 **invulnerable (invulnerability)** / Unverwundbar(keit *f*) / invulnérable (invulnérabilité *f*)

20798 **inward(ness)** / Innerlich(keit *f*) / intime (intimité *f*)
20799 **iodamoeba bütschlii** / Pseudolimax bütschlii (apathogene Darmamöbe) / iodamibe *f*
20800 **iodanisol ($C_6H_4(OCH_3)I$)** / Iodanisol *n* / iodanisol *m*
20801 **iodates** / Iodate *n* (Salze der Iodsäure [HIO_3]) / iodates *m*
20802 **iodic** / iodsauer (jodisch) / iodique
20803 **iodides** / Iodide *n* (Salze der Iodwasserstoffsäure [HI, z.B. NaI, KI]) / iodures *m*
20804 **iodiferous** / jodhaltig / iodifère
20805 **iodinate** / iodieren (chem.) / ioder
20806 **iodine (I 53 126,92)** / Iodum (Jod *n*) / iode *m*
20807 **iodine, radio-active** / Iod, radioaktives *n* (^{131}I, HWZ 8 d) / iode radio-actif *m*
20808 **iod(in)ophil(ic)** / jodempfindlich / iodophile
20809 **iodizing** / Iodierung *f* (Behandlung einer Sache mit Iod) / iodation *f*
20810 **iododerma, tuberous** / Iododerma tuberosum (nach Jodeinnahme bei Überempfindlichkeit bes. an Gliedmaßen) / iododerme tubéreux *m*
20811 **iodoform (CHI_3)** / Iodoform *n* (Triiodmethan) / iodoforme *m*
20812 **iodoform gauze (compress)** / Iodoformgaze(bausch *m*) *f* / gaze iodoformée (, tampon de *m*) *f*
20813 **iod(oform)ism** / Iod(oform)vergiftung *f* / iod(oform)isme *m*
20814 **iodometry** / Iodometrie *f* (Maßanalyse) / iodométrie *f*
20815 **iodophen(acet)in ($C_{20}H_{25}I_3N_2O_4$)** / Iodophen(acet)in *n* / iodophén(acét)ine *f*
20816 **iodopsin** / Iodopsin *n* (Retinafarbstoff) / iodopsine *f*
20817 **iodotherapy** / Jodtherapie *f* / iodothérapie *f*
20818 **iodothyroidism** / Jodbasedow *m* (KOCHER) / hyperthyroïdie iodique *f*
20819 **ioduria** / Iodurie *f* (Iodide im Urin) / iodurie *f*
20820 **ions** / Ionen *n* (ἰών = das Gehende [FARADAY]: elektr. geladene [chem. unwirksame] zu den Elektroden wandernde Teilmoleküle) / ions *m*
20821 **ions, actual, potential** / Ionen, aktuelle, potentielle *n* (in Lösung gebildete, evtl. noch zu bildende) / ions actuels, potentiels *m*
20822 **ions, cobalt** / Co-Ionen *n* (anorg. Komplement zu Arginase, Phosphoglucomutase) / ions de cobalt *m*
20823 **ions, copper** / Cu-Ionen *n* (anorg. Komplement zu Dehydrogenase, Tyrosinase) / ions de cuivre *m*
20824 **ion exchange resins** / Kationenaustauscher *m* (Polystyrolharze mit austauschbaren Kationen zur Na-Ausschwemmung) / ions, résines échangeantes d' *f*
20825 **ion exchangers** / Ionenaustauscher *m* (Ionen aufnehmende und abgebende polymere Substanzen) / ions, échangeurs d' *m*
20826 **ions, iron** / Fe-Ionen *n* (anorg. Komplement zu Cytochromen, Peroxydasen) / ions de fer *m*
20827 **ions, magnesium** / Mg-Ionen *n* (anorg. Komplement zu Nicotinsäureamid, Panthothensäure, Properdin, Vitamin B_1) / ions de magnésium *m*
20828 **ions, manganese** / Mn-Ionen *n* (anorg. Komplement zu Esterasen, DNS, Phosphatasen) / ions de manganèse *m*
20829 **ions, molybdenum** / Mo-Ionen *n* (anorg. Komplement zu Xanthin-, Aldehydoxydase) / ions de molybdène *m*
20830 **ion tube** / Ionenröhre *f* / tube ionique *f*
20831 **ions, uni-, divalent** / Ionen, uni-, divalente *n* (Na^+- und K^+-Ionen, Ca^{++}-Ionen) / ions uni-, bivalents *m*
20832 **ions, zinc** / Zn-Ionen *n* (anorg. Komplement zu Brenztraubensäure, Cocarboxylase) / ions de zinc *m*
20833 **ionizable (ionize)** / ionisierbar (Ladungsträger [Elektronen] erzeugen) / ionisable (ioniser)
20834 **ionization** / Ionisation *f* (Versetzung neutraler materieller Teilchen in elektr. geladenen Zustand) / ionisation *f*
20835 **ionometer** / Ionometer *n* (Röntgendosenmesser) / ionomètre *m*
20836 **ionosphere** / Ionosphäre *f* (oberste Schicht der Erdatmosphäre [bis 800 km] mit steigender Temperatur [+ 100 °C und mehr]) / ionosphère *f*
20837 **ionotherapy** / Ionotherapie *f* (Therapie mittels arzneitragender Elektroden) / ionothérapie *f*
20838 **iontomat** / Iontomat *m* (Rö-Strahlenexpositionsregler) / ionomate *m*
20839 **iontophoresis** / Iontophorese *f* (elektrolytische Ioneneinführung durch die Haut) / iontophorèse *f*
20840 **Ipecacuanha** / Brechwurzel (Wirkstoffe: Emet[am]in, Cephaelin, Psychotrin, Ipecacuanhasäure, Ipecuanhin, Cholin) / Uragoga Ipecacuanha (Rubiaceae)
20841 **ipsilateral** / selbseitig / ipsilatéral
20842 **irascibility, morbid** / Iracundia morbosa (krankhafte Zornwütigkeit) / irascibilité morbide *f*
20843 **iridectropium, -entropium** / Irisvor-, -rückwölbung *f* / iridectropion, -entropion *m*
20944 **iridemia** / Irisblutung *f* / iris, hémorragie de l'
20845 **iridencleisis** / Iris(falten)einklemmung *f* (in Lederhaut, op. bei Glaukom) / iridencléisis *f*
20846 **irideremia** / Irideremie *f* (ἐρημία = Einsamkeit: angeborenes Fehlen der Iris) / iridérémie *f*
20847 **iridescence (iridescent)** / Schillern(d) *n* / iridescence *f* (iridescent)
20848 **iridian** / irisbezüglich / iridien
20849 **iridium (Ir 77 193,1)** / Iridium (Iridium *n*) / iridium *m*
20850 **iridization** / Iridisierung *f* (Halo-glaucomatosus-Perzeption) / iridisation *f*
20851 **iridocele** / Irisbruch *m* / iridocèle *f*
20852 **iridochoroiditis (, sympathetic)** / Iridochorioiditis (, sympathische) *f* (Regenbogen- + Aderhautentzündung [beider Augen]) / iridochoroïdite (sympathique) *f*

20853 **iridocoloboma** / Irisspalte(nbildung) *f* / iridoschisis *f*
20854 **iridocyclitis** / Iridocyclitis *f* (Iris- und Ziliarkörperentzündung, oft Vorläufer einer Spondylitis) / iridocyclite *f*
20855 **iri(do)desis** / Irisverlagerung *f* (chir.) / iridodèse *f*
20856 **iridodiagnosis** / Augendiagnose *f* (Irisdiagnose) / diagnostic iridien *m*
20857 **iridodialysis** / Iridodialysis *f* (erworbene od. op. Irisablösung von Ziliarrand) / iridodialyse *f*
20858 **iridodonesis** / Iridodonesis *f* (δονέομαι = schlottern: nach Linsenentfernung) / iris tremblante *f*
20859 **iridokinesis** / Irisbewegung *f* / iridocinésie *f*
20860 **iridology** / Iriskunde *f* / iridologie *f*
20861 **iridomalacia** / Iriserweichung *f* / iridomalacie *f*
20862 **iridoncosis** / Iridonkose *f* (Uvealstaphylom: Vortreibung der Iris) / iridoncose *f*
20863 **iridoparalysis** / Iridoparalysis *f* (N.-oculomotorius-Lähmung) / iridoparalysie *f*
20864 **iridoptosis** / Irisvorfall *m* / iridoptose *f*
20865 **iridopupillary** / iris-pupillenbezüglich / iridopupillaire
20866 **iridorrhexis** / Irisriß *m* / iris, rupture de l' *f*
20867 **iridosclerectomy** / Iridosklerektomie *f* (mit von außen nach innen arbeitendem Sklerenstanzer) / iridosclérectomie *f*
20868 **iridoscope** / Iridoskop *n* (zum [diagnostischen] Irisstudium) / iridoscope *m*
20869 **iridovalosis** / Irisoval(ar)ität *f* (ovale Pupillen) / iridovalose *f*
20870 **Iris** / Schwertlilie (Wirkstoffe: Isophthalsäure, Iridin) / Iris versicolor (Iridaceae)
20871 **iris** / Iris (ἶρις = Regenbogenhaut [des Auges]) / iris
20872 **iris cast shadow** / Irisschlagschatten *m* (seitliches Licht läßt Pupille schwarz erscheinen) / iris, ombre portée de l' *f*
20873 **iritis** / Regenbogenhautentzündung *f* / irite *f*
20874 **iron (Fe 26 55,85)** / Ferrum (Eisen *n*) / fer *m*
20875 **iron acetate ($Fe(C_2H_3O_2)_3$)** / Ferri acetas Eisenacetat *n*) / fer, acétate de *m*
20876 **iron II amino-aceticosulfate** / Ferrosi II amino-aceticosulfas (Eisen-II-amino-aceticosulfat *n*) / fer II, amino-acéticosulfate de *m*
20877 **iron and ammonium sulfate ($FeNH_4(SO_4)_2 \cdot 12H_2O$)** / Ferri et ammonii sulfas (Eisenammoniumsulfat *n*) / fer et ammonium, sulfate de *m*
20878 **iron arsenate ($Fe_3(AsO_4)_2 \cdot 6H_2O$)** / Ferrosi arsenias (Ferroarseniat *n*) / fer, arséniate de *m*
20879 **iron arsenite ($4Fe_2O_3As_2O_3 \cdot 5H_2O$)** / Ferrosi arsenis (Ferriarsenit *n*) / fer, arsénite de *m*
20880 **iron benzoate ($Fe_26C_7H_5O_2 \cdot 6H_2O$)** / Ferri benzoas (Eisenbenzoat *n*) / fer, benzoate de *m*
20881 **iron bromide ($FeBr_2$)** / Ferri bromidum (Eisenbromid *n*) / fer, bromure de *m*
20882 **iron carbonate ($FeCO_3$)** / Ferri carbonas (Eisencarbonat *n*) / fer, carbonate de *m*
20883 **iron chloride ($FeCl_3 \cdot 12H_2O$)** / Ferri chloridum (Eisenchlorid *n*) / fer, chlorure de *m*
20884 **iron citrate ($Fe_2(C_6H_5O_7)_2 \cdot 6H_2O$)** / Ferri citras (Eisencitrat *n*) / fer, citrate de *m*
20885 **iron II gluconate** / Ferrosi II gluconas (Eisen-II-gluconat *n*) / fer II, gluconate de *m*
20886 **iron glycerophosphate ($(CH_2OHCHOHCHOPO_3)_3Fe_2$)** / Ferri glycerophosphas (Eisenglycerophosphat *n*) / fer, glycérophosphate de *m*
20887 **iron hydroxide ($Fe(OH)_3$)** / Ferri hydroxydum (Eisenhydroxyd *n*) / fer, hydroxyde de *m*
20888 **iron hypophosphite ($Fe(H_2PO_2)_3$)** / Ferri hypophosphis (Eisenhypophosphit *n*) / fer, hypophosphite de *m*
20889 **iron iodate ($Fe_2O_32I_2O_5 \cdot 8H_2O$)** / Ferri iodas (Eiseniodat *n*) / fer, iodate de *m*
20890 **iron iodide (FeI_2)** / Ferri iodidum (Eiseniodid *n*) / fer, iodure de *m*
20891 **iron lactate ($Fe(C_3H_5O_3)_2 \cdot 3H_2O$)** / Ferri lactas (Eisenlactat *n*) / fer, lactate de *m*
20892 **iron magnesium sulfate ($FeSO_4MgSO_4 \cdot 7H_2O$)** / Ferri magnesii sulfas (Eisenmagnesiumsulfat *n*) / fer et magnésium, sulfate de *m*
20893 **iron oxalate ($FeC_2O_4 \cdot H_2O$)** / Ferri oxalas (Eisenoxalat *n*) / fer, oxalate de *m*
20894 **iron III oxide polyisomaltosate** / Ferrosi III oxydati polyisomaltosas (Eisen-III-oxydpolyisomaltosat *n*) / fer III oxyde, polyisomaltosate de *m*
20895 **iron III oxide saccharate** / Ferrosi III oxydati saccharas (Eisen-III-oxydsaccharat *n*) / fer III oxyde, saccharate de *m*
20896 **iron phosphate ($FePO_4 \cdot 4H_2O$)** / Ferri phosphas (Eisenphosphat *n*) / fer, phosphate de *m*
20897 **iron, poor, rich in** / eisenarm, eisenreich / fer, pauvre, riche en
20898 **iron and potassium tartrate ($C_4H_4O_6(FeO)K$)** / Ferri et kalii tartras (Eisenkaliumtartrat *n*) / fer et potassium, tartrate de *m*
20899 **iron sulfate ($FeSO_4 \cdot 7H_2O$)** / Ferri sulfas (Eisensulfat *n*) / fer, sulfate de *m*
20900 **iron valerianate ($Fe_2(C_5H_9O_2)_6$)** / Ferri valerianas (Eisenvalerianat *n*) / fer, valérianate de *m*
20901 **irradiate (irradiated, irradiating)** / ausstrahlen (bestrahlt, strahlend) / irradier (irradié, irradiant)
20902 **irradiation** / Irradiation (Einstrahlung) *f* / irradiation *f*
20903 **irradiation, contact, convergent** / Kontaktbestrahlung, Konvergenzbestrahlung *f* / irradiation par contact, convergente *f*
20904 **irradiation, continuous, fractionated(-protracted)** / Bestrahlung, kontinuierliche, (protrahiert-)fraktionierte *f* / irradiation continue, fractionnée (et protractée) *f*
20905 **irradiation, cross-fire** / Kreuzfeuerbestrahlung *f* / irradiation en feux croisés *f*
20906 **irradiation, large-, small-field** / Großfeld-, Kleinfeldbestrahlung *f* / irradiation par grands, petits champs *f*

20907 **irradiation, multiple-field** / Mehrfeldbestrahlung *f* / irradiation par plusieurs champs *f*
20908 **irradiation, multiple-phase** / Mehrphasenbestrahlung *f* (bei Tumorbehandlung überlegen [SAMBROOK]) / irradiation à plusieurs phases *f*
20909 **irradiation, pendulous** / Pendelbestrahlung *f* (mit pendelnder Röhre) / irradiation pendulaire *f*
20910 **irradiations, precordial** / Ausstrahlungen, präkordiale *f* (nichtpektanginöse bei HWS-Osteochondrose) / irradiations précordiales *f*
20911 **irradiation, roentgen** / Röntgenbestrahlung *f* / irradiation par les rayons X *f*
20912 **irradiation, rotation** / Rotationsbestrahlung *f* (mit feststehender Röhre) / irradiation de rotation *f*
20913 **irradiation, screen** / Siebbestrahlung *f* (ermöglicht höhere Dosen ohne Hautschädigung) / irradiation filtrée *f*
20914 **irradiation, (short-)distance** / Fernbestrahlung (Nah-) *f* / irradiation à (courte) distance *f*
20915 **irradiation, single-field** / Einfeldbestrahlung *f* / irradiation par champ unique *f*
20916 **irradiation, superficial** / Oberflächenbestrahlung *f* / irradiation de surfaces *f*
20917 **irradiation syndrome** / Bestrahlungs-Syndrom (Folge von Röntgen-, Radium- u. a. Strahleninsulten) / maladie d'irradiations
20918 **irradiation, total-body** / Ganzbestrahlung *f* / irradiation totale *f*
20919 **(ir)rational** / (nicht)vernünftig / (ir)rationnel
20920 **(ir)rationality** / (Un)vernunft *f* / (ir)rationalité *f*
20921 **(ir)reconciliable** / (un)vereinbar / (in)conciliable
20922 **irrecoverable** / unwiederbringlich / irrécouvrable
20923 **irreducible** / irreponibel (nicht rückgängig zu machen) / irréductible
20924 **irrefutable** / unwiderlegbar (unleugbar) / irréfragable
20925 **irregular** / unregelmäßig / irrégulier
20926 **irremediable** / unheilbar (nicht wiedergutzumachen) / irrémédiable
20927 **irremissible** / unverzeihlich / irrémissible
20928 **irreparable** / irreparabel (nicht wiederherstellbar) / irréparable
20929 **irreplaceable** / unersetzlich / irremplaçable
20930 **irreproachable** / untadlig / irréprochable
20931 **irresistible** / unwiderstehlich / irrésistible
20932 **irresolute(ness)** / Unentschlossen(heit *f*) / irrésolu(tion *f*)
20933 **irrespirable** / irrespirabel (nicht respirierbar) / irrespirable
20934 **irresponsible (irresponsibility)** / Unverantwortlich(keit *f*) / irresponsable (irresponsabilité *f*)
20935 **irreversibel** / irreversibel (nicht umkehrbar) / irréversible
20936 **irrevocable** / unwiderruflich / irrévocable
20937 **irrigate** / berieseln / irriguer
20938 **irrigation** / Ausspülung *f* / irrigation *f*
20939 **irrigation, colonic, duodenal, gastric** / Darmspülung, Duodenalspülung, Magenspülung *f* / irrigation colonique, duodénale, gastrique *f*
20940 **irrigation, continuous** / Dauereinlauf *m* / irrigation continue *f*
20941 **irrigation, nasal** / Nasenspülung *f* / irrigation nasale *f*
20942 **irrigator** / Irrigator *m* (irrigare = bewässern) / irrigateur *m*
20943 **irrigo(radio)scopy** / Irrigo(radio)skopie *f* (Rö-Darmaufnahme nach Kontrasteinlauf) / irrigo(radio)scopie *f*
20944 **irritable (irritability)** / Reizbar(keit *f*) / irritable (irritabilité *f*)
20945 **irritate (irritated, irritating)** / irritieren (aufgeregt, aufregend) / irriter (irrité, irritant)
20946 **irritation (irritative)** / Aufreizen(d) *n* / irritation *f* (irritant)
20947 **irritation, chronic (depressive)** / KZ-Syndrom (Psychoreaktive Störungen lange inhaftiert gewesener Frauen) / syndrome asthénique des déportées
20948 **irritation syndrome** / Irritationssyndrom (REILLY' Überreizungsphase: «Vergiftung» durch gegengiftspezif. Lähmung der neurohumoralen Abwehr mit großen Dosen) / syndrome d'irritation
20949 **ischemia** / Ischämie *f* (VIRCHOW: Blutleere eines Organ[teil]s) / ischémie *f*
20950 **ischemia, local** / Lokalischämie *f* (durch path. od. künstliche örtliche Ischämie bedingte Blutleere) / ischémie locale *f*
20951 **ischemia of the retina** / Netzhautischämie *f* (Sehschwäche bei engen Netzhautarterien) / ischémie rétinienne *f*
20952 **ischesis** / Ischesis *f* (ἴσχω = zurückhalten) / ischésis (rétention) *f*
20953 **ischialgia (ischiodynia)** / Hüftweh, neuralgisches *n* / névrite ischiatique *f*
20954 **ischiatic** / ischiatisch (ἰσχίον = Hüfte: Sitzbein betreffend) / ischiatique
20955 **ischidrosis** / Schweißretention *f* / ischidrose *f*
20956 **ischiococcygeal, -perineal, -pubic** / sitzbeinsteißbein-, -damm-, -schambeinbezüglich / ischiococcygien, -périnéal, -pubien
20957 **ischiopagus** / Ischiopagus *m* (Doppelmißgeburt mit Beckenverschmelzung) / ischiopage *m*
20958 **ischiophthisis** / Ischiophthisis *f* (tuberkulöse Hüftgelenkkaries) / ischiophtisie *f*
20959 **ischiopubiotomy** / Ischiopub(e)otomie *f* (bei stark schräg verengtem Becken zur Entbindung) / ischiopubotomie *f*
20960 **ischiorectal, -sacral, -vertebral** / sitzbeinmastdarm-, -kreuzbein-, -wirbelsäulebezüglich / ischiorectal, -sacral, -vertébral
20961 **ischochymia** / Ischochymie *f* (ἴσχω = ἔχω: Chymusverhaltung) / ischochymie *f*
20962 **ischogalactia** / Milchretention *f* / ischogalactie *f*
20963 **ischuria, (in)complete** / Harnverhaltung, (un)vollständige *f* / ischurie (in)complète *f*
20964 **ischuria, paradoxical** / Ischuria paradoxa (Incontinentia urinae paradoxa: Harnträufeln bei überfüllter Blase) / ischurie paradoxale *f*

20965 **ischuria, spastic** / Ischuria spastica (Harnverhaltung infolge Schließmuskelspasmus) / ischurie spastique *f*
20966 **iso** / iso (ἴσος = derselbe: Vorsilbe gleich) / iso
20967 **iso-antibodies** / Isoantikörper *m* (gegen arteigne Antigene) / iso-anticorps *m*
20968 **isobaric** / isobar (gleichschwer: mit gleichem Atomgewicht, weil gleichem Neutronengehalt) / isobare
20969 **isochinolin** / Isochinolin *n* (Chinolinisomer) / isochinoline *f*
20970 **isochorous** / isochor (χορός = Menge: mit gleichem Volumen) / isochore
20971 **isochromatic, isochronous** / isochrom, isochron (gleichfarbenempfindlich, gleichlangdauernd) / isochrome, isochrone
20972 **isocoria** / Isokorie *f* (gleiche Pupillenweiten) / isocorie *f*
20973 **isocortex** / Isocortex *f* (entwicklungsgeschichtlich jüngerer Teil der Großhirnrinde) / néocortex *m*
20974 **isocytosis** / Isozytose *f* (gleiche Erythrozytengröße) / isocytose *f*
20975 **isodactylia** / Isodaktylie *f* (Gleichfingrigkeit) / isodactylie *f*
20976 **isodont** / isodont (ist Gebiß mit Zähnen gleicher Größe, Form, Farbe) / isodonte
20977 **isodoses** / Isodosen *f* (Stellen mit gleicher Strahlendosis) / isodoses *f*
20978 **isodynamic** / isodynamisch (in Energie- und Wärmeerzeugung gleichwertig, z.B. Eiweiß und Kohlenhydrate) / isodynamique
20979 **isogamy** / Isogamie *f* (Gametengleichheit) / isogamie *f*
20980 **isogenous** / isogen (mit gleichen Genen) / isogène
20981 **isognath** / isognath (ist Gebiß mit gleichweiten Zahnbögen) / isognathe
20982 **iso(hem)agglutinins** / Immunhämagglutinine *n* (körpereigne Hämagglutinine der [aktiven] Hämagglutination, bilden sich in den ersten Lebensjahren) / agglutinines normales *f*
20983 **iso(hemo)lysines** / Iso(hämo)lysine *n* (gegen eigne Blutkörperchenart gerichtete AK) / iso(hémo)lysines *f*
20984 **isohydry** / Isohydrie *f* (Konstanz der H-Ionenkonzentration in den Körperzellen) / isohydrie *f*
20985 **iso-immunization, Rh-** / Rh-Isoimmunisierung *f* (Immunsuppresion mütterlicher Antikörper mit Blutplasma sensibilisierter rh-Frauen zur Prophylaxe des M.H.N.) / iso-immunisation Rh *f*
20986 **isoiony** / Isoionie *f* (Konstanz der Säuren-Basenmischung in den Körpersäften) / isoionie *f*
20987 **isolate (isolated, isolating)** / isolieren (abgesondert, abschließend)/isoler (isolé, isolant)
20988 **isolated (neglected)** / vernachlässigt (verwahrlost) / délaissé
20989 **isolation** / Isolierung *f* (Vereinzelung) / isolation *f*
20990 **isolecithal** / isolecithal (mit gleichmäßig im Plasma verteiltem Dotter) / isolécithal
20991 **isoleucine** / Isoleucin *n* (α-Amino-β-methyl-valeriansäure; RNS-Triplets: UUA, AAU) / isoleucine *f*
20992 **isomerases** / Isomerasen *f* (meist keine Kofaktoren benötigende Fermente) / isomérases *f*
20993 **isomeric(al) (isomer)** / Isomer (*n*) (μέρος = Teil: quantitativ gleich zusammengesetzt[e chem. Verbindung (LIEBIG)]) / isomère (*m*)
20994 **isomerism, geometrical** / Isomerie, geometrische *f* (COOH-Gruppen auf derselben Seite [cis-Isomerie] und auf verschiedenen Seiten [trans-Isomerie] der Ringebene) / isomérie (isomérisme *m*) géométrique *f*
20995 **isomerization (isomerizing)** / Isomerisierung *f* (Umwandlung einer Verbindung in eine andre von gleicher Summenformel, z.B. Aldose ⇄ Ketose) / isomérisation *f* (changement isomérique *m*)
20996 **isomery by substitution** / Substitutionsisomerie *f* (durch Substitution entstehende) / isomérie par substitution *f*
20997 **isometric** / isometrisch (von gleicher Dimension bei ungleicher Spannung, z.B. Muskel) / isométrique
20998 **isometropic** / isometrop (gleichsichtig) / isométrope
20999 **isomorphosis** / Isomorphose *f* (Ersetzung verlorenen Gewebes durch gleichartiges, z.B. normale Blutkörperauflösung und -neubildung) / isomorphose *f*
21000 **isonitriles** / Isonitrile *n* (Isocyanwasserstoffester) / isonitriles *m*
21001 **is(o)oncotic** / isonkotisch (von gleichem onkodynamischem Druck) / is(o-)oncotique
21002 **isopathy (isotherapy)** / Isopathie *f* (Aequalia aequalibus curare, z.B. Hitze mit Hitze) / isopathie *f*
21003 **isophan** / isophän (mit gleichen Erbmerkmalen) / isophane
21004 **isoplasia** / Isoplasie *f* (Organzellenvermehrung ohne Organvergrößrung mit Zellvolumenverkleinerung) / isoplasie *f*
21005 **isoplastic** / isoplastisch (ist Gewebe derselben Art) / isoplastique
21006 **isoplasty** / Isotransplantat *n* (erbgleiches Ersatzgewebe) / isotransplantation *f*
21007 **isoprene** / Isopren *n* (ungesättigter Kohlenwasserstoff mit 5 C-Atomen) / isoprène *m*
21008 **isosmia (isotonia)** / Isosmie *f* (Konstanz des osmotischen Drucks) / isosmie (isotonie) *f*
21009 **Isospora** / Isospora belli, hominis (Gattung Kokzidien) / isospores *f*
21010 **isosthenuria** / Isosthenurie *f* (spezif. Gewicht 1008–1012) / isosthénurie *f*
21011 **isostructure** / Isostruktur *f* (gleichbleibende z.B. des Bluts) / isostructure *f*
21012 **isothermy** / Isothermie *f* (Konstanz der Bluttemperatur) / isothermie *f*
21013 **isotonic (iso-osmotic)** / isotonisch (von gleichem Tonus [osmotischem Druck]) / isotonique (isosmotique)
21014 **isotope** / Isotop *n* (Element gleicher Ordnungszahl, aber verschiedenen Atomgewichts infolge verschiedenen Neutronen-

gehalts, z. B. ^{16}O [8 Neutronen Sauerstoff], ^{17}O [9 Neutronen Sauerstoff]) / isotope *m*
21015 **isotopes of hydrogen** / Wasserstoffisotope *n* (Deuterium, Tritium) / isotopes d'hydrogène *m*
21016 **isotopes, radioactive** / Isotope, radioaktive *n* (unter Abgabe von α-, β- od. γ-Strahlen umgewandelte Atom[kern]e) / isotopes radioactifs *m*
21017 **isotropic** / isotrop (nach allen Richtungen von gleicher Eigenschaft) / isotrope
21018 **isotypic(al)** / gleichtypisch / isotypique
21019 **isozymes** / Isozyme *n* (differente Fermente mit gleicher Katalysatoreigenschaft) / isozymes *m*
21020 **isthmus** / Isthmus (ἰσθμός = Enge *f*) / isthme *m*
21021 **isthmus of the aorta** / Isthmus aortae / isthme de l'aorte
21022 **isthmus of the auditory tube** / Isthmus tubae auditivae / isthme de la trompe auditive
21023 **isthmus of the auricular cartilage** / Isthmus cartilaginis auris / isthme du cartilage auriculaire
21024 **isthmus of the fauces** / Isthmus faucium (Schlundenge) / isthme du gosier
21025 **isthmus of the gyrus of the cingulum** / Isthmus gyri cinguli / isthme de la circonvolution du cingulum
21026 **isthmus of the prostate** / Isthmus prostatae / isthme de la prostate
21027 **(isthmus of the rhombencephalon)** / (Isthmus rhombencephali) / (isthme du rhombencéphale)
21028 **isthmus of the thyroid gland** / Isthmus gl. thyreoideae (zwischen den Schilddrüsenlappen, manchmal fehlend) / isthme de la glande thyroïdienne
21029 **isthmus of the uterine tube** / Isthmus tubae uterinae / isthme de la trompe utérine
21030 **isthmus of the uterus** / Isthmus uteri / isthme de l'utérus
21031 **itch(y)** / Krätze *f* (krätzig) / gale *f* (galeux)
21032 **item** / item (desgl.) / item
21033 **iteration** / Wiederholung, zwangsmäßige *f* / itération *f*
21034 **iterative** / wiederholt / itératif
21036 **iteratura** / Iteratur *f* (Rezepterneurung) / itérature *f*
21036a **itinerant** / umherziehend / itinérant
21037 **ivory** / Elfenbein *n* / ivoire *m*
21038 **Ixodes** / Ixodes (ἰξοειδής = mistel[leim]-artig: wichtigste Gatt. Ixodinae, Überträger von Pasteurella, Rickettsia, Babesia, Encephalitis-, Springseuche-Virus) / ixodes *m*
21039 **Ixodidae (ticks)** / Zecken *f* (ahd. zecko = Ziegenbock: parasitäre Spinnentiere [Arachnoidea]) / ixodides *m* (tiques *f*)
21040 **Ixodinae** / Schildzecken *f* (1. Fam. Ixodidae) / ixodines *f*

J

21041 **Jaborandi** / Jaborandiblätter (Wirkstoff: Jabor[id]in) / Pilocarpus Iaborandi, Pilocarpus pennatifolius (Rutaceae)
21043 **jacket, plaster** / Gipskorsett *n* / corset plâtré *m*
21043a **JACOD's syndrome** / JACOD' Syndrom (Hirnnerven-I–VI-Ausfälle bei Epipharynxtumoren) / syndrome de JACOD
21044 **jactation (of the head, nocturnal)** / Iactatio (capitis nocturna) ([nächtliches] Herumwerfen [des Kopfs ängstlicher Kinder]) / jactation (nocturne de la tête) *f*
21045 **janiceps** / Ianiceps *m* (Mißgeburt mit symmetrischer Gesichtsverdopplung) / janiceps *m*
21046 **jargon** / Jargon *m* (Kauderwelsch, Zunftsprache) / jargon *m*
21047 **jaundice, catarrhal** / Icterus simplex (bei Hepatitis infectiosa) / ictère simple *m*
21048 **jaundice, cholestatic** / Icterus, cholestatischer *m* (im letzten Schwangerschaftstrimester infolge abnormer Ansprechbarkeit auf natürliche und/od. kontrazeptive Steroide) / ictère cholostatique *m*
21049 **jaundice, epidemic spirochetal** / WEIL' Krankheit (Durch Spirochaeta icterogenes hervorgerufene Infektionskrankheit) / ictère fébrile à rechute
21050 **jaundice, hematogenous** / Icterus, hämatogener *m* (bei hämolytischer Anämie, Anaemia perniciosa, allgemeiner Infektion) / ictère hématogène *m*
21051 **jaundice, hepatogenous** / Rubinikterus *m* (bei Leberschädigung) / ictère hépatogène *m*
21052 **jaundice, homologous serum** / Serumikterus, homologer *m* / ictère sérum-homologue *m*
21053 **jaundice, juvenile intermittent** / MEULENGRACHT' Syndrom (Juvenile intermittierende Hyperbilirubinämie) / ictère de MEULENGRACHT
21054 **jaundice with kernicterus, congenital nonhemolytic** / CRIGLER-NAJJAR' Syndrom (Kongenitaler familiärer enzymopathischer Icterus) / hyperbilirubinémie idiopathique
21055 **jaundice, mechanical (obstructive)** / Stauungsikterus *m* / ictère cholostatique (par rétention) *m*
21056 **jaundice of newborns (, severe)** / Icterus (gravis) neonatorum (physiol. [bei Morbus haemolyticus neonatorum]) / ictère (grave) des nouveau-nés *m*
21057 **jaundice, parenchymatous** / Parenchymikterus *m* (hepatogener) / ictère hépatocellulaire *m*
21058 **jaundice, pleochromic** / Icterus, pleochromer *m* (infolge Erythrozytenauflösung) / ictère pléochrome *m*
21059 **jaundice, postoperative** / Icterus, postoperativer *m* (durch medikamentöse und chir. Belastung einer schwachen Leber) / ictère postopératoire *m*

21060 **jaundice, precoce, prolongated** / Icterus praecox, prolongatus (frühe, verlängerte physiol. Neugeborenengelbsucht) / ictère précoce, prolongé
21061 **jaundice of pregnants** / Icterus gravidarum (bei Hepatopathia gravidarum) / ictère des femmes einceintes *m*
21062 **jaundice, resorption** / Resorptionsikterus *m* (durch Übertreten bereits von Leber ausgeschiedener Gallenfarbstoffe) / ictère de résorption *m*
21063 **jaundice, severe** / Icterus gravis (bei Leberinsuffizienz) / ictère grave *m*
21064 **jaundice without spherocytosis, hereditary hemolytic** / HADEN' Syndrom (Hereditäre makrozytäre hämolytische Anämie) / anémie hémolytique macrocytaire héréditaire
21065 **jaundiced** / gelbsüchtig / ictérique
21066 **jealous** / eifersüchtig / jaloux
21067 **jealousy (, morbid)** / Eifersucht(swahn *m*) *f* / jalousie (morbide) *f*
21068 **jealousy, penis** / Penisneid *m* (bei Nichtbewältigung die Ich-Entwicklung der Frau hemmende Seelenhaltung) / jalousie pénienne *f*
21069 **jejunal** / ieiunalis (Leerdarm betreffend) / jéjunal
21070 **jejunitis** / Leerdarmentzündung *f* / jéjunite *f*
21071 **jejunocolostomy, -gastro-, -ileo-, -jejuno-** / Jejunokolo-, -gastro-, -ileo-, -jejunostomie *f* / jéjunocolostomie, -gastro-, -iléo-, -jéjuno- *f*
21072 **jejunorrhaphy** / Leerdarmnaht *f* / jéjunorraphie *f*
21073 **jejuno(s)tomy** / Jejuno(s)tomie *f* (Leerdarminzision [-fistelanlegung]) / jéjuno(s)tomie *f*
21074 **jejunum** / Ieiunum (Leerdarm) / jéjunum
21075 **jelly** / Gallerte *f* / gelée *f*
21076 **jerk** / Ruck(en) *m* / secousse *f* (bondir)
21077 **jerk, nervous** / Nervenzucken *n* / secousse nerveuse *f*
21078 **jerky** / sakkadiert (frz. saccade = Ruck: kurz abgesetzt, z.B. Atmung bei Spitzentb.) / saccadé
21079 **jet** / Strahl(enflugzeug *n*) *m* / jet *m*
21080 **JIRÁSEK-ZUELZER-WILSON syndrome** / JIRÁSEK-ZUELZER-WILSON' Syndrom (Var. des kongenitalen aganglionären Megacolon mit schwerem Ileus) / syndrome de JIRÁSEK-ZUELZER-WILSON
21081 **join** / zusammenbringen / joindre
21082 **joint, calcaneocuboid** / Articulatio calcaneocuboidea (Fersenbein-Würfelbeingelenk) / articulation calcanéocuboïd(ienn)e
21083 **joints, carpometacarpal** / Articulationes carpometacarpeae (Gelenke zwischen distaler Handwurzelreihe und Mittelhand) / articulations carpométacarpiennes
21084 **joint, cochlear** / Articulatio cochlearis (cochlea = Schnecke: Schraubengelenk, z.B. Oberarmknochen-Ellengelenk) / articulation cochléaire
21085 **joint, composite** / Articulatio composita (mehr als 2 Teile verbindendes Gelenk) / articulation composite
21086 **joint, cotyloid; (enarthrosis)** / Articulatio cotylica (Enarthrose: Nußgelenk, z.B. Hüftgelenk) / articulation cotyloïde; (enarthrose)
21087 **joint, cuneonavicular** / Articulatio cuneonavicularis (Keilbein-Kahnbeingelenk) / articulation cunéonaviculaire
21088 **joint, ellipsoid** / Articulatio ellipsoidea (Ellipsoidgelenk mit großer Beweglichkeit zwischen ellipsoiden Flächen, z.B. Speichen-Handwurzelgelenk) / articulation ellipsoïde
21089 **joint of the first finger, carpometacarpal** / Articulatio carpometacarpea pollicis (Gelenk zwischen «großem Vieleckbein» und Daumenmittelhandknochen, vollkommenstes Sattelgelenk des menschlichen Körpers) / articulation carpométacarpienne du pouce
21090 **joints of the foot** / Articulationes pedis / articulations du pied
21091 **joints of the foot, interphalangeal** / Articulationes interphalangeae pedis (1 Großzehen- und 8 Zehengelenke) / articulations interphalangiennes du pied
21092 **joints of the hand** / Articulationes manus / articulations de la main
21094 **joints of the hand, interphalangeal** / Articulationes interphalangeae manus (1 Daumen- und 8 Fingergelenke) / articulations interphalangiennes de la main
21095 **joints, intermetacarpal** / Articulationes intermetacarpeae (Gelenke zwischen den Basen der Mittelhandknochen II–V) / articulations intermétacarpiennes
21096 **joints, intermetatarsal** / Articulationes intermetatarseae (Gelenke zwischen den Basen der Mittelfußknochen II–V) / articulations intermétatarsiennes
21097 **joints, intertarsal** / Articulationes intertarseae (Gelenke zwischen den Fußwurzelknochen) / articulations intertarsiennes
21098 **joints, metacarpophalangeal** / Articulationes metacarpophalangeae (5 Gelenke zwischen Mittelhandknochen und Fingern) / articulations métacarpophalangiennes
21099 **joints, metatarsophalangeal** / Articulationes metatarsophalangeae (5 Gelenke zwischen den Mittelfußknochen und Zehen) / articulations métatarsophalangiennes
21100 **joint, midcarpal** / Articulatio mediocarpea (intercarpea) (Gelenk zwischen proximaler und distaler Handwurzelreihe) / articulation médiocarpienne
21101 **joint of the pisiform bone** / Articulatio ossis pisiformis / articulation d'os pisiforme
21102 **joint, plane** / Articulatio plana (Plangelenk, z.B. zervikale Wirbel) / articulation plane
21103 **joint, radiocarpal** / Articulatio radiocarpea (Gelenk zwischen Unterarm und proximaler Handwurzelreihe) / articulation radiocarpienne
21104 **joint, saddle** / Articulatio sellaris (Sattelgelenk, z.B. Daumenmittelhandknochen-Handwurzelgelenk) / articulation en selle

21105 **joint, simple** / Articulatio simplex (2 Teile verbindendes Gelenk) / articulation simple
21106 **joint, spheroid** / Articulatio sphaeroidea (Kugelgelenk, z.B. Schultergelenk) / articulation sphéroïde
21107 **joint, subastragalar** / Articulatio subtalaris (talocalcanearis) (hinteres Sprunggelenk zwischen Sprung- und Fersenbein) / articulation sousastragalienne
21108 **joint, talocalcaneonavicular** / Articulatio talocalcaneonavicularis (vorderes Sprunggelenk zwischen Sprungbein, Fersenbein, Kahnbein) / articulation talocalcanéonaviculaire
21109 **joint, talocrural** / Articulatio talocruralis (Fußgelenk zwischen Sprungbein und Unterschenkel) / articulation talocrurale
21110 **joint of the talus, transverse** / Articulatio tali transversa (Sprungbein-Fersenbein-Würfelbein-Kahnbeingelenk) / articulation transverse de l'astragale
21111 **joints, tarsometatarsal** / Articulationes tarsometatarseae (Fußwurzel-Mittelfußgelenke) / articulations tarsométatarsiennes
21112 **joint, trochoid (rotary)** / Articulatio trochoidea (τροχός = Rad: Radgelenk, z.B. Speichen-Ellengelenke) / articulation trochoïde (trochléenne)
21113 **(Jorge) LOBO's disease** / (Jorge) LOBO' Krankheit (Seltne brasilianische Hautmykose) / maladie de (Jorge) LOBO
21114 **joule** / Joule *n* (elektrische Energieeinheit: $1\ J = 10^7$ erg) / joule *m*
21115 **jovial(ity)** / Leutselig(keit *f*) / jovial(ité *f*)
21116 **judgment** / Beurteilung *f* (z.B. von Unfallfolgen) / jugement *m*
21117 **Juglans** / Walnuß (Wirkstoff: Juglon) / Iuglans regia (Iuglandaceae)
21118 **jugular** / iugularis (Iugulum betreffend) / jugulaire
21119 **jugulate** / drosseln (abwürgen) / juguler
21120 **jugulation** / Droßlung *f* / jugulation *f*
21121 **jug(ul)um** / Iug(ul)um *n* (Joch *n* [Drosselgrube *f*]) / joug *m* (gorge *f*)
21122 **juice** / Sucus (Saft) *m* / jus *m*
21123 **juice, apple** / Pomorum sucus (Apfelsaft *m*) / jus de pommes *m*
21124 **juice, cherry** / Cerasi sucus (Kirschensaft *m*) / jus de cerises *m*
21125 **juice, duodenal** / Duodenalsaft *m* / suc duodénal *m*
21126 **juice, fruit** / Fruchtsaft *m* / jus de fruits *m*
21127 **juice, lemon** / Citri sucus (Zitronensaft *m*) / jus de limons (citrons) *m*
21128 **juice, licorice** / Sucus liquiritiae (depuratus) (Lakritzensaft *m*) / jus de réglisse *m*
21129 **juice, orange** / Aurantii sucus (Orangensaft *m*) / jus d'oranges *m*
21130 **junctura** / Iunctura (Verbindung *f*) / jointure *f*
21131 **juncturae of the cingulum of the inferior member** / Iuncturae cinguli membri inferioris (Beckengürtel-Gliedmaßenverbindungen) / jointures du cingulum du membre inférieur
21132 **juncturae of the cingulum of the superior member** / Iuncturae cinguli membri superioris (Schultergürtel-Gliedmaßenverbindungen) / jointures du cingulum du membre supérieur
21133 **juncturae of the vertebral column** / Iuncturae columnae vertebralis et cranii / jointures de la colonne vertébrale
21134 **juniper berries** / Fructus iuniperi (Diureticum Wacholderbeeren) / genièvre, baies de *f*
21135 **JÜRGENS's syndrome** / JÜRGENS' Syndrom (Konstitutionelle Thrombopathie) / syndrome de JÜRGENS
21136 **jurisdiction** / Rechtsprechung *f* / juridiction *f*
21137 **jurisdiction, social** / Sozialgerichtsbarkeit *f* / juridiction sociale *f*
21138 **jurisprudence** / Rechtswissenschaft *f* / jurisprudence *f*
21139 **jury** / Preisgericht *n* (Sachverständigenausschuß *m*) / jury *m*
21140 **justice (right)** / Gerechtigkeit *f* (Recht *n*) / justice *f* (droit *m*)
21141 **justifiable** / berechtigt / justifiable
21142 **juvenescent (juvenescence)** / verjüngend (Verjüngung *f*) / rajeunissant (rajeunissement *m*)
21143 **juxta** / iuxta (nahebei) / juxta
21144 **juxtaarticular** / juxtaartikulär (neben Gelenk) / juxtaarticulaire
21145 **juxtaepiphysial, -glomerular** / juxtaepiphysär, -glomerulär (neben Epiphyse, Glomerulus) / juxtaépiphysaire, -glomérulé
21146 **juxtapose (-posed, -posing)** / nebeneinanderstellen (-gesetzt, -legend) / juxtaposer (-posé, -posant)
21147 **juxtaposition** / Juxtaposition *f* (Anlagerung) / juxtaposition *f*
21148 **juxtapyloric, -spinal** / juxtapylorisch, -spinal (neben Pylorus, Wirbelsäule) / juxtapylorique, -spinal

K

21149 **kale (borecole)** / Grünkohl *m* / chou-vert *m*
21150 **KALLMANN's syndrome** / KALLMANN' Syndrom (Hypogonadismus + Eunuchoidismus + Anosmia) / syndrome de KALLMANN
21151 **Kalmia** / Berglorbeer (Wirkstoffe: Phlorhizin, Andromedotoxin, Arbutin) / Kalmia latifolia (Ericaceae)
21152 **kaolin** / Bolus alba (Weißer Ton *m*) / bol blanc *m*
21153 **KAPOSI's varicelliform eruption** / KAPOSI-JULIUSBERG' Syndrom (Fieberhafte varioliforme Hauterkrankung des frühen Kindesalters) / syndrome de KAPOSI-JULIUSBERG

21154 **karma** / Karma *n* (Schicksal) / carma *m*
21155 **KARTAGENER's pulmonary infiltration** / KARTAGENER' Lungeninfiltrat (Lungeninfiltrierung mit Bluteosinophilie) / infiltration pulmonaire de KARTAGENER
21156 **KARTAGENER's syndrome** / KARTAGENER' Syndrom (Familiäre Trias: Bronchiectasia, Situs inversus, Polyposis nasi) / triade de KARTAGENER
21157 **karyoclasis** / Zellkernzerbrechlichkeit *f* / caryoclasie *f*
21157a **karyo(di)morphism** / Zellkerngeschlecht(verschiedenheit *f*) *n* (an Geschlechtchromatin erkennbar) / caryo(di)morphisme *m*
21158 **karyogamy** / Karyogamie *f* (Kernfusion) / caryogamie *f*
21159 **karyogenesis** / Karyogenese *f* (Kernwerdung, Zellkernentwicklung) / caryogenèse *f*
21160 **karyokinesis** / Karyokinese (Mitose) *f* / caryocinésie *f*
21161 **karyology** / Kernlehre *f* / caryologie *f*
21162 **karyolysis** / Zellkernauflösung *f* / caryolyse *f*
21163 **karyometry** / Zellkernmessung *f* / caryométrie *f*
21164 **karyophagous** / zellkernzerstörend / caryophagique
21165 **karyoplasm** / Kernplasma *n* (zentral im Cytoplasma liegendes Protoplasma des Zellkerns) / caryoplasme *m*
21166 **karyoplasm, interphasic** / Interphasenkern *m* (Stoffwechselkern, nicht: «Ruhekern» [BUCHER]) / caryoplasme interphasique *m*
21167 **karyoplasm, states of** / Kernplasmazustände *m* (Arbeits- und Teilungsform) / caryoplasme, états de *m*
21168 **karyoplasmic** / kernplasmatisch (Zellkernprotoplasma betreffend) / caryoplasmique
21169 **karyorrhexis** / Zellkernzerfall *m* / caryorrhexie *f*
21170 **karyosomes** / Karyosomen *n* (bei Zellteilungsbeginn von Nucleoli ausgeschiedene verschieden färbbare RNS- [Zellplasma]-körperchen) / caryosomes *m*
21171 **karyostasis** / Kernruhe *f* / caryostase *f*
21172 **karyotype** / Karyotyp(ieren) *m* (Chromosomenschema [aufstellen]) / caryotype(r) *m*
21173 **karyotypical** / zellkerntypisch (ist [Geschlecht]chromosomenkonstellation) / caryotypique
21174 **keel of the vaginal column** / Carina urethralis vaginae (Erhebung am unteren Ende der vorderen Columna rugarum) / carène de la colonne vaginale
21175 **KEHRER's syndrome** / Fünfer-Syndrom (KEHRER) (Psychosomatisches Krankheitsbild der Frau infolge funktioneller Sexualstörungen mit 5 Hauptsymptomen) / syndrome de KEHRER
21176 **keirospasm** / Xyr(e)ospasmus *m* (κείρω = scheren, ξυρέω = rasieren: Beschäftigungskrampf) / xyrospasme *m*
21177 **keloid, cicatricial** / (Narben)keloid *n* (χηλή = Kralle: Wulstnarbe mit krallenähnlichen Ausläufern) / chéloïde cicatricielle *f*
21178 **(keloid, false)** / (ALBERT' Krankheit I) (Narbenkeloid) / (chéloïde cicatricielle de VELPEAU)
21179 **keloidosis** / Keloidose *f* (Neigung zu Keloidbildung) / chéloïdose (présence de chéloïdes) *f*
21180 **kenotoxin** / Kenotoxin *n* (κενόω = entleeren: toxisches körpereignes Eiweißspaltprodukt «Ermüdungsstoff» [WEICHARDT]) / kénotoxine *f*
21181 **kenotron** / Gleichrichterröhre *f* / tube redresseur *m*
21183 **keratalgia** / Hornhautschmerz *m* / kératalgie *f*
21184 **keratectasia** / Keratektasie *f* (κέρας = Horn: Randausweitung der Augenhornhaut) / kératectasie *f*
21185 **keratectomy** / Keratotomie *f* / cornée, excision d'une portion de la *f*
21186 **keratin** / Keratin *n* (Hornsubstanz) / kératine *f*
21187 **kerat(in)ic** / hornhäutig / kérat(in)ique
21188 **keratinization** / Keratinisation *f* (Hornhautbildung) / kératinisation *f*
21189 **kerat(in)oid** / hornhautähnlich / kérat(in)oïde
21190 **keratitis (corneitis)** / Keratitis *f* (Hornhautentzündung) / kératite *f*
21191 **keratitis, bullous** / Keratitis bullosa (Hornhautepithelödem) / kératite bulleuse *f*
21192 **keratitis, deep** / Keratitis interstitialis (parenchymatosa) (Hornhautparenchymentzündung) / kératite profonde *f*
21193 **keratitis, disciform** / Keratitis disciformis (scheibenförmige Hornhauttrübung nach Impfinfektionen) / kératite disciforme *f*
21194 **keratitis, fascicular** / Keratitis fascicularis («Gefäßbändchen» genanntes Hornhautinfiltrat) / kératite fasciculaire *f*
21195 **keratitis, hair-spray** / Spraykeratitis *f* (Hornhautentzündung durch Haarspray) / kératite par spray pour les cheveux *f*
21196 **keratitis, herpes virus** / Herpes-Virus-Keratitis *f* (häufigste Sehstörung infolge Hornhauttrübung, durch Interferon freisetzende Kryotherapie rasch gebessert [BELLOW]) / kératite de virus herpétique *f*
21197 **keratitis, lagophthalmic** / Keratitis neuroparalytica (Degeneration bei Trigeminus-I-Lähmung) / kératite trophique *f*
21198 **keratitis, marginal** / Randkeratitis *f* (der Cornea) / kératite marginale *f*
21199 **keratitis, parenchymatous tuberculous** / Keratitis parenchymatosa tuberculosa (seltne infiltrative Entzündung) / kératite tuberculeuse parenchymateuse *f*
21200 **keratitis, petrifying** / Keratitis fasciculosa («queres Kalkband» genannte Hornhautstoffwechselstörung) / kératite calcaire *f*
21201 **keratitis, progressive, sclerosing** / Keratitis, progressive, sklerosierende *f* / kératite progressive, sclérosante *f*
21202 **keratitis, simple herpes** / Herpes-simplex-Keratitis *f* (durch extrakorneale Herdinfektion [KAUFMAN]) / kératite d'herpès simple *f*

21203 **keratitis, superficial punctated** / Keratitis superficialis punctata (Hornhautepithelerkrankung) / kératite ponctuée superficielle *f*
21204 **keratitis, vesicular** / Keratitis dendritica (Herpes corneae) / kératite herpétique *f*
21205 **kerato-acanthoma** / Kerat(o)akanthom *n* (epidermale Hyperplasie im Gesicht) / kérat(o-)acanthome *m*
21206 **kerato-angioma** / MIBELLI' Angiokeratom (Kapillarangiome mit verhornender Oberfläche an Fingern [und Scrotum] Jugendlicher) / angiokératome
21207 **keratocele** / Keratozele *f* (Descemetozele) / kératocèle *f*
21208 **keratocentesis (-nyxis)** / Korneapunktur *f* / cornée, ponction de la *f*
21209 **keratoconjunctivitis** / Keratoconiunctivitis *f* (Cornea-Coniunctiva-Entzündung) / kératoconjonctivite *f*
21210 **kerat(oconjunctiv)itis, chronic filiform** / Keratoconiunctivitis sicca (Fädchenkeratitis bei SJÖGREN' Syndrom) / kérat(oconjonctiv)ite filamenteuse *f*
21211 **keratoconjunctivitis, eczematous, scrofulous** / Keratoconiunctivitis eccematosa, scrophulosa (bei Ekzem, bei Skrofulose der Kleinkinder) / kératoconjonctivite eczémateuse, scrofuleuse *f*
21212 **keratoconjunctivitis, epidemic** / Hornhaut-Bindehautviruserkrankung *f* / kératoconjonctivite épidémique *f*
21213 **keratoconjunctivitis, phlyctenular** / Keratoconiunctivitis phlyctaenulosa (mit Auftreten von Phlyktänen) / kératoconjonctivite phlycténulaire *f*
21214 **kerat(oconjunctiv)itis, photo-electric** / Keratoconiunctivitis phot(o)electrica (UV-Strahlenschädigung) / kérat(oconjonctiv)ite phot(o-)électrique *f*
21215 **(kerato)conjunctivitis, rosaceous** / Keratoconiunctivitis rosacea (klimakterisch) / (kérato)conjonctivite rosacée *f*
21216 **keratoconus** / Keratoconus *m* (kegelförmige Vorwölbung der Hornhaut) / kératocône *m*
21217 **keratoderma(tosis)** / Hautverhornung(skrankheit) *f* / kératodermie *f*
21218 **keratodermia, hereditary symmetric** / UNNA-THOST' Syndrom (In den ersten Lebensjahren manifest werdende erbliche Palmoplantarkeratose) / kératodermie symétrique héréditaire
21219 **keratodystrophia syndrome** / Hornhautdystrophie-Syndrom (Hautdystrophieformen) / syndrome de kératodystrophie
21219a **kerato-erythrodermia of the RILLE type, variable** / MENDES DA COSTA' Syndrom / (Erythemisch-keratotische Phakomatose) érythrokératodermie à localisations variables
21220 **keratogenesis** / Hornhautentstehung *f* / kératogenèse *f*
21221 **keratogenetic (-genous)** / hornhautbildend / kératogène
21222 **keratoglobus** / Keratoglobus *m* (angeborene Hornhautvorwölbung) / kératoglobe *m*
21223 **keratohelcosis** / Keratohelkose *f* (Hornhautgeschwürbildung) / cornée, ulcération de la *f*
21224 **keratohyalin(e)** / Keratohyalin *n* (weiche Keratinvorstufe) / kératohyaline *f*
21225 **kerato-iridocyclitis** / Cornea-Iris-Ziliarkörperentzündung *f* / kérat(o-)iridocyclite *f*
21226 **kerato-iritis** / Hornhaut-Regenbogenhautentzündung *f* / kérat(o-)irite *f*
21227 **keratoleukoma** / Keratoleukom *n* (Hornhautfleck) / kératoleucome *m*
21228 **keratolysis, bullous hereditary** / Keratolysis bullosa hereditaria (in großen Blasen sich abhebende Epidermishornschicht) / kératolyse héréditaire bulleuse *f*
21229 **keratoma** / Keratom *n* (Horngeschwulst) / kératome *m*
21230 **keratoma, benign, malign congenital** / Keratoma benigna, maligna congenitalis / kératome congénital bénin, malin *m*
21231 **keratoma, palmar and plantar dissipate** / BRAUER' Syndrom (Besondre Form des Keratose-Syndroms) / kératodermie symétrique maculeuse disséminée palmaire et plantaire
21232 **keratoma, palmar and plantar hereditary** / Keratoma palmare et plantare hereditarium (dominant erbliche Hand- und Fußverschwielung) / kératome héréditaire palmaire et plantaire *m*
21233 **keratoma, senile** / Keratoma senile (Altersschwiele) / kératome sénile *m*
21234 **keratomalacia** / Keratomalazie *f* (Einschmelzungsvorgänge an Hornhaut atrophischer Kinder) / kératomalacie *f*
21235 **keratomycosis** / Keratomykose *f* (Hornhautinfektion durch Aspergillus) / kératomycose *f*
21236 **keratoplasty** / Hornhautplastik *f* / kératoplastie *f*
21237 **keratorrhexis** / Hornhautriß *m* / cornée, rupture de la *f*
21238 **keratoscleritis** / Hornhaut-Lederhautentzündung *f* / kératosclérite *f*
21239 **keratoscope** / Keratoskop *n* (PLACIDO' Scheibe zur Messung der Korneakrümmung) / kératoscope *m*
21240 **keratosis** / Keratose *f* (Verhornung) / kératose *f*
21241 **keratosis of the eyeball** / Xerosis coniunctivae et corneae (Augendarre: Austrocknung infolge Vitamin-A-Mangels) / xérophtalmie *f*
21242 **keratosis, follicular** / Keratosis (supra)follicularis («epidemica») (Lichen pilaris) / kératose suprafolliculaire *f*
21243 **keratosis of the mucosa of the mouth** / Keratosis mucosae oris (Leucoplakia oris) / kératose de la tunique orale *f*
21244 **keratosis, pilar** / Keratosis pilaris rubra atrophicans faciei (Ulerythema ophryogenes) / kératose pilaire *f*
21245 **keratosis, subungual** / Psoriasis unguium (Nagelbettverhornung) / kératose sous-unguéale *f*

21246 **keratosis syndrome** / Keratose-Syndrom ([Erbliche] Krankheiten mit Hauthyperkeratose als wesentlichem Symptom) / syndrome de kératose
21247 **keratotic** / keratotisch (Keratose betreffend) / kératosique
21248 **keraunophobia** / Keraunophobie *f* (κεραυνός = Blitz) / céraunonévrose (peur de la foudre) *f*
21249 **kernicterus syndrome** / Kernikterus-Syndrom (Path.-anat. Befunde bei sog. Kernikterus) / syndrome d'ictère nucléaire
21250 **kernicterus syndrome of the premature infant** / Kernikterus-Syndrom des Frühgeborenen (Nicht durch Blutgruppeninkompatibilität bedingter Kernikterus) / syndrome d'ictère nucléaire de l'enfant prématuré
21251 **ketogenesis** / Ketonbildung *f* / cétogenèse *f*
21252 **ketohexose** / Ketozucker *m* / cétohexose *m*
21253 **ketolysis** / Ketonkörperzerfall *m* / cétolyse *f*
21254 **ketones** / Ketone *n* (nicht [wie Aldehyde] reduzierbare Oxydationsprodukte der sekundären Alkohole mit C=O-Gruppe) / cétones *f*
21255 **ketonuria** / Ketonurie *f* (Ausscheidung von β-Oxybuttersäure, Acetessigsäure, Aceton) / cétonurie *f*
21256 **ketoses** / Ketosen *f* (Aus KH [Polyalkoholen] durch Dehydrierung der Ketogruppe [Alkoholgruppe] zur Carboxylgruppe entstehende Zucker) / cétoses *m*
21257 **ketosis** / Ketose *f* (diabetische Acidose) / cétose *f*
21258 **ketosis syndrome** / Ketose-Syndrom (Mit Ketonämie und/od. Ketonurie einhergehende Krankheitsbilder) / syndrome de cétose
21259 **17-Ketosteroids** / 17-Ketosteroide *n* (z.B. Östron, mit Ketogruppe am C-Atom 17; Ausscheidung 1–20 mg je nach Alter und Geschlecht, mehr/weniger bei HVL-Über-/Unterfunktion) / 17-cétostéroïdes *m*
21260 **kidney** / Ren (Niere) / rein
21261 **kidney, artificial** / Niere, Künstliche *f* (KOLFF' Kammersystem für Extrakorporalhämodialyse) / rein artificiel *m*
21262 **kidney, cake(d)** / Ren scutulatus (Kuchenniere *f*) / rein en galette *m*
21264 **kidney, cardiac** / Stauungsniere, kardiale *f* / (bei Herzinsuffizienz) / rein cardiaque *m*
21265 **kidney, caseous, calcareous** / Kittniere, Mörtelniere *f* (verkäste, verkalkte Tb.-Niere) / rein caséeux, calcaire *m*
21266 **kidney, cicatricial** / Narbenniere *f* (nach Infarkten) / rein cicatriciel *m*
21267 **kidney, cystic** / Zystenniere *f* (kongenitale zystische Fehlbildung) / rein kystique *m*
21268 **kidney, double** / Doppelniere *f* (ein- od. beidseitige Mißbildung) / rein double *m*
21269 **kidney, gouty** / Gichtniere *f* / rein des goutteux *m*
21270 **kidney, granular** / Nephrozirrhose *f* (Schrumpfniere) / cirrhose rénale *f*
21271 **kidney, horseshoe; (arcuate kidney)** / Hufeisenniere *f* (Ren concretus = Fusionsniere) / rein en fer de cheval; (rein unguliforme) *m*
21272 **kidney, lardaceous** / Speckniere *f* (bei Amyloidose) / rein amyloïde *m*
21273 **kidney, lump** / Klumpenniere *f* (Mißbildung meist mit Dystopie) / rein en massue *m*
21274 **kidney, pelvic** / Beckenniere *f* (potentielles kongenitales Geburtshindernis) / ectopie rénale pelvienne *f*
21275 **kidney syndrome, extrarenal** / Nieren-Syndrom, extrarenales (Nerval und hormonal bedingte Nierenfunktionsstörung ohne morphologische Veränderungen) / syndrome extrarénal du rein
21276 **kidney, tandem** / Langniere *f* (seltne Verschmelzungsniere mit doppeltem Becken) / rein en tandem *m*
21277 **KIENBÖCK's luxation** / KIENBÖCK' Handluxation (Mondbeinverrenkung) / luxation de KIENBÖCK
21278 **KIENBÖCK's phenomenon** / KIENBÖCK' Phänomen (Röntgenzeichen: Paradoxe Zwerchfellbeweglichkeit) / phénomène de KIENBÖCK
21279 **kilo** / Kilo (k = 10^3) / kilo
21280 **kilo(gram) (-meter)** / Kilo(gramm) *n* (-meter *m*) / kilo(gramme) (-mètre) *m*
21281 **kilopond** / Kilopond *n* (kp = 9,8 Newton) / kilopond *m*
21282 **kilowatt(-hour)** / Kilowatt(stunde *f*) *n* (kW[h]) / kilowatt(-heure) *m*
21283 **kilurane** / Kiluran *n* (1000 Uraniumeinheiten als Radioaktivitätsmaß) / kilurane *m*
21284 **kin(an)esthesia** / Muskelbewegungsempfindung *f* (fehlender Bewegungssinn *m*) / cin(an)esthésie *f*
21285 **kinases** / Kinasen *f* (Phosphate übertragende Fermente, z.B. Kreatinkinase) / kinases *f*
21286 **kinase, bacterial** / Bakterienkinase *f* (Fibrinolysinaktivator) / kinase bactérienne *f*
21287 **kinase, insulin** / Insulinkinase *f* (Insulin aktivierendes Leberenzym) / kinase d'insuline *f*
21288 **kind** / Sorte (Art) *f* / sorte *f* (genre *m*)
21289 **kindly (kindliness)** / Freundlich(keit *f*) / bienveillant (bienveillance *f*)
21290 **kinematics** / Kinematik *f* (Lehre von den Bewegungen) / cinématique *f*
21291 **kinemicrotome** / Kinemikrotom *n* (Gewebeproben färbendes, kontinuierlich photographierendes, Schnittpräparate anfertigendes, computergesteuertes Mikrotom [MILLS]) / cinémicrotome *m*
21292 **kineplasty** / Kineplastik *f* (Bewegungsprothese) / cinéplastie *f*
21293 **kinesalgia** / Bewegungsschmerz *m* / cinésialgie (douleur au mouvement) *f*
21294 **kinescope** / Kineskop *n* (ophth.) / cinéscope *m*
21295 **kinesiatrics** / Bewegungstherapeutika *n* / cinésiatriques *m*
21296 **kinesiology** / (Muskel)bewegungslehre *f* / cinésiologie *f*
21297 **kinesi(o)meter** / (Muskel)bewegungsmesser *m* / cinésimètre *m*

21298 **kinesioneuroses (, external, internal)** / Kinesioneurosen *f* (Motilitätsneurosen) / cinésionévroses (externes, internes) *f*
21299 **kinesiophobia** / Bewegungsangst *f* / cinésiophobie *f*
21300 **kinesi(o)therapy** / Bewegungstherapie *f* / cinésithérapie *f*
21301 **kinesis** / Kinetik *f* (Bewegung[skraft]) / cinésie *f*
21302 **kinesthesiometer** / Kin(esi)esthesiometer *n* (Muskelsinnempfindlichkeitsmesser) / cinesthésiomètre *m*
21303 **kinetic** / kinetisch (Bewegung betreffend) / cinétique
21304 **kinetochore** / Kinetochor *n* (χορός = Chortanz: Chromatidenvereinigungsmitte) / cinétochore *m*
21305 **kinetocyte, -plasm, -plast** / Kinetozyt *m*, -plasma *n*, -plast *m* (zytol.) / cinétocyte, -plasme, -plaste *m*
21306 **kinetogen** / bewegungsursprünglich / cinétogène
21307 **kinetography, -scopy** / Bewegungsaufzeichnung, -betrachtung *f* / cinétographie, -scopie *f*
21308 **kinetosomas** / Kinetosomen *n* (aus Zentriolen entstandene Bewegungszentren der Kinozilien) / cinétosomes *m*
21309 **kinetotherapeutic(al)** / bewegungstherapeutisch / cinétothérapeutique
21310 **kinin** / Kinin *n* (9 = Bradykinin, 10 = Kallidin, 11 = Methionyl-Lysyl-Bradykinin: idealer Wirkungsstoff für anaphylaktische Reaktionen [Feldberg]) / kinine *f*
21311 **kinins** / Kinine *n* (erhöhen i.c. inj. Gefäßpermeabilität z.B. für i.v. inj. Farbstoffe [Habermann]) / kinines *f*
21312 **kininogen** / Kininogen *n* (durch Pepsin abgebautes, durch Trypsin als Bradykinin, durch Organkallikrein als Methionyl-Kallidin liberiertes Plasmakinin [Werle]) / kininogène *m*
21313 **kininogenases** / Kinin(ogen)asen *f* (Kinin liberierende Peptidesterasen) / kininogénases *f*
21314 **kinocilia** / Kinozilien *n* (Flimmerhaare der Kinetosomen) / ciné(sio)cils *m*
21315 **Klebsiella** / Klebsiella (Baktgatt. der Enterobacteriaceae) / klebsielle *f*
21316 **klebsiella of ozena** / Klebsiella ozaenae (Erreger der Stinknase) / klebsielle d'ozène *f*
21317 **klebsiella, pneumonic** / Klebsiella pneumoniae (Friedländer' Bacterium, Erreger der bösartigen Pneumonie) / klebsielle pneumonique *f*
21318 **klebsiella, rhinoscleromatous** / Klebsiella rhinoscleromatis (Erreger des Rhinoskleroms) / klebsielle rhinoscléromateuse *f*
21319 **Klinefelter's syndrome** / Klinefelter-Reifenstein-Albright' Syndrom (Pubertäre Form des männl. primären hypergonadotropen Hypogonadismus) / syndrome de Klinefelter
21320 **Klippel-Feil syndrome** / Klippel-Feil' Syndrom (Kombinierte Wirbelsäulenmißbildung) / syndrome de la réduction numérique cervicale
21321 **Klippel-Feldstein syndrome** / Klippel-Feldstein' Syndrom (Seltne angeborene familiäre Skeletdysplasie) / hypertrophie crânienne simple familiale
21322 **Klumpke=Déjerine's paralysis** / Déjerine=Klumpke' Syndrom (Armlähmung infolge Läsion der 7. und 8. Zervikal- und 1. Dorsalwurzel) / syndrome de Klumpke=Déjerine
21323 **knead** / kneten (massieren) / masser
21324 **knee of the corpus callosum** / Genu corporis callosi / genou du corps calleux
21325 **knee of the facial nerve** / Genu n. facialis / genou du nerf facial
21326 **knee, in, out; (baker, bandy leg)** / Genu valgum, varum (X-, O-Bein *n*) / genou cagneux *m*, jambe arquée *f*
21327 **knee of the interne capsule** / Genu capsulae internae / genou de la capsule interne
21328 **knee, snapping** / Knie, schnellendes *n* (bei Derangement interne) / genou à ressort *m*
21329 **knee-bend(ing)** / Kniebeuge *f* / genoux, inflexion des *f*
21330 **kneecap, bipartite** / Patella bipartita (meist beidseitige Mißbildung) / rotule bipartite *f*
21331 **knife** / Messer *n* / couteau (bistouri) *m*
21332 **knife, cataract** / Starmesser *n* / couteau à cataracte *m*
21333 **knife, diathermy** / Messer, elektrisches *n* / bistouri électrochirurgique *m*
21334 **knife, hernia** / Bruchmesser *n* / herniotome *m*
21335 **knife, radio** / Hochfrequenzmesser *n* / couteau à haute fréquence *m*
21336 **knob, aortic** / Aortaknopf *m* (vorspringender 1. Aortabogen bei Aortaherz) / bouton aortique *m*
21337 **knot** / Knoten *m* / nœud *m*
21338 **knot, double** / Zweifachknoten *m* / nœud double *m*
21339 **knot, false, true umbilical** / Nabelschnurknoten *m* (tokol.) / nœud ombilical faux, vrai *m*
21340 **knots, hemorrhoidal** / Hämorrhoidalknoten *m* ([innere] Hämorrhoiden) / nœuds hémorrhoïdaux *m*
21341 **knots, prosthesis border** / Prothesenrandknoten *m* (chron. Entzündung der Stumpfhaut) / nœuds au bord de la prothèse *m*
21342 **knot, reef (square)** / Schifferknoten *m* / nœud de batelier *m*
21343 **knot, surgeon's** / Knoten, chirurgischer *m* / nœud de chirurgien *m*
21344 **know** / wissen (Erkenntnisse andrer wiedererkennend [nach]vollziehen) / savoir
21345 **know-how** / Wissen wie (eine Sache zu verwirklichen ist) / savoir réaliser
21346 **knuckle pads** / Fingerknöchelpolster *n* (meist traumat. bedingt) / coussinets des phalanges *m*
21347 **Köhler's bone disease** / Köhler' Syndrom (Aseptische spontane Epiphyseonekrose des Os naviculare) / maladie de Mouchet-Köhler
21348 **König's syndrome** / König' Syndrom (II) (Ileozäkalstenose) / syndrome de König
21349 **koso flowers** / Flores koso (Anthelminticum Kosoblüten) / koso, fleurs de *f*

21350 **KOSZEWSKI's syndrome** / KOSZEWSKI' Syndrom (Seltne kongenitale generalisierte Neugeborenenhyperostose) / syndrome de KOSZEWSKI
21351 **KRABBE's disease** / KRABBE' Syndrom (I) (Infantile Sonderform der Leucodystrophia cerebri progressiva hereditaria) / maladie de KRABBE
21352 **KRAEPELIN's syndrome** / KRAEPELIN' Syndrom (Posttraumatische Psychoneurose mit Hypochondrie) / syndrome de KRAEPELIN
21353 **(KRUKENBERG's tumor)** / (KRUKENBERG' Tumor) (Magenkrebsabsiedlungen in Eierstöcken) / (tumeur de KRUKENBERG)
21354 **krypton (Kr 36 83,7)** / Krypton (Krypton *n*) / krypton *m*
21355 **KUFS's syndrome** / KUFS' Syndrom (Spätform der amaurotischen Idiotie) / syndrome de KUFS
21356 **kuru-epidemiology** / Kuru-Epidemiologie *f* (subakute degenerative ZNS-Erkrankung von Kannibalismus abhängig [ALPERS]) / kuru-épidémiologie *f*
21357 **KURZ's syndrome** / KURZ' Syndrom (Angeborene Blindheit durch mesodermale Entwicklungsstörung) / syndrome de KURZ
21358 **kymogram, -graph** / Kymogramm *n*, -graph *m* / kymogramme, -graphe *m*
21359 **kymographion** / Kymographion *n* (Trommelschreiber zur Registrierung periodischer Zustandsänderungen) / kymographion *m*
21360 **kymography** / Kymographie *f* (κῦμα = Welle: Röntgendarstellung von Organbewegungen) / kymographie *f*
21361 **kymography, fixed, moving grid** / Kymographie, Film-, Raster- *f* / kymographie linéaire, plane *f*
21362 **kymoscope** / Kymoskop *n* (Kymogrammbetrachtungsgerät) / kymoscope *m*
21363 **kyphoscoliosis** / Kyphoskoliose *f* (Rückgratverkrümmung nach hinten und seitlich) / cyphoscoliose *f*
21364 **kyphosis** / Kyphose *f* (Rückgratverkrümmung nach hinten) / cyphose *f*
21365 **kyphosis of adolescence** / SCHEUERMANN' Syndrom (Primäre Minderwertigkeit der Wirbelkörperdeckplatten) / épiphysite vertébrale de croissance
21366 **kyphotic** / kyphotisch (bucklig) / cyphotique
21367 **KYRLE's disease** / KYRLE' Syndrom (Follikulärhyperkeratotische Dermatose) / maladie de KYRLE

L

21368 **L- (small capital)** / L- (bedeutet gleiche Konfiguration wie L-Glycerinaldehyd od. L-Rhamnose bzw. L-Threonin) / L- (préfixe chimique)
21369 **labeled** / bezettelt / étiqueté
21370 **labial, labiate** / lippenbezüglich, -förmig (gelippt) / labial, labié
21371 **labile (unstable)** / labil (unstet, hin- und herschwankend) / labile
21372 **labile factor deficiency** / OWREN' Syndrom (I) (Blutgerinnungsstörung infolge Accelerinmangels) / manque de facteur V
21373 **labile factor deficiency with syndactylism, congenital familial** / de VRIES' Syndrom (Parahämophilie A mit Syndaktylie) / syndrome de de VRIES
21374 **lability, affect** / Affektlabilität *f* / labilité de l'émotion *f*
21375 **lability, psychical** / Labilität, psychische *f* / labilité psychique *f*
21376 **labio-alveolar, -dental, -gingival** / lippenzahnfächer-, -zähne-, -zahnfleischbezüglich / labio-alvéolaire, -dentaire, -gingival
21377 **labiochorea** / Labiochorea *f* (beim Stottern) / chorée labiale *f*
21378 **labiodontia** / Labidodontie *f* (Kopfbiß) / labiodontie *f*
21379 **labiolingual, -mental, -nasal** / lippenzunge-, -kinn-, -nasebezüglich / labiolingual, -mentonnier, -nasal
21380 **labium, fissured** / Labium fissum (gespaltene Lippe) / lèvre fissurée *f*
21381 **laboratorian** / Laborant(in) *m* (*f*) / laboratoire, assistant de *m* (laborantine *f*)
21382 **laboratory, anatomical, bacteriological, pharmacological** / Laboratorium, anatomisches, bakteriologisches, pharmakologisches *n* / laboratoire anatomique, bactériologique, pharmacologique *m*
21383 **laboratory, development, research** / Versuchs-, Forschungslaboratorium *n* / laboratoire d'expériences, de recherches *m*
21384 **laboratory utensils** / Laboratoriumsgerät *n* / laboratoire, outillage de *m*
21385 **labour (, to be in)** / Kreißen *n* (mhd. krizen = schreien: kreißen) / travail *m* (, être en)
21386 **labour, accelerated** / Geburtsbeschleunigung *f* / accouchement accéléré *m*
21387 **labour, advanced (progress of)** / Geburtsfortschritt *m* / accouchement avancé *m* (évolution de l' *f*)
21388 **labour, duration of** / Geburtsdauer *f* / travail, durée du *f*
21389 **labour, induction of** / Wehenbeginn *m* / travail, induction de *f*
21390 **labour, missed** / Wehen, vergebliche *f* (bei abgestorbener Frucht) / travail perdu *m*
21391 **labour, onset of** / Geburtseinleitung *f* / travail, déclenchement du *m*
21392 **labour (delivery) pains** / Geburtswehen *f* (Labores parturientium) / accouchement, douleurs de l' *m*
21393 **labour pains relieving, psychical** / Geburtsschmerzerleichterung, psychische *f* (durch Gymnastik [READ], Psychotherapie [Auto-

genes Training, Hypnose], Unterrichtung) / analgésie obstétricale psychique *f*

21394 **labour, psychoprophylactic** / Geburt, vorbereitete *f* (psych.) / accouchement, psychoprophylaxie de l' *m*

21395 **labour, stages of** / Geburtsstadien *n* / accouchement, périodes de l' *f*

21396 **labour, trial of** / Geburtseinleitungsversuch *m* / travail, épreuve du *f*

21397 **labour, twin, triplet** / Zwillings-, Drillingsgeburt *f* / accouchement (bi)gémellaire, trigémellaire *m*

21398 **labyrinth** / Labyrinthus (λαβύρινθος = Irrgang *m*) / labyrinthe *m*

21399 **labyrinth, ethmoidal** / Labyrinthus ethmoidalis ([seitliche] Siebbeinlabyrinthe) / labyrinthe ethmoïdal

21400 **labyrinth, membranaceous** / Labyrinthus membranaceus (häutiges Ohrlabyrinth) / labyrinthe membraneux

21401 **labyrinth, osseous** / Labyrinthus osseus (knöchernes Ohrlabyrinth) / labyrinthe osseux

21302 **labyrinth, tonus of** / Labyrinthtonus *m* / tonus labyrinthique *m*

21403 **labyrinthectomy** / Labyrinthektomie *f* / labyrinthe, évidement du *m*

21404 **labyrinthic** / (ohr)labyrinthbezüglich / labyrinthique

21405 **labyrinthitis (, purulent)** / Labyrinthentzündung (, eitrige) *f* / (pyo)labyrinthite *f*

21406 **labyrinthopathy** / Labyrinthose *f* / labyrinthe, affection du *f*

21407 **labyrinthotomy** / Labyrintheröffnung *f* / labyrinthe, trépanation du *f*

21408 **laccase** / Laccase *f* (pflanzliches [Phenol]-oxydationsferment) / laccase *f*

21409 **lacerable (laceration)** / zerreißbar (Zerreißung *f*) / lacérable (lacération *f*)

21410 **laceration of the (pupillary) sphincter** / Sphinktereinriß (der Pupille) *m* / déchirure du sphincter (pupillaire) *f*

21411 **lacertus of the lateral straight muscle** / Lacertus m. recti lateralis (lacertus = Eidechse: fächerartige Ausbreitung) / lacertus du muscle droit latéral

21412 **Lachesis** / Lachesis (Wirkstoff: Klapperschlangengift) / Lachesis muta (Viperidae [Reptilia])

21413 **laciniate** / lacinius (gezipfelt) / lacinié

21414 **lack** / Mangel *m* (fehlen) / manque(r) *m*

21415 **lack of linolenic acid** / Linolensäuremangel *m* (möglicherweise bei M.S. [Stephanides]) / manque d'acide linoléique *m*

21416 **lacrimal** / tränen(gang)bezüglich / lacrymal

21417 **lacrimation** / Tränenfluß *m* / lacrymation *f*

21418 **lacrimator(y)** / Lakrimator(isch) (z.B. Tränengas) / lacrymateur *m* (lacrymatoire)

21419 **lactacidemia** / Lactacidämie *f* (Milchsäure im Blut) / lactacidémie *f*

21420 **lactalbumin** / Lactalbumin *n* (in Muttermilch > in Kuhmilch) / lactalbumine *f*

21421 **lactase** / Galaktosidase, β- *f* (Lactose in Galaktose und Glucose spaltendes Enzym) / galactosidase β *f*

21422 **lactate** / Milchsäuresalz *n* / sel lactique *m*

21423 **lactation** / Milchabsonderung ([für Säuglingsernährung) *f* / lactation *f*

21424 **lactation throng, shift of, removal of** / Stillungsdrang *m*, -drangverlagerung, -drangabfuhr *f* (Säugling: im leeren Magen, auf Mutterbrust, durch Saugen; Mutter: in voller Brust, auf Säuglingslippen, durch Füttern [Scheidt]) / presse de lactation *f*, changement de, enlèvement de *m*

21425 **lacteal (milky)** / milchig / lacté (laiteux)

21426 **lactescent** / lactans (stillend) / lactescent

21427 **lactigenous** / lactigen (milchgebend) / lactigène

21427a **lactipotor (lactivorous)** / Milchtrinker *m* (von Milch[produkten] lebend) / lactipote *m* (galactophage)

21428 **Lactobacillaceae** / Lactobacillaceae (8. Baktfam. der Eubacteriales) / lactobacillacées *f*

21429 **Lactobacillus** / Lactobacillus (Baktgatt. der Lactobacillaceae) / lactobacille *m*

21430 **lactobacillus, acidophilous** / Plocamobacterium acidophilum (πλόκαμος = Haarlocke [der Kolonieform]: Milchsäurestäbchen in Mund, Magen, Scheide) / thermobactérie acidophile *f*

21431 **lactobacillus, Bulgarian, Caucasian, Helvetian, (thermophilous)** / Lactobacterium bulgaricum, caucasicum, helveticum, (thermophilum) (in Sauermilch [in pasteurisierter Milch]) / thermobactérie bulgare, caucasienne, helvétique, (thermophile) *f*

21432 **lacto(densi)meter (milk-measure)** / Milchwaage *f* (Aräometer zur Bestimmung des spezif. Gewichts) / galactomètre (pèse-lait) *m*

21433 **lactoflavin** / Lactoflavin *n* (Vitamin B_2: Coenzym [Flavinmononucleotid und -adenindinucleotid] als Wasserstoffakzeptor für oxytrope Dehydrogenasen) / lactoflavine *f*

21434 **lactoglobulin** / Lactoglobulin *n* (in Vormilch > in reifer Milch) / lactoglobuline *f*

21436 **lactoglobulins, immune** / Immunlactoglobuline *n* (AK in Vormilch) / lactoglobulines immunes *f*

21437 **lactophenol** / Lactophenol *n* (zum Pilznachweis) / lactophénol *m*

21438 **lactose** / Lactose *f* (4-β-Galaktosidoglucose, wichtigstes KH der Milch, kariogener als Glucose und Fructose) / lactose *m*

21439 **lactose intolerance, congenital** / Lactasemangel-Syndrom, kongenitales (Verwertungsstörung von Milchnahrung im Säuglingsalter infolge kongenitalen Enzymmangels im Darm) / syndrome congénital par manque de lactase

21440 **lactosuria** / Lactosurie *f* (Milchzucker im Harn) / lactosurie *f*

21441 **lactosuria of pregnancy** / Schwangerschaftslactosurie *f* (harmlos während Stillung) / lactosurie gravidique *f*

21443 **lactulose** / β-Galaktosidofructose *f* (Bifidus und Lactobacillus auf Kosten der Fäulniskeime vermehrender Zucker) / lactulose *m*

21444 **lacuna** / Lacuna ([mit Wasser ausgefüllte] Vertiefung, Loch, Lücke *f*) / lacune *f*
21445 **lacuna of the muscles** / Lacuna musculorum (unter dem Leistenband) / lacune des muscles
21446 **lacunae, urethral** / Lacunae urethrales (in der Harnröhrenschleimhaut) / lacunes urétrales
21447 **lacuna of the vessels** / Lacuna vasorum (unter dem Leistenband) / lacune des vaisseaux
21448 **lacunar** / lückenhaft / lacunaire
21449 **lacus, lacrimal** / Lacus lacrimalis (Tränensee, rundlich umschlossener Teil der Lidspalte) / lac lacrymal
21450 **LADD's syndrome** / LADD' Syndrom (Kongenitale Mißbildung des Mesocolon transversum mit Volvulus und äußerem Darmverschluß) / syndrome de LADD
21451 **LAENNEC's cirrhosis** / LAENNEC' Zirrhose (Durch interstitielle Entzündung verursachte Leberzirrhose mit starker Bindegewebewucherung) / cirrhose de LAENNEC
21452 **lagophthalmos** / Lagophthalmus *m* (λαγός = Hase: Hasenauge) / lagophtalmus *m*
21453 **lagophthalmus, mechanical, paralytic** / Lagophthalmus, mechanischer, paralytischer *m* (Lidspaltenerweiterung) / lagophtalmie mécanique, paralytique *f*
21454 **laic** / Laie(nhaft) *m* / laïque *m*
21455 **LAIN's syndrome** / LAIN' Syndrom (Folgen des sog. Elektrogalvanismus in der Mundhöhle bei unterschiedlichem Zahnplombenmaterial) / syndrome de LAIN
21456 **lalopath(olog)y** / Lalopath(olog)ie *f* ([Lehre von den] Stimm[organ]leiden) / lalopath(olog)ie *f*
21457 **lambdacism** / Lambdazismus *m* (Unvermögen, l zu artikulieren) / lambdacisme *m*
21458 **lambdoid** / lambdaähnlich (λάμβδα = Λ) / lambdoïde
21459 **lamblia, intestinal** / Lamblia intestinalis (Dünndarmflagellat) / giardia de LAMBL *f*
21460 **lambliasis** / Lamblienbefall *m* / giardiase *f*
21461 **lamella** / Lamella *f* (Dim. v. Lamina) / lamelle *f*
21462 **lamella, articular, circumferential, concentric, endosteal, intermediate, osseous, periosteal** / Knochenlamellen *f* / lamelle articulaire, circonférentielle, concentrique, (end)osseuse, interstitielle, périphérique *f*
21463 **lament(ation)** / lamentieren (Wehklage *f*) / lamenter (lamentation *f*)
21464 **lamina** / Lamina (Platte *f*) / lame *f*
21465 **lamina, affixed** / Lamina affixa (auf dem Thalamus) / lame fixée
21466 **lamina, anterior and posterior limiting** / Lamina limitans anterior et posterior (2. und 4. Schicht der Augenhornhaut) / lame limitante antérieure et postérieure
21467 **lamina (of the auditory tube), membranous** / Lamina membranacea (tubae auditivae) (Auskleidung der Knorpelrinne der Ohrtrompete) / lame membraneuse (de la trompe auditive)
21468 **lamina, basal** / Lamina basalis (Glashaut der Chorioidea [intima]) / lame basale
21469 **lamina, basilar** / Lamina basilaris (Fortsetzung des bindegewebigen Teils der Lamina spiralis ossea nach außen) / lame basilaire
21470 **lamina of the cartilage (of the auditory tube), lateral and medial** / Lamina cartilaginis lateralis et medialis (tubae auditivae) / lame latérale et médiale du cartilage (de la trompe auditive)
21471 **lamina, choriocapillar** / Lamina choriocapillaris (Kapillarhaut der Chorioidea [media]) / lame choriocapillaire
21472 **lamina, cribriform** / Lamina cribrosa (siebartig durchlöcherte Knochenunterlage der Riechkolben beiderseits des Hahnenkamms) / lame cribriforme
21473 **lamina of the cricoid cartilage** / Lamina (cartilaginis cricoideae) / lame du cartilage cricoïde
21474 **lamina, episcleral** / Lamina episcleralis (sclerae) / lame épiscléreuse
21475 **lamina, horizontal** / Lamina horizontalis (horizontale Gaumenbeinplatte) / lame horizontale
21476 **lamina of the lentiform nucleus, lateral and medial medullar** / Lamina medullaris lateralis et medialis (nuclei lentiformis) (Markplatten des Linsenkerns) / lame médullaire latérale et médiale du noyau lentiforme
21477 **lamina of the modiolus** / Lamina modioli / lame de la columelle
21478 **lamina, muscular mucous** / Lamina muscularis mucosa (Muskellage zwischenLamina mucosa und Tela submucosa) / lame musculaire muqueuse
21479 **lamina, orbital** / Lamina orbitalis (mit 6 andern Knochenplättchen die Augenhöhle bildende seitliche Abdeckung des Siebbeinlabyrinths) / lame orbitaire
21480 **lamina, osseous spiral** / Lamina spiralis ossea (vom Vorhof der Ohrschnecke ausgehendes Knochenplättchen) / lame spirale osseuse
21481 **lamina, parietal and visceral** / Lamina parietalis et visceralis (wand- und innenständige Gewebeplatte) / lame pariétale et viscérale
21482 **lamina, perpendicular** / Lamina perpendicularis (obere Nasenscheidewand bildende, senkrecht auf ihm stehende Mittelplatte des Siebbeins) / lame perpendiculaire
21483 **laminae, profound and superficial** / Laminae profundae et superficiales / lames profondes et superficielles
21484 **lamina of the pterygoid process, lateral and medial** / Lamina lateralis et medialis processus pterygoidei / lame latérale et médiale de l'apophyse ptérygoïde
21485 **lamina of the roof (of the midbrain)** / Lamina tecti (mesencephali) ([Vierhügel]-platte der Mittelhirndecke) / lame du toit (du cerveau moyen)
21486 **lamina of the sclera, fuscin** / Lamina fusca sclerae («bräunliche» Innenplatte der Augenlederhaut) / lame fuscine de la sclérotique

21487 **lamina, secondary spiral** / Lamina spiralis secundaria (dem Anfangsteil der Lamina spiralis ossea gegenüberliegendes Knochenplättchen) / lame spirale secondaire
21488 **lamina, suprachoroidal** / Lamina suprachorioidea (Verbindungshaut Chorioidea–Sclera [externa]) / lame suschoroïdienne
21489 **lamina, terminal** / Lamina terminalis (graue Schlußplatte des Gehirns) / lame terminale
21490 **laminae of the thalamus, medullar** / Laminae medullares (thalami) (Markfaserschichten zwischen den grauen Kernen des Sehhügels) / lames médullaires du thalamus
21491 **lamina (of the thyroid cartilage), right and left** / Lamina dextra et sinistra (cartilaginis thyreoideae) / lame droite et gauche (du cartilage thyroïde)
21492 **lamina of the tragus (of the auricle)** / Lamina tragi (auriculae) / lame du tragus (de l'oreillette)
21493 **lamina of the translucent septum** / Lamina septi pellucidi / lame du cloison translucide
21494 **lamina (of the tympanic membrane) with circular and radiate stratum, proper** / Lamina propria (membranae tympani): Stratum circulare et radiatum (eigentliches Trommelfell mit innerer Kreisfaser- und äußerer Radiärschicht) / lame propre (de la membrane tympanique) avec couche circulaire et radiée
21495 **lamina, vascular** / Lamina vasculosa (eigentliche Gefäßhaut der Chorioidea [interna]) / lame vasculaire
21496 **lamina of the vertebral arch** / Lamina arcus vertebrae / lame de l'arc vertébral
21497 **lamina, visceral; (epicardium)** / Lamina visceralis (Epicardium) (Herzaußenschicht, Teil der viszeralen Platte des Pericardium) / lame viscérale; (épicarde)
21498 **laminae, white** / Laminae albae (cerebelli) (die Stiele fortsetzende Markblätter des Kleinhirns) / lames blanches
21499 **lamina, winged** / Lamina alaris (zwischen den Nasenflügeln) / lame alaire
21500 **laminagram** / Laminagramm *n* (Schichtaufnahme röntg.) / laminagramme *m*
21501 **laminaria** / Laminaria (Quellstift aus L. digitata = Blatt(t)ang *m*) / laminaire *f*
21502 **laminary (lamellar)** / laminär (lamellär) ([dünn]blättrig) / laminaire (lamelleux)
21503 **laminate (laminated, laminating)** / strecken (ausgewalzt, [ab]blätternd) / laminer (laminé, laminant)
21504 **lamination** / Lamination *f* (Blatt-auf-Blatt-Schichtung mikrohistol.) / lamination *f*
21505 **laminectomy** / Laminektomie *f* (Entfernung des hinteren Wirbelbogenteils) / laminectomie *f*
21506 **lamp, carbon arc, filament** / Kohlenbogen-, -fadenlampe *f* / lampe à arc, à filament de charbon *f*
21507 **lamp, darkroom, sunlight** / Dunkelkammer-, Tageslichtlampe *f* / lampe à chambre noire, à (lumière du) jour *f*
21508 **lamp, glim, glow** / Glimm-, Glühlampe *f* / lampe à effluves, à incandescence *f*
21509 **lamp, head** / Stirnlampe *f* / lampe frontale *f*
21510 **lamp, infrared, radiation** / Infrarot-, Bestrahlungslampe *f* / lampe infrarouge, à radiation *f*
21511 **lamp, light, screen, fluorescent** / Fluoreszenzlampe *f*, -licht *n*, -schirm *m* / lampe, lumière à fluorescence *f* écran fluorescent *m*
21512 **lamp, mercury vapor, quartz** / Quecksilberdampf-, Quarzlampe *f* / lampe à vapeur de mercure, de quartz *f*
21513 **lamp, operation, projection** / Operations-, Projektionslampe *f* / lampe pour opération, à projection *f*
21514 **lamp, ophthalmic (slit)** / Spaltlampe *f* / lampe oculaire *f*
21515 **lanceolate** / lanzettförmig / lancéolé
21516 **lancet** / Lanzette *f* (zweischneidig) / lancette *f*
21517 **lancination** / Durchbohrung *f* / lancination *f*
21518 **(Landouzy's syndrome)** / (Landouzy' Syndrom) (Ischias mit Muskelatrophie des kranken Beins) / (syndrome de Landouzy)
21519 **Landry's ascending paralysis** / Landry' Syndrom (Aufsteigende schlaffe symmetrische Lähmung) / paralysie ascendante aiguë
21520 **language** / Sprache *f* (Quintessenz des Menschen) / langage *m*
21521 **languages** / Sprachen *f* (prägen Begriffswelten, vermitteln Erkenntnisse, ermöglichen Umgang mit [fremden] Menschen) / langages *m*
21521a **language, colloquial** / Umgangssprache *f* (nicht Schriftsprache, sondern Redeschrift [Eggers]) / langage courant *m*
21522 **language, literary** / Schriftsprache *f* (etymologisch und akustisch orientierte menschennaturkundliche Gedankenvermittlung durch Schreiben und Sagen von Sätzen mit [langem] Atem in Wort und Ton) / langue littéraire *f*
21522a **language, poverty of** / Spracharmut *f* / langue, pauvreté de la *f*
21523 **languid(ness)** / Matt(igkeit *f*) / languissant (langueur *f*)
21524 **languish** / hinsiechen / languir
21525 **languorous** / schmachtend / langoureux
21526 **lanigerous (lanuginous)** / woll(haar)ig / lanigère (lanugineux)
21527 **lanki(ness)** / Schlank(heit *f*) / svelte(sse *f*)
21528 **lanolin** / Adeps lanae hydrosus (gereinigtes Wollfett *n*) / lanoline (hydratée) *f*
21529 **lanthanum (La 57 138,92)** / Lanthanum (Lanthan *n*) / lanthane *m*
21530 **lanugo** / Lanugo (fast am ganzen Körper vorkommendes Wollhaar) / lanugo
21531 **laparocele** / Laparozele *f* (λαπάρη = Weichen: Bauchwandbruch) / laparocèle *m*
21532 **laparocystectomy** / Laparozystektomie *f* (Entfernen des extrauterinen Feten und der Adnexe) / laparocystectomie *f*
21533 **laparocystotomy (laparokelyphotomy)** / Laparozystotomie *f* («Entfernen» eines extrauterinen Feten) / laparocystotomie *f*
21533a **laparo-enterotomy** / Lapar(o)enterotomie *f* (Bauch-Darmschnitt) / lapar(o-)entérotomie *f*

21534 **laparohysterectomy** / Laparohysterektomie *f* (Gebärmutterentfernung von der Scheide her) / hystérectomie vaginale *f*
21535 **laparohystero-oophorectomy** / Laparohysteroophorektomie *f* (Gebärmutter-Eierstockherausnahme) / laparohystér(o-o)ophorectomie *f*
21536 **laparohystero-salpingo-oophorectomy** / Laparohysterosalpingoophorektomie *f* (Gebärmutter-Eileiter-Eierstockherausnahme) / laparohystérosalping(o-o)ophorectomie *f*
21537 **laparohysterotomy (-uterotomy)** / Laparohysterotomie *f* (Uteruseröffnung nach Scheidenwandschnitt) / hystérotomie vaginale *f* (voie basse)
21538 **laparorrhaphy** / Bauchdecken(wand)naht *f* / laparorraphie *f*
21539 **laparosalpingectomy** / Laparosalpingektomie *f* (Eileiterherausnahme) / laparosalpingectomie *f*
21540 **laparosalpingo-oophorectomy** / Laparosalpingoophorektomie *f* (Eileiter-Eierstockherausnahme) / laparosalping(o-o)ophorectomie *f*
21541 **laparoscopy** / Laparoskopie *f* (Bauch[dekken][wand]besichtigung) / laparoscopie *f*
21542 **laparotomize** / laparotomieren / laparotomiser
21543 **laparotomy** / Laparotomie *f* (Bauch[decken]wanderöffnung) / laparotomie *f*
21544 **laparotomy, exploratory** / Probelaparotomie *f* / laparotomie exploratrice *f*
21545 **lapina** / Kaninchenpocken *f* (durch Vakzinevirus) / lapine *f*
21546 **lapsus** / Lapsus *m* (calami [Schreib-], linguae [Sprech-], memoriae [Gedächtnisfehler]) / lapsus *m*
21547 **lard, benzoinated** / Adeps benzo(in)atus (Benzoeschmalz *n*) / graisse benzoïnée *f*
21548 **lard (, pork)** / Schweinefett *n* (43% ges., 49% einfach, 8% mehrfach unges. Fetts.) / graisse de porc *f*
21549 **lard(ac)eous** / speckig / lardacé
21550 **large(ness)** / Breit(heit, Großzügigkeit *f*) / large(ur, largesse *f*)
21551 **LARSEN-JOHANSSON syndrome** / LARSEN-JOHANSSON' Syndrom (Ossifikationsstörung im Kniescheibenbereich) / syndrome de LARSEN-JOHANSSON
21552 **larva** / Larve *f* / larve *f*
21553 **larva, filariform, rhabditiform** / Larve, filariforme, rhabditiforme (nach zwei-, nach einmaliger Häutung entstehende Strongyloideslarven) / larve filariforme, rhabditiforme *f*
21554 **larvate (larvaceous)** / larviert (versteckt) / larvé (caché)
21555 **laryngalgia** / Kehlkopfneuralgie *f* / laryngalgie *f*
21556 **laryngeal** / kehlkopfbezüglich / laryngien
21557 **laryngectomee** / Kehlkopfloser *m* / laryngectomé *m*
21559 **laryngectomy** / Laryngektomie *f* (Totalexstirpation) / laryngectomie *f*
21560 **laryngism, stridulous** / Laryngismus stridulus (tonischer Stimmritzenkrampf der Kinder) / laryngisme striduleux *m*
21561 **laryngitic** / laryngiticus (kehlkopfentzündlich) / laryngitique
21562 **laryngitis** / Kehlkopfentzündung *f* / laryngite *f*
21563 **laryngitis, atrophic, catarrhal** / Laryngitis sicca, catarrhalis / laryngite chronique, aiguë *f*
21564 **laryngitis, croupous, diphtheric** / Laryngitis, krupöse, diphtherische *f* / laryngite croupeuse, diphtérique *f*
21565 **laryngitis, membranous, phlegmonous** / Laryngitis, pseudomembranöse, eitrig-ödematöse *f* / laryngite membraneuse, phlegmoneuse *f*
21566 **laryngocele** / Kehlkopfventrikelerweiterung *f* / laryngocèle *f*
21567 **laryngocentesis** / Kehlkopfpunktur *f* / larynx, ponction du *f*
21568 **laryngofissure** / Kehlkopferöffnung *f* / laryngotomie *f*
21569 **laryngography** / Laryngographie *f* (Rö-Darstellung des Kehlkopfs) / laryngographie *f*
21570 **laryngologiste** / Kehlkopfspezialist *m* / laryngologue *m*
21571 **laryngology** / Laryngologie *f* (Halsheilkunde) / laryngologie *f*
21572 **laryngomalacia** / Kehlkopferweichung *f* / laryngomalacie *f*
21573 **laryngometry** / Laryngometrie *f* (Kehlkopfbewegungsmessung) / laryngométrie *f*
21574 **laryngopathy** / Kehlkopfleiden *n* / laryngopathie *f*
21575 **laryngophantom** / Kehlkopfmodell *n* / mannequin laryngé *m*
21576 **laryngopharyngeal** / larynx-pharynxbezüglich / laryngopharyngien
21577 **laryngopharyngitis** / Kehlkopf-Schlundentzündung *f* / laryngopharyngite *f*
21578 **laryngopharynx** / Hypopharynx *f* (Schlund seitlich und hinter dem Kehlkopf) / laryngopharynx *m*
21579 **laryngophonia** / Kehlkopfstimme *f* / laryngophonie *f*
21580 **laryngophthisis** / Kehlkopfschwindsucht *f* / phtisie laryngienne *f*
21581 **laryngoplasty** / Kehlkopfplastik *f* / laryngoplastie *f*
21582 **laryngoptosis** / Laryngoptose *f* (Alterserscheinung beim Schlucken) / laryngoptose *f*
21583 **laryngorrhagia (-rrhaphia)** / Kehlkopfblutung (-naht) *f* / laryngorragie (-rraphie) *f*
21584 **laryngorrhea** / Laryngorrhoe *f* (Schleimfluß bes. bei Sängern) / laryngorrhée *f*
21585 **laryngoscleroma** / Kehlkopfverhärtung *f* (meist von Nase ausgehend) / laryngosclérome *m*
21586 **laryngospasm** / Laryngospasmus *m* (Stimmritzenspasmus Erwachsener) / laryngospasme *m*
21587 **laryngostenosis** / Kehlkopfverengerung *f* / laryngosténose *f*
21588 **laryngostomy** / Laryngostomie *f* (Kehlkopffistelanlegung nach Thyreotomie) / laryngostomie *f*

21589 **laryngotracheal** / kehlkopf-luftröhrenbezüglich / laryngotrachéal
21590 **laryngotracheitis** / Kehlkopf-Luftröhrenentzündung *f* / laryngotrachéite *f*
21591 **laryngotracheobronchitis** / Laryngotracheobronchitis *f* (häufige Ursache der Mors subita infantum [SEGARD]) / laryngotrachéobronchite *f*
21592 **laryngotracheobronchoscopy** / Kehlkopf-Luftröhrenbesichtigung *f* / laryngotrachéobronchoscopie *f*
21593 **laryngotracheotomy** / Luftröhrenschnitt *m* (erweiterte Krikothyreotomie) / laryngotrachéotomie *f*
21594 **laryngotyphus** / Laryngotyphus *m* (Typhus mit Kehlkopfbeteiligung) / laryngotyphus *m*
21595 **laryngoxerosis** / Kehlkopftrockenheit *f* / larynx, sécheresse du *f*
21596 **larynx** / Larynx (λάρυγξ = Kehlkopf) / larynx
21597 **lascivious** / lascivus (geil) / lascif
21598 **LASER (Light Amplification by Stimulated Emission of Radiation: «optical maser»)** / LASER (Lichtverstärkung durch Angeregte Emission von Strahlung) / LASER (Amplification des ondes Lumineuses par Emission Stimulée de Radiations)
21599 **laser rays** / Laserstrahlen *m* (Lichtintensität 10^3–10^6 MWatt) / rayons (dits) laser *m*
21600 **laser therapy** / Lasertherapie *f* (gezielte Koagulation mit Laserstrahlen, z.B. von Krebszellen) / thérapeutique à laser *f*
21601 **lassitude** / Lassitudo *f* (Erschöpfung) / lassitude *f*
21602 **last (, next to the)** / (vor)letzt / dernièrement (, avant-)
21603 **late (, too)** / spät (, zu) / tard (, trop)
21604 **latebra** / Latebra *f* (Dotterbett [Bildungszentrum] mit Keimscheibe [kernführendes Bildungsplasma]) / latebra *f*
21605 **latency** / Latenz *f* (zwischen Reiz und Antwort verstreichende Zeit) / latence *f*
21606 **latent** / latent ([noch] nicht in Erscheinung tretend) / latent
21607 **laterad** / lateran (seitwärts) / latéralement (à côté)
21608 **lateral** / lateralis (seitlich) / latéral
21609 **latericeous** / lateritius (later = Ziegelstein: ziegelrot) / latérite, d'aspect de la
21610 **laterodeviation** / Seitwärtsabweichung *f* / latérodéviation (dérivation) *f*
21611 **lateroflexion, -duction** / Seitwärtsbeugung, -führung *f* / latéroflexion, -duction *f*
21612 **lateroposition, -pulsion** / Seitwärts(ver)lagerung, -(fall)neigung *f* / latéroposition, -pulsion *f*
21613 **laterotorsion** / Laterotorsion *f* (seitliche Abweichung der vertikalen Augenachse) / latérotorsion *f*
21614 **lateroversion** / Seitwärtswendung *f* / latéroversion *f*
21615 **latex** / Pflanzenmilchsaft *m* / latex *m*
21616 **lathyrism syndrome** / Lathyrismus-Syndrom (Vergiftung durch überwiegende Ernährung mit Erbsen von Lathyrus) / syndrome de lathyrisme
21617 **latitude** / Latitudo *f* (Spielraum) / latitude *f*
21618 **lattice** / Gitter(netz) *n* / treillage *m*
21619 **latticed (grated, trellised)** / gittrig / grillagé
21620 **latus** / Latus (Seitenfläche des Bauchs) / côté
21621 **laudable (laudability)** / Löblich(keit *f*) / laudable (laudabilité *f*)
21622 **laughing, compulsive (forced)** / Zwangslachen *n* (bes. bei [Pseudo]bulbärparalyse) / rire forcé (compulsif) *m*
21623 **laughing, convulsive (spasmodic)** / Gelasma *n* (γελάω = lachen: Lachkrampf *m* z.B. bei Gehirnarteriosklerose) / rire spasmodique (convulsif) *m*
21624 **laughing death syndrome** / Kuru-Syndrom (kuru = zittern: Schwere progressive zentralnervöse Erkrankung in Neu-Guinea) / syndrome de «kuru-kuru»
21625 **LAURENCE-MOON-BIEDL-BARDET syndrome** / LAURENCE-MOON-BIEDL-BARDET' Syndrom (Erbliche dienzephaloretinale Degeneration mit Fettsucht, Debilität, Dysgenitalismus) / syndrome de LAURENCE-MOON-BIEDL-BARDET
21626 **Laurocerasus** / Kirschlorbeer (Wirkstoff: Prulaurasin) / Prunus laurocerasus (Rosaceae)
21627 **lavability** / Waschbarkeit *f* / lavabilité *f*
21628 **lavabo** / (Hand)waschbecken *n* / lave-mains *m*
21629 **lavage (lavation)** / Spülung *f* / lavement *m*
21630 **lavage, blood** / Blutwäsche *f* / lavage du sang *f*
21631 **lavatory** / Waschraum *m* / lavabo *m*
21633 **lave** / waschen (spülen, baden) / laver
21634 **lavender flowers** / Flores lavendulae (Duftstoff Lavendelblüten) / lavande, fleurs de *f*
21635 **lavipedium (foot bath)** / Pediluvium (Fußbad) *n* / pediluve (bain de pieds) *m*
21635a **law** / Gesetz *n* / loi *f*
21636 **law, biogenetic** / Grundgesetz, biogenetisches *n* (Ontogenese = abgekürzte Phylogenese) / loi biogénétique *f*
21637 **law, biological** / Grundgesetz, biologisches *n* (ARNDT-SCHULZ: schwache Reize fördern, starke hemmen die Vitalität) / loi biologique *f*
21638 **law of denervation** / Denervationsgesetz *n* (Denervation einer Struktur macht sie für chem. Reize empfänglich) / loi de dénervation *f*
21639 **law of excitation and contraction** / Muskelzuckungsgesetz *n* (physiol.: KSZ bei schwachem, ASZ und AÖZ bei mittelstarkem, KÖZ (und KSTe) bei starkem galvanischem Stromreiz [PFLÜGER]) / loi des secousses *f*
21640 **law of facilitation** / Gesetz der Bahnung *n* (Erleichterung von Nervenreizpassagen durch Wiederholung) / loi de facilitation *f*
21641 **law of gas** / Gasgesetz *n* (p V = const T: Produkt aus Druck und Volumen konstant bei gleichbleibender Temperatur) / loi des gaz *f*
21642 **law of graduation** / Stufengesetz *n* (RICKER: Strombahnänderung von Reizgröße abhängig) / loi de gradation *f*

21643 **law of gravitation** / Gravitationsgesetz *n* (NEWTON [EINSTEIN]: Gesetz der allgemeinen Massenanziehung mit dem Spezialfall der irdischen Schwerkraft) / loi de gravitation *f*

21644 **law of independent assortment** / Unabhängigkeitsregel *f* (3. MENDEL' Gesetz: bei Individuen mit mehr als einem verschiedenen Anlagepaar verhalten sich die Anlagepaare bei der Spaltung unabhängig voneinander) / loi d'assortiment indépendant *f*

21645 **law of inverse square** / Gesetz des umgekehrten Quadrats *n* (Strahlungsintensität umgekehrt proportional dem Abstandsquadrat zwischen Fokus und Objekt) / loi de carré inverse *f*

21646 **law of isochronism** / Gesetz der Isochronaxie *n* (Nerv und innervierter Muskel haben identische Chronaxiewerte) / loi d'isochronisme *f*

21647 **law, isodynamic** / Gesetz, isodynamisches *n* (kalorische Austauschbarkeit der Nahrungsstoffe) / loi isodynamique *f*

21648 **law of isolated conduction** / Gesetz der isolierten Nervenleitung *n* (Nervenimpulse sind Nerveneinzelzellenimpulse) / loi de conduction isolée *f*

21649 **law of mass action** / Massenwirkungsgesetz *n* (MWG: Konstanz des Quotienten aus Ausgangs- und Endkonzentrationsprodukt einer chem. Reaktion bei einer bestimmten Temperatur [GULDBERG-WAAGE]) / loi d'action de masse *f*

21650 **laws, mendelian** / Vererbungsgesetze *n* (MENDEL, 1865: Uniformitätsregel, Spaltungsregel, Unabhängigkeitsregel) / lois de MENDEL *f*

21651 **law of multiple variants** / Gesetz der multiplen Varietät *n* (Hand- und Fußknochenabweichungen von der Norm treten nicht solitär auf) / loi des variations multiples *f*

21652 **law, natural** / Naturgesetz *n* / loi naturelle *f*

21653 **law, psychophysical** / Gesetz, psychophysisches *n* (FLECHNER, 1860: Reizempfindung wächst wie log der Reizgröße) / loi psychophysique *f*

21654 **law of refreshment** / Erholungsgesetz *n* (die Erholung eines arbeitenden Muskels hängt ab von der arteriellen Blutzufuhrrate) / loi de rafraîchissement *f*

21655 **law of regression** / Regressionsgesetz *n* (GALTON: durchschnittliche Eltern erzeugen durchschnittliche Kinder, unter- bzw. überdurchschnittliche Eltern unter- bzw. überdurchschnittliche Kinder, jedoch mit weniger ausgeprägten Merkmalen) / loi de régression *f*

21656 **law of relativity** / Relativitätsgesetz *n* (gleichzeitige und aufeinanderfolgende Sensationen modifizieren sich gegenseitig) / loi de relativité *f*

21657 **law of segregation** / Spaltungsregel *f* (2. MENDEL' Gesetz: aus heterozygoten Elternpaaren entstehen 50% homo-, 50% heterozygote Individuen) / loi de dominance *f*

21658 **law of sinus** / Sinusgesetz *n* (sin des Einfallwinkels = sin des Reflexionswinkels multipliziert mit einer konstanten Größe) / loi de sinus *f*

21659 **law, surface** / Oberflächengesetz *n* (konstante Temperatur, Wärmeproduktion, Wärmeverlust und Sauerstoffverbrauch eines tierischen Organismus sind umgekehrt proportional der Körperoberfläche) / loi de surface *f*

21660 **law of uniformity** / Uniformitätsregel *f* (1. MENDEL' Gesetz: die ersten Nachkommen reinrassiger Eltern sind geno- und phänotypisch gleich) / loi d'uniformité *f*

21661 **lawrencium (Lw 103 257)** / Lawrencium (Lawrencium *n*) / lawrencium *m*

21662 **layer, basal** / Basalisschicht *f* (unveränderliche der Gebärmutterschleimhaut) / couche basale *f*

21663 **layer, circular and longitudinal** / Stratum circulare et longitudinale (Kreis- und Längsfaserschicht des Darms) / couche circulaire et longitudinale

21664 **layer (of the epiderm), basal (cylindric)** / Stratum basale (cylindricum) (epidermidis) (Zylinderzellenschicht unter der Stachelzellenschicht) / couche basale (cylindrique) (de l'épiderme)

21665 **layer (of the epiderm), corneous (horny)** / Stratum corneum (epidermidis) (äußerste Hornschicht) / couche cornée (de l'épiderme)

21666 **layer (of the epiderm), granular** / Stratum granulosum (epidermidis) (Körnerzellenschicht unter der durchsichtigen Schicht) / couche granuleuse (de l'épiderme)

21667 **layer (of the epiderm), lucid** / Stratum lucidum (epidermidis) (durchsichtige Schicht unter der Hornschicht) / couche lucide (de l'épiderme)

21668 **layer (of the epiderm), spinose** / Stratum spinosum (epidermidis) (Stachelzellenschicht unter der Körnerzellenschicht) / couche épineuse (de l'épiderme)

21669 **layer, fat** / Fettschicht *f* / couche adipeuse *f*

21670 **layer, functional** / Funktionalisschicht *f* (veränderliche der Gebärmutterschleimhaut) / couche fonctionnelle *f*

21671 **layer, germinal** / Keimblatt *n* / feuillet germinatif *m*

21672 **layer, half-value (HVL)** / Halbwertschicht *f* (HWS: charakterisiert Strahlenqualität) / couche de demi-absorption *f* (CDA)

21673 **layer, inner, outer granular** / Schicht, innere, äußere granulierte *f* (4. und 6. der Netzhaut) / couche granuleuse interne, externe de la rétine *f*

21674 **layer, inner, outer nuclear** / Bipolaren-Sinnesepithelienschicht *f* (3. und 5. der Netzhaut) / couche nucléaire interne, externe de la rétine *f*

21675 **layers of the left, right ventricle** / Herzkammermuskelschichten *f* (, [in]suffiziente: li. 500 [350], re. 200 [150] [LINZBACH]) / couches musculaires du ventricule gauche, droit *f*

21676 **layer of the nail, corneal and germinative** / Stratum corneum et germinativum unguis (Horn- und Keimzellenschicht) / couche cornée et germinative de l'ongle
21677 **layer of the nerve fibers and ganglion cells** / Nervenfaser-Ganglienzellenschicht *f* (2. der Netzhaut) / couche des fibres du nerf et des cellules du ganglion de la rétine *f*
21678 **layer (of the ovary), granular** / Stratum granulosum (ovarii) (Körnerzellenschicht) / couche granuleuse (de l'ovaire)
21679 **layer, pigmentary** / Pigmentschicht *f* (9. [äußerste] der Netzhaut) / couche pigmentaire de la rétine *f*
21680 **layer, polymorphous** / Polymorphzellenschicht *f* (innerste [VI.] der Endhirnrinde) / couche polymorphe *f*
21681 **layers, pyramidal** / Pyramidenzellenschichten *f* (der Endhirnrinde unter Körnerschichten) / couches pyramidales *f*
21682 **layer of rods and cones** / Stäbchen-Zapfenschicht *f* (8. der Netzhaut) / couche des bâtonnets et des cônes de la rétine *f*
21683 **layer (of the tympanic membrane), circular and radiate** / Stratum circulare et radiatum (membranae tympani) (Kreis- und Radiärfaserschicht) / couche circulaire et radiée (de la membrane tympanique)
21684 **layer (of the tympanic membrane), cutaneous and mucous** / Stratum cutaneum et mucosum (membranae tympani) (äußere Hautschicht und innere Schleimschicht) / couche cutanée et muqueuse (de la membrane tympanique)
21685 **layer (of the ventricle), circular and longitudinal** / Stratum (ventriculi) circulare et longitudinale (Kreis- und Längsfaserschicht) / couche circulaire et longitudinale (du ventricule)
21686 **lead (Pb 82 207,21)** / Plumbum (Blei *n*) / plomb *m*
21687 **lead carbonate ($(PbCO_3)_2Pb(OH)_2$)** / Plumbi carbonas (Bleicarbonat *n*) / plomb, carbonate de *m*
21688 **lead chloride ($PbCl_2$)** / Plumbi chloridum (Bleichlorid *n*) / plomb, chlorure de *m*
21689 **lead iodide (PbI_2)** / Plumbi iodidum (Bleiiodid *n*) / plomb, iodure de *m*
21690 **lead monoxide (PbO), tetroxide (Pb_3O_4)** / Plumbi oxydum (Bleioxyd *n*) / plomb, oxyde de *m*
21691 **lead nitrate ($Pb(NO_3)_2$)** / Plumbi nitras (Bleinitrat *n*) / plomb, nitrate de *m*
21692 **lead phenolsulfonate ($Pb(OHC_6H_4SO_2O)_2 \cdot 5H_2O$)**/Plumbi phenolsulfonas (Bleiphenolsulfonat *n*) / plomb, sulfonate phénolé de *m*
21692a **lead plating** / Verbleiung *f* / plombage *m*
21693 **lead, abdominal** / Bauchwandableitung *f* (Ekg) / dérivation abdominale *f*
21694 **leads, electrocardiographic** / Ekg-Ableitungen *f* (direkte [op.], indirekte [bipolar], semidirekte [GOLDBERGER]) / dérivations, électrocardiographiques *f*
21696 **lead, esophageal**/Ösophagusableitung *f* (mit Sonde zur Hinterwandschadendiagnose im Ekg) / dérivation œsophagienne *f*
21697 **leads, limbs** / Ekg-Extremitätenableitungen *f* (I re. → li. Arm, II re. Arm → li. Bein, III li. Arm → li. Bein) / dérivations de membres *f*
21698 **lead, precordial** / Ekg-Brustwandableitung, unipolare *f* (4. ICR re. und li. Sternalrand-, 4. Rippe Parasternal-, 5. ICR Medioklavikular-, v., m., h. Axillar-, Skapularlinie) / dérivation thoracique *f*
21699 **leads, standard** / Standardableitungen *f* (Ekg-Brust- und -extremitätenableitungen) / dérivations de standard *f*
21700 **leader (chairman)** / Vorsitz(end)er *m* (einer [wiss.] Veranstaltung) / président *m*
21701 **leading** / Bleivergiftung *f* / saturnisme *m*
21702 **leady** / bleiern / plomb, de
21703 **leaf** / Folium (Blatt *n*) / feuille *f*
21704 **leaves (gyri) of the cerebellum** / Folia cerebelli (Gyri) / feuilles (circonvolutions) du cervelet
21705 **leaf of the vermis** / Folium vermis (Blatt unter dem Declive cerebelli) / feuille du vermis
21706 **leafy (leaved)** / blatthaft (mit Blättern versehen) / feuilleté (feuillu)
21707 **leak** / Leck(en) *n* / fuite *f* (, avoir une)
21708 **leap, nasal** / Sprung, Nasaler *m* (Ausdehnung des erweiterten Blinden Flecks von temporal nach nasal bei Glaucoma chronicum simplex [RÖNNE]) / saut nasal *m*
21709 **learn (learned, learning)** / lernen (gelernt [gelehrt], lernend [Gelehrsamkeit *f*]) / apprendre (appris [érudit], apprenant [érudition *f*])
21710 **leathern (leathery)** / ledern (lederartig) / cuir, de; (coriace)
21711 **leave (leavings)** / übriglassen (Reste *m*) / laisser (de restes)
21712 **LEBER's atrophy** / LEBER' Syndrom (Seltne heredodegenerative Sehnerverkrankung) / syndrome de LEBER
21713 **lecithal** / lezithal (mit Eidotter versehen) / lécithal
21714 **lecithin** / Lecithin *n* (λέκιθος = Eidotter: esterartige Verbindung der Glycerinphosphorsäure mit Fettsäuren bzw. Cholin in allen tierischen Zellen) / lécithine *f*
21715 **lecithinase** / Lecithinase *f* (Lecithin ab- und aufbauendes Ferment) / lécithinase *f*
21716 **lecture** / Referat *n* / exposé *m*
21717 **lecture(r)** / Vorlesung *f* (Dozent *m*) / lecture *f* (chargé *m*)
21718 **LEDDERHOSE's disease** / LEDDERHOSE' Syndrom (II) (Traumatische Zerreißung der Plantarfaszie) / maladie de LEDDERHOSE
21719 **LEDERER-BRILL syndrome** / LEDERER-BRILL' Syndrom (Seltne hochfieberhafte hämolytische Anämie) / syndrome de LEDERER-BRILL
21720 **leech(-bite)** / Blutegel(biß) *m* / sangsue (, piqûre de) *f*
21721 **left** / sinister (links) / gauche
21722 **left-handers** / Linkshänder *m* (spielen mit Verstand, z.B. Tennis) / gauchers *m*
21723 **leg, badger** / Beinlänge, ungleiche *f* / jambes, inégalité de longueur des *f*
21724 **leg, bayonet** / Genu recurvatum (überstrecktes Knie) / jambe, déplacement rétrograde des os et du genou de la *m*

21725 **leg, congenital curved** / Crus curvatum congenitum (im unteren Drittel) / cuisse courbée congénitale *f*
21725a **legs, restless** / WITTMAACK-EKBOM' Syndrom (Intermittierender paroxysmaler Nacht- und Liegeschmerz im Beinbereich) / anxiété des tibias
21726 **legs, spindle-** / «Storchenbeine» *n* (Unterschenkelmuskelatrophie) / jambes à la cigogne *f*
21727 **legal(ity)** / Rechtsgültig(keit *f*) / légal(ité *f*)
21728 **legalize** / legalisieren (amtlich beglaubigen) / légaliser
21729 **legasthenia** / Wortblindheit, angeborene *f* (Lese- [Rechtschreibe]schwäche, nicht = Alexie-Agraphie) / légasthénie *f*
21730 **lege artis** / kunstgerecht / règles de l'art, aux
21731 **legged, straddle-** / breitbeinig / jambes écartées, les
21732 **leg(g)less** / beinlos / jambes, sans
21733 **legible (legibility)** / Leserlich(keit *f*) / lisible (lisibilité *f*)
21734 **legitimate (legitimacy)** / rechtmäßig (Gesetzmäßigkeit *f*) / légitime (légitimité *f*)
21735 **legitimation** / Legitimation *f* (Berechtigungsnachweis) / légitimation *f*
21737 **legume** / Legumen *n* (= Hülsenfrucht: Gemüse) / légume *m*
21738 **legum(el)in** / Legum(el)in *n* (Pflanzenglobulin [-albumin]) / légum(él)ine *f*
21739 **leguminivorous** / Gemüseesser *m* / léguminivore *m*
21740 **leguminoses** / (Trocken)gemüse *n* (Hülsenfrüchte *f*) / légumineuses *f*
21741 **leiomyo(sarco)ma** / Myo(sarco)ma laevicellulare (laevus, λεῖος = glatt: [bösartige] Geschwulst der glatten Muskulatur) / l(é)iomyo(sarco)me *m*
21742 **Leishmania** / Leishmania (Gattung Protomonadinen) / leishmanie *f*
21743 **leishmania, Brazilian** / Leishmania brasiliensis (Erreger der Espundia) / leishmanie brésilienne *f*
21744 **leishmania, DONOVAN's** / Leishmania donovani (Erreger der Leishmaniosis interna) / leishmanie de DONOVAN *f*
21745 **leishmania, tropical** / Leishmania tropica (Erreger der Leishmaniosis furunculosa) / leishmanie tropicale *f*
21746 **leishmaniasis, American** / Espundia *f* (amer. «Uta-Geschwür» durch Leishmania brasiliensis) / leishmaniose brésilienne *f*
21747 **leishmaniasis, furunculous** / Leishmaniosis furunculosa (Orientbeule) / leishmaniose furonculeuse *f*
21748 **leishmaniasis of infants** / Kinderleishmaniose *f* (durch Leishmania infantum) / leishmaniose des enfants *f*
21749 **leishmaniasis, internal** / Leishmaniosis interna (Splenomegalia tropica) / leishmaniose interne *f*
21750 **LEITNER's syndrome** / LEITNER', Syndrom (Generalisierte verkäsende Tuberkulose des lymphatisch-hämatopoetischen Systems) / syndrome de LEITNER
21751 **lemniscus, lateral** / Lemniscus lateralis (λημνίσκος = Binde, Schleife: seitliche (akustische) Schleife in der Brücke) / lemniscus latéral
21752 **lemniscus, medial: spinal and trigeminal lemniscus** / Lemniscus medialis: Lemniscus spinalis, Lemniscus trigemini (mittlere [sensitive] Schleife: spinale und trigeminale Schleife im verlängerten Rückenmark) / lemniscus médial: lemniscus spinal et trigéminé
21753 **lemon** / Limone *f* (saftige Zitrone) / limon *m*
21754 **lemostenosis** / Lämostenose *f* (λαιμός = Schlund) / pharynx, rétrécissement du *m*
21755 **length (lengthy, lengthen)** / Länge *f* (lang-[wierig], [ver]länge[r]n) / longueur *f* (long[ue], allonger)
21756 **lengthening** / Verlängerung *f* / allongement *m*
21757 **lenitive** / mildernd(es Mittel *n*) / lénitif (*m*)
21758 **lens (, crystalline)** / Lens (Augenlinse) / cristallin
21759 **lens, achromatic** / Linse, achromatische *f* / lentille achromatique *f*
21760 **lenses, aspheric** / Katralgläser *n* (Spezialstarbrillengläser) / verres asphériques *m*
21761 **lens(es), cataract** / Starlinse (-brille) *f* / verre(s) à cataracte (pour aphaque) *m*
21762 **lens, concave (dispersing), convex (converging)** / Zerstreuungslinse, Sammellinse *f* / lentille concave, convexe *f*
21763 **lenses, contact** / Kontaktaugengläser *n* / verres de contact *m*
21764 **lenses, cylindrical** / Zylindergläser *n* (-linsen *f*) / verres cylindriques *m*
21765 **lens, electronic** / Elektronenlinse *f* (Elektronenmikrosk.) / lentille électronique *f*
21766 **lens, immersion** / Immersionslinse *f* (in Öl eingetauchte) / lentille d'immersion *f*
21767 **lens, punctal** / Punktalglas *n* / verre ponctuel *m*
21768 **lens star** / Linsenstern *m* (von Linsenfasern gebildet) / cristallin, étoile du *f*
21769 **lenticular, lentiform** / linsenbezüglich, linsenförmig / lenticulaire, lentiforme
21770 **lentiginosis, cervicofacial, profuse** / Lentiginosis cervicofacialis, profusa (Lentigoflecken im Gesicht, auf der ganzen Körperhaut) / lentiginose cervicofaciale, profuse *f*
21771 **lentiginous** / leberfleckig / lentigineux
21772 **lentigo, malignant** / Lentigo maligna (melanotische Präkanzerose) / lentigo malin *m*
21773 **leontiasis, osseous** / Leontiasis ossea (Knochenriesenwuchs) / léontiasis osseuse *f*
21774 **lepothrix** / Trichomycosis nodosa s. palmellina (Knötchenkrankheit der Haare durch Nocardia tenuis) / trichomycose axillaire *f*
21775 **(lepra, tubero-anesthetic)** / (DANIELSSEN-BOECK' Krankheit) (Tuberkulös-makulös-anästhetische Lepra) / (lèpre tubér[o-]anesthésique)
21776 **leprechaunism** / Leprechaunismus-Syndrom (Leprecaun = literar. Faungestalt: Endokrine Dysfunktion und Stoffwechselstörungen) / lépréchaunisme
21777 **leprologist** / Lepraspezialist *m* / léprologue *m*
21778 **leproma** / Leprom *n* (Lepraknoten) / léprome *m*

21779 **lepr(omat)ous** / lepr(omat)ös (Lepra[knoten] betreffend) / lépr(omat)eux
21780 **leprosary** / Leprosarium *n* (Leprastation) / léproserie *f*
21781 **leprosy (of Jews)** / Lepra *f* (λέπρα = «Aussatz» durch Schmutzinfektion) / lèpre (des Arabes) *f*
21782 **leprosy, alphoid (true)** / Elephantiasis Graecorum (Psoriasis vulgaris)/lèpre des Grecs *f*
21783 **leprosy, lepromatous** / Lepra nodulosa s. tuberosa (Leprageschwür *n*) / lèpre cutanée *f*
21784 **leprosy, Lombardy** / Lepra asturica (Pellagra) / lèpre italienne *f*
21785 **leprosy, macular** / Lepra maculosa (leichteste [Hautflecken]form) / lèpre maculaire *f*
21786 **leprosy, Norwegian** / Lepra norvegica (Radesyge) / lèpre norvégienne *f*
21787 **leprosy, trophoneurotic** / Lepra nervosa (Lepraneuritis *f*) / lèpre anesthésique *f*
21788 **leprosy, white, black** / Morphaea alba, nigricans / lèpre blanche, noire *f*
21789 **Leptandra** / Leptandra (Wirkstoff: Leptandrin) / Leptandra virginica (Scrophulariaceae)
21790 **leptocephalia** / Langköpfigkeit *f* (λεπτός = schmal, δολιχός = lang) / dolichocrânie *f*
21791 **leptocurare** / Leptocurare *n* (Muskelrelaxans mit protrahierter Acetylcholinwirkung) / leptocurare *m*
21792 **leptocyte** / Leptozyt *m* (Targetzelle) / leptocyte *m*
21793 **leptomeninx** / Leptomeninx *f* (zarte Hirnhaut) / leptoméninge *f*
21794 **leptoprosopia** / Schmalgesichtigkeit *f* / leptoprosopie *f*
21796 **leptorrhine** / schmalnasig / leptorrhinien
21797 **Leptospira** / Leptospira (Baktgatt. der Treponemataceae) / leptospire *m*
21798 **leptospira, Andaman** / Leptospira grippotyphosa (Erreger des Feldfiebers A [Erbsenpflückerkrankheit]) / leptospire grippotypheux *m*
21799 **leptospira A, Australian** / Leptospira australis typus «ballico» (Erreger des austral. Feldfiebers) / leptospire australien *m*
21800 **leptospira C, Australian** / Leptospira pomona (Erreger des austral. Siebentagefiebers) / leptospire de porc *m*
21801 **leptospira, Batavian** / Leptospira oryzeti (Erreger des Reisfelderfiebers) / leptospire batavien *m*
21802 **leptospira, biflexed** / Leptospira biflexa (menschenapathogen) / leptospire pseudictérogène *m*
21803 **leptospira, bovine** / Leptospira bovis (Erreger des Icterus infectiosus) / spirochète bovin *m*
21804 **Leptospira hebdomadis** / Leptospira akiyami (Erreger des jap. Herbstfiebers) / leptospire automnal *m*
21805 **leptospira, icterohemorrhagic** / Leptospira icterohaemorrhagica (Erreger der WEIL' Krankheit) / spirochète ictérogène *m*
21806 **leptospira, melenogenous** / Leptospira melaenogenes canum (Erreger des Canicola-Fiebers: Kontaktinfektion bei Stuttgarter Hundeseuche) / leptospire canin *m*
21807 **leptospira, pyrogenous** / Leptospira salinem (L. australis B: Erreger des sog. Spirochätenfiebers) / spirochète fébrile *m*
21808 **leptospira, sejrö** / Leptospira ballum (Erreger des Feldfiebers B) / leptospire saxkœbing *m*
21809 **leptospira, soft** / Leptospira mitis (Erreger der Schweinehüterkrankheit) / leptospire doux *m*
21810 **leptospiroses** / Leptospirosen *f* ([Fieber]-krankheiten durch Leptospira) / leptospiroses *f*
21811 **leptothrix, ochre** / Leptothrix ochracea (Fe^{++} zu Fe^{+++} oxydierendes Wasserbakterium) / leptothrix ocreux *m*
21812 **Leptotrichia** / Leptotrichia (Baktgatt. der Lactobacillaceae) / leptotrichie *f*
21813 **leptotrichia, buccal** / Leptotrichia buccalis (in kranken Zähnen und Mandeln) / leptotrichie buccale *f*
21814 **LERMOYEZ's syndrome** / LERMOYEZ' Syndrom (Symptomatische Form des MENIÈRE' Syndroms) / syndrome de LERMOYEZ
21815 **lesbianism** / Tribadie *f* / sapphisme *m*
21816 **LESCHKE's syndrome** / LESCHKE' Syndrom (Angeborene Pigmentdystrophie) / syndrome de LESCHKE
21817 **lesion** / Läsion *f* (Verletzung, Schädigung, Schaden) / lésion *f*
21818 **lesions of attitude** / Haltungsschäden *m* / lésions d'attitude *f*
21819 **lesions, capillary** / Kapillarläsionen *f* (Diabetesfrühsymptom) / lésions capillaires *f*
21820 **lesion, cerebral** / Gehirnverletzung (-schädigung) *f* / lésion cérébrale *f*
21821 **lesion, functional, structural** / Funktions-, Strukturschaden *m* / lésion fonctionnelle, structurale *f*
21822 **lesions, high-voltage current** / Starkstromverletzungen *f* / lésions par courant à haute tension *f*
21823 **lesion, internal** / Verletzung, innere *f* / lésion interne *m*
21824 **lesion, macroscopic(al), microscopic(al)** / Schädigung, makroskopisch, mikroskopisch erkennbare *f* / lésion macroscopique, microscopique *f*
21825 **lesions, ophthalmic** / Augenschäden *m* (durch Contraceptiva vermutet [CONNELL]) / lésions ophtalmiques *f*
21826 **lesion, partial, total transverse** / Querschnittläsion, partielle, totale *f* (des Rükkenmarks) / lésion transverse partielle, totale *f*
21827 **lesion of the pyramidal tract** / Pyramidenbahnläsion *f* / lésion du faisceau pyramidal *f*
21828 **lesions, rheumatic** / Rheumaschäden *m* (SELYE: Entzündung, Nekrose, Calciphylaxie, Calcergie) / lésions rhumatiques *f*
21829 **lesion, systemic, vascular** / Systemschädigung, Gefäßschädigung *f* / lésion systémique, vasculaire *f*
21830 **lesion, traumatic, trophic** / Schaden, traumatischer, trophischer *m* / lésion traumatique, trophique *f*

21831 **lethal** / letal (letum = Tod) / lét(h)al
21832 **lethality** / Letalität *f* (Verhältnis Todesfälle zu Nichttodesfällen an bestimmter Krankheit) / lét(h)alité *f*
21833 **lethargy** / Lethargie *f* (λήϑη = Vergessenheit: starke Schläfrigkeit mit Bewußtseinstrübung z.B. bei Encephalitis) / léthargie *f*
21834 **letters** / Buchstaben *m* (Primärstrukturen der Sprache: Wortatome) / lettres *f*
21835 **lettuce** / Lattich *m* / laitue *f*
21836 **leucinaminopeptidase** / Leucinaminopeptidase *f* (LAP im Urin erhöht bei latenten Nierenerkrankungen) / leucinaminopeptidase *f*
21837 **leucine** / Leucin *n* (α-Aminoisocapronsäure; RNS-Triplets: UAU, UUC, UGU)/ leucine *f*
21838 **leucinosis** / Leucinausscheidung *f* / leucinurie *f*
21839 **Leuconostoc** / Leuconostoc (Baktgatt. der Bacillaceae) / leuconostoque *m*
21840 **leuconostoc, citrovorous, dextranic, mesenteroid** / Leuconostoc citrovorum, dextranicum, mesenteroides (Kohlenhydrat säuernde Streptokokken in Mundschleimhaut, Milch, Sauerkraut) / leuconostoque citrovore, dextranique, mésentéroïde *m*
21841 **leukanemia** / Leukanämie *f* (Leukämie + Anämie) / leucanémie *f*
21842 **leukemia** / Leukämie *f* (VIRCHOW, 1845: Erkrankung des leukopoetischen Systems) / leucose *f*
21843 **leukemia, acute** / Leukämie, akute *f* (Blastenleukämie [SCHILLING], Paramyeloblastenleukämie [NAEGELI]) / leucémie aiguë *f*
21844 **leukemia, acute lymphatic, myeloid** / Leukämie, akute lymphatische, myeloische *f* / leucémie lymphatique, myéloïde aiguë *f*
21845 **leukemia, (acute) splenocytic** / Monozytenleukämie *f* (Wucherung des retikulären Blutbildungssystems) / leucémie monocytaire (aiguë) *f*
21846 **leukemia, aleukemic** / Leukämie, aleukämische *f* (normale Leukozytenzahl und relative Lymphozytose) / leucémie aleucémique *f*
21847 **leukemia, basophilic, eosinophilic** / Leukämie, basophile, eosinophile *f* (selten) / leucémie basophile, éosinophile *f*
21848 **leukemia, chronic lymphatic** / Lymphadenose, chronische *f* (Wucherung des lymphatischen Gewebes) / leucémie lymphatique chronique *f*
21849 **leukemia, chronic myeloid** / Myelose, chronische *f* (Wucherung des myeloischen Gewebes) / leucémie myéloïde chronique *f*
21850 **leukemia, hemoblastic** / Hämoblastenleukämie *f* (maligne) / leucémie hémoblastique *f*
21851 **leukemia, megacaryocytic** / Megakaryozytenleukämie *f* / leucémie mégacaryocytaire *f*
21852 **leukemia, myelocytic** / Mischleukämie *f* / leucémie mixte *f*
21853 **leukemia, paramyeloblastic** / Paramyeloblastenleukämie *f* / leucémie paramyéloblastique *f*
21854 **leukemia, plasma cell** / Plasmazellenleukämie *f* (Hyperplasmozystose) / leucémie plasmocytaire *f*
21855 **leukemic, leukoblastic, leukocytic** / leukämisch, leukoblastisch, leukozytär / leucémique, leucoblastique, leucocytaire
21856 **leuketiopia** / Leukätiopie *f* (Albinismus) / leucétiopie *f*
21857 **leukins** / Leukine *n* (Granulozytenabwehrstoffe) / leukines *f*
21858 **leukocidin** / Leucocidin *n* (Phagozyten hemmender Staphylokokkenabwehrstoff) / leucocidine *f*
21859 **leukocyte** / Leukozyt *m* (Weißes Blutkörperchen, 5000–8000/cmm) / leucocyte *m*
21860 **leukocytes, eosinophil** / Blutzellen, eosinophile *f* (enthalten Antigen-Antikörperkomplexe) / leucocytes acidophiles *m*
21861 **leukocytes, nuclear sex of** / Leukozytenkerngeschlecht *n* (weibl. polymorphkernige Leukozyten sind durch charakteristische Kernchromatinanhängsel von ~1,5 μ im Verhältnis ± 1:35 ausgezeichnet [DAVIDSON-SMITH]) / leucocytes, sexe nucléaire des *m*
21862 **leukocytopenia** / Leukozytopenie *f* (Granulozyten- und Eosinophilenverminderung) / leucocytopénie *f*
21863 **leukocytopenias, thrombocytopenias, (erythrocytopenias)** / Leukozytopenien, Thrombozytopenien, (Erythrozytopenien) *f* (nach Chemotherapeutica häufiger, [seltner]) / leucocytopénies, thrombocytopénies, (érythrocytopénies) *f*
21864 **leukocytosis** / Leukozytose *f* (Leukozytenvermehrung über 8000) / leucocytose *f*
21865 **leukocytosis, absolute, relative** / Leukozytose, absolute, relative *f* / leucocytose absolue, relative *f*
21866 **leukocytosis, active, passive** / Leukozytose, aktive, passive *f* / leucocytose active, passive *f*
21867 **leukocytosis, agonal** / Leukozytose, agonale *f* / leucocytose terminale *f*
21868 **leukocytosis, digestive, emotional** / Leukozytose, digestive, emotionale *f* (nach Nahrungsaufnahme, bei psych. Störungen) / leucocytose digestive, émotionnelle *f*
21869 **leukocytosis, distributive** / Verteilungsleukozytose *f* (ohne Linksverschiebung) / leucocytose de distribution *f*
21870 **leukocytosis, myogenic** / Leukozytose, myogene *f* (bei vermehrter Muskelbewegung) / leucocytose myogène *f*
21871 **leukocytosis, physiologic, toxic** / Leukozytose, physiologische, toxische *f* / leucocytose physiologique, toxique *f*
21872 **leukocytosis, productive** / Produktionsleukozytose *f* (Vermehrungsleukozytose mit Linksverschiebung) / leucocytose de production *f*
21873 **leukocytosis, squallers** / Schreileukozytose *f* (Lymphozytopenie schreiender Säuglinge infolge Muskelanstrengung) / leucocytose des criailleurs *f*
21873a **leukocytotypy** / Leukozytentyp(is)ierung *f* / (Gewebsantigentypisierung) / leucocytotypie *f*

21874 **leukocyturia** / Leukozyturie *f* / leucocyturie *f*
21875 **leukoderm** / Leucoderma *n* (Weißhäutigkeit im Anschluß an Hautveränderungen) / leucodermie *f*
21876 **leukoderm, acquired** / Leucoderma acquisitum centrifugum (depigmentierter Hof um Naevus) / leucodermie centrifuge *f*
21877 **leukoderm, psoriatic, syphilitic** / Leucoderma psoriaticum, syphiliticum (nach Psoriasis, nach Syphilis) / leucodermie psoriasique, syphilitique *f*
21878 **leukodermic** / weißhäutig / leucodermique
21879 **leukodiagnosis, leukocytotherapy** / Leukozytendiagnose, Leukozytotherapie *f* / leucodiagnostic *m*, leucocytothérapie *f*
21880 **leukodystrophy, infantile metachromatic** / GREENFIELD' Syndrom (Spätinfantile progressive Hirnsklerose bei Fettstoffwechselstörung) / leucodystrophie métachromatique infantile
21882 **leuko-encephalitis, acute hemorrhagic** / Leukencephalitis haemorrhagica acuta (HURST, 1941) / leuc(o-)encéphalite hémorragique aiguë *f*
21883 **leukogram** / Leukozytenformel *f* (Neutrophile ~67%, Eosinophile ~2%, Basophile ~1%, Lymphozyten ~23%, Monozyten ~7%) / leucogramme *m*
21884 **leukolipase** / Leucolipase *f* (Fett fermentierendes Lymphozytenferment) / leucolipase *f*
21885 **leukolysins, -toxins** / Leucolysine, -toxine *n* (Leukozyten auflösende [Eiweiß]stoffe, z.B. in Phagozyten) / leucolysines, -toxines *f*
21886 **leukolysis** / Leukozytolyse *f* (durch Leucolysine und -toxine) / leucolyse *f*
21887 **leukolytic, -poietic** / leukolytisch, -poetisch (Leukozyten zerstörend, produzierend) / leucolytique, -poïétique
21888 **leukoma, adherent** / Leukom, adhärierendes *n* (weiße Hornhautnarbe mit Iriseinheilung) / leucome adhérent *m*
21889 **leukomaines** / Leucomaine *n* (stickstoffhaltige Eiweißzerfallstoffe) / leucomaïnes *f*
21890 **leukomelalgia** / Leukomelalgie *f* (GERHARDT: anfallweise Hautkälte und -blässe)/ leucomélalgie *f*
21891 **leukonychia (, punctated, striated, total)** / Leuconychia (punctata, striata, totalis) (weiße Fingernagelplattenflecke) / leuconychie (ponctuée, striée, totale) *f*
21892 **leukopathies** / Leukopathien *f* (Albinismus, Vitiligo) / leucopathies *f*
21893 **leukopedesis** / Leukopedese *f* (Diapedese weißer Blutkörperchen) / leucopédèse *f*
21894 **leukopenia** / Leukopenie *f* (Leukozytenverminderung unter 5000) / leucopénie *f*
21895 **leukopenia, auto-immunologic** / Leukopenie, aut(o)immunologische *f* (durch Auto-AAR ausgelöste Leukopenie) / leucopénie aut(o-)immunologique *f*
21896 **leukoplakia** / Leukoplakie *f* (Weißschwielenkrankheit: hyperkeratotische Epithelwucherung) / leucoplasie *f*
21897 **leukoplakia of the penis, of the portio (of the vulva)** / Leucoplakia penis, portionis (vulvae) / leucoplasie du pénis, de la portion (de la vulve) *f*
21898 **leukoplakia of the urethra, of the bladder** / Leucoplakia urethrae, vesicae urinariae / leucoplasie de l'urètre, de la vessie *f*
21899 **leukopoiesis** / Leukopoese *f* (Bildung weißer Blutzellen) / leucopoïèse *f*
21900 **leukopoietin** / Leucopoetin *n* (hypothetisches undifferenzierte Leukozyten differenzierendes Hormon) / leucopoïétine *f*
21901 **leukoprotease** / Leucoprotease *f* (Eiweiß fermentierendes Monozytenferment) / leucoprotéase *f*
21902 **leukorrhea (leukorrhagia)** / Fluor vaginalis (profuser Weißfluß *m*) / flueurs (blanches) (leucorragie) *f*
21903 **leukosarcomatosis** / Leukosarkomatose *f* (akute Leukämie mit Wucherung des leukämischen Gewebes) / leucosarcomatose *f*
21904 **leukotaxis** / Leukotaxis (Chemotaxis) *f* / leucotaxie *f*
21905 **leukotome** / Leukotom *n* (Leukotomiemesser) / leucotome *m*
21906 **leukotomy, prefrontal** / Lobotomie *f* (MONIZ: Defrontalisation bei Schizophrenie nach Versagen andrer Behandlungsmethoden) / frontotomie *f*
21907 **leukotrichosis** / Leukotrichose *f* (Weißhaarigkeit) / leucotrichose *f*
21908 **leukoxidase** / Leucoxydase *f* (KH fermentierendes Granulozytenferment) / leucoxydase *f*
21909 **level (standard)** / Wasserwaage *f* (Niveau, Spiegel, Stand[ard]) / taux (niveau) *m*
21910 **level, amniotic bilirubin** / Fruchtwasserbilirubingehalt *m* (nur unter Berücksichtigung auch des plazentären Bilirubinstoffwechsels pathognomonisch für Erythroblastose) / taux de bilirubine amniotique *m*
21911 **level, blood sugar** / Blutzuckerspiegel *m* / taux de glycémie *m*
21912 **level, blood urea** / Blutharnstoffspiegel *m* / taux d'urée du sang *m*
21913 **level, calcium** / Kalkspiegel *m* (durch Nebenschilddrüsen gesteuerter Blutcalciumgehalt von 10 mg/100 ccm) / taux de calcium *m*
21914 **level, diminished magnesium** / Magnesiumspiegel, verminderter *m* (erhöht Sensibilität gegenüber Digitalistoxin) / taux de magnésium diminué *m*
21915 **level formation** / Spiegelbildung *f* (im Rö-Bild an Flüssigkeit-Luftgrenze) / niveau, formation de *f*
21916 **level, power** / Leistungsniveau *n* / niveau de puissance *m*
21917 **level, prostaglandin** / Prostaglandinspiegel *m* (Basisfaktor der Fertilität) / taux de prostaglandine *m*
21918 **level of the renal lymph** / Nierenlymphspiegel *m* (bei Medikamentenprüfung aufschlußreich) / taux de la lymphe rénale *m*
21919 **level, serum cholesterol** / Serumcholesterinspiegel *m* (> 250 mg% kann durch ver-

mehrte Zufuhr ungesättigter Fettsäuren gesenkt werden) / taux de cholestérol sanguin *m*

21919a **level, serum triglyceride** / Serumtriglyceridspiegel *m* (> 200 mg% kann durch verringerte Zufuhr von Kohlenhydraten gesenkt werden) / taux de triglycéride sanguin *m*

21920 **level, significant** / Signifikanzniveau *n* (medizinisches rechnet mit «3fachem mittlerem Fehler», der 99,73% Treffer garantiert) / niveau signifiant *m*

21921 **level, uric acid** / Harnsäurespiegel *m* / taux d'acide urique *m*

21922 **lever** / Hebel *m* / levier *m*

21923 **levigation** / Pulv(e)risierung, feinste *f* (durch Schlämmen) / lévigation *f*

21924 **levistic root** / Radix levistici (Diureticum Liebstöckelwurzel) / lévistique, racine de *f*

21925 **levocardiogram** / Lävokardiogramm *n* (Ekg des li. Ventrikels) / lévocardiogramme *m*

21926 **levogram** / Lävogramm *n* (angiokardiographische Darstellung des li. Herzes) / lévogramme *m*

21927 **levogyrate (levogyric, levogyrous)** / lävogyr (l = linksdrehend) / sinistrogyre

21929 **levulose ($C_6H_{12}O_6$)** / D-Fructose *f* (Ketohexose, Spaltprodukt des Rohrzuckers: Lävulose, kariogener als Glucose) / fructose *m*

21930 **levulosemia** / Fructosämie *f* / lévulosémie *f*

21931 **levulosuria** / Fructosurie-Syndrom (Benigne essentielle Fructosurie) / lévulosurie

21932 **LEYDIG's hypogonadism** / LEYDIG' Hypogonadismus (Postpubertärer Hypogonadismus junger Männer mit Dysplasie der «Zwischenzellen») / hypogonadisme postpubère de LEYDIG

21933 **LIAN-SIGUIER-WELTI syndrome** / LIAN-SIGUIER-WELTI' Syndrom (Hiatushernie mit essentieller Thromboseneigung) / syndrome de LIAN-SIGUIER-WELTI

21934 **liberal(ity)** / Freizügig(keit *f*) / libéral(ité *f*)

21936 **liberate** / liberieren (freisetzen) / libérer

21937 **libertinism** / Ausschweifung *f* / libertinage *m*

21938 **liberty (freedom)** / Freiheit (, innere) *f* / liberté *f*

21939 **libidinal (libidinous)** / lustvoll (lüstern) / libidineux (lubrique)

21940 **libido** / Libido *f* (psychische Energie) / libido *f*

21941 **libido, sexual** / Libido sexualis (Liebesdrang *m*) / libido sexuelle *f*

21942 **LIBMAN-SACKS disease** / LIBMAN-SACKS' Syndrom (Abakterielle verruköse Endocarditis, viszerale Form des Lupus erythematodes) / syndrome de LIBMANN-SACKS

21943 **library** / Bücherei *f* / librairie *f*

21944 **lice** / Läuse *f* / poux *m*

21945 **licence(d)** / Lizenz(iert) *f* / licence *f* (licencié)

21946 **licenciate (Lic. Med.)** / Arzt, approbierter *m* / médecin diplômé *m*

21947 **lichen** / Lichen *m* (λειχήν = Flechte: kleinpapulöses Exanthem) / lichen *m*

21948 **lichen, acuminate, plane, spinulous red** / Lichen ruber acuminatus, planus, spinulosus (Spitzenknötchen-, Flachknötchen-, Stachelknötchenflechte) / lichen rouge acuminé, plan, épineux *m*

21949 **lichen, amyloid** / Lichen amyloides (krurale Hautamyloidoseform) / lichen amyloïde *m*

21950 **lichen, annular, moniliform, striate red** / Lichen ruber anularis, moniliformis, striatus (ringförmig, perlschnurartig, linear angeordnete Papeln) / lichen rouge an(n)ulaire, moniliforme, strié *m*

21951 **lichen, atrophying red** / Lichen ruber atrophicans (mit Hautatrophie) / lichen rouge atrophiant *m*

21952 **lichen of the capillitium, red** / Lichen ruber capillitii (mit pseudopeladeartigem Haarausfall) / lichen rouge du capillitium *m*

21953 **lichen, chronic simple** / Lichen simplex chronicus (VIDAL) / lichen simple chronique *m*

21954 **lichen, exanthematous red** / Lichen ruber exanthematicus (über den ganzen Körper) / lichen rouge exanthématique *m*

21955 **lichen of the mucosa, red** / Lichen ruber mucosae (präkanzeröser [Wangen]-schleimhautlichen) / lichen rouge de la muqueuse *m*

21956 **lichen, nitescent** / Lichen nitidus (nitidus = glänzend: bes. am Penis) / lichen nitescent *m*

21957 **lichen, pemphigoid red** / Lichen ruber pemphigoides (mit Blasenbildung) / lichen rouge pemphigoïde *m*

21958 **lichen, pilar** / Lichen pilaris (reibeisenartige Verhornung der Haarbalgmündungen) / lichen pilaire *m*

21959 **lichen, sclerous red** / Lichen ruber sclerosus (mit narbiger Verdickung) / lichen rouge scléreux *m*

21960 **lichen, scrofulous** / Schwindknötchen *n* / tuberculose lichénoïde *f*

21961 **lichen, syphilitic** / Lichen syphiliticus / lichen syphilitique *m*

21962 **lichen, verrucous red** / Lichen ruber verrucosus (hyperkeratotische Herde an Unterschenkeln) / lichen rouge verruqueux *m*

21963 **licheniasis (lichenoid, lichenous)** / Licheniose *f* (lichenähnlich, lichenös) / lichéniose *f* (lichénoïde, lichéneux)

21964 **lichenization** / Lichenifikation *f* (Hautinfiltration mit Vergröberung der Felderung) / lichénification *f*

21965 **(LICHTENSTERN's syndrome)** / (LICHTENSTERN' Syndrom) (Progressive perniziosiforme Anämie bei Tabeskranken) / (syndrome de LICHTENSTERN)

21966 **lick** / schlecken (infantile Art und Weise der Einverleibung isolierter KH) / lécher

21967 **lidocain** / Lidocain *n* (Lokalanästhetikum mit günstiger Wirkung bei Herzarrhythmien) / lidocaïne *f*

21968 **lienal** / milzbezüglich / splénique

21969 **lienocele** / Milzbruch *m* / rate, hernie de la *f*

21970 **lienocolic, -pancreatic** / milz-darmbezüglich, -pankreasbezüglich / liénocolique, -pancréatique

21971 **lienography** / Lienographie *f* (Rö-Darstellung der Milz) / splénographie *f*
21972 **lienolymphatic, -medullary** / milz-lymphsystem-, -knochenmarkbedingt / liénolymphatique, -myélogène
21973 **lienomalacia** / Milzerweichung *f* / rate, ramollissement de la *m*
21974 **lienopathy** / Milzleiden *n* / liénopathie *f*
21975 **lienophrenic, -renal** / milz-zwerchfellbezüglich, -nierenbezüglich / liénophrénique, -rénal
21976 **lienteria** / Lienterie *f* (λεῖος = glatt: Durchfall mit unverdauten Speiseresten) / lientérie *f*
21977 **life** / Leben *n* / vie *f*
21978 **life, beginning, end of** / Lebensanfang *m*, -ende *n* / vie, commencement, terme de la *m*
21979 **life, conception of** / Lebensauffassung (-anschauung) *f* / vie, philosophie de la *f*
21980 **life, conduct of** / Lebensführung *f* / vivre, manière de *f*
21981 **life, course of** / Lebensweg *m* / vie, chemin de la *f*
21982 **life, dangerous to** / lebensgefährlich / dangereux, très
21983 **life, duration of** / Lebensdauer *f* / vie, durée de la *f*
21984 **life, elixir of** / Lebenselixier *n* / vie, élixir de longue *m*
21985 **life, embryonic** / Leben, pränatales *n* / vie intra-utérine *f*
21986 **life, emotional** / Seelenleben *n* / vie psychique *f*
21987 **life, essential for** / lebenswichtig / vital
21988 **life expectancy, average human** / Lebenserwartung, durchschnittliche menschliche *f* (nicht durch größre Gesundheit, sondern durch beßre Absicherung gegen Krankheit im 20. Jh. um 1 Menschenalter gestiegen) / vie humaine, espérance moyenne de *f*
21988a **life expectancy, increased** / Lebenserwartung, gesteigerte *f* / vie, espérance augmentée de *f*
21989 **life, experience of** / Lebenserfahrung *f* / vie, expérience de la *f*
21990 **life, form of** / Lebensform *f* / vie, forme de *f*
21991 **life, inborn, acquired degrading** / Leben, angeborenes, erworbenes menschenunwürdiges *n* (aus natürlichen od. übernatürlichen Gründen zu erhalten, ist ärztlich nicht geboten) / vie naturellement, artificiellement déshumanisée *f*
21992 **life, inner** / Innenleben *n* / vie intérieure *f*
21993 **life, lamp of** / Lebenslicht *n* / vie, flambeau de la *m*
21994 **life, line of** / Lebenslinie *f* / vie, ligne de *f*
21995 **life, love-** / Liebesleben *n* / vie érotique *f*
21996 **life, mental** / Geistesleben *n* / vie intellectuelle *f*
21997 **life, mode of** / Lebensweise *f* / vivre, façon de *f*
21998 **life, morning, midday, evening of** / Lebensmorgen, -mittag, -abend *m* / vie, matin, midi, soir de la *m*
21999 **life, period of** / Lebensabschnitt *m* / vie, période de *f*
22000 **life, position of** / Lebenslage *f* / vie, situation de la *f*
22001 **life, preservation of** / Lebenserhaltung *f* / vie, préservation de la *f*
22002 **life, sexual** / Geschlechtsleben *n* / vie sexuelle *f*
22003 **life, sick of** / lebensüberdrüssig / vie, dégoûté de la
22004 **life time** / Lebenszeit *f* / vie, temps de la *m*
22005 **lifelong (for life)** / lebenslänglich / vie, pour toute la
22006 **lifesized** / lebensgroß / grandeur naturelle, de
22007 **life-task (life work)** / Lebensaufgabe *f* (-werk *n*) / vie, tâche de toute une; (œuvre) *f*
22008 **ligament (lig.)** / Ligamentum (Lig.) (Band *n*) / ligament (lig.) *m*
22009 **lig. of the acetabulum, transverse** / Lig. transversum acetabuli (queres Hüftgelenkpfannenband) / lig. transverse de l'acétabule
22010 **lig., acromioclavicular** / Lig. acromioclaviculare (Schultereck-Schlüsselbeinband) / lig. acromioclaviculaire
22011 **ligg., alar** / Ligg. alaria (Flügelbänder des 2. Halswirbels) / ligg. alaires
22012 **ligg., annular (tracheal)** / Ligg. anularia (trachealia) (Ringbänder um die Luftröhrenknorpel) / ligg. (trachéaux) annulaires
22013 **lig., anococcygeal** / Lig. anococcygeum (After-Steißbeinband) / lig. anococcygien
22014 **lig., anterior and posterior cruciate** / Lig. cruciatum anterius et posterius (Kreuzbänder des Kniegelenks) / lig. croisé antérieur et postérieur
22015 **lig., anterior and posterior meniscofemoral** / Lig. meniscofemorale anterius et posterius (Meniskus-Oberschenkelbeinbänder) / lig. méniscofémoral antérieur et postérieur
22016 **lig., anterior, posterior, superior auricular** / Lig. auriculare anterius, posterius, superius (Ohrmuschelbänder) / lig. auriculaire antérieur, postérieur, supérieur
22017 **lig., anterior (and posterior), talofibular** / Lig. talofibulare anterius (et posterius) (am lateralen Fußknöchel entspringende Sprungbein-Wadenbeinbänder) / lig. talopéronier antérieur (et postérieur)
22018 **lig., anterior and posterior tibiofibular** / Lig. tibiofibulare anterius et posterius (Schienbein-Wadenbeinbänder) / lig. tibiopéronier
22019 **lig., anterior and superior sternoclavicular** / Lig. sternoclaviculare anterius et superius (Brustbein-Schlüsselbeinbänder) / lig. sternoclaviculaire antérieur et supérieur
22020 **lig. of the anvil, posterior and superior** / Lig. incudis posterius et superius / lig. postérieur et supérieur de l'enclume
22021 **lig. of the apex of the axe (of the axis)** / Lig. apicis dentis (epistrophi) (Spitzenband des 2. Halswirbels) / lig. de la pointe de l'axe (de l'axis)
22022 **lig., arcuate popliteal** / Lig. popliteum arcuatum (gebogenes Kniekehlenband) / lig. poplité arqué

22023 **lig., arterious** / Lig. arteriosum (Ductus-arteriosus-Rest) / lig. artériel
22024 **lig. of the atlas, cruciform** / Lig. cruciforme atlantis (Atlaskreuzband des 2. Halswirbels) / lig. cruciforme de l'atlas
22025 **lig. of the atlas, transverse** / Lig. transversum atlantis (Atlasquerband des 2. Halswirbels) / lig. transverse de l'atlas
22026 **ligg. of the auditory ossicles** / Ligg. ossiculorum auditus / ligg. des osselets de l'ouïe
22027 **lig., bifurcate(d)** / Lig. bifurcatum (v- oder y-förmiges Band mit Wadenbeinstrang zum Würfelbein und Schienbeinstrang zum Kahnbein) / lig. bifurqué
22028 **lig., calcaneocuboid** / Lig. calcaneocuboideum (Fersenbein-Würfelbeinband) / lig. calcanéocuboïde
22029 **lig., calcaneofibular** / Lig. calcaneofibulare (am lateralen Fußknöchel entspringendes Fersenbein-Wadenbeinband) / lig. calcanéopéronier
22030 **lig., calcaneonavicular** / Lig. calcaneonaviculare (Fersenbein-Schiffchenbeinband) / lig. calcanéoclaviculaire
22031 **lig. of the carpus, collateral radial** / Lig. collaterale carpi radiale (Handwurzel-Speichenband) / lig. radial collatéral du carpe
22032 **lig. of the carpus, collateral ulnar** / Lig. collaterale carpi ulnare (Handwurzel-Ellenband) / lig. cubital collatéral du carpe
22033 **lig. of the carpus, radiate** / Lig. carpi radiatum (vom Kopfbein der Handwurzel nach allen Seiten ausstrahlendes Band) / lig. radié du carpe
22034 **lig. of the cochlea, spiral** / Lig. spirale cochleae (von der Lamina basilaris ausstrahlendes Band) / lig. spiral de la cochlée
22035 **lig., collateral fibular** / Lig. collaterale fibulare (Wadenbeingelenkfläche-Wadenbeinkopfband) / lig. péronier collatéral
22036 **lig., collateral radial** / Lig. collaterale radiale (Speichengelenkfläche-Speichenkopfband) / lig. radial collatéral
22037 **lig., collateral tibial** / Lig. collaterale tibiale (Schienbeingelenkfläche-Schienbeinkopfband) / lig. tibial collatéral
22038 **lig., collateral ulnar** / Lig. collaterale ulnare (Ellengelenkfläche-Ellenkopfband) / lig. cubital collatéral
22039 **lig., conoid** / Lig. conoideum (hinterer kegelförmiger Teil des Lig. coracoclaviculare) / lig. conoïde
22040 **lig., coraco-acromial** / Lig. coraco-acromiale (Schulterblattschnabelfortsatz-Schultereckband) / lig. coraco-acromial
22041 **lig., coracoclavicular** / Lig. coracoclaviculare (Schulterblattschnabelfortsatz-Schlüsselbeinband) / lig. coracoclaviculaire
22042 **lig., coracohumeral** / Lig. coracohumerale (Schulterblattschnabelfortsatz-Oberarmbeinband) / lig. coracohuméral
22043 **lig., costoclavicular** / Lig. costoclaviculare (Rippen-Schlüsselbeinband) / lig. costoclaviculaire
22044 **ligg., costoxiphoid** / Ligg. costoxiphoidea (von 6. und 7. Rippe zum Schwertfortsatz ziehende Bänder) / ligg. costoxiphoïdes
22045 **lig., cricopharyngeal** / Lig. cricopharyngeum (Ringknorpel-Schlundband) / lig. cricopharyngien
22046 **lig., cricothyroid** / Lig. cricothyreoideum (Ringknorpel-Schildknorpelband) / lig. cricothyroïdien
22047 **lig., cricotracheal**/Lig. cricotracheale (Ringknorpel-Luftröhrenband)/lig. cricotrachéal
22048 **lig., deltoid** / Lig. deltoideum (am medialen Fußknöchel entspringendes deltaförmiges Band) / lig. deltoïde
22049 **lig., denticulate** / Lig. denticulatum (Zakkenband des Rückenmarks) / lig. denticulé
22050 **ligg., dorsal carpometacarpal** / Ligg. carpometacarpea dorsalia (Handwurzel-Mittelhandrückenbänder) / ligg. carpométacarpiens dorsaux
22051 **lig., dorsal cuboidonavicular** / Lig. cuboideonaviculare dorsale (Würfelbein-Kahnbeinband des Fußrückens) / lig. cuboïdonaviculaire dorsal
22052 **lig., dorsal cuneocuboid** / Lig. cuneocuboideum dorsale (Keilbein-Würfelbeinband des Fußrückens) / lig. cunéocuboïde dorsal
22053 **ligg., dorsal cuneonavicular** / Ligg. cuneonavicularia dorsalia (Keilbein-Kahnbeinbänder des Fußrückens) / ligg. cunéonaviculaires dorsaux
22054 **ligg., dorsal intercarpal** / Ligg. intercarpea dorsalia (Wurzelknochenbänder des Handrückens) / ligg. intercarpiens dorsaux
22055 **ligg., dorsal metacarpal** / Ligg. metacarpea dorsalia ([basale] Mittelhandrückenknochenbänder) / ligg. métacarpiens dorsaux
22056 **ligg., dorsal metatarsal** / Ligg. metatarsea dorsalia ([basale] Mittelfußrückenknochenbänder) / ligg. métatarsiens dorsaux
22057 **lig., dorsal radiocarpal** / Lig. radiocarpeum dorsale (Speichen-Wurzelband des Handrückens) / lig. radiocarpien dorsal
22058 **ligg., dorsal sacro-iliac** / Ligg. sacro-iliaca dorsalia (äußere Kreuzbein-Darmbeinbänder) / ligg. sacro-iliaques dorsaux
22059 **ligg., dorsal tarsometatarsal** / Ligg. tarsometatarsea dorsalia (Fußrückenbänder zwischen Wurzel- und Mittelfußknochen) / ligg. tarsométatarsiens dorsaux
22060 **lig. of the epididymis, inferior and superior** / Lig. epididymidis inferius et superius / lig. inférieur et supérieur de l'épididyme
22061 **lig. of the eyelid, medial** / Lig. palpebrae mediale / lig. médial de la paupière
22062 **lig., gastrocolic** / Lig. gastrocolicum (Magen-Darmband) / lig. gastrocolique
22063 **lig., gastrolienal** / Lig. gastrolienale (Magen-Milzband) / lig. gastroliénique
22064 **lig., genito-inguinal** / Lig. genito-inguinale (Anlage des Gubernaculum penis) / lig. génito-inguinal
22065 **ligg., glenohumeral** / Ligg. glenohumeralia (Schultergelenkpfanne-Oberarmbeinbänder) / ligg. glénohuméraux
22066 **lig. (of the greater omentum), gastrophrenic** / Lig. gastrophrenicum (omenti maioris) (Magen-Zwerchfellband) / lig. gastrophrénique (du grand épiploon)

22067 **lig. of the head of the femur** / Lig. capitis femoris / lig. de la tête du fémur
22068 **lig. of the head of the fibula, anterior and posterior** / Lig. capitis fibulae anterius et posterius / lig. antérieur et postérieur de la tête du péroné
22069 **lig. of the head of the rib, intraarticular** / Lig. capitis costae intraarticulare (Rippenkopf-Zwischenwirbelscheibenband) / lig. intraarticulaire de la tête de la côte
22070 **lig. of the head of the rib, radiate** / Lig. capitis costae radiatum (Rippenkopf-Wirbelband) / lig. radié de la tête de la côte
22071 **lig., hepatocolic** / Lig. hepatocolicum (Leber-Darmband) / lig. hépatocolique
22073 **lig., hepatoduodenal** / Lig. hepatoduodenale (Leber-Zwölffingerdarmband) / lig. hépatoduodénal
22074 **lig., hepatogastric** / Lig. hepatogastricum (Leber-Magenband) / lig. hépatogastrique
22075 **lig., hepatorenal** / Lig. hepatorenale (Leber-Nierenband) / lig. hépatorénal
22076 **lig., hyo-epiglottic** / Lig. hyo-epiglotticum (Zungenbein-Kehldeckelband) / lig. hyo-épiglottique
22077 **lig., iliofemoral** / Lig. iliofemorale (Darmbein-Oberschenkelband) / lig. iliofémoral
22078 **lig., iliolumbar** / Lig. iliolumbale (Darmbein-Lendenwirbelband) / lig. iliolombaire
22079 **lig., inguinal** / Lig. inguinale (Leistenband) / lig. inguinal
22080 **lig., interclavicular** / Lig. interclaviculare (Schlüsselbein-Schlüsselbeinband) / lig. interclaviculaire
22081 **lig., interfoveolate** / Lig. interfoveolare (nicht immer gut ausgebildete Verdickung am inneren Leistenring) / lig. interfovéolé
22082 **lig., interosseous cuneocuboid** / Lig. cuneocuboideum interosseum (Keilbein-Würfelbeinband) / lig. cunéocuboïde interosseux
22083 **ligg., interosseous cuneometatarsal** / Ligg. cuneometatarsea interossea (Keilbeine-Mittelfußbänder) / ligg. cunéométatarsiens interosseux
22084 **ligg., interosseous intercarpal** / Ligg. intercarpea interossea (Zwischenknochenbänder der Handwurzel) / ligg. intercarpiens interosseux
22085 **ligg., interosseous intercuneiform** / Ligg. intercuneiformia interossea (zwischen den Keilbeinen) / ligg. intercunéiformes interosseux
22086 **ligg., interosseous metacarpal** / Ligg. metacarpea interossea ([basale] Mittelhand-zwischenknochenbänder) / ligg. métacarpiens interosseux
22087 **ligg., interosseous metatarsal** / Ligg. metatarsea interossea ([basale] Mittelfuß-zwischenknochenbänder) / ligg. métatarsiens interosseux
22088 **ligg., interosseous sacro-iliac** / Ligg. sacroiliaca interossea (Kreuzbein-Darmbein-zwischenknochenbänder) / ligg. sacroiliaques interosseux
22089 **lig., interosseous talocalcanean** / Lig. talocalcaneum interosseum (Sprungbein-Fersenbeinzwischenknochenband) / lig. talocalcanéen interosseux
22090 **ligg. (of the interphalangeal joints of the hand and of the foot), collateral** / Ligg. collateralia (articulationum interphalangearum manus et pedis) / ligg. collatéraux (des articulations interphalangiennes de la main et du pied)
22091 **lig., interspinal** / Lig. interspinale (zwischen den benachbarten Wirbeldornfortsätzen) / lig. interspinal
22092 **lig., intertransversal** / Lig. intertransversarium (Verbindung der Wirbelquerfortsätze) / lig. intertransversaire
22093 **lig., intraarticular sternocostal** / Lig. sternocostale intraarticulare (nur am 2. Brustbein-Rippengelenk konstantes Band) / lig. sternocostal intraarticulaire
22094 **lig. of the iridocorneal angle, pectinate** / Lig. pectinatum anguli iridocornealis (pectinatus = kammartig) / lig. pectiné de l'angle iridocornéen
22095 **lig., ischiofemoral** / Lig. ischiofemorale (Sitzbein-Oberschenkelband) / lig. ischiofémoral
22096 **ligg. of the knee, cruciate** / Ligg. cruciata genu (Zwischenknochenkreuzbänder des Knies) / ligg. croisés du genou
22097 **lig. of the knee, transverse** / Lig. transversum genu (variables, lateralen und medialen Meniscus verbindendes Band) / lig. transverse du genou
22098 **lig., lacunar** / Lig. lacunare (Band der Lacuna vasorum) / lig. lacunaire
22099 **lig., lateral** / Lig. laterale (Schläfenbein-Unterkieferband) / lig. latéral
22101 **lig., lateral and medial talocalcanean** / Lig. talocalcaneum laterale et mediale (Sprungbein-Fersenbeinband des Wadenbeins und Schienbeins) / lig. talocalcanéen latéral et médial
22102 **lig., (lateral) and median thyrohyoid** / Lig. thyreohyoideum (laterale) et medianum (Schildknorpel-Zungenbeinbänder) / lig. thyrohyoïde (latéral) et médian
22103 **lig., lateral and median umbilical** / Lig. umbilicale laterale et medianum (embr. Nabelarterien- und Harngangband) / lig. ombilical latéral et médian
22103a **lig., lateral palpebral** / Lig. palpebrale laterale (Augenlidband) / lig. palpébral latéral
22104 **lig., lateral and superior costotransversal** / Lig. costotransversarium laterale et superius (vom oberen Rippenhalsrand der unteren zum unteren Rippenhalsrand der oberen Rippe ziehende Bänder) / lig. costotransversaire latéral et supérieur
22105 **lig. of the liver, coronary** / Lig. coronarium hepatis (hinteres, kranzförmiges Leber-Zwerchfellband) / lig. coronaire du foie
22106 **lig. of the liver, falciform** / Lig. falciforme hepatis (vorderes, sichelförmiges Leber-Zwerchfellband) / lig. falciforme du foie
22107 **lig. of the liver, round** / Lig. teres hepatis (rundes Leberband) / lig. rond du foie

22108 **lig., long plantar** / Lig. plantare longum (längstes Fuß[sohlen]band) / lig. plantaire long
22109 **lig., lumbocostal** / Lig. lumbocostale (von L1 zur 12. Rippe) / lig. lombocostal
22110 **lig. of the malleus, anterior, lateral, superior** / Lig. mallei anterius, laterale, superius / lig. antérieur, latéral, supérieur du marteau
22111 **ligg. (of the metacarpo- and metatarsophalangeal joints), collateral** / Ligg. collateralia (articulationum metacarpophalangearum et metatarsophalangearum) / ligg. collatéraux (des articulations métacarpo- et métatarsophalangiennes)
22112 **lig. of the neck** / Lig. nuchae (Nackenband der Halswirbelsäule an Stelle von Dornfortsatzspitzenband) / lig. de la nuque
22113 **lig., oblique popliteal** / Lig. popliteum obliquum (schräges Kniekehlenband) / lig. poplité oblique
22114 **lig. of the ovary, proper** / Lig. ovarii proprium / lig. propre de l'ovaire
22115 **lig. of the ovary, suspensor** / Lig. suspensorium ovarii (Aufhängeband) / lig. suspenseur de l'ovaire
22116 **ligg., palmar** / Ligg. palmaria (Fußsohlenbänder) / ligg. palmaires
22117 **ligg., palmar carpometacarpal** / Ligg. carpometacarpea palmaria (Handwurzel-Mittelhandtellerbänder) / ligg. carpométacarpiens palmaires
22118 **ligg., palmar intercarpal** / Ligg. intercarpea palmaria (Wurzelknochenbänder des Handtellers) / ligg. intercarpiens palmaires
22119 **ligg., palmar metacarpal** / Ligg. metacarpea palmaria ([basale] Mittelhandtellerknochenbänder) / ligg. métacarpiens palmaires
22120 **lig., palmar radiocarpal** / Lig. radiocarpeum palmare (Speichen-Wurzelband des Handtellers) / lig. radiocarpien palmaire
22121 **lig., palmar ulnocarpal** / Lig. ulnocarpeum palmare (Ellen-Wurzelknochenband des Handtellers) / lig. ulnocarpien palmaire
22122 **lig. of the patella** / Lig. patellae / lig. de la rotule
22123 **lig., pectineal** / Lig. pectineale (Schambeinkammband) / lig. pectiné
22124 **lig. of the penis or clitoris, suspensor** / Lig. suspensorium penis s. clitoridis (Aufhängeband) / lig. suspenseur du pénis ou clitoris
22126 **lig. of the penis, fundiform** / Lig. fundiforme penis (funda = Schleuder) / lig. frondiforme du pénis
22127 **lig. of the perineum, transverse** / Lig. transversum perinei (queres Dammband) / lig. transverse du périnée
22128 **lig., phrenicocolic** / Lig. phrenicocolicum (Zwerchfell-Darmband) / lig. phrénicocolique
22129 **lig., phrenicolienal (lienorenal)** / Lig. phrenicolienale (Lig. lienorenale) (Zwerchfell-Milz- bzw. Milz-Nierenband) / lig. phrénicoliénal (liénorénal)
22130 **lig., pisohamate** / Lig. pisohamatum (Erbsenbein-Hakenbeinband der Handwurzel) / lig. pisocrochu
22131 **lig., pisometacarpal** / Lig. pisometacarpeum (Erbsenbein-Mittelhandknochenband) / lig. pisométacarpien
22132 **ligg., plantar** / Ligg. plantaria (Handflächenbänder) / ligg. plantaires
22133 **lig., plantar calcaneocuboid** / Lig. calcaneocuboideum plantare (Fersenbein-Würfelbeinband der Fußsohle) / lig. calcanéocuboïde plantaire
22134 **lig., plantar calcaneonavicular** / Lig. calcaneonaviculare plantare (Fersenbein-Kahnbeinband der Fußsohle) / lig. calcanéonaviculaire plantaire
22135 **lig., plantar cuboidonavicular** / Lig. cuboideonaviculare plantare (Würfelbein-Kahnbeinband der Fußsohle) / lig. cuboïdonaviculaire plantaire
22136 **lig., plantar cuneocuboid** / Lig. cuneocuboideum plantare (Keilbein-Würfelbeinband der Fußsohle) / lig. cunéocuboïde plantaire
22137 **ligg., plantar cuneonavicular** / Ligg. cuneonavicularia plantaria (Keilbein-Kahnbeinbänder der Fußsohle) / ligg. cunéonaviculaires plantaires
22138 **ligg., plantar intercuneiform** / Ligg. intercuneiformia plantaria (Fußsohlenbänder zwischen den Keilbeinen) / ligg. intercunéiformes plantaires
22139 **ligg., plantar metatarsal** / Ligg. metatarsea plantaria ([basale] Mittelfußsohlenknochenbänder) / ligg. métatarsiens plantaires
22140 **ligg., plantar tarsometatarsal** / Ligg. tarsometatarsea plantaria (Fußsohlenbänder zwischen Wurzel- und Mittelfußknochen) / ligg. tarsométatarsiens plantaires
22141 **lig., posterior crico-arytenoid** / Lig. cricoarytaenoideum posterius (Ringknorpel-Gießbeckenknorpelband) / lig. cricoaryténoïde postérieur
22142 **lig., profound and superficial dorsal sacrococcygeal** / Lig. sacrococcygeum dorsale profundum et superficiale (Kreuzbein-Steißbeinbänder) / lig. sacrococcygien dorsal profond et superficiel
22143 **lig., profound and superficial transverse metacarpal** / Lig. metacarpeum transversum profundum et superficiale (quere Mittelhandknochenbänder) / lig. métacarpien transverse profond et superficiel
22144 **lig., profound and superficial transverse metatarsal** / Lig. metatarseum transversum profundum et superficiale (quere Mittelfußknochenbänder) / lig. métatarsien transverse profond et superficiel
22145 **lig., pterygospinal** / Lig. pterygospinale (Keilbeinflügelfortsatz-Keilbeindorn[fortsatz]band) / lig. ptérygospinal
22146 **lig. of the pubis, arcuate** / Lig. arcuatum pubis (Schambogenband) / lig. arqué du pubis
22147 **lig., pubofemoral** / Lig. pubofemorale (Schambein-Oberschenkelband) / lig. pubofémoral
22148 **lig., puboprostatic (pubovesical)** / Lig. puboprostaticum (pubovesicale) (Schambein-Prostata- bzw. Schambein-Blasenband) / lig. puboprostatique (pubovésical)

22149 **lig., pulmonary** / Lig. pulmonale (Mittelfell-Lungenband) / lig. pulmonaire
22150 **lig., quadrate** / Lig. quadratum (Ellen-Speichenhalsband) / lig. carré
22151 **ligg., radiate sternocostal** / Ligg. sternocostalia radiata (strahlenförmige Brustbein-Rippenbänder) / ligg. sternocostaux radiés
22152 **lig. of the radius, annular** / Lig. anulare radii (Ringband um den Speichenhals) / lig. annulaire du radius
22153 **lig., reflected** / Lig. reflexum (den Leistenring nach hinten begrenzendes Band) / lig. réfléchi
22154 **lig., right and left triangular** / Lig. triangulare dextrum et sinistrum (dreiwinklige Leberbänder) / lig. triangulaire droit et gauche
22155 **lig., sacrospinal** / Lig. sacrospinale (vom Kreuzbein zu den hinteren Darmbeindornen) / lig. sacrospinal
22156 **lig., sacrotuberose** / Lig. sacrotuberale (Kreuzbein-Sitzbeinhöckerband) / lig. sacrotubéreux
22157 **lig. of the scapula, transverse** / Lig. transversum scapulae (queres Schulterblattband) / lig. transverse de l'omoplate
22158 **lig., sphenomandibular** / Lig. sphenomandibulare (Keilbein-Unterkieferband) / lig. sphénomandibulaire
22159 **ligg., sternopericardiac** / Ligg. sternopericardiaca (Brustbein-Herzbeutelbänder) / ligg. sternopéricardiques
22160 **lig. of the stirrup, annular** / Lig. anulare stapedis (die Fußplatte des Steigbügels an den Rand der Vorhoffenster heftendes Ringband) / lig. annulaire de l'étrier
22161 **lig., stylohyoid** / Lig. stylohyoideum (Schläfenbeingriffelfortsatz-Zungenbeinband) / lig. stylohyoïdien
22162 **lig., stylomandibular** / Lig. stylomandibulare (Schläfenbeingriffelfortsatz-Unterkieferband) / lig. stylomandibulaire
22163 **lig., superior pubic** / Lig. pubicum superius (Schamfugenband) / lig. pubien supérieur
22164 **lig., supraspinal** / Lig. supraspinale (von C7 bis S1 durchgehende Verbindung der Wirbeldornfortsatzspitzen) / lig. susépineux
22165 **lig., talonavicular** / Lig. talonaviculare (Sprungbein-Kahnbeinband) / lig. talonaviculaire
22166 **ligg. of the tarsus, dorsal** / Ligg. tarsi dorsalia (Wurzelknochenbänder des Fußrückens) / ligg. dorsaux du tarse
22167 **ligg. of the tarsus, interosseous** / Ligg. tarsi interossea (Fußwurzelzwischenknochenbänder) / ligg. interosseux du tarse
22168 **ligg. of the tarsus, plantar** / Ligg. tarsi plantaria (Wurzelknochenbänder der Fußsohle) / ligg. plantaires du tarse
22169 **lig. (of the temporomandibular articulation), lateral** / Lig. laterale (articulationis temporomandibularis) / lig. latéral (de l'articulation temporomandibulaire)
22170 **lig., thyro-epiglottic** / Lig. thyreo-epiglotticum (Schilddrüsen-Kehldeckelband) / lig. thyro-épiglottique
22171 **lig., trapezoid** / Lig. trapezoideum (vorderer trapezförmiger Teil des Lig. coracoclaviculare) / lig. trapézoïde
22172 **lig. of the uterus, broad** / Lig. latum uteri (breites Mutterband) / lig. large de l'utérus
22173 **lig. of the uterus, round** / Lig. teres uteri (rundes Mutterband) / lig. rond de l'utérus
22174 **lig., vaginal** / Lig. vaginale (häufiger Rest des fet. Processus vaginalis im Leistenkanal) / lig. vaginal
22175 **lig., venous** / Lig. venosum (obliterierte fet. Nabel-Hohlvenenverbindung) / lig. veineux
22176 **ligg., ventral sacro-iliac** / Ligg. sacro-iliaca ventralia (innere Kreuzbein-Darmbeinbänder) / ligg. sacro-iliaques ventraux
22177 **lig., ventricular** / Lig. ventriculare (falsches Stimmband) / lig. ventriculaire
22178 **lig. (of the vertebral column), anterior and posterior longitudinal** / Lig. longitudinale anterius et posterius (columnae vertebralis) / lig. longitudinal antérieur et postérieur (de la colonne vertébrale)
22179 **lig., vocal** / Lig. vocale (verdickter Rand des Lig. cricothyreoideum) / lig. vocal
22180 **lig., yellow** / Lig. flavum ([gelbes] Zwischenwirbelbogenband) / lig. jaune
22181 **ligamentous** / ligamentös (mit Bändern versehen) / ligamenteux
22182 **ligases** / Ligasen *f* (C–C-, C–N- und C–O-Bindungen knüpfende Fermente) / ligases *f*
22183 **ligate (ligated, ligating)** / unterbinden (unterbunden, unterbindend) / ligaturer (ligaturé, ligaturant)
22184 **ligature** / Ligatur *f* (Unterbindung von Blutgefäßen) / ligation (ligature) *f*
22185 **ligature, lateral** / Ligatur, laterale *f* (unvollständige) / ligature latérale *f*
22186 **ligature, provisional, soluble** / Ligatur, zeitweilige, resorbierbare *f* / ligature temporaire, soluble *f*
22187 **ligature, (sub)occluding** / Ligatur, (sub)totale *f* (einschließlich [ausschließlich] Kapillargewebe) / ligature (sub)occlusive *f*
22188 **ligature, terminal** / Endabbindung *f* / ligature terminale *f*
22189 **light (lighted, lighting)** / beleuchten (beleuchtet, beleuchtend) / éclairer (éclairé, éclairant)
22190 **light** / Licht *n* (leicht) / lumière *f* (léger)
22191 **light absorption** / Lichtabsorption *f* / lumière, absorption de *f*
22192 **light, artificial, day-** / Kunstlicht, Tageslicht *n* / lumière artificielle, du jour *f*
22193 **light, axial** / Licht, paralleles *n* / lumière centrale *f*
22194 **light, (diagonally) incident** / Licht, (schräg) einfallendes *n* / lumière incidente (obliquement) *f*
22195 **light diaphragm** / Lichtvisier *n* (röntg.) / centreur lumineux *m*
22196 **light difference** / Lichtdifferenz *f* (L.D.: Lichtempfindlichkeitsdifferenz zwischen re. und li. Auge) / lumière, différence de *f*
22197 **light, diffuse** / Licht, zerstreutes *n* / lumière diffuse *f*
22198 **light, elliptically polarized** / Licht, elliptisch polarisiertes *n* / lumière elliptiquement polarisée *f*

22199 **light, flash-** / Blitzlicht *n* / flash *m*
22200 **light, focus(s)ed** / Licht, gebündeltes *n* / lumière focalisée *f*
22201 **light, (in)direct** / Licht, (in)direktes *n* / lumière (in)directe *f*
22202 **light, infrared, ultraviolet** / Licht, ultrarotes, ultraviolettes *n* / lumière infrarouge, ultraviolette *f*
22203 **light intensity** / Lichtstärke *f* / lumière, intensité de *f*
22204 **light, intrinsic** / Augenlicht, inneres *n* (netzhauteignes) / lumière intrinsèque *f*
22205 **light lack** / Lichtmangel *m* / lumière, manque de *m*
22206 **light, left, right circular polarized** / Licht, links-rechtszirkulär polarisiertes *n* / lumière circulairement polarisée à gauche, à droite *f*
22207 **light, linear polarized** / Licht, geradlinig polarisiertes *n* / lumière linéairement polarisée *f*
22208 **light minimum** / Lichtminimum *n* (L. M.: geringster vom Auge empfundener Helligkeitsgrad) / lumière minima *f*
22209 **light, monochromatic** / Licht, einfarbiges *n* / lumière monochromatique *f*
22210 **light, neon-** / Neonlicht *n* / lumière au néon *f*
22211 **light, polarized** / Licht, polarisiertes *n* / lumière polarisée *f*
22212 **light reaction** / «Lichtreaktion» *f* (der Photosynthese: Absorption des Lichtquants durch das Farbstoffmolekül Chlorophyll der Pflanze) / lumière, réaction de *f*
22213 **light, refracted** / Licht, gebeugtes *n* / lumière réfractée *f*
22214 **light, speed of** / Lichtgeschwindigkeit *f* ($c = \lambda \cdot \nu$ [λ = Wellenlänge, ν = Frequenz]) / lumière, vitesse de *f*
22215 **light, transmitted** / Licht, durchfallendes *n* / lumière transmise *f*
22216 **lighten (lighting)** / erhellen (Beleuchtung *f*) / éclairer (éclairage *m*)
22217 **lighten(ing)** / leichtern («Linderung»: Gefühl Schwangerer gegen Schwangerschaftsende) / alléger (allégement *m*)
22218 **light-headed** / «leichtsinnig» (verwirrt im Fieber) / déraisonnant (délirant)
22219 **light-insensitive** / lichtunempfindlich / lumière, insensible à la
22220 **lightly** / leichtfertig / léger
22221 **lightness** / Leicht(fert)igkeit *f* / légèreté *f*
22222 **lightning(-like)** / Blitz(artig) *m* / éclair (, comme l') *m*
22223 **lightproof** / lichtbeständig / lumière, résistant à
22224 **Lightwood-Albright disease** / Lightwood-Albright' Syndrom (Idiopathische renale hyperchlorämische Acidose ohne Glomerulusinsuffizienz) / acide rénale idiopathique
22225 **ligneous** / hölzern / bois, de
22226 **lignification** / Verholzung *f* / lignification *f*
22227 **lignine** / Lignin *n* (Holzstoff, Benzolderivat, Lösungsmittel für Kunststoffe) / lignine *f*
22228 **limb, artificial** / Glied, künstliches *n* / membre artificiel *m*
22229 **limber(ness)** / Geschmeidig(keit *f*) / souple(sse *f*)
22230 **limbic** / gesäumt / limbique
22231 **limbus** / Limbus (Saum *m*) / limbe *m*
22232 **limbi, anterior and posterior palpebral** / Limbi palpebrales anteriores et posteriores (Haut- und Bindehautsäume der Augenlider) / limbes palpébraux antérieurs et postérieurs
22233 **limbus of the cornea** / limbus corneae / limbe de la cornée
22234 **limbus of the osseous spiral lamina** / Limbus laminae spiralis osseae / limbe de la lame spirale osseuse
22235 **limbus of the oval fossa** / Limbus fossae ovalis / limbe de la fosse ovale
22236 **lime, chlorinated** / Chlorkalk *m* (Calcaria chlorata) / chaux chlorée *f*
22237 **limen** / Limen (Grenze, Schwelle *f*) / limen *m*
22238 **limen of the island** / Limen insulae / limen de l'île
22239 **limen of the nose** / Limen nasi / limen du nez
22240 **liminal** / schwellig / liminaire
22241 **limit (limited, limiting)** / beschränken (beschränkt, beschränkend) / limiter (limité, limitant)
22242 **limit of medical duty** / Grenze ärztlicher Pflicht *f* (ist die Erhaltung von Monstren [Röttgen]) / limite du devoir médical *f*
22243 **limit, tolerance** / Toleranzgrenze *f* (gibt die ohne steigende Zuckerausscheidung verträgliche KH-Menge an) / limite de tolérance *f*
22244 **limitation (limitative)** / Einschränkung *f* (einschränkend) / limitation *f* (limitatif)
22245 **limitless** / unbeschränkt / restriction, sans
22246 **limnology** / Gewässerkunde *f* (λίμνη = See) / limnologie *f*
22247 **linseed** / Semen lini (Leinsamen) / lin, graines de *f*
22248 **Lindau's syndrome** / Lindau' Syndrom (Sonderform des v. Hippel-Lindau' Syndroms) / syndrome de Lindau
22249 **line** / Linea (Linie *f*) / ligne *f*
22250 **line, anterior, inferior, posterior gluteal** / Linea glutaea anterior, inferior, posterior (Linien der äußeren Darmbeinflächen) / ligne fessière antérieure, inférieure, postérieure
22251 **line, anterior and posterior median** / Linea mediana anterior et posterior (vordere und hintere Körperoberfläche in re. und li. Medianebene teilende Linie) / ligne médiane antérieure et postérieure
22252 **line, arcuate** / Linea arcuata (1. zwischen Darmbeinschaufelgrube und Darmbeinkörper, 2. am unteren Rand der Lamina arcuata vaginae m. recti abdominis 5 cm unter dem Nabel) / ligne arquée
22253 **line, axillary** / Linea axillaris (vor und hinter der Achselgrube senkrecht nach unten gezogen gedachte Linie) / ligne axillaire
22254 **line, base, zero** / Stand-, Nullinie *f* / ligne de base, neutre *f*
22255 **lines, contour** / Konturlinien *f* / lignes de contour *f*
22256 **line, electric** / Leitung, elektrische *f* / ligne électrique *f*

22257 **line, epiphyseal** / Linea epiphysialis (zwischen Epiphyse und Diaphyse der langen Knochen) / ligne épiphysaire
22258 **line (of the frontal bone), temporal** / Linea temporalis (ossis frontalis) / ligne temporale (de l'os frontal)
22259 **line, guide** / Richtlinie *f* / ligne de conduite *f*
22260 **line, high, low tension** / Hoch-, Niederspannungsleitung *f* / ligne à basse, à haute tension *f*
22261 **line, intercondylar** / Linea intercondylaris (zwischen den Gelenkflächen des Oberschenkels) / ligne intercondylienne
22262 **line, intermediate** / Linea intermedia (zwischen innerer und äußerer Lippe des Darmbeinkamms) / ligne intermédiaire
22263 **line, interscapular** / Interskapularlinie *f* (zwischen Median- und Skapularlinie) / ligne interscapulaire *f*
22265 **line, interspinal** / Interspinallinie *f* (zwischen 2 Spinae) / ligne interspinale *f*
22266 **line, intertrochanteric** / Linea intertrochanterica (zwischen den Rollhügeln des Oberschenkels) / ligne intertrochantérienne
22267 **line, lateral, median sternal** / Sternallinie, seitliche, mittlere *f* (Brustbeinmitten-, Brustbeinrandvertikale) / ligne sternale latérale, médiane *f*
22268 **line, mamillary** / Linea mamillaris (Linea medioclavicularis) ([von Schlüsselbeinmitte] über Brustwarze nach unten gezogen gedachte Linie) / ligne mamillaire
22269 **line, mylohyoid** / Linea mylohyoidea (Unterkiefer-Zungenbeinlinie) / ligne mylohyoïde
22270 **line, nail** / Nagellinie *f* (bei Scharlach am Daumennagel) / ligne sur l'ongle *f*
22271 **line of the neck, inferior, superior, supreme** / Linea nuchae inferior, superior, suprema / ligne inférieure, supérieure, suprême de la nuque
22272 **line, nipple-** / Brustwarzenlinie *f* (horizontal) / ligne des boutons *f*
22273 **line, oblique** / Linea obliqua (1. des Schildknorpels, 2. des Unterkiefers) / ligne oblique
22274 **line, parasternal** / Parasternallinie *f* (zwischen seitlicher Sternal- und Medioklavikularlinie) / ligne parasternale *f*
22275 **line (of the parietal bone), inferior and superior temporal** / Linea temporalis inferior et superior (ossis parietalis) / ligne temporale inférieure et supérieure (de l'os pariétal)
22276 **line, pecten** / Kammlinie *f* (Grenze zwischen Ento- und Ektoderm mit [Schleim]-hautcharakter) / ligne du peigne *f*
22277 **line, pectineal** / Linea pectinea (kurze Linie vom kleinen Rollhügel abwärts) / ligne pectinée
22278 **line, rough** / Linea aspera (zwischen den Seitenflächen des Oberschenkelbeins) / ligne rugueuse
22279 **line, scapular** / Linea scapularis (des unteren Schulterblattwinkels) / ligne scapulaire
22280 **line, semilunar** / Linea semilunaris (zwischen Fleisch- und Sehnenteil des M. transversus abdominis) / ligne semilunaire
22281 **line of the soleus muscle** / Linea m. solei / ligne du muscle soléaire
22282 **line, spectral** / Spektrallinie *f* / raie du spectre *f*
22283 **line, terminal** / Linea terminalis (Grenzlinie zwischen großem und kleinem Becken) / ligne terminale
22284 **lines, transverse** / Lineae transversae (Querlinien zwischen den 4 Löchern jeder Seite der Kreuzbeininnenfläche) / lignes transverses
22285 **line, white** / Linea alba (Sehnenstreifen zwischen Schwertfortsatz und Schamfuge) / ligne blanche (de l'abdomen)
22286 **linear** / geradlinig / linéaire
22287 **linear-causal** / linear-kausal (ist statischer Reiz-Reflexmechanismus von Ursache und Wirkung ohne neg. Rückkopplung) / linéaire-causal
22288 **linen** / Linnen (Leinen *n*, Wäsche *f*) / toile *f* (linge *m*)
22289 **linguiform** / zungenförmig / linguiforme
22290 **lingula** / Lingula (Dim. v. Lingua) lingula *f*
22291 **lingula of the cerebellum** / Lingula cerebelli (Verbindung des Kleinhirns mit der Vierhügelplatte des Mittelhirns) / lingula du cervelet
22292 **lingula of the left lung** / Lingula pulmonis sinistri / lingula du poumon gauche
22293 **lingula of the mandible** / Lingula mandibulae / lingula de la mandibule
22294 **lingula, sphenoidal** / Lingula sphenoidalis (am Sulcus caroticus) / lingula sphénoïde
22295 **lingulate** / gezüngelt / lingulé
22296 **linguocclusion** / Linguokklusion *f* (transversale Bißanomalie: untere Seitenzähne innerhalb der oberen) / linguocclusion *f*
22297 **linguodental, -gingival** / zunge-zahnbezüglich, -zahnfleischbezüglich / linguodentaire, -gingival
22298 **liniment** / Linimentum *n* (Seife, Fett od. Öl enthaltende Mischung, flüssige Salbe) / liniment *m*
22299 **liniment, ammonia camphor** / Linimentum ammoniatocamphoratum (Ammoniakkampferliniment *n*) / liniment ammoniacal camphré *m*
22300 **liniment, ammonia soap** / Linimentum saponatoammoniatum (Ammoniakseifenliniment *n*) / liniment ammoniacal savonneux *m*
22301 **liniment, camphor (and soap)** / Camphorae (et saponis) linimentum (Kampfer[-Seifen]liniment *n*) / liniment camphré (et savonneux) *m*
22302 **liniment, chloroform** / Chloroformi linimentum (Chloroformliniment *n*) / liniment chloroformique *m*
22303 **liniment, lime** / Calcis (calcariae) linimentum (Kalkliniment *n*) / liniment calcaire *m*
22304 **liniment, (soft) soap** / Saponis (mollis) linimentum ([mildes] Seifenliniment *f*) / liniment savonneux *m*
22305 **liniment, zinc carbonate** / Zinci carbonatis linimentum (Zinkcarbonatliniment *n*) / liniment au carbonate de zinc *m*
22306 **linin** / Linin *n* (Achromatin) / linine *f*

22307 **link, missing** / «Bindeglied, fehlendes» *n* (Beweis für Nebeneinanderentwicklung von Pithecus und Anthropus) / liaison manquante *f*
22308 **linkage, transverse** / Quer(ver)bindung *f* / liaison transvers(al)e *f*
22309 **linked** / verbunden / lié
22310 **linking (linkage)** / (Ver)bindung (Verkettung) *f* / liaison *f* (enchaînement *m*)
22311 **linking, alternating double** / Doppelbindung, alternierende *f* (durch Einfachbindung voneinander getrennte chem. Doppelbindungen, z. B. Carotin) / liaison double alternante *f*
22312 **linkings, covalent** / Bindungen, kovalente *f* (zwischen Polypeptidketten nehmen im Alter zu) / enchaînements covalents *m*
22313 **linking, double** / Doppelbindung *f* (chem.) / liaison double *f*
22314 **linking, hydrogen** / Wasserstoffbindung *f* (Wechselwirkung zwischen N- od. O-Atom und H-Atom einer NH- od. OH-Gruppe) / enchaînement d'hydrogène *m*
22315 **linoleum** / Linoleum *n* / linoléum *m*
22316 **linotype, logotype, monotype** / Zeilen-, Wort-, Buchstabensetzmaschine *f* / linotype, logotype, monotype *m*
22317 **lioderma, congenital essential** / Xeroderma pigmentosum (Lichtschrumpfhaut) / mélanose lenticulaire progressive *f*
22318 **lip** / Labium, Labrum (Lippe *f*) / lèvre *f*
22319 **lip, acetabular** / Labrum acetabulare (Hüftgelenkpfannenlippe) / lèvre acétabulaire
22320 **lip, anterior, external, inferior, internal, lateral, medial, posterior, superior** / Labium anterius, externum, inferius, internum, laterale, mediale, posterius, superius (anat.-topogr. Bezeichnungen für lippenförmige Teilgebilde) / lèvre antérieure, externe, inférieure, interne, latérale, médiale, postérieure, supérieure
22321 **lip, glenoidal** / Labrum glenoidale (Schultergelenkpfannenlippe) / lèvre glénoïdale
22322 **lip, greater and smaller pudendal** / Labium maius et minus pudendi (Schamlippen) / lèvre vulvaire, grande et petite
22323 **lip of the limbus (of the spiral lamina), tympanic** / Labium limbi tympanicum (laminae spiralis) (gegen die Paukenhöhle) / lèvre tympanique du limbe (de la lame spirale)
22324 **lip of the limbus (of the spiral lamina), vestibular** / Labium limbi vestibulare (laminae spiralis) (gegen den Vorhof der Ohrschnecke) / lèvre vestibulaire du limbe (de la lame spirale)
22325 **lips of the mouth** / Labia oris / lèvres de la bouche
22326 **lipacidemia, -uria** / Lipacidämie, -urie *f* (bei Fettsucht) / lipacidémie, -urie *f*
22327 **lip(ar)ocele** / Fettgewebehernie *f* / adipocèle *f*
22328 **liparodyspnea** / Liparodyspnoe *f* (Atemnot bei Fettsucht) / lip(ar)odyspnée *f*
22329 **liparomphalos** / Fettnabel *m* (Nabel-[schnur]lipom) / lip(ar)ombilic *m*
22330 **liparotrichia** / Fetthaarigkeit *f* / lip(ar)otrichie *f*
22331 **liparous (liparoid)** / fettsüchtig (fettsuchtähnlich) / adipeux (lip[ar]oïde)
22332 **lipases** / Lipasen *f* (Esterbindungen zu freien Fettsäuren [Diglyceriden] hydrolysierende Fermente) / lipases *f*
22333 **lipasuria** / Lipasurie *f* / lipasurie *f*
22334 **lipatrophia, circumscribed** / Lipatrophia circumscripta (symmetrischer Fettschwund an belasteten Hautpartien) / lipatrophie circonscrite *f*
22335 **lipemia, alimentary** / Lipämie, alimentäre *f* (hauptsächlich Lipoproteine) / lipémie alimentaire *f*
22336 **lipidosis** / Lipidose *f* (Fettstoffwechselstörung) / lipidose *f*
22337 **lipids** / Lipide *n* ([Neutral]fette: aus CHO aufgebaute Ester des Glycerins mit Fettsäuren [Monocarbonsäuren]) / lipides *m*
22338 **lipocaic** / Lipocaic *n* (die Funktion der lipotropen Substanzen [lipotrope Faktoren in der Nahrung] gewährleistendes Pankreashormonoid) / lipocaïque *f*
22339 **lipocaic, lack of** / Lipocaicdefizit *n* (kann trotz Insulinsuffizienz diabetische Stoffwechsellage schaffen [Somogyi]) / lipocaïque, manque de *m*
22340 **lipocardia** / Herzverfettung *f* / lipocardie *f*
22341 **lipochromes** / Lipochrome *n* (Carotinoide, Lutein, Xanthophyll) / lipochromes *m*
22342 **lipocytes** / Fettzellen *f* / lipocytes *m*
22343 **lipodystrophy by insulin** / Insulinlipodystrophie *f* (manchmal nach wiederholten Injektionen) / lipodystrophie par insuline *f*
22344 **lipodystrophy, progressive** / Simons' Syndrom (Progressive zirkumskripte Lipodystrophie) / lipodystrophie progressive
22345 **lipoferous, lipogen(et)ic** / fetttragend, fettbildend / lipofère, lipogén(ét)ique
22346 **lipofuscin** / Lipofuscin *n* (eisenfreies braunes lipoidnahes Abnutzungspigment) / lipofuscine *f*
22347 **lipogranulomatosis, disseminated** / Farber' Syndrom (Angeborene disseminierte maligne Säuglingslipogranulomatose) / lipogranulomatose disséminée
22348 **lipogranulomatosis, subcutaneous** / Rothmann-Makai' Syndrom (Spontane herdförmige Panniculitis) / syndrome de Rothmann-Makai
22349 **lipoidemia, -uria** / Lipoidämie, -urie *f* / lipoïdémie, -urie *f*
22350 **lip(o)idose syndromes** / Lipidose-Syndrome (Fettstoffwechselstörungen) / syndrome de lipoïdose
22351 **lipoidoses** / Lipoidosen *f* (Lipoidstoffwechselstörungen) / lipoïdoses *f*
22352 **lipoidproteid(e)s** / Lipoidproteide *n* (an Proteine gekoppelte Lipoide) / lipoïdoprotéides *m*
22353 **lipoids** / Lipoide *n* (fettähnliche Stoffe: Phosphatide, Cerebroside, Sterine, Lipochrome, Wachse) / lipoïdes *m*
22354 **lipoitrin** / Lipoitrin *n* (hormonähnliches Fettstoffwechselregulans [Raab]) / lipoïtrine *f*
22355 **lipoma** / Fettgeschwulst *f* (gutartig, meist Unterhautzellgewebe) / lipome *m*

22356 **lipoma, arborescent** / Lipoma fibrosum s. arborescens (verzweigtes der Gelenkkapsel) / lipome fibreux *m*
22357 **lipoma, pendulous** / Lipoma pendulum (gestieltes bis Mannskopfgröße) / lipome pendulaire *m*
22358 **lipomatosis (, multiple symmetrical)** / Lipomatose (, multiple symmetrische) *f* / lipomatose (symétrique multiple) *f*
22359 **lipomatous sacral syndrome** / Kreuzbein-Syndrom, lipomatöses (Neuralgische Schmerzzustände durch Lipome in der Kreuzbeingegend) / syndrome sacré lipomateux
22360 **lipopenia** / Lipoidmangel *m* / lipopénie *f*
22361 **lipophagia** / Fettresorption *f* / lipophagie *f*
22362 **lipophil** / fettabsorbierend / lipophile
22363 **lipoplasts** / Lipoplasten *m* (Fettgewebe bildende Zellen) / lipoplastes *m*
22364 **lipoproteinosis** / URBACH-WIETHE' Syndrom (Rezessiv erbliche Lipoid-Proteinspeicherung in Haut und Schleimhäuten) / hyalinose (WIETHE) *f*
22365 **liposarcoma** / Liposarkom *n* (maligne entartetes Lipom) / liposarcome *m*
22366 **liposome** / Liposom *n* («unsichtbares» Gewebefettkörperchen) / liposome *m*
22367 **lipothiamidpyrophosphate** / Lipothiamidpyrophosphat *n* (LPP [Cocarboxylase + Liponsäure] + Brenztraubensäure → Acetyl-LPP + CO_2(CoA) → Acetyl-CoA [aktivierte Essigsäure]) / lipothiamide, pyrophosphate de *m*
22368 **lipotrophic** / lipotroph (Fettkörper erzeugend) / lipotrophique
22369 **lipotrophy** / Lipotrophie *f* (Fettanhäufung) / lipotrophie *f*
22370 **lipotropic** / lipotrop (fettverwertend, z.B. Cholin) / lipotrope
22371 **lipotropy** / Lipotropie *f* (Neigung [bio]chem. Stoffe, sich an lipoide Zellgrenzschicht anzulagern) / lipotropie *f*
22373 **liquefacient (liquescent)** / verflüssigend (, sich) / liquéfiant (liquescent)
22374 **liquefaction** / Verflüssigung *f* (liquefactus = flüssig gemacht) / fluidification *f*
22375 **liquefiable** / einschmelzbar / liquéfiable
22376 **liquefy (liquefied, liquefying)** / verflüssigen ([ein]geschmolzen, auflösend) / liquéfier (liquéfié, liquéfiant)
22377 **liquid, caustic** / Ätzwasser *n* / liquide caustique *m*
22378 **liquid(ity)** / Flüssig(keit *f*) / liquide (liquidité *f*)
22379 **liquor** / Liquor *m* (liq. = Flüssigkeit *f*) / liqueur *f*
22380 **liquor, aluminium acetate** / Aluminii acetatis liquor (Essigsaure Alaunerdelösung *f*) / liqueur d'acétate d'aluminium *f*
22381 **liquor, aluminium acetotartrate** / Aluminii acetotartratis liquor (Essigweinsaure Alaunerdelösung *f*) / liqueur d'acétotartrate d'aluminium *f*
22382 **liquor, anisated ammonia** / Liquor ammoniae anisatus (Anishaltige Ammoniaklösung *f*) / liqueur ammoniacale anisée *f*
22383 **liquor, blocked** / Sperrliquor *m* (Befund bei Subarachnoidalraumabsperrung) / liquor bloqué
22384 **liquor, calcium chloride** / Calcii chloridi liquor (Calciumchloridlösung *f*) / liqueur de chlorure de calcium *f*
22385 **liquor, calcium sulfide** / Calcii (poly)sulfidi liquor (Calciumsulfidlösung *f*) / liqueur de sulfure de calcium *f*
22386 **liquor, chloroformic coal tar** / Liquor picis carbonis (detergens) chloroformicus (Steinkohlenteerlösung *f*) / liqueur chloroformique de goudron minéral *f*
22387 **liquor, dentinal** / Dentinliquor *m* (im Dentin vitaler Zähne) / liquide dent(in)aire *m*
22388 **liquor, formaldehyde** / Liquor formaldehydi saponatus (Formaldehydlösung *f*) / soluté officinal de formaldéhyde *m*
22389 **liquor, potassium acetate** / Kalii acetatis liquor (Essigsaure Kaliumlösung *f*) / liqueur d'acétate de potassium *f*
22390 **liquor, potassium arsenite** / Kalii arsenitis liquor (Kaliumarsenitlösung *f*) / liqueur de FOWLER (d'arsénite de potassium) *f*
22391 **liquor, saponated cresol** / Liquor cresolis saponatus (Kresolseifenlösung *f*) / (liqueur de) crésol savonneux (*f*) *m*
22392 **liquor, sodium arsenate** / Natrii arseniatis liquor (Arsensaure Natriumlösung *f*) / liqueur de PEARSON (d'arséniate de sodium)
22393 **liquor, sodium hypochlorite** / Natrii hypochloritis liquor (Natriumhypochloritlösung *f*) / liqueur de LABARRAQUE (d'hypochlorite de soude) *f*
22394 **liquor, sodium silicate** / Natrii silicatis liquor (Natronwasserglaslösung *f*) / liqueur de silicate de sodium; (liqueur des cailloux) *f*
22395 **liquorice powder** / Liquiritiae pulvis (KURELLA' Brustpulver *n*) / réglisse, poudre (composée) de *f*
22396 **liquorice root** / Radix liquiritiae (Süßholz-[wurzel *f*] *n*) / réglisse, racine de *f*
22397 **liquorrhea** / Liquorrhoe *f* (Liquorentleerung aus Nase od. Ohr bei Schädelbrüchen) / liquorrhée *f*
22398 **lisp (lisped, lisping)** / lispeln (gelispelt, lispelnd) / zézayer (zézayé, zézayant)
22399 **LISSAUER's type of paralytic dementia** / LISSAUER' Syndrom (Progressive Paralyse mit Herdsymptomen im Vordergrund) / paralysie générale du type hémiplégique ou tabétique
22400 **lissencephalia** / Lissenzephalie *f* (λισσός = kahl: Gehirn ohne Gyri) / lissencéphalie *f*
22401 **lissotrichous** / glatthaarig / cheveux plats, à
22402 **listen(er)** / lauschen (Hörer *m*) / écouter attentivement (écouteur *m*)
22403 **Listeria** / Listeria (Baktgatt. der Corynebacteriaceae) / listérie *f*
22404 **listeria, monocytogenous** / Listeria monocytogenes (Erreger der Listeriose) / corynebactérie infantiseptique *f*
22405 **listeriosis** / Listeriose *f* (von Tier [bes. Hund] auf Menschen übertragbare Zoonose durch Listeria monocytogenes) / listériose *f*

22406 **listerism** / Listern *n* (a[nti]septisches Op. nach LISTER) / listérisme *m*
22407 **liter (litre)** / Liter *n* (l = 1000 ccm H_2O) / litre *m*
22408 **literal(ly) (verbal[ly])** / verbaliter (wörtlich [mündlich]) / littéral(ement) (verbal[ement])
22409 **lithangiuria** / Lithangiurie *f* (Blasensteinleiden) / lithangiurie *f*
22410 **lithecboly** / Lithekbolie *f* (Steinaustreibung) / lithecbolie *f*
22411 **lithectasy** / Lithektasie *f* (Steinentfernung durch erweiterte Harnröhre) / lithectasie *f*
22412 **lithectomy** / Lithektomie *f* (Steinschnitt) / lithectomie *f*
22413 **lithiasis, acute, chronic** / Steinanfall *m* -leiden *n* / lithiase aiguë, chronique *f*
22414 **lithic** / lithicus (Lithium od. Steine betreffend) / lithique
22415 **lithium (Li 3 6,94)** / Lithium (Lithium *n*) / lithium *m*
22416 **lithium bromide (LiBr)** / Lithii bromidum (Lithiumbromid *n*) / lithium, bromure de *m*
22417 **lithium carbonate (Li_2CO_3)** / Lithii carbonas (Lithiumcarbonat *n* verhindert Na-Invasion in Zelle) / lithium, carbonate de *m*
22418 **lithium citrate ($C_6H_5O_7Li_3 \cdot 4H_2O$)** / Lithii citras (Lithiumcitrat *n*) / lithium, citrate de *m*
22419 **lithium formate ($HCOOLi \cdot H_2O$)** / Lithii formas (Lithiumformiat *n*) / lithium, formiate de *m*
22420 **lithium glycerophosphate ($C_3H_5(OH)_2PO_2(OLi)_2$)** / Lithii glycerophosphas (Lithiumglycerophosphat *n*) / lithium, glycérophosphate de *m*
22421 **lithium iodate ($LiIO_3$)** / Lithii iodas (Lithiumiodat *n*) / lithium, iodate de *m*
22422 **lithium phenolsulfonate ($OHC_6H_4SO_2OLi$)**/ Lithii phenolsulfonas (Lithiumphenolsulfonat *n*) / lithium, sulfonate phénolé de *m*
22423 **lithium salicylate (OHC_6H_4COOLi)** / Lithii salicylas (Lithiumsalicylat *n*) / lithium, salicylate de *m*
22424 **lithoclast** / Lithotriptor *m* (Steinknacker) / lithotome *m*
22425 **lithoclysma** / Litholysis *f* (Blasenstein[auf]lösung) / lithodialyse *f*
22426 **lithocystotomy** / Lithozystotomie *f* (Blasensteinop.) / lithocystotomie *f*
22427 **lithogenous** / steinbildend / lithogène
22428 **lithoid(al)** / steinähnlich / calculoïde
22429 **litho(kelypho)pedion** / Litho(kelypho)pädion *n* (versteinerte Frucht [Eimole]) / litho(kélypho)pédion *m*
22430 **litholapaxy** / Litholapaxie *f* (λαπάξω = ausräumen: Steintrümmerausräumung mit Evakuationszystoskop bzw. Aspirator) / litholapaxie *f*
22431 **lithonephrosis** / Lithonephrose *f* (Nierensteinleiden) / lithonéphrose *f*
22432 **lithoscope** / Lithoskop *n* (Steinsonde) / lithoscope *m*
22433 **lithotripsy** / Lithotritie (τρίβω = zertrümmern: Steinzertrümmerung) *f* / lithotripsie *f*
22434 **lithotomy, (bi)lateral, mediolateral, perineal, (per)rectal** / Blasensteinschnitte *m* / lithotomie (bi)latérale, médiolatérale, périnéale, (per)rectale *f*
22435 **lithuresis** / Lithurese *f* (Harngrießabgang) / lithurèse *f*
22436 **lithuria** / Lithurie *f* (hoher Uratgehalt des Harns) / lithurie *f*
22437 **litmus** / Lackmus *m* (lacca musci = Moossaft: blauer Farbstoff) / tournesol *m*
22438 **littreitis** / Littreitis *f* (Entzündung der LITTRÉ' Drüsen [Gll. (para)urethrales] bei Gonorrhoe) / littréite *f*
22439 **live (lived, living)** / leben (gelebt, lebend) / vivre (vécu, vivant)
22440 **livedo, annular** / Livedo anularis (Cutis marmorata) / livedo annulaire *f*
22441 **livedo, caloric** / Melanodermia reticularis calorica (blaurote Hautfärbung nach Wärmeeinwirkung) / livedo calorique *f*
22442 **livedo, racemose** / Livedo racemosa (blaurote Hautgefäßfiguren) / livedo racémeuse *f*
22443 **liver (jecur)** / Hepar (Leber) / foie
22444 **liver, cicatricial** / Narbenleber *f* / foie cicatriciel *m*
22445 **liver, cystic** / Zystenleber *f* (kongenitale zystische Fehlbildung) / foie kystique *m*
22446 **liver, fatty** / Adipositas hepatis (Fettleber *f*) / adipose hépatique *f*
22447 **liver, frosted** / Zuckergußleber *f* / foie glacé *m*
22449 **liver, indurated** / Hepar induratum (durch Bindegewebe) / foie induré *m*
22450 **liver, lardaceous (waxy)** / Speckleber *f* / foie, dégénérescence amyloïde du *f*
22451 **liver, lobate** / Hepar lobatum (tiefe Narben bes. nach Hepatitis gummosa) / foie lobé *m*
22452 **liver, nutmeg** / Hepar moschatum (nach dem Aussehen der Stauungsleberschnittfläche) / foie (en) muscade *m*
22453 **liver, saffron** / Hepar crocatum (Safranleber: Adipositas + Icterus) / foie safran *m*
22454 **liver, wandering** / Hepatoptosis *f* / foie mobile *m*
22455 **livid** / blaßbläulich (leichenblaß) / livide
22456 **lividness** / Fahlheit *f* / lividité *f*
22457 **living, standard of** / Lebenshaltung *f* / vie, standard de *m*
22458 **lixiviation** / Auslaugung *f* / lessivage *m*
22459 **Loa** / Loa (Gattung Nematoden: Filariengruppe) / loa *f*
22460 **Loa loa** / Filaria loa (Taglarvenfilarie) / microfilaire diurne *f*
22461 **load, artificial x-ray** / Strahlenbelastung, künstliche *f* (spontane Mutationsrate verdoppelnde Strahlenmenge 30–40 r) / charge artificielle de rayons *f*
22462 **load, normal x-ray** / Strahlenbelastung, normale *f* (Gonadendosis von 3–4 r in 30 Jahren durch Untergrund- und Weltraumstrahlung) / charge normale de rayons *f*
22463 **loam(y)** / Lehm(ig) *m* / glaise(ux) *f*
22464 **lobby(ist)** / Interessengruppen(vertreter *m*) *f* / intérêts (, représentant d') *m*
22465 **lobe (flap)** / Lobus (Lappen *m*) / lobe *m* (lambeau)
22466 **lobe, caudate** / Lobus caudatus («geschwänzter» Leber[mittel]lappen) / lobe caudé

22467 **lobe, central** / Lobus centralis (Zentrallappen unter dem Culmen cerebelli) / lobe central
22468 **lobe, frontal** / Lobus frontalis (Stirnlappen des Pallium) / lobe frontal
22469 **lobe (of the hypophysis with tuberal and intermediary part), posterior and anterior** / Lobus anterior (hypophysis: Pars tuberalis et intermedia) et posterior (Hypophysenvorderlappen [HVL: Adenohypophyse mit Stiel- und Zwischenteil] und Hypophysenhinterlappen [HHL: Neurohypophyse]) / lobe postérieur et antérieur (avec partie tubérale et intermédiaire de l'hypophyse)
22470 **lobe of the left lung with apical, subapical, basal medial, basal anterior, basal lateral, basal posterior segment, inferior** / Pulmo sinister, Lobus inferior: Segmentum apicale (5), subapicale (6), basale mediale (7), basale anterius (8), basale laterale (9), basale posterius (10) / lobe inférieur du poumon gauche avec segment apical, sous-apical, basal médial, basal antérieur, basal latéral, basal postérieur
22471 **lobe of the left lung with apicoposterior, anterior, lingulate superior, lingulate inferior segment, superior** / Pulmo sinister, Lobus superior: Segmentum apicoposterius (1), anterius (2), lingulare superius (3), lingulare inferius (4) / lobe supérieur du poumon gauche avec segment apicopostérieur, antérieur, lingulaire supérieur, lingulaire inférieur
22472 **lobe of the liver, right and left** / Lobus hepatis, dexter et sinister / lobes droits et gauches du foie
22473 **lobes of the mammary gland** / Lobi gl. mammariae (15–20 kegelförmige Lappen) / lobes de la glande mammaire
22474 **lobe, occipital** / Lobus occipitalis (Hinterhauptlappen des Pallium) / lobe occipital
22475 **lobe, parietal** / Lobus parietalis (Scheitellappen des Pallium) / lobe pariétal
22476 **lobes, pedunculated, small** / Lappen, gestielte, kleine *m* (nichtgeschlechtsspezif. Anhängsel an polymorphen Leukozytenkernen) / lobes pédonculés, petits *m*
22477 **lobe (of the prostate, right, [middle], left)** / Lobus (prostatae, dexter, [medius], sinister) / lobe (droit, [moyen], gauche de la prostate)
22478 **(lobe, pyramidal)** / (Lobus pyramidalis) (zwischen den Schilddrüsenlappen oft vorkommend) / (lobe pyramidal)
22479 **lobe, quadrate** / Lobus quadratus (viereckiger Leber[mittel]lappen) / lobe carré
22480 **lobes, renal** / Lobi renales (bei Neugeborenen deutliche, sich später verlierende, bei manchen Säugetieren bleibende Nierenlappung) / lobes rénaux
22481 **lobe of the right lung with apical, posterior, anterior segment, superior** / Pulmo dexter, Lobus superior: Segmentum apicale (1), posterius (2), anterius (3) / lobe supérieur du poumon droit avec segment apical, postérieur, antérieur
22482 **lobe of the right lung with lateral and medial segment, middle** / Pulmo dexter, Lobus medius: Segmentum laterale (4), mediale (5) / lobe moyen du poumon droit avec segment latéral et médial
22483 **lobe of the right lung with (sub)apical, basal medial, basal anterior, basal lateral, basal posterior segment, inferior** / Pulmo dexter, Lobus inferior: Segmentum (sub)apicale (6), basale mediale (7), basale anterius (8), basale laterale (9), basale posterius (10) / lobe inférieur du poumon droit avec segment (sous)apical, basal médial, basal antérieur, basal latéral, basal postérieur
22484 **lobe, temporal** / Lobus temporalis (Schläfenlappen des Pallium) / lobe temporal
22485 **lobe (of the thymus, right and left)** / Lobus (thymi, dexter et sinister) / lobe (droit et gauche du thymus)
22486 **lobe (of the thyroid gland, right and left)** / Lobus (gl. thyreoideae, dexter et sinister) / lobe (droit et gauche de la glande thyroïdienne)
22487 **lobectomy** / Lobektomie *f* (Lungenlappenentfernung) / lobectomie *f*
22488 **Lobelia** / Lobelie (Wirkstoffe: d-l-Lobelin, Lobelan[id]in, Isolobinin) / Lobelia inflata (Lobeliaceae)
22489 **lobotomy, partial, transorbital** / Lobotomie, partielle, transorbitale *f* (Freeman, Fiamberti) / lobotomie partielle, transorbitaire *f*
22490 **lob(ul)ar** / lob(ul)är (einen Lappen [einzelne Läppchen] betreffend) / lob(ul)aire
22491 **lobulation** / Lappenbildung *f* / lobulation *f*
22492 **lobule** / Lobulus (Dim. v. Lobus) / lobule *m*
22493 **lobule of the auricle** / Lobulus auriculae / lobule de l'oreillette
22494 **lobule, biventral** / Lobulus biventer (oft aus 2 Teilen bestehendes Kleinhirnhemisphärenläppchen) / lobule biventral
22495 **lobule of the cerebellum, simple** / Lobulus simplex cerebelli / lobule simple du cervelet
22496 **lobules, cortical** / Lobuli corticales (kegelförmige Gebiete der Nierenmarksubstanz) / lobules corticaux
22497 **lobules of the epididymis; (coni of the epididymis)** / Lobuli epididymidis (Coni epididymidis) / lobules de l'épididyme; (cônes de l'épididyme)
22498 **lobule, inferior and superior parietal** / Lobulus parietalis inferior et superior (Scheitelläppchen des Großhirnmantels) / lobule pariétal inférieur et supérieur
22499 **lobule, inferior and superior semilunar** / Lobulus semilunaris inferior et superior (halbmondförmige Kleinhirnhemisphärenläppchen) / lobule semilunaire inférieur et supérieur
22500 **lobules of the liver** / Lobuli hepatis (prismenförmige Leberläppchen mit zentralem Teil für Lebervenenkapillarnetz und peripherem Teil für Hohlvenenkapillarnetz) / lobules du foie
22501 **lobules of the mammary gland** / Lobuli gl. mammariae (Unterabteilungen der Lobi) / lobules de la glande mammaire

22502 **lobule, paracentral** / Lobulus paracentralis (Großhirnhemisphärenläppchen) / lobule paracentral
22503 **lobule, quadrangular** / Lobulus quadrangularis (vierwinkliges Kleinhirnhemisphärenläppchen) / lobule quadrangulaire
22504 **lobules of the testicle** / Lobuli testis / lobules du testicule
22505 **lobules of the thymus** / Lobuli thymi (aus primären zusammengesetzte sekundäre Läppchen des Thymusgewebes) / lobules du thymus
22506 **lobules of the thyroid gland** / Lobuli gl. thyreoideae (Abteilungen des Schilddrüsengewebes) / lobules de la glande thyroïdienne
22507 **local** / örtlich / local
22508 **localization** / Ortsbestimmung *f* (örtliche Beschränkung) / localisation *f*
22509 **localization, cerebral** / Gehirnlokalisation *f* (Lage der Zentren) / localisation cérébrale *f*
22510 **localization, false** / Lokalisation, falsche *f* (nach Amputation) / localisation fausse *f*
22511 **localization, germinal** / Lokalisation, germinale *f* (Keimblattanlage eines Organs) / localisation germinale *f*
22512 **localization, medullary** / Rückenmarklokalisation *f* (motorische in Vorder-, sensible in Hinter-, vegetative in Seitensträngen) / localisation médullaire *f*
22513 **localization, RNA-** / RNS-Lokalisation *f* (autoradiographisch in malignen Zellkulturen gehäuft im Zellkern, in benignen weniger gehäuft an Zellperipherie festzustellen [FINGERHUT]) / localisation d'ARN *f*
22514 **localization, segmental** / Längslokalisation *f* (der Hautsensibilität und Reflexmotilität) / localisation segmentaire *f*
22515 **localization, typical hernial** / Bruchstelle, typische *f* / localisation herniaire typique *f*
22516 **localize** / lokalisieren (Gefühl[seindrück]e an bestimmte Stelle verlegen) / localiser
22517 **localizer** / Lokalisator *m* (Fremdkörperortsbestimmer) / localis(at)eur *m*
22518 **lochia** / Lochien *f* (λοχεία = Wöchnerin: Wochenfluß) / lochies *f*
22519 **lochia, red** / Lochia cruenta s. rubra (3–4 Tg. blutig) / lochies cruentées *f*
22520 **lochia, sanguinolent** / Lochia sanguinolenta s. serosa (tagelang fleischwasserähnlich) / lochies séreuses *f*
22521 **lochia, white** / Lochia alba (bis 6. Wo. schleimig) / lochies blanches *f*
22522 **lochial** / lochial (Lochien betreffend) / lochial
22523 **lochiometra** / Lochiometra *f* (Lochienstauung in Gebärmutter) / lochiomètre *f*
22524 **lochiorrhagia** / Wochenfluß, starker *m* / lochiorrhée *f*
22525 **lochiostasis** / Lochiostase *f* (Lochienende) / lochiostase *f*
22526 **locomotion** / Fortbewegung *f* / locomotion *f*
22528 **locomotive** / beweglich / locomotif
22529 **loculation syndrome** / FROIN' Syndrom (Liquorveränderungen bei stenosierenden Prozessen im Rückenmarkkanal) / maladie de FROIN
22530 **locus caeruleus** / Locus caeruleus (blau pigmentierte Stellen der Nervenzellen) / locus caeruleus
22531 **locus of (the) minimal resistance** / Locus minoris resistentiae (Ort des geringsten Widerstands) / lieu de la moindre résistance *m*
22532 **locution** / Redensart *f* / locution *f*
22533 **lodgement** / Ansiedlung *f* / logement *m*
22534 **logagnosia, -agraphia** / Logagnosie, -agraphie *f* (fehlende Worterkenntnis [Gedankenarmut], fehlende Worthandhabung [Aussageunvermögen, bes. schriftliches]) / logagnosie, -agraphie *f*
22535 **logamnesia, -aphasia, -asthenia** / Logamnesie, -aphasie, -asthenie *f* (Aphasie, sensorische [fehlender Sprachverstand], motorische [fehlende Sprachkunst), psychische [fehlendes Sprachgefühl]) / logamnésie, -aphasie, -asthénie *f*
22536 **logetronography** / Logetronographie *f* (Erhöhung der Rö-Bilddetailerkennbarkeit durch Log-Etron) / logétronographie *f*
22537 **logic** / Logik *f* (Folgerichtigkeit[slehre]) / logique *f*
22538 **logic, quantum** / Quantenlogik *f* (quantenphysikalische) / logique des quanta *f*
22539 **logician** / Logiker *m* / logicien *m*
22540 **logistics** / Logistik *f* (Mathematische Logik [WITTGENSTEIN]) / logistique *f*
22541 **logoclonia** / Logoklonie *f* (KRAEPELIN: Endsilbenwiederholung bei progressiver Paralyse) / logoclonie *f*
22542 **logoneurosis** / Logoneurosis *f* (Neurose mit Sprachstörungen) / logonévrose *f*
22543 **logopathia, -phasia** / Sprachstörung, Sprechstörung *f* / logopathie, -phasie *f*
22544 **logopedia** / Logopädie *f* (Sprecherziehung) / logopédie *f*
22545 **logoplegia** / Logoplegie *f* (Sprechorganlähmung) / logoplégie *f*
22546 **logorrhea (lalo-)** / Redesucht *f* (Rederitis) / logomanie *f*
22547 **logospasm (lalo-)** / Logospasmus *m* (Sprech-[organ]krampf) / logospasme *m*
22548 **logotherapy** / Logotherapie *f* ([Psycho]-therapie noogener Neurosen [«vom Geistigen her», FRANKL]) / logothérapie *f*
22549 **LÖHR-(Leon) KINDBERG syndrome** / LÖHR-(Leon) KINDBERG' Syndrom (Lungeninfiltrat mit Bluteosinophilie von besondrer Verlaufsform) / syndrome de LÖHR-(Leon) KINDBERG
22550 **loiasis** / Loiasis *f* (Augenbindehauterkrankung durch Loa loa) / loïase *f*
22551 **lolium, temulent** / Lolium temulentum (Weizen stärker als Mutterkorn vergiftendes Unkrautgras Taumellolch) / lolium témulent *m*
22552 **longeval (longevity)** / Langlebig(keit *f*) / vit longtemps, qui; (longévité *f*)
22553 **long-handed (longimanous), long-footed (longipedate)** / langhändig, -füßig / longimane, longipède

22554 **long(itude)** / longus (Longitudo *f*) / long(itude *f*)
22555 **longitudinal** / längsgerichtet / longitudinal
22556 **long-leaved, long-tailed, long-winged** / langblättrig, -schwänzig, -flügelig / longifolié, longicaude, longipenne
22557 **long-term diabetic syndrome** / Diabetes-Syndrom, angiopathisches (Angiopathie als Folge eines nicht optimal behandelten Diabetes mellitus) / angiopathie diabétique
22558 **loop, intestinal** / Darmschlinge *f* / anse intestinale *f*
22559 **loop, lenticular** / Ansa lenticularis (Schlinge des Nucleus lentiformis) / anse lenticulaire
22560 **loop, peduncular** / Ansa peduncularis (Pedunculus-Schlinge) / anse pédonculaire
22561 **loops of the spinal nerves** / Ansae (nn. spinalium) (Spinalnervenschlingen) / anses des nerfs spinaux
22562 **loop syndrome** / Blind-loop-Syndrom (Intestinale Aut[o]intoxikation mit Anämie bei Wegsamkeitsstörungen im oberen Dünndarmbereich) / syndrome de l'anse aveugle
22563 **loose** / los(lassen) / lâche(r)
22564 **Looser-Milkman syndrome** / Milkman' Syndrom (Symmetrische bandartig-quere Knochenumbauzonen) / ostéose douloureuse avec pseudofractures
22565 **lophotrichea** / Lophotricha *n* (λόφος = Büschel: Bakterien mit endständigem Geißelbüschel) / lophotriches *m*
22566 **loquacious** / schwatzhaft / loquace
22567 **lordosation** / Lordosierung *f* (künstliche bei Gibbus, natürliche der Schwangeren) / lordosation *f*
22568 **lordoscoliosis** / Lordoskoliose *f* (Lordose + Skoliose) / lordoscoliose *f*
22569 **lordosis** / Lordose *f* (konvexe Wirbelsäulenverbiegung) / lordose *f*
22570 **lose flesh** / abmagern / maigrir
22571 **loss** / Verlust *m* / perte *f*
22572 **losses of egg, postimplantative** / Eiverluste, postimplantative *m* (zum Zeitpunkt der Implantation abgestorbene) / pertes de l'œuf postimplantatives *f*
22573 **loss of protein syndromes** / Proteinverlust-Syndrome (Plasmaeiweißverluste aus der Blutbahn) / hypoprotéinémies
22574 **lost** / Stickstofflost *m* (Lo[mmel]-St[einkopf]' Gas) / lost *m*
22575 **lost, at hand, handed to** / abhanden, vorhanden, zuhanden / perdu, présent, en main propre
22576 **lotion** / Lotion *f* (kosmetisches Wasser) / lotion *f*
22577 **louse, body, head** / Pediculus corporis seu vestimenti, capitis (Kleider-, Kopflaus *f*) / pou de corps, de tête *m*
22578 **love (, lesbian)** / Amor (lesbicus) / amour (lesbien)
22579 **low sodium syndrome** / Natriummangel-Syndrom (Natriumverarmung des Organismus) / syndrome par manque de sodium
22580 **lower (lowered, lowering)** / erniedrigen (herabgesetzt, Senkung *f*) / abaisser ([a]baissé, abaissement *m*)
22580a **lower-die (matrix)** / Matrize *f* / stencil *m* (matrice *f*)
22581 **low(ness)** / Niedrig(keit *f*) / bas(sesse *f*)
22582 **loxophthalmos** / Loxophthalmus *m* (λοξός = schief: Schielauge) / loxophthalmus *m*
22583 **LSD-abusus** / LSD-Abusus *m* (kann zu Leukämie führen [Cohen]) / LSD, abus de *m*
22584 **lubricant** / Schmiermittel *n* / lubrifiant *m*
22585 **lubrication** / Schmierung *f* / lubrification *f*
22586 **lubricity** / Schmierigkeit *f* / lubricité *f*
22587 **lucent (lucidity)** / Hell(igkeit *f*) / lucide (lucidité *f*)
22588 **luciferin** / Luciferin *n* (Leuchtstoff der Leuchtbakterien) / luciférine *f*
22589 **lucifugal** / lichtscheu / lucifuge
22590 **lues (syphilis)** / Syphilis *f* (arab. sifl = Weltkrankheit: Lues venerea, harter Schanker, Lustseuche durch Treponema pallida) / syphilis (luès) *f*
22591 **lues, acquired** / Lues, erworbene *f* / syphilis acquise *f*
22592 **lues, cerebral** / Lues cerebri (ausschließlich Hirnsymptome) / syphilis cérébrale *f*
22593 **lues, cerebrospinal** / Lues cerebrospinalis (Gehirn- und Rückenmarksyphilis) / syphilis cérébrospinale *f*
22594 **lues, congenital** / Lues connata (angeborene Syphilis) / syphilis congénitale *f*
22595 **lues, divine** / Lues divina (Epilepsie) / syphilis divine *f*
22596 **lues, fetal, of suckling** / Lues, fetale, Säuglings- *f* / syphilis fœtale, de nourrisson *f*
22597 **lues, latent** / Lues latens (symptomlose Zeit nach Sekundärstadium) / syphilis latente *f*
22598 **lues, manifest** / Lues manifesta (Sekundär- und Tertiärstadium) / syphilis manifeste *f*
22599 **lues, recidiving** / Lues recidivans (zwischen Sekundär- und Tertiärstadium) / syphilis récidivante *f*
22600 **luetic** / luisch / syphilitique
22601 **luetic otitic nystagmus syndrome** / Hennebert' Syndrom (II) (Otogene okulomotorische Erscheinungen bei Lues connata) / nystagmus otitique luétique
22602 **luiphobia** / Luiphobie *f* (psychopath. Angst vor Syphilis) / luiphobie *f*
22603 **lumbago** / Lumbago *m* (*f*) (myalgisches Lendenweh: «Hexenschuß») / lumbago *m*
22604 **lumbar** / lendenbezüglich / lombaire
22605 **lumbar vertebral syndrome** / Lendenwirbelsäulen-Syndrom (Lumbale Wurzelkompression) / syndrome de la colonne vertébrale lombaire
22606 **lumbarization** / Lumbalisation *f* (S1 von Os sacrum frei ausgebildet) / lombalisation *f*
22607 **lumbocostal, -dorsal** / lenden-rippenbezüglich, -rückenbezüglich / lombocostal, -dorsal
22608 **lumbodynia (, gynecologic, orthopedic)** / Kreuzschmerz (, gynäkologischer, orthopädischer) *m* / lombodynie (gynécologique, orthopédique) *f*
22609 **lumbo-inguinal, -sacral** / lenden-leistenbezüglich, -kreuzbeinbezüglich / lomb(o-)inguinal, -sacré
22610 **lumbrical** / regenwurmartig / lombrical

22611 **lumbus** / Lumbus (Hinterseite des Bauchs) / lombe
22612 **lumen** / Lumen *n* (= Licht[e Weite einer Röhre]) / lumière (d'un vaisseau) *f*
22613 **luminescence** / Lumineszenz *f* (Kaltes Licht selbstleuchtender Stoffe) / luminescence *f*
22614 **luminous** / leuchtend / lumineux
22615 **luminosity** / Lichtheit *f* / luminosité *f*
22616 **lumisterol** / Lumisterin *n* (Zwischenprodukt bei UV-Bestrahlung von Ergosterin) / lumistérol *m*
22617 **lunar (lunate)** / (halb)mondartig / (demi-)lunaire
22618 **lunatism** / Mondsüchtigkeit *f* / lunatisme *m*
22619 **lunatomalacia** / KIENBÖCK' Syndrom (Epiphyseonekrose des Os lunatum) / lunarite
22620 **lung** / Pulmo (Lunge) / poumon
22621 **lung, cardiac** / Stauungslunge, kardiale *f* (bei Herzversagen) / poumon cardiaque *m*
22622 **lung, honeycomb** / Spaltlunge *f* (kongenitale zystische Fehlbildung) / poumon kystique *m*
22623 **lung, iron; (DRINKER's respirator)** / Lunge, Eiserne *f* (Apparatur zur Bekämpfung der drohenden Atemlähmung) / barospirateur *m*
22624 **lung, lattice** / Gitterlunge *f* (Gefäße enthaltende Stränge in Abszeßhöhle) / poumon grillagé *m*
22625 **lung purpura with nephritis** / GOODPASTURE' Syndrom (Prognostisch ungünstige Virus[?]infektion) / pneumonite hémorragique et interstitielle avec néphrite
22626 **lung, vanishing** / Lungendystrophie *f* / dystrophie pulmonaire *f*
22627 **lunula, corneal** / Lunula corneae (halbmondförmiger Eiterrand der Hornhaut) / lunule cornéenne *f*
22628 **lunula (of the nail)** / Lunula (unguis) / lunule (de l'ongle)
22629 **lunulae of the semilunar valvules** / Lunulae valvularum semilunarium / lunules des valvules semilunaires
22630 **Lupinus** / Lupine (Wirkstoffe: Lupanin, Lupinan, Lupin[id]in, [Spartein] Lupinotoxin) / Lupinus angustifolius (Leguminosae)
22631 **lupoid** / lupusähnlich (Lupus pernio) / lupoïde (*m*)
22632 **lupoma** / Lupom *n* (primäres Lupusknötchen) / lupome *m*
22633 **lupous** / lupusartig / lupus, atteint de
22634 **lupus, (acute, chronic) erythematous** / Erythematodes (, Lupus) (ἐρύθημα = Röte: Zehrrose auf Nasenrücken und Wangen) / lupus érythémateux *m*
22635 **lupus, carcinomatous (sarcomatous)** / Lupus carcinomatosus (sarcomatosus) (mit krebsiger Entartung) / lupus carcinomateux (sarcomateux) *m*
22636 **lupus, crusty** / Lupus crustosus (mit Krustenbildung) / lupus croûteux *m*
22637 **lupus, disseminated** / Lupus disseminatus (über den ganzen Körper) / lupus disséminé *m*
22638 **lupus, exfoliative** / Lupus exfoliativus (mit Schuppung) / lupus exfoliatif *m*
22639 **lupus of the face, miliary** / Lupus miliaris faciei (Schwindfinnen) / lupus miliaire de la face *m*
22640 **lupus, hypertrophic** / Lupus hypertrophicus (mit Wucherungen) / lupus hypertrophique *m*
22641 **lupus, maculous and plane** / Lupus maculosus et planus (flacher Knötchenherd) / lupus maculeux et plan *m*
22642 **lupus, mutilating** / Lupus mutilans (Gliedmaßenextremitäten verstümmelnd) / lupus mutilant *m*
22643 **lupus pernio** / Lupus pernio (flächenhaft infiltrierende Form) / lupus pernio *m*
22644 **lupus, psoriasiform** / Lupus psoriasiformis (pityriasiformis) / lupus pityriasiforme *m*
22645 **lupus, serpiginous** / Lupus serpiginosus (bogenförmige Herde) / lupus serpigineux *m*
22646 **lupus, tumid and tuberous** / Lupus tumidus et tuberosus (mit knotigen Vorwölbungen) / lupus enflé et tubéreux *m*
22647 **lupus, ulcerating** / Lupus exedens (mit Geschwürbildung) / lupus exulcérant *m*
22648 **lupus, verrucous** / Lupus verrucosus (mit warzigen Auflagerungen) / lupus verruqueux *m*
22649 **lupus, vulgar** / Schwindflechte, tuberkulöse *f* / tuberculose lupeuse *f*
22650 **Lupulus** / Hopfen (Wirkstoffe: Humul[in]on, Lupulon) / Humulus lupulus (Moraceae)
22651 **lutein** / Lutein *n* (mit Xanthophyll isomerer Eidotterfarbstoff) / lutéine *f*
22652 **lutetium (Lu 71 174,99)** / Lutetium (Lutetium *n*) / lutétium *m*
22653 **luxate** / luxieren (ausrenken) / luxer
22655 **luxation (dislocation)** / Luxation *f* (λοξός = schief: Verrenkung von Knochengelenkenden) / luxation *f* (disloquement *m*)
22656 **luxation, destruction** / Destruktionsluxation *f* (durch [entzündliche] Gelenkveränderung) / luxation de destruction *f*
22657 **luxation, distension** / Distensionsluxation *f* (durch Kapseldehnung [bei Erguß]) / luxation de distension *f*
22658 **luxation, erectile** / Luxatio erecta (Schultergelenkverrenkung mit erhoben bleibendem Arm) / luxation érectile *f*
22659 **luxation of the knee-joint** / Kniegelenkluxation *f* (selten, meist angeboren) / luxation de l'articulation du genou *f*
22660 **luxation of the mandible, habitual** / Kieferluxation, habituelle *f* (oft wiederkehrende Schwierigkeit [Unmöglichkeit = Kiefersperre], den Mund zu schließen) / luxation habituelle de la mandibule *f*
22661 **luxation, patella** / Kniescheibenluxation *f* / luxation rotulienne *f*
22662 **luxation, perineal** / Luxatio perinealis (Hüftverrenkungsform) / luxation périnéale *f*
22663 **luxation, vertebral** / Luxatio vertebralis / luxation vertébrale *f*
22664 **luxuriant (luxuriation)** / Üppig(keit *f*) / luxuriant (luxuriance *f*)
22665 **lyases** / Lyasen *f* (Verbindungen in zwei Bruchstücke spaltende Fermente) / lyases *f*

22666 **Lycopodium** / Bärlappsporen (Wirkstoff: Lycopodium[öl]säure) / Lycopodium clavatum (Lycopodiaceae)
22667 **Lycopus** / Lycopus virginicus (Wirkstoff: «Lycopin») / Lycopus virginicus (Labiatae)
22668 **lying** / Liegen *n* (möglichst flach auf relativ [zum Körpergewicht] unnachgiebigem Polster) / position couchée *f*
22669 **lymph** / Lympha / lymphe
22670 **lymph, animal** / Lymphe, animalische *f* (originäre Tierlymphe) / lymphe animale *f*
22671 **lymphadenectomy** / Lymphknotenexzision *f* / lymphadénotomie *f*
22672 **lymphadenitis** / Lymphknotenentzündung *f* (akut und chron.) / lymphadénite *f*
22673 **lymphadenitis, postvaccinal** / Lymphadenitis, postvakzinale *f* (durch «stimulierte» Histiozyten gekennzeichnet und von Lymphom abgrenzbar) / lymphadénite postvaccinale *f*
22674 **lymphadenitis, tuberculous mesenteric** / Lymphadenitis mesaraica tuberculosa (Mesenterialdrüsentb.) / lymphadénite mésentérique tuberculeuse *f*
22675 **lymphadenoid** / lympdrüsenähnlich / lymphadénoïde
22676 **lymphadenopathy, dermopathic** / PAUTRIER-WORINGER' Syndrom (Lymphknotenschwellung als Begleiterscheinung von Dermatosen) / réticulose lipomélanique
22677 **lymphadenosis** / Lymphknotenerkrankung *f* / lymphadénose *f*
22678 **lymphangiectasia** / Lymphangiektasie *f* (krankhafte Lymphgefäßerweiterung) / lymphangiectasie *f*
22679 **lymphangiectomy** / Lymphgefäßresektion *f* / lymphangiotomie *f*
22680 **lymphangioma, cavernous** / Lymphangioma cavernosum (häufigste Form) / lymphangiome caverneux *m*
22681 **lymphangioma, simple** / Lymphangioma simplex s. capillare (flache Wucherung) / lymphangiome capillaire *m*
22682 **lymphangioplasty** / Lymphangioplastik *f* (op. Lymphgefäßrestauration) / lymphangioplastie *f*
22683 **lymphangitis** / Lymphgefäßentzündung *f* / lymphangite *f*
22684 **lymphangitis, dorsal** / Lymphangitis dorsalis (penis) (Bubonulus) / lymphangite dorsale *f*
22685 **lymphatic** / lymphatisch (lymphatische[s] Konstitution [System] betreffend) / lymphatique
22686 **lymphoblastoma** / Lymphoblastom *n* (Lymphdrüsengruppenwucherung) / lymphoblastome *m*
22687 **lymphoblasts** / Lymphoblasten *m* (jugendliche Lymphozyten) / lymphoblastes *m*
22688 **lymphocyst (lymphocele)** / Lymphzyste (Lymphgefäßerweiterung) *f* / lymphocyste *m* (lymphocèle *f*)
22689 **lymphocyte** / Lymphozyt *m* (weißes Blutkörperchen der Erschöpfungs- bzw. Heilphase, 7–9 μ ∅, 20–30% im Differentialblutbild, N-Transporteur) / lymphocyte *m*
22690 **lymphocytes** / Lymphozyten *m* (speichern immunologische Informationen, erkennen Antigene und bilden Antikörper) / lymphocytes *m*
22691 **lymphocytoma, diffuse, nodose** / Lymphozytom, diffuses, knotiges *n* (Lymphozyteninfiltrate) / lymphocytomes diffus, noueux *m*
22692 **lymphocytophthisis, essential** / GLANZMANN-RINIKER' Syndrom (Progressive Lymphozytophthise im Säuglingsalter bei Soorsepsis) / lymphocytophtisie essentielle
22693 **lympho(cyto)poiesis** / Lymph(zellen)-bildung *f* / lympho(cyto)poïèse *f*
22694 **lymphocytosis, -penia** / Lymphozytose, -penie *f* (periphere Lymphozytenvermehrung, -verminderung) / lymphocytose, -pénie *f*
22695 **lymphogenic** / lymphogen (via Lymphe) / lymphogène
22696 **lymphogranuloma, venereal** / DURAND-NICOLAS-FAVRE' Krankheit (Virusbedingte Geschlechtskrankheit) / lymphogranulomatose inguinale subaiguë
22697 **lymphogranulomatosis** / HODGKIN' Syndrom (Maligne Lymphsystemerkrankung) / lymphogranulomatose maligne
22698 **lymphogranulomatosis of SCHAUMANN, benign** / BESNIER-BOECK-SCHAUMANN' Syndrom (Chronische generalisierte benigne Granulomatose) / lymphogranulomatose bénigne
22699 **lymphography** / Lymphographie *f* (Rö-Darstellung von Lymphgefäßen, z. B. zur Metastasenfrühdiagnose [FISCH]) / lymphographie *f*
22700 **lymphoid** / lymphähnlich / lymphoïde
22701 **lymphoidocytes** / Lymphoidozyten *m* (unvollkommen ausgebildete Knochenmarkzellen, hemmen Tumorwachstum) / lymphoïdocytes *m*
22702 **lymphology** / Lymph(system)kunde *f* / lymphologie *f*
22703 **lymphonodes** / Lymphknoten *m* (Lymphozyten als Bakteriengiftschutzstoffe liefernde, in Lymphsystem eingeschaltete Lymphoglandulae) / ganglions lymphatiques *m*
22704 **lymphopoietin** / Lymphopoetin *n* (auf Grund experimenteller Ergebnisse gesicherter humoraler Lymphopoesefaktor) / lymphopoïétine *f*
22706 **lymphoreticulosis, benign(ant)** / Viruslymphadenitis *f* / lymphadénite vireuse *f*
22707 **lymphorrhagia** / Lymphfluß *m* (aus krankhaft veränderten Gefäßen) / lymphorrhée *f*
22708 **lymphosarcoma** / Lymphom, malignes *n* / lymphosarcome *m*
22709 **lymphoscintigraphy** / Lymphoszintigraphie *f* (der Magenwände mit ^{198}Au) / lymphoscintigraphie *f*
22710 **lymphostasis** / Lymphstauung *f* / lymphostase *f* (arrêt du flux lymphatique *m*)
22711 **lymphuria** / Lymphurie *f* / lymphurie *f*
22712 **lyochromes** / Lyochrome *n* (Flavine) / lyochromes *m*
22713 **lyo-enzymes** / Lyofermente *n* (von Zelle abtrennbare) / lyodiastases *f*

22714 **lyophilic, -phobic** / lösungsfreundlich, -feindlich / lyophile, -phobe
22715 **lyophilization** / Gefriertrocknung *f* (histol.) / lyophilisation *f*
22716 **lysate** / Lysat *n* (Lösungsprodukt) / lysat *m*
22717 **lysin, staphylococcic** / Staphylokokkenlysin *n* (Antibioticum aus Staphylococcus aureus) / lysine staphylococcique *f*
22718 **lysine** / Lysin *n* (aus spez. Pflanzen- und Bakterienkulturen herstellbare essentielle Aminosäure: α,ε-Diaminocapronsäure; RNS-Triplets: AUA, AAA, AAC, AAG) / lysine *f*
22719 **lys(in)ogen** / lys(in)ogen (Auflösung [Lysine] verursachend [produzierend]) / lys(in)ogène
22720 **lysis** / Lysis (Lösung) *f* / lyse *f*
22721 **lysocephalin** / Lysocephalin *n* (aus Cephalin unter Fettsäureabspaltung durch Cephalinase entstehendes Hämolysin) / lysocéphaline *f*
22722 **lysogen(icit)y** / Lysogenie *f* (bakterielle Produktion von, Symbiose mit, Untergang an Phagen [LWOFF]) / lysogénicité *f*
22723 **lysolecithin** / Lysolecithin *n* (aus Lecithin unter Fettsäureabspaltung durch Lecithinase entstehendes Hämolysin) / lysolécithine *f*
22724 **lysosomes** / Lysosomen *n* (intrazelluläre Behälter von Hydrolasen, die erst nach «Zytolyse» frei werden, d.h. in den zytoplasmatischen Raum gelangen) / lysosomes *m*
22725 **lysostandardizing** / Phagentypisierung *f* (Bakterienstammdifferenzierung) / lysostandardisation *f*
22726 **lysotypes** / Phagtypen *m* (durch spezif. Bakteriophagen unterscheidbare Bakterienstämme) / lysotypes *m*
22726a **lysotypy** / Lysotypie *f* (Abtasten unterschiedlich strukturierter Bakterienoberflächen) / lysotypie *f*
22727 **lysozymes** / Lysozyme *n* (bakterizide Stoffe in Drüsensekreten) / lysozymes *m*
22728 **lyssoid** / tollwutähnlich / lyssoïde
22729 **lytic** / lytisch (allmählich abfallend) / lytique
22730 **lyze (lyzed, lyzing)** / lösen (gelöst, lösend) / lyser (lysé, lysant)

M

22731 **maceration, anatomical** / Mazeration, anatomische *f* (Knochenpräparation durch Faulenlassen) / macération anatomique *f*
22732 **maceration, pharmaceutical** / Mazeration, pharmazeutische *f* (Drogenauszug bei Zimmertemperatur) / macération pharmaceutique *f*
22733 **MACH's syndrome** / MACH' Syndrom («Idiopathische Ödeme» mit Hyperaldosteronurie) / syndrome de MACH
22734 **Machaon** / Machaon (Sohn des Asklepios und Wundarzt [Ilias XI, 515]) / Machaon
22735 **machine(ry)** / Maschine(rie) *f* / machine(rie) *f*
22736 **macradenous** / großdrüsig / glandes, à larges
22737 **macro-analysis** / Grobanalyse *f* / macr(o-)analyse *f*
22738 **macrobacterium** / Großbakterium *n* / macrobactérie *f*
22739 **(macro)biology** / (Makro)biologie *f* (Wissenschaft von den [Lebensvorgängen in] [Groß]lebewesen) / (macro)biologie *f*
22740 **macrobiosis** / Longävität *f* ([Kunst der] Lebensverlängerung) / macrobiose *f*
22741 **macrobiotics** / Makrobiotik *f* ([Lehre von der] Lebenskraft als Urphänomen der Makrobiose [HUFELAND]) / macrobiotique *f*
22742 **macroblast** / Makroblast *m* (kernhaltiges rotes Blutkörperchen zwischen Procrythro- und Erythroblast) / macroblaste *m*
22743 **macrocephaly** / Makrozephalie *f* (Schädelvergrößrung durch Gehirnvergrößrung) / macr(o-)encéphalie *f*
22744 **macrocheilia** / Makrocheilie *f* (übergroße Lippen) / macrochilie *f*
22745 **macrochemistry, -physics** / Makrochemie, -physik *f* (Wissenschaft von chem., physik. Großvorgängen) / macrochimie, -physique *f*
22746 **macrochiria, -podia** / Großhändig-, -füßigkeit *f* / macrochirie, -podie *f*
22747 **macrococcus** / Großkokkus *m* / macrocoque *m*
22748 **macrocosm** / Makrokosmos *m* (Weltall) / macrocosme *m*
22749 **macrocytase** / Macrocytase *f* (Makrozytenferment) / macrocytase *f*
22750 **macrocythemia** / Makrozytämie *f* (Makrozyten im Blut) / macrocytémie *f*
22751 **macrodactylia (pachy-)** / Langfingrigkeit (Dick-) *f* / macrodactylie (pachy-) *f*
22752 **macrodontia** / Makrodontie *f* (übergroße Zähne) / macrodontie *f*
22754 **macro-esthesia** / Makroästhesie *f* (Gegenstände größer empfinden, als sie sind, bes. bei Hysterie) / macr(o-)esthésie *f*
22755 **macrogametes** / Makrogameten *m* (weibl. Malariaparasiten) / macrogamètes *m*
22756 **macrogastria** / Makrogastrie *f* (voluminöser Magen) / macrogastrie *f*
22757 **macrogenia** / Makrogenie *f* (übergroßer Unterkiefer) / macrogénie *f*
22758 **macrogingivae** / Makrulie *f* (idiopath. Zahnfleischhypertrophie) / macroulie *f*
22759 **macroglia** / Macroglia *f* (ZNS-Stützgewebebestandteil) / macroglie *f*
22760 **macroglobulinemia syndrome** / WALDENSTRÖM' Syndrom (II) (Proliferation des RNS mit Makroglobulinämie) / macroglobulinémie de WALDENSTRÖM

22761 **macroglobulins** / Makroglobuline *n* (path. Eiweißkörper der Euglobulinfraktion) / macroglobulines *f*
22762 **macroglossia** / Makroglossie *f* (angeborene große Zunge) / pachyglossie *f*
22763 **macrognathia** / Makrognathie *f* (übergroßer Oberkiefer) / macrognathie *f*
22764 **macrogyria** / Makrogyrie *f* (große [Hirn]-windungen) / macrogyrie *f*
22765 **macrolecithal, mi(cr)olecithal** / makrolecithal, mikrolecithal (mit großem, kleinem Eidotter) / macrolécithal, microlécithal
22766 **macromastia** / Makromastie *f* (große Brüste) / macromastie *f*
22767 **macromastia, puberal** / Pubertätsmakromastie *f* (harmlose männl. Brustdrüsenschwellung) / macromastie pubère *f*
22768 **macromelia** / Großgliedrigkeit *f* / macrosomie *f*
22769 **macromere, mesomere, micromere** / Makromer, Mesomer, Mikromer *n* (großer, mittlerer, kleiner Eifurchungsteil) / macromère, mésomère, micromère *m*
22770 **macromethods** / Makromethoden *f* (chem.)/ macrométhodes *f*
22771 **macromimia** / Makromimie *f* (übertriebene Mimikrie) / macromimie *f*
22772 **macromolecular** / makromolekulär / macromoléculaire
22773 **macromolecules** / Makromoleküle *n* (mit Molekulargewichten von 10000–500000) / macromolécules m
22774 **macronucleus** / Macronucleus *m* (vegetativer Protozoengroßkern) / macronucléus (grand noyau) *m*
22775 **macronychia** / Makronychie *f* (psych. bedingte überlange Fingernägeltracht) / macronychie *f*
22776 **macropathology** / Makropathologie *f* (nichtmikroskopische) / macropathologie *f*
22777 **macropeptides** / Makropeptide *n* (aus über 100 Aminosäuren aufgebaute Proteine) / macropeptides *m*
22778 **macrophage, fixed, free** / Makrophage, ruhender, amöboider *m* / macrophage fixé, amiboïde *m*
22779 **macrophallic** / großphallisch / macrophallique
22780 **macrophthalmic** / großäugig / macrophtalmique
22781 **macroplasia, -psychia** / Großwüchsigkeit, -herzigkeit *f* / macroplasie, -psychie *f*
22782 **macroplasty, micro-** / Großplastik, Klein-*f*/ macroplastie, micro- *f*
22783 **macropolycytes** / Makropolyzyten *m* (große Neutrophile) / macropolycytes *m*
22784 **macroprosopia, -rrhinia** / Großgesicht *n*, -nase *f* / macroprosopie, -rrhinie *f*
22785 **macrop(s)ia** / Makropsie *f* (Größersehen bei Akkommodationsstörungen und psychopath.) / mégalop(s)ie *f*
22786 **macroscelia** / Langschenkligkeit *f* (σκέλος = Schenkel) / macrocnémie *f*
22787 **macroscopic(al)** / makroskopisch / macroscopique
22788 **macroscopy** / Makroskopie *f* (Betrachtung mit unbewaffnetem Auge) / macroscopie *f*
22789 **macrosis** / Makrosis *f* (Größenzunahme, pathologische) / macrose *f*
22790 **macrosmatic** / makrosmatisch (Makrosmatiker *m*: Lebewesen mit unverkümmertem Geruchsinn, z.B. Hund) / macrosmatique (*m*)
22791 **macrospermia** / Megalospermie *f* (Samenfadenvergrößrung) / mégalospermie *f*
22792 **macrosplanchnia** / Makrosplanchnie *f* (voluminöse Eingeweide: horizontaler = vertikaler Körperdurchmesser) / macrosplanchnie *f*
22793 **macrospore** / Makrosporon *n* (Großspore) / macrospore *f*
22794 **macrostomia** / Macrostoma *n* ([großer Mund durch] quere Gesichtsspalte) / macrostomie *f*
22795 **macrostructure** / Großstruktur *f* / macrostructure *f*
22796 **macrotia, microtia** / Großohrigkeit, Klein- *f* / macrotie, microtie *f*
22797 **macrotome** / Makrotom *n* (Apparat zur Herstellung dicker Schnitte) / macrotome *m*
22798 **maculate (maculated, maculating)** / beflekken (gefleckt, beschmutzend) / maculer (maculé, maculant)
22799 **maculation** / (Be)fleckung *f* / maculation *f*
22800 **macule (patch, spot, stain)** / Macula (Fleck *m*) / macule *f* (tache)
22801 **macules (, acoustic)** / Maculae (acusticae) (Gleichgewichtsepithelbereich im häutigen Ohrlabyrinth) / macules (acoustiques)
22802 **macule, inferior, middle, superior cribriform** / Macula cribrosa inferior, media, superior (siebartige Nervendurchtrittsstellen im Vorhof des knöchernen Ohrlabyrinths) / macula cribriforme inférieure, moyenne, supérieure
22803 **macule of the saccule** / Macula sacculi (Nervenendstelle in der sackartigen Erweiterung des häutigen Orlabyrinths) / macule du saccule
22804 **macule of the utricle** / Macula utriculi (Nervenendstelle in der schlauchartigen Erweiterung des häutigen Ohrlabyrinths) / macule de l'utricule
22805 **macule, yellow** / Macula (lutea) («gelber Fleck» der Netzhaut des Auges 4 mm temporal von der Sehnervpapille in der Fovea centralis: «wertvollster Quadratmillimeter des menschlichen Organismus» [AMSLER]) / macule jaune
22806 **macul(opapul)ar** / makul(opapul)ös (flekkig [und blatterig]) / macul(opapul)aire
22807 **madarosis** / Lippitudo *f* (lippire = triefen: Lidrandentzündung mit Wimpernverlust [«Triefauge»]) / ptilose *f*
22808 **madefaction (madefy)** / Benetzung *f* (naßmachen) / madéfaction *f* (madéfier)
22809 **MADELUNG's deformity** / MADELUNG' Deformität (Handstellungsanomalie infolge Radiuschondrohypoplasie) / carpocyphose
22810 **MADELUNG's disease** / MADELUNG' Syndrom (Diffuse Hyperplasie des Halsunterhautfettgewebes) / adénolipomatose symétrique

22811 **madescent** / madidans (nässend) / madéfiant
22812 **maduromycosis (Madura foot)** / Mycetoma pedis (chron. [Bar]fußsohleninfektion durch Actinomyces o.a. verzweigte Spaltpilze) / mycétome du pied *m*
22813 **magic(al)** / Magie *f* (magisch) / magie *f* (magique)
22814 **magma** / Magma *n* (μάγμα = Brei) / magma *m*
22815 **magnanimous (magnanimity)** / Großmütig(keit *f*) / magnanime (magnanimité *f*)
22815a **magnesiotherapy** / Magnesiotherapie *f* (zur Normalisierung der Serumcalciumkonzentration) / magnésiothérapie *f*
22816 **magnesium (Mg 12 24,32)** / Magnesium (Magnesium *n*) / magnésium *m*
22817 **magnesium benzoate (($(C_6H_5CO_2)_2Mg \cdot 3\,H_2O$)** / Magnesii benzoas (Magnesiumbenzoat *n*) / magnésium, benzoate de *m*
22818 **magnesium carbonate ($(MgCO_3)_4Mg(OH)_2 \cdot 5H_2O$)** / Magnesii carbonas (Magnesiumcarbonat *n*) / magnésium, carbonate de *m*
22819 **magnesium chloride ($MgCl_2 \cdot 6H_2O$)** / Magnesii chloridum (Magnesiumchlorid *n*) / magnésium, chlorure de *m*
22820 **magnesium deficiency syndrome** / Magnesiummangel-Syndrom (Durch Magnesiummangel entstehendes Krankheitsbild, bes. Eiweißsynthesestörung) / syndrome par manque de magnésium
22821 **magnesium hydroxide ($Mg(OH)_2$)** / Magnesii hydroxydum (Magnesiumhydroxyd *n*) / magnésium, hydroxyde de *m*
22822 **magnesium lactate ($(CH_3CHOHCO_2)_2Mg \cdot 3H_2O$)** / Magnesii lactas (Magnesiumlactat *n*) / magnésium, lactate de *m*
22823 **magnesium oxide (MgO)** / Magnesii oxydum (Magnesia usta, geht mit Gerbsäure Fällungsreaktion ein) / magnésie *f*
22824 **magnesium, pemolin** / Magnesium pemolin *n* (2-Imino-5-phenyl-4-oxazolidinon + Magnesiumhydroxyd: RNS-Synthese in Tierhirnzell[präparat]en steigerndes Mittel [Plotnikoff]) / magnésium pémolin *m*
22825 **magnesium phosphate, dibasic ($MgHPO_4 \cdot 3H_2O$)** / Magnesii phosphas dibasicus (Magnesiumphosphat sek. *n*) / magnésium, phosphate bibasique de *m*
22826 **magnesium phosphate, tribasic ($Mg_3(PO_4)_2 \cdot 5H_2O$)** / Magnesii phosphas tribasicus (Magnesiumphosphat tert. *n*) / magnésium, phosphate tribasique de *m*
22826a **magnesium salicylate ($Mg[C_6H_4(OH)CO_2]_2$)** / Magnesii salicylas (Magnesiumsalicylat *n*) / magnésium, salicylate de *m*
22827 **magnesium sulfate ($MgSO_4 \cdot 7H_2O$)** / Magnesii sulfas (Magnesiumsulfat *n*) / magnésium, sulfate de *m*
22829 **magnet** / Magnet *m* / aimant *m*
22830 **magnetic(s)** / magnetisch (Lehre vom Magnetismus *f*) / magnétique (*f*)
22831 **magnetism, animal** / Magnetismus, tierischer *m* (Mesmer, 1773) / magnétisme animal *m*
22832 **magnetize (magnetization)** / Magnetisieren (*n*) / magnétiser (magnétisation *f*)
22833 **magneto-electric** / elektromagnetisch / magnét(o-)électrique
22834 **magnetotherapy** / Magnetotherapie *f* (Behandlung auf Grund von «magnétisme animal») / mesmérisme *m*
22835 **magnify (magnification)** / vergrößern (Vergrößrung *f*) / agrandir (grossissement *m*)
22836 **Magrassi-Leonardi syndrome** / Magrassi-Leonardi' Syndrom (Pneumonie mit reaktivem eosinophil-monozytärem Blutbild) / syndrome de Magrassi-Leonardi
22837 **maintain (maintenance)** / Aufrechterhalten (*n*) / maintenir (maintien *m*)
22838 **main (thing)** / hauptsächlich (Hauptsache *f*) / principal(e) (, chose *f*)
22839 **Maixner's cirrhosis** / Maixner' Zirrhose (Leberzirrhose mit Magen-Darmblutungen) / cirrhose de Maixner
22840 **major** / maior (größer) / majeur
22841 **make** / Erzeugnis *n* / produit *m*
22842 **make (made, making)** / machen (gemacht, machend) / faire (fait, faisant)
22843 **maker** / Hersteller *m* / fabricant *m*
22844 **make(r) and break(er)** / Unterbrecher *m* / interrupteur *m*
22845 **mal** / Malum (das Schlechte: Übel) *n* / mal *m*
22846 **mal, rheumatic, vertebral (sub)occipital** / Malum (sub)occipitale rheumaticum, vertebrale (polyarthritische, tuberkulöse HWS-Erkrankung) / mal (sous)occipital rhumatique, vertébral *m*
22847 **malabsorption syndrome** / Malabsorptions-Syndrom (Mit enteral bedingter verminderter Resorption der Nährstoffe aus dem Magen-Darmkanal einhergehende Krankheiten) / syndrome de malabsorption
22848 **malacia** / Malazie *f* (μαλακός = weich: Erweichung) / malacie *f*
22849 **malacic** / malazisch (Malazie betreffend) / malacique
22850 **malacoplakia of the bladder** / Malacoplakia vesicae urinariae (Blasenschleimhautveränderung) / malacoplasie de la vessie *f*
22851 **malacotic** / weich / malacotique
22852 **maladjustment** / Anpassungsfähigkeit, mangelnde *f* / malajustement *m*
22853 **maladministration** / Schlamperei *f* / maladministration *f*
22854 **malady, English** / Cheyne' Syndrom (Hypochondrisches Krankheitsgefühl) / maladie anglaise de Cheyne
22855 **malaise** / Malaise *f* (Unbehagen) / malaise *m*
22856 **malalignment** / Linienabweichung *f* (spez. dent.) / malalignement *m*
22857 **malar** / wangenbezüglich / malaire
22858 **malaria** / Malaria *f* (mala aria = schlechte Luft: Wechselfieber durch Plasmodium) / paludisme *m*
22859 **malaria, allid** / Malaria allida (fieberfreie, wegen Erregervermehrung bes. gefährliche Form) / paludisme allide *m*
22860 **malaria by gnat-bite** / Stichmalaria *f* (durch Anophelesweibchen [Ross-Grassi, 1897/98]) / paludisme par piqûre de moustique *m*

22861 **malaria, larvate** / Malaria larvata (grippeähnliche Symptome statt Fieber) / paludisme larvé *m*
22862 **malaria, quartan** / Malaria quartana (seltne meist tropische Form durch Plasmodium malariae) / paludisme quartain *m*
22863 **malaria, tertian** / Malaria tertiana (häufige auch nichttropische Form durch Plasmodium vivax) / paludisme tiers *m*
22864 **malaria, tropical** / (Malaria) tropica (maligne perniziöse Form durch Plasmodium immaculatum) / paludisme tropical *m*
22865 **malaria, vaccinal; (malariatherapy)** / Impfmalaria *f* (Fieberbehandlung) / impaludation *f* (paludisme vaccinal *m*)
22866 **malarialize** / malarialisieren (mit Malariafieber behandeln) / malarialiser
22867 **Malassezia furfur** / Microsporon furfur (Erreger der Pityriasis versicolor) / malassézie tropicale *f*
22868 **malassimilation, -digestion** / Assimilation, Verdauung, schlechte *f* / malassimilation, -digestion *f*
22869 **malates, maleates, malonates** / Malate, Maleate, Malonate *n* (Salze der Apfel-, Malein-, Malonsäure) / malates, maléates, malonates *m*
22870 **maldescent, bilateral** / Maldescensus bilateralis (beid[er]seitiger Kryptorchismus) / maldescendre bilatéral *m*
22871 **male** / männlich(es Wesen *n*) / mâle (*m*)
22872 **malefic** / malefiz (unheilvoll) / maléfique
22873 **maleruption, -emission** / Maleruption, -emission *f* (der Zähne, des Samens) / maléruption, -émission *f*
22874 **malformation** / Mißbildung *f* / malformation *f*
22875 **malformations (clefts), cerebral** / Hirnmißbildungen (Spaltbildungen, zerebrale) *f* / malformations (fissures) cérébrales *f*
22875a **malformation, generalized ectodermal** / Ichthyosis hystrix (gravior) (mit Hornkegeln) / érythrodermie congénitale ichthyosiforme bulleuse *f*
22876 **malformation syndromes of the heart** / Herzmißbildungs-Syndrome (Angeborene Herzmißbildungen) / syndromes de malformation du cœur
22877 **(malformation of the thorax, congenital)** / (Apert' Syndrom II) (Intrauterin entstehende Thoraxmißbildung) / (malformation thoracique congénitale)
22878 **malfunction** / Funktion, schlechte *f* / malfonction *f*
22879 **malicious(ness)** / maliziös (Heimtücke *f*) / malicieux (malice *f*)
22880 **malicodehydrase** / Malicodehydrase *f* (Oxalessig- aus Apfelsäure bildendes Citronensäurezyklusferment) / malicodéshydrase *f*
22881 **malignancy** / Malignität *f* (Bösartigkeit einer [Geschwulst]krankheit) / malignité *f*
22882 **malignancy, degree of** / Malignitätsgrad *m* (I = 25%, II = 50%, III = 75%, IV >75% Entdifferenzierung) / malignité, degré de *m*
22883 **malign(ant)** / bösartig / malin (maligne)
22884 **malignization** / Entartung, maligne *f* / malignisation *f*
22885 **malignolipin** / Krebseiweiß *n* (denaturiertes Zelleiweiß [Southam-Graf], optisch linksdrehende Aminosäuren [Seeger]) / cytolipine *f*
22886 **malignoma** / Malignom *n* ([nichtdifferenzierte] bösartige Geschwulst) / malignome *m*
22886a **malleoidosis** / Malioidosis *f* (Rattenrotz: auf Menschen übertragbare Infektion durch Malleomyces pseudomallei) / mélioïdose *f*
22887 **malle(ol)ar** / malle(ol)är (Hammer [Knöchel] betreffend) / mallé(ol)aire
22887a **malleolus (ankle)** / Malleolus lateralis et medialis (Dim. v. Malleus: Hämmerchen, Fußknöchel) / malléole (cheville)
22888 **Malleomyces** / Malleomyces (Actinobacillus [pseudo]mallei: Erreger der Rotzkrankheiten) / malléomycètes *m*
22890 **malleus** / Malleus (Gehörknöchelchen «Hammer») / marteau
22892 **Mallory-Weiss syndrome** / Mallory-Weiss' Syndrom (Rezidivierendes Erbrechen mit sekundärer Hämatemesis) / syndrome de Mallory-Weiss
22893 **mallow flowers, leaves** / Flores, Folia malvae (Mucilaginosa Malvenblüten, -blätter) / mauve, fleurs, feuilles de *f*
22894 **malnutrition** / Unterernährung *f* (θρέψω = τρέφω) / hypothrepsie *f*
22895 **malnutrition, malignant** / Kwashiorkor-Syndrom (kwashi = Knabe, orkor = rot: Schwere Ernährungsstörung der Kinder in warmen Ländern) / syndrome de polycarence de l'enfant
22896 **malocclusion** / Schlußbißstellung, fehlerhafte *f* / malocclusion *f*
22897 **malposition** / Malposition *f* (dent.) / malposition *f*
22898 **malpractice** / Behandlung, falsche *f* / malpratique *f*
22899 **malpresentation** / Malpräsentation *f* (tokol.) / malprésentation *f*
22900 **malreposition** / (Knochen)einrichtung, schlechte *f* / malréduction *f*
22901 **malrotation syndrome** / Fehlrotations-Syndrom (Mißbildungen des Intestinaltrakts während der embryonalen Rotationsvorgänge) / syndrome de malrotation
22902 **malt** / Maltum hordei (Malz *n*: gekeimte getrocknete Gerste) / malt *m*
22903 **maltase** / Maltase *f* (Maltose spaltende Carbohydrase) / maltase *f*
22904 **maltosuria** / Maltosurie *f* / maltosurie *f*
22905 **maltreatment** / Mißhandlung *f* / traitement, mauvais *m*
22906 **malunion** / Vereinigung, schlechte *f* («schlechte Stellung» von Frakturenden) / malunion *f*
22907 **mamanpian** / Mamanpian *f* (tropische endemische Hautkrankheit) / pian, ulcère du *m*
22908 **mamillary** / brustwarzenbezüglich / mamillaire
22909 **mamma** / Mamma (Milchdrüse) / mamelle (sein)

22910 **mamma, bleeding** / Mamma, Blutende *f* (nicht selten Krebszeichen) / sein saignant *m*
22911 **mamma, cystic** / Zystenmamma *f* (kongenitale zystische Fehlbildung) / mamelle kystique *f*
22912 **(mammae, [female and male] accessory)** / (Mammae accessoriae [femininae et masculinae]) / mamelles accessoires [femelles et mâles])
22914 **mamma, male** / Mamma masculina / mamelle mâle
22915 **mammal(ian)** / Säugetier(bezüglich) *n* / mammifère *m*
22916 **mammary** / mammarius (weibl. Brust betreffend) / mammaire
22917 **mammate (mamillated)** / brüste-, brustwarzentragend / mamelé (mamelonné)
22918 **mammectomy** / Brustabsetzung *f* / mastectomie *f*
22919 **mammiform (mamilliform)** / brust(warzen)-förmig / mammiforme (mamilliforme)
22920 **mammotropic** / mammotrop (brustfreundlich) / mammotrope
22921 **man, men** / Mann, Menschen *m* / homme, hommes *m*
22922 **man, erected, sapient** / Homo erectus, sapiens (Abweichungen von der Affenlinie) / homme érigé, sage *m*
22923 **man, libidinous** / Homo libidinosus (der von Geburt bis Tod «passionierte») / homme libidineux *m*
22924 **man, natural dignity of** / Menschenwürde, natürliche *f* (ist die Fähigkeit, zwischen Liebes- und Paarungsdrang zu unterscheiden und die Fortpflanzung dem Zufall zu entziehen, ohne das kulturschaffende Liebesleben zu opfern [Scheidt]) / homme, dignité naturelle de l' *f*
22924a **man, travelling** / Homo viator (der [vor sich selbst fliehende] Reisemensch) / homme voyageur *m*
22925 **management** / Handhabung *f* / maniement *m*
22926 **management, personnel** / Menschenbehandlung *f* (nur [menschen]naturkundlich erfolgreich) / maniement personnel *m*
22927 **manager syndrome** / Manager-Syndrom (Bei phys. und psych. Überforderung entstehende neurozirkulatorische Dystonie) / syndrome du manager
22928 **manchette** / Manschette *f* (manschettenförmige Handgelenkunempfindlichkeit bes. bei Hysterie) / manchon *m*
22929 **mandible (lower jaw)** / Mandibula (Unterkiefer) / mandibule
22930 **mandibular** / unterkieferbezüglich / mandibulaire
22931 **mandibulomotoricity** / Mandibulomotorik *f* (Unterkieferbeweglichkeit[sausmaß]) / mandibulomotricité *f*
22932 **Mandragora** / Alraun (Wirkstoffe: Hyoscyamin, Scopolamin, Atropin) / Mandragora officinarum (Solanaceae)
22933 **mandrin** / Mandrin *m* (= Docke: Katheterführungsstab) / mandrin *m*
22934 **maneuvre, towel** / Handtuchhandgriff *m* (bei Totgeburt) / manœuvre à l'essuie-main *f*
22935 **manganese (Mn 25 54,93)** / Manganium (Mangan *n*) / manganèse *m*
22936 **manganism** / Manganvergiftung *f* / manganisme *m*
22937 **mangel** / Mangold *m* / bette *f*
22938 **mania** / Manie *f* (μανία = Wahn: psychotische Veränderung mit Ideenflucht und Bewegungsdrang) / manie *f*
22939 **mania, acute hallucinatory** / Ganser' Syndrom (Psychogene Erkrankung mit halluzinatorischer Verwirrtheit [Vorbeireden-, -antworten, -handeln]) / syndrome de Ganser
22940 **mania, compulsion** / Zwangssucht *f* / manie contrainte *f*
22941 **mania, contrectation** / Kontrektationstrieb *m* (contrectare = berühren sex.) / obsession d'attouchements sexuels *f*
22942 **mania, doubting** / Zweifelsucht *f* / folie du doute *f*
22943 **mania, litigation** / Querulantenwahn *m* (Prozeßsucht) / folie processive *f*
22944 **mania, metaphysical** / Grübelsucht (Haarspalterei) *f* / tendance à couper les cheveux en quatre *f*
22945 **maniacal (depressive)** / manisch(-depressiv) (manisch-melancholisch) / maniaque (-dépressif)
22946 **manifest** / manifest (in Erscheinung getreten) / manifeste
22947 **manifestation, late** / Spätläsion *f* / lésion tardive *f*
22948 **manifestation, vital** / Lebensäußerung *f* / manifestation vitale *f*
22949 **manifold** / mehrschichtig (mannigfaltig) / pluricouche
22950 **manikin** / Gliederpuppe *f* / mannequin *m*
22951 **manipulation** / Machenschaft *f* / manipulation *f*
22952 **manipulation, doubled** / Handgriff, gedoppelter *m* (tokol.) / manipulation doublée *f*
22953 **mankind** / Menschheit *f* / hommes, race d' *f*
22954 **manlike (manliness)** / Männlich(keit *f*) / masculin(ité *f*)
22955 **Mann's syndrome** / Mann' Syndrom (Postkommotioneller od. -kontusioneller Symptomenkomplex) / syndrome de Mann
22956 **manner** / Manier *f* / manière *f*
22957 **mannered (mannerism)** / Geziert(heit, zweckwidrige *f*) / maniéré (maniérisme *m*)
22958 **d-mannite** / D-Mannit *n* (6wertiger [Pflanzen]zuckeralkohol, normaler Harnbestandteil: Zuckerersatz für Diabetiker, Harnstoffersatz bei Augeninnendruck) / mannite dextrogyre *m*
22959 **mannose** / Mannose *f* (glucoseisomeres Pflanzenmonosaccharid) / mannose *m*
22960 **manometer** / Manometer *n* (Gas- od. Flüssigkeitsdruckmesser) / manomètre *m*
22961 **manometry, esophageal** / Ösophagusmanometrie *f* (zur korrekten Diagnose und effektiven Therapie der Achalasie) / manométrie œsophagienne *f*
22961a **manually** / Hand, mit der / manuellement
22962 **manu(bri)al** / hand(greif)lich / manu(bri)el
22963 **manubrium** / Manubrium (Handgriff *m*) / manubrium (manche) *m*

22964 **manubrium of the malleus** / Manubrium mallei / manubrium du marteau
22965 **manubrium of the sternum** / Manubrium sterni («Handgriff» bis zur Symphyse [Angulus sterni] mit der «Schneide» [Corpus sterni]) / manche du sternum
22966 **maple syrup syndrome** / Ahornsirup-Syndrom (Angeborene maligne Aminosäurenstoffwechselstörung mit progredientem Schwachsinn) / syndrome du sirop d'érable
22967 **marasm (, senile)** / Marasmus *m* ([Alters]-verfall) / marasme *m*
22968 **marasmic** / marantisch (μαραίνομαι = verwelken: verfallend) / marastique
22969 **marasmoid** / verfallartig (nach Verfall aussehend) / marasmoïde
22970 **marble bones** / ALBERS-SCHÖNEBERG' Syndrom (Generalisierte diffuse Osteosklerose) / ostéosclérose généralisée
22971 **marble(d)** / Marmor(iert) *m* / marbre *m* (marbré)
22972 **(MARFAN's disease)** / (MARFAN' Syndrom II) (Spastische Paraplegie bei angeborener Lues) / (maladie de MARFAN)
22973 **MARFAN's symptom** / MARFAN' Zeichen (Rhachitische Epiphysenauftreibung am Malleolus medialis) / symptôme de MARFAN
22974 **MARFAN's syndrome** / MARFAN' Syndrom (I) (Meso- und ektodermale Abartung mit Spinnengliedrigkeit als Leitsymptom) / syndrome de MARFAN
22975 **MARFAN-MADELUNG syndrome** / MARFAN-MADELUNG' Syndrom (MARFAN' Syndrom + MADELUNG' Deformität) / syndrome de MARFAN-MADELUNG
22976 **margaritoma** / Margaritom *n* (margarita = Perle: Perlgeschwulst = Cholesteatom) / margaritome *m*
22977 **margin (border)** / Margo (Rand *m*) / marge *f* (bord *m*)
22978 **margins, anterior, inferior, posterior, superior** / Margines anteriores, inferiores, posteriores, superiores / marges antérieures, inférieures, postérieures, supérieures
22979 **margin, ciliar and pupillary** / Margo ciliaris et pupillaris (befestigter [Ziliarkörper-] und freier [Pupillen-]Rand der Iris) / marge ciliaire et pupillaire
22980 **margin, cygomatic** / Margo cygomaticus (Jochbeinrand des Keilbeins) / marge cygomatique
22981 **margin, frontal** / Margo frontalis (Stirnbeinrand des Keil- und Scheitelbeins) / marge frontale
22982 **margin (line), gingival** / Zahnfleisch(blei)-saum *m* / bord (liséré) gingival *m*
22983 **margin of the heart, right** / Margo dexter (cordis) / marge droite du cœur
22984 **margin, infraorbital and supraorbital** / Margo infraorbitalis et supraorbitalis (Augenhöhlenränder) / marge infraorbitaire et susorbitaire
22985 **margins, interosseous** / Margines interosseae (Unterarm- und Unterschenkel-Zwischenknochenränder) / marges interosseuses
22986 **margin, lacrimal** / Margo lacrimalis (Tränenbeinrand des Oberkiefers) / marge lacrymale
22987 **margin, lambdoid** / Margo lambdoideus (Λ-ähnlicher = gezahnter Rand des Hinterhauptbeins) / marge lambdoïde
22988 **margins, lateral and medial** / Margines laterales et mediales / marges latérales et médiales
22989 **margin, mastoid** / Margo mastoideus (Warzenfortsatzbeinrand des Hinterhauptbeins) / marge mastoïd(ienn)e
22990 **margin, mesovarian** / Margo mesovaricus (befestigter Eierstockrand) / marge mésovarienne
22991 **margin, nasal** / Margo nasalis (Nasenbeinrand des Stirnbeins) / marge nasale
22992 **margin, occipital** / Margo occipitalis (Hinterhauptbeinrand des Scheitel- und Schläfenbeins) / marge occipitale
22993 **margin, occult** / Margo occultus (verborgener Nagelrand: Nagelwurzel) / marge occulte
22994 **margin, parietal** / Margo parietalis (Scheitelbeinrand des Schläfen- und Stirnbeins) / marge pariétale
22995 **margin, sagittal** / Margo sagittalis (oberer Rand des Scheitelbeins) / marge sagittale
22996 **margin, sphenoid** / Margo sphenoidalis (Keilbeinrand des Schläfenbeins) / marge sphénoïde
22997 **margin, squamous** / Margo squamosus (Schläfenbeinrand des Keil- und Scheitelbeins) / marge squameuse
22998 **margin of the tongue** / Margo linguae / marge de la langue
22999 **margin of the uterus, right and left** / Margo uteri (dextra et sinistra) / marge droite et gauche de l'utérus
23000 **marginal** / marginalis (randständig) / marginal
23001 **marginate(d)** / marginatus (gerändert) / marginé
23002 **marihuana** / Marihuana *f* (Rauschgift aus weibl. Cannabis-sativa-Blüte: Haschisch [auch Beng, Daga, Dawamesk, Gangha, Kif]) / marijuane *f*
23003 **MARINESCO-SJÖGREN syndrome** / MARINESCO-SJÖGREN' Syndrom (Spinozerebelläre Ataxie, Oligophrenie und Katarakt) / syndrome de MARINESCO-SJÖGREN
23004 **marjoram** / Majoran *m* / marjolaine *f*
23005 **mark (marked, marking)** / markieren (markiert, Markierung *f*) / marquer (marqué, marquage *m*)
23006 **mark, exclamation, interrogation** / Ausruf(ungs)-, Fragezeichen *n* / point d'exclamation, d'interrogation *m*
23007 **mark, quotation** / Anführungszeichen *n* / guillemets *m*
23008 **marking, ^{51}Cr-** / ^{51}Cr-Markierung *f* (zur Transplantattoleranzbestimmung) / marquage par ^{51}Cr *m*
23009 **MARLIN's syndrome** / MARLIN' Syndrom (Phagozytäre Anämien) / syndrome de MARLIN

23010 **Marmor tabaci** / Tabakmosaik-Virus *n* / virus pathogénétique pour tabac *m*
23011 **marrow** / Medulla (Mark *n*) / moelle *f*
23013 **marrow aspirate** / Markaspirat *n* (der Knochenpunktion) / moelle, aspirat de *m*
23014 **marrow of the bone, red** / Medulla ossium rubra (rotes Knochenmark) / moelle rouge des os
23015 **marrow of the bone, yellow** / Medulla ossium flava (gelbes Knochenmark) / moelle jaune des os
23016 **marrow of the kidney** / Medulla renis / moelle du rein
23017 **marrow, yellow** / Fettmark *n* (Ersatz des roten bei aplastischer Anämie) / moelle jaune *f*
23018 **marrowlike** / markähnlich / moelle, ayant l'apparence de la
23019 **marrowy, marrowless** / markig, marklos / moelleux, nonmoelleux
23020 **marsupialization** / Marsupialisation *f* (marsupium = Beutel: Einnähen nicht entfernbarer Zysten) / marsupialisation *f*
23021 **martial (irony)** / eisern (Ironie *f*) / ferreux (ironie *f*)
23022 **masculinism** / Hominismus *m* (Männer-[ordens]art) / virilisme *m*
23023 **masculinization** / Vermännlichung *f* / virilisation *f*
23024 **masculin(iz)e** / (ver)männlich(en) / masculin(iser)
23025 **MASER (Microwave Amplification by Stimulated Emission of Radiation)** / MASER (Mikrowellenverstärkung durch Angeregte Emission von Strahlung) / MASER (Amplification des ondes Micro par Emission Stimulée de Radiations)
23026 **mask (masked, masking)** / maskieren (verborgen, verdeckend) / masquer (masqué, masquant)
23027 **mask (, face-)** / Maske *f* (Narkose-, Schutz-, Gesicht[veränderung]smaske) / masque *m*
23028 **mask of pregnancy** / Schwangerschaftsmaske *f* / chloasma de la grossesse *m*
23029 **mask, sucking** / Lungensaugmaske *f* (zur neg. Druckerzeugung) / masque à succion *m*
23030 **mask, tabetic** / Maske, tabetische *f* (HUTCHINSON) / masque tabétique *m*
23031 **masochism** / Masochismus *m* (nach Sacher-Masoch: sex. Erregung durch Schmerzerdulden) / masochisme *m*
23032 **mass** / Masse *f* ($m = E/c^2$ [E = Energie, c = Lichtgeschwindigkeit]) / masse *f*
23033 **mass acceleration, preservation** / Massenbeschleunigung, -erhaltung *f* / masse, accélération, préservation de *f*
23034 **mass, balance, inertia** / Massenausgleich *m*, -trägheit *f* / masse, équilibre de *m*, inertie de *f*
23035 **mass defect, effect** / Massendefekt, -effekt *m* / masse, défect, effet de *m*
23036 **mass difference, distribution** / Massenunterschied *m*, -verteilung *f* / masse, différence, distribution de *f*
23036a **mass instinct, suggestion** / Masseninstinkt *m*, -suggestion *f* / instinct *m*, suggestion grégaire *f*
23037 **mass, lateral** / Massa lateralis (bes. starke seitliche Knochenmasse des Atlas) / masse latérale
23038 **mass man** / Masse(n)mensch *m* / hommemasse *m*
23039 **mass, matter, radiating** / Masse, Materie, strahlende *f* / masse, matière radiante *f*
23039a **mass media** / Massenmedien *n* (Presse, Rundfunk, Fernsehen) / média grégaires *m*
23040 **mass, nuclear** / Atommasse *f* (z.B. ^{17}O = 8 Protonen + 9 Neutronen Sauerstoff) / masse nucléaire *f*
23041 **mass, pill** / Massa pilularum (Füllmasse *f*) / masse pilulaire *f*
23042 **mass, quantum** / Quantenmasse *f* ($m = h_\nu/c^2$ (h_ν = Quantenenergie, c = Lichtgeschwindigkeit]) / masse des quanta *f*
23043 **mass, statistic** / Masse, statistische *f* (Gesamt der statistischen Einheiten) / masse statistique *f*
23044 **mass, ventrolateral** / Massa ventrolateralis (embr. abdominal-thorakal-zervikale Muskelportion) / masse ventrolatérale *f*
23045 **massage** / Massage *f* (μάσσω = kneten: nervalreflektorische Hautbehandlung zur Beeinflussung innerer Organe) / massage *m*
23046 **massage, cervical extension** / Extensionsmassage, zervikale *f* (bei Zervikalsyndrom [DOMNICK]) / massage d'extension cervicale *m*
23047 **massage, curative** / Heilmassage *f* / massage curatif *m*
23048 **massage, (electro)vibratory** / Vibrationsmassage (, elektrische) *f* / massage (électro)-vibratoire *m*
23049 **massage, fibrous** / Bindegewebemassage *f* (segmentgerecht) / massage fibreux *m*
23050 **massage, glass-cupping** / Saug(glocken)-massage *f* / massage par ventouses *m*
23051 **massage of the heart** / Herzmassage *f* (bei Herzstillstand) / massage du cœur *m*
23052 **massage, periosteal** / Periostmassage *f* (segmentkonträr) / massage périostal *m*
23053 **massage, pressure points** / Nervenpunktmassage *f* / massage de points névralgiques *m*
23054 **massai** / Massai *m* (Afrikanischer Tee) / massaï *m*
23055 **masseteric (masticatory)** / kaumuskelbezüglich (Kauen betreffend) / massétérique (masticatoire)
23056 **masseur (masseuse)** / Massierer(in) *m* (*f*) / masseur *m* (masseuse *f*)
23057 **massy (massiveness)** / Massig(keit *f*) / massif (massivité *f*)
23058 **mastadenoma** / Brustdrüsentumor *m* / mastadénome *m*
23059 **mastalgia** / Mastalgie *f* (μαστός = weibl. Brust: Prämenstruationserscheinung) / mastodynie *f*
23060 **mastatrophy** / Brustdrüsenschwund *m* / mastatrophie *f*
23061 **master-messenger DNA** / Master-messenger-DNS *f* (für die genetischen Aspekte der Zellproduktion verantwortlicher der beiden DNS-Molekülstränge) / maître-messager-ADN *m*

23062 **masticate (mastication)** / Kauen (*n*) / mastiquer (mastication *f*)
23063 **Mastigophora** / Mastigophoren *n* (Geißeltierchen, I. Klasse Protozoen) / mastigophores *m*
23064 **mastitis** / Brustdrüsenentzündung *f* / mastite *f*
23065 **mastitis, interstitial** / Brustdrüsenstromaentzündung *f* / mastite fibreuse *f*
23066 **mastitis, juvenile** / Mastitis adolescentium (traumat.) / mastite juvénile *f*
23067 **mastitis of newborns** / Mastitis neonatorum (4.–6. Tg. nach Geburt) / mastite de nouveau-nés *f*
23068 **mastitis, parenchymatous** / Brustdrüsenparenchymentzündung *f* / mastite glandulaire *f*
23069 **mastitis, puerperal** / Mastitis lactantium (2.–4. Wo. nach Entbindung) / mastite puerpérale *f*
23070 **mastitis, stagnation** / (Milch)stauungsmastitis *f* / mastite de stagnation *f*
23071 **mastix** / Mastix *m* (Harz von Pistacia lentiscus) / mastix *m*
23072 **mastoccipital, -oparietal** / warzenfortsatzhinterhauptbezüglich, -scheitelbeinbezüglich / mastoccipital, -opariétal
23073 **mastochondroma** / Brustchondrom *n* / sein, chondrome du *m*
23074 **mastocytosis** / Mastozytose *f* (Gewebemastzellenhyperplasie [Hissard]) / mastocytose *f*
23075 **mastoid (nipple-shaped)** / mastoides (brustwarzenähnlich) / mastoïde
23076 **mastoidal** / mastoideus (Processus mastoideus betreffend) / mastoïdien
23077 **mastoidectomy** / Mastoidektomie *f* (radikale Mittelohrop.) / mastoïdectomie *f*
23080 **mastoiditis** / Warzenfortsatzentzündung *f* / mastoïdite *f*
23081 **mastoiditis, external, internal** / Mastoiditis externe, interne *f* (Periost, «Zellen») / mastoïdite externe, interne *f*
23082 **mastoiditis, occult** / Mastoiditis, okkulte *f* (nach grippalen Infekten des Säuglings) / mastoïdite occulte *f*
23082a **mastoidocentesis** / Mastoidpunktion *f* / apophyse mastoïde, paracentèse de l' *f*
23083 **mastopathia, cystic chronic** / Mastopathie *f* (diffuse Fibromatose mit Zystenbildung [Aschoff-Klose]) / mastite kystique *f*
23084 **mastopexy** / Mastopexie *f* (Hängebrustfixierung) / mastopexie *f*
23085 **mastoplasia** / Brustdrüsenhyperplasie *f* / mastoplasie *f*
23086 **mastoplasty** / Mammaplastik *f* (kosmetische Brustop.) / mastoplastie *f*
23087 **mastorrhagia** / Mastomenie *f* (periodischer Bluttropfenabgang aus Brustwarze) / seins, menstruation aberrante par les *f*
23088 **mastosis** / Mastose *f* (degenerativer od. produktiver Brustdrüsenprozeß) / mastose *f*
23089 **mastotic** / mastotisch (Brusterkrankungen betreffend) / mastotique (se rapportant à mastoses)
23090 **mastotomy** / Brustschnitt *m* / mastotomie *f*
23091 **mastous** / mastös (hochbusig) / sein, à gros
23092 **masturbation** / Manustupration *f* (stuprum = Unzucht: «Selbstbefriedigung») / masturbation *f*
23093 **matching, cross** / Kreuzprobe *f* (Agglutinationstest zum Nachweis der Verträglichkeit von Spender- und Empfängerblut) / épreuve de compatibilité croisée *f*
23094 **mate** / Mate *m* (Südamerikanischer Tee) / maté *m*
23095 **material** / Material *n* (Werkstoff, Arbeitszeug) / matériaux *m*
23096 **material, fissionable** / Material, spaltbares *n* (physik.) / matériaux fissiles *m*
23097 **materials, knowledge** / Wissensstoffe *m* (häufen Naturbeobachtungen, vermitteln Kenntnisse, ermöglichen Umgang mit [fremden] Dingen) / matières de savoir *f*
23098 **material, plastic; (plastics)** / Kunststoff(e) *m* / matière plastique; (plastiques) *f*
23099 **material, vasodepressor, -excitatory** / Material, vasodepressorisches, vasoexzitatorisches *n* (VDM vermehrt bei Hypertension, VEM verursacht Blutdruckanstieg [Shorr]) / matériel vasodépresseur, -excitateur *m*
23100 **materialism** / Materialismus *m* (Lehre von der Materie [Substanz, Natur] als A und O des Lebens) / matérialisme *m*
23101 **materialist** / Materialist *m* (Vertreter des Philosophischen Materialismus) / matérialiste *m*
23102 **materialistic** / materialistisch (rohstofflich [substantiell] i. G. z. geformt [ideell]) / matérialist(iqu)e
23103 **materiality** / Stofflichkeit *f* / matérialité *f*
23104 **material(ization)** / (Ver)stofflich(ung *f*) / matériel (matérialisation *f*)
23105 **materialize** / verstofflichen / matérialiser
23106 **maternity (maternal)** / Maternität *f* (mütterlich) / maternité *f* (maternel)
23107 **mating, random** / Zufallspaarung *f* / accouplement au hasard *m*
23108 **mating urge** / Paarungsdrang *m* (ist beim Tier [Menschen] Fortpflanzungsdrang [Liebesdrang] und dient der Arterhaltung [Selbsterhaltung]) / désir d'accouplement *m*
23109 **matriarchate** / Matriarchat *n* (Mütterherrschaft) / matriarcat *m*
23110 **matriculate** / immatrikulieren (in Studentenrolle eintragen) / immatriculer
23111 **matrimonium (matrimonial)** / Ehe(lich) *f* / mariage *m* (matrimonial)
23112 **matrix** / Matrize *f* (Gebär)mutterboden *m* / matrice *f*
23113 **matrix of the nail** / Matrix unguis (Nagelbett) / matrice de l'ongle
23115 **matter** / Materie *f* (aus Elementarteilchen bestehende «Werdepotenz des Seins») / matière *f*
23116 **matter, medical** / Materia medica (Arzneischatz) / matière médicale *f*
23117 **maturate** / reifmachen (zum Eitern bringen) / mûrir (, faire)
23118 **maturation** / Reifung *f* (Wachstumsperiode: 15.–20. Lebensjahr, Streckung und Fülle gleichzeitig, ♀ früher als ♂) / maturation *f*

23119 **maturation arrest** / Reifungshemmung *f* / maturation, arrêt de *f*
23120 **maturity (, precocious)** / Maturitas (praecox) ([Früh]reife *f*) / maturité (précoce) *f*
23121 **maturity remainder** / Maturitätsrückstand *m* (z.B. des skrotalen Hodens bei einseitiger Dystopie) / maturation, retard de *m*
23122 **MATZENAUER-POLLAND syndrome** / MATZENAUER-POLLAND' Syndrom (Dermatitis dysmenorrhoica) / syndrome de MATZENAUER-POLLAND
23123 **(MAURIAC's disease)** / (MAURIAC' Krankheit) (Erythema nodosum syphiliticum) / (maladie de MAURIAC)
23124 **MAURIAC's syndrome** / MAURIAC' Syndrom (Sekundäre Glykogenose beim kindlichen Diabetes mel[l]itus) / syndrome de MAURIAC
23125 **maxilla (upper jaw)** / Oberkiefer *m* / mâchoire supérieure *f*
23126 **maxillary** / oberkieferbezüglich / maxillaire
23127 **maxillofacial** / oberkiefer-gesichtsbezüglich / maxillofacial
23128 **maxillojugal, -labial, -mandibular** / oberkiefer-jochbein-, -lippen-, -unterkieferbezüglich / maxillojugal, -labial, -mandibulaire
23129 **maxillopalatine, -pharyngeal** / oberkiefergaumenbezüglich, -schlundbezüglich / maxillopalatal, -pharyngien
23130 **maximal (maximum)** / Höchst(e *n*) / maximal (maxima *m*)
23131 **MAYER-v.ROKITANSKY-KÜSTER syndrome** / MAYER-v.ROKITANSKY-KÜSTER' Syndrom (Angeborene Mißbildung des weibl. Genitale) / syndrome de MAYER-v.ROKITANSKY-KÜSTER
23132 **mazic (placentoid)** / plazentabezüglich (-ähnlich) / placentaire (placentoïde)
23133 **meagre(ness)** / Mager(keit *f*) / maigre(ur *f*)
23134 **meal** / Mahlzeit *f* / repas *m*
23135 **meal, contrast** / Kontrastmahlzeit *f* (-brei *m*) / repas (bouillie *f*) opaque *m*
23136 **mealy (floury)** / mehlig / farineux
23137 **mean** / durchschnittlich / moyen(ne, en)
23138 **means** / Mittel *n* / moyens *m*
23139 **measles** / Masern *f* (Morbilli durch Masernvirus) / rougeole *f*
23140 **measles, German** / Röteln *f* (Rubella durch Röteln-Virus) / rubéole *f*
23141 **measly** / maserig / ladre
23142 **measurable (measurability)** / Meßbar(keit *f*) / mesurable (mensurabilité *f*)
23143 **measure** / Maß(nahme *f*) *n* / mesure *f*
23144 **measures, disinfecting** / Desinfektionsmaßnahmen *f* / désinfection, mesures de *f*
23145 **measures, health** / Gesundheitsmaßnahmen *f* / mesures hygiéniques *f*
23146 **measures, palliative** / Palliativmaßnahmen *f* (palliare = beschönigen, verschleiern, lindern) / mesures palliatives *f*
23147 **measures, prevention** / Vorbeugungsmaßnahmen *f* / mesures préventives *f*
23148 **measured** / gemessen (überlegt) / mesuré
23149 **measurement** / Messung *f* / mesurage *m*
23150 **meatus** / Meatus (Gang *m*) / méat *m*
23151 **meatus, external cartilaginous auditory** / Meatus acusticus externus cartilagineus (Gehörgang, äußerer knorpliger) / méat auditif externe cartilagineux
23152 **meatus, external and internal auditory** / Meatus acusticus externus et internus (Gehörgang, äußerer und innerer [knöcherner]) / méat auditif externe et interne
23153 **meatus, nasopharyngeal** / Meatus nasopharyngeus (Nasen-Schlundgang) / méat nasopharyngien
23154 **meatus of the nose, inferior, middle, superior** / Meatus nasi inferior, medius, superior / méat inférieur, moyen, supérieur du nez
23155 **mechanics** / Mechanik *f* (Allgemeine Grundlagen der Physik: kausal[bedingt]e Stetigkeit jedes Naturgeschehens) / mécanique *f*
23156 **mechanics, NEWTON's** / Mechanik, klassische *f* (Spezialfall [makrosk. Grenzfall] der Quantenmechanik) / mécanique classique *f*
23157 **mechanics, quantum** / Quantenmechanik *f* (Mechanik des Mikrokosmos) / mécanique des quanta *f*
23158 **mechanics of relativity** / Relativitätsmechanik *f* (EINSTEIN: Statistische Unstetigkeit der [grundsätzlich gequantelten] physik. Körper) / mécanique de la relativité *f*
23159 **mechanic(al)** / mechanisch (den Gesetzen der Mechanik entsprechend, ohne zu denken) / mécanique (machinal)
23160 **mechanism** / Mechanismus *m* (Ablauf ineinandergreifender Vorgänge) / mécanisme *m*
23161 **mechanism, escape (defence)** / Abwehrmechanismus *m* / mécanisme de défense *m*
23162 **mechanize** / mechanisieren (auf mech. Ablauf umstellen) / mécaniser
23163 **meconeuropathy** / Rauschgiftneurose *f* / névrose par abus de l'opium *f*
23164 **meconism** / Morphiumvergiftung, chronische *f* / morphinisme *m*
23165 **meconium** / Meconium *n* (μήκων = Mohn: [1. Opium, 2.] intrauteriner Kinderstuhl [«Kindspech»]) / méconium *m*
23166 **meconium ileus** / Mekoniumpfropf-Syndrom (Funktioneller Neugeborenenileus bei fehlendem Mekoniumabgang) / iléus par méconium
23167 **medial, median** / medial, median (zur Mitte hin, in der Mitte) / médial, médian
23168 **mediastinal** / mittelfellbezüglich / médiastinal
23169 **mediastinitis** / Mittelfellentzündung *f* / médiastinite *f*
23170 **mediastinography** / Mediastinographie *f* (Rö-Darstellung des Mediastinalraums) / médiastinographie *f*
23171 **mediastinopericarditis** / Mediastinopericarditis *f* (Mediastinitis + Pericarditis) / médiastinite indurative *f*
23172 **mediastinopericarditis, adhesive** / Mediastinopericarditis adhaesiva (mit Verwachsungen) / médiastinopéricardite adhésive *f*

23173 **mediastinotomy (, collar, extra-, transpleural)** / Mediastinotomie (, kollare, extra-, transpleurale) *f* (durch Kragenschnitt, durch das Brustbein, nach Rippenresektion) / médiastinotomie (collaire, extra-, transpleurale) *f*

23174 **mediastinum** / Mediastinum (Mittelfell, sagittale Trennwand zwischen den Lungen re. und li. von Brustbein bis Wirbelsäule) / médiastin

23175 **mediastinum of the testicle** / Mediastinum testis (ins Innere vorspringender Wulst der Tunica albuginea) / médiastin du testicule

23176 **mediation** / Vermittlung *f* / médiation *f*

23177 **mediator(ial)** / Mittler *m* (vermittelnd) / médiateur (*m*)

23178 **medicable** / mediz(in)ierbar (medizinisch angehbar) / médicable

23179 **medicamentous** / medikamentös (mit Medikamenten) / médicamenteux

23180 **medicate** / mediz(in)ieren (ärztlich [arzneilich] behandeln) / médicamenter

23181 **medication** / Medikation *f* (Arzneiverabreichung) / médication *f*

23182 **medication, iontophoretic** / Medikation, iontophoretische *f* (mit galvan. Strom durch Metallelektrode über getränktem Filterpapier [Klare]) / médication iontophorétique *f*

23183 **medication, oral contraceptive** / Medikation, empfängnisverhütende *f* (möglicherweise mit zerebrovaskulären Komplikationen) / médication contraceptive buccale *f*

23184 **medication, phonophoretic** / Medikation, phonophoretische *f* (Einbringung von Medikamenten mit Ultra[wechsel]schall-[kopf]) / médication phonophorétique *f*

23185 **medicative** / medikativ (medizinisch wirksam) / médicatif

23186 **medicator** / Arzneiapplikator *m* / médicateur *m*

23187 **medic(in)al** / medizinisch (ärztlich [arzneilich]) / médical

23188 **medicine** / Medizin(wissenschaft) *f* / médecine *f*

23189 **medicine, air (aviation)** / Luftfahrtmedizin *f* / médecine de l'aviation *f*

23190 **medicine bachelor (M. B.)** / Medicinae baccalaureus (cand. med.) / médecine, bachelier en *m*

23191 **medicine, bagatelle** / Bagatellmedizin *f* / médecine des bagatelles *f*

23192 **medicine, chemical** / Medizin, chemische *f* / médecine chimique *f*

23193 **medicine chest, family** / Hausapotheke *f* / pharmacie de famille *f*

23194 **medicine, clinical (bedside)** / Medizin, klinische *f* (krankenbettnahe) / médecine clinique *f*

23194a **medicine, dental** / Zahnmedizin *f* / médecine dentaire *f*

23195 **medicine (remedy), domestic** / Volksheilweise *f* (-mittel *n*) / médecine (remède *m*) domestique *f*

23196 **medicine, experimental** / Medizin, experimentelle *f* / médecine expérimentale *f*

23197 **medicine, faculty of** / Fakultät, medizinische *f* / médecine, faculté de *f*

23198 **medicine, familial, environmental** / Familienmedizin, Milieumedizin *f* / médecine de famille, des milieux *f*

23199 **medicine, forensic (legal)** / Gerichtsmedizin *f* / médecine légale *f*

23200 **medicine, history of** / Medizingeschichte *f* / médecine, histoire de la *f*

23201 **medicine, human** / Humanmedizin *f* / médecine humaine *f*

23202 **medicine, industrial** / Arbeitsmedizin *f* / médecine du travail *f*

23203 **medicine, insurance** / Versicherungsmedizin *f* / médecine d'assurance *f*

23204 **medicine, internal (general)** / Medizin, innere (allgemeine) *f* / médecine interne (générale) *f*

23206 **medicine, laboratory** / Laboratoriumsmedizin *f* / médecine laboratoire *f*

23207 **medicine, physical** / Medizin, physikalische *f* / médecine physique *f*

23208 **medicine, policlinical** / Medizin, poliklinische *f* (hat die Aufgabe, Gesunde als potentiell Kranke zu verstehen und sie «noch gesünder» zu machen [Korth]) / médecine policlinique *f*

23209 **medicine, practical** / Medizin, praktische *f* / médecine pratique *f*

23210 **medicine, preanimistic** / Medizin, präanimistische *f* (Schamanenmedizin vor Entdeckung der «Tierseele») / médecine préanimiste *f*

23211 **medicine, preventive** / Präventivmedizin *f* (praevenire = zuvorkommen) / médecine préventive *f*

23212 **medicine, protective** / Protektivmedizin *f* (protegere = beschützen) / médecine protective *f*

23213 **medicine, psychic** / Medizin, psychische *f* (die Psyche als Krankheitsherd präjudizierende) / médecine psychique *f*

23214 **medicine, psychosomatic** / Medizin, psychosomatische *f* (diagnostisch und therapeutisch Psyche und Soma in gleicher Weise berücksichtigende) / médecine psychosomatique *f*

23215 **medicine, public** / Gesundheitspflege, öffentliche / médecine publique *f*

23216 **medicine, social** / Sozialmedizin *f* / médecine sociale *f*

23217 **medicine, somatic** / Medizin, somatische *f* (das Soma als Krankheitsherd präjudizierende Medizin) / médecine somatique *f*

23218 **medicine, sport** / Sportmedizin *f* / médecine du sport *f*

23219 **medicine, state** / Medizin, staatlich gelenkte *f* / médecine d'état *f*

23220 **medicine, student of** / Medizinstudent-(in *f*) *m* / médecine, étudiant(e) en *m* (*f*)

23221 **medicine, studies of (study)** / Medizinstudium *n* (Medizin studieren) / médecine, études de *f* (, étudier en)

23222 **medicine, surgical** / Medizin, chirurgische *f* / médecine chirurgicale *f*

23223 **medicine, theoretical** / Medizin, theoretische *f* / médecine théorique *f*

23224 **medicine, tropical** / Tropenmedizin *f* / médecine tropicale *f*
23225 **medicine, veterinary** / Veterinärmedizin *f* / médecine vétérinaire *f*
23226 **medicobotanic** / medizinisch-botanisch / médicobotanique
23227 **medicochemical** / medikochemisch (Medizin und Chemie betreffend) / médicochimique
23228 **medicochirurgical** / medikochirurgisch (Medizin und Chirurgie betreffend) / médicochirurgique
23229 **medicodental** / medikodental (Medizin und Zahnheilkunde betreffend) / médicodentaire
23230 **medicolegal** / medikolegal (Medizin und Recht betreffend) / médicolégal
23231 **medicopedagogic(al)** / medikopädagogisch (Medizin und Erziehung betreffend) / médicopédagogique
23232 **medicophysical** / medikophysikalisch (Medizin und Physik betreffend) / médicophysique
23233 **medicopsychological** / medikopsychologisch (Medizin und Psychologie betreffend) / médicopsychologique
23234 **medicosocial** / medikosozial (Medizin und Gesellschaft betreffend) / médicosocial
23235 **medicostatistic(al)** / medizinstatistisch (medizinische Daten[erfassung] betreffend) / médicostatistique
23236 **medicoveterinary** / medikoveterinär (Medizin und Tierheilkunde betreffend) / médicovétérinaire
23237 **medicozoologic** / medizinisch-zoologisch / médicozoologique
23238 **mediocarpal, -tarsal, -occipital** / mediokarpal, -tarsal, -okzipital (Mittelhand, -fuß, -hinterhaupt betreffend) / médiocarpien, -tarsien, -occipital
23239 **mediocre (mediocrity)** / Mittelmäßig(keit *f*) / médiocre (médiocrité *f*)
23240 **mediodorsal, -frontal, -lateral** / mediodorsal, -frontal, -lateral (Rücken-, Front-, Seitenmitte betreffend) / médiodorsal, -frontal, -latéral
23241 **meditate** / (nach)sinnen / méditer
23242 **meditation (meditative)** / Versenkung *f* (nachdenklich) / méditation *f* (méditatif)
23243 **medium** / Medium *n* (vermittelnde Person od. Sache) / médium (milieu) *m*
23244 **media, blocking** / Rö-Absorptionsmittel *n* (schwere Elemente zur Kontrastdarstellung von Hohlräumen) / moyens absorbants *m*
23245 **media, contrast** / Rö-Kontrastmittel *n* (Stoffe mit hoher Ordnungszahl [Iodum, Barium, Bismuthum, Thorium] od. niedriger Dichte [Luft, Sauerstoff, Stickstoff]) / moyens de contraste *m*
23246 **media, positive, negative contrast** / Kontrastmittel, positive, negative *n* (aufgeschwemmt, z.B. Barium, gelöst, z.B. Iod, fest, z.B. zur Gallendarstellung, gasförmig, z.B. zur Luftmyelographie) / moyens de contraste positifs, négatifs *m*
23247 **medroxyprogesteronacetate** / Medroxyprogesteronacetat *n* (Luteinisierung hemmendes Contraceptivum) / médroxyprogestéronacétate *m*
23248 **medullar conus syndromes, dissociate** / Conus-Syndrome, dissoziierte (Folgen von Conus-medullaris-Verletzungen) / syndromes dissociés du cône médullaire
23249 **medullar(y)** / (rücken)markbezüglich / médullaire
23250 **medullated** / markhaltig / myélinique
23251 **medullization** / Vermarkung *f* / médullisation *f*
23252 **medulloblast** / Medulloblast *m* (primitive Hirnzelle) / médulloblaste *m*
23253 **medulloblastoma of the cerebellum** / CUSHING' Medulloblastom (Vorwiegend kindlicher maligner Kleinhirntumor) / médulloblastome du cervelet
23254 **medulloculture** / Knochenmarkkultur *f* / médulloculture *f*
23255 **medulloid** / Medulloid *n* (NNM-ähnliche adrenergische Substanz) / médulloïde *m*
23256 **medullotherapy** / Medullotherapie *f* (PASTEUR' Schutzimpfung bei Tollwutverdacht) / médullothérapie *f*
23257 **mega** / Mega ($M = 10^6$) / méga
23258 **megacaryocyte** / Knochenmarkriesenzelle *f* / mégacaryocyte *m*
23259 **megacaryocytosis** / Megakaryozytose *f* (des peripheren Bluts z.B. bei Purpura) / mégacaryocytose *f*
23260 **megacecum, -duodenum** / Megacaecum, -duodenum *n* (vergrößerter Blind-, Zwölffingerdarm) / mégacæcum, -duodénum *m*
23261 **megacolon** / Megacolon-Syndrom (Erweiterungen und Wandveränderungen des Colon [sigmoideum]) / maladie de HIRSCHSPRUNG
23262 **megalecithal** / megalecithal (mit viel Eidotter) / mégalécithal
23263 **megalencephaly** / Megalenzephalie *f* (Gehirnvergrößrung) / mégalencéphalie *f*
23264 **megalerythema, infectious** / Megalerythema infectuosum (Viruskrankheit «Ringelröteln» [PLACHTE]) / mégalérythème infectieux *m*
23265 **megalgia** / Schmerzen, große *m* / mégalgie *f*
23266 **megaloblast** / Megaloblast *m* (kernhaltige Megalozytenvorstufe von ~ 20 μ ∅) / mégaloblaste *m*
23267 **megaloblastosis** / Megaloblastose *f* (Grund: Fehlen des Reifungsstoffs [Vitamin B_{12}], Folge: Megaloblastenanämie [z.B. Anaemia perniciosa]) / mégaloblastose *f*
23268 **megalocyte** / Megalozyt *m* (hyperchromer ovalärer Erythrozyt von ~ 10 μ ∅) / mégalocyte *m*
23269 **megalography** / Großschreiberei *f* (psych.) / macrographie *f*
23270 **megaloleukocytes** / Riesenstabkernige *m* («Riesenstäbe») / mégaloleucocytes *m*
23271 **megalomania** / Megalomanie *f* (Größenideen paranoider Schizophrener) / macromanie *f*

23272 **megalosplenia, erythrophagous** / Megalosplenie, erythrophagische *f* (SCHILLING, 1951: starke Erythrozytenphagozytose im Reticulum) / mégalosplénie érythrophagique *f*

23273 **megalosporia** / Megalosporie *f* (großsporige Kopfscherflechte durch Trichophyton) / mégalosporie *f*

23274 **megalothrombocytes** / Riesenblutplättchen *n* / mégalothrombocytes *m*

23275 **megalureter** / Megaureter *m* (Hydrureter od. Pyureter) / mégaluretère *m*

23276 **megasigma** / Megasigmoideum *n* (Sigmoidvergrößrung) / mégasigmoïde *m*

23277 **MEIGS's syndrome** / MEIGS' Syndrom (Durch Ascites und Hydrothorax komplizierte Ovarialfibrome) / syndrome de MEIGS

23278 **meiocardia** / Meiokardie *f* (μείων = geringer: physiol. Herzverkleinerung durch Systole) / miocardie *f*

23279 **m(e)iosis** / M(e)iose *f* (μειόω = verkleinern: Zellteilung mit Reduktion der [Geschlecht]chromosomen von Diploid auf Haploid) / m(é)iose *f*

23280 **meiosis, mitosis** / Meiose, Mitose *f* (indirekte Zellkernteilung mit Chromosomen-, mit Chromatidenverteilung) / méiose, mitose *f*

23281 **mel (, depurated)** / Honig (, gereinigter) *m* / miel (dépuré) *m*

23282 **mel (honey), borated** / Mel boraxatum (Boraxhonig *m*) / miel boré *m*

23283 **melalgia** / Gliederschmerzen *m* / mélalgie *f*

23284 **melancholia** / Melancholie *f* (λύπη = Traurigkeit) / lypémanie *f*

23285 **melancholia, agitated, anxiety** / Melancholia agitata, anxina (mit Unruhe, mit Angst) / mélancolie agitante, d'anxiété *f*

23286 **melancholia, climacteric, involution** / Involutionsmelancholien *f* / mélancolie climatérique, d'involution *f*

23287 **melancholia, errant, nostalgic** / Melancholia errabunda, nostalgica (mit Umherirren, mit Heimweh) / mélancolie errante, nostalgique *f*

23288 **melancholia, recurrent, stuporous** / Melancholia recurrens, attonita (anfallweise, stuporöse) / mélancolie récurrente, stuporeuse *f*

23289 **melancholia, saltatory** / Melancholia saltans (Chorea) / mélancolie saltatoire *f*

23290 **melancholic** / melancholisch (μέλας = schwarz, χολή = Galle: schwermütig) / mélancolique

23291 **melanemia** / Melanämie *f* (Ablagerung schwarzen Pigments in Milz und Leber) / hémachromatose *f*

23293 **melanicterus** / Melasicterus *m* (zunehmender bei Gallenwegeverschluß) / ictère noir *m*

23294 **melanidrosis** / Melanidrosis *f* (dunkel gefärbter Schweiß) / mélanidrose *f*

23295 **melanin** / Melanin *n* (stickstoffhaltiger dunkler Farbstoff, z.B. der Haare) / mélanine *f*

23296 **melanoblastosis, neurocutaneous** / Melanoblastose-Syndrom, neurokutanes (Naevi + Hydrocephalus) / mélanoblastose neurocutanée

23297 **melanoblasts** / Melanophoren *m* (melaninhaltige Pigmentzellen) / mélanocytes *m*

23298 **melanodermic** / melanosus (dunkel pigmentiert) / teint noir, de

23299 **melanodermitis, toxic** / Schwarzsucht *f* / mélanisme *m*

23300 **melanogen** / Melanogen *n* (Melaninvorstufe) / mélanogène *m*

23301 **melanoidins** / Melanoidine *n* (dem Stoffwechsel Aminosäuren entziehende chem. Substanzen) / mélanoïdines *f*

23302 **melanoma** / Melanokarzinom, -sarkom *n* (Melanin in den Geschwulstzellen) / mélanoblastome *m*

23303 **melanonychic, melanotrichous** / melanonych, melanotrich (dunkle Nägel, Haare) / ongles, cheveux noirs, à

23304 **melanosis (, precancerous)** / Melanosis (circumscripta praecancerosa) ([präkanzeröse] Melaninablagerung in der Haut) / mélanose (précancéreuse) *f*

23305 **mela(no)tonin** / Mela(no)tonin *n* (Zirbeldrüsenhormon, Indolderivat, Serotoninmitspieler, Intermedingegenspieler) / méla(no)tonine *f*

23306 **melanot(rop)ic** / melanosebezüglich (melaninfreundlich) / mélanique (mélanotrope)

23307 **melanotropin** / Melanotropin *n* (HML-Hormon, Peptidhormon mit Wirkung auf die Melanophorendilatation) / mélanotropine *f*

23308 **melanuria** / Melanurie *f* (Melanogen im Harn) / mélanurie *f*

23309 **melasma** / Nigrities cutis (schwärzliche Hautflecken) / mélasme *m* (taches noires sur la peau *f*)

23310 **melasma, suprarenal** / ADDISON' Syndrom (Chronische NN-Insuffizienz) / maladie bronzée

23311 **Meleda disease** / Meleda-Syndrom (Rezessiv erbliche auf der Insel Meleda [Mljet/Adria] endemische Palmoplantarkeratose) / mal de Méléda

23312 **melena** / Melaena *f* (μελαίνω = schwärzen: Schwarzstuhl bei Darmblutungen [HIPPOKRATES]) / méléna *m*

23313 **melena of newborns, false, true** / Melaena neonatorum falsa (spuria), vera (durch Verschlucken mütterlichen [eignen] Bluts, bei K[oagulations]vitaminmangel) / méléna faux, vrai des nouveau-nés *m*

23314 **melibiose** / Melibiose *f* (invertierte Melitose: Disaccharid aus Dextrose und Galaktose) / mélibiose *m*

23315 **Melilotus** / Steinklee (Wirkstoff: Melilot[ox]in) / Melilotus altissima (Leguminosae)

23316 **meliorative, pejorative** / verbessernd, verschlechternd / mélioratif, péjoratif

23317 **melissophobia, -therapy** / Melissophobie, -therapie *f* (μέλισσα = Biene: Angst vor Bienenstich, Behandlung mit Bienengift) / mélissophobie, -thérapie *f*

23318 **melitemia** / Melitämie *f* (zuviel Glucose im Blut) / mélitémie *f*
23319 **melitin** / Melitin *n* (Brucella-melitensis-Aufschwemmung) / mélitine *f*
23320 **melitoptyalism** / Melitoptyalon *n* (Zucker im Speichel) / mélitoptyalisme *m*
23321 **melituriae** / Meliturie-Syndrome (Alle mit Glyk[os]urien einhergehenden Krankheitsbilder) / mélituries
23322 **MELKERSSOHN-ROSENTHAL syndrome** / MELKERSSOHN-ROSENTHAL' Syndrom (N.-facialis-Lähmung mit chron. Gesichtsschwellung) / syndrome de MELKERSSOHN-ROSENTHAL
23323 **melodiotherapy** / Musiktherapie *f* (durch ordnende, z. B. BACH' Musik unterstützte Psychotherapie [PONTVIK]) / mélodiothérapie *f*
23324 **melodious** / melodiös (μέλος = [G]lied) / mélodieux
23325 **meloplasty** / Wangenplastik *f* (μῆλον = Wange) / méloplastie *f*
23326 **meloschisis** / Wangenspalte *f* (schräge Gesichtsspalte) / joue, fissure congénitale de la *f*
23327 **melotia** / Melotie *f* (Wange-Ohrverwachsung) / mélotie *f*
23328 **membered, memberless** / gegliedert, gliederlos / membré, sans membres
23329 **members (of the body)** / Membra (corporis) / membres (du corps)
23330 **member, inferior and superior** / Membrum inferius et superius (obere [Arm] und untere [Bein] Gliedmaße) / membre inférieur et supérieur
23331 **membran(ace)ous (membranate)** / membranbezüglich (häutig) / membraneux (membrané)
23332 **membrane** / Membrana (membrum = Glied: Häutchen *n*) / membrane *f*
23333 **membrane, anterior and posterior atlanto-occipital** / Membrana atlanto-occipitalis anterior et posterior (Atlas-Hinterhaupthäutchen) / membrane atlanto-occipitale antérieure et postérieure
23334 **membranes, artificial rupture of the** / Blasensprengung *f* (Vaginale Fruchtblasensprengung) / membranes, rupture artificielle des *f*
23335 **membrane (of the atlanto-axial articulation), tectorial** / Membrana tectoria (articulationis atlanto-axialis) (Atlas-Axishäutchen) / membrane recouvrante (de l'articulation atlanto-axiale)
23336 **membrane, basement** / Basalmembran *f* (Epithelgewebegrundschicht) / couche sousépithéliale *f*
23337 **membranes, belated rupture of the** / Blasensprung, verspäteter *m* (nach der Eröffnungsperiode) / membranes, rupture retardée des *f*
23338 **membrane of the breast bone** / Membrana sterni / membrane du sternum
23339 **membrane, cell** / Zellmembran *f* / membrane cellulaire *f*
23340 **membrane (of the cochlear duct), reticular** / Membrana reticularis (ductus cochlearis) / membrane réticulaire (du conduit cochléaire)
23341 **membrane (of the cochlear duct), spiral** / Membrana spiralis (ductus cochlearis) / membrane spirale (du conduit cochléaire)
23342 **membrane (of the cochlear duct), tectorial** / Membrana tectoria (ductus cochlearis) / membrane recouvrante (du conduit cochléaire)
23344 **membrane of the crus (leg), interosseous** / Membrana interossea cruris / membrane interosseuse de la cuisse (jambe)
23345 **membranes of the decidua** / Membranae deciduae / membranes de la caduque
23346 **membranes, double rupture of the** / Blasensprung, doppelter *m* (ober- und unterhalb des unteren Eipols) / membranes, rupture double des *f*
23347 **membrane, external, internal limiting** / Limitans externa, interna (1. und 7. Netzhaut«schicht») / membrane limitante externe, interne de la rétine *f*
23348 **membranes, false rupture of the** / Blasensprung, falscher *m* (durch wenig zwischen Eihäute diffundierte Flüssigkeit) / membranes, rupture fausse des *f*
23349 **membrane, fibrous** / Membrana fibrosa (Gelenkkapselaußenhaut) / membrane fibreuse
23350 **membrane of the forearm, interosseous** / Membrana interossea antebrachii / membrane interosseuse de l'avant-bras
23351 **membrane, haptogenic** / Haptogenmembran *f* (Fettkügelchen in Öl-in-Wasser-Emulsionen [z. B. Milch] stabilisierendes Eiweißhäutchen) / membrane haptogène *f*
23352 **membranes, high rupture of the** / Blasensprung, hoher *m* (oberhalb des unteren Eipols) / membranes, rupture haute des *f*
23353 **membrane, internal and external intercostal** / Membrana intercostalis interna et externa (zwischen den benachbarten Rippen) / membrane intercostale interne et externe
23354 **membrane of the larynx, fibro-elastic** / Membrana fibro-elastica laryngis / membrane fibro-élastique du larynx
23355 **membrane, lipoid** / Lipoidmembran *f* (Zellenoberflächenschicht) / membrane lipoïde *f*
23356 **membrane, nictating** / Nickhaut *f* (bei Tieren ausgebildetes drittes Augenlid [Plica semilunaris coniunctivae) / membrane clignotante *f*
23357 **membrane of the nose, mucous** / Membrana mucosa nasi / membrane muqueuse du nez
23358 **membrane, obturator** / Membrana obturatoria (das Hüftbeinloch bis auf den Canalis obturatorius verschließendes Häutchen) / membrane obturatrice
23359 **membrane, persistent pupillary** / Pupillenmembran, persistente *f* (Reste der fet. Pupille) / membrane pupillaire persistante *f*
23360 **membranes, precocious rupture of the** / Blasensprung, vorzeitiger *m* (vor Beginn der Eröffnungsperiode) / membranes, rupture précoce des *f*
23361 **membranes, premature rupture of the** / Blasensprung, frühzeitiger *m* (während der Eröffnungsperiode) / membranes, rupture prématurée des *f*

23362 **(membrane, pupillary)** / (Membrana pupillaris) (Pupillenanteil des fet. Netzhautgefäßsystems) / (membrane pupillaire)
23363 **membrane, secondary tympanic** / Membrana tympani secundaria (Verschlußhäutchen des [runden] Ohrschneckenfensters) / membrane tympanique secondaire
23364 **membrane of the semicircular duct, basal** / Membrana basalis ductus semicircularis / membrane basale du conduit semicirculaire
23365 **membrane of the semicircular duct, proper** / Membrana propria ductus semicircularis / membrane propre du conduit semicirculaire
23366 **membranes, (spontaneous) rupture of the** / Blasensprung *m* (Zerreißen der Eihäute) / membranes, rupture (spontanée) des *f*
23367 **membrane of the statoconia (neuro-epithelium)** / Membrana statoconiorum (Neuroepithelium) (die Statoconia zusammenhaltendes Häutchen der Maculae [statoacusticae]) / membrane des otolithes (neuro-épithélium)
23368 **membrane of the stirrup** / Membrana stapedis / membrane de l'étrier
23369 **membrane, synovial** / Membrana synovialis (Gelenkkapselinnenhaut) / membrane synoviale
23370 **membrane, thyrohyoid** / Membrana thyreohyoidea (Schildknorpel-Zungenbeinhäutchen) / membrane thyrohyoïde
23371 **membranes, timely rupture of the** / Blasensprung, rechtzeitiger *m* (vor Ende der Eröffnungsperiode) / membranes, rupture opportune des *f*
23372 **membrane, tympanic** / Membrana tympani (Trommelfell) / membrane tympanique
23373 **membrane, unit** / Einheitsmembran *f* (Protein-Lipoid-Protein: Grundeinheit aller membranartigen Strukturen, auch der Zell-, Mitochondrien- und Kernmembranstruktur [ROBERTSON]) / membrane unique *f*
23374 **membrane, vitreous** / Membrana vitrea (der Netzhaut dicht anliegendes Glaskörperhäutchen) / membrane vitrée
23375 **membraniform, membranoid** / membranartig, -ähnlich / membraniforme, membranoïde
23376 **memory** / Mneme *f* (μνήμη = Gedächtnis) / mémoire *f*
23377 **memory, affect** / Affektgedächtnis *n* (für seelische Bewegungen) / mémoire affective *f*
23378 **memory, anterograde** / Gedächtnis, anterogrades *n* (für Vergangenes, aber nicht für Gegenwärtiges) / mémoire antérograde *f*
23379 **memory, coast** / Tropenamnesie *f* (Erinnerungsverlust an Westküste Afrikas) / amnésie tropicale *f*
23380 **memory, kinesthetic** / Gedächtnis, kinästhetisches *n* (für körperliche Bewegung) / mémoire cinesthésique *f*
23380a **memory, loss of** / «Gedächtnisschwund» *m* (älterer Menschen in Wirklichkeit Hypertrophie des so viel Altes erinnernden Gedächtnisses, daß Neues nicht mehr aufgenommen werden kann [SCHEIDT: «Altschichtbildverstopfung»]) / mémoire, perte de *f*
23381 **men, XXY-chromosomal** / Männer, XXY-chromosomale *m* (unfruchtbar) / hommes XXY-chromosomiques *m*
23382 **men, XYY-chromosomal** / Männer, XYY-chromosomale *m* (intellektuell durchschnittlich, über 1,80 groß, aggressiv) / hommes XYY-chromosomiques *m*
23383 **menacme** / Menacme *f* (Menstruationshöhepunkt) / ménacmé *f*
23384 **menarche (menophania)** / Menarche *f* (Menstruationsbeginn 1965 [1865] im Alter von 13 [15] Jahren) / ménarché *f*
23385 **MENDE's syndrome** / MENDE' Syndrom (Partieller Albinismus mit mongoloidem Habitus) / syndrome de MENDE
23386 **mendelevium (Mv 101 258)** / Mendelevium (Mendelevium *n*) / mendelévium *m*
23387 **mendelian (mendelize)** / mendelisch (mendeln) / lois mendéliennes, (se conformer) aux
23388 **mendelism** / MENDEL' Vererbungslehre *f* / mendélisme *m*
23389 **menhidrosis** / Men(h)idrosis *f* (periodische Schweißausbrüche statt Menses) / ménidrose *f*
23390 **meningeal** / hirnhautbezüglich / méningé
23391 **meninges** / Meninges (Hirnhäute) / méninges
23392 **meningioma, angiomatous, endothelial, fibromatous** / Meningeoma, angiomatosum, endotheliosum, fibromatosum (Meningeomformen) / méningiome angiomateux, endothélial, fibromateux *m*
23393 **meningioma (, malignant)** / Meningeom (, malignes) *n* (langsam wachsende Arachnoideageschwulst) / méningiome (malin) *m*
23394 **meningitic** / meningitisch (Hirnhautentzündung betreffend) / méningitique
23395 **meningitiform** / meningitisartig / méningitiforme
23396 **meningitis, basilar** / Basilarmeningitis *f* (tuberkulöse der Hirnbasis) / méningite basilaire *f*
23397 **meningitis, benign lymphocytic** / Meningitis-Syndrom, benignes lymphozytäres (Benigne lymphomonozytäre abakterielle [virusbedingte?] Meningitis) / méningite lymphocytaire bénigne
23398 **meningitis, carcinomatous, sarcomatous** / Meningitis carcinomatosa, sarcomatosa / méningite carcinomateuse, sarcomateuse *f*
23399 **meningitis (, cerebral, cerebrospinal, spinal)** / Meningitis (cerebralis, cerebrospinalis, spinalis) (Hirnhaut-, Rückenmarkhaut-Hirnhaut-, Rückenmarkhautentzündung) / méningite (cérébrale, cérébrospinale, spinale) *f*
23400 **meningitis of the convexity of the brain** / Konvexitätsmeningitis *f* (Haubenmeningitis) / méningite de la convexité cérébrale *f*
23401 **meningitis, epidemic cerebrospinal** / Meningits cerebrospinalis epidemica (Genickstarre durch Neisseria meningitidis) / méningite cérébrospinale épidémique *f*

23402 **meningitis, myalgic** / Meningitis myalgica (Form der Bornholmer Krankheit [GSELL]) / méningite myalgique *f*
23403 **meningitis, purulent, serous** / Meningitis purulenta, serosa / méningite purulente, séreuse *f*
23404 **meningitides, secondary virus** / Virusmeningitiden, sekundäre *f* (meningeale Begleiterscheinung neurotroper Viruserkrankungen [PETTE]) / méningitides à virus secondaires *f*
23405 **meningitis, simple, traumatic** / Meningitis simplex, traumatica / méningite simple, traumatique *f*
23406 **meningitis, syphilitic, tuberculous** / Meningitis syphilitica, tuberculosa / méningite syphilitique, tuberculeuse *f*
23407 **meningococcal** / meningokokkenbezüglich / méningococcique
23408 **meningococcemia** / Meningokokkämie *f* (Allgemeininfektion mit Meningokokken) / méningococcémie *f*
23409 **meningococci** / Meningokokken *m* (Neisseria meningitidis) / méningocoques *m*
23410 **meningocortical** / Hirnhaut-hirnrindenbezüglich / méningocortical
23411 **meningo-encephalitis** / Meningencephalitis *f* (auf Gehirn übergreifende Hirnhautentzündung) / méning(o-)encéphalite *f*
23412 **meningo-encephalitis, purulent, syphilitic, tuberculous** / Meningencephalitis purulenta, syphilitica, tuberculosa / méning(o-)encéphalite purulente, luétique, tuberculeuse *f*
23413 **meningo-encephalocele** / Menig(o)enzephalozele *f* (Hirnhautbruch + Hirnbruch) / méning(o-)encéphalocèle *f*
23414 **meningomyelitis** / Rückenmarkhäuteentzündung *f* / myéloméningite *f*
23415 **meningomyelitis, luetic** / Meningomyelitis luica / myéloméningite syphilitique *f*
23417 **meningomyelocele** / Meningomyelozele *f* (Rückenmarkhäutevorfall) / myéloméningocèle *f*
23418 **meningopathy** / Meningitis sympathica («meningeale Begleitreaktion» entzündlicher Prozesse) / méningopathie symptomatique *f*
23419 **meningorrhagia, meningorrhea** / Meningorrhagie, Meningorrhoe *f* (Blutung der, in die Meningen) / méningorragie, méningorrhée *f*
23420 **meningotyphoid** / Meningotyphus *m* (Typhoid mit Meningealsymptomen) / fièvre méningotyphoïde *f*
23421 **meningovascular** / hirnhautgefäßebezüglich / méningovasculaire
23422 **meniscitis** / Meniskusentzündung *f* / méniscite *f*
23423 **meniscoid** / meniskusähnlich / méniscoïde
23424 **meniscus, (articular)** / Meniscus (articularis) (μηνίσκος = Halbmond: fibröse Pufferhalbscheiben [in Gelenken]) / ménisque (articulaire)
23425 **meniscus of the articulation of the knee, lateral and medial** / Meniscus lateralis et medialis (articulationis genus) / ménisque latéral et médial de l'articulation du genou
23426 **meniscus removal** / Meniskusoperation *f* / méniscotomie *f*
23427 **menisci, tactile** / Menisci tactus (corii) (Erweiterungen des Sinnesnerv-Achsenzylinders in der Lederhaut) / ménisques tactiles
23428 **menometastasis (menoplania)** / Menstruation, kompensatorische *f* / règles métastatiques *f*
23429 **menopause** / Menopause *f* (Menstruationsende 1965 [1865] im Alter von 50 [46] Jahren) / ménopause *f*
23430 **menorrhalgia** / Menstruationsschmerzen *m* / ménalgie *f*
23431 **menorrhea (menorrhagia)** / Menorrhoe (Menorrhagie) *f* ([starke] Menstruation) / ménorrhée (ménorragie) *f*
23432 **menoschesis (menolipsis)** / Cessatio (Suppressio) mensium / ménostase (rétention des règles) *f*
23433 **menosepsis** / Menosepsis *f* (eitrige Menses) / règles putrides *f*
23434 **menostaxis** / Menostaxis *f* (prolongierte Monatsblutung) / règles, prolongation des *f*
23435 **menses, debilitating, irregular** / Menstruation, schwächende, unregelmäßige *f* / règles débilitantes, irrégulières *f*
23436 **menstrual** / mensual (die Menses betreffend) / menstruel
23437 **menstruant** / Menstruierende *f* / femme réglée *f*
23438 **menstruate** / menstruieren / règles, avoir ses
23439 **menstruation** / Menses *f* (Monatsblutung) / menstruation *f*
23440 **menstruation, precocious** / Menstruatio praecox (hormonal bedingte kindliche) / menstruation précoce *f*
23441 **mensuration** / Abmessung *f* / mensuration *f*
23442 **mental(ity)** / Mental(ität *f*) (geistig[e Verfassung *f*]) / mental(ité *f*)
23443 **mento-anterior, -posterior** / mento-anterior, -posterior (Foetus mit Kinn nach vorn, hinten) / mento-antérieur, -postérieur
23444 **mentolabial** / kinn-lippenbezüglich / mentolabial
23445 **meralgia** / Meralgie *f* (μηρός = Oberschenkel) / méralgie *f*
23446 **meralgia, paresthetic** / ROTH-BERNHARDT' Syndrom (Parästhesie im Versorgungsgebiet des N. cutaneus femoris lateralis) / méralgie paresthésique
23447 **mercurial** / quecksilbrig (merkurisch) / mercuriel
23448 **mercurialism** / Quecksilbervergiftung *f* / hydrargyrose *f*
23449 **mercuri(ali)zation** / Quecksilberverbindung (-behandlung) *f* / mercuri(ali)sation *f*
23450 **mercuri(ali)ze** / mercuri(ali)sieren (mit Quecksilber verbinden [behandeln]) / mercuri(ali)ser
23451 **mercuric** / mercuri- (II-wertiges Quecksilber betreffend) / mercurique
23452 **mercuric benzoate ($(C_6H_5COO)_2Hg \cdot H_2O$)** / Mercuribenzoat *n* / benzoate mercurique *m*

23453 **mercuric cyanide ($Hg(CN)_2$)** / Mercuricyanid *n* / cyanure mercurique *m*
23454 **mercuric iodide, red (HgI_2)** / Mercuriiodid, rotes *n* / iodure mercurique rouge *m*
23455 **mercuric nitrate ($Hg(NO_3)_2$)** / Mercurinitrat *n* / nitrate mercurique *m*
23456 **mercuric oxide, red or yellow (HgO)** / Mercurihydroxyd, gelbes oder rotes *n* / hydroxyde mercurique rouge ou jaune *m*
23457 **mercuric sulfide (HgS)** / Mercurisulfid *n* / sulfure mercurique *m*
23458 **mercurous** / mercuro- (I-wertiges Quecksilber betreffend) / mercureux
23459 **mercurous chloride (HgCl)** / Mercurochlorid *n* (Calomel) / chlorure mercureux *m*
23460 **mercurous iodide, yellow (HgI)** / Mercuroiodid, gelbes *n* / iodure mercureux jaune *m*
23461 **mercurous nitrate ($HgNO_3$)** / Mercuronitrat *n* / nitrate mercureux *m*
23462 **mercury (Hg 80 200,61)** / Hydrargyrum (Quecksilber *n*) / mercure *m*
23463 **mercury (bi)chloride ($HgCl_2$)** / Hydrargyri (bi)chloridum (corrosivum) ([Ätz]sublimat *n*) / mercure, (bi)chlorure de *m*
23464 **mercury oxycyanide ($HgOHg(CN)_2$)** / Hydrargyri oxycyanidum (Quecksilberoxycyanid *n*) / mercure, oxycyanure de *m*
23465 **mercury salicylate ($HgC_6H_3(OH)COOH$)** / Hydrargyri salicylas (Quecksilbersalicylat *n*) / mercure, salicylate de *m*
23466 **meridians (of the bulb of the eye)** / Meridiani (bulbi oculi) (gedachte Pol-zu-Pol-Linien) / méridiens (du bulbe de l'œil)
23467 **meridians, organ** / Organmeridiane *m* (Akupunkturpunktlinien für Herz, Lunge, Leber, Milz, Magen, Gallenblase, Blase, Niere, Dünndarm, Dickdarm) / méridiens des organes *m*
23468 **merism** / Merismus *m* (μέρος = Teil: einem Organismus innewohnende Fähigkeit, sich in 2 Ganzheiten zu teilen) / mérisme *m*
23469 **merispore** / Teilungsspore *f* / mérispore *f*
23470 **meristema** / Meristem *n* (Teilungsgewebe) / méristème *m*
23471 **meristic** / meristisch ([mit]teilungsfähig) / méristique
23472 **meristoma** / Meristom *n* (Meristemgeschwulst) / méristome *m*
23473 **meroblastic** / meroblastisch (partiell gefurcht) / méroblastique
23474 **merocyte** / Merozyt *m* (überzähliger Samenkern im Ei bei Polyspermie) / mérocyte *m*
23475 **merodialysis** / Teildialyse *f* / mérodialyse *f*
23476 **merodiastolic, -systolic** / teildiastolisch, -systolisch / mérodiastolique, -systolique
23477 **merogastrulation** / Merogastrulation *f* (Keimblätterbildung eines partiell gefurchten Eis) / gastrulation d'un œuf méroblastique *f*
23478 **merogenesis** / Merogenesis *f* (Entstehung durch Teilung) / mérogenèse *f*
23479 **merogeusia, merosmia** / Geschmack-, Geruchstörung, partielle *f* / mérogeustie, mérosmie *f*
23480 **merogony** / Merogonie *f* (Entwicklung plasmaloser Kerne [Gegenstück zu Parthenogenese]) / mérogonie *f*
23481 **merogony, andro-, gyno-** / Andromerogonie, Gynomerogonie *f* (Entwicklung eines Eis mit nur männl., weibl. Chromosomensatz[hälfte]) / mérogonie, andro-, gyno- *f*
23482 **meromorphosis** / Meromorphose *f* (unvollkommene Wiederherstellung eines verlorenen Teils) / méromorphose *f*
23483 **meroparesthesia** / Empfindungsalteration, partielle *f* / méroparesthésie *f*
23484 **meropia** / Teilblindheit *f* / méropie *f*
23485 **merorachischisis** / Spina bifida cystica (Wirbelspalte mit Liquorzyste) / fente vertébrale kystique *f*
23486 **merostotic** / knochenteilbezüglich / mérostotique
23487 **merotomy** / Teil(ungs)schnitt *m* / mérotomie *f*
23488 **merulation** / Merulation *f* (Teilung) / mérulation *f*
23489 **merycism** / Wiederkäuen *n* (μηρυκίζω = wiederkäuen) / mérycisme *m*
23490 **merycism, typical** / Merycismus typicus (intermittierendes Erbrechen von Magen- und Darminhalt bei Malaria) / mérycisme typique *m*
23491 **mesangium** / Mesangium *n* (Stützmembran der Nierenglomerulikapillarschlingen) / mésangium *m*
23492 **mesaraic** / mesenterial (Gekröse betreffend) / mésentérique
23493 **mesarteritis (mesaortitis)** / Mesarteriitis *f* (Tunica-media-Entzündung [der Aorta]) / mésartérite (mésaortite) *f*
23494 **mescalin** / Mescalin *n* (Rauschgift aus mex. Kaktee Anhalonium lewinii) / mescaline *f*
23495 **mesencephalitis** / Mittelhirnentzündung *f* / mésencéphalite *f*
23496 **mesencephalon (midbrain)** / Mesencephalon (Mittelhirn od. Vierhügelhirn) / mésencéphale (cerveau moyen)
23497 **mesencephalotomy** / Stereoenzephalotomie *f* (hirnchir. Behandlungsmethoden) / pallidotomie *f*
23498 **mesenchyma** / Mesenchym *n* (ἐγχέω = hineingießen: Zwischen[keim]blatt, aus dem diffundierendes Nervensystem, Herz-Blut-Lymphgefäße, Bindegewebe, Knorpel, Knochen entstehen) / mésenchyme *m*
23499 **mesenchymal** / mesenchymal (zum Zwischenkeimblatt gehörig) / mésenchymal
23500 **mesenteriectomy, -plication** / Gekröseresektion, -raffung *f* / mésentériectomie, -plication *f*
23501 **mesenteriopexy, -rrhaphy** / Gekröseanheftung, -naht *f* / mésentériopexie, -rraphie *f*
23502 **mesenteritis** / Gekröseentzündung *f* / mésentérite *f*
23503 **mesenteroid** / gekröseähnlich / mésentéroïde
23504 **mesentery** / Mesenterium (μέσον ἔντερον = Mitteingeweide: Dünndarmgekröse, -aufhängeband) / mésentère

23505 **mesentery, common dorsal** / Mesenterium dorsale commune (Mißbildung: gemeinsames Dünn- und Dickdarmgekröse) / mésentère dorsal commun
23506 **mesentery of the vermiform appendix, (small)** / Mesenteriolum appendicis vermiformis (Dim. v. Mesenterium) / mésentère de l'appendice vermiforme, (petit)
23507 **mesial** / mesial (zur [Zahnbogen]mitte hin) / centre, situé (orienté) vers le
23508 **mesiobuccal, -distal, -labial** / mesiobukkal, -distal, -labial / mésiobuccal, -distal, -labial
23509 **mesio(c)clusal** / mesialbißbezüglich / mésiocclusif
23510 **mesio(c)clusion** / Mesialbiß *m* (Okklusionsanomalie mit vorgeschobenem Unterkiefer) / antérocclusion *f*
23511 **mesiodens** / Mesiodont *m* (zusätzlicher [Schneide]zahn) / mésiodent *f*
23512 **mesioversion** / Mesioversion *f* (dent.) / mésioversion *f*
23513 **mesobilirubin(ogen)** / Mesobilirubin(ogen) *n* (durch Aufnahme von 4 H-Atomen reduziertes [Meso]bilirubin) / mésobilirubine *f* (mésobilirubinogène *m*)
23514 **mesoblast** / Mesoderm *n* (mittleres Keimblatt: Muskel- und Urogenitalschicht) / mésoderme *m*
23515 **mesocaecum, -duodenum, -ileum, -jejunum** / Blinddarm-, Zwölffingerdarm-, Krummdarm-, Leerdarmgekröse *n* / mésentère cæcal, duodénal, iléal, jéjunal *m*
23516 **mesocardia** / Mesokardie *f* (atypische Herzlage in Thoraxmitte) / mésocardie *f*
23517 **mesocardium** / Mesokard *n* (embr. [doppelblättriges] Herzgekröse) / mésocarde *m*
23518 **mesocephalus** / Mittelkopf *m* (nicht dolicho-, nicht brachyzephal) / mésocéphale *m*
23519 **mesochoroidea, -cornea, -retina** / Gefäßhaut-, Lederhaut-, Netzhautmittelschicht *f* / choroïde, cornée, rétine, tunique moyenne de la *f*
23520 **mesocolic** / mesocolicus (zum Dickdarmgekröse gehörig) / mésocolique
23521 **mesocolon** / Mesocolon (Dickdarmgekröse, -haftband) / mésocôlon
23522 **(mesocolon, ascending and descending)** / (Mesocolon ascendens et descendens) (mit unbeweglicher Fixation) / (mésocôlon ascendant et descendant)
23523 **mesocolon, sigmoid** / Mesocolon sigmoideum (mit beweglicher Fixation) / mésocôlon sigmoïde
23524 **mesocolon, transverse** / Mesocolon transversum (mit beweglicher Fixation) / mésocôlon transverse
23525 **mesocolopexy, -plication** / Dickdarmgekröseanheftung, -raffung *f* / mésocolopexie, -plication *f*
23526 **mesoderma, dorsal plate of** / Mesoderm-Rückenplatte *f* (Mittel[keim]blatt der Muskelschicht) / mésoderme, plaque dorsale du *f*
23527 **mesoderma, lateral plate of** / Mesoderm-Seitenplatte *f* (Mittel[keim]blatt der Urogenitalschicht) / mésoderme, plaque latérale du *f*
23528 **mesodermal** / mesodermal (zum mittleren Keimblatt gehörig) / mésodermique
23529 **mesodiastolic** / mesodiastolisch (Diastolenmitte betreffend) / mésodiastolique
23530 **mesogaster** / Mesogastrium (die Leber einschließende Fortsetzung des Bauchfellüberzugs des Magens) / mésogastre
23531 **mesogastralgia** / Mesogastralgie *f* (Schmerzen im Mittelbauch) / mésogastralgie *f*
23532 **mesolecithal** / mesolecithal (mit genügend Dotter) / mésolécithal
23533 **mesomerism** / Mesomerie *f* (chem. Resonanz) / mésomérie *f*
23534 **mesometrium** / Mesometrium (μήτρα = Gebärmutter: Bauchfellduplikatur beiderseits der Gebärmutter) / mésomètre
23535 **mesomorphy** / Mesomorphie *f* (Prädominanz der vom Mesoderm stammenden Organe [Muskeln, Knochen, Bindegewebe]) / mésomorphie *f*
23536 **mesonephros** / Mesonephros (embr. Niere: Urniere, von welcher Neben- und Beihoden bzw. Eierstöcke erhalten bleiben) / mésonéphros
23537 **mesoneuritis, nodular** / Nervenbindegewebehyperplasie, entzündliche *f* / mésonévrite nodulaire *f*
23538 **meson** / Meson *n* (unbeständiges subatomares Elementarteilchen) / méson *m*
23539 **mesophil** / mesophil (mittlere Temperatur liebend) / mésophile
23540 **mesophlebitis** / Mesophlebitis *f* (Venenmediaentzündung) / mésophlébite *f*
23541 **mesophryon** / Mesophryon *n* (Glabella) / mésophryon *m*
23542 **mesophyll** / Mesophyll *n* (mittlere Blattschicht) / mésophylle *f*
23543 **mesopneumon** / Mesopneumonium *n* (Mittelfell-Lungenfellverbindung) / mésopneumon *m*
23544 **mesorchium** / Mesorchium (ὄρχις = Hoden: embr. zum Hoden ziehende Bauchfellfalte) / mésotestis
23545 **mesosalpinx** / Mesosalpinx (σάλπιγξ = Trompete: Bauchfellduplikatur um die Eileiter) / mésosalpinx
23546 **mesosoma** / Mittelstatur *f* / mésosome *m*
23547 **mesosthenic** / mittelstark / mésosthénique
23548 **mesosystolic, protosystolic** / mesosystolisch, protosystolisch (liegen akzidentelle Systolica) / mésosystolique, protosystolique
23549 **mesotendon** / Mesotendineum (schmale Direktverbindung zwischen Sehne und äußerer [fibröser] Sehnenscheide) / mésotendon
23550 **mesothelium** / Mesothel *n* (Brust- und Bauchhöhle auskleidende Deckzellenschicht) / mésothélium *m*
23551 **mesothermobacteria** / Mesothermobakterien *n* (Kühlebakterien, wachsen bei 5°–35 °C, optimal ∼22 °C) / mésothermobactéries *f*
23552 **mesothorax** / Mittelbrust *f* / mésothorax *m*
23553 **mesothorium** / Mesothorium *n* (M I [HWZ 6,7 Ja.] + M II [HWZ 6,1 Std.] zur Therapie an Stelle von Radium) / mésothorium *m*

23554 **mesotrophy** / Mesotrophie *f* (KOLLATH: Zustand bei Zivilisationsernährung) / mésotrophie *f*
23555 **mesotropic** / mitt(en)wendig / mésotrope
23556 **mesovary** / Mesovarium (Bauchfellduplikatur des Eierstocks) / mésovaire
23557 **mesozoon** / Mesozoon *n* (zwischen Protozoon und Metazoon) / mésozoaire *m*
23558 **messenger DNA** / Matrizen-DNS *f* (für die Erteilung von Informationen an die Matrizen-RNS verantwortlicher der beiden DNS-Molekülstränge) / messager-ADN *m*
23559 **messenger RNA (m-RNA)** / Matrizen-RNS *f* (an DNS entstehende und an Ribosomen als «Arbeitskopie des Gens für die Proteinsynthese» sich anheftende m-RNS) / messager-ARN *m*
23560 **m-RNA, nucleic** / Kern-RNS *f* (mit Ribosomen Polysomen bildende Ribonucleinsäure in Zellkernplasma) / m-ARN nucléique *m*
23561 **m-RNA, plasmatic** / Plasma-RNS *f* (von DNS in Mitochondrien «produzierte» mit Ribosomen [10–15%] Polysomen bildende Ribonucleinsäure in Zellmembranplasma [ATTARDI]) / m-ARN plasmatique *m*
23562 **m-RNA, viral** / m-RNS, virale *f* (Synthese nur bei Anwesenheit viraler DNS als Matrize in Krebszelle) / m-ARN virogène *m*
23563 **meta** / meta (zwischen, hinter) / méta
23564 **metabiosis** / Metabiose *f* (einseitige Symbiose) / métabiose *f*
23565 **metabograph** / Metabograph *m* (geschlossenes System zur Grundumsatzbestimmung) / métabographe *m*
23566 **metabolic** / umsatzbezüglich / métabolique
23567 **metabolimetry** / Metabolimetrie (Grundumsatzbestimmung) *f* / métabolimétrie *f*
23568 **metabolism** / Stoffwechsel *m* (Um- [Ab- und Auf]bau der Kohlenhydrate, Eiweiße und Fette) / métabolisme *m*
23569 **metabolism, basal** / Grundumsatz *m* (vom Organismus benötigte Mindestmenge an Energie: ~1600 kcal/d) / métabolisme basal *m*
23570 **metabolism, calcium** / Kalkstoffwechsel *m* / métabolisme du calcium *m*
23571 **metabolism, carbohydrate (hexose)** / Kohlenhydratstoffwechsel *m* / métabolisme des glucides *m*
23572 **metabolism, intermediary** / Intermediärstoffwechsel *m* (zwischen Assimilation[sende] und Dissimilation[sanfang]) / métabolisme intermédiaire *m*
23573 **metabolism, lipid** / Fettstoffwechsel *m* / métabolisme de lipides *m*
23574 **metabolism, mineral** / Mineralstoffwechsel *m* / métabolisme minéral *m*
23575 **metabolism, nitrogen** / Stickstoffstoffwechsel *m* / métabolisme azoté *m*
23576 **metabolism, occupational (work)** / Arbeitsumsatz *m* (je nach körperlicher Arbeit ~2400 bis 3600 kcal/d) / métabolisme occupationnel (par le travail) *m*
23577 **metabolism, protein** / Eiweißstoffwechsel *m* / protéométabolisme *m*
23578 **metabolism, purine** / Purinstoffwechsel *m* (Nucleinstoffwechsel: Nahrungsnucleoproteide → [Protein]/Nucleinsäure → [Nucleotide]/Nucleoside → [Zucker]/Purine bzw. Pyrimidine) / métabolisme des nucléines *m*
23580 **metabolism regulation** / Stoffwechselregulation *f* (genetisch gesteuert) / métabolisme, régulation de *f*
23581 **metabolism, supply of basal** / Grundumsatzdeckung *f* (1000 Cal durch 96 F, 94 KH, 70 E) / métabolisme basal, satisfaction de *f*
23582 **metabolism, total** / Gesamtumsatz *m* (Grundumsatz + Leistungszuwachs [~2400 Cal]) / métabolisme total *m*
23583 **metabolites** / Metaboliten *m* (μεταβάλλω = verändern: Stoffwechselprodukte) / métabolites *m*
23584 **metabolites, potentially mutagenic** / Metaboliten, potentiell mutagene *m* (z.B. L-Ascorbinsäure? [VOGEL]) / métabolites potentiellement mutagéniques *m*
23585 **metabolizable** / stoffwechselfähig / métabolisable
23586 **metabolize** / umsetzen / métaboliser
23587 **metabology** / Stoffwechsellehre *f* / métabologie *f*
23588 **metabolon** / Metabolon *n* (vorübergehende Intermediärsubstanz) / métabolon *m*
23589 **metacarpal** / mittelhandknochenbezüglich / métacarpien
23590 **metacarpophalangeal** / mittelhand-fingergliedknochenbezüglich / métacarpophalangien
23591 **metacarpus** / Metacarpus (Mittelhand) / métacarpe
23592 **metachromatic** / metachromatisch (verschiedenfärbend) / métachromatique
23593 **metacritique** / Nachkritik *f* (Kritik der Kritik) / métacritique *f*
23594 **metagaster** / Metagaster *m* (endgültiger embr. Darm) / métagaster *m*
23595 **metagenesis** / Metagenesis *f* (abwechselnd getrenntgeschlechtliche und vereintgeschlechtliche Fortpflanzung) / métagenèse *f*
23596 **metaicteric (-infective)** / metaikterisch (-infektiös) (nach Gelbsucht, [nach Infektion] auftretend) / mét(a-)ictérique (-infectieux)
23597 **metakinesis** / Metakinese *f* (der Chromatinschlingen bei Zellteilung) / métacinésie *f*
23598 **metalbumin** / Pseudomucin *n* (in Ovarialzystomen vorkommendes Mucoid) / paralbumine *f*
23599 **metalbuminates** / Metallalbuminate *n* (auf Eiweißkörper fällend wirkende Metallsalze) / métalbuminates *m*
23600 **metalepsis** / Metalepse *f* (Vertretung eines Elements durch ein andres im gleichen Atomverhältnis) / métalepsie *f*
23601 **metallic, metalloid** / metallisch, nichtmetallisch(es Element *n*) / métallique, métalloïde (*m*)
23602 **metallization** / Metallisation *f* (Eindringen von Metallsplittern in Haut) / métallisation *f*

23603 **metallophobia** / Metallscheu *f* / métallophobie *f*
23604 **metalloscope** / Metallsuchgerät *n* / métalloscope *m*
23605 **metallotoxemia** / Metallvergiftung *f* / métallotoxémie *f*
23606 **metallurgy** / Metallurgie *f* (Metallgebrauchskunde) / métallurgie *f*
23607 **metals** / Metalle *n* (periodisch vor Uran liegende, durch Glanz, Legierbarkeit und elektr. Leitfähigkeit ausgezeichnete Elemente) / métaux *m*
23608 **metals, alkaline** / Alkalimetalle *n* / métaux alcalins *m*
23609 **metameric** / metamerisch (sind aus dem mittlern Keimblatt entstehende Ursegmente der Chorda dorsalis) / somitique
23610 **metamerism** / Metamerie *f* (nur durch substituierte Radikale unterschiedene Isomerie) / métamérisme *m*
23611 **(meta)morphosis** / (Meta)morphosis *f* ([Um]gestaltung) / (méta)morphose *f*
23612 **metamorphosis, progressive** / Metamorphose, progressive *f* (Ausbildung z.B. embr. Organanlagen) / métamorphose progressive *f*
23613 **metamorphosis, regressive** / Metamorphose, regressive *f* (Rückbildung, z.B. embr. Organe) / métamorphose régressive *f*
23614 **metamyelocytes** / Metamyelozyten *m* (zwischen Myelo- und Leukozyten) / métamyélocytes *m*
23615 **metanephros** / Metanephros *m* (endgültige embr. Niere) / métanéphron *m*
23616 **metaphase** / Metaphase *f* (2. Phase der Mitose: Mutterchromosomenhalbierung) / métaphase *f*
23617 **metaphysial** / metaphysisch (hinternatürlich) / métaphysique
23618 **metaphysics** / Metaphysik *f* (Übernaturphilosophie) / métaphysique *f*
23619 **metaplasia** / Metaplasie *f* (Umwandlung einer Gewebsart in eine andre) / métaplasie *f*
23620 **metaplasia, myeloic** / Metaplasie, myeloische *f* (Blutbildung außerhalb des Knochenmarks) / métaplasie myéloïque *f*
23621 **metapneumonic (-pyretic)** / metapneumonisch (-pyretisch) (nach Lungenentzündung [nach Fieber] auftretend) / postpneumonique, (-pyrétique)
23622 **metapsychical** / metapsychisch (hintergründig) / métapsychique
23623 **metapsychology** / Metapsychologie *f* (Psychologie des seelischen Unbewußten) / métapsychologie *f*
23624 **metastasis** / Metastase (Tochtergeschwulst) *f* / métastase *f*
23625 **metastasis, blood, lymph** / Metastasen, direkte *f* / métastase hématogène, lymphogène *f*
23626 **metastasis, bone** / Knochenmetastase *f* / métastase osseuse *f*
23627 **metastasis, calcareous** / Kalkmetastase *f* / métastase calcaire *f*
23628 **metastasis, contact** / Abklatschmetastase *f* (z.B. von einer auf andre Magenwand) / métastase de contact *f*
23629 **metastasis, distant, local, regional** / Metastase, entfernte, lokale, regionale *f* (in weiterer, nächster, näherer Umgebung der Muttergeschwulst) / métastase distante, locale, régionale *f*
23630 **metastasis, implantation** / Implantationsmetastase *f* (Verbreitung von Geschwulstzellen auf serösen Flächen) / implantation, métastase d' *f*
23631 **metastases, liver** / Lebermetastasen *f* (aus dem Verdauungsstrakt) / métastases hépatiques *f*
23632 **metastasis, paradoxical** / Metastase, retrograde *f* (gegen Blut- bzw. Lymphstrom) / métastase paradoxale *f*
23633 **metastases, pigmentary** / Pigmentmetastasen *f* (durch Pigmentophagen) / métastases pigmentaires *f*
23634 **metastasis, transplantation** / Impfmetastase *f* / métastase de transplantation *f*
23635 **metastasize** / metastasieren (absiedeln) / métastasier
23636 **metasyphilis** / Spätlues *f* (Tabes und Paralyse) / métasyphilis *f*
23637 **metatarsal** / mittelfußknochenbezüglich / métatarsien
23638 **metatarsophalangeal** / mittelfuß-zehengliedknochenbezüglich / métatarsophalangien
23639 **metatarsus** / Metatarsus (Mittelfuß) / métatarse
23640 **metatechnical** / metatechnisch (über die Technik hinaus ins «Innre der Natur») / métatechnique
23641 **metathalamus** / Metathalamus (die Kniehöcker des Thalamus enthaltender Gehirnteil hinter dem Thalamus) / métathalamus
23642 **metathrombin** / Metathrombin *n* (unwirksame Thrombinform) / métathrombine *f*
23643 **metaxenous** / zweiwirtig (ξένος = Gastfreund: einen Nachwirt brauchend[er Schmarotzer]) / métaxéneux
23644 **metazoon** / Metazoon *n* (Vielzeller als Höherentwicklung des Einzellers [Protozoon]) / métazoaire *m*
23644a **metempsychosis** / Umseelung *f* (Seelenwandrung) / métempsychose *f*
23645 **metencephalon (hindbrain)** / Metencephalon (Hinterhirn oder Brücke und Kleinhirn) / métencéphale (cerveau postérieur)
23647 **meteorism** / Meteorismus *m* (μετέωρος = in der Luft: Blähsucht [Hippokrates]) / météorisme *m*
23648 **meteorology** / Wetterkunde *f* / météorologie *f*
23649 **meteoropathology** / Meteoropathologie *f* (De Rudder: Lehre von den wetterabhängigen Krankheiten) / météoropathologie *f*
23650 **meteororesistant** / wetterunabhängig (-beständig) / météororésistant
23651 **meteorotropic** / wetterabhängig (-wendig) / météorotrope
23652 **meteorotropism** / Meteorotropismus *m* (wetterempfindlicher Krankheitszustand) / météorotropisme *m*
23653 **metestrus** / Metoestrus *m* (Rückbildungsstadium zwischen Oestrus und Dioestrus) / métœstrus *m*

23654 **methane (CH_4)** / Methan *n* (Grubengas, Sumpfgas) / méthane *m*
23655 **methanol (CO_3OH)** / Methylalkohol *m* (Holzgeist: Methan + Alkohol) / carbinol (méthanol) *m*
23656 **methemoglobinemia, -uria** / Methämoglobinämie, -urie *f* (bei Umwandlung von Oxy- in Methämoglobin, z.B. durch Anilinderivate, bestehende Blutvergiftungserscheinungen) / méthémoglobinémie, -urie *f*
23657 **methionine** / Methionin *n* (α-Amino-γ-methylthiolbuttersäure; RNS-Triplet: UGA) / méthionine *f*
23658 **method** / Methode *f* (Verfahren *n*) / méthode *f*
23659 **methods, active autohypnoid** / Verfahren, aktiv-autohypnoide *n* (Übungen zur [Un]bewußtseinsänderung) / méthodes autohypnoïdes actives *f*
23660 **method of alcohol determination by enzyme reactions** / ADH-Alkoholbestimmungsmethode *f* / méthode de détermination par déshydrase alcoolique *f*
23661 **method of approximation** / Näherungsverfahren *n* / méthode d'approximation *f*
23662 **method of argentation** / Versilberungsmethode *f* (für Spirochäten) / méthode de Levaditi *f*
23663 **method, blank, sight** / Blindverfahren, Sichtverfahren *n* (Steinzertrümmerung) / méthode à blanc, à vue *f*
23664 **methods of choice** / Methode der Wahl *f* / méthode de choix *f*
23665 **methods, contraceptive** / Empfängnisverhütungsmethoden *f* (1. P[robe], 2. P[essar], 3. P[ille]) / méthodes contraceptionnelles *f*
23666 **method, cover-slip** / Deckglasmethode *f* (vorsichtige Präparatverreibung mit Deckglas) / méthode à couvre-objet *f*
23667 **method, cultural** / Kulturverfahren *n* / méthode de culture *f*
23668 **method, decompression** / Dekompressionsverfahren *n* (mit Unterdruckmontur zur Muskelentspannung der Schwangeren und Sauerstoffregulierung des Foetus [Heyns]) / méthode de décompression *f*
23669 **method, double injection** / Doppelinjektionsverfahren *n* (Angiographie) / méthode d'injection double *f*
23670 **method, drop** / Tropfenmethode *f* (Mikrokomplementbindungsreaktion für geringe Mengen AG bzw. AK) / méthode de goutte *f*
23671 **method, echo depth sounder** / Echolotverfahren *n* (Ultraschallimpulsaussendung in Wassertiefen reflektiert an Grund und ergibt bei bekannter Schallgeschwindigkeit die zurückgelegte Wegstrecke) / méthode de sonde-écho *f*
23672 **method of examination** / Untersuchungsmethode *f* / méthode d'examination *f*
23673 **method, expectative** / Haltung, abwartende *f* / méthode expectante *f*
23674 **method, first contraceptive** / 1. Empfängnisverhütungsmethode *f* (Probe [Knaus-Ogino' Temperaturmessung als «Ovulationssonde»]: sicher^{+}, hygienisch^{+++}, psychisch^{++}) / méthode contraceptionnelle, première *f*
23675 **method, gel diffusion** / Geldiffusionsmethode *f* (Elektrophorese) / méthode de diffusion géleuse *f*
23676 **method, glass-cupping** / Saugglockenmethode *f* (Kapillarresistenzprüfung) / méthode de ventouse *f*
23677 **method, global** / Ganzheitsmethode *f* (versucht, das Wort als statische Ganzheit [molekulär, synthetisch, sensorisch) statt als dynamische Verbindung von Einzelbuchstaben [atomar, analytisch, motorisch] verstehen zu lehren) / méthode globale *f*
23678 **method, Gram's** / Grammethode *f* (Färbung nach Gram) / méthode de Gram *f*
23679 **method, Indian, Italian** / Methode, indische, italienische *f* (Rhinoplastik aus Stirn-, Armhaut) / méthode indienne, italienne *f*
23680 **method, magnetohydrodynamic** / Verfahren, magnetohydrodynamisches *n* (MHD: Wärme direkt in elektr. Energie umwandelndes Verfahren) / méthode magnétohydrodynamique *f*
23681 **methods, massage** / Massagemethoden *f* (Streichen, Reiben, Kneten u.a.) / méthodes de massage *f*
23682 **methods of medicine, material** / Medizinmethoden, materielle *f* (der Analyse von Ursache und Wirkung) / méthodes matérielles de médecine *f*
23683 **methods of medicine, operational** / Medizinmethoden, operationelle *f* (der Eingangsmanipulation [operationelle Fragestellungen] und der Ausgangsklassifikation [operationelle Gesichtspunkte]) / méthodes opérationnelles de médecine *f*
23684 **methods, microscopical cytologic** / Mikroskopiemethoden, zytologische *f* (Interferenz-, Fluoreszenz-, UV-Mikroskopie) / méthodes cytologiques microscopiques *f*
23685 **method, panoptic staining** / Färbemethode, panoptische *f* (Pappenheim-Unna) / méthode colorante panoptique *f*
23686 **method, Parisian, Stockholm** / Methode, Pariser, Stockholmer *f* (Radiumbehandlung des Kollumkarzinoms) / méthode parisienne, de Stockholm *f*
23687 **method, potential difference** / Potentialdifferenzmethode *f* (diagnostische bei Uterusca.) / méthode de différence potentielle *f*
23688 **method, practice** / Routinemethode *f* / méthode de routine *f*
23689 **method, pressure difference** / Druckdifferenzverfahren *n* (Unter- bzw. Überdruckverfahren bei Pleuraraumeröffnung) / méthode de pression différente *f*
23690 **methods, prothetic** / Methoden, (organ)-ersetzende *f* / méthodes prothétiques *f*
23691 **method, refining** / Läutermethode *f* / méthode de raffinage *f*
23692 **method, rejuvenating** / Verjüngungsmethode *f* (nicht verjüngende sondern stimulierende Überpflanzung von Geschlechtsdrüsen [Steinach]) / méthode de rajeunissement *f*

23693 **method, rhythm** / Rhythmusmethode *f* (Nachteil: bei Eibefruchtung im abnorm späten Ovulationszyklusstadium können [an]enzephalische Fruchtschäden auftreten) / méthode du rythme *f*
23694 **method, second contraceptive** / 2. Empfängnisverhütungsmethode *f* (Pessar [GRAEFENBERG' Ring u.ä.]: sicher $^{++}$, hygienisch^{+}, psychisch^{+++}) / méthode contraceptionnelle, deuxième *f*
23695 **method, sequential** / Sequentialmethode *f* (zur Vermeidung von Nebenerscheinungen bei oraler Kontrazeption: 14 Tage Östrogen, 8 Tage Östrogen-Gestagen-Mischpräparate) / méthode consécutive *f*
23696 **method, spreading-imbedding** / Ausstrich-Einbettungsmethode *f* (für Sputumzytologie) / méthode d'étalement inclu *f*
23697 **methods, staining** / Färbemethoden *f* / méthodes de colorisation *f*
23698 **method, tentative** / Versuchsmethode *f* / méthode de tâtonnement *f*
23699 **method, third contraceptive** / 3. Empfängnisverhütungsmethode *f* (Pille: sicher^{+++}, hygienisch^{++}, psychisch^{+}) / méthode contraceptionnelle, troisième *f*
23700 **method of treatment** / Heilmethode *f* / méthode de traitement *f*
23701 **method, ultrasonic reflexion** / Ultraschallreflexionsverfahren *n* (Echolotverfahren zur Differenzierung zystischer von soliden Gebilden in Brust- und Bauchraum) / méthode de réflexion d'ultra-son *f*
23702 **method, xanthydrol** / Xanthydrolmethode *f* (zur Harnstoffbestimmung) / méthode de xanthydrol *f*
23703 **methodics (, biological)** / Methodik (, biologische) *f* (Verfahren, (biologische) Hypothesen an Erfahrungen zu prüfen) / méthodique (biologique) *f*
23704 **metho(dolog)ic(al)** / method(olog)isch (praktisch [theoretisch] überlegt) / méthod(olog)ique
23705 **methodology** / Methodenlehre *f* (μέθοδος = Umweg) / méthodologie *f*
23706 **methomania** / Methomanie *f* (μέθη = Trunkenheit) / méthomanie *f*
23707 **methyl (CH_3–)** / Methyl *n* (einwertiger Rest aus Methan) / méthyle *m*
23708 **methyl anthranilate ($NH_2C_6H_4COOCH_3$)** / Methylis anthranilas (Methylanthranilat *n*) / méthyle, anthranilate de *m*
23709 **methyl chloride (CH_3Cl)** / Methylis chloridum (Methylchlorid *n*) / méthyle, chlorure de *m*
23710 **methyl ether (C_2H_6O)** / Methyläther *m* (Holzäther) / éther méthylique *m*
23711 **methyl iodide (CH_3I)** / Methylis iodidum (Methyliodid *n*) / méthyle, iodure de *m*
23712 **methyl orange** / Methylorange *n* (unter p_H 4 roter, über p_H 4 gelber Indikator) / méthyle, orange de *m*
23713 **methyl salicylate ($OHC_6H_4CO_2CH_3$)** / Methylsalicylat *n* (~ Wintergreenoil aus Gaultheria procumbens) / méthyle, salicylate de *m*
23714 **methylacetanilide ($C_6H_5N(CH_3)COCH_3$)** / Acetmethylanilid *n* / acétanilide méthylique *m*
23715 **methylamine (CH_3NH_2)** / Methylamin *n* / méthyle-amine *f*
23716 **methylation** / Methylierung *f* (Behandlung mit Methyl[radikal CH_3–]) / méthylation *f*
23718 **3-methylcholanthrene** / 3-Methylcholanthren *n* (induziert in Leber Synthese eines Azofarbstoffe durch N-Demethylierung entgiftenden Enzyms) / 3-méthyle-cholanthrène *m*
23719 **methylene (CH_2)** / Methylen *n* / méthylène *m*
23720 **methylene dichloride (CH_2Cl_2)** / Methyleni dichloridum (Methylendichlorid *n*) / méthylène, bichlorure de *m*
23721 **methylene diiodide (CH_2I_2)** / Methyleni diiodidum (Methylendiiodid *n*) / méthylène, biiodure de *m*
23722 **methylene-blue, -green, -red, -violet, -white** / Methylenblau, -grün, -rot, -violett, weiß *n* / méthylène, bleu, vert, rouge, violet, blanc de *m*
23723 **methylenophil(ous)** / methylenophil (mit Methylen[blau] färbbar) / méthylénophile
23724 **metopion (m)** / Metopion *n* (kraniometrischer Meßpunkt in Stirnmitte) / métopion *m*
23725 **metopopagus** / Metopopage *m* (μέτωπον = Stirn: mit Stirnen zusammengewachsene Doppelmißgeburt) / métopopage *m*
23726 **metopoplasty** / Stirnplastik *f* / métopoplastie *f*
23727 **metoposcopy** / Stirnbeurteilung *f* (physiognomische) / métoposcopie *f*
23728 **metrectasia, -ectopia** / Uteruserschlaffung, -verlagerung *f* / métrectasie, -ectopie *f*
23729 **metreurynter** / Metreurynter *m* (Gebärmutterhalskanalerweiterer) / métreurynter *m*
23730 **metritis** / Gebärmutterentzündung *f* / utérite *f*
23731 **metro(colpo)cele** / Hystero(kolpo)zele *f* (Bruch mit Uterus als Inhalt [in die Scheide]) / hystéro(colpo)cèle *f*
23732 **metrodynia** / Uteralgie *f* (von Gebärmutter ausgehende Schmerzen) / hystéralgie *f*
23733 **metrogenic** / gebärmutterursprünglich / hystérogène
23734 **metro(gono)rrhea** / Gebärmutterausfluß (, gonorrhoischer) *m* / metrorrhée (blennorrhée utérine) *f*
23735 **metrolymphangitis, -phlebitis** / Uteruslymphgefäße-, -blutgefäßeentzündung *f* / métrolymphangite, -phlébite *f*
23736 **metromalacia** / Gebärmuttererweichung *f* / métromalacie *f*
23737 **metropathia** / Metropathie *f* (Gebärmutterschleimhauthypertrophie) / métropathie *f*
23738 **metropathia, chronic** / Metropathia chronica (Uterusinfarkt) / métropathie chronique *f*
23739 **metropathia, hermorrhagic** / Metropathia haemorrhagica (mit Dauerblutung) / métropathie hémorragique *f*
23740 **metropexy** / Uterusfixation *f* / hystéropexie *f*

23741 **metroptosis** / Prolapsus uteri partialis (totalis) (Gebärmuttervorfall [über Vulvagrenze hinaus]) / hystéroptose *f*
23742 **metrorrhagia** / Metrorrhagie *f* (intermenstruelle Gebärmutterblutung) / métrorragie *f*
23743 **metrorrhexis (, [in]complete)** / Hysterorrhexis (, [in]komplette) *f* / utérus, rupture (extra)péritonéale de l' *f*
23744 **metrorrhexis, silent, spontaneous, violent** / Uterusruptur, stille, spontane, violente *f* (schleichende, gewaltlose, geburtshilfliche) / utérus, rupture silencieuse, spontanée, violente de l' *f*
23745 **metrosalpingitis** / Gebärmutter-Eileiterentzündung *f* / hystérosalpingite *f*
23746 **metrosalpingography** / Hysterosalpingographie *f* (Rö-Darstellung von Gebärmutter und Eileiter mit Kontrastmittel) / hystérosalpingographie *f*
23747 **metroscopy** / Gebärmutterspieglung *f* / hystéroscopie *f*
23748 **metrostaxis** / Metrostaxis *f* / hémorragie utérine persistante légère *f*
23749 **metrostenosis** / Gebärmutterverengerung *f* / métrosténose *f*
23750 **metrotomy (, abdominal, vaginal)** / Gebärmutterschnitt *m* (Sectio abdominalis, vaginalis) / hystérotomie (abdominale, vaginale) *f*
23751 **MEYER=BETZ's disease** / MEYER=BETZ' Syndrom (Paroxysmale idiopathische Myoglobinurie) / myoglobinurie primaire
23752 **Mezereum** / Seidelbast (Wirkstoffe: Daphnin, Umbelliferon, Mezereumharz) / Daphne Mezereum (Thymelaeaceae)
23753 **miasma** / Miasma *n* (μίασμα = Schmutz: hypothetischer Krankheitsstoff, bes. krankmachende Ausdünstung) / miasme *m*
23754 **MIBELLI's porokeratosis** / MIBELLI' Syndrom (Seltne [erbliche] dyskeratotische Dermatose) / hyperkératose centrifuge atrophiante (RESPIGHI)
23755 **mice, rats** / Mäuse, Ratten *f* (Laboratoriumstiere) / souris *f*, rats *m*
23756 **micells** / Mizellen *f* (micella = Krümchen: aus Einzelmolekülen aufgebaute Kolloidteilchen) / micelles *f*
23757 **micrencephalia** / Mikrenzephalie *f* (genuine Gehirnhypoplasie) / micrencéphalie *f*
23758 **micro** / Mikro ($\mu = 10^{-6}$) / micro
23759 **micro-analysis** / Mikroanalyse *f* (chem. Feinanalyse) / micr(o-)analyse *f*
23760 **micro-angiology** / Mikr(o)angiologie *f* (Kardiologie und Angiologie ergänzende Endstrombahnerforschung) / micr(o-)angiologie *f*
23761 **micro-angiometry** / Mikr(o)angiometrie *f* (Kapillarweitenmessung) / micr(o-)angiométrie *f*
23762 **micro-angiopathy, diabetogenic** / Endstrombahnerkrankung, diabetogene *f* (nach Langzeitinsulintherapie) / micr(o-)angiopathie diabétogène *f*
23763 **micro-angioscope, transillumination** / Durchlichtmikr(o)angioskop *n* (Chylomikronen [~1 μ] sichtbar machende Titanium-Kammer [BRÅNEMARK]) / micr(o-)angioscope de transillumination *m*
23764 **micro-angioscopy** / Mikr(o)angioskopie *f* (Kapillarmikroskopie) / micr(o-)angioscopie *f*
23765 **micro-angioscopy, conjunctival** / Konjunktivalmikr(o)angioskopie *f* / micr(o-)angioscopie conjonctivale *f*
23766 **micro-angioscopy, lingual** / Zungenschleimhautmikroangioskopie *f* / micr(o-)angioscopie linguale *f*
23767 **micro-angioscopy, periunguinal** / Nagelfalzmikroangioskopie *f* / micr(o-)angioscopie périunguéale *f*
23768 **micro-angiotherapy** / Endstrombahntherapie *f* (kutane Meridianpunktnadelung, intrakutane Novocainquaddelung, subkutane Arzneimitteleinspritzung) / micr(o-)angiothérapie *f*
23769 **micro-angiotonometry** / Mikr(o)angiotonometrie *f* (Kapillardruckmessung) / micr(o-)angiotonométrie *f*
23770 **microbe** / Mikrob(i)e *f* (Mikrobion *n*) / microbe *m*
23771 **microbes, L-** / L-Mikrobien *n* (L = like: Pleuropneumonieerreger) / microbes L *m*
23772 **microbicidal** / mikrobientötend / microbicide
23773 **microbiogenous** / mikrobiogen (von Mikrobien verursacht) / microbiogène
23774 **microbiological (microbiologist)** / mikrobiologisch (Mikrobiologe *m*) / microbiologique (microbiologiste *m*)
23775 **microbiology** / Mikrobiologie *f* (Wissenschaft von den Kleinlebewesen [Mikrobien = Einzeller]) / microbiologie *f*
23776 **microbioses** / Mikrobiosen *f* (mikrobiogene Erkrankungen) / microbioses *f*
23777 **microb(iot)ic** / mikrobisch (kurzlebig) / microbien (microbiotique)
23778 **microbism** / Mikrobismus *m* (mikrobiogene Infektion) / microbisme *m*
23779 **microblasts** / Mikroblasten *m* (sehr kleine Erythroblasten bei chron. Anämie) / microblastes *m*
23780 **microblood examination, intranatal** / Mikroblutuntersuchung, intranatale *f* (nur in wehenfreiem Intervall sinnvoll [SALING]) / examen microsanguin intranatal *m*
23781 **microcarcinoma** / Mikrokarzinom *n* (MESTWERDT: invasives Plattenepithelkarzinom am äußeren Muttermund) / microcarcinome *m*
23782 **microcardia** / Kümmerherz *n* / microcardie *f*
23783 **microcauter** / Mikrobrenner *m* / cautère électrique à pointe fine *m*
23784 **microcellular** / kleinzellig / microcellulaire
23785 **microcenter** / Mikrozentrum *n* (Zentrosom) / microcentre *m*
23786 **microcephalia** / Mikrozephalie *f* (Entwicklungsstörung des Gehirn[schädel]s) / microcéphalie *f*
23787 **microcheilia** / Kleinlippigkeit *f* / microch(é)ilie *f*
23788 **microcheiria, -podia** / Kleinhändigkeit, -füßigkeit *f* / microch(é)irie, -podie *f*

23789 **microchemistry, -physics** / Mikrochemie, -physik *f* (Wissenschaft von chem., physik. Kleinstvorgängen) / microchimie, -physique *f*
23790 **microcinematography, -photography** / Mikrokinematographie, -photographie *f* (mikrosk.) / microcinématographie, -photographie *f*
23791 **microcirculation** / Mikrozirkulation *f* (Endstrombahndurchblutung) / microcirculation *f*
23792 **Micrococcaceae** / Micrococcaceae (6. Baktfam. der Eubacteriales) / micrococcacées *f*
23793 **Micrococcus** / Micrococcus (Baktgatt. der Micrococcaceae) / microcoque *m*
23794 **microcolony** / Bakterienkolonie *f* / microcolonie *f*
23795 **microcopy** / Mikrokopie *f* (photomech. Ablichtung z. B. von Büchern) / microcopie *f*
23796 **microcoria, -cornea** / Mikrokorie, -kornie *f* (angeborene sehr kleine Pupille, Hornhaut) / microcorie, -cornée *f*
23797 **microcorpusculorrheometry** / Mikrokorpuskulorrheometrie *f* (Kapillarblutzellenströmungsgeschwindigkeitsmessung) / microcorpusculorrhéométrie *f*
23798 **microcosm** / Mikrokosmos *m* (Kleinwelt) / microcosme *m*
23799 **microculture** / Mikrokultur *f* (im Hängenden Tropfen, als Deckglaskultur, Objektträgermikrokultur) / microculture *f*
23800 **microcyst** / Kümmerblase *f* / microcyste *m*
23801 **microcytase** / Microcytase *f* (Mikrozytenferment) / microcytase *f*
23802 **microcytes** / Mikrozyten *m* (sehr kleine Erythrozyten bei Anämie) / microcytes *m*
23803 **microdactylia, brachy-** / Kleinfingrigkeit, Kurz- *f* / microdactylie, brachy- *f*
23804 **microdontia** / Mikrodontie *f* (path. kleine Zähne, z. B. bei Lues connata) / microdontie *f*
23805 **micro-estimation** / Bestimmung, mikroskopische *f* / micr(o-)estimation *f*
23806 **microfilariae** / Mikrofilarien *f* (Filarienlarven) / microfilaires *f*
23807 **microfilaria, nocturnal, Malayan** / Wuchereria bancrofti, malayi (Nachtlarvenfilarien) / filaire de BANCROFT, malaise *f*
23808 **microflora** / Mikroflora *f* (Bakterienbesiedlung) / microflore *f*
23809 **microflora, plaques, saliva** / Zahnbelag-, Speichelmikroflora *f* (in der Säurebildung verschieden) / microflore des plaques, de la salive *f*
23810 **microgametes** / Mikrogameten *m* (männl. Malariaplasmodien) / microgamètes *m*
23811 **microgastria** / Mikrogastrie *f* (angeborener kleiner Magen) / microgastrie *f*
23812 **microgenia** / Retrogenie *f* (Rücklage des Unterkiefers) / brachygénie *f*
23813 **microglia** / Microglia *f* (Neurogliabestandteil) / microglie *f*
23814 **microglossia** / Kleinzüngigkeit *f* / microglossie *f*
23815 **microgram** / Mikrogramm *n* ($\mu g = 10^{-3}$ mg $= 10^{-6}$ g $= 10^{-9}$ kg $= 1\gamma$) / microgramme *m*
23816 **micrography** / Mikrographie *f* (path. Schriftverkleinerung, z. B. bei Parkinsonismus) / micrographie *f*
23817 **micrography, electronic** / Elektronenmikroskopbild *n* / micrographie électronique *f*
23818 **microgyria** / Mikrogyrie *f* (Hirnmißbildung) / microgyrie *f*
23819 **microhemorrheometry** / Mikrohämorrheometrie *f* (Kapillarstromgeschwindigkeitsmessung) / microhémorrhéométrie *f*
23820 **microhepathia, -splenia** / Kümmerleber, -milz *f* / microhépathie, -splénie *f*
23821 **microhistology, -pathology** / Histologie, Pathologie, mikroskopische *f* / microhistologie, -pathologie *f*
23822 **micro-injection** / Zellinjektion *f* (mit Mikropipette) / micr(o-)injection *f*
23823 **microliter** / Mikroliter *n* ($\mu l = 10^{-3}$ ml $= 10^{-6}$ l) / microlitre *m*
23824 **microlith** / Mikrolith *m* (mikrosk. kleiner Stein) / microlithe *m*
23825 **micrology** / Mikrologie *f* (Lehre von und Umgang mit mikrosk. kleinen Dingen) / micrologie *f*
23826 **micromania** / Kleinheitswahn *m* (krankhafte Selbstunterschätzung) / micromanie *f*
23827 **micromanipulator** / Mikromanipulator *m* (zur Op. an mikrosk. Objekten) / micromanipulateur *m*
23828 **micromazia** / Kümmerbrust(warzen) *f* / microthélie *f*
23829 **micromelia** / Mikromelie *f* (abnorm kleine Gliedmaßen) / micromélie *f*
23830 **micrometabolism** / Zellstoffwechsel *m* / micrométabolisme *m*
23831 **micrometer** / Mikrometer *m* (10^{-6} m) / micromètre *m*
23832 **micrometer, ocular, stage** / Okular-, Objekt(iv)mikrometer *n* / micromètre oculaire, objectif *m*
23833 **micromethods** / Mikromethoden *f* (chem.) / microméthodes *f*
23834 **micrometry** / Mikrometrie *f* (Messung mit Feinmeßgeräten) / micrométrie *f*
23835 **micromicron** / Mikromikron *n* ($\mu\mu = 10^{-6}\,\mu = 10^{-9}$ mm $= 10^{-12}$ m) / micromicron *m*
23836 **micromonosporon** / Micromonosporon (Baktgatt. der Streptomycetaceae) / micromonospore *m*
23837 **micromyelia** / Mikromyelie *f* (Rückenmarkhypoplasie) / micromyélie *f*
23838 **micromyeloblasts** / Mikromyeloblasten *m* (entdifferenzierte bei Leukämie) / micromyéloblastes *m*
23839 **micron** / Mikron *n* ($\mu = 10^{-3}$ mm $= 10^{-6}$ m) / micron *m*
23840 **micronarcosis** / Mikronarkose *f* (unphysiol. Schlafinduktion) / micronarcose *f*
23841 **micronucleus** / Micronucleus *m* (kleiner Protozoengeschlechtskern) / micronucléus *m*
23842 **micro-organism** / Mikr(o)organismus *m* (pflanzlicher od. tierischer des mikrosk. Bereichs) / micr(o-)organisme *m*

23843 **microphages** / Mikrophagen *m* (mobile Freßzellen: neutrophile Leukozyten) / microphages *m*
23844 **microphakia** / Mikrophakie *f* (abnorm kleine Augenlinse) / microphacie *f*
23845 **microphallic** / kleinphallisch / microphallique
23846 **microphone** / Mikrophon *n* (elektr. Schallenergieumwandler) / microphone *m*
23847 **microphonoscope (microphonograph)** / Tonverstärker (, schreibender) *m* / microphonoscope (microphonographe) *m*
23848 **microphthalmia, -otia** / Mikrophthalmie, -otie *f* (angeborene kleine Augen, Ohren) / microphtalmie, -otie *f*
23849 **microphyte** / Mikrozoon *n* (Kleinlebewesen) / microparasite *m*
23850 **micropipette** / Zellpipette *f* (zur Mikroinjektion) / micropipette *f*
23851 **microplastic, -psychic** / kleinwüchsig, -geistig / microplastique, -psychique
23853 **micropolyadenopathy** / Mikropolyadenopathie *f* (LEGROUX' Zeichen: Lymphknotenschwellungen bei Lungenspitzenprozessen) / micropolyadénopathie *f*
23854 **microprotein** / Mikroprotein *n* (Bakterieneiweiß) / microprotéine *f*
23855 **microp(s)ia** / Mikropsie *f* (Kleinersehen bei Akommodationsstörungen und psychopath.) / microp(s)ie *f*
23856 **micropyle** / Mikropyle *f* (πύλη = Tor: Eintrittstelle des Samens ins Ei) / micropyle *f*
23857 **microradiography** / Mikroradiographie *f* (z.B. von Knochenschliffen zur Bestimmung der Biodynamik [Kalksalzkonzentration = Apatitwert] des Knochengewebes bei Osteopathien) / microradiographie *f*
23858 **microrchia** / Kümmerhoden *m* / microrchie *f*
23858a **microscope** / Mikroskop *n* (kann ebenso wie Teleskop zu Ehrfurcht, Bescheidenheit, Machtlosigkeit als Signa humanitatis führen) / microscope *m*
23859 **microscope (, binocular)** / (Binokular)-mikroskop *n* (zusammengesetztes Vergrößrungsglas aus 3 Teilen: [2] Okular[e], Objektiv, Lichtquelle) / microscope (binoculaire) *m*
23860 **microscope, corneal** / Hornhautmikroskop *n* / microscope cornéen *m*
23861 **microscope, dissecting** / Präpariermikroskop *n* (binokuläres zur Beobachtung großer Sehfelder bei weitem Arbeitsabstand) / microscope à dissection *m*
23862 **microscope, electron** / Elektronenmikroskop *n* (durch magnet. bzw. elektr. Felder gebündelte β-Strahlen erbringen lineare Vergrößrung bis 50000fach, Nachvergrößrungen 150000–450000fach) / microscope électronique *m*
23863 **microscope, eye (operation)** / Augen-(operations)mikroskop *n* / microscope (à opérations) ophtalmologique(s) *m*
23864 **microscope, field (cold) emission** / Feldemissionsmikroskop *n* (macht atomare Größen an lebloser Materie sichtbar [MÜLLER]) / microscope d'émission de champ *f*
23865 **microscope, fluorescence** / Fluoreszenzmikroskop *n* (Auflichtmikroskop mit UV-Beleuchtung fluoreszenzgefärbter Objekte) / microscope fluorescent *m*
23866 **microscope, hypodermic** / Unterhautmikroskop *n* (mit 400fach vergrößernder Faseroptik [Auflösung ~10μ] zur Untersuchung tieferliegender Gefäßbezirke) / microscope hypodermique *m*
23867 **microscope, phase-contrast** / Phasenkontrastmikroskop *n* (für ungefärbte Objekte) / microscope à contraste de phase *m*
23868 **microscope, polarizing** / Polarisationsmikroskop *n* (für Beobachtungen in polarisiertem Licht) / microscope polarisant *m*
23869 **microscope, ultra-** / Ultramikroskop *n* (3000fach, Grenze der Lichtoptik, Dunkelfeldprinzip) / ultramicroscope *m*
23870 **microscope-stage** / Objekttisch *m* / platine (du microscope) *f*
23871 **microscopic(al) (microscopy)** / mikroskopisch (Mikroskopie *f*) / microscopique (microscopie *f*)
23872 **microscopy, capillary** / Kapillarmikroskopie *f* (mikrosk. Kapillarenbeobachtung) / microscopie capillaire *f*
23873 **microscopy, clinical** / Mikroskopie, klinische *f* (zur Diagnosenstellung) / microscopie clinique *f*
23874 **microscopy, dark-ground** / Dunkelfeldmikroskopie *f* / microscopie du fond obscur *f*
23875 **microscopy, fluorescence** / Fluoreszenzmikroskopie *f* / microscopie fluorescente *f*
23876 **microscopy, fundus** / Augenhintergrundmikroskopie *f* / microscopie du fond de l'œil *f*
23877 **microscopy, interference** / Interferenzmikroskopie *f* (mit Interferenzfähigkeit des Lichts arbeitende) / microscopie interférante *f*
23878 **microscopy, ultraviolet** / Ultraviolettmikroskopie *f* / microscopie ultraviolette *f*
23879 **microscopy, vital** / Lebendgewebemikroskopie *f* / microscopie vitale *f*
23880 **microsmatic** / mikrosmatisch (Mikrosmatiker *m*: Lebewesen mit verkümmertem Riechorgansinn, z.B. Mensch) / microsmatique (*m*)
23881 **microsomes** / Mikrosomen *n* (feine Körnchen im Zellplasma) / microsomes *m*
23882 **microspermia** / Mikrospermie *f* (path. kleine Samenfäden) / microspermie *f*
23883 **microsplanchnia** / Mikrosplanchnie *f* (kleine Eingeweide) / microcôlon *m*
23884 **microsporia** / Mikrosporie *f* ([epidemische] Kopfhautkrankheit durch Microsporon audouni) / microsporie *f*
23885 **microsporoid** / Mikrosporoid *n* (Hautausschlag bei Mikrosporie) / microsporoïde *m*
23886 **Microsporon** / Microsporon *n* (Gattung Gymnaskalen) / microspore *m*
23887 **microsporon, audouni, wool(l)y** / Microsporon audouni, lanosum (Erreger der humanen, der animalen Mikrosporie des Menschen) / microspore audouni, laineux *m*

23888 **microsporon of dogs, cats, horses** / Microsporon domesticum (canis, felineum, equinum: Erreger von Haustiermikrosporien) / microspore de chiens, chats, chevaux *m*

23889 **microsporon, minute** / Microsporon minutissimum (Nocardia minutissima: Erreger des Erythrasmas) / microspore minime *m*

23890 **microsporosis** / Mikrosporose *f* (Allgemeininfektion bei Mikrosporie) / microsporose *f*

23891 **microsthenia** / Klein(st)kraft *f* / microsthénie *f*

23892 **microstomy** / Mikrostomie *f* (abnorm kleiner Mund) / microstomie *f*

23893 **microsurgical** / mikrochirurgisch / microchirurgical

23894 **microteleopsia** / Mikroteleopsie *f* (Gegenstände der Umgebung erscheinen entrückt) / microtéléopsie *f*

23895 **microthermosound** / Mikrothermosonde *f* (für Elektrokoagulation) / microthermosonde *f*

23896 **microtome, ultra-** / Ultramikrotom *n* / ultramicrotome *m*

23897 **microtomy (section[-cutt]ing)** / Mikrotomie(ren *n*) *f* (Gewebeschnittherstellung[sverfahren]) / microtomi(s)e(r) *f*

23898 **microtonometry** / Mikrotonometrie *f* (Sauerstoff-Kohlendioxydmessung im arteriellen Blut) / microtonométrie *f*

23899 **microventriculy** / Mikroventrikulie *f* (KEHRER: Hirnhyperplasie auf Ventrikelkosten) / microventriculie *f*

23900 **microwaves** / Mikrowellen *f* (von 3 m [100 MHz] bis 0,3 mm [100 GHz]) / microndes *f*

23901 **micrurgy** / Zellsektion *f* / microdissection *f*

23902 **micturate (urinate)** / urinieren / uriner

23903 **mict(urit)ion (urination)** / Miktion *f* (Harnlassen *n*) / mict(urit)ion *f*

23904 **micturition, (in)volontary** / Mictio (in)voluntaria / micturition (in)volontaire *f*

23905 **micturition, pressure of** / Miktionsdruck *m* / micturition, pressure de *f*

23906 **midday** / Mittag *m* / midi *m*

23907 **middle lobe syndrome** / Mittellappen-Syndrom (Sekundär entzündliche Veränderungen im Lungenmittellappen infolge entzündlicher [od. neoplastischer] Lymphknotenschwellung) / syndrome du lobe moyen (du poumon droit)

23908 **mid(dle)-piece** / Mittelstück *n* / pièce moyenne *f*

23909 **mid-position** / Mittelstellung *f* / position moyenne *f*

23910 **midwife** / Hebamme *f* / femme, sage- *f*

23911 **MIESCHER's syndrome** / MIESCHER' Syndrom (II) (Acanthosis nigricans mit multiplen Abartungen und Diabetes melitus) / syndrome de MIESCHER

23912 **migraine** / Migräne *f* (Neuralgie od. Sympathalgie od. Zonalgie) / migraine *f*

23913 **migraine, cervical** / BARRÉ-LIÉOU' Syndrom (Neurovaskulärer Symptomenkomplex bei Erkrankung der Halswirbelsäule) / syndrome sympathique cervical postérieur

23914 **migrainous** / migränös / migraineux

23915 **migration** / Wandrung *f* / migration *f*

23916 **v.MIKULICZ's syndrome** / v.MIKULICZ' Syndrom (Reaktive Tränen- und Speicheldrüsenschwellung) / syndrome de v.MIKULICZ

23917 **mildness** / Milde *f* / clémence *f*

23918 **mile, French** / Meile, französische *f* (= 4 km) / lieue *f*

23919 **mile, land (nautical), square** / Meile, Land-(See-), Quadrat- *f* (mi = 1,609 km [1,85 km], mi^2 = 2,590 km^2) / mille (mille marin), mille carré *m*

23920 **milia** / Milien *n* (Hautgrieß) / milia *m*

23921 **milium, colloid** / Kolloidmilium *n* (Hautknötchen infolge Bindegewebsentartung) / colloïdome miliaire *m*

23922 **milia, primary** / Milien, primäre *n* (zystische Naevi) / milia primaires *m*

23924 **milia, secondary** / Milien, sekundäre *n* (Retentionszysten nach Brandblasen) / milia secondaires *m*

23925 **milia of sucklings** / Säuglingsmilien *n* (an Follikelmündungen) / milia de nourrissons *m*

23926 **miliaria** / Schweißdrüsenfriesel *m* (Schweißbläschen) / sudamina *m*

23927 **miliaria, scarlatinous** / Miliaria scarlatinosa (Scharlachfriesel) / miliaire scarlatine *f*

23928 **miliary** / miliär (milium = Hirsekorn: hirsekorngroß) / miliaire

23929 **milk** / Lac *f* (Sekret aus weibl. Säugetiermilchdrüsen) / lait *m*

23930 **milk, acidified** / Milch, gesäuerte *f* (z.B. mit Citronensäure) / lait acidifié *m*

23931 **milk, adapted** / Säuglingsmilch *f* / lait pour nourrissons *m*

23932 **milk alkali (milk-drinker's) syndrome** / BURNETT' Syndrom (Dyscalcämisches Krankheitsbild nach längerer Zufuhr leicht resorbierbarer Alkalien) / syndrome alcalocalcique

23933 **milk analysis** / Milchuntersuchung *f* / lait, analyse du *f*

23934 **milk, bioghurt** / Bioghurt *n* (Lactobacterium acidophilum) / lait fermenté *m*

23935 **milk, bismuth** / Wismutmilch *f* (Bismuthi subcarbonas) / lait de bismuth *m*

23936 **milk, blue** / Milch, blaugefärbte *f* (Pseudomonas syncyanea) / lait bleu *m*

23937 **milk, boiled** / Milch, gekochte *f* / lait cuit *m*

23938 **milk, bottled** / Flaschenmilch *f* / lait en bouteilles *m*

23939 **milk, bottom** / Milchplasma *n* / lait clair *m*

23940 **milk, butter** / Buttermilch *f* / lait de beurre; (babeurre) *m*

23941 **milk, casein** / Eiweißmilch *f* / lait albumineux *m*

23942 **milk, centrifugated** / Milch, zentrifugierte *f* / lait centrifugé *m*

23943 **milk, certified** / Vorzugsmilch *f* / lait contrôlé *m*

23944 **milk, clotting of** / Milchgerinnung *f* / lait, caillage de *f*

23945 **milk, condensed** / Milch, kondensierte *f* / lait concentré *m*

23946 **milk corpuscles** / Milchkügelchen *n* / lait, globules de *m*
23947 **milk, cow's** / Kuhmilch *f* (spezif. Gew. 1028–1033) / lait de vache *m*
23948 **milk, curd(led)** / Dickmilch *f* / lait caillé (tourné) *m*
23949 **milk, cutaneous** / Kutanmilch *f* (Salzsäuremilch mit p_H 4,5 gegen Alkalose) / lait cutané *m*
23950 **milk (dairy) products** / Milchprodukte *n* / produits laitiers *m*
23951 **milk decomposition** / Milchzersetzung *f* / lait, décomposition de *f*
23952 **milk, diabetic** / Diabetikermilch *f* (mit geringem Lactosegehalt) / lait diabétique *m*
23953 **milk, dilution of** / Milchverdünnung *f* / lait, coupage du *m*
23954 **milk, dry (powdered)** / Milchpulver *n* (Trockenmilch *f*) / lait sec (en poudre) *m*
23955 **milk food** / Milchspeise *f* / laitage *m*
23956 **milk, goat's** / Ziegenmilch *f* / lait de chèvre *m*
23957 **milk, homogenized** / Milch, homogenisierte *f* / lait homogénéisé *m*
23958 **milk, human** / Humanmilch *f* (spezif. Gew. 1030–1038) / lait humain *m*
23959 **milk, hydrochloric acid** / Milch, hydrochlorierte *f* (z.B. mit Meersalz) / lait hydrochloré *m*
23960 **milk, instant** / Instantmilch *f* (sich in Wasser augenblicklich auflösendes und sofort trinkbares Milchpulver) / lait instant *m*
23961 **milk, litmus** / Lackmusmilch *f* (zur Strepto- und Staphylokokkendifferenzierung) / lait tournesolé *m*
23962 **milk, metallized** / Milch, angereicherte *f* (mit Spurenelementen [Cu, Fe, Mg]) / lait métallisé *m*
23963 **milk, (mother's) breast** / Muttermilch *f* / lait maternel *m*
23964 **milk pap** / Milchbrei *m* / lait, bouillie au *f*
23965 **milk, pasteurized** / Milch, pasteurisierte *f* / lait pasteurisé *m*
23966 **milk, peptonized** / Milch, peptonisierte *f* / lait peptonisé *m*
23967 **milk, perhydrase** / Milch, perhydrierte *f* (mit Wasserstoffsuperoxyd) / lait perhydraté *m*
23968 **milk production** / Milcherzeugung *f* / production laitière *f*
23969 **milk, raw** / Milch, rohe / lait non cuit *m*
23970 **milk, rich (unskimmed)** / Vollmilch *f* / lait entier (non écrémé) *m*
23971 **milk, ropy** / Milch, fädenziehende *f* (Alcaligenes viscosus, Eubacteriales) / lait filant *m*
23972 **milk serum, litmus** / Lackmusmolke *f* / sérum de lait tournesolé *m*
23973 **milk serum; (whey)** / Molke *f* / lait, petit-; (sérum de lait) *m*
23974 **milk, skim(med)** / Magermilch *f* / lait maigre (écrémé) *m*
23975 **milk smear** / Milchausstrich *m* / étalement du lait *m*
23976 **milk soup** / Milchsuppe *f* / lait, potage au *f*
23977 **milk, sulfur** / Schwefelmilch *f* / soufre précipité *m*
23978 **milk testing** / Lactotest *m* (zur Feststellung von Milchverfälschungen) / examen du lait *m*
23979 **milk, uviol** / Milch, bestrahlte *f* (mit UV-Strahlen sterilisierte) / lait irradié *m*
23980 **milk, vegetable** / Pflanzenmilch *f* / lait végétal *m*
23981 **milk, vitamin(ized)** / Milch, vitaminisierte *f* (z.B. mit Vitamin D) / lait vitamin(is)é *m*
23982 **milk, witch's** / Lac neonatorum (Hexenmilch *f*) / lait de sorcières *m*
23983 **milk, yoghurt** / Milch, fermentierte *f* (Lactobacterium bulgaricum) / yoghourt *m*
23984 **milkflow, establishment of** / Milchanstieg *m* / lait, montée de *f*
23985 **milking** / Melken *n* / traire *f*
23986 **milk-leg** / Phlegmasia alba dolens (puerperarum) (weiße Schenkelgeschwulst nach Niederkunft) / galactophlébite *f*
23987 **millefolium** / Millefolii herba (Achillea millefolium) / millefeuille *f*
23988 **milli** / Milli ($m = 10^{-3}$) / milli
23989 **millicurie, destroyed** / Radonstrahleneinheit mCd *f* (Strahlung von 132 mCh bis zum Zerfall) / millicurie détruit *m*
23990 **millicurie hour** / Radonstrahleneinheit mCh *f* (Strahlung von 1 mC 1 Stunde lang) / millicurie-heure *f*
23991 **millicurie, microcurie, nanocurie** / Millicurie, Mikrocurie, Nanocurie *n* (Radioaktivitätsmaßeinheiten: $mc = 10^{-3}$, $\mu c = 10^{-6}$, $nc = 10^{-9}$ Curie) / millicurie, microcurie, nanocurie *m*
23992 **milliequivalent (mEq)** / Millival *n* (mval) / milliéquivalent *m* (méq)
23993 **milligram** / Milligramm *n* ($mg = 10^{-3}$ g $= 10^{-6}$ kg) / milligramme *m*
23994 **milliliter** / Milliliter *m* ($ml = 10^{-3}$ l) / millilitre *m*
23995 **millimeter** / Millimeter *m* ($mm = 10^{-3}$ m) / millimètre *m*
23996 **millimicron** / Millimikron *n* ($m\mu = 10^{-3}$ $\mu = 10^{-6}$ mm $= 10^{-9}$ m) / millimicron *m*
23997 **millimol** / Millimol *n* ($mM = 10^{-3}$ Grammmolekül) / millimol *m*
23998 **MILLS's ascending hemiplegia** / MILLS' Syndrom (Aszendierende progressive Hemiplegie) / hémiplégie de MILLS
23999 **mimesis** / Mimikri *n* / mimétisme *m*
24000 **mimetic** / mimetisch (nachahmend) / mimétique
24001 **mimic** / mimisch (Gesichtsausdruck betreffend) / mimique
24002 **mind** / Sinn *m* (sich besinnen) / souvenir *m* (, se)
24003 **mineral** / mineralisch / minéral
24004 **mineralization** / Mineralisierung *f* (Endstufe der Verwesung) / minéralisation *f*
24005 **mineralocorticoids** / Mineralocorticoide *n* (Mineralstoffwechselhormone der Zona glomerulosa) / minéralocorticoïdes *m*
24006 **mineralogy** / Mineralogie *f* (Gesteinkunde) / minéralogie *f*
24007 **minerals** / Mineralien *n* (alle chem. einheitlichen natürlich gebildeten anorg. Erdkrustenstoffe) / minéraux *m*

24008 **miniature** / Kleinformat *n* / miniature *f*
24009 **minimal (minimum)** / Mindest(e *n*) / minimal (minimum *m*)
24010 **minor** / minor (kleiner) / mineur
24011 **minority (under age)** / Minderjährigkeit *f* (minderjährig) / minorité *f* (mineur)
24012 **minute** / Minute *f* (winzig) / minute *f* (minutieux)
24013 **minute, arc** / Bogenminute *f* (1/60 Grad: Winkel, den von Objektgrenzen ausgehende Lichtstrahlen am menschlichen Auge mindestens bilden müssen, damit es einen Gegenstand erkennen kann) / minute en arc *f*
24014 **miosis** / Miose *f* (μείωσις = Verkleinerung: Pupillenverengerung) / miose *f*
24015 **miracidium** / Miracidium *n* (μειράκιον = das Junge: Trematodenwimperlarve) / miracidium *m*
24016 **miraculous** / mirabilis (wunderbar) / miraculeux
24017 **mirror, dental** / Zahnspiegel *m* / miroir dentaire *m*
24018 **mirror, parabolic (concave)** / (Hohl)spiegel, parabolischer *m* / miroir (concave) parabolique *m*
24019 **mirror, (spherical) concave** / Hohlspiegel (, sphärischer) *m* / miroir concave (sphérique) *m*
24020 **misandria, -anthropia** / Misandrie, -anthropie *f* (Abneigung gegen Männer, Menschen) / misandrie, -anthropie *f*
24021 **miscegenation** / Rassenmischung *f* / métissage *m*
24022 **miscible (miscibility)** / Mischbar(keit *f*) / miscible (miscibilité *f*)
24023 **miserable (misery)** / Jämmerlich(keit *f*) / misérable (misère *f*)
24024 **misogamy, -gyny, -pedy** / Misogamie, -gynie, -pädie *f* (Abneigung gegen Ehe, Frauen, Kinder) / misogamie, -gynie, -pédie *f*
24025 **mithridatism** / Mithridatismus *m* (erworbene Giftfestigkeit) / mithridatisme *m*
24026 **mitigate** / mitigieren (mitigare = mildern) / mitiger
24027 **mitigation** / Mitigierung *f* (Abschwächung) / mitigation *f*
24028 **mitochondria** / Mitochondrien *n* (aus Mikrosomen bestehende Zytoplasmaeinschlüsse, in denen Citratzyklus und Atmungskette ablaufen: «Chemische Fabrik der Zelle» [Karlson]) / mitochondries *f*
24029 **mitochondria basis substance** / Mitochondriengrundsubstanz *f* (Zellplasma) / mitochondries, premières matières des *f*
24030 **mitochondria fundamental structure** / Mitochondriengrundstruktur *f* (Mitochondriengrundsubstanz + -membran) / mitochondries, structure fondamentale des *f*
24031 **mitochondria membrane** / Mitochondrienmembran *f* (Zellmembran) / mitochondries, membrane des *f*
24032 **mitogenetic** / mitogenetisch (Mitosen erzeugend) / mitogénétique
24034 **mitosis** / Mitose *f* (μίτος = [Chromosomen]faden: indirekte Zellteilung zur erbgleichen Verteilung der im Zellkern lokalisierten Gene) / mitose *f*
24035 **mitoses, equational, reductional** / Mitosen, äquationelle, reduktionelle *f* (Mitosen, Meiosen) / mitoses équationnelles, réductionnelles *f*
24036 **mitosis of reduction** / Reduktionsteilung *f* (Meiose: Geschlechtszellkernreproduktion durch Chromosomenreduktion) / mitose de réduction *f*
24037 **mitosis, somatic** / Mitose, somatische *f* (Äquationsteilung: Körperzellkernreproduktion durch Chromosomenteilung) / mitose somatique *f*
24038 **mitral** / mitralklappenbezüglich / mitral
24039 **mitralization** / Mitralisation *f* (Herzumformung i.S.v. Mitralkonfiguration) / mitralisation *f*
24040 **mix (mixed, mixing)** / mischen (gemischt, mischend) / mixtionner (mixtionné, mixtionnant)
24041 **mixture** / Mixtura (Mixtur = Gemenge *n*, Mischung *f*, [Arznei]trank *m*) / mixture (potion) *f*
24042 **mixture, ACE-** / ACE-Gemisch *n* (Alkohol-Chloroform-Äther 1:2:3) / mixtion ACE *f*
24043 **mixture, acid** / Säuregemisch *n* / mélange acide *m*
24044 **mixture, alkali-blood** / Kalium-Blut-Mischung *f* / mixture de potassium et de sang *f*
24045 **mixture, aromatic camphor** / Kampfermixtur *f* / mixture aromatique de camphre *f*
24046 **mixture, aromatic (compound) iron** / Eisenmixtur *f* / mixture aromatique de fer *m*
24047 **mixture, baryta** / Bariummixtur *f* (Ba-Nitrat, -Hydroxyd) / mixture de baryte *f*
24048 **mixture, brown** / Mixtura glycyrrhizae composita (Süßholz *n*) / mixture de réglisse *f*
24050 **mixture, diarrhea (Velpeau)** / Mixtura adstringens (Opium, Kampfer, Gambir) / mixture antidiarrhéique *f*
24051 **mixture, INCAP** / INCAP-Mixtur *f* (vom Institute of Nutrition of Central America and Panama entwickeltes Pflanzennahrungsgemisch mit 25% hochwertigem Eiweißgehalt, bei Kwashiorkor bewährt) / mixture INCAP *f*
24052 **mixture, milk; (laboratory milk-formula)** / Milchgemisch *n* (individuelles für den Säugling) / mixture de lait *f*
24053 **mixture (milk), almonds** / Mandelmilch *f* / potion d'amandes *f*
24054 **mixture (milk), ammonia (and magnesia)** / Ammoniak(-Magnesium)milch *f* / potion ammoniacale (et magnésique) *f*
24055 **mixture (milk), magnesia (and asafetida)** / Magnesia(-Asafoetida)milch *f* / potion de magnésie (et d'asafœtida) *f*
24056 **mixture, nervine** / Mixtura nervina (K-, Na-, Ammoniumbromide) / mixture nervine *f*
24057 **mixture, oleobalsamic** / Mixtura oleobalsamica (Perubalsam *m*) / mixture de baume du Pérou *f*

24058 **mixture, optimal protein-carbohydrate** / Protein-KH-Mischung, optimale *f* (Kofrányi: Kartoffel-Vollei-Diät [64/36 N], z.B. bei Niereninsuffizienz) / mixture optima de protéine-carbohydrate *f*
24059 **mixture, pectoral** / Mixtura pectoralis (solvens) / potion émulsive *f*
24060 **mixture, pepsin** / Mixtura pepsini (Pepsinum, Acid. hydrochl., Tinct. Aurant.) / mixture à pepsine *f*
24061 **mixture, potassium citrate** / Kaliumcitratmixtur *f* / mixture de citrate potassique *f*
24062 **mixture, (precipitated) chalk** / Cretae mixtura (Calciumcarbonat-Mixtur [, antacide] *f*) / mixture de chaux (précipité) *f*
24063 **mixture, rhubarb (and soda)** / Rhabarber(-Soda)mixtur *f* / mixture de rhubarbe (et de soude) *f*
24064 **mixture, salt (Karr)** / Salzmixtur *f* (Na-Chlorid, K-Lactat, Mg-Citrat, Fe-Citrat, Lugol-Lösung) / mixture de sel *f*
24064a **mixture, shaken** / Schüttelmixtur *f* / mixture (potion) à agiter *f*
24065 **mixture, spleen (Gadberry)** / Mixtura splenetica (Chininsulfat, Kaliumnitrat, Eisensulfat, Salpetersäure) / mixture splénique *f*
24066 **Miyagawanella** / Psittakose-Lymphogranulomvirus *n* / miyagawanelle *f*
24067 **miyagawanella of inguinal lymphogranuloma** / Miyagawanella lymphogranulomatosis (Erreger des Lymphogranuloma inguinale) / miyagawanelle de lymphogranulome inguinal *f*
24068 **miyagawanella of pneumonia** / Miyagawanella pneumoniae (Erreger der Viruspneumonie) / miyagawanelle de pneumonie *f*
24069 **miyagawanella of psittacosis (ornithosis)** / Miyagawanella psittaci (ornithosis) (Erreger der Psittakose bzw. Ornithose) / miyagawanelle de psittacose (ornithose) *f*
24070 **mnemic** / mnestisch (gedächtnismäßig) / mnémonique
24071 **mnemo(tech)nics** / Lerntechnik *f* (Gedächtniskunst) / mnémotechnie *f*
24072 **mobility** / Mobilität *f* (Beweglichkeit, mangelhafte Seßhaftigkeit) / mobilité *f*
24073 **mobility, mental** / Beweglichkeit, geistige *f* (verringert berufliches Herzinfarktrisiko um ca. 50% [Hinkle]) / mobilité mentale *f*
24074 **mobilization, early** / Mobilisation, frühzeitige *f* (bes. bei älteren Pat. entscheidender Therapiefaktor) / mobilisation hâtive *f*
24075 **mobilize (mobilization)** / mobilisieren (Mobilisierung *f*) / mobiliser (mobilisation *f*)
24076 **modal** / modal (den Modus betreffend) / modal
24077 **modality** / Modalität *f* (Zustand des Modalen) / modalité *f*
24078 **mode** / Modus *m* (die Art und Weise) / mode *m*
24079 **mode of application** / Applikationsmodus *m* / mode d'application *m*
24080 **mode, hereditary** / Erbmodus *m* / mode héréditaire *m*
24081 **mode, horizontal, vertical infection** / Infektionsmodus, horizontaler, vertikaler *m* / mode d'infection horizontal, vertical *m*
24082 **model** / Model(l *n*) *m* (modulus = antiker Säulenhalbmesser als Maßeinheit: Vor[ent]wurf) / modèle *m*
24083 **model, DNA-molecule** / DNS-Molekül-Modell *n* (H[Wasser]-O[Luft]-C[Erde]-P[Feuer] im Säure-Basengleichgewicht [Phosphor-Kohlenstoff/Adenin-Cytosin-Guanin-Thymin] [Watson-Crick]) / modèle de molécule ADN *m*
24084 **moderate(d)** / mäßigen (bescheiden) / modérer (modéré)
24085 **moderator** / Mäßiger *m* / modérateur *m*
24086 **moderators** / Moderatoren *m* (z.B. Cadmiumstäbe, steuern Kettenreaktionen, indem sie Neutronen absorbieren) / modérateurs *m*
24087 **modifiable** / modifizierbar / modifiable
24088 **modification** / Modifikation *f* (Paravariation) / modification *f*
24089 **modifications, allotropic** / Modifikationen, allotrope *f* (Vorkommen eines Elements in verschiedenen Formen) / modifications allotropes *f*
24090 **modif(icator)y** / modifizieren(d) ([ab]ändern[d]) / modifier (modificateur)
24091 **modifier** / Modifikant *m* (Modifikationsträger) / modifiant *m*
24092 **modiolus** / Modiolus (Spindel, Achse der knöchernen Ohrschnecke) / columelle
24093 **modulation** / Modulation *f* (Angleichung an Model) / modulation *f*
24094 **modulator** / Anpasser *m* / modulateur *m*
24095 **mogi-arthria** / Mogiarthrie *f* (mühevolle Muskelkoordination) / mogi-arthrie *f*
24096 **mogigraphia, -lalia, -phonia** / Mogigraphie, -lalie, -phonie *f* (μόγις = mit Mühe: schreiben, lauten, sprechen) / mogigraphie, -lalie, -phonie *f*
24097 **moiety** / Hälfte *f* (medietas) / moitié *f*
24098 **moist(ure)** / Feucht(igkeit *f*) / humide (humidité *f*)
24099 **mol** / Mol *n* (Grammolekül od. Molgramm, z.B. 1 Mol Wasser = 1 Molekulargewicht Wasser = 18 g Wasser [mit 6 . 10^{23} Molekülen Wasser]) / mol *m*
24100 **molality** / Molarität (Molalität) *f* (Molanzahl des gelösten Stoffs je Liter (je 1000 g) des Lösungsmittels) / molarité *f*
24101 **molar** / mol(en-, -ar)bezüglich / molaire
24102 **molariform** / mahlzahnförmig / molariforme
24103 **mole (, embryonal)** / Abortivei *n* / germe, faux *m*
24104 **mole, blood, fleshy** / Mola sanguinolenta, carnosa / môle sanguinolente, charnue *f*
24105 **mole, (false), true** / Mole, (falsche), echte *f* (Frucht[halter]masse) / môle (fausse), vraie *f*
24106 **mole, stone** / Mole, verkalkte *f* / môle calcaire *f*
24107 **mole, tubal** / Tubenmole *f* (bei Tubenschwangerschaft) / môle tubaire *f*
24108 **mole, vesicular** / Blasenmole *f* (μύλη = Windei: [Absterben des Embryos infolge] Chorionzottenerkrankung) / môle hydatiforme *f*

24110 **molecular** / molekulär (Molekül betreffend) / moléculaire
24111 **molecule** / Molekül *n* (molecula Dim. v. moles = Masse: aus mindestens 2 Atomen bestehende kleinste chem. Einheit) / molécule *f*
24112 **molecule, adapter** / Adaptermolekül *n* (für jede Aminosäure existierende spezif. Transfer-RNS) / molécule adaptrice *f*
24113 **molecules, chain** / Kettenmoleküle *n* (in der Gliederfolge variierende Kette aus Riesenmolekülen) / molécules en chaîne *f*
24114 **molecule, DNA-** / DNS-Molekül *n* (aus DNS-RNS-Basen bestehende Doppelspirale) / molécule d'ADN *m*
24115 **molecule, monatomic, di-, tri-, tetr-, hex-** / Molekül, einatomiges, zwei-, drei-, vier-, sechs- *n* / molécule monatomique, di-, tri-, tétr-, hex- *f*
24116 **molecule, (non)polar** / Molekül, (a)symmetrisches *n* / molécule (non)polaire *f*
24117 **molecule, tropocollagen** / Tropokollagenmolekül *n* (besteht aus 3 durch [nicht]-kovalente Bindungen verbundene Polypeptidketten) / molécule tropocollagène *f*
24118 **molimina** / Molimina *n* (molimen = Anstrengung: Menstruationsbeschwerden) / molimina *m*
24119 **molitor of rabbit myxoma, papilloma** / Molitor myxomae, sylvilagi (Sylvilagus = amer. Kaninchenrasse: Kaninchenmyxom-, -papillomvirus) / moliteur de myxome, de papillome du lapin *m*
24120 **molitor, tumorous** / Molitor tumoris (Rous-Sarkom-Virus) / moliteur tumoral *m*
24121 **molitor, verrucous** / Molitor verrucae (Warzenvirus) / moliteur verruqueux *m*
24122 **mollusc** / Weichtier *n* / mollusque *m*
24123 **molluscous (molluscoid)** / weichtierhaft (-ähnlich) / mollusqueux (molluscoïde)
24124 **molluscum, contagious (sebaceous)** / Molluscum contagiosum (sebaceum) (Dellwarze[n]: bis erbsengroße Geschwülstchen bes. im Gesicht) / molluscum contagieux (sébacé) *m*
24125 **molybdenum (Mo 42 95,95)** / Molybdaenum (Molybdän *n*) / molybdène *m*
24126 **molybdenum hemotoxylin** / Molybdänhämotoxylin *n* (Held' Färbung für Zell- und Bindegewebe) / molybdène, hémotoxyline de *f*
24127 **moment(ary)** / Augenblick(lich) *m* / moment(ané) *m*
24128 **monacidic, monobasic** / einsäurig, einbasig / monacide, monobasique
24129 **monad** / Monade *f* (letzte nicht mehr teilbare org. Einheit) / monade *f*
24130 **v.Monakow's syndrome** / v.Monakow' Syndrom (A.-chorioidea-Verschluß) / syndrome de v.Monakow
24131 **monamide, monamine** / Monamid, Monamin *n* (Amid, Amin mit einer Amido-, Aminogruppe) / monamide, monamine *f*
24132 **monanesthesia (monoparesthesia)** / Monanästhesie (Monoparästhesie) *f* (Einzelorganunempfindlichkeit [-andersempfindlichkeit]) / monanesthésie (monoparesthésie) *f*
24133 **monarthritis** / Einzelgelenkentzündung *f* / arthrite aiguë *f*
24134 **monathetosis** / Monochorea *f* (choreatische Zuckungen einer einzelnen Gliedmaße) / monochorée *f*
24135 **monatomic** / einatomig / monatomique
24136 **monaural** / monaural (mit einem Ohr gehört) / monaural
24137 **monaxial** / einachsig / monaxial
24138 **monaxonic** / monaxonisch (ist Neuron mit einem Achsenzylinderfortsatz) / monaxonique
24139 **Mönckeberg's syndrome** / Mönckeberg' Syndrom (Ausgedehnte Mediaverkalkungen der Gliedmaßenarterien) / sclérose de Mönckeberg
24140 **Monday** / Montag *m* / lundi *m*
24141 **Mondor's syndrome** / Mondor' Syndrom (Entzündung der seitlichen oberflächlichen Thoraxvenen) / phlébite en cordon de la paroi thoracique
24142 **monecic** / monökisch (= einhäusig sind Pflanzen mit weibl. und männl. Blüten auf einem Individuum) / monœcique
24143 **mongolian, mongoloid** / mongolisch, mongoloid / mongolien, mongoloïde
24144 **monilethrix** / Spindelhaarkrankheit *f* / moniléthrix *m*
24145 **moniliases** / Moniliosen *f* (Erkrankungen durch Moniliaarten, z.B. Monilium albicans) / monil(i)oses *f*
24146 **monilium, albicant** / Mycotorula albicans (Candida albicans) / oïdium albicant *m*
24147 **monism** / Monismus *m* (Einheitslehre [z.B. Leibseele-Einheit]) / monisme *m*
24148 **monitor** / Monitor *m* (Strahlungswarnapparat) / moniteur *m*
24149 **mono-, oligosymptomatic** / mono-, oligosymptomatisch (ist Krankheitsfall mit Ausprägung von nur einem [wenigen] Symptom[en] eines Syndroms) / mono-, oligosymptomatique
24150 **mono-amino-oxidase (inhibitors)** / Mon(o)-amin(o)oxydase(hemmer *m*) *f* (gegenteilige Wirkung durch Tyramin z.B. in Käse) / mon(o-)amin(o-)oxydase (, inhibiteurs de *m*) *f*
24151 **mono-articular, oligo-, poly-** / eingelenkig, mehr-, viel- / mono-articulaire, oligo-, poly-
24152 **monoblast** / Monoblast *m* (Promonozyt) / monoblaste *m*
24153 **monoblepsia** / Monoblepsie *f* (Sehen mit einem Auge) / monoblepsie *f*
24154 **monobrachius** / Monobrachius *m* (angeborene Einarmigkeit) / monobrachius *m*
24155 **monocellular** / einzellig / unicellulaire
24156 **monochord** / Monochord *n* («Einsaiter» [Pythagoras: zur Tonintervallmessung]) / monochorde *m*
24157 **monochorial** / monochoriat (mit nur einem Chorion ausgestattet sind eineiige Zwillinge) / monochorionique
24158 **monochromasia** / Monochromasie *f* (Einfarbensehen) / monochromasie *f*
24159 **monochromatic** / monochromatisch (zu einer Spektrallinie gehörig) / monochromatique

24160 **monochromator** / Monochromator *m* (zur Herstellung monochromatischen Lichts) / monochromateur *m*
24161 **monochronous** / monochron (zur selben Zeit) / monochrone
24163 **monoclinic** / monoklin(isch) (botan. zweigeschlechtig) / monoclinique
24163a **monoclonal** / monoklon (κλών = Zweig) / monoclonal
24164 **monococcus** / Einzelkokkus *m* / monocoque *m*
24165 **monocranus** / Monocephalus *m* (einköpfige Doppelmißgeburt) / monocéphale *m*
24166 **monocular** / monokulär (mit einem Auge gesehen) / monoculaire
24167 **monoculus** / Monoculus (Einaugenverband) *m* / monoculus *m*
24168 **monocystic** / einblasig / monocystique
24169 **monocyte** / Monozyt *m* (weißes Blutkörperchen der Abwehrphase [RES(istenz)-Aktivierung], 4–8% im Differentialblutbild) / monocyte *m*
24170 **monocytopenia** / Mono(zyto)penie *f* (einseitige Monozytenverringerung) / monocytopénie *f*
24171 **monocytosis** / Monozytose *f* (>8% Monozyten bes. bei Viruskrankheiten) / monocytose *f*
24172 **monodactylous** / einfingrig / monodactyle
24173 **monodiplopia** / Monodiplopie *f* (auf einem Auge doppelt sehen) / monodiplopie *f*
24174 **monodispersion – atomic dispersion** / 3. Dispersionsart *f*, -zustand *m* (mono-, molekulardispers: nieder- und makromolekuläre Stoffe) / monodispersion – dispersion atomique *f*
24175 **monogony** / Monogonie *f* (asexuelle Reproduktion) / monogonie *f*
24176 **monography** / Monographie *f* (einthematische Abhandlung) / monographie *f*
24177 **monohybrid** / monohybrid (von Eltern mit einem verschiedenen Merkmal) / monohybride
24178 **monoinfection** / Einfachinfektion *f* / moninfection *f*
24179 **monolocular, multi-, pluri-** / einfächerig, viel-, mehr- / monoloculaire, multi-, pluri-
24180 **monolog** / Selbstgespräch *n* / monologue *m*
24181 **monomacrophagocytosis** / Monomakrophagozytose *f* (SCHILLING: starke Monozytose [Übergang zu Makrophagen] im Ohrkapillarblutbild bes. bei Lentasepsis) / monomacrophagocytose *f*
24182 **monomeric** / einanlagig (ist ein von einem Genpaar abhängiges Merkmal) / monomérique
24183 **monometallic** / einmetallig / monométallique
24184 **monomorphism** / Monomorphismus *m* ([Lehre von der] Spezifität und Konstanz jeder Bakterienart) / monomorphisme *m*
24185 **monomorphous** / monomorph (μόνος = [all]ein: eingestaltig, einzig in seiner Art) / monomorphe
24186 **monomphalus** / Monomphalus *m* (am Nabel zusammengewachsene Doppelmißgeburt) / monomphale *m*
24187 **monomyositis** / Monomyositis *f* (isolierte M.-biceps-brachii-Entzündung) / monomyosite *f*
24188 **mononeuritis** / Einzelnerventzündung *f* / mononévrite *f*
24189 **mononuclear** / einkernig / mononucléaire
24190 **mononucleosis** / Mononukleose *f* (Überwiegen mononukleärer Zellen im Blut) / mononucléose *f*
24191 **monopathic** / monopathisch (einseitig leidend) / monopathique
24192 **monophagism** / Monophagismus *m* (einseitiger Nahrungstrieb) / monophagisme *m*
24193 **monophasia** / Monophasie *f* (Einsilbigkeit: Sprachbeschränktheit, Sprechbeschränkung) / monophasie *f*
24194 **monophasic** / einphasig / monophasé
24195 **monophobia** / Monophobie *f* (Furcht, alleingelassen zu werden) / monophobie *f*
24196 **monophthalmia** / Einäugigkeit *f* (erworbene) / monophtalmie *f*
24197 **monophyletic** / monophyletisch (von einer Form abstammend) / monophylétique
24198 **monophyodont** / monophyodontisch (φύομαι = wachsen: ohne Zahnwechsel) / monophyodontique
24199 **monoplastic** / eingewebig / monoplastique
24200 **monoplegia** / Monoplegie *f* (Lähmung einer Gliedmaße od. Gesichtshälfte) / monoplégie *f*
24201 **monopsychosis (monomaniac)** / Monomanie *f* (Monoman[er *m*]: von einer einzigen Idee besessen[er Mensch]) / monidéisme *m* (monomaniaque [*m*])
24202 **monopus** / Monopus *m* (angeborene Einbeinigkeit) / monopode *m*
24203 **monoradicular** / einwurzlig / monoradiculaire
24204 **monorchidism** / Monorchidie *f* (Zurückbleiben eines Hodens in Bauchhöhle) / monorchidisme *m*
24205 **monorecidivation** / Monorezidiv *n* (Einzel-[organ]rezidiv) / monorécidive *f*
24206 **monosaccharides** / Monosaccharide *n* (Kohlenstoff + Wasser [«Hydrat»] im Verhältnis 1:1) / monosaccharures *m*
24207 **monosome** / Monosom ***n*** (unpaares [Geschlecht]chromosom) / monosome *m*
24208 **monosomia, gonosomal** / Monosomie, gonosomale *f* (Chromosomensatz mit 1 Geschlechtchromosom) / monosomie gonosomique *f*
24209 **monosomia, trisomia, polysomia** / Monosomie, Trisomie, Polysomie *f* (numerische Chromosomenaberrationen: Unpaarheit, Dreiheit, Vielheit eines Chromosomen-«paars») / monosomie, trisomie, polysomie *f*
24210 **monosomian** / Monosomus *m* (Mißgeburt mit 2 Köpfen) / monosomien *m*
24211 **monospasm** / Einzel(muskel)krampf *m* / monospasme *m*
24212 **monosporiosis** / Monosporiose *f* (seltne Dermatose) / monosporiose *f*
24213 **monothermic** / monothermisch (von stets gleicher Temperatur) / monothermique
24214 **monotonia** / Eintönigkeit *f* / monotonie *f*

24215 **monotrichous** / monotrich(ös) (ist Bacterium mit endständiger Geißel, z. B. Vibrio comma) / monotriche
24216 **monotropic** / monotrop (nur in einer Richtung wandelbar) / monotrope
24217 **monovalence** / Einwertigkeit *f* / monovalence *f*
24218 **monoxenous** / einwirtig / monoxéneux
24219 **monozygote, dizygote** / Monozygote, Dizygote *m* (einzelliger, zweizelliger Zwillingspartner) / monozygote, dizygote *m*
24220 **monstricide** / Monstrizid *m* / monstre, destruction d'un *f*
24221 **monstrosity (monstrous birth)** / Mißgeburt *f* (Monstrum *n*) / monstruosité *f* (monstre *m*)
24222 **monstrosity by excess, by defect, by displacement** / Monstrositas per excessum, per defectum, per fabricam alienum (Mißgeburt mit überzähligen, fehlenden, verkehrten Teilen) / monstruosité par excès, par défet, par déplacement *f*
24223 **month, lunar** / Lunarmonat *m* (Schwangerschaftsmonat = 28 Tg., mal 10 = 280) / mois lunaire *m*
24224 **monthly** / monatlich / mensuel
24225 **moon(blind)(ness)** / Mond(blind)(heit *f*) *m* / lune *f* (frappé de cécité passagère) (cécité nocturne *f*)
24226 **moral(ity)** / moralisch (Moral *f*) / moral (*m*)
24227 **Moraxella** / Moraxella (Baktgatt. der Brucellaceae) / moraxelle *f*
24228 **moraxella, lacunate** / Moraxella lacunata (liquefaciens) (gramneg. Konjunktivitiserreger) / moraxelle liquéfiante *f*
24229 **morbid** / krankhaft (ungesund, sündhaft, verabscheuungswürdig) / morbide
24230 **morbidity** / Morbidität *f* (Verhältnis Erkrankungsfälle zu Nichterkrankungsfällen in einer Population) / morbidité *f*
24231 **morbigenous (morbiferous)** / krankmachend (Krankheit übertragend) / morbigène (morbifère)
24232 **morbilliform** / masernartig / morbilliforme
24233 **morbilloid** / Morbilloid *n* (abgeschwächte Masern) / morbilloïde *m*
24234 **morcellation** / Zerstücklung *f* (z. B. von Myomen) / morcellement *m*
24235 **mordant** / morsitans (beißend) / mordant
24236 **moria** / Narrheit *f* (μωρία) / moria *f*
24237 **moribund** / moribundus (sterbend) / moribond
24238 **morning** / Morgen *m* / matin *m*
24239 **morphine hydrochloride** / Morphini hydrochloridum (Morphiumhydrochlorid *n*) / morphine, hydrochlorure de *m*
24240 **morphine sulfate** / Morphini sulfas (Morphiumsulfat *n*) / morphine, sulfate de *m*
24241 **morphinism, acute** / Morphinvergiftung, akute *f* (bei 0,1–0,2 g) / morphine, empoisonnement aigu par la *m*
24242 **morphinistic** / morphiumsüchtig / morphinistique
24243 **morphogenesis (morpholysis)** / Gestalt(los)-werdung *f* / morphogenèse (morpholyse) *f*
24244 **morphogenetic** / morphogenetisch (die Formentwicklung eines Organs betreffend) / morphogénétique
24245 **morphology** / Morphologie *f* (Makro- und Mikrogestaltlehre) / morphologie *f*
24246 **Morquio's disease** / Morquio' Syndrom (Erbliche polytope met[a-]epiphysäre enchondrale Dysostose) / dystrophie osseuse familiale de Morquio
24247 **morsal** / kauflächenbezüglich / morsal
24248 **mortal** / sterblich / mortel
24249 **mortality** / Mortalität *f* (Verhältnis Todesfälle zu Nichttodesfällen in bestimmtem Zeitraum) / mortalité *f*
24250 **mortality augmentation, diminution** / Sterblichkeitszunahme, -abnahme *f* (an Herztod bei Frauen, bei Männern im Alter) / mortalité, augmentation, diminution de la *f*
24251 **mortality, infantile, maternal** / Säuglingssterblichkeit, Müttersterblichkeit *f* / mortalité infantile, maternelle *f*
24252 **mortiferous** / todbringend / mortifère
24253 **mortification** / Abtötung (Kränkung) *f* / mortification *f*
24254 **mortify (mortified, mortifying)** / (ab)töten (verletzt, absterbend) / mortifier (mortifié, mortifiant)
24255 **morula** / Morula *f* (durch Furchung des befruchteten Eis entstehender Zellkomplex) / morula *f*
24256 **morulation** / Morulaformation *f* (morula Dim. v. morus = Maulbeere) / morulation *f*
24257 **moruloid** / maulbeerähnlich (sind sich teilende Malariaparasiten) / moruloïde
24258 **mosaic** / Mosaik *n* (genet., embr., botan.) / mosaïque *f*
24259 **mosaics** / Mosaike *n* (Nondisjunction-Fälle, z. B. XXY/XX-Individuen [Intersexe]) / mosaïques *f*
24260 **mosquitos** / Nematocera *n* / moustiques *m*
24261 **mosquito net** / Moskitonetz *n* / moustiquaire *f*
24262 **mosquito-proof** / mückensicher / moustiques, à l'abri de
24263 **Mosse's syndrome** / Mosse' Syndrom (Polyzythämie mit Milztumor, Urobilinikterus, Leberzirrhose) / syndrome de Mosse
24264 **mother star** / Monaster *m* (einsternförmige Chromosomenanordnung der 2. Mitosephase) / sphère-mère *f*
24265 **mother(-substance)** / Mutter(boden *m*) *f* / mère (terre végétale) *f*
24266 **motile** / mobilis (beweglich) / mobile
24267 **motility** / Motilität *f* (vegetativ [reflektorisch] gesteuerte Bewegungsfähigkeit) / motilité *f*
24268 **motility, reactive** / Reaktivbewegung *f* (erst auf somat. od. psych. Reiz auftretende) / motilité réactive *f*
24269 **motility of the stomach** / Magenmotilität *f* (anfangs Hyperperistaltik, dann paradoxe Retention [Kreuzfuchs]) / motilité de l'estomac *f*
24270 **motion** / Bewegung *f* (ohne Wissen und Willen) / motion *f*
24271 **motivation** / Motivation *f* (seelische Begründung einer Willensbewegung) / motivation *f*

24272 **motive, motivate, motivation** / Motiv *n*, motivieren, Motivierung *f* (Beweggrund, beweggründen, Beweggründung) / motif *m*, motiver, motivation *f*
24273 **motofacient** / (muskel)bewegend / motricité, doué de
24274 **motor** / Motorius *m* (Beweger, z.B. Nerv, Kraftentwickler, z.B. Muskel) / moteur *m*
24275 **motor, alternating, direct current** / Wechselstrom-, Gleichstrommotor *m* / moteur à courant alternatif, direct *m*
24276 **motor, electric** / Elektromotor *m* / moteur électrique *m*
24277 **motorial (motor)** / motorius (bewegend) / motorique (moteur)
24278 **motoricity** / Motorik *f* (kortikal gesteuerte Bewegung) / motricité *f*
24279 **motorium** / Motorium *n* (Bewegungsapparat) / motorium *m*
24280 **motto** / Leitsatz *m* / directive *f*
24281 **MOUCHET's disease** / MOUCHET' Syndrom (II) (Aseptische Nekrose der Talusrolle) / maladie de (Albert) MOUCHET
24282 **moulage** / Moulage *f* (farbiges anat. Wachspräparat) / moulage *m*
24283 **mouldy (mould[iness])** / schimmlig (Schimmel[igkeit *f*] *m*) / moisi (moisi[ssure *f*] *m*)
24284 **mount, pubic** / Mons pubis (weibl. Schamberg) / mont de Vénus
24285 **mountain** / bergbezüglich / montagnard
24286 **mountain sickness** / d'ACOSTA' Syndrom (Höhenkrankheit) / mal d'altitude
24287 **mounting** / Montage *f* / montage *m*
24288 **mouse, house** / Mus musculus (Hausmaus *f*) / souris commun *m*
24289 **mouse pox** / Mäusepocken *f* / ectromélie infectieuse *f*
24290 **mouth** / Os, oris (Mund) / bouche
24291 **mouth opener** / Mundsperrer *m* / ouvre-bouche *m*
24292 **mouth wedge** / Mundkeil *m* / coin ouvre-bouche *m*
24293 **move** / (fort)bewegen / mouvoir
24294 **movement** / Körperbewegung *f* (i.w.S.) / mouvement *m*
24295 **movements, active, passive** / Eigenbewegungen, Fremdbewegungen *f* / mouvements actifs, passifs *m*
24296 **movements, (active, passive) fetal** / Kindsbewegungen (, aktive, passive) *f* (nach 18–20 Wo.) / mouvements fœtaux (actifs, passifs) *m*
24297 **movement, angular** / Gelenkbewegung *f* / mouvement angulaire *m*
24298 **movement, associated** / Bewegung, assoziierte *f* (eines Organpaars) / mouvement associé *m*
24299 **movement, automatic** / Bewegung, unwillkürliche *f* / mouvement automatique *m*
24300 **movement in circle, compulsive** / Reitbahnbewegung *f* (hirnbedingte unwillkürliche) / mouvement de manège *m*
24301 **movement, communicated** / Bewegung, vereinigte *f* (eines bewegten Organs) / mouvement communiqué *m*
24302 **movements, compulsive** / Zwangsbewegungen *f* / mouvements compulsifs *m*
24303 **movement, convulsive** / Bewegung, krampfhafte *f* / mouvement convulsif *m*
24304 **movements, idiotic** / Idiotenbewegungen *f* (taktmäßige unwillkürliche) / mouvements idiots *m*
24305 **movement, lack of** / Bewegungsmangel *m* / mouvement, manque de *f*
24306 **movement, mimic** / Bewegung, mimische *f* (thalamisch gestörte Gesichtsausdruckbewegung) / mouvement mimique *m*
24307 **movements, mirror** / Bewegungen, spiegelbildliche *f* / mouvements réflétés *m*
24308 **movement, molecular** / Molekularbewegung *f* (durch Flüssigkeitsmoleküle verursachte Bewegung kolloidaler Teilchen [BROWN]) / mouvement moléculaire *m*
24309 **movement, pendular** / Pendelbewegung *f* / mouvement pendulaire *m*
24310 **movement, peristolic** / Bewegung, peristolische *f* (den Magen verkleinernde) / mouvement péristolique *m*
24311 **movement, reflex** / Reflexbewegung *f* (stimulierte unwillkürliche) / mouvement de réflexe *m*
24312 **movements, rolling** / Rollbewegungen *f* (zwanghafte des Körpers bei Kleinhirnschenkelerkrankungen) / mouvements roulants *m*
24313 **movement, spontaneous** / Bewegung, spontane *f* (organursprüngliche) / mouvement spontané *m*
24314 **movement, undulatory** / Wellenbewegung *f* / mouvement ondulatoire *m*
24315 **moxa** / Moxa *f* (Brennkegel aus Feuerschwamm) / moxa *f*
24316 **muciferous** / schleimführend / mucifère
24317 **mucification** / Muzifikation *f* (veränderte Schleimbildung im Scheidenepithel der Laboratoriumstiere während des Ovarialzyklus) / mucification *f*
24318 **muciform** / schleimartig / myxoïde
24319 **mucigen** / Mucigen *n* (Mucin- [und Schleim]vorstufe in Epithelialzellen) / mucigène *m*
24320 **mucigenous** / schleimursprünglich / mucine, producteur de
24321 **mucigogue** / muzigog (Schleimsekretion stimulierend) / mucigogue
24322 **mucilaginous** / schleimig / mucilagineux
24323 **mucilago** / Mucilago (Schleim) *m* / mucilage *m*
24324 **mucilago, acacia** / Gummi arabicum (Akaziengummi *m*) / mucilage de gomme *m*
24325 **mucilago, chondrus (Irish moss)** / Carrageenschleim *m* / mucilage de mousse perlée *m*
24326 **mucilago, salep** / Salep mucilago (Salepknollenschleim *m*) / mucilage de tubercule de salep *m*
24327 **mucinase** / Mucinase *f* (Mucincoagulase der Darmschleimhaut) / mucinase *f*
24328 **mucinemia, -uria** / Mucinämie, -urie *f* / mucinémie, -urie *f*
24329 **mucinoblast** / Mucinoblast *m* (unreife Schleimzelle) / mucinoblaste *m*
24330 **mucinogenous** / mucinursprünglich (Schleim produzierend) / mucinogène

24331 **mucinoid, mucinolytic, mucinous** / mucinähnlich, -lösend, -bezüglich / mucinoïde, mucinolytique, mucineux
24332 **muciparous** / schleimabsondernd / mucipare
24334 **mucocele** / Mukozele *f* (Schleimansammlung in Zyste) / mucocèle *f*
24335 **mucoclasis** / Mukoklase *f* (Elektrokoagulation der Gallenblasenschleimhaut) / mucoclasie *f*
24336 **mucocolitis** / Darmschleimhautentzündung *f* / muco-entérite *f*
24337 **mucocolpos** / Mucocolpus *m* (Schleimansammlung in der Scheide) / mucus dans le vagin, amas de *m*
24338 **mucocutaneous** / schleimhautbezüglich / mucodermique
24339 **mucofibrous, -membranous, -serous** / schleimig-fibrös, -membranös, -serös / mucofibreux, -membraneux, -séreux
24340 **mucoids** / Mucine *n* (von Schleimhäuten ausgeschiedene Schutzstoffe gegen chem. und mech. Einwirkungen bes. im Speichel) / mucoprotéides *m*
24341 **mucopolysaccharides** / Mucopolysaccharide *n* (Disaccharid-Einheiten mit Uronsäure und Aminozucker, z. B. Glucuronsäure) / mucopolysaccharides *m*
24342 **mucopurulent, -sanguinolent** / schleimig-eitrig, -blutig / mucopurulent, -sanguinolent
24343 **Mucor** / Mucor *m* (Gattung Phykomyzeten) / mucor *m*
24344 **mucor, corymbiferous, racemose** / Mucor corymbifer, racemosus (Dolden- [menschenpathogen], Traubenkopfschimmel [vogelpathogen]) / mucor corymbifère, racémeux *m*
24345 **mucor, great, small** / Mucor mucedo, pusillus (großer, kleiner [menschenpathogener] Kopfschimmel) / mucor, grand, petit *m*
24346 **mucosal** / schleimbezüglich / muqueux
24347 **mucosin** / Mucosin *n* (Schleimsubstanz in Nase und Uterus) / mucosine *f*
24348 **mucositis** / Schleimhautentzündung *f* / mucite *f*
24349 **mucosity** / Schleimigkeit *f* / mucosité *f*
24350 **mucostatic** / schleim(fluß)hemmend / blennostatique
24351 **mucoviscidosis** / Mukoviszidose *f* (Zystische Fibrose mit hoher Schleimviskosität, Schleim[drüsen]vermehrung, Schleimhautverdickung, durch Schweißtest und Nagelschnipselkernbeschußprobe frühdiagnostizierbar) / fibrose kystique *f*
24352 **muculent** / schleimreich / mucus, riche en
24353 **mucus** / Schleim *m* / mucus *m*
24354 **muliebrity** / Muliebritas *f* (mulier = Weib) / muliébrité *f*
24355 **mull for bandages** / Tela depurata (Verbandmull) / coton à pansement *m*
24356 **mullein flowers** / Flores verbasci (Mucilaginosum Wollblumen) / molène, fleurs de *f*
24357 **multiangular** / vielwinklig / multiangulaire
24358 **multicapsular** / vielkapslig / multicapsulaire
24359 **multicellular** / vielzellig / multicellulaire
24360 **multicuspidate** / vielzipflig / multicuspidé
24361 **multidentate** / vielzahnig / multident(el)é
24362 **multidigitate** / vielfingrig / multidigité
24363 **multifactorial** / multifaktoriell (von vielen Faktoren abhängig) / multifactoriel
24364 **multifarious** / (ver)vielfältig(t) / multiplié
24365 **multifid** / multifidus (vielspaltig) / multifide
24366 **multifidus triangle syndrome** / Multifidusdreieck-Syndrom (Neuralgiformer Beschwerdenkomplex im M.-multifidus-Bereich) / syndrome du muscle multifide
24367 **multiform, pluriform** / vielformig, mehrformig / multiforme, pluriforme
24368 **multigravida, pluripara** / Multigravida, Pluripara *f* (vielfach schwanger Gewesene, mehrfach geboren Habende) / multigravide, pluripare *f*
24369 **multilateral, pluri-, uni-** / vielseitig, mehr-, ein- / multilatéral, pluri-, mono-
24370 **multilayered** / vielschichtig / multistratifié
24371 **multilob(ul)ar** / viellappig (mit vielen Läppchen) / multilob(ul)aire
24372 **multimammary** / vielbrüstig / multimammaire
24373 **multinodular** / vielknotig / multinodulaire
24374 **multinuclear** / vielkernig / multinucléaire
24375 **multipartial, pluripartial** / vielteilig, mehrteilig / multipartiel, pluripartiel
24376 **multiphasic** / vielphasig / multiphasique
24377 **multiple** / vielfach / multiple
24378 **multiplication** / Multiplikation *f* (multiplicare = vervielfältigen) / multiplication *f*
24379 **multiplyer** / Vervielfacher *m* / multiplicateur *m*
24380 **multipolar** / multipolar (mit vielen Fortsätzen versehen, z. B. Ganglienzellen) / multipolaire
24381 **multirooted** / vielwurzlig (dent.) / multiraciné
24382 **multirotation** / Mutarotation *f* (vorübergehend höhere Anfangsdrehung gelöster optisch aktiver, in festem Zustand optisch isomerer Substanzen) / multirotation *f*
24383 **multisensitivity** / Multisensibilität *f* (Empfindlichkeit gegen mehrere Antigene) / multisensitivité *f*
24384 **multivalent (polyvalent)** / vielwertig (physik. [chem.]) / multivalent (polyvalent)
24385 **mummification** / Mumifikation *f* (pers. mûm[ija] = Wachs zur Einbalsamierung: Trockner Brand) / momification *f*
24386 **mumm(if)y** / Mumie *f* (mumifizieren) / momie *f* (momifier)
24387 **Münchhausen syndrome** / Münchhausen-Syndrom (Psychoneurotisches Syndrom der anamnestischen Münchhauseniaden mit klin. Folgen) / névrose de Münchhausen
24388 **murmur (sound)** / Geräusch *n* / bruit *m*
24389 **murmurs (sounds), accessory (secondary)** / Nebengeräusche *n* / bruits accessoires *m*
24390 **murmur, accidental cardiac** / Herzgeräusch, «anorganisches» *n* / souffle anorganique du cœur *m*
24391 **murmur, anemic** / Geräusch, anämisches *n* / bruit anémique *m*

24392 **murmur, aneurysmal** / Aneurysmengeräusch *n* / bruit anévrismal *m*
24393 **murmur, apical** / Herzspitzengeräusch *n* / bruit apical *m*
24394 **murmur, bellows** / Blasebalggeräusch *n* (Herzgeräusch) / bruit de soufflet *m*
24395 **murmur, cardiorespiratory** / Herz-Atmungsgeräusch *n* / bruit cardiorespiratoire *m*
24396 **murmur, (de)crescendo** / Herzgeräusch, (ab-), zunehmendes *n* / bruit (dé)crescendo *m*
24397 **murmurs, diastolic** / Geräusche, diastolische *n* (org. bedingte zwischen 2. und 1. Herzton) / bruits diastoliques *m*
24398 **murmur, double; (drum sound)** / Doppelton *m* (über Aorta bei Insuffizienz, an A. femoralis z.B. bei Mitralstenose) / bruit, dédoublement du; (bruit de rappel) *m*
24399 **murmurs, ear** / Ohrgeräusche *n* / bruits de l'oreille *m*
24400 **murmurs, endocardiac, exocardiac** / Geräusche, endokardiale, exokardiale *n* / bruits endocardiques, exocardiques *m*
24401 **murmur, (extra)pericardiac** / Reibegeräusch, (extra)perikardiales *n* (bei entzündlich veränderten serösen Häuten) / bruit pleuropéricardique *m*
24402 **murmur, functional, organic** / Herzgeräusch, funktionelles, organisches *n* / bruit fonctionnel, organique *m*
24403 **murmur, humming-top** / Rumor venosus (Nonne = Kreisel: «Nonnensausen» bei Anämie über V. iugularis) / bruit de diable *m*
24404 **murmur, mewing** / «Maunzen» *n* (bei pulsierendem Exophthalmus) / bruit de piaullement *m*
24405 **murmur, mitral, tricuspid** / Herz(zipfel)-klappengeräusche *n* / bruit mitral, tricuspide *m*
24406 **murmurs, nervous, entotic ear** / Ohrgeräusche, nervös, organisch bedingte *n* / bruits nerveux, entotiques de l'oreille *m*
24407 **murmur new-leather** / Strepitus coriarius («Lederknarren» bei Pericarditis und/od. Pleuritis) / bruit de cuir neuf *m*
24408 **murmurs, objective, subjective ear** / Ohrgeräusche, objektiv, subjektiv wahrnehmbare *n* / bruits objectifs, subjectifs de l'oreille *m*
24409 **murmur in the oral cavity** / Mundhöhlengeräusch *n* (bei Beschränkungen im Mediastinalraum ~ ch) / bruit dans la cavité buccale *m*
24410 **murmurs, pericarditic** / Herzbeutelgeräusche *n* / bruits péricarditiques *m*
24411 **murmur, placental** / Strepitus uterinus (Uteringeräusch ab Schwangerschaftsmitte synchron mit fet. Herz hörbar) / bruit placentaire *m*
24412 **murmur, precordial** / (Emphysem)geräusch, präkordiales *n* / bruit précordial *m*
24413 **murmur, prediastolic, presystolic** / Geräusch, prädiastolisches, präsystolisches *n* (unmittelbar vor dem 2., dem 1. Herzton) / bruits prédiastolique, présystolique *m*
24414 **murmurs, pseudocardiac** / Nebenherzgeräusche *n* (perikarditisches, pleuroperikardiales, präkordiales) / bruits paracardiques *m*
24415 **murmur, pulmonary** / Lungen(arterien)-geräusch *n* / bruit pulmonaire *m*
24416 **murmur, regurgitant** / Rückstauungsgeräusch *n* / bruit régurgitant *m*
24417 **murmurs, respiratory** / Atmungsgeräusche *n* (ex- und inspiratorische) / bruits respiratoires *m*
24418 **murmur, rustling** / Knistergeräusch *n* (bei Perikard- und Pleurareibung) / bruit de frôlement *m*
24419 **murmur, steam-tug** / Lokomotivgeräusch *n* (vierteilig über Herz bei Perikardrauhigkeit) / bruit de locomotive *m*
24420 **murmur, stenosal** / Stenosengeräusch *n* / bruit sténosique *m*
24421 **murmurs, systolic** / Geräusche, systolische *n* (funktionell od. organisch bedingte zwischen 1. und 2. Herzton) / bruits systoliques *m*
24422 **murmur, vascular (arterial, venous)** / Gefäßgeräusch *n* / bruit (souffle) vasculaire *m*
24423 **muscarinism** / Muscarin-Syndrom (Klinisches Vergiftungsbild durch Pilze mit Muscarin) / syndrome sudorien
24424 **muscle (m.)** / Musculus (M.) (Muskel *m*) / muscle (m.) *m*
24425 **mm. of the abdomen** / Mm. abdominis / mm. de l'abdomen
24426 **m. of the abdomen, external and internal oblique** / M. obliquus externus et internus abdominis / m. oblique externe et interne de l'abdomen
24427 **m. of the abdomen, straight** / M. rectus abdominis / m. droit de l'abdomen
24428 **m. of the abdomen, transverse** / M. transversus abdominis / m. transverse de l'abdomen
24429 **m., abductor** / M. abductor (Abziehermuskel) / m. abducteur
24430 **m., adductor** / M. adductor (Anziehermuskel) / m. adducteur
24431 **m., anconeus** / M. anconaeus (ἀγκών = Ellenbogen) / m. anconé
24432 **m. of the angle of the mouth, depressor** / M. depressor anguli oris / m. dépresseur de l'angle de la bouche
24433 **m. of the angle of the mouth, levator** / M. levator anguli oris / m. releveur de l'angle de la bouche
24435 **m., anterior and inferior and superior posterior serrate** / M. serratus anterior et posterior inferior et superior (gezackte Dornfortsatz-Rippenhebermuskeln) / m. dentelé antérieur et postérieur inférieur et supérieur
24436 **m., anterior, middle, (smallest), posterior scalenus** / M. scalenus anterior, medius, (minimus), posterior (σκαληνός = ungleichseitig-dreieckig: Halswirbelquerfortsatz-Rippenhaltermuskeln) / m. scalène antérieur, moyen, (le plus petit), postérieur

24437 **m., anterior, posterior, superior auricular** / M. auricularis anterior, posterior, superior (Ohrmuschelmuskeln) / m. auriculaire antérieur, postérieur, supérieur
24438 **m., anterior and posterior tibial** / M. tibialis anterior et posterior (Schienbeinmuskeln) / m. tibial antérieur et postérieur
24439 **m., antitragal** / M. antitragicus (an der Cauda helicis) / m. antitragien
24440 **m. of the anus, levator** / M. levator ani / m. releveur de l'anus
24441 **m. of the arm, biceps** / M. biceps brachii / m. biceps du bras
24442 **m. of the arm, triceps** / M. triceps brachii / m. triceps du bras
24443 **m., articular** / M. articularis (Gelenkmuskel) / m. articulaire
24444 **m., ary-epiglottic** / M. ary-epiglotticus (Gießbecken-Kehldeckelknorpelmuskel) / m. ary-épiglottique
24445 **mm. of the auditory ossicles** / Mm. ossiculorum auditus / mm. des osselets de l'ouïe
24446 **m. of the auricle, oblique** / M. obliquus auriculae / m. oblique de l'auricule (du pavillon de l'oreille)
24447 **m. of the auricle, pyramidal** / M. pyramidalis auriculae / m. pyramidal du pavillon de l'oreille
24448 **m. of the auricle, transverse** / M. transversus auriculae / m. transverse de l'auricule
24449 **mm. of the back** / Mm. dorsi / mm. du dos
24450 **mm. of the back, greatest** / M. latissimus dorsi / m. du dos, très grand
24451 **m., biceps** / M. biceps (Muskel, zweiköpfiger) / m. biceps
24452 **m., bipennate** / M. bipennatus (Muskel, zweifach gefiederter) / m. bipenné
24453 **m. of the bladder, sphincter** / M. sphincter vesicae / m. sphincter de la vessie
24454 **m., brachial** / M. brachialis ([Vorder]arm-[beuger]muskel) / m. brachial
24455 **m., brachioradial** / M. brachioradialis (Oberarm-Speichenmuskel) / m. brachioradial
24456 **m. of the broad fascia, tensor** / M. tensor fasciae latae / m. tenseur du fascia large
24457 **m., broncho-esophageal** / M. bronchooesophageus (Luftröhrenast-Speiseröhrenmuskel) / m. broncho-œsophagien
24458 **m. with buccopharyngeal part, bucinator** / M. bucinator; Pars buccopharyngea (bucina = Hirtenhorn: Hornbläser- oder Backenmuskel mit Schlundteil) / m. bucinateur avec partie buccopharyngienne
24459 **m., bulbocavernous** / M. bulbocavernosus (Penis[schwellkörper]bulbus- bzw. Scheidenvorhofbulbusmuskel) / m. bulbocaverneux
24460 **m. of the calf, triceps** / M. triceps surae / m. triceps du mollet
24461 **m. of the cervix, iliocostal** / M. iliocostalis cervicis / m. iliocostal du cou
24462 **mm. of the cervix, interspinal** / Mm. interspinales cervicis / mm. interspinaux du cou
24463 **mm. of the cervix with lateral and medial part, anterior and posterior intertransversal** / Mm. intertransversarii anteriores et posteriores cervicis: Pars lateralis et medialis / mm. intertransversaux antérieurs et postérieurs du cou avec partie latérale et médiale
24464 **m. of the cervix, longest** / M. longissimus cervicis / m. le plus long du cou
24465 **mm. of the cervix, rotator** / Mm. rotatores cervicis / mm. rotateurs du cou
24466 **m. of the cervix, semispinal** / M. semispinalis cervicis / m. semispinal du cou
24467 **m. of the cervix, splenius** / M. splenius cervicis / m. splénius du cou
24468 **m. of the cervix, spinal** / M. spinalis cervicis / m. épineux du cou
24469 **m. of the chin, transverse** / M. transversus menti / m. transverse du menton
24470 **m. with chondropharyngeal part, chondroglossal** / M. chondroglossus; Pars chondropharyngea (Zungenbeinkleinhorn-Zungenmuskel mit Schlundteil) / m. chondroglossien avec partie chondropharyngienne
24471 **m., ciliary** / M. ciliaris (Ziliarkörpermuskel) / m. ciliaire
24472 **mm., coccyx** / Mm. coccygei / mm. du coccyx
24473 **mm. of the collum** / Mm. colli / mm. du col
24474 **m. of the collum, long** / M. longus colli / m. long du col
24475 **m., coracobrachial** / M. coracobrachialis (Schulterblattschnabelfortsatz-Armmuskel) / m. coracobrachial
24476 **muscle, cough** / Hustermuskel *m* (bei chron. Husten hyperthrophierter M. latissimus dorsi) / muscle de toux *m*
24477 **m., cremaster** / M. cremaster (κρεμάννυμι = aufhängen: Hodenheber[muskel]) / m. crémaster
24478 **m. with cricopharyngeal part, lateral and posterior crico-arytenoid** / M. crico-arytaenoideus lateralis et posterior; Pars cricopharyngea (Ringknorpel-Gießbeckenknorpelmuskeln mit Schlundteil) / m. crico-aryténoïde latéral et postérieur avec partie cricopharyngienne
24479 **m., cricothyroid** / M. cricothyreoideus (Ringknorpel-Schildknorpelmuskel) / m. cricothyroïdien
24480 **m., cutaneous** / M. cutaneus (Hautmuskel) / m. cutané
24481 **m., deltoid** / M. deltoideus (Deltamuskel der Schulter) / m. deltoïde
24482 **m., depressor** / M. depressor (Senkermuskel) / m. dépresseur
24483 **m., digastric** / M. digastricus (zweibäuchiger Unterkiefermuskel) / m. digastrique
24484 **m. of the duodenum, suspensory** / M. suspensorius duodeni (die Flexura duodenoieiunale fixierender Muskel) / m. suspenseur du duodénum
24485 **m. of the elbow, articular** / M. articularis cubiti / m. articulaire du coude
24486 **m., epicranial** / M. epicranius (Schädelhaubenmuskel) / m. épicrânien
24487 **m., extensor** / M. extensor (Streckermuskel) / m. extenseur

24488 **m. of the external anus with subcutaneous, profound, superficial part, sphincter** / M. sphincter ani externus: Pars subcutanea, profunda, superficialis / m. sphincter de l'anus externe avec partie souscutanée, profonde, superficielle
24489 **mm., external, internal, in(ner)most intercostal** / Mm. intercostales externi, interni, intimi (Zwischenrippenmuskeln) / mm. intercostaux externes, internes, les plus internes
24490 **m., external and internal obturator** / M. obturatorius externus et internus (äußerer und innerer Hüftlochmuskel) / m. obturateur externe et interne
24491 **m. of the eye, orbicular** / M. orbicularis oculi (Augenringmuskel) / m. orbiculaire de l'œil
24492 **mm. of the eyeball** / Mm. bulbi (Augapfelmuskeln) / mm. du globe oculaire
24493 **m. (of the eyeball), inferior, lateral, medial, superior straight** / M. rectus inferior, lateralis, medialis, superior (bulbi oculi) / m. droit inférieur, latéral, médial, supérieur (du globe oculaire)
24494 **m. of the eyebrow, corrugator** / M. corrugator supercilii (corrugare = runzeln) / m. corrugateur du sourcil
24495 **m. of the eyebrow, depressor** / M. depressor supercilii / m. depresseur du sourcil
24496 **m. of the femur, biceps** / M. biceps femoris / m. biceps du fémur
24497 **m. of the femur, great adductor** / M. adductor magnus (femoris) / m. adducteur du fémur, grand
24498 **m. of the femur, quadrate** / M. quadratus femoris / m. carré du fémur
24499 **m. of the femur, quadriceps** / M. quadriceps femoris / m. quadriceps du fémur
24500 **m. (of the femur), short and long adductor** / M. adductor brevis et longus (femoris) / m. adducteur court et long du fémur
24501 **m. of the femur, straight** / M. rectus femoris / m. droit du fémur
24502 **m. of the fingers, extensor** / M. extensor digitorum (manus) / m. extenseur des doigts
24503 **m. of the fingers, profound and superficial flexor** / M. flexor digitorum profundus et superficialis / m. flexeur profond et superficiel des doigts
24504 **m. of the fingers, short and long flexor** / M. flexor digitorum brevis et longus / m. flexeur court et long des doigts
24505 **m., flexor** / M. flexor (Beugermuskel) / m. flexeur
24506 **m. fusiform** / M. fusiformis (fusis = Spindel) / m. fusiforme
24507 **m., gastrocnemial** / M. gastrocnemius (κνήμη = Schienbein, Wade: bauchiger Schienbeinmuskel, «Zwillingswadenmuskel») / m. gastrocnémien
24509 **m., genioglossal** / M. genioglossus (γένειον = Kinn: Kinn-Zungenmuskel) / m. génioglossien
24510 **m., geniohyoid** / M. geniohyoideus (Kinn-Zungenbeinmuskel) / m. géniohyoïde
24511 **m. with glossopharyngeal part, palatoglossal** / M. palatoglossus; Pars glossopharyngea (Gaumen-Zungenmuskel mit Schlundteil) / m. palatoglossien avec partie glossopharyngienne
24512 **m., gracile** / M. gracilis («Schlank»muskel des Oberschenkels) / m. gracile (grêle)
24513 **m. of the great toe, abductor** / M. abductor hallucis / M. abducteur du grand orteil
24514 **m. of the great toe, adductor** / M. adductor hallucis / M. adducteur du grand orteil
24515 **m. of the great toe, short and long extensor** / M. extensor hallucis brevis et longus / m. extenseur court et long du grand orteil
24516 **m. of the great toe, short and long flexor** / M. flexor hallucis brevis et longus / m. flexeur court et long du grand orteil
24517 **m., greater and smaller cygomatic** / M. cygomaticus maior et minor (Jochbeinmuskeln) / m. cygomatique, grand et petit
24518 **m., greater and smaller pectoral** / M. pectoralis maior et minor (Brustmuskeln) / m. pectoral, grand et petit
24519 **m., greater and smaller psoas** / M. psoas maior et minor (ψόα = Lende) / m. psoas, grand et petit
24520 **m., greater and smaller rhomboid** / M. rhomboideus maior et minor (Rautenmuskel des Schulterblatts) / m. rhomboïde, grand et petit
24521 **m., greater and smaller round** / M. teres maior et minor / m. rond, grand et petit
24522 **m., greatest, middle and smallest gluteal** / M. glutaeus maximus, medius, minimus (γλουτός = Hinterbacke: Gesäßmuskeln) / m. fessier, le plus grand, moyen, le plus petit
24523 **mm. of the hairs, arrector** / Mm. arrectores pilorum (Haaraufrichtermuskeln an den Haarbälgen) / mm. érecteurs des poils
24524 **mm. of the hand and of the foot, dorsal interosseous** / Mm. interossei dorsales manus et pedis (Zwischenknochenmuskeln des Hand- und Fußrückens) / mm. interosseux dorsaux de la main et du pied
24525 **mm. of the head** / Mm. capitis / mm. de la tête
24526 **m. of the head, anterior, lateral, greater and smaller posterior straight** / M. rectus capitis anterior, lateralis, posterior maior et minor / m. droit antérieur, latéral, grand et petit postérieur de la tête
24527 **m. of the head, inferior and superior oblique** / M. obliquus capitis inferior et superior (vom Querfortsatz des C1 bzw. Dornfortsatz des C2 entspringend) / m. oblique inférieur et supérieur de la tête
24528 **m. of the head, long** / M. longus capitis / m. long de la tête
24529 **m. of the head, longest** / M. longissimus capitis / m. le plus long de la tête
24530 **m. of the head, semispinal** / M. semispinalis capitis / m. semispinal de la tête
24531 **m. of the head, spinal** / M. spinalis capitis / m. épineux de la tête
24532 **m. of the head, splenius** / M. splenius capitis / m. splénius de la tête

24533 **m. of the helix, greater and smaller** / M. helicis maior et minor / m. de l'hélix, grand et petit
24534 **m., hyoglossal** / M. hyoglossus (γλῶσσα = Zunge: Zungenbein-Zungenmuskel) / m. hyoglosse
24535 **m., iliac** / M. iliacus (Darmbeinmuskel) / m. iliaque
24536 **m., iliococcygeal** / M. iliococcygeus (Darmbein-Steißbeinmuskel) / m. iliococcygien
24537 **m., iliocostal** / M. iliocostalis (Darmbein-Rippenmuskel) / m. iliocostal
24538 **m., iliopsoas** / M. iliopsoas (Darmbein-Lendenmuskel) / m. psoas iliaque
24539 **(m. of the incisure of the helix)** / (M. incisurae helicis) / (m. de l'incisure de l'hélix)
24540 **m. of the index, extensor** / M. extensor indicis / m. extenseur de l'index
24541 **m., inferior and superior, gemellary** / M. gemellus inferior et superior (gemellus = doppelt: Zwillingsmuskeln des Hüftbeins) / m. gémellaire inférieur et supérieur
24542 **m., inferior and superior longitudinal** / M. longitudinalis inferior et superior (Längsmuskeln zwischen Kinn-Zungenmuskel [Zungenspitze] und Zungenbein-Zungenmuskel [Zungenbasis]) / m. longitudinal inférieur et supérieur
24543 **m., inferior and superior oblique** / M. obliquus inferior et superior (schräge, den Augapfel nach temporal oben und unten drehende Augenmuskeln) / m. oblique inférieur et supérieur
24544 **m., inferior and superior tarsal** / M. tarsalis inferior et superior (Fußwurzelmuskeln) / m. tarsien inférieur et supérieur
24545 **mm., infrahyoid** / Mm. infrahyoidei (die Muskeln unter dem Zungenbein) / mm. soushyoïdiens
24546 **m., infraspinous** / M. infraspinatus (unterhalb der Spina scapulae) / m. infraspinal
24547 **m., intermediate, lateral, medial vastus** / M. vastus intermedius, lateralis, medialis («ungeheuer» große Oberschenkelmuskeln) / m. vaste intermédiaire, latéral, médial
24548 **m. of the internal anus, sphincter** / M. sphincter ani internus / m. sphincter de l'anus interne
24549 **m., interspinal** / M. interspinalis (Zwischendornfortsatzmuskel) / m. interspinal
24550 **m., intertransversal** / M. intertransversarius (Zwischenquerfortsatzmuskel) / m. intertransversal
24551 **m., ischiocavernous** / M. ischiocavernosus (Sitzbein-Penisschwellkörper- bzw. Klitorisschwellkörpermuskel) / m. ischiocaverneux
24552 **(m., with keratopharyngeal part, keratocricoid)** / (M. keratocricoideus; Pars keratopharyngea) (κέρας = Horn: Zungenbeingroßhorn-Schildknorpelmuskel mit Schlundteil) / (m. kératocricoïde avec partie kératopharyngienne)
24553 **m. of the knee, articular** / M. articularis genus / m. articulaire du genou
24554 **mm. of the larynx** / Mm. laryngis / mm. du larynx
24555 **m., levator** / M. levator (Hebermuskel) / m. releveur (élévateur)
24556 **m. of the loins, iliocostal** / M. iliocostalis lumborum / m. iliocostal des lombes
24557 **mm. of the loins, interspinal** / Mm. interspinales lumborum / mm. interspinaux des lombes
24558 **mm. of the loins, lateral and medial intertransversal** / Mm. intertransversarii laterales et mediales lumborum / mm. intertransversaux latéraux et médiaux des lombes
24559 **m. of the loins, quadrate** / M. quadratus lumborum / m. carré des lombes
24560 **mm. of the loins, rotator** / Mm. rotatores lumborum / mm. rotateurs des lombes
24561 **m. of the lower lip, depressor** / M. depressor labii inferioris / m. dépresseur de la lèvre inférieure
24562 **mm., lumbrical (of the hand and foot)** / Mm. lumbricales (manus et pedis) («regenwurmähnliche» Mittelhand- und Mittelfußmuskeln) / mm. lombricaux (de la main et du pied)
24563 **m. of the member, inferior and superior** / M. membri inferioris et superioris / m. inférieur et supérieur du membre
24564 **m., mental** / M. mentalis (Kinnmuskel) / m. mentonnier
24565 **muscles, middle ear** / Mittelohrmuskeln *m* (von N. facialis innervierter stapesdorsal inserierter M. stapedius und von N. trigeminus innervierter malleusventral inserierter M. tensor tympani) / muscles de l'oreille moyenne *m*
24566 **m. of the mouth with marginal and labial part, orbicular** / M. orbicularis oris: Pars marginalis et labialis (Mundringmuskel mit Rand- und Lippenteil) / m. orbiculaire de la bouche avec partie marginale et labiale
24567 **m., multifid** / M. multifidus (vielgespaltener Rückenmuskel) / m. multifide
24568 **m. with mylopharyngeal part, mylohyoid** / M. mylohyoideus; Pars mylopharyngea (μύλος = Mühlstein: Unterkiefer-Zungenbeinmuskel mit Schlundteil) / m. mylohyoïdien avec partie mylopharyngienne
24569 **m., nasal** / M. nasalis (Nasenmuskel mit komprimierendem und dilatierendem Teil)/ m. nasal
24570 **m. of the neck, transverse** / M. transversus nuchae / m. transverse de la nuque
24571 **m. of the nose, compressor** / M. compressor naris (Nasenzusammenpressermuskel) / m. compresseur du nez
24572 **m. of the nose, dilatator** / M. dilatator naris (Nasenerweiterermuskel) / m. dilatateur du nez
24573 **m., oblique** / M. obliquus (Muskel, schräger) / m. oblique
24574 **m., oblique and transverse arytenoid** / M. arytaenoideus obliquus et transversus (Gießbeckenknorpelmuskeln) / m. aryténoïdien oblique et transverse

24575 **m., omohyoid** / M. omohyoideus (Schulter-Zugenbeinmuskel) / m. omohyoïde
24576 **m., opponent** / M. opponens (Gegenstellermuskel) / m. opposant
24577 **m., orbicular** / M. orbicularis (Ringmuskel) / m. orbiculaire
24578 **m., orbital** / M. orbitalis (Augenhöhlenmuskel) / m. orbitaire
24579 **mm. of the palate and fauces** / Mm. palati et faucium / mm. du palais et des fauces
24580 **m. of the palatine velum, levator** / M. levator veli palatini / m. releveur du voile palatin
24581 **m. of the palatine velum, tensor** / M. tensor veli palatini / m. tenseur du voile palatin
24582 **m., palatopharyngeal** / M. palatopharyngeus (Gaumen-Schlundmuskel) / m. palatopharyngien
24583 **mm., palmar interosseous** / Mm. interossei palmares (Zwischenknochenmuskeln des Handtellers) / mm. interosseux palmaires
24584 **mm., pectinate** / Mm. pectinati (kammartige Muskeln der Herzkammerwände) / mm. pectinés
24585 **m., pectineal** / M. pectineus ([Schambein]-Kammuskel des Oberschenkels) / m. pectiné
24586 **mm. of the perineum** / Mm. perinei / mm. du périnée
24587 **m. of the perineum, profound and superficial transverse** / M. transversus perinei profundus et superficialis / m. transverse profond et superficiel du périnée
24588 **m. of the pharynx, inferior, middle, superior constrictor** / M. constrictor pharyngis inferior, medius, superior (Schlundzusammenschnürermuskeln) / m. constricteur inférieur, moyen, supérieur du pharynx
24589 **m., piriform** / M. piriformis (birnförmiger Muskel des Hüftbeins) / m. piriforme
24590 **m. of the planta, quadrate (m., accessory flexor)** / M. quadratus plantae (M. flexor accessorius) / m. carré de la plante du pied (m. flexeur accessoire)
24591 **m., plantar** / M. plantaris (oft fehlender Fußsohlenspannermuskel des Unterschenkels) / m. plantaire
24592 **mm., plantar interosseous** / Mm. interossei plantares (Zwischenknochenmuskeln der Fußsohle) / mm. interosseux plantaires
24593 **m., pleuro-esophageal** / M. pleuro-oesophageus (Brustfell-Speiseröhrenmuskel) / m. pleuro-œsophagien
24594 **m., popliteal** / M. popliteus (Kniekehlenmuskel) / m. poplité
24595 **m., procerus** / M. procerus («hoher» Muskel, senkt die Stirnglatze) / m. pyramidal du nez
24596 **m. with profound and superficial part, masseter** / M. masseter: Pars profunda et superficialis (μασάομαι = kauen: Kaumuskel mit tiefem und oberflächlichem Teil) / m. masséter avec partie profonde et superficielle
24597 **m., pronator** / M. pronator (Einwärtsdrehermuskel) / m. pronateur
24598 **m. of the prostate, levator** / M. levator prostatae / m. releveur de la prostate
24599 **m. with pterygopharyngeal part, lateral and medial pterygoid** / M. pterygoideus lateralis et medialis; Pars pterygopharyngea (Keilbeinflügelmuskeln mit Schlundteil) / m. ptérygoïde latéral et médial avec partie ptérygopharyngienne
24600 **m., pubococcygeal** / M. pubococcygeus (Schambein-Steißbeinmuskel) / m. pubiococcygien
24601 **m., puboprostatic** / M. puboprostaticus (Schambein-Prostatamuskel) / m. pubioprostatique
24602 **m., puborectal** / M. puborectalis (Schambein-Mastdarmmuskel) / m. pubiorectal
24603 **(m. pubovaginal)** / (M. pubovaginalis) (Schambein-Vaginamuskel) / (m. pubiovaginal)
24604 **m., pubovesical** / M. pubovesicalis (Schambein-[Harn]blasenmuskel) / m. pubiovésical
24605 **(m. of the pupil, dilatator)** / (M. dilatator pupillae) (Pupillenerweiterermuskel) / (m. dilatateur de la pupille)
24606 **m. of the pupil, sphincter** / M. sphincter pupillae / m. sphincter de la pupille
24607 **m. of the pylorus, sphincter** / M. sphincter pylori / m. sphincter du pylore
24608 **m., pyramidal** / M. pyramidalis (am Schambein entspringender pyramidenförmiger Muskel) / m. pyramidal
24609 **m., quadrate and round pronator** / M. pronator quadratus et teres (viereckiger und runder Einwärtsdrehermuskel des Vorderarms) / m. pronateur carré et rond
24610 **m., quadriceps** / M. quadriceps (Muskel, vierköpfiger) / m. quadriceps
24611 **m. of the radial wrist, flexor** / M. flexor carpi radialis / m. flexeur du poignet radial
24612 **m. of the radial wrist, short and long extensor** / M. extensor carpi radialis brevis et longus / m. extenseur du poignet radial court et long
24613 **m., rectococcygeal** / M. rectococcygeus (Mastdarm-Steißbeinmuskel) / m. rectococcygien
24614 **m., recto-urethral** / M. recto-urethralis (Mastdarm-Harnröhrenmuskel) / m. recto-urétral
24615 **m., recto-uterine** / M. recto-uterinus (Mastdarm-Uterusmuskel) / m. recto-utérin
24616 **m., rectovesical** / M. rectovesicalis (Mastdarm-[Harn]blasenmuskel) / m. rectovésical
24617 **mm. of the ribs, short and long levator** / Mm. levatores costarum breves et longi / mm. élévateurs courts et longs des côtes
24618 **m., risorius** / M. risorius (Lachmuskel) / m. risorius
24619 **m., rotator** / M. rotator ([Wirbel]drehermuskel) / m. rotateur
24620 **m., salpingopharyngeal** / M. salpingopharyngeus (unbeständiger Ohrtrompeten-Schlundmuskel) / m. salpingopharyngien
24621 **m., sartorius** / M. sartorius («Schneidermuskel» des Oberschenkels) / m. couturier
24622 **m. of the scapula, levator** / M. levator scapulae / m. élévateur de l'omoplate

24623 **m., semimembranous** / M. semimembranosus (halbhäutiger Oberschenkelmuskel) / m. semimembraneux
24624 **m., semispinal** / M. semispinalis (Dornfortsatz-Querfortsatzmuskel) / m. semispinal
24625 **m., semitendinous** / M. semitendinosus (halbsehniger Oberschenkelmuskel) / m. semitendineux
24626 **mm. with septal papillary muscle, anterior and posterior papillary** / Mm. papillares anteriores et posteriores; M. papillaris septalis (warzenartige Muskeln der Herzkammerwände und der Trennwand) / mm. papillaires antérieurs et postérieurs avec muscle papillaire septal
24627 **m. of the septum (of the nose), depressor** / M. depressor septi (nasi) / m. dépresseur de la cloison (du nez)
24628 **m., short and long palmar** / M. palmaris brevis et longus / m. palmaire court et long
24629 **m., short, long, third peroneal** / M. peronaeus brevis, longus, tertius (Wadenbeinmuskeln) / m. péronier court, long, troisième
24630 **m. of the skeleton** / M. skeleti / m. du squelette
24631 **m. of the smallest finger, extensor** / M. extensor digiti minimi / m. extenseur du plus petit doigt
24632 **m. of the smallest finger, opponent** / M. opponens digiti minimi / m. opposant du plus petit doigt
24633 **m. of the smallest finger and toe, abductor** / M. abductor digiti minimi (manus et pedis) / m. abducteur du plus petit doigt (de la main et du pied)
24634 **m. of the smallest finger and toe, short flexor** / M. flexor digiti minimi brevis (manus et pedis) / m. flexeur court du plus petit doigt (de la main et du pied)
24635 **m., soleus** / M. soleus (am Caput fibulae entspringender «Schollen»muskel) / m. soléaire
24636 **muscles, sore** / Muskelkater *m* (durch Stoffwechselzwischenprodukteanhäufung verursachte Muskelermüdung) / courbature *f*
24637 **m., sphincter** / M. sphincter (Schließmuskel) / m. sphincter
24638 **m. of the spina, erector** / M. erector spinae (Rückgrataufrichtermuskel) / m. érecteur de l'épine
24639 **m., spinal** / M. spinalis (Dornfortsatzmuskel) / m. épineux
24640 **m., splenius** / M. splenius (Riemenmuskel) / m. splénius
24641 **m., sternal** / M. sternalis (seltner Brustbeinmuskel) / m. sternal
24642 **m., sternocleidomastoid** / M. sternocleidomastoideus (κλείς = Querriegel: Brustbein-Schlüsselbein-Warzenfortsatzmuskel, Kopfwender) / m. sternocléidomastoïdien
24643 **m., sternohyoid** / M. sternohyoideus (Brustbein-Zungenbeinmuskel) / m. sternohyoïdien
24644 **m., sternothyroid** / M. sternothyreoideus (Brustbein-Schildknorpelmuskel) / m. sternothyroïdien
24645 **m. of the stirrup** / M. stapedius (Steigbügelmuskel des Mittelohrs) / m. de l'étrier
24646 **m., straight** / M. rectus (Muskel, gerader) / m. droit
24647 **m., styloglossal** / M. styloglossus (Schläfenbeingriffelfortsatz-Zungenmuskel) / m. styloglosse
24648 **m., stylohyoid** / M. stylohyoideus (Schläfenbeingriffelfortsatz-Zungenbeinkleinhornmuskel) / m. stylohyoïdien
24649 **m., stylopharyngeal** / M. stylopharyngeus (Schläfenbeingriffelfortsatz-Schlundmuskel) / m. stylopharyngien
24650 **m., subclavian** / M. subclavius (Unterschlüsselbeinmuskel) / m. sousclavier
24651 **mm., subcostal** / Mm. subcostales (Unterrippenmuskeln) / mm. souscostaux
24652 **m., subscapular** / M. subscapularis (Unterschulterblattmuskel) / m. sousscapulaire
24653 **m. of the superior eyelid, levator** / M. levator palpebrae superioris / m. releveur de la paupière supérieure
24654 **m. of the superior lip, levator** / M. levator labii superioris / m. élévateur (propre) de la lèvre supérieure
24655 **m. of the superior lip and of the wing of the nose, levator** / M. levator labii superioris alaeque nasi / m. élévateur (commun) de la lèvre supérieure et de l'aile du nez
24656 **m., supinator** / M. supinator (Auswärtsdrehermuskel) / m. supinateur
24657 **mm., suprahyoid** / Mm. suprahyoidei (die Muskeln oberhalb des Zungenbeins) / mm. sushyoïdiens
24658 **m., supraspinous (over the spine of the scapula)** / M. supraspinatus (oberhalb der Spina scapulae) / m. susépineux (au-dessus de l'épine de l'omoplate)
24659 **m., temporal** / M. temporalis (Schläfenbeinmuskel) / m. temporal
24661 **m., temporoparietal** / M. temporoparietalis (Schläfenbein-Scheitelbeinmuskel) / m. temporopariétal
24662 **m., tensor** / M. tensor (Spannermuskel) / m. tenseur
24663 **mm. of the thorax** / Mm. thoracis / mm. du thorax
24664 **m. of the thorax, iliocostal** / M. iliocostalis thoracis / m. iliocostal du thorax
24665 **mm. of the thorax, interspinal** / Mm. interspinales thoracis / mm. interspinaux du thorax
24666 **mm. of the thorax, intertransversal** / Mm. intertransversarii thoracis / mm. intertransversaux du thorax
24667 **m. of the thorax, longest** / M. longissimus thoracis / m. le plus long du thorax
24668 **mm. of the thorax, rotator** / Mm. rotatores thoracis / mm. rotateurs du thorax
24669 **m. of the thorax, semispinal** / M. semispinalis thoracis / m. semispinal du thorax
24670 **m. of the thorax, spinal** / M. spinalis thoracis / m. épineux du thorax
24671 **m. of the thorax, transverse** / M. transversus thoracis / m. transverse du thorax
24672 **m. of the thumb, adductor** / M. adductor pollicis / m. adducteur du pouce

24673 **m. of the thumb, opponent** / M. opponens pollicis / m. opposant du pouce
24674 **m. of the thumb, short and long abductor** / M. abductor pollicis brevis et longus / m. abducteur court et long du pouce
24675 **m. of the thumb, short and long extensor** / M. extensor pollicis brevis et longus / m. extenseur court et long du pouce
24676 **m. of the thumb, short and long flexor** / M. flexor pollicis brevis et longus / m. flexeur court et long du pouce
24677 **m., thyro-arytenoid** / M. thyreo-arytaenoideus (Schildknorpel-Gießbeckenknorpelmuskel) / m. thyro-aryténoïde
24678 **m., thyro-epiglottic** / M. thyreo-epiglotticus (Schildknorpel-Kehldeckelknorpelmuskel) / m. thyro-épiglottique
24679 **m. of the thyroid gland, levator** / M. levator glandulae thyreoideae / m. élévateur de la glande thyroïdienne
24680 **m. with thyropharyngeal part, thyrohyoid** / M. thyreohoyoideus; Pars thyreopharyngea (Schilddrüsen-Zungenbeinmuskel mit Schlundteil) / m. tyhrohyoïdien avec partie thyropharyngienne
24681 **m. of the toes, short and long extensor** / M. extensor digitorum brevis et longus (pedis) / m. extenseur court et long des orteils
24682 **mm. of the tongue** / Mm. linguae / mm. de la langue
24683 **m. of the tongue, transverse** / M. transversus linguae / m. transverse de la langue
24684 **m. of the tongue, vertical** / M. verticalis linguae (senkrechter Muskel des freien Zungenteils) / m. vertical de la langue
24685 **m., tracheal** / M. trachealis (Luftröhrenmuskel) / m. trachéal
24686 **m., tragal** / M. tragicus (Ohreckenmuskel) / m. tragien
24687 **m., transverse** / M. transversus (Muskel, querer) / m. transverse
24688 **m., transversospinal** / M. transversospinalis (Mm. semispinalis + multifidus + rotatores) / m. transversospinal
24689 **m., trapecial** / M. trapecius (trapezförmiger «Kappenmuskel», posteriores Gegenstück des M. sternocleidomastoideus) / m. trapèce
24690 **m., triceps** / M. triceps (Muskel, dreiköpfiger) / m. triceps
24691 **m. of the tympanum, tensor** / M. tensor tympani / m. tenseur du tympan
24692 **m. of the ulnar wrist, flexor** / M. flexor carpi ulnaris / m. flexeur du poignet cubital
24693 **m. of the ulnar wrist with humeral and ulnar head, extensor** / M. extensor carpi ulnaris: Caput humerale et ulnare / m. extenseur du poignet cubital avec tête humérale et cubitale
24694 **m., unipennnate** / M. unipennatus (Muskel, einfach gefiederter) / m. unipenné
24695 **m. of the upper lip, levator** / Oberlippenhebermuskel / m. releveur (profond) de la lèvre supérieure
24696 **m. of the upper lip and nasal wing, levator** / Oberlippen- und Nasenflügelhebermuskel / m. releveur (superficiel) de la lèvre supérieure et de l'aile du nez
24697 **m. of the urethra, sphincter** / M. sphincter urethrae / m. sphincter de l'urètre
24698 **m. of the uvula** / M. uvulae (palatinae) / m. de la luette
24699 **(m., ventral and dorsal sacrococcygeal)** / (M. sacrococcygeus ventralis et dorsalis) (Kreuzbein-Steißbeinmuskeln) / (m. sacrococcygien ventral et dorsal)
24700 **m., vocal** / M. vocalis (Stimmfaltenmuskel) / m. vocal
24701 **muscular** / muskelbezüglich / musculaire
24702 **muscularity (muscularize)** / Muskelbeschaffenheit (annehmen) *f* / muscularité *f* (musculariser)
24703 **musculature, cellular tissue of the** / Muskelfleischzellgewebe *n* (Hauptelemente: K, Mg) / musculature, tissu cellulaire de la *m*
24704 **musculature, heart** / Herzmuskulatur *f* (Zellen mit großem zentralem Kern, quergestreiften Myofibrillen, dünnem Sarkolemm) / musculature du cœur *f*
24705 **musculature, smooth** / Muskulatur, glatte *f* (vegetative: Zellen mit Kern und Myofibrillen ohne Sarkolemm) / musculature lisse *f*
24706 **musculature, striated** / Muskulatur, quergestreifte *f* (willkürliche: Zellen mit Kern, Myofibrillen und Sarkolemm) / musculature striée *f*
24707 **musculocutaneous, -membranous** / muskelhaut-, -membranbezüglich / musculocutané, -membraneux
24708 **musculoskeletal, -tendinous** / muskel-skelet-, -sehnenbezüglich / musculosquelettique, -tendineux
24709 **musk** / Moschus *m* (Säugetierdrüsensekret) / musc *m*
24710 **mussitation** / Mussitatio *f* (mussitare = leise sprechen) / mussitation *f*
24711 **must, apple** / Apfelmost *m* / cidre doux *m*
24712 **mustard** / Senf *m* (erhöht Magensaftproduktion, intensiviert Eiweißverdauung, beschleunigt Dünndarmpassage) / moutarde *f*
24713 **mustard seed, brown** / Semen sinapis nigrae (Senfsamen zu Kataplasmen) / moutarde noire, graines de *f*
24714 **mutable (mutability)** / Veränderbar(keit *f*) / mutable (mutabilité *f*)
24715 **mutagen(esis)** / Mutagen(esis *f*) *n* (Mutation auslösendes Agens [Mutationsauslösung]) / mutagène *m* (mutagenèse *f*)
24716 **mutagenic** / mutagen (Mutation auslösend) / mutagénique
24717 **mutagenicity** / Mutageneität *f* (Mutationsfähigkeit) / mutagénicité *f*
24718 **mutant** / Mutante *f* (durch Mutation entstandenes Merkmal) / mutante *f*
24719 **mutases** / Mutasen *f* (den Übergang von Glucose-1-phosphat zu Glucose-6-phosphat katalysierende Fermente) / mutases *f*

24720 **mutation** / Mutation *f* (spontane oder chemo-, radio-, virogene DNS-Informationsänderung) / mutation *f*
24721 **mutation, chromosomal** / Chromosomenmutation *f* (strukturelle Chromosomenaberration, z.B. Defizienz an Chromosom 5 [Cri-du-chat-Syndrom]) / mutation chromosomique *f*
24722 **mutations, chromosomal** / Chromosomenmutationen *f* (durch Mutagene, z.B. Cytostatica: achromatische Zonen, Chromatidenbrüche, Translokations- bzw. Reunionsfiguren, Dizentrismus, Ringchromosomen [SCHLEIERMACHER]) / mutations chromosomiques *f*
24723 **mutation factors** / Mutationsfaktoren *m* (z.B. Alter der Mutter bei Mongolismus, des Vaters bei Hämophilie) / mutation, facteurs de *m*
24724 **mutation, gene** / Genmutation *f* (weder numerisch noch strukturell sichtbare Punktmutation) / mutation de gènes *f*
24725 **mutation, genomic** / Genommutation *f* (numerische Chromosomenaberration, z.B. Trisomie des Chromosoms 21 [Mongolismus]) / mutation génomique *f*
24726 **mutation, point** / Punktmutation *f* (häufigste genetische Änderung durch Ersatz einer Purinbase in DNS-Doppelspirale durch eine andre) / mutation au point *f*
24727 **mutation, rates of a** / Mutationsraten *f* (einer Erbkrankheit ohne rassische Unterschiede) / mutation, quote-parts d'une *f*
24728 **mutation research** / Mutationsforschung *f* (Erforschung [der Ursachen und Folgen] von Erbanlagenveränderungen) / mutation, recherches de *f*
24729 **mutation types** / Mutationstypen *m* (durch dasselbe Mutagen am gleichen Objekt induzierte verschiedene) / mutation, types de *m*
24730 **mute(ness)** / Stumm(heit *f*) / muet (mutisme *m*)
24731 **mutilation** / Mutilatio *f* (Verstümmlung) / mutilation *f*
24732 **mutins** / Mutine *n* (Bakterien verändernde Gewebestoffe) / mutines *f*
24733 **mutism** / Mutismus *m* (psychogene Stummheit bei intaktem Sprachvermögen der Kinder) / mutisme *m*
24734 **mutism, hysterical** / Mutismus hystericus (lautlose Gebärden) / mutisme hystérique *m*
24735 **mutual** / mutuell (wechselseitig) / mutuel
24736 **mutual(ism)** / Gegenseitig(keit *f*) / mutuel (mutualisme *m*)
24737 **mutualism** / Mutualismus *m* (Symbiose verschiedener Tierarten) / mutualisme *m*
24738 **myalgia** / Myalgie *f* (Einzelmuskelschmerz ohne palpatorischen Befund) / myodynie *f*
24739 **myalgia, cervical, lumbar** / Myalgia cervicalis, lumbalis (Hals-, Lendenmuskelschmerzen) / myalgie cervicale, lombaire *f*
24740 **myalgia, epidemic** / SYLVEST' Syndrom (Zuerst auf Bornholm beobachtete epidemische Infektionskrankheit) / maladie de Bornholm
24741 **myalgia, rheumatic** / Muskelrheumatismus *m* / myalgie rhumatique *f*
24742 **myasthenia (amyosthenia)** / Amyosthenie *f* (Muskelschwäche) / amyosthénie (myasthénie) *f*
24743 **myasthenia, gastric, laryngeal** / Myasthenia gastrica, laryngis (Magenmuskel-, Kehlkopfmuskelschwäche) / myasthénie gastrique, laryngienne *f*
24744 **myasthenic** / muskelschwach / myasthénique
24745 **myatonia (amyotony)** / Amyotonie *f* (Muskelerschlaffung) / amyotonie (myatonie) *f*
24746 **myatonia, congenital** / OPPENHEIM' Krankheit (Entwicklungsstörung der [motorischen] Vorderhornzellen) / myatonie congénitale
24747 **myatrophy (amyotrophy)** / Amyotrophie *f* (Muskelschwund) / amyotrophie (myatrophie) *f*
24748 **myatrophy, degenerative** / Muskelatrophie, degenerative *f* / amyotrophie dégénérescente *f*
24749 **myatrophy, progressive spinal** / Muskelatrophie, progessive spinale *f* / amyotrophie spinale progressive *f*
24750 **myatrophy, simple** / Muskelatrophie, einfache *f* (Inaktivitätsatrophie) / amyotrophie simple *f*
24751 **mycelium** / Myzel *n* (mycelium = Pilzfilz: Hyphengeflecht = Pilzfädengeflecht) / mycélium *m*
24752 **Mycetes** / Myzeten *m* (μύκης = Pilz: CO_2 nicht assimilierende Pilze mit geschlechtlicher und ungeschlechtlicher Fortpflanzung) / mycètes *m*
24753 **mycetogenic, mycetoid** / pilzbedingt, pilzähnlich / mycétogène, mycétoïde
24754 **mycetology** / Myzetologie *f* (Pilzlehre) / mycétologie *f*
24754a **mycid** / Mykid *n* (Hautreaktion nach Eindringen von Pilzen) / mycide *m*
24755 **Mycobacteriaceae** / Mycobacteriaceae (1. Baktfam. der Actinomycetales) / mycobactériacées *f*
24756 **Mycobacterium** / Mycobacterium (Baktgatt. der Mycobacteriaceae) / mycobactérie *f*
24757 **mycobacteria, atypical** / Mykobakterien, atypische *n* (I–III langsam, IV schnell wachsende [RUNYON]) / mycobactéries atypiques *f*
24758 **mycobacteria, aviar** / Mykobakterien, aviäre *n* (nichtchromogene Gruppe III der atypischen Mykobakterien) / mycobactéries aviaires *f*
24759 **mycobacterium, leprosy** / Mycobacterium leprae (Leprabakterium) / mycobactérie de la lèpre *f*
24760 **mycobacterium, smegma, dust, milk** / Mycobacterium smegmatis, phlei, lacticola (saprophytische säurefeste Stäbchen in Smegma, Schmutz, Milch) / mycobactérie du smegma, de la saleté, du lait *f*
24761 **mycobacterium of tuberculosis in fowls, in carp** / Mycobacterium avium, piscium (Geflügel-, Fischtuberkelbakterium) / mycobactérie de la tuberculose d'oiseaux, de poissons *f*

24763 **mycoderma** / Mycoderma *n* (Pilzhaut) / mycoderme *m*
24764 **mycoderma, vinegar, wine** / Mycoderma aceti, vini (Essigmutter, Kahmpilz) / mycoderme de vinaigre, de vin *m*
24765 **mycology** / Pilzkunde *f* / mycologie *f*
24766 **mycoplasm** / Mycoplasma *n* (i.G.z. Viren und Bakterien kein Interferon «bildender» kleinster freilebender Mikroorganismus) / mycoplasme *m*
24767 **mycoplasms** / Mykoplasmen *n* (Bakterien mit Viruscharakter bzw. Viren mit eignem Stoffwechsel) / mycoplasmes *m*
24768 **mycoplasm, fermenting** / Mycoplasma fermentans (auf Gewebekulturen [wie Viren] und auf zellfreien Nährböden [wie Bakterien] wachsender Mikroorganismus) / mycoplasme fermentant *m*
24769 **mycoplasm, pneumonic** / Mycoplasma pneumoniae (einziger beim Menschen vorkommender Vertreter der Virusfamilie Mycoplasmataceae: Erreger einer chemotherapeutisch nicht angehbaren atypischen Pneumonie) / mycoplasme pneumonique *m*
24770 **mycoses** / Mykosen *f* (Erkrankungen durch Myzeten) / mycoses *f*
24771 **mycosis, fungoid** / Mycosis fungoides (Wucherflechte) / granulome fongoïde *m*
24772 **mycosis, interdigital** / Interdigitalmykose *f* (Erosio digitalis mycotica: blastomycotica durch Saccharomyces und Cryptococcus, oidiomycotica durch Candida) / mycose interdigitale *f*
24773 **mycosis, leptothric** / Mycosis leptothrica (durch Leptothrix buccalis) / mycose leptothrique *f*
24774 **mycosis, splenic** / Mycosis splenica (mit Eisen- und Kalkablagerungen) / splénomégalie sidérotique *f*
24775 **mycostasis** / Pilz(bildungs)hemmung *f* / mycostasie *f*
24776 **mycosterols** / Mykosterine *n* (Pilzsterine) / mycostérols *m*
24777 **mycotic** / mykotisch (Mykose betreffend) / mycosique
24778 **mycotoxicoses** / Mykotoxikosen *f* (durch [karzinogene?] Aflatoxinbildner [Aspergillus flavus, parasiticus, orycae] auf pflanzlichen Lebensmitteln bes. Erdnüssen [Frank]) / mycotoxicoses *f*
24779 **mycotoxin** / Pilzgift *n* / mycotoxine *f*
24780 **mydriasis, adrenalin** / Adrenalinmydriasis *f* (Pupillenstarre bei Sympathikotonie und Pankreasinsuffizienz nach Adrenalineinträuflung) / mydriase par adrénaline *f*
24781 **mydriasis (, spastic, spasmodic)** / Mydriasis *f* (Pupillenerweiterung durch Sympathikusreizung od. Okulomotoriuslähmung) / mydriase (spastique, paralytique) *f*
24782 **mydriasis, spinal** / Mydriasis spinalis (spinalbedingte) / mydriase spinale *f*
24783 **mydriasis, springing (bounding)** / Mydriasis, springende *f* (abwechselnde Pupillenverengerung und -erweiterung) / mydriase alternante *f*
24784 **myectopia** / Muskelverlagerung *f* / myectopie *f*
24785 **myedema** / Muskelödem *n* / myœdème *m*
24786 **myelatelia, -atrophy** / Myelatelie, -atrophie *f* (Unterentwicklung, -ernährung des Rückenmarks) / myélatélie, -atrophie *f*
24787 **myelencephalitis** / Myelencephalitis *f* (μυελός = [Rücken]mark: Rückenmark- und Gehirnentzündung) / myélencéphalite *f*
24788 **myelencephalitis, epidemic** / Poliomyelitis anterior / myélencéphalite épidémique *f*
24789 **myelencephalon (afterbrain)** / Myelencephalon (Nachhirn oder Medulla oblongata) / myélencéphale (arrière-cerveau)
24790 **myelin** / Myelin *n* (doppeltbrechendes Lipoidgemenge in norm. Gewebe [z.B. Thymus] und path. Gewebe [bei fettiger Zellentartung]) / myéline *f*
24791 **myelinization** / Myelinbildung *f* / myélinisation *f*
24792 **myelinoma** / Myelingeschwulst *f* / myélinome *m*
24793 **myelitic** / myelitisch (Myelitis betreffend) / myélitique
24794 **myelitis** / Rückenmarkentzündung *f* / myélite *f*
24795 **myelitis, acute, chronic** / Myelitis, akute, chronische *f* / myélite aiguë, chronique *f*
24796 **myelitis, apoplectiform, traumatic** / Myelitis, apoplektiforme, traumatische *f* / myélite apoplectiforme, traumatique *f*
24797 **myelitis, ascending, descending** / Myelitis, aufsteigende, absteigende *f* / myélite ascendante, descendante *f*
24798 **myelitis, central, cornual** / Myelitis, zentrale, periphere *f* / myélite foudroyante, de cornes *f*
24799 **myelitis, compression, concussion** / Kompressionsmyelitis, Konkussionsmyelitis *f* (durch Querschnittverletzungen) / myélite par compression, concussion *f*
24800 **myelitis, diffuse, disseminated** / Myelitis diffusa, disseminata (mit, ohne Systemauswahl) / myélite diffuse, disséminée *f*
24801 **myelitis, par(a)infectious (metastatic)** / Myelitis, par(a)infektiöse (metastatische) *f* (durch Erreger[fortleitung]) / myélite par(a)infectieuse (métastatique) *f*
24802 **myelitis, parenchymatous, sclerosing** / Myelitis, parenchymatöse, bindegewebige *f* / myélite parenchymateuse, interstitielle *f*
24803 **myelitis, transverse** / Querschnittmyelitis *f* (zur Läsion führender Rückenmarkprozeß) / myélite transverse *f*
24804 **myeloblast** / Myeloblast *m* (ungekörnte Granulozytenvorstufe des Knochenmarks) / myéloblaste *m*
24805 **myeloblastomatosis** / Myeloblastomatose *f* (maligne Geschwulstbildung aus Myeloblasten) / myéloblastomatose *f*
24806 **myelocyst** / Rückenmarkzyste *f* / myélocyste *m*
24807 **myelocystocele** / Myelozystozele *f* (Rükkenmarkvorfall) / myélocystocèle *f*
24808 **myelocyte** / Myelozyt *m* (gekörnte Granulozytenvorstufe des Knochenmarks) / myélocyte *m*
24809 **myelocythemia** / Myelozytose *f* (Markzellen im Blut) / myélocytose *f*

24810 **myelodelesis** / Myelodelese *f* (δήλησις = Beschädigung: posttraumat. Rückenmarkhöhlenbildung) / myélodélèse *f*
24811 **myelodysplasia** / Myelodysplasie *f* (rudimentäre Spina bifida occulta) / myélodysplasie *f*
24812 **myelofibrosis** / Myelofibrose *f* (proliferativ-fibrotischer [Knochen]markprozeß) / myélofibrose *f*
24813 **myelogenesis, -poiesis** / Markscheiden-, -zellenbildung *f* (embr.) / myélogenèse, -poïèse *f*
24814 **myelogenic** / knochenmarkursprünglich / myélogène
24815 **myelography** / Myelographie *f* (Rö-Darstellung des Wirbelkanals) / myélographie *f*
24817 **myeloic** / myeloisch (Rückenmark betreffend) / myéloïque
24818 **myeloid** / knochenmarkähnlich / myéloïde
24819 **myeloma** / (Knochen)markgeschwulst *f* / myélome *m*
24820 **myeloma, endothelial** / EWING' Sarkom (Jugendliche Rundzellengeschwülste des Skelets) / endothéliome osseux
24821 **myeloma, multiple** / KAHLER' Syndrom (Maligne Systemerkrankungen des Knochenmarks) / myélomes multiples
24822 **myelomalacia** / Rückenmarkerweichung *f* / myélomalacie *f*
24823 **myelomatosis** / Myelomatose *f* (multiple Myelombildung) / myélomatose *f*
24824 **myelomere** / Rückenmarkursegment *n* / myélomère *m*
24825 **myelomonocyte** / Knochenmarkmonozyt *m* / myélomonocyte *m*
24826 **myeloneuritis** / Myeloneuritis *f* (Myelitis + Neuritis) / myélonévrite *f*
24827 **myeloparalysis** / Lähmung, spinale *f* / myéloplégie *f*
24828 **myelopathy** / Rückenmarkleiden *n* / myélopathie *f*
24829 **myelopathy, spondylogenic cervical** / Zervikalmyelopathie *f* (sek. Halsmarkschädigung durch HWS-Bandscheibenprolaps) / myélopathie cervicale chronique *f*
24830 **myelophthisis** / Rückenmarkschwindsucht *f* / myélophtisie *f*
24831 **myelopoesis** / Mark(zellen)bildung *f* / myélopoïèse *f*
24832 **myelorrhaphy** / Rückenmarknaht *f* / myélorraphie *f*
24833 **myelosarcoma** / Knochenmarksarkom *n* / myélosarcome *m*
24834 **myelosarcomatosis** / Myelosarkomatose *f* (multiple Knochenmarksarkommetastasen) / myélosarcomatose *f*
24835 **myeloschisis** / Rückenmark, offnes *n* / myéloschisis *f*
24836 **myeloschisis, partial** / Spina bifida partialis (Wirbelspalte mit Bruchbildung) / fente vertébrale partielle *f*
24837 **myelosclerosis syndrome** / Osteomyelosklerose-Syndrom (Idiopathische und symptomatische Osteomyelosklerose) / syndrome ostéomyélofibrosique
24838 **myelosis, anemic** / Myelose, anämische *f* (bei Perniciosa) / myélose anémique *f*
24839 **myelosis, avitamin(ot)ic** / Myelose, avitaminotische *f* (bei Pellagra) / myélose avitam(inot)ique *f*
24840 **myelosis, funicular** / Myelose, funikuläre *f* (degenerative Erkrankung der Rückenmarkbahnen) / myélose funiculaire *f*
24841 **myelotomy** / Myelotomie *f* (op. Eröffnung von Höhlen im Rückenmark) / myélotomie *f*
24842 **myelotoxin** / Markgift *n* / myélotoxine *f*
24843 **myenteric** / darmmuskulaturbezüglich / myentérique
24844 **myiasis** / Myiasis *f* (μυῖα = Fliege: [Wund]maden[fraß]krankheit durch wurmförmige Fliegenlarven) / myiasis *f*
24845 **myiasis, dermatic, intestinal** / Myiasis dermatosa, intestinalis / myiasis dermique, intestinale *f*
24846 **myiodesopsy** / Myiodesopsie *f* (μυιώδης = fliegenartig) / myiodésopsie *f*
24847 **myo-architectonic** / muskelbaubezüglich / my(o-)architectonique
24848 **myoblast** / Myoblast *m* (Muskelfaserbildungszelle) / myoblaste *m*
24849 **myoblastoma of the newborn** / NEUMANN' Syndrom (III) (Benigne Zahnfleischgeschwulst der Säuglinge) / tumeurs bénignes de la gencive du nourrisson
24850 **myoblastomyoma** / Rhabdomyo(sarco)ma *n* (ῥάβδος = Stab: [seltne maligne] Muskelfaserzellengeschwulst bes. an Zunge) / myome striocellulaire *m*
24851 **myocardia, ethylic** / Myokardinsuffizienz, äthanolbedingte *f* (BICKEL: dem Alkoholikerherz zu Grunde liegende Stoffwechselstörung) / myocardie éthylique *f*
24852 **myocardiogram** / Herzmuskeltätigkeitskurve *f* / myocardiogramme *m*
24853 **myocardiopexy** / Myokardiopexie *f* (Op. bei Angina pectoris) / myocardiopexie *f*
24854 **myocardism** / Myokardinfarkt, potentieller *m* / myocardisme *m*
24855 **myocardism, risk factors of** / Herzinfarktrisikofaktoren *m* (HOCHREIN: Hypercholesterinämie [Arteriosklerose], Bluthochdruck [Übergewicht], Zigarettenabusus [Alkohol-], Ernährungsfehler [Bewegungsmangel]) / myocardisme, facteurs de risque de *m*
24856 **myocarditis** / Herzmuskelentzündung *f* / myocardite *f*
24857 **myocarditis, acute, bacterial, toxic** / Herzmuskelentzündung, akute, bakterielle, toxische *f* / myocardite aiguë, bactérienne, toxique *f*
24858 **myocarditis, chronic, indurative, rheumatic** / Myocarditis chronica, indurativa, rheumatica / myocardite chronique, indurative, rhumatique *f*
24859 **myocarditis, fibrous, parenchymatous** / Herzmuskelentzündung, fibröse, parenchymatöse *f* / myocardite fibreuse, parenchymateuse *f*
24860 **myocarditis of the FIEDLER type, idiopathic** / FIEDLER' Syndrom (Frühkindliche interstitielle Myocarditis) / myocardite idiopathique du type FIEDLER

24861 **myocardium** / Myocardium (Herzmittelschicht, Herzmuskel) / myocarde
24862 **myocardosis** / Myokardose-Syndrom (Manifestation allgemeiner Stoffwechselstörungen am Herzmuskel) / myocardie
24863 **myoceptors** / Muskelrezeptoren *m* (den Reiz der motorischen Endplatte aufnehmende Muskelfasern) / myocepteurs *m*
24864 **myochorditis** / Myochorditis *f* (Stimmbandmuskelentzündung) / myochordite *f*
24865 **myoclonia** / FRIEDREICH' Syndrom (II) (Paramyoclonus multiplex) / polyclonie
24866 **myoclonus epilepsy** / UNVERRICHT' Syndrom (In der Pubertät beginnende Myoklonie mit Epilepsie) / myoclonie épileptique progressive
24867 **myocolpitis** / Myocolpitis *f* (Scheidenwandmuskelentzündung) / myocolpite *f*
24868 **myocytoma** / Muskelzellengeschwulst *f* / myocytome *m*
24869 **myodegeneration of the heart** / Myodegeneratio cordis (nichtentzündliche durch Lipofuscineinlagerung) / myodégénération du cœur *f*
24870 **myodynamic, -static** / muskelphysiologisch, -anatomisch / myodynamique, -statique
24871 **myodynamometer** / Muskelkraftmesser *m* / myodynamomètre *m*
24872 **myo(dys)tonic, -(dys)trophic** / myo(dys)ton, -(dys)trophisch (Muskelspannung[sstörung], -ernährung[sstörung] betreffend) / myo(dys)tonique, -(dys)trophique
24873 **myodystrophy, congenital atonic sclerotic** / Muskeldystrophie-Syndrom, atonisch-sklerotisches (Seltne Myatonia-congenita-Form) / myodystrophie sclérotique atonique du type ULLRICH
24874 **myo-electricity, -function** / Muskelelektrizität, -funktion *f* / myo-électricité, -fonction *f*
24875 **myo-electrotherapy, rhythmical** / Muskelreiztherapie, elektrische *f* (bei spastischen Zuständen) / my(o)électrothérapie rythmique *f*
24876 **myo-epithelial, -fascial** / muskelepithel-, -faszienbezüglich / my(o-)épithélial, -aponévrotique
24877 **myo-epithelioma** / My(o)epitheliom *n* (einzelner [Mundschleim]hauttumor) / my(o-)épithéliome *m*
24878 **myofibril** / Myofibrille *f* (kontraktile Muskelgewebefaser im Sarcoplasma) / myofibrille *f*
24879 **myofibrils, smooth, striated** / Myofibrillen, glatte, quergestreifte *f* (optisch einfach-, doppeltbrechend) / myofibrilles lisses, striées *f*
24880 **myofibrosis (of the heart)** / Myo(kard)fibrose *f* (Bindegewebedurchsetzung des [Herz]muskels) / myofibrose (du cœur) *f*
24881 **myogelosis** / Myogelose *f* (Hartspann: Knotenbildung im Muskelgewebe) / myogélose *f*
24882 **myogenesis** / Muskelgewebsentwicklung *f* / myogénie *f*
24883 **myogenic** / muskelursprünglich / myogène
24884 **myogens** / Myogene *n* (Muskelalbumine A und B) / myogènes *m*
24885 **myoglobin** / Myohämatin *n* (hämoglobinähnlicher Muskelfarbstoff) / myochrome *m*
24886 **myoglobinuria syndromes** / Myoglobinurie-Syndrome (Alle Erkrankungen und Verletzungen mit Myoglobinurie als Leitsymptom) / syndromes de la myoglobinurie
24887 **myogram** / Muskelfunktionskurve *f* / myogramme *m*
24888 **myoid** / muskelähnlich / myoïde
24889 **myo-ischemia, myonecrosis** / My(o)ischämie, Myonekrose *f* (Blutleere, Untergang eines Muskels) / my(o-)ischémie, myonécrose *f*
24890 **myokinetics** / Muskelspiel *n* / myocinétiques *f*
24891 **myokymia** / Myokymie *f* (Muskelwogen bei Überanstrengung) / myokymie *f*
24892 **myolemma** / Myolemm *n* (Sarkolemm) / myolemme *m*
24893 **myology** / Myologia (μῦς = Muskel: Muskelsystem) / myologie
24894 **myolysis** / Muskelentartung *f* / myodégénérescence *f*
24895 **myolysis of the heart, toxic** / Myolysis cordis toxica (Myokarddegeneration durch Diphtherietoxin) / myolyse toxique du cœur *f*
24896 **myoma of the body, of the cervix of the uterus** / Korpusmyom, Zervixmyom *n* / myome du corps, du col de l'utérus *m*
24897 **myoma of the uterus** / Myoma uteri (häufigste gutartige Muskelgeschwulst) / myome de l'utérus *m*
24898 **myoma of the uterus, intramural, submucous, subserous** / Gebärmuttermyom, intramurales, submuköses, subseröses *n* / myome intramural, sousmuqueux, sousséreux *m*
24899 **myomatosis** / Myomatose *f* (multiple Myombildung) / myomatose *f*
24900 **myomectomy** / Myomektomie *f* / myomotomie *f*
24901 **myomelanosis** / Myomelanose *f* (Melaninablagerung in Muskelpartien) / myomélanose *f*
24902 **myometritis** / Metritis *f* (Gebärmuttermuskelschichtentzündung) / myométrite *f*
24903 **myometrium** / Myometrium *n* (Gebärmuttermuskelhaut: Tunica muscularis uteri) / myomètre *m*
24904 **myomotor** / myomotorisch (Muskelbewegung betreffend) / myomoteur
24905 **myonephropexy** / Myonephropexie *f* (Nierenanheftung an Muskelgewebe) / myonéphropexie *f*
24906 **myoneural** / neuromuskulär / neuromusculaire
24907 **myoneuralgia, -neurasthenia** / Muskelneuralgie, -nervenschwäche *f* / myonévralgie, -neurasthénie *f*
24908 **myoneuroma** / Myoneurom *n* (Neurom mit Muskelgewebe) / myonévrome *m*
24909 **myoneurosis** / Muskelschwäche, nervöse *f* (psychopath.) / faiblesse neuromusculaire *f*

24910 **myonomy** / Muskelnomenklatur *f* / myonomie *f*
24911 **myoparesis** / Muskel(teil)lähmung *f* / myoparalysie *f*
24912 **myopathy** / Muskelleiden *n* / myopathie *f*
24913 **myopathy, distal** / Myopathie-Syndrom, distales (Langsam fortschreitende distale Myopathie) / myopathie distale
24914 **myopericarditis** / Myopericarditis *f* (Myocarditis + Pericarditis) / myopéricardite *f*
24915 **myopia, axial, curvature** / Achsenmyopie, Krümmungs- *f* / myopie axiale, de courbure *f*
24916 **myopia, benign, malign** / Myopie, benigne, maligne *f* (ohne, mit Augenhintergrundveränderungen) / myopie bénigne, maligne *f*
24917 **myopia, chromic, index** / Farbenmyopie, Brechungs- *f* / myopie chromatique, de réfraction *f*
24918 **myopia, lenticular** / Linsenmyopie *f* (durch Verlagerung) / myopie lenticulaire *f*
24919 **myopia, prodromal** / «Myopie», transitorische *f* (bei Alters[kern]starentwicklung) / myopie temporaire *f*
24920 **myopia, progressive** / Kurzsichtigkeit, fortschreitende *f* (zur Erblindung führende) / myopie pernicieuse *f*
24921 **myopic (myopia)** / Kurzsichtig(keit *f*) (μύω = blinzeln) / myope (myopie *f*)
24922 **myoplasma** / Muskelgewebe *n* (Syncytium aus Plasma, Myofibrillen, Kern) / sarcoplasma *m*
24923 **myoplasty** / Muskelplastik *f* / myoplastie *f*
24924 **myoplegia, paroxysmal** / Muskellähmung, anfallweise *f* / myoplégie paroxystique *f*
24925 **myorrhaphy** / Muskelnaht *f* / myosuture *f*
24926 **myorrhexis** / Muskelbruch, falscher *m* (Muskelriß) / rupture musculaire *f*
24927 **myorrhythmia** / Myorrhythmie *f* (rhythmische Zuckungen in einem Muskelgebiet) / myorrythmie *f*
24928 **myosarcoma** / Myosarkom *n* (malignes Myom) / myosarcome *m*
24929 **myosiderin** / Myosiderin *n* (nach Myoglobinzerfall entstehendes Eisenpigment) / myosidérine *f*
24930 **myosin** / Myosin *n* (Lipoideiweißkomplex) / myosine *f*
24931 **myositis** / My(os)itis *f* (Muskelgruppenentzündung mit palpatorischem Befund) / myosite *f*
24932 **myositis, acute purulent** / Myositis acuta purulenta (z. B. bei komplizierter Fraktur) / myosite purulente aiguë *f*
24933 **myositis, interstitial** / Myositis interstitialis (Muskelbindegewebsentzündung) / myosite interstitielle *f*
24934 **myositis, myoglobinuric** / GÜNTHER' Syndrom (II) (Myositis myoglobinurica) / myosite myoglobinurique
24935 **myositis, ossifying** / Myositis ossificans (durch starken Schlag auf Arm od. Oberschenkel z. B. beim Football möglich) / myosite ossifiante *f*
24936 **myositis, progressive ossifying** / MÜNCHMEIER' Syndrom (Progressive ossifizierende Myositis) / myosite ossifiante progressive
24937 **myositis, rheumatic** / Myositis rheumatica / myosite rhumatique *f*
24938 **myositis, trichinous** / Myositis, diffuse *f* (bei Trichinose) / myosite diffuse *f*
24939 **myositis, typhous** / Myositis typhosa (bei Typhus) / myosite typhique *f*
24940 **myositis, zosteriform** / Myositis zosterica (bei Zoster ophthalmicus) / myosite zostériforme *f*
24941 **myospasm** / Myospasmus *m* (Einzelmuskelspasmus) / myospasme *m*
24942 **myostroma** / Muskelbindegewebe *n* / stroma musculaire *m*
24943 **myotenositis** / Muskel-Sehnenentzündung *f* / myoténosite *f*
24944 **myotome** / Muskelursegement *n* / myotome *m*
24945 **myotomy (myectomy)** / Muskeldurchschneidung (Muskelresektion) *f* / myotomie (myectomie) *f*
24946 **myotonia, acquired** / Myotonia acquisita (Muskelstarre bei Kälte [TALMA]) / myotonie acquise *f*
24947 **myotonia, atrophic** / CURSCHMANN-BATTENSTEINERT' Syndrom (Erbliche Myopathie mit umschriebener Muskeldystrophie) / myotonie atrophique
24948 **myotonia, hereditary** / THOMSEN' Syndrom (Erbliche systematisierte Myopathie mit Veränderung der elektr. Muskelerregbarkeit) / myotonie congénitale
24949 **myotonometry** / Muskelspannungsmessung *f* / myotonométrie *f*
24950 **myotropic** / muskelwendig / myotrope
24951 **myriapod** / Tausendfüßer *m* (Centi-, Millipedes) / myriapode *m*
24952 **myringectomy** / Myringektomie *f* (μῦριγξ [aus μῆνιγξ = Haut] = Trommelfell: Herausschneiden eines Trommelfell[teil]s) / tympanectomie *f*
24953 **myringitis** / Trommelfellentzündung *f* / tympanite *f*
24954 **myringomycosis** / Myringomykose *f* (Trommelfellwucherung durch Mucor) / myringomycose *f*
24955 **myringoplasty** / Myringoplastik *f* (künstliche Trommelfellbildung durch Einheilung von Haut) / myringoplastie *f*
24956 **myringotome** / Myringotom *n* (Parazentesenadel) / myringotome *m*
24957 **myrrh** / Myrrhe *f* / myrrhe *f*
24958 **myrtiform** / myrtenblattförmig / myrtiforme
24959 **mysophilia, -phobia** / Mysophilie, -phobie *f* (μύσος = Unreinheit) / mysophilie, -phobie *f*
24960 **mystery, biogenetic** / Geheimnis, biogenetisches *n* (erste und letzte physikalisch-chemische Vorgänge) / mystère biogénétique *m*
24961 **mystification** / Mystifizierung *f* (Verschleierung) / mystification *f*
24962 **mythomania, -phobia** / Mythensucht, -angst *f* / mythomanie, -phobie *f*

24963 **mytilotoxin** / Miesmuschelgift *n* / mytilotoxine *f*
24964 **myxedema (, circumscript)** / Myxoedema (circumscriptum) (Wucherung schleimhaltigen Unter[schenkel]hautbindegewebes) / myxœdème (circonscrit) *m*
24965 **myxedema combined with muscular hypertrophy, infantile** / Debré-Semelaigne' Syndrom (Kongenitales Myxödem mit Myopathie) / myopathie hypothyroïdienne
24966 **myxidiocy** / Myxidiotie *f* (infantiler sporadischer Kretinismus) / myxidiotie *f*
24967 **myxochondroma** / Myxochondrom *n* (Chondrom mit Schleimgewebe) / myxochondrome *m*
24968 **myxocylindroma, -endothelioma** / Myxozylindrom, -endotheliom *n* (Zylindrom, Endotheliom mit Schleimgewebe) / myxocylindrome, -endothéliome *m*
24969 **myxofibroma** / Myxofibrom *n* (Fibrom mit Schleimgewebe) / myxofibrome *m*
24970 **myxoglioma, -neuroma** / Myxogliom, -neurom *n* (Gliom, Neurom mit Schleimgewebe) / myxogliome, -neurome *m*
24971 **myxolipoma** / Myxolipom *n* (Lipom mit Schleimgewebe) / myxoliopome *m*
24972 **myxoma** / Myxom *n* (gutartige Schleimgewebegeschwulst) / myxome *m*
24973 **myxomatosis** / Myxomatose *f* (multiple Myxombildung) / myxomatose *f*
24974 **myxomycetes** / Schleimpilze *m* / myxomycètes *m*
24975 **myxomyoma, -papilloma** / Myxomyom, -papillom *n* (Myom, Papillom mit Schleimgewebe) / myxomyome, -papillome *m*
24977 **myxoneurosis, membranaceous intestinal** / Colica mucosa (Neurotisch-allergische Myxorrhoe) / colite pseudomembraneuse (sèche) *f*
24978 **myxopoiesis** / Schleimbildung *f* (μύξα = Schleim) / myxopoïèse *f*
24979 **myxosarcoma** / Myxosarkom *n* (malignes Myxom) / myxosarcome *m*
24980 **myxoxanthin** / Myxoxanthin *n* (biol. Vitamin-A-Vorstufe) / myxoxanthine *f*

N

24981 **nacre(ous)** / Perlmutter(artig) *f* / nacre *f* (nacré)
24982 **nagana** / Nagana *f* (Pferde- und Rinderkrankheit durch Trypanosoma brucei) / nagana *f*
24983 **nail** / Unguis (Nagel) / ongle
24984 **nail, brittle** / Nagel, brüchiger *m* / ongle fragile *m*
24985 **nail, clubbed** / Nagel, keulenförmiger *m* / ongle en massue *m*
24986 **nail, egg-shell** / Eierschalennagel *m* / ongle mou *m*
24987 **nails, foveolated** / Grübchennägel *m* («Tüpfelnägel» bei Psoriasis) / ongles piquetés *m*
24988 **nail, fracture** / Knochennagel *m* / ongle à fracture *m*
24989 **nail, furrowed (reedy)** / Nagel, (längs)-gefurchter *m* / ongle sillonné *m*
24990 **nail, parrotbeak** / Schnabelnagel *m* / ongle en forme de bec *m*
24991 **nails, spoon** / Koilonychie *f* (κοῖλος = hohl: Hohlnägel) / cœlonychie *f*
24992 **nail, turtle-back** / Uhrglasnagel *m* / ongle hippocratique *m*
24993 **nail-patella syndrome** / Turner-Kieser' Syndrom (Erbliche Dysplasie von Abkömmlingen des Mesoderms mit Nageldystrophie) / syndrome de Turner-Kieser
24994 **nail-shaped** / nagelförmig / onychoïde
24995 **naive (naivety)** / Naiv(ität *f*) / naïf (naïveté *f*)
24996 **Naja** / Naja (Wirkstoff: Brillenschlangengift) / Naia tripudians (Ophidia [Reptilia])
24997 **nalanane** / Schlafkrankheit *f* (der Neger durch Trypanosoma gambiense) / hypnosie *f*
24998 **nanism of the Amsterdam type, degenerative** / (Cornelia) de Lange' Syndrom (I) (Seltnes Kombinationsbild degenerativer Abartungen) / nanisme dégénératif du type Amsterdam
24999 **nanism, dysthyreotic, rachitic** / Zwergwuchs, hypothyreotischer, rhachitischer *m* / nanisme hypothyréotique, rachitique *m*
25000 **nanism, infantile** / Nanismus infantilis / nanisme de Paltauf *m*
25001 **nanism syndromes** / Minderwuchs-Syndrome (Minderwuchs- [>10%] od. Zwergwuchsformen [>23%]) / syndromes du nanisme
25002 **nano** / Nano (n = 10^{-9}) / nano
25003 **nanocephalia, -melia** / Zwergköpfigkeit, -gliedrigkeit *f* / nanocéphalie, -mélie *f*
25004 **nanoid** / zwergähnlich / nain, d'aspect
25005 **nanometer** / Nanometer *m* (Millimikrometer = 10^{-9} m) / nanomètre *m*
25006 **nano-second** / Nanosekunde *f* (10^{-9} sec) / nano-seconde *f*
25007 **nanosomia** / Nanosomie *f* (Zwergwuchs) / nanosomie *f*
25008 **nanus (nanous, dwarfed)** / Zwerg(haft) *m* / nain *m* (nain, pygméen)
25009 **narc(iss)ism** / Narziß(is)mus *m* (unbewußte Projektion des Wunsch[bild]s auf und affektive Bindung an sich selbst als [Traum]erfüllung) / narc(iss)isme *m*
25010 **narcissist** / Narziß(t) *m* (erotisch dem eignen Körper als [Sexual]objekt Hingegebener) / narcissiste *m*
25011 **narcissistic** / narzißtisch (in sich selbst verliebt) / narcissique
25012 **narco(-ana)lysis, -synthesis** / Narkopsychoanalyse, -synthese *f* (Psychoanalyse in leichter Anästhesierung) / narcopsychanalyse, -synthèse *f*

25013 **narco-anesthesia** / Narkoanästhesie *f* (Narkose durch Morphiuminj.) / narco-anesthésie *f*
25014 **narcohypnosis** / Narkohypnose *f* (Hypnose unter leichter Anästhesierung) / narcohypnose *f*
25015 **narcolepsy** / Narkolepsie *f* (meist mit Katalepsie kombinierte Schlafanfälle aus dem Wachzustand) / narcolepsie *f*
25016 **narcolepsy, inverse** / Narkolepsie, umgekehrte *f* (Wachanfälle aus dem Schlafzustand) narcolepsie inverse *f*
25018 **narcology** / Narkologie *f* (Betäubungs-[mittel]kunde) / narcologie *f*
25019 **narcomania (narcoti[ci]sm)** / Rausch(gift)-sucht *f* / narcomanie *f* (narcoti[ci]sme *m*)
25020 **narcophagus** / Narkophage *m* (Betäubungsmittelkonsument) / narcophage *m*
25021 **narcosis** / Narkose *f* (νάρκωσις: tiefe Bewußtlosigkeit [durch allgemeine Betäubung mit Narcotica]) / narcose *f*
25022 **narcosis adjuvants** / Narkosehilfsmittel *n* (Relaxantien, Blutdrucksenkung) / narcose, adjuvants de la *m*
25023 **narcosis, basal; (preliminary medication)** / Basisnarkose *f* (medikamentöse [Vor]-narkose) / narcose basale; (médication préliminaire) *f*
25024 **narcosis, combined** / Kombinationsnarkose *f* (Basis- plus Inhalationsnarkose) / narcose combinée *f*
25025 **narcosis, combined tonsillectomy** / Tonsillektomienarkose, kombinierte *f* (Lokalanästhesie + Chloräthylrausch) / narcose combinée pour tonsillectomie *f*
25026 **narcosis, drop** / Tropfennarkose *f* / narcose goutte à goutte *f*
25027 **narcosis, endotracheal (-bronchial)** / Endotrachealnarkose *f* (mit Endotrachealtubus) / narcose endotrachéale (-bronchique) *f*
25028 **narcosis, inhalation (infiltration)** / Inhalationsnarkose *f* (Infiltrationsnarkose: Äther, Cyclopropan, Halothan) / narcose par inhalation (infiltration) *f*
25029 **narcosis, insufflation, intubation** / Insufflationsnarkose, Intubations- *f* / narcose par insufflation, intubation *f*
25030 **narcosis, intensified** / Narkose, intensivierte *f* (durch Nichtnarkotika) / narcose intensifiée *f*
25031 **narcosis, intravenous (infusion)** / Narkose, intravenöse *f* (sofortige und tiefe z.B. durch Evipan) / narcose intraveineuse (par infusion) *f*
25032 **narcosis, intravenous short** / Kurznarkose, intravenöse *f* (mit Phenoxyessigsäurederivat bei supraventrikulärer paroxysmaler Tachykardie) / narcose courte intraveineuse *f*
25033 **narcosis mask** / Narkosemaske *f* / narcose, masque à la *m*
25034 **narcosis methods** / Narkosemethoden *f* (Einatmung, Einlauf, Einspritzung) / narcoses, méthodes de *f*
25035 **narcosis, mixed** / Mischnarkose *f* (1 T. Alkohol, 2 T. Chloroform, 3 T. Äther) / narcose mixte *f*
25036 **narcosis, nitrous-oxide** / «Lachgas»-narkose *f* (Stickstoffoxydul) / narcose au protoxyde d'azote *f*
25037 **narcosis paralysis** / Narkoselähmung *f* / narcose, paralysie à la *f*
25038 **narcosis, phases of** / Narkosestadien *n* (I Analgesie, II Exzitation, III Toleranz, IV Reanimation) / narcose, phases de la *f*
25039 **narcosis, potentiated (raised)** / Narkose, potenzierte *f* (durch Kombination sympathiko- und vagolytischer Neuroplegica) / anesthésie potenti(s)ée (élévée) *f*
25040 **narcosis, rausch** / Ätherrausch *m* (kurze Chloroformnarkose bei Geburtswehen) / narcose à la reine *f*
25041 **narcosis, rectal** / Rektalnarkose *f* (Einlaufnarkose) / narcose rectale *f*
25042 **narcosis, steroid** / Steroidnarkose *f* (NNR-Hormonderivate) / narcose à stéroïdes *m*
25043 **narcotize (narcotized, narcotizing)** / narkotisieren (narkotisiert, narkotisierend) / narcotiser (narcotisé, narcotisant)
25044 **narrow-breasted** / engbrüstig / étroit de poitrine
25045 **narrow-faced** / schmalgesichtig / étroit de face
25046 **narrow-minded** / engherzig / étroit de cœur
25047 **narrow(ness)** / Schmal(heit, Beschränktheit, Engigkeit *f*) / étroit(esse *f*)
25048 **nasal** / nasenbezüglich / nasal
25049 **nasalism** / Rhinolalie *f* (näselnde Sprache) / rhinisme *m*
25050 **nascent** / naszierend (aufkeimend) / naissant
25051 **nasion (n)** / Nasion *n* (kraniometrischer Meßpunkt an tiefster Nasensatteleinsenkung) / nasion *m*
25052 **nasobronchial, -pharyngeal** / nase-bronchenbezüglich, -rachenbezüglich / nasobronchique, -pharyngien
25053 **nasofrontal, -lacrimal** / nasenbein-stirnbeinbezüglich, -tränenbeinbezüglich / nasofrontal, -lacrymal
25054 **nasolabial, -palatal** / nase-lippenbezüglich, -gaumenbezüglich / nasolabial, -palatal
25055 **nasospinal (ns), orbital (or), spinal (sp), subnasal (sn), subspinal (ss) (point)** / Gesichtsmeßpunkte *m* (Nasenspinal-, Aug-, Spinal-, Subnasal-, Subspinalpunkt) / nasospinale, orbitale, spinale, sousnasale, sousspinale *f*
25056 **natality** / Natalität *f* (Lebendgeburtenpromillesatz) / natalité *f*
25057 **natimortality (still birth rate)** / Totgeburtenhäufigkeit *f* / mortinatalité *f*
25058 **native** / nativ(istisch) (unverändert [angeboren]) / natif
25059 **natremia** / Naträmie *f* (Na-Gehalt des Bluts) / natrémie *f*
25060 **natruresis** / Natruresе *f* (Na-Ausscheidung) / natrurèse *f*
25061 **natural** / naturgemäß / naturel
25062 **naturopath** / Naturarzt *m* / médecin naturiste *m*
25063 **naturopathy** / Naturheilverfahren *n* / naturisme *m*

25064 **naupathy (sea-sickness)** / Vomitus marinus (Nausea navigantium) / nausée *f* (mal de mer *m*)
25065 **navel, amnion** / Amnionnabel *m* (Nabelmißbildung) / amnios ombilical *m*
25066 **navel, cutaneous** / Kutisnabel *m* (verlängerter Nabelschnurstumpf) / nombril cutané *m*
25067 **navel-shaped** / nabelförmig / ombiliforme
25068 **nearly** / näherungsweise / approchant
25069 **nebulize (nebulized, nebulizing)** / vernebeln (vernebelt, vernebelnd) / camoufler (camouflé, camouflant)
25070 **nebulous (nebulosity)** / Neblig(keit *f*) / nébuleux (nébulosité *f*)
25071 **Necator** / Necator (Gattung Nematoden: Filariengruppe) / nécateur *m*
25072 **necator, American** / Necator americanus (Todeswurm, ähnlich Ankylostoma duodenale) / nécateur américain *m*
25073 **necessary** / unvermeidlich / nécessaire
25074 **necessity (, vital)** / (Lebens)notwendigkeit *f* / nécessité (vitale) *f*
25075 **neck** / Nucha (arab. Rückenmark: Nacken) / nuque
25076 **van Neck's disease** / van Neck' Syndrom (Aseptische Epiphysennekrose im Schambeinsymphysenbereich) / ostéochondrose ischiopubienne
25077 **neck-face syndrome** / Syndrom, zervikolinguomastikatorisches (Neurologisches Vergiftungsbild mit Hirnnervenstörungen nach Chlorpromazin) / syndrome face-cou
25078 **necrobiosis** / Nekrobiose *f* (Virchow: langsames Absterben einzelner Zellen) / nécrobiose *f*
25079 **necrobiosis, lipoidal** / Necrobiosis lipoidica (diabeticorum) / nécrobiose lipoïdique *f*
25080 **necrocomium** / Necrocomium *n* (Totenhaus) / nécrocomium *m*
25081 **necrohormones** / Nekrohormone *n* (auf Teilung gesunder Nachbarzellen wirkende Stoffe nekrotischen Gewebes) / nécrohormones *f*
25082 **necrology** / Todesstatistik *f* / nécrologie *f*
25083 **necrophilism, -phobia** / Leichenschändung, -furcht *f* / nécrophilisme *m*, -phobie *f*
25084 **necropsy** / Nekroskopie *f* (Totenbeschau) / nécropsie *f*
25085 **necrosis** / Nekrose *f* (νεκρός = tot: Absterben von Organ[gewebe]teilen) / nécrose *f*
25086 **necrosis, caseous** / Nekrose, käsige *f* (mit käsigem Gewebezerfall) / nécrose caséeuse *f*
25087 **necrosis, coagulation** / Koagulationsnekrose *f* (mit Gerinnung der Gewebeflüssigkeit) / nécrose de coagulation *f*
25088 **necrosis, colliquative** / Kolliquationsnekrose *f* (mit Erweichung des Gewebes) / nécrose de liquéfaction *f*
25089 **necrosis, coumarin** / Cumarinnekrose *f* (nicht durch Überdosierung, sondern individuelle Unverträglichkeit) / nécrose par cumarine *f*
25090 **necrosis, gangrenous** / Nekrose, gangränöse *f* (feuchter Brand) / nécrose gangreneuse *f*
25091 **necrosis of the media** / Medianekrose *f* / nécrose de la tunique moyenne *f*
25092 **necrosis, molecular** / Molekularnekrose *f* (Detritus bei Caries) / nécrose moléculaire *f*
25093 **necrosis, mummification** / Mumifikationsnekrose *f* (mit Austrocknung des Gewebes) / nécrose de momification *f*
25094 **necrosis of the pancreas, fatty** / Pankreasfettgewebenekrose *f* (Selbstverdauung durch Steapsin) / stéatonécrose du pancréas *f*
25095 **necrosis, phosphorus** / Kiefernekrose *f* (nach fortgesetzter Phosphoreinatmung) / nécrose phosphorée *f*
25096 **necrosis, simple** / Nekrose, einfache *f* (ohne morphol. Veränderung des abgestorbenen Organteils) / nécrose simple *f*
25097 **necrospermia** / Nekrospermie *f* (Unbeweglichkeit aller Spermien, norm. 20%) / nécrospermie *f*
25098 **necrotic** / abgestorben / nécrotique
25099 **necrotize** / nekrotisieren (Nekrose erzeugen) / nécrotiser
25100 **necrotomic** / nekrotomiebezüglich / nécrotomique
25101 **necrotomy** / Sequesterotomie *f* (Ausschneiden eines abgestorbenen Knochenstücks) / nécrotomie *f*
25102 **need** / Bedürfen *n* / besoin *m*
25103 **needs, creation of** / Bedürfnisweckung *f* (anthropo[bio]logisch verderblich, [wirtschafts]politisch notwendig) / besoins, création des *f*
25104 **needle** / Nadel *f* / aiguille *f*
25105 **needle, aneurysm** / Aneurysmanadel *f* / aiguille à anévrisme *f*
25106 **needle, aspiration** / Punktionsnadel *f* / aiguille à ponction *f*
25107 **needle, atraumatic** / Nadel, atraumatische *f* (ohne Öhr für Gefäßchirurgie) / aiguille atraumatique *f*
25108 **needle box** / Nadelbehälter *m* / aiguilles, boîte à d' *f*
25109 **needle, curved** / Nadel, gebogene *f* (für Nadelhalter) / aiguille courbe *f*
25110 **needle, cutting-edged** / Nadel, scharfe *f* (dreikantige für feste Gewebe) / aiguille à trois bords *f*
25111 **needle, dissecting** / Präpariernadel *f* / aiguille à dissocier *f*
25112 **needle, eye (cataract)** / Augennadel (Starnadel) *f* / aiguille oculaire *f*
25113 **needle eye, tip** / Nadelöhr *n*, Nadelspitze *f* / épingle, trou *m*, pointe d' *f*
25115 **needle, hebosteotomy** / Hebosteotomienadel *f* / aiguille à hébostéotomie *f*
25116 **needle, hypodermic** / Impfnadel *f* / aiguille hypodermique *f*
25117 **needle, intestinal** / Darmnadel *f* / aiguille intestinale *f*
25118 **needle, (large-, narrow-bore) hollow** / Hohlnadel (, dicke, dünne) *f* / canule creuse *f*
25119 **needle, ligature** / Ligaturennadel *f* / aiguille à ligature *f*
25120 **needle, paracentesis** / Parazentesenadel *f* / aiguille à paracentèse *f*

25121 **needle, radium** / Radiumnadel *f* / aiguille de radium *f*

25122 **needle, round-bodied** / Nadel, runde *f* (für empfindliche Gewebe) / aiguille ronde *f*

25123 **needle, spinal** / Lumbalpunktionsnadel *f* / aiguille à ponction lombaire *f*

25124 **needle, straight** / Nadel, gerade *f* (für laufende Naht) / aiguille droite *f*

25125 **needles, surgical** / Nadeln, chirurgische *f* / aiguilles chirurgicales *f*

25126 **needle, suture** / Nähnadel *f* / aiguille à suture *f*

25127 **needle- (suture-)holder (carrier, forceps)** / Fadenhalter *m* / pêche- (porte-)fil *m*

25128 **needle, thermo-electric** / Nadel, thermoelektrische *f* / aiguille therm(o-)électrique *f*

25129 **neencephalon** / Ne(o)encephalon *n* (Palencephalon + Cortex) / néencéphale *m*

25130 **negation** / Verneinung *f* / négation *f*

25131 **negative** / negativ (verneinend, ohne Ergebnis, kleiner als Null) / négatif

25132 **negativism** / Negativismus *m* (triebhaftes Neinsagen) / négativisme *m*

25133 **negligent (negligence)** / Unachtsam(keit *f*) / négligent (négligence *f*)

25134 **negroid** / negerähnlich / négroïde

25135 **Neisseria** / Neisseria (Baktgatt. der Neisseriaceae) / micrococque de NEISSER *m*

25136 **neisseria, catarrhal, yellow** / Neisseria catarrhalis, flava (Mischinfektionserreger bei Pharyngitis) / micrococque catarrheux, pharyngien jaune *m*

25137 **neisseria, gonorrheal** / Neisseria gonorrhoeae (Gonokokken) / micrococque gonorrhéique *m*

25138 **neisseria of meningitis** / Neisseria intracellularis meningitidis (Erreger der Meningitis epidemica) / micrococque intracellulaire *m*

25139 **Neisseriaceae** / Neisseriaceae (7. Baktfam. der Eubacteriales) / neissériacées *f*

25140 **neisseriasis** / Neisseriose *f* (Krankheit durch Neisseria) / neissériose *f*

25141 **Nemathelminthes** / Rundwürmer *m* (II. Klasse Helminthes) / némathelminthes *m*

25142 **Nematocera** / Mücken *f* (Ordnung Hexapoda) / nématocères *m*

25143 **Nematodes** / Fadenwürmer *m* (Ordnung Nemathelminthes) / nématodes *m*

25144 **nematodiasis** / Nematodenbefall *m* / némathelminthiose *f*

25145 **nematospermatozoids** / Nematospermien *n* (langschwänzige Spermien) / nématospermatozoïdes *m*

25146 **neo-arthrosis, artificial, spontaneous** / Gelenkneubildung, künstliche, spontane *f* / né(o-)arthrose artificielle, spontanée *f*

25147 **neocapillaries, mesocapillaries** / Neokapillaren, Mesokapillaren *f* (ausgereifte, in Ausreifung begriffene Archikapillaren) / néocapillaires, mésocapillaires *m*

25148 **neocerebellum** / Neocerebellum *n* (entwicklungsgeschichtlich jüngerer Teil des Kleinhirns) / néocérébellum *m*

25149 **neocortex** / Neocortex *f* (später entwickelter Nichtriechhirnteil der Großhirnrinde) / néopallium *m*

25150 **neodymium (Nd 60 144,27)** / Neodymium (Neodym *n*) / néodyme *m*

25151 **neodym-laser** / Neodymlaser *m* (aus Nd-Glas bestehender, unsichtbares Licht ausstrahlender Laser) / néodyme-laser *m*

25152 **neogenesis** / Neubildung *f* / néoformation *f*

25153 **(neo)hippocratism** / (Neo)hippokratismus *m* ([Rückbesinnung auf] Heilkunde und -kunst nach hippokratischem Vorbild) / (néo)hippocratisme *m*

25154 **neologism** / Neologismus *m* (sprachliche Neubildung) / néologisme *m*

25155 **neomortality** / Frühsterblichkeit *f* / néomortalité *f*

25156 **neon (Ne 10 20,183)** / Neon (Neon *n*) / néon *m*

25157 **neonatal** / neugeboren / néonatal

25158 **neophilism** / Neu(e)rungssucht *f* / néophilisme *m*

25159 **neoplasm** / Gewebeneubildung, bösartige *f* / néoplasme *m*

25160 **neopositivism (-thomism)** / Neopositivismus (-thomismus) *m* (philosophische [theologische] Technokratie) / néopositivisme (-thomisme) *m*

25161 **neotenia** / Neotenie *f* (νέος = jung, τείνω = ausdehnen: unvollkommene Organentwicklung) / néoténie *f*

25162 **nephelometric** / nephelometrisch (chem.) / néphélométrique

25163 **nephelometry** / Nephelometrie *f* (νεφέλη = Nebel: grobqualitative Trübungsmessung einer Bakteriensuspension) / néphélométrie *f*

25164 **nephelopsia** / Nephelopsie *f* (Nebelsehen infolge Trübung, z. B. bei Glaukom) / néphélopsie *f*

25165 **nephelopsia, gyral** / Nephelopsia gyrata (Gesichtfeldtrübung bei Hysterie) / néphélopsie gyrale *f*

25166 **nephew, niece** / Neffe *m*, Nichte *f* / neveu *m*, nièce *f*

25167 **nephrabdominal, nephrocolic** / nierenbauchbezüglich, -darmbezüglich / néphrabdominal, -néphrocolique

25168 **nephralgia** / Nierenschmerzen *m* / néphralgie *f*

25169 **nephrasthenia** / Nierenschwäche *f* / néphrasthénie *f*

25170 **nephratonia** / Nierenschlaffheit *f* / néphratonie *f*

25171 **nephrectasia** / Nierenerweiterung *f* / néphrectasie *f*

25172 **nephrectomize** / nephrektomieren (eine Niere herausnehmen) / néphrectomiser

25173 **nephrectomy** / Nierenentfernung *f* (einer schwerkranken Niere bei Funktionstüchtigkeit der andren) / néphrectomie *f*

25174 **nephrectomy, abdominal, lumbar, paraperitoneal** / Nierenoperationsmethoden *f* / néphrectomie antérieure, postérieure, latérale *f*

25175 **nephrectomy, secondary** / Nephrektomie, sekundäre *f* (Entfernung einer bereits operierten Niere) / néphrectomie secondaire *f*

25176 **nephric** / nierenbezüglich / rénal
25177 **nephrine** / Nephrin *n* (blutdrucksteigernder Stoff [in Hundeblut] bei Droßlung der Nierendurchblutung) / néphrine *f*
25178 **nephritic** / nephritisch (Nierenentzündung betreffend) néphritique
25179 **nephritis, acute, chronic suppurative** / Nierenentzündung, akute, chronische eitrige *f* / néphrite suppurative aiguë, chronique *f*
25180 **nephritis, acute diffuse** / Nierenentzündung *f* (allergische Reaktion nach Infektion bes. mit Streptokokken) / glomérulonéphrite diffuse aiguë *f*
25181 **nephritis, arteriosclerotic, hemorrhagic** / Nephritis, arteriosklerotische, hämorrhagische *f* / néphrite artériosclérotique, hémorragique *f*
25182 **nephritis, azotemic, hydremic** / Nephritis, azotämische, hydrämische *f* / néphrite azotémique, hydrémique *f*
25183 **nephritis, congenital, idiopathic** / Nephritis, angeborene, idiopathische *f* / néphrite congénitale, idiopathique *f*
25184 **nephritis, embolic nonpurulent focal** / Herdnephritis, embolische nichteitrige *f* (bei Endocarditis lenta [Löhlein]) / néphrite focale nonpurulente embolique *f*
25185 **nephritis, focal** / Nephritis, herdförmige *f* (einzelne Glomeruli) / glomérulonéphrite focale *f*
25186 **nephritis, indurative, parenchymatous** / Nephritis, indurative, parenchymatöse *f* / néphrite indurative, parenchymateuse *f*
25187 **nephritis, interstitial focal** / Herdnephritis, interstitielle *f* (bei verschiedenen Streptokokkenerkrankungen) / néphrite focale interstitielle *f*
25188 **nephrocalcinosis** / Nephrocalcinose *f* (Ca-Ablagerung in Nierenmark) / néphrocalcinose *f*
25189 **nephrocardiac, -gastric** / nieren-herzbezüglich, -magenbezüglich / rénocardiaque, -gastrique
25190 **nephrocystitis** / Nephrocystitis *f* (Nieren-Blasenentzündung) / néphrocystite *f*
25191 **nephrogenic, nephroid** / nierenursprünglich, nierenähnlich / néphrogène, néphroïde
25192 **nephrolithiasis** / Nierensteinkrankheit *f* / lithiase rénale *f*
25193 **nephrolithiasis, malignant** / Steinpyonephrose *f* (vereiterte Phosphatkalksteinniere) / lithiase rénale infectée *f*
25194 **nephrology** / Nierenkunde *f* / néphrologie *f*
25195 **nephrolysis** / Nephrolyse *f* (op. aus Verwachsungen unter Kapselerhaltung) / néphrolyse *f*
25196 **nephroma** / Nephrom *n* (bösartige Nierengeschwulst) / néphrome *m*
25197 **nephromalacia** / Nierenerweichung *f* / néphromalacie *f*
25198 **nephromegaly** / Nierenvergrößrung *f* / néphromégalie *f*
25199 **nephromyelofibroma** / Nierenmarkfibrom *n* (Fehlbildung aus Tubuli und Bindegewebe) / néphromyélofibrome *m*
25200 **nephron** / Nephron *n* (Harnbereitungsteil der Niere: Glomeruli und Tubuli) / néphron *m*
25201 **nephroparalysis** / Nierenversagen *n* / néphroparalysie *f*
25202 **nephropathic** / nierenleidend / néphropathique
25203 **nephropathy** / Nierenleiden *n* (z.B. durch Phenacetinabusus od. Kaliummangel) / rénopathie *f*
25204 **nephropathy of pregnants** / Nephropathia gravidarum (Schwangerschaftsniere in 2. Hälfte der [1.] Schwangerschaft [Leyden]) / néphropathie de femmes enceintes *f*
25205 **nephropathy-deafness syndrome** / Nephropathie-Taubheits-Syndrom, hereditäres (Konstitutionelle Nephropathie mit Schwerhörigkeit) / néphropathie hématurique familiale de Dickinson
25206 **nephropexy** / Nephropexie *f* (Wandernierenfestnähung) / néphropexie *f*
25207 **nephrophthisis** / Nierentuberkulose *f* / tuberculose rénale *f*
25208 **nephropyelography** / Nephropyelographie *f* (Rö-Kontrastdarstellung der Niere selbst) / néphropyélographie *f*
25209 **nephropyeloplasty** / Nierenbeckenplastik *f* / néphropyéloplastie *f*
25210 **nephropyelotomy** / Nierenbeckeneröffnung *f* / néphropyélotomie *f*
25211 **(nephro)pyelo(-uretero)cystitis** / (Nieren-) Nierenbecken-(Harnleiter-)Blaseninfektion, deszendierende *f* / (néphro)-pyélo(-urétéro)cystite *f*
25212 **nephropyosis, nephrorrhagia** / Niereneitrung, Nierenblutung *f* / pyonéphrose, néphrorragie *f*
25213 **nephrorrhaphy** / Nephrorrhaphie *f* (Annähen der Wandernierenfettkapsel an 12. Rippe) / néphrorraphie *f*
25214 **nephroscintigram** / Nierenzintigramm *n* (NSZ mit ^{203}Hg) / néphroscintigramme *m*
25215 **nephrosclerosis, benign** / Nephrosklerose, benigne *f* (Arteriolosklerose) / néphrosclérose bénigne *f*
25216 **nephrosclerosis, malignant** / Nephrosklerose, maligne *f* (maligner Hypertonus) / néphrosclérose maligne *f*
25217 **nephrosis** / Nephrose *f* (degenerative Nierenkrankheit) / néphrose *f*
25218 **nephrosis, lipoid** / Lipoidnephrose *f* (Lipoidproteinstoffwechselstörung [Munk]) diabète albuminurique *m*
25219 **nephrosis, lower nephron** / Nephrose des unteren Nephrons *f* / néphrose du néphron inférieur *f*
25220 **nephrosis, sublimate** / Sublimatnephrose *f* / néphrose par le sublimé *f*
25221 **nephrosonography** / Nephrosonographie *f* (Ultraschalldiagnose zwischen Pyelographie und chir. Exploration) / néphrosonographie *f*
25222 **nephrostomy** / Nephrostomie *f* (Nierenfistelanlegung) / néphrostomie *f*
25223 **nephrotic** / nephrotisch (Nephrose betreffend) / néphrotique

25224 **nephrotomography (with opacifying infusion)** / Nierenschichtaufnahmeverfahren *n* (mit Kontrastmittelinfusion) / néphrotomographie *f* (avec infusion opacifiante)
25225 **nephrotomy** / Nierenschnitt *m* (Spaltung bis auf Nierenbecken) / néphrotomie *f*
25226 **nephrotoxic** / nierengiftig / néphrotoxique
25227 **nephrotoxins** / Nierengifte *n* / néphrotoxines *f*
25228 **nephrydrotic** / hydronephrotisch (Harnstauungsniere betreffend) / néphrydrotique
25229 **neptunium (Np 93 237)** / Neptunium (Neptunium *n*) / neptunium *m*
25230 **nerve (n.)** / Nervus (N.) (Nerv *m*) / nerf (n.) *m*
25231 **n., abducens** / N. abducens (VI. Hirnnerv, seitlicher Augenmuskelnerv) / n. abducens (moteur oculaire latéral)
25232 **n., accessory (cranial and spinal roots)** / N. accessorius (Radices craniales et spinales) (XI. Hirnnerv, Zusatznerv, aus Medulla [oblongata] für Mm. trapecius und sternocleidomastoideus) / n. accessoire (racines crâniales et spinales)
25233 **nn., anococcygeal** / Nn. anococcygei (After-Steißbeinnerven des spinalen Steißgeflechts) / nn. anococcygiens
25234 **nn., anterior auricular** / Nn. auriculares anteriores (Ohrmuschelnerven des unteren Drillingsnervs) / nn. auriculaires antérieurs
25235 **n., anterior, inferior, lateral ampullary** / N. ampullaris anterior, inferior, lateralis (Ampullen-Nerven des N. stato-acusticus VIII.) / n. ampullaire antérieur, inférieur, latéral
25236 **n., anterior, middle, posterior palatine** / N. palatinus anterior, medius, posterior (Gaumennerven des mittleren Drillingsnervs) / n. palatin antérieur, moyen, postérieur
25238 **nn., anterior, middle, posterior supraclavicular** / Nn. supraclaviculares anteriores, medii, posteriores (Oberschlüsselbeinnerven des spinalen Halsgeflechts) / nn. susclaviculaires antérieurs, moyens, postérieurs
25239 **n., anterior and posterior ethmoidal** / N. ethmoidalis anterior et posterior (Siebbeinnerven des oberen Drillingsnervs) / n. ethmoïdal antérieur et postérieur
25240 **nn., anterior and posterior labial** / Nn. labiales anteriores et posteriores (Schamlippennerven des spinalen Schamgeflechts)/ nn. labiaux antérieurs et postérieurs
25241 **nn., anterior and posterior scrotal** / Nn. scrotales anteriores et posteriores (Hodensacknerven des spinalen Schamgeflechts) / nn. scrotaux antérieurs et postérieurs
25242 **n. of the arm, lateral, medial, posterior cutaneous** / N. cutaneus brachii lateralis, medialis, posterior (spinales Armgeflecht) / n. cutané latéral, médial, postérieur du bras
25243 **n., articular** / N. articularis (Gelenknerv) / n. articulaire
25244 **n., auriculotemporal** / N. auriculotemporalis (Ohrmuschel-Schläfenbeinnerv des unteren Drillingsnervs) / n. auriculotemporal
25245 **n., axillar** / N. axillaris (Achselgrubennerv des spinalen Armgeflechts) / n. axillaire
25246 **n., buccal** / N. buccalis (Backennerv des unteren Drillingsnervs) / n. buccal
25247 **nn. of the buttocks, inferior, middle, superior** / Nn. clunium inferiores, medii, superiores (clunes = Gesäßbacken: Nerven des spinalen Lenden- und Gesäßgeflechts) / nn. inférieurs, moyens, supérieurs des fesses
25248 **n. of the calf, lateral and medial cutaneous** / N. cutaneus surae lateralis et medialis (spinales Gesäßgeflecht) / n. cutané latéral et médial du mollet
25249 **nn., caroticotympanic** / Nn. caroticotympanici (Halsschlagader-Paukenhöhlennerv des N. glossopharyngeus IX.) / nn. caroticotympaniques
25250 **nn., cervical** / Nn. cervicales (8 Hals[spinal]-nerven) / nn. cervicaux
25251 **nn. of the clitoris, cavernous** / Nn. cavernosi clitoridis (Klitorisschwellkörpernerven des Becken-Grenzstrangs) / nn. caverneux du clitoris
25252 **n. of the clitoris, dorsal** / N. dorsalis clitoridis (Klitorisrückennerv des spinalen Schamgeflechts) / n. dorsal du clitoris
25253 **n., coccygeal** / N. coccygeus (1 Steiß[spinal]nerv) / n. coccygien
25254 **n. of the collum, transverse** / N. transversus colli (Platysmanerv des N. facialis VII.) / n. transverse du col
25255 **n., common, profound, superficial fibular** / N. peronaeus (fibularis) communis, profundus, superficialis (Wadenbeinnerven des spinalen Gesäßgeflechts) / n. péronier commun, profond, superficiel
25256 **nn., common and proper palmar digital** / Nn. digitales palmares communes et proprii (spinale Handtellernerven der Finger, gemeinsame und eigne) / nn. digitaux palmaires communs et propres
25257 **nn., common and proper plantar digital** / Nn. digitales plantares communes et proprii (spinale Fußsohlennerven der Zehen, gemeinsame und eigne) / nn. digitaux plantaires communs et propres
25258 **nn., cranial** / Nn. craniales (Hirnnerven) / nn. crâniaux
25259 **n., cutaneous** / N. cutaneus (Hautnerv) / n. cutané
25260 **n., cygomatic** / N. cygomaticus (Jochbeinnerv des mittleren Drillingsnervs) / n. cygomatique
25261 **nerves, depressor** / Nerven, depressorische *m* (die Erregbarkeit der Gefäßzentren herabsetzende) / nerfs dépresseurs *m*
25262 **n. of the external auditory meatus** / N. meatus acustici externi (Gehörgangnerv des unteren Drillingsnervs) / n. du méat auditif externe
25263 **n(n)., external and internal carotid** / N(n)., carotici externi et caroticus internus (Halsschlagadernerven des Hals-Grenzstrangs) / n(n). carotidien(s) externes et interne
25264 **n., facial** / N. facialis (VII. Hirnnerv, Antlitznerv) / n. facial

25265 **n., femoral** / N. femoralis (Oberschenkelnerv des spinalen Lendengeflechts) / n. fémoral
25266 **n. of the femur, lateral and posterior cutaneous** / N. cutaneus femoris lateralis et posterior (spinales Gesäßgeflecht) / n. cutané latéral et postérieur du fémur
25267 **n. (of the forearm), anterior and posterior interosseous** / N. interosseus (antebrachii) anterior et posterior (Unterarmzwischenknochennerven des spinalen Armgeflechts) / n. interosseux antérieur et postérieur (de l'avant-bras)
25268 **n. of the forearm, lateral, medial, posterior cutaneous** / N. cutaneus antebrachii lateralis, posterior (spinales Armgeflecht) / n. cutané latéral, médial, postérieur de l'avant-bras
25269 **n., frontal** / N. frontalis (Stirnnerv des oberen Drillingsnervs) / n. frontal
25270 **n., genitofemoral** / N. genitofemoralis (Geschlechts-Oberschenkelnerv des spinalen Lendengeflechts) / n. génitofémoral
25271 **n., glossopharyngeal** / N. glossopharyngeus (IX. Hirnnerv, Zungen-Schlundkopfnerv) / n. glossopharyngien
25272 **n., great auricular** / N. auricularis magnus (Ohrmuschelnerv des spinalen Halsgeflechts) / n. auriculaire, grand
25273 **n., greater, smaller, third occipital** / N. occipitalis maior, minor, tertius (Hinterhauptnerven des spinalen Halsgeflechts) / n. occipital, grand, petit, troisième
25274 **n., greater superficial petrous** / N. petrosus superficialis maior (Felsenbeinnerv des N. facialis VII.) / n. pétreux superficiel, grand
25275 **nn. of the hand and foot, dorsal digital** / Nn. digitales dorsales manus et pedis (spinale Finger- und Zehenrückennerven) / nn. digitaux dorsaux de la main et du pied
25276 **n., hypoglossal** / N. hypoglossus (XII. Hirnnerv, Zungenfleischnerv) / n. hypoglosse
25277 **n., iliohypogastric** / N. iliohypogastricus (Darmbein-Oberbauchnerv des spinalen Lendengeflechts) / n. iliohypogastrique
25278 **n., ilio-inguinal** / N. ilio-inguinalis (Darmbein-Leistennerv des spinalen Lendengeflechts) / n. ilio-inguinal
25279 **n., inferior alveolar** / N. alveolaris inferior (Unterkieferzahnfachnerv des unteren Drillingsnervs) / n. alvéolaire inférieur
25280 **n., inferior, middle, superior cervical cardiac** / N. cardiacus cervicalis inferior, medius, superior (Herznerven des Hals-Grenzstrangs) / n. cardiaque cervical inférieur, moyen, supérieur
25281 **nn., inferior rectal** / Nn. rectales inferiores (Mastdarmnerven des spinalen Schamgeflechts) / nn. rectaux inférieurs
25282 **n., inferior and superior gluteal** / N. glutaeus inferior et superior (Gesäßnerven des spinalen Gesäßgeflechts) / n. fessier inférieur et supérieur
25283 **n., inferior and superior laryngeal** / N. laryngeus inferior et superior (Kehlkopfnerven des N. vagus X.) / n. laryngé inférieur et supérieur
25284 **n., infraorbital** / N. infraorbitalis (Unteraugenhöhlennerv des mittleren Drillingsnervs) / n. infraorbitaire
25285 **n., infratrochlear** / N. infratrochlearis (Untertrochleanerv des oberen Drillingsnervs) / n. infratrochléen
25286 **nn., intercostobrachial** / Nn. intercostobrachiales (Zwischenrippen-Oberarmnerven des spinalen Armgeflechts) / nn. intercostobrachiaux
25287 **n., intermediate** / N. intermedius (zwischen VII. und VIII. Hirnnerv am unteren Kleinhirnstiel) / n. intermédiaire
25288 **n., intermediate, lateral, medial dorsal cutaneous** / N. cutaneus dorsalis intermedius, lateralis, medialis (spinale Fußrückenhautnerven der 3. bis 5. Zehe) / n. cutané dorsal intermédiaire, latéral, médial
25289 **n., ischiatic** / N. ischiadicus (Sitzbeinnerv des spinalen Gesäßgeflechts) / n. ischiatique
25290 **n., jugular** / N. iugularis (Schläfenbein-Hinterhauptbeinlochnerv des Hals-Grenzstrangs) / n. jugulaire
25291 **n., lacrimal** / N. lacrimalis (Tränennerv des oberen Drillingsnervs) / n. lacrymal
25292 **nn. of the lateral great toe and of the medial second toe, dorsal digital** / Nn. digitales dorsales hallucis lateralis et digiti secundi medialis (spinale Fußrückennerven der 1. und 2. Zehe) / nn. digitaux dorsaux du grand orteil latéral et du deuxième orteil médial
25293 **n. with lateral and medial branch, supraorbital** / N. supraorbitalis: R. lateralis et medialis (Oberaugenhöhlennerv des oberen Drillingsnervs) / n. susorbitaire avec branche latérale et médiale
25294 **n., lateral and medial plantar** / N. plantaris lateralis et medialis (Fußsohlennerven des spinalen Gesäßgeflechts) / n. plantaire latéral et médial
25295 **n., lateral and medial pterygoid** / N. pterygoideus lateralis et medialis (Keilbeinflügelnerven des unteren Drillingsnervs) / n. ptérygoïde latéral et médial
25296 **n., least, greater, smaller splanchnic** / N. splanchnicus imus, maior, minor (Eingeweidenerven des Brust-Grenzstrangs: 12., 5. bis 9., 10. und 11. Grenzstrangganglion) / n. splanchnique, dernier, grand, petit
25297 **n. of the leg, interosseous** / N. interosseus cruris (Unterschenkelzwischenknochennerv des spinalen Gesäßgeflechts) / n. interosseux de la jambe
25298 **n., lingual** / N. lingualis (Zungennerv des unteren Drillingsnervs) / n. lingual
25299 **n., long thoracic** / N. thoracicus longus (langer Brustkorbnerv des spinalen Armgeflechts) / n. thoracique long
25300 **nn., lumbar** / Nn. lumbales (5 Lenden[spinal]nerven) / nn. lombaires
25301 **nn., lumbar (and sacral) splanchnic** / Nn. splanchnici lumbales (et sacrales) (Eingeweidenerven des Bauch-Grenzstrangs) / nn. splanchniques lombaires (et sacraux)

25302 **n., mandibular** / N. mandibularis (Unterkiefernerv, unterer Drillingsnerv) / n. mandibulaire
25303 **n., masseteric** / N. massetericus (Kaumuskelnerv des unteren Drillingsnervs) / n. massétérin
25304 **n., maxillary** / N. maxillaris (Oberkiefernerv, mittlerer Drillingsnerv) / n. maxillaire
25305 **n., median** / N. medianus (Speichen-Ellennerv des spinalen Armgeflechts) / n. médian
25306 **n., mental** / N. mentalis (Kinnerv des unteren Drillingsnervs) / n. mentonnier
25307 **n., musculocutaneous** / N. musculocutaneus (Muskelhautnerv des spinalen Armgeflechts) / n. musculocutané
25308 **n., mylohyoid** / N. mylohyoideus (Unterkiefer-Zungenbeinmuskelnerv des unteren Drillinsgnervs) / n. mylohyoïdien
25309 **n., nasociliary** / N. nasociliaris (Nasen-Ziliarkörpernerv des oberen Drillingsnervs) / n. nasociliaire
25310 **n., nasopalatine** / N. nasopalatinus (Nasen-Gaumennerv des mittleren Drillingsnervs)/ n. nasopalatin
25311 **n., obturator** / N. obturatorius (Hüftbeinlochnerv des spinalen Lendengeflechts) / n. obturateur
25312 **n., oculomotor** / N. oculomotorius (III. Hirnnerv, gemeinschaftlicher Augenmuskelnerv) / n.moteur oculaire (commun)
25313 **nn., olfactory** / Nn. olfactorii (I. Hirnnerv, Riechnerven) / nn. olfactifs
25314 **n., ophthalmic** / N. ophthalmicus (Augennerv, oberer Drillingsnerv) / n. ophtalmique
25315 **n., optic** / N. opticus («Augenstiel», Assoziationsbahn zwischen Netzhaut und Gehirn, kein Hirnnerv) / n. optique
25316 **nn., pelvic splanchnic** / Nn. splanchnici pelvini (Nn. erigentes) (Eingeweidenerven des Becken-Grenzstrangs) / nn. splanchniques pelviens
25317 **nn. of the penis, cavernous** / Nn. cavernosi penis (Penisschwellkörpernerven des Becken-Grenzstrangs) / nn. caverneux du pénis
25318 **n. of the penis, dorsal** / N. dorsalis penis (Penisrückennerv des spinalen Schamgeflechts) / n. dorsal du pénis
25319 **nn. of the perineum** / Nn. perinei (Dammnerven des spinalen Schamgeflechts) / nn. du périnée
25320 **n(n)., phrenic and accessory phrenic** / N(n). phrenicus et phrenici accessorii (Zwerchfellnerv[en, zusätzliche] des spinalen Halsgeflechts) / n(n). phrénique et phréniques accessoires
25321 **n., posterior auricular** / N. auricularis posterior (Ohrmuschelnerv des N. facialis VII.) / n. auriculaire postérieur
25322 **nerves, pressor** / Nerven, pressorische *m* (deren Reizung das Vasomotorenzentrum anregt) / nerfs presseurs *m*
25323 **n., profound petrous** / N. petrosus profundus (Felsenbeinnerv des Kopf-Grenzstrangs) / n. pétreux profond
25324 **nn., profound temporal** / Nn. temporales profundi (Schläfenbeinnerven des unteren Drillingsnervs) / nn. temporaux profonds
25325 **n. of the pterygoid canal (facial root)** / N. canalis pterygoidei (Radix facialis) (Keilbeinflügelkanalnerv des mittleren Drillingsnervs) / n. du canal ptérygoïde (racine faciale)
25326 **nn., pterygopalatine** / Nn. pterygopalatini (Keilbeinflügel-Gaumennerven des mittleren Drillingsnervs) / nn. ptérygopalatins
25327 **n. of the pterygopalatine ganglion, pharyngeal** / N. pharyngeus (ganglii pterygopalatini) (Schlundnerv des mittleren Drillingsnervs) / n. pharyngien du ganglion ptérygopalatin
25328 **n., pudendal** / N. pudendus (Schamnerv des spinalen Schamgeflechts) / n. honteux
25329 **n., radial** / N. radialis (Speichennerv des spinalen Armgeflechts) / n. radial
25330 **n., recurrent laryngeal** / N. laryngeus recurrens (Kehlkopfnerv des N. vagus X.) / n. laryngien récurrent
25331 **n., (right and left) hypogastric (plexus)** / N. hypogastricus (dexter et sinister) (Plexus hypogastricus superior) (Oberbauch[spinal]nerven[geflecht]) / n. hypogastrique (droit et gauche) (plexus)
25332 **n., saccular** / N. saccularis (Sacculus-Nerv des N. stato-acusticus VIII.) / n. sacculaire
25333 **nn., sacral** / Nn. sacrales (5 Kreuz[spinal]-nerven) / nn. sacrés
25334 **n., saphenous** / N. saphenus (V.-saphena-magna-Nerv des spinalen Lendengeflechts) / n. saphène
25335 **n. of the scapula, dorsal** / N. dorsalis scapulae (Schulterblattrückennerv des spinalen Armgeflechts) / n. dorsal de l'omoplate
25336 **nn., short and long ciliary** / Nn. ciliares breves et longi (Ziliarkörpernerven des oberen Drillingsnervs) / nn. ciliaires courts et longs
25337 **n., smaller superficial petrous** / N. petrosus superficialis minor (Felsenbeinnerv des unteren Drillingsnervs) / n. pétreux superficiel, petit
25338 **nn., spinal** / Nn. spinalis (Rückenmarknerven) / nn. rachidiens
25339 **n., stapedial** / N. stapedius (Steigbügelnerv des N. facialis VII.) / n. stapédien
25340 **n., stato-acoustic** / N. stato-acusticus (VIII. Hirnnerv, Gleichgewichts-Hörnerv) / n. stato-acoustique
25341 **nerve stretching** / Neurotonie *f* (Dehnung eines peripheren Nervs zwecks Lockerung, z.B. bei Ischias) / nerf, élongation d'un *f*
25342 **n., subclavian** / N. subclavius (Unterschlüsselbeinnerv des spinalen Armgeflechts) / n. sousclavien
25343 **n., sublingual** / N. sublingualis (Unterzungennerv des unteren Drillingsnervs) / n. souslingual
25344 **n., suboccipital** / N. suboccipitalis (1. spinaler Halsnerv unter dem Hinterhaupt) / n. sousoccipital

25345 **n., subscapular** / N. subscapularis (Unterschulterblattnerv des spinalen Armgeflechts) / n. sousscapulaire
25346 **nn., superior alveolar** / Nn. alveolares superiores (Oberkieferzahnfachnerven des mittleren Drillingsnervs) / nn. alvéolaires supérieurs
25347 **n., suprascapular** / N. suprascapularis (Oberschulterblattnerv des spinalen Armgeflechts) / n. susscapulaire
25348 **n., supratrochlear** / N. supratrochlearis (Obertrochleanerv des oberen Drillingsnervs) / n. sustrochléen
25349 **n., sural** / N. suralis (Wadennerv des spinalen Gesäßgeflechts) / n. du mollet
25350 **n. of the tensor muscle of the palatine velum** / N. m. tensoris veli palatini (Gaumensegelspannermuskelnerv des unteren Drillingsnervs) / n. du muscle tenseur du voile palatin
25351 **n. of the tensor muscle of the tympanum** / N. m. tensoris tympani (Trommelfellspannermuskelnerv des unteren Drillingsnervs) / n. du muscle tenseur du tympan
25352 **nn., terminal** / Nn. terminales (II. Hirnnerv, Endhirnnerven) / nn. terminaux
25353 **nn., thoracic** / Nn. thoracici (12 Brust-[spinal]nerven) / nn. thoraciques
25354 **nn., thoracic cardiac** / Nn. cardiaci thoracici (Herznerven des Brust-Grenzstrangs) / nn. cardiaques thoraciques
25355 **n., thoracodorsal** / N. thoracodorsalis (Brustrückennerv des spinalen Armgeflechts) / n. thoracodorsal
25356 **n., tibial** / N. tibialis (Schienbeinnerv des spinalen Gesäßgeflechts) / n. tibial
25357 **n., trigeminal** / N. trigeminus (V. Hirnnerv, Drillingsnerv) / n. trijumeau
25358 **n., trochlear** / N. trochlearis (IV. Hirnnerv, oberer Augenmuskelnerv) / n. trochléen (moteur oculaire supérieur)
25359 **n., tympanic** / N. tympanicus (Paukenhöhlennerv des N. glossopharyngeus IX.) / n. tympanique
25360 **n., ulnar** / N. ulnaris (Ellennerv des spinalen Armgeflechts) / n. cubital
25361 **n., utriculo-ampullary** / N. utriculo-ampullaris (Utriculus-Nerv des N. stato-acusticus VIII.) / n. utriculaire
25362 **nn., vaginal** / Nn. vaginales (Scheidennerven des spinalen Schamgeflechts) / nn. vaginaux
25363 **n., vagus** / N. vagus (X. Hirnnerv, Lungen-Magennerv) / n. pneumogastrique
25364 **n., vascular** / N. vascularis (Gefäßnerv) / n. vasculaire
25365 **n., vertebral** / N. vertebralis (Wirbelnerv) / n. vertébral
25366 **nerved** / nervig / nervé
25367 **nerveless** / nervenlos (aderlos, rippenlos) / nonnervé
25368 **nervelike** / nervenartig / nature nerveuse, de
25369 **nervone** / Nervon *n* (Cerebrosid aus Nervonsäure, Galaktose, Sphingosin) / nervone *f*
25370 **nervous** / nervosus (nervenreich) / nerveux
25371 **nervousness** / Nervosität *f* / nervosité *f*
25372 **nettle rash** / Nesselfieber *n* / fièvre ortiée *f*
25373 **NETTLESHIP's disease** / NETTLESHIP' Syndrom (Als Urticaria pigmentosa verlaufende benigne Retikulose) / urticaire pigmentaire
25374 **(network,) chromatin(ic)** / Chromatin(körnchensubstanz *f*) *n* (mit Basen leicht färbbares Zellkerngerüst) / (réticulum *m*) chromatin(iqu)e *f*
25375 **network (of the cornea), marginal capillary** / Randschlingennetz (der Hornhaut) *n* / réseau capillaire marginal (de la cornée) *m*
25376 **network, nuclear** / Zellkerngerüst *n* (aus Chromatin und Achromatin) / réticulum nucléaire *m*
25377 **network, synapsial** / Neuropil *n* (πίλημα = Wollfilz: dichtes Nervenfasernetz) / neuropilème *m*
25378 **neural** / neural (nervenbezüglich) / nerval
25379 **neuralgia** / Neuralgie *f* (Nervenbahn- bzw. -wurzelirritation) / névralgie *f*
25380 **neuralgia, anoperineal** / Neuralgia anoperinealis (After und Damm) / névralgie anopérinéale *f*
25381 **neuralgia, arteriosclerotic** / Neuralgia arteriosclerotica (bes. der ernährenden Gefäße) / névralgie artériosclérotique *f*
25382 **neuralgia, brachial** / Neuralgia brachialis (Oberarmnerven) / névralgie brachiale *f*
25383 **neuralgia, ciliary** / Ziliarneuralgie *f* (infolge Ganglion-ciliare-Schädigung) / névralgie ciliaire *f*
25384 **neuralgia, cranial** / Kopfneuralgie *f* / névralgie crânienne *f*
25385 **neuralgia, crural** / Neuralgia cruralis (Oberschenkelnerven) / névralgie crurale *f*
25386 **neuralgia, diaphragmatic** / Zwerchfellneuralgie *f* / névralgie diaphragmatique *f*
25387 **neuralgia, glossopharyngeal** / Glossopharyngeusneuralgie *f* (Tic douloureux des N. glossopharyngeus) / névralgie glossopharyngienne *f*
25388 **neuralgia, idiopathic, symptomatic** / Neuralgie, idiopathische, symptomatische *f* (ohne, mit Strukturveränderungen) / névralgie idiopathique, symptomatique *f*
25389 **neuralgia, infraorbital** / Infraorbitalneuralgie *f* (Trigeminus-II-Neuralgie) / névralgie infraorbitaire *f*
25390 **neuralgia, intercostal** / Interkostalneuralgie *f* / névralgie intercostale *f*
25391 **neuralgia, irritation** / Irritationsneuralgie *f* (infolge Nervenwurzelreizung) / névralgie d'irritation *f*
25392 **neuralgia, mammary** / Neuralgia mammaria (Mastalgie) / névralgie mammaire *f*
25393 **neuralgia, mandibular** / Unterkieferneuralgie *f* / névralgie mandibulaire *f*
25394 **neuralgia, metatarsal** / MORTON' Syndrom (Heftigste Schmerzanfälle im Bereich des 4., [3. od. 2.] Mittelfußknochenköpfchens)/ métatarsalgie
25395 **neuralgia, nasociliary** / CHARLIN' Syndrom (Gesichtsneuralgie infolge nasoethmoidaler Entzündungen) / syndrome du nerf nasal

25396 **neuralgia, obturator** / Neuralgia obturatoria (vom Foramen obturatorium zum Knie ausstrahlend) / névralgie obturatrice *f*
25397 **neuralgia, occipital** / Hinterhauptneuralgie *f* / névralgie occipitale *f*
25398 **neuralgia, occupational** / Beschäftigungsneuralgie *f* / névralgie professionnelle *f*
25399 **neuralgia, ophthalmic** / Augenneuralgie *f* / névralgie ophtalmique *f*
25400 **neuralgia, phrenic** / Phrenikusneuralgie *f* (N. phrenicus) / névralgie phrénique *f*
25401 **neuralgia, plantar** / Neuralgia plantaris (in der Fußsohle) / névralgie plantaire *f*
25402 **neuralgia, reminiscent** / Erinnerungsneuralgie *f* (in der, bei der Erinnerung fort-, auflebend) / névralgie à réminiscence *f*
25403 **neuralgia, sciatic** / Neuralgia ischiadica (Ischias) / névralgie sciatique *f*
25404 **neuralgia, segmental** / Neuralgia segmentalis (in scharf begrenzten Nerveinzugsgebieten) / névralgie segmentaire *f*
25405 **neuralgia, spermatic** / Neuralgia spermatica (von Hoden ausstrahlend) / névralgie spermatique *f*
25406 **neuralgia, stump** / Amputationsneuralgie *f* / névralgie postopérative *f*
25407 **neuralgia, supraorbital** / Supraorbitalneuralgie *f* (Trigeminus-I-Neuralgie) / névralgie susorbitaire *f*
25408 **neuralgia of the temporomandibular articulation** / COSTEN' Syndrom (Durch Bißanomalien entstehender arthroneuralgischer Symptomenkomplex) / névralgie de l'articulation temporomandibulaire
25409 **neuralgia, trigeminal** / FOTHERGILL' Syndrom (Krankheitsbild der Trigeminusneuralgie) / névralgie du nerf trijumeau
25410 **neuralgia, tympanic** / Neuralgia tympanica (Otalgie) / névralgie tympanique *f*
25411 **neuralgia, vesical** / Neuralgia vesicae (Zystalgie) / névralgie de la vessie *f*
25412 **neuralgia, visceral** / Viszeralneuralgie *f* (z.B. Gastralgie) / névralgie viscérale *f*
25413 **neuralgic** / nervenschmerzlich / névralgique
25414 **neuralgiform** / neuralgieartig / névralgiforme
25416 **neuraltherapeutics** / Neuraltherapeutica *n* ([Behandlung mit] Caine[n]) / neuralthérapeutique *f*
25417 **neuranagenesis** / Nervengeweberegeneration *f* / tissu nerveux, régénérescence du *f*
25418 **neurangiosis** / Gefäßneurose *f* / névrangiose (névrose vasculaire) *f*
25419 **neurasthenia** / Neurasthenie *f* (Nervenschwäche) / neurasthénie *f*
25420 **neurasthenia, acoustic, optic** / Hör-, Sehnervenschwäche *f* / neurasthénie acoustique, optique *f*
25421 **neurasthenia, cardiovascular** / Neurasthenia cardiovascularis (Phrenokardie) / neurasthénie cardiovasculaire *f*
25422 **neurasthenia, cerebral, spinal** / Neurasthenie, zerebrale, spinale *f* / neurasthénie cérébrale, épineuse *f*
25423 **neurasthenia, gastric** / Magennervenschwäche *f* / neurasthénie gastrique *f*
25424 **neurasthenia of the heart** / Neurasthenia cordis / neurasthénie du cœur *f*
25425 **neurasthenia, precocious** / Neurasthenia praecox (jugendliche) / neurasthénie précoce *f*
25426 **neurasthenia, prostatic** / Prostataneurasthenie *f* (hyperämische Hyperästhesie) / neurasthénie prostatique *f*
25427 **neurasthenia, sexual** / Sexualneurasthenie *f* / neurasthénie sexuelle *f*
25428 **neurasthenia, traumatic, true** / Neurasthenia traumatica, pura / neurasthénie traumatique, vraie *f*
25429 **neurasthenic** / nervenschwach / neurasthénique
25430 **neuration** / Äderung *f* (z.B. Insektenflügelzeichnung) / neuration *f*
25431 **neuratrophy** / Nervenunterernährung *f* / atrophie nerveuse *f*
25432 **neurectasis** / Nervendehnung *f* (chir.) / névrectasie *f*
25433 **neurectomy (, subdural)** / Neurektomie (, subdurale) *f* (Nervenresektion [mit Ganglionexstirpation]) / névrectomie (sousdurale) *f*
25434 **neurectopia** / Nervverlauf, anomaler *m* / névrectopie *f*
25435 **neurencytium** / Neurencytium *n* (netzförmiges Gebilde aus Neuriten, Dendriten und Gliazellfortsätzen) / neurencytium *m*
25436 **neurepithelial** / neurepithelial (Sinneszellen betreffend) / neurépithélial
25437 **neurergic** / nervenfunktionsabhängig / névrergique
25438 **neurexeresis** / Nervextraktion *f* / nerf, exérèse d'un *f*
25439 **neuric** / nervlich / névrique
25440 **neurilemma** / Neurilemm *n* (Gliazellenmembran der peripheren Nerven) / neurilemme *m*
25441 **neurin** / Neurin *n* (sehr giftiges Ptomain durch Wasserabspaltung aus Cholin) / neurine *f*
25442 **neurinofibroma** / Neurinofibrom *n* (Neurinom mit Bindegewebewucherung) / fibroneurinome *m*
25443 **neurinoma** / Neurinom *f* (Nervenfasergeschwulst aus Gliazellen) / neurinome *m*
25444 **neurinoma, stato-acoustic** / Akustikusneurinom *n* / neurinome du nerf statoacoustique *m*
25445 **neurit (axoneuron, neuraxon)** / Neurit *m* (Erregungsleiterfortsatz der Nervenzelle) / neurite (axone neurone, neuraxone) *m*
25446 **neuritic** / neuritisch (Nervenentzündung betreffend) / névritique
25447 **neuritis** / Neuritis *f* (Entzündung od. Degeneration peripherer Nerven) / névrite *f*
25448 **neuritis, acute, chronic, subchronic** / Nervenentzündung, akute, chronische, subchronische *f* / névrite aiguë, chronique, subchronique *f*
25449 **neuritis, adventitial, periaxial** / Nervenscheidenentzündung *f* (mit, ohne Achsenzylinder) / névrite adventice, périaxiale *f*
25450 **neuritis, axial, peripheral** / Nervenentzündung, zentrale, periphere *f* / névrite axiale, périphérique *f*

25451 **neuritis, bulbar** / Bulbärneuritis *f* (Entzündung der Medulla-oblongata-Nerven) / névrite bulbaire *f*
25452 **neuritis, carbon disulfide** / Schwefelkohlenstoffpolyneuritis *f* / névrite par sulfure de carbone *f*
25453 **neuritis, compression** / Kompressionsneuritis *f* / névrite par compression *f*
25454 **neuritis, diabetic** / Neuritis diabetica (bes. in Beinen) / névrite diabétique *f*
25455 **neuritis, diphtheric** / (Poly)neuritis (post)diphtherica (Akkommodations- und Gaumensegellähmung häufig) / névrite (post)diphtérique *f*
25456 **neuritis, endemic multiple** / Neuritis multiplex endemica (Beriberi) / névrite multiple endémique *f*
25457 **neuritis, hereditary optic** / Neuritis optica hereditaria (doppelseitige Neuritis optica retrobulbaris axialis) / névrite optique héréditaire *f*
25458 **neuritis, intraocular** / Papillitis *f* (venöse Erweiterung und arterielle Verengerung des Sehnerveintritts als Zeichen intrakranieller Drucksteigerung) / névrite optique œdémateuse *f*
25459 **neuritis, lead poisoning** / Bleineuritis *f* (rein motorisch) / polynévrite saturnine *f*
25460 **neuritis, mixed, motorial, sensible** / Nervenentzündung, gemischte, motorische, sensible *f* / névrite mixte, motrice, sensible *f*
25461 **neuritis, occupational** / Beschäftigungsneuritis *f* / névrite professionnelle *f*
25463 **neuritis, parenchymatous, segmental** / Nervensubstanzentzündungen *f* (allgemeine, abschnittweise) / névrite centrale, segmentaire *f*
25464 **neuritis of pregnancy** / Graviditätsneuritis *f* (bes. bei Hyperemesis) / névrite de grossesse *f*
25465 **neuritis, progressive hypertrophic interstitial** / Déjerine-Sottas' Syndrom (Heredodegenerative Form der neuralen Muskelatrophie) / amyotrophie névritique
25466 **neuritis, puerperal** / Neuritis puerperalis traumatica (in od. nach dem Wochenbett) / névrite puerpérale *f*
25467 **neuritis, retrobulbar optic** / Neuritis optica retrobulbaris (totale, axiale od. periphere Sehnerventzündung) / névrite optique rétrobulbaire *f*
25468 **neuritis, rheumatic** / Neuritis rheumatica (mit rheumatischen Symptomen) / névrite rhumatique *f*
25469 **neuritis of the Roussy-Cornil type, progressive hypertrophic** / Roussy-Cornil' Syndrom (Nichtfamiliäre progressive hypertrophische Erwachsenenneuritis) / névrite hypertrophique progressive nonfamiliale de l'adulte
25470 **neuritis, sympathetic** / Neuritis sympathica (Ophthalmia sympathica) / névrite sympathique *f*
25471 **neuritis, toxic acoustic** / Neuritis acustica toxica (des N.-acusticus bei Infektionen od. Vergiftungen) / névrite acoustique toxique *f*
25472 **neuro-allergy** / Nerven(gewebs)allergie *f* / névrallergie *f*
25473 **neuro-analeptic** / neur(o)analeptisch (ἀναλαμβάνω = hinaufnehmen: nervenbelebend) / neur(o-)analeptique
25474 **neuro-anatomy** / Neuroanatomie *f* ([Lehre vom] Hirn-Rückenmarknervensystembau) / neuro-anatomie (anatomie du système nérveux) *f*
25475 **neuro-angiomatosis, encephalofacial** / Sturge-Weber' Syndrom (Kongenitale angiomatöse Mißbildung im N.-trigeminus-Bereich mit ZNS-Symptomen) / angiomatose méningo-oculo-faciale
25476 **neurobiology** / Nerven(system)biologie *f* / neurobiologie *f*
25477 **neuroblasts** / Neuroblasten *m* (unreife Nervenzellen) / neuroblastes *m*
25478 **neurocenter** / Neurocentrum *n* (embr.) / neurocentre *m*
25479 **neuroceptor** / Neuroceptor *n* (Reize empfangender zentraler Nervenzellenteil) / neurocepteur *m*
25480 **neurochemism** / Nerven(system)chemismus *m* / neurohumoralisme *m*
25481 **neurochorioretinitis** / Neurochorioretinitis *f* (Chorioretinitis + Sehnerventzündung) / neurochoriorétinite *f*
25482 **neurochoroiditis** / Neurochorioiditis *f* (Chorioiditis + Ziliarnervenentzündung) / neurochoroïdite *f*
25483 **neurocirculatory** / nerven-kreislaufbezüglich / neurocirculatoire
25484 **neurocranium** / Neurocranium *n* (Gehirn umschließender Schädelteil) / neurocrâne *m* (boîte crânienne *f*)
25485 **neurocrinia** / Neurokrinie *f* (endokrine Nervensystembeeinflussung) / neurocrinie *f*
25486 **neurocutaneous** / haut-nervenbezüglich / neurépidermique
25487 **neurocytes** / Nervengewebezellen *f* / neurocytes *m*
25488 **neurocytolysin** / Neurocytolysin *n* (Nervenzellen zerstörendes Venom) / neurocytolysine *f*
25489 **neurocytoma** / Neuroblastengeschwulst *f* / neuroblastome *m*
25490 **neurodegenerative** / nerven(substanz)zerstörend / neurodégénérescent
25491 **neurodermatoses** / Neurodermatosen *f* (nervöse Hauterkrankungen: Ästhesio- und Spasmodermien) / neurodermatoses *f*
25492 **neurodermitis** / Dermatitis, atopische *f* (Juckflechte) / neurodermite *f*
25493 **neurodermitis, generalized** / Neurodermitis disseminata / neurodermite généralisée *f*
25494 **neurodermitis, simple circumscript** / Neurodermitis chronica circumscripta simplex / neurodermite chronique circonscrite *f*
25495 **neurodermitis, verrucous circumscript** / Neurodermitis chronica circumscripta verrucosa (verruköse Herde bes. an Unterschenkeln) / neurodermite chronique circonscrite verruqueuse *f*
25496 **neurodiagnosis** / Diagnose, neurologische *f* / neurodiagnostic *m*

25497 **neurodynamic** / neurodynamisch (Nervenkraft betreffend) / neurodynamique
25498 **neurodystonia** / Neurodystonie *f* ([Organwand]nervenspannungsstörung) / neurodystonie *f*
25499 **neuro-electricity** / Nerven(system)elektrizität *f* / neur(o-)électricité *f*
25500 **neuro-endocrine** / neurohormonal(es System betreffend) / neurendocrine
25501 **neuro-epithelioma** / Neur(o)epitheliom *n* (WINTERSTEINER' Netzhautgeschwulst) / neur(o-)épithéliome *m*
25502 **neuro-epithelium** / Neur(o)epithelium *n* (Sinneszellen) / neur(o-)épithélium *m*
25503 **neuro-equilibrium** / Nerven(system)gleichgewicht *n* / neuréquilibre *m*
25504 **neurofibril** / Neurofibrille *f* («Leitfaden») / neurofibrille *f*
25505 **neurofibril relic** / Neurofibrillenrelikt *n* («Leitfadenrest»)/reliquat neurofibrillaire *m*
25506 **neurofibril ring** / Neurofibrillenzirkel *m* («Leitfadenring») / anneau neurofibrillaire *m*
25507 **neurofibroma** / Neurofibrom *n* (Nervenscheidenfibrom) / neurofibrome *m*
25508 **neurofibromatosis, multiple** / v.RECKLINGHAUSEN' Syndrom (Blastomatöse Systemerkrankung der noch undifferenzierten Nervenzellen od. -scheiden) / polyfibromatose neurocutanée pigmentaire
25509 **neurofixation** / Neurofixation *f* (Verankerung im [Zentral]nervensystem) / neurofixation *f*
25510 **neurogastric** / magen-nervenbezüglich / neurogastrique
25511 **neurogen(et)ic** / nerv(en)ursprünglich / neurogène
25512 **neuroglia** / Neuroglia *f* (γλία = Leim: Ganglienzellen einbettende ZNS-Stützsubstanz) / névroglie *f*
25513 **neurogliomatosis** / Gliombildung, multiple *f* / névrogliose *f*
25514 **neurohistochemistry** / Nervengewebe(bio)chemie *f* / neurohistochimie *f*
25515 **neurohistology** / Nervengewebekunde *f* / neurohistologie *f*
25516 **neurohormones** / Neurohormone *n* (bei Erregung freiwerdendes Acetylcholin, Adrenalin, Arterenol) / neurohormones *f*
25517 **neurohypophysis** / Hypophysenhinterlappen (HHL) *m* / neurohypophyse *f*
25518 **neuroid** / nerv(en)ähnlich / neuroïde
25519 **neurokeratin** / Neurokeratin *n* (den Keratinen chem. nichtgleiche Nervenscheidensubstanz) / neurokératine *f*
25520 **neuroleptic** / neuroleptisch (λαμβάνω = nehmen: nervenberuhigend) / neuroleptique
25521 **neurolipomatosis** / DERCUM' Syndrom (Schmerzhafte Fetteinlagerungen bei älteren Frauen) / fibrolipomatose douloureuse
25522 **neurologist** / Neurologe *m* (Nervenheilkundiger [Arzt]) / neurologue *m*
25523 **neurolues** / Neurolues *f* (Syphilis des Nervensystems) / neurosyphilis *f*
25524 **neurolymph** / Neurolymphe *f* (Zerebrospinalflüssigkeit) / neurolymphe *f*
25525 **neurolysis** / Neurolysis *f* (op. und path. [nach Überreizung]) / neurolyse *f*
25526 **neuroma** / Neuroma verum (Nervenfaser-mit Achsenzylindergeschwulst) / neurogliome *m*
25527 **neuroma, amputation** / Amputationsneurom *n* (kolbige Verdickung der durchgeschnittenen Nervenfasern) / névrome des moignons *m*
25528 **neuroma, false** / Neurom, falsches *n* (Zyste ohne Nervenzellen) / névrome faux *m*
25529 **neuroma, fascicular, ganglionic** / Nervenfaser-, -knotengeschwulst *f* / névrome fasciculaire, ganglionnaire *m*
25530 **neuroma, malignant** / Neurom, malignes *n* (Spindelzellenneurom) / névrome malin *m*
25531 **neuroma, myelinic** / Spinalnervengeschwulst *f* / névrome myél(in)ique *m*
25532 **neuromalacia** / Nervenerweichung *f* / névromalacie *f*
25533 **neuromatosis** / Neuromatose *f* (multiples Vorkommen von Neuromen) / névromatose *f*
25534 **neuromechanism** / Nervensystemstrukturablauf *m* / neuromécanisme *m*
25535 **neuromimesis** / Neuromimese *f* (hyster. Simulation org. Leiden) / neuromimétisme *m*
25536 **neuromittor** / Neuromittor *m* (Reize vermittelnder peripherer Nervenzellenteil) / neuromitteur *m*
25537 **neuromotor** / bewegungsnervbezüglich / neuromoteur
25538 **neuromyelitis, optic** / DEVIC' Syndrom (Neuromyelitis disseminata) / neuromyélite optique
25539 **neuromyopathy** / DENNY-BROWN' Syndrom (Zentralnervöse und neuromuskuläre Störungen bei [Bronchial]karzinom) / neuromyopathie
25540 **neuromyositis** / Nerven-Muskelentzündung *f* / névromyosite *f*
25541 **neuron** / Neuron *n* (Nervenzelle mit Neurit und Dendriten) / neurone *m*
25542 **neuron, afferent, efferent** / Neuron, zuleitendes, ableitendes *n* / neurone afférent, efférent *m*
25543 **neuron, central motor** / Neuron, zentrales motorisches *n* (Anfang Großhirnrinde, Ende Rückenmarkvorderhorn) / neurone moteur central *m*
25544 **neuron, central sensory** / Neuron, zentrales sensorisches *n* (Anfang Rückenmarkhinterhorn, Ende Großhirn [Thalamus bzw. Gyrus postcentralis]) / neurone sensoriel central *m*
25545 **neurons, centrifugal, -petal** / Neuronen, zentrifugale, -petale *n* (Reize von zentral nach peripher, von peripher nach zentral leitende) / neurones centrifuges, -pètes *m*
25546 **neurons, effector, receptor** / Neuronen, effektorische, rezeptorische *n* (Reize vermittelnde, empfangende) / neurones effecteurs, récepteurs *m*
25547 **neuron, intercalary** / Neuron, interkalares *n* (Deuteroneuron: zwischen peripherem sensorischem und peripherem motorischem Neuron) / neurone intercalaire *m*

25548 **neurons, intercentral** / Assoziationsneuronen *n* / neurones intercentraux *m*
25549 **neuron, motor, sensory** / Neuron, motorisches, sensorisches *n* / neurone moteur, sensoriel *m*
25550 **neuron, peripheric motor** / Neuron, peripheres motorisches *n* (Tritoneuron: Anfang Rückenmarkvorderhorn, Ende Muskel) / neurone moteur périphérique *m*
25551 **neuron, peripheric sensory** / Neuron, peripheres sensorisches *n* (Protoneuron: Anfang Sinnesorganwand, Ende Rückenmarkhinterhorn) / neurone sensoriel périphérique *m*
25552 **neurons, secretory, trophic** / Neuronen, drüsenbeeinflussende, geweb(e)ernährende *n* / neurones sécrétoires, trophiques *m*
25553 **neuron, unipolar, bipolar** / Neuron, einpoliges, zweipoliges *n* / neurone unipolaire, bipolaire *m*
25554 **neurons, vasodilator, vasomotor** / Neuronen, gefäßdilatierende, -konstringierende *n*, neurones vasodilateurs, vasomoteurs *m*
25555 **neuronephric** / nieren-nervenbezüglich / neuronéphrique
25556 **neuronic** / nervenzellenbezüglich / neuronique
25557 **neuronophagia** / Neuronophagie *f* (Phagozytose toter Ganglienzellen durch Glia) / neurophagie *f*
25558 **neuronotropic** / neuronotrop (auf Nervenzellen gerichtet) / neuronotrope
25559 **neuropapillitis** / Neuropapillitis *f* (Sehnerv-Papillenentzündung) / neuropapillite *f*
25560 **neuroparalysis** / Neuroparalyse *f* (vom Nervensystem ausgehende Lähmung) / neuroparalysie (paralysie d'origine nerveuse) *f*
25561 **neuropath** / Neuropath *m* (Neurotiker: Seelenkranker) / névropathe *m*
25562 **neuropathogenesis** / Neuropathogenese *f* (Nervenkrankheitsentwicklung) / névropathogenèse *f*
25563 **neuro(patho)logic(al)** / nerven(heil)kundlich / névro(patho)logique
25564 **neuro(patho)logy** / Neuro(patho)logie *f* (Lehre von den Nerven[krankheiten]) / névro(patho)logie *f*
25565 **neuropathy** / Neuropathie *f* (Störung des Ausgleichsleitwerks) / névropathie *f*
25566 **neuropathy, diabetic** / Neuropathie, diabetische *f* (diabetogene Stoffwechselentgleisung: Phospholipoidanreicherung im Cytoplasma der Schwann' Zelle infolge Lipoidstoffwechselstörung durch Insulinmangel [Bischoff]) / névropathie diabétique *f*
25567 **neurophony** / Neurophonie *f* (hyster. Schrei) / délire des aboyeurs *m*
25568 **neurophysiology, clinical** / Neurophysiologie, klinische *f* / neurophysiologie clinique *f*
25569 **neuroplasm** / Nervenzellplasma *n* / névroplasme *m*
25570 **neuroplasty** / Neuroplastik *f* (plastische Op. unter Verwendung sensibler Nervenstücke) / névroplastie *f*
25571 **neuroplegic** / neuroplegisch (πλήσσω = schlagen: nervenlähmend) / neuroplégique
25572 **neurorelapse** / Neurorezidiv *n* (Herxheimer' Reaktion auf die durch Spirochätenzerfall freiwerdenden Toxine) / neuro-récurrence *f*
25573 **neuroretinitis** / Neuroretinitis *f* (Sehnerv-Retinaentzündung) / neurorétinite *f*
25574 **neuroretino-angiomatosis** / Bonnet-Dechaume-Blanc' Syndrom (Kongenitale angiomatöse Mißbildung im Augen- und Mittelhirnbereich) / angiome encéphalo-rétinofacial
25575 **neurorrhaphy** / Neurorrhaphie *f* (Vernähung durchtrennter Nervenenden nach Monaten) / neurorrhaphie *f*
25576 **neurosclerosis** / Nervensubstanzverhärtung *f* / neurosclérose (sclérose du tissu nerveux) *f*
25577 **neurosecretion** / Neurosekretion *f* (Produktion von Sekreten der Ganglienzellen) / neurosécrétion *f*
25578 **neurosensory** / sinnesnervenbezüglich / neurosensoriel
25579 **neuroses** / Neurosen *f* (Seelenkrankheiten als Folgen geglückter Triebverdrängungen) / névroses *f*
25580 **neurosis, accident** / Unfallneurose *f* / névrose des sinistrés *f*
25581 **neuroses, acute, chronified** / Neurosen, akute, chronifizierte *f* (in Primitiv-, in Hochkulturen) / névroses aiguës, chronifiées *f*
25582 **neurosis, association** / Assoziationsneurose *f* / névrose d'association *f*
25583 **neurosis, commotion** / Kommotionsneurose *f* (traumat.) / névrose postcommotionnelle *f*
25584 **neurosis, compensation (revendication)** / Begehrlichkeitsneurose *f* / névrose d'appétition *f*
25585 **neurosis, compulsive** / Zwangsneurose *f* / névrose d'obsession *f*
25586 **neurosis, defense** / Abwehrneurose *f* / névrose de préservation *f*
25587 **neurosis, emotional (fright, shock)** / Schreckneurose *f* / névrose émotionnelle (d'effroi, par choc) *f*
25588 **neurosis, expectation** / Erwartungsneurose *f* / névrose d'appréhension (d'attente) *f*
25589 **neurosis of the eye, sympathetic** / Neurosis bulbi sympathica (sympathisches Augenleiden) / névrose sympathique du globe oculaire *f*
25590 **neurosis, gastric, intestinal** / Magenneurose, Darmneurose *f* (Organneurosen) / névrose (pneumo)gastrique, rectale *f*
25591 **neurosis, intentional** / Zweckneurose *f* / névrose intentionnelle *f*
25592 **neurosis, marginal, nuclear** / Randneurose, Kernneurose *f* (Schultz) / névrose marginale, nucléaire *f*
25593 **neuroses, motor** / Neurosen, hyperkinetische *f* / névroses motrices *f*
25594 **neuroses, nasal reflex** / Reflexneurosen, nasale *f* (bei Nasenschleimhautreizung an andern Organen) / névroses réflexes nasales *f*

25595 **neurosis, occupation** / Beschäftigungsneurose *f* / névrose d'occupation *f*
25596 **neuroses, organic** / Organneurosen *f* (neurotisch bedingte Funktionsstörungen bzw. somatisch manifestierte Neurosen) / névroses viscérales *f*
25597 **neurosis, pension (insurance)** / Rentenneurose *f* / névrose de revendication *f*
25598 **neurosis, professional** / Berufsneurose *f* / névrose professionnelle *f*
25599 **neuroses, prosperity** / Wohlstandsneurosen *f* (verschwinden in Notzeiten ohne Therapie) / névrose de prospérité *f*
25600 **neurosis, sexual** / Sexualneurose *f* / névrose (névrasthénie) sexuelle *f*
25601 **neurosis, social (individual)** / Sozialneurose *f* / névrose sociale *f*
25602 **neurosis, transference** / Übertragungsneurose *f* (durch therapeutisch nicht genutzte Übertragung ausgelöste Superneurose) / névrose de transférence *f*
25603 **neurosis, traumatic** / Neurose, traumatische *f* (durch Trauma ausgelöste) / névrose traumatique *f*
25604 **neurosis, vegetative** / Neurose, vegetative *f* (konstitutionell [neurasthenisch] bedingte) / névrose végétative *f*
25605 **neurosis, war** / Schützengrabenneurose *f* / névrose de guerre *f*
25606 **neuroskeletal** / skelet-nervenbezüglich / neurosquelettique
25607 **neurosogenic** / neurosogen (Neurosen verursachend) / neurosogène
25608 **neurosology** / Neurosenlehre *f* / neurosologie *f*
25609 **neurosology, noologistic, psychologistic** / Neurosenlehre, noo-, psychologistische *f* (kennt nur noogene, psychogene Neurosen) / neurosologie noologistique, psychologistique *f*
25610 **neurosomes** / Neurosomen *n* (Ganglienzellenmitochondrien) / neurosomes *m*
25611 **neurospasm** / Nervenspasmus *m* / neurospasme (spasme nerveux d'un muscle) *m*
25613 **neurosurgery** / Neurochirurgie *f* / neurochirurgie *f*
25614 **neurosurgery, pediatric** / Neurochirurgie, pädiatrische *f* / neurochirurgie pédiatrique *f*
25615 **neurotabes, peripheric** / Pseudotabes alcoholica / pseudotabes périphérique *m*
25616 **neurotendinous** / sehnen-nervenbezüglich / neurotendineux
25617 **neurotherapy** / Nerventherapie *f* / névrothérapie (thérapeutique des maladies nerveuses) *f*
25618 **neurotic** / neurotisch (mit einer Neurose behaftet) / névrotique
25619 **neurotization** / Neurotisation *f* (Regeneration durchtrennter Nerven vom zentralen Stumpf her) / neurotisation *f*
25620 **neurotomy** / Neurotomie *f* (Nervendurchtrennung) / névrotomie *f*
25621 **neurotonic** / nervenspannend / neurotonique
25622 **neurotoxic** / nervenschädigend / neurotoxique
25623 **neurotoxicoses** / Neurotoxikosen *f* (Nervensystemschädigungen durch [Stoffwechsel]gifte) / neurotoxicoses *f*
25624 **neurotoxins** / Neurotoxine *n* (Nervengifte) / neurotoxines *f*
25625 **neurotoxin, serpentine** / Schlangenneurotoxin *n* (Natterngiftstoff) / neurotoxine serpentine *f*
25627 **neurotripsy** / Nervenquetschung *f* / neurotripsie *f*
25627a **neurotrophic** / nervenernährend / neurotrophique
25628 **neurotrophy** / Neurotrophie *f* (Nervenernährung der Gewebe) / neurotrophie *f*
25629 **neurotropic** / neurotrop (auf Nerven gerichtet) / neurotrope
25630 **neurovascular** / gefäße-nervenbezüglich / neurovasculaire
25631 **neurovegetative** / neurovegetativ (Grenzstrang-Wandnervensystem [das «Erlebnis»] betreffend) / neurovégétatif
25632 **neurovisceral** / eingeweide-nervenbezüglich / neurosplanchnique
25633 **neutral** / neutral (neuter = keiner von beiden) / neutre
25634 **neutrality, chemical** / Neutralität, chemische *f* ($p_H = p_{OH} = 7$ bei 22°) / neutralité chimique *f*
25635 **neutralize** / neutralisieren (in die Mitte zwischen sauer [li.] und alkalisch [re.] bringen)/ neutraliser
25636 **neutretto** / Neutretto *n* (neutrales Meson) / neutretto *m*
25637 **neutrinos** / Neutrinos *n* (Materieteilchen mit geringer Masse und keiner Ladung) / neutrinos *m*
25638 **neutroc(c)lusion** / Neutralbiß *m* (Regelbiß) / normocclusion *f*
25639 **neutrocyte** / Leukozyt, neutrophiler *m* (weißes Blutkörperchen der Anpassungsphase [Alarmstadium], 60–75% im Differentialblutbild) / neutrocyte *m*
25640 **neutrocytophilia** / Leukozytose, neutrophile *f* / neutrocytose *f*
25641 **neutron** / Neutron *n* (Elementarmasse [des Wasserstoffkerns]) / neutron *m*
25642 **neutropenia, familial cyclic** / Neutropenie, familiäre zyklische *f* (autosomal-dominante Erbkrankheit) / neutropénie cyclique familiale *f*
25643 **neutropenia, malignant** / Neutropenie, maligne *f* (Agranulozytose) / neutropénie idiopathique *f*
25644 **neutropenia, peripheral** / Neutropenie, periphere *f* (Neutrophilendefizit im Blut) / neutropénie périphérique *f*
25645 **neutrophilia, -phobia** / Neutrophilie, -phobie *f* (Liebe zur, Furcht vor Neutralität) / neutrophilie, -phobie *f*
25646 **neutrophilic** / neutrophil (für neutrale Farbstoffe empfänglich) / neutrophile
25647 **neutrophilopenia** / Neutrophilenmangel *m* / neutro(cyto)pénie *f*
25648 **nevocarcinoma** / Muttermalkrebs *m* / névoépithéliome *m*
25649 **nevoid** / nävusähnlich / névoïde
25650 **nevose** / nävosiert / nævus, à; (tacheté)

25651 **nevus (mother's mark, birthmark)** / Naevus *m* (Macula matris: Muttermal *n*) / nævus *m* (tache de naissance, envie *f*)
25652 **nevus, anemic** / Naevus anaemicus (bei Glasdruck schwindend) / nævus anémique *m*
25653 **nevus, atrophic** / Naevus atrophicus / nævus atrophique *m*
25654 **nevus, bathing drawer area** / Schwimmhosennävus *m* / nævus en caleçon de bain *m*
25655 **nevus, blue** / Naevus caeruleus / nævus bleu *m*
25656 **nevus, cartilaginous** / Knorpelnävus *m* / nævus cartilagineux *m*
25657 **nevus, cerebriform** / Naevus cerebriformis capillitii (gewulsteter der Kopfhaut) / nævus cérébriforme *m*
25658 **nevus, commensal** / Naevus comedonicus (in größerer Anzahl) / nævus commensal *m*
25659 **nevus, elastic, hard, soft** / Naevus elasticus, durus, mollis / nævus élastique, dur, mou *m*
25660 **nevus, fatty** / Naevus lipomatodes (mit Anhäufung von Fettzellen) / nævus lipomateux *m*
25661 **nevus, hairy** / Naevus pilosus (Tierfellnävus) / nævus pileux *m*
25662 **nevus, infectious** / HUTCHINSON' Krankheit (II) (Am ganzen Körper auftretende frühkindliche Hautkrankheit mit kleinem Angiom als Primärverletzung) / angiome infectieux
25663 **nevus, linear** / Naevus systematicus (halbseitig systemisiert) / nævus nerveux *m*
25664 **nevus, nevocellular** / Naevus naevocellularis (Zellnävus) / nævus névocellulaire *m*
25665 **nevus, papillary** / Naevus papillaris (blumenkohlähnlich) / nævus papillaire *m*
25666 **nevus, pigmentous** / Leberfleck *m* / lentigo *m*
25667 **nevus, port-wine** / Naevus flammeus (angeborenes Feuermal) / nævus vineux *m*
25668 **nevus, sebaceous** / Naevus sebaceus (sebum = Talg) / nævus sébacé *m*
25669 **nevus, spider** / Naevus araneus (aranea = Spinne) / nævus araigné (stellaire) *m*
25670 **nevus, spilous** / Naevus spilus (σπῖλος = Schmutzfleck: ohne Nävuszellen) / nævus spileux *m*
25671 **nevus, strawberry** / Maulbeermal *n* / nævus caverneux *m*
25672 **nevus, syringocystadenomatous** / Naevus syringocystadenomatosus (Schweißdrüsennävus) / nævus syringocystadénomateux *m*
25673 **nevus, vascular** / Gefäßmal *n* / nævus vasculaire *m*
25674 **nevus, verrucous** / Warzenmal *n* / nævus verruqueux *m*
25675 **nevus, white** / Albinismus circumscriptus (bei Glasdruck nicht schwindender weißer Fleck) / nævus dépigmenté *m*
25676 **newborn** / Neonatus *m* / nouveau-né *m*
25677 **newborns syndrome, cardiopulmonary** / Neugeborenen-Syndrom, kardiopulmonales (Postpartale Anpassungsstörung des kindlichen Respirations- und Kreislaufsystems an das extrauterine Leben) / syndrome cardiopulmonaire des nouveau-nés
25679 **niacin** / Nicotinsäureamid *n* (Coenzym [Di- und Triphosphopyridinnucleotid] der Wasserstoffübertragung durch Dehydrogenasen) / niacine *f*
25680 **nickel (Ni 28 58,69)** / Niccolum (Nickel *n*) / nickel *m*
25681 **NICOLAS-MOUTOT-CHARLET syndrome** / NICOLAS-MOUTOT-CHARLET' Syndrom (Var. des Epidermolysis-bullosa-Syndroms) / syndrome de NICOLAS-MOUTOT-CHARLET
25682 **nicotine molecule** / Nicotinmolekül *n* (ähnlich Acetylcholin sowohl stimulierend wie tranquillisierend) / nicotine, molécule de *f*
25683 **nicotinamidadenindinucleotid** / Nicotinamidadenindinucleotid (NAD) *n* (Catecholaminoxydation zu Adrenochrom verhinderndes Nicotinsäurederivat) / nicotinamidadénindinucléotide *m*
25684 **nicotinamide adenine dinucleotide phosphate** / Nicotinamid-adenin-dinucleotid-phosphat (NADP) *n* (H-Akzeptor in den Mitochondrien [und im Cytoplasma]) / nicotinamide-adénine-dinucléotide, phosphate de *m*
25685 **Nicotiana** / Nicotiana tabacum (Tabakpflanze, nach Nicot de VILLEMAIN, 1560) / nicotiane *f*
25686 **nicotinism** / Nicotinvergiftung, akute *f* (durch mehrere mg [letale Dos. 50]) / nicotinisme *m*
25687 **nicotylamide (pellagra preventive factor)** / Niacin *n* (Antipellagravitamin) / niacinamide *m* (facteur PP)
25688 **nictate** / (z)winke(r)n / clign(ot)er (l'œil)
25689 **nictitation** / Nictitatio *f* (Blinzeln) / nictation *f*
25690 **nidation** / Einnistung *f* / nidation *f*
25691 **NIELSEN's syndrome** / NIELSEN' Syndrom (KLIPPEL-FEIL' Syndrom mit BONNEVIE-ULLRICH' Syndrom kombiniert) / syndrome de NIELSEN
25692 **NIERHOFF-HÜBNER syndrome** / NIERHOFF-HÜBNER' Syndrom (Var. der konstitutionellen Dysostosis enchondralis metaepiphysaria) / syndrome de NIERHOFF-HÜBNER
25693 **night** / Nacht (Nox) *f* / nuit *f*
25694 **night eating syndrome** / Nachtesser-Syndrom (Psychopathische [?] Eßgewohnheit bei Fettleibigen) / syndrome des mangeurs de nuit
25695 **nigrescent** / nigricans (schwärzend) / nigrescent
25696 **nigrities** / Schwärze *f* / nigrisme *m*
25697 **nigrometer** / Schwärzemesser *m* / nigromètre *m*
25698 **nihilism** / Allesverneinung (-zerstörung) *f* / nihilisme *m*
25699 **nihilism, therapeutic** / Nihilismus, therapeutischer *m* (therap. Zwecklosigkeit) / nihilisme thérapeutique *m*
25700 **nihilitis** / Nihilitis *f* (Klagen ohne zu leiden) / nihilite *f*

25701 **nine, ten, eleven, twelve, thirteen, fourteen, fifteen, sixteen, seventeen, eighteen, nineteen** / neun, zehn, elf, zwölf, dreizehn, vierzehn, fünfzehn, sechzehn, siebzehn, achtzehn, neunzehn / neuf, dix, onze, douze, treize, quatorze, quinze, seize, dix-sept, dix-huit, dix-neuf

25702 **niobium (Nb 41 92,91)** / Niobium (Niobium *n*) / niobium *m*

25704 **nipper(s)** / Pferdeschneidezahn (Kneifer) *m* / incisive du cheval *f*

25705 **nipple** / Brustwarze (Mamilla) *f* / mamelon (bout de sein) *m*

25706 **nipple, depressed** / Hohlwarze *f* / mamelon, ombilication de *f*

25707 **nirvana (day-dreams)** / Nirwana(phantasie *f*) *n* (sanskr. Wunschlosigkeit[stagtraum (FREUD)]) / nirvana *m* (, fantaisie de *f*)

25708 **nisus, sexual** / Nisus sexualis (nisus = Drang: Paarungsdrang) / nisus sexuel *m*

25709 **niton** / Niton *n* (Radiogen) / niton *m*

25711 **nitrates** / Nitrate *n* (Salze der Salpetersäure [HNO_3]) / nitrates *m*

25711a **nitration** / Nitrierung *f* (Salpetersäurebehandlung org. Substanzen zur Einführung der Nitrogruppe NO_2–) / nitration *f*

25712 **nitremia (azotemia)** / Azotämie *f* (Rest-N-Anstieg im Blut) / azotémie *f*

25713 **nitric, nitrous** / salpetersauer, salpetrigsauer / nitrique, nitreux

25714 **nitrides** / Nitride *n* (Stickstoff-Metallverbindungen vom Typ M_3N) / nitrures (azotures) *m*

25715 **nitrification** / Nitrifikation *f* (Oxydation von Ammoniak zu Salpetersäure) / nitrification *f*

25716 **nitrify(ing)** / nitrifizieren(d) (Nitrite in Nitrate verwandeln[d]) / nitrifier (nitrifiant)

25717 **nitriles** / Nitrile *n* (Salze der Blausäure [HCN] = Cyanide) / nitriles *m*

25718 **nitrites** / Nitrite *n* (Salze der Salpetrigsäure [HNO_2]) / nitrites *m*

25719 **nitr(it)uria** / Nitr(it)urie *f* (übermäßige Stickstoffausscheidung [Nitritausscheidung] im Harn) / nitr(it)urie *f*

25720 **Nitrobacter** / Nitrobacter *n* (Nitrite zu Nitraten oxydierendes Bodenbakterium) / nitrobactérie *f*

25721 **nitrobenzene (nitrobenzol) ($C_6H_5NO_2$)** / Nitrobenzol *n* (Mirbanöl) / nitrobenzène *m* (nitrobenzol)

25722 **nitrocobalamin** / Nitrocobalamin *n* (Vitamin B_{12c}) / nitrocobalamine *f*

25723 **N-demethylization** / N-Demethylierung *f* (Umkehrwirkung mit Dezimalverdünnungen von Azofarbstoffen durch Induktion der Synthese eines Enzymsystems in der Leber [CONNEY-BURNS]) / N-déméthylisation *f*

25724 **nitrogen (N 7 14,008)** / Nitrogenium (Stickstoff *m*) / nitrogène *m*

25725 **nitrogen chloride (NCl_3)** / Nitrogenii chloridum (Stickstoffchlorid *n*) / azote, chlorure d' *m*

25726 **nitrogen dioxide (NO_2)** / Nitrogenii dioxydum (Stickstoffdioxyd *n*) / azote, bioxyde d' *m*

25727 **nitro(gen), nonprotein (rest)** / Reststickstoff *m* (Rest-N: [harnpflichtiger] Nichteiweißstickstoff des Bluts) / azote résiduel *m*

25728 **nitrogen protoxide (N_2O)** / Stick(stoff)-oxydul *n* (Lachgas) / azote, protoxyde d' *m*

25729 **nitrogen tetroxide (N_2O_4)** / Nitrogenii tetroxydum (Stickstofftetroxyd *n*) / azote, tétroxyde d' *m*

25730 **nitrogen, total** / Gesamtstickstoff *m* (des Harns) / azote total *m*

25731 **nitrogenization** / Nitrogenisation *f* (Behandlung mit Stickstoff) / nitrogénisation *f*

25732 **nitrogenous** / stickstoffhaltig / azoté

25733 **nitroglycerin (glonoin) ($C_3H_5(ONO_2)_3$)** / Glycerylis trinitras (Salpetersäureglycerinester *m*) / nitroglycérine *f*

25734 **nitrometer** / Stickstoffmesser *m* / nitromètre *m*

25735 **nitrosification** / Nitrosifikation *f* (Oxydation von Ammoniak zu Salpetrigsäure) / nitrosification *f*

25736 **nitro(so)bacter(ium)** / Nitr(os)ifikationsbakterium *n* (Nitrobacter [Nitrosomonas]) / bactérie nitr(os)ifiante *f*

25737 **Nitrosomonas** / Nitrosomonas *n* (Ammoniak zu Nitriten oxydierendes Bodenbakterium) / nitrosomonas *f*

25738 **niveau** / Höhenstand *m* / niveau *m*

25739 **Nobel prize** / Nobelpreis *m* / Nobel, prix *m*

25739a **nobelium (No 102 253)** / Nobelium (Nobelium *n*) / nobelium *m*

25740 **Nocardia** / Nocardia (Baktgatt. der Actinomycetaceae) / nocardia *f*

25741 **nocardia, asteroid** / Nocardia asteroides (säurefester Erreger der exogenen Aktinomykose) / nocardia astéroïde *f*

25742 **Nocardia tenuis** / Nocardia tenuis (Erreger der Trichomycosis nodosa) / nocardia tenuis *f*

25743 **nocardiasis** / Nocardiose *f* (Aktinomykose durch Nocardia asteroides) / nocardiose *f*

25744 **noctambulant** / nachtwandlerisch / noctambule

25745 **noctambulism** / Nachtwandeln *n* / noctambulisme *m*

25746 **nocturnal** / nocturnus (nachts, nächtlich) / nocturne

25747 **nocturnal arm dysesthesias** / WARTENBERG' Syndrom (I) (Manifestationsform einer Brachialgie) / chiralgie paresthésique

25748 **nocuous (nocuity)** / Schädlich(keit *f*) / nocif (nocivité *f*)

25749 **node** / Nodus (Knoten *m*) / nodus *m*

25750 **nodes, anterior and posterior mediastinal lymphatic** / Nodi lymphatici mediastinales anteriores et posteriores (Mittelfellymphknoten) / nœuds lymphatiques médiastinaux antérieurs et postérieurs

25751 **node, anterior tibial lymphatic** / Nodus lymphaticus tibialis anterior (Schienbeinlymphknoten) / nœud lymphatique tibial antérieur

25752 **nodes, apical, central, lateral, pectoral, subscapular axillar lymphatic** / Nodi lymphatici axillares: apicales, centrales, laterales, pectorales, subscapulares (Achselgrubenlymphknoten) / nœuds lymphatiques axillaires apicaux, centraux, latéraux, pectoraux, sousscapulaires

25753 **node, atrioventricular** / Nodus atrioventricularis (Atrioventrikularknoten [Aschoff-Tawara] des Herzreizleitungssystems, sekundäres Reizbildungszentrum) / nœud atrioventriculaire

25754 **nodes, bronchopulmonary lymphatic** / Nodi lymphatici bronchopulmonales (Luftröhrenäste-Lungenlymphknoten) / nœuds lymphatiques bronchopulmonaires

25755 **nodes, buccal lymphatic** / Nodi lymphatici buccales (Backenlymphknoten) / nœuds lymphatiques buccaux

25756 **nodes, celiac lymphatic** / Nodi lymphatici coeliaci (Eingeweideschlagaderlymphknoten) / nœuds lymphatiques cœliaques

25757 **nodes, cubital lymphatic** / Nodi lymphatici cubitales (Ellenbogenlymphknoten) / nœuds lymphatiques cubitaux

25758 **nodes, epigastric lymphatic** / Nodi lymphatici epigastrici (Bauchdeckenschlagaderlymphknoten) / nœuds lymphatiques épigastriques

25759 **nodes, hepatic lymphatic** / Nodi lymphatici hepatici (Leberlymphknoten) / nœuds lymphatiques hépatiques

25760 **nodes, ileocolic lymphatic** / Nodi lymphatici ileocolici (Dünndarm-Dickdarmlymphknoten) / nœuds lymphatiques iléocoliques

25761 **nodes, iliac lymphatic** / Nodi lymphatici iliaci (Beckenwandlymphknoten) / nœuds lymphatiques iliaques

25762 **nodes, inferior and superior tracheobronchial lymphatic** / Nodi lymphatici tracheobronchiales inferiores et superiores (Luftröhre-Luftröhrenästelymphknoten) / nœuds lymphatiques trachéobronchiques

25763 **nodes, internal iliac lymphatic** / Nodi lymphatici iliaci interni (Unterbauchlymphknoten) / nœuds lymphatiques iliaques internes

25764 **node, jugulodigastric lymphatic** / Nodus lymphaticus iugulodigastricus (zweibäuchiger Drosselvenenlymphknoten) / nœud lymphatique jugulodigastrique

25765 **node, jugulo-omohyoid lymphatic** / Nodus lymphaticus iugulo-omohyoideus (Drosselvene-Schulter-Zungenbeinmuskellymphknoten) / nœud lymphatique jugulo-omohyoïde

25766 **nodes, juxtaarticular** / Knoten, juxtaartikuläre *m* (z.B. bei Lues) / nœuds juxtaarticulaires *m*

25767 **nodes, left and right gastric lymphatic** / Nodi lymphatici gastrici dextri et sinistri (Magenlymphknoten) / nœuds lymphatiques gastriques droits et gauches

25768 **nodes, lingual lymphatic** / Nodi lymphatici linguales (Zungenlymphknoten) / nœuds lymphatiques linguaux

25769 **nodes, lumbar lymphatic** / Nodi lymphatici lumbales (Lendenlymphknoten) / nœuds lymphatiques lombaires

25770 **node, lymphatic** / Nodus lymphaticus (Lymphknoten) / nœud lymphatique

25771 **nodes, mandibular lymphatic** / Nodi lymphatici mandibulares (Unterkieferlymphknoten) / nœuds lymphatiques mandibulaires

25772 **nodes, mesenteric lymphatic** / Nodi lymphatici mesenterici (Gekröselymphknoten) / nœuds lymphatiques mésentériques

25773 **nodes, milker's** / Melkerknoten *m* (Kuhpocken an den Händen) / nœuds des trayeurs *m*

25774 **nodes, nerve** / Nervenknoten *m* / nœuds nerveux *m*

25775 **nodes, occipital lymphatic** / Nodi lymphatici occipitales (Hinterhauptlymphknoten)/ nœuds lymphatiques occipitaux

25776 **nodes, pancreaticolienal** / Nodi lymphatici pancreaticolienales (Pankreas-Milzlymphknoten) / nœuds pancréaticoliénaux

25777 **nodes, pectoral lymphatic** / Nodi lymphatici pectorales (Brustlymphknoten) / nœuds lymphatiques pectoraux

25778 **nodes, popliteal lymphatic** / Nodi lymphatici poplitei (Kniekehlenlymphknoten) / nœuds lymphatiques poplités

25779 **node, primitive** / Primitivknoten *m* (Primitivstreifenkopf, dessen Fortsatz die Anlage der Chorda dorsalis ist) / nœud primitif *m*

25780 **nodes, profound and superficial cervical lymphatic** / Nodi lymphatici cervicales profundi et superficiales (Halslymphknoten) / nœuds lymphatiques cervicaux profonds et superficiels

25781 **nodes, profound and superficial inguinal lymphatic** / Nodi lymphatici inguinales profundi et superficiales (Leistenlymphknoten) / nœuds lymphatiques inguinaux profonds et superficiels

25782 **nodes, profound and superficial parotid lymphatic** / Nodi lymphatici parotidei profundi et superficiales (Ohrspeicheldrüsenlymphknoten) / nœuds lymphatiques parotides profonds et superficiels

25783 **nodes, pulmonary lymphatic** / Nodi lymphatici pulmonales (Lungenlymphknoten) / nœuds lymphatiques pulmonaires

25784 **nodes, pyloric lymphatic** / Nodi lymphatici pylorici (Pförtnerlymphknoten) / nœuds lymphatiques pyloriques

25785 **nodes, retroauricular lymphatic** / Nodi lymphatici retroauriculares (hinter dem Ohr an der Insertion des M. sternocleidomastoideus) / nœuds lymphatiques rétroauriculaires

25786 **nodes, retropharyngeal lymphatic** / Nodi lymphatici retropharyngei (Schlundlymphknoten) / nœuds lymphatiques rétropharyngiens

25787 **nodes, right, middle, left colic** / Nodi lymphatici colici dextri, medii, sinistri (Dickdarmlymphknoten) / nœuds lymphatiques coliques droits, moyens, gauches

25788 **nodes, sacral lymphatic** / Nodi lymphatici sacrales (Kreuzbeinlymphknoten) / nœuds lymphatiques sacraux
25789 **node, sinu-atrial** / Nodus sinu-atrialis (Sinusknoten [KEITH-FLACK] des Herzreizleitungssystems, primäres Reizbildungszentrum) / nœud sinu-atrial
25790 **nodes, sternal lymphatic** / Nodi lymphatici sternales (Brustbeinlymphknoten) / nœuds lymphatiques sternaux
25791 **nodes, submandibular lymphatic** / Nodi lymphatici submandibulares (Unterkiefer-[speicheldrüsen]lymphknoten) / nœuds lymphatiques sousmandibulaires
25792 **nodes, submental lymphatic** / Nodi lymphatici submentales (Unterkinnlymphknoten)/ nœuds lymphatiques sousmentonniers
25793 **nodes, subscapular lymphatic** / Nodi lymphatici subscapulares (Unterschulterblattlymphknoten) / nœuds lymphatiques sousscapulaires
25794 **nodes, tracheal lymphatic** / Nodi lymphatici tracheales (Luftröhrenlymphknoten) / nœuds lymphatiques trachéaux
25795 **node, vital** / Nodus vitalis («Lebensknoten» [Atmungszentrum] in Rautengrube) / nœud vital *m*
25796 **nodose (nodal)** / nodosus (knotig) / noueux (nodal)
25797 **nodosity** / Nodositas (Knotenbildung) *f* / nodosité *f*
25798 **nodular** / nodulär (Knötchen betreffend) / nodulaire
25799 **nodularity** / Knötchenbildung *f* / nodulation (formation [présence] de nodules) *f*
25800 **nodulate** / noduliert (mit [durch] Knötchen versehen [gekennzeichnet]) / nodulé
25801 **nodule** / Nodulus (Dim. v. Nodus) / nodule *m*
25802 **(nodules, accessory thymic)** / (Noduli thymici accessorii) (zusätzliche Thymusknötchen) / (nodules thymiques accessoires)
25803 **nodules, cartilaginous** / Knorpelknötchen *n* (umgewandelte Bandscheibeneinbrüche) / nodules cartilagineux *m*
25804 **nodules, cutaneous** / Noduli cutanei (von Corium ausgehende kleine Fibrome meist bei Frauen) / nodules cutanés *m*
25805 **nodules, double, sessile, small** / Knoten, doppelte, aufsitzende, kleine *m* (nichtgeschlechtsspezif. Anhängsel an polymorphen Leukozytenkernen) / nodules doubles, sessiles, petits *m*
25806 **nodules, ependymal** / Ependymknötchen *n* (prozessuale Gliawucherungen in Rückenmark) / nodules épendymaires *m*
25807 **nodules of the semilunar valvulae** / Noduli valvularum semilunarium / nodules des valvules semilunaires
25808 **nodule (of the vermis)** / Nodulus (vermis) (Knoten des Kleinhirnunterwurms) / nodule (du vermis)
25809 **noe(ma)tic** / denkbezüglich (Erkenntnis betreffend) / noé(ma)tique
25810 **noemotachometer** / Denkschnelligkeitsmesser *m* / noémotachomètre *m*
25811 **noesis** / Noesis *f* (νοέω = erkennen) / noésis *f*
25812 **noguchia, granulous** / Noguchia granulosa (zu Pleomorphie neigender Konjunktivitiserreger) / bactérie granuleuse *f*
25813 **noise** / Lärm *m* (Racheschrei der vergewaltigten Natur) / bruit, grand *m*
25814 **noise abatement** / Lärmbekämpfung *f* (1. Hauptproblem der Wohlstandsgesellschaft [ohne] durch [illusorischen] Stop des [technischen] Fortschritts [un]möglich) / bruit, lutte contre le *f*
25815 **noise of brass** / Metallklang *m* (bei Auskultation über luftgefüllten Hohlräumen) / bruit d'airain (de tabourka); (timbre métallique) *m*
25816 **noise intensities** / Lärmstärken *f* (Pkw ~ 80, Knattermotoren [Motormäher, Außenbordmotor] ~ 110, Beat-Musik ~ 120, Düsenflugzeug ~ 150 db) / bruit, intensités de *f*
25817 **noise lesions** / Lärmschädigungen *f* (neurologische, kardiologische, metabologische bei 150 db [Schmerzschwelle]) / bruit, lésions par le *f*
25818 **noise trouble** / Lärmbelästigung *f* (bei 45 [30] db in Wohn- [Schlaf]räumen) / bruit, trouble par le *m*
25819 **noise-box** / Lärmapparat *m* (zur einseitigen Hörprüfung [BÀRANY]) / appareil bruyant *m*
25820 **«noli me tangere»** / Ulcus rodens (rodere = nagen) / ulcère rongeur *m*
25821 **noma** / Noma *n* (νέμω = abweiden: bes. kindliche [postinfektiöse] gangränös-ulzeröse Mundschleimhauterkrankung) / noma *m* (stomatite gangreneuse *f*)
25822 **nomenclature** / Nomenklatur *f* (calare = rufen: einheitliche [fach]wissenschaftliche Namengebung) / nomenclature *f*
25823 **nomenclature, binomial** / Nomenklatur, binomiale *f* (zweinamige, z. B. Genus- und Speziesbezeichnungssystem [LINNÉ]) / nomenclature binomiale *f*
25824 **nomenclature, Rh/Hr-** / Rh/Hr-Nomenklatur *f* (für Rh/Hr-Blutgruppen eindeutiger als CDE/cde-Bezeichnungen für Geno- und Phänotypen [WIENER]) / nomenclature Rh/Hr *f*
25825 **nominate** / ernennen / nominer
25826 **nomogram** / Nomogramm *n* (graph. Darstellung verschiedener Faktoren zu einem Thema) / nomogramme *m*
25826a **nomotopic** / nomotop (ist sinusknotenursprünglicher Reiz) / nomotopique
25827 **nonadherent, -coherent** / nichtverwachsen, -zusammenhängend / nonadhérent, -cohérent
25827a **nonalcoholic** / nichtalkoholisch / nonalcoolique
25828 **nonallergic** / nichtallergisch / nonallergique
25829 **nonantigenic** / nichtantigen (keine AK erzeugend) / nonantigénique
25830 **nonassimilable, nonassimilated** / nichtassimilierbar, nichtassimiliert / nonassimilable, nonassimilé
25831 **nonconductor** / Nichtleiter *m* (elektr.) / nonconducteur *m*
25832 **(non)conformistic** / (non)konformistisch ([nicht] über einen Kamm geschoren) / (non)conformiste

25833 **noncontagious** / nichtansteckend / noncontagieux
25834 **nondescribable** / nichtbeschreibbar / indescriptible
25835 **nondisjunction** / Nichttrennung, genetische *f* (Nichtauseinandertreten eines [Geschlecht]chromosomenpaars in der Metaphase [Meiose]) / nondisjonction *f*
25836 **nonelectrolytic** / nichtgeladen / nonélectrolytique
25837 **nonentity** / Nichtsein *n* / nonêtre *m*
25838 **nonevident** / unerfindlich / nonévident
25839 **nongaseous abdominal bloating, hysterical type of** / Syndrom der funktionellen Bauchauftreibung (Paroxysmale idiopathische Bauchauftreibung ohne Meteorismus) / pseudotympanite abdominale hystérique (ROUSSY)
25840 **non(i)gravid** / nichtträchtig (neunmal trächtig) / non(i)gravide
25841 **noninfection** / Noninfektion *f* (Freihalten von Erregern zur Verhütung von Übertragungen) / noninfection *f*
25842 **noninflammable** / nichtentzündlich / noninflammable
25843 **nonirritant** / reizlos / nonirritant
25844 **nonius** / Nonius *m* (NUÑEZ' Meßstabzusatz zur Ermittlung von Bruchteilen) / nonius *m*
25845 **nonmalignant** / nichtbösartig / nonmalin
25846 **nonmetal** / Nichtmetall *n* / nonmétal *m*
25847 **nonmotile** / unbeweglich (ohne Eigenbewegung) / nonmotile
25848 **nonocclusion** / Mordex apertus (CARABELLI: echter, horizontaler Offner Biß) / nonocclusion *f*
25849 **nonopaque (nonradiable)** / strahlen(un)-durchlässig / nonopaque (nonradiable)
25850 **(non)oxidized ([non]oxidated)** / (nicht)oxydiert / (non)oxydé
25851 **(non)oxygenated** / (nicht)oxygenisiert / (non)oxygéné
25852 **(non)secretor** / (Nicht)ausscheider *m* (von AB0-Substanzen bes. in Speichel: 80% S dominant über [20% s]) / (non)sécréteur *m*
25853 **nonsense (nonsensical)** / Unsinn(ig) *m* / nonsens *m* (insensé)
25854 **nonsmoker** / Nichtraucher *m* / nonfumeur *m*
25855 **(non)specific** / (un)spezifisch / (non)spécifique
25856 **nonsurgical** / nichtchirurgisch / nonchirurgique
25857 **nontoxic** / nichttoxisch / nontoxique
25858 **nontransportable** / nichttransportierbar / intransportable
25859 **nonvaccinated** / nichtgeimpft / nonvacciné
25860 **nonvalent** / nullwertig (ohne Wert[igkeit chem.]) / nonvalent
25861 **nonviable** / lebensunfähig / nonviable
25862 **nonviolence, animal** / Wehrlosigkeit, tierische *f* (hindert Artgenossen an blutigen Angriffen) / nonviolence animale *f*
25863 **nonviolence, human** / Gewaltlosigkeit, menschliche *f* (hindert Artgenossen nicht an blutigen Angriffen) / nonviolence humaine *f*
25864 **nonviolent, violent (by force)** / gewaltlos, gewaltsam / violence, sans, par; (par force)
25865 **noogenic** / geistursprünglich / noogène
25866 **noosphere** / Noosphäre *f* (mit vernünftigen Organismen beseelte Atmosphäre [des Geistes]) / noosphère *f*
25867 **noopsyche** / Noopsyche *f* (Vernunftseite des Seelenlebens) / noopsyché (âme noogène) *f*
25868 **(nor)adrenalin** / (Nor)adrenalin (NNM-Hormone) / (nor)adrénaline *f*
25869 **normacidity** / Normacidität *f* (des Magensaftes) / normacidité *f*
25870 **normality** / Normalität (Regelmäßigkeit) *f* / normalité *f*
25871 **normalization (normalize)** / Normalgestaltung *f* (eine Normallösung herstellen) / normalisation *f* (normaliser)
25872 **NORMAN-WOOD syndrome** / NORMAN-WOOD' Syndrom (Kongenitale Form des amaurotischen Idiotie-Syndroms) / syndrome de NORMAN-WOOD
25873 **normergy** / Normergie *f* (normale Reizbeantwortung) / normergie *f*
25875 **normoblast** / Normoblast *m* (kernhaltige Erythrozytenvorstufe) / normoblaste *m*
25876 **normoblastosis** / Normoblastose *f* (Normoblasten im Blut) / normoblastose *f*
25877 **normochromic** / normochrom (normalen Hb-Gehalt aufweisend) / normochromique
25878 **normocytes** / Normozyten *m* (normale Erythrozyten) / normocytes *m*
25879 **normoglycemic** / normoglykämisch (normalen Zuckergehalt aufweisend) / normoglycémique
25880 **normoleukocytosis** / Normoleukozytose *f* (7000) / normoleucocytose *f*
25881 **normoproteinemia** / Normoproteinämie *f* (norm. Bluteiweißgehalt ~7 g%) / normoprotéinémie *f*
25882 **normosexuality** / Sexualität, normale *f* / normosexualité *f*
25883 **normosomal** / normosom (von normalem Wuchs) / normosomatique
25884 **normospermia** / Normospermie *f* (50 Mio/ml mit 80% Motilitätsquantität und 80% normaler Morphologie) / normospermie *f*
25885 **normotensive** / normotensiv (mit normalem Blutdruck) / normotensif
25886 **normotonic** / normoton (mit normaler Spannung) / normotonique
25887 **normotopic** / normotop (normal gelegen) / normotopique
25888 **normotrophic** / normotroph (normal ernährt) / normotrophique
25889 **normovolemia** / Normovolämie *f* (normales Blutvolumen [Minuten-, Schlagvolumen]) / normovolémie *f*
25890 **nosagnosia** / Nosagnosie *f* (Nichterkennung der eignen Krankheit) / nosagnosie *f*
25891 **nose (, external)** / Nasus (externus) / nez (externe)
25892 **nose, aquiline** / Hakennase *f* / nez aquilin *m*
25893 **nose, bulldog** / Bulldoggnase *f* (z. B. bei Lues congenita) / nez en bouledogue *m*
25894 **nose, saddle** / Sattelnase *f* / nez camard *m*

25895 **nosochtonography** / Krankheitengeographie *f* (Verteilung [epidemischer] Krankheiten auf Landschaften) / nosogéographie *f*
25896 **nosocomium** / Krank(heit)engemeinschaft *f* / nosocomium (hôpital) *m*
25897 **nosodes** / Nosoden *f* (homöopathisch verdünnte Krankheitsprodukte als Heilmittel) / nosodes *f*
25898 **nosogenesis (nosogen[et]ic)** / Krankheitenentwicklung *f* (betreffend) / nosogenèse *f* (nosogénétique)
25899 **nosography** / Krankheitenbeschreibung *f* / nosographie *f*
25900 **nosological** / nosologisch (Krankheiten systematisch beschreibend) / nosologique
25901 **nosology** / Nosologie *f* (Lehre von den Krankheiten) / nosologie *f*
25902 **nosometry** / Morbiditätsratenermittlung *f* / nosométrie *f*
25903 **nosonomy** / Krankheitenklassifizierung *f* / nosonomie *f*
25904 **nostalgia** / Nostalgie *f* (νόστος = Heimkehr: Heimweh bes. in pubertate) / nostalgie *f*
25905 **nostrils** / Nares (Nasenlöcher) / narines
25906 **notalgia** / Notalgie *f* (νῶτος = Rücken) / notalgie *f*
25907 **notatin** / Notatin *n* (Antibioticum aus Penicillium notatum) / notatine *f*
25908 **notation (note)** / Notierung (Notiz *f*, vormerken) / notation *f* (note, noter)
25909 **notencephalos, notomelos** / Notencephalus, Notomelus *m* (Mißgeburten) / notencéphale, notomèle *m*
25910 **nothing** / nihil (nichts) / rien
25911 **Nothnagel's syndrome (I)** / Nothnagel' Syndrom (I) (Neurologischer Symptomenkomplex bei Tumoren der Vierhügelgegend) / syndrome de Nothnagel (I)
25912 **(Nothnagel's syndrome II)** / (Nothnagel' Syndrom II) (Vasomotorische Sensibilitätsstörungen an Händen und Füßen) / (syndrome de Nothnagel II)
25913 **notifiable, notification, notify** / meldepflichtig, Meldung *f*, melden / notifiable, notification *f*, notifier
25914 **notochord** / Chorda dorsalis (embr. mesodermales Neuralrohr, Rückgratstab, Wirbelsäulenanlage) / notoc(h)orde *f*
25915 **noumenon** / Noumenon *n* (Platon: das nur mit dem [Heiligen] Geist zu Erfassende [Otto]) / noumenon *m*
25916 **nourishment** / Nahrung *f* (Kühnau: materielles Substrat der lebend[ig]en, in ihren Daseinsäußerungen unlösbar mit der von ihr verwerteten Nahrung verknüpften Substanz) / subsistance *f* (, moyens de *m*)
25917 **noxa** / Noxe *f* (nocere = schaden) / principe nuisible *m*
25918 **noxas, conditioned carcinogenic** / Noxen, bedingt krebsauslösende *f* (von «obligaten» Krebsnoxen als AK-Bildung gegen [antigenes] Krebszelleneiweiß hemmende zu unterscheiden [Butenandt]) / noxes conditionnées carcinogéniques *f*
25919 **noxins** / Noxine *n* (Gohrbandt: zugrundegegangenes körpereignes toxisches Eiweiß) / noxines *f*
25920 **nubecula** / Nubecula *f* (1. leichteste Hornhauttrübung, 2. Harntrübung durch Phosphate etc.) / nubécule *f* (néphélion *m*)
25921 **nuchal** / nackenbezüglich / nuque, à l'égard de
25922 **nuclear** / kernbezüglich / nucléaire
25923 **nuclease** / Nuclease *f* (Poly- über Mononucleotide zu Nucleosiden spaltendes Ferment) / nucléase *f*
25924 **nucleated** / kern(halt)ig / nucléé
25925 **nucleinic** / nucleinsauer / nucléique
25926 **nucleo-analysis** / Kernanalyse *f* / noyaux, analyse de *f*
25927 **nucleofugal, -petal** / kernflüchtig, -strebig / nucléofuge, -pète
25928 **nucleolar** / nukleolär (Kernkörperchen betreffend) / nucléolaire
25929 **nucleoli** / Nucleoli *m* (bei zunehmender Kernreife schwindende verschieden färbbare Zellkernkörperchen) / nucléoles *m*
25930 **nucle(ol)iform** / kern(körperchen)förmig / nuclé(ol)iforme
25931 **nucle(ol)oid** / kern(körperchen)ähnlich / nuclé(ol)oïde
25932 **nucleon** / Nukleon *n* (schwerer Kernbaustein: Proton + Neutron) / nucléon *m*
25933 **nucleonics** / Kerntechnik *f* / nucléonique *f*
25934 **nucleoproteins** / Nucleine *n* (hochmolekuläre Zellkernproteine) / nucléoprotéides *m*
25935 **nucleoreticulum** / Kerngerüst *n* / nucléoréticulum *m*
25936 **nucleosidases** / Nucleosidasen *f* (die Bindung zwischen Base und Zucker der Nucleoside spaltende Fermente) / nucléosidases *f*
25937 **nucleoside** / Nucleosid *n* (Base und Zucker durch C–N-Bindung verknüpft) / nucléoside *m*
25938 **nucleosomes** / Nukleosomen *n* (Karyosomen) / nucléosomes *m*
25939 **nucleotidases** / Nucleotidasen *f* (Nucleotide in Nucleoside und H_3PO_4 spaltende Nucleasen) / nucléotidases *f*
25940 **nucleotide** / Nucleotid *n* (Mononucleotid: Base + Monosaccharid [Ribose od. Desoxyribose] + Phosphorsäure) / nucléotide *m*
25941 **nucleotoxin** / Zellkerngift *n* / nucléotoxine *f*
25942 **nucleus** / Nervenkern *m* (zentrale Anhäufung von Nervenzellen) / noyau *m*
25943 **nucleus of the abducens nerve** / Nucleus n. abducentis / noyau du nerf moteur oculaire externe
25944 **nucleus, ambiguous** / Nucleus ambiguus («zweisinniger» Vaguskern) / noyau ambigu
25946 **nuclei, arcuate** / Nuclei arcuati (bogige Kerne des verlängerten Marks) / noyaux arqués
25947 **nucleus, atomic** / Atomkern *m* (Protonen und Neutronen) / noyau atomique *m*
25949 **nuclei of the bridge** / Nuclei pontis / noyaux du pont
25950 **nucleus, caudate** / Nucleus caudatus (grauer «Schweifkern» des Endhirns) / noyau caudé
25951 **nuclei of the cranial nerves** / Nuclei nn. cranialium / noyaux des nerfs crâniaux

25952 **nucleus of the crystalline lens** / Nucleus lentis (crystallinae) / noyau du cristallin
25953 **nucleus of the crystalline lens, embryonal** / Embryonalkern (der Linse) *m* / noyau embryonnaire du cristallin *m*
25954 **nucleus, cuneate (and accessory)** / Nuclcus cuneatus (et accessorius) (Keilkern im Seitenstrang des verlängerten Marks [auch zusätzlich]) / noyau cunéiforme (et accessoire)
25955 **nucleus, dentate** / Nucleus dentatus (Zahnkern des Kleinhirns) / noyau denté
25956 **nucleus, dorsal** / Nucleus dorsalis (Kern im Kopf der Hinterhornsäule des Rückenmarks) / noyau dorsal
25957 **nucleus, emboliform** / Nucleus emboliformis (Pfropfkern des Kleinhirns) / noyau emboliforme
25958 **nucleus, epiphysial** / Epiphysenkern *m* (fet. Ossifikationskern in distaler Femurepiphyse [Beclard]) / noyau épiphysaire *m*
25959 **nucleus of the facial nerve** / Nucleus n. facialis / noyau du nerf facial
25960 **nucleus of the fastigium** / Nucleus fastigii (Dach[first]kern des Kleinhirns) / noyau du fastigium
25961 **nucleus, globose** / Nucleus globosus (Kugelkern des Kleinhirns) / noyau globeux
25962 **nucleus, gracile** / Nucleus gracilis (Schmalkern im Mittelstrang des verlängerten Marks) / noyau gracile
25963 **nucleus of the habenula** / Nucleus habenulae / noyau de l'habénula
25964 **nucleus, horseshoe** / Hufeisenkern *m* (der Leukozyten zwischen Rund- und Segmentkern) / noyau en fer de cheval *m*
25965 **nucleus of the hypoglossal nerve** / Nucleus n. hypoglossi / noyau du nerf hypoglosse
25966 **nucleus (of the hypothalamus), dorsomedial** / Nucleus dorsomedialis (hypothalami) / noyau dorsomédial (de l'hypothalamus)
25967 **nucleus (of the hypothalamus), paraventricular** / Nucleus paraventricularis (hypothalami) / noyau paraventriculaire (de l'hypothalamus)
25968 **nucleus (of the hypothalamus), posterior** / Nucleus posterior (hypothalami) / noyau postérieur (de l'hypothalamus)
25969 **nucleus (of the hypothalamus), supraoptic** / Nucleus supraopticus (hypothalami) / noyau susoptique (de l'hypothalamus)
25970 **nuclei (of the hypothalamus), tuberose** / Nuclei tuberales (hypothalami) / noyaux tubéreux (de l'hypothalamus)
25971 **nucleus (of the hypothalamus), ventromedial** / Nucleus ventromedialis (hypothalami) / noyau ventromédial (de l'hypothalamus)
25972 **nucleus of the inferior colliculus** / Nucleus colliculi inferioris / noyau du collicule inférieur
25973 **nucleus, intercalate (of the medullary bulb)** / Nucleus intercalatus (medullae oblongatae) (Einschaltkern) / noyau intercalaire (du bulbe médullaire)
25974 **nucleus, interpeduncular** / Nucleus interpeduncularis (zwischen den Großhirnschenkeln) / noyau interpédonculaire
25975 **nucleus of the lateral and medial geniculate corpus** / Nucleus corporis geniculati lateralis et medialis / noyau du corps genouillé latéral et médial
25976 **nucleus of the lemniscus, lateral** / Nucleus lemnisci lateralis/noyau latéral du lemniscus
25977 **nucleus, lentiform** / Nucleus lentiformis (grauer «Linsenkern» des Endhirns) / noyau lentiforme
25978 **nuclei of the mamillary corpus** / Nuclei corporis mamillaris / noyaux du corps mamillaire
25979 **nucleus of the mesencephalic tract of the trigeminus nerve** / Nucleus tractus mesencephali n. trigemini / noyau du faisceau mésencéphalique du nerf trijumeau
25980 **nucleus of the oculomotor nerve** / Nucleus n. oculomotorii / noyau du nerf oculomoteur
25981 **nucleus, olivary (and dorsal and medial accessory olivary)** / Nucleus olivaris (et olivaris accessorius dorsalis et medialis) (graue Kerne der «Olive»[nförmigen Erhabenheit] im Seitenstrang der Medulla oblongata) / noyau olivaire (et olivaire accessoire dorsal et médial)
25982 **nuclei of origin** / Nuclei originis («Anfangs»-kerne [der Hirnnerven]) / noyaux d'origine
25983 **nucleus, ossification** / Ossifikationskern *m* (der enchondralen Knochenbildung in Femur, Humerus, Rippen) / noyau d'ossification *f*
25984 **nucleus, pulpous** / Nucleus pulposus («fleischiger» Kern, Gallertkern der Zwischenwirbelscheibe) / noyau pulpeux
25985 **nucleus, red** / Nucleus ruber (roter Kern der Hirnschenkelhaube) / noyau rouge
25986 **nucleus of the solitary tract** / Nucleus tractus solitarii (Endkern der Nn. intermedius [et glossopharyngeus]) / noyau du faisceau solitaire
25987 **nucleus of the spinal tract of the trigeminus nerve** / Nucleus tractus spinalis (medullae oblongatae) n. trigemini / noyau du faisceau spinal du nerf trijumeau
25988 **nuclei of the stato-acoustic nerve** / Nuclei n. stato-acustici / noyaux du nerf stato-acoustique
25989 **nucleus (of the stat[o-acoust]ic nerve), inferior, lateral, medial, superior vestibular** / Nucleus vestibularis inferior, lateralis, medialis, superior (n. stat[o-acust]ici) / noyau vestibulaire inférieur, latéral, médial, supérieur (du nerf stat[o-acoust]ique)
25990 **nucleus (of the [stato-]acoustic nerve), ventral and dorsal cochlear** / Nucleus cochlearis ventralis et dorsalis (n. [stato-]acustici) / noyau cochléen ventral et dorsal (du nerf [stato-]acoustique)
25991 **nucleus, subthalamic** / Nucleus subthalamicus (Hypothalamuskern des Zwischenhirns) / noyau sousthalamique
25992 **nuclei of the tegument** / Nuclei tegmenti / noyaux du tégument
25993 **nuclei of termination** / Nuclei terminationis («End»kerne [der Hirnnerven]) / noyaux de terminaison

25994 **nucleus of the thalamus, anterior** / Nucleus anterior thalami / noyau antérieur du thalamus
25995 **nucleus of the thalamus, anterior, intermediate, posterior ventral** / Nucleus ventralis thalami: Nucleus anterior, intermedius, posterior / noyau ventral antérieur, intermédiaire, postérieur du thalamus
25996 **nucleus of the thalamus, central** / Nucleus centralis thalami / noyau central du thalamus
25997 **nucleus of the thalamus, lateral and medial** / Nucleus lateralis et medialis thalami / noyau latéral et médial du thalamus
25998 **nucleus of the trapezoid corpus, posterior** / Nucleus posterior corporis trapezoidei / noyau postérieur du corps trapézoïde
25999 **nucleus of the trigeminal nerve, motor** / Nucleus motorius n. trigemini / noyau moteur du nerf trijumeau
26000 **nucleus of the trigeminal nerve, superior sensory** / Nucleus sensorius superior n. trigemini / noyau sensoriel supérieur du nerf trijumeau
26001 **nucleus of the trochlear nerve** / Nucleus n. trochlearis / noyau du nerf trochléen
26002 **nucleus of the vagus nerve, dorsal** / Nucleus dorsalis n. vagi (unter dem Trigonum n. vagi) / noyau dorsal du nerf pneumogastrique
26003 **nuclide** / Nuklid *n* («Kernart»: radioaktive Substanz) / nuclide *m*
26004 **nude(ness)** / Nackt(heit *f*) / nu(dité *f*)
26005 **nudism** / Nacktkultur *f* / nudisme *m*
26006 **nudomania, -phobia** / Nudomanie, -phobie *f* / nudomanie, -phobie *f*
26007 **nullification** / Ungültigkeitserklärung *f* / nullification *f*
26008 **nulligravida, nullipara** / Nulligravida, Nullipara *f* (keinmal schwanger Gewesene, keinmal geboren Habende) / nulligravide, nullipare *f*
26009 **nullity** / Nichtigkeit *f* / nullité *f*
26010 **number, acid** / Säurezahl *f* (zur Absättigung freier Fettsäuren in 1 g Fett verbrauchte mg KOH norm. 0,4) / nombre d'acide *m*
26011 **number, atomic** / (Atom)ordnungszahl *f* (= Atomladung) / nombre atomique *m*
26012 **number of body cells** / Körperzellenzahl *f* $\sim 2 \cdot 10^9$ mit $\sim 2 \cdot 10^6$ m² Oberfläche und $\sim 2 \cdot 10^5$ l Flüssigkeitsumsatz) / nombre des cellules du corps *m*
26013 **number, exchange** / Wechselzahl *f* (der umgesetzten Substrat-Fermentmoleküle/Min. = Fermentreaktionsgeschwindigkeit) / nombre de change *m*
26014 **number, LOSCHMIDT's (AVOGADRO's)** / LOSCHMIDT' Zahl *f* (sog. Naturkonstante $6{,}023 \cdot 10^{23}$ = Anzahl der Moleküle in 1 Mol jedes Stoffs, z.B. in 1 Mol CO_2, d.h. in 44 g [C Atomgewicht 12 + O_2 Atomgewicht 32 = 44]) / nombre de LOSCHMIDT *m*
26015 **number, mass** / Massenzahl *f* (A: gibt an, wievielmal so schwer wie der Wasserstoffkern ein Atomkern ist) / nombre de masse *m*
26016 **number, perfect** / Zahl, Vollkommene *f* (ist gleich der Summe ihrer Teiler, z.B. $1+2+3 = 6:2:3:6$) / nombre parfait *m*
26017 **number, prime** / Primzahl *f* (nur durch 1 und sich selbst teilbar, z.B. 2 [einzige gerade Primzahl], 3, 5, 7) / nombre prime *m*
26018 **number, saponification** / Verseifungszahl *f* (zur Verseifung von 1 g Fett nötige Menge Kaliumhydroxyd [mg KOH]) / nombre de saponification *m*
26019 **numbers, skin** / Hautzahlen *f* (Oberfläche $\sim 2{,}5$ m², Gewicht ~ 4 kg, $\sim 250\,000$ Talg-, ~ 2 Mio Schweißdrüsen, $p_H \sim 3$–5) / nombres de peau *m*
26020 **numbers, statistic scalar** / Maßzahlen, statistische *f* (müssen passend [consistent], wirksam [efficient], erschöpfend [sufficient] sein [FISHER]) / cotes statistiques *f*
26021 **number, valence** / Valenzzahl *f* (elektr. Ladung der Ionen in chem. Verbindung) / nombre de valence *m*
26022 **number, ventilation** / Ventilationszahl *f* (zur Entfernung von 1 ccm CO_2 ventiliertes Luftvolumen norm. 30–45 ccm) / nombre de ventilation *m*
26023 **numbness** / Stumpfheit *f* / abrutissement *m*
26024 **numeration** / Numerierung (Benummerung) *f* / numérotage *m*
26025 **numer(ic)al** / Zahlwort *n* (numerisch) / numéral (, adjectif) *m* (numérique)
26026 **nummiform** / nummulosus (münzenförmig = kreisrund, z.B. schleimig-eitriges Sputum) / nummulaire
26027 **nummulation** / Nummulation *f* (Geldrollenanordnung der Erythrozyten) / nummulation *f*
26028 **nuptiality** / Eheschließungsziffer *f* / nuptialité *f*
26029 **nurse, assistant** / Hilfsschwester *f* / infirmière auxiliaire *f*
26030 **nurse, attending** / Pflegeschwester *f* / infirmière *f*
26031 **nurse, charge** / Abteilungsschwester *f* / infirmière de section *f*
26032 **nurse, child** / Kinderschwester *f* / bonne d'enfants *f*
26033 **nurse, graduate** / Schwester, geprüfte *f* / infirmière diplomée *f*
26034 **nurse, head** / Oberschwester *f* / infirmière-major *f*
26035 **nurse, hospital** / Krankenhausschwester *f* / infirmière d'hôpital *f*
26036 **nurse, instrument** / Operationsschwester *f* / infirmière de salle d'opération *f*
26037 **nurse, male; (nurse)** / Krankenwärter(in *f*) *m* / garde-malade *m* (*f*)
26038 **nurse, night** / Nachtschwester *f* / infirmière de nuit *f*
26039 **nurse, order** / Ordensschwester *f* / infirmière de charité *f*
26040 **nurse, private** / Privatschwester *f* / infirmière personnelle *f*
26041 **nurse, professional** / Berufskrankenschwester *f* / infirmière professionnelle *f*
26042 **nurse, public health** / Fürsorgeschwester *f* / infirmière sociale *f*

26043 **nurse, red cross** / Rotkreuz-Schwester *f* / infirmière de croix-rouge *f*
26044 **nurse, special** / Spezialschwester *f* / infirmière spéciale *f*
26045 **nurse, staff** / Stationsschwester *f* / infirmière de station *f*
26046 **nurse, student** / Lernschwester *f* / infirmière étudiante *f*
26047 **nurse, x-ray** / Röntgenschwester *f* / infirmière de radiographie *f*
26048 **nursing** / Säugen *n* / donner le sein *m*
26049 **nutmeg** / Semen myristicae (Muskatnuß) / muscade *f*
26050 **nutriant** / Nutriant *m* (Nahrungsstoffe umbauender Stoffwechsler) / nutrition, agent modifiant les processus de la *m*
26051 **nutriceptor** / nahrungaufnehmend(e Zelle *f*) / nutricepteur (*m*)
26052 **nutrient** / Nutriens *n* (Nährstoff) / substance nourrissante *f*
26053 **nutrimental** / nahrungs(mittel)bezüglich / nutriment, à l'égard de
26054 **nutriology**/Ernährungskunde*f*/nutriologie*f*
26055 **nutrition, economical vegetarian** / Ernährung, ökonomische vegetarische *f* (durch Bevölkerungsexplosion erzwungene i. G. z. der 2000 Jahre alten freiwilligen) / nutrition végétarienne économique *f*
26056 **nutrition, fetal** / Fetalernährung *f* / nutrition fœtale *f*
26057 **nutrition, form of** / Ernährungsweise *f* / alimentation, mode d' *m*
26058 **nutrition, mesolithic** / Homo-erectus-Ernährung *f* (Fleisch-Fettkost in der «Wildbeuterphase» des Steinzeitalters) / nutrition mésolithique *f*
26059 **nutrition of modern times** / Homo-sapiens-Ernährung *f* (Eiweiß, Zucker, Fett, Gewürze) / nutrition moderne *f*
26060 **nutrition, neolithic** / Homo-faber-Ernährung *f* (~600 g/d KH, 20 g/d Tierproteine in der Ackerbauphase [GLATZEL]) / nutrition néolithique *f*
26061 **nutrition, paleolithic** / Hominiden-Ernährung *f* (Pflanzen und Früchte) / nutrition paléolithique *f*
26062 **nutrition(al)** / Kost(bezüglich) *f* / nutrition(nel) *f*
26063 **nutritional edema syndrome** / Dystrophie-Syndrom, alimentäres (Zustand nach längerer Mangel- od. Fehlernährung) / syndrome de polycarence
26064 **nutritionist** / Ernährungsspezialist (Nahrungskundiger) *m* / nutritionniste *m*
26065 **nutritious, nutritory** / nährend, ernährungsmäßig / nutritieux, nutritoire
26066 **nutritive(ness)** / Nahrhaft(igkeit *f*) / nutritif (qualités nutritives *f*)
26067 **Nux vomica** / Brechnuß (Wirkstoffe: Strychnin, Brucin, α-β-Colubrin, Vomicin, Novacin, Loganin) / Strychnos nux vomica (Loganiaceae)
26068 **nyctalbuminuria** / Nyktalbuminurie *f* (νύξ = Nacht: hoher Albuminspiegel des Nachtharns) / nyctalbuminurie *f*
26069 **nyctalgia** / Neuralgia nocturna (z. B. Trigeminusneuralgie) / nyctalgie *f*
26070 **nyctalopia** / Tagblindheit *f* (Nachtsichtigkeit) / nyctalopie *f*
26071 **nyctalopia, congenital, acquired** / Nyktalopie, angeborene, erworbene *f* (bei Farbenblindheit, bei zentralen Trübungen) / nyctalopie congénitale, acquise *f*
26072 **nyctohemeral** / nacht-tagbezüglich / nyct(o)héméral
26073 **nyctometer** / Nyktometer *n* (Instrument zur Erkennung der Nachtblindheit) / nyctomètre *m*
26074 **nyctophilia** / Nyktophilie *f* (abnorme Nachtbevorzugung) / nyctophilie *f*
26075 **nyctophobia** / Pavor nocturnus / nyctophobie *f*
26076 **nycturia** / Nykturie *f* (nachts mehr als tags, bei Nierentb.) / nycturie *f*
26077 **nympha** / Nympha *f* (νύμφη = Braut: kleine Schamlippe) / nymphe *f*
26078 **nymphectomy** / Nymphotomie *f* (Nymphenresektion) / nymphotomie *f*
26079 **nymphitis** / Nymphitis *f* / nymphes, inflammation des *f*
26080 **nymphomania (metromania)** / Ovariomanie *f* (zügelloses Verlangen der Frau nach geschlechtlicher Befriedigung) / œstromanie (hystéromanie) *f*
26081 **nymphoncus** / Nymphoncus *m* (Nymphenschwellung) / nymphoncus *m*
26082 **nystagmic, nystagmiform** / nystagmusbezüglich, -artig / nystagmique, nystagmoïde
26083 **nystagmography** / Nystagmographie *f* (Registrierung der Augenbewegungen bei Nystagmus) / nystagmographie *f*
26084 **nystagmus** / Nystagmus *m* (νυστάζω = nicken: rhythmisches Zucken der Augäpfel) / nystagmus *m*
26085 **nystagmus, barbiturotoxic** / Barbitursäurenystagmus *m* / nystagmus de barbiturisme *m*
26086 **nystagmus, caloric** / Nystagmus, kalorischer *m* (bei Heiß[luft]- od. Kalt[wasser]-stimulation des Gehörgangs) / nystagmus thermique *m*
26087 **nystagmus, compression** / Kompressionsnystagmus *m* (durch Luftdruckschwankungen) / nystagmus de compression *m*
26088 **nystagmus, congenital, acquired** / Nystagmus, angeborener, erworbener *m* / nystagmus congénital, acquis *m*
26089 **nystagmus, cortical** / Rindennystagmus *m* (hirnbedingter) / nystagmus cortical *m*
26090 **nystagmus, darkness** / Dunkelheitsnystagmus *m* / nystagmus de l'obscurité *m*
26091 **nystagmus, end-position** / Endstellungsnystagmus *m* (physiol. bei ungewöhnlichen Blickeinstellungen) / nystagmus en position extrême des yeux *m*
26092 **nystagmus, fixed, optokinetic** / Nystagmus, fixierter, optokinetischer *m* (bei Punktfixierungen, beim Verfolgen von Bewegungen) / nystagmus fixé, optocinétique *m*
26093 **nystagmus, galvanic** / Nystagmus, galvanischer *m* (bei elektr. Reizung im Ohrgebiet) / nystagmus galvanique *m*

26094 **nystagmus, head** / Drehschwindel *m* (horizontaler Labyrinthnystagmus nach beschleunigter od. gebremster Körperdrehung) / nystagmus rotatoire *m*
26095 **nystagmus, heredofamilial** / Nystagmus, heredofamiliärer *m* / nystagmus hérédofamilial *m*
26096 **nystagmus, horizontal, vertical** / Nystagmus, horizontaler, vertikaler *m* / nystagmus horizontal, vertical *m*
26097 **nystagmus, (inverted) induced** / Provokationsnystagmus (, inverser) *m* / nystagmus provoqué; (postpostnystagmus) *m*
26098 **nystagmus, jerking** / Rucknystagmus *m* (nach einer Richtung langsam, nach der andern schnell) / nystagmus rythmique *m*
26099 **nystagmus, labyrinthine** / Labyrinthschwindel *m* / nystagmus vestibulaire *m*
26100 **nystagmus, latent** / Nystagmus, latenter *m* (bei einem geschlossenen Auge) / nystagmus latent *m*
26101 **nystagmus, miners'** / Bergarbeiternystagmus *m* / nystagmus des mineurs *m*
26102 **nystagmus, ocular** / Nystagmus, pathologischer *m* (bei Augenkrankheiten) / nystagmus oculaire *m*
26103 **nystagmus, oscillating (pendular)** / Pendelnystagmus *m* (nach beiden Richtungen gleich schnell) / nystagmus ondulatoire (vibratoire) *m*
26104 **nystagmus, paretic** / Pseudonystagmus *m* (bei Augenmuskelschwäche) / nystagmus faux *m*
26105 **nystagmus, per-, postrotatory** / Nystagmus per-, postrotatorius (während, nach Drehreiz) / nystagmus per-, postrotatoire *m*
26106 **nystagmus, physiologic** / Augenzittern, physiologisches *n* (mikrometrisches, für Auflösung von Bildern durch zerebrales Sehzentrum erforderliches) / nystagmus physiologique *m*
26107 **nystagmus, postural, spontaneous** / Lagenystagmus, Spontannystagmus *m* (bei Bewegung, in Ruhe) / nystagmus de posture, spontané *m*
26108 **nystagmus, retraction** / Retraktionsnystagmus *m* (bei Hirnprozessen) / nystagmus de rétraction *m*
26109 **nystagmus, soft palate** / Gaumensegelnystagmus *m* (rhythmischer bei Herderkrankungen) / nystagmus du voile du palais *m*
26110 **nystagmus syndrome** / Nystagmus-Syndrom (Alle Formen des Nystagmus) / syndrome du nystagmus
26111 **nystagmus, unilateral** / Nystagmus, einseitiger *m* / nystagmus unilatéral *m*
26112 **nystagmus, visual** / Sehschwindel *m* (bei Doppeltsehen) / nystagmus visuel *m*
26113 **nystagmus, vocal cords** / Stimmbandnystagmus *m* (hyster.) / nystagmus des cordes vocales *m*

O

26114 **oak bark** / Cortex quercus (Adstringens Eichenrinde) / chêne, écorce de *f*
26115 **oath, hippocratic** / Hippokrates' Eid *m* (Asklepiadenschwur: Amtseid des Arztes) / serment d'Hippocrate *m*
26116 **oats** / Hafermehl *n* / avoine *f*
26117 **obdormition** / Obdormitio *f* (Gliedereinschlafen durch Nervendruck) / obdormition *f*
26118 **obduction** / Obduktion *f* (obducere = vorführen: Leichenöffnung) / dissection d'un cadavre *f*
26118a **obductor** / Obduzent *m* (Leichenbeschau[end]er [Arzt]) / obducteur *m*
26119 **obduracy** / Halsstarrigkeit *f* / entêtement *m*
26120 **obdurate** / verstockt / opiniâtre
26121 **obduration** / Obduratio *f* (Verhärtung) / obduration *f*
26122 **obese** / fettleibig / obèse
26123 **obesity** / Obesitas *f* (edere = essen: Fettsucht) / obésité *f*
26124 **obesity, endogenous, exogenous** / Fettleibigkeit, hormonal, alimentär bedingte *f* / obésité endogène, exogène *f*
26125 **obesity, hyperinsulinar, hyperinterrenal** / Fettleibigkeit, insulinismus-, adrenalismusbedingte *f* / obésité hyperinsulinaire, hyperinterrénale *f*
26126 **obesity, hypogonad, hypothyroid** / Fettleibigkeit, geschlechtsdrüsen-, schilddrüsenbedingte *f* / obésité hypogonadique, hypothyroïdienne *f*
26127 **obesity, hypophysary** / Fettsucht, hypophysäre *f* (bei HVL-Ausfall) / obésité hypophysaire *f*
26128 **obesity, metabolic, (regulatory)** / Obesitas, metabolische, (regulatorische) *f* (durch diätetische Maßnahmen [nicht] beeinflußbar) / obésité métabolique, (régulatrice) *f*
26129 **obesity, paradoxical** / Fettsucht, paradoxe *f* (nach Hungerperioden trotz noch unterwertiger Ernährung) / obésité paradoxale *f*
26130 **obex** / Obex (= Riegel: den Sulcus medianus posterior des verlängerten Marks gegen das Hinterhirn abschließendes Markblättchen) / obex (verrou)
26131 **obfuscation** / Obfuscatio *f* (fuscus = dunkelbraun: geistige Umnachtung) / obfuscation *f*
26132 **obligate (obligatory)** / obligat(orisch) (nicht im Belieben stehend) / obligatoire
26133 **object** / Objekt *n* (Satzaussage) / objet *m*
26134 **object contrast (latitude)** / Objektkontrast(umfang) *m* (größte Schwächungsdifferenz eines Objekts) / objet, (latitude de) contraste d' *m* (*f*)
26135 **object detail** / Objektdetail *n* (Objektelement mit unterschiedlicher Schwächung) / objet, détail d' *m*

26136 **object detail rendition** / Objektdetailwiedergabe *f* / objet, restitution du détail d' *f*
26137 **object element** / Objektelement *n* (Objektbereich mit gleichmäßiger Schwächung) / objet, élément d' *m*
26138 **objection** / Einrede *f* (objektiver Widerstand, Überwerfung, Unabhängigkeit) / objection *f*
26139 **objectivation** / Objektivierung *f* (Versachlichung, Entpersönlichung) / objectivation *f*
26140 **objective** / objektiv (entgegengeworfen) / objectif
26141 **objective (of microscope)** / (Mikroskop)-objektiv *n* / objectif (de microscope) *m*
26142 **objectivity (subjectivity)** / Objektivität (Subjektivität) *f* ([Un]sachlichkeit) / objectivité (subjectivité) *f*
26143 **obliged, be** / müssen / obligé, être
26144 **oblique(ness)** / Schief(heit *f*) / oblique (obliquité *f*)
26145 **obliquity** / Obliquität *f* (LITZMANN: seltner Asynklitismus) / obliquité *f*
26146 **obliterate** / obliterieren (obliterare = streichen: veröden) / oblitérer
26147 **obliteration** / Obliteratio *f* (Auslöschung) / oblitération *f*
26148 **obliteration of aneurysmas, stereotactic** / Aneurysmaverödung, stereotaktische *f* (mit neg. geladene Blutpartikel anziehender und Blutgerinnsel durch Bindegewebe ersetzender implantierter Kupferelektrode [MULLAN-DAWLEY]) / oblitération stéréotactique d'anévrismes *f*
26149 **obliteration, arterial** / Arterienverlegung *f* / oblitération artérielle *f*
26150 **obliteration of the pericardium** / Obliteratio pericardii (Herzbeutelblätterverwachsung) / oblitération du péricarde *f*
26151 **oblong** / länglich / oblong
26152 **obnubilation (, mental)** / Benommenheit *f* (leichter Grad von Bewußtseinsstörung) / obnubilation *f*
26153 **obscene (obscenity)** / Obszön(ität *f*) / obscène (obscénité *f*)
26154 **obscuration (obscurity)** / Verdunklung (Finsternis) *f* / obscuration (obscurité) *f*
26155 **observable** / beobachtbar / observable
26156 **observancy** / Observanz *f* (Folgeleistung) / observance *f*
26157 **observation** / Beobachtung *f* (hingegebene Be[tr]achtung eines vorgegebenen Sachverhalts) / observation *f*
26158 **observe(r)** / beobachten (Beobachter *m*) / observer (observateur *m*)
26159 **obsessions (obsessive)** / Zwangsvorstellungen *f* (betreffend) / obsessions *f* (obsessif)
26160 **obsolete** / obsolet (aus der Mode gekommen) / obsolète
26161 **obstetrical** / obstetricius (geburtshilflich) / obstétrical
26162 **obstetrician** / Obstetrix (Geburtshelfer[in*f*] *m*) / obstétricien(ne *f*) *m*
26163 **obstetrics** / Ars obstetricia (Geburtshilfe *f*) / obstétrique *f*
26164 **obstinacy (obstinate)** / Eigensinn(ig) *m* / obstination *f* (obstiné)
26165 **obstipate** / hartleibig / constipé
26166 **obstipation** / Obstructio alvi (Stuhlverstopfung *f*) / constipation intractable *f*
26167 **obstipation, atonic (hypokinetic), spastic (hyperkinetic)** / Obstipation, atonische, spastische *f* / constipation hypocinétique, hypercinétique *f*
26169 **obstipation, habitual** / Obstipation, habituelle *f* (infolge ungeordneter Lebens-[Ernährungs]weise) / constipation habituelle *f*
26170 **obstipation, symptomatic** / Obstipation, symptomatische *f* (durch Darmveränderungen) / constipation symptomatique *f*
26171 **obstruction** / Obstruktion *f* (obstruere = verbauen) / obstruction *f*
26172 **obstruction, arterial** / Arterienverschluß *m* / obstruction artérielle *f*
26173 **obstruction, arteriomesenteric intestinal** / Darmverschluß, arteriomesenterialer *m* (Strangulationsileus mit A.-mesenterica-inf.-Abknickung) / obstruction intestinale artériomésentérique *f*
26174 **obstruction, chronic aorto-iliac** / LERICHE' Syndrom (Obliteration der Aorta im Gablungsbereich) / syndrome de LERICHE
26175 **obstruction, hernial** / Obstructio herniae (Kotstauung bes. in irreponiblem Bruchsack) / obstruction herniaire *f*
26176 **obstruction of the lacrimal canaliculus** / Obstructio canaliculi lacrimalis (angeborene Tränenkanalverstopfung) / obstruction du canalicule lacrymal *f*
26177 **obstruction, nasal** / Nasenverstopfung *f* / obstruction nasale *f*
26178 **obstruction, partial, total** / Teilverschluß, Total- *m* / obstruction partielle, totale *f*
26179 **obstruction, tubal, tubular** / Eileiter-, Nierenkanälchenverlegung *f* / obstruction tubaire, tubulaire *f*
26180 **obstruction, ureteral (urinary)** / Harnleiterverschluß (Harnwege-) *m* / obstruction urétérale (urinaire) *f*
26181 **obstruction, venous** / Venensperre *f* (anat. bedingte Abflußbehindrung) / obstruction veineuse *f*
26182 **obstructive** / obstruens (verstopfend) / obstructif
26183 **obtain(able)** / erhalten (erhältlich) / obtenir (en vente)
26184 **obturate (obturated, obturating)** / obturieren (verschlossen, verlegend) / obturer (obturé, obturant)
26185 **obturation** / Obturatio *f* (obturare = verstopfen: Dichtung, Plombe) / obturation *f*
26186 **obturator** / Obturator *m* ([Gaumenlücken]-verschlußplatte) / obturateur *m*
26187 **occasion(al)** / Gelegenheit *f* (, bei) / occasion(nel) *f*
26188 **occidental, oriental** / westlich, östlich / occidental, oriental
26189 **occipital** / okzipital (Hinterhaupt[gegend] betreffend) / occipital
26190 **occipitobasilar, -cervical, -facial, -mastoid** / hinterhaupt-schädelbasis-, -hals-, -gesichts-, -warzenfortsatzbezüglich / occipitobasilaire, -cervical, -facial, -mastoïde

26191 **occipitofrontal, -parietal, -temporal, -thalamic** / hinterhaupt-stirn-, -scheitel-, -schläfen-, -thalamusbezüglich / occipitofrontal, -pariétal, -temporal, -thalamique
26192 **occipitomental** / okzipitomental (in Hinterhaupt-Kinnrichtung) / occipitomentonnier
26193 **occiput** / Occiput (Hinterhaupt) / occiput
26194 **occlusion** / (Ab)schließung *f* / occlusion *f*
26195 **occlusion, (ab)normal, (a)functional** / Zahnreihenschluß, (nicht)normaler, (nicht)-funktionierender *m* / occlusion (a)normale, (a)fonctionnelle *f*
26196 **occlusion, central, lateral** / Biß, zentraler, lateraler *m* / occlusion centrale, latérale *f*
26197 **occlusion, distal, mesial** / Biß, distaler, mesialer *m* / occlusion distale, mésiale *f*
26198 **occlusion, intestinal** / Occlusio intestinorum (mech. Ileus) / occlusion des intestins *f*
26199 **occlusion, protrusive, retrusive** / Occlusio anterior, posterior / occlusion antérieure, postérieure *f*
26200 **occlusion, pupil** / Synicesis pupillae (συνίζω = zusammensinken: Pupillenverschluß) / synicésis *f*
26201 **occlusion of the teeth** / Occlusio dentium (Scherenbiß) / occlusion dentaire *f*
26202 **occlusive** / okklusiv (schließend) / occlusif
26203 **occult** / okkult (verborgen) / occulte
26204 **occult hemolytic syndromes** / Syndrome, okkulte antikörperbedingte hämolytische (Antikörperbedingte Begleithämolysen) / syndromes hémolytiques occultes
26205 **occultism** / Okkultismus m (Geheimwissen[schaft *f*] *n*) / occultisme *m*
26206 **occupation(al)** / Beschäftigung *f* (betreffend) / occupation *f* (à l'égard d')
26207 **occupation, sedentary** / Beschäftigung, sitzende *f* / occupation sédentaire *f*
26208 **occurrence** / Ereignis *n* / occurrence *f*
26209 **ochronose** / Ochronose *f* (ὠχρός = gelblich: schwärzliche Knorpelpigmentierung [VIRCHOW]) / ochronose *f*
26210 **ocular (ocular lens, eye-piece)** / Okular *n* (mikrosk.) / oculaire *m*
26211 **oculofacial, -nasal, -pupillary, -zygomatic** / augen-gesichts-, -nasen-, -pupillen-, -jochbogenbezüglich / oculofacial, -nasal, -pupillaire, -cygomatique
26212 **oculomotor paralysis, cyclic** / AXENFELD-SCHÜRENBERG' Syndrom (Angeborene Okulomotoriuslähmung) / paralysie congénitale du moteur oculaire
26213 **oculonystagmograph** / Okulonystagmograph *m* (Augenzitternschreiber) / oculonystagmographe *m*
26214 **ocytocin** / Oxytocin *n* (ὀξυτόκος = schnell gebärend: HHL-Hormon, Peptidhormon mit Wirkung auf die Uteruskontraktion) / ocytocine *f*
26215 **odontalgic** / zahnschmerzbezüglich / odontalgique
26216 **odontalysis, odontolysis** / Zahnuntersuchung, Dentinresorption *f* / odontalyse, odontolyse *f*
26217 **odontatrophy** / Zahnatrophie *f* («schlechte Zähne») / atrophie dentaire *f*
26218 **odontectomy** / Zahnausmeißlung *f* / odontectomie *f*
26219 **odonterism (teeth clattering)** / Zähneklappern *n* / dents, claquement des *m*
26220 **odontexesis** / Zahnreinigung *f* (ξέω = polieren) / dents, nettoyage des *m*
26221 **odontiasis** / Zahn(ungs)anomalie *f* / dentition ano(r)male *f*
26222 **odontitis** / Zahn(nerv)entzündung *f* / odontite *f*
26223 **odontoblasts** / Pulpamesenchymzellen *f* / odontoblastes *m*
26224 **odontocele** / Zahn(fach)zyste *f* / odontocèle *f*
26225 **odontoclasis** / Zahnabbruch *m* / dent, fracture d'une *f*
26226 **odontogeny (odontosis)** / Zahnentwicklung (, embryonale) *f* / odontogenèse (odontose) *f*
26227 **odontogram** / Bißskizze *f* / dentogramme *m*
26228 **odontohyperesthesia** / Zahnüberempfindlichkeit *f* / odontohyperesthésie *f*
26229 **odontolithiasis** / Zahnsteinbildung *f* / odontolithiase *f*
26230 **odontological** / zahnheilkundlich / odontologique
26231 **odontologist** / Odontologe *m* (Zahn-Kiefer-spezialist) / odontologiste *m*
26232 **odontoma** / Odontom *n* (Geschwulst aus fertigem Zahngewebe) / odontome *m*
26233 **odontoma, embryoplastic, odontoplastic** / Odontom, embryoplastisches, odontoplastisches *n* (vor, nach Dentin- und Schmelzbildung) / odontome embryoplastique, odontoplastique *m*
26234 **odontoma, epithelial, fibrous** / Zahnepithelgeschwulst, -bindegewebegeschwulst *f* / odontome épithélial, fibreux *m*
26235 **odontoma, mixed** / Zahnmischgeschwulst *f* / odontome composé *m*
26236 **odontonecrosis (tooth decay)** / Zahnverfall *m* / nécrose (carie) dentaire *f*
26237 **odontonomy (dentonomy)** / Nomenklatur, odontologische *f* / nomenclature dentaire *f*
26238 **odontonosology** / Zahnkrankheitenlehre *f* / odontonosologie *f*
26239 **odontopathy** / Zahnleiden *n* / dentopathie *f*
26240 **odontoplerosis (dental filling)** / Dentalfüllung *f* (πληρόω = füllen) / obturation dentaire *f*
26241 **odontoporosis** / Zahnschwund *m* / odontoporose *f*
26242 **odontoptosis** / Zahnausfall *m* / dents, chute des *f*
26243 **odontoradiography** / Zahnröntgenaufnahme *f* / odontoradiographie *f*
26244 **odontorrhagia** / Zahnblutung *f* (nach Extraktion) / odontorragie *f*
26245 **odontoschisis** / Zahnsplitterung *f* / fissure dentaire *f*
26246 **odontosclerosis** / Odontosklerose *f* (postrhachitische Zahnsubstanzvermehrung [MICHEL]) / odontosclérose *f*
26247 **odontoscopy** / Farbpapierbißabnahme *f* / odontoscopie *f*
26248 **odontoseisis** / Zahnlockerung *f* (σείω = sich bewegen) / relâchement dentaire *m*

26249 **odontosteophyte** / Zahnbeinauswuchs *m* / odontostéophyte *m*
26250 **odontotherapy** / Zahn-Kiefertherapie *f* / odontothérapie *f*
26251 **odontotomy** / Zahn(nerv)eröffnung *f* / odontotomie *f*
26252 **odontotripsis** / Zahnabnutzung, natürliche *f* / dents, abrasion normale des *f*
26253 **odontotrypy** / Zahnbohrung *f* (τρυπάω = bohren) / dent, forage d'une *m*
26254 **odorous** / (wohl)riechend / odorant
26255 **odo(u)r** / Odor (Geruch) *m* / odeur *f*
26256 **odo(u)r, urinous** / Geruch, urinöser *m* (bei Harngärung) / odeur urineuse *f*
26257 **odo(u)rless** / nichtriechend / inodore
26258 **odynophagia, -phobia** / Odynophagie, -phobie *f* (ὀδύνη = Schmerz: Schmerzen beim Schlucken, Angst vor Schmerzen) / odynophagie, -phobie *f*
26259 **offend** / kränken / offenser
26260 **official (officious)** / (halb)amtlich / officiel (officieux)
26261 **OGUCHI's disease** / OGUCHI' Syndrom (Kongenitale Hemeralopie) / maladie d'OGUCHI
26262 **ohm(meter)** / Ohm(messer *m*) *n* (Widerstandmesser elektr.) / ohm(mètre) *m*
26263 **oidia** / Oidien *n* (Arthrosporen) / oïdia *m*
26264 **oidium, milk** / Geotrichum candidum (von Pflanzen auf Warmblüter übertragbarer Milchschimmelpilz) / oospore du lait *m*
26265 **oil, anise** / Anisi oleum (Anisöl *n*) / huile (essence) d'anis *f*
26266 **oil, bergamot** / Bergamottöl *n* (Citrus bergamina) / huile (essence) de bergamotte *f*
26267 **oil, (bitter) almond** / Amygdalarum (amararum) oleum ([Bitter]mandelöl *n*) / huile d'amandes (amères) douces *f*
26268 **oil, (bitter) orange** / Orangenöl *n* (Citrus [aurantium] sinensis) / huile (essence) d'orange *f*
26269 **oil (butter), theobroma (cocoa)** / Cacao oleum (butyrum) (Kakaobutter *f*) / huile (beurre *m*) de cacao *f*
26270 **oil, cajeput** / Cajeputöl *n* (Melaleuca leucadendron) / huile (essence) de cajéput *f*
26271 **oil, camphorated** / Kampferöl *n* / huile camphrée *f*
26272 **oil, caraway** / Kümmelöl *n* (Carum carvi) / huile (essence) de carvi *f*
26273 **oil, cardamon** / Kardamomöl *n* (Elettaria cardamomum) / huile (essence) de cardamomes *f*
26274 **oil, castor** / Ricini oleum (Rizinusöl *n*) / huile de ricin *f*
26275 **oil, cedar** / Zedernöl *n* (Immersionsöl) / huile de cèdre *f*
26276 **oil, chaulmoogra** / Chaulmoograöl *n* (Taractogenes Kurzi) / huile de chaulmoogra *f*
26277 **oil, chenopodium (wormseed)** / Chenopodii anthelmintici oleum (Amerikanisches Wurmsamenöl *n*) / huile de chénopode *f*
26278 **oil, cinnamon** / Cinnamomi oleum (Zimtöl *n*) / huile (essence) de cannelle *f*
26279 **oil, clove** / Nelkenöl *n* (Eugenia caryophyllata) / huile (essence) de girofle *f*
26280 **oil, coconut** / Kokosfett *n* (92% ges., 6% einfach, 2% mehrfach unges. Fetts.) / huile de coco *f*
26281 **oil, cod liver** / Iecoris aselli oleum (Dorschleberöl *n*) / huile de foie de morue *f*
26282 **oil, coriander** / Korianderöl *n* (Coriandrum sativum) / huile (essence) de coriandre *f*
26283 **oil, corn** / Getreide(keim)öl *n* (Zea mays) / huile de grain *f*
26284 **oil, cottonseed** / Baumwollsaatöl *n* (25% ges., 25% einfach, 50% mehrfach unges. Fetts.) / huile de lin *f*
26285 **oil, dill** / Dillöl *n* (Anethum graveolens) / huile (essence) d'aneth *f*
26286 **oil, dwarf pine** / Pini pumilionis oleum (Latschenkieferöl *n*) / huile (essence) de pin nain (de montagne) *f*
26287 **oils, ethereal** / Öle, ätherische *n* (aus Pflanzen) / huiles éthérées *f*
26288 **oil, eucalyptus** / Eucalypti oleum (Eukalyptusöl *n*) / huile (essence) d'eucalyptus *f*
26289 **oil, fennel** / Fenchelöl *n* (Faeniculum vulgare) / huile (essence) de fenouil *f*
26290 **oil, halibut liver** / Heilbuttleberöl *n* (Hippoglossus hippoglossus) / huile de flétan *f*
26291 **oil, hydnocarpus** / Hydnocarpusöl *n* (Hydnocarpus Kurzi) / huile d'hydnocarpus *f*
26292 **oil, juniper** / Wacholderöl *n* (Iuniperus communis) / huile (essence) de genièvre *f*
26293 **oil, lavender flowers (spike)** / Lavendelöl *n* (Lavandula officinalis, latifolia) / huile (essence) de lavande *f*
26294 **oil, lemon** / Zitronenöl *n* (Citrus limon) / huile (essence) de citron *f*
26295 **oil, licorice** / Glycyrrhizae oleum (Süßholzöl *n*) / huile (essence) de bois de réglisse *f*
26296 **oil, maizegerm** / Maiskeimöl *n* (17% ges., 32% einfach, 51% mehrfach unges. Fetts.)/ huile germinale de maïs *f*
26297 **oil, male fern** / Farnöl *n* (Aspidium) / huile (essence) de fougère *f*
26298 **oil, mustard** / Sinapis oleum (Senföl *n*) / huile (essence) de moutarde *f*
26299 **oil, neroli (orange flower)** / Orangenblütenöl *n* / huile (essence) de néroli *f*
26300 **oil, nut** / Nußöl *n* / huile de noix *f*
26301 **oil, nutmeg (myristica)** / Muskat(nuß)öl *n* (Myristica fragrans) / huile (essence *f*, beurre *m*) de muscade *f*
26302 **oil, olive** / Olivenöl *n* (19% ges., 73% einfach, 8% mehrfach unges. Fetts.) / huile d'olive *f*
26303 **oil, palm** / Palm(kern)fett *n* (83% ges., 15% einfach, 2% mehrfach unges. Fetts.) / huile de palme *f*
26304 **oil, peanut** / Erdnußöl *n* (19% ges., 50% einfach, 31% mehrfach unges. Fetts.) / huile d'arachide *f*
26306 **oil, peppermint** / Menthae piperitae oleum (Pfefferminzöl *n*) / huile (essence) de menthe poivrée *f*
26307 **oil, persic (apricot kernel, peach kernel)** / Aprikosen-, Pfirsichkernöl *n* (Prunus armeniaca, persica) / huile (essence) des noyaux d'abricot (de pêcher) *f*

26308 **oil, pine needle** / Pini silvestris oleum (Kiefernadelöl *n*) / huile (essence) de pin silvestre *f*
26309 **oil, poppy (seed)** / Papaveris oleum (Mohn[samen]öl *n*) / huile d'œillette *f*
26310 **oil, rape (colza)** / Rapsöl (Rübsenöl) *n* / huile de colza *f*
26311 **oil, rose** / Rosenöl *n* / huile (essence) de rose *f*
26312 **oil, rosemary** / Rosmarinöl *n* (Rosmarinum officinalis) / huile (essence) de romarin *f*
26313 **oil, santal (sandalwood)** / Sandelholzöl *n* (Santalum album) / huile (essence) de santal *f*
26314 **oil, sesamum** / Sesamöl *n* (13% ges., 47% einfach, 40% mehrfach unges. Fetts.) / huile de sésame *f*
26315 **oil, soya** / Sojaöl *n* (14% ges., 24% einfach, 62% mehrfach unges. Fetts.) / huile de soja *f*
26316 **oil, sunflower** / Sonnenblumenöl *n* (8% ges., 27% einfach, 65% mehrfach unges. Fetts.) / huile d'hélianthe *f*
26317 **oil, thyme** / Thymianöl *n* (Thymus vulgaris) / huile (essence) de thym (blanc) *f*
26318 **oil, turpentine** / Terebinthinae oleum (Terpentinöl *n*) / huile (essence) de térébenthine *f*
26319 **oils, vegetable** / Pflanzenöle *n* / huiles végétales *f*
26320 **oil, volatile (ethereal, essential)** / Öl, essentielles (flüchtiges, ätherisches) *n* / huile éthérée (essentielle, volatile) *f*
26321 **oil, wheatgerm** / Weizenkeimöl *n* (Vitamin E) / huile de germe (de blé) *f*
26322 **oily (oiliness)** / Ölig(keit *f*) / oléique (huilage *m*)
26323 **ointment** / Unguentum (Salbe *f*) / onguent *m* (pommade *f*)
26324 **ointment, ammoniated mercury (ophthalmic)** / Unguentum hydrargyri ammoniati (ophthalmicum) ([weiße] Quecksilberpräzipitat[augen]salbe *f*) / onguent de précipité (blanc) *m*
26325 **ointment, antiseptic** / Argenti colloidalis unguentum (CREDÉ' Silbersalbe *f*) / pommade à l'argent colloïdale *f*
26326 **ointment bases** / Salbengrundlagen *f* (Öl, Wasser, Paraffin, Wachs) / pommades, excipients de *m*
26327 **ointment, boric acid** / Acidi borici unguentum (Borsalbe *f*) / onguent borique *m*
26328 **ointment, calamine** / Calaminae unguentum (Zinkcarbonatsalbe *f*) / onguent de carbonate de zinc *m*
26329 **ointment, camphor** / Camphorae unguentum (Kampfersalbe *f*) / onguent camphré *m*
26330 **ointment, camphorated lead carbonate** / Kampferbleiweißsalbe *f* / onguent de carbonate plombique camphré *m*
26331 **ointment, coal tar** / Picis carbonis unguentum (Kohlenteersalbe *f*) / onguent de goudron minéral *m*
26332 **ointment, compound menthol** / Unguentum mentholis compositum (Mentholsalbe *f*) / onguent de menthe *m*
26333 **ointment, compound resorcinol** / Unguentum resorcinolis compositum (Resorcinsalbe *f*) / onguent de résorcine *m*
26334 **ointment, compound undecylenic acid** / Unguentum acidi undecylenici compositum (Undecylensalbe *f*) / onguent undécylénique *m*
26335 **ointment, epinephrine bitartrate ophthalmic** / Unguentum epinephrinae bitartratis ophthalmicum (Epinephrinbitartrataugensalbe *f*) / onguent ophtalmique de bitartrate d'épinéphrine *m*
26336 **ointment, ethyl aminobenzoate** / Aethylis aminobenzoatis unguentum (Äthylaminobenzoatsalbe *f*) / onguent aminobenzoate éthylé *m*
26337 **ointment, glyceric** / Glycerini unguentum (Glycerinsalbe *f*) / onguent glycérique *m*
26338 **ointment, ichthammol (ichthyol)** / Ichthammolis, (Ichthyolis) unguentum (Ichthammolsalbe, Ichthyolsalbe *f*) / onguent d'ichtammol (d'ichtyol) *m*
26339 **ointment, iodine** / Iodi unguentum (Jodsalbe *f*) / onguent d'iode *m*
26340 **ointment, mild mercurous chloride** / Unguentum hydrargyri mite ([graue] 12,5%ige Quecksilbersalbe *f*) / onguent gris *m*
26341 **ointment, nitrofurazone** / Nitrofurazoni unguentum (5-Nitro-2-furaldehydsemicarbazon-Salbe *f*) / onguent de nitrofurazone *m*
26342 **ointment, phenol** / Phenolis unguentum (Phenolsalbe *f*) / onguent de phénol *m*
26343 **ointment, pine tar** / Picis pini unguentum (Holzteersalbe *f*) / onguent de goudron végétal *m*
26344 **ointment, polyethylene glycol** / Polyaethyleni glycolis unguentum (Polyäthylenglykolsalbe *f*) / onguent de glycol de polyéthylène *m*
26345 **ointment, saffron** / Croci unguentum (Safransalbe *f*) / crocin(i)on *m*
26346 **ointment against scabies** / Unguentum contra scabiem (Krätzesalbe *f*) / pommade antipsorique *f*
26347 **ointment, sulfacetamide sodium** / Sulfacetamidi sodici unguentum (Na-p-aminophenylsulfonacetamid-Salbe *f*) / onguent de sulfacétamide sodé *m*
26348 **ointment, sulfur** / Sulfuris unguentum (Schwefelsalbe *f*) / onguent soufré *m*
26349 **ointment, white, yellow** / Unguentum album, flavum (weiße, gelbe Vaseline *f*) / onguent blanc, jaune *m*
26350 **ointment, yellow mercury oxide** / Hydrargyri (oxydi) flavi (via humida parati) unguentum (5%ige gelbe Quecksilberoxydsalbe *f*) / onguent d'oxyde mercurique jaune *m*
26351 **ointment, zinc oxide** / Zinci oxydi unguentum (Zinkoxydsalbe *f*) / onguent de WILSON *m*
26352 **ol (chem. final syllable)** / ol (chem. Endsilbe für CH-Verbindungen mit ersetztem H durch OH [Alkohole]) / ol (syllabe finale chim.)
26353 **olea** / Öle *n* / huiles *f*

26354 **Oleander** / Oleander (Wirkstoff: Oleandrin, Neri(ant)in, Adynerin, Karabin) / Nerium Oleander (Apocynaceae)
26355 **oleates** / Oleate *n* (Salze der Ölsäure) / oléates *m*
26356 **olecranal, olecranoid** / ellenbogenbezüglich, -ähnlich / olécrânien, olécrânoïde
26357 **olecranarthritis** / Ellenbogengelenkentzündung *f* / olécrâne, inflammation de l' *f*
26358 **olecranon** / Olecranon (griech. Ellenbogenkopf [HYRTL]) / olécrâne
26359 **olefins** / Olefine *n* (Alkene: ungesättigte aliphatische KW-Stoffverbindungen [C_nH_{2n}]) / oléfines *f*
26360 **olein** / Olein *n* (Ölsäureglycerinester) / oléine *f*
26361 **oleo-infusion** / Ölaufschwemmung *f* / solution huileuse d'un médicament *f*
26362 **oleoresins** / Oleoresine *n* (Harzöle) / oléorésines *f*
26363 **oleo(sclero)ma** / Öltumor *m* (nach Ölinj.) / oléome *m*
26364 **oleothorax** / Oleothorax *m* (Pneumothorax mit Paraffinöl) / oléothorax *m*
26365 **olfact** / Olfactus *m* (Geruchseinheit) / olfacte *m*
26366 **olfaction** / Geruch(sinn) *m* / olfaction *f*
26367 **olfactorium** / Riechmittel *n* / olfactorium *m*
26368 **olfactory** / geruchsbezüglich / olfactif
26369 **oligacuria** / Oligakiurie *f* (seltnes Harnlassen) / oligakisurie *f*
26370 **oligidria** / Oligidrie *f* (wenig Schweiß) / oligidrie *f*
26371 **oligocholia** / Oligocholie *f* (wenig Galle) / oligocholie *f*
26372 **oligochromemia** / Oligochromämie *f* (zu wenig Hämoglobin) / oligochromasie *f*
26373 **oligo(com)plex** / Oligoplex *m* (pharmakol. Pflanzen[-Mineralien]kombination) / oligocomplexe *m*
26374 **olig(ocyt)emia** / Olig(ozyt)ämie *f* (Blutvolumenverringerung [normale Blutmenge mit -zellenverminderung]) / olig(ocyt)émie *f*
26375 **oligodactylia, peroneal** / Oligodactylia peronaealis (Greiffuß: großer Abstand zwischen 1. und 2. Zehe als Entartungszeichen) / oligodactylie péronière *f*
26376 **oligodendroglia** / Oligodendroglia *f* (Bestandteil der ZNS-Stützsubstanz) / oligodendroglie *f*
26377 **oligodendroglioma** / Oligodendrogliom *n* (zellreich, faserarm) / oligodendrogliome *m*
26378 **oligodipsia** / Oligodipsie *f* (wenig Durst) / oligodipsie *f*
26379 **oligodontia** / Oligodontie *f* (schwere Hypodontie) / oligodontie *f*
26380 **oligodynamia** / Oligodynamie *f* (Abtötung von Bakterien durch Metallionenspuren) / oligodynamie *f*
26381 **oligodynamic** / oligodynamisch (wirken Kupfer[legierungen] und Aluminium, nicht Chromstahl und verwandte Metalle) / oligodynamique
26382 **oligogalactia** / Oligo(ga)laktie *f* (wenig Milch) / oligogalactie *f*
26383 **oligohydramnia** / Oligohydramnie *f* (zu wenig Fruchtwasser) / oligohydramnie *f*
26384 **oligohydremia** / Oligohydrämie *f* (Verminderung des Wassergehalts im Blut) / oligohydrémie *f*
26385 **oligolecithal** / oligolecithal (wenig Dotter) / oligolécithal
26386 **oligomenorrhea** / Oligomenorrhoe *f* (zu seltne Menses) / oligoménorrhée *f*
26387 **oligopeptides** / Oligopeptide *n* (bis zu 10 Aminosäuren) / oligopeptides *m*
26388 **oligophrenia** / Oligophrenie *f* (KRAEPELIN: von Jugend auf bestehender erblicher od. intrauterin erworbener Schwachsinn mit 3 Graden: Debilität, Imbezillität, Idiotie) / oligophrénie *f*
26389 **oligosaccharides** / Oligosaccharide *n* (bis zu 8 Kohlenhydratreste) / oligosaccharures *m*
26390 **oligosialia** / Oligosialie *f* (wenig Speichel) / oligoptyalisme *m*
26391 **oligospermia** / Oligospermie *f* (unternormale Spermienverminderung im Ejakulat) / oligospermie *f*
26393 **oligotrichia** / Oligotrichie *f* (wenig Haare) / oligotrichie *f*
26394 **oligotrophic** / oligotrophisch (zu wenig ernährt) / oligotrophique
26395 **oliguria** / Oligurie *f* ($<$ 0,5 l/d) / uropénie *f*
26396 **oliva** / Oliva (olivenförmige Erhabenheit des Medulla-oblongata-Seitenstrangs) / olive bulbaire
26397 **olivaceous, olivary** / olivenfarbig, olivenförmig / olivacé, olivaire
26398 **olive** / Olive *f* / olive *f*
26399 **olivopontocerebellar** / olivopontozerebellär (Olive-Brücke-Kleinhirn betreffend) / olivopontocérébellaire
26400 **OLLIER's disease** / OLLIER' Syndrom (Kongenitale [halbseitige] polyostotische Knorpelwachstumsstörung) / dyschondroplasie d'OLLIER
26401 **omagra** / Schultergicht *f* / épaule, goutte dans l' *f*
26402 **omalgia** / Schulterschmerzen *m* / omodynie *f*
26403 **omalgia, rheumatic** / Schultermuskelrheumatismus *m* / omalgie rhumatique *f*
26404 **omarthritis (omarthrocace)** / Schultergelenkentzündung (, tuberkulöse) *f* / omarthrite (tuberculeuse) *f*
26405 **OMBRÉDANNE's syndrome** / OMBRÉDANNE' Syndrom (Folge chirurgischer Eingriffe bei Säuglingen) / syndrome pâleur-hyperthermie du nourrisson
26406 **omental** / netzbezüglich / épiploïque
26407 **omentitis** / Netzentzündung *f* / épiploïte *f*
26408 **omentocardiopexy** / Omentokardiopexie *f* (Vernähung von Netz mit Herz) / omentocardiopexie *f*
26409 **omentoplasty** / Netzplastik *f* / omentoplastie *f*
26410 **omentosplenopexy** / Omentosplenopexie *f* (Vernähung von Netz mit Milz) / omentosplénopexie *f*
26411 **omentum, greater and smaller** / Omentum maius et minus (Netz: Bauchfellfalten zwischen großer Magenkurvatur und querem Dickdarm und zwischen Leber und kleiner Magenkurvatur) / épiploon, grand et petit

26412 **ominous** / ominosus (unheilvoll) / augure, de mauvais
26413 **omission** / Unterlassung *f* / omission *f*
26414 **omniitis** / Omniitis *f* (Leiden ohne zu klagen) / omniite *f*
26415 **omnipotent (pluripotent, unipotent)** / allmächtig (mehr-, ein-) / omnipotent (pluri-, uni-)
26416 **omnitron** / Omnitron *n* (aus Synchrotron und Speicherung bestehender Beschleuniger von Atomkernen beliebiger chem. Elemente) / omnitron *m*
26417 **omnivorous** / alles(fr)essend / omnivore
26418 **omoclavicular, -sternal** / schulter-schlüsselbeinbezüglich, -brustbeinbezüglich / omoclaviculaire, -sternal
26419 **o(m)ophagia** / O(m)ophagie *f* (ὠόν = Ei: Vorliebe für Eier [ὠμός = roh: Vorliebe für rohes Fleisch]) / o(m)ophagie *f*
26420 **omphalectomy** / Nabelexzision *f* (ὀμφαλός = Nabel) / omphalectomie *f*
26421 **omphalitis** / Nabelentzündung *f* / omphalite *f*
26422 **omphalocele** / Nabelbruch *m* / omphalocèle *f*
26423 **omphalogenesis** / Nabelentwicklung *f* / omphalogenèse *f*
26424 **omphaloma** / Nabelgeschwulst *f* / omphalome *m*
26425 **omphalomesenteric** / nabel-gekrösebezüglich / omphalomésentérique
26426 **omphalopagus** / Omphalopagus *m* (am Nabel zusammengewachsene Zwillingsmißgeburt) / omphalopage *m*
26427 **omphalophlebitis** / Nabelvenenentzündung *f* / omphalophlébite *f*
26428 **omphalophlegmon** / Omphalophlegmone *f* (Nabelvereitrung der Neugeborenen) / omphalophlegmon *m*
26429 **omphaloproptosis** / Nabelschnurvorfall *m* / omphaloproptose *f*
26430 **omphalorrhagia, omphalorrhea** / Nabelblutung *f*, Nabelausfluß *m* / omphalorragie, omphalorrhée *f*
26431 **omphalorrhexis** / Nabelriß *m* / rupture ombilicale *f*
26432 **omphalotaxis** / Omphalotaxis *f* (Rückverlagerung der prolabierten Nabelschnur) / omphalotaxis *f*
26433 **omphalotomy** / Abnablung *f* (bei Frühgeburten vor Nabelschnurpulserlöschen) / omphalotomie *f*
26434 **omphalotripsy** / Nabelschnurdurchschneidung *f* / omphalotripsie *f*
26435 **one (chem. final syllable)** / on (chem. Endsilbe für CO-Verbindungen mit CH-Resten [Ketone]) / one (syllabe finale chim.)
26436 **onanism (ipsation)** / Onanie *f* (fälschlich nach Onans Coitus interruptus aus Arterhaltungsgründen [1 Gen. 38,9]) / ipsisme (onanisme) *m*
26437 **Onchocerca** / Onchocerca *m* (Gattung Nematoden: Filariengruppe) / onchocerque *m*
26438 **onchocerca, blind, glomerular** / Onchocerca caecutiens, volvulus (Erreger der mittelamer., der afr. Onchozerkose) / onchocerque aveugle, glomérulé *m*
26439 **onchocercosis** / Onchozerkose *f* (Wurmkrankheit durch Onchocerca) / onchocercose *f*
26440 **onchocercosis, African** / Onchozerkose, afrikanische *f* (Sudanblindheit) / onchocercose africaine *f*
26441 **onchocercosis, Central American** / Onchozerkose, mittelamerikanische *f* (Küstenerysipel [Guatemala], Moradokrankheit [Mexiko]) / onchocercose de l'Amérique centrale *f*
26442 **oncocyte** / Onkozyt *m* (Epithelzelle mit eosinophilem Plasma und chromatinlosem Kern) / oncocyte *m*
26443 **oncogenesis** / Geschwulstentstehung *f* / oncogenèse *f*
26444 **oncogenicity** / Onkogenizität *f* (ὄγκος = Anschwellung: Geschwürbildungsfähigkeit viraler DNS) / oncogénicité *f*
26445 **oncograph** / Onkograph *m* (Umfangvergrößrungsmeßgerät) / oncographe *m*
26446 **oncology** / Onkologie *f* (Geschwulstlehre) / oncologie *f*
26447 **oncolysis** / Geschwulstzerfall *m* / oncolyse *f*
26448 **oncosis** / Oncosis *f* (Geschwulstkrankheit, spez. pränekrotische Knochenzellenanschwellung) / oncose *f*
26449 **oncosphere** / Bothriozephaluslarve *f* / embryophore *m*
26450 **oncotherapy** / Geschwulsttherapie *f* / oncothérapie *f*
26451 **oncotomy** / Geschwulsteröffnung *f* / oncotomie *f*
26452 **oncotropic** / geschwulstfreundlich / oncotrope
26453 **one, two, three** / eins, zwei, drei (1, 2, 3) / un, deux, trois
26454 **one-armed, -handed** / einarmig, -händig / manchot (à bras unique, à une [seule] main)
26455 **one-eyed** / einäugig / borgne
26456 **oneirodynia (, active, passive)** / Oneirodynie (, aktive, passive) *f* (ὄνειρος = Traum: nächtliche Unruhe) / onirodynie (active, passive) *f*
26457 **oneirogmos** / Oneirogmus *m* (ὀνειρωγμός = nächtlicher Erguß) / onirogme *m*
26458 **oneiroid** / traumähnlich / oniroïde
26459 **oneirology** / Oneirologie *f* (FREUD' Traumanalyse) / onirologie *f*
26460 **oneiroscopy (interpretation of dreams)** / Traumdeutung *f* / interprétation des songes; (oniromancie) *f*
26461 **one-legged** / einbeinig / unijambiste
26462 **oniomania** / Oniomanie *f* (ὤνιος = käuflich: psychopath. Kauftrieb) / oniomanie *f*
26463 **onodis root** / Radix onodis (Diureticum Hauhechelwurzel) / onodis, racine d' *f*
26464 **onomatomania** / Namenzwang *m* / onomatomanie *f*
26465 **ontogenetic** / ontogenetisch (die Keimentwicklung betreffend) / ontogénétique
26466 **ontogeny** / Keimesgeschichte *f* / ontogénie *f*
26467 **ontology** / Ontologie *f* (ὄν = Sein: Lehre von den obersten Seinskategorien) / ontologie *f*

26468 **onychalgia** / Nagelschmerzen *m* / onychodynie *f*
26469 **onychatrophia** / Nagelatrophie *f* (Kümmernägel) / onychatrophie *f*
26470 **onychauxis** / Nagel(platten)verdickung *f* (αὔξ[άν]ω = wachsen[lassen]) / pachyonychie *f*
26471 **onychia, malignant** / Onychia maligna (bösartige Nagelbettentzündung z.B. bei Tb.) / onychie maligne *f*
26472 **onychitis** / Nagel(bett)entzündung *f* / onychite *f*
26473 **onychoclasis** / Nagelbruch *m* / onychoclasie *f*
26474 **onychocryptosis** / Onychokryptose *f* (Einwachsen der [Zehen]nägel) / onychocryptose *f*
26475 **onychodystrophia** / Onychodystrophie *f* (alimentäre Nagelstörung durch Cystinmangel) / onychodystrophie *f*
26476 **onychodystrophia, canaliform median** / Onychodystrophia mediana canaliformis (schmutziggraue Längseindellung) / onychodystrophie médiane canaliforme *f*
26477 **onychogenic** / nagelbildend / onychogène
26478 **onychogram** / Nagelpulskurve *f* / onychogramme *m*
26479 **onychogryposis** / Onychogryposis *f* (γρυπός = gekrümmt: Verkrümmung und Verdickung bes. an großer Zehe) / onychogrypose *f*
26480 **onycholysis** / Onycholysis *f* (Ablösung der Nagelplatte) / onycholyse *f*
26481 **onycholysis, lateral, partial, semilunar, total** / Onycholysis lateralis, partialis, semilunaris, totalis / onycholyse latérale, partielle, semilunaire, totale *f*
26482 **onychomadesis** / Nagelabfall, totaler *m* (μάδησις = Ausfall) / onychomadèse *f*
26483 **onychomalacia** / Nagelerweichung *f* / onychomalacie *f*
26484 **onychomycosis** / Onychomykose *f* (Nagelerkrankung durch Pilze) / onychomycose *f*
26485 **onychomycosis, favous** / Onychomycosis favosa (Nagelgrind *m*) / onychomycose faveuse *f*
26486 **onychopathies** / Nagelkrankheiten *f* / onychoses *f*
26487 **onychophagia** / Nägelkauen *n* (neuropath.)/ onychophagie *f*
26488 **onycho(phy)ma** / Nagelgeschwulst (Nagelwucherung) *f* / onycho(phy)ma *m*
26489 **onychorrhexis** / Onychorrhexis *f* (Längsaufsplitterung) / onychorrhexis *f*
26490 **onychoschisis** / Onychoschisis *f* (Spaltung parallel zur Oberfläche) / onychoschisis *f*
26491 **onychotillomania** / Onychotillomanie *f* (τίλλω = rupfen: triebartige Zerstörung) / onychotillomanie *f*
26492 **onyx** / Onyx *m* (Hornhautgeschwür) / onyx *m*
26493 **oocephalus** / Eierkopf *m* / oocéphale *m*
26494 **oocyst** / Oozyste *f* (aus Ookinet entstehende Eikugel, aus welcher [nach innerer Mitose] Sporozoiten in Mückenspeicheldrüse gelangen) / oocyste *m*
26495 **oocyte** / Oozyt *m* (Eizelle = weibl. Gamet) / oocyte *m* (*f*)
26496 **oogenesis, ookinesis** / Eientstehung, Eientwicklung *f* / oogenèse, oocinésie *f*
26497 **oogonium** / Ureizelle *f* / ovigerme *m*
26498 **ookinete** / Ookinet *m* (durch Befruchtung eines Makro- durch einen Mikrogameten entstehendes, in Mückenmagen «wanderndes» Ei) / oocinète *m*
26499 **oolemma** / Zona pellucida (durchscheinende Eischicht) / membrane pellucide *f* (oolemme *m*)
26500 **Oomycetales** / Oomyzetalen *f* (Eipilze, 2. Ordnung Phykomyzeten) / oomycétales *f*
26501 **oophoralgia** / Eierstockschmerzen *m* / ovar(i)algie *f*
26502 **oophoritis, interstitial, parenchymatous** / Eierstockentzündung, bindegewebige, organzellgewebige *f* / ovarite interstitielle, parenchymateuse *f*
26503 **oophorocystosis** / Ovarialzystenbildung *f* / kystes ovariens, formation de *f*
26504 **oophorogenic** / eierstockursprünglich / ovariogène
26505 **oophorohysterectomy** / Oophorohysterektomie *f* (Eierstock- und Gebärmutterentfernung) / ovariohystérectomie *f*
26506 **oophoroma** / Eierstockgeschwulst *f* (maligne) / oophorome *m*
26507 **oophoromania** / Oophoromanie *f* (Unfruchtbarkeitspsychose) / ovariomanie *f*
26508 **oophoron (ovary)** / Ovarium (Eierstock) / ovaire (oophore)
26509 **oophoropathy** / Ovarialleiden *n* / ovariopathie *f*
26510 **oophor(osalping)ectomy** / Oophor(osalping)ektomie *f* (Eierstock[-Eileiter]entfernung) / (salping)ovarectomie *f*
26511 **oophor(osalping)itis** / Oophor(osalping)itis *f* (Eierstock[-Eileiter]entzündung) / (salping)ovarite *f*
26512 **oophorostomy** / Ovarialzystendrainage *f* / ovariostomie *f*
26513 **oophorrhagia** / Eierstockblutung *f* / oophorragie *f*
26514 **oophorrhaphy** / Oophoro(pelio)pexie *f* (Eierstockanheftung [an Beckenwand]) / oophoropexie *f*
26515 **oospores** / Oosporen *f* (ungleiche Geschlechtssporen [der Oomyzetalen]) / oospores *f*
26516 **opacification** / Kontrastdarstellung *f* / opacification *f*
26517 **opacity** / Opazität *f* (Quotient auffallendes/durchfallendes Licht) / opacité *f*
26518 **opacity, corneal** / Macula corneae (grauer Hornhautfleck) / opacité de la cornée *f*
26519 **opacity of the crystalline lens** / Linsentrübung *f* / opacité du cristallin *f*
26520 **opacity of the vitreous body** / Glaskörpertrübung *f* (angeboren od. erworben) / opacité du corps vitré *m*
26521 **opalescence** / Opaleszenz *f* (geringe Trübung kolloider Lösungen durch Lichtstreuung) / opalescence *f*
26522 **opalesce(nt)** / schimmern(d) (wie Opal) / opalescent
26523 **opaque** / lichtundurchlässig / opaque

26524 **open** / offen (öffnen) / ouvert (ouvrir)
26526 **opening** / Öffnung *f* / orifice *m*
26527 **opening of the antrum** / Aditus ad antrum (mastoideum) (aditus = Zugang) / entrée à l'antre
26528 **opening, hernial** / Bruchpforte *f* / orifice herniaire *m*
26529 **opening of the larynx** / Aditus laryngis / entrée au larynx
26530 **opening of the orbit** / Aditus orbitae / entrée à l'orbite
26530a **openness** / Offenh(erzigk)eit *f* / franchise *f*
26531 **operable (operability)** / Operierbar(keit *f*) / opérable (opérabilité *f*)
26532 **operant** / operierend(er Arzt *m*) / opérant (opérateur *m*)
26533 **operate (operating) upon** / Operieren (*n*) / opérer sur
26534 **operation, bloodless** / Eingriff, unblutiger *m* / opération nonsanglante *f*
26535 **operation, canal** / Kanaloperation *f* (SCHLOFFER: gegen Augenstielatrophie bei Turmschädel) / opération du canal (du nerf optique) *f*
26536 **operation, capital** / Operation, schwere *f* / opération très dangereuse *f*
26537 **operation chair, table** / Operationsstuhl, -tisch *m* / opération, fauteuil *m*, table *f* d'
26538 **operation, compensating** / Ausgleichoperation *f* / opération compensatrice *f*
26539 **operations, cortical** / Operationen, kortikale *f* (Ausschaltung von Rindenfeldern: Gyrektomie, Topektomie, Zingulektomie) / opérations corticales *f*
26540 **operation, cosmetic** / Schönheitsoperation *f* / opération cosmétique *f*
26541 **operations, cryo-ophthalmosurgical** / Augenoperationen, kältetechnische *f* (unblutige und schmerzlose Eingriffe in genau abgrenzbaren Bezirken mit reproduzierbaren Behandlungsergebnissen [BELLOW]) / opérations cry(o-)ophtalmochirurgiques *f*
26542 **operation, emergency** / Notoperation *f* / opération à chaud *f*
26543 **operation, illegal** / Eingriff, illegaler *m* / opération illégale *f*
26544 **operation, interval** / Intervalloperation *f* (im Intervallstadium) / opération pendant l'intervalle *f*
26545 **operation mask, gown** / Operationsmaske *f*, -kittel *m* / opérateur, masque *m*, blouse *f* d'
26546 **operation, minor** / Eingriff, kleiner *m* / opération mineure *f*
26547 **operation, molecular** / Operation, molekuläre *f* (Enzymsyntheseblockade hemmender Gensteurungsmechanismus) / opération moléculaire *f*
26548 **operation, palliative** / Palliativoperation *f* / opération palliative *f*
26549 **operation plan** / Operationsplan *m* / opération, plan d' *m*
26550 **operation, plastic** / Operation, plastische *f* / opération plastique *f*
26551 **operation, radical** / Radikaloperation *f* (z.B. Mittelohr-, Stirnhöhlen-) / opération radicale *f*
26552 **operation, repair** / Wiederherstellungsoperation *f* / opération reconstructive *f*
26553 **operation scar, wound** / Operationsnarbe, -wunde *f* / opération, cicatrice, blessure d' *f*
26554 **operation, second, third look** / Zweiter-, Dritterblickeingriff *m* (nach Primärop. bei Krebsmetastasen) / opération du second, troisième coup d'œil *f*
26555 **operation shock** / Operationsschock *m* / choc postopératoire *m*
26556 **operation, subcutaneous** / Unterhautoperation *f* / opération souscutanée *f*
26557 **operation time** / Operationszeit *f* / opération, temps d' *m*
26558 **operation, translabyrinthine** / Operation, translabyrinthäre *f* (zwischen Kleinhirn und Brücke vom Warzenfortsatz aus) / opération translabyrinthique *f*
26559 **operation, trap-door** / «Falltür»operation *f* (Skleraoperation zur Einpflanzung eines resorbierbaren Gelatineblatts) / opération à la trappe *f*
26560 **operation, two stage** / Operation, zweizeitige *f* / opération à deux temps *f*
26561 **operation, tympanoplastic** / Trommelfelldefektdeckung *f* / opération tympanoplastique *f*
26562 **operational** / operativ (wirksam) / opératif
26562a **operationism** / Operationismus *m* (aktives Handeln nach Modellen) / opérationnisme *m*
26563 **operator** / Operator *m* (von Suppressor gebremster Stoff) / opérateur *m*
26564 **opercle, frontal, frontoparietal, temporal** / Operculum frontale, frontoparietale, temporale (Deckel der Insel) / opercule frontal, frontopariétal, temporal
26565 **opercular, operculate** / deckend, gedeckt / operculaire, operculé
26566 **operon** / Operon *n* (Strukturgenabschnitt der Proteinsynthese) / opéron *m*
26567 **ophiasis** / Ophiasis Celsi (ὄφις = Schlange: bandartiger Haarausfall) / ophiasis *f*
26568 **ophidiasis** / Schlangengiftvergiftung *f* / ophidisme *m*
26569 **ophryon (on)** / Ophryon *n* (ὀφρύς = Augenbraue: kraniometrischer Punkt ~ Glabellamittelpunkt) / ophryon *m*
26570 **ophrytic** / augenbrauenbezüglich / ophrytique
26571 **ophthalmacrosis, -atrophia** / Augapfelvergrößrung, -atrophie *f* / ophtalmacrose, -atrophie *f*
26572 **ophthalmallergosis** / Augenaffektion, allergische *f* / ophtalmallergose *f*
26573 **ophthalmia** / Augenentzündung *f* (ὀφθαλμός = Auge) / ophtalmie *f*
26574 **ophthalmia, Egyptian** / Augenkrankheit, ägyptische *f* (Trachom) / ophtalmie égyptienne *f*
26575 **ophthalmia, gonorrheic** / Ophthalmia gonorrhoica (Coniunctivitis gonorrhoica) / ophtalmie gonorrhéique *f*
26576 **ophthalmia, wandering** / Ophthalmia sympathica (von einem Auge auf das andre übergreifend) / ophtalmie migrante *f*

26577 **ophthalmiatrics** / Augenheilkunde *f* / ophtalmologie *f*
26578 **ophthalm(it)ic** / augenbezüglich (-leidend) / ophtalm(it)ique
26579 **ophthalmodiagnostics** / Ophthalmodiagnostik *f* (Krankheitserkennung an Hand von Bindehautreaktionen) / ophtalmodiagnose *f*
26580 **ophthalmodynamography** / Ophthalmodynamographie *f* (synchrone Messung von Brachial- und A.-ophthalmica-Blutdruck nebst Pulsationsvolumen bei zerebralen Zirkulationsstörungen [HAGER]) / ophtalmodynamographie *f*
26581 **ophthalmodynamometer** / Ophthalmodynamometer *n* (LANDOLT' Netzhautarteriendruckmesser) / ophtalmodynamomètre *m*
26582 **ophthalmological** / augenheilkundlich / ophtalmologique
26584 **ophthalmologist** / Augenarzt *m* / oculiste *m*
26585 **ophthalmometer** / Ophthalmometer *n* (HELMHOLTZ' Augenflächenkrümmungsmesser) / ophtalmomètre *m*
26586 **ophthalmomycosis** / Ophthalmomykose *f* (Pilzbefall des Auges) / ophtalmomycose *f*
26587 **ophthalmomyiasis** / Augenmadenfraß *m* / ophtalmomyiase *f*
26588 **ophthalmomy(os)itis** / Augenmuskelentzündung *f* / myosite orbitaire *f*
26589 **ophthalmoneuritis** / Augennervenentzündung *f* / ophtalmonévrite *f*
26590 **ophthalmopathy** / Augenleiden *n* / ophtalmopathie *f*
26591 **ophthalmophthisis** / Augapfelschwund *m* / ophtalmophtisie *f*
26592 **ophthalmoplasty** / Augenplastik *f* / ophtalmoplastie *f*
26593 **ophthalmoplegia** / Augenmuskellähmung *f* / ophtalmoplégie *f*
26594 **ophthalmoplegia, external, internal** / Ophthalmoplegia externa, interna (Lähmung aller äußeren Augenmuskeln bei Unversehrtheit der inneren, aller inneren bei Unversehrtheit der äußeren) / ophtalmoplégie externe, interne *f*
26595 **ophthalmoplegia, total, progressive chronic** / Ophthalmoplegia totalis, chronica progressiva (Lähmung aller Augenmuskeln, «obere Bulbärparalyse») / ophtalmoplégie totale, chronique progressive *f*
26596 **ophthalmoptosis** / Augenvorfall *m* (Exophthalmus) / ophtalmoptose *f*
26597 **ophthalmorrhagia, ophthalmorrhea** / Augapfelblutung, Ophthalmorrhoe *f* (bei Ophthalmie) / ophtalmorragie, ophtalmorrhée *f*
26598 **ophthalmorrhexis** / Augapfelriß *m* / ophtalmorrhexie *f*
26599 **ophthalmoscope (ophthalmoscopic)** / Augenspiegel *m* (ophthalmoskopisch) / ophtalmoscope *m* (ophtalmoscopique)
26600 **ophthalmoscope, refraction** / Refraktionsophthalmoskop *n* (Augenspiegel für Brechungsmessung) / ophtalmoscope de réfraction *m*
26601 **ophthalmospasm** / Augen(muskel)krampf *m* / ophtalmospasme *m*
26602 **ophthalmostat** / Ophthalmostat *m* (Augapfelruhigsteller) / ophtalmostat *m*
26603 **ophthalmotomy** / Augapfeleröffnung *f* / ophtalmotomie *f*
26604 **ophthalmotonogram** / Ophthalmotonogramm *n* (Augeninnendruckkurve) / ophtalmotonogramme *m*
26605 **ophthalmotonometer** / Ophthalmotonometer *n* (SCHIÖTZ' Augeninnendruckmesser: norm. 16–27 mm Hg) / ophtalmotonomètre *m*
26606 **ophtiol** / Ophtiole *f* (zur lege-artis-Rezeptierung von Augentropfen) / ophtiole *f*
26607 **opiates** / Opiate *n* (Opiumalkaloide enthaltende Mittel) / opiates *m*
26608 **opinion** / Arbitrium (Gutachten) *n* / consultation *f*
26609 **opinion, difference of** / Meinungsverschiedenheit *f* / opinions, divergence d' *f*
26610 **opinion, medical** / Begutachtung, ärztliche *f* / avis du médecin *m*
26611 **opinion, public** / Opinio communis ([All]gemeine Meinung) / opinion publique *f*
26612 **opinion-leader** / Meinungsbildner *m* / opinioniste *m*
26613 **opiophagia** / Opiumsucht *f* / morphinomanie *f*
26614 **opisthion (op)** / Opisthion *n* (kraniometrischer Punkt: hinterer Medianpunkt des Hinterhauptlochs) / opisthion *m*
26615 **opisthocranion** / Opisthokranion *n* (anthropol. Meßpunkt: hinterer Medianpunkt des Hinterhaupts) / opisthocrânion *m*
26616 **opisthorchiasis** / Opisthorchiasis *f* (Leberdistomatose durch Opisthorchis felineus) / opisthorchiasis *f*
26617 **Opisthorchis** / Opisthorchis (Gattung Trematoden) / opisthorchis *m*
26618 **opisthorchis, felinous** / Opisthorchis tenuicollis (Katzenleberegel) / opisthorchis félineux *m*
26619 **opisthotonos** / Opisthotonus *m* (ὄπισθεν = hinten: Starrkrampf in rückgebeugter Stellung) / opisthotonos *m*
26620 **opium, concentrated, granulated, powdered** / Opium, konzentriertes, gekörntes, pulverisiertes *n* / opium concentré, granulé, pulvérisé *m*
26621 **opotherapy** / Opotherapie *f* (ὀπός = Saft: mit Gewebesäften) / opothérapie *f*
26622 **OPPENHEIM-URBACH syndrome** / OPPENHEIM-URBACH' Syndrom (Generalisierte artrophisierende Dermatose mit Lipodystrophie [bei Diabetikern]) / syndrome d'OPPENHEIM-URBACH
26623 **opponent, oppositional** / gegenüberstehend, widerständlerisch / opposant, oppositionnel
26624 **opportune (opportunity)** / passend(e Gelegenheit *f*) / opportun(ité *f*)
26625 **opposition** / Oppositio *f* (Gegenüberstellung, bes. von Daumen) / opposition *f*
26626 **oppression** / Oppression *f* (Beklemmung) / oppression *f*
26627 **opsialgia** / Gesichtsneuralgie *f* (ὄψις = vultus) / névralgie faciale *f*
26628 **opsin** / Opsin *n* (Proteid + Retinal = Rhodopsin) / opsine *f*

26629 **opsiometer** / Sehkraftmesser *m* / optomètre *m*
26630 **ops(i)uria** / Ops(i)urie *f* (ὀψέ = spät: Urinausscheidung bei Nahrungsaufnahme < bei Fasten) / ops(i)urie *f*
26631 **opsoclonia** / Gesichtkrampf *m* (Strabismus und Nystagmus bei Poliomyelitis) / opsoclonisme *m*
26632 **opsomania(c)** / Opsoman(i)e *m* (*f*) (ὄψον = Leckerbissen) / opsoman(i)e *m* (*f*)
26633 **opsomenorrhea (delayed menstruation)** / Spätmenstruation (nach 16. Lebensjahr) *f* / menstruation tardive *f*
26634 **opsonic** / opsonisch (für Phagozyten würzig) / opsonique
26635 **opsonification** / Opsoninezufuhr *f* / opsonification *f*
26636 **opsonins** / Opsonine *n* (Bakterien für Bakteriophagen «würzende» Serumstoffe [Wright, 1898]) / opsonines *f*
26637 **opsonize** / opson(in)isieren (phagozytosereif machen) / opsoniser
26638 **opsonogen(ous)** / Opsonogen *n* (Opsonine erzeugend) / opsonogène *m* (opsonogénique)
26639 **opsonology** / Opson(in)ologie *f* (Lehre von den Opsoninen) / opsonologie *f*
26640 **opsonometry** / Opson(in)ometrie *f* (Opsoninemessung) / opsonométrie *f*
26641 **opsonophilic, opsonophoric** / opsoninaffin, opsoninhaltig / opsonophile, opsonifère
26642 **opsonotherapy** / Opson(in)otherapie *f* (Therapie mit Autovakzinen) / opsonothérapie *f*
26643 **optic** / optisch (ὀπτικός = zum Sehen gehörig) / optique, se rapportant à l'
26644 **optic atrophy und ataxia syndrome** / Behr' Syndrom (Makuladegeneration, Optikusatrophie, heredofamiliäre Ataxie und Oligophrenie) / atrophie optique infantile compliquée hérédofamiliale
26645 **optic chiasm syndrome** / Chiasma-Syndrom (Sehstörungen bei raumfordernden Prozessen im Bereich der Sehnervenkreuzung) / syndrome du chiasma optique
26646 **optics** / Optik *f* (1. Lichtlehre, 2. Linsenteil eines optischen [mit Lichtstrahlen arbeitenden] Geräts) / optique *f*
26647 **optics, cystoscopic** / Rückblickoptik *f* (mit um ~ 30% abgelenkter Blickrichtung) / optique cystoscopique *f*
26648 **optics, electron** / Elektronenoptik *f* (Linsenteil eines mit elektr. Linsen arbeitenden Geräts und Abbildung mit dessen Hilfe) / optique électronique *f*
26649 **optics, mirror** / Spiegeloptik *f* (mit sphärischem Hohlspiegel) / optique à miroir *f*
26650 **opticociliary, -pupillary** / sehnerv-ziliarkörperbezüglich, -pupillenbezüglich / opticociliaire, -pupillaire
26651 **optimal** / optimal / optima (optimum)
26652 **optimist(ic)** / Optimist(isch) *m* / optimiste *m*
26653 **optimum, pessimum** / Optimum, Pessimum *n* (das Beste, Schlechteste) / optimum, pessimum *m*
26654 **optometer** / (Farben)optometer *n* (Sehweitemesser) / (color)optomètre *m*
26655 **optones** / Optone *n* (durch hydrolytischen Abbau von innersekretorischen Organen hergestellte [Hormon]lösungen [Abderhalden]) / optones *f*
26656 **optotypes** / Optotypen *f* (Zeichen zur Sehschärfemessung) / optotypes *m*
26657 **ora, serrate** / Ora serrata (feingezackter Rand der Pars optica retinae) / ora dentelée
26658 **oral** / mund(bezüg)lich / oral
26659 **orale (Or)** / Orale *n* (anthropol. Meßpunkt am harten Gaumen) / orale *m*
26660 **orange** / Orange(gelb) *f* / orange *f*
26661 **orange, bitter** / Fructus aurantii (immaturi) (Amarum [durch Bitterstoff Hesperidin] [unreife] Pomeranze) / orange amère *f*
26662 **orbicular** / orbicularis (orbiculus Dim. v. orbis = Kreis: [klein]kreisförmig) / orbiculaire
26663 **orbiculus, ciliary** / Orbiculus ciliaris (Umkreis zwischen Ora serrata und Corona ciliaris) / orbicule ciliaire
26664 **orbit** / Orbita (Augenhöhle) / orbite
26665 **orbit, electron** / Elektronenbahn *f* / orbite électronique *f*
26666 **orbital** / augenhöhlenbezüglich / orbitaire
26667 **orbital brain syndrome** / Orbitalhirn-Syndrom (Durch traumat. Schädigung der Stirnhirnbasis entstehendes Krankheitsbild mit geringfügiger Krankheitsempfindung) / syndrome du cerveau orbital
26668 **orbitale (or)** / Orbitale *n* (Augpunkt: anthropol. Meßpunkt senkrecht unter Pupille am unteren Orbitalrand) / orbitale *m*
26669 **orbitonasal, -temporal** / augenhöhlennasenbezüglich, -schläfenbezüglich / orbitonasal, -temporal
26670 **orchialgia** / Hodenneuralgie *f* / orchialgie *f*
26671 **orchichoria** / Orchichorie *f* (χορός = Tanz: Hodenkrampf) / orchichorie *f*
26672 **orchidectomy** / Hodenentfernung *f* / orchidectomie *f*
26673 **orchidic (orchitic)** / hoden(entzündungs)-bezüglich / orch(it)ique
26674 **orchidopathy** / Hodenleiden *n* / orchidopathie *f*
26675 **orchi(do)pexy** / Orchi(do)pexie *f* (Op. bei Kryptorchismus) / orchi(do)pexie *f*
26676 **orchidoplasty** / Hodenplastik *f* / orchidoplastie *f*
26677 **orchidoptosis** / Hodenvorfall *m* / orchidoptose *f*
26678 **orchidorrhaphy** / Hodennaht *f* / orchidorraphie *f*
26679 **orchitis** / Hodenentzündung *f* / didymite *f*
26680 **orchitis gummous** / Orchitis gummosa (bei Syphilis) / orchite gommeuse *f*
26681 **orchitis, metastatic** / Orchitis metastatica (nach Parotitis) / orchite métastatique *f*
26682 **orchitomy** / Verschneidung *f* / orchitomie *f*
26683 **orcin** / Orcina *f* (Flechtenart) / orcine *f*
26684 **order, suborder** / Ordnung, Unterordnung *f* / ordre, sousordre *m*
26685 **order, composed** / Werde-Ordnung *f* (in Ordnung sein) / ordre composé *m*
26686 **order, manipulated** / Mach-Ordnung *f* (in Ordnung halten) / ordre manipulé *m*

26687 **orderly (, medical)** / Ordonnanz *f* (Sanitäter *m*) / infirmier (médical) *m*
26688 **ordinary** / ordinariter (üblich) / ordinaire
26689 **ordins** / Ordine *n* (zellordnende Agglutinine) / ordines *f*
26690 **ordins, L-, Th-** / L-Ordine, Th-Ordine *n* (Leukozyten-, Thrombozytenaggregation verursachende) / ordines L, Th *f*
26691 **ordotherapeutics** / Ordnungstherapeutika *n* (z.B. strikter Achtstundenrhythmus zwischen Arbeit – Freizeit – Schlaf) / ordothérapeutiques *m*
26692 **ordotherapy** / Ordnungstherapie *f* / ordothérapie *f*
26693 **orexia** / Orexie *f* (Eßlust) / orexie *f*
26694 **organ** / Organon *n* (ὄργανον = Werkzeug: aus Zellgewebe zusammengesetzte Körperteileinheit mit definiter Funktion) / organe *m*
26695 **organs, chylopoietic** / Organe, chylopoetische *n* (Verdauungsorgane) / organes chylopoïétiques *m*
26696 **organs, circulation** / Kreislauforgane *n* / organes de la circulation *m*
26697 **organ, gustatory** / Organum gustus (Geschmackorgan) / organe gustatif
26698 **organ, hematopoietic (blood-forming)** / Organ, blutbildendes *m* / organe hématopoïétique *m*
26699 **organs, hollow** / Hohlorgane *n* (bes. Harn-) / organes creux *m*
26700 **organs, homologous** / Organe, homologe *n* (mit gleicher Entwicklung, aber verschiedener Funktion) / organes homologues *m*
26701 **organs, nodular** / Hyphenknoten *m* (rudimentäre Fruchtkörper bestimmter Pilze) / organes nodulaires *m*
26702 **organ, olfactory and vomeronasal** / Organum olfactus et vomeronasale (Geruchsorgan und [beim Menschen rudimentäres] Riechhilfsorgan [JACOBSON]) / organe de l'olfaction et voméronasal
26703 **organs, spume** / Schaumorgane *n* (postmortale Organveränderungen durch Gasbakterien) / organes écumeux *m*
26704 **organ, stato-acoustic and spiral** / Organum stato-acusticum et spirale (Raum-Hörorgan und Hörnerven-Endorgan [CORTI]) / organe stato-acoustique et spiral
26705 **organ, system, sensory** / Sinnesorgan, -(nerven)system *n* / organe, système sensoriel *m*
26706 **organ, target** / Erfolgsorgan *n* / organe-cible *m*
26707 **organs, urinary** / Harnorgane *n* (Ren, Ureter, Vesica, Urethra) / organes urinaires *m*
26708 **organ of vision and accessory organs of the eye** / Organum visus et Organa oculi accessoria (Sehorgan und Augenhilfsorgane) / organe de la vision et organes accessoires de l'œil
26709 **organellae** / Organellen *f* (Bewegungs-, Stoffwechsel-, Fortpflanzungsorgane des Protozoenprotoplasmas) / organelles *f*
26710 **organic** / organisch (Organ[ismus] betreffend) / organique
26712 **organismic** / organismisch (zu einem Organismus gehörend) / organismique
26713 **organization** / Organisierung *f* (Organwerdung, spez. Umwandlung eines Thrombus in Organgewebe) / organisation *f*
26714 **organize** / organisieren (planmäßig aufbauen) / organiser
26715 **organizer (organizing)** / Organisator(isch) *m* / organisateur *m*
26716 **organogeny** / Organentstehung *f* / organogénésie *f*
26717 **organography** / Organbeschreibung *f* / organographie *f*
26718 **organoid** / organähnlich(e Parenchymgeschwulst *f*) / organoïde (*m*)
26719 **organology** / Organologie *f* (Lehre von den Organen) / organologie *f*
26720 **Organon** / Organum *n* (logisches System [des Aristoteles]) / organon *m*
26721 **organonomy** / Organnomenklatur *f* / organonomie *f*
26722 **organopathy** / Leiden, organisches *f* / organopathie *f*
26723 **organophilic, -phobic** / organfreundlich, -feindlich / organophile, -phobe
26724 **organoscopy** / Organbesichtigung *f* / organoscopie *f*
26725 **organotherapy** / (Homo)organotherapie *f* (mit tierischen Organen) / histothérapie *f*
26726 **organotrophic** / organotrophisch (Organernährung betreffend) / organotrophique
26727 **organotropic** / organwendig / organotrope
26728 **organotropism** / Organotropie *f* (Affinität chem. Substanzen zu bestimmten Organ[geweb]en) / organotropie *f*
26729 **orgasm** / Orgasmus *m* (auch bei gegebenen anatomischen Verhältnissen nur auf der Basis erotischer Emotion erreichbar) / orgasme *m*
26730 **orgasm, precocious** / Orgasmus, vorzeitiger *m* (entsprechend Eiaculatio praecox) / orgasme précoce *m*
26731 **orientate** / orientieren (Licht in etwas bringen) / orienter
26732 **orientation (, personal, spatial, temporal)** / Orientierung (, persönliche, räumliche, zeitliche) *f* / orientation (personnelle, spatiotemporelle) *f*
26733 **orifice** / Orificium (Eingang *m*) / entrée *f* [(orifice *m*)
26734 **orificial** / öffnungsbezüglich / orificiel
26735 **origin** / Origo *f* (Ursprung *m*) / origine *f*
26736 **original(ity)** / Ursprünglich(keit *f*) / original(ité *f*)
26737 **originator** / Urheber *m* / auteur *m*
26738 **ornithine** / Ornithin *n* (Diaminovaleriansäure) / ornithine *f*
26739 **Ornithodorus** / Ornithodorus (Gatt. Argasinae, Überträger des afr. und amer. Rückfallfiebers) / ornithodorus *m*
26740 **ornithosis** / Ornithose *f* (ὄρνις = Vogel: leichte Psittakose) / ornithose *f*
26741 **orolingual, -maxillary** / mund-zungebezüglich, -(ober)kieferbezüglich / orolingual, -maxillaire
26742 **oronasal, -pharyngeal** / mund-nasebezüglich, -rachenbezüglich / oronasal, -pharyngien
26743 **oropharynx** / Mundpharynx *m* (Schlund) / oropharynx *m*

26744 **orotaciduria** / Orotacidurie-Syndrom (Seltne Pyrimidinstoffwechselstörung infolge Mangels an Katalysatoren [Orotidylpyrophosphorylase und -decarboxylase] von Orotsäure zu Uridin-5-phosphat) / orotacidurie
26745 **orphan**/Waise(nknabe *m*) *f* / orphelin(e *f*) *m*
26746 **orphan, enteric cytopathogenic human (ECHO)** / ECHO-Viren *n* (in Gewebekulturen anzüchtbare Teilchen mit zytopathogenem Effekt im gesunden Kinderdarm) / orphan humain cytopathogène entérique *m*
26747 **orthacousia** / Hören, regelrechtes *n* / orthacousie *f*
26748 **orthergasia** / Funktionieren, richtiges *n* / orthergasie *f*
26749 **ortho-acid** / Orthosäure *f* (o-Säure mit OH-Gruppenhöchstzahl am säurebildenden Atom) / orth(o-)acide *m*
26750 **ortho-arteriotonia** / Blutdruck, regelrechter *m* / orth(o-)artériotonie *f*
26751 **orthobiosis** / Orthobiose *f* (vernünftige Lebensweise) / orthobiose *f*
26752 **orthobiotics** / Orthobiotik *f* (Theorie und Praxis gesunder Lebensweisen) / orthobiotique *f*
26753 **orthocephalic** / orthozephal (von richtig proportionierter [mittelhoher] Kopfform) / orthocéphalique
26754 **orthochromatic** / orthochromatisch (ist Gewebefärbung im Farbstoffton) / orthochromatique
26755 **orthocytosis** / Orthozytose *f* (nur reife Zellen im Blut) / orthocytose *f*
26756 **orthodont** / orthodont (mit normalen Zähnen versehen) / orthodonte
26757 **orthodontia (orthodontic)** / Zahnregulierung *f* (betreffend) / orthodontie *f* (orthodontique)
26758 **orthodoxical** / orthodox (δόξα = Schein: mit dem [An]schein) / orthodoxal
26759 **orthogenesis** / Orthogenese *f* (gerichtete Merkmalumprägung im Verlauf der Stammesgeschichte) / orthogenèse *f*
26760 **orthogenia** / Orthogenie *f* (gerader Biß: «Kopfbiß») / orthogénie *f*
26761 **orthognathia** / Orthognathie *f* (i.G.z. Prognathie) / orthognathie *f*
26762 **orthognathics (orthognathic)** / Kieferregulierung *f* (betreffend) / orthognathique *f*
26763 **orthognathous** / Orthognath *m* (Geradzähner mit senkrecht stehenden Frontzähnen bei einem Profilwinkel von ~90°) / orthognathe *m*
26764 **orthography** / Rechtschreibung *f* / orthographe *f*
26765 **orthomelia, -morphia** / Glieder(gestaltung *f*), gesunde *n* / orthomélie, -morphie *f*
26766 **orthomorphic** / raumrichtig (stereoröntg.) / orthomorphique
26767 **orthopantomograph** / Orthopantomograph *m* (zur röntg. Erfassung des Zahn-, Kiefer- und Nebenhöhlenstatus in einer Aufnahme [PAATERO]) / orthopantomographe *m*
26768 **orthopedics, dent(ofaci)al** / Zahn- (Kiefer)-orthopädie *f* / orthopédie dent(ofaci)ale *f*
26769 **orthopedy (orthotherapy)** / Orthopädie *f* (παιδεία = Erziehung: Körperliche Haltungsschäden behandelnde Therapie) / orthopédie *f*
26770 **orthopercussion** / Orthoperkussion *f* (auf senkrecht gestellter distaler Mittelfingerphalanx [KÜLBS]) / orthopercussion *f*
26771 **orthophon** / orthophon ([bei Perkussion] richtig tönend) / orthophone
26772 **orthophoria** / Orthophorie *f* (normale Ruhelage des Auges) / orthophorie *f*
26773 **orthophrenia** / Orthophrenie *f* (φρήν = Brust: richtige [soziale] Gesinnung) / orthophrénie *f*
26774 **orthopnea** / Orthopnoe *f* (höchste Atemnot: Atmen nur aufrecht sitzend möglich) / orthopnée *f*
26775 **orthopsychiatry** / Orthopsychiatrie *f* (geistige bzw. seelische [kindliche] Verhaltensanomalien behandelnde Therapie) / orthopsychiatrie *f*
26776 **Orthoptera** / Orthopteren *n* (Geradflügler, z.B. Heuschrecken) / orthoptères *m*
26777 **orthoptics** / Orthoptik *f* (Schielbehandlung durch binokuläre Sehübungen) / orthoptique *f*
26778 **orthoptoscope** / Orthoptoskop *n* (Augenmuskelübungsgerät) / orthoptoscope *m*
26779 **orthoscope** / Orthoskop *n* (für kristallographische Beobachtungen) / orthoscope *m*
26780 **orthoscopic** / orthoskopisch (winkeltreu [abgebildet]) / orthoscopique
26781 **orthoskiagraphy** / Orthoröntgenographie *f* (perspektivisch fehlerfreie Rö-Aufnahme) / orthodiagraphie *f*
26782 **orthostasis** / Orthostase *f* (ὀρθός = gerade: aufrechte Körperhaltung) / orthostase *f*
26783 **ortho(sta)tic** / aufrecht / orthostatique
26784 **orthostigmat** / Orthostigmat *m* (Objektiv für winkeltreue Abbildungen) / orthostigmat *m*
26785 **orthosympathetic** / orthosympathisch (i.G. z. parasympathisch = am Grenzstrang vorbei) / orthosympathique
26786 **orthotonic, -trophic** / orthotonisch, -trophisch (richtig gespannt, ernährt) / orthotonique, -trophique
26787 **orthotonos** / Orthotonus *m* (Starrkrampf in gerader Haltung) / orthotonos *m*
26788 **orthotopic** / orthotop (am richtigen Platz) / orthotopique
26789 **orthotropic** / orthotrop (in gerader Richtung aufwärts od. abwärts [wachsend]) / orthotrope
26790 **orthuria** / Orthurie *f* (regelrechte Ausscheidungsfrequenz) / orthurie *f*
26791 **ORTNER's syndrome** / ORTNER' Syndrom (Phonationsstörung durch N.-laryngeus-recurrens-Lähmung bei Mitralstenose) / syndrome d'ORTNER
26792 **oryzoid** / oryzoides (ὄρυζα = Reis: reiskornähnlich) / oryzoïde
26793 **os (bone)** / Os, ossis (Knochen *m*) / os *m*
26794 **oscheal** / hodensackbezüglich (ὄσχεος = Hodensack) / scrotal
26795 **osch(e)itis** / Hodensackentzündung *f* / scrotite *f*

26796 **oschelephantiasis** / Hodensackelephantiasis *f* / oschéléphantiasis *f*
26797 **oscheo(hydro)cele** / Hernia scrotalis / hydrocèle scrotale *f*
26798 **oscheolith** / Hodensackstein *m* / calcul scrotal *m*
26799 **oscheoma** / Oscheoncus *m* (Hodensackgeschwulst) / scrotome *m*
26800 **oscheoplasty** / Hodensackplastik *f* / scrotoplastie *f*
26801 **oscillate** / oszillieren (hin- und herschwingen, zittern) / osciller
26802 **oscillator (oscillatory)** / Oszillator(isch) *m* / oscillateur *m* (oscillatoire)
26803 **oscillogram (oscillographic)** / Schwingungsbild *n* (betreffend) / oscillogramme *m* (oscillographique)
26804 **oscillometer, oscilloscope** / Schwingungsmesser, Leuchtschirm *m* / oscillomètre, oscilloscope *m*
26805 **oscillometry** / Oszillometrie *f* (oscillum = Schaukel: [Puls]wellengrößenmessung) / oscillométrie *f*
26806 **oscillo(tono)graph** / Oszillo(tono)graph *m* (Pulswellen- [und Blutdruck]messer) / oscillo(tono)graphe *m*
26807 **osculation** / Osculatio *f* (Küssung) / osculation *f*
26808 **osculum** / Osculum *n* (Dim. v. Os: kleiner Mund) / osculum *m* (petite ouverture *f*)
26809 **(Osler's disease)** / (Osler' Krankheit) (Subakute bakt. Endocarditis) / (maladie d'Osler)
26810 **(Osler's syndrome)** / (Osler' Syndrom II) (Intermittierende Gelbsucht mit Schüttelfrösten) / (syndrome d'Osler)
26811 **osmates** / Osmate *n* (Salze der Osmiumsäure) / osmates *m*
26812 **osmatic, osmotic** / geruch-, osmosebezüglich / osmatique, osmotique
26813 **osmesis** / Riechvorgang *m* / sentir, acte de *m*
26814 **osmic** / osmisch (Osmium betreffend) / osmique
26815 **osmidrosis** / Osmidrosis *f* (stark riechende Schweißabsonderung) / osmidrose *f*
26816 **osmification** / Osmifikation *f* (Behandlung von Gewebeschnitten mit Osmium[säure]) / osmification *f*
26817 **osmiophilic, (-phobic)** / osmiophil, (-phob) (mit Osmium [nicht] anfärbbar) / osmiophile, (-phobe)
26818 **osmium (Os 76 190,2)** / Osmium (Osmium *n*) / osmium *m*
26819 **osmoceptors** / Osmorezeptoren *m* (Gerüche aufnehmende Organe) / osmocepteurs *m*
26820 **osmol** / Osmol *n* (Einheit des osmotischen Drucks) / osmol *m*
26821 **osmolality, -molarity** / Osmolalität, -molarität *f* (Konzentration osmotisch wirksamer Moleküle einer Lösung in Gewichts-, in Maßeinheiten) / osmolalité, -molarité *f*
26823 **osmolarity of the amniotic fluid** / Fruchtwasserosmolarität *f* (absinkende [ansteigende] Tendenz bei gesunden [kranken] Föten) / osmolarité du liquide amniotique *f*
26824 **osmology (osphresiology)** / Geruch(sinn)-kunde *f* (ὀσμή = Geruch, ὄσφρησις = Geruchsinn) / osmologie (osphrésiologie) *f*
26825 **osmometer** / Olfaktometer *n* (zur quantitativen Geruchsinnbestimmung) / olfactomètre *m*
26826 **osmophores** / Osmophoren *m* (Gerüche produzierende chem. Substanzen) / osmophores *m*
26827 **osmoregulator** / Osmoregeneriervorrichtung *f* (röntg.) / osmorégulateur *m*
26828 **osmoscope** / Osmoskop *n* (Verstärker zur quantitativen und qualitativen Geruch-[sinn]analyse) / osmoscope *m*
26829 **osmosis** / Osmose *f* (ὠσμός = Antrieb: Übergang von Flüssigkeiten durch semipermeable Membranen, z.B. von Wasser zu Zuckerlösung) / osmose *f*
26830 **osmosis, negative** / Osmose, negative *f* (Bewegung von H_2O-Molekülen gegen osmotisches Druckgefälle) / osmose négative *f*
26831 **osmosology** / Osmoseforschung *f* / osmosologie *f*
26832 **osmosometer** / Osmosedruckmesser *m* / osmomètre *m*
26833 **osmotherapy** / Osmotherapie *f* (Dextrose-inj. zur Erhöhung des osmotischen Blutdrucks) / osmothérapie *f*
26834 **osphresiometry** / Geruchprüfung *f* / olfactométrie *f*
26835 **osphresiophobia** / Olfaktophobie *f* (krankhafte Abneigung gegen [schlechte] Gerüche) / olfactophobie *f*
26836 **osphresis** (osphretic) / Riechsinn *m* (betreffend) / odorat *m* (osphrétique)
26837 **ossature, cellular tissue of the** / Knochengerüstzellgewebe *n* (Hauptelemente: Ca, P) / ossature, tissu cellulaire de l' *m*
26838 **ossein** / Ossein *n* (Knochengerüsteiweißstoff) / osséine *f*
26839 **osseocartilaginous, -fibrous** / knochen-knorpelbezüglich, -bindegewebebezüglich / osséocartilagineux, -fibreux
26840 **osseous (bony)** / knöchern (ossal) / osseux
26841 **ossicle (bonelet)** / Knöchelchen *n* / osselet *m*
26842 **ossicle, auditory** / Ossicula auditus (Dim. v. Os: Knöchelchen, Gehörknöchelchen) / osselets de l'ouïe
26843 **ossiculotomy** / Gehörknöchelchenoperation *f* / ossiculectomie *f*
26844 **ossidesmosis, hypertrophic** / Ossidesmosis hypertrophica (generalisierte Verknöcherungen [Kienböck]) / ossidesmose hypertrophique *f*
26845 **ossiferous, ossific** / knochengewebehaltig, -produzierend / ossifère, ossifique
26846 **ossification** / Ossifikation *f* (normale Knochenbildung) / ossification *f*
26846a **ossification, intramembranous, perichondral, enchondral** / Ossifikation, intramembranöse, perichondrale, enchondrale *f* (normale Knochenentwicklung: Deckknochen, Knochenhüllen, Meta- und Epiphysen) / ossification intramembraneuse, perichondrale, enchondrale *f*

26847 **ossification, metaplastic** / Ossifikation, metaplastische *f* (Umbildung weichen Gewebes in Knochensubstanz) / ossification métaplastique *f*

26848 **ossifluent, ossiform** / knochenerweichend, knochenförmig / ossifluent, ossiforme

26849 **ossify (ossified, ossifying)** / verknöchern (verknöchert, verknöchernd) / ossifier (ossifié, ossifiant)

26850 **osteitis** / Knochenentzündung *f* / ostéite *f*

26851 **osteitis, condensing** / Ostitis condensans (Knochenverdichtung bes. des Darmbeins) / ostéite condensante *f*

26852 **osteitis, fibrous cystic** / ENGEL-v.RECKLINGHAUSEN' Syndrom (Generalisierte Osteodystrophie mit Knochenzysten und -riesenzelltumoren) / ostéite fibrocystique

26854 **osteitis, generalized, localized fibrous** / Ostitis fibrosa generalisata, localisata / ostéite fibreuse généralisée, localisée *f*

26855 **osteitis, gummatous** / Ostitis gummosa (mit typischen Dolores osteocopi nocturni) / ostéite gommeuse *f*

26856 **osteitis, purulent, tuberculous, typhous** / Ostitis purulenta, tuberculosa, typhosa / ostéite purulente, tuberculeuse, typhique *f*

26857 **ostemia, -empyesis** / Knochenblut(stau)ung, -eitrung *f* / ostémie, -empyèse *f*

26858 **osteo-ac(o)usis, (in)direct** / Knochenschallleitung, (in)direkte *f* / osté(o-)acousie (in)directe *f*

26859 **oste(o-)algia (ostalgic)** / Knochenschmerzen *m* (betreffend) / ostéodynie *f* (ostalgique)

26860 **osteo-anagenesis (-anaphysis)** / Knochenerholung (-neubildung) *f* / régénérescence (reproduction) osseuse *f*

26861 **osteo-anesthesia** / Knochenunempfindlichkeit *f* / osté(o-)anesthésie *f*

26862 **osteo-arthritis** / Oste(o)arthritis *f* ([tuberkulöse] Knochen- und Gelenkentzündung) / osté(o-)arthrite *f*

26863 **osteo-arthropathy, tabetic** / CHARCOT' Krankheit (Gelenkerkrankung bei Tabes dorsalis) / arthropathie tabétique

26864 **osteo-arthrotomy** / Gelenkknochenteilexzision *f* / osté(o-)arthrotomie *f*

26865 **osteo(blasto)ma** / Knochengeschwulst, gutartige *f* / ostéo(blasto)me *m*

26866 **osteoblasts** / Osteoplasten *m* (Osteozytenvorstufe) / ostéoblastes *m*

26867 **osteocampsia** / Osteocampsis *f* (κάμπτω = biegen) / ostéocampsie *f*

26868 **osteochondritis** / Knochen-Knorpelentzündung *f* / ostéochondrite *f*

26869 **osteochondritis of the kneecap** / Osteochondritis patellae (bei Jugendlichen durch Überbeanspruchung) / ostéochondrite de la rotule *f*

26870 **osteochondritis, syphilitic** / Osteochondritis syphilitica (kongenitalsyphilitische Epiphysenerkrankung) / ostéochondrite luétique *f*

26871 **osteochondritis of a vertebral body** / CALVÉ' Syndrom (Aseptische Epiphyseonekrose eines Wirbelkörpers) / maladie de CALVÉ

26872 **osteochondrodesmodysplasia** / ROTTER-ERB' Syndrom (Seltne angeborene systematisierte Bindegewebedysplasie) / ostéochondrodesmodysplasie

26873 **osteochondrolipoma** / Osteochondrolipom *n* (Knochen-Knorpel-Fettgeschwulst) / ostéochondrolipome *m*

26874 **osteochondrolysis** / KÖNIG' Syndrom (I) (Aseptische Knochennekrose der distalen medialen Femur- [und Humerus]epiphyse) / ostéochondrite disséquante

26875 **osteochondromatosis** / Osteochondromatose *f* (multiple Osteochondrome) / ostéochondromatose *f*

26876 **osteochondro(sarco)ma** / Osteochondro(sarko)m *n* (Knochen-Knorpel[-Fleisch]geschwulst) / ostéochondro(sarco)me *m*

26877 **osteochondrosis, intervertebral** / Bandscheiben(deckplatten)degeneration *f* / ostéochondrose cervicale, lombaire *f*

26878 **osteochondrosis of the tuberosity of the tibia** / OSGOOD-SCHLATTER' Syndrom (Aseptische spontane Knochennekrose der Tibiaapophyse) / ostéite apophysaire de croissance

26879 **osteoclasia** / Osteoklasie *f* (κλάω = brechen: Knochenzerstörung) / ostéoclasie *f*

26880 **osteoclast** / Knochenbrecher *m* / ostéoclaste *m*

26881 **osteocytes** / Osteozyten *m* (Knochenzellen in Knochenhöhlen mit Verzweigungen in Knochenkanälchen) / ostéocytes *m*

26882 **osteodermia, -desmosis** / Hautverknöcherung, Sehnen- *f* / ostéodermie, -desmose *f*

26883 **osteodermopathy, hypertrophic** / TOURAINE-SOLENTE-GOLÉ' Syndrom (Hyperostosis generalisata + Pachydermia) / pachydermopériostose de la face et des extrémités (TOURAINE)

26884 **osteo(dys)trophia** / Knochenernährung(sstörung) *f* / ostéo(dys)trophie *f*

26885 **osteo-ectomy** / Ostektomie *f* (Entfernung eines Knochenstücks mit Meißel) / ost(éo-)ectomie *f*

26886 **osteo-ectopia** / Ostektopie *f* (Knochenverlagerung) / ost(éo-)ectopie *f*

26887 **osteofibrochondrosarcoma** / Osteofibrochondrosarkom *n* (Knochen-Bindegewebe-Knorpel-Muskelgeschwulst) / ostéofibrochondrosarcome *m*

26888 **osteo(fibro)lipoma** / Osteo(fibro)lipom *n* (Knochen-[Bindegewebe]-Fettgeschwulst) / ostéo(fibro)lipome *m*

26889 **osteofibroma** / Knochen-Bindegewebegeschwulst *f* / ostéofibrome *m*

26890 **osteofibromatosis** / Osteofibromatose *f* (multiple Osteofibrome) / ostéofibromatose *f*

26891 **osteofibrosis, juvenile** / Ostitis fibrosa polyostotica unilateralis (Systemerkrankung des jugendlichen Skelets) / ostéofibrose déformante *f*

26892 **osteogenesis** / Knochenbildung *f* / ostéogenèse *f*

26893 **osteogenesis, imperfect; (brittle bones)** / Osteopsatyrosis *f* (congenita sive tarda) / ostéopsatyrose *f* (fragilité des os)

26894 **osteogen(et)ic** / knochenursprünglich (-bildend) / ostéogène (ostéogénétique)
26895 **osteography** / Knochenbeschreibung *f* / ostéographie *f*
26896 **osteohalisterosis** / Osteohalisterose *f* (στέρησις = Beraubung: Verlust der min. Knochenelemente) / ostéohalistérose *f*
26897 **osteoid** / knochenähnlich(es Gewebe *n*) / ostéoïde (*m*)
26898 **osteology** / Osteologia (ὀστέον = Knochen: Knochenlehre) / ostéologie
26899 **osteolysis** / Knochen(gewebe)auflösung *f* / ostéolyse *f*
26900 **osteoma, hard, medullary, spongious** / Osteoma eburneum, medullosum, spongiosum (hartes, markiges, schwammiges) / ostéome dur, médullaire, spongieux *m*
26901 **osteomalacia** / Knochenerweichung *f* / ostéomalacie *f*
26902 **osteomalacia, hunger** / Kriegsosteomalazie *f* / ostéomalacie rachitique *f*
26903 **osteomalacia, juvenile, senile** / Osteomalacia iuvenilis, senilis / ostéomalacie juvénile, sénile *f*
26904 **osteomalacia of pregnants** / Mollities ossium gravidarum (osteomalazisches Becken) / ostéomalacie de grossesse *f*
26905 **osteomalacia, renal** / Osteomalacia renalis (infolge Phosphatausscheidung bei Niereninsuffizienz) / ostéomalacie rénale *f*
26906 **osteomere** / Knochenteil *n* / segment osseux *m*
26907 **osteometry** / Knochenmessung *f* / ostéométrie *f*
26908 **osteomyelitis, acute** / Knochenmarkentzündung, eitrige *f* / ostéomyélite diffuse spontanée *f*
26909 **osteomyelitis, sclerosing nonsuppurative** / GARRÉ' Syndrom (Nichteitrige sklerosierende monostische Myelitis) / ostéomyélite de GARRÉ
26910 **osteomyelography** / Osteomyelographie *f* (Rö-Darstellung knochenmarkhaltiger Räume) / ostéomyélographie *f*
26911 **osteomyelosclerosis** / Osteosklerose, anämische *f* / ostéomyéloréticulose *f*
26912 **osteonosis** / Knochenkrankheit *f* / ostéonose *f*
26913 **osteopathies** / Osteopathien *f* (diabetische, enterale, hepatogene, renale) / ostéopathies *f*
26914 **osteopath(ist)** / Knochenchirurg (-einrenker) *m* / praticien manipulateur des os *m*
26915 **osteopathy** / Knochenleiden *n* / ostéopathie *f*
26916 **osteopathy, alimentary** / Hungerosteopathie *f* / ostéopathie alimentaire *f*
26917 **osteoperiosteal** / knochen-knochenhautbezüglich / ostéopériostique
26918 **osteoperiostitis** / Osteoperiostitis *f* (Ostitis + Periostitis) / ostéopériostite *f*
26919 **osteoperiostitis ossificans, toxicogenic** / (Pierre) MARIE-BAMBERGER' Syndrom (Haut-Knochenhautverriesung [KEHRER]) / ostéo-arthropathie hypertrophiante (pneumonique)
26920 **osteophage** / Osteophage *m* (Polykaryozyt) / ostéophage *m*
26921 **osteophlebitis, -thrombosis** / Knochenvenenentzündung, -thrombose *f* / ostéophlébite, -thrombose *f*
26922 **osteophyte** / Osteophyt *m* (periostale Knochenneubildung) / ostéophyte *m*
26923 **osteophyton, puerperal** / Osteophyton puerperale (Knochenplattenbildung an Schädeldachinnenfläche bei Schwangeren) / ostéophyton puerpéral *m*
26924 **osteophytosis** / Osteophytenkondition *f* / ostéophytose *f*
26925 **osteophytosis, idiopathic familial generalized** / UEHLINGER' Syndrom ([Pierre] MARIE-BAMBERGER' Syndrom ohne erkennbare Grundkrankheit) / pachydermopériostose
26926 **osteoplaque** / Osteophyt, flacher *m* / ostéome plat *m*
26927 **osteoplasty** / Operation, osteoplastische *f* (Ausfüllung von Knochenlücken) / ostéoplastie *f*
26928 **osteopoikilia** / Osteopoikilie *f* (ποικίλος = verschieden: spongiöse Verdichtungsherde) / ostéopœcilie *f*
26930 **osteopoikilia and palmoplantar keratosis syndrome** / Osteopoikilie-Palmoplantarkeratose-Syndrom (Osteopoikilie mit BRAUER' Syndrom) / syndrome d'ostéopœcilie et de kératose palmoplantaire
26931 **osteoporosis** / Osteoporose *f* (πόρος = Pore: von Ca-Zufuhr unabhängiger Knochenschwund zugunsten der Markräume) / ostéoporose *f*
26932 **osteoporosis, inactivity** / Immobilisationsosteoporose *f* (Knochenschwund, Muskelverschmächtigung, Hautverdünnung) / ostéoporose d'inactivité *f*
26933 **osteoporosis, involution** / Involutionsosteoporose *f* / ostéoporose d'involution *f*
26934 **osteoporosis, physiological** / Osteoporose, physiologische *f* (Altersosteoporose) / ostéoporose physiologique *f*
26935 **osteoporosis, senile** / Pseudo-PAGET' Syndrom (Im äußeren Habitus dem PAGET' Syndrom ähnelnde senile Osteoporose) / ostéoporose sénile
26936 **osteopsathyrosis, idiopathic** / LOBSTEIN' Syndrom (Benigne erbliche Knochenbrüchigkeit) / maladie d'EKMAN-LOBSTEIN
26937 **osteo(radio)necrosis** / Knochennekrose *f* (durch Strahlen) / ostéo(radio)nécrose *f*
26938 **osteorrhagia, -rrhaphy** / Knochenblutung, -naht *f* / ostéorragie, -rraphie *f*
26939 **osteosarcoma** / Osteosarkom *n* (mit Neigung zur Verknöcherung) / ostéosarcome *m*
26940 **osteosclerosis** / Osteosklerose *f* (Spongiosaverhärtung und Markraumverkleinerung) / ostéosclérose *f*
26941 **osteosclerosis syndromes, generalized** / Osteosklerose-Syndrome, generalisierte (Krankheitsbilder mit mehr oder weniger generalisierter Osteosklerose) / syndromes d'ostéosclérose généralisée
26942 **osteosis** / Knochenbildung, krankhafte *f* (im Bindegewebe) / ostéose *f*

26943 **osteospongioma** / Substantia-spongiosa-Geschwulst *f* / ostéospongiome *m*
26944 **osteosteatoma** / Osteosteatom *n* (fettig entartetes Osteosarkom) / ostéostéatome *m*
26945 **osteostixis** / Knochenpunktur *f* / ponction osseuse *f*
26946 **osteosynovitis** / Osteosynovitis *f* (Osteitis + Synovitis) / ostéosynovite *f*
26947 **osteosynthesis** / Osteosynthese *f* (op. Knochenvereinigung bei nicht möglicher Reposition) / ostéosynthèse *f*
26948 **osteotomoclasis** / Keilosteotomie *f* / ostéotomie cunéiforme *f*
26949 **osteotomy** / Knochendurchmeißlung *f* / ostéotomie *f*
26950 **osteotomy, block** / Blockosteotomie *f* / ostéotomie rhomboïde *f*
26951 **osteotomy, hinge** / Scharnierosteotomie *f* / ostéotomie curviligne *f*
26952 **osteotomy, linear** / Knochendurchsägung, glatte *f* / ostéotomie linéaire *f*
26953 **osteotomy, shortening** / Verkürzungsosteotomie *f* (zur blutigen Einrenkung einer Luxatio congenita coxae [LÖFFLER]) / ostéotomie raccourcissante *f*
26954 **osteotomy, sub-, transtrochanteric** / Osteotomie, sub-, transtrochantäre *f* / ostéotomie sous-, transtrochantérienne *f*
26955 **osteotomy, supporting** / Abstützungsosteotomie *f* (Beckenop.) / ostéotomie d'appui *f*
26956 **osteotribe** / Knochenraspel *f* / rugine *f*
26957 **osteotympanic** / schädel-paukenhöhlenbezüglich / crâniotympanique
26958 **ÖSTERREICHER's syndrome** / ÖSTERREICHER' Syndrom (Teilerscheinung des TURNER-KIESER' Syndroms) / syndrome d'ÖSTERREICHER
26959 **ostiofolliculitis** / Ostiofolliculitis *f* (oberflächliche an der Haarbalgmündung) / ostiofolliculite *f*
26960 **ostium** / Ostium (Tür *f*) / ostium *m* (orifice)
26961 **ostium of the aorta** / Ostium aortae ([Herz]tür der Aorta) / orifice de l'aorte
26962 **ostium of the auditory tube, pharyngeal** / Ostium pharyngeum tubae auditivae (Schlundtür der Ohrtrompete) / orifice pharyngien de la trompe auditive
26963 **ostium of the auditory tube, tympanic** / Ostium tympanicum tubae auditivae (Trommelfelltür der Ohrtrompete) / orifice tympanique de la trompe auditive
26964 **ostium, cardiac** / Ostium cardiacum (Magenmund) / orifice cardiaque
26965 **ostium, ileocecal** / Ostium ileocaecale (Dünndarm-Blinddarmtür) / orifice iléocæcal
26966 **ostium, persistent primary** / Ostium primum, persistierendes *n* (persistierendes Foramen ovale definitivum bei Ostium-primum-Syndrom) / orifice primaire persistant *m*
26967 **ostium, primary** / Ostium primum (entsteht durch Rückbildung des Septum I als notwendiger Durchlaß des O_2-Bluts von re. nach li. vor Eröffnung des Lungenkreislaufs) / orifice primaire *m*
26968 **ostium of the pulmonary trunk** / Ostium trunci pulmonalis ([Herz]tür des Lungen[arterien]stamms) / orifice du tronc pulmonaire
26969 **ostium, pyloric** / Ostium pyloricum (Magenpförtnertür) / orifice pylorique
26970 **ostium, right and left atrioventricular** / Ostium atrioventriculare dextrum et sinistrum ([Herz]vorhof-Kammertüren) / orifice atrioventriculaire droit et gauche
26971 **ostium, secondary** / Ostium secundum (Lücke zwischen embr. Septum I und II: Foramen ovale secundum [definitivum]) / orifice secondaire *m*
26972 **ostium of the ureter** / Ostium ureteris / orifice de l'uretère
26973 **ostium of the urethra, external** / Ostium urethrae externum (femininum et masculinum) (äußere Harnröhrenmündung) / orifice externe de l'urètre
26974 **ostium of the urethra, internal** / Ostium urethrae internum (innere Harnröhrenmündung) / orifice interne de l'urètre
26975 **ostium of the (uterine) tube, abdominal** / Ostium abdominale tubae uterinae (Eierstocktür des Eileiters) / orifice abdominal de la trompe (utérine)
26976 **ostium of the (uterine) tube, uterine** / Ostium uterinum tubae (Gebärmuttertür des Eileiters) / orifice utérin de la trompe (utérine)
26977 **ostium of the uterus** / Ostium uteri / orifice de l'utérus
26978 **ostium of the vagina** / Ostium vaginae (Scheidenmund) / orifice vaginal
26979 **OTA's nevus** / OTA' Syndrom (Einseitige Pigmentnävusbildung im I. und II. N.-trigeminus-Bereich) / mélanose oculocutanée
26980 **otagra** / Otalgie *f* (neuralgischer Ohrenschmerz) / otodynie *f*
26981 **otalgia, angiosclerotic, hysterical, nervous** / Otalgien *f* (nichtotologische) / otalgie angiosclérotique, hystérique, nerveuse *f*
26982 **otalgia, symptomatic** / Otalgie, symptomatische *f* (z.B. bei Zungenkrebs) / otalgie symptomatique *f*
26983 **othematoma** / Ohrblutgeschwulst *f* / othématome *m*
26984 **oticodinia** / Oticodinosis *f* (δίνη = Schwindel) / oticodinose *f*
26985 **otitis (otitic)** / Ohrenentzündung *f* (betreffend) / otite *f* (otitique)
26986 **otitis, acute middle** / Mittelohrentzündung, akute *f* / otite moyenne aiguë *f*
26987 **otitis, barotraumatic** / Otitis barotraumatica (bei Druckwechsel auftretende Ergußbildung im Mittelohr) / otite barotraumatique *f*
26988 **otitis, chronic middle** / Mittelohrentzündung, chronische *f* (meist durch Streptococcus pyogenes, seltner mucosus) / otite moyenne chronique *f*
26989 **otitis, chronic serous middle** / Otitis media serosa chronica (oft allergisch [Hausstaub, Tabakqualm, Chemikalien] bedingt [CRAFT]) / otite moyenne séreuse chronique *f*
26990 **otitis, diffuse external** / Otitis externa diffusa / otite externe diffuse *f*

26991 **otitis, diphtheric external** / Otitis externa diphtherica (bei diphtherischer Mittelohrentzündung) / otite externe diphtérique *f*
26992 **otitis, epitympanic, mesotympanic middle** / Otitis media epitympanica, mesotympanica (im vorderen Warzenfortsatzabschnitt, im Paukenhöhlengebiet) / otite moyenne épitympanique, mésotympanique *f*
26993 **otitis, furuncular** / Gehörgangfurunkulose *f* / otite furonculeuse *f*
26994 **otitis, vasomotor internal** / Oktavuskrise, angioneurotische *f* (MENIÈRE) / angiopathie labyrinthique *f*
26995 **otoblenorrhea** / Ohrenausfluß *m* / otorrhée *f*
26996 **oto-encephalitis** / Encephalitis, otogene *f* / otencéphalite *f*
26997 **otogenic** / otogen (vom Ohr ausgehend) / otogène
26998 **otolithiasis** / Otolithiasis *f* (Kalkkonkremente im äußeren Gehörgang) / otolithiase *f*
26999 **otologic** / ohrenheilkundlich / otologique
27000 **otomassage** / Trommelfellmassage *f* / otomassage *m*
27001 **oto(micro)scope** / Oto(mikro)skop *n* / oto(micro)scope *m*
27002 **otomyasthenia** / Ohrmuskelschwäche *f* / otomyasthénie *f*
27003 **otomycosis** / Otomykose *f* (Pilzwucherung am Außenohr) / otomycose *f*
27004 **otomyiasis** / Ohrenmadenfraß *m* / otomyiase *f*
27005 **otoneuralgia** / Ohrenneuralgie *f* / névralgie otique *f*
27006 **otopexy** / Otopexie *f* (Anheftung abstehender Ohren) / otopexie *f*
27007 **otopharyngeal** / ohren-halsbezüglich / otopharyngien
27008 **otophone** / Otophon *n* (Hörverstärker) / otophone *m*
27009 **otoplasty** / Ohrplastik *f* / otoplastie *f*
27010 **otopolypus** / Ohrpolyp *m* / oreille, polype de l' *m*
27011 **otopyosis** / Ohreitrung *f* / oreille, suppurations dans l' *f*
27012 **otorhinolaryngologist** / Hals-Nasen-Ohrenarzt *m* / otorhinolaryngologue *m*
27013 **otorrhagia** / Ohrenblutung *f* / otorragie *f*
27014 **otosclerosis** / Otosklerose *f* (hormonal bedingte Innenohrverhärtung [TRÖLTSCH]) / otosclérose *f*
27015 **otostroboscope** / Otostroboskop *n* (Trommelfellbeobachter) / otostroboscope *m*
27016 **ototomy** / Ohroperation *f* / ototomie *f*
27017 **ounce (, apothecary, avoirdupois)** / Unze *f* (oz. ap. = 31,1 g, oz. av. = 28,35 g) / once *f*
27018 **output, cardiac; (kinemia)** / Herz(blut)ausstoß *m* (in Zeiteinheit) / débit cardiaque (sanguin) *m*
27019 **oval** / eiförmig / oviforme
27020 **ovalbumin** / Eiweißalbumin *n* / ovalbumine *f*
27021 **ovarian** / ovarial (Eierstöcke betreffend) / ovarien
27022 **ovariocele** / Eierstockbruch *m* / ovariocèle *f*
27023 **ovariocentesis** / Eierstockpunktion *f* / ovaire, ponction de l' *f*
27024 **ovariodysneuria** / Eierstockneuralgie *f* / névralgie ovarienne *f*
27025 **ovariopexy** / Eierstockanheftung *f* (z.B. an Beckenbauchfell) / ovariopexie *f*
27027 **ovariorrhexis** / Eierstockriß *m* / ovaire, rupture d'un *f*
27028 **ovariotomy** / Eierstockschnitt *m* / ovariotomie *f*
27029 **ovariotubal** / eierstock-eileiterbezüglich / ovariotubaire
27029a **ovariprival** / eierstocklos / ovariprive
27030 **overcharge** / überlasten (z.B. Rö-Röhren) / surcharger
27031 **overcompensation** / Überkompensierung *f* / surcompensation *f*
27032 **overcorrection, under-** / Überkorrektur, Unter- *f* (z.B. eines Sehfehlers) / surcorrection, sous- *f*
27033 **overdeveloped, under-** / überentwickelt, unter- / surdéveloppé, sous-
27034 **overeat** / über(fr)essen / gaver, se
27035 **overexcitable** / übererregbar / surexcitable
27036 **overexpose, under-** / überbelichten, unter- / surexposer, sous-
27037 **overfatigue(d)** / Übermüdung *f* (übermüdet) / excès (accablé) de fatigue *m*
27038 **overfed, underfed** / überfüttert, unterernährt / suralimenté, sousalimenté
27039 **overlapping** / Schichtnaht *f* / imbrication *f*
27040 **overload (-stress)** / Überlastung *f* (psych.) / surcharge *f*
27041 **overmature (overmaturity)** / Überreif(e *f*) / hypermatur(it)é (*f*)
27042 **overpopulation, under-** / Übervölkerung, Unter- *f* / surpopulation, sous- *f*
27043 **overpressure, atmospheric** / Atmosphärenüberdruck (atü) *m* / surpression atmosphérique *f*
27044 **overproduction, under-** / Überproduktion, Unter- *f* / surproduction, sous- *f*
27045 **overside, under-** / Oberseite, Unter- *f* / partie supérieure, inférieure *f*
27046 **overstrained (overstress)** / überanstrengt (Überforderung *f*) / surmené (surmenage *m*)
27047 **overweight, under-** / Übergewicht, Unter- *n* / surpoids, sous- *m*
27048 **overwork** / überarbeiten / surmener
27049 **ovification** / Eierlegen *n* / ovification *f*
27050 **ovigenetic** / eierproduzierend / ovogénétique
27051 **ovigerous** / oviger (ei[er]enthaltend [-tragend]) / ovifère
27052 **ovina** / Schafpocken *f* (durch Vakzinevirus) / ovine *f*
27053 **oviparity** / Oviparie *f* (Fortpflanzung durch Eier) / oviparité *f*
27054 **oviparous** / eierlegend(es Lebewesen *n*) / ovipare (*f*)
27056 **oviposition, ovipositor** / Laichen *n*, Legeröhre *f* / oviposition *f*, ovipositeur *m*
27057 **ovocenter** / Eizentrosom *n* / œuf, centre d' *m*
27058 **ovoglobulin** / Eiweißglobulin *n* / ovoglobuline *f*
27059 **ovoid** / eiähnlich / ovoïde

27060 **ovolysin** / Ovolysin *n* (Eiweiß zerstörende Substanz) / ovolysine *f*
27061 **ovomucin** / Ovomucin *n* (Eiweißglykoprotein) / ovomucine *f*
27062 **ovoplasm** / Eizellenplasma *n* (unbefruchtetes) / ovoplasme *m*
27063 **ovoscope** / Ovoskop *n* (Eidurchleuchter) / ovoscope *m*
27064 **ovotestis** / Ovotestis *m* (bei Zwittern) / ovotestis *m*
27065 **ovoviviparous** / ovovivipar (Eier mit Embryonen ablegend[es Tier *n*]) / ovovivipare (*f*)
27066 **ovula, Naboth's** / Ovula Nabothi (Muttermundschleimzysten) / ovules de Naboth
27067 **ovular** / eibezüglich / ovulaire
27068 **ovulate** / ovulieren (Ei abstoßen) / ovuler
27069 **ovulation** / Ovulation *f* (ovulatorischer Zyklus: Eiausstoßung) / ovulation *f*
27070 **ovulation, amenstrual, anestrous** / Ovulation, amenstruelle, anöstrische *f* (ohne folgende Blutung, ohne begleitende Brunst) / ovulation amenstruelle, anœstrale *f*
27071 **ovulation, provoked** / Ovulation, provozierte *f* (durch Kohabitation wahrscheinlich) / ovulation provoquée *f*
27072 **ovulation, supplementary** / Ovulation, parazyklische *f* (vor od. nach Mitte des Intermenstruums möglich) / ovulation paracyclique *f*
27073 **ovulatory** / ovulatorisch (Ovulation betreffend) / ovulatoire
27074 **ovule** / Ovulum *n* (Dim. v. Ovum) / ovule *m*
27075 **ovulin** / Ovulin *n* (Eierstocksekret) / ovuline *f*
27076 **Owren's crisis** / Owren' Syndrom (II) (Benigne infektiös-toxisch-allergische Knochenmarkdepression) / crise d'Owren
27077 **ox bile** / Rindergalle *f* (zur Salmonellenanreicherung und Pneumokokkendifferenzierung) / bœuf, fiel de *m*
27078 **oxalated** / oxaliert (mit Na-Oxalat gerinnungsunfähig gemacht) / oxalé
27079 **oxalates** / Oxalate *n* (Salze der Oxalsäure) / oxalates *m*
27080 **oxalemia** / Oxalämie *f* (erhöhter Oxalsäuresalzgehalt) / oxalémie *f*
27081 **oxalism** / Oxalsäurevergiftung *f* oxalisme *m*
27082 **oxalosis** / Oxalose-Syndrom (Angeborene Oxalsäurestoffwechselstörung mit Urämie, Nephrolithiasis, Osteopathie) / oxalose
27083 **oxaluria** / Oxalurie *f* (Calciumoxalatausscheidung norm. 15–20 mg/d) / oxalurie *f*
27084 **oxamides** / Oxalsäurediamide *n* / oxamides *m*
27085 **oxidable** / oxydierbar (verbrennbar) / oxydable
27086 **oxidases** / Oxydasen *f* (Stoffwechselintermediärprodukte oxydierende Fermente) / oxydases *f*
27087 **oxidate (oxidated, oxidating)** / oxydieren (oxydiert, oxydierend) / oxyder (oxydé, oxydant)
27088 **oxidation** / Oxydation *f* (Überführung eines Stoffs in höhere Wertigkeit durch O-Zufuhr bzw. Wasserstoff-, Elektronenentzug)/ oxydation *f*
27089 **oxidation, β-, ω-** / β-, ω-Oxydation *f* (beim Fettstoffwechsel) / oxydation β, ω *f*
27090 **oxidation, cellular** / Zelloxydation *f* (Zellatmung, wird durch -fermentation [Zellgärung] gehemmt) / oxydation cellulaire *f*
27091 **oxidation, fat** / Fettoxydation *f* (durch Vitamin C gefördert, durch Alkohol beeinträchtigt) / oxydation de graisse *f*
27092 **oxidator** / Oxydator *m* (Sauerstoffleitung) / oxydateur *m*
27093 **oxide, nitric** / Stickoxyd(gas) *n* (Nitrosogruppe NO) / oxyde azotique *m*
27094 **oxides** / Oxyde *n* (Sauerstoffverbindungen) / oxydes *m*
27095 **oxidiferous** / oxydhaltig / oxyde, contenant de l'
27096 **oxidize (, to)** / oxydieren (, sich) (mit Sauerstoff verbinden, versehen, «hinaufführen») / oxyder (, s')
27097 **oxidize to a higher degree** / oxydieren, höher / oxyder supérieurement
27098 **oxidoreductases** / Oxydoreduktasen *f* (Fermente der Oxydoreduktion) / oxydoréductases *f*
27099 **oxidoreduction** / Oxydoreduktion *f* (H-Aufnahme bei O-Abgabe und umgekehrt) / oxydoréduction *f*
27100 **oxigram** / Sauerstoffsättigungsdiagramm *n* / oxygénation, diagramme de l' *m*
27101 **oximeter** / Oxymeter *n* (durch photoelektr. Kolorimetrie Farbwechsel am Ohrläppchen aufzeichnendes Elektronengerät) / oxymètre *m*
27102 **oximetry** / Oxymetrie *f* (Messung des von kardiorespiratorischer Funktion abhängigen Gewebesauerstoffsättigungsgrads) / oxymétrie *f*
27103 **oxo-acido-oxidases** / Oxosäureoxydasen *f* (Oxo-isocapron-, Oxo-isovalerian-, Oxo-β-methylvaleriansäureoxydase) / ox(o-)acid(o-)oxydases *f*
27104 **oxycephalia** / Oxyzephalie *f* (Spitzköpfigkeit) / oxycéphalie *f*
27105 **oxycholesterol** / Oxycholesterin *n* (physiol. in Wollfett, path. in menschlichen Talgdrüsen) / oxycholestérol *m*
27106 **17-oxy-11-dehydroxycorticosterone** / 17-Oxy-11-dehydroxycorticosteron *n* (Cortison: glucotropes NNR-Hormon, Compound E [Kendall], Compound F [Wintersteiner], Verbindung Fa [Reichstein]) / 17-oxy-déshydroxycorticostérone *f*
27107 **oxydesis** / Oxydesis *f* (Sauerstoffbindung[skraft] des Bluts) / oxydèse *f*
27108 **17-oxy-11-desoxycorticosterone** / 17-Oxy-11-desoxycorticosteron *n* (glucotropes NNR-Hormon, Verbindung S [Reichstein]) / 17-oxy-11-désoxycorticostérone *f*
27109 **oxygen (O 8 16)** / Oxygenium (Sauerstoff *m*: lebensnotwendiges in der Atemluft enthaltenes häufigstes und mengenreichstes Element) / oxygène *m*
27110 **oxygen absorption** / Sauerstoffaufnahme *f* / oxygène, absorption d' *f*

27111 **oxygen apparatus, chamber, mask** / Sauerstoffapparat *m*, -zelt *n*, -maske *f* / oxygène, appareil *m*, chambre *f*, masque *m* d'
27112 **oxygen bottle, gas, system** / Sauerstoffflasche *f*, -gas, -system *n* / oxygène, bouteille *f*, gaz, système d' *m*
27113 **oxygen bridge, jet, point** / Sauerstoffbrücke *f*, -strahl, -punkt *m* / oxygène, pont, jet, point d' *m*
27114 **oxygen carrier** / Sauerstoffüberträger *m* / oxygène, transporteur d' *m*
27115 **oxygen debt** / Sauerstoffschuld *f* (Mehrverbrauch des Muskels in Erholungsphase) / oxygène, débet d' *m*
27116 **oxygen dissociation curve** / Sauerstoffdissoziationskurve *f* (zeigt Abhängigkeit des Partialdrucks von der Sättigung) / oxygène, courbe de dissociation d' *f*
27117 **oxygen fall** / Sauerstoffgefälle *n* (zwischen Lungen- und Zellatmung) / oxygène, chute d' *f*
27118 **oxygen lack, cancerocellular** / Sauerstoffmangel der Krebszelle *m* (infolge Blockade der Sauerstoffzufuhr durch Endo- od. Exokarzinogen irreversibel) / oxygène cancérocellulaire, manque d' *m*
27119 **oxygen lack, cellular** / Sauerstoffmangel der Zelle *m* (durch Sauerstoffzufuhr reversibel) / oxygène cellulaire, manque d' *m*
27120 **oxygen lack of the myocardium** / Sauerstoffmangel des Herzmuskels *m* (um so größer, je untrainierter) / oxygène du myocarde, manque d' *m*
27121 **oxygen overpressure** / Sauerstoffüberdruck *m* (senkt Hirndruck) / oxygène, surcharge d' *f*
27122 **oxygen, partial pressure** / Sauerstoffpartialdruck *m* (im arteriellen Blut norm. ~95 mm Hg) / oxygène, pression partielle d' *f*
27123 **oxygen requirement** / Sauerstoffbedarf *m* / oxygène, besoin d' *m*
27124 **oxygen requirement of the myocardium** / Sauerstoffbedarf des Herzmuskels *m* (um so kleiner, je trainierter) / oxygène du myocarde, besoin d' *m*
27125 **oxygen saturation** / Sauerstoffsättigung *f* (~95% Oxyhämoglobin in Gesamthämoglobin) / oxygène, saturation d' *f*
27126 **oxygen supply** / Sauerstoffzufuhr *f* / oxygène, apport d' *m*
27127 **oxygen utilization** / Sauerstoffausnutzung *f* (O_2-Entnahme aus 1 l Luft in Ruhe norm. 30–45 ml) / oxygène, utilisation d' *f*
27128 **oxygen utilization, cellular** / Sauerstoffverwertung der Zelle *f* / oxygène cellulaire, utilisation d' *f*
27129 **oxygenate(d)** / oxygen(is)ieren (mit Sauerstoff behandelt) / oxygéner (oxygéné)
27130 **oxygenation** / Oxygen(is)ation *f* (Sättigen mit Sauerstoff) / oxygénation *f*
27131 **oxygenic** / sauerstoffbildend / oxygène, formant de l'
27132 **oxygenization, cerebral** / Sauerstoffversorgung, zerebrale *f* (mit Herz-Lungenmaschine nicht ausreichend gewährleistet [STONE]) / oxygénisation cérébrale *f*
27133 **oxygeusia, -osmia** / Geschmack, Geruch, überfeiner *m* / oxygeustie, -osmie *f*
27134 **oxyhemoglobin** / Oxyhämoglobin *n* (in Lunge mit Sauerstoff angereichertes Hb) / oxyhémoglobine *f*
27135 **oxynervon** / Oxynervon *n* (Cerebrosid) / oxynervone *m*
27136 **oxyphilic** / sauerstoffliebend / oxyphile
27137 **oxyphorase** / Oxyphorase *f* (Sauerstoff transportierendes Ferment) / oxyphorase *f*
27138 **oxyprolin** / Oxyprolin *n* (Eiweißbestandteil γ-Oxypyrrolidin-α-carbonsäure) / oxyproline *f*
27139 **oxypurinase** / Oxypurinase *f* (Oxypurin oxydierendes Ferment) / oxypurinase *f*
27140 **oxypurines** / Oxypurine *n* (Mono- = Hypoxanthin, Di- = Xanthin, Tri- = Harnsäure) / oxypurines *f*
27141 **oxytocia** / Schnellgeburt *f* / oxytocie *f*
27142 **oxytocic** / wehenanregend / oxytocique
27142a **oxytropism** / Sauerstoffhunger *m* / oxytropisme *m*
27143 **oxyuriasis** / Madenwurmbefall *m* / entérobiasis *f*
27144 **ozena** / Ozaena *f* (ὄζω = stinken: Stinknase infolge bakt. Zersetzung der Borken bei Rhinitis) / ozène *m*
27145 **ozone** / Ozon *m* (O_3: aktiver Sauerstoff) / ozone *m*
27146 **ozonic** / ozonhaltig / ozonifère
27147 **ozonification (ozonization)** / Ozonifizierung (Ozonisierung) *f* (Verwandlung in, Behandlung mit Ozon) / ozonification (ozonisation) *f*
27148 **ozonize (ozonized, ozonizing)** / ozonisieren (ozonisiert, ozonisierend) / ozoniser (ozonisé, ozonisant)
27149 **ozonizer** / Ozonisator *m* / ozoniseur *m*

P

27150 **P, mitral** / P mitrale *n* (eingekerbte P-Zacke bei Mitralfehlern) / P mitral *m*
27152 **P, pulmonary** / P pulmonale *n* (erhöhte P-Zacke bei Widerstanderhöhung im Lungenkreislauf) / P pulmonaire *m*
27153 **pace, at equal** / passu, pari (gleichlautend) / pas cadencé, au
27154 **pacemaker (apparatus), battery-operated** / Schrittmacher(gerät *n*), batteriegesteuerter *m* / entraîneur par batterie (, appareil) *m*
27155 **pachyacria** / (Pierre) MARIE' Syndrom (I) (Hyperpituitarismusform) / acromégalie
27156 **pachyblepharon** / Lidverdickung *f* / pachyblépharose *f*
27157 **pachycephalia** / Dickschädel *m* (durch vorzeitige Lambdanahtverknöcherung) / pachycéphalie *f*

27158 **pachychilia** / Pachycheilie *f* (angeborene dicke Lippen) / pachychilie *f*
27159 **pachycurare** / Pachycurare *n* (Muskelrelaxans mit antagonistischer Acetylcholinwirkung) / pachycurare *m*
27160 **pachydermia of the larynx, verrucous, diffuse** / Pachydermia laryngis circumscripta, diffusa (Stimmbänderepithelwucherungen [VIRCHOW, 1887]) / pachydermie laryngienne verruqueuse, diffuse *f*
27161 **pachydermic, pachyhematic** / dickhäutig, dickblütig / pachydermique, pachyhématique
27162 **pachymeningitis** / Pachymeningitis *f* (Entzündung der Pachymeninx) / pachyméningite *f*
27163 **pachymeningitis, external cerebral** / Pachymeningitis cerebralis externa (Dura-mater-Außenflächenentzündung) / pachyméningite cérébrale externe *f*
27164 **pachymeningitis, hypertrophic cervical** / Pachymeningitis cervicalis hypertrophica (Dura-mater-Hyperplasie am Halsrückenmark) / pachyméningite cervicale hypertrophique *f*
27165 **pachymeningitis, internal hemorrhagic** / Pachymeningitis haemorrhagica interna (Entzündung der Dura-mater-Innenfläche)/ pachyméningite hémorragique interne *f*
27166 **pachymeninx** / Pachymeninx *f* (harte Hirn- und Rückenmarkhaut) / pachyméninge *f*
27167 **pachyonychia, congenital** / JADASSOHN-LEWANDOWSKY' Syndrom (Seltne kongenitale Dyskeratose)/polykératose congénitale
27168 **pachyostosis** / Pachyostose *f* (Hyperostose + Osteosklerose) / pachyostose *f*
27169 **pachyotia** / Ohrverdickung *f* / oreilles épaisses *f*
27170 **pachyovaritis, -salpingitis, -vaginitis** / Ovar-, Tuben-, Scheidenwandverdickung *f* / pachyovarite, -salpingite, -vaginite *f*
27171 **pachy(pelvi)peritonitis** / (Becken)bauchfellverdickung *f* / pachy(pelvi)péritonite *f*
27172 **pachypericarditis, -pleuritis** / Herz-, Lungenfellverdickung *f* / pachypéricardite, -pleurite *f*
27173 **pachyperiostitis** / Knochenhautverdickung, entzündliche *f* / pachypériostite *f*
27174 **pachyrhinic** / dicknasig / pachyrhinique
27175 **pachysomia** / Dickleibigkeit *f* / pachysomie *f*
27176 **pachytic** / verdickungsentzündlich / pachytique
27177 **pack** / Packung *f* / enveloppement *m*
27178 **pack, cold, hot** / Packung, kalte, heiße *f* / enveloppement froid, chaud *m*
27179 **pack, dry, wet** / Packung, trockne, nasse *f* / enveloppement sec, humide *m*
27180 **pack, full, half, partial** / Ganzpackung, Halb-, Teil- *f* / enveloppement total, demi-, partiel *m*
27181 **package** / Verpackung *f* / paquetage *m*
27182 **pad(ded)** / Unterlage *f* (gepolstert) / rembourrage *m* (rembourré)
27183 **PAGET's disease of the nipple** / PAGET' Krankheit (Brustwarzenhofkarzinom) / dyskératose précancéreuse du mamelon
27184 **paginate** / paginieren (pagina = Seite) / paginer
27185 **paging (make-up)** / Umbruch *m* (typ.) / pages, mise en
27186 **pains, after-(birth)** / Nach(geburts)wehen *f* / douleurs (d')arrière(-faix) *f*
27187 **pain, agonizing, burning (scalding)** / Schmerz, quälender, brennender *m* / douleur crucifiante, cuisante *f*
27188 **pain, boring, stinging** / Schmerz, bohrender, stechender *m* / douleur térébrante, lancinante *f* (élancements *m*)
27189 **pain, carotid** / HILGER' Syndrom (Paroxysmale Karotidodynie) / carotidodynie de HILGER
27190 **pain, central, excentric** / Schmerz, zentraler, peripherer *m* / douleur centrale, périphérique *f*
27191 **pains, colicky** / Krampfwehen *f* (Tetanus uteri: Dauerwehen) / douleurs spasmodiques *f*
27192 **pain, delayed** / Spätschmerz *m* / douleur tardive *f*
27193 **pains of dilatation** / Eröffnungswehen *f* / douleurs de dilatation du col *f*
27194 **pain, dragging, pressing** / Schmerz, ziehender, drängender *m* / douleur draguante, pressante *f*
27196 **pain, dull** / Schmerz, dumpfer *m* / douleur sourde *f*
27197 **pains, engagement** / Stellwehen *f* (Kindskopf im kleinen Becken einstellende) / douleurs d'engagement *f*
27198 **pains, expulsive labour** / Preßwehen *f* / douleurs expulsives *f*
27199 **pains, false** / Wehen, falsche *f* / douleurs fausses *f*
27200 **pain, girdle** / Gürtelschmerz *m* / douleur en ceinture *f*
27201 **pain, gnawing, irradiating** / Schmerz, nagender, ausstrahlender *m* / douleur rongeante, irradiante *f*
27201a **pain, griping, throbbing** / Schmerz, kneifender, klopfender *m* / douleur coliqueuse, pulsative *f*
27202 **pains, growth** / Wachstumsschmerzen *m* / douleurs de croissance *f*
27203 **pain, habit** / Gewohnheitsschmerz *m* / douleur d'habitude (hystérique) *f*
27204 **pain, heterotopic, homotopic** / Nebenschmerz, Hauptschmerz *m* / douleur hétérotopique, homotopique *f*
27205 **pain, hunger** / Hungerschmerz *m* / douleur postprandiale *f*
27206 **pain, intermittent, permanent** / Schmerz, aussetzender, anhaltender *m* / douleur intermittente, permanente *f*
27207 **pain, localized** / Dolor localisatus (leicht zu diagnostizierende Auswirkung einer Oberflächenirritation) / douleur localisée *f*
27208 **pains, osteocopic** / Dolores osteocopi (κόπτω = schlagen: nächtliche Knochenschmerzen bei Syphilis) / douleurs ostéocopes *f*
27209 **pain, paroxysmal abdominal** / MOORE' Syndrom (Gesteigerter Bewegungsablauf im Verdauungstrakt infolge zerebraler Irritation) / épilépsie abdominale

27210 **pain, phantom-limb** / Phantomschmerz *m* / douleur de membres-fantômes *f*
27211 **pains, premonitory** / Vorwehen *f* / douleurs prémonitoires *f*
27212 **pain on pressure** / Druckschmerz *m* / douleur à la pression *f*
27213 **pain, projected** / Nervenversorgungsgebietsschmerz *m* (Neuralgia sensu strictiori [JANZEN], z.B. bei Ganglionitis) / douleur projetée *f*
27214 **pain referred** / Dolor translatus (schwer zu diagnostizierender «übertragener Schmerz» [HEAD] ohne Oberflächenirritation) / douleur transférée *f*
27215 **pains, retrosternal** / Retrosternalschmerzen *m* (bei Arteriosklerose) / douleurs rétrosternales *f*
27216 **pain, root** / (Nerven)wurzelschmerz *m* / douleur radiculaire *f*
27217 **pain, segmented** / Körperabschnittschmerz *m* (gefäß-sympathikusbedingt) / douleur segmentée *f*
27218 **pain, sharp, slight** / Schmerz, heftiger, gelinder *m* / douleur intensive, douce *f*
27219 **pain, shooting** / Schmerz, blitzartiger *m* / douleur fulgurante *f*
27220 **pain, wandering** / Schmerz, wandernder *m* / douleur erratique *f*
27221 **painful(lness)** / Schmerzhaft(igkeit *f*) / douloureux (état douloureux *m*)
27222 **painless (indolent)** / schmerzlos / indolent (sans douleur)
27223 **paint** / pinseln / badigeonner
27224 **painting, dry** / Trockenpinslung *f* (Einreiben mit Schüttelmixtur, die nach Verdunsten Puderbelag zurückläßt) / badigeonnage sec *m*
27225 **pair, autosomal** / Autosomenpaar *n* (2 ähnliche Chromosomenbivalente) / paire autosomique *f*
27227 **pair, electron, ion** / Elektronenpaar, Ionenpaar *n* / paire d'électrons, d'ions *f*
27228 **pair production** / Paarbildung *f* (Elektron + Positron bei Auftreffen von Strahlung auf Materie) / paires, production de *f*
27229 **palatableness** / Schmackhaftigkeit *f* / goût, bon *m*
27230 **palate** / Palatum (Gaumen) / palais
27231 **palate, artificial** / Gaumen, künstlicher *m* / palais artificiel *m*
27232 **palate, gothic** / Steilgaumen *m* / palais ogival *m*
27233 **palate, hard** / Palatum durum (harter Gaumen) / palais dur
27234 **palate, osseous** / Palatum osseum (knöcherner Gaumen) / palais osseux
27235 **palate, soft** / Palatum molle (weicher Gaumen) / palais mol
27236 **palatiform, palatine** / gaumenähnlich, gaumenbezüglich / palatinoïde, palatal
27237 **palatodynia** / Gaumenschmerzen *m* (bei Glossopharyngeusneuralgie) / palatodynie *f*
27238 **palatoglossal, -dental, -maxillary** / gaumenzunge-, -zähne-, -kieferbezüglich / palatoglossien, -dentaire, -maxillaire
27239 **palatonasal, -pharyngeal, -pterygoid** / gaumen-nase-, -schlund-, -keilbeinbezüglich / palatonasal, -pharyngien, -ptérygoïde
27240 **palatuvular** / gaumen-zäpfchenbezüglich / palatuvulaire
27241 **pale** / erbleichen / pâlir
27242 **palencephalon** / Palencephalon *n* (aus dem Urhirn entwickeltes älteres Gehirn ohne Cortex) / palencéphale *m*
27243 **paleocerebellum** / Palaeocerebellum *n* (entwicklungsgeschichtlich älterer Teil des Kleinhirns) / paléocérébellum *m*
27244 **paleocortex** / Palaeocortex *f* (entwicklungsgeschichtlich älterer Teil der Großhirnrinde: Riechhirnrinde) / allocortex *m*
27245 **paleontology** / Paläontologie *f* (παλαιός = alt: Wissenschaft von Menschen und Dingen vergangener Zeiten) / paléontologie *f*
27246 **paleopathology, -psychology** / Paläopathologie, -psychologie *f* / paléopathologie, -psychologie *f*
27247 **paleophytology, -zoology** / Paläophytologie, -zoologie *f* (Wissenschaft von Pflanzen und Tieren vergangener Zeiten) / paléophytologie, -zoologie *f*
27248 **palikinesis** / Palinkinese *f* (πάλιν = wieder: Gebärdenwiederholung) / palicinésie *f*
27249 **palimptosis, palirrhea** / Rückfall, -fluß *m* (von Körperteilen, -flüssigkeiten) / palimptose, palirrhée *f*
27250 **palindromia** / Palindromie *f* (Wiederaufleben einer Krankheit) / palindromie *f*
27251 **palinesthesia** / Palinästhesie *f* (schnelles Erwachen aus der Narkose) / palinesthésie *f*
27252 **palingenesis** / Palingenese *f* (HAECKEL: Regeneration eines verlorenen Teils) / palingenèse *f*
27253 **palinmnesis** / Palimnese *f* (Wiedererinnerung) / palimnésie *f*
27254 **paliphemia** / Palilalie *f* (mehrfache Wiederholung eines Wortes od. Satzes) / palimphrasie *f*
27255 **palladium (Pd 46 106,7)** / Palladium (Palladium *n*) / palladium *m*
27256 **palladium chloride ($PdCl_2$)** / Palladii chloridum (Palladiumchlorid *n*) / palladium, chlorure de *m*
27257 **pall(an)esthesia (bone [non]sensibility)** / Pall(an)ästhesie *f* (πάλλομαι = zittern: [Nicht]empfindung der Vibration bei Aufsetzen einer Stimmgabel auf Skeletteile) / pall(an)esthésie ([non]sensibilité vibratoire) *f*
27258 **palliative** / palliativ (palliare = verschleiern, beschönigen) / palliatif
27259 **pallidoidosis** / Pallidoidosis *f* (Kaninchenspirochätose durch Treponema cuniculi) / pallidoïdose *f*
27260 **pallium (brain mantle)** / Pallium («Mantel»-teil der äußeren Großhirnhemisphärenoberfläche) / pallium (manteau des hémisphères)
27261 **pallor (pallid)** / Blässe *f* (pallidus) / pâleur *f* (pâle)
27262 **pallor, deathlike** / Leichenblässe *f* / pâleur de mort (sépulcrale) *f* (teint cadavéreux *m*)
27263 **pallor, disk** / Papillenabblassung *f* / pâleur de la papille *f*
27264 **pallor, perioral** / Blässe, periorale *f* (z.B. bei Scharlach) / pâleur périorale *f*

27265 **palm(a) (of the hand)** / Palma manus (Handteller) / paume (de la main)
27266 **palms (Lane, 1929), red** / Syndrom, palmares (Symmetrisches Erythem der Handteller [und Fußsohlen]) / syndrome des paumes rouges
27267 **palms, liver** / Erythema palmare et plantare (i. G. z. kongenitalen Palmarsyndrom bei Leberkrankheiten) / érythème palmaire et plantaire *m*
27268 **palmar, plantar** / handteller-, fußsohlenbezüglich / palmaire, plantaire
27269 **palmate** / palmatus (palmzweigähnlich) / palmé
27270 **palpable (palpate)** / tastbar (palpieren) / palpable (palper)
27271 **palpation** / Palpation *f* (Untersuchung durch Betastung) / palpation *f*
27272 **palpation, kidney** / Nierenpalpation *f* (Guyon) / palpation du rein *f*
27273 **palpebrate** / zwinkern / yeux, cligner les
27274 **palpebration** / Lidschlag, häufiger *m* / palpébration *f*
27275 **palpitation (, cardiac)** / Herzklopfen *n* (palpitare = zucken) / palpitation (cardiaque) *f*
27276 **palsy, acute apoplectic bulbar** / Bulbärparalyse-Syndrom, akutes apoplektiformes (Bulbärparalyse bei Verletzung der Medulla oblongata und des Brückenfußes [Pars basilaris pontis]) / paralysie bulbaire apoplectique aiguë
27277 **palsy, birth** / Geburtslähmung *f* (des Kindes bei der Entbindung) / paralysie obstétricale *f*
27278 **palsy, cerebral** / Kinderlähmungs-Syndrom, zerebrales (Alle mit zerebralen Motilitätsstörungen verbundenen Kinderkrankheiten) / paralysie cérébrale
27279 **palsy, crutch** / Krückenlähmung *f* (Armplexuslähmung durch Krückendruck) / paralysie des béquillards *f*
27280 **palsy of extremities, periodic** / Myoplegia periodica (erbliche Extremitätenlähmung) / paralysie périodique des extrémités *f*
27281 **palsy, habitual** / Gewohnheitslähmung *f* / paralysie d'habitude *f*
27282 **palsy, lead** / Bleilähmung *f* / paralysie saturnine *f*
27283 **palsy, morning** / Morgenlähmung *f* (aus heiterem Himmel z. B. bei Poliomyelitis) / paralysie matinale *f*
27284 **palsy, psychic** / Psychoparese (Seelenlähmung) *f* / paralysie psychique *f*
27285 **palsy, refrigeration** / Erkältungslähmung *f* / paralysie de réfrigération *f*
27286 **palsy, shaking** / Parkinson' Krankheit (Erbliche vorzeitige Altersinvolution des extrapyramidalen Systems mit Störungen der Bewegungsabläufe) / paralysie agitante
27287 **palsy without tremor, shaking** / Paralysis agitans sine agitatione / paralysie agitante sans agitation *f*
27288 **paludal (malarial)** / sumpfig (Malaria betreffend) / paludique
27289 **pampiniform** / rankenförmig (pampinus = Weinranke) / pampiniforme
27290 **panagglutination** / Panagglutination *f* (unspezif. Verklumpung verunreinigter Patientenblutkörperchen auch durch agglutininfreie Seren) / panagglutination *f*
27291 **panaritium, milker's** / Melkerpanaritium *n* (durch Kuhhaare) / panaris des trayeurs *m*
27292 **panaritium, subcutaneous (-ungual)** / Unterhautpanaritium (Unternagelpanaritium) *n* / panaris souscutané (-unguéal) *m*
27293 **panaritium, tendinous (articular, osseous)** / Sehnenscheidenpanaritium (Gelenk-, Knochenpanaritium) *n* / panaris tendineux (articulaire, souspériostéal) *m*
27294 **panarteritis, -phlebitis** / Panarteriitis, -phlebitis *f* (Entzündung aller Arterien-, Venenschichten) / panartérite, -phlébite *f*
27295 **panarteritis, nodose** / Panarteriitis nodosa (des Jejunums) / panartérite noueuse *f*
27296 **panarthritis** / panarthritis *f* (Entzündung aller Gelenke) / panarthrite *f*
27297 **panasthenia** / Schwäche, allgemeine *f* / panasthénie *f*
27298 **panatrophia** / Unterernährung, allgemeine *f* / panatrophie *f*
27299 **pancarditis** / Pancarditis *f* (Entzündung aller Herzwandschichten) / pancardite *f*
27300 **panchromatic** / panchromatisch (nicht nur mit einem Mittel färbbar) / panchromatique
27301 **Pancoast's syndrome** / Pancoast' Syndrom (Parenchymkarzinom der Lungenspitze mit Alteration des Halsgrenzstrangs) / syndrome de Pancoast
27302 **pancreas** / Pancreas (κρέας = Fleisch: Bauchspeicheldrüse) / pancréas
27303 **(pancreas, accessory)** / (Pancreas accessorium) (seltne Abart) / (pancréas accessoire)
27304 **pancreas, annular** / Pancreas anulare (Umwachsung des Duodenums durch Pancreas) / pancréas annulaire *m*
27305 **pancre(at)algia** / Pankreasschmerzen *m* / pancréalgie *f*
27306 **pancreatic** / pankreatisch (Bauchspeicheldrüse betreffend) / pancréatique
27307 **pancreaticoduodenal, -splenic** / pankreasduodenumbezüglich, -milzbezüglich / pancréaticoduodénal, -splénique
27308 **pancreaticoduodenostomy, -enterostomy, -gastrostomy, -jejunostomy** / Pankreasanastomosen *f* (mit Magen, bzw. Darmabschnitten) / pancréaticoduodénostomie, -entérostomie, -gastrostomie, -jéjunostomie *f*
27309 **pancreatitis** / Bauchspeicheldrüsenentzündung *f* / pancréatite *f*
27310 **pancreatitis, hemorrhagic** / Pancreatitis, hämorrhagische nekrotisierende *f* / pancréatite nécrosante *f*
27311 **pancreatitis, hypercalcemic** / Pancreatitis, hypercalcämische *f* / pancréatite hypercalcémique *f*
27312 **pancreatitis, interstitial** / Pancreatitis, akute interstitielle *f* / pancréatite œdémateuse *f*
27313 **pancreatitis, purulent** / Pancreatitis, akute eitrige *f* / pancréatite suppurative *f*
27314 **pancreatogenic** / pankreasursprünglich / pancréatogène

27315 **pancreat(olith)ectomy** / Bauchspeicheldrüsen(stein)entfernung *f* / pancréat(olith)-ectomie *f*
27316 **pancreatolysis** / Pankreaszerstörung *f* / pancréolyse (destruction du pancréas) *f*
27317 **pancreatopathy, chronic** / Pankreopathie, chronische *f* / pancréopathie chronique *f*
27318 **pancreatorrhagia** / Bauchspeicheldrüsenblutung *f* / hémorragie pancréatique *f*
27319 **pancreatotomy** / Bauchspeicheldrüsenschnitt *m* / pancréotomie *f*
27320 **pancreoprival** / pankreopriv (ohne Pankreas) / pancréoprive
27321 **pancreotropic** / pankreaswendig / pancréotrope
27322 **pancreozymin** / Pancreozymin *n* (Enzymproduktion der Bauchspeicheldrüse speicherndes «Hormon» des Duodenums) / pancréatozymine *f*
27323 **pancytopenia** / Panzytopenie *f* (Verminderung aller Blutzellen) / pancytopénie *f*
27324 **pandemia** / Pandemie *f* (gehäuftes Auftreten einer Krankheit ohne zeitliche und örtliche Gebundenheit) / pandémie *f*
27325 **panel, surface, contact** / Kontaktfeld *n*, -fläche *f* (röntg.) / contact(s), panneau de(s) *m*, surface de *f*
27326 **panencephalitis, subacute progressive** / Panencephalitis, subakute progressive *f* (mit hohen Masern-AK-Titern in Liquor und Serum) / panencéphalite progressive subaiguë *f*
27327 **panglossia** / Großmaul(igkeit *f*) *n* / panglossie *f*
27328 **panhidrosis** / Dauerschwitzen *n* (am ganzen Körper) / panidrose *f*
27329 **panhypopituitarism** / Panhypopituitarismus *m* (HVL-Unterfunktion mit panhormonaler Beteiligung) / panhypopituitarisme *m*
27330 **panic** / panisch (πᾶν = alles, ganz) / panique
27331 **panimmunity** / Panimmunität *f* / panimmunité *f*
27332 **panivorous** / Brotesser *m* (panis = Brot) / panivore *m*
27333 **panmyeloplegia** / Panmyelopathie *f* (Versagen aller blutbildenden Gewebe) / panmyélophtisie *f*
27334 **PANNER's syndrome** / PANNER' Syndrom (Aseptische Epiphysennekrose des Capitulum humeri) / syndrome de PANNER
27335 **panniculitis** / Unterhautfettgewebsentzündung *f* / panniculite *f*
27336 **panniculitis, relapsing nonsuppurative nodular** / PFEIFER-WEBER-CHRISTIAN' Syndrom (Rezidivierende fieberhafte nichteitrige knotige Panniculitis) / syndrome de PFEIFER-WEBER-CHRISTIAN
27337 **panniculus, adipose** / Panniculus adiposus (Dim. v. pannus = Lappen: Fettgeweberäume in den Retinacula cutis) / pannicule adipeux
27338 **pannus** / Pannus *m* (= Lappen: gefäßhaltiges Granulationsgewebe zwischen Epithel und Membran der Cornea) / pannus *m*
27339 **pannus, crass, tenuous** / Pannus crassus, tenuis (von Ziliargefäßen, von Konjunktivagefäßen ausgehend) / pannus crasse, ténu *m*
27340 **pannus, eczematous, degenerative, trachomatous** / Pannus eccematosus, degenerativus, trachomatosus (bei Keratoconiunctivitis, bei Glaukom, bei Coniunctivitis) / pannus eczémateux, dégénérescent, trachomateux *m*
27341 **pannus, regenerative** / Pannus regenerativus (zu Hornhautgeschwür hinziehend) / pannus régénérateur *m*
27342 **panography** / Panographie *f* (Panoramaröntgentechnik mit einer in alle Körperöffnungen einführbaren Anodenröhre, z. B. für Gebißstatus [GERSHON = COHEN]) / panographie *f*
27343 **panophthalmia** / Pantophthalmie *f* (Augenvereitrung mit meist anschließendem Augapfelschwund) / panophtalmite *f*
27344 **panostitis** / Panostitis *f* (Entzündung aller Gewebe eines Knochens) / panostéite *f*
27345 **panotitis** / Panotitis *f* (Entzündung aller Ohrabteilungen) / panotite *f*
27346 **panplegia** / Lähmung, totale *f* / paralysie généralisée *f*
27347 **PANSE's syndrome** / PANSE' Syndrom (LAURENCE-MOON-BIEDL-BARDET' Syndrom mit mongoloider Idiotie) / syndrome de PANSE
27348 **pansexuality** / Pansexualität *f* (Sexualismus als Weltanschauung) / pansexualité *f*
27349 **pansinusitis** / Pansinusitis *f* (Entzündung aller Nebenhöhlen) / pansinusite *f*
27350 **pansymmetry** / Pansymmetrie *f* (vollendete) / symétrie totale *f*
27351 **pantalgia** / Pantalgie *f* (Schmerzen am ganzen Körper) / pantalgie *f*
27352 **pantherapist** / All-round-Praktiker *m* / panthérapiste *m*
27353 **Pantherina syndrome** / Pantherina-Syndrom (Pantherpilzvergiftung) / syndrome de l'Amanita pantherina
27354 **pan(to)phobia** / Pantophobie *f* (Angst vor allem) / pantophobie *f*
27355 **pantoptosis** / Pantoptose *f* (allgemeine Eingeweidesenkung) / pantoptose *f*
27356 **papaver** / Papaver somniferum (Schlafmohn *m*) / papaver somnifère *m*
27357 **papaver(ace)ous** / mohnartig / papavéracé
27358 **papaverine hydrochloride** / Papaverini hydrochloridum (Muskelrelaxans) / papavérine, hydrochlorure de *m*
27359 **papaverine sulfate** / Papaverini sulfas (Papaverinsulfat *n*) / papavérine, sulfate de *m*
27360 **papayotin** / Papain *n* (pflanzliches proteolytisches Ferment) / papayacine *f*
27361 **paper, blotting** / Löschpapier *n* / papier buvard *m*
27362 **paper, litmus** / Lackmuspapier *n* (durch Säuren rot, durch Alkalien wieder blau werdend) / papier de tournesol *m*
27363 **paper, oiled, paraffined** / Ölpapier, Paraffinpapier *n* / papier huilé, paraffiné *m*
27364 **papers, p_H-indicator** / p_H-Papiere *n* / papiers indicateurs du p_H *m*
27365 **paper, (pleated) filter** / Filtrierpapier (Faltenpapier) *n* / papier filtre (plié) *m*

27366 **paper, test** / Reagenzpapier *n* / papier indicateur *m*
27367 **paper, turmeric** / Curcumapapier *n* / papier à curcuma *m*
27368 **papery** / papieren / papier, de (en)
27369 **papescent (pappy)** / pappig / pâteux
27370 **papilla** / Papilla (warzenartige Erhebung *f*) / papille *f*
27371 **papillae, conic** / Papillae conicae (konische Papillen des vorderen Zungenrückens) / papilles coniques
27372 **papillae (of the derm)** / Papillae (corii) / papilles (du derme)
27373 **papilla of the duodenum, greater and smaller** / Papilla duodeni maior et minor / papille du duodénum, grande et petite
27374 **(papillae, filiform)** / (Papillae filiformes) (fadenförmige = kleinste und zahlreichste «konische» Zungenpapillen) / (papilles filiformes)
27375 **papillae, foliate** / Papillae foliatae (Blätterpapillen der hinteren Zungenränder) / papilles foliées
27376 **papillae, fungiform** / Papillae fungiformes (pilzfömige Papillen des vorderen Zungenrückens) / papilles fongiformes
27377 **papilla, glaucomatous** / Papille, glaukomatöse *f* (langsame Exkavation der Sehnervscheibe) / papille glaucomateuse *f*
27378 **papilla of the hair** / Papilla pili / papille du poil
27379 **papilla, incisive** / Papilla incisiva (am Foramen incisivum) / papille incisive
27380 **papillae, interdental** / Interdentalpapillen *f* (Fleischzäpfchen zwischen den Zähnen) / papilles interdentaires *f*
27381 **papillae, lacrimal** / Papillae lacrimales (Tränenpapillen an der hinteren Lidkante im nasalen Augenwinkel) / papilles lacrymales
27382 **papillae, lingual** / Papillae linguales (Zungenpapillen) / papilles linguales
27383 **papilla of the mamma** / Papilla mammae / papille du sein
27384 **papilla of the optic nerve** / Papilla n. optici / papille du nerf optique
27385 **papilla, parotid** / Papilla parotidea (Ohrspeicheldrüsenpapille) / papille parotide
27386 **papillae, renal** / Papillae renales (etwa 12 in die Nierenkelche vorragende Papillen) / papilles rénales
27387 **papilla of the tooth** / Papilla dentis (im Schmelzorgan des Kiefers) / papille de la dent
27388 **papillae, vallate** / Papillae vallatae (7–12 umwallte, in V-form angeordnete, den Zungenrücken nach hinten abschließende Papillen [Geschmacksknospen]) / papilles remparties
27389 **papillary, papillose** / papillär, papillös / papillaire, papilleux
27390 **papillectomy** / Papillenentfernung *f* / papillectomie *f*
27391 **papilledema** / Sehnervpapillenödem *n* / papillœdème accompagné *m*
27392 **papilliferous, papilliform** / Papillenträger *m* (papillenförmig) / papillifère *m* (papilliforme)
27393 **papillitis** / Sehnervpapillenentzündung *f* / papillite *f*
27394 **papill(ocarcin)(osarc)oma** / Papillengeschwulst *f* (-karzinom, -sarkom *m*) / papill(ocarcin)(osarc)ome *m*
27395 **papilloma, diffuse** / Papilloma diffusum / papillome diffus *m*
27396 **papilloma, hard, soft** / Papilloma durum, molle / papillome dur, mou *m*
27397 **papilloma, intracanalicular, -cystic** / Papilloma intracanaliculare, -cysticum / papillome intracanaliculaire, -cystique *m*
27398 **papilloma, neuropathic** / Papilloma neuropathicum / papillome névrotique *m*
27399 **papilloma, tropical inguinal** / Papilloma inguinale tropicum / papillome inguinal tropical *m*
27400 **papillomatosis** / Papillomatose *f* (multiple Papillombildung) / papillomatose *f*
27401 **papillomatosis, cutaneous** / GOUGEROT-CARTEAUD' Syndrom (Papillomatosen) / papillomatose pigmentée confluente et réticulée (GOUGEROT-CARTEAUD)
27402 **PAPILLON=LÉAGE-PSAUME syndrome** / PAPILLON=LÉAGE-PSAUME' Syndrom (Seltner Komplex multipler Abartungen im Gesichts- und Gliedmaßenbereich) / syndrome de PAPILLON=LÉAGE-PSAUME
27403 **papilloretinitis** / Sehnervpapillen-Netzhautentzündung *f* / rétinopapillite *f*
27404 **papillotomy** / Papillotomie *f* (Papilla-duodeni-Eröffnung) / papillotomie *f*
27405 **paprika** / Paprika *m* (mineral- und vitaminreiche Frucht [frische grüne Schote], heilsames Gewürz [getrocknete rote Schote]) / paprica *m*
27406 **papula** / Papel (Blatter) *f* / papule *f*
27407 **papula, dry, itching, moist** / Papel, trockne, juckende, nässende *f* / papule sèche, démangeante, muqueuse *f*
27408 **papulation** / Papelbildung *f* / papulation *f*
27409 **papuliferous, papuloid, papulous** / papelntragend, papelähnlich, papelig / papulifère, papuloïde, papuleux
27410 **papulo-erythematous** / papelig-gerötet / papul(o-)érythémateux
27411 **papulopustular, -squamous, -vesicular** / papelig-pustelig, -schuppig, -blasig / papulopustuleux, -squameux, -vésiculaire
27412 **papulopustule** / Papel, pustulöse *f* / papulopustule *f*
27413 **papyraceous** / papyraceus (pergamentig) / papyracé
27414 **para** / para (Vorsilbe neben-bei, danebenhinaus) / para
27416 **parabacteria** / Parabakterien *n* (immunreaktiv veränderte) / parabactéries *f*
27417 **paraballism** / Ballismus, doppelseitiger *m* / paraballisme *m*
27418 **parabel** / Parabel *f* (symmetrisch ins Unendliche verlaufende Kegelschnittkurve) / parabole *f*
27419 **parabiont** / Parabiont *m* (z.B. «siamesischer» Zwilling) / parabiote *m*
27420 **parabiosis** / Parabiose *f* (1. experimentelle Vereinigung zweier Lebewesen, 2. Übererregung eines Nervs vor dem Absterben) / parabiose *f*

27421 **parabiotic** / parabiotisch (in Parabiose lebend) / parabiotique
27422 **parablepsia** / Danebensehen *n* / parablepsie *f*
27423 **parabolic** / parabelbezüglich / parabolique
27424 **paraboloid** / Paraboloid *n* (krumme Fläche ohne Mittelpunkt, z.B. Parabolspiegel) / paraboloïde *m*
27425 **parabulia** / Parabulie *f* (βούλομαι = wollen: krankhafte Willensrichtung) / paraboulie *f*
27426 **paracardiac** / parakordial (neben Herz) / paracardique
27427 **paracasein** / Paracasein *n* (hydrolytisches Caseinspaltungsprodukt) / paracaséine *f*
27428 **Paracelsus** / Paracelsus (Bioalchymist 1493–1541) / Paracelsus
27429 **paracentesis** / Parazentese *f* (Einstich in Trommelfell, auch in Körperhöhle, z.B. Blase) / paracentèse *f*
27430 **paracenter** / Parazentrum *n* (Antagonist des Sinuszentrums bei Parasystolie) / paracentre *m*
27431 **paracentral** / parazentral (neben Gehirnzentralwindung) / paracentral
27432 **par(acet)aldehyde, hard, liquid, soft** / Paraldehyd, fester, flüssiger, weicher *m* / paraldéhyde solide, liquide, mou *m*
27433 **paracholera** / Paracholera *f* (choleraähnliche Erkrankung) / paracholéra *m*
27434 **paracholia** / Parapedese *f* (παραπεδάω = übertreten: gestörte Gallensekretion) / paracholie *f*
27435 **parachordal** / parachordal (neben embr. Neuralrohr) / parachordal
27436 **parachromatism** / Parachromatismus *m* (zwischen Farbenschwäche und -blindheit) / parachromatisme *m*
27437 **(Para)coccidioides** / (Para)coccidioides *m* (Gattung Oomyzetalen) / (para)coccidioïdes *m*
27438 **paracoccidioid, Brazilian** / Paracoccidioides brasiliensis (Blastomyces brasiliensis: Erreger der südamer. Blastomykose) / paracoccidioïde brésilien *m*
27439 **paracoccidioidomycosis** / Parakokzidioidomykose *f* (südamer. Blastomykose) / paracoccidioïdomycose *f*
27440 **paracolicum (-proctium)** / Paracolicum (-proctium) *n* ([Mast]darm umgebendes [Binde]gewebe) / tissu conjonctif entourant l'intestin *m*
27441 **paracolitis** / Parakolikumentzündung *f* / paracolite *f*
27442 **paracolpitis** / Parakolpiumentzündung *f* / péricolpite *f*
27443 **paracolpium, -cystium** / Paracolpium, -cystium *n* (Scheide, Blase umgebendes [Binde]gewebe) / tissu conjonctif entourant le vagin, la vessie *m*
27444 **paracondylar** / parakondylär (neben einem Condylus) / paracondylien
27445 **paracrisis** / Parakrinie *f* (κρίνω = [aus]scheiden: Sekretionsstörung) / parasécrétion *f*
27446 **paracusis** / Danebenhören *n* / paracousie *f*
27447 **paracusis, local, perverse** / Paracusis loci, Willisiana (Täuschung über Schallwellenrichtung, Hyperacusis der Otosklerotiker bei Erschütterung des Körpers) / paracousie locale, de Willis *f*
27448 **paracyclic** / außerzyklisch / paracyclique
27449 **paracystic, paracytic** / parazystisch, parazytisch (neben Zyste, neben [zwischen] Zellen) / parakystique, paracytique
27450 **paracystitis** / Parazystiumentzündung *f* / paracystite *f*
27451 **paradenitis** / Drüsenbindegewebsentzündung *f* / périadénite *f*
27452 **paradiagnosis** / (Da)nebendiagnose *f* / paradiagnostic *m*
27453 **paradidymis** / Paradidymis (Beihoden) / paradidyme
27454 **paradigma** / Paradigma *n* (παράδειγμα = Bei-spiel) / paradigme *m*
27455 **paradiphtheria** / Pseudodiphtherie *f* (Angina mit Schleimhautnekrose) / pseudodiphtérie *f*
27456 **(para)diptheric** / (para)diphtherisch / (para)diphtérique
27457 **paradoxia** / Paradoxie *f* (scheinbar zugleich wahre und falsche Aussage) / paradoxie *f*
27458 **paradoxia, sexual** / Paradoxia sexualis (Geschlechtstrieb im juvenilen und senilen Alter) / paradoxie sexuelle *f*
27459 **paradoxical** / paradox (δόξα = Schein: wider den [An]schein) / paradoxal
27460 **paraduodenal, -hepatic** / paraduodenal, -hepatisch / paraduodénal, -hépatique
27461 **para-epilepsy** / Parepilepsie *f* (Epilepsie ohne Konvulsionen) / par(a-)épilepsie *f*
27462 **para-erythroblasts** / Par(a)erythroblasten *m* (entartete Erythroblasten) / par(a-)érythroblastes *m*
27463 **paraffins** / Paraffine *n* (parum affinis = geringes Vereinigungsstreben: gesättigte «Grenzkohlenwasserstoffe») / paraffines *f*
27464 **paraffin, liquid, solid** / Paraffinum liquidum, solidum / paraffine liquide, solide *f*
27465 **paraffinoma** / Paraffinkrebs *m* (der Haut) / cancer des paraffineurs *m*
27466 **paraformaldehyde ($(HCHO)_2$)** / Paraform *m* (polymerisierter fester Formaldehyd) / paraformaldéhyde *m*
27467 **parafunction** / Danebenfunktion *f* (Vorbeifunktionieren *n*) / parafonction *f*
27468 **paragammacism** / Paragammazismus *m* (Unfähigkeit, Gutturallaute auszusprechen) / paragammacisme *m*
27469 **paraganglioma** / Paragangliom *n* (Phäochromozytom aus chromaffinen Zellen) / paragangliome *m*
27470 **paraganglion** / Paraganglion *n* (Adrenalin absondern könnende Zellgruppe) / paraganglion *m*
27471 **paraganglia, chromaffin (chromophobic)** / Paraganglia, chromaffine, (chromophobe) *n* ([kein] Adrenalin absondernde) / paraganglions chromaffines (chromophobes) *m*
27472 **paraganglion, suprarenal, supracardiac** / Paraganglion, suprarenales, suprakardiales *n* (sympathisch, parasympathisch) / paraganglion surrénal, suscardiaque *m*

27473 **parageusia** / Parageusie *f* (Geschmackalteration) / parageustie *f*
27474 **paragglutination** / Mitagglutination *f* / paragglutination *f*
27475 **paragliomata** / Paragliome *n* (HORTEGA: Ependymom, Ganglioneurom, Pinealom, Plexuspapillom) / paragliomes *m*
27476 **paraglossitis** / Unterzungengewebsentzündung *f* / paraglossite *f*
27477 **paragnosia** / Paragnosie *f* (außersinnliche Wahrnehmung) / paragnosie *f*
27478 **paragonimiasis, pulmonary (, cerebral)** / Lungenparagonimiose (, komplizierte) *f* / paragonimiose pulmonaire (cérébrale) *f*
27479 **Paragonimus** / Paragonimus (Gattung Trematoden) / paragonimus *m*
27480 **paragonimus, WESTERMAN's** / Paragonimus westermani (Lungenegel) / paragonimus de WESTERMAN *m*
27481 **paragonorrheal** / gonorrhoeähnlich / paragonorrhéique
27482 **paragraphia, verbal, literal** / Paragraphie, verbale, literale *f* (Verwechslung von Wörtern, Buchstaben beim Schreiben) / paragraphie verbale, littérale *f*
27483 **parahemoglobin** / Parahämoglobin *n* (in Gewebe vorkommende kristalline Hb-Form) / parahémoglobine *f*
27484 **parahemophilia** / Parahämophilie *f* (Fehlen des Blutgerinnungsfaktors V) / parahémophilie *f*
27485 **paraheredity** / Paraheredität *f* (nichtgenetische [Zell]charakteristik) / parahérédité *f*
27486 **parahidroses** / Parhidrosen *f* (Brom-, Chrom-, Haemat-, Uridrosis) / paridroses *f*
27487 **parahypnosis** / Parahypnose *f* (hypnoseähnlicher Schlaf) / parahypnose *f*
27488 **para-immunity** / Parimmunität *f* (durch Parabakterien) / par(a-)immunité *f*
27489 **para-insulin** / Par(a)insulin *n* (insulinähnliche Substanz in tuberkulösem Gewebe) / par(a-)insuline *f*
27490 **parakeratosis** / Parakeratose *f* (Oberhautverhornung, häufigste Ursache der Schuppenbildung) / parakératose *f*
27491 **parakinesis** / Parakinese *f* (Änderung des Phänotypus durch Umwelteinflüsse) / paracinésie *f*
27492 **paralalia (-logia)** / Danebenreden (Vorbei-) *n* / paralalie (-logie) *f*
27493 **paralambdacism** / Paralambdazismus *m* (Aussprechen andrer Konsonanten an Stelle von l) / paralambdacisme *m*
27494 **paraldehyde (($C_2H_4O)_3$)** / Paraldehyd *m* (polymerisierter Acetaldehyd) / paraldéhyde *m*
27495 **paraleprosy** / Paraleprose *f* (leichte Lepraform) / paralèpre *f*
27496 **paralexia** / Paralexie *f* (Wortverwechslung beim Lesen) / paralexie *f*
27497 **paralgetic, parallergic** / paralgetisch, parallergisch / paralgique, parallergique
27498 **parallel** / Parallel(e *f*) / parallèle (*f*)
27499 **parallelism** / Parallelität *f* (Gleichlauf *m*) / parallélisme *m*
27500 **parallelism, psychophysical** / Parallelismus, psychophysischer *m* ([Lehre vom] Nebeneinander von Leib und Seele) / parallélisme psychophysique *m*
27501 **parallelogram** / Parallelogramm *n* (parallelseitiges Viereck) / parallélogramme *m*
27502 **parallergy** / Parallergie *f* (durch Allergie verursachte Reaktionsveränderung) / parallergie *f*
27503 **paralogism** / Fehlschluß *m* / paralogisme *m*
27504 **paralymphoblasts** / Paralymphoblasten *m* (entartete Lymphoblasten) / paralymphoblastes *m*
27505 **paralysis** / Paralyse *f* (vollständige motorische Lähmung) / paralysie *f*
27506 **paralysis, abductors, adductors** / Abduktoren-, Adduktorenlähmung *f* (der Glottisöffner, der Glottisschließer) / paralysie des abducteurs, adducteurs *f*
27507 **paralysis, accessory** / Akzessoriuslähmung *f* (XI. Hirnnerv) / paralysie du nerf accessoire *f*
27508 **paralysis, agitated, demented progressive** / Paralyse, agitierte, demente progressive *f* (Verblödungs-, Verwirrtheitsform) / paralysie progressive agitée, démente *f*
27509 **paralysis, alcoholic** / Alkoholparalyse *f* / paralysie alcoolique *f*
27510 **paralysis of the anterior horn** / Vorderhornlähmung *f* / paralysie de la corne frontale *f*
27511 **paralysis, axillary** / Axillarislähmung *f* (N.-axillaris-Lähmung bzw. M.-deltoideus-Atrophie) / paralysie axillaire *f*
27512 **paralysis, bulbospinal** / ERB-GOLDFLAM' Syndrom (Funktionelle pseudoparalytische Myasthenie) / myasthénie grave pseudoparalytique
27513 **paralysis, capsular** / Capsula-interna-Lähmung *f* / paralysie capsulaire *f*
27514 **paralysis, central, peripheral** / Lähmung, zentrale, periphere *f* (bei Erkrankung des 1., des 2. motorischen Neurons) / paralysie centrale, périphérique *f*
27515 **paralysis, compression** / Drucklähmung *f* / paralysie par compression *f*
27516 **paralysis by compression during sleep** / Schlafdrucklähmung *f* (z.B. des N. radialis) / paralysie pendant le sommeil *f*
27517 **paralysis, conjugate** / Lähmung, konjugierte *f* (der Augenmuskeln) / paralysie conjuguée *f*
27518 **paralysis, convergent** / Konvergenzlähmung *f* (supranukleär bedingte Sehachsenannäherungsstörung) / paralysie convergente *f*
27519 **paralysis, cortical, nuclear** / Lähmung, kortikale, nukleäre *f* (hirnrinden-, hirnnervenkernbedingt) / paralysie corticale, nucléaire *f*
27520 **paralysis, delayed** / Spätlähmung *f* / paralysie tardive *f*
27521 **paralysis, depressive, expansive progressive** / Paralyse, depressive, expansive progressive *f* (zykloide, schizoide Form) / paralysie progressive dépressive, expansive *f*
27522 **paralysis of depressors** / Blutdruckzüglerlähmung *f* / paralysie des dépresseurs *f*

27523 **paralysis, diphtheric** / Paralysis diphtherica (bes. der Schlundmuskeln nach Diphtherie) / paralysie diphtérique *f*

27524 **paralysis, dislocation** / Luxationslähmung *f* (Lähmung infolge Luxation bes. bei Luxatio subcoracoidea und axillaris) / paralysie par luxation *f*

27525 **paralysis, emotional** / Emotionslähmung *f* / paralysie émotive *f*

27526 **paralysis, esophageal** / Speiseröhrenlähmung *f* / paralysie œsophagienne *f*

27527 **paralysis, familial periodic** / LAVERIÉ' Syndrom (Familiäre paroxysmale Lähmung) / syndrome de LAVERIÉ

27528 **paralysis, glossolabiopharyngeal** / DUCHENNE' Syndrom (II) (Spinale Muskelatrophie mit Hirnstammläsionen) / paralysie labioglossolaryngée

27529 **paralysis, glossopharyngeal** / Glossopharyngeuslähmung *f* (meist mit N.-vagus-Beteiligung) / paralysie glossopharyngienne *f*

27530 **paralysis of the heart** / Herzlähmung *f* / paralysie du cœur *f*

27531 **paralysis, hyperkaliemic** / Adynamia episodica hereditaria (durch K-Transporteffekt) / paralysie hyperkaliémique *f*

27532 **paralysis, infectious bulbar** / Bulbärparalyse, infektiöse *f* (Pseudowut vieler Haustiere) / paralysie bulbaire infectieuse *f*

27533 **paralysis, intermittent, paroxysmal** / Paralyse, intermittierende, paroxysmale *f* / paralysie intermittente, paroxysmique *f*

27534 **paralysis, internus** / Internuslähmung *f* («Internus» = M. thyreo-arytaenoideus) / paralysie de l'internus *f*

27535 **paralysis, juvenile** / Paralyse, juvenile *f* (nach angeborener Syphilis) / paralysie juvénile *f*

27536 **paralysis, laryngeal** / Kehlkopflähmung *f* / paralysie laryngienne *f*

27537 **paralysis of the lateral funiculus** / Seitenstranglähmung *f* / paralysie du cordon latéral *f*

27538 **paralysis, lateralis** / Laterialislähmung *f* («Lateralis» = M. crico-arytaenoideus lateralis) / paralysie du latéralis *f*

27539 **paralysis, lax, spastic** / Lähmung, schlaffe, spastische *f* / paralysie lâche, spastique *f*

27540 **paralysis, myogenic (neurogenic)** / Paralyse, myogene (neurogene) *f* (motorische Lähmung infolge Muskel[nerven]erkrankung) / paralysie myopathique (névropathique) *f*

27541 **paralysis, nerve** / Nervlähmung *f* / paralysie d'un nerf *f*

27542 **paralysis, obstetrical diaphragmatic** / KOFFERATH' Snydrom (Angeborene od. traumatische einseitige Zwerchfellähmung) / paralysie diaphragmatique obstétricale

27543 **paralysis, partial sensory** / Empfindungslähmung, partielle *f* (Empfindungsdissoziation) / paralysie sensorielle partielle *f*

27544 **paralysis, partial, total recurrent** / Rekurrenslähmung, partielle, totale *f* / paralysie partielle, totale du récurrent *f*

27545 **paralysis, periodic oculomotor** / MOEBIUS' Krankheit (Periodische N.-oculomotorius-Lähmung mit Neuralgien) / paralysie oculomotrice périodique

27546 **paralysis, permanent, temporary** / Lähmung, dauernde, zeitweilige *f* / paralysie permanente, temporaire *f*

27547 **paralysis, peroneal** / N.-peronaeus-Lähmung *f* (Folge: Steppergang) / paralysie péronière *f*

27548 **paralysis, phonic** / Lähmung, phonische *f* (Stimmbänderlähmung beim Sprechen, nicht beim Atmen [TOBOLD]) / paralysie phonique *f*

27549 **paralysis, phrenic** / Phrenikuslähmung *f* (N.-phrenicus-Lähmung via Wirbelsäule) / paralysie phrénique *f*

27550 **paralysis, plexus** / Plexuslähmung *f* / paralysie d'un plexus *f*

27551 **paralysis, posthemiplegic** / Paralysis posthemiplegica (nach Schlaganfall) / paralysie posthémiplégique *f*

27552 **paralysis, posticus** / Postikuslähmung *f* («Posticus» = M. crico-arythaenoideus posterior) / paralysie du posticus *f*

27553 **paralysis, progressive** / Paralyse, progressive *f* («Gehirnerweichung»: fortschreitende Irrenparalyse nach Syphilis) / paralysie progressive *f*

27554 **paralysis, progressive bulbar** / Bulbärparalyse, progressive *f* (durch Degeneration motorischer Hirnnervenkerne im verlängerten Mark) / paralysie bulbaire progressive *f*

27555 **paralysis, pseudobulbar** / Pseudobulbärparalyse *f* (bei arteriosklerotischen Gefäßveränderungen im Bereich der supranukleären Bahnen [ERB, 1878]) / paralysie pseudobulbaire *f*

27556 **paralysis, pulmonary** / Lungenlähmung *f* / paralysie pulmonaire *f*

27557 **paralysis, radial** / Radiuslähmung *f* / paralysie du nerf radial *f*

27558 **paralysis of the recurrent laryngeal nerve** / Rekurrenslähmung *f* (N.-laryngeus-inferior-Lähmung) / paralysie récurrentielle *f*

27559 **paralysis, reflex** / Reflexparalyse *f* / paralysie réflexe *f*

27560 **paralysis, residual** / Residuallähmung *f* (vollständig denervierter Muskeln nach Schlaganfall) / paralysie résiduelle *f*

27561 **paralysis, respiratory** / Atemlähmung *f* / paralysie respiratoire *f*

27562 **paralysis of the serrate muscle** / Serratuslähmung *f* («Engelflügelstellung» des Schulterblatts durch [traumat.] M.-serratus-Lähmung) / paralysie du muscle dentelé *f*

27564 **paralysis, soft palate** / Gaumensegellähmung *f* (ein- od. doppelseitig bei Medulla-oblongata-Erkrankungen) / paralysie du voile du palais *f*

27565 **paralysis, spastic cerebral** / LITTLE' Syndrom (Spastische doppelseitige Lähmung nach frühkindlichen Hirnschädigungen) / diplégie cérébrale infantile

27566 **paralysis, spastic spinal** / ERB-CHARCOT' Syndrom (Spastische Spinalparalyse) / paralysie spasmodique spinale d'ERB-CHARCOT

27567 **paralysis, syphilitic** / Paralysis syphilitica / paralysie luétique *f*
27568 **paralysis, transversus** / Transversuslähmung *f* («Transversus» = M. arytaenoideus transversus) / paralysie du transversus *f*
27569 **paralysis, vagal** / Vaguslähmung *f* (einseitige des Gaumens, Schlunds, Kehlkopfs nach Infektionen, Traumen, Vergiftungen) / paralysie vague *f*
27570 **paralysis, vasomotor** / Gefäß(nerven)lähmung *f* / paralysie vasomotrice *f*
27571 **paralysis of the vocal cords** / Stimmbandlähmung *f* / paralysie des cordes vocales *f*
27572 **paralysis with whitlow, analgesic** / MORVAN' Syndrom (II) (Besondre Verlaufsform der Syringomyelie [?]) / panaris analgésique
27573 **paralytic** / paralytisch (Paralytiker *m*: 1. Gelähmter, 2. an Gehirnerweichung Leidender) / paralytique (*m*)
27574 **paralyze (paralyzed, paralyzant)** / lähmen (gelähmt, lähmend) / paralyser (paralysé, paralysant)
27575 **paralyzer** / Substanz, lähmende *f* / paralysateur *m*
27576 **paramagnetic** / paramagnetisch (Magnetismus verstärkend) / paramagnétique
27577 **paramastitis** / Brustdrüsengewebsentzündung *f* / périmastite *f*
27578 **paramastoid** / paramastoid (neben Warzenfortsatz) / paramastoïdien
27579 **paramedical** / medizinnah / paramédical
27580 **paramenia** / Menstruationsstörung *f* / règles, trouble des *m*
27581 **paramesial** / paramedian (neben der Mitte) / paramédian
27582 **parameter** / Parameter *m* (Konstante einer Gruppe von 3 [od. mehr] in funktionellem Zusammenhang stehenden Variablen) / paramètre *m*
27583 **parameter of elimination** / Eliminationsparameter *m* (Konstante [k_2] für [von Stoff und -wechseltüchtigkeit abhängigen] Konzentrationsabfall eines Medikaments im Plasma bzw. Urin) / paramètre d'élimination *m*
27584 **parameter, heart sufficiency** / Herzsuffizienzparameter *m* (PIPPIG: der dynamischen Viskosität entsprechender Quotient $\frac{BV \cdot VD}{HMV}$ differenziert Herzsuffizienz [<100] und -insuffizienz [>100]) / paramètre de suffisance cardiaque *m*
27585 **parameter of invasion** / Invasionsparameter *m* (Konstante [k_I] für [von Applikationsart und -dosis abhängigen] Konzentrationsanstieg eines Medikaments im Plasma bzw. Urin) / paramètre d'invasion *m*
27586 **parametrial** / parametran (in Uterusnähe) / utérus, situé près de l'
27587 **parametric, perimetric** / parametrisch, perimetrisch (Parametrium, Perimetrium betreffend) / paramétrique, périmétrique
27588 **parametritic** / parametritisch (Parametritis betreffend) / paramétritique
27589 **parametritis, anterior, right, posterior, left** / Parametritis anterior, dextra, posterior, sinistra (Beckenzellgewebsentzündung vor, re., hinter, li. der Gebärmutter) / paramétrite antérieure, droite, postérieure, gauche *f*
27590 **parametrium** / Parametrium (zwischen Peri- und Myometrium) / paramétrium
27591 **parametropathia, spastic** / Parametropathia spastica (spastische Kontraktionen im hinteren Retinaculum uteri) / paramétropathie spastique *f*
27592 **paramimia** / Paramimie *f* (der [schizophrenen] Stimmung nicht adäquater [Gesichts]ausdruck) / paramimie *f*
27593 **paramnesia** / Danebenerinnern *n* / paramnésie *f*
27594 **paramorphia** / Fehlform *f* / forme anomale *f*
27595 **paramucin** / Paramucin *n* (zwischen Mucin und Pseudomucin) / paramucine *f*
27596 **paramyeloblasts** / Paramyeloblasten *m* (unreife myeloische Vorstufen) / paramyéloblastes *m*
27597 **paramyloidosis** / Paramyloidose *f* (Amyloidablagerung an ungewöhnlichen Stellen) / paramyloïdose *f*
27598 **paramyotonia, congenital** / EULENBURG' Syndrom (Erbliche systematisierte Myopathie) / paramyotonie congénitale
27599 **paranalgesia, -anesthesia** / Paranalgesie, -anästhesie *f* (Schmerzlosigkeit, Gefühllosigkeit der unteren Körperpartie) / paranalgésie, -anesthésie *f*
27600 **paranasal** / paranasal (neben Nase[nhöhle]) / paranasal
27601 **paranephritis** / Paranephritis *f* (Entzündung der Nierenfettkapsel außerhalb der Fascia renalis) / paranéphrite *f*
27602 **paraneural, perineural** / paraneural, perineural (in Nervnähe, -umgebung) / paraneural, périneural
27603 **paranoia** / Paranoia *f* (KRAEPELIN: Unterhaltung eines Wahnsystems bei klarem Verstand) / paranoïa *f*
27604 **paranoiac** / paranoisch (Paranoiker *m*) / paranoïaque (*m*)
27605 **paranoid** / paranoiaähnlich(e Geistesstörung *f*) / paranoïde (*m*)
27606 **paranoid, alcoholic** / Paranoid, alkoholisches *n* (paranoide Form der Dementia alcoholica) / paranoïde alcoolique *m*
27607 **paranoid, heboid, senile** / Paranoid, juveniles, seniles *n* (paranoide Form der Dementia praecox, senilis) / paranoïde juvénile, sénile *m*
27608 **paranoid, original** / Paranoid, kindliches *n* / paranoïde originaire *m*
27609 **paranormal** / paranormal (nicht ganz normal) / paranormal
27610 **paranuclear** / paranukleär (in Kernnähe) / paranucléaire
27611 **para-oral** / par(a)oral (nicht per os) / par(a-)oral
27612 **parapancreas** / Nebenpankreas *n* (in Magen-Darmwand infolge Choristie) / parapancréas *m*
27613 **paraparesis** / Parese, doppelseitige *f* / paraparésie *f*

27614 **paraphonia** / Paraphonie *f* (Überschnappen der Stimme) / paraphonie *f*
27615 **paraphoria** / Paraphorie *f* (Nebenübertragung [Nachwirkung] eines paratypischen Merkmals auf nächste Generation) / paraphorie *f*
27616 **paraphrasia** / Paraphrasie *f* (φράζω = reden: Geisteskrankenphrasie) / paraphrasie *f*
27617 **paraphrenia** / Paraphrenie *f* (φρήν = Geist: zirkuläre Schizophrenie [KRAEPELIN]) / paraphrénie *f*
27618 **paraphrenitis** / Paraphrenitis *f* (φρήν = Zwerchfell: Zwerchfellüberzugentzündung) / paraphrénite *f*
27619 **paraplasm** / Paraplasma *n* (nichterbliches) / paraplasme *m*
27620 **paraplastic** / paraplastisch (zwischen plastisch und neoplastisch) / paraplastique
27621 **paraplectic** / paraplektisch (Paraplegie betreffend) / paraplégique
27622 **paraplegia** / Paraplegie *f* (symmetrische [untere] Gliedmaßenlähmung bei Rückenmarkerkrankungen) / paraplégie *f*
27623 **paraplegia, dolorific** / Paraplegia dolorosa (z.B. bei Ca.-Metastasen in Wirbelsäule) / paraplégie douloureuse *f*
27624 **paraplegia, senile spastic** / Paraplegia spastica senilis (bei Degenerationsherden in Seitensträngen) / paraplégie spastique sénile *f*
27625 **paraplegia, urinary** / Paraplegia urinaria (bei Harnapparaterkrankungen) / paraplégie urinaire *f*
27626 **parapneumonia** / Parapneumonie *f* (Nebenpneumonie, bes. Rippenfellentzündung) / parapneumonie *f*
27627 **parapraxia** / Danebengreifen *n* / parapsie *f*
27628 **paraproctitis** / Paraproktiumentzündung *f* / paraproctite *f*
27629 **paraprostatitis** / Prostatabindegewebsentzündung *f* / périprostatite *f*
27630 **paraproteinemia, -uria** / Paraproteinämie, -urie *f* (Auftreten von Paraproteinen) / paraprotéinémie, -urie *f*
27631 **paraproteinemia, benign** / Paraproteinämie, (inkonstante) atypische *f* / paraprotéinémie atypique *f*
27632 **paraproteinemia, facultative, obligatory** / Paraproteinämie, fakultative, obligate *f* (z.B. bei Lymphadenom, z.B. bei Plasmozytom) / paraprotéinémie facultative, obligatoire *f*
27633 **paraproteins** / Paraproteine *n* (path. Eiweißkörper) / paraprotéines *f*
27634 **parapsoriasis** / Schüppchenflechte *f* / parapsoriasis *f*
27635 **parapsoriasis, acute varioliform** / MUCHA-HABERMANN' Syndrom (Var. der chron. Pityriasis lichenoides) / syndrome de MUCHA-HABERMANN
27636 **parapsoriasis, lichenoid** / Parakeratosis variegata (UNNA) / parakératose lichénoïde *f*
27637 **parapsoriasis, pityriasic** / Erythrodermie, BROCQ' *f* / érythrodermie pityriasique en plaques disséminées *f*
27638 **parapsychic** / parapsychisch (nebengründig) / parapsychique
27639 **parapsychology** / Parapsychologie *f* (Psychologie des geistigen Unbewußten) / parapsychologie *f*
27640 **pararectal** / pararektal (neben M. rectus) / pararectal
27641 **pararenal, perirenal** / pararenal, perirenal (in Nierennähe, -umgebung) / pararénal, périrénal
27642 **pararhotacism** / Pararhotazismus *m* (Aussprechen andrer Konsonanten an Stelle von r) pararhotacisme *m*
27643 **pararrhythmia** / Arrhythmie, vorübergehende *f* (WENCKEBACH) / pararythmie *f*
27644 **pararthria, syllabic** / Pararthria syllabaris (συλλαβή = Silbe: [silbenverrenkendes] Stottern) / pararthie syllabique *f*
27645 **parasacral** / parasakral (neben Kreuzbein) / parasacré
27646 **parasalpingitis** / Tubengewebsentzündung *f* / parasalpingite *f*
27647 **parasexuality** / Parasexualität *f* (abwegige) / parasexualité *f*
27648 **parasigmatism, lateral, nasal** / Parasigmatismus lateralis, nasalis (sch statt s, näselndes s) / parasigmatisme latéral, nasal *m*
27649 **parasin(us)oidal** / sinusnah / parasinoïdal
27650 **parasite** / Parasit *m* (tierischer od. pflanzlicher Schmarotzer) / parasite *m*
27651 **parasite, accidental, incidental** / Parasit, akzidenteller, inzidenteller *m* (Gelegenheitsparasit, Irrläufer) / parasite occasionnel, erratique *m*
27652 **parasite, auxiliary** / Hilfsparasit *m* / parasite auxiliaire *m*
27653 **parasite, commensal, true** / Parasit, kommensaler, echter *m* (von der Nahrung, vom Gewebe seines Wirts lebender) / parasite commensal, vrai *m*
27654 **parasite, cytozoic (caryozoic), celozoic, hematozoic** / Zell(kern)-, Höhlen-, Blutparasit *m* / parasite cytozoïque (caryozoïque), cœlozoïque, hématozoïque *m*
27655 **parasite, ectophytic, endophytic** / Pflanzenparasiten *m* / parasite ectophytique, endophytique *m*
27656 **parasite, (eurytrophic), stenotrophic** / Parasit, (nicht)wählerischer *m* / parasite (eurytrophique), sténotrophique *m*
27657 **parasites, facultative, obligate** / Parasiten, fakultative, obligate *m* (teilweise, ganz vom Wirt lebend) / parasites facultatifs, obligatoires *m*
27658 **parasite, pathogenic (spurious)** / Parasit, (nicht)pathogener *m* / parasite pathogénique (faux) *m*
27659 **parasite, periodic, specific** / Wanderparasit, Hausparasit *m* / parasite périodique, spécifique *m*
27660 **parasite, permanent, temporary** / Parasit, ständiger, zeitweiliger *m* / parasite permanent, intermittent *m*
27662 **parasite, pernicious** / Perniziosaparasit *m* (Plasmodium falciparum) / parasite pernicieux *m*

27663 **parasites, plant** / Pflanzenschädlinge *m* (vielfach auch menschenpathogen) / parasites des plantes *m*
27664 **parasite, reserve** / Reservewirt *m* (Beherberger parasitärer Entwicklungsstadien) / parasites, réservoir de *m*
27665 **parasitemia** / Parasitämie *f* / parasitémie *f*
27666 **parasitic, parasitotropic** / parasitär, schmarotzergünstig / parasitaire, parasitotrope
27667 **parasiticide** / schmarotzervernichtend(es Mittel *n*) / parasiticide (*m*)
27668 **parasitifer** / Schmarotzerwirt *m* / parasites, hôte de *m*
27669 **parasitism** / Schmarotzertum *n* / parasitisme *m*
27670 **parasitization** / Parasitenbefall *m* / parasitisation *f*
27671 **parasitize** / parasitieren / parasites, vivre en (forme de)
27672 **parasitogen, parasitoid** / schmarotzerursprünglich, parasitenartig / parasitogène, parasitoïde
27673 **parasitogenesis** / Schmarotzerentwicklung *f* / parasites, formation des *f*
27674 **parasitology** / Parasitologie *f* (Lehre von den pflanzlichen und tierischen Parasiten) / parasitologie *f*
27675 **parasitosis** / Schmarotzerkrankheit *f* / parasitose *f*
27676 **parasitotropy** / Parasitenaffinität *f* / parasitotropisme *m*
27677 **parasoma** / Nebenkörper (-kern) *m* / parasome *m*
27678 **paraspadia** / Paraspadie *f* (seitliche Harnröhrenspalte) / paraspadie *f*
27679 **paraspasm** / Paraspasmus *m* (gegenseitiger Muskeln) / paraspasme *m*
27680 **paraspecific** / paraspezifisch (sind Specifica ergänzende Nonspecifica) / paraspécifique
27681 **parasplenic** / milznah / parasplénique
27682 **parasternal** / parasternal (neben Brustbein) / parasternal
27683 **parastruma (, malignant)** / Parastruma (maligna) *f* (Nebenschilddrüsengeschwulst [metastasierendes Epithelkörperchenadeno(karzino)m]) / parastrume (maligne) *f*
27684 **parasympathetic** / nichtsympathisch (Parasympathisches System betreffend, nichtmitleidend, «lebend») / parasympathique
27685 **parasympathicolytic, -mimetic** / parasympathikolytisch, -mimetisch (parasympathisches System ab-, anregend) / parasympathicolytique, -mimétique
27686 **parasympathicotonia** / Parasympathikotonie *f* (herabgesetzte Erregbarkeit, Bradykardie, Pupillenverengerung) / vagotonie *f*
27687 **(para)sympathicotropic** / (para)sympathikusfreundlich / (para)sympathicotrope
27688 **parasympathin** / Parasympathin *n* (dem Acetylcholin ähnlicher bei Parasympathikusreizung ausgeschütteter Stoff) / parasympathine *f*
27689 **parasynapsis** / Parasynapse *f* (mitotische Seit-zu-Seit-Chromosomenvereinigung) / parasyndèse *f*
27690 **parasynovitis** / Synovialsackbindegewebsentzündung *f* / parasynovite *f*
27691 **parasyphilis, -tuberculosis** / Parasyphilis, -tuberkulose *f* (Syphilis-, Tuberkulosenebenerscheinungen) / parasyphilis, -tuberculose *f*
27692 **parasystolia** / Parasystolie *f* (Reizbildungsstörung) / parasystolie *f*
27693 **paratendinitis** / Sehnengewebsentzündung *f* / péritendinite *f*
27694 **paratherapeutic** / paratherapeutisch (ist eine durch Behandlung einer andern entstehende Störung) / parathérapeutique
27695 **parathermy** / Parathermie *f* (Diathermie mit kurzen Wellen) / parathermie *f*
27696 **para(t)hormone** / Para(t)hormon *n* (hormonartige Substanz [Parat(hyreoid)hormon]) / para(t)hormone *f*
27697 **parathymia** / Parathymie *f* (Gemütsverkehrung) / parathymie *f*
27698 **parathyrogenic** / nebenschilddrüsenursprünglich / parathyréogène
27699 **parathyroidal** / parathyreoid (Nebenschilddrüsen betreffend) / parathyroïdien
27700 **parathyroidectomy** / Epithelkörperchenentfernung *f* / parathyroïdectomie *f*
27701 **parathyropathy** / Nebenschilddrüsenerkrankung *f* / parathyréopathie *f*
27702 **parathyroprival** / parathyreopriv (ohne Nebenschilddrüsen) / parathyréoprive
27703 **parathyrotoxicosis** / Parathyreotoxikose *f* (durch Überfunktion der Nebenschilddrüsen) / parathyréotoxicose *f*
27704 **parathyrotropic** / nebenschilddrüsenwendig / parathyréotrope
27705 **paratonia** / Paratonie *f* (Überspannung) / paratonie *f*
27706 **paratopia** / Fehllage *f* / paratopie *f*
27707 **paratrachoma** / Paratrachom *n* (Sammelbezeichnung für Schwimmbadkonjunktivitis und Neugeboreneneinschlußblennorrhoe) / paratrachome *m*
27708 **paratrophic** / paratrophisch (lebendes Eiweiß als Nahrung brauchend) / paratrophique
27709 **paratrophy** / Fehlernährung *f* (Schmarotzen) / paratrophie *f*
27710 **paratyphlitis, pericecitis** / Blinddarmbindegewebsentzündung, post-, präperitonäale *f* / paratyphlite, pérityphlite *f*
27711 **paratyphus, abdominal** / Paratyphus abdominalis (leichter Typhus) / fièvre paratyphoïde *f*
27712 **paratypical** / paratypisch (sind nichterbliche Merkmale) / paratypique
27713 **paravaccines** / Paravakzine *n* (in paravakzinalem Hautausschlag) / paravaccins *m*
27714 **paravariation** / Paravariation *f* (Variation des Phaenotypus durch Umwelteinflüsse) / paravariation *f*
27715 **paravariola** / Paravariola *f* (abgeschwächte Pocken) / paravarioles *f*
27716 **paravascular (paravenous)** / paravaskulär (paravenös) (neben Gefäß [Vene]) / paravasculaire (paraveineux)
27717 **paravertebral** / paravertebral (neben Wirbelsäule) / paravertébral
27718 **paravitaminosis** / Paravitaminose *f* (mit unspezif. Störungen) / paravitaminose *f*

27719 **paraxial** / paraxial (neben der Achse) / paraxial
27720 **parecious** / parökisch (weibl. und männl. Organe nebeneinander) / parœcique
27721 **pareidolia** / Pareidolie *f* (εἴδωλον = Götzenbild: phantastisches Interpretieren von Erlebnisbildern) / paréidolie *f*
27722 **pareiitis, granulomatous** / Pareiitis granulomatosa (παρειά = Wange: entzündliche Wangenschwellung) / paréite granulomateuse *f*
27723 **parelectronomic** / parelektronomisch (keine Antwort auf elektr. Reize gebend) / parélectronomique
27724 **parencephalitis, -encephalocele** / Kleinhirnentzündung, -vorwölbung *f* / parencéphalite, -encéphalocèle *f*
27725 **parenchyma** / Parenchyma (ἐγχέω = hineingießen [Virchow]: spezif. Gewebe i. G. z. Bindegewebe eines Organs) / parenchyme
27726 **parenchyma of the testicle** / Parenchyma testis / parenchyme du testicule
27727 **parenchymal** / parenchymbezüglich / parenchymal
27728 **parenchymatitis** / Parenchymentzündung *f* / parenchymatite *f*
27729 **parenchymatous** / parenchymatös (Parenchymerkrankung betreffend) / parenchymateux
27730 **parenteral** / parenteral (am Magen-Darmkanal vorbei) / parentéral
27731 **parenthesis** / Parenthese *f* (selbständiger Nebensatz zwischen Klammern od. Gedankenstrichen) / parenthèse *f*
27732 **parerethism** / Parerethismus *m* (Überreizung) / paréréthisme *m*
27733 **parergasia** / Danebenfunktionieren *n* (z. B. Augenschließen statt Zungeherausstrekken [Kraepelin]) / parergasie *f*
27734 **parergastic** / parergastisch (sind Fehlreaktionen) / parergastique
27735 **paresis** / Parese *f* (unvollständige motorische Lähmung) / parésie *f*
27736 **paresis, accommodation** / Akkommodationslähmung *f* (hirnbedingt mit od. ohne Pupillenbeteiligung) / cycloplégie *f*
27737 **paresis, axillary, facial** / Axillaris-, Fazialisparese *f* / parésie axillaire, faciale *f*
27738 **paresis, femoral, tibial** / Femoralis-, Tibialislähmung *f* / parésie fémorale, tibiale *f*
27739 **paresis, galloping** / Lähmung, schnellfortschreitende *f* / paralysie galopante *f*
27740 **paresis, gluteal, ischiadic, peroneal** / Glutäus-, Ischiadikus-, Peronäusparese *f* / parésie fessière, ischiatique, péronière *f*
27741 **paresis, median, radial, ulnar** / Medianus-, Radialis-, Ulnarislähmung *f* / parésie médiane, radiale, cubitale *f*
27742 **paresis, occupational** / Arbeitsparese *f* / parésie professionnelle *f*
27743 **paresis, splanchnic** / Splanchnikusparese *f* (bei Bauchschock) / parésie du nerf splanchnique *f*
27744 **paresis, stationary (residual)** / Parese, (übrig)bleibende *f* / parésie stationnaire (résiduelle) *f*
27745 **paresthesia** / Paresthesie *f* (abnorme Empfindung, z. B. Formicatio) / paresthésie *f*
27746 **paresthesia, gluteal** / Glutäusparästhesie *f* (infolge Durchblutungsstörung im Bereich der A. iliaca interna) / paresthésie fessière *f*
27747 **paresthetic** / parästhetisch (Parästhesien betreffend) / paresthésique
27748 **paretic** / paretisch (nicht vollständig gelähmt) / parétique
27749 **parietal** / wandständig / pariétal
27750 **parietofrontal, -occipital, -temporal** / scheitelbein-stirnbein-, -hinterhauptbein-, -schläfenbeinbezüglich / pariétofrontal, -occipital, -temporal
27751 **parietography** / Parietographie *f* (Rö-Darstellung der Magenwand) / pariétographie *f*
27752 **parietomental** / scheitel-kinnbezüglich / pariétomentonnier
27753 **parietovisceral** / parietoviszeral (Höhlenwand und -inhalt betreffend) / pariétosplanchnique
27754 **Parinaud's conjunctivitis** / Parinaud' Syndrom (I) (Benigne ulzerös-granulomatöse Coniunctivitis) / conjonctivite infectieuse d'origine animale
27755 **parinfection** / Parinfektion *f* (Nichtinfektion mit Infektionssymptomen) / parinfection *f*
27756 **parity** / Geburtenzahl *f* (einer Gebärfähigen) / parité *f*
27757 **parkinsonism** / Parkinson' Syndrom (Durch Läsionen des extrapyramidalen Systems entstehende Krankheitsbilder) / parkinsonisme
27758 **parodontal** / paradental (in Zahnnähe gelegen) / parodontique
27759 **parodontitis, parodontosis** / Zahnbettentzündung, -erkrankung *f* / parodontite, parodontose *f*
27760 **parodontitis, apical** / Parodontitis apicalis (Entzündung des periodontalen Parodontiums) / parodontite apicale *f*
27761 **parodontium** / Parodontium *n* (Zahnbett) / parodontium *m*
27762 **parodontolith** / Parodontolith *m* (harte Neubildung des Parodontiums) / parodontolithe *m*
27763 **parodontology** / Parodontologie *f* (Lehre von den parodontalen Erkrankungen) / parodontologie *f*
27764 **parodontopathy, dystrophic** / Parodontopathia dystrophica (Desmodontose *f*) / parodontopathie dystrophique *f*
27765 **parodontopathy, mixed** / Parodontopathia mixta (Parodontitis + Parodontose) / parodontopathie mixte *f*
27766 **parodontopathy, neoplastic** / Parodontopathia neoplastica (Parodontom *n*) / parodontopathie néoplastique *f*
27767 **parodontopathy, profound inflammatory** / Parodontopathia inflammata profunda (Parodontitis *f*) / parodontopathie inflammatoire profonde *f*
27768 **paronychia** / Panaritium parunguale (Nagelwallentzündung) / paronychie *f*

27769 **paronychomycosis** / Paronychomykose *f* (Pilzbefall des Nagelwalls) / paronychomycose *f*
27770 **paronychosis** / Paronychosis *f* (Nebennagelbildung) / paronychose *f*
27771 **paroophoron** / Paroophoron (Beieierstock) / paroophore
27772 **parorchidium** / Parorchidie *f* (fehlerhafte Hodenlage) / parorchidie *f*
27773 **parorexia** / Parorexie *f* (krankhafte Gelüste bei Schwangeren und Hysterischen) / parorexie *f*
27774 **parosmia** / Parosphresie *f* (Geruchsinnstörung bei Schwangeren und Alternden) / parosmie *f*
27775 **parosteosis** / Parostose *f* (Knochenbildung in weichem Gewebe) / parostéose *f*
27776 **parotic** / parotisch (in Ohrnähe) / parotique
27777 **parotidectomy** / Parotisentfernung *f* / parotidectomie *f*
27778 **parotidic** / parotidicus (zur Ohrspeicheldrüse gehörig) / parotidique
27779 **parotitic** / parotitisch (Ohrspeicheldrüsenentzündung betreffend) / parotitique
27780 **parotitis** / Ohrspeicheldrüsenentzündung *f* / parot(id)ite *f*
27781 **parotitis, epidemic** / Mumps *m* / oreillons *m*
27782 **parotitis, metastatic** / Parotitis, metastatische *f* (z.B. bei Scharlach) / parotite métastatique *f*
27783 **parotitis, secondary** / Parotitis, sekundäre *f* (z.B. bei Angina) / parotite secondaire *f*
27784 **(par)ovarectomy** / (Neben)eierstockentfernung *f* / (par)ovarectomie *f*
27785 **parovarian** / parovarial (neben Eierstock) / parovarien
27786 **parovaritis** / Parovarentzündung *f* (Parovarium = Epoophoron) / parovarite *f*
27787 **parovariotomy** / Parovarzystenexzision *f* / parovariotomie *f*
27788 **paroxysm** / Paroxysmus *m* (παροξυσμός = Verschärfung: höchste Steigerung einer Krankheit) / paroxysme *m*
27789 **paroxysmal** / anfallweise / paroxysmique
27790 **parrot** / Papagei *m* (nachplappern) / perroquet *m* (répéter)
27791 **parry** / abwehren / parer
27792 **parsley** / Petersilie *f* / persil *m*
27793 **part (portion)** / Pars (Teil, Partie, Portion *f*) / partie *f* (portion)
27795 **part of the auditory tube, cartilaginous** / Pars cartilaginea tubae auditivae (Ohrtrompetenknorpel) / partie cartilagineuse de la trompe auditive
27796 **part of the auditory tube, osseous** / Pars ossea tubae auditivae (an Paukenhöhle direkt anschließende knöcherne Ohrtrompete) / partie osseuse de la trompe auditive
27797 **part of the autonomic system, abdominal and pelvic** / Pars abdominalis et pelvina systematis autonomici (L1–S5) / partie abdominale et pelvienne du système autonome
27798 **part of the autonomic system, cephalic and cervical** / Pars cephalica et cervicalis systematis autonomici (I–III, C1–8) / partie céphalique et cervicale du système autonome
27799 **part (of the autonomic system), parasympathetic** / Pars parasympathica (systematis autonomici) / partie parasympathique (du système autonome)
27800 **part (of the autonomic system), sympathetic** / Pars sympathica (systematis autonomici) / partie sympathique (du système autonome)
27801 **part of the autonomic system, thoracic** / Pars thoracica systematis autonomici (Th 1–12) / partie thoracique du système autonome
27802 **part of the brachial plexus, infraclavicular and supraclavicular** / Pars infraclavicularis et supraclavicularis (plexus brachialis) (Unter- und Oberschlüsselbeinteil des spinalen Armgeflechts) / partie infraclaviculaire et susclaviculaire du plexus brachial
27803 **part of the bridge, basilar and dorsal** / Pars basilaris et dorsalis pontis (Brücke und Brückenhaube des Hinterhirns) / partie basilaire et dorsale du pont
27804 **part with canal, pyloric** / Pars pylorica; Canalis pyloricus (dem Pförtner benachbarter Magenteil mit Pförtnerkanal) / partie et canal pylorique
27805 **part, cochlear** / Pars cochlearis (Schnekken-[Hör-]Teil des N. stato-acusticus VIII.) / partie cochléenne
27806 **part (of the cricothyroid muscle), oblique and right** / Pars obliqua et recta (m. cricothyreoidei) (schräger und gerader Teil des Ringknorpel-Schildknorpelmuskels) / partie oblique et droite (du muscle cricothyroïdien)
27807 **part (of the deltoid ligament), anterior and posterior tibio-astragalar** / Pars tibiotalaris anterior et posterior (lig. deltoidis) (Schienbein-Sprungbeinteile des Lig. deltoideum) / partie tibio-astragalienne antérieure et supérieure (du ligament deltoïde)
27808 **part (of the deltoid ligament), tibiocalcanean** / Pars tibiocalcanearis (lig. deltoidei) (Schienbein-Fersenbeinteil des Lig. deltoideum) / partie tibiocalcanéenne (du ligament deltoïde)
27809 **part (of the deltoid ligament), tibionavicular** / Pars tibionavicularis (lig. deltoidei) (Schienbein-Kahnbeinteil des Lig. deltoideum) / partie tibionaviculaire (du ligament deltoïde)
27810 **part (of the diaphragm), costal, lumbar, sternal** / Pars costalis, lumbalis, sternalis (diaphragmatis) / partie costale, lombaire, sternale (du diaphragme)
27811 **part (of the duodenum), ascendent, descendent, horizontal** / Pars ascendens, descendens, horizontalis (duodeni) / partie ascendante, descendante, horizontale (du duodénum)
27812 **part (of the duodenum), inferior and superior** / Pars inferior et superior (duodeni) / partie inférieure et supérieure (du duodénum)
27813 **part (of the epitympanic recess), cupular** / Pars cupularis (recessus epitympanici) / (Kuppelteil [des Kuppelraums] der Paukenhöhle) / partie cupulaire (du récessus épitympanique)

27814 **part (of the esophagus), abdominal, cervical, thoracal** / Pars abdominalis, cervicalis, thoracalis (oesophagi) / partie abdominale, cervicale, thoracique (de l'œsophage)
27815 **part of the fibrous vagina (of the fingers and toes), annular** / Pars anularis vaginae fibrosae (digitorum manus et pedis) (ringförmiger fibröser Teil der Finger- und Zehensehnenscheiden) / partie an(n)ulaire du vagin fibreux (des doigts et des orteils)
27816 **part of the fibrous vagina (of the fingers and toes), cruciform** / Pars cruciformis vaginae fibrosae (digitorum manis et pedis) (kreuzförmiger fibröser Teil der Finger- und Zehensehnenscheiden) / partie cruciforme du vagin fibreux (des doigts et des orteils)
27817 **part of the frontal bone, nasal and orbital** / Pars nasalis et orbitalis (ossis frontalis) (Nasen- und Augenhöhlenteil des Stirnbeins) / partie nasale et orbitaire de l'os frontal
27818 **part (of the glottic chink), intercartilaginous and intermembranaceous** / Pars intercartilaginea et intermembranacea (rimae glottidis) (Knorpel- und Membranteil der Stimmritze) / partie intercartilagineuse et intermembraneuse (de la fente glottique)
27819 **part (of the greater pectoral muscle), abdominal, clavicular, sternocostal** / Pars abdominalis, clavicularis, sternocostalis (m. pectoralis maioris) / partie abdominale, claviculaire, sternocostale (du grand muscle pectoral)
27820 **part (of the kidney), convolute and radiate** / Pars convoluta et radiata (renis) (zusammengeballte und gestreifte Fortsätze der Nierenmark- in die -rindensubstanz) / partic contournée et radiée (du rein)
27821 **part (of the lateral ventricle), central** / Pars centralis (ventriculi lateralis) (Zentralteil des Seitenventrikels der inneren Endhirnhemisphärenoberfläche im Scheitellappen) / partie centrale (du ventricule latéral)
27822 **part (of the mandible), alveolar** / Pars alveolaris (mandibulae) (Zahnfachteil des Unterkiefers) / partie alvéolaire (de la mandibule)
27823 **part, membranaceous and spongy** / Pars membranacea et spongiosa (urethrae virilis) (die sog. Enge und der vom Corpus spongiosum penis umschlossene Teil der Harnröhre) / partie membraneuse et spongieuse
27824 **part (of the occipital bone), basilar and lateral** / Pars basilaris et lateralis (ossis occipitalis) (Hinterhauptbeinkörper und -seitenteile mit den Gelenkflächen) / partie basilaire et latérale (de l'os occipital)
27825 **part (of the orbicular muscle of the eye), lacrimal, orbital, palpebral** / Pars lacrimalis, orbitalis, palpebralis (m. orbicularis oculi) (Tränensack-, Augenhöhlen-, Lidteil des Augenringmuskels) / partie lacrymale, orbitaire, palpébrale (du muscle orbiculaire de l'œil)
27826 **part with ostium, cardiac** / Pars cardiaca; Ostium cardiacum (herznaher Magenteil mit Magentür [-mund, -eingang]) / partie cardiaque avec ostium
27827 **part (of the pharynx), laryngeal, nasal, oral** / Pars laryngea, nasalis, oralis (pharyngis) / partic laryngienne, nasale, orale (du pharynx)
27828 **part of the retina, ciliary** / Pars ciliaris retinae (von Ora serrata bis Margo ciliaris) / partie ciliaire de la rétine
27829 **part of the retina, iridic** / Pars iridica retinae (von Margo ciliaris bis pupillaris auf der hinteren Irisfläche) / partie iridienne de la rétine
27830 **part of the retina, optic** / Pars optica retinae (von Sehnerveintritt bis Ora serrata) / partie optique de la rétine
27831 **part (of the sacrum), lateral** / Pars lateralis (ossis sacri) / partie latérale (du sacrum)
27832 **part (of the spinal cord), cervical, lumbar, thoracal** / Pars cervicalis, lumbalis, thoracalis (medullae spinalis) / partie cervicale, lombaire, thoracique (de la moelle épinière)
27833 **part (of the temporal bone), petromastoid** / Pars petrosa (ossis temporalis) (pyramidenförmiges Felsenbein des Os temporale) / partie pétreuse-mastoïdienne (rocher) (de l'os temporal)
27834 **part (of the temporal bone), tympanic** / Pars tympanica (ossis temporalis) (Boden und Wände des Meatus acusticus externus bildendes Paukenbein des Os temporale) / partie tympanique (de l'os temporal)
27835 **part (of the tympanic membrane), flaccid and tense** / Pars flaccida et tensa (membranae tympani) (schlaffer und gespannter Teil des Trommelfells) / partie flaccide et tendue (de la membrane tympanique)
27836 **part (of the ureter), abdominal and pelvic** / Pars abdominalis et pelvina (ureteris) / partie abdominale et pelvienne (de l'uretère)
27837 **part (of the urethra), prostatic** / Pars prostatica (von der Prostata umschlossener Teil der Harnröhre) / partie prostatique (de l'urètre)
27838 **part, uterine** / Pars uterina (Gebärmutterteil des Eileiters) / partie utérine
27839 **part, vestibular** / Pars vestibularis (Vorhof-[Gleichgewichts-]Teil des N. stato-acusticus VIII.) / partie vestibulaire
27840 **parthenogenesis** / Parthenogenese *f* (παρθένος = Jungfrau: Entwicklung kernloser Eier [Gegenstück zu Merogonie]) / parthénogenèse *f*
27841 **parthenophobia** / Parthenophobie *f* (Angst vor Jungfrauen) / parthénophobie *f*
27842 **parthenoplasty** / Parthenoplastik *f* (Hymenvernähung zur Virginitätsvortäuschung) / parthénoplastie *f*
27843 **partial** / teilweise / partiel
27844 **participation, mystic** / Participation mystique *f* (Lévy-Bruhl: seelische Verbundenheit mit Objekt) / participation mystique *f*
27845 **particle** / Particula *f* (Dim. v. Pars) / particule *f*

27846 **particles, elementary** / Elementarteilchen *n* (Atomteilchen: schwere Nukleonen [Proton, Neutron], leichte Elektronen [Elektron, Positron], Mesonen [pos., neg., neutr. Zwischenmassen], Photon [Lichtquant]) / particules élémentaires *f*

27847 **particularization, particularity, particularize** / Aussonderung, Besonderheit *f*, absondern / particularisation, particularité *f*, particulariser

27848 **particulate** / partikulär (aus Teilchen zusammengesetzt) / particulaire

27849 **partition** / Zerteilung *f* / partition *f*

27850 **parturient** / Gebärende *f* / parturiente *f*

27851 **parturition (process of labour)** / Gebären *n* (Geburtsvorgang *m*) / parturition *f*

27852 **party (, political)** / Partei (, politische) *f* ([Macht]an-teil-haber[in]) / parti (politique) *m*

27853 **parulis**/Parulis *f* (οὖλις = Zahnfleisch: Wurzelentzündung mit Kieferabszeß) / parulie *f*

27854 **parumbilical** / parumbilikal (neben Nabel) / parombilical

27855 **parureteral** / parureterius (neben Harnleiter) / parurétéral

27856 **parurethral, paravesical** / parurethral, paravesikal (neben Harnröhre, Blase) / parurétral, paravésical

27857 **parurethritis** / Harnröhrenbindegewebsentzündung *f* / parurétrite *f*

27858 **paruterine, paravaginal** / paruterin, paravaginal (in Uterus-, Scheidennähe) / parutérin, paravaginal

27859 **Pascal's triangle** / Pascal' Dreieck *n* (aus fortschreitender Paarbildung [$(1 + 1)^0$ bis $(1 + 1)^n$] entstehendes Zahlendreieck [1658]) / triangle de Pascal *m*

27860 **pass(able)** / hindurchgehen (passierbar) / passer (passable)

27861 **passage** / Passage *f* (Durchgang: Weiterzüchtung vermehrungsfähiger Bakterien) / passage *m*

27862 **passages, air (breathing)** / Atemwege (Luftwege) *m* / voies respiratoires (aériennes) *f*

27863 **passage, esophagoduodenal** / Ösophagus-Duodenalpassage *f* / passage œsophagoduodénal *m*

27864 **passages, urinary** / Harnwege *m* / voies urinaires *f*

27865 **Passiflora** / Passionsblume (Wirkstoff: Passiflorin) / Passiflora incarnata (Passifloraceae)

27866 **passion** / Passio *f* (Begehrlichkeit als Quelle der Weisheit [Scheidt]) / passion *f*

27867 **passion(ate)** / Leiden(schaftlich) *n* / passion(né) *f*

27868 **passion(ate)less** / Leiden(schaft), ohne / passion, sans

27869 **passiv(ity)** / leidend (Untätigkeit *f*) / passif (passivité *f*)

27870 **paste** / Paste *f* / pâte *f*

27871 **paste, almond** / Bittermandelpaste *f* / pâte d'amande amère *f*

27873 **paste, aluminium** / Aluminiumpaste *f* / pâte d'aluminium *f*

27874 **paste, arsenical** / Arsenikpaste *f* / pâte arsenicale *f*

27875 **paste, bismuth** / Wismutpaste *f* / pâte de bismuth *f*

27876 **paste, caustic** / Ätzpaste *f* / pâte caustique *f*

27877 **paste, desquamative** / Schälpaste *f* / pâte exfoliante *f*

27878 **paste, gelatinous** / Leimpaste *f* / pâte gélatineuse *f*

27879 **paste, fatty** / Fettpaste *f* / pâte grasse *f*

27880 **paste (jujube), liquorice** / Süßholzpaste *f* / pâte de réglisse *f*

27881 **paste, zinc** / Zinkpaste *f* / pâte de zinc *f*

27882 **Pasteurella** / Pasteurella (Baktgatt. der Brucellaceae) / pasteurelle *f*

27883 **pasteurella, avi-, bovi-, lepi-, muri-, suiseptic** / Pasteurella avi-, bovi-, lepi-, muri-, suiseptica / pasteurelle avi-, bovi-, lépi-, muri-, suiseptique *f*

27884 **pasteurella, hemolytic** / Pasteurella haemolytica (Erreger der Schafpneumonie, nicht menschenpathogen) / pasteurelle hémolytique *f*

27885 **pasteurella, plague** / Pasteurella pestis (Erreger der Menschenpest) / pasteurelle pesteuse *f*

27886 **pasteurella of pseudotuberculosis** / Pasteurella pseudotuberculosis (Erreger der Meerschweinchen-Pseudotuberkulose, selten menschenpathogen) / pasteurelle de pseudotuberculose *f*

27887 **pasteurella, tularemic** / Pasteurella tularensis (Erreger der Hasenpest, auch menschenpathogen) / pasteurelle tularémique *f*

27888 **pasteurization** / Pasteurisierung *f* (Pasteur, 1822–1895) / pasteurisation *f*

27889 **pasteurize, high, low** / pasteurisieren, hoch-, nieder- (Bakterienabtötung in Flüssigkeiten durch schonendes Erhitzen und Abkühlen: 1 min 85 °C, 30 min 65 °C) / pasteuriser, haut, bas

27890 **pastil** / Pastille *f* (tablettenähnliche Arzneimittelmischung) / pastille *f*

27891 **pastils, bichlorate, oxycyanate mercury** / Pastilli hydrargyri bichlorati, oxycyanati (rotfärbende Sublimat-, blaufärbende Oxycyanatpastillen zur Herstellung desinfizierender Lösungen) / pastilles de mercure bichloré, oxycyané *f*

27892 **patches, bluish** / maculae caeruleae (Filzlausstiche) / taches bleues *f*

27893 **patches, calcareous** / Kalkschatten *m* (röntg.) / taches calcaires *f*

27894 **patella (kneecap)** / Patella (Kniescheibe) / rotule

27895 **patellar** / kniescheibenbezüglich / patellaire

27896 **patelliform** / schüsselförmig / patelliforme

27897 **patellometer** / Patellometer *n* (Patellarreflexmesser) / patellomètre *m*

27898 **patent(-medicine)** / Patent(medizin *f*) *n* / patente (médecine brevetée) *f*

27899 **paternal (paternity)** / väterlich (Vaterschaft *f*) / paternel (paternité *f*)

27900 **path, blood** / Blutbahn *f* / voie sanguine *f*

27901 **paths of conduction, motorial (efferent)** / Leitungsbahnen, motorische *f* (absteigende mit zentralem und peripherem Neuron) / voies motrices (efférentes) de conduction *f*

27902 **paths of conduction, sensory (afferent)** / Leitungsbahnen, sensorische *f* (aufsteigende mit peripherem, medullärem, thalamischem und kortikalem Neuron) / voies sensorielles (afférentes) de conduction *f*
27903 **path, copulation** / Kopulationsweg *m* (der Vorkerne) / voie de copulation *f*
27904 **path, reflex** / Reflexbahn *f* / voie réflexe *f*
27905 **pathergy** / Pathergie *f* (RÖSSLE: krankhaft veränderte [Gewebe]leistung) / pathergie *f*
27906 **patho(bio)graphy** / Patho(bio)graphie *f* (MOEBIUS: Untersuchung der Abhängigkeit einer [Lebens]leistung von krankhaften Einflüssen) / patho(bio)graphie *f*
27907 **pathobiosis** / Pathobiose *f* (HEUBNER: bleibende [Gewebe]schädigung) / pathobiose *f*
27908 **pathochronologic** / leidenszeitlich (den zeitlichen Krankheitsablauf betreffend) / chronopathologique
27909 **pathoclisis** / Pathoklise *f* (VOGT: Neigung bestimmter Organteile [«topistische Einheiten»], gesondert zu erkranken [«topistische Krankheiten»]) / pathoclisie *f*
27910 **pathodicee** / Pathodizee *f* (δικαιέω = rechtfertigen: Leidensrechtfertigung, nur als Gelegenheit zur Vervollkommnung [der leibseelischen Gesundheit] möglich) / pathodicée *f*
27911 **pathogenesis** / Pathogenese *f* (Krankheitsbildentstehung als pathoplastische Kondition) / pathogenèse *f*
27912 **pathogenesis of asthma** / Asthmapathogenese *f* (durch Berücksichtigung der Zirkadianrhythmik entscheidend zu klären [FALLIERS]) / pathogenèse de l'asthme *f*
27913 **pathogenetic** / pathogenetisch (die Krankheitsbildentstehung betreffend) / pathogénétique
27914 **pathogenic** / pathogen (krankmachend) / pathogène
27915 **pathogenic for animals, for men** / tier-, menschenpathogen / pathogène pour les animaux, pour les hommes
27916 **pathogenicity** / Pathogenizität *f* (pathogenetische Kondition) / pathogénicité *f*
27917 **pathogenity** / Pathogenität *f* (krankmachende Eigenschaft) / pathogénité *f*
27918 **pathognomonic** / pathognomonisch (krankheitkennzeichnend) / pathognomonique
27919 **pathognomics** / Ausdruckskunde *f* (LAVATER) / pathognomique *f*
27920 **patho(g)nomy** / Patho(g)nomie *f* (Krankheitsgesetze-, [Krankheitszeichen]kenntnis) / patho(g)nomie *f*
27921 **pathognostics** / Pathognostik *f* (Krankheitserkennung) / pathognostique *f*
27922 **pathography** / Pathographie *f* (Beschreibung eines Krankheitsverlaufs) / pathographie *f*
27923 **pathological** / pathologisch (krankheitlich) / pathologique
27924 **pathology** / Pathologie *f* (Lehre von den Krankheitszuständen, den Leiden) / pathologie *f*
27925 **pathology, cellular** / Zellularpathologie *f* (VIRCHOW: Krankheit = Zellfunktionsstörung) / pathologie cellulaire *f*
27926 **pathology, cerebral** / Hirnpathologie *f* / pathologie cérébrale *f*
27927 **pathology, clinical** / Pathologie, klinische *f* / pathologie clinique *f*
27928 **pathology, comparative** / Pathologie, vergleichende *f* / pathologie comparée *f*
27929 **pathology, constitutional** / Konstitutionspathologie *f* / pathologie constitutionnelle *f*
27930 **pathology, dental** / Zahnpathologie *f* / pathologie dentaire *f*
27931 **pathology, experimental** / Pathologie, experimentelle *f* / pathologie expérimentale *f*
27932 **pathology, focal** / Herdpathologie *f* (Lehre von den Fokaltoxikosen) / pathologie focale *f*
27933 **pathology, functional** / Pathologie, funktionelle *f* (v.BERGMANN) / pathologie fonctionnelle *f*
27934 **pathology, general, special** / Pathologie, allgemeine, spezielle *f* / pathologie générale, spéciale *f*
27935 **pathology, humoral** / Humoralpathologie *f* (GALENUS: Krankheit = fehlerhafte Körpersäftezusammensetzung) / pathologie humorale *f*
27936 **pathology, medical (internal)** / Pathologie, medizinische *f* / pathologie médicale (interne) *f*
27937 **pathology, neural** / Neuralpathologie *f* (SPERANSKY: Krankheit = ZNS-Reaktion auf Reize) / pathologie neurale *f*
27938 **pathology, regulation** / Regulationspathologie *f* (Lehre von den Regulationsstörungen als Krankheitsbedingungen) / pathologie de régulation *f*
27939 **pathology, relation** / Relationspathologie *f* (RICKER: Krankheit = Strombahnänderung Nerven → Blut → Gewebe) / pathologie des relations *f*
27940 **pathology, surgical (external)** / Pathologie chirurgische *f* / pathologie chirurgicale (externe) *f*
27941 **patholysis** / Patholyse *f* (Krankheitsauflösung, [Er]lösung von Krankheit) / patholyse *f*
27942 **pathomania, -phobia** / Krankheitssucht, -furcht *f* / pathomanie, -phobie *f*
27943 **pathomechanism** / Pathomechanismus *m* (Krankheitsablauf) / pathomécanisme *m*
27944 **patho(meta)bolism** / Stoffwechsel, pathologischer *m* / pathobolisme *m*
27945 **pathomimesis** / Krankheitsvortäuschung *f* / pathomimie *f*
27946 **pathomimicry** / Krankheitslarvierung *f* / pathomimétisme *m*
27947 **pathomorphism** / Pathomorphismus *m* (DOERR: durch [pharmako-]therapeutische Maßnahmen [Begleitwirkungen] bedingter Gestaltwandel einer Krankheit) / pathomorphisme *m*
27948 **pathophilia** / Pathophilie *f* (gern krank sein) / pathophilie *f*
27949 **pathophoresis** / Krankheitsverschleppung *f* / pathophorèse *f*
27950 **pathoplastic** / pathoplastisch (das entstandene Krankheitsbild betreffend) / pathoplastique

27951 **pathoplasty** / Pathoplastik *f* (entstandenes Krankheitsbild als pathogenetisches Resultat) / pathoplastie *f*
27952 **pathopoiesis** / Krankheits(ursachen)bildung *f* / pathopoïèse *f*
27953 **pathoproteinemia** / Pathoproteinämie *f* (Abweichung von der Normoproteinämie) / pathoprotéinémie *f*
27954 **pathoproteinemias** / Pathoproteinämien *f* (Hypo-, Hyperproteinämie) / pathoprotéinémies *f*
27955 **pathothesaurosis** / Pathothesaurose *f* (Speicherung als Krankheitsfolge) / pathothésaurose *f*
27956 **pathotropic** / pathotrop (die Krankheit beeinflussend) / pathotrope
27957 **path(way) (track)** / Bahn *f* / voie (route) *f*
27958 **pathways, internuncial** / Korrelationsbahnen *f* (zwischen Nervenzellen und -zentren) / voies internonciales *f*
27959 **patient, bed** / Bettpatient *m* / malade alité *m*
27960 **patient, cooperator** / Patient, kooperativer *m* / malade coopérateur *m*
27961 **patient, dental** / Zahnpatient *m* / malade dentaire *m*
27962 **patient, in-, out-** / Patient, klinischer, ambulanter (poliklinischer) *m* / malade hospitalisé, ambulatoire *m*
27963 **patient, operated upon** / Patient, (frisch) operierter *m* / (patient) opéré *m*
27964 **patient, panel** / Kassenpatient *m* / client de caisse *m*
27965 **patient, plague** / Pestkranker *m* / pestiféré *m*
27966 **patriarchate** / Patriarchat *n* (Väterherrschaft) / patriarcat *m*
27967 **patrimonial (patrimony)** / ererbt (Erbteil *n*) / patrimonial (patrimoine *m*)
27968 **patron** / Schutzpatron *m* / patron *m*
27969 **pattern** / Muster *n* / échantillon *m*
27970 **paurotrophia** / Paurotrophik *f* (παῦρος = sparsam: «Sparwachstum») / paurotrophie *f*
27971 **pause, preautomatic** / Pause, präautomatische *f* (zwischen partiellem und totalem Herzblock) / pause préautomatique *f*
27972 **paviment(ous)** / Pflaster(artig) *n* / paviment(eux) *m*
27973 **payment, social security** / Rentenzahlung *f* / paiement d'une rente *m*
27974 **pearls, horned** / Hornperlen *f* (Krebsperlen bes. im Spinaliom) / perles cornées *f*
27975 **pectanginose** / pektanginös (Angina pectoris betreffend) / pectangineux
27976 **pecten** / Pecten *n* (Kamm[linie] des Afters) / peigne *m*
27977 **pecten of the pubic bone** / Pecten ossis pubis (pecten = Kamm) / peigne de l'os pubien
27978 **pectenitis, pectenosis** / Pektenentzündung, -verhärtung *f* / pecténite, pecténose *f*
27980 **pectenotomy** / Pektenoperation *f* (Durchtrennung der verhärteten Afterkammlinie) / pecténotomie *f*
27981 **pectic** / gallertsauer / pectique
27982 **pect(in)ase** / Pect(in)ase *f* (Pectinstoffe hydrolisierende Fermente) / pect(in)ase *f*
27983 **pectinate(d)** / kammförmig / pectiniforme
27984 **pectination** / Pectinatio *f* (Kammbildung) / pectination *f*
27985 **pectineal** / (schambein)kammbezüglich / pectiné
27986 **pectins** / Pectinstoffe *m* (gelatinierende KH in Fruchtsäften) / pectines *f*
27987 **pectization** / Pectinisierung *f* (Gelatinierung) / pectisation *f*
27988 **pectolytic** / pectolytisch (Pectin verdauend) / pectolytique
27989 **pectoral (thoracal)** / brust(korb)bezüglich / (thoracique) pectoral
27990 **pectoralgia** / Pektoralgie *f* (Schmerzen auf der Brust) / thoracodynie *f*
27991 **pectoriloquy, -phony** / Pektoriloquie, -phonie *f* (Bruststimme durch seröses, eitriges Exsudat bei Auskultation) / pectoriloquie, -phonie *f*
27992 **pectose** / Pectose *f* (Pectinvorstufe in unreifen Früchten) / pectose *f*
27993 **pedagogics** / Pädagogik *f* (Kunst und Lehre der Jugendführung) / pédagogie *f*
27994 **pedal** / fußbezüglich (Fußhebel *m*) / pédal(e *f*)
27995 **pedatrophia** / Pädatrophie *f* (kindliche Abzehrung) / pédatrophie *f*
27996 **pederast** / Päderast *m* (ἐραστής = Liebhaber: aktiver Päderast) / pédéraste *m*
27997 **pederasty** / Päderastie *f* (homosexueller Umgang mit Knaben) / pédérastie *f*
27998 **pederasty of woman** / Paedicatio mulierum (paedicare = beschmutzen: Coitus per rectum) / pédérastie de femme *f*
27999 **pedesis** / Pedese *f* ([Molekular]bewegung in Flüssigkeiten) / pédèse *f*
28000 **pedestrian, hand** / Hand(fuß)gänger *m* (mit Händebenutzung beim Gehen) / piéton à main *m*
28001 **pedialgia** / Fußneuralgie *f* / pédialgie *f*
28002 **pediatric** / kinderheilkundlich / pédiatrique
28003 **pediatrics, social** / Sozialpädiatrik *f* / pédiatrique sociale *f*
28004 **pediatrist** / Kinderarzt *m* / pédiatre *m*
28005 **pediatry** / Pädiatrie *f* (παῖς = Kind: Kinderheilkunde) / pédiatrie *f*
28006 **pedicle of the vertebral arch** / Pediculus arcus vertebrae (Wirbelbogen-Anfangsstück[e]) / pédicule de l'arc vertébral
28007 **pedicular, pediculate** / verlaust, gestielt / pédiculaire, pédiculé
28008 **pediculation** / Stielbildung *f* / pédiculation *f*
28010 **pediculicide** / Läusevertilgungsmittel *n* / pédiculicide *m*
28010a **Pediculidae** / Menschenläuse *f* (Familie Anoplura) / pédiculides *f*
28011 **Pediculoides ventricosus** / Kugelbauchmilbe *f* (Wohnungs-, Asthmamilbe) / pédiculoïde ventru *m*
28012 **pediculophobia** / Pedikulophobie *f* (pediculus = Laus) / pédiculophobie *f*
28013 **pediculosis (, body, head, inguinal)** / Läusebefall (, Kleider-, Kopf-, Filz-) *m* / pédiculose (du corps, de la tête, pubienne) *f*
28014 **pedipathies** / Fußleiden *n* / pédopathies *f*

28015 **pedodontia (pedodontics)** / Kinderzahnheilkunde *f* (Schulzahnpflege) / pédodontique *f*
28016 **pedodontist** / Schulzahnarzt *m* / pédodontiste *m*
28016a **pedontological** / kinderzahnheilkundlich / pédodontologique
28017 **pedogenesis** / Pädogenese *f* (ungeschlechtliche Fortpflanzung im Larvenzustand) / pédogenèse *f*
28018 **pedologist** / Pädologe *m* (Kinderkundler) / pédologue *m*
28019 **pedomorphism** / Pädomorphismus *m* (in den Kinderschuhen stecken bleiben) / pédomorphisme *m*
28021 **pedophilia, -phobia** / Pädophilie, -phobie *f* (Liebe zu Kindern, Abneigung gegen Kinder) / pédophilie, -phobie *f*
28022 **peduncle (pedicle)** / Pedunculus (Pediculus) (Dim. v. pes: Stiel *m*) / pédoncule *m* (pédicule)
28023 **peduncle, cerebral: crus and tegmentum** / Pedunculus cerebri: Crus cerebri, Tegmentum (Großhirnschenkel und Haube, mächtigster Abschnitt des Mittelhirns) / pédoncule cérébral: cuisse et calotte
28024 **peduncle of the flocculus** / Pedunculus flocculi / pédoncule du flocculus
28025 **peduncle, inferior, middle, superior cerebellar** / Pedunculus cerebellaris inferior, medius, superior (Kleinhirnstiele [Markfortsätze]) / pédoncule cérébellaire inférieur, moyen, supérieur
28027 **peduncle of the mamillary corpus** / Pedunculus corporis mamillaris / pédoncule du corps mamillaire
28027a **peduncle of the thalamus, inferior** / Pedunculus thalami inferior / pédoncule inférieur du thalamus
28028 **peel, orange** / Cortex aurantii (Pomeranzenschalen [Corrigens]) / oranges amères, écorce d' *f*
28029 **pegging (of bones)** / Knochennagelung *f* / enclouage (osseux) *m*
28030 **pegging, centromedullar** / Marknagelung *f* (KÜNTSCHER) / enclouage centromédullaire *m*
28031 **pegging of the neck of the femur** / Schenkelhalsnagelung *f* / enclouage du col du fémur *m*
28032 **pejorative** / verschlechternd / péjoratif
28033 **PEL's crises** / PEL' Syndrom (Neuralgiforme Augenkrisen bei Tabes dorsalis) / crises ophtalmiques
28034 **pelada, achromic** / Kreishaarschwund, achromischer *m* (mit weißer und atrophischer Haut) / pelade achromique *f*
28035 **PELGER-HUET nuclear anomaly** / PELGER-HUET' Anomalie (Einfach dominant erbliche Kernanomalie der Leukozyten) / anomalie de PELGER-HUET
28036 **pelipathy, vegetative** / Pelipathia vegetativa (πελίς = Becken: Sammelbegriff für Unterleibsbeschwerden der Frau durch vegetative Fehlsteurung [GAUSZ]) / pélipathie végétative *f*
28037 **peliosis, rheumatic** / Peliosis rheumatica (πελιός = schwarzblau: bei Rheumatismus [SCHOENLEIN]) / péliose rhumatique *f*
28038 **pella** / Pelle *f* / pelure *f*
28039 **pellagra** / Pellagra *f* (Pellis aegra = kranke Haut: Nicotinsäureamidmangel durch einseitigen Maiskonsum) / maïdisme *m*
28040 **pellagragenic, pellagral** / pellagragen, pellagral (Pellagra verursachend, betreffend) / pellagragénique, pellagral
28041 **pellagroid, pellagrose** / pellagraähnlich, pellagrös / pellagroïde, pellagreux
28043 **PELLEGRINI-STIEDA disease** / STIEDA-PELLEGRINI' Syndrom (Weichteilverkalkung am Condylus medialis femoris) / syndrome de PELLEGRINI-STIEDA
28044 **pellicle** / Pellicula *f* (Dim. v. Pella: [Plasma]häutchen [bei Protozoen]) / pellicule *f*
28045 **pellicular** / häutchenbezüglich / pelliculaire
28046 **pellous** / dunkelhäutig / peau foncée, à
28047 **peloids** / Peloide *n* (πηλός = Schlamm: mit Wasser gemischte geol. Substanzen, z.B. Fango) / péloïdes *m*
28048 **pelosis** / Heilschlamm *m* / pelose *f*
28049 **pelveoperitonitis** / Beckenbauchfellentzündung *f* / pelvipéritonite *f*
28050 **pelvic** / pelvinus (zum Becken gehörig) / pelvien
28051 **pelvicephalography, -metry** / Pelvizephalographie, -metrie *f* (Mutterbecken-Kindskopfmessung durch Röntgen) / pelvicéphalographie, -métrie *f*
28052 **pelvifixation** / Beckenorgananheftung *f* / pelvifixation *f*
28053 **pelvilithotomy** / Beckensteinschnitt *m* / pelvilithotomie *f*
28054 **pelvimeter** / Beckenzirkel *m* / pelvimètre *m*
28055 **pelvimetry, combined, digital, instrumental** / Beckenmessung, kombinierte, digitale, instrumentelle *f* / pelvimétrie combinée, manuelle, instrumentale *f*
28056 **pelvimetry, roentgenological** / Beckenformenklärung, röntgenologische *f* / pelvimétrie radiologique *f*
28057 **pelvioplasty** / Beckenplastik *f* / pelvioplastie *f*
28058 **pelvioscopy** / Beckenbesichtigung *f* / pelvioscopie *f*
28059 **pelvirectal, -sacral** / becken-mastdarmbezüglich, -kreuzbeinbezüglich / pelvirectal, -sacré
28060 **pelvis, abnormal** / Beckenfehler *m* / bassin vicié *m*
28061 **pelvis, ankylotic** / Becken, ankylotisches *n* (Hüftbein-Kreuzbeingelenkversteifung) / bassin ankylotique *m*
28062 **pelvis, assimilation** / Assimilationsbecken *n* (Trichterbecken durch Einbeziehung von L5 od. S1) / bassin long par assimilation *m*
28063 **pelvis, beaked, cordate** / Becken, schnabel-, herzförmiges *n* / bassin rostriforme, cordiforme *m*
28064 **pelvis, bony** / Becken, knöchernes *n* / bassin osseux *m*
28065 **pelvis, caoutchouc** / Gummibecken *n* / bassin ostéomalacique *m*
28066 **pelvis, contracted** / Becken, enges *n* (4 Grade der Geburtskanalverengung: Coniugata vera 9, 8, 6, 5 cm) / bassin rétréci *m*

28067 **pelvis, coxalgic** / Becken, koxalgisches *n* (bei Hüftgelenkveränderung) / bassin coxalgique *m*
28068 **pelvis, dwarf** / Pelvis nana / bassin nain *m*
28069 **pelvis, flat** / Becken, plattes *n* / bassin plat *m*
28070 **pelvis, great and small** / Pelvis maior et minor (Becken, kleines und großes) / bassin, grand et petit
28071 **pelvis inclination** / Beckenneigung *f* (~ 60°) / inclinaison pelvienne *f*
28072 **pelvis, infantile** / Becken, kindliches *n* / bassin juvénile *m*
28073 **pelvis of the kidney** / Pelvis renalis (Nierenbecken) / bassinet
28074 **pelvis, kyphotic** / Becken, querverengtes *n* / bassin transversalement rétréci *m*
28075 **pelvis of laceration** / Lazerationsbecken *n* (durch Fraktur verändertes Becken) / bassin de lacération *m*
28076 **pelvis, obliquely contracted** / Becken, schrägverengtes *n* / bassin obliquement rétréci *m*
28077 **pelvis, obliquely distorted** / Becken, schrägverschobenes (asymmetrisches) *n* / bassin obliquement déformé *m*
28078 **pelvis, spondylolisthetic** / Becken, spondylolisthetisches *n* (Geburtshindernis) / bassin spondylolisthétique *m*
28079 **pelvivenography** / Pelvivenographie *f* (Bekkenvenen-Rö-Darstellung von Clitoris aus) / pelviphlébographie *f*
28080 **pemphigoid** / blasensuchtähnlich / pemphigoïde
28081 **pemphigus** / Blasensucht *f* (πέμφιξ = Blase) / pemphigus *m*
28082 **pemphigus, benign chronic familial** / GOUGEROT-HAILEY-HAILEY' Syndrom (Benigner rezidivierender familiärer Pemphigus) / pemphigus familial héréditaire congénital
28083 **pemphigus, bromic** / Brompemphigus *m* / pemphigus bromique *m*
28084 **pemphigus, chronic common** / Pemphigus vulgaris chronicus (wahrscheinlich virogen) / pemphigus vulgaire chronique *m*
28085 **pemphigus, circinate, disseminated, solitary** / Pemphigus circinatus, disseminatus, solitarius (kreisförmig, verstreut, einzeln angeordnete Blasen) / pemphigus circiné, disséminé, solitaire *m*
28086 **pemphigus, febrile acute** / Pemphigus acutus febrilis (schwere Sepsis mit Blasenbildung) / pemphigus aigu fébrile *m*
28087 **pemphigus, foliaceous** / Pemphigus foliaceus (Schälblasensucht) / pemphigus foliacé *m*
28088 **pemphigus, hemorrhagic, pruriginous** / Pemphigus haemorrhagicus, pruriginosus (blutend, juckend) / pemphigus hémorragique, prurigineux *m*
28089 **pemphigus, hysterical** / Pemphigus hystericus (durch Verletzung) / pemphigus hystérique *m*
28090 **pemphigus, iodic** / Jodpemphigus *m* / pemphigus iodique *m*
28091 **pemphigus (LEVER), benign mucous membrane** / BRUNSTING' Syndrom (Benigne pemphigoide Hauterkrankung) / pemphigoïde bénin
28092 **pemphigus of NEUMANN, vegetating** / NEUMANN' Syndrom (II) (Pemphigus vegetans: Wucherblasensucht) / pemphigus végétant de NEUMANN
28093 **pemphigus of newborns, acute** / Pemphigus staphylogenes neonatorum (Eiterblasenbildung durch Staphylococcus) / pemphigus aigu de nouveau-nés *m*
28094 **pemphigus, syphilitic** / Pemphigus syphiliticus (angeborenes bullöses Syphilid) / pemphigus syphilitique *m*
28095 **pencil** / aufzeichnen ([Blei]stift *m*) / crayonner (crayon *m*)
28096 **pencil, blue, green, red** / Blau-, Grün-, Rotstift *m* / crayon bleu, vert, rouge *m*
28097 **pencil, grease** / Fettstift (Haut-) *m* / crayon à peau *m*
28098 **pencil, indelible** / Kopierstift *m* / crayon à copier *m*
28099 **PENDE's hyperthymic syndrome** / Thymus-Syndrom (Differente Krankheitsbilder bei vergrößertem kindlichem Thymus) / hyperthymisme
28100 **PENDRED's syndrome** / PENDRED' Syndrom (Angeborene Innenohrschwerhörigkeit mit sporadischem Kropf durch Jodfehlverwertung) / syndrome de PENDRED
28101 **pendular, pendulous** / pendelnd, hängend / pendulaire, pendant
28102 **penetrameter** / Härte(grad)messer *m* (röntg.) / quali(to)mètre *m*
28103 **penetrance** / Penetranz *f* (Durchschlagskraft spez. eines Erbmerkmals) / pénétrance *f*
28104 **penetrating (penetration)** / durchdringend (Durchdringung *f*) / pénétrant (pénétration *f*)
28105 **PENFIELD'S syndrome** / PENFIELD' Syndrom (Paroxysmale Hypertension bei Hirntumoren und Thalamuszysten) / syndrome de PENFIELD
28106 **penial** / penil (Penis betreffend) / pénien
28107 **peniaphobia** / Peniaphobie *f* (πενία = Armut) / péniaphobie *f*
28108 **penicillate** / pinselförmig / pénicilliforme
28109 **penicilli** / Penicilli (pinselartige Verzweigung der Milzarterienästchen nach Durchbohrung der MALPIGHI' Körperchen) / pénicilles
28110 **penicillin** / Penicillin *n* (in kleinen Dosen wachstumfördernd, in mittleren bakteriostatisch, in hohen bakterizid wirkendes Breitbandantibiotikum aus Schimmelpilzarten [FLEMING, 1928]) / pénicilline *f*
28111 **penicillins, biosynthetic, halfsynthetic** / Penicilline, biosynthetische, halbsynthetische *n* / pénicillines biosynthétiques, semisynthétiques *f*
28112 **penicillinase** / Penicillinase *f* (Penicillin zerstörendes Ferment der meisten Darmbakterien bes. Escherichia coli) / pénicillinase *f*
28113 **penicillinase-fast, -nonfast** / penicillinasefest, nichtpenicillinasefest / pénicillinase-résistant, -nonrésistant
28114 **penicillinum** / Penicillinum *n* (Biogenese aus den Aminosäuren Valin und Cystein) / pénicillinum *m*

28115 **penicilliosis** / Penicilliumbefall *m* / pénicilliose *f*
28116 **Penicillium** / Penicillium *n* (Gattung Plektaskalen) / pénicillium *m*
28117 **Penicillium brevicaule** / Scopulariopsis brevicaulis (bei Menschen gelegentlich Onychomykosen verursachend) / pénicillium brévicaule *m*
28118 **penicillium chrysogenic, notate** / Penicillium chrysogenum, notatum (bilden Penicillin) / pénicillium chrysogène, noté *m*
28119 **penicillium, Icelandic** / Penicillium islandicum (Leberkrankheiten verursachender Reispilz) / pénicillium islandais *m*
28120 **penicillium (mold), common bluish-green** / Pinselschimmel, grüner *m* (Lebensmittelverderber) / pénicillium glaucum *m*
28121 **penicillium, white, Roquefort** / Penicillium candidum, roqueforti (auf Camembert-, auf Roquefort-, Gorgonzola-, Stiltonkäse) / pénicillium blanc, de roquefort *m*
28122 **penis** / Penis (männl. Glied) / pénis
28123 **penis, captive** / Penis captivus (seltne Umschnürung bei Vaginismus) / pénis captif *m*
28124 **penis, palmated** / Penis palmatus (flacher bei Hypospadie) / pénis palmé *m*
28125 **penischisis** / Penisspalte *f* / pénischisis *f*
28126 **penoscrotal** / penis-skrotumbezüglich / pénoscrotal
28127 **pension, claim for** / Rentenanspruch *m* / rente, droit à une *m*
28128 **pension, orphan's, widow's** / Waisenrente, Witwenrente *f* / rente d'orphelin(e), de veuve *f*
28129 **pensionable** / versorgungsberechtigt / pension, ayant droit à une
28130 **pensionless** / rentenlos / pension, sans
28131 **pentabasic** / fünfbasig (mit 5 ersetzbaren H-Atomen im Molekül) / pentabasique
28132 **pentachromic** / pentachrom (nur 5 Farben unterscheidend) / pentachromique
28133 **pentacyclic** / pentazyklisch (mit Fünferring) / pentacyclique
28134 **pentad** / Element, fünfbasiges *n* / radical pentavalent *m*
28135 **pentastomids** / Pentastomiden *n* (Zungenwürmer, Ordnung Spinnentiere) / pentastomides *m*
28136 **pentastomum, tenoid, denticulated** / Pentastomum taenioides, denticulatum (in Nasenhöhle, in Leber und Milz) / pentastomum ténoïde, denticulé *m*
28137 **pentatomic** / fünfatomig (mit 5 ersetzbaren H-Atomen) / pentatomique
28138 **pentavalent** / fünfwertig (mit 5 H-Atomen verbindbar) / pentavalent
28139 **pentdyopent** / Pentdyopent *n* (bei Leberstörungen im Harn pos. Abbauprodukt aus Hb und Gallenfarbstoffen mit Absorptionsspektrumsmaximum bei $\lambda = 525$ mμ [Bingold]) / pentdyopent *m*
28140 **pentoses** / Pentosen *f* (Zucker mit 5 C-Atomen: [Desoxy]ribose, Arabinose, Ribulose) / pentoses *m*
28141 **pentosuria** / Pentosurie *f* (alimentär od. medikamentös bedingtes Auftreten von Pentosen im Harn) / pentosurie *f*
28142 **peppermint camphor** / Menthol *n* / menthol *m*
28143 **peppermint leaves** / Folia menthae piperitae (Cholagogum Pfefferminzblätter) / menthe poivrée, feuilles de *f*
28144 **pepsin** / Pepsin *n* (proteolytisches Ferment des Magens) / pepsine *f*
28145 **pepsinogenous** / pepsinproduzierend (-enthaltend) / pepsinifère
28146 **peptic** / peptisch (verdauend, Verdauung betreffend, verdauungsursprünglich) / peptique
28147 **peptidases** / Peptidasen *f* (Peptide spaltende Hydrolasen) / peptidases *f*
28149 **peptides** / Peptide *n* (bei Hydrolyse in Aminosäuren zerfallende Säureamide) / peptides *m*
28150 **peptidolytic** / peptidespaltend / peptidolytique
28151 **peptization** / Peptisation *f* (Rückverwandlung von Gel in Sol) / peptisation *f*
28152 **peptonemia, -uria** / Peptonämie, -urie *f* / peptonémie, -urie *f*
28153 **peptones** / Peptone *n* (aus Polypeptiden bestehende Eiweißkörperspaltprodukte) / peptones *f*
28154 **peptonization** / Peptonisation *f* (Umwandlung von Proteinen in Peptone) / peptonisation *f*
28155 **peptonize** / peptonisieren (vorverdauen) / peptoniser
28156 **peptonuria, enterogenous, hepatogenous, nephrogenic, pyogenic** / Peptonurie, enterogene, hepatogene, nephrogene, pyogene *f* / peptonurie entérogène, hépatogène, néphrogène, pyogène *f*
28157 **peptonuria, puerperal** / Schwangerschaftspeptonurie *f* / peptonurie puerpérale *f*
28158 **per** / per (Vorsilbe durch, sehr) / per
28159 **per os, per rectum** / oral, anal / par voie buccale, rectale
28160 **peracute** / hochakut / suraigu
28161 **perambulation** / Durchwandrung *f* / perambulation *f*
28162 **perceive** / wahrnehmen / percevoir
28163 **percentage** / Anteil, prozentualer *m* / pourcentage *m*
28164 **perceptible (perceptibility)** / Wahrnehmbar(keit *f*) / perceptible (perceptibilité *f*)
28165 **perception** / Wahrnehmung *f* / perception *f*
28166 **perception, arational** / Wahrnehmung, vierdimensionale *f* (Gebser: zeitqualitative Raumanschauung) / perception perspective *f*
28167 **perception, entoptic** / Wahrnehmung, entoptische *f* (von Gegenständen im eignen Auge als Schatten) / perception entoptique *f*
28168 **perception, extrasensory (ESP)** / Wahrnehmung, außersinnliche *f* (Rhine) / perception extrasensorielle *f*
28169 **perception, olfactory** / Geruchwahrnehmung *f* (erinnert alte und affektiviert neue Bilder) / perception olfactive *f*
28170 **perception, pathological olfactory** / Geruchwahrnehmung, pathologische *f* (nicht nur veränderte, sondern seelisch belastende bei hirnorganisch Kranken) / perception olfactive pathologique *f*

28171 **perceptive(ness)** / Wahrnehmungsfähig(keit *f*) / perceptif (perceptivité *f*)
28172 **percolate** / perkolieren (pulverisierte Pflanzenteile ausziehen) / percolation, soumettre à la
28173 **percolates** / Perkolate *n* (Perkolationsergebnisse) / percolats *m*
28174 **percolation** / Perkolation *f* (Gewinnung von Auszügen aus pulverisierten Pflanzenteilen) / percolation *f*
28175 **percolator** / Perkolator *m* (Perkolationsgefäß) / percolateur *m*
28176 **percuss(ible)** / perkutieren (perkutierbar) / percuter (percussible)
28177 **percussion** / Perkussion *f* (AUENBRUGGER, 1761: schalldiagnostische Körperoberflächenbeklopfung) / percussion *f*
28178 **percussion, auscultatory** / Stäbchenperkussion *f* (Beklopfen des Plessimeters mit Stäbchen und Abhorchen) / percussion auscultatoire *f*
28179 **percussion, deep** / Tiefenperkussion *f* / percussion profonde *f*
28180 **percussion, finger** / Fingerfingerperkussion *f* / percussion digitodigitale *f*
28181 **percussion, finger-plessimeter** / Fingerplessimeterperkussion *f* / percussion digitoplessimétrique *f*
28182 **percussion, immediate, palpatory** / Perkussion, unmittelbare, mittelbare *f* / percussion directe, indirecte *f*
28183 **percussion, plessor-plessimeter** / Hammerplessimeterperkussion *f* / percussion au marteau percuteur et au plessimètre *f*
28184 **percussion of the skull** / Schädelperkussion *f* (auf besonders empfindliche Stellen) / percussion du crâne *f*
28185 **percussion, spinal** / Spinalperkussion *f* (ergibt neben Th2–Th3 Dämpfung bei kindlicher Bronchialdrüsentb.) / percussion spinale *f*
28186 **percussion, threshold** / Schwellen(wert)-perkussion *f* (GOLDSCHEIDER' Lungenspitzenuntersuchung) / percussion très nuancée *f*
28187 **percussor (plexor)** / Perkussionshammer *m* / percuteur (, marteau) *m*
28188 **percussory** / perkutorisch (durch Perkussion nachweisbar) / percussoire
28189 **percutaneous** / perkutan (durch die Haut hindurch) / percutané
28190 **percutator** / Percutator *m* (Salbeneinreiber) / percutateur *m*
28191 **peregrination** / Wanderschaft *f* / pérégrination *f*
28192 **perennial** / perennierend ([das Jahr] überdauernd) / perenne
28193 **perfect** / vervollkommnen (vollenden) / perfectionner
28194 **perfectible (perfectibility)** / Vervollkommnungsfähig(keit *f*) / perfectible (perfectibilité *f*)
28195 **perfect(ion)** / Vollkommen(heit *f*) / parfait (perfection *f*)
28196 **perfectionism (perfectionist)** / Vollendungssucht *f* (Vollkommenheitsfanatiker *m*) / perfectionnisme (perfectionniste) *m*
28197 **perflation (, tympanic)** / (Ohr)durchblasung *f* / inflation (tympanique) *f*
28198 **perforate (perforated, perforating)** / (durch)lochen (durchbohrt, perforierend) / perforer (perforé, perforant)
28199 **(per)foration** / Perforation *f* (Durchbohrung, Durchbruch) / transforation *f*
28200 **perforation, stomach** / Magendurchbruch *m* (Magengeschwürkomplikation) / perforation de l'estomac *f*
28201 **perforation of the tympanum** / Trommelfellperforation *f* (zentraler od. randständiger Substanzschwund) / perforation du tympan *f*
28202 **perforator** / Perforatorium *n* (Perforationsschere) / transforateur *m*
28203 **perforators, incompetent** / Vv. perforantes, insuffiziente *f* (nehmen mit Zahl der Venenverödungen zu) / perforateurs insuffisants *m*
28204 **performance** / Aus-, Durchführung *f* / performance *f*
28205 **performance of functions** / Funktionsablauf *m* / performance des fonctions *f*
28206 **performance of work** / Arbeitsablauf *m* / performance de travail *f*
28207 **perfrication** / Perfricatio *f* (Durch-, Abreibung) / perfrication *f*
28208 **perfrigeration, refrigeration** / Auskühlung, Abkühlung *f* / perfrigération, réfrigération *f*
28209 **perfume** / Duft(stoff) *m* / parfum *m*
28210 **perfusion** / Perfusion (Durchströmung) *f* / perfusion *f*
28211 **perhaps** / vielleicht / peut-être
28212 **peri** / peri (Vorsilbe um-herum) / péri
28213 **perianal, -umbilical** / perianal, -umbilikal (in After-, Nabelumgebung) / périanal, -ombilical
28214 **periangiitis, -aortitis** / Gefäßbindegewebsentzündung (Aorta-) *f* / périangiite, -aortite *f*
28215 **periapical** / periapikal (in Zahnwurzelspitzenumgebung) / périapical
28216 **periappendicitis** / Wurmfortsatzbindegewebsentzündung *f* / périappendicite *f*
28217 **periarterial, -atrial** / periarteriell, -atrial (in Schlagader-, Herzvorhofumgebung) / périartériel, -atrial
28218 **periarteritis** / Periarteriitis *f* (Arterienbindegewebescheidenentzündung) / périartérite *f*
28219 **periarthritic, -synovial** / periarthritisch, -synovial (in Gelenk-, Synovialsackumgebung) / périarthritique, -synovial
28220 **periarthritis, endocrine** / Periarthritis, endokrine *f* (UMBER, 1914) / périarthrite hypovarienne *f*
28221 **peribronch(iol)itis** / Bronch(iol)enbindegewebsentzündung *f* / péribronch(iol)ite *f*
28222 **pericardectomy, pericardiotomy** / Perikardentfernung, -eröffnung *f* / péricardectomie, péricardiotomie *f*
28223 **pericardiac (-carditic)** / perikardial (-karditisch) (Perikard [Pericarditis] betreffend) / péricardique (-carditique)
28224 **pericardiolysis** / Pericardiolysis *f* (op. Lösung einer Perikardsymphyse) / péricardiolyse *f*

28225 **pericardiophrenic, -pleural** / herzbeutel-zwerchfellbezüglich, -lungenfellbezüglich / péricardiophrénique, -pleural
28226 **pericardiosymphysis** / Concretio pericardii (Herzbeutelblätterverwachsung) / syncrétion du péricarde *f*
28227 **pericarditis, -cardosis** / Herzbeutelentzündung, -erkrankung *f* / péricardite, -cardose *f*
28228 **pericarditis, exudative, fibrinous** / Pericarditis exsudativa, sicca / péricardite humide, sèche *f*
28229 **pericarditis, hemorrhagic, purulent, serous** / Pericarditis haemorrhagica, purulenta, serofibrinosa / péricardite hémorragique, suppurative, séreuse *f*
28230 **pericarditis of the pulmonary trunk, constrictive** / GOULEY' Syndrom (Einengung der Lungenschlagadern durch adhäsive Pericarditis) / syndrome de compression des troncs pulmonaires
28231 **pericardium with parietal fibrous and visceral serous lamina** / Pericardium: Pericardium fibrosum et serosum, Lamina parietalis (Herzbeutel mit parietaler fibröser und viszeraler seröser Platte) / péricarde avec lame fibreuse pariétale et séreuse viscérale
28232 **pericecal** / perizäkal (in Blinddarmumgebung) / péricæcal
28233 **pericellular, perinuclear** / perizellulär, perinukleär (in Zellen-, Kernumgebung) / péricellulaire, périnucléaire
28234 **pericementitis** / Zahnbeinwurzelhautentzündung *f* / périodontite *f*
28235 **pericementoclasia** / Zahnbeinwurzelhautzerstörung *f* / péricémentoclasie *f*
28236 **pericentesis** / Umstechung *f* / péricentèse *f*
28237 **pericentral, peripheral** / perizentral, peripher / péricentral, périphérique
28238 **pericholangitis, -cholecystitis** / Pericholangitis, -ecystitis *f* (Entzündung der Gallengang-, Gallenblasenumgebung) / péricholangite, -écystite *f*
28239 **perichondritis** / Knorpelhautentzündung *f* / périchondrite *f*
28240 **perichondrium** / Perichondrium *n* (bindegewebige Knorpelhülle) / périchondrium *m*
28241 **pericolitis (, left)** / Pericolitis (sinistra) (auf Umgebung fortgeleitete Kolonentzündung [Schmerzen in li. Bauchseite durch Fixation]) / péricolite (gauche) *f*
28242 **pericorneal, perilenticular** / perikorneal, perilentikulär (um Hornhautrand, um Linse herum) / péricornéen, périlenticulaire
28243 **pericranitis** / Perikraniumentzündung *f* / péricrânite *f*
28244 **pericranium** / Pericranium (die Hirnkapseloberfläche bedeckende Knochenhaut) / péricrâne
28245 **pericystium** / Pericystium *n* (Zystengefäßwand) / péricystium *m*
28246 **pericytes** / Perizyten *m* (Adventitiazellen) / péricytes *m*
28247 **perideferentitis** / Samenstranghüllenentzündung *f* / péridéférentite *f*
28248 **peridesmium** / Peridesmium *n* (Bändermembran) / péridesmium *m*
28249 **peridiastolic** / peridiastolisch (zwischen Systole und Diastole) / péridiastolique
28250 **periduodenitis, -jejunitis, -enteritis** / Darmbindegewebsentzündungen *f* / périduodénite, -jéjunite, -entérite *f*
28251 **peridurography** / Peridurographie *f* (Kontrastdarstellung des Periduralraums) / péridurographie *f*
28252 **periesophagitis** / Speiseröhrenbindegewebsentzündung *f* / périœsophagite *f*
28253 **perifocal** / perifokal (in Herdumgebung) / périfocal
28254 **perifolliculitis** / Perifolliculitis *f* (Entzündung der Hauttalgfollikelumgebung) / périfolliculite *f*
28255 **periganglionic** / periganglionär (um ein Ganglion herum) / périganglionnaire
28256 **perigastritis, -hepatitis** / Perigastritis, -hepatitis *f* (Bauchfellüberzugentzündungen) / périgastrite, -hépatite *f*
28257 **periglandular** / periglandulär (um Drüse herum) / périglandulaire
28258 **perilymph** / Perilympha (häutiges Ohrlabyrinth umspülende Lymphe im knöchernen Ohrlabyrinth) / périlymphe
28259 **perilymphadenitis, -angitis** / Perilymphadenitis, -angitis *f* (Lymphknoten-, -gefäßebindegewebsentzündung) / périlymphadénite, -angite *f*
28260 **perimeningitis** / Perimeningitis *f* (Entzündung der Hirnhautumgebung) / périméningite *f*
28261 **perimeter** / Gesichtsfeldmesser *m* (GOLDMANN-MAGGIORE) / périmètre *m*
28262 **perimetriosalpingitis** / Perimetrium-Eileiterentzündung *f* / périmétriosalpingite *f*
28263 **perimetritic** / perimetritisch (Perimetritis betreffend) / périmétritique
28264 **perimetritis** / Perimetritis *f* (Entzündung des Gebärmutterbauchfellüberzugs) / périmétrite *f*
28265 **perimetrium** / Perimetrium (Gebärmuttereingeweidehaut: Tunica serosa uteri) / périmétrium
28266 **perimetry** / Perimetrie(ren *n*) *f* (Ummessung [Umfang messen]) / périmétrie *f*
28267 **perimys(i)itis** / Perimysiumentzündung *f* / périmysium, inflammation du; (périmyosite) *f*
28268 **perimysium (muscular connective tissue)** / Perimysium (Muskel[faser]bindegewebe) / périmysium (tissu connectif musculaire)
28269 **perinatal** / perinatal (kurz vor bzw. nach Geburt) / périnatal
28270 **perineal** / dammbezüglich / périnéal
28271 **perineocele** / Perinealhernie *f* / périnéocèle *f*
28272 **perineoplasty, -rrhaphy, -tomy** / Perineoplastik, -rrhaphie, -tomie *f* (Dammplastik, -naht, -schnitt) / périnéoplastie, -rraphie, -tomie *f*
28273 **perineoscrotal, -vaginal** / damm-hodenbezüglich, -scheidebezüglich / périnéoscrotal, -vaginal
28274 **perinephritis** / Perinephritis *f* (Entzündung der fibrösen Nierenfettkapsel) / périnéphrite *f*

28275 **perinephrium** / Nieren(bauchfell)bett *n* / périnéphrium *m*
28276 **perineum** / Perineum (περινέω = aufschichten: zwischen After und Genitalien liegende Muskeln [«Damm»]) / périnée
28277 **perineurial (perineuritic)** / perineurisch (perineuritisch) (Perineurium[entzündung] betreffend) / périnévri(ti)que
28278 **perineuritis (, proliferative)** / Perineuritis (proliferans) (Entzündung des Perineuriums [mit Verdickung]) / périnévrite (prolifère) *f*
28279 **perineurium** / Perineurium *n* (periphere Nerven umgebendes Bindegewebe) / périnèvre *m*
28281 **period** / Periode *f* (περίοδος = Umherumweg: Zeitabschnitt) / période *f*
28282 **(period,) biological half-life** / Halbwertzeit, biologische *f* (Zeit, in der die Hälfte einer dem Organismus zugeführten [radioaktiven] Substanz ausgeschieden wird) / période biologique de demi-valeur *f*
28283 **period of chemotherapy, late** / Spätperiode, chemotherapeutische *f* (Biochemotherapeutica gegen Viren) / période chimiothérapeutique, troisième *f*
28284 **period of chemotherapy, middle** / Mittelperiode, chemotherapeutische *f* (Sulfonamide und Antibiotica gegen Bakterien) / période chimiothérapeutique, deuxième *f*
28285 **period of chemotherapy, primitive** / Frühperiode, chemotherapeutische *f* (Chemotherapeutica gegen Protozoen, z. B. Germanin, Salvarsan) / période chimiothérapeutique, première *f*
28286 **period, developmental** / Entwicklungszeit (-periode) *f* / période de développement *f*
28287 **(period,) effective half-life** / Halbwertzeit, effektive *f* (Zeit, in der die Strahlungsintensität einer radioaktiven Substanz im lebenden Organismus auf die Hälfte abgesunken ist) / période effective de demi-valeur *f*
28288 **period, ejection, isometric contraction, isometric relaxation** / Pulsperioden *f* / période sphygmique, présphygmique, postsphygmique *f*
28289 **period of expulsion** / Austreibungsperiode *f* (zwischen Eintreten der Frucht in den und Austreten aus dem Geburtskanal) / période d'expulsion *f*
28290 **period, grow up** / Heranwachsendenzeit *f* / période d'accroissement *f*
28291 **periods of growth** / Wachstumsperioden *f* (2 Fülle-, 2 Streckungs-, 1 Reifungsperiode) / périodes de croissance *f*
28292 **(period,) half-life** / Halbwertzeit *f* (Zeit T, in der radioaktive Substanz auf die Hälfte ihres Anfangswerts zur Zeit t absinkt) / période de demi-valeur *f*
28293 **period, incubation** / Inkubationszeit *f* (von Infektion bis Manifestation) / période d'incubation *f*
28294 **period, infant** / (Klein)kinderzeit *f* / enfance (, petite) *f*
28295 **period, lactation** / Lactationsperiode *f* / période de lactation *f*
28296 **period, latent** / Latenzzeit *f* (Zeitraum zwischen Virus-DNS-Infektion und Freiwerden neuer reifer Phagen) / période latente *f*
28297 **(period,) medicinal half-life** / Halbwertzeit, medikamentöse *f* (nach einmaliger Injektion bis zum Sinken der Serumkonzentration auf 50% des Ausgangswerts verstreichende Zeit) / période de demi-valeur médicamenteuse *f*
28298 **period, middle incubation** / Inkubationszeit, mittlere *f* (bis 14 Tage: z. B. Keuchhusten, Masern, Pocken) / période d'incubation moyenne *f*
28299 **period, monthly** / Periode, monatliche *f* (Menstrualperiode) / période menstruelle *f*
28300 **period, newborn** / Neugeborenenzeit *f* / période néonatale *f*
28301 **period, precocious incubation** / Inkubationszeit, frühe *f* (bis 7 Tage: z. B. Diphtherie, Gehirnentzündung, Scharlach) / période d'incubation précoce *f*
28302 **period, QT-** / QT-Dauer *f* (Ekg-Gesamtkammerkomplexdauer 0,25–0,45 sec) / phase QT *f*
28303 **period, reaction** / Reaktionsdauer *f* / période de réaction *f*
28304 **period, schoolchild (latency)** / Schulkinderzeit *f* / âge scolaire (latent) *m*
28305 **period, suckling** / Säuglingszeit *f* / âge, premier *m*
28306 **period, tardy incubation** / Inkubationszeit, späte *f* (bis 21 Tage: z. B. Mumps, Röteln, Windpocken; Salmonellentyphus, Schlafkrankheit, Syphilis) / période d'incubation tardive *f*
28307 **period, transition** / Übergangsperiode *f* / période transitoire *f*
28308 **period, youth** / Jugendlichenzeit *f* / adolescence (, période de l') *f*
28309 **periodic** / periodisch (wiederkehrend) / périodique
28310 **periodic somnolence and morbid hunger syndrome** / KLEINE-LEVIN' Syndrom (Periodische Schlaf- und Heißhungerzustände) / somnolence périodique
28311 **periodicity** / Periodizität *f* (regelmäßige Wiederkehr) / périodicité *f*
28312 **periodics, circadian** / Periodik, zirkadiane *f* (24-Stunden-Periodik) / périodique circadienne *f*
28313 **periodontal** / periodontal (Periodontium betreffend) / périodontique
28314 **periodontium** / Periodontium (Zahn[bein]-wurzelhaut) / périoste dentaire (membrane périodontique)
28315 **periomphalitis** / Periomphalitis *f* (Entzündung der Nabelumgebung) / périomphalite *f*
28316 **perionychium** / Perionychium *n* (Fingernagel umgebende Haut) / périonychium *m*
28317 **perioophoritis** / Perioophoritis *f* (Entzündung des Eierstockbauchfellüberzugs) / périoophorite *f*
28318 **periophthalmitis** / Augenbindegewebsentzündung *f* / périophtalmie *f*
28319 **periorbit** / Periorbita (Augenhöhlenknochenhaut) / périoste orbitaire

28320 **perior(bit)al** / perior(bit)al (um Mund [Augen] herum) / périoral (périorbitaire)
28321 **periorchitis** / Periorchiumentzündung *f* / périditymite *f*
28322 **periorchitis, adhesive, hemorrhagic, proliferous** / Periorchitis adhaesiva, haemorrhagica, proliferans / périditymite adhésive, hémorragique, prolifère *f*
28323 **periorchitis, purulent, serous, tuberculous** / Periorchitis purulenta, serosa, tuberculosa / périditymite suppurative, séreuse, tuberculeuse *f*
28324 **periorchium** / Periorchium (Hodensack auskleidende Fortsetzung des Bauchfells) / périorchium
28325 **periost** / Periosteum (Knochenhaut) / périoste
28326 **periosteal** / periostbezüglich / périost(é)al
28327 **periosteoma** / Periosteom *n* (Knochenumfangneubildung) / périostéome *m*
28328 **periosteomyelitis** / Periosteomyelitis *f* (Knochenhaut- und -markentzündung) / périostéomyélite *f*
28329 **periosteophyte** / Periosteophyt *m* (Knochenhautauswuchs) / périostéophyte *m*
28330 **periost(e)osis** / Periosterkrankung (Periosteomentwicklung) *f* / périost(é)ose *f*
28331 **periosteotome** / Periostmesser *n* / périostéotome *m*
28332 **periostitis (periostitic)** / Knochenhautentzündung *f* (betreffend) / périostite *f* (périostitique)
28333 **periostitis, albuminous, fibrous** / Periostitis albuminosa, fibrosa / périostite albumineuse, fibreuse *f*
28334 **periostitis, gummatous, syphilitic** / Periostitis gummosa, syphilitica (im Spät-, Frühstadium) / périostite gommeuse, syphilitique *f*
28335 **periostitis, malignant, ossifying** / Periostitis maligna, ossificans / périostite maligne, ossifiante *f*
28336 **periostitis, purulent, serous** / Periostitis purulenta, serosa / périostite suppurative, séreuse *f*
28337 **periostosteitis** / Periostosteitis *f* (Periostitis + Osteitis) / périostostéite *f*
28338 **periotic** / periotisch (in Ohrumgebung) / périotique
28339 **periovular (-tubal)** / periovulär (-tubar) (um Ei[leiter] herum) / périovulaire (-tubaire)
28340 **peripancreatitis** / Pankreasbindegewebsentzündung *f* / péripancréatite *f*
28341 **peripatetic, -phrastic** / umherwandernd, herumredend / péripatétique, -phrastique
28342 **peripheroceptor** / Peripheroceptor *m* (Reiz empfangende Sinnesnervenzelle) / périphérocepteur *m*
28343 **peripheromittor** / Peripheromittor *m* (Reiz vermittelnde Gewebenervenzelle) / périphéromitteur *m*
28344 **periphery** / Peripherie *f* (Randgegend, Außenbezirk) / périphérie *f*
28345 **periphlebitis** / Periphlebitis *f* (Venenbindegewebescheidenentzündung) / périphlébite *f*
28346 **periphlebitis of the retina** / Periphlebitis retinae (rezidivierende jugendliche Glaskörperblutung) / périphlébite de la rétine *f*
28347 **periplasm** / Randplasma *n* (der Zellwand anliegendes) / périplasme *m*
28348 **peripleuritis** / Peripleuritis *f* (Bindegewebsentzündung zwischen Pleura und Brustwand) / péripleurite *f*
28349 **peripolar** / peripolar (um einen Pol herum) / péripolaire
28350 **periporitis** / Schweißporenschwären *f* (durch Staphylococcus bei Säuglingen) / périporite *f*
28351 **peripylephlebitis** / Pfortaderbindegewebsentzündung *f* / péripyléphlébite *f*
28352 **perirectitis** / Mastdarmbindegewebsentzündung *f* / périproctite *f*
28353 **perirenal, -rhinal** / perirenal, -rhinal (um Niere, um Nase herum) / périrénal, -rhinal
28354 **perisalpingitis** / Tubenbauchfellüberzugentzündung *f* / périsalpingite *f*
28355 **perisigmoiditis** / Sigmoidbindegewebsentzündung *f* / périsigmoïdite *f*
28356 **perisinuous** / perisinuös (um einen Sinus herum) / périsinueux
28357 **perispermatitis** / Samenblasenbindegewebsentzündung *f* / périspermatite *f*
28358 **perisplenitis** / Milzbauchfellüberzugentzündung *f* / périsplénite *f*
28360 **perispondylitis** / Wirbelbindegewebsentzündung *f* / périspondylite *f*
28361 **peristalsis** / Peristaltik *f* (περιστέλλω = ringsum- [hinab]treiben: konverse [Darm]-bewegung) / péristaltisme *m*
28362 **peristaltic** / peristaltisch (wurmförmig fortschreitend) / péristaltique
28363 **peristasis** / Umwelt *f* (Milieu *n*) / péristase *f*
28364 **peristatic** / peristatisch (umweltlich) / péristatique
28365 **peristole** / Peristole *f* (Kontraktionswelle) / péristole *f*
28366 **peristoma** / Peristom *n* (Mundumgebung: Protozoenzentrosomfurche) / péristome *m*
28367 **perisystolic** / perisystolisch (zwischen Diastole und Systole) / présystolique
28368 **peritectomy** / Peri(d)ektomie *f* (Pannusop.) / péridectomie *f*
28369 **peritendineum (tendinous connective tissue)** / Peritendineum (Sehnen[faser]bindegewebe) / péritendineum (tissu connectif tendineux)
28370 **peritenon** / Sehnen(scheiden)bindegewebe *n* / périténonium *m*
28371 **perithecium** / Perithecium *n* (θήκη = Behälter: Fruchtkapsel aus dichtem [lockerem] Myzel bei Schimmel- [Haut- und Haar]pilzen) / périthécium *m*
28372 **perithelioma** / Perithelzellengeschwulst *f* / périthéliome *m*
28373 **perithelium** / Perithelium *n* (äußere Zellschicht kleinster Gefäße) / périthélium *m*
28374 **perithyroiditis** / Schilddrüsenbindegewebsentzündung *f* / périthyroïdite *f*
28375 **peritomy** / Umschneidung *f* / péritomie *f*
28376 **peritoneal** / bauchfellbezüglich / péritonéal
28377 **peritonealgia** / Bauchfellneuralgie *f* / péritonéalgie *f*

28378 **peritonealize** / peritonäalisieren (op. mit Bauchfell überziehen) / péritonéaliser
28379 **peritoneography** / Peritonäographie *f* (Rö-Darstellung des Bauchfells) / péritonéographie *f*
28380 **peritoneopericardiac** / bauchfell-herzbeutelbezüglich / péritonéopéricardique
28381 **peritoneopexy, -plasty** / Bauchfellanheftung, -plastik *f* / péritonéopexie, -plastie *f*
28382 **peritoneorrhexis** / Bauchfellriß *m* / péritoine, rupture du *f*
28383 **peritoneoscopy** / Peritonäoskopie *f* (Laparoskopie ohne Pneumoperitonaeum) / péritonéoscopie *f*
28384 **peritoneotomy** / Bauchfellschnitt *m* / péritonéotomie *f*
28385 **peritoneum, parietal and visceral** / Peritonaeum parietale et viscerale (περιτείνω = umspannen: Bauchwand- und -eingeweidefell) / péritoine pariétal et viscéral
28386 **peritoneum with tension** / Spannungsperitonäum *n* (bei [entzündlichen] Reizungen) / péritoine sous tension *m*
28387 **peritonitis, peritonism** / Bauchfellentzündung, Pseudoperitonitis *f* / péritonite *f*, péritonisme *m*
28388 **peritonitis, carcinomatous, serous or nodulous tuberculous** / Peritonitis carcinomatosa, tuberculosa / péritonite carcinomateuse, tuberculeuse exsudative ou fibrocaséeuse *f*
28389 **peritonitis, chemical, traumatic** / Peritonitis, chemische, traumatische *f* / péritonite chimique, traumatique *f*
28390 **peritonitis, circumscribed, general** / Peritonitis circumscripta, diffusa / péritonite localisée, aiguë *f*
28391 **peritonitis, gonococcic, pneumococcic** / Gonokokken-, Pneumokokkenperitonitis *f* / péritonite gonococcique, pneumococcique *f*
28392 **peritonitis, meconium** / Mekoniumperitonitis *f* (Neugeborenenperitonitis durch Mekoniumileus) / péritonite méconiale *f*
28393 **peritonitis, perforation** / Perforationsperitonitis *f* (nach Magengeschwürdurchbruch) / péritonite de perforation *f*
28394 **peritonitis, sandlike, septic** / Peritonitis arenosa, purulenta / péritonite psammeuse, suppurative *f*
28395 **peritonitis of the upper abdomen, gonococcic** / Fitz=Hugh' Syndrom (Komplikation der weibl. Gonorrhoe) / péritonite périhépatique d'origine annexielle
28396 **peritonsillitis** / Tonsillenbindegewebsentzündung *f* / paramygdalite *f*
28397 **peritracheal** / peritracheal (um Luftröhre herum) / péritrachéal
28398 **peritracheitis** / Luftröhrenbindegewebsentzündung *f* / péritrachéite *f*
28399 **peritricha** / Peritricha *n* (ringsum mit Geißeln versehene Bakterien) / péritriches *m*
28400 **peritrichous** / peritrich (ringsum behaart) / péritriche
28401 **periumbilical, -ungual** / periumbilikal, -ungual (um Nabel, um Nagel herum) / périombilical, -unguéal
28402 **periureteric, -urethral** / periureteral, -urethral (in Harnleiter-, -röhrenumgebung) / périurétérique, -urétral
28403 **periureteritis (-urethritis)** / Harnleiterbindegewebsentzündung (Harnröhren-) *f* / périurétérite (-urétrite) *f*
28404 **periuterine, -vaginal** / periuterin, -vaginal (in Gebärmutter-, Scheidenumgebung) / périutérin, -vaginal
28405 **perivascular, -venous** / perivaskulär, -venös (in Gefäß-, Venenumgebung) / périvasculaire, -veineux
28406 **perivasculitis** / Perivasculitis *f* (Periarteriitis + -phlebitis) / périvasculite *f*
28407 **perivesical (-vesicular)** / perivesikal (-vesikulär) (in [Samen]blasenumgebung) / périvésical (-vésiculaire)
28408 **perivisceritis** / Eingeweidebindegewebsentzündung *f* / périsplanchnite *f*
28409 **perixenitis** / Perixenitis *f* (ξένος = fremd: Gewebsentzündung durch Fremdkörperreiz) / périxénite *f*
28410 **perlingual, pernasal** / perlingual, pernasal (über die Zunge, durch die Nase) / perlingual, pernasal
28411 **permanent** / (fort)dauernd / permanent
28412 **permeability, capillary** / Kapillardurchlässigkeit *f* / perméabilité capillaire *f*
28413 **permeability of the placenta** / Plazentadurchlässigkeit *f* / perméabilité du placenta *f*
28414 **permeate** / durchdringen / passer à travers
28415 **permitted, be** / dürfen / permission, avoir la
28416 **permixion** / Durchmischung, innige *f* / permixtion *f*
28417 **permutation** / Permutation *f* (Anordnungsabwandlung von Paarungsmöglichkeiten biologischer Ganzheiten) / permutation *f*
28418 **pernicious** / perniziös (pernicies = Verderben) / pernicieux
28419 **perniones** / Perniones *m* (Frostbeulen *f*) / pernions *m*
28420 **perniosis** / Perniosis *f* (blaurote Hautveränderungen infolge mangelhafter Anpassung an Temperaturschwankungen) / perniose *f*
28421 **pernoctation** / Pervigilium *n* (Schlaflosigkeit) / insomnie *f*
28422 **perobrachius, -cheirus, -melus, -podus** / Perobrachius, -cheirus, -melus, -podus *m* (πηρός = verstümmelt: Mißgeburt mit verstümmelten Armen, Händen, Beinen, Füßen) / pérobrachius, -chirus, -mèle, -pode *m*
28423 **peroneal** / peronäal (Wadenbein[nerv] betreffend) / péronier
28424 **perosseous** / perossös (durch Knochen hindurch) / perosseux
28425 **peroxidases** / Peroxydasen *f* (Wasserstoffsuperoxyd [H_2O_2] spaltende Fermente) / peroxydases *f*
28426 **peroxidize** / peroxydieren (in der höchsten Stufe oxydieren) / peroxyder
28427 **perpalpebral** / perpalpebral (durch Augenlid hindurch) / perpalpébral
28428 **perpendicular** / senkrecht / perpendiculaire
28429 **perpetual** / perpetuus (in alle Ewigkeit) / perpétuel

28430 **perpetuate** / verewigen / perpétuer
28431 **perpetuity** / Fortdauer *f* / perpétuation *f*
28432 **perplex(ity)** / Befangen(heit *f*) (Verlegen-[heit *f*]) / perplexe (perplexité *f*)
28433 **perseverant (perseverance)** / Beharrlich(keit *f*) / persévérant (persévérance *f*)
28434 **perseveration** / Perseveration *f* (Haftenbleiben: gleiche Antwort od. Reaktion auf ungleiche Fragen bzw. Reize bei org. Gehirnerkrankungen) / persévération *f*
28435 **persist** / insistieren (beharren auf) / persister
28436 **persistence** / Persistenz *f* (bakt. Persistoren von Resistoren unterscheidende Verhaltensweise: Überleben durch Ausweichmanöver, z.B. Abwurf der von Antibiotica angegriffenen Zellwand) / persistance *f*
28437 **persistence of the follicle** / Follikelpersistenz *f* (anovulatorischer Zyklus) / persistance du follicule *f*
28438 **persistent** / persistierend (persistere = bestehenbleiben) / persistant
28439 **person** / Individuum *n* (Einzelwesen mit besondrer Psyche) / individu *m*
28440 **personalism** / Personalprinzip *n* (der Einzelne ist mehr als die Allgemeinheit) / personnalisme *m*
28441 **personal(ity)** / Persönlich(keit *f*) / personnel (personnalité *f*)
28442 **personality, alternating (dual)** / Doppelleben *n* / vie double *f*
28443 **personality, dissociated (split)** / Persönlichkeitsspaltung *f* / personnalité dissociée *f*
28444 **personate** / personare (hindurchtönen) / personner
28445 **personification** / Verkörperung *f* / personnification *f*
28446 **persorption** / Persorption *f* (durch Kochen od. Fermentierung vermindertes, durch [Entde]naturierung erhöhtes arteriosklerosierendes Eindringen grobkorpuskulärer Stärkekörner [⌀ 120 μ] in Säugetierblutbahn [VOLKHEIMER]) / persorption *f*
28447 **perspective** / perspektivisch (Zukunftsaussicht *f*) / perspectif (perspective *f*)
28449 **perspiration** / Perspiration *f* (Durch[diehaut]atmung) / perspiration *f*
28450 **perspiration, insensible** / Perspiratio insensibilis (Hautatmung *f*) / perspiration insensible *f*
28451 **perspiration, sensible** / Hautatmung, merkliche *f* (Transpiration) / perspiration sensible *f*
28452 **perspiratory** / perspiratorisch (Hautatmung betreffend) / perspiratoire
28453 **perspire** / durchatmen / perspirer
28454 **persuade (persuasive)** / überreden(d) / persuader (persuasif)
28455 **persuasion** / Überredung *f* / persuasion *f*
28456 **PERTHES-JÜNGLING disease** / PERTHES-JÜNGLING' Krankheit (Ostitische Form des BESNIER-BOECK-SCHAUMANN' Syndroms) / maladie de PERTHES-JÜNGLING
28457 **pertrochanteric** / pertrochantär (durch Rollhügel hindurch) / pertrochantérien
28458 **perturb** / beunruhigen / perturber
28459 **perturbation** / (Betriebs)störung *f* / perturbation *f*
28460 **perturbation, critical** / Perturbatio critica (Verschlechterung vor Krise) / perturbation critique *f*
28461 **perturbator** / Störenfried *m* / perturbateur *m*
28462 **pertussal (pertussoid)** / keuchhustenbezüglich (-ähnlich) / coqueluchien (coqueluchoïde)
28463 **pertussis (whooping cough)** / Tussis convulsiva (Keuchhusten mit Stadia catarrhale, convulsivum, decrementi) / coqueluche *f*
28464 **perverse** / pervers (verdreht, [geschlechtlich] verkehrt) / pervers
28465 **perversion** / Perversion *f* (perverse [Geschlechts]veranlagung) / perversion *f*
28466 **perversion, homosexual** / Perversio homosexualis (durch «unnatürliche» Mutterbindung aktualisierte «unnatürliche» Chromosomenkonstellation) / perversion homosexuelle *f*
28467 **perversity (perverseness)** / Perversität *f* (perverse [Geschlechts]betätigung) / perversité *f*
28468 **pervert** / pervertieren (verdrehen, entstellen) / pervertir
28469 **pervious(ness)** / Durchlässig(keit *f*) / perméable (perméabilité *f*)
28470 **pessary** / Pessar(ium) *n* (Gebärmutterstütz- bzw. -schützvorrichtung) / pessaire *m*
28471 **pessary, check** / Okklusivpessar *n* (kontrazeptiv) / pessaire obturateur *m*
28472 **pessary, club** / Keulenpessar *n* (wenn Schalenpessar versagt) / pessaire claviforme *m*
28473 **pessary, cradle** / HODGE' Pessar *n* (bei Retroflexio uteri) / pessaire de HODGE *m*
28474 **pessary, cup** / Schalenpessar *n* (bei Descensus uteri) / pessaire à coupe *m*
28475 **pessary, intrauterine** / Intrauterinpessar *n* (erzeugt ungünstiges Implantationsmilieu) / pessaire intra-utérin *m*
28476 **pessimal** / pessimal (schlechtestens) / pessime
28477 **pessimism** / «Schwarzsehen» *n* / pessimisme *m*
28478 **pesticemia** / Pestis siderans / peste septicémique *f*
28479 **pesticide, pestiferous** / entpestend, verpestend / pesticide, pestifère
28480 **pestilence (pestilential)** / Pestilenz *f* (verpestet) / pestilence *f* (pestilentiel)
28481 **petechia** / Hautblutung, umschriebene *f* / pétéchie *f*
28482 **petechial** / petechial (peticula = Fleckchen) / pétéchial
28483 **peteosthor** / Peteosthor *n* (Platinsol + Eosin [als Trägersubstanz] + Thorium X [als Pharmakon] [TROCH, 1949]) / pétéosthor *m*
28484 **PETERS's syndrome** / PETERS' Syndrom (Kombination von Hornhaut- und Gliedmaßenmißbildungen) / syndrome de PETERS
28485 **petiolus of the epiglottis** / Petiolus epiglottidis (Petiolus Dim. v. Pes) / pétiole de l'épiglotte

28486 **du PETIT's syndrome** / du PETIT' Syndrom (Okulopupillärer Symptomenkomplex durch Grenzstrangreizung) / syndrome de du PETIT
28487 **petrification** / Versteinerung *f* (des Gewebes durch Ca-Einlagerung) / pétrification *f*
28488 **petrissage** / Petrissage *f* (Walkmassage) / pétrissage *m*
28489 **petrogenous** / steinursprünglich / pétrogène
28490 **petrolate** / Petrolatum *n* (KW-Stoffgemisch als Salbengrundlage) / pétrolate *m*
28491 **petroleum benzine** / Petrolei benzinum (Wundbenzin *n*) / essence minérale *f*
28492 **petrolization** / Petrolisation *f* (z.B. von Tümpeln gegen Mücken) / pétrolage *m*
28493 **petroradiography** / Felsenbeinaufnahme *f* (mehrere Aspekte) / pétroradiographie *f*
28494 **petrosal** / felsenbeinbezüglich / pétreux
28495 **petrositis** / Felsenbeinaffektion *f* (Pyramideneitrung) / pétrosite *f*
28496 **petrosomastoid, -occipital, -sphenoid, -squamous** / felsenbein-warzenfortsatz-, -hinterhaupt-, -keil-, -schläfenbeinbezüglich / pétrosomastoïdien, -occipital, -sphénoïdien, -squameux
28497 **petrous** / petrosus (steinhart) / rocheux
28498 **petting** / Petting *n* (engl. pet = liebkosen: schamhaftes voreheliches Liebesspiel i.G.z. Paarungsernst [i.S.v. Fortpflanzungsernst] sich nicht mehr [vor dem Geschlechtspartner] schämender Eheleute) / petting *m*
28499 **pexy** / Pexis (Anheftung) *f* / pexie *f*
28500 **(PFANNENSTIEL's syndrome)** / (PFANNENSTIEL' Syndrom) (Durch mütterliche Blutgruppenantikörper ausgelöster schwerer hämolytischer Neugeborenenikterus) / (syndrome de PFANNENSTIEL)
28501 **phacitis** / Phakitis *f* / cristallin, inflammation du *f*
28502 **phacocele** / Linsenvorfall *m* / hernie du cristallin *f*
28503 **phacocystectomy** / Linsenkapselresektion *f* / phacocystectomie *f*
28504 **phacocystitis** / Kapselentzündung *f* (der Augenlinse) / caps(ul)ite *f*
28505 **phacoglaucoma** / Phakoglaukom *n* (Linsenstrukturveränderung nach Glaukom) / phacoglaucome *m*
28506 **phacoid** / linsenähnlich / lentoïde
28507 **phacolysis, phacomalacia** / Linsenablösung, Linsenerweichung *f* / phacolyse, phacomalacie *f*
28508 **phacomatoses** / Phakomatosen *f* (φακός = Linse: linsenförmige Mißbildungen an Häuten) / phacomatoses *f*
28509 **phacometachoresis** / Linsendislokation *f* / cristallin, luxation du *f*
28510 **phacometry (-scopy)** / Linsen(brechungsindex)messung *f* / phacométrie, -scopie *f*
28511 **phacosclerosis** / Linsenverhärtung *f* (Altersstar) / phacosclérose *f*
28512 **ph(a)enotypic(al)** / erscheinungsbildlich / phænotypique
28513 **phagedena** / Phagedaena *f* (φαγέδαινα = fressendes Geschwür) / phagédène *f*
28514 **phagedenism** / Phagedänismus *m* (fressende Geschwüre) / phagédénisme *m*
28515 **phagedenism, tropical** / Phagedänismus, tropischer *m* (im Anschluß an geringe Verletzungen) / phagédénisme tropical *m*
28516 **phagocytable** / phagozytierbar (von Phagozyten aufnehmbar) / phagocytable
28517 **phagocyte** / Phagozyt *m* (φάγω = fressen: Gewebetrümmer u.ä. aufnehmende Zelle) / phagocyte *m*
28518 **phagocytes, endothelial** / Endotheliozyten *m* / endothéliocytes *m*
28519 **phagocytes, globuliferous, melaniferous** / Phagozyten, Blutkörper, -farbstoff aufnehmende *m* / phagocytes globulifères, mélanifères *m*
28520 **phagocyte, mobile, sessile** / Phagozyt, freier, fixierter *m* / phagocyte mobile, sessile *m*
28521 **phagocytic, phagolytic** / phagozytär, phagolytisch (Phagen betreffend, zerstörend) / phagocytaire, phagolytique
28522 **phagocytize (-cytized, -cytizing)** / phagozytieren (-zytiert, -zytierend) / phagocyter (-cyté, -cytant)
28523 **phagocytoblast** / Phagozytenbildner *m* / phagocytoblaste *m*
28524 **phago(cyto)lysis (phago[cyto]lytic)** / Phagozytenzerfall *m* (betreffend) / phagocytolyse *f* (phagocytolytique)
28525 **phagocytosis** / Phagozytose *f* (Tätigkeit der Phagozyten) / phagocytose *f*
28526 **phagocytosis, induced, spontaneous** / Phagozytose, induzierte, spontane *f* / phagocytose provoquée, spontanée *f*
28527 **phalangeal** / fingergliedknochenbezüglich / phalangien
28528 **phalangectomy** / Fingergliedabsetzung *f* / phalange, amputation d'une *f*
28529 **phalanx, distal, middle, proximal** / Phalanx distalis, media, proximalis (rumpffernes, mittleres, rumpfnahes Fingerglied) / phalange distale, moyenne, proximale
28530 **phallitis** / Penisentzündung *f* / verge, inflammation totale de la *f*
28531 **Phalloides syndrome** / Phalloides-Syndrom (Knollenblätterpilzvergiftung) / syndrome de l'Amanita phalloides
28532 **phallus** / Penis erectus (sowohl erotische wie aggressive Kräfte ausdrückendes Kult- und Traumsymbol) / membre viril érigé *m* (verge *f*)
28533 **phaneroscopy** / Phaneroskopie *f* (φανερός = sichtbar: Untersuchung von Hautveränderungen mit Sammellinse) / phanéroscopie *f*
28534 **phanerosis of fatty bodies** / Fettphanerose *f* (Sichtbarwerden vorher unsichtbarer Fettstoffe aus Lipoiden in Präparaten nach Zelltod) / phanérose des corps gras *f*
28535 **phantasm** / Phantasma *n* (φάντασμα = Trugbild) / fantasme *m*
28536 **phantasmal** / trugbildlich / fantasmique
28537 **phantasmia** / Phantasmie *f* (Pseudohalluzination) / phantasmie *f*
28538 **phantom** / Phantom *n* (φαντάζομαι = erscheinen) / fantôme *m*
28539 **pharmaca, potentially mutagenic** / Pharmaca, potentiell mutagene *n* (z.B. Cytostatica [VOGEL]) / médicaments potentiellement mutagéniques *m*

28540 **pharmaca, α-receptors blocking** / α-Rezeptorenblocker *m* / médicaments bloquant les récepteurs α *m*
28541 **pharmaca, β-receptors blocking** / β-Rezeptorenblocker *m* / médicaments bloquant les récepteurs β *m*
28542 **pharmacochemistry** / Chemie, pharmazeutische *f* / chimie pharmaceutique *f*
28543 **pharmacodiagnosis** / Pharmakodiagnose *f* (Diagnosenstellung durch Medikation) / pharmacodiagnostic *m*
28544 **pharmacodynamic** / pharmakodynamisch (arzneimittelwirksam) / pharmacodynamique
28545 **pharmacodynamics** / Pharmakodynamik *f* ([Lehre von den] Arzneiwirkungen) / pharmacodynamie *f*
28546 **pharmacogenic** / pharmakogen (von Arzneimitteln herrührend) / pharmacogénique *f*
28547 **pharmacognosy** / Pharmakognosie *f* (Drogenkunde) / pharmacognosie *f*
28548 **pharmacography** / Arzneimittelbeschreibung *f* / pharmacographie *f*
28549 **pharmacokinetics** / Pharmakokinetik *f* ([Lehre von der] Auseinandersetzung zwischen Organismus und einverleibtem Pharmakon) / pharmacocinétique *f*
28550 **pharmacology** / Pharmakologie *f* (Arzneimittelkunde) / pharmacologie *f*
28551 **pharmacology, clinical** / Pharmakologie, klinische *f* (objektive Beobachtung der krankheitsbildl. Wirkung eines arzneibildl. passenden Medikaments am Einzelkranken[bett]) / pharmacologie clinique *f*
28552 **pharmacology, experimental** / Pharmakologie, experimentelle *f* (Medikamentenprüfung an Tier- und/od. [im Blindversuch] an Menschengruppen) / pharmacologie expérimentale *f*
28553 **pharmacology, human** / Humanpharmakologie *f* (nicht an Arznei-, sondern an individuellen Krankheitsbildern orientierte) / pharmacologie humaine *f*
28554 **pharmacology, interference** / Interferenzpharmakologie *f* (Untersuchung der Zusammenwirkung von Äthanol, Coffein, Nicotin u.ä. mit Medikamenten) / pharmacologie d'interférence *f*
28555 **pharmacology, molecular** / Molekularpharmakologie *f* (versucht mit Arzneien in subzelluläre Bezirke einzudringen) / pharmacologie moléculaire *f*
28556 **pharmacomania** / Arzneimittelsüchtigkeit *f* / pharmacomanie *f*
28558 **pharmacon**/Pharmakon *n* (φάρμακον=Heilmittel, Gift, Zaubermittel) / pharmacon *m*
28559 **pharmaconeuroses, -psychoses** / Arzneineurosen, -psychosen *f* / pharmaconévroses, -psychoses *f*
28560 **pharmacopeia** / Pharmakopoe *f* (Arznei[mittelvorschrift]enverzeichnis) / pharmacopée *f*
28561 **pharmacophilia, -phobia** / Pharmakophilie, -phobie *f* / pharmacophilie, -phobie *f*
28562 **pharmacophore** / Arzneiwirkstoff *m* (wirksame Atomgruppe in einem Arzneimolekül) / pharmacophore *m*
28563 **pharmacopsychiatry** / Pharmakopsychiatrie *f* (Psychiatrie mit Medikamenten, sog. Psychopharmaca) / pharmacopsychiatrie *f*
28564 **pharmacoradiography** / Pharmakoradiographie *f* (z.B. der Magenwände) / pharmacoradiographie *f*
28565 **pharmacotherapy** / Pharmakotherapie *f* (auf individuelle Stoffwechsellage des Patienten abgestimmte Arzneitherapie) / pharmacothérapie *f*
28566 **pharmacotherapy, causal** / Pharmakotherapie, kausale *f* (auf Grund der Analyse von Krankheitsursache und Arzneiwirkung in vitro et in vivo) / pharmacothérapie causale *f*
28567 **pharmacotherapy, operational** / Pharmakotherapie, operationelle *f* (auf Grund der statistisch und intuitiv erfaßten Wahrscheinlichkeit der Umkehrwirkung einer optimal reduzierten Arzneidosis am entsprechenden Kranken [Bayr]) / pharmacothérapie opérationnelle *f*
28568 **pharmaco(toxico)logy, clinical** / Pharmako(toxiko)logie, klinische *f* (erforscht Resorptions-, Verteilungs-, Stoffwechsel-, Ausscheidungsprobleme unter [patho]physiol. Bedingungen) / pharmaco(toxico)logie clinique *f*
28569 **pharmacy** / Pharmazie *f* (Arzneimittelherstellung[skunst, -stätte]) / pharmacie *f*
28570 **pharyngalgia** / Halsschmerzen *m* / pharyngodynie *f*
28571 **pharyngeal, pharyngitic** / schlundbezüglich, rachenentzündlich / pharyngien, pharyngitique
28572 **pharyngectasie** / Pharyngozele *f* / hernie pharyngienne *f*
28573 **pharyngectomy** / Pharynx(teil)resektion *f* / pharyngectomie *f*
28574 **pharyngism** / Glossopharyngeuskrampf *m* (der vom N. glossopharyngeus versorgten Schlundmuskeln) / pharyngospasme *m*
28575 **pharyngitis** / Halsentzündung *f* / pharyngite *f*
28576 **pharyngitis, acute, chronic** / Rachenkatarrh, akuter, chronischer *m* / pharyngite aiguë, chronique *f*
28577 **pharyngitis, atrophic, hypertrophic** / Pharyngitis atrophica, hypertrophica / pharyngite atrophique, hypertrophique *f*
28578 **pharyngitis, croupous, phlegmonous, ulcerous** / Pharyngitis membranosa, phlegmonosa, ulcerosa / pharyngite membraneuse, phlegmoneuse, ulcéreuse *f*
28579 **pharyngitis, dry** / Pharyngitis sicca / pharyngite sèche *f*
28580 **pharyngitis, glandular** / Pharyngitis granulosa / pharyngite folliculaire *f*
28581 **pharyngitis, vesicular** / Zahorsky' Syndrom (Herpeseffloreszenzen im Gaumen- und Rachenbereich) / pharyngite vésiculaire
28582 **pharyngo-amygdalitis** / Rachen-Mandelentzündung *f* / pharyng(o-)amygdalite *f*
28583 **pharyngo-epiglottic, -glossal** / rachen-epiglottis-, -zungebezüglich / pharyng(o-é)piglottique, -glossien

28584 **pharyngo-esophageal, -laryngeal** / rachenspeisenröhrebezüglich, -kehlkopfbezüglich / pharyngo-œsophagien, -laryngien
28585 **pharyngokeratosis** / Rachenschleimhautverhornung *f* / muqueuse pharyngienne, épaississement de la *m*
28586 **pharyngolaryngitis** / Rachen-Kehlkopfentzündung *f* / pharyngolaryngite *f*
28587 **pharyngolith** / Rachenwandkonkretion *f* / pharyngolithe *m*
28588 **pharyngology** / Halsheilkunde *f* / pharyngologie *f*
28589 **pharyngomaxillary, -palatine** / rachen-kieferbezüglich, -gaumenbezüglich / pharyngomaxillaire, -palatin
28590 **pharyngomycosis** / Pharyngomykose *f* (Soorerkrankung) / pharyngomycose *f*
28591 **pharyngonasal, -oral** / rachen-nasebezüglich, -mundbezüglich / pharyngonasal, -buccal
28592 **pharyngopathy** / Halsleiden *n* / pharyngopathie *f*
28593 **pharyngoplasty** / Pharyngoplastik *f* (Rachenschleimhautlückenersatz) / pharyngoplastie *f*
28594 **pharyngoplegia** / Schlundmuskellähmung *f* / pharyngoparalysie *f*
28595 **pharyngorrhagia, -rrhea** / Rachenblutung *f*, -schleimfluß *m* / pharyngorragie, -rrhée *f*
28596 **pharyngosalpingitis** / Rachen-Ohrtrompetenentzündung *f* / pharyngosalpingite *f*
28597 **pharyngoscleroma** / Pharyngosklerom *n* (im Zusammenhang mit Laryngo- bzw. Rhinosklerom) / pharyngosclérome *m*
28598 **pharyngostenosis** / Schlundverengerung *f* / pharyngosténose *f*
28599 **pharyngotomy (, sub-, suprahyoid)** / Schlunderöffnung *f* (unter-, oberhalb Zungenbein) / pharyngotomie (sous-, sushyoïde) *f*
28600 **pharynx** / Pharynx (φάρυγξ = Schlund) / pharynx
28601 **phase** / Phase *f* (Entwicklungsabschnitt) / phase *f*
28602 **phase, (absolute, relative) refractory** / Refraktärphase (, absolute, relative) *f* (der Unerregbarkeit reizbaren Gewebes) / phase réfractaire (absolue, relative) *f*
28603 **phase, anuria-oliguria** / Anurie-Oliguriephase *f* (bei Nierenversagen [z.B. durch Schlafmittelvergiftung] überwunden, wenn Diurese durch Dialyse 1 l/d erreicht [STREICHER-SPANG]) / phase anuriqueoligurique *f*
28604 **phases, cellular** / Phasen, Zelluläre *f* (RECKEWEG: Imprägnations-, Degenerations-, Neoplasmaphase einer Krankheit) / phases cellulaires *f*
28605 **phase, chronic** / Phase, chronische *f* (4. Wahnphase des Alkoholikers) / phase chronique *f*
28606 **phase coincidence, lead** / Phasengleichheit, -voreilung *f* / phase, concordance, avance de *f*
28607 **phase of the connective tissue, parasympathicotonic** / Bindegewebephase, parasympathikotonische *f* (basenüberschüssige) / phase parasympathicotonique du tissu conjonctif *f*
28608 **phase of the connective tissue, sympathicotonic** / Bindegewebephase, sympathikothonische *f* (säureüberschüssige) / phase sympathicotonique du tissu conjonctif *f*
28609 **phase, critical** / Phase, kritische *f* (3. Rauschphase des Alkoholikers: Willensenthemmung) / phase critique *f*
28610 **phase, desquamative** / Desquamationsphase *f* (1.–4. Menstruationszyklustag) / phase de desquamation *f*
28611 **phase, diffusion** / Diffusionsphase *f* (Enzymverteilung über vasalen und extravasalen Raum) / phase de diffusion *f*
28612 **phase, dispersion** / Dispersionsphase *f* (Stoffteilchen[größe $>$ 100 mμ, $<$ 100 mμ, $<$ 1 mμ] im Dispersionsmittel) / phase de dispersion *f*
28613 **phase, elimination** / Eliminationsphase *f* (Enzymumsatz) / phase d'élimination *f*
28614 **phase, eosinophilic lymphocytic** / Heilphase, eosinophil-lymphozytäre *f* (3. Phase der Infektionsabwehr: Eosinophilie, relative Lymphozytose, Rückgang der Leukozytenzahl [SCHILLING]) / phase éosinophile lymphocytaire *f*
28615 **phases, humoral** / Phasen, Humorale *f* (RECKEWEG: Exkretions-, Reaktions-, Depositionsphase einer Krankheit) / phases humorales *f*
28616 **phase, hyperthermic** / Postovulationsphase *f* (~ 16.–28. Zyklustag, Körpertemperatur ~ 37,2) / phase hyperthermique *f*
28617 **phase, hypothermic** / Präovulationsphase *f* (~ 1.–12. Zyklustag, Körpertemperatur ~ 36,7) / phase hypothermique *f*
28618 **phase, in; (cophasal)** / phasengerecht (ist z.B. Anlagerung von Phenylalanin [UUU] an Methionin [AUG] wie AUGUUU) / phase, en
28619 **phase, iodide, hormiodine** / Iodidphase, Hormoniodphase *f* (des Iodzyklus) / phase d'iodure, d'hormiode *f*
28620 **phase lag** / Phasenverzögerung *f* / phase, retard de *m*
28621 **phase, monocytic** / Abwehrphase, monozytäre *f* (2. Phase der Infektionsabwehr: Heilung [od. Erschöpfung] anzeigende Monozytose bei beginnender Immunisierung [SCHILLING]) / phase monocytaire *f*
28622 **phase, neutrophilic** / Kampfphase, neutrophile *f* (1. Phase der Infektionsabwehr: Zunahme der Leukozytenzahl, Lymphozytopenie, Eosinopenie [SCHILLING]) / phase neutrophile *f*
28623 **phase, opposite** / Gegenphase *f* / phase, opposition de *f*
28624 **phase, out of** / nichtphasengerecht («phasenverschoben» ist z.B. Anlagerung von Valin [GUU] an Methionin [AUG] wie AUGUUU) / phase, hors de; (déphasé)
28625 **phases, preoedipal** / Phasen, präödipale *f* (FREUD: Kastrationsangst ♂, Penisneid ♀) / phases préœdipales *f*

28626 **phase, prodromal** / Phase, prodromale *f* (2. «Palimpsest»phase des Alkoholikers: «schizothyme» Gedankenenthemmung) / phase prodromique *f*
28627 **phase, proliferative** / Proliferationsphase *f* (5.–14. Menstruationszyklustag) / phase de prolifération *f*
28628 **phase, reconstruction** / Rekonstruktionsphase *f* (der Mitose zwischen Telo- und Interphase) / phase de reconstruction *f*
28629 **phase, recreative** / Erholungsphase *f* / phase de récréation *f*
28630 **phase, secretory** / Sekretionsphase *f* (15.–28. Menstruationszyklustag) / phase de sécrétion *f*
28631 **phase, symptomatic** / Phase, symptomatische *f* (1. Euphoriephase des Alkoholikers: «zyklothyme» Gefühlsenthemmung [JELLINEK]) / phase symptomatique *f*
28632 **phase, vegetative** / Phase, vegetative *f* (Bildung von Phagen-DNS und -Protein in der von der Bakterien-DNS-Synthese auf die Phagen-DNS-Synthese umgeschalteten Zelle zwischen Eklipse und Latenzzeit)/ phase végétative *f*
28633 **phasic** / phasisch / phasique
28634 **phasopathy**/Phasopathie *f* (in differenzierten Phasen verlaufendes Leiden) / phasopathie *f*
28635 **phenes** / Phäne *n* (Gesamtmerkmale) / phènes *m*
28636 **phenocopy** / Phänokopie *f* (durch frühembr. Schädigungen zustandekommender Phänotypus) / phénocopie *f*
28637 **phenol (C_6H_5OH)**/Phenol *n* (φαίνω = leuchten: Carbolsäure [RUNGE, 1834), Destillationsprodukt aus Steinkohle) / phénol *m*
28638 **phenols** / Phenole *n* (direkt an Benzolkern gebundene aromatische [= zyklische] Hydroxylgruppen) / phénoles *m*
28639 **phenol ester** / Phenolester *m* / éther-sel phénylique *m*
28640 **phenol, liquefied** / Phenolum liquefactum (zur Konservierung von Impfstoffen) / phénol liquéfié *m*
28641 **phenolization** / Phenolisierung *f* (Behandlung mit Carbol) / phénolisation *f*
28642 **phenoloxidases** / Phenoloxydasen *f* (Phenol als Eiweißfäulnisprodukt zerstörende Cu-haltige Laccasen in Blut und Geweben) / phénoloxydases *f*
28643 **phenome** / Phänom *n* (Merkmalgesamt) / phénôme *m*
28644 **phenomenal** / phänomenal (Erscheinung betreffend) / phénoménal
28646 **phenomenalism** / Phänomenalismus *m* (passives Verharren vor Phänomenen) / phénoménalisme *m*
28647 **phenomenology (, medical)** / Phänomenologie (, medizinische) *f* (Lehre von den [Krankheits]erscheinungen bzw. den ihnen zu Grunde liegenden «Essenzen», d.h. objektiven Sachverhalt[zusammenhäng]en) / phénoménologie médicale *f*
28648 **phenomenon** / Phänomen *n* (φαίνω = sichtbar machen: Erscheinung i.S.v. Existenz od. Essenz einer Sache) / phénomène *m*
28649 **phenomenon, adherence-disappearence** / Haft-Schwundphänomen *n* (Treponema-pallidum-Schwundtest) / phénomène d'adhérence-désapparence *m*
28650 **phenomenon, auricular** / Aurikularisphänomen *n* (Druckempfindlichkeit der hinteren Gehörgangwand bei beginnender Meningitis) / phénomène auriculaire *m*
28651 **phenomenon, back** / Rückenphänomen *n* (krankhafte Wirbelsäuleneinziehung) / phénomène du dos *m*
28652 **phenomenon, blanching** / Aussparphänomen *n* (SCHULTZ-CHARLTON' Auslöschphänomen: Fehlen des Masernexanthems an Antiseruminjektionsstellen) / phénomène de l'extinction *m*
28653 **phenomenon, blockade** / Zonenphänomen *n* (Präzipitations-, Agglutinations-, KBR-Hemmung im Bereich der Post- bzw. Prozone) / phénomène d'inhibition *m*
28654 **phenomena, bulbar** / Bulbärerscheinungen *f* (bei Medulla-oblongata-Erkrankungen) / phénomènes bulbaires *m*
28655 **phenomena, catatonic** / Erscheinungen, katatone *f* / phénomènes catatoniques *m*
28656 **phenomenon, cheek** / Wangenzeichen *n* (bei Meningitis) / réflexe malaire *m*
28657 **phenomenon of compensation** / Kompensationserscheinung *f* / phénomène de compensation *m*
28658 **phenomena, compulsive** / Zwangserscheinungen *f* / phénomènes compulsifs *m*
28659 **phenomenon, cough** / Hustenphänomen *n* (Rö-Aufhellung der Lungenspitzen beim Husten) / phénomène de toux *m*
28660 **phenomenon, diaphragmatic** / Zwerchfellzeichen *n* (Sichtbarkeit der Zwerchfellablösung von der Brustwand) / phénomène diaphragmatique *m*
28661 **phenomenon, dolabra** / Hobelspanphänomen *n* (Abschuppen der Herde bei Pityriasis versicolor) / phénomène de doloire *m*
28661a **phenomenon of dystonia, paradoxical** / Dystoniephänomen, paradoxes *n* (paradoxe Dorsal- und Plantarflexion) / phénomène paradoxal de dystonie *m*
28662 **phenomenon, erythematous** / Erythematodesphänomen *n* (HARGRAVES: Nachweis von Erythematodeszellen) / phénomène érythémateux *m*
28663 **phenomenon, fist** / Faustzeichen *n* (bei Tetanie) / phénomène de poing *m*
28664 **phenomenon, harp** / Harfenphänomen *n* (Muskelkontraktion durch sanftes Bestreichen bei degenerativen Prozessen) / phénomène de harpe *m*
28665 **phenomenon, hyperflexion** / Hyperflexionsphänomen *n* (übermäßige Kniebeugung als Hypermetrieausdruck) / phénomène d'hyperflexion *m*
28666 **phenomenon, imitation** / Imitationsphänomen *n* (zur Feststellung einer Hypermetrie) / phénomène de l'imitation *m*
28667 **phenomenon, intensification** / Verstärkerphänomen *n* (Immunitätserhöhung durch Auffrischungs- nach Schutzimpfung bzw. Zweit- nach Erstinfektion [BOOSTER]) / phénomène d'intensification *m*

28668 **phenomenon, jumping Jack** / Hampelmannphänomen *n* (Berührungsschmerzüberempfindlichkeitsreaktion bei Säuglingen) / phénomène de pantin *m*
28669 **phenomenon, median** / Medianusphänomen *n* (Krampf durch Druck auf N. medianus bei Tetanie) / phénomène médian *m*
28670 **phenomenon, natural** / Naturerscheinung *f* / phénomène naturel *m*
28672 **phenomenon, peroneal nerve** / Peronäusphänomen *n* (Streckkrampf im Knie durch Peronäalpunktbeklopfen bei Tetanie) / signe de Pool-Schlesinger *m*
28673 **phenomenon, prodromal** / Vorläufererscheinung *f* / phénomène prodromique *m*
28674 **phenomenon, repulsion** / Rückstoßphänomen *n* (bei Kleinhirnerkrankungen fortfallendes am Unterarm) / phénomène de répulsion *m*
28675 **phenomenon, sound** / Sondenphänomen *n* (Einbrechen in morsches Gewebe) / phénomène de sonde *f*
28676 **phenomenon, thrombohemorrhagic** / Phänomen, thrombohämorrhagisches (THP) *n* / phénomène thrombohémorragique *m*
28677 **phenomenon, tongue** / Zungenphänomen *n* (Dellenbildung bei Beklopfen) / phénomène de la langue *m*
28678 **phenomenon, woodpecker's beat** / Spechtschlagrhythmus *m* (Kyniklokardie) / rythme de lapin *m*
28679 **phenothiazine derivatives** / Phenothiazinderivate *n* (neuro- bzw. psychoplegische Antihistaminica) / phénothiazine, dérivés de *m*
28680 **phenotype** / Phänotypus *m* (durch Phänom geprägtes [Erscheinungs]bild) / phénotype *m*
28681 **phenotypic** / phänotypisch (sind erworbene [Umwelt]merkmale) / phénotypique
28682 **phenyl** / Phenyl *n* (einwertige Atomgruppe C_6H_5: Benzolradikal in vielen aromatischen Verbindungen) / phényle *m*
28683 **phenyl alcohol, ether** / Phenylalkohol, -äther *m* / alcool, éther phénylique *m*
28684 **phenyl azide** / Phenylazid *n* / phényle, azide de *m*
28685 **phenyl benzoate, cyanate** / Phenylbenzoat, -cyanat *n* / benzoate, cyanate phénylique *m*
28686 **phenyl iodide, salicylate** / Phenyliodid, -salicylat *n* / iodure, salicylate phénylique *m*
28687 **phenylacetic** / phenylessigsauer / phényleacétique
28688 **phenylalanine** / Phenylalanin *n* (α-Amino-β-phenylpropionsäure; RNS-Triplet : UUU) / phénylalanine *f*
28689 **phenylalanine basal mix, low** / Grundnahrung, phenylalaninarme *f* (enzymatisch hydrolysiertes Casein ohne Phenylalanin, korrigiert nicht PKU-Chromosomenaberration) / régime phénylalaniniprive de base *m*
28690 **phenylalaninhydroxylase** / Phenylalaninhydroxylase *f* (wandelt Phenylalanin in Tyrosin um) / phénylalanine, hydroxylase de *f*
28691 **phenylamine ($C_6H_5NH_2$)** / Phenylamin *n* (Anilin) / phénylamine *f*
28692 **phenylene ($-C_6H_4-$)** / Phenylen *n* / phénylène *m*
28693 **phenylketonuria** / Phenylketonurie *f* (infolge Phenylalaninblutspiegelerhöhung wegen Fehlens der Phenylalaninhydroxylase) / phénylcétonurie *f*
28694 **phenylketonuria (PKU)** / Fölling' Syndrom (Erbliche Phenylalanin-Stoffwechselstörung mit Oligophrenie) / imbécillité phénylpyruvique
28695 **pheochromoblastoma** / Phäochromoblastom *n* (unreifes Phäochromozytom) / phéochromoblastome *m*
28696 **pheochromocytoma** / Nebennierenmark-Syndrom, hyperhormonales (Hormonale Überproduktion des NN-Marks) / phéochromocytome
28697 **pheoderma** / Phäoderm *n* (φαιός = grau: Hautverfärbung durch ausgetrocknete Zellen) / phéoderme *m*
28698 **pherases** / Pherasen *f* (Gruppen übertragende Fermente, z.B. Amino-, Phosphopherase) / phérases *f*
28699 **pherentasin** / Pherentasin *n* (Schroeder: Pressorstoff im hypertonischen Blut [10–20 γ/l]) / phérentasine *f*
28700 **pherogram** / Pherogramm *n* (Elektrophorese) / phérogramme *m*
28701 **pherogram, normal** / Pherogramm, normales *n* (Albumin 55%, α_1-Globulin 6%, α_2-Globulin 8%, β-Globulin 11%, γ-Globulin 15%, Gesamteiweiß 7 g%) / phérogramme normal *m*
28702 **pherogram, pathologic** / Pherogramm, pathologisches *n* (bei Entzündungen, Tumoren, Leber-, Nierenerkrankungen) / phérogramme pathologique *m*
28703 **Phialophora** / Phialophora *n* (Gattung Konidiosporalen) / phialophores *m*
28704 **phialophora, verrucous** / Phialophora verrucosa (menschenpathogener Hautpilz) / phialophore verruqueux *m*
28705 **philosophy, existential** / Existenzphilosophie *f* (Heidegger' Existentialontologie, Jaspers' Existentialpsychologie, Sartre' Existentialsoziologie) / existentialisme *m*
28706 **philosophy, science, natural** / Naturphilosophie, -wissenschaft *f* (theoretisiert über, experimentiert mit Natur) / philosophie, science naturelle *f*
28707 **philter with tubercle** / Philtrum; Tuberculum (Unternasenrinne mit Vorsprung) / philtre avec tubercule
28708 **phimosis** / Phimose *f* (φιμός = Maulkorb: Vorhautverengung) / phimose *f*
28709 **phlebalgia, ischiadic** / Phlebalgia ischiadica (Ischias durch Venenstauung) / phlébalgie ischiatique *f*
28710 **phlebarteriectasia** / Phlebarteriektasie *f* (fortschreitende der Hand- od. Fußflächen) / phlébartériectasie *f*
28711 **phlebectasia** / Venenerweiterung *f* / phlébectasie *f*
28712 **phlebectasia, laryngeal** / Phlebectasia laryngea (an Stimmbändern bei Laryngitis) / phlébectasie laryngienne *f*

28713 **phlebectomy** / Venen(teil)resektion *f* / phlébectomie *f*
28714 **phlebitis** / Venenentzündung *f* / phlébite *f*
28715 **phlebitis, blue** / Phlegmasia caerulea dolens (blaue Schenkelgeschwulst) / phlébite bleue *f*
28716 **phlebitis, iron-wire** / Eisendrahtphlebitis *f* (Entzündung dünner harter Beinvenen) / phlébite en fil de fer *f*
28717 **phlebitis, obliterating** / Endophlebitis obliterans (Zellwucherung in Venenintima) / phlébite oblitérante *f*
28718 **phlebitis, sinus** / Sinusphlebitis *f* (z. B. bei Oberlippenfurunkel) / phlébite d'un sinus *f*
28719 **phlebofibrosis** / Phlebofibrose *f* (Venenmuskelersatz durch Bindegewebe) / phlébofibrose *f*
28720 **phlebogenous** / venenursprünglich / phlébogène
28721 **phlebogram (phlebograph)** / Venenpulskurve(nschreiber *m*) *f* / phlébogramme (phlébographe) *m*
28722 **phlebography** / Phlebographie *f* (Rö-Darstellung von Venen) / phlébographie *f*
28723 **phleboid** / venenähnlich / phléboïde
28724 **phlebolith(iasis)** / Venenstein(bildung *f*) *m* / phlébolith(ias)e *m* (*f*)
28725 **phlebology** / Phlebologie *f* (Venen[heil]-kunde) / phlébologie *f*
28726 **phlebometritis** / Uterusvenenentzündung *f* / phlébométrite *f*
28727 **phlebopexy** / Phlebopexie *f* (Varikozelen-op.) / phlébopexie *f*
28728 **phlebophlebostomy** / Venenanastomose *f* / phlébophlébostomie *f*
28729 **phleboplasty (-rrhaphy)** / Venenplastik (-naht) *f* / phléboplastie (-rraphie) *f*
28730 **phleborrhagia, -rrhexis** / Venenblutung *f*, -riß *m* / hémorragie veineuse; rupture d'une veine *f*
28731 **phlebosclerosis** / Venen(wand)verhärtung *f* / phlébosclérose *f*
28732 **phlebosclerosation** / Venenverödung *f* (begünstigt Ulcus cruris) / phlébosclérosation *f*
28733 **phlebostasis** / Venenstauung *f* / phlébostase *f*
28734 **phlebo(steno)sis** / Venenerkrankung (-verengerung) *f* / phlébo(sténo)se *f*
28735 **phlebotome** / Phlebotom *n* (Aderlaßnadel) / phlébotome *m*
28736 **phlebotomes** / Phlebotomen *n* (Schmetterlingsmücken) / phlébotomes *m*
28737 **phlebotomize** / phlebotomisieren (zur Ader lassen) / phlébotomiser
28738 **phlebotomy** / Venaesectio (Veneneröffnung bes. zur i.v. Inj.) / phlébotomie *f*
28739 **phlebothrombosis** / Venenthrombose *f* (ohne Entzündung) / phlébothrombose *f*
28740 **phlebotropic** / venenfreundlich / phlébotrope
28741 **phlegm** / Phlegma *n* (1. Trägheit, 2. Schleim) / flegme *m*
28742 **phlegmatic** / phlegmatisch (φλέγμα = Schleim: schwerfällig) / flegmatique
28743 **phlegmon** / Phlegmone *f* (φλεγμονή = Zellgewebsentzündung) / phlegmon *m*
28744 **phlegmon of the penis** / Penisphlegmone *f* / plegmon du pénis *m*
28745 **phlegmon, subpectoral** / Subpektoralphlegmone *f* (Roedelius) / phlegmon souspectoral *m*
28746 **phlegmon, urinary** / Harnphlegmone *f* (nach Infiltration) / phlegmon urinaire *m*
28747 **phlegmon, wooden** / Holzphlegmone *f* (brettharte am Hals) / phlegmon ligneux *m*
28748 **phlegmonic** / phlegmonös / phlegmoneux
28749 **phlogistic** / phlogistisch (φλογίζω = in Brand setzen: entzündlich) / phlogistique
28750 **phlogogenic** / phlogogen (Entzündung verursachend) / phlogogène
28751 **phlogosis** / Phlogosis *f* (φλόγωσις = Entzündung) / phlogose *f*
28752 **phlorizin** / Phloridzin *n* (Glykosid aus Obstbaumwurzelrinden) / phlorhizine *f*
28753 **phlyctena** / Phlyctaena *f* (φλύκταινα = Blase: erregerfreie Infiltration der Augapfelbindehaut) / phlyctène *f*
28754 **phlyctena, wandering** / Wanderphlyktäne *f* / phlyctène migrante *f*
28755 **phlycten(ul)ar** / phlyktän(ul)är / phlycten(ul)aire
28756 **phobia** / Phobie *f* (φόβος = Furcht: krankhafte Furcht = Angst) / phobie *f*
28757 **phobophobia** / Phobophobie *f* (Angst vor Angst[zuständen]) / phobophobie *f*
28758 **phocomelia** / Phokomelie *f* (Mißbildung mit Extremitäten ohne Gliedmaßen) / phocomélie *f*
28759 **phocomelus** / Phokomelus *m* (φώκη = Robbe: phokomelische Mißgeburt) / phocomèle *m*
28760 **phonacoscope** / Phonakoskop *n* (Auskultations- + Perkussionsgerät) / phonacoscope *m*
28761 **phonal (phonic)** / stimm(bezüg)lich / phonal (phonique)
28762 **phonasthenia** / Stimmschwäche *f* / phonasthénie *f*
28763 **phonation (phonatory)** / Stimmbildung *f* (stimmbildnerisch) / phonation *f* (phonatoire)
28764 **phone** / Phon *n* (φωνή = Laut: Lautstärkeneinheit [Ph]) / phone *m*
28765 **phoneme** / Phonem *n* (Wortbedeutung unterscheidender Laut, z. B. B[ein], P[ein]) / phonème *m*
28766 **phonemes** / Phoneme *n* («Stimmen» als Gehörtäuschung Geisteskranker) / phonèmes *m*
28767 **phonendoscope** / Phonendoskop *n* (Membranendoskop) / phonendoscope *m*
28768 **phonentallaxis** / Phonentallaxis *f* (ἀλλάσσω = vertauschen: von Vokalen und Diphthongen) / phonentallaxis *f*
28769 **phonetician** / Phonetiker *m* (Stimmbildner) / phonéticien *m*
28770 **phonetic(s)** / phonetisch (Lautlehre *f*) / phonétique (*f*)
28771 **phoniatry (phoniatric)** / Stimmheilkunde *f* (stimmärztlich) / phoniatrie *f* (phoniatrique)
28772 **phonism** / Phonismus *m* (Tönehören bei Farbensehen) / phonisme *m*

28773 **phonocardiography** / Herztonschreibung *f* / phonocardiographie *f*
28774 **phonocardiography, fetal** / Phonokardiographie, fetale *f* / phonocardiographie fœtale *f*
28775 **phonogenic** / phonogen (stimmwirksam) / phonogénique
28776 **phonomania** / Phonomanie *f* (φόνος = Mord: Mordsucht) / phonomanie *f*
28777 **phonometer** / Phonometer *n* (LUCAE: Flüstersprachemesser) / phonomètre *m*
28778 **phonometry** / Phonometrie *f* (BAAS: Bestimmung der Körperteileresonanz beim Aufsetzen der Stimmgabel) / phonométrie *f*
28779 **phonophobia** / Phonophobie *f* (Sprechangst [der Stotterer]) / phonophobie *f*
28780 **phonoscope** / Phonoskop *n* (Stethoskop mit Mikrophon) / phonoscope *m*
28781 **phonothyrography** / Phonothyreographie *f* (zur feineren Schilddrüsenauskultation) / phonothyréographie *f*
28783 **phonovenography** / Phonovenographie *f* (zur Lokalisierung insuffizienter Vv. perforantes bei Krampfadern durch Strömungsgeräusch an Oberschenkelinnenseite) / phonophlébographie *f*
28784 **phosphatase, alkaline** / Phosphatase, alkalische *f* (AP aus Nierengewebe im Urin erhöht bei Nierenschädigung) / phosphatase alcaline *f*
28785 **phosphatases, alkaline, acid** / Phosphatasen, alkalische, saure *f* (in Leber und Knochen, in Prostata gebildet) / phosphatases alcalines, acides *f*
28786 **phosphatase, alkaline granulocytic** / Granulozytenphosphatase, alkalische *f* (bei myeloischer Leukämie) / phosphatase granulocytique alcaline *f*
28787 **phosphatase, alkaline serum** / Serumphosphatase, alkalische *f* (Erhöhung bei Knochenerkrankungen, z.B. Prostatakarzinommetastasen) / phosphatase du sérum alcaline *f*
28788 **phosphatase, placental alkaline (PAP)** / Plazentaphosphatase, alkalische *f* (Bestimmung im Serum ermöglicht Schwangerschaftsverlaufskontrolle) / phosphatase alcaline placentaire *f*
28789 **phosphates** / Phosphate *n* (Salze der o-Phosphorsäure [H_3PO_4]) / phosphates *m*
28790 **phosphate, triple** / Tripelphosphat *n* (Mg-Ammoniumphosphatkristalle im alkalischen Harn) / phosphate triple *m*
28791 **phosphatemia, -uria** / Phosphatämie, -urie *f* (Phosphordiabetes) / phosphatémie, -urie *f*
28792 **phosphatidases (phospholipases)** / Phosphatidasen *f* (Phospholip(oid)asen A–D: Lecithin u.a. Phospholipoide spaltende Fermente) / phosphatidases *f*
28793 **phosphatometer** / Urinphosphatmesser *m* / phosphatomètre *m*
28794 **phosphaturia, alimentary** / Phosphaturie, alimentäre *f* / phosphaturie alimentaire *f*
28795 **phosphaturia, juvenile** / Phosphaturie, juvenile *f* (Ca-Ausscheidung bei Sekretionsstörung der Dickdarmschleimhaut) / phosphaturie juvénile *f*
28796 **phosphaturia, nervous** / Phosphaturie, essentielle *f* / phosphaturie idiopathique *f*
28797 **phosphene** / Phosphen *n* (Wahrnehmung von Lichtblitzen bei Augenerkrankungen) / phosphène *m*
28798 **phosphene of accomodation** / Akkommodatiónsphosphen *n* (bei nachlassender Akkommodation auftretender Gesichtfeldsaum) / phosphène de l'accommodation *m*
28799 **phosphides** / Phosphide *n* (Phosphor-Metallverbindungen durch Austausch von H gegen äquivalente Metallmengen) / phosphures *m*
28800 **phosphites** / Phosphite *n* (Salze der Phosphorigsäure [H_3PO_3]) / phosphites *m*
28801 **phospho-amidases** / Phosph(o)amidasen *f* (Phosphorsäureester von Säureamiden hydrolysierende Phosphatasen) / phosph(o-)amidases *f*
28802 **phosphocreatines** / Phosphokreatine *n* (Kreatin- bzw. Argininphosphorsäure des Muskels) / phosphocréatines *f*
28803 **phospho-esterases** / Phosphatasen *f* (org. Phosphorsäureester spaltende Hydrolasen) / monestérases *f*
28804 **phosphoglucomutase, -hexomutase** / Phosphoglucomutase, -hexomutase *f* (Fermente im intermediären KH-Stoffwechsel) / phosphoglucomutase, -hexomutase *f*
28805 **phosphoglyceromutase** / Phosphoglyceromutase *f* (3-Phosphoglycerinsäure in 2-Phosphoglycerinsäure umwandelndes Ferment) / phosphoglycéromutase *f*
28806 **phosphohexo-isomerase** / Phosphohex(o)-isomerase *f* (PHI: Glucose-Fructose-6-phosphat-Gleichgewicht katalysierendes Muskelextraktferment) / phosphohex(o-) isomérase *f*
28807 **phospholipids (phosphatides)** / Glycerinphosphatide *n* (Lecithine, Kephaline, Inositphosphatide, Plasmalogene) / glycérophosphatides (phospholipides) *m*
28808 **phospholipidemia (phosphatidemia)** / Phospholipoidämie *f* / phosphatidémie *f*
28809 **phosphonecrosis** / Phosphonekrose *f* (am Unterkiefer infolge chron. Phosphorvergiftung) / phosphonécrose *f*
28810 **phosphopherase** / Phosphopherase *f* (Phosphorsäurerestgruppe von einer auf andre Substanz übertragendes Ferment) / transphosphorylase *f*
28811 **phosphoproteins** / Phosphoproteide *n* (o-Phosphorsäure enthaltende, z.B. Casein) / phosphoprotéides *m*
28812 **phosphorated (phosphorized)** / phosphorisiert (mit Phosphor verbunden) / phosphor(is)é
28813 **phosphoremia (-uria)** / Phosphorämie (-urie) *f* / phosphorémie (-urie) *f*
28814 **phosphorescence** / Nachleuchten *n* (des Leuchtschirms ohne Strahlenwirkung) / phosphorescence *f*
28815 **phosphoric (phosphated)** / phosphorsauer / phosphorique (phosphaté)
28816 **phosphorism** / Phosphorvergiftung *f* / phosphore, empoisonnement par le *m*

28817 **phosphorization** / Phosphorisierung *f* / phosphorisation *f*
28818 **phosphorolysis** / Phosphorolyse *f* («Hydrolyse» der [Glucosid]bindung unter Aufnahme von anorg. Phosphat und Verknüpfung mit Phosphorsäure zu Glucose-1-phosphat) / phosphorolyse *f*
28819 **phosphoroscope** / Phosphoreszenzmesser *m* / phosphoroscope *m*
28820 **phosphorous** / phosphorigsauer (knochensauer) / phosphoreux
28821 **phospho(r)penia** / Phosphormangel *m* / phosphopénie *f*
28823 **phosphorus (P 15 30,98)** / Phosphorus (Phosphor *m*) / phosphore *m*
28824 **phosphorus, radioactive** / Phosphor, radioaktiver *m* (^{32}P, HWZ 14,3 d) / phosphore radioactif *m*
28825 **phosphorylase** / Phosphorylase *f* (in Leber und Muskel vorkommendes Ferment der Phosphorolyse) / phosphorylase *f*
28826 **phosphorylation** / Phosphorylierung *f* (Einführung der 3wertigen PO-Gruppe in ein org. Molekül) / phosphorylation *f*
28827 **photaugiaphobia** / Lichtüberempfindlichkeit *f* (αὐγή = Glanz) / photaugiaphobie *f*
28828 **phote** / Phot *n* (φῶς [φάος] = Licht: Beleuchtungsstärkeneinheit ph = 1 Lumen/cm^2 = 10 000 Lux) / phote *m*
28829 **photechy** / Photechie *f* (Radioaktivität eines bestrahlten Körpers) / photéchie *f*
28830 **photesthesia (photalgia)** / Lichtempfindlichkeit (, schmerzhafte) *f* / photesthésie (photodynie) *f*
28831 **photic** / lichtbezüglich / photique
28832 **photism** / Photismus *m* (Farbensehen bei Tönehören) / photisme *m*
28833 **photo-actinic** / phot(o)aktinisch (Licht- und UV-Licht-aktiv) / phot(o-)actinique
28834 **photo-allergy** / Lichtallergie *f* / phot(o-)allergie *f*
28835 **photobacteria** / Leuchtbakterien *n* / bactéries lumineuses *f*
28836 **photobiology** / Photobiologie *f* ([Erforschung der] biol. Lichtwirkung) / photobiologie *f*
28837 **photobiotic** / photobiotisch (nur bei Licht leben[können]d) / photobiotique
28838 **photocatalyzer** / Photokatalysator *m* (Licht in Chlorophyll verwandelnde Substanz) / photocatalyste *m*
28839 **photocauterization** / Photokauterisation *f* (Gewebezerstörung durch Strahlen) / photocautérisation *f*
28840 **photoceptor** / Photorezeptor *m* (lichtempfindlicher Nerv) / photocepteur *m*
28841 **photochemistry** / Photochemie *f* ([Erforschung der] chem. Lichtwirkung) / photochimie *f*
28842 **photocoagulator** / Photokoagulator *m* (ophth.) / photocoagulateur *m*
28843 **photodermatism** / Photodermatismus *m* (Empfindlichkeit lichtexponierter Hautepithelzellen) / photodermatisme *m*
28844 **photodermatoses** / Photodermatosen *f* (Hautkrankheiten durch Lichtexposition) / photodermatoses *f*
28845 **photodermia** / Photodermie *f* (Hautschaden durch Lichtexposition) / photodermie *f*
28846 **photodromy, negative, positive** / Photodromie, negative, positive *f* (Bewegung suspendierter Teilchen vom Licht fort, zum Licht hin) / photodromie négative, positive *f*
28847 **photodynamia** / Photodynamie *f* (stärkere Wirkung bestimmter Stoffe im Licht) / photodynamie *f*
28848 **photo(dys)phoria** / Licht(un)verträglichkeit *f* / photo(dys)phorie *f*
28849 **photo-effect** / Phot(o)effekt *m* (Elektronenauslösung beim Auftreffen von Rö-Strahlen auf Materie) / phot(o-)effet *m*
28850 **photo-electricity** / Phot(o)elektrizität *f* (durch Licht hervorgerufene) / phot(o-)électricité *f*
28851 **photo-electrocardiography** / Phot(o)elektrokardiographie *f* / phot(o-)électrocardiographie *f*
28852 **photo-electrons** / Phot(o)elektronen *n* (des Photoeffekts) / phot(o-)électrons *m*
28853 **(photo)electronystagmography** / (Photo)-elektronystagmographie *f* ([P]ENG: zur Vestibularisdiagnostik) / (photo-)électronystagmographie *f*
28854 **photo-elements** / Phot(o)elemente *n* (bei Belichtung elektr. Strom liefernde Zellen) / phot(o-)éléments *m*
28855 **photo-erythema** / Lichterythem *n* / phot(o-)érythème *m*
28856 **photo-esthetic** / phot(o)ästhetisch (Lichtempfindlichkeit betreffend) / phot(o-)esthésique
28857 **photofluorogram (-graphy)** / Schirmbild-(photographie) *f* / (radio)photographie de l'écran *f*
28858 **photogenesis** / Lichtentstehung *f* / photogenèse *f*
28859 **photogenic** / photogen (bildwirksam) / photogénique
28860 **photogenous** / lichtursprünglich / photogène
28861 **photogram** / Lichtbild *n* / photographie *f*
28862 **photokinetic** / photokinetisch (durch Lichtreiz bewegt) / photocinétique
28863 **photolethal** / photoletal (die destruktive Potenz des Lichts betreffend) / photodestructif
28864 **photology** / Lichtlehre *f* / photologie *f*
28865 **photoluminescence** / Photolumineszenz *f* (warmes Licht [bei Licht] aufleuchtender Stoffe) / photoluminescence *f*
28866 **photolysis** / Photolysis *f* (Zersetzung chem. Verbindungen durch Licht) / photolyse *f*
28867 **photoma** / Photom *n* (Wahrnehmung von Wolkengebilden bei Okzipitallappenerkrankungen) / photome *m*
28868 **photomania** / Photomanie *f* (manische Symptome unter Lichteinwirkung) / photomanie *f*
28869 **photometer** / Photometer *n* (zur Kolorimetrie ohne Vergleichslösung [PULFRISCH]) / photomètre *m*
28870 **photometry** / Lichtempfänglichkeitsmessung *f* / photométrie *f*

28871 **photomicrography** / Photomikrographie *f* (Herstellung von Mikrophotographien) / photomicrographie *f*
28872 **photomicroscope** / Photomikroskop *n* (zur Herstellung von Mikrophotographien eingerichtetes) / photomicroscope *m*
28873 **photomorphism** / Photomorphismus *m* (Gestaltwandel durch Lichteinfluß) / photomorphose *f*
28874 **photomotor** / lichtbewegt / photomoteur
28875 **photon (light quantum)** / Photon *n* (Lichtkorpuskel: kleinstes Energieteilchen einer Strahlung) / photon *m*
28876 **photon, energy of** / Photonenergie *f* ($E = h \cdot \nu$ [h = PLANCK' Wirkungsquantum, ν = Frequenz]) / photon, énergie de *f*
28877 **photopathy (-trauma)** / Photopathie *f* (-trauma *n*) (Leiden [Trauma] durch Lichteinwirkung) / photopathie *f* (-trauma *m*)
28878 **photoperceptive** / lichtempfänglich / photoperceptif
28879 **photoperiodism** / Photoperiodismus *m* (physiol. Hell-Dunkelreaktion bei Tieren und Pflanzen) / photopériodisme *m*
28880 **photopharmacology** / Photopharmakologie *f* ([Erforschung der] Lichtwirkung auf Pharmaca) / photopharmacologie *f*
28881 **photophores** / Lichtträger *m* (z.B. Endoskoplichtquelle) / photophores *m*
28882 **photophosphorylation** / Photophosphorylierung *f* (Bildung von ATP aus ADP und anorg. Phosphat in der Pflanze durch Licht) / photophosphorylation *f*
28883 **photophthalmia, electric** / Photophthalmia electrica (Keratoconiunctivitis durch UV-Strahlung) / photophtalmie électrique *f*
28884 **photoproduct** / Lichterzeugnis *n* / lumière, produit de la *m*
28885 **photop(s)ia** / Photop(s)ie *f* (physiol. [psych.] Wirkung von Licht auf Augen) / photop(s)ie *f*
28886 **photoptometer** / Lichtstärkenempfindungsmesser *m* / photoptomètre *m*
28887 **photoradiometer** / Strahlenempfindlichkeitsmesser *m* / photoradiomètre *m*
28888 **photoreaction** / Photoreaktion *f* (einer chem. Verbindung auf [Be]licht[ung]) / photoréaction *f*
28889 **photosensibilization (of the skin)** / Photosensibilisierung *f* (der Haut durch Medikamenten- und Alkoholkonsum möglich) / photosensibilisation (de la peau) *f*
28890 **photosensitize** / photosensibilisieren (für Licht empfänglich machen) / photosensibiliser
28891 **photostable** / photostabil (bei Licht unverändert) / photostable
28892 **photostatics** / Photostatik *f* (Auswertung photographischer Frontal- und Profilaufnahmen für die Kieferorthopädie) / photostatique *f*
28893 **photosynthesis** / Photosynthese *f* (Umwandlung von Lichtenergie in chem. Energie: Assimilation von Kohlendioxyd [CO_2] in den grünen Pflanzen; wichtigster biochem. Vorgang) / photosynthèse *f*
28894 **photosynthetics** / Photosynthetiker *m* (mittels Sonnenenergie organische Stoffe aus anorganischen aufbauende Pflanzen) / photosynthétiques *f*
28895 **phototherapy** / Lichtheilverfahren *n* / photothérapie *f*
28896 **photothermy** / Licht(strahlen)wärme *f* / photothermie *f*
28897 **phototimer** / Expositionszeitregler *m* (röntg.) / phototimer *m*
28898 **phototonus** / Phototonus *m* (durch Licht herbeigeführter Reizbarkeitsstatus [des Protoplasmas]) / phototonus *m*
28899 **phototoxis** / Phototoxis *f* (Bestrahlungsschaden) / phototoxis *f*
28900 **phototropism** / Phototaxis *f* (durch Lichtreiz ausgelöste Bewegung) / phototaxie *f*
28901 **phren** / Phrenes *f* (φρήν = Gemüt) / phrène *f*
28902 **phrenalgia** / Zwerchfellschmerz *m* / phrénodynie *f*
28903 **phrenasthenia** / Phrenasthenie *f* (Gemütsschwäche) / phrénasthénie *f*
28904 **phrenesis** / Phrenesis *f* (Wahnsinn) / phrénésie *f*
28905 **phren(et)ic** / phren(et)isch (zwerchfellbezüglich [wahnsinnig]) / phrén(ét)ique
28906 **phrenicotomy (-exeresis)** / Phrenikusex(h)ärese *f* (STÜRTZ: Zwerchfellahmlegung zwecks Ruhigstellung einer Lunge) / phrénico-ectomie (-exérèse) *f*
28907 **phrenitis** / Zwerchfellentzündung *f* / diaphragmatite *f*
28908 **phrenocardia** / Phrenokardie *f* (HERTZ: libidinöse Herzneurose) / phrénocardie *f*
28909 **phrenocolic, -gastric, -hepatic, -splenic** / zwerchfell-darm-, -magen-, -leber-, -milzbezüglich / phrénocolique, -gastrique, -hépatique, -splénique
28910 **phrenoglottism** / Phrenoglottismus *m* (Zwerchfell- + Glottiskrampf) / phrénoglottisme *m*
28911 **phrenolepsy** / Phrenolepsie *f* (MESCHEDE: Zwangszustand) / phrénolepsie *f*
28912 **phrenology** / Phrenologie *f* (Schädellehre: Schädelformen und geistige Gehirnfunktionen [GALL]) / phrénologie *f*
28913 **phrenoparalysis** / Zwerchfellähmung *f* / phrénoplégie *f*
28914 **phrenopathy** / Phrenopathie *f* (Gemütskrankheit) / phrénopathie *f*
28915 **phrenopericarditis** / Zwerchfell-Herzbeutelverwachsung *f* / phrénopéricardite *f*
28916 **phrenoptosis** / Zwerchfelltiefstand *m* / phrénoptose *f*
28917 **phrenospasm** / Zwerchfellspasmus *m* / phrénospasme *m*
28918 **phthalate** / Phthalat *n* (Salz der Phthaleinsäure) / phtalate *m*
28919 **phthiriasis** / Läusesucht *f* (φθείρ = Laus) / phtiriase *f*
28920 **phthirius, pubic; (crablouse)** / Pediculus inguinalis (Phthirius pubis: Filzlaus *f*) / pou de pubis; (morpion) *m*
28921 **phthisical (phthisiophobia)** / schwindsüchtig (Phthisiophobie *f*) / phtisique (phtisiophobie *f*)
28922 **phthisiology** / Lungenforschung *f* (φθίω = schwinden) / phtisiologie *f*

28923 **phthisis, black** / Phthisis atra (bei Kohlenarbeitern) / phtisie noire *f*
28924 **phthisis, calculous** / Phthisis calculosa (mit Aushusten käsiger Teilchen) / phtisie calculeuse *f*
28925 **phthisis of the eyeball** / Atrophia bulbi / phtisie du globe oculaire *f*
28926 **phthisis, galloping** / Schwindsucht, galoppierende *f* / phtisie galopante *f*
28927 **phthisis, intestinal** / Eingeweidetuberkulose *f* / phtisie intestinale *f*
28928 **phthisis, pulmonary** / Lungentuberkulose (Schwindsucht) *f* / phtisie *f*
28929 **Phycomycetes** / Phykomyzeten *m* (Algenpilze, I. Klasse Myzeten: einzelliges niederes Myzel) / phycomycètes *m*
28930 **phylactic (phylaxis)** / Wachsam(keit *f*) (φυλακτικός = wachsam) / phylactique (phylaxie *f*)
28931 **phylloquinone** / Phyllochinon *n* (Koagulationsvitamin K_I) / phylloquinone *f*
28932 **phylogenetic** / phylogenetisch (φῦλον = Stamm: die Stammesentwicklung betreffend) / phylogénétique
28933 **phylogeny** / Stammesgeschichte *f* / phylogénie *f*
28934 **phyma** / Phyma *n* (φύομαι = wachsen: knolliges Gewächs)/tumeur cutanée *f* (phyma *m*)
28935 **phymatoid (phymatosis)** / knollenähnlich (Knollenbildung *f*) / phymatoïde (phymatose *f*)
28936 **physiatrician (physiatrist)** / Naturheilarzt *m* / physiatriste *m*
28937 **physiatrics (physiatry)** / Naturheilkunde (-praxis) *f* / physiatrique (force curative de la nature) *f*
28938 **physician, assistant** / Assistenzarzt *m* / médecin assistant *m*
28939 **physician, attending** / Arzt, behandelnder *m* / médecin traitant *m*
28940 **physician, chief** / Chefarzt *m* / médecin chef *m*
28941 **physician, house; (resident doctor)** / Krankenhausarzt *m* / médecin d'hôpital; (chirurgien hôpitalier) *m*
28942 **physician (medical [general] practitioner)** / Arzt («praktischer») *m* / médecin ([omni]praticien) *m*
28943 **physician, ordinary** / Leibarzt *m* / médecin ordinaire *m*
28945 **physician, sport** / Sportarzt *m* / médecin sportif *m*
28946 **physician, supreme art of** / Arztkunst, höchste *f* (sich durch Heilen überflüssig machen) / médecin, l'art suprême du *m*
28947 **physician, watering-place** / Badearzt *m* / médecin de station balnéaire *m*
28948 **physicist** / Physiker *m* / physicien *m*
28949 **physi(c)ochemical** / physiologisch-, (physikalisch-)chemisch / physi(c)ochimique
28950 **physicogenic** / physiogen (nicht psychogen) / physicogène
28951 **physicopyrexia** / Fieber, künstliches *n* / physicopyrexie *f*
28952 **physico(theo)logy** / Physiko(theo)logie *f* (Lehre von der Natur [als Gott]) / physico(théo)logie *f*
28953 **physics (natural philosophy)** / Physik *f* (Wissenschaft von der [unbelebten] Natur) / physique *f*
28954 **physics, elementary particle** / Elementarteilchenphysik *f* / physique des particules élémentaires *f*
28955 **physics, high-energy** / Hochenergiephysik *f* (100–1000 Milliardenelektronenvolt) / physique de la haute énergie *f*
28956 **physics, high-frequency, low-frequency** / Hochfrequenzphysik, Niederfrequenzphysik *f* / physique de la haute, basse fréquence *f*
28957 **physics, nuclear** / Kernphysik *f* (Wissenschaft von und Umgang mit Atom[kern]en) / physique nucléaire *f*
28958 **physics, organization** / Entwicklungsphysik *f* (interpretiert subatomare Elementarteilchen als Zustände der atomaren bzw. ein und derselben Materie) / physique cinétique *f*
28959 **physics, plasma, solid body** / Plasmaphysik, Festkörperphysik *f* / physique du plasma, des corps solides *f*
28960 **physics, radiation** / Strahlenphysik *f* / physique des radiations *f*
28961 **physics, semiconductor** / Halbleiterphysik *f* / physique des semiconducteurs *f*
28962 **physio(g)nomic(al)** / physio(g)nomisch (naturgesetzlich [gesichtsausdrücklich]) / physio(g)nomique
28963 **physiognom(on)y** / Gesichtsausdruck *m* (Charakterdeutung aus der Physiognomie) / physiognom(on)ie *f*
28964 **physiological(-anatomical)** / physiologisch(-anatomisch) / physiologique(-anatomique)
28965 **physiologist** / Physiologe *m* / physiologiste *m*
28966 **physiology** / Physiologie *f* (Wissenschaft von den Steurungseinrichtungen des [menschlichen] Organismus) / physiologie *f*
28967 **physiology, animal, vegetable** / Tier-, Pflanzenphysiologie *f* / physiologie animale, végétale *f*
28968 **physiology, antenatal, hominal** / Fetal-, Humanphysiologie *f* / physiologie anténatale, humaine *f*
28969 **physiology, applied, compared** / Physiologie, angewandte, vergleichende *f* / physiologie appliquée, comparante *f*
28970 **physiology, cellular** / Zellularphysiologie *f* / physiologie cellulaire *f*
28971 **physiology of effort** / Arbeitsphysiologie *f* / physiologie de travail (d'effort) *f*
28972 **physiology, experimental** / Experimentalphysiologie *f* / physiologie expérimentale *f*
28973 **physiolysis** / Gewebezerfall, natürlicher *m* / physiolyse *f*
28974 **physiomedical** / naturmedizinisch (pflanzenarzneilich) / physiomédical
28975 **physioneurosis** / Physioneurose *f* (nicht Psychoneurose) / physionévrose *f*
28976 **physionomy** / Physionomie *f* (Lehre und Kenntnis der Naturgesetze) / physionomie *f*
28977 **physiopathic** / physiopathisch (nicht psychopathisch) / physiopathique

28978 **physiopathology** / Physiopathologie *f* (Wissenschaft von den Störungen [des Zusammenspiels] der Steuerungseinrichtungen des Organismus) / pathophysiologie *f*
28979 **(physio)pathology, dental** / Zahn(physio)-pathologie *f* / (physio)pathologie dentaire *f*
28980 **physiophathology, general, special** / Physiopathologie, allgemeine, spezielle *f* / physiopathologie générale, spéciale *f*
28981 **physiopsychic** / psychophysisch (leibseelebezüglich) / physiopsychique
28982 **physiotherapy of the lung** / Lungenphysiotherapie *f* (bei Säuglingen nach O_2-Beatmung erfolgreich) / physiothérapie du poumon *f*
28983 **physometra** / Tympania uteri (φῦσα = Blasebalg: Gebärmuttermeteorismus z.B. bei verschleppter Querlage) / physométrie *f*
28984 **physopyosalpinx** / Physopyosalpinx *f* (Gas und Eiter in Eileiter) / physopyosalpinx *f*
28985 **phyto-albumin, -globulin** / Pflanzenalbumin, -globulin *n* / phyto-albumine, -globuline *f*
28986 **phytobezoar** / Phytobezoar *m* (Pflanzenbezoar mit glatter Oberfläche) / phytobézoard *m*
28987 **phytocardiacs** / Phytocardiaca *n* (Myokardstoffwechsel ausgleichende Phytotherapeutica) / phytocardiaques *m*
28988 **phytochemistry (, medical)** / Pflanzenchemie (, medizinische) *f* (Untersuchung des [Gesamt]chemismus der Inhaltstoffe [Wirkstoffe] von Pflanzen) / phytochimie (médicale) *f*
28989 **phytocytostatics** / Cytostatica, pflanzliche *n* (z.B. Bittersüß) / phytocytostatiques *m*
28990 **phytogenesis** / Pflanzenentwicklung(sgeschichte) *f* / phytogenèse *f*
28991 **phytogenic (-genous)** / pflanzenursprünglich (von Pflanzen erzeugt) / phytogène (-génique)
28992 **phytography, -pharmacology** / Pflanzenbeschreibung, Heilpflanzenkunde *f* / phytographie, -pharmacologie *f*
28993 **phytohemagglutinin** / Phytohämagglutinin *n* (Mitose aktivierende Substanz) / phytohémagglutinine *f*
28994 **phytohormones, -plasm** / Pflanzenhormone, -zellplasma *n* / phytohormones *f*, -plasme *m*
28995 **phytoid** / pflanzenähnlich / phytoïde
28996 **Phytolacca** / Kermesbeere (Wirkstoffe: Saponin II, Phytolaccasäure) / Phytolacca decandra (Phytolaccaceae)
28997 **phytology** / Phytologie *f* (Pflanzennatur-Wissenschaft) / phytologie *f*
28998 **phytomedicine** / Pflanzenschutz, integrierter *m* (SCHUPHAN: einwandfreie äußere Beschaffenheit heute, gesundheitlich wertvolle morgen) / médecine végétale *f*
28999 **phytonoses** / Phytonosen *f* (Erkrankungen durch Pflanzen) / phytonoses *f*
29000 **phytoparasites (phytoses)** / Pflanzenschmarotzer(krankheiten *f*) *m* / phytoparasites *m* (phytoses *f*)
29001 **phytopathies** / Pflanzenkrankheiten *f* / phytopathies *f*
29002 **phytopathology** / Pflanzenpathologie *f* (Abnahme [Zunahme] von Krankheiten und Schädlingen durch [un]harmonische Düngung, richtige [falsche] Fruchtfolge, richtige [falsche] Standortwahl [SCHUPHAN]) / pathologie végétale *f*
29003 **phytophage** / Pflanzenfresser *m* / phytophage *m*
29004 **phytoplankton** / Phytoplankton *n* (Gesamtheit der im Wasser schwebenden Pflanzen) / phytoplancton *m*
29005 **phytosterols** / Phytosterine *n* (pflanzliche Sterine) / phytostérols *m*
29006 **phytostigminum, salicylic** / Phytostigminum salicylicum (Curarewirkung aufhebendes Alkaloid der Kalababohne) / ésérinum sulfurique *m*
29007 **phytotherapeutics** / Phytotherapeutica ([Behandlung mit] Pflanzenalkaloide[n]) / phytothérapeutique *f*
29008 **phytotherapy** / Pflanzenheilkunde *f* (Pflanzenheilverfahren *n*) / phytothérapie *f*
29009 **phytotomy** / Pflanzenanatomie *f* / phytotomie *f*
29010 **pia mater of the brain** / Pia mater encephali / pie-mère crânienne
29011 **pia mater of the spinal cord** / Pia mater spinalis (μῆνιγξ λεπτή = zarte Haut des Rückenmarks) / pie-mère rachidienne
29012 **pia-arachnitis** / Leptomeningitis *f* (Pia-mater- und Arachnoideaentzündung) / arachnoïdopiemérite *f*
29013 **pi(a-)arachnoidal** / arachnopial (Arachnoidea und Pia mater betreffend) / pie-mère et arachnoïde, à l'égard de
29014 **piamatral** / pial (Pia mater betreffend) / pie-mérien
29015 **piarrhemia** / Lipämie *f* (πῖαρ = Fett) / piarrémie *f*
29016 **piceous (tarry)** / teerig / goudronneux
29017 **pick** / picken / piquer
29018 **PICK's disease** / PICK' Syndrom (I) (Umschriebene Großhirnrindenatrophie mit Persönlichkeitsveränderung) / démence présénile
29019 **PICK's retinitis** / PICK' Retinitis (Netzhautblutungen und -degenerationsherde bei chron. Anämien) / rétinite de PICK
29020 **PICK's visions** / PICK' Syndrom (II) (Optische Täuschungen bei [tumorösen] Veränderungen im IV. Hirnventrikel) / hallucinations de PICK
29021 **pico** / Piko ($p = 10^{-12}$) / pico
29022 **picrate** / Picrat *n* (Salz der Picrinsäure) / picrate *m*
29023 **picrogeusia** / Geschmack, bittrer *m* (path.) / picrogeustie *f*
29025 **picrotoxin** / Picrotoxin *n* (N-freie Kokkelskörnersubstanz) / picrotoxine *f*
29026 **picture, colour, moving** / Bild, farbiges, bewegtes *n* / photographie en couleur *f*, film cinématographique *m*
29027 **piece (pipe), extension** / Verlängerungsstück (-rohr) *n* (labor.) / pièce (tuyau *m*) à extension *f*

29028 **piedra** / Haarknötchenkrankheit, schwarze *f* (durch Piedraia hortai) / piédra *f*
29029 **Piedraia** / Piedraia *f* (Gattung Gymnaskalen) / piédraia *f*
29030 **pierce(r)** / lochen (Locheisen *n*) / poinçonner (poinçon *m*)
29031 **PIETRANTONI's syndrome** / PIETRANTONI' Syndrom (Neuralgisches Krankheitsbild bei Siebbein- od. Kieferhöhlentumoren) / syndrome de PIETRANTONI
29032 **piezesthesia** / Druckempfindung *f* (πιέζω = drücken) / baresthésie *f*
29033 **piezo-allochromy** / Piez(o)allochromie *f* (Farb[ver]änderung einer Substanz durch Zerreiben) / piéz(o-)allochromie *f*
29034 **piezochemistry** / Piezochemie *f* ([Erforschung der] Druckwirkung bei chem. Prozessen) / piézochimie *f*
29035 **piezometer** / Druck(sinn)messer *m* / piézomètre *m*
29036 **pig, dwarf** / Zwergschwein *n* (Züchtung auf ⅓ Normalgröße, für humanpharmakol. Versuche bes. geeignet, weil Schwein physiol. am menschenähnlichsten) / cochon nain *m*
29037 **pigheaded(ness)** / Störrig(keit *f*) / entêté (entêtement *m*)
29038 **pigment** / Pigment *n* (pingere = malen: jeder Farbstoff im animalischen Körper) / pigment *m*
29039 **pigments, autochthonous, extraneous** / Pigmente, endogene, exogene *n* / pigments endogènes, exogènes *m*
29040 **pigments, autogenous** / Pigmente, autogene *n* (nichthämoglobinogene, z.B. Lipofuscin, Melanin) / pigments autogènes *m*
29041 **pigments, hematogenous** / Pigmente, hämoglobinogene *n* (Hämatoidin, Hämosiderin, Hämofuscin u.a.) / pigments hématogènes *m*
29042 **pigment, hepatogenous** / Pigment, hepatogenes *n* (Bilirubin) / pigment hépatogène *m*
29043 **pigment, metabolic** / Stoffwechselpigment *n* / Pigment métabolique *m*
29044 **pigment, respiratory** / Atmungspigment *n* (Oxydationspigment) / pigment respiratoire *m*
29045 **pigmental, pigmentary, pigmented** / pigmentbezüglich, pigmenthaltig, pigmentiert / pigmenteux, pigmentaire, pigmenté
29046 **pigmentation** / Pigmentierung *f* (Körperfarbstoffablagerung) / pigmentation *f*
29047 **pigmentogenesis, -lysis** / Pigmentbildung, -auflösung *f* / pigmentogenèse, -lyse *f*
29048 **pigmentophages** / Pigmentophagen *m* (Pigment aufnehmende Phagozyten) / pigmentophages *m*
29049 **pigmentophore** / Pigmenttransportzelle *f* / pigmentophore *m*
29050 **pile, thermo-electric** / Element, therm(o)-elektrisches *n* / pile therm(o-)électrique *f*.
29051 **pil(i)ation** / Pil(i)ation *f* (Haarbruch [-bildung]) / pil(i)ation *f*
29052 **pillar** / Säule *f* / pilier *m*
29053 **pill(et)** / Pillula *f* (pila = Ball: kugelförmige Arzneizubereitung) / pilule (, petite) *f*
29054 **pil(l)iform** / haarförmig (pillenförmig) / pil(l)iforme
29055 **pil(lul)ar** / haarbezüglich (Pillen betreffend) / pil(lul)aire
29056 **pilocarpine, hydrochloric** / Pilocarpinum hydrochloricum (Pilocarpus[arten]-Alkaloid) / pilocarpine hydrochlorique *f*
29057 **pilomotor** / haarsträubend / pilomoteur
29058 **pilosebaceous** / haartalgdrüsenbezüglich / pilosébacé
29059 **pilosis** / Haarigkeit *f* (anomale Behaarung) / pilose *f*
29060 **pilosity** / Behaarung *f* / pilosité *f*
29061 **pimeloma, pimelosis** / Pimelom *n*, Pimelose *f* / pimélome *m*, pimélose *f*
29062 **pimelorrhea** / Fettdiarrhoe *f* / pimélorrhée *f*
29063 **pi(mel)orthopnea** / Fettorthopnoe *f* (πίων [πιμελή] = Fett) / obésité, orthopnée à l'
29064 **Pimpinella** / Bibernelle (Wirkstoff: Pimpinellin) / Pimpinella Saxifraga, Pimpinella magna (Umbelliferae)
29066 **pin, safety** / Sicherheitsnadel *f* / épingle de sûreté *f*
29067 **pincement** / Kneifmassage *f* / pincement *m*
29068 **pincers** / Kneifzange *f* / tenailles *f*
29068a **pine** / Zapfen *m* / tenon *m*
29069 **pineal** / pinealis (pinea = Zirbel: Zirbeldrüse betreffend) / pinéal
29070 **pineal(ocyt)oma** / Pineozytom *n* (Zirbeldrüsengeschwulst) / piné(al)ocytome *m*
29071 **pinealoma, (an)isomorphous** / Pinealom, (an)isomorphes *n* (aus einheitlichen [verschiedenen] Zellen) / pinéalome (an)isomorphe *m*
29072 **pinealoma, ectopic** / Pinealom, ektopisches *n* (Geschwulst der Sehnervenkreuzung) / tumeur du chiasma *f*
29073 **pineoblastoma** / Zirbeldrüsengeschwulst, bösartige *f* / pinéoblastome *m*
29074 **piniform** / (tannen)zapfenförmig / piniforme
29075 **pink** / blaßrot (rosa) / rose
29076 **pinocyte** / Pinozyt *m* (πίνω = trinken: Gewebeflüssigkeit aufnehmende Zelle) / pinocyte *m*
29077 **pinocytosis** / Pinozytose *f* (Tätigkeit der Pinozyten: Vakuolenbildung in Leukozyten) / pinocytose *f*
29078 **pinprick** / Nadelstich *m* / épingle, coup (piqûre *f*) d' *m*
29079 **piperazine ($C_{10}H_{26}N_4$)** / Piperazin *n* (Nucleinzerfall(s)produkt der Samenflüssigkeit) / pipérazine *f*
29080 **pipette, inoculation** / Impfpipette *f* / pipette à ensemencement *f*
29081 **piqûre** / «Zuckerstich» *m* (in Medulla oblongata zwischen Akustikus- und Vaguskern bei Diabetes [BERNARD]) / piqûre diabétique *f*
29082 **piriform, pisiform** / birnförmig, erbsenförmig / piriforme, pisiforme
29083 **piriformitis** / Piriformitis *f* (Frauenkreuzschmerzen durch M.-piriformis-Entzündung) / piriformite *f*
29084 **PIRINGER=KUCHINKA's syndrome** / PIRINGER=KUCHINKA' Syndrom (Benigne nichteitrige Halslymphadenitis) / syndrome de PIRINGER=KUCHINKA

29085 **Piroplasmida** / Piroplasmiden *n* (3. Ordnung Sporozoen) / piroplasmides *m*
29086 **piscine** / Piscina *f* (Badebecken zur Unterwasserbehandlung) / piscine *f*
29087 **pistil (piston)** / Pistill *n* (Stempel, Stößel) / pistil (piston) *m*
29088 **pistol, inoculation** / Impfpistole *f* / pistolet à inoculation *m*
29089 **pitch (tar)** / Pix (Pech *n*, Teer *m*) / poix *f* (goudron *m*)
29090 **pitch, Burgundy** / Pix burgundica (Burgunder [weißes] Pech *n*) / poix blanche (de Bourgogne) *f*
29091 **pitch, Canada** / Pix canadensis (Kanadapech *n*) / poix canadienne *f*
29092 **Pithecanthropos** / Pithecanthropus *m* (πίθηκος = Affe: Affenmensch, nicht Vater [DARWIN], sondern Vetter [LEAKY] des Menschen) / pithécanthrope *m*
29093 **pithecoid (apelike)** / affenartig / pithécoïde
29094 **pithiatism** / Pithiatismus *m* (πείθω = überreden: durch Überredung [Leichtgläubigkeit] entstandene Krankheit) / pithiatisme *m*
29095 **pithiatry** / Pithiatrie *f* (Heilung durch Überredung [Leichtgläubigkeit]) / pithiatrie *f*
29096 **pitressin** / Vasopressin *n* (konstringiert [pharmakologisch] Blutgefäße und erhöht -druck) / hypophamine β *f*
29097 **pituicytes** / Pituizyten *m* (spezif. Gliazellen des HHL) / pituicytes *m*
29098 **pituita** / Pituita *f* (= Schleim[erbrechen *n*] *m*) / pituite *f*
29099 **pituit(a)rism** / Pituitarismus *m* (HVL-Dysfunktion) / pituitarisme *m*
29100 **pituitary (pituitropic)** / pituitär (pituitrop) (HVL[-Diathese] betreffend) / pituitaire (pituitrope)
29101 **pituitary syndrome** / SIMMONDS-SHEEHAN' Syndrom (Partielle postpartale HVL-Insuffizienz) / cachexie hypophysaire
29102 **pituitotropism** / Pituitotropismus *m* (hypophysäre Diathese) / pituitotropisme *m*
29103 **pituitous** / pituitös (Pituita betreffend) / pituiteux
29104 **pityriasis** / Pityriasis *f* (πίτυρον = Kleie: kleienförmige Schuppung) / pityriasis *f*
29105 **pityriasis, chronic lichenoid** / Parapsoriasis guttata (an Lichen-ruber-planus-Papeln erinnernde Herde) / parapsoriasis lichénoïde chronique *f*
29106 **pityriasis of the face, white** / Pityriasis alba faciei / pityriasis blanche de la face *f*
29107 **pityriasis of the head, simple** / Pityriasis simplex capitis (kann in Alopecia pityroides übergehen) / pityriasis simple de la tête *f*
29108 **pityriasis, pilary red** / Pityriasis rubra pilaris (BESNIER' Stachelflechte) / pityriasis rouge pilaire *f*
29109 **pityriasis, universal red** / Erythrodermie, primäre *f* (Zehrröteln auf gesunder Haut) / pityriasis rouge (HEBRA) *f*
29110 **pityriasis, versicolor** / Pityriasis versicolor (Kleinpilzflechte durch Microsporon furfur) / pityriasis versicolor *f*
29111 **pityroid (pityriasic)** / pityroid (pityriasisch) (kleienartig[e Schuppung betreffend]) / pityroïde (pityriasique)
29113 **place** / plazieren (Platz *m*) / placer (place *f*)
29114 **placebo (, drug)** / Placebo *n* (placere = gefallen: Scheinarznei zur suggestionsfreien Arzneiprüfung) / placébo (médicament factice-témoin) *m*
29115 **placenta (after-birth) with fetal and uterine portion** / Placenta: Pars foetalis et uterina (πλακοῦς = Kuchen: Mutterkuchen mit fetalem und maternem Anteil) / placenta (arrière-faix) avec portion fœtale et utérine
29116 **placenta, adherent** / Placenta accreta (in-, per-) (an [in, durch] Gebärmutterwand) / placenta adhérent *m*
29117 **placenta, annular** / Placenta, ringförmige *f* / placenta annulaire *m*
29118 **placenta, battledore** / Placenta marginata (fet. Fläche kleiner als mat.) / placenta bordé *m*
29119 **placenta, circumvalate** / Placenta circumvalata (ausgeprägte P. marginata) / placenta extrachorionique *m*
29120 **placenta, cirsoid** / Placenta, variköse *f* / placenta variqueux *m*
29121 **placenta, horseshoe** / Hufeisenplazenta *f* / placenta en fer de cheval *m*
29122 **placenta, lobed (bi-, tri-, multi-)** / Placenta, gelappte *f* / placenta bi-, tri-, multilobé *m*
29123 **placenta localization** / Plazentalokalisation *f* (durch Ultraschall für Amniozentese zur pränatalen Diagnose des Rh-bedingten Morbus haemolyticus neonatorum) / placenta, localisation du *f*
29124 **placenta, membranaceous** / Placenta membranacea (breite flache dünne) / placenta membraneux *m*
29125 **placenta, (partial, premature) separation of** / Plazentalösung (, partielle, vorzeitige) *f* / placenta, décollement (partiel, prématuré) du *m*
29126 **placenta previa (, central, marginal, partial, total)** / Placenta praevia (zentral, randständig, teilweise, total vorliegende) / placenta prævia (central, marginal, partiel, total) *m*
29127 **placenta previa, cervical** / Placenta praevia cervicalis (seltne Insertion) / placenta prævia cervical *m*
29128 **placenta, retarded maturity of the** / Placentae maturitas retardata (durch unzulängliche Synzytiosinusoidalmembranentwicklung bes. infolge perinataler Acidose unreife Placenta: Ursache der Neugeborenenasphyxie) / placenta, maturité retardée du *f*
29129 **placenta, senile** / Placenta obsoleta / placenta, sénescence du *f*
29130 **placenta separation, mode of** / Plazentalösung, Modus der *m* (DUNCAN: unten, mehr Blut, SCHULTZE: Mitte, weniger Blut) / décollement placentaire, mode de *m*
29131 **placenta, stone** / Plazentaverkalkung *f* / placenta, infiltration calcaire du *f*
29132 **placenta, succenturiate** / Placenta succenturiata (durch Teilung entstandene) / placenta accessoire *m*

29133 **placental** / plazentär (Mutterkuchen betreffend) / placenta, concernant le
29134 **placental dysfunction syndrome** / BALLANTYNE-RUNGE' Syndrom (Durch Überschreitung der Tragzeit infolge Dysfunktion der Placenta beim Neugeborenen auftretendes Krankheitsbild) / syndrome de la dysmaturité
29135 **placentation** / Plazentaeinnistung *f* / placentation *f*
29136 **placentitis** / Plazentaentzündung *f* / placentite *f*
29137 **placentogenesis** / Plazentaentwicklung *f* / placentogenèse *f*
29138 **placentography** / Plazentographie *f* (Rö-Darstellung der Placenta) / placentographie *f*
29139 **placentoma** / Plazentom *n* (Neubildung aus retiniertem Plazentagewebe) / placentome *m*
29140 **placid(ity)** / Friedlich(keit *f*) / placide (placidité *f*)
29140a **placode** / Plakode *f* (πλάξ = Platte: Epidermisverdickung, Zellmaterial bereitstellende und in die Tiefe verlagernde lokalisierte embr. [Nerven]organanlage) / placode *f*
29141 **plagiarism (plagiarist)** / Plagiat(or *m*) *n* / plagiat (plagiaire) *m*
29142 **plagiarize** / plagiieren (geistiges Eigentum stehlen) / plagier
29143 **plagiocephaly** / Plagiozephalie *f* (πλάγιος = schräg: Schiefköpfigkeit) / plagiocéphalie *f*
29145 **plague (pest, black death)** / Pestis *f* (Schwarzer Tod *m*) / peste *f*
29146 **plague, ambulatory, bubonic** / Pestis fulminans / peste mineure, majeure *f*
29147 **plague, cattle, horse** / Rinderpest, Pferdepest *f* / peste bovine, équine *f*
29148 **plague, fowl, hog** / Hühner-, Schweinepest *f* / peste aviaire, porcine *f*
29149 **plague, pneumonic** / Lungenpest *f* / peste pneumonique *f*
29150 **plain(ness)** / Offen(heit *f*) (Ehrlich[keit *f*]) / franc(hise *f*)
29151 **plan** / Plan *m* / plan *m*
29152 **plan, biological** / Bauplan, biologischer *m* (der Nucleinsäuren durch Proteine verwirklicht) / plan biologique *m*
29153 **plan, procedural** / Verfahrensplan *m* / plan de procédure *m*
29154 **plane (plain)** / Ebene (Planities) *f* / plaine *f* (plan *m*)
29155 **plane, aural vertical** / Ohrvertikale *f* (senkrecht zu Frankfurter Horizontale) / plan vertical auriculaire *m*
29156 **plane, ear-eye** / Ohr-Augenebene (OAE) *f* (zur Gebißlagebestimmung gedachte Ebene) / plaine auriculo-orbitaire *f*
29157 **plane, Frankfort (German) horizontal** / Frankfurter Horizontale *f* (durch unteren Augenhöhlen- und oberen Gehörgangrand gedachte Ebene) / plan horizontal de Francfort *m*
29158 **plane, French horizontal** / Französische Horizontale *f* (durch tiefsten Punkt der Hinterhauptbeingelenkhöcker und Prosthion gedachte Ebene) / plan horizontal français *m*
29159 **plane, frontal, horizontal (transversal), sagittal (median, vertical)** / Frontalebene, Horizontalebene, Sagittalebene *f* (Körper in vorn-hinten, oben-unten, rechts-links trennend) / plan frontal, horizontal, sagittal *m*
29160 **plane, incidence** / Einfallebene *f* / plan d'incidence *m*
29161 **plane, inclined** / Ebene, Schiefe *f* / plan incliné *m*
29162 **plane, interspinal** / I(nterspinal)-Ebene *f* (des Beckens zwischen Darmbeinstacheln) / détroit interspinal *m*
29163 **plane, mid-pelvic** / Beckenmitte *f* / détroit moyen du bassin *m*
29164 **plane, occlusion** / Bißebene *f* / plan d'occlusion *m*
29165 **plane, orbital** / Orbitalebene *f* (AE: gedachte Augenebene) / plan orbitaire *m*
29166 **planes, pelvic** / Beckenebenen *f* (-engen) / détroits du bassin *m*
29167 **plane of pelvic contraction, expansion** / Beckenenge, -weite *f* / détroit de contraction, d'expansion pelvienne *m*
29168 **plane, pelvic inlet** / Beckeneingangsebene *f* (O[bere Schoßfugenrand]-Ebene) / détroit supérieur du bassin *m*
29169 **plane, pelvic outlet** / Beckenausgangsebene *f* (U[ntere Schoßfugenrand]-Ebene) / détroit inférieur du bassin *m*
29170 **plane, polarization** / Polarisationsebene *f* (zur Schwingungsebene senkrechte) / plan de polarisation *m*
29171 **plane, raphemedian** / Raphemedianebene *f* (senkrecht zu Tuberebene) / plan raphémédian *m*
29173 **plane, terminal** / T(erminal)-Ebene *f* (begrenzt mit O-Ebene den Beckeneingangsraum) / détroit terminal *m*
29173a **planes, thoracic** / Thoraxebenen *f* (horizontale) / plans thoraciques *m*
29174 **plane, tuberous** / Tuberebene *f* (hinter Tubera maxillae) / plan tubéreux *m*
29175 **plane, visual** / Blickebene *f* / plan visuel *m*
29176 **planum (, suboccipitobregmatic, fronto-occipital, hyoparietal, maxilloparietal)** / Plana *n* (Kindskopfdurchtrittebenen: 32, 34, 34, 35–36 cm) / planum sousoccipitobregmatique, front(o-)occipital, hyopariétal, maxillopariétal *m*
29177 **planigraphy** / Planigraphie *f* (röntg. Schichtaufnahmeverfahren) / planigraphie *f*
29178 **planimeter** / Oberflächenmesser *m* / planimètre *m*
29179 **plankton** / Plankton *n* (πλάζομαι = umherirren: in Gewässern schwebende Kleintier- und -Pflanzenwelt) / plancton *m*
29180 **planning for the future** / Zukunftsplanung *f* (friedens- nicht kriegsstrategische Aufgabe [HELMER]) / planification d'avenir *f*
29181 **planning, genealogical** / Familienplanung *f* / planification familiale *f*
29182 **planoconcave, -convex** / plankonkav, -konvex / planoconcave, -convexe

29183 **planocytes** / Planozyten *m* (flache Hb-arme Erythrozyten) / planocytes *m*
29184 **plant** / Pflanze *f* / plante *f*
29185 **plants, carnivorous** / Pflanzen, fleischfressende *f* (enthalten möglicherweise Zellwucherungen andauende Reizstoffe [DELLER]) / plantes carnivores *f*
29186 **plants, medicinal** / Heilpflanzen *f* / plantes médicinales *f*
29187 **planta (sole) of the foot** / Planta pedis (Fußsohle) / plante du pied
29188 **Plantago** / Wegerich (Wirkstoff: Rhinanthin) / Plantago maior (Plantaginaceae)
29189 **plantation** / Anpflanzung *f* / plantation *f*
29190 **plaque** / Plaque *f* (πλάξ = Platte: Fleck) / plaque *f*
29191 **plaque, dental** / Zahnplaque *f* (norm. p_H-Wert 6,3–7) / plaque dentaire *f*
29192 **plaque, mucous (opaline)** / Schleimhautplaque *f* (graue bei sek. Syphilis) / plaque muqueuse (opaline) *f*
29193 **plaque, senile** / Plaque, senile *f* (durch Silberreduktion geschwärzte in atrophischer Großhirnrinde) / plaque sénile *f*
29194 **plaques, smokers (level)** / Raucherplaques *f* (glatte weiße der Wangenschleimhaut und Zunge) / plaques (lisses) des fumeurs *f*
29195 **plaques, yellow** / Plaques, orangegelbe *f* (der Hirnhäute über alten Defekten) / plaques jaunes *f*
29196 **plasma** / Plasma *n* (elektr. pos. geladene [ionisierte] «gasförmige Flüssigkeit», 4. Aggregatzustand des weitaus größten Teils der Materie, künstlich z.B. in Radioröhren) / plasma *m*
29197 **plasma, conserved** / Plasmakonserve *f* / plasma conservé *m*
29198 **plasma factor X deficiency (SCHULMANN)** / PTC-Mangel-Syndrom (Erbgebundenes Blutungsübel bei fehlendem Plasma-Thromboplastin-Component) / syndrome hémorragique du facteur antihémophilique (BEAUMONT)
29199 **plasma, pole**/Polplasma *n*/plasma du pôle *m*
29200 **plasma proteins** / Plasmaproteine *n* (Albumin; α_I-, α_2-Lipoprotein; β-, γ-Globulin; Fibrinogen; [Hämoglobin]) / plasma, protéines du *f*
29201 **plasma substitutes** / Plasmaersatzmittel *n* (wegen Hepatitisgefahr in vielen Fällen Blutkonserven vorzuziehen) / plasma, succédanés du *m*
29202 **plasma thromboplastin antecedent (factor C)** / PTA-Faktor *m* (Faktor XI der Vorphase der Blutgerinnung) / facteur antihémophilique C *m*
29203 **plasma thromboplastin component (factor B); (Christmas factor)** / PTC-Faktor *m* (Faktor IX der Vorphase der Blutgerinnung) / facteur antihémophilique B *m*
29204 **plasma thromboplastin factor (A)** / PTF-Faktor *m* (Faktor VIII der Vorphase der Blutgerinnung) / facteur antihémophilique A *m*
29205 **plasma-exhidrosis** / Plasm(a)exhidrose *f* (Plasmaexsudation durch Gefäßwand) / plasm(a-)exidrose *f*
29206 **plasmakinins** / Plasmakinine *n* (durch Kininogenasen liberierte Polypeptide) / plasmakinines *f*
29207 **plasmalemma** / Plasmahaut *f* (Ektoplasmaschicht des befruchteten Eis) / plasmalemme *m*
29208 **plasmalogen** / Plasmalogen *n* (Acetalphosphatid: Blutspiegel 2–6 mg%) / plasmalogène *m*
29209 **plasmapheresis** / Plasmaphärese *f* (ἀφαιρέω = wegnehmen: Erythrozyteninj. nach Plasmaeiweißentfernung zur Eiweißstoffwechselmessung) / plasmaphérèse *f*
29210 **plasmarenin, in-vitro activity of** / Plasmareninaktivität in vitro *f* (mit Angiotensinkonzentration in vivo nicht parallel) / plasmarénine, activité in-vitro de *f*
29211 **plasmatherapy** / Plasmatherapie *f* (Therapie mit Blutplasma) / plasmathérapie *f*
29212 **plasm(at)ic** / plasm(at)isch (plasmareich [-bezüglich]) / plasm(at)ique
29214 **plasm(at)ogamy** / Zell(plasma)verschmelzung *f* (mit Erhaltung beider Kerne) / plasm(at)ogamie *f*
29215 **plasmatosis** / Zell(plasma)verflüssigung *f* / plasmatose *f*
29216 **plasmin** / Plasmin *n* (Fibrinogen bzw. Fibrinolysin) / plasmine *f*
29217 **plasmocytosis** / Plasmozytose *f* (Plasmazellenvermehrung) / plasmocytose *f*
29218 **plasmodia** / Plasmodien *n* (πλασμώδιον = kleines Gebilde: Protozoen unterschiedlicher, teils amöboider Morphologie) / plasmodia *m*
29219 **plasmodia, exoerythrocytic** / Plasmodien, exoerythrozytäre *n* (resistenteste [Malaria]plasmodienstadien im Gewebe) / plasmodia exoérythrocytaires *m*
29220 **plasmodium, falciform** / Plasmodium immaculatum seu falciparum (Tertiana-maligna-Erreger) / plasmodium précoce *m*
29221 **plasmodium of malaria** / Plasmodium malariae (Quartanaerreger) / plasmodium paludéen *m*
29222 **plasmodium, oval, vivaceous** / Plasmodium ovale, vivax (Tertianaerreger) / plasmodium oval, vif *m*
29223 **plasmodi(cid)al** / plasmodisch (plasmodientötend) / plasmodien (plasmodicide)
29224 **plasmogen** / Plasmogen *n* (Bioplasma) / plasmogène *m*
29225 **plasmolysis (plasmolytic)** / Zell(plasma)-schrumpfung *f* (betreffend) / plasmolyse *f* (plasmolytique)
29226 **plasmolyzability** / Zellauflösbarkeit *f* / plasmolysabilité *f*
29227 **plasmoschisis** / Plasmoschise *f* (Blutplasmazersetzung: Auftreten thrombozytenförmiger Erythrozyten) / érythrocytoschisis *f*
29228 **plasmosomes** / Plasmosomen *n* (Mikrosomen des Zellplasmas) / plasmosomes *m*
29229 **plasmotropism** / Plasmotropismus *m* (Blutzellenzerstörung im erythropoetischen System) / plasmotropisme *m*
29230 **plasmozyme** / Prothrombin *n* (Faktor II der 1. Phase der Blutgerinnung) / prothrombine *f*

29231 **plaster (gypsum)** / gipsen (Gips *m*) / plâtrer (gypse *m*)
29232 **plaster knife, saw, shears** / Gipsmesser *n*, -säge, -schere *f* / plâtre, couteau *m*, scie, cisailles à *f*
29233 **plaster paste** / Gipsbrei *m* / pâte de plâtre *f*
29234 **plastic** / plastisch (Plastik *f*) / plastique (*f*)
29235 **plastic, cutaneous flap** / Kutislappenplastik *f* (zum Verschluß von Weichteildefekten) / plastique de lambeau cutané *f*
29236 **plastic, differentiation** / Differenzierungsplastik *f* (Tätigkeitsdifferenzierung erlaubender Gliedersatz) / plastique à différenciation *f*
29237 **plastic, double pedicle flap** / Visierlappenplastik *f* (mit doppelt gestieltem Hautlappen) / plastique par un lambeau bipédiculé *f*
29238 **plastic, epoxide** / Epoxydkunststoff *m* (mit Borfasern [whiskers] härter und leichter als Stahl) / plastique époxyde *f*
29239 **plastic induration of the penis** / de la PEYRONIE' Syndrom (Induratio penis plastica) / induration plastique du pénis
29240 **plastic, jalousie** / Jalousieplastik *f* (HELLER: subperiostale Rippenresektion) / plastique en jalousie *f*
29241 **plastic by a loop of the small intestine** / Dünndarmringplastik *f* (SCHEELE: chir. Schrumpfblasenvergrößrung mit Dünndarmschlinge) / plastique par une anse grêle *f*
29242 **plastics, processes of synthesis of** / Kunststoffsyntheseverfahren *n* (Polymerisation, -kondensation, -addition) / plastiques, procédés de synthèse de *m*
29243 **plastics, synthesis of** / Kunststoffsynthese *f* (Bildung hochmolekulärer Verbindungen aus niedermolekulären Ausgangsprodukten) / plastiques, synthèse de *f*
29244 **plasticity** / Plastizität *f* (Form-, Bildbarkeit) / plasticité *f*
29245 **plastides** / Plastiden *n* (nichtchromosomale Erbträger [DNS-Gene] in Mitochondrien des Zellplasmas [NASS]) / plastides *m*
29246 **plastoconts, -mites, -somes** / Plastokonten, -miten, -somen *n* (stäbchen-, fadenförmige Gebilde im Zellplasma) / plastocontes, -mites, -somes *m*
29247 **plastocyte (-cytopenia, -cytosis)** / Blutplättchen(verminderung, -vermehrung *f*) *n* / plastocyte *m* (-cytopénie, -cytose *f*)
29248 **plastogamy** / Plastogamie *f* (Protozoenprotoplasmavereinigung ohne Kerne) / plastogamie *f*
29249 **plate, alar, basal** / Flügelplatte, Grundplatte *f* (embr. Rückgratanlagen) / plaque dorso-, ventrolatérale *f*
29250 **plate, bone** / Knochenplatte *f* / plaque d'os *f*
29251 **plate, cardiogenic** / Herzanlage *f* (embr.) / plaque cardiogénique *f*
29252 **plate, collecting, generating** / Kollektor, Generator *m* (neg., pos. Element einer galvan. Batterie) / plaque collectrice, génératrice *f*
29253 **plate, culture** / Kulturplatte *f* / plaque à culture *f*
29254 **plate, dental, (basic)** / Dental-, (Basis)-platte *f* ([provisorische] Gebißplatte) / plaque dentaire, (basique) *f*
29255 **plate, epiphysial** / Platte, epiphyseale *f* (dünne Knorpelplatte zwischen Epi- und Metaphyse) / plaque épiphysaire *f*
29256 **plate, equatorial** / Äquatorialplatte *f* (Chromosomenanordnungsstelle der Metaphase vor Halbierung) / couronne équatoriale *f*
29257 **plate, frontonasal** / Nasenanlage *f* (embr.) / plaque frontonasale *f*
29258 **plate, medullary** / Medullarplatte *f* (1. Stadium der embr. Rückenmarkanlage etwa 0.–10. Tg.) / plaque neurale *f*
29259 **plate, progenia** / Progenieplatte *f* (dent.) / plaque à progénie *f*
29260 **plate, roasting** / Röstplatte *f* (zur Züchtung von Influenzabakterien) / plaque rôtissante *f*
29261 **plate, roof** / Deckplatte *f* / plaque, couvre- *f*
29262 **plate, suction** / Saugplättchen *n* (an Gebißplatte) / plaque suçante *f*
29263 **plate, swarming** / Schwärmplatte *f* (Nährboden zur Überführung von Salmonella in A-Phase) / plaque à essaimer *f*
29264 **plateau** / (Kurven)höhe *f* / plateau *m*
29265 **plate(let)** / plattieren ([Blut]plättchen *n*) / plaquer (plaquette *f*)
29266 **Plathelminthes** / Plattwürmer *m* (I. Klasse Helminthes) / plathelminthes *m*
29267 **platinum (Pt 78 195,23)** / Platinum (Platin *n*) / platine *m*
29268 **platinum chloride ($PCl_4 \cdot 5H_2O$)** / Platini chloridum (Platinchlorid *n*) / platine, chlorure de *m*
29269 **platyrrhine** / Plattnäser *m* / platyrrhinien *m*
29270 **platysma** / Platysma (πλατύς = platt: Halshautmuskel) / m. peaucier du cou
29271 **platonychia** / Platonychie *f* (Nägel ohne Wölbung) / platonychie *f*
29272 **platycephalus** / Plattkopf *m* / platycéphale *m*
29273 **platycnemia** / Platyknemie *f* (abgeplattete Schienbeine) / platycnémie *f*
29274 **platyglossal** / flachzungig / platyglossien
29275 **platymorphia** / Platymorphie *f* (Flachäugigkeit mit Weitsichtigkeit) / platymorphie *f*
29276 **platypellic** / breithüftig / bassin large, à
29277 **platypodia** / Plattfüßigkeit *f* / platypodie *f*
29278 **platyspondylia** / Platyspondylie *f* (flache Wirbelkörper) / platyspondylie *f*
29279 **Plectascales** / Plektaskalen *f* (Schimmelpilze, 2. Ordnung Askomyzeten) / plectascales *f*
29280 **plectron** / Plectridium-Form *f* (πλῆκτρον = Schlägel: von Bakterien mit endständigen Sporen in Schlägelform) / plectron *m*
29281 **plegia** / Plegie *f* (πληγή = Schlag) / plégie *f*
29282 **pleniloquence** / Redeschwall *m* / pléniloquence *f*
29283 **plenipotency** / (Voll)macht, unbeschränkte *f* / plénipotence *f*
29284 **plenitudes** / Füllen *f* (Wachstumsperioden: erste 1.–4., zweite 8.–10. Lebensjahr) / plénitudes *f*

29285 **pleocaryocytosis** / Pleokaryozytose *f* (Zellkernsubstanzvermehrung) / pléocaryocytose *f*
29286 **pleochroism** / Pleochroismus *m* (Lichtzerlegung nach mehreren Richtungen in verschiedene Farben bei Kristallen) / pléochroïsme *m*
29287 **pleochro(mat)ic** / pleochrom(atisch) (verschiedenfarbig unter verschiedenen Umständen) / pléochrom(atiqu)e
29288 **pleochromia** / Pleochromie *f* ([Gallen]farbstoffvermehrung) / pléochromie *f*
29289 **pleocytosis** / Pleozytose *f* (Zellvermehrung im Liquor > 12/3/ccm, z. B. M. S. > 100/3, meist Lymphozyten) / pléocytose *f*
29290 **pleomastic** / mehrbrüstig / plus de deux mamelles, qui a
29291 **pleomorphism** / Pleomorphismus *m* (Lehre von der Umwandlung einer Bakterienart in eine andre) / pléomorphisme *m*
29292 **pleomorphous** / pleomorph (πλέως = mehr: mehrgestaltig) / pléomorphe
29293 **pleonastic** / pleonastisch (πλεονάζω = überflüssig sein: mehr als notwendig) / pléonastique
29294 **pleonectic** / gierig (habsüchtig) / avide
29295 **pleonexia** / Pleonexie *f* (πλεονεξία = Anmaßung: übermäßige Sauerstoffbindung des zirkulierenden Hämoglobins, also O_2-Mangel im Gewebe) / pléonexie *f*
29296 **pleonosteosis** / Pleonostose *f* (zu frühes und zu starkes Knochenwachstum) / pléonostéose *f*
29297 **pleonosteosis, familial (Léri)** / Léri' Syndrom (II) (Erbliche polytope enchondrale Dysostose) / pléonostéose familiale
29298 **ple(orth)optics** / Ple(orth)optik *f* (Schielbehandlungsmethode) / plé(orth)optique *f*
29299 **pleotropia** / Pleotropie *f* (Einfluß einer Disposition auf verschiedene Funktionen, eines Gens [Phäns] auf verschiedene Phäne [Organe]) / pléotropie *f*
29300 **pleotropic** / mehrwendig / pléotrope
29301 **plerocercoid, procercoid** / Plerozerkoid, Prozerkoid *n* (Vollfinne, Vorfinne) / plérocercoïde, procercoïde *m*
29302 **plesiomorphous** / plesiomorph (πλησίος = nahe [verwandt]: ähnlich gestaltet) / plésiomorphe
29303 **plesiopy** / Plesiopie *f* (Kurzsichtigkeit durch dauerndes Nahesehen) / plésiopie *f*
29304 **plethora** / Plethora *f* (Überfülle) / pléthore *f*
29305 **plethora, sanguine** / Plethora sanguinea (Poly[zyt]hämie) / pléthore sanguine *f*
29306 **plethora, serous** / Plethora serosa (des Gewebewassers) / pléthore séreuse *f*
29307 **plethora, spurious** / Plethora spuria (örtliche Hyperämie) / pléthore fausse *f*
29308 **plethora, true** / Plethora vera (Vollblütigkeit *f*) / pléthore vraie *f*
29309 **plethysmography** / Plethysmographie *f* (πληθύς = voll: [Glied]umfangveränderungsmessung) / pléthysmographie *f*
29310 **plethysmography, ocular** / Plethysmographie, okuläre *f* (zur Karotisdiagnose) / pléthysmographie oculaire *f*
29311 **pleura** / Pleura (πλευρά = Seite, Rippe: Brustfell) / plèvre
29312 **pleura, costal** / Pleura costalis (Rippenfell) / plèvre costale
29313 **pleura, diaphragmatic** / Pleura diaphragmatica (Zwerchfellfell) / plèvre diaphragmatique
29314 **pleura, mediastinal** / Pleura mediastinalis (Mittelfell) / plèvre médiastinale
29315 **pleura, parietal** / Pleura parietalis (Wandteil des Brustfells) / plèvre pariétale
29316 **pleura, pulmonary** / Pleura pulmonalis (Lungenfell, Eingeweideteil des Brustfells) / plèvre pulmonaire
29317 **pleural, pleuritic** / pleurabezüglich, -entzündlich / pleural, pleurétique
29319 **pleuralgia** / «Seitenschmerzen» *m* (auf Pleura zu beziehende) / pleurodynie *f*
29320 **pleurisy (pleuritis)** / Pleuritis (Rippenfellentzündung) *f* / pleurésie (pleurite) *f*
29321 **pleurisy, acute, chronic** / Pleuritis, akute, chronische *f* / pleurésie aiguë, chronique *f*
29322 **pleurisy, adhesive** / Pleuritis adhaesiva (mit Schwartenbildung ausheilende) / pleurésie adhésive *f*
29323 **pleurisy, calcified** / Panzerpleura *f* (Kalkablagerung in Schwarten) / pleurésie calcifiée *f*
29324 **pleurisy, chylous** / Pleuritis chyliformis (mit milchig-fettigem Erguß) / pleurésie chyloïde *f*
29325 **pleurisy, circumscribed, diffuse** / Pleuritis circumscripta, diffusa / pleurésie circonscrite, diffuse *f*
29326 **pleurisy, double, single** / Pleuritis, doppelseitige, einseitige *f* / pleurésie bi-, unilatérale *f*
29327 **pleurisy, dry, exudative** / Pleuritis sicca, exsudativa / pleurésie sèche, exsudative *f*
29328 **pleurisy due to pulmonary infarction** / Infarktpleuritis *f* / pleurésie à la suite d'un infarctus pulmonaire *f*
29329 **pleurisy, interlobar, diaphragmatic, mediastinal** / Pleuritis, Interlobar-, basale, mediastinale *f* / pleurésie interlobaire, basale, médiastinale *f*
29330 **pleurisy, latent, proliferating** / Pleuritis, latente, proliferierende *f* / pleurésie latente, proliférante *f*
29331 **pleurisy of the pleural sinus** / Sinuspleuritis *f* (des Recessus costodiaphragmaticus) / pleurésie des culs-de-sac de la plèvre *f*
29332 **pleurisy, primary, rheumatic** / Brustfellentzündung, primäre, rheumatische *f* (seltne, fortgeleitete) / pleurésie primaire, rhumatique *f*
29333 **pleur(ito)genous** / pleuraursprünglich (Rippenfellentzündung verursachend) / pleur(ito)gène
29334 **pleurobronchitis** / Pleurobronchitis *f* (Pleuritis + Bronchitis) / pleurobronchite *f*
29335 **pleurocele, pleurocentesis** / Pleurabruch *m*, Pleurapunktion *f* / plèvre, hernie, ponction de la (pleurocentèse) *f*
29336 **pleurocholecystitis, -hepatitis** / Pleurocholecystitis, -hepatitis *f* / pleurocholécystite, -hépatite *f*

29337 **pleurodesis** / Pleuraverwachsung *f* / pleurodèse *f*
29338 **pleurography** / Pleurographie *f* (röntg.) / pleurographie *f*
29339 **pleurolith** / Pleurakonkrement *n* / plèvre, calcul dans la *m*
29340 **pleurolysis, extrapleural** / Pleurolyse, extrapleurale *f* (op. der Wandpleura von Rippen) / pleurolyse extrapleurale *f*
29341 **pleurolysis, intrapleural** / Pleurolyse, intrapleural *f* (der Bindegewebestränge mittels Endoskop) / pleurolyse intrapleurale *f*
29342 **pleuroparietopexy** / Pleuroparietopexie *f* (Pleura-parietalis-Anheftung) / pleuro-pariétopexie *f*
29343 **pleuropericardiac** / rippenfell-herzbeutelbezüglich / pleuropéricardique
29344 **pleuropericarditis** / Pleuropericarditis *f* (Brustfell- mit Herzbeutelentzündung) / péricardite externe *f*
29345 **pleuroperitonitis** / Brustfell-Bauchfellentzündung *f* / pleuropéritonite *f*
29346 **pleuro(pneumec)tomy** / Pleuro(pneumek)-tomie *f* (Lungenfelleröffnung [Lungenflügelentfernung]) / pleuro(pneumec)tomie *f*
29347 **pleuro(pneumo)lysis** / Pleuro(pneumo)lyse *f* (Lösung von Pleuraverwachsungen [mit Lunge]) / pleuro(pneumo)lyse *f*
29348 **pleuropneumonia** / Pleuropneumonie *f* (Rippenfell- + Lungenentzündung) / pleuropneumonie *f*
29349 **pleuropulmonary** / rippenfell-lungenbezüglich / pleuropulmonaire
29350 **pleurospasm** / «Seitenstiche» *m* (von Pleura ausgehende) / pleurospasme *m*
29351 **plexal** / plexal (Nervenplexus betreffend) / plexus, se rapportant à un
29352 **plexalgia** / Plexusneuralgie *f* / plexus, névralgie d'un *f*
29353 **plexiform** / geflechtartig / plexiforme
29354 **plexiglass** / Plexiglas *n* (nicht splitternder glasartiger Kunststoff) / plexiglas *m*
29355 **pleximeter** / Plessimeter *n* (Klopfplättchen für die Perkussion) / plessimètre *m*
29356 **plexitis** / Plexusneuritis *f* / plexite *f*
29357 **plexus** / Plexus (Geflecht *n*, bes. von Nerven, Lymphgefäßen, Venen) / plexus *m*
29358 **plexus, abdominal and thoracic aortic** / Plexus aorticus abdominalis et thoracicus (sympathisches Bauch- und Brustaortengeflecht) / plexus aortique abdominal et thoracique
29359 **plexus, areolar venous** / Plexus venosus areolaris (Brustwarzenhofvenengeflecht) / plexus veineux aréolaire
29360 **plexuses, autonomic** / Plexus autonomici (Geflechte des autonomen Nervensystems) / plexus autonomes
29361 **plexus (of the autonomic system), pulmonary** / Plexus pulmonalis (systematis autonomici) (Lungengeflecht des sympathischen Herzgeflechts) / plexus pulmonaire (du système autonome)
29362 **plexus, basilar (venous)** / Plexus basilaris (venosus) (Hinterhauptbein-Schläfenbeinvenengeflecht der Dura mater) / plexus (veineux) basilaire
29363 **plexus, brachial** / Plexus brachialis (Armvenengeflecht) / plexus brachial
29364 **plexus, cardiac** / Plexus cardiacus (sympathisches Herzgeflecht) / plexus cardiaque
29365 **plexus, celiac** / Plexus coeliacus (sympathisches Eingeweide- od. Sonnengeflecht) / plexus cœliaque
29366 **plexus, cervical** / Plexus cervicalis (spinales Halsgeflecht) / plexus cervical
29367 **plexus, coccygeal** / Plexus coccygeus (spinales Steißbeingeflecht) / plexus coccygien
29368 **plexus, common, external, internal carotid** / Plexus caroticus communis, externus, internus (Halsschlagadergeflechte des Hals-Grenzstrangs) / plexus carotidien commun, externe, interne
29369 **plexus of the conchae, cavernous** / Plexus cavernosi concharum («hohlräumige» Nasenmuschelvenengeflechte) / plexus caverneux des conques
29370 **plexus, deferential** / Plexus deferentialis (sek. Samenleitergeflecht des sympathischen Beckengeflechts) / plexus déférentiel
29371 **plexus, enteric (myenteric, submucous, subserous)** / Plexus entericus: Plexus myentericus, submucosus, subserosus (sympathische Darmgeflechte der Muskelschicht, des Unterschleimhaut- und Untereingeweidehautgewebes) / plexus entérique (myentérique, sousmuqueux, sousséreux)
29372 **plexus, esophageal** / Plexus oesophageus (Speiseröhrengeflecht des N. vagus X.) / plexus œsophagien
29373 **plexuses, external and (anterior and posterior) internal vertebral venous** / Plexus venosi vertebrales externi et interni (anterior et posterior) (Wirbelsäulenvenengeflechte) / plexus veineux vertébraux externes et internes (antérieur et postérieur)
29374 **plexus, femoral** / Plexus femoralis (Oberschenkelgeflecht des sympathischen Darmbeingeflechts) / plexus fémoral
29375 **plexuses, gastric** / Plexus gastrici (unpaare sek. Magenarteriengeflechte des sympathischen Sonnengeflechts) / plexus gastriques
29376 **plexus, hepatic** / Plexus hepaticus (unpaares sek. Lebergeflecht des sympathischen Sonnengeflechts) / plexus hépatique
29377 **plexus of the hypoglossal canal, venous** / Plexus venosus canalis hypoglossi (Venengeflecht des Zungenfleischnervkanals [XII.]) / plexus veineux du canal hypoglosse
29378 **plexuses, iliac** / Plexus iliaci (sympathische Darmbeingeflechte) / plexus iliaques
29379 **plexus, impar thyroid** / Plexus thyreoideus impar (Schilddrüsengeflecht des Hals-Grenzstrangs) / plexus thyroïdien impair
29380 **plexus, inferior mesenteric** / Plexus mesentericus inferior (unpaares sek. Gekrösegeflecht des sympathischen Sonnengeflechts) / plexus mésentérique inférieur

29381 **plexus, inferior (pelvic plexus) and superior (presacral nerve) hypogastric** / Plexus hypogastricus inferior (Plexus pelvinus) et superior (N. praesacralis) (Oberbauchgeflechte des sympathischen Beckengeflechts) / plexus hypogastrique inférieur (plexus pelvien) et supérieur (nerf présacré)

29382 **plexus, inferior and superior dental** / Plexus dentalis inferior et superior (Zahngeflechte [der Kiefernerven] des N. trigeminus III.) / plexus dentaire inférieur et supérieur

29383 **plexus, intermesenteric** / Plexus intermesentericus (sympathisches Zwischengekrösegeflecht) / plexus intermésentérique

29384 **plexus, internal carotid venous** / Plexus venosus caroticus internus (Kopfschlagadervenengeflecht) / plexus veineux carotidien interne

29385 **plexus of the lateral, fourth, third ventricle, choroidal** / Plexus chorioideus ventriculi lateralis, quarti, tertii (Adergeflechte der Hirnventrikel) / Plexus choroïdien du latéral, quatrième, troisième ventricule

29386 **plexus, lienal** / Plexus lienalis (unpaares sek. Milzgeflecht des sympathischen Sonnengeflechts) / plexus liénal

29387 **plexus, lumbar** / Plexus lumbalis (sympathisches Lendengeflecht) / plexus lombaire

29388 **plexus, lumbosacral** / Plexus lumbosacralis (sympathisches Lenden-Kreuzbeingeflecht) / plexus lombosacré

29389 **plexus, lymphatic** / Plexus lymphaticus (Achselgrubenlymphgeflecht) / plexus lymphatique

29390 **plexus(es), middle and superior rectal** / Plexus rectales medii et superior (sympathische Beckengeflechte) / plexus rectaux moyens et supérieur

29391 **plexus, myenteric** / Plexus myentericus (Dünndarmmuskelschichtgeflecht des sympathischen Sonnengeflechts) / plexus myentérique

29392 **plexus, nerve** / Nervengeflechte *n* / plexus nerveux *m*

29393 **plexus of the oval foramen (of the sphenoid bone), venous** / Plexus venosus foraminis ovalis (Venengeflecht des ovalen Keilbeinflügellochs) / Plexus veineux du trou oval (de l'os sphénoïde)

29394 **plexus, ovarian** / Plexus ovaricus (paares sek. Eierstockgeflecht des sympathischen Sonnengeflechts) / plexus ovarien

29395 **plexus, pampiniform** / Plexus pampinifomis (pampinus = Weinranke: Hodenvenengeflecht) / plexus pampiniforme

29396 **plexus, pancratic** / Plexus pancreaticus (sympathisches Pankreasgeflecht) / plexus pancréatique

29397 **plexus, parotidean** / Plexus parotideus (Ohrspeicheldrüsengeflecht des N. facialis VII.) / plexus parotidien

29398 **plexus, periarterial** / Plexus periarterialis (sympathisches Umarteriengeflecht) / plexus périartériel

29399 **plexus, pharyngeal** / Plexus pharyngeus (Schlundgeflecht des N. vagus X.) / plexus pharyngien

29400 **plexus, pharyngeal (venous)** / Plexus pharyngeus (venosus) (Schlundvenengeflecht) / plexus (veineux) pharyngien

29401 **plexus, prostatic** / Plexus prostaticus (sek. Prostatageflecht des sympathischen Bekkengeflechts) / plexus prostatique

29402 **plexus, prostatic venous** / Plexus venosus prostaticus (Prostatavenengeflecht) / plexus veineux prostatique

29403 **plexus, pterygoid** / Plexus pterygoideus (Keilbeinflügelvenengeflecht) / plexus ptérygoïde

29404 **plexus, rectal venous** / Plexus venosus rectalis (Mastdarmvenengeflecht) / plexus veineux rectal

29405 **plexus, renal** / Plexus renalis (paares sek. Nierengeflecht des sympathischen Sonnengeflechts) / plexus rénal

29406 **plexus, sacral** / Plexus sacralis (sympathisches Kreuzbeingeflecht) / plexus sacré

29407 **plexus sacral venous** / Plexus venosus sacralis (Kreuzbeinvenengeflecht) / plexus veineux sacré

29408 **plexus of the spinal nerves** / Plexus nervorum spinalium (spinale Nervengeflechte) / plexus des nerfs épineux

29409 **plexus, subclavian** / Plexus subclavius (sympathisches Unterschlüsselbeinadergeflecht) / plexus sousclavier

29410 **plexus, submucous** / Plexus submucosus (Dünndarmunterschleimhautgewebegeflecht des sympathischen Sonnengeflechts) / plexus sousmuqueux

29411 **plexus, suboccipital venous** / Plexus venosus suboccipitalis (Unterhinterhauptbeinvenengeflecht) / plexus veineux sousoccipital

29412 **plexus, subserous** / Plexus subserosus (Dünndarmuntereingeweidegewebegeflecht des sympathischen Sonnengeflechts) / plexus sousséreux

29413 **plexus, superior mesenteric** / Plexus mesentericus superior (sympathisches Gekrösegeflecht) / plexus mésentérique supérieur

29414 **plexus, suprarenal** / Plexus suprarenalis (paares sek. Nebennierengeflecht des sympathischen Sonnengeflechts) / plexus surrénal

29415 **plexus, testicular** / Plexus testicularis (paares sek. Hodengeflecht des sympathischen Sonnengeflechts) / plexus testiculaire

29416 **plexus, tympanic** / Plexus tympanicus (Paukenhöhlengeflecht des N. glossopharyngeus IX.) / plexus tympanique

29417 **plexus, ureteric** / Plexus uretericus (sympathisches Harnleitergeflecht) / plexus urétérique

29418 **plexus, uterine venous** / Plexus venosus uterinus (Gebärmuttervenengeflecht) / plexus veineux utérin

29419 **plexus, uterovaginal** / Plexus uterovaginalis (Gebärmutter-Scheidengeflecht des sympathischen Beckengeflechts) / plexus utérovaginal

29420 **plexus, vaginal venous** / Plexus venosus vaginalis (Scheidenvenengeflecht) / plexus veineux vaginal

29421 **plexus (of the vagus nerve), pulmonary** / Plexus pulmonalis (n. vagi) (Lungengeflecht des N. vagus X.) / plexus pulmonaire (du nerf pneumogastrique)
29422 **plexus, vascular** / Plexus vasculosus (Gefäßgeflecht: Flächen- und Tiefenverbindung von Gefäßen [Venen]) / plexus vasculaire
29423 **plexus, venous** / Plexus venosus (Venengeflecht) / plexus veineux
29424 **plexus, vertebral** / Plexus vertebralis (Wirbelsäulenarteriengeflecht des Hals-Grenzstrangs) / plexus vertébral
29425 **plexus, vesical** / Plexus vesicalis (sek. Blasengeflecht des sympathischen Beckengeflechts) / plexus vésical
29426 **plexus, vesical venous** / Plexus venosus vesicalis (Blasenvenengeflecht) / plexus veineux vésical
29427 **pliable (pliability)** / Biegsam(keit *f*) / pliable (pliabilité *f*)
29428 **plicate** / gefaltet (faltig) / plié
29429 **plication** / Falt(enbild)ung *f* / plication *f*
29430 **pliocenum (miocenum)** / Pliozän (Miozän) *n* ([zweit]jüngste Abteilung des Tertiärs) / pliocænum (miocænum) *m*
29431 **plomb** / Plombe *f* (plumbum = Blei: Verschluß) / plombe *f*
29432 **plomb, oil** / Ölplombe *f* (Paraffinfüllung einer durch extrapleurale Pneumolyse entstandenen Höhle) / plombe d'huile *f*
29433 **plombage, extrapleural** / Plombierung, extrapleurale *f* (Ausfüllung einer durch extrapleurale Pleurolyse entstandenen Höhle) / plombage extrapleural *m*
29434 **plug** / Pfropf *m* / bouchon *m*
29435 **plug, ceruminal** / Ohrenschmalzpfropf *m* / bouchon cérumineux *m*
29436 **plug, cervical mucous** / Zervikalschleimpfropf *m* (KRISTELLER: für Empfängnis wichtig) / bouchon muqueux cervical *m*
29437 **plug, fatty** / Fettpfropf *m* / bouchon de graisse *m*
29438 **plug, neoplastic** / Krebszapfen *m* (1. Rö-Kontrastbreiausstülpung in Magen-Darmgewebe, 2. ausquetschbare Plattenepitheliomnester) / bouchon néoplastique *m*
29439 **plug(ging)** / Zustopfen (*n*) / boucher (bouchage *m*)
29440 **plumb(ifer)ous** / blei(halt)ig / plombeux (plombifère)
29441 **plumbism** / REMAK' Syndrom (Polyneuritis nach Bleivergiftung) / maladie de plomb
29442 **pluriceptor** / Plurirezeptor *m* (für mehr als 2 Reize empfänglicher Aufnahmeapparat) / pluricepteur *m*
29444 **plurietiologic** / pluriätiologisch (mit mehreren Krankheitsursachen) / pluriétiologique
29445 **pluriglandular** / pluriglandulär (mehrere Drüsen mit innerer Sekretion betreffend) / pluriglandulaire
29446 **pluripolar** / mehrpolig / pluripolaire
29447 **plurisexual(ity)** / Mehrgeschlechtig(keit *f*) / plurisexuel (plurisexualité *f*)
29448 **pluritissular** / pluritissulär (aus mehreren Gewebsarten stammend) / pluritissulaire
29449 **plurivalent, univalent** / mehrwertig, einwertig / plurivalent, univalent
29450 **plurivariant** / plurivariant (mehrfach variierend) / plurivariant
29451 **plutocracy, -mania** / Geldherrschaft, -sucht *f* / plutocratie, -manie *f*
29452 **plutonium (Pu 94 239)** / Plutonium (Plutonium *n*) / plutonium *m*
29453 **pneumarthrosis** / Pneumarthrose *f* (Luft im Gelenk) / pneumarthrose *f*
29454 **pneumatic** / pneumatisch (πνεῦμα = Luft-[haltig]) / pneumatique
29455 **pneumatization** / Pneumatisation *f* (Bildung lufthaltiger Gewebehohlräume) / pneumatisation *f*
29456 **pneumatize** / pneumatisieren (mit Luft füllen) / pneumatiser
29457 **pneumatocardia** / Herzluftembolie *f* / pneumatocardie *f*
29458 **pneum(at)ocele** / Lungenhernie *f* / prolapsus du poumon *m*
29459 **pneumatocele, intra-, extracranial** / Pneumatozele, intra-, extrakranielle *f* (Luftansammlungen) / pneumatocèle intra-, extracrânienne *f*
29460 **pneumatodyspnea** / Pneumatodyspnoe *f* (Atemnot bei Emphysem) / pneumatodyspnée *f*
29461 **pneum(at)ograph** / Atem(bewegungs)-kurvenschreiber *m* / pneum(at)ographe *m*
29462 **pneumatology** / Atemlehre *f* / pneumatologie *f*
29463 **pneumatometry** / Pneumatometrie *f* (Einatmungszug- und Ausatmungsdruckmessung mit Pneumatometer) / pneumatométrie *f*
29464 **pneumatopathy, seropositive nonsyphilitic** / FANCONI-HEGGLIN' Syndrom (Wa[ssermann]-positive Bronchopneumonie) / syndrome catarrhal des voies respiratoires avec réaction de Wassermann positive (ROSSIER)
29465 **pneumatosis** / Pneumatose *f* (Gasschwellungen im Gewebe) / pneumatose *f*
29466 **pneumatosis of the duodenal bulb** / Pneumatosis bulbi duodeni (Gasblase im Bulbus duodeni bei Cholangiopathien) / pneumatose du bulbe duodénal *f*
29467 **pneumatotherapy** / Atembehandlung *f* / pneumatothérapie *f*
29468 **pneumaturia** / Pneumaturie *f* (Gärungsgasentleerung) / pneumaturie *f*
29469 **pneumatype** / Atembild *n* (auf Glasplatte) / pneumatype *m*
29470 **pneumectomy (, atypical)** / Lungenresektion (, atypische) *f* (ohne Berücksichtigung der Anatomie) / pneumectomie (atypique) *f*
29471 **pneumencephaloventriculogram** / Luftenzephaloventrikulogramm *n* (zur Hydrozephalusdiagnose bei zunehmendem intrakraniellem Druck) / pneumencéphaloventriculogramme *m*
29472 **pneumo-abdomen** / Pneumabdomen *n* (Lufteinblasung in Bauchhöhle) / pneum(o-)abdomen *m*

29473 **pneumo-alveography, -angiography** / Pneum(o)alveographie (-angiographie) *f* (Rö-Darstellung der Lungenalveolen, -gefäße) / pneum(o-)alvéographie, -angiographie *f*

29474 **pneumo-arthrography** / Pneum(o)arthrographie *f* (Gelenkaufnahme nach Lufteinblasung) / pneum(o-)arthrographie *f*

29475 **pneumo-atmosis** / Pneumatmose *f* (ἀτμός = Dampf: Lungenerkrankung durch Gaseinatmung) / pneum(o-)atmose *f*

29476 **pneumobronchogram** / Luftbronchogramm *n* (röntg.) / pneumobronchogramme *m*

29477 **pneumocardiac** / lungen-herzbezüglich / pneumocardique

29478 **pneumocardiopexy** / Pneumokardiopexie *f* (Aufnähen von Mediastinum auf Herzvorderfläche [LETZIUS]) / pneumocardiopexie *f*

29479 **pneumochirurgia** / Lungenchirurgie *f* / chirurgie pulmonaire *f*

29480 **pneumocholecystitis** / Gallenblasenentzündung, emphysematöse *f* / cholécystite emphysémateuse *f*

29481 **pneumocirrhosis** / Lungenzirrhose *f* (interstitielle Fibrose mit Parenchymschwund) / cirrhose pulmonaire *f*

29482 **pneumococcemia, -uria** / Pneumokokkämie, -urie *f* / pneumococcémie, -urie *f*

29483 **pneumococci** / Pneumokokken *n* (Diplococcus pneumoniae, Streptococcus lanceolatus) / pneumocoques *m*

29484 **pneumococcic, pneumococcidal** / pneumokokkenbezüglich, pneumokokkentötend / pneumococcique, pneumococcidien

29485 **pneumococco(ly)sis** / Pneumokokkeninfektion *f* (-zerfall *m*) / pneumococco(ly)se *f*

29486 **pneumocolon** / Darmluftfüllung *f* / pneumocôlon *m*

29487 **pneumoconiosis** / Pneumokoniose *f* ([schrumpfende] Staublunge[nerkrankung]) / pneumoconiose *f*

29488 **Pneumocystis carinii** / Pneumocystis carinii (Granula im Sputum bei Säuglingspneumonie) / pneumocystis carinii *m*

29489 **pneumocystogram** / Pneumozystogramm *n* (Blasenaufnahme nach Luftfüllung) / pneumocystogramme *m*

29490 **pneumocysts** / Pneumozysten *f* (wabenartige Strukturen in Lungenalveolen) / pneumocystes *m*

29491 **pneumodynamics** / Atemdynamik *f* / pnéodynamique *f*

29492 **pneumo-empyema** / Gasempyem *n* / empyème gazeux *m*

29493 **pneumo-encephalogram** / Pneum(o)enzephalogramm *n* (Ventrikelaufnahme nach Luftfüllung) / pneum(o-)encéphalogramme *m*

29494 **pneumo(-en)cephalos** / Pneumo(en)cephalus *m* (Luft in Schädelhöhle [Gehirn]) / pneumo(-en)céphale *m*

29495 **pneumogastric** / lungen-magenbezüglich / pneumogastrique

29496 **pneumogastrography** / Pneumogastrographie *f* (Magenaufnahme nach Lufteinblasung) / pneumogastrographie *f*

29497 **pneumohydropericardium, (-pyopericardium)** / Pneumohydroperikard, (-pyoperikard) *n* (Luft und Wasser [Eiter] in Herzbeutel) / pneumohydropéricarde, (-pyopéricarde) *m*

29498 **pneumo(hypo)derma** / Luftansammlung, (sub)kutane *f* / emphysème (sous)cutané *m*

29499 **pneumohysterography** / Pneumohysterographie *f* (Rö-Darstellung des Uterus nach CO_2-Einblasung) / pneumohystérographie *f*

29500 **pneumokidney** / Pneumoren *m* (Gaseinblasung in Nierenlager zur Rö-Darstellung) / pneumorein *m*

29501 **pneumoliths** / Lungenkonkremente *n* / pneumolithes *m*

29502 **pneumology** / Lungenheilkunde *f* / pneumologie *f*

29503 **pneumolysis** / Pneumolyse *f* (Lungenkollapstherapieverfahren) / pneumolyse *f*

29504 **pneumomalacia, acid** / Pneumomalacia acida (postmortale Andauung der Lungenoberfläche durch Magensäure) / pneumomalacie acide *f*

29505 **pneumomassage** / Pneumomassage *f* (Luftmassage des Trommelfells) / pneumomassage *m*

29506 **pneumomediastinum** / Pneumomediastinum *n* (Gasfüllung zur Rö-Diagnostik) / pneumomédiastin *m*

29507 **pneumonectasia** / Lungenerweiterung *f* / pneumonectasie *f*

29508 **pneumonemia** / Pneumonämie *f* (Blutandrang zur Lunge) / pneumonémie *f*

29509 **pneumonepheliosis** / Pneumonepheliose *f* (νεφέλη = Nebel: Lungenerkrankung durch Einatmung vernebelter Flüssigkeiten) / pneumonéphéliose *f*

29510 **pneumonia (pneumonic)** / Lungenentzündung *f* (betreffend) / pneumonie *f* (pneumonique)

29511 **pneumonia, aspiration** / Aspirationspneumonie *f* (z.B. Fruchtwasser-) / pneumonie par aspiration *f*

29513 **pneumonia, bilious** / Pneumonie, biliöse *f* / pneumonie bilieuse *f*

29514 **pneumonia, caseous** / Pneumonie, käsige *f* / pneumonie caséeuse *f*

29515 **pneumonia, double** / Lungenentzündung, doppelseitige *f* / pneumonie double *f*

29516 **pneumonia, enterococcic** / Enterokokkenpneumonie *f* (atypische lobare) / pneumonie entérococcique *f*

29517 **pneumonia, hypostatic** / Pneumonie, hypostatische *f* (der Greise) / pneumonie hypostatique *f*

29518 **pneumonia, lobar** / Pneumonie, genuine *f* (meist exogene Infektion) / pneumonie fibrineuse *f*

29519 **pneumonia, longitudinal stripe** / Streifenpneumonie *f* (kindliche Bronchopneumonie mit Streifendämpfung) / pneumonie de raie longitudinale *f*

29520 **pneumonia, postoperative** / Pneumonie, postoperative *f* / pneumonie postopératoire *f*

29521 **pneumonia, primary atypical** / Viruspneumonie *f* / pneumonie vireuse *f*

29522 **pneumonia due to pulmonary infarction** / Infarktpneumonie *f* / pneumonie à la suite d'un infarctus pulmonaire *f*
29523 **pneumonia of sucklings, plasmacellular** / Pneumonia alba (durch Pneumocystis carinii) / pneumonie interstitielle des nourrissons *f*
29524 **pneumonia, vagal** / Vaguspneumonie *f* (Schluckpneumonie durch Aspiration infolge Vaguslähmung) / pneumonie pneumogastrique *f*
29525 **pneumonia, wandering** / Pneumonia migrans (lappenweise) / pneumonie migratoire *f*
29526 **pneumonitis, virus** / Viruspneumonitis *f* (ADAMS, 1941: Gruppenerkrankung Neugeborener in Kinderkliniken) / pneumonite vireuse *f*
29527 **pneumonocentesis** / Lungenpunktion *f* / poumon, paracentèse du *f*
29528 **pneumonoconiosis in slate workers** / Schistose *f* (Schieferstaublunge) / maladie des ardoisiers *f*
29529 **pneumonography, -pathy, -therapy** / Lungenaufnahme *f*, -leiden *n*, -therapie *f* / pneumonographie, -pathie, -thérapie *f*
29530 **pneumonomycosis** / Pneumonomykose *f* (pathogene Pilze im Lungengewebe) / pneumonomycose *f*
29531 **pneumonosis** / Pneumonose *f* (verminderter Gasaustausch in den Lungenbläschen) / pneumonose *f*
29532 **pneumopathy, osteoplastic** / Pneumopathie-Syndrom, osteoplastisches (Verästelte od. körnige Form der sog. Lungenverknöcherung) / pneumopathie ostéoplastique
29533 **pneumopericardium** / Pneumoperikard *n* (Luftansammlung in Herzbeutel) / pneumopéricarde *m*
29534 **pneumoperitoneum** / Pneumoperitonaeum *n* (Lufterguß in Bauchhöhle, therapeut. zur Lungenkollapserzeugung) / pneumopéritoine *m*
29535 **pneumopleuritis** / Pneumopleuritis *f* (starke Pleuritis bei leichter Pneumonie) / pneumopleurite *f*
29536 **pneumopreperitoneum** / Pneumopraeperitonaeum *n* (Rö-Kontrastdarstellung der Bauchorgane) / pneumoprépéritoine *m*
29537 **pneumopyelography** / Pneumopyelographie *f* (retrograde Nierenbeckendarstellung durch Lufteinblasung) / pneumopyélographie *f*
29538 **pneumoradiography** / Pneumoröntgenographie *f* (Rö-Darstellung von Organen mit Gas als Kontrastmittel) / pneumoradiographie *f*
29539 **pneumoretroperitoneum** / Pneumoretroperitonaeum *n* (Luftfüllung des Retroperitonäums) / pneumorétropéritoine *m*
29540 **pneumorrhagia, -rrhaphy** / Lungenblutung, -naht *f* / pneumorragie, -rraphie *f*
29541 **pneumosclerosis** / Lungenverhärtung *f* / pneumosclérose *f*
29542 **pneumosepticemia** / Pneumosepsis *f* (durch Pneumokokken) / pneumosepticémie *f*
29543 **pneumotachography** / Pneumotachographie *f* (Luftgeschwindigkeitsregistrierung beim Atmen) / pneumotachographie *f*
29544 **pneumothorax** / Pneumothorax *m* (Luftansammlung im Brustfellraum) / pneumothorax *m*
29545 **pneumothorax, artificial** / Pneumothorax, künstlicher *m* (zur Ruhigstellung der Lunge bei Tb.) / pneumothorax artificiel *m*
29546 **pneumothorax, extrapleural** / Pneumothorax, extrapleuraler *m* (Luftfüllung nach extrapleuraler Pleurolyse) / pneumothorax extrapleural *m*
29547 **pneumothorax, open, spontaneous** / Pneumothorax, offner, spontaner *m* (nach Verletzung, nach Höhlendurchbruch) / pneumothorax ouvert, spontané *m*
29548 **pneumothorax, selective** / Selektivpneumothorax *m* (nur kranker Lappen kollabiert) / pneumothorax sélectif *m*
29549 **pneumothorax, tension** / Spannungspneumothorax *m* (bei Ventilpneumothorax) / pneumothorax tensif *m*
29550 **pneumothorax, valve** / Ventilpneumothorax *m* (nur bei Inspiration geöffnet) / pneumothorax à soupape *m*
29551 **pneumotomy** / Lungenschnitt *m* / pneumotomie *f*
29552 **pneumotropic** / pneumotrop (auf Lunge wirkend) / pneumotrope
29553 **pneumotyphus** / Pneumotyphus *m* (Pneumonie + Typhus) / pneumotyphus *m*
29554 **pock, small** / Variolapustel *f* / pustule de petite vérole *f*
29555 **pock (, syphilis)** / Syphilispustel *f* / pustule de vérole *f*
29556 **pocked** / pockennarbig / variolé
29557 **pocket, subcrestal** / Zahnfleischtasche *f* (path.) / poche périodontique *f*
29558 **pocketbook (pocket-edition)** / Taschenbuch *n* (Taschenausgabe *f*) / poche, livre de *m* (, édition de *f*)
29559 **podagra (podalgia)** / Großzehengicht *f* (Fußschmerzen *m*) / goutte du pied, (pododynie) *f*
29560 **podagric** / podagrabezüglich / podagre
29561 **Podaleirios** / Podaleirios (Sohn des Asklepios und Seelenarzt [Ilias XI, 515]) / Podaleirios
29562 **podedema** / Fußödem *n* / podœdème *m*
29563 **podiatrist, podiatry** / Fußspezialist *m*, Podiatrie *f* / podiatriste *m*, podiatrie *f*
29564 **podobromhidrosis** / Schweißfüßigkeit *f* / podobromidrose *f*
29565 **podogram** / Fußabdruck *m* / podogramme *m*
29566 **Podophyllum** / Entenfuß (Wirkstoffe: Podophyllotoxin, Picropodophyllin, α-β-Peltatin, Podophylloquercetin) / Podophyllum peltatum (Berberidaceae)
29567 **podopompholyx** / Podopompholyx *f* (πομφόλυξ = Wasserblase [am Fuß]) / podopompholyx *f*
29568 **poikilocythemia** / Poikilozythämie *f* (Erythrozytenvielgestaltigkeit) / poïkilocytose *f*
29569 **poikilodermatomyositis** / PETGES-CLÉJAT' Syndrom (Seltne Var. der generalisierten Dermatomyositis mit Poikilodermie) / dermatomyosite du type PETGES-JACOBI

29570 **poikilodermia** / Poikilodermie *f* (ποικίλος = bunt: Bunthäutigkeit durch Pigmentstörung) / poïkilodermie *f*
29571 **poikilopicria** / Poikilopikrie *f* (nierenbedingte p_H-Inkonstanz unabhängig von Ernährung) / poïkilopicrie *f*
29572 **poikilothermal** / wechselwarm / allothermique
29573 **poikilothermia** / Poikilothermie *f* (Temperaturschwankungen bei Säuglingen bes. frühgeborenen) / poïkilothermie *f*
29574 **poikilothermism** / (Körper)temperaturanpassung(sfähigkeit) *f* / poïkilothermisme *m*
29575 **point** / Punkt(ieren) *m* / point(er) *m*
29576 **point, the** / Punctum saliens (Springender Punkt; embr. Primitivherzbildung durch Gefäßexpansion) / point délicat (décisif), le
29577 **points, asthmatic** / Punkte, asthmatische *m* (Asthma auslösende, z.B. in der Nase bei «Heuasthma») / points asthmatiques *m*
29578 **point, auriculotemporal** / Aurikulotemporalpunkt *m* (Druckpunkt bei Trigeminusneuralgie) / point auriculotemporal *m*
29579 **point, best** / Punctum optimum (Optimalpunkt *m*) / point le mieux *m*
29580 **point, boiling, freezing** / Siedepunkt, Gefrierpunkt *m* / point d'ébullition, de congélation *m*
29581 **points of both retinae, coincident** / Netzhautpunkte, identische *m* (durch deren gleichzeitige Erregung einfaches Umweltbild zustandekommt) / points similaires des deux rétines *m*
29582 **point, cardinal** / Hauptpunkt *m* / point principal *m*
29583 **points, cold** / Kältepunkte *m* (Krause' Endkölbchen der sensiblen Hautnerven) / points de froid *m*
29584 **point, colon, semicolon** / Punkt, Doppelpunkt, Strichpunkt *m* / point, deux points, point-virgule *m*
29585 **point, contact** / Kontaktpunkt *m* (Berührungsstelle benachbarter Zähne) / point de contact *m*
29586 **point, convergence, fixation** / Konvergenzpunkt, Fixierungspunkt *m* / point de convergence, de fixation *m*
29587 **point, critical, interesting** / Punkt, kritischer, interessanter *m* / point critique, intéressant *m*
29588 **point, dead** / Punkt, Toter *m* / point mort *m*
29589 **point, dew** / Taupunkt *m* / point de condensation *m*
29590 **points, electromotive** / Punkte, elektromotorische *m* (günstigste Hautpunkte für elektr. Muskel- und Nervenfunktionsprüfung) / points électromoteurs *m*
29591 **point, far, near** / Punctum remotum, proximum (Fern-, Nahpunkt des deutlichen Sehens) / point le plus éloigné, le plus rapproché *m*
29592 **point, focal** / Brennpunkt *m* / point focal *m*
29593 **point, fusing** / Schmelzpunkt *m* / point de fusion *m*
29594 **point, intersection** / Schnittpunkt *m* / point d'intersection *m*
29595 **point, inversion** / Umkehrpunkt *m* / point d'inversion *m*
29596 **point, iso-electric** / Punkt, isoelektrischer *m* (mit gleichstarker Dissoziation der basischen und sauren Gruppe) / point is(o-)électrique *m*
29597 **(point at) issue** / Punkt, strittiger *m* / point litigieux *m*
29598 **point (level), low** / Tiefpunkt (-stand) *m* / point (niveau) le plus bas *m*
29599 **points, meridian** / Meridianpunkte *m* (auf Organmeridianen: keine Nervenpunkte (des Terminalretikulums), sondern Gefäßsystempunkte [der Terminalen Strombahn]) / points méridiens *m*
29600 **points, motor** / Reizpunkte *m* (der Muskel-[nerve]n auf der Haut) / points moteurs *m*
29601 **points, painful(l)** / Puncta dolorosa (Schmerzpunkte) / points douloureux *m*
29602 **point, peroneal** / Peronäuspunkt *m* (bei Caput fibulae) / point péronier *m*
29603 **point, plantar** / Plantarpunkt *m* (in Fußsohlenmitte bei akuten Krankheiten druckempfindlich [Bechterew]) / point plantaire *m*
29604 **point, pressure-arresting (-exciting)** / Druckpunkt, krampf(aus)lösender *m* / point arrêtant (excitant) de spasmes *m*
29605 **point, saturation** / Sättigungspunkt *m* / point de saturation *m*
29606 **point, solidification** / Erstarrungspunkt *m* / point de solidification *m*
29607 **point, starting** / Ausgangspunkt *m* / point de départ *m*
29608 **point, supraclavicular** / Supraklavikularpunkt *m* (Erb) / point susclaviculaire *m*
29609 **points, tender (pressure)** / Nervendruckpunkte *m* / points névralgiques *m*
29610 **point, turning** / Wendepunkt *m* / point tournant *m*
29611 **point, weak** / Punkt, schwacher *m* ([ver]-wund[bar]er) / point faible *m*
29612 **pointed** / pointiert (spitz, scharf, betont) / pointu
29613 **pointer** / (An)zeiger *m* / aiguille indicatrice *f*
29614 **pointillage** / Pointillage *f* (= Punktierung: Massage mit den Fingerspitzen) / pointillage *m*
29615 **poisons (, burning)** / Gifte (, ätzende) *n* (ahd. = Gaben: chem. definierte [gewebezerstörende] mineralische, pflanzliche, tierische Substanzen) / poisons (corrosifs) *m*
29616 **poison, capillary (hemotropic, systemic, vascular)** / Blutgifte *n* / poison capillaire (hémotrope, systémique, vasculaire) *m*
29617 **poison, cellular** / Zellgift *n* / poison cellulaire *m*
29618 **poison, contact** / Kontaktgift *n* / poison de contact *m*
29619 **poison, ferment** / Fermentgift *n* / poison protéique *m*
29620 **poisons, interneuronotropic** / Interneuronengifte *n* (Synapsen zwischen 2 Neuronen beeinflussende, z.B. Strychnin) / poisons interneuronotropes *m*
29621 **poison, irritant** / Nervenreizgift *n* / poison stimulant *m*

29622 **poison, muscle** / Muskelgift *n* / poison musculaire *m*
29623 **poisons, parenchymal** / Parenchymgifte *n* (auf Parenchymzellen wirkende, z. B. Phosphor) / poisons parenchymaux *m*
29624 **poison, sedative** / ZNS-Gift *n* / poison narcotique *m*
29625 **poison, slow** / Phasengift *n* / poison de phase *m*
29626 **poisons, vegetable** / Pflanzengifte *n* / poisons végétaux *m*
29627 **poisoned** / vergiftet / empoisonné
29628 **poisoning, acid, alkaline** / Säure-, Laugenvergiftung *f* / empoisonnement par acide, par alcaline *m*
29629 **poisoning, alcohol** / Alkoholvergiftung *f* (meist durch Äthylalkohol) / empoisonnement par l'alcool *m*
29630 **poisoning, ammonia, antimony, creosote, iodine, saturnine** / Ammoniak-, Antimon-, Kreosot-, Iod-, Bleivergiftung *f* / empoisonnement par ammoniaque, antimoine, créosote, iodine, saturnine *m*
29631 **poisoning, camphor, chloroform** / Kampfer-, Chloroformvergiftung *f* / empoisonnement par camphre, par chloroforme *m*
29632 **poisoning, carbolic, muriatic, nitric, oxalic, phosphoric, sulfuric acid** / Carbol-, Salz-, Salpeter-, Oxal-, Phosphor-, Schwefelsäurevergiftung *f* / empoisonnement par acide carbolique, muriatique, azotique, oxalique, phosphorique, sulfurique *m*
29633 **poisoning, carbon disulfide** / Schwefelkohlenstoffvergiftung *f* / empoisonnement par le sulfocarbure *m*
29634 **poisoning, carbonic oxide** / Leuchtgasvergiftung *f* / empoisonnement par le monoxyde de carbone *m*
29635 **poisoning, caustic potash, soda** / Kali-, Natronlaugenvergiftung *f* / empoisonnement par potasse, par soude caustique *m*
29636 **poisoning, chronic nicotine** / Nicotinvergiftung, chronische *f* (Nerven, Herz-Kreislauf, Atemwege-Lunge) / empoisonnement chronique par nicotine *m*
29637 **poisoning, cyanogen** / Kohlenstickstoffvergiftung *f* / empoisonnement par le cyanogène *m*
29638 **poisoning by drugs** / Arzneivergiftung *f* / empoisonnement par des médicaments *m*
29639 **poisoning, fluorine** / Fluorvergiftung *f* / empoisonnement par le fluor *m*
29640 **poisoning, fungus (mushroom)** / Pilzvergiftung *f* / mycétisme *m*
29641 **poisoning, gas** / Gasvergiftung *f* / empoisonnement par gaz *m*
29642 **poisoning by heavy metals** / Schwermetallvergiftung *f* (Metalle vom spezif. Gewicht über 5) / empoisonnement par des métaux lourds *m*
29643 **poisoning, sublimate** / Sublimatvergiftung *f* (letale Dosis 0,5 g) / empoisonnement par le sublimé *m*
29644 **poisoning, tobacco** / Tabakvergiftung *f* (nicht reine Nicotinvergiftung) / empoisonnement par le tabac *m*
29645 **poisonless (nonpoisonous)** / ungiftig / atoxique
29646 **polar** / polar (Pol betreffend, am Pol befindlich, wie Pole gegenüberliegend, entgegengesetzt, gegensätzlich) / polaire
29647 **polarimeter** / Polarimeter *n* (Polarisator + Analysator: mißt Drehung der Lichtpolarisationsebene optisch aktiver Substanzen) / polarimètre *m*
29648 **polarimetric, polarizable** / polarimetrisch, polarisierbar (mit Polarimeter gemessen, meßbar) / polarimétrique, polarisable
29649 **polarimetry** / Polarimetrie *f* (Messung optischer Aktivität von Substanzen) / polarimétrie *f*
29650 **polariscope** / Polariskop *n* (läßt polarisiertes Licht als solches erkennen) / polariscope *m*
29651 **polariscope, half-shadow** / Halbschattenapparat *m* / polariscope à pénombre *m*
29652 **polaristrobometer** / Polaristrobometer *n* (WILD' Polarimeter) / polaristrobomètre *m*
29653 **polarity** / Polarität *f* (Vorhandensein zweier [entgegengesetzter] Pole) / polarité *f*
29654 **polarization** / Polarisation *f* (gegensätzliches Verhalten von Substanzen; Herstellen einer festen Schwingungsrichtung des Lichts) / polarisation *f*
29655 **polarization, chromatic, dielectric, electrolytic** / Polarisation, chromatische, dielektrische, elektrolytische *f* / polarisation chromatique, diélectrique, électrolytique *f*
29656 **polarize (polarized, polarizing)** / polarisieren (polarisiert, polarisierend) / polariser (polarisé, polarisant)
29657 **polarizer** / Polarisator *m* (führt natürliches Licht in polarisiertes über) / polariseur *m*
29658 **polarogram** / Polarogramm *n* (Ergebnis einer elektrochem. Untersuchung gelöster Stoffe) / polarogramme *m*
29659 **pole, animal (antigerminal, nutritive, vegetative, vitelline)** / Dotterpol *m* (dem Bildungsdotter entsprechender Eipol) / pôle animal (antigerminal, nutritif, végétal, vitellin) *m*
29660 **pole (of the cerebrum), frontal, occipital, temporal** / Polus frontalis, occipitalis, temporalis (cerebri) (Großhirnpole) / pôle frontal, occipital, temporal (du cerveau)
29661 **pole of the crystalline lens, anterior and posterior** / Polus anterior et posterior lentis (Augenlinsenpole) / pôle antérieur et postérieur du cristallin
29662 **pole (of the eyeball), anterior and posterior** / Polus anterior et posterior (bulbi oculi) (Augapfelpole) / pôle antérieur et postérieur (du globe oculaire)
29663 **pole, germinal** / Keimpol *m* (dem Keim entsprechender Eipol) / pôle germinal *m*
29664 **polio-encephal(omyel)itis** / Poliomyelitis cerebralis (zerebrale Form der Poliomyelitis epidemica) / polio(myélo)-encéphalite *f*
29665 **poliomyelitis** / Poliomyelitis *f* (πολιός od. σπόδιος = grau: Entzündung der grauen Nervensubstanz) / spodiomyélite *f*
29666 **poliomyelitis, bulbar** / Poli(o)encephalitis inferior (sub)acuta (auf graue Substanz der bulbären Nervenkerne beschränkte Gehirnentzündung) / poliomyélite bulbaire *f*

29667 **poliomyelitis, diplegic** / Diplegia spastica infantilis (doppelseitige Form der zerebralen Kinderlähmung) / poliomyélite paraplégique *f*
29668 **poliomyelitis, hemiplegic** / Hemiplegia spastica infantilis (hemiplegische Form der zerebralen Kinderlähmung) / poliomyélite hémiplégique *f*
29669 **poliomyelitis, spinal paralytic** / Poliomyelitis epidemica (HEINE-MEDIN' «Spinale Kinderlähmung»: Entzündung der grauen Substanz in den Rückenmarkvorderhörnern) / poliomyélite antérieure aiguë *f*
29670 **poliosis (grayness)** / Canities *f* ([vorzeitiges] Grauwerden) / poils, décoloration des; (canitie) *f*
29671 **polished** / poliert / poli
29672 **politics** / Politik *f* ([Stadt][menschen]massenbändigung mit [pseudo]freiheitlichen Methoden) / politique *f*
29673 **pollacuria** / Pollakiurie *f* (πολλάκις = oft: häufiges Harnlassen) / pollakisurie *f*
29674 **pollinoses** / Pollenkrankheiten *f* / pollinoses *f*
29675 **pollutions, diurnal** / Pollutiones diurnae (unwillkürliche Samenabgänge) / pollutions diurnes *f*
29676 **pollutions, female** / Pollutiones feminae (nichtmanipulierte Gl.-vestibularis-maior-Sekretionen bei geschlechtlicher Erregung) / pollutions féminines *f*
29677 **polonium (Po 84 210)** / Polonium (Polonium *n*) / polonium *m*
29678 **polyacid** / vielsäurig (mit mehreren Hydroxylgruppen) / polyacide
29679 **polyaddition** / Polyaddition *f* (Verfahren zur Herstellung hochmolekulärer Stoffe) / polyaddition *f*
29680 **polyadducts** / Polyaddukte *n* (Polyester, -urethane) / polyadditionnates *m*
29681 **polyadenitis, -adenoma** / Polyadenitis *f*, -adenoma *n* (allgemeine Drüsenentzündung, -schwellung) / polyadénite *f* -adénome *m*
29682 **polyadenopathy (-adenosis)** / Polyadenopathie (-adenosis) *f* (allgemeine Erkrankung der [endokrinen] Drüsen) / polyadénopathie (-adénose) *f*
29683 **polyalveolysis syndrome** / Polyalveolyse-Syndrom (Zerstörung von Zahnalveolen mit Zahnverlust bei Vergiftungen, Skorbut u. a.) / syndrome de polyalvéolyse
29684 **polyamid(e)** / Polyamid *n* (z. B. Perlon) / polyamide *m*
29685 **polyandry, -gamy, -gyny** / Polyandrie, -gamie, -gynie *f* / polyandrie, -gamie, -gynie *f*
29686 **polyarteritis (-angiitis)** / Polyarteriitis (-angiitis) *f* (Entzündung mehrerer Arterien [Gefäßwandschichten]) / polyartérite (-angéite) *f*
29687 **polyarthritis, acute rheumatic; (rheumatic fever)** / Polyarthritis rheumatica acuta (akuter Gelenkrheumatismus) / polyarthrite rhumatique aiguë (fièvre rhumatique) *f*
29688 **polyarthritis, chronic fusiform** / Polyarthritis chronica fusiformis (häufig fokal bedingt) / polyarthrite fusiforme chronique *f*
29689 **polyarthritis, chronic progressive thyrotoxic** / KASCHIN-BECK' Syndrom (Osteoarthrosis deformans endemica) / polyarthrite thyrotoxique progressive chronique
29690 **polyarthritis, chronic rheumatic; (rheumarthrosis)** / Polyarthritis rheumatica chronica (chronischer Gelenkrheumatismus) / polyarthrite rhumatique chronique; (arthrorhumatisme *m*)
29691 **polyarthritis, endocrine dry** / Polyarthritis sicca endocrina (meist klimakterisch bedingt) / polyarthrite sèche endocrine *f*
29692 **polyarthritis of infants, chronic** / Polyarthritis chronica infantis (bis 5. Lebensjahr) / polyarthrite chronique des enfants *f*
29693 **polyarthritis, primary, secondary chronic** / Gelenkrheumatismus, primärer, sekundärer chronischer *m* (bes. der Finger- und Handgelenke mit, ohne Fieber) / polyarthrite chronique primaire, secondaire *f*
29694 **polyarthritis treatment** / Polyarthritis-Behandlung *f* (mit Ultraschallbestrahlung) / polyarthrite, traitement de *m*
29695 **polyases** / Polyasen *f* (Polysaccharide spaltende Fermente) / polyases *f*
29696 **polyavitaminosis** / Vitaminmangel, allgemeiner *m* / polyavitaminose *f*
29697 **polybasic** / mehrbasig (mit mehreren vertretbaren H-Atomen) / polybasique
29698 **polyblasts** / Makrophagen *m* (sessile Freßzellen: RES-Zellen, Leberzellen, Monozyten) / clasmatocytes *m*
29699 **polycaryocyte** / Polykaryozyt *m* (Knochenmarkriesenzelle) / polycaryocyte *m*
29700 **polycentric, -cyclic** / polyzentrisch, -zyklisch (mit mehreren Zentren, Ringen bzw. Frequenzen) / polycentrique, -cyclique
29701 **polychord** / Polychord *n* («Vielsaiter»: Erweiterung des Monochords auf 10 Saiten [1799]) / polychorde *m*
29702 **polychrest** / Polychrest *n* (χρηστός = nützlich: bei vielen Krankheiten hilfreiches Mittel) / polychreste *m*
29703 **polychromasia** / Polychromasie *f* (zeigen basophile Erythrozyten) / polychromasie *f*
29704 **polychromatophilic** / polychromatophil (sich verschieden färben lassend) / polychromatophile
29705 **polychylia, -copria** / Polychylie, -koprie *f* (zuviel Chylus, Faeces) / polychylie, -coprie *f*
29706 **polyclinic, uniclinic** / polyklinisch, uniklinisch (allgemein-, spezialklinisch) / polyclinique, uniclinique
29707 **polyclonism** / Polyklonie *f* (ununterbrochene Muskelklonizität) / polyclonisme *m*
29708 **polycondensates** / Polykondensate *n* (Polyamide) / polycondensates *m*
29709 **polycondensation** / Polykondensation *f* (Entstehung neuer, größerer Moleküle durch Umsetzung zwischen einfachen Molekülen) / polycondensation *f*
29710 **polycoria** / Polykorie *f* (κόρος = Sättigung: Speicherung z. B. von Fett od. Glykogen) / polycorie *f*

29711 **polycoria, false, true** / Polycoria spuria, vera (mehrere Pupillen in einer Iris) / polycorie fausse, vraie *f*
29712 **polycrotic** / polykrot (ist Puls mit verschiedenen Erhebungen im Sphygmogramm) / polycrote
29713 **polycystic** / mehrblasig / polykystique
29714 **polycythemia** / Polyzythämie *f* (Verdacht ab 5 Mio Erythrozyten, 50% Hämatokrit, 16 g% Hb bei Frauen; ab 5,5 Mio, 55%, 18 g% bei Männern) / polycythémie *f*
29715 **polycythemia, hypertonic** / GAISBÖCK' Syndrom (Seltne Polyzythämie mit Hypertonie) / polycythémie hypertonique
29716 **polycythemia, idiopathic** / VAQUEZ-OSLER' Syndrom (Idiopathische Polyglobulien) / polycythémie idiopathique *f*
29717 **polycythemia, red** / Erythrocytosis megalosplenica (echte Erythrozytose) / polycythémie rouge *f*
29718 **polycythemia, relative** / Polyzythämie, relative *f* (Eryvolumen normal, Blutvolumen erniedrigt) / polycythémie relative *f*
29719 **polycythemia, secondary** / Polycythämie, sekundäre *f* (Erythrozyten vermehrt, Hb und Hämatokrit erhöht) / polycythémie secondaire *f*
29720 **polycythemia, symptomatic** / Polyzythämie, symptomatische *f* (Polyglobulie bei Sauerstoffmangel und Knochenmarkkarzinosen) / polycythémie symptomatique *f*
29721 **polycythemia, true** / Polycythaemia vera (Erythro-, Leuko-, Thrombozyten vermehrt, Linksverschiebung, unreife Granulozyten) / polycythémie vraie *f*
29722 **polydactylia** / Polydaktylie *f* (überzählige Finger) / polydactylisme *m*
29723 **polydipsia** / Polydipsie *f* (krankhafter Durst) / polydipsie *f*
29724 **polydispersion – coarse dispersion** / 1. Dispersionsart *f*, -zustand *m* (poly-, grobdispers: Suspensionen) / polydispersion – dispersion grossière *f*
29725 **polydispersion – colloidal dispersion** / 2. Dispersionsart *f*, -zustand *m* (poly-, kolloiddispers: Kolloide Lösungen) / polydispersion – dispersion colloïdale *f*
29726 **polyembryony** / Polyembrionie *f* (viele Embryonen aus einer Samenanlage botan., zool.) / polyembryonie *f*
29727 **polyemia** / Polyämie *f* (zuviel Blutwasser) / polyémie *f*
29728 **polyergic** / polyergisch (nach vielen Seiten aktiv) / polyergique
29729 **polyester, polytetrafluorethylene** / Polyester, Polytetrafluoräthylen *n* (langkettige C-Atomgruppen enthaltende Kunststoffe z.B. für künstliche Blutgefäße) / polyester, polytétrafluoréthylène *m*
29731 **polyesthesia** / Polyästhesie *f* (Mehrfachempfindung eines Hautreizes) / polyesthésie *f*
29732 **polyestrous** / polyöstrisch (mit mehr als einer Brunstzeit im Jahr) / polyœstral
29733 **polyethylene, polystyrol, polyvinyl** / Polyäthylen, Polystyrol, Polyvinyl *n* (Polymerisate) / polyéthylène, polystyrol, polyvinyle *m*
29734 **polygalactia** / Poly(ga)laktie *f* (viel Milch) / polygalactie *f*
29735 **polygamist** / Polygamist *m* (Mann mit mehr als zwei [Ehe]frauen) / polygamiste *m*
29736 **polygenesis** / Polygenesis *f* (Entstehung aus mehr als einer Wurzel) / polygenèse *f*
29737 **polygen(et)ic** / polygen(etisch) (durch viele [Erb]faktoren bedingt) / polygén(ét)ique
29738 **polyglobulia** / Polyglobulie *f* (zuviel [rote] Blutkörper) / polyglobulisme *m*
29739 **polyglobulia, cerebral, splenogenic** / Polyglobulie, zerebrale, splenogene *f* (bei gestörtem Erythrozytenregulationszentrum, bei Milzgefäßthrombose) / polyglobulie cérébrale, splénogène *f*
29740 **polyglot** / vielsprachig / polyglotte
29741 **polygonal** / vieleckig / polygonal
29742 **polygram** / Polygramm *n* (mehrfache Belichtung eines Rö-Films) / polygramme *m*
29743 **polygraph** / Vielschreiber *m* / polygraphe *m*
29744 **polygyria** / Polygyrie *f* (zuviel [Hirn]windungen) / polygyrie *f*
29745 **polyhedral** / vielflächig / polyédrique
29746 **polyhybrid** / polyhybrid (von Eltern mit mehr als 2 verschiedenen Merkmalen) / polyhybride
29747 **(poly)hydramnios** / Polyhydramnion *n* (> 2000 ml Amnionflüssigkeit) / polyhydramnie *f*
29748 **polyhydric** / polyhydrisch (mit mehr als 2 Hydroxylgruppen) / polyhydrique
29749 **polyhydruria** / Polyhydrurie *f* (viel spezif. leichter Harn) / polyhydrurie *f*
29750 **polyidria** / Polyidrie *f* (viel Schweiß) / polyidrie *f*
29751 **polyinfection** / Mehrfachinfektion *f* / polyinfection *f*
29752 **polylecithal** / polylecithal (viel Dotter) / polylécithal
29753 **polyleptic** / polyleptisch (häufig [rück]fällig) / polyleptique
29754 **polymastia** / Hypermastie *f* (überzählige Brustwarzen) / polythélie *f*
29755 **Polymastigina** / Polymastiginen *n* (mehrgeißlige Darmflagellaten, 2. Ordnung Mastigophoren) / polymastigines *f*
29756 **polymelia** / Polymelie *f* (überzählige Gliedmaßen) / polymélie *f*
29757 **polymenorrhea** / Polymenorrhoe *f* (zu häufige Menses) / polyménorrhée *f*
29758 **polymerase, DNA-** / DNS-Polymerase *f* (die Replikation eines DNS-Moleküls bewirkender Träger genetischer Information) / polymérase d'ADN *f*
29759 **polymer(ic)(al)** / Polymer (*n*) (Polyid: bei gleichem atomarem Verhältnis verschiedene Molekülgröße besitzend[e chem. Verbindung]) / polymère (*m*)
29760 **polymerisates** / Polymerisate *n* (Polyäthylene, -styrole, -vinyle) / polymérisates *m*
29761 **polymerism** / Polymerie *f* (Zusammenwirken mehrerer Erbfaktoren bei Ausbildung eines Merkmals) / polymérisme *m*
29762 **polymerization** / Polymerisation *f* (Zusammenschluß von Molekülen einer Verbindung zu Makromolekülen) / polymérisation *f*

29763 **polymerization, metabolic** / Polymerisation, metabolische *f* («Einbrennen» [Deponieren bzw. Imprägnieren] von Stoffwechselgiften) / polymérisation métabolique *f*
29764 **polymers, multichained** / Polymere, vielkettig verzweigte *n* (aus Reaktionen zwischen Homo- und Copolymeren) / polymères plurichaînés *m*
29765 **polymetamorphous** / polymetamorph (mit mehr als einem Gestaltwandel) / polymétamorphe
29766 **polymeter** / Polymeter *n* (Vielzweckmeßgerät) / polymètre *m*
29767 **polymethylmethacrylate** / Polymethylmethacrylat *n* (langkettige C-Atomgruppen enthaltender Kunststoff für künstliche Augenlinsen) / polyméthylméthacrylate *m*
29768 **polymicrobic** / polymikrobisch (mehr als eine Mikrobienart enthaltend) / polymicrobien
29769 **polymorphia, monochronous** / Polymorphie, monochrone *f* (gleichzeitiges Nebeneinanderbestehen verschiedener Formen, z.B. Ekzemstadien)/polymorphie monochrone *f*
29770 **polymorphocellular** / polymorphzellig (mit verschiedenen Zellarten) / polymorphocellulaire
29771 **polymorphonuclear** / polymorphkernig (mit verschiedenen Kernformen vorkommend) / polymorphonucléaire
29772 **polymorphous** / polymorph (πολύ = viel: vielgestaltig) / polymorphe
29773 **polymyalgia** / Polymyalgie *f* (generelle Muskelschmerzen) / polymyalgie *f*
29774 **polymyositis, acute** / Polymyositis acuta (multiple Muskelentzündung) / polymyosite aiguë *f*
29775 **polynesic** / polynesisch (νῆσος = Insel) / polynésique
29776 **polyneuralgia** / Polyneuralgie *f* (generalisierter Nervenschmerz) / polynévralgie *f*
29777 **polyneuritis** / Syndrom, polyneuritisches (Polyneuritiden) / polynévrite
29778 **(poly)neuritis, alcoholic** / Alkohol(poly)-neuritis *f* / (poly)névrite alcoolique (éthylique) *f*
29779 **polyneuritis, arsenic** / Arsenpolyneuritis *f* (motorisch-sensibel) / polynévrite arsénique *f*
29780 **polyneuritis, migrant** / Wartenberg' Syndrom (II) (Sog. wandernde Polyneuritis) / névrite migrante
29781 **polyneuritis, thallium** / Thalliumpolyneuritis *f* (universeller Haarausfall) / polynévrite par le thallium *f*
29782 **polyneuroradiculitis** / Polyneuroradiculitis *f* (multiple Ganglionitis) / polyneuroradiculite *f*
29783 **polynucleosis** / Vielkernigkeit *f* / polynucléose *f*
29784 **polynucleotidases** / Polynucleotidasen *f* (Polynucleotide spaltende Nucleasen) / polynucléotidases *f*
29785 **polynucleotides** / Polynucleotide *n* (aus Mononucleotiden [+Eisen] bestehende Nucleinsäuren[kettenmoleküle]) / polynucléotides *m*
29786 **polyodontia** / Polyodontie *f* (starke Hyperodontie) / polyodontie *f*
29787 **polyonychia** / Polyonychie *f* (überzählige Nägel) / polyonychie *f*
29788 **polyopia** / Polyopie *f* (Mehrfachsehen) / polyopie *f*
29789 **polyorchidia** / Polyorchidie *f* (überzählige Hoden) / polyorchidie *f*
29790 **polyoses** / Polyosen *f* (Polysaccharide) / polyoses *f*
29791 **polyostotic** / polyostotisch (mehr als ein Knochen betroffen) / polyostotique
29792 **polyotia** / Polyotie *f* (überzählige Ohren) / polyotie *f*
29793 **polypapilloma, tropical** / Polypapilloma tropicum (Frambösie) / polypapillome tropical *m*
29794 **polypectomy** / Polypenentfernung *f* / polypectomie *f*
29795 **polypeptides** / Polypeptide *n* (aus mehr als 10 Aminosäurenresten aufgebaute Eiweißkörper) / polypeptides *m*
29796 **polypeptide chains, H(eavy), L(ight)** / H-, L-Polypeptidketten *f* (mit Molgewichten von 50000, von 20000) / polypeptides, chaînes H, L de *f*
29797 **polypeptide, cytotoxic** / Polypeptid, zytotoxisches *n* (aus Krebszellen heraussickerndes und normalen Umgebungszellen überlegenes Zytoplasmaprotein) / polypeptide cytotoxique *m*
29798 **polyperiostitis (, hyperesthetic)** / Polyperiostitis (hyperaesthetica) ([chron.] Periosterkrankung) / polypériostite (hyperesthésique) *f*
29799 **polyphagia** / Polyphagie *f* (vielseitiger Nahrungstrieb) / polyphagie *f*
29800 **polyphene** / polyphän (viele Merkmale aus einer Anlage zeigend) / polyphène
29801 **(poly)phenoloxidases** / Phenolasen *f* (Eiweißfäulnisprodukt Phenol zerstörende kupferhaltige Fermente) / oxydases du phénol *f*
29802 **polyphobia** / Polyphobie *f* (Angst vor allem und jedem) / polyphobie *f*
29803 **polyphon, unison** / vielstimmig, einstimmig / polyphonique, à une voix
29804 **polyphosphates** / Polyphosphate *n* (gegen Gewebecalcifizierung) / polyphosphates *m*
29805 **polyphyletic** / polyphyletisch (von mehreren Formen abstammend) / polyphylétique
29806 **polypiferous, polypoid, polypous** / polypentragend, polypenähnlich, polypös / polypifère, polypoïde, polypeux
29807 **polypionia** / Fettleibigkeit *f* (πίων = Fett) / polypionie *f*
29808 **polyplasmia** / Polyplasmie *f* (Blutplasmavermehrung) / polyplasmie *f*
29809 **polyplegia** / Polyplegie *f* (gleichzeitige Lähmung mehrerer Muskeln) / polyplégie *f*
29810 **polypodia** / Polypodie *f* (überzählige Füße) / polypodie *f*
29811 **polyposis** / Polypenbildung *f* / polypose *f*
29812 **polyposis, gastric, intestinal** / Polyposis ventriculi, intestinalis / polypose gastrique, intestinale *f*

29813 **polyposis and osteomatosis, hereditary** / GARDNER' Syndrom (Mesenchymale Dysplasie mit Kolonpolyposis, Schädelosteomen, Hauttumoren) / adénomatose héréditaire
29814 **polypragmasy** / Polypragmasie *f* (Anwendung von Arzneikombinationen i. G. z. gezielten Einzelmitteltherapie) / polypragmasie *f*
29815 **polypragmasy, chemotherapeutical** / Polypragmasie, chemotherapeutische *f* (nicht zu verantworten) / polypragmasie chimiothérapeutique *f*
29816 **polyp-snare** / Polypenschnürer *m* / serrenœud *m*
29817 **polypsychosis** / Polymanie *f* (von vielen Ideen erfüllt) / polyidéisme *m*
29818 **polypus** / Polyp *m* (πολύπους = Vielfuß: gestielte Schleimhautgeschwulst) / polype *m*
29819 **polypus, adenoid** / Drüsenpolyp *m* (aus Drüsengewebe) / polype adénoïde *m*
29820 **polypus, cardial** / Herzpolyp *m* (gestielter Thrombus) / polype cardiaque *m*
29821 **polypi, choanal** / Choanalpolypen *m* (aus Kieferhöhlen stammende pseudosarkomatöse [SMITH]) / polypes choanaux *m*
29822 **polypi, cholesterol** / Cholesterinpolypen *m* (Ablagerungen in Gallenblasenschleimhaut) / polypes de cholestérol *m*
29823 **polypus, mucous** / Schleimpolyp *m* (aus Schleimhaut) / polype muqueux *m*
29824 **polypus, nas(opharynge)al** / Nasen(rachen)-polyp *m* / polype nasal (pharyngien) *m*
29825 **polypus, placental** / Plazentarpolyp *m* (nach Ausstoßung verbleibender Rest) / polype placentaire *m*
29826 **polypus, uterine** / Gebärmutterpolyp *m* / polype utérin *m*
29827 **polysaccharides** / Polysaccharide *n* (mit mehr als 8 Kohlenhydratresten) / polysaccharures *m*
29828 **polyscleradenitis** / Polyscleradenitis *f* (multiple harte Lymphknotenschwellung) / polyscléradénite *f*
29829 **polysemantic** / vieldeutig / polysémantique
29830 **polyserositis** / Polyserositis *f* (gleichzeitige Entzündung mehrerer seröser Häute) / polysérosite *f*
29831 **(polyserositis, chronic)** / (v.BAMBERGER' Krankheit) (Chronische multiple idiopathische Serositis) / (polysérite chronique)
29832 **polyserositis, familial recurring** / SIEGAL-CATTAN-MAMOU' Syndrom (Familiär erbliche paroxysmale allergische Trias: Fieber, Abdominalkrise, Arthralgie) / polysér(os)ite récidivante familiale
29833 **polysialia** / Polysialie *f* (übermäßiger Speichelfluß) / polysialie *f*
29834 **polysinusitis** / Polysinusitis *f* (gleichzeitige Entzündung mehrerer Nebenhöhlen) / polysinusite *f*
29834a **polysom(at)y** / Polysom(at)ie *f* (Exzeß eines Einzelchromosoms [Kernchromatinreduplikation]) / polysom(at)ie *f*
29835 **polyspermia** / Polyspermie *f* (Eindringen mehrerer Samenfäden in ein Ei) / polyspermie *f*
29836 **polystichiasis** / Polystichiasis *f* (στίχος = Reihe: mehr als eine Wimpernreihe) / polystichiasis *f*
29837 **polysynovitis** / Polysynovitis *f* (allgemeine Gelenkkapselinnenhautentzündung) / polysynovite *f*
29838 **polytendin(oburs)itis** / Polytendin(oburs)itis *f* (gleichzeitige Entzündung mehrerer Sehnen[scheiden]) / polytendin(oburs)ite *f*
29839 **polyteny** / Chromonemenreduplikation *f* (taenia = Band) / polyténie *f*
29840 **polytrichia** / Polytrichie *f* (viel Haar[e]) / polytrichie *f*
29841 **polytrophic** / polytrophisch (zu stark ernährt) / polytrophique
29842 **polytropism** / Polytropismus *m* (große Anpassungsfähigkeit) / polytropisme *m*
29843 **polyuria** / Polyurie *f* (Harnvermehrung, z. B. bei Diabetes melitus) / polyurie *f*
29844 **polyuria, forced** / Zwangspolyurie *f* (bei Schrumpfniere) / polyurie forcée *f*
29845 **pomegranate bark** / Cortex granati (Bandwurmmittel Granatapfelbaumrinde) / grenadier, écorce de *f*
29846 **pond** / Pond *n* (p: Normgewicht der Masseneinheit Gramm = 980,665 dyn) / pond *m*
29847 **ponderable (ponderability)** / Wägbar(keit *f*) (Wichtig[keit *f*]) / pondérable (pondérabilité *f*)
29848 **ponderous (ponderosity)** / Plump(heit *f*) / lourd (lourdeur *f*)
29849 **ponogenic** / ponogen (Kummer machend) / ponogène
29850 **ponograph** / Schmerzkurvenschreiber *m* / ponographe *m*
29851 **ponophobia** / Ponophobie *f* (πόνος = Mühsal) / ponophobie *f*
29852 **pontic** / Pontik *m* (künstlicher Brückenzahn) / pontique *m*
29853 **pontine** / pontinus (zur Brücke gehörend) / pont, se rapportant au
29854 **pontine syndrome** / Brückenhauben-Syndrom, orales (Paretisches Krankheitsbild bei Läsion der Brückenhaube [Pars dorsalis pontis]) / syndrome de la calotte protubérantielle
29856 **pontobulbar, -cerebellar, -spinal** / pontobulbär, -zerebellär, -spinal (Brücke-Markverlängerung, -Kleinhirn, -Rückenmark betreffend) / pontobulbaire, -cérébellaire, -rachidien
29857 **pool** / (Sammel)becken *n* / réservoir *m*
29858 **pool, metabolic** / «(Intermediär)stoffwechsel-Sammelbecken» *n* (Hauptprodukt: 60 bis 70 kg/d ATP, Hauptabfallprodukt: ~1 kg/d CO_2) / réservoir métabolique *m*
29859 **poples (hollow of the knee)** / Poples (Kniekehle) / poples (jarret)
29860 **popliteal** / kniekehlenbezüglich / poplité
29861 **popularize** / popularisieren (volkstümlich [gemeinverständlich] machen) / populariser
29862 **populate (populous)** / bevölkern (dicht bevölkert) / peupler (populeux)
29863 **porcelain funnel, mortar, spatula** / Porzellantrichter *m*, -schale *f*, -spatel *m* / porcelaine, entonnoir *m*, coupe, spatule en *f*

29864 **porcellaneous (porcelain)** / Porzellan, wie (aus) / porcelaine, comme (en)
29865 **pore** / Pore *f* (πόρος = Durchlaß: Loch) / pore *m*
29866 **pore, gustatory** / Porus gustatorius (Geschmacksknospe) / pore gustatif
29867 **pore, internal and external acoustic** / Porus acusticus internus et externus (innere und äußere Gehörgangöffnung im Schläfenbein) / pore acoustique interne et externe
29868 **pore, sudoriferous** / Porus sudoriferus (Schweißpore) / pore sudorifère
29869 **porencephaly** / Porenzephalie *f* (Lückenbildung in Hirnsubstanz durch embr. Kreislaufstörung) / porencéphalie *f*
29870 **Porifera** / Schwammtiere *n* / porifères *m*
29871 **pork (porcine)** / Schwein(ern) *n* / porc(in) *m*
29872 **pornography** / Pornographie *f* (πορνεύω = huren) / pornographie *f*
29873 **poropathy** / Poropathie *f* (transkutane Arzneiapplikation) / poropathie *f*
29874 **poroplastic** / poroplastisch (porös und plastisch zugleich) / poroplastique
29875 **porosis** / Porose *f* (Lückenbildung, Kallusbildung) / porose *f*
29876 **porosis, lacunar** / Porose, lakunäre *f* (bes. im Linsenkern bei lakunärer Hemiplegie der Greise) / porose lacunaire *f*
29877 **porosity** / Löchrigkeit *f* / porosité *f*
29878 **porotic** / porotisch (poröses [Binde]gewebewachstum begünstigend) / porotique
29879 **porotomy** / Meatotomie *f* (chir. Meatus-Erweiterung) / porotomie *f*
29880 **porphin** / Porphin *n* (Grundkörper der Porphyrine) / porphine *f*
29881 **porphobilin(ogen)** / Porphobilin(ogen) *n* / porphobilin(ogèn)e *m*
29882 **porphyria** / Porphyrie *f* (Ausscheidung von Uroporphyrin als Zeichen einer Hämsynthesestörung [BURGER, 1912]) / porphyrisme *m*
29883 **porphyria, acute** / Porphyrie-Syndrom, akutes (Chronische Stoffwechselstörung mit akuten Anfällen) / porphyrie aiguë
29884 **porphyria, acute intermittent ovulocyclic** / Porphyrie, akute intermittierende ovulozyklische *f* (dominant erbliche häufig latente durch Androgene gedämpfte [HOPMANN]) / porphyrie ovulocyclique intermittente aiguë *f*
29885 **porphyria, chronic hepatic** / Porphyrie-Syndrom, chronisches (Chronisch verlaufende Störung der Porphyrinbiosynthese in der Leberzelle) / porphyrie hépatique chronique
29886 **porphyria, congenital** / GÜNTHER' Syndrom (I) (Seltne erythropoetische Porphyrie) / porphyrie congénitale
29887 **porphyria, tardive congenital bullous** / Porphyrindermatose-Syndrom, kongenitales (Zum Porphyrie-Syndrom gehörende Photodermatose) / porphyrie bulleuse congénitale tardive
29888 **porphyria, tardive cutaneous** / Porphyria cutanea tarda (Enzymschädigung mit Eisenanreicherung in Mitochondrien [HEILMEYER]) / porphyrie cutanée tardive *f*
29889 **porphyria, vestigious (inconspicuous)** / Porphyria vestigiosa (unauffällige durch Barbiturate und Sulfonamide bes. neurol. manifest werdende [COCHRANE]) / porphyrie vestigieuse (discrète) *f*
29890 **porphyrin, proto-, deutero-** / Proto-, Deuteroporphyrin *n* / protoporphyrine, deutéro- *f*
29891 **porphyrinopathies** / Porphyrie-Syndrome (Angeborene primäre Porphyrinstoffwechselstörungen) / porphyrinopathies
29892 **porphyrinuria, symptomatic** / Porphyrinurie-Syndrom (Sekundäre symptomatische Porphyrinstoffwechselstörungen) / porphyrinurie symptomatique
29893 **porphyropsin** / Erythropsin *n* (in Netzhautsehstäbchen) / photesthésine *f*
29894 **porropsia** / Porropsie *f* (πόρρω = weit hinaus: schizophrene Wahrnehmungsstörung) / porropsie *f*
29895 **porta of the liver** / Porta hepatis (Eingangspforte für Nerven und Gefäße außer Lebervenen) / porte du foie
29896 **portable, portative** / tragbar, -fähig / portable, portatif
29897 **portacid** / Säureträger *m* / porte-acide *m*
29898 **portal of entrance** / Einfallpforte *f* / porte d'entrée *f*
29899 **portion** / Anteil *m* / portion *f*
29900 **portion (of the cervix), supravaginal and vaginal** / Portio supravaginalis et vaginalis (cervicis) (oberer und unterer Abschnitt des Gebärmutterhalses) / portion susvaginale et vaginale (du cou)
29901 **portions, (female and male) external genital** / Partes genitales externae (femininae et masculinae) (äußere Geschlechtsteile) / portions génitales externes (femelles et mâles)
29902 **portion (of the nasal septum), cartilaginous** / Pars cartilaginea (septi nasi) (Knorpelteil der Nasentrennwand) / portion cartilagineuse (de la cloison nasale)
29903 **portion (of the nasal septum), membranaceous** / Pars membranacea (septi nasi) (häutiger Teil der Nasentrennwand) / portion membraneuse (de la cloison nasale)
29904 **portion of the nasal septum, mobile** / Pars mobilis septi nasi (beweglicher Teil der Nasentrennwand) / portion mobile de la cloison nasale
29905 **portion (of the temporal bone), squamous** / Pars squamosa (ossis temporalis) (Schläfenbeinschuppenteil) / portion squameuse (de l'os temporal)
29906 **portion (of the trigeminal nerve), greater and smaller** / Portio maior et minor (n. trigemini) (sensible und motorische Wurzel) / portion (du nerf trijumeau), grande et petite
29907 **portion (of the ventricles), membranaceous** / Pars membranacea (ventriculorum) (Hautteil der Herzkammertrennwand) / portion membraneuse (des ventricules)
29908 **portion (of the ventricles), muscular** / Pars muscularis (ventriculorum) (Muskelteil der Herzkammertrennwand) / portion musculaire (des ventricules)

29909 **portligature, knot-carrier** / Abbindeinstrumente *n* / porte-ligature, porte-nœud *m*
29910 **port(ocav)al** / pfortaderbezüglich / porte
29911 **portogram (, lienal)** / Pfortaderdarstellung (, lienale) *f* (Radiogramm nach Kontrastmittelinj. in Milzparenchym) / portogramme (liénal) *m*
29912 **portrait, x-ray** / Röntgenporträt *n* (durch Hautlackierung Weichteildarstellung neben Skelet- [Teschendorf]) / portrait rœntgenien *m*
29913 **pose** / Pose *f* (sich in Pose setzen) / pose *f* (poser)
29914 **posed** / geradestehend (dent.) / posé
29915 **posinon** / Posinon *n* (positive interferential non-statement: positiv gefolgerte Nichtbehauptung) / posinon *m*
29916 **position** / Stellung (Lage, Position) *f* / position *f*
29917 **position, abdominal** / Bauchlage *f* / position abdominale *f*
29918 **position of the breech** / Steißlage *f* (Beckenendlage) / position du siège *f*
29919 **position of the breech, left, right sacrotransverse (L.S.T., R.S.T.)** / Beckenendlage, dorsotransversale *f* (linke, rechte) / position du siège sacro-iliaque gauche, droite (transverse) *f* (S.I.G.T., S.I.D.T.)
29920 **position of the breech, left sacro-anterior, -posterior (L.S.A., L.S.P.)** / Beckenendlage, links dorsolaterale *f* (anteriore, posteriore) / position du siège sacro-iliaque gauche (antérieure, postérieure) *f* (S.I.G.A., S.I.G.P.)
29921 **position of the breech, right sacro-anterior, -posterior (R.S.A., R.S.P.)** / Beckenendlage, rechts dorsolaterale *f* (anteriore, posteriore) / position du siège sacro-iliaque droite (antérieure, postérieure) *f* (S.I.D.A., S.I.D.P.)
29922 **position of the breech, sacro-anterior, -posterior** / Beckenendlage, dorsoanteriore, -posteriore *f* / position du siège sacro-antérieure, -postérieure *f*
29923 **position of the bregma** / Vorderhauptlage *f* / position du bregma *f*
29924 **position of the brow** / Stirnlage *f* / position du front *f*
29925 **position of the brow (left naso-anterior, -posterior)** / Stirnlage, links nasolaterale *f* (anteriore, posteriore) / position du front naso-iliaque gauche (antérieure, postérieure) *f* (N.I.G.A., N.I.G.P.)
29926 **position of the brow (left, right nasotransverse)** / Stirnlage, links, rechts nasolaterale *f* (transversale) / position du front naso-iliaque gauche, droite (transverse) *f* (N.I.G.T., N.I.D.T.)
29927 **position of the brow (naso-anterior or posterior)** / Stirnlage, nasoanteriore, -posteriore *f* / position du front naso-antérieure, -postérieure *f*
29928 **position of the brow (right naso-anterior, -posterior)** / Stirnlage, rechts nasolaterale *f* (anteriore, posteriore) / position du front naso-iliaque droite (antérieure, postérieure) *f* (N.I.D.A., N.I.D.P.)
29929 **position, change of** / Lageveränderung *f* (-wechsel *m*) / présentation, changement de *m*
29930 **position of constraint** / Zwangslage *f* / état de contrainte *m*
29931 **position, dorsal** / Rückenlage *f* / position dorsale *f*
29932 **position, dorsosacral (lithotomy)** / Steinschnittlage *f* (Rückenlage mit angezogenen gespreizten Beinen bei hohem Blasenschnitt [Sectio alta], Dammoperationen, Hausgeburten) / position de la taille *f*
29933 **position, English** / Position, Englische *f* (li. Seitenlage mit stark angezogenem re. Bein) / position anglaise *f*
29935 **position of the eyes, primary** / Augenstellung, primäre *f* (Geradeausblick) / position primaire des yeux *f*
29936 **position of the eyes, secondary** / Augenstellung, sekundäre *f* (Blick nach oben bzw. unten od. re. bzw. li.) / position secondaire des yeux *f*
29937 **position of the eyes, tertiary** / Augenstellung, tertiäre *f* (Blick nach oben od. unten re. bzw. li.) / position tertiaire des yeux *f*
29938 **position of the face** / Gesichtslage *f* / position de la face *f*
29939 **position of the face, left mento-anterior, -posterior (L.M.A., L.M.P.)** / Gesichtslage, links mentolaterale *f* (anteriore, posteriore) / position de la face mento-iliaque gauche (antérieure, postérieure) *f* (M.I.G.A., M.I.G.P.)
29940 **position of the face, left, right mentotransverse (L.M.T., R.M.T.)** / Gesichtslage, links, rechts mentolaterale *f* (transversale) / position de la face mento-iliaque gauche, droite (transverse) *f* (M.I.G.T., M.I.D.T.)
29941 **position of the face, mento-anterior, -posterior** / Gesichtslage, mentoanteriore, -posteriore *f* / position de la face mento-antérieure, -postérieure *f*
29942 **position of the face, right mento-anterior, -posterior (R.M.A., R.M.P.)** / Gesichtslage, rechts mentolaterale *f* (anteriore, posteriore) / position de la face mento-iliaque droite (antérieure, postérieure) *f* (M.I.D.A., M.I.D.P.)
29943 **position with feet elevated, with head lowered** / Lagerung *f* (mit hochgelegten Füßen, mit tiefliegendem Kopf) / position des pieds élevés, de la tête abaissée *f*
29944 **position, genu-cubital (knee-elbow)** / Knie-Ellenbogenlage *f* / position génu-cubitale *f*
29945 **position, genu-pectoral (knee-chest)** / Knie-Brustlage *f* / position génu-pectorale *f*
29946 **position, gynecological** / Position, gynäkologische *f* / position gynécologique *f*
29947 **position of the hand, functional** / Funktionsstellung *f* (Greifstellung der Hand in ∼ 25° Dorsalflexion des Gelenks) / position fonctionnelle de la main *f*
29948 **position, hanging** / Hängelage *f* / position en suspension *f*
29949 **position, horizontal** / Horizontallage *f* / position horizontale *f*

29950 **position, intermediary (cadaveric)** / Intermediärstellung *f* («Kadaverstellung»: bewegungslose Stellung der Stimmbänder zwischen Phonations- und Respirationsstellung bei vollständiger beidseitiger N.-laryngeus-recurrens-Lähmung) / position intermédiaire *f*
29951 **position (in labour), cross-bed** / Querbettlagerung *f* / position (dite) obstétricale *f*
29952 **position, lateral** / Seitenlage *f* / position latérale *f*
29953 **position, meta-** / Metastellung *f* (m- od. 1,3-Stellung, Substituenten durch 1 (C)H getrennt, 3 Isomere) / position méta *f*
29954 **position, in meta** / metaständig / position méta, en
29955 **position, ortho-** / Orthostellung *f* (o- od. 1,2-Stellung, Substituenten unmittelbar benachbart, 2 Isomere) / position ortho *f*
29956 **position, in ortho** / orthoständig / position ortho, en
29957 **position, para-** / Parastellung *f* (p- od. 1,4-Stellung, Substituenten durch 2 (C)H getrennt, 1 Isomer) / position para *f*
29958 **position, in para** / paraständig / position para, en
29959 **position of the presentation** / Kindslage *f* (Stellung des Liegenden) / position de la présentation *f*
29960 **position, relaxed** / Entspannungsstellung *f* / position de relâchement *f*
29961 **position, rest- (stop-)** / Ruhelage (-stellung) *f* / position de repos *f*
29962 **position of the shoulder** / Schulterlage *f* (Querlage) / position de l'épaule *f*
29963 **position, sitting** / Sitzstellung *f* / pos(tur)e assise *f*
29964 **(position ,) squatting** / Hockstellung *f* (bei zyanotischen Kindern) / accroupissement *m* (se tenir accroupi)
29965 **position, squint-** / Schielstellung *f* / position de strabisme *f*
29966 **position, standing (upright)** / Aufrechtstellung *f* / position (station) debout *f*
29967 **position, starting** / Ausgangsstellung (-lage, -position) *f* / position de départ *f*
29968 **position, supine** / Position, supine *f* (TRENDELENBURG' Rückenlage mit Kopftieflagerung hochschwangerer Frauen) / position supine *f*
29969 **position, tilted** / Schräglage *f* / position déclive *f*
29970 **position, transverse** / Querstellung *f* / position transvers(al)e *f*
29971 **position, TRENDELENBURG's** / Beckenhochlagerung *f* (tokol.) / position dorso-sacrée déclive *f*
29972 **position of the uterus** / Positio uteri (Gebärmutterstellung im Becken, definiert durch Verhältnis Portiokuppe zu 3 Beckenraumdimensionen) / position de l'utérus *f*
29973 **position of the uterus, right, left** / Dextropositio, sinistropositio uteri / position droite, gauche de l'utérus *f*
29974 **position of the vertex** / Schädellage *f* / position du sommet *f*
29975 **position of the vertex, left occipito-anterior, -posterior (L.O.A., L.O.P.)** / Schädellage, li. Hinterhaupt- *f* (vorn, hinten) / position du sommet occipito-iliaque gauche (antérieure, postérieure) *f* (O. I. G. A., O. I. G. P.)
29976 **position of the vertex, left, right occipito-transverse (L.O.T., R.O.T.)** / Schädellage, li., re. Hinterhaupt- *f* (quer) / position du sommet occipito-iliaque gauche, droite (transverse) *f* (O. I. G. T., O. I. D. T.)
29977 **position of the vertex, occipito-anterior, -posterior** / Hinterhauptlage, vordere, hintere *f* / position du sommet occipito-antérieure, -postérieure *f*
29978 **position of the vertex, right occipito-anterior, -posterior (R.O.A., R.O.P.)** / Schädellage, re. Hinterhaupt- *f* (vorn, hinten) / position du sommet occipito-iliaque droite (antérieure, postérieure) *f* (O. I. D. A., O. I. D. P.)
29979 **position, zero-** / Null(ein)stellung *f* / position zéro *f*
29980 **positive** / bejahend / positif
29981 **positivism** / Positivismus *m* (Erfahrung als Weltanschauung) / positivisme *m*
29982 **positron** / Positron *n* (positive Elementarladung) / positron *m*
29983 **possible (possibility)** / Möglich(keit *f*) / possible (possibilité *f*)
29984 **possibly** / Umständen, unter (u. U.) / cas échéant, le
29985 **post** / post (Vorsilbe nach als Orts- od. Zeitangabe) / post
29986 **post-, precaval** / Hohlvene, hinter, vor / post-, précaval
29987 **postabortal, -cesarian** / Abort, Kaiserschnitt, nach / postabortif, -césarien
29988 **postaccessual (-apoplectic, -epileptic)** / Anfall, (Schlag-, Epilepsie-,) nach / postparoxystique (-apoplectique, -épileptique)
29989 **postanesthetic** / Narkose, nach / postanesthésique
29990 **postauditory** / Hörnerv, hinter / postauditif
29991 **postcentral, -dural** / Hirnwindungen, Dura mater, hinter / postcentral, -dural
29992 **postcholecystectomy syndrome** / Postcholezystektomie-Syndrom (Alle nach Cholezystektomie fortbestehenden Gallenwegebeschwerden) / syndrome de postcholécystectomie
29993 **postclavicular, -scapular** / Schlüsselbein, Schulterblatt, hinter / postclaviculaire, -scapulaire
29994 **postcommissurotomy syndrome** / Postkommissurotomie-Syndrom (Häufige Spätkomplikation nach Herzoperationen, z. B. Mitralstenosensprengung) / syndrome de postpéricardiotomie
29995 **postconscious, preconscious** / Bewußtseinswiedererlangung, nach, vor / postconscient, préconscient
29996 **postconvulsive** / Krampf, nach / postconvulsif
29997 **postdiastolic, -dicrotic, -sphygmic** / postdiastolisch, -dikrotisch, -sphygmisch / postdiastolique, -dicrotique, -sphygmique
29998 **postdigestive, -prandial** / Verdauung, Mahlzeit, nach / postdigestif, -prandial

29999 **postdiphtheric, postdysenteric** / Diphtherie, Ruhr, nach / postdiphtérique, postdysentérique
30000 **postembryonal, -pubertal** / postembryonal, -pubertär / postembryonnaire, -pubère
30001 **postencephalitic, -syphilitic** / Encephalitis, Syphil(it)is, nach / postencéphalitique, -luétique
30002 **posterior** / posticus (hinterer) / postérieur
30003 **posterocclusion** / Retrokklusion *f* (Distalbiß: einseitige, genuine, physiol. [Neugeborenen]unterkieferrücklage) / distocclusion *f*
30004 **postero-inferior, -superior** / postero-inferior, -superior (hinten → unten, hinten → oben) / postéro-inférieur, -supérieur
30005 **postero-lateral, -anterior** / postero-lateral, -anterior (hinten → seitlich, hinten → vorn) / postéro-latéral, -antérieur
30006 **postfrontal** / Stirn, hinter / postfrontal
30007 **posthe(c)tomy** / Circumcisio (Vorhautspaltung) *f* / posthéotomie *f*
30008 **posthemiplegic, -paralytic** / (Halbseiten)-lähmung, nach / posthémiplégique, -paralytique
30009 **posthemorrhagic (-hemorrhage)** / Blutung, nach (Nachblutung *f*) / posthémorragique (-hémorragie *f*)
30010 **posthepatic, -splenic** / Leber, Milz, hinter / posthépatique, -splénique
30011 **posthioplasty** / Vorhautplastik *f* / posthioplastie *f*
30012 **postholith** / Vorhautstein *m* (πόσϑη = Vorhaut: Präputialstein aus Smegma und Harnsalzen) / balanolithe *m*
30013 **posthumous** / post(h)um (spätgeboren, nachgelassen) / postum
30014 **posthypnotic** / posthypnotisch (ist durch Hypnose befreite bzw. gebundene Bewußtseinslage) / posthypnotique
30015 **postinfluenzal** / Influenza, nach / postgrippal
30016 **post(ir)radiation** / Bestrahlung, nach (Nachbestrahlung *f*) / post(ir)radiation *f*
30017 **postischial** / Sitzbein, hinter / postischiatique
30018 **postmalarial** / Malaria, nach / postpaludique
30019 **postmaximal** / postmaximal (über Maximum hinaus) / postmaximum
30020 **postmeatal** / Öffnung, hinter / postméatique
30021 **postmedian, -mediastinal** / postmedian, -mediastinal (hinter Mittellinie, Mittelfell) / postmédian, -médiastinal
30022 **postmenopausal** / nachklimakterisch / postclimatérique
30023 **postmortem, postpartum** / postmortal, postpartal (nach dem Tod, nach der Niederkunft) / après la mort, après l'accouchement
30024 **postmyocardial infarction syndrome (Dressler)** / Postmyokardinfarkt-Syndrom (Febrile Komplikation nach Myokardinfarkten) / syndrome de postinfarctus
30025 **postnatal** / nachgeburtlich / postnatal
30026 **postoperative** / postoperativ (chir.) / postopératoire
30027 **postpituitary** / hypophysenhinterlappenbezüglich / posthypophysaire
30028 **postpone(nt)** / hintanstellen (verspätet) / postposer (postposé)
30029 **postposition** / Verspätung *f* / postposition *f*
30030 **postrhinoscopy** / Postrhinoskopie *f* (Nasenspieglung vom Rachen her) / postrhinoscopie *f*
30031 **post-rubella syndrome** / Gregg' Syndrom (Mißbildungskombination nach mütterlichen Röteln in den ersten Schwangerschaftswochen) / embryopathie rubéoleuse
30032 **posttachycardia syndrome** / Posttachykardie-Syndrom (Ekg-Veränderungen nach anhaltenden paroxysmalen Kammertachykardien) / syndrome posttachycardiaque
30033 **posttraumatic** / Trauma, nach / métatraumatique
30034 **(posttraumatic) apathy syndrome** / Apathie-Syndrom (Spezielles Psychosyndrom nach Hirnverletzungen) / syndrome d'apathie (posttraumatique)
30035 **posture in bed** / Bettlage *f* (des Kranken) / posture au lit *f*
30036 **posture in bed, active, passive** / Bettlage, aktive, passive *f* (des schwachen, des erschöpften Kranken) / posture au lit active, passive *f*
30037 **posture in bed, forced** / Bettzwangslage *f* (je nach Erkrankung) / posture forcée au lit *f*
30038 **posture, normal obstetrical** / Lagerungsregel, geburtshilfliche *f* (auf der Seite des tiefertretenden Teils) / posture obstétricale normale *f*
30039 **postzone** / Postzone *f* (der schwächeren Serumkonzentration) / postzone *f*
30040 **potassic** / kaliumhaltig / potassique
30041 **potassiotherapy** / Kaliumtherapie *f* (mit Glucose-Insulingaben kombinierte Substitution von Kaliumsalzen [K-Aspartat, auch -Orotat] bei norm. Serumkaliumwerten prophylaktisch [Herzinsuffizienz] und therapeutisch [Herzinfarkt] indiziert [Bajusz]) / potassiothérapie *f*
30043 **potassism** / Kaliumintoxikation *f* / kalisme *m*
30044 **potassium (K 19 39,096)** / Kalium (Kalium *n*) / potassium *m*
30045 **potassium bicarbonate ($KHCO_3$)** / Kalii bicarbonas (Kaliumbicarbonat *n*) / potassium, bicarbonate de *m*
30046 **potassium bichromate ($K_2Cr_2O_7$)** / Kalii bichromas (Kaliumbichromat *n*) / potassium, bichromate de *m*
30047 **potassium bromide (KBr)** / Kalii bromidum (Kaliumbromid *n*) / potassium, bromure de *m*
30048 **potassium carbonate (K_2CO_3)** / Pottasche *f* (kohlensaures Kalium) / potasse *f*
30049 **potassium chlorate ($KClO_3$)** / Kalii chloras (Kaliumchlorat *n*) / potassium, chlorate de *m*
30050 **potassium chloride (KCl)** / Kalii chloridum (Kaliumchlorid *n*) / potassium, chlorure de *m*

30051 **potassium citrate ($C_6H_5K_3O_7 \cdot H_2O$)** / Kalii citras (Kaliumcitrat *n*) / potassium, citrate de *m*
30052 **potassium concentration, extracellular** / Kaliumkonzentration, extrazelluläre *f* (~ 4 mäq/l; bei ~10 mäq/l Herzmuskellähmung möglich) / potassium, concentration extracellulaire de *f*
30053 **potassium concentration, intracellular** / Kaliumkonzentration, intrazelluläre *f* (~100 mäq/l) / potassium, concentration intracellulaire de *f*
30054 **potassium deficiency syndrome** / Kaliummangel-Syndrom (Gleichgewichtsstörung zwischen Kaliumgehalt und -kapazität des Körpers als Begleitkrankheit) / syndrome par manque de potassium
30055 **potassium guaiacolsulfonate ($C_6H_3OHOCH_3SO_3K$)** / Kalii guaiacolsulfonas (Kaliumguaiacolsulfonat *n*) / potassium, guaiacolsulfonate de *m*
30056 **potassium hypophosphite (KH_2PO_2)** / Kalii hypophosphis (Kaliumhypophosphit *n*) / potassium, hypophosphite de *m*
30057 **potassium intoxication syndrome** / Hyperkaliämie-Syndrom (Elektrolytverschiebung mit relativer Hyperkaliämie als Begleitkrankheit) / syndrome hyperkal(i)émique
30058 **potassium iodate (KIO_3)** / Kalii iodas (Kaliumiodat *n*) / potassium, iodate de *m*
30059 **potassium iodide (KI)** / Kalii iodidum (Kaliumiodid *n*) / potassium, iodure de *m*
30060 **potassium, loss of** / Kaliumverlust *m* (durch Bewegungsmangel und Stimulationsüberfluß) / potassium, perte de *f*
30061 **potassium magnesium aspartate** / Kalium-Magnesium-Asparaginat *n* (pro- und metaphylaktisch entscheidend bei Herzmuskelinsuffizienz) / potassium et magnésium, aspartate de *m*
30062 **potassium nitrate (KNO_3)** / Kalii nitras (Kaliumnitrat *n*) / potassium, nitrate de *m*
30063 **potassium nitrite (KNO_2)** / Kalii nitris (Kaliumnitrit *n*) / potassium, nitrite de *m*
30064 **potassium permanganate ($KMnO_4$)** / Kalii permanganas (Kaliumpermanganat *n*) / potassium, permanganate de *m*
30065 **potassium phosphate (K_2HPO_4)** / Kalii phosphas (Kaliumphosphat *n*) / potassium, phosphate de *m*
30066 **potassium, radioactive** / Kalium, radioaktives *n* (^{42}K, HWZ 12,44 h) / potassium radioactif *m*
30067 **potassium, storage of** / Kaliumspeicherung *f* (durch körperliches Training und Reizabbau) / potassium, stockage de *m*
30068 **potassium sulfate (K_2SO_4)** / Kalii sulfas (Kaliumsulfat *n*) / potassium, sulfate de *m*
30069 **potassium sulfide (K_2S)** / Kalii sulfidum (Kaliumsulfid *n*) / potassium, sulfure de *m*
30070 **potassium sulfite (K_2SO_3)** / Kalii sulfis (Kaliumsulfit *n*) / potassium, sulfite de *m*
30071 **potassium sulfo(thio)cyanate** / Kalii thiocyanas (Kaliumthiocyanat *n* / potassium, sulfocyanate de *m*
30072 **potassium tartrate ($K_2C_4H_4O_6 \cdot \frac{1}{2}H_2O$)** / Kalii tartras (Kaliumtartrat *n*) / potassium, tartrate de *m*
30073 **potassium tellurate (K_2TeO)** / Kalii telluras (Kaliumtellurat *n*) / potassium, tellurate de *m*
30074 **pot(at)ion** / Trank *m* / potion *f*
30075 **potato** / Kartoffel *f* (optimaler KH-Träger der menschlichen Ernährung) / pomme de terre *f*
30076 **potator, heavy** / Potator strenuus (schwerer Trinker) / ivrogne *m*
30077 **potency (impotency, multipotency, omnipotency, pluripotency)** / Vermögen (Unvermögen, Vielvermögen, Allvermögen, Mehrvermögen) *n* / puissance (impuissance, multipuissance, omnipuissance, pluripuissance) *f*
30078 **potency of holding one's breath** / Atemanhaltevermögen *n* (norm. 40–60 sec, path. < 20 sec) / puissance de retenir son souffle *f*
30079 **potency, orgastic** / Potenz, orgastische *f* (REICH: Überwindung der präödipalen Phasen: Penisneid und Kastrationsangst) / puissance orgastique *f*
30080 **potency, regeneration** / Erneuerungswille *m* / volonté à régénération *f*
30081 **potency, sexual** / Potenz, sexuelle *f* / puissance sexuelle *f*
30082 **potent** / potent (potens = fähig) / puissant
30083 **potenti(alis)ation (dynamisation)** / Arzneipotenzierung, homöopathische *f* («Dynamisierung» pflanzlicher, tierischer, metallischer Arzneisubstanzen durch gesteigerte alkoholische Verdünnung od. Milchzuckerverreibung)/potenti(alis)ation (activation) *f*
30084 **potentials** / Potentiale *n* (von EEG registrierte Aktionsströme des Gehirns) / potentiels *m*
30085 **potentials, cramp** / Krampfpotentiale *n* (EEG: Amplitude > 250 μV) / potentiels de crampe *m*
30086 **potential gradient** / Potentialgefälle *n* (Stärkedifferenz zwischen zwei Kraftfeldern) / potentiel, gradient de *m*
30087 **potential, reduction-oxidation** / Red(uktions-)Ox(ydations-)Potential *n* (r_H: p_H [und Temperatur] eines Redoxsystems) / potentiel d'oxydoréduction *m*
30088 **potentials, slow** / Potentiale, langsame *n* (der Informationsverarbeitung entsprechende) / potentiels lents *m*
30089 **potentials, speed** / Potentiale, schnelle *n* (der Informationsweitergabe entsprechende) / potentiels vites *m*
30090 **potential, zero** / Nullpotential *n* (Erdpotential als Bezugspotential) / potentiel zéro *m*
30091 **potentiate (raise [a number] to a power)** / potenzieren / potenti(alis)er (élever [un nombre] à une puissance)
30092 **potentiometer** / Potentiometer *m* (Ionometer, p_H-Meßinstrument) / potentiomètre *m*
30093 **potomania** / Potatorium *n* (potus = Trinken) / potomanie *f*
30094 **POTT's caries** / POTT' Krankheit (Spondylitis tuberculosa infolge Wirbelkörperkaries) / mal de POTT

30095 **POTT's paraplegia** / POTT' Paraplegie (Querschnittlähmung durch Wirbelzusammenbruch bei Wirbeltuberkulose) / paraplégie de POTT
30096 **POTTER's syndrome of renal agenesis** / POTTER' Syndrom (I) (Angeborene Mißbildungen im Sinn der renofazialen Dysplasie) / dysplasie rénofaciale
30097 **pouch** / Beutel *m* ([Bruch]sack, [Ösophagus]divertikel) / poche *f*
30098 **pound** / (zer)stoß(en) *m* / poussée *f* (pousser)
30099 **pound, apothecary (avoirdupois)** / Pfund *n* (pondus = Gewicht: 12 [16] Unzen od. 373 [454] g) / livre *f* (lb. ap. [av.])
30100 **poundal** / Fußpfund *n* (Pdl = 0,138 Newton) / pied-livre *m*
30101 **pour** / schütten (begießen) / verser (arroser)
30102 **powder** / Pulver *n* / poudre *f*
30103 **powders, (an)organic** / Puder, (an)organische *m* (z.B. Amylum [Bismuthum subnitricum]) / poudres (an)organiques *f*
30104 **powder blower** / Pulverbläser *m* / poudre, lance- *m*
30105 **powder, rice** / Reispuder *m* / poudre de riz *f*
30106 **powdered, powdery** / pulverisiert, pulvrig / pulvérisé, pulvérulent
30107 **power** / Leistung *f* (Arbeit = Kraft × Weg in der Zeiteinheit) / pouvoir *m*
30108 **power, absorbed** / Leistung, aufgenommene *f* / puissance absorbée *f*
30109 **power, accommodation** / Akkommodationskraft *f* / force d' accommodation *f*
30110 **power, adhesive** / Adhäsionskraft *f* (molekuläre Anziehungskraft) / pouvoir adhérent *m*
30111 **power, continuous** / Dauerleistung *f* / puissance continue *f*
30112 **power diminution, increase** / Leistungsabfall *m*, -steigerung *f* / puissance, chute, augmentation de *f*
30113 **power, disinfecting** / Desinfektionskraft *f* / force de désinfection *f*
30114 **power, executive, legislative** / Gewalt, ausübende, gesetzgebende *f* / pouvoir exécutif, législatif *m*
30115 **power of the heart** / Herzleistung *f* (~100 ccm/s, ~7 l/m, ~420 l/h, ~10000 l/d, ~3,5 Mio l/a) / puissance du cœur *f*
30117 **power input, output** / Leistungsaufnahme, -abgabe *f* / puissance absorbée *f*, rendement *m*
30118 **power of judgment** / Urteilskraft *f* / puissance de jugement *f*
30119 **power, judicial, parental** / Gewalt, richterliche, elterliche *f* / pouvoir judiciaire, des parents *m*
30120 **power, limiting** / Grenzleistung *f* / puissance limite *f*
30121 **power, (loco)motive** / Beweg(ungs)kraft *f* / force (loco)motrice *f*
30122 **power loss** / Leistungsverlust *m* / puissance, perte de *f*
30123 **power, maximum, minimum** / Höchstleistung, Mindestleistung *f* / puissance maximum, minimum *f*
30124 **power, mean** / Leistung, mittlere *f* / puissance moyenne *f*
30125 **power, mental** / Geistesstärke *f* / puissance mentale *f*
30126 **power, natural** / Naturkraft *f* / puissance naturelle *f*
30127 **power, nominal, useful(l)** / Nennleistung, Nutzleistung *f* / puissance nominale, utile *f*
30128 **power, nutritive** / Nährkraft *f* / puissance nutritive *f*
30129 **power, proliferation** / Proliferationspotenz *f* (onkol.) / puissance proliférative *f*
30130 **power, regeneration** / Regenerationskraft *f* / puissance régénératrice *f*
30131 **power, vicarious** / Leistung, vikariierende *f* (z.B. einer Niere bei Ausfall der andern) / pouvoir vicariant *m*
30132 **power, vital** / Lebenskraft *f* / force vitale *f*
30133 **powerful(l), -less** / machtvoll, -los / puissant, impuissant
30134 **pox** / Pocken, große *f* (Syphilis) / véroles *f*
30135 **pox, rickettsial** / Rickettsienpocken *f* (durch Rickettsia akari) / rickettsiose vésiculaire *f*
30136 **pox, small** / Pocken, kleine *f* (Variola) / véroles, petites *f*
30137 **practicable (practicability)** / Ausführbar(keit *f*) / praticable (praticabilité *f*)
30138 **practical** / praktisch (in der Ausführung i.G.z. Vorstellung) / pratique
30139 **practice (office, patients)** / Arztpraxis *f* / pratique *f* (cabinet *m*, clientèle *f*)
30140 **practices** / Praktiken *f* (πρᾶγμα = Ausführung: Anwendungen von Theorien) / pratiques *f*
30141 **practice, gas jet** / Gasstrahltechnik *f* (SAWYER: CO_2-Inj. in [Herz]arterienablagerungen und op. Entfernung derselben als Gerinnsel) / manière de jet de gaz *f*
30142 **practice, general** / Allgemeinpraktik *f* (Gegenstand einer neben den medizinisch-pharmakologischen soziologisch-politische und wirtschaftlich-organisatorische Probleme diskutierenden und in Gemeinschaftspraxen am besten mit kybernetischen Methoden anzuwendenden Wissenschaft [LÜTH]) / pratique générale *f*
30143 **practise** / praktizieren (Theorien ausführen) / pratiquer
30144 **practising (practised)** / Praktikant *m* (geübt) / praticant *m* (pratiqué)
30145 **PRADER-WILLI syndrome** / PRADER-WILLI' Syndrom (Dysgenitaler Minderwuchs mit Adipositas und Diabetes melitus bei Myatonie-Anamnese) / syndrome de PRADER-WILLI
30146 **pragmatagnosia, -amnesia** / Pragmatagnosie, -amnesie *f* (Gegenstände nicht erkennen, nicht erinnern) / pragmatagnosie, -amnésie *f*
30147 **pragmatic** / pragmatisch (sachlich) / pragmatique
30148 **pragmatism** / Pragmatismus *m* (Philosophie der instrumentellen Vernunft [HORKHEIMER]) / pragmatisme *m*
30149 **prandial** / prandial (Essen betreffend) / prandial

30150 **praseodymium (Pr 59 140,92)** / Praseodymium (Praseodym *n*) / praséodyme *m*
30151 **pre** / prae (Vorsilbe vor als Orts- od. Zeitangabe) / pré
30152 **preadult** / Erwachsenenalter, vor / préadulte
30153 **preagonal** / präagonal (vor dem Tod[eskampf]) / préagonisant
30154 **preanesthetic** / Narkose, vor / préanesthésique
30155 **prea(nti)septic** / präa(nti)septisch (in vora[nti]septischer Zeit) / préa(nti)septique
30156 **preauricular** / Ohr, vor / préauriculaire
30157 **prebetalipoproteins** / Präbetalipoproteine *n* (aus KH freigesetzte bei Hyperglyceridämie erhöhte) / prébêtalipoprotéines *f*
30158 **precancerosis** / Präkanzerose *f* (Bestehen innerer Ursachen [Terrain] bzw. Entstehen äußerer Bedingungen [Noxen] vor Zellwucherungen bzw. Geschwulstbildung) / prénéoplasie *f*
30159 **precancerous, pretuberculous** / präkanzerös, prätuberkulös / précarcinomateux, prétuberculeux
30160 **precapillaries** / Präkapillaren *f* (Arteriolen) / précapillaires *m*
30161 **precardiac (precordial)** / präkardial (präkordial) (vor Herz [Herzgrube betreffend]) / précardiaque (précordial)
30162 **precardialgia** / Präkardialgie *f* (Schmerz in Herzgegend) / précardialgie *f*
30163 **precarious(ness)** / prekär(e Situation *f*) / précaire (, situation *f*)
30164 **precartilage** / Praecartilago *f* (embr. Knorpelgewebe) / précartilage *m*
30165 **precautions** / Kautelen *f* (Vorsichtsmaßregeln) / cautèles (précautions) *f*
30166 **(pre)cautious** / vorsichtig / précautionneux
30167 **precentral** / Hirnwindungen, vor / précentral
30168 **precipitable** / fällbar (chem.) / précipitable
30169 **precipitance** / Überstürzung *f* / précipitance *f*
30170 **precipitant** / Fällungsmittel *n* / précipitant *m*
30171 **precipitate** / (aus)fällen (gelöste Stoffe durch Zusätze auskristallisieren, z. B. gelöstes NaCl durch Alkohol) / précipiter
30172 **precipitates** / Präzipitate *n* (1. Ausfällungsergebnisse, 2. THIEL: path. Beimengungen des Augenkammerwassers) / précipités *m*
30173 **precipitate, toxin-antitoxin** / Toxin-Antitoxin-Flocken *f* (TAF: neutralisiertes Toxin enthaltende Präzipitatbildung bei Vermischung von Toxin und Antitoxin, mit immunisierendem Reiz bei Auflösung im Organismus) / floculation de toxine-antitoxine *f*
30174 **precipitation** / Präzipitation *f* (Ausfällung von Präcipitinen mit Präcipitinogenen) / précipitation *f*
30175 **precipitation, gelous** / Gelpräzipitation *f* / précipitation géleuse *f*
30176 **precipitins (coagulins)** / Präcipitine *n* (mit Präcipitinogenen unter Ausfällung reagierende thermolabile AK [KRAUS, 1897]) / précipitines *f*
30177 **precipit(in)ogen(ic)s** / Präcipitinogene *n* (kolloiddispers gelöste Antigene: Mikrobien und [Blut]eiweiße) / précipitinogènes *m*
30178 **precipitinoids** / Präcipitine, inkomplette *n* (z. B. bei Allergosen) / précipitinoïdes *m*
30179 **precise(ness)** / Präzis(ion *f*) / précis(ion *f*)
30180 **preclavicular, -scapular** / Schlüsselbein, Schulterblatt, vor / préclaviculaire, -scapulaire
30181 **preclinical** / vorklinisch (sind Studien, Erscheinungen, Behandlungen) / préclinique
30182 **precocious (precocity)** / Vorzeitig(keit *f*) / précoce (précocité *f*)
30183 **precoma** / Präkoma *n* (Bewußtseinstrübung durch acidotische Stoffwechselstörung) / précoma *m*
30184 **preconception** / Vorurteil *n* / préjugé *m*
30185 **preconvulsive** / Krampf, vor / préconvulsif
30186 **precuneus** / Praecuneus (cuneus = Keil: «Vorzwickel», Scheitellappenwindung) / précoin
30187 **precursor** / Vorläufer *m* / précurseur *m*
30188 **precursor, acetylcholine** / Acetylcholin-Präkursor *m* (Acetylcholin bei Tätigkeit freisetzender Komplex in ruhenden Organen) / précurseur d'acétylcholine *m*
30188a **predestine (predetermined)** / vorbestimmen (vorbestimmt) / prédestiner (prédéterminé)
30189 **prediabetes** / Vordiabetes *m* (Zuckerunverträglichkeit) / prédiabète *f*
30190 **prediastolic, -dicrotic, -sphygmic** / prädiastolisch, -dikrotisch, -sphygmisch / prédiastolique, -dicrotique, -sphygmique
30192 **predicat(iv)e** / Prädikat(iv) *n* (Aussage [betreffend]) / prédicat(if) *m*
30193 **predigestion (-digested)** / Vorverdauung *f* (vorverdaut) / prédigestion *f* (-digéré)
30194 **predilection, -disposition** / Vorliebe, Empfänglichkeit *f* / prédilection, -disposition *f*
30195 **predispose (predisposed, predisposing)** / prädisponieren (empfänglich gemacht, machend) / prédisposer (prédisposé, prédisposant)
30196 **predisposition to hernia** / Bruchveranlagung *f* / disposition herniaire *f*
30197 **predominance** / Prädominanz *f* (Vorherrschaft) / prédominance *f*
30198 **predominate (-dominant)** / vorherrschen(d) / prédominer (-dominant)
30199 **preeclampsia** / Präeklampsie *f* (Zustand vor eklamptischem Krampfanfall) / prééclampsie *f*
30200 **preeminent, preexistent** / hervorragend, vorbestehend / prééminent, préexistant
30201 **preeruptive** / Ausbruch, vor / prééruptif
30202 **prefetal, -pubertal** / präfetal, -pubertär / préfœtal, -pubère
30203 **preformed, premanufactured** / vorgeformt, vorgefertigt / préformé, préfabriqué
30204 **preganglionic** / Ganglion, vor / préganglionnaire
30205 **pregnancy** / Schwangerschaft *f* / grossesse *f*
30206 **pregnancy, abdominal (extrauterine)** / «Bauchhöhlenschwangerschaft» *f* (Extrauteringravidität) / grossesse extra-utérine (abdominale) *f*

30207 **pregnancy, ampullar** / Ampullengravidität *f* / grossesse ampullaire *f*
30208 **pregnancy, bigeminal** / Zwillingsschwangerschaft *f* / grossesse bigéminée *f*
30209 **pregnancy, cervical** / Zervikalgravidität *f* / grossesse cervicale *f*
30210 **pregnancy, entopic (ectopic)** / Schwangerschaft, (nicht)normalgelagerte *f* / grossesse entopique (ectopique) *f*
30211 **pregnancy, extr(a)amnionic** / Graviditas extr(a)amnialis (Amnionzerreißung bei Chorionerhaltung) / grossesse extr(a)-amniotique *f*
30212 **pregnancy, hysteric** / Schwangerschaft, eingebildete *f* (Wunschneurose) / grossesse nerveuse *f*
30213 **pregnancy, incomplete, prolonged** / Schwangerschaft, unterbrochene, übertragene *f* / grossesse incomplète, prolongée *f*
30214 **pregnancy, interstitial** / Schwangerschaft, interstitielle *f* (Ei in Uteruswand) / grossesse interstitielle *f*
30215 **pregnancy, molar** / Molenschwangerschaft *f* (infolge Sauer- und Nährstoffmangel des Keims) / grossesse molaire *f*
30216 **pregnancy, ovarian** / Ovariocyesis *f* (Eierstockschwangerschaft) / grossesse ovarienne *f*
30217 **pregnancy, oviduct** / Eileiterschwangerschaft *f* / grossesse tubaire *f*
30218 **pregnantriolonuria** / Pregnantriolonurie *f* (bei kongenitaler Nierenhyperthropie, CUSHING' und STEIN-LEVENTHAL' Syndrom [FINKELSTEIN]) / prégnantriolonurie *f*
30219 **prehensi(b)le** / greiffähig (greifbar) / préhensi(b)le
30220 **prehistory** / Vorgeschichte (Urgeschichte) *f* / préhistoire *f*
30221 **prejudice(d)** / Präjudiz(iert) *n* (Vorentscheidung [voreingenommen]) / préjudice *m* (préjudicié)
30222 **(pre)leptotena, zygotena, pachytena, diplotena** / (Prä)leptotän, Zygotän, Pachytän, Diplotän *n* ([5] Meiosestadien in dieser Reihenfolge) / stade (pré)leptotène, zygotène, pachytène, diplotène *m*
30223 **preliminary** / präliminär (limen = Schwelle: vorläufig, einleitend) / préliminaire
30224 **prelude, premonition** / Vorspiel *n* Vorahnung *f* / prélude *m*, prémonition *f*
30225 **premature (prematurity)** / Frühreif(e *f*) / prématuré (prématurité *f*)
30226 **prematures, intelligence quotient of** / Frühgeborenenintelligenzquotient *m* (niedriger) / prématurés, quotient d'intelligence de *m*
30227 **premeiotic, post-** / prämeiotisch, post- / préméiotique, post-
30228 **premenstrua** / Praemenstruum *n* / période prémenstruelle *f*
30229 **premonitory** / prämonitorisch (monere = warnen) / prémonitoire
30230 **premorbidity** / Prämorbidität *f* (psych. Verhalten vor Erkrankung) / prémorbidité *f*
30231 **premunity** / Prämunität *f* (Infektionsimmunität) / prémunité *f*
30232 **prenarcosis** / Prämedikation *f* (medikamentöse Behandlung vor Op.) / prémédication *f*
30233 **preparation** / Präparat *n* (praeparare = vorbereiten) / préparation *f*
30234 **preparation, commercial** / Handelspräparat *n* (pharm.) / préparation commerciale *f*
30235 **preparation, corroded** / Korrosionspräparat *n* (Hohlraumausguß anat.) / préparation corrodée *f*
30236 **preparation, cover-glass** / Deckglaspräparat *n* / préparation à couvre-objet *f*
30237 **preparation, crushed** / Quetschpräparat *n* (z. B. aus Sputum zum Tuberkelbakteriennachweis) / préparation contuse *f*
30238 **preparation, dental** / Dentalpräparat *n* / préparation dentale *f*
30239 **preparation, dry, humid** / Trocken-, Naßpräparat *n* / préparation sèche, humide *f*
30240 **preparation, impression** / Klatschpräparat *n* (Bakterienkolonie unter aufgedrücktem Deckglas) / préparation par impression *f*
30242 **preparation, native** / Nativpräparat *n* (nichtgefärbter Ab- bzw. Ausstrich) / préparation native *f*
30243 **preparation, permanent** / Dauerpräparat *n* / préparation permanente *f*
30244 **preparation, preventive** / Vorbeugungsmittel *n* / préparation préventive *f*
30245 **preparation, smear** / Ausstrichpräparat *n* / préparation de frottis *f*
30246 **preparations, standard** / Standardpräparate *n* / préparations standardisées *f*
30247 **prepare (prepared, preparing)** / präparieren (dargestellt, vorbereitend) / préparer (préparé, préparant)
30248 **preperforative** / Durchbruch, vor / préperforatif
30249 **prepone(nt)** / voranstellen (verfrüht) / préposer (préposé)
30250 **prepositions** / Präpositionen *f* (Beziehungswörter, z. B. unter, über) / prépositions *f*
30251 **prepotency (preponderant)** / Übermacht *f* (überwiegend) / prépotence *f* (prépondérant)
30252 **prepuce of the clitoris and penis** / Praeputium clitoridis et penis (Vorhaut) / prépuce du clitoris et pénis
30253 **presbyacusis, -opia** / Altersschwerhörigkeit, -weitsichtigkeit *f* / presbyacousie, -opie *f*
30254 **presbyophrenia** / WERNICKE' Syndrom (I) (Senile Demenz mit Merkfähigkeitsstörungen als Leitsymptom) / presbyophrénie
30255 **prescience (prescient)** / Voraussicht *f* (voraussehend) / prescience *f* (prescient)
30256 **presclerosis** / Präsklerose *f* (Blutdrucksteigerung vor Gefäßveränderung) / présclérose *f*
30257 **prescribe (prescript[ion])** / verordnen (Vorschrift [Gebrauchsanweisung] *f*) / prescrire (prescription *f*)
30258 **presence of mind** / Geistesgegenwart *f* / présence d'esprit *f*
30259 **presenile (presenility)** / Präsenil(ität *f*) / présénile (présénilité *f*)
30260 **present** / (geistes)gegenwärtig / présent

30261 **presentation** / Präsentation *f* (Einstellung der Frucht zum Geburtskanal) / présentation *f*
30262 **(presentation), abdomino-anterior, -posterior** / (Kindslage), abdomino-anterior(e), -posterior(e) *f* / (présentation) abdomino-antérieur(e), -postérieur(e)
30263 **presentation, deep transverse** / Querstand, tiefer *m* / présentation profondément transversale *f*
30264 **presentation of the ear** / Ohrlage *f* (verstärkte Scheitelbeineinstellung fet.) / présentation de l'oreille *f*
30265 **presentation of flexed (frank) breech** / Steißlage, (un)vollkommene *f* / présentation du siège complet (décomplété) *f*
30266 **presentation, footling, knees** / Fußlage, Knielage *f* / présentation du siège, mode des pieds, des genous de la *m*
30267 **presentation, left shoulder (back anterior or posterior, head to left or right)** / Querlage, linke *f* (dorsoanteriore, dorsoposteriore) / position de l'épaule gauche (en dorso-antérieure, -postérieure) *f*
30268 **presentation, longitudinal** / Längslage *f* / présentation longitudinale *f*
30269 **presentation, orientation of the** / Lageanpassung *f* / position, accommodation de la *f*
30270 **presentation, right shoulder (back anterior or posterior, head to left or right)** / Querlage, rechte *f* (dorsoanteriore, dorsoposteriore) / position de l'épaule droite (en dorso-antérieure, -postérieure) *f*
30271 **presentation, speculum** / Spekulumeinstellung *f* (der Portio) / présentation par spéculum *f*
30272 **preserv(at)e** / haltbarmachen (vor Verderb schützen, z.B. Gewebetransplantate) / préserver
30273 **preservation (preservative)** / Bewahrung *f* (schützend[es Mittel *n*]) / préservation *f* (préservatif [*m*])
30274 **preservation of life in all events** / Lebenerhalten *n* (unter allen Umständen, führt zum «Terror der Humanität» [Thielicke]) / préservation de vie en tout cas *f*
30275 **preservation of organs** / Organpräservation *f* (in-situ- od. isolierte Haltbarmachung eines für die Verpflanzung auf einen Lebenden vorgesehenen Organs eines Verstorbenen) / préservation d'organes *f*
30276 **presocial** / vorgesellschaftlich / présocial
30277 **prespermatids** / Präspermatiden *m* (durch Reduktionsteilung entstehende sekundäre Spermatozyten) / préspermatides *m*
30279 **press(ing)** / Pressen (*n*) / presser (pressurage *m*)
30280 **pressman, medical** / Medizinjournalist *m* / journaliste médical *m*
30281 **pressoreceptive** / pressorezeptorisch (sind für Blutdruckzügler empfängliche [gefäßerweiternde] Vagusfasern) / pressoréceptif
30282 **pressures (prints)** / Drücke (Drucke) *m* / (im)pressions *f*
30283 **pressure, acoustic** / Schalldruck *m* / pression auditive *f*
30284 **pressure, arterial, venous** / Druck, arterieller, venöser *m* / pression artérielle, veineuse *f*
30285 **pressure, atmospheric altitude** / Höhenlagenluftdruck *m* (0 m = 760, 1000 m = 671, 3000 m = 526 mm Hg) / pression atmosphérique d'altitudes *f*
30286 **pressure, capillary** / Kapillardruck *m* (6–15 mm/Hg in Herzhöhe bei Ruhe) / pression capillaire *f*
30287 **pressure of carbon dioxide, partial** / Kohlendioxydpartialdruck *m* ($_pCO_2$: Maß für Konzentration der undissoziierten Kohlensäure norm. 36–42 mm Hg) / pression partielle de dioxyde de carbone *f*
30288 **pressure, colloidosmotic (oncotic)** / Druck, kolloidosmotischer *m* (bestimmt zusammen mit Blutdruck Flüssigkeitsaustausch zwischen Gefäßen und Gewebe) / pression colloïdosmotique *f*
30289 **pressure compensation** / Druckausglei-ch(ung *f*) *m* / pression, compensation de *f*
30290 **pressure, counter-** / Gegendruck *m* / pression, contre- *f*
30291 **pressure, critical** / Druck, kritischer *m* / pression critique *f*
30292 **pressure decrease (drop)** / Druckabfall *m* / pression, diminution (chute) de *f*
30293 **pressure, diastolic-systolic** / Blutdruck, diastolisch-systolischer *m* (ideal 80–130 mm Hg) / pression diastolique-systolique *f*
30294 **pressure, electrostatic** / Druck, elektrostatischer *m* (Kraft auf Flächeneinheit in elektr. Feld) / pression électrostatique *f*
30295 **pressure ga(u)ge** / Druckanzeiger *m* / pression, indicateur de *m*
30296 **pressure, high, low** / Hochdruck, Niederdruck *m* / pression, haute, basse *f*
30297 **pressure, hydrostatic** / Druck, hydrostatischer *m* (einer ruhenden Flüssigkeit gegen Behälterwände: zur therapeutischen Blasentumornekrotisierung) / pression hydrostatique *f*
30298 **pressure increase (rise)** / Druckanstieg *m* / pression, augmentation de *f*
30299 **pressure, intraabdominal, -cranial, -thoracic, -ventricular** / Druck, intraabdominaler, -kranialer, -thorakaler, -ventrikulärer *m* / pression intraabdominale, -crânienne, -thoracique, -ventriculaire *f*
30300 **pressure, intraocular** / Augeninnendruck *m* (normal 15–20 mm Hg) / tension intraoculaire *f*
30301 **pressure, liquor** / Liquordruck *m* (normal > 100 mm H_2O) / pression cérébrospinale *f*
30302 **pressure, manual** / Handdruck *m* / pression manuelle *f*
30303 **pressure meter, expiration** / Exspirationsdruckmesser *m* (Blutdruckmesser mit Blasrohr) / pression de l'expiration, indicateur de *m*
30304 **pressure, osmotic** / Druck, osmotischer *m* (durch Volumvergrößrung entstehender Druck) / pression osmotique *f*
30305 **pressure, partial** / Partialdruck *m* (z.B. des Sauerstoffs in der Luft 155 mm Hg = 20% von 760 mm Hg Gesamtluftdruck) / pression partielle *f*

30306 **pressure variation** / Druck(ver)änderung *f* / pression, variation de *f*
30307 **prestasis** / Prästase *f* (der Stase vorhergehende langsame Blutströmung) / préstase *f*
30308 **prestige** / Ansehen *n* / prestige *m*
30309 **presumable** / vermutlich / présumable
30310 **presymptom** / Frühsymptom *n* / présymptôme *m*
30311 **pretense (pretentious)** / Anspruch(svoll) *m* / prétention *f* (prétentieux)
30312 **preuremic** / präurämisch (ist z.B. Dyspepsia urinaria) / préurémique
30313 **prevalent** / vorwiegend / prévalent
30314 **preventable (preventability)** / Verhütbar(keit *f*) / préventable (préventabilité *f*)
30315 **preventive (prevention)** / präventiv (Vorbeugung *f*) / préventif (prévention *f*)
30316 **preventology** / Zahnheilkunde, vorbeugende *f* / prophylactodontie *f*
30317 **preventorium** / Preventorium *n* (Erholungsheim) / préventorium *m*
30318 **previous (precedent)** / vorangehend (Präzedenzfall *m*) / précédent (*m*)
30319 **previsional** / praesagiens (praesagire = voraussehen) / prévoyant
30320 **priapism** / Priapismus *m* (nach Priapos der griech. Mythol.: schmerzhafte Penisdauererektion) / priapisme *m*
30321 **primary** / primär (zuerst, vor allem, hauptsächlich) / principal
30322 **primates** / Primaten *m* (höchstentwickelte Säugetiere) / primates *m*
30323 **primigravida, primipara** / Erstschwangere, Erstgebärende *f* / primigravide, primipare *f*
30324 **primitive (primitivity)** / Primitiv(ität *f*) / primitif (primitivité *f*)
30325 **primordial** / primordial (ordiri = anfangen: ursprünglich, das Ur-Ich betreffend [HUSSERL]) / primordial
30326 **primrose root** / Radix primulae (Expectorans Primula-officinalis-Wurzel) / primevère, racine de *f*
30327 **primus** / Erster (*m*) / princeps (*m*)
30328 **principle** / Prinzip *n* (Grundsatz *m*) / principe *m*
30329 **principle of antigravitation** / Antigravitationsprinzip *n* (JUNG: systematisches Aushalten von Spannung und Unlust) / principe d'antigravitation *m*
30330 **principle, black-box** / Schwarzer-Kasten-Prinzip *n* (Erfassung von Relationszusammenhängen zwischen hineingeschickten Fragen [Informationen] und herauskommenden Antworten [Anweisungen] [BEER]) / principe de boîte noire *m*
30331 **principle of causation** / Kausalprinzip *n* (Kausalsatz: Keine Wirkung ohne Ursache) / principe de causalité *m*
30332 **principle of conservation** / Erhaltungssatz *m* (Physikalische Größen können weder aus nichts entstehen noch verschwinden) / principe de conservation *m*
30333 **principle of detailed balance** / Reversibilität, mikroskopische *f* (Kompensation einer Teilchenbewegung durch inversen Vorgang an einem andern) / équilibre cinétique *m*
30334 **principle, diabetogenic** / Prinzip, diabetogenes *n* (HVL-Stoffwechselhormon) / principe diabétogène *m*
30335 **principle, dietetic** / Ernährungsprinzip *n* / principe alimentaire *m*
30336 **principle, entropy** / Entropiesatz *m* (2. Hauptsatz der Thermodynamik: aus Energie gewonnene Wärme [1. Hauptsatz der Thermodynamik] kann nicht in Energie zurückverwandelt werden) / principe d'entropie *m*
30337 **principle, leading medical** / Grundsatz, oberster ärztlicher *m* (non modo non obesse sed prodesse) / principe fondamental du médecin *m*
30338 **principle, on: (fundamentally)** / grundsätzlich / principe, en; (fondamentalement)
30339 **PRINGLE's type of sebaceous adenoma** / PRINGLE' Syndrom (Adenoma sebaceum) / adénomes sébacés angiomateux
30340 **print paper, blue** / Bißkontrollpapier *n* (dent.) / papier-calque bleu *m*
30341 **printer's error: (misprint)** / Druckfehler *m* / impression, faute d'; (coquille) *f*
30342 **print(ing) press(ing)** / drücken (Drucken *n*) / comprimer (imprimer *m*)
30343 **printing machine, paper** / Druckmaschine *f*, -papier *n* / imprimer, machine à *f*, papier à *m*
30344 **priority, privilege** / Vorrang *m* Vorrecht *n* / priorité *f* privilège *m*
30345 **prisma** / Prisma *n* (πρίζω = sägen) / prisme *m*
30346 **prisms, adamantine** / Prismata adamantina (ἀδάμας = Stahl: stahlharte Pyramiden des Zahnschmelzorgans) / prismes adamantins
30347 **prismatic, prismoid** / prism(at)isch (prismenähnlich) / prismatique (prismoïde)
30348 **private (privacy)** / Geheim(haltung *f*) / privé (privauté *f*)
30349 **pro** / pro (für, vor) / pro
30350 **proaccelerin (labile factor)** / Plasma-Accelerans-Globulin *n* (Faktor V der Vorphase der Blutgerinnung) / proaccélérine *f*
30351 **probability** / Wahrscheinlichkeit *f* (Zufall) / probabilité *f*
30352 **probable** / wahrscheinlich (zu-fällig) / probable
30353 **proband** / Proband *m* (Ausgangsperson für genetische Studien) / propositus *m*
30354 **probation** / Probezeit *f* / probation *f*
30355 **probe, cooling rectal** / Mastdarmkühler *m* / sonde rectale frigorifique *f*
30356 **probe, esophageal** / Ösophagussonde *f* (v.HACKER' Fremdkörpersonde) / sonde œsophagienne *f*
30357 **probe (sound), lacrimal** / Tränengangsonde *f* (BOWMAN, ANEL) / sonde lacrymale *f*
30358 **probe, myrtiform** / Myrtenblattsonde *f* / sonde myrtiforme *f*
30359 **probe, pressure** / Drucksonde *f* (otol. nach LUCAE) / stylet à ressort *m*
30360 **probe, uterine** / Uterussonde *f* / sonde utérine *f*
30361 **probe, vesical explorator** / Blasensteinsonde *f* / sonde exploratrice vésicale *f*

30362 **probe, wire** / Drahtsonde *f* / sonde métallique *f*

30363 **problem, psychosomatic** / Leib-Seele-Problem *n* / problème somatopsychique *m*

30364 **problem(atic)** / Problem(atisch) *n* / problème *m* (problématique)

30365 **procallus** / Vorkallus *m* / procallus *m*

30366 **proceed(ing)** / Vorgehen (*n*) / procéder (procédure *f*)

30367 **process (apophysis)** / Processus ([Knochen]-fortsatz *m*) / processus *m* (apophyse)

30368 **process, accessory** / Processus accessorius (zusätzlicher Lendenwirbel[quer]fortsatz) / apophyse accessoire

30369 **process, adhesive** / Adhäsivprozeß *m* (Entstehungsprozeß von Verwachsungen od. Verklebungen, z. B. katarrhalischer im Mittelohr bei Otitis media) / processus adhésif *m*

30370 **process, ageing** / Alterungsprozeß *m* / processus de vieillissement *m*

30371 **processes, alterative** / Entzündungsprozesse, alterative *m* (mit Gewebedegeneration) / processus altératifs *m*

30372 **process, alveolar** / Processus alveolaris (Oberkieferzahnfachfortsatz) / apophyse alvéolaire

30373 **process, anterior, middle, posterior clinoid** / Processus clinoideus anterior, medius, posterior (κλίνη = [Bett]lager: an kleinen Flügeln und Türkensattel lagerähnlich angeordnete Keilbeinfortsätze) / apophyse clinoïde antérieure, moyenne, postérieure

30374 **process of the calcanean tuber, lateral and medial** / Processus lateralis et medialis tuberis calcanei / apophyse latérale et médiale du tuber calcanéen

30375 **process, caudate** / Processus caudatus (Fortsatz des gleichnamigen Leberlappens) / apophyse caudée

30376 **process (, chemical)** / Verfahren (, chemisches) *n* / procédé (chimique) *m*

30377 **processes, ciliary** / Processus ciliares (zwischen Orbiculus ciliaris und Anulus iridis maior) / apophyses ciliaires

30378 **process, cochleariform** / Processus cochleariformis (cochlear = Löffel: löffelförmiges Ende des Trommelfellspannermuskelkanals am ovalen Paukenhöhlenfenster) / apophyse cochléariforme

30380 **process, computer enhancement (CEP)** / Rö-Bildkontrastverstärkung, elektronische *f* (mit einer Raumsondenfunkbildverdeutlichungsmethode) / renforcement électronique *m*

30381 **process, condylar** / Processus condylaris (Gelenkkopffortsatz des Unterkiefers) / apophyse condylienne

30382 **process, coracoid** / Processus coracoideus (Rabenschnabelfortsatz des Schulterblatts) / apophyse coracoïde

30383 **process, costal** / Processus costarius (Lendenwirbelquerfortsatz) / apophyse costale

30384 **process, cygomatic** / Processus cygomaticus (Jochbeinfortsatz des Oberkiefer-, Stirn- und Schläfenbeins) / apophyse cygomatique

30385 **process of decomposition** / Verwesungsprozeß *m* / processus de décomposition *m*

30386 **process, defence** / Abwehrprozeß *m* / processus de défense *m*

30387 **process (, development)** / (Entwicklungs)-prozeß *m* / processus (de développement) *m*

30388 **process of disease** / Krankheitsprozeß *m* / processus morbide *m*

30389 **process, eliminative** / Ausscheidungsprozeß *m* / processus éliminatif *m*

30390 **process, ethmoidal** / Processus ethmoidalis (Siebbeinfortsatz der unteren Nasenmuschel) / apophyse ethmoïdale

30391 **process (of the ethmoidal bone), uncinate** / Processus uncinatus (ossis ethmoidalis) / apophyse uncinulée (de l'os ethmoïdal)

30392 **process, falciform** / Processus falciformis («sichelförmiger» Fortsatz des Lig. sacrotuberale) / apophyse falciforme

30393 **process, frontal** / Processus frontalis (Stirnfortsatz des Keilbeins und Oberkieferbeins) / apophyse frontale

30394 **process, healing** / Heilungsprozeß *m* / (processus de) guérison *m*

30395 **process, inferior and superior articular** / Processus articularis inferior et superior (Wirbelgelenkfortsätze zu den Nachbarwirbeln) / apophyse articulaire inférieure et supérieure

30396 **processes, infiltrative** / Entzündungsprozesse, infiltrative *m* (mit Gewebsinfiltration) / processus infiltratifs *m*

30397 **process, lacrimal** / Processus lacrimalis (Tränenbeinfortsatz der unteren Nasenmuschel) / apophyse lacrymale

30398 **process, lenticular** / Processus lenticularis (linsenförmiger Amboß«fortsatz» des Erwachsenen) / apophyse lenticulaire

30399 **process (of the malleus), anterior and lateral**/ Processus anterior et lateralis (mallei) / apophyse antérieure et latérale (du marteau)

30400 **process, mamillary** / Processus mamillaris (brustwarzenförmiger Fortsatz am oberen Lendenwirbelgelenkfortsatz) / apophyse mamillaire

30401 **process (of the mandible and of the ulna), coronoid** / Processus coronoideus (mandibulae et ulnae) (kronenähnliche Fortsätze)/ apophyse coronoïde (du mandibule et du cubitus)

30402 **process, mastoid** / Processus mastoideus («Warzenfortsatz» am Felsenbein des Schläfenbeins) / apophyse mastoïdienne

30403 **process, maxillary** / Processus maxillaris (Oberkieferfortsatz der unteren Nasenmuschel) / apophyse maxillaire

30404 **process, muscular** / Processus muscularis (Muskelfortsatz des Gießbeckenknorpels)/ apophyse musculaire

30405 **process, natural** / Naturvorgang *m* / processus naturel *m*

30406 **process (of the occipital bone), intrajugular and jugular**/Processus intraiugularis et iugularis (ossis occipitalis) (bei Incisura iugularis und Foramen iugulare) / apophyse intrajugulaire et jugulaire (de l'os occipital)

30407 **process, orbital** / Processus orbitalis (Augenhöhlenfortsatz des Gaumenbeins) / apophyse orbitaire
30408 **process, palatine** / Processus palatinus (Gaumenbeinfortsatz des Oberkieferbeins) / apophyse palatine
30409 **process, papillar** / Processus papillaris (warzenartiger Fortsatz des Lobus caudatus der Leber gegen die Pfortader) / apophyse papillaire
30410 **process, paramastoid** / Processus paramastoideus (manchmal am Hinterhauptbein vorkommender Nebenwarzenfortsatz) / apophyse paramastoïde
30411 **process of the peritoneum, vaginal** / Processus vaginalis peritonaei (fet. durch Leistenkanal in Hodensack ausgestülpter Bauchfellfortsatz) / apophyse vaginale du péritoine
30412 **process, physical** / Körpervorgang *m* / processus physique *m*
30413 **process, posterior (sphenoidal)** / Processus posterior (sphenoidalis) (Keilbeinfortsatz des Nasenscheidewandknorpels) / apophyse (sphénoïdale) postérieure
30414 **processes, productive** / Entzündungsprozesse, produktive *m* (mit Gewebeneubildung) / processus productifs *m*
30415 **process, pterygoid** / Processus pterygoideus (πτέρυξ = Flügel: Flügelfortsatz [des Keilbeins]) / apophyse ptérygoïde
30416 **process, pyramidal** / Processus pyramidalis (pyramidenförmiger Fortsatz der vertikalen Gaumenbeinplatte nach unten, hinten und seitlich) / apophyse pyramidale
30417 **process, refining** / Veredlungsverfahren *n* / procédé d'affinage *m*
30418 **processes, regressive** / Vorgänge, regressive *m* (z.B. Atrophisierung) / processus régressifs *m*
30419 **process (of the sacrum), superior articular** / Processus articularis superior (ossis sacri) (Gelenkfortsatz zu L5) / apophyse articulaire supérieure (du sacrum)
30420 **process, shrinking** / Schrumpfungsprozeß *m* / processus de rétrécissement *m*
30421 **process, sphenoidal** / Processus sphenoidalis (Keilbeinfortsatz des Gaumenbeins) / apophyse sphénoïdale
30422 **process, spinose** / Processus spinosus ([Wirbel]dornfortsatz) / apophyse épineuse
30423 **process, styloid** / Processus styloideus (στῦλος = Säule, Griffel: griffelähnlicher Fortsatz an Elle, Mittelhandknochen III, Schläfenbein, Speiche) / apophyse styloïde
30424 **(process, supracondylar)** / (Processus supracondylaris) (proximal vom Epicondylus medialis humeri vorkommende Abart) / (apophyse suscondylienne)
30425 **process of the talus, lateral and posterior** / Processus lateralis et posterior tali / apophyse latérale et postérieure de l'astragale
30426 **process, temporal** / Processus temporalis (Schläfenfortsatz des Jochbeins) / apophyse temporale
30427 **process (of the temporal bone), intrajugular** / Processus intraiugularis (ossis temporalis) (häufig bei Incisura iugularis) / apophyse intrajugulaire (de l'os temporal)
30428 **process, therapeutical** / Heilverfahren *n* / procédé thérapeutique *m*
30429 **process, uncinate** / Processus uncinatus (manchmal deutlicher abgetrennter hinterer unterer Pankreaskopf) / apophyse uncinulée
30430 **process, vaginal** / Processus vaginalis (scheidenartiger Fortsatz an der Keilbeinunterfläche) / apophyse vaginale
30431 **process (of the vertebra), transverse** / Processus transversus (vertebrae) ([Wirbel]-querfortsatz) / apophyse transverse (de la vertèbre)
30432 **process, vocal** / Processus vocalis (Stimmbandfortsatz des Gießbeckenknorpels) / apophyse vocale
30433 **process, xiphoid** / Processus xiphoideus (ξίφος = Schwert: «Schwertfortsatz» des Sternums) / apophyse xiphoïde
30434 **proclivity** / Vorgeneigtheit *f* / proclivité *f*
30435 **proconceptive** / empfängnisfördernd / proconceptif
30436 **proconvertin** / Proconvertin *n* (Faktor VII der Vorphase der Blutgerinnung) / proconvertine *f*
30437 **(pro)creation** / Kreation (Hervorbringung) *f* (creare = kreieren) / (pro)création *f*
30438 **proctagra** / Proktalgie *f* (πρωκτός = Mastdarm) / rectodynie *f*
30439 **proctectasia** / Mastdarmerweiterung *f* / proctectasie *f*
30440 **proctencl(e)isis** / Mastdarmstriktur *f* / rétrécissement rectal *m*
30441 **procteurysis** / Prokteuryse *f* (Wehenanregung mit Wasserballon im Mastdarm) / procteurynter, dilatation rectale avec un *f*
30442 **proctocele** / Mastdarmbruch *m* / rectocèle *f*
30443 **proctocolitis, -sigmoiditis** / Rektum-Kolon-, -Sigmoidentzündung *f* / rectocolite, -sigmoïdite *f*
30444 **proctocystoplasty, -elytroplasty** / Mastdarm-Blasenplastik, -Scheidenplastik *f* / rectocystoplastie, -élytroplastie *f*
30445 **proctodeum** / Aftergrube *f* (embr.) / anus primitif *m* (invagination de l'ectoderme de l'embryon)
30446 **proctogenic, proctoscopic** / mastdarmursprünglich, rektoskopisch / proctogène, rectoscopique
30447 **proctology** / Proktologie *f* (Mastdarmheilkunde) / proctologie *f*
30448 **proctoparalysis, -polypus** / Mastdarmlähmung *f*, -polyp *m* / proctoplégie *f*, -polype *m*
30449 **procto(perineo)plasty** / Mastdarm(-Damm)-plastik *f* / recto(périnéo)plastie *f*
30450 **procto(perineo)rrhaphy** / After(-Damm)-naht *f* / recto(périnéo)rraphie *f*
30451 **proct(osigmoid)ectomy** / Mastdarm(-Sigmoid)resektion *f* / rect(osigmoïd)ectomie *f*
30452 **procto(sigmoido)scopy** / Rektoskopie (, hohe) *f* / romanoscopie (rectocolonoscopie) *f*
30453 **proctospasm** / Afterschließmuskelkrampf *m* / proctospasme *m*

30454 **proctostasis** / Proktostase *f* (Kotanhäufung im Mastdarm durch Lähmung od. Betäubung) / proctostase *f*
30455 **proctostat** / Radiumzäpfchen *n* / proctostat *m*
30456 **procto(s)tomy** / Mastdarmeröffnung (Mastdarmfistelanlegung) *f* / recto(s)tomie *f*
30457 **procubitus** / Bauchlage, fetale *f* / procubitus *m*
30459 **procur(v)ation** / Besorgung (Nachvornbeugung) *f* / procuration *f* (procourbage *m*)
30460 **prodigy** / Wunder *n* / prodige *m*
30461 **prodrome** / Vorbote *m* / prodrome *m*
30462 **produce (produced, producing)** / produzieren (hervorgebracht, erzeugend) / produire (produit, produisant)
30463 **producer** / Bedarfsdecker *m* / producteur *m*
30464 **product, cleavage** / Spaltungsprodukt *n* (chem.) / produit de clivage *m*
30465 **products of decomposition, of excretion** / Abbauprodukte, Ausscheidungsprodukte *n* / produits de décomposition, d'excrétion *m*
30466 **product, end, intermediary** / Endprodukt, Zwischenprodukt *n* / produit final, intermédiaire *m*
30467 **products of fission** / Spaltprodukte *n* (Reaktionsprodukte der Kernspaltung) / produits de fission *m*
30468 **product of metabolism** / Stoffwechselprodukt *n* / produit de métabolisme *m*
30469 **product, natural** / Naturerzeugnis *n* / produit naturel *m*
30470 **product of regeneration** / Regenerationsprodukt *n* / produit de régénération *m*
30471 **product of substitution** / Substitutionsprodukt *n* (durch Substitution entstandenes) / produit de substitution *m*
30472 **production** / Produktion *f* (producere = vorführen) / production *f*
30473 **production, entropy** / Entropieerzeugung *f* (Energiedissipation) / entropie, production d' *f*
30474 **production of synneurons, artificial** / Synneurenproduktion, artifizielle *f* («Inbildung») / production artificielle des synneurons *f*
30475 **productive** / produktiv (erzeugend) / productif
30476 **productivity** / Produktivität (Fruchtbarkeit) *f* / productivité *f*
30477 **proerythroblast** / Proerythroblast *m* (Hb-freie Vorstufe mit blauem Protoplasma) / hématoblaste *m*
30478 **proestrus** / Prooestrus *m* (Proliferationsstadium zwischen Dioestrus und Oestrus) / proœstrus *m*
30479 **profane** / profan («draußen vor der Tür» sc. des Heiligtums) / profane
30480 **profession(al)** / Beruf(lich) *m* / profession(nel) *f*
30481 **professor, assistant** / Privatdozent *m* / professeur qui enseigne à titre privé *m*
30482 **professor, associate** / Professor, außerordentlicher *m* / professeur sans chaire *m*
30483 **professor, full** / Professor, ordentlicher (Ordinarius) *m* / professeur titulaire *m*
30484 **professorship** / Lehramt *n* / professeur, charge de *f*
30485 **profibrin** / Profibrin *n* (modifiziertes Fibrinogen) / profibrine *f*
30486 **profibrinolysin activator** / Profibrinolysinaktivator *m* (in Uterus[venen] vermehrt) / profibrinolysine, activateur de *m*
30487 **PROFICHET's disease** / PROFICHET' Syndrom (Knotenförmige Kalkablagerungen in Gliedmaßenhaut und -unterhaut) / pierres de la peau
30488 **profuse (profusion)** / profus (Reichlichkeit *f*) / profus(ion *f*)
30489 **progenesis** / Geschlechtsentwicklung, vorzeitige *f* / progenèse *f*
30490 **progenia** / Progenie *f* (Vorlage des Unterkiefers) / progénie *f*
30491 **progenitor, -genitress** / Stammvater *m*, -mutter *f* (Primogenitores) / progéniteur *m* -génitrice *f*
30492 **progeny** / Nachkommenschaft *f* / progéniture *f*
30493 **progeria in adult** / WERNER' Syndrom (Heredofamiliäre Hautatrophie mit vorzeitiger Vergreisung) / syndrome de WERNER
30494 **progeria syndrome** / HUTCHINSON-GILFORD' Syndrom (Hochgradige Vergreisung im Kindesalter) / nanisme sénile (VARIOT)
30495 **progeria-like syndrome** / COCKAYNE' Syndrom (Störungen von Wachstum und Entwicklung mit Retinitis pigmentosa und Taubheit) / nanisme progéroïde
30496 **progesterone** / Progesteron *n* (wirkt ergotrop-dynamogen: Energiefreisetzung) / progestérone *f*
30497 **progesterone (progestin, progestogen)** **($C_{21}H_{30}O_2$)** / Progestin (Progestogen, Progesteron) *n* (Corpus-luteum-Hormon mit Wirkung auf die Sekretion der Uterusschleimhaut) / progest(in)ogène (progestérone, progestine) *f*
30498 **proglottis** / Bandwurmglied *n* / ténia, segment de *m*
30499 **prognathia (, alveolar, [pre]maxillary)** / Prognathie *f* (Vorlage des Oberkiefers) / prognathie *f*
30500 **prognosis** / Prognose *f* (πρόγνωσις = Vorhersage) / prognose *f*
30501 **prognosis, good, bad, very bad, poor, dubious, uncertain** / Prognosis bona, mala, pessima, infausta, dubia, incerta / pronostic bon, mauvais, très mauvais, sombre, dubitatif, incertain *m*
30502 **prognosis, stages** / Streckenprognose *f* (einer chron. Krankheit) / prognose de stades *f*
30503 **prognosis, valetudinal, vital, restitutional** / Prognosis quoad valetudinem, vitam, restitutionem (Aussicht auf Gesundung, Leben[serwartung], Wiederherstellung) / pronostic valétudinal, vital, restitutionnel *m*
30504 **prognosticable** / voraussagbar / pronosticable
30505 **prognostic(ate)** / prognostisch (voraussagen) / pronostique(r)
30506 **prognostician** / Prognostiker *m* / médecin spécialisé dans l'art du pronostic *m*

30507 **progranulation** / Progranulation *f* (Granulierungsvorstufe der Leukozyten) / progranulation *f*

30508 **progress** / Fortschreiten (*n*) / progresser (progrès *m*)

30509 **progression of the presenting part** / Tiefertreten *n* (des führenden Teils) / progression de la présentation *f*

30510 **progressive pallidal degeneration syndrome** / HALLERVORDEN-SPATZ' Syndrom (Familiäre Erkrankung des extrapyramidalen Systems bes. Globus pallidus und Substantia nigra) / syndrome de dégénération progressive du globe pâle

30511 **progressive, regressive** / progressiv, regressiv (weiter-, zurückgehend) / progressif, régressif

30512 **prohibition** / Verbot *n* (vor allem Alkohol-) / prohibition *f*

30513 **prohibit(ive)** / verhindern(d) / prohiber (prévenant)

30514 **projection** / Projektion *f* (Hinausverlegen eines subjektiven Inhalts in ein Objekt) / projection *f*

30515 **projection, psychological** / Projektion, psychologische *f* (verstärkt Identifizierungsvermögen bis zum Verlust des Selbstverständnisses) / projection psychologique *f*

30516 **projectoscope** / Bildwerfer *m* / projectoscope *m*

30516a **prolabium** / Lippenrot *n* / prolabium *m*

30517 **prolamines** / Prolamine *n* (Gliadin, Hordein, Avenin) / prolamines *f*

30518 **prolan** / Prolan *n* (geschlechtsunspezif. HVL-Sexualhormon) / prolan *m*

30519 **prolapse** / Prolaps(us) *m* (Heraustreten innerer Organe) / prolapsus *m*

30520 **prolapse of the anus** / Aftervorfall *m* (von perianalem Hämatom zu unterscheidender Mukosaprolaps) / prolapsus de l'anus *m*

30521 **prolapse of an arm** / Armvorfall *m* (bei gesprungener, Armvorliegen bei noch nicht gesprungener Fruchtblase) / procidence d'un bras *f*

30522 **prolapse of the brain** / Prolapsus cerebri (z.B. bei Schädelbruch) / prolapsus du cerveau *m*

30523 **prolapse of the iris** / Irisprolaps *m* (in die Hornhaut) / iris, prolapsus de l' *m*

30524 **prolapse, pulpous nucleus** / Nucleus-pulposus-Prolaps *m* (Ausstülpung in Wirbelkanal) / prolapsus du noyau pulpeux *m*

30525 **prolapse of the rectum** / Mastdarmvorfall *m* (von Hämorrhoiden zu unterscheidender Mukosaprolaps) / prolapsus du rectum *m*

30526 **prolapse of the total inverse uterus** / Prolapsus uteri totalis inversi (Uterus mit Schleimhautschicht nach außen vor Vulva) / prolapsus de l'utérus inverse total *m*

30527 **prolepsis** / Prolepsis *f* (unerwartetes Anfallrezidiv) / prolepsie *f*

30528 **proleukocytes** / Proleukozyten *m* (Leukozytenvorstufe) / proleucocytes *m*

30529 **prolidase** / Prolidase *f* (spaltet Prolin-Carboxylbindung zwischen 2 Aminosäuren) / prolidase *f*

30530 **proliferation, empty** / Vakatwucherung *f* (Gewebsersatz durch Fettzellen) / prolifération vide *f*

30531 **proliferation of nuclei** / Kernwucherung *f* / prolifération nucléaire *f*

30532 **proliferous** / proliferierend (proles = Nachkommen) / prolifère

30533 **prolinase** / Prolinase *f* (spaltet endständiges Prolin aus Peptidasen ab) / prolinase *f*

30534 **proline** / Prolin *n* (Pyrrolidin-α-carbonsäure: wichtiger Eiweißbaustein, «20. Aminosäure»; RNS-Triplets: CUC, CCC, CAC, CCG) / proline *f*

30535 **prolong(ation)** / verlängern (Verlängerung *f*) / prolonger (prolongation *f*)

30536 **prolymphocytes** / Prolymphozyten *m* (unreife Lymphozyten) / prolymphocytes *m*

30537 **promegaloblasts** / Promegaloblasten *m* (Hb-freie Megaloblastenvorstufe) / promégaloblastes *m*

30538 **promethium (Pm 61 147)** / Promethium (Promethium *n*) / promethium (illinium) *m*

30539 **promin** / Promin *n* (SZENT-GYÖRGYI: wachstumförderndes Hormon der Thymusdrüse) / promine *f*

30540 **prominence** / prominentia (Hervorragung *f*) / proéminence *f*

30541 **prominence of the facial canal** / Prominentia canalis facialis (über dem ovalen Fenster der Paukenhöhle) / proéminence du canal facial

30542 **prominence, laryngeal** / Prominentia laryngea (Kehlkopfhervorragung, «Adamsapfel») / proéminence laryngée

30543 **prominence of the lateral semicircular canal** / Prominentia canalis semicircularis lateralis / proéminence du canal semicirculaire latéral

30544 **prominence, mallear** / Prominentia mallearis (durch den Hammer bedingte Hervorragung des Trommelfells) / proéminence malléaire

30545 **prominence, spiral** / Prominentia spiralis (untere Hervorragung der äußeren Ohrschneckengangwand) / proéminence spirale

30546 **prominence, styloid** / Prominentia styloidea (dem oberen Schläfenbeingriffelfortsatzende entsprechende Hervorragung der unteren Mittelohrwand) / proéminence styloïde

30547 **promiscuity** / Promiskuität *f* (sexuelle Betätigung ohne Eros bzw. Ethos führt bei neinsagenden Studentinnen zu Minderwertigkeits-, bei jasagenden zu Schuldgefühlen [HALLECK]) / promiscuité *f*

30548 **promiscuous** / promiscuus (vermengt) / promisqueux

30549 **promonocytes** / Promonozyten *m* (junge Monozyten) / promonocytes *m*

30550 **promontory** / Promontorium («Vorgebirge»: starke Hervorragung *f*) / promontoire *m*

30551 **promontory (of the sacrum)** / Promontorium (ossis sacri) / promontoire (du sacrum)

30552 **promontory (of the temporal bone)** / Promontorium (ossis temporalis) / promontoire (de l'os temporal)

30553 **promote (promoted, promoting)** / befördern (befördert, befördernd) / promouvoir (promu, promouvant)
30554 **promotion** / Promotion *f* ([Be]förderung, bes. wiss.) / promotion *f*
30555 **promotor** / Promotor *m* (Starter der m-RNS-Synthese) / promoteur *m*
30556 **promyelocyte** / Promyelozyt *m* (zwischen Myeloblast und Myelozyt) / promyélocyte *m*
30557 **pronate** / einwärtsdrehen / tourner en dedans
30558 **pronation** / Einwärtsdrehung *f* (der Gliedmaßenextremitäten) / pronation *f*
30559 **pronator, supinator** / Auswärts-, Einwärtsdreher *m* / pronateur, supinateur *m*
30560 **pronephros** / Vorniere *f* (VOLLHARD: zellentgiftendes kolloidales Bindegewebe) / pronéphros *m*
30561 **pronouns** / Pronomina *n* (Fürwörter, z.B. dieser, jener) / pronoms *m*
30562 **pronuclei** / Vorkerne *m* (weibl. und männl. Keimzellenanteil) / pronucléi *m*
30563 **pronunciation (pronounced)** / Aussprache *f* (prononciert) / prononciation *f* (prononcé)
30564 **proof, galley** / Korrekturfahne *f* (typ.) / placard *m*
30565 **propagat(iv)e** / propagieren(d) / propager (propageant)
30566 **propagator** / Verbreiter *m* (z.B. von Seuchen) / propagateur *m*
30567 **propedeutics** / Propädeutik *f* (Einführung in die Wissenschaft) / propédeutique *f*
30569 **propepsin** / Propepsin *n* (Pepsinvorstufe) / pepsinogène *m*
30570 **properdin** / Properdin *n* (PILLMER, 1954: nicht wie Komplement durch AA-Komplex gebundene unspezif. wirkende Serumkomponente) / properdine *f*
30571 **proper(ty)** / proprius (Proprietas *f*) (Eigen-[schaft *f*]) / propre (propriété *f*)
30572 **propetology** / Propetologie *f* (προπετής = bereit: Erforschung indirekter individueller als Ergänzung zu direkten familiären Prädispositionen für das Zustandekommen von Mißbildungen, z.B. Synalbuminose bei Thalidomideinwirkung [WILLIAMS]) / propétologie *f*
30573 **prophages** / Prophagen *m* (nichtinfektiöse Bakteriophagenvorstufe) / prophages *m*
30574 **prophase** / Prophase *f* (1. Phase der Mitose: Mutterchromosomenformierung) / prophase *f*
30575 **prophlogistic (anti-)** / prophlogistisch (anti-) (Entzündung fördernd, hemmend) / prophlogistique (anti-)
30576 **prophylactic** / vorbeugend / prophylactique
30577 **prophylaxis** / Prophylaxe *f* (προφυλάσσω = vorbeugen: Verhütung bes. von Krankheiten) / prophylaxie *f*
30578 **prophylaxis, antiviral** / Prophylaxe, antivirale *f* (gegen vertikal übertragene Infektion aussichtslos) / prophylaxie antivirale *f*
30579 **prophylaxis, cardiac infarct** / Herzinfarktprophylaxe *f* (BRÜGGEMANN: keine Schweinefleisch- und Süßwaren, KNEIPP' Anwendungen, wenig rauchen) / prophylaxie d'infarctus du myocarde *f*
30580 **prophylaxis, disposition, exposition** / Dispositionsprophylaxe, Expositionsprophylaxe *f* (Verringerung der endogenen, exogenen Krankheitsbedingungen: Stärkung der Krankheitsabwehrkräfte, Schwächung der Gesundheitsangriffskräfte) / prophylaxie de disposition, d'exposition *f*
30581 **prophylaxis, metaphylaxis** / Vorsorge, Nachsorge *f* / prophylaxie, métaphylaxie *f*
30582 **prophylaxis, serum** / Serumprophylaxe *f* (Behandlung infektionsgefährdeter Menschen mit Immunseren; passiver Impfschutz) / séroprophylaxie *f*
30583 **prophylaxis of tuberculosis** / Tuberkuloseprophylaxe *f* (bes. Schutzimpfung) / prophylaxie antituberculeuse *f*
30584 **proportion(al)** / Verhältnis(mäßig) *n* / proportion(nel) *f*
30585 **proposition (propose)** / Vorschlag(en) *m* / proposition *f* (proposer)
30586 **proposition, logical** / Fragestellung, logische *f* (richtiger Ansatz) / proposition logique *f*
30587 **proprioceptive** / propriozeptiv (Reizempfangs- und -erfolgsorgan identisch: Eigenreflex, z.B. Muskeldehnung-kontraktion) / proprioceptif
30588 **proprio(re)ceptors** / Propriorezeptoren *m* (Rezeptoren bei propriozeptiven Reflexen) / proprio(ré)cepteurs *m*
30589 **propulsion, retropulsion** / Vorwärtsfallneigung, Rückwärts- *f* / propulsion, rétropulsion *f*
30590 **proscillarin** / Proscillarin *n* (Reinglykosid aus Scilla maritima bei Altersherz) / proscillarine *f*
30591 **prosecretin** / Prosecretin *n* (Magenschleimhaut gegen Salzsäure schützende Duodenalhormonvorstufe) / prosécrétine *f*
30592 **prosector** / Prosektor *m* (Ausführer von Sektionen) / prosecteur *m*
30593 **prosencephalon** / Prosencephalon (Telencephalon + Diencephalon) / prosencéphale
30594 **proserozyme** / Proserozym *n* (Prothrombin) / prosérozyme *m*
30595 **prosopagnosia** / Prosopagnosie *f* (Nicht-[wieder]erkennen von Gesichtern) / prosopagnosie *f*
30596 **prosopalgia** / Prosopalgie *f* (Gesichtssympathalgie: gefäßsympathikusbedingter Segmentschmerz) / prosopodynie *f*
30597 **prosoplasia** / Prosoplasie *f* (Übergang von niederer zu höherer Zelldifferenzierung) / prosoplasie *f*
30598 **prosoposchisis** / Gesichtsspalte *f* (angeboren) / schistoprosopie *f*
30599 **prosopospasm** / Gesichts(muskel)krampf *m* / prosopospasme *m*
30600 **prosopothoracopagus** / Prosopothoracopagus *m* (Zwillingsmißgeburt mit zusammengewachsenem Gesicht und Oberkörper) / prosopothoracopage *m*
30601 **prospective** / voraussichtlich / prospectif
30602 **prospects (of the future)** / Zukunftsaussichten *f* (6 Milliarden Menschen, davon 80% urbanisiert, arbeiten dank Automation nur noch 40000 Lebensstunden) / perspectives (d'avenir) *f*

30603 **prosperity** / Wohlstand *m* (begünstigt somat. und psych. Krankheiten) / prospérité *f*
30604 **prospermia** / Prospermie *f* (vorzeitiger Samenerguß) / prospermie *f*
30605 **prostaglandins** / Prostaglandine *n* (in Bläschendrüsen von Schafen nachgewiesene [v.EULER] aus Vorstufen essentieller Fettsäuren darstellbare [BERGSTROM] in den Stoffwechsel regulierend eingreifende «Hormone») / prostaglandines *f*
30606 **prostatalgia** / Prostataschmerzen *m* / prostatodynie *f*
30607 **prostate** / Prostata (Vorsteherdrüse) / prostate
30608 **prostatectomy (, ischiorectal, perineal, retropubic [prevesical], suprapubic [transvesical], transurethral)** / Prostatektomie(n) *f* / prostatectomie (ischiorectale, périnéale, rétropubienne, suprapubienne, transurétrale) *f*
30609 **prostaticovesical** / vorsteherdrüse-blasebezüglich / prostaticovésical
30610 **prostatism** / Prostataleiden *n* (bes. Miktionsbeschwerden bei Prostatahypertrophie) / prostatisme *m*
30611 **prostatism, vesical** / Prostatismus, vesikaler *m* (Urinretention ohne Prostatahypertrophie) / prostatisme vésical *m*
30612 **prostatism without prostate** / Prostatismus sine Prostata *m* (Prostatahypertrophiesymptome ohne Prostatabeteiligung) / prostatisme sans prostate *m*
30613 **prostat(it)ic** / prostat(it)isch (Vorsteherdrüse[nentzündung] betreffend) / prostat(it)ique
30614 **prostatocystitis** / Prostata-Blasenentzündung *f* / prostatocystite *f*
30615 **prostatogram** / Prostatogramm *n* (Rö-Aufnahme der Prostata) / prostatogramme *m*
30616 **prostato(litho)tomy** / Prostata(stein)schnitt *m* / prostato(litho)tomie *f*
30617 **prostatorrhea** / Prostatorrhoe *f* (Prostatasaftentleerung aus Harnröhre nach Prostatitis) / prostatorrhée *f*
30618 **prostatorrhea, defecation** / Defäkationsprostatorrhoe *f* (Prostatasaftentleerung bei Defäkation) / prostatorrhée de défécation *f*
30619 **prostatorrhea, miction** / Miktionsprostatorrhoe *f* (Prostatasaftentleerung bei Miktion) / prostatorrhée de miction *f*
30620 **prostatovesiculectomy** / Prostatovesikulektomie *f* (Prostata- und Samenblasenentfernung) / prostatovésiculectomie *f*
30621 **prostat(ovesicul)itis** / Prostata(-Samenblasen)entzündung *f* / prostat(ovésicul)ite *f*
30622 **prosthesis** / Prothese *f* / prothèse *f*
30623 **prosthetic** / prosthetisch (hinzugefügt: ist nichteiweißhaltiger Anteil der Proteide und Fermente) / prosthétique
30624 **prosthetics** / Ersatzgliederkunde *f* / pro(s)thétique *f*
30625 **pro(s)thetic, tricuspid** / Trikuspidalprothetik *f* / prothétique tricuspidienne *f*
30626 **prosthion (pr)** / Prosthion *n* (anthropol. Meßpunkt zwischen mittleren Schneidezähnen) / prosthion *m*
30627 **prosthodontia** / Zahnersatzkunde *f* / prosthodontie *f*
30628 **prostitute** / Puella publica / prostituée *f*
30629 **prostitution** / Prostitution *f* (prostituere = preisgeben) / prostitution *f*
30630 **prostration (, heat)** / Erschöpfung (durch Hitze) *f* / épuisement (exhaustion *f*) (par chaleur) *m*
30631 **prostration, nervous** / Erschöpfung, nervöse *f* / exténuation nerveuse *f*
30633 **protracted** / protrahiert (in die Länge gezogen, hinausgeschoben) / traîné en longueur
30634 **protactinium (Pa 91 231)** / Protactinium (Protactinium *n*) / protactinium *m*
30635 **protagonist** / Vorkämpfer *m* / protagoniste *m*
30636 **protaminase** / Protaminase *f* (Protamine im Verdauungstrakt aufspaltendes Ferment) / protaminase *f*
30637 **protamines** / Protamine *n* (stark basische Polypeptide aus Fischspermien [Molgewicht 1000–5000]) / protamines *f*
30638 **protanomal(op)ia** / Rotschwäche *f* / protanomal(op)ie *f*
30639 **protanopia** / Rotblindheit *f* (πρῶτον = erste) / protanopie *f*
30640 **protection (, integral)** / (Voll)schutz *m* / protection (intégrale) *f*
30641 **protection, biologic x-ray** / Strahlenschutz, biologischer *m* (erhöhte Toleranz nach [tierexperimenteller] Ganzkörperbestrahlung durch AK-Entwicklung gegen strahlendenaturiertes Eiweiß) / protection anti-X biologique *f*
30642 **protection, chemical, physical x-ray** / Strahlenschutz, chemischer, physikalischer *m* / protection anti-X chimique, physique *f*
30643 **protection, gas-** / Gasschutz *m* / protection contre le gaz *f*
30644 **protection, x-ray** / Strahlenschutz *m* / protection anti-X *f*
30645 **protective** / schützend / préservatif
30646 **protector** / Schutzvorrichtung *f* (Schutzmittel *n*) / protecteur *m*
30647 **proteid(e)s** / Proteide *n* (aus Proteinanteil und prosthetischer Gruppe aufgebaute Metall-, Phospho-, Lipo-, Nucleo-, Glyko-, Chromoproteide) / protéides *m*
30648 **protein** / Protein *n* (πρωτεύω = den ersten Platz einnehmen [BERZELIUS, 1840]) / protéine *f*
30649 **proteins** / Proteine *n* (mit Nucleinsäure-[kettenmolekülen] Schlüsselfiguren des Lebens) / protéines *f*
30650 **protein, γA-** / γA-Protein *n* (Plasmakonzentration 100–400 mg/100 ml, elektrophoretische Beweglichkeit größer als γG, Sedimentationsgeschwindigkeit bis 17 s) / protéine γA *f*
30651 **protein of the acute phase** / Akute-Phase-Protein *n* (Streptokokken-[C-]reaktives Protein) / protéine de la phase aiguë *f*
30652 **protein, animal, vegetable** / Eiweiß, tierisches, pflanzliches *n* / protéine animale, végétale *f*

30653 **protein assimilation, decomposition** / Eiweißverdauung, -fäulnis *f* / protéine, assimilation, décomposition de *f*
30654 **protein biosynthesis** / Proteinsynthese *f* (Knüpfung von Aminosäuren – nach Aktivierung derselben durch ATP – zu Peptidbindungen: wichtigster energieverbrauchender biochem. Prozeß) / protéines, biosynthèse de *f*
30655 **protein, cellular, circulatory, tissue** / Eiweiß, Zell-, zirkulierendes, Gewebs- *n* / protéine cellulaire, circulatoire, tissulaire *f*
30656 **protein compound** / Eiweißverbindung *f* / composé protéique *m*
30657 **protein, cotton seed** / Baumwollsaatprotein *n* (hochwertiges Pflanzen[blatt]-protein) / protéine de graine de coton *f*
30658 **protein, C-reactive (CRP)** / Protein, C-reaktives *n* / protéine C-réactive *f*
30659 **protein, defensive (protective)** / Abwehreiweiß *n* / protéine défensive (protectrice) *f*
30660 **protein, depot, native** / Eiweiß, Depot-, natives *n* / protéine retard, native *f*
30661 **protein, foreign, immune** / Eiweiß, körperfremdes, Immun- *n* / protéine étrangère, immunisante *f*
30662 **protein, γG-** / γG-Protein *n* (Plasmakonzentration 900–1500 mg/100 ml, elektrophoretische Beweglichkeit bei p_H 8,7 = 1,6 m^2/Vsec, Sedimentationsgeschwindigkeit ~7 s, Molgewicht 155 000–160 000) / protéine γG *f*
30663 **protein injured by heat** / Eiweiß, hitzegeschädigtes *n* (langes Erhitzen macht bes. essentielle Aminosäuren Lysin und Methionin für Stoffwechsel unbrauchbar [Nesheim-Carpenter]) / protéine nui à chaud *f*
30664 **protein, γM-** / γM-Protein *n* (Plasmakonzentration 39–117 mg/100 ml, Molgewicht ~10^6) / protéine γM *f*
30665 **protein minimum, physiologic, functional** / Eiweißminimum *n* (physiologisches 1 g/kg KG/d, funktionelles etwas mehr als physiologisches) / protéine, minimum physiologique, fonctionnel de *m*
30666 **protein molecule** / Eiweißmolekül *n* / protéinomolécule *f*
30667 **protein, muscle** / Muskeleiweiß *n* (wasserunlösliche Stromaeiweiße) / protéine musculaire *f*
30668 **protein, plasma, serum** / Plasmaeiweiß, Serum- *n* / protéine, plasma-, sérum- *f*
30669 **protein production, animal** / Tiereiweißproduktion *f* (welternährungsmäßig nicht vertretbar, wenn mit der dazu notwendigen Pflanzenproduktion mehr Menschen direkt ernährt werden können) / protéine animale, production de *f*
30670 **protein requirement** / Eiweißbedarf *m* (für den menschlichen Stoffwechsel: 0,5–1 g/kg KG/d) / protéine, besoin de *m*
30671 **protein, X-** / X-Protein *n* (monovalente in bivalente AK umwandelnde hypothetische Eiweißsubstanz) / antigammaprotéine *f*
30672 **prote(in)ases** / Prote(in)asen *f* (Peptidbindungen [C–N] spaltende Fermente, können substituiert enterale Eisenabsorption hemmen [Dischler]) / proté(in)ases *f*
30673 **proteinemia, -uria** / Proteinämie, -urie *f* / protéinémie, -urie *f*
30674 **prote(in)ic, (proteinogen[ous])** / eiweißartig, (-ursprünglich) / proté(in)ique, (protéinogène)
30675 **proteinoids** / Proteinoide *n* (synthetische eiweißähnliche Substanzen) / protéinoïdes *m*
30676 **proteinolysis** / Proteinolyse *f* (Spaltung von Peptiden zu Aminosäuren) / protéinolyse *f*
30677 **proteinopathies** / Proteinopathien *f* (durch Veränderung der genetischen Information der DNS entstehende Krankheiten, z.B. Sichelzellenanämie) / enzymopathies *f*
30678 **proteinopathology** / Proteinopathologie *f* ([Lehre von den] Proteinopathien) / enzymopathologie *f*
30679 **proteinophilic** / eiweißliebend (proteophil[e Bakterien]) / proté(in)ophile
30680 **prote(in)otoxin** / Eiweißgift *n* (Anaphylatoxin) / proté(in)otoxine *f*
30681 **proteinuria, dehydration** / Dehydrationsproteinurie *f* (Proteinausscheidung bei Gewebewasserverlust) / protéinurie de déshydratation *f*
30682 **proteoclastic, -peptic** / eiweißspaltend, -verdauend / protéoclastique, -lytique
30683 **proteohormones** / Proteohormone *n* (Eiweißhormone, z.B. Hypophysen-) / protéohormones *f*
30684 **proteolysis** / Proteolyse *f* (Einschmelzung eiweißhaltigen Gewebes) / protéolyse *f*
30685 **proteolysis, parenteral** / Eiweißverdauung, parenterale *f* (Zersetzung in Gewebe, Blut) / protéolyse parentérale *f*
30686 **proteopexic (-pectic)** / eiweißbindend / protéopexique (-pectique)
30687 **proteoses** / Proteosen *f* (allergische Reaktionen auf Proteine) / protéoses *f*
30688 **prote(os)uria** / Prote(os)urie *f* (Albumin[os]-urie) / proté(os)urie *f*
30689 **proteroplasia** / Proteroplasie *f* (kümmernder Hochwuchs) / protéroplasie *f*
30690 **Proteus** / Proteus (Baktgatt. der Enterobacteriaceae) / protéus *m*
30691 **proteus, vulgar** / Proteus vulgaris (aerober Fäulniserreger, normaler Menschendarmbewohner) / protéus vulgaire *m*
30692 **prothesis, adhesive** / Adhäsions(zahn)prothese *f* / prothèse adhésive *f*
30693 **prothesis, dental** / Zahnprothese *f* / dentier *m*
30694 **prothesis, immediate** / Immediatprothese *f* (künstliches Sofortgebiß) / prothèse immédiate *f*
30695 **prothesis, ocular** / Prothesis ocularis / prothèse oculaire *f*
30696 **(pro)thrombin** / (Pro)thrombin *n* (Gerinnungsferment im Blutplasma [Vorstufe im kreisenden Blut]) / (pro)thrombine *f*
30697 **prothrombin estimation** / Prothrombinbestimmung *f* (Bestimmung der Prothrombinzeit) / prothrombine, estimation de *f*

30698 **proto-, deutero-, tritoxin** / Proto-, Deutero-, Tritoxin *n* (mit starker, schwächerer, schwächster Antitoxinaffinität) / proto-, deutéro-, tritoxine *f*
30699 **proto-, meso-, holodiastolic** / proto-, meso-, holodiastolisch (am Anfang, in der Mitte, am Ende der Diastole) / proto-, méso-, holodiastolique
30700 **protofibrils** / Protofibrillen *f* (End-zu-End-Aggregate von Tropokollagenmolekülen) / protofibrilles *f*
30701 **Protomonadina** / Protomonadinen *n* (eingeißlige Zellflagellaten, 1. Ordnung Mastigophoren) / protomonadines *f*
30702 **proton** / Proton *n* (mit Neutron Baustein aller Atomkerne bildender pos. geladener H-Atomkern) / proton *m*
30703 **protophyte** / Protophyt *m* (einzellige Pflanze) / protophyte *m*
30704 **protoplasm** / Protoplasma *n* (lebende Substanz der menschlichen, tierischen, pflanzlichen Zelle: Gemisch aus Eiweiß, KH, Fetten, Salzen, Pigmenten) / protoplasme *m*
30705 **protoplasm activation** / Protoplasmaaktivierung *f* (durch unspezif. therapeut. Maßnahmen) / protoplasme, activation de *f*
30706 **protoplasm hysteresis** / Protoplasmaalterung *f* / protoplasme, hystérèse de *f*
30707 **protoplasm(at)ic** / protoplasmabezüglich / protoplasmique
30708 **protospasms** / Protospasmen *m* (erste dem Rindenherd entsprechende Muskelzusammenziehungen) / protospasmes *m*
30709 **prototype** / Urbild *n* / prototype *m*
30710 **protozoon (protozoa)** / Protozoen *n* (Urtierchen [i. G. z. Bakterien] mit Chromosomenkern) / protozoaires *m*
30711 **protozoa, virusoid** / Protozoen, virusoide *n* (für idiopathische Krankheiten wahrscheinlich verantwortliche virusartige Einzeller) / protozoaires virusoïdes *m*
30712 **protozoology** / Protozoenforschung *f* / protozoologie *f*
30713 **protraction** / Protrahierung *f* (verlängerte Bestrahlung mit verringerter Dosis) / protraction *f*
30714 **protreptic** / protreptisch (προτρέπω = aufmuntern) / protreptique
30715 **protrusion** / Protrusio (Vortreibung) *f* / protrusion *f*
30716 **protrusion of the acetabulum** / Protrusio acetabuli (der Hüftgelenkpfanne ins Becken) / protrusion de l'acétabule *f*
30717 **protrusion, bulbar** / Protrusio bulbi (Exophthalmus) / protrusion bulbaire *f*
30718 **protrusion of the pelvis** / Protrusionsbecken *n* (Protrusion des Beckens nach innen durch Ostitis od. Fraktur) / protrusion du bassin *f*
30719 **protrusive** / vorstehend / protubérant
30720 **protuberance** / Protuberantia (stumpfe Hervorragung *f*) / protubérance *f*
30721 **protuberance, external and internal occipital** / Protuberantia occipitalis externa et interna (stumpfe Hervorragungen des Hinterhaupts) / protubérance occipitale externe et interne
30722 **protuberance, mental** / Protuberantia mentalis (Verwachsungsstelle der ursprünglich getrennten Kieferhälften am Kinn) / protubérance mentonnière
30723 **provable, the** / Feststellbare, das / constatable, le
30724 **prove (proved, proving)** / nachweisen (erprobt, prüfend) / éprouver (éprouvé, éprouvant)
30725 **provenience** / Provenienz *f* (Herkunft) / provenance *f*
30726 **proverb(ial)** / Sprichwort *n* (sprichwörtlich) / proverbe *m* (proverbial)
30727 **provisory** / vorläufig / provisoire
30728 **provitamins** / Provitamine *n* (Vitaminvorstufen) / provitamines *f*
30729 **provocation** / Provozierung *f* (von Symptomen) / provocation *f*
30730 **proximal (proximad)** / proximalis (nah, rumpfwärts, zur Körpermitte hin gelegen) / proximal (prochain)
30731 **proximobuccal, -labial, -lingual** / proximobukkal, -labial, -lingual (von Zahnoberflächen) / proximobuccal, -labial, -lingual
30732 **prozone** / Prozone *f* (der stärkeren Serumkonzentration) / prozone *f*
30733 **pruriginous, pruritic** / pruriginös, pruritisch / prurigineux, prurigène
30734 **prurigo** / Prurigo *f* (Juckblattersucht) / prurigo *f*
30735 **prurigo, acute, chronic** / Prurigo acuta, chronica / prurigo aiguë, chronique *f*
30736 **prurigo, estival** / Sommerprurigo *f* / prurigo estivale *f*
30737 **prurigo, nodular** / Prurigo nodularis (meist im Alter) / prurigo nodulaire *f*
30738 **prurigo, symptomatic** / Prurigo symptomatica (z. B. bei Malaria) / prurigo symptomatique *f*
30739 **prurigo, temporary** / Prurigo temporanea (psychogen) / prurigo temporaire *f*
30740 **pruritus** / Pruritus *m* (= Jucken) / prurit *m*
30741 **pruritus of the anus, of the vulva** / Pruritus ani, vulvae / prurit anal, vulvaire *m*
30742 **pruritus, frost, senile** / Pruritus hiemalis, senilis / prurit hivernal, sénile *m*
30743 **pruritus, primary, secondary** / Pruritus, primärer, sekundärer *m* (ohne Hautveränderungen, bei Hautkrankheiten) / prurit primaire, secondaire *m*
30744 **pruritus, universal** / Pruritus universalis (am ganzen Körper, z. B. bei Blutkrankheiten) / prurit universel *m*
30745 **psalidodontia** / Psalidodontie *f* (ψαλίς = Schere: Scherenbiß = Orthognathenbiß) / psalidodontie *f*
30746 **psammoma** / Psammom *n* (ψάμμος = Sand: Sandgeschwulst [Virchow]) / psammome *m*
30748 **(ps)ammotherapy** / Sand(bad)therapie *f* / (ps)ammothérapie *f*
30749 **psammous** / sandig / psammeux
30750 **psathyrosis, alimentary** / Alimentärpsathyrose *f* (ψαθυρός = brüchig: Hungerosteopathie) / psathyrose alimentaire *f*
30751 **psellism** / Psellismus *m* (ψελλίζομαι = stammeln) / psellisme *m*

30752 **pseudo-acanthosis, nigrescent** / Pseud(o)-acanthosis nigricans (Papillomatose) / pseud(o-)acanthose nigrescente *f*
30753 **pseudo-acholia** / Pseud(o)acholie *f* (entfärbte Stühle ohne Acholie) / pseud(o-)acholie *f*
30754 **pseudo-actinomycosis** / Pseud(o)aktinomykose *f* (Form der Lungentuberkulose) / pseud(o-)actinomycose *f*
30755 **pseudo-agglutination** / Pseud(o)agglutination *f* (unspezif. Verklumpung aller Testblutkörperchenarten durch Patientenserum) / pseud(o-)agglutination *f*
30756 **pseudo-albuminuria** / Pseud(o)albuminurie *f* (unechte) / pseud(o-)albuminurie *f*
30757 **pseudo-alternans** / Pseud(o)alternans *m* (mit vorzeitigem Eintreten der kleineren Kontraktur) / pseud(o-)alternant *m*
30758 **pseudo-anaphylaxis** / Pseud(o)anaphylaxie *f* (eiweißschockähnlicher Zustand) / pseud(o-)anaphylaxie *f*
30759 **pseudo-anemia** / Scheinanämie *f* (SAHLI) / pseud(o-)anémie *f*
30760 **pseudo-ankylosis, -arthritis** / Pseud(o)ankylose, -arthritis *f* (scheinbare Gelenkversteifung, vorgetäuschte -affektion) / pseud(o-)ankylose, -arthrite *f*
30761 **pseudo-apoplexy** / Pseud(o)apoplexie *f* (ohne Gehirnblutung) / pseud(o-)apoplexie *f*
30762 **pseudo-appendicitis (GRENNET)** / Syndrom, abdominales (Abdominales Krankheitsbild bei rheumatischem Fieber) / rhumatisme pseudopéritonéal (BLECHMANN)
30763 **pseudo-arteriosclerosis** / Pseud(o)arteriosklerose *f* (Sklerosierungssymptome ohne Sklerose) / pseud(o-)artériosclérose *f*
30764 **pseudo-arthrosis** / Pseudarthrose *f* ([posttraumat.] «Gelenkneubildung» an falscher Stelle) / pseudarthrose *f*
30765 **pseudo-ascites** / Pseud(o)ascites *m* (Vortäuschung durch flüssigen Darminhalt) / pseud(o-)ascite *m*
30766 **pseudo-ataxia** / Pseud(o)ataxie *f* (durch Muskelparese) / pseud(o-)ataxie *f*
30767 **(pseudo-)atheroma** / (Pseud)atherom *n* (Haarbalgdrüsenretentionszyste) / (pseudo-)athérome *m*
30768 **pseudo-atrophoderma** / Pseud(o)atrophoderma *n* (eher Vitiligo als Xeroderma) / pseud(o-)atrophoderme *m*
30769 **pseudobacteria** / Pseudobakterien *n* (-diphtherie-, -gasbrand-, -milzbrand-, -pest-, -rotz-, -ruhr-, -tetanus-, -tuberkulose-) / pseudobacilles *m*
30770 **pseudo-BANTI's syndrome** / Pseudo-BANTI' Syndrom (Sekundäre splenogene Markhemmung bei verschiedenen Infektionskrankheiten mit Milztumor) / syndrome de pseudo-BANTI
30771 **pseudo-BIERMER's syndrome** / Pseudo-BIERMER' Syndrom (Alle perniziosaartigen Anämien) / syndrome de pseudo-BIERMER
30772 **pseudoblepsis** / Pseudoblepsis *f* (irreales Betrachten einer Sache) / pseudoblepsie *f*
30773 **pseudobradycardia** / Pseudobradykardie *f* (durch Bigeminie) / pseudobradycardie *f*
30774 **pseudobulbar** / pseudobulbär (scheinbar bulbär bedingt) / pseudobulbaire
30775 **pseudocalculi, biliary** / Pseudogallensteine *m* (im Kot nach Ölkuren) / pseudocalculs biliaires *m*
30776 **pseudocancerosis** / Pseudokanzerose *f* (GOTTRON: nicht krebsig entartende Hauttumoren) / pseudocancérose *f*
30777 **pseudocartilaginous** / pseudokartilaginös (Knorpel vortäuschend) / pseudocartilagineux
30779 **pseudocataract** / Scheinstar *m* / pseudocataracte *f*
30779a **pseudocephalocele** / Pseudozephalozele *f* (nichtangeborener Hirnbruch) / pseudocéphalocèle *f*
30780 **pseudochalazion** / Scheinhagelkorn *n* / pseudochalazion *m*
30781 **pseudochancre** / Pseudoschanker *m* (schankerähnliche Induration) / pseudochancre *m*
30782 **pseudocholesteatoma** / Pseudocholesteatom *n* (Mittelohrmargaritom) / pseudocholestéatome *m*
30783 **pseudochorea** / Pseudochorea *f* (choreaähnlicher Zustand) / pseudochorée *f*
30784 **pseud(ochrom)esthesia** / Pseud(ochrom)ästhesie *f* (vermeintliche [Farb]empfindung) / pseud(ochrom)esthésie *f*
30785 **pseudochromosomes** / Pseudochromosomen *n* (stäbchenförmige GOLGI' Körper der Spermatozyten) / pseudochromosomes *m*
30786 **pseudochyle** / Pseudochylus *m* (Chylus ohne Fett) / pseudochyle *m*
30787 **pseudocirrhosis of the liver, pericardiac** / PICK' Syndrom (III) (Nichttuberkulöse perikarditische Stauungszirrhose der Leber) / pseudocirrhose péricardique du foie
30788 **pseudoclonus** / Pseudoclonus *m* (kurzlebige klonische Reizantwort) / pseudoclonus *m*
30789 **pseudocolloid of the lips** / FORDYCE' Krankheit (Nicht an die Anwesenheit von Haaren gebundene Talgdrüsen im Mundlippenbereich) / maladie de FORDYCE
30790 **pseudoconjugation** / Pseudokonjugation *f* (Gametozytenzusammenschluß in Zellhülle) / pseudoconjugaison *f*
30791 **pseudocopulation** / Pseudokopulation *f* (Eibefruchtung durch Spermatozoen ohne Kopulation) / pseudocopulation *f*
30792 **pseudocoxalgia** / CALVÉ-LEGG-PERTHES' Syndrom (Aseptische Knochennekrose der Femurkopfepiphyse) / arthrite déformante juvénile
30793 **pseudocrisis** / Pseudokrise *f* (vermeintlicher Wendepunkt) / pseudocrise *f*
30794 **pseudocroup (false croup)** / Pseudocroup *m* (nächtliche Hustenanfälle mit Atemnot bei Kindern) / croup, faux *m* (laryngite striduleuse *f*)
30795 **pseudo-CROUZON's syndrome** / Pseudo-CROUZON' Syndrom (Dysostosis cranialis mit Wolkenschädel) / dysostose crânienne avec calotte cérébriforme
30796 **pseudocyanosis** / Pseudozyanose *f* (oxydiertes und reduziertes Hb in normaler Relation) / pseudocyanose *f*

30797 **pseudocyst** / Pseudozyste *f* (Raumerweiterung) / pseudokyste *m*
30798 **pseudodebility** / Pseudodebilität *f* (leichter Schwachsinn ohne Oligophrenie) / pseudodébilité *f*
30799 **pseudodementia** / Schwachsinn, vorgetäuschter *m* / pseudodémence *f*
30800 **pseudodeviation to the left** / Pseudolinksverschiebung *f* (scheinbare bei Leukozytenkernanomalie) / pseudodéviation vers la gauche *f*
30801 **pseudodiabetes, azotemic** / Pseudodiabetes, azotämischer *m* (KH-Stoffwechselstörung bei Urämie [COHEN]) / pseudodiabète azotémique *m*
30802 **pseudodiploid** / pseudodiploid (nur scheinbar mit 46 Chromosomen ausgestattet) / pseudodiploïde
30803 **pseudodiverticulum** / Pseudodivertikel *n* (Balkenblase) / pseudodiverticule *m*
30804 **pseudodrumsticks (rackets)** / Pseudotrommelschlegelanhängsel *m* (z. B. «Tennisschläger»: nichtgeschlechtspezif. Anhängsel an polymorphen Leukozytenkernen) / baguette, pseudosatellites en *m*
30805 **pseudo-elephantiasis, neuroarthritic** / NONNE-MILROY-MEIGE' Syndrom (Pseudödematöse hypoderme Hypertrophie) / trophœdème héréditaire chronique
30806 **pseudo-encephalitis** / Pseud(o)encephalitis *f* (ohne entzündliche Erscheinungen) / pseud(o-)encéphalite *f*
30807 **pseudo-endocrinopathy syndrome** / Pseud(o)endokrinopathie-Syndrom (Endokrinopathie wegen mangelnder Ansprechbarkeit des Erfolgsorgans) / syndrome pseud(o-)endocrinopathique
30808 **pseudo-exophthalmus** / Pseud(o)exophthalmus *m* (Basedowoid) / pseud(o-)exophtalmie *f*
30809 **pseudofibromatosis** / Pseudofibromatose *f* (diffuse fibromähnliche Neubildungen) / pseudofibromatose *f*
30810 **pseudoflexibility, waxy** / Pseudoflexibilitas cerea (bei Schizophrenie und in Hypnose) / pseudoflexibilité cireuse *f*
30811 **pseudofracture** / Pseudofraktur *f* (röntg.) / pseudofracture *f*
30812 **pseudo-FRÖHLICH's syndrome** / Pseudo-FRÖHLICH' Syndrom (Pubertärer Fettsuchttyp mit Pseudogenitaldystrophie) / pseudodystrophie adiposogénitale *f*
30813 **pseudogeusia, -osmia** / Pseudogeustie, -osmie *f* (Geschmack-, Geruchsensation ohne äußeren Stimulus) / pseudogeustie, -osmie *f*
30814 **pseudoglioma of the retina** / Pseudoglioma retinae (nicht durch Glioma retinae bedingtes amaurotisches Katzenauge) / pseudogliome de la rétine *m*
30815 **pseudoglobulins** / Pseudoglobuline *n* (wasserlösliche) / pseudoglobulines *f*
30816 **pseudogonococci** / Pseudogonokokken *m* (gramneg. Diplokokken) / pseudogonocoques *m*
30818 **pseudogonorrhea** / Pseudogonorrhoe *f* (unspezif. Urethritis) / pseudogonorrhée *f*
30819 **pseudo-v.GRAEFE's phenomenon** / Pseudo-v.GRAEFE' Zeichen (Übertriebene Hebung des nichtgelähmten Augenlids bei aktiver Hebung des gelähmten) / signe de pseudo-v.GRAEFE
30820 **pseudogravidity** / Pseudogravidität *f* (künstliche Verschiebung der Menstruation durch Ovarialhormongaben) / pseudogravidité *f*
30821 **pseudohallucination** / Pseudohalluzination *f* (Erinnerungswahrnehmung) / pseudohallucination *f*
30822 **pseudohemagglutination** / Pseudohämagglutination *f* (Geldrollenformation der Erythrozyten) / pseudohémagglutination *f*
30823 **pseudohemoglobin** / Pseudohämoglobin *n* (sehr geringe physiol. Blutkonzentration des Verdoglobins) / pseudohémoglobine *f*
30824 **pseudohemophilia** / Pseudohämophilie *f* (Form der hämorrhagischen Diathese) / pseudohémophilie *f*
30825 **pseudohemoptysis** / Pseudohämoptyse *f* (Spucken von andrem als Lungenblut mit Vor- od. Nachgeschmack) / pseudohémoptysie *f*
30826 **pseudohermaphrodite** / Pseudohermaphrodit *m* (Scheinzwitter) / pseudohermaphrodite *m*
30827 **pseudohermaphroditism** / Hermaphroditismus spurius (Vorhandensein männl. Keimdrüsen und weibl. Geschlechtsmerkmale od. umgekehrt) / pseudohermaphroditisme *m*
30828 **pseudohermaphroditism, male** / Hairless-women-Syndrom (Pseudohermaphroditismus masculinus mit weibl. Sekundärmerkmalen) / pseudohermaphroditisme masculin par testicule féminisant
30829 **pseudohermaphroditism syndrome** / Pseudohermaphroditismus-Syndrom (Scheinzwittertum) / syndrome de pseudohermaphroditisme
30830 **pseudohernia** / Scheinbruch *m* / pseudohernie *f*
30831 **pseudohydrarthrosis** / Pseudohydarthros genus (ohne Erguß) / pseudhydarthrose *f*
30832 **pseudohydrocephalus** / Pseudohydrocephalus *m* (scheinbare Kopfvergrößrung bei atrophischen Säuglingen) / pseudohydrocéphale *m*
30833 **pseudohyperparathyroidism** / Phosphatdiabetes *m* (bei Kindern rhachitisähnliche, bei Erwachsenen ostitisähnliche Erscheinungen infolge Störung der Phosphatrückabsorption in Nierentubuli) / pseudohyperparathyroïdisme *m*
30834 **pseudohypertelorism** / Pseudohypertelorismus *m* (nicht durch gesteigertes Schädelbreitenwachstum bedingter) / pseudohypertélorisme *m*
30835 **pseudohypertrophy** / Pseudohypertrophie *f* (trotz Parenchymschwund Muskelvolumenzunahme durch Fett[binde]gewebewucherung) / pseudohypertrophie *f*
30836 **pseudohypoparathyroidism syndrome** / MARTIN-ALBRIGHT' Syndrom (Familiärer Pseudohypoparathyreoidismus mit hypocalcämischer parathormonrefraktärer Tetanie) / syndrome de Seabright-Bantam

30837 **pseudohypoprothrombinemia** / Pseudohypoprothrombinämie *f* (hämorrhagische Diathese mit verlängerter Prothrombinzeit) / pseudohypoprothrombinémie *f*
30838 **pseudo-ileus** / Pseud(o)ileus *m* (reflektorischer) / pseud(o-)iléus *m*
30839 **pseudo-influenza** / Pseud(o)influenza *f* (Symptome ohne Virus) / pseud(o-)influenza *m*
30840 **pseudo-insufficiency, aortic** / Pseud(o)aorteninsuffizienz *f* (bei nervösen Herzstörungen) / pseud(o-)insuffisance aortique *f*
30841 **pseudo-ischialgia, myalgic** / Pseud(o)ischialgia myalgica (ischiasartige Myalgie)/ pseud(o-)ischialgie myalgique *f*
30842 **pseudojaundice** / Pseud(o)icterus *m* (blut-, nicht leberbedingter) / pseud(o-)ictère *m*
30843 **(pseudoleukemia, infantile)** / (v.JAKSCH-HAYEM' Syndrom) (Heterogene pseudoleukämische Anämie bei Kindern unter 3 Jahren) / (anémie infantile pseudoleucémique)
30844 **Pseudolimax** / Pseudolimax *f* (Gattung Amöben) / pseudolimax *f*
30845 **pseudolithiasis** / Pseudolithiasis *f* (Gallensteinkoliksymptome ohne Steine) / pseudolithiase *f*
30846 **pseudo-LITTLE's syndrome** / Pseudo-LITTLE' Syndrom (Zerebrale Gliederstarre und Hypertonie des frühen Säuglingsalters mit Heilungsmöglichkeit) / syndrome de pseudo-LITTLE
30847 **pseudology, phantastic** / Pseudologia phantastica (Lügensucht) / pseudologie fantastique *f*
30848 **pseudoluxation** / Scheinverrenkung *f* / pseudoluxation *f*
30849 **pseudomacromelia** / Pseudomakromelie *f* (durch flache Wirbel bei gleichzeitiger Lordoskoliose) / pseudomacromélie *f*
30850 **pseudo-MEIGS's syndrome** / Pseudo-MEIGS' Syndrom (Durch maligne Ovarialgeschwülste entstehendes MEIGS' Syndrom) / syndrome de pseudo-MEIGS
30851 **pseudomelanosis** / Pseudomelanose *f* (schwärzliche Verfärbung in Leichenteilen durch H_2S-Einwirkung auf Hämosiderin) / pseudomélanose *f*
30852 **pseudomeningitis** / Pseudomeningitis *f* (ohne Erreger) / pseudoméningite *f*
30853 **pseudomenstruation** / Pseudomenstruation *f* (anovulatorische Blutung) / pseudomenstruation *f*
30854 **pseudomicrocephalia** / Pseudomikrozephalie *f* (intrauterine Gehirnbildungshemmung) / pseudomicrocéphalie *f*
30855 **pseudomnesia** / Erinnerungsfälschung *f* / pseudomnésie *f*
30856 **Pseudomonadaceae** / Pseudomonadaceae (1. Baktfam. der Pseudomonadales) / pseudomonadacées *f*
30857 **Pseudomonadales** / Pseudomonadales (Bakterienordnung I nach BERGEY, 1957) / pseudomonadales *f*
30858 **Pseudomonas** / Pseudomonas (Baktgatt. der Pseudomonadaceae) / pseudomonas *f*
30859 **pseudomonas culture** / Pseudomonaskultur *f* (aerobe, S- [und R-] Formen, süßlicher Geruch, Blau-Grünfärbung) / pseudomonas, culture de *f*
30860 **pseudomonas, fluorescent** / Pseudomonas fluorescens (apathogene Abart in Wasser und Boden) / bactérie fluorescente *f*
30861 **pseudomonas, pyocyanic** / Pseudomonas aeruginosa (ubiquitärer Eitererreger) / bactérie pyocyanique *f*
30862 **pseudomonas, syncyanic** / Pseudomonas syncyanea (in «blauer Milch») / bactérie syncyanique *f*
30863 **pseudomorphous** / pseudomorph (stereoröntg. raumunrichtig) / pseudomorphe
30864 **pseudomycosis** / Pseudomykose *f* (herd- [?] nicht pilzbedingte Hand- und Fußdermatose) / pseudomycose *f*
30865 **pseudomyopia** / Pseudomyopie *f* (scheinbare durch Akkommodationsmuskelkontraktur) / pseudomyopie *f*
30866 **pseudomyxedema** / Pseudomyxödem *n* (myxödematöse Hautveränderungen durch Syphilis) / pseudomyxœdème *m*
30867 **pseudomyxoma, peritoneal** / Pseudomyxoma peritonaei (Ovarialzystadenommetastasen) / pseudomyxome péritonéal *m*
30868 **pseudonarcotism** / Pseudonarkotismus *m* (hyster.) / pseudonarcotisme *m*
30869 **pseudonephrosis** / Pseudonephrose *f* (nephrosoide Glomerulonephritis) / pseudonéphrose *f*
30870 **pseudoneuritis, optic** / Pseudoneuritis optica (angeborene Sehnervpapillenanomalie) / pseudonévrite optique *f*
30871 **pseudoneuroses** / Pseudoneurosen *f* (basedowoide, addisonoide, tetanoide [FRANKL]) / pseudonévroses *f*
30872 **pseudo-ophthalmoplegia** / Pseud(o)ophthalmoplegie *f* / (Blicklähmung durch Unterbrechung der Nervenbahnen) / pseud(o-)ophtalmoplégie *f*
30873 **pseudo-osteomalacia** / Pseud(o)osteomalazie *f* (rhachitische Beckenkontraktion) / pseud(o-)ostéomalacie *f*
30874 **(pseudoparalysis, arthritic)** / (KLIPPEL' Krankheit) (Arthritische Pseudoparalyse) / (maladie de KLIPPEL)
30875 **pseudoparalysis, syphilitic** / PARROT' Lähmung (Pseudoparalyse des Arms bei Säuglingen mit Lues connata) / pseudoparalysie de PARROT
30876 **pseudoparaplegia** / Pseudoparaplegie *f* (Schwäche der Beine bei Rhachitis) / pseudoparaplégie *f*
30877 **pseudoparasite** / Scheinschmarotzer *m* / pseudoparasite *m*
30878 **pseudoparesis (, osteopathic)** / Pseudoparese *f* (der befallenen Gliedmaßen bei infantiler kortikaler Hyperostose) / pseudoparésie *f*
30879 **pseudoparotitis** / Pseudoparotitis *f* (präaurikuläre Schwellungen) / pseudoparotite *f*
30880 **pseudopellagra** / Pseudopellagra *f* (Symptome bei Alkoholikern) / pseudopellagre *f*

30881 **pseudophotesthesia** / Pseudophotästhesie *f* (Lichtwahrnehmung bei inadäquatem Reiz) / pseudophotesthésie *f*
30882 **pseudophthisis** / Pseudophthisis *f* (nichttuberkulöse «Schwindsucht») / pseudophtisie *f*
30883 **pseudoplasm** / Pseudoplasma *n* (spontan zurückgehende Neubildung) / pseudoplasme *m*
30884 **pseudopneumothorax** / Pseudopneumothorax *m* (röntg.) / pseudopneumothorax *m*
30885 **pseudopodia** / Pseudopodien *n* (Protoplasmaausstülpungen der Rhizopoden) / pseudopodes *m*
30887 **pseudopolyarthritis, rhizomelic** / FORESTIER' Syndrom (Dem v.BECHTEREW-v.STRÜMPELL-MARIE' Syndrom ähnliches Krankheitsbild mit beßrer Prognose) / hyperostose ankylosante vertébrale sénile
30887a **pseudopolyglobulia** / Pseudopolyglobulie *f* (scheinbare Erythrozytenvermehrung durch Bluteindickung) / pseud(o-)érythrocytose *f*
30888 **pseudoporencephaly** / Pseudoporenzephalie *f* (Substanzdefekte der Hirnkonvexität infolge fet. Meningitis) / pseudoporencéphalie *f*
30889 **pseudopregnancy** / Scheinschwangerschaft *f* / pseudogrossesse *f*
30890 **pseudoprematurity** / Mangelentwicklung, fetale *f* (nicht = Frühgeburt) / malnutrition intra-utérine *f*
30891 **pseudoprogenia** / Pseudoprogenie *f* (Mikrognathie des Oberkiefers bei normalem Unterkiefer) / pseudoprogénie *f*
30892 **pseudoptosis** / Lidhauterschlaffung *f* (z.B. bei akutem Glaukomanfall) / pseudoptose *f*
30893 **pseudoptyalism** / Pseudoptyalismus *m* (Speichelfluß durch Schluckstörungen) / pseudoptyalisme *m*
30894 **pseudopylorospasm** / Pseud(o)obstipation *f* (NN-insuffizienter Neugeborener) / pseudopylorosténose *f*
30895 **pseudorabies (sham rage)** / Pseudowut *f* (Pseudolyssa: virogene Haustiermeningenzephalitis) / rage fausse *f*
30896 **pseudorachitis** / Pseudorhachitis *f* (rhachitisähnliche Knochenveränderungen) / pseudorachitisme *m*
30897 **pseudoreaction, -reposition** / Scheinreaktion, -reposition *f* / pseudoréaction, -reposition *f*
30898 **pseudorelapse** / Pseudorezidiv *n* (Randwall bei Hautkarzinomen) / pseudorécidive *f*
30899 **pseudorheumatism** / Pseudorheumatismus *m* (rheumatische Symptome ohne rheumatische Ursache) / pseudorhumatisme *m*
30900 **pseudosarcoma** / Pseudosarkom *n* (anepidermoider Hautkrebs) / pseudosarcome *m*
30901 **pseudoscarlatina** / Pseudoscharlach *m* (Symptome bei Vergiftungen) / pseudoscarlatine *f*
30902 **pseudosclerosis (of the brain)** / Pseudosklerose *f* ([KH-]Stoffwechselstörung) / pseudosclérose *f*
30903 **pseudoscopy** / Pseudoskopie *f* (Betrachtung von Stereoröntgenaufnahmen mit vertauschten Bildern) / pseudoscopie *f*
30904 **pseudosepsis, allergic** / WISSLER' Syndrom (Chronisch-septisch-hyperergische Allgemeinerkrankung) / subsepsie allergique
30905 **pseudosolution** / Pseudolösung *f* (nicht mit physik. Lösungsgesetzen übereinstimmende) / pseudosolution *f*
30906 **pseudospirochetes** / Pseudospirochäten *f* (Cholesterinfäden in Blut[konserven]) / pseudospirochètes *m*
30907 **pseudospondylitis, infantile** / Pseudospondylitis *f* (krümliger Wirbelkörperzerfall) / pseudospondylite *f*
30908 **pseudospondylolisthesis** / Pseudospondylolisthesis *f* (JUNGHANNS: Wirbelgleiten mit Überlastung der kleinen -gelenke) / pseudospondylolisthésis *f*
30909 **pseudo-syndrome** / Zufall-Syndrom (Zufälliges Zusammentreffen von Krankheitssymptomen) / pseudo-syndrome
30910 **pseudotabes, arsenious, diabetic, (post)-diphtheric** / Pseudotabes arsenicosa, diabetica, (post)diphtherica / pseudotabes arsénieux, diabétique, (post)diphtérique *m*
30911 **pseudotabes, gliomatous** / Pseudotabes gliomatosa (seltne Verlaufsform der Syringomyelie) / pseudotabes gliomateux *m*
30912 **pseudotachycardia** / Pseudotachykardie *f* (Vortäuschung durch Dikrotie) / pseudotachycardie *f*
30913 **pseudotrunk, (common) arterial** / Pseudotruncus arteriosus (communis) (angeborenes Fehlen der Aorta [Pseudotruncus pulmonalis] od. des Truncus pulmonalis [Pseudotruncus aortalis]) / pseudotronc artériel (commun) *m*
30914 **pseudotubercle** / Pseudotuberkel *m* (Fremdkörpergranulom) / pseudotubercule *m*
30915 **pseudotuberculosis** / Pseudotuberkulose *f* (von Vögeln auf Menschen übertragbare Krankheit der Nagetiere durch Pasteurella pseudotuberculosis) / pseudotuberculose *f*
30916 **pseudotumor** / Scheingeschwulst *f* (z.B. Retentionszyste) / pseudotumeur *f*
30917 **pseudotympanism** / Pseudometeorismus *m* (funktionelle Bauchauftreibung) / pseudopéritonite *f*
30918 **pseudotyphoid** / Pseudotyphoid *n* (typhoide Enteritis) / pseudotyphoïde *m*
30919 **pseudo-uremia, acute, chronic** / Pseud(o)-urämie, akute, chronische *f* (Nierenkrampfleiden, Hirnarterienspasmen) / pseud(o-)urémie aiguë, chronique *f*
30920 **psilosis** / Psilosis *f* (ψιλός = kahl: Wimpernlosigkeit) / psilose *f*
30921 **psilosis of the tongue** / Psilosis linguae (Sprue) / psilose linguale *f*
30922 **psittacosis** / Psittakose *f* (ψιττακός = Sittich: schwere Bronchopneumonitis durch Psittakose-Virus Miyagawanella) / psittacose *f*
30923 **psoitis** / Psoitis *f* (Psoasmuskel[bindegewebs]entzündung) / psoïte *f*
30924 **psoriasis** / Psoriasis *f* (ψώρα = Krätze, Räude: Schuppenflechte) / psoriasis *f*

30925 **psoriasis, an(n)ular** / Psoriasis anularis (ringförmige Herde) / psoriasis annulaire *f*
30926 **psoriasis, arthropathic** / Arthritis-psoriatica-Syndrom (Psoriasis + Arthropathie, meist ohne Rheumafaktoren) / psoriasis arthropathique
30927 **psoriasis, erythrodermic** / Psoriasis erythrodermica (Umwandlung durch arzneiliche Hautreizung) / psoriasis érythrodermique *f*
30928 **psoriasis, geographic** / Psoriasis geographica (landkartenähnliche Herde) / psoriasis géographique *f*
30929 **psoriasis, guttate** / Psoriasis guttata (tropfengroße Herde) / psoriasis en gouttes *f*
30930 **psoriasis, gyrate** / Psoriasis gyrata (girlandenartige Herde) / psoriasis en guirlande *f*
30931 **psoriasis, inverse** / Psoriasis inversa (versteckte Herde, z.B. unter Mammae) / psoriasis inverse *f*
30932 **psoriasis, inveterate** / Psoriasis inveterata (veraltete Herde) / psoriasis invétérée *f*
30933 **psoriasis, nummular** / Psoriasis nummularis (münzengroße Herde) / psoriasis nummulaire *f*
30934 **psoriasis, punctate** / Psoriasis punctata (punktförmige Herde) / psoriasis pointillée *f*
30935 **psoriasis, pustulous** / Psoriasis pustulosa (Herde mit Pusteln) / psoriasis pustuleuse *f*
30936 **psoriasis, rupia-like** / Psoriasis ostracea (austernschalenähnliche Herde) / psoriasis rupioïde *f*
30937 **psoriasis, serpiginous** / Psoriasis serpiginosa (schlangenförmige Herde) / psoriasis serpigineuse *f*
30938 **psoriasis, verrucous** / Psoriasis verrucosa (Herde mit Warzen) / psoriasis verruqueuse *f*
30939 **psor(iat)ic** / psor(iat)isch / psor(ias)ique
30940 **psoroid, psoriasiform** / psora-, psoriasisähnlich / psoroïde, psoriasiforme
30941 **psorospermosis** / DARIER' Syndrom (I) (Angeborene erbliche Hautverhornungsstörung) / psorospermose folliculaire végétante
30942 **psychagogics** / Psychagogik *f* (Kunst und Lehre der Seelenführung) / psychagogie *f*
30943 **psychanopsia** / Psychanopsie *f* (Mangel an seelischem Blick) / psychanopsie *f*
30944 **psychasthenia** / Psychasthenie *f* (Mangel an seelischer Kraft) / psychasthénie *f*
30945 **psyche** / Psyche *f* (allgemein Psychisches i.G.z. allgemein Somatischem) / psyché *f*
30946 **psyche, collective** / Kollektivpsyche *f* (Massenseele) / âme collective *f*
30947 **psycheism** / Psycheismus *m* (Hypnotismus) / psychéisme *m*
30948 **psychiatric** / irrenärztlich / psychiatrique
30950 **psychiatrics** / Psychiatrica *n* (Geistesheilmittel, z.B. Meditieren) / psychiatriques *m*
30951 **psychiatrist** / Psychiater *m* (Arzt für Geisteskranke) / psychiatre *m*
30952 **psychiatry** / Psychiatrie *f* ([Lehre von der] ärztliche[n] Behandlung der Geisteskrankheiten) / psychiatrie *f*
30953 **psychiatry, child** / Kinderpsychiatrie *f* / psychiatrie infantile *f*
30954 **psychiatry, youth** / Jugendpsychiatrie *f* / psychiatrie juvénile *f*
30955 **psycho-analysis, active, passive** / Psychoanalyse, aktive, passive *f* (von Arzt, von Patient «gelenkte») / psychanalyse active, passive *f*
30956 **psycho-analysis, didactic** / Lehranalyse *f* (Lehren und Lernen, sich Selbst zu durchschauen) / psychanalyse didactique *f*
30957 **psycho-analysis, directed (regulating, double-track)** / Psychoanalyse, gezielte *f* (steuernde [LANGEN], zweigleisige [KRETSCHMER]: Psychoanalyse kombiniert mit Auto- bzw. Fremdsuggestion bzw. -hypnose) / psychanalyse dirigée (régularisante, à double voie) *f*
30958 **psycho-analysis, simultaneous** / Simultananalyse *f* (z.B. Mutter und Tochter getrennt) / psychanalyse simultanée *f*
30959 **psycho-analyst** / Psychoanalytiker *m* (Arzt für Psychoanalyse) / psychanalyste *m*
30960 **(psycho)analytic(al)** / (psycho)analytisch / (psych)analytique
30961 **psychobiology** / Psychobiologie *f* (Biologie der Person) / psychobiologie *f*
30962 **psychochromesthesia** / Psychochromästhesie *f* (inner[lich]e Farbempfindung) / psychochromesthésie *f*
30963 **psychocoma** / Psychocoma *n* (psych. bedingte tiefe Bewußtlosigkeit) / psychocoma *m*
30964 **psychocortical** / psychokortikal (Sinn und Verstand betreffend) / psychocortical
30965 **psychodelic** / psychodel(isch) (δηλόω = offenbaren, δηλέομαι = zerstören: verlockend und schädigend zugleich) / psychodélique
30966 **psychodelics** / Pharmaca, psychodelische *n* (z.B. LSD) / psychodéliques *m*
30967 **psychodiagnostics** / Psychodiagnostik *f* (mit Psychotests, z.B. RORSCHACH') / psychodiagnose *f*
30968 **psychodometer** / Psychodometer *n* (OBERSTEINER' Zeitmesser psych. Vorgänge) / psychodomètre *m*
30969 **psychodrama** / Psychodrama *n* (Seelendrama: Darstellung seelischer Konflikte) / psychodrame *m*
30970 **psychodynamics** / Psychodynamik *f* ([Lehre von den] seelische[n] Prozesse[n]) / psychodynamique *f*
30971 **psychogenesis** / Psychogenesis *f* (Entwicklung des Seelenlebens) / psychogenèse *f*
30972 **psychogenia** / Psychogenie *f* (somatischer Phänomene) / psychogénie *f*
30973 **psychogenic** / seelenursprünglich / psychogène
30974 **psychogeriatrics** / Psychogeriatrie *f* ([Lehre von der] ärztliche[n] Behandlung geistig bzw. seelisch gestörter alter Menschen) / psychogériatrie *f*
30975 **psychoglossia** / Dysarthria syllabaris (Stottern *n*) / psychoglossie *f*
30976 **psychognosis** / Seelen(er)kenntnis *f* / psychognosis *f*
30977 **psychogram** / Seelen(test)bild *n* / psychogramme *m*

30978 **psychography** / Psychographie *f* (Seelenbeschreibung: [Zeichnen als] Aufzeichnung des Unbewußten) / psychographie *f*
30979 **psychogymnastics** / Seelenübungen *f* (Ausbildung seelischer Fähigkeiten) / psychogymnastique *f*
30980 **psychohygiene, (-hygienics)** / Psychohygiene (-hygienik) *f* (Pflege [Lehre von] der seelischen Gesundheit) / psychohygiène (-hygiénique) *f*
30981 **psychoid** / seelenähnlich (instinktgebunden) / psychoïde
30982 **psychokinesis** / Psychokinese *f* (unmittelbare psych. [Ein]wirkung auf Physisches) / psychocinèse *f*
30983 **psycholagny** / Psycholagnie *f* (λαγνεία = Wollust durch Vorstellungen) / psycholagnie *f*
30984 **psycholepsy** / Psycholepsie *f* (Umschlagen seelischer Verstimmung in psychische Depression) / paralepsie *f*
30985 **psychologism** / Psychologismus *m* (Psychologie als Grundwissenschaft der Geisteswissenschaften) / psychologisme *m*
30986 **psychologist** / Psychologe *m* (Seelenkundiger) / psychologue *m*
30987 **psychology, ambulatory** / Psychologie, ambulante *f* (Psychotherapie in der Sprechstunde) / psychologie ambulatoire *f*
30988 **psychology, analytical** / Psychoanalyse *f* (FREUD [JUNG]) / psychanalyse *f*
30989 **psychology, animal** / Tierpsychologie *f* / psychologie animale *f*
30990 **psychology, child** / Kinderpsychologie *f* / psychologie d'enfant *f*
30991 **psychology, clinical** / Psychologie, klinische *f* (Psychotherapie am Krankenbett) / psychologie clinique *f*
30992 **psychology, criminal** / Verbrecherpsychologie *f* / psychologie criminelle *f*
30993 **psychology, depth** / Tiefenpsychologie *f* (JUNG) / psychologie des profondeurs *f*
30994 **psychology, experimental** / Experimentalpsychologie *f* / psychologie expérimentale *f*
30995 **psychology, forensic** / Gerichtspsychologie *f* / psychologie légale *f*
30996 **psychology, high** / Höhenpsychologie *f* (Psychologie des Bewußtseins) / psychologie des hauteurs *f*
30997 **psychology, individual** / Individualpsychologie *f* (ADLER) / psychologie individuelle *f*
30998 **psychology, mass** / Massenpsychologie *f* (LE BON) / psychologie des foules *f*
30999 **psychology, medical** / Psychologie, medizinische *f* (KRETSCHMER) / psychologie médicale *f*
31000 **psychology, scientific** / Psychologie, naturwissenschaftliche *f* (akute Verdrängungen in chronische umwandelnde «experimentelle Psychoanalyse» [VOLPE]) / psychologie scientifique *f*
31001 **psychology, social** / Sozialpsychologie *f* / psychologie sociale *f*
31002 **psychomathematics, -chemistry** / Psychomathematik, -chemie *f* (Psychologie unter math., chem. Aspekten) / psychomathématique, -chimie *f*
31003 **psychometry** / Psychometrie *f* (Messung seelischer Vorgänge) / psychométrie *f*
31004 **psych(omon)ism** / Psych(omon)ismus *m* (Psyche als Wirklichkeitsmitte [als einzige Wirklichkeit]) / psych(omon)isme *m*
31005 **psychomotility** / Psychomotilität *f* (psych. Beeinflussung der Motilität des vegetativen Nervensystems, z.B. der Verdauung) / psychomotilité *f*
31006 **psychomotoricity** / Psychomotorik *f* ([Lehre von der] seelische[n] Bewegung) / psychomotricité *f*
31007 **psychoneuroses** / Psychoneurosen *f* (Neurosen ohne Organmanifestationen) / psychonévroses *f*
31008 **psychonomy** / Psychonomie *f* ([Wissenschaft von den] psych[olog]ische[n] Gesetz[mäßigkeit]e[n]) / psychonomie *f*
31009 **psychonosis** / Seelenkrankheit *f* / âme, maladie de l' *f*
31010 **psychopath** / Psychopath *m* (Psychotiker: Geisteskranker) / psychopathe *m*
31011 **psychopath, cycloid, schizoid** / Psychopath, zykloider, schizoider *m* / psychopathe cycloïde, schizoïde *m*
31012 **psychopaths, paranoid** / Psychopathen, paranoide *m* (Paranoiker ohne entwickeltes Wahnsystem) / psychopathes paranoïdes *m*
31013 **psycho(patho)logic(al)** / seelen(heil)kundlich / psycho(patho)logique
31014 **psycho(patho)logy** / Psycho(patho)logie *f* (Wissenschaft von der [(geistes)kranken] Leibseele) / psycho(patho)logie *f*
31015 **psychopathy** / Psychopathie *f* (Störung des Entfaltungsleitwerks) / psychopathie *f*
31016 **psychopharmaca** / Psychopharmaca *n* (auf psych. Funktionen wirkende Stoffe) / psychopharmaca *m*
31017 **psychopharmaco-analysis** / Psychopharmakoanalyse *f* (Psychoanalyse kombiniert mit Psychopharmakotherapie) / psychopharmacanalyse *f*
31018 **psychopharmacology** / Psychopharmakologie *f* ([Studium der] Arzneiwirkung auf psych. Funktionen) / psychopharmacologie *f*
31019 **psychophonasthenia** / Psychophonasthenie *f* (psychogene Sprechschwierigkeiten) / psychophonasthénie *f*
31020 **psychophylaxis** / Seel(enfür)sorge *f* / psychophylaxie *f*
31021 **psych(ophys)ic(ally)** / seelisch(-körperlich) / psychique (psychocorporel)
31022 **psychophysics** / Psychophysik *f* (WUNDT: experimentell begründete Wissenschaft von den gegenseitigen Abhängigkeiten des Körpers und der Seele) / psychophysique *f*
31023 **psychophysiology** / Psychophysiologie *f* (Physiologie der psych. Organe) / psychophysiologie *f*
31024 **psychopneumatology** / Psychopneumatologie *f* ([Lehre vom] Seele-Geist-Dualismus) / psychopneumatologie *f*
31025 **psychoprophylaxis** / Psychoprophylaxe *f* (VELVOVSKI-LAMAZE' Atemregulierung) / psychoprophylaxie *f*

31026 **psychoreaction** / Psychoreaktion *f* (MUCH: Hemmung der Hämolysewirkung von Schlangengift bei Demenz) / psychoréaction *f*

31027 **psychoreflexes** / Psychoreflexe *m* (an psych. Vorgänge gebundene, z.B. Pupillenreflex) / psychoréflexes *m*

31029 **psychorrhea** / Psychorrhoe *f* (störendes Ineinanderfließen von Gefühlen und Gedanken) / psychorrhée *f*

31030 **psychorrhexis** / Psychorrhexis *f* (seelischer Schock) / psychorrhexis *f*

31031 **psychorrhythmia** / Psychorrhythmie *f* (unwillkürlicher Vollzug gebahnter Seelentätigkeiten) / psychorrythmie *f*

31032 **psychosensory** / psychosensorisch (Seele und Sinne zugleich betreffend) / psychosensoriel

31033 **psychoses** / Psychosen *f* (Geisteskrankheiten, häufiger in aggressiven, weil freiheitsbeschränkten Populationen [HÄFNER]) / psychoses *f*

31034 **psychoses, affect(ive) (emotional)** / Affektpsychosen *f* / psychoses affectives *f*

31035 **psychosis, alcoholic** / Alkoholpsychose *f* / psychose alcoolique (des buveurs) *f*

31036 **psychoses, associated** / Psychosen, symptomatische *f* (Begleiterscheinungen somatischer Erkrankungen [BONHOEFFER]) / psychoses associées *f*

31037 **psychoses, commotion** / Kommotionspsychosen *f* (traumat.) / psychoses postcommotionnelles *f*

31038 **psychosis (insanity), compulsive** / Zwangspsychose *f* / psychose d'obsession; (démence obsessionnelle) *f*

31039 **psychoses, contusion** / Kontusionspsychosen *f* (traumat.) / psychoses postcontusionnelles *f*

31040 **psychoses, cyclothymic, schizothymic** / Psychosen, zyklothyme, schizothyme *f* (in unteren, in oberen Sozialschichten gehäuft) / psychoses cyclothymiques, schizothymiques *f*

31041 **psychoses, defect** / Defektpsychosen *f* (mit Geistesschwäche einhergehende Psychosen) / psychoses défectueuses *f*

31042 **psychoses, degenerative** / Degenerationspsychosen *f* (auf erblicher Belastung beruhende Geisteskrankheiten) / psychoses dégénérescentes *f*

31043 **psychosis, dysglandular** / Psycho-Syndrom, endokrines (Psychose bei Erkrankung endokriner Organe, auch nach Corticoidentzug [GUPTA]) / psychose dysglandulaire

31044 **psychoses, endogenic (functional, hereditary)** / Psychosen, endogene *f* (infolge mißglückter Triebsublimierungen od. erbanlagebedingt) / psychoses endogènes *f*

31045 **psychoses, exogenic (idiophrenic, organic)** / Psychosen, exogene *f* (im Gefolge von Hirnschädigungen) / psychoses exogènes *f*

31046 **psychoses, generation** / Generationspsychosen *f* (mit [patho]physiol. Gebärmuttervorgängen von Menarche bis Menopause zusammenhängende Psychosen) / psychoses de génération *f*

31047 **psychosis, gestational (lactational, menopausal, puerperal)** / Schwangerschaftspsychose (Laktations-, Wechseljahr-, Wochenbett-) *f* / psychose de gestation (de lactation, cataméniale, puerpérale) *f*

31048 **psychosis, infection, exhaustion** / Infektionspsychose, Erschöpfungspsychose *f* / psychose infectieuse, d'inanition *f*

31049 **psychoses, intermittent** / Psychosen, intermittierende *f* / psychoses intermittentes *f*

31050 **psychosis, manic-depressive (circular)** / Psychose, manisch-depressive *f* / psychose maniaque *f*

31051 **psychosis, mass** / Massenangst *f* / psychose grégaire *f*

31052 **psychosis, menstrual** / Menstruationspsychose *f* / psychose menstruelle *f*

31053 **psychosis, mixed** / Mischpsychose *f* (Schizophrenie + Zyklothymie) / psychose mixte *f*

31054 **psychoses, motor** / Psychosen, motorische *f* (hyper- und akinetische) / psychoses motrices *f*

31055 **psychosis, paranoiac** / Psychose, paranoische *f* / psychose paranoïaque *f*

31056 **psychosis, polyneuritic** / KORSAKOW' Syndrom (An alkoholisches Delirium tremens anschließendes od. nach Hirntraumen und -infekten auftretendes Psychosyndrom) / psychose polynévritique

31057 **psychoses, posttraumatic** / Unfallpsychosen *f* / psychoses métatraumatiques *f*

31058 **psychosis, prison** / Haftpsychose *f* / psychose par incarcération prolongée *f*

31059 **psychosis, prosperity** / Wohlstandspsychose *f* (therapieresistente Schizophrenie) / psychose de prospérité *f*

31060 **psychoses, reactive** / Psychosen, reaktive *f* (durch seelische Erschütterung bedingte) / psychoses réactives *f*

31061 **psychosis, schizo-affective** / Psychose, schizo-affektive *f* (Mischpsychose mit schizophrenen und manisch-depressiven Symptomen) / psychose schizo-affective *f*

31062 **psychosis, senile** / Alterspsychose *f* / psychose sénile *f*

31063 **psychosis, situational** / Situationspsychose *f* / psychose déclenchée par certaines situations *f*

31064 **psychoses tending to an aim** / Zweckpsychosen *f* (Triebwünsche erfüllende) / psychoses orientées vers un but *f*

31065 **psychosis, toxic** / Rauschgiftpsychose *f* / psychose toxique *f*

31066 **psychoses, transitory** / Psychosen, transitorische *f* (plötzlich beginnende kurzdauernde) / psychoses transitoires *f*

31067 **psychosis, tropical** / Tropenkoller *m* (Tropenklimarausch) / cafard tropical *m*

31068 **psychosis, war** / Kriegspsychose *f* / psychose de guerre *f*

31069 **psychosexual** / psychosexuell (Psyche [Eros] und Sexus [Soma] zugleich betreffend) / psychosexuel

31069a **psychosolytics, -mimetics** / Psychosolytica, -mimetica *n* (dämpfende, anregende Psychopharmaca) / psychosolytiques, -mimétiques *m*

31070 **psychosomatics** / Psychosomatik *f* ([Lehre vom] Miteinander von Seele und Leib) / psychosomatique *f*
31071 **psychosurgeon** / Psychochirurg *m* / psychochirurgien *m*
31072 **psycho-syndrome (BONHOEFFER)** / Psycho-Syndrom (BONHOEFFER) (Exogene Psychose bei schweren [Gehirn]krankheiten) / psycho-syndrome (BONHOEFFER)
31073 **psychosyndrome, organic** / Psycho-Syndrom, hirnlokales (Psychische Veränderungen bei herdförmigen Hirnläsionen) / psychosyndrome organique
31074 **psychotechnics** / Psychotechnik *f* (auf Technik[er] angewandte Psychologie) / psychotechnique *f*
31075 **(psycho)test, formal, structural, thematic** / (Psycho)test, formaler, struktureller, thematischer *m* / (psycho)test formel, structural, thématique *m*
31076 **psychotherapeutic** / seelenärztlich / psychothérapeutique
31077 **psychotherapeutics** / Psychotherapeutica *n* (Seelenheilmittel, z.B. [Wach]träumen) / psychothérapeutiques *m*
31078 **psychotherapist** / Psychotherapeut *m* (Seelenarzt) / psychothérapeute *m*
31079 **psychotherapy** / Psychotherapie *f* ([Lehre von der] ärztliche[n] Behandlung der Seelenkrankheiten) / psychothérapie *f*
31080 **psychotherapy, family** / Familienpsychotherapie *f* (RICHTER: Psychoanalyse der Familie[ndynamik]) / psychanalyse de famille *f*
31081 **psychotherapy, great, little** / Psychotherapie, Große, Kleine *f* (psychoanalytische, psychosomatische Krankenbehandlung) / psychothérapie, grande, petite *f*
31082 **psychotherapy, miniature group** / Miniaturgruppentherapie *f* (z.B. Mutter und Kind zusammen) / psychothérapie de groupe en miniature *f*
31083 **psychotic** / psychotisch (mit einer Psychose behaftet) / psychotique
31084 **psychotropic** / (leib)seelenwendig (in[nen]-wendig) / psychotrope
31085 **psychovegetative** / psychovegetativ (Spinalnerven-Wandnervensystem [das «Lebnis»] betreffend) / psychovégétatif
31086 **psychralgia** / Psychrohyperästhesie *f* (schmerzhaftes Kältegefühl, z.B. bei Neuritis) / psychralgie *f*
31087 **psychrobacteria** / Psychrobakterien *n* (ψυχρός = kalt: Kältebakterien, wachsen noch bei 5 °C, z.B. Pseudomonas) / psychrobactéries *f*
31088 **psychro-esthesia** / Psychrästhesie *f* (subjektives Kältegefühl) / psychresthésie *f*
31089 **psychrometer** / Psychrometer *n* (Luftfeuchtigkeitsmesser) / psychromètre *m*
31090 **psychrophilic** / kältefreundlich (sind z.B. Psychrobakterien) / psychrophile
31091 **ptarmus** / Ptarmus *m* (πταρμός = Nieskrampf) / ptarmus *m*
31092 **pterygium** / Pterygium *n* (πτέρυξ = Flügel: Flügelfell zwischen nasalem Augenwinkel und Hornhaut, Schwimm- bzw. Flughaut) / ptérygion *m*
31093 **pterygium syndrome** / BONNEVIE-ULLRICH' Syndrom (Charakteristischer Komplex multipler Abartigkeiten mit Flügelfell als Leitsymptom) / syndrome de BONNEVIE-ULLRICH
31094 **pterygoid** / flügelähnlich / ptérygoïde
31095 **pterygomandibular, -maxillary, -palatine** / keilbeinflügelfortsatz-unterkiefer-, -oberkiefer-, -gaumenbezüglich / ptérygomandibulaire, -maxillaire, -palatin
31096 **ptoma** / Kadaver *m* (πτῶμα = Gefallenes) / cadavre *m*
31097 **ptomaines** / Ptomaine *n* (Tierleichengifte, basische Stoffe von alkaloidaler Wirkung) / ptomaïnes *f*
31098 **ptomatropinism** / Ptomatropinismus *m* (atropinähnliche Vergiftung mit Tierleichengiften) / ptomaïnotoxisme *m*
31099 **ptosis** / Ptose *f* (πίπτω = fallen: Herabhängen der Augenlider, Senkung der Baucheingeweide) / ptose *f*
31100 **ptosis, sympathetic** / Ptosis, sympathische *f* (durch Halsgrenzstrang bedingte Blepharoptose) / ptose sympathique *f*
31101 **ptotic** / ptotisch (Ptose betreffend) / ptosé
31102 **ptyalectasis** / Speichelgangerweiterung, operative *f* / ptyalectasie *f*
31103 **ptyalin** / Ptyalin *n* (πτύαλον = Speichel: Speicheldrüsendiastase) / ptyaline *f*
31104 **ptyalinogen** / Ptyalinogen *n* (Ptyalinvorstufe) / ptyalinogène *m*
31105 **ptyalism of pregnant (women)** / Ptyalismus gravidarum / ptyalisme des (femmes) enceintes *m*
31106 **ptyalize** / ptyalisieren (Speichelfluß anregen) / ptyaliser
31107 **ptyaloreaction** / Speichelreaktion *f* (ZAMBRINI' Test) / ptyaloréaction *f*
31108 **ptyalose** / Ptyalose *f* (bei Einwirkung von Ptyalin auf Stärke entstehende Maltose) / ptyalose *m*
31109 **puber(t)al (puberty)** / pubertär (Geschlechtsreife *f*) / pubère (puberté *f*)
31110 **puberty, precocious** / Pubertas-praecox-Syndrom (Alle Formen der vorzeitigen [weibl. vor 8., männl. vor 10. Lebensjahr] Geschlechtsreife) / puberté précoce
31111 **pubes** / Pubes (Schamhaare) / pubis, poils du
31112 **pubescent (pubescence)** / Geschlechtsreif(ung *f*) / pubescent (pubescence *f*)
31113 **pubic** / pubicus (Scham betreffend) / pubien
31114 **public(ation)** / (Ver)öffentlich(ung *f*) / publique (publication *f*)
31116 **publicity, health** / Gesundheitspropaganda *f* / publicité d'hygiène *f*
31117 **publish (publisher, publishing)** / veröffentlichen (Verleger, Verlag *m*) / publier (éditeur *m*, maison d'édition *f*)
31118 **Puccinia** / Rostpilze *m* (Getreide[brand]-pilze, Gatt. Basidiomyzeten) / champignons rouilleux *m*
31119 **pudendal** / pudendal (zur Scham gehörig) / vulve, se rapportant à la
31120 **pudendum, muliebre** / Pudendum femininum (weibl. Scham) / vulve (féminine)

31121 **puerilism** / Puerilismus *m* (Kindischsein) / puérilisme *m*

31122 **puerperal** / puerperal (das Puerperium betreffend) / puerpéral

31123 **puerpera(lism)** / Wöchnerin (Wochenbetterkrankung) *f* / accouchée (puerpéralité) *f*

31124 **pulmo-aortic** / lungen-aortabezüglich / pulm(o-)aortique

31125 **pulmometry** / Lungenkapazitätsmessung *f* / pulmométrie *f*

31126 **pulmonal** / lungenbezüglich / pulmonaire

31127 **pulmonary fibrosis syndrome** / Lungenfibrose-Syndrom (Bei verschiedenen Erkrankungen auftretende bindegewebige Lungengerüstverstärkung) / syndrome de fibrose pulmonaire

31128 **pulmonary hyaline membrane disease** / Syndrom der hyalinen Membranen (Umschriebene Form der Asphyxia neonatorum) / syndrome de la membrane hyaline pulmonaire du nouveau-né

31129 **pulmonate** / Pulmonat *m* (Beatmungsgerät) / pulmonate *m*

31130 **pulmonohepatic** / lungen-leberbezüglich / pulmonohépatique

31131 **pulmonoperitoneal** / lungen-bauchfellbezüglich / pulmonopéritonéal

31132 **pulp(a)** / Brei *m* (Zahnpulpa *f*) / pulpe *f*

31133 **pulp, dental** / Pulpa dentis (pulpa = Fleisch: Zahnmark) / pulpe dentaire

31134 **pulp, devitalized, putrescent, vital** / Pulpa, tote, jauchige, lebende *f* / pulpe dévitalisée, putride, vitale *f*

31135 **pulp, lienal** / Pulpa lienis (Milzmark, ~80% rot, ~20% weiß) / pulpe liénale

31136 **pulpal (pulpous)** / pulpabezüglich (aus weicher Masse) / pulpeux

31137 **pulpalgia** / Pulpaschmerzen *m* / pulpalgie *f*

31138 **pulpectomy, -otomy** / Pulpaextraktion, -eröffnung *f* / pulpectomie, -otomie *f*

31139 **pulpification** / Breiigwerden *n* / pulpation *f*

31140 **pulpiform** / pulpaförmig (markartig) / pulpoïde

31141 **pulpitis** / Zahnpulpaentzündung *f* / pulpite *f*

31142 **pulpless** / pulpalos / pulpe, sans

31143 **pulsate** / pulsieren / battre

31144 **Pulsatilla** / Wiesenküchenschelle (Wirkstoffe: Ranunculin, Protoanemonin, Saponin) / Pulsatilla pratensis (Ranunculaceae)

31145 **pulsating exophthalmus syndrome** / Exophthalmus-pulsans-Syndrom (Sicht- od. fühlbar pulsierende Exophthalmen) / syndrome d'exophtalmie pulsatile

31146 **pulsation** / Pulsierung *f* / pulsation *f* (battement *m*)

31147 **pulsation, capillary** / Kapillarpulsation *f* (durch Druck auf Nagelrand bei Aorteninsuffizienz) / pulsation capillaire *f*

31148 **pulsation, epigastric** / Pulsatio epigastrica (Erschütterung der Regio epigastrica beim Herzstoß) / pulsation épigastrique *f*

31149 **pulsation, hepatic** / Leberpuls *m* (bei Trikuspidalinsuffizienz) / pulsation hépatique *f*

31150 **pulsation, umbilical cord** / Nabelschnurpuls *m* / battement du cordon ombilical *m*

31151 **pulsatory (pulsating)** / pulsierend (pochend) / pulsatif (pulsatile)

31152 **pulse, bigeminal, trigeminal, quadrigeminal** / Pulsus bigeminus, trigeminus, quadrigeminus / pouls bigéminé, trigéminé, quadrigéminé *m*

31153 **pulse, bounding** / Pulsus capricans (Bocksprungpuls) / pouls capricant *m*

31154 **pulse, climbing** / Kletterpuls *m* (bei gleicher Temperatur vor Wochenbetthrombosen) / pouls grimpant *m*

31155 **pulse, collapsing** / Puls, schnell abfallender *m* / pouls de CORRIGAN *m*

31156 **pulse, contracted** / Pulsus contractus s. oppressus (harter kleiner in verengter Arterie) / pouls oppressé *m*

31157 **pulse curve** / Pulskurve *f* / pouls, tracé du *m*

31158 **pulse, deficient** / Pulsus intermittens (extrasystolischer: aussetzender = an Radialis nicht fühlbarer) / pouls intermittent *m*

31159 **pulse, different** / Pulsus differens (re. und li. verschieden, z.B. bei Aortenaneurysma) / pouls différent *m*

31160 **pulse, empty, full** / Puls, leerer, voller *m* / pouls vide, plein *m*

31161 **pulse, equal** / Pulsus aequalis (gleichmäßig starker) / pouls égal *m*

31162 **pulse, febrile** / Fieberpuls *m* / pouls fébrile *m*

31163 **pulse frequence** / Pulsfrequenz *f* (Neugeborener 140/min, Erwachsener 70–75/min, Alter 80–85/min) / pouls, fréquence du *f*

31164 **pulse frequence monitor** / Herzfrequenzmonitor *m* / fréquence cardiaque, moniteur de *m*

31165 **pulse, frequent, infrequent** / Pulsus frequens, rarus (zu schneller, zu langsamer) / pouls fréquent, rare *m*

31166 **pulse, galloping** / Puls, jagender *m* / pouls galopant *m*

31167 **pulse generator** / Pulsgenerator *m* / pouls, générateur du *m*

31168 **pulse, hard, soft** / Pulsus durus, mollis (harter, weicher) / pouls dur, mou *m*

31169 **pulse, instable** / Puls, unsteter *m* (mit Körperlage wechselnder) / pouls labile *m*

31170 **pulse of intracranial pressure, slow** / Druckpuls *m* (bei Hirndrucksteigerung) / pouls dans la compression cérébrale *m*

31171 **pulse, (ir)regular ([ar]rhythmic)** / Pulsus (ir)regularis ([Ar]rhythmie) / pouls (ir)régulier ([a]rythmique) *m*

31172 **pulse, irregular and unequal** / Pulsus irregularis et inaequalis / pouls irrégulier et inégal *m*

31173 **pulse, long, small** / Pulsus magnus, parvus (mit großer, kleiner Welle) / pouls large, petit *m*

31174 **pulse, mouse-tail** / Pulsus myurus (immer schwächer werdender) / pouls myure *m*

31175 **pulse, negative venous** / Venenpuls, normaler *m* / pouls veineux négatif *m*

31176 **pulse, paradoxical** / Pulsus paradoxus (Abnahme bei Inspiration) / pouls paradoxal *m*

31177 **pulse, penetrating venous** / Venenpuls, penetrierender *m* (Fortpflanzung des arteriellen Pulses über Kapillaren in Venen) / pouls veineux pénétrant *m*
31178 **pulse, perpetual irregular** / Pulsus irregularis perpetuus s. absolutus / pouls absolument irrégulier *m*
31179 **pulse, positive venous** / Venenpuls, pathologischer *m* (bei Trikuspidalinsuffizienz) / pouls veineux positif *m*
31180 **pulse pressure** / Blutdruckamplitude *f* (ideal 50, z.B. 130/80 nach dem Goldenen Schnitt) / tension différentielle *f*
31181 **pulse, radial** / Radialispuls *m* (fühlbarer) / pouls radial *m*
31182 **pulse, rapid, slow** / Pulsus celer, tardus (schnelles, langsames Ansteigen der Welle) / pouls rapide, lent *m*
31183 **pulse, respiratory irregular** / Pulsus irregularis respiratorius (schneller und kleiner bei Einatmung) / pouls irrégulier respiratoire *m*
31184 **pulse, rest** / Ruhepuls *m* / pouls de repos *m*
31185 **pulse, strong, weak** / Pulsus fortis, debilis (starker, schwacher) / pouls fort, débile *m*
31186 **pulse, tense** / Puls, gespannter *m* / pouls tendu *m*
31187 **pulse, thread-like** / Pulsus filiformis s. undulosus (unbestimmter) / pouls ondulant *m*
31188 **pulse, vagus** / Vaguspuls *m* (langsamer kleiner) / pouls vague *m*
31189 **pulse, vibrating** / Pulsus vibrans (schwirrender) / pouls vibrant *m*
31190 **pulse wave** / Pulswelle *f* (Fortpflanzung 8–9 m/sec) / onde pulsative *f*
31191 **pulse waves, fetal** / Pulsation, fötale *f* (durch fet. Pulsabnehmer meßbar) / pulsation fœtale *f*
31192 **pulse, wiry** / Drahtpuls *m* (z.B. bei nephrogenem Hochdruck) / pouls en fil de fer tendu *m*
31193 **pulsed-laser** / Rubinlaser *m* (dunkelrotes [monochromatisches] Licht [Wellenlänge 6943 Å] ausstrahlender Rubinkristall mit Korund als Grundbestandteil) / pulsed-laser *m*
31194 **pulseless** / pulslos / pouls, sans
31195 **pulverizable (pulverization, pulverize)** / pulverisierbar (Pulverisation *f*, pulverisieren) / pulvérisable (pulvérisation *f*, pulvériser)
31196 **pulvinar** / Pulvinar («Polster» des Thalamus) / pulvinar
31197 **pump** / Pumpe *f* / pompe *f*
31198 **pump, air** / Luftpumpe *f* / pompe à air *f*
31199 **pump, dental** / Speichelsauger *m* / pompe à salive *f*
31200 **pump, pressure** / Druckpumpe *f* / pompe foulante *f*
31201 **pump, suction** / Saugpumpe *f* / pompe aspirante *f*
31202 **pump, vacuum** / Vakuumpumpe *f* / pompe à vide *f*
31203 **punchdrunk(ness)** / Boxer-Syndrom (Chron. zerebrale Schädigung bei Boxern) / encéphalopathie traumatique des boxeurs
31204 **punch(er)** / Lochstanzer *m* / poinçonneur *m*
31205 **punctate(d)** / Punktat *n* (punktiert) / ponction, liquide obtenu par *m* (ponctué)
31206 **punctiform, punctuate** / punktförmig, gepunktet / ponctué, pointillé
31207 **punctiliousness (minuteness)** / Genauigkeit, peinliche *f* / scrupule *m* (minutie *f*)
31208 **punctograph** / Punktograph *m* (Rö-Gerät zur Fremdkörperbestimmung) / ponctographe *m*
31209 **punctual(ity)** / Pünktlich(keit *f*) / ponctuel (ponctualité *f*)
31210 **punctuation (, signs of)** / Zeichensetzung *f* (Satzzeichen *n*) / ponctuation *f* (, signes de *m*)
31211 **punctum (point), lacrimal** / Punctum lacrimale (Tränenpunkt der Tränenpapillen) / point lacrymal
31213 **puncta maxima** / Puncta maxima (deutlichste für Herztöne und -geräusche) / points maximaux *m*
31214 **punctum maximum, phonocardiographic** / Punctum maximum, phonokardiographischer *m* (für akzidentelle Systolica bei Kindern unter 7 Jahren im IV., über 7 Jahren im II. ICR li. parasternal) / point maximal phonocardiographique *m*
31215 **punctumeter** / Punktumeter *n* (Akkommodationsbereichmesser) / ponctumètre *m*
31216 **puncture** / Punktion *f* (Punktierung) / ponction *f* (pointillage *m*)
31217 **puncture, bone marrow** / Knochenmarkpunktion *f* / ponction de la moelle osseuse *f*
31218 **puncture, capillary** / Kapillarpunktion *f* (der Harnblase mit dünner Kanüle zur Entleerung) / ponction capillaire *f*
31219 **puncture, exploratory** / Probepunktion *f* (diagnostischer Einstich in Körperhöhlen zur Flüssigkeitsentnahme) / ponction exploratrice *f*
31220 **puncture of the liver, bioptic** / Leberpunktion, bioptische *f* (intravitale Gewebezylindergewinnung) / ponction bioptique du foie *f*
31221 **puncture, lumbar** / Lumbalpunktur *f* (zur Gewinnung von Liquor [Quincke] und sofortigen Reinjektion [«Liquorpumpe»] [Speransky]) / ponction lombaire *f*
31222 **puncture of lymph nodes** / Lymphknotenpunktion *f* (bes. der Leistendrüsen) / ponction de ganglions lymphatiques *f*
31223 **puncture of the pelvic crest** / Beckenkammpunktion *f* (zur Knochenmarkgewinnung für mikrosk. Untersuchung) / ponction de la crête iliaque *f*
31224 **puncture, sinus** / Sinuspunktion *f* (bei Säuglingen mit offner Fontanelle) / ponction du sinus sagittal supérieur *f*
31225 **puncture of the spleen** / Milzpunktion *f* (zur mikrosk. Diagnose) / ponction de la rate *f*
31226 **puncture, sternal** / Sternalpunktion *f* (zur Knochenmarkentnahme) / ponction sternale *f*
31227 **puncture, suboccipital** / Subokzipitalpunktion *f* (zur Liquorgewinnung) / ponction sousoccipitale *f*
31228 **puncture, thecal** / Thekalpunktion *f* (der Rückenmarkhäute) / ponction thécale *f*

31229 **puncture, tonsil** / Mandelpunktion *f* (zur Gewebsentnahme) / ponction amygdalienne *f*
31230 **puncture track** / Punktionskanal *m* / ponction, canal de *m*
31231 **puncture, ventricular** / Hirnventrikelpunktion *f* / ponction ventriculaire *f*
31232 **puncture(d)** / punktieren (punktiert) / ponctionner (ponctionné)
31233 **pupil** / Pupilla (Pupille, Sehloch in der Regenbogenhaut des Auges) / pupille
31234 **pupil, artificial** / Sehloch, künstliches *n* / pupille artificielle *f*
31235 **pupil, bounding, fixed** / Pupille, springende, starre *f* / pupille capricante, fixée *f*
31236 **pupil, contracted, dilated** / Pupille, enge, weite *f* / pupille contractée, dilatée *f*
31237 **pupil, mydriatic, myotic** / Pupillenweite, -enge *f* (Zeichen der Reaktionsstärke, -schwäche) / pupille mydriatique, myotique *f*
31238 **pupil, myotonic** / ADIE' Syndrom (WEILL-REYS) (Störung der Pupillenreaktion mit Reflexstörung der Extremitäten) / pupillotonie pseudotabétique
31239 **pupil, tonic** / Pupille, reaktionsschwache *f* / pupille tonique *f*
31240 **pupils, unequality of the** / Pupillendifferenz *f* / pupilles inégales *f*
31241 **pupillary** / pupillär (Pupille betreffend) / pupillaire
31242 **pupillatonia, absolute** / Pupillenträgheit, absolute *f* (verlangsamte Licht- und Konvergenzreaktion) / pupillatonie absolue *f*
31243 **pupillatonia, reflex** / Pupillenträgheit, reflektorische *f* (verlangsamte Licht-, erhaltene Konvergenzreaktion) / pupillatonie réflexe *f*
31244 **pupillometer** / Pupillenweitemesser *m* / pupillomètre *m*
31245 **pupilloplegia** / Pupillenschwäche *f* / pupillatonie *f*
31246 **pupilloscope** / Pupillenreaktionsmesser *m* / pupilloscope *m*
31247 **pupillostatometer** / Pupillenabstandmesser *m* / pupillostatomètre *m*
31248 **pure(ness)** / Pur(heit *f*) (auch bildl.) / pur(eté *f*)
31249 **purgation** / Purgatio *f* (purgare = reinigen) / purgation *f*
31250 **purgative** / läuternd / purgatif
31251 **purgatory** / Purgatorium *n* (Läuterungsort) / purgatoire *m*
31252 **purification** / Purifizierung *f* (purus = klar) / purification *f*
31253 **purification, biological** / Klärverfahren, biologisches *n* (durch Mikroorganismen) / clarification biologique *f*
31254 **puriform** / puriform (pus = Eiter) / puriforme
31255 **purify** / purifizieren (säubern, veredeln) / purifier
31256 **purine** / Purin *n* (purum [acidum] uricum = reine Harnsäure [FISCHER]) / purine *f*
31257 **purposeful(l), -less** / zweckvoll, -los / utile, inutile
31258 **purpura** / Purpura *f* (πορφύρα = Purpurschnecke: Blutsprossen) / purpura *m*
31259 **purpura, abdominal** / Purpura abdominalis (jugendliche mit Darmblutungen [HENOCH]) / purpura abdominal *m*
31260 **purpura, anaphylactoid** / SCHOENLEIN-HENOCH' Syndrom ([Mit andern allergischen Krankheitserscheinungen kombinierte] allergisch-toxische Purpura) / purpura exanthématique rhumatoïde
31261 **purpura, angioneurotic** / Purpura angioneurotica (mit gastrischen Krisen) / purpura angionévrotique *m*
31262 **purpura, an(n)ulary** / MAJOCCHI' Syndrom (Seltne kapillarektatische Purpura) / purpura an(n)ulaire télangiectasique de MAJOCCHI
31263 **purpura, cockade** / Kokardenpurpura *f* (kindliche mit Ödemen) / purpura en cocarde *m*
31264 **purpura, flea-bite** / Purpura pulicosa (pulex = Floh) / purpura à piqûres de puce *m*
31265 **purpura, fulminant** / Purpura fulminans (allergische Hautreaktion auf Infekt, z.B. Angina tonsillaris) / purpura fulminant *m*
31266 **purpura, gangrenous hemorrhagic** / de GIMARD' Syndrom (Hämorrhagische Purpura des Säuglings- und Kleinkindalters) / purpura gangreneux
31267 **purpura, progressive pigmentary** / SCHAMBERG' Syndrom (Angiopathische Purpuraform) / dermatose pigmentaire progressive
31268 **purpura, senile** / Purpura senilis (an Streckseiten) / purpura sénile *m*
31269 **purpura, thrombocytopenic** / WERLHOF' Syndrom (Thrombopenische Purpura) / purpura hémorragique
31270 **purpura, variolar** / Purpura variola (bei Pocken) / purpura variolaire *m*
31271 **(purpura of women, typic)** / (DAVID' Krankheit) (Jahreszeitlich gehäufte hämorrhagische Diathese der Frau) / (purpura typique des femmes)
31272 **purpuric** / purpuraartig / purpurique
31273 **pus (bonum et laudabile)** / Eiter *m* (dickflüssiger gelber nichtputrider) / pus *m*
31274 **pustulant** / eiterbläschenerzeugend / pustulant
31275 **pustulate(d)** / pustelig (voller Pusteln) / pustulé
31276 **pustulation** / Eiterbläschenbildung *f* / pustules, formation de *f*
31277 **pustule** / Pustel *f* (Eiterbläschen) / pustule *f*
31278 **pustule, malignant** / Pustula maligna (Primäraffekt nach Milzbrandinfektion) / pustule maligne *f*
31279 **pustuliform** / eiterbläschenförmig / pustuleux, d'aspect
31280 **pustuloderma** / Eiterbläschenhaut *f* / pustuloderme *m*
31281 **pustulosis, (acute) varioliform** / Pustelbildung, knotenförmige *f* (im Säuglingsalter) / pustulose varioliforme (aiguë) *f*
31282 **pustulous (pustular)** / pustulös (Eiterbläschen betreffend) / pustuleux
31283 **putamen** / Putamen ([rotbraune] «Schale» des Nucleus lentiformis) / putamen

31284 **(PUTNAM's syndrome)** / (SCHULTZE' Syndrom) (Menopausale Parästhesien an Händen und Füßen) / (syndrome de PUTNAM)
31285 **putrefaction** / Verwesung *f* (Abbau org. zu anorg. Stoffen [Eiweiße→Mineralien] unter Mithilfe von Schizomyzeten) / putréfaction *f*
31286 **putrefactive (putrify)** / fäulniserregend (faulen) / putréfiant (pourrir)
31287 **putrescent** / verwesend / putrescent
31288 **putrescine** / Putrescin *n* (Tetramethylendiamin aus Ornithin bei Eiweißfäulnis) / putrescine *f*
31289 **putrid(ity)** / faul (Fäulnis *f*) / pourri(ture *f*)
31290 **PUTTI's vertebral syndrome** / PUTTI-Syndrom (Ischialgie bei arthritischen od. arthrotischen LWS-Veränderungen) / syndrome vertébral de PUTTI
31291 **puzzle(ment)** / Verwirrung *f* / puzzle(ment *m*)
31292 **pyarthros(is)** / Pyarthros *m* (Eiter im Gelenk) / pyarthrose *f*
31293 **pycnic** / Pykniker *m* (KRETSCHMER: dem zykloiden [zyklothymen] Erbkreis zuzurechnender Körperbautyp) / pycnique *m*
31294 **pycnocardia** / Pyknokardie *f* (LANDOIS' Paroxysmale Tachykardie) / pycnosphygmie *f*
31295 **pycnocyte** / Pyknozyt *m* (Onkozyt) / pycnocyte *m*
31296 **pycnocytoma** / Onkozytom *n* (Adenom mit Onkozyten) / oncocytome *m*
31297 **pycnolepsia** / FRIEDMANN' Syndrom (II) (erblich [metabolisch?] bedingte Epilepsieform bei Kindern) / pycnolepsie
31298 **pycnometer** / Pyknometer *n* (πυκνός = dicht: zur Bestimmung des spezif. Harngewichts) / pycnomètre *m*
31299 **pycnosis** / Pyknose *f* ([Zellkern]verdichtung bei Volumenschrumpfung) / pycnose *f*
31300 **pycnotic** / pyknotisch (verdickt) / pycnotique
31302 **pyelectasia** / Nierenbeckenerweiterung *f* (πύελος = Becken) / pyélectasie *f*
31303 **pyel(it)ic** / pyel(it)isch (Nierenbecken[entzündung] betreffend) / pyél(it)ique
31304 **pyelitis** / Nierenbeckenentzündung *f* (durch Eindringen von Darmbakterien) / pyélite *f*
31305 **pyelitis, calculous** / Steinpyelitis *f* / pyélite calculeuse *f*
31306 **pyelitis of pregnants** / Pyelitis gravidarum (in 2. Schwangerschaftshälfte) / pyélite des enceintes *f*
31307 **pyelocystitis** / Nierenbecken-Blasenentzündung *f* / pyélocystite *f*
31308 **pyelocystostomosis** / Nierenbecken-Blasenanastomose *f* / pyélocystostomose *f*
31309 **pyelogram** / Pyelogramm *n* (Rö-Aufnahme des Nierenbeckens) / pyélogramme *m*
31310 **pyelography, intravenous** / Ausscheidungspyelographie *f* (Nierenbeckenaufnahmeverfahren nach i.v. Kontrastmittelinj.) / pyélographie intraveineuse *f*
31311 **pyelography, retrograde** / Füllungspyelographie *f* (Nierenbeckenaufnahmeverfahren nach Kontrastmittelfüllung mittels Katheter) / urographie transvésicale *f*
31312 **pyelo(litho)tomy** / Pyelo(litho)tomie *f* (Eröffnung des Nierenbeckens [zur Steinentfernung]) / pyélo(litho)tomie *f*
31313 **pyeloneostomy** / Pyeloneostomie *f* (plastische Hydronephrose) / pyélonéostomie *f*
31314 **pyelonephritis** / Pyelonephritis *f* (Nieren- und Nierenbeckenentzündung) / néphropyélite *f*
31315 **pyelonephrosis** / Nierenbeckenerkrankung *f* / pyélonéphrose *f*
31316 **pyelophlebitis** / Nierenbeckenvenenentzündung *f* / pyélophlébite *f*
31317 **pyeloplication** / Pyeloplicatio *f* (op. Nierenbeckenverkleinerung) / pyéloplication *f*
31318 **pyeloscopy** / Nierenbeckendurchleuchtung *f* / pyéloscopie *f*
31319 **pyelostomy** / Pyelostomie *f* (Anlegen einer Nierenbeckenfistel) / pyélostomie *f*
31320 **pyeloureterectasia (pyelocaliectasis)** / Nierenbecken-Harnleitererweiterung (-Nierenkelch-) *f* / pyélurétérectasie (pyélocaliectasie) *f*
31321 **pyeloureterolysis** / Pyelureterolysis *f* (Lösung von Nierenbecken-Harnleiterverwachsungen) / pyélurétérolyse *f*
31322 **pyeloureteroplasty** / Nierenbecken-Harnleiterplastik *f* / pyélurétéroplastie *f*
31323 **pyemesis** / Eiterbrechen *n* / pyémèse *f*
31324 **pyemia** / Pyohämie *f* (πῦον = Eiter) / pyémie *f*
31325 **pygal(gia)** / steißbezüglich(e Schmerzen *m*) / pygal(gie *f*)
31326 **pygist** / Pygist *m* (πυγή = Steiß: Päderast) / pygiste *m*
31327 **pygmalionism** / Pygmalionismus *m* (Erektion und Ejakulation beim Betrachten und Betasten von Statuen) / pygmalionisme *m*
31328 **pygomelus** / Pygomelus *m* (Mißgeburt mit Steißglied) / pygomèle *m*
31329 **pygopagus** / Pygopagus *m* (am Steiß zusammengewachsene Mißgeburt, z.B. Siamesische Zwillinge) / pygopage *m*
31330 **pyic, pyoid** / eitrig, eiterähnlich / purulent, pyoïde
31331 **pylemphraxis** / Pfortaderverschluß *m* (durch komprimierende Prozesse) / veine porte, obstruction de la *f*
31332 **pylephlebectasis** / Pfortadererweiterung *f* / pyléphlébectasie *f*
31333 **pylestasis** / Pfortaderstauung *f* (bei -hochdruck) / pyléstasie *f*
31335 **pyle(thrombo)phlebitis** / Pyle(thrombo)phlebitis *f* (Pylephlebitis [+ Pylethrombose]) / pylé(thrombo)phlébite *f*
31336 **pyloralgia** / Pyloralgie *f* (Schmerzen in Pförtnergegend) / pyloralgie *f*
31337 **pyloric** / pylorisch (Magenpförtner betreffend) / pylorique
31338 **pylorodilator** / Pylorusdehnsonde *f* / pylorodilateur *m*
31339 **pylor(oduoden)itis** / Magenpförtner(-Zwölffingerdarm)entzündung *f* / pylor(oduodén)ite *f*
31340 **pylor(ogastr)ectomy** / Pylorusentfernung *f* / pylorectomie *f*
31341 **pyloro(myo)tomy** / Pyloro(myo)tomie *f* (Pylorusringmuskelsprengung) / pyloro(myo)tomie *f*

31342 **pyloroplasty** / Pylorusoperation, plastische *f* / pyloroplastie *f*
31343 **pyloroptosis, pyloroscopy** / Pylorustiefstand *m*, Pylorusinspektion *f* / pyloroptose, pyloroscopie *f*
31344 **pylorospasm** / Pylorospasmus *m* (krampfhafter Pylorusverschluß) / pylorospasme *m*
31345 **pylorospasm, infantile** / Pylorus-Syndrom (des Säuglings) ([Pseudo]pylorospasmus des Säuglings) / pylorospasme infantile
31346 **pylorostenosis (of sucklings)** / Pylorusverengerung (der Säuglinge) *f* / pylore (des nourrissons), sténose du *f*
31347 **pylorostomy** / Pylorostomie *f* (Anlegung einer Magenfistel in Pförtnernähe) / pylorostomie *f*
31348 **pylorus** / Pylorus (Magenpförtner, -ausgang) / pylore
31349 **pyocele** / Hydrozele, eitrige *f* / pyocèle *f*
31349a **pyochezia** / Eiterstuhl *m* / pyofèces *f*
31350 **pyococci** / Pyokokken *m* (Micrococcus, Streptococcus pyogenes) / pyocoques *m*
31351 **pyocolpos (-colpocele)** / Pyokolpos *m* (-kolpozele *f*) (Eiteransammlung in Scheide [eitrige Scheidenvorwölbung]) / pyocolpos *m* (-colpocèle *f*)
31352 **pyocyanase, pyocyanin** / Pyocyanase *f*, Pyocyanin *n* (antibiotisches Stoffwechselprodukt, antibiotischer Farbstoff von Pseudomonas pyocyanea) / pyocyanase, pyocyanine *f*
31353 **pyodermia** / Eiterausschläge *m* / pyodermie *f*
31354 **pyodermia, chancriform** / Pyodermie, schankerähnliche *f* / pyodermie chancroïde *f*
31355 **pyodermia, chronic** / Wucherschwären *f* / pyodermie exulcéreuse *f*
31356 **pyo(-en)cephalus** / Pyo(en)cephalus *m* (Eiter in [Hirn]ventrikel) / pyo(-en)céphale *m*
31357 **pyogenesis (pyogenic)** / Eiterbildung *f* (eitererregend) / pyopoïèse *f* (pyogène)
31358 **pyonephro(lithia)sis** / (Stein)niereneitrung *f* / pyonéphro(lithia)se *f*
31359 **pyonephrosis, primary** / Pyonephrose, primäre *f* (Einschmelzung im Parenchym bei eitriger Pyelitis) / pyonéphrose primaire *f*
31360 **pyonephrosis, secondary** / Pyonephrose, sekundäre *f* (eitrig infizierte Hydronephrose) / pyonéphrose secondaire *f*
31361 **pyonychia** / Nagelbettinfektion, eitrige *f* / pyonychie *f*
31362 **pyophagia, -ptysis** / Eiterschlucken, -spucken *n* / pyophagie, -ptysis *f*
31363 **pyophthalmia** / Augeneitrung *f* / pyophtalmie *f*
31364 **pyophylactic, -static** / eiterverhindernd, -hemmend / pyophylactique, -stasique
31365 **pyo(pneumo)cholecystitis** / Gallenblaseneitrung (mit Gasbildung) *f* / pyo(pneumo)cholécystite *f*
31366 **pyo(pneumo)cyst** / Eiter(-Gas)zyste *f* / pyo(pneumo)cyste *m*
31367 **pyopneumohepatitis, -splenitis** / Pyopneumohepatitis, -splenitis *f* (Leber-, Milzabszeß mit Gasbildung) / pyopneumohépatite, -splénite *f*
31368 **pyo(pneumo)pericardium** / Pyo(pneumo)perikard *n* (Eiter- [und Gas]ansammlung im Herzbeutel) / pyo(pneumo)péricarde *m*
31369 **pyo(pneumo)peritoneum** / Pyo(pneumo)peritonaeum *n* (Eiter- [und Gas]ansammlung im Bauchfellraum) / pyo(pneumo)péritoine *m*
31370 **pyopneumothorax, subphrenic** / Pyopneumothorax subphrenicus / pyopneumothorax sousphrénique *m*
31371 **pyorrhea, parodontal** / Parodontalpyorrhoe *f* (sezernierende Zahnfleischtaschen) / pyorrhée parodontique *f*
31372 **pyorrheal** / pyorrhöisch (Eiterfluß betreffend) / pyorrhéique
31373 **pyosinus** / Sinus, eitriger *m* / pyosinus *m*
31374 **pyosis** / (Ver)eitrung *f* / pyose *f*
31375 **pyospermia** / Sperma, eitriges *n* / pyosperme *m*
31376 **pyothorax** / Pleuraempyem *n* (Eiteransammlung im Brustfellraum) / empyème thoracique *m*
31377 **pyotorrhea** / Ohrausfluß, eitriger *m* / pyotorrhée *f*
31378 **pyo-umbilicus** / Nabel, eitriger *m* / pyombilic *m*
31379 **pyovesiculosis** / Samenblasenvereitrung *f* / pyovésiculose *f*
31380 **pyramid (of the medulla oblongata)** / Pyramis (medullae oblongatae) / pyramide du bulbe rachidien
31381 **pyramids, renal** / Pyramides renales (basal gegen die Nierenoberfläche gerichtete, in die Rindensubstanz eingebettete Marksubstanzpyramiden) / pyramides rénales
31382 **pyramid (of the vermis)** / Pyramis (vermis) (Pyramide des Kleinhirn-Unterwurms) / pyramide (du vermis)
31383 **pyramidal** / pyramiden(bahn)bezüglich / pyramidal
31384 **pyramis of the vestibule** / Pyramis vestibuli (vorderes Ende der Crista vestibuli des knöchernen Ohrlabyrinths) / pyramide du vestibule
31385 **pyran copolymer** / Pyran-Copolymer *n* (Interferonproduktion anregender Kunststoff) / pyrane, copolymère de *m*
31386 **Pyrethrum** / Bertramwurzel (Wirkstoffe: Pyrethrin, Pyrethr[ol]on) / Anacyclus officinarum (Compositae)
31387 **pyretic** / pyretisch (Fieber betreffend) / pyrétique
31388 **pyretogenesis, pyretolysis** / Fieberentwicklung *f*, Fieberabfall *m* / pyrétogenèse, pyrétolyse *f*
31389 **pyr(etogenic) (febrifacient)** / fiebererzeugend (πῦρ = Feuer) / fébrigène (pyr[ét]ogène)
31390 **pyrexiophobia** / Pyrexiophobie *f* (Furcht vor Fieber) / pyrexiophobie *f*
31391 **pyridoxine** / Pyridoxin *n* (Vitamin B_6: Coenzym [Pyridoxal-5-phosphat] zur Transaminierung, Decarboxylierung, Razemisierung von Aminosäuren) / pyridoxine *f*
31392 **pyridoxine deficiency syndrome** / Pyridoxinmangel-Syndrom ([Erblicher] Vitamin-B_6-Mangel auf Grund einer Tryptophanstoffwechselstörung) / syndrome par manque de pyridoxine

31393 **pyrocatechinuria** / Brenzcatechinausscheidung *f* / pyrocatéchinurie *f*
31394 **pyrogens, bacterial** / Bakterienpyrogene *n* (schneller als Viruspyrogene Fieber erzeugende wasserlösliche bakterielle Lipopolysaccharide) / pyrogènes bactériens *m*
31395 **pyrolysis** / Pyrolyse *f* (Zersetzung unter Wärmeentwicklung) / pyrolyse *f*
31396 **pyrolysis, fat** / Fettpyrolyse *f* (bei Unterhitze [Oberhitze] bzw. Braten [Grillen] können [keine] kanzerogenen KW-Stoffe entstehen [LINSKY-ROSS]) / pyrolyse de graisse *f*
31397 **pyromania** / Pyromanie *f* (Brandstifterpsychoneurose) / pyromanie *f*
31398 **pyrometer (pyroscope)** / (Strahlungs)hitzemesser *m* / pyromètre (pyroscope) *m*
31399 **pyrophobia** / Pyrophobie *f* (Feuerlösch[er]-psychoneurose) / pyrophobie *f*
31400 **pyropuncture** / Ignipunktur *f* (mit Thermokauter) / igniponction *f*
31401 **pyruvodehydrase** / Brenztraubensäure-dehydr(ocarboxyl)ase *f* / pyruvodéshydrase *f*
31402 **pyureter** / Pyureter *m* (infizierte Harnleitererweiterung infolge Stauung) / pyuretère *m*
31403 **pyuria** / Pyurie *f* (Eiter im Harn bei Cystitis und Pyelitis) / pyurie *f*

Q

31404 **q-switched-laser** / q-switched-Laser *m* (switch = [um]schalten: weiterentwickelter pulsed-Laser mit verlängerter Auf-, verkürzter Entladungszeit) / q-switched-laser *m*
31405 **quadrangular, quadrigeminal** / vierwinklig, vierfach / quadrangulaire, quadrijumeau
31406 **quadrant** / Quadrant *m* (Kreisviertel, z. B. des Auges, des Trommelfells) / quadrant *m*
31407 **quadrant syndrome** / Quadranten-Syndrom (Neurovegetative Störungen im oberen Körperviertel durch Reizung des Halsgrenzstrangs) / syndrome de quadrant
31408 **quadrant(hemi)anopsia** / Quadranten(hemi)-anopsie *f* / quadrant(hémi)anopsie *f*
31409 **quadratura** / Quadratur *f* (geometr. Umwandlung beliebiger Flächen in Quadrate) / quadrature *f*
31410 **quadratus (quadrate)** / Viereck(ig) *n* / carré (*m*)
31411 **quadrennial (quadragenarian)** / vier(zig)-jährig / quadriennal (quadragénarien)
31412 **quadriceps** / vierköpfig / quatre têtes, à
31413 **quadricuspid** / vierzipflig / quadricuspide
31414 **quadrigeminal plate syndrome** / Vierhügel-Syndrom (Kombination von Pubertas praecox, Augenmuskellähmung, Schwerhörigkeit, Ataxie bei Epiphysentumoren) / syndrome pinéal
31415 **quadrilateral, -locular** / vierseitig, -kammerig / quadrilatéral, -loculaire
31416 **quadripartite, -polar** / viergeteilt, -polig / quadriparti, -polaire
31417 **quadriplegia** / Quadriplegie *f* (Lähmung aller 4 Gliedmaßen) / tétraplégie *f*
31418 **quadrisection** / Vierteilung *f* / quadrisection *f*
31419 **quadritubercular, quaternary** / vierknotig, vierzählig / quadrituberculaire, quaternaire
31420 **quadrumanous, -pedal** / vierhändig, -füßig / quadrumane, -pède
31421 **qualification** / Qualifizierung *f* (Prüfung von Quantitäten auf Qualität) / qualification *f*
31422 **qualify, quantify** / qualifizieren, quantifizieren (Qualität, Quantität bestimmen) / qualifier, quantifier
31423 **qualimetry** / Härtemessung *f* (röntg.) / qualimétrie *f*
31424 **quality, local anesthetic** / Qualität, lokalanästhetische *f* (unspezif. Var. der lytischen Qualität [ZIPF]) / qualité anesthésique locale *f*
31425 **qualities, olfactory** / Geruch(s)qualitäten *f* (brenzlig, faulig, blumig, fruchtig, widerlich, ekelhaft) / qualités olfactives *f*
31426 **quality, quantity** / Qualität, Quantität *f* ([innerer] Wert, [äußere] Größe) / qualité, quantité *f*
31427 **quantification** / Quantifizierung *f* (Umformung von Qualitäten in meß- bzw. zählbare Quantitäten) / quantification *f*
31428 **quantimetry** / Dosismessung *f* (röntg.) / quantimétrie *f*
31429 **quantity, regulating** / Regelgröße *f* (Blutdruck, Blutzuckerspiegel usw.) / quantité de régulation *f*
31430 **quantize** / quanteln (Energiemenge in Quanten darstellen) / quantiser
31431 **quantizing** / Quantelung *f* (Aufteilung physik. Energie in Energiestufen) / quantisation *f*
31432 **quantum** / Menge *f* / quantité définie *f*
31433 **quant(um)** / Quant *n* (Energieteilchen) / quantum *m*
31434 **quarantine** / Quarantäne *f* (Absonderung Ansteckungsverdächtiger) / quarantaine *f*
31435 **quarantine-certificate, -period, -regulations, -station** / Quarantänezeugnis *n*, -zeit, -vorschriften, -station *f* / quarantaine, certificat *m*, période, régulations, station de *f*
31436 **quarks** / Quarks *m* (Name für die [3–6? magnetischen] Urbausteine der Materie, nach einem Wortspiel von JOYCE: [«Three] qua[rks for Master H]ark») / quarques *m*
31437 **quartan (of four days)** / viertäglich (viertägig) / quartaine (de quatre jours)
31438 **quarter(ly)** / Viertel(jährlich) *n* / quart *m* (tous les trois mois)
31439 **quaternary** / Quartär *n* (jüngste geol. Formation: Diluvium und Alluvium) / quaternaire *f*
31440 **quartz (SiO_2)** / Quarz *m* (Siliciumdioxyd) / quartz *m*

31441 **quas(istell)ars** / Quasars *m* (Quasisterne mit Lichtjahrendurchmesser, radiogalaktischer Strahlungsintensität und Billionensonnenleuchtkraft) / quas(istell)aires *f*
31442 **quassation** / Quassation *f* (Schüttlung pharm.) / quassation *f*
31443 **quebrachin** / Quebrachin *n* (Alkaloid der Quebrachorinde) / yohimbine *f*
31444 **querulous(ness)** / Querulant *m* (Nörgelsucht *f*) / geignard *m* (geignements) *m*
31445 **question, false** / Frage, falsche *f* (vereitelt richtige [Computer]antwort) / question fausse *f*
31446 **question, leading** / Suggestivfrage *f* / question suggestive *f*
31447 **questions, procedural** / Verfahrensfragen *f* / questions de procédure *f*
31448 **question, right** / Frage, richtige *f* (evoziert richtige Antwort) / question correcte *f*
31449 **question, vital** / Lebensfrage *f* / question vitale *f*
31450 **question(able)** / Frage *f* (fraglich) / question *f* (questionnable)
31451 **questionnaire** / Fragebogen *m* / questionnaire *m*
31452 **quick (liveliness)** / lebhaft (Lebendigkeit *f*) / vif (vivacité *f*)
31453 **quiescence (quiescent)** / Ruhe(nd) *f* / quiétude *f* (quiétant)
31454 **quillaja bark** / Cortex quillaiae (Expectorans Seifenrinde) / quillaya, écorce de *f*
31455 **quinidine** / Chinidin *n* (Chinin II: rechtsdrehendes Hauptalkaloid verschiedener Cinchonaarten) / quinidine *f*
31456 **quin(id)ine sulfate** / Quin(id)ini sulfas (Chin[id]insulfat *n*) / quin(id)ine, sulfate de *m*
31457 **quinine** / Chinin *n* (Chinolin- und Piperidinkern durch CH(OH)-Gruppe verbunden: linksdrehendes Hauptalkaloid aus Cinchona ledgeriana u.a.) / quinine *f*
31458 **quinine bismuth iodide** / Quinini et bismuthi iodidum (Chininwismutiodid *n*) / quinine et bismuth, iodure de *m*
31459 **quinine (di)hydrochloride** / Quinini (di)hydrochloridum (Chinin[di]hydrochlorid *n*) / quinine, (bi)hydrochlorure de *m*
31460 **quinine ethylcarbonate** / Quinini aethylis carbonas (Chininäthylcarbonat *n*) / quinine éthylé, carbonate de *m*
31461 **quinine hydrobromide** / Quinini hydrobromidum (Chininhydrobromid *n*) / quinine, hydrobromure de *m*
31462 **quinine salicylate** / Quinini salicylas (Chininsalicylat *n*) / quinine, salicylate de *m*
31463 **quinine tannate** / Quinini tannas (Chinintannat *n*) / quinine, tannate de *m*
31465 **quinine and urea hydrochloride** / Quinini et ureae hydrochloridum (Chininharnstoffhydrochlorid *n*) / quinine et urée, hydrochlorure de *m*
31466 **quinoline** / Quinolin *n* (Chinarindenalkaloid) / quinoline *f*
31467 **quinometry** / Chinometrie *f* (Standardisierung der Chinarindenalkaloide) / quinométrie *f*
31468 **quinquangular, pentagonal** / fünfwinklig, -eckig / quinquangulaire, pentagonal
31469 **quintan, quinquagenarian** / fünftägig, fünfzigjährig / quintan, quinquagénarien
31470 **quintessence** / Quintessenz *f* (quinta essentia: sanskr. prapantschi = Verfünfung [KEPLER' Pentagramm] i.S.v. [nur durch das binome Hexagramm «überwindbare» monome] Vervollkommnung) / quintessence *f*
31471 **quotient, albumin-globulin** / Eiweißquotient *m* (A:G [Serum], G:A [Liquor]) / quotient globuline/albumine *m*
31472 **quotient, assimilatory** / Quotient, assimilatorischer *m* (der Pflanzenassimilation: $O_2/CO_2 = 1$ [aus 1 Mol Kohlendioxyd wird 1 Mol Sauerstoff]) / quotient assimilateur *m*
31473 **quotient of bilirubin excretion** / Bilirubinausscheidungsquotient *m* ($\frac{\text{Stundenurinmenge} \times \text{Urinbilirubinkonzentration}}{\text{Serumbilirubinkonzentration}}$ bei Verschlußikterus > 11, Hepatitis, Leberzirrhose < 11) / quotient d'excrétion de bilirubine *m*
31474 **quotient, blood volume/heart minute volume** / Blutvolumen-Herzminutenvolumenquotient *m* (bei Hyperdynamie $\sim 0{,}5$, bei Hypodynamie > 1) / quotient volume sanguin/volume minute du cœur *m*
31475 **quotient, calcium-phosphorus** / Calcium-Phosphorquotient *m* (in der Nahrung norm. 1,5–2) / quotient calcium/phosphore *m*
31476 **quotient, caloric** / Quotient, kalorischer *m* (OPPENHEIM: Verhältnis Energieentwicklung [in Cal] zu Stickstoffausscheidung, norm. 8) / quotient calorique *m*
31477 **quotient, C/N-** / C/N-Quotient *m* (des Harns: Kohlenstoff/Stickstoff norm. 0,4) / quotient C/N *m*
31478 **quotient, cardiac** / Herzquotient *m* (Herzvolumen/Körpergewicht [GEIGEL]) / quotient cardiaque *m*
31479 **quotient, development** / Entwicklungsquotient *f* (EQ) / quotient de développement *m*
31480 **quotient, D/N-** / D/N-Quotient *m* (des Diabetikerharns: Dextrose [Glucose]/Stickstoff) / quotient D/N *m*
31481 **quotient, dose** / Dosenquotient *m* / quotient de la dose *m*
31482 **quotient, energy** / Energiequotient *m* (Kalorienzufuhr/Körperoberfläche) / quotient d'énergie *m*
31483 **quotient, fat/meager** / Quotient Fett/Mager *m* (= «Voll/Leer» [Yang-Yin]: einfacher Index zur Bestimmung von Medikamentendosishöhe und -rhythmus [GARRET]) / quotient graisseux/maigre *m*
31484 **quotient, final-systolic blood volume/systolic volume** / ESV-HSV-Quotient *m* (norm. 1, bei Vagusbradykardie 0,7, bei kardialer Hypodynamie 1,5) / quotient volume systolique terminale/volume systolique du sang *m*
31485 **quotient, intelligence** / Intelligenzquotient *m* (IQ) / quotient d'intelligence *m*
31486 **quotient, lactate/pyruvate** / Lactat-Pyruvatquotient *m* (norm. 10:1) / quotient lactate/pyruvate *m*

31487 **quotient, lactic/pyroracemic acid** / Milchsäure-Brenztraubensäurequotient *m* (über 11,5:1 erhöhte M/B-Quotienten in Familien mit Schizophreniesymptomen) / quotient acide lactique/pyroracémique *m*
31488 **quotient of layers** / Schichtungsquotient *m* (zwischen festem und flüssigem Mageninhalt norm. 1) / quotient des couches *m*
31489 **quotient, middle acidity** / Aciditätsquotient, mittlerer *m* (mAQ: norm. Verhältnis Basen:Säuren bei p_H 6,3–7) / quotient d'acidité moyen(ne) *m*
31490 **quotient, oxidative** / Quotient, oxydativer *m* (Verhältnis verbrannter zu resynthetisierter Milchsäure ~0,3:0,6) / quotient oxydatif *m*
31491 **quotient, respiratory** / Quotient, respiratorischer *m* (RQ = $\frac{\text{Volumen gebildetes } CO_2}{\text{Volumen verbrauchter } O_2}$ = 1 [Kohlenhydrat], 0,8 [Protein], 0,7 [Fett]) / quotient respiratoire *m*
31492 **quotient, sodium/potassium** / Natrium-Kalium-Quotient *m* (Bestimmung im Urin nach ACTH-Belastung als einfache NNR-Funktionsprüfung) / quotient sodium/potassium *m*
31493 **quotient, Szent Györgyi's** / Szent Györgyi' Quotient *m* ($\frac{\text{K Ph } HCO_3}{\text{Ca Mg H}}$: Zählerzunahme = Nervenerregung, Nennerzunahme = Nervenberuhigung) / quotient de Szent Györgyi *m*
31494 **quotient, (urine) acidity** / Aciditätsquotient *m* (AQ: mit Indikatorpapier im Harn meß- und an Hand von Tageskurven regulierbar) / quotient d'acidité *m*
31495 **quotient, urobilin** / Urobilinquotient *m* ($\frac{\text{Harnurobilin mg/d} \cdot 100}{\text{Stuhlurobilin mg/d}}$ ~1) / quotient d'urobiline *m*

R

31496 **rabbit** / Kaninchen *n* / lapin *m*
31497 **rab(iet)ic** / rabiat (tollwütig) / rabique
31498 **rabiform (rabigenic)** / tollwutartig (Tollwut verursachend) / rabiforme (rabigène)
31499 **race (breed)** / Rasse *f* (bot., zool. Unterabteilung, anthropol. Menschengruppe) / race *f*
31500 **racemate** / Razemat *n* (Molekülverbindung aus gleichen Teilen der D- und L-Form) / racémate *m*
31501 **racemose** / traubenförmig / racémeux
31502 **rachialgia** / Rhachialgie *f* (ῥάχις = Rückgrat) / rachiodynie *f*
31503 **rachianesthesia** / Rückenmarkanästhesie *f* / rachianesthésie *f*
31504 **rachi(di)al (rachitic)** / wirbelsäulenbezüglich (Rhachitis betreffend) / rachidien (rachitique)
31505 **rachilysis** / Wirbelsäulenkorrektur, orthopädische *f* / rachilyse *f*
31506 **rachiocentesis** / Spinalpunktur *f* / rachiocentèse *f*
31507 **rachiochysis** / Rhachiochysis *f* (Exsudat in Wirbelkanal) / rachiochysis *f*
31508 **rachioparalysis** / Spinalmuskellähmung *f* / rachioparalysie *f*
31509 **rachiopathy** / Wirbelsäulenerkrankung *f* / rachiopathie *f*
31510 **rachioplegia** / Lähmung, spinalbedingte *f* / rachioplégie *f*
31510a **rachiotomy** / Rhachiotomie *f* (chir., obstetr.) / spondylotomie *f*
31511 **rachipagus** / Rhachipagus *m* (Doppelmißgeburt mit gemeinsamer Wirbelsäule) / rachipage *m*
31512 **rachisagra** / Wirbelgelenkegicht *f* / rachisagre *f*
31514 **rachischisis (schistorachis)** / Spina bifida aperta (Wirbelspalte, offne *f*) / fente vertébrale ouverte *f*
31515 **rad** / rad (Rö-Strahleneinheit: 1 «radiation absorbed dose» = Absorption von 100 erg [Energie] pro 1 g [Masse]) / rad
31516 **radar** / Fernsehen *n* (elektromagnetische Feststellung und Wiedergabe von Gegenständen) / radar *m*
31517 **radiable (radiability)** / Strahlendurchlässig(keit *f*) / radiable (radiabilité *f*)
31518 **radial** / radial (radius = Strahl: strahlig, speichenbezüglich, daumenwärts) / radial
31519 **radiate (radiant)** / strahlen(d) / radier (radiant)
31520 **radiation** / Radiatio (Strahlung *f*) / radiation *f* (rayonnement *m*)
31521 **radiation, acoustic** / Radiatio acustica (Tractus nervosus proiectionis zwischen Hirnrinde und mittlerem Kniehöcker) / radiation acoustique
31522 **radiation, annihilation** / Vernichtungsstrahlung *f* / radiation d'annihilation *f*
31523 **radiation area** / Strahlungsfläche *f* / radiation, aire de *f*
31524 **radiation, argon** / Argonstrahlung *f* (med. Verwendung als gewebeschonender Argonionenstrahl) / radiation d'argon *f*
31525 **radiation, back scattered** / Rückstreustrahlung *f* / rayonnement diffusé rétrograde *m*
31526 **radiation, black** / Strahlung, schwarze *f* (eines schwarzen Körpers) / radiation noire *f*
31527 **radiation of the callous corpus** / Radiatio corporis callosi (Tractus nervosus commissuralis: Balkenknie- und -körperstrahlung, verbindet Stirn- und Scheitellappen; Balkenkörper- und -wulststrahlung, verbindet Hinterhaupt- und Schläfenlappen der beiden Hemisphären) / radiation du corps calleux
31528 **radiation, characteristic** / Strahlung, charakteristische *f* / radiation caractéristique *f*

31529 **radiation circumference** / Strahlungsumfang *m* (größter Strahlenkontrast eines Strahlungsreliefs) / radiation, circonférence de *f*
31530 **radiation, continuous, spurious, useful** / Brems-, Neben-, Nutzstrahlung *f* / rayonnement indépendant, parasite, utile *m*
31531 **radiation contrast** / Strahlungskontrast *m* (log Quotient Strahlungsdetail) / radiation, contraste de *m*
31532 **radiation detail** / Strahlungsdetail *n* (besteht aus 2 Strahlungselementen) / radiation, détail de *m*
31533 **radiation effects by color television** / Strahlengefährdung durch Farbfernsehen *f* (bis 50 r/h) / rayons de télévision en couleurs, charge par *f*
31534 **radiation efficiency** / Strahlungswirksamkeit *f* / rayonnement, rendement du *m*
31535 **radiation, electromagnetic** / Strahlung, elektromagnetische *f* / radiation électromagnétique *f*
31536 **radiation element** / Strahlungselement *n* (Teil eines Strahlungsdetails) / radiation, élément de *m*
31537 **radiation, fluorescence** / Fluoreszenzstrahlung *f* / rayonnement de fluorescence *m*
31538 **radiation flux** / Strahlungsfluß *m* / radiation, flux de *m*
31539 **radiation, gray** / Strahlung, graue *f* (der schwarzen proportionale) / rayonnement gris *m*
31540 **radiation, heterogenic, homogenic** / Strahlung, heterogene, homogene *f* (verschiedener, gleicher Wellenlänge) / radiation hétérogène, homogène *f*
31541 **radiation, ultraviolet** / Strahlung, ultraviolette *f* (A 4000–3150, B 3150–2800, C 2800–1800 Å) / radiation ultraviolette *f*
31542 **radiation intensity** / Strahlungsintensität *f* / radiation, intensité de *f*
31543 **radiation loss, power** / Strahlungsverlust *m*, -vermögen *n* / radiation, perte, puissance de *f*
31544 **radiation mixture** / Strahlungsgemisch *n* / radiation, mixture de *f*
31545 **radiation, mono-, polychromatic** / Strahlung, mono-, polychromatische *f* / radiation mono-, polychromatique *f*
31546 **radiation, nuclear** / Kernstrahlung *f* (Atomzerfallstrahlen von radioaktivierten Stoffen) / radiation nucléaire *f*
31548 **radiation, optic** / Radiatio optica (Tractus nervosus proiectionis [Sehstrahlung] zwischen Hirnrinde [sekundäres Sehzentrum] und seitlichem Kniehöcker [primäres Sehzentrum]) / radiation optique
31549 **radiation plastic** / Strahlungsrelief *n* (Intensitätsdifferenzierung eines Strahlenkegels bei Durchtritt durch Materie) / radiation, plastique de *f*
31550 **radiation pressure (damping)** / Strahlungsdruck *m* (-dämpfung *f*) / radiation, (ré)-pression de *f*
31551 **radiation, primary** / Primärstrahlung *f* (Nutzstrahlenbündel der Rö-Röhre) / radiation primaire *f*
31552 **radiation, proton, electron, neutron** / Protonen-, Elektronen-, Neutronenstrahlung *f* (α-, β-, γ-Strahlung) / radiation protonique, électronique, neutronique *f*
31553 **radiation sickness** / Röntgenkater *m* (nach Rö-Bestrahlung) / rayons, mal de *m*
31554 **radiation source** / Strahlungsquelle *f* / radiation, source de *f*
31555 **radiation, stray** / Streustrahlung *f* (durch Materie abgelenkte) / radiation diffusée *f*
31556 **radiation temperature (heat)** / Strahlungstemperatur (-wärme) *f* / radiation, température (chaleur) de *f*
31557 **radiations, terrestric** / Strahlungen, terrestrische *f* (über geopathogenen Zonen können Zellentartungen provozieren [SEEGER]) / radiations terrestres *f*
31558 **radiation, thermic** / Wärmestrahlung *f* (aus elektromagnetischen Wellen bestehende und als Wärme in Erscheinung tretende Energie) / caloradiance *f*
31559 **radiative** / strahlungsfähig / radiatif
31560 **radical** / Radikal *n* (wie Element reagierende org. chem. Gruppe, z.B. CH_3) / radical *m*
31561 **radiculalgia** / Wurzelneuralgie *f* / radiculalgie *f*
31562 **radicular** / (nerven)wurzelbezüglich / radiculaire
31563 **radiculectomy** / Nervenwurzelresektion *f* / radiculectomie *f*
31564 **radiculitis** / Wurzelneuritis *f* (Rückenmarknervenwurzelentzündung, z.B. durch kostolaterale Subluxation) / radiculite *f*
31565 **radiculomedullary** / nervenwurzel-rückenmarkbezüglich / radiculomédullaire
31566 **radiculomyelopathy** / Nervenwurzel-Rückenmarkleiden *n* / myéloradiculopathie *f*
31567 **radiculo(neuro)pathy** / Spinal(nerven)wurzelerkrankung *f* / radiculo(névro)pathie *f*
31568 **radio sources, quasistellar** / Radiostrahlenquellen, sternähnliche *f* (am Rand des Universums [BURBIDGE: der Milchstraße] vermutlich durch «Schwerkraftkollaps» entstehende Energie) / radiosources quasistellaires *f*
31569 **radio waves** / Radiowellen *f* (erzeugen Wechsel- [Zersetzungs]spannung) / radio, ondes de *f*
31570 **radio-active (-activity)** / Radioaktiv(ität *f*) (strahlend [Strahlung] durch Kernumwandlung bzw. -zerfall) / radio-actif (-activité *f*)
31571 **radio-activity, artificial, induced, natural** / Radioaktivität, künstliche, induzierte, natürliche *f* / radio-activité artificielle, induite, naturelle *f*
31572 **radio-analysis of structure** / Röntgenstrukturanalyse *f* (Aufklärung von Mikrostrukturen mit Eiskristallreflexen von Rö-Strahlen) / radio-analyse de structure *f*
31573 **radiobiology** / Strahlenbiologie *f* ([Lehre von den] biologische[n] Strahlenwirkungen) / radiobiologie *f*
31574 **radiocarpal, -digital, -humeral, -palmar** / speiche-handwurzel-, -finger-, -oberarmknochen-, -handtellerbezüglich / radiocarpien, -digital, -huméral, -palmaire

31575 **radiochemistry** / Radiochemie *f* ([Lehre von den] chemische[n] Inhalte[n] radioaktiver Stoffe) / radiochimie *f*
31576 **radiochrometer** / Strahlenhärtemesser *m* / radiochromomètre *m*
31577 **radiofrequence** / Funkwellenlänge *f* / radiofréquence *f*
31578 **radiogen** / Radiogen *n* (in Wasser gelöste Radiumemanation) / radiogène *m*
31579 **radiogenetics** / Strahlengenetik *f* (Erforschung radioaktiver Mutagene) / radiogénétique *f*
31580 **radiogenic** / radiogen (durch Strahlung verursacht) / radiogénique
31581 **radiography** / Röntgenaufnahme(verfahren *n*) *f* / radiographie *f*
31582 **radiography, contact** / Kontaktaufnahme *f* / radiographie à petite distance foyer-plaque *f*
31583 **radiography, normal; (large film)** / Großaufnahme *f* / radiographie normale *f*
31584 **radiography, preliminary; (control film)** / Leeraufnahme *f* / radiographie sans préparation *f*
31585 **radiography, spot** / Zielaufnahme *f* / radiographie visée *f*
31586 **radiography, standard; (full-size film)** / Übersichtsaufnahme *f* / radiographie d'ensemble *f*
31587 **radiography, vectorial** / Vektorradiographie *f* / radiographie vectorielle *f*
31588 **radiology** / Radiologie *f* (Strahlen[heil]-kunde) / radiologie *f*
31589 **radiometer** / Strahlungsmesser *m* / radiomètre *m*
31590 **radiomicrography** / Radiomikrographie *f* (Autoradiographie mit Elektronenmikroskopie) / radiomicrographie *f*
31591 **radiomimetic** / radiomimetisch (sind Stoffe, die auf Zellkerne radioaktiv wirken, d.h. Chromosomenveränderungen hervorrufen, z.B. Pflanzenschutz-, aber auch coffein- und alkoholhaltige Genußmittel) / radiomimétique
31592 **radiomutation, -necrosis** / Radiomutation, -nekrose *f* (Zellveränderung, -untergang durch Rö-Strahlen) / radiomutation, -nécrose *f*
31593 **radionephrogram** / Radionephrogramm *n* (RNG mit ^{131}I) / radionéphrogramme *m*
31594 **radionuclide** / Radionuklid *n* (für Leberszintigraphie z.B. ^{131}I-Bengalrosa, ^{198}Au-Kolloid, $^{64}CuCl_2$) / radionuclide *m*
31595 **radiopaque (-opacity)** / Strahlenundurchlässig(keit *f*) / radiopaque (radiopacité *f*)
31596 **radiopathy** / Strahlenkrankheit *f* (z.B. durch Atombombenexplosion) / radiopathie *f*
31597 **radiopharmacon** / Pharmakon, gammastrahlendes *n* / radiopharmacon *m*
31598 **radiophysics** / Radiophysik *f* ([Lehre von den] physikalische[n] Grundlagen der Radiologie) / radiophysique *f*
31599 **radiopneumonitis** / Strahlenpneumonitis *f* (nach Lungenbestrahlung) / radiopneumonite *f*
31600 **radioresection** / Radioresektion *f* (Entfernung eines krankhaften Prozesses mittels Radioaktivität) / radiorésection *f*
31601 **radioresponsive (-resistant)** / radioresponsiv (-resistent) (auf Strahlen [nicht] ansprechbar) / radioresponsif (-résistant)
31602 **radiosensitivity** / Strahlenempfindlichkeit *f* / radiosensibilité *f*
31603 **radiotelemetry** / Radiotelemetrie *f* (frequenzmodulierte Ekg-Übertragung) / radiotélémétrie *f*
31604 **radiotoxemia** / Röntgenintoxikation *f* (ab 150 r) / intoxication rœntgenienne *f*
31605 **radio(trans)lucent** / strahlendurchlässig / radiotransparent
31606 **radiotropic (-phobic)** / strahlen(ab)wendig / radiotrope (-phobe)
31607 **radium (Ra 88 226,05)** / Radium (Radium *n*) / radium *m*
31608 **radiumtherapy, interstitial** / Radiumspikkung *f* / curiepuncture *f*
31609 **radius** / Radius (Speiche) / radius
31610 **radiuses of the crystalline lens** / Radii lentis (3 radiäre Anordnungen der Augenlinsenfasern) / radius du cristallin
31611 **radius, electron** / Elektronenradius *m* (halber Wirkungsdurchmesser eines Elektrons) / rayon électronique *m*
31612 **radius, influence** / Wirkungsbereich *m* (Reichweite) / rayon d'influence *m*
31613 **radius (of slit lamp), specular** / Spiegelbezirk *m* (bei Spaltlampenuntersuchung) / rayon spéculaire (de lampe à fente) *m*
31614 **radius, vector** / Leitstrahl *m* / rayon vecteur *m*
31615 **radon (Rn 86 222)** / Radon (Radon *n*) / radon *m*
31616 **raffinose** / Melitose *f* (Dextrose + Fructose + Galaktose) / mélitriose *m*
31617 **rale (rattling, rhonchus)** / Rasseln (Röcheln) *n* / râle *m*
31618 **rale, atelectatic** / Atmungsgeräusch, atelektatisches *n* (über luftarmen Lungenabschnitten) / râle atélectasique *m*
31619 **rale, bronchial** / Atmungsgeräusch, bronchiales *n* («Röhrenatmen» über luftröhrennahen Abschnitten: Ausatmen wie «ch») / râle bronchique *m*
31620 **rale, bubbling, fine, medium** / Rasseln, großblasiges, kleinblasiges, mittelblasiges *n* / râle à grosses, petites, moyennes bulles *m*
31621 **rale, clicking** / Rasseln, klickendes *n* (bei Lungentuberkulose) / râle cliquant *m*
31622 **rale, consona(n)ting** / Rasseln, konsonantisches *n* (bei Lungenpneumonie) / râle consonnant *m*
31623 **rale, dry, moist** / Rasseln, trocknes, feuchtes *n* / râle sec, humide *m*
31624 **rale, laryngeal (tracheal)** / Kehlkopfrasseln (Luftröhren-) *n* / râle laryngien (trachéal) *m*
31625 **rale, mucous** / Schleimrasseln *n* / râle muqueux *m*
31626 **rale, sibilant, sonorous** / Rasseln, pfeifendes, brummendes *n* / râle sibilant, sonore *m*
31627 **rale, vesicular** / Atmungsgeräusch, vesikuläres *n* («Bläschenatmen» über normalen Lungenteilen, abgeschwächt bei Emphysem, verschärft bei Bronchitis: Einatmen wie «f», Ausatmen wie «w») / râle vésiculaire *m*

31628 **ramal, ramose** / astbezüglich, zweigig / ramaire, rameux
31629 **ramification** / Verzweigung *f* / ramification *f*
31630 **ramification, nervous** / Nerv(en)verzweigung *f* / ramification nerveuse *f*
31631 **ramify (ramified, ramifying)** / verzweigen (, sich) / ramifier (ramifié, ramifiant)
31632 **ramus (r.) (branch)** / Ramus (R.) (Ast, Zweig *m*) / rameau (r.) *m* (branche)
31633 **r., acetabular** / R. acetabularis (Acetabulum-Gefäßast) / r. acétabulaire
31634 **rr., acromial** / Rr. acromiales (Gefäßäste des Schulterecks) / rr. acromiaux
31636 **rr. (of the alveolar arteries), dental** / Rr. dentales (aa. alveolarium) (Zahnäste der Kieferarterien) / rr. dentaires (des artères alvéolaires)
31637 **r., anterior, ascending, descending, dorsal, external, inferior, internal, lateral, medial, posterior, profound, superficial, superior, ventral** / R. anterior, ascendens, descendens, dorsalis, externus, inferior, internus, lateralis, medialis, posterior, profundus, superficialis, superior, ventralis (anat. Lage- und Richtungsbezeichnungen für Nerven- und Gefäßäste) / r. antérieur, ascendant, descendant, dorsal, externe, inférieur, interne, latéral, médial, postérieur, profond, superficiel, supérieur, ventral
31638 **rr., anterior, external, internal, lateral, medial, posterior nasal** / Rr. nasales anteriores, externi, interni, laterales, mediales, posteriores (Nervenäste der Nase) / rr. nasaux antérieurs, externes, internes, latéraux, médiaux, posterieurs
31639 **r., anterior and posterior interventricular** / R. interventricularis anterior et posterior (absteigende Äste der Herzkranzschlagadern zwischen den Kammern) / r. interventriculaire antérieur et postérieur
31640 **rr., anterior and posterior labial** / Rr. labiales anteriores et posteriores (Gefäßäste der Schamlippen) / rr. labiaux antérieurs et postérieurs
31641 **rr., anterior and posterior scrotal** / Rr. scrotales anteriores et posteriores (Gefäßäste des Hodensacks) / rr. scrotaux antérieurs et postérieurs
31642 **rr., anterior and posterior superior alveolar** / Rr. alveolares superiores anteriores et posteriores (Nervenäste der Oberkieferzahnfächer) / rr. alvéolaires supérieurs antérieurs et postérieurs
31643 **r. (of the artery of the labyrinth), cochlear** / R. cochleae (a. labyrinthi) / r. cochléen (de l'artère du labyrinthe)
31644 **rr., articular** / Rr. articulares (Gefäßäste des Kniegelenks) / rr. articulaires
31645 **rr., auricular** / Rr. auriculares (Gefäß- und Nervenäste der Ohrmuschel) / rr. auriculaires
31646 **rr. (of the auriculotemporal nerve), with the facial nerve communicating** / Rr. communicantes cum n. faciali (n. auriculotemporalis) / rr. (du nerf auriculotemporal) communicant avec le nerf facial
31647 **rr. (of the autonomic [nervous] system), pulmonary** / Rr. pulmonales (systematis autonomici) (Lungenäste des autonomen Nervensystems) / rr. pulmonaires (du système [nerveux] autonome)
31648 **rr. (of the axillary artery), subscapular** / Rr. subscapulares (a. axillaris) (Unterschulterblattäste der Achselschlagader) / rr. sousscapulaires (de l'artère axillaire)
31649 **rr. (of the basilar artery) to the bridge** / Rr. ad pontem (a. basilaris) / rr. (de l'artère basilaire) vers le pont
31650 **rr., bronchial** / Rr. bronchiales (Bronchen innervierende Äste des N. vagus bzw. Lungengewebe versorgende Äste der Aorta thoracica) / rr. bronchiques
31651 **rr., calcanean** / Rr. calcanei (Gefäß- und Nervenäste des Fersenbeins) / rr. calcanéens
31652 **rr., caroticotympanic** / Rr. caroticotympanici (Halsschlagader-Paukenhöhlenast) / rr. caroticotympaniques
31653 **r. (of the ciliary ganglion), with the nasociliary nerve communicating** / R. communicans (ganglii ciliaris) cum n. nasociliari / r. (du ganglion ciliaire) communicant avec le nerf nasociliaire
31654 **(r. to the ciliary and submandibular ganglion, sympathetic)** / (R. sympathicus ad ganglion ciliare et submandibulare) (Sympathikusäste) / (r. sympathique vers le ganglion ciliaire et sousmandibulaire)
31655 **rr., communicating** / Rr. communicantes (spinale [mit sympathischen] Nerven verbindende Äste) / rr. communicants
31656 **r., cricothyroid** / R. cricothyreoideus (Ringknorpel-Schilddrüsenarterienast) / r. cricothyroïde
31657 **r., cutaneous** / R. cutaneus (Hautnervenast) / r. cutané
31658 **r., cygomaticotemporal** / R. cygomaticotemporalis (Jochbein-Schläfenbeinnervenast) / r. cygomaticotemporal
31659 **rr., deltoid** / Rr. deltoidei (Gefäßäste des Deltamuskels) / rr. deltoïdes
31660 **r. (of the dorsal artery of the foot), profound plantar** / R. plantaris profundus (a. dorsalis pedis) (Fußsohlenast der Fußrückenarterie) / r. plantaire profond (de l'artère dorsale du pied)
31661 **rr., dorsal and palmar carpal** / Rr. carpei dorsales et palmares (Gefäßäste der Handrücken- und -tellerwurzel) / rr. carpiens dorsaux et palmaires
31662 **rr., duodenal** / Rr. duodenales (Gefäßäste des Zwölffingerdarms) / rr. duodénaux
31663 **rr., epiploic** / Rr. epiploici (Gefäßäste des Darmnetzes) / rr. épiploïques
31664 **rr., esophageal** / Rr. oesophagei (Brustaortaäste der Speiseröhre) / rr. œsophagiens
31665 **r. (of the external auditory meatus nerve) of the tympanic membrane** / R. membranae tympani (n. meatus acustici externi) / r. (du nerf du méat auditif externe) de la membrane tympanique
31666 **rr. (of the facial nerve), buccal** / Rr. buccales (n. facialis) (Backenäste des Gesichtsnervs) / rr. buccaux (du nerf facial)

31667 **r. (of the facial nerve) of the collum** / R. colli (n. facialis) / r. (du nerf facial) du col
31668 **rr. (of the facial nerve), cygomatic** / Rr. cygomatici (n. facialis) (Jochbeinäste des Gesichtsnervs) / rr. cygomatiques (du nerf facial)
31669 **r. (of the facial nerve), digastric** / R. digastricus (n. facialis) (M.-digastricus-Ast des Gesichtsnervs) / r. digastrique (du nerf facial)
31670 **r. (of the facial nerve), with the glossopharyngeal nerve communicating** / R. communicans cum n. glossopharyngeo (n. facialis)/ r. (du nerf facial) communicant avec le nerf glossopharyngien
31671 **r. (of the facial nerve) of the mandible, (marginal)** / R. (marginalis) mandibulae (n. facialis) / r. (marginal) (du nerf facial) de la mandibule
31672 **r. (of the facial nerve), with the tympanic plexus communicating** / R. communicans cum plexu tympanico (n. facialis) / r. (du nerf facial) communicant avec le plexus tympanique
31673 **rr. (of the facial vein), parotidean** / Rr. parotidei (v. facialis) (Warzenfortsatzäste der Gesichtsblutader) / rr. parotidiens (de la veine faciale)
31674 **r., femoral** / R. femoralis (Oberschenkelast des N. genitofemoralis) / r. fémoral
31675 **rr. (of the femoral artery), inguinal** / Rr. inguinales (a. femoralis) (Leistenäste der Oberschenkelschlagader) / rr. inguinaux (de l'artère fémorale)
31676 **rr. (of the femoral nerve), anterior cutaneous** / Rr. cutanei anteriores (n. femoralis) / rr. cutanés antérieurs (du nerf fémoral)
31677 **rr., frontal, occipital, parietal, temporal** / Rr. frontales, occipitales, parietales, temporales (Gefäß- und Nervenäste der Schädelbeine) / rr. frontaux, occipitaux, pariétaux, temporaux
31678 **r., genital** / R. genitalis (Geschlechtsast des N. genitofemoralis) / r. génital
31679 **rr., glandular** / Rr. glandulares (Gefäß- und Nervenäste der Mundspeicheldrüsen) / rr. glandulaires
31680 **r. (of the glossopharyngeal nerve), with the auricular ramus of the vagus nerve communicating** / R. communicans cum r. auriculari n. vagi (n. glossopharyngei) / r. (du nerf glossopharyngien) communicant avec le ramus auriculaire du nerf pneumogastrique
31681 **r. (of the glossopharyngeal nerve) of the carotid sinus** / R. sinus carotici (n. glossopharyngei) / r. (du nerf glossopharyngien) du sinus carotidien
31682 **rr. (of the hand), palmar** / Rr. palmares manus (Gefäß- und Nervenäste des Handtellers) / rr. palmaires (de la main)
31683 **r. (of the iliohypogastric nerve), anterior and lateral cutaneous** / R. cutaneus anterior et lateralis (n. iliohypogastrici) / r. cutané antérieur et latéral (du nerf iliohypogastrique)
31684 **r. (of the iliolumbar artery), iliac** / R. iliacus (a. iliolumbalis) (Darmbeinast der Darmbein-Lendenschlagader) / r. iliaque (de l'artère iliolombaire)
31685 **r. (of the iliolumbar artery), lumbar** / R. lumbalis (a. iliolumbalis) (Lendenast der Darmbein-Lendenschlagader) / r. lombaire (de l'artère iliolombaire)
31686 **r. (of the inferior epigastric artery), obturator** / R. obturatorius (a. epigastricae inferioris) (Hüftbeinlochast der unteren Bauchdeckenarterie) / r. obturateur (de l'artère épigastrique inférieure)
31687 **rr., inferior and superior dental** / Rr. dentales inferiores et superiores (Zahnäste der trigeminalen Kiefernervengeflechte) / rr. dentaires inférieurs et supérieurs
31688 **rr., inferior and superior gingival**/Rr. gingivales inferiores et superiores (Zahnfleischäste der trigeminalen Kiefernervengeflechte) / rr. gingivaux inférieurs et supérieurs
31689 **rr., inferior and superior labial** / Rr. labiales inferiores et superiores (Nervenäste der Mundlippen) / rr. labiaux inférieurs et supérieurs
31690 **r., infra- and suprahyoid** / R. infrahyoideus et suprahyoideus (Gefäßäste des Zungenbeins) / r. infra- et sushyoïde
31691 **rr., interganglionar** / Rr. interganglionares (interganglionäre Äste des autonomen Nervensystems) / rr. interganglionnaires
31692 **rr. (of the internal thoracic artery), anterior intercostal** / Rr. intercostales anteriores (a. thoracicae internae) (Zwischenrippenäste der inneren Brustschlagader) / rr. intercostaux antérieurs (de l'artère thoracique interne)
31693 **(r. [of the internal thoracic artery], lateral costal)** / (R. costalis lateralis [a. thoracicae internae]) (unbeständiger Rippenast der inneren Brustschlagader) / (r. costal latéral [de l'artère thoracique interne])
31694 **r. (of the lacrimal nerve), with the cygomatic nerve communicating** / R. communicans cum n. cygomatico (n. lacrimalis) / r. (du nerf lacrymal) communicant avec le nerf cygomatique
31695 **rr., lateral and medial malleolar** / Rr. malleolares laterales et mediales (Gefäßäste der Fußknöchel) / rr. malléolaires latéraux et médiaux
31696 **rr., (lateral and medial) mammary** / Rr. mammarii (laterales et mediales) (Gefäß- und Nervenäste der Milchbrustdrüse) / rr. mammaires (latéraux et médiaux)
31697 **r. (of the left coronary artery of the heart), circumflex** / R. circumflexus (a. coronariae cordis sinistrae) (querer Ast von li. zu re. Herzkranzschlagader) / r. circonflexe (de l'artère coronaire gauche du cœur)
31698 **rr., lingual** / Rr. linguales (Nervenäste der Zunge) / rr. linguaux
31699 **rr. (of the lingual nerve), with the hypoglossal nerve communicating** / Rr. communicantes cum n. hypoglosso (n. lingualis) / rr. (du nerf lingual) communicant avec le nerf hypoglosse

31700 **rr. (of the lingual nerve) of the isthmus of the fauces** / Rr. isthmi faucium (n. lingualis) / rr. de l'isthme du gosier (du nerf lingual)
31701 **r. (of the mandibular nerve), meningeal** / R. meningeus (n. mandibularis) (Hirnhautast des Unterkiefernervs) / r. méningé (du nerf mandibulaire)
31702 **rr., mastoid** / Rr. mastoidei (Gefäßäste des Warzenfortsatzes) / rr. mastoïdes
31703 **r. (of the maxillar artery), mylohyoid** / R. mylohyoideus (a. maxillaris) (Unterkiefer-Zungenbeinast der Oberkieferarterie) / r. mylohyoïde (de l'artère maxillaire)
31704 **r. (of the median nerve), palmar** / R. palmaris (n. mediani) (Handtellerast des N. medianus) / r. palmaire (du nerf médian)
31705 **r. (of the median nerve), with the ulnar nerve communicating** / R. communicans cum n. ulnari (n. mediani) / r. (du nerf médian) communicant avec le nerf cubital
31706 **rr., mediastinal** / Rr. mediastinales (Brustaortaäste des Mittelfells) / rr. médiastinaux
31707 **rr., meningeal** / Rr. meningei (Gefäß- und Nervenäste der Hirnhaut) / rr. méningés
31708 **rr., mental** / Rr. mentales (Nervenäste des Kinns) / rr. mentonniers
31709 **r., (middle) meningeal** / R. meningeus (medius) (Hirnhautast des Oberkiefernervs) / r. méningé (moyen)
31710 **r. (of the middle meningeal artery), accessory meningeal** / R. meningeus accessorius (a. meningeae mediae) (zusätzlicher Hirnhautast der mittleren Hirnhautarterie) / r. méningé accessoire (de l'artère méningée moyenne)
31711 **r. (of the middle meningeal artery), petrosal** / R. petrosus (a. meningeae mediae) (Felsenbeinast der mittleren Hirnhautarterie) / r. pétreux (de l'artère méningée moyenne)
31712 **r. (of the nasociliary nerve), with the ciliary ganglion communicating** / R. communicans (n. nasociliaris) cum ganglio ciliari / r. (du nerf nasociliaire) communicant avec le ganglion ciliaire
31713 **r. (of the nerves), communicating** / R. communicans (nervorum) (Nervenverbindungsast) / r. (des nerfs) communicant
31714 **rr. (of the nerves), muscular** / Rr. musculares (nervorum) (Nervenäste der Muskeln) / rr. musculaires (des nerfs)
31715 **r. (of the obturator nerve), cutaneous** / R. cutaneus (n. obturatorii) / r. cutané (du nerf obturateur)
31716 **rr. (of the occipital artery), sternocleidomastoid** / Rr. sternocleidomastoidei (a. occipitalis) (Hinterhauptschlagaderäste des M. sternocleidomastoideus) / rr. sternocléidomastoïdes (de l'artère occipitale)
31717 **r. (of the otic ganglion), with the auriculotemporal nerve communicating** / R. communicans cum n. auriculotemporali (ganglii otici) / r. (du ganglion otique) communicant avec le nerf auriculotemporal
31718 **r. (of the otic ganglion), with the meningeal ramus of the mandibular nerve communicating** / R. communicans cum r. meningeo n. mandibularis (ganglii otici) / r. (du ganglion otique) communicant avec le ramus méningé du nerf mandibulaire
31719 **r. (of the otic ganglion), with the tympanic cord communicating** / R. communicans cum chorda tympani (ganglii otici) / r. (du ganglion otique) communicant avec la corde tympanique
31720 **rr., palpebral** / Rr. palpebrales (Nervenäste des Augenlids) / rr. palpébraux
31721 **rr., pancreatic** / Rr. pancratici (Gefäßäste der Bauchspeicheldrüse) / rr. pancréatiques
31722 **rr., parotid** / Rr. parotidei (Gefäß- und Nervenäste der Ohrspeicheldrüse) / rr. parotides
31723 **rr., perforating** / Rr. perforantes (durchbohrende Gefäßäste, z.B. die Zwischenknochenräume des Mittelfußes) / rr. perforants
31724 **rr., pericardiac** / Rr. pericardiaci (Brustaortaäste des Herzfells) / rr. péricardiques
31725 **rr., perineal** / Rr. perineales (Nervenäste des Damms) / rr. périnéaux
31726 **r., peroneal communicating** / R. communicans peronaeus (Nerven verbindender Wadenbeinast) / r. communicant péronier
31727 **rr., pharyngeal** / Rr. pharyngei (Gefäß- und Nervenäste des Schlunds) / rr. pharyngiens
31728 **r. (of the phrenic nerve), pericardiac** / R. pericardiacus (n. phrenici) (Herzfellast des Zwerchfellnervs) / r. péricardique (du nerf phrénique)
31729 **rr., phrenico-abdominal** / Rr. phrenicoabdominales (Zwerchfell-Bauchnervenäste) / rr. phrénico-abdominaux
31730 **r. (of the posterior intercostal arteries), collateral** / R. collateralis (aa. intercostalium posteriorum) (Nebenast der hinteren Zwischenrippenarterien) / r. collatéral (des artères intercostales postérieures)
31731 **r. (of the posterior intercostal arteries), lateral and medial cutaneous** / R. cutaneus lateralis et medialis (aa. intercostalium posteriorum) / r. cutané latéral et médial (des artères intercostales postérieures)
31732 **r. (of the posterior tibial artery), circumflex fibular** / R. circumflexus fibulae (a. tibialis posterioris) (querer Wadenbeinast der hinteren Schienbeinschlagader) / r. péronier circonflexe (de l'artère tibiale postérieure)
31733 **r. (of the proper hepatic artery), right and left** / R. dexter et sinister (a. hepaticae propriae) / r. droit et gauche (de l'artère hépatique propre)
31734 **rr., pterygoid** / Rr. pterygoidei (Gefäßäste des Keilbeinflügelfortsatzes) / rr. ptérygoïdes
31735 **rr. (of the pterygopalatine ganglion), orbital** / Rr. orbitales (ganglii pterygopalatini) (Augenhöhlenäste des Keilbeinflügel-Gaumenbeinganglions) / rr. orbitaires (du ganglion ptérygopalatin)
31736 **rr., pubic** / Rr. pubici (Gefäßäste des Schambeins) / rr. pubiens

31737 **rr., renal** / Rr. renales (Nervenäste der Nieren) / rr. rénaux
31738 **rr. (of the renal artery), capsular** / Rr. capsulares (a. renalis) (Kapseläste der Nierenschlagader) / rr. capsulaires (de l'artère rénale)
31739 **r., saphenous** / R. saphenus (Ast der absteigenden Knieschlagader) / r. saphène
31740 **r. (of the saphenous nerve), infrapatellar** / R. infrapatellaris (n. sapheni) (Kniescheibenast desV.-saphena-magna-Nervs) / r. infrapatellaire (du nerf saphène)
31741 **r. (of the saphenous nerve), medial cutaneous crural** / R. cutaneus cruris medialis (n. sapheni) / r. crural cutané médial (du nerf saphène)
31742 **rr. of the segments, bronchial** / Rr. bronchiales segmentorum (Luftröhrenastzweige der Lungenlappensegmente) / rr. bronchiques des segments
31743 **rr., spinal** / Rr. spinales (Gefäßäste des Rückenmarks) / rr. épineux
31744 **rr., sternal** / Rr. sternales (Gefäßäste des Brustbeins) / rr. sternaux
31745 **r. (of the stylomastoid artery), stapedial** / R. stapedius (a. stylomastoideae) (Steigbügelast der A. stylomastoidea) / r. stapédien (de l'artère stylomastoïde)
31746 **r. of the stylopharyngeal muscle** / R. m. stylopharyngei (Nervenast) / r. du muscle stylopharyngien
31747 **rr. (of the submandibular ganglion), with the lingual nerve communicating** / Rr. communicantes cum n. linguali (ganglii submandibularis) / rr. (du ganglion sousmandibulaire) communicant avec le nerf lingual
31748 **r. (a.), superficial cervical** / R. superficialis (a. transversae colli) (A. cervicalis superficialis) (oberflächlicher Ast der queren Halsschlagader) / r. (a.) cervical(e) transverse
31749 **r. (of the superior laryngeal nerve), with the inferior laryngeal nerve communicating** / R. communicans cum n. laryngeo inferiore (n. laryngei superioris) / r. (du nerf laryngien supérieur) communicant avec le nerf laryngien inférieur
31750 **rr. (of the sympathetic trunk), laryngopharyngeal** / Rr. laryngopharyngei (trunci sympathici) (Kehlkopf-Schlundäste des Hals-Grenzstrangs) / rr. laryngopharyngiens (du tronc sympathique)
31751 **r. of the tentorium** / R. tentorii (Tentorium-cerebelli-Ast des oberen Drillingsnervs) / r. de la tente
31752 **r. (of the thoracic nerves), lateral and medial cutaneous** / R. cutaneus lateralis et medialis (nn. thoracicorum) / r. cutané latéral et médial (des nerfs thoraciques)
31753 **r. (of the thoraco-acromial artery), clavicular** / R. clavicularis (a. thoraco-acromialis) (Schlüsselbeinast der Brust-Schulterschlagader) / r. claviculaire (de l'artère thoraco-acromiale)
31754 **rr. (of the thoraco-acromial artery), pectoral** / Rr. pectorales (a. thoraco-acromialis) (Brustäste der Brust-Schulterschlagader) / rr. pectoraux (de l'artère thoraco-acromiale)
31755 **rr., thymic** / Rr. thymici (Gefäßäste des Thymus) / rr. thymiques
31756 **rr., tonsillary** / Rr. tonsillares (Gefäß- und Nervenäste der Mandeln) / rr. tonsillaires
31757 **rr., tracheal** / Rr. tracheales (Gefäß- und Nervenäste der Luftröhre) / rr. trachéaux
31758 **r., tubal** / R. tubalis (Nervenast der Ohrtrompete) / r. de la trompe d'EUSTACHE
31759 **r., tubar** / R. tubarius (Gefäßast der Gebärmuttertrompete) / r. de la trompe de FALLOPE
31760 **r., ulnar** / R. ulnaris (Nervenast der Elle) / r. cubital
31761 **r., ulnar communicating** / R. communicans ulnaris (Nerven verbindender Ellenast) / r. communicant cubital
31762 **r. (of the ulnar nerve), palmar cutaneous** / R. cutaneus palmaris (n. ulnaris) (Handtellerhautast des Ellennervs) / r. cutané palmaire (du nerf cubital)
31763 **rr., ureteral** / Rr. ureterici (Gefäßäste der Harnleiter) / rr. urétériques
31764 **r. (of the uterine artery), ovarian** / R. ovaricus (a. uterinae) Eierstockast der Gebärmutterschlagader) / r. ovarien (de l'artère utérine)
31765 **rr. (of the vagus nerve), anterior and posterior gastric** / Rr. gastrici anteriores et posteriores (n. vagi) (Magenäste des N. vagus) / rr. gastriques antérieurs et postérieurs (du nerf pneumogastrique)
31766 **rr. (of the vagus nerve), celiac** / Rr. coeliaci (n. vagi) (Bauchhöhlenäste des N. vagus) / rr. cœliaques (du nerf pneumogastrique)
31767 **r. (of the vagus nerve), with the glossopharyngeal nerve communicating** / R. communicans cum n. glossopharyngeo (n. vagi) / r. (du nerf pneumogastrique) communicant avec le nerf glossopharyngien
31769 **rr. (of the vagus nerve), hepatic** / Rr. hepatici (n. vagi) (Leberäste des N. vagus) / rr. hépatiques (du nerf pneumogastrique)
31770 **rr. (of the vagus nerve), inferior and superior cardiac** / Rr. cardiaci inferiores et superiores (n. vagi) (Herzäste des N. vagus) / rr. cardiaques inférieurs et supérieurs (du nerf pneumogastrique)
31771 **rr., vestibular** / Rr. vestibulares (Gefäßäste des Ohrvorhofs) / rr. vestibulaires
31772 **rancid(ness)** / Ranzig(keit *f*) / rance (rancissement *m*)
31773 **random (, at)** / Geratewohl (, aufs) *n* / hasard (, à) *m*
31774 **randomize** / randomisieren (dem Zufall überlassen, z. B. Versuchsgruppen bewußt nicht auswählen) / hasard, laisser au
31775 **range** / Umfang (Bereich) *m* / étendue *f*
31776 **range of audibility, of vision** / Hörbereich, Sichtbereich *m* / étendue d'audibilité, de vue *f*
31777 **range, wave-** / Wellenbereich *m* / gamme d'ondes *m*
31778 **ranula, false** / Ranula, unechte *f* (BOCHDALEK' [Rest]zyste am Zungengrund) / ranule fausse *f*
31779 **ranula, pancreatic** / Ranula pancreatica (Froschgeschwulst am Ausführungsgang) / ranule pancréatique *f*

31780 **Ranunculus** / Knollenhahnenfuß (Wirkstoff: Ranunculin) / Ranunculus bulbosus (Ranunculaceae)
31781 **rape** / Notzucht *f* (notzüchtigen) / viol(er) *m*
31782 **raphe** / Rhaphe (ῥαφή = Naht *f*) / raphé *m*
31783 **raphe, lateral palpebral** / Rhaphe palpebralis lateralis (seitliche Augenlidnaht) / raphé palpébral latéral
31784 **raphe of the palate** / Rhaphe palati / raphé du palais
31785 **raphe of the penis** / Rhaphe penis / raphé du pénis
31786 **raphe of the pharynx** / Rhaphe pharyngis / raphé du pharynx
31787 **raphe, pterygomandibular** / Rhaphe pterygomandibularis (Keilbeinflügelfortsatz-Unterkiefernaht) raphé ptérygomandibulaire
31788 **raphe of the scrotum** / Rhaphe scroti / raphé du scrotum
31789 **rapid(ity)** / Schnell(igkeit *f*) / rapide (rapidité *f*)
31790 **rapport** / Vertrauen(sverhältnis), (un)bewußtes *n* / rapport *m*
31791 **raptus, melancholic** / Raptus melancholicus (rapere = hinreißen) / raptus mélancolique *m*
31792 **rarefaction** / Rareficatio *f* (rare = selten: [Knochen]gewebeschwund) / raréfaction *f*
31793 **rarity** / Dünnheit *f* / rareté *f*
31794 **rash** / Rash *m* (engl. schnell: Varizellen od. Variolen vorausgehender masernartiger Ausschlag) / rash *m*
31795 **rash, scarlet** / Scharlachausschlag *m* / éruption scarlatine *f*
31796 **rashes, serum** / Serumausschläge *m* / éruptions séreuses *f*
31797 **raspatory** / Raspatorium *n* (Knochenhautschabeisen) / râpe *f*
31798 **raspberry(-coloured)** / Himbeere *f* (himbeerfarbig) / framboise *f* (, de couleur de)
31799 **rat** / Mus rattus (Hausratte *f*) / rat(e) *m* (*f*)
31800 **rat flea, pellagra** / Rattenfloh *m*, -pellagra *f* / puce, pellagre du rat *f*
31801 **ratanhia root** / Radix ratanhiae (Antidiarrhoicum Krameria-triandra-Wurzel) / ratanhia, racine de *f*
31802 **rate** / Rate *f* (Anteil *m*) / quote-part *f*
31803 **rate, case** / Fallzahl *f* / quote-part des cas *f*
31804 **rate, excretion** / Ausscheidungsrate *f* / quote-part d'excrétion *f*
31805 **rate, growth** / Wachstumsrate *f* / quote-part de croissance *f*
31806 **rate, terata** / Mißbildungsquote *f* (bei mütterlichem Diabetes ~ 6%) / quote-part tératogène *f*
31807 **rate, turnover** / Stoffumsatzmenge *f* (im Organismus in Zeiteinheit) / quote-part de tournure *f*
31808 **ratio** / Verhältnis(zahl *f*) *n* / proportion(nel, nombre *m*) *f*
31809 **ratio, body-weight** / Körper-Gewichtverhältnis *n* / proportion de taille à poids du corps *f*
31810 **ratio, caryoplasmic** / Kern-Plasmaverhältnis *n* / proportion nucléocytoplasmique *f*
31811 **ratio, cell colour** / Zell-Farbstoffverhältnis *n* / proportion d'érythrocytes à hémoglobine *f*
31812 **ratio, concentration** / Konzentrationsverhältnis *n* / proportion de concentration d'un solide dans l'urine et dans le sang *f*
31813 **ratio, hand** / Handproportion *n* (Längen-Breitenverhältnis) / proportion de la main *f*
31814 **ratio, ketogenic-antiketogenic** / Glucose-Fettsäurenverhältnis *n* / proportion cétogène-anticétogène *f*
31815 **ratio, monocyte-lymphocyte** / Mono-Lymphozytenverhältnis *n* (Monozytenab-Lymphozytenzunahme bei Tb.) / proportion de monocytes à lymphocytes *f*
31816 **ratio, nutritive** / Grundnahrungsverhältnis *n* (Verhältnis von Eiweiß zu Fett und Kohlenhydraten) / proportion nutritive *f*
31817 **ration** / rationieren (Zuteilungsmenge *f*) / rationner (ration *f*)
31818 **rational** / rational (mit Verstand) / rational
31819 **rationalism** / Rationalismus *m* (Denken als einzige Erkenntnismöglichkeit) / rationalisme *m*
31820 **rationalist(ic)** / Rationalist *m* (verstandesmäßig) / rationaliste *m*
31821 **rationalization** / Rationalisierung *f* («Innere Ausrede»: rationale Rechtfertigung eines irrationalen Verhaltens [FREUD]) / rationalisation *f*
31822 **rationalize** / rationalisieren (vernünftig i.S.v. zweckmäßig machen) / rationaliser
31823 **rationing** / Zuteilung *f* / rationnement *m*
31824 **rattle** / röcheln (rasseln) / râler
31825 **Rauwolfia** / Rauwolfia serpentina (Alkaloide: Reserpin, Rescinnamin, Raupin, Ajmalin, Yohimbosäuremethylester) / rauwolfia
31826 **raw(ness)** / roh (Rauheit *f*) / cru (crudité *f*)
31827 **ray** / Strahl *m* / rayon *m*
31828 **rays, actinic, dynamic** / Strahlen, aktinische, dynamische *m* (chem., physik. [therapeutisch] wirksame) / rayons actiniques, dynamiques *m*
31829 **rays, anodic, cathodic** / Anodenstrahlen, Kathodenstrahlen *m* / rayons anodiques, cathodiques *m*
31830 **ray, central** / Hauptstrahl *m* (röntg.) / rayon central *m*
31831 **ray cone** / Strahlenkegel *m* / rayon, cône de *m*
31832 **rays, convergent, divergent** / Konvergenz-, Divergenzstrahlen *m* / rayons convergents, divergents *m*
31833 **rays, corpuscular** / Höhenstrahlen *m* (sehr kurzwellige, stark ionisierende, energiereiche kosmische) / rayons ultragamma *m*
31834 **rays, delta-** / Deltastrahlen *m* (durch Korpuskularstrahlen ausgelöste Sekundärelektronen) / rayons delta *m*
31835 **ray effect** / Strahlenwirkung *f* (Summe der Reaktionen auf Strahleneinwirkung) / rayons, effet de *m*
31836 **ray effect, direct, indirect** / Strahleneinwirkung, direkte, indirekte *f* (sofortige Veränderung an Zellen, spätere im biol. Objekt) / rayons, effet direct, indirect de *m*

31837 **rays, glass** / Röhrenstrahlen *m* (durch Kathodenstrahlen entstehende Antikathodenstrahlen) / rayons de tube *m*
31838 **rays, grid of secondary** / Sekundärstrahlenblende *f* (zwischen Objekt und Rö-Film) / rayons secondaires, grille de *f*
31839 **rays, hard, soft** / Strahlen, harte, weiche *m* / rayons durs, mous *m*
31840 **ray hardness** / Strahlenhärte *f* / rayons, dureté de *f*
31841 **ray, incident, emergent** / Strahl, einfallender, austretender *m* / rayon incident, émergent *m*
31842 **ray, (in)direct** / Strahl, (in)direkter *m* / rayon (in)direct *m*
31843 **rays, infrared** / Strahlen, ultrarote *m* (unsichtbare langwellige mit Wellenlängen von 500 μ bis 800 mμ) / rayons infrarouges *m*
31844 **rays, (in)visible light** / Lichtsrahlen, (un)sichtbare *m* / rayons lumineux (in)visibles *m*
31845 **ray, oblique, reflected** / Strahl, schräger, zurückgeworfener *m* / rayon oblique, réfléchi *m*
31846 **ray, parallel, polar** / Parallel-, Polstrahl *m* / rayon parallèle, polaire *m*
31847 **ray path** / Strahlengang *m* / rayon, marche de *f*
31848 **ray pencil** / Strahlenbündel *n* / rayons, faisceau de *m*
31849 **rays, pigment-producing** / Hautpigmentbildungsstrahlen *m* (UV-Strahlen mit Wellenlängen von 3000–2500 Å) / rayons produisant le pigment de la peau *m*
31850 **rays, primary, secondary** / Strahlen, primäre, sekundäre *m* / rayons primaires, secondaires *m*
31851 **ray quality** / Strahlenqualität *f* (durch Halbwertschichtbestimmung gemessenes [Rö-]strahlendurchdringungsvermögen) / rayons, qualité de *f*
31852 **ray quantum** / Strahlenquant *n* / radiation, quantum de *m*
31853 **ray refraction, retardation** / Strahlenbrechung, -bremsung *f* / rayons, réfraction *f*, freinage de *m*
31854 **rays, thermic** / Wärmestrahlen *m* (zwischen Kurzwellen und Infrarotstrahlen) / rayons caloradiants *m*
31855 **rays, transition** / Grenzstrahlen *m* (zwischen UV- und Rö-Strahlen) / rayons de transition *m*
31856 **rays, ultraviolet** / Strahlen, ultraviolette *m* (unsichtbare kurzwellige von jenseits Violett bis Rö-Strahlen) / rayons ultraviolets *m*
31857 **rays, ultraviolet A-** / Ultraviolettstrahlen A *m* (UV A: λ = 4000–3150 Å) / rayons ultraviolets A *m*
31858 **rays, ultraviolet B-** / Ultraviolettstrahlen B *m* (UV B: λ = 3150–2800 Å) / rayons ultraviolets B *m*
31859 **rays, ultraviolet C-** / Ultraviolettstrahlen C *m* (UV C: λ = 2800–1800 Å) / rayons ultraviolets C *m*
31860 **rays, visible** / Strahlen, sichtbare *m* (λ = 800–380 mμ) / rayons visibles *m*
31861 **rays, x-** / Röntgenstrahlen *m* (sich an den Grenzen mit UV- und γ-Strahlen überdeckender Wellenbereich von ~ 10^{-11} bis 10^{-6} cm) / rayons X *m*
31862 **RAYMOND's syndrome** / RAYMOND' Syndrom (Alternierende Lähmung mit homolateraler N.-abducens-Lähmung und kontralateraler Hemiparese) / syndrome protubérantiel inférieur
31863 **RAYMOND-CESTAN syndrome** / RAYMOND-CESTAN' Syndrom (Alternierende Lähmung mit homolateralen Kleinhirnsymptomen, kontralateraler Hemiparese, Augenbewegungs- und Sensibilitätsstörungen) / syndrome protubérantiel supérieur
31864 **reacquired** / zweiterworben / réacquis
31865 **reacting** / reagierend / réagissant
31866 **reaction** / Reaktion *f* (Zurückwirkung eines gereizten Körpers auf einen endogenen od. exogenen Reiz: Reiz[be]antwort[ung]) / réaction *f*
31867 **reaction absence, capability** / Reaktionslosigkeit, -fähigkeit *f* / réaction, absence, capacité de *f*
31868 **reaction, acid** / Reaktion, acide *f* (Erhöhung der H-Ionen-, Erniedrigung der OH-Ionenkonzentration: $[H^+] > 10^{-7} = p_H < 7$) / réaction acide *f*
31869 **reaction, actual** / Reaktion, aktuelle *f* (der aktuellen Ionen) / réaction actuelle *f*
31870 **reaction, agglutination** / Agglutinationsreaktion *f* (zwischen Agglutinogenen und Agglutininen in Reagenzglas und auf Objektträger sichtbar) / réaction d'agglutination *f*
31871 **reaction of agglutination, of hemolysis, of precipitation, inhibitor** / Hemmungsreaktionen *f* (Agglutinations-, Hämolyse-, Präzipitations-) / réaction inhibitrice d'agglutination, d'hémolyse, de précipitation *f*
31872 **reaction, alarm** / Alarmreaktion *f* (1. Stadium des allgemeinen Anpassungssyndroms: vermehrte Produktion von Adaptationshormonen) / réaction d'alarme *f*
31873 **reaction, aldehyde** / Aldehydreaktion *f* (für Urobilinogen [EHRLICH]) / réaction d'aldéhyde *f*
31874 **reaction, alkaline** / Reaktion, alkalische *f* (Erniedrigung der H-Ionen-, Erhöhung der OH-Ionenkonzentration: $[H^+] < 10^{-7} = p_H > 7$) / réaction alcaline *f*
31876 **reaction, allergic, anaphylactic** / Reaktion, allergische, anaphylaktische *f* / réaction allergique, anaphylactique *f*
31877 **reactions, allergic vascular** / Gefäßreaktionen, allergische *f* (z. B. nach Sulfonamidmedikation) / réactions vasculaires allergiques *f*
31878 **reaction, anamnestic** / Reaktion, anamnestische *f* (bei wiederholter parenteraler Inj. gleicher AG) / réaction anamnestique *f*
31879 **reaction, anxiety, flush** / Angst-, Errötungsreaktion *f* / réaction d'anxiété, de rougeur *f*
31880 **reaction, arousal** / Weckreaktion *f* / réaction (r)éveillante *f*
31881 **reaction, bimolecular** / Reaktion, bimolekuläre *f* (den Molekülkonzentrationen zweier chem. Stoffe proportionale Reaktionsgeschwindigkeit) / réaction bimoléculaire *f*

31882 **reaction, biological** / Reaktion, biologische *f* (biol. Unverträglichkeit, z. B. Anaphylaxie) / réaction biologique *f*
31883 **reaction, biuret** / Biuretreaktion *f* (Biuret = Harnstoffderivat: von Tripeptiden an aufwärts pos. Eiweißreaktion) / réaction de biuret *f*
31884 **reaction, cadmium sulfate** / Cadmiumsulfatreaktion *f* (Schnelltest auf Gammaglobulinvermehrung) / réaction de sulfate de cadmium *f*
31885 **reaction, carcinochrome** / Karzinochromreaktion *f* (eines spez. Reagens mit harnpflichtigen Paraproteinen bes. aus dem Intestinaltrakt [GUTSCHMIDT]) / réaction de carcinochrome *f*
31886 **reaction, carcinolytic** / Reaktion, karzinolytische *f* (durch Seren Gesunder) / réaction carcinolytique *f*
31887 **reaction centers** / Reaktionszentren *n* (Keimzentren der Rindenfollikel) / réaction, centres de *m*
31888 **reaction, chain** / Kettenreaktion *f* (Entstehung von Neutronen aus Neutronen im Reaktor) / réaction en chaîne *f*
31889 **reaction, chelate** / Chelatwirkung *f* (Freisetzung von S-affinen Schwermetallen, z. B. Kupferfreisetzung bei Kupferstauung) / réaction de chélat *f*
31890 **reaction, clarifying** / Klärungsreaktion *f* (MEINICKE' Flockungsreaktion) / réaction de clarification *f*
31891 **reaction, coagulation** / Gerinnungsreaktion *f* / réaction de coagulation *f*
31892 **reaction, collodion precipitation** / Kollodiumpräzipitationsreaktion *f* (KPR zum Autoantikörpernachweis) / réaction de précipitation de collodion *f*
31893 **reactions, colloid** / Kolloidreaktionen *f* (Blut- und Liquoruntersuchungsmethoden) / réactions colloïdes *f*
31894 **reaction, complement deviation** / Komplementablenkungsreaktion *f* / réaction de déviation du complément *f*
31895 **reaction, complement fixation** / Komplementbindungsreaktion *f* (KBR: zu Bindung und Verbrauch von Komplement führende AAK-Bildung) / réaction de fixation du complément *f*
31896 **reaction, conglobation** / Anhäufungsreaktion *f* / réaction de conglobation *f*
31897 **reaction, conglutination** / Konglutinationsreaktion *f* / réaction de conglutination *f*
31898 **reaction, conjunctival** / Konjunktivalreaktion *f* (auf TOA-Einträuflung bei Tb.) / réaction conjonctivale *f*
31899 **reaction, consensual** / Reaktion, konsensuelle *f* (z. B. der beiden Pupillen, der Haut und Schleimhaut) / réaction consensuelle *f*
31900 **reaction, convergent** / Konvergenzreaktion *f* (Verengerung der Pupillen bei Konvergenz der Sehachsen) / réaction convergente *f*
31901 **reaction curve, result** / Reaktionskurve *f*, -ablauf *m* / réaction, courbe *f*, résultat de *m*
31902 **reaction, cutaneous, intracutaneous, percutaneous, subcutaneous tuberculin** / Tuberkulinreaktion *f* (kutane [v. PIRQUET], intrakutane [MANTOUX], perkutane [MORO], subkutane [HAMBURGER]) / réaction cutanée, intracutanée, percutanée, souscutanée à tuberculine *f*
31903 **reaction, dark** / «Dunkelreaktion» *f* (der Photosynthese: biochem. Umwandlung von Kohlendioxyd [CO_2] in Kohlenhydrat als biol. wichtigste Leistung der Pflanze) / réaction obscure *f*
31903a **reaction, defensive protease** / Abwehrfermentreaktion *f* (zum Nachweis von Abwehrfermenten gegen karzinotypisches Eiweiß [ABDERHALDEN]) / réaction de diastases défensives *f*
31904 **reaction, deficiency** / Mangelreaktion *f* / réaction de carence *f*
31905 **reaction, degeneration** / Entartungsreaktion *f* (keine Muskel[nerv]reaktion auf farad. [und galvan.], erhöhte auf galvan. Reiz) / réaction de dégénérescence *f*
31906 **reaction, delayed hypersensitive** / Überempfindlichkeitsreaktion, verzögerte *f* (zur Therapie provozierte Allergie) / réaction hypersensitive retardée *f*
31907 **reaction, depot** / Depotreaktion *f* (Hautrötung um Nadeleinstichpunkt bei Tuberculintest) / réaction de dépôt *f*
31908 **reaction, desmoid** / Desmoidprobe *f* (SAHLI' Magenfunktionsprüfung bei normaler Ernährung) / réaction desmoïde *f*
31909 **reaction, diazo-** / Diazoreaktion *f* (EHRLICH, 1882: Chromogennachweis im Harn, z. B. bei Typhus) / réaction diazo *f*
31910 **reaction, diphenylamine sulfuric acid** / Diphenylamin-Schwefelsäurereaktion *f* (Pulverschmauchfeststellung) / réaction d'acide sulfurique à biphénylamine *f*
31911 **reaction, dry blood** / Trockenblutreaktion *f* (auf Syphilis) / réaction de sang sec *f*
31912 **reaction, early, slow** / Reaktion, frühe, späte *f* / réaction hâtive, lente *f*
31913 **reaction, electric** / Reaktion, elektrische *f* (Muskelzusammenziehung auf elektr. Reiz) / réaction électrique *f*
31914 **reaction, emergency** / Notfallreaktion *f* (des Sympathicus und NNM auf äußere Reize [CANNON]) / réaction d'urgence *f*
31915 **reaction equation** / Reaktionsgleichung *f* (chem.) / réaction, équation de *f*
31916 **reactions, exogen** / Reaktionen, exogene *f* (BONHOEFFER: psychoneurotische nach exogenen Gehirnschädigungen) / réactions exogènes *f*
31918 **reaction, ferro flocculation** / Ferroflokkungsreaktion *f* (Malariatest mit Eisenalbuminat) / réaction de floculation de solution d'albuminate de fer *f*
31919 **reaction of fission** / Spaltungsreaktion *f* / réaction de fission *f*
31920 **reaction, flocculation, precipitation** / Flokkungsreaktion, Fällungsreaktion *f* / réaction de floculation, de précipitation *f*
31921 **reaction, focal** / Herdreaktion *f* (i. G. z. Allgemeinreaktion) / réaction locale *f*

31922 **reaction, formaline gel** / Formolgelreaktion *f* (Serumlabilitätstest) / réaction de gel de formaline *f*
31923 **reactions, globuline** / Globulinreaktionen *f* (im Liquor) / réactions de globuline *f*
31924 **reaction, gold-sol** / Goldsol-Reaktion *f* (Kolloidreaktion zur Liquordiagnostik) / réaction de sol d'or *f*
31925 **reaction, group** / Gruppenreaktion *f* / réaction de groupe *f*
31926 **reaction, hydrochloric acid-collargol** / Salzsäure-Collargol-Reaktion *f* (SCR: bei Gammaglobulinvermehrung im Blut pos. Kolloidreaktion) / réaction de collargol à l'acide hydrochlorique *f*
31927 **reaction, hysteric** / Reaktion, hysterische *f* (I. Hysteriestadium, z.B. die Pose) / réaction hystérique *f*
31928 **reaction, idiometric pupillary** / Pupillenreaktion, idiometrische *f* (Verengerung bei Vorstellung «hell») / réaction pupillaire idiométrique *f*
31929 **reaction, inflammatory** / Reaktion, entzündliche *f* / réaction inflammatoire *f*
31930 **reaction, inhibitor(y)** / Hemmungsreaktion *f* (Landsteiner: Hemmung einer sekundären durch eine primäre AAR zum Nachweis unbekannter AG bzw. AK) / réaction inhibitrice *f*
31931 **reactions of instability of serum** / Serumlabilitätsreaktionen *f* (zur Prüfung der Serumeiweißkörperflockung bes. bei Leberfunktionsstörungen) / réactions de labilité du sérum *f*
31932 **reaction, iodine** / Iodreaktion *f* (zum Nachweis von Stärke [und Glykogen]) / réaction d'iode *f*
31933 **reaction, iron** / Eisenreaktion *f* (von Herzfehlerzellen im Sputum bei Stauungserscheinungen) / réaction de fer *f*
31934 **reactions, lipoid fixation** / Lipoidbindungsreaktionen *f* (Hyperglobulinämietests) / réactions de fixation de lipoïde *f*
31935 **reaction, longitudinal, orthostatic** / Reaktion, Longitudinal-, Aufsteh- *f* / réaction longitudinale, orthostatique *f*
31936 **reaction, luetin** / Luetinreaktion *f* (Intrakutantest auf Syphilis) / réaction de luétine *f*
31937 **reaction, lymphatic** / Reaktion, lymphatische *f* (Ausscheidung von Lymphe bei Allgemeininfektion) / réaction lymphatique *f*
31938 **reaction, magnet** / Magnetreaktion *f* (Greifreflex) / réaction magnétique *f*
31939 **reaction, mallein** / Malleinreaktion *f* (Intradermaltest auf Rotz) / réaction à malléine *f*
31940 **reaction, mastix** / Mastixreaktion *f* (Kolloidreaktion zur Liquordiagnostik) / réaction de mastix *f*
31941 **reaction, melanin flocculation** / Melaninflockungsreaktion *f* (Malariatest) / réaction de floculation de mélanine *f*
31942 **reaction, mental defense** / Abwehrreaktion, mentale *f* (Unterdrückung antiegoistischer Gedanken) / réaction de défense mentale *f*
31943 **reaction, myasthenic** / Reaktion, myasthenische *f* (Jolly: bei Myasthenia gravis) / réaction myasthénique *f*
31944 **reaction, myoclonic** / Reaktion, myoklonische *f* (path. Muskelkontraktion beim Faradieren) / réaction myoclonique *f*
31945 **reaction, myodystonic** / Reaktion, myodystonische *f* (langsame Muskelerschlaffung nach Entfernung der Reizelektrode bei extrapyramidalem Symptomenkomplex) / réaction myodystonique *f*
31946 **reaction, myospastic (, myotonic)** / Reaktion, myospastische (, myotonische) *f* ([langdauernde] schmerzhafte Muskelspannung nach Faradisation) / réaction myospastique (, myotonique) *f*
31947 **reaction, neurotonic** / Reaktion, neurotonische *f* (tetanische Muskelzuckung von langer Dauer, z.B. bei Syringomyelie) / réaction neurotonique *f*
31948 **reaction, neutral** / Reaktion, neutrale *f* (zeigt Lösung mit H- und OH-Ionen im Gleichgewicht) / réaction neutre *f*
31949 **reaction, ninhydrin** / Ninhydrinreaktion *f* (zur papierchromatographischen Bestimmung von α-Aminosäuren) / réaction de ninhydrine *f*
31950 **reaction, (non)specific** / Reaktion, (un)spezifische *f* / réaction (non)spécifique *f*
31951 **reaction, normal stimulating** / Reizantwort, normale *f* / réaction d'excitation normale *f*
31952 **reaction, nucleal** / Nuklealreaktion *f* (Feulgen' Farbreaktion von Kernäquivalenten in Mikrobien) / réaction nucléale *f*
31953 **reaction, ocular conversion** / Konversionsreaktion, okuläre *f* (weder psych. noch physiol. erklärbare reversible funktionelle Sehstörung) / réaction oculaire de conversion *f*
31954 **reaction, orbicular** / Lidschlußreaktion *f* (Pupillenverengerung bei kräftigem Lidschluß) / réaction orbiculaire *f*
31955 **reaction, oscheal** / Hodensackreaktion *f* (Straus) / réaction scrotale *f*
31956 **reaction, oxidase** / Oxydasereaktion *f* (zur Unterscheidung der mono- und lymphozytären Zellengruppe) / réaction à l'oxydase *f*
31957 **reaction, pallida** / Pallidareaktion *f* (Komplementbindungsreaktion auf Treponema pallidum) / réaction de spirochètes pâles *f*
31958 **reaction, palsy** / Lähmungsreaktion *f* (beweglicher Salmonellatypen durch ihrem H-Antigen homologes Agglutinin) / réaction paralytique *f*
31959 **reaction, paradoxical pupillary** / Pupillenraktion, paradoxe *f* (Erweiterung bei Belichtung) / réaction pupillaire paradoxale *f*
31960 **reaction path, series** / Reaktionsbahn, -kette *f* / réaction, voie, chaîne de *f*
31961 **reaction, pathological** / Reaktion, pathologische *f* (z.B. Entzündung bei entsprechender Reizung) / réaction pathologique *f*
31962 **reaction, pathological immunity** / Immunreaktion, pathologische *f* (durch verzögerte Überempfindlichkeitsreaktion) / réaction d'immunité pathologique *f*
31963 **reaction, plasma coagulase** / Plasmakoagulasereaktion *f* (zur Differenzierung pathogener und apathogener Mikrokokken) / réaction de coagulase du plasma *f*

31964 **reaction power, speed** / Reaktionsstärke, -geschwindigkeit *f* / réaction, puissance, vitesse de *f*
31965 **reactions, pregnancy** / Schwangerschaftsnachweismethoden *f* / tests de grossesse *m*
31966 **reaction, primitive** / Primitivreaktion *f* (ohne Willenskontrolle) / réaction primitive *f*
31967 **reaction, prolane** / Prolanreaktion *f* (ASCHHEIM-ZONDEK' Schwangerschaftsreaktion) / réaction de prolane *f*
31968 **reaction, pupillary** / Pupillenreaktion *f* (Verengerung bei Belichtung) / réaction pupillaire *f*
31969 **reactions, pupillary** / Pupillenreaktionen *f* (Pupillenreflexe) / réactions pupillaires *f*
31970 **reaction, red methyl** / Methylrotreaktion *f* (M.R. zur Differenzierung der Coli-aerogenes-Gruppe: pos. = Rot-, neg. = Gelbfärbung) / réaction de méthyle rouge *f*
31971 **reaction, rickettsia agglutination** / Rickettsien-Agglutinationsreaktion *f* (Fleckfieber-Rickettsiennachweis) / réaction d'agglutinines rickettsiales *f*
31972 **reaction, sedimentation** / (Agglutinations-) Sedimentationsreaktion *f* (zur Lepradiagnose) / réaction de sédimentation *f*
31973 **reaction, short circuit** / Kurzschlußreaktion *f* (KRETSCHMER) / réaction de court-circuit *f*
31974 **reaction, siliquid** / Siliquidreaktion *f* (Liquorkolloidreaktion) / réaction de siliquide *f*
31975 **reaction, spirillotoxic** / Reaktion, spirillotoxische *f* (HERXHEIMER) / réaction spirillotoxique *f*
31976 **reaction, staining** / Färbungsreaktion *f* / réaction de coloration *f*
31977 **reaction susceptibility** / Reaktionslage *f* (Bereitschaft des Organismus, auf Reize zu reagieren) / réaction, susceptibilité de *f*
31978 **reaction, swelling** / Quellungsreaktion *f* (zur Pneumokokkentypendiagnose [NEUFELD]) / réaction d'imbibition *f*
31979 **reaction, synergic pupillary** / Pupillenreaktion, synergische *f* (Verengerung bei Akkommodation) / réaction pupillaire synergique *f*
31980 **reaction, tensor** / M.-tensor-tympani-Reaktion *f* (abnorm starke spricht für Schalleitungsstörung [KLOCKHOFF]) / réaction du tenseur du tympan *f*
31981 **reaction, trichloracetic acid** / Trichloressigsäurereaktion *f* (zur Liquor-cerebrospinalis-Untersuchung) / réaction d'acide trichloracétique *f*
31982 **reaction, trichophytin** / Trichophytinreaktion *f* (zur Trichophytieerkennung) / réaction à trichophytine *f*
31983 **reaction, tularin** / Tularinreaktion *f* (bei i.c. Inj. verdünnter formolisierter Pasteurella-tularensis-Suspension zur Frühdiagnose der Menschentularämie) / réaction à tularine *f*
31984 **reaction type A** / Reaktionstyp A *m* (mikrokinetischer: langsam, alkalotisch, introvertiert) / réaction, type A de *m*
31985 **reaction type B** / Reaktionstyp B *m* (makrokinetischer: schnell, acidotisch, extravertiert) / réaction, type B de *m*
31986 **reaction, vestibular pupillary** / Pupillenreaktion, vestibuläre *f* (Erweiterung bei Reizung des äußeren Gehörgangs) / réaction pupillaire vestibulaire *f*
31987 **reaction, vital** / Reaktion, vitale *f* (zur Unterscheidung zwischen Lebend- und Leichenverletzung) / réaction vitale *f*
31988 **reaction, xanthoproteine** / Xanthoproteinreaktion *f* (zur Bestimmung aromatischer Darmfäulnisprodukte im Blut Nierenkranker) / réaction de xanthoprotéine *f*
31989 **reaction to x-rays** / Röntgenstrahlenreaktion *f* (bes. Hautveränderungen) / réaction rœntgenienne *f*
31990 **reactionless** / reaktionslos / réaction, sans
31991 **reactivate (reactivation)** / reaktivieren (Reaktivierung *f*) / réactiver (réactivation *f*)
31992 **reactive (reactivity)** / zurückwirkend (Reaktionsfähigkeit *f*) / réactif (réactivité *f*)
31993 **reactor, experimental** / Forschungsreaktor *m* / réacteur expérimental *m*
31995 **reactor, fission** / Spaltungsreaktor *m* (vereinigte Atome trennender) / réacteur de fission *m*
31996 **reactor, fusion** / Fusionsreaktor *m* (getrennte Atome vereinigender) / réacteur de fusion *m*
31997 **reactor, high temperature** / Hochtemperaturreaktor *m* / réacteur de haute température *m*
31998 **reactor, homogenic** / Homogenreaktor *m* (Uranmeiler mit in Bremssubstanz [z.B. Wasser] gelöstem Uran) / réacteur homogène *m*
31999 **reactor, swimming pool** / Schwimmbadreaktor *m* (Uran in Wasserbad) / réacteur de bain-marie *m*
32000 **read** / lesen (legere = zusammenlesen von litterae = Lettern [Sprachatomen] zu nomina = Namen [Sprachmolekülen]) / lire
32001 **reagency** / Reagenz *f* (Gegenwirkung) / réactivité *f*
32002 **reagent** / Reagens *n* (gegenwirkender Stoff) / réactif *m*
32003 **reagent, diazo-** / Diazoreagens *n* (I Sulfanilsäure + Salzsäure, II Natriumnitrit) / réactif diazo *m*
32004 **reagins** / Reagine *n* (path. Antikörper) / réagines *f*
32005 **real** / wirklich / réel (effectif)
32006 **realism** / Realismus *m* ([Lehre von der] Gegebenheit als Maxime des Denkens und Handelns) / réalisme *m*
32007 **realist(ic)** / Realist *m* (gegebenheitsgemäß) / réaliste *m*
32008 **reality** / Wirklichkeit *f* / réalité *f*
32009 **realizable (realization)** / Realisierbar-(keit *f*) / réalisable (réalisation *f*)
32010 **realize (realized, realizing)** / verwirklichen (ausgeführt, realisierend) / réaliser (réalisé, réalisant)
32011 **reamputation** / Stumpfverbeßrung *f* (durch Nachamputation) / réamputation *f*

32012 **reanimate** / wiederbeleben / ranimer
32013 **reanimator** / Reanimator *m* (Beatmungsgerät) / réanimateur *m*
32014 **reappear(ance)** / Wiedererscheinen (*n*) / réapparaître (réapparition *f*)
32015 **reapply (reapplication)** / wiederanwenden (Wiederanwendung *f*) / réappliquer (réapplication *f*)
32016 **rearrange(ment)** / neuordnen (Neuordnung *f*) / réarranger (réarrangement *m*)
32017 **reason** / Räson(ieren) *f* (Vernunft [zu Wort kommen lassen]) / raison(ner) *f*
32018 **reason, instrumental** / Vernunft, instrumentelle *f* («Vernunft» des Neopositivismus) / raison instrumentale *f*
32019 **reasonable (reasoning)** / vernünftig (Urteilen *n*) / raisonnable (raisonnement *m*)
32020 **reasoning, to learn** / Denkenlernen (kann der Mensch nur an Sprachen, nicht an Wissensstoffen) / penser, apprendre à
32021 **reattach** / rückgliedern (wiederanwachsen, z.B. des Zahnfleischs nach Taschenkürettage) / rattacher
32022 **reattachment** / Reattach(e)ment *n* (konservativ[-chirurgisch]e Parodontopathiebehandlung) / rattachement *m*
32023 **rebreathing** / Wiedereinatmen *n* / ré(in)halation *f*
32024 **recanalization** / Rekanalisation *f* (Lumenneubildung durch organisierten Thrombus hindurch) / récanalisation *f*
32025 **recanalization, retrograde, transluminal** / Rekanalisation, retrograde, transluminale *f* (Gefäßrekanalisierungen: nichtchir. Entfernungen peripherer Thromben) / récanalisation rétrograde, transluminale *f*
32026 **recapitulate** / rekapitulieren / récapituler
32027 **recapitulation** / Wiederholung, kurze *f* / récapitulation *f*
32028 **receive (received, receiving)** / empfangen (erhalten, aufnehmend) / recevoir (reçu, recevant)
32029 **receiver (donee)** / (Blut)empfänger *m* / donataire (receveur) *m*
32030 **recent** / rezent (frisch ist z.B. traumauslösendes Erlebnis) / récent
32031 **receptaculum** / Receptaculum *n* (Behälter) / réceptacle *m*
32032 **receptaculum of chyle** / Receptaculum chyli (Anfangserweiterung des Ductus thoracicus) / réceptacle du chyle *m*
32033 **reception(ist)** / Empfang *m* (Sprechstundenhilfe *f*) / réception(naire) *f*
32034 **receptive (receptivity)** / Aufnahmefähig(keit *f*) / réceptif (réceptivité *f*)
32035 **receptors** / Rezeptoren *m* (Aufnahmeapparate bzw. -organe [Nerven] für [Sinnes]reize) / récepteurs *m*
32036 **α-receptors, adrenergic blockers of** / α-Rezeptorenblocker, adrenerg(isch)e *m* (bei Bluthochdruckkrisen) / α-récepteurs, bloqueurs adrénergiques des *m*
32037 **β-receptors, adrenergic blockers of** / β-Rezeptorenblocker, adrenerg(isch)e *m* (bei Herzarrhythmien) / β-récepteurs, bloqueurs adrénergiques des *m*
32038 **receptors, contact** / Kontaktrezeptoren *m* (des Tastens und Schmeckens) / récepteurs de contact *m*
32039 **receptors, distance** / Distanzrezeptoren *m* (des Sehens, Hörens, Riechens) / récepteurs de distance *m*
32040 **receptor, dominant** / Dominantrezeptor *m* (Arzneiwirkung entgegenwirkende Substanz) / récepteur dominant *m*
32041 **receptors of the first order** / Seitenketten I. Ordnung *f* (ionoide Reaktionskomponenten der Zelle mit einer haptophoren Gruppe) / anticorps I *m*
32042 **receptors of pressure** / Druckrezeptoren *m* (Körperchen an vegetativen Nervenfaser«endigungen» bes. der Lederhaut [Meissner, 1852]) / récepteurs de pression *m*
32043 **receptors of the second order** / Seitenketten II. Ordnung *f* (ionoide Reaktionskomponenten der Zelle mit einer haptophoren und einer ergophoren Gruppe) / anticorps II *m*
32044 **receptors, secondary** / Sekundärrezeptoren *m* (Arzneiwirkung entgegenwirkender Substanz entgegenwirkende Substanzen) / récepteurs secondaires *f*
32045 **receptors of the third order** / Seitenketten III. Ordnung *f* (ionoide Reaktionskomponenten der Zelle mit 2 haptophoren Gruppen [Ambozeptoren] für Antigen und Komplement) / anticorps III *m*
32046 **recession** / Zurückweichen *n* / récession *f*
32047 **recession of the gums** / Zahnfleischschrumpfung *f* / récession de la gencive *f*
32048 **recession, inspiratory thoracic; (tirage)** / Flankenatmung *f* / tirage *m* (rétraction thoracique inspiratoire *f*)
32049 **recessive** / rezessiv (vom stärkeren Allel überdeckt = genotypisch vorhanden, aber phänotypisch nicht erkennbar) / récessif
32050 **recess(us)** / Recessus (Zurückweichung, Einbuchtung, Tasche *f*) / récessus *m*
32051 **recess, cochlear** / Recessus cochlearis (Einbuchtung für den Schneckeneingang im knöchernen Ohrlabyrinth) / récessus cochléen
32052 **recess, costodiaphragmatic** / Recessus costodiaphragmaticus (erst bei tiefer Inspiration von der Lunge ausgefüllter Lungenfellraum zwischen Rippen und Zwerchfell) / récessus costodiaphragmatique
32053 **recess, costomediastinal** / Recessus costomediastinalis (erst bei tiefer Inspiration von der Lunge ausgefüllter Lungenfellraum zwischen Rippen und Mittelfell) / récessus costomédiastinal
32054 **recess, elliptic** / Recessus ellipticus (elliptische Einbuchtung für den Utriculus im knöchernen Ohrlabyrinth) / récessus elliptique
32055 **recess, epitympanic** / Recessus epitympanicus (oberhalb des Trommelfells für Hammerkopf und -hals) / récessus épitympanique
32056 **recess of the fourth ventricle, lateral** / Recessus lateralis ventriculi quarti / récessus latéral du quatrième ventricule

32057 **recess, hepatorenal** / Recessus hepatorenalis (Bauchfelltasche zwischen Leber und Niere) / récessus hépatorénal
32058 **recess (of the hypothalamus) of the infundibulum** / Recessus infundibuli (hypothalami) / récessus de l'infundibulum (de l'hypothalamus)
32059 **recess, inferior and superior duodenal** / Recessus duodenalis inferior et superior (Zwölffingerdarm[-Dickdarm(gekröse)]taschen) / récessus duodénal inférieur et supérieur
32060 **recess, inferior and superior ileocecal** / Recessus ileocaecalis inferior et superior (Bauchfelltaschen am Eingang des Dünndarms in den Blinddarm) / récessus iléocæcal inférieur et supérieur
32061 **recess, inferior and superior omental** / Recessus inferior et superior omentalis (Bursa-omentalis-Taschen zwischen Magen und Bauchspeicheldrüse bzw. Speiseröhre und Leber) / récessus omental inférieur et supérieur
32062 **recess, intersigmoid** / Recessus intersigmoideus (Bauchfelltasche zwischen Colon und Mesocolon sigmoideum) / récessus intersigmoïde
32063 **recess, lienal** / Recessus lienalis (Bursa-omentalis-Tasche bei Milz) / récessus liénal
32064 **recess, optic** / Recessus opticus (neben Recessus infundibuli) / récessus optique
32065 **(recess, para- and retroduodenal)** / (Recessus para- et retroduodenalis) (Bauchfelltaschen neben und hinter Zwölffingerdarm) / (récessus para- et rétroduodénal)
32066 **recess, pharyngeal** / Recessus pharyngeus (Schlund[schleimhaut]tasche) / récessus pharyngien
32067 **recess, pineal and suprapineal** / Recessus pinealis et suprapinealis (Einbuchtungen des III. Hirnventrikels bei Zirbeldrüse) / récessus pinéal et suspinéal
32068 **recess, piriform** / Recessus piriformis (birnförmige Schlundhöhlentasche) / récessus piriforme
32069 **recess, pleural** / Recessus pleuralis (bei [völliger] Exspiration von der Lunge nicht ausgefüllter Lungenfellraum) / récessus pleural
32070 **recess, retrocecal** / Recessus retrocaecalis (Bauchfelltasche hinter Blinddarm und aufsteigendem Dickdarm) / récessus rétrocæcal
32071 **recess, sacciform** / Recessus sacciformis (sackförmige Einbuchtung der distalen Speichen-Ellengelenkkapsel) / récessus sacciforme
32072 **recess, spheno-ethmoidal** / Recessus sphenoethmoidalis (zwischen vorderer Keilbeinkörper- und hinterer Siebbeinlabyrinthwand) / récessus sphéno-ethmoïdal
32073 **recess, spheric** / Recessus sphaericus (kreisrunde Einbuchtung für den Sacculus im knöchernen Ohrlabyrinth) / récessus sphérique
32074 **recess, subhepatic** / Recessus subhepatici (Bauchfelltaschen unter der Leber) / récessus soushépatique
32075 **recess, subphrenic** / Recessus subphrenici (Bauchfelltaschen unter dem Zwerchfell) / récessus sousphrénique
32076 **recess, subpopliteal** / Recessus subpopliteus (unter der Ursprungsehne des Kniekehlenmuskels) / récessus souspoplité
32077 **recess of the tympanic membrane, anterior, posterior, superior** / Recessus membranae tympani anterior, posterior, superior / récessus antérieur, postérieur, supérieur de la membrane tympanique
32078 **recidivation (recidivism)** / Rückfall *m* (Rückfälligwerden *n*) / récidive *f* (récidivisme *m*)
32079 **recidivity (recidivist)** / Rückfallneigung *f* (Rückfälliger *m*) / récidivité *f* (récidiviste *m*)
32080 **recipe** / Recipe! (R aus ♃ = Jupitersymbol) recipe
32081 **recipient** / Empfänger *m* / receveur *m*
32082 **reciprocal (reciprocity)** / Wechselbezüglich(keit *f*) / réciproque (réciprocité *f*)
32083 **reclination** / Reklination *f* (Zurückbiegung) / réclinaison *f*
32084 **recline** / niederlegen (das [Krankenhaus]-bett aufsuchen) / récliner
32085 **recognition** / Wiedererkennung (Anerkennung) *f* / récognition *f*
32086 **recognizance** / Erkenntnis *f* (Einsicht in Sachverhaltzusammenhänge) / reconnaissance *f*
32087 **recognizances** / Erkenntnisse *f* (eingesehene Sachverhaltzusammenhänge) / reconnaissances *f*
32088 **recognize (recognizable)** / erkennen (erkennbar) / reconnaître (reconnaissable)
32089 **recollection** / Sammlung, Innere *f* / récollection *f*
32090 **recommence(ment)** / Wiederbeginnen (*n*) / recommencer (recommencement *m*)
32091 **recommend(able)** / rekommandieren (empfehlenswert) / recommander (recommandable)
32092 **recommendation** / Empfehlung *f* / recommandation *f*
32093 **recompensation** / Rekompensation *f* (nach Dekompensation) / récompensation *f*
32094 **recomposition** / Wiederzusammensetzung *f* / recomposition *f*
32095 **reconsider(ation)** / überdenken (Überprüfung *f*) / reconsidérer (reconsidération *f*)
32096 **reconstitution (reconstituent)** / Wiederaufbau(end) *m* / reconstitution *f* (reconstituant)
32097 **reconstruct(ion)** / rekonstruieren (Nachbildung *f*) / reconstruire (reconstruction *f*)
32098 **record(er)** / registrieren (Registriermaschine *f*) / enregistrer (enregistrateur *m*)
32099 **recover(able)** / wiedererlangen (-erlangbar) / recouvrer (recouvrable)
32100 **recovery** / Wiedergewinnung *f* / recouvrement *m*
32101 **recreation** / Recreatio *f* (recreare = wiedererschaffen: Erfrischung) / récréation *f*
32102 **recreation quotient** / Erholungsquotient *m* (Ergebnis der Gasstoffwechselprüfung zur optimalen Beurteilung der Leistungsfähigkeit) / récréation, quotient de *m*

32103 **recreation time** / Erholungsdauer *f* (für Rückgang der O_2-Verbrauchskurve von Arbeitsend- auf -anfangswert benötigte Zeit [BÖHLER-GÄBLER]) / récréation, temps de *m*
32105 **recreat(iv)e** / erquicken(d) / récréer (récréatif)
32106 **recrementitious** / rekrementbezüglich / récrémen(ti)tiel
32107 **recrements** / Rekremente *n* (rückabsorbierte Stoffe, z.B. Speichel) / récréments *m*
32108 **recrudescence** / Rekrudeszenz *f* (recrudescere = wieder roh werden: Wiederverschlimmerung) / recrudescence *f*
32109 **recrudescent** / wiederaufflackernd / recrudescent
32110 **recruitment** / Rekrutierung *f* (Verstärkung, Auffrischung, Erholung) / recrutement *m*
32111 **recrystallize** / rekristallisieren / récristalliser
32112 **rectal** / mastdarmbezüglich / rectal
32113 **rectangle (rectangular)** / Rechteck(ig) *n* / rectangle *m* (rectangulaire)
32114 **rectifiable** / verbesserbar / rectifiable
32115 **rectification** / Rektifikation *f* (1. Trennung von Flüssigkeitsgemischen, 2. Umwandlung Wechsel- in Gleichstrom, 3. Bestimmung einer Kurvenlänge) / rectification *f*
32116 **rectify (rectified, rectifying)** / berichtigen (rektifiziert [chem.], gleichrichtend [elektr.]) / rectifier (rectifié, rectifiant)
32117 **rectifyer, electr(on)ic** / Gleichrichter, elektr(on)ischer *m* / redresseur électr(on)ique *m*
32118 **rectifyer, full-wave** / Zweiweggleichrichter *m* / redresseur à deux alternances *m*
32119 **recto-abdominal, -colonic, -sigmoid** / rektum-abdomen-, -kolon-, -sigmoidbezüglich / recto-abdominal, -colonique, -sigmoïde
32119a **rectoclysis** / Tropfklystier *n* / proctoclyse *f*
32120 **rectococcygeal, -genital** / mastdarm-steißbeinbezüglich, -genitalienbezüglich / rectococcygien, -génital
32122 **rectolabial, -urethral, -vesical** / mastdarmscheide-, -harnröhre-, -blasebezüglich / rectovaginal, -urétral, -vésical
32123 **rectopexy** / Rektopexie *f* (Mastdarmanheftung an Kreuz- od. Steißbein) / rectopexie *f*
32124 **rectum** / Rectum (Mastdarm) / rectum
32125 **recumbent** / zurückgelehnt / récliné
32126 **recuperative** / erholsam / récupératif
32127 **recurrent** / rücklaufend / récurrent
32128 **recurvate** / recurvatus (rückwärts gekrümmt) / récurvé
32129 **red** / ruber (rot) / rouge
32130 **redden(ing)** / rotfärben (Rötung *f*) / rougir (rougeur *f*)
32130a **reddish** / erythroid (rötlich) / rougeâtre
32131 **redia** / Redien *n* (2. [eingeschlechtige] Trematodengeneration [REDI, 17.Jh.]) / rédia *m*
32132 **redifferentiation** / Differenzierung, erneute *f* / rédifférentiation *f*
32134 **redislocation** / Dislozierung, wiederholte / rédislocation *f*
32135 **redistillation** / Destillation, erneute *f* / distillation seconde *f*
32136 **redistribution** / Neuverteilung *f* / rédistribution *f*
32137 **redness of the iris** / Rubeosis iridis (diabetica) / rubéose de l'iris *f*
32138 **redressement** / Redressement *n* (Wiedereinrichtung von Knochenbrüchen) / redressement *m*
32139 **redressement, forced** / Redressement forcé *n* (blutige Einrenkung schlecht stehender Zähne) / redressement forcé *m*
32140 **reduce (deoxidize)** / reduzieren (mit Wasserstoff versehen, «nach unten führen») / réduire (désoxyder)
32141 **reduced** / reduziert (von Sauerstoff befreit, eingerenkt, abgemagert) / réduit
32142 **reducer** / Reduktionsmittel *n* / réducteur *m*
32143 **reducible (reducibility)** / reponibel (Einrenkbarkeit *f*) / réductible (réductibilité *f*)
32144 **reducing** / reduzierend (von Sauerstoff befreiend, einrenkend, abmagernd) / réduisant,
32145 **reductase** / Reductase *f* (in Gegenwart von Formaldehyd Methylenblau reduzierende Dehydrogenase in Milch) / réductase *f*
32146 **reductase, acetaldehyde** / Acetaldehydreductase *f* (Reduktion Acetaldehyd → Alkohol katalysierendes Ferment) / réductase d'acétaldéhyde *f*
32147 **reductase, cytochrome** / Cytochromreductase *f* (Cytochrom c reduzierendes Ferment) / réductase de cytochrome *f*
32148 **reduction** / Reduktion *f* (Überführung eines Stoffs in niedere Wertigkeit durch H-Zufuhr bzw. Sauerstoff-, Elektronenentzug) / réduction *f*
32149 **reduction, analytical, phenomenological** / Reduktion, analytische, phänomenologische *f* (werturteilfreie [REENPÄÄ], zwecklose [HUSSERL] Anschauung von Selbstgegebenheiten) / réduction analytique, phénoménologique *f*
32150 **reductions, chromosomal** / Chromosomenreduktionen *f* (numerische, quantitative, qualitative) / réductions chromosomiques *f*
32151 **reduction en masse** / Massenreposition *f* ([Schein]reposition einer Bruchgeschwulst) / réposition en bloc *f*
32152 **reduction, numerical** / Reduktion, numerische *f* (Reduzierung der Chromosomen bei Meiose) / réduction numérique *f*
32153 **reduction, open (closed)** / Knochen(bruch)-reposition, (un)blutige *f* / réduction ouverte (fermé) *f*
32154 **reduction, quantitative, qualitative** / Reduktion, quantitative, qualitative *f* (Reduzierung des Chromatins bei Meiose) / réduction quantitative, qualitative *f*
32155 **reduction, weight** / (Körper)gewichtreduzierung *f* (durch Diät) / réduction de poids
32156 **reductive** / reduktiv (ist die semiotische statt symbolische Auffassung unbewußter Produkte [JUNG]) / réductif
32157 **redundancy** / Überflüssigkeit (Weitschweifigkeit) *f* / rédondance *f*
32158 **reduplicate (reduplicated, reduplicating)** / reduplizieren (gedoppelt, verdoppelnd) / redoubler (redoublé, redoublant)

32159 **reduplication, chromosomal** / Chromosomenverdopplung *f* / chromosomes, dédoublement des *m*
32160 **reduplication, identical** / Reduplikation, identische *f* (Fähigkeit der Gene [DNS], genetische Informationen unverändert weiterzugeben: Neusynthese der DNS nach gegebenem Muster) / réduplication identique *f*
32161 **reduplicative (reduplication)** / wiederholend (Verdopplung *f*) / réduplicatif (réduplication *f*)
32162 **Reduviidae** / Schreitwanzen *f* (2. Fam. Rhynchota) / réduviides *f*
32163 **Reduvius** / Raubwanze, blutsaugende *f* / réduvius *m*
32164 **reedition** / Neuauflage *f* / réédition *f*
32165 **reeducation** / Umschulung *f* / rééducation *f*
32166 **reengagement** / Wiedereinstellung *f* / réengagement *m*
32167 **reestablishment** / Wiedereinrichtung *f* / rétablissement *m*
32168 **reevaporization** / Nachverdampfung *f* / réévaporisation *f*
32169 **reevolution** / Reevolution *f* (allmähliche Rückkehr des Bewußtseins nach epileptischem Anfall) / réévolution *f*
32170 **reexamination** / Nachuntersuchung *f* / réexamination *f*
32171 **reexpansion** / Wiederausdehnung *f* / réexpansion *f*
32172 **refect** / auffrischen / refaire
32173 **refer** / referieren / référer
32174 **reference** / Bezugnahme *f* / référence *f*
32175 **refertilization** / Refertilisierung *f* (op. Wiederherstellung der Zeugungsfähigkeit) / réfertilisation *f*
32176 **refine** / raffinieren (verfeinern: KH demineralisieren) / raffiner
32177 **refine(ment)** / abläutern (Abläuterung *f*) / (r)affiner ([r]affinage *m*)
32178 **reflect (reflected, reflecting)** / reflektieren (zurückgeworfen, widerstrahlend) / refléter (reflété, reflétant)
32179 **reflect** / Widerschein *m* / reflet *m*
32180 **reflectible (reflectibility)** / Zurückstrahlbar(keit *f*) / réflectible (réflectibilité *f*)
32181 **reflective (reflector)** / zurückstrahlend (Rückstrahler *m*) / réflectif (réflecteur *m*)
32182 **reflector, head-** / Stirnspiegel *m* / miroir frontal *m*
32183 **reflex, abdominal** / Bauchdeckenreflex *m* / réflexe abdominal *m*
32184 **reflex, abdominocardiac** / Bauch-Herzreflex *m* (Pulsbeschleunigung durch Bauchsympathikusreizung, z.B. bei horizontal-vertikalem Positionswechsel) / réflexe abdominocardique *m*
32186 **reflex, accommodation** / Akkommodationsreflex *m* / réflexe à l'accommodation *m*
32187 **reflex, Achilles tendon** / Achillessehnenreflex *m* / réflexe achilléen *m*
32188 **reflex, adductors** / Adduktorenreflex *m* (bei Schlag gegen Condylus medialis) / réflexe des adducteurs *m*
32189 **reflex, anal** / Analreflex *m* (Sphinkterreflex bei Afterhautirritation) / réflexe anal *m*
32190 **reflexes, antagonistic** / Antagonistenreflexe *m* (Muskelreflexe) / réflexes des antagonistes *m*
32191 **reflex arc** / Reflexbogen *m* (Endorgan → zentripetaler Nerv → ZNS → zentrifugaler Nerv → Erfolgsorgan) / réflexe, arc (de) *m*
32192 **reflex, attention** / Aufmerksamkeitsreflex *m* (Pupillenreflex) / réflexe d'attention *m*
32193 **reflex, attitudinal** / Haltungsreflex *m* / réflexe d'attitude *m*
32194 **reflex, auriculolacrimal** / Reflex, aurikulolakrimaler *m* / réflexe auriculolacrymal *m*
32195 **reflex, auriculopalpebral** / Reflex, aurikulopalpebraler *m* (Bechterew: Lidschlag bei plötzlicher starker Schalleinwirkung) / réflexe auriculopalpébral *m*
32196 **reflex, auriculopressor** / Reflex, aurikulopressorischer *m* (Arterienreflex bei Venenblutdruckabfall) / réflexe auriculopresseur *m*
32197 **reflex, axon** / Axonreflex *m* (ohne Nervenzellenbeteiligung) / réflexe d'axone *m*
32198 **reflex, behaviour** / Reflex, bedingter *m* (erworbener i. G. z. angeborenem [Pawlow]) / réflexe acquis *m*
32199 **reflex, biceps, triceps, quadriceps** / Bi-, Tri-, Quadrizepsreflex *m* / réflexe bicipital, tricipital, quadricipital *m*
32200 **reflex of the big toe** / Großzehenzeichen *n* (Babinski' Dorsalflexion bei Bestreichen des lateralen Fußrands) / réflexe du gros orteil *m*
32201 **reflex, (bio)chemical** / Hormonalreflex *m* (des Organismus bei Hormoneinwirkung) / réflexe humoral *m*
32202 **reflex, bone** / Knochenreflex *m* (-haut- od. -sehnenreflex) / réflexe osseux (cutané ou tendineux) *m*
32203 **reflex, bregmocardiac** / Scheiteldruck-Herzreflex *m* (Pulsverlangsamung) / réflexe bregmocardique *m*
32204 **reflex, buccal** / Bukkalreflex *m* (Aufwärtsbewegung der Unterlippe durch Beklopfen der Oberlippe über Fossa canina bei Demenzen) / réflexe buccal *m*
32205 **reflex, bulbocavernous** / Reflex, bulbokavernöser *n* (Penisreflex) / réflexe bulbocaverneux *m*
32206 **reflex, bulbomimic** / Reflex, fazialer *m* (bei apoplektischem Coma gegenseitige, bei toxischem beidseitige Gesichtsmuskelkontraktion auf Augapfeldruck) / réflexe facial *m*
32207 **reflex, bulldog** / Bulldoggreflex *m* (Zubeißen auf Mundbestreichung bei Stirnhirntumoren) / réflexe de bouledogue *m*
32208 **reflex, carotid-sinus** / Karotissinusdruckreflex *m* (Pulsfrequenzabnahme bei Druck auf Sinus caroticus) / réflexe sinocarotidien *m*
32209 **reflex, carpometacarpal** / Karpometakarpalreflex *m* (Fingermuskulaturkontraktion bei Beklopfen des Handrückens) / réflexe carpométacarpien *m*
32210 **reflex, cerebral cortex** / Hirnrindenreflex *m* (Haabs' Pupillenreflex) / réflexe de l'écorce cérébrale *m*

32211 **reflex, chain** / Kettenreflex *m* (1. Reflex stimuliert 2., dieser 3. usw.) / réflexes en série *m*
32212 **reflex, ciliospinal** / Reflex, ziliospinaler *m* (Pupillenerweiterung bei Nackenhautreizung) / réflexe ciliospinal *m*
32213 **reflexes, conditioned** / Reflexe, bedingte *m* (durch Versuchsanordnungen gebahnte und ausgelöste [gelehrte und gelernte]) / réflexes conditionnés *m*
32214 **reflex, conjunctival** / Konjunktivalreflex *m* (einseitiges Fehlen bei Bindehautberührung spricht für Trigeminusschädigung) / réflexe conjonctival *m*
32215 **reflex, corneal** / Hornhautreflex *m* (reflektorischer Lidschluß bei stumpfer Hornhautberührung) / réflexe cornéen *m*
32216 **reflex, costo-abdominal** / Rippenbogenreflex *m* / réflexe du rebord costal *m*
32217 **reflex, cremaster** / Kremasterreflex *m* (Hochziehen des Hodens durch M.-cremaster-Kontraktion bei Bestreichen der Oberschenkelinnenseite) / réflexe du testicule *m*
32218 **reflexes, cutaneous** / Hautreflexe *m* (Fremdreflexe, z.B. Bauchdeckenreflex) / réflexes cutanés *m*
32219 **reflex, cutivisceral** / Reflex, kutiviszeraler *m* (einem [Spinalnerven]hautsegmentreiz entsprechende Innenorgan[wandnerven]-antwort) / réflexe viscérocutané *m*
32220 **reflex, dartos** / Dartosmuskelreflex *m* (bei Kälteapplikation an Damm) / réflexe de la tunique dartos *m*
32221 **reflex, deep-, superficial** / Tiefenreflex, Oberflächenreflex *m* / réflexe profond, superficiel *m*
32222 **reflex, defecation** / Defäkationsreflex *m* / réflexe de défécation *m*
32223 **reflex, defensive** / Abwehrreflex *m* / réflexe de défense *m*
32224 **reflex, depressor** / Depressorreflex *m* (Gefäßdilatation und Blutdrucksenkung durch depressorische Nerven) / réflexe dépresseur *m*
32225 **reflex, diagonal** / Reflex, kontralateraler *m* / réflexe croisé *m*
32226 **reflex, diaphragm** / Zwerchfellreflex *m* (Kontraktion mit Xyphoideinziehung bei Brustwarzenreizung) / réflexe du diaphragme *m*
32227 **reflex, direct, indirect** / Reflex, gleichseitiger, verschiedenseitiger *m* / réflexe direct, indirect *m*
32228 **reflex, dorsal** / Reflex, dorsaler *m* (Gesäßmuskelkontraktion bei Bestreichen der Rückenmuskeln) / réflexe dorsal *m*
32229 **reflex dystrophy** / Syndrom, reflexdystrophisches (Zentralnervös gesteuerte Funktionsabläufe bei Kausalgie und Brachialgie) / trouble nerveux d'ordre réflexe *m*
32230 **reflex, embrace** / Umklammerungsreflex *m* (bei Säuglingen im ersten Trimenon) / réflexe d'étreinte *m*
32231 **reflex, epigastric** / Reflex, epigastrischer *m* (Zusammenziehen der Oberbauchmuskeln bei Bestreichen) / réflexe épigastrique *m*
32232 **reflex, ether** / Ätherreflex *m* (Pankreassekretion durch Ätherinj. in Duodenum) / réflexe éthéré *m*
32233 **reflex, exteroceptive** / Fremdreflex *m* (Empfangs- verschieden von Erfolgsorgan) / réflexe extéroceptif *m*
32234 **reflex facilitation** / Reflexbahnung *f* (Reflexbogenzeitverkürzung) / réflexe, facilitation (de) *f*
32235 **reflex, femoral** / Femoralreflex *m* (Remak) / réflexe fémoral *m*
32236 **reflex, fibular** / Fibularreflex *m* (Gordon' Zehenzeichen) / réflexe péronier *m*
32237 **reflex, finger-flexion** / Fingerbeugereflex *m* (Knipsreflex: einseitig und ausgesprochen bei Pyramidenbahnschädigung [Hoffmann]) / réflexe (de flexion) digitale *m*
32238 **reflex, finger-thumb** / Finger-Daumenreflex *m* (Daumenreflex: einseitig bei Nervenerkrankungen [Mayer]) / réflexe de la phalange basale *m*
32239 **reflex, gastrocolic** / Magen-Dickdarmreflex *m* (Peristaltikwelle bei Nahrungseintritt in Magen) / réflexe gastrocolique *m*
32240 **reflex, gastro-ileal** / Magen-Dünndarmreflex *m* (Ileozäkalklappenöffnung bei Anwesenheit von Nahrung im Magen) / réflexe gastr(o-)iléocæcal *m*
32241 **reflex, grasp(ing)** / Greifreflex *m* / réflexe de préhension *m*
32242 **reflex, gustolacrimal** / Reflex, gustolakrimaler *m* (Tränen- außer Speichelfluß beim Essen) / réflexe gustolacrymal *m*
32243 **reflex of the hepatic artery** / Hepatikareflex *m* (reflektorisch gesicherte Leberdurchblutung) / réflexe de l'artère hépatique *m*
32244 **reflex, hypochondriac** / Hypochonderreflex *m* (plötzliche Inspiration bei scharfem Druck auf untersten Rippenbogen) / réflexe hypocondriaque *m*
32245 **reflex, ideomotor** / Reflex, ideomotorischer *m* / réflexe idéomoteur *m*
32246 **reflex, imitative** / Reflex, imitatorischer *m* (z.B. unwillkürliches Gähnen) / réflexe imitatif *m*
32247 **reflex, increased, weak** / Reflex, gesteigerter, schwacher *m* / réflexe exagéré, faible *m*
32248 **reflex inhibition** / Reflexhemmung *f* (durch zerebrale Vorgänge) / réflexe, inhibition (de) *f*
32249 **reflex, interscapular, scapulohumeral** / Schulterblattreflexe *m* / réflexe interscapulaire, scapulohuméral *m*
32250 **reflexes, labyrinthic** / Labyrinthreflexe *m* (Bewegungs-, Lage-, Reizreflexe) / réflexes labyrinthiques *m*
32251 **reflex, laryngeal** / Kehlkopfreflex *m* (physiol. Stimmritzenschluß) / réflexe laryngé *m*
32252 **reflex, mandibular** / Unterkieferreflex *m* (Masseterreflex) / signe mandibulaire *m*
32254 **reflex, mass** / Massenreflex *m* / réflexe total *m*
32255 **reflex, median pubic** / Schamfugenreflex *m* / réflexe médiopubien *m*

32256 **reflexes, mucous** / Schleimhautreflexe *f* (Fremdreflexe, z.B. Gaumenreflex) / réflexes muqueux *m*
32257 **reflex, nasal** / Niesreflex *m* / réflexe sternutatoire *m*
32258 **reflex, nociceptive** / Schmerzreflex *m* / réflexe nociceptif *m*
32259 **reflex, (non)coordinated** / Reflex, (nicht)-koordinierter *m* / réflexe (non)coordonné *m*
32260 **reflex, oblique** / Obliquusreflex *m* (Leistenreflex bei Bestreichen des M. obliquus externus abdominis) / réflexe oblique *m*
32261 **reflex, oculocardiac** / Bulbusdruckreflex *m* (okulokardialer: 30 Sek. langer Druck auf Augapfel wirkt bradykardisch [ASCHNER]) / réflexe oculocardique *m*
32262 **reflex, oculopharyngeal** / Reflex, okulopharyngealer *m* (Augenschluß bei Verschlucken) / réflexe oculopharyngien *m*
32263 **reflex, oscheal** / Hodensackreflex *m* (nicht Kremasterreflex) / réflexe scrotal *m*
32264 **reflex, palmar** / Palmarreflex *m* (Beugung der Finger bei Reizung der Hohlhand) / réflexe palmaire *m*
32265 **reflex, patellar (tendon)** / Patellar(sehnen)-reflex *m* (PSR: M.-quadriceps-femoris-Zusammenziehung, abgeschwächt bei Tabes, gesteigert bei Pyramidenbahnschädigung) / réflexe rotulien *m*
32266 **reflex, perception** / Perzeptionsreflex *m* (Reflexbewegung beim Bewußtwerden einer Wahrnehmung) / réflexe de perception *m*
32267 **reflex, periosteal** / Periostreflex *m* (Muskelreflex bei Periostbeklopfung) / réflexe périostéal *m*
32268 **reflex, photomotor** / Reflex, photomotorischer *m* (z.B. Pupillenverengerung) / réflexe photomoteur *m*
32269 **reflex, pilomotor** / Brustwarzenhofreflex *m* réflexe mamillo-aréolaire *m*
32270 **reflex, plantar** / Fußsohlenreflex *m* (einseitig fehlend path.) / réflexe plantaire *m*
32271 **reflex, postural** / Lagerungsreflex *m* / réflexe de posture *m*
32272 **reflex, prepotential** / Reflex, präpotentieller *m* (Instinktreaktion) / réflexe prépotentiel *m*
32273 **reflex, proprioceptive** / Eigenreflex *m* (Empfangs- gleich Erfolgsorgan) / réflexe proprioceptif *m*
32274 **reflex, psychic** / Reflex, psychischer *m* (Vorstellungsreflex) / réflexe psychique *m*
32275 **reflex, psychocardiac** / Reflex, psychokardialer *m* (Erinnerungsreflex) / réflexe psychocardique *m*
32276 **reflexes, psychogalvanic** / Reflexe, psychogalvanische *m* (VERAGUTH: mit Galvanometer meßbare Hautveränderungen nach affektiver Erregung) / réflexes psychogalvaniques *m*
32277 **reflexes, pupillary** / Pupillenreflexe *m* (Licht-, Lidschlußreaktion, Pupillenstarre, -trägheit, idiometrische, synergische Pupillenreaktion) / réflexes pupillaires *m*
32278 **reflex, pylorus** / Pylorusreflex *m* (Schließung, wenn Säure Duodenum berührt, Öffnung, wenn Säure neutralisiert ist) / réflexe pylorique *m*
32279 **reflex, radial** / Radiusperiostreflex *m* (bei Pyramidenbahnläsion einseitig verstärkte Oberarmmuskelzuckungen durch Beklopfen des Radiusendes) / réflexe périostéal du radius *m*
32280 **reflex, renorenal** / Reflex, renorenaler *m* (reflektorischer Schmerz einer Niere bei Erkrankung der andern od. Verschluß des andren Ureters) / réflexe rénorénal *m*
32281 **reflex, retching** / Würgereflex (Rachenreflex) *m* / réflexe pharyngien *m*
32282 **reflex, segmental** / Segmentreflex *m* (von Rückenmarksegment kontrollierter) / réflexe segmentaire *m*
32283 **reflex, senile lens** / Linsenkernreflex *m* (grau[grün]er der Pupille) / réflexe du cristallin sénile *m*
32284 **reflex, sexual** / Sexualreflex *m* (bei Genitalienreizung) / réflexe sexuel *m*
32285 **reflex, solar plexus, spinal** / Solarreflex, Medullarreflex *m* / réflexe solaire, médullaire *m*
32286 **reflex, stirrup** / M.-stapedius-Reflex *m* (audiometrisch erfaßbarer spricht für norm. Mittelohrfunktion [KLOCKHOFF]) / réflexe de l'étrier *m*
32287 **reflex, sucking** / Saugreflex *m* (der Lippen, auch bei [Zigaretten]rauchern) / réflexe de succion *m*
32288 **reflex, summation** / Summationsreflex *m* (beim Zusammenwirken mehrerer Nervenimpulse) / réflexe de sommation *m*
32289 **reflex, swallowing (palatal)** / Schluckreflex (Gaumenreflex) *m* / réflexe de déglutition (du voile du palais) *m*
32290 **reflex, tarsophalangeal** / Fußrückenreflex *m* / réflexe tarsophalangien *m*
32291 **reflexes, tendon** / Sehnen-(Periost)reflexe *m* (Eigenreflexe, z.B. Achillessehnenreflex) / réflexes tendineux *m*
32292 **reflex tonus** / Reflextonus *m* / réflexe, tonus de *m*
32293 **reflex, triceps** / Trizeps(sehnen)reflex *m* (Unterarmstreckung bei Beklopfen des M. triceps brachii) / réflexe triceps *m*
32294 **reflex, tympanic** / Trommelfellreflex *m* (Lichtreflex bei Spieglung) / réflexe tympanique *m*
32295 **reflex, ulnar** / Ulnarisphänomen *n* (Pronation der Hand bei Beklopfen des Processus styloideus) / signe du cubitus *m*
32296 **reflex, unconditioned** / Reflex, unbedingter *m* (nichttrainierter) / réflexe nonconditionné *m*
32297 **reflex, urinary** / Miktionsreflex *m* (durch Blasenfüllung bzw. Blase[nschwäche] ausgelöster) / réflexe vésical *m*
32298 **reflex, viscerocardiac** / Reflex, viszerokardialer *m* (Herzreaktion auf Eingeweidereizung) / réflexe viscérocardique *m*
32299 **reflex, visceromotor, -sensory** / Reflex, viszeromotorischer, -sensorischer *m* (einem Innenorgan[wandnerven]reiz entsprechender motorischer, sensorischer Reflex) / réflexe viscéromoteur, -sensuel *m*
32300 **reflexion** / Rückstrahlung *f* / réflexion *f*
32301 **reflex(ly)** / Reflex *m* (reflektorisch) / réflexe *m*
32302 **reflexive** / rückbezüglich / réfléchi

32303 **reflexogenic** / reflexauslösend / réflexogène
32304 **refluent (reflux)** / zurückfließend (Rückfluß *m*) / refluant (reflux *m*)
32305 **reflux, pyelorenal (-lymphatic, -venous)** / Reflux, pyelorenaler (-lymphatischer, -venöser) *m* (bei Pyelogramm in Parenchym [Lymphgefäße, Venen]) / reflux pyélorénal (-lymphatique, -veineux) *m*
32306 **reflux, tubular** / Reflux, tubulärer *m* (von Nierenbeckenflüssigkeit in Tubuli bei Abflußstörung) / reflux tubulaire *m*
32307 **reflux, urethrovesiculodifferential** / Reflux, urethrovesikulärer *m* (bei Inj. von hinterer Harnröhre in Genitalsystem) / reflux urétrovésiculodifférentiel *m*
32308 **reform** / reformare (neuformen) / reformer
32309 **reformation** / Reformierung *f* (Herstellung neuer Formen) / réformation *f*
32310 **refractile** / refraktil (Brechung betreffend) / réfractile
32311 **refracting (refractivity)** / strahlenbrechend (Brechungskraft *f*) / réfractif (réfractivité *f*)
32312 **refraction** / Refraktion *f* (Lichtbrechung: Verhältnis Gesamtbrechungszustand/Achsenlänge des Auges) / réfraction *f*
32313 **refraction anomaly** / Refraktionsanomalie *f* (abweichende Brechungsverhältnisse im Auge) / réfraction, anomalie de *f*
32314 **refraction, atomic, molecular** / Atomrefraktion, Molekularrefraktion *f* (spezif. Brechungsvermögen) / réfraction atomique, moléculaire *f*
32315 **refraction, double** / Doppelbrechung *f* / réfraction double *f*
32316 **refractometer** / Lichtbrechungsmesser *m* / réfractomètre *m*
32317 **refractometer, immersion** / Eintauchrefraktometer *n* (zur quantitativen Eiweißbestimmung) / réfractomètre à plonger *m*
32318 **refractory** / unbeeinflußbar (unempfindlich, widerspenstig) / réfractaire
32319 **refracture** / Refrakturierung *f* (Wiederbrechen schlecht geheilter Knochen) / refracture *f*
32320 **refrangible (refrangibility)** / Brechbar(keit *f*) / réfrangible (réfrangibilité *f*)
32321 **refrigerant** / kühlend / réfrigérant
32322 **refrigerate (refrigerated, refrigerating)** / abkühlen (abgekühlt, abkühlend) / refroidir (refroidi, refroidissant)
32323 **refuge** / Refugium *n* (Zuflucht[sort]) / refuge *m*
32324 **refusal** / (Ver)weigerung *f* / refus *m*
32325 **refuse** / refüsieren (refutare = zurückgießen) / refuser
32326 **regard, in** / bezüglich / égard de, à l'
32327 **regenerate (regenerated, regenerating)** / erneuen (erneut, erneuend) / régénérer (régénéré, régénérant)
32328 **regeneration** / Regeneratio *f* (Erneurung, Wiedergewinnung) / régénération *f*
32329 **regeneration, myocardiac** / Herz(muskel)-regeneration *f* (durch K-Speicherung) / régénération du myocarde *f*
32330 **regenerative** / regeneratorisch (wiedergewonnen, z.B. chem. aus Abfällen wertvolle Rohstoffe) / régénératif
32331 **regenerator** / Regenerator *m* (chem. Apparatur zur Neugewinnung von Altmaterial) / régénérateur *m*
32332 **region** / Regio ([Körperoberflächen]-gegend *f*) / région *f*
32333 **regions of the abdomen** / Regiones abdominis / régions de l'abdomen
32334 **region, anal** / Regio analis (Aftergegend) / région anale
32335 **region of the arm, anterior and posterior** / Regio brachii anterior et posterior / région antérieure et postérieure du bras
32336 **region, axillar** / Regio axillaris (Achselgegend) / région axillaire
32337 **regions of the back** / Regiones dorsi / régions du dos
32338 **region, buccal** / Regio buccalis (Backengegend) / région buccale
32339 **region, calcanean** / Regio calcanea (Fersengegend) / région calcanéenne
32340 **regions of the chest** / Regiones pectoris / régions de la poitrine
32341 **region of the collum, anterior, lateral, posterior** / Regio colli anterior, lateralis, posterior / région antérieure, latérale, postérieure du col
32342 **region of the cubitus, anterior and posterior** / Regio cubiti anterior et posterior / région antérieure et postérieure du cubitus
32343 **region, cygomatic** / Regio cygomatica (Jochbeingegend) / région cygomatique
32344 **region, deltoid** / Regio deltoidea (Deltoidmuskelgegend) / région deltoïde
32345 **region, epigastric** / Regio epigastrica (Magengegend) / région épigastrique
32347 **regions of the face** / Regiones faciei / régions de la face
32348 **region of the femur, anterior and posterior** / Regio femoris anterior et posterior / région antérieure et postérieure du fémur
32349 **region of the forearm, anterior and posterior** / Regio antebrachii anterior et posterior / région antérieure et postérieure de l'avantbras
32350 **region, frontal** / Regio frontalis (Stirngegend) / région frontale
32351 **region, gluteal** / Regio glutaea (Gesäßgegend) / région fessière
32352 **regions of the head** / Regiones capitis / régions de la tête
32353 **region of the heart** / Herzgegend *f* / région du cœur *f*
32354 **regions of the (human) body** / Regiones corporis / régions du corps (humain)
32355 **region, infraclavicular** / Regio infraclavicularis (Unterschlüsselbeingegend) / région infraclaviculaire
32356 **region, infraorbital** / Regio infraorbitalis (Unteraugenhöhlengegend) / région infraorbitaire
32357 **region, infrascapular** / Regio infrascapularis (Unterschulterblattgegend) / région infrascapulaire
32358 **region of the knee, anterior and posterior** / Regio genus anterior et posterior / région antérieure et postérieure du genou
32359 **region of the leg, anterior and posterior** / Regio cruris anterior et posterior / région antérieure et postérieure de la jambe

32360 **region, lumbar** / Regio lumbalis (Lendengegend) / région lombaire
32361 **region, mammary** / Regio mammalis (Milchdrüsengegend) / région mammaire
32362 **regions of the member, inferior and superior** / Regiones membri inferioris et superioris / régions inférieures et supérieures du membre
32363 **region, mental** / Regio mentalis (Kinngegend) / région mentonnière
32364 **region, nasal** / Regio nasalis (Nasengegend) / région nasale
32365 **region of the nasal mucous tunic, olfactory** / Regio olfactoria tunicae mucosae nasi (Riechgegend der Nasenschleimhaut) / région olfactive de la tunique muqueuse nasale
32366 **region occipital** / Regio occipitalis (Hinterhauptgegend) / région occipitale
32367 **region, olfactory** / Regio olfactoria (Riechgegend der Nasenschleimhaut in der oberen Siebbeinmuschel) / région olfactive
32368 **region, oral** / Regio oralis (Mundgegend) / région orale
32369 **region, orbital** / Regio orbitalis (Augenhöhlengegend) / région orbitale
32370 **region, parietal** / Regio parietalis (Scheitelgegend) / région pariétale
32371 **region, parotidomasseteric** / Regio parotideomasseterica (Ohrspeicheldrüsen-Kaumuskelgegend) / région parotidomassétérique
32372 **region, perineal** / Regio perinealis (Dammgegend) / région périnéale
32373 **region, pubic** / Regio pubica (Schamgegend) / région pubienne
32374 **region, respiratory** / Regio respiratoria (Atemgegend [der Nasenschleimhaut]) / région respiratoire
32375 **region, (right and left) hypochondriac** / Regio hypochondriaca (dextra et sinistra) (Oberbauchgegenden) / région hypochondriaque (droite et gauche)
32376 **region, (right and left) inguinal** / Regio inguinalis (dextra et sinistra) (Leistengegenden) / région inguinale (droite et gauche)
32377 **region, (right and left) lateral** / Regio lateralis (dextra et sinistra) (Körperflankengegenden) / région latérale (droite et gauche)
32378 **region, sacral** / Regio sacralis (Kreuz[bein]-gegend) / région sacrée
32379 **region, scapular** / Regio scapularis (Schulterblattgegend) / région scapulaire
32380 **region, sternocleidomastoid** / Regio sternocleidomastoidea (Brustbein-Schlüsselbein-Warzenfortsatzmuskelgegend) / région sternocléidomastoïde
32381 **region, telomeric** / Telomerregion *f* (Chromatidenende) / région de la télomère *f*
32382 **region, temporal** / Regio temporalis (Schläfengegend) / région temporale
32383 **region, umbilical** / Regio umbilicalis (Nabelgegend) / région ombilicale
32384 **region, vertebral** / Regio vertebralis (Wirbelgegend) / région vertébrale
32385 **regional** / ortsbegrenzt / régional
32386 **register (registration)** / Register *n* (Eintragung *f*) / (en)registre(ment) *m*
32387 **registered** / geschützt (z.B. Medikamentenname) / enregistré
32388 **regression, ego-** / Ich-Regression *f* (wesentlicher Bestandteil der Orgasmusfähigkeit bei beiden Geschlechtern) / autorégression *f*
32389 **regression, progression** / Regression, Progression *f* (Rück-, Weitergang) / régression, progression *f*
32390 **regressive** / regressiv (regredere = zurückschreiten) / régressif
32391 **regroupement** / Umgruppierung *f* / regroupement *m*
32392 **regular(ity)** / Regelmäßig(keit *f*) / régulier (régularité *f*)
32393 **regularize (regularization)** / regulieren (Regulierung *f*) / régulariser (régularisation *f*)
32394 **regulate (regulation)** / regeln (Reglung *f*) / régler (règlement *m*)
32395 **regulation** / Reg(u)l(ier)ung *f* (Steuerung) / régulation *f*
32396 **regulation, active tonus** / Tonusregulation, aktive *f* (aktiv-autohypnoides Verfahren [Stokvis]) / régulation active de tonus *f*
32397 **regulation, arterious** / Regulation, arterielle *f* (aus Herzleistung und peripherem Widerstand resultierender Blutdruck) / régulation artérielle *f*
32398 **regulation, energy** / Energiesteurung *f* (steuerndes System deckt Energiebedarf des gesteuerten Systems, z.B. passive Immunisierung) / régulation d'énergie *f*
32399 **regulation, energy-signal** / Energie-Signalsteurung *f* (steuerndes System erzwingt durch Energielieferung aktive Aufnahme derselben durch gesteuertes System, z.B. aktive Immunisierung) / régulation d'énergie-signal *f*
32400 **regulation, fluidic** / Steurung, fluidische *f* (im Unterschied zur elektronischen nicht mit elektrischen, sondern mit Gas- od. Flüssigkeitsströmen) / régulation fluidique *f*
32401 **regulation, hormonal** / Steurung, hormonale *f* (Beeinflussung des Stoffwechsels durch die Innere Sekretion) / régulation hormonale *f*
32402 **regulation of the intraocular pressure** / Augeninnendruckregulierung *f* (durch normale Cortisolproduktion der NNR) / régulation de la pression intraoculaire *f*
32403 **regulation, leukocytic** / Leukozytenregulation *f* (hypothalamisch) / régulation leucocytaire *f*
32404 **regulation, neural** / Steurung, neurale *f* (Begegnung mit hormonaler Steurung in der Sympathikotonwirkung des Adrenalins und der Parasympathikotonwirkung des Acetylcholins) / régulation neurale *f*
32405 **regulation, respiratory** / Atemsteurung *f* (autonom [Vegetatives NS], emotionell [Vegetatives und ZNS], bewußt ZNS) / régulation respiratoire *f*

32406 **regulation, signal** / Signalsteurung *f* (homomorphe Relation zwischen steuerndem und gesteuertem System, z.B. Immundeviation) / régulation de signal *f*
32407 **regulative** / Regulativ (*n*) (zweckmäßig [ordnendes Prinzip]) / régulatif (*m*)
32408 **regulator** / Regler *m* / régulateur *m*
32409 **regulator, current, voltage** / Strom-, Spannungsregler *m* / régulateur de courant, de tension *m*
32410 **regurgitate (regurgitated, regurgitant)** / regurgitieren (rückgestaut, zurückfließend) / régurgiter (régurgité, régurgitant)
32411 **regurgitation** / Regurgitation *f* (regurgitare = zurückgurgeln) / régurgitation *f*
32412 **regurgitation, aortic** / Aortarückstau *m* (bei Aortaklappeninsuffizienz) / régurgitation aortique *f*
32413 **regurgitation, duodenal, esophageal** / Regurgitation, duodenale, ösophageale *f* (Rückstauung zum Magen, zum Schlund) / régurgitation duodénale, œsophagienne *f*
32414 **regurgitation, mitral (pulmonic)** / Blutrückstauung, klappenbedingte *f* (von li. Ventrikel [Lungenschlagader] in li. Vorhof [re. Ventrikel]) / régurgitation mitrale (pulmonaire) *f*
32415 **rehabilitation** / Rehabilitation *f* (Wiederherstellung der Leistungsfähigkeit) / réhabilitation *f*
32417 **rehabilitation, hip joint** / Hüftgelenkrehabilitation *f* (durch totale Endoprothese [Buchholz]) / réhabilitation coxofémorale *f*
32418 **rehabilitation, oral** / Kauorganwiederherstellung *f* / réhabilitation orale *f*
32419 **rehydration** / Rehydration *f* (Wasserzuführung: Befeuchtung[s-] i.G.z. Trocknung[sverfahren]) / réhydration *f*
32420 **reimmunization** / Immunisierung, erneute *f* / réimmunisation *f*
32421 **reimplantation** / Wiedereinpflanzung *f* / réimplantation *f*
32422 **reincarnation** / Wiederverleiblichung (Fleischwerdung) *f* / réincarnation *f*
32423 **reinduration** / Wiederverhärtung *f* (2. Primäraffekt bei Syphilis) / réinduration *f*
32424 **reinfection** / Reinfektion *f* (erneute nach Ausheilung) / réinfection *f*
32425 **reinfusion** / Wiedereinflößung *f* / réinfusion *f*
32426 **reinnervation** / Reinnervation *f* (chir. eines [motorischen] Nervs in einen Muskel) / réinnervation *f*
32427 **re(in)oculation** / Wieder(ein)impfung *f* / ré(in)oculation *f*
32428 **reintegration** / Reintegratio(n) *f* (Restitutio ad integrum) / réintégration *f*
32429 **reintervention** / Reintervention *f* (Wiederholung eines [chir.] Eingriffs) / réintervention *f*
32430 **reintroduction** / Wiedereinführung *f* / réintroduction *f*
32431 **reintubation** / Intubation, wiederholte *f* / réintubation *f*
32432 **reinversion** / Reinversion *f* (des Uterus) / réinversion *f*
32433 **reinvestigation** / Untersuchung, wiederholte *f* (einer Sache) / réinvestigation *f*
32434 **Reiter's disease** / Reiter' Syndrom (Allergische postenteritische od. -urethritische Reaktionskrankheit) / syndrome conjonctivo-urétro-synovial (Fiessinger-Leroy)
32435 **reject** / verwerfen (ablehnen, verweigern) / rejeter
32436 **rejuvenesce(nt)** / verjüngen(d) / rajeunir (rajeunissant)
32437 **relaparotomy** / Laparotomie, wiederholte *f* relaparotomie *f*
32438 **relapse (relapsing)** / zurückfallen (rückfällig werdend) / récidiver (récidivant)
32439 **relation** / Relation *f* (Verhältnis, Beziehung) / relation *f*
32440 **relation, A-V-** / A-V-Relation *f* (Quotient aus Arteriendurchmesser und korrespondierendem Venendurchmesser) / relation A-V *f*
32441 **relation of caryo-plasma, disturbed** / Kern-Plasmarelation, gestörte *f* / relation caryoplasm(at)ique troublée *f*
32442 **relation, dosis/effect** / Dosis-Effektrelation *f* (nicht linear, sondern schwellenwertabhängig) / relation de dose à effet *f*
32443 **relation, functional** / Beziehung, funktionale *f* (Abhängigkeit eines festen y-Werts von einem festen x-Wert, z.B. $2r\pi$ = Funktion von $r^2\pi$) / relation fonctionnelle *f*
32444 **relation, homomorphous** / Relation, homomorphe *f* (zwischen Informator [Pharmakon] und Informant [Pathogen] = Entsprechung von Arzneibild und Krankheitsbild [Bayr]) / relation homomorphe *f*
32445 **relation, indetermination** / Unbestimmtheitsrelation *f* (Heisenberg: Physikalische Unmöglichkeit, Ort und Impuls eines Elektrons genau zu bestimmen, relativiert [deterministische] Kausalität zur [indeterministischen] Wahrscheinlichkeit) / relation d'indétermination *f*
32446 **relation, leuko-erythroblasts** / Leuko-Erythroblastenverhältnis *n* / relation de leucoblastes à érythroblastes *f*
32447 **relation, mother-child** / Mutter-Kind-Verhältnis *f* (gesunder od. kranker Keim aller höheren Entwicklungsstufen [Hallermann]) / relation de l'enfant à sa mère *f*
32448 **relation, public** / Öffentlichkeitsarbeit *f* / relation publique *f*
32449 **relation, stochastic** / Beziehung, stochastische *f* (Abhängigkeit «mittlerer» y-Werte von einem festen x-Wert) / relation stochastique *f*
32450 **relation, systolic volume-pulse pressure** / Schlagvolumen-Druckamplitudenrelation *f* (Korrelation ohne wechselseitige Abhängigkeit [Juchems]) / relation de tension différentielle à volume systolique *f*
32451 **relations, teeth-organs** / Zähne-Organbeziehungen *f* (Brück: o. re. Lunge, Aorta, o. li. Lunge, Herz; u. li. Urogenitalien, Magen-Darm, u. re. Urogenitalien, Leber-Galle) / relations des dents aux organs *f*

32452 **relation, WPW-syndrome/left bundle branch block** / Relation WPW-Syndrom/ Linksschenkelblock *f* (Abstandverlängerung von Kammeranfangsschwankungs- bis Negativitätsbewegungsbeginn bei WPW Folge der vorzeitigen, bei LSB der verspäteten Kammerteileerregung [Heinecker]) / relation de WPW-syndrome à bloc de branche gauche *f*

32453 **relationing** / Relationierung *f* (synthetisch-apriorisches Hineinstellen in Zusammenhang) / relationnement *m*

32454 **relationship** / Verwandschaftsverhältnis *n* / relation d'affinité *f*

32455 **relationship, causal** / Kausalzusammenhang *m* / cause à effet, relation de *f*

32456 **relative (relativity)** / Relativ(ität *f*) / relatif (relativité *f*)

32457 **relaxant (relaxing)** / entspannend (erschlaffend) / relaxant

32458 **relaxation, diaphragmatic** / Zwerchfellerschlaffung *f* / relaxation diaphragmatique *f*

32459 **relaxation, progressive** / Relaxation, progressive *f* (aktiv-autohypnoides Verfahren [Jacobsen]) / relaxation progressive *f*

32460 **relaxin** / Relaxin *n* (Ovarhormon, Symphyse erweichendes Peptidhormon) / relaxine *f*

32461 **relevant (relevance)** / relevant (Relevanz *f*) (Erheblich[keit *f*]) / important (importance *f*)

32462 **reliant (reliable), reliability (reliance)** / verläßlich (Zuverlässigkeit *f*) / sûr(eté *f*)

32463 **relic of a neurofibril ring** / Neurofibrillenzirkelrelikt *n* («Leitfadenringrest») / reliquat d'un anneau neurofibrillaire *m*

32464 **relics of neurofibrils (recent and old in layers)** / Neurofibrillenrelikte *m* (jüngere und ältere Schichten und deren Verwerfungen: «Altschichtbild») / reliquats neurofibrillaires *m* (récents et vieux par couches)

32465 **relief (of serosa)** / (Schleimhaut)relief *n* / relief séreux *m*

32466 **relieve (relieved, relieving)** / abhelfen (erleichtert, ablösend) / remédier (remédié, remédiant)

32467 **religion** / Religio *f* (religare = zurückbinden: Bindung an das Göttliche) / religion *f*

32468 **reluctance (reluctant)** / Widerstreben(d) *n* / réluctance *f* (réluctant)

32469 **reluxation** / Wiederausrenkung *f* / reluxation *f*

32470 **remain(s)** / (übrig)bleiben (Überbleibsel *n*) / rester (restes *m*)

32471 **remanences** / Remanenzen *f* (in Erinnerungszentren der Hirnrinde zurückbleibende Dauererregungen) / rémanences *f*

32472 **remark(able)** / bemerken(swert) / remarquer (remarquable)

32472a **remediable, remediless** / heil(mittel)bar, heil(mittel)los / remédiable, sans remèdes

32473 **remedy, allopathic, homeopathic, isopathic** / Heilmittel, allopathisches, homöopathisches, isopathisches *n* / remède allopathique, homéopathique, isopathique *m*

32474 **(remedy,) curative** / Heilmittel *n* / (remède) curatif *m*

32475 **remedy, home** / Hausmittel *n* / remède de bonne femme *m*

32476 **remedy for internal, external use** / Heilmittel Innerlich, Äußerlich *n* / remède interne, externe *m*

32477 **remembrance** / Wiedererinnerung *f* / ressouvenir *m*

32478 **remineralization** / Remineralisierung *f* (Auffüllung des [Spuren]elementehaushaltdefizits) / reminéralisation *f*

32479 **remittence** / Remission *f* (vorübergehende Beßrung einer Krankheit) / rémission *f*

32480 **remittent** / remittierend (remittere = nachlassen) / rémittent

32481 **removable (removability)** / Entfernbar(keit *f*) / enlevable (enlevabilité *f*)

32482 **removal** / Abfuhr *f* (Entladung eines Triebs etc. [Freud]) / enlèvement *m*

32483 **remove (removed, removing)** / absetzen (gestrichen, entfernend) / enlever (enlevé, enlevant)

32484 **renascent (renascence)** / wiederauflebend (Wiedergeburt *f*) / renaissant (renaissance *f*)

32485 **renicapsular, -portal** / nierenkapsel-, -hilusbezüglich / rénicapsulaire, -porte

32486 **reniform** / nierenförmig / réniforme

32487 **renin** / Renin *n* (Hypertensinogen in Hypertensin überführendes Nierenferment) / rénine *f*

32488 **renin, fetal** / Renin, fetales *n* (durch chron. Einengung der Arterien vermehrtes führt zu mütterlicher Hypertonie) / rénine fœtale *f*

32489 **renipuncture** / Nierenkapselpunktion *f* / rein, ponction de la capsule du *f*

32490 **renitency** / Prallheit *f* (eines Geschwürs) / rénitence *f*

32491 **renitent** / widerstehend (einem Druck) / rénitent

32492 **rennin (chymosin)** / Chymase *f* (Milcheiweiß spaltendes Ferment in Kälbermagen) / présure (chymosine) *f*

32493 **renocortical, renocutaneous** / nierenrindenbezüglich, nieren-hautbezüglich / rénocortical, rénocutané

32494 **renography** / Renographie *f* (Rö-Darstellung der Niere) / rénographie *f*

32495 **reno-intestinal, -pulmonary** / nieren-darmbezüglich, -lungenbezüglich / réno-intestinal, -pulmonaire

32496 **renotrop(h)ic** / nierenwendig (-hypertrophierend) / rénotrop(hiqu)e

32497 **reorganization** / Reorganisatio(n) *f* (Restitutio ad organum) / réorganisation *f*

32498 **repair(ing)** / ausbessern (Ausbeßrung *f*) / réparer (réparation *f*)

32499 **reparable**/reparabel (wiedergutzumachen) / réparable

32500 **repartition of labor** / Arbeits(auf)teilung *f* (Übernahme differenzierter Funktionen durch [differenzierte] Teile eines Körpers) / répartition de travail *f*

32501 **repatency** / Wiederöffnung *f* (z.B. eines Lumens) / réouverture *f*

32502 **repeat** / Reprise *f* («Wiederaufnahme» der tiefen Inspiration nach Staccato bei Keuchhusten) / reprise *f*
32503 **repellent** / abstoßend / répulsif
32504 **repercolation** / Filtration, wiederholte *f* / filtration, seconde *f*
32505 **repercussion (repercussive)** / (Zu)rückstoß(end) *m* / répercussion *f* (répercussif)
32506 **repertorize** / repertorisieren (aus Arzneisymptomengesamt [= Krankheitsbild] wirksame Arznei erschließen) / répertoriser
32507 **repertory** / Repertorium *n* ([Arzneisymptomen]sammlung) / répertoire *m*
32508 **replace(ment)** / zurücklagern (Rückverlegung *f*) / replacer (replacement *m*)
32509 **repletion (replete)** / Überfüllung *f* (angefüllt) / réplétion *f* (replet)
32510 **replicase** / Replicase *f* (Enzym, mit Hilfe dessen φ-β-Viren-RNS-Moleküle Kopien ihrer selbst herstellen können [SPIEGELMAN]) / réplicase *f*
32511 **replicate** / replicare (= zurückfalten: zurückschlagen, entgegnen) / répliquer
32512 **replication** / Replikation *f* (Geninformationsübertrágertätigkeit der ribosomalen RNS) / réplication *f*
32513 **reply, statistic** / Antwort, statistische *f* (Folge logischer Fragestellung) / réponse statistique *f*
32514 **repolarization** / Repolarisation *f* (Wiederreizaufnahmefähigwerden der [motorischen] Endplattenmembran nach Acetylcholinabbau durch Cholesterinase) / répolarisation *f*
32515 **report on accident, medical** / Unfallbegutachtung *f* / expertise pour accident *f*
32516 **report, bacteriological** / Untersuchungsbefund, bakteriologischer *m* / résultat bactériologique *m*
32517 **report (to a contagious disease)** / Bericht *m* (Meldung einer anzeigepflichtigen Erkrankung) / rapport (d'une maladie contagieuse) *m*
32518 **report, (full) medical** / Gutachten, ärztliches *n* / expertise médicale *f*
32519 **report, medicolegal** / Gutachten, gerichtsärztliches *n* / expertise médicolégale *f*
32520 **reporting, duty of** / Meldepflicht *f* / déclaration obligatoire *f*
32521 **reposition** / Reposition *f* (Rückverlagerung, [Knochen]einrichtung) / reposition *f*
32522 **represent(ative) (representation)** / darstellen(d) (Repräsentation *f*) / représenter (représentatif) (représentation *f*)
32523 **repress** / reprimieren (Enzymsynthese neg. beeinflussen) / réprimer
32524 **repression** / Verdrängung *f* (durch Angstsignal ausgelöste Bewußtseinsalteration als [Ich-]Schutz gegen [Es-]Trieb) / répression *f*
32525 **repression, enzyme** / Fermentrepression *f* (z.B. der alkalischen Phosphatase durch nicht genügend potenziertes KH_2PO_4 [WALLENFELS-WEIL]) / répression fermentative *f*
32526 **repression of enzyme synthesis** / Enzymsyntheserepression *f* (Proteinsynthesestop durch Endprodukt, wenn Angebot und solange es Nachfrage übersteigt) / réprcssion de synthèse diastasique *f*
32527 **repressive** / eindämmend / répressif
32528 **repressor** / Repressor *m* (hebt Suppressorhemmung auf) / répresseur *m*
32529 **reprobation** / Verwerfung *f* / réprobation *f*
32530 **reprocessing** / Wiederaufarbeitung *f* (bes. von Kernmaterial) / retapage *m*
32531 **reproduc(ibl)e** / wiedererzeugen (reproduzierbar) / reproduire (reproductible)
32532 **reproduction** / Wiedergabe, naturgetreue *f* / reproduction *f*
32533 **reproduction, cell** / Zellreproduktion *f* (durch direkte [Amitose] od. indirekte [Mitose bzw. Meiose] Teilung) / reproduction de la cellule *f*
32534 **reproductive(ness)** / Reproduktionsfähig(keit *f*) / reproductif (reproductibilité *f*)
32535 **republication** / Wiederveröffentlichung *f* / républication *f*
32536 **repulsion** / Abstoßung (Abneigung) *f* / répulsion *f*
32537 **reputed** / reputiert (angesehen) / réputé
32538 **require(ments)** / Erfordern(isse *n*) / requérir (choses requises *f*)
32539 **research** / forschen (Forschung *f*) / rechercher (recherche[s] *f*)
32540 **research, anthropo(bio)logical** / Forschung, menschennaturkundliche *f* (psychoanalytische Anthropo[bio]logie) / anthropo(bio)logie psychanalytique *f*
32541 **research, basic** / Grundlagenforschung *f* (nicht elektronisch zu bewerkstelligende Voraussetzung für Datenverarbeitung) / recherches fondamentales *f*
32543 **research center** / Forschungszentrum *n* centre de recherches *m*
32544 **research field** / Forschungsgebiet *n* / recherches, domaine de *m*
32545 **research laboratory, venereal disease** / V.D.R.L.-Test *m* (Objektträgerflockungsreaktion auf Syphilis) / épreuve de cardiolipine-antigène *f*
32546 **research, marketing** / Marktforschung *f* (der Bedürfnisformer) / étude des marchés *f*
32547 **research, medical** / Forschung, medizinische *f* / recherche médicale *f*
32548 **research, motivation** / Motivforschung *f* (der Symbolformer) / études de la motivation *f*
32549 **research, nuclear** / Kernforschung *f* / recherche nucléaire *f*
32550 **research, nutrition** / Ernährungsforschung *f* (gelangt nur bei physiologischer, soziologischer und wirtschaftlicher Orientierung zu brauchbaren Ergebnissen [KÜHNAU]) / recherche de nutrition *f*
32551 **research, object of** / Forschungsgegenstand *m* (nicht Natur an sich, sondern die vom Beobachter in Frage gestellte Natur [HEISENBERG]) / recherches, objet de *m*
32552 **research, operational** / Forschung, operationelle *f* (Verhaltensweisen nach dem Prinzip des «Schwarzen Kastens» untersuchende) / recherches opérationnelles *f*

32553 **research, permeability** / Permeabilitätsforschung *f* / recherches de perméabilité *f*
32554 **research program** / Forschungsprogramm *n* / recherche, programme de *m*
32555 **research, public opinion** / Öffentlichkeitsforschung *f* (der Meinungsformer) / études des opinions publiques *f*
32556 **research, scientific** / Forschung, wissenschaftliche *f* / recherche scientifique *f*
32557 **research section** / Forschungsabteilung *f* / recherches, section de *f*
32558 **research, social** / Gesellschaftsforschung *f* (der Geltungsformer) / études de la société *f*
32559 **research, technical** / Forschung, technische *f* / recherche technique *f*
32560 **research work** / Forschungsarbeit *f* / recherche, travail de *m*
32561 **researcher(s' team)** / Forscher *m* (Forschungsgemeinschaft *f*) / rechercheur *m* (communauté de recherches *f*)
32562 **resect** / resezieren / réséquer
32563 **resection** / Resektion *f* (resecare = zurückschneiden) / résection *f*
32564 **resection, contiguity** / Kontiguitätsresektion *f* (Gelenk-) / résection de contiguité *f*
32565 **resection, continuity** / Kontinuitätsresektion *f* (Knochen-) / résection de continuité *f*
32566 **resection of the kidney, partial** / Nierenresektion, partielle *f* (meist Polop.) / résection partielle du rein *f*
32567 **resection, knee** / Resectio genus (Kniegelenkendenresektion) / résection du genou *f*
32568 **resection of the middle lobe** / Mittellappenresektion *f* (Elektroresektion bei Prostatahypertrophie) / résection du lobe moyen *f*
32569 **resection, osteoplastic** / Resektion, osteoplastische *f* (1. zeitweilige bei tiefen Op., 2. zur Schaffung frischer Sägeflächen) / résection ostéoplastique *f*
32570 **resection, submucous septal** / Septumresektion, submuköse *f* (unter Schleimhauterhaltung bei Deviation) / résection septale sousmuqueuse *f*
32571 **resection, temporary** / Resektion, temporäre *f* (zur Freilegung eines Operationsfelds) / résection temporaire *f*
32572 **resection, temporary orbital** / Orbitalresektion, temporäre *f* (Kroenlein) / résection orbitaire temporaire *f*
32573 **resectoscope** / Resektoskop *n* (zur Prostataelektroresektion) / résectoscope *m*
32574 **resembling (resemblance)** / Ähnlich(keit *f*) / ressemblant (ressemblance *f*)
32575 **reserpin** / Reserpin *n* (Rauwolfiaalkaloid, bewirkt Catecholamin- und Serotoninausschüttung und bezügliche ZNS-Verarmung) / réserpine *f*
32576 **reservation (, mental)** / Vorbehalt (, geistiger) *m* / réservation (mentale) *f*
32577 **reserve (reserved, reserving)** / vorbehalten (reserviert, zurückhaltend) / réserver (réservé, réservant)
32578 **reserve (reservoir)** / Vorrat(sbehälter) *m* / réserve *f* (réservoir *m*)
32579 **reside** / residieren (anwesend sein) / résider
32580 **residue (residual)** / Rückstand *m* (rückständig) / résidu(el) *m*
32581 **residue, crust-like, salt** / Rückstand, krustenartiger, salziger *m* / résidu croûteux, salin *m*
32582 **residue, oil-free, solid** / Rückstand, entölter, fester *m* / résidu déshuilé, solide *m*
32583 **residue, undissolved, total** / Rückstand, unlöslicher, Gesamt- *m* / résidu insoluble, total *m*
32584 **resign(ation)** / verzichten (Verzicht *m*) / résigner (résignation *f*)
32585 **resin** / Harz *n* / résine *f*
32586 **resin, acrylic** / Acrylharz *n* / résine acrylique *f*
32587 **resin, gum** / Gummiharz *n* / résine de caoutchouc *f*
32588 **resin, jalap** / Jalapae (tuberorum) resina (Wurzelknollenharz aus Exogonium jalapa) / résine de jalap *f*
32589 **resin, (poly)styrene** / Polystyren *n* / polystyrène *m*
32590 **resin, vinyl** / Vinylharz *n* / résine vinylique *f*
32591 **resin(ace)ous** / harzig / résineux
32592 **resiniferous, resinoid** / harzhaltig, -ähnlich / résinifère, résinoïde
32593 **resinify (resinification)** / verharzen (Verharzung *f*) / résinifier (résinification *f*)
32594 **resistance** / Resistenz *f* (resistere = widerstehen: natürliche Immunität) / résistance *f*
32595 **resistance, acid** / Säurefestigkeit *f* (bakt.) / acidorésistance *f*
32596 **resistance, anticoagulation** / Antikoagulationsresistenz *f* (genotypisch [erhöhte Vitamin-K-Synthese] erklärbar [Reilly]) / résistance aux anticoagulants *f*
32597 **resistance, bacterial** / Bakterienresistenz *f* (erworbene [od. ererbte ?] bakt. Widerstandsfähigkeit gegen Antibiotica) / résistance bactérienne *f*
32598 **resistance, capable of (, capacity of)** / Widerstandsfähig(keit *f*) / résistance, (capacité *f*) de
32599 **resistance development** / Resistenzentwicklung *f* (der Erreger gegen Antibiotica) / résistance, développement de *m*
32600 **resistance differences** / Resistenzunterschiede *m* (der Bakterien gegen Vakzine; der Menschenrassen, Individuen, Organe gegen Bakterien) / résistance, différences de *f*
32601 **resistance to infections** / Seuchenfestigkeit *f* / résistance aux infections *f*
32602 **resistance, internal, external** / Widerstand, innerer, äußerer *m* / résistance intérieure, extérieure *f*
32603 **resistance, mechanical** / Resistenz, mechanische *f* (der Erythrozyten gegen hämolysierende Wirkung mechanischer Beanspruchung [Glasperlenrotation]) / résistance mécanique *f*
32604 **resistance, osmotic** / Resistenz, osmotische *f* (der Erythrozyten gegen hämolysierende Wirkung hypotoner HCl-Lösungen) / résistance osmotique *f*
32605 **resistance, peripheral** / Kapillarwiderstand *m* / résistance capillaire *f*
32606 **resistance to poisons** / Giftfestigkeit *f* / résistance aux poisons *f*

32607 **resistance, psychical** / Resistenz, psychische *f* (Widerstand gegen das Bewußtwerden von Verdrängungen) / résistance psychique *f*
32608 **resistance, saponin** / Saponinresistenz *f* (der Erythrozyten) / résistance à la saponine *f*
32609 **resistance, vital** / Resistenz, vitale *f* (BUCHNER: ererbte natürliche Immunität) / résistance vitale *f*
32610 **resistance, vital power of** / Widerstandskraft, natürliche *f* (durch Speichelfarbreaktion mit ZAMBRINI' Reagens feststellbar) / résistance, force vitale de *f*
32611 **resistance, weather** / Wetterbeständigkeit *f* / résistance aux intempéries *f*
32612 **resist(ant)** / widerstehen(d) / résister (résistant)
32613 **resistivity** / (Leitungs)widerstand *m* (spezif. elektr.) / résistivité *f*
32614 **resolute (resolved)** / entschlossen / résolu
32615 **resolution** / (Wieder)auflösung *f* (z.B. einer Krankheit) / résolution *f*
32616 **resolve(nt)** / wiederauflösen(d) / résoudre (résolvant)
32617 **resonance** / Resonanz *f* (resonare = widerhallen: Mitschwingen der Luft in benachbarten Hohlräumen) / résonance *f*
32618 **resonance, chemical** / Resonanz, chemische *f* (liegt bei einer Verbindung vor, die mehrere Strukturformeln mit verschiedenen Elektronen-, aber gleichen Atomkernanordnungen hat) / résonance chimique *f*
32619 **resonance, hybrid** / Resonanz, hybride *f* (der nicht formulierbare eigentliche Zustand eines Moleküls mit mehreren Strukturformeln) / résonance hybride *f*
32620 **resonance, nuclear magnetic** / NMR-Analyse *f* (zur Bestimmung der [nebenwirkungsfreien] Bindungslokation von Arzneimittelmolekülen an Proteinrezeptoren) / résonance magnétique nucléaire *f*
32621 **resonance, skodaic** / SKODA' Schall *m* (leicht tympanitische Resonanz bei geringer Flüssigkeitsansammlung im oberen Lungenfell) / bruit skodique *m*
32622 **resorb (resorbed, resorbent)** / resorbieren (aufgenommen, einsaugend) / résorber (résorbé, résorbant)
32623 **resorption** / Resorption *f* (Aufnahme von Stoffen in Blut- und Lymphbahn) / résorption *f*
32624 **resorption, calcium** / Ca-Resorption *f* (durch Kombination mit Vitaminen B_6, C, D_2 gefördert) / résorption du calcium *f*
32625 **resorption, iron** / Eisenresorption *f* (durch Bernsteinsäure gesteigert) / résorption du fer *f*
32626 **resorption, paraportal** / Resorption, paraportale *f* (von Darminhaltstoffen an V. portae vorbei) / résorption paraportale *f*
32627 **respiration** / Respiration *f* (Atmung, äußere) / respiration *f*
32628 **respiration, abdominal** / Bauchatmung *f* (Flankenatmung, männl. Typus abdominalis) / respiration abdominale *f*
32629 **respiration, amphoric, interrupted** / Atmung, hohle, unterbrochene *f* / respiration amphorique, saccadée *f*
32630 **respiration, artificial, normal** / Atmung, künstliche, normale *f* / respiration artificielle, normale *f*
32631 **respiration, auxiliary** / Auxiliaratmung *f* (Schulter-Halsatmung bei Asthma) / respiration auxiliaire *f*
32632 **respiration, cellular** / Atmung, Innere *f* («Zellatmung», Atmung innerhalb der Mitochondrien mit selbstregulierender Eigenschaft: [physiologischer] ATP-Verbrauch setzt ADP frei und damit Phosphorylierung [= ATP-Produktion] wieder in Gang) / respiration cellulaire *f*
32633 **respiration, costal** / Brustatmung *f* (Rippenatmung, weibl. Typus costalis) / respiration costale *f*
32634 **respiration, cutaneous, pulmonary** / Haut-, Lungenatmung *f* / respiration cutanée, pulmonaire *f*
32635 **respiration, diaphragmatic, tracheal** / Zwerchfell-, Trachealatmung *f* / respiration diaphragmatique, trachéale *f*
32636 **respiration, diffusive** / Diffusionsatmung *f* (Gasaustasuch in Lungenalveolen solange O_2-Vorrat reicht) / respiration diffusive *f*
32637 **respiration, easy, forced** / Atmung, leichte, erschwerte *f* / respiration facile, forcée *f*
32638 **respiration, feeble, quiet** / Atmung, schwache, ruhige *f* / respiration faible, calme *f*
32639 **respiration, fetal, placental** / Fötal-, Plazentaratmung *f* / respiration fœtale, placentaire *f*
32640 **respiration, glossopharyngeal** / Glossopharyngeusatmung *f* («Froschatmung» bei Querschnittlähmung zwischen C5 und C7) / respiration glossopharyngienne *f*
32641 **respiration, mechanical** / Beatmung, maschinelle *f* (bei Erhöhung des pCO_2-Werts auf 70–80 mm Hg) / respiration mécanique *f*
32642 **respiration, pendular** / Pendelatmung *f* (mit Narkosesystem) / respiration pendulaire *f*
32643 **respiration, prepartual** / Atmung, präpartuale *f* (niedere Sauerstoff-, hohe Kohlensäurespannung bei vermehrtem Sauerstoffbedarf) / respiration intra-utérine *f*
32644 **respiration, slow, accelerated** / Atmung, verlangsamte, beschleunigte *f* / respiration lente, accélérée *f*
32645 **respiration, tissue** / Gewebsatmung *f* (O_2-CO_2-Austausch) / respiration tissulaire *f*
32646 **respirator (apparatus), automatic** / Beatmungsgerät, automatisches *n* / respirateur automatique (, appareil) *m*
32647 **respirator, circulatory** / Kreisatmung *f* (Narkosesystem) / système de la respiration circulatoire *m*
32648 **respiratory** / respiratorius (zur Atmung dienend) / respiratoire
32649 **respire** / respirieren ([ein- und aus]atmen) / respirer
32650 **respirometer** / Respirometer *n* (Atemmeßapparat) / respiromètre *m*

32651 **respond(ent)** / antworten(d) / répondre (répondant)
32652 **response (responsibility)** / (Ver)antwort(lichkeit) *f* / réponse (responsabilité) *f*
32653 **rest (rested, resting)** / (aus)ruhen (-geruht, -ruhend) / reposer (reposé, reposant)
32654 **rest point, position, state** / Ruhepunkt *m*, -lage *f*, -zustand *m* / repos, point *m*, position *f*, état *m* de
32655 **restiform** / restiform (restis = Strang) / restiforme
32656 **restituability multiplied by probability of admonition; («probability of remembrance»)** / Restitutionskapazität × Admonitionsprobabilität *f* (eines Neurofibrillenzirkelrelikts: «Erinnerungswahrscheinlichkeit eines Leitfadenringrests») / restituabilité fois probabilité d'admonition; («probabilité de souvenir») *f*
32658 **restituability (of a neurofibril ring)** / Restitutionskapazität *f* (eines Neurofibrillenzirkels: «Erinnerungsbereitschaft eines Leitfadenrings») / restituabilité *f* (d'un anneau neurofibrillaire)
32659 **restitute** / restituere (wiedergutmachen) / restituer
32660 **restitution (, complete)** / Restitutio (ad integrum) (Wiedergutmachung [, völlige]) *f* / restitution (complète) *f*
32661 **restitution (of neurofibril rings from relics: «remembrance»)** / Restitution *f* (von Neurofibrillenzirkeln aus -relikten: «Erinnerung») / restitution *f* (des anneaux neurofibrillaires par reliquats: «souvenir»)
32662 **restlessness** / Ruhelosigkeit *f* / inquiétude *f*
32663 **restlessness, motor** / Bewegungsdrang *m* (bei Hirnschädigung) / agitation motrice *f*
32664 **restoration** / Restaurierung *f* (Wiederherstellung alter Formen) / restauration *f*
32665 **restore** / restaurare (wiederherstellen) / restaurer
32666 **restrict** / restringieren (einschränken) / restreindre
32667 **restriction (, mental)** / Restrictio (mentalis) ([Geistiger] Vorbehalt) / restriction (mentale) *f*
32668 **rests, nuclear** / Kernreste *m* (JOLLY' Körper, CABOT' Ringe u.a. in Erythrozyten) / restes nucléaires *m*
32669 **result** / Resultat *n* / résultat *m*
32670 **result, end** / Endergebnis *n* / résultat définitif *m*
32671 **result of examination** / Untersuchungsergebnis *n* / résultat de l'examen (du malade) *m*
32672 **result, permanent** / Dauererfolg *m* / résultat durable *m*
32673 **result, post-mortem** / Sektionsbefund *m* / résultat de l'autopsie *m*
32674 **result of treatment** / Heilerfolg *m* / résultat thérapeutique *m*
32675 **resume** / resümieren (z.B. wiss. Arbeiten) / résumer
32676 **resurgence** / Wiederaufkommen *n* / résurrection *f*
32677 **resuscitation, attempts at** / Wiederbelebungsversuche *m* / rappel à la vie, tentatives de *f*
32678 **resuscitology** / Resuszitologie *f* (suscito = aufrichten: Wiederbelebungskunde [SAFAR]) / résuscitologie *f*
32679 **resuture** / Naht, erneute *f* / résuture *f*
32680 **resynthesis** / Resynthese *f* (chem.) / resynthèse *f*
32681 **retain (retained, retaining)** / zurückhalten (behalten, erhaltend) / retenir (retenu, retenant)
32682 **retainer** / Zurückhalter *m* (Zahnstützapparat) / rétenteur *m*
32683 **retard (retarded, retarding)** / verzögern (verspätet, aufschiebend) / retarder (retardé, retardant)
32684 **retardation** / Verzögerung *f* / retardement *m*
32685 **retardation, intrauterine growth** / Wachstumsretardierung, intrauterine *f* (Untergewichtigkeit) / retardement somatique intra-utérin *m*
32686 **retardation, mental** / Zurückgebliebenheit, geistige *f* (auch als allergische Reaktion und durch Blei im Trinkwasser möglich) / arriération mentale *f*
32687 **retarded, mental** / zurückgeblieben, geistig / arriéré
32688 **retarders** / Verzögerer *m* (Alginate für elastische Abdruckmassen) / retardeurs *m*
32689 **rete (net[work])** / Rete (Netz *n*) / réseau *m*
32690 **rete, acromial** / Rete acromiale (Brust-Schulterschlagadernetz) / réseau acromial
32691 **rete, arterious** / Rete arteriosum (Arteriennetz) / réseau artériel
32692 **rete, calcanean** / Rete calcaneum (Fersenarteriennetz) / réseau calcanéen
32693 **rete of the dorsal wrist** / Rete carpi dorsale (Handwurzelrückenarteriennetz) / réseau dorsal du poignet
32694 **rete of the elbow, articular** / Rete articulare cubiti (Ellenbogengelenkarteriennetz) / réseau articulaire du coude
32695 **rete of the hand and foot, dorsal venous** / Rete venosum dorsale manus et pedis / réseau veineux dorsal de la main et du pied
32696 **rete of the knee, articular** / Rete articulare genu (Kniegelenkarteriennetz) / réseau articulaire du genou
32697 **rete of the kneecap** / Rete patellae / réseau de la rotule
32698 **rete, lateral and medial malleolar** / Rete malleolare laterale et mediale (Fußknöchelarteriennetze) / réseau malléolaire latéral et médial
32699 **rete, miraculous** / Rete mirabile (durch Arterienteilung und -wiedervereinigung entstehendes «Wunder»netz, z.B. in den Glomeruli) / réseau miraculeux
32700 **rete, plantar venous** / Rete venosum plantare (Fußsohlenvenennetz) / réseau veineux plantaire
32701 **rete of the testicle** / Rete testis / réseau du testicule
32702 **retention** / Zurückhaltung (Verhaltung) *f* / rétention *f*
32703 **retention, bromphthalein** / Bromphthaleinretention *f* (> 10% bei BSP path.) / rétention de bromphtaléine *f*

32704 **retention of fetal products** / Retentio residuorum (Verhaltung von Abortresten) / rétention de débris ovulaires *f*
32705 **retention, placental** / Nachgeburtverhaltung *f* / rétention placentaire *f*
32706 **retention, separation, ovular** / Eiverhaltung, -ablösung *f* / rétention *f* décollement ovulaire *m*
32707 **retention, sodium chloride, water** / Salz-, Wasserretention *f* / rétention chlorurée, hydrique *f*
32708 **retial** / netzartig / réseau, de la nature d'un
32709 **reticent (reticence)** / Verschwiegen(heit *f*) (Zurückhaltung *f*) / réticent (réticence *f*)
32710 **reticular** / retikulär (Reticulum betreffend) / réticulaire
32711 **reticulated** / retikuliert (netzförmig angelegt) / réticulé
32712 **reticulation** / Vernetzung *f* (Bildung von Querverbindungen zwischen langen Kettenmolekülen) / réticulation *f*
32713 **reticulation, higher** / Vernetzung, höhere *f* (Zunahme kovalenter Bindungen) / réticulation plus haute *f*
32714 **reticulation media** / Vernetzungsmittel *n* (lineare Moleküle durch Bildung intermolekulärer Brücken in dreidimensionale Netzwerke überführende Stoffe) / réticulation, moyens de *m*
32715 **reticulin** / Reticulin *n* (RES-Scleroprotein) / réticuline *f*
32716 **reticulocyte** / Retikulozyt *m* («vitalgranulierter» jugendlicher Erythrozyt mit basophilem Netzwerk) / réticulocyte *m*
32717 **reticulocytogenic** / retikulozytenbildend / réticulocytogénique
32718 **reticulo(cyto)penia, reticulocytosis** / Retikulozytenverminderung, -vermehrung *f* / réticulo(cyto)pénie, -cytose *f*
32719 **ret(iculo-end)othelial** / retothelial / réticulo-endothélial
32720 **reticulo-endothelioses** / Retikul(o)endotheliosen *f* (benigne RES-Wucherungen) / réticul(o-)endothélioses *f*
32721 **reticulo-endotheliosis, infectious** / ABT-LETTERER-SIWE' Syndrom (Maligne granulomatöse Retikulose) / réticulo-endothéliose hémorragique aiguë des nourrissons
32722 **reticulo-endothelium** / System, retikuloendotheliales *n* (RES [ASCHOFF, 1914]: Antigene durch Antikörperbildung abwehrende [mesenchymale] Lymph- und Blutzellen des Retikulums und Endothels) / réticul(o-)endothélium *m*
32723 **reticulofibrosis** / Retikulofibrose *f* (Parenchymverdrängung in blutbildenden Organen durch retikuläres Bindegewebe) / réticulofibrose *f*
32724 **reticulohistiocytosis** / Retikulohistiozytose *f* (großfollikuläres Lymphoblastom der Haut) / réticulohistiocytose *f*
32725 **reticulosarcomatosis** / Retikulosarkomatose *f* (entartete Retikuloendotheliose) / réticulosarcomatose *f*
32726 **reticulosis** / Retikulose *f* (Retikul[o-Endotheli]ose) / réticulose *f*
32727 **reticulosis of infant, pulmonary** / (Julien) MARIE' Syndrom (Seltne maligne dermatopulmonale Säuglingsretikuloendotheliose) / réticulose pulmonaire du nourrisson
32728 **reticulum** / Reticulum *n* (Dim. v. Rete: lockeres Netzwerk von Bindegewebezellen als Grundgerüst bes. von Lymphdrüsen, Milz, Knochenmark, Leber) / réticulum *m*
32729 **reticulum, granular endoplasmatic** / Reticulum endoplasmaticum granulare (Ergastoplasma) / réticulum endoplasmatique granulaire *m*
32730 **reticulum, terminal** / Terminalretikulum *n* (STÖHR' Syncytium: Neurofibrillennetzwerk der sympathischen Endverzweigungen) / réticulum terminal *m*
32731 **retin** / Retin *n* (SZENT-GYÖRGYI: wachstumhemmendes Hormon der Thymusdrüse) / rétine *f*
32732 **retina** / Retina (rete = Netz: Netzhaut des Auges) / rétina
32733 **retinaculum** / Retinaculum (retinere = zurückhalten: Halteband *n*) / rétinacle *m*
32734 **retinaculum, caudal** / Retinaculum caudale (vom letzten Steißbeinwirbel zur Haut verlaufendes Halteband) / rétinacle caudal
32735 **retinaculum of the extensors** / Retinaculum extensorum (Halteband der Fingerstrekker) / rétinacle des extenseurs
32736 **retinaculum of the extensor muscles, inferior and superior** / Retinaculum mm. extensorum inferius et superius (Haltebänder der Zehenstrecker[muskeln]) / rétinacle inférieur et supérieur des muscles extenseurs
32737 **retinaculum of the flexors** / Retinaculum flexorum (Halteband der Fingerbeuger) / rétinacle des flexeurs
32738 **retinaculum of the flexor muscles** / Retinaculum mm. flexorum (Halteband der Zehenbeuger[muskeln]) / rétinacle des muscles flexeurs
32739 **retinaculum of the kneecap, lateral and medial** / Retinaculum patellae laterale et mediale / rétinacle latéral et médial de la rotule
32740 **retinacula of the nail** / Retinacula unguis / rétinacles de l'ongle
32741 **retinaculum of the peroneal muscles, inferior and superior** / Retinaculum mm. peronaeorum inferius et superius / rétinacle inférieur et supérieur des muscles péroniers
32742 **retinacula of the skin** / Retinacula cutis (von [innerer] Lederhaut ausgehender, Haut an Muskeln und Knochen befestigender Teil des Unterhautgewebes) / rétinacles de la peau
32743 **retinaculum of the uterus** / Retinaculum uteri (Parametrium) / rétinacle de l'utérus *m*
32744 **retinal** / netzhautbezüglich / rétinien
32745 **retinene** / Retinen *n* (Carotinoid Sehgelb = Vitamin-A-Aldehyd) / rétinène *m*
32746 **retinitis** / Netzhautentzündung *f* / rétinite *f*
32747 **retinitis, actinic (solar)** / (Licht)strahlenretinitis *f* / rétinite actinique (solaire) *f*

32748 **retinitis, angiospastic** / Retinitis nephritica albuminurica (spastische Gefäßprozesse durch Reninwirkung) / rétinite angiospastique *f*
32749 **retinitis, apoplectic, uremic** / Netzhautentzündung, apoplektische, urämische *f* / rétinite apoplectique, urémique *f*
32750 **retinitis, central pigmentary** / Retinopathia pigmentosa circinata (kreisförmig) / rétinite pigmentaire centrale *f*
32751 **retinitis, gravidic, syphilitic** / Retinitis gravidica, syphilitica / rétinite gravidique, luétique *f*
32752 **retinitis, hemorrhagic** / Netzhautblutungen *f* / rétinite hémorragique *f*
32753 **retinitis, hypertonic** / Retinitis hypertonica (Kupferdrahtarterien und Venenschlänglung) / rétinite hypertonique *f*
32754 **retinitis, metastatic, proliferating** / Netzhautentzündung, metastatische, proliferierende *f* / rétinite métastatique, proliférante *f*
32755 **retinitis, pigmentary** / Retinopathia pigmentosa (degenerativer Prozeß) / rétinite pigmentaire *f*
32756 **retinitis, purulent, septic** / Retinitis purulenta, septica / rétinite purulente, septique *f*
32757 **retinitis, renal, splenic** / Retinitis renalis, lienalis / rétinite néphritique, leucémique *f*
32758 **retinitis, striated pigmentary** / Retinopathia pigmentosa punctata (strichförmig) / rétinite pigmentaire striée *f*
32759 **retinoblastoma** / Glioma retinae (maligne Geschwulst) / rétinoblastome *m*
32760 **retinochoroiditis** / Retinochorioiditis *f* (Netz- + Aderhautentzündung) / rétinochoroïdite *f*
32761 **retinogram** / Retinogramm *n* (Netzhautaufnahme) / rétinogramme *m*
32762 **retinomalacia** / Netzhauterweichung *f* / rétinomalacie *f*
32763 **retinopathy** / Netzhauterkrankung *f* / rétinopathie *f*
32764 **retinopathy, diabetic** / Retinopathia diabetica / rétinopathie diabétique *f*
32765 **retinopexy, cryosurgical** / Netzhautablösungsbehandlung, kryochirurgische *f* (Vorteile: weniger Augenhäuteschäden, Gefäßverletzungen, Infektionen, Verwachsungen) / rétinopexie cryochirurgique *f*
32766 **retinopexy, diathermic** / Netzhautablösungsbehandlung, diathermische *f* (Vorteile: einfache Instrumente und Lokalisation, beßre Dosierungskontrolle und festere Narben) / rétinopexie diathermique *f*
32767 **retino(photo)scopy** / Skia(pore)skopie *f* (σκιά = Schatten: ophth. Schattenprobe) / scotoscopie *f*
32768 **retort** / Retorte *f* / cornue *f*
32769 **retotheliosarcoma** / Retotheliosarkom *n* (maligne Geschwulst der RES-Mesenchymzellen) / rétothéliosarcome *m*
32770 **retothelium** / Retothel *n* (Ret[iculo-End]othelium: Retikulumzellen des lymphatischen Gewebes [Rössle]) / rétothélium *m*
32771 **retractable (retractability)** / Zurückziehbar(keit *f*) / rétractile (rétractilité *f*)
32772 **retractilometer** / Retraktilometer *n* (Fonio' Blutkuchenretraktionsmesser) / rétractilomètre *m*
32773 **retraction** / Zurückziehung *f* / rétraction *f*
32774 **retraction of the abdomen** / Baucheinziehen *n* / rétraction de l'abdomen *f*
32775 **retraction, cicatricial** / Narbenschrumpfung *f* / rétraction cicatricielle *f*
32776 **retraction, inspiratory** / Einziehung, inspiratorische *f* (der ICR) / rétraction inspiratoire *f*
32777 **retraction of the lung tissue** / Lungenschrumpfung *f* (bei chron. Prozessen) / rétraction du tissu pulmonaire *f*
32778 **retractor, abdominal, palatal, vaginal** / Retraktor, Bauchdecken-, Gaumen-, Scheiden- *m* / rétracteur abdominal, palatal, vaginal *m*
32779 **retractor, wound** / Wundrandretraktor *m* / rétracteur de bords d'une plaie *m*
32780 **retransfusion** / Eigenbluttransfusion *f* rétransfusion *f*
32781 **retro** / retro (Vorsilbe hinter, zurück) / rétro
32782 **retroaction(-active)**/Umkehrwirkung *f* (umgekehrt wirkend) / rétroaction *f* (rétroactif)
32784 **retroauricular, -ocular** / Auge, Ohr, hinter / rétroauriculaire, -oculaire
32785 **retrocalcaneobursitis** / Albert' Syndrom (Schmerzhafte Schleimbeutelentzündung zwischen Achillessehne und Fersenbein) / achilloborsite *f*
32786 **retrocardiac** / retrokardial (zwischen Herz und Wirbelsäule) / rétrocardique
32787 **retrocecal, -pelvic, -peritoneal, -rectal** / retrozäkal, -pelvikal, -peritonäal, -rektal / rétrocæcal, -pelvien, -péritonéal, -rectal
32788 **retrocede (retrocession)** / Nachinnenschlagen (*n*) / rétrocéder (rétrocession *f*)
32789 **retrocervical, -placental, -symphysial, -uterine** / retrozervikal, -plazentär, -symphysär, -uterin / rétrocervical, -placentaire, -symphysien, -utérin
32790 **retroclusion** / Retroklusion *f* (Arterienabbindung[smethode]) / rétroclusion *f*
32791 **retrocollis, spasmodic** / Retrocollis spasmodicus (Tortikollisvariation) / rétrocolis spasmodique *m*
32792 **retrodeviation** / Rückwärtsabweichung *f* / rétrodéviation *f*
32793 **retrodisplacement** / Rückwärtsverlagerung *f* / rétrodéplacement *m*
32794 **retroesophageal, -tracheal, -pharyngeal** / retroösophageal, -tracheal, -pharyngeal / rétroœsophagien, -trachéal, -pharyngien
32795 **retroflexed, -grade** / rückwärtsgebogen, rückläufig / rétrofléchi, -gressif
32796 **retroflexion of the gravid uterus (, incarcerated)** / Retroflexio uteri gravidi (incarcerata) (Abknickung der schwangeren Gebärmutter nach hinten [mit Einklemmungserscheinungen]) / rétroflexion (incarcérée) de l'utérus gravide *f*
32797 **retroflexion, retroversion** / Retroflexio, Retroversio *f* (Rückwärtsknickung, -biegung) / rétroflexion, rétroversion *f*

32798 **retrognathia** / Opisthognathie *f* (ὄπισθεν = hinten: Rücklage des Oberkiefers) / micrognathie *f*
32799 **retrogressive (retrogradation)** / Rückläufig(keit *f*) / rétrograde (rétrogression *f*)
32800 **retroinclination** / Retroinklination *f* (Gebißschwenkung nach hinten) / rétro-inclinaison *f*
32801 **retroinfection** / Retroinfektion *f* (der Mutter durch Foetus) / rétroinfection *f*
32802 **retroiridian, -lenticular** / Iris, Linse, hinter / rétroïridien, -lenticulaire
32803 **retrojection** / Retrojektion *f* (Höhlenspülung mit Retrojektor) / rétrojection *f*
32804 **retrolingual, -nasal** / Zunge, Nase, hinter / rétrolingual, -nasal
32805 **retromalleolar, -patellar** / Knöchel, Kniescheibe, hinter / rétromalléolaire, -patellaire
32806 **retromammary, -sternal** / Brustdrüsen, Brustbein, hinter / rétromammaire, -sternal
32807 **retromandibular, -maxillary** / Unter-, Oberkiefer, hinter / rétromandibulaire, -maxillaire
32808 **retromastoid, -parotid** / Warzenfortsatz, Ohrspeicheldrüse, hinter / rétromastoïdien, -parotidien
32809 **retromolar** / retromolar (hinter den Molaren) / rétromolaire
32810 **retromorphosis** / Rückwandlung *f* / rétromorphose *f*
32811 **retropharynx (-pharyngitis)** / Retropharynx(entzündung) *f* / rétropharynx *m* (-pharyngite *f*)
32812 **retroplasia** / Metaplasie, retrograde *f* / rétroplasie *f*
32813 **retropulsion** / Retropulsion *f* (Rückwärtslaufen mit Fallen) / rétropulsion *f*
32814 **retrospection** / Retrospectio *f* ([krankhafte] Rückschau) / rétrospection *f*
32815 **retrospective** / zurückblickend / rétrospectif
32816 **retrovaccination** / Retrovakzination *f* (mit Retrovakzinen) / rétrovaccination *f*
32817 **retrovaccines** / Retrovakzine *n* (durch Impfung von Mensch auf Rind gewonnener Impfstoff) / rétrovaccins *m*
32818 **retrovert** / retrovertiert (zurückgewendet) / rétroverti
32819 **retrusion** / Retrudierung *f* (Rückstand: sagittale Biß- und Kieferanomalie) / rétrusion *f*
32820 **retrusion, (bi)alveolar, coronal** / Retrusion, (bi)alveoläre, koronale *f* / rétrusion (bi)alvéolaire, coronale *f*
32821 **retrusion, mandibular, (bi)maxillary** / Retrusion, mandibuläre, (bi)maxilläre *f* / rétrusion mandibulaire, (bi)maxillaire *f*
32822 **return** / Rückkehr(en) *f* / retour(ner) *m*
32823 **reunion** / Wiedervereinigung *f* / réunion *f*
32824 **reunion, chromosomal** / Chromosomenreunion *f* (Fragmentenwiedervereinigung) / réunion chromosomique *f*
32825 **revaccination** / Nachimpfung *f* (Zweitimpfung) / revaccination *f*
32826 **revascularization of the myocardium** / Myokardrevaskularisierung *f* (op. Wiederherstellung der Herzmuskeldurchblutung) / révascularisation du myocarde *f*
32827 **reverse jawwinking phenomenon** / MARIN=AMAT' Syndrom (Umgekehrtes [Marcus] GUNN' Syndrom) / syndrome de (Marcus) GUNN inverse
32828 **reversible** / umkehrbar (rückbildbar) / réversible
32829 **reversibility** / Umkehrbarkeit (Rückbildungsfähigkeit) *f* / réversibilité *f*
32830 **reversion** / Umkehrung *f* (Rückschlag *m*) / réversion *f*
32831 **reversion, polar** / Polumkehr *f* (elektr.) / réversion polaire *f*
32832 **review(er)** / Rezension *f* (Rezensent *m*) / compte rendu (critique) *m*
32833 **revision** / Überprüfung *f* / révision *f*
32834 **revitalize (revitalization)** / revitalisieren (Belebung *f*) / revitaliser (revitalisation *f*)
32835 **revive, revivify** / wiederaufblühen, (an)-frischen / revivre, revivifier
32836 **revolution** / Revolution *f* (Umlauf A um B, z.B. Mond monatlich um Erde) / révolution *f*
32837 **revolution, cardiac** / Herzrevolution *f* (Vollständige Herzbewegung: Anspannung [Ruhe], Austreibung [Systole], Einfüllung [Diastole], Entspannung [Ruhe]) / révolution cardiaque *f*
32838 **revolving** / Revolvierung *f* (Umwälzung A um A und B, z.B. täglich Erde um sich selbst und jährlich um Sonne) / révolvation *f*
32839 **revulsive** / ableitend(es Mittel *n*) / révulsif(*m*)
32840 **rhabditis, stercoral** / Rhabditis stercoralis (Zwergfadenwurm: freilebende zweigeschlechtige Generation von Strongyloides) / rhabdite stercoraire *f*
32841 **rhagades** / Rhagaden *f* (ῥαγάς = Riß: schmerzhafte Hautschrunden) / rhagades *f*
32842 **rhagadiform** / schrund(enförm)ig / rhagadiforme
32843 **rhamnose ($C_6H_{12}O_5$)** / L-Rhamnose *f* / d-méthylaldopentose *m*
32844 **rhegmography** / Rhegmographie *f* (ῥῆγμα = Riß: Rö-Kinematographietechnik) / rhegmographie *f*
32845 **rhenchospasm** / Rhenchospasmus *m* (ῥέγχω = schnarchen) / rhenchospasme *m*
32846 **rhenium (Re 75 186,31)** / Rhenium (Rhenium *n*) / rhénium *m*
32847 **rheobase** / Rheobase *f* (ῥέω = fließen: Reizschwelle bei Dauerschluß eines galvan. Stroms) / rhéobase *f*
32848 **rheocardiography** / Rheokardiographie *f* (Widerstandmessung im Thorax zur Herzgrößenbestimmung) / rhéocardiographie *f*
32849 **rheoc(h)ord** / Widerstandregler *m* (elektr.) / rhéostat *m*
32850 **rheology** / Rheologie *f* (Fließlehre: Mechanik der zähflüssigen Stoffe) / rhéologie *f*
32851 **rheometry, cerebral** / Hirnrheometrie *f* (Messung des [im normalen Gehirn relativ großen] elektr. Widerstands) / rhéométrie cérébrale *f*

32852 **rheonomous, scleronomous** / fließgesetzlich, starrgesetzlich / rhéonome, scléronome
32853 **rheopexy** / Flüssigkeitsverfestigung *f* rhéopexie *f*
32854 **rheophore, -scope, -trope** / Stromträger, -anzeiger, -wender *m* (elektr.) / rhéophore, -scope, -trope *m*
32855 **rheotachygraphy** / Rheotachygraphie *f* (Muskelaktionsstromaufzeichnung) / rhéotachygraphie *f*
32856 **rheotaxis** / Rheotaxis *f* (Fähigkeit des Tiers, gegen den Strom zu schwimmen) / rhéotaxie *f*
32857 **rheotropism** / Rheotropismus *m* (Fähigkeit der Pflanze, mit dem Strom zu wachsen) / rhéotropisme *m*
32858 **rhesasthenia** / Rhesasthenie *f* (ῥῆσις = Reden) / rhésasthénie *f*
32859 **rhesus monkey** / Macacus rhesus (Rhesusaffe *m*) / singe rhésus *m*
32860 **Rh-positive, -negative** / Rh-positiv, -negativ (Rh sind 85%, rh sind 15% weißer Menschen, die leicht Antikörper gegen Rh-Faktor bilden) / Rh-positif, -négatif
32861 **Rh-sensitization** / Rh-Sensitivierung *f* / Rh-sensibilisation *f*
32862 **Rh-testing, -typing** / Rh-Faktortestung, -typisierung *f* / Rhésus, examen *m*, standardisation de facteur *f*
32863 **rheumatic (rheumatismal, rheumatisant)** / rheumatisch (ῥεῦμα = Fluß) / rhumatismal (rhumatisant)
32864 **rheumatism** / Rheumatismus *m* (entzündl. Mesenchymerkrankung) / rhumatisme *m*
32865 **rheumatism, nodose** / Rheumatismus nodosus (mit nichtdruckschmerzhafter Knötchenbildung) / rhumatisme noueux *m*
32866 **rheumatism, peripheric** / Rheumatismus, peripherer *m* (des Muskelsystems) / rhumatisme périphérique *m*
32867 **rheumatism, polyarthritic** / Rheumatismus, polyarthritischer *m* (des Gelenksystems) / rhumatisme polyarthritique *m*
32868 **rheumatism, visceral** / Rheumatismus, viszeraler *m* (des Gefäßsystems) / rhumatisme viscéral *m*
32869 **rheumatoid, anaphylactic** / Rheumatoid, anaphylaktisches *n* (bei Serumkrankheit) / rhumatoïde anaphylactique *m*
32870 **rheumatoid, dysenteric** / Rheumatoid, dysenterisches *n* (bei Darmerkrankungen) / rhumatoïde dysentérique *m*
32871 **rheumatoid, scarlatinous** / Rheumatoid, skarlatinöses *n* (bei Scharlach) / rhumatoïde scarlatineux *m*
32872 **rheumatoid, septic** / Rheumatoid, septisches *n* (bei Kokkeninfektionen) / rhumatoïde septique *m*
32873 **rheumatologist** / Rheumatologe *m* / rhumatologiste *m*
32875 **rheumatology** / Rheumatologie *f* (Rheumaforschung) / rhumatologie *f*
32876 **rhexis** / Rhexis *f* (Zerreißung) / rhexis (rupture) *f*
32877 **r(h)igidity, cadaveric** / Leichenstarre *f* (durch ATP-Depletion der Muskelfasern) r(h)igidité cadavérique *f*
32878 **rhinalgia** / Nasenschmerzen *m* / rhinodynie *f*
32879 **rhinallergosis** / Schnupfen, allergischer *m* / rhinallergose *f*
32880 **rhinedema** / Nasenödem *n* / rhinœdème *m*
32881 **rhinencephalon** / Rhinenzephalon *n* (das limbische System [Broca] als Emotionszentrum [Papez]) / rhinencéphalon *m*
32882 **rhinitis** / Gravedo *f* (Nasenschleimhautkatarrh) / rhinite *f*
32883 **rhinitis, anaphylactic** / Rhinitis anaphylactica (Heufieber) / rhinite anaphylactique *f*
32884 **rhinitis, hyperplastic** / Rhinitis hyperplastica (Ozaena) / rhinite atrophique *f*
32885 **rhinitis, nervous** / Schnupfen, nervöser *m* / rhinite vasomotrice *f*
32886 **rhinitis, pseudomembran(ace)ous** / Rhinitis pseudomembranacea (Diphtheroid mit Diphtheriebakterien) / rhinite pseudomembraneuse *f*
32887 **rhinitis, syphilitic** / Rhinitis syphilitica (syphilitischer Säuglingsschnupfen) / rhinite luétique *f*
32888 **rhinoblennorrhea** / Nasenkatarrh, eitriger *m* / rhinoblennorrhée *f*
32889 **rhinobyon (nasal packing [plugging])** / Nasentampon(ade *f*) *m* / tampon(nement) nasal *m*
32890 **rhinogenic** / nasenursprünglich / rhinogène
32891 **rhinolaryngitis, -pharyngitis** / Nasen-Kehlkopfkatarrh, -Rachenkatarrh *m* / rhinolaryngite, -pharyngite *f*
32892 **rhinolaryngologist** / Nasen-Halsspezialist *m* / rhinolaryngologue *m*
32893 **rhinolith** / Nasenstein *m* (verkalkter Fremdkörper) / calcul nasal *m*
32894 **rhinology** / Rhinologie *f* (Nasenheilkunde) / rhinologie *f*
32895 **rhinomycosis** / Nasenschleimhautverpilzung *f* / rhinomycose *f*
32896 **rhinomyiasis** / Nasen(nebenhöhlen)vermadung *f* / rhinomyiose *f*
32897 **rhinopharyngitis, mutilating** / Rhinopharyngitis mutilans (Gaumen-Nasensymptome bei Frambösie) / rhinopharyngite mutilante *f*
32898 **rhinopharyngoscopy** / Nasen-Rachenspiegelung *f* / rhinopharyngoscopie *f*
32899 **rhinophonia, closed, open** / Rhinophonia clausa, aperta (Näseln, gestopftes path., offnes anat. bedingtes) / rhinophonie, close, ouverte *f*
32900 **rhinophyma** / Rhinophym *n* (knollige Nasenverdickung) / rhinophyma *m*
32901 **rhinoplasty** / Rhinoplastik *f* (autoplastische Nasenneubildung) / rhinoplastie *f*
32902 **rhinoplasty, dactylocostal** / Nasenplastik, daktylokostale *f* (aus Fingergewebe und Rippenknorpel) / rhinoplastie dactylocostale *f*
32903 **rhinoplasty, English, Indian, Italian** / Rhinoplastik, englische, indische, italienische *f* (aus Backengewebe, aus Stirnhautlappen, aus Armfleisch) / rhinoplastie anglaise, indienne, italienne *f*
32904 **rhinorrhagia** / Rhinorrhagie *f* (heftiges Nasenbluten) / rhinorragie *f*

32905 **rhinorrhea** / Nasenausfluß *m* / rhinorrhée *f*
32906 **rhinorrhea, iodic** / Jodschnupfen *m* / rhume iodé *m*
32907 **rhinoscleroma** / Rhinosklerom *n* (HEBRA, 1870: Nasenverhärtung durch Klebsiella rhinoscleromatosis) / rhinosclérome *m*
32908 **rhinoscopy (, anterior, middle, posterior)** / Rhinoscopia (anterior, media, posterior) / rhinoscopie (antérieure, moyenne, postérieure) *f*
32909 **rhinosporidiosis** / Rhinosporidiose *f* (Pilzerkrankung der Schleimhäute durch Rhinosporidium seeberi) / rhinosporidiose *f*
32910 **rhinostenosis** / Nasenenge *f* (path. enge Nasengänge) / rhinosténose *f*
32911 **rhinotomy** / Nasenoperation *f* / rhinotomie *f*
32912 **Rhipicephalus** / Rhipicephalus (Gatt. Ixodinae, Überträger von Pasteurella, Rickettsia, Babesia, Theileria, Springseuche-Virus) / rhipicéphale *m*
32913 **rhizagra** / Geißfuß *m* (dent. Wurzelzieher) / rhizagre *f*
32914 **rhizanesthesia** / Nervenwurzelanästhesie *f* / rhizanesthésie *f*
32915 **Rhizobiaceae** / Rhizobiaceae (1. Baktfam. der Eubacteriales) / rhizobiacées *f*
32916 **Rhizobium** / Rhizobium (Baktgatt. der Rhizobiaceae) / rhizobium *m*
32917 **rhizobium, leguminous** / Rhizobium leguminosarum (symbiontisches Stickstoffbakt. in Erbsenwurzelknöllchen) / rhizobium légumineux *m*
32918 **rhizobium, lupine, trefoil** / Rhizobium lupini, trifolii (in Lupinen, Klee) / rhizobium du lupin, du trèfle *m*
32919 **rhizodontropy, -trypy** / Rhizodontropie, -trypie *f* (Zahnwurzelüberkronung, -trepanation) / rhizodontropie, -trypie *f*
32920 **rhizoid(al)** / wurzelähnlich / rhizoïde
32921 **rhizoids** / Rhizoide *n* (wurzelähnliche Kletterorgane bei Myzeten) / rhizoïdes *m*
32922 **rhizomeningomyelitis** / Nervenwurzel-Hirnhaut-Rückenmarkentzündung *f* / radiculoméningomyélite *f*
32923 **Rhizopoda** / Rhizopoden *n* (Wurzelfüßer, II. Klasse Protozoen) / rhizopodes *m*
32924 **Rhizopus** / Rhizopus *m* (Gattung Zygomyzetalen) / rhizopus *m*
32925 **rhizopus, nigrescent** / Rhizopus nigricans (menschenpathogen) / rhizopus nigrescent *m*
32926 **rhizotomy** / Radikotomie *f* (Rückenmarkwurzeldurchschneidung) / radicotomie *f*
32927 **rhodane** / Rhodan *n* (CNS, meist als Kaliumrhodanid, im Speichel und Urin) / rhodane *m*
32928 **rhodium (Rh 45 102,91)** / Rhodium (Rhodium *n*) / rhodium *m*
32929 **rhodogenesis** / Sehpurpurregeneration *f* / rhodophylaxie *f*
32931 **rhodopsin** / Rhodopsin *n* (ῥόδεος = rosenfarbig: Chromoproteid des Sehpurpurs) / érythropsine *f*
32932 **rhombencephalon** / Rhombencephalon (ῥόμβος = Raute: Metencephalon + Myelencephalon) / rhombencéphale
32933 **rhomboid(al)** / rautenförmig / rhomboïde
32934 **rhonch(i)al** / rasselnd / râlant
32935 **rhonchus** / Rhonchus *m* (ῥόγχος = Rasseln) / rhonchus *m*
32936 **rhotacism** / Rhotazismus *m* (fehlerhaftes Aussprechen von r) / rhotacisme *m*
32937 **rhubarb root** / Radix rhei (Laxans Rhabarberwurzel) / rhubarbe, racine de *f*
32938 **Rhus** / Giftsumach (Wirkstoff: Urushiol) / Rhus toxicodendron (Anacardiaceae)
32939 **rhyme or reason, without** / Sinn und Verstand, ohne / rime ni raison, sans
32940 **Rhynchota** / Wanzen *f* (ahd. wandlus: Ordnung Hexapoda) / rhynchotes *m*
32941 **rhypia** / Rupia *f* (rupes = Fels: große borkig-geschwürige Pustel) / rupia *f* (*m*)
32942 **rhypophagy, -phobia** / Rhypophagie, -phobie *f* (ῥύπος = Schmutz) / rhypophagie, -phobie *f*
32943 **rhythm** / Rhythmus *m* (ῥυθμός = Zeitmaß, Ebenmaß) / rythme *m*
32944 **rhythm, atrioventricular** / Atrioventrikularrhythmus *m* (Ersatzreizbildung durch A V-Knoten [und -bündel]) / rythme atrioventriculaire *m*
32945 **rhythm, biological year** / Jahresrhythmus, biologischer *m* (2 mal 6, nicht 4 mal 3 bzw. 3 mal 4 Monate) / rythme solaire biologique *m*
32946 **rhythm, cantering (gallop)** / Galopprhythmus *m* (Auskultationserscheinung) / bruit du cœur, triple; (bruit de galop) *m*
32947 **rhythm, cardiac** / Herzrhythmus *m* (Sekundenrhythmus: ~ 1,2 Wechsel zwischen Kontraktion und Dilatation) / rythme cardiaque *m*
32948 **rhythm, circadian** / Zirkadianrhythmus *m* (24-Stunden-Rhythmus) / rythme circadien *m*
32949 **rhythm, day-night** / Tagesrhythmus *m* (Wachen-Schlafen) / rythme du nycthémère *m*
32950 **rhythm, hour** / Stundenrhythmus *m* (zwischen Bewegung und Ruhe 8–[12–16]–20) / rythme horaire *m*
32951 **rhythm, lunar** / Monatsrhythmus *m* (bes. der Frau) / rythme lunaire *m*
32952 **rhythm, macrobiotic** / Lebensrhythmus *m* (astraler Rhythmus zwischen Geburt und Tod) / rythme macrobiotique *m*
32953 **rhythm, microbiotic** / Zellrhythmus *m* (atomarer Rhythmus zwischen Werden und Vergehen) / rythme microbiotique *m*
32954 **rhythm, pathological month** / Monatsrhythmus, pathologischer *m* (3 mal 10, statt 4 mal 7 Tage) / rythme lunaire pathologique *m*
32955 **rhythm, pendulum** / Pendelrhythmus *m* (embr. Herzrhythmus) / rythme pendulaire *m*
32956 **rhythm, physiological day** / Tagesrhythmus, physiologischer *m* (3 mal 8, nicht 4 mal 6 Stunden) / rythme horaire physiologique *m*
32957 **rhythm, respiratory** / Atemrhythmus *m* (Minutenrhythmus: ~ 18 Wechsel zwischen Ein- und Ausatmung) / rythme respiratoire *m*

32958 **rhythm, solar** / Jahres(zeiten)rhythmus *m* / rythme solaire *m*
32959 **rhythmic, circadian** / Rhythmik, zirkadiane *f* (vom Licht als dominierendem Zeitgeber bestimmt) / rythmique circadienne *f*
32960 **rhythmic(al)** / Rhythmik *f* (rhythmisch) / rythmique *f*
32961 **rhythmicity** / Folge, rhythmische *f* / rythmicité *f*
32962 **rhytidectomy** / Rhythidektomie *f* (ῥυτίς = Falte: kosmetische Gesichtsfaltenop.) / rhytidectomie *f*
32963 **rib(s)** / Costa(e) (Rippe[n]) / côte(s)
32964 **ribs, cervical** / Halsrippen *f* (rudimentäre Halswirbelfortsätze) / côtes cervicales *f*
32965 **ribs, false** / Costae spuriae («falsche» Rippen, in der Regel 8.–12.) / côtes fausses
32966 **rib, floating** / Costa fluctuans (frei bewegliche 10. Rippe) / côte flottante *f*
32967 **ribs, true** / Costae verae (mit dem Sternum verbundene Rippen, in der Regel 1.–7.) / côtes vraies
32968 **RIBBING's syndrome** / RIBBING' Syndrom (I) (Auf die Gelenkepiphysen beschränkte Dysostose) / syndrome de RIBBING
32969 **riboflavin** / Riboflavin *n* (Coenzym Flavinadenindinucleotid) / riboflavine *f*
32970 **riboflavin deficiency** / Ariboflavinose-Syndrom / syndrome orogénital
32971 **ribonuclease** / Ribonuclease *f* (Ribonucleide spaltende Nuclease) / ribonucléase *f*
32972 **ribonucle(os)ids** / Ribonucle(os)ide *n* (Ribose enthaltende Nucleoproteide [Nucleoside]) / ribonuclé(os)ides *m*
32973 **ribosomes** / Ribosomen *n* (in der Zelle als Ergastoplasma [Ergosom] lokalisierte Partikel aus RNS und Protein) / ribosomes *m*
32974 **rice** / Reis *m* / riz *m*
32975 **rice polishings** / Reiskleie *f* / riz, son de *m*
32976 **rice, whole** / Reis, ungeschälter *m* / riz nonpoli *m*
32977 **RICHNER-HANHART syndrome** / RICHNER-HANHART' Syndrom (Sonderform der Keratosis palmoplantaris) / syndrome de RICHNER-HANHART
32978 **rich(ness)** / Reich(tum *m*) / riche(sse *f*)
32979 **ricin** / Ricin *n* (Ricinuseiweiß) / ricine *f*
32980 **(rickets)** / (GLISSON' Krankheit) (Rhachitis) / (maladie anglaise)
32981 **rickets, late** / Rhachitis adolescentium (Vitamin-D- bei Lichtmangel) / rachite tarde *f*
32982 **rickets, renal** / Rhachitis renalis (Vitamin-D-resistente frühkindliche nierenbedingte) / rachite rénale *f*
32983 **Rickettsia** / Rickettsia (Baktgatt. der Rickettsiaceae) / rickettsie *f*
32984 **Rickettsia akari** / Rickettsia akari (Rickettsienpocken-Erreger) / rickettsie akari *f*
32985 **Rickettsia prowazeki (mooseri)** / Fleckfieber-Rickettsien *f* (Rickettsia murina, typhi, mandschuriae) / rickettsie prowazeki (mooseri) *f*
32986 **rickettsia, quintan** / Rickettsia quintana (Wolhynienfieber-Erreger) / rickettsie de TÖPFER *f*
32987 **Rickettsia rickettsi (conori, pijperi)** / Zeckenfleckfieber-Rickettsien *f* (Rickettsia brasiliensis) / rickettsie rickettsi *f* (dermacentroxène conori *m*, rickettsie blanci *f*)
32988 **Rickettsia tsusugamushi (akamushi)** / Milbenfleckfieber-Rickettsien *f* (Rickettsia sumatrana) / rickettsie nippone (orientale) *f*
32989 **Rickettsiaceae** / Rickettsiaceae (1. Baktfam. der Rickettsiales) / rickettsiacées *f*
32990 **rickettsial** / rickettsial (Rickettsien betreffend) / rickettsial
32991 **Rickettsiales** / Rickettsiales (Bakterienordnung VI nach BERGEY, 1957) / rickettsiales *f*
32992 **rickettsioses** / Rickettsiosen *f* (Krankheitsbilder durch Rickettsien) / rickettsioses *f*
32993 **ricochet** / Querschläger *m* (Prellschuß ohne Wunde) / ricochet *m*
32994 **riders** / «Reiterchen» *n* (bei Cataracta zonularis) / cavaliers (de balance) *m*
32995 **RIEDEL's disease** / RIEDEL' Struma (Schilddrüsengewebsentzündung mit «eisenharter» Struma) / thyroïdite ligneuse
32996 **RIEDER's syndrome** / RIEDER' Syndrom (Armlähmung infolge mech. Armplexusschädigung) / syndrome de RIFDER
32997 **RIEGER's syndrome** / RIEGER' Syndrom (Angeborener mesodermaler Mißbildungskomplex des Auges) / syndrome de RIEGER
32998 **RIEHL's melanosis** / RIEHL' Syndrom (Pigmentdermatose) / «poïkilodermie réticulée pigmentaire du visage et du cou» (CIVATTE)
32999 **right** / dexter (rechts) / droit
33000 **right (, be)** / Recht *n* (haben) / droit *m* (, être dans son)
33002 **rights, human basic (to live, to love, to die)** / Menschengrundrechte *n* (zu leben, zu lieben, zu sterben) / droits fondamentaux de l'homme *m* (à vivre, à aimer, à mourir)
33003 **right-handers** / Rechtshänder *m* (sind mehr Techniker als Wissenschaftler) / droitiers *m*
33004 **rigid(ity)** / Starr(heit *f*) / rigide (rigidité *f*)
33005 **rigidity of decerebration** / Enthirnungsstarre *f* (mit Streckkrämpfen) / rigidité de décérébration *f*
33006 **rigidity of the kidney, functional** / Nierenstarre *f* (mangelnde Verdünnungs- und Konzentrationsfähigkeit) / rigidité fonctionnelle du rein *f*
33007 **rigidity, multiple congenital articular** / GUÉRIN-STERN' Syndrom (Angeborene mesodermale Gelenkdysplasie) / myodystrophie fœtale déformante (MIDDLETON)
33008 **rigidity, muscular** / Muskelstarre *f* / raideur musculaire *f*
33009 **rigidity, myopathic dorsal** / Rigiditas dorsalis myopathica (Rückenversteifung durch Myositis) / rigidité dorsale myopathique *f*
33010 **rigidity of the neck** / Nackensteifigkeit *f* (bei Meningitis u. a.) / raideur de la nuque *f*
33011 **rigidity, secretory** / Sekretionsstarre *f* (gleiche Harnabsonderungsmengen unabhängig von Flüssigkeitsaufnahme) / rigidité sécrétoire *f*

33012 **rigidity of the uterine orifice** / Muttermundrigidität *f* / rigidité de l'orifice de l'utérus *f*
33013 **rigor** / Fieberschauer *m* (Schüttelfrost) / frisson *m*
33014 **rigor mortis, cataleptic** / Totenstarre, kataleptische *f* (Auftreten im Augenblick des Todes) / rigidité cadavérique cataleptique *f*
33015 **RILEY-SCHWACHMANN hyperostosis** / RILEY-SCHWACHMANN' Syndrom (Seltne Hyperostose mit Myopathie) / hyperostose de RILEY-SCHWACHMANN
33016 **ring, amnion** / Amnionring *m* (über dem Nabel) / anneau d'amnios *m*
33017 **rings, annular** / Pleuralringe *m* (Rö-Zeichen bei Tb.) / anneaux annulaires *m*
33018 **ring, carbo-, homo-, heterocyclic** / Ring, carbo-, homo-, heterozyklischer *m* (nur C-Atome, ein Element, verschiedene Elemente) / anneau carbo-, homo-, hétérocyclique *m*
33019 **ring, common tendinous** / Anulus tendineus communis (Sehnenring der Ursprungsehnen der Augenmuskeln) / anneau tendineux commun
33020 **ring, conjunctival** / Anulus (tunicae) coniunctivae (Augenliderrand) / anneau conjonctival
33021 **ring, contact** / Kontaktring *m* (Einschußstelle bei Schußwunden) / anneau de contact *m*
33022 **ring, contraction** / Kontraktionsring *m* (Gebärmutterabschluß gegen -hals) / anneau de BANDL *m*
33023 **ring, corneal** / Kornealring *m* (FLEISCHER: Hämosiderinring in Hornhautoberfläche) / anneau cornéen *m*
33024 **ring, DNA-** / DNS-Fadenring *m* (an beiden Enden zum Ring verbundener DNS-Strang) / anneau d'ADN *m*
33025 **ring, femoral** / Anulus femoralis (Oberschenkelring, gewöhnliche Austrittslücke der Schenkelhernien) / anneau fémoral
33026 **ring, fibrocartilaginous** / Anulus fibrocartilagineus (fibrocartilago = Faserknorpel: Trommelfellfalz) / anneau fibrocartilagineux
33027 **rings, fibrous** / Anuli fibrosi (cordis) (bindegewebige Ringe [der Herzwand, Ursprünge der Atrioventrikularklappen]) / anneaux fibreux auriculoventriculaires
33028 **ring, furan** / Furanring *m* (4 C-, 1 O-Atom) / anneau de furane *m*
33029 **ring, germ** / Keimring *m* (Blastodermrandzone für Blastoporus) / anneau du germe *m*
33030 **ring, glaucomatous** / Ring, glaukomatöser *m* (Aderhautatrophie andeutender Ring um Papille) / anneau glaucomateux *m*
33031 **ring of the iris, great and small** / Anulus iridis maior et minor (breiter äußerer und schmaler innerer Ring der Irisvorderfläche) / anneau de l'iris, grand et petit
33032 **rings, LANDOLT's** / LANDOLT' Ringe *m* (Optotypen) / anneaux de LANDOLT *m*
33033 **ring, lymphoid** / Rachenring, lymphatischer *m* (Gaumen-Rachen-Zungenmandeln [WALDEYER]) / anneau lymph(at)ique *m*
33034 **ring, profound and superficial inguinal** / Anulus inguinalis profundus et superficialis (äußere und innere Pforte des Leistenkanals) / anneau inguinal interne et externe
33035 **ring, tympanic** / Anulus tympanicus (embr. Spangenform der Pars tympanica) / anneau tympanal
33036 **ring, umbilical** / Anulus umbilicalis (Nabelring) / anneau ombilical
33037 **ring-combinations** / Ringsysteme *n* (3–13 und mehr Ringe mit ringförmiger [C-]Atomanordnung im Molekül) / combinaisons de noyau *f*
33038 **ring-combination, condensed** / Ringsystem, kondensiertes *n* (mit 2 zwei Ringen gemeinsamen C-Atomen) / combinaison condensée de noyau *f*
33039 **ripe(ness)** / Reif(heit *f*) / mûr (maturité *f*)
33040 **rise (risen, rising)** / ansteigen (erhöht, aufgehend) / monter (monté, montant)
33041 **risus (laugh[ter])** / Lachen *n* (entspannt) / rire *m*
33042 **risus, sardonic (canine)** / Lachen, sardonisches *n* (σαρδάζω = bitter lachen, bei Fazialiskrampf) / rire cynique (sardonique) *m*
33043 **risus, transversal** / Lachen, transversales *n* (bei Fazialislähmung) / rire transversal *m*
33044 **RITTER's disease** / RITTER' Syndrom (Seltne Hautentzündung Neugeborener mit Epidermisablösung) / dermatite exfoliatrice des nouveau-nés
33045 **river, lacrimal** / Rivus lacrimalis (Tränenbach, vereinzelt ausgebildeter Raum zwischen Lidrandflächen und Augapfel) / rivière lacrymale
33046 **RNA, cytoplasmatic** / RNS, zytoplasmatische *f* (Instruktionen von Mitochondrien-DNS erhaltende metabolische tierische [ATTARDI]) / ARN cytoplasmique *m*
33047 **RNA, ribosomal** / Ribonucleinsäure, ribosomale *f* (r-RNS) / ARN ribosomique *m*
33048 **RNA-bases** / RNS-Basen *f* (Adenin, Cytosin, Guanin, Uracil) / ARN, bases d' *f*
33049 **RNA-polymerase** / RNS-Polymerase *f* (DNS-abhängige Überträger genetischer Information: r-RNS, m-RNS, t-RNS) / ARN, polymérase d' *f*
33050 **RNA-viruses, groups of** / RNS-Virengruppen *f* (7: Poliomyelo-, Enzephalo-, [Para]myxo-, Leuko-, Rhabdo- mit einfacher, Reo- mit mehrfacher Spiralstruktur) / virus d'ARN, groupes de *m*
33051 **roast (roasted, roasting)** / rösten (geröstet, röstend) / rôtir (rôti, rôtissant)
33052 **ROBIN's syndrome** / ROBINS' Syndrom (Mund-Kiefer-Zungenmißbildung) / syndrome de ROBIN
33053 **Robinia** / Akazie (Wirkstoff: Robinin) / Robinia Pseudacacia (Leguminosae)
33054 **ROBLES's disease** / ROBLES' Krankheit (Parasitäre Tropenkrankheit mit erysipelartigen Hauterscheinungen und Augensymptomen) / maladie de ROBLES
33055 **roborating** / roborans (robor = Kraft) / fortifiant

33056 **robust(ness)**/Robust(heit *f*)/robust(ess)e(*f*)
33057 **rodent(ial)** / nagend / rongeur
33058 **rodents** / Rodentia *n* (epidemiologisch wichtige Nagetiere) / rongeurs *m*
33059 **rod-shaped** / rhabdoid (zapfen-, stäbchenförmig) / rhabditiforme
33060 **ROEMHELD's syndrome** / ROEMHELD' Syndrom (Über den Verdauungskanal reflektorisch ausgelöste Herz- und Kreislaufstörungen) / syndrome de ROEMHELD
33061 **roentgen equivalent man (rem)** / Röntgengleichwert Mensch *m* (Dosiseinheit für ionisierende Strahlen bezogen auf biol. Wirksamkeit) / équivalent rœntgenien biologique *m*
33062 **roentgen equivalent physic (rep)** / Röntgengleichwert, physikalischer *m* (Dosiseinheit für ionisierende Strahlen: β und γ 1 rep = 1 rem, α = 20 rem, Protonen und schnelle Neutronen 1 rep = 10 rem, langsame Neutronen = 5 rem) / équivalent rœntgenien physique *m*
33063 **roentgen, milliroentgen, microroentgen** / Röntgen, Milliröntgen, Mikroröntgen *n* (r, mr, μr: Röntgenstrahlenmengensymbole) / rœntgen, millirœntgen, microrœntgen *m*
33064 **roentgencinematography** / Röntgenkinematographie *f* / radiocinématographie *f*
33065 **roentgenism, roentgenization, roentgenize** / Röntgenismus *m*, Röntgenisierung *f*, röntgen(isieren) / rœntgenisme *m*, rœntgenisation *f* rœntgeniser
33066 **roentgen-liter** / Röntgenliter *m* (rl: Rö-Raumdosiseinheit) / rœntgen-litre *m*
33067 **roentgenology** / Röntgenologie *f* (Röntgenstrahlenkunde) / rœntgenologie *f*
33068 **roentgenostatics** / Röntgenostatik *f* (diagnostische Zergliederung des Fernröntgenseitenbilds zur kephalometrischen Einordnung von Kieferanomalien) / rœntgenostatique *f*
33069 **ROGER's disease** / ROGER' Syndrom (Seltner angeborener Ventrikelseptumdefekt ohne Zyanose) / maladie de ROGER
33070 **roll** / Matrikel *f* (Personenstandsliste) / matricule *f*
33071 **roller** / Rolle *f* / rouleau *m*
33073 **roller, hot** / Rolle, Heiße *f* (5-Handtücherrolle mit 1 l heißem Wasser gefüllt zur Rollmassage [TEIRICH-LEUBE]) / rouleau chaud *m*
33074 **roller-bearing** / Rollenlager *n* / rouleaux, palier à *m*
33074a **rolling** / Rollen *n* / roulement *m*
33075 **romanopexy** / Sigmoidanheftung *f* / sigmoïdopexie *f*
33076 **romanticism** / Romantik *f* (gedankliche Klarheit [in der Wissenschaft] verbunden mit Neigung zum Unbewußten [in der Kunst], ärztliches Beispiel: CARUS, 1789–1869) / romantisme *m*
33077 **roof** / Dach *n* / toit *m*
33078 **roof lamina syndrome** / PARINAUD' Syndrom (II) (Im Bereich der «Vierhügelplatte» entstehende konjugierte Blicklähmung nach oben) / syndrome de la lame du toit
33080 **room** / Raum *m* / salle *f*
33081 **room, consulting, waiting** / Sprechzimmer, Wartezimmer *n* / cabinet de consultation, salon d'attente *m*
33082 **room, dark, dead** / Raum, dunkler, toter *m* / espace obscur, mort *m*
33082a **room, delivery, post-, predelivery** / Entbindungsräume *m* / salle d'accouchement, après l', avant l' *f*
33083 **room, dissecting-** / Sezierraum *m* / salle de dissection *f*
33084 **room, (pre)operation** / Operations(vorbereitungs)raum *m* / salle (pré)opératoire *f*
33085 **room temperature, thermometer** / Zimmertemperatur *f*, -thermometer *n* / appartement, température d' *f*, thermomètre d' *m*
33086 **room, (un)dressing** / An-, (Aus)kleideraum *m* / vestiaire *m*
33087 **root** / Radix (Wurzel *f*) / racine *f*
33088 **root, dorsal** / Radix dorsalis (hintere [sensible] Spinalnervenwurzel) / racine dorsale
33089 **root of the hair** / Radix pili / racine du poil
33090 **root of the lung** / Radix pulmonis / racine du poumon
33091 **root (of the median nerve), lateral and medial** / Radix lateralis et medialis (n. mediani) / racine latérale et médiale (du nerf médian)
33092 **root of the mesenterium** / Radix mesenterii / racine du mésentère
33093 **root of the nail** / Radix unguis / racine de l'ongle
33094 **roots, nerve** / Nervenwurzeln *f* / racines nerveuses *f*
33095 **root of the nose** / Radix nasi / racine du nez
33096 **root, oculomotor** / Radix oculomotoria (Ganglion-ciliare-Wurzel des III. Hirnnervs) / racine oculomotrice
33097 **root of the penis** / Radix penis / racine du pénis
33098 **roots, spinal** / Radices spinales (Spinalnervenwurzeln) / racines épineuses
33099 **root (of the stato-acoustic nerve), inferior and superior** / Radix inferior et superior (n. stato-acustici) / racine inférieure et supérieure (du nerf stato-acoustique)
33100 **root of the tongue** / Radix linguae / racine de la langue
33101 **root of the tooth** / Radix dentis / racine dentaire
33102 **root, ventral** / Radix ventralis (vordere [motorische] Spinalnervenwurzel) / racine ventrale
33103 **root-stock** / Wurzelstock *m* (pharm.) / rhizome *m*
33104 **rosacea** / Rosacea *f* (Rotfinnen, nicht Acne rosacea) / rosacée *f*
33105 **rosacea, erythematous** / Rosacea erythematosa (unscharf begrenzt) / rosacée érythémateuse *f*
33106 **rosacea, hypertrophic** / Rosacea hypertrophicans (Bindegewebe- und Talgdrüsenveränderungen bes. an Nase und Augen) / rosacée hypertrophique *f*
33107 **rosacea, papulous, pustulous** / Rosacea papulosa, pustulosa / rosacée papuleuse, pustuleuse *f*

33108 **rosary-like** / rosenkranzartig / chapelet, en
33109 **ROSE's cephalic tetanus** / ROSE' Syndrom (Tetanusinfektion mit Schlingkrämpfen und N.-facialis-Lähmung) / tétanos céphalique
33110 **rosemary leaves** / Folia rosmarini (Desinficiens Rosmarinblätter) / romarin, feuilles de *f*
33112 **(ROSENBACH's disease)** / (ROSENBACH' Krankheit II) (Basale Auftreibungen an den Fingerendgliedern) / (maladie de ROSENBACH
33113 **(ROSENBACH's erysipeloid)** / (ROSENBACH' Krankheit I) (Krankheitsbild des Rotlaufs) / (érysipéloïde de ROSENBACH)
33114 **ROSENBACH's syndrome** / ROSENBACH' Syndrom (Paroxysmaler gastrokardialer Symptomenkomplex) / syndrome de ROSENBACH
33115 **roseola** / Roseola *f* (auf Druck verschwindende kleinfleckige Hautröte infolge toxischer Gefäßdilatation) / roséole *f*
33116 **roseola, syphilitic, typhous, vaccinal** / Roseola syphilitica, typhosa, vaccina (bei sek. Syphilis, bei Typhus, bei Geimpften) / roséole syphilitique, typheuse, vaccinale *f*
33117 **rostellum** / Rostellum *n* (Skolexstirnfortsatz) / rostellum *m*
33118 **rostral** / rostral (rostrum = Schnabel) / rostral
33119 **rostrate** / geschnäbelt / rostré
33120 **rostrum (beak)** / Rostrum ([Schiffs]schnabel *m*) / bec *m*
33121 **rostrum of the callous corpus** / Rostrum corporis callosi / bec du corps calleux
33122 **rostrum, sphenoidal** / Rostrum sphenoidale (Keilbein[körper]schnabel) / bec sphénoïde
33123 **rosy** / rosig / rosé
33124 **rotameter** / Gasdurchströmungsmesser *m* (bei Apparatnarkose) / rotamètre *m*
33125 **rotation** / Rotation *f* (Umdrehung A um A, z.B. Erde täglich um sich selbst) / rotation *f*
33126 **rotation of the fetal head** / Drehung des Fötuskopfs *f* / tête du fœtus, rotation de la *f*
33127 **rotation, molecular, specific** / Drehung, molekuläre, spezifische *f* (Polarisation) / rotation moléculaire, spécifique *f*
33128 **rotation, optical** / Drehung, optische *f* (der Schwingungsebene eines polarisierten Lichtstrahls) / rotation optique *f*
33129 **rotation of the presenting part** / Drehung des führenden Teils *f* / présentation, rotation de la *f*
33130 **rota(to)ry** / rotierend (rotatorisch) / rotatoire
33131 **ROTHMUND's disease** / ROTHMUND' Syndrom (Heredofamiliäre atrophisch-teleangiektatische Dermatose mit Katarakt) / maladie de ROTHMUND
33132 **rotogravure** / Tiefdruck *m* / impression hélio *f*
33133 **ROTOR's syndrome** / ROTOR' Syndrom (Idiopathische nichthämolytische Hyperbilirubinämie) / syndrome de ROTOR
33134 **round(ish)** / rund(lich) / rond (arrondi)
33135 **ROUSSY-LÉVY syndrome** / ROUSSY-LÉVY' Syndrom (Sonderform des FRIEDREICH' Syndroms [I]) / dystasie aréflexique héréditaire
33136 **routes, collateral** / Kollateralbahnen *f* (Gefäßkompressionen z.B. durch Gelenkbeugungen kompensierende) / voies (col)latérales *f*
33137 **rout(in)e** / Rout(in)e *f* (Lauf [Geläufigkeit]) / rout(in)e *f*
33138 **routinism** / Routiniertheit *f* («Landläufigkeit») / routinisme *m*
33139 **row(diness) rude(ness)** / Roh(heit *f*) / rud(ess)e (*f*)
33140 **ROY's syndrome** / ROY' Syndrom (Sonderform der Pachydermoperiostose) / syndrome de ROY et JUTRAS
33141 **rubber bag (bulb)** / Gummiballon *m* / caoutchouc, poire (balle *f*) en *m*
33142 **rubber cork** / Gummistöpsel *m* / caoutchouc, bouchon en *m*
33143 **rubber, foam** / Schaumgummi *m* / caoutchouc mousse *m*
33144 **rubber glove** / Gummihandschuh *m* / caoutchouc, gant en *m*
33145 **rubber tubing** / Gummischlauch *m* / caoutchouc, tuyau en *m*
33146 **rubbers** / Gummischuhe *m* / caoutchoucs *m*
33147 **rubedo, inflammatory** / Rubor *m* (entzündliche Hautrötung) / rougeur inflammatoire *f*
33148 **rubescent, rubescence** / (haut)rötend, (Haut)röte *f* / rubéfiant, rubéfaction *f*
33149 **rubidium (Rb 37 85,48)** / Rubidium (Rubidium *n*) / rubidium *m*
33150 **rubidium chloride (RbCl)** / Rubidii chloridum (Rubidiumchlorid *n*) / rubidium, chlorure de *m*
33151 **rubidium iodide (RbI)** / Rubidii iodidum (Rubidiumiodid *n*) / rubidium, iodure de *m*
33152 **rubidium, radioactive** / Radiorubidium *n* (zur Krebsdiagnose und -therapiekontrolle, wird von Erythrozyten Krebskranker stärker als normal eingelagert [SCOTT]) / rubidium radioactif *m*
33153 **rubidium tartrate ($RbC_4H_5O_6$)** / Rubidii tartras (Rubidiumtartrat *n*) / rubidium, tartrate de *m*
33154 **rubiginose** / rostfarbig / rubigineux
33155 **ructation** / Ructus *m* (Aufstoßen) / éructation *f*
33156 **rudiment** / Rudimentum *n* (Erster Versuch) / rudiment *m*
33157 **rudimentary** / rudimentär (in den Anfängen steckengeblieben) / rudimentaire
33158 **rugose (rugosity)** / Faltig(keit *f*) / rugueux (rugosité *f*)
33159 **ruin(ation)** / ruinieren (Ruin *m*) / ruiner (ruine *f*)
33160 **rule** / Regel(n) *f* / règle *f* (régler)
33161 **rule, RVT- (reaction velocity and temperature)** / RGT-Regel *f* (Reaktionsgeschwindigkeit-Temperatur: 10% T-Erhöhung verdoppelt chem. RG) / règle VRT (vitesse de réaction et température) *f*
33162 **ruminate (ruminated, ruminating)** / wiederkäuen (wiedergekaut, wiederkäuend) / ruminer (ruminé, ruminant)

33163 **rumination** / Rumination *f* (ruma = Kehle: Motilitätsneurose des Magens) / rumination *f*
33164 **rumo(u)r** / Rumor *m* (Geräusch, Gerücht) / rumeur *f*
33165 **rumo(u)r, friction** / Rumor confrictationis (Reibegeräusch *n*) / rumeur de friction *f*
33166 **run** / Lauf(en) *m* / course *f* (courir)
33167 **run, endurance** / Dauerlauf *m* (bei Fettsucht als Therapie ohne Diaita erfolglos) / pas gymnastique *m*
33168 **RUNDLES-FALLS syndrome** / RUNDLES-FALLS' Syndrom (Geschlechtsgebundene erbliche hämolytische Anämie) / syndrome de RUNDLES-FALLS
33169 **rupture (ruptured, rupturing)** / zersprengen (gebrochen, platzend) / déchirer (déchiré, déchirant)
33170 **rupture** / Ruptura (Zerreißung) *f* / rupture *f* (déchirement *m*)
33171 **rupture, biceps** / Bizepsruptur *f* / rupture du biceps *f*
33172 **rupture of a capsule, of a vessel** / Kapselriß, Gefäßriß *m* / rupture d'une capsule, d'un vaisseau *f*
33173 **rupture, pelveoperineal** / Ruptura pelveoperinealis (Becken-Dammriß) / rupture pelvéopérinéale *f*
33174 **rupture of the perineum** / Dammriß *m* / déchirure périnéale *f*
33175 **rupture, renal** / Nierenriß *m* / déchirure rénale *f*
33176 **rupture of the sclera** / Sklerariß *m* / rupture scléreuse *f*
33177 **rupture, spontaneous** / Spontanruptur *f* / rupture spontanée *f*
33178 **rupture of the symphysis** / Symphysenruptur *f* / déhiscence de la symphyse *f*
33179 **rupture, tubal** / Tubenzerreißung *f* / rupture tubaire *f*
33180 **RUST's disease** / RUST' Syndrom (Zerstörende Knochenprozesse im Atlas-Axisbereich) / mal vertébral sousoccipital
33181 **rusty** / rostig / rouillé
33182 **ruthenium (Ru 44 101,7)** / Ruthenium (Ruthenium *n*) / ruthénium *m*
33183 **rutilism** / Errötungsneigung *f* / rutilisme *m*

S

33184 **Sabadilla** / Sabadillsamen (Wirkstoff: Sabad[in]in [Cev(ad)in]) / Asagraea serrulata (Liliaceae)
33185 **Sabina** / Sadebaum (Wirkstoffe: Sabin [Savin], Sabinol) / Juniperus Sabina (Coniferae)
33186 **SABIN-FELDMAN syndrome** / SABIN-FELDMAN' Syndrom (Toxoplasmose ohne Infektionsnachweis) / pseudotoxoplasmose
33187 **sabinism** / Sabinaölvergiftung *f* (bei Abtreibung) / sabinisme *m*
33188 **SABOURAUD's syndrome** / SABOURAUD' Syndrom (Erbliche Mißbildungskombination von Spindelhaarbildung und Linsentrübungen) / syndrome de SABOURAUD
33189 **sabulous** / sabulosus (sabulum = Sand) / graveleux
33190 **saburra** / Sordes *f* (= Schmutz: Beläge) / saburre *f*
33191 **sac** / Saccus (sackartige Erweiterung *f*) / sac *m*
33192 **sac of the conjunctiva** / Saccus coniunctivae (Bindehautsäcke) / sac de la conjonctive
33193 **sac, endolymph(at)ic** / Saccus endolymphaticus (Endolymphsack des häutigen Ohrlabyrinths) / sac endolymph(at)ique
33194 **sac, hernial** / Bruchsack *m* / sac herniaire *m*
33195 **sac, lacrimal** / Saccus lacrimalis (Tränensack) / sac lacrymal
33196 **saccharase deficiency syndrome** / Saccharasemangel-Syndrom (Erbliche Enzymopathie mit ungenügender Saccharoseausnutzung) / syndrome par manque d'invertine
33197 **saccharate** / Zuckersäuresalz *n* / saccharate *m*
33198 **saccharic** / zuckersauer / saccharique
33199 **saccharides** / Saccharide *n* (Zucker u. a. KH) / saccharures *m*
33200 **sacchariferous, saccharoid, saccharolytic,** / zuckerhaltig, zuckerähnlich, zuckerspaltend / saccharifère, saccharoïde, saccharolytique
33201 **saccharification** / Saccharificatio *f* (Überführung in Zucker) / saccharification *f*
33202 **saccharify (saccharified, saccharifying)** / zuckerbilden (gezuckert, süßend) / saccharifier (saccharifié, saccharifiant)
33203 **saccharimeter** / Gärungsmesser *m* (LOHNSTEIN) / saccharimètre *m*
33204 **saccharimetry** / Zuckerbestimmung *f* / saccharimétrie *f*
33205 **saccharine** / Saccharinum solubile (Benzoesäuresulfinid *n*) / sulfinide benzoïque *m*
33206 **saccharometabolism (-metabolic)** / Zuckerstoffwechsel *m* (betreffend) / saccharométabolisme *m* (-métabolique)
33207 **saccharomyces** / Saccharomyces *m* (Gattung Hemiaskomyzetalen) / saccharomycète *m*
33208 **saccharomyces, angina, human** / Saccharomyces anginae, hominis (menschen- und tierpathogene «wilde» Hefen bei Angina, bei Diphtherie) / saccharomycète angineux, humain *m*
33209 **saccharomycosis** / Saccharomykose *f* (durch Saccharomyces) / saccharomycose *f*
33210 **saccharose** / Saccharose *f* (Rohr- od. Rübenzucker: Glucose + Fructose) / saccharose *m*
33211 **sacchar(os)uria** / Sacchar(os)urie *f* (Zucker-, [Saccharose]ausscheidung) / sacchar(os)urie *f*

33212 **sacculate(d)** / einsacken (abgesackt) / saccules, diviser (divisé) en

33213 **sacculation** / Sackbildung *f* / saccules, formation de *f*

33214 **sacculations of the colon** / Haustra coli (haustrum = Schöpfrad: Aussackungen) / bosselures du côlon *f*

33215 **saccule** / Sacculus (Dim. v. Saccus: sackartige Erweiterung des häutigen Ohrlabyrinths) / saccule

33216 **saccule of the larynx** / Sacculus laryngis (beiderseitige sackartige Ausweitung des engen mittleren Abschnitts des Cavum laryngis) / saccule du larynx

33217 **sacral** / kreuz(bein)bezüglich (heilig) / sacré (sacral)

33218 **sacralgia** / Kreuz(bein)schmerzen *m* / sacrodynie *f*

33219 **sacralization** / Sakralisation *f* (L5-Querfortsätze mit Os sacrum verschmolzen) / sacralisation *f*

33220 **sacro-anterior, -posterior, -transverse** / sacro-anterior, -posterior, -transverse (fet. Kreuzbein vorn, hinten, quer zum Beckenausgang) / sacro-antérieur, -postérieur, -transverse

33221 **sacrococcygeal, -iliac** / kreuzbein-steißbeinbezüglich, -darmbeinbezüglich / sacrococcygien, -iliaque

33222 **sacrocoxitis** / Sakrokoxalgie *f* (Kreuzbein-Beckengelenkentzündung) / sacro-iliite *f*

33223 **sacrolisthesis** / Sacrolisthesis *f* (Ausgleiten des L5) / sacrolisthésis *f*

33224 **sacrolumbar, -perineal, -uterine** / kreuzbein-lenden-, -damm-, -uterusbezüglich / sacrolombaire, -périnéal, -utérin

33225 **sacrosciatic, -tuberous** / kreuzbein-sitzbeinbezüglich, -sitzbeinhöckerbezüglich / sacrosciatique, -tubéreux

33226 **sacrospinal** / kreuzbein-wirbelsäulebezüglich / sacrovertébral

33227 **sactosalpinx** / Sactosalpinx *f* (σακτός = voll: mit Serum, Blut od. Eiter angefüllter Eileiter) / sactosalpinx *f*

33228 **saddle, firm in** / sattelfest / selle, bien en

33229 **saddle, Turkish** / Sella turcica («Türkensattel» [des Keilbeins]: Hypophysensessel) / selle turcique

33230 **saddle-shaped** / sattelförmig / selle, en forme de

33231 **sadism** / Sadismus *m* (nach de Sade: Lustbefriedigung durch Schmerzbereiten) / sadisme *m*

33232 **sad(omasoch)istic** / sad(omasoch)istisch / sad(omasochist)ique

33233 **sagacious (sagacity)** / Scharfsinnig(keit *f*) / sagace (sagacité *f*)

33234 **sagittal** / pfeilrecht (sagitta = Pfeil) / sagittal

33235 **SAINT's triad** / SAINT' Syndrom (Hiatushernie, Cholelithiasis, Dickdarmdivertikulose) / triade de SAINT

33236 **salicin** / Salicin *n* (in Weidenrinde, bereits von Hippokrates gegen rheumatische Schmerzen empfohlen) / salicine *f*

33237 **salicylate(d)** / Salicylsäuresalz *n* (mit Salicyl behandelt) / salicylate *m* (salicylé)

33238 **salicylism, -therapy** / Salicylvergiftung, -therapie *f* / salicylisme *m*, -othérapie *f*

33239 **salicyl(ous)** / Salicyl(haltig) *n* / salicyle *m* (salicyleux)

33240 **salicyl(ur)ic** / salicyl(ur)sauer / salicyl(ur)ique

33241 **saliferous** / salzhaltig / salifère

33242 **salify (salifiable)** / salzbilden(d) / salifier (salifiable)

33243 **saligenin** / Salicylalkohol *m* (aus Phenol und Formaldehyd synthetisierbar) / saligénine *f*

33244 **salimeter** / Salzgehaltmesser *m* / salimètre *m*

33245 **saline** / Saline *f* (Gradierwerk) / saline *f*

33246 **salinic** / salinisch (salzartig) / salin

33247 **salinity** / Salzigkeit *f* / salinité *f*

33248 **saliva (spittle)** / Speichel *m* (ahd. speihhilla) / salive *f*

33249 **saliva, ganglionic, sympathetic** / Unterkieferdrüsenspeichelformen *f* (bei Drüsenirritation, bei Sympathikusreiz) / salive ganglionnaire, sympathique *f*

33250 **saliva, parotid** / Parotisspeichel *m* / salive parotidienne *f*

33251 **saliva p_H** / Speichel-p_H *n* (nicht gleich Zahnbelag-p_H) / salive, p_H de *m*

33252 **saliva, resting** / Ruhespeichel *m* (zwischen Mahlzeiten) / salive de repos *f*

33253 **saliva, (sub)lingual** / (Unter)zungenspeichel *m* / salive (sous)linguale *f*

33254 **saliva, submaxillary** / Unterkieferdrüsenspeichel *m* / salive sousmaxillaire *f*

33255 **saliva, viscid** / Speichel, muzinöser *m* / salive visqueuse *f*

33256 **salivant (salivator)** / speicheltreibend (Speichellocker *m*) / sialagogue (*m*)

33257 **salivary** / salivaris (Speichel betreffend) / salivaire

33258 **salivation** / Salivatio *f* (Speichelfluß) / salivation *f*

33259 **Salix** / Weide (Wirkstoff: Salicin) / Salix purpurea (Saliaceae)

33260 **Salmonella** / Salmonella (Baktgatt. der Enterobacteriaceae) / salmonelle *f*

33261 **salmonella, gastrenteritis** / Salmonella enteritidis (Erreger der Gastroenteritis acuta) / bactérie d'entérite *f*

33262 **salmonella of paratyphoid fever** / Salmonella paratyphi A, B, C (Erreger des Paratyphus A, B, C) / bactérie paratyphique *f*

33263 **salmonella, suipestiferous** / Salmonella choleraesuis (Schweinepestbakterium) / bactérie suispestifère *f*

33264 **salmonella, typhimurine** / Salmonella typhimurium (Mäusetyphuserreger) / bactérie typhimurine *f*

33265 **salmonella of typhoid fever** / Salmonella typhi (Erreger des Typhus abdominalis) / éberthelle de fièvre typhoïde *f*

33266 **salpingectomy** / Eileiterentfernung *f* / salpingectomie *f*

33267 **salpingemphraxis** / Tubenverstopfung *f* (ἐμφράσσω = verstopfen) / trompe, obstruction d'une *f*

33268 **salpingian (salpingitic)**/tuben(entzündung)-bezüglich / salpingien (salpingitique)

33269 **salpingitis, catarrhal** / Tubenkatarrh *m* / salpingite catarrheuse *f*
33270 **salpingitis, chronic vegetating** / Eileiterschleimhauthypertrophie *f* / salpingite hypertrophiante *f*
33271 **salpingitis, eustachian** / Ohrtrompetenkatarrh *m* / salpingite eustachienne *f*
33272 **salpingitis (, fallopian)** / Eileiterentzündung *f* / salpingite (fallopienne) *f*
33273 **salpingitis, gonococcic** / Tubengonorrhoe *f* / salpingite gonococcique *f*
33274 **salpingitis, hemorrhagic, purulent** / Salpingitis, blutige, eitrige *f* / salpingite hémorragique, suppurative *f*
33275 **salpingitis, interstitial** / Eileiterbindegewebehyperplasie *f* / salpingite interstitielle *f*
33276 **salpingitis, mural** / Pachysalpingitis *f* / salpingite parenchymateuse *f*
33277 **salpingitis, tuberculous** / Tubentuberkulose *f* / salpingite tuberculeuse *f*
33278 **salpingocele** / Eileiterbruch *m* / salpingocèle *f*
33279 **salpingogenous** / tubenursprünglich / salpingogène
33280 **salpingography** / Salpingographie *f* (Rö-Darstellung der Eileiter) / salpingographie *f*
33281 **salpingolysis** / Salpingolysis *f* (op. Lösung von Eileiterverwachsungen) / salpingolyse *f*
33282 **salpingo(-ovario)tomy** / Eileiter(-Eierstock)schnitt *m* / salpingo(-ovario)tomie *f*
33283 **salpingopalatal, -pharyngeal** / ohrtrompeten-gaumenbezüglich, -schlundbezüglich / salpingopalatal, -pharyngien
33284 **salpingopexy, -rrhaphy** / Eileiterfixierung, -naht *f* / salpingopexie, -rraphie *f*
33285 **salpingostomatoplasty** / Eileiterplastik *f* / salpingostomie *f*
33286 **salt** / Salz(en) *n* / sel *m* (saler)
33287 **salts** / Salze *n* (entstehen in Verbindungen mit ersetztem H durch Metall od. in Basen mit ersetztem OH durch Säurerest) / sels *m*
33288 **salt, acid** / Salz, sauer reagierendes *n* / sel acide *m*
33289 **salt, basic** / Salz, alkalisch reagierendes *n* / sel alcalin *m*
33290 **salt, Carlsbad** / Sal Carolinum factitium (künstliches Karlsbader Salz *n*) / sel de Carlsbad *m*
33291 **salt, common** / Kochsalz *n* / sel de cuisine *m*
33292 **salt, dietetic** / Diätsalz *n* / sel diététique *m*
33293 **salt, diuretic** / Diuresesalz *n* (z.B. Kaliumacetat) / sel diurétique *m*
33294 **salt, double** / Doppelsaz *n* (mit 2 oder mehr Anionen bzw. Kationen, z.B. Kainit) / sel double *m*
33295 **salt, effervescent** / Brausesalz *n* / sel effervescent *m*
33296 **salt, haloid** / Halo(gen)id *n* (Metall + Halogen, z.B. Calciumbromid) / sel halogénure *m*
33297 **salt hunger, deficit** / Kochsalzhunger, -mangel *m* / sel, faim, manque de *m*
33298 **salt, mineral** / Mineralsalz *n* / sel minéral *m*
33299 **salt, normal** / Neutralsalz *n* (weder sauer noch alkalisch reagierend, z.B. NaCl) / sel neutre *m*
33300 **salt, nutritive** / Nährsalz *n* / sel nutritif *m*
33301 **salt, pancreatic** / Kochsalz mit Pankreasfermenten *n* / sel pancréatique *m*
33302 **salt patches** / Salzflecke *m* (psoriasisähnliche am Oberkörper bei seborrhoischem Ekzem) / sel, taches de *f*
33303 **salt, peptic** / Kochsalz mit Pepsin *n* / sel peptique *m*
33305 **salt, rock** / Steinsalz *n* / sel gemme *m*
33306 **salt, sea** / Meersalz *n* / sel marin *m*
33307 **salt, sorrel** / Kleesalz *n* (Kaliumoxalat) / sel d'oseille *m*
33308 **saltation** / Saltatio *f* (Choreaform) / saltation *f*
33309 **saltatory** / sprunghaft (saltare = springen) / saltatoire
33310 **salt-free (-poor)** / salzlos (-arm) / sel, sans (pauvre en)
33311 **salty (briny)** / salzig (gesalzen) / salé
33312 **salubrity** / Salubrität *f* (gesundheitsmäßiger Zustand) / salubrité *f*
33313 **saluretics** / Saluretica *n* (Nichtquecksilberdiuretika) / salurétiques *m*
33314 **Salvia** / Salbei (Wirkstoffe: Salven, Thujon) / Salvia officinalis (Labiatae)
33315 **SALVIOLI's familial neuroendocrinic osteopathy** / SALVIOLI' Syndrom (Seltne familiäre hypophosphatämische Knochendystrophie mit zentralnervösen und endokrinen Störungen) / maladie de SALVIOLI
33316 **samarium (Sm 62 150,43)** / Samarium (Samarium *n*) / samarium *m*
33317 **sample** / Muster(stück) *n* / échantillon (spécimen) *m*
33318 **sample, withdrawal of a; (sampling)** / Probe(ent)nahme *f* / essai, prise d' *f* (échantillonnage *m*)
33319 **de SANCTIS-CACCHIONE syndrome** / de SANCTIS-CACCHIONE' Syndrom (Xeroderma pigmentosum mit komplexen zentralnervösen Ausfällen) / syndrome de de SANCTIS-CACCHIONE
33320 **SANDERS' syndrome** / SANDERS' Syndrom (Epidemisch auftretende Viruskrankheit der Horn- und Bindehaut) / syndrome de SANDERS
33321 **sandfly** / Schmetterlingsmücke *f* (Gatt. Gnitzen) / phlébotomus *m*
33322 **sanguicolous, -ferous** / blutparasitär, -führend / sanguicole, -fère
33323 **sanguification** / Blutbildung *f* (Umwandlung in Blut) / sanguification *f*
33324 **Sanguinaria** / Blutwurzel (Wirkstoffe: Sanguinarin, Chelerythrin, Allocryptopin, Oxy- und Methylchelidonin, Spartein, Coptisin, Chelirubin, Chelilutin, Sanguirubin, Sanguilutin) / Sanguinarius canadensis (Papaveraceae)
33325 **sanguine** / sanguinisch (blutreich, temperamentvoll) / sanguin
33326 **sanguineous, sanguivorous** / bluthaltig, -saugend / sanguinolent, sanguivore
33327 **sanguisuction** / Blutsaugen *n* / sang, aspiration du *f*
33328 **saniopurulent, -serous** / jauchig-eitrig, -serös / saniopurulent, -séreux
33329 **sanitarian** / sanitär (gesundheitlich) / sanitaire
33330 **sanitarium** / Lungenheilstätte *f* / sanatorium *m*

33331 **sanitate** / sanieren (sanare = gesund machen) / assainir
33332 **sanitation** / Sanierung *f* (Gesundheitswesen *n*) / assainissement *m* (sanitaires *f*)
33333 **sanity** / Sanitas *f* (Gesundsein, mehr als Nichtkranksein: summum bonum humanum) / santé *f*
33334 **santonism** / Santoninvergiftung *f* / santonisme *m*
33335 **saphenectomy** / Saphenektomie *f* (arab. al-safen = die verborgene sc. Vene [HYRTL]) / saphénectomie *f*
33336 **saphenous** / saphenisch (V. saphena od. N. saphenus betreffend) / saphène
33337 **saponifiable, soapless** / verseifbar, seifenfrei / saponifiable, sans savon
33338 **saponification** / Verseifung *f* (Fettspaltung in Seife [Na-Salze der Fettsäuren] und Glycerin [Alkohol]) / saponification *f*
33339 **saponify (saponified, saponifying)** / verseifen (verseift, verseifend) / saponifier (saponifié, saponifiant)
33341 **saponins** / Saponine *n* (wie «Seife» schäumende hämolysierende Phytosterine, z.B. Digitonin) / saponines *f*
33342 **sappy (sappiness)** / (Frucht)saftig(keit *f*) / suc, plein de (abondance de *f*)
33343 **sapremia** / Saprämie *f* (σαπρός = faul) / saprémie *f*
33344 **saprodontia** / Zahnfäule *f* / saprodontie *f*
33345 **saprogenous** / saprogen (Fäulnis erregend) / saprogène
33346 **sapromycetes** / Sapromyzeten *m* (bakterienähnliche penicillinresistente Mikroorganismen) / sapromycètes *m*
33347 **saprophagous, -philous** / saprophag, -phil (von Fäulnis lebend, Fäulnis liebend) / saprophage, -phile
33348 **saprophytes (, facultative, obligate)** / Saprophyten (, fakultative, obligate) *m* (auch, nur auf Fäulnis lebende Mikroorganismen) / saprophytes (facultatifs, obligatoires) *m*
33349 **saprophytic** / saprophytisch (Saprophyten betreffend) / saprophyte
33350 **Saprospira** / Saprospira (Baktgatt. der Spirochaetaceae) / saprospire *f*
33351 **saprospira, great** / Saprospira grandis (menschenapathogener Saprophyt) / saprospire, grande *f*
33352 **Sarcina** / Sarcina (Baktgatt. der Micrococcaceae) / sarcine *f*
33353 **sarcina, orange, citrine, yellow, brimestone-yellow** / Sarcina aurantiaca, citrea, flava, lutea (apathogene Verunreinigungen) / sarcine orange, citrine, jaune, jaune soufre *f*
33354 **sarcina of the ventricle** / Sarcina ventriculi (bei Anacidität) / sarcine du ventricule *f*
33355 **sarcobiont** / Sarkobiont *m* (Fleischparasit) / sarcobiote *m*
33356 **sarcoblast** / Sarkoblast *m* (primitive Muskelfleischzelle) / sarcoblaste *m*
33357 **sarcocele** / Sarkozele *f* (Hodengeschwulst) / sarcocèle *f*
33358 **sarco-enchondroma** / Sarkoenchondrom *n* (Fleisch- und Knorpelgeschwulst) / sarcoenchondrome *m*
33359 **sarcogenic** / fleischursprünglich / sarcogène
33360 **sarcoglia** / Sarcoglia *f* (an Muskelnerveintritten) / sarcoglie *f*
33361 **sarcohydrocele** / Sarkohydrozele *f* (Fleisch- und Wasserbruch) / sarcohydrocèle *f*
33362 **sarcolemma** / Sarkolemm *n* (kernlose Umhüllung der quergestreiften Muskelfaser) / sarcolemme *m*
33363 **sarcolytic** / muskelfaserzerstörend / sarcolytique
33364 **sarcoma** / Sarkom *n* (bösartige Bindegewebegeschwulst) / sarcome *m*
33365 **sarcoma of the breast** / Mammasarkom *n* (selten) / sarcome du sein *m*
33366 **sarcoma, giant-cell** / Riesenzellensarkom *n* / sarcome gigantocellulaire *m*
33367 **sarcoma, idiopathic multiple hemorrhagic** / KAPOSI' Syndrom (Maligne RES-Systemerkrankung mit Wucherung des Gefäßretikulums) / angioréticulosarcomatose
33368 **sarcoma, myeloid** / Myeloidsarkom *n* (vom Knochenmark ausgehend) / sarcome myéloïde *m*
33369 **sarcoma, osteoid** / Osteoidsarkom *n* (mit Neigung zur Osteoidbildung) / sarcome ostéoïde *m*
33370 **sarcoma of the PEPPER type, suprarenal** / PEPPER' Syndrom (Lymphogen ins Abdomen metastasierende, von NNM od. Grenzstrang ausgehende innersekretorisch stumme maligne Tumoren bei Kleinkindern) / sympathicoblastome du type PEPPER
33371 **sarcoma, reticulum, round, spider, spindle cell** / Endothel-, Rund-, Stern-, Spindelzellsarkom *n* / sarcome rétothélial, globo-astro-, fusocellulaire *m*
33372 **sarcoma of the SMITH type, suprarenal** / SMITH' Syndrom (II) (Von NNM od. Grenzstrang ausgehende infantile maligne subkutane Geschwulstkrankheit) / sympathicoblastome du type SMITH
33373 **sarcomas of the thyroid gland** / Schilddrüsensarkome *n* (Spindel-, Riesen-, Retikulumzellsarkome) / sarcomes de la glande thyroïde *m*
33374 **sarcomagenesis** / Sarkombildung *f* / sarcomagenèse *f*
33375 **sarcomatoid, sarcomatous** / sarkomähnlich, sarkombezüglich / sarcomatoïde, sarcomateux
33376 **sarcomatosis** / Sarkomatose *f* (multiple Sarkome durch Verschleppung) / sarcomatose *f*
33377 **sarcomatosis of the skin** / BÄFVERSTEDT' Syndrom (Gruppe benigner lymphoretikulärer Granulationsgeschwülste) / lymphadénose bénigne
33378 **sarcosine** / Sarcosin *n* (Muskelmethylglykokoll) / sarcosine *f*
33379 **Sarcosporidia** / Sarkosporidien *n* (Ordnung Sporozoen) / sarcosporides *m*
33380 **sarcosporidiasis** / Sarkosporidienbefall *m* / sarcosporidiose *f*
33381 **sarcostosis** / Sarkostose *f* (Fleischgewebeverknöcherung) / sarcostéose *f*
33382 **satellite** / Satellit *m* ([Chromosomen]-anhängsel) / satellite *m*

33383 **satellites** / Satelliten *m* (periphere Gliazellen) / satellites *m*
33384 **satisfaction, substitutive** / Ersatzbefriedigung *f* (bei Triebkonfliktverdrängung) / satisfaction substitutive *f*
33385 **satisfy (satisfied, satisfying)** / zufriedenstellen (befriedigt, genügend) / satisfaire (satisfait, satisfaisant)
33386 **saturate (saturation)** / Sättigen (*n*) (chem.) / saturer (saturation *f*)
33387 **saturation, kaolin** / Kaolinabsättigung *f* (Adsorption gelöster Antigene an Oberfläche von Kaolinteilchen zur Bindung homologer AK) / saturation de kaolin *f*
33388 **Saturday** / Sonnabend *m* (Samstag, Sabbat) / samedi *m*
33389 **satyriasis** / Satyriasis *f* (krankhaft gesteigerter Geschlechtstrieb des Mannes) / satyriasis *f*
33390 **saxifrage** / Saxifraga *f* (Steinbrech *m*) / saxifrage *f*
33391 **scabbed, scabious** / grindig, krätzig / teigneux, scabieux
33392 **scabicide** / Krätzemittel *n* / scabicide *m*
33393 **scabies** / Scabies *f* (scabere = kratzen: Oberhautkrankheit durch Milben) / scabies *f*
33394 **scabies, crustous, papulous human** / Scabies hominis crustosa, papulosa / scabies croûteuse, papuleuse de l'homme *f*
33395 **scabrities of the nails** / Scabrities unguinum (Nägelzerfaserung) / scabrosité des ongles *f*
33396 **scala** / Skala (Stufenleiter) *f* / échelle *f*
33397 **scala of the tympanum** / Scala tympani (Pauken[höhlen]treppe der Ohrschnecke) / escalier du tympan
33398 **scala of the vestibule** / Scala vestibuli (Vorhoftreppe der Ohrschnecke) / escalier du vestibule
33399 **scalar** / Skalar *m* (arithmetisch bestimmte Größe) / scalaire *m*
33400 **scalariform** / leiterförmig / scalariforme
33401 **scald** / verbrühen / échauder
33402 **scale** / schuppen / écailler
33403 **scaleless** / schuppenlos / écailles, sans
33404 **scalene** / scalenus (ungleichseitig-dreieckig) / scalène
33405 **scalenotomy** / Skalenotomie *f* (bei Skalenussyndrom) / scalénotomie *f*
33406 **scalenus syndrome** / Scalenus-Syndrom (Neuralgisch-neurovaskulärer Symptomenkomplex bei Gefäßnervenkompression im M.-scalenus-Bereich) / syndrome du (muscle) scalène
33407 **scaling** / Abschuppen *n* / écaillage *m*
33408 **scalpel** / Skalpell *n* / bistouri (scalpel) *m*
33409 **scalping** / Skalpierung *f* (völlige Abreißung der behaarten Kopfhaut) / scalpement *m*
33410 **scandium (Sc 21 45,1)** / Scandium (Scandium *n*) / scandium *m*
33411 **scanning** / Radar *n* (= radio detecting and ranging) / télévision *f*
33412 **scapha (of the auricle)** / Scapha (auriculae) (σκάφος = Kahn: kahnförmige Grube der inneren [vorderen] Ohrmuschel) / scapha (du pavillon de l'oreille)
33413 **scaphocephalus (keeled head)** / Kahnschädel (Kielkopf) *m* / scaphocéphalie *f*
33414 **scaphoid** / kahnförmig / naviculaire
33415 **scapula (shoulder blade)** / Scapula (Schulterblatt) / omoplate
33416 **scapula, elevated** / SPRENGEL' Syndrom (Angeborener Schulterblatthochstand) / élévation congénitale de l'omoplate
33417 **scapulae, scaphoid** / Scapulae scaphoides (am inneren Rand eingebuchtete) / omoplates scaphoïdes *f*
33418 **scapulae, winged** / Scapulae alatae (flügelförmig abstehende) / omoplates ailées *f*
33419 **scapulacromial** / schulterblatt-schulterhöhenbezüglich / scapulacromial
33420 **scapulalgia** / Schulterblattschmerzen *m* / scapulodynie *f*
33421 **scapular(y)** / schulterblattbezüglich / scapulaire
33422 **scapulectomy, scapulopexy** / Schulterblattresektion, -fixierung *f* / scapulectomie, scapulopexie *f*
33423 **scapulo-anterior, -posterior** / scapulo-anterior, -posterior (fet. Schulterblatt vorn, hinten) / scapulo-antérieur, -postérieur
33424 **scapuloclavicular, -humeral, -thoracic** / schulterblatt-schlüsselbein-, -oberarm-, -brustkorbbezüglich / scapuloclaviculaire, -huméral, -thoracique
33425 **scar** / Schramme(n) *f* / éraflure *f* (érafler)
33426 **scarification** / Stichlung *f* / scarification *f*
33427 **scarifier** / Impflanzette *f* / scarificateur *m*
33428 **scarify** / schröpfen / ventouser
33429 **scarlatina** / Scharlach *m* (durch Virus-Streptokokkensymbiose werden aus letzteren statt Eiter- Toxinbildner) / scarlatine *f*
33430 **scarlatina, anginose** / Scarlatina anginosa (mit Angina) / scarlatine angineuse *f*
33431 **scarlatina, fulminant** / Scharlach, fulminanter *m* (mit Vasomotorenlähmung) / scarlatine foudroyante *f*
33432 **scarlatina, malign** / Scarlatina maligna (schwerer Scharlach) / scarlatine maligne *f*
33433 **scarlatina, mitigated** / Scarlatina mitigata (abgeschwächter Scharlach) / scarlatine mitigée *f*
33434 **scarlatina, puerperal** / Kindbettscharlach *m* / scarlatine puerpérale *f*
33435 **scarlatina, secondary** / Scharlachzweiterkrankung *f* (frühestens 6 Wo. nach Ersterkrankung, vorher: Scharlachrezidiv) / scarlatine secondaire *f*
33436 **scarlatina, traumatic** / Wundscharlach *m* / scarlatine chirurgicale *f*
33437 **scarlatinal, scarlatinoid** / scharlachbezüglich, scharlachartig / scarlatinal, scarlatiniforme
33438 **scarlatinella** / Scarlatina simplex (milde Verlaufsform) / scarlatine simple *f*
33439 **scarlatinosis** / Scharlachfieberzustand *m* / scarlatinose *f*
33440 **scarlet(-red)** / scharlachrot / écarlate
33441 **scatol** / Scatol *n* (im Darm aus Tryptophan entstehendes übelriechendes β-Methylindol) / scatol *m*
33442 **scatoma** / Kotgeschwulst *f* / coprome *m*

33443 **scatophagy** / Koprophagie *f* (Kotessen [Irrer]) / coprophagie *f*
33444 **scattering, back** / Rückstreuung *f* / diffusion en retour *f*
33445 **scenarios** / Szenarios *n* (von intuitiv[-induktiv] begabten Experten[teams] verfaßte Exposees [Expertisen] über denkbare Zukunftsentwicklung[sdat]en [KAHN]) / scénarios *m*
33446 **sceptic(ism)** / skeptisch (Mißtrauen *n*) / sceptique (scepticisme *m*)
33448 **SCHÄFER's syndrome** / SCHÄFER' Syndrom ([Mit JADASSOHN-LEWANDOWSKI' Syndrom identische] kongenitale Dyskeratose) / polydysplasie ectodermique héréditaire
33449 **schematic (schematize)** / schematisch (darstellen) / schématique (schématiser)
33450 **scheme** / Schema *n* / schème *m*
33451 **scheme of circulation** / Kreislaufschema *n* / schème de circulation *m*
33452 **scheme, dental** / Gebißschema *n* (Aufzeichnung eines Gebißzustands) / schème dentaire *m*
33453 **scheme of nine** / Neunerregel *f* (9%iger Anteil einzelner Körperabschnitte an Körperoberfläche: Kopf und Arme je 1mal, Beine 2mal, Rumpf 4mal) / schème de neuf *m*
33454 **scheme, triangular** / Dreieckschema *n* (EINTHOVEN' Gliedmaßenableitungen: re. → li. Arm, re. Arm → li. Unterschenkel, li. Arm → li. Unterschenkel) / schème triangulaire *m*
33455 **schemography** / Gesichtfeldgrenzenbestimmung *f* / schémographie *f*
33456 **SCHILDER's syndrome** / SCHILDER' Syndrom (Entzündliche Var. der diffusen Hirnsklerose) / syndrome de SCHILDER
33457 **schistocyte (, parasitiferous)** / Schistozyt *m* (Erythrozytenfragment [mit Parasit]) / schistocyte (parasitifère) *m*
33458 **schistocytosis** / Schistozytose *f* (Schistozytenanhäufung im Blut) / schistocytose *f*
33459 **Schistosoma (Bilharzia)** / Schistosoma (Gattung Trematoden) / schistosome *m*
33460 **schistosoma, hepatolienal** / Schistosoma japonicum (FUJINAMI: Erreger der Leberbilharziose) / schistosome hépatoliénal *m*
33461 **schistosoma, intestinal** / Schistosoma mansoni (MANSON: Erreger der Darmbilharziose) / schistosome intestinal *m*
33462 **schistosoma, urogenital** / Schistosoma haematobium (BILHARZ: Erreger der Blasenbilharziose) / schistosome urogénital *m*
33463 **schistosomia** / Schistosomie *f* (angeborene Spaltbildung in Bauchwand) / schistosomus *m*
33464 **schistosomiasis, intestinal** / Darmbilharziose *f* (durch Schistosoma mansoni) / schistosomiase intestinale *f*
33465 **schistosomiasis, Japanese** / Schistosomiasis japonica (durch Schistosoma japonicum) / schistosomiase japonaise *f*
33466 **schistosomiasis, urogenital** / Blasenbilharziose *f* (durch Schistosoma haematobium) / schistosomiase urogénitale *f*
33467 **schistothorax** / Thoracoschisis *f* (angeborene Spaltbildung in vorderer Thoraxwand) / thorax, fistule congénitale du *m*
33468 **schizogenesis** / Schizogenese *f* (Vermehrung durch Spaltung) / schizogenèse *f*
33469 **schizogenous** / schizogen (sich durch Spaltung vermehrend) / schizogonique
33470 **schizogony** / Schizogonie *f* (Schizontenentwicklung im Menschen[blut] vom Sporozoiten zum Gametozyten) / schizogonie *f*
33471 **schizoid** / schizoid (gespalten: seelisch zerrissen) / schizoïde
33472 **Schizomycetes** / Schizomyzeten *m* (Spaltpilze = Bakterien[ordnungen]: Pseudomonadales, Chlamydobacteriales, Eubacteriales, Actinomycetales, Spirochaetales, Rickettsiales, [Virales], [Fungi]) / schizomycètes *m*
33473 **schizomycosis** / Spaltpilzerkrankung *f* / schizomycose *f*
33474 **schizont** / Schizont *m* ([halb]erwachsene Teilungsform der Malariaplasmodien) / agamonte *m*
33475 **schizonychia** / Schizonychie *f* (Nagelspalten durch Trockenheit [im Alter]) / schizonychie *f*
33476 **schizophasia** / Schizophasie *f* (BLEULER: Sprachverwirrtheit) / schizophasie *f*
33477 **schizophrenia** / Schizophrenie *f* («Spaltungsirresein»: Gefühlsverödung, Denkzerfall, Willens- und Vorstellungssinnlosigkeit) / schizophrénie *f*
33478 **schizophrenia, theories of** / Schizophrenietheorien *f* (neuro- bzw. psychogen, eher umwelt- als erbbedingt [KRINGLEN], Autoaggressionskrankheit [HEATH]) / schizophrénie, théories de *f*
33479 **schizophrenic** / Schizophren(er *m*) / schizophrénique (*m*)
33480 **schizothymia** / Schizothymie *f* (KRETSCHMER: schizophren[oid]e Konstitutions- und Charakterstruktur [Noch]nichtgeisteskranker in der Regel leptosomen Körperbautyps) / schizothymie *f*
33481 **schizothymic** / Schizothym(er *m*) / schizothymique (*m*)
33482 **schizotrichia** / Schizotrichie *f* (Spaltung der Haare) / schizotrichie *f*
33483 **schizotrypano(somia)sis** / Thyreoiditis parasitaria (durch Trypanosoma cruzi) / caréotrypanose de CHAGAS *f*
33484 **schizozoite** / Merozoit *m* (zerfallener Sporozoit, angehender Schizont) / mérozoïte *m*
33485 **SCHLOFFER's tumor** / SCHLOFFER' Tumor (Entzündliche Bauchdeckengeschwülste) / tumeur de SCHLOFFER
33486 **SCHMIDT's syndrome** / SCHMIDT' Syndrom (Var. des AVELLIS' Syndroms) / hémiplégie pharyngolaryngée
33487 **SCHOLZ's syndrome** / SCHOLZ' Syndrom (Kindlich-juvenile Sonderform der Leucodystrophia cerebri progressiva hereditaria) / syndrome de SCHOLZ
33488 **school (of medicine)** / Schule (Medizinische Akademie) *f* / école (de médecine) *f*
33489 **(SCHOTTMÜLLER's disease)** / (SCHOTTMÜLLER' Krankheit) (Infektion mit Salmonella) / (maladie de SCHOTTMÜLLER)

33490 **sciatica** / Ischias *f* / sciatique *f*
33491 **sciatica syndrome** / COTUGNO' Syndrom (Sammelbegriff der Neuralgien od. Neuritiden des N. ischiadicus od. Plexus lumbosacralis) / syndrome du plexus lombosacré
33492 **science, agricultural labour** / Landarbeitswissenschaft *f* / science du travail agricole *f*
33493 **sciences, applied** / Experimentalwissenschaften *f* / sciences expérimentales *f*
33494 **science, dietetic** / Ernährungswissenschaft *f* / science alimentaire *f*
33495 **science (philosophy), natural** / Natur(er)kenntnis (Naturkunde) *f* ([Er]kenntnis der Zusammenhänge von Naturerscheinungen) / science (philosophie) naturelle *f*
33496 **sciences, physical** / Naturwissenschaften *f* / sciences naturelles *f*
33497 **scientific** / (natur)wissenschaftlich / scientifique
33498 **scientist** / Wissenschaftler *m* (Natur- i.S.v. Positivist) / scientiste *m*
33499 **scientist, medical** / Medizinwissenschaftler *m* / savant médical *m*
33500 **scilicet (that is)** / scilicet (sc. = nämlich) / scilicet (c'est que)
33501 **scintigram** / Szintigramm *n* (Aufzeichnung [intratumoral] inj. Radioaktivität) / scintigramme *m*
33502 **scintigram, computer filtered** / Szintigramm, computergefiltertes *n* (durch Autophotoszintigramm-Rasterdaten in Digitalform abtastende und in 20 Intensitätsstufen bzw. -symbolen darstellende Computerfilteranlage) / scintigramme filtré par un computer *m*
33503 **scintigram, light filtered** / Szintigramm, lichtgefiltertes *n* (durch Szintigramm-Schwärzungsgrade in analog rechnerischer Form abtastende Lichtfilteranlage) / scintigramme filtré par la lumière *m*
33504 **scintigraphy, cerebral** / Gehirnszintigraphie *f* / scintigraphie du cerveau *f*
33505 **scintigraphy, positive liver** / Leberszintigraphie, positive *f* (erspart Biopsie) / scintigraphie positive du foie *f*
33506 **scintigraphy, renal** / Nierenszintigraphie *f* / scintigraphie du rein *f*
33507 **scintigraphy, strontium** / Strontiumszintigraphie *f* (zur Knochenmetastasenfrühdiagnose) / scintigraphie par strontium *f*
33508 **scintilla(nt)** / Funke(lnd) *m* / scintillement *m* (scintillant)
33509 **scintillascope** / Szintillationszähler *m* (σπινθήρ = scintilla = Funke: Strahlenmeßgerät) / spinthariscope *m*
33510 **scintillation** / Szintillation *f* (radioaktive Strahlung) / scintillation *f*
33511 **scirrhencanthus, scirrhoblepharoncus** / Tränendrüsen-, Augenlidszirrhus *m* / squirrhe de la glande lacrymale, de la paupière *m*
33512 **scirrhous (scirrhoid)** / szirrhös (szirrhusähnlich) / squirr(h)eux (, d'aspect)
33513 **scirrhus** / Scirrhus *m* (σκιρρός = hart: harte Geschwulst [GALENUS]) / squirr(h)e *m*
33514 **scissors (scissorlike)** / Schere(nartig) *f* / ciseaux *m* (, en forme de)
33515 **scissors, angular (bent)** / Winkelschere *f* / ciseaux coudés *m*
33516 **scissors, bandage (dressing)** / Verbandschere *f* / ciseaux à pansement *m*
33517 **scissors, curved, straight** / Schere, krumme, gerade *f* / ciseaux, courbés, droits *m*
33518 **scissors, flexible** / Schere, flexible *f* / ciseaux flexibles *m*
33519 **scissors, nail** / Nagelschere *f* / ciseaux à ongles *m*
33520 **scissors, navel** / Nabelschnurschere *f* / omphalotribe *m*
33521 **scissors, surgical** / Operationsschere *f* / ciseaux d'opération *m*
33522 **sclera** / Sclera (σκληρός = hart: Lederhaut des Auges) / sclérotique de la tunique
33523 **scleral (scleritic)** / sklerabezüglich (Scleritis betreffend) / scléral (scléritique)
33524 **scleratrophic** / atrophisch-verhärtet / sclératrophique
33525 **sclerectasia** / Sklerektasie *f* (bei i. o. Drucksteigerung) / sclérectasie *f*
33526 **sclerectomy, sclerotomy** / Sklerektomie, Sklerotomie *f* (Skleraexzision, -resektion bei Glaukom) / sclérectomie, sclérotomie *f*
33527 **sclerema** / Sklerem *n* (sklerodermieähnliche Hauterkrankung) / sclérème *m*
33528 **sclerema, edematous** / Sklerödem *n* (Schwelldarre der Erwachsenen [BÜSCHKE]) / sclérème œdémateux *m*
33529 **sclerema of newborns, adipose, edematous** / Sclerema adiposum, oedematosum neonatorum / sclérème adipeux, œdémateux des nouveau-nés *m*
33530 **sclerencephaly** / Gehirnsklerose *f* / cérébrosclérose *f*
33531 **sclerenchyma** / Sklerenchym *n* (hölzernes Pflanzengewebe) / sclérenchyme *m*
33532 **scleritis** / Scleritis *f* (Augenlederhautentzündung) / sclérite *f*
33533 **scleritis, annular** / Scleritis anularis (rund um Cornea) / sclérite annulaire *f*
33534 **scleritis, anterior, posterior** / Scleritis anterior, posterior / sclérite antérieure, postérieure *f*
33535 **sclero-adipose, -gummatous** / fettig-, gummös-verhärtet / scléro-adipeux, -gommeux
33536 **scleroblastema** / Skleroblastem *n* (embr. Knochengewebe) / scléroblastème *m*
33537 **sclerocataracta** / Star, harter *m* / sclérocataracte *f*
33539 **sclerochoroiditis** / Leder-Aderhautentzündung *f* / sclérochoroïdite *f*
33540 **sclerochoroiditis, anterior, posterior** / Sclerochorioiditis anterior, posterior / sclérochoroïdite antérieure, postérieure *f*
33541 **scleroconjunctivitis** / Leder-Bindehautentzündung *f* / scléroconjonctivite *f*
33542 **sclerocorneal** / leder-hornhautbezüglich / sclérocornéen
33543 **sclerodactylia** / Sklerodaktylie *f* (Sklerodermie an Fingern od. Zehen) / sclérodactylie *f*
33544 **scleroderm(i)a** / Darrsucht *f* / dermatosclérose *f*
33545 **sclerodermia, circumscribed (lilac ring)** / Morphaea *f* (Lichen albus sclerosus) / sclérodermie en bandes (en coup de sabre) *f*

33546 **sclerodermia, progressive** / Sclerodermia diffusa seu progressiva (schwere Systemkrankheit des Gefäß-Bindegewebsapparats) / sclérodermie progressive *f*
33547 **sclerodermic** / harthäutig / sclérodermique
33548 **(sclerodermitis)** / (ALIBERT' Krankheit III) (Sklerodermie) / (sclérodermie)
33549 **scler(ogen)ous** / sklerös (Sklerose verursachend) / scléreux (sclérogène)
33550 **scleroid** / härtlich / scléroïde
33551 **sclero-iritis** / Sklera-Irisentzündung *f* / sclér(o-)irite *f*
33552 **scleroma** / Sklerom *n* (Nasen-Rachenrauminduration) / sclérome *m*
33553 **scleromalacia** / PAGET' Syndrom (Progrediente Osteodystrophie) / ostéose pagétique
33554 **scleromere** / Skleromer *n* (Skeletsegment) / scléromère *m*
33555 **scleronychia** / Nagelverhärtung *f* / scléronychie *f*
33556 **scleronyxis** / Scleronyxis *f* (νύξις = Stich: op. Starnadelstich durch Sclera) / scléroticonyxis *f*
33557 **sclero-oophoritis** / Eierstockverhärtung, entzündliche *f* / sclér(o-)oophorite *f*
33558 **scleroplasty** / Skleraplastik *f* / scléroplastie *f*
33559 **scleroproteins** / Scleroproteine *n* (Gerüsteiweiße: unlösliche Proteine mit Faserstruktur) / scléroprotéines *f*
33560 **sclerosarcoma** / Sklerosarkom *n* (Epulisvariante) / sclérosarcome *m*
33561 **sclerose (sclerosed, sclerosing)** / sklerosieren (induriert, verhärtend) / scléroser (sclérosé, sclérosant)
33562 **sclerosis** / Sklerose *f* (krankhafte Zwischengewebeverhärtung) / sclérose *f*
33563 **sclerosis, amyotrophic lateral** / CHARCOT' Syndrom (II) (Zerebrospinale Degeneration mit spastisch-atrophischen Muskelsymptomen) / sclérose latérale amyotrophique
33564 **sclerosis, arterial, venous** / Arterien-, Venenverhärtung *f* / sclérose artérielle, veineuse *f*
33565 **sclerosis, concentric** / BALÓ' Syndrom (Dysmyelinisierende Enzephalopathie) / sclérose concentrique
33566 **sclerosis, coronary** / Koronarverhärtung *f* (Schwerarbeit prädisponiert zu benignem Verlauf) / sclérose coronaire *f*
33567 **sclerosis, diffuse** / Sklerose, diffuse *f* (familiäre kindliche Entmarkungsprozesse [HEUBNER]) / sclérose diffuse *f*
33568 **sclerosis, familial centrolobar** / PELIZAEUS-MERZBACHER' Syndrom (Frühkindliche Sonderform der Leucodystrophia progressiva hereditaria) / maladie de PELIZAEUS-MERZBACHER
33569 **sclerosis, hereditary multiple diaphysial** / RIBBING' Syndrom (II) (Hereditäre multiple Diaphysensklerose) / sclérose diaphysaire multiple héréditaire
33570 **sclerosis, lobar** / Encephalitis congenitalis (VIRCHOW) / sclérose lobaire *f*
33571 **sclerosis, malignant** / Sklerose, maligne *f* (Nephrosklerose mit malignem Hypertonus) / sclérose maligne *f*
33572 **sclerosis, multiple** / Sclerosis multiplex (M.S.: häufigste ZNS-Erkrankung) / sclérose en plaques disséminées *f*
33573 **sclerosis, nuclear** / Linsenkernsklerose *f* / sclérose nucléaire *f*
33574 **sclerosis, primary, secondary pulmonary** / Pulmonalsklerose, primäre, sekundäre *f* (der Pulmonalgefäße) / sclérose pulmonaire primaire, secondaire *f*
33575 **sclerosis, tuberous** / BOURNEVILLE' Syndrom (Tuberöse Hirnsklerose) / sclérose tubéreuse du cerveau
33576 **sclerostenosis** / Sklerostenose *f* (Induration + Kontraktion) / sclérosténose *f*
33577 **sclerostomy** / Sklerostomie *f* (bei Glaukom) / sclérostomie *f*
33578 **sclerothrix** / Sclerothrix *f* (hartes und trocknes Haar) / sclérotrichie *f*
33579 **sclerotic** / sklerotisch (Sklerose betreffend) / sclérotique
33580 **sclerotome** / Sklerotom *n* (1. Sklerastichnadel, 2. von Spinalsegment innervierter Knochenbezirk) / sclérotome *m*
33581 **scolecoid** / (band)wurmähnlich / scolécoïde
33582 **scolex** / Scolex *m* (Bandwurmkopf) / scolex *m*
33583 **scoliorachitic** / skoliorrhachitisch (skoliotisch und rhachitisch) / scoliorachitique
33584 **scoliosis** / Skoliose *f* (σκολιός = krumm: seitliche Wirbelsäulenverkrümmung) / scoliose *f*
33585 **scoliosis, cicatricial** / Narbenzugskoliose *f* (bei Pleuraschwarten) / scoliose cicatricielle *f*
33586 **scoliosis, coxitic, rachitic** / Scoliosis coxitidis, rhachitidis / scoliose coxitique, rachitique *f*
33587 **scoliosis, habit** / Haltungsskoliose *f* / scoliose de posture *f*
33588 **scoliosis of the head** / Scoliosis faciei seu capitis ([intrauterin erworbene] asymmetrische Gesichts- od. Kopfform) / scoliose de la tête *f*
33589 **scoliosis, hysterical, paralytic** / Skoliose, hysterische, paralytische *f* / scoliose hystérique, paralytique *f*
33590 **scoliosis, muscular, osteopathic** / Muskel-, Knochenskoliose *f* / scoliose musculaire, ostéogène *f*
33591 **scoliosis, rheumatic, sciatic** / Skoliose, rheumatische, ischiatische *f* / scoliose rhumatique, sciatique *f*
33592 **scoliosis, static** / Skoliose, statische *f* (bei Beinverkürzung) / scoliose statique *f*
33593 **scoliot(ogen)ic** / skoliosebezüglich (Skoliose verursachend) / scoliot(ogén)ique
33594 **scorbut(igen)ic** / skorbutbezüglich (Skorbut verursachend) / scorbut(igén)ique
33595 **scorpions** / Skorpione *m* (giftige Arthropoden) / scorpions *m*
33596 **scotodinia** / Skotodinie *f* (δῖνος = Schwindel: Schwarzwerden vor den Augen) / scotodinie *f*
33597 **scotograph** / Skotograph *m* (Blindenschreibgerät) / scotographe *m*

33598 **scotoma** / Skotom *n* (σκότος = Finsternis: anhaltende umschriebene Gesichtsfeldverdunklung) / scotome *m*
33599 **scotoma, absolute, relative** / Skotom, absolutes, relatives *n* / scotome absolu, relatif *m*
33600 **scotoma, blue-yellow color** / Blau-Gelb-Farbenskotom *n* (spricht für Retina-Chorioideaerkrankung) / scotome pour les couleurs bleu et jaune *m*
33601 **scotoma, central, peripheric** / Skotom, zentrales, peripheres *n* / scotome central, périphérique *m*
33602 **scotoma, flittering** / Flimmerskotom *n* («Augenmigräne») / scotome scintillant *m*
33603 **scotoma, objective, subjective** / Skotom, negatives, positives *n* (nur vom Prüfer, auch selbst feststellbar) / scotome objectif, subjectif *m*
33604 **scotoma, red-green color** / Rot-Grün-Farbenskotom *n* (spricht für Sehnerverkrankung) / scotome pour les couleurs rouge et vert *m*
33605 **scotoma, ring** / Ringskotom *n* / scotome annulaire *m*
33606 **scotoma, sickle-shaped** / Bogenskotom *n* (BJERRUM) / scotome semicirculaire *m*
33607 **scoto(ma)meter** / Gesichtfeldausfallmesser *m* / scotomètre *m*
33608 **scotomatous** / skotombezüglich / scotomateux
33609 **scotomization** / Blinde-Flecken-Bildung *f* (auch psych.) / scotomisation *f*
33610 **scotophilia, -phobia** / Skotophilie, -phobie *f* (Liebe zur, Angst vor Dunkelheit) / scotophilie, -phobie *f*
33611 **scotopia** / Dunkelgesicht *f* / scotopie *f*
33612 **scototherapy** / Dunkel(zimmer)therapie *f* (z.B. bei Malaria) / scotothérapie *f*
33613 **scraper** / Schaber *m* / grattoir *m*
33614 **scratch** / Kratzer *m* (Schramme *f*) / égratignure *f*
33615 **«scratching pest»** / AUJESZKY' Krankheit (Virusbedingte Pseudowut) / peste de cocar
33616 **screen (screened, screening)** / beschirmen (durchleuchtet, Untersuchung *f*) / protéger (sondé, examen *m*)
33617 **screen, astral** / Astralschirm *m* (Fluoreszenzschirm aus kieselsaurem Zink) / écran astral *m*
33618 **screen, intensifying** / Verstärkerfolie *f* ([kurzwellige] Rö-Strahlen absorbierende, [langwellige] Lichtstrahlen abgebende, Schwärzung erhöhende und Kontrast verstärkende) / écran renforçateur *m*
33619 **screen, lead** / Bleischirm *m* / écran plombique *m*
33620 **screen, metal intensifying** / Metallverstärkerfolie *f* / écran renforçateur métallique *m*
33621 **screen, projection** / Projektionsschirm *m* / écran de projection *m*
33622 **screen, x-ray** / Rö-Schirm *m* / écran rœntgenien *m*
33623 **screenage** / Abschirmung *f* / blindage *m*
33624 **screening** / Massenuntersuchung *f* («Durchsiebung») / examen collectif *m*
33625 **screening, multiphase** / Simultanprobe *f* (gleichzeitige Anwendung [«Probieren»] mehrerer Labortests für die Differenzierung einer Krankheit) / expérience multiple *f*
33626 **screw clamp** / Schraubenzwinge *f* / vis, clampe de *f*
33627 **screw (device, contrivance), adjusting** / (Ein)stellschraube (Einstellvorrichtung) *f* / vis de réglage *f*
33628 **screw, male (female)** / Schraube(nmutter) *f* / vis *f* (écrou *m*)
33629 **screw, micrometric** / Mikrometerschraube *f* / vis micrométrique *f*
33630 **scribomania** / Kritzelsucht *f* / griffomanie *f*
33631 **scrobiculate** / scrobiculatus (mit Dellen versehen) / scrobiculé
33632 **scrofulism** / Skrofulose *f* / état scrofuleux *m*
33633 **scrofuloderm(a)** / Schwindbeulen *f* / scrofulide *m*
33634 **scrofuloderma, gummous, tuberculous** / Scrophuloderma gummosum, tuberculosum / scrofuloderme gommeux, tuberculeux *m*
33635 **scrofuloderma, papular, pustular** / Scrophuloderma papulare, pustulare / scrofuloderme papulaire, pustuleux *m*
33636 **scrofuloderma, ulcerative, verrucous** / Scrophuloderma ulcerativum, verrucosum / scrofuloderme ulcératif, verruqueux *m*
33637 **scrofulo(phy)ma** / Scrophulo(phy)ma *n* / tumeur d'origine scrofuleuse *f* (scrofuloderme tuberculeux *m*)
33638 **scrofulosis** / Skrofeln *f* (scrophula = Ferkel: kindliche Haut- und Lymphknotenerkrankung) / scrofulose *f*
33639 **scroful(otubercul)ous** / skrofulös(-tuberkulös) / scroful(otubercul)eux
33640 **scrotectomy** / Hodensackresektion *f* / scrotectomie *f*
33641 **scrotum** / Scrotum (Hodensack) / scrotum
33642 **scrupulous (scrupulosity)** / skrupulös (Skrupulosität *f*) (scrupulosus = voll spitzer Steinchen) / scrupuleux (scrupulosité *f*)
33643 **scrutinize** / ausforschen (scrutinium = Prüfung auf Herz und Nieren) / scrut(in)er
33644 **scurf(iness)** / Schorf(bildung *f*) *m* / esc(h)are *f* (esc[h]arification *f*)
33645 **scurvy** / Skorbut *m* (scheur-bek = rissiger Mund: «Scharbock» durch Vitamin-C- bzw. Frischkostmangel) / scorbut *m*
33646 **scurvy, infantile** / MOELLER-BARLOW' Krankheit (Säuglingsskorbut) / scorbut infantile
33647 **scutellum** / Scutellum *n* (scutum = Schild: Rückenschild der Insekten) / scutelle *f*
33648 **scutiform (scutellar)** / schildförmig (schildchenbezüglich) / scutiforme (scutellaire)
33649 **scutulation** / Scutulatio *f* (Ichthyosis congenita) / scutulation *f*
33650 **scutulum** / Schildchen *n* (von Haar durchbohrte Pilzansammlung) / scutulum *m*
33651 **scybala** / Skybala *n* (= harte Kotballen) / scybales *f*
33652 **sea(-grass)** / See(gras *n*) *f* / mer *f* (varech *m*)
33653 **seal** / Siegel *n* / sceau *m*
33655 **sealing** / Verkittung *f* / lutation *f*

33656 **seamless** / nahtlos / suture, sans
33657 **search(ing)** / suchen(d) (forschen[d]) / chercher (chercheur)
33658 **season(al)** / Jahreszeit(lich) *f* / saison(nier) *f*
33659 **season(ing)** / würzen (Würze *f*) / assaisonner (assaisonnement *m*)
33660 **seat of disease** / Sedes morbi (Sitz der Krankheit) / selle de la maladie *f*
33661 **sebaceous (sebiparous)** / talg(halt)ig / sébacé (sébifère)
33662 **sebocystomatosis** / Sebozystomatose *f* (multiple Talgdrüsenzysten) / sébocystomatose *f*
33663 **sebolith** / Talgstein *m* (in Talgdrüsenausführungsgang) / sébolithe *m*
33664 **seborrhea** / Seborrhoea *f* (sebum = Talg: krankhafte Talgdrüsenabsonderung) / séborrhée *f*
33665 **seborrhea, oleaginous, dry** / Seborrhoea oleosa, sicca (ölige, kleiige) / séborrhée huileuse, sèche *f*
33666 **seborrheic** / Seborrhoiker *m* (mit Seborrhoea oleosa Behafteter) / séborrhéique *m*
33667 **seborrheid** / Seborrhoid (*n*) (talgflußähnlich[es Ekzem]) / séborrhéide (*m*)
33668 **sebostatic** / Sebostatiker *m* (mit Seborrhoea sicca [Ichthyosis] Behafteter) / sébostatique *m*
33669 **Secale (cornutum)** / Mutterkornpilz (Wirkstoffe: Ergotamin[in], Ergosin[in], Ergocristin[in], Ergocryptin[in], Ergocornin[in], Ergobasin, Tyramin, Ergothionein, Isoamyl- und Trimethylamin, Agmatin, Cadaverin, [Acetyl]cholin, Betain) / Claviceps purpurea (Hypocreaceae)
33670 **secerning** / Sezernieren *n* / sécernement *m* (fonction de sécrétion *f*)
33671 **second (2nd)** / secundus (zweiter, 2.) / second (deuxième, 2e)
33672 **second, millisecond, microsecond** / Sekunde, Millisekunde, Mikrosekunde *f* (sec = 10^3 msec = 10^6 μsec) / seconde, milliseconde, microseconde *f*
33673 **secondary** / sekundär (an zweiter Stelle) / secondaire
33674 **secret** / geheim / secret
33675 **secret, medical** / Arztgeheimnis *n* / secret médical *m*
33676 **secreta(gogue)** / Sekretionsprodukte *n* (führend) / sécréta(gogue) *m*
33677 **secretary, medical** / Arzthilfe *f* / auxiliaire médical *m*
33678 **secrete** / absondern / sécréter
33679 **secretin** / Secretin *n* (die Produktion von Verdauungssaft des Pancreas anregendes «Hormon» der Duodenalschleimhaut) / sécrétine *f*
33680 **secretinhibitory, secretomotory** / sekretionhemmend, -fördernd / sécrétinhibiteur, sécrétomoteur
33681 **secretion** / Sekretion (Absonderung) *f* / sécrétion *f*
33682 **secretion, bronchial** / Bronchialsekret *n* (Bronchialschleimhautabsonderung) / sécrétion bronchique *f*
33683 **secretion, cervical mucous** / Zervikalschleimsekretion *f* (steigert Spermientoleranz) / sécrétion muqueuse cervicale *f*
33684 **secretion, endocrine, exocrine** / Absonderung, innere, äußere *f* (von Drüsen ohne, mit Ausführungsgang) / sécrétion endocrine, exocrine *f*
33685 **secretodermatoses** / Sekretodermatosen *f* (Hautkrankheiten mit Absonderungen) / sécrétodermatoses *f*
33686 **secretory** / sekretorisch (Sekretion betreffend) / sécrétoire
33687 **secretostasis** / Sekretostase *f* ([Schleim]-drüsensekretionsstockung, z. B. bei SJÖGREN' Syndrom) / sécrétostase *f*
33688 **sectarian** / Sektierer *m* / sectaire *m*
33689 **section** / Sektion *f* (Schnitt[fläche *f*], Abschnitt *m*) / section (coupe) *f*
33690 **section, abdominal, vaginal** / Bauchschnitt, oberer, unterer *m* / section abdominale, vaginale *f*
33691 **section, angular** / Winkelschnitt *m* / section angulaire *f*
33692 **section of brain** / Gehirn(gewebe)schnitt *m* / coupe cérébrale *f*
33693 **section, celloidin** / Celloidinschnitt *m* / coupe à la celloïdine *f*
33694 **section, cesarean** / Sectio caesarea (caedere = schneiden: [Gebärmutter]aufschneideschnitt [PLINIUS] sog. «Kaiserschnitt» *m*, Schnittentbindung *f*) / section césarienne *f*
33695 **section, circular** / Zirkelschnitt *m* / section circulaire *f*
33696 **section, classic (corporeal) cesarean** / Sectio (caesarea) classica (im Corpus-uteri-Abschnitt) / section césarienne classique *f*
33697 **section, conic** / Kegelschnitt *m* / section conique *f*
33698 **section, costal edge** / Rippenrandschnitt *m* / section de rebord costal *f*
33699 **section cutter** / Mikrotom *n* (Apparat zur Herstellung dünner Gefrierschnitte bis 0,001 mm) / microtome *m*
33700 **section, extraperitoneal abdominal cesarean; (laparotrachelotomy)** / Sectio (caesarea) abdominalis extraperitonaealis (außerhalb des Bauchfells) / section césarienne abdominale extrapéritonéale *f*
33701 **section, frontal (coronal), (para)sagittal** / Frontal-, Sagittalschnitt *m* / section frontale, sagittale *f*
33702 **section, frozen** / Gefrierschnitt *m* / coupe à la congélation *f*
33703 **section, high** / Sectio alta (Blasenschnitt, extraperitonäaler *m*) / section haute *f*
33704 **section, inferior, superior median** / Medianschnitt, unterer, oberer *m* / section médiane inférieure, supérieure *f*
33705 **section, intraperitoneal abdominal (cervical) cesarean** / Sectio (caesarea) abdominalis intraperitonaealis (im Isthmus-uteri-Abschnitt) / section césarienne abdominale intrapéritonéale *f*
33706 **section, lateral (perineal)** / (Blasenstein)-schnitt, seitlicher *m* (vom Damm her) / section latérale (périnéale) *f*
33707 **section, legal** / Leicheneröffnung, gerichtliche *f* / section légale *f*

33708 **section, longitudinal, oblique, transversal (cross-)** / Längs-, Schräg-, Querschnitt *m* / section longitudinale, oblique, transvers(al)e *f*
33709 **section, paraffin** / Paraffinschnitt *m* / coupe à la paraffine *f*
33710 **section preparation** / Schnittpräparat *n* / coupe microscopique *f*
33711 **section, serial** / Serienschnitt *m* / section en série *f*
33712 **section, wing-door** / Türflügelschnitt *m* (zur späteren Deckung) / section en vantail *f*
33714 **sectionarcosis** / Kaiserschnittnarkose *f* / opération césarienne, narcose pour l'
33715 **sections of the bridge** / Sectiones pontis / sections du pont
33716 **sections of the cerebellum** / Sectiones cerebelli / sections du cervelet
33717 **sections of the endbrain** / Sectiones telencephali / sections du cerveau terminal
33718 **sections of the hypothalamus** / Sectiones hypothalami / sections de l'hypothalamus
33719 **sections of the midbrain** / Sectiones mesencephali / sections du cerveau moyen
33720 **sections of the spinal bulb** / Sectiones medullae oblongatae / sections du bulbe rachidien
33721 **sections of the spinal cord** / Sectiones medullae spinalis / sections de la moelle épinière
33722 **sections of the thalamencephalon** / Sectiones thalamencephali / sections du thalamencéphale
33723 **sector(ial)** / Sektor *m* (Kreis- bzw. Kugelausschnitt betreffend) / secteur *m* (sectoriel)
33724 **secundipara** / Zweitgebärende *f* / secondipare *f* (II-pare)
33725 **sedation** / Sedierung *f* (Beruhigungsmaßnahmen) / sédation *f*
33726 **sedative** / sedierend (Beruhigungsmittel *n*) / sédatif (*m*)
33727 **sedative, cardiac** / Herzsedativum *n* / sédatif cardiaque *m*
33728 **sedative, cerebral, nervous, spinal, vasomotor** / Nervenberuhigungsmittel *n* / sédatif cérébral, nerveux, spinal, vasomoteur *m*
33729 **sedative, gastric, intestinal** / Magen-, Darmsedativum *n* / sédatif gastrique, intestinal *m*
33730 **sedatives, general** / Beruhigungsmittel, allgemeine *n* / sédatifs généraux *m*
33731 **sedentary (sedentariness)** / sitzend(e Lebensweise *f*) / sédentaire (sédentarité *f*)
33732 **sediment** / Sedimentum *n* (Bodensatz *m*) / sédiment *m*
33733 **sediment, lateritious** / Sedimentum lateritium (later = Ziegel: ziegelmehlartiges des Harns) / sédiment latéritieux *m*
33734 **sediment, urinary** / Harnsediment *n* / sédiment urinaire *m*
33735 **sedimentary** / sedimentbezüglich / sédimentaire
33736 **sedimentation** / Sedimentbildung *f* / sédimentation *f*
33737 **sedimentation, centrifugal** / Senkung, zentrifugale *f* (zur Größenbestimmung von Teilchen auf Grund der Sinkgeschwindigkeit) / sédimentation centrifuge *f*
33738 **sedimentation rate** / Sinkgeschwindigkeit *f* (der Teilchen umgekehrt proportional der Flüssigkeitsviskosität) / sédimentation, vitesse de *f*
33739 **sedimentation rate, ultracentrifugal** / Sedimentationsgeschwindigkeit, ultrazentrifugale *f* (s [v. Svedberg]: z. B. γG-Moleküle ~ 7 s) / sédimentation, vitesse ultracentrifuge de *f*
33740 **sedimentator** / Sedimentierapparat *m* / sédimen(ta)teur *m*
33741 **sedimentize** / sedimentieren (absetzen) / sédimenter
33742 **see (seen, seeing)** / sehen (gesehen, sehend) / voir (vu, voyant)
33743 **seed** / Saat *f* (pflanzliche Samenkörner) / graines *f*
33744 **seeing** / Sehen *n* / vision *f*
33745 **seeing, binocular** / Sehen, binokuläres *n* (durch Projektion auf identische Netzhautpunkte und Fusion der Abweichungen) / vision binoculaire *f*
33746 **seeing, ethereal** / Sehen, schwereloses *n* (optisches Auflösungsvermögen unter Raumwinkel von ~30 Bogensekunden, da Augenzittern frequenter, weil N. oculomotorius nicht von Vestibularapparat beansprucht wird) / vision nonpesante *f*
33747 **seeing, identical** / Einfachsehen *n* (durch identische Netzhautpunkte) / vision identique *f*
33748 **seeing, stereoscopic** / Sehen, stereoskopisches *n* (räumlich-körperliches Sehen) / vision stéréoscopique *f*
33749 **(Seeligmüller's neuralgia)** / (Seeligmüller' Neuralgie) (Luische Neuralgieform im N.-auriculotemporalis- und N.-occipitalis-minor-Bereich) / (névralgie de Seeligmüller)
33750 **segment(al)** / Segmentum *n* ([Kreis]abschnitt betreffend) / segment(aire) *m*
33751 **segmentation** / Segmentierung *f* (Segmentbildung) / segmentation *f*
33752 **segmentation, nuclear** / Kernsegmentierung *f* (Leukozytenkernlappung) / segmentation nucléaire *f*
33753 **segmentonuclear** / segmentkernig / segmentonucléaire
33754 **segments, bronchopulmonary** / Segmenta bronchopulmonalia (Lungensegmente *n*) / segments bronchopulmonaires *m*
33755 **segment, cranial, thoracal, lumbar, sacral** / Rückenmarksegmente *n* / segment crânien, thoracique, lombaire, sacré *m*
33756 **segment, lower, upper uterine** / Uterinsegment, unteres, oberes *n* / segment inférieur, supérieur de l'utérus *m*
33757 **segment, (proto)vertebral** / Wirbel(ur)segment *n* / segment (proto)vertébral *m*
33758 **segment, spinal** / Rückenmarksegment *n* / segment médullaire *m*
33759 **segmentize** / segmentieren (einteilen) / segmenter
33760 **segregation** / (Auf)spaltung *f* (segregare = von der Herde absondern) / ségrégation *f*
33761 **segregat(iv)e** / aufspalten(d) / ségréger (ségrégeant)

33762 **segregator** / Trennapparat *m* / ségrégateur *m*
33763 **SEIDLMAYER's syndrome** / SEIDLMAYER' Syndrom (Erworbene frühinfantile infektiös-toxische Purpura) / syndrome de SEIDLMAYER
33764 **seis(m)esthesia** / Seisästhesie *f* (σείω = schütteln) / s(é)isesthésie *f*
33765 **seismotherapy** / Seismotherapie *f* (Vibrationsmassage) / s(é)ismothérapie *f*
33766 **SEITELBERGER's spastic amaurotic axial idiocy** / SEITELBERGER' Syndrom (Seltne progressive Lipoidentartung des ZNS) / syndrome de SEITELBERGER
33767 **seizure** / (Er)greifen *n* (z. B. Epilepsieanfall) / attaque brusque *f*
33768 **sejunction** / Assoziationsunterbrechung *f* / association, discontinuité d' *f*
33769 **select(ion)** / auswählen (Zuchtwahl *f*) / sélectionner (sélection *f*)
33770 **selection, artificial, natural** / Zuchtwahl, künstliche, natürliche *f* / sélection artificielle, naturelle *f*
33771 **selection by mutation** / Selectio per mutationem (innere Evolution: Höherentwicklung der Zelle durch Erbanlageveränderungen [Chromosomen ↔ Gene ↔ DNS]) / sélection par mutation *f*
33772 **selective** / selektiv (trennfähig) / sélectif
33773 **selectivity** / Selektivität *f* (Eigenschaft der Aus[er]wählung) / sélectivité *f*
33774 **selector** / Selektor *m* (Ausleser) / sélecteur *m*
33775 **seleni(a)tes** / Seleni(a)te *n* (Salze der selenigen [Selen]säure) / séléni(a)tes *m*
33776 **seleni(fer)ous** / selen(halt)ig / sélénique (sélénifère)
33777 **Selenium (Se 34 78,96)** / Selenium (Selen *n*) / sélénium *m*
33778 **selenonautist** / Mondfahrer *m* / sélénonaute *m*
33779 **selenoplegia** / Selenoplegie *f* (lähmende Mondstrahlenempfindlichkeit) / sélénoplégie *f*
33780 **selenosis** / Selenvergiftung *f* / sélénose *f*
33781 **self-accusation** / Selbstbezichtigung *f* / autaccusation *f*
33782 **self-analysis** / Selbstanalyse *f* (meditativer Umgang des Ich mit sich [seinem] Selbst) / autanalyse *f*
33783 **self-cleaning** / Selbstklärung *f* (der Gewässer durch Sedimentation, Oxydation, tierische und pflanzliche Organismen) / détersion automatique *f*
33784 **self-confidence** / Selbstvertrauen (Selbstgefühl) *n* / confiance en (conscience de) soi-même *f*
33785 **self-conquest** / Selbstüberwindung *f* / effort sur soi-même *f*
33786 **self-control** / Selbstbeherrschung *f* / maîtrise de soi(-même) *f*
33787 **self-deception** / Selbsttäuschung *f* / autoillusion *f*
33788 **self-defence** / Selbstverteidigung *f* / défense de soi-même *f*
33789 **self-degradation** / Selbsterniedrigung *f* / autohumiliation *f*
33790 **self-denial** / Selbstverleugnung *f* / abnégation *f*
33791 **self-determination** / Selbstbestimmung *f* / autodétermination *f*
33792 **self-differentiation** / Selbstdifferenzierung *f* (von Umgebungseinflüssen unabhängige Teilentwicklung) / autodifférenciation *f*
33793 **self-digestion (autopepsia)** / Selbstverdauung *f* (z. B. [postmortale] der Magenschleimhaut) / autodigestion *f*
33794 **self-discipline** / Selbstdisziplin *f* / discipline de soi-même *f*
33795 **self-education** / Selbsterziehung *f* / autéducation *f*
33796 **self-fermentation** / Eigenfermentierung *f* / autofermentation *f*
33797 **self-filtering** / Eigenfilterung *f* (röntg.) / autofiltration *f*
33798 **self-hypnosis** / Selbsthypnose *f* (durch Autosuggestion) / autohypnose *f*
33799 **self-infection** / Selbstinfizierung *f* / aut(o-)infection *f*
33800 **self-knowledge** / Selbstkenntnis *f* / connaissance de soi-même *f*
33801 **self-limitation** / Selbstbeschränkung *f* / autolimitation *f*
33802 **self-observation** / Selbstbeobachtung *f* / autobservation *f*
33803 **self-pollination** / Selbstbestäubung *f* / autopollinisation *f*
33804 **self-pollution** / Selbstbefriedigung, geschlechtliche *f* / autosexualisme *m*
33805 **self-preservation (, instinct of)** / Selbsterhaltung(strieb *m*) *f* / autoconservation *f* (instinct de conservation *m*)
33806 **self-preservation, right of** / Selbsterhaltungsrecht *n* / autoconservation, droit d' *m*
33807 **self-punishment** / Selbstbestrafung *f* / punition de soi-même *f*
33808 **self-radiation** / Eigenstrahlung *f* (jedem Element eigne Strahlung[swellenlänge]) / autoradiation *f*
33809 **self-regulate** / selbstregulieren / régulariser soi-même
33810 **self-regulation** / Eigensteurung *f* (z. B. Herz) / autorégulation *f*
33811 **self-regulator** / Selbststeurer *m* (röntg.) / régulateur automatique *m*
33812 **self-sufficient** / selbstgenügsam / lui-même, qui se suffit à
33813 **self-suspension, (axillo)cephalic** / Autosuspension *f* (z. B. in GLISSON' Schlinge) / autosuspension céphalique *f*
33814 **sellar** / sattelbezüglich / sellaire
33815 **semen** / Semen *m* (tierischer Samen) / semen *m*
33816 **semicanal** / Semicanalis (Halbkanal, Rinne *f*) / semicanal *m*
33817 **semicanal of the auditory tube** / Semicanalis tubae auditivae / semicanal de la trompe auditive
33818 **semicanal of the tensor muscle of the tympanum** / Semicanalis m. tensoris tympani / semicanal du muscle tenseur de tympan
33819 **semicartilaginous** / halbknorplig / semicartilagineux
33820 **semicomatose** / halbkomatös / semicomateux

33821 **semiconductors** / Halbleiter *m* (zwischen Leiter und Isolatoren mit spezif. Widerstand von ~50 Ω, z. B. Si) / semiconducteurs *m*
33822 **semiconscious** / halbbewußt / demi-conscient
33823 **semidiameter** / Halbmesser *m* / demi-diamètre *m*
33824 **semidigested** / halbverdaut / demi-digéré
33825 **semifinished** / halbfertig / demi-fini
33826 **semiflexed** / halbvorgebeugt / demi-fléchi
33827 **semifluid** / halbflüssig / semiliquide
33828 **semi-invalid** / Halbinvalide *m* / demi-invalide *m*
33829 **semi-isogenous** / semiisogen (sind z. B. Blutzellen der beiden Eltern verglichen mit denen des Kindes) / demi-isogène
33830 **semilateral** / halbseitig / semilatéral
33831 **semilunar** / halbmondförmig / semilunaire
33832 **semimembran(ace)ous** / halbhäutig / semimembraneux
33833 **semimute** / halbstumm / demi-muet
33834 **seminal, seminiferous** / samenbezüglich, samenhaltig / séminal, séminifère
33835 **seminarcosis** / Halbnarkose *f* / seminarcose *f*
33836 **semination** / Besamung *f* / sémination *f*
33837 **seminoma** / Hodengeschwulst *f* (semen = Samen) / séminome *m*
33838 **seminormal** / halbnormal / demi-normal
33839 **semiology** / Semiotik *f* (σημεῖον = Zeichen: [Krankheits]zeichenlehre und -deutung) / sémiologie *f*
33840 **semi-orbicular** / halbkreisförmig / semicirculaire
33841 **semiotic** / (be)zeichnend / sémiotique
33842 **semi-oval** / halbeiförmig / semi-oval(air)e
33843 **semipermeable** / halbdurchlässig / semiperméable
33844 **semipronation, -supination** / Teilpronation, -auswärtsdrehung *f* / semipronation, -supination *f*
33845 **semiptosis** / Teilptose *f* / semiptose *f*
33846 **semirecumbent** / halbliegend / demi-récliné
33847 **semisopor** / Halbsopor *m* / semisopor *m*
33848 **semitendinous** / halbsehnig / semitendineux
33849 **semitrance** / Halbtrance *f* / semitranse *f*
33850 **semitransparent** / halbtransparent / semitransparent
33851 **semi-unconsciousness** / Halbbewußtsein *n* / semi-inconscience *f*
33852 **semivalent** / halbwertig / demi-valent
33853 **Senear-Usher syndrome** / Senear-Usher' Syndrom (Infektiös-allergische Dermatose) / pemphigoïde séborrhéique
33854 **Senega** / Senegawurzel (Wirkstoff: Senegin) / Polygala Senega (Polygalaceae)
33855 **senescent** / altwerdend / sénescent
33856 **senile** / greisenhaft / sénile
33857 **senilism** / Altern, vorzeitiges *n* (Senium praecox) / géromorphisme *m*
33858 **senility** / Senium *n* ([Greisen]alter) / sénilité *f*
33860 **senior** / Ältere, der *m* / ancien (aîné) *m*
33861 **senna leaves, pods** / Folia, Fructus sennae (Laxantia Sennesblätter, -schoten) / séné, feuilles *f*, follicules *m* de
33862 **senopia** / Alterssichtigkeit *f* / sénopie *f*
33863 **sensation** / Sensation *f* (Manifestation des Unbewußten: Erleben) / sensation *f*
33864 **sensation, cincture (girdle)** / Gürtelsensation *f* / sensation en ceinture *f*
33865 **sensation, cold, heat** / Kälte-, Hitzesensation *f* / sensation de froid, de chaleur *f*
33866 **sensation, colour, tone** / Farben-, Töneerlebnis *n* / sensation de couleurs, de tons *f*
33867 **sensation, concomitant, delayed** / Begleit-, Folgeerlebnis *n* / sensation concomitante, retardée *f*
33868 **sensation, external, internal** / Erleben, äußeres, inneres *n* / sensation externe, interne *f*
33869 **sensation, olfactory** / Geruch(s)erleben *n* (wesentlicher Bestandteil des Umwelterlebens) / sensation olfactive *f*
33870 **sensation, pain** / Schmerzsensation *f* / sensation de douleur *f*
33871 **sensation, primary, secondary** / Erleben, primäres, sekundäres *n* / sensation primaire, secondaire *f*
33872 **sensations, skin** / Hautsensationen *f* / sensations de peau (épidermiques) *f*
33873 **sensation, taste, touch** / Geschmack-, Tastsensation *f* / sensation de goûter, de toucher *f*
33874 **sensation, vascular, visceral** / Gefäß-, Eingeweidesensation *f* / sensation vasculaire, viscérale *f*
33876 **sense** / Sinn(esempfindung *f*) *m* («Gefühl») / sens *m*
33877 **sense, in a broad, in a narrow, in the true** / Sinn, im weiteren, im engeren, im eigentlichen / sens large, étroit, propre, au
33878 **sense, chemical** / Abwehrinstinkt *m* (der Fische und Menschen gegen Tränengas u. ä.) / sens chimique *m*
33879 **sense, colour, form** / Farbensinn, Formensinn *m* / sens des couleurs, des formes *m*
33880 **sense, common** / Gemeinsinn *m* / sens commun *m*
33881 **sense, genesic** / Zeugungssinn *m* (menschlicher Geschlechtsinstinkt) / sens procréatif *m*
33882 **sense, kinesthetic, respiratory** / Muskel-, Atmungssinn *m* / sens musculaire, respiratoire *m*
33883 **sense, labyrinthine** / Gleichgewichtssinn *m* / sens statique *m*
33884 **sense, light, temperature** / Licht-, Temperatur(unterscheidungs)sinn *m* / sens de la lumière, de la température *m*
33885 **sense of position, of pressure** / Lagesinn, Drucksinn *m* / sens des attitudes, de la pression *m*
33886 **sense of proportion** / Augenmaß *n* / estimation à vue d'œil *f*
33887 **sense, reflex** / Reflexsinn *m* / sens réflexe *m*
33888 **sense, seventh** / Sinn, Siebter *m* (Organwandnervensinn = «Leibleitwerk»-empfindung) / sens viscéral *m*
33889 **sense, sixth** / Sinn, Sechster *m* (Cenaesthesia) / sens sixième *m*
33890 **sense, space, time** / Raumsinn, Zeitsinn *m* / sens de l'espace, du temps *m*

33891 **senses, special** / Sinne, Fünf *m* / sens spéciaux *m*
33892 **sense of taste, of smell** / Geschmack-, Geruchsinn *m* / sens du goût, de l'odorat *m*
33893 **sense of the word, in the** / Sinne von, im (i. S. v.) / sens du terme, au
33894 **sensibilisator** / Sensibilisator *m* (die Haut für farbige Lichtstrahlen empfindlichmachende Substanz) / sensibilisateur *m*
33895 **sensibilisin (sensitisin)** / Sensibilisin *n* (durch eine Sensibilisinogen enthaltende Injektion entstehende Substanz [BESREDKA]) / sensibilisine *f*
33896 **sensibility** / Empfindung(svermögen *n*) *f* / sensibilité *f*
33897 **sensibility, deep (mesoblastic)** / Tiefensensibilität *f* / sensibilité profonde *f*
33898 **sensibility, double** / Doppelempfindung *f* (Störung der sensiblen Leitung, z. B. bei Tabes) / sensibilité double *f*
33899 **sensibility, epicritic** / Sensibilität, epikritische *f* (über Hinterstrangbahnen geleitete feinere Temperatur- etc. Empfindungen) / sensibilité épicritique *f*
33900 **sensibility, gustatory** / Geschmackempfindung *f* (beim Menschen umgekehrt proportional zum [starken] Geschmacksinn) / sensibilité gustative *f*
33901 **sensibility, muscular** / Muskelempfindung *f* / sensibilité musculaire *f*
33902 **sensibility, olfactory** / Geruchempfindung *f* (beim Menschen umgekehrt proportional zum [schwachen] Geruchsinn) / sensibilité olfactive *f*
33903 **sensibility, postural** / Lageempfindung *f* (Gliederwahrnehmung bei geschlossenen Augen) / sensitivité à la posture *f*
33904 **sensibility, proprioceptive (somesthetic and splanchnesthetic)** / Empfindung, propriozeptive *f* (der Exterorezeptoren [Gliedersinn] und Interorezeptoren [Eingeweidesinn]) / sensibilité proprioceptive *f*
33905 **sensibility, protopathic** / Sensibilität, protopathische *f* (über Vorderstrangbahnen geleitete gröbere Temperatur- etc. Empfindungen) / sensibilité protopathique *f*
33906 **sensibility, sexual** / Geschlechtsempfindung *f* / sensibilité sexuelle *f*
33907 **sensibility, superficial (cutaneous)** / Oberflächensensibilität (Hautsensibilität) *f* / sensibilité superficielle (cutanée) *f*
33908 **sensibility, x-ray** / Röntgensensibilität *f* (gewebeverschieden) / sensibilité aux rayons X *f*
33909 **sensibilization (sensitization)** / Sensibilisierung *f* (Empfindlichmachen durch Zufuhr körperfremder Antigene od. Beladen dieser mit spezif. Antikörpern) / sensibilisation *f*
33910 **sensible, sensitive** / empfindend, empfindlich / sensible, sensitif
33911 **sensiferous, sensigenous** / empfindungsträchtig, empfindungswirksam / sensifère, sensigène
33912 **sensimeter** / Empfindungsmesser *m* / sensimètre *m*
33913 **sensitiveness to acids** / Säureempfindlichkeit *f* / sensibilité aux acides *f*
33914 **sensitiveness, sensory** / Sinnes(über)empfindlichkeit *f* / sensitivité sensorielle *f*
33915 **sensitivity (sensitiveness)** / Empfindlichkeit *f* (Feingefühl *n*) / sensitivité *f*
33916 **sensitivity to cold** / Kälteempfindlichkeit *f* / sensitivité au froid *f*
33917 **sensitivity, gustatory, olfactory** / Geschmack-, Geruchempfindlichkeit *f* (subjektive Aktualisierung der Geschmack-, Geruchempfindung) / sensitivité gustative, olfactive *f*
33918 **sensitivity to infection** / Infektionsempfindlichkeit *f* / sensitivité à l'infection *f*
33919 **sensitivity to light** / Lichtempfindlichkeit *f* / sensitivité à la lumière *f*
33920 **sensitivity to pain** / Schmerzempfindlichkeit *f* / sensitivité à la douleur *f*
33921 **sensitivity to pressure** / Druckempfindlichkeit *f* / sensitivité à la pression *f*
33922 **sensitivity to stimuli** / Reizempfindlichkeit *f* / sensitivité aux stimuli *f*
33923 **sensitize (sensitized, sensitizing)** / sensibilisieren (empfindlich gemacht, immunisierend) / sensibiliser (sensibilisé, sensibilisant)
33924 **sensitometry** / (Licht)(strahlen)empfindlichkeitsmessung *f* / sensitométrie *f*
33925 **sensorial (sensory)** / sensorius (Sinne[sempfindung] betreffend) / sensoriel
33926 **sensorimotor** / sensorisch-motorisch / sensorimoteur
33927 **sensorium** / Sensorium *n* (Sinnesapparat) / sensorium *m*
33928 **sensual(ity)** / Sinnlich(keit *f*) / sensuel (sensualité *f*)
33929 **sensualize** / versinnlichen / sensualiser
33930 **sentence** / Satz *m* (Kopulation von Subjekt [Substantivum] und Objekt [Adiectivum] durch Prädikat [Verbum], wie «Ich bin Du», als Inbegriff der Sprache) / phrase *f*
33931 **sentences** / Sätze *m* (Tertiärstrukturen der Sprache: Buchstabenmolekülketten) / phrases *f*
33932 **sentiment(al)(ity)** / Gefühlsäußerung *f* (übertrieben gefühlvoll) (Rührseligkeit *f*) / sentiment(al)(ité *f*) *m*
33933 **separable (separability)** / Trennbar(keit *f*) / séparable (séparabilité *f*)
33934 **separate(ness)** / separieren (Abtrennung *f*) / séparer (séparation *f*)
33935 **separator(y)** / Separatorium *n* (Trennvorrichtung) / séparateur *m*
33936 **Sepia** / Sepia (Wirkstoff: Tinten[fisch]beutelinhalt) / Sepia officinalis (Cephalopodae)
33937 **sepsis** / Sepsis *f* (σῆψις = Fäulnis) / état septique *m*
33938 **sepsis, oral** / Oralsepsis *f* (von Mund [Kieferhöhlen, Tonsillen, Zähnen] ausgehende) / septicémie orale *f*
33939 **sepsis, slow** / Lentasepsis *f* (von Herd ausgehende schleichende) / septicémie lente *f*
33940 **sepsis, verdant** / Viridanssepsis *f* (Sepsis lenta durch Streptococcus viridans) / septicémie verdissante *f*
33941 **septal** / septal (Trennwand betreffend) / septal

33942 **septation** / Septation *f* (Trennung durch Septum) / septation *f*
33943 **septectomy** / (Nasen)scheidewandresektion *f* / septectomie *f*
33944 **septic** / septisch / septique
33945 **septicemia (blood-poisoning)** / Blutvergiftung *f* (Sepsis) / septicémie *f* (empoisonnement du sang *m*)
33946 **septicemia, coli** / Coliseptikämie *f* / septicémie colibacillaire *f*
33947 **septic(opy)emia** / Sepsis, nichtmetastasierende (metastasierende) *f* / septic(opy)émie *f*
33948 **septonasal** / nasenscheidewandbezüglich / septonasal
33949 **septostomy, balloon** / Ballon-Septostomie *f* (palliative Vorop. bei Transposition großer Gefäße [Rashkind]) / septostomie à ballon *f*
33950 **septuagenary** / siebzigjährig / septuagénaire
33951 **septula of the testicle** / Septula testis (Septulum Dim. v. Septum) / cloisons du testicule, petites
33952 **septum** / Septum (saepio = verzäunen: Trennwand *f*) / septum (cloison *f*)
33953 **septum of the arm, lateral and medial intermuscular** / Septum intermusculare brachii laterale et mediale / cloison intermusculaire latérale et médiale du bras
33954 **septum, atrioventricular** / Septum atrioventriculare (Herzvorhof-Kammertrennwand) / cloison atrioventriculaire
33955 **septum of the cavernous bodies (of the clitoris)** / Septum corporum cavernosorum / cloison des corps caverneux (du clitoris)
33956 **septum, femoral** / Septum femorale (Oberschenkelringschließwand) / cloison fémorale
33957 **septum (of the femur), lateral and medial intermuscular** / Septum intermusculare (femoris) laterale et mediale / cloison intermusculaire latérale et médiale (du fémur)
33958 **septum of the frontal and sphenoidal sinuses**/ Septum sinuum frontalium et sphenoidalium / cloison des sinus frontaux et sphénoïdaux
33959 **septum of the glans (of the penis)** / Septum glandis (penis) / cloison du gland (du pénis)
33960 **septa, interalveolar** / Septa interalveolaria (Lungenbläschentrennwände) / cloisons interalvéolaires
33961 **septum, interauricular** / Septum interatriale (Herzvorhoftrennwand) / cloison interauriculaire
33962 **septum, intermediate cervical** / Septum cervicale intermedium (zwischen spinaler Arachnoidea und Dura mater) / cloison cervicale intermédiaire
33963 **septum, intermuscular** / Septum intermusculare (Trennwand zwischen zwei Muskeln) / cloison intermusculaire
33964 **septa, interradicular** / Septa interradicularia (Zahnwurzeltrennwände) / cloisons interradiculaires
33965 **septum, interventricular** / Septum interventriculare (Herzkammertrennwand) / cloison interventriculaire
33966 **septum (of the leg), anterior and posterior** / Septum intermusculare anterius et posterius (cruris) / cloison intermusculaire antérieure et postérieure (de la jambe)
33967 **septum of the musculotubal canal** / Septum canalis musculotubarii / cloison du canal musculotubaire
33968 **septum of the nose** / Septum nasi / cloison du nez
33969 **septum of the nose, osseous** / Septum nasi osseum (knöcherne Nasentrennwand) / cloison osseuse du nez
33970 **septum, orbital** / Septum orbitale ([vordere] Augenhöhlenabschlußwand) / cloison orbitaire
33971 **septum of the penis** / Septum penis / cloison du pénis
33972 **septum, primary** / Septum primum (embr. Vorhofscheidewand) / cloison primaire *f*
33973 **septum, rectovaginal and rectovesical** / Septum rectovaginale et rectovesicale (Trennwand Rectum/Vagina bzw. Rectum/Blase, Teile der Fascia pelvis) / cloison rectovaginale et rectovésicale
33974 **septum of the scrotum** / Septum scroti / cloison du scrotum
33975 **septum, secondary** / Septum secundum (zum Verschluß des Foramen ovale secundum mit Septum I verwachsende embr. Vorhofscheidewand re. von Septum primum) / cloison secondaire *m*
33976 **septum of the tongue** / Septum linguae (nichtsichtbare sagittale Trennwand der beiden Zungenhälften) / cloison de la langue
33977 **septum, translucent** / Septum pellucidum (pellucidum = durchscheinend: Trennwand zwischen den Seitenventrikelvorderhörnern der Endhirnhemisphären) / cloison translucide
33978 **sequence** / Reihenfolge (Folge[richtigkeit]) *f* / séquence *f*
33979 **sequence, DNA-** / DNS-Sequenz *f* (Polypeptidkette mit ~150 Aminosäuren) / séquence d'ARN *f*
33980 **sequence, isoelectronic** / Folge, isoelektronische *f* (z.B. Na, Mg^{+}, Al^{++}, Si^{+++}) / séquence isoélectronique *f*
33981 **sequential** / sequential (Folge betreffend) / séquence, à l'égard de
33982 **sequester** / Sequester *n* (sequestrare = absondern: abgestorbenes Knochenstück) / séquestre *m*
33983 **sequester case** / Totenlade *f* (Sequester und Eiter aufnehmende Periostlade) / séquestre, caisse de *f*
33984 **sequester, coronoid** / Kronensequester *n* (vom Ende eines amputierten Knochens sich abstoßendes Knochenstück) / séquestre coronoïde *m*
33985 **sequestral** / sequesterbezüglich / séquestre, se rapportant à un
33986 **sequestration** / Sequestration *f* (Ablösung toten Gewebes von lebendem) / séquestration *f*
33987 **sequestrectomy** / Sequesterentfernung *f* / séquestrotomie *f*

33988 **serene (serenity)** / serenus (Serenitas *f*) (Heiter[keit *f*]) / serein (sérénité *f*)
33989 **serial(ity)** / seriell (numerische Vereinzelung *f*) / série, en; (sérialité *f*)
33990 **series** / Serie *f* (Reihe) / série *f*
33991 **serine** / Serin *n* (α-Amino-β-hydroxypropionsäure; RNS-Triplets: CUU, ACG, UCG) / sérine *f*
33992 **serious(ness)** / ernst(e Lage *f*) / sérieux (situation sérieuse *f*)
33993 **sero-anaphylaxis** / Serumanaphylaxie *f* / sér(o-)anaphylaxie *f*
33994 **sero-attenuation** / Ser(o)attenuation *f* (attenuare = abschwächen: passive Immunisierung mit Rekonvaleszentenserum zur Erzielung mitigierter Masern und bleibender aktiver Immunität) / sér(o-)atténuation *f*
33996 **serocele** / Serozele *f* (abgekapselter seröser Erguß) / sérocèle *f*
33997 **serochrome value** / Serumfarbwert *m* (Farbstoffkonzentrationsmaß des Blutserums [HEILMEYER]) / sérochrome, valeur du *f*
33998 **serodermatoses** / Serodermatosen *f* (Hautkrankheiten mit Ausscheidung von Serum) / sérodermatoses *f*
33999 **serodiagnostic, -prognostic** / serodiagnostisch, -prognostisch / sérodiagnostique, -pronostique
34000 **sero-enteritis** / Darmserosaentzündung *f* / sérocolite *f*
34001 **serofibrinous** / serös-fasrig / sérofibrineux
34002 **serohemorrhagic** / blutig-serös / sérohémorragique
34003 **serological** / serologisch / sérologique
34004 **serology** / Serologie *f* (Lehre von den Körperflüssigkeiten) / sérologie *f*
34005 **seroma** / Serom *n* (Lymphextravasate in nichtvorgebildeten Höhlen) / sérome *m*
34006 **seromucous** / serös-schleimig / séromuqueux
34007 **seronegative, -positive** / seronegativ, -positiv (WaR) / séronégatif, -positif
34008 **seroprognosis, -prognostics** / Serumprognose, -prognostik *f* / séropronostic *m*, -prognose *f*
34009 **seropurulent** / serös-eitrig / séropurulent
34010 **seroreaction** / Blutserumprobe *f* (Nachweis spezif. und unspezif. Veränderungen) / séroréaction *f*
34011 **serosanguineous** / serum-blutbezüglich / sérosanguin
34012 **seroscopy** / Serumuntersuchung *f* (mit Agglutinoskop) / séroscopie *f*
34013 **serostandardization** / Serotypisierung *f* (menschlicher Ersatzteile durch Kompatibilitätsbestimmung von 12 Hauptantigenen [Leukozyten] [van ROOD]) / sérostandardisation *f*
34014 **seros(ynov)itis** / (Gelenk)serosaentzündung *f* / séros(ynov)ite *f*
34015 **serotherapeutical** / serumtherapeutisch / sérothérapeutique
34016 **serotonin** / Serotonin *n* (im Tier- und Pflanzenreich verbreitetes, aus Tryptophan entstehendes, blutdruckwirksames, die Darmperistaltik anregendes, auch psychisch eine Rolle spielendes «Gewebehormon») / sérotonine *f*
34017 **serotonin, fall of** / Serotoninabfall *m* (Ursache für vaskuläre Veränderungen bei Migräne) / sérotonine, chute de *f*
34018 **serotoxin** / Serumtoxin *n* ([für Anaphylaxien verantwortliches] im Blutserum entstehendes Gift) / sérotoxine *f*
34019 **serotype** / Serotyp *m* (bakt.) / sérotype *m*
34020 **serous** / serös (serosus = reich an Blutflüssigkeit) / séreux (sérique)
34021 **serovaccination** / Simultanimpfung *f* (aktive + passive Immunisierung) / sérovaccination *f*
34022 **serpentine, serpentlike** / schlangenbezüglich, schlangenförmig / serpentin, serpentiforme
34023 **serpiginous** / serpens (serpere = kriechen) / serpigineux
34024 **serpigo** / Flechte, kriechende *f* / serpigo *m*
34025 **serrate** / serratus (serra = Säge) / scié
34026 **Serratia** / Serratia (Baktgatt. der Enterobacteriaceae) / serratia *f*
34027 **serratia, marcescent** / Serratia marcescens (Hostienpilz) / bactérie prodigieuse *f*
34028 **serratiform** / sägenförmig / dents de scie, en
34029 **serration** / Auszackung *f* / serration *f*
34030 **serum** / Serum *n* / sérum *m*
34031 **serum accident (shock)** / Serumschock *m* / séro-accident (-choc) *m*
34032 **serum, active (complementary), inactivated (anticomplementary)** / Serum, aktives, inaktiviertes *n* (mit komplexer Funktion der Serumkomponenten C 1–4, ohne [durch Erhitzen zerstörtes] «Komplement») / sérum actif, inactif *m*
34033 **serum, allergenic, anallergenic** / Serum, allergisierendes, nichtallergisierendes *n* / sérum allergisant, nonallergisant *m*
34034 **serum, amboceptor** / Ambozeptorenserum *n* (z. B. Hämolysine enthaltendes) / sérum ambocepteur *m*
34036 **serum, anaerobe** / Anaeroben-Serum *n* (Pferdeserum gegen Clostridia) / sérum antanaérobien *m*
34037 **serum, antianthrax** / Milzbrand-Serum *n* (Rinderserum) / sérum anticharbonneux *m*
34038 **serum, antibothropic, -crotalus, -ophidic** / Antischlangengift-Serum *n* (Bothrops, Crotalus, Ophidia) / sérum antibothropique, -crotalique, -ophidique *m*
34039 **serum, antidiphtheric** / Diphtherie-Serum *n* (Pferde-, Rinder- od. Hammelserum) / sérum antidiphtérique *m*
34040 **serum, antierysipeloid** / Rotlauf-Serum *n* (Pferdeserum) / sérum antiérysipéloïde *m*
34041 **serum, antigonococcus, -meningococcus, -pneumococcus, -staphylococcus, -streptococcus** / Antikokkenseren *n* / sérum antigonococcique, -méningococcique, -pneumococcique, -staphylococcique, -streptococcique *m*
34041a **serum, antilymphocytic** / Ant(i)immunozytenserum *n* (ALS: zur Unterbrechung der T[ransplantat]-v[ersus]-W[irt]-Reaktion) / sérum antilymphocytique *m*
34042 **serum, antiperitonitic** / Peritonitis-Serum *n* (polyvalentes Pferdeserum) / sérum antipéritonitique *m*

34043 **serum, antireticular cytotoxic (ACS)** / BOGOMOLETZ' Serum (RES) *n* / sérum antiréticulaire cytotoxique (ARC) *m*
34044 **serum, anti-Rh-** / Anti-Rh-Serum *n* / sérum anti-Rh *m*
34045 **serum, antisarcomatous** / Antisarkom-Serum *n* / sérum antisarcomateux *m*
34046 **serum, antitetanic** / Tetanus-Serum *n* (Pferde- od. Rinderserum) / sérum antitétanique *m*
34047 **serum, antitoxic** / Serum, antitoxisches *n* (Immunserum) / sérum antitoxique *m*
34048 **serum, antivenomous** / CALMETTE' Serum *n* / sérum antivenimeux *m*
34049 **serum, bacteriolytic** / Serum, antinfektiöses *n* (Immunserum) / sérum antimicrobien *m*
34050 **serum, botulism** / Botulismus-Serum *n* (Pferdeserum) / sérum de botulisme *m*
34051 **serum, bovine, horse, mutton, rabbit** / Serum, Rinder-, Pferde-, Hammel-, Kaninchen- *n* / sérum de bœuf, cheval, mouton, lapin *m*
34052 **serum, coli** / Koliserum *n* (Pferdeserum) / sérum de coli-bacille *m*
34053 **serum, conserved** / Serumkonserve *f* (reines Blutserum als -ersatz) / sérum conservé *m*
34054 **serum, convalescent (measles, poliomyelitis)** / Rekonvaleszentenserum *n* (Masern, Poliomyelitis) / sérum de convalescence *m* (rougeole, poliomyélite)
34055 **serum culture medium** / Serumnährboden *m* (zur Züchtung von Trichomonaden) / sérum, milieu de culture de *m*
34056 **serum diagnosis** / Orrhodiagnosis *f* (ὀρρός = Serum) / sérodiagnostic *m*
34057 **serum diagnostics** / Serodiagnostik *f* (Erkennung immunologischer Serumveränderungen, bes. von AK im Serum) / sérodiagnose *f*
34058 **serum enzymes** / Serumfermente *n* (SLDH > SGOT > SGPT) / sérum, enzymes du *m*
34059 **serum, gaseous edema** / Gasödem-Serum *n* (monovalentes Pferdeserum gegen Clostridium perfringens) / sérum d'œdème gazeux *m*
34060 **serum globulins** / Serumglobuline *n* / sérum-globulines *f*
34061 **serum gonadotrop(h)in** / Serumgonadotropin *n* (Hormon im Serum schwangerer Stuten) / sérum-gonadotrophine *f*
34062 **serum, hemolytic** / Serum, hämolysinhaltiges *n* / sérum hémolytique *m*
34063 **serum, hetero-immune** / Heteroimmunserum *n* (z.B. Diphtherieserum von Pferden) / sérum hétér(o-)immun *m*
34064 **serum, heterologous, homologous** / Serum, andersartiges, gleichartiges *n* / sérum hétérologue, homologue *m*
34065 **serum, immune (prophylactic)** / Immunserum *n* (Schutzkörper enthaltendes) / sérum immunisant (prophylactique) *m*
34066 **serum iron** / Serumeisen *n* / sérum, fer de *m*
34067 **serum, monovalent, polyvalent** / Serum, monovalentes, polyvalentes *n* (aus einer, mehreren Bakterienarten gewonnener Impfstoff) / sérum monovalent, polyvalent *m*
34068 **serum, normal** / Normalserum *n* (von unbehandelten gesunden Tieren) / sérum normal *m*
34069 **serum nutritive solution** / Serumnährlösung *f* (zur Züchtung von Spirochäten) / sérum, solution nutritive de *f*
34070 **serum osmolarity** / Serumosmolarität *f* / sérum, osmolarité du *f*
34071 **serum protein (albumin)** / Serumeiweiß (-albumin) *n* / sérum-protéine (sérum-albumine) *f*
34072 **serum reactivation** / Serumreaktivierung *f* / sérum, réactivation d'un *f*
34073 **serum, snake** / Schlangenserum *n* (Pferdeserum) / sérum de serpent *m*
34074 **serum standardization** / Serumstandardisierung *f* / sérum, standardisation de *f*
34075 **serum, therapeutic (curative)** / Heilserum *n* (Gewinnung durch Einspritzen von Bakterien od. Giften bei Tieren in steigenden Dosen) / sérum thérapeutique (curatif) *m*
34076 **serum titer** / Serumtiter *m* / sérum, titre du *m*
34077 **serumal** / serumbezüglich (-ursprünglich) / sérum, se rapportant à (dérivé du)
34078 **serum-fast** / serumfest / séro-résistant
34079 **services, curative** / Heilwesen *n* / services curatifs *m*
34080 **services, hospital** / Hospitalwesen *n* / services sanitaires *m*
34081 **services, medical** / Sanitätswesen *n* / services médicaux *m*
34082 **services, pharmaceutical** / Apothekerwesen *n* / services pharmaceutiques *m*
34083 **sessile** / breitaufsitzend / sessile
34084 **session** / Sitzung *f* / session *f*
34086 **setiferous, setiform, setose** / borstentragend, borstenförmig, borstig / sétigère, sétiforme, séteux
34087 **sets, chromosomal** / Chromosomengarnituren *f* (individuelle Chromosomenbestände) / assortiments chromosomiques *m*
34088 **set, diploid chromosomal** / Chromosomensatz, diploider *m* (menschlicher mit 22 Autosomenpaaren und 2 Geschlechtchromosomen) / assortiment chromosomique diploïde *m*
34089 **set, dissecting-** / Präparierbesteck *n* / étui à dissection *m*
34090 **set, vaccination** / Impfbesteck *n* / trousse à vaccination *f*
34091 **seteriosis** / Seteriose *f* (ostasiat. Encephalomyelitis durch Nematodenlarve Seteria digita) / sétériose *f*
34092 **seton** / «Haarseil» *n* (Eiterband, Ableitungsgeschwür) / séton *m*
34093 **settle(ment)** / ansiedeln (Niederlassung *f*) / établir (établissement *m*)
34094 **severe (severity)** / Streng(e *f*) / sévère (sévérité *f*)
34095 **sex chromatine bodies, extraordinary** / Geschlechtchromatinkörper, ungewöhnliche *m* (wahrscheinlich durch hyperdiploide Chromosomenanteile bedingte mehrzählige in normalerweise diploiden weibl. Embryonalkultur- und malignen Tumorzellen) / chromatine sexuelle, corps extraordinaires de *m*

34096 **sex chromatine bodies, ordinary** / Geschlechtchromatinkörper, gewöhnliche *m* (pränatal bis postmortal in diploiden weibl. Gewebezellkernen einzählig) / chromatine sexuelle, corps ordinaires de *m*
34097 **sexology** / Sexualwissenschaft *f* / sexologie *f*
34098 **sexual** / sexual (sexuell) / sexuel
34099 **sexualism** / (Gruppen)sexualismus *m* (Zeichen der Impotenz: innere Leere, die durch Sexual- [und/od. Drogen]erlebnisse gefüllt werden soll) / sexualisme *m*
34100 **SÉZARY's reticulosis syndrome** / SÉZARY' Syndrom (Seltne erythrodermische Retikulose mit typischer Retikulozythämie) / réticulomatose cutanée
34101 **SFORZINI's syndrome** / SFORZINI' Syndrom (Konstitutionell erbliche normometabolische Exophthalmusform) / syndrome de SFORZINI
34102 **shade(d)** / schattieren (gestrichelt) / ombrer (ombré)
34103 **shadow** / Schatten *m* / ombr(ag)e *f* (*m*)
34104 **shadow, graduated** / Stufenschatten *m* (röntg.) / ombre graduée *f*
34105 **shadows, GUMBRECHT's** / Kernschatten *m* (GUMBRECHT' Schollen: Leukozytentrümmer im Ausstrich) / ombres nucléaires de GUMBRECHT *f*
34106 **shadow, hepatic** / Leberschatten *m* (auf- und absteigender Rand an Bauchwand) / ombre hépatique *f*
34107 **shadowless (shad[ow]y)** / schattenlos (-haft) / ombre, sans (ombreux [ombragé])
34108 **shake** / Schütteln (*n*) / secouer (secousse *f*)
34109 **shake out (with ether)** / ausschütteln (durch Verschütteln einer Lösung im Scheidetrichter, z. B. mit Äther, den gelösten Stoff extrahieren) / épuiser (à l'éther)
34110 **shall** / sollen / devoir
34111 **shame(less)** / Scham(los) *f* / pudeur *f* (, sans)
34112 **shape (shaped, shaping)** / formen (gestaltet, bildend) / former (formé, formant)
34113 **sharp(en)** / scharf (machen) / aigu(iser)
34114 **shave** / schaben / raser
34115 **sheath, carotid** / Vagina carotica (Halsschlagader[-Drosselvenen-Vagusnerv]-scheide der Halsmuskelbinde) / gaine carotidienne
34116 **sheath, endoneural** / Endoneuralscheide *f* (argyrophile Fasern des Endoneuriums) / gaine endoneurale *f*
34117 **sheath of the fingers and of the toes, fibrous** / Vagina fibrosa digitorum manus et pedis / gaine fibreuse des doigts et des orteils
34118 **sheath of the flexor muscle of the radial wrist, synovial tendon** / Vagina synovialis tendinis m. flexoris carpi radialis / gaine synoviale du tendon du muscle flexeur du poignet radial
34119 **sheaths of the hand and of the foot, digital synovial** / Vaginae synoviales digitales manus et pedis / gaines digitales synoviales de la main et du pied
34120 **sheath, intertubercular synovial** / Vagina synovialis intertubercularis (zwischen den Oberarmbeinvorsprüngen für M.-biceps-Sehne) / gaine synoviale intertuberculaire
34121 **sheath, myelinic** / Markscheide *f* (der peripheren Nerven) / gaine myélinique *f*
34122 **sheats, nerve** / Nervenscheiden *f* / gaines nerveuses *f*
34123 **sheath of the optic nerve, internal and external** / Vagina interna et externa n. optici / gaine interne et externe du nerf optique
34124 **sheaths of the peroneal and the flexor muscles (of the fingers), common synovial** / Vaginae synoviales communes mm. peronaeorum et flexorum (digitorum) / gaines synoviales communes des muscles péroniers et flexeurs (des doigts)
34125 **sheath of the straight muscle of the abdomen with anterior, arcuate, posterior lamina** / Vagina m. recti abdominis: Lamina anterior, arcuata, posterior / gaine du muscle droit de l'abdomen avec lame antérieure, arquée, postérieure
34126 **sheath of the styloid process** / Vagina processus styloidei / gaine de l'apophyse styloïde
34127 **sheath of the superior oblique muscle, synovial** / Vagina synovialis m. obliqui superioris / gaine synoviale du muscle oblique supérieur
34128 **sheath, synovial** / Vagina synovialis (Schleimscheide) / gaine synoviale
34129 **sheath of the tendon** / Vagina tendinis (Sehnenscheide) / gaine du tendon
34130 **sheath of the tendon of the anterior and posterior tibial muscle** / Vagina tendinis m. tibialis anterioris et posterioris / gaine du tendon du muscle tibial antérieur et postérieur
34131 **sheaths of the tendons of the extensor muscles of the fingers, smallest finger, index** / Vaginae tendinum mm. extensorum digitorum, digiti minimi, indicis / gaines des tendons des muscles extenseurs des doigts, du plus petit doigt, de l'index
34132 **sheath (of the tendon), fibrous** / Vagina fibrosa (tendinis) (bindegewebige [äußere Schicht einer] Sehnenscheide) / gaine fibreuse (du tendon)
34133 **sheaths of the tendons of the fingers, synovial** / Vaginae synoviales tendinum digitorum / gaines synoviales des tendons des doigts
34134 **sheaths of the tendons of the foot, digital** / Vaginae tendinum digitales pedis (Zehensehnenscheiden) / gaines des tendons digitales du pied
34136 **sheaths of the tendons of the long abductor and of the short extensor muscle of the thumb** / Vaginae tendinum mm. abductoris longi et extensoris brevis pollicis / gaines des tendons du muscle abducteur long et extenseur court du grand orteil
34137 **sheaths of the tendons of the long extensor muscles of the toes, great toe, thumb** / Vaginae tendinum mm. extensorum digitorum pedis, hallucis, pollicis longorum / gaines des tendons des muscles extenseurs longs des orteils, du grand orteil, du pouce

34138 **sheath of the tendon of the long flexor muscle of the toe, synovial** / Vagina synovialis tendinis m. flexoris hallucis longi / gaine synoviale du tendon du muscle flexeur long du grand orteil
34139 **sheaths of the tendons of the long flexor muscles of the toes and of the thumb** / Vaginae tendinum mm. flexorum digitorum pedis et pollicis longorum / gaines des tendons des muscles flexeurs longs des orteils et du pouce
34140 **sheath of the tendon of the long peroneal muscle, plantar** / Vagina tendinis m. peronaei longi plantaris / gaine plantaire du tendon du muscle péronier long
34141 **sheaths of the tendons of the radial and ulnar extensor muscles of the wrist** / Vaginae tendinum mm. extensorum carpi radialium et ulnaris / gaines des tendons des muscles extenseurs radiaux et cubital du carpe
34142 **sheath (of the tendon), synovial** / Vagina synovialis (tendinis) (schleimige [innere Schicht einer] Sehnenscheide) / gaine synoviale (du tendon)
34143 **sheathed** / eingescheidet / vaginé
34144 **sheet, pleated** / Faltblattstruktur *f* («Peptidrost»: Aminosäurensekundärstruktur mit nebeneinanderliegenden Peptidketten) / dépliant *m*
34145 **shell, electron** / Elektronenschale *f* ([Atom]-hülle des [Atom]kerns) / couche électronique *f*
34146 **shift to the left** / Linksverschiebung *f* (Neutrophilenuntersegmentierung) / déviation à gauche *f*
34147 **shift, nuclear** / Kernverschiebung *f* / déviation nucléaire *f*
34148 **shift, red** / Rotverschiebung *f* (Maß für die Fluchtgeschwindigkeit eines strahlenden Objekts) / changement de position du rouge *m*
34149 **shift to the right** / Rechtsverschiebung *f* (Neutrophilenübersegmentierung) / déviation à droite *f*
34150 **Shiga-Kruse disease** / Shiga-Kruse' Krankheit (Bakterienruhr) / maladie de Shiga-Kruse
34151 **Shigella** / Shigella (Baktgatt. der Enterobacteriaceae) / shigelle *f*
34152 **shigella, dysenteric** / Shigella dysenteriae (Bakterienruhr erregende Gruppe A [Shiga-Kruse, Schmitz (ambigua), Large-Sachs]) / shigelle dysentérique *f*
34153 **shigella, metadysenteric** / Shigella metadysenteriae (Metadysenterie erregende Gruppe D [sonnei]) / shigelle métadysentérique *f*
34154 **shigella, paradysenteric** / Shigella paradysenteriae (Paradysenterie erregende Gruppen B [flexneri] und C [boydii]) / shigelle paradysentérique *f*
34155 **shigellosis** / «Bazillenruhr» *f* / shigellose *f*
34156 **shock** / Schock *m* (Nervenerschütterung mit Gefäßlähmung) / choc *m*
34157 **shock, anaphylactic** / Schock, anaphylaktischer *m* (infolge Hypersensibilisierung) / choc allergique *m*
34158 **shock, anesthesia** / Narkoseschock *m* / choc anesthésique *m*
34159 **shock, apoplectic** / Schock, apoplektischer *m* (nach Hirnverletzungen) / choc apoplectique *m*
34160 **shock, cardiogenic** / Schock, kardiogener *m* («dramatische Beßrung» durch Vasodilatation [Erhöhung des Schlagvolumens] mit hohen Cortisongaben [Lillehey]) / choc cardiogénique *m*
34161 **shock of celiac plexus** / Sonnengeflechtschock *m* (z. B. beim Boxen) / choc du plexus cœliaque *m*
34162 **shock, deferred** / Spätschock *m* (nach phys. od. psych. Traumen) / choc secondaire *m*
34163 **shock, gastric, testicular** / Bauchschock, Hodenschock *m* (nach starkem Stoß) / choc épigastrique, testiculaire *m*
34164 **shock, hypoglycemic** / Schock, hypoglykämischer *m* (nach Insulinüberdosierung) / choc hypoglycémique *m*
34165 **shock, insulin** / Insulinschock *m* (Behandlungsmethode bei Psychosen) / choc d'insuline *m*
34166 **shock, nerve** / Gemütserschütterung *f* / choc psychique *m*
34167 **shock, peptone** / (Fremd)eiweißschock *m* / choc protéique *m*
34168 **shock, postpartum** / Geburtsschock *m* / choc postpartal *m*
34169 **shock, posttraumatic** / Schock, posttraumatischer *m* (hypovolämisch bzw. hypalbuminämisch bedingt) / choc posttraumatique *m*
34170 **shock, roentgen** / Röntgenschock *m* / choc rœntgenien *m*
34171 **shock, shell-** / Sinistrosis *f* (metatraumat. Neurose) / assécurose *f*
34172 **shock, wound** / Wundschock *m* (Kollaps durch Verwundung) / choc traumatique *m*
34173 **shocked** / geschockt (elektr. «durchflutet») / choqué
34174 **shocking** / schockierend / choquant
34175 **shorten(ing)** / kürzen (Verkürzung *f*) / écourter (raccourcissement *m*)
34176 **shot** / Schuß *m* (erschossen) / coup de feu *m* (, tué d'un)
34177 **shot, contour** / Ringelschuß *m* (Hautdurchschuß) / coup de contour *m*
34178 **shotwound, grooved (gutter)** / Binnenschuß *m* (Hautrinne verursachend) / blessure en cannelure *f*
34179 **shotwound, nonpenetrating (superficial)** / Streifschuß *m* (oberflächlicher Hautschuß) / blessure superficielle (nonpénétrante) *f*
34180 **shoulder** / Axilla (Schulter) / épaule
34181 **shoulder girdle syndrome** / Schultergürtel-Syndrom (Neuralgische Schulterlähmung) / syndrome amyotrophique névralgique
34182 **shoulders, loose** / Schultern, Lose *f* (bei Schulterblattmuskelschwund) / épaules ballantes *f*
34183 **shoulder-hand syndrome** / Schulter-Hand-Syndrom (Ausstrahlende Reiz- od. Ausfallerscheinungen zervikaler Nervenwurzeln) / syndrome épaule-main

34184 **shrink (shrunk[en], shrinking)** / (ein)schrumpfen (geschrumpft, schrumpfend) / rétrécir (rétréci, rétrécissant)
34185 **shunt** / Shunt *m* (= Nebenschluß: Verbindung zwischen großem und kleinem Kreislauf) / shunt *m*
34186 **shunt, arteriovenous, venarterious** / Links-Rechts-Shunt, Rechts-Links-Shunt *m* (Zumischung von arteriellem zum venösen, von venösem zum arteriellen Blut) / shunt artérioveineux, phlébartériel *m*
34187 **shunt, C-Pa-** / C-Pa-Shunt *m* (V.-cava-A.-pulmonalis-Shunt bei angeborenen Vitien dem Ap-Shunt überlegen [SACHS]) / shunt C-Pa *m*
34188 **shunt, portocaval** / Shunt, portokavaler *m* (als prophylaktische Maßnahme nicht bei [allen Patienten mit] Ösophagusvarizen indiziert [CONN]) / shunt portocaval *m*
34189 **shut** / zumachen / cloisonner
34190 **sialadenectomy, -otomy** / Speicheldrüsenentfernung, -spaltung *f* / sialadénectomie, -otomie *f*
34191 **sialadenitis** / Speicheldrüsenentzündung *f* / sialadénite *f*
34192 **sialangiectasis, -ostenosis** / Speichelgangerweiterung, -verengerung *f* / sialangiectasie, -osténose *f*
34193 **sialemesis** / Speichelerbrechen *n* (hyster.) / salive, vomissement de *m*
34194 **sialo(aero)phagia** / Sialo(aero)phagie *f* (Speichel-[Luft]schlucken) / sialo(aéro)phagie *f*
34195 **sialocele, sublingual** / Ranula *f* (rana = Frosch: Froschgeschwulst neben Zungenbändchen) / ptyalocèle souslinguale *f*
34196 **sialodochoplasty** / Speichelgangplastik *f* / sialodochoplastie *f*
34197 **sialoductitis** / Sialangiitis *f* (Speichelgangentzündung) / sialodochite *f*
34198 **sialogenous** / sialogen (Speichelfluß anregend) / ptyalogène
34199 **sialography** / Sialographie *f* (Rö-Darstellung der Speichelgänge) / ptyalographie *f*
34200 **sialoid** / speichelähnlich / ptyaloïde
34201 **sialolithiasis** / Speichelsteinkrankheit *f* / ptyalolithiase *f*
34202 **sialolithotomy** / Speichelsteinschnitt *m* / ptyalolithotomie *f*
34203 **sialoma** / Speicheldrüsengeschwulst *f* / ptyalome *m*
34204 **sialorrhea** / Sialorrhoe *f* (gesteigerte Speichelabsonderung) / ptyalorrhée *f*
34205 **sialosis** / Ptyalismus *m* (Speichelfluß) / sialisme *m*
34206 **sialosyrinx** / Speichelfistel *f* / sialoseringue *f*
34207 **sial(ot)ic** / speichel(fluß)bezüglich / sial(ot)ique
34208 **sibilant** / zischend(er Laut *m*) / sibilant (*m*)
34209 **sibilation** / Sibil(ism)us *m* (Rasseln *n*) / sibilation *f*
34210 **SICARD's syndrome** / SICARD' Syndrom (N.-glossopharyngeus-Neuralgie) / «tic douloureux»
34211 **siccolabile (-stabile)** / sikkolabil (-stabil) (gegen Austrocknung [un]empfindlich) / siccolabile (-stabile)
34212 **sick** / siech (schwach, hilflos, bemitleidenswert) / souffreteux
34213 **sick, sea-** / seekrank / atteint de mal de mer
34214 **sicken(ing)** / erkranken (Übelkeit erregend) / tomber malade (écœurant)
34215 **sick-fund** / Krankenkasse *f* / maladie, caisse de *f*
34216 **sickish** / kränklich / maladif
34217 **sickle cell anemia** / HERRICK' Syndrom (Hereditäre familiäre hämolytische Anämie mit Erythrozytenformanomalie) / anémie drépanocytaire
34218 **sick-leave** / Krankenurlaub *m* / maladie, congé (pour cause) de *m*
34219 **sickliness** / Kränklichkeit *f* / état maladif *m*
34220 **sickly, be** / kränkeln / maladif, être
34221 **sick(ness) benefit** / Krankengeld *n* / maladie, prestation (indemnité) de *f*
34222 **sickness, car; (kinetosis)** / Reisekrankheit *f* / cinétose *f* (mal d'automobile *m*)
34223 **sickness, falling** / Morbus caducus (Fallsucht *f*) / mal caduc *m*
34224 **sickness, functional** / Erkrankung, funktionelle *f* (Organverrichtungsstörung ohne anat. Veränderungen) / maladie fonctionnelle *f*
34225 **sickness prophylaxis** / Krankheitsvorbeugung *f* (durch rechtzeitige Arztbefragung) / maladie, prophylaxie de *f*
34226 **sick-room (-bay)** / Krankenstube *f* (-revier *n*) / infirmerie (militaire) *f*
34227 **sider(e)al** / siderisch (sternbezüglich) / sidéral
34228 **siderinuria** / Siderinurie *f* (Eisen im Harn) / sidérinurie *f*
34229 **siderism** / Eisenvergiftung *f* / sidérisme *m*
34230 **siderocyte** / Siderozyt *m* (nicht-Hb-gebundenes Eisen enthaltender Erythrozyt) / sidérocyte *m*
34231 **siderogenous** / eisenbildend / sidérogène
34232 **sideropenia (, masked)** / Sideropenie (, larvierte) *f* (Gewebseisenmangel) / sidéropénie (larvée) *f*
34233 **siderophilic, -(dromo)phobic** / eisenliebend, eisen(bahn)fürchtend / sidérophile, -(dromo)phobe
34234 **siderophone, -scope** / Eisensplittersucher *m* / sidérophone, -scope *m*
34235 **sideroprival** / sideropriv (auf Eisenmangel beruhend) / sidéroprive
34236 **siderosilicosis** / Eisenstaublunge *f* / sidérose des poumons *f*
34237 **siderosis** / Siderose *f* (zuviel Eisen in Geweben) / sidérose *f*
34238 **siderosis of the conjunctiva, of the eyeball** / Siderosis coniunctivae, bulbi / sidérose conjonctivale, rétinienne *f*
34239 **siderosis, hepatic** / Siderosis hepatica / sidérose hépatique *f*
34240 **siderosis, skin** / Siderosis cutis / sidérose dermique *f*
34241 **siderotic** / siderosebezüglich / sidérosique
34242 **SIEGRIST's syndrome** / SIEGRIST-HUTCHINSON' Syndrom (Posttraumatische Chorioretinitis) / choriorétinite posttraumatique

34243 **SIEMENS's syndrome (I)** / SIEMENS' Syndrom (I) (Erbliche spinulöse Keratose) / syndrome de SIEMENS (I)
34244 **SIEMENS's syndrome (II)** / SIEMENS' Syndrom (II) (Besondre Form des Keratose-Syndroms) / syndrome de SIEMENS (II)
34245 **SIEMENS-BLOCH pigmentary dermatosis** / BLOCH-SULZBERGER' Syndrom (Kongenitale Pigmentdysplasie) / dermatose pigmentaire de SIEMENS-BLOCH
34246 **sigh(ing)** / Seufzen(d) *n* / soupir(ant) *m*
34247 **sighted** / sichtig / visible
34248 **sigillation** / Versieglung *f* (Vernarbung) / sigillation *f*
34249 **sigmatism** / Blaesitas *f* (Lispeln *n*) / sigmatisme *m*
34250 **sigmoidal** / sigmoidbezüglich (Σ = Sigma) / sigmoïdien
34251 **sigmoidectomy** / Sigmoidresektion *f* / sigmoïdectomie *f*
34252 **sigmoiditis** / Sigmoidentzündung *f* / sigmoïdite *f*
34253 **sigmoido(procto)stomy** / Sigmoid-Mastdarmanastomose *f* / sigmoïdo(recto)stomie *f*
34254 **sigmoidoscope (-scopy)** / Sigmoidoskop(ie *f*) *n* / sigmoïdoscop(i)e *m* (*f*)
34255 **sigmoido(s)tomy** / Sigmoideröffnung (-fistelung) *f* / sigmoïdo(s)tomie *f*
34256 **sign** / Zeichen *n* (immanente Funktion) / signe *m*
34258 **sign, accessory, antecedent** / Nebenzeichen, Vorzeichen *n* / signe accessoire, antécédent *m*
34259 **signs of blood regeneration** / Regenerationszeichen *n* (bei Anämien: Polychromasie, Retikulozytose, neutrophile Leukozytose) / signes de régénération de sang *m*
34260 **sign, bus** / «Omnibuszeichen» *n* (für den Gegenübersitzenden offensichtlicher Wimpernausfall bei Lues) / signe d'omnibus *m*
34261 **sign, collateral** / Kollateralzeichen *n* (LEXER-COENEN) / signe collatéral *m*
34262 **signs, dead** / Signa mortis / signes de la mort *m*
34263 **signs of degeneration** / Degenerationszeichen *n* (Abweichungen von normalen Formen) / signes de dégénérescence *m*
34264 **sign, digito-ocular** / Zeichen, digitokuläres *n* (bei Kindern mit angeborener Sehschwäche) / signe digit(o-)oculaire *m*
34265 **sign, eraser ([india-]rubber)** / Radiergummizeichen *n* (bei Fleckfieber) / signe de gomme (à effacer) *m*
34266 **sign of eyeball** / Bulbuszeichen *n* (veränderte Druckempfindlichkeit des Augapfels bei Tabes [HAENEL]) / signe du globe oculaire *m*
34267 **sign, fore-arm** / Hand-Vorderarmzeichen *n* (fehlt bei org. Nervenerkrankungen [LÉRI]) / signe de l'avant-bras *m*
34268 **signs of hypermaturity of a newborn** / Überreifezeichen *n* (Fehlen der Vernix caseosa, Mazeration der Haut, Braunfärbung, Atrophie, Plazentaüberalterung) / signes d'hypermaturité d'un nouveau-né *m*
34269 **signs of inflammation** / Entzündungszeichen *n* (Calor, Dolor, Rubor, Tumor) / signes d'inflammation *m*
34270 **sign, involution** / Rückbildungszeichen *n* (im Ekg bei Herzinfarkt: Rückgang der QRS-Veränderung, der ST-Hebung, der T-Negativität) / signe d'involution *m*
34271 **sign, labial** / Lippenzeichen *n* (für Tetanie: Vorspringen bei Muskelbeklopfen) / signe labial *m*
34272 **sign of maturity** / Reifezeichen *n* (z.B. Epiphysenkern) / signe de maturité *m*
34273 **signs of maturity of newborns** / Neugeborenenreifezeichen *n* (Körperlänge ~50 cm, Körpergewicht ~2500 g, rel. Kopfhöhe ~25 cm, rel. Brustumfang ~65–70 cm, Kopfhaare ~2 cm) / signes de maturité de nouveau-nés *m*
34274 **signs, neck** / Nackenzeichen *n* (z.B. bei Meningitis) / signes de la nuque *m*
34275 **signs, objective (subjective)** / Zeichen, (nicht)objektivierbare *n* / signes objectifs (subjectifs) *m*
34276 **signs, pathological finger** / Fingerzeichen, pathologische *n* / signes digitaux pathologiques *m*
34277 **sign, physical** / Symptom, körperliches *n* / signe physique *m*
34278 **signs of pregnancy** / Schwangerschaftszeichen *n* / signes de grossesse *m*
34279 **signs of pregnancy, certain** / Schwangerschaftszeichen, sichere *n* (Herztöne, Kindsbewegungen, Chorionhormonnachweis) / signes certains de grossesse *m*
34280 **signs of pregnancy, probable** / Schwangerschaftszeichen, wahrscheinliche *n* (Scheiden- und Uterusveränderungen) / signes probables de grossesse *m*
34281 **signs of pregnancy, uncertain** / Schwangerschaftszeichen, unsichere *n* (Leibesumfang, Striae, Pigmentablagerung, Erbrechen) / signes incertains de grossesse *m*
34282 **sign, psoas** / Psoaszeichen *n* (Schmerz bei Appendicitis) / signe du muscle psoas *m*
34283 **sign, psoas border** / Psoasrandzeichen *n* (röntg.) / signe de bord du muscle psoas *m*
34284 **sign, radial** / Radialisphänomen *n* (Faustschluß nur bei Dorsalflexion möglich) / signe radial *m*
34285 **sign of repetition** / Tilde *f* (~ : Wiederholungszeichen z.B. in Wörterbüchern) / tilde *m*
34286 **sign, sou** / Sou-Zeichen *n* (Metallklang bei Kavernenauskultation) / signe de sou *m*
34287 **sign, station** / Ataxiezeichen *n* (Fallneigung beim Stehen mit geschlossenen Augen) / signe de ROMBERG *m*
34288 **sign, stick-cloth** / Stock-Tuch-Zeichen *n* (PSCHYREMBEL' Schwangerschaftszeichen) / signe de bâton-drap *m*
34289 **sign, symphyseal** / Symphysenzeichen *n* (Beinekreuzen durch Druck auf Schambeinfuge bei Meningitis [BRUDZINSKY]) / signe symphysaire *m*
34290 **sign, thumb** / Daumenzeichen *n* (bei Hemiplegie) / signe du pouce *m*

34291 **sign, tibial** / Tibialisphänomen *n* (Dorsalflexion nur bei passiver Hüft- und Kniebeugung möglich) / signe tibial *m*
34292 **signs, toe** / Zehenzeichen *n* (Zehenreflexe bei Pyramidenbahnschädigung, z.B. BABINSKY) / réflexes des orteils *m*
34293 **signs, umbilical cord** / Nabelschnurzeichen *n* (zum Nachweis der Plazentalösung) / signes du cordon ombilical *m*
34294 **signals** / Signale *n* (Trägerprozesse + Ordnungszustände derselben unabhängig von Empfänger) / signals *m*
34295 **signal regulation, medical** / Signalsteurung, medizinische *f* (direkte Kontrollwertaufschaltung am Regler, z.B. durch Psychotherapie) / signal, régulation médicale de *f*
34296 **signal, visible** / Lichtsignal *n* / signal lumineux *m*
34297 **signatura** / Signatur *f* (S: Aufschrift auf Arznei[gefäß]en) / signature *f*
34298 **significance** / Signifikanz *f* (außerhalb wahrscheinlicher Streubreite liegende Abweichung zweier Ereignisse od. Merkmale) / signification *f*
34299 **significant (significative)** / signifikant (kennzeichnend, bedeutsam) / signifiant (significatif)
34300 **signify** / bedeuten / signifier
34301 **silence (silent)** / Stillschweigen(d) *n* / silence *f* (silent)
34302 **silhouette** *f* (rö.) / silhouette *f*
34303 **silicates** / Silicate *n* (Salze der Kieselsäure) / silicates *m*
34304 **silic(at)osis** / Silicose *f* (Staublungenerkrankung) / silicose *f*
34305 **silici(fer)ous** / kiesel(halt)ig / siliceux
34306 **silico-arthritis** / CAPLAN' Syndrom (Polyarthritis mit starker Lungenfibrose bei Grubenarbeitern) / silico-arthrose
34307 **silicon (Si 14 28,06)** / Silicium (Silicium *n*) / silicium *m*
34308 **silicon dioxide (SiO_2)** / Siliciumdioxyd *n* (Bergkristall, reichlich im Bindegewebe) / silicium, bioxyde de *m*
34309 **silicons** / Silicone *n* (quarzähnliche Verbindungen aus Si und O, z.B. für künstliche Herzklappen) / silicones *f*
34310 **silicotuberculosis** / Silicotuberkulose *f* (Silicose + Tuberkulose) / silicotuberculose *f*
34310a **silken(-haired)** / seid(enhaar)ig / soyeux
34311 **silkwormgut** / Silk(worm)gut *n* (Nahtmaterial aus Raupenspinnsaft) / fil de Florence *m*
34312 **silo-filler's syndrome** / Silofüller-Syndrom (Pulmonale Berufskrankheit durch Inhalation stickstoffhaltiger Gase) / pneumonie par (per)oxyde d'azote
34313 **silver (Ag 47 107,88)** / Argentum (Silber *n*) / argent *m*
34314 **silver, iodide (AgI)** / Argenti iodidum (Silberiodid *n*) / argent, iodure d' *m*
34315 **silver, nitrate ($AgNO_3$)** / Argenti nitras (Silbernitrat *n*, Höllenstein *m*) / argent, nitrate d' *m*
34316 **silver, oxide (Ag_2O)** / Argenti oxydum (Silberoxyd *n*) / argent, oxyde d' *m*
34317 **SILVERMAN's disease** / SILVERMAN' Syndrom (Entwicklungsanomalie des Brustbeins) / maladie de SILVERMAN
34318 **silvose** / Holz(trauben)zucker *m* (aus Zellulose) / silvose *m*
34319 **similar(ity)** / Gleichartig(keit *f*) / similaire (similarité *f*)
34320 **simplicity (simple)** / Simplicitas *f* (einfach) / simplicité *f* (simple)
34321 **simplify (simplification)** / Simplifizieren (*n*) / simplifier (simplification *f*)
34322 **simulate** / vortäuschen / simuler
34323 **simulation** / Simulation *f* (simulo, quae non sunt) / simulation *f*
34324 **simulator** / Simulant *m* / simulateur *m*
34325 **Simulium** / Kribbelmücke *f* (Gatt. Gnitzen) / simulium *m*
34326 **simultaneous(ness)** / Gleichzeitig(keit *f*) / simultané(ité *f*)
34327 **sincere(ness)** / Aufrichtig(keit *f*) / sincère (sincérité *f*)
34328 **sinciput** / Sinciput (Vorderhaupt) / sinciput
34330 **single(ness)** / Einsam(keit *f*) / solitaire (solitude *f*)
34331 **singular(ity)** / Einzig(artig)(keit *f*) / singulier (singularité *f*)
34332 **sinistrad** / linksorientiert / sinistrorse
34333 **sinistral** / linksgelegen / sinistre
34334 **sinistrality (sinistration)** / Linksorientiertheit (Linksveranlagung) *f* / sinistration (sinistrogyration) *f*
34335 **sinistrocerebral** / sinistrozerebral (li. Hemisphäre betreffend) / sinistrocérébral
34336 **sinistroclination** / Linksneigung *f* / lévoclinaison *f*
34337 **sinistroculture** / Linkskultur *f* (Ausbildung der linken Hand) / sinistroculture *f*
34338 **sinistrodeviation** / Linksabweichung *f* / lévodéviation *f*
34339 **sinistrodextral** / sinistrodexter (von links bis rechts) / gauche à droite, s'étendant de
34340 **sinistroduction** / Linksführung *f* / lévoduction *f*
34341 **sinistromanuality, -pedality** / Linkshändigkeit, -füßigkeit *f* / gaucherie, sinistropodie *f*
34342 **sinistrophilic, -tropic** / linksliebend, -wendig / sinistrophile, -trope
34343 **sinistroposition** / Links(ver)lage(rung) *f* / sinistroposition *f*
34344 **sinistrorotation** / Linksdrehung *f* / lévorotation *f*
34345 **sinistrose** / Lävulose *f* (linksdrehender Zucker = Fructose) / lévulose *m*
34346 **sinistrotype** / Linkstyp *m* (Ekg mit hohem R_I und flachem T_I) / lévotype *m*
34347 **sinistrous** / ungeschickt / gaucher
34348 **sinistroversion** / Linkswendung *f* / lévoversion *f*
34349 **sinistroverted** / linksgerichtet / sinistroverti
34350 **sinobronchitis** / Sinobronchitis *f* (Sinuitis + Bronchitis) / sinobronchite *f*
34351 **sinography** / Sinographie *f* (Rö-Darstellung der Nebenhöhlen) / sinographie *f*
34352 **sinu-atrial, -ventricular** / sinus-vorhofbezüglich, -kammerbezüglich / sino-auriculaire, -ventriculaire
34353 **sinuotomy** / Sinuseröffnung *f* / sinuotomie *f*

34354 **sinuous (sinuosity)** / Gewunden(heit *f*) / sinueux (sinuosité *f*)
34355 **sinus** / Sinus (Busen, Bucht, Erweiterung eines [Gefäß]raums, Venenzusammenfluß, Blut[ab]leiter) *m* / sinus *m*
34356 **sinuses, anal** / Sinus anales (Mastdarmausbuchtungen zwischen den Kolumnen) / sinus anaux
34357 **sinus of the aorta** / Sinus aortae / sinus de l'aorte
34358 **sinus, carotid** / Sinus caroticus (Erweiterung der gemeinsamen [manchmal nur inneren] Kopfschlagader) / sinus carotidien
34359 **sinus of the caval veins** / Sinus venarum cavarum (im re. Herzvorhof) / sinus des veines caves
34360 **sinus, cavernous** / Sinus cavernosus (von Fissura orbitalis superior bis Felsenbeinspitze) / sinus caverneux
34361 **sinus, coronary** / Sinus coronarius (Herzvenenbucht im re. Vorhof) / sinus coronaire
34362 **sinus of the dura mater (of the brain)** / Sinus durae matris (Venenzusammenflüsse zwischen den beiden Blättern der harten Hirnhaut) / sinus de la dure-mère (crânienne)
34363 **sinus of the epididymis** / Sinus epididymidis / sinus de l'épididyme
34364 **sinuses, frontal** / Sinus frontalis (Stirnbeinbucht, sog. Stirnhöhle) / sinus frontal
34365 **sinus, inferior petrous** / Sinus petrosus inferior (am unteren Felsenbeinrand) / sinus pétreux inférieur
34366 **sinus, inferior and superior sagittal** / Sinus sagittalis inferior et superior (in Pfeilrichtung verlaufende Schädelhöhlenvenenabflüsse) / sinus sagittal inférieur et supérieur
34367 **sinuses, intercavernous** / Sinus intercavernosi (die Hypophysengrube umgebende Blutleiter) / sinus intercaverneux
34368 **sinuses, lactiferous** / Sinus lactiferi (Milch[brust]säckchen. vorübergehende Milchbehälter) / sinus lactifères
34369 **sinus, maxillary** / Sinus maxillaris (Bucht des Oberkiefers, HIGHMORE' Höhle) / sinus maxillaire
34370 **sinus of the nail** / Sinus unguis (Nagelfalz) / sinus de l'ongle
34371 **sinus (of the nasal cavity), maxillary** / Sinus maxillaris (cavi nasi) (Oberkieferbucht, Nebenhöhle der Nase) / sinus maxillaire (de la cavité nasale)
34372 **sinus, occipital** / Sinus occipitalis (vom Confluens sinuum zum Foramen magnum) / sinus occipital
34373 **sinuses, paranasal** / Sinus paranasales (Buchten neben der Nase, sog. Nasennebenhöhlen) / sinus paranasaux
34374 **sinus of the pericardium, oblique** / Sinus obliquus pericardii (Herzbeutelausbuchtung hinter dem li. Vorhof) / sinus oblique du péricarde
34375 **sinus of the pericardium, transverse** / Sinus transversus pericardii / sinus transverse du péricarde
34376 **sinus of the pulmonary trunk** / Sinus trunci pulmonalis / sinus du tronc pulmonaire
34377 **sinus, renal** / Sinus renalis (hinter dem Nierenhilus) / sinus rénal
34378 **sinus of the sclera, venous** / Sinus venosus sclerae / sinus veineux de la sclérotique
34379 **sinus, sigmoid** / Sinus sigmoides (von hinterer Felsenbeinkante zum Foramen iugulare) / sinus sigmoïde
34380 **sinuses, sphenoidal** / Sinus sphenoidalis (Keilbeinbucht, Nebenhöhle der Nase) / sinus sphénoïde
34381 **sinus, sphenoparietal** / Sinus sphenoparietalis (unter dem kleinen Keilbeinflügel) / sinus sphénopariétal
34382 **sinus of the spleen** / Sinus lienis / sinus de la rate
34383 **sinus, straight, transverse** / Sinus rectus, transversus (gerader, querer Hirnblutableiter) / sinus droit, transverse
34384 **sinus, superior petrous** / Sinus petrosus superior (verbindet Sinus cavernosus und sigmoides) / sinus pétreux supérieur
34385 **sinus of the tarsus** / Sinus tarsi (Fußwurzeleinbuchtung) / sinus du tarse
34386 **sinus, tonsillary** / Sinus tonsillaris (Gaumenmandelnische) / sinus amygdalien
34387 **sinus (of the tympanic cavity), posterior** / Sinus posterior (cavi tympani) / sinus postérieur (de la cavité tympanique)
34388 **sinus of the tympanum** / Sinus tympani / sinus du tympan
34389 **sinus, urogenital** / Sinus urogenitalis (fet. Urnieren- und Blasen- bzw. Harnröhrenbucht) / sinus urogénital
34390 **sinusitis** / Sinu(s)itis *f* (Nebenhöhlenentzündung) / sinusite *f*
34391 **sinus(oid)al** / sinusbezüglich (-ähnlich) / sinus(oïd)al
34392 **sinusoid(s)** / Sinusoid(e) *n* (sinusähnlich[e Gebilde in Leber, Milz, Pankreas, Nebenniere, -schilddrüse, Placenta]) / sinusoïde(s) *m*
34393 **siphon** / Siphon *m* (σίφων = Saugröhre) / siphon *m*
34394 **siphonage of stomach, fractionated** / Magenausheberung, fraktionierte *f* / siphonnage fractionné de l'estomac *m*
34395 **Siphonaptera** / Flöhe *m* (Ordnung Hexapoda) / siphonaptères *m*
34396 **sitieirgia** / Sitieirgie *f* (εἵργω = zurückweisen) / anorexie hystérique *f*
34397 **sitiomania** / Sitiomanie *f* (σιτίον = Speise) / sitiomanie *f*
34398 **sitophobia** / Sitophobie *f* (σῖτος = Nahrung) / sitophobie *f*
34399 **sitting** / Sitzen *n* (auf [Rückenanlehnen und Beineübereinanderschlagen überflüssig machender] hinten handbreit keilförmig angehobener beckenstützender Sitzfläche [SCHNEIDER]) / position assise *f*
34400 **situated, situational** / gelegen, lagemäßig / situé, situationnel
34401 **situation, respective circulatory** / Kreislaufsituation, jeweilige *f* (Resultante aus venöser Kapazität bzw. HMV und arterieller Regulation bzw. Widerstandregulierung) / situation circulatoire respective *f*

34402 **situation, starting** / Ausgangslage *f* (wichtig für Arzneimittel[begleit]wirkung) / situation de départ *f*
34403 **situs** / Situs *m* (= Lage) / situs *m*
34404 **SJÖGREN-LARSSON syndrome** / SJÖGREN-LARSSON' Syndrom (In Schweden endemisch vorkommende Trias: Oligophrenie, zerebrale Diplegie, Ichthyosis) / syndrome de SJÖGREN-LARSSON
34405 **skeletal** / skeletbezüglich / squelettique
34406 **skeletization, intrauterine** / Skeletierung *f* (des abgestorbenen Foetus durch Mazeration) / squelettisation intra-utérine *f*
34407 **skeletize** / skeletieren (stark abmagern) / squeletter
34408 **skeletogenous (skeletogeny)** / skeletogen (Skeletbildung *f*) / squelettogène (squelettogenèse *f*)
34409 **skeletography, -logy** / Skeletbeschreibung, -lehre *f* / squelettographie, -logie *f*
34410 **skeleton** / Knochengerüst (Gerippe) *n* / squelette *m*
34411 **skeleton of the inferior and superior free member** / Skeleton membri inferioris et superioris liberi / squelette du membre libre inférieur et supérieur
34412 **skeletotopic(al)** / skeletotopisch (ist die Lage eines Organs zum Skelet) / squelettotopique
34413 **skew deviation** / HERTWIG-MAGENDIE' Syndrom (Erworbenes Schielen bei Läsionen im Bereich des Velum medullare anterius) / strabisme à bascule
34414 **skiagram interpretation** / Röntgenfilmlesen *n* (σκιά = Schatten) / radiogrammes, interprétation de *f*
34415 **skiameter** / Rö-Strahlenintensitätsmesser *m* / skiamètre *m*
34416 **skiametry** / Pupillenprüfung *f* (Form, Gleichheit, Enge-Weite) / pupilloscopie *f*
34417 **skiascopy** / Röntgendurchleuchtung *f* / skiascopie *f*
34418 **skiatherapy** / Röntgenstrahlentherapie *f* / radiothérapie *f*
34419 **skieropia** / Verschattetsehen *n* (σκιερός = schattig) / skiéropie *f*
34420 **skin, bile-tinged** / Haut, ikterische *f* / peau ictérique *f*
34421 **skin, blistered** / Haut, blasige *f* / peau vésicante *f*
34422 **skin, bronzed** / Bronzehaut *f* / peau bronzée *f*
34423 **skin, chapped** / Haut, aufgesprungene *f* / peau crevassée *f*
34424 **skin, charred** / Haut, versengte *f* / peau grillée (carbonisée) *f*
34425 **skin, clammy, dry** / Haut, feuchtkalte, trockne *f* / peau (froide et) humide, sèche *f*
34426 **skin, clear, diseased** / Haut, reine, unreine *f* / peau claire, maladive (couverte de boutons) *f*
34427 **skin color** / Hautfarbe *f* / peau, couleur de la *f*
34428 **skin, congenital marbled** / Cutis marmorata congenita (bläuliche Hautzeichnung) / peau marbrée congénitale *f*
34429 **skin, elastic** / EHLERS-DANLOS' Syndrom (Angeborene Mesenchymdysplasie [Hautbindegewebe, Muskulatur, Gelenkkapselbänder]) / laxité articulaire congénitale multiple
34430 **skin, farmer's, seaman's** / Landmanns-, Seemannshaut *f* (präsenile Hautdystrophie) / peau de paysan, de marin *f*
34431 **skin, fish (crocodile)** / Fischschuppenhaut *f* (Ichthyosis [Sauriasis]) / peau ichthyosiforme *f*
34432 **skin (flesh), goose-; (creeping)** / Cutis anserina (Gänsehaut *f*) / peau d'oie; (chair de poule) *f*
34433 **skin, glossy** / Lioderma *n* (λεῖος = glatt: ausgedehnter Hautschwund) / peau luisante *f*
34434 **skin, loose, parchment** / Haut, schlaffe, gegerbte *f* / peau lâche, parcheminée *f*
34435 **skin, marbled** / Marmorhaut *f* (Symptom bei Gefäßerkrankungen [Kryoglobulinämie, Pernio, Arteriosklerose, essentielle Thrombozythämie, intravaskulärer Verschluß]) / peau marbrée *f*
34436 **skin of the neck, rhomboid** / Cutis rhomboidalis nuchae (Nackenhautfurchung) / peau rhomboïde de la nuque *f*
34437 **skin, pendulous** / Cutis pendulans (pendelndes Fibrom) / peau pendulaire *f*
34438 **skin, piebald** / Scheckhaut *f* (Vitiligo) / peau tachetée *f*
34439 **skin, pig** / Apfelsinenschalenhaut *f* / peau d'orange *f*
34440 **skin, reddened, wrinkled** / Haut, gerötete, runzlige *f* / peau rougie, ridée *f*
34441 **skin of vagabonds** / Cutis vagantium (schmutzigbraune Verfärbung der Haut) / peau de vagabonds *f*
34442 **skin of the vertex, gyrate** / Cutis verticis gyrata (Faltenbildung der Kopfhaut) / peau sinueuse du vertex *f*
34443 **skin, washer-woman's** / «Waschfrauenhaut» *f* (faltig nach Nervenverletzungen) / peau de blanchisseuse *f*
34444 **skinned, dark, white** / dunkel-, hellhäutig / noir, blanc
34445 **skinned, thick, thin** / dick-, dünnhäutig / peau dure, mince, qui a la
34446 **skinny** / «Haut-und-Knochen» / décharné
34447 **skull** / Cranium (Schädel) / crâne
34448 **skull, cerebriform** / Wolkenschädel *m* (Rö-Symptom) / crâne cérébriforme *m*
34449 **skull, Mongolian** / Mongolenschädel *m* (brachyzephaler) / crâne mongoloïde *m*
34450 **skull, natiform** / Natizephalie *f* (Gesäßform des Schädels als Degenerationszeichen) / crâne natiforme *m*
34451 **slagging** / Verschlackung *f* / scorification *f*
34452 **slapping** / Klatschmassage *f* / claquement *m*
34453 **sleep (slept, sleeping)** / schlafen (geschlafen, schlafend) / dormir (dormi, dormant)
34454 **sleep** / Schlaf *m* (Folge einer phasischen Nacht-Tagschwankung biochem. Antagonisten, z. B. Brenztraubensäure contra γ-Hydroxybuttersäure) / sommeil *m*
34455 **sleep, centrally, vegetatively disturbed** / Schlaf, zentral-, vegetativ-gestörter *m* / sommeil centralement, végétativement troublé *m*

34456 **sleep, deathlike** / Schlaf, totenähnlicher *m* / sommeil de mort *m*
34457 **sleep disorders** / Schlafstörungen *f* (zwischen 23 und 3 Uhr hepatogen, 3 und 5 Uhr kardiogen, 5 und 7 Uhr enterogen) / sommeil, troubles du *m*
34458 **sleep disturbances, electric** / Schlafstörungen, elektrische *f* (in Nähe elektr. Leitungen od. Geräte in Ganz- od. Teilmetallbetten in andrer als Nord-Süd[pol]richtung) / sommeil, troubles électriques du *m*
34459 **sleep, disturbed, prolonged** / Schlaf, gestörter, Dauer- *m* / sommeil perturbé, prolongé *m*
34460 **sleep, electro-** / Elektroschlaf *m* (mit schwachen elektr. Gleichstromstößen zur Stirnhirnstimulation, hellt Depressionen [Krebs]kranker auf [ARONOW]) / électrosommeil *m*
34461 **sleep, medicamentous** / Schlaf, medikamentöser *m* (unphysiologischer durch Wachzentrum inaktivierende Narcotica, quasiphysiologischer durch wachhaltende Afferenzen inaktivierende Tranquillantien [HOFFMEISTER]) / sommeil médicamenteux *m*
34463 **sleep, medicamentous, electric, reflex, suggestive curative** / Heilschlaf, medikamentöser, Elektro-, reflektorischer, suggestiver *m* / sommeil curatif médicamenteux, électrique, réflexe, suggestif *m*
34464 **sleep, orthodoxical** / Schlaf, orthodoxer *m* (mit Alter zunehmender weniger traumreicher) / sommeil orthodoxal *m*
34465 **sleep, physiological** / Schlaf, physiologischer *m* (ortho- und paradoxer) / sommeil physiologique *m*
34466 **sleep, rapid eye movements** / REM-Schlaf *m* ([seelisch] lebensnotwendiger traumreicher [jugendlicher] Tiefschlaf mit wachähnlichem EEG) / sommeil paradoxal *m*
34467 **sleep, unphysiological** / Schlaf, unphysiologischer *m* (nicht zwischen Schlaftiefen [tief, mittel, leicht] und Schlafarten [ortho-, paradox] oszillierender [HOFFMEISTER]) / sommeil nonphysiologique *m*
34468 **sleep withdrawal** / Schlafentzug *m* (bei pharmakotherapieresistenten endogenen Depressionen hilfreich) / sommeil, privation du *f*
34469 **sleepless(ness)** / Schlaflos(igkeit *f*) / sommeil, sans; (insomnie *f*)
34470 **sleepy (sleepiness)** / Schläfrig(keit *f*) / somnolent (somnolence *f*)
34471 **slide, excavated** / Objektträger, hohlgeschliffener *m* / lame à cavité *f*
34472 **slide (, microscope-)** / Objektträger *m* / lame (pour examen microscopique) *f*
34473 **sliding of the myocardium** / «Auslatschen» des Herzmuskels *n* (bei chron. Dilatation [LINZBACH]) / usure du myocarde *f*
34474 **slippery (slipperiness)** / Schlüpfrig(keit *f*) / glissant (, état de ce qui est *m*)
34475 **slit(ting)** / Schlitz(en) *m* / fissure(r) *f*
34476 **slough(ing)** / Häuten (*n*) / dépouiller (*m*)
34477 **slow-, quick-picture** / Zeitlupen-, Zeitrafferaufnahme *f* / ralenti, accéléré *m*
34478 **slow(ing)** / Langsam(keit, Verlangsamung *f*) / lent(eur *f*, ralentissement *m*)
34479 **sluggish(ness)** / Träg(heit *f*) / paresseux (paresse *f*)
34480 **sluggishness of the bowels** / Darmträgheit *f* / paresse intestinale *f*
34481 **sluggishness of the mind** / Geistesträgheit *f* / lenteur mentale *f*
34482 **small (smaller, smallest)** / klein (kleiner, kleinst) / petit (plus petit, le plus petit)
34483 **smear (smeared, smearing)** / schmieren (bestrichen, auftragend) / étendre (étendu, étendant)
34484 **smear** / Ausstrich *m* / frottis *m*
34485 **smears, metaphase** / Metaphaseplatten *f* (Blutausstrichpräparate zur Chromosomenanalyse in der Metaphase) / plaques de métaphase *f*
34486 **smear, slow** / Blutausstrich, langsamer *m* (reichert segmentkernige Leukozyten zur Kerngeschlechtbestimmung vorteilhaft an [SACHTLEBEN]) / frottis de sang lent *m*
34487 **smegma** / Smegma *n* (σμῆγμα: Schmiere: Vorhautdrüsenabsonderung) / smegma *m*
34488 **smegmolith** / Smegmolith *m* (Eichel- bzw. Vorhautstein aus Smegma) / smegmolithe *m*
34489 **smell(ing)** / Riechen (*n*) / sentir (*m*)
34490 **SMITH's disease** / SMITH' Syndrom (I) (Erkrankung des lymphatischen Systems mit Hyperlymphozytose) / lymphocytose infectieuse aiguë
34491 **smoke (smoked, smoking)** / rauchen (berußt, Räuchern *n*) / fumer (fumé, fumigation *f*)
34492 **smokers' respiratory syndrome** / Raucherrespirations-Syndrom (Respiratorisches Krankheitsbild infolge chron. Rauchinhalation) / syndrome respiratoire des fumeurs
34493 **snake** / Schlange *f* (Symbol der Klugheit und Gottähnlichkeit [Genesis: 1. Mos. 3], der Rettung und Heilung [Numeri: 4. Mos. 21]) / serpent *m*
34494 **snake venom, Malayan** / Schlangengift, malaisisches *n* (hochwirksames Anticoagulans der Grubenotter Pit-Viper) / serpent, venin malais de *m*
34495 **sneeze** / niesen / éternuer
34496 **snowblind** / schneeblind / neige, ébloui (aveugle) par la
34497 **soap** / Sapo *m* (ahd. seifa = Seife: Gemisch aus Na- bzw. K-Salzen höherer Fettsäuren) / savon *m*
34498 **soap, almond** / Sapo amygdalinus (medicinalis) (Mandelseife *f*) / savon amygdalien (médicinal) *m*
34499 **soap, animal** / Sapo animalis (domesticus) (Talgkernseife *f*) / savon animal *m*
34500 **soap, green (potash)** / Sapo viridis (kalinus venalis, mollis) (Grüne Seife, Kaliseife, Schmierseife *f*) / savon vert (de potasse, mou, noir) *m*
34501 **soaps, invert** / Invertseifen *f* (langkettige Ammoniumsalze mit pos. geladenem Alkylrest) / savons invertis *m*
34502 **soap, Marseille** / Sapo durus (oleaceus) (Marseiller Seife *f*) / savon de Marseille *m*

34503 **soap, medicated** / Sapo mollis medicatus (Medizinische Seife *f*) / savon médicamenteux *m*
34504 **soap root** / Radix saponaria (Expectorans Seifenwurzel) / saponaire, racine de *f*
34505 **soap, superfatted** / Sapo unguinosus (überfettete) / savon surgras *m*
34506 **soap suppository** / Seifenzäpfchen *n* / suppositoire savonneux *m*
34507 **soapy (saponaceous)** / saponatus ([seif[enhalt]ig) / savonneux (saponacé)
34508 **sobriety (emptiness)** / Sobrietas (Nüchternheit) *f* / sobriété *f*
34509 **sociability** / Gesellschaftsfähigkeit *f* / sociabilité *f*
34510 **sociable (social)** / gesellig (gesellschaftlich) / sociable (social)
34511 **society** / Sozietät *f* (Gesellschaft) / société *f*
34512 **sociological** / gesellschaftswissenschaftlich / sociologique
34513 **sociogram** / Soziogramm *n* (graphische Darstellung sozialer Gruppenverhältnisse) / sociogramme *m*
34514 **sociography** / Soziographie *f* (Darstellung des Gesellschaftslebens in bestimmten Räumen und Zeiten) / sociographie *f*
34515 **sociology** / Gesellschaftslehre *f* / sociologie *f*
34516 **sociomedical** / sozialmedizinisch / sociomédical
34517 **sociometry** / Soziometrie *f* (Testverfahren der Sozialpsychologie) / sociométrie *f*
34518 **sociopsycho-analysis** / Soziopsychoanalyse *f* (Gruppen- kombiniert mit Einzelanalyse) / sociopsychanalyse *f*
34519 **sociotherapy** / Soziotherapie *f* (versucht aus [kranken] Ich-Menschen [gesunde] Wir-Menschen zu machen) / sociothérapie *f*
34520 **sodic** / natriumhaltig / sodique
34521 **sodium (Na 11 22,997)** / Natrium (Natrium *n*) / sodium *m*
34522 **sodium acetate ($CH_3COONa \cdot 3H_2O$)** / Natrii acetas (Natriumacetat *n*) / sodium, acétate de *m*
34523 **sodium alginate** / Natriumalginat *n* (natürlicher Bestandteil brauner Algen) / sodium, alginate de *m*
34524 **sodium arsenate (Na_2HAsO_4)** / Natrii arsenas (Natriumarseniat *n*) / sodium, arséniate de *m*
34525 **sodium ascorbate ($C_6H_7NaO_6$)** / Natrii ascorbas (Natriumascorbat *n*) / sodium, ascorbate de *m*
34526 **sodium benzoate (C_6H_5COONa)** / Natrii benzoas (Natriumbenzoat *n*) / sodium, benzoate de *m*
34527 **sodium bicarbonate ($NaHCO_3$)** / Natrii bicarbonas (Natriumbicarbonat *n*) / sodium, bicarbonate de *m*
34528 **sodium biphosphate ($NaH_2PO_4 \cdot 2H_2O$)** / Natrii biphosphas (Natriumbiphosphat *n*) / sodium, biphosphate de *m*
34529 **sodium bisulfite ($NaHSO_3$)** / Natrii bisulfis (Natriumbisulfit *n*) / sodium, bisulfite de *m*
34530 **sodium bromide (NaBr)** / Natrii bromidum (Natriumbromid *n*) / sodium, bromure de *m*
34531 **sodium cacodylate ($(CH_3)_2AsOONa \cdot 3H_2O$)** / Natrii cacodylas (Natriumcacodylat *n*) / sodium, cacodylate de *m*
34532 **sodium citrate ($Na_3C_6H_5O_7 \cdot 2H_2O$)** / Natrii citras (Natriumcitrat *n*) / sodium, citrate de *m*
34533 **sodium fluoride (NaF)** / Natrii fluoridum (Natriumfluorid *n*) / sodium, fluorure de *m*
34534 **sodium glycerophosphate ($C_3H_5(OH)_2PO_4Na_2$)** / Natrii glycerophosphas (Natriumglycerophosphat *n*) / sodium, glycérophosphate de *m*
34535 **sodium hydroxide (NaOH)** / Natrii hydroxydum (Natriumhydroxyd *n*) / sodium, hydroxyde de *m*
34536 **sodium iodate ($NaIO_3$)** / Natrii iodas (Natriumiodat *n*) / sodium, iodate de *m*
34537 **sodium iodide (NaI)** / Natrii iodidum (Natriumiodid *n*) / sodium, iodure de *m*
34538 **sodium lactate ($C_3H_5NaO_3$)** / Natrii lactas (Natriumlactat *n*) / sodium, lactate de *m*
34539 **sodium nitrate ($NaNO_3$)** / Natrii nitras (Salpeter [, rhomboedrischer] *m*) / sodium, nitrate de *m*
34540 **sodium nitrite ($NaNO_2$)** / Natrii nitris (Natriumnitrit *n*) / sodium, nitrite de *m*
34541 **sodium perborate ($NaBO_3H_2O_2 \cdot 3H_2O$)** / Natrii perboras (Natriumperborat *n*) / sodium, perborate de *m*
34542 **sodium peroxide (Na_2O_2)** / Natrii peroxydum (Natriumperoxyd *n*) / sodium, peroxyde de *m*
34543 **sodium phenolsulfonate ($NaC_6H_5OSO_3 \cdot 2H_2O$)** / Natrii phenolsulfonas (Natriumphenolsulfonat *n*) / sodium, phénolsulfonate de *m*
34544 **sodium propionate ($CH_3CH_2COONa \cdot H_2O$)** / Natrii propionas (Natriumpropionat *n*) / sodium, propionate de *m*
34545 **sodium, radioactive** / Natrium, radioaktives (^{24}Na, HWZ 15 h) / sodium radioactif *m*
34546 **sodium salicylate (OHC_6H_4COONa)** / Natrii salicylas (Natriumsalicylat *n*) / sodium, salicylate de *m*
34547 **sodium silicofluoride (Na_2SiF_6)** / Natrii silicofluoridum (Natriumsilicofluorid *n*) / sodium, silicofluorure de *m*
34548 **sodium succinate ($(CH_2COONa)_2$)** / Natrii succinas (Natriumsuccinat *n*) / sodium, succinate de *m*
34549 **sodium sulfanilate ($C_6H_4(NH_2)SO_2NaO$)** / Natrii sulfanilas (Natriumsulfanilat *n*) / sodium, sulfanilate de *m*
34550 **sodium sulfate ($Na_2SO_4 \cdot 10H_2O$)** / Natrii sulfas (GLAUBER' Salz *n*) / sodium, sulfate de *m*
34551 **sodium thiocyanate (NaSCN)** / Natrii thiocyanas (Natriumthiocyanat *n*) / sodium, thiocyanate de *m*
34552 **sodium thiosulfate ($Na_2S_2O_3 \cdot 5H_2O$)** / Natrii thiosulfas (Natriumthiosulfat *n*) / sodium, thiosulfate de *m*
34553 **sodomy** / Sodomie *f* (Geschlechtsverkehr mit Tieren) / sodomie *f*
34554 **soft** / mitis (weich) / mou
34555 **soften(ing)** / Erweichen (*n*) / (r)amollir (amollissement *m*)

34556 **softness** / Mollities (Weichheit) *f* / mollesse *f*
34557 **softness, bone, nails** / Mollities ossium, unguium / mollesse des os, des ongles *f*
34558 **sol** / Sol *n* (Lösungsmittel eines dispersen Systems) / sol *m*
34559 **solanism** / Solaninvergiftung *f* / solanisme *m*
34560 **Solanum** / Nachtschatten (Wirkstoff: Sola-n[id]in) / Solanum nigrum (Solanaceae)
34562 **solarization** / Solarisation *f* (Bildumkehr bei Überbelichtung einer strahlenempfindlichen Emulsion) / solarisation *f*
34563 **solar(ize)** / sonnenbezüglich (-bestrahlen) / solaire (solariser)
34564 **solation** / Solbildung *f* / solation *f*
34565 **sole** / Sole *f* (Wasser mit > 1,5% NaCl) / sole *f*
34566 **Solidago** / Goldrute (Wirkstoffe: Saponine, Quercetin) / Solidago virga-aurea (Compositae)
34567 **solidarism** / Solidarismus *m* (Verbindlichkeit als Weltanschauung) / solidarisme *m*
34568 **solidar(it)y** / Verbindlich(keit *f*) / solidaire (solidarité *f*)
34569 **solidarize** / solidarisieren (solidus = fest, hart, massiv: verbindlich machen) / solidariser
34570 **solid(ify) (solidification)** / Haltbar(machen) (*n*) / solid(ifi)e(r) (solidification *f*)
34571 **solipsism** / Ichbefangenheit *f* / solipsisme *m*
34572 **solution** / Solutio (Lösung *f*) / solution *f*
34573 **solution, acid** / Lösung, saure *f* / solution acide *f*
34574 **solution, alcoholic** / Lösung, weingeistige *f* / solution alcoolique *f*
34575 **solution, alkaline** / Lösung, alkalische *f* / solution alcaline *f*
34576 **solution, aluminium chloride** / Aluminii chloridi solutio (Aluminiumchloridlösung *f*) / solution de chlorure d'aluminium *f*
34577 **solution, aluminium subacetate** / Aluminii subacetatis solutio (Aluminiumsubacetatlösung *f*) / solution de sousacétate d'aluminium *f*
34578 **solution, ammonia** / Ammoniae solutio (Ammoniaklösung *f*) / solution d'ammoniac *f*
34579 **solution, ammoniacal silver nitrate (ophthalmic)** / Solutio argenti nitratis ammoniacalis ophthalmica (Ammoniak-Silbernitratlösung *f*) / solution ammoniacale d'azotate d'argent *f*
34580 **solution, ammonium** / Ammonii solutio (Ammon[ium]lösung *f*) / solution d'ammonium *f*
34581 **solution, ammonium acetate** / Ammonii acetatis solutio (Ammoniumacetatlösung *f*) / solution d'acétate d'ammonium *f*
34582 **solution, ammonium citrate** / Ammonii citratis solutio (Ammoniumcitratlösung *f*) / solution de citrate d'ammonium *f*
34583 **solution, ammonium hydroxide** / Ammonii hydroxydi solutio (Ammoniumhydroxydlösung *f*) / solution d'hydroxyde d'ammonium *f*
34584 **solution, anisotonic** / Lösung, anisotonische *f* / solution anisotonique *f*
34585 **solution, anticoagulant acid citrate dextrose** / Solutio acidi citratis dextrosi anticoagulans (Citronensäure-Natriumcitrat-Dextroselösung *f*) / solution d'acide citrique, de citrate de sodium et de glycose *f*
34586 **solution, (anticoagulant) sodium citrate** / Natrii citratis solutio (Natriumcitratlösung *f*) / solution de citrate de sodium *f*
34587 **solution, antiseptic** / Lösung, antiseptische *f* / solution antiseptique *f*
34588 **solution, aqueous** / Lösung, wäßrige *f* / solution aqueuse *f*
34589 **solution, arsenic chloride** / Arsenici chloridi solutio (Chlorarseniklösung *f*) / solution de chlorure d'arsenic *f*
34590 **solution, arsenic and mercuric iodides** / Arsenici et hydrargyri iodidorum solutio (Arsentriiodid-Quecksilberiodidlösung *f*) / solution d'iodures d'arsenic et de mercure *f*
34591 **solution, benzalkonium chloride** / Benzalkonii chloridi solutio (Benzyldimethylalkylammoniumchloridenlösung *f*) / solution de chlorure de benzalkonium *f*
34592 **solution, boric acid** / Borwasser *n* / eau borique *f*
34593 **solution, calcium hydroxide** / Calcii hydroxydi solutio (Calciumhydroxydlösung *f*) / solution d'hydroxyde de calcium *f*
34594 **solution, carmine** / Carmini solutio (Carminrotlösung *f*) / solution de carmin *f*
34595 **solution, caustic** / Lösung, ätzalkalische *f* / solution caustique *f*
34596 **solution, chlorazodin** / Chlorazodini solutio (N.N'-Dichlorazodicarbamidin-Lösung *f*)/ solution de chlorazodine *f*
34597 **solution, clear** / Lösung, klare *f* / solution claire *f*
34598 **solution, collodion-like** / Lösung, collodiumartige *f* / solution semblable au collodion *f*
34599 **solutions, colloidal** / Lösungen, kolloid(al)e *f* (natürliche, halb-, vollsynthetische kolloiddisperse Verteilung) / solutions colloïdes *f*
34600 **solution, (compound) amaranth** / Amaranti solutio (Amarantlösung *f*) / solution d'amaranthe *f*
34601 **solution, compound dimethyl phthalate** / Solutio dimethylis phthalatis composita (Dimethylphthalatlösung *f*) / solution de phtalate de biméthyle *f*
34602 **solution, (compound) sodium borate** / Natrii boratis solutio (Borsaure Natriumlösung *f*) / solution de borate de sodium *f*
34603 **solution, concentrated (by evaporation)** / Lösung, konzentrierte (durch Eindampfen) *f* / solution concentrée (par vaporisation) *f*
34604 **solution, congealed** / Lösung, erstarrte *f* / solution solidifiée *f*
34605 **solution, corresponding** / Lösung, korrespondierende *f* / solution correspondante *f*
34606 **solution, ephedrine sulfate** / Ephedrinae sulfatis solutio (Ephedrinsulfatlösung *f*) / solution de sulfate d'éphédrine *f*

34607 **solution, epinephrine bitartrate ophthalmic** / Solutio epinephrinae bitartratis ophthalmica (Doppeltweinsteinsaure Epinephrinlösung *f*) / solution de bitartrate d'épinéphrine *f*
34608 **solutions, equimolecular** / Lösungen, äquimolare *f* (mit gleichen Molekülzahlen) / solutions équimoléculaires *f*
34609 **solutions, equivalent** / Lösungen, äquivalente *f* (mit gleichen Äquivalentgewichten) / solutions équivalentes *f*
34610 **solution, ethereal** / Lösung, ätherische *f* / solution éthérée *f*
34611 **solution, ferric chloride** / Ferri chloridi solutio (Eisenchloridlösung *f*) / solution de chlorure de fer *f*
34612 **solution, final (diluted by the power-water)** / Endlösung *f* (durch das Betriebswasser verdünnte) / solution finale (diluée) *f*
34613 **solutions, fluorochrome** / Lösungen, fluorochrome *f* (für Fluoreszenzfärbung) / solutions fluorochromes *f*
34614 **solution, frothy** / Lösung, schäumende *f* / solution écumeuse *f*
34615 **solution, gelatine** / Gelatinelösung *f* / solution de gélatine *f*
34616 **solution, half-normal (N/2), tenth-normal (N/10), hundredth-normal (N/100), thousandth-normal (N/1000)** / Lösung, 1/2 n, 1/10 n, 1/100 n, 1/1000 n *f* / solution seminormale, décinormale, centinormale, millinormale *f*
34617 **solutions, heterogenous** / Lösungen, heterogene *f* (Emulsion, Suspension) / solutions hétérogènes *f*
34618 **solution, hyper-, hypotonic** / Lösung, hyper-, hypotonische *f* (mit höherem, niedrerem osmotischem Druck als Blut) / solution hyper-, hypotonique *f*
34619 **solution, initial (original)** / Lösung, zugeführte *f* (Anfangslösung) / solution initiale *f*
34620 **solution, iodine glycerinated** / Solutio iodi glycerinata (mitis) (schwache Jodglycerollösung *f*) / solution de MANDL *f*
34621 **solution, iron and ammonium acetate** / Ferri et ammonii acetatis solutio (Eisenammoniumacetatlösung *f*) / solution de fer et d'acétate d'ammonium *f*
34622 **solution, iron peptonate and manganese** / Ferri peptonati et manganis solutio (Eisenmanganpeptonatlösung *f*) / solution de peptonate de fer et de manganèse *f*
34623 **solutions, isohydric** / Lösungen, isohydrische *f* (mit gleichbleibendem p_H) / solutions isohydriques *f*
34624 **solution, (isotonic) sodium chloride** / Natrii chloridi solutio (Natriumchloridlösung [, isotonische] *f*) / solution (isotonique) de chlorure de sodium *f*
34625 **solution, magnesium citrate** / Magnesii citratis solutio (Magnesiumcitratlösung *f*) / solution de citrate de magnésium *f*
34626 **solution, metal precipitating** / Lösung, Metall ausfällende *f* / solution précipitant du métal *f*
34627 **solution, neutral** / Lösung, neutrale *f* / solution neutre *f*
34628 **solution, nitrofurazone** / Nitrofurazoni solutio (5-Nitro-2-furaldehydsemicarbazon-Lösung *f*) / solution de nitrofurazone *f*
34629 **solution, nitromersol** / Nitromersolis solutio (4-Nitro-3.5-bisacetoxymercuri-2-cresol-Lösung *f*) / solution de nitromersol *f*
34630 **solution, normal** / Normallösung *f* (enthält 1 Grammäquivalent Substanz in 1 Liter Lösung) / solution normale *f*
34631 **solution, nutritive** / Nährlösung *f* / solution nutritive *f*
34632 **solution, oral salt** / Kochsalzlösung, orale *f* (auch ohne Plasmazusatz bei Verbrennungen besser als Zuckerlösung) / solution de chlorure de sodium orale *f*
34633 **solution, pantocaine-adrenalin** / Pantocain-Adrenalinlösung *f* (zur Lokalanästhesie mit Resorptionsverkürzung [BRAUN, 1905]) / solution de pantocaïne-adrénaline *f*
34634 **solution, physiologic salt** / Kochsalzlösung, «physiologische» *f* (unphysiologisch, weil Cl-Gehalt ¹/₃ zu hoch) / solution saline physiologique *f*
34635 **solution, potassium citrate** / Kalii citratis solutio (Kaliumcitratlösung *f*) / solution de citrate de potassium *f*
34636 **solution, potassium hydroxide** / Kalii hydroxydi solutio (Kalilauge *f*) / solution d'hydroxyde de potassium *f*
34637 **solution, potassium iodide** / Kalii iodidi solutio (Jodkaliumlösung *f*) / solution d'iodure de potassium *f*
34638 **solution, potassium silicate** / Kalii silicatis solutio (Kaliwasserglaslösung *f*) / solution de silicate de potassium *f*
34639 **solution, racephedrine hydrochloride** / Racephedrinae hydrochloridi solutio (dl-1-Phenyl-2-methylaminopropanol-[1]-Lösung *f*) / solution de hydrochlorure de racéphédrine *f*
34640 **solution, resorcin brown** / Resorcinolis fusci solutio (m-Dihydroxybenzol-Lösung *f*) / solution de brun résorcine *f*
34641 **solution, RINGER's** / RINGER-Lösung *f* (verbesserte «physiologische» Salzlösung) / solution de RINGER *f*
34642 **solution, safranine** / Safraninlösung *f* (zur Bakterienkapselfärbung) / solution de safranine *f*
34643 **solution, saturated** / Lösung, gesättigte *f* / solution saturée *f*
34644 **solution, sensitive (to heat)** / Lösung, wärmeempfindliche *f* / solution sensible (à la chaleur) *f*
34645 **solution, sodium acetate** / Natrii acetatis solutio (Essigsaure Natriumlösung *f*) / solution d'acétate de sodium *f*
34646 **solution, sodium phosphate** / Natrii phosphatis solutio (Natriumphosphatlösung *f*) / solution de phosphate de sodium *f*
34647 **solution, solid** / Lösung, feste *f* / solution cristallisée *f*
34648 **solution, standard(ized) (volumetric)** / Standardlösung *f* / solution-étalon *f*
34649 **solution, stock** / Stammlösung *f* / solution-mère *f*

34650 **solution, strong iodine** / Solutio iodi fortis (Jodjodkalilösung *f*) / solution de LUGOL *f*
34651 **solution, syrup-like** / Lösung, sirupartige *f* / solution siropeuse *f*
34652 **solution, triacid** / Triacidlösung *f* (EHRLICH' Farbstofflösung / solution triacide *f*
34653 **solution, tribromo-ethanol** / Tribrom(o)-aethanolis solutio (Tribromäthylalkohollösung *f*) / solution de tribrométhanol *f*
34654 **solution, turbid** / Lösung, trübe *f* / solution trouble *f*
34655 **solution, viscous** / Lösung, zähflüssige *f* / solution visqueuse *f*
34657 **solvable (solvability)** / Löslich(keit *f*) / soluble (solubilité *f*)
34658 **soma** / Soma *n* (σῶμα = [toter] Körper: «peristatisch modifiziertes Demas») / soma *m*
34659 **somaticovisceral** / körper-eingeweidebezüglich / somaticosplanchnique
34660 **somatization** / Verleiblichung *f* (Konversion psych. Inhalte) / somatisation *f*
34661 **somat(ogen)ic** / körperbezüglich (-ursprünglich) / somat(ogén)ique
34662 **somatogram** / Körperaufnahme *f* (röntg.) / somatogramme *m*
34663 **somatology** / Somatologie *f* (Lehre vom Soma) / somatologie *f*
34664 **somatometric** / somatometrisch (Körpermessung betreffend) / somatométrique
34665 **somatopathy** / Somatopathie *f* («körperliches Leiden») / somatopathie *f*
34666 **somatopsychic** / leibseelisch / somatopsychique
34667 **somatoscopy** / Somatoskopie *f* («körperliche Untersuchung») / somatoscopie *f*
34668 **somatosynneuron** / Somatosynneuron *n* («Körperinbild», «Körperleitwerk») / somatosynneuron *m*
34669 **somatosynneuron, sensual** / Somatosynneuron, sensuelles *n* («körperliches Sinnesreizinbild») / somatosynneuron sensuel *m*
34670 **somatotherapy** / Somatotherapie *f* (Somabehandlung) / somatothérapie *f*
34671 **somatotropic** / leib(seelen)wendig (aus[sen]-wendig) / somatotrope
34672 **somatotropin** / Somatotropin *n* (Insulinproduktion und Glucoseausstoß hemmendes «ambivalentes» Hormon) / somatotrophine *f*
34673 **somatotypy** / Körperbautypenbestimmung *f* / somatotypie *f*
34674 **somnambulant** / schlafwandlerisch / somnambule
34675 **somnambulism** / Somnambulismus *m* (schlaf[träum]endes Umhergehen) / somnambulisme *m*
34676 **somnifugous** / schlafhindernd (einschläferungswidrig) / antihypnotique
34677 **somniloquist** / Schlafredner *m* / somniloque *m*
34678 **somniloquy** / Somniloquie *f* (im Schlaf reden) / somniloquisme *m*
34679 **somnolence** / Schlaftrunkenheit *f* (mittlerer Grad von Bewußtseinsstörung) / somnolence *f*
34680 **sonitus (tingling in the ear)** / Tinnitus aurium (Ohrenklingen *n*) / tintement de l'oreille; (sonitus) *m*
34681 **sonorous** / sonor ([wohl]klingend) / sonore
34682 **sopor** / Schlafsucht *f* (schwerer Grad von Bewußtseinsstörung) / sopor *m*
34683 **soporous** / schlafsüchtig / soporeux
34684 **sorbefacient** / absorbierend(es Mittel *n*) absorbant (*m*)
34685 **souffle, funicular** / Nabelschnurgeräusch *n* (synchron mit kindlichen Herztönen bei Blutströmungshemmungen) / souffle funiculaire *m*
34686 **soul** / Seele *f* (anima [animus]: die differenzierte zum Unterschied von der nichtdifferenzierten Psyche) / âme *f*
34687 **sound** / sondieren (Sonde *f*) / sonder (sonde *f*)
34688 **sound (healthy)** / gesund / bien portant; (sain)
34689 **sound (tone)** / Schall (Laut) *m* / son (ton) *m*
34690 **sound, bandbox** / Schachtelton *m* (bei Lungenemphysem) / son retentissant *m*
34691 **sound, branch** / Schenkelschall *m* (völlig gedämpfter Perkussionsschall) / bruit de branche *m*
34692 **sound, coin** / «Münzenklirren» *n* (Perkussionsgeräusch) / bruit de pot fêlé *m*
34693 **sound, cracked-pot** / Atmungsgeräusch, amphorisches *n* («Krugatmen» über glattwandigen Kavernen) / râle amphorique *m*
34694 **sound, endless** / Sonde ohne Ende *f* / sonde sans fin *f*
34695 **sound, filing, sawing** / Feilgeräusch, Sägegeräusch *n* (Herzgeräusche) / bruit de lime, de scie *m*
34696 **sound, flapping** / «Fahnenknattern» *n* (bei Croup, Laryngitis, Nasenpolypen) / bruit de drapeau *m*
34697 **sound, friction(al)** / Reibegeräusch *n* (entzündlich rauher Serosa, z.B. bei Tendovaginitis) / bruit de frottement *m*
34698 **sound, heart** / Herzton *m* / bruit du cœur *m*
34699 **sound, hepatic** / Leberschall *m* (dumpfer perkussorischer) / son hépatique *m*
34700 **sound intensity** / Schallstärke *f* (äußerst wahrnehmbare: 10^{-16}, äußerst ertragbare: 10^{-4}, Unterhaltungssprache: 10^{-9} W/cm²) / son, intensité du *f*
34701 **sound mind, of** / zurechnungsfähig (compos mentis) / responsable de ses actes
34702 **sound, muffled** / Ton, unreiner *m* / bruit trouble *m*
34703 **sound, muscle** / Muskelton *m* / bruit de muscle *m*
34704 **sounds, pathological, physiological** / Geräusche, pathologische, physiologische *n* / bruits pathologiques, physiologiques *m*
34705 **sound, percussion** / Perkussionsschall *m* / bruit de percussion *m*
34706 **sound, perforation** / Perforationsgeräusch *n* / bruit de perforation *m*
34707 **sound, puerile** / Atmungsgeräusch, pueriles *n* (bei geringerer Dicke der Thoraxwand) / bruit puéril *m*
34708 **sound, pulmonary** / Lungenschall *m* / son pulmonaire *m*
34709 **sound, rasping** / Raspelgeräusch *n* (Herzklappengeräusch) / bruit de râpe *m*

34710 **sound, reduplicated** / Husten, bitonaler *m* (bei Bronchialdrüsentb.) / ton dédoublé *m*
34711 **sound, second heart** / Klappenton *m* / bruit du cœur, deuxième *m*
34712 **sound, speed of** / Schallgeschwindigkeit *f* (in ∼20 °C Luft 340, in Wasser 1440 ms^{-1}) / son, vitesse du *f*
34713 **sound, splashing** / Plätschergeräusch *n* (bei atonischer Magenerweiterung) / bruit de clapotement (de flot) *m*
34714 **sound, subclavicular** / Subklavikulargeräusch *n* (verdächtiges Herz-Gefäßgeräusch, Lungen-Atmungsgeräusch) / bruit sousclaviculaire *m*
34715 **sound, subjective** / Stimmenhören *n* (psych.) / son subjectif *m*
34716 **sound, tracheal** / Trachealton *m* (amphorischer Perkussionston bei Lungenspitzenkompression) / bruit trachéal *m*
34717 **sound, tympanitic percussion** / Perkussionsschall, tympanitischer *m* (über luftgefüllten Hohlräumen) / son de percussion tympanique *m*
34718 **sound, water-wheel** / Mühlradgeräusch *n* (systolensynchron) / bruit de moulin *m*
34719 **sound, water-whistle (fistulous)** / Wasserpfeifengeräusch *n* (Lungenfistelgeräusch) / bruit de soupape (fistulaire) *m*
34720 **sound of wood** / Holzton *m* (bei Perkussion über Pneumothorax) / bruit de bois *m*
34721 **sound-conductor** / Schalleiter *m* / son, conducteur du *m*
34722 **sounding (soundless)** / klangvoll (-los) / (non)sonore
34723 **sound-perceptor** / Schallempfänger *m* / son, percepteur du *m*
34724 **(SOUQUES-CHARCOT syndrome)** / (SOUQUES-CHARCOT' Syndrom) (Schwachformen des HUTCHINSON-GILFORD' Syndroms) / (gérodermie infantile)
34725 **sour (acid)** / sauer / acide
34726 **sowing** / Aussaat *f* / ensemencement *m*
34727 **space** / Spatium (Zwischenraum, [Lymph]raum *m*) / espace *m*
34728 **space, complementary** / Komplementärraum *m* (auch bei max. Inspiration nicht voll ausgefüllte Brustfellräume) / espace complémentaire *m*
34729 **space conditions, microbic** / Weltraumbedingungen, mikrobielle *f* (Bakterien gedeihen besser, Bakterienviren schlechter) / espaces interplanétaires, conditions microbiennes dans les *f*
34730 **space, extra-, intravasal** / Raum, extra-, intravasaler *m* / espace extra-, intravasculaire
34731 **space, extradural** / Epiduralraum *m* (Lymphsystem zwischen Dura mater und Wirbelkanal) / espace épidural *m*
34732 **space, intercostal** / Spatium intercostale (Zwischenrippenraum) / espace intercostal
34733 **space, interdental** / Interdentalraum *m* / espace interdentaire *f*
34734 **spaces, interglobular** / Spatia interglobularia (unregelmäßige Räume am Ende der Zahnbeinkanälchen) / espaces interglobulaires
34735 **space, intervaginal** / Spatium intervaginale (die Lederhaut des Auges umgebender Lymphraum) / espace intervaginal
34736 **spaces, intervaginal** / Spatia intervaginalia (Lymphräume zwischen den Hirnhautscheiden des N. opticus) / espaces intervaginaux
34737 **spaces, intervillous** / Räume, intervillöse *m* (blutgefüllte der Decidua basalis) / espaces intervilleuses *f*
34738 **spaces of the iridocorneal angle** / Spatia anguli iridocornealis / espaces de l'angle iridocornéen
34739 **spaces of the metacarpus and metatarsus, interosseous** / Spatia interossea metacarpi et metatarsi (Hand- und Fußwurzelknochenzwischenräume) / espaces interosseux du métacarpe et du métatarse
34740 **space (, outer)** / Weltraum *m* / espaces interstellaires *m*
34741 **space, perichoroidal** / Spatium perichorioideale (Lymphraum zwischen Gefäß- und Lederhaut des Auges) / espace périchoroïdien
34742 **space, perilymphatic** / Spatium perilymphaticum (Perilymphraum zwischen knöchernen und häutigen Bogengängen) / espace périlymphatique
34743 **space of the perineum, profound and superficial** / Spatium perinei profundum et superficiale / espace profond et superficiel du périnée
34744 **space, perivascular** / Raum, perivaskulärer *m* (Blutgefäße umgebender Lymphraum) / espace périvasculaire *m*
34745 **space, perivitelline** / Raum, perivitelliner *m* (zwischen Ovum und Zona pellucida beim Eindringen des Spermiums) / espace périvitellin *m*
34746 **space, retrocardiac** / Retrokardialraum *m* (zwischen Herz und Wirbelsäule) / espace rétrocardique *m*
34747 **space, retroperitoneal** / Spatium retroperitonaeale (extraperitonäaler Nieren-Harnleiterraum) / espace rétropéritonéal
34748 **space, retropharyngeal** / Retropharyngealraum *m* (zwischen Rachenhinterwand und Wirbelsäule) / espace rétropharyngien *m*
34749 **space, retropubic** / Spatium retropubicum (extraperitonäal zwischen Blase und Symphyse) / espace rétropubien
34750 **space station** / Weltraumstation *f* / station cosmique *f*
34751 **space travel (astronautics)** / Weltraum(schiff)fahrt *f* / voyage interplanétaire *m* (astronautique *f*)
34752 **spaces, zonular** / Spatia zonularia (Zonulaciliaris-Lymphraum) / espaces zonulaires
34753 **spacer (distanciator)** / Abstandhalter *m* (röntg.) / distanciateur *m* (pièce d'écartement *f*)
34754 **space-ship** / Weltraumschiff *n* / astronef *m*
34755 **spacious(ness)** / Geräumig(keit *f*) / spacieux (grand espace *m*)
34756 **spagyric** / alchimistisch / spagyrique
34757 **spagyrism** / Spagyrik *f* (Arzneimittelzubereitung auf min.-chem. Basis) / spagyrisme *m*

34758 **spagyrist** / Spagyriker *m* (Paracelsianer) / spagyriste *m*
34759 **spallation** / Atomkernspaltung *f* (Kernprozeß, bei dem durch energiereiche Teilchen Protonen und Neutronen aus Atomkern herausgeschlagen werden) / spallation *f*
34760 **SPANLANG-TAPPEINER syndrome** / SPANLANG-TAPPEINER' Syndrom (Sonderform der Keratosis palmoplantaris) / syndrome de SPANLANG-TAPPEINER
34761 **Spartium** / Besenginster (Wirkstoff: Spartein) / Sarothamnus scoparius
34762 **spasm** / Spasmus *m* (Muskelhypertonie) / spasme *m*
34763 **spasm, accommodation** / Akkommodationskrampf *m* (Scheinmyopie erzeugender Ziliarmuskelspasmus) / cyclospasme *m*
34764 **spasms (contractions), carpopedal** / Karpopedalspasmen *m* ([tetanische] Hand- und Fußmuskelkontraktionen) / spasmes carpopédaux *m*
34765 **spasm, extension** / Streckspasmus *m* / spasme de l'extension *m*
34766 **spasm, facial** / Spasmus facialis (organogener Fazialisspasmus) / spasme facial *m*
34767 **spasm of the glottis** / Spasmus glottidis (Stimmritzenspasmus *m*) / spasme glottique *m*
34768 **spasm, ileocecal** / Ileozäkal(klappen)spasmus *m* / spasme iléocæcal *m*
34769 **spasm, lumbar** / Spasmus lumborum («Hexenschuß» *m*) / spasme lombaire *m*
34770 **spasm, masticatory; (lockjaw)** / Kieferklemme *f* (traumatisch od. entzündlich bedingte Unmöglichkeit, den Mund zu öffnen) / mal des mâchoires *m*
34771 **spasm, mobile** / Spasmus mobilis (GOWERS: schneller Wechsel zwischen Muskelhyper- und -hypotonie bei extrapyramidalen Erkrankungen) / spasme mobile *m*
34772 **spasm, myocardiac** / Herzmuskelkrampf *m* / spasme myocardique *m*
34773 **spasm, nodding** / Spasmus nutans (pagodenartige Kopfbewegungen bei klonischem Halsmuskelkrampf) / tic de salaam *m*
34774 **spasm, palatine** / Spasmus palatinus (Gaumensegelspasmus *m*) / spasme palatin *m*
34775 **spasm, reflex** / Reflexspasmus *m* / spasme réflexe *m*
34776 **spasm, respiratory** / Respirationsspasmus *m* (starke Atembeschleunigung, z.B. bei Hysterie) / spasme respiratoire *m*
34777 **spasm, rotatory** / Spasmus rotatorius (Rotationskrampf: drehende Kopfbewegungen bei klonischem Kopfmuskelkrampf) / tic rotatoire *m*
34778 **(spasm, saltatory)** / (v.BAMBERGER' Syndrom) (Myoklonische Krampfform der unteren Gliedmaßen) / (chorée rythmique en forme saltatoire)
34779 **spasm of sobbing** / Affektkrampf, respiratorischer *m* («Wegbleiben» der Kinder) / spasme du sanglot *m*
34780 **spasm, ureteral** / Harnleiterspasmus *m* / spasme urétéral *m*
34781 **spasm of the uterine orifice** / Muttermundspasmus *m* (unter der Geburt) / spasme de l'orifice de l'utérus *m*
34782 **spasms, vascular** / Gefäßspasmen *m* / spasmes vasculaires *m*
34783 **spasm, vesical; (cystospasm)** / Blasenkrampf *m* / vessie, spasme de la; (cystospasme) *m*
34784 **spasm, visual** / Blickspasmus *m* (EWALD: «Schauanfall» bei postenzephalitischem Parkinsonismus) / spasme visuel *m*
34785 **spasm, winking** / Spasmus nictitans (Blinzelspasmus *m*) / spasme nictitant *m*
34786 **spasmodermia** / Spasmodermie *f* (Hautspasmen) / spasmodermie *f*
34787 **spasm(od)ic (cramped)** / spasm(od)isch (krampfhaft) / spasmodique
34788 **spasmodism** / Spasmodismus *m* (spastische Kondition) / spasmodisme *m*
34789 **spasmodynia, crossed** / Spasmodynia cruciata (OPPENHEIM: tonische Krämpfe auf einer, Schmerzen auf andrer Körperseite) / spasmodynie croisée *f*
34790 **spasmogenic, -lytic** / spasmogen, -lytisch (Spasmus erzeugend, lösend) / spasmogène, -lytique
34791 **spasmophilia** / Spasmophilie *f* (der Säuglinge durch Störung des Ca/P-Verhältnisses im Blut) / spasmophilie *f*
34792 **spastic** / spastisch (Spasmus betreffend) / spastique
34794 **spastic urine syndrome** / Urina-spastica-Syndrom (Harnflut nach Harnsperre) / syndrome d'urine spastique
34795 **spasticity** / Spastizität *f* (Status spasticus) / état spastique *m*
34796 **spatial** / raumbezüglich / spatial
34797 **spatula, laryngeal** / Larynxhebel *m* / abaisse-langue laryngoscopique *m*
34798 **spatula, mouth** / Mundspatel *m* / spatule-bouche *f*
34799 **spatula, salve** / Salbenspatel *m* / spatule pour pâtes *f*
34800 **spatula(te)** / Spatel(förmig) *m* / spatule *f* (spatulé)
34801 **speak** / reden (in der prähistorischen Zeit [1. und 2. Lebensjahr] in der li. Hemisphäre sich ausbildende Fähigkeit, aus Wortformen Sätze zu bilden) / parler
34802 **specialist (, medical)** / Facharzt *m* / médecin spécialiste *m*
34803 **special(ity)** / speziell (Besonderheit *f*) / spécial(ité *f*)
34804 **specialize (specialization)** / spezialisieren (Beschränkung *f*) / spécialiser (spécialisation *f*)
34805 **species** / Art(en) *f* / espèce(s) *f*
34806 **species, aromatic** / Species aromaticae (würzende Kräuter *n*) / espèces aromatiques *f*
34807 **species, carminative** / Species carminativae (entblähende Kräuter *n*) / espèces carminatives *f*
34808 **species, diuretic** / Species diureticae (harntreibende Kräuter *n*) / espèces diurétiques *f*
34809 **species, emollient** / Species emollientes (weichmachende Kräuter *n*) / espèces émollientes *f*

34810 **species, laxant** / Species laxantes (abführende Kräuter *n*) / espèces laxatives *f*
34811 **species, nervine** / Species nervinae (beruhigende Kräuter *n*) / espèces nervines *f*
34812 **species, pectoral** / Species pectorales (schleimlösende Kräuter *n*) / espèces pectorales *f*
34813 **species, sudorific** / Species diaphoreticae (schweißtreibende Kräuter *n*) / espèces sudorifiques *f*
34814 **specific** / spezifisch(es Heilmittel = Specificum *n*) / spécifique (*m*)
34815 **specifity of antigen-antibody reaction** / Spezifität der AAR *f* (Therapeuticum) / spécifité de réaction d'antigène-anticorps *f*
34816 **specifity of organisms** / Spezifität der Lebewesen *f* (artentsprechende) / spécifité d'organismes *f*
34817 **specifity of pathogenic germs** / Spezifität der Krankheitserreger *f* (Diagnosticum) / spécifité d'agents pathogènes *f*
34818 **specifity of proteins** / Spezifität der Eiweißkörper *f* (artverschiedene) / spécifité de corps protidiques *f*
34819 **specify (itemize)** / spezifizieren (einzeln aufführen) / spécifier
34820 **specimen** / Probe(stück *n*) *f* (z.B. Abstrich) / spécimen *m*
34821 **specimen bottle** / Abstrichröhrchen *n* (für -tupfer) / prélèvement, tube à *m*
34822 **spectacles, adaption** / Adaptionsbrille *f* / lunettes d'adaption *f*
34823 **spectacles, dark (smoked)** / Dunkelbrille *f* / lunettes fumées *f*
34824 **spectacles, protective** / Röntgenschutzbrille (Bleiglasbrille) *f* / lunettes protectrices (anti-X) *f*
34825 **spectacles, snow-, sun-** / Schnee-, Sonnenbrille *f* / lunettes contre la neige, de soleil *f*
34826 **spectacles, stenopeic** / Brille, stenopäische *f* (στενοπή = Schlitz) / lunettes sténopéiques *f*
34826a **spectacular (sensational)** / aufsehenerregend (spektakulär) / sensationnel
34827 **spectrograph, crystal** / Kristallspektrograph *m* (röntg.) / spectrographe à cristal *m*
34828 **spectrography** / Spektrographie *f* (Aufnahme und Auswertung von Emissions- und Absorptionsspektren) / spectrographie *f*
34829 **spectrophotometer** / Spektralphotometer *n* (Absolutkolorimeter) / spectrophotomètre *m*
34830 **spectroscopy** / Spektroskopie *f* (Bestimmung von Wellenlängen und Spektrenbereichen) / spectroscopie *f*
34831 **spectroscopy, mass** / Massenspektroskopie *f* (Ionenstrahlentrennung in Magnetfeldern) / spectroscopie de masse *f*
34832 **spectroscopy, roentgen fluorescence** / Röntgenfluoreszenzspektroskopie *f* (zur Feststellung von Elektrolytveränderungen in Hirngewebe) / spectroscopie radiofluorescente *f*
34833 **spectrum** / Spektrum *n* (Gesamtheit elektromagnetischer Schwingungen: Lang-, Mittel-, Kurz-, Ultrakurz-, Dezimeter-, Zentimeterwellen (1 km bis 1 cm) → Optisches Spektrum → Rö-Spektrum → Kosmisches Spektrum) / spectre *m*
34834 **spectrum, absorption** / Absorptionsspektrum *n* (mit dunklen von lichtabsorbierenden Stoffen verursachten Streifen zur quantitativen Stoffbestimmung) / spectre d'absorption *m*
34835 **spectrum, albuminous** / Eiweißspektrum *n* (der Blutproteine bei Elektrophorese) / spectre albumineux *m*
34836 **spectrum, band, line** / Bandenspektrum, Linienspektrum *n* / spectre de bandes, de lignes *m*
34837 **spectrum, continuous** / Spektrum, kontinuierliches *n* (glühender fester und flüssiger Stoffe) / spectre continu *m*
34838 **spectrum, cosmic** / Spektrum, Kosmisches *n* (Höhenstrahlenspektrum) / spectre cosmique *m*
34839 **spectrum, discontinuous** / Spektrum, diskontinuierliches *n* (leuchtender Gase) / spectre discontinu *m*
34840 **spectrum, dispersion** / Dispersionsspektrum *n* (bei Zerlegung eines Spalts weißen Lichts durch ein optisches Prisma entstehendes Band aus den Farben Rot, Orange, Gelb, Grün, Blau, Indigo, Violett) / spectre de dispersion *m*
34841 **spectrum, emission** / Emissionsspektrum *n* (selbstleuchtender Stoffe) / spectre d'émission *m*
34842 **spectrum, flexion** / Gitterspektrum *n* (bei Lichtbeugung durch ein Gitter entstehendes Normalspektrum mit umgekehrter Farbenfolge wie beim Dispersionsspektrum) / spectre normal *m*
34843 **spectrum, optic** / Spektrum, Optisches *n* (Infrarot-, Licht-, Ultraviolettstrahlenspektrum) / spectre optique *m*
34844 **spectrum, tumor** / Tumorspektrum *n* (Wirkungsspektrum eines Zytostatikums) / spectre cytostatique *m*
34845 **spectrum, x-ray** / Röntgenspektrum *n* (Rö-Strahlenspektrum) / spectre de rayons X *m*
34846 **speculat(iv)e (speculation)** / nachsinnen(d) (Überlegung *f*) / spéculer (spéculatif) (spéculation *f*)
34847 **speculum, concave (converging), convex (dispersing)** / Sammelspiegel, Zerstreuungsspiegel *m* / spéculum concave, convexe *m*
34848 **speculum, plane** / Planspiegel *m* / spéculum plan *m*
34849 **speech, bulbar** / Bulbärsprache *f* (Bradylalie: Sprechstörungen durch Hirnnervenkernschädigungen im verlängerten Rükkenmark) / langue bulbaire *f*
34850 **speech compressor** / Sprachbeschleuniger *m* (Information ohne Stimmklangveränderung verdoppelndes Sprachverdichtungsgerät) / langue, compresseur de *f*
34851 **speech, esophageal** / Ösophagussprache *f* (Benutzung der Zwerchfellmuskulatur Laryngektomierter) / parler œsophagien *m*

34852 **speech, scan(d)ing** / Sprache, skandierende *f* (bei multipler Sklerose) / langue scandante *f*

34853 **sperm** / Sperma *n* (σπέρμα = Samen: alle Ejakulatbestandteile) / sperme *m*

34854 **sperma, compactness of** / Spermiendichte *f* (bei Akne endokrinologisch bedingte 10%ige Reduzierung [Kaden]) / sperme, compacité du *f*

34855 **spermacrasia** / Spermakrasie *f* (Sperma ohne Spermien) / spermacrasie *f*

34856 **spermagglutination** / Spermatozoenklumpung *f* / spermagglutination *f*

34857 **spermatemphraxis** / Samenverhaltung *f* / sperme, obstacle à l'émission du *m*

34858 **spermatism** / Samenproduktion *f* / spermatisme *m*

34859 **spermatoblasts** / Spermatiden *n* (aus Präspermatiden entstehende, nur einen Chromosomensatz enthaltende Samenzellen) / spermatides *m*

34860 **spermatocele** / Spermatozele *f* (Zyste an Hoden od. Samenstrang) / spermatocèle *f*

34861 **spermatocidal** / spermatozoentötend / spermatozoïdes, destructeur de

34862 **spermatocystectomy** / Samenblasenentfernung *f* / vésiculectomie *f*

34863 **spermat(ocyst)ic** / samen(blasen)bezüglich / spermat(ocyst)ique

34864 **spermatocystitis** / Samenblasenentzündung *f* / vésiculite *f*

34865 **spermatocystography** / Spermatozystographie *f* (Rö-Darstellung der Samenblase) / spermatocystographie *f*

34866 **spermatocystotomy** / Samenblaseneröffnung *f* / vésiculotomie *f*

34867 **spermatocytes** / Spermatozyten *m* (ohne Reduktionsteilung aus Spermatogonien entstehende Samenmutterzellen) / spermatocytes *m*

34868 **spermatocytes, primary, secondary** / Spermatozyten, primäre, sekundäre *m* / spermiocytes, préspermatides *m*

34869 **spermatoid** / samenähnlich / spermatoïde

34870 **spermatology** / Spermatologie *f* (Samenlehre) / spermatologie *f*

34871 **spermatolysis** / Spermatozoenzerfall *m* / spermatolyse *f*

34872 **spermatomerite** / Spermatomer *n* (Samenkernchromosom) / spermatomère *m*

34873 **spermatopathy, -phobia** / Samenkrankheit, Spermatophobie *f* / spermatopathie, -phobie *f*

34874 **spermatophores** / Spermatogonia *n* (im Keimepithel der Hodenkanälchen liegende Ursamenzellen) / spermatospores *m*

34875 **spermatopoiesis (-schesis)** / Spermatopoiesis (-schesis) *f* ([Unterdrückung der] Samensekretion) / spermatopoïèse (suppression du liquide séminal) *f*

34876 **sperm(at)orrhea** / Pollutiones nimiae (nimius = überflüssig: Samenfluß infolge Ductus-eiaculatorius-Insuffizienz) / spermatorrhée *f*

34878 **spermatorrhea, defecation** / Defäkationsspermatorrhoe *f* (Samenfluß bei Defäkation) / spermatorrhée de défécation *f*

34879 **spermatorrhea, mict(urit)ion** / Miktionsspermatorrhoe *f* (Samenfluß bei Miktion) / spermatorrhée de mict(urit)ion *f*

34880 **spermatorrhea, nocturnal; (pollution)** / Samenfluß, nächtlicher *m* (Pollution *f*) / pollution *f*

34881 **spermatosomes** / Spermatozoen *n* (Spermien) / spermatozoïdes *m*

34882 **spermatovum** / Spermovium *n* (Ovum mit eingedrungenem Spermium) / spermovium *m*

34883 **spermatoxin** / Spermatotoxin *n* (Spermatozoenantikörper) / spermotoxine *f*

34884 **spermaturia** / Spermaturie *f* / spermaturie *f*

34885 **spermia** / Spermien *n* (aus Spermatiden entstehende reife Samenfäden: ~60 μ große bewegliche männl. Samenzellen) / spermia *m*

34886 **spermine** / Spermin *n* (Substanz im Sperma) / spermine *f*

34887 **spermiogenesis** / Spermatogenese *f* (Entwicklung männl. Samenzellen in Tubuli contorti: Spermatogonien → Spermatozyten → Präspermatiden → Spermatiden → Spermien) / spermatogenèse *f*

34888 **spermiogram** / Spermiogramm *n* (gestörte Spermiogenese, wenn > 25% eines Ejakulats verändert) / spermiogramme *m*

34889 **spermolith** / Samen(leiter)stein *m* / spermolithe *m*

34890 **spermoneuralgia** / Samen(strang)neuralgie *f* / spermonévralgie *f*

34891 **spermophlebectasia** / Samen(strang)varizen *f* / spermophlébectasie *f*

34892 **sphacelation** / Sphacelatio *f* (σφάκελος = [Knochen]fraß) / sphacélisme *m*

34893 **sphacelous (sphacelate)** / brandig (werden) / sphacéleux (sphacéler)

34894 **sphenocephalia** / Oozephalie *f* (Kopfmißbildung infolge vorzeitiger Synostose) / trigonocéphalie *f*

34895 **spheno-ethmoidal, -maxillary, -orbital, -palatine** / keilbein-siebbein-, -kiefer-, -augenhöhlen-, -gaumenbezüglich / sphéno-ethmoïdal, -maxillaire, -orbitaire, -palatin

34896 **sphenofrontal, -occipital, -parietal, -temporal** / keilbein-stirnbein-, -hinterhauptbein-, -scheitelbein-, -schläfenbeinbezüglich / sphénofrontal, -occipital, -pariétal, -temporal

34897 **sphenoid syndrome** / Keilbein-Syndrom (Zentralnervöses Krankheitsbild bei raumfordernden Prozessen im Keilbeinbereich) / syndrome sphénoïde

34898 **sphenoidal** / keilbeinbezüglich / sphénoïdal

34899 **sphenoiditis** / Keilbeinsinuitis *f* / sphénoïdite *f*

34900 **sphenoido(s)tomy** / Keilbeinhöhlenoperation(en) *f* / sphénoïdo(s)tomie *f*

34901 **sphenosis** / Sphenose *f* (Einkeilung des Foetus) / sphénose *f*

34902 **sphere (of action)** / (Aktions)bereich *m* / sphère (d'action) *f*

34903 **spherical** / sphärisch / sphérique

34904 **spherobacterium** / Kugelbakterium *n* / sphérocoque *m*

34905 **spherocylindrical** / sphärisch-zylindrisch / sphérocylindrique
34906 **spherocyte** / Sphärozyt *m* (Kugelzelle: Erythrozyt bei hämolytischem Icterus) / sphérocyte *m*
34907 **spherocytosis, familial** / Minkowski-Chauffard-Gänsslen' Syndrom (Familiäre hämolytische Anämie mit Konstitutionsanomalien) / anémie à sphérocytes
34908 **spheroid(al)** / sphäroid (kugelähnlich) / sphéroïde
34909 **spheroma** / Kugelgeschwulst *f* / sphérome *m*
34910 **spherometer** / Oberflächenkrümmungsmesser *m* / sphéromètre *m*
34911 **spherophakia** / Sphärophakie *f* (kugelförmig gewölbte Augenlinse) / sphérophakie *f*
34912 **spherophorus** / Sphaerophorus (Baktgatt. der Bacteroidaceae) / sphérophore *m*
34913 **spheroproteins** / Sphäroproteine *n* (wasserlösliche Proteine mit sphärischer Struktur) / sphéroprotéines *f*
34914 **spherotrichia** / Sphärotrichie *f* (senile Plaques) / sphérotrichie *f*
34915 **spher(ul)e** / Sphäre *f* (σφαῖρα = Kugel) / sphère (sphérule) *f*
34916 **sphincter of the anus, external** / Sphincter ani externus / sphincter externe de l'anus
34917 **sphincteralgia** / Schließmuskelschmerzen *m* / sphinctéralgie *f*
34918 **sphincterectomy** / Sphinkterektomie *f* (kleine Iridektomie) / sphinctérectomie *f*
34919 **sphincter(i)al** / schließmuskelbezüglich / sphinctérien
34920 **sphincterolysis** / Sphinkterolyse *f* (vordere Synechielösung) / sphinctérolyse *f*
34921 **sphincteroplasty** / Sphinkterplastik *f* (künstlicher Sphincter ani externus) / sphinctéroplastie *f*
34922 **sphincterosclerosis (median barr)** / Blasenhalsverhärtung *f* (mit Plica-interureterica-Hypertrophie) / sphinctérosclérose *f* (prostatisme sans prostate)
34923 **sphincterotomy** / Sphinktereinschnitt *m* / sphinctérotomie *f*
34924 **sphincterotonus** / Schließmuskelspannung *f* / sphinctérotonicité *f*
34925 **sphingomyelins** / Sphingomyeline *n* (Lipoide des Nervensystems aus Phosphorsäure, Cholin, Sphingosin) / sphingomyélines *f*
34926 **sphingosine** / Sphingosin *n* (2wertiger ungesättigter Aminoalkohol, Baustein der Sphingomyeline und Cerebroside) / sphingosine *f*
34927 **sphygmobolometry (-energometry)** / Pulsstärkemessung *f* (σφυγμός = Puls) / sphygmodynamométrie *f*
34928 **sphygmocardiogram** / Sphygmokardiogramm *n* (Pulswellen-Herztätigkeitsbild) / sphygmocardiogramme *m*
34929 **sphygmocardioscopy** / Sphygmokardioskopie *f* (Pulswellen-Aktionsströme-Herztöneregistrierung) / sphygmocardioscopie *f*
34930 **sphygmography (sphygmographic)** / Pulswellenaufzeichnung *f* (betreffend) / sphygmographi(qu)e *f*
34931 **sphygmoid** / pulsähnlich / sphygmoïde
34932 **sphygmometer** / Sphygmometer *n* (Pulsstärke- und -frequenzmesser) / sphygmomètre *m*
34933 **sphygmometroscope** / Blutdruckmesser, auskultatorischer *m* / sphygmométroscope *m*
34934 **sphygmopalpation** / Pulsprüfung (-kontrolle) *f* / sphygmoscopie *f*
34935 **sphygmoplethysmograph** / Sphygmoplethysmograph *m* / (Pulsschlagvolumenschreiber) / sphygmopléthysmographe *m*
34936 **sphygmotonometer** / Gefäß(wand)tonusmesser *m* / sphygmotonomètre *m*
34937 **sphygmous** / pulsbezüglich / sphygmique
34938 **sphygmoviscosimetry** / Sphygmoviskosimetrie *f* (Blutdruck- und -viskositätsprüfung) / sphygmoviscosimétrie *f*
34939 **spica of the foot** / Steigbügelverband *m* / pansement en étrier *m*
34940 **spica of the humerus, of the hand, of the perineum** / Spica humeri, manus, perinei / spica de l'humérus, de la main, du périnée *f*
34941 **spiders** / Spinnen *f* (gefährlich: Vogelspinne, Tarantel, «Schwarze Witwe») / araignées *f*
34942 **spider-web** / Spinngewebe *n* / araignée, toile d' *f*
34943 **Spigelia** / Wurmkraut (Wirkstoffe: Spigelin, Myricin) / Spigelia Anthelmia (Loganiaceae)
34944 **spike, monoclonal** / Gipfel, monokloner *m* (hohe elektrophoretographische Zacke in Serumproteinelektrophoretogramm, spricht für Plasmazellproliferation) / pointe monoclonale *f*
34945 **spikes and waves** / Spikes and waves (EEG: spitze Wellen mit langsamer Nachschwankung bei Epilepsie) / spikes and waves
34946 **spin** / Drall *m* / spin *m*
34947 **spin, electron** / Elektronenspin *n* (Maß für Magnetismus eines Elektrons) / spin électronique *m*
34948 **spina, (anterior, posterior) bifid** / Spina bifida (anterior, posterior) / fente bifide (antérieure, postérieure) *f*
34949 **spinach** / Spinat *m* / épinard *m*
34951 **spinal** / rückgratbezüglich / spinal
34952 **spinalgia** / Spinalgie *f* (Dornfortsatzdruckempfindlichkeit bei kindlicher Bronchialdrüsentb.) / spinalgie *f*
34953 **spindle** / Spindel *f* / fuseau *m*
34954 **spindle, central** / Kernspindel *f* (des Zentrosoms der Metaphase nach Halbierung)/ fuseau achromatique *m*
34955 **spindle, cleavage** / Furchungsspindel *f* (bei Eifurchung sich bildende) / fuseau de segmentation *m*
34956 **spindles, (neuro)muscular** / Spindeln, (neuro)muskuläre *f* / fuseaux (neuro)musculaires *m*
34957 **spine** / Spina (Grat, Dorn, Stachel *m*) / épine *f*
34958 **spine, anterior (and posterior) nasal** / Spina nasalis anterior (et posterior) (Nasengrat des Oberkiefers und des Gaumenbeins) / épine nasale antérieure (et postérieure)

34959 **spine (of the frontal bone), nasal** / Spina nasalis (ossis frontalis) (auch doppelt vorkommender Nasengrat) / épine nasale (de l'os frontal)
34960 **spine, greater and smaller tympanic** / Spina tympanica maior et minor (freie Enden des Anulus tympanicus) / épine tympanique, grande et petite
34961 **spine of the helix** / Spina helicis / épine de l'hélix
34962 **spine, (inferior and superior) anterior and posterior iliac** / Spina iliaca anterior et posterior (inferior et superior) (Darmbeinstacheln) / épine iliaque antérieure et postérieure (inférieure et supérieure)
34963 **spine, ischiatic** / Spina ischiadica (Sitzbeinstachel) / épine ischiatique
34964 **spines, kissing** / BAASTRUP' Syndrom (Chronische Wirbeldornfortsatzerkrankung) / maladie de BAASTRUP
34965 **spine, mental** / Spina mentalis (Dorn in der Mitte der inneren Unterkieferfläche) / épine mentonnière
34966 **spine over the (external auditory) meatus** / Spina supra meatum (oft vorhandener Dorn an der hinteren oberen äußeren Gehörgangöffnung des Schläfenbeins) / épine au-dessus du méat (auditif externe)
34967 **spines, palatine** / Spinae palatinae (Oberkiefergaumenfortsatzgrate) / épines palatines
34968 **spine of the scapula** / Spina scapulae / épine de l'épaule
34969 **spine of the sphenoid bone** / Spina ossis sphenoidalis / épine de l'os sphénoïde
34970 **spine, trochlear** / Spina trochlearis (Augenhöhlendorn für die Rolle des oberen schrägen Augenmuskels) / épine trochléenne
34971 **spine, ventose; (bone as puffed full of air)** / Spina ventosa («Winddorn» *m*: periostale Extremitätenknochenauftreibung) / épine venteuse *f*
34972 **spinifugal, -petal** / rückenmarkflüchtig, -strebig / moelle épinière, s'éloignant de, se rapprochant à
34973 **spinobulbar, -cerebellar, -cortical** / spinobulbär, -zerebellär, -kortikal (Medulla-Oblongata, -Kleinhirn, -Hirnrinde betreffend) / spinobulbaire, -cérébellaire, -cortical
34974 **spinogalvanization** / Spinogalvanisation *f* (Rückenmarkbehandlung mit galvan. Strom) / spinogalvanisation *f*
34975 **spinogram** / Wirbelsäulenaufnahme *f* / spinogramme *m*
34976 **spinoneural** / rückenmark-nervenbezüglich / spinoneural
34977 **spinous** / dornig / épineux
34978 **spintherism** / Synchisis scintillans (σπινθήρ = Funke: Glaskörperglitzern bei Anwesenheit von Kristallen aus Cholesterin, Leucin, Tyrosin, Calciumphosphat) / spinthéropie *f*
34979 **spinul(os)e** / Dörnchen(reich) *n* / épine, petite *f* (spinuleux)
34980 **SPIRA's syndrome** / SPIRA' Syndrom (Trinkwasserbedingte Fluorose) / syndrome de SPIRA
34981 **spiral** / schneckenförmig (spiralig) / héliciforme
34982 **spirals** / Spiralen *f* (aus Schleim in Sputum bei Asthma bronchiale [CURSCHMANN]) / spirales *f*
34983 **spiramycin** / Spiramycin *n* (Antibioticum aus Streptomyces ambofaciens) / congocidine *f*
34984 **spirema** / Spirem *n* (σπεῖρα = Geflecht: Chromosomenfadenknäuel der Prophase) / spirème *m*
34985 **Spirillaceae** / Spiricillaceae (2. Baktfam. der Pseudomonadales) / spirillacées *f*
34986 **spirillicide** / spirillentötend(es Mittel *n*) / spirillicide (*m*)
34987 **spirilliform, spirillotropic** / spirillenförmig, spirillengünstig / spirilliforme, spirillotrope
34988 **spirillo(ly)sis** / Spirillo(ly)se *f* (Spirillenkrankheit [-zerfall]) / spirillo(ly)se *f*
34989 **Spirillum** / Spirillum (Baktgatt. der Spirillaceae) / spirille *f*
34990 **spirillum, serpiginous, undulant, volutant** / Spirillum serpens, undula, volutans (Volutinkörnchen) / spirille serpigineuse, ondulante, volutante *f*
34991 **spirit** / Spiritus (Geist *m* = alkoholische Lösung einer flüchtigen Substanz) / esprit (alcool) *m*
34992 **spirit, ammonia** / Ammoniae spiritus (Salmiakgeist *m*) / solution alcoolique d'ammoniac *f*
34993 **spirit, aromatic** / Spiritus aromaticus (wohlschmeckender) / esprit aromatique *m*
34994 **spirit, balm** / Melissae spiritus (Melissengeist *m*) / esprit de mélisse *m*
34995 **spirit, benzaldehyde** / Benzaldehydi spiritus (alkoholische Lösung des künstlichen Bittermandelöls) / solution alcoolique d'aldéhyde benzoïque *f*
34996 **spirit, camphorated** / Kampfergeist *m* / esprit camphré *m*
34997 **spirit, (compound) myrica** / Spiritus myricae (compositus) (Myrtengeist *m*) / esprit de myrica (composé) *m*
34998 **spirit, (compound) vanillin** / Spiritus vanillini (compositus) (Vanillinspiritus *m*) / esprit vanillique (composé) *m*
34999 **spirit, ether; (HOFFMANN's drops)** / Aetheris spiritus (Äthyläther + Äthanol) / éther (sulfurique) alcoolisé *m*
35000 **spirit, peppermint** / Menthae piperitae spiritus (Pfefferminzspiritus *m*) / esprit de menthe poivrée *m*
35001 **spirit, perfumed** / Spiritus odoratus (wohlriechender) / esprit odoriférant *m*
35002 **spirit, soap** / Spiritus saponatus (Seifenspiritus *m*) / esprit de savon; (opodeldoch) *m*
35003 **spirit, wine** / Spiritus vini (Weingeist *m*) / esprit de vin *m*
35004 **spiritism** / Spiritismus *m* (Lehre von und Umgang mit Geistern) / spiritisme *m*
35005 **spirit(ual)ist** / Spirit(ual)ist *m* (Geisterseher [Vergeistiger]) / spirit(ual)iste *m*
35006 **spiritual(ity)** / Geistig(keit *f*) / spirituel (spiritualité *f*)
35007 **spiritualize** / vergeistigen / spiritualiser

35008 **spirituous** / alkoholhaltig / spiritueux
35009 **Spirochaeta** / Spirochaeta (Baktgatt. der Spirochaetaceae) / spirochète *m*
35010 **Spirochaetae** / Spirochäten *f* (Borrelia, Leptospira, Treponema) / spirochètes *m*
35011 **Spirochaeta morsus muris** / Spirillum minus (Erreger der Rattenbißkrankheit) / spirille mineure *f*
35012 **spirochaeta, plicate** / Wasserspirochäte *f* / spirochète plicatile *m*
35013 **Spirochaetaceae** / Spirochaetaceae (1. Baktfam. der Spirochaetales) / spirochætacées *f*
35014 **Spirochaetales** / Spirochaetales (Bakterienordnung V nach BERGEY, 1957) / spirochætales *f*
35015 **spirochetemia** / Spirochätämie *f* / spirochétémie *f*
35016 **spirochet(icid)al** / spirochätenbezüglich (-tötend) / spirochétien (destructeur de spirochètes)
35017 **spirochetogenous** / spirochätogen (durch Spirochäten verursacht) / spirochétogène
35018 **spirochetolysis** / Spirochätenzerfall *m* / spirochétolyse *f*
35019 **spirochetoses** / Spirochätosen *f* (Sammelbegriff für Borreliosen, Leptospirosen, Treponematosen) / spirochétoses *f*
35020 **spirogram** / Spirogramm *n* (Atmungskurve) / spirogramme *m*
35021 **spirograph** / Spirograph *m* (Atmungskurvenschreiber) / spirographe *m*
35022 **spiroid** / spiralig / spiroïde
35023 **spirometer** / Spirometer *m* (mißt Atemfrequenz, -tiefe und O_2-Verbrauch zur Ermittlung der Vitalkapazität) / spiromètre *m*
35024 **spirometry** / Spirometrie *f* (Atmungsmessung) / spirométrie *f*
35025 **spirophore** / Spirophor *m* (Sauerstoffgerät) / spirophore *m*
35026 **spiropulsator** / Spiropulsator *m* (Beatmungsapparat) / spiropulsateur *m*
35027 **spiroscope** / Spiroskop *n* (Atemübungsgerät) / spiroscope *m*
35028 **spit, chordal** / Chordaspeichel *m* (auf Chorda-tympani-Reiz, dünner als auf Sympathikusreiz) / salive chordale *f*
35029 **spit (expectorate)** / speien (auswerfen) / cracher (expectorer)
35031 **spitting, starch** / Kleisterauswurf *m* (durch Mehlstaubeinatmung)/crachat amidonné *m*
35031a **spittoon** / Spucknapf *m* / crachoir *m*
35032 **splanchnectopia** / Eingeweideverlagerung *f* / splanchnodiastasis *f*
35033 **splanchnesthesia** / Eingeweidegefühl *n* / splanchnesthésie *f*
35034 **splanchnicotomy** / N.-splanchnicus-Durchtrennung *f* (bei Hypertonie) / splanchnicotomie *f*
35035 **splanchnodynia** / Eingeweideschmerzen *m* / viscéralgie *f*
35036 **splanchnography** / Eingeweidebeschreibung *f* / splanchnographie *f*
35037 **splanchnolith** / Eingeweidestein *m* / splanchnolithe *m*
35038 **splanchnology** / Splanchnologia (σπλάγχνον = Eingeweide: Eingeweidelehre, allgemeine und spezielle) / splanchnologie
35039 **splanchnomegalia, -micria** / Splanchnomegalie, -mikrie *f* (Eingeweidevergrößrung bei Akromegalie, -verkleinerung bei hypophysärer Kachexie) / splanchnomégalie, -micrie *f*
35040 **splanchnopathy** / Eingeweideleiden *n* / splanchnopathie *f*
35041 **splanchnosclerosis** / Eingeweideverhärtung *f* / splanchnosclérose *f*
35042 **splanchnoscopy** / Eingeweidebesichtigung *f* / splanchnoscopie *f*
35043 **spleen** / Lien (Milz) / rate
35044 **(spleen, accessory)** / (Lien accessorius) (häufige zusätzliche Milz[en] von Erbsen- bis Walnußgröße) / (rate accessoire)
35045 **spleen, engorged** / Stauungsmilz *f* / rate engorgée *f*
35046 **spleen, frosted** / Zuckergußmilz *f* (bei chron. Stauung) / rate glacée *f*
35047 **spleen, porphyric** / Porphyrmilz *f* (Bauernspeckwurstmilz) / rate porphyrique *f*
35048 **spleen, sago** / Schinkenmilz *f* (bei Amyloidose) / rate amyloïde *f*
35049 **spleen, wandering** / Wandermilz *f* / rate migrante *f*
35050 **spleen(ish)** / Spleen(ig) *m* / spleen *m* (, qui a le)
35051 **splenadenoma** / Milzpulpahyperplasie *f* / splénadénome *m*
35052 **splenalgia** / Milzstechen *n* / splénalgie *f*
35053 **splenatrophy** / Milzschwund *m* / liénophtisie *f*
35054 **splenectomy, splenotomy** / Milzexstirpation, -operation *f* / splénectomie, splénotomie *f*
35055 **splenetic, splenitic** / milzkrank, milzentzündlich / splénétique, splénitique
35056 **splenic** / splenicus (zur Milz gehörig) / liénique
35057 **splenic agenesis syndrome** / IVEMARK' Syndrom (Milzagenesie mit Kardiopathie und Lageanomalien der Baucheingeweide) / syndrome d'IVEMARK
35058 **splenic flexure syndrome** / PAYR' Syndrom (Durch Gas- od. Kotstauung an li. Darmflexur auftretendes abdominales Krankheitsbild) / syndrome de la flexion gauche du côlon
35059 **splenic neutropenia syndrome** / WISEMAN-DOAN' Syndrom (Splenomegale Neutropenie bei hämolytischer Anämie) / syndrome de WISEMAN-DOAN
35060 **spleniform** / milzförmig / rate, ayant l'aspect de la
35061 **splenitis** / Milzentzündung *f* / liénite *f*
35062 **splenium** / Splenium (Wulst, Pflaster *n*) / bourrelet *m* (bandage)
35063 **splenium of the callous corpus** / Splenium corporis callosi / bourrelet du corps calleux
35064 **splenization** / Vermilzung *f* (von Lungengewebe) / splénisation *f*
35065 **splenocytes** / Splenozyten *m* (Monozyten) / splénocytes *m*
35066 **splenogenous, splenoid** / milzursprünglich, milzähnlich / splénogène, splénoïde
35068 **splenogram** / Splenogramm *n* (Milzgewebetupfpräparatdiagramm) / splénogramme *m*

35069 **splenokeratosis** / Milzverhärtung *f* / splénokératose *f*
35070 **splenolysis** / Milzgewebsuntergang *m* / splénolyse *f*
35071 **splenoma** / Milzgewebegeschwulst *f* / splénome *m*
35072 **splenoma, spodogenous** / Milztumor, spodogener *m* (aus Erythrozytenzerfallsprodukten) / splénome spodogène *m*
35073 **splenomegalia (, tropical)** / Milzvergrößrung *f* (Kala-Azar) / splénomégalie (tropicale) *f*
35074 **splenomegaly, fibrocongestive** / BANTI' Krankheit (Primärsplenogener splenohepatomegaler Symptomenkomplex) / maladie de BANTI
35075 **splenomegaly, thrombophlebitic** / Milzvenenthrombose-Syndrom (Hepatosplenomegales Krankheitsbild bei gestörter Milzvenenhämodynamik) / splénomégalie thrombophlébitique
35076 **splen(opar)ectasis** / Milzerweiterung (, exzessive) *f* / splén(opar)ectasie *f*
35077 **splenopexy, intrapulmonary** / Splenopexie, intrapulmonale *f* (Milzanheftung an li. Lungenunterlappen) / splénopexie intrapulmonaire *f*
35078 **splenoportography** / Splenoportographie *f* (Rö-Darstellung der Milzvene und Pfortader) / splénoportographie *f*
35079 **splenoptosis, splenopexy** / Milzsenkung, (Wander)milzbefestigung *f* / splénoptose, splénopexie *f*
35080 **splenorrhagia, splenorrhaphy** / Milzblutung, Milznaht *f* / splénorragie, splénorraphie *f*
35081 **splenorrhexis** / Milzruptur *f* / rupture liénique *f*
35082 **splenotherapy** / Splenotherapie *f* (Behandlung mit Milzextrakten) / splénothérapie *f*
35083 **splint, anchor** / Kieferbruchschiene *f* / attelle interdentaire *f*
35084 **splint, arm** / Armschiene *f* / attelle pour le bras *f*
35085 **splint, box** / Kastenschiene *f* / attelle en boîte *f*
35086 **splint, cardboard** / Pappschiene *f* / attelle en carton *f*
35087 **splint, coaptation** / Koaptationsschiene *f* (für Knochenfragmente) / attelle de coaptation *f*
35088 **splint, collar** / Halsschiene *f* / attelle pour le col *f*
35089 **splint, emergency** / Notschiene *f* / attelle temporaire *f*
35090 **splint, knee** / Knieschiene *f* / attelle pour le genou *f*
35091 **splint, lyra** / Lyraschiene *f* (CRAMER' Elevationsschiene) / attelle en lyre *f*
35092 **splint, (permitting) walking** / Gehschiene *f* / appareil de marche *m*
35093 **splint, plaster** / Gipsschiene *f* / attelle plâtrée *f*
35094 **splint, traction** / Streckschiene *f* / attelle à extension continue *f*
35095 **splinter (splintered, splintering)** / splittern (gesplittert, splitternd) / fendre (fendu, fendant)
35096 **splinter** / Splitter *m* / éclat *m*
35097 **splint(ing)** / Schiene(n) *f* / attelle *f* (éclisser)
35098 **split(ting)** / Abspalten (*n*) / dédoubler (dédoublement *m*)
35099 **splitting, acid** / Säurespaltung *f* / coupure acide *f*
35100 **splitting of cardiac sound** / Herztonspaltung *f* / dédoublement de bruit cardiaque *m*
35101 **spodogenic** / spodogen (σποδός = Staub) / spodogène
35102 **spodogram** / Spodogramm *n* (mikrosk. [Zell]aschenbestimmung) / spodogramme *m*
35103 **spodophagous** / schlackenbeseitigend / spodophore
35104 **spondylalgia** / Wirbelschmerzen *m* / spondylodynie *f*
35105 **spondyl(arthr)itis (, ankylopoetic)** / Wirbel(gelenk)entzündung (, versteifende) *f* / spondyl(arthr)ite (ankylopoïétique) *f*
35106 **spondylarthrosis** / Spondylarthrisis *f* (Erkrankung der kleinen Wirbelgelenke) / spondylarthrose *f*
35107 **spondylexarthrosis** / Wirbelverrenkung *f* / spondylexarthrose *f*
35108 **spondylitic, spondylolisthetic** / spondylitisch, spondylolisthetisch (Wirbelentzündung, -gleiten betreffend) / spondylitique, spondylolisthétique
35109 **spondylitis, posterior** / Spondylitis posterior (an Dornfortsätzen) / spondylite postérieure *f*
35110 **spondylitis, rheumatoid** / v.BECHTEREW-v.STRÜMPELL-MARIE' Syndrom (Systematisierte Wirbelsäulenerkrankung) / cyphose hérédotraumatique
35111 **spondylitis, superficial anterior** / Spondylitis anterior superficialis (an Wirbelkörpervorderseite) / spondylite antérieure superficielle *f*
35112 **spondylitis, tuberculous** / Spondylitis tuberculosa (häufigste Skelettb.) / spondylite tuberculeuse *f*
35113 **spondylochondrosis** / Spondylosis (deformans) (Wirbel- und Bandscheibendegeneration) / spondylose *f*
35114 **spondylolisthesis** / Spondylolisthesis *f* (ὀλίσθησις = Ausgleiten: Wirbelverschiebung) / spondylolisthésis *f*
35115 **spondylomalacia** / Wirbelerweichung *f* / spondylomalacie *f*
35116 **spondylomyelitis** / Wirbel-Markentzündung *f* / spondylomyélite *f*
35117 **spondylopathy, traumatic** / KÜMMELL-VERNEUIL' Syndrom (Besondre Verlaufsform einer Wirbelfraktur) / spondylite traumatique
35118 **spondyloptosis** / Spondyloptose *f* (Ventraldislokation meist von L3–L5) / spondyloptose *f*
35119 **spondylopyosis** / Wirbeleitrung *f* / suppuration vertébrale *f*
35121 **spondylosyndesis** / Wirbelversteifung *f* (op. Immobilisierung) / spondylosyndèse *f*
35122 **spondylotherapy** / Wirbel(säulen)therapie *f* / spondylothérapie *f*
35123 **spondylous** / wirbelbezüglich / vertébral

35124 **sponge** / Spongia *f* (Schwamm *m*) / éponge *f*
35125 **sponge biopsy** / Schwammbiopsie *f* (Entnahme oberflächlichen Zellmaterials mit Zelluloseschwamm) / éponge-biopsie *f*
35126 **Spongia** / Meerschwamm (Wirkstoff: Spongin) / Euspongia officinalis (Porifera)
35127 **spongiform (spongioid)** / schwammförmig (-artig) / spongiforme (spongioïde)
35128 **spongioblast** / Spongioblast *m* (wenig differenzierte [Neuro]gliazelle) / spongioblaste *m*
35129 **spongioblastoma (, multiform)** / Spongioblastoma (multiforme) ([multiformes] Hirnstammgliom) / glioblastome (multiforme) *m*
35130 **spongiosation** / Spongiosierung *f* (der Knochenrinde) / spongiosation *f*
35131 **spongiosclerosis** / Spongiosklerose *f* (z.B. Elfenbeinwirbel) / spongiosclérose *f*
35132 **spongious** / schwammig / spongieux
35133 **spontaneous** / spontaneus (von selbst) / spontané
35134 **sporadic** / sporadisch (ab und zu) / sporadique
35135 **sporadicity** / Sporadizität *f* / sporadicité *f*
35136 **sporadoneure** / Zelle, isolierte *f* / cellule isolée *f*
35137 **sporangial** / sporangisch / sporange, se rapportant à un
35138 **sporangium** / Sporangium *n* (Pilzsporenbehälter) / sporange *m*
35139 **spores** / Sporen *f* (Vermehrungs- und Dauerformen bei Mikrobien [Bakterien, Pilzen]) / spores *f*
35140 **spores, mycelian** / Myzelsporen *f* (ungeschlechtlich zerfallen[d]e Pilzhyphen) / spores asexuelles *f*
35141 **sporicidal** / sporenvernichtend / sporicide
35142 **sporidiosis** / Sporidiose *f* (Infektion mit Sporidien) / sporidiose *f*
35143 **sporidium** / Sporidium *n* (Protozoenstadium) / sporidium *m*
35144 **sporiferous, -parous** / sporentragend, -produzierend / sporifère, -pare
35145 **sporocysts** / Sporozysten *f* (1. Trematodengeneration) / sporocystes *m*
35146 **sporoduct** / Sporenausführungsgang *m* / sporoduc *m*
35147 **sporogenesis** / Sporenbildung *f* / sporulation *f*
35148 **sporogenous** / sporogen (durch Sporen verursacht) / sporogène
35149 **sporogony** / Sporogonie *f* (Sexualzyklus von Sporozoen spez. Plasmodium in Moskito) / sporogonie *f*
35150 **sporomycosis** / Sporomykose *f* (Lungeninfektion mit Pilzsporen) / sporomycose *f*
35151 **sporophyte** / Sporophyt *m* (asexuelles Sporenstadium) / sporophyte *m*
35152 **sporoplasm** / Sporoplasma *n* (Protozoengrundplasma) / sporoplasme *m*
35153 **Sporotrichon** / Sporotrichon *n* (Gattung Konidiosporalen) / sporotrichon *m*
35154 **sporotrichon, SCHENK's** / Sporotrichon schenki (Erreger der Sporotrichose) / rhinocladium de SCHENK *m*
35155 **sporotrichosis** / de BEURMANN' Krankheit (Durch Sporotrichonarten verursachte chronische mykotische Infektionskrankheit) / maladie de BEURMANN-GOUGEROT
35156 **Sporozoa** / Sporozoen *n* (Sporentierchen, III. Klasse Protozoen) / sporozoaires *m*
35157 **sporozoosis** / Sporozoose *f* (Infektion mit Sporozoen) / sporozoose *f*
35158 **sport(s), competitive** / Leistungssport *m* (verlangt kohlenhydrat-, nicht eiweißreiche Ernährung wegen des Muskelglykogenvorrats) / sport de compétition *m*
35159 **sporulation, arthrogenous, endogenous, exogenous** / Sporulation, arthro-, endo-, exogene *f* (Protozoenentwicklung, selbständige, im Zwischenwirt, im Wirt) / sporulation arthrogène, endogène, exogène *f*
35160 **spot, blind** / Fleck, Blinder *m* (durch Eintritt des Fasciculus opticus in Retina bedingtes physiol. Skotom) / tache aveugle *f* (punctum cæcum *m*)
35161 **spots, blind** / Flecke, Blinde *m* (rechter wegen Stäbchen- und Zapfenlücken in der Netzhaut etwas kleiner als linker) / taches aveugles *f*
35162 **spots, café au lait** / Café-au-lait-Flecke *m* (Hautflecke, z.B. bei v.RECKLINGHAUSEN' Syndrom) / taches de café au lait *f*
35163 **spots, cerebral** / Maculae cerebrales (Dermographismus bei Gehirnerkrankungen) / taches méningiennes *f*
35164 **spot check, representative** / Stichprobe, repräsentative *f* (das «Gesetz der großen Zahl» berücksichtigende Meinungsumfrage ohne Signifikanzrechnung) / épreuve au hasard représentative *f*
35165 **spots, milky** / Maculae lacteae (M. tendineae, albidae: Sehnenflecke) / taches laiteuses *f*
35166 **spot, Mongolian** / Mongolenfleck *m* (kindlicher Pigmentfleck in Kreuzbeingegend) / tache mongolienne *f*
35167 **spots, pelvic** / Beckenflecke *m* (röntg.) / taches pelviennes *f*
35168 **spots, warm** / Wärmekörperchen *n* (RUFINI: Nervenendkörperchen im subkutanen Gewebe) / corpuscules de chaud *m*
35169 **spotted (speckled)** / gefleckt / tacheté
35170 **spottiness, pernicious** / Perniciosa-Flekkung *f* (der Erythrozyten bei Malaria tropica) / tachement pernicieux *m*
35171 **spray** / Spray *m* ([Apparat zum] Zerstäuben von Flüssigkeiten) / spray *m*
35172 **spread** / Spreiten *n* / étendage *m*
35173 **spring (source)** / Quelle *f* / source *f*
35174 **springs, alkali** / Quellen, alkalische *f* (Natriumhydrogencarbonatwässer) / sources alcalines *f*
35175 **spring, arsenic(al)** / Arsenquelle *f* / source arsenicale *f*
35176 **springs, chalybeate** / Eisenquellen *f* (mit $>$ 10 mg Fe/kg Wasser) / sources ferrugineuses *f*
35177 **springs, radioactive** / Quellen, radioaktive *f* / sources radioactives *f*
35178 **springs, saline** / Solquellen *f* (Salzbäder *n*) / eaux salines *f* (, bains d' *m*)

35179 **springs, sodium sulfate** / Glaubersalzquellen *f* / sources de sulfate de soude *f*
35180 **sprue syndrome** / Sprue-Syndrom (Darmkrankheiten mit Fettdiarrhoe, Anämie und schwerer Abmagerung als Kardinalsymptomen) / stéatorrhée idiopathique
35181 **spume(scence)** / Schaum(bildung *f*) *m* / écume(scence) *f*
35182 **spur, osseous** / Knochensporn *m* (Verkalkung od. Verknöcherung am Sehnenknochenansatz) / éperon osseux *m*
35183 **spurious(ness)** / Unecht(heit *f*) / faux (fausseté *f*)
35184 **sputum** / Sputum *n* (path. Auswurf) / crachat *m*
35185 **sputum, bloody** / Auswurf, blutiger *m* / crachat sanguinolent *m*
35186 **sputum, cooked** / Sputum coctum (gelblichgrünes) / crachat jaune verdâtre *m*
35187 **sputum, fetid** / Auswurf, übelriechender *m* / crachat fétide *m*
35188 **sputum, gelatinous** / Auswurf, gallertiger *m* / crachat gélatineux *m*
35189 **sputum, globular** / Sputum globosum (geballtes) / crachat globuleux *m*
35190 **sputum, icteric** / Auswurf, galliger *m* / crachat ictérique *m*
35191 **sputum, mucopurulent** / Sputum crudum (schleimig-eitriges) / crachat mucopurulent *m*
35192 **sputum, nummular** / Sputum nummulare (münzenförmiges) / crachat nummulaire *m*
35193 **sputum, pearled** / Auswurf, perlenartiger *m* / crachat perlé *m*
35194 **sputum, pneumonic** / Sputum, pneumonisches *n* (rostfarbiges bei krupöser Pneumonie) / crachats pneumoniques *m*
35195 **sputum, prune juice** / Auswurf, himbeergeleeartiger *m* / crachat en gelée de groseille *m*
35196 **sputum, rusty** / Auswurf, rostfarbiger *m* / crachat rubigineux *m*
35197 **sputum, saffron** / Sputum croceum (safrangelbes) / crachat safran *m*
35198 **squama (scale)** / Schuppe *f* / squame (écaille) *f*
35199 **squama, frontal and occipital** / Squama frontalis et occipitalis (Stirn- und Hinterhauptbeinschuppe) / squame frontale et occipitale
35200 **squamate** / geschuppt / squamé
35201 **squamiferous, squamoid** / schuppentragend, schuppenähnlich / squamifère, squamoïde
35202 **squamocellular** / schuppenzellig / squamocellulaire
35203 **squamofrontal, -occipital, -temporal** / stirnbein-, hinterhauptbein-, schläfenbeinschuppenbezüglich / squamofrontal, -occipital, -temporal
35204 **squamomastoid, -parietal, -petrosal, -sphenoid, -cygomatic** / schläfenbeinschuppe-warzenfortsatz-, -scheitel-, -felsen-, -keil-, -jochbeinbezüglich / squamomastoïdien, -pariétal, -pétreux, -sphénoïdien, -cygomatique
35205 **squamous (squamosal)** / schupp(enförm)ig / squameux (squamiforme)
35206 **squamule** / Schüppchen *n* / squamule *f*
35207 **squill (, bulb of)** / Scilla maritima (Meerzwiebel *f*) / scille (, bulbe de *m*) *f*
35208 **squint(ing)** / schielen(d) / loucher (louchant)
35209 **squinting, downward, upward** / schielend, abwärts, aufwärts / louchant vers le bas, vers le haut
35210 **squinting, external, internal** / schielend, auswärts, einwärts / louchant en dehors, en dedans
35211 **squinting, horizontal, vertical** / schielend, horizontal, vertikal / louchant horizontalement, verticalement
35212 **stabilization** / Stabilisierung *f* / stabilisation *f*
35213 **stabilizator** / Feststeller *m* / stabilisateur *m*
35214 **stabilizator, ACD-** / ACD-Stabilisator *m* (Acid. citr. 0,5, Natr. citr. 2,0, Dextr. anh. 2,45, Aq. dest. ad 100,0 zur Spenderblutkonservierung) / stabilisateur ACD *m*
35215 **stabilizators, combined** / Stabilisatoren, zusammengesetzte *m* (z. B. für Blutkonservenfrischhaltung) / stabilisateurs combinés *m*
35216 **stabilizators, simple** / Stabilisatoren, einfache *m* (z. B. Natriumcitrat 3,8%) / stabilisateurs simples *m*
35217 **stabilize** / beständigmachen / stabiliser
35218 **stable(ness)** / Stabil(ität *f*) / stable (stabilité *f*)
35219 **staff** / (Mitarbeiter)stab *m* / équipe (de collaborateurs) *f*
35220 **staff, medical** / Personal, ärztliches *n* / service de santé *f*
35221 **staff, nursing** / Pflegepersonal *n* / personnel soignant *m*
35222 **stage** / Stadium *n* ([Zu]stand *m*) / stade *m*
35223 **stage, amphibolic** / Stadium, amphiboles *n* (des Typhus mit hohen Abendtemperaturen, tiefen Morgenremissionen) / stade amphibole *m*
35224 **stage, cold, hot, sweating** / Stadium frigoris, caloris, sudoris (des Malariaanfalls) / stade de froideur, chaleur, sueur *m*
35225 **stage, (de)fervescent** / Stadium incrementi (decrementi) (fieberhafter Krankheiten) / stade (dé)fervescent *m*
35226 **stage, edematous, squamous, vesiculose** / Stadium oedematosum, squamosum, vesiculosum (Ekzemstadien) / stade œdémateux, squameux, vésiculeux *m*
35227 **stage, excitation** / Exzitationsstadium *n* (während der Narkose vor dem Einschlafen) / stade d'excitation *m*
35228 **stage of exhaustion** / Erschöpfungsstadium *f* (3. Stadium des allgemeinen Anpassungssyndroms: Zusammenbruch der Widerstandskraft) / stade d'exhaustion *m*
35229 **stage, experimental** / Versuchsstadium *n* / période d'essai *f*
35230 **stage, first** / Geburtsstadium, erstes *n* (vor Eintreten der Frucht in Geburtskanal) / période, première *f*
35231 **stage, incubative** / Inkubationsstadium *n* / stade d'incubation *m*
35232 **stage, initial, intermediate, terminal** / Anfangs-, Zwischen-, Endstadium *n* / stade initial, intermédiaire, terminal *m*

35233 **stage, intermediary** / Intermediärstadium *n* (bis 72 h nach Anfall bei Appendicitis) / stade intermédiaire *m*
35234 **stage, latent (resting)** / Latenzperiode *f* (Ruhe[zu]stand *m*) / stade latent (de repos) *m*
35235 **stages, later** / Spätstadien *n* (später [post implantationem] abgestorbene Eiverluste [VOGEL]) / stades tardifs *m*
35236 **stages of the mamma carcinoma** / Brustkrebsstadien *n* (STEINTHAL: I lokal 75%, II infiltriert 30%, III Lymphbeteiligung 15%, IV Metastasen 0% Heilung) / stades de cancer du sein *m*
35237 **stage, (moderately, far) advanced** / Stadium, (mäßig, weit) fortgeschrittenes *n* / stade (modérément, loin) avancé *m*
35238 **stage (period), refractory** / Refraktärstadium *n* / stade (condition *f*) réfractaire *m*
35239 **stage, placental** / Nachgeburtstadium *n* / période placentaire *f*
35240 **stage, power** / Leistungsstufe *f* / stade de puissance *m*
35241 **stage, (pre)eruptive** / Stadium fluorescentiae (des Exanthems) / stade (pré)éruptif *m*
35242 **stage, premenstrual** / Stadium praemenstruationis (nach Eisprung und Gelbkörperbildung) / stade prémenstruel *m*
35243 **stage, preparalytic** / Stadium, präparalytisches *n* (der Poliomyelitis anterior acuta) / stade préparalytique *m*
35244 **stage, primary, secondary, tertiary** / Stadium I, II, III *n* / stade primaire, secondaire, tertiaire *m*
35245 **stage, primary tuberculous** /Primärstadium, tuberkulöses *n* (Primäraffekt + Drüsenaffektion) / stade tuberculeux primaire *m*
35246 **stage, prodromal** / Vorläuferstadium *n* / stade prodromique *m*
35247 **stage, progestation** / Stadium progestationis (vor Implantation od. Menstruation) / stade de progestation *m*
35249 **stage, proliferative** / Proliferationsstadium *n* / stade prolifératif *m*
35250 **stages of the prostatic hypertrophy** / Prostatahypertrophiestadien *n* (1. Reizblase, 2. Blasen-, 3. Niereninsuffizienz) / stades d'hypertrophie prostatique *m*
35251 **stage of resistance** / Resistenzstadium *n* (2. Stadium des allgemeinen Anpassungssyndroms: Adaptionshormone fördern od. hemmen Bindegewebereaktionskraft und -proliferationsfähigkeit) / stade de résistance *m*
35252 **stage, second** / Geburtsstadium, zweites *n* (vor Austreten der Frucht aus Geburtskanal) / période, deuxième *f*
35253 **stage, secondary tuberculous** / Sekundärstadium, tuberkulöses *n* (vergrößerter Primäraffekt bzw. -komplex) / stade tuberculeux secondaire *m*
35254 **stages, sleep** / Schlafstadien *n* (Prae-, Trans-, Postdormitium) / stades de sommeil *m*
35255 **stage, tertiary tuberculous** / Tertiärstadium, tuberkulöses *n* (isolierte Organtb. mit relativer Immunität) / stade tuberculeux tertiaire *m*
35256 **stage, third, fourth** / Geburtsstadium, drittes, viertes *f* (bis zum Ausstoßen, nach dem Ausstoßen der Placenta) / période, troisième, quatrième *f*
35257 **stage, tolerance** / Toleranzstadium *n* (vollkommene Narkose) / stade de tolérance *f*
35258 **stage, transition** / Übergangsstadium *n* / stade transitoire *m*
35259 **stagnate** / stagnieren / stagnant, être
35260 **stagnation** / Stockung *f* (von Flüssigkeiten)/ stagnation *f*
35261 **stagnation, gall** / Gallen(fluß)stockung *f* / stagnation de la bile *f*
35262 **stain (stained, staining)** / färben (gefärbt, färbend) / colorer (coloré, colorant)
35263 **stains** / Färbemittel *n* / colorants *m*
35264 **stain, acid, basic, neutral** / Färbemittel, saures, basisches, neutrales *n* / colorant acide, basique, neutre *m*
35265 **stain, contrast** / Kontrastfärbemittel *n* / colorant contrasté *m*
35266 **stain, gonorrheal** / Macula gonorrhoica (roter Vulvahof) / tache gonorrhéique *f*
35267 **stain, metachromatic** / Färbemittel, metachromatisches *n* (anders färbend, als es selbst ist) / colorant métachromatique *m*
35269 **stain, nuclear, protoplasmatic** / Kern-, Plasmafärbemittel *n* / colorant nucléaire, protoplasmique *m*
35270 **stain, selective** / Färbemittel, selektives *n* / colorant sélectif *m*
35271 **stains, table of** / Färbemittelliste *f* / colorants, liste de *f*
35272 **stainable** / anfärbbar / colorable
35273 **staining** / Färbung, künstliche *f* (histol., mikrobiol. Färbemittelanwendung) / color(is)ation *f*
35274 **staining, capsular** / Kapselfärbung *f* (bakteriol.) / coloration capsulaire *f*
35275 **staining of cilia** / Geißelfärbung *f* (ZETTNOW) / coloration de flagelles *f*
35276 **staining, differential** / Differentialfärbung *f* (GRAM) / coloration par différenciation *f*
35277 **staining, fluorescent** / Fluoreszenzfärbung *f* / coloration fluorescente *f*
35278 **staining, intravitam** / Vitalfärbung *f* (des frischen Bluttropfens) / coloration intravitale *f*
35278a **staining, methylene blue vital cell** / Methylenblauvitalzellenfärbung *f* (wird bei intakter Zellatmung zu Leucomethylenblau dehydriert [THUNBERG]) / coloration de la cellule vitale par le bleu de méthylène *f*
35279 **staining, negative** / Färbung, negative *f* (Untergrundfärbung)/coloration négative *f*
35280 **staining, PAPANICOLAOU's** / Gebärmutterzellabstrichfärbung *f* / coloration de PAPANICOLAOU *f*
35281 **staining, plasmal** / Plasmalfärbung *f* (FEULGEN' Gewebsaldehydefärbung) / coloration plasmale *f*
35282 **staining, polar** / Polfärbung *f* (der Polkörnchen) / coloration polaire *f*
35283 **staining, postvital** / Postvitalfärbung *f* (toten Gewebes) / coloration postvitale *f*
35284 **staining, progressive, regressive** / Färbung, progressive, regressive *f* / coloration progressive, régressive *f*

35285 **staining, simple, double, triple, multiple** / Einfach-, Zweifach-, Dreifach-, Vielfachfärbung *f* / coloration simple, double, triple, multiple *f*
35286 **staining, substantive** / Gewebedirektfärbung *f* (durch Immersion) / coloration substantive *f*
35287 **staining, sudan** / Sudanfärbung *f* (LORISCH' Fettstuhlfärbung) / coloration par le soudan *f*
35288 **staining, (supra)vital** / (Supra)vitalfärbung *f* (lebenden Gewebes [außerhalb des Organismus]) / coloration (supra)vitale *f*
35289 **staining, Victoria-blue** / Viktoriablaufärbung *f* (zur lichtmikrosk. Darstellung von Viren) / coloration par le Victoria-bleu *f*
35290 **staircase (-way)** / Treppe *f* / escalier *m*
35291 **staitinodermia** / Staitinodermie *f* (σταίτινος = brotteigig: nach fieberhaften Infekten) / staïtinodermie *f*
35292 **stalagmometer** / Stalagmometer *n* (σταλάζω = tröpfeln: Tropfengrößenmesser) / stalagmomètre *m*
35293 **stalk, renal** / Nierenstiel *m* (durch lockeres Bindegewebe verbundene Nierenarterie mit -vene) / tige rénale *f*
35294 **stammer (stammerer, stammering)** / stammeln (Stotterer *m*, Stottern *n*) / bégayer (bègue, bégaiement *m*)
35295 **stammering, syllable** / Ataxie, literale *f* (Silbenstolpern *n*) / achoppement syllabique *m*
35296 **standard(ization)** / Norm(ung) *f* / standard(isation *f*) *m*
35297 **standardize** / standardisieren (nach einem Muster ausrichten) / standardiser
35298 **standing** / Stehen *n* (anat.-physiol. richtig in ALEXANDER' Haltung) / position verticale *f*
35299 **stannate, stannite** / Zinn(4)oxydsalz, Zinn(2)oxydsalz *n* / stannate, stannite *m*
35300 **stannic, stanniferous** / zinnsauer, zinnhaltig / stannique, stannifère
35301 **stannous** / zinnbezüglich / stanneux
35302 **stapedial (stapediovestibular)** / steigbügel(-vestibulum)bezüglich / stapédien (stapédiovestibulaire)
35303 **stapes (stirrup)** / Stapes (Gehörknöchelchen «Steigbügel») / étrier
35304 **Staphisagria** / Stephanskörner (Wirkstoffe: Staphisagrin, Delphinin) / Delphinium Staphisagria (Ranunculaceae)
35305 **staphyledema** / Zäpfchenödem *n* / staphylœdème *m*
35306 **staphyline** / zäpfchenbezüglich (σταφυλή = Traube, uvula = Träubchen) / uvulaire
35307 **staphylocoagulase** / Staphylocoagulase *f* (Infektionsbeginn bestimmendes Staphylokokkenferment) / staphylocoagulase *f*
35308 **staphylococcal** / staphylokokkenbezüglich / staphylococcique
35309 **staphyl(ococc)emia** / Staphylokokkenintoxikation *f* / septicémie staphylococcique *f*
35310 **staphylo(coc)cide** / staphylokokkentötend(es Mittel *n*) / staphylocide (*m*)
35311 **staphylococcines** / Staphylococcine *n* (von Staphylokokken gebildete antibiotische Stoffe) / staphylococcines *f*
35312 **Staphylococcus** / Staphylococcus (Bakt-gatt. der Micrococcaceae) / staphylocoque *m*
35313 **staphylococcus, aerogenic** / Micrococcus aerogenes (bei Tonsillitis) / microcoque aérogène *m*
35314 **staphylococcus, anaerogenic, little** / Veillonella gazogenes, parvula (Mischinfektionerreger bei Lungenerkrankungen) / microcoque anaérobien, petit *m*
35315 **staphylococci, coagulase-negative, -positive** / Staphylokokken, coagulasenegative, -positive *m* / staphylocoques coagulase-négatifs, -positifs *m*
35316 **staphylococcus, pyogenic** / Micrococcus pyogenes (eitererregende goldgelbe [M. Aureus], zitronengelbe [M. citreus], weiße [M. albus] Kolonien) / microcoque pyogène *m*
35317 **staphylococcus, white** / Micrococcus epidermidis (apathogene ubiquitäre hellgelbe [M. flavus] und schwefelgelbe [M. luteus] Kolonien) / microcoque de l'épiderme *m*
35318 **staphylodermatitis** / Staphylodermie *f* (Hauterkrankung durch Staphylokokken) / dermatite staphylococcique *f*
35319 **staphylodialysis** / Zäpfchenlähmung *f* / luette, relâchement de la *m*
35320 **staphylokinase** / Staphylo(kokken)kinase *f* (pathogener Staphylokokken) / staphylokinase *f*
35321 **staphyloleukocidin** / Staphyloleucocidin *n* (antileukozytäres Toxin von Staphylokokkenkulturen) / staphyloleucocidine *f*
35322 **staphylolysin, α-, β-, γ-, δ-, ε-** / Staphylolysin *n* (Staphylokokkenhämolysin) / staphylolysine *f*
35323 **staphyloma** / Staphylom *n* (Beerengeschwulst) / staphylome *m*
35324 **staphyloma of the cornea, of the sclera (anterior and posterior)** / Staphyloma corneae, sclerae anterius, verum posticum / staphylome cornéal, scléreux antérieur et postérieur *m*
35325 **staphyloma, equatorial, intercalary** / Staphyloma aequatoriale, intercalare (hinter Ziliarkörper, zwischen Iris und Ziliarkörper) / staphylome équatorial, intercalaire *m*
35326 **staphylomatous** / staphylombezüglich / staphylomateux
35327 **staphylomycosis** / Staphylomykose *f* (Pilzerkrankung durch Staphylokokken) / staphylomycose *f*
35328 **staphyloncus (staphylematoma)** / Zäpfchen(blut)geschwulst *f* / luette, tumeur de la *f*; (staphylhématome *m*)
35329 **staphylopharyngorrhaphy** / Gaumensegel-Rachennaht *f* / staphylopharyngorraphie *f*
35330 **staphyloplasmin** / Staphyloplasmin *n* (eitererregendes Staphylokokkentoxin) / staphyloplasmine *f*
35331 **staphyloplasty** / Zäpfchenplastik *f* / staphyloplastie *f*

35332 **staphylo(strepto)coccia** / Staphylo(strepto)-kokkeninfektion *f* / staphylo(strepto)-coccie *f*
35333 **staphylotome** / Zäpfchenschere *f* (-messer *n*) / uvulotome *m*
35334 **staphylotoxin** / Staphylotoxin *n* (neurotropes Enterotoxin von Micrococcus pyogenes) / staphylotoxine *f*
35335 **staphylotropic** / staphylokokkengünstig / staphylotrope
35336 **starch (amyl)** / Stärke *f* (Amylum: erniedrigt Blutspiegel von Cholesterin und Phospholipiden bes. Triglycerin) / amidon *m* (dextrine *f*)
35337 **starch, potato; (farina)** / Solani amylum (Kartoffelstärke *f*) / amidon de pommes de terre *m*
35338 **starch, rice** / Oryzae amylum (Reisstärke *f*) / amidon de riz *m*
35339 **starch, wheat** / Tritici amylum (Weizenstärke *f*) / amidon de blé (de froment) *m*
35340 **STARGARDT's syndrome** / STARGARDT' Syndrom (Heredofamiliäre jugendliche Makuladegeneration) / dégénérescence maculaire juvénile familiale
35341 **start(ing)** / Beginnen (*n*) / starter (départ *m*)
35342 **starve** / hungerssterben / faim, mourir de
35343 **stasi(basi)phobia** / Staso(baso)phobie *f* (στάσις = Stehen, βάσις = Gehen) / stasi(basi)phobie *f*
35345 **stasis** / Stauung *f* / stase *f*
35346 **stasis, caloric** / Wärmestauung *f* / stase thermique *f*
35347 **stasis fluid** / Stauungsflüssigkeit *f* / stase, liquide de *m*
35348 **state** / Zustand *m* / état *m*
35349 **state, affective, of mind** / Gemütszustand, Geisteszustand *m* / état affectif, mental *m*
35350 **state after appendectomy, tonsillectomy** / Status post appendectomiam, tonsillectomiam / état après l'appendectomie, tonsillectomie *f*
35351 **state, an-, catelectrotonic** / Nerventoni *m* (bei elektr. Durchströmung) / état an-, catélectrotonique *m*
35352 **state, anginose** / Status anginosus (häufige Angina-pectoris-Anfälle) / état angineux *m*
35353 **state, anxious, confusional** / Angstzustand, Verwirrungszustand *m* / état anxieux, de confusion *m*
35354 **state, arthritic, gastric** / Status arthriticus, gastricus (gichtische Diathese, Magenzustände) / état arthritique, gastrique *m*
35355 **state, asthmatic** / Status asthmaticus (anhaltende Asthmaanfälle) / état asthmatique *m*
35356 **state of balance** / Gleichgewicht(zustand *m*) *n* / état d'équilibre *m*
35357 **state, deanimate** / Hirntod, dissoziierter *m* (zwischen klinischem [Herz-] und biologischem [Hirn]tod) / coma dépassé *m*
35358 **state, developmental** / Entwicklungs(zu)-stand *m* / état de développement *m*
35359 **state, diseased, of health** / Kranken(zu)-stand, Gesundheitszustand *m* / état morbide, sanitaire *m*
35360 **state, dreamy** / Traumzustand *m* (JACKSON: kurze Bewußtseinstrübung, wobei Vertrautes fremd, Fremdes vertraut empfunden wird) / état onirique *m*
35361 **state, dysmyelinic, marbled** / Status dysmyelinatus, marmoratus (extrapyramidale Kinderkrankheiten [VOGT]) / état dysmyélinique, marbré *m*
35362 **state, epileptic** / Status epilepticus (gehäufte epileptische Anfälle) / état épileptique *m*
35364 **state of gel, of sol** / Gelzustand, Solzustand *m* / état de gel, de sol *m*
35365 **state, general, total** / Allgemeinzustand, Gesamtzustand *m* / état général, total *m*
35366 **state of the heart, pathological** / Herzbefund, pathologischer *m* (nur synoptisch [Anamnese, klin. Untersuchung, Ekg, Röntgen u.a.] diagnostizierbar [SCHMUTZLER]) / état pathologique du cœur *m*
35367 **states of the heart, pseudopathological** / Herzbefunde, pseudopathologische *m* (70% Herzgeräusche [bes. Extrasystolen), 20% Ekg-Befunde [bes. T-Veränderungen), 10% Rö-Befunde [bes. physiol. Vergrößrungen]) / états pseudopathologiques du cœur *m*
35368 **state, hypnagogic, hypnopompic** / Halbschlafzustände *m* (vor Einschlafen, vor Aufwachen) / état hypnagogique, hypnopompique *m*
35369 **state, hypoplastic** / Status hypoplasticus (BARTEL: allgemeine Unterentwicklung) / état hypoplastique *m*
35370 **state of (ir)responsibility** / (Un)zurechnungsfähigkeit *f* / état de responsabilité (d'irresponsabilité) *m*
35371 **state, lacunar** / Syndrom, lakunäres (Gefäßernährungsstörungen mit lakunärer Degeneration des Hirnparenchyms bei Zerebralsklerose) / état lacunaire (MARIE)
35372 **state, lichenoid** / Status lichenoides (Lingua geographica) / état tigré *m*
35373 **state, mamelonated** / Status mamillaris (erste makrosk. Magenschleimhautveränderung bei atrophisch-hyperplastischer Gastritis) / état mamelonné *m*
35374 **state, married** / Ehestand *m* / état de mariage *m*
35375 **state, maternity (interesting)** / Mutterschaft (Schwangerschaft) *f* / état de maternité (de grossesse) *m*
35376 **state, metastable** / Zwischenstufe *f* (bei Anregung eines Atoms) / état métastable *m*
35377 **state, nascent, present, steady** / Status nascendi, praesens, idem (anfänglicher, derzeitiger, gleichbleibender Zustand) / état naissant, présent, le même *m*
35378 **state, natural** / Naturzustand *m* / état naturel *m*
35379 **state, paralytic** / Status paralyticus (verstärkte Anfälle bei Paralyse) / état paralytique *m*
35380 **state, passing** / Zustand, vorübergehender *m* / état passager *m*
35381 **state, precancerous** / Zustand, präkanzeröser *m* / état précancéreux *m*
35382 **state, (pre)delirious** / Zustand, deliriöser *m* (prädeliranter) / état (pré)délirant *m*

35383 **states, pseudostable** / Zustände, pseudostabile *m* (LEWIN: nur scheinbar stabile, z. B. lyophobe Kolloide) / états pseudostables *m*
35384 **state, riddled** / Status cribralis (siebartige Gehirndefekte bei Arteriosklerose) / état criblé *m*
35385 **state, semiconscious (twilight)** / Dämmerzustand *m* / état de demi-sommeil (de crépuscule) *m*
35386 **states, sleep** / Schlafzustände *m* (ohne Ermüdung eintretender und anhaltender Schlaf) / états de sommeil *m*
35387 **state, stationary** / Dauerzustand *m* / état stationnaire *m*
35387a **state, steady** / Gleichgewicht, dynamisches *n* (von einem Fließsystem bevorzugter Zustand) / équilibre dynamique *m*
35388 **state, subliminal** / Zustand, unterschwelliger *m* / état sousliminaire *m*
35389 **state, (thymico)lymphatic** / Status (thymico)lymphaticus ([thymo]lymphatische Konstitution) / état (thymo)lymphatique *m*
35390 **state, transition** / Übergangszustand *m* / état transitoire *m*
35391 **state, typhous** / Status typhosus (typhöse Benommenheit) / état typhoïde *m*
35392 **state, varicose** / Status varicosus (Venenschwäche mit Neigung zu Krampfadern) / état dysvasculaire *m*
35393 **state, wormy** / Status verminosus (Endzustand eines Rindenprellungsherds nach gedeckter Hirnverletzung) / état vermoulu *m*
35394 **stathmometry** / Stathmometrie *f* (σταθμός = Standort: Geschwindigkeit/Zeitquotientmessung) / stathmométrie *f*
35395 **statics** / Statik *f* (Lehre von den Gleichgewichten) / statique *f*
35396 **station** / Station *f* (Standort *m*) / station *f*
35397 **station, cardiologic guard** / Überwachungsstation, kardiologische *f* (Bettenschlüssel 2 Kranke: 1 Schwester) / station cardiologique de garde *f*
35398 **station, casuality clearing; (evacuation hospital)** / (Feld)lazarett *n* / ambulance (volante) *f*
35399 **station, experimental** / Versuchsstation *f* / station d'essai *f*
35400 **station, intensive** / Intensivstation *f* (ultima ratio für Moribunde bes. mit Herz-, Lungen-, Niereninsuffizienz) / station intensive *f*
35401 **station, isolation ward** / Isolierstation *f* / station d'isolement *f*
35402 **station, normal** / Normalstation *f* (Bettenschlüssel 4 Kranke: 1 Schwester) / station normale *f*
35403 **stationary** / stationär (ortsfest, zeitlich unverändert) / stationnaire
35404 **statistics** / Statistik *f* (mathematische Auswertung logischer Zählungen mit dem Ziel, aus «Stichproben» auf «Grundgesamtheit» zu schließen) / statistiques *f*
35405 **statistics, frequency** / Ereignisstatistik *f* (Vergleichung zweier Untersuchungskollektive mit relativen Häufigkeiten [Ereignissen, z. B. Todesfall]) / statistique des fréquences *f*
35406 **statistics, mark** / Merkmalstatistik *f* (Vergleichung zweier Untersuchungskollektive mit Mittelwerten ganzer Reihen [quantitativen Merkmalen, z. B. Krankheitsdauer]) / statistique des marques *f*
35407 **statistics, medical** / Medizinstatistik *f* / statistique médicale *f*
35408 **statistics, quantum** / Quantenstatistik *f* (Statistische Mechanik auf quantentheoretischer Grundlage) / statistique des quanta *f*
35409 **statistical** / statistisch / statistique
35410 **statistician** / Statistiker *m* / statisticien *m*
35411 **statoconia** / Statoconia (κόνις = Sand: $CaCO_3$-Kristalle, sog. Statolithen [Gleichgewichtssteinchen] bzw. Otolithen [Gehörsand]) / otolithes
35413 **statodynamic** / statodynamisch (ist kasuistische Berücksichtigung von Raum und Zeit) / statodynamique
35414 **statometer** / Statometer *n* (mißt statische Aufladungen) / statomètre *m*
35415 **stature** / Statur *f* (Körperbau, -wuchs *m*) / taille *f*
35416 **status** / Status *m* (Stand einer Sache) / status *m*
35417 **status of blood** / Blutstatus *m* (Färbeindex und -koeffizient, rotes und weißes Blutbild, BSR und RR) / status de sang *m*
35418 **status, dental** / Gebißstatus *m* (gegenwärtiger Zustand eines Gebisses) / status dentaire *m*
35419 **status of eye** / Augenbefund *m* / status ophtalmique *m*
35420 **status, roentgen** / Röntgenstatus *m* (durch i. o. Einzelaufnahmen festgestellter Zustand eines Gebisses) / status rœntgenien *m*
35421 **status, urinary** / Urinstatus *m* (Ergebnis der klin. Harnuntersuchungen) / status urinaire *m*
35422 **stave of the thumb** / BENNET' Fraktur (Schräger Abbruch an der Basis des 1. Mittelhandknochens) / fracture des boxeurs
35423 **steal in, out** / einschleichen, ausschleichen (Medikamentenzufuhr durch klein[st]e Dosen augmentieren, diminuieren) / glisser dans, sortir de
35424 **steapsin** / Steapsin *n* (στέαρ = Fett: Pankreaslipase) / stéapsine *f*
35425 **stearin** / Stearin *n* (festes Fett) / stéarine *f*
35426 **steariform** / stearinartig / stéariforme
35427 **steatitis** / Fettgewebsentzündung *f* / stéatite *f*
35428 **steatolysis** / Steatolyse *f* (die Resorption vorbereitender Emulgierungsprozeß) / stéatolyse *f*
35429 **steatoma** / Atherom *n* / stéatome *m*
35430 **steatomatosis** / Atherome, multiple *n* / stéatomatose *f*
35431 **steatonecrosis** / Fettgewebenekrose *f* / stéatonécrose *f*
35432 **steatopygia** / Fettsteiß *m* (πυγή = Steiß) / lipome coccygien *m*
35433 **stea(to)rrhea (, pancreatogenic)** / Fettdurchfall *m* (bei Pankreasinsuffizienz) / diarrhée graisseuse (pancréatogène) *f*
35434 **steatosis (steatopathy)** / Verfettung(skrankheit) *f* / stéatose (stéatopathie) *f*

35435 **steep(ness)** / Steil(heit *f*) / raide(ur *f*)
35436 **steer (steered, steering)** / steuern (gesteuert, steuernd) / diriger (dirigé, dirigeant)
35437 **steerable (steerability)** / Steuerbar(keit *f*) / gouvernable (gouvernabilité *f*)
35438 **stegodontia** / Stegodontie *f* (στέγος = Dach: Überdeckung der unteren durch die oberen Schneidezähne) / stégodontie *f*
35439 **stegomyia, fasciated** / Stegomyia fasciata (gestreifte tropische Hausmücke) / stégomyie fasciée *f*
35440 **STEINER's syndrome** / STEINER' Syndrom (CURTIUS' Syndrom (I) mit Schizophrenie) / syndrome de STEINER
35441 **stellate** / (aus)gesternt / étoilé
35442 **stell(ul)ar** / stern(chen)förmig / stell(ul)aire
35443 **stenocephalous (stenocephalia)** / Engstirnig(keit *f*) / sténocéphal(iqu)e (sténocéphalie *f*)
35444 **stenocoriasis** / Pupillenverengerung *f* / contraction pupillaire *f*
35445 **stenocrotaphia** / Stenokrotaphie *f* (κρόταφος = Schläfe: Schädelmißbildung) / sténocrotaphie *f*
35446 **stenodont** / engzähnig / dents étroites, à
35447 **stenose** / stenosieren (sich verengern) / sténoser
35448 **stenosis** / Vereng(er)ung *f* (στενός = eng) / sténose *f*
35449 **stenosis, aortic** / Aorta(klappen)stenose *f* / sténose aortique *f*
35450 **stenosis of the aortic isthmus** / Aortenisthmusstenose *f* (angeborener Herzfehler) / sténose de l'isthme aortique *f*
35451 **stenosis, buttonhole** / Knopflochstenose *f* (sehr enge, z.B. Mitralstenose) / sténose en boutonnière *f*
35452 **stenosis of the cardiac valves** / Herzklappenstenose *f* / sténose des valves cardiaques *f*
35453 **stenosis, cicatricial** / Narbenstenose *f* (durch Kontraktion) / sténose cicatricielle *f*
35454 **stenosis, high, low duodenal** / Duodenalstenose, hohe, tiefe *f* (oberhalb, unterhalb Papilla) / sténose duodénale haute, basse *f*
35455 **stenosis, idiopathic hypertrophic subaortic** / Subaortastenose, idiopathische hypertrophische *f* / sténose sousaortique hypertrophique idiopathique *f*
35456 **stenosis of the infundibulum** / Infundibulumstenose *f* (angeborener Herzfehler re.) / sténose de l'infundibulum *f*
35457 **stenosis, mitral** / Mitralstenose *f* (Verengerung des Mitralklappenlumens) / sténose mitrale *f*
35458 **stenosis (occlusion), coronary** / Koronarverengerung *f* / sténose coronaire *f*
35459 **stenosis, pulmonary (valvular)** / Pulmonal(klappen)stenose *f* (angeborene Pulmonalklappenverwachsung) / sténose (valvulaire) pulmonaire *f*
35460 **stenosis, supravalvular aortic** / Aortastenose, supravalvuläre *f* (Mediaverdikkung oberhalb Sinus bei Vitamin-D-Stoffwechselentgleisung durch intragraviden Stoß) / sténose aortique susvalvulaire *f*
35461 **stenosis, tricuspidal** / Trikuspidal(klappen)stenose *f* (angeborener Herzfehler) / sténose de la valve tricuspide *f*
35462 **stenosis, urethral** / Harnröhrenverengerung *f* / stricture urétrale *f*
35463 **stenotic** / stenotisch (Stenose betreffend) / sténosique
35464 **stephanion** / Stephanion *n* (στεφάνιον = Diadem: Kranznaht-Schläfenliniekreuzungspunkt) / stéphanion *m*
35465 **steppage** / Steppergang *m* / steppage *m*
35466 **stercobilin(ogen)** / Stercobilin(ogen) *n* (Bilirubinumwandlungsprodukt im Darm) / stercobilin(ogèn)e *f* (*m*)
35467 **stercobilinuria** / Stercobilinurie *f* (stercus = Kot) / stercobilinurie *f*
35468 **stercoraceous** / kotartig / stercoral
35469 **stereo-anesthesia** / Stereoanästhesie *f* (Unvermögen, tastend zu erkennen infolge Schädigung der Oberflächensensibilität) / stéréo-anesthésie *f*
35470 **stereo-auscultation** / Stereoauskultation *f* (mit 2 Phonendoskopen) / stéréo-auscultation *f*
35471 **stereobinocle** / Stereobinokel *n* (stereoröntg.) / stéréobinocle *m*
35472 **stereocampimeter** / Stereokampimeter *n* (ophth.) / stéréocampimètre *m*
35473 **ster(eochem)ic(al)** / ster(eochem)isch (στερεός = körperlich [kubisch], räumlich [dreidimensional]) / stér(éochim)ique
35474 **stereochemistry** / Stereochemie *f* (räumliche Atomanordnungen in Molekülen erforschende) / stéréochimie *f*
35475 **stereocilia** / Stereozilien *n* (unbewegliche Flimmerhaare ohne Kinetosomen) / stéréocils *m*
35476 **stereocinefluoroscopy** / Fluoroskopie, stereoskopische *f* / stéréofluoroscopie *f*
35477 **stereo-encephalotome** / Stereoenzephalotom *n* (hirnchir. Apparat) / stéréo-encéphalotome *m*
35478 **stereognosis** / Raumerkennung *f* / stéréocognosie *f*
35479 **stereo-isomer** / stereoisomer (sind quantitativ gleich zusammengesetzte, aber verschieden [nichtspiegelbildlich] konfigurierte chem. Verbindungen) / stéréoisomère
35480 **stereometry** / Raumgeometrie *f* / stéréométrie *f*
35481 **stereo-ophthalmoscope** / Stereophthalmoskop *n* / stéré(o-)ophtalmoscope *m*
35482 **stereophony** / Stereophonie *f* (Raumaustönung) / stéréophonie *f*
35483 **stereophotography** / Stereophotographie *f* (Raumablichtung) / stéréophotographie *f*
35484 **stereoplasm** / Stereoplasma *n* (die soliden Protoplasmaportionen) / stéréoplasme *m*
35485 **stereoptic** / stereoptisch (stereoskopisches Sehen betreffend) / stéréoptique
35486 **stereoscan** / Stereoscan *n* (nach dem Scanningprinzip arbeitendes Mikroskop mit 3 [einen das Objekt abtastenden Elektronenstrahl erzeugenden] Linsen) / stéréoscan *m*
35487 **stereoscope** / Stereoskop *n* (binokuläres Gerät zur räumlichen Betrachtung monokulär abgelichteter Bildflächen) / stéréoscope *m*
35488 **stereoscopical** / stereoskopisch (räumlich betrachtbar) / stéréoscopique

35489 **stereoskiagraphy** / Stereoröntgenographie *f* / stéréoradiographie *f*
35490 **stereotactic** / stereotaktisch (ist Eingriff in Bewegung mit Unbewegtem) / stéréotactique
35491 **stereotaxis** / Stereotaxis *f* (στερεός = starr: Bewegung eines Organismus durch Kontakt mit starrer Oberfläche) / stéréotaxie *f*
35492 **stereotypies** / Stereotypien *f* (στερεός = beharrlich) / stéréotypies *f*
35492a **stereotyping** / Vermassung *f* (Verlust des «Selbstwerterlebens» durch «Planungsanteilverlust» infolge «Werkspaltung» [SCHEIDT]) / stéréotypisation *f*
35493 **stereotypy of attitude** / Haltungsstereotypie *f* / stéréotypie d'attitude *f*
35494 **stereotypy, motor** / Bewegungsstereotypie *f* (bei katatoner Schizophrenie) / stéréotypie motrice *f*
35496 **sterigma** / Sterigma *n* (στηρίζω = stützen: Sporenstielchen) / stérigma *m*
35497 **sterile** / steril (1. keimfrei, 2. unfruchtbar) / stérile
35498 **sterility** / Sterilität *f* (Keimfreiheit auch i.S.v. Unfruchtbarkeit) / stérilité *f*
35499 **sterility, female** / Sterilität, weibliche *f* (ovarielle, tubare, uterine, vaginale, nervöse Ursachen) / stérilité féminine *f*
35500 **sterility, male** / Sterilität, männliche *f* (Azoospermie, Oligospermie, Impotenz) / stérilité masculine *f*
35501 **sterilization** / Sterilisation *f* (1. Entkeimung, 2. Unfruchtbarmachung) / stérilisation *f*
35502 **sterilization, electronic** / Elektronensterilisation *f* (Kaltsterilisation auch verpackter Gegenstände mit schnell bewegten Elektronen) / stérilisation électronique *f*
35503 **sterilization, eugenic** / Sterilisation, erbhygienische *f* (Unfruchtbarmachung erbkranker Väter od. Mütter im Interesse der Kinder und Kindeskinder) / stérilisation eugénique *f*
35504 **sterilization, forensic** / Sterilisation, forensische *f* (Unfruchtbarmachung [männl.] Triebverbrecher im Allgemeininteresse) / stérilisation légale *f*
35505 **sterilization, mechanical, physical, chemical, fractional** / Sterilisation, mechanische, physikalische, chemische, fraktionierte *f* (mit Filter, mit Hitze, mit Desinfektionslösung, TYNDALL') / stérilisation mécanique, physique, chimique, fractionnée *f*
35506 **sterilization, rotatory** / Rotationssterilisation *f* (Randpartien schonende Konservensterilisation) / stérilisation rotatoire *f*
35507 **sterilization, temporary** / Unfruchtbarmachung, temporäre *f* (durch Rö-Strahlen) / stérilisation temporaire *f*
35508 **sterilization, therapeutic** / Sterilisation, therapeutische *f* (Unfruchtbarmachung einer Malipara im eignen Interesse) / stérilisation thérapeutique *f*
35509 **sterilization by x-rays** / Röntgensterilisation *f* / stérilisation par des rayons X *f*
35510 **sterilize (sterilized, sterilizing)** / sterilisieren (sterilisiert, sterilisierend) / stériliser (stérilisé, stérilisant)
35511 **sterilizer, hot air** / Heißluftsterilisator *m* / stérilisateur d'air chaud *m*
35512 **sternal** / brustbeinbezüglich / sternal
35513 **sternalgia** / Brustbeinschmerzen *m* / sternodynie *f*
35514 **sternoclavicular, -scapular** / brustbeinschlüsselbeinbezüglich, -schulterblattbezüglich / sternoclaviculaire, -scapulaire
35515 **sternocostal, -tracheal, -vertebral** / brustbein-rippen-, -luftröhre-, -wirbelsäulebezüglich / sternocostal, -trachéal, -vertébral
35516 **sternohyoid, -mastoid, -thyroid** / brustbeinzungebein-, -warzenfortsatzbein-, -schildknorpelbezüglich / sternohyoïdien, -mastoïdien, -thyroïdien
35517 **sternopagia** / Sternopagus *m* (an Brustbein zusammengewachsene Doppelmißbildung) / sternopage *m*
35518 **sternoschisis, -tomy** / Brustbeinspalte, -spaltung *f* / sternoschisis, -tomie *f*
35519 **sternum** (breast bone) / Sternum (στέρνον = Brustbein) / sternum
35520 **sternutation** / Sternutatio *f* (Niesen *n*) / éternuement *m*
35521 **steroids** / Steroide *n* (BUTENANDT: sterinähnliche Körper, z. B. Corticosteroide, Geschlechtshormone, Vitamin D) / stéroïdes *m*
35522 **steroids, adrenal cortical** / Adrenocorticosteroide *n* (NNR-Hormone, Steroidhormone mit Wirkung auf den Stoffwechsel) / adrénocorticostéroïdes *f*
35523 **steroids, anabolic** / Steroide, anabol(isch)e *n* (antikatabol[isch] wirkende Steroide mit androgener Begleitwirkung) / stéroïdes anaboliques *m*
35524 **steroids, catabolic** / Steroide, katabol(isch)e *n* (Corticosteroide) / stéroïdes cataboliques *m*
35525 **steroiduria, excessive** / Steroidharnausscheidung, abnorme *f* (Indikator für Brustkrebs [BILBROOK-HAYWARD]) / stéroïdurie anormale *f*
35526 **sterols** / Sterine *n* (von Steran [Cholestan] abgeleitete N-freie, polyzyklische Alkohole: Myko-, Phyto- [z. B. Ergosterin], Zoosterine [z. B. Cholesterin]) / stérols *m*
35527 **stertor, stridor** / Atmen, röchelndes, pfeifendes *n* / respiration stertoreuse, striduleuse *f*
35528 **stertorous** / stertorös (röchelnd) / stertoreux
35529 **stethoscope** / Stethoskop *n* (στῆθος = Brust: LAENNEC' Hörrohr, 1819) / stéthoscope *m*
35530 **STEVENS-JOHNSON syndrome** / STEVENS-JOHNSON' Syndrom (Hochfieberhafte Haut-Schleimhautentzündung) / érythème polymorphe majeur
35531 **STEWART-TREVES syndrome** / STEWART-TREVES' Syndrom (Lymphangiosarkom mit elephantiasischer Lymphstauung nach Mammaamputation) / angiosarcome sur œdème lymphangitique après mammectomie

35532 **sthenia** / Kraft *f* / sthénie *f*
35533 **sthenic** / sthenisch (σθενόω = kräftigen) / sthénique
35534 **sthenometer** / Kraftmesser *m* / sthénomètre *m*
35535 **stenothorax** / Engbrüstigkeit *f* / sténothorax *m*
35536 **Sticta** / Lungenflechte (Wirkstoffe: Stictin-, Norstictin-, Gyrophorsäure, d-Arabit) / Lobaria pulmonaria (Stictaceae)
35537 **stiff, absolute pupil** / Pupillenstarre, absolute *f* (fehlende Licht- und Konvergenzreaktion) / rigidité pupillaire absolue *f*
35538 **stiff, amaurotic pupil** / Pupillenstarre, amaurotische *f* (bei doppelseitiger Erblindung fehlende Licht-, erhaltene Konvergenzreaktion; bei einseitiger: Konvergenz am gesunden, Konsens am kranken Auge normal, fehlende Konvergenz am kranken, fehlender Konsens am gesunden Auge) / rigidité pupillaire amaurotique *f*
35539 **stiff, hemianoptic pupil** / Pupillenstarre, hemianopische *f* (Pupillenreaktion bei Hemianopsie) / réaction pupillaire hémianopsique *f*
35540 **stiff, pupil** / Pupillenstarre *f* / rigidité pupillaire *f*
35541 **stiff, reflex pupil** / Pupillenstarre, reflektorische *f* (fehlende Licht-, erhaltene Konvergenzreaktion) / rigidité pupillaire réflexe *f*
35542 **stiff-man syndrome** / Stiff-man-Syndrom (Fortschreitende irreversible Versteifung der Muskulatur) / syndrome de l'homme raide
35543 **stiff(ness)** / Steif(heit *f*) / roide (raideur *f*)
35544 **stigma** / Stigma *n* (στίγμα = Stich: Kennzeichen) stigmate *m*
35545 **stigma, costal** / Kostalstigma *n* (bei Asthenie) / stigmate costal *m*
35546 **stigma, enteroptotic** / Stigma enteroptoticum (bei Enteroptose) / stigmate entéroptosique *m*
35547 **stigma of the follicle** / Stigma folliculi (am sprungreifen Follikel infolge Innendrucks) / stigmate du follicule *m*
35548 **stigmata, hereditary** / Entartungszeichen *n* / stigmates héréditaires *m*
35549 **stigmata, hysteric** / Stigmata hysterica / stigmates hystériques *m*
35550 **stigmata, vegetative** / Stigmata, vegetative *n* (vegetative Innervationsstörungen [v. BERGMANN]) / stigmates végétatifs *m*
35551 **stigmatization** / Stigmatisation *f* (religiöse Kennzeichnung) / stigmatisation *f*
35552 **still** / (Blut) stillen / arrêter (le sang)
35553 **STILL's syndrome** / STILL' Syndrom (Kindliche Polyarthritis mit starker Allgemeinreaktion) / maladie de CHAUFFARD-STILL
35554 **STILLER's syndrome** / STILLER' Syndrom (Morbus asthenicus) / syndrome de STILLER
35556 **still(ness)** / Still(e *f*) / calme (*m*)
35557 **stimulant** / Stimulans (Reizmittel) *n* / stimulant *m*
35558 **stimulant, cardiac, bronchial** / Herz-, Atmungsstimulans *n* / stimulant cardiaque, respiratoire *m*
35559 **stimulant, cutaneous, vascular** / Haut-, Gefäßstimulans *n* / stimulant cutané, vasculaire *m*
35560 **stimulant, gastric, intestinal** / Magen-, Darmstimulans *n* / stimulant stomachique, intestinal *m*
35561 **stimulant, general, topical** / Stimulans, allgemeines, spezifisches *n* / stimulant général, local *m*
35562 **stimulant, hepatic, renal** / Leber-, Nierenstimulans *n* / stimulant hépatique, rénal *m*
35563 **stimulant, spinal** / Stimulans, vegetatives *n* / stimulant nerveux *m*
35564 **stimulate (stimulated, stimulating)** / stimulieren (gereizt, reizend) / stimuler (stimulé, stimulant)
35565 **stimulation** / Stimulation (Reizung) *f* / stimulation *f*
35566 **stimulation absence** / Reizmangel *m* (ebenso schädlich wie -überfluß) / stimulation, absence de *f*
35567 **stimulation, areal, punctual** / Stimulation, zonale, punktuelle *f* / stimulation zonale, ponctuelle *f*
35568 **stimulation, decomposition of** / Reizabbau *m* / stimulation, décomposition de *f*
35569 **stimulation, nonspecific, paradoxical** / Stimulation, unspezifische, paradoxe *f* / stimulation, non-spécifique, paradoxale *f*
35570 **stimulation, photic** / Stimulation, photische *f* (diagnostische Epilepsiebilderprovokation im EEG) / stimulation photique *f*
35571 **stimulation, superfluity of** / Stimulationsüberfluß *m* / stimulation, superfluité de *f*
35572 **stimulation, vagal** / Vagusstimulation *f* (durch Karotisdruck, Ganglionblockade, β-Rezeptorenblocker, Gleichstromdefibrillation, Kurznarkose) / stimulation du vague *f*
35573 **stimulator** / Stimulator (Reizfaktor) *m* / stimulateur *m*
35574 **stimulator, long-acting thyroid (LATS)** / Schilddrüsendauerstimulator *m* (im Serum von Hyperthyreotikern gefundene, THS-verschiedene, schilddrüsenaktive Eiweißgruppe, elektrophoretisch ~ γ-Globulinfraktion) / stimulateur thyroïde long actif *m*
35575 **stimulus** / Stimulus (Reiz) *m* / stimulus *m*
35576 **stimulus, chemical, mechanical** / Stimulus, chemischer, mechanischer *m* / stimulus chimique, mécanique *m*
35577 **stimulus, electric, thermal** / Stimulus, elektrischer, thermischer *m* / stimulus électrique, thermique *m*
35578 **stimulus, heterologous, homologous** / Stimulus, inadäquater, adäquater *m* / stimulus hétérologue, homologue *m*
35579 **stimulus, heterotopic, nomotopic** / Stimulus, heterotoper, nomotoper *m* (der Herzkontraktion) / stimulus hétérotopique, nomotopique *m*
35580 **stimulus, liminal (sub-, supra-)** / Schwellenreiz (Unter-, Über-) *m* / stimulus liminaire (sub-, supra-) *m*
35581 **stimulus, value of** / Reizwert *m* (-stärke *f*) / stimulus, valeur de *f*

35582 **«stippled epiphyses»** / CONRADI-HÜNERMANN' Syndrom (Angeborene Chondrodysplasie mit metaepiphysären Calcifizierungsstörungen) / chondrodystrophie pointillée
35583 **stippling, basophilic** / Tüpflung, basophile *f* (path. Erythrozytengranulation) / pointillage basophile *m*
35584 **stipulation** / Stipulierung *f* (rechtswirksame mündliche Vereinbarung) / stipulation *f*
35585 **stirrup fixation** / Stapesfixation *f* (bei Otosklerose) / étrier, fixation de l' *f*
35586 **stitch** / nähen / suturer
35587 **stochastics** / Stochastik *f* (στοχάζομαι = erwarten: Wahrscheinlichkeitsstatistik) / stochastique *f*
35588 **stocking, elastic** / Gummistrumpf *m* / bas en caoutchouc *m*
35589 **stoichiometrical** / stöchiometrisch (sind den chem. Grundstoffmaßen entsprechende Verhältnisse, bei denen Elemente od. Radikale in Prozentsätzen vorkommen, die den Äquivalent- bzw. Atomgewichten entsprechen) / stoïchiométrique
35590 **stoichiometry** / Stöchiometrie *f* (στοιχεῖον = Grundstoff: chem. Grundstoffmessung bzw. Grundstoffmaßlehre) / stoïchiométrie *f*
35591 **stoicism** / Stoizismus *m* (Ataraxie) / stoïcisme *m*
35592 **STOKVIS-TALMA syndrome** / STOKVIS-TALMA' Syndrom (Autotoxische Methämoglobinämie) / cyanose autotoxique
35593 **stolid(ity)** / Stur(heit *f*) / sot(tise *f*)
35594 **stolon** / Stolon *n* (Pilzhyphenausläufer) / stolon *m*
35595 **stomach** / Gaster (Ventriculus = Magen) / estomac
35596 **stomach, bilocular (hourglass)** / Sanduhrmagen *m* / estomac en sablier (biloculaire) *m*
35597 **stomach bubble** / Magenblase *f* (röntg.) / poche à air gastrique *f*
35598 **stomach, cascade** / Kaskadenmagen *m* (röntg.) / estomac en cascade *m*
35599 **stomach, dilated** / Stauungsmagen *m* / estomac dilaté *m*
35600 **stomach, dropped** / Senkmagen *m* / estomac ptosique *m*
35601 **stomach, hypertonic, normotonic** / Magen, hypertonischer, normotonischer *m* (Stierhornform, Angelhakenform) / estomac hypertonique, normotonique *m*
35602 **stomach, intestinal substitute** / Dünndarmersatzmagen *m* (zur Erhaltung der Ösophagus-Duodenalpassage nach Magenresektion [LONGMIRE]) / estomac remplaçant intestinal *m*
35603 **stomach, pseudo-hourglass** / Pseudosanduhrmagen *m* (Vortäuschung durch Muskelkontraktion) / estomac pseudobiloculaire *m*
35604 **stomachalgia** / Magenschmerzen *m* / stomachodynie *f*
35605 **stomachic, stomatic** / magen-, mundbezüglich / stomachique, stomatique
35606 **stomata** / Stomata *n* (στόματα = Öffnungen: Spalten zwischen Endothelzellen für Lymphdurchtritt) / stomata *m*
35607 **stomatalgia** / Mundschmerzen *m* / stomatodynie *f*
35608 **stomatitis** / Mundentzündung *f* / stomatite *f*
35609 **stomatitis, aphthous** / Aphthenstomatitis *f* (durch Soorpilz) / stomatite oïdique *f*
35610 **stomatitis, arsenical, mercurial** / Arsen-, Quecksilberstomatitis *f* / stomatite arsenicale, mercurielle *f*
35611 **stomatitis, gangrenous** / Mundgangrän *f* / stomatite gangreneuse *f*
35612 **stomatitis, gonococcal, syphilitic** / Tripper-, Luesstomatitis *f* / stomatite gonococcique, luétique *f*
35613 **stomatitis, herpetic** / Stomatitis herpetica (auch bei Pferden) / stomatite herpétique *f*
35614 **stomatitis, infectious, traumatic** / Stomatitis infectiosa, traumatica (der Mundschleimhaut, auch durch Zahnprothesen) / stomatite infectieuse, traumatique *f*
35615 **stomatitis, medicamentous, unspecific** / Mundentzündung, medikamentöse, unspezifische *f* / stomatite médicamenteuse, non-spécifique *f*
35616 **stomatitis, membranaceous, ulcerative** / Stomatitis, membranöse, ulzeröse *f* / stomatite membraneuse, ulcéreuse *f*
35617 **stomatitis, necrotizing** / Mundfäule *f* / stomatite nécro(ti)sante *f*
35618 **stomatitis, nicotinic, scorbutic** / Stomatitis nicotina, scorbutica (bei Tabakmißbrauch, bei Vitamin-C-Mangel) / stomatite nicotinique, scorbutique *f*
35619 **stomatitis, simple** / Mundkatarrh *m* / stomatite catarrhale *f*
35620 **stomatitis, ulcerous** / Stomakaze *f* (κακός = schlecht: tiefgreifende Geschwüre) / stomatite ulcéromembraneuse *f*
35621 **stomatogastric** / mund-magenbezüglich / stomatogastrique
35622 **stomatology** / Stomatologie *f* (Mundheilkunde) / stomatologie *f*
35624 **stomatomycosis** / Soor *m* (Mundschleimhauterkrankung durch Candidaarten) / stomatomycose *f*
35625 **stomatopathy** / Munderkrankung *f* / stomatose *f*
35626 **stomatophylaxis, -schisis** / Mundvorsorge, -spalte *f* / stomatophylaxie, -schisis *f*
35627 **stomatoplasty, -rrhagia** / Mundhöhlenplastik, -blutung *f* / stomatoplastie, -rragie *f*
35628 **stomatoscope (stomatoscopy)** / Mundspiegel(ung *f*) *m* / stomatoscop(i)e *m* (*f*)
35629 **stomion (sto)** / Stomion *n* (Schnittpunkt der Mediansagittalebene mit der geschlossenen Mundspalte) / stomion *m*
35630 **Stomoxys** / Stallfliege *f* (Stechfliege, Gatt. Brachycera) / stomoxys *m*
35631 **stone** / Lapis (Stein, Stift) *m* / pierre *f*
35632 **stone, caustic** / Lapis causticus (Ätzkali) / pierre caustique *f*
35633 **stone, infernal** / Lapis infernalis (Höllenstein) / pierre infernale *f*

35634 **stone, mitigated** / Lapis mitigatus (Höllenstein + Salpeter) / pierre mitigée *f*
35635 **stone, ophthalmic** / Lapis divinus (Kupfersulfat + Alaun [+ Salpeter]) / pierre ophtalmique *f*
35636 **stool** / Hocker *m* / escabeau *m*
35637 **stool amount** / Stuhlmenge *f* / selle, montant de *m*
35638 **stool, bloody** / Sedes cruentae (sedes = Sitz) / selle sanguine *f*
35639 **stool, caddy** / Gelbfieberstuhl *m* / selle en marc de café *f*
35640 **stool, call to** / Stuhldrang *m* / épreinte *f*
35641 **stool character** / Stuhlbeschaffenheit *f* / selle, consistance de la *f*
35642 **stools, clay-coloured** / Stühle, lehmfarbige *m* / selles décolorées *f*
35643 **stool colour** / Stuhlfarbe *f* / selle, couleur de *f*
35644 **stools, farinaceous** / Mehlstühle *m* / selles riches en hydrate de carbone *f*
35645 **stools, fatty (soapy)** / Fett(seifen)stühle *m* / selles graisseuses (savonneuses) *f*
35646 **stools, formed** / Stühle, geformte *m* / selles moulées *f*
35647 **stool, grayish** / Stuhl, weißlicher *m* / selle grisâtre *f*
35648 **stool, inanition; (starvation feces)** / Hungerstuhl *m* (der Säuglinge) / selle d'inanition *f*
35649 **stool, lead-pencil** / Bleistiftstuhl *m* / selle filiforme *f*
35650 **stools, mucogranulous** / Stühle, schleimigkrümlige *m* / selles mal liées *f*
35651 **stools, oily** / Ölstühle *m* (bei Pankreassekretionsstörung) / selles huileuses *f*
35652 **stools, pea-soup** / Erbsensuppenstühle *m* / selles en purée de pois *f*
35653 **stools in pellets like sheep feces** / Stühle, schafkotartige *m* / selles en crottes de brebis *f*
35654 **stools, ribbon** / Stühle, bandförmige *m* / selles rubanées *f*
35655 **stools, rice-water** / Reiswasserstühle *m* / selles riziformes *f*
35656 **stool, spinach** / Stuhl, grünlicher *m* / selle bilieuse *f*
35657 **stool, spumy** / Stuhl, schaumiger *m* / selle écumeuse *f*
35658 **stools, tarlike** / Teerstühle *m* / selles foncées (noires) *f*
35659 **stools, viscous** / Stühle, dickflüssige *m* / selles pâteuses *f*
35660 **stop (stopped, stopping)** / stoppen (angehalten, füllend) / stopper (stoppé, stoppant)
35661 **stoppage** / Stoppung *f* / stoppage *m*
35662 **stopper** / Stöpsel *m* / stoppeur *m*
35663 **storage** / (Auf)speicherung *f* / stockage *m*
35664 **storage of thrombocytes** / Thrombozytenspeicherung *f* (aus Knochenmark ausgeschütteter in Milz ~ 45%, bei Splenomegalie ~ 90%) / stockage de thrombocytes *m*
35665 **store** / aufspeichern / emmagasiner
35666 **strabism** / Strabismus *m* (στραβίζω = schielen) / strabisme *m*
35667 **strabism, accommodative, latent, manifest** / Schielen, akkommodatives, latentes, manifestes *f* / strabisme accommodatif, dynamique, manifeste *m*
35668 **strabism, alternant** / Strabismus alternans (re. und li. Auge schielen abwechselnd) / strabisme alternant *m*
35669 **strabism, binocular, monocular** / Strabismus bilateralis, unilateralis / strabisme bilatéral, unilatéral *m*
35670 **strabism, concomitant** / Strabismus concomitans (Begleitschielen: schielendes begleitet nichtschielendes Auge nach allen Richtungen) / strabisme concomitant *m*
35671 **strabism, constant, periodic** / Schielen, dauerndes, zeitweises *n* / strabisme constant, périodique *m*
35672 **strabism, convergent, divergent** / Strabismus convergens, divergens (Einwärts-, Auswärtsschielen *n*) / strabisme convergent, divergent *m*
35673 **strabism, downward, upward** / Strabismus deorsum, sursum vergens (Abwärtsschielen, Aufwärtsschielen *n*) / strabisme vers le bas, vers le haut *m*
35674 **strabism, paralytic, vertical** / Lähmungsschielen, Höhenschielen *n* / strabisme paralytique, vertical *m*
35675 **strabometer** / Strabometer *n* (Schielwinkelmesser) / strabomètre *m*
35676 **strabotomy** / Strabotomie *f* (Schielop.) / strabotomie *f*
35677 **STRACHAN-SCOTT syndrome** / STRACHAN-SCOTT' Syndrom (Nutritive Polyneuritisform bei liberianischen Eingeborenen) / syndrome de STRACHAN-SCOTT
35678 **straight(en)** / gerade(richten) / droit (, [re]dresser à); (dégauchir)
35679 **straight-jacket** / Zwangsjacke *f* / force, camisole de *f*
35680 **strain (strained, straining)** / (Über)-anstrengung *f* (angespannt, anstrengend) / (sur)tension *f* (tendu, fatigant)
35681 **strain, mental** / Überanstrengung, geistige *f* / surmenage intellectuel *m*
35682 **strain, muscle** / Muskel(über)anstrengung *f* / (sur)tension du muscle *f*
35683 **strain oneself (one's heart)** / übernehmen, sich; (sein Herz überfordern) / surmener, se; (forcer son cœur)
35684 **strain, shoulder** / Schulterlahmheit *f* (vet.) / écart d'épaule *m*
35685 **strain(er)** / durchpressen (Seiher *m*) / faire passer (au filtre *m*)
35686 **strait** / Eng(e *f*) / (d)étroit *m*
35687 **Stramonium** / Stechapfel (Wirkstoffe: Hyoscyamin, Scopol[am]in) / Datura Stramonium (Solanaceae)
35688 **strangulate** / strangulieren (strangulare = erdrosseln) / stranguler
35689 **strangulation** / Zusammenschnürung *f* / étranglement *m*
35690 **strangulation mark** / Strangulationsmarke *f* / strangulation, marque de *f*
35691 **stranguria** / Harnzwang *f* / ténesme vésical *m*

35692 **STRANSKY-REGALA syndrome** / STRANSKY-REGALA' Syndrom (Besondrer Typ einer angeborenen familiären hämolytischen Anämie) / syndrome de STRANSKY-REGALA
35693 **stratal** / schichtig / couches, en
35694 **stratification** / Schichtung *f* / stratification *f*
35695 **stratiform** / schichtförmig / stratiforme
35696 **stratify (stratified, stratifying)** / schichten (geschichtet, schichtend) / stratifier (stratifié, stratifiant)
35697 **stratigraphy** / Stratigraphie *f* (Rö-Schichtverfahren) / stratigraphie *f*
35698 **stratosphere** / Stratosphäre *f* (mittlere Schicht der Erdatmosphäre [bis 80 km] mit steigender und wieder fallender Temperatur [von +50 °C bis –70 °C]) / stratosphère *f*
35699 **stratum (layer)** / Stratum (Ausgebreitetes, Liegendes, Lage, Schicht *f*) / couche *f*
35700 **stratum (of the cerebellum), granular and molecular** / Stratum granulosum et moleculare (cerebelli) (Körnerzellen- und Molekularschicht) / couche granuleuse et moléculaire (du cervelet)
35701 **stratum of the ciliary corpus, of the iris, of the retina, pigmentary** / Stratum pigmenti corporis ciliaris, iridis, retinae (Pigmentschichten des Auges) / couche pigmentaire du corps ciliaire, de l'iris, de la rétine
35702 **stratum of the retina with ganglionic stratum of the optic nerve and of the retina and with neuro-epithelial stratum, cerebral** / Stratum cerebrale (retinae): Stratum ganglionare n. optici et retinae, Stratum neuroepitheliale (Nervenzellenschicht [Nervenknoten- und Sinneszellengewebe] der Netzhaut) / couche cérébrale de la rétine avec couche ganglionnaire du nerf optique et de la rétine et avec couche neuro-épithéliale
35703 **stratum of the superior colliculus, gray** / Stratum griseum colliculi superioris (graue Markschicht zwischen Oberfläche und Kern des oberen Vierhügels) / couche grise du colliculus supérieur
35704 **stratum, zonal** / Stratum zonale (weiße Markschicht der hinteren Thalamusoberfläche) / couche zonale
35705 **streaks, adolescent** / Striae adolescentium (bei schnellem Wachstum) / stries des adolescents *f*
35706 **streaks, angioid** / Netzhautstreifen, angioide *m* (KNAPP) / stries angioïdes *f*
35707 **streaks, atrophic** / Striae cutis distensae (Hautdehnungsstreifen) / stries atrophiques *f*
35708 **streaks, infectious** / Striae infectiosae (z. B. nach Typhus) / stries infectieuses *f*
35709 **streaks, obesity** / Striae obesitatis (bei Fettsucht) / stries d'obésité *f*
35710 **streak, primitive (germinal)** / Primitivstreifen *m* (embr.) / ligne primitive *f*
35711 **streaked (streaky)** / gestreift (streifig) / strié (rayé)
35712 **stream** / Strömung (Flut) *f* / flux *m*
35713 **strength, compressive, tensile, ultimate** / Druck-, Zug-, Bruchfestigkeit *f* / résistance aux pressions, à la traction, à la rupture *f*
35714 **strength, normal** / Normalstärke *f* (pharm.) / force normale *f*
35715 **strength, physical** / Körperkraft *f* / force physique *f*
35716 **strength(en)** / Stärke(n) *f* / forces *f* (, prendre des)
35718 **Streptobacillus** / Streptobacillus (Baktgatt. der Bacteroidaceae) / streptobacille *m*
35719 **Streptococcus** / Streptococcus (Baktgatt. der Lactobacillaceae) / streptocoque *m*
35720 **streptococcus, agalactic** / Streptococcus mastitidis (Pyogenesgruppe: Mastitiserreger) / streptocoque agalactique *m*
35721 **streptococci, agglutination of MG-** / Streptokokkenagglutination, MG- *f* (anhämolytischer [aus tödlichen Fällen isolierter] mit lebenden bei Viruspneumonie) / streptocoques MG, agglutination de *f*
35721a **streptococci, agglutination of O-, L-** / Streptokokkenagglutination, O-, L- *f* (hämolysierender mit gekochten, mit lebenden bei Gelenkrheumatismus) / streptocoques O, L, agglutination de *f*
35722 **streptococcus, anaerobic, fetid, putrid** / Streptococcus anaerobius, foetidus, putridus (H_2S-pos.) / streptocoque anaérobie, fœtide, putride *m*
35723 **streptococcus, betahemolytic** / Streptococcus betahaemolyticus (kompliziert banale Infekte) / streptocoque bêtahémolytique *m*
35724 **streptococcus, bovine** / Streptococcus bovis (Viridansgruppe) / streptocoque bovin *m*
35725 **streptococcus, fecal** / Streptococcus faecium (Enterokokkengruppe: bei Cholecystitis, Cystopyelitis, Endocarditis, Peritonitis pathogener norm. Darmsaprophyt) / streptocoque ovale *m*
35726 **streptococcus, glycerinaceous, liquefacient, zymogenic** / Streptococcus glycerinaceus, liquefaciens, zymogenes (Enterokokkengruppe) / streptocoque glycérinacé, liquéfiant, zymogène *m*
35727 **streptococcus, human C-** / Streptococcus equisimilis (Pyogenesgruppe) / streptocoque humain C *m*
35728 **streptococcus, intermediate, little** / Streptococcus intermedius, parvulus (H_2S-neg.) / streptocoque intermédiaire, petit *m*
35729 **streptococcus, lactic** / Streptococcus acidi lactici / streptocoque lactique *m*
35730 **streptococcus, MG-** / Streptococcus MG (Viridansgruppe: Viruspneumonie) / streptocoque MG *m*
35731 **streptococcus, mild** / Streptococcus mitis (Viridansgruppe: Endocarditis lenta) / streptocoque doux *m*
35732 **streptococcus, mucous** / Streptococcus mucosus (Pyogenesgruppe) / streptocoque muqueux *m*
35734 **streptococcus, pyogenic** / Streptococcus pyogenes haemolyticus (Erysipel-, Scharlach-, Kindbettfiebererreger) / streptocoque long *m*
35735 **streptococcus, salivary** / Streptococcus salivarius (Viridansgruppe: Mundhöhlensaprophyt) / streptocoque salivaire *m*

35736 **streptococcus, thermophilic** / Streptococcus thermophilus (Viridansgruppe) / streptocoque thermophile *m*
35737 **streptococcus, zoo-epidemic** / Streptococcus pyogenes animalis / streptocoque zo(o-)épidémique *m*
35738 **streptodermiae** / Streptodermien *f* (Pyodermien durch Streptokokken) / streptodermies *f*
35739 **streptokinase** / Streptokinase *f* (in hohen Dosen thrombolytisch wirkendes Streptokokkenferment) / streptokinase *f*
35740 **streptolysin** / Streptokokkenhämolysin *n* / streptolysine *f*
35741 **streptolysin, O-, S-** / Streptolysin O, S *n* (führt zur Bildung von spezif., unspezif. AK) / streptolysine O, S *f*
35742 **Streptomyces** / Streptomyces (Baktgatt. der Streptomycetaceae) / streptomycète *m*
35743 **streptomyces, antibiotic, aureofacient** / Streptomyces antibioticus, aureofaciens (Actinomycin, Aureomycin) / streptomycète antibiotique, auréofiant *m*
35744 **streptomyces, gray, red** / Streptomyces griseus, erythreus (Streptomycin, Erythromycin) / streptomycète gris, rouge *m*
35745 **Streptomyces pelletieri** / Nocardia madurae, pelletieri (nichtsäurefeste Erreger des Mycetoma pedis) / actinomycète de Madura *m*
35746 **streptomyces, rimous, Venezuela** / Streptomyces rimosus, venezuelae (Terramycin, Chloromycetin) / streptomycète rimeux, vénézuélien *m*
35747 **Streptomycetaceae** / Streptomycetaceae (3. Baktfam. der Actinomycetales) / streptomycétacées *f*
35748 **streptomycetes** / Streptomyzeten *m* (Actinomyces, Nocardia, Leptothrix, Cladothrix) / streptomycètes *m*
35749 **streptomycin, ototoxic** / Streptomycin, ototoxisches *n* (♂ Akustikusschädigung, ♀ Vestibularisschädigung) / streptomycine ototoxique *f*
35750 **streptomycosis, febrile oral** / Streptomycosis oralis febrilis (Mundschleimhautaffektion durch Streptokokken) / streptomycose orale fébrile *f*
35751 **streptotrichosis** / Streptotrichose *f* (durch Streptothrix [Nocardia] madurae) / streptotrichose *f*
35752 **stress, emotional** / Stress, emotioneller *m* (bes. Angst kann Koronarspasmus erzeugen) / stress émotif *m*
35753 **stress(or)** / Stress(or) *m* (unspezif. Reiz, z. B. Kälte, Emotion, Infekt, Droge usw.) / stress(eur) *m*
35754 **stretch (stretched, stretching)** / (über)dehnen (gestreckt, zerrend) / surtendre (surdistendu, surdistendant)
35755 **stretch syndrome** / Rekel-Syndrom (Tonische Streckinnervation der quergestreiften Muskulatur beim Gähnen) / syndrome d'allongement
35756 **stria (streak)** / Stria (Streif[en] *m*) / strie *f*
35757 **stria (of the callous corpus), lateral and medial longitudinal** / Stria longitudinalis lateralis et medialis (corporis callosi) (Längsstreifen des Balkens) / strie longitudinale latérale et médiale (du corps calleux)
35758 **striae of the fourth ventricle, medullary** / Striae medullares ventriculi quarti (Markstreifen des IV. Hirnventrikels) / stries médullaires du quatrième ventricule
35759 **stria, mallear** / Stria mallearis (hammerbedingter Streifen des Trommelfells) / strie malléaire
35760 **stria, olfactory** / Stria olfactoria (Streifen des Riechhirnstrangs) / strie olfactive
35761 **stria, terminal** / Stria terminalis (Thalamusstreifen) / strie terminale
35762 **stria of the thalamus, medullary** / Stria medullaris thalami (Markstreifen des Thalamus) / strie médullaire du thalamus
35763 **stria, vascular** / Stria vascularis (Endolymphe absondernder Streifen der Ohrschnecke) / strie vasculaire
35764 **striatal** / striatumbezüglich / corps strié, se rapportant au
35765 **striated, transversely** / quergestreift / strié, transversalement
35766 **striation, coarse, fine** / Streifenbildung, grobe, feine *f* (röntg.) / striation grosse, fine *f*
35768 **striation (of pregnants)** / Streifung *f* (der Schwangeren an Bauch und Hüften) / striation; (vergetures) *f*
35768a **striation, tabby cat** / Streifung, scheckige *f* (Zeichnung fettig degenerierten [Herz]muskelgewebes) / striation tigroïde *f*
35769 **striation, transverse** / Querstreifung *f* (z. B. des Muskelgewebes) / striation transversale *f*
35770 **strict** / strikt (streng) / strict
35771 **stricture** / Strictura *f* (stringere = schnüren: hochgradige Verengung) / stricture *f*
35772 **stricture, annular, bridle** / Ring-, Bandstriktur *f* / stricture annulaire, en bride *f*
35773 **stricture, cicatricial, false** / Narben-, Krampfstriktur *f* / stricture cicatricielle, fonctionnelle *f*
35774 **stricture, impermeable, irritable** / Striktur, undurchgängige, schmerzhafte *f* / stricture imperméable, irritable *f*
35775 **stricture, organic, spasmodic** / Striktur, dauernde, zeitweilige *f* / stricture permanente, temporaire *f*
35776 **strictured, structured** / strikturiert, strukturiert (verengt, gebaut) / stricturé, structuré
35777 **stricturotomy** / Strikturendurchtrennung *f* / stricturotomie *f*
35778 **strident** / gellend / strident
35779 **stridor, congenital, thymic** / Stridor congenitus, thymicus (im 1. Lebensjahr, bei vergrößerter Thymusdrüse) / stridor congénital, thymique *m*
35780 **stridulous** / stridulus (kreischend) / striduleux
35781 **string, navel** / Nabelschnur *f* (einziges nervenloses Organ) / cordon ombilical *m*
35782 **stringent** / stringent (zwingend) / stringent

35783 **striocellular** / striozellulär (Zellen der gestreiften Muskulatur betreffend) / striocellulaire
35784 **striocerebellar** / striozerebellär (Cerebellum und Corpus striatum betreffend) / striocérébellaire
35785 **striomuscular** / striomuskulär (gestreifte Muskulatur betreffend) / striomusculaire
35786 **stripping** / Abstreifung *f* (Entkleidung *f*) / déshabillement *m*
35787 **stroboscope** / Stroboskop *n* (Frequenzbestimmungsgerät für schwingende Systeme) / stroboscope *m*
35788 **stroma** / Stroma (στρῶμα = Teppich, Decke, [Binde]gewebe *n*) / stroma *m*
35789 **stroma of the iris** / Stroma iridis / stroma de l'iris
35790 **stroma of the ovary** / Stroma ovarii / stroma de l'ovaire
35791 **stroma of the thyroid gland** / Stroma gl. thyreoideae / stroma de la glande thyroïde
35792 **stroma, vitreous** / Stroma vitreum (Bindegewebezellen enthaltende Glaskörpergallerte) / stroma vitré
35793 **stromal** / stützgewebebezüglich / stroma, se rapportant au
35794 **Strongyloides** / Strongyloides (Gattung Nematoden: Spulwurmgruppe) / anguillule *f*
35795 **strongyloides, stercoral** / Rhabdonema intestinalis (Kotälchen: darmparasitäre parthenogenetische Generation von Strongyloides) / anguillule stercorale *f*
35796 **strongyloidiasis** / Strongyloidesbefall *m* / anguillulose *f*
35797 **strongyloplasma of man** / Molitor hominis / virus de molluscum contagieux *m*
35798 **strontium (Sr 38 87,63)** / Strontium (Strontium *n*) / strontium *m*
35799 **strontium bromide ($SrBr_2 \cdot 6H_2O$)** / Strontii bromidum (Strontiumbromid *n*) / strontium, bromure de *m*
35800 **strontium resorption** / Strontiumresorption *f* (durch Natriumalginat gehemmt) / strontium, résorption de *f*
35801 **strontium salicylate ($(OHC_6H_4COO)_2Sr$)** / Strontii salicylas (Strontiumsalicylat *n*) / strontium, salicylate de *m*
35802 **strophantin** / Strophantin *n* (i.v. schnell wirkendes «Digitaloid» und Hauptalkaloid aus Strophantus gratus [G], aus Semen strophanti [K]) / strophantine *f*
35803 **strophantinism** / Strophantinvergiftung *f* / strophantinisme *m*
35804 **strophulus** / Strophulus *m* (στρόφος = Flechte: kindliche Juckpöckchen ab 6. Mo.) / strophulus *m*
35805 **structural** / baubezüglich / structural
35806 **structure** / Structura *f* (= Bau *m*) / structure *f*
35807 **structure, atomic** / Atomstruktur *f* / structure atomique *f*
35808 **structure (of the body)** / Körperbau *m* (phys.) / conformation (du corps) *f*
35809 **structure, chromosomal** / Chromosomenstruktur *f* (aus 2 Chromosomenhälften [Univalenten] resp. 2 Halbchromosomen [Chromatiden] gebildetes Chromosomenbivalent [Chromosomenpaarling]) / structure chromosomique *f*
35810 **structures, information** / Informationsstrukturen *f* (zwischen Virus und Zelle) / structures d'information *f*
35812 **structure, ultra-** / Ultrastruktur *f* (Unterbau eines hochentwickelten Systems) / infrastructure *f*
35813 **structureless** / strukturlos / structure, sans
35814 **struma, adolescent** / Jugendlichenkropf *m* / goitre des adolescents *m*
35815 **struma of the neck of the bladder** / Struma colli vesicae (Prostataadenom) / strume du col de la vessie *f*
35816 **struma of the ovary** / Struma ovarii (Teratom aus Schilddrüsengewebe) / strume de l'ovaire *f*
35817 **struma, suprarenal** / Struma suprarenalis (Nebennierenadenom) / strume surrénale *f*
35818 **strumectomy** / Strumektomie *f* (Entfernung von Schilddrüsengewebe) / strumectomie *f*
35819 **strumiprivous** / Strumiprivus *m* (ohne Schilddrüse) / strumiprive *m*
35820 **strumitis** / Kropfentzündung *f* / strumite *f*
35821 **strumous (strumiform)** / kropf(förm)ig / strumeux (strumiforme)
35822 **(v.STRÜMPELL's disease)** / (v.STRÜMPELL' Krankheit) (Zerebrale Form der epidemischen Kinderlähmung) / (polio-encéphalite aiguë)
35823 **v.STRÜMPELL-LEICHTENSTERN encephalitis** / v.STRÜMPELL-LEICHTENSTERN' Encephalitis (Akute primäre hämorrhagische Encephalitis) / encéphalite de v.STRÜMPELL-LEICHTENSTERN
35824 **strychnine nitrate** / Strychninum nitricum (salpetersaures Salz des Alkaloids aus Nux vomica) / strychnine, nitrate de *m*
35825 **strychninism** / Brechnußvergiftung *f* / strychnisme *m*
35826 **study, branch of; (subject)** / Lehrfach *n* / discipline (matière d'enseignement) *f*
35827 **stump** / Stumpf *m* / moignon *m*
35828 **stump, dental** / Zahnstumpf *m* / chicot *m*
35829 **stupefacient (stupefaction)** / stumpfmachend (Verblüffung *f*) / stupéfiant (stupéfaction *f*)
35829a **stupendous** / stupend (erstaunlich) / surprenant
35830 **stupid(ity)** / stumpfsinnig (Stumpfsinn *m*) / stupide (stupidité *f*)
35831 **stupor** / Stupor *m* (völlige Stumpfheit) / stupeur *f*
35832 **stupor, emotive** / Emotionsstupor *m* (affektbedingter Stupor) / stupeur émotive *f*
35833 **stupor, maniacal** / Stupor, manischer *m* / stupeur maniaque *f*
35834 **stupor, wound** / Wundstupor *m* (Unempfindlichkeit durch Nervenlähmung) / stupeur de plaie *f*
35836 **stuttering, urinary** / Harnstottern *n* (plötzliche Unterbrechung) / bégaiement urinaire *m*
35837 **style** / Stylus *m* (στῦλος = Säule, Stift, Griffel) / stylet *m*

35838 **stylohyoid, -mastoid** / griffelfortsatz-zungenbeinbezüglich, -warzenfortsatzbeinbezüglich / stylohyoïdien, -mastoïdien
35839 **styloid** / griffelförmig / styloïde
35840 **styloiditis of the radius** / Styloiditis radii (Speichengriffelfortsatzentzündung) / styloïdite du radius *f*
35841 **stylomandibular, -maxillary** / griffelfortsatz-unter-, -oberkieferbezüglich / stylomandibulaire, -maxillaire
35842 **stypsis** / Stypsis *f* (στύψις = Zusammenziehung) stypsis *f*
35843 **styptic** / zusammenziehend(es Mittel: Stypticum *n*) / styptique (*m*)
35844 **sub** / sub (Vorsilbe für unter [örtlich, bildlich]) / sous, sub
35845 **subabdominal** / subventral (Unterbauchgegend betreffend) / sousabdominal
35846 **subacidity** / Subacidität *f* (Säuremangel im Magensaft) / subacidité *f*
35847 **subacromial, subaxillary** / subacromial, subaxillär (unter Schulterhöhe, Achselhöhle) / sousacromial, sousaxillaire
35848 **subacute, subchronic** / subakut, subchronisch (halbakut, halbchronisch) / subaigu, subchronique
35849 **subalimentation, chronic glucidic** / Kohlenhydratmangel-Syndrom, chronisches (Chronische Kohlenhydratunterernährung mit hormoneller Dysregulation) / syndrome de sousalimentation glucidique chronique
35850 **subaltern (subordination)** / untergeordnet (Unterordnung *f*) / subalterne (subordination *f*)
35851 **subanserine, subtarsal** / subanserin, subtarsal (unterhalb Pes anserinus, Tarsus) / sousansérine, soustarsien
35852 **subaqueous** / subaqual (unter Wasser) / sousaqueux
35853 **subarachnoidal** / subarachnoidal (zwischen Arachnoidea und Pia mater) / sousarachnoïdien
35854 **subarcuate, subjugal** / subarquat, subjugal (unter Bogengang, Jochbogen) / sousarqué, sousjugal
35855 **subatom** / Subatom *n* (Teilchenteilchen) / subatome *m*
35856 **subaural** / subaural (unter Ohr[muschel]) / sousauriculaire
35857 **subaxial, subcentral, subterminal** / subaxial, subzentral, subterminal (nahe Achse, Zentrum, Ende) / subaxial, subcentral, subterminal
35858 **subcallosal** / subkallös (unter Corpus callosum) / souscalleux
35859 **subcapital, subcranial** / subkapital, subkranial (unter Knochenkopf, Schädeldecke) / souscapital, souscrânien
35860 **subcapsular, submembranous** / subkapsulär, submembranös (unter Kapsel, Häutchen) / souscapsulaire, sousmembraneux
35861 **subcerebral (subcerebellar)** / subzerebral (subzerebellär) (unter [Klein]hirn) / souscérébral (souscérébelleux)
35862 **subchondral, subperiosteal** / subchondral, subperiostal (unter Knorpel, Periost) / souscartilagineux, souspériostéal
35863 **subchordal** / subchordal (unter Stimmritze) / souschordal
35864 **subchoroid, subretinal** / subchorioid, subretinal (unter Gefäßhaut, Netzhaut des Auges) / souschoroïdien, sousrétinien
35865 **subclavicular, subscapular** / subklavikulär, subskapulär (unterhalb Schlüsselbein, Schulterblatt) / sousclaviculaire, sousscapulaire
35866 **subclinical** / subklinisch (fast klinisch) / subclinique
35867 **subconjunctival, subocular (suborbital)** / subkonjunktival, subokulär (suborbital) (unter Bindehaut, Auge[nhöhle]) / sousconjonctival, sousoculaire (sousorbital)
35868 **subconjunctivitis** / Episcleritis periodica s. partialis fugax (rezidivierende) / ténonite antérieure *f*
35869 **subconscious(ness)** / Unterbewußt(sein *n*) / subconscient (subconscience *f*)
35870 **subcoracoid** / subkorakoid (unter Processus coracoideus) / souscoracoïdien
35871 **subcortical, submeningeal** / subkortikal, submeningeal (unter [Hirn]rinde, Hirnhaut) / souscortical, sousméningé
35872 **subcrepitant** / subkrepitant (leise knisternd) / subcrépitant
35873 **subculture** / Subkultur *f* (von Bakterien- od. Pilzkultur für weitere Passagen abgeimpfte Mikrobien) / subculture *f*
35874 **subcutaneous (subtegumental)** / subkutan / souscutané (sousdermique)
35876 **subcuticular** / subkutikulär (Subcutis betreffend) / souscuticulaire
35877 **subcutis** / Subcutis *f* (Unterhautzellgewebe) / tissu cellulaire souscutané *m*
35878 **subdeltoid, subpectoral** / subdeltoid, subpektoral (unter M. deltoideus, pectoralis) / sousdeltoïdien, souspectoral
35879 **subdental (subgingival)** / subdental (subgingival) (unter Zahn[fleisch]) / sousdentaire (sousgingival)
35880 **subdivide** / unterteilen / subdiviser
35881 **subdural** / subdural (zwischen Dura mater und Arachnoidea) / sousdural
35882 **subendocardium of the left ventricle** / Subendokard, linksventrikuläres *n* (reagiert besonders empfindlich auf verminderte O_2-Zufuhr im arteriellen Blut) / sousendocarde du ventricule gauche *m*
35883 **subendothelial, subepidermal, subepithelial** / subendothelial, subepidermal, subepithelial / sousendothélial, sousépidermique, sousépithélial
35884 **sub(epi)glottic** / sub(epi)glottisch (in Trachea) / sous(épi)glottique
35885 **suberous** / korkig / liégeux
35886 **subfamily, subgenus** / Unterart, zoologische, botanische *f* / sousfamille *f*, sousgenre *m*
35887 **subfebrile** / subfebril (bis 38 °C axillär) / subfébrile
35888 **subfrontal, subparietal** / subfrontal, subparietal (unter Lobus frontalis, parietalis) / sousfrontal, souspariétal
35889 **subgroups, Rh-** / Rh-Untergruppen *f* (C, D [häufigster, klassicher Rh-(Standard)faktor], E) / sousgroupes Rh *m*

35890 **subhepatic, subicteric** / subhepatisch, subikterisch (unter[halb] Leber, leicht gelb) / soushépatique, subictérique
35891 **subiculum of the promontory** / Subiculum promontorii (subicus = Unterlage) / subiculum du promontoire
35892 **subileus, subileum** / Subileus, Subileum *m* (leichter Ileus, unteres Ileum) / subiléus, sousiléon *m*
35893 **subincision** / Subinzision *f* (Anlegen einer Unterharnröhrenöffnung) / sousincision *f*
35894 **subinfection, subinflammation** / Subinfektion, Subinflammation *f* (leichte Infektion, Entzündung) / subinfection, subinflammation *f*
35895 **subinguinal, subungual** / subinguinal, subungual (unter Leistenbeuge, Nagel) / sousinguinal, sousunguéal
35896 **subintestinal** / subintestinal (unter Därmen) / sousintestinal
35897 **subinvolution (of the uterus)** / Zurückbildung, mangelhafte *f* (des Uterus im Wochenbett) / subinvolution (de l'utérus) *f*
35898 **subjacent** / (dar)unterliegend / subjacent (sousjacent)
35899 **subject** / Subjekt *n* (Satzgegenstand) / sujet *m*
35900 **subjection** / Ausrede *f* (subjektiver Widerstand, Unterwerfung, Abhängigkeit) / subjection *f*
35901 **subjectivation** / Subjektivierung *f* (Verpersönlichung, Entsachlichung) / subjectivation *f*
35902 **subjective, objective** / subjektiv, objektiv (unter-, entgegengeworfen) / subjectif, objectif
35903 **sublation (of cataract)** / Sublatio (cataractae) (Ablösung *f* [Hochschieben der Starlinse]) / sublation (de cataracte) *f*
35904 **sublethal** / subletal (fast tödlich) / subléthal
35905 **subleukemia** / Subleukämie *f* (atypische Zellen, normale Zahlen) / subleucémie *f*
35906 **sublimable** / sublimierbar (überwindbar, unterdrückbar) / sublimable
35907 **sublimate** / Sublimat *n* (Hydrargyrum bichloratum [corrosivum]) / sublimé *m*
35908 **sublimation** / Sublimation *f* (direkter Übergang von fest- in gasförmig) / sublimation *f*
35909 **sublimation, impulse** / Triebsublimierung *f* (abwehrfreie Triebkonfliktlösung) / sublimation d'impulsion *f*
35910 **sublime** / sublimieren (Trieb vergeistigen, verdrängen) / sublimer
35911 **subliminal, supraliminal** / unterschwellig, überschwellig / sousliminaire, susliminaire
35912 **sublingual (subhyoid)** / sublingual (subhyoid) (unter Zunge[nbein]) / souslingual (soushyoïdien)
35913 **subluxation** / Subluxation *f* (unvollständige Verrenkung) / subluxation *f*
35914 **(sub)luxation, costolateral** / (Sub)luxation, kostolaterale *f* (Wirbel-Rippenkopf[sub]luxation) / (sub)luxation costolatérale *f*
35915 **(sub)luxation, coxal** / (Sub)luxatio coxae (angeboren od. erworben) / (sub)luxation coxale *f*
35916 **submalleolar, subpatellar** / submalleolär, subpatellär (unter[halb] Fußknöchel, Kniescheibe) / sousmalléolaire, souspatellaire
35917 **submammary (subareolar)** / submamillär (subareolär) (unter[halb] Brustwarze[nhof]) / sousmammaire (sousaréolaire)
35918 **submandibular, submaxillary** / submandibulär, submaxillär / sousmandibulaire, sousmaxillaire
35919 **submarginal, supramarginal** / submarginal, supramarginal (unter, über einem Rand) / sousmarginal, susmarginal
35920 **submaximal, -minimal** / submaximal, -minimal / submaximal, -minimal
35921 **submedial, supermedial** / untermitten, übermitten / sousmédial, surmédial
35922 **submental, subnasal** / submental, subnasal / sousmentonnier, sousnasal
35923 **submersion** / Untertauchen (Eintauchen) *n* / sousmersion *f*
35924 **submicroscopic** / submikroskopisch (im Lichtmikroskop nicht erkennbar) / submicroscopique
35925 **submiliary** / submiliär (unter Hirsekorngröße) / submiliaire
35926 **submineralization, alimentary** / Submineralisation, alimentäre *f* (Mineralienmangel in Nahrung, z. B. Kalk) / sousminéralisation alimentaire *f*
35927 **submit** / unterbreiten / sou(s)mettre
35928 **submucous, subserous** / submukös, subserös (unter Tunica mucosa, serosa) / sousmuqueux, sousséreux
35929 **suboccipital, subtemporal** / subokzipital, subtemporal (unterhalb Hinterhaupt-, Schläfenbein) / sousoccipital, soustemporal
35930 **suboccipito-bregmatic** / suboccipito-bregmaticus (Hinterhaupt → Fontanelle) / sousoccipito-bregmatique
35931 **suboptimal** / suboptimal (so gut wie eben möglich) / suboptimal
35932 **subperitoneal** / subperitonäal (unter Bauchfell außerhalb -höhle) / souspéritonéal
35933 **subpharyngeal** / subpharyngeal (Speiseröhrenteil des Schlunds betreffend) / souspharyngien
35934 **subphrenic** / subphrenisch (unter Zwerchfell) / sousdiaphragmatique
35935 **subpial** / subpial (unter Pia mater) / souspial
35936 **subplacental, subumbilical** / subplazentär, subumbilikal / sousplacentaire, sousombilical
35937 **subpleural** / subpleural (unter Brustfell) / souspleural
35938 **subpreputial, subpubic** / subpräputial, subpubisch / souspréputial, souspubien
35939 **subpulmonary** / subpulmonal (unter[halb] Lunge) / souspulmonaire
35940 **subscleral** / subskleral (unter Augenlederhaut) / sousscléreux
35941 **subsclerotic** / subsklerotisch (leicht sklerosiert) / subsclérotique
35942 **subsecretion** / Hypochylie *f* (verminderte Magensaftabsonderung) / hyposécrétion *f*
35943 **subsection** / Unterabteilung *f* / subdivision *f*

35944 **subsidence** / Senkung *f* / subsidence *f*
35945 **subsidize** / subventionieren (nachhelfen) / subventionner
35946 **subsonic, suprasonic** / infraschall-, ultraschallbezüglich (< 20 Hertz, > 20 000 Hertz) / infrasonique, ultrasonique
35947 **subspecies** / Unterart *f* / sousvariété *f*
35948 **subspinous, subvertebral** / subspinös, subvertebral (unter Dornfortsatz, Wirbel) / sousépineux, sousvertébral
35949 **substance** / Substantia (materia substans: Ausgangsmaterial, Substanz, Nervensubstanz *f*) / substance *f*
35950 **substances** / Substanzen *f* ([dem Leben] zu Grunde liegende potentiell formbare Stoffe) / substances *f*
35951 **substances, anorganic** / Stoffe, anorganische *m* (Substanzen ohne Kohlenstoff) / substances anorganiques *f*
35952 **substances, anorganic blood, urine** / Blut-, Harnbestandteile, anorganische *m* (Na, Cl, K, Ca, Mg, Cu, Fe u. a.) / substances anorganiques de sang, d'urine *f*
35953 **substance, anterior perforated** / Substantia perforata anterior (hinterer Abschnitt des Riechhirns) / substance perforée antérieure
35954 **substances, antiketogenic** / Substanzen, antiketogene (Ketokörperbildung [z. B. Aceton] in Leber verhindernde [z. B. Glykogen]) / substances anticétogènes *f*
35955 **substances, antileukocytic** / Substanzen, antileukozytäre *f* (Leukozytenantikörper) / substances antileucocytaires *f*
35956 **substance, antithyrotropic** / Substanz, antithyreotrope *f* (nach Thyroxin entstehendes Antischilddrüsenhormon) / substance antithyrotrop(hiqu)e *f*
35957 **substance, black** / Substantia nigra (schwarz pigmentierte Stellen der Nervensubstanz) / substance noire
35958 **substance, (blood-)group-specific** / Substanz, blutgruppenspezifische *f* / substance groupe-spécifique *f*
35959 **substance, brake** / Bremssubstanz *f* (z. B. Graphit, in das Uranstäbchen eingebettet sind, um schnelle Neutronen abzubremsen, damit sie als langsame die Kettenreaktion unterhalten) / substance de frein *f*
35960 **substances, buffer** / Puffersubstanzen *f* (schwache Säuren [Basen] mit starken Basen [Säuren] enthaltende Lösungen) / substances de tampon *f*
35961 **substance, cardiotoxic** / Substanz, herzschädigende *f* (z. B. Digitalis, Nikotin) / substance cardiotoxique *f*
35962 **substances cariogenic** / Substanzen, kariesfördernde *f* (von Bakterien im Zahnbelag rasch zu Milchsäure abgebaute niedermolekuläre KH) / substances cariogènes *f*
35963 **substances, carioneutral** / Substanzen, kariesneutrale *f* (hochmolekuläre KH: Stärke, Glykogen, Zellulose) / substances carioneutres *f*
35964 **substances, carioprotective** / Substanzen, kariesprotektive *f* (vor Karies schützende Nahrungsstoffe [Bramstedt]) / substances carioprotectrices *f*
35965 **substance, (central) gelatinous** / Substantia gelatinosa (centralis) (Anhäufung von Nervensubstanz mit gewisser Durchsichtigkeit) / substance gélatineuse (centrale)
35966 **substance, central and lateral intermediate** / Substantia intermedia centralis et lateralis (graue Substanz der Vorder- und Hinter- sowie Seiten-[Zwischen-]hornsäulen) / substance intermédiaire centrale et latérale
35967 **substance, compact** / Substantia compacta (Knochensubstanz, kompakte) / substance compacte
35968 **substance of the cornea and sclera, proper** / Substantia propria corneae et sclerae / substance propre de la cornée et de la (tunique) sclérotique
35969 **substance, cortical** / Substantia corticalis (Knochenrinde) / substance corticale
35970 **substances, cryosurgical freezing** / Gefrierstoffe, kryochirurgische *m* (festes Kohlendioxyd bis –79 °C, flüssiger Stickstoff bis –196 °C) / substances cryochirurgiques de congélation *f*
35971 **substance of the crystalline lens** / Substantia lentis / substance du cristallin
35972 **substances, cytostatic** / Substanzen, zytostatische *f* (Zellwachstum und -teilung hemmende: Mitosegifte, Antiwuchsstoffe, Hormone, radioaktive Isotope [Heilmeyer]) / substances cytostatiques *f*
35973 **substances, cytotoxic** / Substanzen, zytotoxische *f* (exogene Zellgifte gegen Tumorzellen) / substances cytotoxiques *f*
35974 **substance, desensitizing (nonspecific)** / Reizkörper *m* / corps désensibilisant *m* (substance modificatrice *f*)
35975 **substance, dry** / Trockensubstanz *f* (nach Entfernung des molekulären Wassers zurückbleibende Masse) / substance sèche *f*
35976 **substances, extractive** / Extraktivstoffe *m* (mit Wasser etc. ausziehbare) / corps extractifs *m*
35977 **substances, foreign** / Fremdstoffe *m* / substances étrangères *f*
35978 **substance, glandular** / Substantia glandularis (Drüsensubstanz) / substance glandulaire
35979 **substances, glucoplastic** / Substanzen, glucoplastische *f* (KH-Verbindungen bildende Nichtzuckerstoffe) / substances glucoplastiques *f*
35980 **substance, Gram's** / Gramsubstanz *f* (durch Gram' Färbung darstellbare Substanz in grampos. Mikrobien) / substance de Gram *f*
35981 **substance, granulofilamentous** / Substantia granulofilamentosa (aus [Desoxy]ribose in jugendlichen Erythrozyten) / substance granulofilamenteuse *f*
35982 **substances, hyperosmotic** / Substanzen, hyperosmotische *f* (Serumosmolarität steigernde) / substances hyperosmotiques *f*
35983 **substance, inhibitor(y)** / Hemmstoff *m* / substance inhibitrice *f* (corps inhibiteur *m*)
35984 **substances, (injection of) sclerosing** / Substanzen, sklerosierende *f* (in Varizen inj. schädigen Perforatorvenenklappen) / substances sclérosantes (, injection de) *f*

35986 **substance, intercellular** / Interzellularsubstanz *f* / substance intercellulaire *f*
35987 **substances, lipotropic** / Substanzen, lipotrope *f* (Betain, Casein, Cholin, Methionin u. a.) / substances lipotropes *f*
35988 **substances, medical** / Arzneisubstanzen *f* (trotz Gleichheit in Wirkstoffgehalt, Dosissicherheit, in-vitro-Wirksamkeit nicht gleich [in vivo wirksamen] Arzneiformen) / substances médicales *f*
35989 **substance, muscular** / Substantia muscularis (den Hauptteil der Vorsteherdrüse bildende Muskelsubstanz) / substance musculaire
35990 **substances, native** / Nativstoffe *m* (mit Wasser aus Gewebe extrahierte) / substances natives *f*
35991 **substance, natural** / Naturstoff *m* / substance naturelle *f*
35992 **substances, nonvirogenic** / Substanzen, nichtvirogene *f* (Interferonproduktion fördernde [aus Mikroorganismen isolierte] Polysaccharide) / substances nonvirogènes *f*
35993 **substances, organic** / Stoffe, organische *m* (chem. Verbindungen des Kohlenstoffs) / substances organiques *f*
35994 **substances of the pancreas, hormonoid** / Pankreasstoffe, hormonähnliche *m* (Lipocaic, Kallikrein, Vagotonin) / substances hormonoïdes du pancréas *f*
35995 **substances, paraplastic** / Gerüstsubstanzen *f* / substances paraplastiques *f*
35996 **substance, posterior perforated** / Substantia perforata posterior (graue Substanz zwischen den Großhirnschenkeln) / substance perforée postérieure
35997 **substance, pressor, depressor** / Substanz, (blut)druckerhöhende, -erniedrigende *f* / substance pressante, dépressante *f*
35998 **substance, protein** / Eiweißkörper *m* / substance protéique *f*
35999 **substances, psychotropic** / Substanzen, psychotrope *f* (Psychopharmaca) / substances psychotropes *f*
36000 **substances, pyrogenic** / Pyrogene *n* (BILLROTH: thermostabile dialysierbare Bakterienstoffe in Minimaldosen zur Fiebererzeugung) / substances pyrogènes *f*
36001 **substance, radiating** / Strahlungsstoff *m* / substance radiante *f*
36002 **substance, radiomimetic** / Stoff, radiomimetischer *m* (mit ionisierender Wirkung, z. B. Stickstoffsenfgas) / substance radiomimétique *f*
36003 **substance, reducing** / Reduktionsstoff *m* / corps réducteur *m*
36004 **substance, reticular** / Substantia reticularis (Kerne und Bahnen netzartig überziehende Nervensubstanz) / substance réticulaire
36005 **substance, spong(i)oid** / Substantia spongiosa (Knochensubstanz, schwammige) / substance spongoïde
36006 **substance, stimulating** / Reizstoff *m* / substance stimulante *f*
36007 **substances, surface-active, -inactive** / Substanzen, oberflächenaktive, -inaktive *f* (Oberflächenspannung erniedrigende, erhöhende) / substances actives, inactives en surface *f*
36008 **substance, threshold (nonthreshold)** / Schwellenstoff (Nichtschwellenstoff) *m* (Ausscheidung im Urin nach [vor] Überschreiten eines Schwellenwerts im Blut) / substance à (sans) seuil *f*
36009 **substances, tumoraffine** / Stoffe, tumoraffine *m* / substances tumoraffines *f*
36010 **substance, white and gray** / Substantia alba et grisea (weiße und graue Nervensubstanz in Gehirn und Rückenmark) / substance blanche et grise
36011 **substandard, superstandard** / unternormal, übernormal / subnormal, su(pe)rnormal
36012 **substantiality** / Substantialität *f* (Wesentlichkeit) / substantialité *f*
36013 **substantial(ly)** / substantiell (substantialiter) (grundlegend [dem Grunde nach]) / substantiel(lement)
36014 **substantiate** / substantiieren (als Substanz betrachten: begründen) / substantialiser
36015 **substantival(ly)** / substantivisch (hauptwörtlich) / substantif (substantivement)
36016 **substantivate** / substantivieren (als Hauptwort verwenden) / substantiver
36017 **substantive** / Substantivum *n* (Hauptwort, z. B. Bewegung) / substantif *m*
36018 **substernal, subthoracic** / substernal, subthorakal (unter[halb] Brustbein, Brustkorb) / sousternal, sousthoracique
36019 **substituent** / Substituent *m* (an Stelle eines andern tretendes Atom) / substituent *m*
36020 **substitute** / ersetzen(der Stoff *m*) / substituer (substitut *m*)
36021 **substitution** / Substitution *f* (Ersatz eines Atoms durch ein andres, eines [inneren] Mangels durch [äußere] Zufuhr) / substitution *f*
36022 **substitution of cortisones** / Cortisonsubstitution *f* (in großen Dosen über längere Zeit hemmt innere Sekretion) / substitution de cortisones *f*
36023 **substitution of trace elements** / Spurenelementesubstitution *f* (fördert Wundheilung, z. B. Zink bei Verbrennungen) / substitution d'éléments essentiels *f*
36024 **substitution of vitamin C** / Vitamin-C-Substitution *f* (ohne antigrippalen Effekt) / substitution de vitamine C *f*
36025 **substitutive** / ersetzend / substituant
36026 **substrate** / Substrat *n* (das Zugrundeliegende) / substrat *m*
36027 **substrate deficit** / Substratmangel *m* (Mangel an spaltbaren Nährstoffen, führt zur Begrenzung der inneren Atmung) / substrat, déficit en *m*
36028 **substrate, nutritive** / Nährsubstrat *n* / substance nutritive *f*
36029 **subtendinous, subvaginal** / subtendinös, subvaginal (unter Sehne, Scheide) / soustendineux, sousvaginal
36030 **(sub)thalamic** / (sub)thalamisch ([Sub]-thalamus betreffend) / (sous)thalamique

36031 **subthalamotomy, stereotactic** / Subthalamotomie, stereotaktische *f* (bei Parkinsonismus) / sousthalamotomie stéréotactique *f*
36032 **subt(i)le** / subtil (fein) / subtil
36034 **subtotal** / subtotal (nicht ganz) / subtotal
36035 **subtraction** / Subtraktion *f* (subtrahere = abziehen) / subtraction *f*
36036 **subtrochanteric, supratrochanteric** / subtrochantär, supratrochantär (unterhalb, oberhalb Trochanter) / soustrochantérien, sustrochantérien
36037 **subtropical** / subtropisch / subtropical
36038 **suburbs** / Trabantenstädte *f* (pseudoländliche Stadtrandsiedlungen legen Handel und Wandel der Städte lahm [BARDTH]) / colonies suburbaines *f*
36039 **suburethral** / suburethral (unterseits Harnröhre) / sousurétral
36040 **succedaneous** / nachfolgend / succédané
36041 **succedaneum** / Folgemittel *n* (Ersatzmittel) / (médicament) succédané *m*
36042 **success** / Erfolg *m* / succès *m*
36043 **succession** / Aufeinanderfolge *f* / succession *f*
36044 **succinates** / Succinate *n* (Salze der Bernsteinsäure, hemmen O_2-Überdrucktoxizität) / succinates *m*
36045 **succinodehydrase** / Succinodehydrase *f* (Bernstein- in Fumarsäure dehydrierendes Ferment des Citronensäurezyklus) / succinodéshydrase *f*
36046 **succuba** / Succuba *f* (succumbere = darunterliegen: weibl. Nachtmahr [Albdrükken]) / succube *f*
36047 **succulent (succulence)** / Saftig(keit *f*) / succulent (succulence *f*)
36048 **succussion** / Succussio *f* (Rütteln *n*) / succussion *f*
36049 **succussion, Hippocrates's** / Succussio Hippocratis (bei Seropneumothorax Plätschergeräusch verursachendes Schütteln der Kranken) / succussion hippocratique *f*
36050 **suck in, out, up** / ein-, aus-, aufsaugen / sucer
36051 **sucking (suction)** / Saugen *n* (Saugakt *m*) / succion *f* (sucement *m*)
36052 **suckle** / stillen / allaiter
36053 **suckling** / Lactens *m* (Säugling vom 12. Tg. bis 12. Mo.) / nourrisson *m*
36054 **suction, posttussive** / Lungensaugton *m* (über einer Höhle nach Huster) / son posttussif *m*
36055 **sudaminal** / schweißfrieselartig / sudaminal
36056 **sudan(ophilic)** / Sudanfarbstoff(freundlich) *m* / soudan(ophile) *m*
36057 **sudden** / subitus (plötzlich) / subit
36058 **sudoral** / schweißbezüglich / sudatoire
36059 **sudoration** / Schweißabsonderung *f* / sud(or)ation *f*
36060 **sudoresis** / Schwitzen, übermäßiges *n* / sudation forte *f*
36061 **sudoriparous** / schweißbringend / sudorifère
36062 **sudorrhoe** / Schweißfluß *m* / hidrorrhée *f*
36063 **suffer** / kranken / souffrir
36064 **sufferer ([scape]goat)** / Leid(end)er (Sündenbock) *m* / souffrant (souffre-douleur) *m*
36065 **suffering** / Dulden(d) *n* / souffrance *f* (souffrant)
36066 **sufficient** / zureichend (selbstgefällig) / suffisant
36067 **suffocation** / Erstickung *f* (faux = Schlund) / suffocation *f*
36068 **suffumigation** / Räucherung *f* / (suf)fumigation *f*
36069 **suffuse (suffused, suffusing)** / überströmen (-strömt, -strömend) / submerger (submergé, submergeant)
36070 **suffusion** / Suffusion *f* (Blutunterlaufung, Schamröte) / suffusion *f*
36071 **sugar** / Saccharum *n* (Zucker *m*: erhöht Blutspiegel von Cholesterin und Phospholipiden bes. Triglyceriden) / sucre *m*
36072 **sugar, actual, virtual blood; (glucose)** / Blutzucker, freier, kolloidaler *m* / sucre sanguin actuel, virtuel *m*
36073 **sugar, barley** / Gerstenzucker *m* / sucre d'orge *m*
36074 **sugar, beech wood; (xylose)** / Buchenholzzucker *m* / sucre de hêtre *m*
36075 **sugar, beet; (sucrose)** / Rübenzucker *m* (Disaccharid: Fructose + Glucose) / sucre de betterave *m*
36076 **sugar, cane; (sucrose)** / Rohrzucker *m* (Disaccharid: Glucose + Fructose) / sucre de canne *m*
36077 **sugar, diabetic; (dextrose)** / Urinzucker (bei Diabetes mellitus) *m* / sucre diabétique *m*
36078 **sugar, enol form of** / Zucker-Enolform *f* (gemeinsame Zwischenform von Glucose, Fructose, Mannose) / sucre, forme énol de *f*
36079 **sugar, fruit; (levulose)** / Fruchtzucker *m* (Monosaccharid) / sucre de fruit *m*
36080 **sugar, gelatine (glycocoll, amino-acetic acid)** / Leimzucker *m* (Glykokoll, Glycin) / sucre de gélatine *m* (glycine, acide aminoacétique)
36081 **sugar, grape; (dextrose)** / Traubenzucker *m* (Monosaccharid) / sucre de raisin *m*
36082 **sugar, (heart)muscle; (glucose + levulose)** / (Herz)muskelzucker *m* / sucre de muscle *m*
36083 **sugar, invert; (invertose)** / Invertzucker *m* (Spaltungsgemisch aus Glucose und Fructose, z. B. Kunsthonig) / invertose *f* (sucre inverti *m*)
36084 **sugar, larch; (meli[zi]tose)** / Lärchenzukker *m* / sucre de mélèze *m*
36085 **sugar, liquor** / Liquorzucker *m* (norm. 60 mg%) / sucre de liquor *m*
36086 **sugar, liver; (dextrose)** / Leberzucker *m* / sucre de foie *m*
36087 **sugar, malt; (maltose)** / Malzzucker *m* (Disaccharid) / sucre de malt *m*
36088 **sugar, maple; (saccharose)** / Ahornzucker *m* / sucre d'érable *m*
36089 **sugar, milk; (lactose)** / Milchzucker *m* (Disaccharid) / sucre de lait *m*
36090 **sugar, palm; (saccharose)** / Palmzucker *m* / sucre de palme *m*
36091 **sugar, potato; (dextrose)** / Kartoffelzucker *m* / sucre de fécule de pommes de terre *m*
36092 **sugar, starch; (dextrin)** / Stärkezucker *m* / sucre d'amidon *m*

36093 **sugar, sulfur; (thioglucose)** / Schwefelzucker *m* / sucre de soufre *m*
36094 **sugar-coated, -less** / überzuckert, ungezuckert / sucre, saupoudré de; nonsucré
36095 **sugary** / (zucker)süß / sucré
36096 **suggest** / suggerieren (Einwilligung induzieren) / suggérer
36097 **suggestible (suggestibility)** / Suggerierbar(keit *f*) / suggestible (suggestibilité *f*)
36098 **suggestion** / Suggestion *f* ([Induzierung] kluge[r] Einwilligung in Führung) / suggestion *f*
36099 **suggestion, mass** / Massensuggestion *f* / suggestion grégaire *f*
36100 **suggestion, mental** / Mentalsuggestion *f* (Inbildung durch Gedanken) / suggestion mentale *f*
36101 **suggestion, verbal** / Verbalsuggestion *f* (Inbildung durch Worte) / suggestion verbale *f*
36102 **suggestive** / suggestiv (suggerere = unterlegen) / suggestif
36103 **sugillation (suffusion)** / Sugillation (Suffusion) *f* (suggillo = blauschlagen: [starke] Blutunterlaufung) / sugillation (suffusion) *f*
36104 **suicidal** / selbstmörderisch / suicidaire
36105 **suicidant (suicide)** / Selbstmörder *m* / suicidant (suicidé) *m*
36106 **suicide** / Suizid *m* (Selbsttötung *f*) / suicide *m*
36107 **suicide, commit** / selbstmorden / suicider
36108 **suicidomania** / Selbstmordwahn *m* / suicidomanie *f*
36109 **suitable(ness)** / Angemessen(heit *f*) / convenable (convenance *f*)
36110 **suite** / (Ge)folge *f* (*n*) / suite *f*
36111 **suitoxins** / Suitoxine *n* (den Homotoxinen ähnliche Schweinegifte) / suitoxines *f*
36112 **sulcated (sulciform)** / furch(enart)ig / sillonné (sulciforme)
36113 **sulcus** / Sulcus (Furche *f*) / sillon *m*
36114 **sulcus, ampullary** / Sulcus ampullaris (Nerveintrittstelle der Bogengangampulle) / sillon ampullaire
36115 **sulcus, anterior and posterior interventricular** / Sulcus interventricularis anterior et posterior (Längsfurchen zwischen li. und re. Herz) / sillon interventriculaire antérieur et postérieur
36116 **sulcus of the anthelix, transverse** / Sulcus anthelicis transversus / sillon transverse de l'anthélix
36118 **sulci, arterious** / Sulci arteriosi (Schädelarterienfurchen) / sillons artériels
36119 **sulcus of the auditory tube** / Sulcus tubae auditivae / sillon de la trompe auditive
36120 **sulcus of the auricle, posterior** / Sulcus auriculae posterior / sillon postérieur de l'auricule
36121 **sulcus, basilar** / Sulcus basilaris (mittlere Furche der Gehirnbrücke für A. basilaris) / sillon basilaire
36122 **sulcus of the calcaneus** / Sulcus calcanei / sillon du calcanéum
36123 **sulcus, calcarine** / Sulcus calcarinus (den Calcar avis erzeugende Furche) / sillon calcarin
36124 **sulcus of the callous corpus** / Sulcus corporis callosi / sillon du corps calleux
36125 **sulcus, carotid** / Sulcus caroticus (im Keilbein für innere Kopfschlagader) / sillon carotidien
36126 **sulcus of the carpus** / Sulcus carpi / sillon du carpe
36127 **sulcus (of the cavity of the nose), olfactory** / Sulcus olfactorius (cavi nasi) (zwischen Agger nasi und Nasenhöhlendach) / sillon olfactif (de la cavité du nez)
36128 **sulcus, central** / Sulcus centralis (zentrale Hirnmantelfurche) / sillon central
36129 **sulci of the cerebrum** / Sulci cerebri (Furchen des Hirnmantels) / sillons du cerveau
36130 **sulcus (of the cerebrum), collateral** / Sulcus collateralis (cerebri) (von Hinterhaupt- bis Schläfenlappenspitze) / sillon collatéral (du cerveau)
36131 **sulcus (of the cerebrum), lateral** / Sulcus lateralis (cerebri) / sillon latéral (du cerveau)
36132 **sulcus (of the cerebrum), lunate** / Sulcus lunatus (cerebri) (in Nähe des S. calcarinus) / sillon lunaire (du cerveau)
36133 **sulcus of the cingulum** / Sulcus cinguli / sillon du cingulum
36134 **sulcus, coronary** / Sulcus coronarius (Querfurche zwischen Herzvorhöfen und -kammern) / sillon coronaire
36135 **sulcus of the costa** / Sulcus costae / sillon de la côte
36136 **sulcus of the crus of the cerebrum, medial** / Sulcus medialis cruris cerebri / sillon médial de la cuisse du cerveau
36137 **sulcus of the crus of the helix** / Sulcus cruris helicis / sillon de la cuisse de l'hélix
36138 **sulcus, ethmoidal** / Sulcus ethmoidalis (im Nasenbein für N.-ethmoideus-anterior-Zweig) / sillon ethmoïdal
36139 **sulcus, external and internal spiral** / Sulcus spiralis externus et internus (zwischen Labium tympanicum und vestibulare) / sillon spiral externe et interne
36140 **sulcus, gluteal** / Sulcus glutaeus (zwischen Gesäß und Oberschenkel) / sillon fessier
36141 **sulcus of the greater and smaller (superficial) petrous nerve** / Sulcus n. petrosi (superficialis) maioris et minoris / sillon du grand et petit nerf pétreux (superficiel)
36142 **sulcus of the hippocamp** / Sulcus hippocampi / sillon de l'hippocampe
36143 **sulcus, hypothalamic** / Sulcus hypothalamicus (zwischen Thalamus und Hypothalamus) / sillon hypothalamique
36144 **sulcus, inferior and superior frontal** / Sulcus frontalis inferior et superior (Stirnlappenfurchen) / sillon frontal inférieur et supérieur
36145 **sulcus of the inferior and superior petrous sinus** / Sulcus sinus petrosi inferioris et superioris / sillon du sinus pétreux inférieur et supérieur
36146 **sulcus, inferior and superior temporal** / Sulcus temporalis inferior et superior (Schläfenlappenfurchen) / sillon temporal inférieur et supérieur

36147 **sulcus, infraorbital** / Sulcus infraorbitalis (Oberkieferfurche) / sillon infraorbitaire
36148 **sulcus, infrapalpebral** / Sulcus infrapalpebralis (zwischen unterem Augenlid und Wange) / sillon infrapalpébral
36149 **sulcus, intertubercular** / Sulcus intertubercularis (zwischen den Oberarmbeinvorsprüngen) / sillon intertuberculaire
36150 **sulcus, intra- and subparietal** / Sulcus intraparietalis et subparietalis (Scheitellappenfurchen) / sillon intra- et souspariétal
36151 **sulcus of the island, circular** / Sulcus circularis insulae (die Insel umgebende Furche des Hemisphärenstammteils) / sillon circulaire de l'île
36152 **sulcus, lacrimal** / Sulcus lacrimalis (Längsfurche des Tränenbeins) / sillon lacrymal
36153 **sulcus, lateral and medial bicipital** / Sulcus bicipitalis lateralis et medialis (Furchen zwischen M. biceps und brachialis) / sillon bicipital latéral et médial
36154 **sulci, limiting** / Sulci limitantes (Grenzfurchen) / sillons limites
36155 **sulcus, malleolar** / Sulcus malleolaris (Furche des [inneren] Fußknöchels) / sillon malléolaire
36156 **sulcus of the matrix of the nail** / Sulcus matricis unguis / sillon de la matrice de l'ongle
36157 **sulcus, mentolabial** / Sulcus mentolabialis (zwischen Unterlippe und Kinn) / sillon mentolabial
36158 **sulcus, mylohyoid** / Sulcus mylohyoideus (Unterkiefer-Zungenbeinfurche) / sillon mylohyoïde
36159 **sulcus, nasolabial** / Sulcus nasolabialis (zwischen Nasenflügeln und Oberlippe) / sillon nasolabial
36160 **sulcus, obturator** / Sulcus obturatorius (Hüftbeinlochfurche des Schambeins) / sillon obturateur
36161 **sulcus of the occipital, temporal, middle, vertebral artery** / Sulcus a. occipitalis, temporalis mediae, vertebralis / sillon de l'artère occipitale, temporale, moyenne, vertébrale
36162 **sulcus, occipitotemporal** / Sulcus occipitotemporalis (Hinterhauptlappen-Schläfenlappenfurche) / sillon occipitotemporal
36163 **sulcus, olfactory** / Sulcus olfactorius (Riechhirnstrangfurche des Stirnlappens) / sillon olfactif
36164 **sulci, orbital** / Sulci orbitales (Augenhöhlenfurchen des Stirnlappens) / sillons orbitaires
36165 **sulci, palatine** / Sulci palatini (Gaumenfurchen) / sillons palatins
36166 **sulcus, palatinovaginal and vomerovaginal** / Sulcus palatinovaginalis et vomerovaginalis (mittlere und seitliche Pflugscharbeinfurche) / sillon palatinovaginal et vomérovaginal
36167 **sulci, paracolic** / Sulci paracolici (unbeständige Bauchfellfurchen hinter absteigendem Dickdarm) / sillons paracoliques
36168 **sulcus, parieto-occipital** / Sulcus parietooccipitalis (hintere Grenzfurche des Scheitellappens) / sillon pariéto-occipital
36169 **sulcus, postcentral** / Sulcus postcentralis (dem S. centralis parallel laufende Scheitellappenfurche) / sillon postcentral
36170 **sulcus, precentral** / Sulcus praecentralis (dem S. centralis parallel laufende Stirnlappenfurche) / sillon précentral
36171 **sulcus of the promontory** / Sulcus promontorii / sillon du promontoire
36172 **sulcus of the pterygoid hamulus** / Sulcus hamuli pterygoidei / sillon du crochet ptérygoïde
36173 **sulci, pterygopalatine** / Sulci pterygopalatini (Keilbeinflügel-Gaumenbeinfurchen) / sillons ptérygopalatine
36174 **sulcus, pulmonary** / Sulcus pulmonalis (Lungenfurche im hinteren Brustraum) / sillon pulmonaire
36175 **sulcus of the radial and ulnar nerve** / Sulcus n. radialis et ulnaris / sillon du nerf radial et cubital
36176 **sulcus, sagittal** / Sulcus sagittalis (in Pfeilrichtung verlaufende Scheitelbeinfurche) / sillon sagittal
36177 **sulcus of the sclera** / Sulcus sclerae / sillon de la sclérotique
36178 **sulcus of the sigmoid sinus** / Sulcus sinus sigmoidei / sillon du sinus sigmoïde
36179 **sulci of the skin** / Sulci cutis / sillons de la peau
36180 **sulcus (of the spinal bulb), anterior and posterior lateral and posterior median** / Sulcus lateralis anterior et posterior et medianus posterior (medullae oblongatae) / sillon latéral antérieur et postérieur et médian postérieur (du bulbe rachidien)
36181 **sulcus (of the spinal cord), intermediary, lateral, median, posterior** / Sulcus intermedius, lateralis, medianus, posterior (medullae spinalis) / sillon intermédiaire, latéral, médian, postérieur (de la moelle épinière)
36182 **sulcus of the spinal nerve** / Sulcus n. spinalis / sillon du nerf épineux
36183 **sulcus of the subclavian artery** / Sulcus a. subclaviae / sillon de l'artère sousclavière
36184 **sulcus of the superior sagittal sinus** / Sulcus sinus sagittalis superioris / sillon du sinus sagittal supérieur
36185 **sulcus of the talus** / Sulcus tali / sillon de l'astragale
36186 **sulcus of the tendon of the long flexor muscle of the great toe** / Sulcus tendinis m. flexoris hallucis longi / sillon du tendon du muscle fléxeur long du grand orteil
36187 **sulcus of the tendon of the (long) peroneal muscle** / Sulcus tendinis m. peronaei (longi) / sillon du tendon du muscle péronier (long)
36188 **sulcus of the tendons of the peroneal muscles** / Sulcus tendinum mm. peronaeorum / sillon des tendons des muscles péroniers
36189 **sulcus, terminal** / Sulcus terminalis (Endfurche) / sillon terminal
36190 **sulcus of the tongue, median** / Sulcus medianus linguae / sillon médian de la langue
36191 **sulcus, transverse occipital** / Sulcus occipitalis transversus (okzipitale Hirnmantelfurche) / sillon occipital transverse

36192 **sulcus of the transverse sinus** / Sulcus sinus transversi / sillon du sinus transverse
36193 **sulci, transverse temporal** / Sulci temporales transversi (quere Schläfenlappenfurchen) / sillons temporaux transverses
36194 **sulcus, tympanic** / Sulcus tympanicus (Trommelfellfurche im Paukenhöhlenteil des Schläfenbeins) / sillon tympanique
36195 **sulci, venous** / Sulci venosi (Venenfurchen) / sillons veineux
36196 **sulfa-addition** / Sulfaddition *f* (therap. Sulfonamidkombination) / sulf(a-)addition *f*
36197 **sulfanilamide** / Sulfanilamid *n* (in Bakterien die Folsäurebildung hemmender Antimetabolit der p-Aminobenzoesäure [WOODS]) / sulfanilamide *m*
36198 **sulfanilamides ($NH_2C_6H_4SO_2NH_2$)** / (PAB-) Sulfonamide *n* / sulfanilamides *m*
36199 **sulfatases** / Sulfatasen *f* (Schwefelsäureester spaltende Fermente) / sulfatases *f*
36200 **sulfates** / Sulfate *n* (Salze der Schwefelsäure) / sulfates *m*
36201 **sulfatides** / Sulfatide *n* (Phosphatidschwefelsäurecerebroside) / sulfatides *m*
36202 **sulfhemoglobinemia** / Sulfhämoglobinämie *f* (durch H_2S z. B. nach langdauernder Sulfonamidmedikation) / sulfhémoglobinémie *f*
36203 **sulfhydryl** / Sulfhydrylgruppe *f* (SH: wichtiger Bestandteil wasserstoffübertragender Fermente und Eiweiße) / sulfhydryle *m*
36204 **sulfides** / Sulfide *n* (Schwefel-Metallverbindungen, Salze der Schwefelwasserstoffsäure [H_2S]) / sulfures *m*
36205 **sulfites** / Sulfite *n* (Salze der Schwefligsäure) / sulfites *m*
36206 **sulfites, alkaline** / Alkalisulfite *n* / sulfites alcalins *m*
36207 **sulfocarbonism, -hydrogenism** / Schwefelkohlenstoff-, -wasserstoffvergiftung *f* / sulfocarbonisme, -hydrogénisme *m*
36208 **sulfonalism** / Sulfonalvergiftung *f* (durch Sulfonmethan-Schlafmittel) / sulfonalisme *m*
36209 **sulfonamides** / Sulfonamide *n* (Bakterienwachstum hemmende Sulfanilamide: Azo-, Äthylsulfonamide, Sulfapyrimidine, Diphenylsulfone [DOMAGK, 1935]) / sulfonamides *m*
36210 **sulfones** / Sulfone *n* (entstehen durch Oxydation von Sulfoxyden) / sulfones *f*
36211 **sulfonyl** / Sulfonyl *n* (SO_2-Gruppe) / sulfonyle *m*
36212 **sulfur (S 16 32,06)** / Sulfur (Schwefel *m*) / soufre *m*
36213 **sulfur, depurated, precipitated, sublimated** / Sulfur depuratum, praecipitatum, sublimatum (gereinigter Schwefel, Schwefelmilch, Schwefelblüte) / soufre purifié, précipité, sublimé *m*
36214 **sulfur dioxide (SO_2), trioxide (SO_3)** / Sulfuris dioxydum, trioxydum (Schwefeldioxyd, -trioxyd *n*) / soufre, bioxyde, trioxyde de *m*
36215 **sulfur iodide (S_2I_2)** / Sulfuris iodidum (Schwefeliodid *n*) / soufre, iodure de *m*
36216 **sulfur oxide (SO)** / Sulfuris oxydum (Schwefeloxyd *n*) / soufre, oxyde de *m*
36217 **sulfur, radioactive** / Schwefel, radioaktiver (^{35}S, HWZ 88 d) / soufre radioactif *m*
36218 **sulfurated (sulfurized)** / sulfuriert (geschwefelt) / sulfuré (soufré)
36219 **sulfuric (sulfated)** / schwefelsauer / sulfurique (sulfaté)
36220 **sulfur(iz)ation** / Sulfurierung (Schwefelung) *f* / sulfurisation *f* (soufrage *m*)
36221 **sulfurous** / schwefligsauer / sulfureux
36222 **summary** / Zusammenfassung *f* (z. B. eines Untersuchungsergebnisberichts) / sommaire *m*
36223 **summaries** / Übersichten *f* (kurz zusammenfassende Auszüge aus Schriften bzw. Reden) / résumés *m*
36224 **summer prurigo** / HUTCHINSON' Krankheit (I) (Lichterythem meist junger Menschen) / eczéma photogénétique prurigineux
36225 **sunburn** / Sonnenbrand *m* / hâle *m*
36226 **Sunday** / Sonntag *m* / dimanche *m*
36227 **sun(light), artificial** / Höhensonne, künstliche *f* / soleil d'altitude artificiel *m*
36228 **sunstroke** / Sonnenstich *m* (Siriasis *f*) / héliose *f*
36229 **super (over)** / super (Vorsilbe für überwohin, darüber[hinaus]) / super (sur)
36230 **superacidity** / Superacidität *f* (Säureüberschuß im Magensaft) / su(pe)racidité *f*
36231 **superacidity (, paroxysmal)** / Hyperacidität (, paroxysmale) *f* ([anfallweise] Magensaftabsonderung mit übermäßigem Säuregehalt) / hyperacidité (paroxystique) *f*
36232 **superannuated** / pensioniert / retraite, en
36233 **supercardioscope** / Großkardioskop *n* (zur Kontrolle mehrerer EKG auf dem Bildschirm) / supercardioscope *m*
36234 **superciliary** / superciliaris (zur Augenbraue gehörig) / sourcilier
36235 **superexcited** / überreizt / surexcité
36236 **superextended, superflexed** / überstreckt, überbeugt / surextendu, surfléchi
36237 **superfecundation** / Superfetatio *f* (Überbefruchtung: Befruchtung mehrerer Eier aus einer od. verschiedenen Ovulationsperioden) / superimprégnation *f*
36238 **superficial(ity)** / Oberflächlich(keit *f*) / superficiel (superficialité *f*)
36239 **superfluous** / überfließend (-flüssig) / superflu
36240 **superheated, supercooled** / überhitzt, unterkühlt / surchauffé, surfondu
36241 **superinfection** / Superinfektion *f* (erneute vor Ausheilung) / superinfection *f*
36242 **superinvolution** / Rückbildung, starke *f* / superinvolution *f*
36243 **superior mesenteric artery syndrome** / Mesenterialarterien-Syndrom, oberes (Duodenalkompression durch A. mesenterica superior) / syndrome de l'artère mésentérique supérieure
36244 **superior(ity)** / Überlegen(heit *f*) / supérieur (supériorité *f*)
36245 **superjacent** / (dar)aufliegend / surjacent
36246 **superlative** / Superlativ *m* (Höchststufe) / superlatif *m*
36247 **superlativism** / Superlativismus *m* (Vorliebe für Superlative) / superlativisme *m*
36248 **supernumerary** / überzählig / surnombre, en

36249 **superpose** / übereinanderlagern / superposer
36250 **superregeneration** / Regeneration, überschießende *f* / hyperrégénération *f*
36251 **supersaturation** / Übersättigung *f* (chem.) / supersaturation *f*
36252 **superscription (subscription)** / Superscriptio (Subscriptio) *f* (Rezeptur[anweisung]) / surscription (souscription) *f*
36253 **supersecretion** / Hyperchylie *f* (vermehrte Magensaftabsonderung) / hypersécrétion *f*
36254 **superstition (superstitious)** / Aberglaube *m* (abergläubisch) / superstition *f* (superstitieux)
36255 **(super)temporality** / (Über)zeitlichkeit *f* (universale Dimension der Phänomene [der Modelle]) / (sur)temporalité *f*
36256 **supervision, medical** / Kontrolle, ärztliche *f* / inspection médicale *f*
36257 **supinate** / auswärtsdrehen / tourner en dehors
36258 **supination** / Auswärtsdrehung *f* (der Gliedmaßenextremitäten) / supination *f*
36259 **supplement(ary)** / Supplement(är) *n* (Ergänzung[sband] [ergänzend]) / supplément(aire) *m*
36260 **support** / Abstützung *f* / appui (, point d') *m*
36261 **support, pelvic** / Beckenstütze *f* / pelvisupport *m*
36262 **suppository** / Suppositorium *n* ([Stuhl]-zäpfchen: Arzneiform) / suppositoire *m*
36263 **suppress (suppressed, suppressing)** / unterdrücken (unterdrückt, unterdrückend) / supprimer (supprimé, supprimant)
36264 **suppressible** / hemmbar / supprimable
36265 **suppression** / Unterdrückung *f* / suppression *f*
36266 **suppression, plasma androgen** / Plasma-Androgen-Suppression *f* (durch Östrogen unvollständig [Burger]) / suppression d'androgène du plasma *f*
36267 **suppressive** / zurückdrängend / suppressif
36268 **suppressor** / Suppressor *m* (unterdrückt Proteinsynthese) / suppresseur *m*
36269 **suppurant** / eiter(errege)nd / suppurant *m*
36270 **suppuration** / Eit(e)rung *f* / suppuration *f*
36271 **suppuration (necrosis), fascial** / Faszienvereitrung (-nekrose) *f* (nach Laparotomien) / suppuration (nécrose) aponévrotique *f*
36272 **suppuration, periprostatic** / Prostatabindegewebseitrung *f* / suppuration périprostatique *f*
36273 **suppuration of sutures** / Fadeneitrung *f* / suppuration (provoquée par le fil) de suture *f*
36274 **suppurat(iv)e** / eitern(d) / suppurer (suppuratif)
36275 **supra (above)** / supra (Vorsilbe für über-wo, oberhalb, auf) / sus (supra)
36276 **supraacromial** / supr(a)akromial (auf Schulterhöhe) / susacromial
36277 **supraanal, supracranial** / supr(a)anal, suprakranial (über After, auf Schädel) / susanal, suscrânien
36278 **supraarticular (supracotyloid)** / supr(a)artikulär (suprakotyloid) (über Gelenk[pfanne, oberhalb Acetabulum]) / supraarticulaire (suscotyloïdien)
36279 **supraauricular** / supr(a)aurikulär (oberhalb Ohr[muschel]) / susauriculaire
36280 **suprachoroid, suprascleral** / suprachorioid, supraskleral (auf Gefäßhaut, Lederhaut des Auges) / suschoroïdien, sussclléreux
36281 **supraclavicular, supracostal** / supraklavikulär, suprakostal / susclaviculaire, suscostal
36282 **supraclusion** / Deckbiß *m* (Tiefer Biß: sperrender Schneidezahnüberbiß [Schwarz]) / supraclusion *f*
36283 **supraconduction** / Supraleitung *f* (von Supraleitungselektronen getragenen Suprastrom führende elektr. Leitung) / supraconduction *f*
36284 **supraconductivity** / Supraleitfähigkeit *f* (Verschwinden des elektr. Widerstands in Supraleitern) / supraconductibilité *f*
36286 **supraconductors** / Supraleiter *m* (bei «Sprungtemperaturen» von 9,22 °K [Nb] bis 0,35 °K [Hf] von elektr. Normal- in Supraleitung übergehende Elemente) / supraconducteurs *m*
36287 **supracortin** / Supracortin *n* (hormonähnliche NNR-Substanz: A, C regulieren Blutphosphatid-, B senkt Blutcholesterinspiegel) / supracortine *f*
36288 **supradiaphragmatic** / supradiaphragmatisch (oberhalb Zwerchfell) / susdiaphragmatique
36289 **supradural** / supradural (diesseits Dura mater) / susdure-mérien
36290 **supra(epi)condylar** / supra(epi)kondylär (oberhalb [Epi]kondylen) / sus(épi)condylien
36291 **supraglenoid** / supraglenoid (oberhalb Gelenkgrube) / susglénoïdien
36292 **supraglottic** / supraglottisch (auf Kehldeckel) / susglottique
36293 **suprahepatic, supratonsillary** / suprahepatisch, supratonsillär / sushépatique, susamygdalien
36294 **suprahyoid** / suprahyoid (über Zungenbein) / sushyoïdien
36295 **suprainguinal** / suprainguinal (oberhalb Leisten) / susinguinal
36296 **supramalleolar, suprapatellar** / supramalleolär, suprapatellär / susmalléolaire, suspatellaire
36297 **supramammary, supraumbilical** / supramamillär, supraumbilikal / susmammaire, susombilical
36298 **supramandibular, supramaxillary** / supramandibulär, supramaxillär / susmandibulaire, susmaxillaire
36299 **supramaximal, -minimal** / supramaximal, -minimal / supramaximal, -minimal
36300 **supramental, supranasal** / supramental, supranasal / susmentonnier, susnasal
36301 **supranatural** / übernatürlich / supranaturel (surnaturel)
36302 **supraoccipital, supratemporal** / supraokzipital, supratemporal (oberhalb Hinterhaupt-, Schläfenbein) / susoccipital, sustemporal

36303 **supraorbital** / supraorbital (oberhalb Augenhöhle) / susorbitaire
36304 **suprapelvic, suprapubic** / suprapelvisch, suprapubisch / suspelvique, suspubien
36305 **suprapontine, suprasellar** / suprapontinisch, suprasellar (oberhalb Pons, Sella turcica) / susprotubérantiel, sussellaire
36306 **suprarenal** / suprarenal (auf Niere, NNR betreffend) susrénal (surrénal)
36307 **(suprarenal) cortex syndrome, hyperhormonal** / Nebennierenrinden-Syndrom, hyperhormonales (Hormonale Überproduktion der NN-Rinde) / syndrome hyperhormonal de l'écorce (surrénale)
36308 **suprascapular (supraspinal)** / supraskapulär (supraspinal) (oberhalb Schulterblatt[gräte]) / susscapulaire (susspinal)
36309 **suprasternal (supraxiphoid)** / suprasternal (supraxiphoid) / sussternal (susxiphoïdien)
36310 **suprasymphyseal, supravaginal** / suprasymphysär, supravaginal / sussymphysaire, susvaginal
36311 **surd(omut)ity** / Surd(omut)itas *f* (Taub[stumm]heit) / surd(imut)ité *f*
36312 **surface** / (Ober)fläche *f* / surface *f*
36313 **surface, boundary** / Grenzfläche *f* / surface limitante *f*
36314 **surface, buccal, labial, lingual** / Zahnoberflächen *f* / surface buccale, labiale, linguale *f*
36315 **surface, concave, convex** / (Ober)fläche, konkave, konvexe *f* / surface concave, convexe *f*
36316 **surface of cut** / Schnittfläche *f* / (surface de) coupe *f*
36317 **surface, distal, mesial, proximal** / Zahnflächen *f* / surface distale, médiale, proximale *f*
36318 **surface, extensor, flexor** / Streck-, Beugeseite *f* / surface d'extension, de fléchissement *f*
36319 **surface, grinding, morsal** / Biß-, Kaufläche *f* / surface d'occlusion, de mastication *f*
36320 **surface, raw, smooth** / Oberfläche, rauhe, glatte *f* / surface rugueuse, lisse *f*
36321 **surface-inactive** / oberflächeninaktiv / surface, inactif en
36322 **surfactant** / oberflächenaktiv(es Agens *n*) / surfactant (, agent *m*)
36323 **surfactant, lung** / Lungensurfaktans *n* (die Alveolenstabilität aufrechterhaltendes Phospholipoid in den Kuboidzellen) / surfactant pulmonaire *m*
36324 **surgeon (chirurgeon)** / Chirurg *m* (χειρουργ[ικ]ός = Handwerker) / chirurgien *m*
36325 **surgery (chirurgery)** / Chirurgie *f* ([Kunst und Lehre] Krankes [zu] resezieren, Nichtkrankes [zu] implantieren) / chirurgie *f*
36326 **surgery, accident** / Unfallchirurgie *f* / chirurgie des accidents *f*
36327 **surgery, antiseptic, aseptic** / Chirurgie, keimwidrige, keimfreie *f* (LISTER: Carbolsäure, SEMMELWEIS: Chlorwasser) / chirurgie antiseptique, aseptique *f*
36328 **surgery, aural, optical** / Ohren-, Augenchirurgie *f* / chirurgie auriculaire, optique *f*
36329 **surgery, cerebral (brain)** / Hirnchirurgie *f* / chirurgie cérébrale *f*
36330 **surgery, clinical** / Chirurgie, klinische *f* / chirurgie clinique *f*
36331 **surgery, colonic** / (Dick)darmchirurgie *f* / chirurgie intestinale *f*
36332 **surgery, conservative** / Chirurgie, konservative *f* / chirurgie conservatrice *f*
36333 **surgery, cosmetic (decorative)** / Chirurgie, kosmetische (ästhetische) *f* / chirurgie cosmétique *f*
36334 **surgery, dental** / Zahnchirurgie *f* / chirurgie dentaire *f*
36335 **surgery, emergency** / Notchirurgie *f* / chirurgie d'urgence *f*
36336 **surgery, featural, head** / Gesichts-, Kopfchirurgie *f* / chirurgie faciale, crânienne *f*
36337 **surgery, general, regional** / Allgemeinchirurgie, Regionalchirurgie *f* / chirurgie générale, régionale *f*
36338 **surgery, laser** / Laserchirurgie *f* (z. B. punktuelle Koagulation bei Ablatio retinae) / chirurgie de laser *f*
36340 **surgery, major, minor** / Chirurgie, große, kleine *f* / chirurgie, grande, petite *f*
36341 **surgery, maxillofacial** / Kieferchirurgie *f* / chirurgie maxillofaciale *f*
36342 **surgery, nasal, oral** / Nasen-, Mundchirurgie *f* / chirurgie nasale, orale *f*
36343 **surgery, open-heart** / Offenherzchirurgie *f* / chirurgie du cœur ouvert *f*
36344 **surgery, orthopedic** / Chirurgie, orthopädische *f* / chirurgie orthopédique *f*
36345 **surgery, pelvic, urogenital** / Becken-, Urogenitalchirurgie *f* / chirurgie pelvienne, urogénitale *f*
36346 **surgery, plastic (reparative)** / Chirurgie, plastische *f* (Wiederherstellungschirurgie) / chirurgie plastique *f*
36347 **surgery, practical, theoretical** / Chirurgie, praktische, theoretische *f* / chirurgie pratique, théorétique *f*
36348 **surgery, preprosthetic** / Chirurgie, präprothetische *f* (prothetische Maßnahmen vorbereitende [Kiefer]chirurgie) / chirurgie préprosthétique *f*
36349 **surgery, veterinary** / (Haus)tierchirurgie *f* / chirurgie vétérinaire *f*
36350 **surgery, war (battle, military)** / Kriegschirurgie *f* / chirurgie de guerre *f*
36351 **surgical (chirurgic)** / chirurgisch / chirurgique (chirurgical)
36352 **surly (surliness)** / Verdrießlich(keit *f*) / chagrin (*m*)
36353 **surprise** / Überraschung *f* / surprise *f*
36354 **surrogate** / Ersatz(mittel *n*) *m* / surrogat *m*
36355 **sursumdivergence, -duction, -version** / Nachobenabweichung, -führung, -wendung *f* / divergence, direction, conversion verticale *f*
36356 **survey ([re]view)** / Übersicht *f* (Überblick *m*) / coup d'œil *m* (vue d'ensemble *f*)
36357 **survey, mass** / Reihenuntersuchung *f* (z. B. Rö-) / examen en série *m*
36358 **surveyors** / Stellwerk(glieder) *n* ([z. B. Blutgefäße der Haut] werden über Abweichungen einer Regelgröße [z. B. Bluttemperatur] durch Meßglieder informiert und korrigieren sie [z. B. durch Fieber]) / aiguillage, poste d' *m*

36359 **survive** / überleben / survivre
36360 **susceptible (susceptibility)** / Empfänglich(keit *f*) / susceptible (susceptibilité *f*)
36361 **suspend** / suspendieren (schwebend aufhängen) / suspendre
36362 **suspended** / suspendiert (in der Schwebe, an den Nagel gehängt, kaltgestellt) / suspens
36363 **suspension** / Supension *f* ([grobe] Aufschwemmung) / suspension *f*
36364 **suspension, crystalline** / Kristallsuspension *f* (kristalline Hormonpräparate in wäßriger Lösung) / suspension cristalline *f*
36365 **suspensory of the mamma** / Suspensorium mammae (zur Hochlagerung der Brüste) / suspensoir du sein *m*
36366 **suspicious(ness)** / Verdächtig(keit *f*) / suspect (suspicion *f*)
36367 **suspiration** / Seufzer *m* / soupir[ation *f*] *m*
36368 **sustain** / sustinere (unterhalten) / soutenir
36369 **sustenance** / (Lebens)unterhaltung *f* (Stützung, Verteidigung) / soutenance *f*
36370 **sustentaculum, astragalar** / Sustentaculum talare (sustentare = stützen: Sprungbeinstütze [des Fersenbeins]) / sustentaculum astragalien
36371 **susurration** / Susurrus *m* (= Sausen: Geräusch über Aneurysmen) / susurration *f*
36372 **susurration of the ears** / Susurrus aurium (Ohrensausen *n*) / susurration des oreilles *f*
36373 **sutural** / nahtbezüglich / sutural
36374 **suturation** / (Ver)nähung *f* / suturation *f*
36375 **suture** / Sutura ([feste Knochen]naht *f*) / suture *f*
36376 **suture, apposition** / Wundhautnaht *f* / suture de coaptation *f*
36377 **suture, approximation** / Wundgewebenaht *f* / suture d'approximation *f*
36378 **suture, catgut** / Katgutnaht *f* / suture au catgut *f*
36379 **suture, chain** / Kettennaht *f* / suture en forme de chaîne *f*
36380 **suture, clip** / Klammernaht *f* / suture par agrafes *f*
36381 **suture, coronal** / Sutura coronalis (Kranznaht zwischen Stirn- und Scheitelbein[en]) / suture coronale
36382 **suture, cygomaticomaxillary** / Sutura cygomaticomaxillaris (Jochbein-Oberkiefernaht) / suture cygomaticomaxillaire
36383 **suture, (double) knotted** / (Doppel)knopfnaht *f* / suture (doublement) boutonnée *f*
36384 **suture, dry, needle** / Naht, unblutige, blutige *f* / suture sèche, proprement dite *f*
36385 **suture, ethmoidomaxillary** / Sutura ethmoideomaxillaris (Siebbein-Oberkiefernaht) / suture ethmoïdomaxillaire
36386 **(suture, frontal)** / (Sutura frontalis) (fet. Fortsetzung der Pfeilnaht nach vorn) / (suture frontale)
36387 **suture, frontocygomatic** / Sutura frontocygomatica (Stirnbein-Jochbeinnaht) / suture frontocygomatique
36388 **suture, fronto-ethmoidal** / Sutura frontoethmoidalis (Stirnbein-Siebbeinnaht) / suture fronto-ethmoïdale
36389 **suture, frontolacrimal** / Sutura frontolacrimalis (Stirnbein-Tränenbeinnaht) / suture frontolacrymale
36390 **suture, frontomaxillary** / Sutura frontomaxillaris (Stirnbein-Oberkiefernaht) / suture frontomaxillaire
36391 **suture, frontonasal** / Sutura frontonasalis (Stirnbein-Nasenbeinnaht) / suture frontonasale
36392 **suture, glover's** / Handschuhnaht *f* / suture de pelletier *f*
36393 **suture, harelip** / Achternaht *f* / suture à points en 8 *f*
36394 **suture, incisive** / Sutura incisiva (rudimentäre Gaumenbeinnaht) / suture incisive
36395 **suture, infraorbital** / Sutura infraorbitalis (Oberkiefer-Augenhöhlennaht) / suture infraorbitaire
36396 **suture, intermaxillary** / Sutura intermaxillaris (Zwischenkiefernaht) / suture intermaxillaire
36397 **suture, internasal** / Sutura internasalis (mittlere Nasenbeinnaht) / suture internasale
36398 **suture, interrupted** / Einzelnaht *f* / suture à points séparés *f*
36399 **suture, intradermic** / Intrakutannaht *f* (unsichtbare) / suture intracutanée *f*
36400 **suture, lacrimoconchal** / Sutura lacrimoconchalis (Tränenbein-Nasenmuschelnaht) / suture lacrymoconchale
36401 **suture, lacrimomaxillary** / Sutura lacrimomaxillaris (Tränenbein-Oberkiefernaht) / suture lacrymomaxillaire
36402 **suture, lambdoid** / Sutura lambdoides (Lambdanaht zwischen Scheitelbeinen und Hinterhauptbein) / suture lambdoïde
36403 **suture, layered** / Etagennaht *f* / suture étagée *f*
36404 **suture material, (non)absorbable** / Nahtmaterial, (nicht)resorbierbares *n* / matériel (non)résorbable de suture *m*
36405 **suture, mattress** / Matratzennaht *f* / suture en capiton *f*
36406 **suture, median and transverse palatine** / Sutura palatina mediana et transversa (Gaumenbeinnähte) / suture palatine médiane et transverse
36407 **suture, nasomaxillary** / Sutura nasomaxillaris (Nasenbein-Oberkiefernaht) / suture nasomaxillaire
36408 **suture, occipitomastoid** / Sutura occipitomastoidea (Hinterhauptbein-Warzenfortsatzbeinnaht) / suture occipitomastoïde
36409 **suture, palato-ethmoidal** / Sutura palatoethmoidalis (Gaumenbein-Siebbeinnaht) / suture palato-ethmoïdale
36410 **suture, palatomaxillary** / Sutura palatomaxillaris (Gaumenbein-Oberkiefernaht) / suture palatomaxillaire
36411 **suture, paraneural** / Naht, paraneurale *f* (Nervenbindegewebenaht) / suture paraneurale *f*
36412 **suture, parietomastoid** / Sutura parietomastoidea (Scheitelbein-Warzenfortsatzbeinnaht) / suture pariétomastoïde
36413 **suture, pillar** / Pfeilernaht *f* (bei Leistenbruchop.) / suture en forme de pilier *f*

36414 **suture, plane** / Sutura plana (Naht, ebene) / suture plane
36415 **suture, primary** / Primärnaht *f* / suture primitive *f*
36416 **suture, purse-string** / Tabakbeutelnaht *f* / suture en bourse *f*
36417 **suture, quilled** / Zapfennaht *f* / suture enchevillée *f*
36418 **suture, relaxation** / Entspannungsnaht *f* / suture de relâchement *f*
36419 **suture, sagittal** / Sutura sagittalis (Pfeilnaht zwischen den Scheitelbeinen) / suture sagittale
36420 **suture, secondary** / Sekundärnaht *f* (der granulierenden Wunde) / suture secondaire *f*
36421 **suture, seroserous** / Naht, seroseröse *f* (Darm- und Magennaht) / suture séroséreuse *f*
36422 **suture, serrate** / Sutura serrata (Naht, zackige) / suture dentelée
36423 **suture, shot- (bead-)** / Perlnaht *f* / suture à boutons *f*
36424 **suture, silk** / Seidennaht *f* / suture à la soie *f*
36425 **sutures of the skull** / Suturae cranii (Schädelknochennähte) / sutures du crâne
36426 **suture (of the skull), squamous** / Sutura squamosa (cranii) ([Schädelknochen]-schuppennaht, z. B. Schläfenbein-Scheitelbein) / suture squameuse (du crâne)
36427 **suture, sphenocygomatic** / Sutura sphenocygomatica (Keilbein-Jochbeinnaht) / suture sphénocygomatique
36428 **suture, spheno-ethmoidal** / Sutura sphenoethmoidalis (Keilbein-Siebbeinnaht) / suture sphéno-ethmoïdale
36429 **suture, sphenofrontal** / Sutura sphenofrontalis (Keilbein-Stirnbeinnaht) / suture sphénofrontale
36430 **suture, sphenomaxillary** / Sutura sphenomaxillaris (Keilbein-Oberkiefernaht) / suture sphénomaxillaire
36431 **suture, sphenoparietal** / Sutura sphenoparietalis (Keilbein-Scheitelbeinnaht) / suture sphénopariétale
36432 **suture, sphenosquamous** / Sutura sphenosquamosa (Keilbein-Schläfenbeinschuppennaht) / suture sphénosquameuse
36433 **suture, spiral** / Naht, fortlaufende *f* / suture continue *f*
36434 **(suture, squamomastoid)** / (Sutura Squamomastoidea) (Schläfenbeinschuppen-Warzenfortsatzbeinnaht) / (suture squamomastoïde)
36435 **suture, sunk** / Naht, versenkte *f* / suture à points perdus *f*
36436 **suture, temporocygomatic** / Sutura temporocygomatica (Schläfenbein-Jochbeinnaht) / suture temporocygomatique
36437 **suture, transverse** / Quernaht *f* / suture transversale *f*
36438 **suture, twisted** / Naht, umschlungene *f* / suture entortillée *f*
36439 **suture, union by** / Nahtvereinigung *f* / suture, réunion par *f*
36440 **swab** / Abstrichtupfer *m* / coton monté *m*
36441 **swab (, take a)** / Abstrich *m* (machen) / prélèvement *m* (, faire un)
36442 **swab, throat** / Rachenabstrich *m* / prélèvement de la gorge *m*
36443 **swallow(ing)** / Schlucken (*n*) / avaler (avalement *m*)
36444 **sway, deep, high** / Pendeln *n* (tokol.) / mouvements pendulaires *m*
36446 **sweat** / Sudor (Schweiß) *m* / sueur *f*
36447 **sweat, blue, green** / Schweiß, blauer, grüner *m* (Chrom-, Kupfer-) / sueur bleue, verte *f*
36448 **sweat, cold, colliquative** / Schweiß, kalter, klebriger *m* / sueur froide, colliquative *f*
36449 **sweat, covered, dripping with** / schweißbedeckt, -gebadet / sueur, couvert, ruisselant de
36450 **sweat, fetid** / Schweiß, stinkender *m* / sueur fétide *f*
36451 **sweat, head, foot** / Kopf-, Fußschweiß *m* / sueur de la tête, des pieds *f*
36452 **sweat, night** / Nachtschweiß *m* / sueur nocturne *f*
36453 **sweat, odour of** / Schweißgeruch *m* / sueur, odeur de *f*
36454 **sweat, sanguinous** / Sudor cruentus («Blutschwitzen» *n*) / sueur de sang *f*
36455 **sweated (sweaty)** / verschwitzt (schwitzig) / sueur, en; (suant)
36456 **sweat(ing)** / Schwitzen (*n*) / suer (*m*)
36457 **sweet(en)** / süß(en) / doux (sucrer)
36458 **sweetish** / süßlich / douceâtre
36459 **sweets** / Süßigkeiten *f* (von lebenswichtigen Spurenelementen [Haupt- und Nebenelementen] befreite Zuckerformen) / sucreries *f*
36460 **swelling** / Schwellen *n* / tuméfaction *f*
36461 **swelling, Calabar** / Kalabarbeule *f* (myositisähnliche Beulen durch Filaria loa) / œdème de Calabar *m*
36462 **swelling, capsular** / Kapselquellung *f* (bei pos. Quellungsreaktion) / imbibition capsulaire *f*
36463 **swelling, cerebral** / Hirnschwellung *f* (trockne Hirnvolumenvermehrung) / tuméfaction cérébrale *f*
36464 **swelling, cloudy** / Schwellung, Trübe *f* (VIRCHOW: Degenerationsvorgang im Zellplasma z.B. bei Entzündungen) / tuméfaction trouble; (dégénérescence cellulaire) *f*
36465 **swelling, labial, scrotal** / Genitalschwellungen *f* / tuméfaction labi(oscrot)ale *f*
36466 **swim (swum, swimming)** / schwimmen (geschwommen, schwimmend) / nager (nagé, nageant)
36467 **switch** / Schalter (Unterbrecher) *m* / disjoncteur *m*
36468 **switch, disconnecting, power-supply, safety** / Trenn-, Netz-, Sicherheitsschalter *m* / interrupteur séparateur, du réseau, de sûreté *m*
36469 **switch, hammer, mercury** / Hammer-, Quecksilberunterbrecher *m* / interrupteur à marteau, à mercure *m*
36470 **switch, hand, foot** / Hand-, Fußschalter *m* / interrupteur à main, à pédale *m*

36471 **switch, lever, main** / Hebel-, Hauptschalter *m* / interrupteur à levier, principal *m*
36472 **switch, magnetic** / Unterbrecher, magnetischer *m* / interrupteur magnétique *m*
36473 **switch, multi-, unipole** / Schalter, mehr-, einpoliger *m* / interrupteur multi-, unipolaire *m*
36474 **switch, noload, overload** / Minimal-, Maximalschalter *m* / interrupteur à minima, à maxima *m*
36475 **switch, press, snap, time** / Druck-, Schnapp-, Zeitschalter *m* / interrupteur à pression, à rupture brusque, à temps *m*
36476 **swollen** / geschwollen / tuméfié
36477 **swoon** / ohnmächtigwerden / s'évanouir
36478 **sycosis** / Sycosis *f* (σῦκον = Feige: Bartflechte) / sycosis *f*
36479 **(sycosis of the beard, staphylogenous)** / (ALIBERT' Krankheit IV) (Sycosis coccogenes) / (dartre pustuleuse mentagre)
36480 **sycosis, lupoid** / Sycosis lupoides (Folliculitis decalvans) / sycosis lupoïde *f*
36481 **sycosis, simple** / Sycosis vulgaris / sycosis nonparasitaire *f*
36482 **sycosis, trichophytic** / Trichophytia profunda barbae / sycosis parasitaire *f*
36483 **SYDENHAM's chorea** / SYDENHAM' Syndrom (Entzündlich-toxische Erkrankung des Corpus striatum mit generalisierter hyperkinetisch-hypotoner Bewegungsstörung) / chorée rhumatismale de SYDENHAM
36484 **syllabic** / silbenweise / syllabique
36485 **syllables (, division on)** / Silben(trennung) *f* / syllabes (, division en) *f*
36486 **sylvatic** / wildwachsend / sylvatique
36487 **symbiology** / Symbiologie *f* (Wissenschaft vom Zusammenleben mit gegenseitigem Nutzen) / symbiologie *f*
36488 **symbiont** / Symbiont *m* (in Symbiose existierendes Lebewesen) / symbiote *f*
36489 **symbiosis** / Symbiose *f* (Zusammenleben mit gegenseitigem Nutzen) / symbiose *f*
36490 **symbiotic** / symbiotisch (in Symbiose lebend) / symbiotique
36491 **symbiotic, synecic, synnecrotic** / symbiotisch, synökisch, synnekrotisch (füreinander-, miteinander-, gegeneinanderlebend) / symbiotique, synœcique, synnécrotique
36492 **symblepharon** / Symblepharon *n* (Lidverwachsung mit Augapfel) / symblépharon *m*
36493 **symbol** / Symbol *n* (συμβάλλω = zusammenwerfen: transzendente Funktion) / symbole *m*
36494 **symbolagnosia** / Symbolagnosie *f* (Symbolblindheit) / symbolagnosie *f*
36495 **symbolagnosia, acoustic, optic** / Symbolblindheit, akustische, optische *f* / symbolagnosie acoustique, optique *f*
36496 **symbolic** / sinnbildlich / symbolique
36497 **symbolics** / Symbolik *f* (Wissen von und Umgang mit Symbolen) / symbolique (, science de la) *f*
36498 **symbolism** / Symbolismus *m* (nichtaussprechbare Einfälle in aussprechbare Gedanken kleidender Psychomechanismus) / symbolisme *m*
36499 **symbolistic** / symbolistisch (Symbolismus betreffend) / symbolistique
36500 **symbolization** / Symbolisierung *f* (Versinnbildlichung verdrängter Wünsche in Träumen und neurotischen od. psychotischen Symptomen) / symbolisation *f*
36501 **symbolophilia** / Symbolophilie *f* (Vorstellung, durch symbolische Handlungen zu nützen) / symbolophilie *f*
36502 **symbolophobia** / Symbolophobie *f* (Vorstellung, durch symbolische Handlungen zu schaden) / symbolophobie *f*
36503 **SYMMERS's syndrome** / SYMMERS' Syndrom (Lokalisierte Lymphadenopathie bei generalisierter Erythrodermie) / maladie de SYMMERS
36504 **symmetrical (symmetry)** / symmetrisch (Spieglungsgleichheit *f*) / symétrique (symétrie *f*)
36505 **symm(y)elia (sirenomelia)** / Sympus *m* (Sirene[nbildung] durch Beineverschmelzung) / sympodie *f*
36506 **sympathalgia** / Sympathalgie *f* (Grenzstrangsystemirritation) / sympathalgie *f*
36507 **sympathectomy (, endoscopic)** / Grenzstrangresektion *f* (mit Thorakoskop) / sympathectomie (endoscopique) *f*
36508 **sympathetic** / sympathisch (Sympathisches System betreffend, mitleidend, «erlebend») / sympathique
36509 **sympathetic irritation syndrome** / REILLY' Syndrom (Allgemeines Irritationssyndrom, komplexes neurovasales Krankheitsbild) / syndrome d'irritation sympathique
36510 **sympathicoblastoma** / Sympath(ik)oblastom *n* (maligne Grenzstranggeschwulst) / sympathogoniome *m*
36511 **sympathicolytic, -mimetic** / sympathikolytisch, -mimetisch (sympathisches System ab-, anregend) / sympathicolytique, -mimétique
36512 **sympathicopathy, -therapy** / Grenzstrangerkrankung, -behandlung *f* / sympathicopathie, -thérapie *f*
36513 **sympathicotonia** / Sympathikotonie *f* (gesteigerte Erregbarkeit, Tachykardie, Pupillenerweiterung) / sympathicotonie *f*
36514 **sympathin** / Sympathin *n* (dem Adrenalin ähnlicher bei Sympathikusreizung ausgeschütteter Stoff) / sympathine *f*
36515 **sympathism** / Sympathismus *m* (übertriebenes Mitgefühl) / sympathisme *m*
36516 **sympathizant** / Gesinnungsgenosse *m* / sympathisant *m*
36517 **sympathy (sympathize)** / Mitleidenschaft *f* (in Mitleidenschaft gezogen werden) / sympathie *f* (sympathiser)
36518 **symphalangism** / Phalangenverwachsung *f* / symphalangisme *m*
36519 **symphonallaxis** / Symphonallaxis *f* (σύμφωνον = Mitlaut, ἀλλάσσω = vertauschen) / symphonallaxis *f*
36520 **symphyseal, symphytic (symphysic)** / symphysenbezüglich, (ungewöhnlich) zusammengewachsen / symphysaire, symphytique (symphysique)

36521 **symphysectomy, -orrhaphy** / Schamfugenschnitt *m*, -naht *f* / symphysectomie, -orraphie *f*
36523 **symphysis** / Symphysis (φύομαι = wachsen: Zusammenwuchs, Symphyse *f*) / symphyse *f*
36524 **symphysis, pubic** / Symphysis pubica (Schamfuge) / symphyse pubienne
36525 **symplasms** / Symplasmen *n* (degenerative Synzytien) / symplasmes *m*
36526 **symposion** / Arbeitsessen, wissenschaftliches *n* / symposium *m*
36527 **symptom** / Symptom *n* (συμπίπτω = zusammenfallen: Krankheitsäußerung) / symptôme *m*
36528 **symptom, accessory** / Symptom, nichtpathognomonisches *n* / symptôme accessoire *m*
36529 **symptom, cardinal** / Leitsymptom *n* / symptôme cardinal *m*
36530 **symptom, cerebral pressure** / Hirndrucksymptom *n* (z. B. Stauungspapille) / symptôme de pressure cérébrale *m*
36531 **symptom, collateral** / Parallelerscheinung *f* / symptôme collatéral *m*
36532 **symptom complex, spastic** / Symptomenkomplex, spastischer *m* (bei Pyramidenbahnschädigung) / complexe des symptômes spastiques *m*
36533 **symptom, concomitant** / Begleitsymptom *n* (diagnostisch irrelevantes) / symptôme concomitant *m*
36534 **symptom, consecutive** / Nebensymptom *n* (diagnostisch relevantes) / symptôme consécutif *m*
36535 **symptom, constitutional** / Konsitutionssymptom *n* / symptôme constitutionnel *m*
36536 **symptom, deficiency** / (Hormon)mangelsymptom *n* / symptôme de déficience *m*
36537 **symptom, delayed, early** / Spätsymptom, Frühsymptom *n* / symptôme tardif, précoce *m*
36538 **symptom, drawer** / Schubladensymptom *n* (Verschieblichkeit Unter- gegen Oberschenkel bei Kreuzbandriß) / symptôme de tiroir *m*
36539 **symptom, equivocal** / Symptom, äquivokales *n* (für verschiedene Krankheiten) / symptôme équivoque *m*
36540 **symptoms, focal** / Herderscheinungen *f* (i. G. z. Allgemeinerscheinungen) / symptômes en foyer *m*
36541 **symptom, general** / Allgemeinsymptom *n* / symptôme général *m*
36542 **symptoms, hysteric** / Symptome, hysterische *n* (II. Hysteriestadium, z. B. der [akausale] Ohnmachtsanfall) / symptômes hystériques *m*
36543 **symptom, (in)direct** / Symptom, (in)direktes *n* / symptôme (in)direct *m*
36544 **symptom, induced** / Symptom, induziertes *n* (intentionaliter produziertes) / symptôme induit *m*
36545 **symptom, initial** / Anfangssymptom *n* / symptôme initial *m*
36546 **symptom, intestinal** / Darmsymptom *n* / symptôme intestinal *m*
36547 **symptom, objective, subjective** / Symptom, objektives, subjektives *n* (Krankheits-, Krankenäußerung) / symptôme objectif, subjectif *m*
36548 **symptoms, paraneoplastic** / Symptome, paraneoplastische *n* (Ca.-Früherscheinungen) / symptômes paranéoplastiques *m*
36549 **symptom, pathogenic** / Symptom, charakteristisches *n* (sich mit homöopath. Arzneimittelbild deckendes) / symptôme caractéristique *m*
36550 **symptom, prodromal** / Prodromalsymptom *n* / symptôme prodromique *m*
36551 **symptom, static** / Symptom, lokales *n* / symptôme passif *m*
36552 **symptoms, stenocardiac** / Angina-pectoris-Symptome *n* (durch Ruhelage zurückgehende retrosternale Schmerzanfälle mit Angst bei Bewegung bes. in Kälte) / symptômes sténocardiques *m*
36553 **symptom, sympathetic** / Sympathiesymptom *n* / symptôme sympathique *m*
36554 **symptom, withdrawal** / Abstinenzsymptom *n* / symptôme de l'abstinence *m*
36555 **symptomatic** / symptombezüglich ([eine Krankheit] kennzeichnend) / symptomatique
36556 **symptomatics** / Symptomatik *f* (Symptomenmechanismus) / symptomatisme *m*
36557 **symptomatologic** / symptomatologisch (Symptomenlehre betreffend) / symptomatologique
36558 **symptomatology, (-graphy)** / Symptomenlehre, (-beschreibung) *f* / symptomatologie, (-graphie) *f*
36559 **symptom(at)olytic** / symptomtilgend / symptomolytique
36560 **synadelphos** / Synadelphus *m* (ἀδελφός = Bruder: Doppelmißgeburt mit einem Kopf und Rumpf) / synadelphe *m*
36561 **synalbumin** / Synalbumin *n* (Insulinantagonist mit gesteigerter Aktivität im Diabetikerserum [VALLANCE-OWEN]) / synalbumine *f*
36562 **synalgia** / Synalgie *f* (Schmerzmitempfindung in nichtkrankem Glied) / synalgie *f*
36563 **synanastomosis** / Synanastomose *f* (verschiedener Gefäße) / synanastomose *f*
36564 **synanthema** / Synanthem *n* (Exanthemgruppe) / synanthème *m*
36565 **synapse** / Synapse *f* (ἅπτω = anknüpfen: Übertrittsstelle nervöser Erregung von Neuron auf Neuron bzw. Erfolgsorgan, z. B. Hypophyse) / synapse *f*
36566 **synaptic** / synapsenbezüglich / synaptique
36567 **synarthrodial** / synarthrodial (Synarthrose betreffend) / synarthrodial
36568 **synarthrosis** / Synarthrose (ἄρθρον = Glied: unbewegliche Knochenverbindung) / synarthrose
36569 **synase** / Synase *f* (synthetischen Prozeß katalysierendes Enzym) / synase *f*
36570 **syncarcinogenesis** / Synkarzinogenese *f* (BAUER: synchrones od. konsekutives Einwirken mehrerer kanzerogener Substanzen mit gleicher Organo- und Zytotropie, z. B. KW-Stoffe) / syncarcinogenèse *f*

36571 **syncarcinolysis** / Synkarzinolyse *f* (kombinierte Krebsbehandlung, z. B. Op. und Bestrahlung, Bestrahlung und Cytostatica, Cytostatica und Überwärmung, Überwärmung und Diät) / syncarcinolyse *f*
36572 **syncaryon** / Synkaryon *n* (aus 2 Pronuclei hervorgegangener Zellkern) / syncaryon *m*
36573 **synceloma** / Synzölom *n* (Körperhöhlengesamt) / syncœlome *m*
36574 **synchilia** / Lippenverwachsung *f* / synchilie *f*
36575 **synchisis** / Synchisis (corporis vitrei) (συγχέω = zusammengießen: Glaskörperverflüssigung) / synchisis *f*
36576 **syncholia** / Syncholie *f* (Ausscheiden von Syncholica [z. B. Farbstoffe] durch Galle) / syncholie *f*
36577 **synchondrosis** / Synchondrosis (Iunctura cartilaginea: Knochenverbindung durch Knorpelgewebe) / synchondrose
36578 **synchondrosis, anterior and posterior intraoccipital** / Synchondrosis intraoccipitalis anterior et posterior (Hinterhauptbeinsynchondrosen) / synchondrose intraoccipitale antérieure et postérieure
36579 **synchondroses, cranial** / Synchondroses cranii / synchondroses crâniennes
36580 **synchondrosis, diaphyso-epiphyseal** / Cartilago et Linea epiphysialis (Synchondrose zwischen Diaphyse und Epiphyse der langen Röhrenknochen) / synchondrose diaphyso-épiphysaire
36581 **synchondrosis, petro-occipital** / Synchondrosis petro-occipitalis (Felsenbein-Hinterhauptbeinsynchondrose) / synchondrose pétro-occipitale
36582 **synchondrosis, spheno-occipital** / Synchondrosis spheno-occipitalis (Keilbein-Hinterhauptbeinsynchondrose) / synchondrosis sphéno-occipitale
36583 **synchondrosis, sphenopetrosal** / Synchondrosis sphenopetrosa (Keilbein-Felsenbeinsynchondrose) / synchondrose sphénopétreuse
36584 **synchondrosis, sternal** / Synchondrosis sternalis (Manubrium-Corpus-sterni-Synchondrose) / synchondrose sternale
36585 **synchondrotomy** / Synchondrotomie *f* (Synchondrosendurchschneidung) / synchondrotomie *f*
36586 **synchronism** / Gleichzeitigkeit *f* (z. B. der Plasmodienentwicklung) / synchronisme *m*
36587 **synchronization, circadian** / Synchronisierung, zirkadiane *f* (Abstimmung auf die Tagesrhythmik, z. B. der nur am frühen Morgen kurz nach physiol. Tagesgipfel heilsamen Cortisontherapie [Retiene]) / synchronisation circadienne *f*
36588 **synchronize** / synchronisieren (zeitlich zusammenbringen) / synchroniser
36589 **synchronous** / synchron (zur gleichen Zeit) / synchrone
36590 **synchrotron** / Synchrotron *n* (frequenzmoduliertes Zyklotron) / synchrotron *m*
36591 **synclinal** / zueinandergeneigt / synclinal
36592 **synclitism** / Synklitismus *m* (beckenachsengerechte fet. Kopfeinstellung) / synclitisme *m*
36593 **syncopal** / synkopisch (Synkope betreffend) / syncopal
36594 **syncope** / Synkope *f* (συγκόπτω = zusammenschlagen: Herzstillstand) / syncope *f*
36595 **syncope, tussive** / Hustensynkope *f* (Schwächeanfall) / syncope tussive *f*
36596 **syncope, vasovagal** / Ohnmacht, vagusbedingte *f* / syncope vasovague *f*
36597 **syncytial** / synzytiumbezüglich / syncytium, se rapportant à un
36598 **syncytiotrophoblast** / Synzytiotrophoblast *m* (gegen das materne Gewebe liegende, aus dem fermentierenden Zytotrophoblast entstehende, Gewebetrümmer phagozytierende Zellschicht) / syncytiotrophoblaste *m*
36599 **syncytium** / Syncytium *n* (Komplex durch grenzenlose Einzelzellverschmelzung in Mesenchym, Herzmuskulatur, Chorionepithel) / syncytium *m*
36600 **syncytoid** / synzytiumähnlich / syncytoïde
36601 **syndactylia** / Schwimmhautbildung *f* / syndactylie *f*
36602 **syndectomy** / Syndektomie *f* (σύνδεσμος = Binde[haut]) / syndectomie *f*
36603 **syndesmectomy** / (Knochen)band(teil)exzision *f* / syndesmectomie *f*
36604 **syndesmectopia** / Syndesmektopie *f* (ungewöhnliche [Knochen]bandsituation) / syndesmectopie *f*
36605 **syndesmitis** / (Knochen)bandentzündung *f* / syndesmite *f*
36606 **syndesmology, -graphy** / (Knochen)bänderlehre, -beschreibung *f* / syndesmologie, -graphie *f*
36607 **syndesmoma** / (Knochen)bandgeschwulst *f* / syndesmome *m*
36608 **syndesmopexy, -plasty, -rrhaphy, -tomy** / Bandanheftung, -plastik, -naht, -durchtrennung *f* / syndesmopexie, -plastie, -rraphie, -tomie *f*
36609 **syndesmosis** / Syndesmosis (Iunctura fibrosa: Knochenverbindung durch Bindegewebe) / syndesmose
36610 **syndesmosis, tibiofibular** / Syndesmosis tibiofibularis (Schienbein-Wadenbeinsyndesmose) / syndesmose péronéotibiale
36611 **syndesmosis, tympanostapedial** / Syndesmosis tympanostapedia (Paukenhöhlen-Steigbügelsyndesmose) / syndesmose tympanostapédienne
36612 **syndets (Synthetic Detergents)** / Syndets *n* (synthetische Waschmittel; bei [experim. Öl]akne erfolgreich, weil seifenfrei) / syndètes *m*
36613 **syndromal (syndromic)** / syndrombezüglich / syndromique (syndromal)
36614 **syndrome (symptom-group[ing])** / Syndrom *n* (definiter Symptomenkomplex) / syndrome (complexe de symptômes) *m*
36615 **syndrome, adiposogenital; (dysgonesis)** / Fröhlich' Syndrom (Dystrophia adiposogenitalis) / syndrome hypophysaire adiposogénital; (dysgénitalisme)
36616 **syndrome, akinetic abulic** / Syndrom, akinetisch-abulisches (Psychomotorisches Zustandsbild nach Chlorpromazin- und Reserpinmedikation) / intoxication par chlorpromazine (réserpine)

36617 **syndrome, allergic epigastric** / Syndrom, allergisches epigastrisches (Abdominales Krankheitsbild mit anfallweiser Ober-, Mittel- od. Unterbauchsymptomatik) / syndrome épigastrique allergique

36618 **syndrome, angioneurotic (vasoneurotic)** / Zeichengruppe, vasoneurotische (Krankhafte Steigerung der Gefäßerregbarkeit [Hamburger, 1919]) / syndrome vasonévrotique (angioneurotique)

36619 **syndrome, anorectal** / Syndrom, anorektales (Anorektales Krankheitsbild nach Antibiotikamedikation) / syndrome anorectal

36620 **syndrome of the anterior cerebral artery** / Arteria-cerebri-anterior-Syndrom (Zerebrales Krankheitsbild bei Verschluß od. Mangeldurchblutung der A. cerebri anterior) / syndrome cérébral par occlusion ou rétrécissement de l'artère cérébrale antérieure

36621 **syndrome of the anterior parietal branch** / Ramus-parietalis-anterior-Syndrom (Zerebrales Krankheitsbild bei Durchblutungsstörungen des vorderen Scheitellappenasts der mittleren Hirnarterie) / syndrome de la branche pariétale antérieure

36622 **syndrome, apallic** / Syndrom, apallisches (Ausfall der Palliumfunktionen) / carence des fonctions du manteau des hémisphères (Kretschmer)

36623 **syndrome of the aqueduct of the cerebrum** / Aquädukt-Syndrom (Durch Prozesse im Aquaeductus-cerebri-Bereich entstehendes neurologisches Krankheitsbild) / syndrome de l'aqueduc du cerveau

36624 **syndrome of the artery of the calcarine sulcus** / Arteria-calcarina-Syndrom (Bei Mangeldurchblutung des Sulcus calcarinus entstehender Gesichtsfeldausfall) / hémianopsie (aussi en quadrant) par occlusion ou rétrécissement de l'artère calcarine

36625 **syndrome of the artery of the central sulcus (postcentral gyrus)** / Arteria-rolandica-Syndrom (Bei Mangeldurchblutung des Sulcus centralis [Rolandi] entstehendes zerebrales Krankheitsbild) / syndrome cérébral par occlusion ou rétrécissement de l'artère rolandique

36626 **syndrome of the artery of the precentral sulcus (precentral gyrus)** / Arteria-praerolandica-Syndrom (Bei Mangeldurchblutung des Sulcus praecentralis entstehendes zerebrales Krankheitsbild) / syndrome cérébral par occlusion ou rétrécissement de l'artère prérolandique

36627 **syndrome, arthromeningeal acute** / Syndrom, arthromeningeales (Infektionskrankheit[?] mit arthritischen und meningealen Symptomen) / syndrome arthroméningé aigu

36628 **syndrome of the basilar artery** / Arteria-basilaris-Syndrom (Zentralnervöses Krankheitsbild bei Mangeldurchblutung der A. basilaris) / insuffisance de l'artère basilaire

36629 **syndrome of bearded women** / Achard-Thiers' Syndrom (Endokrine Störung mit Diabetes, Fettsucht, Hypertrichose) / diabète des femmes à barbe

36630 **syndrome, bioclimatic** / Syndrom, bioklimatisches (Gesamtheit der durch biotrope Faktoren [Temperatur, Luftfeuchtigkeit] bedingten Symptome) / syndrome bioclimatique

36631 **syndrome of the bridge, lateral** / Pons-Syndrom, laterales (Neurologisches Krankheitsbild durch Läsionen im lateralen Brückenbereich) / syndrome latéral du pont

36632 **syndrome of the bridge, paramedian** / Pons-Syndrom, paramedianes (Neurologisches Krankheitsbild durch Läsionen im paramedianen Brückenbereich) / syndrome paramédian du pont

36633 **syndrome, cardio-esophageal** / Syndrom, kardioösophageales (Kardiainsuffizienz im frühen Kindesalter mit Übergang in Hiatushernien) / syndrome cardio-œsophagien

36634 **syndrome of the cauda equina** / Cauda-Syndrom (Symptomenkomplex bei Verletzung des Rückenmarkendstücks) / syndrome de «queue de cheval»

36635 **syndrome of the central lobe (of the cerebrum)** / Stammhirn-Syndrom (Stammhirnläsionen und deren Folgen) / syndrome du lobe central (du cerveau)

36636 **syndrome of the cerebellopontile angle** / Cushing' Syndrom (II) (Kleinhirnbrückenwinkeltumor mit herdseitigen Hirnnervenausfällen) / syndrome de l'angle cérébellopontique

36637 **syndromes of the cerebral arteries** / Hirnarteriensyndrome (Großhirngefäßverschluß- od. -verengerungssyndrome) / syndromes des artères cérébrales

36638 **syndromes of the cerebral nerves** / Hirnnerven-Syndrome (Gruppensymptome der Hirnnerven) / syndromes des nerfs cérébraux

36639 **syndrome of the cerebral peduncle** / Weber' Syndrom (Hemiplegia alternans superior) / hémiplégie pédonculoprotubérantielle

36640 **syndrome of cerebral sclerosis, diffuse** / Hirnsklerose-Syndrom, diffuses (Gruppe seltner meist kindlicher Großhirnentmarkungsprozesse) / syndrome diffus de sclérose cérébrale

36641 **syndrome, cervical sympathetic** / Sympathicus-Syndrom, zervikales (Bei Irritation des Halsgrenzstrangs entstehendes neurovegetatives Krankheitsbild) / syndrome sympathique cervical

36642 **syndromes, cervicobrachial** / Syndrome, zervikobrachiale (Neuralgisch-neurovaskuläre paretische Krankheitsbilder im Hals-, Schultergürtel-, Armbereich) / syndromes cervicobrachiaux

36643 **syndrome, cervico-oculo-acoustic** / Syndrom, zervikookuloakustisches (Klippel-Feil' Syndrom mit Taubstummheit, N.-abducens-Lähmung, Retractio bulbi) / dysmorphie cervico-oculo-faciale (avec surdité)

36644 **syndrome, cervicopleural** / Syndrom, zervikopleurales (Neuralgisch-pleuraler Symptomenkomplex durch Reizzustände des li. Halsgeflechts) / syndrome cervicopleural
36645 **syndrome of the cholecystohepatic flexure adhesions** / VERBRYCKE' Syndrom (Adhäsionen im Gallenblasen- und Flexura-colidextra-Bereich) / syndrome de VERBRYCKE
36646 **syndrome, choreatic** / Syndrom, choreatisches (Bewegungsstörungen infolge Affektion des extrapyramidalen [striären] Systems) / syndrome choréatique
36647 **syndrome, choreatiform** / Syndrom, choreatiformes (Choreatiforme Hyperkinese mit Verhaltens- und Lernstörungen im Schulkindalter) / syndrome choréatiforme
36648 **syndrome, chronic bronchitic** / Syndrom, chronisch-bronchitisches (Mit Übergang zu Lungenemphysem und Cor pulmonale durch permanente Inhalation unreiner Luft, vor allem [Tabak]rauch [SCHMIDT]) / syndrome bronchitique chronique
36649 **syndrome, cirrhotic** / Zirrhose-Syndrom (Alle klinischen Formen der Leberzirrhose) / syndrome cirrhotique
36650 **syndrome of the clivi** / Klivuskanten-Syndrom (Ophthalmologischer Symptomenkomplex bei Schädelbasistumoren) / syndrome des pentes
36651 **syndrome, congenital arthromyodysplas(t)ic** / ROSSI' Syndrom (GUÉRIN-STERN' Syndrom kombiniert mit BONNEVIE-ULLRICH' Syndrom) / syndrome arthromyodysplasique congénital
36652 **syndrome, congenital cerebellar** / Kleinhirn-Syndrom, konnatales (Angeborener Kleinhirndefekt) / syndrome cérébellaire congénital
36653 **syndrome of the (cortico)spinal tract** / Pyramidenbahn-Syndrom, spinales (Symptomenkomplex bei Verletzungen der spinalen Pyramidenbahn) / syndrome du faisceau (cortico)spinal
36654 **syndrome of the cortic(ospin)al tract** / Pyramidenbahn-Syndrom, zentrales (Symptomenkomplex bei Läsionen der Pyramidenbahn zwischen Hirnrinde und Brücke) / syndrome du faisceau cortic(ospin)al
36655 **syndrome, costobrachial** / Syndrom, kostoklavikuläres (Neurovaskuläre Störungen im Armbereich durch Druckschädigung der subklavikulären Gefäßnerven) / syndrome costoclaviculaire
36657 **syndrome of cough syncope** / Husten-synkope-Syndrom (Synkopale Hustenanfälle) / laryngoplégie
36658 **syndrome, cutaneo-muco-oculo-epithelial** / FUCHS' Syndrom (I) (Akute Haut- und Schleimhautentzündung) / syndrome cutanéo-muco-oculo-épithélial
36659 **syndrome, cutaneous mucous intestinal** / DEGOS-DELORT-TRICOT' Syndrom (Mit Hauterscheinungen beginnende und mit Bauchsymptomen tödlich endende disseminierte Endangiitis) / syndrome cutanéo-intestinal mortel
36660 **syndrome of the decussation of the pyramid** / Pyramidenbahnkreuzungs-Syndrom (Durchblutungsstörungen im Bereich der Pyramidenbahnkreuzung) / syndrome de la décussation des pyramides
36661 **syndrome of dementia** / Demenz-Syndrom (Im Lauf des Lebens durch Gehirnläsionen erworbene Intelligenzdefekte) / syndrome de la démence
36662 **syndrome, depressive** / Syndrom, depressives (Spezielles Psychosyndrom nach Hirnverletzungen) / syndrome dépressif
36663 **syndrome of double athetosis** / HAMMOND' Syndrom (Haltungs- und Bewegungsstörungen extrapyramidaler Genese) / athétose double
36664 **syndrome, duodenocolonic** / Duodenum-Colon-Syndrom (Durch Duodenum-Kolonadhärenz hervorgerufenes abdominales Krankheitsbild) / syndrome duodénocolonique
36665 **syndrome, duodenosplenic** / Syndrom, duodenosplenisches (Versagen der duodenosplenischen Regulationen bei chron. Gastroduodenitis) / syndrome duodénosplénique
36666 **syndrome, dysdacnic** / Syndrom, dysdaknisches (δάκνω = beißen: Psycho[soma]tische Störungen nach umfangreichen Zahnoperationen) / syndrome dysdacnique
36667 **syndrome of emotional impoverishment** / Syndrom der emotionalen Verarmung (simuliert Hypophysenunterfunktion) / syndrome de paupérisation émotionnale
36668 **syndrome, encephalo-ophthalmic** / REESE' Syndrom (Angeborene [familiäre] Retinadysplasie mit bilateralen Gehirnmißbildungen) / dysplasie encéphalo-ophtalmique congénitale
36669 **(syndrome, enterohepatic)** / (ABRAMI' Syndrom) (Enterogen-hepatische Kolibazillose mit chron. Cholangitis) / (ictère hémolytique acquis)
36670 **syndrome, enterosynovial** / Syndrom, enteroartikuläres (Rheumatoide bei Enterokolitiden) / syndrome entéro-articulaire
36671 **syndrome, extrapyramidal** / Syndrom, extrapyramidales (Erkrankungen des extrapyramidalen Systems [Striatum und Pallidum]) / syndrome extrapyramidal
36672 **syndrome, familial corticostriatocerebellar** / Syndrom, familiäres kortikostriatozerebelläres (Familiäres Krankheitsbild mit kortikalen striären und zerebellären Symptomen) / syndrome corticostriatocérébellaire familial
36673 **syndrome, fetal polycystic** / POTTER' Syndrom (II) (Angeborene polyzystische Hyperplasie der Gallenwege, Bauchspeicheldrüse, Nieren) / fibro-angiomatose biliaire congénitale
36674 **syndrome of the fiftieth day** / GLANZMANN-SALAND' Syndrom (Spätmanifestationen der malignen Diphtherie) / syndrome du cinquantième jour

36675 **syndrome of the fourth myotome** / Halsmyotom-IV-Syndrom (Atem- und Schluckstörungen infolge Nervenverletzungen im vertebralen Ursprungsgebiet C4–C5) / syndrome du quatrième myotome

36676 **syndrome of the frontal lobe (of the cerebrum)** / Stirnhirn-Syndrom (Durch Schädigung von Stirnhirnrindenanteilen entstehende Antriebstörungen) / syndrome du lobe frontal (du cerveau)

36677 **syndrome, gastrophrenic** / Gastrophrenicus-Syndrom (Gastrokardialer Symptomenkomplex nach Ösophagusoperationen) / syndrome gastrophrénique

36678 **syndrome, gastropulmonary** / Magen-Lungen-Syndrom (Rückwirkungen von Störungen des Magens auf die Lungen und umgekehrt) / syndrome pneumogastrique

36679 **syndrome of the glabella** / Glabella-Syndrom (Periodische Neuralgie im Glabellabereich mit Septum-nasi-Ödem) / syndrome de la glabelle

36680 **syndrome of the great foramen** / Foramen-magnum-Syndrom (Intrazerebrale Drucksteigerung bei Hirntumoren im Bereich des Foramen magnum) / syndrome du grand trou (occipital)

36681 **syndrome, hemiparaplegic** / BROWN-SÉQUARD' Syndrom (Neurologischer Symptomenkomplex bei halbseitiger Rückenmarkverletzung) / hémiparaplégie spinale

36682 **syndrome, hemobiliary** / Syndrom, hämobiliäres (Pathologische Kommunikation zwischen Blutgefäßsystem und Gallenwegen) / syndrome hémobiliaire

36683 **syndrome, hemophilic** / Hämophilie-Syndrom(e) (Alle Formen der erblichen angeborenen od. erworbenen Blutungsbereitschaft) / syndrome hémophilique

36684 **syndrome, hemorrhagic** / Syndrom(e), hämorrhagische (Alle Formen der hämorrhagischen Diathese) / syndrome hémorragique

36685 **syndrome, hepato-adrenal** / Syndrom, hepatoadrenales (Leber- und Nebenniereninsuffizienz) / syndrome hépatoadrénal

36686 **syndrome, hepatocardiac** / Syndrom, hepatokardiales (Durch Leber- od. Gallenwegserkrankungen ausgelöste Herz- und Kreislaufstörungen) / syndrome hépatocardiaque

36687 **syndrome, hepatocerebral** / Syndrom, hepatozerebrales (Neurologisch-psychiatrisches Krankheitsbild bei schwerer Leberzirrhose mit -insuffizienz) / encéphalopathie porto-cave

36688 **syndrome, hepato-ovarian** / Syndrom, hepatoovarielles (Metropathische Erscheinungen als Folge von Hyperöstrogenismus bei Leberfunktionsstörungen) / syndrome hépato-ovarien

36689 **syndrome, hepatorenal** / Syndrom, hepatorenales (Hepatose ohne Icterus mit funktioneller Nierenstörung) / hépatonéphrite (fonctionnelle)

36690 **syndrome, hepatotesticular** / Syndrom, hepatotestikuläres (Hormonelle Ausfallerscheinungen der Gonaden bei männl. Leberzirrhose) / syndrome hépatotesticulaire

36691 **syndrome, hyperlipemic hemolytic icteric** / ZIEVE' Syndrom (Rekurrierende Hepatosen mit Icterus, hämolytischer Anämie, Hyperlipämie bei Alkoholismus) / Syndrome de ZIEVE

36692 **syndrome, hypernatremic** / Salzstauungs-Syndrom (Extrarenal bedingte Wasserhaushaltsstörung mit Hypernaträmie und zentralnervösen Symptomen) / syndrome hypernatrémique

36693 **syndrome of the hypersensitive xiphoid** / Xiphoid-Syndrom (Primäre od. sekundäre Schwertfortsatzneuralgie) / syndrome de l'apophyse xiphoïde hypersensitive

36694 **syndrome, hypersomnic ophthalmoplegic** / Syndrom, somnolent-ophthalmoplegisches (Besondre Verlaufsform einer Encephalitis) / syndrome ophtalmoplégique léthargique

36695 **syndrome, hypertensive diencephalic** / PAGE' Syndrom (Dienzephalogene juvenile Hypertension) / syndrome diencéphalique hypertensif

36696 **syndrome, hypertonic hypokinetic** / Pallidum-Syndrom (Erkrankungen des Globus pallidus) / syndrome hypocinétique hypertonique

36697 **syndrome, hypokalemic** / Kaliumverlust-Syndrom (Kaliumverlust od. -verschiebung) / syndrome hypokal(i)émique

36698 **syndrome, hyponatremic** / Salzmangel-Syndrom (Durch Kochsalzverlust entstehende lebensbedrohliche Störung des Elektrolythaushalts) / syndrome hyponatrémique

36699 **syndrome, hypophyseodiencephalic** / Syndrom, hypophysär-dienzephales (Dienzephalhypophysäre Dysfunktionen) / syndrome diencéphalohypophysaire

36700 **syndrome, hypothalamic** / Hypothalamus-Syndrom (Zentral-neurovegetative Störungen bei Hypothalamusläsionen) / syndrome hypothalamique

36701 **syndrome, hypothromboplastinemic** / Hypothrombinplastinämie-Syndrom (Blutungsübel infolge Thromboplastinmangels) / syndrome hypothromboplastinémique

36702 **syndrome, insomnic hyperkinetic** / Syndrom, asomnisch-hyperkinetisches (Seltnere Teilerscheinung der Encephalitis) / syndrome insomnique-hypercinétique

36703 **syndrome of intermittent insufficiency of the carotid arterial system** / Karotiden-Syndrom, intermittierendes (Thrombose der A. carotis interna) / syndrome d'occlusion de l'artère carotidienne interne

36704 **syndrome of Janus** / Janus-Syndrom (Röntgenzeichen: Gleichzeitiges Bestehen zweier verschieden heller Lungenfelder wegen seitenverschiedener Durchblutung bei Herz- und Gefäßmißbildungen sowie juxtavasalen -strangulationen) / syndrome de Janus

36705 **syndrome, L3-** / Femoralis-Syndrom (Pseudokniegelenkentzündung bei Wurzelreizung des N. femoralis) / syndrome du nerf fémoral

36706 **syndrome of laceration of the broad ligament of the uterus** / Masters-Allen' Syndrom (Gynäkologische Folgen eines Geburtstraumas des Lig. latum uteri) / syndrome de déchirure du ligament large de l'utérus

36707 **syndrome of the lateral wall of the cavernous sinus** / Foix' Syndrom (Var. des Fissura-orbitalis-superior-Syndroms) / syndrome de la paroi du sinus caverneux

36708 **syndrome of the lingula** / Lingula-Syndrom (Im Lingula-pulmonis-sinistri-Bereich lokalisiertes Mittellappen-Syndrom) / syndrome de la lingula

36709 **syndromes of the liquor** / Liquor-Syndrome (Für bestimmte [Nerven]krankheiten typische Liquorbefunde) / syndromes du liquor

36710 **syndrome, maniac** / Syndrom, manisches (Spezielles Psychosyndrom nach Hirnverletzungen) / syndrome maniaque

36711 **syndrome, maxillofacial** / Syndrom, maxillofaziales (Peters-Hövels) (Mißbildung des Mittelgesichts) / dysostose maxillofaciale

36712 **syndrome, maxillonasal** / Syndrom, maxillonasales (Binder) (Entwicklungshemmung des Mittelgesichts) / dysostose maxillonasale

36713 **syndrome, median** / Syndrom, medianes (Zentralnervöse Spätfolge eines Stirn- oder Hinterkopfanpralls) / syndrome médian

36714 **syndrome of megaloblastic anemia in infants** / Anämie-Syndrom des Säuglings und Kleinkinds, megaloblastisches (Exogene und endogene megaloblastische Anämieformen) / syndrome d'anémie mégaloblastique des nourrissons

36715 **syndrome of the middle cerebral artery** / Arteria-cerebri-media-Syndrom (Zerebrales Krankheitsbild bei Verschluß od. Mangeldurchblutung der A. cerebri media) / syndrome cérébral par occlusion ou rétrécissement de l'artère cérébrale moyenne

36716 **syndromes, myoclonic** / Syndrome, myoklonische (Oberbegriff für die myoklonischen Einzelsyndrome) / syndromes myocloniques

36717 **syndromes, myopathic** / Syndrome, myopathische (Das ganze Muskelsystem betreffende funktionelle und organische Erkrankungen) / syndromes myopathiques

36718 **syndrome, nephrotic** / Nephrose-Syndrom (Oberbegriff für [polyätiologische] Nephrosen) / syndrome néphrotique

36719 **syndrome, neuro-allergic** / Syndrom, neuroallergisches (Krankheitsbilder mit allergischer Reaktion des Nervensystems) / syndrome neuro-allergique

36720 **syndrome, neurocutaneous** / Syndrom, neurokutanes (Krankhafte Hautveränderungen mit solchen des ZNS) / neuroangiomatose encéphalofaciale

36721 **syndrome, neurohemolytic** / Syndrom, neurohämolytisches (Spinozerebrale Krankheitsbilder bei hämolytischen Anämien) / syndrome neurohémolytique

36722 **syndrome with normal spermatogenesis, hypandrogenic** / Pasqualini' Syndrom (Inkretorische Hodenfunktionsstörung bei vorhandener Fertilität) / eunuchoïdisme fécond

36723 **syndrome, occipital** / Syndrom, okzipitales (Neuralgiforme Wurzelreizerscheinungen im Hinterhauptbereich bei Zervikalspondylose) / syndrome occipital

36724 **syndrome, oculosalivary** / Syndrom, okulosaliväres (Tränen- und Speicheldrüsenaffektionen) / syndrome oculosalivaire

36725 **syndrome, oligophrenic** / Oligophrenie-Syndrom (Angeborener od. erworbener Schwachsinn) / syndrome oligophrénique

36727 **syndrome of ophthalmoplegia, ataxia and areflexia** / Fisher' Syndrom (Ausgedehnte idiopathische Polyneuritis) / syndrome d'ophtalmoplégie-ataxie-aréflexie

36728 **syndrome, orthostatic** / Syndrom, orthostatisches (Folgen einer vegetativen orthostatischen Kreislaufdysregulation) / syndrome orthostatique

36729 **syndrome, osteocutaneohypophyseal** / Syndrom, osteokutaneohypophysäres (Benigne Retikulose der Hypophyse, [Schleim]haut, Knochen) / syndrome ostéocutanéohypophysaire

36730 **syndrome, pancreatohepatic** / Eedelmann' Syndrom (II) (Pankreohepatisches Syndrom) / syndrome pancréaticohépatique

36731 **syndrome, paranoiac** / Syndrom, paranoides (Paranoide Wesensveränderung nach Hirnverletzungen) / syndrome paranoïaque

36732 **syndrome, paratrigeminal sympathetic** / Raeder' Syndrom (Paratrigeminale Neurose) / syndrome sympathique paratrijumeau de Raeder

36733 **syndrome of the parieto-occipital branches** / Rami-occipitales-Syndrom (Zerebrales Krankheitsbild bei Durchblutungsstörungen der Scheitel-Hinterhauptlappenäste der hinteren Hirnarterie) / syndrome des branches pariéto-occipitales

36734 **syndrome, Pickwickian** / Pickwickier-Syndrom (Pickwickier = Dickens' Roman[figur]: Bewußtseinsstörung bei Hypoventilation) / syndrome de Pickwick

36735 **syndrome, pluriglandular** / Falta' Syndrom (Pluriglanduläre Drüsenatrophie) / syndrome d'insuffisance pluriglandulaire

36736 **syndrome, pneumolymphonodal** / Syndrom, pneumolymphonodales (Pulmonale Manifestation des Katzenkratz-Syndroms) / syndrome «pneumoganglionnaire»

36737 **syndrome, postcesarean** / Kaiserschnitt-Syndrom des Kindes (Atemstörungen und nicht selten letale Anoxie bei Kaiserschnittgeborenen) / syndrome postcésarien

36738 **syndrome, postdysenteric** / Syndrom, postdysenterisches (Nach überstandener Dysenterie auftretender gastroenteraler Symptomenkomplex) / syndrome postdysentérique

36739 **syndrome of the posterior cerebral artery** / Arteria-cerebri-posterior-Syndrom (Zerebrales Krankheitsbild bei Verschluß od. Mangeldurchblutung der A. cerebri posterior) / syndrome cérébral par occlusion ou rétrécissement de l'artère cérébrale postérieure

36740 **syndrome of the posterior fascicle (of the spinal cord)** / Hinterstrang-Syndrom (Neurologischer Symptomenkomplex bei Hinterstrangläsionen) / syndrome du fascicule postérieur (de la moelle épinière)

36741 **syndrome of the posterior fossa of the skull** / Hinterschädelgruben-Syndrom (Zerebelläre Krankheitserscheinungen infolge Arachnitis od. Arachnoidalzyste) / syndrome de la fosse postérieure du crâne

36742 **syndrome of the posterior horn (of the gray matter)** / Hinterhorn-Syndrom (Neurologischer Symptomenkomplex bei dysrhaphischen Hinterhorndefekten) / syndrome de la corne postérieure de la substance grise

36743 **syndrome of the posterior parietal branch** / Ramus-parietalis-posterior-Syndrom (Zerebrales Krankheitsbild bei Durchblutungsstörungen des hinteren Scheitellappenasts der mittleren Hirnarterie) / syndrome de la branche pariétale postérieure

36744 **syndrome of the posterior retroparotid space** / VILLARET' Syndrom (Einseitige Lähmung der IX.–XII. Hirnnerven und des Halsgrenzstrangs) / syndrome de l'espace rétroparotidien postérieur

36745 **syndrome, posthepatitic** / Posthepatitis-Syndrom (Folgezustände nach Hepatitis epidemica) / syndrome posthépatitique

36746 **syndrome, postoperative** / Syndrom, postoperatives (Alle indirekten Operationsfolgeerscheinungen) / maladie postopératoire (LÉRICHE)

36747 **syndrome, postphlebitic** / Syndrom, postphlebitisches (Folgezustand einer Thrombophlebitis) / syndrome postphlébitique

36748 **syndrome, postsinusitic pulmonary** / Syndrom, sinopulmonales (Sinusitis mit Bronchitis) / syndrome descendant

36749 **syndrome, postthrombotic** / Syndrom, postthrombotisches (Spätfolge von Thrombosen [des Beins] mit Ödemen und Ulzerationen) / syndrome postthrombotique

36750 **syndrome, posttraumatic general** / Allgemein-Syndrom, zerebrales (Zerebrale Leistungsschwäche als Verletzungsfolge) / désintégration sphérique (KRETSCHMER)

36751 **syndrome of pregnancy, prediabetic** / Schwangerschafts-Syndrom, prädiabetisches (Gehäuftes Gebären sog. Riesenbabys bei später an Diabetes melitus erkrankenden Frauen) / syndrome prédiabétique de grossesse

36752 **syndrome, premenstrual** / Syndrom, prämenstruelles (Prämenstruelle Dyshormonie) / syndrome prémenstruel

36753 **syndrome of the primary ostium** / Ostium-primum-Syndrom (Gruppe kombinierter angeborener atrioventrikulärer Herzmißbildungen) / syndrome de l'orifice primaire

36754 **syndrome of the profound anterior temporal artery** / Arteria-temporalis-anterior-Syndrom (bei Mangeldurchblutung der A. temporalis profunda entstehendes zerebrales Krankheitsbild) / syndrome cérébral par occlusion ou rétrécissement de l'artère temporale profonde (antérieure)

36755 **syndrome of the profound posterior temporal artery** / Arteria-temporalis-posterior-Syndrom (Bei Mangeldurchblutung der A. temporalis profunda entstehendes zerebrales Krankheitsbild) / syndrome cérébral par occlusion ou rétrécissement de l'artère temporale profonde (postérieure)

36756 **syndrome, pseudo-embolic (I)** / Pseudo-Embolie-Syndrom (I) (Reversibles kardiales Krankheitsbild mit Kollaps und Zyanose) / syndrome pseudo-embolique (MAHAIM)

36757 **syndrome, pseudo-embolic (II)** / Pseudo-Embolie-Syndrom (II) (Symptomenkomplex nach i.v. Inj.) / syndrome d'ischémie aiguë

36758 **syndromes, pseudoluetic** / Syndrome, pseudoluische (Nichtluische mit luespositiven Serumreaktionen) / syndromes pseudoluétiques

36759 **syndrome, pseudoneurasthenic** / Syndrom, pseudoneurasthenisches (Vegetativ-vaskuläre Fehlsteurungen vor zerebralem Insult) / syndrome pseudoneurasthénique

36760 **syndrome, psoasic** / Psoas-Syndrom (Einseitige Hypertonie des M. psoas) / syndrome psoasique

36761 **syndrome, psychic diencephalic** / Zwischenhirn-Syndrom, psychisches (Psychische Veränderungen bei Zwischenhirnerkrankungen) / syndrome diencéphalique psychique

36762 **syndrome of the pulpous nucleus** / Pulposus-Syndrom (Prolaps des Nucleus pulposus im LWS-Bereich) / syndrome du noyau pulpeux

36763 **syndrome, pyloric** / Syndrom, pylorisches (Rezidivierend-intermittierende chron. Gastritis od. Gastroduodenitis) / syndrome pylorique

36764 **syndrome, radicular** / Wurzel-Syndrom (Kardiale Mißempfindungen bei Rückenmarkwurzelirritation durch Wirbelsäulenerkrankungen) / syndrome radiculaire pseudangineux

36765 **syndrome of the red nucleus, inferior** / CLAUDE' Syndrom (Zentralnervöses Krankheitsbild bei Läsionen des roten Kerns) / syndrome inférieur du noyau rouge

36766 **syndrome, rheumatic** / BOUILLAUD' Syndrom (Fieberhafter Rheumatismus) / maladie de BOUILLAUD

36767 **syndrome, rheumatic cervical** / Syndrom, rheumatisches zervikales (Rheumatische Weichteilerkrankung der HWS) / syndrome cervical rhumatique

36768 **syndrome of rheumatism, humoral** / Rheuma-Syndrom, humorales (Humorale Veränderungen bei rheumatischen Erkrankungen) / syndrome humoral du rhumatisme

36769 **syndrome, saltlosing** / Thorn' Syndrom (Salzverlustnephritis mit Addisonismus) / syndrome de Thorn
36770 **syndrome of the sphenopalatine ganglion** / Sluder' Syndrom (Vom Ganglion pterygopalatinum ausgehende Neuralgie) / syndrome du ganglion sphénopalatin
36771 **syndrome of the subarterial canal** / Adduktoren(kanal)-Syndrom (Durchblutungsstörung des Beins infolge Läsion des Gefäßbündels im Hunter-Kanal) / syndrome du canal de Hunter
36772 **syndrome, sulfocarbotoxic tardive** / Syndrom, sulfocarbotoxisches Spät- (Besondre Form der Schwefelkohlenstoffintoxikation) / syndrome tardif sulfocarbotoxique
36773 **syndrome of the superior caval vein** / Vena cava-superior-Syndrom (Zirkulationsstörung durch Abflußbehinderung im Bereich der oberen Hohlvene) / syndrome de la veine cave supérieure
36774 **syndrome of the superior orbital fissure** / Fissura-orbitalis-superior-Syndrom (Ausfall des III.–VI. Hirnnervs bei Schädigung der oberen Augenhöhlenspalte) / syndrome de la fissure orbitaire supérieure
36775 **syndrome, supine hypotensive** / Supinehypotensive-Syndrom (Schockzustand der Schwangeren bei Kopftieflagerung in «supine position») / syndrome «supine hypotensive»
36776 **syndrome of the suspended heart** / Evans-Lloyd=Thomas' Syndrom (Durch Herzlageanomalie entstehendes pseudopektanginöses Krankheitsbild) / syndrome du cœur suspendu d'Evans-Lloyd=Thomas
36777 **syndrome, tetanic** / Tetanie-Syndrom (Alle tetanischen Krankheitsbilder) / syndrome tétanique
36778 **syndrome, thalidomide** / Thalidomid-Syndrom (Kindliche Phokomelie, Radiusaplasie, Herzvitien nach mütterlichem Thalidomidmißbrauch während der Schwangerschaft) / syndrome de thalidomide
36779 **syndrome, thyrohypophyseal** / Schilddrüsen-Hypophysen-Syndrom (Primäre hypophysäre Störung mit thyreotroper Überfunktion) / syndrome thyrohypophysaire
36780 **syndrome (de Toni), dysmetabolic dysendocrine** / Syndrom (de Toni), dysmetabolisch-dysendokrines (Renale Acidose mit Nephrocalcinose, Spätrhachitis, Dystrophia adiposogenitalis) / syndrome dysmétabolique dysendocrine (de Toni)
36781 **syndrome, triplo-X-** / Triplo-X-Syndrom (XXX-Geschlechtchromosomenkonstellation leicht retardierter, introvertierter, selten XXX bzw. XXY reproduzierender Frauen [Barr]) / syndrome triplo-X
36782 **syndrome of tuberculosis, primary** / Syndrom, primäres tuberkulöses (Entwicklungssymptome eines tuberkulösen Primäraffekts) / syndrome de tuberculose primaire
36783 **syndrome, ulcerobiliary** / Syndrom, ulzerobiliäres (Gastroduodenale kombiniert mit biliären Störungen) / syndrome ulcérobiliaire
36784 **syndrome, uremic hemolytic** / Syndrom, hämolytisch-urämisches (Gasser) (Nephropathisch-urämisch-hämolytischer Symptomenkomplex) / syndrome hémolytique urémique
36785 **syndrome, urethrosynovial** / Syndrom, urethrosynoviales (Reiter' Syndrom ohne Beteiligung der Augenschleimhäute) / syndrome urétrosynovial
36786 **syndrome, uveo-arthro-chondral** / Syndrom, uveoarthrochondrales (Mesenchymaldysplasie mit Augen-, Knorpel-, Gelenksymptomen) / syndrome uvéo-arthrochondral
36787 **syndrome, vago-accessory-hypoglossal** / Jackson' Syndrom (Seltne Lähmung einzelner Hirnnerven) / hémiplégie pharyngoglossolaryngée
36788 **syndrome, vasovagal** / Syndrom, vasovagales (Ohnmachtsanfall mit Bewußtseinsverlust infolge Hirnhypoxämie) / syndrome vasovague
36789 **syndrome, venereal** / Syndrom, venerisches (Reiter' Syndrom mit Urethritis als Vorkrankheit [«Schwimmbadkonjunktivitis»]) / syndrome urétro-oculo-synovial
36790 **syndromology** / Syndromologie *f* (Lehre von den Symptomenkomplexen) / syndromologie *f*
36791 **synechenterotomy** / Synechenterotomie *f* (Trennung einer Darmverwachsung) / synechentérotomie *f*
36792 **synechia, anterior, posterior** / Seclusio pupillae anterior, posterior (secludere = abschließen: Verwachsung der Iris mit der Hornhaut, mit der Linse) / synéchie antérieure, postérieure *f*
36793 **synechotomy** / Synechiotomie *f* (συνέχω = verbinden: Lösung einer hinteren Synechie) / synéchotomie *f*
36794 **synecic** / synökisch (zusammenhausend, sind z. B. andre Insekten uneigennützig ernährende Ameisen) / synœcique
36795 **syneresis** / Synhärese *f* (συναιρέω = zusammenraffen: durch Abscheidung hydrophiler Kolloide eines dispersen Systems) / synérèse *f*
36796 **synergenesis** / Synergenesis *f* (Zellgenerationskontinuität) / synergenèse *f*
36797 **synergetic, synergistic** / synergetisch, synergistisch (Synergie, Synergist betreffend) / synergétique, synergistique
36798 **synergia** / Synergie *f* (Zusammenwirken, z. B von Drüsen der inneren Sekretion) / synergie *f*
36799 **synergic** / synergisch (harmonisch zusammenwirkend) / synergique
36800 **synergism** / Synergismus *m* (bakt., pharm.) / synergisme *m*
36801 **synergist** / Synergist *m* (Wirksamkeit eines andern steigernder Stoff) / synergiste *m*
36802 **synesis** / Synesis *f* (constructio κατὰ σύνεσιν = ad sensum: sinngemäße, nicht streng grammatikalische Wortfügung) / synesis *f*
36803 **synesthalgia** / Synästhalgie *f* (Schmerzsteigerung bei Berührung nichtschmerzhafter Stellen) / synesthalgie *f*

36804 **synesthesia** / Synästhesie *f* (Mitempfindung, z. B. Gleichzeitigkeit eines [gegenwärtigen] Geruchs mit [vergangener] Erinnerung od./und [zukünftigem] Wunsch [KLAGES]) / synesthésie *f*

36805 **syngamous** / syngam (ist Geschlechtdeterminierung bei Eibefruchtung) / syngonique

36806 **syngenesioplastic** / syngenesioplastisch (ist Gewebetransplantation z. B. von Bruder auf Schwester) / syngénésioplastique

36807 **syngenic** / syngenetisch (gleichzeitig entstanden) / syngène

36808 **syngignoscism** / Syngignoszismus *m* (Zusammenerkennen eines Sachverhalts, z. B. in der Hypnose) / syngignoscisme *m*

36809 **synidrosis** / Synhidrose *f* (mit einer Krankheit obligat verbundenes Schwitzen) / synidrose *f*

36810 **synkainogenesis** / Synkainogenese *f* (καινός = neu: simultane Neubildung) / synkaïnogenèse *f*

36811 **synkinesis** / Synkinese *f* (Miteinanderbewegung z. B. von Muskeln) / syncinésie *f*

36812 **synnecrosis** / Synnekrose *f* (Zusammensterben: Dezimierung einer Population durch Aggression) / synnécrose *f*

36813 **synneuron (all neurofibril rings of the nervous system)** / Synneuron *n* (das Ganze aus allen Neurofibrillenzirkeln: «Leitwerk» [SCHEIDT]) / synneuron *m* (tous les anneaux neurofibrillaires du système nerveux)

36814 **synneuron, bad/well accommodated** / Synneuron, schlecht/gut akkommodiertes *n* («leibfremdes/leibverwandtes Inbild») / synneuron mal/bien accommodé *m*

36815 **synneuron, balancing** / Synneuron, symmiktisches *n* (im Hirnstamm- und Rückenmarkgrau: «Ausgleichsleitwerk») / synneuron balançant *m*

36816 **synneuron, conventional admonished** / Synneuron, konventionell admoniertes *n* («Sinninbild») / synneuron conventionnellement admonis *m*

36817 **synneuron, (efficacious) corticothalamic** / Synneuron, (effektorisches) kortikothalamisches *n* («Wirkinbild») / synneuron corticothalamique (effectif) *m*

36818 **synneuron, (extrapyramidal) tactic efficacious** / Synneuron, (extrapyramidales) taktisch-effektorisches *n* («Spannungswirkinbild») / synneuron effectif tactique (extrapyramidal) *m*

36819 **synneuron, frontothalamic** / Synneuron, frontothalamisches *n* («Selbstinbild») / synneuron frontothalamique *m*

36820 **synneuron, left (right) visual** / Sehinbild, linkes (rechtes) *n* (im rechten [linken] Hirnstamm, fällt mit Leber-Leib-Eigen-[Milz-Körper-Fremd]inbildern zusammen) / synneuron visuel gauche (droit) *m*

36821 **synneuron, practical efficacious** / Synneuron, praktisch-effektorisches *n* («Antriebswirkinbild») / synneuron effectif pratique *m*

36822 **synneuron, symphytic** / Synneuron, symphytisches *n* (praktisch- und taktisch-effektorisches: «symphytisches Inbild») / synneuron symphytique *m*

36823 **synneuron, verbal produced** / Synneuron, verbal produziertes *n* («Sprachinbild») / synneuron verbalement produit *m*

36824 **synonym(ous)** / Synonym(isch) *n* ([sinnverwandt]es Wort) / synonyme *m*

36825 **synophrys** / Augenbrauenverwachsung *f* / synophrys *m*

36826 **synophthalmos** / Synophthalmus *m* (Zyklop) / synophtalme *m*

36827 **synopsis** / Synopse *f* (Zusammenschau vergleichbarer Objekte, z. B. Texte, Befunde, Symptome) / synopsis *f*

36828 **synoptic** / synoptisch (übersichtlich nebeneinander) / synoptique

36829 **synoptophore** / Synoptophor *m* (Apparat zur Schieldiagnose) / synoptophore *m*

36830 **synorchidism** / Synorchidie *f* (Hodenverschmelzung) / synorchisme *m*

36831 **synostosis** / Synostosis (Iuncturae ossium: Knochenverbindung durch Knochengewebe) / synostose

36832 **synostosis, sacrococcygeal** / Iuncturae sacrococcygeae (Kreuzbein-Steißbeinsynostose) / symphyse sacrococcygienne

36833 **synostosis, tribasilar** / Tribasilarsynostose *f* (vorzeitige Verschmelzung der Schädelbasisknochen) / synostose tribasilaire *f*

36834 **synotia** / Ohrenverwachsung (bei Agnathie) *f* / synotie *f*

36835 **synousiologia** / Synousiologie *f* (οὐσία = Besitz: Wissen um die Kunst, einander zu besitzen) / synousiologie *f*

36836 **synovectomy** / Synovialmembranentfernung *f* / synovectomie *f*

36837 **synovia (joint-oil)** / Synovia (σύν + ovum [PARACELSUS] = «mit Ei»: Gelenkschmiere) / synovie

36838 **synovial** / synoviabezüglich / synovial

36839 **synovi(al)oma** / Synovialom *n* (maligne Gelenkschmieregeschwulst) / synovialome *m*

36840 **synovin** / Synovin *n* (Mucin der Synovia) / synovine *f*

36841 **synovioblast** / Synovioblast *m* (Fibroblast der Synovialmembran) / synovioblaste *m*

36842 **synoviparous** / gelenkschmiereproduzierend / synovipare

36843 **synovitis** / Membrana-synovialis-Entzündung *f* / synovite *f*

36844 **synovitis, dendritic** / Gelenkmembranzottenentzündung *f* / synovite dendroïde

36845 **synovitis, dry, simple, serous, purulent** / Synovitis, trockne, einfache, seröse, eitrige *f* / synovite sèche, simple, séreuse, purulente *f*

36846 **synovitis, fungous, villose** / Synovitis fungosa, villosa (tuberkulös, chronisch) / synovite fongueuse, villeuse *f*

36847 **synovitis, vibration** / Vibrationssynovitis *f* (durch Geschoßpassage) / synovite par vibration *f*

36848 **synreflexia** / Synreflexie *f* (Assoziation verschiedener Reflexe) / synréflexie *f*

36849 **syntactic** / syntaktisch (Syntax betreffend) / syntactique

36850 **syntaxis** / Syntax *f* (Lehre vom Satzbau) / syntaxe *f*
36851 **synthases** / Synthasen *f* (zwei Stoffe zu einem dritten katalysierende Fermente) / synthases *f*
36852 **synthermal** / synthermal (einheitlich temperiert) / synthermique
36853 **synthesis** / Synthese *f* (Zusammensetzung) / synthèse *f*
36854 **synthesis, amino acids** / Aminosäurensynthese *f* (ohne DNS möglich [?] [Steinman-Cole]) / synthèse d'amino-acides *f*
36855 **synthesis, enzymatic** / Enzymsynthese *f* (DNS-gesteuert) / synthèse enzymatique *f*
36856 **synthesis, indophenol blue** / Indophenolblausynthese *f* (Oxydasereaktion) / synthèse de bleu d'indophénole *f*
36857 **synthesis, protein** / Eiweißsynthese *f* (1. DNS-Matrize liefert Negativ an mRNS, 2. mRNS-Schablone determiniert AS-Positionen in Polypeptidmolekül durch Anknüpfung ihrer Triplets via Ribosomenabtastung an tRNS, 3. in Ribosomen tRNS und AS-Triplets als DNS-mRNS-Arbeitskopie «erkennendes» Enzym katalysiert diese Reaktion) / synthèse de protéine *f*
36858 **synthesis, urea** / Harnstoffsynthese *f* (erfolgt über Transaminierung von N zu Glutamin- und Asparaginsäure mit Energieverlust [3 Mol ATP für 1 Mol Harnstoff]) / synthèse d'urée *f*
36859 **synthesis, vitamin C** / Vitamin-C-Synthese *f* (beim Menschen unmöglich wegen Fehlens der L-Gulonolactonoxydase in den Lebermikrosomen) / synthèse de vitamine C
36860 **synthetic a posteriori** / synthetisch-aposteriorisch (ist Urteil über bekannten Zusammenhang bekannter Einzelheiten) / synthétique a posteriori
36861 **synthetic a priori** / synthetisch-apriorisch (ist Urteil über erkannten Zusammenhang erkannter Einzelheiten) / synthétique a priori
36862 **synthymia** / Synthymie *f* (einheitliche Affektivität) / synthymie *f*
36863 **synthymic** / synthym (einheitlich ge- od. verstimmt) / synthymique
36864 **syntonic** / synton (mittönend, nicht außenseiterisch, aschizoid) / syntonique
36865 **syntopic** / syntop (ist Lage eines Organs zum Nachbarorgan) / syntopique
36866 **syntoxoids** / Syntoxoide *n* (Toxinkomponenten mit gleicher Antitoxinaffinität) / syntoxoïdes *m*
36867 **syntrophism** / Syntrophismus *m* (durch Nachbarschaft eines andern stimuliertes Mikrobienwachstum) / syntrophisme *m*
36868 **syntropic** / syntrop (einheitlich ausgerichtet) / syntrope
36869 **syntropy** / Syntropie *f* (Korrelation zweier Faktoren, z. B. zweier verschiedener Krankheiten bei einem Kranken) / syntropie *f*
36870 **synuria** / Synurie *f* (Ausscheidung von Fremdstoffen mit dem Harn) / synurie *f*
36872 **syphilid(e)** / Syphilid *n* (abgeschwächte Syphilis) / syphilide *m*
36873 **syphilide, corymbose** / Bombensyphilid *n* (von kleinen umgebene große Papel) / syphilide en corymbes (en bouquet) *m*
36874 **syphilid, herpetiform** / Bläschensyphilid *n* / syphilide vésiculaire *m*
36875 **syphilid, macular, papular** / Flecken-, Knötchensyphilid *n* / syphilide maculaire, papuleux *m*
36876 **syphilid, palmar, plantar** / Syphilis cornea / syphilide palmaire, plantaire *m*
36877 **syphilid, tubero-ulcero-serpiginous** / Syphilid, tuber(o)ulzeroserpiginöses *n* (des Tertiärstadiums) / syphilide, tubér(o-)ulcéro-serpigineux *m*
36878 **syphilis, constitutional** / Syphilis, generalisierte *f* / syphilis constitutionnelle *f*
36879 **syphilis, crustal, racemose pustulous** / Syphilis pustulosa crustacea, raceformis / syphilis pustuleuse croûteuse, racémeuse *f*
36880 **syphilis, early, late** / Früh-, Spätsyphilis *f* (Primär- und Sekundärstadium, Tertiärstadium) / syphilis précoce, tardive *f*
36881 **syphilis d'emblée** / Syphilis decapitata (ohne Primäraffekt, z. B. Transfusionssyphilis) / syphilis d'emblée *f*
36882 **syphilis, innocent** / Syphilis insontium (z. B. über Gegenstände) / syphilis non-vénérienne *f*
36883 **syphilis, malignant** / Syphilis gravis (geschwüriger Zerfall) / syphilis maligne *f*
36884 **syphilis, marital** / Syphilis, eheliche *f* / syphilis conjugale *f*
36885 **syphilis, occult** / Syphilis occulta (nur tertiäre Symptome) / syphilis occulte *f*
36886 **syphilis, pigmentary** / Pigmentsyphilis *f* / syphilis pigmentaire *f*
36887 **syphilis, primary, secondary, tertiary** / Syphilisstadien I., II., III. *n* / syphilis primaire, secondaire, tertiaire *f*
36888 **syphilis, quaternary** / Syphilis, quaternäre *f* (Tabes dorsalis + Paralysis progressiva) / syphilis quaternaire *f*
36889 **syphilis, seronegative, -positive** / Primärstadium, seronegatives, -positives *n* (Primäraffekt, Eruptionsstadium) / syphilis séronégative, -positive *f*
36890 **syphiloderma** / Syphiloderm *n* (syphilitische Hauterkrankung) / syphiloderme *m*
36891 **syphilogenous** / syphilisursprünglich / syphilogène
36892 **syphiloma, anorectal** / Syphilom, anorektales *n* (Mastdarmspätlues) / syphilome anorectal *m*
36893 **syphilomania** / Syphilomanie *f* (der Syphilitiker vor Rezidiven) / syphilomanie *f*
36894 **syphilosis** / Erkrankung, syphilitische *f* / syphilose *f*
36895 **syringe, aural; (aurilave)** / Ohren(schmalz)-(spül)spritze *f* / seringue otologique *f*
36896 **syringe, ball** / Ballonspritze *f* / seringue à ballon *f*
36897 **syringe, enema** / Klistierspritze *f* / seringue à lavement *f*
36898 **syringe, glass, metal** / Glas-, Metallspritze *f* / seringue en verre, en métal *f*

36899 **syringe, injection** / Injektionsspritze *f* / seringue à injection *f*
36900 **syringe, intrauterine** / Intrauterinspritze *f* / seringue intra-utérine *f*
36901 **syringe, laryngeal** / Kehlkopfspritze *f* / seringue laryngée *f*
36902 **syringe, record** / Rekordspritze *f* / seringue record *f*
36903 **syringe, two-way** / Zweiwegehahnspritze *f* / seringue à deux voies *f*
36904 **syringe, urethral** / Tripperspritze *f* / seringue urétrale *f*
36905 **syringectomy, syringotome** / Fistelwandausschälung *f*, Fistelspalter *m* / syringectomie *f*, syringotome *m*
36906 **syringitis** / Ohrtrompetenentzündung *f* (σῦριγξ = Röhre) / syringite *f*
36907 **syringobulbia** / Syringobulbie *f* (Syringomyelie des verlängerten Marks) / syringobulbie *f*
36908 **syringomas** / Hidradenome *n* (Schweißdrüsenfehlknötchen) / syringocystadénomes *m*
36909 **syringomas, eruptive, palpebral** / Hidradenome, eruptive, Augenlider- *n* (an Rumpf und Hals, an unteren Augenlidern) / syringocystadénomes éruptifs, palpébraux *m*
36910 **syringomyelia** / Syringomyelie *f* (Höhlenbildung im grauen Rückenmark infolge Gliosis spinalis) / syringomyélie *f*
36911 **syrup** / Sirupus (Sirup *m* = hochprozentige Zuckerlösung mit wirksamen Zusätzen) / sirop *m*
36912 **syrup, buckthorn** / Kreuz(dorn)beerensirup *m* / sirop de nerprun *m*
36913 **syrup, carrot** / Möhrensirup *m* / sirop de carotte *m*
36913a **syrup, (compound) sarsaparilla** / Sirupus sarsaparillae compositus (Sarsaparillensirup *m*) / sirop salsepareille de Mexique *m*
36914 **syrup, (compound) squill** / Sirupus scillae compositus (Meerzwiebelsirup *m*) / sirop de bulbe de scille *m*
36915 **syrup, (compound) white pine** / Sirupus pini albae (compositus cum codeina) (Weißtannensirup *m*) / sirop de sapin blanc *m*
36916 **syrup, ipecacuanha** / Ipecacuanhae sirupus (Ipecacuanhasirup *m*) / sirop d'ipécacuanha *m*
36917 **syrup, iron oxide** / Ferri oxydi sirupus (Eisenoxydsirup *m*) / sirop d'oxyde de fer *m*
36918 **syrup, licorice** / Liquiritiae sirupus (Süßholzsirup *m*) / sirop de réglisse *m*
36920 **syrup, orange (flower)** / Aurantii (florum) sirupus (Pomeranzenblütensirup *m*) / sirop d'orange *m*
36921 **syrup, peppermint** / Menthae piperitae sirupus (Pfefferminzsirup *m*) / sirop de menthe poivrée *m*
36922 **syrup, pine tar** / Picis liquidae (pini) sirupus (Holzteersirup *m*) / sirop de goudron végétal *m*
36923 **syrup, raspberry** / Rubi idaei sirupus (Himbeersirup *m*) / sirop de framboise *m*
36924 **syrup, rhubarb** / Rhei sirupus (Rhabarbersirup *m*) / sirop de rhubarbe *m*
36926 **syrup, senega** / Senegae sirupus (Senegasirup *m*) / sirop de sénéga *m*
36927 **syrup, thyme** / Thymi sirupus (Thymiansirup *m*) / sirop de thym *m*
36928 **syrup, violets** / Veilchensirup *m* / sirop de violette *m*
36929 **syrup, (wild) cherry** / Cerasi sirupus (Prunus virginiana) (Kirschsirup *m*) / sirop de cerise *m*
36930 **syrupy** / sirupartig / siropeux
36931 **sysoma** / Sysom *n* (Mißgeburt mit 2 Köpfen) / sysome *m*
36932 **systaltic** / systaltisch (abwechselnd sich zusammenziehend und ausdehnend) / systaltique
36933 **system** / Systema (System *n*) / système *m*
36934 **systems** / Systeme *n* (einheitlich geordnete Ganze) / systèmes *m*
36935 **system, AB0-** / AB0-System *n* (LANDSTEINER' Blutgruppensystem: 2 Gruppenmerkmale [A, B], die einzeln od. zusammen [AB] vorkommen od. beide fehlen [0]) / système classique des groupes sanguins *m*
36936 **system, adrenal** / Adrenalsystem *n* (chromaffine NNM-Substanz) / système adrénal *m*
36937 **system, air-conditioning** / Klimaanlage *f* / climatisation, dispositif de *m*
36938 **system, (ar)rhythmic** / System, (ar)rhythmisches *n* (Leib-Seele-Organismus als Träger der Gesundheit [der Krankheit]) / système (a)rythmique *m*
36939 **system, autonomic nervous** / Systema nervosum autonomicum (Autonomes [selbständiges, an- und abschaltbares], vegetatives Nervensystem: Sympathicus-«Parasympathicus») / système nerveux autonome
36940 **system of basal membranes** / Basalmembranensystem *n* (neben Kapillaren [Endothel + Basalmembran] und Sinus [nur Endothelzellen] nur aus Basalmembranen bestehendes Kommunikationssystem [VOLLRATH]) / système des membranes basales *m*
36941 **system, bicameral** / Zweikammersystem *n* / système bicaméral *m*
36942 **system, biological** / System, biologisches *n* (Stoffwechselorganismus mit Invasions- und Eliminationspotenzen) / système biologique *m*
36943 **systems, blood-group** / Blutgruppensysteme *n* / systèmes de groupes sanguins *m*
36944 **system, buffer** / Puffersystem *n* (starke Basen [K, Na] + schwache Säuren [Milch-, Wein-, Citronen-, Kohlensäure]) / système tampon *m*
36945 **system, carbonate** / Carbonatsystem *n* (Puffersystem $CO_2/NaHCO_3$) / système de carbonate *m*
36946 **system, central nervous** / Systema nervosum centrale (Zentralnervensystem: Gehirn und Rückenmark) / système nerveux central
36947 **system, CGS-** / Zentimeter-Gramm-Sekunden-System, deutsches *n* (Kraft [dyn] = cm g s^{-2}, Energie [erg] = cm^2 g s^{-2}) / système CGS *m*

36948 **system, chromaffin** / System, chromaffines *n* (Zellgruppen mit chromaffinen Protoplasmakörnchen) / système chromaffin *m*
36949 **system, clinical decision support** / System, klinische Entscheidungen unterstützendes *n* (mit fundierten Antworten gespeicherter Computer als Korrektor diagnostischer und therapeutischer Intuitionen [Moore]) / système appuiyant la décision clinique *m*
36950 **system, collateral** / Begleitsystem *n* / système collatéral *m*
36951 **system, cooling-** / Kühlsystem *n* / système frigorifique *m*
36952 **system of crystallization, cubic** / Kristallisationssystem, kubisches *n* (3 gleiche senkrechte Achsen) / système de cristallisation cubique *m*
36953 **system of crystallization, hexagonal (tetra-)** / Kristallisationssystem, hexagonales (tetra-) *n* (2 gleiche [senkrechte], 1 ungleiche senkrechte Achse) / système de cristallisation hexagonal (tétra-) *m*
36954 **system of crystallization, monoclinic** / Kristallisationssystem, monoklines *n* (2 ungleiche senkrechte, 1 ungleiche nichtsenkrechte Achse) / système de cristallisation monoclinique *m*
36955 **system of crystallization, rhombic** / Kristallisationssystem, rhombisches *n* (ungleiche senkrechte Achsen) / système de cristallisation rhombique *m*
36956 **system of crystallization, triclinic** / Kristallisationssystem, triklinisches *n* (ungleiche nichtsenkrechte Achsen) / système de cristallisation triclinique *m*
36957 **system, dematic nervous** / Nervensystem, dematisches *n* (vegetatives: «Leibnervensystem») / système nerveux dématique *m*
36958 **system, dispersion** / Dispersionssystem *n* (Dispersionsmittel + -phase) / système de dispersion *m*
36959 **system, drainage** / Kanalsystem *n* / système à drainage *m*
36960 **system, electronic** / Elektronenordnung *f* / système électronique *m*
36961 **systems, first, second signal** / Signalsysteme *n* (der Hirnrinde: 1. für [tierische] Reize, 2. für [menschliche] Sprache [Pawlow]) / systèmes de signalisation *m*
36962 **system, granulocytes** / Granulozytensystem *n* (Gesamtheit der granulierten Knochenmark- und Blutzellen) / système granulocytaire *m*
36963 **system, great defense** / Abwehrsystem, Großes *n* (RES, HVL-NNR, mesenchymales Bindegewebe, Leber, Organwandnervensystem) / système de la grande défense *m*
36964 **system, half-open, half-closed, closed circuit** / System, halboffnes, halbgeschlossenes, geschlossenes *n* (Inhalationsnarkosesysteme) / système circuit demi-ouvert, demi-clos, clos *m*
36965 **system (of the heart), conduction** / Reizleitungssystem *n* (Sinusknoten [Keith-Flack], Aschoff-Tawara' Knoten, His' Bündel)/système de conduction (du cœur) *m*
36966 **system, hetero-, homogenous** / System, hetero-, homogenes *n* / système hétéro-, homogène *m*
36967 **system, humoral** / Fließsystem *n* (Stoffe aufnehmendes, umsetzendes und wieder entlassendes offnes System wie Pflanze und Tier) / système humoral *m*
36968 **system, humoral floating** / Triftsystem, humorales *n* (Linksherz→ Arterien-Kapillaren→extrazellulärer Raum [Interstitium] →Zellmembran-plasma-kern→ intrazellulärer Raum [Mitochondrien]→Kapillaren-Venen [Lymphgefäße]→ Rechtsherz [über Leber-Milz] → Linksherz [über Lunge] [Asdonk]) / système de flottage humoral *m*
36969 **system of immunity** / Immunitätssystem *n* (Eiweißstrukturen [Enzyme und Antikörper] bildendes Organsystem) / système d'immunité *m*
36970 **system of immunity of vertebrates** / Wirbeltierimmunitätssystem *n* (verschieden, weil durch Zufall und Auswahl entwickelt) / système d'immunité des vertébrés *m*
36971 **system, interrenal** / Interrenalsystem *n* (lipoidzellige NNR-Substanz) / système interrénal *m*
36972 **system, Kell-Cellano** / Kell-Cellano' System *n* (Blutfaktorensystem: K-pos. = 10,2%, k-neg. = 89,8% der weißen Westbevölkerung) / système de Kell-Cellano *m*
36973 **system, Kidd's** / Kidd' System *n* (Blutfaktorensystem: Ik^a = 78%, Ik^b = 22% der weißen Bevölkerung) / système de Kidd *m*
36974 **system, Landsteiner-Levine** / Landsteiner-Levine' System *n* (Blutfaktorensystem: Faktor P = 75 %, p = 25% aller Menschen) / système de Landsteiner-Levine *m*
36975 **system, lenses** / Linsensystem *n* (Vereinigung mehrerer Linsen) / système de lentilles *m*
36976 **system, Lewis-** / Lewis-System *n* (Mourant' Blutfaktorensystem: dem Le^a-Typ [mit Anti-Le^b im Serum] gehören nur homozygote [Le^aLe^a], dem Le^b-Typ [mit Anti-Le^a im Serum] homozygote [Le^bLe^b] od. heterozygote [Le^aLe^b] Individuen an) / système Lewis *m*
36977 **system, limbic** / System, limbisches *n* (mit Corpus amygdaloideum, Septum pellucidum, Gyri cinguli et hippocampi im Riechhirn, regelt ergo-trophotropische Aktivität) / système limbique *m*
36978 **system, lymphatic** / Systema lymphaticum (Lymphsystem) / système lymphatique
36979 **system, lymphocytic** / System, lymphozytäres *n* ([von Thymusdrüse aufgebaute] «biologische Barriere» gegen Fremdeiweiß) / système lymphocytaire *m*
36980 **system, metabolism-extremities** / Stoffwechsel-Gliedmaßen-System *n* (Steiner: das Leibliche des menschlichen Organismus) / système de métabolisme et des extrémités *m*

36981 **system, microvascular** / System, mikrovaskuläres *n* (Kapillarsystem für den Austausch von Stoffwechselprodukten mit dem Gewebe) / système microvasculaire *m*
36982 **system, MKS-** / Meter-Kilogramm-Sekunden-System, internationales *n* (Kraft [Dyn] = Newton [N] = m kg s^{-2}, Energie [Erg] = Joule [J] = m^2 kg s^{-2}) / système MKS *m*
36983 **system, mts-** / Meter-Tonne-Sekunden-System, französisches *n* (Kraft = sthène [sn] = m t s^{-2}, Druck = pièze [pz] = m^{-1} t s^{-2}) / système mts *m*
36984 **systems, nerve** / Nervensystem *n* (zentrales + peripheres + [para]sympathisches) / systèmes nerveux *m*
36985 **system, nerves-senses** / Nerven-Sinnes-System *n* (STEINER: das Geistige des menschlichen Organismus) / système des nerfs et des sens *m*
36986 **system, open** / System, offnes *n* (Stoffwechselorganismus) / système ouvert *m*
36987 **systems, organized** / Systeme, organisierte *n* (kommunizieren durch Energie-, Energie-Signal-, Signalsteurung) / systèmes organisés *m*
36988 **system, parasympathetic** / System, parasympathisches *n* (nicht N. Vagus, sondern am Grenzstrang vorbeilaufendes [nebenherlaufendes] Nervensystem) / système parasympathique *m*
36989 **system, periodic** / System, Periodisches *n* (der Elemente von 1 bis n nach der «Ordnungszahl» [= Ladung: Protonen und Elektronen], z. B. Sulfur 16 [= 16 Protonen und 16 Elektronen]) / système périodique *m*
36990 **system, peripheral nervous** / Systema nervosum periphericum (Peripheres Nervensystem, Wandnervensystem: alle Nerven außer Gehirn, Rückenmark und Grenzstrang) / système nerveux périphérique
36991 **system, primary, secondary phosphate** / Phosphatsystem, primäres, sekundäres *n* (Puffersysteme NaH_2PO_4, Na_2HPO_4) / système primaire, secondaire de phosphate *m*
36992 **system, reduction-oxidation** / Redoxsystem *n* (Mischung des reduzierten und oxydierten Zustands einer gelösten Substanz) / système d'oxydoréduction *m*
36993 **systems, regulation**/Regelsysteme *n* (organisierte Systeme) / systèmes de régulation *m*
36994 **system, rheonomous** / System, rheonomes *n* (als System gegeneinander beweglicher skleronomer Strukturelemente behandeltes Fließsystem) / système rhéonome *m*
36995 **system, Rhesus** / Rhesussystem *n* (LANDSTEINER-WIENER, 1940: Rhesusaffen-Blutkörperchen ergeben injiziert Meerschweinchen-Serum, das Erythrozyten von 85% weißer Menschen agglutiniert) / système Rhésus *m*
36996 **system, rhythmic** / «System, Rhythmisches» *n* (STEINER: das Seelische des menschlichen Organismus als System des ausgleichenden Wechsels zwischen Leib und Geist) / système rythmique *m*
36997 **system, scoring** / Neugeborenenbewertung *f* (nach 0–2 Punkten je für Puls, Atmung, Muskeltonus, Reflexerregbarkeit, Farbe [APGAR]) / système de score *m*
36998 **system, somatic nervous** / Nervensystem, somatisches *n* (zentrales «Körpernervensystem») / système nerveux somatique *m*
36999 **system, S/s-** / S/s-System *n* (Blutfaktorensystem: 55% Test-Erythrozyten von S-Antiseren agglutiniert, 45% nicht) / système S/s *m*
37000 **system in steady state** / Fließgleichgewichtsystem *n* (entwickelt zu einer Störung sich proportional verhaltende Kräfte, um Gleichgewichtzustand herzustellen) / système en état constant *m*
37001 **system, striopallidal** / System, extrapyramidales *n* (Muskeltonus regulierende basale Stammganglien in Zwischen- und Mittelhirn) / système pallidostrié *m*
37002 **system, synneuric humoral** / Fließsystem, synneurisch(gesteuert)es *n* (durch Neuralrohr «ergänztes» Darmrohr: beseelter Stoffwechselorganismus Mensch) / système humoral synneurique *m*
37003 **system, three-chamber** / Dreikammersystem *n* (SCHADE: Blut [p_H 7,3], Bindegewebe [p_H 7,1], Parenchymzellen [p_H 6,8]) / système des trois chambres *m*
37004 **system, TNM-** / TNM-System *n* (Tumor-Node-Metastasis-System mit Sicherungsschlüssel [S_0–S_9] der International Union Against Cancer) / système TNM *m*
37005 **system, to and fro** / Pendelatmungssystem *n* (vollkommen geschlossenes Narkosesystem) / système de haut en bas *m*
37006 **system, two-point regulating** / Zweipunktregelwerk *n* (Regulationssystem mit Meß- und Stell[werk]gliedern, z.B. Wärmezentrum im Zwischenhirn) / système de régulation à deux points *m*
37007 **system, yard-pound-second (foot-slug-second)** / Yard-Pfund-Sekunden-System (Fuß-Pfund-Sekunden-System) *n* / système yps (fss) *m*
37008 **system(at)ic** / system(at)isch (an einem System beteiligt [ein System betreffend]) systém(at)ique
37009 **systematize** / systematisieren (einheitlich zusammenordnen) / systématiser
37010 **systematology (-graphy)** / Systemlehre (-beschreibung) *f* / systématologie (-graphie) *f*
37011 **systemoid** / systemähnlich / systémique, d'aspect
37012 **systole, alternating** / Systole, alternierende *f* (systolischer Venenpuls durch ausbleibende li. Kontraktion) / hémisystolie *f*
37013 **systole, electric** / Systole, elektrische *f* (Ekg: PQ [Vorhofkomplex] + QT [Kammerkomplex]) / systole électrique *m*
37014 **systole (, mechanical)** / Systole *f* (συστέλλω = zusammenziehen: Zusammenziehung [des Herzmuskels]) / systole (hémodynamique) *f*
37015 **systolic** / systolisch (Herzmuskelspannung betreffend) / systolique

37016 **systolicum** / Systolicum *n* (Herzschallerscheinung) / systolicum *m*
37017 **systolicum, accidental** / Systolicum, akzidentelles *n* (bei strukturell und funktionell intaktem Herz) / systolicum accidentel *m*
37018 **systolicum, pathological accidental** / Systolicum, pathologisch-akzidentelles *n* (bei Allgemeinerkrankungen) / systolicum accidentel pathologique *m*
37019 **systolicum, physiological accidental** / Systolicum, physiologisch-akzidentelles *n* (bei psychischen od. vegetativen Alterationen) / systolicum accidentel physiologique *m*
37020 **systolicum, structural functional** / Systolicum, strukturell-funktionelles *n* (vitiumunabhängiges z. B. bei Myocarditis) / systolicum structural fonctionnel *m*

T

37021 **T, steeple** / Kirchturm-T *n* (im Anoxie-Ekg) / T en clocher *m*
37022 **tabacosis of the lungs** / Tabakstaublunge *f*/ tabacose des poumons *f*
37023 **Tabacum** / Tabak (Wirkstoff: Nicotin) / Nicotiana Tabacum (Solanaceae)
37024 **Tabanus** / Viehbremse *f* (Gattung Brachycera) / tabanus *m*
37025 **tabefaction (tabescent)** / Abzehrung *f* (abzehrend) / tabescence *f* (tabescent)
37026 **tabes** / Tabes *f* (tabere = schwinden: von Hinterwurzeln aufsteigende Degeneration der Hinterstränge) / tabes *m*
37027 **tabes, abortive** / Tabes abortiva (lange stationäre dorsalis) / tabes rudimentaire *m*
37028 **tabes, cerebral** / Tabes cerebralis (mit Hirnnervenbeteiligung) / tabes cérébral *m*
37029 **tabes, cervical, lumbar** / Tabes superior, inferior (mit Arm-, mit Beinsymptomen) / tabes supérieur, inférieur *m*
37030 **tabes, dorsal** / Tabes dorsalis (Syphilisspätform) / tabes dorsal *m*
37031 **tabes, ergotism** / Tabes ergotica (dorsalis) / tabes d'ergotisme *m*
37032 **tabes of infants** / Tabes infantium (bei angeborener Syphilis) / tabes des enfants *m*
37033 **tabes, nerve, vessel** / Tabes parenchymatosa, interstitialis (mit Hinterstrangnerven-, mit Hinterstranggefäßebeteiligung) / tabes parenchymateux, interstitiel *m*
37034 **tab(et)ic** / tabisch (Tabetiker *m*) / tab(ét)ique (*m*)
37035 **tabetiform** / tabesartig / tabétique, d'aspect
37036 **tablature** / Tablatur *f* (Raum zwischen den beiden Schädeldachplatten) / tablature *f*
37037 **table, outer, inner (vitreous)** / Lamina externa, interna (Schädeldachplatten) / table externe, interne (vitrée)
37038 **tablet, buccal** / Lutschtablette *f* / comprimé buccal *m*
37039 **tablets, compressed** / Tabletten *f* / comprimés *m*
37040 **tablet, sublingual** / Unterzungentablette *f* / comprimé souslingual *m*
37041 **tablet-machine** / Tablettenmaschine *f* / comprimés, machine à *f*
37042 **tabloid** / tablettenförmig / comprimé, en forme de
37043 **taboo** / tabuieren (für tabu [polynes. unanrührbar] erklären) / tabouer
37044 **taboparalysis** / Taboparalyse *f* (Tabes + Dementia paralytica) / taboparalysie *f*
37045 **tabophobia** / Tabesfurcht *f* / tabophobie *f*
37046 **tabopsychoses** / Tabopsychosen *f* (Geisteskrankheiten bei Tabetikern) / tabopsychoses *f*
37047 **tabula rasa** / Tabula rasa («abgeschabtes» Blatt, reiner Tisch, unbeschriebene [Neugeborenen]seele) / tabula rasa
37048 **tabular (tabulate)** / tabellarisch (tabulieren) (übersichtlich [anordnen]) / tabellaire (tabuler)
37049 **tabulate (tabulation)** / tabellieren (Tabell[aris]ierung *f*) / tabuler (tabulation *f*)
37050 **tabulator, tab(u)lature** / Tabelliermaschine, Tabuliervorrichtung *f* / tabulatrice, tab(u)lature *f*
37051 **taches vierges** / Taches vierges (sterile Bakteriophagenflecke auf Bakterienrasen) / taches vierges *f*
37052 **tachogram, tachometer** / Schnelligkeitskurve *f*, Geschwindigkeitsmesser *m* / tachogramme, tachomètre *m*
37053 **tachyarrhythmia** / Tachyarrhythmie *f* (hohe unregelmäßige Pulsfrequenz) / tachyarythmie *f*
37054 **tachycardia** / Tachykardie *f* (Frequenz > 90/min) / tachycardie *f*
37055 **tachycardia, auricular paroxysmal** / Bouveret' Syndrom (Anfallweise auftretende hochgradige Tachykardie) / tachycardie essentielle paroxystique
37056 **tachycardia, constant** / Tachykardie, konstante *f* (z. B. bei Fieber) / tachycardie constante *f*
37057 **tachycardia, essential** / Tachykardie, essentielle *f* (anfallweise nervöse) / tachycardie essentielle *f*
37058 **tachycardia, orthostatic** / Tachykardie, orthostatische *f* / tachycardie orthostatique *f*
37059 **tachycardia, paroxysmal supraventricular** / Tachykardie, paroxysmale supraventrikuläre *f* (kann durch fibrillierende Extrasystolen in Vorhofflattern bzw. -flimmern übergehen) / tachycardie supraventriculaire paroxystique *f*
37061 **tachycardia, paroxysmal ventricular** / Tachykardie, paroxysmale ventrikuläre *f* (kann durch fibrillierende Extrasystolen in Kammerflattern bzw. -flimmern übergehen) / tachycardie ventriculaire paroxystique *f*
37062 **tachycardia, reflex** / Reflextachykardie *f* (z. B. bei Schreck) / tachycardie de réflexe *f*

37063 **tachycardia, sinus** / Sinustachykardie *f* (Reizleitungsstörung) / tachycardie sinusale *f*
37064 **tachycardiac** / tachykardisch / tachycardique
37065 **tachylalia, -logia** / Schnellreden, -denken *n* / tachylalie, -logie *f*
37066 **tachyon** / Tachyon *m* (durch Energieabgabe schneller als das Licht [> 300 000 km/sec] werdendes hypothetisches Massenteilchen [FEINBERG]) / tachyon *m*
37067 **tachyphagia** / Tachyphagie *f* (hastiges Essen i. G. z. Fletschern) / tachyphagie *f*
37068 **tachyphylaxis** / Tachyphylaxie *f* (schneller Verlust der Arzneiwirkung bei Wiederholung) / tachyphylaxie *f*
37069 **tachypnea** / Tachypnoe *f* (hohe Atemfrequenz) / polypnée *f*
37070 **tachysterol** / Tachysterin *n* (UV-Bestrahlungsprodukt des Ergosterins) / tachystérine *f*
37071 **taciturn(ity)** / schweigsam (Wortkargheit *f*) / taciturne (taciturnité *f*)
37072 **tactile (tactility)** / berührbar (Tastbarkeit *f*) / tactile (tactilité *f*)
37073 **tactus** / Tastsinn *m* / tact *m*
37074 **tail** / Cauda (Schwanz *m*) / queue *f*
37075 **tail of the caudate nucleus** / Cauda nuclei caudati / queue du noyau caudé
37076 **tail of the epididymis** / Cauda epididymidis / queue de l'épididyme
37077 **tail of the helix** / Cauda helicis / queue de l'hélix
37078 **tail, horse's** / Cauda equina (das einem Pferdeschweif ähnliche spinale Endnervenbündel von L3 an abwärts) / queue-de-cheval
37079 **tail of the pancreas** / Cauda pancreatis / queue du pancréas
37080 **tailed, tailless** / geschwänzt, schwanzlos / caudé, sans queue
37081 **taint, hereditary** / Belastung, erbliche *f* / tare héréditaire *f*
37082 **take (taken, taking)** / nehmen (genommen, nehmend) / prendre (pris, prenant)
37083 **talalgia** / Fersenschmerzen *m* / pternalgie *f*
37084 **talc (pulverized soapstone)** / Talcum *n* (Speckstein *m*) / talc *m* (stéatite pulvérisée *f*)
37085 **talcosis** / Talkose *f* (Gewebeveränderung durch Talcum) / talcose *f*
37086 **talcous** / talkig / talqueux
37087 **talent(ed), talentless** / Talent(iert) *n*, talentlos / talent(ueux) *m*, sans talent
37087a **talipedic** / klumpfüßig / talipode
37088 **talipes calcaneovalgus, calcaneovarus, calcaneus, cavus, equinovalgus, equinovarus, equinus, planovalgus, valgus, varus** / Klumpfußformen *f* / pied bot, formes de *f*
37088a **talisman (amulet)** / Talisman *m* (Amulett *n*) ([am Körper getragenes] Zauber-[schutz]mittel) / talisman *m* (amulette *f*)
37089 **talk** / Gespräch *n* (führen) / conversation *f* (, avoir une)
37090 **talkative(ness)** / Gesprächig(keit *f*) / causeur (humeur causeuse *f*)
37091 **tallow, beef** / Rindertalg *m* (54% ges., 43% einfach, 3% mehrfach unges. Fetts.) / suif de bœuf *m*
37092 **tallow, mutton** / Hammeltalg *m* (54% ges., 43% einfach, 3% mehrfach unges. Fetts.) / suif de mouton *m*
37096 **talus** / Talus (= Würfel: Sprungbein der Fußwurzel) / astragale
37097 **tamable (tamability)** / (Be)zähmbar(keit *f*) / apprivoisable (apprivoisement *m*)
37098 **tamarind** / Fructus tamarindi (Lenitivum Tamarinde) / tamarin *m*
37099 **tampon** / Tampon(ieren) *m* / tampon(ner) *m*
37100 **tampon, tracheal** / Luftröhrentampon *m* / tampon trachéal *m*
37101 **tampon, vaginal** / Vaginaltampon *m* / tampon vaginal *m*
37102 **tamponade (tamponage, tamponing)** / Tamponierung (Tamponade) *f* / tamponnement *m*
37103 **tamponade, apron** / Schürzentamponade *f* (Beuteltamponade für große Wundhöhlen) / tamponnement en tablier *m*
37104 **tamponade, chronic** / Tamponade, chronische *f* (bei Herzbeutelverkalkung) / tamponnement chronique *m*
37105 **tamponade, emergency** / Nottamponade *f* / tamponnement d'urgence *m*
37106 **tamponade, heart** / Herz(beutel)tamponade *f* (Perikardausfüllung mit Blut bei Herzwandruptur) / tamponnement cardiaque *m*
37107 **tangency (, point of)** / Berührung(spunkt *m*) *f* / tangence (, point de *m*) *f*
37108 **tangible(ness)** / Tangierbar(keit *f*) / tangible (tangibilité *f*)
37109 **tangoreceptors** / Tastrezeptoren *m* (MEISSNER' Tastkörperchen in Lederhautpapillen, MERKEL' Tastscheiben in unteren Epidermisschichten) / tangorécepteurs *m*
37110 **tannates** / Tannate *n* (gerbsaure Salze) / tannates *m*
37111 **tansy flowers** / Flores tanaceti (Anthelminticum Rainfarnblüten) / tanaisie, fleurs de *f*
37112 **tantalum (Ta 73 180,88)** / Tantalum (Tantal *n*) / tantale *m*
37113 **tapeinocephalic (-cephaly)** / Flachschädlig(keit *f*) / tapinocéphale (-céphalie *f*)
37114 **tapestry** / Tapetum (von Balkenstrahlung gebildetes Seitenventrikelhörnerdach) / tapétum (, radiation du)
37115 **tapeworm** / Taenia (echinococcus) (Gattung Zestoden) / tænia *m*
37116 **tapeworm, beef** / Taenia saginata (Rinder-[finnen]bandwurm *m*, häufigster des Menschen) / tænia inerme *m*
37117 **tapeworm, hydatid** / Hundebandwurm *m* / tænia échinocoque *m*
37118 **tapeworm, pork** / Taenia solium (Schweinebandwurm *m*) / tænia armé *m*
37119 **taphephilia, -phobia** / Taphephilie, -phobie *f* (τάφος = Grab) / taphéphilie, -phobie *f*
37120 **tapioca** / Sago *m* / sagou *m*
37121 **tapir mouth** / Tapirlippe *f* (Pseudohypertrophie der Oberlippe bei progressiver Muskelhypertrophie) / lèvre de tapir *f*

37122 **tapotement** / Tapotement *n* (Massageform) / tapotement *m*
37123 **tar** / Teer *m* (Liquor carbonis detergens) / goudron *m*
37124 **tar, beech** / Pix fagi (Buchen[holz]teer *m*) / goudron de hêtre *m*
37125 **tar, birch** / Pix betulina (Birkenteer *m*) / goudron de bouleau *m*
37127 **tar, juniper** / Pix cadi (iuniperi, oxycedri liquida) (Wacholderteer *m*) / goudron (huile *f*) de cade *m*
37128 **tar, pine** / Pix pini (liquida) ([Nadel]holzteer *m*) / goudron végétal *m*
37128a **tar, (prepared) coal** / Pix carbonis (praeparata) (lithanthracis) (Steinkohlenteer *m*) / goudron minéral *m*
37129 **tarantism** / Tanzwut *f* / tarentisme *m*
37130 **tarantula** / Tarantel *f* (giftige Spinne) / tarentule *f*
37131 **Taraxacum** / Löwenzahn (Wirkstoff: Taraxac[er]in) / Taraxacum officinale (Compositae)
37132 **target** / Scheibe *f* (röntg. Schußziel) / cible *f*
37133 **target oval cell syndrome** / Target-oval-cell-Syndrom (Sonderform des RIETTI-GREPPI-MICHELI' Syndroms mit Erythrozyten in Schießscheibenform) / syndrome des érythrocytes en forme de cocarde
37134 **tarsal** / tarsal (1. Lidknorpel, 2. Fußwurzel betreffend) / tarsien
37135 **tarsalgia** / Fußsohlenschmerzen *m* / tarsalgie *f*
37136 **tarsectomy** / Fußwurzelknochenentfernung *f* / tarsectomie *f*
37137 **tarsectopia** / Fußwurzeldislokation *f* / tarsectopie *f*
37138 **tarsitis** / Lidknorpelentzündung *f* / tarsite *f*
37139 **tarsitis, necrotizing** / Tarsitis necroticans / tarsite nécrosante *f*
37140 **tarsoclasia** / Tarsoklasie *f* (zur Klumpfußumformung) / tarsoclasie *f*
37141 **tarsomalacia** / Lidknorpelerweichung *f* / tarsomalacie *f*
37142 **tarsometatarsal, -tibial** / fußwurzel-mittelfußknochenbezüglich, -schienbeinbezüglich / tarsométatarsien, -tibial
37143 **tarsoptosis** / Fußwurzelgewölbesenkung *f* / tarsoptose *f*
37144 **tarsorrhaphy (-tomy)** / Lidknorpelnaht *f* (-schnitt *m*) / tarsorraphie (-tomie) *f*
37145 **tarsus** / Tarsus (ταρσός = [Fuß]platte) / tarse
37146 **tarsus (of the palpebra), inferior and superior** / Tarsus inferior et superior (palpebrae) (Faserplatten der Augenlider) / tarse inférieur et supérieur (de la paupière)
37147 **tartar(ated)** / Weinstein *m* (, behandelt mit) / tartre *m* (tartarisé)
37148 **taste** / Geschmack *m* (schmecken) / goût(er) *m*
37149 **taste, bitter, salt, sour, sweet** / Geschmack, bittrer, salziger, saurer, süßer *m* / goût amer, salin, acide, doux *m*
37150 **tasteful (tastiness)** / Schmackhaft(igkeit *f*) / savoureux (saveur *f*)
37151 **tasteless(ness)** / Geschmacklos(igkeit *f*) / goût, sans (manque de *m*)
37152 **tattooing** / Tätowierung *f* / tatouage *m*
37153 **taurine** / Taurin *n* (Rindergallensäure) / taurine *f*
37154 **TAUSSIG's syndrome** / TAUSSIG' Syndrom (Besondre Form einer angeborenen Herzmißbildung) / syndrome de TAUSSIG
37155 **TAUSSIG-BING syndrome** / TAUSSIG-BING' Syndrom (Mit Zyanose kombinierte angeborene Herzmißbildung) / syndrome de TAUSSIG-BING
37156 **TAUSSIG-SNELLEN-ALBERS syndrome** / TAUSSIG-SNELLEN-ALBERS' Syndrom (Angeborene Herzmißbildung mit falscher Einmündung der Lungenvenen) / syndrome de TAUSSIG-SNELLEN-ALBERS
37157 **tautologism** / Tautologismus *m* (τὸ αὐτὸν λέγειν = dasselbe [mit zwei (verschiedenen) Worten] sagen) / tautologisme *m*
37158 **tautomerism** / Tautomerie *f* (Isomerie mit 2 in der Atomkernanordnung verschiedenen Molekülstrukturen in einer Verbindung nebeneinander) / tautomérisme *m*
37159 **tautomorphic** / tautomorph (stereoröntg. größen- und raumrichtig) / tautomorphe
37160 **taxis** / Taxis *f* (τάσσω = ordnen: Reponieren von Frakturen und Hernien) / taxie *f*
37161 **Taxus** / Eibenbaum (Wirkstoff: Taxin) / Taxus baccata (Coniferae)
37162 **TAYLOR's pelvic congestion syndrome** / Pelvic-congestion-Syndrom (Im wesentlichen mit dem Fünfer-Syndrom [KEHRER] übereinstimmendes Krankheitsbild) / syndrome de congestion pelvique
37163 **TAY-SACHS disease** / TAY-SACHS' Syndrom (Infantile Form der amaurotischen Idiotie) / idiotie amaurotique infantile
37164 **tea, Chinese** / Tee, Schwarzer *m* / thé de Chine *m*
37165 **tea, medicinal** / Krankentee *m* / tisane *f*
37166 **teacher** / Lehrer *m* / professeur *m*
37167 **teacup** / Teetasse *f* / thé, tasse à *f*
37168 **teamwork** / Gruppenarbeit (Arbeitsgemeinschaft) *f* / équipe, travail d'; (groupe de travail) *m*
37169 **tears, shed, still** / tränenvergießen, -trocknen / larmes, verser des, sécher les
37170 **tear, transverse** / Querriß *m* / rupture transvers(al)e *f*
37171 **tear(ful)** / Träne(nreich) *f* / larme *f* (larmoyant)
37172 **tearless (tear-stained)** / tränenlos (verweint) / larmes, sans; (les yeux gonflés de larmes)
37173 **technetium (Tc 43 99)** / Technetium (Technetium *n* [^{99m}Tc szintigraphisch besser als ^{203}Hg bei Hirntumoren-, als ^{131}I bei Plazentalokalisierung]) / technetium (masurium) *m*
37174 **technic(al)** / Technik *f* (technisch) (τέχνη = Kunst[fertigkeit]) / technique *f*
37175 **technician** / Techniker *m* (Könner) / technicien *m*
37176 **technique of balance** / Bilanztechnik *f* (Erfassung der Nahrungsein- und -ausfuhr in der Zeiteinheit $\frac{E-A}{t}$) / méthode de bilan *f*
37177 **techniques, intuitive** / Techniken, intuitive *f* (denkbare: was sein könnte) / techniques intuitives *f*

37178 **technique, medical** / Medizintechnik *f* / technique médicale *f*

37179 **techniques, replying** / Rückmeldetechniken *f* (denk-, aber nicht realisierbare: was sein könnte, aber [noch] nicht sein kann) / techniques répondantes *f*

37180 **techniques, standardizing** / Techniken, normensetzende *f* (realisierbare: was sein kann) / techniques normalisantes *f*

37181 **technology** / Technologie *f* (Wissenschaft von der Technik) / technologie *f*

37182 **technology of food(stuffs)** / Lebensmitteltechnologie *f* (Schutz des Leichtverdaulichen vor Denaturierung [durch Kälte: Gefriertrocknung, Tiefkühlung], Umwandlung des Schwerverdaulichen in Leichtverdauliches [durch Wärme: Konservierung, Warmbereitung]) / technologie des nutriments *f*

37183 **tectogenetic** / tektogenetisch (die Strukturentwicklung eines Organs betreffend) / tectogénétique

37184 **tectology** / Baulehre *f* (tectum = Dach, Haus, Wohnung) / tectologie *f*

37185 **tectorial** / dachbezüglich (deckend) / toit, en forme de (tectiforme)

37186 **tectotrophia** / Tektotrophik *f* (τεκταίνομαι = bauen: «Streckungswachstum») / tectotrophie *f*

37187 **tectum of the mesencephalon** / Tectum mesencephali (Decke des Mittelhirns) / tectum du mésencéphale

37188 **tecture** / Tektur *f* (Deckblatt) / tecture *f*

37189 **tedious(ness)** / Langweilig(keit *f*) / ennuyeux (ennui *m*)

37190 **teens** / Teens *n* (Pubertätsjahre 13 bis 19) / teens *m*

37191 **teeth** / Dentes (Zähne) / dents

37192 **teeth, auditory** / Dentes acustici (ductus cochlearis) / (etwa 7000 zahnähnliche Papillen am Saum des Corti' Organs) / dents auditives

37193 **teeth, black, white** / Zähne, schwarze, weiße *m* / dents noires, blanches *f*

37194 **teeth, connate, fused** / Dentes concreti, confusi (verwachsene [nach], verschmolzene [vor Kronenbildung]) / dents concrescentes, fusionnées *f*

37195 **teeth, cut; (cutting of teeth)** / zahnen (Zahndurchbruch *m*) / dents, faire ses; (sortie des dents *f*)

37196 **teeth, deciduous (temporary)** / Dentes decidui («hinfällige» [Milch]zähne) / dents décidues (de lait)

37197 **teeth, eye-** / Augenzähne *f* (Oberkiefereckzähne) / dents œillères *f*

37198 **teeth, geminate, rake** / Zähne, Zwillings-, auseinanderstehende *m* / dents géminées, séparées *f*

37199 **teeth, hereditary dark** / Capdepont' Syndrom (Zahndysplasie als Folge erblicher Dysgenesis dentium) / maladie de Capdepont

37200 **teeth, incisive** / Dentes incisivi (Schneidezähne) / dents incisives

37201 **teeth, lower, upper front** / Frontzähne, untere, obere *m* / dents frontales inférieures, supérieures *f*

37202 **teeth, malacotic, sclerotic** / Zähne, weiche, harte *m* / dents ramollies, sclérotiques *f*

37203 **teeth, molar (multicuspid)** / Dentes molares (Mahlzähne) / dents molaires

37204 **teeth, mottled** / Denti scritti (ital. beschriebene Zähne: Zahnveränderungen durch > 2 mg Fluor/die) / fluorose dentaire *f*

37205 **teeth, permanent** / Dentes permanentes (bleibende Zähne) / dents permanentes

37206 **teeth, premolar (bicuspid)** / Dentes praemolares (Backenzähne) / dents prémolaires

37207 **teeth, stomach** / Magenzähne *m* (Unterkiefereckzähne) / dents stomachiques *f*

37208 **teeth, supernumerary, supplementary** / Dentes supernumerarii, supplementarii (mißgebildete, normale überzählige) / dents supernuméraires, supplémentaires *f*

37209 **teeth, syphilitic** / Syphilitikerzähne *m* / dents luétiques *f*

37210 **teetotalism** / Abstinenzlertum *n* / teetotalisme *m*

37211 **tegmen of the fourth ventricle** / Tegmen ventriculi quarti (Dach der IV. Hirnkammer) / tegmen du quatrième ventricule

37212 **tegmen of the tympanum** / Tegmen tympani (Dach der Paukenhöhle) / tegmen du tympan

37213 **tegument** / Tegmentum (Hirnschenkelhaube) / calotte *f*

37214 **tegument of the rhombencephalon** / Tegmentum rhombencephali / tégument du rhombencéphale

37215 **teg(u)mental** / teg(u)mental ([haut]deckenbezüglich) / tég(u)mentaire

37216 **teichopsia** / Teichoskopie *f* (τεῖχος = Festungsmauer: Zackensehen) / teichopsie *f*

37217 **tela** / Tela (= Gewebe sub tunica *n*) / toile *f*

37218 **tela of the fourth and third ventricle, chorioid** / Tela chorioidea ventriculi quarti et tertii (Gefäßgewebe des III. und IV. Hirnventrikels) / toile choroïd(ienn)e du quatrième et du troisième ventricule

37219 **tela, subcutaneous** / Tela subcutanea (unter der [eigentlichen] Lederhaut) / toile souscutanée

37220 **tela, submucous** / Tela submucosa (unter der Schleimhaut) / toile sousmuqueuse

37221 **tela, subserous** / Tela subserosa (unter der Eingeweidehaut) / toile sousséreuse

37222 **telangiectasia (, essential)** / Tel(e)angiektasie (, essentielle) *f* (bleibende Hautgefäßerweiterung [bes. im Gesicht älterer Personen, an Frauenoberschenkeln]) / télangiectasie (, essentielle) *f*

37223 **telangiectasia, maculous, papulous, ramose** / Tel(e)angiectasia maculosa, papulosa, ramosa (fleckig, knötchenartig, verzweigt) / télangiectasie maculeuse, papuleuse, rameuse *f*

37224 **telangiectatic** / telangiektatisch (Gefäßerweiterungen betreffend) / télangiectasique

37225 **telangi(ect)oma** / Telangiom *n* / tumeur capillaire *f*

37226 **teleceptors** / Telerezeptoren *m* (Reize entfernter Objekte empfangende Augen-, Ohren-, Nasennerven) / télérécepteurs *m*

37227 **telefluoroscopy** / Telefluoroskopie *f* (röntg. Ferndurchleuchtung) / téléfluoroscopie *f*
37228 **telegonia** / Telegonie *f* (MAHNKE-WEISMANN: Beeinflussung aller Zeugungen durch ersten Begatter) / télégonie *f*
37229 **telekinesis** / Telekinese *f* (übersinnliche Fernobjektbewegung) / télékinèse *f*
37230 **telemeter** / Entfernungsmesser *m* / télémètre *m*
37231 **telencephalic** / endhirnbezüglich / télencéphalique
37232 **telencephalization** / Telenzephalisation *f* (Endhirnausbildung beim Kind) / télencéphalisation *f*
37233 **telencephalon (endbrain)** / Telencephalon (Endhirn od. Hemisphärenhirn) / télencéphale (cerveau terminal)
37234 **teleneuron** / Teleneuron *n* (i. G. z. Archineuron: peripheres) / téléneurone *m*
37236 **teleological** / teleologisch (zweckbestimmungsgemäß) / téléologique
37237 **teleology** / Teleologie *f* (Lehre von Zweck und Ziel) / téléologie *f*
37238 **telepathy** / «Hellsehen» *n* (Fernfühlen) / télépathie *f*
37239 **telephonophobia** / Telefonangst *f* / téléphonophobie *f*
37240 **telergic** / fernwirksam / télergique
37241 **teleroentgenogram (, frontal)** / Fernröntgen(seiten)bild *n* (FR[S]B: unter Markierung kephalometrischer Meßpunkte aus ~ 3 m Entfernung für kiefer- und schädelbezügliche Untersuchungen) / téléroentgenogramme (frontal) *m*
37242 **teleroentgenography** / Teleröntgenographie *f* (Rö-Fernaufnahme der wahren Herzgröße) / téléroentgenographie *f*
37243 **teleroentgenotherapy** / Teleröntgentherapie *f* (Tiefenbestrahlung mit großem Abstand und kleinen Dosen) / téléroentgenothérapie *f*
37244 **telescope** / Teleskop *n* (gewährt Einblick in astralen wie Mikroskop in atomaren Kosmos) / télescope *m*
37245 **telesthesia, teleswitch**/Fernwahrnehmung *f*, Fernschalter *m* / télesthésie *f*, télérupteur *m*
37246 **teletherapy, telognosis** / Ferntherapie, Ferndiagnose *f* / téléthérapeutique *f*, télognostic *m*
37247 **teletype, telephone** / Fernschreiber, Fernsprecher *m* / télétype, téléphone *m*
37247a **televiewer, -talker, -driver** / Fernseh-, Fernsprech-, Fernverkehrsteilnehmer *m* / télévisionniste, -parliste, -mobiliste *m*
37248 **tellurate, tellurite** / Tellurate, Tellurite *n* (Salze der Tellursäure, der tellurigen Säure) / tellurates, tellurites *m*
37249 **telluric, tellurous** / tellurisch, tellurig (Erde, Tellurium betreffend) / tellurique, tellureux
37250 **tellurism** / Tellurismus *m* (Einfluß der Erde auf den Organismus) / tellurisme *m*
37251 **tellurium (Te 52 127,61)** / Tellurium (Tellur *n*) / tellure *m*
37252 **telodendron** / Telodendron *n* (Kollateralenendbäumchen / télodendrone *m*
37253 **telolecithal** / telolecithal (mit polständigem Dotter) / télolécithal
37254 **telomere** / Telomer *n* (endständiger Chromosomenteil) / télomère *m*
37255 **telophase**/Telophase *f* (4. Phase der Mitose: Tochterzellenkomplettierung) / télophase *f*
37256 **telosynapsis** / Telosynapsc *f* (mitotische End-zu-End-Chromosomenvereinigung) / télosyndèse *f*
37257 **temperament(al)** / Temperament *n* (betreffend) / tempérament *m* (, à l'égard de)
37258 **temperate (temperance)** / Mäßig(keit *f*) / tempérant (tempérance *f*)
37259 **temperature, axial, oral, rectal** / Achsel-, Mund-, Darmtemperatur *f* / température axiale, orale, rectale *f*
37260 **temperature, basal** / Grundtemperatur *f* (erhöht sich um ~ 0,5° bei Ovulation [VAN DE VELDE, 1904]) / température basale *f*
37261 **temperature, change, fluctuation of** / Temperaturwechsel *m*, -schwankung *f* / température, changement *m*, fluctuation de *f*
37262 **temperature curve** / Fieberkurve *f* / courbe thermique *f*
37263 **temperature, difference, influence of** / Temperaturunterschied, -einfluß *m* / température, différence, influence de *f*
37264 **temperature, evening, morning** / Abend-, Morgentemperatur *f* / température du soir, du matin *f*
37265 **temperature, exterior, interior** / Außen-, Innentemperatur *f* / température extérieure, intérieure *f*
37266 **temperature fall, rise** / Temperatur(ab)fall, -anstieg *m* / température, chute, élévation de *f*
37267 **temperature, falling, rising** / Temperatur, fallende, steigende *f* / température descendante, ascendante *f*
37268 **temperature increase, postmortal** / Temperatursteigerung, postmortale *f* / température, élévation postmortale de la *f*
37269 **temperature limits, biokinetic** / Temperaturgrenzen, biokinetische *f* (–270 °C bis +150 °C) / limites de température biocinétique *f*
37270 **temperature method, strict** / Temperaturmethode, strenge *f* (DÖRING: ab 3. Tag nach intermenstruellem Basaltemperaturanstieg [von ~ 36,7 auf ~ 37,2] keine Konzeption) / température, forme stricte de la méthode de *f*
37271 **temperature, normal, optimal, subnormal** / Normal-, Optimal-, Untertemperatur *f* / température normale, optimale, subnormale *f*
37272 **temperatures, optimal** / Temperaturen, optimale *f* (bei Kopfarbeit 18–21°, leichter Handarbeit 16–18°, schwerer Erdarbeit 12–14° Celsius) / températures optimales *f*
37273 **temperature, raised** / Temperatur, erhöhte *f* (38–39 °C) / température élevée *f*
37274 **temperature, rectal** / Rektaltemperatur *f* (norm. 37–37,4 °C) / température rectale *f*
37275 **temperature scale, CELSIUS's** / CELSIUS' Temperaturskala *f* (Eisschmelzpunkt 0 °C, Wassersiedepunkt +100 °C einer Quecksilbersäule) / échelle de température de CELSIUS *f*

37276 **temperature scales, empirical** / Temperaturskalen, empirische *f* (FAHRENHEIT, 1714, RÉAUMUR, 1730, CELSIUS, 1742) / température, échelles empiriques de *f*
37277 **temperature scale, FAHRENHEIT's** / FAHRENHEIT' Temperaturskala *f* (Eisschmelzpunkt +32 °F, Körpertemperatur +100 °F, Wassersiedepunkt +212 °F einer Weingeistsäule) / échelle de température de FAHRENHEIT *f*
37278 **temperature scale, KELVIN's** / KELVIN' Temperaturskala *f* (0 °K = absoluter Nullpunkt) / échelle de température de KELVIN *f*
37279 **temperature scale, RÉAUMUR's** / RÉAUMUR' Temperaturskala *f* (Eisschmelzpunkt 0 °R, Wassersiedepunkt +80 °R einer Alkohol-Wassersäule) / échelle de température de RÉAUMUR *f*
37280 **temperature scale, thermodynamic** / Temperaturskala, theoretische *f* (der Physik: KELVIN, 1849) / température, échelle absolue de *f*
37281 **template** / Templat *n* (Schablone, [DNS-] Matrize) / templat *m* (matrice *f*)
37282 **temples** / Tempora (Schläfen) / tempes
37283 **temporal** / schläfenbeinbezüglich (zeitlich, weltlich, vergänglich) / temporal (temporel)
37284 **temporal arteritis syndrome** / HORTON-MAGATH-BROWN' Syndrom (Granulomatöse Temporalarteriitis) / maladie de HORTON-GILMOUR
37285 **temporary** / temporär (auf Zeit) / temporaire
37286 **temporize** / temporisieren (die Zeit walten lassen) / temporiser
37287 **temporofacial, -mandibular, -maxillary** / schläfenbein-gesichts-, -unterkiefer-, -oberkieferbezüglich / temporofacial, -mandibulaire, -maxillaire
37288 **temporofrontal, -occipital, -parietal** / schläfenbein-stirnbein-, -hinterhauptbein-, -scheitelbeinbezüglich / temporofrontal, -occipital, -pariétal
37289 **temulence syndrome** / Taumel-Syndrom (Vergiftung mit oft von Pilzen befallenem Taumelgras [Lolium temulentum]) / syndrome de témulence
37290 **tenacious (tenacity)** / Zäh(heit *f*) / tenace (ténacité *f*)
37291 **tenalgia, crepitant** / Tenalgia crepitans (schmerzhaftes Sehnenknarren) / ténalgie crépitante *f*
37292 **tendency (tendentious)** / Tendenz(iös) *f* (tendere = hinstreben) / tendance *f* (tendant)
37293 **tendencies, suicidal** / Tendenzen, suizidale *f* (an erhöhter 17-Corticosteroidausscheidung erkennbar [BUNNEY]) / tendances de suicide *f*
37294 **tendinitis** / Sehnenentzündung *f* / tendinite *f*
37295 **tendinous** / sehnig (Sehne betreffend) / tendineux
37296 **tendolysis** / Sehnenlösung *f* (bei Verwachsung) / tendolyse *f*
37297 **tendon** / Tendo (Sehne) / tendon
37298 **tendon, calcanean** / Tendo calcaneus (Achillis) (Fersenbeinsehne, stärkste des menschlichen Körpers bis max. 400 kg belastbar) / tendon calcanéen
37299 **tendon, crico-esophageal** / Tendo cricooesophageus (Ringknorpel-Speiseröhrensehne) / tendon crico-œsophagien
37300 **tendon, drummer's** / Trommlersehne *f* (M.-extensor-pollicis-longus-Zerreißung) / tendon de tambour *m*
37301 **ten(d)osynovitis, serous, tuberculous** / Tendovaginitis, seröse, tuberkulöse *f* (chronische, villöse) / ténosynovite séreuse, tuberculeuse *f*
37302 **tendovaginitis, crepitant, purulent** / Sehnenscheidenentzündung, fibrinöse, infektiöse *f* / ténosynovite crépitante, suppurative *f*
37303 **tendovaginitis, gonorrheal** / Tendovaginitis gonorrhoica (Bursitis gonorrhoica) / ténosynovite gonorrhéique *f*
37304 **tendovaginitis, hypertrophic** / Tendovaginitis hypertrophica (knotige Anschwellungen bei Radialislähmung) / ténosynovite hypertrophique *f*
37305 **tendovaginitis, stenosing** / Tendovaginitis, stenosierende *f* / ténosynovite sténosante *f*
37306 **tenesmus** / Tenesmus *m* (τείνω = spannen: beständiger schmerzhafter Drang) / ténesme *m*
37307 **tenesmus, anal, vesical** / Tenesmus alvi, vesicae (schmerzhafter Stuhl-, Harndrang) / ténesme de l'anus, de la vessie *m*
37308 **tenia** / Taenia (ταινία = [Muskel]band, Haftrand *m*) / ténia *m* (bandelette)
37309 **tenia of the (choroid) tela** / Taenia telae (chorioideae) (Hirngefäßgewebeband) / ténia de la toile (choroïde)
37310 **teniae of the colon** / Taeniae coli / ténias (bandelettes) du côlon
37311 **tenia of the fornix** / Taenia fornicis (Gefäßhauthaftrand am Gewölbe) / ténia du fornix
37312 **tenia of the fourth ventricle** / Taenia ventriculi quarti (Gefäßhauthaftrand am IV. Hirnventrikel) / ténia du quatrième ventricule
37313 **tenia, free** / Taenia libera (freies [Darm]-band) / ténia libre
37314 **tenia, mesocolic** / Taenia mesocolica (Gekröseband) / ténia mésocolique
37315 **tenia, omental** / Taenia omentalis (Netzband) / ténia omental
37316 **tenia (of the thalamus), choroid** / Taenia chorioidea (thalami) (Gefäßhauthaftrand am Thalamus) / ténia choroïde (du thalamus)
37317 **teni(a)cide** / bandwurmabtreibend(es Mittel *n*) / ténicide (*m*)
37318 **teniasis** / Täniose *f* (menschliches Bandwurmträgertum) / téniose *f*
37319 **teniform (teniophobia)** / bandwurmähnlich (Täniophobie *f*) / ténioïde (téniophobie *f*)
37320 **tennis racket, neutrophilic** / Tennisschlägeranhängsel *n* (nichtgeschlechtspezif. an polymorphkernigen Leukozyten) / raquette, satellites en *m*
37321 **tenodesis** / Tenodese *f* (op. Sehnenfeststellung gelähmter Muskeln) / ténodèse *f*

37322 **teno(myo)plasty** / Sehnen(-Muskel)plastik *f* / téno(myo)plastie *f*
37324 **teno(myo)tomy, tenorrhaphy** / Sehnen-(Muskel)schnitt *m*, Sehnennaht *f* / téno-(myo)tomie, ténorraphie *f*
37325 **tenontagra, tenontothecitis** / Sehnenschmerzen *m*, Schnenscheidenentzündung *f* / ténodynie, ténosynovite *f*
37326 **tenontophyte, tenostosis** / Sehnenauswuchs *m*, Sehnenverknöcherung *f* / ténontophyte *m* , ténostéose *f*
37327 **ten(osynov)ectomy** / Sehnen(scheiden)-resektion *f* / tén(osynov)ectomie *f*
37328 **tenotome** / Tenotom *n* (zum Sehnenschnitt unter der Haut) / ténotome *m*
37329 **tenotomize**/tenotom(is)ieren (z. B. Achillessehne zur Spitzfußkorrektur) / ténotomiser
37330 **tenotomy** / Tenotomie *f* (bei Skoliose [Löffler]) / ténotomie *f*
37331 **tense (tensioned)** / straff (gespannt) / tendu
37332 **tension (tensible)** / Tensio *f* (spannbar) / tension *f* (tensible)
37333 **tension, arterial, intravenous** / Arterienpulsspannung *f*, Venenblutdruck *m* / tension artérielle, intraveineuse *f*
37334 **tension, electric, gaseous** / Spannung, elektrische *f*, Gasdruck *m* / tension électrique, gazeuse *f*
37335 **tension, intramural** / Spannung, intramurale *f* (im Karotissinus wesentlich für arterielle Blutdruckhöhe) / tension intramurale *f*
37336 **tension, muscular** / Muskelspannung *f* / tension musculaire *f*
37337 **tension, normal (intraocular)** / Druckverhältnisse, normale *n* (zwischen Kammerwasser und Augenhäuten) / tension (intraoculaire) normale *f*
37338 **tension, oxygen** / Sauerstoffspannung *f* / tension d'oxygène *f*
37339 **tension, rhythm of** / Blutdruckrhythmik *f* (ergotrope Höhen [9, 21 Uhr], trophotrope Tiefen [15, 3 Uhr]) / tension, rythme de la *m*
37340 **tension, surface** / Oberflächenspannung *f* (an Molekülverdichtung erkennbare Spannung an Zell- od. Flüssigkeitsgrenzflächen) / tension superficielle *f*
37341 **tension syndrome, premenstrual** / Spannungs-Syndrom, prämenstruelles (Psychosomatischer Symptomenkomplex normal menstruierender Frauen mit prämenstruellem psychopathischem Reaktionsverhalten) / syndrome de tension prémenstruelle
37342 **tensional** / spannungsbezüglich / tension, se rapportant à
37343 **tensive (tensity)** / Gespannt(heit *f*) / tensif (état de tension *m*)
37344 **tensor** / Spanner *m* / tenseur *m*
37345 **tentacle** / Tentaculum *n* (Fühler) / tentacule *m*
37346 **tentative(ly)** / Versuch(sweise) *m* / tentative(ment) *f*
37347 **tentorial** / tentorial ([Kleinhirn]zelt betreffend) / tentoriel
37348 **tentorium of the cerebellum** / Tentorium cerebelli (Kleinhirnzelt, transversaler innerer Fortsatz der Dura mater) / tente du cervelet
37349 **tentorium, rupture of the** / Tentoriumriß *m* (bei Geburtsakt) / tente du cervelet, rupture de la *f*
37350 **tenuous(ness)** / Dünnwandig(keit *f*) / ténu(ité *f*)
37351 **tepidarium** / Warmbadezelle *f* / bain tiède *m*
37352 **tera** / Tera (T = 10^{12}) / téra
37353 **terata** / Mißbildungen *f* (τέρας = Ungeheuer) / térata *m*
37354 **terato(blasto)ma** / Terato(blasto)m *n* (von Keimblättern ausgehende embr. Mischgeschwulst) / térato(blasto)me *m*
37355 **teratogenesis**/ Miß(bildungs)entwicklung *f* / tératogenèse *f*
37356 **terat(ogen)ic** / monsterhaft (teratogen) / térat(ogén)ique
37357 **teratogenics** / Teratogene *n* (Medikamente, die [embr.] Mißbildungen mit sich bringen können: Sulfonamide, Antibiotica, Narcotica, Antihistaminica, Cytostatica, Abortiva) / tératogéniques *m*
37358 **teratogenous, teratomatous** / teratomursprünglich, teratombezüglich / tératogène, tératomateux
37359 **teratoid** / Teratoid (*n*) (teratomähnlich[e Geschwulst aus embr. Mischgewebe]) / tératoïde (*m*)
37360 **teratology** / Teratologie *f* (Mißbildungsforschung) / tératologie *f*
37361 **teratology, experimental** / Teratologie, experimentelle *f* (Erforschung der Einflüsse mütterlicher Alimentation und Medikation auf die teratogene Fruchtentwicklung) / tératologie expérimentale *f*
37362 **teratoma, sacrococcygeal** / Steißteratom *n* / tératome sacrococcygien *m*
37363 **teratophobia** / Teratophobie *f* (Angst vor Mißgeburten) / tératophobie *f*
37364 **teratosis** / Teratose *f* (Mißbildungsergebnis: teratogene Konstitution) / tératisme *m*
37365 **terbium (Tb 65 159,2)** / Terbium (Terbium *n*) / terbium *m*
37366 **terebinthinism** / Terpentinölvergiftung *f* / térébenthinisme *m*
37367 **terebrate (terebration)** / anbohren (Durchbohrung *f*) / térébrer (térébration *f*)
37368 **terg(olater)al** / hinten(-seitlich) / terg(olatér)al
37369 **term** / Terminus *m* (terminare = abgrenzen) / terme *m*
37370 **term ante, post quem** / Zeitpunkt, bis zu dem, von dem ab *m* / terme ad quem, a quo *m*
37371 **term, juridical, philosphical** / Terminus, juridischer, philosophischer *m* / terme juridique, philosophique *m*
37372 **term, medical** / Fachausdruck, medizinischer *m* / terme médical *m*
37373 **term, technical** / Terminus technicus (Fachausdruck) / terme technique *m*
37374 **terminal** / endständig / terminal
37375 **terminate (terminated, terminating)** / beenden (beendet, beendend) / terminer (terminé, terminant)
37376 **termination** / Abschluß *m* / terminaison *f*
37377 **terminations of nerves, free** / Terminationes nervorum liberae («freie» Nervenendigungen) / terminaisons libres de nerfs *f*

37378 **terminological** / terminologisch (begrifflich) / terminologique
37379 **terminology** / Terminologie *f* (Klassifikation fachwissenschaftlicher Bezeichnungen) / terminologie *f*
37380 **termitin** / Termitin *n* (vitaminähnlicher Termitenstoff) / termitine *f*
37381 **termone** / Termon *n* (Zygotengeschlecht beeinflussendes Gametenhormon) / termone *f*
37382 **ternary** / Dreierbindung *f* / ternaire *f*
37383 **terpenes** ($C_{10}H_{16}$) / Terpene *n* (Hydrocarbone der ätherischen Öle) / térébènes *m*
37384 **TERRY's syndrome** / TERRY' Syndrom (Gewöhnlich zur Erblindung führende retrolentale Fibroplasie der Frühgeborenen) / syndrome de TERRY
37385 **tertiary** / Tertiär *n* (älterer Teil der Erdneuzeit) / tertiaire *f*
37386 **test** / Test *m* (Probe, Prüfung *f*, Versuch *m*) / épreuve *f* (test *m*)
37387 **tests** / Tests *m* (standardisierte Reiz-Reaktionsprüfungen) / épreuves *f* (tests *m*)
37388 **test, abstraction ability** / Abstraktionsversuch *m* / test d'abstraction *m*
37389 **test, aceto-acetic acid** / Acetessigsäureprobe *f* (neg. bei diabetischer Acidose, pos. bei Salicylatvergiftung) / épreuve d'acide acétyle-acétique *f*
37390 **test, acetylcholine prostigmin** / Acetylcholin-Prostigmintest *m* (Intrakutantest [Th6–L2] bei Erkrankung der Bauchorgane) / épreuve d'acétylcholine-prostigmine *f*
37391 **test, adrenal cortical insufficiency** / NNR-Insuffizienztest *m* (keine Steigerung der niedrigen Plasmacorticosteroidwerte nach i.v. ACTH-Injektion) / épreuve de l'insuffisance corticale surrénale *f*
37392 **test agglutination** / Probeagglutination *f* (orientierende Objektträgeragglutination) / épreuve, agglutination d' *f*
37393 **test, agglutinin absorption** / Agglutininabsättigungsversuch *m* (CASTELLANI) / épreuve de saturation *f*
37394 **tests, albuminoid** / Eiweißproben *f* (qualitativer od. quantitativer Nachweis von Eiweißkörpern im Harn) / épreuves d'albuminoïdes *f*
37395 **test, alternating bath** / Wechselbadprobe *f* (RAYNAUD: Schmerz bei Eintauchen der Hände in kaltes [10 °C] verschwindet bei Eintauchen in warmes [40 °C] Wasser; weist auf Gefäßspasmen hin) / épreuve de bain alternatif *f*
37396 **test, angiotensin infusion** / Angiotensininfusionstest *m* (zur indirekten Messung des Plasmaspiegels) / épreuve de l'infusion d'angiotensine *f*
37397 **test, antiglobulin consumption** / Antiglobulinkonsumptionstest *m* (zum Nachweis von Autoantikörpern) / épreuve de consomption d'antiglobuline *f*
37398 **test, antistreptolysin** / Antistreptolysintest *m* (AST: zum Nachweis von O-Streptolysin-AK) / épreuve d'antistreptolysine *f*
37399 **test, (ap)perception** / Apperzeptionstest, thematischer *m* (MURRAY' Komplettierungstest) / test d'ap(p)erception *m*
37400 **test of attentiveness** / Merk(fähigkeits)-prüfung *f* / test d'attention *m*
37401 **test, bacteriotropin** / Bakteriotropintest *m* (Phagozytosetest) / épreuve de bactériotropines *f*
37402 **test of balance** / Bilanzversuch *m* (Ausdruck für Dynamik des Gesamtstoffumsatzes in der Zeiteinheit [JEKAT]) / épreuve de bilan *f*
37403 **test, benzidine** / Benzidinprobe *f* (unspezif. Blutnachweis in Stuhl u.a. Ausscheidungen) / épreuve de benzidine *f*
37404 **test, benzidine-copperacetate** / Benzidin-Kupferacetatprobe *f* (Blausäurenachweis in der Luft) / épreuve de benzidine et d'acétate de cuivre *f*
37405 **test, benzodioxan** / Benzodioxantest *m* (Paragangliomzellennachweis) / épreuve de benzodioxane *f*
37406 **test beverage, caffeine** / Koffeinprobetrunk *m* (zur Magenausheberung) / épreuve, boisson de caféine d' *f*
37407 **test, biological** / Probe, biologische *f* (Spenderblutinjektion vor -transfusion [OEHLECKER]) / épreuve biologique *f*
37408 **test, blocking** / Blocking-Test *m* (Serumtest zum Nachweis inkompletter Antikörper [blockierender Agglutinine]) / épreuve de blocage *f*
37409 **test of blood circulation, functional** / Blutkreislauffunktionsprüfung *f* (durch Pulsmessung vor und nach Belastung: Anstieg um ~20 Schläge nach 1 Min. auf Norm zurückgehend) / examen fonctionnel de la circulation sanguine *m*
37410 **test, (blood) urea clearance** / (Blut)harnstoffausscheidungsprobe *f* / épreuve (d'élimination) de l'urée sanguine (par le rein) *f*
37411 **test, bone marrow function** / Knochenmarkfunktionsprüfung *f* / épreuve fonctionnelle de la moelle osseuse *f*
37412 **test breakfast (beverage), alcoholic** / Alkoholprobefrühstück *n* (-trunk *m*) (zur Magensaftgewinnung bei -ausheberung [EHRMANN]) / épreuve, déjeuner (boisson *f*) alcoolique d' *m*
37413 **test breakfast, meal** / Probefrühstück *n*, -mahlzeit *f* / épreuve, déjeuner d', repas d' *m*
37414 **test, bromsulphalein** / Bromsulphaleinprobe *f* (BSP: Leberfunktionsprüfung) / épreuve de sulphaléine bromée *f*
37415 **test, caloric, pointing** / Wasserversuch, Zeigeversuch *m* (BÁRÁNY' Nystagmusprovokationen) / épreuve calorique, de l'index *f*
37416 **test, capillary** / Kapillartest *m* (FLEMING' Antibiotikaprüfung) / épreuve capillaire *f*
37417 **test, capillary function** / Kapillarfunktionsprüfung *f* (Bestimmung der Kapillarresistenz, z.B. durch Stauung) / épreuve de fonction capillaire *f*
37418 **test, capon comb growth** / Hahnenkammtest *m* (zur Standardisierung von Hodenpräparaten) / test (épreuve) de croissance de la crête du coq *m*

37419 **test, carmine** / Carminprobe *f* (mit 0,5 g Carmin per os rote Stuhlfärbung nach 36 Stunden bei normaler Darmmotilität) / épreuve de carmine *f*
37420 **test, cephalin-cholesterol flocculation** / Cephalin-Cholesteroltest *m* (feinste Serumlabilitätsprobe) / réaction à la céphaline-cholestérine *f*
37421 **tests, circulatory function** / Kreislauffunktionsprüfungen *f* / épreuves fonctionnelles de la circulation *f*
37422 **test, coccidioidin** / Coccidioidintest *m* (Hauttest) / épreuve de coccidioïdine *f*
37423 **test, cold (blood) pressure** / Kälteblutdrucktest *m* (RR nach 1 Min. Unterarmbad in Eiswasser > 20 mm Hg höher verrät irreguläre Kreislaufverhältnisse) / épreuve de tension froide du sang *f*
37424 **test, cold nitric acid** / Ringprobe *f* (auf Eiweiß im Harn [Heller]) / épreuve d'acide azotique *f*
37425 **test, collidon** / Kollidontest *m* (Nachweis inkompletter AK mit Polyvinylpyrrolidonpolymer) / épreuve de collidon *f*
37426 **tests, colloid** / Kolloidtests *m* (zur Bestimmung inkompletter Hämagglutinine) / épreuves par des solutions colloïdes *f*
37427 **test, colpokeratosis** / Kolpokeratosetest *m* (zum Vitamin-A-Nachweis [Hohlweg]) / épreuve de colpokératose *f*
37428 **tests, completing** / Komplettierungstests *m* (erhellen akute Konfliktsituationen) / tests de complètement *m*
37429 **test of comprehensibleness** / Auffassungstest *m* / test de compréhensibilité *m*
37430 **test, concentration** / Konzentrationsversuch *m* (Volhard' Nierenfunktionsprüfung) / épreuve de concentration *f*
37431 **tests of conglutinin** / Conglutinintests *m* (erfassen blockierende und nichtblockierende AK) / épreuves de conglutinine *f*
37432 **test, confirmation; (retest)** / Bestätigungsprobe *f* / épreuve de confirmation (renouvelée) *f*
37433 **test, Congo-red** / Kongorotprobe *f* (werden > 50% einer Inj. in 60 Min. aus Blutbahn entfernt, besteht Amyloidoseverdacht) / test de Bennhold *m*
37434 **test, ^{51}Cr-** / ^{51}Cr-Test *m* (zum Nachweis eines beschleunigten Erythrozytenuntergangs) / épreuve de ^{51}Cr *f*
37435 **test, creatinine** / Kreatinintest *m* (Nierenfunktionsprüfung) / épreuve de créatinine *f*
37436 **test, crystallization** / Kristallisationsprobe *f* (Krebsfrüherkennungstest mit Kupferchlorid) / épreuve de cristallisation *f*
37437 **test, cylinder** / Zylindertest *m* (Diffusionstest) / épreuve de cylindre *f*
37438 **test, decholin** / Decholintest *m* (zur Kreislaufzeitbestimmung) / épreuve de décholine *f*
37440 **test, development** / Entwicklungstest *m* (Bühler-Hetzer' Säuglingsintelligenztest) / test de développement *m*
37441 **tests, diabetic** / Zuckertests *m* / épreuves diabétiques *f*
37442 **test, diastase** / Diastaseprobe *f* (Pankreasfermentnachweis in Blut, Harn, Liquor, Duodenalsaft [Wohlgemuth]) / épreuve de diastase *f*
37443 **test, diastolic blood circulation tolerance** / Kreislaufbelastungsprobe, diastolische *f* (ansteigend [Linksinsuffizienz], abfallend [Vasoneurose]) / épreuve de saturation circulatoire diastolique *f*
37444 **test, dichotic discrimination** / Diskriminationstest, dichotischer *m* (zur Prüfung zentraler Hörstörungen: ipsilateraler Funktionsausfall bei Stamm-, kontralateraler bei Lappenschädigung) / épreuve de discrimination dichotique *f*
37445 **test, differential agglutination** / Differentialagglutinationstest (DAT) *m* (Waaler-Rose: unspezif. Schafblutagglutination durch Patientenserum bei Polyarthritis) / titre différentiel d'agglutination *m*
37446 **tests, diffusion** / Diffusionstests *m* (z.B. Zylindertest zur Prüfung bekannter Chemotherapeutica an unbekannten Keimen und umgekehrt) / épreuves de diffusion *f*
37447 **tests, dilution** / Verdünnungstests *m* (z.B. Röhrchentest) / épreuves de dilution *f*
37448 **test, dioxyacetone** / Dioxyacetonprobe *f* (Leberfunktionsprüfung) / épreuve de bioxyacétone *f*
37449 **test, direct, indirect albumin** / Albumintest, direkter, indirekter *m* (zum Nachweis inkompletter Antikörper) / test (épreuve) d'albumine directe, indirecte *m*
37450 **test, direct, indirect trypsin** / Trypsintest, direkter, indirekter *m* (zum Nachweis gebundener, freier inkompletter AK) / épreuve de trypsine directe, indirecte *f*
37451 **test, (double) blank** / Blindversuch (, doppelter) *m* (Prüfung der Wirkung einer Probanden [und Arzt] unbekannten Arznei unter Verwendung von Plazebos) / test (double) à blanc *m*
37451a **test, drinking** / Glaukomtest *m* (pos. bei signifikantem Druckanstieg nach schnellem Wassertrinken) / épreuve de glaucome *f*
37452 **test, drug-sedimentation** / Arzneisenkungstest *m* (zur Bestimmung passender Arzneien angewandte BSR [Prinzing]) / épreuve de sédimentation de médicaments *f*
37453 **test, endurance** / Endurance-Test *m* (zur Atmung-Kreislaufprüfung [Flack]) / épreuve d'endurance *f*
37454 **test, equilibrium** / Gleichgewichtsprüfung *f* / épreuve vestibulaire *f*
37455 **test of erythematous lupus cells** / L.E.-Zelltest *m* (zum Zellkernantikörpernachweis bei rheumatischen Systemerkrankungen) / épreuve de cellules erythémateuses *f*
37456 **test, ether** / Ätherzeit *f* (~6 Sek. post inj. Äthergeruch) / épreuve d'éther *f*
37457 **test, exercise tolerance** / Arbeitsbelastungsprobe *f* / examen de tolérance à l'effort *m*
37458 **tests, fermentation** / Gärungsproben *f* / épreuves de fermentation *f*
37459 **test, fibrinolysis** / Fibrinolysetest *m* (zum Nachweis von Streptokinase) / épreuve de fibrinolyse *f*

37460 **test, finger-finger** / Finger-Fingerversuch *m* (Ataxieprobe) / épreuve des index *f*
37461 **test, finger-nose** / Finger-Nasenversuch *m* (Koordinationsprüfung) / épreuve index-nez *f*
37462 **test, five glass** / Fünfgläserprobe *f* (Harnröhrentest) / épreuve des cinq verres *f*
37463 **test, fluorescein** / Fluoresceintest *m* (zur Kreislaufzeitbestimmung) / épreuve de fluorescéine *f*
37464 **test, fluorescent treponemal antibody** / Fluoreszenztreponemaantikörpertest (FTA) *m* / épreuve d'anticorps fluorescents du tréponème *f*
37465 **test, focal** / Fokaltest *m* (HUNEKE' Sekundenphänomen: Verschwinden fokalbedingter Beschwerden durch Novocain-Injektion, z.B. an oberen Tonsillenpol od. auch an Narben z.B. beseitigter Herde) / test focal (phénomène de seconde) *m*
37466 **test, formalin** / Formalintest *m* (HVL-NNR-Funktionsprüfung) / épreuve de formaline *f*
37467 **test, fucose reaction** / Fucosereaktionstest *m* (zur Bestimmung der Fucose im Plasma) / épreuve de réaction de fucose *f*
37468 **test, functional** / Funktionsprüfung *f* / examen fonctionnel *m*
37469 **test germs** / Testkeime *m* (Testbakterien) / épreuve, germes d' *m*
37470 **test, glucose utilization** / Glucoseutilisationstest *m* (Messung der $^{14}CO_2$-Ausatmung nach Applikation von ^{14}C-markierter Glucose) / épreuve de l'utilisation de glucose *f*
37471 **test, glutamate-pyruvate-transaminase** / Glutamat-Pyruvat-Transaminasetest (GPTT) *m* (Hepatitis-Serumtest) / épreuve de glutamate-pyruvate-transaminase *f*
37473 **test, glutoid** / Glutoidprobe *f* (SAHLI' Pankreasfunktionsprüfung mit Salicyl- od. Iodbehensäure) / épreuve de glutoïde *f*
37474 **tests, gonadotropin** / Gonadotropintests *m* (Choriongonadotropin-Stimulationstest, Progesteron-Hemmungstest) / épreuves de gonadotropine *f*
37475 **test, guaiac** / Guajakprobe *f* (auf Peroxydase in Exkrementen) / épreuve de WEBER-DEEN *f*
37476 **test, harmlessness** / Unschädlichkeitsprüfung *f* / examen d'innocuité *m*
37477 **test, heart circulation triple** / Herz-Kreislauftest, dreifacher *m* (1. Belastungspulsrückkehr nach 1 Min. zur Norm, 2. mindestens 30 Sek. Atemanhalten ohne Dyspnoe, 3. Belastungsblutdruckrückkehr nach 5 Min. zur Norm) / examen triple de la circulation cardiaque *m*
37478 **tests of the heart function** / Herzfunktionsprüfungen *f* / examens de la fonction cardiaque *m*
37479 **test, hemagglutination inhibition** / Hämagglutinations-Hemmungstest *f* (HIRST: homologes Antiserum hemmt Menschen- und Tiererythrozytenagglutination durch Viren, z.B. Grippevirus) / épreuve d'inhibition de l'hémagglutination *f*
37480 **test, heparin** / Heparinprobe *f* (HAGEDORN: Testinj. vor Heparinbehandlung) / épreuve de l'héparine *f*
37481 **test, histocompatibility** / Histokompatibilitätstest *m* ([Fremd]gewebeverträglichkeitstest zur Bestimmung des genetischen Verwandtschaftsgrads von Organspender und -empfänger) / épreuve de l'histocompatibilité *f*
37482 **test, hyperventilation** / Hyperventilationsprobe *f* (~60/min Atemzüge provozieren Hyperventilationstetanie) / épreuve d'hyperventilation *f*
37483 **test, hypoxemic respiration** / Sauerstoffmangelatmungstest *m* (Koronarinsuffizienzprüfung) / épreuve de la respiration hypoxémique *f*
37484 **test, impedance** / Impedanztest *m* (zur DD von Schalleitungsschäden) / épreuve de l'impédance *f*
37485 **test, indican** / Indicanprobe *f* (OBERMAYER' Darmfloratest) / épreuve à l'indican *f*
37486 **test, inhibitor** / Hemmungstest *m* (Viruzidietest: [Mäuse]schutzversuch zur Identifizierung unbekannter Virusstämme) / épreuve de neutralisation *f*
37487 **test, insulin-glucose tolerance** / Insulin-Glucosetoleranztest *m* / épreuve de tolérance d'insuline-glucose *f*
37488 **test, intelligence** / Intelligenztest *m* / test d'intelligence *m*
37489 **test, iodine** / Jodprobe *f* (zur Portiokarzinomdiagnose [SCHILLER]) / essai à iode *m*
37490 **test, iodoform** / Iodoformprobe *f* (zur Äthylalkoholfeststellung in Flüssigkeiten) / essai à iodoforme *m*
37491 **test, iron resorption** / Eisenresorptionstest *m* (starker Anstieg bei Sideropenie) / épreuve de résorption de fer *f*
37492 **test of learning capacity** / Lernfähigkeitstest *m* / test de la vitesse d'acquisition *m*
37493 **test, lepromin** / Lepromintest *m* (Lepratest mit NaCl-Suspension von Leprominhalt) / épreuve de lépromine *f*
37494 **tests, liver function** / Leberfunktionsprüfungen *f* / épreuves fonctionnelles du foie *f*
37495 **test, load** / Belastungsprobe *f* / essai de charge *m*
37496 **test, lobelin** / Lobelinzeit *f* (~10 Sek. post inj. Hustenreiz) / épreuve de lobéline *f*
37497 **test, lymphoblast transformation** / Lymphoblastentransformationstest *m* (LTT: retrograde Transformation von Lymphozyten in Lymphoblasten zur Identifizierung von Arzneimittelallergien [HALPERN]) / épreuve de transformation de lymphoblastes *f*
37498 **test, manchette** / Manschettentest *m* (Abgrenzung vasomotorischer von org. bedingter Angina pectoris mit RR-Manschette) / test de ROBERTSON-KATZ *m*
37499 **test, memory** / Gedächtnisprüfung *f* / épreuve de mémoire *f*
37500 **tests on men, medical** / Menschenversuche, medizinische *m* (i.G.z. Tierversuchen nur gerechtfertigt, wenn mit allgemeinem Forschungszweck persönlicher Heilungswert für Vp verbunden) / expériences médicales faites sur les hommes *f*

37501 **test of miction** / Miktionsprobe *f* (bei Mittellappenresektion) / épreuve de miction *f*
37502 **test, multidisc** / Blättchentest *m* (Antibiotikaresistenztest mit «Test[zahn]rädern») / épreuve par disques multiples *f*
37503 **test, murexide** / Murexidprobe *f* (murex = Purpurschnecke: Harnsäuretest mit Purpursäureammoniumsalz) / épreuve de murexide *f*
37504 **test, nucleus** / Kernprobe *f* (Muskelfaserkerne im Kot bei Pankreasinsuffizienz [SCHMIDT]) / épreuve à noyaux *f*
37505 **test object, subject** / Testobjekt, -subjekt *n* / test-objet, -sujet *m*
37506 **test, opsonophagocytic** / Opsonophagozytentest *m* (Blutprobe) / épreuve d'opsonophagocytose *f*
37507 **test, (oral, intravenous) hippuric acid** / Hippursäuretest *m* (QUICK' Leberfunktionsprobe) / épreuve (orale, intraveineuse) d'acide hippurique *f*
37508 **test, orientating** / Übersichtstest *m* / épreuve informante *f*
37509 **test, orientating plate** / Plattentest, orientierender *m* (zur Antibiotikaprüfung) / épreuve informante de plaques *f*
37510 **test, ovulation** / Ovulationstest *m* (morgendliche Basaltemperatur steigt um einige Striche) / épreuve d'ovulation *f*
37511 **test, pancreozymin-secretin** / Pancreozymin-Secretintest *m* (fraktionierte Duodenalsaftanalyse bei neoplastischen Pankreas[kopf]erkrankungen) / épreuve de pancréozymine-sécrétine *f*
37512 **test, patch-** / Patch-Test *m* (Tuberkulineinreibung bei Tb.-Verdacht) / test, timbre- *m*
37513 **test, patches** / Läppchenprobe *f* (bei allergischen Ekzemen) / épreuve de pièces *f*
37514 **test, penicillin allergy** / Penicillinallergietest *m* (Kutantest mit Penicilloylpolylysin, deckt Haptenoberdeterminanten auf) / test (épreuve) d'allergie de pénicilline *m*
37515 **test, performance** / Leistungsprüfung *f* / examen de rendement *m*
37516 **test, phenol red** / Phenolrottest *m* (zur Erfassung von Nierenparenchymbeteiligung bei Harnwegsinfektionen) / épreuve de rouge phénol *f*
37517 **test, phenolsulfophthalein** / Phenolsulfophthaleintest *m* (biol. Penicillintestverfahren) / épreuve de phénolsulfophtaléine *f*
37518 **test, phenylhydrazine** / Phenylhydrazinprobe *f* (Dextrosenachweis im Harn) / épreuve de phénylhydrazine *f*
37519 **test, phloroglucin-vanillin** / Phloroglucin-Vanillin-Probe *f* (auf freie Salzsäure im Magensaft) / réaction de phloroglucine-vanilline *f*
37520 **test, phosphaturia** / Phosphaturietest *m* (ELLSWORTH-HOWARD) / épreuve de phosphaturie *f*
37521 **test, physical, mental fitness** / Eignungsprüfung, physische, geistige *f* / test d'aptitude physique, psychique *m*
37522 **test, pilocarpine** / Pilocarpinprobe *f* (senkt Augeninnendruck bei latentem Glaukom) / épreuve de pilocarpine *f*
37523 **test, plankton** / Planktontest *m* (Planktonnachweis bei Ertrunkenen) / épreuve de plancton *f*
37524 **test, plasma, serum** / Plasmatest, Serumtest *m* (Koagglutinationstests) / épreuve du plasma, du sérum *f*
37525 **test, positional** / Lageprüfung *f* / épreuve de position *f*
37526 **test, positive COOMBS's** / Antiglobulintest, positiver *m* (nach Chinin-, Penicillin-, Phenacetineinnahme möglich) / épreuve d'antiglobuline positive *f*
37527 **test, potency** / Heilkraftprüfung *f* / examen d'efficacité *m*
37528 **test, priscol** / Priscoltest *m* (zur Untersuchung peripherer Durchblutungsstörungen) / épreuve de priscol *f*
37529 **test, progesterone** / Progesterontest *m* / épreuve de progestérone *f*
37530 **test, (prothrombin) consumption** / Prothrombinkonsumptionstest *m* (QUICK) / épreuve de consommation de prothrombine *f*
37531 **tests, psychological** / Tests, psychosomatische *m* / tests psychologiques *m*
37532 **test, qualitative, quantitative fermentation** / Gärungsprobe, qualitative, quantitative *f* (Harnzuckerbestimmungen) / épreuve de fermentation qualitative, quantitative *f*
37533 **test, RACE-COOMBS (RCT)** / Antiglobulintest *m* (COOMBS' Test zum Nachweis inkompletter Antikörper) / épreuve d'antiglobuline *f*
37534 **test, radiation** / Strahlungsversuch *m* / expérience de radiation *f*
37535 **test, radio-iodine** / Radioiodtest *m* (Iodstoffwechseltest mit ^{131}I) / épreuve de radio-iode *f*
37536 **test, rat** / Rattentest *m* (biol. Schwangerschaftsreaktion) / épreuve de rat *f*
37537 **tests, reduction** / Reduktionsproben *f* (Harnzuckernachweise) / épreuves de réduction *f*
37538 **tests, renal function** / Nierenfunktionsprüfungen *f* / épreuves de fonctionnement rénal *f*
37539 **test, resorcin(ol)** / Resorcinprobe *f* (zum Nachweis freier Salzsäure im Mageninhalt) / épreuve de résorcine *f*
37540 **test, rotation** / Drehversuch *m* (verursacht normalem entgegengesetzten horizontalen Nystagmus) / épreuve rotatoire *f*
37541 **test (sample), random** / Stichprobe *f* / épreuve (contrôle) au hasard *f*
37542 **test, scarlet(-red)-colloid** / Scharlachrot-Kolloidtest *m* (pos. bei γ-Globulinvermehrung) / épreuve d'écarlate-colloïde *f*
37543 **test, sceno-** / Scenotest *m* (psychol. Spielkastentest [v.STAABS]) / scénotest *m*
37544 **test, screening** / Überschlagtest *m* (Grobuntersuchung) / épreuve approximative *f*
37546 **test, seminal vesicle** / Samenblasentest *m* (Wachstum bei Mäusen nach männl. Keimdrüsenhormoninj.) / épreuve de la vésicule séminale *f*
37547 **test, serial** / Reihentest *m* / épreuve en série *f*

37548 **test serum** / Testserum *n* (mit AK zur Blutgruppenbestimmung) / épreuve, sérum d'*m*
37549 **test, serum colorability** / Serofarbtest *m* (zum AK-Nachweis gegen Toxoplasma) / épreuve de colorabilité du sérum *f*
37550 **test, sex determination** / Geschlechtbestimmungstest *m* (Untersuchung von [Mund]-schleimhautabstrichen auf Geschlechtchromatin, z.B. bei testikulärer Feminisierung: «chromatinpositiv» wenn 25% Zellkerne mit Chromatinkörper [Barr] / test (épreuve) de détermination sexuelle *m*
37551 **test, slide cell** / Objektträgerzelltest *m* (zur Antibiotikatestung [Fleming-Wright]) / épreuve des cellules sur la lame *f*
37552 **test, sodium succinate** / Natriumsuccinattest *m* (zur Kreislaufzeitbestimmung) / épreuve de succinate de sodium *f*
37553 **test solution** / Testlösung *f* / test-solution *f*
37554 **test, split function** / Splitfunktionstest *m* (seitengetrennte Harnuntersuchung bei angiographisch festgestellter Nierenarterienstenose) / épreuve de fonction séparée *f*
37555 **test, standard exercise** / Standardübungstest *m* (Herztoleranztest) / test standard d'exercice *m*
37556 **test, stool enzyme** / Stuhlenzymprobe *f* (Bestimmung der Chymotrypsin- und Trypsinaktivität bei Pankreaserkrankungen) / épreuve de chymotrypsine fécale *f*
37557 **test, sulfosalicylic acid** / Sulfosalicylsäureprobe *f* (qualitative Eiweißprobe) / épreuve d'acide sulfosalicylique *f*
37558 **tests, supplement** / Supplementtests *m* (Kolloidtests) / épreuves par des suppléments *f*
37559 **test for syphilis** / Wassermann' Reaktion *f* (WaR: Komplementbindungsreaktion zum Nachweis von Reaginen im Patientenserum) / méthode de Wassermann *f*
37560 **test for syphilis, quantitative** / Wassermann' Reaktion, quantitative *f* (Titerabfall = Behandlungserfolg, -anstieg = Rezidiv) / méthode de Wassermann quantitative *f*
37561 **test, systolic blood circulation tolerance** / Kreislaufbelastungsprobe, systolische *f* (ansteigend-abfallend [gesund], ansteigend-nichtabfallend [li. Ventrikelinsuffizienz], nichtansteigend [Kreislaufregulationsstörung], abfallend [Herzschwäche]) / épreuve de saturation circulatoire systolique *f*
37562 **test of taste** / Geschmackprüfung *f* (sauer an Zungenrand, süß an Zungenspitze, bitter an Zungenbasis, salzig an ganzer Zunge) / épreuve de goût *f*
37563 **test, therapeutical water** / Wasserstoß *m* (therapeutische Anwendung des Wasserversuchs) / épreuve de Volhard thérapeutique *f*
37564 **test, thymol turbidity** / Thymoltrübungstest *m* (MacLagan' Serumlabilitätsreaktion pos. bei Leberparenchymschäden) / réaction d'opacification de thymol *f*
37565 **test, toad** / Froschtest *m* (biol. Schwangerschaftsreaktion: bei Rana od. Bufo [Krötentest] Spermatozoen in Kloake nach Schwangerenurininj.) / épreuve grenouille *f*
37566 **test, tolerance** / Verträglichkeitsprüfung *f* / examen de tolérance *m*
37567 **test, treponema pallidum immobilization** / Treponema-pallidum-Immobilisationstest (TPI) *m* / épreuve d'immobilisation du tréponème pâle *f*
37568 **test, triphenyltetrazol** / Triphenyltetrazoltest *m* (Uroscreentest, zuverlässig bei Bakteriurie) / épreuve de triphényletétrazol *f*
37569 **test, tube** / Röhrchentest *m* (zur Bakterienresistenzprüfung) / épreuve de tube à essai *f*
37570 **test, two-step exercise** / Zweistufentest *m* (Kreislaufprüfung) / test (procédé) à deux marches d'escalier *m*
37571 **test types, Snellen's** / Sehproben(tafel) *f* / échelle optométrique *f*
37572 **test, ultra-short wave function** / UKW-Funktionsprobe *f* (charakteristische humorale Veränderungen bei dosierter UKW-Bestrahlung der Hypophyse [Schliephake]) / épreuve de fonction par des ondes ultra-courtes *f*
37573 **test, umbilical vessels** / Nabelgefäßtest *m* (Durchströmung mit Wasser zur Feststellung einer Totgeburt: offne Gefäße) / épreuve des vaisseaux ombilicaux *f*
37574 **test, uropepsin** / Uropepsintest *m* (HVL-NNR-Funktionsprüfung) / épreuve d'uropepsine *f*
37575 **test, urticarial** / Quaddelprobe *f* (mit NaCl-Lösung bei Ödemneigung) / épreuve urticarienne *f*
37576 **test, veritol** / Veritoltest *m* (zur präop. Kreislaufgefährdungsprüfung mit 1-(4'-Hydroxyphenyl)-2-methylaminopropan) / épreuve de véritol *f*
37577 **test, water** / Verdünnungsversuch *m* (Nierenfunktionsprüfung) / épreuve de Volhard *f*
37578 **test of water balance, differential** / Differentialwassertest *m* (Stammhirnfunktionsprobe für Wasserhaushaltstörungen) / épreuve différentielle de balance électrolytique *f*
37579 **test word** / Reizwort *n* (bei Assoziationsprüfungen) / test-vocable *m*
37580 **testability** / Testbarkeit *f* / testabilité *f*
37581 **testament(ary)** / Testament(arisch) *n* / testament(aire) *m*
37582 **testicle** / Testis (Hoden) / testicule
37583 **testicular** / hodenbezüglich / didymique
37584 **testicular dysgenesis syndrome** / (Del) Castillo' Syndrom (Hypogonadismus des Mannes mit Sterilität) / aplasie germinale
37585 **testimonial** / Empfehlungsschreiben *n* / recommandation, lettre de *f*
37586 **testing** / (Nach)prüfung *f* / vérification *f*
37587 **testing, acid** / Säurenuntersuchung *f* / essai de l'acide *m*
37588 **testing, gaseous exchange** / Gasstoffwechselprüfung *f* (Sauerstoffmessung im Arbeitsversuch mit Erholungsquotient als Ergebnis) / épreuve d'échanges gazeux *f*
37589 **testing for hearing** / Hörprüfung *f* / examen de l'ouïe *m*

37590 **testing room** / Versuchsraum *m* / expériences, salle d' *f*
37591 **testing of vision** / Sehprüfung *f* / examen de la vue *m*
37592 **testosterone** / Testosteron *n* (Hodenhormon: Steroidhormon mit Wirkung auf die Drüsen des Genitaltrakts) / testostérone *f*
37593 **testovary** / Testovar *n* (funktionsuntüchtige Zwitterkeimdrüse) / testovaire *m*
37594 **tetanic, tetanoid** / tetanisch, tetanusartig / tétanique, tétaniforme
37595 **tetanigenous, tetanophilic** / tetanusverursachend, starrkrampfgeneigt / tétanigénique, tétanophile
37596 **tetanism** / Tetanismus *m* (Übererregbarkeit der Muskulatur) / tétanisme *m*
37597 **tetanophobia** / Tetanophobie *f* (krankhafte Furcht vor Wundstarrkrampf) / tétanophobie *f*
37598 **tetanus** / Wundstarrkrampf *m* (τέτανος = Spannung: durch Clostridium tetani) / tétanos *m*
37599 **tetanus, cicatricial** / Narbentetanus *m* / tétanos cicatriciel *m*
37600 **tetanus, cryptogenic, traumatic** / Tetanus, kryptogener, traumatischer *m* / tétanos cryptogène, traumatique *m*
37601 **tetanus, deferred** / Spättetanus *m* / tétanos retardé *m*
37602 **tetanus, drug** / Arzneitetanus *m* / tétanos artificiel *m*
37603 **tetanus, imitative** / Simulationstetanus *m* / tétanos hystérique *m*
37604 **tetanus of infants** / Tetanus neonatorum / tétanos des nouveau-nés *m*
37605 **tetanus, inoculation** / Tetanus, experimenteller *m* (durch Clostridium) / tétanos expérimental *m*
37606 **tetanus, intermittent** / Tetanus, abakterieller *m* (Tetanie) / tétanos apyrétique *m*
37607 **tetanus, modified** / Teiltetanus *m* / tétanos localisé *m*
37608 **tetany** / Tetanie *f* (Corvisart, 1852: Hyperkaliämie/Hypocalcämie durch Verschiebung des Szent-Györgyi' Quotienten zugunsten des Zählers) / tétanie *f*
37609 **tetany, epidemic** / Tetanie, epidemische *f* / tétanie rhumatismale *f*
37610 **tetany, hyperventilation** / Hyperventilationstetanie *f* (durch übermäßige CO_2-Abatmung) / tétanie d'hyperventilation *f*
37611 **tetany, lactation** / Maternitätstetanie *f* (Tetanus uterinus) / tétanie puerpérale *f*
37612 **tetany, latent** / Tetanie, latente *f* (spasmophil-angiospastische Konstitution mit Erregbarkeitssteigerung des gesamten Nervensystems) / tétanie latente *f*
37613 **tetany, manifest** / Tetanie, manifeste *f* (akuter Anfall) / tétanie manifeste *f*
37614 **tetany, (para)thyroprival** / Tetania (para)thyreopriva (nach [Neben]schilddrüsenentfernung) / tétanie (para)thyroprive *f*
37615 **tetany, splanchnic** / Magentetanie *f* / tétanie gastrique *f*
37616 **tetarelle** / Milchsauger *m* / téterelle *f*
37617 **tetrad** / Tetrade *f* ([Chromatiden]vierergruppe [bei crossing over]) / tétrade *f*
37618 **tetradactylous** / vierfingrig / tétradactyle
37619 **tetragenic** / tetragenes (in Vierergruppen wachsend) / tétragène
37620 **tetragon** / Tetragonum *n* (Viereck) / tétragone *m*
37621 **tetralogy** / Tetralogie *f* (Syndrom mit 4 Symptomen) / tétralogie *f*
37622 **tetramazia, -ophthalmos** / Tetramastie *f*, Tetrophthalmus *m* (mit 4 Brüsten, 4 Augen) / tétramastie *f*, tétrophtalme *m*
37623 **tetrameric** / vierteilig / tétramère
37624 **tetrapeptid** / Tetrapeptid *n* (Eiweißkörper aus 4 Aminosäuren) / tétrapeptide *m*
37625 **tetraploid, triploid** / tetraploid, triploid (mit 4, 3 Chromosomensätzen) / tétraploïde, triploïde
37626 **tetrasomic, trisomic** / tetrasomal, trisomal (mit 4, 3 Geschlechtschromosomen) / tétrasomique, trisomique
37627 **tetratomic (-hydric)** / vier(wasserstoff)-atomig / tétratomique (-hydrique)
37628 **tetravaccine** / Vierfachimpfstoff *m* / tétravaccin *m*
37629 **tetravalent (-valence)** / Vierwertig(keit *f*) / quadrivalent (-valence *f*)
37630 **tetroses** / Tetrosen *f* (Zucker mit 4 C-Atomen: Threose, Erythrose) / tétroses *m*
37631 **Teucrium** / Gamander (Wirkstoff: Teucrin) / Teucrium fructicans (Labiatae)
37633 **textbook** / Lehrbuch *n* / précis *m*
37634 **texture (textural)** / Gefüge *n* (betreffend) / texture *f* (, se rapportant à)
37635 **thalamencephalon** / Thalamencephalon (Sehhügelhirn) / thalamencéphale
37636 **thalamic** / sehhügelbezüglich / thalamique
37637 **thalamocortical** / sehhügel-hirnrindenbezüglich / thalamocortical
37638 **thalamotomy** / Thalamotomie *f* (Spiegel: modifizierte Lobotomie) / thalamotomie *f*
37639 **thalamotomy, anterior, dorsomedial** / Thalamotomie, vordere, hintere *f* / thalamotomie antérieure, dorsomédiale *f*
37640 **thalamus** / Thalamus (θάλαμος = Gemach: Sehhügel, größte Kernmasse des Zwischenhirns, «Tor zum Bewußtsein») / thalamus
37641 **thalassanemia** / Mittelmeer-Syndrom (Mittelmeeranämieformen: Thalassaemia maior, minor, minima) / maladie méditerranéenne
37642 **thalassemia, minimal** / Thalassaemia minima (latente Schießscheibenzellenanämie) / thalassémie latente *f*
37643 **thalassophobia** / Thalassophobie *f* (Angst vor Seefahrten) / thalassophobie *f*
37644 **thalassotherapy, North** / Nordseeklimatherapie *f* (Strandliegen, -gehen, -laufen wirken hypophysär-kortikotrop [Ludwig]) / thalassothérapie du Nord *f*
37645 **thalidomide** / Thalidomid *n* (N-Phthalylglutaminsäureimid; überwindet «biologische Barriere» und bewahrt applizierte Fremdtransplantate vor Abstoßung) / thalidomide *m*
37646 **thalidomide, medication of** / Thalidomidmedikation *f* (erfolgreich bei Lepra) / thalidomide, médication de *f*

37647 **thalidomide symptoms** / Thalidomid-Symptome (Krankheitszeichen bei langdauernder Thalidomidmedikation) / symptômes de thalidomide
37648 **thallium (Tl 81 204,39)** / Thallium (Thallium *n*) / thallium *m*
37649 **Thallosporales** / Thallosporalen *f* (Sproßpilze, 2. Ordnung Hyphomyzeten) / thallosporales *f*
37650 **thallospores** / Thallosporen *f* (Knospen- od. Zerfallsporen der Thallosporalen) / thallospores *f*
37651 **thallotoxicosis** / Thalliumvergiftung *f* / thallotoxicose *f*
37652 **thallus** / Thallus *m* (ϑαλλός = Sproß: ungegliederter Pflanzenkörper) / thallus *m*
37653 **thanato(bio)logy** / Thanato(bio)logie *f* (Lehre vom [Leben und] Sterben, die «Weise von Liebe und Tod») / thanato(bio)logie *f*
37654 **thanatognomonic** / todanzeigend / thanatognom(on)ique
37655 **thanatognostic** / thanatognostisch (Todesart kennzeichnend) / thanatognostique
37656 **thanatoid** / todähnlich (ϑάνατος = Tod) / thanatoïde
37657 **thanatomania, (-philia), -phobia** / Todes(sehn)sucht, -furcht *f* / thanatomanie, (-philie), -phobie *f*
37658 **than(at)opsia** / Totenbesichtigung *f* / thanatopsie *f*
37659 **theater, anatomic** / Lehrsaal, anatomischer *m* / salle d'anatomie *f*
37660 **the(b)aism** / Theinvergiftung (Opiumvergiftung) *f* / thé(b)aïsme *m*
37661 **theca of the follicle** / Theca folliculi (ϑήκη = Behältnis, Hülle: Gefäßhaut des Bläschenfollikels) / thèque du follicule
37662 **thecal** / thekal (Theca betreffend) / thécal
37663 **thecoma** / Thekazelltumor *m* / xanthofibrome thécacellulaire *m*
37664 **Theileria** / Theileria (Gattung Piroplasmiden) / theiléria *m*
37665 **theileriasis** / Theileriase *f* (Rhodesien-Fieber durch Theileria) / theilériose *f*
37666 **theism** / Teevergiftung *f* / thé(in)isme *m*
37667 **thelalgia** / Brustwarzenschmerzen *m* / thélalgie *f*
37668 **theleplasty** / Brustwarzenplastik *f* / théléplastie *f*
37669 **thelerethism** / Brustwarzenerektion *f* / théléréthisme *m*
37670 **thelorrhagy** / Brustwarzenblutung *f* / thélorragie *f*
37671 **thelygeny, -toky** / Thelygenie, -tokie *f* (ϑῆλυς = weiblich: nur weibl. Nachkommen zeugend, gebärend) / thélygénie, -tocie *f*
37672 **thenar** / Thenar (Daumenballen) / thénar
37673 **theomania** / Theomanie *f* (religiöser Wahn) / théomanie *f*
37674 **theophilia, -phobia** / Gottesliebe, -furcht *f* / théophilie, -phobie *f*
37675 **theorema** / Theorem *n* (Lehrsatz *m*) / théorème *m*
37676 **theoretical** / theoretisch (in der Vorstellung i. G. z. Ausführung) / théorétique
37677 **theorist** / Theoretiker *m* (aus Evidenz Handelnder) / théoricien *m*
37678 **theory** / Theorie *f* (ϑεωρία = Schauspiel: Hypothese, These und Hyperthese eines Sachverhaltzusammenhangs) / théorie *f*
37679 **theory of accommodation** / Akkommodationstheorie *f* (relative Anpassung des Fruchtovoids [SIMPSON]) / théorie d'accommodation *f*
37680 **theory, atomic, electron** / Atom-, Elektronentheorie *f* / théorie atomique, électronique *f*
37681 **theories, auditory** / Hörtheorien *f* (Vielortstheorie, Schallbildertheorie, Wirbeltheorie, Gleichrichtertheorie, Salventheorie) / théories auditives *f*
37682 **theory of cancerogenic glycolysis** / Krebsglykolysetheorie *f* (WARBURG: bei anaerobem Abbau aller C-Atome des Zuckers wird O_2-Atmung der Zelle durch Milchsäuregärung ersetzt) / théorie de glycolyse cancérogénique *f*
37683 **theory, capillary** / Kapillartheorie *f* (Auffassung der Thrombose des typischen Linksinfarkts als aus Intramuralkapillarthromben infolge Myokarddysthesie retrograd aszendierende [EDENS-PICKERING]) / théorie capillaire *f*
37684 **theory, carrier** / Schleppertheorie *f* (SACHS, 1926: Lipoide können AG-Funktion nur in Bindung an körperfremdes Eiweiß erfüllen) / théorie de porteur *f*
37685 **theory, caryo-plasma relation** / Kern-Plasmarelationstheorie *f* (jede Zelle hat ihr definites Kern-Plasmamassenverhältnis) / théorie de relation caryo-plasmique *f*
37686 **theory, coronary** / Koronartheorie *f* (Auffassung der Thrombose des typischen Linksinfarkts als primäre Hochthrombose an Atheromen großer Extramuralkapillarthromben) / théorie coronaire *f*
37687 **theory, deletion** / Deletionstheorie *f* (Enzymausfall begünstigt malignes Wachstum [POTTER]) / théorie de délétion *f*
37688 **theory, descent** / Deszendenztheorie (Abstammungslehre) *f* / théorie de la descendance *f*
37689 **theory of distance action** / Fernwirkungstheorie *f* (Betrachtung der Kraftwirkung von Massen und Ladungen [Strömen] ohne Berücksichtigung von Raum und Zeit) / théorie d'effet à distance *f*
37690 **theory, dual-drive** / Zweitriebtheorie *f* (Libido-Aggression, Eros-Thanatos, Yang-Yin, Anabolismus-Katabolismus, Diastole-Systole) / théorie de dualisme instinctif *f*
37691 **theory, duality** / Dualitätstheorie *f* (Einteilung der Corticoide in Mineralo- und Glucocorticoide) / théorie de dualité *f*
37692 **theory, duplicant** / Duplikantentheorie *f* (BUTENANDT: DNS-Veränderung infolge Dehydrasemangel) / théorie de duplication *f*
37693 **theory of elementary particles, field** / Feldtheorie der Elementarteilchen *f* (Elementarteilchen sind Singularitäten [Energieanhäufungen] in einem Feld [der äquivalenten Masse]) / théorie de champ des particules élémentaires *f*

37694 **theory, environmental** / Milieutheorie *f* (Umgebung [allein] entscheidend für seelische Entwicklung) / théorie des milieux *f*
37695 **theory of evolution** / Entwicklungstheorie *f* (Biophilosophie) / théorie d'évolution *f*
37696 **theory, field** / Feldtheorie *f* (FARADAY' Nahwirkungstheorie) / théorie de champ *f*
37697 **theory, germ** / Keimtheorie *f* (alle Infektionen sind bakteriell bedingt) / théorie de germe *f*
37698 **theory, grating** / Gittertheorie *f* (MARRACK-HEIDELBERGER: AAR-Einphasentheorie i.G.z. Zweiphasentheorie [BORDET]) / théorie de grillage *f*
37699 **theory, hit** / Treffertheorie *f* (kleinste Strahlenmenge induziert Mutation eines direkt getroffenen Gens) / théorie de coup *f*
37700 **theory, information** / Informationstheorie *f* (physik. und chem. Prozesse können nicht nur durch Energie, sondern auch durch Signale gesteuert werden [WIENER]) / théorie d'information *f*
37701 **theory, ionic** / Ionentheorie *f* (Zellmembranpotential = Diffusionspotential auf Grund selektiver K-Permeabilität [HODGKIN-HUXLEY]) / théorie ionique *f*
37702 **theory, ionic, radiation** / Ionen-, Strahlungstheorie *f* / théorie ionique, de radiation *f*
37703 **theory, mono-, polyphyletic** / Theorie, mono-, polyphyletische *f* (alle Blutzellarten haben eine, jede hat ihre Mutterzelle) / théorie mono-, polyphylétique *f*
37704 **theories, monomorphous, polymorphous dietetic** / Ernährungstheorien, unechte, echte *f* (einseitige auf Erfahrung meist aus eigner Krankheit beruhende, allseitige durch biochemische Erkenntnisse fundierte) / théories alimentaires uni-, multilatérales *f*
37705 **theory, mutation** / Mutationstheorie *f* (Arten sind Ergebnis vieler Mutationen einer Art) / théorie de mutation *f*
37706 **theory, one gene-one enzyme** / Ein-Gen-Ein-Enzymtheorie *f* (ein fehlendes Gen führt zum Ausfall eines Enzyms) / théorie «un gène, un enzyme» *f*
37707 **theory, one gene-one polypeptide chain** / Ein-Gen-Eine-Polypeptidkette-Theorie *f* (ein fehlendes Gen führt zum Ausfall mehrerer Enzyme) / théorie «un gène, une chaîne polypeptidique» *f*
37708 **theory, pattern** / Theorie der Erregungsmuster *f* (WEDELL: Reizfrequenz modifiziert Reizintensität) / théorie des modèles d'irritation *f*
37709 **theory, plasma mutation** / Plasmamutationstheorie *f* (NOTHDURFT: RNS-Schädigung infolge Dehydrasemangel) / théorie de mutation du plasma *f*
37710 **theory, quantum** / Quantentheorie *f* (PLANCK, 1900: Energie elektromagnetischer Strahlen wird in [deren Schwingungszahl proportionalen] Portionen [Quanten] abgegeben und aufgenommen) / théorie des quanta *f*
37711 **theory, receptors (side-chain)** / Seitenkettentheorie *f* (EHRLICH: Theorie der AK-Entstehung) / théorie (de formation) des anticorps *f*
37712 **theory of relativity, projective** / Relativitätstheorie, projektive *f* (Betrachtung der Welt als 5dimensionales Kontinuum) / théorie de la relativité projective *f*
37713 **theory of relativity, special, general** / Relativitätstheorie, spezielle, allgemeine (vierdimensionale) *f* (EINSTEIN, 1905: für sich mit konstanter Geschwindigkeit aufeinanderzubewegende Systeme ist die Zeit relativ; 1913: für alle möglichen Bezugsysteme sind Zeit und Raum relativ) / théorie de la relativité restreinte, généralisée *f*
37714 **theory, resonance** / Resonanztheorie *f* (HELMHOLTZ' Einorthörtheorie: Basilarmembran = kontinuierliches Resonatorensystem) / théorie de résonance *f*
37715 **theory of seeing, duplicity** / Duplizitätstheorie des Sehens *f* (SCHULTZE: Lichtsehen zentral, Dunkelsehen peripher gesteuert) / théorie de la duplicité visuelle *f*
37716 **theory of short distance action** / Nahwirkungstheorie *f* (Fernwirkung zwischen Körpern nicht unvermittelt, sondern durch ein von ihnen aufgebautes Kraftfeld [Gravitation, elektromagnetisches Feld]) / théorie d'effet à courte distance *f*
37717 **theory, uniform field** / Feldtheorie, einheitliche *f* (Betrachtung von Gravitation und elektromagnetischem Feld als Attribute der Weltgeometrie durch Erweiterung der allgemeinen zur protektiven Relativitätstheorie und Ausdehnung der Quantentheorie auf die Mesonenfelder: wie oben [Astrophysik] so unten [Atomphysik]) / théorie de champ unitaire *f*
37718 **therapeutics** / Therapeutik *f* (Lehre von [den Methoden] der Krankenbehandlung) / thérapie (science de la thérapeutique) *f*
37719 **therapeutics, behaviour** / Verhaltenstherapeutik *f* (akausale Behandlung neurotischer Symptome [ZNS-Veränderungen?] durch Experimente [EYSENCK]) / thérapie béhaviouristique *f*
37720 **therapeutist (therapeutical)** / Therapeut(isch) *m* / thérapeut(iqu)e *m*
37721 **therapy** / Therapie *f* (θεραπεύω = dienen: Anwendung [der Gesundheit] dienlicher Mittel) / thérapeutique *f*
37722 **therapy, acid** / Säuretherapie *f* / acidothérapie *f*
37723 **therapy, activation** / Aktivierungstherapie *f* / thérapeutique d'activation *f*
37724 **therapy, aerosol** / Aerosoltherapie *f* (mit vernebelten Medikamenten) / thérapeutique d'aérosol *f*
37725 **therapy, aero(thermo)-** / (Warm)lufttherapie *f* / aéro(thermo)thérapie *f*
37726 **therapy, alimentary** / Ernährungstherapie *f* / thérapeutique alimentaire *f*
37727 **therapy, alkali** / Alkalitherapie *f* / alcalithérapie *f*
37728 **therapy, allasso-** / Umstimmungstherapie *f* (ἀλλάσσω = verändern) / allassothérapie *f*

37729 **therapy, ant(i)androgen** / Ant(i)androgentherapie *f* (bei abartiger sexueller Erregung der Östrogentherapie physiol., der Kastration psychol. überlegen) / thérapeutique par des ant(i)androgènes *f*
37730 **therapy, antihomotoxic basic** / Basistherapie, antihomotoxische *f* (Mobilisierung des Systems der Großen Abwehr) / thérapeutique basique antihomotoxique *f*
37731 **therapy, antihypertensive** / Therapie, antihypertensive *f* (nur im fortgeschrittenen Stadium sinnvoll) / thérapeutique antihypertensive *f*
37732 **therapy, apparative respiratory** / Atemtherapie, apparative *f* (bei ungestörter zentraler Atemregulation von Patient gesteuerte, ermöglicht postop. und -traumat. echte Ventilationssteigerung [JUST]) / thérapeutique respiratoire par appareil *f*
37734 **therapy, autovaccine** / Autovakzinetherapie *f* (Eigenimpfstofftherapie) / autovaccinothérapie *f*
37735 **therapy, aversion** / Aversionstherapie *f* (auf Süchtige und Perverse angewandte Verhaltenstherapie) / thérapeutique d'aversion *f*
37735a **therapy, balnear** / (Heil)bädertherapie *f* / balnéothérapie *f*
37736 **therapy, behaviour** / Verhaltenstherapie *f* (Anwendung der Verhaltenstherapeutik, bei Tieren, Kindern und Psychotikern erfolgreich) / thérapeutique béhaviouristique *f*
37737 **therapy, betatron** / Betatrontherapie *f* (mit energiereichen Strahlen) / thérapeutique de bêtatron *f*
37738 **therapy, calcium** / Kalktherapie *f* (mit löslichen Ca-Salzen bei Übererregbarkeit des Nervensystems [LÖW]) / thérapeutique calcaire *f*
37739 **therapy, causal** / Kausaltherapie *f* (Behandlung psychischer Hintergründe) / thérapeutique causale *f*
37740 **therapy, cellular** / Frischzellentherapie *f* (parenterale Inj. tierischer Frischzellen [NIEHANS] bzw. parenterale Zufuhr lebendigen Protoplasmas in mitotischer Aktivität od. intermitotischer Ruhe [BAUER]) / thérapeutique cellulaire *f*
37741 **therapy, CHAOUL contact (low voltage)** / Röntgennahbestrahlungstherapie *f* (50–60 kV, 10–23 cm Fokus-Hautabstand) / thérapeutique de contact (CHAOUL) *f*
37742 **therapy, collapse** / Lungenkollapstherapie *f* (op. Ruhigstellung) / collapsothérapie *f*
37743 **therapy, combined** / Kombinationstherapie *f* (Haupt- plus [Anti]neben[wirkungs]-mitteltherapie) / thérapeutique combinée *f*
37744 **therapy, conditional** / Konditionaltherapie *f* (Behandlung physischer Vordergründe) / thérapeutique conditionnelle *f*
37745 **therapy, constriction hyperemia** / Hyperämisierungstherapie *f* (Stauungshyperämie [BIER])/thérapeutique d'hyperémie passive *f*
37746 **therapy, cortisone** / Cortisontherapie *f* (Steroide in kleinen Erhaltungsdosen unter Beachtung des zirkadianen Rhythmus [frühmorgens während höchster körpereigner Produktionsphase] ohne NNR-Atrophiegefahr [KAISER]) / thérapeutique à cortisones *f*
37747 **therapy, deep, intermediate, surface x-ray** / Röntgentiefen-, -halbtiefen-, -oberflächentherapie *f* / rœntgenothérapie, profonde, semiprofonde, superficielle *f*
37748 **therapy by derivatives** / Ableitungstherapie *f* / thérapeutique dérivative *f*
37749 **therapy, diathermy** / Erwärmungstherapie *f* (mit hochfrequenten Wechselströmen) / thérapeutique par la diathermie *f*
37750 **therapy, digitalis** / Digitalistherapie *f* (indiziert bei Rechtsinsuffizienz, kontraindiziert bei Linksinsuffizienz [BÜCHNER]) / thérapeutique par la digitale *f*
37751 **therapy, diversional** / Ablenkungstherapie *f* / thérapeutique distrayante *f*
37752 **therapy, drug** / Arzneitherapie *f* / thérapeutique médicamenteuse *f*
37753 **therapy, efficacious and tolerant** / Therapia efficax et toleranda (3. und 4. Kriterium für rationale Antibiotherapie [KRAUTWALD]) / thérapeutique efficace et tolérante *f*
37754 **therapy with eggshells** / Eierschalentherapie *f* (KROMPECHER' Kalkmangelsubstitutionstherapie mit pulverisierten frischen Hühnereierschalen bes. in der Schwangerschaft) / thérapeutique avec des coquilles d'œuf *f*
37755 **therapy, electric shock (convulsive)** / Elektroschocktherapie *f* / électrochocthérapie (convulsivothérapie électrique) *f*
37756 **therapy, electrolyte** / Elektrolyttherapie *f* / thérapeutique (par) des électrolytes *f*
37757 **therapy, emanation** / Isotopentherapie *f* / thérapeutique par les isotopes *f*
37758 **therapy, glucose-insulin infusion** / Glucose-Insulin-Infusionen *f* (zur Senkung der Serumfermentaktivität bzw. Verbeßrung der Glucose- [und Aminosäuren-] Assimilation bei Muskeldystrophie [BLIETZ]) / thérapeutique de glucose-insuline *f*
37759 **therapy, group (milieu)** / Gruppen(psycho)-therapie *f* / thérapeutique en groupe (de milieu) *f*
37760 **therapy, heterovaccine** / Heterovakzinetherapie *f* (Fremdimpfstofftherapie) / hétérovaccinothérapie *f*
37761 **therapy, hormonal** / Therapie, hormonale *f* (mit [Phyto]steroiden) / thérapeutique hormonale *f*
37762 **therapy, humoral** / Körpersäftetherapie *f* / thérapeutique humorale *f*
37763 **therapy, hydro-** / Wassertherapie *f* (bei A-Typ seltner längere, bei B-Typ häufiger kürzere Anwendungen) / hydrothérapie *f*
37764 **therapy, immunodepressive** / Therapie, immunosuppressive *f* ([Auto]antikörperbildung durch Eiweißsynthesehemmer drosselnde, bei Einheilung von Gewebetransplantaten auch Infektabwehr hemmende) / thérapeutique immunorépressive *f*
37765 **therapy, infiltration** / Infiltrationstherapie *f* (durch Inj. von Flüssigkeiten in Gewebe) / thérapeutique par infiltration *f*

37766 **therapy, inhalation** / Inhalationstherapie *f* / thérapeutique par d'inhalations *f*
37767 **therapy, light** / Lichttherapie *f* (natürliche Höhensonne) / thérapeutique à la lumière *f*
37768 **therapy, low frequency** / Niederfrequenztherapie *f* / thérapeutique par des basses fréquences *f*
37769 **therapy, manipulation** / Chiropraktik *f* (manuelle Wirbelsäulenbehandlung) / chiropraxie *f*
37770 **therapy, massive sterilizing** / Therapia magna sterilisans / thérapeutique selon la méthode d'EHRLICH *f*
37771 **therapy, masso-** / Massagetherapie *f* / massothérapie *f*
37772 **therapy, melanoma** / Melanomtherapie *f* (durch Tumorzellen auflösende, Tumorantigene freisetzende und Immunreaktion auslösende Standard-Vaccinia-Virusinj.) / thérapeutique de mélanome *f*
37773 **therapy, Menière** / Menière-Therapie *f* (mit Ultraschall [KOSSOFF]) / thérapeutique de Menière *f*
37774 **therapy, meridiano-** / Meridiantherapie *f* (Inj. potenzierter Arzneien in Meridianpunkte) / méridianothérapie *f*
37775 **therapy, metallo-** / Metalltherapie *f* (mit Ag, Au, Fe, Cu, Mn, u.a.) / métallothérapie *f*
37776 **therapy, mineralo-** / Mineralotherapie *f* (mit Mineralsalzen) / minéralothérapie *f*
37777 **therapy, molecular** / Molekulartherapie *f* (mit Sauerstoffblockade der [Krebs]zelle aufhebenden freien Radikalen [Carbonylgruppen] [KOCH]) / thérapeutique moléculaire *f*
37778 **therapy, necessary and individual** / Therapia necessaria et individualis (1. und 2. Kriterium für rationale Antibiotherapie [KRAUTWALD]) / thérapeutique nécessaire et individuelle *f*
37779 **therapy, nicotinic acid** / Nicotinsäuretherapie *f* (schränkt Fettsäurenutilisation ein, steigert [bei Diabetes durch vermehrte Insulinproduktion nicht ausgleichbaren] Glucoseumsatz) / thérapeutique d'acide nicotinique *f*
37780 **therapy, occupational; (ergotherapy)** / Beschäftigungstherapie (Arbeitstherapie) *f* / thérapeutique occupationnelle (par travail) *f*
37781 **therapy, one shot** / Einzelstoßtherapie *f* / thérapeutique à dose unique massive *f*
37782 **therapy, oral lactulose** / Lactulosetherapie, orale *f* (senkt Ammoniakspiegel z. B. bei Coma hepaticum [BIRCHER]) / thérapeutique à lactulose orale *f*
37783 **therapy, penicillin** / Penicillintherapie *f* / pénicillinothérapie *f*
37784 **therapy, physical; (physi[c]otherapy)** / Physiotherapie *f* (Physikalische Therapie) / physiothérapie (thérapeutique physique) *f*
37785 **therapy, physicomedicamentous combination** / Kombinationstherapie, physikalisch-medikamentöse *f* (iontophoretische, phonophoretische Arzneiapplikation) / thérapeutique physicomédicamenteuse combinée *f*
37786 **therapy, precocious and long enough** / Therapia praecox et satis longa (5. und 6. Kriterium für rationale Antibiotherapie [KRAUTWALD]) / thérapeutique précoce et assez longue *f*
37787 **therapy, progesterone** / Progesterontherapie *f* (virilisiert Föten) / thérapeutique à la progestérone *f*
37788 **therapy, pronephros** / Vornierentherapie *f* (unspezifische des dyskolloidalen Bindegewebes durch Entsäuerung) / thérapeutique du pronéphros *f*
37789 **therapy, protective hepatic** / Leberparenchymschutztherapie *f* (durch lipotrope Substanzen zur Fettinfiltrationsverhinderung) / thérapeutique hépatique protective *f*
37790 **therapy, protein shock** / Reizkörpertherapie, unspezifische *f* / thérapeutique de choc *f*
37791 **therapy, pyreto-** / Fiebertherapie *f* / pyrétothérapie *f*
37792 **therapy, radio-iodine, -phosphor** / Radioiod-, -phosphortherapie *f* (Strahlentherapie mit ^{131}I, ^{32}P) / radio-iodothérapie, -phosphothérapie *f*
37793 **therapy, rectal** / Therapie, rektale *f* (medicatio per anum) / thérapeutique rectale *f*
37794 **therapy, red light** / Rotlichttherapie *f* (Wärmestrahlung) / thérapeutique à la lumière rouge *f*
37795 **therapy, restorative (rehabilitation)** / Wiederherstellungstherapie (Rehabilitationstherapie) *f* / thérapeutique restaurative (de réhabilitation) *f*
37796 **therapy, segmental** / Segmenttherapie *f* / thérapeutique segmentaire *f*
37797 **therapy, serum** / Serumtherapie *f* (mit [phenolisierten] nach Inj. von Krankheitsgiften Immunkörper enthaltenden Tierseren; passive Schutzimpfung) / sérothérapie *f*
37798 **therapy, short wave** / Kurzwellentherapie *f* / thérapeutique à ondes courtes *f*
37799 **therapy, sleep** / (Heil)schlaftherapie *f* / thérapeutique par le sommeil *f*
37801 **therapy, steroid** / Steroidtherapie *f* (hochdosierte kurzfristige Corticoidgaben bei komplizierten Krankheitsbildern ohne NNR-Atrophiegefahr [SCHWABE]) / thérapeutique à stéroïdes *f*
37801a **therapy, stoss-** / Stoßtherapie *f* / stossthérapie *f*
37802 **therapy, strophantin** / Strophantintherapie *f* (indiziert bei Linksinsuffizienz [KERN]) / thérapeutique par la strophantine *f*
37803 **therapy, substitutive** / Substitutionstherapie *f* (mit Ersatzsubstanzen, z. B. Vitaminen, Fermenten, Hormonen) / thérapeutique substituante *f*
37804 **therapy, supervolt** / Supervolttherapie *f* (mit $>$ 1 Mio eV) / thérapeutique par survoltage *f*
37805 **therapy, surface** / Oberflächentherapie *f* (Rö-Therapie von Unterhautzellgewebe mit höchstens 100 kV-Spannung) / thérapeutique superficielle *f*

37806 **therapy, telecurie (high voltage)** / Röntgentiefenbestrahlungstherapie *f* (150–200 kV) / thérapeutique de télécurie *f*

37807 **therapy, thrombolytic** / Therapie, thrombolytische *f* (mit Streptokinase vorwiegend bei peripheren Gefäßverschlüssen, bei Herzinfarkt Letalitätssenkung) / thérapeutique thrombolytique *f*

37808 **therapy, tissular** / Gewebe(extrakte)therapie *f* (FILATOW) / thérapeutique tissulaire *f*

37809 **therapy, ultrasound** / Ultraschallwellentherapie *f* / ultrasonothérapie *f*

37810 **therapy, ultraviolet radiation** / Ultraviolettstrahlentherapie *f* (künstliche Höhensonne) / thérapeutique par l'irradiation ultraviolette *f*

37811 **therapy, vaccine** / Vakzinetherapie *f* (mit [abgeschwächten] Erregern [Auto- od. Heterovakzine] zwecks Immunkörperbildung; aktive Schutzimpfung) / vaccinothérapie *f*

37812 **therapy, vasomotor** / Vasomotorentherapie *f* (Meridiantherapie mit cainisierten Arzneipotenzen) / thérapeutique vasomotrice *f*

37813 **therapy, virus** / Virustherapie *f* (mit spezifische DNS-Viren als Antikörper provozierenden Tumorantigenen) / thérapeutique virale *f*

37814 **Theriaca** / Theriak *m* (ϑηρίον = wildes Tier: Universalmittel gegen Tiergifte aus Tiergiften [GALENUS: 64 Bestandteile, darunter Schlangengifte]) / thériaque *m*

37815 **thermae** / Thermen *f* (heiße [Mineral]quellen über 20 °C) / thermes *m*

37816 **thermal, thermic** / thermal, thermisch (heiße Quelle, Warmluftbewegung betreffend) / thermal, thermique

37817 **therm(an)esthesia** / Wärme(un)empfindlichkeit *f* / therm(an)algésie *f*

37818 **thermobiosis** / Thermobiose *f* (Lebensfähigkeit bei hohen Temperaturen) / thermobiose *f*

37819 **thermocautery** / Thermokaustik *f* (Gewebetrennung durch Thermokauter) / thermocautérisation *f*

37820 **thermoceptors** / Thermorezeptoren *m* (Nervenendkörperchen) / thermo(ré)cepteurs *m*

37821 **thermochemistry** / Thermochemie *f* ([Untersuchung der] Wärmeumsätze bei chem. Vorgängen) / thermochimie *f*

37822 **thermochromia** / Thermochromie *f* (Farbänderung durch Wärme) / thermochromie *f*

37823 **thermodetector** / Thermodetektor *m* (Wärmestrahlungsichtbarmacher) / thermodétecteur *m*

37824 **thermodiffusion** / Thermodiffusion *f* (Entmischungseffekt zweier Gase od. Flüssigkeiten in einem Temperaturgefälle) / thermodiffusion *f*

37825 **thermodynamics** / Thermodynamik *f* ([Untersuchung der] Umwandlung[smöglichkeit] von Wärme in Arbeit bzw. Kraft) / thermodynamique *f*

37826 **thermo-effect** / Thermoeffekt *m* (Entstehung elektrischer aus Wärmeenergie) / thermo-effet *m*

37827 **thermo-electricity** / Thermoelektrizität *f* (bei Temperaturdifferenzen in einem Stromkreis auftretende) / thermo-électricité *f*

37828 **thermo-element** / Thermoelement *n* (zur exakten Messung extremer Temperatur[differenz]en) / thermo-élément *m*

37829 **thermo-excitory, -inhibitory** / wärmefördernd, -hemmend / therm(o-)excitateur, -inhibiteur

37830 **thermogenic, thermolytic, thermophilic** / wärmeerzeugend, wärmegebend, wärmeliebend / thermogène, thermolytique, thermophile

37831 **thermograph** / Temperaturschreiber *m* / thermographe *m*

37832 **thermography, infrared** / Infrarotthermographie *f* (zur Messung der Gefäßperipheriedurchblutung, z. B. bei Mamma-Ca.-Verdacht) / thermographie ultra-rouge *f*

37832a **thermohypesthesia, -hyperesthesia** / Wärmeunter-, -überempfindlichkeit *f* / thermohypalgésie, -hyperalgésie *f*

37833 **thermo-ionic, -metric** / thermoionisch, -metrisch (Thermoionen, Thermometrie betreffend) / thermo-ionique, -métrique

37834 **thermo-ions** / Thermoionen *n* (aus glühenden Metallen austretende) / thermo-ions *m*

37836 **thermoluminescence** / Thermolumineszenz *f* (Aufleuchten eines Stoffs bei Erwärmung) / thermoluminescence *f*

37837 **thermolysis** / Thermolyse *f* (Zerfall unter Hitzeeinwirkung) / thermolyse *f*

37838 **thermometer (, clinical)** / Wärmegradmesser *m* (Fieberthermometer *n*) / thermomètre (clinique) *m*

37839 **thermometer, electronic** / Elektronenthermometer *n* (Temperatur von Haut abnehmendes und sofort ablesbares) / thermomètre électronique *m*

37840 **thermometer, maximum-minimum** / Maximum-Minimumthermometer *n* / thermomètre à maxima-minima *m*

37841 **thermometry** / Temperaturmessung *f* / thermométrie *f*

37842 **thermometry, tissular** / Gewebethermometrie *f* ([elektr.] Gewebetemperaturmessungen zur Diagnose peripherer Zirkulationsstörungen [LIPPROSS]) / thermométrie tissulaire *f*

37843 **thermomorphosis** / Thermomorphose *f* (durch Wärme bewirkte Gestaltveränderungen) / thermomorphose *f*

37844 **thermonuclear** / kernwärmebezüglich (Kettenreaktionswärme betreffend) / thermonucléaire

37845 **thermo(pan)agglutinins** / Thermo(pan)agglutinine *n* ([unspezif.] Wärmeagglutinine) / thermo(pan)agglutinines *f*

37846 **thermophagy** / Thermophagie *f* (heißes Essen) / thermophagie *f*

37847 **thermophobia** / Thermophobie *f* (Angst vor Hitze) / thermophobie *f*

37849 **thermophore** / Wärmebehälter *m* / thermophore *m*

37850 **thermoplastic** / thermoplastisch (erwärmt formbar) / thermoplastique

37851 **thermoprecipitation** / Thermopräzipitation *f* (zum Nachweis von Milzbrandantigenen in Tierkadavern) / thermoprécipitation *f*
37852 **thermoregulation** / Thermoregulation *f* (Körper[blut]temperaturreglung, erfolgt kreiskausal) / thermorégulation *f*
37853 **thermoregulator** / Temperaturregler *m* / thermorégulateur *m*
37854 **thermostability (-lability)** / Hitze(un)beständigkeit *f* / thermostabilité (-labilité) *f*
37855 **thermostat** / Thermostat *m* (zur Herstellung konstanter Temperaturen) / thermostat *m*
37856 **thermosystaltic** / thermosystaltisch (bei Wärme sich zusammenziehend) / thermosystaltique
37857 **thermotaxis** / Thermotaxis *f* (Anpassung der Körpertemperatur) / thermotaxie *f*
37858 **thermotherapy** / Wärmetherapie *f* / thermothérapie *f*
37859 **thermothyrin, A-, B-** / Thermothyrin A, B *n* (thyroxinantagonistisches Kühlhormon, Sommerhormon) / thermothyrine A, B *f*
37860 **thermotropism** / Thermotropismus *m* (Wärmewendigkeit der Organismen) / thermotropisme *m*
37861 **thermovision** / Thermovision *f* (Wärmestrahlungssichtbarkeit) / thermovision *f*
37862 **thesaurismoses** / Thesaurismosen *f* (ϑησαυρίζω = speichern: Pathothesaurosen und Thesauropathien) / thésaurismoses *f*
37863 **thesaurization** / Hortung *f* / thésaurisation *f*
37864 **thesauropathy** / Thesauropathie *f* (Speicherung als Krankheitsursache) / thésauropathie *f*
37865 **thesis** / These *f* (ϑέσις = Behauptung: [begriffliche] Formulierung einer Hypothese: theoriae constructio) / thèse *f*
37866 **thetics** / Thetik *f* (Thesenlehre) / thétique *f*
37867 **theurgia** / Theurgie *f* (Götterhandwerk, Wundertätigkeit, Zauberkunst) / théurgie *f*
37868 **thevetin** / Thevetin *n* (Glykosid aus Thevetia-nerifolia-Nüssen) / thévétine *f*
37869 **thiamine** / Thiamin *n* (Vitamin B_1: Coenzym [Thiaminpyrophosphat] zur Decarboxylierung von α-Ketosäuren) / thiamine *f*
37870 **THIBIÈRGE-WEISSENBACH syndrome** / THIBIÈRGE-WEISSENBACH' Syndrom (Calcinosis cutis + Sclerodermia) / syndrome de THIBIÈRGE-WEISSENBACH
37871 **thick(en)** / dick (machen) / épais(sir)
37872 **thickness (thickening)** / Dicke (Verdikkung) *f* / épaisseur *f* (épaississement *m*)
37873 **THIEMANN's disease** / THIEMANN' Syndrom (Epiphysenerkrankungen an Fingern und Zehen bei Jugendlichen) / maladie de THIEMANN
37874 **thighed, long-, short-, thick-, thin-** / schenklig, lang-, kurz-, dick-, dünn- / cuisses longues, courtes, volumineuses, menues, qui a les
37876 **thigmotaxis** / Thigmotaxis *f* (ϑίγμα = Berührung: Einstellung durch [mech.] Berührung[sreiz], z. B. Leukozytenbewegung zum Gefahrenherd) / thigmotropisme *m*
37877 **thigmotropic** / thigmotropisch (ist Antwort auf Berührungsreiz) / thigmotrope
37877a **thigmotropism** / Körperberührungsreizbewegung *f* / stéréotropisme *m*
37878 **thin** / dünn (machen) / mince (amincir)
37879 **thing** / Res *f* (res publica [Republik], rebus sic stantibus [umständehalber], sunt lacrimae rerum [VIRGIL]) / chose *f*
37880 **think(ing)** / Denken (*n*) / penser (*m*)
37881 **thinking, abstract** / Denken, abstraktes *n* (unanschauliches) / penser abstraitement *m*
37882 **thinking, autistic** / Denken, autistisches *n* / mentalité autiste *f*
37883 **thinking, problem** / Problemdenken *n* (Mikrophysik, Subjekt, Determination, Welle [Leibseele], Statistik, Wahrscheinlichkeit, Ähnlichkeit [Person], Binom, Unbewußtes, Emotion [Zyklothymie], Haploid [Unsterblichkeit] infragestellen) / pensée en problèmes *f*
37884 **thinking, system** / Systemdenken *n* (Makrophysik, Objekt, Indetermination, Korpuskel [Geist], Kausalität, Wahrheit, Gleichheit [Masse], Monade, Bewußtsein, Intellekt [Schizothymie], Diploid [Sterblichkeit] feststellen) / pensée en systèmes *f*
37885 **thin(ness) (thinning)** / Dünne (Verdünnung) *f* / minceur *f* (amincissement *m*)
37886 **thio-alcohols** / Thioalkohole *m* (Mercaptane) / thio-alcools *m*
37887 **thiobacteria** / Schwefelbakterien *n* (Eubacteriales) / thiobactéries *f*
37888 **thiocarbamide** / Thiouracil *n* (Thioharnstoff) / thio-urée *f*
37889 **thiocarbonic, -formic, -lactic** / thiokohlen-, -ameisen-, -milchsauer / thiocarbonique, -formique, -lactique
37890 **thiocyanates** / Rhodanate *n* (Rhodanwasserstoffsäuresalze) / sulfocyanates *m*
37891 **thio-ether** / Thioäther *m* (R–S–R) / thioéther *m*
37892 **thi(oi)odotherapy** / Schwefeljodtherapie *f* / thio-iodothérapie *f*
37893 **thiopectic, -philic** / schwefelbindend, -bevorzugend / thiopectique, -phile
37894 **thiosinamine** / Thiosinamin *n* (Allylthioharnstoff) / thiosinamine *f*
37895 **thiosulfuric, -sulfurous** / thioschwefelsauer, -schwefligsauer / thiosulfurique, -sulfureux
37896 **third (3rd)** / tertius (dritter, 3.) / troisième (3e)
37897 **thirst(y)** / Durst(ig) *m* / (as)soif(fé) *m*
37898 **thixotropia** / Thixotropie *f* (ϑιγγάνω = rühren: Gallertverflüssigung durch Bewegung) / thixotropie *f*
37899 **thora(ci)co-acromial, -humeral** / brustkorbschulterhöhenbezüglich, -oberarmbezüglich / thora(ci)co-acromial, -huméral
37900 **thoraco-abdominal, -dorsal** / brustkorbbauchbezüglich, -rückenbezüglich / thoraco-abdominal, -dorsal
37901 **thoracobronchotomy** / Thorakobronchotomie *f* (Brustraum-Bronchuseröffnung) / thoracobronchotomie *f*
37902 **thoracocautery** / Thorakokaustik *f* (thorakoskopische Pleuropneumolyse) / thoracocaustique *f*
37903 **thoracocentesis** / Thorakozentese *f* (Einstich in Brusthöhle) / paracentèse thoracique *f*

37904 **thoraco-epigastric, -lumbal** / brustkorb-oberbauchbezüglich, -lendenbezüglich / thoraco-épigastrique, -lombaire
37905 **thoracography** / Thorakographie *f* (Rö-Darstellung des Thorax) / thoracographie *f*
37906 **thoracolysis** / Thorakolyse *f* (Rippenknorpelresektion) / thoracolyse *f*
37907 **thoracometry** / Brustkorbmessung *f* / thoracométrie *f*
37908 **thoracopagus** / Thoracopagus *m* (Doppelmißbildung mit Verwachsung am Brustkorb) / thoracopage *m*
37909 **thoracoplasty, extrapleural, intrapleural, partial** / Thorakoplastik, extrapleurale, intrapleurale, partielle *f* (Lungenkollapstherapieverfahren [QUINCKE, SPENGLER, SCHEDE]) / thoracoplastie extrapleurale, intrapleurale, partielle *f*
37910 **thoracoscopy** / Thorakoskopie *f* (Pleurahöhlenuntersuchung mit Thorakoskop) / thoracoscopie *f*
37911 **thoracostenosis** / Brustkorbverengerung *f* / thoracosténose *f*
37912 **thoracostomy** / Brustwandöffnung *f* (zur Drainage) / thoracostomie *f*
37913 **thoracotomy, exploratory** / Probethorakotomie *f* / thoracotomie exploratrice *f*
37914 **thoracotomy (, intercostal)** / Thorakotomie (, interkostale) *f* (Brusthöhleneröffnung) / thoracotomie (intercostale) *f*
37915 **thorax** / Thorax (θώραξ = Brustkorb) / thorax
37916 **thorax, paralytic** / Thorax paralyticus (bei Habitus phthisicus) / thorax paralytique *m*
37917 **thorium (Th 90 232,12)** / Thorium (Thorium *n*) / thorium *m*
37918 **thorium dioxide (ThO_2)** / Thorii dioxydum (Thoriumdioxyd *n*) / thorium, bioxyde de *m*
37919 **thorium nitrate ($Th(NO_3)_4 \cdot 4H_2O$)** / Thorii nitras (Thoriumnitrat *n*) / thorium, nitrate de *m*
37920 **thorough(ness)** / Gründlich(keit *f*) / solide (solidité *f*)
37921 **thought** / Gedanke *m* / pensée *f*
37922 **thoughts, contrast** / Kontrastgedanken *m* ([kindliche] Trotzreaktionen) / pensées contraires *f*
37923 **thoughtful(l), -less** / gedankenvoll, -los (-reich, -arm) / idées, riche en, dépourvu d'
37924 **thread, celluloid** / Zelluloidfaden *m* / fil celluloïde *m*
37925 **thread cutter** / Fadenabschneider *m* / coupe-fil *m*
37926 **threads, gonorrheal** / Tripperfäden *m* (im Harn bei chron. Tripper) / filaments blennorragiques *m*
37927 **threads, mycelial** / Myzelfäden *m* / fils mycéliens *m*
37928 **thread, nuclear** / Chromatinfaden *m* / fil nucléaire *m*
37929 **threaten(ing)** / drohen(d) / menacer (menaçant)
37930 **threonine** / Threonin *n* (α-Amino-β-hydroxybuttersäure; RNS-Triplets: UCA, ACA, CGC, CAC) / thréonine *f*
37931 **threshold** / Schwelle *f* / seuil *m*
37932 **threshold, auditory** / Hörschwelle *f* (minimum audibile) / seuil auditif *m*
37933 **threshold of consciousness** / Bewußtseinsschwelle *f* (minimum sensibile) / seuil de conscience *m*
37934 **threshold, differential** / Reizunterscheidungsgrenze *f* / seuil de différenciation *m*
37935 **threshold of distinction** / Unterscheidungsgrenze *f* / seuil de distinction *m*
37936 **threshold excitation** / Schwellenreiz *m* / excitation liminale *f*
37937 **threshold of feeling, of pain** / Gefühlsgrenze, Schmerzgrenze *f* / seuil de sentiment, de douleur *m*
37938 **threshold of form recognition** / Erkennbarkeitsgrenze *f* (minimum legibile) / seuil de reconnaissance *m*
37939 **threshold, pharmacological stimulus** / Reizschwelle, pharmakologische *f* (der Hirnarterien zehnmal höher als die der peripheren) / seuil d'excitabilité pharmacologique *m*
37940 **threshold, renal** / Nierenschwelle *f* (Konzentrationsmaximum einer Substanz im Blut vor ihrer Ausscheidung im Harn) / seuil rénal *m*
37941 **threshold, resolution** / Objektunterscheidungsgrenze *f* (minimum separabile) / seuil de séparation *m*
37942 **threshold, sensitivity** / Empfindungsgrenze *f* (unterste der Perzeptibilität) / seuil absolu *m*
37943 **threshold, stimulus** / Reizschwelle *f* / seuil d'excitabilité *m*
37944 **threshold value** / Schwellenwert *m* (geringste die Reizschwelle überschreitende Reizstärke) / seuil, valeur de *f*
37945 **threshold of visual sensation** / Sehschwelle *f* (minimum visibile) / seuil visuel *m*
37947 **thrill** / schwirren / frémir
37948 **throat(y)** / Hals *m* (heiser) / gorge *f* (rauque)
37949 **thrombagglutination**/Thrombozytenzusammenballung *f* / thrombagglutination *f*
37950 **thrombarteriectomy** / Thrombarteriektomie *f* (eines thrombosierten Arterienstücks) / thrombartériectomie *f*
37951 **thrombarteritis** / Thrombarteriitis *f* (Arterienentzündung bei Thrombose) / thrombartérite *f*
37952 **thrombasthenia, hereditary** / GLANZMANN' Syndrom (Hereditäre Funktionsschwäche des Thrombozytensystems mit hämorrhagischer Diathese) / thrombasthénie héréditaire
37953 **thrombelastography** / Thrombelastographie *f* (Fibringerinnselregistrierung) / thrombélastographie *f*
37954 **thrombembolia** / Thrombembolie *f* (Thrombusembolie, z.B. in Lunge) / thrombembolie *f*
37955 **thrombendangitis, obliterant** / Thrombendangiitis obliterans (Thrombendarteriitis + Thrombophlebitis) / thrombendangéite oblitérante *f*
37956 **thrombin** / Thrombin *n* (proteolytisches, Fibrinogen in Fibrin umwandelndes Ferment [2. Phase der Blutgerinnung]) / thrombine *f*

37957 **thrombin inhibitor** / Thrombininhibitor *m* (Heparin + Albumin) / thrombine, inhibiteur de *m*
37958 **thromboblast** / Thromboblast *m* (Prothrombozyt) / thromboblaste *m*
37959 **thromboclasis** / Thrombusauflösung *f* / thromboclasie *f*
37960 **thromb(ocyt)asthenia** / Thrombo(zyt)-asthenie *f* (GLANZMANN: Thrombozytenminderwertigkeit durch fehlendes Retractozym) / thromb(ocyt)asthénie *f*
37961 **thrombocyte (blood platelet)** / Thrombozyt *m* (Megakaryozytoplasmateilchen) / thrombocyte *m*
37962 **thrombocythemia, hemorrhagic** / MORTENSEN' Syndrom (Essentielle Thrombozythämie mit hämorrhagischer Diathese) / thrombocytémie hémorragique essentielle de MORTENSEN
37963 **thrombocytodystrophy, congenital** / BERNARD-SOULIER' Syndrom (Seltne Thrombopathieform) / dystrophie thrombocytaire hémorragipare congénitale
37964 **thrombocytolysis** / Thrombozytenzerfall *m* (z.B. in Milz) / thrombocytolyse *f*
37965 **thrombo(cyto)penia** / Thrombo(zyto)-penie *f* (< 100000/cmm) / thrombo(cyto)-pénie *f*
37966 **thrombocytopenia, congenital essential** / Thrombopenie-Syndrom, kongenitales (Kongenitale hypoplastische Thrombopenie mit Skeletmißbildungen) / thrombocytopénie essentielle congénitale
37967 **thrombo(cyto)penic** / thrombo(zyto)-penisch (wirken Antibiotica, Cytostatica, Rö-Strahlen) / thrombo(cyto)pénique
37968 **thrombocytopoiesis** / Thrombozytenbildung *f* (in Megakaryozyten [WRIGHT]) / thrombocytopoïèse *f*
37969 **thrombocytosis** / Thrombozytose *f* (exzessive Thrombozytenvermehrung) / thrombocytose *f*
37970 **thrombogen** / Thrombogen *n* (Prothrombin) / thrombogène *m*
37971 **thrombogenic, thrombolytic** / thrombusverursachend, -auflösend / thrombogénique, thrombolytique
37972 **thromboid** / thrombusähnlich / thromboïde
37973 **thrombokinase (-cytozyme)** / Thrombokinase *f* (Thrombozytenferment) / thrombokinase *f*
37974 **thrombokinase, blood** / Blutthrombokinase *f* (an Umwandlung von Prothrombin in Thrombin [1. Phase der Blutgerinnung] beteiligte Thrombozytenfaktoren VIII, IX) / thrombokinase du sang *f*
37975 **thrombokinase, tissue** / Gewebethrombokinase *f* (an Umwandlung von Prothrombin in Thrombin [1. Phase der Blutgerinnung] beteiligter Faktor III) / thrombokinase des tissus *f*
37976 **thrombokinesis** / Thrombusbildung *f* / thrombocinésie *f*
37977 **thrombolysis, galvanic** / Thrombenauflösung, galvanische *f* (Gleichstrombehandlung zur Embolieverhütung [LAMPERT]) / thrombolyse galvanique *f*
37978 **thrombopathy of the NAEGELI type** / NAEGELI' Syndrom (II) (Hereditäre Funktionsanomalie des Thrombozytensystems)/ thrombopathie du type NAEGELI
37979 **thrombopathy syndromes** / Thrombopathie-Syndrome (Verschiedene Formen der konstitutionellen Thrombopathie) / syndromes de thrombopathie
37980 **thrombopenia, auto-immunologic** / Thrombopenie, aut(o)immunologische *f* (durch Auto-AAR ausgelöste Thrombopenie) / thrombopénie aut(o-)immunologique *f*
37981 **thrombopenia-hemangioma syndrome** / Thrombopenie-Hämangiom-Syndrom (Thrombopenisch-thrombotische Säuglingspurpura bei Riesenhämangiomen) / syndrome de thrombopénie et hémangiome
37982 **thrombophilia, essential**/NYGAARD-BROWN' Syndrom (Essentielle arterielle Thrombosekrankheit) / thrombophilie généralisée suraiguë
37983 **thrombophlebitis** / Thrombophlebitis *f* (Venenentzündung mit Thrombenbildung) / thrombophlébite *f*
37984 **thrombophlebitis, embolic** / Thrombophlebitis, embolische *f* (zur Embolie führende) / thrombophlébite embolique *f*
37985 **thrombophlebitis, migrating** / Thrombophlebitis, generalisierte *f* / thrombophlébite saltatoire *f*
37986 **thrombophlebitis, static** / Thrombophlebitis, statische *f* (gefürchtete postop. Komplikation) / thrombophlébite statique *f*
37987 **thromboplastin (thrombokinase)** / Thromboplastin *n* (Faktor III der Vorphase der Blutgerinnung) / thromboplastine *f*
37988 **thromboplastinogen** / Thromboplastinogen *n* (QUICK' Blutgerinnungsfaktor VIII) / thromboplastinogène *m*
37989 **thromboplastinopenia** / Thrombokinasemangel *m* / thromboplastinopénie *f*
37990 **thrombopoetin** / Thrombopoetin *n* (an Stammzellen mit Erythropoetin konkurrierendes Thrombozytenbildungshormon)/ thrombopoïétine *f*
37991 **thrombose(d)** / thrombosieren (geronnen) / thromboser (thrombosé)
37992 **thrombosis** / Thrombose *f* (intravasale Blutpfropfbildung) / thrombose *f*
37993 **thrombosis, capillary** / Kapillarthrombose *f* (z.B. bei Infektionskrankheiten) / thrombose capillaire *f*
37994 **thrombosis, cardiac** / Herzthrombose *f* / thrombose cardiaque *f*
37995 **thrombosis of the carotid artery** / Karotisthrombose *f* (ophthalmodynamometrisch diagnostizierbar) / thrombose de l'artère carotidienne *f*
37996 **thrombosis of the central vein** / Zentralvenenthrombose *f* (Netzhautvenenverschluß) / thrombose de la veine centrale de la rétine *f*
37997 **thromboses, cerebral** / Thrombosen, zerebrale *f* (durch lädierte Arterienwände bedingt) / thromboses cérébrales *f*
37998 **thrombosis, coronary** / Koronarthrombose *f* / thrombose coronaire *f*

37999 **thrombosis, intravasal** / Thrombose, intravasale *f* (biophysikalisches Phänomen: neg. geladene Blutzellen neigen zur Anlagerung an pos. geladene Oberflächen) / thrombose intravasculaire *f*
38000 **thrombosis, marasmic** / Thrombose, marantische *f* (bes. in Gehirnsinus) / thrombose marastique *f*
38001 **thrombosis, mesenteric** / Mesenterialgefäßthrombose *f* / thrombose mésentérique *f*
38002 **thrombosis, pelvic** / Beckenvenenthrombose *f* / thrombose pelvienne *f*
38003 **thrombosis, sinus** / Sinusthrombose *f* (Blutgerinnung in Hirnsinus) / thrombose du sinus *f*
38004 **thrombosis of the spleen, venous** / Milzvenenthrombose *f* / thrombose veineuse de la rate *f*
38005 **thrombotic** / thrombosenbezüglich / thrombotique
38006 **thrombus** / Thrombus *m* (Blut[gerinnungs]pfropf) / thrombus *m*
38007 **thrombus, compression** / Kompressionsthrombus *m* (durch Venendruck) / thrombus de compression *m*
38008 **thrombus, dilatation** / Dilatationsthrombus *m* (bei Venenerweiterung) / thrombus de dilatation *m*
38009 **thrombus, globular (ball)** / Kugelthrombus *m* (freier in Herzabschnitten) / thrombus en grelot; (caillot en boule) *m*
38010 **thrombus of ligature** / Ligaturthrombus *m* / thrombus de ligature *m*
38011 **thrombus, marantic** / Thrombus, marantischer *m* (bei herabgesetzter Herzkraft) / thrombus marastique *m*
38012 **thrombus, mural, valvular** / Thrombus, wandständiger, klappenständiger *m* / thrombus pariétal, valvulaire *m*
38013 **thrombus, obstructive, propagated** / Thrombus, obturierender, fortschreitender *m* / thrombus oblitérant, propagé *m*
38014 **thrombi, parietal** / Parietalthromben *m* (in Herz und Aorta) / thrombi pariétaux *m*
38015 **thrombus, primary** / Thrombus, örtlicher *m* / thrombus autochtone *m*
38016 **thrombus, red, white** / Gerinnungsthrombus, Abscheidungsthrombus *m* / thrombus rouge, blanc *m*
38017 **thrombus, stagnation** / Stagnationsthrombus *m* (durch Blutstromverlangsamung [Virchow]) / thrombus de stagnation *m*
38018 **throngs, animal** / Dränge, animalische *m* (Nahrungsdrang, Entleerungsdrang, Bewegungsdrang) / presses animales *f*
38019 **throng, dematosynneuric** / Dematosynneuron, Efferenztendenz des *f* («Drang») / presse dématosynneurique *f*
38020 **throng, incorporation** / (Ein)verleibungsdrang *m* («leiblicher» [menschlicher] Fortpflanzungsdrang) / presse d'incorporation *f*
38021 **throng, shift of, removal of** / Drang *m*, -verlagerung, -abfuhr *f* (Harn: zunehmende Blasenfüllung, Blasenmuskelentspannung, Blasenentleerung; Blut: in Vorhofknoten, in Vorhofmuskel bzw. Kammerknoten, in Kammermuskel) / presse *f*, changement de, enlèvement de *m*
38022 **through** / durch(hindurch) / par (à travers)
38023 **Thuja** / Lebensbaum (Wirkstoffe: Thujon, Quercitrin, Pinipicrin) / Thuja occidentalis (Pinaceae-Cupresseae)
38024 **thulium (Tm 69 169,4)** / Thulium (Thulium *n*) / thulium *m*
38025 **thumb** / Pollex (Daumen) / pouce
38026 **thumb (finger) print(ing)** / Daumenabdruck(nahme *f*) *m* / empreinte du pouce (digitale) *f*
38027 **Thursday** / Donnerstag *m* / jeudi *m*
38028 **thyme** / Thymian *m* (Thymus vulgaris) / thym *m*
38029 **thymectomy** / Thymusentfernung *f* / thymectomie *f*
38030 **thymelcosis** / Thymusgeschwür *n* / thymus, ulcération du *f*
38031 **thym(ergast)ic** / (zyklo)thymisch / thym(ergast)ique
38032 **thymicolymphatic** / thymolymphatisch (Thymus-Lymphsystem betreffend) / thymolymphatique
38033 **thymidine** / Thymidin *n* (Nucleosid mit Base Thymin) / thymidine *f*
38034 **thymine** / Thymin *n* (DNS-Base 5-Methyluracil) / thymine *f*
38035 **thymitis** / Thymusentzündung *f* / thymite *f*
38036 **thymo-analeptics** / Thym(o)analeptica *n* (antriebsteigernde Pharmaca, z.B. Iproniazid / thym(o-)analeptiques *m* [cyte *m*
38037 **thymocyte** / Thymuslymphozyt *m* / thymo-
38038 **thymogenic** / thymusursprünglich (θυμός = Gemüt: von Thymusdrüse od. von Gemüt ausgehend) / thymogène
38039 **thymokesis** / Thymushyperplasie *f* (κέω = daliegen: Thymusrestvergrößrung) / thymus, persistance du *f*
38041 **thymokinetic, thymolytic** / thymusstimulierend, -destruierend / thymocinétique, thymolytique
38042 **thymol** / Thymol *n* (ätherisches Öl 3-Methyl-6-isopropylphenol) / thymol *m*
38043 **thymoleptics** / Thymoleptica *n* (antidepressive Pharmaca, z.B. Imipramine, mit Begleiterscheinungen und Nebenwirkungen) / thymoleptiques *m*
38044 **thymolysis** / Thymusgewebsuntergang *m* / thymolyse *f*
38045 **thymoma** / Thymusgeschwulst *f* / thymome *m*
38046 **thymopathy** / Thymopathie *f* (Gemütsleiden der pyknisch-thymopathischen Konstitution [Bumke]) / thymopathie *f*
38047 **thymoprivic, -tropic** / thymopriv, -trop (zu wenig, zuviel Thymus) / thymoprive, -trope
38048 **thymopsyche** / Thymopsyche *f* (Gemütseite des Seelenlebens) / thymopsyche (âme thymogène) *f*
38049 **thym(ot)ic** / thymusbezüglich (Thymusdrüse od. Thymian betreffend) / thymique
38050 **thymotropism** / Thymotropismus *m* (konstitutionelle Thymusprävalenz) / thymotropisme *m*
38051 **thymus** / Thymus (aus Mark und Rinde bestehende, mit Geschlechtsreife sich zurückbildende «innere Brustdrüse» hinter dem Brustbein, baut bleibendes lymphozytäres Abwehrsystem auf) / thymus

38052 **thymus, accessory, persistent** / Thymus, zusätzlicher, bleibender *m* / thymus accessoire, persistant *m*
38053 **thyro-aplasia** / Thyre(o)aplasie *f* (Athyreose) / thyr(o-)aplasie *f*
38054 **thyro-arytenoid, -epiglottic** / schilddrüse-gießbeckenknorpelbezüglich, -kehldeckelbezüglich / thyro-aryténoïde, -épiglottique
38055 **thyrocardiac** / schilddrüse-herzbezüglich / thyrocardique
38056 **thyrodesmic, -lytic** / schilddrüsen(gewebe)-freundlich, -feindlich / thyrodesmique, -lytique
38057 **thyrogenic** / schilddrüsenursprünglich / thyrogénique
38058 **thyroglobulin** / Thyreoglobulin *n* (Schilddrüsenprotohormon mit Diiodtyrosin, Thyroxin, Triiodthyronin) / thyroglobuline *f*
38059 **thyroglossal (-hyoid)** / schilddrüse-zunge-(bein)bezüglich / thyroglossien (-hyoïde)
38060 **thyroid** / schild(drüsen)förmig / thyroïdien
38061 **thyroid, aberrant, accessory** / Schilddrüsengewebe, abseitiges, zusätzliches *n* / thyroïde aberrante, accessoire *f*
38062 **thyroid, intrathoracal, retro-, substernal** / Schilddrüsendislokationen *f* / thyroïde intrathoracique, rétro-, soussternale *f*
38062a **thyroid, siccated** / Thyreoidea siccata (getrocknete Schilddrüse) / thyroïde desséchée *f*
38063 **thyroidadrenocortical insufficiency syndrome** / (M. B.) SCHMIDT' Syndrom (NNR- und Schilddrüseninsuffizienz) / syndrome d'insuffisance adrénocorticothyroïdienne
38064 **thyroiditis** / Schilddrüsenentzündung *f* (θυρεοιδής = schildartig) / thyroïdite *f*
38065 **thyroiditis, giant cells pseudotuberculous** / de QUERVAIN' Thyreoiditis (Nichteitrige Schilddrüsenentzündung) / thyroïdite gigantocellulaire pseudotuberculeuse
38066 **thyroiditis, lymphocytic** / HASHIMOTO' Syndrom (Entzündliche Strumaform od. Frühform der «eisenharten» Struma) / thyroïdose de HASHIMOTO
38067 **thyroidization** / Thyroidtherapie *f* (mit Schilddrüsenpräparaten) / thérapeutique à extraits thyroïdiens *f*
38068 **thyroidomania** / Hyperthyreoidismus mentalis / thyroïdomanie *f*
38069 **thyroidopenia** / Hypothyreoidismus, latenter *m* / thyroïdopénie *f*
38070 **thyromegaly, -ptosis** / Schilddrüsenvergrößerung, -senkung *f* / thyromégalie, -ptose *f*
38071 **thyro(parathyro)idectomy** / Schilddrüsen-(Nebenschilddrüsen)resektion *f* / thyro(parathyro)ïdectomie *f*
38072 **thyroprival, thyrotrop(h)ic** / schilddrüsenlos, -wendig / thyréoprive, thyréotrop(hiqu)e
38073 **thyroproteid** / Schilddrüsenprotein *n* / toxalbumine thyroïdienne *f*
38074 **thyrotomy** / Laryngofissur *f* (mediane Laryngotomie bei Kehlkopfop.) / thyrochondrotomie *f*
38075 **thyrotoxicosis** / Schilddrüsenüberfunktion *f* (nicht voll ausgebildetes v. BASEDOW' Syndrom) / thyroïdisme *m*
38076 **thyrotrophin** / Thyreotropin *n* (TSH: HVL-Hormon, Schilddrüse stimulierendes Peptidhormon) / thyrostimuline *f*
38077 **thyrotropism** / Thyreotropismus *m* (konstitutionelle Schilddrüsenprävalenz) / thyrotropisme *m*
38078 **thyroxin(e)** / Thyroxin *n* (Schilddrüsenhormon, Aminosäurenhormon mit Wirkung auf den Grundumsatz) / thyroxine *f*
38079 **tibia** / Tibia (Schienbein) / tibia
38080 **tibia, saber-shaped** / Säbelscheidentibia *f* (bei Rhachitis) / tibia en lame de sabre *m*
38081 **tibial** / schienbeinbezüglich / tibial
38082 **tibialgia** / Schienbeinschmerzen *m* («Gamaschenschmerzen» bei Fünftagefieber u. a.) / tibialgie *f*
38083 **tibiofemoral, -fibular, -tarsal** / schienbein-oberschenkel-, -wadenbein-, -fußwurzelbezüglich / tibiofémoral, -péronier, -tarsien
38084 **tic** / Tick *m* (monoton wirkende Muskelzuckungen) / tic *m*
38085 **tic, convulsive** / Tic convulsif *m* (psychogener Fazialistick) / tic convulsif *m*
38086 **tic, diaphragmatic** / Zwerchfelltick *m* / tic respiratoire *m*
38087 **tic, facial** / Gesichtstick *m* / tic local *m*
38088 **tic, gesticulatory** / Gestikuliertick *m* / tic de gesticulation *m*
38089 **tic, impulsive** / TOURETTE' Syndrom (Myospasia convulsiva: Psychosomatische Tick-Krankheit) / tics convulsifs (, maladie des)
38090 **tic, laryngeal** / Kehlkopftick *m* / tic laryngien *m*
38091 **tic, painful** / Schmerztick *m* (bei Trigeminusneuralgie) / tic douloureux *m*
38092 **tic de pensée, de sommeil** / Tic de pensée, de sommeil *m* (unwillkürliches lautes Denken, unwillkürliche Kopfbewegungen) / tic de pensée, de sommeil *m*
38093 **tidiness (orderliness)** / Ordentlichkeit, äußere (, innere) *f* / ordre, esprit d' *m*
38094 **tight(ness)** / Dicht(ung *f*) / étanché(ité *f*)
38095 **tigroid** / tigroid (τιγροειδής = scheckig) / tigroïde
38096 **tigrolysis** / Tigrolyse *f* (Auflösung der tigroiden NISSL' Körper) / tigrolyse *f*
38097 **Tilia** / Linde (Wirkstoff: Tiliadin) / Tilia europaea (Tiliaceae)
38098 **timbre** / Klangfarbe *f* / timbre *m*
38099 **time** / Zeit *f* / temps *m*
38100 **time, Achilles tendon reaction** / Achillessehnenreflexzeit *f* (bei Hyper- 220, Eu-330, Hypothyreose 440 mm/sec) / temps de réaction du tendon achilléen *m*
38101 **time, association** / Assoziationszeit *f* / temps d'association *m*
38102 **time, circulation** / Kreislaufzeit *f* (norm. ~23 Sek.) / temps de la circulation *m*
38103 **time, coagulation** / Koagulationszeit *f* (eines Bluttropfens norm. 4,5 Min.) / temps de coagulation *m*
38104 **time of ejection** / Austreibungszeit *f* (2. Phase der Systole) / temps d'éjection *m*
38105 **time of filling** / Einfüllungszeit *f* (1. Phase der Diastole zwischen Öffnung und Schließung der AV-Klappe) / temps de remplissage *m*

38106 **time, generation** / Generationszeit *f* (bakt.)/ temps de génération *m*
38107 **time, ischemia tolerance** / Ischämietoleranzzeit *f* (organspezifische zwischen Ausschaltung eines prospektiven Transplantats aus der Zirkulation und Untergang [Anoxie] desselben [GÜTGEMANN-VAHLENSIECK: Niere 90–150 Min]) / temps de tolérance ischémique *m*
38108 **time, methylene-blue reduction** / Methylenblaureduktionszeit *f* (bei Vitalfärbung der Zelle durch Dehydrasemangel verlängert) / temps de réduction du bleu de méthylène *m*
38109 **times, modern** / Neuzeit *f* / temps modernes *m*
38110 **time, oral sugar clearance** / Zuckereliminationszeit *f* (für kariogene Wirkung entscheidender Abfall der Speichelzuckerkonzentration unter 0,2%) / temps de clearance de sucre oral *m*
38111 **time, perception** / (Reiz)wahrnehmungszeit *f* / temps de perception *m*
38112 **time, presention** / Präsentationszeit *f* (Reizdauer vor Reaktion) / temps de présentation *m*
38113 **time of prothrombin** / Prothrombinzeit *f* (bis zur Gerinnselbildung bei Zugabe von Ca und Thrombokinase zu Oxalatplasma) / temps de prothrombine *m*
38114 **time, reaction** / Reaktionszeit *f* / temps de réaction *m*
38115 **time, recalcification** / Recalcifizierungszeit *f* (von CaCl-Zusatz zu Oxalatplasma bis zur Fibrinfadenbildung [LEE-VINCENT]) / temps de récalcification *m*
38116 **time, reflux** / Refluxzeit *f* (des Blutrückflusses in gestaute Handflächen nach Entstauung > 2 Sek. bei Insuffizienz) / temps de reflux *m*
38117 **time of relaxation** / Entspannungszeit *f* (2. Phase der Diastole zwischen Schließung der Semilunar- und Öffnung der AV-Klappe) / temps de relâchement *m*
38118 **time, tectotrophic, paurotrophic** / Streckungs-, Dehnungswachstumzeit *f* / temps tectotrophique, paurotrophique *m*
38119 **time of tension** / Anspannungszeit *f* (1. Phase der Systole) / temps de tension *m*
38120 **time, transition** / Überleitungszeit *f* (Ekg P–Q: Vorhof- bis Kammermuskulaturerregung) / temps de transition *m*
38121 **time, turnover** / Stoffumsatzzeit *f* (mittlere Lebensdauer eines Stoffs im Organismus) / temps de tournure *m*
38122 **time-accelerator, -lens** / Zeitraffer *m*, -lupe *f* / accélérateur, ralenti *m*
38123 **timid** / timidus (zaghaft) / timide
38124 **tin (Sn 50 118,7)** / Stannum (Zinn *n*) / étain *m*
38125 **tin chloride ($SnCl_2 \cdot 2H_2O$)** / Stanni chloridum (Zinkchlorid *n*) / étain, chlorure d' *m*
38126 **tinction** / Tinctio *f* (Färbung) / teinte *f*
38127 **tinctorial** / tinktorial (Färbung betreffend) / tinctorial
38128 **tincture** / Tinctura (Tinktur *f* = alkoholischer Auszug aus pflanzlichen, tierischen u.a. Stoffen) / teinture *f*
38129 **tincture, absinthium** / Absinthii tinctura (Wermuttinktur *f*) / teinture d'absinthe *f*
38130 **tincture, (aromatic) rhubarb** / Rhabarbertinktur *f* / teinture de rhubarbe *f*
38131 **tincture, belladonna** / Belladonnatinktur *f* / teinture de belladone *f*
38133 **tincture, bitter** / Tinctura amara (bittre) / teinture amère *f*
38134 **tincture, (bitter, sweet) orange peel** / Aurantii tinctura (Pomeranzenschalentinktur *f*) / teinture d'écorce orange *f*
38135 **tincture, (camphorated) opium** / Tinctura opii camphorata (benzoehaltige Opiumtinktur *f*) / teinture d'opium benzoïque ou camphrée *f* (élixir parégorique *m*)
38136 **tincture, (compound) cardamon** / Kardamomtinktur *f* / teinture de cardamome *f*
38137 **tincture, carminative** / Tinctura carminativa (entblähende) / teinture carminative *f*
38138 **tincture, cinchona** / Chinae (corticis) tinctura (China[rinden]tinktur *f*) / teinture de quinquina *f*
38139 **tincture, cinnamon** / Cinnamomi tinctura (Zimttinktur *f*) / teinture de cannelle *f*
38140 **tincture, digitalis** / Digitalistinktur *f* / teinture de digitale *f*
38141 **tincture, ferric chloride** / Eisenchloridtinktur *f* (BESTUSCHEFF) / teinture (éthérée) de chlorure de fer *f*
38142 **tincture, (compound) gentian** / Enziantinktur *f* / teinture de gentiane *f*
38143 **tincture, green (potash) soap** / Grüneseifetinktur *f* / teinture de savon vert (mou) *f*
38144 **tincture, ipecacuanha** / Ipecacuanhae tinctura (Ipecacuanhatinktur *f*) / teinture d'ipécacuanha *f*
38145 **tincture, iron** / Ferri tinctura (Eisentinktur *f*) / teinture ferrugineuse *f*
38146 **tincture, (compound) lavender** / Lavendeltinktur *f* / teinture de lavande *f*
38147 **tincture, lemon peel** / Zitronenschalentinktur *f* / teinture d'écorce de limon *f*
38148 **tincture, myrrh** / Myrrhentinktur *f* / teinture de myrrhe *f*
38149 **tincture, opium** / Tinctura thebaica (Opii tinctura simplex, Laudanum liquidum) / teinture thébaïque (d'opium) *f*
38150 **tincture, ratany** / Ratanhiae tinctura (Ratanhiatinktur *f*) / teinture de ratanhia *f*
38151 **tincture, saffron** / Croci tinctura (Safrantinktur *f*) / teinture de safran *f*
38152 **tincture, squill** / Meerzwiebeltinktur *f* / teinture de scille *f*
38153 **tincture, (strong) iodine** / Iodi tinctura (Jodtinktur *f*) / teinture d'iode *f*
38154 **tincture, strophantus** / Strophantustinktur *f* / teinture de strophantus *f*
38155 **tincture, valerian** / Valerianae tinctura (Baldriantinktur *f*) / teinture (éthérée) de valériane *f*
38156 **tincture, vanilla** / Vanilletinktur *f* / teinture de fruit de vanilla *f*
38157 **tinea, amiantaceous** / Tinea asbestina (Asbestflechte) / teigne amiantacée *f*
38158 **tinea, trichophytic; (hypertrophic ringworm)** / Granuloma trichophyticum (axillaris, barbae, capitis, ciliorum, corporis, cruris) / teigne trichophytique *f*

38159 **tinge** / tingieren (tingere = färben) / teinter
38160 **tinted, bloody** / tingiert, blutig (mit geringer Blutbeimengung) / teinté de sang
38161 **tip of the nose** / Apex nasi / pointe du nez
38162 **tip of the tongue** / Apex linguae / pointe de la langue
38163 **tissue, accidental** / Gewebe, heterotopes *n* / tissu analogue *m*
38164 **tissue, adipose** / Fettgewebe *n* (aus Fettzellen und [agyrophilen] Fasern bestehendes Bindegewebe) / tissu adipeux *m*
38165 **tissue alteration** / Gewebeveränderung *f* / tissu, altération de *f*
38166 **tissue, blubbery** / Gewebe, schwammiges *n* (wie bei Elephantiasis) / tissu spongieux *m*
38167 **tissue, bony** / Gewebe, verknöchertes *n* / tissu ossifié *m*
38168 **tissue, cavernous** / Schwellgewebe *n* (z.B. Nasenschleimhaut) / tissu érectile *m*
38169 **tissue, chondroid, gelatinous** / Knorpelgewebe, embryonales Bindegewebe *n* / tissu chondroïde, mucoïde *m*
38170 **tissue, cicatricial** / Narbengewebe *n* / tissu cicatriciel *m*
38171 **tissue, colloidal connective** / Bindegewebe(organ), kolloidales *n* (SCHADE: Kapillaren umhüllender Parenchymzellenschutz) / tissu conjonctif colloïdal *m*
38172 **tissue, connective** / Bindegewebe *n* / tissu connectif *m*
38173 **tissue, devitalized** / Gewebe, abgestorbenes *n* / tissu nécrotisé *m*
38174 **tissue, elastic** / Gewebe, elastisches *n* / tissu élastique *m*
38175 **tissue, flesh** / Fleischgewebe *n* (Epithel-, Binde-, Muskel-, Nervengewebe) / tissu charnu *m*
38176 **tissue, granular** / Granulationsgewebe *n* (bei Wundheilung) / tissu granulaire *m*
38177 **tissue, hetero-, homologous** / Gewebe, verschieden-, gleichartiges *n* / tissu hétéro-, homologue *m*
38178 **tissue, indifferent** / Gewebe, undifferenziertes *n* (embr.) / tissu indifférent *m*
38179 **tissue, interstitial** / Zellzwischengewebe *n* / tissu interstitiel *m*
38180 **tissue reaction** / Gewebereaktion *f* / tissu, réponse du *f*
38181 **tissular** / geweb(ebezüg)lich / tissulaire
38182 **titanium (Ti 22 47,9)** / Titanium (Titan *n*) / titane *m*
38183 **titer** / Titer *m* (titulus = Inhalt einer titrimetrischen Reagenslösung [Titrierlösung] in g/l) / titre *m*
38184 **titer, coli** / Kolititer *m* (Trinkwassermenge mit Kolibakterienkolonie) / titre de colibacille *m*
38185 **titillation** / Kitzel *m* / chatouillement *m*
38186 **titrate** / titrieren (chem. Maßanalyse vornehmen) / titrer
38187 **titration** / Titrierung *f* (Inhaltbestimmung einer chem. Lösung mittels Titrierlösung) / titrage *m*
38188 **titration by formalin** / Formoltitration *f* (zur Trennung von freien Aminogruppen und Aminosäuren) / titration par formaline *f*
38189 **titrimetry** / Titrimetrie *f* (chem. Maßanalyse) / titrimétrie *f*
38190 **titubation** / Taumel *m* / titubation *f*
38191 **tobacco, imperfectly fermented** / Tabak, mangelhaft fermentierter *m* (mit hohem Gehalt an reduzierenden Zuckern karzinogen) / tabac imparfaitement fermenté *m*
38192 **tocodynamometer** / Wehenstärkemesser *m* / tocodynamomètre *m*
38193 **tocogenesis** / Tokogenese *f* (τόκος = Geburt [aus befruchtetem Ei]) / tocogenèse *f*
38194 **tocogram** / Tokogramm *n* (Diagramm des Wehenablaufs) / tocogramme *m*
38195 **tocology** / Tokologie *f* (Geburtshilfekunde) / tocologie *f*
38196 **tocopherol** / Tocopherol *n* (Fertilitätsvitamin E: α-Form bei peripherer zellulärer Anoxämie, z.B. Claudicatio intermittens, in hoher Dosis wirksam [MARKS]) / tocophérol *m*
38197 **today** / heute / aujourd'hui
38198 **toes** / Digiti pedis (II–IV) (Zehen) / orteils
38199 **tolerable(ness)** / Erträglich(keit *f*) / tolérable (tolérabilité *f*)
38200 **tolerance** / Verträglichkeit (eines Stoffs) *f* / tolérance *f*
38201 **tolerant** / verträglich (duldsam) / tolérant
38202 **tolerate** / erdulden (zulassen) / tolérer
38203 **toleration** / Tolerierung (Nachsichtigkeit) *f* / tolération *f*
38204 **tolerogenity** / Tolerogenität *f* (Eigenschaft der Tolerogene, ohne AAR eine immunologische Toleranz zu entwickeln) / tolérogénité *f*
38205 **tolerogens** / Tolerogene *n* (ohne AAR immunologische Toleranz entwickelnde Stoffe) / tolérogènes *m*
38206 **tomography, plesiosectional** / Tomographie, plesiosektionale *f* (otol. Anwendung des Rö-Schichtaufnahmeverfahrens bei Erkundung kompakter Körperregionen wie des Schläfenbeins) / tomographie plésiosectionnée *f*
38207 **tomography, simultaneous** / Schichtverfahren, simultanes *n* (gleichzeitige Rö-Aufnahmen mehrerer Schichten mit Spezialkassette) / tomographie simultanée *f*
38208 **tomomania** / Operationssucht *f* / tomomanie *f*
38209 **tomorrow, (after)** / (über)morgen / demain, (après-)
38210 **tonality** / Tönung (Stimmung) *f* / tonalité *f*
38211 **tone** / Klang (Ton) *m* / ton *m*
38212 **toneless** / tonlos / ton, qui ne rend pas de
38213 **tongue** / Lingua (Zunge) / langue
38214 **tongue, barked (fuliginous)** / Typhuszunge *f* / langue rôtie (fuligineuse) *f*
38215 **tongue, burning** / MOELLER-HUNTER' Syndrom (Glossitis bei perniziöser Anämie) / glossite de MOELLER
38216 **tongue, clean** / Zunge, saubere *f* / langue nette *f*
38217 **tongue, coated (encrusted)** / Zunge, (stark) belegte *f* / langue chargée *f*
38218 **tongue, crocodile, frog, parrot** / Zunge, Krokodil-, Frosch-, Papageien- *f* / langue de crocodile, de grenouille, de perroquet *f*

38219 **tongue, dry (parched), moist** / Zunge, trockne, feuchte *f* / langue sèche, humide *f*
38220 **tongue, fern-leaf-pattern** / Farnblattzunge *f* / langue en structure de fougère *f*
38221 **tongue, flaccid** / Zunge, schlaffe *f* / langue flaccide *f*
38222 **tongue, geographical** / Lingua geographica (Landkartenzunge bes. bei exsudativer Diathese) / langue géographique *f*
38223 **tongue, glabrous** / Lingua glabra (Atrophia laevis linguae) / langue glabre *f*
38224 **tongue, lobated** / Lappenzunge *f* (bei Spätsyphilis) / langue lobée *f*
38225 **tongue, morning** / Xylostomie *f* (ξύλον = Holz) / langue pâteuse *f*
38226 **tongue, scrotal** / Lingua scrotalis (Hodensackzunge bei Mongolismus) / langue scrotale *f*
38227 **tongue, smoker's** / Raucherzunge *f* / langue des fumeurs *f*
38228 **tongue, strawberry** / Erdbeerzunge (Himbeerzunge) *f* / langue framboisée *f*
38229 **tongue, sulcated (fissured)** / Zunge, gefurchte *f* / langue sillonnée *f*
38230 **tongue, wrinkled** / Zunge, runzlige *f* / langue rugueuse (ridée) *f*
38231 **tonic** / tonusbezüglich (getönt) / tonique
38232 **tonicity** / Spannungszustand *m* / tonicité *f*
38233 **tonicize (tonicizing)** / tonisieren (stärkend) / tonifier (tonifiant)
38234 **tonofibrils** / Tonofibrillen *f* (der Epidermiszellbrücken) / tonofibrilles *f*
38235 **tonograph** / Blutdruckschreiber *m* (SCHMITZ) / tonographe *m*
38236 **tonogram** / Blutdruckkurve *f* / tonogramme *m*
38237 **tonometer** / Blutdruckmesser *m* (v.RECKLINGHAUSEN) / tonomètre *m*
38238 **tonometry** / Blutdruckmessung *f* / tonométrie *f*
38240 **tonometry, oscillatory** / Blutdruckmessung, oszillatorische *f* (am Auftreten und Verschwinden von Pulsschwankungen) / tonométrie oscillatoire *f*
38241 **tonometry, transthoracal** / Druckmessung, ventrikuläre *f* (li.) / tonométrie transtrachéale *f*
38242 **tonsil of the cerebellum** / Tonsilla cerebelli (tonsilla = Mandel) / amygdale du cervelet
38243 **tonsil, laryngeal** / Tonsilla laryngica (lymphatisches Gewebe in Kehlkopfventrikeln) / amygdale laryngienne *f*
38244 **tonsil, lingual** / Tonsilla lingualis (Zungenmandel) / amygdale linguale
38245 **tonsil, palatine** / Tonsilla palatina (Gaumenmandel) / amygdale palatine
38246 **tonsil, pharyngeal** / Tonsilla pharyngea (Rachenmandel) / amygdale pharyngienne
38247 **tonsil, tubal** / Tonsilla tubaria (zur Ohrtrompete gehöriges Lymphgewebe) / amygdale tubaire
38248 **tonsillar(y)** / tonsillär (Mandeln betreffend) / amygdalien
38249 **tonsillectomy** / Mandelentfernung *f* / amygdalectomie *f*
38250 **tonsillitic** / mandelentzündlich / amygdalitique
38251 **tonsillitis** / Mandelentzündung *f* / amygdalite *f*
38252 **tonsillitis, acute, chronic** / Tonsillitis acuta, chronica *f* / amygdalite aiguë, chronique *f*
38253 **tonsillitis, erythematous** / Mandeln, geschwollene *f* / amygdalite érythémateuse *f*
38254 **tonsillitis, mycotic** / Tonsillitis mycotica (Pilzangina) / amygdalite mycosique *f*
38255 **tonsillitis, parenchymatous, superficial** / Mandelgewebe-, -membranentzündung *f* / amygdalite parenchymateuse, superficielle *f*
38256 **tonsillitis, preglottic** / Zungenmandelentzündung *f* / amygdalite linguale *f*
38257 **tonsillitis, pustular** / Mandelentzündung, eitrige *f* / amygdalite suppurative *f*
38258 **tonsillogenous** / mandelursprünglich / amygdalogène
38259 **tonsil(lo)lith** / Mandelstein *m* / calcul amygdalien *m*
38260 **tonsillopathy** / Mandelerkrankung *f* / amygdalopathie *f*
38261 **tonsilloprival** / mandellos / amygdaloprive
38262 **tonsilloscopy** / Tonsilleninspektion *f* / amygdaloscopie *f*
38263 **tonsillotomy** / Tonsillotomie *f* (teilweise Mandelabtragung) / tonsillotomie *f*
38264 **tonsure** / Tonsur *f* (tonsurare = scheren) / tonsure *f*
38265 **tonus** / Spannung *f* / tonus *m*
38266 **tonus, acerebral** / Muskeltonus, azerebraler *m* (ohne zerebrale Verbindung) / tonus acérébral *m*
38267 **tonus, chemical** / Ruhetonus *m* (des Muskels) / tonus chimique *m*
38268 **tonus, myogenic** / Muskeltonus, myogener *m* (infolge Innervierung) / tonus myogène *m*
38269 **tonus, neurogenic** / Muskeltonus, neurogener *m* (bei zentraler Stimulierung) / tonus neurogénique *m*
38270 **tonus, plastic** / Muskeltonus, plastischer *m* (infolge Durchblutung) / tonus plastique *m*
38271 **tooth** / Dens (Zahn *m*) / dent *f*
38272 **tooth brush** / Zahnbürste *f* / dents, brosse à *f*
38273 **tooth, canine (cuspid)** / Dens caninus (Eckzahn) / dent canine
38274 **tooth, carious, gangrenous** / Zahn, kariöser, gangränöser *m* / dent carieuse, gangreneuse *f*
38275 **tooth (crown), artificial** / Zahn(krone), künstl. *m* (*f*) / dent (couronne de la dent) artificielle *f*
38276 **tooth, defective, sound** / Zahn, kranker, gesunder *m* / dent gâtée, saine *f*
38277 **tooth, devital** / Zahn, devitaler *m* (nicht toter, sondern pulpaloser [steril gefüllter] Zahn) / dent dévitale *f*
38278 **tooth, emboliform** / Zapfenzahn *m* (Griffelzahn: Kümmerform bes. der oberen seitlichen Schneidezähne) / dent emboliforme *f*
38279 **tooth extraction; (exodontia)** / Zahnextraktion *f* (auch: vorstehende Zähne) / dents, extraction des; (exodontie) *f*
38280 **tooth, filled, missing** / Zahn, gefüllter, fehlender *m* / dent plombée, manquante *f*

38281 **tooth, impacted, malposed** / Zahn, retinierter, schlechtstehender *m* / dent barrée, malposée *f*
38282 **tooth, loose, wandering** / Zahn, loser, wandernder *m* / dent déchaussée, migrante *f*
38283 **tooth, pivot, substitution** / Stiftzahn, Ersatzzahn *m* / dent à pivot, substituante *f*
38284 **tooth, unerupted** / Zahn, durchbrechender *m* / dent perçante *f*
38285 **tooth, venomous** / Giftzahn *m* / crochet à venin *m*
38286 **tooth, wisdom; (opsigenes)** / Dens serotinus (ὀψέ = spät: «spät durchbrechender» [Weisheits]zahn) / dent de sagesse
38287 **toothless (anodontous)** / zahnlos / édenté
38288 **tooth-paste, -powder (dentifrice), -wash (dentilave)** / Zahnpaste *f*, -pulver, -wasser *n* / pâte, poudre, eau dentifrice *f*
38289 **top of the arytenoid cartilage** / Apex (cartilaginis arytaenoideae) / sommet du cartilage aryténoïde
38290 **top of the head of the fibula** / Apex capitis fibulae / sommet de la tête du péroné
38291 **top(an)esthesia** / Top(an)ästhesie *f* ([Un]-fähigkeit, Hautsensationen zu lokalisieren) / top(an)esthésie *f*
38292 **topectomy** / Topektomie *f* (Pool, 1948: ähnlich präfrontaler Leukotomie) / topectomie *f*
38293 **tophus, gouty** / Tophus arthriticus (Gichtknoten *m*) / tophus goutteux *m*
38294 **tophus, lipoid** / Lipoidgicht *f* (von Uratgichtknoten zu unterscheidender «Gelbknoten» mit rheumat. Beschwerden) / tophus lipoïde *m*
38295 **topic** / topisch (τόπος = Ort) / topique
38296 **topless (thoughtless)** / kopflos (unbesonnen) / tête, sans; (étourdi)
38297 **topo-algia** / Top(o)algie *f* ([psych. bedingter] umschriebener [Druck]schmerz ohne org. Ursache [Blocq]) / top(o-)algie *f*
38298 **topogenetic** / topogenetisch (Lageentwicklung eines Organs betreffend) / topogénétique
38299 **topognosia (-agnosia)** / Topognosie (Topagnosie) *f* ([Un]fähigkeit, Reize zu lokalisieren) / topognosie (-agnosie) *f*
38300 **topography** / Körperregionenbeschreibung *f* / topographie *f*
38301 **topology** / Anatomie, topographische *f* / anatomie topographique *f*
38302 **topophobia** / Topophobie *f* (Ortsangst) / topophobie *f*
38303 **toric** / torusbezüglich / torus, se rapportant à un
38304 **tormentil root** / Radix tormentillae (Adstringens Potentilla-silvestris-Wurzel) / tormentille, racine de *f*
38305 **tormina** / Tormenta *n* (tormen = Qual: Bauchkrämpfe) / tormina *m*
38306 **torpid(ity)** / Schlaff(heit *f*) / torpide (torpidité *f*)
38307 **torpor** / Erstarrung *f* / torpeur *f*
38308 **torpor, mental** / Stumpfheit, geistige *f* / torpeur mentale *f*
38309 **torr** / Torr *n* (Druckeinheit: 1 mm Hg = 1/760 atm) / torr *m*
38310 **torrefy (torrefaction)** / Rösten (*n*) / torréfier (torréfaction *f*)
38311 **torsion dystonia syndrome** / Torsionsdystonie-Syndrom (Extrapyramidal bedingte Krankheiten mit torsionsdystonischen Bewegungsstörungen im Vordergrund) / syndrome de torsion dystonique
38312 **torsion, omental** / Netztorsion *f* (bei Netzbruch) / torsion omentale *f*
38313 **torsion of pedicle** / Stieldrehung *f* (Ovarialzystenkomplikation) / torsion du pédicule *f*
38314 **torsion spasm of childhood, progressive** / Ziehen-Oppenheim' Syndrom (Erbliche degenerative striäre Erkrankung mit Torsionsdystonie) / dystonie musculaire déformante
38315 **(Torsten) Sjögren's syndrome** / (Torsten) Sjögren' Syndrom (Angeborene Katarakt mit Oligophrenie) / syndrome de (Torsten) Sjögren
38316 **torticollar** / schiefhalsig / torticolaire
38317 **torticollis (, spasmodic)** / Torticollis (spasticus) (Schiefhals [tonisch-klonischer Nackenmuskelkrampf]) / torticolis (spasmodique) *m*
38318 **tortuosity of the vessels** / Tortuositas vasorum (Netzhautgefäßeschlänglung) / tortuosité des vaisseaux *f*
38319 **tortuous (tortuosity)** / Gekrümmt(heit *f*) / tortueux (tortuosité *f*)
38320 **torture (torturous)** / Marter *f* (folternd) / torture *f* (torturant)
38321 **torulosis** / Buschke' Krankheit (Veränderungen von Lunge, Haut und Meningen durch Cryptococcus neoformans) / cryptococcose
38322 **toru(lu)s** / Toru(lu)s (Wulst, Ballen *m*) / torus (torule) *m*
38323 **toruli, tactile** / Toruli tactiles (karpale [tarsale], metakarpale [-tarsale], terminale Tastballen) / torules tactiles
38324 **torus, levator** / Torus levatorius (Gaumensegelhebermuskelwulst) / torus lévateur
38326 **(torus, palatine)** / (Torus palatinus) (vorkommender Gaumenlängswulst) / (torus palatin)
38327 **torus, tubal** / Torus tubarius (Ohrtrompetenwulst) / torus tubaire
38328 **total(ity)** / Ganz(heit *f*) / entier (*m*)
38329 **totality, organic** / Ganzheit, organische *f* (über dasjenige seiner Teile hinausgehendes [Zusammen]sein und [Zusammen]wirken eines Organismus) / totalité organique *f*
38330 **totter** / torkeln / zigzaguer
38331 **touch** / touchieren (berühren: 1. mit dem Finger untersuchen, 2. mit dem Ätzstift ätzen) / toucher
38332 **tour, circle** / Zirkeltour *f* (Kreisgang einer Binde) / tour circulaire *m*
38333 **tourniquet, improvised** / Staubinde, behelfsmäßige *f* / tourniquet provisoire *m*
38334 **toxalbumin, toxoglobulin** / Albumin, Globulin, toxisches *n* / toxalbumine, toxoglobuline *f*
38335 **toxemic** / toxämisch / toxémique
38336 **toxenzyme** / Enzym, toxisches *n* / toxenzyme *m*

38337 **toxication, endotoxic, exotoxic** / Toxikation, endotoxische, exotoxische *f* (Vergiftung mit Endo-, Exotoxinen) / toxication endotoxique, exotoxique *f*
38338 **tox(ic)emia** / Tox(ik)hämie *f* (toxische Blutbildveränderungen) / tox(ic)émie *f*
38339 **toxicity of glycosides** / Glykosidtoxizität *f* (durch K vermindert, durch Ca erhöht) / toxicité de glycosides *f*
38340 **toxi(co)genic, toxicopexic** / gifterzeugend, giftbindend / toxigène, toxicopexique
38341 **toxicognomic** / toxikognomonisch (für eine Toxinwirkung kennzeichnend) / toxicognomique
38342 **toxicoid** / giftähnlich / toxicoïde
38343 **toxicology** / Toxikologie *f* (Giftkunde) / toxicologie *f*
38344 **toxiocology, dietopharmacological** / Nahrungsmittel-Heilmitteltoxikologie *f* (Studium des zu- od. abträglichen Diaetetica-Pharmaca-Synergismus) / toxicologie diétopharmacologique *f*
38345 **toxicology, nutritiological** / Nahrungsmitteltoxikologie *f* (Wissenschaft von toxischen Substanzen in natürlicher Nahrung und ihrer Wirkung je nach Entstehungsort und individueller [Über]dosierung [Crosby]) / toxicologie nutritiologique *f*
38346 **toxicology, pharmacotherapeutical** / Toxikologie, pharmakotherapeutische *f* (unterscheidet zwischen Tier und Mensch, gesunden und kranken Menschen, krankem Individuum A und B) / toxicologie pharmacothérapeutique *f*
38347 **toxicomania** / (Ver)gift(ungs)sucht *f* / toxicomanie *f*
38348 **toxicopathy** / (Ver)gift(ungs)leiden *n* / toxicopathie *f*
38349 **toxicophobia** / (Ver)gift(ungs)angst *f* / toxicophobie *f*
38350 **toxicoses** / Toxiko(no)sen *f* ([Ver]gift[ungs]-krankheiten) / toxicoses *f*
38351 **toxicosis, alimentary (proteinogenous)** / Nahrungs(eiweiß)toxikose *f* / toxicose alimentaire *f*
38352 **toxicoses, endogenous, exogenous** / Toxikosen, endogene, exogene *f* (Vergiftungskrankheiten durch Endo-, Exotoxine) / toxicoses endogènes, exogènes *f*
38353 **toxicosis, gestational (retention)** / Eklampsismus *m* (Schwangerschaftstoxikose *f*) / toxicose gravidique *f*
38354 **toxicosis, hemorrhagic (capillary)** / Blut(gefäß)toxikose *f* / toxicose hémorragique *f*
38355 **toxidermia** / Toxidermie *f* (Arzneiexantheme) / toxidermie *f*
38356 **toxiferous, toxophilous** / gifthaltig, giftempfindlich / toxifère, toxophile
38357 **toxi(geni)city** / Toxi(geni)zität *f* (Giftigkeit [Vergiftungsmächtigkeit]) / toxi(géni)cité *f*
38358 **toxins** / Toxine *n* (τοξικόν = Pfeilgift: als Antigene wirkende, chem. nichtdefinierte, wasserlösliche Pflanzen- und Tierstoffe) / toxines *f*
38359 **toxin, animal, vegetal** / Toxin, tierisches, pflanzliches *n* / toxine animale, végétale *f*
38360 **toxins, concentration** / Konzentrationsgifte *f* (deren Schädlichkeit von ihrer Dosierung abhängt) / toxines de concentration *f*
38361 **toxins, cumulation** / Kumulationsgifte *f* (deren Schädlichkeit von ihrer Speicherung im Organismus abhängt) / toxines de cumulation *f*
38362 **toxin, diphtheria, scarlatina, tetanus** / Toxin, Diphtherie-, Scharlach-, Tetanus- *n* / toxine diphtérique, scarlatineuse, tétanique *f*
38363 **toxins, summation** / Summationsgifte *f* (deren Schädlichkeit von der Dauer ihrer Zufuhr abhängt) / toxines de sommation *f*
38364 **toxins, virogenic** / Virustoxine *n* (werden nur dann gebildet, wenn Bakterien von lysogenen Phagen befallen sind, deren Genom die genetische Information für die Toxinsynthese erteilt) / toxines virogéniques *f*
38365 **toxinemia** / Toxinämie *f* (Toxine im Blut) / toxinémie *f*
38366 **tox(in)ic** / toxisch (toxinbedingt) / tox(in)ique
38367 **toxi(ni)cide** / Antitoxin *n* / toxolysine *f*
38368 **toxisterol** / Toxisterin *n* (UV-bestrahltes Ergosterin) / toxistérol *m*
38369 **toxoids** / Toxoide *n* (durch Erhitzen [40 °C] und Formol [infolge Zerstörung ihrer toxophoren bei Erhaltung ihrer haptophoren Gruppe] entgiftete Toxine mit immunisierender Wirkung [Ehrlich]) / toxoïdes *m*
38370 **toxon** / Toxon *n* (Ehrlich: lähmender Diphtheriegiftbestandteil) / toxone *f*
38371 **toxopachy** / Weismann=Netter' Syndrom (Angeborene Dysostose der Unterschenkelknochen) / ostéose diaphysaire tibio-péronière
38372 **Toxoplasma** / Toxoplasma (Gattung Protomonadinen [?], Interferon bildender Erregerorganismus) / toxoplasme *m*
38373 **toxoplasma, Gundi's** / Toxoplasma gondii (Erreger der Toxoplasmose) / toxoplasme du Cténodactylus gondii *m*
38374 **toxoplasmin** / Toxoplasmin *n* (Antigen für Hauttest auf Toxoplasmose) / toxoplasmine *f*
38375 **toxoplasmosis** / Toxoplasmose *f* (meist konnatale schwere Zerebralveränderungen) / toxoplasmose *f*
38376 **toxuria** / Toxurie *f* (Urämie) / toxurie *f*
38377 **trabecula** / Trabecula (Dim. v. trabs = Balken *m*) / trabécule *f*
38378 **trabeculae, carneous** / Trabeculae carneae (Fleischbälkchen, Balkenmuskeln im Herz) / trabécules charnues
38379 **trabeculae of the cavernous corpora** / Trabeculae corporum cavernosorum / trabécules des corps caverneux
38380 **trabecula, septomarginal** / Trabecula septomarginalis (verbindet Septum atrioventriculare und M. papillaris anterior) / trabécule septomarginale
38381 **trabeculae of the spleen** / Trabeculae lienis / trabécules de la rate
38382 **trabeculae of the spongy corpus** / Trabeculae corporis spongiosi / trabécules du corps spongieux

38383 **trabecular** / trabekulär (Trabeculae betreffend) / trabéculaire
38384 **trabeculation** / Bälkchenbildung *f* / trabéculation *f*
38385 **tracer** / Aufspürer *m* (1. Isotop, 2. Spurenstoffanzeiger; Gewebespurentnahmenadel) / traceur *m*
38386 **trachea** / Trachea (τραχεῖα = Luftröhre) / trachée
38387 **trachea, scabbard** / Säbelscheidentrachea *f* (durch Kropfdruck) / trachée en fourreau de sabre *f*
38388 **trachea-ectasy, tracheostenosis** / Luftröhrenerweiterung, -verengerung *f* / ectasie, sténose trachéale *f*
38389 **tracheal (tracheitic)** / tracheal (tracheitisch) (Luftröhre[nentzündung] betreffend) / trachéal (trachéitique)
38390 **trachealgia** / Luftröhrenschmerzen *m* / trachéalgie *f*
38391 **Tracheata** / Tracheentiere *n* (III. Klasse Arthropoden: Krankheiten übertragende 6beinige Mücken, Fliegen, Bremsen, Wanzen, Läuse, Flöhe) / trachéates *m*
38392 **tracheitis** / Luftröhrenentzündung *f* / trachéite *f*
38393 **trachelagra** / Nackengicht *f* (τράχηλος = Hals, Nacken) / trachélagre *f*
38394 **trachelematoma** / Halsmuskelhämatom *n* (am M. sternocleidomastoideus) / trachelhématome *m*
38395 **trachelism** / Hals-Nackenspasmus *m* (bei Epilepsie) / trachélisme *m*
38396 **trachelocystitis** / Blasenhalsentzündung *f* / trachélocystite *f*
38397 **trachelodynia** / Hals-Nackenschmerzen *m* / trachélodynie *f*
38398 **tracheloplasty, -rrhaphy, -tomy** / Gebärmutterhalsplastik, -naht *f*, -schnitt *m* / trachéloplastie, -rraphie, -tomie *f*
38399 **trachelorrhector** / Trachelorrhektor *m* (ῥήγνυμι = zerreißen: Embryotom) / trachélorrhecteur *m*
38400 **tracheobronchial, -esophageal, -laryngeal, -pharyngeal** / luftröhre-bronchen-, -speiseröhren-, -kehlkopf-, -schlundbezüglich / trachéobronchial, -œsophagien, -laryngien, -pharyngien
38401 **tracheobronchitis** / Tracheobronchitis *f* (Luftröhren- + Bronchialkatarrh) / trachéobronchite *f*
38402 **tracheocele** / Luftröhrenbruch *m* (Vorwölbung am Hals bei starkem Husten) / trachéocèle *f*
38403 **tracheomalacia** / Luftröhrenknorpelspangenerweichung *f* / trachéomalacie *f*
38404 **tracheopathia, osteoplastic** / Tracheopathia osteoplastica (angeborene knöcherne Schleimhautanlagerungen in Luftröhre) / trachéopathie ostéoplastique *f*
38405 **tracheoplasty, -schisis** / Luftröhrenplastik *f*, -spalt *m* / trachéoplastie, -schisis *f*
38406 **tracheorrhagia, -rrhaphy** / Luftröhrenblutung, -naht *f* / trachéorragie, -rraphie *f*
38407 **tracheoscopy** / Luftröhrenbetrachtung *f* / trachéoscopie *f*
38408 **tracheostoma** / Tracheostom *n* (künstl. Luftröhrenverbindung nach außen) / trachéostome *m*
38409 **tracheotomy (, inferior, middle, superior)** / Luftröhrenschnitte *m* (erster durch ANTYLUS, 140) / trachéotomie (inféricure, moyenne, supérieure) *f*
38410 **trachoma** / Trachom *n* (τραχύς = rauh: granulöse Bindehautinfektion durch Chlamydozoon trachomatis) / trachome *m*
38411 **trachomatous** / trachombezüglich / trachomateux
38412 **trachyphonia** / Trachyphonie *f* (Rauhigkeit der Stimme) / trachyphonie *f*
38413 **track, auditory** / Hör(nerven)bahn *f* (Cochlea → Nucleus cochlearis → Oliva → Nucleus lemnisci lat. → Colliculus inf. → Corpus geniculatum med. → Cortex) / voie auditive *f*
38414 **track, fog** / Nebelbahn *f* (beobachtbar hervortretende Spur eines Elektrons in der WILSON' Kammer) / route observable d'un électron *f*
38415 **track, germ** / Keimbahn *f* (Gang der Keimzelle durch die Generationen) / route du germe *f*
38416 **tracks, nerve** / Nervenbahnen *f* / voies nerveuses *f*
38417 **track, optic** / Sehbahn *f* (Papilla n. optici → N. opticus → Chiasma opticum → Tractus opticus → subkortikales Sehzentrum → Sehstrahlung → kortikales Sehzentrum) / voie optique *f*
38418 **track, terminal blood stream** / Strombahn, Terminale *f* (Endaufzweigungen des Gefäßsystems: Nahtstelle Kreislauf-Stoffwechsel) / voie terminale du courant sanguin *f*
38419 **tract** / Tractus (Zug, Strang *m*) / faisceau *m*
38420 **tract, anterior corticospinal (pyramidal)** / Tractus corticospinalis (pyramidalis) anterior ([absteigende] Pyramiden-Vorderstrangbahn des Rückenmarks) / faisceau corticospinal (pyramidal) antérieur
38421 **tract, anterior and lateral spinothalamic** / Tractus spinothalamicus anterior et lateralis ([aufsteigende] Rückenmarkstrang-Thalamusbahnen) / faisceau spinothalamique antérieur et latéral
38422 **tract, anterior spinocerebellar** / Tractus spinocerebellaris anterior ([auf- und absteigende] Kleinhirn-Vorderstrangbahn des Rückenmarks) / faisceau spinocérébelleux antérieur
38423 **tracts of the central nervous system** / Tractus systematis nervosi centralis / faisceaux du système nerveux central
38424 **tract, central tegmental** / Tractus tegmentalis centralis (vom verlängerten Mark zur Hirnschenkelhaube aufsteigende Nervenstrangbahn) / faisceau tégumentaire central
38425 **tract, cerebellorubr(ospin)al** / Tractus cerebellorubralis (Kleinhirn-Hirnschenkelhaubenkernstrang) / faisceau cérébellorubrique
38426 **tract, cerebellothalamic** / Tractus cerebellothalamicus (Kleinhirn-Thalamusstrang) / faisceau cérébellothalamique

38426a **tracts, commissural nervous** / Tractus nervosi commissurales (graue Substanz beider Hemisphären verbindende weiße Substanz: Kommissuralsysteme) / faisceaux nerveux commissuraux
38427 **tracts, corticohypothalamic** / Tractus corticohypothalamici (Hirnrinden-Hypothalamusstränge) / faisceaux corticohypothalamiques
38428 **tract, corticonuclear** / Tractus corticonuclearis (Hirnrinden-Hirnkernstrang) / faisceau corticonucléaire
38429 **tracts, corticopontine** / Tractus corticopontini (Hirnrinden-Brückenstränge) / faisceaux corticoprotubérantiels
38430 **tract, foraminiferous spiral** / Tractus spiralis foraminosus (lochreicher spiraliger Knochenstreifen des inneren Gehörgangs im Felsenbein) / faisceau spiral troué
38431 **tract, iliotibial** / Tractus iliotibialis (Darmbeinkamm-Schienbeinmuskelstrang) / faisceau iliotibial
38432 **tract, lateral corticospinal (pyramidal)** / Tractus corticospinalis (pyramidalis) lateralis ([absteigende] Pyramiden-Seitenstrangbahn des Rückenmarks) / faisceau corticospinal (pyramidal) latéral
38433 **tract, lateral and medial tectospinal** / Tractus tectospinalis lateralis et medialis ([absteigende] Vierhügel-Vorderhornsäulenbahnen) / faisceau tectospinal latéral et médial
38435 **tract, olfactory** / Tractus olfactorius (Riechhirnstrang) / faisceau olfactif
38436 **tracts, olivocerebellar** / Tractus olivocerebellares (Olivenkern-Kleinhirnstränge) / faisceaux olivocérébelleux
38437 **tract, optic** / Tractus opticus (weißer Sehnervensubstanzstrang im Zwischenhirn) / faisceau optique
38438 **tract, posterior spinocerebellar** / Tractus spinocerebellaris posterior ([auf- und absteigende] Kleinhirn-Hinterstrangbahn des Rückenmarks) / faisceau spinocérébelleux postérieur
38439 **tracts of projection, nervous** / Tractus nervosi proiectionis (graue Substanz beider Hemisphären mit tiefer od. im Rückenmark liegender solcher verbindende weiße Substanz: Projektionssysteme) / faisceaux nerveux de projection
38440 **tracts, reticulospinal** / Tractus reticulospinales (Brückenretikularsubstanz-Hirnstammstränge) / faisceaux réticulospinaux
38441 **tract, rubrospinal** / Tractus rubrospinalis ([absteigende] Haubenkern-[Seiten-]Vorderstrangbahn des Rückenmarks) / faisceau rubrospinal
38442 **tract, solitary** / Tractus solitarius (Wurzeleinzelstrang des X. und IX. Hirnnervs) / faisceau solitaire
38443 **tract, spinotectal** / Tractus spinotectalis ([aufsteigende] Hinterhornsäulen-Mittelhirndachbahn) / faisceau tectospinal
38444 **tract (of the trigeminal nerve), mesencephalic** / Tractus mesencephalicus n. trigemini (Mittelhirnwurzelstrang des V. Hirnnervs) / faisceau mésencéphalique (du nerf trijumeau)
38445 **tract of the trigeminal nerve, spinal** / Tractus spinalis n. trigemini (trigeminaler Spinalnervenstrang) / faisceau spinal du nerf trijumeau
38446 **tract, vestibulospinal** / Tractus vestibulospinalis ([absteigende] Hörnervkern-[Seiten-]Vorderstrangbahn des Rückenmarks)/ faisceau vestibulospinal
38447 **traction** / Tractio *f* (trahere = ziehen) / traction *f*
38448 **traction, axial, continuous, elastic** / Achsen-, Dauer-, Gummizug *m* / traction axiale, continue, élastique *f*
38449 **tractotomy** / Traktotomie *f* (Tractus-spinalis-n.-trigemini-Durchschneidung) / tractotomie *f*
38450 **tradition(al)** / Überlieferung(sgemäß) *f* / tradition(nel) *f*
38451 **tragal** / tragicus (Tragus betreffend) / tragus, se rapportant au
38452 **tragedy (tragedian)** / Tragödie *f* (, Held einer *m*) / tragédie *f* (tragédien *m*)
38453 **tragic(al)** / Tragik *f* (unglückselig) / tragique *m*
38454 **tragomaschalia, -podia** / Bocksgeruch *m*, -beine *n* (μασχάλη = Achsel) / tragomaschalie, -podie *f*
38455 **tragophony** / Tragophonie *f* (τράγος = Ziegenbock: trag[ikom]ische Stimme) / tragophonie *f*
38456 **tragus** / Tragus (Ohrecke) / tragus
38457 **tragi (hairs)** / Tragi (pili) (Borstenhaare des äußeren Gehörgangs) / poils de l'oreille
38458 **tragion (t)** / Tragion *n* (kephalometrischer Ohrpunkt) / tragion *m*
38459 **train (trained, training)** / Zug *m* (trainiert, erziehend) / train *m* (entraîné, entraînant)
38460 **training, autogenous** / Training, autogenes *n* (Konzentrative Selbstentspannung [SCHULTZ]) / entraînement autogène *m*
38461 **training, inhibition** / Hemmungsgymnastik *f* («Psychomotorische Zucht» bei Tic u. ä.) / entraînement d'inhibition *m*
38462 **training, physical** / Körpertraining *n* / éducation physique *f*
38463 **training, psychological respiratory** / Atemschulung, psychologische *f* (aktive Entspannung durch aktive In-, passive Exspiration [Yoga]) / entraînement respiratoire psychologique *m*
38464 **trait** / (Charakter)zug *m* / trait *m*
38465 **trance, ecstatic** / Verzückung *f* / transe hystérique *f*
38466 **trance, hypnotic** / Entrückung *f* / transe narcotique *f*
38467 **trance (, induced)** / Trance(zustand *m*) *f* / transe (induite) *f*
38468 **tranquility** / Tranquillitas *f* / tranquillité *f*
38469 **tranquilize (tranquilization)** / Befrieden (*n*) / tranquilliser (tranquillisation *f*)
38470 **tranquil(l)izer** / Tranquillans *n* (tranquillus = ruhig[machendes Pharmakon]) / tranquillisant *m*
38471 **trans** / trans (Vorsilbe durchhindurch, überhinaus, jenseits) / trans

38472 **transacetylation** / Transacetylierung *f* (Acetylrestübertragung [CH_3CO–], z.B. von Essig- auf Oxalsäure im Citronensäurezyklus durch Transacetylasen) / transacétylation *f*
38474 **transaminase, glutamate oxalacetic acid** / Glutamat-Oxalessigsäure-Transaminase *f* (GOT: Aminogruppenüberträger) / transaminase de glutamate et d'acide oxalacétique *f*
38475 **transminase, glutamate pyruvic acid** / Glutamat-Pyruvat-Transaminase *f* (GPT: bei Leberkrankheiten erhöht) / transaminase de glutamate et d'acide pyruvique *f*
38476 **transamination, -animation** / Umaminierung, Neubelebung *f* / transamination, -animation *f*
38477 **transcend(ent)(al)** / überschreiten(d) (überlegen) / transcender (transcendant[al])
38478 **transcortical, -segmental** / transkortikal, -segmental (Hirnrindenfelder, Segmente verbindend) / transcortical, -segmentaire
38479 **transcribe (transcript)** / abschreiben (Umschrift *f*) / transcrire (transcription *f*)
38480 **transcription** / Trans(s)kription *f* (Geninformationsübertragertätigkeit der Matrizen-RNS) / transcription *f*
38481 **transcutaneous** / transkutan (über die Hautdecke hinaus) / transdermique
38482 **transdiaphragmatic, -peritoneal, -placental, -pleural** / Zwerchfell, Bauchfell, Placenta, Pleura durchdringend / transdiaphragmatique, -péritonéal, -placentaire, -pleural
38483 **transduction** / Transduktion *f* (Weitergabe der Resistenzfähigkeit gegen Antibiotica durch resistente an nichtresistente Bakterien mittels Bakterienvirus od. Bakteriophagen) / transduction *f*
38484 **transection** / Transversalschnitt *m* / section transversale *f*
38485 **transfer** / Transfer *m* (Platzwechsel) / transfert *m*
38486 **transfer RNA (t-RNA)** / Überträger-RNS *f* (für jede Aminosäure existierende spezifische Überträger[dreierfolge = RNS-Triplet] auf die Ribosomen zwecks Realisierung der «DNS-mRNS-Arbeitskopie», des «Gen-Traums» [HURWITZ]) / transfert-ARN *m*
38487 **transferable (transferability)** / Übertragbar(keit *f*) / transférable (transférabilité *f*)
38488 **transferential** / transferenzbezüglich / transférentiel
38489 **transfigure (transfiguration)** / umfigurieren (Umbildung *f*) / transfigurer (transfiguration *f*)
38490 **transfixion of the iris** / Transfixio iridis (Ablösung von Irisverwachsungen) / transfixion de l'iris *f*
38491 **transforate** / transforieren (ganz durchbohren) / transforer
38492 **transform (transformed, transforming)** / transformieren (umgeformt, umformend) / transformer (transformé, transformant)
38493 **transformable (transformability)** / Umformbar(keit *f*) / transformable (transformabilité *f*)
38494 **transformation** / Umformung *f* (Struktur[um]wandlung) / transformation *f*
38495 **transformation, bacterial** / Transformation, bakterielle *f* (künstliche der R- in die S-Form durch DNS-Behandlung) / transformation bactérienne *f*
38496 **transformation, genetic** / Transformation, genetische *f* (Resistenzübertragungsmechanismus von Spenderbakterien-DNS auf Empfängerbakterien, Verbindung derselben mit chromosomaler DNS des Wirtsorganismus und Vererbung derselben als genetische Teilinformation der Wirtsorganismuszelle) / transformation génétique *f*
38497 **transformation, globular-fibrous** / Transformation, globulär-fibröse *f* (bei der Muskelarbeit) / transformation globulaire fibreuse *f*
38498 **transformation, maniacal** / Wahntransformation *f* (Umschlag von Verfolgungs- in Größenwahn bei Schizophrenie) / transformation maniaque *f*
38499 **transformation, psychical** / Transformation, psychische *f* (psych. Umsetzung sexueller Triebregungen, z.B. in Angst [FREUD]) / transformation psychique *f*
38500 **transformation, radioactive (nuclear)** / Transformation, radioaktive (Kernumwandlung) *f* / transformation radioactive (nucléaire) *f*
38501 **transformatory** / transformatorisch (ist die Übertragung von Genen [DNS]) / transformatif
38502 **transformer** / Umformer *m* / transformateur *m*
38503 **transformer, core-type, ring-type** / Kerntransformator, Ringtransformator *m* / transformateur à colonnes, à cercle *m*
38504 **transformer, filament** / Heiztransformator *m* (röntg.) / transformateur de chauffage *m*
38505 **transformer, high-, low-voltage** / Hochspannungs-, Niederspannungstransformator *m* / transformateur à haute, basse tension *m*
38506 **transfus(ibl)e** / transfundieren ([blut]übertragbar) / transfuser (transfusible)
38507 **transfusion (transfusive)** / Transfusio *f* (transfundere = hinübergießen: [Blut]-flüssigkeitsübertragung [betreffend]) / transfusion *f* (, à l'égard de)
38508 **transfusion, exchange** / Austauschtransfusion *f* / transfusion de substitution *f*
38509 **transfusion, (in)direct** / (Blut)übertragung, (in)direkte *f* / transfusion (im)médiate *f*
38510 **transfusion, intrauterine replacement** / Austauschtransfusion, intrauterine *f* (z.B. bei in utero exakt diagnostizierbarer Rh-Unverträglichkeit) / transfusion d'échange intra-utérine *f*
38511 **transfusion, placental** / Transfusion, plazentäre *f* (physiol. bei norm. Spätabnabelung nach Nabelschnurpulserlöschen) / transfusion placentaire *f*
38512 **transfusion, reciprocal** / Bluttransfusion, reziproke *f* (von genesener auf kranke Vp und zurück) / transfusion réciproque *f*

38513 **transfusion, sternal** / Sternaltransfusion *f* (z.B. bei Schock) / transfusion sternale *f*
38514 **transgalactic** / transgalaktisch (milchstraßenjenseitig) / transgalactique
38515 **transgression** / Transgressio *f* (transgredere = überschreiten) / transgression *f*
38516 **transilient** / ineinanderübergehend (salire = springen) / transilient
38517 **transillumination (, diascleral)** / Transillumination (, diasklerale) *f* (Augenbulbusdurchleuchtung von innen nach außen) / transillumination (diascléreuse) *f*
38518 **transilluminator** / Durchleuchter *m* / transilluminateur *m*
38519 **transit** / Transit *m* (transire = die Grenze überschreiten) / transit *m*
38520 **transition** / Transition *f* (Aminosäurenaustausch zwischen ersten od. zweiten Tripletbuchstaben) / transition *f*
38521 **transitional** / übergangbildend / transitaire
38522 **transitivism** / Transitivismus *m* (Beziehung der eignen Geisteskrankheit auf andre) / transitivisme *m*
38522a **transitory** / vorübergehend / transitoire
38523 **translate (into)** / übersetzen (in andre Sprache) / traduire (en)
38524 **translation** / Translation *f* (Geninformationsüberträgertätigkeit der Überträger-RNS) / translation *f*
38525 **translocation** / Translokation *f* (Chromosomenfragmentenverbindung) / translocation *f*
38526 **translocation, reciprocal** / Translokation, reziproke *f* (Chromosomenfragmentenaustausch) / translocation réciproque *f*
38527 **translucent (translucence)** / Durchsichtig(keit *f*) / pellucide (pellucidité *f*)
38528 **transmigrate (transmigration)** / überwandern (Überwandrung *f*) / transmigrer (transmigration *f*)
38529 **transmineralisation** / Transmineralisation *f* (Verlagerung von [20%] Ca aus Knochen [Osteoporose] in Gewebe [Arteriosklerose] zwischen 40. und 70. Lebensjahr]) / transminéralisation *f*
38530 **transmissible (transmissibility)** / Überschickbar(keit *f*) / transmissible (transmissibilité *f*)
38531 **transmission, hereditary** / Übertragung, erbliche *f* / transmission héréditaire *f*
38532 **transmission of pregnancy** / Schwangerschaftsübertragung *f* (Schwangerschaftsdauer > 14 Tage über Tragzeit) / transmission de grossesse *f*
38533 **transmit** / übermitteln / transmettre
38534 **transmutable (transmutability)** / Verwandelbar(keit *f*)/transmutable (transmutabilité *f*)
38535 **transmute (transmutation)** / verwandeln (Verwandlung *f*) / transmuer (transmutation *f*)
38536 **transnormal** / transnormal (über die Norm hinaus) / transnormal
38537 **transocular** / transokulär (das Auge durchdringend) / transoculaire
38538 **transparency** / Transparenz *f* (Relation durchfallendes zu auffallendem Licht) / transparence *f*
38539 **transpire (transpiration)** / Ausdünsten (*n*) / transpirer (transpiration *f*)
38540 **transplantation** / Transplantation *f* (Verpflanzung) / transplantation *f*
38541 **transplantation, fascial** / Faszientransplantation *f* (mit autoplastischem Fascia-lata-Material [Kirschner]) / transplantation aponévrotique *f*
38542 **transplantation of kidneys, homologous** / Nierentransplantation, homologe *f* (Verpflanzung genetisch verwandter Nieren) / transplantation homologue de reins *f*
38543 **transplantation, nerve** / Nerventransplantation *f* / transplantation nerveuse *f*
38544 **transplantation, net** / Omentum-Transplantation *f* (bei Lymphödem [Goldsmith]) / transplantation d'épiploon *f*
38545 **transplantation, osseous** / Knochenüberpflanzung *f* / transplantation osseuse *f*
38546 **transplantation of swine heart valves** / Schweineherzklappentransplantation *f* (bei Fehlen von Homotransplantaten erfolgreicher als Kunststoffklappen) / transplantation de valvules cardiaques du porc *f*
38547 **transplantation, tendon** / Sehnenüberpflanzung *f* / transplantation tendineuse *f*
38548 **transplantation, vascular** / Gefäßtransplantation *f* / transplantation vasculaire *f*
38549 **transportable (transportability)** / Transportfähig(keit *f*) / transportable (transportabilité *f*)
38550 **transport(ation)** / befördern (Beförderung *f*) / transporter (transportation *f*)
38551 **transportation, future** / Verkehrsmittel der Zukunft *n* (Fußgängerrollband, Luftkisseneinschienenbahn [400 km/h], Jumbojet [für 1000 Passagiere mit 1000 km/h]) / transport futur (, moyens de) *m*
38552 **transpose (transposition)** / verlagern (Überstellung *f*) / transposer (transposition *f*)
38553 **transposition, complete** / Transposition, komplette *f* (der großen Gefäße, häufigster angeborener Herzfehler mit Zyanose) / transposition complète *f*
38554 **transseptal, -thoracic** / Scheidewand, Brustkorb durchdringend / transseptal, -thoracique
38555 **transsexualism** / Transsexualismus *m* (unter dem angeborenen Geschlecht leiden und durch ärztl. Behandlung andersgeschlechtig werden wollen) / transsexualisme *m*
38556 **transsubstantiation** / Substanzumwandlung *f* / transsubstantiation *f*
38557 **transtemporal, -thalamic** / transtemporal, -thalamisch (durch Schläfenlappen, durch Thalamus hindurchgehend) / transtemporal, -thalamique
38558 **transtubal, -vesical** / transtubar, -vesikal / transtubaire, -vésical
38559 **transudate** / Transsudat *n* (nichtentzündlicher Erguß in Körperhöhle) / transsudat *m*
38560 **transudation** / Transsudatio(n) *f* (Erguß eines Transsudats) / transsudation *f*
38561 **transude** / durchschwitzen / transsuder

38562 **transurethral, -vaginal** / transurethral, -vaginal / transurétral, -vaginal
38563 **transvaluate (transvaluation)** / umwerten (Umwertung *f*) / transvaluer (transvaluation *f*)
38564 **transverse** / quer(verlaufend) / transverse
38565 **transversion** / Transversion *f* (Aminosäurenaustausch zwischen 1. und 2. Tripletbuchstaben) / transversion *f*
38566 **transvestitism** / Transvest(it)ismus *m* (sich andersgeschlechtlich verhalten und entsprechend kleiden, ohne darunter zu leiden) / transvestitisme *m*
38567 **trap, bacterial** / Bakterienfilter *m* / coupe bactérienne *f*
38568 **trapecial, trapeciform** / trapezbezüglich, -förmig (τράπεζα = Tisch) / trapèze, se rapportant au; trapézoïde
38569 **trap(ping), air** / Geruchschleuse *f* / coupe-air *f* (siphon *m*)
38570 **trauma** / Trauma *n* (τραῦμα = Verwundung, auch seelische) / trauma *m*
38571 **trauma, birth** / Geburtstrauma *n* / traumatisme obstétrical *m*
38572 **traumatic** / gewalt(einwirkungs)bedingt / traumatique
38573 **traumatize** / verletzen (verwunden) / traumatiser
38574 **traumatogenic** / verletz(ungsursprüng)lich / traumatogène
38576 **traumatology**/Unfalllehre *f*/traumatologie *f*
38577 **traumatopathia** / Unfalleiden *n* / traumatopathie *f*
38578 **traumatophilia, -phobia** / Unfallsucht, -angst *f* / traumatophilie, -phobie *f*
38579 **traumatopnea** / Traumatopnoe *f* (Zischen über offnen Brustwunden bei Ein- und Ausatmen) / traumatopnée *f*
38580 **traumatotherapy** / Unfallbehandlung *f* / traumatothérapie *f*
38581 **treadmill** / Tretmühle *f* (zur Messung des Atemminutenvolumens) / treuil à tambour *m*
38582 **treatment**/Behandlung(sart) *f*/ traitement *m*
38584 **treatment, abortive** / Behandlung, abgekürzte *f* / traitement abortif *m*
38584a **treatment of an amputation stump**/Stumpfversorgung *f* / traitement d'un moignon *m*
38585 **treatment, anthropological** / Behandlung, menschen(natur)gemäße *f* / traitement anthropologique *m*
38586 **treatment, basic** / Grundbehandlung *f* / traitement de fond *m*
38587 **treatment, biological** / Behandlung, naturgemäße *f* / traitement biologique *m*
38588 **treatment, carbonic acid** / Kohlensäurebehandlung *f* / traitement par l'acide carbonique *m*
38589 **treatment, cathartic** / Behandlung, kathartische *f* (Verdrängungen bereinigende Vorläuferin der Psych[o]analyse) / traitement cathartique *m*
38590 **treatment, causal** / Ursachenbehandlung *f* (i. G. z. Folgenbehandlung) / traitement causal *m*
38591 **treatment, compensatory exercise** / Übungsbehandlung, kompensatorische *f* (z. B. Gehen auf einem Strich bei Ataxie [FRENKEL]) / traitement d'exercice compensatoire *m*
38592 **treatment, concurrent** / Nebenbehandlung *f* / traitement simultané *m*
38593 **treatment, conservative** / Behandlung, erhaltende *f* / traitement conservatif *m*
38594 **treatment, convulsive** / Krampfbehandlung *f* / traitement convulsif *m*
38595 **treatment, countershock** / Gegenschockbehandlung *f* (bei absoluter Arrhythmie) / traitement par contrechoc *m*
38596 **treatment, curative** / Heilbehandlung *f* / traitement curatif *m*
38597 **treatment, cytostatic** / Behandlung, zytostatische *f* ([nicht] sinnlos bei Collum-, Vagina-, Vulva-, [Ovarial]karzinom [MASSENBACH]) / traitement cytostatique *m*
38598 **treatment, dental (pulp)** / Zahn(wurzel)-behandlung *f* / traitement (de la racine) dentaire *m*
38599 **treatment, depot** / Depotbehandlung *f* / traitement retard *m*
38600 **treatment, dynamic**/Behandlung, gezielte *f* / traitement dynamique *m*
38601 **treatment, early, late** / Behandlung, frühe, späte *f* / traitement précoce, tardif *m*
38602 **treatment, economic** / Behandlung, wirtschaftliche *f* / traitement économique *m*
38603 **treatment, empiric** / Erfahrungsbehandlung *f* / traitement empirique *m*
38604 **treatment, expectative (expectant)** / Behandlung, abwartende *f* / traitement d'attente *m*
38605 **treatment of genetic defects** / Defektgenbehandlung *f* (vermehrt Vorrat an defekten Genen in der Bevölkerung [GLASS]) / traitement de gènes défectueux *m*
38606 **treatment, heat** / Wärmebehandlung *f* / traitement par chaleur *m*
38608 **treatment, home** / Hausbehandlung *f* / traitement à domicile *m*
38609 **treatment, hot air** / Heißluftbehandlung *f* / traitement par air chaud *m*
38610 **treatment, hydro-electric** / Behandlung, hydr(o)elektrische *f* / traitement hydr(o-)électrique
38611 **treatment, in-(door), out-(door) patient** / Behandlung, stationäre, ambulante *f* / traitement stationnaire, ambulant *m*
38612 **treatment, intensive** / Intensivbehandlung *f* (auf einer Intensivstation neben internistischer psychomatische des sekundären Verlust- und reaktiven Krankheiterlebens zur Überwindung der Angst durch Hoffnung [HAAN]) / traitement intensif *m*
38613 **treatment, intermittent** / Behandlung, intermittierende *f* (mit eingelegten Pausen) / traitement intermittent *m*
38614 **treatment of intracranial aneurysmas** / Aneurysmenbehandlung *f* (mit Antifibrinolytica und Antihypertonica) / traitement d'anévrismes intracrâniens *m*
38615 **treatment, iodine** / Jodbehandlung *f* / traitement par l'iode *m*
38616 **treatment, maintenance** / Dauerbehandlung *f* / traitement d'entretien *m*

38617 **treatment, medic(in)al** / Behandlung, ärztliche (arzneiliche) *f* / traitement médic(in)al *m*
38618 **treatment, mental** / Behandlung, seelische *f* / traitement mental *m*
38619 **treatment, motion** / Bewegungsbehandlung *f* / traitement de mouvement passif *m*
38620 **treatment, nature** / Naturheilbehandlung *f* / traitement naturiste *m*
38621 **treatment, (non)specific** / Behandlung, (un)spezifische *f* / traitement (non)spécifique *m*
38622 **treatment, oxygen** / Sauerstoffbehandlung *f* / traitement par l'oxygène *m*
38623 **treatment, palliative** / Behandlung, lindernde *f* (inkurabler Fälle) / traitement palliatif *m*
38624 **treatment, periost** / Periostbehandlung *f* (Vogler' Knochenhautmassage) / traitement du périoste *m*
38625 **treatment, (poli)clinic** / Behandlung, (poli)klinische *f* / traitement (poli)clinique *m*
38626 **treatment, prenatal** / Behandlung, pränatale *f* (am eventrierten Fötus) / traitement prénatal *m*
38627 **treatment, preparatory** / Vorbehandlung *f* / traitement préliminaire *m*
38628 **treatment, protective** / Schutzbehandlung *f* / traitement préventif *m*
38629 **treatment, radium-mould** / Moulagebestrahlung *f* / curiethérapie transcutanée *f*
38630 **treatment, rational** / Behandlung, fundierte *f* / traitement rationnel *m*
38631 **treatment, reclination** / Reklinationsbehandlung *f* (der tb. Wirbelentzündung) / traitement par réclinaison *m*
38632 **treatment, shock** / Schockbehandlung *f* (aktive psychiatrische mit physik. od. chem. Mitteln) / traitement de choc *m*
38633 **treatment, sparing** / Schonungsbehandlung *f* / traitement prudent *m*
38634 **treatment, special** / Spezialbehandlung *f* / traitement spécial *m*
38635 **treatment, suction** / Saugbehandlung *f* (mit Saugglocken z. B. zur Hyperämisierung) / traitement par ventouses *m*
38636 **treatment, suggestive** / Behandlung, suggestive *f* (z. B. Hypnose, Autogenes Training) / traitement suggestif *m*
38637 **treatment, surface** / Oberflächenbehandlung *f* / traitement de surfaces *m*
38638 **treatment, symptomatic** / Behandlung, symptomatische *f* (Folgenbehandlung i. G. z. Ursachenbehandlung) / traitement symptomatique *m*
38639 **treatment, test** / Probebehandlung *f* / traitement d'épreuve *m*
38639a **treatment, whole in one** / Pars-pro-toto-Behandlung *f* (z. B. chiropraktische «Atlastechnik» [Palmer]) / traitement de la partie essentielle *m*
38640 **treatment, wound** / Wundbehandlung *f* / traitement d'une blessure *m*
38641 **tree, bronchial** / Bronchialbaum *m* (Gesamtheit der Bronchusverästlungen und -verzweigungen) / arbre bronchique *m*
38642 **trehalose** / Trehalose *f* (Disaccharid aus Acetalhydroxylgruppen von 2 Monosacchariden) / tréhalose *f*
38643 **Trematodes (Distoma)** / Saugwürmer *m* (1. Ordnung Plathelminthes) / distomes *m*
38644 **tremor** / Tremor *m* (antagonistisches Muskelzucken) / tremblement *m*
38645 **tremor, coarse, fine** / Tremor, grob-, feinschlägiger *m* / tremblement à grande, à petite amplitude *m*
38646 **tremor, continuous, intermittent** / Tremor, persistierender, zeitweiliger *m* / tremblement continu, intermittent *m*
38647 **tremor, epileptoid, hysterical** / Tremor, epileptoider, hysterischer *m* / tremblement épileptoïde, hystérique *m*
38648 **tremor, fibrillary** / Zittern, fibrilläres *n* (einzelner Muskelbündel, z. B. bei Kälte) / tremblement fibrillaire *m*
38649 **tremor, kinetic** / Intentionstremor *m* (bei willkürlichen Bewegungen) / tremblement volitionnel *m*
38650 **tremor, passive** / Ruhetremor *m* (nur in Ruhe) / tremblement de repos *m*
38651 **tremor, psychogenic** / Tremor, psychogener *m* (bei Erregung) / tremblement psychogène *m*
38652 **tremor, senile, toxic** / Tremor, seniler, toxischer *m* / tremblement sénile, toxique *m*
38653 **tremor, static** / Tremor, statischer *m* (beim Erhalten des Gleichgewichts) / tremblement statique *m*
38654 **tremor syndrome** / Tremor-Syndrom (Extrapyramidale Krankheiten mit Tremor im Vordergrund) / syndrome de tremblement
38655 **tremulation (tremulous)** / Zittern(d) *n* / tremblement *m* (tremblant)
38656 **trend** / Trend *m* ([Zeit]richtung) / trend *m*
38657 **trepan** / Trepan *m* (τρύπανον = Drillbohrer) / trépan *m*
38658 **trepanation, decompressive** / Entlastungstrepanation *f* (Kocher) / trépanation décompressive *f*
38659 **trephones** / Trephone *n* (lymphozytogene Wachstumsstoffe des Bindegewebes) / tréphones *f*
38660 **trepidation (trepidant)** / Zucken(d) *n* / trépidation *f* (trépidant)
38661 **Treponema** / Treponema (Baktgatt. der Treponemataceae) / tréponème *m*
38662 **treponema, carate** / Treponema carateum (Spirochaeta pintae: Erreger der Pinta) / spirochète de Herrejon *m*
38664 **treponema, microdental** / Treponema microdentium (menschenapathogene Mundspirochäte) / tréponème microdontique *m*
38665 **treponema, pallid** / Treponema pallidum (Erreger der Syphilis) / spirochète pâle *m*
38666 **treponema, rabbit** / Treponema cuniculi (Erreger der Kaninchenspirochätose) / spirochète de lapin *m*
38667 **treponema, tender** / Treponema pertenue (Erreger der Frambösie) / spirochète tendre *m*
38668 **Treponemataceae** / Treponemataceae (2. Baktfam. der Spirochaetales) / tréponématacées *f*
38669 **treponematoses** / Treponematosen *f* (Krankheiten durch Treponema) / tréponématoses *f*

38670 **triad** / Trias *f* (Drei[symptomen]einheit) / triade *f*
38671 **triad, parapyloric** / Zeichengruppe, parapylorische *f* (STRAUSS' Reiztrias bei Spasmophilie: Hyperästhesie, -sekretion, -motilität des Magens) / triade parapylorique *f*
38672 **triad, postpneumonic** / Trias, postpneumonische *f* (MARCHIAFAVA: Lungeninduration, ulzeröse Endocarditis, eitrige Meningitis) / triade postpneumonique *f*
38673 **triad of tetany** / Achsen-Syndrom (Chvostek, Trousseau, Hyperventilation) / triade de tétanie
38674 **triadic** / triadisch (zu einer Trias gehörig) / triadique
38675 **trialism** / Trialismus *m* (3 selbständige Blutkörperchenentwicklungsreihen: Erythro-, Leuko-, Monozyten [SCHILLING]) / trialisme *m*
38676 **triangular, trigonal** / dreiwinklig, dreieckig / triangulaire, trigone
38677 **tribasic, tetra-** / drei-, vierbasig / tribasique, tétra-
38678 **tribe** / Tribus *m* (Stamm zwischen Geschlecht und Familie) / tribus *m*
38679 **tribrachius** / Tribrachie *f* (Dreiarmigkeit) / bras, qui a trois
38680 **tricellular** / dreizellig / tricellulaire
38681 **tricephalus** / Trizephalie *f* (Dreiköpfigkeit) / tricéphale *m*
38682 **trichiasis** / Trichiasis *f* (Einwärtskehrung der Wimpern und Reiben auf der Hornhaut) / trichiasis *f*
38683 **Trichinellae** / Trichinellen *f* (Fadenwürmer Trichinella, Trichuris [Trichocephalus]) / trichines *f*
38684 **trichinella, spiral** / Trichinella spiralis (Gattung Nematoden: Trichinellengruppe) / trichine *f*
38685 **trichin(ifer)ous** / trichinös (Trichinen tragend) / trichineux (trichinifère)
38686 **trichinoscope** / Fleischbeschaumikroskop *n* / trichinoscope *m*
38687 **trichinosis** / Trichinose *f* (Wurmerkrankung durch Trichinella spiralis) / trichinose *f*
38688 **trichion (tr)** / Trichion *n* (kephalometrischer Haaransatzpunkt) / trichion *m*
38689 **trichlorethanol ($C_2Cl_3H_3O$)** / Trichloräthanol *n* (fett- und wasserlöslicher Parameter zur Bestimmung pharmakokinetischer Indices) / trichloréthanol *m*
38690 **tricho-anesthesia** / Trich(o)anästhesie *f* (Haarunempfindlichkeit) / trich(o-)anesthésie *f*
38691 **trichobacteria** / Trichobakterien *n* (Leptotrichia) / trichobactéries *f*
38692 **trichobezoar** / Haarbezoar *m* / trichobézoard *m*
38693 **trichoclasia, idiopathic** / Trichoclasia idiopathica (Abbrechen der Haare an der Wurzel) / trichoclasie idiopathique *f*
38694 **trichocryptosis** / Trichokryptose *f* (Haarfollikelerkrankung) / trichocryptose *f*
38695 **tricho-epithelioma** / Trich(o)epitheliom *n* (Haarbalgfehlknötchen) / trich(o-)épithéliome *m*
38696 **trichogenous** / trichogen (Haarwachstum fördernd) / trichogénique
38697 **trichoid** / haarähnlich / trichoïde
38698 **trichokinesis** / Pili torti (tortus = gedreht) / trichocinésie *f*
38699 **trichoma** / Plica polonica (Weichselzopf: Haarverkittung durch Verlausung) / trichome *m*
38700 **trichomania** / Trichotillomanie *f* (Haarrupfsucht) / tricho(tillo)manie *f*
38702 **trichomatose** / Haarverfilzung *f* / trichomatose *f*
38703 **Trichomonas** / Trichomonas (Gattung Polymastiginen) / trichomonas *f*
38704 **trichomonas, buccal, intestinal, vaginal** / Trichomonas tenax, intestinalis, vaginalis / trichomonas buccale, intestinale, vaginale *f*
38705 **trichomoniasis** / «Trichomonadenkolpitis» *f* / trichomoniose *f*
38706 **trichomoniasis, extravaginal** / Trichomonasis extravaginalis (z.B. durch gemeinsame Handtuchbenutzung) / trichomoniose extravaginale *f*
38707 **trichomycosis** / Trichonocardiasis axillaris, pubis (Befall der Achsel- und Schamhaare mit Nocardia tenuis) / trichonocardiose *f*
38708 **trichonodosis, sling** / Trichonodosis laqueata («Schlingen» in einzelnen Haaren) / trichonodose en lacets *f*
38709 **trichopathy** / Haarkrankheit *f* / trichopathie *f*
38710 **trichophytia** / Trichophytie *f* (Herpes tonsurans: Scherpilzflechte durch Trichophyton) / teigne tondante *f*
38711 **trichophytia, profound, superficial** / Trichophytia profunda, superficialis / trichophytie profonde, superficielle *f*
38712 **trichophytid** / Trichophytid *n* (lichenoide Hautreaktion auf Pilzsporen) / trichophytide *m*
38713 **trichophytin** / Trichophytin *n* (Trichophytenkulturauszug) / trichophytine *f*
38714 **trichophytobezoars** / Trichophytobezoare *m* (Magenkavum ausdehnende, Bariumbrei eindringen lassende Gastrolithe aus verfilzten Haaren und Pflanzenfasern) / trichophytobézoards *m*
38715 **Trichophyton** / Trichophyton *n* (Gattung Gymnaskalen) / trichophyton *m*
38716 **trichophyton, concentric, purpuraceous** / Trichophyton concentricum, rubrum (Erreger des Schuppen-, des Tropenringwurms) / trichophyton concentrique, purpurin *m*
38717 **trichophyton, shearing, acuminated, violaceous, cerebriform** / Trichophyton tonsurans, acuminatum, violaceum, cerebriforme (Humane Endothrixgruppe) / trichophyton tondant, acuminé, violacé, cérébriforme *m*
38718 **trichophytosis** / Trichophytose *f* (Allgemeininfektion bei Trichophytie) / trichophytose *f*
38719 **trichorrhexis, nodose** / Nodositas crinium (Haaraufsplittrungen durch Trichosporonarten) / trichorrhexie noueuse *f*

38720 **trichoschisis** / Trichoschisis *f* (Haarspaltung in Längsrichtung durch unbiol. Pflege) / trichoptilosis *f*
38721 **trichoses** / Trichosen *f* (Behaarungsanomalien) / trichoses *f*
38722 **Trichosporon** / Trichosporon *n* (Gattung Thallosporalen) / trichosporon *m*
38723 **trichosporon, Beigel's, giant** / Trichosporon beigeli, giganteum (Erreger der Haarknötchenkrankheit) / trichosporon de Beigel, géant *m*
38724 **Trichosporon hortai** / Piedraia hortai (Erreger der Trichosporie [Piedra, Mikrosporie]) / microspore hortai *m*
38725 **trichosporosis** / Trichosporie *f* (Haarknötchen durch Trichosporenarten) / trichosporose *f*
38726 **trichostasis, spinulous** / Trichostasis spinulosa (keratotischer Follikel mit Haarpinsel) / trichostase épineuse *f*
38727 **trichostrongylus, oriental** / Trichostrongylus orientalis (Gattung Nematoden: Hakenwurmgruppe) / trichostrongylus oriental *m*
38728 **trichotomy, dichotomy, monotomy** / Trichotomie, Dichotomie, Monotomie *f* ([geisteswissenschaftliche] Dreiteilung: Leib-Seele-Geist, [naturwissenschaftliche] Zweiteilung: Leib und Seele, [menschennaturwissenschaftliche = anthropologisch-medizinische] Einteilung: Leibseele) / trichotomie, dichotomie, monotomie *f*
38729 **trichotrophia (trichatrophia)** / Haar(unter)-ernährung *f* / trichotrophie (trichatrophie) *f*
38729a **trichromasia** / Dreigrundfarbensinn *m* / trichromatopsie *f*
38730 **trichuriasis** / Peitschenwurmbefall *m* / trichuriose *f*
38731 **Trichuris trichiura** / Trichocephalus dispar (Gattung Nematoden: Trichinellengruppe) / trichocéphale *m*
38732 **tricide** / trizid («drei Fliegen mit einer Klappe» schlagend) / tricide
38733 **tricipital** / dreihäuptig / trois têtes, à
38734 **tricornute, -crotic, -flagellate** / dreihörnig, -schlägig, -geißlig / tricorne, -crote, -flagellé
38735 **tricuspidate, -dentate** / dreizipflig, -zackig / tricuspidé, -denté
38736 **tridactylous** / dreifingrig / tridactyle
38737 **tridermic, -gastric** / dreihäutig, -bäuchig / tridermique, -gastrique
38738 **tridermoma** / Dreikeimblättergeschwulst *f* / tridermome *m*
38739 **triennial(ity)** / dreijährig(e Dauer *f*) / triennal(ité *f*)
38740 **trifoliate skull syndrome** / Holtermüller-Wiedemann' Syndrom (Seltne angeborene hydrozephale Hirnschädelverformung) / syndrome du crâne en trèfle
38741 **trifurcation of the middle cerebral artery** / Trifurcatio a. cerebri mediae / trifurcation de l'artère cérébrale moyenne *f*
38742 **trigger zone** / Triggerzone *f* (trigger = Auslöser: chemorezeptorische Zone am Boden des IV. Hirnventrikels) / zone chimioréceptive *f*
38743 **triglyceride** / Triglycerid *n* (neben Mono- und Diglycerid wichtigste Hydroxylgruppe des Glycerins) / triglycéride *m*
38744 **trigon(e) (triangle)** / Trigonum (Dreieck *n*) / trigone *m*
38745 **trigone of the bladder** / Trigonum vesicae (durch die Harnleiterfalten gebildetes Dreieck) / trigone de la véssie
38746 **trigone, carotid** / Trigonum caroticum (durch die Kreuzung der Mm. omohyoideus und sternocleidomastoideus gebildetes oberes Dreieck) / trigone carotidien
38747 **trigone, collateral** / Trigonum collaterale (am Beginn der Eminentia collateralis) / trigone collatéral
38748 **trigone, femoral** / Trigonum femorale (zwischen Mm. sartorius und adductor longus) / trigone fémoral
38749 **trigones, fibrous** / Trigona fibrosa (an den Atrioventrikularklappen) / trigones fibreux
38750 **trigone of the habenula** / Trigonum habenulae / trigone de l'habénula
38751 **trigone of the hypoglossal nerve (of the fourth ventricle)** / Trigonum n. hypoglossi (ventriculi quarti) / trigone du nerf hypoglosse (du quatrième ventricule)
38752 **trigone, lumbar** / Trigonum lumbale (nicht immer vorhandenes von Fettgewebe angefülltes Lendendreieck zwischen M. obliquus externus und latissimus dorsi) / trigone lombaire
38753 **trigone, olfactory** / Trigonum olfactorium (Riechhirndreieck) / trigone olfactif
38754 **trigone, omoclavicular; (greater supraclavicular fossa)** / Trigonum omoclaviculare (Fossa supraclavicularis maior) (durch die Kreuzung der Mm. omohyoideus und sternocleidomastoideus gebildetes unteres Dreieck) (Grube über dem distalen Schlüsselbein) / trigone omoclaviculaire; (grande fosse susclaviculaire)
38755 **trigone, submandibular** / Trigonum submandibulare (Unterkieferdreieck) / trigone sousmandibulaire
38756 **trigone of the vagus nerve (of the fourth ventricle)** / Trigonum n. vagi (ventriculi quarti) / trigone du nerf pneumogastrique (du quatrième ventricle)
38757 **trigonelline** / Trigonellin *n* (Methylbetain der Nicotinsäure) / trigonelline *f*
38758 **trigonid, tritoconid** / Trigonid, Tritokonid *n* (Molarenhöcker) / trigonide, tritoconide *m*
38759 **trigonitis** / Blasendreieckentzündung *f* / trigonite *f*
38760 **trihydric** / trihydrisch (mit 3 durch Basen ersetzbaren H-Atomen) / trihydrique
38761 **triiodothyronine** / Triiodthyronin *n* (Schilddrüsenhormon) / triiodothyronine *f*
38762 **trilabe** / Trilabe *n* (Katheterbohrer) / trilabe *m*
38763 **trilaminar, -lateral, -lobate** / dreischichtig, -seitig, -lappig / trilaminaire, -latéral, -lobé
38764 **trilocular, -mere, -zonal** / dreiortig, -teilig, -zonig / triloculaire, -mère, -zonal
38765 **trilogy** / Trilogie *f* (Dreierfolge, trinitarische Einheit, Einheit in Dreiheit) / trilogie *f*

38766 **trimanual, -mensual, -morphic** / dreihändig, -monatig, -gestaltig / trimanuel, -mensuel, -morphe
38767 **trimenon** / Trimenium *n* (Dreimonatszeitraum [der Schwangerschaft]) / trimestre *m*
38768 **trimethylamine** / Trimethylamin *n* (tertiäres Amin) / triméthylamine *f*
38769 **trimming, chromosomal** / Chromosomengarnitur *f* / garniture de chromosomes *f*
38770 **trineural (trineuronic), -nominal, -nucleate** / dreinerv(enzell)ig, -namig, -kernig / trineural (trineuronique), -nominal, -nucléе
38771 **trinity** / Trinität *f* (Dreieinigkeit, unitarische Dreiheit, Dreiheit in Einheit) / trinité *f*
38772 **triophthalmos** / Triophthalmus *m* (Dreiäugiger) / triophtalme *m*
38773 **triorchidism** / Triorchidismus *m* (drei Hoden) / triorchidie *f*
38774 **triorthocresylphosphate** / Triorthokresylphosphat *n* (Weichmacher bei der Kunststoffherstellung) / triorthocrésylphosphate *m*
38775 **trioses** / Triosen *f* (Zucker mit 3 C-Atomen: D-Glycerinaldehyd) / trioses *m*
38776 **trioxide** / Trioxyd *n* (3 O-Atome in einem Molekül) / trioxyde *m*
38777 **tripartite, -phasic, -plex** / dreigeteilt, -phasig, -fältig / triparti, -phasique, -ple
38778 **triphosphopyridine nucleotide** / Triphosphopyridinnucleotid *n* (TPN: «Codehydrase II») / triphosphopyridinonucléotide *m*
38779 **triplegia** / Dreigliederlähmung *f* / triplégie *f*
38780 **triplet** / Triplet *n* (1. Drilling, 2. Dreilinsensystem, 3. Aminosäurentrias) / triplet *m*
38781 **triploblastic** / dreikeimblättrig / triploblastique
38782 **triplopia** / Dreifachsehen *n* / triplopie *f*
38783 **tripod** / Tripus *m* (Dreifuß) / tripode *m*
38784 **triradial, -tubercular, -valvular** / dreistrahlig, -hüglig, -klappig / triradial, -tuberculé, -valvulaire
38785 **trismoid** / trismusähnlich / trismoïde
38786 **trismus** / Trismus *m* (τρίζω = knirschen: neurogene Kieferklemme, tonischer Kaumuskelkrampf) / trismus *m*
38787 **trisomia** / Trisomie *f* (Vorkommen einer Chromosomendreiergruppe an Stelle eines Chromosomenpaars in diploidem Chromosomensatz) / trisomie *f*
38788 **tristichiasis** / Wimperndreireihigkeit *f* (στίχος = Reihe) / tristichiasis *f*
38789 **trisubstituted** / dreifachersetzt (chem.) / trisubstitué
38790 **tritanomal(op)ia** / Blauschwäche *f* / tritanomal(op)ie *f*
38791 **tritanopia** / Blaublindheit *f* (τρίτον = dritte sc. Farbe) / tritanopie *f*
38792 **tritic** / weizenkörnig (triticum = Weizen) / tritique
38793 **trituration** / Trituration *f* (terere = reiben) / trituration *f*
38794 **trocar** / Troicart *m* (frz. trois-quarts [Acus triquetra]: herausziehbare dreikantige Körperhöhlenpunktionsnadel in verbleibendem Röhrchen) / trocart *m*
38795 **trochanter, greater and smaller** / Trochanter maior et minor (Rollhügel des Oberschenkelbeins) / trochanter, grand et petit
38796 **trochanter, third** / Trochanter tertius (bei vielen Säugern beständiger 3. Rollhügel) / trochanter, troisième
38797 **trochanteric** / trochantär (τροχάζω = rollen: Rollhügel betreffend) / trochantérien
38798 **troche** / Trochiscus *m* (τροχίσκος = Rädchen: aus Wirkstoff, Zucker, Eiweiß bestehende Pastille) / trochisque *m*
38799 **trochlea** / Trochlea (τροχιλία = Rolle *f*) / trochlée *f*
38800 **trochlea of the humerus** / Trochlea humeri / trochlée de l'humérus
38801 **trochlea, muscular** / Trochlea muscularis (Muskelrolle [Band- oder Knochenrolle]) / trochlée musculaire
38802 **trochlea, peroneal** / Trochlea peronealis (Wadenbeinrolle am Fersenbein) / trochlée péronière
38803 **trochlea (of the superior oblique muscle)** / Trochlea (m. obliqui [oculi] superioris) / trochlée (du muscle oblique supérieur)
38804 **trochlea of the talus** / Trochlea tali / trochlée de l'astragale
38805 **trochlear** / trochleär (Trochlea betreffend) / trochléen
38806 **trochleariform** / rollenförmig / trochléariforme (en forme de poulie)
38807 **trochocephalia** / Rundköpfigkeit *f* / trochocéphalie *f*
38808 **trochoid** / trochoid (τροχός = Rad) / trochoïde
38809 **trochoscope** / Trochoskop *n* (Rö-Apparatur) / trochoscope *m*
38810 **Trogoderma glabrum** / Khaprakäfer *m* (speckkäferartiger Vorratsschädling) / trogoderme glabre *m*
38811 **Trombicula akamushi** / Rattenmilbe (Mäusemilbe) *f* / trombicule akamushi *f*
38812 **trombicula autumnal** / Erntemilbe *f* (Herbstgrasmilbe) / trombicule automnale *f*
38813 **trombidiosis** / Trombidiose (-bikulose) *f* (Milbenkrätze durch Trombicula) / trombiculose *f*
38815 **trophallergy** / Trophallergie *f* (durch Nahrungsmittel ausgelöste) / trophallergie *f*
38816 **trophic** / trophisch (Ernährung [τροφή] betreffend) / trophique
38817 **trophism** / Trophismus *m* (trophische Abhängigkeit) / trophisme *m*
38818 **trophobiosis** / Ernährungssymbiose *f* (z.B. Blattläuse in Ameisenstaaten) / trophobiose *f*
38819 **trophoblast** / Trophoblast *m* (Keimbläschen ernährende Hülle) / trophoblaste *m*
38820 **trophology** / Trophologie *f* (Lehre von der Ernährung der Gewebe) / trophologie *f*
38821 **trophoneuroses** / Trophoneurosen *f* (Organerkrankungen durch mangelnde Gewebsernährung infolge vegetativer Innervationsstörungen) / trophonévroses *f*
38822 **trophopathy** / Trophopathie *f* (Ernährungskrankheit) / trophopathie *f*
38823 **trophospongium** / Trophospongium *n* («Ernährungsschwamm» für Zentrosom: GOLGI' Apparat) / trophospongium *m*

38823a **trophotropic** / trophotrop (auf Nahrung[s-aufnahme] gerichtet) / trophotrope
38824 **tropic(al)**/ wendig(tropisch)/ trope (tropical)
38826 **tropics** / Tropen *f* / tropiques *m*
38828 **tropism** / Tropismus *m* (τρόπος = Richtung: Neigung zu, Bewegung aufhin) / tropisme *m*
38829 **tropococaine hydrochloride** / Tropococaini hydrochloridum (Cocablätteralkaloid Benzoylpseudotropeinhydrochlorid zur Lumbalanästhesie) / tropococaïne, hydrochlorure de *m*
38829a **troposphere** / Troposphäre *f* (unterste Schicht der Erdatmosphäre [bis 18 km] mit fallender Temperatur [bis —80 °C]) / troposphère *f*
38830 **TROTTER's syndrome** / TROTTER' Syndrom (Kleine Tumoren im Nasopharyngealraum) / triade de TROTTER
38831 **trouble** / Beschwerde(n) *f* / dérangement *m*
38832 **trouble, bladder** / Blasenstörung *f* (-leiden *n*) / trouble vésical *m*
38833 **troubles, foehn** / Föhnbeschwerden *f* (nicht durch Temperatur-, Feuchtigkeits-, Luftdruckveränderungen, sondern durch [von Föhn, Mistral, Schirokko etc.] erzeugte Wechselströme als Störfaktoren des bei «Schönwetterlage» von pos. geladener Luft zu neg. geladener Erde durch den Menschen fließenden Gleichstroms [HAHN]) / troubles par fœhn *m*
38834 **troubles, pectanginose** / Beschwerden, pektanginöse *f* (durch Mißverhältnis zwischen O_2-Verbrauch und -Angebot) / dérangements pectangineux *m*
38835 **true** / wahr / vrai
38836 **truncal** / stammbezüglich / tronc, du
38837 **trunk** / Truncus (Stamm *m*, z.B. Arterien entsendender) / tronc *m*
38838 **trunk, anterior and posterior vagal** / Truncus vagalis anterior et posterior (dem Plexus oesophagus entspringende Vagusstämme) / tronc vague antérieur et postérieur
38839 **trunk (of the atrioventricular fascicle)** / Truncus (fasciculi atrioventricularis) / tronc (du fascicule atrioventriculaire)
38840 **trunks of the (brachial) plexus** / Trunci plexus (5–6 Wurzeln des spinalen Armgeflechts) / troncs du plexus (brachial)
38841 **trunk (of the brachial plexus), inferior, middle, superior** / Truncus inferior, medius, superior (plexus brachialis) / tronc inférieur, moyen, supérieur (du plexus brachial)
38842 **trunk, brachiocephalic** / Truncus brachiocephalicus (Arm-Kopfschlagader) / tronc brachiocéphalique
38843 **trunk of the callous corpus** / Truncus corporis callosi / tronc du corps calleux
38844 **trunk, celiac** / Truncus coeliacus (Eingeweideschlagader) / tronc cœliaque
38845 **trunk, costocervial** / Truncus costocervicalis (A. cervicalis profunda + A. intercostalis suprema) / tronc costocervical
38846 **trunk, jugular** / Truncus iugularis (der V. iugularis entsprechender Kopf-Halslymphstamm) / tronc jugulaire
38847 **(trunk, linguofacial)** / (Truncus linguofacialis) (Stamm der Zungen- und Gesichtsarterie) / (tronc linguofacial)
38848 **trunks, lumbar and intestinal** / Trunci lumbales (dexter et sinister) et intestinalis (3 Wurzeln des Milchbrustgangs) / troncs lombaires et intestinaux
38849 **trunk, lumbosacral** / Truncus lumbosacralis (Lenden-Kreuzstamm [L4–L5] des spinalen Lendengeflechts) / tronc lombosacré
38850 **trunks, nerve** / Nervenstämme *m* / troncs nerveux *m*
38851 **trunk, persistent arterious** / Truncus arteriosus (communis) persistens (angeborener Herzfehler) / tronc artériel peristant *m*
38852 **trunk, pulmonary** / Truncus pulmonalis (Lungenschlagader) / tronc pulmonaire
38853 **trunk, right bronchomediastinal** / Truncus bronchomediastinalis dexter (der V. intercostalis suprema entsprechender Brustlymphstamm) / tronc bronchomédiastinal droit
38854 **trunk, subclavian** / Truncus subclavius (der V. subclavia entsprechender Armlymphstamm) / tronc sousclavière
38855 **trunk, sympathetic** / Truncus sympathicus (sympathischer Nervenstamm) / tronc sympathique
38856 **trunk, thyrocervical** / Truncus thyreocervicalis (A. cervicalis ascendens et superficialis + A. suprascapularis + A. thyreoidea inferior) / tronc thyrocervical
38857 **truss, navel** / Nabelbruchband *n* / ceinture ombilicale *f*
38858 **truth** / Wahrheit *f* (Natur-Prozeß, nicht Metaphysisches System) / vérité *f*
38859 **trypane blue (red, violet)** / Trypanblau (-rot, -violett) *n* (zur Vitalfärbung) / trypane, bleu (, rouge, violet) *m*
38860 **Trypanosoma** / Trypanosoma (Gattung Protomonadinen) / trypanosome *m*
38861 **trypanosoma, BRUCE's** / Trypanosoma brucei (Erreger der Viehseuche Nagana) / trypanosome de BRUCE *m*
38862 **trypanosoma, CRUZ's** / Schizotrypanum cruzi (Erreger der CHAGAS' Schizotrypanosomiasis) / trypanosome de CRUZ *m*
38863 **trypanosoma, dourine** / Trypanosoma equiperdum (Erreger der Pferdebeschälseuche)/ trypanosome équiperdu *m*
38864 **trypanosoma, Gambia** / Trypanosoma gambiense (Erreger der afr. Schlafkrankheit) / trypanosome rhodésien *m*
38865 **trypanosomiasis** / Trypanose *f* (Trypanosomenbefall: Tsetsekrankheit, Schlafkrankheit u.a.) / trypanosomose *f*
38866 **trypsin** / Trypsin *n* (aus Trypsinogen nach Aktivierung durch Enterokinase des Dünndarms entstehender eiweißspaltender Fermentkomplex) / trypsine *f*
38867 **trypsinogen** / Trypsinogen *n* (im Pankreassaft gebildetes Proenzym des Trypsins) / trypsinogène *m*
38868 **tryptophan** / Tryptophan *n* (essentielle Aminosäure, synthetisiert und kann weitgehend ersetzen [NAD(P) =] Niacin [Vit. B_2-Komplex (II)]; RNS-Triplet: UGG) / tryptophane *m*

38869 **tuba (tube)** / Tuba (Trompete *f*) / trompe *f*
38870 **tubage (tubal)** / Tubierung *f* (betreffend) / tubage *m* (tubaire)
38871 **tube (tubed, tubing)** / tubieren (Röhre od. Schlauch in Körperhöhle einführen) / tuber (tubé, tubant)
38872 **tube (tubus)** / Schlauch *m* (Röhre *f*) / tube *m*
38873 **tube, accelerator** / Beschleunigungsröhre *f* / tube accélérateur *m*
38874 **tube, air-, oil-, water-cooled** / Röhre, luft-, öl-, wassergekühlte *f* / tube à refroidissement par l'air, par l'huile, par l'eau *f*
38875 **tube, auditory** / Tuba auditiva (Ohrtrompete) / trompe auditive
38876 **tube, autoprotective** / (Strahlen)selbstschutzröhre *f* / tube autoprotecteur *m*
38877 **tube, capillary** / Haarröhrchen *n* / tube capillaire *m*
38878 **tube, cardiac** / Herzschlauch *m* (embr.) / tube cardiaque *m*
38879 **tube, cathode ray** / Kathodenstrahlenröhre *f* / tube à rayons cathodiques *m*
38880 **tube, cavity x-ray** / Körperhöhlenröhre *f* / tube intracavitaire *m*
38881 **tube, cold cathode, glow cathode** / Kaltkathodenröhre, Glühkathoden- *f* / tube à cathode froide, incandescente *m*
38882 **tube, collecting** / Sammelröhre *f* / tube collecteur *m*
38883 **tubes, communicating** / Röhren, kommunizierende *f* / tubes communicants *m*
38884 **tube, contact(-therapy)** / Nahbestrahlungsröhre *f* / tube pour (thérapie de) contact *m*
38885 **tube, distillating** / Destillationsröhre *f* / distillation, tube de *m*
38886 **tube, double barrelled** / Doppelballonsonde *f* / sonde à deux ballons *f*
38887 **tube, double focus** / Doppelfokusröhre *f* (Rö-Röhre mit kleinem schärfer zeichnendem und größerem höher belastbarem Brennfleck) / tube à deux foyers *m*
38888 **tube, double glass wall** / Doppelglaswandröhre *f* / tube à double paroi en verre *m*
38889 **tube, drainage** / Drainrohr *n* / tube à drainage *m*
38890 **tube, duodenal** / Duodenalsonde *f* / sonde duodénale *f*
38891 **tube, endotracheal** / Endotrachealtubus *m* / tube endotrachéal *m*
38892 **tube, feeding** / Ernährungsschlauch *m* / tube nourrissant *m*
38893 **tube, fluorescent** / Fluoreszenzröhre *f* / tube fluorescent *m*
38894 **tube, fluoroscopic image amplifier** / Röntgenbildverstärkerröhre *f* / amplificateur électronique de l'image de l'écran *m*
38895 **tube, focus** / Fokusröhre *f* / tube à foyer (linéaire) *m*
38896 **tube, gas** / Gasröhre *f* (röntg.) / tube à gaz *m*
38897 **tube, hollow, pointed, rotating anode** / Hohlanodenröhre, Spitz-, Dreh- *f* / tube à anode creuse, en pointe, rotative *m*
38898 **tube, intubator** / Intubationsrohr *n* (zur Einführung in Kehlkopf bei Atmungsbehindrung) /tube intubateur *m*
38899 **tube, isolating, metallized, bare** / Röhre, isolierte, metallisierte, nackte *f* / tube isolant, métallisé, nu *m*
38900 **tube, medullary** / Medullarrohr *n* (3. Stadium der embr. Rückenmarkanlage etwa 20.–30. Tg.) / tube neural *m*
38901 **tube, nasotracheal, orotracheal** / Endotrachealtuben *f* / tube nasotrachéal, orotrachéal *m*
38902 **tube, neon, quartz** / Neonröhre *f*, Quarzrohr *n* / tube au néon, en quartz *m*
38903 **tube, pharyngeal** / Rachentubus *m* (zur Narkose) / tube pharyngien *m*
38903a **tube (probe, sound), stomach** / Magenschlauch *m* / sonde (pour le tubage) gastrique *f*
38904 **tube, radium** / Radiumröhrchen *n* (Röhrenträger *m*) / tube de radium *m*
38905 **tube, roentgen (x-ray)** / Röntgenröhre *f* / tube (de) Rœntgen *m*
38906 **tube, roll(er)** / Rollröhrchen *n* (für Gewebekultur) / tube roulant *m*
38907 **tube, rubber drainage; (dressed tube)** / Gummidrain *n* / tube en caoutchouc *m*
38908 **tube, sealed** / Röhre, plombierte *f* / tube scellé *m*
38909 **tube, sediment** / Sedimentröhrchen *n* / tube pour sédimentation (urinaire) *m*
38910 **tube, siphon** / Magensonde *f* (mit Siphon) / sonde à siphon *f*
38911 **tube, sputum** / Sputum(zentrifugier)röhrchen *n* / tube pour (centrifuger les) crachats *m*
38913 **tube, stuffing** / Stopfrohr *n* (Afterrohr nach Op.) / tube arrêtant *m*
38914 **tube, test** / Reagenzröhrchen (Probierglas) *n* / tube à essai *m*
38915 **tube, thermionic** / Quecksilberdampfröhre *f* / tube thermionique *m*
38916 **tube, uterine** / Tuba uterina (Eileiter) / trompe utérine
38917 **tube, vacuum** / Vakuumröhre *f* (GEISSLER) / tube (valve *f*) à vide *m*
38918 **tube (valve), electron** / Elektronenröhre *f* (elektr. Energie verstärkende und elektromagnetische Schwingungen erzeugende Gleichrichterröhre) / tube (lampe *f*) électronique *m*
38919 **tube-fed** / sondenernährt / sonde, nourri à la
38920 **tubelike (fistular)** / tubenähnlich (fistulär) / fistulaire
38921 **tuber** / Tuber (Höcker *m*) / tuber *m*
38922 **tuber of the calcaneus** / Tuber calcanei / tuber du calcanéus
38923 **tuber, frontal** / Tuber frontale (Stirnhöcker) / tuber frontal
38924 **tuber, gray** / Tuber cinereum (grauer Höcker des Hypothalamus) / tuber gris
38925 **tuber, ischiadic** / Tuber ischiadicum (Sitzhöcker) / tuber ischiatique
38926 **tuber (of the liver), omental** / Tuber omentale (hepatis) / tuber omental (du foie)
38927 **tuber of the maxillary bone** / Tuber maxillae / tuber de l'os maxillaire
38928 **tuber (of the pancreas), omental** / Tuber omentale (pancreatis) / tuber omental (du pancréas)

38929 **tuber, parietal** / Tuber parietale (Scheitelhöcker) / tuber pariétal
38930 **tuber of the vermis** / Tuber vermis (Höcker des Kleinhirnunterwurms) / tuber du vermis
38931 **tubercle** / Tuberculum (Dim. v. tuber: Vorsprung *m*) / tubercule *m*
38932 **tubercle, anterior (and posterior) obturator** / Tuberculum obturatorium anterius (et posterius) (Hüftbeinvorsprünge ins Hüftbeinloch) / tubercule obturateur antérieur (et postérieur)
38933 **tubercle of the anterior scalenus muscle** / Tuberculum m. scaleni anterioris / tubercule du muscle scalène antérieur
38934 **tubercle, articular** / Tuberculum articulare (Gelenkvorsprung für den Unterkiefer am Jochbeinfortsatz der Schläfenbeinschuppe) / tubercule articulaire
38935 **tubercle (of the atlas), anterior and posterior** / Tuberculum anterius et posterius (atlantis) / tubercule antérieur et postérieur (de l'atlas)
38936 **(tubercle of the auricle)** / (Tuberculum auriculae) (vorspringende Einrollung der Helix an der Ohrspitze) / (tubercule de l'oreillette)
38937 **tubercle, carotid** / Tuberculum caroticum (ventraler Vorsprung des C6) / tubercule carotidien
38938 **tubercle (of the cervical vertebrae), anterior and posterior** / Tuberculum anterius et posterius (vertebrarum cervicalium) / tubercule antérieur et postérieur (des vertèbres cervicales)
38939 **tubercle, conglomerate** / Solitärtuberkel *m* (*n*) (Tuberkelkonglomeratgeschwulst) / tubercule solitaire *m*
38940 **tubercle, corniculate** / Tuberculum corniculatum (dem Hörnchenknorpel [Santorini] des Kehlkopfs entsprechender Vorsprung) / tubercule corniculé
38941 **tubercles (of the crown) of the tooth** / Tubercula (coronae) dentis / tubercules (de la couronne) de la dent
38942 **tubercle of the cuneate nucleus** / Tuberculum nuclei cuneati / tubercule du noyau cunéiforme
38943 **tubercle, cuneiform** / Tuberculum cuneiforme (dem «Kegelknorpel» [Wrisberg] des Kehlkopfs entsprechender Vorsprung) / tubercule cunéiforme
38944 **tubercle, dissection** / Leichentuberkel *m* (*n*) / tubercule anatomique *m*
38945 **tubercle, epiglottic** / Tuberculum epiglotticum (dem Kehlkopfknorpel entsprechender Vorsprung) / tubercule épiglottique
38946 **tubercle (of the femur), adductor** / Tuberculum adductorium (femoris) (für den Ansatz des M. adductor magnus) / tubercule adducteur du fémur
38947 **tubercle of the gracile nucleus** / Tuberculum nuclei gracilis / tubercule du noyau gracile
38948 **tubercle (of the humerus), greater and smaller** / Tuberculum maius et minus (humeri) / tubercule (de l'humérus), grand et petit
38949 **tubercle, inferior and superior thyroid** / Tuberculum thyreoideum inferius et superius (Schildknorpelvorsprünge) / tubercule thyroïde inférieur et supérieur
38950 **tubercle, infra- and supraglenoidal** / Tuberculum infraglenoidale et supraglenoidale (ober- und unterhalb der Humerusgelenkpfanne des Schulterblatts für Sehnenansätze der Mm. bi- und triceps) / tubercule infra- et susglénoïdien
38951 **tubercle, intervenous** / Tuberculum intervenosum (zwischen den Hohlvenenmündungen des re. Herzvorhofs) / tubercule interveineux
38952 **tubercle in the intima**/Intimatuberkel *m* (*n*) / tubercule dans la tunique interne *m*
38953 **tubercle, jugular** / Tuberculum iugulare (über und vor dem Canalis hypoglossi) / tubercule jugulaire
38954 **tubercle, lateral and medial intercondylar** / Tuberculum intercondylare laterale et mediale (Vorsprünge zwischen den Schienbeinkondylen) / tubercule intercondylien latéral et médial
38955 **(tubercle, marginal)** / (Tuberculum marginale) / ([Augenhöhlen]randvorsprung des Jochbeins) / (tubercule marginal)
38956 **tubercle, mental** / Tuberculum mentale (Kinnvorsprung) / tubercule mentonnier
38957 **tubercle, miliary** / Tuberkel, hirsekorngroßer *m* / tubercule miliaire *m*
38958 **tubercle, pharyngeal** / Tuberculum pharyngeum (Schlundvorsprung des Hinterhauptbeins) / tubercule pharyngien
38960 **tubercle (of the posterior process of the talus), lateral and medial** / Tuberculum laterale et mediale (processus posterioris tali) / tubercule latéral et médial (de l'apophyse postérieure de l'astragale)
38961 **tubercle, pubic** / Tuberculum pubicum (ventraler Schambeinvorsprung) / tubercule pubien
38962 **tubercle of the rib** / Tuberculum costae / tubercule de la côte
38963 **tubercle of the scaphoid bone** / Tuberculum ossis scaphoidei / tubercule de l'os scaphoïde
38964 **(tubercle, supratragal)** / (Tuberculum supratragicum) (nicht seltner Vorsprung über der Ohrecke) / (tubercule au-dessus du tragus)
38965 **tubercle of the thalamus, anterior** / Tuberculum anterius thalami / tubercule antérieur du thalamus
38966 **tubercle of the trapeciform bone** / Tuberculum ossis trapecii / tubercule de l'os trapèze
38967 **tubercle with trapezoid line, conoid** / Tuberculum conoideum; Linea trapezoidea (kegelförmiger Schlüsselbeinvorsprung mit trapezähnlicher Linie) / tubercule conoïde avec ligne trapézoïde
38968 **tubercle of the (Turkish) saddle** / Tuberculum sellae (turcicae) / tubercule de la selle (turcique)
38969 **tubercular, tuberculated** / höckerchenbezüglich, höck(e)rig / tuberculaire, tuberculé

38970 **tuberculation** / Höcker(chen)bildung *f* / tuberculation *f*
38971 **tuberculids** / Tuberkulide *n* (hämatogene Hauttuberkulose) / tuberculides *m*
38972 **tuberculids, papulonecrotic** / Schwindpocken *f* / tuberculose papulonécrotique *f*
38973 **tuberculigenous** / tuberkuligen (Tuberkulose verursachend) / tuberculigène
38974 **tuberculin** / Tuberkulin *n* (Original-Alt-(TOA), Neu-, Bovo-, Gereinigt- zur Tb.-Diagnose) / tuberculine *f*
38975 **tuberculi(ni)zation** / Tuberkuli(ni)sierung *f* ([Auto]intoxikation mit Tuberkelbakterien) / tuberculi(ni)sation *f*
38976 **tuberculitis** / Tuberkelentzündung *f* / tuberculite *f*
38977 **tuberculoid** / tuberkelähnlich / tuberculoïde
38978 **tuberculoma** / Tuberkulom *n* (Rundherd aus Tb.-Gewebe) / tuberculome *m*
38979 **tuberculomania, -phobia** / Tuberkulomanie, -phobie *f* (Tuberkuloseeinbildung, -angst) / tuberculomanie, -phobie *f*
38980 **tuberculosis** / Tuberkulose *f* (Knötchenkrankheit [Tb.] durch Tuberkelbakterien [TbB] mit 3 Stadien: Primäraffekt, Sekundär-, Tertiärstadium und 2 Formen: produktiv-proliferative, exsudativ-entzündliche) / tuberculose *f*
38981 **tuberculosis, abdominal** / Bauchtuberkulose *f* / tuberculose abdominale *f*
38982 **tuberculosis, bovine** / Rindertuberkulose *f* / tuberculose bovine *f*
38983 **tuberculosis, circumcision** / Beschneidungstuberkulose *f* / tuberculose de circoncision *f*
38984 **tuberculosis by cohabitation** / Kohabitationstuberkulose *f* (durch Beischlaf übertragene Urogenitaltuberkulose) / tuberculose par cohabitation *f*
38985 **tuberculosis, cutaneous** / Hauttuberkulose *f* / tuberculose cutanée *f*
38986 **tuberculosis, cutaneous and mucosal ulcerous** / Tuberculosa ulcerosa cutis et mucosae (Schwindgeschwüre) / tuberculose ulcéreuse de la peau et de la tunique muqueuse *f*
38987 **tuberculosis, cutaneous and subcutaneous indurate** / Bazin' Krankheit (Manifestations- und Verlaufsform der Hauttuberkulose) / érythème induré de Bazin
38988 **tuberculosis, epitheloid** / Epitheloidtuberkulose *f* (Leitner: Lymphgefäßepithelinfektion mit Tuberkelbakterien) / tuberculose épithéloïde *f*
38989 **tuberculosis, genital** / Tuberkulose, genitoprimäre *f* (Tuben → Ovar → Uterus, bzw. Prostata → Samenapparat → Hoden) / tuberculose génitale *f*
38990 **tuberculosis, hilum; (bronchial phthisis)** / Bronchial(lymphknoten)tuberkulose *f* (häufig bei Kindern) / tuberculose bronchogène; (tuberculose hilaire) *f*
38991 **tuberculosis, ileocecal** / Ileozäkaltuberkulose *f* / tuberculose iléocæcale *f*
38992 **tuberculosis, ingestion** / Fütterungstuberkulose *f* (des Kleinkinds meist durch rohe Kuhmilch) / tuberculose d'ingestion *f*
38993 **tuberculosis, miliary** / Miliartuberkulose *f* (Aussaat großer Mengen von Miliartuberkeln) / tuberculose miliaire *f*
38994 **tuberculosis, prostatic** / Prostatatuberkulose *f* / tuberculose prostatique *f*
38995 **tuberculosis, sacro-iliac** / Sakr(o)iliakaltuberkulose *f* / tuberculose sacr(o-)iliaque *f*
38996 **tuberculosis of the skin, verrucous** / Tuberculosa verrucosa cutis (warzige Schwindflechte durch Superinfektion bei Hautverletzungen) / tuberculose verruqueuse cutanée *f*
38997 **tuberculosis, syphilis due to vaccination** / Impftuberkulose, -syphilis *f* / tuberculose, syphilis par inoculation *f*
38998 **tuberculosis, urogenital** / Urogenitaltuberkulose *f* / tuberculose urogénitale *f*
38999 **tuberculostatics** / Tuberculostatica *n* (Tuberkelbakterienwachstum hemmende Sulfonamide und Antibiotica) / tuberculostatiques *m*
39000 **tuberculotherapy** / Tuberkulosetherapie *f* / tuberculothérapie *f*
39001 **tuberculotoxin** / Tuberkelbakterientoxin *n* / tuberculotoxine *f*
39002 **tuberculous** / tuberkulös (Tb. betreffend, [lungen]schwindsüchtig) / tuberculeux
39003 **tuberose, tubiferous** / höckerbezüglich, höck(e)rig / tubéreux, tubifère
39004 **tuberosity** / Tuberositas (Höcker mit rauher Oberfläche *m*) / tubérosité *f*
39005 **tuberosity of the anterior serrate muscle** / Tuberositas m. serrati anterioris / tubérosité du muscle dentelé antérieur
39006 **tuberosity of the cuboid bone** / Tuberositas ossis cuboidei / tubérosité de l'os cuboïde
39007 **tuberosity, deltoid** / Tuberositas deltoidea (am Humerus für Ansatz des M. deltoideus) / tubérosité deltoïde
39008 **tuberosity of the distal phalanx** / Tuberositas phalangis distalis / tubérosité de la phalange distale
39009 **tuberosity, gluteal** / Tuberositas glutaea (an der hinteren Fläche des Femurschafts) / tubérosité fessière
39010 **tuberosity, iliac** / Tuberositas iliaca (am Darmbein für Anheftung von Bandmassen) / tubérosité iliaque
39011 **(tuberosity, masseteric)** / (Tuberositas masseterica) (am Unterkiefer für Ansatz des M. masseter) / (tubérosité massétérique)
39012 **tuberosities of the metatarsal bones** / Tuberositates ossium metatarsalium / tubérosités des os métatarsiens
39013 **tuberosity of the navicular bone (of the foot)** / Tuberositas ossis navicularis (pedis) / tubérosité de l'os naviculaire (du pied)
39014 **(tuberosity, pterygoid)** / (Tuberositas pterygoidea) (am Unterkiefer für Ansatz des M. pterygoideus medialis) / (tubérosité ptérygoïde)
39015 **tuberosity, rachitic double** / Doppelhöcker, rhachitischer *m* (an den Fußknöcheln) / tuberosité double rachitique *f*
39016 **tuberosity of the radius** / Tuberositas radii / tubérosité du radius

39017 **tuberosity, sacral** / Tuberositas sacralis (am Kreuzbein für Anheftung von Bandmassen) / tubérosité sacrée
39018 **tuberosity of the tibia** / Tuberositas tibiae / tubérosité du tibia
39019 **tuberosity of the ulna** / Tuberositas ulnae / tubérosité du cubitus
39020 **tubo-abdominal, -ligamentous, -ovarian, -peritoneal, -uterine, -vaginal** / eileiterbauch-, -mutterband-, -eierstock-, -bauchfell-, -gebärmutter-, -scheidebezüglich / tubo-abdominal, -ligamenteux, -ovarien, -péritonéal, -utérin, -vaginal
39021 **tubo-ovarialcyst** / Tub(o)ovarialzyste *f* / (Eierstockzystengeschwulstverschmelzung mit entzündetem Eileiter) / kyste tub(o-)ovarien *m*
39022 **tubular** / röhr(ch)enförmig / tubulaire
39023 **tubule** / Tubulus (Dim. v. Tubus) / tubule *m*
39024 **tubules, contort and straight renal** / Tubuli renales contorti et recti (Harnröhrchen der Niere, gewundene und gerade) / tubules rénaux tortueux et droits
39025 **tubules, contort and straight seminiferous** / Tubuli seminiferi contorti et recti (Samenröhrchen des Hodens, gewundene und gerade) / tubules séminifères tortueux et droits
39026 **tubule, diazo-** / Diazoröhrchen *n* (für Diazoreaktion) / tubules diazo *m*
39027 **tubulization** / Tubulisation *f* (op. Nervenstumpfvereinigung in Röhrchen aus tierischem Gewebe) / tubulisation *f*
39028 **tubulonephrosis** / Tubulonephrose *f* (reine Nephrose) / tubulonéphrose *f*
39029 **Tuesday** / Dienstag *m* / mardi *m*
39030 **tugging, laryngeal** / Larynxpulsation *f* / pulsation laryngée *f*
39031 **tularemia** / Tularämie *f* (Tulare/Calif.: Nagetierseuche durch Pasteurella tularensis) / tularémie *f*
39032 **tumefacient** / (an)schwellen(machen)d / tuméfiant
39033 **tumefy (tumefied, tumefying)** / anschwellen (angeschwollen, anschwellend) / tuméfier (tuméfié, tuméfiant)
39034 **tumescence** / Tumeszenz *f* (diffuse Anschwellung) / tumescence *f*
39035 **tumid(ity)** / tumidus (Tumiditas *f*) (Geschwollen[heit *f*]) / enflé (enflure *f*)
39036 **tumor** / Tumor *m* (umschriebene Schwellung) / tumeur *f*
39037 **tumor, abdominal** / Bauchgeschwulst *f* / tumeur abdominale *f*
39038 **tumor of the alveolar process** / Alveolarfortsatztumor *m* (Epulis) / tumeur du rebord alvéolaire *f*
39039 **tumor, amyloid** / Amyloidtumor *m* (aus Paramyloid) / tumeur d'amyloïde *f*
39040 **tumors, benign** / Geschwülste, gutartige *f* / tumeurs bénignes *f*
39041 **tumors, benign, malign renal** / Nierentumoren, gutartige, bösartige *m* / tumeurs rénales bénignes, malignes *f*
39042 **tumors, benign, malign testicular** / Hodentumoren, gutartige, bösartige *m* / tumeurs testiculaires bénignes, malignes *f*
39043 **tumor of the brain, ectodermal, mesodermal, neuro-epithelial, vascular** / Hirntumoren *m* (nach Zülch) / tumeur ectodermique, mésodermique, névro-épithéliale, vasculaire du cerveau *f*
39044 **tumors, cerebellar** / Kleinhirn(brückenwinkel)tumoren *m* (Sarkome [Fibrome]) / tumeurs cérébellaires *f*
39045 **tumor, collision** / Kollisionstumor *m* (Ca. + Sa.) / tumeur de collision *f*
39046 **tumor, composition** / Kompositionstumor *m* (Ca.-Sa.-Mischgeschwulst) / tumeur composée *f*
39047 **tumors, cystic, solid ovarian** / Ovarialtumoren, zystische, solide *m* / tumeurs ovariennes kystiques, solides *f*
39048 **tumors, dysontogenetic renal** / Nierentumoren, dysontogenetische *m* (Teratome) / tumeurs rénales dysontogénétiques *f*
39049 **tumors, dysontogenetic testicular** / Hodentumoren, dysontogenetische *m* (Teratome) / tumeurs testiculaires dysontogénétiques *f*
39050 **tumor, enamel cell** / Zahnschmelzbildnergeschwulst *f* / adamantoblastome *m*
39051 **tumors, extra-, intramedullary** / Tumoren, extra-, intramedulläre *m* (der Wirbelsäule, des Rückenmarks) / tumeurs extra-, intramédullaires *f*
39052 **tumors, glandular, papillary, teratoid cystic** / Ovarialzystome, glanduläre, papilläre, teratoide *n* / tumeurs kystiques, glandulaires, papillaires, tératoïdes *f*
39053 **tumor, hernial** / Bruchgeschwulst *f* / tuméfication herniaire *f*
39054 **tumors, hypernephroid** / Tumoren, hypernephroide *m* (Nebennierenkeime?) / tumeurs hypernéphroïdes *f*
39055 **tumor, ileocecal** / Ileozäkaltumor *m* / tumeur iléocæcale *f*
39056 **tumors, (infectious) granular** / Granulationsgeschwülste (, infektiöse) *f* (pseudotumoröse infektöse Granulome) / tumeurs granulaires (infectieuses) *f*
39057 **tumors, intraocular** / Tumoren, intraokuläre *m* (echographisch erkennbar) / tumeurs intraoculaires *f*
39058 **tumors of the iris** / Iristumoren *m* (gut- und bösartige) / tumeurs de l'iris *f*
39059 **tumors, malignant** / Geschwülste, bösartige *f* (infiltrierend und metastasierend) / tumeurs malignes *f*
39060 **tumors, mediastinal** / Mediastinaltumoren *m* / tumeurs médiastinales *f*
39061 **tumors, medullary** / Knochenmarkgeschwülste *f* / tumeurs myéloïdes *f*
39063 **tumors, minimal deviation** / Minimalabweichungstumoren *m* (möglichst wenig vom normalen Ausgangsgewebe abweichende) / tumeurs de déviation minimale *f*
39064 **tumors, mixed** / Mischgeschwülste *n* (aus mehreren Gewebsarten) / tumeurs mixtes *f*
39065 **tumor, muco-epidermoid** / Mukoepidermoidtumor *m* (Speicheldrüsentumor mit Schleimzellen und Hornbildung) / tumeur muco-épidermoïde *f*
39066 **tumors, ovarian** / Ovarialtumoren *m* / tumeurs ovariennes *f*

39067 **tumor, phantom** / Gespenstertumor *m* (bei Kontrolluntersuchung nicht mehr nachweisbar) / tumeur fantôme *f*
39068 **tumor, primary** / Primärtumor *m* (Muttergeschwulst) / tumeur primaire *f*
39069 **tumors, primary, secondary choroidal** / Chorioideatumoren, primäre, sekundäre *m* / tumeurs choroïdiennes primaires, secondaires *f*
39070 **tumor, roentgenologically recognizable** / Tumor, röntgenologisch erkennbarer *m* (z.B. im Lungenfeld bei ~1 cm ⌀ d.h. nach ~30 Zellteilungsgenerationen [KOKOWSKY-GERSTENBERG]) / tumeur reconnaissable par les rayons X *f*
39071 **tumors, sacral** / Sakraltumoren *m* (angeborene in Steißbeingegend) / tumeurs sacrées *f*
39072 **tumor, splenic** / Milztumor *m* (jede Vergrößrung) / tumeur liénique *f*
39073 **tumors of the thyroid gland, benign** / Schilddrüsentumoren, gutartige *m* (groß-, kleinfollikuläre, trabekuläre, tubuläre, papilläre, kleinalveoläre Adenome) / tumeurs bénignes de la glande thyroïde *f*
39074 **tumors of the thyroid gland, malign** / Schilddrüsentumoren, bösartige *m* (metastasierende Adenome) / tumeurs malignes de la glande thyroïde *f*
39075 **tumor, transplantation** / Impftumor *m* / tumeur d'implantation *f*
39076 **tumor, vascular white** / Tumor albus vasculosus (Rankenangiom) / tumeur blanche vasculeuse *f*
39077 **tumors of the vermiform appendix** / Appendixtumoren *m* (Karzinoide) / tumeurs appendiculaires *f*
39078 **tumor, white** / Tumor albus (tuberkulöse Gelenkentzündung: Hydrops → Fungus → [kalter] Abszeß) / tumeur blanche *f*
39079 **tumoraffin** / tumoraffin (Tumoren begünstigend) / tumoraffin
39080 **tumorigenic** / tumorigen (Tumoren verursachend) / tumorigène
39081 **tumorous** / tumorös (Tumoren betreffend) / tumoreux
39082 **tungsten (W 74 183,92)** / Wolframium (Wolfram *n*) / tungstène *m*
39083 **tunic(a)** / Tunica (= Unterkleid: Gewebeschicht *f*) / tunique *f*
39084 **tunica, adventitious** / Tunica adventitia («dazukommende», dritte, die gefäßernährenden Gefäße führende Gewebeschicht) / tunique adventice
39085 **tunica, albugineous** / Tunica albuginea («weißliche» [fibröse] Hülle, z.B. des Hodens und Eierstocks) / tunique albuginée
39086 **tunica with circular and longitudinal layer, muscular** / Tunica muscularis: Stratum circulare et longitudinale (Muskelhaut, quer- und längsgestreifte) / tunique musculaire avec couche circulaire et longitudinale
39087 **(tunica) conjunctiva of the eyeball** / Tunica coniunctiva bulbi (Bindehaut des Auges) / (tunique) conjonctive du globe oculaire
39088 **(tunica) conjunctiva of the eyelids** / Tunica coniunctiva palpebrarum (Bindehaut der Augenlider) / (tunique) conjonctive des paupières
39089 **tunica of the crystalline lens, vascular** / Tunica vasculosa lentis (fet. Gefäßhaut der Linse) / tunique vasculaire du cristallin
39090 **tunica dartos** / Tunica dartos («abgehäutete» Fleischhaut des Hodensacks) / tunique dartos
39091 **tunica, external, intima, middle** / Tunica externa, intima, media (Gefäßwandschichten) / tunique externe, intima, moyenne
39092 **tunica of the eyeball, fibrous** / Tunica fibrosa bulbi ([äußere] fibröse Augenhaut: Sclera + Cornea) / tunique fibreuse du globe oculaire
39093 **tunica of the eyeball, internal** / Tunica interna oculi ([innere] Augenhaut: Stratum pigmenti + Retina) / tunique interne du globe oculaire
39094 **tunica of the eyeball, vascular** / Tunica vasculosa bulbi ([mittlere] Gefäßhaut des Auges: Chorioidea + Corpus ciliare + Iris) / tunique vasculaire du globe oculaire
39095 **tunica, fibrous** / Tunica fibrosa (Faserhaut, z.B. der Drüsen) / tunique fibreuse
39096 **tunica, mucous (proper mucous lamina)** / Tunica mucosa (Lamina propria mucosa) ([eigentliche] Schleimhaut) / tunique muqueuse (lame muqueuse propre)
39097 **tunica, serous** / Tunica serosa (Eingeweidehaut) / tunique séreuse
39098 **tunica of the testicle, vaginal** / Tunica vaginalis testis (Periorchium + Epiorchium) / tunique vaginale du testicule
39099 **turbidimetry (turbidity)** / Trübungsgradmessung (Trübheit) *f* / turbidimétrie (turbidité) *f*
39100 **turbinal** / turbinalis (turbinatus: turbo = Wirbel) / turbiné
39101 **turbinotomy** / (Nasen)muschelresektion *f* / turbinotomie *f*
39102 **turbulent (turbulence)** / Ungestüm(heit *f*) / turbulent (turbulence *f*)
39103 **turgescence** / Turgeszenz *f* (turgere = strotzen) / turgescence *f*
39104 **turgid(ness)** / Geschwollen(sein *n*) / turgide (turgidité *f*)
39105 **turgor** / Turgor *m* (Gewebespannungszustand) / turgescence nonœdémateuse *f*
39106 **(Turkish) towel(ling)** / (Frottier)handtuch (Frottieren) *n* / serviette(-éponge) *f* (frotter *m*)
39107 **turn (turned, turning)** / drehen (gedreht, drehend) / tourner (tourné, tournant)
39108 **turnip, Swedish; (rutabaga)** / Kohlrübe *f* / chou-navet *m*
39109 **turpentine** / Terpentin *n* (Terpene + Harzsäuren) / térébenthine *f*
39110 **TURPIN's syndrome** / TURPIN' Syndrom (Bronchiale, ösophagotracheale und vertebrokostale Mißbildungen) / syndrome d'ectasies bronch(o-)œsophagiennes avec fistule œsophagotrachéale et malformations vertébrocostales
39111 **turricephalia** / Schädelverschmälerung *f* (bei vorzeitigem Nähteverschluß) / sténocéphalie *f*

39112 **tussicular** / hüstelnd / tussiculaire (caractérisé par une toux légère)
39113 **tussive** / hustenbezüglich / tussif (se rapportant à la toux)
39114 **tutor** / Tutor *m* (= Beschützer: Gelenkhülse aus Gips) / tuteur *m*
39115 **tweezers, anatomical, surgical** / Pinzette, anatomische, chirurgische *f* / pincette anatomique, chirurgique *f*
39116 **twenty, thirty, forty, fifty, sixty, seventy, eighty, ninety** / zwanzig, dreißig, vierzig, fünfzig, sechzig, siebzig, achtzig, neunzig (XX, XXX, XL, L, LX, LXX, LXXX, XC) / vingt, trente, quarante, cinquante, soixante, soixante-dix, quatre-vingt, quatre-vingt-dix
39117 **twin** / Gemellus *m* (Dim. v. geminus = Zwilling) / jumeau *m* (jumelle *f*)
39118 **twitching** / Zuckung *f* / contraction brusque *f*
39119 **twitching of the tendons** / Subsultus tendinum (Sehnenhüpfen *n*) / soubresaut des tendons *m*
39120 **two-edged** / zweischneidig / tranchants, à deux
39121 **two-figure** / zweistellig / chiffres, de deux
39122 **two-row** / zweireihig / rangs, à deux
39123 **two-stage** / zweistufig / étages, à deux
39124 **tyloma** / Tylosis *f* (τύλος = Schwiele: [Melker]leukoplakie) / tylose *f*
39125 **tylosis of the thumb, symmetrical** / Melkerschwielen *f* / tylose symétrique du pouce *f*
39126 **tympan(it)ic** / trommelfellbezüglich (Trommelfellentzündung betreffend) / tympan(it)ique
39127 **tympanogenous** / trommelfellursprünglich / tympanogène
39128 **tympanomastoid** / warzenfortsatz-paukenhöhlenbezüglich / antrotympanique
39129 **tympanomastoiditis** / Antrotympanitis *f* (Warzenfortsatz-Mittelohrentzündung) / antrotympanite *f*
39130 **tympanoplasty** / Tympanoplastik *f* (op. Wiederherstellung des Schalleitungsapparats im Mittelohr) / tympanoplastie *f*
39131 **tympanosclerosis** / Tympanosklerose *f* (aller Gehörknöchelchen) / tympanosclérose *f*
39132 **tyndallize** / tyndallisieren (sterilisieren durch abwechselndes Erhitzen und Bebrüten) / tyndalliser
39134 **type** / Typus *m* (Muster[bild]) / type *m*
39135 **type, abdominal, costal (thoracal) respiratory** / Respirationstyp, abdominaler, thorakaler *m* / type respiratoire abdominal, costal *m*
39136 **type, ascending** / Aszendenstyp *m* (funktionell-atonisches Colon [ascendens]) / type ascendant *m*
39137 **type, Aztec** / Aztekenkopf *m* (Vogelkopf bei Idioten) / type aztèque *m*; (microcéphalie idiotique *f*)
39138 **type, cava** / Kavatyp *m* (hämatogene Metastasierung über V. cava) / type cave *m*
39139 **type, descending** / Deszendenstyp *m* (langes Rö-Kontrastbreiverbleiben im Colon descendens bei Obstipation) / type descendant *m*
39140 **type, dextro(position)** / Rechtstyp *m* (Ekg: R_{III} hoch, R_I flach; T_{III} konkordant = Rechtsposition, diskordant = Rechtshypertrophie) / type de dextroposition *m*
39141 **type, dromedary** / Dromedartypus *m* (zweigipfliger Fieberverlauf bei Virusinfektionen) / type dromadaire *m*
39142 **types, drug dependence** / Suchtmittelabhängigkeitstypen *m* (Morphin-, Barbiturat-, Cocain-, Cannabis-Marihuana-, Amphetamin-Khat-, Halluzinogen-LSD-[Seidel]) / types de dépendance *m*
39143 **type, ectomorphic, endomorphic, mesomorphic** / Typus, ektomorpher, endomorpher, mesomorpher *m* (Prädominanz der ektoderm-, endoderm-, mesodermursprünglichen Organe) / type ectomorphe, endomorphe, mésomorphe *m*
39144 **type, inverse** / Typus inversus (Fieber morgens höher als abends) / type inverse *m*
39145 **types, localization** / Lokalisationstypen *m* (poliomyelitische) / types de localisation *m*
39146 **type, normal** / Normaltyp *m* (Ekg: höchste R-Zacke in Abltg. II, zweithöchste in Abltg. I) / type normal *m*
39147 **types, pathological constitution(al)** / Konstitutionstypen, pathologische *m* (asthenischer, lymphatischer) / types de constitution pathologiques *m*
39148 **type, primitive, special** / Urtyp, Spezialtyp *m* / type primitif, spécial *m*
39149 **types, reaction** / Reaktionstypen *m* (auf Hautreize, bes. physio- bzw. hydrotherapeutische [Lampert]) / types de réaction *m*
39150 **type, shifting** / Verschiebungstypus *m* (neurasthenischer beim Perimetrieren) / type de déplacement *m*
39151 **type, sinistroposition** / Querlagetyp *m* (Ekg mit hohem R_I und flachem R_{III}) / type de lévoposition *m*
39152 **type, steep** / Steiltyp *m* (steile Herzachse mit kleinem R_I, großem R_{III}) / type escarpé *m*
39153 **typhlatonia** / Blinddarmerschlaffung *f* / typhlatonie *f*
39154 **typhlectasis** / Blinddarmerweiterung *f* / typhlectasie *f*
39155 **typhlitis** / Blinddarmentzündung *f* (meist mit Appendicitis verbunden) / typhlite *f*
39156 **typhlon** / Blinddarm *m* (τυφλόν) / typhlon *m*
39157 **typhlotomy** / Blinddarmschnitt *m* / typhlotomie *f*
39158 **typhlotransversostomy** / Typhlotransversostomie *f* (Caecum-Colon-transversum-Fistelung) / typhlotransversostomie *f*
39159 **typhogenic** / typhogen (Typhus verursachend) / typhogénique
39160 **typhoid** / Typhoid *n* (typhusähnliche Erkrankung) / typhoïde *m*
39161 **typhoid, bilious** / Typhoid, biliöses *n* (Weil' Krankheit) / typhoïde bilieux *m*
39162 **typhoid, provocation** / Provokationstyphoid *n* (durch Typhoidvakzination) / typhoïde provoqué *m*
39163 **typhotoxin** / Typhusbakterientoxin *n* / typhotoxine *f*
39164 **typhous (typhoidal)** / typhös (typhusähnlich) / typh(oïd)ique

39165 **typhus, abdominal; (enterotyphus, enteric fever)** / Typhus abdominalis (τῦφος = Nebel: epidemischer Bauchtyphus, früher Febris nervosa stupida s. versatilis) / fièvre typhoïde (abdominale) *f*
39166 **typhus, cerebral** / Zerebraltyphus *m* (mit wesentlicher Gehirnbeteiligung) / typhus cérébral *m*
39167 **typhus, endemic** / Fleckfieber, endemisches *n* (Rattenfleckfieber durch Rickettsia mooseri) / typhus murin *m*
39168 **typhus, exanthematous** / Flecktyphus *m* (epidemisches Fleckfieber durch Rickettsia prowazeki) / typhus pétéchial *m*
39169 **typhus, stages of abdominal** / Typhusstadien *n* (Stadium incrementi [Inkubation], acmes [Generalisation], decrementi [Manifestation]) / fièvre typhoïde, stades de *m*
39170 **typical** / typisch (ausgeprägt, vorbildlich, üblich) / typique
39171 **typology** / Typologie (Typenlehre) *f* / typologie *f*
39172 **tyramine** / Tyramin *n* (blutdrucksteigerndes, die glatte Muskulatur erregendes «Gewebehormon») / tyramine *f*
39173 **tyrogenous** / käseursprünglich / tyrogène
39174 **Tyroglyphus siro** / Käsemilbe *f* (Hausmilbe) / glycyphage domestique *m*
39175 **tyroma** / Lymphknotengeschwulst *f* / tyrome *m*
39176 **tyrosine** / Tyrosin *n* (τυρός = Käse: biogenes Amin; RNS-Triplet: AUU) / tyrosine *f*
39177 **tyrosis** / Verkäsung *f* (intrans.) / tyrose *f*
39178 **tyrothricine** / Tyrocid *n* (antibiotisches Bakterizid aus Bacterium brevis) / tyrocidine *f*
39179 **tyrotoxism** / Käsevergiftung *f* / tyrotoxisme *m*
39180 **tysonitis** / Tysonitis *f* (TYSON: Entzündung der oft fehlenden Gll. praeputiales) / tysonite *f*

U

39181 **ubiquinone** / Ubichinon *n* (zwischen Flavoproteiden und Cytochromen als H-Überträger eingeschaltetes Coenzym Q) / ubiquinone *f*
39182 **ubiquitous** / ubiquitär (ubique = überall) / ubiquité
39183 **ulatrophy** / Zahnfleischschwund *m* / ulatrophie *f*
39184 **ulcer (fester)** / Geschwür *n* / ulcère *m*
39185 **ulcer, arrosion, corrosive** / Arrosions-, Korrosionsgeschwür *n* / ulcère d'arrosion, corrosif *m*
39186 **ulcers, atonic** / Geschwüre, atonische *n* (mit geringer Heilungstendenz) / ulcères atoniques *m*
39187 **ulcers of the bladder (, elusive, incrusted, tuberculous)** / Ulcera vesicae (simplex, incrustatum, tuberculosum) («schwer auffindbares», verkrustetes, tuberkulöses) / ulcères de la vessie (simple, incrusté, tuberculeux) *m*
39188 **ulcer, callous, carcinomatous** / Ulcus callosum, carcinomatosum (des Magens) / ulcère calleux, carcinomateux *m*
39189 **ulcer, carious, crateriform** / Geschwür, kariöses, kraterförmiges *n* / ulcère carié, cratériforme *m*
39190 **ulcer, clysmatic** / Ulcus clysmaticum (Mastdarmgeschwür durch Klistierverletzung) / ulcère clysmatique *m*
39191 **ulcer, contact** / Abklatschulkus *m* (an Berührungsstelle von einer Schleimhaut auf die andre übergehend) / ulcère par contact *m*
39192 **ulcers of the cornea (, catarrhal, lagophthalmic, neuroparalytic, rodent, scrofulous, serpent)** / Ulcera corneae (catarrhale, e lagophthalmo, neuroparalyticum, rodens, scrophulosum, serpens) / ulcères de la cornée (catarrheux, lagophtalmique, névroparalytique, rongeur, scrofuleux, fistuleux) *m*
39193 **ulcer, cystoscopic** / Ulcus cystoscopicum (Blasengeschwür durch Zystoskopverletzung) / ulcère cystoscopique *m*
39194 **ulcer, decubital** / Dekubitalgeschwür *n* (bei Decubitus) / ulcère du décubitus *m*
39195 **ulcers, dentitiogenous** / Dentitionsgeschwür *n* / ulcères dentitiogènes *m*
39196 **ulcer, diabetic, diphtheric** / Geschwür, diabetisches, diphtherisches *n* / ulcère diabétique, diphtérique *m*
39197 **ulcer, duodenal, jejunal** / Ulcus duodeni, ieiuni / ulcère duodénal, jéjunal *m*
39198 **ulcer, elevate, gangrenous, follicular, serpiginous soft** / Ulcus molle elevatum, phagedaenicum, folliculare, serpiginosum (erhabenes, fressendes, trichterförmiges, kriechendes) / ulcère mou élevé, gangreneux, folliculaire, serpigineux *m*
39199 **ulcer of foot, perforatory** / Ulcus atrophicum (neuroparalytisches «Lochgeschwür») / mal perforant du pied *m*
39200 **ulcer, gastroduodenal stress** / Stressulkus, gastroduodenales *n* (nach Trauma od. Op. bei individueller Disposition) / ulcère stresseur gastroduodénal *m*
39201 **ulcer, gonorrheal** / Ulcus gonorrhoicum / ulcère gonorrhéique *m*
39202 **ulcer, hemorrhagic** / Geschwür, blutendes *n* / ulcère sanguinolent *m*
39203 **ulcers, hypertensive ischemic** / MARTORELL' Syndrom (Ischämische symmetrische Beingeschwüre bei Hypertension) / ulcère susmalléolaire chez les grands hypertendus
39204 **ulcer, intestinal** / Darmgeschwür *n* / ulcère intestinal *m*
39205 **ulcer, irradiation** / Röntgenulkus *n* / ulcère rœntgenien *m*
39206 **ulcer, irritable (indolent)** / Geschwür, (nicht-)schmerzhaftes *n* (chron. ohne Heilungstendenz) / ulcère irritable (indolent) *m*

39207 **ulcer, labial** / Lippengeschwür *n* / ulcère labial *m*
39208 **ulcer, neurogenic** / Geschwür, neurogenes *n* / ulcère neurotrophique *m*
39209 **ulcer, penetrating, perforating** / Ulcus, penetrierendes, perforierendes *n* (des Magens) / ulcère pénétrant, perforant *m*
39210 **ulcer, peptic** / Ulcus pepticum (der Speiseröhren-, Magen- od. Zwölffingerdarmschleimhaut bei gestörten Magensäuresaftverhältnissen) / ulcère récidivant *m*
39211 **ulcer, round** / Ulcus ventriculi / ulcère gastrique *m*
39212 **ulcer of the septum, perforating** / Ulcus septi perforans (Nasenscheidewandknorpel / ulcère perforant de la cloison *m*
39213 **ulcer, stoma(l)** / Randgeschwür *n* (nach Gastrojejunostomie) / ulcère marginal *m*
39214 **ulcer, symptomatic** / Begleitgeschwür *n* (z.B. bei Skorbut) / ulcère scorbutique *m*
39215 **ulcer, trophic, tropical** / Geschwür, trophisches, tropisches *n* (durch mangelhafte Gewebsernährung; Sammelname für Beingeschwüre in den Tropen) / ulcère trophique, tropical *m*
39216 **ulcer, (un)healthy** / Geschwür, (nicht)-heilendes *n* / ulcère (non)cicatrisant *m*
39217 **ulcer, varicose** / Ulcus cruris / ulcère variqueux *m*
39218 **ulcerate (ulcerated, ulcerating)** / ulzerieren (geschwürig zerfallen, zerfallend) / ulcérer (ulcéré, ulcérant)
39219 **ulcerousness (ulcerative)** / Geschwürbildung *f* (betreffend) / ulcération *f* (ulcératif)
39220 **ulegyria** / Ulegyrie *f* (Gyrinarben nach Erweichungszysten) / ulégyrie *f*
39221 **ulerythema, centrifugal** / Ulerythema centrifugum (Erythematodes [UNNA]) / ulérythème centrifuge *m*
39222 **ulerythema, ophryogenous** / Ulerythema ophryogenes (ὀφρύς = Augenbraue: Erythem mit Haarbalgverhornung) ulérythème ophryogène *m*
39223 **ulerythema, sycosiform** / Ulerythema sycosiforme (Folliculitis decalvans) / ulérythème sycosiforme *m*
39224 **uletic (ulotic)** / zahnfleischbezüglich (Narbe betreffend) / ulétique (ulotique)
39225 **ULLRICH's syndrome** / ULLRICH' Syndrom (Einseitige unsymmetrische Form des BONNEVIE-ULLRICH' Syndroms) / syndrome d'ULLRICH
39226 **ULLRICH-FEICHTIGER syndrome** / ULLRICH-FEICHTIGER' Syndrom (Sog. Rostocker Degenerationstyp) / syndrome d'ULLRICH-FEICHTIGER
39227 **ULLRICH-FREMEREY = DOHNA syndrome** / ULLRICH-FREMEREY = DOHNA' Syndrom (Dyszephalie mit Katarakt und Hypotrichose) / syndrome d'ULLRICH-FREMEREY = DOHNA
39228 **ulna** / Ulna (Elle) / cubitus
39229 **ulnar** / ellenbezüglich / cubital
39230 **ulocarcinoma** / Zahnfleischkrebs *m* (οὖλον = Zahnfleisch) / ulocarcinome *m*
39231 **uloglossitis** / Zahnfleisch-Zungenentzündung *f* / uloglossite *f*
39232 **ulosis** / Narbenbildung *f* (οὐλή = Narbe) / cicatrisation *f*
39233 **ulotomy** / Ulotomie *f* (Zahnfleischschnitt, Narbenspaltung) / ulotomie *f*
39234 **ultra** / ultra (Vorsilbe für über-hinaus, jenseits) / ultra
39235 **ultrafilter** / Ultrafilter *m* (ultramikroskopische Teilchen zurückhaltender) / ultrafiltre *m*
39236 **ultrafugalization** / Ultrazentrifugierung *f* (zur Serumfraktionierung) / ultracentrifugation *f*
39237 **ultrasonic** / ultrason (über Hörschwelle hinaus) / ultrasonore
39238 **ultrasonography** / Ultrasonographie *f* (bei Trübung der Medien an Stelle der Fluorescinangiographie [GITTER]) / ultrasonographie *f*
39239 **ultrasonography, A-scope-** / Zeitamplituden-Ultraschalldiagnose *f* (zur Lokalisierung intraokulärer Fremdkörper) / ultrasonographie ophtalmologique *f*
39240 **ultrasound** / Überschall *m* / ultrason *m*
39241 **ultrastructural** / ultrastrukturell (sind ultramikroskopisch erfaßbare [Zell]strukturen) / ultrastructural
39242 **ultrathermostat** / Ultrathermostat *m* (zur Einhaltung gleichbleibender Temperaturen mit Konstanz von ± 0,02 °C) / ultrathermostat *m*
39243 **ultraviolet** / ultraviolett (ist an Violett anschließender Lichtwellenbereich) / ultraviolet
39244 **ultravisible** / ultravisible (nicht mehr sichtbar) / ultravisible
39245 **umbilectomy** / Nabel(bruch)operation *f* / ombilectomie *f*
39246 **umbilical** / nabelbezüglich / ombilical
39247 **umbilicated** / nabelartig (eingedellt) / ombiliqué
39248 **umbilication of skin** / Krebsnabel *m* (Dellenbildung bei metastatischen Oberflächenkrebsknoten) / ombilication de la peau *f*
39249 **umbilicus (navel)** / Umbilicus (Nabel) / ombilic (nombril)
39250 **umbo of the tympanic membrane** / Umbo membranae tympani (umbo = Buckel) / protubérance de la membrane tympanique
39251 **unabsorbable** / nichtabsorbierbar / inabsorbable
39252 **unaccented** / unbetont / nonaccentué
39253 **unacceptable** / unannehmbar / inacceptable
39254 **unacclimatized** / nichtakklimatisiert / nonacclimatisé
39255 **unaccustomed** / ungewohnt / inaccoutumé
39256 **unadjusted** / nichtangepaßt / nonajusté
39257 **unadulterated** / unverfälscht / nonadultéré
39258 **unaffected** / unberührt (ungerührt) / nonaffecté
39259 **unaltered** / unverändert / inaltéré
39260 **unamalgamated** / nichtamalgamiert / nonamalgamé
39261 **unambiguous** / unzweideutig / nonambigu
39262 **unambitious** / unehrgeizig / nonambitieux
39263 **unanalytical** / nichtanalytisch / nonanalytique

39264 **unanalyzable, unanalyzed** / nichtanalysierbar, nichtanalysiert / nonanalysable, nonanalysé
39265 **unapproachable** / nichtangehbar / inapprochable
39266 **unassisted** / nichtunterstützt / nonassisté
39267 **unattacked** / nichtangegriffen / nonattaqué
39268 **unattested** / unbestätigt / nonconfirmé
39269 **unbalanced** / nichtausgeglichen / nonéquilibré
39270 **uncharacterized** / uncharakteristisch / caractéristique, peu
39271 **uncinariasis** / Hakenwurmkrankheit *f* (durch Uncinaria americana) / uncinariose *f*
39272 **uncinate** / uncinatus (mit Haken versehen) / uncinulé
39273 **uncircumcized** / unbeschnitten / noncirconcis
39274 **uncohesive, unconnected** / nichtzusammenhaltend, unzusammenhängend / incohésif, peu connecté
39275 **uncombined, uncompounded** / nichtgebunden, unvermischt / noncombiné, noncomposé
39276 **uncomplicated** / unkompliziert / compliqué, peu
39277 **uncongealable** / ungefrierbar / incongélable
39278 **unconscious(ness)** / Unbewußte(s) *n* (Bezogenheit psychischer Inhalte auf das Es bzw. Nichtbezogenheit auf das Ich) / inconscient *m*
39279 **uncontrolled** / unbeaufsichtigt / nonsurveillé
39280 **uncritical** / unkritisch / noncritique
39281 **uncrossed** / nichtgekreuzt / noncroisé
39283 **uncrystallized** / nichtkristallisiert / noncristallisé
39284 **uncultured (uncivilized)** / unkultiviert (unzivilisiert) / inculte (non civilisé)
39285 **uncus (of the parahippocampal gyrus)** / Uncus (gyri parahippocampalis) (uncus = Haken) / uncus (de la circonvolution de l'hippocampe)
39286 **undecomposable, undecomposed** / unzerlegbar, unzersetzt / indécomposable, indécomposé
39287 **underdosage** / Unterdosierung *f* / sous-dosage *m*
39288 **understanding** / Verständigung *f* / entente *f*
39289 **understress** / Unterforderung *f* (durch vorhandene Automation ebenso vegetativ belastend wie Überforderung durch fehlende [SCHMIDTKE]) / sousmenage *m*
39290 **undesirable** / unerwünscht / indésirable
39291 **undeveloped** / unentwickelt / développé, peu
39292 **undifferentiated** / nichtdifferenziert / nondifférencié
39293 **undiluted** / unverdünnt / nondélayé
39294 **undiscovered** / nichtaufgedeckt (unentdeckt) / nondécouvert
39295 **undisputed** / unbestritten / inconteste
39296 **undisturbed** / ungestört / nondérangé
39297 **undrinkable, uneatable** / nichttrink-, nichteßbar / nonpotable, nonmangeable
39298 **undulated** / gewellt / ondulé
39299 **undulatory** / undulär (wellenhaft) / ondulatoire
39300 **undulous** / undulös (sich der Formung entziehend) / onduleux
39301 **uneconomical** / unwirtschaftlich / économique, peu
39302 **unemployed (unemployment)** / Arbeitslos(igkeit *f*) / travail, sans; (chômage *m*)
39303 **un(en)dangered (not dangerous)** / ungefährdet (ungefährlich) / danger, sans (non dangereux)
39304 **unexplorable, unexplored** / nichterforschbar, unerforscht / inexplorable, inexploré
39305 **unextensible** / nicht(aus)streckbar (nichtdehnbar) / inextensible
39306 **(un)fair** / (un)fair / (dé)loyal
39307 **unfamiliar(ity)** / Nichtvertraut(heit *f*) / nonfamilial (-familiarité *f*)
39308 **unfavorable** / infaust (faustus = günstig) / défavorable
39309 **unfermented** / nichtfermentiert / nonfermenté
39310 **unformed** / nichtgeformt (unfertig) / nonformé
39311 **unguinal** / unguicularis (Unguiculus Dim. v. Unguis) / unguéal
39312 **unhandy** / unhandlich / maniable, peu
39313 **unhealthy** / ungesund / nonsanitaire
39314 **unicolo(u)red** / einfarbig / unicolore
39315 **unicorn** / einhörnig / corne, à une seule
39316 **unicuspidate** / einzipflig / unicuspidé
39317 **uniflagellate** / eingeißlig / uniflagellé
39318 **unifocal** / einherdig / unifocal
39319 **uniform(ity)** / Einheitlich(keit *f*) / uniforme (uniformité *f*)
39320 **unigerminal** / einkeim(blättr)ig / unigerminal
39321 **uniglandular** / eindrüsig / uniglandulaire
39322 **unigravida, unipara** / Unigravida, Unipara *f* (einmal schwanger Gewesene, einmal geboren Habende) / unigravide, unipare *f*
39323 **unintelligent** / unintelligent / intelligent, peu
39324 **uninterested, uninteresting** / uninteressiert, uninteressant / désintéressé, peu intéressant
39325 **union, physical** / Vereinigung, körperliche *f* / union physique *f*
39326 **uniovular** / eineiig / uniovulaire
39327 **unipartite** / einteilig / pièce, d'une seule
39328 **unipennate** / einfiedrig / unipenné
39329 **unipolar** / einpolig / unipolaire
39330 **unirritable** / nichtansprechbar / inirritable
39331 **unisexual(ity)** / Eingeschlechtig(keit *f*) / unisexuel (unisexualité)
39332 **unit, acetonitrile** / A.N.-Einheit *f* (zur Standardisierung von Schilddrüsenpräparaten) / unité d'acétonitrile *f*
39333 **unit, ÅNGSTRÖM's** / ÅNGSTRÖM' Einheit *f* (1 Å = 1/10 Millimikron [mμ] = 1/10 000 Mikron [μ] = 1/10 000 000 Millimeter [mm] = 1/100 000 000 Zentimeter [cm]) / unité d'ÅNGSTRÖM *f*
39334 **unit, astronomical** / Einheit, astronomische *f* (AU = $1,5 \cdot 10^{-8}$ km) / unité astronomique *f*
39335 **unit, axolotl** / Axolotl-Einheit *f* (Axolotl = mexik. Molch: Ax.E. zur Standardisierung von Schilddrüsenpräparaten) / unité d'axolotl *f*

39336 **unit, bacteriological measure** / Maßeinheit, bakteriologische *f* (μ = 10^{-3} mm) / unité de mesure bactériologique *f*
39337 **unit, capon comb** / Hahnenkammeinheit *f* (zur Standardisierung von Hodenpräparaten) / unité crête de coq *f*
39338 **unit, electromagnetic (emu), electrostatic (esu)** / Einheit, elektromagnetische (emE), elektrostatische (esE) *f* / unité électromagnétique (UEM), électrostatique (UES) *f*
39339 **unit, function** / Funktionseinheit *f* / unité fonctionnelle *f*
39340 **unit, Guinea pig** / Meerschweincheneinheit *f* (M.S.E. zur Standardisierung von Schilddrüsenpräparaten) / unité cobaye *f*
39341 **unit, immunity** / Immunitätseinheit *f* (I.E. = Gegengifteinheit) / unité d'immunité *f*
39342 **unit, intensive** / Intensiveinheit *f* (Hauptgerät einer Intensivstation) / unité intensive *f*
39343 **unit, international** / Einheit, Internationale (I.E.) *f* / unité internationale *f*
39344 **unit, King-Armstrong** / Serumphosphataseeinheit *f* (K.A.E. norm. 0,5–2 für saure, 3–10 für alkalische Phosphatase) / unité de King-Armstrong *f*
39345 **unit, Mache's** / Mache' Einheit *f* (M.E. = Radiumemanationsmenge von 10^{-3} elektrostatischen Einheiten) / unité de Mache *f*
39346 **unit, mass** / Masseneinheit *f* (ME: Masse eines Protons od. Neutrons = $1{,}66 \cdot 10^{-24}$ g) / unité de masse *f*
39347 **unit, measure(ment)** / Maßeinheit *f* / unité de mesure *f*
39348 **unit, micro-** / Mikroeinheit *f* / unité micro *f*
39349 **unit, mouse, rat** / Mäuse-, Ratteneinheit *f* (M.E., R.E. zur Standardisierung von HVL-Präparaten) / unité souris, rat *f*
39350 **unit, Oxford** / Oxford-Einheit *f* (O.E. zur Penicillinstandardisierung) / unité d'Oxford *f*
39351 **unit, rabbit** / Kanincheneinheit *f* (K.E. des Corpus-luteum-Hormons 0,75 mg) / unité lapin *f*
39352 **unit, radiophotographic** / Schirmbildeinheit *f* (Tubus mit Leuchtschirm und Kamera) / unité radiophotographique *f*
39353 **unit, replication** / Replikationseinheit *f* (Code für ~ 100 Proteine enthaltende genetische Funktion [Hubermann]) / unité de replication *f*
39354 **unit, statistic** / Einheit, statistische *f* (statistisch valente Antwort) / unité statistique *f*
39355 **unit, thermal** / Wärmeeinheit *f* / unité calorique *f*
39356 **unit, virological measure** / Maßeinheit, virologische *f* (mμ = 10^{-6} mm) / unité de mesure virologique *f*
39357 **unitarism** / Unitätslehre *f* (Zurückführung aller Erscheinungen [z.B. Krankheitsformen] auf eine Ursache) / unicisme *m*
39358 **univalents, auto- (gono)somal** / Univalente, auto- (gono)somale *n* (nichtgepaarte [Geschlecht]chromosomen) / univalents auto- (gono)somiques *m*
39359 **univalent, heterosomal** / Heterosomenunivalent *n* (von Partner unabhängige Geschlechtchromosomenhälfte) / univalent hétérosomique *m*
39359a **universalism** / Universalprinzip *n* (das Allgemeine ist mehr als das Besondre) / univers(al)isme *m*
39360 **universal(ity)** / Allumfassend(heit *f*) / universel (universalité *f*)
39361 **university** / Universität *f* (Universitas litterarum: Wissenschaftsgesamtheit) / université *f*
39362 **unlimited** / nichtlimitiert (unbegrenzt) / illimité
39363 **unmethodical** / unmethodisch / méthode, sans
39364 **unmitigated** / ungemildert (nicht abgeschwächt) / nonmitigé
39365 **unmoved** / unbewegt / impassible
39366 **Unna's syndrome** / Unna-Syndrom (Kongenitale erbliche Hypotrichoseform) / syndrome d'Unna
39367 **unnatural (sub-)** / un(ter)natürlich / naturel, peu (subnaturel)
39368 **unobserved** / unbeobachtet / nonobservé
39369 **unofficial (unof.)** / nichtzugelassen / nonofficiel
39370 **(un)officinal** / (nicht)offizinell / (non)officinal
39371 **unorganized** / unorganisiert / nonorganisé
39372 **unorient(at)ed** / unorientiert / nonorienté
39373 **unoriginal** / nichtursprünglich / nonoriginal
39374 **unoxidizable** / nichtoxydierbar / inoxydable
39375 **unoxygenized** / nichtoxygenisiert (nicht mit Sauerstoff verbunden) / inoxygéné
39376 **unphysiological, unpsychological** / unphysiologisch, unpsychologisch / nonphysiologique, nonpsychologique
39377 **unpigmented** / nichtpigmentiert / nonpigmenté
39378 **unpolarized** / nichtpolarisiert / nonpolarisé
39379 **unproductive(ness)** / Unproduktiv(ität *f*) / improductif (improductivité *f*)
39380 **unprofessional** / unfachmännisch / nonprofessionnel
39381 **unpublished** / unveröffentlicht / inédit
39383 **unqualified** / unqualifiziert / nonqualifié
39384 **unreasonable** / unvernünftig (ist Sterblichkeitsrate zu verkleinern und Geburtenrate zu erhöhen [Toynbee]) / déraisonnable
39385 **unrecognizable** / nichterkennbar / méconnaissable
39386 **unrecognized** / unerkannt / reconnu, qui n'est pas
39387 **unrectified** / ungereinigt (nicht bereinigt) / nonrectifié
39388 **unrelated** / nichtverwandt (nicht in Zusammenhang stehend mit) / incontinu (incontigu)
39389 **unsatisfied, unsaturated** / unbefriedigt, nichtgesättigt / insatisfait, nonsaturé
39390 **unscientific** / unwissenschaftlich / scientifique, peu
39391 **unselected** / unausgewählt / nonsélectionné
39392 **unsentimental** / unsentimental / nonsentimental

39393 **unsociable, unsocial** / ungesellig, unsozial / insociable, peu social
39394 **unspeakable** / unsagbar / indicible
39395 **unspecialized, unspecified** / nichtspezialisiert, unspezifiziert / nonspécialisé, nonspécifié
39396 **(un)stained** / (un)gefärbt / (in)coloré
39397 **unstriped** / ungestreift / nonstrié
39398 **unsubstantial** / substanzlos / substantiel, peu
39399 **(un)successful** / erfolgreich (-los) / succès, avec (sans)
39400 **unsusceptible** / unempfänglich / insusceptible
39401 **unsuspicious** / unverdächtig / nonsuspect
39402 **unsympathetic** / unsympathisch / sympathique, peu
39403 **untenable (untenability)** / Unhaltbar(keit *f*) / intenable (impossibilité de soutenir *f*)
39404 **untrained** / untrainiert / entraîné, peu
39405 **untreated** / unbehandelt / nontraité
39406 **ununited** / nichtvereinigt / nonunité
39407 **unusual, unused, useless** / ungebräuchlich, ungebraucht, unbrauchbar / inusité, inutilisé, inutilisable
39408 **upper** / ober / haut, d'en
39409 **upper arm type of brachial birth palsy** / DUCHENNE-ERB' Syndrom (Armlähmung durch Verletzung der 5. und 6. Zervikalwurzel) / paralysie supérieure du plexus brachial
39410 **upper-die (counter-)** / Patrize *f* (Abzug von Matrize) / poinçon *m*
39411 **urachus** / Urachus (embr. Harngang) / ouraque
39412 **uracil** / Uracil *n* (RNS-Base 2,6-Dioxypyrimidin) / uracil *m*
39413 **uracil, uridin, uridin-5'-phosphate** / Uracil, Uridin, Uridin-5'-phosphat (Base, Base + Zucker [= Nucleosid], Base + Zucker + Phosphorsäure [= Nucleotid]) / uracil, uridine, uridine-5'-phosphate
39414 **uran pile** / Kernreaktor *m* (Meiler mit Uran als Brennstoff in Stäbchenform zur Erzeugung von Isotopen) / réacteur atomique *m*
39415 **uranism** / Uranismus *m* (Männerliebe) / uranisme *m*
39416 **uranium (U 92 238,07)** / Uranium (Uran *n*) / uranium *m*
39417 **uranoplastic** / gaumenplastisch (οὐρανός = [Himmel]gewölbe) / uranoplastique
39418 **uranoplegia** / Gaumenlähmung *f* / palatoplégie *f*
39419 **uranorrhaphy** / Gaumennaht *f* / palatorraphie *f*
39420 **uranoschisis (-coloboma)** / Uranoschisis *f* (-kolobom *n*) ([un]vollständige Gaumenspaltung) / uranoschisis *f* (-colobome *m*)
39421 **uranoscopy** / Uranoskopie *f* («Himmelsgucker»: starke Schädelrückwärtsbeugung) / uranoscopie *f*
39423 **(urano)staphyloplasty** / (Gaumen-)Zäpfchenplastik *f* / (urano)staphyloplastie *f*
39424 **urano(staphylo)rrhaphy** / Gaumen-(Zäpfchen)naht *f* / urano(staphylo)rraphie *f*
39425 **uratemia, -uria** / Uratämie, -urie *f* / uratémie, -urie *f*
39426 **urates** / Urate *n* (harnsaure Salze) / urates *m*
39427 **uratohistechia** / Uratohistechie *f* (Harnsäureretention im Gewebe) / uratohistéchie *f*
39428 **uratolysis** / Uratspaltung *f* / uratolyse *f*
39429 **uratoma, uratosis** / Uratgeschwulst, -ablagerung *f* / uratome *m*, uratose *f*
39430 **urbanization** / Verstädterung *f* / urbanisation *f*
39431 **urea (carbamide)** / Harnstoff *m* ($CO(NH_2)_2$: Ausscheidungsprodukt des Eiweißstoffwechsels, von Urämikern zur Aminosäurensynthese genutzt [GIORDANO], zusammen mit KH ohne Proteine Milchleistung steigerndes Kuhfutter [VIRTANEN]) / urée (pure) *f*
39432 **ureal** / harnstoffbezüglich / uréique
39433 **urease** / Urease *f* (Harnstoff spaltendes Ferment in Pflanzen und Bakterien) / uréase *f*
39434 **ureasepositive, -negative** / ureasepositiv, -negativ / uréasepositif, -négatif
39435 **uredema** / Urödem *n* (Urininfiltration ins Gewebe) / urœdème *m*
39436 **ureides** / Ureide *n* (Harnstoffe mit ersetztem H durch Säureester, z.B. Barbitursäure) / uréides *m*
39437 **uremia** / Urämie *f* (Harnvergiftung) / urémie *f*
39438 **uremia, true, false** / Urämie, echte, falsche *f* / urémie, vraie, fausse *f*
39439 **uremigenic, ureogenetic** / urämiebedingt, harnstoffbildend / urémigénique, uréogénétique
39440 **ureometer, uricometer** / Harnstoffmesser, Harnsäuremesser *m* / uréomètre, uricomètre *m*
39441 **ureopoiesis** / Harnstoffbildung *f* / uréopoïèse *f*
39442 **ureosecretory** / harnstoffausscheidend / uréosécrétoire
39443 **uresis** / Urese *f* (οὐρέω = harnen) / urèse *f*
39444 **ureter** / Ureter (Harnleiter) / uretère
39445 **ureter, bifid, double** / Ureter bifidus, duplex (Entwicklungsanomalien) / uretère bifide, double *m*
39446 **ureteral, urethral** / harnleiter-, harnröhrebezüglich / urétéral, urétral
39447 **ureterectasis, -ectomy** / Harnleitererweiterung, -entfernung *f* / urétérectasie, -ectomie *f*
39448 **ureterocyst** / Ureterozele *f* / urétérocèle *f*
39449 **ureterocystic, -enteric** / harnleiter-blasebezüglich, -darmbezüglich / urétérocystique, -intestinal
39450 **ureterocystoscope** / Harnleiterzystoskop *n* / urétérocystoscope *m*
39451 **ureterolith** / Ureterstein *m* / urétérolithe *m*
39452 **ureterolithotomy** / Ureterolithotomie *f* (Steinentfernung aus dem Harnleiter) / urétérolithotomie *f*
39453 **ureterolysis** / Ureterolyse *f* (op. aus Verwachsungen) / urétérolyse *f*
39454 **uretero(neo)cysto-, -(neo)pyelostomy** / Uretero(neo)zysto-, -(neo)pyelostomie *f* (Harnleiter[neu]einpflanzung in Blase, in Nierenbecken) / urétéro(néo)cysto-, -(néo)pyélostomie *f*

39455 **ureteropathy, -phlegma** / Harnleiterleiden *n*, -schleim *m* / urétéropathie *f*, -phlegme *m*
39456 **uretero(pyelo)gram** / Harnleiter(-Nierenbecken)darstellung *f* / urétéro(pyélo)gramme *m*
39457 **uretero(pyelo)nephritis** / Harnleiter-Nieren(becken)entzündung *f* / urétéro(pyélo)néphrite *f*
39458 **uretero(pyelo)plasty** / Harnleiter(-Nierenbecken)plastik *f* / urétéro(pyélo)plastie *f*
39459 **ureteropyosis** / Harnleitereitrung *f* / uretère, inflammation purulente de l' *f*
39460 **uretero(recto)stomy** / Harnleiterfistelung (Harnleiter-Mastdarmanastomose) *f* / urétéro(recto)stomie *f*
39461 **ureterorrhagia, -rrhaphy** / Harnleiterblutung, -naht *f* / urétérorragie, -rraphie *f*
39462 **ureterostenosis** / Harnleiterstriktur *f* / urétérosténose *f*
39463 **ureterotomy, urethrotomy** / Ureterotomie, Urethrotomie *f* / urétérotomie, urétrotomie *f*
39464 **uretero-urethral** / harnleiter-harnröhrebezüglich (et vice versa) / urétro-urétéral
39465 **uretero-uterine, -vaginal** / harnleitergebärmutterbezüglich, -scheidebezüglich / urétéro-utérin, -vaginal
39466 **urethra, feminine and masculine** / Urethra feminina et masculina (Harnröhre) / urètre féminin et masculin
39467 **urethralgia** / Harnröhrenneuralgie *f* / urétrodynie *f*
39468 **urethratresia, -emphraxis** / Harnröhrenverschluß *m* (angeborener, erworbener) / urétratrésie, urétrophraxie *f*
39469 **urethreurynter** / Harnröhrendehnsonde *f* / urètre, dilat(at)eur de l' *m*
39470 **urethrism** / Harnröhrenkrampf *m* / urétrospasme *m*
39471 **urethritis (ureteritis)** / Harnröhrenentzündung (Harnleiter-) *f* / urét(é)rite *f*
39472 **urethritis, gonorrheal** / Urethritis gonorrhoica (meist durch Gonorrhoe) / urétrite gonorrhéique *f*
39473 **urethritis, simple** / Biertripper *m* (urethraler Ausfluß nach reichlichem Biergenuß und Coitus) / urétrite simple *f*
39474 **urethroblennorrhea** / Urethroblennorrhoe *f* (Gonorrhoe) / urétroblennorrhée *f*
39475 **urethrocystitis** / Harnröhren-Blasenentzündung *f* / urétrocystite *f*
39476 **urethrocystogram** / Harnröhren-Blasendarstellung *f* / urétrocystogramme *m*
39477 **urethro(cysto)scope** / Urethro(zysto)skop *n* (Harnröhrenendoskop [mit Zystoskop]) / urétro(cysto)scope *m*
39478 **urethrography** / Urethrographie *f* (Rö-Kontrastdarstellung der Harnröhre) / urétrographie *f*
39479 **urethroperineal, -vaginal, -vesical** / harnröhre-damm-, -scheide-, -blasebezüglich / urétropérinéal, -vaginal, -vésical
39480 **urethroplasty** / Urethroplastik *f* (Harnröhrenfistelverschluß) / urétroplastie *f*
39481 **urethroprostatic, -rectal, -scrotal** / harnröhre-prostata-, -mastdarm-, -hodenbezüglich / urétroprostatique, -rectal, -scrotal
39482 **urethrorrhagia, -rrhaphy** / Harnröhrenblutung, -naht *f* / urétrorragie, -rraphie *f*
39483 **urethrorrhea** / Harnröhrenausfluß *m* (bei Urethritis) / urétrorrhée *f*
39484 **urethrorrhea, libidinous** / Urethrorrhoe ex libidine (FÜRBRINGER: fadenziehender Drüsensaftausfluß bei geschlechtlicher Erregung bes. sexueller Neurastheniker) / urétrorrhée libidineuse *f*
39485 **urethrostomy** / Harnröhrenfistelung *f* / urétrostomie *f*
39486 **urge for activity, feminine, masculine** / Be(s)tätigungsdrang, weiblicher, männlicher *m* (protektiver Behütungsdrang, aggressiver Bewältigungsdrang [SCHEIDT]) / désir féminin, masculin d'être active, actif *m*
39487 **urge relaxing, masculine/feminine** / Dranglösung, männlich/weibliche *f* (stärkste menschliche Antriebsquelle) / désir masculin/féminin, relaxation de *f*
39488 **urgent** / dringend / urgent
39489 **uric(acid)emia** / Uric(acid)ämie *f* (path. Harnsäure im Blut) / uric(acid)émie *f*
39490 **uric(acid)uria** / Uric(acid)urie *f* (path. Harnsäure im Harn) / uric(acid)urie *f*
39491 **uricase** / Uricase *f* (Harnsäureferment) / uricase *f*
39492 **uricolysis** / Urikolyse *f* (biol. Harnsäureoxydation zu Allantoin bei Säugetieren) / uricolyse *f*
39493 **uricopoiesis, uricosuria** / Harnsäurebildung, -ausscheidung *f* / uricopoïèse, uricosurie *f*
39494 **uricosurics** / Uricosurica *n* (tubuläre Harnsäurerückresorption hemmende, Harnsäureausscheidung erhöhende Antigichtmittel) / uricosuriques *m*
39495 **uridine** / Uridin *n* (Nucleosid mit Base Uracil) / uridine *f*
39496 **uridine diphosphate** / Uridindiphosphat *n* (UDP: Coferment der Glykosidbildung) / uridine, diphosphate d' *m*
39497 **uridrosis** / Ur(h)idrosis *f* (Ausschwitzen harnpflichtiger Stoffe) / urhidrose *f*
39498 **urinal (urinary)** / Uringlas *n* (harnbezüglich) / urinal *m* (urinaire)
39499 **urine** / Harn *m* (spezif. Gew. 1001–1035) / urine *f*
39500 **urine, black, green, red, yellow** / Urina nigra, viridis, rubra, crocea / urine noire, verte, rouge, jaune *f*
39501 **urine, chyle, potus** / Urina chyli, potus (nach reichlichem Essen, Trinken) / urine de chyle, de boisson *f*
39502 **urine, cloudiness of** / Harntrübung *f* / urine, trouble d' *m*
39503 **urine color** / Harnfarbe *f* / urine, couleur d' *f*
39504 **urine color, (reduced) value of the** / Harnfarbwert (, reduzierter) *m* (HEILMEYER) / urine, valeur (réduite) de la couleur d' *f*
39505 **urine, cooked** / Urina cocta (trüb werdender klarer Urin) / urine cuite *f*
39506 **urine, critical** / Urina critica (Sediment absetzender klarer Urin) / urine critique *f*
39507 **urine, crude** / Urina cruda (klar od. trüb bleibender Urin) / urine crue *f*

39508 **urine, febril** / Harn, hochgestellter *m* / urine fébrile *f*
39509 **urine, jumentous** / Urina iumentosa (Pferdeharn) / urine jumenteuse *f*
39510 **urine, middle jet** / Mittelstrahlurin *m* (nach Dammreinigung spontan gelöster ersetzt meist katheterierten) / urine, jet moyen d' *m*
39511 **urine, night, spontaneous, twenty-four-hours** / Nacht-, Spontan-, Sammelurin *m* / urine matinale, spontanée, collective *f*
39512 **urine, normal corpuscles of** / Harnbestandteile, normale *m* / urine, éléments normaux d' *m*
39513 **urine, primary** / Primärharn *m* (unkonzentrierter in Glomeruli) / urine primaire *f*
39514 **urine, residual** / Restharn *m* / urine résiduelle *f*
39515 **urine, sanguine** / Urina sanguinis (Morgenharn) / urine sanguine *f*
39516 **urine, spastic** / Urina spastica (nach Harnsperre) / urine spastique *f*
39517 **uriniparous** / harnproduzierend / urinifère
39518 **urinologist** / Harndiagnostiker *m* / urinologiste *m*
39519 **urinometry** / Urinometrie *f* (Messung des spezif. Gewichts) / urinométrie *f*
39520 **urinoscopy** / Harnschau *f* / urinoscopie *f*
39521 **urinose** / urinös (harnartig) / urineux
39522 **urinosolvent** / harnlösend / urine, dissolvant l'
39523 **urobilin** / Urobilin *n* (Gallenfarbstoff im Harn) / urobiline *f*
39524 **urobilinogen** / Urobilinogen *n* (Urobilinvorstufe Mesobilirubinogen) / urobilinogène *m*
39525 **urobilinogenurie** / Urobilin(ogen)urie *f* / urobilinurie *f*
39526 **urochesia** / Urochesie *f* (χέω = ausgießen: anale Harnausscheidung) / urochésie *f*
39527 **urochrome** / Urochrom *n* (natürlicher gelber Harnfarbstoff aus Urochrom A [Urochromogen] und Urochrom B) / urochrome *m*
39528 **urodynia** / Urodynie *f* (Schmerzen beim Wasserlassen) / urodynie *f*
39529 **urogastrone** / Urogastron *n* (Gastrin-Atagonist des Urins) / urogastrone *f*
39530 **urogenic (urogenital)** / harnursprünglich (Harn-Geschlechtsorgane betreffend) / urogène (urogénital)
39532 **urogram, paper-chromatographic** / Urogramm, papierchromatographisches *n* (PRINZING) / urogramme papier-chromatographique *m*
39533 **urography** / Urographie *f* (Rö-Darstellung von Niere und Harnleiter) / urographie *f*
39534 **urography, ascending, descending** / Urographie, aufsteigende, absteigende *f* / urographie cystoscopique, excrétoire *f*
39535 **urography, intravenous, oral** / Urographie, intravenöse, orale *f* (je nach Kontrastmittelapplikation) / urographie intraveineuse, orale *f*
39536 **uroionogram** / Uroionogramm *n* (Bestimmung der Elektrolytkonzentration im Harn) / uroionogramme *m*
39537 **urokinase** / Urokinase *f* (Plasminogen zu Plasmin aktivierendes, im normalen Urin ausgeschiedenes Enzym) / urokinase *f*
39538 **urolithiasis** / Harnsteinkrankheit *f* / urolithiase *f*
39539 **urological (urologist)** / urologisch (Urologe *m*) / urologique (urologue *m*)
39540 **urology** / Urologie *f* (Lehre von den Krankheiten der Harnorgane) / urologie *f*
39541 **uromelanin** / Urohämatin *n* (Ziegelmehl des Harnsediments) / uro-érythrine *f*
39542 **uropathy, urotherapy** / Harnleiden *n*, Harntherapie *f* / uropathie, urothérapie *f*
39543 **urophages** / Urophagen *m* (Urat enthaltende Riesenzellen bei Gicht [LITTEN]) / urophages *m*
39544 **urophane** / Urophan *n* (den Körper unverändert durch den Harn verlassende Substanz) / urophane *m*
39545 **urophobia** / Urophobie *f* (Angst vor unpassendem Harndrang) / urophobie *f*
39546 **urophthisis** / Urophthise *f* (1. Harnorgantb., 2. Abzehrung bei Harnruhr) / urophtisie *f*
39547 **uropoiesis** / Uropoese *f* (Harnbereitung) / uropoïèse *f*
39548 **uropoietic** / uropoetisch (die Harnbereitung[sorgane] betreffend) / uropoïétique
39549 **uroporphyrin** / Uroporphyrin *n* (tetramethyltetrapropionsaures Porphin) / uroporphyrine *f*
39550 **uroscopy, clinical** / Harnuntersuchung, klinische *f* / uroscopie clinique *f*
39551 **urosein** / Urosein *n* (im Dickdarm bei Eiweißfäulnis entstehender Farbstoff) / uroséine *f*
39552 **urosepsis** / Harnzersetzung *f* / urosepticémie *f*
39553 **urosympathin** / Urosympathin *n* (Pressorstoff) / urosympathine *f*
39554 **urothione** / Urothion *n* (Harnfarbstoff mit hohem Schwefelgehalt) / urothione *m*
39555 **urotoxicity** / Harngiftigkeit *f* / urotoxicité *f*
39556 **urotoxin** / Urotoxin *n* (zur Tötung von 1 kg Versuchstier nötige Harngifte [BOUCHARD]) / urotoxine *f*
39557 **urtica** / Quaddel *f* (urtica = Brennessel: primäre Effloreszenz) / ortie *f*
39558 **urtica, intracutaneous** / Quaddel, intrakutane *f* (Neuraltherapie) / ortie intracutanée *f*
39559 **urticant, urticate** / juckend, schwielig / urticant, ortié
39560 **urticaria, anemic, hyperemic** / Urticaria porcellanea, rubra / urticaire anémique, hyperémique *f*
39561 **urticaria, bullous** / Urticaria bullosa / urticaire vésiculeuse *f*
39562 **urticaria, congelation** / Urticaria e frigore / urticaire de congélation *f*
39563 **urticaria, edematous** / Urticaria gigantea (QUINCKE' Ödem) / urticaire tubéreuse *f*
39564 **urticaria, endemic, epidemic** / Urticaria endemica, epidemica / urticaire endémique, épidémique *f*
39565 **urticaria, factitious** / Urticaria factitia (Hautwulstbildung nach Kratzen bei vegetativer Überempfindlichkeit) / urticaire factice *f*

39566 **urticaria, hemorrhagic** / Urticaria hemorrhagica / urticaire hémorragique *f*
39567 **urticaria (of infants), chronic** / Urticaria chronica (infantum) / urticaire chronique (des enfants) *f*
39568 **urticaria, ingesta** / Urticaria ab ingestis (vom Magen-Darmkanal ausgelöste) / urticaire par ingesta *f*
39569 **urticaria, medicamentous** / Urticaria medicamentosa / urticaire médicamenteuse *f*
39570 **urticaria, pigmentous** / Urticaria xanthelasmoides (Braunnesseln) / urticaire xanthélasmoïde *f*
39571 **urticaria, solar** / Lichturtikaria *f* / urticaire solaire *f*
39572 **urticarial** / urtikariell (Nesselsucht betreffend) / urticarien
39573 **urtication** / Quaddelbildung *f* / urtication *f*
39574 **usable, usual** / brauchbar, gebräuchlich / usable, usuel
39575 **usance (usage)** / (Ge)brauch *m* / usance *f* (usage *m*)
39576 **use (used, using)** / gebrauchen (benutzt, abtragend) / user (usé, usant)
39577 **useful(ness)** / Nützlich(keit *f*) / utile (utilité *f*)
39578 **useless(ness)** / Nutzlos(igkeit *f*) / inutile (inutilité *f*)
39579 **Usher's syndrome** / Usher' Syndrom (Erbliche Kombination von Taubstummheit mit Retinitis pigmentosa) / syndrome d'Usher
39580 **using-optimal** / nutzungsoptimal / utilisation optima(le), à
39581 **Ustilaginales** / Ustilaginales *f* (Pilze in jungen Maisbrandbeulen) / ustilaginales *f*
39582 **ustilaginism** / Ustilaginismus *m* (Vergiftung mit Ustilaginales) / ustilaginisme *m*
39583 **Ustilago** / Ustilago *f* (antibiotischer Pflanzenbrandpilz) / ustilago *f*
39584 **ustilago, spelt** / Ustilago zeae (Maisbeulenbrand) / ustilago d'épeautre *f*
39585 **usure** / Usur (Abnutzung) *f* / usure *f*
39586 **usure, fatty** / Usur, fettige *f* (Atheromatose) / usure grasse *f*
39587 **uterine** / uterin (zur Gebärmutter gehörig) / utérin
39588 **uterism** / Gebärmutterkrampf *m* / utérisme *m*
39589 **utero-abdominal, -parietal** / gebärmutterbauchbezüglich, -bauchwandbezüglich / utéro-abdominal, -pariétal
39590 **uterocele** / Gebärmutterbruch *m* / utérocèle *f*
39591 **uterocervical, -tubal** / gebärmutter-zervixbezüglich, -tubenbezüglich / utérocervical-tubaire
39592 **uterogestation** / Intrauterinschwangerschaft *f* / utérogestation *f*
39593 **uterography** / Uterographie *f* (Registrierung von Uterusaktionsströmen) / utérographie *f*
39594 **utero-intestinal (-rectal)** / gebärmutter(mast)darmbezüglich / utéro-intestinal (-rectal)
39595 **uterolith** / Gebärmutterstein *m* / utérolithe *m*
39596 **uteropelvic, -sacral** / gebärmutterbeckenbezüglich, -kreuzbeinbezüglich / utéropelvien, -sacré
39597 **uteroplacental** / gebärmutter-nachgeburtbezüglich / utéroplacentaire
39598 **uteroplasty** / Gebärmutterplastik *f* / utéroplastie *f*
39599 **uterosclerosis** / Uterussklerose *f* / utérosclérose *f*
39600 **uterotonics** / Uterotonica *n* (Gebär[mutter]-schmerzmittel) / utérotoniques *m*
39601 **uterotractor** / Uterusfaßzange *f* (Küstner) / utérotracteur *m*
39602 **uterovaginal, -vesical** / gebärmutterscheidebezüglich, -blasebezüglich / utérovaginal, -vésical
39603 **uterus** / Uterus (Gebärmutter) / utérus
39604 **uterus, acollis, parvicollis** / Uterus acollis, parvicollis (ohne, mit engem Hals) / utérus sans col, à petit col *m*
39605 **uterus, arcuate** / Uterus arcuatus (pseudobikorner) / utérus arqué *m*
39606 **uterus, asymmetrical** / Uterus obliquus / utérus oblique *m*
39607 **uterus, biforate** / Uterus biforis (foris = Türflügel: Muttermund durch Septum zweigeteilt) / utérus biforis *m*
39608 **uterus, didelphous** / Uterus didelphys (2 uteri, 2 vaginae) / utérus didelphe *m*
39609 **uterus, double bicornuate** / Uterus bicornis duplex (2 uteri, 2 cervices [2 vaginae]) / utérus bicorne à col double *m*
39610 **uterus, (double) septate** / Uterus septus duplex (cum Vagina septa) (Uterus [und Vagina] durch Septum geteilt) / utérus cloisonné (double) *m*
39612 **uterus, fetal** / Uterus foetalis (Cervix länger als Corpus) / utérus fœtal *m*
39613 **uterus, fixed, mobile** / Uterus, fixierter, beweglicher *m* / utérus fixé, mobile *m*
39614 **uterus, gravid** / Schwangerenuterus *m* / utérus gravide *m*
39615 **uterus, half absent** / Uterus hemiatreticus / utérus semi-atrésique *m*
39616 **uterus, hypoplastic, hypotrophic** / Uterus, hypoplastischer, hypotrophischer *m* / utérus hypoplastique, hypotrophique *m*
39617 **uterus, male** / Uterus masculinus (Utriculus prostaticus) / utérus masculin *m*
39618 **uterus pubescent** / Uterus infantilis (unentwickelter) / utérus infantile *m*
39619 **uterus, rudimentary** / Uterus rudimentarius / utérus rudimentaire *m*
39620 **uterus, scarred** / Uterus cicatricialis (narbig veränderter) / utérus cicatriciel *m*
39621 **uterus, unicollis bicornuate** / Uterus bicornis unicollis (2 uteri, 1 cervix) / utérus bicorne à col unique *m*
39622 **utilizable (utilize)** / nutzbar(machen) / utilisable (utiliser)
39623 **utilization** / Nutzbarmachung *f* / utilisation *f*
39624 **utricle** / Utriculus (Dim. v. uter = Schlauch : schlauchartige Erweiterung des häutigen Ohrlabyrinths) / utricule

39625 **utricle with sinus, prostatic** / Utriculus prostaticus; Sinus prostaticus (kleiner Schlauch der Prostata mit Bucht, Homologon der weibl. Vagina) / utricule prostatique avec sinus
39626 **utricular** / utrikulär (Utriculus betreffend) / utriculaire
39627 **Uva ursi** / Bärentraube (Wirkstoff: Ursin [Arbutin]) / Arctostaphylos Uva ursi (Ericaceae)
39628 **uvea** / Traubenhaut *f* (Iris, Ziliarkörper, Chorioidea) / uvée *f*
39629 **uveal** / traubenhautbezüglich / uvéal
39630 **uveitis** / Uveitis *f* (Traubenhautentzündung = Chorioiditis) / uvéite *f*
39631 **uveoplasty** / Uveaplastik *f* / uvéoplastie *f*
39632 **uviolize** / ultraviolettbestrahlen / uvioliser
39633 **uviosensitive (-resistant)** / ultraviolett(un)empfindlich / uviosensitif (-résistant)
39634 **uvula** / Uvula (Dim. v. uva = Traube) / uvule *f*
39635 **uvula of the bladder** / Uvula vesicae (Blasenzäpfchen an der Blasendreieckspitze, verschließt innere Harnröhrenmündung) / uvule de la vessie
39636 **uvula (, palatine)** / Uvula (palatina) ([Gaumen]zäpfchen) / uvule (palatine)
39637 **uvula (of the vermis)** / Uvula (vermis) (Zäpfchen des Kleinhirn-Unterwurms) / uvule (du vermis)
39638 **uvulectomy** / Zäpfchenabtragung *f* / staphylectomie *f*
39639 **uvulitis** / Staphylitis *f* (Zäpfchenentzündung) / cionite *f*
39640 **uvuloptosis** / Zäpfchensenkung *f* / staphyloptose *f*

V

39641 **vacant** / leerstehend / vacant
39642 **vaccinal, vaccinial, vaccinic** / vakzinal, vakzinial, vakzinisch (Impfung, Pocken, Vakzine betreffend) / vaccinal, vaccinial, vaccinique
39643 **vaccinate (inoculate)** / impfen / vacciner (inoculer)
39644 **vaccination** / Vakzination *f* (Pasteur, 1881: Kuhpockenimpfung; Impfung mit Krankheitserregern zur Anregung natürlicher Immunkörperbildung) / vaccination *f*
39645 **vaccination, cholera; (protective inoculation with choleraphages)** / Choleraschutzimpfung *f* / inoculation préventive anticholérique; (vaccination antivibrionique) *f*
39646 **vaccination, combined** / (Schutz)impfung, kombinierte *f* / vaccination associée *f*
39647 **vaccination, complication of** / Impfschaden *m* / vaccination, accident de la *m*
39648 **vaccination, compulsory** / Impfzwang *m* / vaccination obligatoire *f*
39649 **vaccination, cutaneous; (cutivaccination)** / Kutanimpfung *f* (intrakutane Antigeninj. zur Diagnose od. Therapie) / vaccination cutanée; (cutivaccination) *f*
39650 **vaccination, discrepancies of** / Pockenimpfungsprobleme *n* (Impfstoffstandardisierung, Impfmethode [Multipressure od. Skarifikation], Impfalter und -frequenz [Spiess]) / vaccination, disconvenances de *f*
39651 **vaccination, initial** / Erstimpfung *f* / vaccination initiale *f*
39652 **vaccination, peroral polio-** / Polio-Schluckimpfung *f* (kann bes. bei älteren Menschen zu Enteritiden führen) / poliovaccination perorale *f*
39653 **vaccination, prophylactic** / Vorsorgeimpfung *f* (aktiver Impfschutz) / vaccination préventive *f*
39654 **vaccination, protective diphtheric** / Diphtherieschutzimpfung *f* / vaccination préventive diphtérique *f*
39655 **vaccination, protective pertussis** / Keuchhustenschutzimpfung *f* / vaccination préventive de coqueluche *f*
39656 **vaccination, protective plague** / Pestschutzimpfung *f* / vaccination préventive pesteuse *f*
39657 **vaccination, protective tetanic** / Tetanusschutzimpfung *f* / vaccination préventive tétanique *f*
39658 **vaccinator** / Impfarzt *m* / vaccinateur *m*
39659 **vaccine** / Impfstoff *m* (vacca = Kuh) / vaccin *m*
39660 **vaccines** / Vakzine *f* (Impfstoff aus lebenden od. abgetöteten Erregern) / vaccins *m*
39661 **vaccine, antianthrax** / Milzbrand-Impfstoff *m* (durch Hitze abgeschwächte Erreger) / vaccin anticharbonneux *m*
39662 **vaccine, anticholera** / Cholera-Impfstoff *m* (abgetötete Erreger) / vaccin anticholérique *m*
39663 **vaccine, antidiphtheric** / Diphtherie-Impfstoff *m* (Diphtherie-Formoltoxoid [Behring, 1913]) / vaccin antidiphtérique *m*
39664 **vaccine, antiplague** / Pest-Impfstoff *m* (durch Alkohol abgeschwächte Erreger) / vaccin antipesteux *m*
39665 **vaccine, antirabies** / Tollwut-Impfstoff *m* (durch Kaninchenpassagen abgeschwächte Erreger) / vaccin antirabique *m*
39666 **vaccine, antiscarlatinous** / Scharlach-Impfstoff *m* (Scharlachstreptokokken-Formoltoxoid) / vaccin de scarlatine *m*
39667 **vaccine, antitetanic** / Tetanus-Impfstoff *m* (Tetanus-Formoltoxoid) / vaccin antitétanique *m*
39668 **vaccine, antityphoparatyphoid** / Typhusparatyphus-Impfstoff *m* (TAB, abgetötete Erreger) / vaccin antityphoparatyphoïde *m*
39669 **vaccine, anti-yellow-fever** / Gelbfieber-Impfstoff *m* (durch Mäusepassagen abgeschwächte Erreger) / vaccin antiamaril *m*

39670 **vaccine, aphthous fever** / Maul-und-Klauenseuche-Impfstoff *m* (abgetötete Erreger) / vaccin de fièvre aphteuse *m*
39671 **vaccines, auto-, hetero-** / Autovakzine, Heterovakzine *f* (Impfstoff eigner, fremder Erreger) / autovaccins, hétérovaccins *m*
39672 **vaccine, cowpox** / Kuhpockenlymphe *f* (ältester Impfstoff [Jenner, 1796]) / vaccin antivariolique *m*
39673 **vaccine, exanthematous typhus** / Fleckfieber-Impfstoff *m* (abgetötete Erreger) / vaccin de typhus pétéchial *m*
39674 **vaccine, grip** / Grippe-Impfstoff *m* (abgetötete Erreger) / vaccin de grippe *m*
39675 **vaccines, leukemia virus** / Leukämievirusvakzine *f* (zur Immuntherapie des Krebses) / vaccins de virus leucémique *m*
39676 **vaccine, mineral oil** / Mineralöl(adjuvans-Influenzavirus)vakzine *f* (gegen Grippe [Davenport]) / vaccin d'huile minérale *m*
39677 **vaccines, multipartial** / Impfstoffe, multipartielle *m* (aus verschiedenen Stämmen einer Bakterienart) / vaccins multipartiels *m*
39678 **vaccines, multiple** / Mehrfachvakzine *f* (Impfstoffkombination gegen mehrere Krankheitserreger) / vaccins multiples *m*
39679 **vaccine, pertussis** / Keuchhusten-Impfstoff *m* (abgetötete Erreger) / vaccin de coqueluche *m*
39680 **vaccine, poliomyelitis** / Poliomyelitis-Impfstoff *m* (abgetötete Erreger [Salk, 1953]) / vaccin de poliomyélite *m*
39681 **vaccine, tubercle** / Tuberkulose-Impfstoff *m* (auch gegen Leukämie u.ä.) / vaccin BCG (Bacterium Calmette-Guérin) *m*
39682 **vaccine, typhus** / Typhus-Impfstoff *m* (Besredka) / vaccin antityphique *m*
39683 **vaccinella** / Vaccinella *f* (abortive Kuhpockenerkrankung) / vaccinelle *f*
39684 **vaccin(i)a** / Vaccina *f* (Kuhpocken durch Vakzinevirus) / vaccine *f*
39685 **vaccinia, generalized** / Vaccina generalisata (hämatogene Ausbreitung) / vaccine généralisée *f*
39686 **vaccinia, inoculated** / Vaccina inoculata (Übertragung auf Pflegepersonal) / vaccine inoculée *f*
39687 **vaccinia, modified** / Vakzinoid *n* (kuhpockenähnliche Erkrankung) / vaccine fausse *f*
39688 **vaccinia, secondary** / Vaccina secundaria (Übertragung auf andre Körperstellen) / vaccine secondaire *f*
39689 **vacciniferous** / Kuhpockenträger (Impfstoffspender) *m* / vaccinifère *m*
39690 **vacciniform, vaccinoid** / kuhpockenartig, kuhpockenähnlich / vacciniforme, vaccinoïde
39691 **vaccinogen(ous)** / Vakzinogen *n* (vakzinogen) (Impfstoffquelle [kuhpockenerregend]) / vaccinogène *m*
39692 **vaccinola** / Nebenpocken *f* (nach Schutzimpfung) / vaccinelles *f*
39693 **vaccinophobia** / Impfhorror *m* / vaccinophobie *f*
39694 **vaccinostyles** / Impfinstrumente *n* / vaccinostylets *m*
39695 **vacuity** / Leere *f* (auch psych. Leerheit) / vacuité *f*
39696 **vacuole** / Vakuole *f* (Hohlraum mit anders lichtbrechendem Inhalt in Zellen) / vacuole *f*
39697 **vacuol(iz)ation** / Vakuolenbildung *f* / vacuol(is)ation *f*
39698 **vacuum** / Vakuum *n* (luftleerer Raum) / vide *m*
39699 **vacuum extractor** / Vakuumextraktor *m* (Malmström: zur Vakuumextraktion ohne fet. Hypoxie) / ventouse obstétricale *f*
39700 **vagina (sheath)** / Vagina (Scheide *f*) / vagin *m* (gaine)
39701 **vaginae of the bulb of the eye** / Vaginae bulbi (Bindegewebehüllen des Augapfels) / vagins du bulbe de l'œil
39702 **vag(in)al** / vagus-, (vagina)bezüglich / vague (vaginal)
39703 **vagin(al)ectomy** / Vagin(al)ektomie *f* (Scheiden-, [Hodenhüllen]exstirpation) / vagin(al)ectomie *f*
39704 **vagin(al)itis** / Vagin(al)itis *f* (Scheidenkatarrh [Hodenhüllenentzündung]) / vagin(al)ite *f*
39705 **vaginiferous** / scheidetragend / vaginifère
39706 **vaginifixation of the uterus** / Vaginofixatio uteri (Lagekorrektur) / vaginifixation de l'utérus *f*
39707 **vaginism** / Vaginismus *m* (abwehrender Scheiden[muskel]krampf) / vaginisme *m*
39708 **vaginism, mental, perineal** / Vaginismus mentalis, perinealis (psych., phys. bedingt) / vaginisme mental, vulvaire *m*
39709 **vagino-abdominal, -labial, -perineal, -peritoneal, -rectal, -vesical, -vulvar** / scheidebauch-, -schamlippen-, -damm-, -bauchfell-, -mastdarm-, -blase-, -schambezüglich / vagino-abdominal, -labial, -périnéal, -péritonéal, -rectal, -vésical, -vulvaire
39710 **vaginogenic** / scheidenursprünglich / vaginogène
39711 **vaginomycosis** / Scheidenverpilzung *f* / vaginomycose *f*
39712 **vaginoplasty** / Scheidenplastik *f* / vaginoplastie *f*
39713 **vaginotomy** / Scheidenschnitt *m* (Kolpotomie) / vaginotomie *f*
39714 **vagitus, uterine** / Vagitus uterinus (vagire = wimmern: hörbare Fruchtwasseraspiration) / vagissement utérin *m*
39715 **vagotomy** / Vagusdurchtrennung *f* / vagotomie *f*
39716 **vagotomy, gastral** / Vagotomie, gastrale *f* (Ablösung der Resektionsära mit der Wiederherstellung des Gleichgewichts zwischen Säurestimulation und -hemmung durch Erhaltung der antralen Vagusfasern) / vagotomie gastrale *f*
39717 **vagotonic, vagotropic** / vagusgesteuert, vagussteuernd / vagotonique, vagotrope
39718 **vagotonin** / Vagotonin *n* (parasympathikomimetisches hormonähnliches Pankreasprodukt) / vagotonine *f*
39719 **vagotropism** / Vagotropismus *m* (Vaguswirkung z. B. einer Droge) / vagotropisme *m*

39720 **vagovagal** / vagovagal (aus afferenten und efferenten Vagusimpulsen resultierend) / vagovagal
39721 **vague** / vage (unbestimmt) / vague
39722 **VAHLQUIST-GASSER syndrome** / VAHLQUIST-GASSER' Syndrom (Konstitutionelle Neutropenie mit Lymphozytose des Kleinkinds) / syndrome de VAHLQUIST-GASSER
39724 **valence** / Wertigkeit *f* (eines Elements = $\frac{\text{Atomgewicht}}{\text{Äquivalentgewicht}}$: Anzahl einwertiger Atome [z. B. H], mit denen sich ein Atom eines Elements [z. B. N] zu einem Molekül verbinden kann, z. B. NH_3 [N^{III} = dreiwertiger Stickstoff]) / valence *f*
39725 **valence, animal protein** / Tiereiweißwertigkeit *f* (höher als Pflanzeneiweißwertigkeit wegen beßrer Aminosäurenzusammensetzung und Coenzym-Cobalamin-Gehalts) / valence de protéine animale *f*
39726 **valence, biological** / Wertigkeit, biologische *f* (der Nahrung = Gehalt an essentiellen Nahrungsstoffen) / valence biologique *f*
39727 **valence, electric** / Elektrovalenz *f* (Gleichwertigkeit durch elektr. Ladung) / valence électrique *f*
39729 **valent, valuable** / wertig, wertvoll / valent, précieux
39730 **valerian root** / Valerianae radix (Baldrianwurzel *f*) / racine de valériane *f*
39731 **Valeriana** / Baldrian (Wirkstoffe: [Ace]valtratum, Didrovaltratum [Valepotriate]) / Valeriana officinalis (Valerianaceae)
39732 **valerianates** / Valerianate *n* (Salze der Valeriansäure) / valérianates *m*
39733 **valetudinarian(ism)** / Invalide(ntum *n*) *m* / valétudinaire (valétudinarisme) *m*
39734 **valgus, varus** / valgus, varus (nach innen, außen gewölbt) / valgus, varus
39735 **valid(ity)** / Rechtskräftig(keit *f*) / valide (validité *f*)
39736 **valine** / Valin *n* (α-Aminoisovaleriansäure; RNS-Triplet: UUG) / valine *f*
39736a **vallate** / vallatus (mit Wall umgeben) / évasé
39737 **vallecula** / Vallecula (Dim. v. vallis = Tal) / vallon *m*
39738 **vallecula of the cerebellum** / Vallecula cerebelli / vallon du cervelet
39739 **vallecula of the epiglottis** / Vallecula epiglottica / vallon de l'épiglotte
39740 **vallecular** / vallekulär (von Furchen durchzogen) / valléculaire
39741 **valorization, valuation** / Wertsteigerung, Bewertung *f* / valorisation, évaluation *f*
39742 **value** / Wert (Gehalt) *m* / valeur *f*
39743 **value, caloric** / Kalorienwert *m* (einer Nahrungssubstanz) / valeur calorique *f*
39744 **value, curative** / Heilwert *m* / valeur curative *f*
39745 **value, economic** / Nutzwert *m* (der Nahrungsstoffe: Pflanzeneiweiß 78%, KH 97%, Tiereiweiß und Fett 100%) / valeur économique *f*
39746 **value, educational** / Erziehungswert *m* / valeur pédagogique *f*
39747 **value, empty** / Nüchternwert *m* / valeur à jeun *f*
39748 **values, high serum lipoprotein** / Serumlipoproteinwerte, hohe *m* (begünstigen Schlaganfall) / valeurs de lipoprotéine au sérum, hautes *f*
39749 **value, initial** / Anfangswert *m* / valeur initiale *f*
39750 **value, limiting** / Grenzwert *m* / valeur limite *f*
39751 **(value,) mean** / Mittelwert *m* / valeur moyenne *f*
39752 **value, normal** / Normalwert *m* / valeur normale *f*
39753 **value, nutritional** / Nährwert *m* / valeur nutritive *f*
39754 **valueless** / wertlos (wertfrei) / valeur, sans
39755 **valvate** / valv(ul)atus (mit [kleiner] Klappe versehen) / valvé
39756 **valve** / Valva (Türflügel, Klapptür, Klappe *f*) / valve *f*
39757 **valve of the aorta** / Valva aortae / valve de l'aorte
39758 **valve, left atrioventricular (mitral)** / Valva atrioventricularis sinistra (mitralis) (linke [zweizipflige] Herzvorhof-Kammerklappe) / valve atrioventriculaire gauche (mitrale)
39759 **valve with ostium, ileocecal** / Valva ileocaecalis; Ostium ileocaecale (Krummdarm-Blinddarmklapptür) / valve iléocæcale avec ostium
39760 **valve of the pulmonary trunk** / Valva trunci pulmonalis / valve du tronc pulmonaire
39761 **valve, right atrioventricular (tricuspid)** / Valva atrioventricularis dextra (tricuspidalis) (rechte [dreizipflige] Herzvorhof-Kammerklappe) / valve atrioventriculaire droite (tricuspide)
39762 **valveless, valviform** / klappenlos, klappenförmig / valve, sans; valviforme
39763 **valvula** / Valvula (Dim. v. Valva) / valvule *f*
39764 **valvulae, anal** / Valvulae anales (Afterklappen) / valvules anales
39765 **valvula (of the aorta), right, posterior, left semilunar** / Valvula semilunaris dextra, posterior, sinistra (aortae) (halbmondförmige Aortaklappen) / valvule semilunaire droite, postérieure, gauche (de l'aorte)
39766 **valvula of the coronary sinus** / Valvula sinus coronarii / valvule du sinus coronaire
39767 **(valvula of the fossa of the vaginal vestibule)** / (Valvula fossae vestibuli vaginae) / (valvule de la fosse du vestibule vaginal)
39768 **valvula of the inferior caval vein** / Valvula venae cavae inferioris / valvule de la veine cave inférieure
39769 **valvula, lymphatic** / Valvula lymphatica (Lymphgefäßklappe) / valvule lymphatique
39770 **valvula of the oval foramen (of the interauricular septum)** / Valvula foraminis ovalis (Falx septi) / valvule du trou ovale (de la cloison interauriculaire)
39771 **valvula (of the pulmonary trunk), anterior, right, left semilunar** / Valvula semilunaris anterior, dextra, sinistra (trunci pulmonalis) (halbmondförmige Lungenschlagaderklappen) / valvule semilunaire antérieure, droite, gauche (du tronc pulmonaire)

39772 **valvula, venous** / Valvula venosa (Venenklappe) / valvule veineuse
39773 **valv(ul)ar** / valv(ul)är ([kleine] Klappe betreffend) / valv(ul)aire
39774 **valvulitis** / Klappenentzündung *f* / valvulite *f*
39775 **valvuloplasty** / Klappenplastik *f* / valvuloplastie *f*
39776 **valvulotome** / Herzklappenspalter *m* / valvulotome *m*
39777 **valv(ul)otomy** / Klappenschnitt *m* / valv(ul)otomie *f*
39778 **vanadium (V 23 50,95)** / Vanadium (Vanadium *n*) / vanadium *m*
39780 **vanibo** / Vanibo *n* (suggestiv ernährende Scheinspeise) / vanibo *m*
39781 **vanillin** / Vanillin *n* (Kampfer der Vanilla planifolia) / vanilline *f*
39782 **vanishing diabetes mellitus syndrome** / HOUSSAY' Syndrom (Akute Hypophyseninsuffizienz mit Veränderung der Insulinempfindlichkeit) / phénomène de HOUSSAY
39783 **vanity** / Vanitas *f* / vanité *f*
39784 **vapocauterization** / Dampfkauterisation *f* / vapocautérisation *f*
39785 **vaporization** / Ausdünstung (Verdampfung) *f* / vaporisation *f*
39786 **vaporizer** / Verdampfer *m* / vaporisateur *m*
39787 **vaporous** / dämpfig (dunstig) / vaporeux
39788 **vapotester** / Vapotester *m* (zur Messung explosibler Narkosegemische) / vapotesteur *m*
39789 **vapo(u)r (steam)** / Vapor (Dampf, Dunst) *m* / vapeur *f*
39790 **variability** / Veränderbarkeit *f* (Reichtum an Möglichkeiten) / variabilité *f*
39791 **variable** / variationsfähig / variable
39792 **variance, middle quadratic** / Abweichung, mittlere quadratische *f* / variance quadratique moyenne *f*
39793 **variant** / Variante *f* (Spielart: Ergebnis einer Variation) / variante *f*
39794 **variant, caudal** / Kaudalvariante *f* (kurzer Querfortsatz C7, lange 12. Rippe, Lumbalisation S1) / variante caudale *f*
39795 **variant, cranial** / Kranialvariante *f* (langer Querfortsatz C7, kurze 12. Rippe, Sakralisation L5) / variante crâniale *f*
39796 **variant, minus** / Minusvarianten *f* (bakt. Dissoziationsformen) / variantes minus *f*
39797 **variation, bacterial** / Bakterienvariation *f* (Standortvarietät: reversible Veränderlichkeit der Mikrobien) / variation bactérienne *f*
39798 **variations, barometrical** / Luftdruckschwankungen *f* / variations barométriques *f*
39799 **variation, inborn** / Organvariation *f* (genbedingte Abweichung von Art und/od. Zahl eines Körperteils) / variation méristique *f*
39800 **variation width** / Variationsbreite *f* / variation, largeur de *f*
39801 **varication** / Krampfaderbildung *f* / varication *f*
39802 **varicectomy** / Krampfaderentfernung *f* / varicectomie *f*
39803 **varicelliform** / windpockenähnlich / varicelloïde
39804 **varicell(iz)ation** / Windpockenschutzimpfung *f* / varicellation *f*
39805 **variciform, varicoid** / krampfaderförmig, krampfaderähnlich / variciforme, cirsoïde
39806 **varicoblepharon, varicula** / Augenlidvarize, Bindehautvarize *f* / varice de la paupière, de la conjonctive *f*
39807 **varicocele** / Krampfaderbruch *m* / varicocèle *f*
39808 **varicocelectomy** / Varizenbruchoperation *f* / varicocèle, excision d'une *f*
39809 **varicomphalus** / Nabelvarizen *f* / varices de l'ombilic *f*
39810 **varicophlebitis** / Krampfaderentzündung *f* / phlébite variqueuse *f*
39811 **varicosclerosation** / Krampfaderverödung *f* / varicosclérosation *f*
39812 **varicose** / varikös (krampfadrig) / variqueux
39813 **varicosis** / Krampfaderleiden *n* / varicose (maladie variqueuse) *f*
39814 **varicosis of the lung veins** / Lungenvenenvarikose *f* / varicose pulmonaire *f*
39815 **varicosity** / Varikosität *f* (Status varicosus) / état variqueux *m*
39816 **variety** / Varietät *f* (var. = [3namige] Abart, z. B. Mycobacterium tuberculosis var. hominis) / variété *f*
39817 **variola** / Variola *f* (Dim. v. varus = Knoten: Pocken od. Blattern) / variole *f*
39818 **variola, hemorrhagic** / Variola haemorrhagica («schwarze», weil blutende Pocken) / variole hémorragique *f*
39819 **variola, true** / Variola vera / variole vraie *f*
39820 **variolar** / variolär (Pocken betreffend) / variolaire
39821 **variolate(d)** / pockenimpfen (pockenbefallen) / varioler (variolé)
39822 **variolation** / Variolation *f* (Vakzination mit unverändertem Krankheitsmaterial) / variolation *f*
39823 **variolic, varioloid, variolous** / pockig, pockenähnlich, pockenkrank / variolique, varioliforme, varioleux
39824 **variolois** / Variolois *f* (THOMSEN, 1820: abgeschwächte Variola durch Teilimmunität nach Schutzimpfung) / varioloïs *f*
39825 **varix (varices), simple, cirsoid** / Varix simplex, cirsoides (Krampfader[n], einfache, verschlungene *f*) / varice simple, cirsoïde *f*
39826 **varices, esophageal** / Speiseröhrenkrampfadern *f* / varices œsophagiennes *f*
39827 **varices, lymph** / Lymphvarizen *f* / varices lymphatiques *f*
39828 **vary (varied, varying)** / variieren (abgewandelt, verändernd) / varier (varié, variant)
39829 **vasal** / gefäßbezüglich (-reich) / vasculaire
39830 **vasalgia** / Gefäßneuralgie *f* / vasalgie *f*
39831 **vascularity** / Gefäßanordnung *f* / vascularité *f*
39832 **vascularization** / (Blut)gefäßbildung *f* / vascularisation *f*
39833 **vascularize** / vaskularisieren (mit Gefäßen durchziehen) / vasculariser

39835 **vasculature** / Gefäßsystem *n* / système vasculaire *m*
39836 **vasculitis, rheumatic** / Vasculitis rheumatica (allergische Kleingefäßerkrankung) / vasculite rhumatique *f*
39837 **vasculitis of the young, retinal** / EALES' Syndrom (Rezidivierende Glaskörperblutungen) / hémorragies récidivantes des jeunes gens
39838 **vasculogenesis** / Gefäßentwicklung *f* / vasculogenèse *f*
39839 **vasculolymphatic** / blut-lymphgefäßbezüglich / vasculolymphatique
39840 **vasculomotor, vasosensory** / vasomotorisch, -sensorisch (Gefäßwandbewegung, -empfindung regelnd) / vasomoteur, vasosensoriel
39841 **vaseline (, carbolated)** / (Carbol)vaseline *f* / vaseline phénolisée *f*
39842 **vaseline, medicamentous** / Vaselinum officinale / vaseline préparée *f*
39843 **vaseline, white, yellow** / Vaselinum album, flavum (Mineralölauszüge) / vaseline blanche, jaune *f*
39844 **vaselinoderma (, verrucous)** / Vaselinoderma (verrucosum) (Erkrankung nach Gebrauch unreiner Vaseline) / vaselino(der)me (verruqueux) *m*
39845 **vasifaction (-factive)** / Gefäßentstehung *f* (betreffend) / vasiformation *f* (-formatif)
39846 **vasiform** / gefäßförmig / vasiforme
39848 **vasinhibitor** / vasinhibitorisch (Gefäßspannungsteuerung hemmend) / vasinhibiteur
39849 **vasitis** / Ductus-deferens-Entzündung *f* / déférentite *f*
39850 **vasoconstricting, -dilating** / gefäßverengernd, -erweiternd / vasoconstricteur, -dilateur
39851 **vasoconstriction** / Gefäßverengerung *f* / vasoconstriction *f*
39852 **vasodepressor** / vasodepressorisch (Gefäßdruck herabsetzend) / vasodépresseur
39853 **vasodila(ta)tion** / Gefäßweitung *f* / vasodilatation *f*
39854 **vasodilatin** / Vasodilatin *n* (gefäßerweiternde, Blutdruck senkende Darmschleimhautsubstanz) / vasodilatine *f*
39855 **vaso-epididymostomy** / Samenstrang-Hodenverbindung *f* / vas(o-)épididymostomie *f*
39856 **vasohyper-, -hypotonic** / gefäßhyper-, -hypoton(isch) / vasohyper-, -hypotensif
39856a **vasoligature (vasopuncture)** / Samenstrangunterbindung (-punktion) *f* / vasoligation (-ponction) *f*
39857 **vasomotion (vasomotorium)** / Gefäßbewegung(system *n*) *f* / vasomotion *f* (vasomotorium *m*)
39858 **vasomotoricity** / Kraft, vasomotorische *f* / vasomotricité *f*
39859 **vasoneurosis** / Angioneurose *f* (neurozirkulatorische Dystonie) / névrose vasculaire *f*
39860 **vasoparalysis (-paresis)** / Gefäßlähmung (-erschlaffung) *f* / angioparalysie (-parésie) *f*
39861 **vasoreflex** / Gefäßreflex *m* (Arterienkonstriktion bei Reizung von außen) / réflexe vasculaire *m*
39862 **vasorelaxation** / Gefäßspannung, nachlassende *f* / vasorelâchement *m*
39863 **vasorrhaphy** / Samenstrangnaht *f* / vasorraphie *f*
39864 **vasospasm (vasospastic)** / Gefäßspasmus *m* (betreffend) / angiospasme *m* (angiospastique)
39865 **vasostimulant** / gefäßstimulierend / vasostimulant
39866 **vaso(s)tomy** / Samenstrangdurchschneidung (Samenfistelanlegung) *f* / vaso(s)tomie *f*
39867 **vasotonia (vasotonic)** / Gefäßtonus *m* (betreffend) / angiotonie *f* (angiotonique)
39868 **vasotrophic, -tropic** / gefäßernährend, -freundlich / vasotrophique, -trope
39869 **vasotrophy (vasotrophic)** / Gefäßernährung *f* (betreffend) / vasotrophie *f* (vasotrophique)
39870 **vasovagal** / gefäße-vagusbezüglich / vasovague
39871 **vas(ovesicul)ectomy** / Samenstrang(-blasen)entfernung *f* / vas(ovésicul)ectomie *f*
39872 **vasovesiculitis** / Samenstrang-blasenentzündung *f* / vasovésiculite *f*
39873 **vector** / Vektor *m* (geometrisch dargestellte Größe) / vecteur *m*
39874 **vectorcardiography, spatial** / Stereokardiographie *f* / cardiographie vectorielle spatiale *f*
39875 **vectorial** / vektoriell (durch Vektoren berechnet) / vectoriel
39876 **vegetables, p_H of** / Vegetabilien-p_H *n* (Obst ~ 3–5, Gemüse ~ 5–7) / végétaux, p_H de *m*
39877 **vegeta(bi)lity** / Pflanzlichkeit (Wachstumsfähigkeit) *f* / végéta(bi)lité *f*
39878 **vegetal (vegetable)** / pflanzlich (wachstumsfähig) / végétal (végétable)
39879 **vegetarianism** / Vegetarismus *m* (unblutige Lebensart [Ernährungsweise] als Weltanschauung) / végétarisme *m*
39880 **vegetarians I** / Vegetarier I *m* (lehnen alle Nahrungsmittel tierischer Herkunft [auch Eier, Milch, Honig] für die menschliche Ernährung aus religiösen Gründen ab) / végétariens I *m*
39881 **vegetarians II** / Vegetarier II *m* (lehnen alle blutigen [durch Tötung gewonnenen] Nahrungsmittel für die menschliche Ernährung aus ethischen Gründen ab) / végétariens II *m*
39882 **vegetarians III** / Vegetarier III *m* (lehnen bestimmte Nahrungsmittel tierischer Herkunft [z.B. Schweinefleisch] aus hygienischen Gründen ab) / végétariens III *m*
39883 **vegetate** / vegetieren (dahinleben) / végéter
39884 **vegetation** / Pflanzen(wachs)tum *n* / végétation *f*
39885 **vegetations** / Vegetationen *f* (Wucherungen [lymphatischen Gewebes]) / végétations *f*
39886 **vegetative** / vegetativ (wie Pflanzen [ungeschlechtlich] wachsend) / végétatif
39887 **vegeto-animal, -mineral** / pflanzlich-tierisch, -mineralisch / végéto-animal, -minéral

39888 **vehement (vehemence)** / Ungestüm (*n*) (Heftig[keit]) / véhément (véhémence *f*)
39889 **vehicle** / Vehikel *n* (neutraler Arzneiaufnahmestoff) / véhicle *m*
39890 **Veillonella** / Veillonella (Baktgatt. der Neisseriaceae) / microcoque de VEILLON *m*
39891 **vein (v.)** / Vena (V.) (Vene, Blutader *f*) / veine (v.) *f*
39892 **vv. of the abdomen, subcutaneous** / Vv. subcutaneae abdominis (Venen unter der Bauchhaut) / vv. souscutanées de l'abdomen
39893 **v., angular** / V. angularis (Augenwinkelvene) / v. angulaire
39894 **v., anterior, internal, external jugular** / V. iugularis anterior, interna, externa (iugulum hier = Schlüsselbein, äußere Kehle, Drossel [ahd. drozza]: Drosselvenen) / v. jugulaire antérieure, interne, externe
39895 **v. with anterior, middle, profound, striate vein of the cerebrum, basal** / V. basalis: V. cerebri anterior, media, profunda, striata (Hirnbasisblutader und -venen) / v. basale avec veine antérieure, moyenne, profonde, striée du cerveau
39896 **vv., anterior and posterior labial** / Vv. labiales anteriores et posteriores (Schamlippenvenen) / vv. labiales antérieures et postérieures
39897 **v(v)., anterior and posterior, right and left superior, supreme intercostal** / V(v). intercostales anteriores et posteriores, intercostalis superior dextra et sinistra, suprema (Zwischenrippenvenen) / v(v). intercostale(s) antérieures et postérieures, supérieure droite et gauche, suprême
39898 **vv., anterior and posterior scrotal or labial** / Vv. scrotales vel labiales anteriores et posteriores (Hodensack- bzw. Schamlippenvenen) / vv. scrotales ou labiales antérieures et postérieures
39899 **vv., anterior and posterior tibial** / Vv. tibiales anteriores et posteriores (Schienbeinvenen) / vv. tibiales antérieures et postérieures
39900 **v. with anterior vertebral vein, vertebral (accessory)** / V. vertebralis (accessoria); V. vertebralis anterior (Wirbelsäulenblutadern) / v. vertébrale (accessoire) avec veine vertébrale antérieure
39901 **v. of the aqueduct of the vestibule** / V. aquaeductus vestibuli / v. de l'aqueduc du vestibule
39902 **vv., arcuate** / Vv. arcuatae («Arkadenvenen» der Nierenrinde) / vv. arquées
39903 **v., axillar** / V. axillaris (Achselblutader) / v. axillaire
39904 **v., azygous** / V. acygos («unpaare» Blutader vor und rechts der Wirbelsäule, verbindet Hohlvenen) / v. azygos
39905 **v., basilic** / V. basilica (arab. basilisk = «innere» [Ulnar-]Vene des Arms) / v. basilique
39906 **vv., basivertebral** / Vv. basivertebrales (Wirbelkörpervenen) / vv. basivertébrales
39907 **vv. of the brachial artery, concomitant** / Vv. comitantes a. brachialis (Armschlagaderbegleitvenen) / vv. concomitantes de l'artère brachiale
39908 **vv., bronchial** / Vv. bronchiales (Venen der Luftröhrenäste) / vv. bronchiques
39909 **v. of the bulb of the penis or of the vestibule** / V. bulbi penis vel vestibuli / v. du bulbe du pénis ou du vestibule
39910 **v. of the canaliculus of the cochlea** / V. canaliculi cochleae / v. du canalicule de la cochlée
39911 **vv., cavernous** / Vv. cavernosae (Penisschwellkörpervenen) / vv. caverneuses
39912 **v., cephalic (accessory)** / V. cephalica (accessoria) (arab. alkifal = «äußere» [Radial-]Vene des Arms) / v. céphalique (accessoire)
39913 **vv. of the cerebellum, inferior and superior** / Vv. cerebelli inferiores et superiores / vv. inférieures et supérieures du cervelet
39914 **v(v). of the cerebrum, inferior, internal, great, superior** / V(v). cerebri inferiores, internae, magna, superiores / v(v). inférieures, internes, grande, supérieures du cerveau
39915 **v. of the cerebrum with inferior and superior anastomotic vein, superficial middle** / V. cerebri media superficialis: V. anastomotica inferior et superior / v. moyenne superficielle du cerveau avec veine anastomosante inférieure et supérieure
39916 **v., choroid** / V. chorioidea (Hirngefäßhautvene) / v. choroïd(ienn)e
39917 **vv. (of the choroid), vorticose** / Vv. vorticosae (Vv. chorioideae oculi) (Wirbelvenen der Augengefäßhaut) / vv. vorticineuses (de la choroïde)
39918 **vv., ciliary** / Vv. ciliares (Ziliarvenen des Augapfels) / vv. ciliaires
39919 **v., common, internal, external iliac** / V. iliaca communis, interna, externa (Hüftblutadern) / v. iliaque commune, interne, externe
39920 **v., concomitant** / V. comitans (Begleitvene) / v. concomitante
39921 **v., condyloid emissary** / V. emissaria condyloidea (Verbindung Sinus sigmoides – Plexus venosi vertebrales) / v. émissaire condyloïdienne
39922 **vv., conjunctival** / Vv. coniunctivales (Augenbindehautvenen) / vv. conjonctivales
39923 **v., cutaneous** / V. cutanea (Hautvene) / v. cutanée
39924 **v., cystic** / V. cystica (Gallenblasenvene) / v. cystique
39925 **vv., diploic** / Vv. diploicae (Diploevenen) / vv. diploïques
39926 **vv., dorsal and palmar metacarpal** / Vv. metacarpeae dorsales et palmares (Mittelhandrücken- und -tellervenen) / vv. métacarpiennes dorsales et palmaires
39927 **vv., dorsal and plantar metatarsal** / Vv. metatarseae dorsales et plantares (Mittelfußrücken- und -sohlenvenen) / vv. métatarsiennes dorsales et plantaires
39928 **v. of the elbow, median** / V. mediana cubiti (verbindet V. basilica und V. cephalica) / v. médiane du coude

39929 **vv., emissary** / Vv. emissariae (Ablaufvenen der Schädelhöhle) / vv. émissaires
39930 **vv., episcleral** / Vv. episclerales (Augenlederhautoberflächenvenen) / vv. épisclérales
39931 **vv., esophageal** / Vv. oesophageae / vv. œsophagiennes
39932 **vv., ethmoidal** / Vv. ethmoidales (Siebbeinvenen) / vv. ethmoïdales
39933 **v(v)., external and internal pudendal** / V(v). pudenda(e) externae et interna (Schamarterien) / v(v). honteuse(s) externes et internes
39934 **v(v)., external nasal and nasofrontal** / V(v). nasales externae et nasofrontalis (Nasenvenen) / v(v). nasales externes et nasofrontale
39935 **v., external palatine** / V. palatina externa (Gaumen[segel]vene) / v. palatine externe
39936 **v., facial** / V. facialis (Gesichtsblutader) / v. faciale
39938 **v. of the facies, profound** / V. faciei profunda (am Oberkiefer) / v. profonde de la face
39939 **v., femoral** / V. femoralis (Oberschenkelblutader) / v. fémorale
39940 **vv. of the femur, lateral and medial circumflex** / Vv. circumflexae femoris laterales et mediales (Oberschenkelkranzvenen) / vv. circonflexes latérales et médiales du fémur
39941 **vv. of the femur, profound** / Vv. profundae femoris / vv. profondes du fémur
39942 **vv. of the foot, dorsal digital** / Vv. digitales dorsales pedis (Zehenrückenvenen) / vv. digitales dorsales du pied
39943 **(v. of the forearm, median)** / (V. mediana antebrachii) (zwischen V. basilica und V. cephalica) / (v. médiane de l'avant-bras)
39944 **v., frontal, occipital, anterior and posterior temporal diploic** / V. diploica frontalis, occipitalis, temporalis anterior et posterior (Diploevenen des Scheitel-, Hinterhaupt-, Schläfenbeins) / v. diploïque frontale, occipitale, temporale antérieure et postérieure
39945 **v., great and small and accessory saphenous** / V. saphena magna et parva et accessoria (arab. safen = verborgen: nicht durch die Haut schimmernde Oberschenkelvenen) / v. saphène (accessoire), grande et petite
39946 **v(v). of the heart, anterior, great, middle, smallest** / V(v). cordis anteriores, magna, media, minimae / v(v). antérieures, grande, moyenne, les plus petites du cœur
39947 **v., hemiazygous (accessory)** / V. hemiacygos (accessoria) (bis zur Einmündung in die V. acygos «unpaare» Blutader vor und links der Wirbelsäule) / v. hémiazygos (accessoire)
39948 **vv., hepatic** / Vv. hepaticae (Lebervenen) / vv. hépatiques
39949 **v. of the hypoglossal nerve, concomitant** / V. comitans n. hypoglossi (Unterzungennervbegleitvene) / v. concomitante du nerf hypoglosse
39950 **v., ileocolic** / V. ileocolica (Krummdarm-Dickdarmvene) / v. iléocolique
39951 **v., iliolumbar** / V. iliolumbalis (Darmbein-Lendenblutader) / v. iliolombaire
39952 **vv. of the ilium** / Vv. ilei (Krummdarmvenen) / vv. de l'iléon
39953 **v. of the ilium, profound and superficial circumflex** / V. circumflexa ilium profunda et superficialis (Hüftkranzvenen) / v. circonflexe profonde et superficielle de l'ilion
39954 **v(v)., inferior, middle, superior rectal** / V(v). rectales inferiores, mediae, rectalis superior (Mastdarmvenen) / v(v). rectale(s) inférieures, moyennes, supérieure
39955 **v(v)., inferior, middle, superior thyroid** / V(v). thyreoidea(e) inferior, mediae, superior (Schilddrüsenvenen) / v(v). thyroïdienne(s) inférieure, moyennes, supérieure
39956 **v(v)., inferior, superficial, superior epigastric** / V(v). epigastrica(e) inferior, superficialis, superiores (Bauchdeckenvenen) / v(v). épigastrique(s) inférieure, superficielle, supérieures
39957 **v., inferior and superior caval** / V. cava inferior et superior (das venöse Blut aus der unteren bzw. oberen Körperhälfte sammelnde und in den re. Herzvorhof einführende «Hohladern») / v. cave inférieure et supérieure
39958 **vv., inferior and superior gluteal** / Vv. glutaeae inferiores et superiores (Gesäßblutadern) / vv. fessières inférieures et supérieures
39959 **v(v)., inferior and superior labial** / V(v). labiales inferiores et labialis superior (Unter- und Oberlippenvene[n]) / v(v). labiale(s) inférieures et supérieure
39960 **v., inferior and superior laryngeal** / V. laryngea inferior et superior (Kehlkopfvenen) / v. laryngienne inférieure et supérieure
39961 **v., inferior and superior mesenteric** / V. mesenterica inferior et superior (Gekröseblutadern) / v. mésentérique inférieure et supérieure
39962 **v., inferior and superior ophthalmic** / V. ophthalmica inferior et superior (Augen[höhlen]blutadern) / v. ophtalmique inférieure et supérieure
39963 **vv., inferior and superior palpebral** / Vv. palpebrales inferiores et superiores (Augenlidvenen) / vv. palpébrales inférieures et supérieures
39964 **vv., intercapitular** / Vv. intercapitulares (Hand- bzw. Fußrücken und Handteller bzw. Fußsohle verbindende Venen zwischen Mittelhand- und -fußknochenköpfchen) / vv. intercondyliennes
39965 **v(v)., internal and lateral thoracic** / V(v). thoracicae internae et thoracalis lateralis (Brustblutadern) / v(v). thoracique(s) internes et latérale
39966 **v., intervertebral** / V. intervertebralis (Zwischenwirbelvene) / v. intervertébrale
39967 **vv., jejunal** / Vv. ieiunales (Leerdarmvenen) / vv. jéjunales
39968 **vv. of the kidney** / Vv. renis (Vv. interlob[ul]ares, arcuatae, stellatae; Venulae rectae) / vv. du rein

39969 **vv. (of the kidney), interlobar** / Vv. interlobares (renis) (verbinden Arkadenvenen und Nierenvene) / vv. interlobaires (du rein)
39970 **vv. of the labyrinth** / Vv. labyrinthi / vv. du labyrinthe
39971 **v., lacrimal** / V. lacrimalis (Tränendrüsenvene) / v. lacrymale
39972 **v(v)., lateral and middle sacral** / V(v). sacrales laterales et sacralis media (seitliche Kreuzbeinvenen und mittlere Kreuzbeinblutader, bilden Plexus venosus sacralis) / v(v). sacrée(s) latérales et moyenne
39973 **v. of the left atrium, oblique** / V. obliqua atrii sinistri (schräge Vene des li. Herzvorhofs) / v. oblique de l'atrium gauche
39974 **v. of the left ventricle, posterior** / V. posterior ventriculi sinistri (Vene der li. Herzkammerhinterwand) / v. postérieure du ventricule gauche
39975 **v., lingual** / V. lingualis (Zungenvene) / v. linguale
39976 **vv. (of the liver), central** / Vv. centrales (hepatis) / vv. centrales (du foie)
39977 **vv. (of the liver and of the kidney), interlobular** / Vv. interlobulares (hepatis et renis) (Leber- und Nieren[rinden]läppchenvenen) / vv. interlobulaires (du foie et du rein)
39978 **v(v)., lumbar and ascending lumbar** / V(v). lumbales et lumbalis ascendens (Lendenvenen) / v(v). lombaires et lombaire ascendante
39979 **vv. of the mandible, articular** / Vv. articulares mandibulae (Unterkiefergelenkvenen) / vv. articulaires de la mandibule
39980 **v., mastoid emissary** / V. emissaria mastoidea (Verbindung Sinus sigmoides – V. occipitalis) / v. émissaire mastoïdienne
39981 **vv., maxillary** / Vv. maxillares (Oberkiefervenen) / vv. maxillaires
39982 **(v., median basilic)** / (V. mediana basilica) (verbindet V. basilica mit V. mediana antebrachii) / (v. basilique médiane)
39983 **(v., median cephalic)** / (V. mediana cephalica) (verbindet V. cephalica mit V. mediana antebrachii) / (v. céphalique médiane)
39984 **vv., mediastinal** / Vv. mediastinales (Mittelfellvenen) / vv. médiastinales
39985 **vv., (middle) meningeal** / Vv. meningeae (mediae) (Hirnhautvenen) / vv. méningées (moyennes)
39986 **v(v)., middle, profound, superficial temporal** / V(v). temporalis media et temporales profundae et superficiales (Schläfen[bein]-venen) / v(v). temporale(s), moyenne, profondes, superficielles
39987 **v. of the modiolus, spiral** / V. spiralis modioli (Spiralvene der Ohrschneckenspindel, Sammelvene der Ohrschneckenvenen) / v. spirale de la columelle
39988 **vv., musculophrenic** / Vv. musculophrenicae (Brustmuskel-Zwerchfellvenen) / vv. musculophréniques
39989 **vv., obturator** / Vv. obturatoriae (Hüftbeinlochblutadern) / vv. obturatrices
39990 **v., occipital** / V. occipitalis (Hinterhauptblutader) / v. occipitale
39991 **v., occipital emissary** / V. emissaria occipitalis (Verbindung Confluens sinuum – V. occipitalis) / v. émissaire occipitale
39992 **vv., palmar and plantar digital** / Vv. digitales palmares et plantares (Finger- und Zehenvenen des Handtellers bzw. der Fußsohle) / vv. digitales palmaires et plantaires
39993 **vv., pancreatic** / Vv. pancreaticae (Pankreasvenen) / vv. pancréatiques
39994 **vv., pancreaticoduodenal** / Vv. pancreaticoduodenales (Bauchspeicheldrüsen-Zwölffingerdarmvenen) / vv. pancréaticoduodénales
39995 **v., parietal emissary** / V. emissaria parietalis (Verbindung V. temporalis superficialis – Sinus sagittalis superior) / v. émissaire pariétale
39996 **vv., parotidean** / Vv. parotideae (Warzenfortsatzvenen) / vv. parotidiennes
39997 **vv., parumbilical** / Vv. parumbilicales (offenbleibende Reste der fet. Nabelvene) / vv. parombilicales
39998 **v(v). of the penis or clitoris, dorsal and superficial dorsal** / V(v). dorsalis et dorsales penis vel clitoridis superficiales / v(v). dorsale et dorsales superficielles du pénis ou clitoris
39999 **vv. of the penis or clitoris, profound** / Vv. profundae penis vel clitoridis / vv. profondes du pénis ou clitoris
40000 **vv., perforating** / Vv. perforantes (den Aa. perforantes des Oberschenkels entsprechende Venen) / vv. perforantes
40001 **vv., pericardiac** / Vv. pericardiacae (Herzbeutelvenen) / vv. péricardiques
40002 **vv., pericardiacophrenic** / Vv. pericardiacophrenicae (Herzbeutel-Zwerchfellvenen) / vv. péricardiacophréniques
40003 **vv., peroneal** / Vv. peronaeae (Wadenbeinvenen) / vv. péronières
40004 **vv., pharyngeal** / Vv. pharyngeae (Schlundvenen) / vv. pharyngiennes
40005 **v(v)., phrenic** / V(v). phrenica(e) (Zwerchfellvene[n]) / v(v). phrénique(s)
40006 **vv., popliteal** / Vv. popliteae (Kniekehlenblutadern) / vv. poplitées
40007 **v., portal** / V. portae (Pfortader, in die Leber[pforte] eindringende und im Gegensatz zu den andern Venen sich hier wieder verzweigende Blutsammelader) / v. porte
40008 **v(v)., preauricular and posterior auricular** / V(v). praeauriculares et auricularis posterior (Vordere und hintere Ohrmuschelvene[n]) / v(v). préauriculaires et auriculaire postérieure
40009 **v., prepyloric** / V. praepylorica (Pylorusvorderflächenvene) / v. prépylorique
40010 **v., profound cervical** / V. cervicalis profunda (tiefe Nackenblutader) / v. cervicale profonde
40011 **v. of the pterygoid canal** / V. canalis pterygoidei / v. du canal ptérygoïde
40012 **veins, pulpous** / Pulpavenen *f* (aus Milzsinus hervorgehende) / veines pulpeuses *f*
40013 **vv. of the radial artery, concomitant** / Vv. comitantes a. radialis / vv. concomitantes de l'artère radiale

40014 **vv., renal** / Vv. renales (längere [li.] und kürzere [re.] den Hilus mit der unteren Hohlader verbindende Nierenblutader) / vv. rénales
40015 **v. of the retina, central** / V. centralis retinae / v. centrale de la rétine
40016 **v., retromandibular** / V. retromandibularis (hinter dem Unterkiefer) / v. rétromandibulaire
40017 **vv., (right and left) brachiocephalic** / Vv. brachiocephalicae (dextra et sinistra) (Arm-Kopfblutadern) / vv. brachiocéphaliques (droite et gauche)
40018 **v., right and left gastric** / V. gastrica dextra et sinistra (Magenblutadern) / v. gastrique droite et gauche
40019 **v., right and left gastro-epiploic** / V. gastroepiploica dextra et sinistra (Magen-Darmnetzblutadern) / v. gastro-épiploïque droite et gauche
40020 **v., right and left ovarian** / V. ovarica dextra et sinistra (Eierstockblutadern) / v. ovarienne droite et gauche
40021 **v., right and left suprarenal** / V. suprarenalis dextra et sinistra (Nebennierenvenen) / v. surrénale droite et gauche
40022 **v., right and left testicular** / V. testicularis dextra et sinistra (Hodenblutadern) / v. testiculaire droite et gauche
40023 **v., right, middle, left colic** / V. colica dextra, media, sinistra (Dickdarmvenen) / v. colique droite, moyenne, gauche
40024 **vv., short gastric** / Vv. gastricae breves (kurze Magenvenen) / vv. gastriques courtes
40025 **vv., sigmoid** / Vv. sigmoideae (Venen des Colon sigmoideum) / vv. sigmoïdes
40026 **vv., spinal** / Vv. spinales (Rückenmarkblutadern) / vv. épineuses
40027 **v., splenic** / V. lienalis (Milzblutader) / v. splénique
40028 **v., sternocleidomastoid** / V. sternocleidomastoidea (Brust-Schlüssel-Warzenfortsatzbeinmuskelvene) / v. sternocléidomastoïdienne
40029 **v., stylomastoid** / V. stylomastoidea ([Schläfenbein]griffelfortsatz-Warzenfortsatzarterie) / a. stylomastoïdienne
40030 **v., subclavian** / V. subclavia (Schlüsselbeinblutader) / v. sousclavière
40031 **v., subcostal** / V. subcostalis (der A. subcostalis entsprechende Vene) / v. souscostale
40032 **v., sublingual** / V. sublingualis (Unterzungenvene) / v. souslinguale
40033 **v., submental** / V. submentalis (Kinnblutader) / v. sousmentonnière
40034 **v., supraorbital** / V. supraorbitalis (Vene über der Augenhöhle) / v. susorbitaire
40035 **v. (of the suprarenal gland), central** / V. centralis (glandulae suprarenalis) / v. centrale (de la glande surrénale)
40036 **v., suprascapular** / V. suprascapularis (Überschulterblattblutader) / v. susscapulaire
40037 **vv., supratrochlear** / Vv. supratrochleares (über der Augenmuskelrolle) / vv. sustrochléennes
40038 **v., thalamostriate** / V. thalamostriata (Thalamusstreifenvene) / v. thalamostriée
40039 **v., thoraco-acromial (acromiothoracic)** / V. thoraco-acromialis (Brust-Schulterblutader) / v. acromiothoracique
40040 **vv., thoraco-epigastric** / Vv. thoraco-epigastricae (Brust-Oberbauchvenen) / vv. thoraco-épigastriques
40041 **vv., thymic** / Vv. thymicae (Thymusvenen) / vv. thymiques
40042 **vv. of the tongue, dorsal** / Vv. dorsales linguae / vv. dorsales de la langue
40043 **v. of the tongue, profound** / V. profundae linguae / v. profonde de la langue
40044 **veins, trabecular** / Balkenvenen *f* (in Milztrabekeln verlaufende) / veines trabéculaires *f*
40045 **vv., tracheal** / Vv. tracheales (Luftröhrenvenen) / vv. trachéales
40046 **v. of the translucent septum** / V. septi pellucidi / v. de la cloison translucide
40047 **v., transverse cervical** / V. transversa faciei (quere Gesichtsvene) / v. faciale transverse
40048 **vv., transverse cervical** / Vv. transversae colli (quere Halsvenen) / vv. cervicales transverses
40049 **vv., tympanic** / Vv. tympanicae (Paukenhöhlenvenen) / vv. tympaniques
40050 **vv. of the ulnar artery, concomitant** / Vv. comitantes a. ulnaris / vv. concomitantes de l'artère cubitale
40051 **v., umbilical** / V. umbilicalis (Nabelblutader) / v. ombilicale
40052 **vv., uterine** / Vv. uterinae (Gebärmuttervenen) / vv. utérines
40053 **v. with veins of the superior and inferior lobe, left pulmonary** / (V. pulmonalis sinistra): V. pulmonalis inferior et superior sinistra; Vv. intersegmentales inferiores, lingulares, superiores (li. Lungenblutader mit Lappen- und Segmentvenen) / v. pulmonaire gauche avec veines du lobe supérieur et inférieur
40054 **v. with veins of the superior, middle, inferior lobe, right pulmonary** / (V. pulmonalis dextra): V. pulmonalis inferior et superior dextra et lobi medii; Vv. intersegmentales inferiores, laterales, mediales, superiores (re. Lungenblutader mit Lappen- und Segmentvenen) / v. pulmonaire droite avec veines du lobe supérieur, moyen, inférieur
40055 **v. of the vermiform appendix** / V. appendicis vermiformis / v. de l'appendice vermiforme
40056 **vv., vestibular** / Vv. vestibulares (Ohrvorhofvenen) / vv. vestibulaires
40057 **velamentous** / hüllenartig / vélamenteux
40058 **velamen(tum)** / Velamentum *n* (Hülle) / vélamen(tum) (voile) *m*
40059 **velum, anterior and posterior medullary** / Velum medullare anterius et posterius (velum = Segel: Marksegel des Dachs der IV. Hirnkammer) / voile médullaire antérieur et postérieur
40060 **velum, palatine** / Velum palatinum (Gaumensegel) / voile palatin (du palais)

40061 **ven(en)ation** / Ven(en)ation *f* (venöse Versorgung [Vergiftung]) / vén(én)ation *f*
40062 **venenific, veneniferous** / giftbildend, giftträchtig / vénénifique, vénénifère
40063 **ven(en)osity** / Ven(en)osität *f* (venöse [giftige] Eigenschaft) / vén(én)osité *f*
40064 **ven(en)ous (poisonous)** / ven(en)ös (venenbezüglich [giftig]) / veineux (vénéneux)
40065 **venereal** / venerisch (geschlechtskrank) / vénérien
40066 **venereology** / Venerologie *f* (Lehre von den Geschlechtskrankheiten) / vénéréologie *f*
40067 **venereophobia** / Venerophobie-Syndrom (Krankhafte Vorstellung, geschlechtskrank zu sein) / vénéréophobie
40068 **venipuncture** / Venenpunktion *f* / veine, ponction d'une *f*
40069 **venogram** / Venogramm *n* (zur Rö-Beurteilung der NNR-Hypertrophie) / veinogramme *m*
40070 **venom, snake** / Schlangengift *n* / venin de serpent *m*
40071 **venometry, bloody** / Venendruckmessung, blutige *f* (nach Punktion norm. 0,7–6,6 mm Hg, bei Rechtsinsuffizienz erhöht) / veinométrie sanglante *f*
40072 **venomotor, -pressor** / venomotorisch, -pressorisch (Venenwandspannung, Venenblutdruck betreffend) / phlébomoteur, -presseur (-tenseur)
40073 **venomous(ness)** / Giftig(keit *f*) / venimeux (venimosité *f*)
40074 **venostasis** / Stauung, venöse *f* / stase veineuse *f*
40075 **venter** / Venter (Bauch *m*) / ventre *m*
40076 **venter (of the muscle)** / Venter (musculi) (Muskelbauch) / ventre (du muscle)
40077 **venter, anterior, inferior, posterior, superior** / Venter anterior, inferior, posterior, superior (Muskelbäuche) / ventre antérieur, inférieur, postérieur, supérieur
40078 **venter of the occipitofrontal muscle, frontal and occipital** / Venter frontalis et occipitalis (m. occipitofrontalis) (Stirnbein- und Hinterhauptbeinmuskelbauch) / ventre frontal et occipital du muscle occipitofrontal
40079 **ventilate** / ventilieren (lüften, prüfen) / ventiler
40080 **ventilation** / Belüftung *f* / ventilation *f*
40081 **ventilation, alveolar** / Ventilation, alveoläre *f* ($\frac{CO_2\text{-Exspir. ccm/min} \cdot k\ (=865)}{CO_2\text{-Spannung (norm. 40 mm Hg)}}$ = norm. ~ 4000 ccm/min) / ventilation alvéolaire *f*
40082 **ventilation, specific** / Ventilation, spezifische *f* (Atemvolumen, dem 1 ccm O_2 entnommen wird, norm. 23–33 ccm) / ventilation spécifique *f*
40083 **ventral** / bauchbezüglich (bauchwärts, bäuchlings) / ventral
40084 **ventricle** / Ventriculus (Dim. v. Venter: Kammer *f*) / ventricule *m*
40085 **ventricle, fourth** / Ventriculus quartus (mit Liquor cerebrospinalis gefüllte IV. Hirnkammer im Rautenhirn) / ventricule, quatrième
40086 **ventricle of the larynx** / Ventriculus laryngis / ventricule du larynx
40087 **ventricle, lateral** / Ventriculus lateralis (Seitenventrikel, seitliche Hirnkammern, Fortsetzung des Rückenmarkkanals in den Endhirnhemisphären) / ventricule latéral
40088 **ventricle, right and left** / Ventriculus dexter et sinister (re. und li. Herzkammer) / ventricule droit et gauche
40089 **ventricle, terminal** / Ventriculus terminalis (Endkammer des Rückenmarkkanals) / ventricule terminal
40090 **ventricle, third** / Ventriculus tertius (III. Hirnkammer im Zwischenhirn) / ventricule, troisième
40091 **ventricular** / kammerbezüglich / ventriculaire
40092 **ventriculo-atriostomy** / Ventrikul(o)atriostomie *f* (Herstellung eines den Liquor cerebrospinalis in re. Herzvorhof ableitenden Shunts bei Hydrocephalus [FOLTZ]) / ventricul(o-)atriostomie *f*
40093 **ventriculography** / Ventrikulographie *f* (Rö-Darstellung der Hirnventrikel nach Luftfüllung) / ventriculogramme *m*
40094 **ventriculomegaly** / Hirnventrikelvergrößerung *f* (mit Hirnsubstanzverlust bei Hydrocephalus) / ventriculomégalie *f*
40095 **ventriculometry** / Hirnventrikeldruckmessung *f* / ventriculométrie *f*
40096 **ventrifixation of the uterus** / Ventrifixura uteri (Op. bei Retroflexio) / ventrifixation de l'utérus *f*
40097 **ventriloquism** / Ventriloquismus *m* (Bauchreden) / ventriloquisme *m*
40098 **ventrolateral, -median** / bauchseiten-, -mittenbezüglich / ventrolatéral, -médian
40099 **ventrovesicofixation** / Ventrifixatio vesicae / ventrovésicofixation *f*
40100 **venular** / venulär (Venolen betreffend) / veinulaire
40101 **venule** / Venula (Dim. v. Vena) / veinule *f*
40102 **venules (of the kidney), stellate** / Venulae stellatae (renis) (sternförmig angeordnete kleine Venen der Nierenrindensubstanz) / veinules étoilées (du rein)
40103 **venules (of the kidney), straight** / Venulae rectae (renis) (gerade kleine Venen der Nierenmarksubstanz) / veinules droites (du rein)
40104 **Veratrum** / Nießwurz (Wirkstoffe: Protoveratrin, Germerin) / Veratrum album, viride (Liliaceae)
40105 **verb** / Verbum *n* (Tätigkeitswort, z. B. erhält) / verbe *m*
40106 **verbal** / wörtlich (mündlich) / verbal
40107 **verbigeration** / Verbigeration *f* (KAHLBAUM: eintöniges Wörterwiederholen bei Schizophrenie) / verbigération *f* (verbiage incohérent *m*)
40108 **verbose (verbosity)** / Phrasenhaft(igkeit *f*) / verbeux (verbosité *f*)
40109 **verdohemoglobin** / Verdohämochromogen *n* (Intermediärprodukt bei Umwandlung von Hb in Gallenfarbstoff) / verdoglobine *f*

40110 **verdohemoglobin, S-** / Verdoglobin S *n* (durch H_2S-Vergiftung entstehendes Sulfhämoglobin) / sulfhémoglobine *f*
40111 **verifiable (verifiability)** / Nachweisbar(keit *f*) / vérifiable (vérifiabilité *f*)
40112 **verification, serological** / Nachweis, serologischer *m* / vérification sérologique *f*
40113 **vermicidal, vermiform** / wurmtötend, wurmförmig / vermicide, vermiforme
40114 **vermicular, vermiculose** / wurmartig, verwurmt / vermiculaire, vermiculé
40115 **vermiculation** / Bewegung, wurmartige *f* / mouvement vermiculaire *m*
40116 **vermicule** / Vermiculus *m* (Dim. v. vermis = Wurm) / vermicule *m*
40117 **vermifugal (helminthagogue)** / (spul)wurmabtreibend / vermifuge (helminthagogue)
40118 **vermilion** / zinnoberfarbig / vermillon
40119 **vermin** / Ungeziefer *n* / vermine *f*
40120 **verminal** / wurmbezüglich (Ungeziefer betreffend) / vermineux
40121 **verminate** / verwurmen (mit Ungeziefer verseuchen) / verminer
40122 **vermination** / Verwurmung (Verlausung) *f* / vermination *f*
40123 **verminophobia, verminosis** / Verminophobie *f*, Ungezieferbefall *m* / verminophobie, verminose *f*
40124 **vermis** / Vermis ([Ober- und Unter]wurm, Mittelmasse des Kleinhirns zwischen seinen beiden Hemisphären) / vermis
40125 **vermography** / Vermographie *f* (Rö-Darstellung des Wurmfortsatzes) / vermographie *f*
40126 **vermouth** / Wermut *m* (pharm. Wein) / vermout *m*
40127 **vernal** / vernalis (frühjahrlich, frühlinghaft) / vernal
40128 **VERNET's syndrome** / VERNET' Syndrom (alternierende Lähmungsform durch Pyramidenbahnschädigung im Medulla-oblongata-Bereich) / syndrome de VERNET
40129 **vernix, caseous** / Vernix caseosa (Fruchtschmiere auf Neugeborenenhaut) / vernix caséeuse *f*
40130 **veronalism** / Veronalvergiftung *f* / véronalisme *m*
40131 **verrucosis** / Warzenkrankheit *f* / verrucose *f*
40132 **verrucous (verrucoid)** / warz(enförm)ig / verruqueux (verruciforme)
40133 **verruga, Peruvian** / Verruga peruviana (CARRION' Peruknoten) / verruga du Pérou *f*
40134 **versatile (versatility)** / Wandlungsfähig(keit *f*) / versatile (versatilité *f*)
40135 **versed** / versiert (geschickt) / versé
40136 **versicolor** / farbveränderlich / versicolore
40137 **version, abdominal, combined (bipolar), internal** / Versio externa, mixta, interna (tokol. Kindslageveränderungen: Wendung von außen, außen und innen, innen) / version abdominale, mixte (bimanuelle), interne *f*
40138 **version, cephalic, podalic** / Versio cephalica, podalica (Wendung auf den Kopf, den Fuß) / version céphalique, podalique *f*
40139 **version, spontaneous** / Versio spontanea (Selbstwendung *f*: fet. Umwandlung Quer- in Längslage) / version spontanée *f*
40140 **version of the uterus** / Versio uteri (Gebärmutterneigung im Beckenraum, definiert durch Verhältnis Kollumachse zu Körperlängsachse) / version de l'utérus *f*
40141 **vertebra, butterfly** / Schmetterlingswirbel *m* (Mißbildung) / vertèbre en forme de papillon *f*
40142 **vertebrae, cervical** / Vertebrae cervicales (Halswirbel) / vertèbres cervicales
40143 **vertebrae, coccygeal** / Vertebrae coccygeae (Steißwirbel) / vertèbres coccygiennes
40144 **vertebra, cuneiform** / Keilwirbel *m* (bei Skoliose) / vertèbre cunéiforme *f*
40146 **vertebrae, formation of fish** / Fischwirbelbildung *f* (Wirbelkörperverschmälerung bei Osteoporose) / vertèbres de poisson, formation de *f*
40147 **vertebrae, lumbar** / Vertebrae lumbales (Lendenwirbel) / vertèbres lombaires
40148 **vertebra, prominent** / Vertebra prominens (7. Halswirbel) / vertèbre proéminente
40149 **vertebrae, sacral** / Vertebrae sacrales (Kreuzwirbel) / vertèbres sacrées
40150 **vertebrae, thoracic** / Vertebrae thoracicae (Brustwirbel) / vertèbres thoraciques
40151 **vertebra, transitional** / Assimilationswirbel *m* (Übergangswirbel L6) / vertèbre intermédiaire *f*
40152 **vertebragenic** / vertebragen (wirbel[säulen]-bedingt) / vertébragène
40153 **vertebragenoses** / Vertebragenosen *f* (von [Hals]wirbelsäule ausgehende psychosomatische Krankheiten, z. B. Asthma bronchiale und Angina pectoris) / vertébragénoses *f*
40154 **vertebral artery compression syndrome** / Syndrom der zervikalen Migräne (Neuralgisch-neurovegetativer Symptomenkomplex nach Traumen der oberen HWS) / syndrome cervicocéphalique
40155 **vertebrata** / Vertebraten *m* / vertébrés *m*
40156 **vertebrate(d)** / vertebriert (mit Wirbel[säule] versehen) / vertébré
40157 **vertebration** / Wirbelbildung *f* / vertébration *f*
40158 **vertebrectomy** / Wirbelresektion *f* / vertébrectomie *f*
40159 **vertebrocostal, -sternal** / wirbel-rippenbezüglich, -brustbeinbezüglich / vertébrocostal, -sternal
40160 **vertebrofemoral, -iliac, -sacral** / wirbel-oberschenkel-, -darmbein-, -kreuzbeinbezüglich / vertébrofémoral, -iliaque, -sacré
40161 **vertex** / Vertex (Scheitel *m*) / vertex *m*
40162 **vertex of the cornea** / Vertex corneae (Mittelteil der Hornhautvorderfläche) / vertex de la cornée
40163 **vertical (line)** / Vertikal(e *f*) / vertical(e *f*)
40164 **vertical, nasal** / Nasalsenkrechte *f* (NS: gedachte Nasensenkrechte) / verticale nasale *f*
40165 **vertical, orbital** / Orbitalsenkrechte *f* (OS: gedachte Augensenkrechte) / verticale orbitaire *f*

40166 **verticality** / Vertikalität *f* (Lotrechtheit) / verticalité *f*
40167 **vertigo** / Schwindel *m* (ahd. swintilôd = schwanken) / vertige *m*
40168 **vertigo, aural** / MENIÈRE' Syndrom (Labyrinthogener Symptomenkomplex) / vertige labyrinthique
40169 **vertigo, cardiac, cardiovascular** / Schwindel, herz-, kreislaufbedingter (gefäßbedingter) *m* / vertige cardiaque, angiospastique *m*
40170 **vertigo, cerebellar** / Kleinhirnschwindel *m* (meist Drehschwindel) / vertige cérébellaire *m*
40171 **(vertigo, endemic paralytic)** / (GERLIER' Syndrom) (Kubisagari: Oligosymptomatische Encephalomyelitis) / maladie de GERLIER
40172 **vertigo, epileptic** / Vertigo epileptica (Petit-mal-Form) / vertige épileptique *m*
40173 **vertigo, objective, subjective** / Schwindel, objektiver, subjektiver *m* (Objekte «drehen» sich um Subjekt, Subjekt «dreht» sich um sich selbst) / vertige objectif, subjectif *m*
40174 **vertigo, ocular** / Augenschwindel *m* (bei Augenmuskellähmung) / vertige oculaire *m*
40175 **vertigo, permanent** / Dauerschwindel *m* / vertige permanent *m*
40176 **vertigo, stomacal** / Magenschwindel *m* (e stomacho laeso) / vertige gastrique *m*
40177 **vesica (bladder)** / Vesica (Blase *f*) / vessie *f*
40178 **vesical (bladdery)** / blasenartig (aufgeblasen) / vésical
40179 **vesicatory** / blasenziehend / vésicant
40180 **vesicle** / Vesicula (Dim. v. Vesica) / vésicule *f*
40181 **vesicle, ophthalmic** / Vesicula ophthalmica (Augenblase, embr. Augenanlage) / vésicule ophtalmique
40182 **vesicle, seminal** / Vesicula seminalis (Samenbläschen des Ductus deferens) / vésicule séminale
40183 **vesico-abdominal, -rectal** / harnblase-abdomenbezüglich, -rektumbezüglich / vésico-abdominal, -rectal
40184 **vesicocavernous** / blasig-kavernös / vésico-caverneux
40185 **vesicocele (vesical hernia)** / Blasenbruch *m* / cystocèle (hernie vésicale) *f*
40186 **vesicocervical** / harnblase-gebärmutterhalsbezüglich / vésicocervical
40187 **vesicofixation** / Blasenanheftung *f* (an Bauchwand bei Bruchversorgung) / cystopexie *f*
40188 **vesicoprostatic, -renal** / harnblase-prostatabezüglich, -nierenbezüglich / vésico-prostatique, -rénal
40189 **vesicospinal** / harnblase-wirbelsäulebezüglich / vésicospinal
40190 **vesico-ureteral, -urethral** / harnblase-harnleiterbezüglich, -harnröhrebezüglich / vésic(o-)urétéral, -urétral
40191 **vesico-uterine, -vaginal** / harnblase-uterusbezüglich, -vaginabezüglich / vésico-utérin, -vaginal
40192 **vesicular** / (frucht)bläschenbezüglich / vésiculaire
40193 **vesiculation** / Bläschenbildung *f* / vésiculation *f*
40194 **vesiculogram** / Samenblasenkontrastaufnahme *f* / vésiculogramme *m*
40195 **vesiculopapulous, -pustulous** / blasig-papelig, -pustelig / vésicopapuleux, -pustuleux
40196 **vesiculotubular** / bläschen-röhrchenartig / vésiculotubulaire
40197 **vessel** / Vas (Gefäß *n*) / vaisseau *m*
40198 **vessels, aberrant** / Vasa aberrantia (atypisch verlaufende) / vaisseaux aberrants *m*
40199 **vessel, anastomotic** / Vas anastomoticum (Gefäße verbindendes Gefäß) / vaisseau anastomotique
40200 **vessels, atypical** / Gefäße, atypische *n* (Kapillargefäße des atypischen [malignisierenden] Scheidenepithels) / vaisseaux atypiques *m*
40201 **vessel, capillary** / Vas capillare (Haargefäß) / vaisseau capillaire
40202 **vessel (of the cochlear duct), spiral** / Vas spirale (ductus cochlearis) (an der Unterseite der Basilarmembran) / vaisseau spiral (du conduit cochléaire)
40203 **vessel, collateral** / Vas collaterale (Nebengefäß) / vaisseau collatéral
40204 **vessel, distilling** / Destilliergefäß *n* / vase distillatoire *m*
40205 **vessel of the ear, internal** / Vasa auris interna / vaisseau interne de l'oreille
40206 **vessels (of the lymphatic node), afferent and efferent** / Vasa afferentia et efferentia (nodi lymphatici) (zu- und ableitende Gefäße [eines Lymphknotens]) / vaisseaux afférents et efférents (du nœud lymphatique)
40207 **vessel (of the middle meningeal artery), with the lacrimal artery communicating** / Vas communicans cum a. lacrimali (a. meningeae mediae) (Arterienverbindungsgefäß) / vaisseau (de l'artère méningée moyenne) communicant avec l'artère lacrymale
40208 **vessels, profound and superficial lymphatic** / Vasa lymphatica profunda et superficialia (Lymphgefäße) / vaisseaux lymphatiques profonds et superficiels
40209 **vessel, prominent** / Vas prominens (Sammelgefäß der Ohrschneckenvenen) / vaisseau proéminent
40210 **vessel (of the renal glomerule), afferent and efferent** / Vas afferens et efferens (glomeruli renalis) (zu- und ableitendes Gefäß [eines Nierengefäßknäuels]) / vaisseau afférent et efférent (du glomérule rénal)
40211 **vessels of the retina, sanguine** / Vasa sanguinea retinae (Augennetzhautblutgefäße) / vaisseaux sanguins de la rétine
40212 **vessels of the vessels** / Vasa vasorum (Gefäß[wand]gefäße) / vaisseaux des vaisseaux
40213 **vestibular** / vorhofbezüglich / vestibulaire
40214 **vestibule** / Vestibulum (Vorhof *m*) / vestibule *m*
40216 **vestibule of the larynx** / Vestibulum laryngis / vestibule du larynx
40217 **vestibule of the mouth** / Vestibulum oris / vestibule de la bouche

40218 **vestibule of the nose** / Vestibulum nasi / vestibule du nez
40219 **vestibule of the omental bursa** / Vestibulum bursae omentalis / vestibule de la bourse omentale
40220 **vestibule (of the osseous labyrinth)** / Vestibulum (labyrinthi ossei) / vestibule (du labyrinthe osseux)
40221 **vestibule of the vagina** / Vestibulum vaginae / vestibule du vagin
40222 **vestibulocclusion** / Mordex tortuosus (Kreuzbiß *m*: [a]symmetrische, totale od. partielle Bißanomalie mit sich kreuzender obrer und untrer Zahnreihe) / occlusion croisée *f*
40223 **(vestige of the vaginal process [of the peritoneum])** / (Vestigium processus vaginalis [peritonaei]) (vestigium = Spur: im Samenstrang liegenbleibender Rest) / (vestige de l'apophyse vaginale [du péritoine])
40224 **vesuvin** / Bismarckbraun *n* (zur Bakterienfärbung) / vésuvine *f*
40224a **veterinarian** / Tierarzt *m* / vétérinaire (, médecin) *m*
40225 **veterinary** / veterinär (veterinarius = tragend: [trag]tierbezüglich) / vétérinaire
40228 **viable (viability)** / Lebensfähig(keit *f*) / viable (viabilité *f*)
40229 **vibices** / Vibices *f* (vibex = Striemen: streifenförmige Blutergüsse in [Unter]-haut) / vibices *f*
40230 **vibrancy (vibrational)** / Schwingung *f* (betreffend) / vibration(nel) *f*
40231 **vibrat(il)e** / vibrieren (schwingend) / vibrer (vibrant)
40232 **vibrator** / Vibrationsapparat *m* / vibrateur *m*
40233 **Vibrio** / Vibrio (Baktgatt. der Spirillaceae) / vibrion *m*
40234 **vibrio, alcaligenous** / Vibrio alcaligenes (Darmsaprophyt) / vibrion alcaligène *m*
40235 **Vibrio comma** / Vibrio cholerae (Erreger der [echten] Cholera [Koch, 1883]) / vibrion cholérique *m*
40236 **vibrissae (hairs within the nostrils)** / Vibrissae (Borstenhaare des Naseneingangs) / vibrisses (poils à l'intérieur des narines)
40237 **vicariation** / Stellvertretung *f* (Austausch einer Krankheit gegen eine andre) / vicariation *f*
40238 **vicariation effect** / Vikariationseffekt *m* («vertikale» Umsetzung einer ektodermalen [epi-, oro-, neuro-, sympathiko-] in eine entodermale [muko-, organo-] od. mesenchymale [interstitio-, osteo-, hämo-, lympho-, kavo-] bzw. mesodermale [nephro-, sero-, germino-, muskulo-] Krankheit od. umgekehrt [Reckeweg]) / vicariation, effet de *m*
40239 **vicariation, progressive, regressive** / Vikariation, progressive, regressive *f* («horizontaler» Übergang einer Humoralen Dispositionsphase [Exkretions-, Reaktions-, Depositions-] in eine Zelluläre Konstitutionsphase [Imprägnations-, Degenerations-, Neoplasma-] und umgekehrt [Reckeweg]) / vicariation progressive, régressive *f*
40240 **vicarious** / vikariierend (vicarius = stellvertretend) / vicariant
40241 **vice** / Vitium *n* / vice *m*
40242 **vicinity (vicinal)** / Nachbarschaft(lich) *f* / voisinage *m* (voisin)
40243 **vicious** / vitiös (vitiosus = fehlerhaft, lasterhaft) / vicieux
40244 **vicissitudes (of life)** / Wechselfälle (des Lebens) *m* / vicissitudes *f*
40245 **vide (v.)** / siehe (s.) / voyez (v.)
40246 **videlicet (viz)** / das heißt (d. h.) / c'est-à-dire (c.-à-d.)
40247 **view** / Blick *m* / œil (, coup d') *m*
40248 **vigilance** / Bewußtseinshelligkeit *f* (Head) / vigilance *f*
40249 **vigilant** / wachsam / vigilant
40250 **vigorimeter** / Vigorimeter *n* (Gerät zur Objektivierung der Handmuskelkraft) / vigorimètre *m*
40251 **vigorous** / vigorosus (tatkräftig) / vigoureux
40252 **Vilanova-Cañadell syndrome** / Vilanova-Cañadell' Syndrom (Hypothyreotische Dermopathie) / syndrome de Vilanova-Cañadell
40253 **villiferous** / zottentragend / villifère
40254 **villikinin** / Villikinin *n* (Darmzottenwirkstoff) / villikinine *f*
40255 **villosity** / Zottigkeit *f* / villosité *f*
40256 **villosity, intestinal** / Villi intestinales (villus = Zotte: Darmzotten) / villosité intestinale
40257 **villosity, synovial** / Villi synoviales (Gelenkinnenhautzotten) / villosité synoviale
40258 **vincula of the tendons, short and long («mesotendons» of the fingers and of the toes)** / Vincula tendinum: Vinculum breve et longum (Direktverbindungen zwischen Finger- bzw. Zehensehnen und äußeren [fibrösen] Sehnenscheiden) / vincula des tendons courts et longs («mésotendons» des doigts et des orteils)
40259 **vindicate (vindication)** / vindizieren (Rechtfertigung *f*) / justifier (justification *f*)
40260 **vinegar** / Acetum (Essig *m*) / vinaigre *m*
40261 **vinegar, camphorated** / Kampferessig *m* / vinaigre camphré *m*
40262 **violable (violability)** / Verletzbar(keit *f*) / violable (violabilité *f*)
40263 **viola(ceous)** / Veilchen(farbig) *n* / violat *m* (violacé)
40264 **violation (violate)** / Stuprum *n* (schänden) / stupre *m* (viol[ent]er)
40265 **violence (violent)** / Gewalt(ig) *f* / violence *f* (violent)
40266 **violet** / ianthinus (violett) / bleu violacé
40267 **viper(ish)** / Viper *f* (schlangenartig) / vipère *f* (vipérin)
40268 **vir(a)ginity** / Vir(a)ginität *f* (Jungfräulichkeit [Androgynie]) / vir(a)ginité *f*
40269 **virago** / Virago *f* (Mannweib *n*) / virago *f*
40270 **viral** / virusal (Virus betreffend) / vir(us)al
40271 **virginal** / jungfräulich / virginal
40272 **virile (virility)** / mannhaft (Mannbarkeit *f*) / viril (virilité *f*)

40273 **virocytes** / Virozyten *m* (Viren aufnehmende Zellen: Lymphoidozyten) / virocytes *m*
40274 **virogenous (virogenic)** / virusursprünglich (von Viren verursacht) / virogène (virogénique)
40275 **virology** / Virologie *f* (Virusforschung) / virologie *f*
40276 **virology, experimental** / Virologie, experimentelle *f* (Bakterienvirenmolekularbiologie) / virologie expérimentale *f*
40277 **virous (virosis)** / giftig, stinkend (Viruskrankheit *f*) / vireux (virose *f*)
40278 **virtual** / virtuell (virtus = Tugend, Tüchtigkeit, Stärke) / virtuel
40279 **virtuous** / virtuosus (meisterhaft) / virtueux
40280 **virulency** / Virulenz *f* (virus = Gift) / virulence *f*
40281 **virulent** / virulent (sehr giftig, ansteckend) / virulent
40282 **viru(li)cidal, viruliferous** / virentötend, virenübertragend / viru(li)cide, virulifère
40283 **virus** / Virus *n* (aus Nucleoproteiden und Lipoiden bestehende, nur in Gegenwart lebender Zellen metabolisierender Krankheitserreger mit Geneigenschaften: Mittler spontaner Zellveränderungen) / virus *m*
40284 **viruses** / Viren *n* (sich nicht wie Bakterien selbst, sondern durch die von ihnen vergewaltigte Zelle vermehrende und den Zellsteuerungsmechanismus zum Entgleisen bringende «vagabundierende Gene» [LEDERBERG]) / virus *m*
40285 **virus, acute human encephalomyelitis** / EHA-Virus *n* / virus d'encéphalomyélite humaine aiguë (EHA) *m*
40286 **viruses, adenotropic** / Viren, adenotrope *n* / virus adénotropes *m*
40287 **virus, American, Australian, Japanese, Sibirian encephalitis** / Encephalitis-Virus, Amer., Austral., Jap., Sibir. *n* (Erro scelestus, incognitus, japonicus, silvestris 0,02 μ ∅) / virus d'encéphalite américain, australien, japonais, sibérien *m*
40288 **viruses, arthrotropic** / Viren, arthrotrope *n* / virus arthrotropes *m*
40289 **viruses, attenuate** / Viren, attenuierte *n* (für die Therapie abgeschwächte Viren, z. B. Polio) / virus atténués *m*
40290 **viruses, bacteria** / Bakterienviren *n* (auf Grund ihrer DNS zur Bakteriendifferenzierung [Lysotypie] geeignete Bakteriophagen) / virus de bactéries *m*
40291 **viruses, big** / Viren, Große *n* (Psittakose-Lymphogranuloma-Gruppe: Chlamydozoon und Miyagawanella) / virus organismiques *m*
40292 **virus, chorion** / Chorion-Virus *n* (ARMSTRONG: Hirn[ader]haut-Virus = Mäusevirus Legio erebea) / virus du chorion *m*
40293 **virus, common-cold** / Schnupfen-Virus *n* (Tarpeia premens) / virus pneumotrope *m*
40294 **virus, condyloma** / Kondylom-Virus *n* (Warzen-Virus) / virus du condylome *m*
40295 **virus, Coxsackie** / Coxsackie-Virus *n* / virus de pseudopoliomyélite *m*
40296 **virus degradation** / Virusdegradation *f* (bei optimaler Temperatur von 40 °C) / dégradation virale *f*
40297 **viruses, dermotropic** / Viren, dermotrope *n* / virus dermotropes *m*
40298 **viruses, DNA-** / DNS-Viren *n* (Pocken-, Herpes-, Papova-, Adenoviren) / virus d' ADN *m*
40299 **virus, distemper** / Staupe-Virus *n* / virus de la maladie des chiens *m*
40300 **virus, east, west encephalitis** / Encephalitis-Virus, Ost-, West- *n* (Erro equinus 0,03 μ ∅) / virus d'encéphalite d'est, d'ouest *m*
40301 **viruses, encephalitis** / Encephalitis-Viren *n* (Erreger epidemischer durch Arthropoden auf Menschen übertragener Zoonosen) / virus d'encéphalite *m*
40302 **virus, encephalomeningocarditis** / Encephalomyocarditis-Virus *n* (Mengo-Virus [Uganda]) / virus de parapoliomyélite *m*
40303 **virus, entero-** / Enteroviren *n* (Polio, Coxsackie A, B, ECHO) / entérovirus *m*
40304 **virus, epidemic encephalitis** / Encephalitis-epidemica-(lethargica-)Virus *n* / virus d'encéphalite léthargique *m*
40305 **virus, hepatitis** / Hepatitis-Virus *n* (A [epidemisch], B [hämatogen] 0,18 μ ∅) / virus d'hépatite *m*
40306 **viruses, hepatotropic** / Viren, hepatotrope *n* / virus hépatotropes *m*
40307 **virus, herpes** / Herpes-Virus *n* (Scelus recurrens) / virus de stomatite aphteuse *m*
40308 **viruses, herpes** / Herpesviren *n* (Herpes simplex, Herpes B, Varizellen-Zoster, Zytomegalie) / virus d'herpès *m*
40309 **virus, influenza** / Influenza-Virus *n* (Tarpeia α, β, γ, 0,01 μ ∅) / virus d'influenza *m*
40310 **virus interference** / Virusinterferenz *f* (bei Interferenz mit 2 Virusarten kann eine die andre auslöschen) / interférence de virus *f*
40311 **virus, keratoconjunctivitis** / Keratoconiunctivitis-Virus *n* (0,05 μ ∅) / virus de kératoconjonctivite *m*
40312 **virus, leukemia** / Leukämie-Virus *n* (hypothetisches RNS-Virus) / virus de leucémie *m*
40313 **virus, lymphadenitis** / Lymphadenitis-Virus *n* (zur Psittakose-Lymphogranulomagruppe gehörig) / virus de lymphadénite (d'adénolymphite) *m*
40314 **viruses, macromolecular** / Virusformen, makromolekuläre *f* (menschen- und tierpathogen, z.B. Poliomyelitis-Virus, Maul-und-Klauenseuche-Virus) / virus macromoléculaires *m*
40315 **virus multiplication** / Virusmultiplikation *f* (durch Beeinträchtigung der Anlagerung von m-RNS an Ribosomen in mit Interferon vorbehandelten Zellen gehemmt) / multiplication de virus *f*
40316 **viruses, myxo-** / Myxoviren *n* (Influenza A, B, C, Parainfluenza 1–4, Respiratory Syncytial [RS], Mumps, Masern [EGGERS]) / myxovirus *m*
40317 **viruses, neurotropic** / Viren, neurotrope *n* / virus neurotropes *m*

40318 **virus, Newcastle disease** / Newcastle-disease-Virus *n* (Tortor furens [Bang, 1946]) / virus de la maladie de Newcastle *m*
40319 **virus, oncogenic** / Krebs-Virus, hypothetisches *n* (greift Gensystem [DNS] der Zelle an) / virus du cancer *m*
40320 **viruses, oncogenous** / Geschwulst-Viren *n* / virus oncogènes *m*
40321 **virus, ophthalmia** / Ophthalmie-Virus *n* (Erreger der sympathischen Ophthalmie) / virus d'ophtalmie *m*
40322 **viruses, ophthalmotropic** / Viren, ophthalmotrope *n* / virus ophtalmotropes *m*
40323 **viruses, organized** / Virusformen, organisierte *f* (menschen- und tierpathogen, z.B. Herpes-Virus, Geflügelpest-Virus) / virus organisés *m*
40324 **viruses, pantropic** / Denguefieber-Viren *n* / virus pantropes *m*
40325 **viruses, papova** / Papovaviren *n* (Warzenvirus, Polyoma, Affenvirus SV-40) / virus papova *m*
40326 **virus, parotitis** / Mumps-Virus *n* (Rabula inflans) / virus d'oreillons *m*
40327 **viruses pathogenic for animal and man** / Viren, tier- und menschenpathogene *n* / virus pathogénétiques pour l'animal, pour l'homme *m*
40328 **viruses pathogenic for bacteria** / Viren, bakterienpathogene *n* (Bakteriophagen) / virus pathogénétiques pour bactéries *m*
40329 **viruses pathogenic for plants** / Viren, pflanzenpathogene *n* (z.B. Tabakmosaik-Virus) / virus pathogénétiques pour des plantes *m*
40330 **virus, pemphigus** / Pemphigus-Virus *n* / virus de pemphigus *m*
40331 **virus, phlebotomus fever** / Pap(p)atacifieber-Virus *n* / virus de la fièvre à pap(p)ataci *m*
40332 **viruses, picorna** / Picornaviren *n* (Entero-, Rhinoviren) / virus, picorna- *m*
40333 **virus, pneumonia** / Pneumonie-Virus *n* (Miyagawanella pneumoniae 0,2 $\mu\varnothing$) / virus de pneumonie *m*
40335 **virus, poliomyelitis** / Poliomyelitis-Virus *n* (Enterovirus Legio debilitans 0,015 $\mu\varnothing$) / virus de poliomyélite *m*
40336 **virus, pseudorabies** / Pseudowut-Virus *n* (Scelus suillum) / virus pseudorabique *m*
40337 **virus pyrogens** / Viruspyrogene *n* (wirksamer als Bakterienpyrogene Fieber erzeugende lipophile Myxoviren, bes. Influenza-Virus [Siegert]) / virus pyrogènes *m*
40338 **virus, rabies** / Tollwut-Virus *n* (Formido inexorabilis) / virus rabique *m*
40339 **viruses, RNA-** / RNS-Viren *n* (Myxo, Reo-, Arbo-, Picornaviren) / virus d'ARN *m*
40340 **virus, rubella** / Röteln-Virus *n* (Hiro-Tasaka, 1938) / virus de la rubéole *m*
40341 **virus, simple herpes** / Herpes-simplex-Virus *n* (bei Encephalitis nachgewiesen) / virus d'herpès simple *m*
40342 **viruses, state of** / Virenstatus *m* (aus DNS und RNS aufgebaute Nucleoproteide zwischen unbelebter [ohne Stoffwechsel] und belebter Materie [in Zellen lebender Organismen reduplikationsfähig]) / virus, état de *m*
40343 **virus, sudden exanthema** / Exanthema-subitum-Virus *n* / virus d'exanthème subit *m*
40344 **virus, vaccina** / Vakzine-Virus *n* (Kuhpockenvirus) / virus vaccin *m*
40345 **viruses, vaccina** / Pockenviren *n* (Variola, Vaccina, Molluscum contagiosum) / virus de la variole *m*
40346 **viruses, viscerotropic** / Magen-Darmviren *n* / virus entérotropes *m*
40347 **visceralism** / Viszeralismus *m* (Betrachtung der Eingeweide als primäre Krankheitsherde) / viscéralisme *m*
40348 **viscerography** / Eingeweideaufnahme *f* / viscérographie *f*
40349 **viscero-inhibitory, -motor, -sensory** / eingeweidehemmend, -bewegend, -empfindend / viscéro-inhibiteur, -moteur, -sensoriel
40350 **visceroparietal, -peritoneal, -pleural** / eingeweide-bauchwand-, -bauchfell-, -brustfellbezüglich / viscéropariétal, -péritonéal, -pleural
40351 **visceroskeletal, -somatic** / eingeweide-skeletbezüglich, -körperbezüglich / viscéro-squelettique, -somatique
40352 **viscerotome** / Viszerotom *n* (1. Leberstichel, 2. Eingeweideabschnitt) / viscérotome *m*
40353 **viscerotomy** / Viszerotomie *f* (Lebermaterialentnahme ohne Sektion) / viscérotomie *f*
40354 **viscerotrop(h)ic** / eingeweidefreundlich / viscérotrop(hiqu)e
40355 **viscose** / Viscose *f* (Zellstoffverbindung) / viscose *f*
40356 **viscosimetry** / Zähflüssigkeitsmessung *f* / viscosimétrie *f*
40357 **viscosity** / Viskosität *f* (viscum = [klebriger] Mistel[saft]: Klebrigkeit) / viscosité *f*
40358 **viscosity, degree of** / Viskositätsgrad *m* / viscosité, degré de *m*
40359 **viscous** / viscidus (zähflüssig) / visqueux
40360 **viscus (viscera)** / Eingeweide *n* (Innere [Bauch]organe) / viscère(s) *m*
40361 **visible (visibility)** / Sichtbar(keit *f*) / visible (visibilité *f*)
40362 **visional (visionary)** / visionär (seherisch, schwärmerisch) / visionnaire
40363 **visions** / Visionen *f* (Gesichte, Trugbilder) / visions *f*
40364 **visit** / (Kranken)besuch *m* / visite *f*
40365 **visual** / visuell (das Sehen betreffend) / visuel
40366 **visualization** / Vergegenwärtigung *f* / visualisation *f*
40367 **visualize** / sichtbarmachen / visible, rendre
40368 **visus (vision)** / Gesicht (, inneres) *n* / visus *m* (vision *f*)
40369 **vitalism** / Vitalismus *m* (antimechanistische Lebensanschauung) / vitalisme *m*
40370 **vital(ity)** / lebend (Lebenswille *m*) / vital(ité *f*)
40371 **vitalize** / vitalisieren (beleben, kräftigen) / vitaliser

40372 **vitamines** / Vitamine *n* (hauptsächlich mit der Nahrung aufgenommene, oft [Bestandteile von] Kofermente[n] bildende essentielle Wirkstoffe) / vitamines *f*
40373 **vitamin A** / Vitamin A *n* (Axerophthol, fettlöslich, Provitamin Carotin in grünen Pflanzen, 1,5–2 mg/d; bei Mangel: Xerophthalmie) / vitamine A *f*
40374 **vitamin B complex** / Vitamin-B-Komplex *m* (Antiberiberi [B_1]-, Antipellagra [B_2, B_6]-, Antiperniciosa [B_{12}]-Faktor) / complexe vitaminique B *m*
40375 **vitamin B_1** / Vitamin B_1 *n* (Thiamin, wasserlöslich, in vielen Nahrungsmitteln, 0,5–1 mg/d; bei Mangel: Beriberi) / vitamine B_1 *f*
40376 **vitamin B_2 complex (I)** / Vitamin-B_2-Komplex (I) *m* (Folsäure, wasserlöslich, in vielen Nahrungsmitteln, ∼ 1–2 mg/d; bei Mangel: Megaloblastische Anämie) / complexe vitaminique B_2 (I) *m*
40377 **vitamin B_2 complex (II)** / Vitamin-B_2-Komplex (II) *m* (Niacin, wasserlöslich, durch Eigensynthese [ausTryptophan]; bei Mangel: Pellagra) / complexe vitaminique B_2 (II) *m*
40378 **vitamin B_2 complex (III)** / Vitamin-B_2-Komplex (III) *m* (Pantothensäure, wasserlöslich, in vielen Nahrungsmitteln, ∼ 3–5 mg/d; bei Mangel: Burning-feet-Syndrom) / complexe vitaminique B_2 (III) *m*
40379 **vitamin B_2 complex (IV)** / Vitamin-B_2-Komplex (IV) *m* (Riboflavin, wasserlöslich, in vielen Nahrungsmitteln, 1 mg/d; bei Mangel: «Pellagra sine Pellagra») / complexe vitaminique B_2 (IV) *m*
40380 **vitamin B_6** / Vitamin B_6 *n* (Pyridoxin, wasserlöslich, in Hefe, ∼ 1,5 mg/d; bei Mangel: Hautschäden) / vitamine B_6 *f*
40381 **vitamin B_{12}** / Vitamin B_{12} *n* (Cobalamin, wasserlöslich, in Leber, 0,001 mg/d; bei Mangel: Perniziöse Anämie; methyliert Homocystein zu Methionin und macht methioninarme Pflanzenkost vollwertig) / vitamine B_{12} *f*
40382 **vitamin C** / Vitamin C *n* (Ascorbinsäure, wasserlöslich, «Aminosäure», 75 mg/d; bei Mangel: Skorbut) / vitamine C *f*
40383 **vitamin D** / Vitamin D *n* (Calciferol, fettlöslich, in Lebertran, 0,025 mg/d; bei Mangel: Rhachitis) / vitamine D *f*
40384 **vitamin D, natural overdosage of** / Vitamin-D-Überdosierung, natürliche *f* (wird durch Hautbräunung verhindert) / vitamine D, surdosage naturel de *m*
40385 **vitamin D production** / Vitamin-D-Produktion *f* (hormonartige Eigenkörperproduktion unter UV-Lichteinwirkung ∼ 2 mg/d) / vitamine D, production de *f*
40386 **vitamin E** / Vitamin E *n* (Tocopherol, fettlöslich, in Getreidekeimen, ∼ 5 mg/d; bei Mangel: Muskeldystrophie) / vitamine E *f*
40387 **vitamin H** / Vitamin H *n* (Hautfaktor Coenzym R) / vitamine H *f*
40388 **vitamin K** / Vitamin K *n* (Koagulationsvitamin Phyllochinon, fettlöslich, durch Eigensynthese, ∼ 0,001 mg/d; bei Mangel: verzögerte Blutgerinnung) / vitamine K *f*
40389 **vitamin P** / Vitamin P *n* (Permeabilitätsvitamin Citrin) / vitamine P *f*
40390 **vitamin, ant(i)alopecic** / Ant(i)alopezievitamin *n* (Inosit) / vitamine ant(i)alopécique *f*
40391 **vitamin, antidermatitic** / Vitamin, antidermatitisches *n* (B_6) / vitamine antidermatitique *f*
40392 **vitamin, antihemorrhagic** / Vitamin, antihämorrhagisches *n* (K) / vitamine antihémorragique *f*
40393 **vitamin, antipellagrous** / Antipellagravitamin *n* (B_2 II) / vitamine antipellagreuse *f*
40394 **vitamin, antipermeability** / Antipermeabilitätsvitamin *n* (P) / vitamine d'antiperméabilité *f*
40395 **vitamin, antirachitic** / Vitamin, antirhachitisches *n* (D, D_2, D_3) / vitamine antirachitique *f*
40396 **vitamin, antiscorbutic** / Antiskorbutvitamin *n* (C) / vitamine antiscorbutique *f*
40397 **vitamin, antiseborrheic** / Vitamin, antiseborrhoisches *n* (H) / vitamine antiséborrhéique *f*
40398 **vitamin, antisterility** / Antisterilitätsvitamin *n* (E) / vitamine d'antistérilité *f*
40399 **vitamin, antixerophthalmic** / Vitamin, antixerophthalmisches *n* (A) / vitamine antixérophtalmique *f*
40400 **vitamin deficiency syndromes** / Vitaminmangel-Syndrome (Vitaminmangelkrankheiten) / syndromes par manque de vitamine
40401 **vitamins, hydrosoluble** / Vitamine, wasserlösliche *n* (B-Gruppe, C, H, P) / vitamines hydrosolubles *f*
40402 **vitamins, liposoluble** / Vitamine, fettlösliche *n* (A, D, E, [F], K) / vitamines liposolubles *f*
40403 **vitaminogenic, vitaminoid, vitaminous** / vitaminursprünglich, -ähnlich, -bezüglich / vitaminogène, vitaminoïde, vitaminique
40404 **vitaminology** / Vitaminologie *f* (Vitaminforschung) / vitaminologie *f*
40405 **vitaminotherapy** / Vitamintherapie *f* (Therapie mit Kofermenten) / vitaminothérapie *f*
40406 **vitellin** / Ovovitellin *n* (Eidotterprotein) / vitelline *f*
40407 **vitelline** / vitellinus (zum Eidotter gehörig) / vitellin
40408 **vitellogenesis** / Dotterbildung *f* / vitellogenèse *f*
40409 **vitiligo** / Leucopathia acquisita (Scheckhaut: endokrin od. neural bedingte Dyschromie mit weißen Herden) / vitiligo *m*
40410 **vitium of the macula** / Vitium maculae (degenerative Veränderungen bei Achsenmyopie) / vice de la macule *m*
40411 **vitium, mitral** / Mitralfehler *m* (Valva-atrioventriculare-sinistra-Fehler) / vice mitral *m*
40412 **vitreous (vitric)** / glas(art)ig / vitreux
40413 **vitrescence** / Verglasung (Glasartigkeit) *f* / vitrosité *f*
40414 **vitriol, blue** / Kupfersulfat *n* / vitriol bleu *m*
40415 **vitriol, green (red)** / Eisensulfat *n* / vitriol vert (rouge) *m*

40416 **vitriol, white** / Zinksulfat *n* / vitriol blanc *m*
40417 **vivacious(ness)** / Munter(keit *f*) / vivace (vivacité *f*)
40418 **vivification** / Vivifikation *f* (vivificare = lebendig machen) / vivification *f*
40419 **vivisection** / Vivisektion *f* (Lebendtierversuch) / vivisection *f*
40420 **vivisector(ium)** / Vivisektor(ium *n*) *m* / vivisecteur (vivisectorium) *m*
40421 **vocable (vocabulary)** / Vokabel *f* (Wortschatz *m*) / vocable (vocabulaire) *m*
40422 **vocal** / stimmlich / vocal
40423 **vocalization** / Vokalisierung (Stimmbildung) *f* / vocalisation *f*
40424 **vocation(al)** / Berufung *f* (betreffend) / vocation(nel) *f*
40425 **VOGT's syndrome** / VOGT' Syndrom (Erblich auftretende altersbedingte Hornhautdystrophie) / syndrome de VOGT
40426 **(C.) VOGT's syndrome** / (C.) VOGT' Syndrom (Angeborene regressive Muskelrigidität) / syndrome de (C.) VOGT
40428 **VOGT-KOYANAGI syndrome** / VOGT-KOYANAGI' Syndrom (Virusinfektion [?] mit Augen-, Haut-, Innenohrverletzungen) / syndrome de VOGT-KOYANAGI
40429 **VOHWINKEL's syndrome** / VOHWINKEL' Syndrom (Besondre Form des Keratose-Syndroms mit Fingermutilationen) / syndrome de VOHWINKEL
40430 **voice** / Stimme *f* / voix *f*
40431 **voice, chest** / Bruststimme *f* / voix de poitrine *f*
40432 **voice, closed, hoarse** / Stimme, gedeckte, rauhe *f* / voix fermée, rauque *f*
40433 **voice, cracked** / Stimme, brüchige *f* / voix cassée *f*
40434 **voice, dull, high(-pitched)** / Stimme, dunkle, helle (hohe, schrille) *f* / voix sombre, haute (aiguë) *f*
40435 **voice, eunuchoid** / Stimme, eunuchoide *f* (pubertärer Stimmwechselausfall) / voix eunuchoïde *f*
40436 **voice, whispering** / Flüsterstimme *f* / voix chuchotée *f*
40437 **voicelessness** / Tonlosigkeit *f* / sourdité *f*
40438 **volatility** / Flüchtigkeit *f* / volatilité *f*
40439 **volatilization** / Verflüchtigung (Äherealisation) *f* / subtilisation *f*
40440 **volatil(iz)e** / (ver)flüchtig(en) / volatil(iser)
40441 **volatilizer** / Verflüchtiger *m* / volatiliseur *m*
40442 **VOLAVSEK's syndrome** / VOLAVSEK' Syndrom (Palmoplantarkeratose bei Syringomyelie) / syndrome de VOLAVSEK
40443 **volemia** / Volämie *f* (norm. ~ 75 ccm/kg KG) / volémie *f*
40444 **volemic** / volämisch (Blutmenge-Körpergewichtverhältnis betreffend) / volémique
40445 **volition (, free)** / Wille (, freier) *m* (durch Willensmanipulation unbewußt determiniertes [Vorerlebnis eines] Verhalten[s]) / volonté (libre) *f*
40446 **volition, manipulation of** / Willensmanipulation *f* (in der pluralistischen Gesellschaft durch Motiv-, Markt-, Sozial-, Öffentlichkeitsforscher) / volonté, manufacture de la *f*
40447 **v.VOLKMANN's contracture** / v.VOLKMANN' Syndrom (II) (Hand-, seltner Fußkontraktur durch Muskeluntergang bei Blutzirkulationsstörungen) / contracture (rétraction) ischémique de v.VOLKMANN
40448 **v.VOLKMANN's syndrome** / v.VOLKMANN' Syndrom (I) (Angeborene erbliche Sprunggelenkeluxation) / syndrome de v.VOLKMANN
40449 **volt** / Volt *n* (V: Maßeinheit für elektr. Stromspannung) / volt *m*
40450 **volt, electron** / Elektronenvolt *n* (eV: Energiezuwachs, den 1 Elektron beim Durchlaufen von 1 Volt Spannung erhält) / volt, électron- *m*
40451 **voltage, alternating, direct** / Wechselspannung, Gleichspannung *f* / tension alternative, continue *f*
40452 **voltage, constant (direct)** / (Gleich)-spannung, konstante *f* / tension (continue-)constante *f*
40453 **voltage, effective** / Effektivspannung *f* / tension effective *f*
40454 **voltage, high, low** / Hochspannung, Niederspannung *f* / tension haute, basse *f*
40455 **voltage, ignition** / Heizspannung *f* (röntg.) / tension d'allumage *f*
40456 **voltage, mains, peak** / Netz-, Scheitelspannung *f* / tension du réseau, de crête *f*
40457 **voltage, maximum, mean, minimum, normal** / Höchstspannung, Mittel-, Mindest-, Normal- *f* / tension maxima, moyenne, minima, de régime *f*
40458 **voltage, output, saturation, spark-over** / Ausgangs-, Sättigungs-, Entladungsspannung *f* / tension de sortie, de saturation, de décharge *f*
40459 **voltage, primary, secondary** / Primär-, Sekundärspannung *f* / tension primaire, secondaire *f*
40460 **voltameter** / Voltmesser *m* / voltamètre *m*
40461 **volubile (volubility)** / Zungenfertig(keit *f*) / voluble (volubilité *f*)
40462 **volume** / Rauminhalt *m* / volume *m*
40463 **volume, augmented** / Volumen auctum (vermehrter Inhalt, z.B. der Lunge) / volume augmenté *m*
40464 **volume, blood** / Blutvolumen *n* (BV norm. ~ 5,5 l [~ 1/12 KG]) / volume sanguin *m*
40465 **volume, heart minute** / Herzminutenvolumen *n* (HMV norm. ~ 4,25 l) / volume-minute du cœur *m*
40466 **volume, heart second** / Herzsekundenvolumen *n* (HSV norm. ~ 70 ccm) / volume-seconde du cœur *m*
40467 **volume, plasma** / Plasmavolumen *n* (~ 42 ccm/kg Körpergewicht) / volume du plasma *m*
40468 **volume, residual** / Restvolumen *n* (auch bei Systole in Herzkammer verbleibende Blutmenge) / volume résiduel *m*
40469 **volume speed** / Volumenschnelle *f* (Luftvolumengeschwindigkeit bei Trommelfellschwingungen) / vitesse du volume d'air *f*
40470 **volume, systolic** / Herzschlagvolumen *n* (norm. ~ 80 ccm) / volume systolique *m*

40471 **volumetric(al)** / volumetrisch (Maßanalyse betreffend) / volumétrique
40472 **voluminous** / voluminös (umfangreich) / volumineux
40473 **voluntarism**/Voluntarismus *m* ([Lehre vom] Wille[n] als seelische[r] Grundfunktion, als «Wesen der Welt» [SCHOPENHAUER]) / volontarisme *m*
40474 **voluntary** / willentlich (freiwillig) / volontaire
40475 **voluptuary** / Kinäde *m* (κίναιδος = Lüstling: passiver Päderast) / voluptueux *m*
40476 **volution** / Windung *f* / volution *f*
40477 **volvulus** / Volvulus *m* (volvere = wälzen: Achsendrehung des Darms) / volvulus *m*
40478 **vomer** / Vomer (= Pflugschar: ähnlich geformtes Bein der Nasenhöhlen) / vomer
40479 **vomerobasilar, -nasal** / pflugscharbeinschädelbasisbezüglich, -nasenbeinbezüglich / vomérobasilaire, -nasal
40480 **vomica** / Auswurf, maulvoller *m* / vomique *f*
40481 **vomit, bilious** / Erbrechen, galliges *n* / vomissement bilieux *m*
40482 **vomit, black** / Melenemesis *f* (Erbrechen blutigen Mageninhalts) / vomissement noir *m*
40483 **vomit, bloody** / Erbrechen, blutiges *n* / vomissement sanguinolent *m*
40484 **vomit, coffee-ground** / Erbrechen, kaffeesatzartiges *n* (Blut-Mageninhalt) / vomissement en marc de café *m*
40485 **vomit, dry** / Lufterbrechen *n* / vomissement sec *m*
40486 **vomit, stercoraceous; (copremesis)** / Miserere *n* (= erbarme dich: Koterbrechen bei Darmverschluß) / vomissement fécaloïde *m*
40487 **vomit(ing)** / Vomitus *m* (Vomitio *f*) / vomissement *m*
40488 **vomiting, acetonemic, habitual, spasticatonic** / Erbrechen, acetonämisches, habituelles, spastisch-atonisches *n* (der Säuglinge) / vomissement acétonémique, habituel, spastique-atonique *m*
40489 **vomiting, cerebral** / Erbrechen, zerebrales *n* (zentral bedingtes) / vomissement cérébral *m*
40490 **vomiting, forcible, recurrent** / Erbrechen, zwanghaftes, periodisches *n* / vomissement forcible, cyclique *m*
40491 **vomiting, hysterical** / Brechneurose *f* / vomissement névropathique *m*
40492 **vomiting, incoercible** / Erbrechen, unstillbares *n* / vomissement persistant *m*
40493 **vomiting, morning-after** / Wasserkol(i)k *m* (der Alkoholiker) / vomissement à jeun *m*
40494 **vomiting, nervous** / Erbrechen, nervöses *n* (bei Gastritis nervosa) / vomissement nerveux *m*
40495 **vomiting, projectile, protracted** / Erbrechen, blitzartiges, anhaltendes *n* / vomissement jeté, protrahé *m*
40496 **vomit(ive)** / Erbrechen (*n*) (erregend) / vomir (*m*) (vomitif)
40497 **vomiturition** / Würgen *n* / vomiturition *f*
40498 **voracious(ness)** / Gefräßig(keit *f*) / vorace (voracité *f*)
40499 **vortex of the heart** / Vortex cordis (vortex = Wirbel: Wirbel[bildung] der Herzkammermuskelfasern an der Herzspitze) / vortex du cœur
40500 **vortices of the hairs** / Vortices pilorum (Haarwirbel) / vortices des poils
40501 **voussure, precordial** / Herzbuckel *m* (Vorwölbung bei Hypertrophie) / voussure précordiale *f*
40502 **VROLIK's disease** / VROLIK' Syndrom (Angeborene erbliche maligne letale Knochenbrüchigkeit) / dysplasie périostale de PORAK et DURANTE
40503 **vulcanize** / vulkanisieren (durch Anlagerung von Schwefel an Kautschuk elastisch machen) / vulcaniser
40504 **vulgar(ity)** / (All)gemein(heit *f*) / vulgaire (vulgarité *f*)
40505 **vulgarization** / Vulgarisierung *f* (Vervolkstümlichung) / vulgarisation *f*
40506 **vulgarize** / gemein(verständlich)machen / vulgariser
40507 **vulnerable (vulnerability)** / Verwundbar(keit *f*) / vulnérable (vulnérabilité *f*)
40508 **vulnerant** / verwundend (verletzend) / vulnérant
40509 **vulnerary** / wundheilend / vulnéraire
40510 **vulva** / Vulva *f* (äußere weibl. Geschlechtsteile) / vulve *f*
40511 **vulvar** / vulvär (Vulva betreffend) / vulvaire
40512 **vulvectomy** / Vulvaresektion *f* / vulvectomie *f*
40513 **vulvism** / Vulvismus *m* («Vaginismus») / vulvisme *m*
40514 **vulvitis** / Vulvaentzündung *f* / vulvite *f*
40515 **vulvocrural, -vaginal** / vulva-oberschenkelbezüglich, vulva-scheidebezüglich / vulvocrural, -vaginal
40516 **vulvovaginitis of infants, gonorrheal** / Vulvovaginitis gonorrhoica infantum (z.B. durch Handtücher) / vulvovaginite gonorrhéique des enfants *f*

W

40517 **WAARDENBURG's syndrome** / WAARDENBURG' Syndrom (CROUZON' Syndrom mit APERT' Syndrom) / syndrome de WAARDENBURG
40518 **waddle, waggle** / watscheln, wackeln / dandiner, branler
40519 **wafer** / Oblate *f* (oblata = die Dargebrachte: Arzneipulverhülle aus Weizenmehl) / hostie *f*
40520 **wake** / wachen (denken in Begriffen) / veiller
40521 **waken (waking)** / erwachen(d) / éveiller (éveillant)

40522 **walk, walker, walking** / Gang, (Fuß)-gänger *m*, Gehen *n* / marche *f*, marcheur, marcher *m*
40523 **wall** / Paries (Wand *f*) / paroi *f*
40524 **wall, anterior and posterior (vaginal)** / Paries anterior et posterior (vaginae) / paroi (vaginale) antérieure et postérieure
40525 **wall, carotid** / Paries caroticus ([vordere] Kopfschlagaderwand der Paukenhöhle) / paroi carotidienne
40526 **wall of the cochlear duct, vestibular** / Paries vestibularis ductus cochlearis (epithelial-bindegewebige Wand des Ohrschneckengangs gegen den Vorhof [REISSNER]) / paroi vestibulaire du conduit cochléen
40527 **wall, jugular** / Paries iugularis ([untere] Drosselgrubenwand der Paukenhöhle) / paroi jugulaire
40528 **wall, labyrinthic** / Paries labyrinthicus ([mittlere] Labyrinthwand der Paukenhöhle) / paroi labyrinthique
40529 **wall, mastoid** / Paries mastoideus ([hintere] Warzenfortsatzwand der Paukenhöhle) / paroi mastoïdienne
40530 **wall, membranaceous** / Paries membranaceus ([seitliche] Trommelfellwand der Paukenhöhle) / paroi membraneuse
40531 **wall, nail** / Vallum unguis (Nagel[haut]-wall) / repli unguéal
40532 **wall (of the orbit), inferior, lateral, medial, superior** / Paries inferior, lateralis, medialis, superior (orbitae) / paroi inférieure, latérale, médiale, supérieure (de l'orbite)
40533 **wall, teg(u)mental** / Paries tegmentalis ([obere] Paukenhöhlendachwand der Paukenhöhle) / paroi tég(u)mentaire
40534 **wall (of the trachea), membranaceous** / Paries membranaceus (tracheae) (Luftröhrenrückwand) / paroi membraneuse (de la trachée)
40535 **wall, tympanic** / Paries tympanicus (ductus cochlearis) (Paukenhöhlenwand) / paroi tympanique
40536 **wall (of the ventricle), anterior and posterior** / Paries anterior et posterior (ventriculi) / paroi antérieure et postérieure (du ventricule)
40537 **WALLENBERG's syndrome** / WALLENBERG' Syndrom (Zentralnervöses Krankheitsbild mit dissoziierter Empfindungslähmung bei Läsionen der lateralen Medulla oblongata) / syndrome de VIEUSSEUX-WALLENBERG
40538 **(wal)nut** / (Wal)nuß *f* / noix *f*
40539 **wandering** / wandernd / migrant
40540 **want** / habenwollen (mangeln) / avoir besoin (manquer)
40541 **war(d)** / Krieg *m* (Wache *f*) / guerre (garde) *f*
40542 **warm (calor, heat)** / warm (Wärme *f*) / chaud (*m*)
40543 **warning** / Warnung *f* / avertissement *m*
40544 **wart** / Verruca *f* (= Warze: übertragbare virusbedingte Epithelwucherung) / verrue *f*
40545 **warts, hard, plane, seborrheic, vulgar** / Verrucae durae, planae iuveniles, seniles s. seborrhoicae, vulgares / verrues dures, juvéniles, séniles, vulgaires *f*
40546 **wart, necrogenic** / Verruca necrogenica (der Hauttb.) / verrue nécrogénique *f*
40547 **wart, tar** / Teerwarze *f* (Karzinomvorstufe) / verrue de goudron *f*
40548 **wash out** / auswaschen (Filterniederschläge mit Wasser übergießen) / enlever en lavant
40549 **washable** / waschbar / lavable
40550 **washing** / Waschung *f* / lavage *m*
40551 **waste (wasting)** / verwüsten (Schwund *m*) / dévaster (dépérissement *m*)
40552 **watch, stop** / Stoppuhr *f* (für genaue Frequenzmessungen, z. B. Puls/Min.) / chronomètre *m*
40553 **watch(er)** / Wachsamkeit *f* (Wächter *m*) / veille *f* (garde *m*)
40554 **water (H_2O)** / Wasser *n* (Wasserstoffoxyd, 3/4 der Erdoberfläche, 4 Vol% in Atmosphäre, Molgewicht 18,02) / eau *f*
40555 **water, albuminous** / Eiweißwasser *n* / eau albumineuse *f*
40556 **water, alkaline** / Wasser, alkalisches *n* / eau alcaline *f*
40557 **water, (strong) ammonia** / Ammoniakwasser *n* / eau ammoniacale *f*
40558 **water, aromatic** / Wasser, aromatisches *n* / eau aromatique *f*
40559 **water, barley** / Gerstenschleim, dünner *m* / eau d'orge *f*
40561 **water, bitter almond** / Amygdalarum amararum aqua (Bittermandelwasser *n*) / eau d'amandes amères *f*
40562 **water, carbonic acid** / Wasser, kohlensäurehaltiges *n* / eau chargée d'acide carbonique *f*
40563 **water center (in brain)** / Wasserzentrum *n* (den Wasserhaushalt direkt od. indirekt [hormonal] steuerndes Zwischenhirnzentrum) / centre (cérébral) d'eau *m*
40564 **water, cherry-laurel** / Kirschlorbeerwasser *n* / eau de laurier-cerise *f*
40565 **water, cinnamon** / Cinnamomi aqua (Zimtwasser *n*) / eau de cannelle *f*
40566 **water concentration of blood, of serum** / Blut-, Serumwassergehalt *m* (80%, 90%) / eau du sang et du sérum, concentration de l'*f*
40567 **water, crystallization** / Kristallisationswasser *n* / eau de cristallisation *f*
40568 **water, distill(at)ed, bidistill(at)ed** / Aqua destillata, bidestillata (einfach, zweifach destilliertes Wasser *n*) / eau distillée, bidistillée *f*
40569 **water, drip** / Tropfwasser *n* / eau dégouttante *f*
40570 **water, earthy mineral** / Quelle, erdige *f* / eau minérale bicarbonatée calcique *f*
40571 **water, fresh (soft)** / Süßwasser (weiches Wasser) *n* / eau douce *f*
40572 **water of hamamelis bark** / Hamamelidis (e cortice) aqua (Hamamelisdestillat *n*) / eau d'écorce d'hamamélis de Virginie *f*
40573 **water, hard (lime)** / Wasser, hartes (kalkhaltiges) *n* / eau dure (crue) *f*
40574 **water, heavy (D_2O)** / Wasser, Schweres *n* (Deuterium + Sauerstoff) / eau lourde *f*
40575 **water, indifferent spring** / Akratopege *f* (kalte Quelle) / eau minérale oligométallique froide *f*

40576 **water, indifferent thermal** / Akratotherme *f* (warme Quelle) / eau minérale oligométallique chaude *f*
40577 **water, iodine** / Wasser, jodhaltiges *n* / eau iodurée *f*
40578 **water, iron** / Wasser, eisenhaltiges *n* / eau ferrugineuse *f*
40579 **water, lead** / Bleiwasser *n* / eau de GOULARD *f*
40580 **water, lime** / Kalkwasser *n* (Kalkmilch) / eau (lait *m*) de chaux *f*
40581 **water, mineral** / Mineralwasser *n* (Quellwasser mit > 1 g/kg anorg. Salzen) / eau minérale *f*
40582 **water, oxygenated** / Wasserstoffsuperoxydlösung *f* / eau oxygénée *f*
40583 **water, peppermint** / Menthae piperitae aqua (Pfefferminzwasser *n*) / eau de menthe poivrée *f*
40584 **water, peptone** / Peptonwasser *n* (für Choleradiagnose) / eau de peptone *f*
40585 **water, phenolated** / Karbolwasser *n* / eau phéniquée *f*
40586 **water, plain saline** / Halopege *f* ([kalte] muriatische Quelle) / eau minérale chlorurée sodique *f*
40587 **water, poor, rich in** / wasserarm, -reich / eau, pauvre, riche en
40588 **water, purified** / Wasser, gereinigtes *n* / eau pure *f*
40589 **water, potable** / Trinkwasser *n* / eau potable *f*
40590 **water, purgative** / Bitterquelle *f* (Picropega) / eau purgative (sulfatée sodique et magnésienne) *f*
40591 **water, rain** / Regenwasser *n* / eau de pluie *f*
40592 **water requirement** / Wasserbedarf *m* / eau, besoin d' *m*
40593 **water, rice** / Reisschleim *m* / eau de riz *f*
40594 **water, river, sea** / Flußwasser, Meerwasser *n* / eau de rivière, de mer *f*
40595 **water, rose** / Rosenwasser *n* / (eau de) rose *f*
40596 **water, running (tap)** / Wasser, fließendes *n* (Leitungswasser) / eau courante (de robinet) *f*
40597 **water, salt (saline)** / Wasser, salzhaltiges (salinisches) *n* / eau salée (chargée de sels) *f*
40598 **water shortage** / Wassermangel *m* / eau, manque d' *m*
40599 **water, silicious** / Kieselbrunnen *m* / eau silicatée *f*
40600 **water, sodium chloride thermal** / Halotherme *f* (warme muriatische Quelle) / eau minérale chlorurée sodique chaude *f*
40601 **water, sulfur** / Wasser, schwefelhaltiges *n* / eau sulfureuse *f*
40602 **water, sulfurated saline** / Schwefelquelle, kochsalzhaltige *f* / eau minérale sulfurée sodique *f*
40603 **waters, sulfurated thermal** / Schwefelthermen *f* / eaux sulfureuses chaudes *f*
40604 **water, (under)ground (spring)** / Grundwasser *n* (Quellwasser) / eau de souterrain (de source) *f*
40605 **water, warm mineral** / Quelle, heiße *f* / eau minérale chaude *f*
40606 **water, waste (kitchen)** / Abwasser (Küchen[ab]wasser) *n* / eaux d'égout (ménagère) *f*
40607 **water-proof** / wasserdicht / étanche
40608 **WATERHOUSE-FRIDERICHSEN syndrome** / WATERHOUSE-FRIDERICHSEN' Syndrom (Foudroyant verlaufende Sepsis mit NN-Apoplexie od. -versagen) / syndrome de WATERHOUSE-FRIDERICHSEN
40609 **watering** / Bewäßrung *f* / arrosage *m*
40610 **waves, alpha-** / α-Wellen *f* (EEG: okzipital, Frequenz 8–13, Amplitude 50 μV, bei Konzentrationsleistung verringert) / ondes alpha *f*
40611 **waves, beta-** / β-Wellen *f* (EEG: temporal, Frequenz 14–32, Amplitude 20 μV, bei Willkürbewegungen) / ondes bêta *f*
40612 **waves, delta-** / δ-Wellen *f* (EEG: frontalparietal, Frequenz 0,5–3, Amplitude 100 μV, im Schlaf und bei Kindern) / ondes delta *f*
40613 **waves, theta-** / ϑ-Wellen *f* (EEG: frontal, Frequenz 4–7, Amplitude 10 μV, Zwischenwellen) / ondes théta *f*
40614 **wave, electron** / Elektronenwelle *f* / onde électronique *f*
40615 **waves, infralong** / Infralangwellen *f* (bis 500 000 m Wellenlänge) / ondes infralongues *f*
40616 **waves, long, middle, short, ultrashort** / Wellen, Lang-, Mittel-, Kurz-, Ultrakurz- *f* / ondes longues, moyennes, courtes, ultracourtes *f*
40617 **wave, P-** / P-Zacke *f* (Ekg-Initialzacke der Vorhoferregung, fällt bei Reizbildung im mittleren AV-Knoten mit Q zusammen) / onde P *f*
40618 **wave, negative P-** / P-Zacke, negative *f* (bei Reizbildung im oberen AV-Knoten vor Q, im unteren nach S) / onde P négative *f*
40619 **wave, Q-** / Q-Zacke *f* (Ekg-Kammerkomplexanfangsgruppenteil, in Abltg. I neg. bei Links-, in Abltg. III neg. bei Rechtstyp) / onde Q *f*
40620 **wave, T-** / T-Welle *f* (Ekg-Kammerkomplexendschwankung) / onde T *f*
40621 **wave, negative, high positive T-** / T-Welle, negative, hochpositive *f* (bei Hypo-, Hyperkaliämie) / onde T négative, haut positive *f*
40622 **wave, U-** / U-Welle *f* (Ekg-Nachschwankung) / onde U *f*
40623 **wave, spherical** / Kugel(schalen)welle *f* / onde sphérique *f*
40624 **wave, ultrasonic** / Ultraschallwelle *f* / onde ultrasonore *f*
40625 **wave-band, -hollow, -summit** / Wellenband, -tal *n*, -berg *m* / onde (vague), bande *f*, creux, sommet *m* d'une
40626 **wave-length** / Wellenlänge *f* ($\lambda = \frac{c}{\nu}$; c = Ausbreitungsgeschwindigkeit, ν = Schwingungszahl [Frequenz/sec]) / onde, longueur d' *f*
40627 **wave-length, effective** / Wellenlänge, effektive *f* (λ_{eff}: mittlere einer heterogenen Strahlung) / onde, longueur effective d' *f*

40628 **wave-length, maximum, minimum** / Maximalwellenlänge, Grenzwellenlänge *f* / onde maxima, minima, longueur d' *f*
40629 **waxes** / Wachse *n* (Ester mit einwertiger Alkoholkomponente) / cires *f*
40630 **wax, bees-** / Cera alba, flava (Bienenwachs, weißes, gelbes *n*) / cire d'abeilles *f*
40631 **wax, ear** / Cerumen (Ohrenschmalz) *n* / cérumen *m*
40633 **wax, earth** / Erdwachs *n* / cérésine *f*
40634 **wax (fat), grave (corpse)** / Leichenfett *n* / adipocire *f*
40635 **wax, myrtle (bayberry)** / Myrtenwachs *n* (Myrica cerifera) / cire de myrica *f*
40636 **wax, palm (carnauba)** / Palmwachs *n* (Copernicia cerifera) / cire de carnauba *f*
40637 **wax, vegetable** / Pflanzenwachs *n* / cire végétale *f*
40638 **way, natural** / Via naturalis (der natürliche Weg) / voie naturelle *f*
40639 **weaken (weakened, weakening)** / schwach werden (geworden, werdend) / faiblir (faibli, faiblissant)
40640 **weakness** / Schwachheit *f* / faiblesse *f*
40641 **weakness of convergence** / Konvergenzschwäche *f* (ophth.) / faiblesse de convergence *f*
40642 **weakness, digestion** / Verdauungsschwäche *f* / faiblesse digestive *f*
40643 **weakness, heart (myocardiac)** / Herz(muskel)schwäche *f* / faiblesse cardiaque *f*
40644 **weakness of memory** / Mnemasthenie (Gedächtnisschwäche) *f* / mémoire affaiblie *f*
40645 **weakness of mind** / Geistesschwäche *f* / faiblesse d'esprit *f*
40646 **weakness of old age (caducity)** / Gebrechlichkeit *f* (Altersschwachheit) / caducité *f*
40647 **weakness (prostration), bodily** / Körperschwäche *f* / faiblesse physique *f*
40648 **wear(ing)** / Tragen (*n*) / porter (portage *m*)
40649 **weather(proof)** / Wetter(beständig) *n* / (in)temp(érie)s *m* (*f*) (, résistant aux)
40650 **Wednesday** / Mittwoch *m* / mercredi *m*
40651 **week(ly paper)** / Woche(nschrift) *f* / semaine (revue hebdomadaire) *f*
40652 **WEGENER's granulomatosis** / WEGENER' Syndrom (Maligne Periarteriitis-nodosa-Form) / syndrome de WEGENER
40653 **weight, atomic** / Atomgewicht *n* (bei einwertigen Elementen = Äquivalentgewicht, bei zweiwertigen Elementen = 2 Äquivalentgewicht usw.) / poids atomique *m*
40654 **weight, correlation** / Korrelationsgewicht *n* (relative Abweichung vom KG-Soll in %) / poids corrélatif *m*
40655 **weight, dry-, humid-** / Trocken-, Feuchtgewicht *n* / poids sec, humide *m*
40656 **weight, equivalent** / Äquivalentgewicht *n* (bei einwertigen Elementen = Atomgewicht, bei zweiwertigen = ½ Atomgewicht usw.) / poids équivalent *m*
40657 **weight, medicinal** / Medizinalgewicht *n* (0,06 g = 1 grain, 28 g = 1 ounce) / poids médicinal *m*
40658 **weight, molecular** / Mol(ekular)gewicht *n* (Summe der Atomgewichte, z. B. Wasser [H_2O] = 18 [2H = 2 + O = 16]) / poids moléculaire *m*
40659 **weight, normal** / Normalgewicht *n* (S[ollgewicht] = $\frac{\text{Körperlänge} \times \text{Brustumfang}}{240}$ [BORNHARDT]) / poids normal *m*
40660 **weighty** / schwerwiegend / poids, d'un grand
40661 **well water methemoglobinemia** / COMLY' Syndrom (Säuglingsmethämoglobinämie bei Nahrungszubereitung mit Brunnenwasser) / méthémoglobinémie des nourrissons par d'eau de puits
40662 **well(-being)** / Wohl(behagen *n*) / bien(-être *m*)
40663 **well-defined, -founded** / wohldefiniert, -begründet / bien défini, fondé
40664 **well-fed, -mannered, -proportioned, -preserved** / wohlgenährt, -erzogen, -gebaut, -erhalten / bien nourri, élevé, fait, conservé
40665 **WENCKEBACH's period** / WENCKEBACH' Syndrom (Partieller atrioventrikulärer Herzblock mit charakteristischer Periodik) / signe de WENCKEBACH
40666 **WERNICKE-MANN syndrome** / WERNICKE-MANN' Syndrom (Lähmung bei einseitigen Läsionen im Capsula-interna-[nuclei-lentiformis-]Bereich) / syndrome de WERNICKE-MANN
40667 **WESTPHAL's syndrome** / WESTPHAL' Syndrom (Paroxysmale schlaffe Lähmung der Gliedmaßenmuskulatur) / syndrome de WESTPHAL
40668 **WESTPHAL-BERNHARD syndrome** / WESTPHAL-BERNHARD' Syndrom (Primär stenosierende Papillitis der Papilla duodeni maior) / papillite primitive ictérigène
40669 **WESTPHAL-v.LEYDEN syndrome** / WESTPHAL-v.LEYDEN' Syndrom (Akute zerebelläre Ataxie) / ataxie cérébelleuse
40670 **wet** / naß (anfeuchten) / mouillé (mouiller)
40671 **wheal(ing)** / Striemen(bildung *f*) *m* / raies (, formation de) *f*
40672 **w(h)eals, livid** / Striemen, blaue *m* / raies sanglantes *f*
40673 **wheel(ed)** / Rad *n* (fahrbar) / roue *f* (mobile)
40674 **wheyey** / molkenartig / petit lait, qui ressemble au
40675 **whimper** / Wimmern (*n*) / vagir (vagissement *m*)
40676 **whiskers** / Whiskers (engl. Härchen: Einkristalle) / whiskers
40677 **whisk(e)y** / Whisky *m* (kann «außergewöhnlich» heilsam sein) / whisky *m*
40678 **white (whity)** / albus (weißlich) / blanc(hâtre)
40679 **width** / Weite *f* / ampleur *f*
40680 **WIEDEMANN's syndrome** / WIEDEMANN' Syndrom (Embryopathische Mißbildung mit schwerer Dysmelie) / syndrome de WIEDEMANN
40681 **wild(ness)** / Wild(nis *f*) / sauvage (désert *m*)
40682 **will, be able to** / wollenkönnen / vouloir, savoir
40683 **(WILLAN-PLUMBE syndrome)** / (WILLAN-PLUMBE' Syndrom) (Psoriasis vulgaris) / (syndrome de WILLAN-PLUMBE)

40684 **(WILSON's disease)** / (WILSON' Krankheit I) (Lichen ruber planus) / (lichen de WILSON)
40685 **wind(ing)** / Winden (*n*) / tortiller (tortillage *m*)
40686 **window** / Fenster *n* / fenêtre *f*
40687 **window, ocular counting** / (Okular)zählfenster *n* (mit Fadenkreuz zur Quadrantenauszählung) / fenêtre oculaire *f*
40688 **wind(y)** / Wind(ig) *m* / vent(eux) *m*
40689 **wine** / Wein *m* (wichtiges [geriatrisches] Stoffwechsel- und Kreislauftherapeutikum) / vin *m*
40690 **wine, camphorated** / Kampferwein *m* / vin camphré *m*
40691 **wing of the ilium** / Ala ossis ilii / aile iliaque
40692 **wing of the nose** / Ala nasi / aile du nez
40693 **wing of the sphenoid bone, great and small** / Ala maior et minor (ossis sphenoidalis) / aile du sphénoïde, grande et petite
40694 **wing of the vomer** / Ala vomeris / aile du vomer
40695 **winged (winglike)** / geflügelt (flügel[art]ig) / ailé (alaire)
40696 **v.WINIWARTER-BUERGER syndrome** / v.WINIWARTER-BUERGER' Syndrom (Präsenile Thrombangiitis obliterans) / thrombangéite oblitérante
40697 **wire, barbed** / Stacheldraht *m* / fer barbelé, fil de *m*
40698 **wire, collecting, conducting** / Sammel-, Leitungsdraht *m* / fil collecteur, conducteur *m*
40699 **wire, earth, return** / Erd-, Rückleitung *f* / ligne de terre, de retour *f*
40700 **wire, platinum** / Platindraht *m* (-öse *f*) / fil de platine *m*
40701 **wire, silver-** / Silberdraht *m* / fil d'argent *m*
40702 **wire, (un)covered** / Draht, isolierter, (blanker) *m* / fil (non)isolé *m*
40703 **wire(less)** / Draht(los) *m* / fil *m* (, sans)
40704 **wisdom, wordly** / Lebensklugheit *f* / sagesse pratique *f*
40705 **wish, Electra (daughter)** / Wunsch, elektraler *m* (der Tochter, vom Vater geschwängert zu werden) / souhait d'Electra *m*
40706 **wish, Oedipus (son)** / Wunsch, ödipaler *m* (des Sohns, die Mutter zu schwängern) / souhait d'Œdipe *m*
40707 **withdraw(al)** / zurückziehen (Rückzug *m*, Zurücknahme *f*) / retirer (retrait *m*)
40708 **withdrawal symptom** / Abstinenz-Syndrom, akutes (Krankheitserscheinungen bei plötzlichem Entzug von Rauschgiften) / syndrome d'abstinence
40709 **wobble hypothesis** / Wackelhypothese *f* (Aminosäurenaustausch findet nur zwischen ersten und/od. zweiten Tripletbuchstaben statt [v.CRICK]) / vacillement, hypothèse de *f*
40710 **WOLFF-PARKINSON-WHITE syndrome** / WOLFF-PARKINSON-WHITE' Syndrom (Herzfunktionsstörung mit anomaler intraventrikulärer Erregungsausbreitung) / préexcitation
40711 **woman (women)** / Frau(en) *f* / femme(s) *f*
40712 **woman, lying-in** / Puerpera (Wöchnerin) *f* / femme en couches *f*
40713 **women, XXX-chromosomal** / Frauen, XXX-chromosomale *f* (intellektuell unterdurchschnittlich, unfruchtbar) / femmes XXX-chromosomiques *f*
40714 **womanlike** / fraulich / nature féminine, de
40715 **wood(en)** / Holz *n* (, aus) / bois *m* (, en)
40716 **wool(y)** / Wolle *f* (, aus) / laine *f* (, en)
40717 **word** / Wort *n* (potentielle Tat) / mot *m*
40718 **words** / Worte *n* (Sekundärstrukturen der Sprache: Buchstabenmoleküle) / mots *m*
40719 **words, poor, rich in** / wortarm, -reich / mots, pauvre, riche en
40720 **WORINGER's syndrome** / WORINGER' Syndrom (Häufige funktionelle nutritional-lipidogene kindliche Leberfunktionsstörung) / dyshépatie lipidogène de WORINGER
40721 **work** / Arbeit(en) *f* / travail(ler) *m*
40723 **workday (weekday)** / Werktag (Wochentag) *m* / jour ouvrable (de semaine) *m*
40724 **work(er), mental** / Geistesarbeit(er *m*) *f* / travail(leur) intellectuel *m*
40725 **World Health Organization (WHO)** / Weltgesundheitsorganisation *f* / Organisation Mondiale de la Santé (O.M.S.) *f*
40726 **world(ly)** / Welt(lich) *f* / monde *m* (, de)
40727 **worm(y)** / Wurm(ig) *m* / verme *m* (vermoulu)
40728 **wound ([, gun]shot)** / Wunde ([Schuß]verletzung) *f* / plaie (blessure) *f*
40729 **wound, abdomen, head, joint gunshot** / Bauchschuß, Kopf-, Gelenk- *m* / coup de feu dans le ventre, dans la tête, dans l'articulation *m*
40730 **wound, accidental** / Unfallverletzung *f* / lésion accidentelle *f*
40731 **wound area** / Wundbezirk *m* / plaie, aire de *f*
40732 **wound, aseptic, infected** / Wunde, saubere, infizierte *f* / plaie aseptique, infectée *f*
40733 **wound, bite, friction, lacerated** / Bißwunde, Schürf-, Riß- *f* / plaie par morsure, par frottement, par déchirure *f*
40734 **wound cavity** / Wundhöhle *f* / plaie cavitaire *f*
40735 **wound, chest, heart, lung gunshot** / Brustschuß, Herz-, Lungen- *m* / coup de feu dans la poitrine, dans le cœur, dans le poumon *m*
40736 **wound clip; (serrefine)** / Wundklammer *f* / serre-fine (agrafe) *f*
40737 **wound, contused** / Quetschwunde *f* / plaie contuse *f*
40738 **wounds, gunshot** / Vulnera sclopetaria (Schußwunden *f*) / blessures par balle *f*
40739 **wound, incision, punctured (stab), sword** / Schnittwunde (Stich-, Hieb-) *f* / plaie tranchante, piquante, par coup *f*
40740 **wound margin** / Wundrand *m* / plaie, lèvre de la *f*
40741 **wound, mortal, torpid** / Wunde, tödliche, schlecht heilende *f* / plaie fatale, atonique *f*
40742 **wound, old, recent** / Wunde, alte, frische *f* / plaie vieille, récente *f*
40743 **wound, perforating** / Pfählungswunde *f* / plaie perforante *f*
40744 **wound, purating (running)** / Wunde, eitrige *f* / plaie suppurante *f*

40745 **wound, ragged** / Wunde, zerfetzte (unregelmäßige) *f* / blessure anfractueuse *f*
40746 **wound, seton** / Haarseilschuß *m* (halb Streif-, halb Konturschuß) / blessure en séton *f*
40747 **wound by small shot** / Schrotschuß *m* / plaie par charge de plomb *f*
40748 **wound (,) surface** / Wundoberfläche (Oberflächenwunde) *f* / surface d'une blessure; (blessure superficielle) *f*
40749 **wound, tangential** / Tangentialschuß *m* (Streif-, Binnen-, Haarseilschuß) / plaie tangentielle *f*
40750 **wound toilet** / Wundtoilette *f* / plaie, toilette d'une *f*
40751 **wound track** / Wundkanal *m* / blessure, trajet de la *m*
40752 **wound varnish** / Wundfirnis *m* / vernis vulnéraire *m*
40753 **wounded, seriously, slighty** / schwer-, leichtverwundet / blessé, difficilement, facilement
40754 **wreath, funeral** / Totenkranz *m* (Corona mortis: starke Ausbildung der Anastomose zwischen A. obturatoria und epigastrica inf.) / couronne funéraire *f*
40755 **wring** / wringen / tordre
40756 **wrinkle(d)** / Runzel(ig) *f* / ride *f* (ridé)
40757 **wrinkles, vaginal** / Rugae vaginales («Runzelfalten» der Vagina) / rides vaginales
40758 **write** / schreiben (in der [postprä]historischen Zeit [ab 3. Lebensjahr] in der re. Hemisphäre sich ausbildende Fähigkeit, in der li. Hemisphäre erdachte Reden [recht]schreibend «abzuhandeln») / écrire
40759 **writing, spoken** / Redeschrift *f* (phonetisch und optisch orientierte politotechnische Information durch Reden und Schreiben kurz[atmig]er Parolen in Wort- und Bildmontagen) / écriture parlée *f*
40760 **wrong (, to be in the)** / Unrecht *n* (haben) / tort *m* (, avoir)
40761 **Wuchereria** / Wuchereria (Gattung Nematoden: Filariengruppe) / wuchéréria *f*

X

40762 **(xanthelasma [Wilson])** / (Addison-Gull' Krankheit) (Xanthom + biliäre Leberzirrhose) / (maladie d'Addison)
40763 **xanthine** / Xanthin *n* (2,6-Dioxypurin: sek. Nucleinsäurenspaltprodukt im Harn) / xanthine *f*
40764 **xanthine, methyl (, dimethyl, trimethyl)** / Heteroxanthin (Theobromin, Coffein) *n* / xanthine, méthyle- (, diméthyle-, triméthyle-) *f*
40765 **xanthinoxidase** / Xanthinoxydase *f* ([Hypo]xanthin in Harnsäure überführendes Ferment) / xanthinoxydase *f*
40766 **xanthinuria** / Xanthinurie *f* / xanthinurie *f*
40767 **xanthochromia** / Xanthochromie *f* (Gelbbraunfärbung des Liquors bei subarachnoidalen Blutungen [v. Baelz]) / xanthochromie *f*
40768 **xanthochro(m)ous** / gelbhäutig / peau jaune, à
40769 **xanthoderma** / Gelbhaut *f* / xanthoderme *m*
40770 **xanthodontous** / «gelbe Zähne» / dents jaunes, à
40771 **xanthofibroma** / Granulosazelltumor *m* (Eierstockgeschwulst) / luté(in)ome *m*
40772 **xanthoma, craniohypophyseal** / Hand-Schüller-Christian' Syndrom (Granulomatöse Cholesterinspeicherkrankheit) / granulomatose lipoïdique
40773 **xanthoma, normo-, hypercholesterinemic, hyperlipemic** / Xanthom, normal-, hypercholesterinämisches, hyperlipämisches *n* (Cholesterinblutspiegel normal, erhöht, Fettserumspiegel erhöht) / xanthome normo-, hypercholestérolémique, hyperlipémique *m*
40774 **xanthoma (, tuberous)** / Xanthoma (tuberosum) (ξανθός = gelb: [große] verschiebbare «Gelbknoten» der Haut) / xanthome (tubéreux) *m*
40775 **xanthomatosis** / Xanthomatose *f* (ausgedehnte Xanthombildung) / xanthomatose *f*
40776 **xanthomatosis, n(a)eviform** / Naevoxantho-Syndrom (Benigne nävusartige Säuglingsxanthomatose) / xanthélasma næviforme
40777 **xanthomatous** / xanthomatös (Gelbknotenbildung betreffend) / xanthomateux
40778 **xanthomelanous** / gelbhäutig-schwarzhaarig / peau jaune et cheveux noirs, à
40779 **Xanthomonas** / Xanthomonas (menschenapathogene Pflanzenbaktgatt.) / xanthomonas *f*
40780 **xanthophores** / Chromatophoren, gelbe *m* / xanthophores *m*
40781 **xanthophyll** / Xanthophyll *n* (gelber Blattfarbstoff) / xanthophylle *m*
40782 **xanthopsia** / Xanthopsie *f* (Gelbsehen bei Gelbsucht) / xanthopsie *f*
40783 **xanthorrhea** / Gelbfluß *m* / xanthorrhée *f*
40784 **xanthosis, diabetic** / Xanthosis diabetica (hyperlipämisches Xanthom bei Diabetes) / xanthosis diabétique *f*
40785 **xenodiagnosis** / Xenodiagnose *f* (Rickettsiennachweis durch Läusefütterung) / xénodiagnostic *m*
40786 **xenogamy** / Fremdpaarung *f* / fécondation croisée *f*
40787 **xenogenous** / xenogen (im Wirt erzeugt, fremdkörperbedingt, von außen kommend) / xénogène
40788 **xenomenia** / Ersatzmenstruation *f* / menstruation vicariante *f*
40789 **xenon (Xe 54 131,3)** / Xenon (Xenon *n*) / xénon *m*
40790 **xenoparasite** / Fremdparasit *m* (in unüblichem Wirt) / xénoparasite *m*

40791 **xenophobia** / Xenophobie *f* (ξένος = Fremdling) / xénophobie *f*
40792 **xenophtalmia, xerophthalmia** / Fremdkörperkonjunktivitis, Augen(bindehaut)trokkenheit *f* / xénophtalmie, xérophtalmie *f*
40793 **Xenopsylla cheopis, Nosopsyllus fasciatus** / Rattenflöhe *m* (Pestflöhe, Gatt. Siphonaptera) / xénopsylle *f*, nosopsylle *m*
40794 **xerasia** / Xerasie *f* (ξηρός = trocken: trockne Rhinitis bei Tb.) / xérasie *f*
40795 **xerocheilia** / Lippentrockenheit *f* / xérochilie *f*
40796 **xero(derma)tic** / xero(derma)tisch (Xerose [Xeroderma] betreffend) / xéro(derma)tique
40797 **xerodermia** / Xerodermie *f* ([Alters]trokkenheit der Haut) / xérodermie *f*
40798 **xerodermosteosis** / Xerodermosteose *f* (Haut- und Knochentrockenheit) / xérodermostéose *f*
40799 **xerograph** / Xerograph *m* (Trockenkopiergerät) / xérographe *m*
40800 **xeromenia, -tocia** / Xeromenie, -tokie *f* (Menses ohne Blutung, Geburt ohne Fruchtwasser) / xéroménie, -tocie *f*
40801 **xerophagia** / Xerophagie *f* (trocknes Essen) / xérophagie *f*
40802 **xerophobia** / Xerophobie *f* (Speichelflußhemmung durch Ärger, Angst, Schrecken) / xérophobie *f*
40804 **xerophytes** / Xerophyten *m* (Steppenpflanzen) / xérophytes *m*
40805 **xeroradiography** / Xeroradiographie *f* (kombiniert mit Thermographie zur Mammakarzinomdiagnose) / xéroradiographie *f*
40806 **xerosalgia** / Xerosalgie *f* (schmerzhafte Hauttrockenheit) / xérosalgie *f*
40807 **xerosis** / Xerosis *f* (trockne Luftwege bei Syphilis) / xérose *f*
40808 **xerostomia** / Xerostomie *f* ([menopausale] Mundhöhlentrockenheit) / xérostomie *f*
40809 **xerotripsis** / Trockenreibung *f* / xérotribie *f*
40810 **xiphoid** / xiphoides (ξίφος = Schwert) / ensiforme
40811 **xiphopagus** / Xiphopagus *m* (Doppelmißgeburt mit Schwertforsatzverwachsung) / xiphopage *m*
40812 **X-lack** / X-Mangel *m* (unvollständiges X-Chromosom) / X-manque *m*
40813 **xylan(thrax)** / Holzgummi *n* (Holzkohle *f*) / xylane (charbon de bois) *m*
40814 **xylose** / Xylose *f* (Holzzucker) / xylose *m*

Y

40815 **yard, square, cubic** / Yard, Quadrat-, Kubik- *n* (yd = 0,914 m, yd^2 = 0,836 m^2, yd^3 = 0,764 m^3 [l]) / yard, yard carré, yard cube *m*
40816 **Yato-byo (disease)** / OHARA' Krankheit (Japanische Var. der [hier nur durch Wildkaninchen (Yato) verbreiteten] Tularämie) / maladie d'OHARA
40817 **yawn (gape)** / gähnen (erfrischt) / bâiller
40818 **yawning, spasmodic** / Gähnkrampf *m* (Oscedo) / bâillement convulsif *m*
40819 **yaws** / Framboesia tropica (framboise = Himbeere: endemische Hautkrankheit der Tropen durch Treponema pertenue) / pian *m*
40820 **year(ly)** / Jahr *n* (jährlich) / année *f* (annuel)
40821 **yeast, beer (cultivated)** / Faex medicinalis (Saccharomyces cerevisiae) (getrocknete lebende Bierhefe, medizinische Hefe *f*) / levure de bière *f*
40822 **yellow** / flavus (gelb) / jaune
40823 **yellow, purple, white, visual** / Sehgelb, -rot, -weiß *n* / jaune, pourpre, blanc visuel *m*
40824 **yesterday, (before)** / (vor)gestern / (avant-)hier
40825 **yle (chem. final syllable)** / yl (chem. Endsilbe für 1. einwertige CH-Radikale [= wie Elemente reagierende Atomgruppen], z. B. Äthyl; 2. O-haltige Radikale, z. B. Hydroxyl) / yle (syllabe finale chim.)
40826 **ylene (chem. final syllable)** / ylen (chem. Endsilbe für zweiwertige CH-Radikale, z. B. Äthylen) / ylène (syllabe finale chim.)
40827 **Yoga, occidental** / Yoga, abendländischer *m* (Bedürfnisideologie) / yoga occidental *m*
40828 **Yoga, oriental** / Yoga, indischer *m* (Triebsublimierungssystem) / yoga oriental *m*
40829 **yogh(o)urt** / Joghurt *m* (türk. ja-urt: Sauermilchart) / yogurt *m*
40830 **yohimbine hydrochlorate** / Yohimbinhydrochlorat *n* (Alkaloid aus Rinde von Corynanthe yohimbe) / yohimbine, hydrochlorate de *m*
40831 **yokes, alveolar** / Iuga alveolaria (den Zahnfächern entsprechende Jochbögen der Kiefer) / jougs alvéolaires
40832 **young (youth)** / jung (Jugend *f*) / jeune(sse *f*)
40833 **youthful(ness)** / Jugendlich(keit *f*) / juvénile (juvénilité *f*)
40834 **ytterbium (Yb 70 173,04)** / Ytterbium (Ytterbium *n*) / ytterbium *m*
40835 **yttrium (Y 39 88,92)** / Yttrium (Yttrium *n*) / yttrium *m*

Z

40836 **ZANGE-KINDLER syndrome** / ZANGE-KINDLER' Syndrom (Liquorblockade der Cisterna cerebellomedullaris) / syndrome de ZANGE-KINDLER
40837 **ZAPPERT's syndrome** / ZAPPERT' Syndrom (Erkrankung der Bahnen des myostatischen Apparats mit Tremor bei Kleinkindern) / syndrome de ZAPPERT
40838 **zein** / Zein *n* (Maisprolamin) / zéine *f*
40839 **zeism** / Maisesser(haut)krankheit *f* / zéisme *m*
40840 **Zen, occidental** / Zen, abendländischer *m* (Selbstentspannung durch Konzentration) / zen occidental *m*
40841 **Zen, oriental** / Zen, chinesischer *m* (Selbstbeherrschung durch Meditation) / zen oriental *m*
40842 **zero** / Null(punkt *m*) *f* / zéro *m*
40843 **zero, absolute** / Nullpunkt, absoluter *m* (nach NERNST' Wärmegesetz nicht erreichbare –273,2 °C) / zéro absolu *m*
40844 **zero, biological** / Nullpunkt, biologischer *m* (der Gewebetemperatur, bei welcher biol. Reaktionen aufhören) / zéro biologique *m*
40845 **zero, normal** / Nullpunkt, normaler *m* (Eispunkt) / zéro normal *m*
40846 **zinc (Zn 30 65,38)** / Zincum (Zink *n*) / zinc *m*
40847 **zinc acetate ($Zn(C_2H_3O_2)_2 \cdot 2H_2O$)** / Zinci acetas (Zinkacetat *n*) / zinc, acétate de *m*
40848 **zinc chloride ($ZnCl_2$)** / Zinci chloridum (Zinkchlorid *n*) / zinc, chlorure de *m*
40849 **zinc oxide (ZnO)** / Zinci oxydum (Zinkoxyd *n*) / zinc, oxyde de *m*
40850 **zinc permanganate ($Zn(MnO_4)_2 \cdot 6H_2O$)** / Zinci permanganas (Zinkpermanganat *n*) / zinc, permanganate de *m*
40851 **zinc phenolsulfonate ($Zn(HOC_6H_4SO_3)_2 \cdot 8H_2O$)** / Zinci phenolsulfonas (Zinkphenolsulfonat *n*) / zinc, phénolsulfonate de *m*
40852 **zinc salicylate ($Zn(C_7H_5O_3)_2 \cdot 3H_2O$)** / Zinci salicylas (Zinksalicylat *n*) / zinc, salicylate de *m*
40852a **zinc sulfate ($ZnSO_4 \cdot 7H_2O$)** / Zinci sulfas (Zinksulfat *n*) / zinc, sulfate de *m*
40853 **zinc valer(ian)ate ($Zn(C_4H_9COO)_2 \cdot 2H_2O$)** / Zinci valerianas (Zinkvalerianat *n*) / zinc, valér(ian)ate de *m*
40854 **zinc(ifer)ous** / zinkartig (-haltig) / zincoïde (zincifère)
40855 **zincify (zincification)** / Verzinken (*n*) / zinguer (zingage *m*)
40856 **zirconium (Zr 40 91,22)** / Zirconium (Zirkon *n*) / zirconium *m*
40857 **zirconium dioxide (ZrO_2)** / Zirconii oxydum (Zirkonoxyd *n*) / zirconium, bioxyde de *m*
40858 **ZOLLINGER-ELLISON syndrome** / ZOLLINGER-ELLISON' Syndrom (Nichtinsulinproduzierende Pankreasgeschwulst mit rezidivierendem Ulcus pepticum) / syndrome de ZOLLINGER-ELLISON
40859 **zonal** / gürtelförmig / zonal
40860 **zone** / Zona *f* (ζώνη = Gürtel: Bezirk) / zone *f*
40861 **zone, algetic** / Zona algetica (Oberflächen- od. Tiefenorganschmerzzone, z. B. bei Furunkel, bei Appendicitis) / zone alg(és)ique *f*
40862 **zones (in bones), transformation** / Umbauzonen *f* (bei Rö-Aufnahmen sichtbare Aufhellungsstreifen im Knochen [LOOSER]) / zones de transformation *f*
40863 **zone, change** / Umwandlungszone *f* (U[Z]: des Zylinderepithels in Plattenepithel auf Portiooberfläche [HINSELMANN]) / zone de changement *f*
40864 **zone, ciliary, pupillary** / Ziliar-, Pupillarzone *f* / zone ciliaire, pupillaire *f*
40865 **zone, cold** / Zone, kalte *f* (des Szintigramms: mindestens 1,5 cm großer Bezirk herabgesetzter Nuklidanreicherung) / zone froide *f*
40866 **zone, comfort** / Zimmertemperatur, beste *f* (13–21 °C od. 55–70 °F bei 40–50% Luftfeuchtigkeit) / zone confortable *f*
40867 **zone, compensatory dematic** / Kompensationszone, dematische *f* («leibliches Ausgleichsfeld») / zone dématique compensante *f*
40868 **zone, disturbing dematic** / Alterationszone, dematische *f* («leibliches Störungsfeld») / zone dématique troublante *f*
40869 **zone, dolorogenic** / Zone, dolorogene *f* (Triggerzone) / zone dolorogénique *f*
40870 **zones, epileptogenic** / Zonen, epileptogene *f* / zones épileptogènes *f*
40871 **zones, erogenous** / (Körper)zonen, erogene *f* / zones érogènes *f*
40872 **zone, frigid, peripolar, temperate, torrid** / Zone, kalte, Polar-, gemäßigte, heiße *f* / zone froide, péripolaire, tempérée, chaude *f*
40873 **zones, geopathic** / Zonen, geopathische *f* (mit Magnetfeldmeßgerät meßbare, aeropathische Störungen begünstigende Erd[strahlen]zonen) / zones géopathiques *f*
40874 **zone, gray compatibility** / Kompatibilitätszone, graue *f* (zwischen Annahme und Abstoßung eines Homöotransplantats) / zone grise de compatibilité *f*
40875 **zone, hemorrhoidal** / Zona haemorrhoidalis (die Afteröffnung umgebende Ringwulst [Plexus venosus]) / zone hémorroïdale *f*
40876 **zones, hyperalgetic** / Zonen, hyperalgetische *f* (HEAD) / zones hyperalg(és)iques *f*
40877 **zones, hysterogenic** / Zonen, hysterogene *f* (CHARCOT, 1873: hysterische Zustände auslösen könnende Körperzonen) / zones hystérogènes *f*
40878 **zone, marginal, transitional** / Rand-, Übergang(s)zone *f* / zone marginale, transitoire *f*

B

C

D

E

embryoähnlich, -förmig, -artig 14143
Embryokardie (Status embryocardius) 14141
Embryologe 14144
Embryologie 14145
Embryo(logie) betreffend 14148
Embryologie, experimentelle, theoretische 14146
Embryonalentwicklung (betreffend) 14142
Embryonalernährung 14159
Embryonalgeschwulst 14147
Embryonalkern (der Linse) 25953
Embryonalknoten 14140
Embryonal(naht)katarakt 7783
Embryonisierung 14150
Embryopathie 14152
Embryopathia diabetica 14153
Embryopathologie, (-zytologie) 14151
Embryophysiologie, (-anatomie) 14154
embryoplastisch 14155
Embryotokie 14156
Embryotomie (Dissectio foetus) 14157
Embryotoxon (Arcus lipoides iuvenilis) 14158
Emergenz 14160
Emesis gravidarum 14163
Emetismus 14164
Emetophobie 14165
Emigration 14167
eminent 14180
Eminentia 14168
Eminentia arcuata 14169
Eminentia collateralis 14170
Eminentia conchae (auriculae) 14171
Eminentia cruciformis 14172
Eminentia (fossae) triangularis 14179
Eminentia iliopectinea 14173
Eminentia intercondylaris 14174
Eminentia medialis (fossae rhomboideae) 14177
Eminentia pyramidalis 14176
Eminentia scaphae 14178
Emissarium 14181
Emissio 14182
Emissionsanalyse 2325
Emissionsspektrum 34841
emmenagog 14183
Emmetropie 14184
Emotion 14186
Emotion, verdrängte 14187
emotional 14188
Emotionalität (Emotionalismus) 14189
emotionell 14190
Emotionslähmung 27525
Emotionsstupor 35832
Empfang (Sprechstundenhilfe) 32033
empfangen (erhalten, aufnehmend) 32028
Empfänger 32081
Empfänglich(keit) 36360
empfängnisfördernd 30435
Empfängnishügel 9721
empfängnisverhütend 2984
Empfängnisverhütung 9928
Empfängnisverhütungsfaktoren 15784
Empfängnisverhütungsmethoden 23665
1. Empfängnisverhütungsmethode 23674
2. Empfängnisverhütungsmethode 23694
3. Empfängnisverhütungsmethode 23699
Empfängniszeit, Gesetzliche 9645
Empfehlung 32092
Empfehlungsschreiben 37585
empfindend, empfindlich 33910
Empfindlichkeit (Feingefühl) 33915
Empfindlichkeitsgrad 11375
Empfindung, propriozeptive 33904
Empfindungsalteration, partielle 23483
Empfindungsdissoziation 12743
Empfindungsgrenze 37942
Empfindungslähmung, partielle 27543
Empfindungsmesser 33912
empfindungsträchtig, empfindungswirksam 33911
Empfindung(svermögen) 33896
Emphase 14193
emphatisch 14194
Emphysem 14195
Emphysem, akutes 14196
Emphysema bullosum 14197
Emphysem, chronisches substantielles 14198
Emphysema mediastinale 14199
Emphysema pulmonum (Alveolarektasie) 14200
Emphysem, vikariierendes 14202
emphysematös (Empyem betreffend) 14203
(Emphysem)geräusch, präkordiales 24412
Empiriker 14207
empirisch 14204
Empirismus 14205
Emplastrum 14208
Emplastrum adhaesivum (sterile) 14222
Emplastrum ceratum 14224
Emplastrum elasticum 14219
Emplastrum plumbi compositum 14212
Emprosthotonus 14809
Empyem 14227
Empyem, benignes, latentes 14228
Empyema necessitatis 14231
Empyemresthöhle 7889
emulgieren (Emulgator) 14234
Emulgierung (emulgierbar) 14233
Emulsionskolloid 9384
Emundatio 14241
en (chem. Endsilbe) 14458a
Enamelum 14242
Enanthem (Schleimhautausschlag betreffend) 14244
Enanthesis 14245
Enantiobiose 14246
Enantiodromie 14247
Enantiomerie 14248
enantiomorph 14249
Enantiopathie 14250
enantiotrop 14251
Enantiotropie 14252
Enarthron 14255
Enarthrose 14256
Enarthrosenentzündung 14253
Encephalitis 14267
Encephalitis congenitalis 33570
Encephalitis japonica 14268
Encephalitis metastatica 14270
Encephalitis, otogene 26996
Encephalitis, postvakzinale 14272
Encephalitis purulenta 14275
Encephalitis, Syphil(it)is, nach 30001
Encephalitis-epidemica-(lethargica-)Virus 40304
Encephalitis-Viren 40301
Encephalitis-Virus, Amer., Austral., Jap., Sibir. 40287
Encephalitis-Virus, Ost-, West- 40300
Encephalomalacia 3564
Encephalomyelitis disseminata 14271
EHA-Virus 40285
Encephalomyocarditis-Syndrom 14293
Encephalomyocarditis-Virus 40302
Encephalon 14294
Encephalopathia saturnina 14299
Encheirese 14306
enchondral 14358
Encopresis 14314
Encranius, Engastrius 14316
Endabbindung 22188
Endaneurysmorrhaphie 14330
Endangiitis obliterans 14331
Endarterektomie, perkutane 14323
Endarterien 14325
Endarteriitis 14332
Endarteriitis generalisata 14333
Endarteriitis luica 14334
Endarteriitis obliterans 14335
(End)arteriopathia pulmonalis 3671

F

G

H

I

J

K

L

M

N

O

P

Q

R

S

T

U

V

W

X

Y

Z

INDEX FRANÇAIS

kp = 9.80665 N	kilopond	Kilopond	kilopond
kW = 1,359622 PS	kilowatt	Kilowatt	kilowatt
kWh = 3,6 · 10^6 J = 1,359622 PSh	kilowatt-hour	Kilowattstunde	kilowattheure
273,15°K = 0°R = 491,67°R	degree Kelvin	Grad Kelvin	degré Kelvin
l = 61,02509 $in.^3$	liter	Liter	litre
latm = 101,3278 J	liter atmosphere	Literatmosphäre	litre atmosphère
ly = 9,460530 · 10^{12} km = 5,878489 · 10^{12} mi.	light year	Lichtjahr	année-lumière
m = 1,093611 yd = 3,28083 ft	meter	Meter	mètre
m^2 = 1,195985 yd^2 = 10,76387 ft^2	square meter	Quadratmeter	mètre carré
m^3 = 1,307943 yd^3 = 35,31445 ft^3	cubic meter	Kubikmeter	mètre cube
mb = 0,7500617 Torr = 9,869233 · 10^4 atm	millibar	Millibar	millibarye
mc = 3,7 · 10^7/sec	millicurie	Millicurie	millicurie
mg = 0,01543236 gr	milligram	Milligramm	milligramme
mho = 1 S = 1/Ω	mho	Mho	ohm réciproque
min = 60 s	minute	Minute	minute
min = 59,836174 s	sidereal minute	Sternminute	minute sidérale
ml = 1,000028 cm^3 = 0,06102509 $in.^3$	milliliter	Milliliter	millilitre
mm = 0,03937 in.	millimeter	Millimeter	millimètre
mm Hg = 1333,22387 dyn/cm^2	millimeter of mercury	Millimeter Quecksilbersäule	millimètre de mercure
mm H_2O = 98,0638 dyn/cm^2	millimeter of water	Millimeter Wassersäule	millimètre d'eau
mst/l = 1 ME	millistat	Millistat	millistat
ME = 3,64 · 10^{-10} c/l = 3,64 Eman	Mache unit (MU)	Mache-Einheit (ME)	unité Mache (UM)
ME = 1,49171 · 10^{-10} J	mass unit	Masseneinheit	unité de masse
µg = 1,543236 · 10^{-5} gr	microgram	Mikrogramm	microgramme
µl = 1,000028 mm^3 = 6,102509 · 10^{-5} $in.^3$	microliter	Mikroliter	microlitre
µm = 3,937 · 10^{-5} in.	micrometer	Mikrometer	micromètre
nm = 3,937 · 10^{-8} in. = 10 Å	nanometer	Nanometer	nanomètre
N = 10^5 dyn = 101,9716 p	newton	Newton	newton
p = 980,665 dyn	pond	Pond	pond
Pa = 1,0197 · 10^{-5} at	pascal	Pascal	pascal
pc = 3,259591 ly	parsec	Parsec	parsec
ph = 10^4 lx	phot	Phot	phot
PS = 735,4988 kW	horsepower (HP [int.])	Pferdestärke (PS)	cheval-vapeur (ch)
r = 1 esu/0,001293 g air	roentgen	Röntgen	rœntgen
rad = 100 erg/1 g	rad	Rad	rad
rad = 57,29578°	radian	Radiant	radian
rev = 360°	revolution	Ganzer	angle plein complet
80°R = 373,15°K = 671,67°R	degree Réaumur	Grad Réaumur	degré Réaumur
Ry = 13,5973 eV	Rydberg	Rydberg	rydberg
s = 0,016 min	second	Sekunde	seconde
s* 0,997269566 s = 0,016211594 min	sidereal second	Sternsekunde	seconde sidérale
S = A^2/W = 1 mho = 1/$Ω^{-1}$	(absolute) siemens	(absolutes) Siemens	siemens (absolu)
S_{int} = 0,99951 S	(international) siemens	(internationales) Siemens	siemens (international)
t = 1,102311 sh. tn = 0,9842064 l. tn	metric ton	Tonne	tonne
Torr = 1333,22368 dyn/cm^2	torricelli	Torricelli	torricelli
W = 1,359622 · 10^{-3} PS	watt	Watt	watt
XU = (1,00202±0,00003) · 10^{-3} Å	Siegbahn X-unit (XU)	Siegbahnsche X-Einheit (XE)	unité X de Siegbahn (UX)

A

B

C

D

E

F

G

H

I

J

K

L

M

N

O

P

Q

R

S

T

U

V

W–X

Y

Z